Physikum EXAKT

Das gesamte Prüfungswissen in einem Band

Herausgegeben von
H. Abdolvahab-Emminger

Mit Beiträgen von

Christian Benz
Arthur Brothag
Claudius Diez
Oliver Erens
Pathik Hagemann
Birgit Hanusch
Dirk Höper
Thomas Kia
Ralf Ludwig
Klaus-Peter Schaps
Frank Seibert-Alves
Julia Maria Sperling
Antje Werthmann
Johannes Wieting

3., vollständig überarbeitete Auflage

636 Abbildungen und Formeln
199 Tabellen

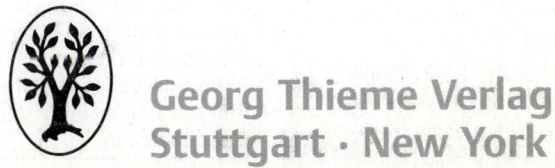

Georg Thieme Verlag
Stuttgart · New York

Bibliografische Information Der Deutschen Bibliothek

Die Deutsche Bibliothek verzeichnet diese Publikation in der Deutschen Nationalbibliografie; detaillierte bibliografische Daten sind im Internet über http://dnb.ddb.de abrufbar.

Umschlaggestaltung: Thieme Verlagsgruppe
Umschlaggrafik: Martina Berge, Erbach
1. Auflage 1997
2. Auflage 1998

© 1997, 2003 Georg Thieme Verlag,
Rüdigerstraße 14, D-70469 Stuttgart
Printed in Germany
Satz: Mitterweger & Partner
Kommunikationsgesellschaft mbH, Plankstadt
Druck und Bindung: Kösel GmbH & Co., Kempten

ISBN 3-13-107033-1   1 2 3 4 5 6

Wichtiger Hinweis:

Wie jede andere Wissenschaft ist die Medizin ständigen Entwicklungen unterworfen. Forschung und klinische Erfahrung erweitern unsere Erkenntnisse, insbesondere was Behandlung und medikamentöse Therapie anbelangt. Soweit in diesem Werk eine Dosierung oder eine Applikation erwähnt wird, darf der Leser zwar darauf vertrauen, dass Autoren, Herausgeber und Verlag große Sorgfalt darauf verwandt haben, dass diese Angabe dem **Wissensstand bei Fertigstellung des Werkes** entspricht.

Für Angaben über Dosierungsanweisungen und Applikationsformen kann vom Verlag jedoch keine Gewähr übernommen werden. Jeder Benutzer ist angehalten, durch sorgfältige Prüfung der Beipackzettel der verwendeten Präparate und gegebenenfalls nach Konsultation eines Spezialisten festzustellen, ob die dort gegebene Empfehlung für Dosierungen oder die Beachtung von Kontraindikationen gegenüber der Angabe in diesem Buch abweicht. Eine solche Prüfung ist besonders wichtig bei selten verwendeten Präparaten oder solchen, die neu auf den Markt gebracht worden sind. **Jede Dosierung oder Applikation erfolgt auf eigene Gefahr des Benutzers.** Autoren und Verlag appellieren an jeden Benutzer, ihm etwa auffallende Ungenauigkeiten dem Verlag mitzuteilen.

Herausgeber

Dr. med. Hamid Abdolvahab-Emminger
Stegerwaldweg 26
68305 Mannheim

Autoren

Christian Benz
Lärchenstr. 1
91207 Lauf a.d. Pegnitz

Arthur Brothag
Watzmannring 36
85748 Garching

Dr. Claudius Diez
Schleiermacherstr. 47
06114 Halle/Saale

Dr. med. Oliver Erens
Alte Dorfstr. 71
70599 Stuttgart

Dr. Pathik Hagemann
Bergstr. 6
63543 Neuberg

Dr. Birgit Hanusch
Taunusstr. 4
65812 Bad Soden

Dirk W. Höper
Heinrich-Heine-Weg 5
64407 Fränkisch-Crumbach

Dr. med. Thomas Kia
Bogenweg 18
63303 Dreieich

Dr. Ralf Ludwig
Kransberger Weg 12
60439 Frankfurt

Dr. med. Klaus-Peter Schaps
Albert-Schweitzer-Str. 76
29223 Celle

Frank Seibert-Alves B. Med. Sci
Medi-Learn
Bahnhofstr. 26b
35037 Marburg

Julia Maria Sperling
Adolf-Miersch-Str. 18
60528 Frankfurt

Dr. Antje Werthmann
Neefestr. 3
53115 Bonn

Johannes Wieting
Georg-Schudt-Str. 3
61350 Bad Homburg

Vorwort zur 3. Auflage

Physikum EXAKT ist seit seinem Erscheinen im Frühjahr 1997 zu einem der beliebtesten vorklinischen Bücher in Deutschland geworden. Das Buch verbindet in seinem Konzept die didaktischen Qualitäten eines großen Lehrbuches mit den prüfungsrelevanten Vorteilen eines Kurzlehrbuches. Hunderte von Studenten bestätigten nach dem bestandenen Physikum in ihren Briefen den Erfolg eben dieses Konzeptes. Diesen aufmerksamen Lesern danke ich insbesondere für ihre Vorschläge und redaktionellen Hinweise an dieser Stelle herzlich. Entsprechend dieser Zuschriften und Wünsche wurde die zweite Auflage ergänzt und verbessert.

Außerdem hat das Bundesgesundheitsministerium mit den anstehenden Reformen im Gesundheitswesen auch die Reform des Medizinstudiums in Angriff genommen und im Jahre 2001 über das IMPP eine Neufassung des Gegenstandskatalogs 1 für die Ärztliche Vorprüfung vorgelegt, so dass eine komplette Neubearbeitung und Anpassung des Buches an diese neuen Anforderungen notwendig wurde.

Insgesamt 14 Autoren wirkten bei der vollständigen Überarbeitung der Texte mit. Ganze Kapitel wurden völlig neu geschrieben und dem Fortschritt der Medizin sowie den neuen Fragenschwerpunkten des IMPP angepasst.

Durch die Aufnahme vieler neuer Abbildungen, Tabellen, Schemata und Merksätze wurde die Didaktik des Buches weiter verbessert. Der ursprüngliche Umfang des Buches wurde jedoch beibehalten, sowie durch die sehr kompakte und didaktische Präsentation der Gesamtüberblick über die einzelnen Fächer weiterhin erhalten.

Sehr herzlich möchte ich an dieser Stelle erneut allen Autoren des Werkes danken, die die ursprüngliche Idee des Buches mit ihren Manuskripten zum Leben erweckten. Den Lesern wünsche ich neben einem erfolgreichen Physikum ein vielseitiges klinisches Studium sowie eine erfolgreiche berufliche Zukunft danach.

Dr. med. H. Abdolvahab-Emminger

Mannheim, im November 2002

Vorwort zur 1. Auflage

Prüfungen, insbesondere die Multiple-Choice-Fragen des IMPP, haben ihre eigene Dynamik, sie setzen ein eigenes intellektuelles System voraus. Das gewaltige Wissen vieler Fächer muss prüfungsgerecht gelernt und Altfragen müssen durchgearbeitet werden. Die konventionellen Lehrbücher eignen sich aufgrund der Fülle des Stoffes nur bedingt für den Einsatz während der kurzen Vorbereitungszeit. So greifen viele Studenten zu den prüfungs- und GK-orientierten Skripten, die leider oft nur eine Anhäufung prüfungsrelevanter Fakten darstellen. Das Verständnis der Zusammenhänge und ein eventueller Nutzen für den späteren ärztlichen Beruf bleiben bei einer solchen Vorbereitung häufig auf der Strecke.

Das vorliegende Buch geht einen anderen Weg. Physikum EXAKT vermittelt kurz und bündig, aber lebendig und verständlich, das gesamte Wissen aller Physikumsfächer. Der Text orientiert sich dabei an der Gliederung des Gegenstandskatalogs und deckt so alle Anforderungen des IMPP ab. Außerdem sind alle verfügbaren Examensfragen und somit die aktuellen Prüfungsschwerpunkte berücksichtigt. Optisch hervorgehobene Merksätze bieten Hilfestellung zum leichteren Erlernen schwieriger Sachverhalte, die zahlreichen „Klinischen Bezüge" zeigen den direkten Zusammenhang zum beruflichen Alltag. Zusätzlich erleichtern mehr als 600 Abbildungen das Verständnis der Mechanismen und Hintergründe.

Die Autoren, allesamt prüfungserprobte Medizinstudenten klinischer Semester, besitzen aus eigener Erfahrung einen umfassenden Überblick über das vom Gegenstandskatalog geforderte Wissen und die neuesten Trends bei den schriftlichen Prüfungen. Wertvolle Anregungen zur Verbesserung des Textes verdanken die Autoren außerdem den Mitgliedern des Wissenschaftlichen Beirats, die alle Beiträge unter die „wissenschaftliche Lupe" genommen und auf inhaltliche Richtigkeit hin überprüft haben. An dieser Stelle möchte ich, stellvertretend für alle Autoren, den Mitgliedern des Wissenschaftlichen Beirats danken, die trotz ihrer vielfältigen Aufgaben den Entstehungsprozess dieses Buches kritisch begleitet haben.

Ebenso gilt unser Dank dem Georg Thieme Verlag, der in einer außergewöhnlichen Weise die Entstehung dieses Buches gefördert hat. Insbesondere Herr Dr. med. Jürgen Lüthje, Programmplaner Lehrbücher, hat mit großem persönlichen Einsatz das Erscheinen des Buches vorangetrieben. Frau Marianne Mauch sorgte als Redakteurin mit großem Einfühlungsvermögen für eine reibungslose Kooperation der Autoren und eine harmonische Gestaltung des Textes. Frau Susanne Hauser ist für das gelungene grafische Layout des Buches zuständig; Herr Manfred Lehnert begleitete als Hersteller die Gesamtproduktion. Herr Dr. med. Alexander Bob hat durch sein unermüdliches Engagement das Erscheinen dieses Buches erst ermöglicht. Ihnen danke ich aufrichtig, auch im Namen der Autoren.

Der größte Dank gilt aber natürlich den Autoren, die mit ihrer restlosen Begeisterung für dieses Buch ein neues Konzept zur didaktischen Wissensvermittlung innerhalb kürzester Zeit umgesetzt haben, um anderen Kommilitonen die Prüfungsvorbereitung zu erleichtern und effizienter zu gestalten.

Frankfurt am Main, im Oktober 1996

Hamid Abdolvahab-Emminger

Wissenschaftlicher Beirat der 1. Auflage

Inhaltsverzeichnis

Biologie 1

Ralf Ludwig, Frank Seibert-Alves

Histologie 65

Dirk W. Höper

Anatomie 151

Birgit C. Hanusch

Physik   403

Oliver Erens

Physiologie   449

Arthur Brothag, Thomas Kia, Klaus-Peter Schaps, Julia Maria Sperling, Johannes Wieting

Chemie   683

Christian Benz, Claudius Diez

Biochemie   727

Claudius Diez, Pathik Hagemann, Thomas Kia, Ralf Ludwig

Psychologie 953

Antje Werthmann, Johannes Wieting

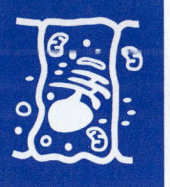

Biologie

Ralf Ludwig
Frank Seibert-Alves

Allgemeine Zellbiologie, Zellteilung und Zelltod

1.1 Zellbegriff und zelluläre Strukturelemente

Zellen sind die kleinsten selbstständig lebensfähigen Funktionseinheiten. Bereits 1665 wurde der Ausdruck „Zelle" von Robert Hooke bei der Beschreibung von Pflanzen geprägt. Theodor Schwann verkündete dann 1838 seine Theorie, dass alle lebenden Gewebe aus Zellen bestehen, und Rudolf Virchow wies 1854 nach, dass jede Zelle das Produkt einer anderen Zelle ist. Heute unterscheidet man zwei grundsätzlich verschiedene Typen von Zellen, zwischen denen bisher keine Übergangsformen gefunden wurden: die *prokaryontischen* Zellen und die *eukaryontischen* Zellen.

1.1.1 Prokaryontische Zellen

Prokaryontische Zellen (Protozyten) sind Zellen, die keinen echten, d.h. von einer Membran umgrenzten Zellkern aufweisen. Sie verfügen also nicht über eine Kernhülle. Wichtige Prokaryonten sind *Bakterien* und *Blaualgen* (Cyanobakterien). Die Bakterienzelle wird in Kapitel 3 ausführlich vorgestellt.

Merke

Wie zur einfachsten Unterkunft nur **B** & **B** (**b**ed and **b**reakfast) gehört, gehören zu den einfachsten Organismen auch nur **B** & **B** (**B**akterien und **B**laualgen).

1.1.2 Eukaryontische Zellen

Im Gegensatz zu den prokaryontischen Zellen enthalten die eukaryontischen Zellen (Euzyten) einen Zellkern, der von einer eigenen Membran umgeben ist. Zu den Eukaryonten zählen vielzellige Organismen, wie der Mensch, Tiere, Pflanzen und Pilze, aber auch viele einzellige Organismen (Protisten), wie z.B. Protozoen (tierische Einzeller, gr.: zoon = Tier) und Grünalgen. Der Besitz eines echten Zell-

kerns ist zwar der definitorische, aber nicht der einzige Unterschied zwischen den Zellen der Pro- und Eukaryonten (Tab. 1.1). Die Euzyte ist in der Regel wesentlich größer als die Protozyte.

Die eukaryontischen Zellen unterscheiden sich, bedingt durch ihre verschiedenen Funktionen, beträchtlich in ihrer Form und Größe. Während die kernlosen, bikonkav geformten menschlichen Erythrozyten durchschnittlich 7–8 µm groß sind, wird die in etwa kugelförmige menschliche Eizelle ca. 20-mal größer. Während glatte Muskelzellen nur Bruchteile eines Millimeters lang werden, erreichen quer gestreifte Muskelzellen, die durch Verschmelzung mehrerer Zellen entstanden und somit mehrkernig sind, Längen von mehreren Zentimetern. Eine besondere Form weisen auch bestimmte Neu-

Tab. 1.1 Gegenüberstellung von **prokaryontischen** und **eukaryontischen Zellen**

	Protozyten	Euzyten
echter Zellkern	nein	ja
Chromosomen	ein ringförmiges Molekül	mehrere Moleküle
endoplasmatisches Retikulum	nein	ja
Golgi-Apparat	nein	ja
Mitochondrien	nein	ja
Ribosomen	70 S	80 S
Ribosomenuntereinheiten	30 S, 50 S	40 S, 60 S
Plasmide	häufig	nein
Zellwand	meist	teilweise
Geißelprotein	Flagellin	Tubulin

rone (Nervenzellen) auf, wie z.B. die motorischen Vorderhornzellen des Rückenmarks, die über lange Zellausläufer verfügen.

> ### ❗ Merke
>
> Die Vorsilbe „eu-" kommt aus dem Griechischen und bedeutet „gut" oder „normal". Entsprechend sind die „Gutkernigen", die Eukaryonten, natürlich die Organismen, deren Zellen über einen echten Zellkern mit Kernhülle verfügen.

In den folgenden Abschnitten werden zunächst die zellulären Strukturelemente der Reihe nach besprochen. Aufbau und Funktion der einzelnen Zellbestandteile werden in Tab. 1.6 am Ende des Kapitels noch einmal zusammenfassend gegenübergestellt. Abb. 1.1 gibt eine Übersicht über die Zelle. Wenn nichts anderes erwähnt wird, beziehen sich die Aussagen grundsätzlich auf Euzyten.

1.2 Plasmamembran

Die Plasmamembran (Zellmembran) bildet die Grenze zwischen Intra- und Extrazellularraum. Sie macht bei den meisten eukaryontischen Zellen hinsichtlich ihrer Fläche und Masse nur einen kleinen Teil aller Membranen aus.

Aufbau

Die **Plasmamembran** besteht aus einer doppelten Lipidschicht (Fette), in der Proteine (Eiweiße) eingebettet sind (*Fluid-Mosaic-Modell*) (Abb. 1.2).

Die **Proteine** lassen sich untergliedern in integrierte Membranproteine (Transmembranproteine), die durch die gesamte Membran reichen, und innere bzw. äußere periphere Membranproteine und Membranenzyme, die nur mit dem Intra- bzw. dem Extrazellularraum in Verbindung stehen.

Die **Lipide** (Glycerolphosphatide, Sphingomyelin, Glykosphingolipide, Cholesterin) sind als bimolekularer Film angeordnet. Die hydrophilen Anteile sind nach außen (Zelloberfläche und Grundplasma) gerichtet, die hydrophoben Anteile befinden sich in der Mitte der Membran. Dabei ist die Membran asymmetrisch aufgebaut: so unterscheidet sich die Lipidzusammensetzung in der dem Extrazellularraum zugewandten Hälfte von der anderen Hälfte, die zum Zellinneren gerichtet ist. Die eingebetteten Proteine können sich in der Membran bewegen, stehen jedoch auch mit den Filamenten des Zytoplasmas in Verbindung. Die *Synthese* der Plasmamembran erfolgt im endoplasmatischen Retikulum und erfordert eine weitere Modifikation im Golgi-Feld (s. 1.7).

Die **Glykokalix** ist ein unterschiedlich breiter Saum an der Zelloberfläche, der im Wesentlichen von den Polysaccharidketten der *Glykosphingolipide* und *Glykoproteine* der Zellmembran gebildet wird. Ihre Spezifität wird vor allem durch die Struktur der Polysaccharide bestimmt. Nur eine Minderheit der Lipidmoleküle der Zellmembran ist glykosiliert. Auf der zytoplasmatischen Seite tragen die Membranproteine und -lipide keine Polysaccharide (Abb. 1.2).

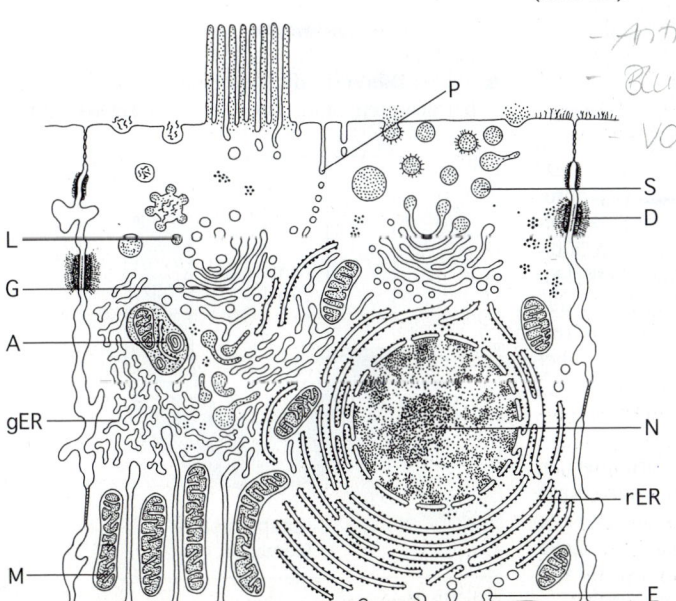

Abb. 1.1 Schematische Darstellung einer **eukaryontischen Zelle**. In Klammern sind die Kapitel angegeben, in denen die einzelnen Strukturen und Funktionen näher besprochen werden. A = Autolysosom (1.10) D = Desmosom (1.2) E = Endozytose (1.2) G = Golgi-Feld (1.7) gER = glattes endoplasmatisches Retikulum (1.6) rER = raues endoplasmatisches Retikulum (1.6) L = primäres Lysosom (1.10) M = Mitochondrium (1.12) N = Nucleolus (1.3) P = Pinozytose (1.2) S = Sekretvakuole (1.7)

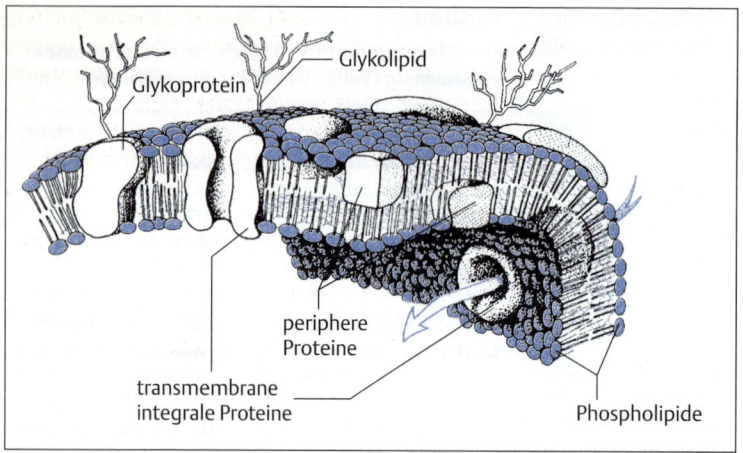

Abb. 1.2 Schematische Darstellung der **Zellmembran** (aus Hirsch-Kauffmann/Schweiger, Thieme 1996)

Funktionen

Abgrenzung

Die Plasmamembran bildet die *Grenzfläche* zwischen intra- und extrazellulärem Raum (*Plasmalemma*). Sie dient damit dem mechanischen Schutz.

Rezeptoren

In der Membran können unterschiedlichste *Rezeptoren* enthalten sein, z. B. der Mastzellen-IgE-Rezeptor (wichtig bei der allergischen Reaktion) oder auch solche für Asialoglykoproteine.

 Klinischer Bezug

Lagern sich fremde Eiweißmoleküle an die Membranrezeptoren der Mastzellen an, sezernieren diese daraufhin u. a. Histamin. Die Folge ist eine **allergische Reaktion**.

Der *Asialoglykoprotein-Rezeptor*, der auch als *Galactoserezeptor* bezeichnet wird, kommt vor allem in der Plasmamembran von Hepatozyten (Leberzellen) vor und dient dem Entfernen von defekten Glykoproteinen aus dem Blut. Er erkennt und bindet Glykoproteine, die ihren terminalen N-Acetylneuraminsäurerest (Sialinsäurerest) durch die Wirkung einer Neuraminidase im Blut eingebüßt haben und nun den in der Oligosaccharidkette folgenden Galactoserest exponieren. Makrophagen der Milz verfügen über einen ähnlichen Rezeptor, mit dem sie gealterte Erythrozyten, die auch endständige Sialinsäurereste eingebüßt haben, erkennen können.
Durch die spezifische Bindung von Hormonen an Membranrezeptoren kommt es zur Auslösung eines *Second-Messenger-Prozesses*. Dabei bleibt der erste Botenstoff (*First Messenger*) außerhalb der Zelle und löst die Bildung eines zweiten Botenstoffs aus, der die Wirkung innerhalb der Zelle vermittelt.

Transport

Transport ist eine weitere wichtige Aufgabe aller Membranen. Die Zellmembran trennt zum einen zwar Extra- und Intrazellularraum, muss aber auch einen Stoffaustausch zwischen diesen ermöglichen. Bei den Transportprozessen lassen sich *passive* und *aktive* Transporte voneinander unterscheiden. Während bei den aktiven Prozessen Energie bereitgestellt werden muss, verlaufen die passiven Transportprozesse, zu denen die einfache Diffusion und die Osmose zählen, ohne Energiezufuhr.

Passive Transportprozesse:
- Bei der *einfachen Diffusion* kommt es zu einem Konzentrationsausgleich eines Stoffes durch eine permeable (durchlässige) Membran, wobei der Stoff von der Seite der höheren Konzentration zu der der geringeren Konzentration übergeht (s. Physiologie 1.3).
- Bei der *Osmose* ist die Membran zwar nicht für den betrachteten Stoff, aber für sein Lösungsmittel

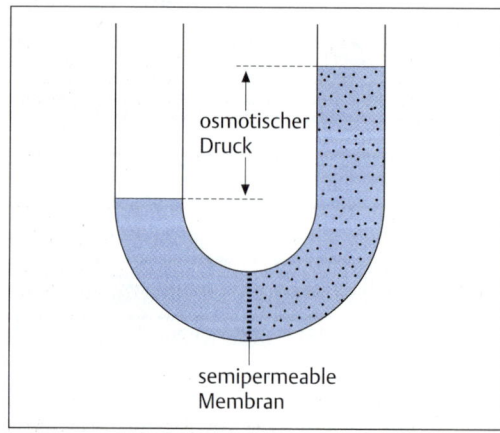

osmotischer Druck

semipermeable Membran

Abb. 1.3 **Osmose**

durchlässig, also semipermeabel. Hierbei kann es dann nur durch den Transport des Lösungsmittels (z. B. Wasser) durch die Membran zum Konzentrationsangleich kommen, und das Volumen steigt auf der Seite, auf der der betrachtete Stoff ursprünglich höher konzentriert war (Abb. 1.**3**). Das Lösungsmittel geht dabei so lange zur Seite der höheren Konzentration über, bis der Druck durch die Flüssigkeitssäule (hydrostatischer Druck) genauso groß ist wie das Bestreben zum Konzentrationsausgleich. Der im Gleichgewicht, d. h. wenn genauso viele Lösungsmittelmoleküle von der einen zur anderen Seite wandern wie umgekehrt, herrschende Druck heißt *osmotischer Druck* (s. a. Physik 4.6, Physiologie 1.2).

Erleichterte Diffusion: Verläuft bei der Diffusion der Konzentrationsausgleich entlang des Konzentrationsgradienten schneller, da in der Membran Proteine (sog. Transporter) sitzen, die selektiv den Transport eines Stoffes (z. B. von Glucose) beschleunigen, spricht man von *erleichterter Diffusion*.

Aktive Transporte sind immer dann notwendig, wenn ein Stoff entgegen dem Konzentrationsgradienten transportiert werden soll; dies geschieht u. a. durch **Ionenpumpen**. Ein Beispiel ist die Na$^+$-K$^+$-Pumpe, die Na$^+$ in den Extrazellularraum und K$^+$ ins Zellinnere pumpt. Aktive Transporte sind immer von der Zufuhr freier Energie, z. B. in Form von ATP (Adenosintriphosphat), abhängig. So auch die Na$^+$-K$^+$-Pumpe, die von der Na$^+$-K$^+$-ATPase angetrieben wird. Diese ist ein Enzym, das 3 Na$^+$-Ionen in den Extrazellularraum und gleichzeitig zwei K$^+$-Ionen in den Intrazellularraum transportiert. Im Gegensatz zu den passiven erreichen bei den aktiven Transporten die Transportrate einen Maximalwert, z. B. durch vollständige Auslastung der Carrier oder Tunnelproteine.

Zytosen: Neben Ionenpumpen und Ionenkanälen (z. B. Ca^{2+}-Kanälen) existieren auch noch Ein- und Ausschleusungsvorgänge größeren Umfangs, die mithilfe von Membranvesikeln funktionieren und *Zytosen* genannt werden.

■ *Endozytose:* Wird durch Bildung von Membranvesikeln etwas in die Zelle aufgenommen, spricht man von *Endozytose*. Die Endozytose kann man weiter in Phagozytose und Pinozytose unterteilen.
 – Bei der *Phagozytose* sind die aufgenommenen Substanzen feste, geformte Teilchen.
 – Bei der *Pinozytose* werden flüssige oder gelöste Substanzen aufgenommen. Unter *absorptiver Pinozytose* versteht man eine rezeptorabhängige Pinozytose. Dabei gibt es auf der Zellmembran Regionen, in denen Rezeptoren für einen bestimmten Stoff versammelt sind. Diese Regionen werden *coated pit* genannt und zeichnen sich dadurch aus, dass sich auf der Innenseite der Membran ein Gerüst aus dem Protein *Clathrin* befindet. Wird der entsprechende Stoff (Ligand) an

die Rezeptoren gebunden, sorgt diese Bindung für eine Einstülpung der Zellmembran (*invagination*), die schließlich in der Bildung eines Vesikels endet. Der entstandene Vesikel trägt jetzt außen, sozusagen als Mantel (engl.: *coat*), ein Clathringeflecht und wird *coated vesicle* genannt. Bevor es nun jedoch z. B. zu einer Fusion mit einem Lysosom (s. 1.10) kommt, werden fast immer die Rezeptoren durch eine Veränderung des pH-Werts vom Ligand getrennt und in einem eigenen Vesikel zur Plasmamembran zurücktransportiert (Recycling). Während alle Zellen in der Lage sind, Pinozytose zu betreiben, sind nur bestimmte Zellen zur Phagozytose befähigt, z. B. die Makrophagen, die die Hälfte ihres eigenen Volumens innerhalb von 2 Stunden aufnehmen können.

> **! Merke**
>
> Während die Phagozytose eher in Richtung „Fressen" geht, beschreibt die Pinozytose mehr das „Trinken".

■ *Exozytose:* Wird durch Vesikelfusion mit der Plasmamembran etwas aus der Zelle abgegeben, spricht man von *Exozytose*.
■ *Zytopempsis:* Die Kopplung von Endozytose und unveränderter Exozytose, also die Durchschleusung von in Membranvesikeln eingeschlossenen Substanzen durch die Zelle, wird *Zytopempsis* oder *Transzytose* genannt. Sie ist besonders bei Zellen von Bedeutung, die Körperhöhlen oder sonstige Hohlräume, z. B. Darm oder Gefäße, abgrenzen, da sie den Transport durch eine Zellschicht, z. B. die Gefäßwand, ermöglicht.

Die Zellmembran steht durch **Membranfluss** (s. 1.7) mit den anderen Membransystemen der Zelle in Verbindung. Sie kann so z. B. aus dem Golgi-Apparat Membranvesikel zur Kompensation von endozytotisch bedingtem Verlust von Membranmaterial erhalten.

Zellidentität und -spezifität

Durch die Glykokalix der Zellmembran wird die *Zellidentität* bzw. *Zellspezifität* angezeigt. Sie enthält als Antigene wirksame Moleküle, wie z. B. die *Blutgruppensubstanzen* bei den Erythrozyten. Diese Blutgruppensubstanzen sind auch auf den meisten anderen Körperzellen nachweisbar und werden entsprechend den Mendel-Gesetzen vererbt (s. 2.3.2). Andere Moleküle der Glykokalix können Bakterientoxine oder Viren binden. Zudem sorgt die Glykokalix dafür, dass sich gleichartige Zellen erkennen (*Zellerkennung*). Dies spielt während der Entwicklung eine große Rolle: Gleichartig differenzierte Zellen mit gleichartig differenzierter Glykokalix schließen sich zu Zellverbänden zusammen.

Kontakt zu Nachbarzellen – Zellkontakte

Die Plasmamembran ist an der Herstellung von *Zellkontakten*, z. B. am Aufbau von sog. *Gap Junctions* zur Kopplung von benachbarten Zellen, an der Kontakthemmung und an der Erkennung von Zelloberflächen beteiligt. Zellkontakte, oder genauer Zell-Zell-Kontakte, kommen bei allen Organismen, die aus mehr als einer einzigen Zelle bestehen, vor. Durch die Glykokalix können sich Zellen gleichen Typs erkennen und bei einer Begegnung ihre amöboide Beweglichkeit und ihr Wachstum einstellen. Dieser Vorgang, der z. B. dafür sorgt, dass in einer Bindegewebskultur die Fibroblasten nur so lange wachsen, bis sie an allen Seiten Kontakt zu anderen Zellen haben, heißt *Kontaktinhibition*.

Klinischer Bezug

Bei den Zellen von **bösartigen Tumoren** fehlt die Kontaktinhibition; sie wachsen weiter, auch wenn sie nur von anderen Krebszellen umgeben sind.

Die **Zell-Zell-Kontakte** kann man nach ihrem Aufbau und ihrer Funktion in drei Hauptgruppen unterteilen: Kommunikationskontakte (Gap Junctions), mechanische Kontakte (wie Desmosomen) und Verschlusskontakte (Tight Junctions).

Gap Junctions

Aufbau: Bei der Gap Junction (Nexus) sind die Plasmamembranen benachbarter Zellen maximal angenähert, und der verbleibende Interzellularraum (Zwischenzellraum) von normalerweise etwa 30 nm ist auf 2–4 nm eingeengt. Dieser Spalt (gap = Lücke) wird von *zylindrischen Tunnelproteinen* (Hauptprotein: *Connexin*) überbrückt, wodurch die Intrazellularräume der beteiligten Zellen miteinander verbunden werden. Mit Ausnahme von Skelettmuskelzellen und den meisten Nervenzellen (bei manchen bilden sie jedoch elektrische Synapsen) kommen die Gap Junctions in fast allen tierischen Zellen vor.
Funktion: Neben der schon angesprochenen *elektrischen Kopplung* (elektrische Synapse) zwischen Nachbarzellen, wie z. B. bei den Zellen des Herzmuskels, dienen die Gap Junctions vor allem dem *interzellulären Stoffaustausch*. So können durch die Tunnelproteine wasserlösliche Moleküle, wie z. B. Aminosäuren und Disaccharide, bis zu einer relativen Molekülmasse von etwa 1500 direkt hindurch.

Desmosom

Aufbau: Ein Desmosom (Macula adhaerens) ist eine punktförmige, meist kreisrunde (lat.: macula = Fleck) Verbindung von Plasmamembranen, bei denen der Interzellularraum durch eine *Kittsubstanz* aus Glykoproteinen und Mukopolysacchariden gefüllt ist. An der Zellinnenseite der Membranen finden sich im Bereich der Desmosomen plattenartige elektronendichte Verdickungen, in die senkrecht Bündel von intermediären Filamenten des Zytoskeletts ziehen. Desmosomen kommen z. B. zwischen den Epithelzellen der Haut und zwischen Herzmuskelzellen vor. *Zonula adhaerens* sind ähnliche Zell-Zell-Verbindungen, die mehr gürtelförmig angelegt sind. Im Unterschied zu den Desmosomen setzen hier gewöhnlich Aktinfilamente, und nicht intermediäre Filamente, des Zytoskeletts (s. 1.13) an der zytoplasmatischen Membranseite an.
Halbdesmosomen (Hemidesmosomen) sind keine Zell-Zell-Kontakte, da an ihrer Bildung nur eine Zelle beteiligt ist. Sie verankern Epithelzellen mit der Basalmembran.
Funktion: Die Desmosomen dienen der dauerhaften mechanischen Bindung von Zellen im Gewebe. Auch die Zonula adhaerens und die Halbdesmosomen sind für den *mechanischen Zusammenhalt* zuständig.

Tight Junctions

Aufbau: Bei der Tight Junction (Zonula occludens) sind die Membranen der benachbarten Zellen *gürtelförmig* miteinander *verschmolzen*, d. h. die Proteine der Plasmamembranen miteinander verzahnt. Die sog. Kontaktproteine bilden einen oder mehrere untereinander liegende Nähte, die miteinander verzweigen können (Abb. 1.4). Tight Junctions kommen an den apikalen Seiten der Epithelzellen vor.

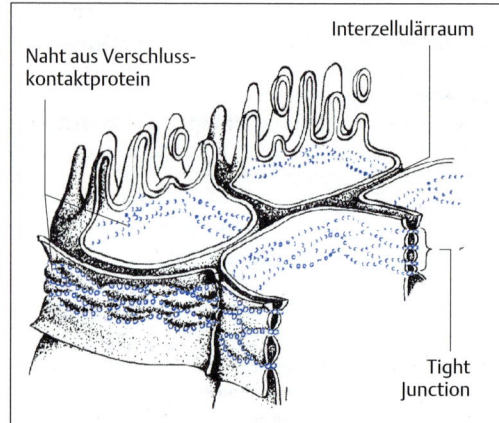

Naht aus Verschlusskontaktprotein

Interzellulärraum

Tight Junction

Abb. 1.4 Schematische Darstellung von übereinander liegenden Reihen von **Tight Junctions** am apikalen Rand der Zellen (aus Hirsch-Kauffmann/Schweiger, Thieme 1996)

Funktion: Tight Junctions behindern den *parazellulären Transport* durch ein Epithel erheblich und dienen somit zur Abdichtung dieses Epithels. Dabei ist der Zellkontakt umso undurchlässiger, je mehr Nähte von verzahnten Proteinen aneinander gefügt sind. So wird es durch die Tight Junctions z.B. erreicht, dass der Urin nicht durch das Harnblasenepithel in den Bauchraum gelangt. Genauso ist die Blut-Hirn-Schranke, die das Gehirn vor dem Übertritt schädlicher Stoffe aus dem Blut schützt, wesentlich durch die Tight Junctions zwischen den Endothelzellen der Blutgefäße im Gehirn bedingt.

> ❗ **Merke**
>
> Während durch Tunnelproteine überbrückende *Gap Junctions* der guten Zellkommunikation dienen, sorgen druckknopfähnliche *Desmosomen* für mechanische Stabilität und verschließende *Tight Junctions* für eine Art Hohlraumversiegelung.

Mikrovilli

Aufbau: Mikrovilli sind zur Zelloberfläche senkrecht stehende *Ausstülpungen der Plasmamembran*, in die Enzyme integriert sind. Sie werden von zentralen Filamenten gestützt, die mit den Aktinfilamenten des Zytoskeletts in Verbindung stehen. In Zusammenwirkung mit Myosin können die Aktinfilamente sowohl das seitliche Bewegen als auch die aktive Verkürzung oder Verlängerung der Mikrovilli bewirken. Die Mikrovilli sind z.B. bei den Epithelzellen der Nierentubuli und des Dünndarms zu finden. Rasenförmig angeordnet bilden sie einen bereits im Lichtmikroskop erkennbaren *Bürstensaum*.

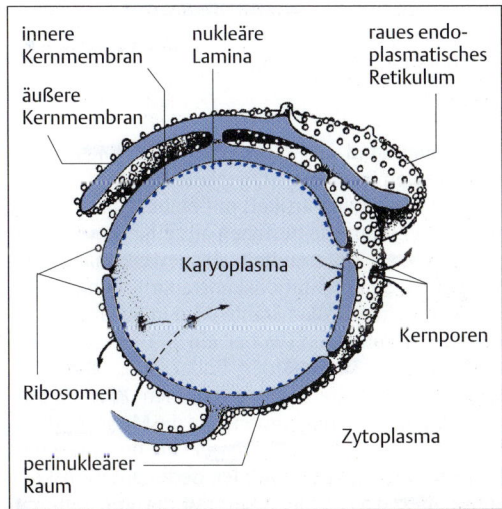

innere Kernmembran
nukleäre Lamina
raues endoplasmatisches Retikulum
äußere Kernmembran
Karyoplasma
Kernporen
Ribosomen
Zytoplasma
perinukleärer Raum

Abb. **1.5** Schematische Darstellung der **Kernhülle** (aus Hirsch-Kauffmann/Schweiger, Thieme 1996)

Funktion: Die Mikrovilli dienen der *Oberflächenvergrößerung* der Plasmamembran und sind so für eine intensive *Resorptionsfunktion* notwendig. Außerdem gibt es spezialisierte Mikrovilli in Sinnesorganen, wie z.B. in den Geschmackssinneszellen, die in ihrer Membran die Geschmacksrezeptoren enthalten.

1.3 Zellkern

Der Zellkern (Nucleus) ist ein von einer Doppelmembran (Kernhülle) umgebenes Organell, das die Chromosomen und das Kernkörperchen (Nucleolus) enthält. Die meisten eukaryontischen Zellen weisen einen Nucleus auf, manche Zellen, wie z.B. Osteoklasten (Knochen abbauende Zellen), verfügen jedoch über mehrere Zellkerne. Die reifen Erythrozyten besitzen keinen Nucleus mehr.

1.3.1 Kernhülle

Aufbau

Die Kernhülle (Karyolemma) besteht aus *zwei* zytoplasmatischen Membranen, die aus dem endoplasmatischen Retikulum aufgebaut werden. Zwischen diesen beiden Membranen befindet sich der *perinukleäre Raum*, ein etwa 20–70 nm breiter Spalt, der in direkter Verbindung zum Kanalsystem des endoplasmatischen Retikulums steht. Häufig liegen der äußeren Membran, die zum ER gehört, Ribosomen an. Diese synthetisieren Polypeptidketten, die in den perinukleären Raum abgegeben werden. Stellenweise verschmelzen die äußere und die innere Membran der Kernhülle. Dort entstehen *Kernporen*, durch die Kernmaterial ins Zytoplasma abgegeben wird (Abb. **1.5**). Die Anzahl der Kernporen ist von Größe und Aktivität der Zellkerne abhängig.

Funktion

Die Kernhülle trennt das Zytoplasma vom Karyoplasma (den Bestandteilen des Zellkerns) und erreicht dadurch eine strikte räumliche Trennung von Prozessen, die im Zytoplasma ablaufen (z.B. die Translation), und Prozessen, die im Karyoplasma stattfinden (z.B. die Transkription). Die Doppelmembranen der Kernhülle ermöglichen den Transport von im Nucleus gebildeten Produkten, wie tRNA, mRNA und Ribosomenvorstufen, in das Zytoplasma. Zudem machen sie auch den entgegengesetzten Transport von Substanzen, z.B. Ionen, in den Zellkern möglich. Außerdem werden auch alle im Zellkern benötigten Proteine im Zytoplasma gebildet, da der Nucleolus über keine funktionsfähigen Ribosomen verfügt. Die Kernhülle zerfällt während der Mitose (s. 1.14) in Zisternenfragmente und Vesikel.

1.3.2   Chromosomen

Die Chromosomen sind die Träger der genetischen Information des Organismus. In dieser Funktion steuern sie mithilfe der in ihnen vorhandenen DNA-Sequenzen die genetisch festgelegte Stoffwechselleistung einer jeden Zelle.

Aufbau

Chromosomen sind Komplexe, die aus *DNA* und *Histonen* (spezifischen DNA-Bindungsproteinen) bestehen, wobei 200 Basenpaare DNA mit den angelagerten Histonen ein *Nucleosom* bilden. Unter *Chromatin* versteht man die Gesamtheit des chromosomalen Materials einer Zelle. Dabei lassen sich nach dem Kondensierungszustand zwei Formen des Chromatins unterscheiden: das im Interphasekern locker verteilte, weniger kondensierte und potenziell transkribierbare *Euchromatin* und das dichte Massen bildende, kondensierte *Heterochromatin*. *Konstitutives Heterochromatin* ist in allen Zellen permanent kondensiert, enthält im Allgemeinen hochrepetitive Sequenzen und kann nicht transkribiert werden (z.B. der Zentromerbereich der Chromosomen). *Fakultatives Heterochromatin* ist unter bestimmten Umständen zum Teil euchromatisch, wie z.B. das Barr-Körperchen (ein inaktiviertes X-Chromosom, s. 2.4.2). Die Zahl und Form der Chromosomen ist artspezifisch, wobei der Mensch in seinen Körperzellen normalerweise über einen doppelten (diploiden) Chromosomensatz von insgesamt 46 Chromosomen verfügt (s. 2.2).

Funktion

Die Chromosomen enthalten die genetische Information eines Individuums (s. 2.2).

1.3.3   Nucleolus

Aufbau

Der Nucleolus ist der Ort des Zellkerns, in dem die Bildung der rRNA und der Ribosomenvorstufen erfolgt. Er besteht folglich nur aus den DNA-Schleifen, die in vielfach wiederholter Folge die Gene für die rRNA tragen und als *Nucleolus-Organisator-Regionen* (*NOR*) bezeichnet werden, rRNA-Transkripten und Ribosomenvorstufen. Diese Nucleolus-Organisator-Zonen befinden sich beim Menschen auf den *akrozentrischen Chromosomen* (s. Abb. 2.**3**), d.h. auf den Chromosomen 13, 14, 15, 21 und 22. Entsprechend bilden sich in der diploiden menschlichen Zelle am Ende der Mitose zunächst zehn kleine Nucleoli, die dann zu einem, oder bei manchen Zellen auch mehreren, sog. Kernkörperchen fusionieren. Der Nucleolus wird also in der Mitose aufgelöst, in den Tochterzellen wieder neu gebildet und ist während der gesamten Interphase vorhanden (s. 1.14). Er ist *nicht* von einer Membran umhüllt.

Funktion

Der Nucleolus dient der rRNA-Synthese und ist der Bildungsort der Ribosomenvorstufen.

1.4   Zytoplasma, Zytosol

Die gesamte Zellsubstanz, die von der Zellmembran umgeben ist, heißt *Protoplasma*. Sie wird in zwei Anteile aufgeteilt: das Zytoplasma und das Karyoplasma.

■ Das *Karyoplasma* umfasst nur die Bestandteile des Zellkerns (s. 1.3).
■ Das *Zytoplasma* besteht aus dem *Grundplasma* (*Zytosol*) einschließlich der Zellorganellen und Membransysteme ohne Zellkern.

Aufbau des Zytosols

Das Zytosol besteht aus verschiedensten Stoffen, wobei die Proteine etwa 20 % des Gewichtes ausmachen.

Funktion des Zytosols

Es umgibt alle für die Funktionsfähigkeit der Zelle notwendigen Zellorganellen als eine Grundmatrix. Im Zytosol sind die Enzyme für viele Stoffwechselwege, z.B. Glykolyse (s. Biochemie 8.2) und Fettsäuresynthese (s. Biochemie 9.2.2), lokalisiert, und hier findet die Proteinsynthese an freien Ribosomen statt. Auch der Großteil der Reaktionen der Gluconeogenese (Glucoseneubildung, s. Biochemie 9.1.2) läuft hier ab.

1.5   Ribosomen

Ribosomen sind aus zwei Untereinheiten bestehende Zellorganellen, an denen die Proteinbiosynthese stattfindet.

Aufbau

Ribosomen sind aus rRNA (ribosomaler RNA) und ribosomalen Proteinen aufgebaute Partikel (Ribonucleoproteine, RNP-Partikel) mit einem Durchmesser von etwa 25 nm. Sie bestehen aus einer großen und einer kleinen Untereinheit, die jeweils nach dem Wert ihrer Sedimentationskonstante K benannt ist. Die Sedimentationskonstante wird in Svedberg-Einheiten (S) gemessen, wobei ein S 10^{-13} Sekunden entspricht. In Eukaryonten findet man 40-S- und 60-S-Untereinheiten, die zusammen *80-S-Ribosomen* bilden. Die Prokaryonten und die Mitochondrien hingegen besitzen *70-S-Ribosomen*, die aus einer kleinen Untereinheit mit der Sedimentationskonstante 30 S und einer großen mit der Konstante 50 S bestehen. Bei den Eukaryonten enthält die kleine Untereinheit ein rRNA-Molekül (18-S-rRNA) und etwa 30 Proteine und die große Untereinheit drei rRNA-Moleküle (28-S-, 5-S- und 5,8-S-rRNA) und etwa 50 Proteine. Ribosomen, die zeitweise keine Proteinbiosynthese betreiben, liegen als getrennte Untereinheiten vor.

 Merke

Während die Reihe der Sedimentationskonstanten, „kleine Untereinheit + große Untereinheit = gesamtes Ribosom", bei Prokaryonten die zehnfachen Werte von fortlaufenden ungeraden Zahlen hat (30 + 50 = 70), besitzt die gleiche Reihe bei den Eukaryonten die zehnfachen Werte von fortlaufenden geraden Zahlen (40 + 60 = 80). Der Grund für die „recht mangelhaften" Ergebnisse der Additionen ist darin zu suchen, dass es sich bei den Zahlen nicht um reine Masseangaben, sondern letztlich um Zeiten für eine Sedimentation handelt, die auch von der Dichte und Form der Partikel und nicht nur von deren Schwere abhängig sind.

Funktion

Die Ribosomen sind der einzige Ort der Proteinbiosynthese, oder genauer gesagt, des zweiten Schrittes der Proteinbiosynthese, der *Translation*. Die Translation ist die Übersetzung des mRNA-Codes in die Aminosäuresequenz der Proteine, wobei die mRNA im ersten Schritt der Proteinbiosynthese, der Transkription, an der DNA gebildet wurde (s. Biochemie 10.2). Viele Ribosomen, die gleichzeitig dieselbe mRNA translatieren und dadurch auch alle das gleiche Polypeptid liefern, werden Polyribosomen oder kurz *Polysomen* genannt (Abb. 1.**6**).

 Merke

Polysomen sind keine „neuen" Zellorganellen, sondern einfach die mit der mRNA bei der Translation zusammengefassten Ribosomen.

In menschlichen Zellen findet man Ribosomen an den Membranen des endoplasmatischen Retikulums, in den Mitochondrien und frei im Zytoplasma, wo sie für die Synthese von Proteinen zum intrazellulärem Verbleib zuständig sind. Die rRNA in

den Ribosomen kann mit basophilen Farbstoffen angefärbt werden. Im Lichtmikroskop werden so in manchen Zellen die Regionen, die viel mit Ribosomen besetztes (raues) endoplasmatisches Retikulum enthalten, sichtbar (s.1.6).
Die Proteinbiosynthese kann auf der Stufe der Translation durch Antibiotika gehemmt oder gestört werden (s. Biochemie 10.2).

 Klinischer Bezug

Für eine **selektive antibakterielle Therapie** ist es entscheidend, dass der Angriff der Antibiotika an Strukturen des Mikroorganismus ansetzt, die beim Wirtsorganismus (= dem Patienten) nicht oder doch zumindest in wesentlich anderer Form vorkommen. Der unterschiedliche Aufbau der Ribosomen bei Eu- und Prokaryonten bietet einen solchen Angriffspunkt; z.B. hemmt Streptomycin die Proteinbiosynthese durch Veränderung der 30-S-Untereinheit.

1.6 Endoplasmatisches Retikulum

Das endoplasmatische Retikulum (ER) ist ein labyrinthartiges Membransystem im Zellinneren mit Synthese- und Speicherungsaufgaben.

Aufbau

Das endoplasmatische Retikulum (Abb. 1.**7** und 1.**9**) besteht aus zytoplasmatischen Membranen, die in der Form eines Systems von Kanälen und Zisternen angeordnet sind. Die Membranen sind dabei extrem dicht zusammengelagert.

- Von *rauem ER* oder *granulärem ER* spricht man, wenn an der zytoplasmatischen Membranseite Ribosomen angelagert sind; mit Granula (lat.: granulum = Körnchen) meint man dabei die Ribosomen.
- Beim *glatten* oder *agranulären* (*ohne Granula*) *ER* handelt es sich um endoplasmatisches Retikulum, das frei von Ribosomen ist, aber durch die Anlagerung von Ribosomen in raues ER umgewandelt werden kann (Abb. 1.**7**).

Mit Ausnahme der ausgereiften Erythrozyten gibt es in allen tierischen Zellen ER. Sowohl die Menge an ER als auch das Verhältnis von rauem zu glattem ER sind von Zelltyp zu Zelltyp sehr verschieden. Viel raues ER findet sich in allen Zellen, die viele Proteine zur Ausschleusung produzieren, wie z.B. in den Plasmazellen, die zur Produktion von Immunglobulinen dienen. Besondere Namen weisen die Zonen des rauen ER in Nervenzellen auf, wo man von *Nissl-Schollen* spricht, und in aktiven Drüsenzellen, wo diese Zonen verstärkter basophiler Anfärbung *Ergastoplasma* (Arbeitsplasma) heißen.

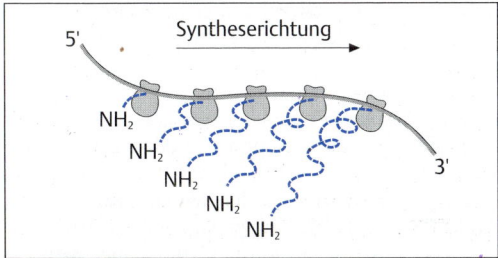

Abb.1.**6** Schematische Darstellung eines **Polysoms**

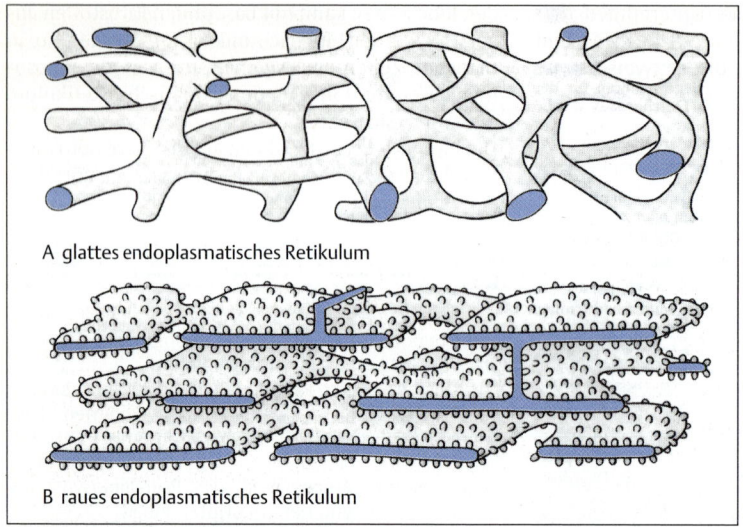

A glattes endoplasmatisches Retikulum

B raues endoplasmatisches Retikulum

Abb. 1.**7** Schematische Darstellung des **glatten und des rauen endoplasmatischen Retikulums** (aus Vogel/Angermann, Thieme 1990)

 Merke

Das glatte ER der quer gestreiften Muskulatur nennt man *sarkoplasmatisches* (gr.: sarx, sarkos = Fleisch) Retikulum.

Funktion

Das endoplasmatische Retikulum unterteilt das Zellinnere in verschiedene Kompartimente und schafft durch die extreme Oberflächenvergrößerung günstige Bedingungen für enzymatische Stoffwechselreaktionen. So enthält ein Milliliter Lebergewebe z. B. etwa $10\,m^2$ ER.

- Das *raue ER* ist eine Synthesezone für *exportable Proteine* (wie z. B. die Polypeptidketten des Kollagens, die Peptidhormone und die Enzyme in Sekreten) und auch für Proteine der Lysosomen und der Plasmamembran.
- Das *glatte ER* dient der Synthese von Steroidhormonen und Membranphospholipiden. Es ist an der Fettsynthese und der Bildung der Dictyosomen (s. 1.7) beteiligt. Auch die Biotransformation mithilfe mischfunktioneller Oxygenasen, z. B. die Hydroxylierung von Arzneimitteln und manche Glykosylierung, findet dort statt. An der Gluconeogenese (s. Biochemie 9.1.2) ist es im letzten Schritt (Glucose-6-phosphatase) beteiligt. Es dient schließlich auch dem intrazellulären Transport von Stoffen und der Speicherung von Lipiden, Glykogen und Ionen, vor allem der Ca^{2+}-Speicherung in Skelettmuskelfasern.

1.7   Golgi-Komplex (Golgi-Apparat)

Der Golgi-Apparat ist ein zytoplasmatisches Membransystem, das der Modifikation von Proteinen und Lipiden sowie der Abgabe von Vesikeln (z. B. den Lysosomen) dient.

Aufbau

Camillo Golgi, der 1906 den Nobelpreis für Medizin und Physiologie erhielt, beschrieb schon gegen Ende des 19. Jahrhunderts ein intrazelluläres Membransystem, das heute seinen Namen trägt. Unter dem Golgi-Komplex oder dem Golgi-Apparat versteht man die Gesamtheit aller Dictyosomen in einer Zelle. Das *Dictyosom* ist also die funktionelle Einheit des Golgi-Apparates. Es besteht aus einem Stapel von etwa fünf bis acht übereinander gelagerten, von einer glatten Membran umschlossenen, flachen Zisternen (*Golgi-Zisternen*), der in der elektronenmikroskopischen Darstellung an einen Stapel Pfannkuchen erinnern kann. Mit Ausnahme weniger hochspezialisierter Zelltypen, wie z. B. den Erythrozyten, verfügen alle Euzyten über einen Golgi-Apparat. Dabei kann die Anzahl der Dictyosomen je nach Funktion des Zelltyps zwischen einem und etwa einhundert variieren. Einen großen Teil des Zytoplasmas machen die Dictyosomen z. B. in den Schleim produzierenden Becherzellen des Dünndarms aus.

Obwohl die Dictyosomen über die gesamte Zelle verteilt oder auch an bestimmten Stellen gehäuft vorkommen können, liegen sie bei den Zellen der Wirbeltiere doch meistens in der Nähe des Kerns. Dabei sind die halbmondförmig gebogenen Zisternen der Dictyosomen so angeordnet, dass die konvexe (nach außen gewölbte) Seite zum Zellkern und die

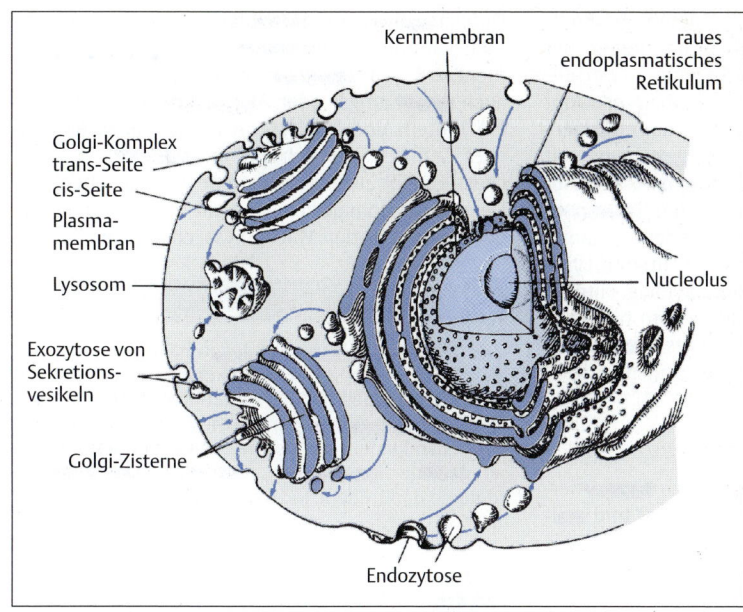

Abb. 1.**8** Schematische Darstellung einer Zelle zur Verdeutlichung des **Membranfluss-Prozesses** und der **Orientierung der Dictyosomen** innerhalb einer Zelle (aus Hirsch-Kauffmann/Schweiger, Thieme 1996)

Labels in figure:
Kernmembran
raues endoplasmatisches Retikulum
Golgi-Komplex trans-Seite cis-Seite
Plasma-membran
Lysosom
Nucleolus
Exozytose von Sekretions-vesikeln
Golgi-Zisterne
Endozytose

konkave (nach innen gewölbte) Seite zur Plasma-membran gerichtet ist. Die Dictyosomen sind also polar aufgebaut und weisen eine *Bildungsseite* (*cis-Seite*) und eine *Abgabeseite* (*trans-Seite*) auf. Die cjs-Seite wird auch als unreife oder Regenerationsseite und die trans-Seite als Sekretions- oder Reifungsseite bezeichnet.

Die Dictyosomen werden an ihrer cis-Seite durch Membranen des endoplasmatischen Retikulums ergänzt. Auch endozytierte Zellmembran kann in die Dictyosomen übergehen. Die trans-Seite der Dictyosomen liefert die Membranen für verschiedene Vesikel, die diese Membranen, wenn die Vesikel zur Exozytose dienen, wieder in die Zellmembran einbauen. Diese Umbauprozesse, durch die die verschiedenen Membransysteme miteinander in Verbindung stehen, nennt man *Membranfluss* (Abb. 1.**8**).

Funktion

Im Golgi-Apparat werden Proteine und Lipide modifiziert. So können mithilfe von Glykosyltransferasen Kohlenhydrate angehängt und auf diese Weise u. a. die Glykoproteine und Glykolipide der Glykokalix (für die Zellmembran) gebildet werden. An Proteine können hier auch Sulfate und Fettsäuren angehängt werden. Neben diesen *Glykosylierungen*, *Sulfatierungen* und *Acylierungen* sind auch *Phosphorylierungen*, z. B. von lysosomalen Proteinen, möglich.

Die von den Dictyosomen abgegebenen Vesikel (*Golgi-Vesikel*) können je nach ihrer Funktion verschiedene Substanzen, wie z. B. exokrine Sekrete, Hormone, Glykoproteine und -lipide oder intrazelluläre Hydrolasen, enthalten. Entsprechend dienen die

Vesikel auch funktionell unterschiedlichen Zwecken. In Drüsenzellen können *Sekretvesikel* für die Exozytose gebildet werden. In endozytotisch aktiven Zellen können Membranvesikel zur Regeneration der Verluste der Zellmembran dienen. Der Golgi-Apparat spielt so eine zentrale Rolle bei den *Membranfluss-Prozessen*, da er laufend Membranen erhält und Membranen abgibt. Auch die in Abschnitt 1.10 zu besprechenden *Lysosomen* werden hier gebildet.

1.8 Exozytose

Unter Exozytose versteht man die Abgabe aus der Zelle (s. auch 1.2 und Physiologie 1.3).

1.9 Endozytose

Unter Endozytose versteht man die Aufnahme in die Zelle (s. auch 1.2 und Physiologie 1.3).

1.10 Lysosomen

Lysosomen sind membranumschlossene Vesikel, die Enzyme für die intrazelluläre Verdauung enthalten.

Aufbau

Lysosomen sind membranbegrenzte Vesikel mit freien und an Membranen gebundenen Enzymen, vorwiegend *sauren Hydrolasen*. Die Membran ist notwendig, um die Zerstörung von Bestandteilen der Zelle durch die hydrolytischen Enzyme zu verhindern. Die Lysosomen werden wie oben erwähnt vom Golgi-Apparat gebildet. Sie sind dann *primäre Lysosomen* und werden durch Verschmelzung mit dem abzubauenden Material zu *sekundären Lysosomen*. Die sekundären Lysosomen werden *Heterolysosomen* (gr.: heteros = anders, verschieden) genannt, wenn sie durch Verschmelzung von primären Lysosomen mit phagozytiertem Material (Phagosomen) entstanden. Baut das sekundäre Lysosom hingegen körpereigene Substanzen ab, so heißt es *Autolysosom* (gr.: autos = selbst) oder im Laborslang auch „suicide bag".

Funktion

Die Lysosomen sind also am Abbau von phagozytiertem Material (körperfremden Molekülen) und zelleigenem Material (vor allem Zellorganellen, wie Ribosomen, Mitochondrien, Membranen der ER, Hormonvesikel) beteiligt.

 Merke

Man spricht von *Heterophagie*, wenn die Zelle anderes (zellfremdes) Material frisst, und von *Autophagie*, wenn eine „Selbstfressung", also der Abbau von zelleigenen Bestandteilen, erfolgt.

Durch nachlassende Aktivität von lysosomalen Enzymen kann es zur Anhäufung von endogenem Pigment, z. B. dem *Lipofuszin*, kommen. Das Lipofuszin, auch Abnützungs- oder Alterspigment genannt, ist ein Protein und Cholesterin enthaltendes bräunliches Gemisch, das sich z. B. in Epithelzellen anreichert. Es gibt auch verschiedene genetisch bedingte Defekte lysosomaler Enzyme, die zu Speicherkrankheiten, wie z. B. den Mucopolysaccharidosen, führen.

 Klinischer Bezug

Bei den **Mucopolysaccharidosen** handelt es sich um eine ganze Gruppe von Erkrankungen, wobei die verschiedenen Typen durch jeweils unterschiedliche lysosomale Enzymdefekte verursacht werden. Bei den betroffenen Kindern kann es (je nach Enzymdefekt) u. a. zu geistiger Retardierung, Kleinwuchs, Skelettfehlbildungen und frühem Tod kommen.

1.11   Peroxisomen

Aufbau

Wie die soeben besprochenen Lysosomen sind auch die Peroxisomen *membranumgrenzte* Vakuolen, die sich allerdings sowohl in ihrer Entstehungsweise als auch bezüglich ihrer Inhaltsstoffe und somit auch ihrer Funktion von den Lysosomen klar unter-

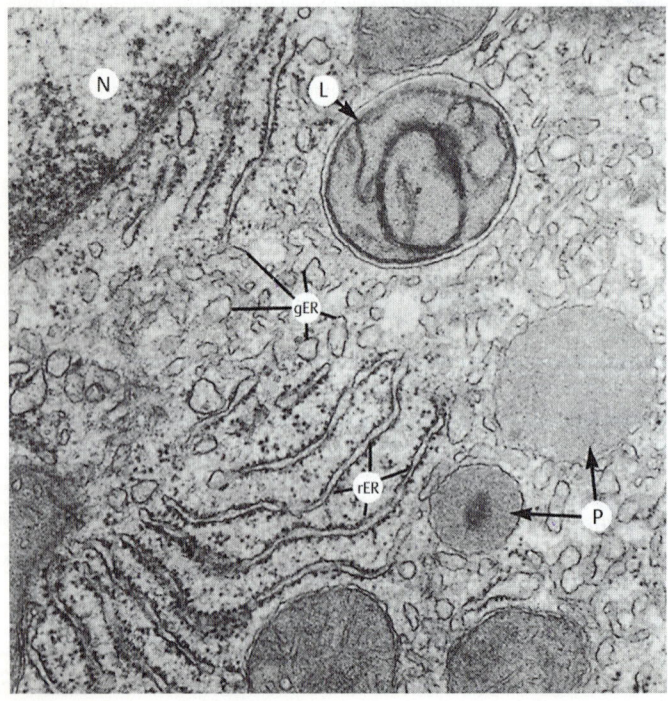

Abb. 1.9 Elektronenmikroskopische Aufnahme von Zellstrukturen.
gER = glattes endoplasmatisches Retikulum, rER = raues endoplasmatisches Retikulum, L = Lysosom, N = Nucleus, P = Peroxisomen

scheiden. Schwierig kann hingegen die elektronen-mikroskopische Differenzierung werden (Abb. 1.**9**). Der Inhalt der Peroxisomen weist oft ein *parakristallines Zentrum* auf und ist ansonsten homogen oder *fein granuliert*.

Peroxisomen schnüren sich direkt aus dem endoplasmatischen Retikulum ab. Sie enthalten Peroxidase, Katalase und H_2O_2-produzierende Oxidasen, wie Urikase und Aminosäureoxidase, sowie Superoxiddismutase. Außer diesen am Wasserstoffperoxid-Stoffwechsel beteiligten Enzymen verfügen die Peroxisomen auch über Enzyme für den Abbau der Fettsäuren. Sie kommen besonders häufig in *Leber* und *Niere* der Säugetiere vor.

Funktion

In den Peroxisomen finden Reaktionen unter Beteiligung von *Wasserstoffperoxid* statt. Durch Oxidation entstandenes Wasserstoffperoxid ist für die Zelle extrem giftig. Das kupfer- und zinkhaltige Enzym Superoxiddismutase katalysiert eine Reaktion $(2O_2^- + 2H^+ \leftrightarrow O_2 + H_2O_2)$, durch die Peroxidradikale entgiftet werden. Das dabei entstehende Wasserstoffperoxid (H_2O_2) kann dann durch Peroxidase oder Katalase zu Wasser abgebaut werden.

Wie in den Mitochondrien ist auch in den Peroxisomen eine β-Oxidation von Fettsäuren möglich. Es werden dabei vor allem sehr langkettige Fettsäuren mit 24 oder 26 C-Atomen abgebaut, wobei der Abbau aber nicht vollständig abläuft und auch nicht primär der Energiegewinnung dient.

1.12 Mitochondrien

Mitochondrien sind semiautonome Energie bereitstellende Organellen. Sie wurden bereits in der Mitte des 19. Jahrhunderts als färbbare Granula im Zytoplasma beschrieben, und ihre Feinstruktur wurde dann in den Fünfzigerjahren des vergangenen Jahrhunderts von G. E. Palade und F. S. Sjöstrand elektronenmikroskopisch untersucht.

Aufbau

Im Unterschied zu allen anderen behandelten Zellorganellen besitzen die Mitochondrien zwei bezüglich Aufbau und Funktion völlig verschiedene Membranen.

- Die *äußere Membran* dient dem Schutz des Mitochondriums und ist auch für große Moleküle (bis zu einem Molekulargewicht von ca. 10000) permeabel. Sie gleicht in ihrem Aufbau den Membranen des endoplasmatischen Retikulums, nimmt jedoch nicht am Membranfluss (s. 1.7) teil.
- Die *innere Membran* besitzt einen extrem hohen Proteinanteil. Sie enthält unter anderem die Enzyme der Atmungskette, Translokatoren und Ka-

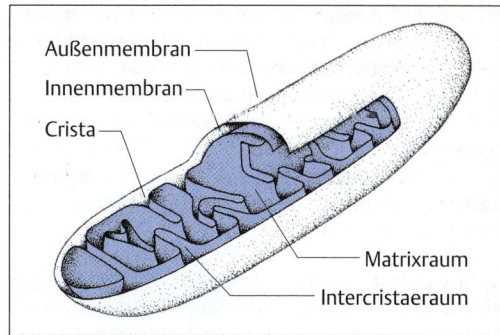

Abb. 1.**10** Schematische Darstellung eines **Mitochondriums**

näle, da sie im Gegensatz zur äußeren Membran nicht permeabel ist. Die Oberfläche der inneren Membran ist in Form von Falten (*Cristae-Typ*), Röhren (*Tubuli-Typ*) oder Säckchen (*Sacculi-Typ*) ausgestülpt und dadurch stark vergrößert. Während der Cristae-Typ der Mitochondrien bei den tierischen Zellen am häufigsten vorkommt, findet sich der Tubuli-Typ z. B. in *Steroid produzierenden* Zellen der Nebenniere, den Ovarien und den Testes.

- Durch die innere Membran ist das Mitochondrium in zwei Kompartimente aufgeteilt: den *Intercristaeraum* und den *Matrixraum*. Der Intercristaeraum liegt zwischen den beiden Membranen, der Matrixraum ist von der inneren Membran umgeben (Abb. 1.**10**). In der Matrix finden sich die Enzyme des Citratzyklus und der β-Oxidation der Fettsäuren (s. Biochemie 12.3).

Eine andere Eigenheit der Mitochondrien ist der Besitz einer eigenen genetischen Information. Alle Mitochondrien besitzen mindestens ein genetisch aktives ringförmiges doppelsträngiges DNA-Molekül. Diese *mitochondriale DNA* (*mtDNA*) enthält unter anderem aktive Gene für eigene tRNAs und auch Gene, die für die Funktionsfähigkeit der Atmungskette notwendig sind, nicht jedoch für alle mitochondrialen Enzyme. Für einen großen Teil der im Mitochondrium benötigten Proteine liegt die Information auf der DNA des Zellkerns. Diese Proteine werden an den frei im Zytosol liegenden Ribosomen synthetisiert und dann in die Mitochondrien eingeschleust. Außer dem genetisch aktiven DNA-Ring enthalten die Mitochondrien auch eigene Ribosomen (*mtRibosomen*), sodass sie zu einer eigenständigen Proteinbiosynthese befähigt sind.

Die Reduplikation (Verdopplung) der mitochondrialen DNA ist unabhängig vom Zellzyklus, und die Vermehrung der Mitochondrien kann während der gesamtem Interphase (s. 1.14) erfolgen. Die Vermehrung der Anzahl der Mitochondrien erfolgt durch Wachstum eines Mitochondriums und dessen anschließende Zweiteilung durch eine Art von Septen-bildung. Die Anzahl der Mitochondrien ist abhängig von der Stoffwechselaktivität der Zellen und kann durch ihre Teilungsfähigkeit an den Bedarf angepasst werden; sie kann z. B. in Leberzellen mehrere Tau-send erreichen. Besonders reich an Mitochondrien sind auch die Nierentubulizellen und die Herzmus-kelzellen, während die Erythrozyten keine Mito-chondrien aufweisen.

> **Merke**
>
> Mitochondrien werden aufgrund ihrer Vermehrungs-fähigkeit und Bildung eigener Proteine als *halbauto-nom* bezeichnet.

Bei der Zellteilung werden die Mitochondrien rein zufällig mit dem Zytosol auf die beiden entstehenden Tochterzellen verteilt. Die Vererbung der mtDNA hat somit nichts mit den Mendel-Gesetzen (s. 2.3.2) zu tun. Man spricht hier also von *extrachromosomaler* oder *zytoplasmatischer Vererbung* oder auch von *ma-ternaler Vererbung*, da bei der Entstehung der Zygote die Mitochondrien aus der mütterlichen Eizelle stammen. So stammen z. B. bei den Mauleseln, die einen Pferdehengst als Vater und eine Eselstute zur Mutter haben, die Mitochondrien von der Eselstute, während bei den Maultieren, die Nachfahren von Eselhengsten und Pferdestuten sind, die mtDNA von der Pferdestute kommt.

> **Merke**
>
> Mitochondrien werden nur von der Mutter auf alle Kinder vererbt.

Funktion

Die Mitochondrien versorgen die Zelle wie Kraft-werke mit Energie. Sie stellen einen vom Zytosol ab-geschlossenen Stoffwechselraum dar, in dem viele, den Reaktionen im Zytosol entgegenlaufende, kata-bole (abbauende) Stoffwechselwege stattfinden können. In der inneren Mitochondrienmembran sind die Multienzymkomplexe der Atmungskette (oxidative Phosphorylierung) lokalisiert, die im Er-gebnis gekoppelt mit der Oxidation von H_2 zu H_2O den Aufbau von ATP (s. Biochemie 8.8) bewirken. Im Matrixraum der Mitochondrien finden der Citrat-zyklus (s. Biochemie 8.7) und die β-Oxidation der Fettsäuren (s. Biochemie 8.3) sowie Teile des Harn-stoffzyklus (s. Biochemie 8.5) statt.

Endosymbionten-Hypothese

Die besonderen Eigenschaften der Mitochondrien lassen sich gut mithilfe der *Endosymbionten-Hypo-these* erklären. Endosymbionten sind Organismen, die in anderen Zellen (endo) zum gegenseitigen Nut-

zen (Symbiose) leben. Die Endosymbionten-Hypo-these besagt, dass die Mitochondrien sich aus Bakte-rien entwickelt haben, die früh in der Entwicklung der Eukaryonten in deren Zellen aufgenommen wur-den. Bei der Aufnahme entstand, wie bei der Endozy-tose üblich, die äußere Membran. Die innere Memb-ran ist die ursprüngliche Membran des Bakteriums und deshalb auch so abweichend aufgebaut. Als ur-sprünglich eigenständige Organismen enthalten die Mitochondrien auch das, was zur Proteinbiosyn-these notwendig ist, wie eine eigene DNA, die wie die der Bakterien ringförmig ist, eigene tRNAs und eige-ne Ribosomen, die denen der Prokaryonten ähneln. Die Mitochondrien können sich so auch selbstständig und unabhängig vom Zellzyklus vermehren.

1.13   Zytoskelett

Das Zytoskelett ist ein in eukaryontischen Zellen vorkommendes System von Proteinfilamenten, das sowohl für die Zellform und -stabilität als auch für die Zellbewegung von Bedeutung ist.

Aufbau

Am Aufbau des Zytoskeletts sind Filamente unter-schiedlicher Größe und Funktion beteiligt. Man un-terscheidet dabei Mikrotubuli, Mikrofilamente und intermediäre Filamente.

- *Mikrotubuli* sind aus 13 Protofilamenten bestehen-de, nicht kontraktile (zusammenziehbare) Röhr-chen von 12–25 nm Durchmesser, die als *reversible* Strukturen im Zytoplasma schnell auf- und abge-baut werden können. Sie setzen sich vorwiegend aus den Proteinen α- und β-Tubulin zusammen. Bei Anwesenheit von Colchicin können sie nicht zusammengebaut (polymerisiert) werden.
- *Mikrofilamente* sind kontraktil, haben einen Durchmesser von etwa 6 nm und bestehen aus Aktin und Myosin.
- *Intermediäre* Filamente liegen mit einem Durch-messer von etwa 10 nm zwischen Mikrotubuli und Mikrofilamenten. Zu ihnen zählen u. a. *Des-min*, *Vimentin* und *Zytokeratin*. Im Gegensatz zu den beiden zuerst besprochenen Filamenten kom-men nicht die gleichen intermediären Filamente in allen Zellen vor, sondern sie sind jeweils zelltyp-spezifisch. Durch diese zell- bzw. gewebespezi-fisch unterschiedlichen Proteinbestandteile kön-nen die intermediären Filamente zur Charakteri-sierung von Zell- bzw. Gewebetypen herangezo-gen werden. Dabei finden sich *Desmin* in Muskel-zellen, *Zytokeratin* im Epithel und *Vimentin* in Fi-broblasten und glatten Muskelzellen.

Funktion

Bestandteile des Zytoskeletts haben Bedeutung für die Zellbewegung, die Zellteilung, die Zellform und die Zellstabilität. Außer im Zytoskelett werden Mikrotubuli auch in den folgenden Zellstrukturen gefunden: **Mitosespindel**, **Zentriolen**, **Basalkörper** (Kinetosomen), **Cilien** und **Geißeln** (z.B. beim Spermium, nicht jedoch bei Bakteriengeißeln, dort findet sich das Protein Flagellin). Mikrotubuli kommen auch in den Zellausläufern von Nervenzellen vor. Bei Einzellern tragen sie zur Stabilität der Zellform bei.

1.13.1 Zentriolen

Die aus Mikrotubuli bestehenden Zentriolen dienen bei der Mitose und Meiose als Ansatzstellen für die Spindelfasern und liefern die Kinetosomen (Basalkörper).

Aufbau

Zentriolen sind kurze *Hohlzylinder* mit offenen Enden, die sich aus neun Tripletts (*3 × 9-Anordnung*) von *Mikrotubuli* zusammensetzen. Die Mikrotubulitripletts sind durch radiale (radspeichenähnliche) Strukturen verbunden und bestehen jeweils aus einem kompletten Tubulus (A-Tubulus) aus 13 Protofilamenten und zwei unvollständigen Mikrotubuli (B-Tubulus und C-Tubulus) aus 10 Protofilamenten, die sich aber durch Partizipation an drei der Protofilamente des jeweiligen Nachbarrings ergänzen. Während es in vielen pflanzlichen Zellen und Pilzen keine Zentriolen für die Organisation der Mitosespindel gibt, sind sie in jeder tierischen Somazelle und so natürlich auch in den teilungsfähigen menschlichen Zellen zu finden. Die Zentriolen sind nicht von einer Membran umhüllt. Ihre Vermehrung erfolgt nicht durch Teilung, sondern durch Induktion des Aufbaus eines neuen Zentriols in der Nachbarschaft eines bereits vorhandenen, obwohl auch eine völlige Neusynthese möglich ist. Die Zentriolen kommen somit in der Regel paarweise vor, wobei die Hohlzylinder im rechten Winkel zueinander liegen.

Funktion

Die Zentriolen liefern die *Kinetosomen* (Basalkörper) bei Cilien bzw. Geißeln. Sie haben die gleiche Struktur wie die Basalkörper, sodass man auch sagen kann, dass die Zentriolen als Basalkörper bezeichnet werden, wenn sie an der Ausbildung der Geißelbasis beteiligt sind. So werden zum Beispiel die Zentriolen der befruchteten Eizelle aus dem Basalkörper des Spermiums gebildet. Die Zentriolen sind außerdem für die Polarität der Mitosespindel zuständig und bestimmen damit die *Teilungsebene*.

Cilien und Geißeln

Aufbau

Während man bei relativ kurzen (5-10 μm), zahlreich auf einer Zelle vorkommenden Strukturen von *Cilien* (Wimpern) spricht, nennt man ultrastrukturell gleich aufgebaute längere (etwa 150 μm) und häufig vereinzelt stehende Strukturen *Geißeln*. Beide sind aus einem Ring von 9 Doppeltubuli, der zwei zentrale *Mikrotubuli* umgibt, aufgebaut (*9 × 2 + 2-Anordnung*). Wie bei den Mikrotubulitripletts der Kinetosomen ist auch bei den Doppeltubuli ein Tubulus (A-Tubulus) komplett, während der andere (B-Tubulus) nur aus 10 anstelle der 13 Protofilamenten besteht. Die Doppeltubuli sind durch proteinhaltige Brücken miteinander verbunden, und zusätzlich trägt der A-Tubulus ein Protein mit ATPase-Aktivität, das *Dynein*, welches durch ATP-Spaltung die für die Cilienbewegung notwendige Energie freisetzt. Dabei kommt die Bewegung durch eine relative Verschiebung der Mikrotubuli zueinander zustande.

Funktion

Die Cilien bewegen Einzelzellen (z.B. Wimperntierchen), vielzellige Organismen (z.B. Strudelwürmer) oder bilden ein Flimmerepithel für den Transport von Substanzen. Beispiele sind die Flimmerepithelien der Bronchien oder des Genitaltraktes. Hier dienen sie der Unterstützung des *Transports* der *zellumgebenden Flüssigkeit*, um so Atemwege zu reinigen bzw. eine Eizelle fortzubewegen. Modifizierte Cilien sind auch in verschiedenen Sinnesorganen, wie im Innenohr, der Riechschleimhaut oder dem Auge, zu finden. Geißeln gibt es beim Menschen nur bei den Spermien (s. Histologie).

 Klinischer Bezug

Es gibt eine Erbkrankheit, bei der die Dynein-Arme an Geißeln und Cilien fehlen: das genetische **Syndrom bewegungsloser Spermien** (syndrome of immotile cilia). Da nicht nur den Geißeln, sondern auch den Cilien des Respirationstraktes keine Bewegungsenergie zur Verfügung gestellt werden kann, sind die Patienten nicht nur unfruchtbar, sondern leiden zusätzlich noch unter rezidivierenden Bronchitiden.

 Merke

Cilien bzw. Geißeln, Zentriolen (Kinetosomen) und Zytoskelett enthalten alle Mikrotubuli, *nicht* jedoch die Mikrovilli, auch wenn ihr Name dies nahe legen könnte.

1.14   Zellzyklus und Zellteilung

Die Individualentwicklung (Ontogenese) aller mehrzelligen Organismen nimmt ihren Ursprung aus einer einzelnen Zelle. Diese ist durch Fusion zweier, in der *Meiose* gebildeter Keimzellen, entstanden. Durch zahlreiche *mitotische* Teilungen und Differenzierungsschritte reift aus dieser Zelle das mehrzellige Individuum heran.

1.14.1   Zellzyklus und Interphase

Viele prokaryontische Lebewesen, vor allem Bakterien, vermehren sich ausschließlich durch mitotische Zellteilungen.

Zellen durchlaufen während ihres Lebens zwei charakteristische Abschnitte: **Interphase** und **Mitose**. Während der *Interphase*, die die Zeit zwischen zwei Zellteilungen einnimmt, wächst die Zelle und übt ihre spezifischen Funktionen aus. Zellen, die sich weiter teilen, verdoppeln in der Interphase zusätzlich ihre DNA. Die eigentliche Zellteilung findet während der *Mitose* statt. Innerhalb der Interphase lassen sich drei, innerhalb der Mitose vier Phasen, unterscheiden (Abb. **1.11**).

Abschnitte der Interphase

Nach erfolgter Mitose beginnt die Interphase, die sich in die G_1- bzw. G_0-, S- und G_2-*Phase* unterteilt (**G**: gap, Lücke; **S**: Synthese). Jede der Phasen ist durch bestimmte Stoffwechselleistungen charakterisiert (Tab. **1.2**):

■ **G_1-Phase:** Die Zelle wächst zu der ihr angemessenen Größe heran und erfüllt ihre Aufgaben im Organismus (z. B. Proteinproduktion oder Entgiftung von toxischen Substanzen). In einer teilungsfähigen Zelle verdoppeln sich zusätzlich die Zentriolen am Ende der G_1-Phase. Bleibt eine Zelle dauernd in der G_1-Phase, so wird diese als G_0-Phase

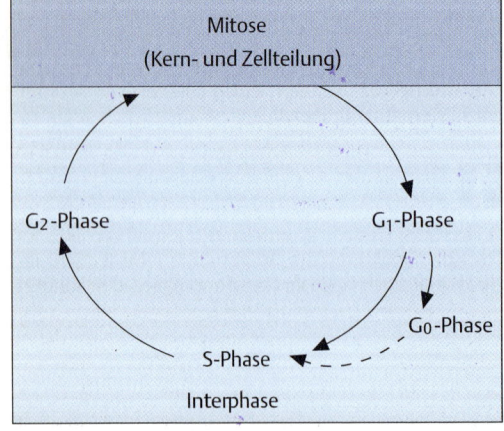

Abb. **1.11** Die Phasen des **Zellzyklus**

Tab. **1.2** Abschnitte der **Interphase**

Phase	Entscheidende Ereignisse
G_1-Phase	– Wachstum der Zelle – Aufgabenerfüllung im Organismus – in teilungsfähigen Zellen: Zentriolenverdopplung
G_0-Phase	– Dauerzustand der G_1-Phase
Synthese-Phase	– semikonservative DNA-Replikation
G_2-Phase	– Reparaturen und Korrekturen an der replizierten DNA

bezeichnet. Beim Erwachsenen befinden sich Nerven- und Muskelzellen fast ausschließlich in der G_0-Phase.

■ **Synthese-Phase:** Markantes Ereignis der folgenden S-Phase ist die *semikonservative DNA-Replikation* (Replikation: Verdopplung, genauer Ablauf, s. u.). Nach Beendigung der S-Phase liegt die DNA in doppelter Menge vor; die Zellteilung könnte beginnen. Fehler, die bei der Replikation der DNA aufgetreten sind, würden so aber weitergegeben.

■ **G_2-Phase:** Die in der S-Phase aufgetretenen Fehler werden in dieser Phase von bestimmten Proteinen erkannt und korrigiert. Die G_2-Phase liegt zwischen dem Ende der S-Phase und Beginn der Mitose.

! Merke

In einer teilungsfähigen Zelle werden während der G_1-Phase auch die zur DNA-Replikation benötigten Enzyme synthetisiert.

DNA-Replikation

Bei der Verdopplung der DNA (*Replikation*) ist der DNA-Doppelstrang von entscheidender Bedeutung. Andernfalls müsste im Zellkern die Replikation über eine Art Negativ erfolgen. Das Vorhandensein *freier Nukleotidtriphosphate* im Zellkern ist eine weitere Voraussetzung für die DNA-Replikation. Durch Untersuchungen mit radioaktiv markierten Nukleotiden konnte man feststellen, dass die aus einem DNA-Molekül entstehenden Kopien je zur Hälfte aus alter und neuer DNA bestehen (*semikonservative Replikation*, semi: halb) (Abb. **1.12** und Tab. **1.3**).

Mechanismus der semikonservativen DNA-Replikation:

■ An bestimmten Stellen der DNA wird die DNA durch eine ATP-abhängige **Helikase** entwunden. Auf DNA-Ebene gibt es sowohl bei Pro-, als auch bei Eukaryonten mehrere solche *Replikationsgabeln*.

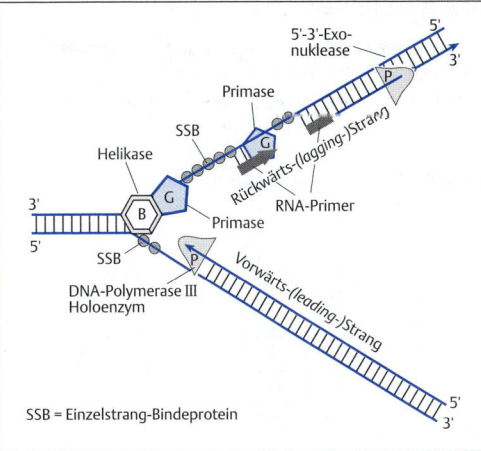

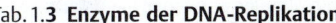

SSB = Einzelstrang-Bindeprotein

Abb 1.12 Mechanismus der semikonservativen DNA-Replikation. Die RNA-Primer im Logging-Strang werden durch die 5′–3′-Exonuklease der DNA-Polymerase I durch DNA ersetzt (aus Knippers, Thieme,1995)

- An den beiden offen liegenden DNA-Einzelsträngen beginnt eine **RNA-Polymerase** (Primase), eine kurze RNA-Sequenz (fünf bis zehn Nukleotide → *Primer-RNA*) in *5′–3′-Richtung* zu synthetisieren (s. Biochemie 6.5). *5′ → 3′ Neusynthese*
- An dem entstandenen Primer-RNA-Molekül setzt die **DNA-Polymerase III** die Synthese fort. Da nur der Strang in 3′–5′-Richtung *kontinuierlich* abgelesen werden kann, erfolgt die Synthese am 5′–3′-Strang *diskontinuierlich*. Bei der diskontinuierlichen Synthese werden von der DNA-Polymerase III von der Replikationsgabel weg etwa 100 Nukleotide lange DNA-Fragmente synthetisiert. Am Ende eines solchen Fragments springt die DNA-Polymerase III in Richtung der Replikationsgabel und synthetisiert ein weiteres so genanntes *Okazaki-Stück*.
- Eine **Exonuklease** schneidet aus den bereits synthetisierten DNA-Stücken die RNA-Primer heraus. Die entstehenden Lücken im Genom werden mithilfe der **DNA-Polymerase I** ausgefüllt.
- Die diskontinuierlich synthetisierten Okazaki-Stücke werden durch die **DNA-Ligase** miteinander verbunden.
- **Gyrasen** verdrillen die neu entstandenen DNA-Moleküle.

 Klinischer Bezug

Hemmstoffe bakterieller Gyrasen, **Gyrasehemmer**, verhindern die Verdrillung des bakteriellen Genoms und unterbinden so die Replikation, Transkription und Reparaturen an der DNA. Bactrim® und Tarivid® sind zwei gängige Gyrasehemmer (*Chinolone*), die als Antibiotika Verwendung finden.

 Merke

Die Ablesung der DNA bei der Replikation erfolgt in 3′–5′-Richtung. Aus diesem Grund kann nur in 5′–3′-Richtung synthetisiert werden. Um von der Note 5 auf die Note 3 (5′ –3′) zu kommen, muss man viel arbeiten (Arbeit, Synthese in 5′ –3′ -Richtung).

Tab. 1.3 Enzyme der DNA-Replikation

Enzym	Katalysierte Reaktion
Helikase (ATP-abhängig)	entwindet den DNA-Doppelstrang
RNA-Polymerase	Primer-RNA-Synthese
DNA-Polymerase III	am Primer beginnende DNA-Synthese
Exonuklease	entfernt RNA-Primer
DNA-Polymerase I	füllt die RNA-Primer-Regionen mit DNA
DNA-Ligase	verbindet Okazaki-Stücke
Gyrase	verdrillt die entstandenen DNA-Moleküle

Der hier beschriebene Replikationsmechanismus gilt *ausschließlich* für Prokaryonten. Die Replikation der Eukaryonten verläuft ähnlich, z.T. sind aber andere Enzyme beteiligt.

Regulation des Zellzyklus

Die einzelnen Schritte des Zellzyklus müssen bei einer regulären Zellteilung in der oben beschriebenen Reihenfolge ablaufen. Das exakte Timing der einzelnen Abschnitte des Zellzyklus wird durch Kontroll- und Steuermechanismen gewährleistet. Die Regulation des Zellzyklus geschieht hauptsächlich an bestimmten Abschnitten, so genannten „Check-Points". Zwei wichtige Check-Points sind die späte G1- und die G2-Phase.

Regulation in G1 über die Start-Kinase: Der Zellzyklus wird im Wesentlichen durch zwei Proteinfamilien kontrolliert. Dies sind zyklinabhängige Kinasen (cdK, cyclin-dependent protein kinases) und Zykline. Zyklinabhängige Kinasen sind in jeder Zelle vorhanden und binden Zykline. Sind genügend Zykline an cdK gebunden, wird über Phosporylisierung von Proteinen die DNA-Synthese eingeleitet. Die Synthese der Zykline ist von der Versorgung mit Nahrungsstoffen abhängig. Sind nur wenige Nährstoffe für die Zelle vorhanden, werden entsprechend weniger Zykline synthetisiert. Somit ist gewährleistet, dass die Zelle vor der Zellteilung groß genug ist. Ein Übergang in die S-Phase wird auch bei DNA-Schädigungen verhindert: Es wird von der Zelle ein

Protein (**p53**) hergestellt, welches einen Übergang in die S-Phase verhindert.

Klinischer Bezug

Mutationen des **p53** Proteins werden für die Entstehung von malignen Tumoren mitverantwortlich gemacht. p53 ist normalerweise nicht in Zellen vorhanden, sondern wird nur nach Schädigung der DNA synthetisiert. Dadurch, dass es entweder die G1 Phase so verlängert, dass die DNA-Schäden behoben werden können oder die Zelle durch Apoptose stirbt, wird verhindert, dass Zellen mit defektem Erbgut sich teilen.

Regulation in G2 über den M-Phase-Promoting Factor (MPF, mitose promoting factor): In Analogie zur Kontrolle in G1, wird der Zellzyklus in G2 auch über Zykline und cdK reguliert. An cdK gebundene Zykline werden als Mitose-Promoting-Factor (MPF) bezeichnet. Dieser initiiert über Phosphorylisierung die Mitose. So werden z. B. Histone phosphorylisiert, was wahrscheinlich die Spiralisierung der DNA einleitet.

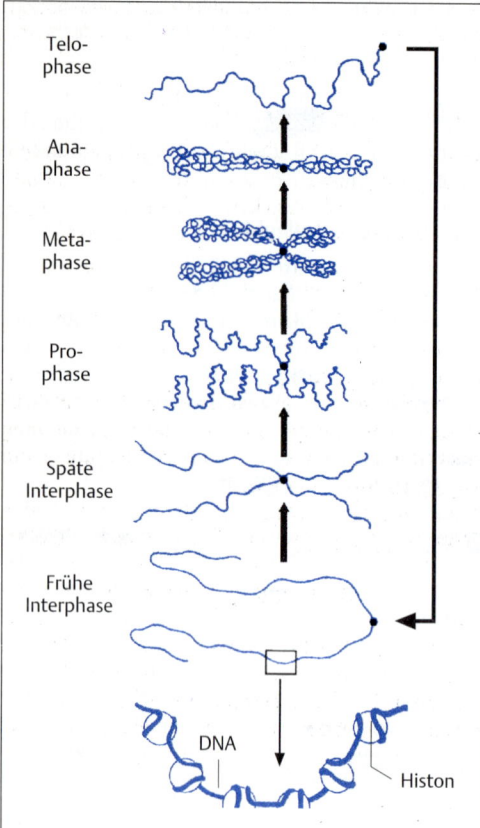

Abb. 1.13 Gestaltwandel des Erbguts während des Zellzyklus (aus Hafner/Hoff, Schroedel 1998)

1.14.2   Mitose

In der *Mitose* findet die gleichmäßige Verteilung der verdoppelten DNA auf zwei entstehende Tochterzellen statt. *Pro-*, *Meta-*, *Ana-* und *Telophase* sind die vier Einzelschritte der Mitose.

Prophase: Sie ist der erste Schritt der Mitose. Durch Auflösung der Kernmembran, Verschwinden des

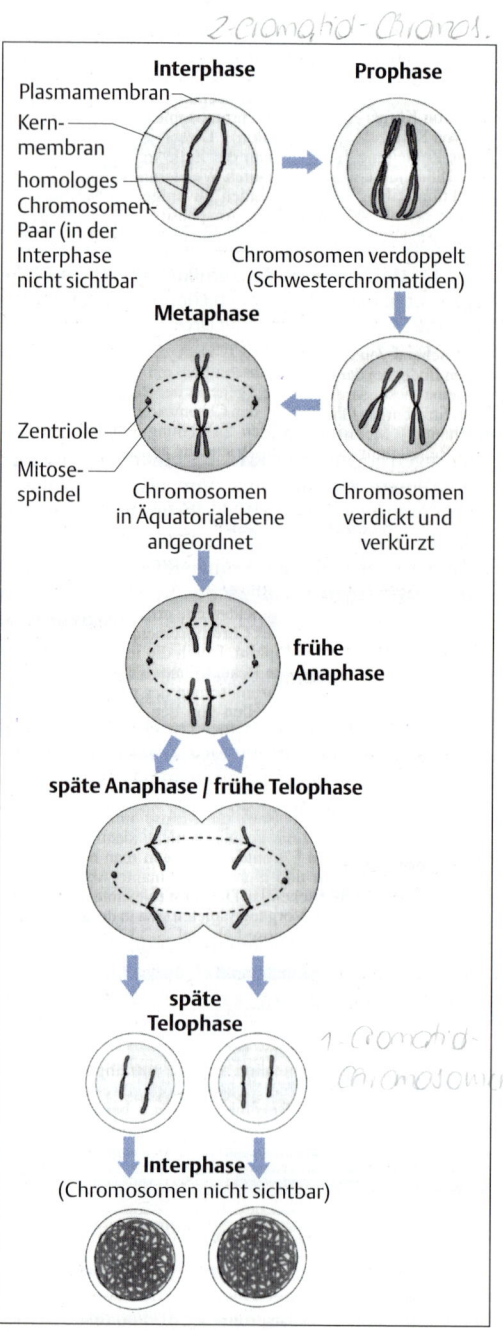

Abb. 1.14 Mitose (nach Passarge, Thieme 1994)

Nucleolus und Ausbildung des Spindelapparats werden die Voraussetzungen für die weiteren Teilungsschritte gewährleistet. Das Chromatin wird durch Spiralisierung und Verkürzung in die Transportform des Erbguts, die Chromosomen, überführt (Abb. 1.13).

 Merke

DNA, Histone und andere mit der DNA assoziierte Proteine bilden zusammen das *Chromatin*. Im Verlauf der Prophase und Metaphase spiralisiert und verkürzt sich das Chromatin und wird sichtbar → *Chromosomen*. Chromosomen (Transportform der DNA) sind innerhalb der Zelle leichter transportierbar als die langen Chromatinfäden (Arbeitsform der DNA) (Abb. 1.13).

Metaphase: Während der Metaphase erreicht das Erbgut seine maximale Verkürzung und wird als *Chromosomen* sichtbar. Die Chromosomen lagern sich in der vom dreidimensionalen Spindelapparat gebildeten *Äquatorialebene* in der Zellmitte zusammen und bilden die *Äquatorialplatte*. In der Metaphase ist jedes Centromer der Chromosomen mit dem Spindelapparat so verbunden, dass das Centromer durch den Spindelapparat mit beiden Zellpolen Kontakt hat.
Anaphase: Die verdoppelten Chromosomen werden am Centromer getrennt, und jeweils ein einfacher Chromosomensatz wird unter Mitwirkung des Spindelapparats zum entsprechenden Pol gezogen.
Telophase: Ist jeweils ein einfacher Chromosomensatz an den Zellpolen angekommen, so entstehen in der Telophase unter Mitwirkung des endoplasmatischen Retikulums zwei Tochterzellen durch Abschnürung in Zellmitte. Die Neubildung der Kernmembran, Sichtbarwerden des Nucleolus und die Entspiralisierung der Chromosomen im weiteren Verlauf der Telophase ermöglichen es der Zelle, in der folgenden Interphase ihre Funktionen zu erfüllen (Abb. 1.14 und Tab. 1.4).

Tab. 1.4 Übersicht über die einzelnen **Mitoseschritte**

Mitoseschritt	Entscheidende Ereignisse
Prophase	■ Auflösung der Kernmembran und des Nucleolus ■ Spindelapparat bildet sich aus ■ Verkürzung des Chromatins
Metaphase	■ maximale Verkürzung des Chromatins → Chromosomen ■ Anordnung der Chromosomen in der Äquatorialebene
Anaphase	■ Trennung der Chromosomen und Wanderung zu den Zellpolen
Telophase	■ Abschnürung der Tochterzellen voneinander

1.14.3 Zytokinese

Während die Aufteilung des Erbguts in der Mitose äußerst präzise erfolgt, wird das Zytoplasma mit den darin enthaltenen Organellen nur in etwa zur Hälfte auf die entstehenden Tochterzellen verteilt (*äquale Zellteilung*).

 Merke

Die Mitochondrien teilen sich unabhängig von Zellzyklus.

Der **Spindelapparat**, der während der Mitose aufgebaut wird und die gleichmäßige Verteilung der Schwesterchromatiden gewährleistet, ist aus polymerisierten Tubulinpeptiden aufgebaut.

 Klinischer Bezug

Colchicin, ein Pflanzengift, hat eine hohe Affinität zu Tubulin. An Tubulin gebunden verhindert es die Polymerisation der Tubulineinheiten und verhindert somit die Verteilung der Chromosomen. Nach Behandlung einer Zelle mit Colchicin und anschließender Auflösung der Zellstruktur mit einer hypotonen Lösung können die Metaphasechromosomen lichtmikroskopisch sichtbar gemacht werden.

1.14.4 Mitoseindex

Als Mitoseindex oder Mitoserate bezeichnet man die Anzahl von Mitosen bezogen auf eine bestimmte Zeit. Mithilfe dieser Zahl kann z.B. die Wachstumsgeschwindigkeit von Tumoren angegeben werden.

1.14.5 Hemmung der Mitose und Zytostatika

Die Mitose kann zu wissenschaftlichen, diagnostischen und therapeutischen Zwecken mit bestimmten Substanzen inhibiert werden. Durch Darstellung der Metaphasechromosomen können Fehlverteilung von Chromosomen und grobe Veränderungen im Erbgut erkannt werden (s.o.).
Zytostatika, meist in der Tumortherapie eingesetzte Medikamente, greifen an unterschiedlichen Stellen der DNA-Replikation ein. Zytostatika sollen das ungebremste Wachstum der Tumorzellen stoppen. Leider sind bis heute noch keine tumorspezifischen Zytostatika entwickelt worden, sodass neben den Tumorzellen auch schnell proliferierende Gewebe (Hautepithelien, Blutzellen) durch eine Zytostatikatherapie in Mitleidenschaft gezogen werden (Tab. 1.5).

Tab. 1.5 Angriffspunkte ausgewählter Zytostatika

Zytostatikum	Wirkungsprinzip
Colchicin, Vincristin und Vinblastin	Hemmung und Schädigung der Mitosespindel
Methotrexat	Folsäureantagonisten; hemmen Purinbasen-Synthese
5-Fluoruracil	falsche Base; hemmen DNA- und RNA-Synthese

Klinischer Bezug

In der klinischen Praxis wird die **Tumortherapie** mit einer Kombination mehrerer Zytostatika durchgeführt, da auch Tumorzellen Resistenzen gegen Zytostatika entwickeln können. Um die Tumortherapie zu optimieren, finden weltweit angelegte klinische Studien mit unterschiedlichen Zytostatika, z. Z. in Verbindung mit weiteren Therapieformen, statt.

1.15   Meiose (Reifeteilung)

Jede somatische, menschliche Zelle besteht aus 46 Chromosomen (*diploider Chromosomensatz*), die je zur Hälfte mütterlicher bzw. väterlicher Herkunft sind. Aus diesem Grund liegen die meisten Gene doppelt vor (Ausnahme bei Männern, die nur ein X-Chromosom besitzen). Die auf den entsprechenden Genabschnitten liegenden Gene werden als **Allele** bezeichnet (s. Genetik 2.6). Durch die in den *Keimzellen* stattfindende **Meiose** wird gewährleistet, dass Eizellen und Spermien nur den halben (haploiden) Chromosomensatz tragen. Da die Verteilung der Chromosomen zufällig erfolgt, entsteht eine große *Vielfalt* an Eizellen bzw. Spermien.

Merke

Die Meiose gewährleistet eine Vielfalt an Keimzellen, nicht unbedingt eine Vielzahl.

1.15.1   Stammzellen zur Keimzellbildung

Kurz vor Beginn der Meiose findet in den *Spermatogonien* bzw. *Oogonien* eine Verdopplung der DNA statt. Die Keimzellen enthalten jetzt einen *verdoppelten, diploiden* Chromosomensatz. Der verdoppelte, diploide Chromosomensatz wird durch die beiden Schritte der Meiose auf vier Zellen aufgeteilt, die dann den *einfachen, haploiden* Chromosomensatz enthalten.

1.15.2   Verlauf der 1. und 2. meiotischen Teilung

Nach erfolgter DNA-Verdopplung schließt sich in den Keimzellen die Meiose an. Die Meiose ist in zwei Abschnitte geteilt: *Reduktionsteilung* und *Äquationsteilung,* bzw. *1.* und *2. Reifeteilung* (Abb. 1.15).

1. Reifeteilung (Reduktionsteilung)

In der 1. Reifeteilung entsteht aus dem verdoppelten diploiden Chromosomensatz ein verdoppelter haploider. Die 1. Reifeteilung ist analog der Mitose in Pro-, Meta-, Ana- und Telophase gegliedert.
Prophase: Die Prophase der 1. Reifeteilung dauert um einiges länger als die der Mitose – bei männlichen Keimzellen in etwa 24 Stunden, bei weiblichen u. U. mehrere Jahrzehnte – und ist in mehrere Stadien gegliedert (s. Abb. 1.15). Während der langen Dauer der meiotischen Prophase lagern sich die homologen (entsprechenden) mütterlichen und väterlichen Chromosomen dicht aneinander. Die Zusammenlagerung zweier Chromosomen wird aufgrund des mikroskopischen Erscheinungsbildes als *Tetrade* bezeichnet (pro Chromosom zwei Chromatiden = vier). Bedingt durch die Nähe der homologen Chromosomen und teilweise Überkreuzungen (*Chiasmata*) kann es zu einem Austausch homologer Chromosomenabschnitte zwischen väterlichen und mütterlichen Chromosomen kommen (*Crossing-over*). Die übrigen Schritte sind der mitotischen Prophase identisch.

Merke

Crossing-over erhöht durch Durchbrechung der Genkopplung zusätzlich zum weiteren Ablauf der Meiose die Rekombinationsmöglichkeiten und ermöglicht eine größere genetische Vielfalt.

Metaphase: Die *meiotische* Metaphase ist wie die mitotische durch eine Anordnung der Chromosomen in der Äquatorialebene unter Ausbildung der Äquatorialplatte gekennzeichnet.
Anaphase: Hier erfolgt die Aufteilung des diploiden in zwei haploide Chromosomensätze. In der Anaphase werden die homologen Chromosomen nach Zufallsprinzip voneinander getrennt und zu je einen Zellpol gezogen. Wie viele väterliche bzw. mütterliche Chromosomen die Keimzelle enthält, ist somit völlig zufällig.

Merke

In der Anaphase der 1. Reifeteilung erfolgt die Trennung homologer Chromosomen. Die mitotische Anaphase trennt hingegen Chromosomen am Centromer.

Biologie

Telophase: Durch Einschnürung des Zytoplasmas werden in der Telophase die beiden entstandenen Zellen (verdoppelter Chromosomensatz, haploid) getrennt.

2. Reifeteilung (Äquationsteilung)

Die 2. Reifeteilung schließt sich fast unmittelbar an die Reduktionsteilung an. Sie weist alle Charakteristika einer mitotischen Teilung auf. Nach Beendigung der 2. Reifeteilung sind vier Zellen mit einfachem, haploidem Chromosomensatz entstanden (Abb. 1.15).

Unterschiede zwischen Spermato- und Oogenese

Männliche und weibliche Keimzellbildung laufen nach dem oben beschriebenen Schema ab. Unterschiede betreffen den *zeitlichen Ablauf* und die *Zytoplasmaverteilung*.

Spermatogenese: Die Bildung der Spermien beginnt in der Pubertät. Mit Eintritt der Pubertät vermehren sich die diploiden Ursamenzellen (*Spermatogonien*) und reifen nach mehreren mitotischen und meiotischen Teilungen zu vier, noch unreifen, haploiden Spermatiden aus, aus denen sich die reifen, haploiden Samenzellen (*Spermien*) bilden.

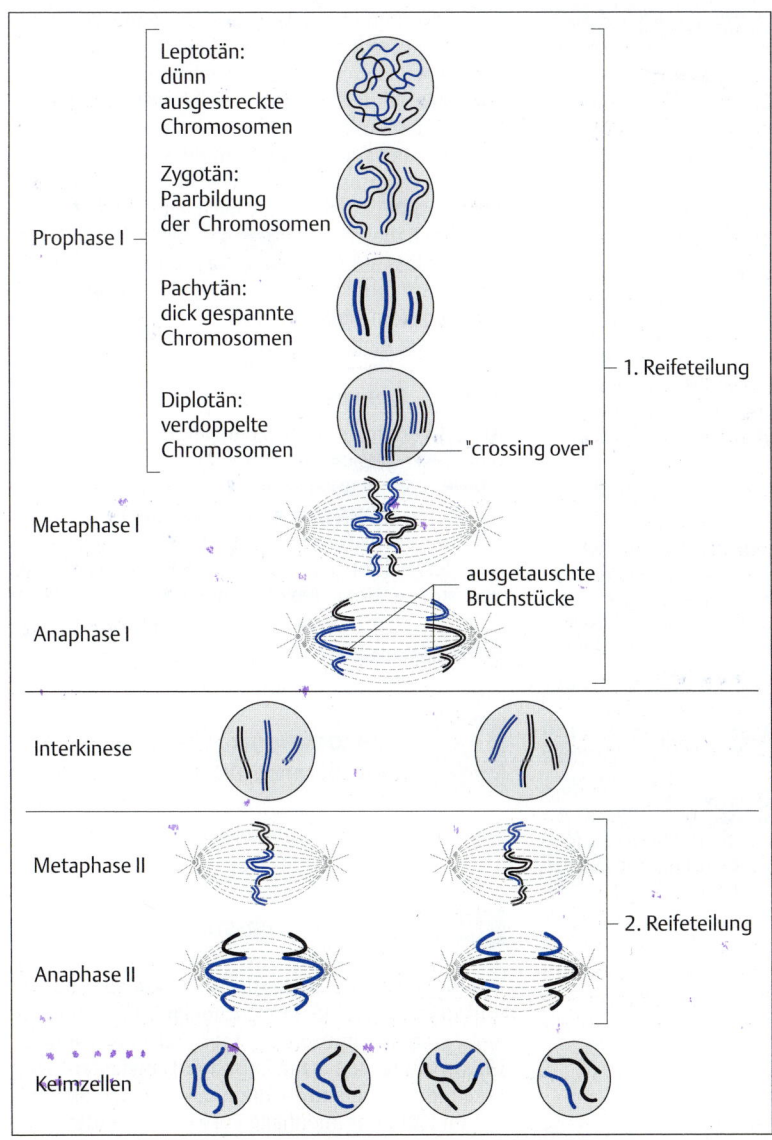

Abb. 1.**15 Meiose**
(aus Faller, Thieme 1995)

Oogenese: Bei der Geburt sind alle Oogonien (Ur-Eier, diploid) vorhanden, die sich bereits zu primären Oozyten ausdifferenziert haben. Die primären Oozyten befinden sich in der Prophase der 1. Reifeteilung und verharren dort bis zu Beginn der Pubertät. Erst kurz vor der Ovulation wird die 1. Reifeteilung beendet. Die beiden entstehenden, haploiden Zellen erhalten unterschiedlich viel Zytoplasma (*inäquale Teilung*): Nur eine Zelle wird mit fast dem gesamten Zytoplasma ausgestattet, die andere (*Polkörper*) geht zugrunde. Erst wenn die Eizelle befruchtet wurde, beendet sie die 2. Reifeteilung. Wie in der 1. Reifeteilung erfolgt eine ungleichmäßige Zytoplasmaaufteilung unter Abschnürung eines Polkörpers (s.a. Anatomie 1.1.1).

Merke

Gene der Mitochondrien werden ausschließlich von der Mutter auf alle Kinder vererbt, da die im Spermium vorhandenen Mitochondrien nicht mit in die Eizelle gelangen (*mitochondrale Vererbung*).

1.15.3 Nondisjunction (mitotische und meiotische) und Folgen daraus

Nondisjunction (Nichttrennung) kann sowohl in der **Mitose** als auch in der **Meiose** auftreten. Fehlende Trennung der Schwesterchromosomen (verdoppelte Chromosomen) in der *Mitose* führt zu Zellen mit unterschiedlichen Chromosomensätzen. Unterbleibt während der *Meiose* die Trennung homologer Chromosomen, sind *Mono-* und *Trisomien* die Folge.

Klinischer Bezug

Nondisjunction des Chromosoms 21 in der Meiose ist die häufigste Ursache einer **Trisomie 21** (Down-Syndrom). Die lange Verweildauer der weiblichen Keimzellen in der Prophase ist wahrscheinlich die Ursache für die steigende Zahl an Trisomie 21 erkrankter Kinder mit dem zunehmenden Alter der Mutter.

Merke

Nondisjunction des Y-Chromosoms während der Meiose kann nur in der 2. Reifeteilung auftreten, da in der 1. Reifeteilung die homologen Chromosomen voneinander getrennt werden und dort nur ein Y-Chromosom vorkommt.

1.16   Zelltod

Individuelle Zellen können auf zwei ganz unterschiedlichen Wege sterben: Apoptose oder Nekrose.

1.16.1 Apoptose (programmierter Zelltod)

Der programmierte Zelltod ist für einen mehrzelligen Organismus ebenso wichtig wie Zellteilung und -wachstum. Fehlerhafte Apoptose wird als eine mögliche Ursache in der Entstehung maligner Tumoren diskutiert. Die Bedeutung der Apoptose soll am Beispiel der Blutzellen aufgezeigt werden: Leukozyten benötigen für ihr Überleben bestimmte Zytokine (colony-stimulating factors, CSF). Fehlen diese, so gehen die Zellen durch Apoptose zugrunde. Durch die Konzentration an Zytokinen können die Zahl und das Verhältnis der einzelnen Leukzytenpopulationen reguliert werden. Apoptose ist ein häufiges Phänomen: Im menschlichen Körper sterben jeden Tag Billionen an neutrophilen Granulozyten durch Apoptose. Die Apoptose einer Zelle wird durch Degranulation der DNA eingeleitet. Gleichzeitig verändert die Zelle auch die an der Oberfläche exprimierten Moleküle, sodass sie von Makrophagen erkannt werden kann. Apoptotische Zellen werden rasch durch Makrophagen abgebaut und schädigen somit ihre Umgebung nicht.

1.16.2 Nekrose

Anders verhält es sich bei der Nekrose. Hier entsteht ein akuter Zellschaden durch eine ganze Reihe von Noxen, z.B. Sauerstoffmangel bei Herzinfarkt, chemisch durch Freisetzung von lysosomalen Enzymen oder physikalisch durch Sonnenlicht (Sonnenbrand). Aus der nekrotischen Zelle treten alle Stoffe aus und stellen einen Entzündungsreiz dar. Deswegen kommt es bei Nekrosen zu einer begleitenden Entzündungsreaktion.

1.17   Zellkommunikation und Signaltransduktion

Siehe Biochemie 14.1 und Physiologie 1.5.

1.18   Zusammenfassung

In Tab. 1.**6** werden wesentliche Punkte zum Aufbau und zur Funktion der besprochenen Zellbestandteile noch einmal zusammengestellt. Abb. 1.**16** kann zur Überprüfung der diagnostischen Fähigkeiten beim Erkennen von elektronenmikroskopischen Strukturen im Zellzusammenhang verwendet werden.

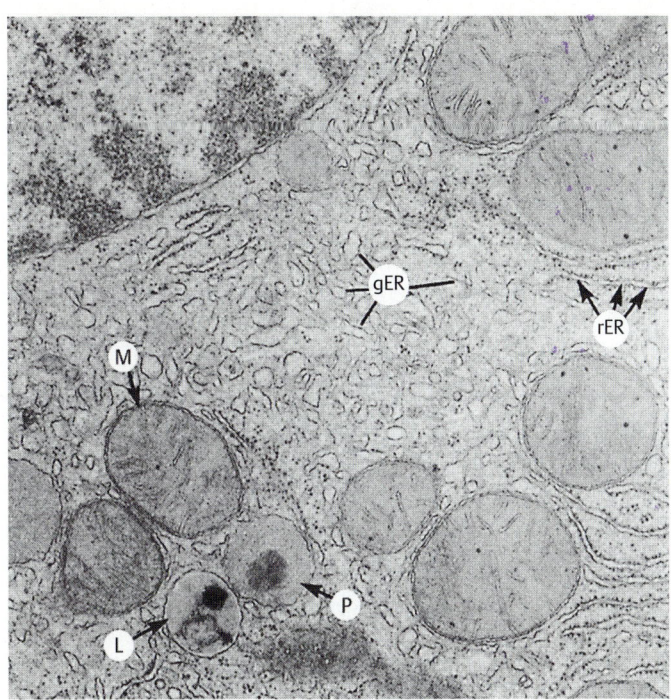

Abb. 1.**16 Elektronen-
mikroskopische Aufnahme von
Zellstrukturen**: gER = glattes
endoplasmatisches Retikulum,
rER = raues endoplasmatisches
Retikulum, L = Lysosom, M = Mitochondrium, P = Peroxisom

Tab. 1.**6** Zusammenfassende, vereinfachte Übersicht über den **Aufbau und die Funktion der Zellbestandteile**
(in den Klammern sind die Kapitel angegeben, in denen sie näher besprochen werden)

Zellbestandteil	Aufbau	Funktion
Chromosomen (1.3)	Komplexe aus DNA und Histonen (Nucleosomen)	Träger der genetischen Information
Cilien bzw. Geißeln (1.13)	Mikrotubuli (9 x2+2)	Bewegung von Zellen (z. B. Spermien), Bewegung eines Außenmediums über eine Zellschicht (z. B. Flimmerepithel)
Desmosomen (1.2)	Kittsubstanz zwischen den Membranen, Verankerung des Zytoskeletts	mechanischer Zusammenhalt
Gap Junctions (1.2)	maximal angenäherte Membranen, durch Tunnelproteine überbrückt	elektrische Kopplung, interzellulärer Stoffaustausch
glattes ER (1.6)	zytoplasmatische Membranen	Synthese von Steroidhormonen und Phospholipiden, Glykosylierung, Biotransformationen, Bildung der Dictyosomen, letzter Schritt der Gluconeogenese, intrazellulärer Transport, Speicherung von Ionen (vor allem Ca^{2+})
Golgi-Apparat (1.7)	aus Dictyosomen, diese: aus ca. 5–8 ge-stapelten Membranzisternen; cis-Seite, trans-Seite	Modifikation von Stoffen (Glykosylierung, Sulfatierung, Acylierung, Phosphorylie-rung) Bildung von Lysosomen, Sekretgra-nula für Exozytose, Membranregeneration
Kernhülle (1.3)	Doppelhülle mit Kernporen	Trennung des Protoplasmas in Zytoplasma und Karyoplasma, Transportvorgänge
Lysosomen (1.10)	membranumgrenzte Vakuolen	Abbau von phagozytiertem und zelleigenem Material

Tab. 1.6 Fortsetzung

Zellbestandteil	Aufbau	Funktion
Mikrovilli (1.2)	Vorstülpungen der Zellmembran	effektivere Resorption durch Vergrößerung der Zelloberfläche
Mitochondrien (1.12)	äußere Membran, innere Membran, mtDNA, mtRibosomen	Ort der zellulären Energieproduktion (ATP-Synthese): Atmungskette, Citratzyklus, β-Oxidation der Fettsäuren, Teile des Harnstoffzyklus
Nucleolus (1.3)	DNA-Schleifen (NOR), rRNA-Transkripte, Ribosomenvorstufen	rRNA-Synthese, Bildungsort der Ribosomenvorstufen
Peroxisomen (1.11)	membranumgrenzte Vakuolen	Wasserstoffperoxidbildung und -spaltung, Fettsäureabbau
Plasmamembran (1.2)	bimolekularer Lipidfilm, bewegliche Proteine, Glykokalix (Fluid-Mosaic-Modell)	Schutz, Zell-Zell-Kontakte, Rezeptoren, Transportvorgänge, antigene Eigenschaften, Membranfluss
raues ER (1.6)	zytoplasmatische Membranen, Ribosomen	Synthese exportabler Proteine und der Proteine der Lysosomen und der Plasmamembran
Ribosomen (1.5)	Ribonucleoproteine, kleine und große Untereinheit	Ort der Proteinbiosynthese
Tight Junctions (1.2)	verschmolzene Membranen	Be- oder Verhinderung des parazellulären Transports
Zentriolen (1.13)	Hohlzylinder aus neun Mikrotubulitripletts	als Kinetosomen (Basalkörper), Bildung von Zentren bei der Organisation der Mitosespindel
Zytoskelett (1.13)	Mikrofilamente, intermediäre Filamente, Mikrotubuli	Zellbewegung, Zellteilung, Zellform, Zellstabilität
Zytosol (1.4)	Grundmatrix der Zelle, zu ca. 20 % aus Proteinen	viele Stoffwechselwege, z. B. Glykolyse, Fettsäuresynthese

Genetik

 2.1 Organisation und Funktion von Genen

Siehe auch Biochemie Kapitel 10.

2.1.1 Bedeutung und Funktion der Gene

Gene sind die Grundeinheiten der Vererbung. Ein Gen entspricht einer chromosomalen DNA-Sequenz, die zur Erzeugung eines funktionellen Produktes, zumeist eines Proteins, benötigt wird. Die *DNA* (Desoxyribonukleinsäure) ist somit der Träger der genetischen Information.

 Merke

Die DNA kommt in menschlichen Zellen nur im *Zellkern* und in den *Mitochondrien* (s. 1.12) vor.

Als **Genom** bezeichnet man die vollständige genetische Information einer Zelle oder eines Individuums (meistens bezogen auf den einfachen Chromosomensatz). Darauf bezogen hat das menschliche Genom eine Länge von ca. 3 Milliarden Basenpaaren und enthält nach momentanen Schätzungen weniger als 50 000 Gene.

2.1.2 Biochemische Grundlagen

DNA (Desoxyribonukleinsäure)

Die *Desoxyribonukleinsäuren* sind Makromoleküle (Polynukleotide), die aus einer festgelegten Abfolge von Nukleotiden als monomeren Untereinheiten aufgebaut sind. Jedes Nukleotid besteht dabei aus drei Komponenten: einer Phosphatgruppe, einem Zuckeranteil (Desoxyribose) und einer Base (s. Biochemie, Abb. 4.**1**–4.**4**).
In der DNA kommen **vier** verschiedene *Basen* vor: Adenin (A), Cytosin (C), Guanin (G) und Thymin (T), wobei sich in der Doppelhelix der DNA immer

A und T sowie C und G über Wasserstoffbrückenbindungen paaren, d. h., durch die Abfolge der Basen in einem Strang ist die Abfolge der Basen (Basensequenz) im anderen Strang immer eindeutig festgelegt. Dies ist sowohl für die Verdopplung der DNA (DNA-Replikation) wie auch für die Proteinbiosynthese von entscheidender Bedeutung. Das chemische Grundgerüst von Adenin und Guanin leitet sich vom Purin ab. Diese Basen werden deshalb als *Purinbasen* den *Pyrimidinbasen* Cytosin und Thymin gegenübergestellt, welche sich entsprechend vom Pyrimidin ableiten.

 Merke

Sind die relative Zusammensetzung und Sequenz eines Nukleinsäurestranges bezüglich der vier Basen bekannt, ergeben sich durch die Spezifität der Basenpaarung die relative Zusammensetzung und Sequenz des komplementären Strangs automatisch. Es muss also genauso viel Cytosin im einem Strang wie Guanin im komplementären Strang vorhanden sein. Auch Adenin und Thymin (bzw. Uracil, falls ein komplementärer Strang aus RNA [s. u.] gebildet wird) liegen, werden beide Stränge verglichen, im Verhältnis 1:1 vor.

RNA (Ribonukleinsäure)

Neben der DNA existiert noch eine zweite Form von Nukleinsäuren, die in den sie aufbauenden Nukleotiden als Zucker eine Ribose enthält und entsprechend *Ribonukleinsäure* (RNA) heißt. Bei den RNAs werden mehrere Typen unterschieden, von denen die drei wichtigsten mRNA (Messenger-RNA), tRNA (Transfer-RNA) und rRNA (ribosomale RNA) für die Proteinbiosynthese (s. u.) von Bedeutung sind (Tab. 2.**1**).

DNA-Replikation

Die Replikation der DNA im Zellkern erfolgt während der *S-Phase* (Synthesephase) des Zellzyklus (s. 1.14) und setzt das Vorhandensein von verschiedenen Enzymen (z. B. Polymerasen) voraus. Die Replikation

Tab. 2.1 Gegenüberstellung von **DNA und RNA**

	DNA	**RNA**
Funktion	Träger der Erbinformation (Ausnahme: RNA-Viren, s. 3.6)	Bedeutung bei der DNA-Replikation, der Proteinbiosynthese und als Träger der Erbinformation bei bestimmten Viren
Zucker	Desoxyribose	Ribose
Basen	Purinbasen: Adenin, Guanin Pyrimidinbasen: Cytosin, Thymin	in mRNA wie in DNA, allerdings ist die Pyrimidinbase Uracil anstelle von Thymin der Partner von Adenin; in tRNAs Vorkommen weiterer, sog. seltener Basen

bezogt. neuem Strang

beginnt an den sog. *Replikons* und erfolgt immer nur in *5'–3'-Richtung* (5' und 3' beziehen sich auf die Stellung der C-Atome im Zucker; s. Biochemie Abb. 4.1–4.4). Da in der Doppelhelix die beiden Polynukleotidstränge gegenläufig angeordnet sind, ist nur in einem Strang eine kontinuierliche Synthese möglich. Beim anderen Strang muss in regelmäßigen Abständen neu angefangen werden, wobei jeweils zuerst ein kleines Stück RNA (RNA-Primer) synthetisiert wird, das später durch DNA ersetzt wird. Die Speicherung, Übertragung und Expression genetischer Information werden in Kapitel 14 der Biochemie besprochen.

> ❗ **Merke**
>
> Die DNA-Replikation funktioniert nicht wie bei einem Kopierer, wo es später ein Original und eine Kopie gibt, sondern erfolgt *semikonservativ* (halbbewahrend), d.h. die beiden entstandenen Desoxyribonukleinsäuren bestehen jeweils zur Hälfte aus der ursprünglichen Doppelhelix und zur Hälfte aus einem neu synthetisierten Strang; beide Tochter-DNAs sind also halb Original und halb Kopie.

Proteinbiosynthese

Die Proteinbiosynthese teilt sich in zwei Schritte: die Transkription und die Translation. Bei der **Transkription** wird aufgrund der Information der DNA eine mRNA gebildet, die im zweiten Schritt, der **Translation** an den Ribosomen, mithilfe von tRNAs

Tab. 2.2 Zusammenfassende Darstellung der verschiedenen **Formen der Übertragung von genetischer Information**

	von	**auf**
Replikation	DNA	DNA
Transkription	DNA	mRNA
Translation	mRNA	Protein
reverse Transkription	RNA	cDNA

in die Aminosäuresequenz der Proteine übersetzt wird (Tab. 2.2). Im Gegensatz zu den Prokaryonten erscheint bei den Eukaryonten in der Regel jedoch nicht die gesamte Information der DNA im Protein. Zwar wird ein Abschnitt der DNA erst vollständig in RNA umgeschrieben; eine sog. prä-mRNA oder hnRNA (heterogene nucleäre RNA) entsteht, doch dieses vorläufige Produkt wird noch durch posttranskriptionale Modifikationsschritte verändert. Neben Veränderungen am Beginn (Capping) und Ende (Polyadenylierung) der RNA werden auch bestimmte Abschnitte aus dem Inneren der RNA herausgeschnitten. Die den herausgeschnittenen Sequenzen entsprechenden DNA-Abschnitte heißen *Introns*, die den verbleibenden Sequenzen entsprechenden DNA-Abschnitte *Exons* und der Vorgang *Splicing* (Abb. 2.1).

mit hilfe snRNA

> **Merke**
>
> Beim *Splicing* werden die den Introns entsprechenden Abschnitte aus dem primären Transkript der DNA (prä-mRNA) herausgeschnitten und die verbleibenden, den Exons entsprechenden Abschnitte zu einer kontinuierlichen Sequenz zusammengefügt.

DNA-Menge in der Säugerzelle

Das Genom des Säugers enthält viel mehr DNA, als für seine Strukturgene, d.h. für die Bildung der Proteine, notwendig ist. Ein Grund dafür ist die Existenz der Introns. Außer diesen innerhalb der Gene liegenden Sequenzen, die nicht translatiert werden, gibt es allerdings auch noch zwischen den Genen liegende Sequenzen, die gar nicht erst transkribiert werden, sowie *repetitive* (*sich wiederholende*) *DNA-Abschnitte* in unterschiedlicher Größe. So kommen z.B. die rRNA-Gene im Genom in etwa 100 bis 200 Kopien vor, die alle transkribiert werden, um den hohen Bedarf der Zelle (ca. 80% der RNA einer Zelle ist rRNA) zu decken.

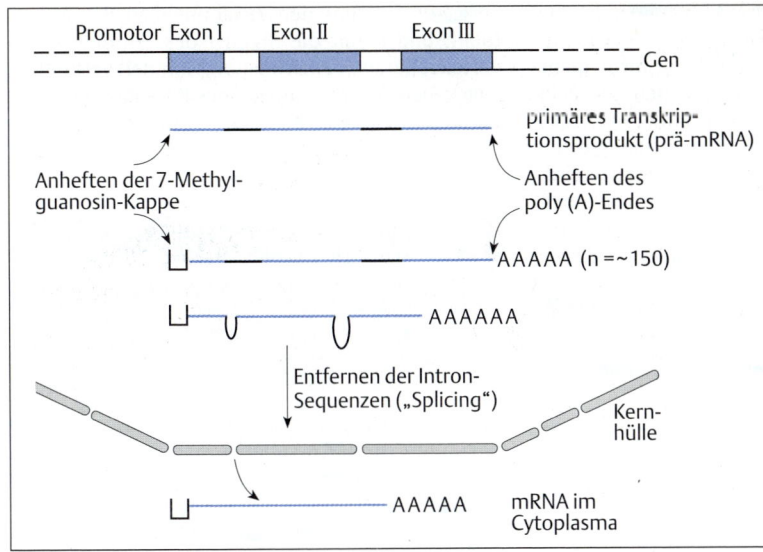

Abb. 2.1 Schematische Darstellung der **Modifikationsschritte** zwischen der Transkription der DNA und dem Auftauchen der reifen mRNA im Cytoplasma (aus Knippers, Thieme 1995)

2.1.3 Genetischer Code

Der *genetische* Code legt fest, nach welchen Regeln die Information der DNA bzw. der RNA in die Abfolge der Aminosäuren im Protein übertragen wird. Er ist universell, da er sowohl für Viren als auch z. B. für Bakterien, Kirschbäume, Frösche und Menschen gilt. Ausnahmen sind bei den Mitochondrien bekannt. Jeweils drei Nukleotide, charakterisiert durch ihre drei Basen, bilden bei der DNA ein *Triplett*, das als Einheit des genetischen Codes (*Codon*) eine Amino-

säure codiert. Da im Triplett an der ersten, der zweiten und der dritten Position jeweils jede der vier Basen stehen kann, gibt es insgesamt 64 ($4 \cdot 4 \cdot 4$) verschiedene Basenreihenfolgen. Drei davon codieren das Ende der Translation und werden deshalb *Terminationscodons* genannt. Bei nur 20 proteinogenen Aminosäuren (s. Biochemie 2.1) werden viele Aminosäuren durch mehrere Basentripletts codiert, z. B. gibt es je 6 Codons für die Aminosäuren Arginin, Leucin und Serin (Abb. 2.2). Deswegen sagt man, dass

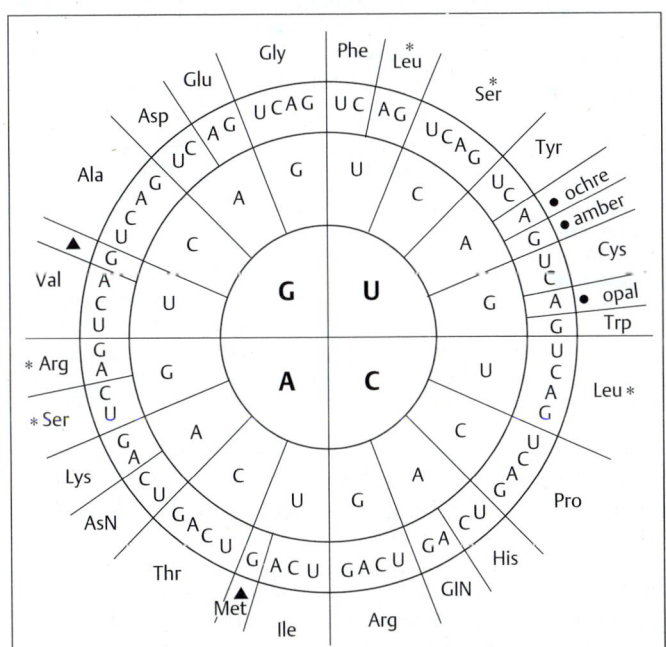

Abb. 2.2 Der **genetische Code** für die Aminosäuren, bezogen auf die mRNA. Die Ablesung erfolgt von innen nach außen

der genetische Code *degeneriert* ist. Häufig ist die Base in der dritten Position des Tripletts für die Codierung einer bestimmten Aminosäure nicht mehr von Bedeutung, da bei zwei bestimmten Basen in Position eins und zwei, z.B. A und C, bei jeder der vier Basen auf Position drei immer die gleiche Aminosäure (im Beispiel: Threonin) codiert wird. Mutationen der dritten Base in einem Codon bleiben somit oft unbedeutend, da sich die Aminosäuresequenz im gebildeten Protein nicht ändert (s. 2.5.2).

 Merke

Der genetische Code ist universell und degeneriert.

2.2 Chromosomen des Menschen

2.2.1 Begriffe

Die DNA ist bei eukaryontischen Organismen in Chromosomen organisiert. Ein Chromosom besteht aus nur einem einzigen DNA-Molekül, das eng mit Histonen (basischen Proteinen) und Nicht-Histon-Proteinen assoziiert ist. Grundsätzlich erhält jeder Mensch sowohl vom Vater als auch von der Mutter 23 Chromosomen. Zellen, die alle 46 Chromosomen enthalten, werden als *diploid* bezeichnet, d.h. sie besitzen einen zweifachen Chromosomensatz (2n), der aus je zwei Kopien der **Autosomen** (Chromosomen 1 bis 22) und zwei **Gonosomen** (Geschlechtschromosomen, X- und Y-Chromosomen) besteht. Zellen, wie Spermien und Eizellen, die nur den einfachen Chromosomensatz (n) aufweisen, werden als *haploid* bezeichnet. Die beiden sich entsprechenden Chromosomen im diploiden Chromosomensatz, z.B. die beiden Chromosomen Nr. 7, heißen *homologe* Chromosomen.

Jedes Gen liegt bei einem diploiden Chromosomensatz paarweise in sog. *Allelen* (Allel = das andere, die alternative Möglichkeit) vor. Allele bestimmen also das gleiche Merkmal. Die allelen Gene können unabhängig voneinander mutieren. Solche Allele führen zu Normvarianten einer Population (*multiple Allelie*, s. a. 2.3.1).

2.2.2 Karyogramm

Zur Darstellung der Chromosomen verwendet man ein *Karyogramm*. Dies ist ein geordnetes Bild von Chromosomen, die in der Metaphase (der Phase der Mitose (s. 1.14), in der die Chromosomen am stärksten spiralisiert sind) unter dem Mikroskop bei tausendfacher Vergrößerung fotografiert wurden. Um genügend Zellen in der Metaphase der Mitose zu erhalten, wird bei der routinemäßigen Karyotyp-Analyse erst die Zellteilung durch *Phytohämagglutinin* stimuliert und dann das Spindelgift

Colchicin, welches den Zusammenbau der Mikrotubuli und damit die Bildung des Chromosomenverteilapparats (der Zellteilungsspindel) verhindert, zugegeben. Zur Erstellung eines Karyogramms werden teilungsfähige Zellen wie Lymphozyten, Fibroblasten, Knochenmarkzellen oder Fruchtwasserzellen gewonnen.

 Merke

Ein Abstrich der Wangenschleimhaut wird für die genotypische Bestimmung des Geschlechts (s. 2.4.2) und nicht zur Erstellung eines vollständigen Karyogramms verwendet.

Die Schreibweise für das normale menschliche Karyogramm ist 46,XY, wenn es sich um einen Mann handelt, bzw. 46,XX bei der Frau. Nach Angabe der Gesamtzahl der Chromosomen werden also die vorhandenen Geschlechtschromosomen aufgezählt. Bei verändertem Karyogramm werden die Abweichungen mitangegeben; so ist beispielsweise die Schreibweise für ein Karyogramm, in dem bei einer Frau drei Chromosomen 21 gefunden wurden: 47,XX+21 (Trisomie 21 bzw. Down-Syndrom; s. 2.5.5).

Es ist möglich, die einzelnen menschlichen Chromosomen im Karyogramm voneinander zu unterscheiden. Dazu werden folgende Kriterien angewendet:
- Länge des Chromosoms,
- Lage des Zentromers,
- Darstellung von Banden durch verschiedene Färbungsmethoden.

Das *Zentromer* teilt das Chromosom in zwei Arme, von denen der kürzere, im Karyogramm nach oben gerichtete Arm als *p-Arm* (p = petit) und der längere Arm als *q-Arm* (q = der im Alphabet auf p folgende Buchstabe) bezeichnet wird. Bezüglich der Lage

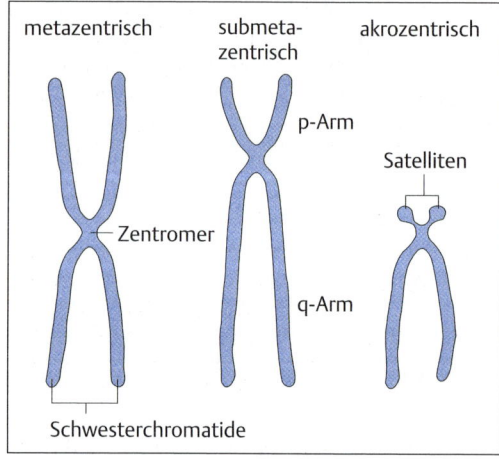

metazentrisch   submetazentrisch   akrozentrisch

p-Arm

Satelliten

Zentromer

q-Arm

Schwesterchromatide

Abb. 2.3 Lage des Zentromers bei schematisierten Metaphasechromosomen

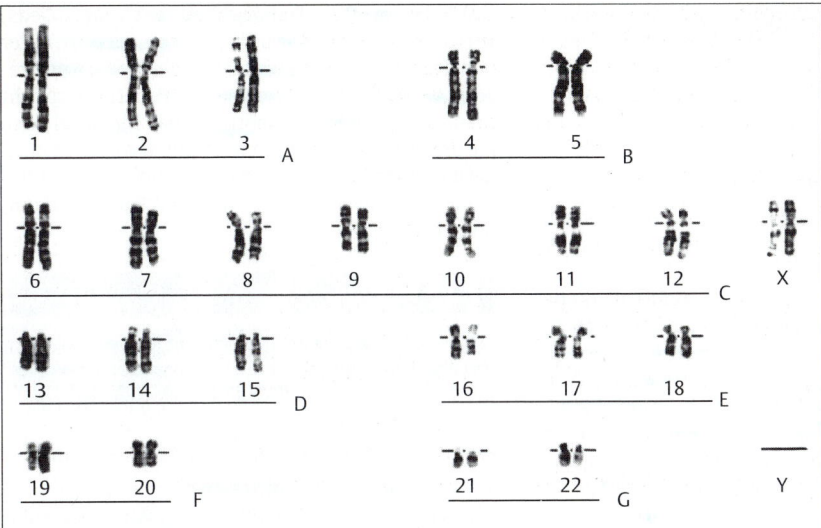

Abb. 2.4 Karyogramm einer normalen Frau, Karyotyp: 46,XX

des Zentromers unterscheidet man zwischen *metazentrischen* Chromosomen, bei denen das Zentromer etwa in der Mitte des Chromosoms liegt, und *akrozentrischen* Chromosomen, bei denen das Zentromer ganz nahe dem Ende des Chromosoms gelegen ist. Der p-Arm ist bei den akrozentrischen Chromosomen folglich sehr klein. Er trägt am Ende ein als Satellit bezeichnetes verdicktes Anhängsel, das aus heterochromatischem Material (s. 1.3) besteht. Chromosomen, bei denen das Zentromer weder in der Mitte noch ganz außen liegt, werden *submetazentrisch* genannt (Abb. 2.3).

Aufgrund der Länge der Chromosomen und der Lage des Zentromers ist es möglich, die Chromosomen im Karyogramm in die Gruppen A bis G zu untergliedern (Abb. 2.4).

Um eine weitere Unterteilung innerhalb der Gruppen zu ermöglichen, sind spezifische Färbungsmethoden notwendig. Dabei ist die Darstellung von Bandenmustern, u. a. durch Inkubation mit einer Trypsinlösung und nachfolgend einer *Giemsalösung* (*G-Banding*) oder durch Färbung mit dem *Fluoreszenzfarbstoff Quinacrin* (*Q-Banding*), möglich. Die dunkel angefärbten Banden bei der G-Bänderung entsprechen den hell fluoreszierenden Banden bei der Q-Bänderung. Mithilfe der Darstellung dieser Bandenmuster lassen sich bei Metaphasechromosomen je nach Auflösung 300–800 Banden unterscheiden und damit alle einzelnen Chromosomen und Chromosomenabschnitte identifizieren. Es besteht außerdem die Möglichkeit, aberrante (abweichende) Chromosomen, die z.B. Translokationen oder Inversionen (s. 2.5.4) aufweisen, zu erkennen. Mit der C-Bänderung kann das Heterochromatin der Zentromere und des Y-Chromosoms dargestellt werden.

 Merke

Zur mikroskopischen Identifizierung aller menschlichen Chromosomen im Karyogramm werden neben der Chromosomenlänge und Zentromerenlage auch spezifische färberische Bandenmuster benötigt, die z. B. durch Fluoreszenzfärbung (Q-Banden) oder Giemsafärbung (G-Banden) entstehen.

2.2.3 Molekulare Zytogenetik

Ein weiteres Verfahren zur Chromosomenuntersuchung, bei dem fluoreszierende Farbstoffe eine Rolle spielen, ist die **Fluoreszenz-in-situ-Hybridisierung** (FISH). Bei der FISH erfolgt die *Denaturierung* einer DNA (Auftrennung der doppelsträngigen DNA in ihre Einzelstränge) in ihrer natürlichen Umgebung (in situ), d. h. im Chromosom. Die entstandene Einzelstrang-DNA wird dann mit komplementären fluoreszenzmarkierten DNA-Sonden renaturiert, sodass man ihre Lage im Chromosom erkennen kann. Mithilfe der FISH lassen sich u. a. Gene kartieren und Mikrodeletionen nachweisen. Vorteile der FISH sind, dass sich die Chromosomen *sowohl* während der *Interphase als auch* während der *Metaphase* der Mitose anfärben lassen und gleichzeitig mit *verschiedenen Farbstoffen* markierte Sonden verwendet werden können.

2.3 Formale Genetik

2.3.1 Begriffe und Symbole

**Genotyp – Phänotyp;
homozygot – heterozygot;
dominant – (kodominant) – rezessiv**

Um diese für das Verständnis der Genetik essenziellen Begriffspaare anschaulicher erläutern zu können, betrachten wir einen Probanden, der bezüglich des ABO-Blutgruppensystems (s. 2.3.3) auf dem von der Mutter vererbten Chromosom die Information für die Blutgruppe 0 und auf dem väterlichen Chromosom die Information für die Blutgruppe A trägt. Während der Begriff **Genotyp** beschreibt, welche Allele auf den beiden homologen Chromosomen liegen, in unserem Beispiel die Allele für die Blutgruppen A und 0 (Genotyp: A0), wird unter **Phänotyp** die tatsächliche sichtbare Merkmalsausprägung verstanden, d.h. hier die Ausprägung der Blutgruppe A. Dass es nur zur Ausprägung der Eigenschaft Blutgruppe A kommt, liegt daran, dass A **dominant** gegenüber 0 ist, d.h. sich phänotypisch durchsetzt, sobald dieses Allel nur einmal im Genotyp vorhanden ist. Umgekehrt ausgedrückt kann man auch sagen, dass die Blutgruppe 0 **rezessiv** gegenüber A ist, was heißt, dass sie sich in Gegenwart von A nicht phänotypisch ausprägen kann. Die Blutgruppe 0 kann sich also nur im Phänotyp ausprägen, wenn das Allel für sie auf beiden homologen Chromosomen liegt (Genotyp: 00). Dieser Zustand, wenn beide Allele die gleiche Information enthalten, wird als **homozygot** bezeichnet, während unser Proband als **heterozygot** charakterisiert wird, da seine beiden Blutgruppenallele unterschiedlich sind. Kommt es gleichzeitig zur Ausprägung von beiden Allelen im Phänotyp, verhalten sich diese **kodominant** zueinander.

Parentalgeneration und Filialgeneration

In der formalen Genetik werden die Eltern als **Parentalgeneration** (*P-Generation*) und ihre Kinder als erste **Filialgeneration** (*F$_1$-Generation*) bezeichnet; deren Nachkommen, also die Enkel, sind entsprechend die *F$_2$-Generation*.

Expressivität und Penetranz

Mit dem Begriff **Expressivität** wird der unterschiedliche Ausprägungsgrad eines Allels im Phänotyp beschrieben. So können bei einem Genträger leichte Symptome einer Krankheit auftreten und bei einem anderen Genträger schwere. Die Expressivität kann im Extremfall auch so schwach sein, dass eine Krankheit bei einem Genträger gar nicht diagnostiziert wird.

Unter **Penetranz** („Durchschlagskraft" eines Gens) versteht man den Anteil der Merkmalsträger unter den Trägern eines dominanten oder homozygot rezessiven Allels. Von vollständiger Penetranz spricht man, wenn 100% der Genträger das Merkmal auch ausprägen. Prägen hingegen z. B. nur 6 von 10 Genträgern das Merkmal aus und die restlichen 4 sind frei davon, so liegt die Penetranz bei 60% und ist damit unvollständig.

Merke

Während die Expressivität beschreibt, wie stark sich ein Merkmal ausprägt, beschreibt die Penetranz, wie häufig es überhaupt zur Ausprägung des Merkmals kommt.

Pleiotropie und multifaktorielle Vererbung

Mit **Pleiotropie** oder **Polyphänie** (viele Phänotypen) bezeichnet man die Beeinflussung mehrerer phänotypischer Merkmale durch eine Gen. Ein besonders bekanntes Beispiel für die Pleiotropie ist das Marfan-Syndrom.

Klinischer Bezug

Beim **Marfan-Syndrom** kommt es durch die Mutation eines einzigen Gens, des Fibrillingens auf Chromosom 15q, zu Bindegewebsdefekten (Fibrillin ist Bestandteil des Bindegewebes) bei verschiedenen Organen. So kann man u. a. eine besondere Verlängerung der Finger (Spinnenfingrigkeit) finden, eine Überdehnbarkeit der Sehnen und Gelenkkapseln, eine Linsenluxation beim Auge und eine fehlerhafte Ausbildung der Aortenwand, welche zum Entstehen eines Aneurysmas und einem frühen plötzlichen Tod führen kann.

Unter **multifaktorieller Vererbung** oder **Polygenie** (viele Gene) versteht man die Beeinflussung eines Merkmals durch mehrere Gene. Die Begriffe polygene Vererbung und multifaktorielle Vererbung werden im allgemeinen Sprachgebrauch meist synonym verwendet. Im engeren Sinne bezieht sich Polygenie jedoch nur auf das Zusammenspiel vieler Gene, während die multifaktorielle Vererbung das Zusammenwirken von genetischen und Umweltfaktoren beschreibt. Viele biologische Variablen wie Körpergröße, Intelligenz und Blutdruck, aber auch häufige Erkrankungen wie Diabetes mellitus, Schizophrenie und Hypertonie werden multifaktoriell vererbt.

Merke

Ein Gen beeinflusst viele Merkmale = Pleiotropie (Polyphänie).
Viele Gene beeinflussen ein Merkmal = multifaktorielle Vererbung (Polygenie).

2.3 Formale Genetik 31

Biologie

Multiple Allelie

Gene existieren mit unterschiedlichen Sequenzen, die Allele genannt werden. Allele liegen somit an sich entsprechenden Genorten von homologen Chromosomen. Von *multipler Allelie* spricht man, wenn ein Gen in einer Bevölkerungsgruppe (Population) in mehr als zwei verschiedenen Varianten vorkommt. Ein Beispiel beim Menschen ist das ABO-Blutgruppensystem (s. 2.3.3). Evolutionstheoretisch geht man dabei davon aus, dass multiple Allele durch Mutationen aus einem ursprünglichen Gen entstanden sind. Der Besitz von multiplen Allelen kann sich für eine Art als vorteilhaft herausstellen, weil dadurch eine Anpassung an sich ändernde Umweltbedingungen möglich sein kann.

Letalfaktoren

Letalfaktoren sind Veränderungen des Genoms, z.B. zahlreiche Chromosomenanomalien, die in einer oder mehreren „kritischen Phasen" während der Entwicklung wirksam werden und zum Tode führen. Während in der Klinik dieser Begriff häufig auf die Beschreibung von Erbanlagen beschränkt wird, die prä- oder perinatal (vorgeburtlich oder um den Zeitpunkt der Geburt herum) zum Tode führen, versteht man in der Humangenetik unter Letalfaktoren Erbanlagen, die den Tod eines Individuums vor dem Erreichen des fortpflanzungsfähigen Alters bedingen.

Klinischer Bezug

Während früher der schwere **juvenile Insulinmangel-Diabetes** nach der humangenetischen Definition als Letalfaktor angesehen werden musste, da die erkrankten Kinder vor Erreichen der Fortpflanzungsfähigkeit starben, haben die Kinder heute durch die Entwicklung der Insulintherapie eine fast normale Lebenserwartung.

Stammbäume

Neben einem Verständnis der grundlegenden Begriffe der Genetik sind für die folgenden Kapitel auch einige Grundkenntnisse der Stammbaumsymbolik erforderlich (Abb. 2.5). In Stammbäumen werden Männer als Quadrate, Frauen als Kreise und Personen, bei denen das Geschlecht nicht bekannt ist oder keine Rolle spielt, als Rauten dargestellt. Individuen, die noch nicht geboren wurden, werden oft durch gestrichelte Symbole dargestellt. Bei erkrankten Personen ist das Symbol ausgefüllt. Die Symbole der Eltern werden unten verbunden, die Symbole der Geschwister oben. Sind die Symbole der Eltern durch einen Doppelstrich verbunden, handelt es sich um eine „Verwandtenehe"; ist das Symbol für einen Mann oder eine Frau unten mit den Symbolen für zwei andersgeschlechtliche Personen verbunden, so war die symbolisierte Person an zwei Kinder bringenden Partnerschaften beteiligt.

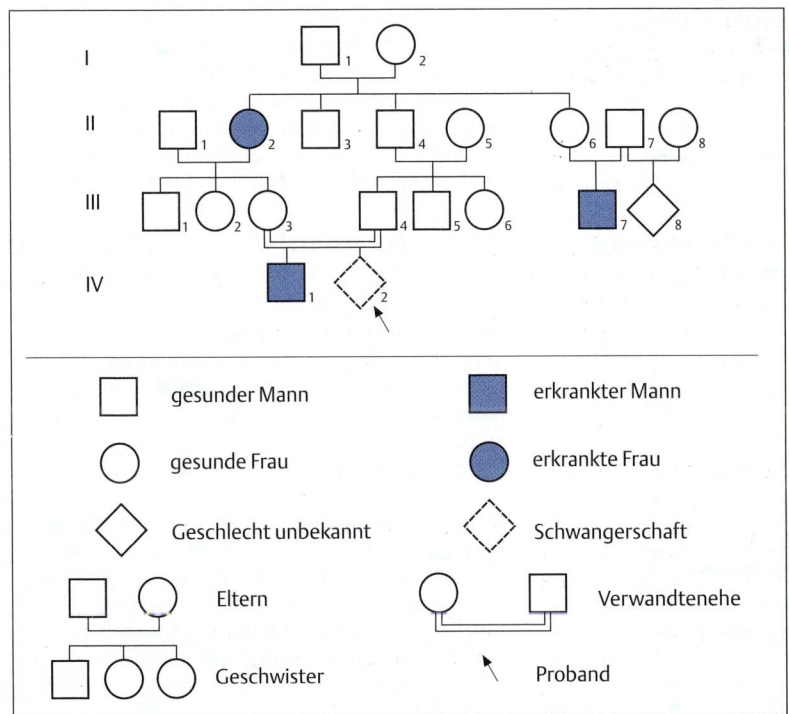

Abb. 2.5 Beispiel für einen Stammbaum und einige **wichtige Symbole der Stammbaumzeichnung**

Zur besseren Übersicht werden die Generationen häufig von oben nach unten mit römischen Nummern und die Individuen einer Generation von links nach rechts mit fortlaufenden arabischen Nummern bezeichnet. Auf diese Weise ist jeder im Stammbaum symbolisierten Person eine eindeutige Bezeichnung (z.B. II,3 für die dritte Person in der zweiten Generation) zugeordnet. Das Symbol der Person, über die der Stammbaum erfasst wurde, oder das der Rat suchenden Person ist oftmals mit einem Pfeil markiert.

2.3.2 Mendel-Gesetze

Gregor Mendel, ein Augustinermönch, experimentierte im Klostergarten des zu dieser Zeit österreichischen Brünn mit der Gartenerbse, Pisum sativum. Dabei entdeckte er die Regeln für die Weitergabe von Genen von einer Generation zur nächsten. Diese nach ihm benannten Regeln (*Mendel-Gesetze*) gelten jedoch nur, wenn die Individuen der betrachteten Spezies in ihren Zellen einen doppelten Chromosomensatz aufweisen, der bei der Keimzellbildung (s. 1.15) auf den einfachen Chromosomensatz reduziert wird, und wenn die untersuchten Merkmale durch ein einziges Gen determiniert sind. Seine bereits 1866 publizierten Ergebnisse wurden allerdings erst 1900 wiederentdeckt und in ihrer Bedeutung erkannt.

! Merke

Die Mendel-Gesetze treffen nur für diploide Lebewesen zu, deren Keimzellen haploid sind (also z.B. für Menschen, Hühner und Erbsen, nicht jedoch für Bakterien, Viren und Mitochondrien).

1. Mendel-Gesetz (Uniformitätsgesetz)

Kreuzt man zwei Homozygote verschiedener Allele des gleichen Genlokus miteinander (AA × aa), so sind alle Nachkommen aus der F_1-Generation heterozygot und genetisch identisch (uniform) bezüglich dieses Genlokus (Tab. 2.3).

Tab. 2.3 Kreuzungsschema zum **1. Mendel-Gesetz**

	A	A
a	Aa	Aa
a	Aa	Aa

2. Mendel-Gesetz (Spaltungsgesetz)

Kreuzt man zwei Heterozygote gleicher Allele des gleichen Genlokus (z.B. die Nachkommen aus der F_1-Generation, s.o.) miteinander (Aa × Aa), so kommt es genotypisch (im Beispiel bei der F_2-Generation) zu einem Aufspaltungsverhältnis von 1:2:1. Es kommen

somit auf einen Homozygoten für A zwei Heterozygote für Aa und ein Homozygoter für a (Tab. 2.4). Sollte dabei das Allel A dominant über a sein, wird entsprechend auf drei Nachkommen, die phänotypisch die Eigenschaft A ausbilden, ein Nachfahre kommen, der die Eigenschaft a ausbildet.

Tab. 2.4 Kreuzungsschema zum **2. Mendel-Gesetz**

	A	a
A	AA	Aa
a	Aa	aa

Diese Aufspaltungsverhältnisse werden in menschlichen Familien jedoch aus statistischen Gründen meist nur näherungsweise beobachtet, da die zur Befruchtung gelangenden Keimzellen nur eine sehr kleine Zufallsstichprobe aus allen gebildeten Keimzellen darstellen.

3. Mendel-Gesetz (Unabhängigkeitsgesetz)

Zwei Gene werden unabhängig voneinander vererbt. Dieses Gesetz gilt immer, wenn die beiden betrachteten Gene auf zwei verschiedenen Chromosomen liegen. Es kann jedoch zu Abweichungen kommen, wenn die beiden Gene auf dem gleichen Chromosomen liegen (der gleichen Kopplungsgruppe angehören). In diesem Fall können die Gene nämlich nur durch Rekombination mittels Crossing-over (Austausch von Chromosomenstücken zwischen homologen Chromosomen bei der ersten meiotischen Teilung, s. 1.15) voneinander getrennt werden, was umso unwahrscheinlicher wird, je enger die Gene benachbart sind. Als Maß für die Enge der Nachbarschaft wird das *Morgan* verwendet, wobei ein Centimorgan als genetische Entfernung, bei der in 1 % der Fälle Rekombinationen vorkommen, definiert ist.

2.3.3 Autosomal-dominanter Erbgang und autosomal-kodominanter Erbgang

Beim **autosomal-dominanten** Erbgang liegt das betrachtete Gen auf einem der Autosomen und führt in der Regel schon im heterozygoten Zustand zur Merkmalsausprägung. Ein Beispiel für den autosomal-dominanten Erbgang ist das Verhalten der Blutgruppen A und B gegenüber 0.

Im *ABO-Blutgruppensystem* verhalten sich A und B kodominant zueinander und sind jeweils dominant über 0. Es kommt somit immer zur Ausprägung der Eigenschaften A und B, wenn das Allel heterozygot vorliegt, und zur Ausprägung der Eigenschaft 0 nur, wenn das Allel dafür homozygot vorhanden ist (Tab. 2.5). Bei der Blutgruppe A ist eine weitere Unterteilung in A_1 und A_2 möglich, wobei A_1 gegenüber A_2 dominant ist.

Tab. 2.5 Zuordnung vom Phänotyp zu den jeweils möglichen Genotypen beim AB0- und beim MN-Blutgruppensystem

Phänotyp	mögliche Genotypen
0	00
A	AA, A0
B	BB, B0
AB	AB
M	MM
N	NN
MN	MN

Ein Beispiel für einen rein **autosomal-kodominanten Erbgang** stellt das *MN-Blutgruppensystem* dar. Bei diesem Blutgruppensystem kann deshalb, im Gegensatz zum AB0-Blutgruppensystem, vom Phänotyp immer eindeutig auf den Genotyp geschlossen werden (Tab. 2.**5**).

Die AB0- und MN-Blutgruppensysteme können neben anderen Blutgruppensystemen (z. B. Rhesus-System), erblichen Unterschieden bei Serumproteinen und Enzymen und weiteren Untersuchungen auch zur Abstammungsbegutachtung herangezogen werden. Tab. 2.**6** gibt einen Überblick über die Blutgruppen, die in diesen beiden Systemen für Väter möglich bzw. ausgeschlossen sind, wenn die Blutgruppen von Mutter und Kind bekannt sind. Mit Untersuchung des AB0-Blutgruppensystems allein lassen sich etwa 18 % der zu Unrecht als Väter benannten Männer ausschließen, was sich durch Kombination vieler verschiedener Verfahren auf über 99,98 % steigern lässt.

Bei den medizinisch wichtigen autosomal-dominanten Erbgängen ist das krankheitstragende Allel immer viel seltener als das gesunde. Somit ist in Familien, in denen ein Kind mit einer autosomal-dominanten Erkrankung auftritt, in den meisten Fällen einer der Elternteile selbst als Heterozygoter erkrankt oder aber eine Neumutation der Grund. Das Risiko für ein weiteres Kind dieser Eltern, von derselben Erbkrankheit betroffen zu werden, beträgt im ersten Fall 50 % und entspricht im zweiten Fall der Neumutationsrate.

Dabei ist zu beachten, dass das Krankheitsrisiko eines weiteren Kindes *unabhängig* davon ist, wie viele Kinder in dieser Familie schon erkrankt sind. Wenn also einer der beiden Elternteile heterozygot für ein bestimmtes autosomal-dominantes Erbleiden ist und somit das theoretische Risiko für ein ebenfalls erkranktes Kind 50 % beträgt, bleibt dieses Risiko von 50 % für ein weiteres Kind auch dann bestehen, wenn bereits alle 4 bisher geborenen Kinder dieser Familie erkrankt sind, während das a-priori-Risiko

Tab. 2.6 Übersicht über **mögliche und ausgeschlossene Väter** aufgrund ihrer Blutgruppen im AB0- und MN-Blutgruppensystem bei bekannter Blutgruppe von Kind und Mutter (Die Kombinationen Kind Blutgruppe 0, Mutter Blutgruppe AB oder umgekehrt sowie Kind Blutgruppe M, Mutter Blutgruppe N oder umgekehrt können nicht vorkommen. Bei den Blutgruppen A und B muss beachtet werden, dass der Genotyp AA oder A0 bzw. BB oder B0 sein kann.) Zur Verständniskontrolle einfach die letzten beiden Spalten abdecken!

Kind	Mutter	mögliche Väter	ausgeschlossene Väter
0	0	0, A, B	AB
0	A	0, A, B	AB
0	B	0, A, B	AB
A	0	A, AB	0, B
A	A	0, A, B, AB	–
A	B	A, AB	0, B
A	AB	0, A, B, AB	–
B	0	B, AB	0, A
B	A	B, AB	0, A
B	B	0, A, B, AB	–
B	AB	0, A, B, AB	–
AB	A	B, AB	0, A
AB	B	A, AB	0, B
AB	AB	A, B, AB	0
M	M	M, MN	N
M	MN	M, MN	N
MN	M	MN, N	M
MN	MN	M, MN, N	–
MN	N	M, MN	N
N	MN	MN, N	M
N	N	MN, N	M

bei fünf Nachkommen nur kranke Kinder zu bekommen, natürlich viel geringer ist ($1/2^5 = 1/32 \approx 3\%$).

 Merke

> Werden bei einem autosomal-dominanten Erbleiden Homozygote beobachtet, so sind diese in der Regel besonders stark betroffen.

Beispiele für autosomal-dominante Erbkrankheiten sind die Achondroplasie (beruht häufig auf einer

Neumutation), die Chorea Huntington, die Neurofibromatose von Recklinghausen (die Patienten weisen u. a. typische Cafe-au-lait-Flecken auf und haben ein erhöhtes Tumorrisiko) und das bereits erwähnte Marfan-Syndrom. Eine abschließende Zusammenstellung einiger wichtiger monogener Erkrankungen folgt in Tabelle 2.**15**.

Klinischer Bezug

Die **Chorea Huntington** ist eine fortschreitend verlaufende degenerative Erkrankung des Gehirns, die mit unkontrollierten zuckenden Bewegungen und psychischen Veränderungen beginnt und innerhalb von etwa zehn Jahren zur vollständigen Demenz führen kann. Bei dieser unheilbaren Krankheit zeigen sich die ersten Symptome meist erst nach der Fortpflanzung (hohes Manifestationsalter), wenn das krankheitsauslösende Gen schon an die Hälfte der Kinder weitergegeben werden konnte. Heute ist eine prädiktive Diagnostik mittels „Gentest" möglich.

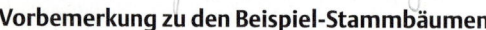

Vorbemerkung zu den Beispiel-Stammbäumen

Im Anschluss an die mehr theoretische Besprechung der einzelnen Erbgänge werden zur Verdeutlichung einige Stammbäume vorgestellt (Abb. 2.**6**–2.**8**). Bei den Erläuterungen zu diesen Beispiel-Stammbäumen wird ein einfaches System zur Bezeichnung der Allele verwendet. Bei autosomalen Erbgängen werden dominante Allele durch ein „A" und rezessive Allele durch ein „a" dargestellt. Das krankheitsauslösende Allel ist zusätzlich durch einen Kreis markiert („Å" bei dominanten und „å" bei rezessiven Allel). Bei den geschlechtsgebundenen Erbgängen wird entsprechend für das rezessive Allel „x" und für das dominante Allel „X" verwendet; auf eine besondere Markierung der krankheitsauslösenden Allele wird jedoch verzichtet. Zur besseren Übersicht wird in den Erläuterungen auch bei Ehepartnern, bei denen das Risiko für das erste Kind fraglich ist, von Vater, Mutter, Eltern, Großeltern usw. und nicht von potenziellem Vater, potenzieller Mutter usw. gesprochen.

Beispiel-Stammbäume zum autosomal-dominanten Erbgang

Stammbaum A (Abb. 2.**6a**): Da beide Elternteile von der autosomal-dominanten Erkrankung betroffen sind (ausgefüllte Symbole), muss jeder von ihnen mindestens ein krankheitsauslösendes Allel tragen. Der theoretisch denkbare Fall, dass einer oder gar beide Elternteile homozygot für das krankheitsauslösende Gen sind, braucht für eine Berechnung der Erkrankungswahrscheinlichkeit des Kindes in der Regel nicht berücksichtigt zu werden, da es sich um einen extrem seltenen Ausnahmefall handelt. Unter der Vermutung, dass die Eltern heterozygot für das betreffende Allel sind und genotypisch also folgen-

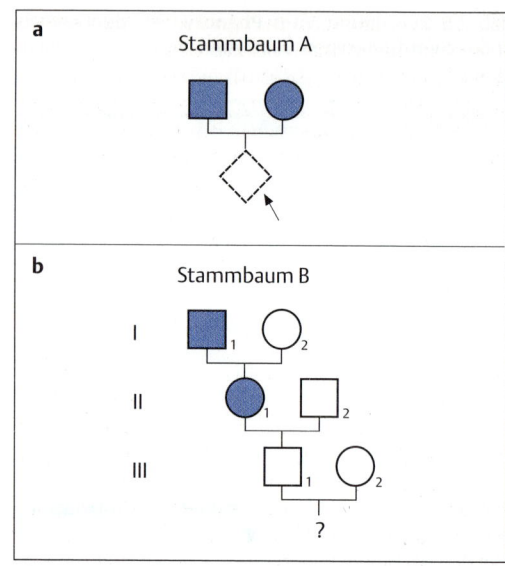

Abb. 2.**6** Beispiel-Stammbäume zum **autosomal-dominanten Erbgang**. **a** Stammbaum A: beide Elternteile erkrankt; **b** Stammbaum B: Urgroßvater und Großmutter erkrankt

dermaßen aussehen: Åa, ergibt sich nach dem zweiten Mendel-Gesetz bei der Kreuzung von zwei Heterozygoten (Åa × Åa) ein Aufspaltungsverhältnis von 1 (ÅÅ) : 2 (Åa) : 1 (aa) (Tab. 2.**7**). Von vier Kindern werden dementsprechend eines (25 %) eine in der Regel schwerere Erkrankung als die Eltern aufweisen, da es homozygot (ÅÅ) betroffen ist, zwei (50 %) die in etwa gleiche Anomalie (Åa) wie die Eltern zeigen und eines (25 %) keine Anomalie (aa) aufweisen. Insgesamt kann man somit von einer Erkrankungswahrscheinlichkeit der Kinder von 3/4 (= 75 %) ausgehen.

Tab. 2.**7** Kreuzungsschema 1 zum **autosomal-dominanten Erbgang, beide Eltern erkrankt**

	Å	a
Å	ÅÅ	Åa
a	Åa	aa

Stammbaum B (Abb. 2.**6b**): Der Urgroßvater (I,1) ist von einer autosomal-dominanten Erkrankung betroffen und hat das verantwortliche Gen an seine Tochter (II,1) weitergegeben. Sonst weist niemand im Stammbaum die Krankheit phänotypisch auf (nur unausgefüllte Symbole). Da es bei einer dominanten Erkrankung in der Regel keine Überträger gibt, kann man auch davon ausgehen, dass die Erkrankung im Stammbaum nicht mehr auftritt und so z. B. das Erkrankungsrisiko für ein Kind des nicht betroffenen Paares in Generation III der Mutationsrate entspricht und daher nahezu 0 ist.

Dies trifft so allerdings nur für Erkrankungen zu, bei denen die Penetranz 100 % ist (s. 2.3.1) und die Manifestation der Erkrankung früh genug (am besten bereits bei der Geburt) festgestellt werden kann. Handelt es sich jedoch um eine Erkrankung (wie z. B. die Chorea Huntington), die sich erst später manifestiert, kann nicht mehr sicher davon ausgegangen werden, dass der Vater (III,1) das Gen nicht von seiner Mutter (II,1) erhalten hat.

Gehen wir deshalb beispielsweise von einer Erkrankung mit zwar vollständiger Penetranz, aber einem Manifestationsalter von 35 aus. Ist der Vater in diesem Beispiel erst 20 Jahre alt, werden wir bei ihm, auch wenn er das Gen trägt, keine Krankheitszeichen erwarten. Seine Wahrscheinlichkeit, Genträger zu sein, ist bei erkrankter Mutter (Åa) und gesundem Vater (aa) 1/2 (Tab. 2.8). Mit der gleichen Wahrscheinlichkeit wird er das Gen, sofern er es erhalten hat, auch an seine Kinder weitergeben. Da beide Ereignisse gemeinsam auftreten müssen, d. h. er das Gen sowohl selbst erhalten als auch es weitergegeben haben muss, damit das betreffende Gen beim Kind ankommt, müssen beide Wahrscheinlichkeiten multipliziert werden. Die Kinder in unserem Beispiel haben deshalb ein Erkrankungsrisiko von $1/2 \times 1/2 = 1/4$, sofern sie das Manifestationsalter erreichen. (Je länger der Vater III1 gesund bleibt, umso mehr nimmt die Wahrscheinlichkeit ab, dass er die Anlage geerbt hat.)

Tab. 2.8 Kreuzungsschema 2 zum **autosomal-dominanten Erbgang, ein Elternteil erkrankt**

	Å	a
a	Åa	aa
a	Åa	aa

2.3.4 Autosomal-rezessiver Erbgang

Auch beim autosomal-rezessiven Erbgang liegt das betrachtete Gen auf einem der 22 verschiedenen Autosomen. Im Gegensatz zum oben besprochenen Erbgang muss das betrachtete Allel hier jedoch auf beiden homologen Chromosomen vorkommen, um die Merkmalsausprägung zu bewirken. Es erkranken also nur homozygote Träger des betroffenen Allels. Charakteristischerweise sind dabei beide Elternteile gesund und heterozygot; im Gegensatz zu den dominanten Erbgängen gibt es hier also Überträger (*Konduktoren*), die nicht selbst betroffen sind.

> **! Merke**
>
> Unter den phänotypisch gesunden Geschwistern von autosomal-rezessiv Erkrankten sind 2/3 heterozygote Überträger der Erkrankung.

Während beim autosomal-dominanten Erbgang normalerweise ein Elternteil heterozygot erkrankt ist und so 50 % der Kinder erkranken und beim autosomal-rezessiven Erbgang charakteristischerweise beide Eltern gesund und heterozygot sind und so 25 % der Kinder erkranken, kann es beim rezessiven Erbgang auch zu der für den dominanten Erbgang charakteristischen Kombination von einem erkrankten Elternteil und 50 % kranken Kindern kommen, nämlich dann, wenn einer der Elternteile homozygot und der andere für die gleiche Erkrankung heterozygot ist; man spricht dann von *Pseudodominanz* (Tab. 2.9). **Beispiele:** Ein wichtiges Beispiel für einen autosomal-rezessiven Erbgang ist die *Phenylketonurie*. Bei der Phenylketonurie kann es aufgrund eines Defektes des Enzyms Phenylalaninhydroxylase nicht zur Umwandlung von Phenylalanin in Tyrosin (Stoffwechselblock) kommen. Durch eine rechtzeitige Erkennung (Guthrie-Test in den ersten Lebenstagen) und folgende phenylalaninarme Diät können die Krankheitserscheinungen verhindert werden. Unbehandelt kommt es jedoch meist zu schweren Störungen der Intelligenzentwicklung.

Weitere Beispiele für den autosomal-rezessiven Erbgang sind die *Mukoviszidose*, die beiden Hauptformen des *Albinismus* totalis und einige Formen der *Taubstummheit*. Die beiden zuletzt erwähnten Erkrankungen sind gleichzeitig Beispiele für *Heterogenie*. Unter Heterogenie versteht man, dass gleichartige phänotypische Erscheinungen durch verschiedene Gene verursacht werden können; z. B. kann bei der erblichen Taubstummheit das im rezessiven Zustand krankheitsauslösende Gen bei einem Elternteil auf Chromosom 4, beim anderen auf Chromosom 9

Tab. 2.9 Zusammenstellung von charakteristischen Genotypen der Eltern, Anzahl der erkrankten Elternteile und Anteil der erkrankenden Kinder beim **rezessiven**, beim **dominanten** und beim sog. **pseudodominanten Erbgang**

Genotypen der Eltern	Eltern	Kinder	Erbgang
Åa × Åa	0 krank	1/4 krank (åå)	rezessiv
Åa × aa	1 krank	1/2 krank (Åa)	dominant
Åa × åå	1 krank	1/2 krank (åå)	pseudodominant

gelegen sein, wodurch das Auftreten von normal hörenden Kindern bei taubstummen Eltern und erwiesenem autosomal-rezessiven Erbgang verständlich wird.

 Klinischer Bezug

Die **Mukoviszidose** (Zystische Fibrose) ist die am häufigsten in der mitteleuropäischen Bevölkerung vorkommende autosomal-rezessive Erkrankung (auf etwa 2000–2500 Gesunde kommt ein Kranker). Die Lebenserwartung der oft unter Infektionen der oberen Luftwege und Pankreasinsuffizienz leidenden Patienten liegt inzwischen bei etwa 20 bis über 30 Jahren.

CT – kanal – Defekt

Beispiel-Stammbäume zum autosomal-rezessiven Erbgang

Stammbaum A (Abb. 2.**7a**): Damit jemand von einer rezessiven Krankheit betroffen sein kann, muss er das entsprechende Gen im homozygoten Zustand aufweisen. Beide Elternteile müssen somit genotypisch für das autosomal-rezessive Gen (z. B. das Phenylketonurie-Gen) wie folgt aussehen: åå. Bei einer Kreuzung von å å (åå × åå) können natürlich nur Kinder mit dem Genotyp åå entstehen (Tab. 2.**10**), die alle auch Phenylketonurie entwickeln werden. Es kann bei diesen Kindern im Prinzip ohne Test gleich auf das Vorliegen einer Phenylketonurie geschlossen werden. (Gleichzeitig wurden die Kinder, sofern die Mutter während der Schwangerschaft nicht wieder mit den entsprechenden diätetischen Maßnahmen [phenylalaninarme Kost] begonnen hat, durch den erhöhten mütterlichen Phenylalaninspiegel geschädigt.)

Tab. 2.**10** Kreuzungsschema 1 zum **autosomal-rezessiven Erbgang, beide Elternteile erkrankt**

	å	å
å	åå	åå
å	åå	åå

Stammbaum B (Abb. 2.**7b**): Während vom Vater und vom Onkel (ausgefüllte Quadrate im Stammbaum) der Genotyp, wie bei allen von einer autosomal-rezessiven Erkrankung (z. B. der Phenylketonurie) Betroffenen, bekannt ist (åå), muss der Genotyp der Mutter erst noch ermittelt werden, bevor auf das Erkrankungsrisiko für ein erstes Kind geschlossen werden kann. Dazu werden die nicht eingezeichneten Großeltern mütterlicherseits betrachtet. Sie haben ein Kind (den Onkel), das an Phenylketonurie leidet und somit von jedem seiner Eltern ein krankheitstragendes Allel (å) bekommen haben muss. Die beiden Großeltern tragen also jeweils mindestens ein Allel für die Phenylketonurie. Dass einer der beiden oder gar beide Großeltern zwei krankheitsauslösende Allele tragen, ist theoretisch natürlich denkbar, muss aber für die Berechnung, da die Phenylketonurie, wie grundsätzlich alle monogenen Erbkrankheiten, sehr selten ist (bei der Phenylketonurie etwa ein Erkrankter auf zehntausend Gesunde), nicht berücksichtigt werden. Es kann somit davon ausgegangen werden, dass beide Großeltern folgenden Genotyp aufweisen: Aå. Bei einer Kreuzung von zwei Heterozygoten (Aå × Aå) ergibt sich nach dem zweiten Mendel-Gesetz ein Aufspaltungsverhältnis von 1 (AA) : 2 (Aå) : 1 (åå) (Tab. 2.**11**).

Tab. 2.**11** Kreuzungsschema 2 zum **autosomal-rezessiven Erbgang, beide Elternteile Konduktoren**

	A	å
A	AA	Aå
å	Aå	åå

Es ist äußerst wichtig, sich zu verdeutlichen, dass die letzte der theoretischen Möglichkeiten (åå) für die Mutter nicht zutreffen kann, da sie sonst auch krank wäre; der sie symbolisierende Kreis im Stammbaum ist jedoch nicht ausgefüllt. Es verbleibt also eine Chance von einem Drittel, dass die Mutter homozygot gesund (AA), und ein Risiko von zwei Dritteln, dass sie heterozygote Konduktorin (Aå) ist. (Unter den phänotypisch gesunden Geschwistern von autosomal-rezessiv Erkrankten sind 2/3 heterozygote Überträger dieser Erkrankung.) Nur wenn die Mutter heterozygote Konduktorin ist und somit ein krankheitsauslösendes Allel besitzt, kann sie kranke Kinder bekommen. In diesem Fall ergibt die Kreuzung der Eltern (åå × Aå) jeweils zur Hälfte an Phenyl-

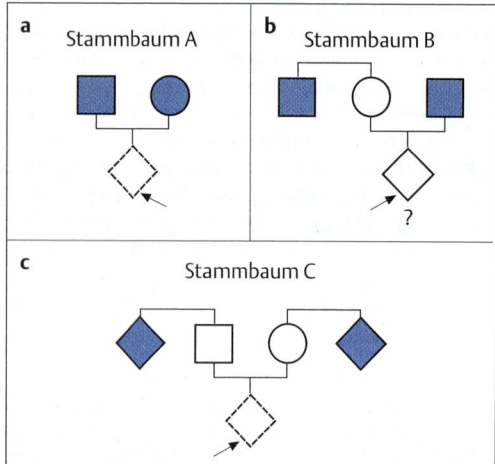

Abb. 2.**7** Beispiel-Stammbäume zum **autosomal-rezessiven Erbgang**. **a** Stammbaum A: Genotyp beider Elternteile bekannt; **b** Stammbaum B: Genotyp von Vater und Onkel bekannt; **c** Stammbaum C: Genotyp beider Elternteile unbekannt

ketonurie erkrankte Kinder (åå) und gesunde, aber krankheitsübertragende Kinder (Aå) (Tab. 2.**12**).

Da beide Ereignisse, nämlich dass die Mutter heterozygote Überträgerin und dass dann auch noch das krankheitstragende Allel weitergegeben wird, gemeinsam auftreten müssen, müssen die Einzelwahrscheinlichkeiten multipliziert werden, um auf das Endergebnis zu kommen. Die Wahrscheinlichkeit für eine heterozygote Mutter liegt bei zwei Dritteln, die Wahrscheinlichkeit unter diesen Umständen erkrankte Kinder zu bekommen, bei der Hälfte, sodass das Risiko für das erste Kind, an Phenylketonurie zu erkranken bei, $2/3 \times 1/2 = 1/3$ liegt.

Tab. 2.12 Kreuzungsschema 3 zum **autosomal-rezessiven Erbgang, ein Elternteil erkrankt und ein Elternteil Konduktor**

	A	å
å	Aå	åå
å	Aå	åå

Stammbaum C (Abb. 2.**7c**): Bei diesem Stammbaum ist weder der Genotyp vom Vater noch der der Mutter bekannt. Wie in Stammbaum B kann jedoch auch hier wieder ein Zugang über die nicht eingezeichneten Großeltern gefunden werden. Es ergibt sich in Parallelität, dass aufgrund des jeweils erkrankten Kindes alle vier Großeltern mindestens ein krankheitsauslösendes Allel (å) tragen müssen und das Risiko für ihre gesunden Kinder, heterozygote Überträger zu sein, wieder bei 2/3 liegt (s. Stammbaum B). Nur wenn beide Eltern heterozygot (Aå) sind, also ein krankheitstragendes Allel aufweisen, kann ihr Kind erkranken. Bei einer Kreuzung von zwei Heterozygoten (Aå × Aå) ergibt sich nach dem zweiten Mendel-Gesetz wieder ein Aufspaltungsverhältnis von 1 (AA) : 2 (Aå) : 1 (åå) (Tab. 2.**11**). Da das Kind allerdings noch nicht geboren wurde und somit nicht wie bei seinen Eltern bekannt ist, ob es gesund ist, kommen natürlich noch alle vier theoretischen Möglichkeiten in Betracht und das Risiko für ein erkranktes Kind (åå) bei zwei heterozygoten Eltern beträgt somit 1/4. Da alle drei Ereignisse, nämlich dass der Vater heterozygoter Überträger ist, dass die Mutter heterozygote Überträgerin ist und dass dann auch noch das krankheitstragende Allel von beiden Elternteilen weitergegeben wird, gleichzeitig auftreten müssen, müssen wieder die Einzelwahrscheinlichkeiten multipliziert werden, um auf das Endergebnis zu kommen. Die Wahrscheinlichkeit für einen heterozygoten Vater und eine heterozygote Mutter ist jeweils 2/3, die Wahrscheinlichkeit, erkrankte Kinder zu bekommen, 1/4, sodass das Risiko für das erste Kind, an der autosomal-rezessiven Krankheit zu erkranken, bei $2/3 \times 2/3 \times 1/4 = 1/9$ liegt.

2.3.5 X-chromosomaler Erbgang

Wie bei den autosomalen Erbgängen unterscheidet man auch bei den X-chromosomalen (geschlechtsgebundenen) Erbgängen einen dominanten von einem rezessiven Erbgang. Im Unterschied zu den bisher besprochenen Erbgängen spielt von nun an allerdings das Geschlecht eine wesentliche Rolle. Bei Frauen verändert sich im Vergleich zu den autosomalen Erbgängen nichts Grundlegendes, da sie, wie von den Autosomen, auch von den X-Chromosomen im diploiden Chromosomensatz jeweils zwei besitzen. Bei Männern existiert jedoch auch im diploiden Chromosomensatz nur ein X-Chromosom; sie sind diesbezüglich *hemizygot*. Für den einzelnen Mann macht es deshalb keinen Unterschied, ob eine X-chromosomale Vererbung dominant oder rezessiv ist, da er bei nur einem X-Chromosom immer das Merkmal ausprägen muss, das auf dem entsprechenden Allel dieses Chromosoms codiert ist. Söhne erhalten X-chromosomale Gene immer von der Mutter.

> ### ! Merke
>
> Ein Sohn ist von seinem Vater bezüglich jeglicher X-chromosomaler Vererbung autark. Er kann von seinem Vater *nie* sein X-Chromosom bekommen haben (da er sonst eine Tochter geworden wäre).

X-chromosomal-dominanter Erbgang

Folgend den obigen Erläuterungen haben bei diesem Erbgang sowohl Söhne als auch Töchter heterozygoter Frauen ein Risiko von 50 %, das entsprechende Gen zu erben. Ist der Vater der Genträger, werden dieses Gen alle seine Töchter, nie jedoch seine Söhne erben. Da sich ein dominantes Gen sofort im Phänotyp manifestiert, ist folglich beim X-chromosomal-dominanten Erbgang das Erkrankungsrisiko für Frauen (zwei X-Chromosomen = zwei „Gefahrenquellen") doppelt so hoch wie für Männer.

Ein **Beispiel** für diesen, medizinisch weniger bedeutsamen, Erbgang ist die Vitamin-D-resistente (hypophosphatämische) Rachitis.

X-chromosomal-rezessiver Erbgang

Bei diesem Erbgang zeigen, obigen Erklärungen folgend alleltragende (hemizygote) Männer und homozygote Frauen immer das Merkmal, während heterozygote Frauen durch Inaktivierung eines X-Chromosoms einen „*Mosaikorganismus*" (s. 2.4.2) aufweisen. Folglich erkranken hier vor allem Männer.

Beispiele für Merkmale mit X-chromosomal-rezessivem Erbgang sind die Hämophilien A und B, verschiedene Farbsehstörungen und die progressiven Muskeldystrophien der Typen Duchenne und Becker (s. Tab. 2.**15**). Bei der erheblich häufigeren *Hämophilie*

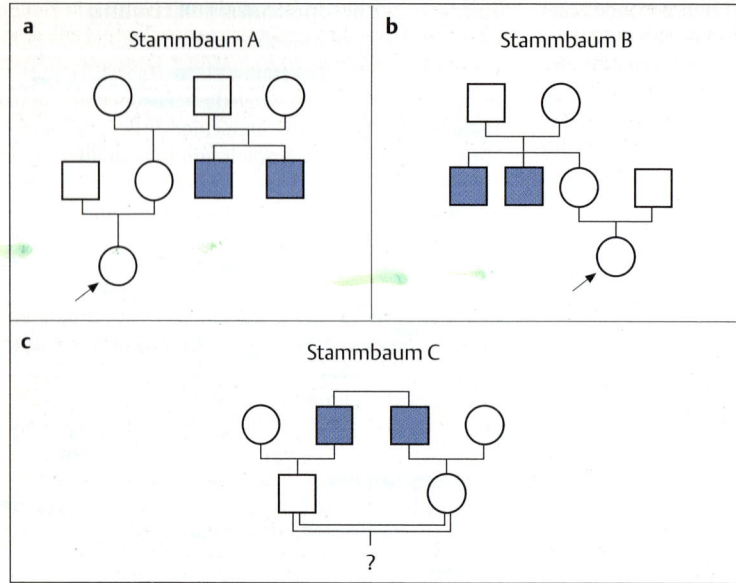

Abb. 2.**8** Beispiel-Stammbäume zum **X-chromoso-
mal-rezessiven Erbgang**.
a Stammbaum A: beide
Halbonkel erkrankt;
b Stammbaum B: beide
Onkel erkrankt;
c Stammbaum C: Vetternehe
1. Grades

A (80% der Fälle) ist das Gen für den Blutgerinnungsfaktor VIII mutiert, bei der *Hämophilie B* das Gen für
den Faktor IX. Die verschiedenen Formen der *Rot-
Grün-Blindheit* werden durch eng benachbarte Genorte verursacht. Nach der betroffenen Farbe und
der Stärke der Störung unterscheidet man zwischen
Protanomalie (Rotschwäche), *Protanopie* (Rotblindheit), *Deuteroanomalie* (Grünschwäche) und *Deute-
roanopie* (Grünblindheit). Da es sich hier um unterschiedliche Genorte handelt, sind Frauen, die auf
einem X-Chromosom ein Allel für die Grünblindheit
und auf dem anderen ein Allel für die Rotblindheit
tragen, nicht farbenblind.

  Klinischer Bezug

Beide **Muskeldystrophien** werden durch Mutationen
im gleichen und dem mit ca. 2 Millionen Basenpaaren
bisher längsten gefundenen menschlichen Gen verursacht. Während bei Patienten mit der Muskeldystrophie Typ Duchenne (DMD) das codierte Protein, das
sog. *Dystrophin*, völlig fehlt, ist es bei Patienten mit
der Muskeldystrophie Typ Becker (BMD) nur vermindert oder anormal. Dadurch lässt sich der gutartigere
und langsamer fortschreitende Verlauf beim Typ Becker erklären.

Beispiel-Stammbäume zum
X-chromosomal-rezessiven Erbgang

Eine Vereinfachung für die Analyse bei den X-chromosomalen Erbgängen im Gegensatz zu den autosomal-rezessiven Erbgängen ist, dass man bei allen
Männern den Genotyp eindeutig aus dem Phänotyp
schließen kann. Da die Männer neben ihrem Y-Chro-

mosom nur noch über ein X-Chromosom (Hemizygo-
tie) verfügen, sind sie gesund (unausgefülltes Quadrat, Genotyp: XY), wenn dieses das gesunde Allel
trägt, und erkranken (ausgefülltes Quadrat, Genotyp:
xY), falls das X-Chromosom das krankheitsauslösende Allel trägt. Männliche Konduktoren gibt es bei diesem Erbgang also nicht.

Stammbaum A (Abb. 2.**8a**): Der Großvater, der mit
zwei Frauen Kinder hat, ist somit (genauso wie der
Vater) völlig gesund und kann das krankheitsauslösende Gen nicht an seine Tochter weitergegeben haben. Ihr Risiko und das Risiko ihrer Tochter, heterozygote Überträgerin zu sein, ist somit durch die beiden erkrankten Männer im Stammbaum (die das
krankheitsauslösende Allel natürlich von ihrer Mutter mit dem X-Chromosom erhalten haben) nicht erhöht.

Stammbaum B (Abb. 2.**8b**): Da die beiden Onkel
(ausgefüllte Quadrate) an einer X-chromosomal-rezessiven Erkrankung leiden, muss ihr X-Chromosom
jeweils das krankheitsauslösende Allel tragen (Genotyp: xY). Dieses X-Chromosom haben sie, wie alle
Söhne, von ihrer Mutter bekommen. Die Großmutter
muss deshalb Konduktorin (xX) sein und wird das
krankheitsauslösende Allel mit einer Wahrscheinlichkeit von 1/2 (eines ihrer beiden X-Chromosome
erhält jedes ihrer Kinder) auf jede Tochter weitergeben; der gesunde Großvater (unausgefülltes Quadrat,
Genotyp: XY) kann natürlich kein betroffenes Allel
weitergeben (Tab. 2.**13**).

Dass ihre beiden Söhne erkrankten, obwohl nach
Kreuzungsschema doch eigentlich nur mit einem
kranken und auch einem gesunden Sohn zu rechnen
war, ist in Wirklichkeit bei 25% der Familien mit zwei

Söhnen zu erwarten. Das Risiko für den ersten Sohn zu erkranken ist die Hälfte, genauso wie für den zweiten. Da beide Ereignisse (kranker erster und kranker zweiter Sohn) gemeinsam auftreten müssen, ist die Endwahrscheinlichkeit für zwei kranke Söhne 1/2 × 1/2 = 1/4. Auch die Wahrscheinlichkeit für zwei gesunde Söhne liegt in solchen Familien bei 25 %, während es in nur 50 % der Familien zu dem „erwarteten" einen kranken und einen gesunden Sohn kommt.

Bei der Mutter trifft, wenn sie Konduktorin ist, wieder das Gleiche wie bei der Großmutter zu; sie wird das krankheitsauslösende X-Chromosom an die Hälfte ihrer Kinder weitergeben (Tab. 2.13). Da auch hier beide Ereignisse, die Mutter muss sowohl das betroffene Allel von der Großmutter erhalten als es auch an die Tochter weitergeben, gemeinsam auftreten müssen, liegt die Endwahrscheinlichkeit dafür, dass die Tochter eine heterozygote Überträgerin ist, bei 1/2 × 1/2 = 1/4.

Tab. 2.13 Kreuzungsschema 1 zum **X-chromosomal-rezessiven Erbgang, Mutter Konduktorin**

	x	X
X	xX	XX
Y	xY	XY

Stammbaum C (Abb. 2.**8c**): In diesem Stammbaum ist es zu einer Vetternehe 1. Grades gekommen, d. h. die Kinder von Geschwistern (ausgefüllte Quadrate) haben geheiratet. Beide Geschwister (die Großväter) sind an einer X-chromosomal-rezessiv erblichen Erkrankung, z. B. der Hämophilie A, erkrankt und besitzen so jeweils ein X-Chromosom mit dem krankheitsauslösenden Allel (xY). Gehen wir beispielsweise einmal davon aus, dass ihre Frauen homozygot gesund (XX) und deshalb für die Vererbung der Hämophilie ohne Bedeutung sind.

Während der Großvater väterlicherseits sein X-Chromosom natürlich nicht an seinen Sohn hat weitergeben können (er hat vom Vater das Y-Chromosom erhalten) und der Vater somit (und offensichtlich: unausgefülltes Quadrat) gesund ist (Genotyp: XY), hat der Großvater mütterlicherseits garantiert sein krankheitsauslösendes Allel an seine Tochter (alle Töchter bekommen vom Vater sein einziges X-Chromosom) weitergegeben, sodass die Mutter zwangsläufig Konduktorin (xX) sein muss (Tab. 2.**14**).

Tab. 2.14 Kreuzungsschema 2 zum **X-chromosomal-rezessiven Erbgang, Vater erkrankt**

	X	X
x	Xx	Xx
Y	XY	XY

Mit einem gesunden Vater und einer Mutter, die Konduktorin ist, ergibt sich für Kinder der Vetternehe das schon aus Stammbaum B bekannte Kreuzungsschema 1 (s. Tab. 2.**13**), aus dem zu entnehmen ist, dass von zwei Söhnen einer (**50 %**) erkranken (xY) und einer gesund (XY) sein wird, während alle Töchter phänotypisch gesund sind, wenn auch die Hälfte davon Konduktorinnen (xX) sein werden.

Tab. 2.15 Vererbung einiger wichtiger monogener Erkrankungen

Vererbungs-modus	Erkrankungen
autosomal-dominant	Achondroplasie Chorea Huntington Marfan-Syndrom Neurofibromatose (von-Recklinghausen-Krankheit)
autosomal-rezessiv	Phenylketonurie Mukoviszidose (Zystische Fibrose) Albinismus (Hauptformen) Taubstummheit (mehrere Formen)
X-chromoso-mal-dominant	Vitamin-D-resistente (hypophosphatämische) Rachitis
X-chromoso-mal-rezessiv	Hämophilie A Hämophilie B verschiedene Farbsehstörungen progressive Muskeldystrophien der Typen Duchenne und Becker

2.3.6 Imprinting

Ein Grund dafür, warum die Ausprägung von genetisch bedingten Merkmalen nicht immer den Mendel-Gesetzen (s. 2.3.2) folgen muss, ist das genomische Imprinting (genomische Prägung). Bei den vom genomischen Imprinting betroffenen Genen entsteht, je nachdem *ob das Gen vom Vater oder der Mutter* geerbt wird, ein unterschiedliches klinisches Bild. Die verschiedene Genwirkung wird hierbei durch *Methylierungsunterschiede* der DNA bei der Entwicklung der mütterlichen und der väterlichen Keimzellen bedingt.

2.3.7 Mitochondriale Vererbung

Die mitochondriale DNA wird *nur von der Mutter* auf die Kinder übertragen (s. 1.12).

2.3.8 Multifaktorielle Vererbung

Siehe 2.3.1.

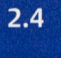

2.4 Gonosomen, Geschlechtsbestimmung und -differenzierung

2.4.1 Y-Chromosom und X-Chromosom

Das Y-Chromosom gehört zur Gruppe der kleinen Chromosomen (G-Gruppe), ist wesentlich kürzer als das X-Chromosom und akrozentrisch. Das X-Chromosom ist submetazentrisch, gehört zur C-Gruppe (s. Abb. 2.**4**) und besitzt zahlreiche, teils dominante, teils rezessive, Gene.

Merke

Sowohl die Gene für die Hämophilien als auch die Gene für die Rot-Grün-Blindheit liegen auf dem X-Chromosom.

Beim Menschen ist das Geschlecht genotypisch festgelegt, und dadurch, dass Eizellen immer nur über X-Chromosomen verfügen können, nur davon abhängig, ob das zur Befruchtung gelangende Spermium ein X- oder ein Y-Chromosom mitbringt. Das Y-Chromosom ist grundsätzlich nur bei Männern vorhanden und spielt eine wesentliche Rolle bei der Geschlechtsentwicklung männlicher Embryonen.

2.4.2 Inaktivierung

Mithilfe von fluoreszierenden Farbstoffen lässt sich der kondensierte Teil des Y-Chromosoms auch im Interphasekern anfärben und als so genanntes *F-Body* oder *Y-Chromatin* darstellen.

Bei der normalen Frau (Karyotyp 46,XX) lässt sich auch ein kondensiertes X-Chromosom im Interphasekern darstellen, das **Barr-Körperchen**. Bei dem Barr-Körperchen, auch Barr-Body, *X-Chromatin*, *Sex-Chromatin* oder Geschlechtschromatin genannt, handelt es sich um ein weitgehend inaktives X-Chromosom. Die Inaktivierung erfolgt schon während der frühen Entwicklungsstadien und kann rein zufällig entweder das väterliche oder mütterliche X-Chromosom betreffen. Eine Folge der Inaktivierung ist, dass der weibliche Organismus ein genetisches Mosaik bezüglich der heterozygoten Allele auf dem X-Chromosom ist, d. h. dass in manchen Zellen das Allel des väterlichen, in anderen Zellen das Allel des mütterlichen X-Chromosoms aktiv ist. Wichtigste Folge der Inaktivierung ist die Kompensation der Gendosis, d. h. dass Genprodukte X-chromosomaler Gene bei beiden Geschlechtern in etwa gleicher Menge gebildet werden.

Merke

Die maximal in einer Zelle darstellbare Anzahl von Barr-Körperchen entspricht der Zahl der X-Chromosomen minus eins in dieser Zelle.

Als *Trommelschlegelfort*sätze oder „*Drumsticks*" werden dem Barr-Körperchen analoge Chromatinverdichtungen in den segmentkernigen Leukozyten bezeichnet. Durch die Untersuchung von z. B. Mundschleimhautzellen auf Y-Chromatin und Barr-Körperchen lässt sich das genotypische Geschlecht bestimmen.

2.5 Mutationen

Durch Mutationen wird der Genbestand in ganz unterschiedlichem Umfang verändert. Die Veränderungen können im geringsten Fall ein einzelnes Gen (Genmutationen), aber auch ein einzelnes Chromosom (strukturelle Chromosomenaberrationen) oder beim größten Umfang die Anzahl der Chromosomen im Genom (numerische Chromosomenaberrationen, Genommutationen) umfassen.

2.5.1 Genmutationen

Genmutationen sind Veränderungen der Nukleotidsequenz der DNA, die auf den Bereich eines einzelnen Gens begrenzt sind. Hierbei sind zwei qualitativ verschiedene Arten von Mutationen zu unterscheiden. Entweder es kommt zum Austausch von Nukleotidpaaren, wobei die Anzahl der Nukleotide unverändert bleibt, oder die Anzahl der Nukleotide ändert sich. Die Veränderung der Anzahl der Basenpaare wird **Deletion** genannt, wenn es zum Verlust von Nukleotidpaaren kommt, und **Insertion**, wenn Nukleotidpaare eingefügt werden.

2.5.2 Folge von Genmutationen in Strukturgenen

Welche Folge eine Genmutation in Strukturgenen hat, hängt u. a. davon ab, welche Art von Mutation vorliegt. Handelt es sich lediglich um den Austausch von Nukleotidpaaren, im einfachsten Fall bei der **Punktmutation** um den Austausch eines Nukleotidpaares, wird es in der überwiegenden Zahl der Fälle auch zu genau einer ausgetauschten Aminosäure in der von diesem Strukturgen codierten Polypeptidkette kommen. Sollte allerdings durch die Mutation ein Terminationscodon entstehen, wird die Peptidkette verkürzt werden, wie durch die Mutation des ursprünglichen Terminationscodons die Peptidkette verlängert wird. Bedingt durch die Degeneration des genetischen Codes (s. 2.1.3 u. Abb. 2.**2**) kann allerdings der Austausch der dritten Base eines Tripletts auch ohne eine Veränderung der entstehenden Aminosäure bleiben. Trotz einer Mutation wird in diesem Fall, den man als **„Same-Sense"-Mutation** (oder stumme Mutation) bezeichnet, ein Protein mit der gleichen Aminosäuresequenz hergestellt.

Merke

Der Austausch einer Base im codierenden DNA-Strang kann neben dem Austausch einer Aminosäure im Protein auch zu einer verkürzten oder einer verlängerten Polypeptidkette oder auch zu überhaupt keiner Veränderung führen.

Klinischer Bezug

Die **Sichelzellanämie** ist ein Beispiel für eine Erkrankung, bei der nur eine Aminosäure im Protein ausgetauscht ist (in Position 6 der β-Kette des Hämoglobins ist Glutaminsäure durch Valin ersetzt). Durch Kristallisation des Hämoglobins kommt es bei den Erythrozyten zur Ausbildung der charakteristischen Sichelform, welche durch eine Erhöhung der Blutviskosität zu einer Verstopfung von Kapillaren führt.

Handelt es sich bei der Genmutation im Strukturgen jedoch um eine Deletion oder Insertion und sind davon eine nicht durch drei teilbare Anzahl von Nukleotidpaaren betroffen, so kommt es zu einer anderen Art der Mutation, die als **Rasterverschiebung** oder „Frame Shift" bezeichnet wird. Hierbei kommt es durch den Verlust oder die Einfügung von z.B. eins, zwei, vier, fünf oder sieben Basenpaaren zu einer Verschiebung des Ableserasters, da ab dem Auftreten der

a
AUG AUG AUG AUG AUG AUG ...

Deletion einer Base (A)

AUG AUG UGA UGA UGA UGA ...

b
AUG AUG AUG AUG AUG AUG ...

Insertion einer Base (A)

AUG AUA GAU GAU GAU GAU ...

Abb. 2.9 Rasterverschiebung (Frame-Shift-Mutation)
a In einer zur Verdeutlichung sehr einfach gehaltenen mRNA-Sequenz, die nur aus einer sich wiederholenden Aneinanderreihung des Basentripletts AUG (steht für Startcodon und die Aminosäure Methionin) besteht, kommt es im dritten Triplett zur Deletion des Adenins. Die Folge ist das Entstehen einer Sequenz, die ab der Deletion nun aus einer Aneinanderreihung des Basentripletts UGA besteht. Die Folge für das codierte Protein ist in diesem Fall eine extreme Verkürzung, da UGA eines der drei Terminationscodons ist. **b** Hier kommt es bei der gleichen Sequenz zur Insertion eines Adenins. Die Folge ist auch hier das Entstehen eines „GAUs" (größten anzunehmenden Unfalls); alle Basentripletts nach der Insertion lauten jetzt GAU, GAU, GAU ... (was einer Folge von Asparaginsäure-Molekülen im Protein entspricht).

Mutation die Basen nicht mehr in der ursprünglichen Weise zu Tripletts zusammengefasst werden. Folglich werden ab der Mutation alle Aminosäuren von neu zusammengestellten Basentripletts codiert und die Aminosäuresequenz völlig verändert (Abb. 2.9).

Merke

Die *Rasterverschiebung* (Frame-Shift-Mutation) entsteht durch Deletion oder Insertion einer nicht durch 3 teilbaren Anzahl von Nukleotiden und führt in der Regel dazu, dass alle Tripletts hinter der Mutation falsch abgelesen werden.

Sollte statt des Strukturgens selbst dessen Promotorregion betroffen sein, kann dies durch den Fortfall der Ablesung zur Entstehung eines Pseudogens führen. Unter einem *Pseudogen* versteht man eine Sequenz, die einem Gen ähnelt, aber nicht transkribiert wird.

2.5.3 Spontane und induzierte Mutationen

Die meisten Mutationen treten spontan, d.h. ohne erkennbaren äußeren Grund, auf und sind für den Organismus nachteilig. **Spontane Mutationen** treten mit einer abschätzbaren Wahrscheinlichkeit auf. Diese Mutationsrate ist davon abhängig, um welches Gen es sich handelt und liegt für einzelne menschliche Gene in einer Größenordnung von 10^{-4} bis 10^{-6}. Bei anderen Genen ist sie jedoch erheblich geringer. Die Häufigkeit bestimmter Mutationen beim Menschen kann mit dem Alter der Mutter (z.B. beim Down-Syndrom, s. 2.5.5) oder dem Alter des Vaters (z.B. bei der Achondroplasie und beim Marfan-Syndrom, s. 2.3.1) bei der Zeugung ansteigen.

Klinischer Bezug

Das Risiko, Kinder mit **Down-Syndrom** (Trisomie 21) zu bekommen, nimmt, wie bei anderen Trisomien (s. 2.5.5), mit dem Alter der Mutter wegen häufiger werdenden meiotischem Nondisjunctions (s. 1.15.3) zu. Während das Risiko bei zwanzigjährigen Müttern noch bei etwa 1:1500 liegt, steigt es bei Dreißigjährigen auf etwa 1:900 und bei vierzigjährigen auf etwa 1:100.

Die spontane Häufigkeit von Mutationen kann durch **induzierte Mutationen**, die z.B. durch ionisierende Strahlen oder chemische Einwirkung verursacht werden, weiter erhöht werden. Bei den mutationsauslösenden Strahlen sind Röntgenstrahlen, Gammastrahlen und *UV-Strahlen* zu erwähnen, wobei letztere, bedingt durch die geringere Eindringtiefe, *keine* Mutation von Zellen der Keimdrüsen auslösen können. Die Belastung der Menschen in Mitteleuropa durch ionisierende Strahlung wird zurzeit zum größten Teil durch kosmische Strahlung und durch radioaktive Stoffe in der Erdkruste verursacht. Für die mutagene Wirkung von ionisierenden Strahlen gibt es *keinen Schwellenwert,* der erreicht werden muss, d. h. es gibt keine Dosis, die sicher nicht mutagen wirkt, da schon ein einziges Strahlenquantum zur Schädigung ausreicht. Eine einmalige akute Bestrahlung hat bei gleicher Dosis eine wesentlich stärkere genetische Wirkung als eine chronische Bestrahlung. Bei den chemischen mutationsauslösenden Stoffen sind z. B. alkylierende Substanzen, zu denen auch viele Zytostatika gehören, und kanzerogene Kohlenwasserstoffe, wie die Epoxide, die im Körper z. B. aus Arzneimitteln gebildet werden können, zu nennen. Auch Viren können Mutationen induzieren.

2.5.4 Strukturelle Chromosomenaberrationen

Bei den strukturellen Chromosomenaberrationen handelt es sich um lichtmikroskopisch erkennbare Veränderungen. Man unterscheidet dabei zwischen Deletionen, Duplikationen, Inversionen und Translokationen.

Unter **Deletion** versteht man den Verlust eines Chromosomenabschnitts. Ein Beispiel dafür ist das *Katzenschrei-Syndrom* (*Cri-du-chat-Syndrom*), bei dem der terminale Teil des kurzen Arms von Chromosom 5 betroffen ist. Man kann hier auch von einer partiellen Monosomie sprechen.

Klinischer Bezug

Das charakteristische Merkmal beim **Katzenschrei-Syndrom** ist das schrille, um etwa eine Oktave höher liegende (880 Hz statt 440 Hz) Schreien der Kinder, das an das Miauen junger Katzen erinnert. Bei den Patienten ist die psychomotorische und geistige Entwicklung stark eingeschränkt.

Bei der **Duplikation** ist ein Chromosomenabschnitt verdoppelt, was z. B. durch ungleiches Crossingover (s. 1.15) verursacht sein kann.

Mit **Inversion** beschreibt man die Drehung eines Chromosomensegments innerhalb eines einzelnen Chromosoms um 180°. Dabei unterscheidet man zwischen der *parazentrischen* Inversion, bei der die beiden Bruchpunkte, zwischen denen die Drehung stattgefunden hat, auf einem Arm des Chromosoms liegen, und der *perizentrischen* Inversion, bei der die Bruchstellen das Zentromer mit einschließen.

Bei den **Translokationen** sind im Gegensatz zu den vorher besprochenen strukturellen Chromosomenaberrationen zwei Chromosomen beteiligt. Kommt es dabei zu einem wechselseitigen Austausch von Segmenten, spricht man von reziproker Translokation (Tab. 2.**16**).

Klinischer Bezug

Ein besonderes Chromosom, das in den meisten Fällen von *chronischer myeloischer Leukämie* (CML) gefunden wird, ist das nach der Stadt seiner Entdeckung benannte **Philadelphia-Chromosom**. Dabei handelt es sich um ein deletiertes Chromosom 22, dessen fehlendes Stück in den meisten Fällen jedoch auf Chromosom 9 wiedergefunden werden kann, wobei sich auch ein kleines Stück vom Chromosom 9 auf Chromosom 22 findet (= reziproke Translokation). Auf DNA-Ebene ist der Zusammenhang zwischen Translokation und Tumorentstehung geklärt.

Unter **Robertson-Translokation (zentrischer Fusion)** versteht man die Verschmelzung zweier akrozentrischer Chromosomen zu einem metazentrischen Chromosom. Dies führt zu einer um eins reduzierten Anzahl von Chromosomen und zum Verlust von genetischem Material, nämlich der kurzen Arme der akrozentrischen Chromosome, die die Nucleolus-Organizer-Regionen (s. 1.3) enthalten, was jedoch für den Träger der Translokation ohne phänotypische Folgen bleibt. Man spricht deshalb hier auch von einer *balancierten Robertson-Translokation.* Bei den beiden verschmolzenen Chromosomen kann es sich z. B. um die Chromosomen 14 und 21 oder auch 15 und 21 handeln. Gehen wir beispielsweise von einem Träger der Translokation 14/21 aus, so kann bei der Keimzellbildung in der ersten meiotischen Teilung (s. 1.15) entweder eine Tochterzelle das Translokationschromosom 14/21 (t14/21), oder genauer t(14q/21q), erhalten, da die beiden q-Arme fusionieren, und die andere die beiden freien Chromosomen. Oder eines der freien Chromosomen, z. B. Chromosom 21, gelangt

Tab. 2.16 Wichtige strukturelle Chromosomenaberrationen

Aberration	Veränderung	(minimale) Anzahl beteiligter Chromosomen
Deletion	Verlust eines Chromosomenabschnitts	1
Duplikation	Verdopplung eines Chromosomenabschnitts	1
Inversion	Drehung eines Chromosomenabschnitts um 180°	1
Translokation	Austausch eines Chromosomenabschnitts	2

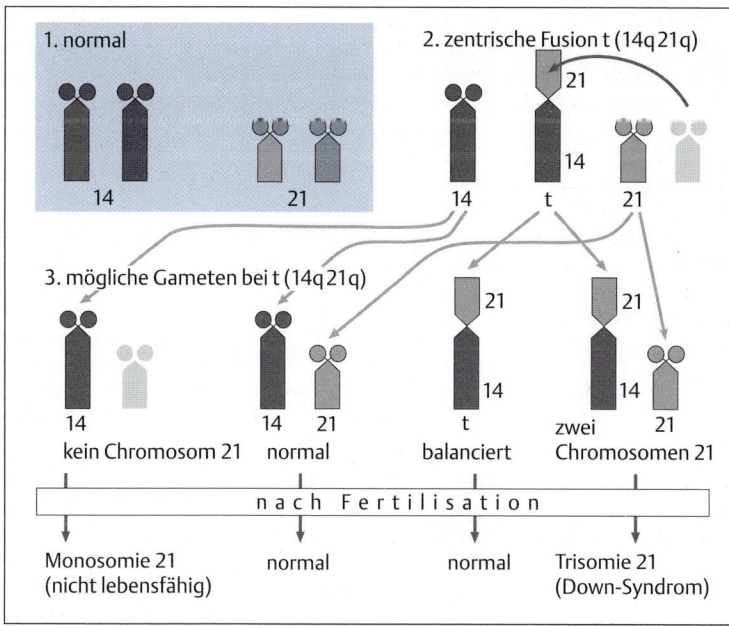

1. normal

14   21

2. zentrische Fusion t (14q 21q)

21

14

14   t   21

3. mögliche Gameten bei t (14q 21q)

21   21

14   14

14   14   21   t   zwei   21
kein Chromosom 21   normal   balanciert   Chromosomen 21

| n a c h   F e r t i l i s a t i o n |

Monosomie 21   normal   normal   Trisomie 21
(nicht lebensfähig)   (Down-Syndrom)

Abb. 2.10 Zentrische Fusion (Robertson-Translokation) und mögliche Chromosomenverteilung bei den Nachkommen (aus Passarge, Thieme 1994)

in die gleiche Tochterzelle wie das Translokationschromosom (Abb. 2.10). Im ersten Fall werden die Nachkommen, je nach der zur Befruchtung gelangenden Keimzelle, entweder die gleiche balancierte Translokation wie der Elternteil aufweisen oder aber einen völlig normalen Karyotyp haben. Im zweiten Fall hingegen wird es entweder keine Nachkommen geben, wenn die Keimzelle, die nur ein freies Chromosom 14 und kein Chromosom 21 besitzt, zur Befruchtung gelangt, da eine Monosomie der Autosomen, also auch des Chromosoms 21, nicht lebensfähig ist, oder die Nachkommen werden eine Translokationstrisomie 21 aufweisen, da der andere Elternteil zu dem freien Chromosom 21 und dem Translokationschromosom 14/21 noch ein weiteres (drittes) Chromosom 21 beisteuert. Bei der Translokationstrisomie spricht man dann von einer *unbalancierten Robertson-Translokation*, weil hier, obwohl die Anzahl der Chromosomen wieder 46 beträgt, die Anzahl der genetischen Informationen des Chromosoms 21 aus der Balance geraten ist. Die Begriffe balanciert und unbalanciert beziehen sich also immer auf die Anzahl der genetischen Informationen und nicht auf die Anzahl der Chromosomen im Genom.

> ### ❗ Merke
>
> Besonders ungünstig ist es, wenn der Träger einer balancierten Robertson-Translokation ein Translokationschromosom aufweist, das aus den langen Armen der beiden Chromosomen 21 (t21/21) besteht, da er unabhängig vom Partner nur Kinder mit unbalancierter Translokation erwarten kann.

Isochromosomen sind metazentrische Chromosomen, bei denen beide Arme die gleiche Information enthalten. Ein Isochromosom entsteht, wenn ein Chromosom sich am Zentromer in der Quer- statt der Längsrichtung teilt und aus diesem Teilstück (dem p- oder dem q-Arm) in der nächsten S-Phase (s. 1.14) wieder ein metazentrisches Chromosom, das nun aus zwei gleichen p- oder q-Armen besteht, gebildet wird.

2.5.5 Numerische Chromosomenaberrationen

Zu einer numerischen Chromosomenaberration (einer vom normalen Karyotyp abweichenden Chromosomenzahl) kann es sowohl bei beiden meiotischen als auch bei den mitotischen Teilungen kommen. Als Ursachen kommen z.B. Fehler in der Teilungsspindel oder der Verlust der Zentromerenregion eines Chromosoms infrage. Es können sowohl die Autosomen als auch die Gonosomen betroffen sein. Zu den möglichen Folgen gehören Störungen der Geschlechtsentwicklung, multiple Fehlbildungen und Fehlgeburten.

■ **Monosomien:** Die Anzahl der Chromosomen ist um eines verringert (2n–1). Wie schon erwähnt, sind Monosomien der *Autosomen* beim Menschen nicht mit dem Leben vereinbar. Bei den *Gonosomen* gibt es eine lebensfähige Monosomie, die Monosomie des X-Chromosoms (*45,X*), das *Turner-Syndrom* (oder *Ullrich-Turner-Syndrom*). Patientinnen mit *Turner-Syndrom* sind infertil und weisen typischerweise Minderwuchs, tiefen Haaransatz im

Tab. 2.17 Wichtige Mono- und Trisomien

	Krankheitsbild	Karyotyp
partielle Monosomie	Katzenschrei-Syndrom	46,XX,5 p– oder 46,XY,5 p–
gonosomale Monosomie	Turner-Syndrom	45,X0
autosomale Trisomien	Pätau-Syndrom	47,XX+13 oder 47,XY+13
	Edwards-Syndrom	47,XX+18 oder 47,XY+18
	Down-Syndrom	47,XX+21 oder 47,XY+21
gonosomale Trisomien	Triple-X-Syndrom	47,XXX
	Klinefelter-Syndrom	47,XXY
	XYY-Syndrom	47,XYY

Nacken, Flügelfellbildung im Halsbereich (sog. Pterygium colli) sowie, vor allem bei der Geburt, Lymphödeme an Hand- und Fußrücken auf.

■ **Trisomien:** Die Anzahl der Chromosomen ist um eines erhöht (2n+1). Zu den lebensfähigen Trisomien der *Autosomen* (47,XY+ oder 47,XX+) zählen die *Trisomie 13* (*Pätau-Syndrom*) und die *Trisomie 18* (*Edwards-Syndrom*), die beide meist innerhalb des ersten Lebensjahres zum Tode führen, sowie die schon angesprochene *Trisomie 21* (*Down-Syndrom*). Patienten mit *Down-Syndrom* zeigen neben einer Einschränkung der kognitiven Fähigkeiten charakteristischerweise schräg nach außen oben verlaufende (mongoloide) Lidachsen, eine Vierfingerfurche und eine große Zahl anderer morphologischer Anomalien.

Zu den Trisomien der *Gonosomen* zählt das *Triple-X-Syndrom* (47,XXX), das *Klinefelter-Syndrom* (47,XXY) und das *XYY-Syndrom* (47,XYY) (Tab. 2.17).

■ **Polyploidien** (z. B. Triploidie und Tetraploidie): Es liegt ein dreifacher bzw. vierfacher Chromosomensatz vor (3n bzw. 4n). Während die Triploidie bei ungefähr 5 % der Aborte gefunden wird, handelt es sich bei den Lebendgeborenen, die mehr als nur ein paar Tage überleben, fast ausschließlich um Mosaike aus diploiden (normalen) und triploiden Zelllinien.

 Klinischer Bezug

Sowohl das **Klinefelter-Syndrom** als auch das **XYY-Syndrom** zeichnen sich oft durch besonderen Hochwuchs aus. Während Patienten mit Klinefelter-Syndrom, die ihr zusätzliches X in je etwa der Hälfte der Fälle von Vater und Mutter bekommen haben, immer infertil sind, ist die Mehrzahl der Männer mit XYY-Status, die ihr zusätzliches Y zwangsläufig aufgrund einer Fehlverteilung in der *zweiten meiotischen Teilung* bei der Spermatogenese (s. 1.15) erhalten haben müssen, fertil.

2.6 Klonierung und Nachweis von Genen bzw. Genmutationen

Aus diesem, auch in der Biochemie (Kap. 10) besprochenen, Themengebiet sollen hier nur einige grundlegende Informationen zu Restriktionsendonukleasen, Polymerasekettenreaktion, reverser Transkriptase, Gentests und Plasmiden vorgestellt werden.

2.6.1 Bedeutung von Restriktionsendonukleasen

Restriktionsendonukleasen sind Enzyme (Restriktionsenzyme), die in doppelsträngiger DNA eine jeweils spezifische Sequenz von etwa 4–8 Nukleotiden erkennen und die DNA dort zerschneiden. Inzwischen sind mehrere hundert dieser in Bakterien vorkommenden „enzymatischen Scheren" mit unterschiedlichen Erkennungssequenzen bekannt. Sie sind wichtige Werkzeuge der molekularen Genetik und werden u. a. für die Diagnostik genetisch bedingter Erkrankungen (s. u.) sowie bei der Einfügung vom Fremd-DNA in Bakterienplasmide (s. u.) eingesetzt.

2.6.2 Polymerasekettenreaktion

Die Polymerasekettenreaktion oder Polymerase Chain Reaction (PCR) wird zur exponentiellen Vermehrung definierter DNA-Abschnitte in vitro verwendet. Hierbei wird in einem dreistufigen zyklischen Verfahren mithilfe von zwei Oligonucleotidprimern und einer besonders hitzeresistenten Polymerase die DNA zwischen den beiden Primern jeweils verdoppelt. Durch das etwa 20- bis 50-malige Wiederholen des Zyklus können von einer DNA-Sequenz millionenfache Kopien erstellt werden.

Merke

Die Polymerasekettenreaktion (PCR) ist ein enzymatisches Verfahren zur exponentiellen Vermehrung spezifischer DNA-Abschnitte.

2.6.3 Direkter und indirekter Nachweis von Genmutationen

Bei einer Genmutation die zur *Änderung einer Schnittstelle* einer bestimmten *Restriktionsendonuklease* führt, kann ein **direkter Nachweis** dieser Mutation erfolgen. Da durch die Mutation eine Schnittstelle wegfällt oder neu entsteht, kommt es zur Bildung von DNA-Bruchstücken (Restriktionsfragmenten), die sich in ihrer Länge von denen unterscheiden, die bei fehlender Mutation gebildet worden wären. Man spricht hier von *Restriktions-Fragment-Längen-Polymorphismen* (*RFLP*). RFLP können somit direkt zum Nachweis von Punktmutationen verwendet werden. Sie sind jedoch auch die Grundlage des **indirekten Nachweises** von Genmutationen bei zahlreichen Krankheiten, bei denen ein direkter Nachweis nicht möglich ist. Hierbei wird nicht das mutierte Gen selbst, sondern eine in der Nähe gelegene (gekoppelte) DNA-Region untersucht. Der indirekte Nachweis beruht somit auf dem Prinzip der *Koppelungsanalyse*. Dabei kann keine definitive Aussage darüber gemacht werden, ob eine bestimmte Genmutation vorliegt oder nicht, da das mutierte Gen durch *Crossing-over* (s. 1.15) von der untersuchten DNA-Region getrennt werden kann. Die indirekte Genanalyse ist also immer *in ihrer Aussagegenauigkeit eingeschränkt*. Da der untersuchte RFLP kausal nichts mit der fraglichen Genmutation zu tun hat, ist immer die Untersuchung von mehreren Familienangehörigen erforderlich. Nur mithilfe einer *Familienuntersuchung* kann festgestellt werden, welches Fragment in dieser Familie mit der Genmutation gekoppelt weitergegeben wird. Dabei kann sich auch herausstellen, dass bei der gegebenen Familiensituation gar kein indirekter Nachweis möglich ist.

2.6.4 Reverse Transkriptase

Die reverse Transkriptase ist ein Enzym, das die Umkehrung der Transkription ermöglicht. Während bei der Transkription an DNA mRNA gebildet wird, ist die reverse Transkriptase in der Lage, mithilfe einer Vorlage aus RNA, DNA zu bilden. Auf diese Weise kann die sonst nur mögliche Reihenfolge der Informationsweitergabe DNA → RNA → Protein im ersten Schritt umgekehrt werden. Die entstehende DNA wird als cDNA (copy-DNA, complementary DNA) bezeichnet und unterscheidet sich von der DNA des Zellkerns dadurch, dass in ihr keine Introns (s. 2.1.2) vorhanden sind (s. Tab. 2.**2**).

2.6.5 Plasmide

Plasmide sind ringförmige Stücke extrachromosomaler DNA, die bei Bakterien z. B. Gene für Antibiotikaresistenzen enthalten können (s. 3,4). In Plasmide können gentechnisch auch die Gene höherer Organismen (wie z. B. das Insulingen des Menschen) eingeführt werden. Nach Transfer des so veränderten Plasmids in eine Bakterienzelle ist diese bei entsprechenden Bedingungen in der Lage, das Genprodukt des eingebauten Gens zu produzieren (im Beispiel: menschliches Insulin herzustellen).

Klinischer Bezug

Eine andere Substanz, die heute von Bakterien produziert werden kann, ist das Wachstumshormon **Somatotropin**, dessen genetisch bedingter Mangel zu extremem Minderwuchs führen kann. Da die Wachstumshormone artspezifisch sind, war früher nur eine Gewinnung aus den Hypophysen frisch Verstorbener möglich. Durch die bakterielle Produktion steht Somatotropin heute in beliebigen Mengen zur Verfügung, und die zuvor bestehende Gefahr einer Kontamination mit den Auslösern der Creutzfeldt-Jakob-Erkrankung ist gebannt.

2.7 Entwicklungsgenetik

Siehe Anatomie 1.1.

2.8 Populationsgenetik

Unter *Population* versteht man in der Genetik eine Gruppe von Individuen, die sich untereinander fortpflanzen können. Alle Gene einer Population bilden den *Genpool*. Das Verhältnis der Allele eines Gens in einer Population bleibt über die Generationen hinweg gleich, solange *Panmixie* herrscht. Panmixie bedeutet, eine rein zufällige Partnerwahl (random mating) und das Fehlen von Mutationen sowie von Genexport oder Genimport (z. B. durch Migration). Unter diesen „idealen" Umständen kann das *Hardy-Weinberg-Gesetz* eingesetzt werden, z. B. um die Heterozygotenhäufigkeit in einer Population bei der Phenylketonurie zu bestimmen.

Grundlagen der Mikrobiologie und Ökologie

Die Mikrobiologie beschäftigt sich mit den kleinen Lebewesen → **Mikroben** (mikros: klein; bios: Leben). Mikroben werden in die folgenden Gruppen unterteilt:

- **Eukaryonten**
  - Mehrzeller (z.B. Würmer)
  - Einzeller (z.B. Protozoa)
  - Pilze
- **Prokaryonten** (vor allem Bakterien)
- **subzelluläre Erreger**
  - konventionelle Viren
  - Prionen

Nur eine geringe Zahl aus der Fülle der Mikroorganismen ist für den Menschen pathogen. Größtenteils profitiert der Mensch von ihnen, da sie u.a. wichtige Vitamine synthetisieren, anorganischen Stickstoff binden, organische Substanzen auf- und abbauen können etc.

> ❗ **Merke**
>
> Nicht alle Mikroorganismen (Bakterien, Pilze, Viren, Parasiten) sind humanpathogen.

3.1 Morphologische Grundformen der Bakterien

In der Mikrobiologie ist es notwendig, die Bakterien nach gewissen Gesichtspunkten zu ordnen, da große Unterschiede funktionell und morphologisch) zwischen den einzelnen Bakterienarten bestehen (Tab. 3.**1**). Die Besonderheiten einer Bakterienart müssen bei der Behandlung einer bakteriellen Infektion beachtet werden.

Unter dem Mikroskop zeigen die einzelnen Bakterienarten eine bestimmte Gestalt, die einen ersten Anhaltspunkt für die Bestimmung liefert (Abb. 3.**1**). Von medizinischer Bedeutung sind u.a.:

- *Staphylokokken*: rund, in Haufen zusammenliegend. Staphylokokken sind häufig Erreger von Hautinfekten und Sepsen.
- *Streptokokken:* rund, kettenförmig hintereinander liegend. Bestimmte Streptokokken verursachen z.B. die Angina tonsilaris und evtl. – als Folgekrankheit – eine Glomerulonephritis.
- *Pneumokokken:* zwei runde Bakterien, die hintereinander liegen, oft mit einer Kapsel umgeben. Pneumokokken verursachen z.B., wie es der Name andeutet, Pneumonien.
- *Spirillen:* schraubig gewundene Bakterienform. Erreger der Borreliose und Lues
- *Stäbchen:* zu den Stäbchenbakterien zählen z.B. die Cholera verursachenden Vibrionen (V. cholerae).

Bestimmungsbeispiele für Bakterien finden sich in Kapitel 3.3.3.

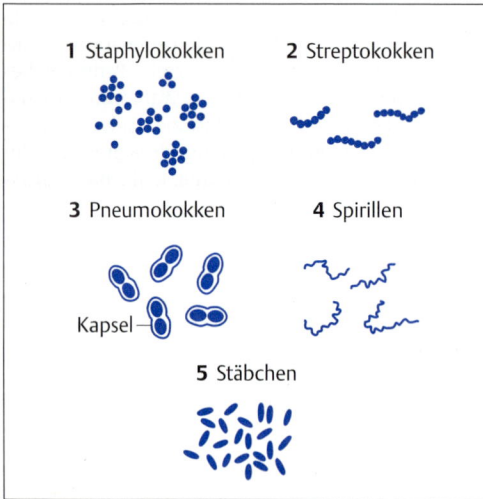

1 Staphylokokken   **2** Streptokokken

3 Pneumokokken   **4** Spirillen

Kapsel

5 Stäbchen

Abb. 3.**1 Form und Gestalt von Bakterien**

Tab. 3.1 Merkmale zur **Unterscheidung von Bakterien**

Unterscheidungs-merkmal	Unterteilung in...
Gestalt und Anordnung der Zelle	– Staphylokokken – Streptokokken und Pneumokokken – schraubige Bakterien – Stäbchen
Gramfärbung	– gramnegativ – grampositiv
Verhalten gegenüber Sauerstoff	– aerob – anaerob
spezifische Stoffwechselleistungen	– Kapselbildung – Sporenbildung – Geißelbildung – besondere Enzyme
Antigenaufbau	feststellbar mit mono-klonalen Antikörpern

3.2 Aufbau und Morphologie der Bakterienzelle

Bakterien sind typische Vertreter *prokaryonter* Lebewesen und weisen Stukturmerkmale dieser auf. Der Aufbau prokaryonter Organismen ist bereits ausführlich in Kapitel 1 (s.a. Tab 1.**1**) beschrieben.

3.2.1 Zellwandaufbau

Viele Bakterien besitzen eine der Zell*membran* (Aufbau s. 1.1) aufgelagerte Zell*wand* (Abb. 3.**2**), die sie schützend umgibt. Neben *mechanischem Schutz* trägt die Zellwand zur Aufrechterhaltung der äußeren Struktur des Bakteriums bei. Ferner hält die Zellwand für das Bakterium schädliche Stoffe fern und stellt einen Widerstand gegen den osmotischen Druck im Inneren des Bakteriums dar.
Funktionen der Zellwand:
■ mechanischer Schutz,
■ Strukturerhaltung,
■ Filter,
■ Widerstand gegen den Innendruck des Bakteriums,
■ Schutz vor Austrocknung.
Hauptbestandteil der Zellwand ist **Murein**. Murein ist ein aus Kohlenhydratketten und Peptiden aufgebautes Makromolekül. Anhand von Vorhandensein und Anordnung des Mureins lassen sich die Bakterien in drei große Gruppen einteilen:
■ grampositive Bakterien,
■ gramnegative Bakterien,
■ L-Formen, die keine oder eine defekte Zellwand besitzen.
Die **Färbung nach Gram** macht die Unterschiede im Aufbau der Zellwand von grampositiven und gramnegativen Bakterien sichtbar. Grampositive Bakterien sind mit einer dicken, mehrschichtigen Zellwand aus Murein umgeben, während der komplexere Zellwandaufbau gramnegativer Bakterien relativ wenig Murein enthält.

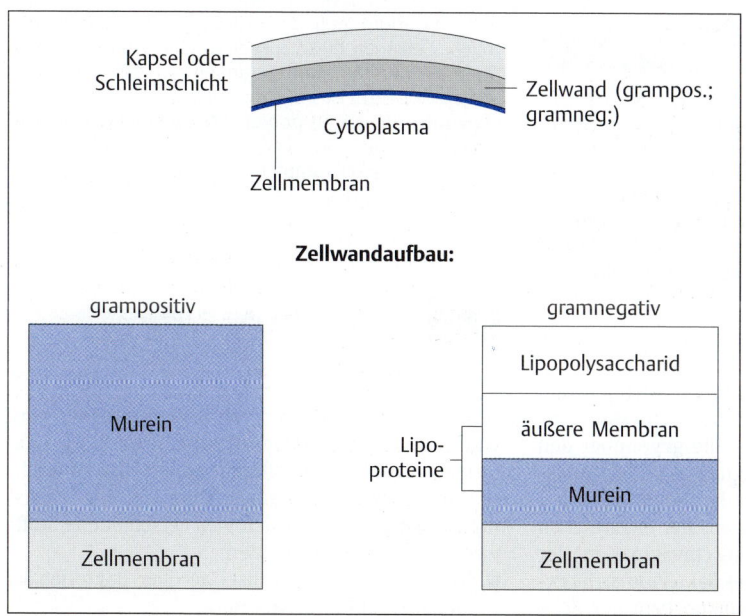

Abb. 3.**2 Vergleich des Zellwandaufbaus** zwischen grampositiven und gramnegativen Bakterien

Drei **Arbeitsschritte** sind zur Gramfärbung nötig:

- Färbung mit einem blauen Farbstoff (z. B. Kristallviolett). Sowohl grampositive als auch gramnegative Bakterien werden blau gefärbt.
- Entfärbung mit Alkohol. Die dicke Mureinschicht verhindert ein Auswaschen der Farbe; die grampositiven Bakterien sind nach der Entfärbung immer noch blau, die gramnegativen farblos.
- Gegenfärbung mit einem roten Farbstoff (z. B. Safranin). Die bereits gefärbten grampositiven Bakterien nehmen keine weitere Farbe auf; die gramnegativen sind nach der Gegenfärbung rot.

 Merke

Nach Beendigung der Gramfärbung sind die grampositiven Bakterien blau, die gramnegativen rot gefärbt. Rote Ampel → *negativ* → gram*negative* Bakterien (rot)

Die **L-Formen** der Bakterien stellen Bakterienzellen mit fehlender oder defekter Zellwand dar. Die L-Form von Bakterien entsteht meist unter Antibiotikabehandlung, da viele Antibiotika ihre Wirkung an der Zellwand entfalten. Unter dem Mikroskop betrachtet weisen die L-Formen keine einheitliche Zellform auf, was durch das Fehlen der Zellwand bedingt ist. **Mykoplasmen** (nicht mit L-Formen verwechseln!) sind eine bestimmte Art von Bakterien, die *von Natur aus* keine Zellwand besitzen.

 Merke

Bei L-Formen fehlt die Zellwand, die Zellmembran ist vollkommen intakt (Prüfungsfragen genau lesen!).

 Klinischer Bezug

Die Zellwand von Bakterien dient auch als Angriffspunkt für einige Antibiotika (Penicilline, Cephalosporine und Vancomycin). Penicillin hemmt ein bakterielles Enzym (Transpepdidase), das für die Synthese der Zellwand essenziell wichtig ist. Fehlt die Zellwand der Bakterien, platzen diese aufgrund des hohen osmotischen Drucks. Allerdings werden nur wachsende Bakterien durch Penicillin getötet, da bei ruhenden die Zellwand bereits synthetisiert ist.

3.2.2 Sporenbildung

Definition: Einige Bakterienarten (Clostridien und Bazillen) bilden unter schlechten Lebensbedingungen Dauerformen (*Sporen*) aus, die gegenüber den verschlechterten Lebensbedingungen widerstandsfähiger sind als die Bakterienzelle (*vegetative Zelle*). **Entstehung:** Sporen entstehen aus der eigentlichen Bakterienzelle durch Einstülpung (Invagination) der Plasmamembran um die DNA des Bakteriums. Die gebildete Sporenmembran beginnt noch in der Zelle

mit der Synthese der mehrschichtigen Sporenwand. Ist der Sporenaufbau abgeschlossen, geht die übrige Zelle zugrunde.

 Merke

Aus *einer* Bakterienzelle entsteht immer nur *eine* Spore. Somit dienen Sporen nicht der Bakterienvermehrung.

Neben der DNA enthält die ausgereifte Spore noch einige Ribosomen. Die insgesamt *wasserarme* Spore ist im Vergleich zur vegetativen Form der Bakterienzelle weniger empfindlich gegen:

- Temperaturschwankungen (Erhitzen, Einfrieren),
- Austrocknung,
- chemische Schadstoffe,
- Strahlung.

Die Sporenbildung wird durch einen Mangel an Energiesubstraten und GPT in der Zelle ausgelöst. Die Regulation der Sporenbildung erfolgt über die Anschaltung bestimmter, für die Sporenbildung notwendiger Gensequenzen. Insgesamt weist die Spore einen stark reduzierten Stoffwechsel auf und kann sehr lange unter ungünstigen Bedingungen überleben.

Verbessern sich die Lebensbedingungen für das Bakterium, so entwickelt sich die Spore zur vegetativen Form des Bakteriums. Bessere Lebensbedingungen werden von der Spore anhand von Glucose, Aminosäuren oder Adenosin, die in die Spore diffundieren, erkannt.

 Klinischer Bezug

Sporen von **Clostridum tetani**, einem Sporen bildenden Bakterium, befinden sich in großer Zahl im Erdreich. Gelangen diese Sporen in eine Wunde, so keimen sie dort aus und beginnen sich zu teilen. Die vegetative Form des Clostridum tetani produziert das Tetanustoxin, das als potentes Neurotoxin (verhindert Freisetzung von Glycin → Dauerstimulation) zu den typischen Muskelkrämpfen führt.

3.3   Wachstum der Bakterien

3.3.1   Stoffwechseltypen der Bakterien

Das Wachstumsverhalten von Bakterien hängt stark vom Sauerstoffgehalt der Atmosphäre ab. Einige Bakterien sind auf Sauerstoff angewiesen, um zu wachsen, bei anderen verhindert Sauerstoff das Wachstum. Insgesamt lassen sich vier verschiedene Stoffwechseltypen unterscheiden:

- *Aerobier*: Der Stoffwechsel aerober Bakterien ist auf Sauerstoff angewiesen.

- *Obligate Anaerobier:* Obligat anaerobe Bakterien wachsen nur unter Ausschluss von Sauerstoff. Zur Energiegewinnung setzen sie z.B. Schwefel oder Eisen als Wasserstoffakzeptor ein.
- *Fakultative Anaerobier:* Wachsen sowohl mit als auch ohne Sauerstoff.
- *Intrazellulär wachsende Bakterien:* Sind auf ATP der Wirtszelle angewiesen.

Klinischer Bezug

Ein Beispiel für intrazellulär wachsende Bakterien sind **Chlamydien**. Chlamydien weisen alle Strukturmerkmale einer Bakterienzelle auf und färbten sich gramnegativ. Der Entwicklungszyklus der Chlamydien ist jedoch von Wirtszellen abhängig und durch zwei Entwicklungsformen charakterisiert. Das infektiöse Elementarkörperchen wird über Endozytose von der Wirtszelle aufgenommen und entgeht (wie?) der Verschmelzung mit Lysosomen. Aus dem Elementarkörperchen entwickelt sich innerhalb von Stunden das teilungsfähige Retikularkörperchen. Nach 10–12 Zellteilungen wandeln sich die Retikularkörperchen wieder in Elementarkörperchen um. Nach Lyse der Zelle werden diese frei und können benachbarte Zellen infizieren. Häufig sind Infektionen mit C. trachomatis (Bindehautentzündung, genitale Infektionen). Therapeutisch werden Tetracycline oder Makrolide eingesetzt.

Merke

Anaerobier gewinnen ihre Energie oft durch Gärung.

3.3.2 Anlegen einer Bakterienkultur

Eine wichtige Aufgabe der medizinischen Mikrobiologie ist es, aus Patientenmaterial (z.B. Abstrich aus einer infizierten Wunde) den Erreger zu bestimmen. Die Erregerdichte im Abstrich oder anderem Untersuchungsmaterial ist meist zu gering, um den direkten Nachweis (z.B. Mikroskopie) zu führen. Aus diesem Grund müssen die Bakterien in einer Kultur vermehrt werden. Die Schritte von Entnahme der Probe bis zur endgültigen Diagnose sind: Entnahme der Probe, Anlegen einer Kultur, Auftrennung der verschiedenen Keime, Bestimmung der Keime und evtl. Anfertigen eines Antibiogramms.

1. Probenentnahme am Patienten: Die Anfertigung einer mikrobiologischen Probe dient der Gewinnung möglichst vieler pathogener Keime am Ort der Infektion. Beispiele für solche Proben sind Sputum, Urin, Stuhl, Blut oder ein Wundabstrich. Die gewonnene Probe sollte in ein geeignetes Transportgefäß (keine Vermehrung und kein Absterben der Keime) gegeben und schnellstmöglich der Untersuchung zugänglich gemacht werden.

2. Anlegen einer Bakterienkultur: Eine Bakterienkultur kann in flüssigen oder festen Nährmedien an-

gelegt werden. Beide enthalten für das Bakterienwachstum notwendige Substanzen, wie

- *Pepton* als Stickstoffquelle,
- *Kohlenstoff* – meist die leicht verwertbare Glucose – als Energiesubstrat,
- *Pufferlösung*, mit der der für das Wachstum optimale pH eingestellt werden kann, und zum Teil
- *Serum.*

Für die Kultur humanpathogener Keime ist meist eine Temperatur von 37 °C (Körpertemperatur) günstig. Der Unterschied zwischen *festem Nährboden* und *flüssiger Nährbullion* ist der Zusatz von *Agar* zu dem festen Nährboden. Agar, Extrakt einer Meeresalge, hat ein hohes Wasserbindungsvermögen und verfestigt so den Nährboden. Für spezielle Fragestellungen können Nährböden, z.B. Antibiotika, zugesetzt oder bestimmte Stoffe (Aminosäuren) entzogen werden. Mithilfe solcher *Selektivnährböden* kann das Wachstum von Keimen, die physiologischerweise vorhanden sind, unterdrückt werden.

3. Auftrennung der Keime: Meist wachsen auf einer Agarplatte mehrere Bakterienkolonien (sichtbare Haufen von Bakterien). Um eine einzelne Kolonie untersuchen zu können, müssen die Kolonien vereinzelt werden. Dies wird durch den *Dreiösenausstrich* erreicht.

4. Bestimmung der Keime: Nach Auftrennung können die Einzelkolonien (*Reinkultur*) weiter untersucht werden. Aufschluss liefern die mit dem bloßen Auge feststellbare Wachstumsform, Verhalten in der Gramfärbung, spezifische Reaktionen und Wachstumsanforderungen (z.B. Antibiotikaresistenzen, Bedarf bestimmter Aminosäuren für das Wachstum). Die *Wachstumsgeschwindigkeit* variiert zum Teil sehr stark zwischen den verschiedenen Bakterienarten: E. coli z.B., das sich etwa alle 20 Minuten teilt, wächst innerhalb von Tagen zu einer sichtbaren Kultur heran, während Tuberkulosebakterien dafür mehrere Wochen benötigen.

Merke

E. coli teilt sich unter optimalen Bedingungen alle 20 Minuten.

5. Antibiogramm: Mittels des Antibiogramms kann das Antibiotikum mit der optimalen Wirkung auf den untersuchten Keim festgestellt werden. Auf eine Platte, auf der das Bakterium wächst, werden mit verschiedenen Antibiotika getränkte Filzplättchen aufgebracht. Nach einer bestimmten Kulturdauer kann die Größe des *Hemmhofes* um die jeweiligen Filzplättchen ausgemessen werden. Als Hemmhof bezeichnet man den Raum um das Filzplättchen auf dem keine Bakterien mehr wachsen.

6. Weitere Bestimmungsmöglichkeiten: Das Anlegen einer Bakterienkultur ist eine Möglichkeit, den

Erreger zu bestimmen. Wenn es möglich ist, werden andere, zum Teil schnellere und genauere Nachweismethoden benutzt. Nachweis *spezifischer* Bakterien-DNA oder ribosomaler RNA der Bakterien, Antikörperbestimmung im Patientenserum oder die klassische Mikroskopie zählen zu diesen Verfahren.

3.3.3 Bestimmungsbeispiele für Bakterien

Bestimmungsbeispiel 1: Ein Bakterienstamm wächst nur unter Ausschluss von *Sauerstoff*, erscheint nach Gramfärbung *blau* und sieht unter dem Mikroskop *stäbchenförmig* aus. Der Stamm ist zu *Sporenbildung* befähigt. *Es handelt sich um* ein anaerobes, grampositives Stäbchen, das Sporen ausbilden kann (z. B. Clostridien).

Bestimmungsbeispiel 2: Für die Kultur eines Bakterienstamms ist *Sauerstoff notwendig*, die nach Gramfärbung *dunkelblauen* Bakterien sind *rund* und liegen in *Haufen* zusammen. *Es handelt sich um* aerobe, grampositive Kokken (z. B. Staphylokokken).

3.3.4 Wachstum der Bakterien

Unter optimalen Bedingungen (ausreichend Nährstoffe, richtiger Umgebungs-pH, Temperaturoptimum, etc.) vermehren sich Bakterien *exponentiell*. Verfolgt man das Wachstum einer Bakterienkultur, lassen sich drei (vier) charakteristische Abschnitte unterscheiden: lag-, log-, stationäre und Sterbephase (Abb. 3.**3** und Tab. 3.**2**).

1. Lag-Phase: Beim Anlegen einer neuen Bakterienkultur müssen sich die Bakterien den neuen Lebensbedingungen auf der Platte anpassen. Während dieser *lag-Phase* werden Enzyme hergestellt, die die vorhandenen Energiesubstrate verwerten können. Aus diesem Grund findet in der lag-Phase ein langsames Wachstum der Kultur statt.

2. Log-Phase: Ist die Anpassung an die neue Umwelt erfolgt, geht die Bakterienkultur in die durch exponentielles Wachstum gekennzeichnete *log-Phase* (lg-Phase) über. In der log-Phase weisen die Bakterien ihre maximale Teilungsrate auf (Generationszeit erreicht ihr Minimum).

Tab. 3.**2** **Wachstumsphasen** in einer Bakterienkultur

Phase des Wachstums	Ereignis
lag-Phase (Verzögerungsphase)	die Bakterien passen sich der neuen Umwelt an
log-Phase	exponentielles Wachstum
stationäre Phase	Gleichgewicht zwischen Wachstum und Absterben
Sterbephase (optional)	die Bakterien sterben ab

 Merke

Die *Generationszeit*, die Zeit zwischen zwei Teilungen, ist u. a. abhängig von Substratangebot und Temperatur.

3. Stationäre Phase: Die ständig wachsende Zahl an Bakterien baut langsam aber sicher die vorhandenen Nährstoffe ab und gibt Stoffwechselendprodukte an die Umwelt ab, die u. U. toxisch wirken. Wachstum und Absterben halten sich in dieser *stationären Phase* die Waage.

4. Sterbephase: Bei vielen Bakterien geht die stationäre Phase in die *Sterbephase* über. Die Sterbephase wird durch einen immer stärker werdenden Mangel an Energiesubstraten und Akkumulation von toxischen Metaboliten verursacht.

3.3.5 Antibiotika und Antibiotikaresistenzen

Medikamente im menschlichen Körper und Maßnahmen zur Bekämpfung von Bakterien außerhalb des Menschen können entweder die Bakterien direkt töten (*bakteriozid*) oder das Wachstum der Bakterien hemmen (*bakteriostatisch*).

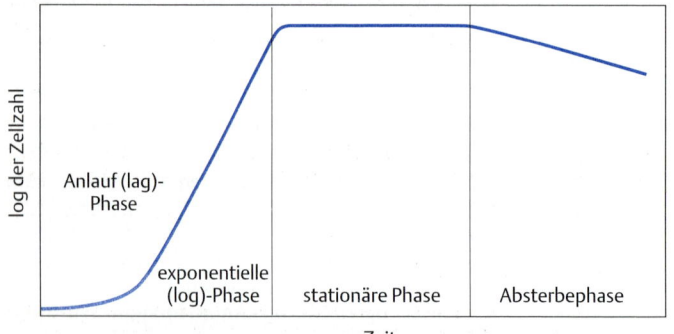

Abb. 3.**3** **Wachstumsphasen von Bakterien** in Kultur

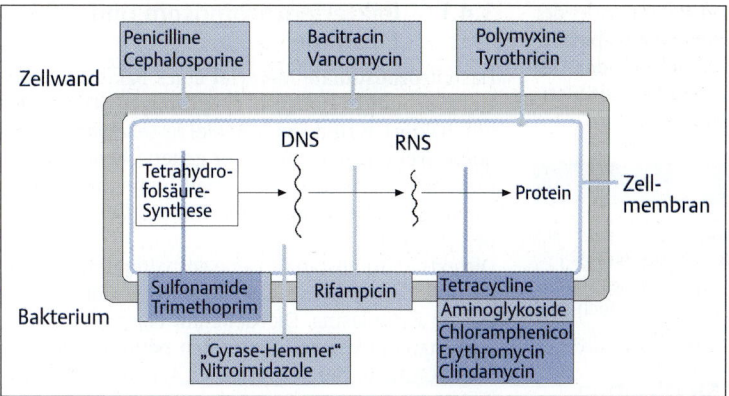

Abb. 3.4 Angriffspunkte verschiedener Antibiotika. Polymyxine und Tyrothricin erhöhen die Durchlässigkeit der Zellmembran – schlechte Verträglichkeit. Hell: bakteriozid; dunkel bakteriostatisch (aus Lüllmann/Mohr/Ziegler, Thieme 1994)

 Merke

Bakteriozid: Abtöten der Bakterien
Bakteriostatisch: Wachstumshemmung

Wirkungsmechanismus verschiedener Antibiotika

Antibiotika (synonym: Chemotherapeutika) greifen an unterschiedlichen Stellen das Wachstum oder die Vermehrung der Bakterien an (Abb. 3.**4**). Die Grenze zwischen Antibiotika (natürliche Herkunft) und Chemotherapeutika (voll-synthetisch) ist schwer zu ziehen und z. Z. historisch bedingt. Prüfungsrelevante Antibiotika sind in Tab. 3.**3** zusammengefasst.

Antibiotikaresistenz von Bakterien

Bakterien können gegenüber Antibiotika eine *natürliche* und eine *erworbene Resistenz* aufweisen. So ist z. B. eine natürliche (primäre) Resistenz gegenüber Penizillin bei vielen gramnegativen Bakterien und Mykoplasmen vorhanden, da die Zellwand bei diesen Erregern gering ausgeprägt bzw. nicht vorhanden ist. Bei gramnegativen Bakterien befindet sich das Murein hinter der zweiten Zellwandschicht, die Penizillin von seinem Wirkungsort fernhält.

Merke

Natürliche Resistenzen (primär) beruhen auf Besonderheiten des Stoffwechsels oder des Aufbaus eines Bakterienstammes.
Erworbene Resistenzen (sekundär) können durch Mutation und Selektion, Rekombination oder Plasmidtransfer auftreten.

Tab. 3.3 Wirkungsweise ausgewählter Antibiotika

Antibiotikum	bakteriozid/bakterio-statisch	Wirkungsmechanismus
Penizillin	bakteriozid	Hemmung der bakteriellen Transpeptidase, die für den Aufbau der Zellwand verantwortlich ist → Schädigung der Zellwand → Zelltod
Cephalosporine	bakteriozid	siehe Penizilline
Tetrazyklin	bakteriostatisch	Blockieren 30 S-Untereinheit der bakteriellen Ribosomen → Hemmung der Proteinbiosynthese
Rifampicin	bakteriozid	Hemmung der bakteriellen, DNA-abhängigen RNA-Polymerase → Verhinderung der Proteinbiosynthese und DNA-Replikation
Sulfonamide	je nach Konzentration	Als falsches Substrat in der Tetrahydrofolsäuresynthese (wichtig für Nukleinsäuresynthese) hemmen sie diese
Gyrasehemmer	bakteriozid	Hemmt die Topoisomerase II (Gyrase) der Bakterien und verhindert so einen geordneten DNA-Aufbau

Wie andere Lebewesen auch sind Bakterien in der Lage, sich an neue Umweltbedingungen anzupassen. Zu neuen Umweltbedingungen zählt auch der Gebrauch von Antibiotika, der das Überleben antibiotikaresistenter Bakterienstämme fördert.

Klinischer Bezug

Das Problem der **Antibiotikaresistenzen** sollte auf keinen Fall unterschätzt werden. Schon heute gibt es Infektionen mit MRSA-Staphylokokken (multiresistente Staphylokokken), die, wenn überhaupt, nur noch gegenüber wenigen Antibiotika sensibel sind.

3.3.6   Desinfektion und Sterilisation

Unter **Desinfektion** wird die Inaktivierung bzw. Abtötung von *pathogenen* Mikroorganismen auf „menschlichen Oberflächen" verstanden. Bei der **Sterilisation** werden alle Mikroorganismen abgetötet. Stoffe oder physikalische Faktoren (z. B. Hände waschen), die in der Desinfektion eingesetzt werden, müssen neben ihrem Effekt auf Bakterien noch die Haut schonen.

Tab. 3.4 **Desinfektions- und Sterilisationsmittel**

Desinfektionsmittel	Sterilisationsmittel
– Alkohole (Sterilium®)	– Hitze (feucht/trocken)
– Phenole	– Radioaktive Strahlung
– Jodlösungen	– Gase
– Aldehyde (Formaldehyd)	– UV-Strahlung

Klinischer Bezug

Bei einer Nadelstichverletzung mit einer HIV-infizierten Kanüle werden viele der Viren durch Aufbringen einer 10 %igen Jodlösung lokal abgetötet.

3.4   Bakteriengenetik

Die Erbsubstanz einer Bakterienzelle befindet sich auf einem, frei im Zytoplasma schwimmendem, zirkulären Chromosom. Oft befindet sich ein kleiner Teil der Erbinformation auf ringförmigen *Plasmiden*. Plasmide sind kleine DNA-Moleküle, die für Proteine kodieren, die sich nicht auf dem Bakterienchromosom befinden. Unter Umständen können einige Plasmide in das Chromosom integriert werden.

Merke

Plasmide enthalten extrachromosomale Gene.

3.4.1   Bakterienchromosom und Plasmide

Das **chromosomale Material** eines Bakteriums besteht aus einem einzigen, ringförmigen DNA-Molekül. Bakterien sind somit haploide Lebewesen. *Ausnahmsweise* können Teile der genetischen Information diploid sein. Dies ist der Fall, wenn durch Übertragung von Genmaterial ein Teil des Genoms doppelt vorliegt.

Die extrachromosomale Gene enthaltenden **Plasmide** befinden sich wie das ringförmige Chromosom frei im Zytoplasma. Die Gene auf Plasmiden liegen auch haploid vor. Auf Plasmiden befinden sich vor allem Gene für die Sexpili (s. 3.2.3) und Antibiotikaresistenzen.

3.4.2   Übertragung von Genmaterial zwischen Bakterien

Die Rekombinationsmöglichkeiten sind bei Bakterien eingeschränkt, da sie sich durch Zellteilung vermehren. Dennoch sind Bakterien in der Lage, genetische Information untereinander auszutauschen. Insgesamt stehen ihnen hierzu drei Mechanismen zur Verfügung (s. Tab. 3.**5**):
- Transformation,
- Konjugation,
- Transduktion.

Transformation

Transformation bezeichnet in der Bakteriengenetik die Aufnahme fremder DNA aus der Umgebung mit nachfolgender Integration in das eigene Erbgut durch ein Bakterium. Die Fähigkeit der Bakterien, fremde DNA aus der Umgebung aufzunehmen und in ihr eigenes Genom zu integrieren, wurde durch Experimentieren mit zwei verschiedenen Pneumokokkenstämmen (Bakterien, die Lungenentzündungen verursachen) entdeckt (Abb. 3.**5**).
Einer der beiden Stämme (S-Stamm) war mit einer Kapsel bedeckt, bei dem anderen Stamm (R-Stamm) war die Kapsel nicht ausgebildet. Nur der S-Stamm verursachte in Mäusen letale Pneumonien, da die

Tab. 3.5 Möglichkeiten des **DNA-Transfers zwischen Bakterien**

DNA-Transfer über...	Mechanismus des Transfers
Transformation	Aufnahme und Integration fremder DNA
Konjugation	Plasmide werden zwischen zwei Bakterien über Pili ausgetauscht
Transduktion	Bakteriophagen „tragen" DNA von einer Bakterienzelle zur anderen

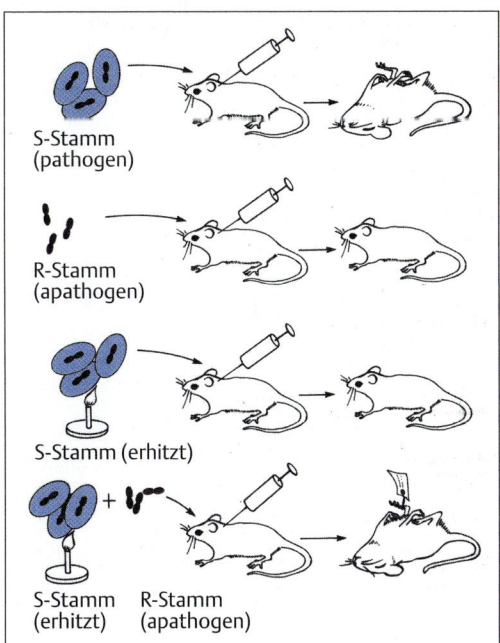

S-Stamm
(pathogen)

R-Stamm
(apathogen)

S-Stamm (erhitzt)

S-Stamm   R-Stamm
(erhitzt)   (apathogen)

Abb. 3.5 Nachweis, dass Bakterien DNA aus ihrer Umgebung aufnehmen können → **Transformation**; Erläuterung siehe Text (aus Hirsch-Kaufmann/Schweiger, Thieme 1996)

Kapsel die Bakterien vor einer wirkungsvollen Immunantwort der Maus schützte. Eine Infektion mit dem R-Stamm wurde von allen Mäusen überlebt. Wurden die S-Pneumokokken durch Erhitzen abgetötet (DNA weiterhin intakt) und mit lebenden R-Pneumokokken vermischt, wurden aus den apathogenen (keine Krankheit verursachend) R-Stämmen pathogene Pneumokokkenstämme. Die R-Stämme

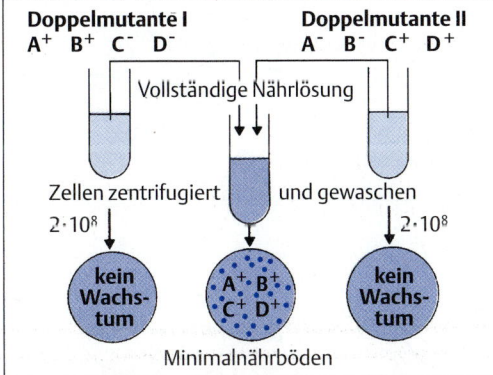

Doppelmutante I   Doppelmutante II
A$^+$ B$^+$ C$^-$ D$^-$ A$^-$ B$^-$ C$^+$ D$^+$

Vollständige Nährlösung

Zellen zentrifugiert   und gewaschen
2·10^8 2·10^8

kein Wachstum   A$^+$ B$^+$ C$^+$ D$^+$ kein Wachstum

Minimalnährböden

Abb. 3.6 Versuch von Lederberg und Tatum (aus Hafner, L., P. Hoff: Materialen für den Sekundärbereich II Biologie, Genetik. Schroedel, Hannover, 1988)

müssen also die DNA-Abschnitte, die für die Kapsel codieren, aufgenommen und in ihr eigenes Genom integriert haben.

Konjugation

Bakterien verfügen auch über einen *physiologischen* Mechanismus zum DNA-Austausch (genetische Rekombination). Dies konnte durch folgendes Experiment bewiesen werden:
Lederberg und Tatum arbeiteten mit zwei verschiedenen Stämmen von E. coli. Der eine Stamm war auf die Aminosäuren A und B im Nährboden, der andere auf C und D angewiesen. Beide Stämme wuchsen nicht auf einem Nährboden ohne die oben genannten Aminosäuren. Mischte man die Stämme in einem Reagenzglas für eine Weile und brachte die Mischung der beiden Stämme auf denselben Nährboden aus, wuchsen dort einige Bakterien, die alle vier Aminosäuren selbst herstellen konnten. Die Häufigkeit der wachsenden Bakterienkolonien war größer als die durch Mutationen erklärbare (Abb. 3.**6**).
Durch weitere Untersuchungen wurde festgestellt, dass sich zwischen zwei Bakterien Plasmabrücken, sog. Sexpili, ausbilden. Über diese wird DNA von einer zur anderen Bakterie übertragen, was man als **Konjugation** bezeichnet (Abb. 3.**7**). Sexpili, oder Pili (Fimbrien), sind Fortsätze an der Oberfläche der Bakterienzellwand. Sie dienen, wie oben beschrieben, der Konjugation und zusätzlich dem Anheften an anderen Oberflächen. Man findet sie besonders oft bei gramnegativen Bakterien (s. 3.1.2).

 Klinischer Bezug

E. coli verursachen, besonders bei Frauen, häufig **Harnwegsinfekte**. Da mit dem Urin die dort vorhandenen Bakterien mit dem Urin „hinausgespült" werden, sind vor allem Stämme mit besonders vielen Pili (gute Haftung an der Urogenitalschleimhaut) Erreger von Harnwegsinfekten.

Die genetische Information für den Aufbau des Sexpilus ist auf einem Plasmid (s. 3.2) codiert. Bakterien, die dieses Plasmid enthalten, werden als **F$^+$-Bakterium** (F: Fertilitätsfaktor) bezeichnet. Ist der Kontakt zwischen einem F$^+$- und einem **F$^-$-Bakterium** (kein F-Plasmid) hergestellt, wird das **F-Plasmid** verdoppelt und vom F$^+$- zum F$^-$-Bakterium übertragen. Einige Bakterien integrieren das F-Plasmid in ihr Chromosom (**Hfr-Bakterium**, Hfr: high frequency of recombination). Die fehlerhafte Exzision eines F-Plasmids aus dem bakteriellen Chromosom kann zur Bildung von F′-Plasmiden führen. Hfr-Bakterien können neben dem F-Plasmid ihr gesamtes Genom auf eine andere Bakterienzelle übertragen. Medizinisch bedeutsam ist vor allem die Übertragung von Antibiotikaresistenzen.

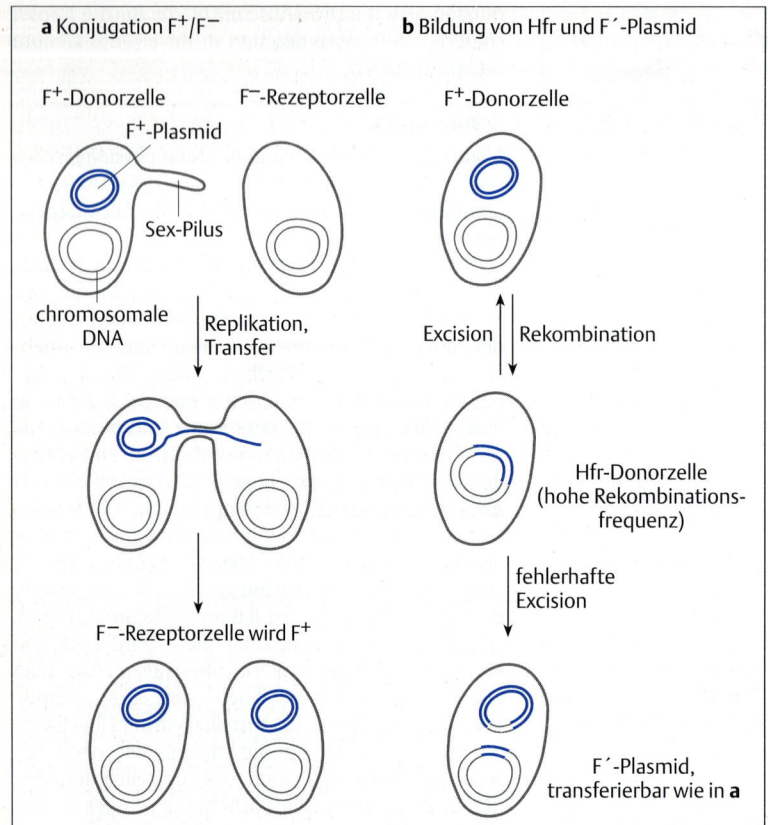

Abb. 3.**7 Konjugation**

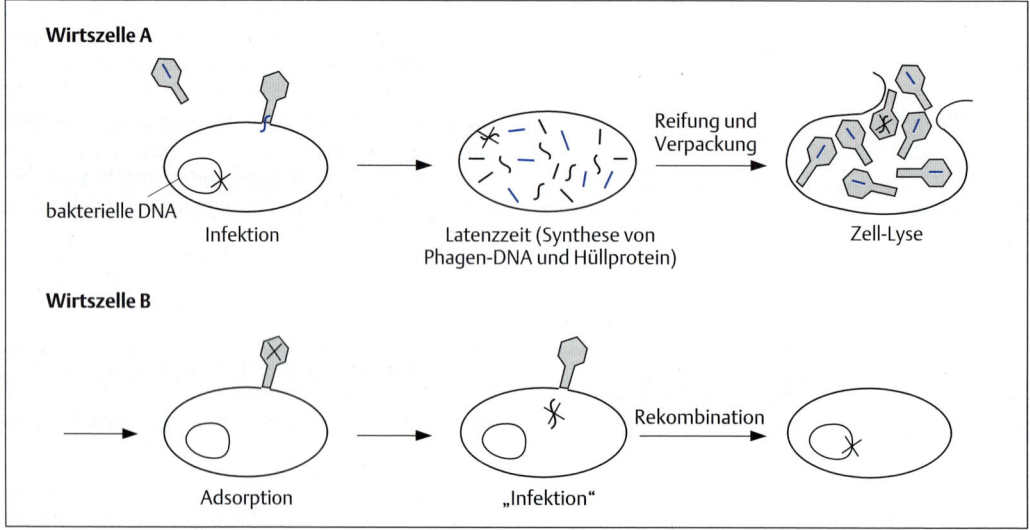

Abb. 3.**8 Transduktion**

Merke

Autotrophe Lebewesen sind in der Lage, energiereiche Verbindungen selbst aufzubauen. Autotroph leben vor allem Pflanzen (Photosynthese) und einige Bakterien (Photo- oder Chemosynthese). *Heterotrophe* Lebewesen sind auf die von autotrophen Lebewesen synthetisierten energiereichen Verbindungen angewiesen.

3.5.2 Wachstumsformen

Anhand des Aussehens werden Pilze in drei Klassen eingeteilt:
- *Sprosspilze* (Hefen) sind meist einzellig und weisen eine runde Zellform auf. Wichtiger humanpathogener Vertreter dieser Gruppe ist Candida albicans.
- *Hyphenpilze* bilden fadenförmige Strukturen (Hyphen) aus. Die Gesamtheit der Hyphen eines Pilzes bezeichnet man als *Myzel*.
- *Mischformen* der beiden Typen.

3.5.3 Vermehrung und Verbreitung

Pilze können sich asexuell oder sexuell vermehren. Die *asexuelle Vermehrung* findet durch Bildung einer Ausbuchtung in der Zellwand statt, in die ein neu gebildeter Kern (Mitose) einwandert und sich abschnürt (*Sprossung*). Bei *sexueller Vermehrung* verschmelzen zwei gegengeschlechtliche Zellen mit jeweils haploidem Chromosomensatz, da sie eine Meiose durchlaufen haben. Die gebildete diploide Zygote vermehrt sich durch Sprossung weiter.

Merke

Die Fortpflanzungsorgane (sexuell oder asexuell) werden als *Sporen* bezeichnet. Pilzsporen dienen im Gegensatz zu bakteriellen Sporen der Fortpflanzung.

Pilze zeichnen sich durch ein breites Spektrum an verschiedenen Arten aus. Einige Pilzarten ernähren sich von Fäulnisprodukten organischer Substanzen (saprophytisch), andere Pilze leben als Parasiten oder Symbionten.
Von den über 120000 verschiedenen Arten wurden bisher nur 100 als Krankheitserreger des Menschen gefunden. Mit wenigen Ausnahmen weisen diese Pilze jedoch nur ein geringes pathogenes Vermögen auf. Voraussetzung für das Entstehen einer Mykose (Pilzinfektion) ist meist eine Abwehrschwäche.

Klinischer Bezug

Menschen, deren Immunsystem in seiner Wirksamkeit stark eingeschränkt ist, sind stark durch Pilzinfektionen bedroht. Besonders häufig ist eine Infektion der Mundhöhle und des Ösophagus mit **Candida albicans** (Hefepilz).

Merke

Konjugation stellt den Gentransfer zwischen Bakterien über Sexpili dar. Die Übertragung erfolgt von einem F⁺- oder einem Hfr-Bakterium auf ein F⁻-Bakterium. Die Übertragung von Genmaterial ohne Meiose wird auch als *Parasexualität* bezeichnet. Die Konjugation ist nicht an die Artgrenze gebunden; sondern kann auch zwischen zwei Bakterien unterschiedlicher Spezies stattfinden.

Transduktion

Das Hinübertragen von DNA von einer Zelle auf die andere erfolgt durch Viren, sog. **Bakteriophagen**. Bei einer Virusinfektion werden innerhalb der Wirtszelle (Mechanismus s. 3.6.2) eine große Zahl an neuen Viruspartikeln hergestellt. Einige der neuen Viren werden fehlerhaft zusammengebaut und enthalten ausschließlich oder teilweise DNA der Wirtszelle. Wird eine andere Wirtszelle von einem solchen Virus infiziert, kann die DNA der alten Wirtszelle in die DNA des neuen Wirts integriert werden (Abb. 3.**8**). Diese transduzierenden Phagen werden zunehmend in der Gentechnologie eingesetzt, um Proteine und Hormone (z.B. Insulin) herzustellen. Zu diesem Zweck wird zunächst ein Plasmid mit der gewünschten genetischen Information (z.B. Gensequenz für Insulin) hergestellt und in einen Phagen eingebaut. Wird eine Bakterienkultur mit solchen Phagen infiziert, so wird das gewünschte Genprodukt (z.B. Insulin) von den Bakterien in großer Menge synthetisiert.

Merke

Transduktion (transducere, lat.: hinübertragen) ist der phagenvermittelte Gentransport von einem Bakterium auf das andere.

3.5 Pilze

3.5.1 Lebensweise

Eine Pilzzelle besteht aus einem Zellkern mit darin enthaltenen Chromosomen und verschiedenen Organellen (z.B. Mitochondrien). Aus diesem Grund gehören die Pilze zu den Eukaryonten. Von tierischen Zellen unterscheiden sich die Pilze durch das Vorhandensein einer *Zellwand*. Einige Arten, z.B. Cryptokokkus neoformans, besitzen zusätzlich eine *Schleimkapsel* um die Zellwand.
Die Energie für ihren Stoffwechsel gewinnen Pilze aus dem Abbau organischer Substanzen (*heterotrophe* Lebewesen).

Tab. 3.**6** Ausgewählte Pilztoxine

Toxin	Wirkung	Herkunft
Ergotamin	greift an Dopamin- und α-Adrenorezeptoren an (a- und antagonistisch) → periphere Vaso-konstriktion, Kontraktion des Uterus, zentrale α-Blockade	Claviceps purpurea; der Pilz wächst auf Getreide, dort fällt er als kleine, schwarze Punkte auf; die letzten Vergiftungen sind in den 50er Jahren in Frankreich aufgetreten
Aflatoxin	potentes Kanzerogen (primärer Leberzell-tumor). In hohen Dosen Leberausfallskoma.	der in verschimmelten Speisen vorkommende Schimmelpilz Aspergillus flavus (immer alles wegwerfen!)
α-Amanitin	Hemmung der RNA-Polymerase II; bei hohen Konzentrationen auch die RNA-Polymerase III; nie die RNA-Polymerase I	Knollenblätterpilz

3.5.4   Synthese von Stoffen durch Pilze

Von der medizinischen Bedeutung her dürfen Pilze nicht unterschätzt werden. Pilze sind zum einen Erreger von Infektionskrankheiten (Mykosen), zum anderen produzieren sie eine Vielzahl an Substanzen, die toxisch wirken oder als Antibiotika eingesetzt werden können.

Die **Antibiotikaproduktion** von Pilzen ist *Alexander Fleming* (englischer Forscher 1881–1955) durch ein Missgeschick in seinem Labor aufgefallen. Fleming stellte fest, dass eine Bakterienkultur abstarb, wenn ein Schimmelpilz (Penicilium notatum) in die Kultur gelangt war. Ursache des Absterbens der Bakterien war ein vom Pilz synthetisierter Stoff, das Penicillin G. Pilze synthetisieren Antibiotika, um gezielt Bakterien abzutöten, da Pilze und Bakterien um denselben Nährstoff (Substrat) konkurrieren.

Andere Pilzarten produzieren äußerst wirksame **Toxine**. Zu diesen zählen vor allem das Ergotamin, Aflatoxin, α-Amanitin und Halluzinationsdrogen (Tab. 3.**6**).

3.6   Viren

3.6.1   Was sind Viren?

Geschichtliches

Der Virusbegriff stammt vom Ende des 19. Jahrhunderts. Damals wurde versucht, die Ursache der Tabakmosaikkrankheit (helle Flecken auf den Blättern des Tabaks) zu finden. Zu diesem Zweck wurde auch ein Extrakt der erkrankten Pflanzen mit einem bakteriendichten Filter gereinigt. Im Rückstand des Filters ließen sich keine Bakterien nachweisen, doch das Filtrat war weiterhin infektiös. Diese unbekannte Art von Erreger wurde als Virus (lat. Gift) bezeichnet.

 Merke

Viren sind in der Lage, bakteriendichte Filter zu passieren.

3.6.2   Virusaufbau

Der Aufbau der Viren konnte durch verfeinerte biochemische Methoden und Elektronenmikroskopie aufgeklärt werden und folgt einem einheitlichen Schema (Abb. 3.**9**). Viren bestehen immer aus einer

- **Nukleinsäure**; *entweder* DNA *oder* RNA jeweils als Einzel- oder Doppelstrang, und einem
- **Capsid**, das aus viralen Proteinen besteht und die Nukleinsäure schützend umgibt.

Einige Viren können neben Nukleinsäure und Capsid zusätzlich noch

- virale **Enzyme** innerhalb des Capsids und
- eine **Hülle** (envelope) aus Membranbestandteilen der Wirtszelle

enthalten.

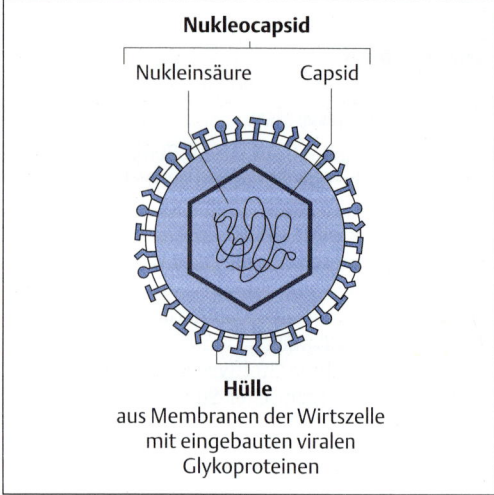

Abb. 3.**9** Allgemeiner **Bauplan der Viren**

Tab. 3.**7** Übersicht über die **Virusbestandteile**

Virusbestandteil	Vorhanden	Aufgebaut aus...	Funktion
Nukleinsäure	immer	einzel- oder doppelsträngige DNA oder RNA	Träger der viralen Erbinformation
Capsid	immer	virale Proteine	Schutz der Nukleinsäure
Hülle (envelope)	optional	Zellmembran der Wirtszelle in Verbindung mit viralen Proteinen	Schutzfunktion und u. U. verbessertes Andocken an Wirtszelle
Enzyme	optional	Aminosäuren	Katalyse, z. B. reverse Transkriptase

Die **Größe** der Viren variiert zwischen den einzelnen Virusfamilien. Die Größen reichen von etwa 30 nm (Poliovirus) bis zu 350 nm (Pockenvirus). Die kleinsten Bakterien sind im Vergleich hierzu immerhin 700 nm groß (Rickettsien). Nur die Elementarkörperchen der Chlamydien (Bakterium) sind kleiner (250 nm) als das Pockenvirus.

 Merke

Befindet sich ein komplett aufgebautes Virusmolekül nicht in einer Zelle, wird es als *Virion* bezeichnet.

Die **Klassifizierung** der Viren in bestimmte Gruppen in der Medizin erfolgt anhand der in Tab. 3.**7** aufgeführten Bestandteile. Dem Typ der Nukleinsäure kommt hierbei eine Schlüsselstellung zu.

Bakteriophagen, Prionen und Viroide

Im Zusammenhang mit der Virologie stehen die Begriffe Bakteriophage und Viroid. Ein *Bakteriophage* (Phage) ist ein *ausschließlich* Bakterien befallendes Virus.

 Klinischer Bezug

Durch Transduktion (s. 3.2.3) können Bakteriophagen **Antibiotikaresistenzen** übertragen. Die Resistenzübertragung von einem Bakterium auf das andere durch Viren kann über die Speziesgrenze hinaus erfolgen, z. B. Resistenzen der kommensalischen E. coli können auf pathogene Erreger weitergegeben werden.

Als *Viroide* (slow viruses) werden infektiöse Nukleinsäuren ohne Capsid und Hülle bezeichnet. Viroide befallen nach bisherigen Erkenntnissen nur Pflanzen. *Prione* sind infektiöse Proteine. Kuru und die Jakob-Creutzfeldt-Erkrankung werden diesen, zur Zeit noch nicht genau identifizierten, Erregern zugeschrieben.

Wirtsspektrum von Viren

Viren können sich nur innerhalb von Zellen vermehren, da sie selbst nicht in der Lage sind, Proteine zu synthetisieren.

 Merke

Viren sind obligate Zellparasiten.

Im Laufe der Evolution ist durch Mutation eine Vielzahl an Viren entstanden. Einige sind für ihre Vermehrung auf pflanzliche, andere auf tierische und/oder menschliche Zellen angewiesen.

3.6.3 Viraler Vermehrungszyklus

Dieser Abschnitt bezieht sich auf die Virusvermehrung in *eukaryonten* Zellen. Die Unterschiede zur Virusvermehrung in Prokaryonten sind am Ende dieses Abschnitts zusammengefasst.
Wird eine Zelle mit einem Virus infiziert, kann dies drei verschiedene Folgen haben (Abb. 3.**10**):
- *lytischer Vermehrungszyklus:* Virusproduktion mit Zerstörung der Wirtszelle,
- *temperenter Vermehrungszyklus:* Integration der Virusnukleinsäure in die Wirts-DNA,
- *Budding* (*Knospung*): Virusproduktion ohne akute Zerstörung der Wirtszelle.

Lytischer Vermehrungszyklus

Der lytische Vermehrungszyklus von Viren hat die *Zerstörung der Wirtszelle* zur Folge. Es lassen sich fünf charakteristische Phasen innerhalb dieses Wegs unterscheiden (Tab. 3.**8**, Abb. 3.**11**):
1. Adsorption: Die Kontaktaufnahme zwischen Virus und Wirtszelle ist unabdingbare Voraussetzung einer Virusinfektion. Die *gewöhnlichen intermolekularen Wechselwirkungen* (ionale Wechselwirkungen, Van-der-Vaals-Kräfte, etc.) und spezifische *Rezeptorinteraktionen* sind für die Adsorption verantwortlich. Beispiele sind die zellulären Proteine, die Viren als Rezeptor für die Adsorption dienen:
- CD4-Molekül → HIV-Virus
- ACh-Rezeptor → Tollwutvirus

2. Penetration: Nach erfolgter Bindung an die Zelle wird das Virus *komplett in d*ie Zelle aufgenommen. Die Penetration kann durch *direkten Transfer* des Virus über die Zellmembran, *Fusion* der Virushülle (behüllte Viren) mit der Zellmembran oder durch *Pinozytose* erfolgen.

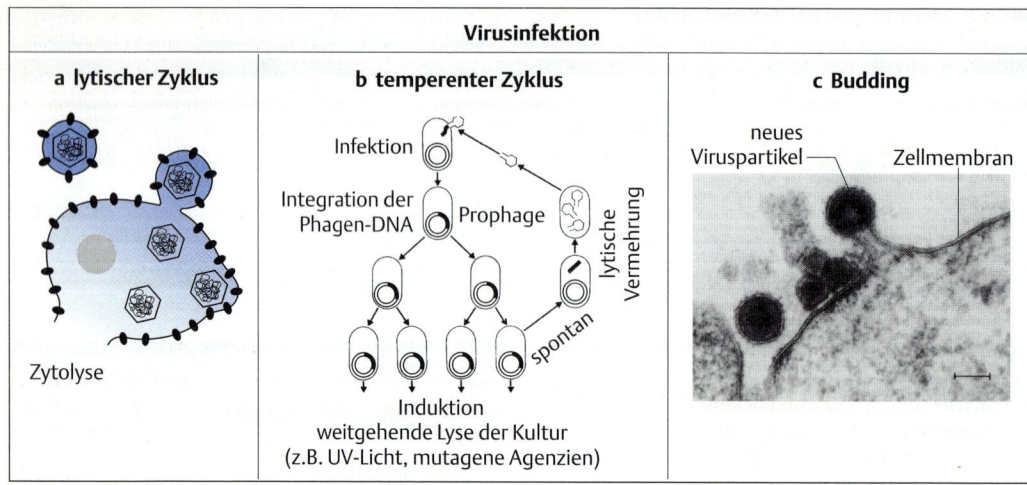

Virusinfektion

| a lytischer Zyklus | b temperenter Zyklus | c Budding |

a lytischer Zyklus

Zytolyse

b temperenter Zyklus

Infektion

Integration der Phagen-DNA　Prophage

lytische Vermehrung

spontan

Induktion
weitgehende Lyse der Kultur
(z.B. UV-Licht, mutagene Agenzien)

c Budding

neues Viruspartikel　　Zellmembran

Abb. 3.**10 Mögliche Folgen einer Virusinfektion. a** Lytischer Vermehrungszyklus, **b** temperenter Zyklus (aus Hafner, L., P. Hoff: Materialien für den Sekundarbereich II Biologie, Genetik, Schoedel, Hannover, 1988), **c** Budding (aus Hirsch-Kaufmann/Schweiger, Thieme 1992)

3. Uncoating: In der Zelle werden das Capsid und, soweit vorhanden, die Hülle des Virus enzymatisch abgebaut. Die virale Nukleinsäure ist frei geworden. Diese, auch als *Eklipse* bezeichnete Phase, dauert so lange an, bis neue Viruspartikel geformt worden sind.

> **❗ Merke**
>
> Das IMPP behauptet, dass das Virion während der Eklipse in der Zelle nicht mehr nachweisbar ist. Mit neueren molekularbiologischen Verfahren ist ein Nachweis von spezifischen Nukleinsäureabschnitten jedoch möglich (z.B. Gensonden und PCR → polymerase chain reaction).

Tab. 3.**8 Phasen der lytischen Virusvermehrung**

Phase	Entscheidendes Ereignis
Adsorption	Anlagerung des Virus an die Wirtszelle
Penetration	Eindringen des Virus in die Wirtszelle
Uncoating	Freiwerden der viralen Nukleinsäure → Eklipse
Reifung	Synthese viraler Bausteine (Nukleinsäure, Kapsid und evtl. Hüllenbestandteile)
Freisetzung (Lyse)	Zerstörung der Zelle mit Freiwerden der neu gebildeten Viren

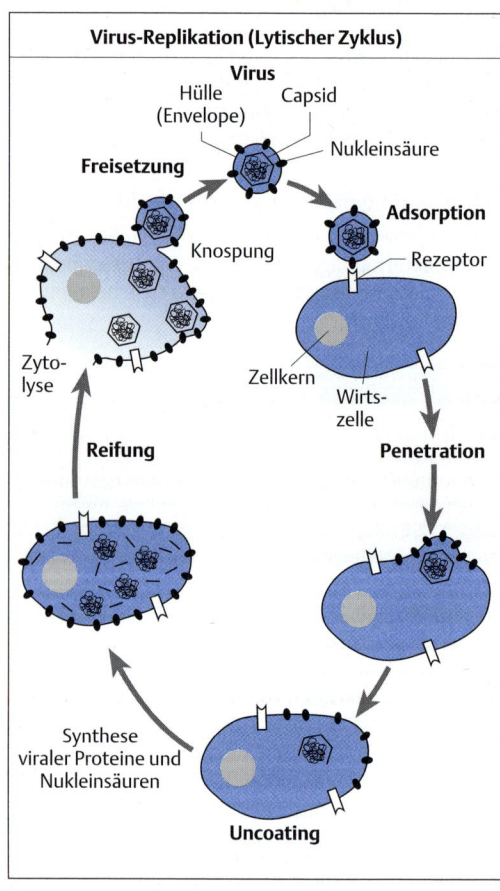

Virus-Replikation (Lytischer Zyklus)

Virus
Hülle (Envelope)　Capsid

Nukleinsäure

Freisetzung

Adsorption

Knospung

Rezeptor

Zyto-lyse

Zellkern

Wirts-zelle

Reifung

Penetration

Synthese viraler Proteine und Nukleinsäuren

Uncoating

Abb. 3.**11 Lytischer Vermehrungszyklus von Viren**

4. Reifung: Die Reifung beinhaltet die Synthese neuer viraler Proteine und Nukleinsäuren. Je nach Art der primär vorhandenen viralen Nukleinsäure muss aus dieser eine doppelsträngige DNA hergestellt werden. Die Synthese viraler Proteine geschieht unter Ausnutzung des Proteinbiosyntheseapparats der Wirtszelle. Analoges gilt für den Aufbau der Nukleinsäuren. Vor Beginn der Synthese neuer Virusbestandteile werden oft Proteine hergestellt, die die Steuerung der Wirtszelle übernehmen.
Beim Zusammenbau der viralen Nukleinsäure können Fehler unterlaufen, die das Genom eines neu entstandenen Virus verändern → *Mutation von Viren.*
5. Freisetzung: Ist eine bestimmte Zahl von neuen Viren in einer Zelle entstanden, wird die Zellmembran zerstört, und die Viren werden frei gesetzt.

Temperenter Vermehrungszyklus

Von einem temperenten Vermehrungszyklus spricht man nur bei Bakteriophagen. Die *latente virale Infektion* ist das Äquivalent bei Eukaryonten. Der temperente Vermehrungszyklus (*lysogene* Infektion) unterscheidet sich in einem Punkt vom lytischen Zyklus. Nach erfolgter Adsorption, Penetration und Uncoating integriert ein temperentes Virus seine Nukleinsäure in die der Wirtszelle (*Prophage*) (Abb. 3.10b). RNA-Viren schreiben zu diesem Zweck mit einer reversen Transkriptase ihre RNA in DNA um. Die Integration geschieht unter Beteiligung von *Restriktionsenzymen* (s. Biochemie 4.2 und 13.2).

 Merke

Eine *reverse Transkriptase* kehrt den eigentlichen genetischen Fluss um; sie synthetisiert aus RNA ein DNA-Molekül. Die reverse Transkriptase ist z.B. wichtiger Bestandteil des HIV-Virus und findet in der Gentechnologie Anwendung

Das integrierte virale Erbgut wird durch Teilungen der Zelle auf die Tochterzellen weitergegeben. Eine mit einem temperenten Virus infizierte Zelle kann u. U. überleben, da ein Übergang in den lytischen Zyklus nicht immer erfolgt. Der Übergang zum lytischen Zyklus des Prophagen kann spontan oder infolge einer Noxe (z. B. UV-Licht, geschwächte Immunabwehr) erfolgen.
Die in die Wirtzelle integrierte virale DNA kann für die Zelle auch ohne stattfindende Virusproduktion schwere Folgen haben. Einige Viren enthalten auf ihrer Nukleinsäure Gene, die die infizierte Zelle entarten lassen können. Virale Gene, die zur *malignen Transformation* infizierter Zellen beitragen, werden als **virale Onkogene** bezeichnet. Virale Onkogene ändern zum Teil die Ablesungshäufigkeit von Genen, die die Zellteilung überwachen.

 Klinischer Bezug

Zu mit Viren assoziierten malignen Erkrankungen zählen z.B.: Leukämien (human T-cell leukaemia viurs, HTLV) und das Leberzellkarzinom (Hepatitis-B-Virus, HBV).

Von den viralen Onkogenen müssen die **zellulären Onkogene** abgegrenzt werden. Zelluläre Onkogene sind in jeder Zelle enthalten und werden bei malignen Erkrankungen verändert exprimiert.

Vermehrung durch Budding (Knospung)

Werden in der Wirtszelle zu einem Zeitpunkt nur einige Viren hergestellt und schnüren diese sich von der Plasmamembran als Knospen ab, wird dies als *Budding* bezeichnet.
Die durch Knospung entstandenen Viren erhalten dadurch immer eine Hülle (envelope), die aus Bestandteilen der Zellmembran und viralen Proteinen besteht (s. Abb. 3.10 und 3.11). Durch zahlreiche Knospungen kann die Wirtszelle u. U. so stark geschädigt werden, dass es zur Lyse der Wirtszelle kommt.

Unterschiede zum Vermehrungszyklus in prokaryonten Zellen

Die Virusvermehrung in Prokaryonten gleicht mit einer Ausnahme der der Eukaryonten: Einige Bakteriophagen können ihre Nukleinsäuren in die Wirtszelle injizieren, während das Capsid außerhalb der Zelle bleibt.

3.6.4 Viruszüchtung

Bei der Viruszüchtung muss auf die besonderen Bedürfnisse der Viren eingegangen werden. Da Viren sich nur innerhalb von Zellen vermehren, können sie nur in *lebenden Tieren, Zell-* oder *Bakterienkulturen* gezüchtet werden.

 Klinischer Bezug

Zur genauen Diagnose einer Virusinfektion müssen die Viren nachgewiesen werden. Zu diesem Zweck wird das zu untersuchende Material auf eine einschichtige Zellkultur (monolayer) aufgebracht. Bilden sich nach einiger Zeit Löcher im homogenen Zellrasen, so ist dies auf einen Virusbefall der Zellen zurückzuführen (→ *zytopathischer Effekt*).

3.6.5 Sind Viren Lebewesen?

Ein Lebewesen zeichnet sich *definitionsgemäß* durch folgende Eigenschaften aus:
- Es ist in der Lage, sich selbständig zu vermehren.
- Es besitzt einen eigenen Stoffwechsel.
- Es ist zur genetischen Rekombination fähig.

Da Viren weder in der Lage sind, sich selbstständig zu vermehren, noch einen eigenen Stoffwechsel besitzen, können sie *definitionsgemäß* nicht zu den Lebewesen gerechnet werden.

Aufgrund der Fähigkeit, sich zu vermehren und zu rekombinieren, erfüllen Viren auch nicht ganz die Definition eines Nicht-Lebewesens. Für das Physikum sollte man sich jedoch der ersten Meinung anschließen.

 Merke

Ansonsten gilt: In der Wirtszelle sind Viren lebendig (wenn nicht latent). Extrazellulär sind Viren lediglich infektiöse Makromoleküle.

3.7   Prionen

Prion steht für proteinaceous infectious particle. Die Bezeichnung hat gewissermaßen historische Bedeutung: Subakute spongiforme Enzephalopathien (z. B. Scrapie, BSE oder Creutzfeldt-Jakob) lassen sich von einem erkrankten Tier auf ein gesundes übertragen. Durch Filtrationsexperimente konnte die Größe des infektiösen Agens bestimmt werden (bis zu 100 nm). Nach weiteren Experimenten gelang es, ein Protein aus Scrapie infiziertem Gewebe zu isolieren, welches immer mit Infektiosität verbunden war. Man geht heute davon aus, dass es sich bei Prionen um infektiöse Proteine handelt. Ein endgültiger Beweis steht jedoch noch aus.

 Klinischer Bezug

Die **Creutzfeldt-Jakob Erkrankung** ist eine seltene degenerative Erkrankung des ZNS. Es kommt zu einer progredienten, präsenilen Demenz. Im Frühstadium der Erkrankung stehen Gedächtnis- und Konzentrationsstörungen sowie erhöhte Reizbarkeit oder depressive Syndrome im Vordergrund. Es ist nicht geklärt, wie die Erkrankung auf den Menschen übertragen wird (BSE?). Eine Übertragung von Mensch zu Mensch konnte jedoch eindeutig nachgewiesen werden: neurochirurgische Eingriffe, Korneatransplantation.

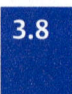 ## 3.8   Ausgewählte Kapitel aus der Ökologie mit Bezügen zur Mikrobiologie

3.8.1   Stoffkreisläufe

Als Beispiel für einen medizinisch bedeutenden Stoffkreislauf ist exemplarisch die Anreicherung von Quecksilber in der Nahrungskette des Menschen dargestellt. Aus quecksilberhaltigen Abwässern ge-

langt Quecksilber in die Gewässer. Verschiedene Mikroorganismen methylieren das anorganische Quecksilber zu Methylquecksilber. Die Aufnahme der quecksilberhaltigen Mikroorganismen über Kimen von Würmern, Fischen und Krebsen geschieht rasch. Diese dienen anderen Fischen als Nahrung. Hierdurch kommt es zu einer Anreicherung von Quecksilber in diesen Fischen. Quecksilber ist vor allem in Muskel, Leber und Niere der Fische enthalten. Über den Konsum dieser Fische durch den Menschen reichert sich Quecksilber im Menschen an.

3.8.2   Nahrungskette und Energiefluss

Pflanzen sind in der Lage, aus anorganischen Stoffen, Wasser und Sonnenlicht energiereiche organische Verbindungen herzustellen. Pflanzen stellen somit das erste Glied und Grundlage der Nahrungskette dar. Die folgenden Glieder der Nahrungskette sind tierische Konsumenten: Pflanzenfresser, Allesfresser und Fleischfresser. Die Nahrungskette wird durch die Destruenten geschlossen. Destruenten (Bakterien, Pilze, Tiere) verwerten tote organische Substanz (Exkremente, Leichen), die sie in anorganische Stoffe umbauen. Diese können wiederum wieder von Pflanzen verwertet werden, und die Nahrungskette ist geschlossen. Ein Großteil der konsumierten Nahrung wird vom jeweiligen Konsumenten zur Energiegewinnung benötigt. 1/10 der zugeführten Nahrung spiegelt sich beim Konsumenten in einer Gewichtszunahme wider. Dies hat durchaus Konsequenzen: Um eine hohe Versorgung mit Fleisch in den westlichen Ländern gewährleisten zu können, muss entsprechend viel Energie in Form von Nahrung an Tiere verfüttert werden.

3.8.3   Regulation einer Population

Eine Population ist die Gesamtheit aller Individuen einer Art oder Rasse in einem geografisch beschränktem Verbreitungsgebiet. Die Größe einer bestimmten Population wird vor allem durch Geburten- und Todesrate bestimmt. Diese Raten sind als Geburten bzw. Todesfälle pro 1000 Einwohner definiert.

3.8.4   Kommensalismus, Parasitismus und Biozönose

Die drei Begriffe Symbiose, Kommensalismus und Parasitismus versuchen, das Zusammenleben von zwei verschiedenen Arten zu beschreiben. Die Definitionen der Begriffe lauten wie folgt:

Symbiose: Die beiden Arten profitieren von ihrem Zusammenleben. Die natürliche Darmflora beim Menschen ist ein Beispiel für eine Symbiose. Die Darmbakterien schützen den Wirt vor Infektionen mit pathogenen Bakterien und versorgen ihn u. a. mit Vitamin K. Der Wirt stellt den Bakterien die benötigten Nährstoffe zur Verfügung und gewährleistet eine gleichbleibende Umgebungstemperatur.

Kommensalistische Lebewesen verbessern die Lebensbedingungen des Wirts nicht, schaden ihm aber auch nicht, da sie nur seine Abfallstoffe verwerten. **Parasiten** schaden dem Wirt, wenn sie mit ihm zusammenleben.

Diese Einteilung ist allerdings problematisch, da es sehr schwer abzuschätzen ist, was Schaden und was Nutzen im Einzelfall bedeutet.

Humanpathogene Parasiten

Parasiten werden in *Ektoparasiten* (leben auf der Wirtsoberfläche) und *Endoparasiten* (leben im Wirt) unterteilt. Zu den Ektoparasiten zählen z. B. Blut saugende Stechmücken oder Zecken. Beispiel für einen Endoparasiten ist der Erreger der Malaria (Plasmodien).

> **Klinischer Bezug**
>
> Der gemeine Holzbock (Zecke, Ektoparasit) ist Zwischenwirt einer Bakterienart (Borrelien). Befällt eine mit Borrelien infizierte Zecke einen Menschen, können die Borrelien übertragen werden. Zeichen einer **Borreliose** ist die kreisrunde rote Verfärbung um die Einstichstelle (Erythema migrans). Unbehandelt (Antibiotika) kann eine Borreliose zu schweren Gelenkschäden und neurologischen Krankheitsbildern führen.

> **Merke**
>
> Eine *Biozönose* beinhaltet die Gesamtheit aller lebenden Organismen in einem räumlichen und zeitlichen Zusammenhang. Das Umfeld, in dem die Organismen leben, ist ein *Biotop*.

Der Mensch, wie alle anderen Lebewesen auch, ist vielen Biotopen und Biozönosen zugehörig: Er ist der Lebensort (Biotop) vieler Bakterien und Parasiten etc. Durch die Einbindung an Nahrungsketten (s. u.) können Schadstoffe im menschlichen Körper angereichert werden.

3.8.5 Amöboide Zellbewegung

Für die meisten Menschen ist es eine große Überraschung zu erfahren, dass sich viele ihrer Körperzellen fortlaufend im eigenen Körper herum bewegen. Allein die Addition des von neutrophilen Granulozyten (Teil der Leukozyten) an einem Tag zurückgelegten Weges ergibt den doppelten Erdumfang.

Ohne amöboide Zellbewegungen wäre der Mensch nicht lebensfähig. Die Keimblattbildung embryonaler Zellen, die Phagozytose und die gerichtete Bewegung von Makrophagen und Granulozyten sind auf diesen elementaren Vorgang angewiesen. Leider sind auch entartete Zellen zu amöboiden Zellbewegungen befähigt, was die Metastasierung von Tumoren ermöglicht.

> **Merke**
>
> Amöboid bewegen sich *Amöben* (Parasitenart), *embryonale Zellen, Makrophagen, Granulozyten, Lymphozyten* und *entartete Zellen*.

Grundlage der amöboiden Zellbewegung ist ein gerichteter Zytoplasmafluss in Verbindung mit Kontraktionen von Aktin-Myosin-Filamenten. Die Bewegung einer Zelle beginnt mit einer Zytoplasmaausstülpung (*Pseudopodium*) in Richtung der Fortbewegung. Spezielle Anheftungsproteine sorgen für genügend Haftung auf der Unterlage, die Zelle schiebt sich ein Stückchen vor, und der Vorgang wiederholt sich von vorne. Die einzelnen Schritte der Fortbewegung sind so fein aufeinander abgestimmt, dass die Zellbewegung mit dem Mikroskop betrachtet als gleichmäßige Fließbewegung erscheint.

Viele Zellen bewegen sich gerichtet auf ein Ziel zu. So besitzen z. B. Granulozyten Rezeptoren für Stoffe, die bei Entzündungen freigesetzt werden (chemotaktische Substanzen). Nach Andockung des chemotaktisch wirksamen Stoffes an seinen Rezeptor auf dem Granulozyten werden intrazelluläre Prozesse ausgelöst, die die Zellbewegung einleiten und aufrechterhalten.

Mechanismus der amöboiden Zellbewegung (Abb. 3.**12**):

- Auf einen *Reiz* hin laufen in der Zelle zwei Prozesse etwa gleichzeitig ab, die die Bewegung einleiten: Zum einen werden im Zellinneren Aktinfilamente zu einzelnen Aktinmolekülen abgebaut und an einer weiteren Aggregation gehindert (A), zum anderen stülpt sich die Zelle in Fortbewegungsrichtung etwas aus.
- Hydrostatische Kräfte (der Rest der Zelle ist höher als der Teil der Ausstülpung) drücken die freigesetzten Aktinfilamente in das sich ausbildende Pseudopodium (B).
- Lipide der Zellmembran ermöglichen es den Aktinmolekülen, sich wieder zusammenzulagern. Mithilfe eines speziellen Proteins (Aktin bindendes Protein, ABP) gelieren die Aktinmoleküle (C).
- Am anderen Ende des Gels treten Aktin und Myosin in Wechselwirkung und kontrahieren dort nach demselben Prinzip wie im Muskel (D).

Da das Pseudopodium an der Unterlage haftet, schiebt sich die Zelle ein Stück vor, und der Vorgang wiederholt sich. Die verschiedenen Aggregationszustände (Sol: flüssig, Gel: gelartig) in der Zelle sind für das Zustandekommen der Zellbewegung essenziell. Wie bei Muskelarbeit auch benötigt das Zusammenspiel von Aktin und Myosin bei der Zellbewegung *ATP* als Energiesubstrat.

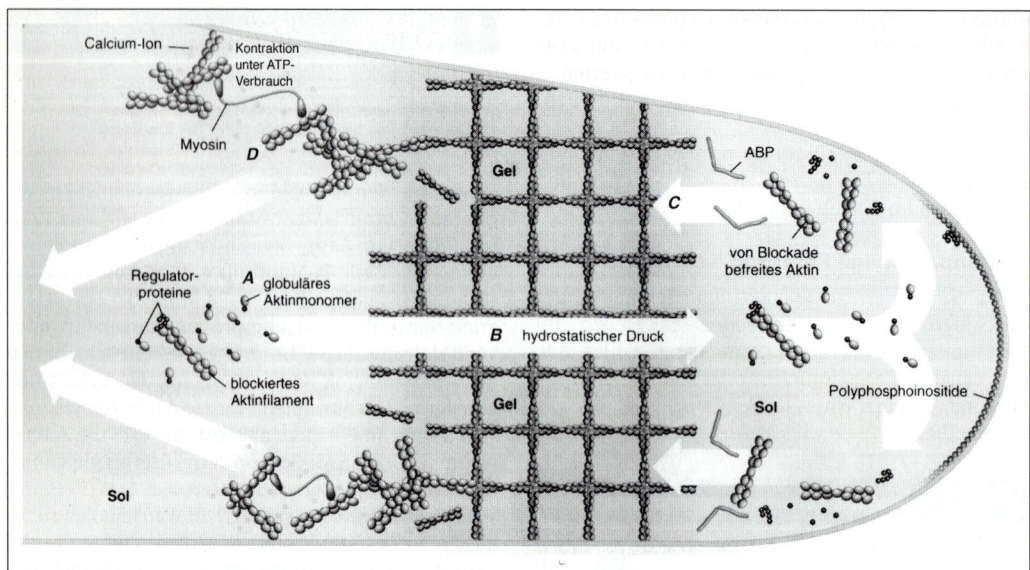

Abb. 3.**12 Mechanismus der amöboiden Zellbewegung.** Erläuterungen im Text (aus Stosel, T.P.: Kriechmechanismus von Zellen. In Proteine, Spektrum, Heidelberg 1995)

3.8.6 Grundbegriffe der Entwicklungsphysiologie

In der Entwicklung der *Zygote* zu einem mehrzelligen Organismus sind drei Prozesse von entscheidender Bedeutung: *Zellteilung, Zelldetermination* und *Zelldifferenzierung*. Durch **Zellteilungen** entsteht aus der Zygote die benötigte Zellmasse, die für den mehrzelligen Organismus notwendig ist. Da mehrzellige Organismen über viele Zellen mit unterschiedlicher Funktion (z. B. Nervenzelle, Fettzelle) verfügen, müssen sich aus den „Urzellen" spezialisierte Zellen entwickeln.

Determination: Zunächst wird in der Zelle ein Funktionszustand hergestellt, der auf einen bestimmten Entwicklungsvorgang hinzielt. Welche Faktoren hier eine Rolle spielen, ist Gegenstand intensiver Forschungsarbeit, da man sich daraus u. a. ein besseres Verständnis der Krebsentstehung erhofft.

Zelldifferenzierung: Sie folgt der Determination. Unter Zelldifferenzierung versteht man die funktionelle und strukturelle Spezialisierung von Zellen zu verschiedenen Zelltypen. Zelldifferenzierungen lassen aus einer Zelle, die sich in jede beliebige Richtung entwickeln kann (*omnipotente Zelle*), zunächst eine Zelle mit eingeschränkter Entwicklungspotenz (*pluripotente Zelle*, z. B. Stammzelle in der Entwicklung der Blutzellen) und schließlich eine *spezialisierte Zelle* entstehen. Die Zelldifferenzierung erfordert eine rege Kommunikation der Zellen untereinander, da sonst eine geordnete Entwicklung nicht möglich ist. Über *Zellkontakte* oder *Botenstoffe* veranlassen Zellen, dass sich andere Zellen in eine bestimmte

Richtung entwickeln (**Induktion**). Die bei der Zelldifferenzierung ablaufenden Prozesse werden über das An- und Ausschalten von Genen reguliert. Die Regulation der Genexpression ist wichtig, da die frühembryonalen Zellen eine große **prospektive Potenz** (Fähigkeit, sich zu einer Zelle zu differenzieren) und nur eine relativ geringe **prospektive Bedeutung** (was einmal aus der Zelle werden soll) besitzen.

Daneben sorgen **Zellbewegungen** für eine richtige räumliche Anordnung der sich entwickelnden Zellen.

Physiologische Regeneration

Gewebe, deren Zellen eine begrenzte Lebensdauer besitzen, müssen sich in bestimmten Abständen erneuern. Zu diesen Geweben zählen u. a. die Haut, Darmepithelien und viele der Blutzellen. Die Regenerationsfähigkeit dieser Gewebe wird durch das Vorhandensein teilungsfähiger Stammzellen gewährleistet. In einem bestimmten Rhythmus teilen sich die Stammzellen; aus einer der Tochterzellen entwickelt sich die benötigte Zelle, aus der anderen entsteht eine neue Stammzelle.

 Merke

Die Zelle, aus der eine bestimmte Zelllinie entsteht, wird als Blastem bezeichnet.
Alle Hämoglobin- und Myoglobingene (also nicht nur die der Menschen!) sind aus einem einzigen Urgen entstanden.

3.8.7 Zirkadianer Rhythmus des Menschen

Der zirkadiane Rhythmus (zirka: etwa, diem: Tag) des Menschen entspricht in etwa 24 Stunden. Die Länge des zirkadianen Rhythmus schwankt zwischen den einzelnen Individuen (etwa 22–26 Stunden) und wird an die Nachkommen vererbt.

Endogene Rhythmen wie der zirkadiane Rhythmus beeinflussen den *Wach-Schlaf-Rhythmus*, die *Sekretion von Hormonen*, die *Körpertemperatur* und die *Empfindlichkeit gegenüber Pharmaka*. Von klinischer Bedeutung ist z. B. die Ausschüttung des **Cortisons**. Cortison, ein Glucocorticoid, wird etwa um 6 Uhr morgens verstärkt ausgeschüttet. Die morgendliche Cortisonausschüttung (steigert die Gluconeogenese) ist ein Schutz vor drohender Hypoglykämie, da die letzte Mahlzeit am Abend zuvor eingenommen wurde. Diese morgendliche Steigerung des Glucosespiegels kam den Steinzeitmenschen zugute, die ihr Frühstück meist erst erjagen oder sammeln mussten.

 Klinischer Bezug

Die morgendliche Cortisonausschüttung beeinflusst die Therapie insulinpflichtiger **Diabetiker**: Morgens müssen sie im Vergleich zum restlichen Tag mehr Insulin spritzen, da Cortison die Gluconeogenese fördert.

Ein weiteres Hormon, dessen Konzentration tageszeitlichen Schwankungen unterliegt, ist das in der Epiphyse gebildete **Melatonin**. Die Biosynthese des Melatonins aus Serotonin ist besonders hoch, wenn kein Licht auf die Netzhaut fällt. Tagsüber ist der Melatoninspiegel folglich niedrig, während er nachts ansteigt.

In letzter Zeit wird Melatonin als Wunderdroge gegen Schlafstörungen, Krebs und viele andere Krankheiten angepriesen. Die Forschung auf diesem Gebiet ist aber noch nicht weit genug fortgeschritten, um Melatonin generell als Prophylaxe oder Medikament zu empfehlen.

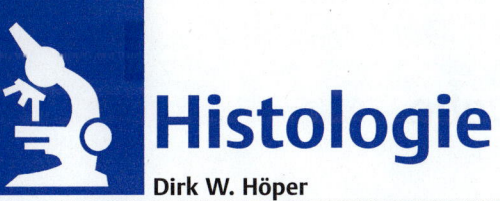

Histologie

Dirk W. Höper

Histologie der Gewebe

26 Seiten

Die **Histologie** (mikroskopische Anatomie) ist die Lehre von den Geweben des Körpers. Die **Histopathologie** dagegen ist die Lehre von den krankhaften Veränderungen der Körpergewebe, die als Grundlage die Histologie beinhaltet.

1.1   Allgemeine Gewebelehre

Gewebe sind *Verbände von Zellen* mit gemeinsamer Aufgabe und gleichem Bau. Man unterscheidet 4 Gewebearten: *Epithelgewebe, Bindegewebe- und Stützgewebe (Knorpel- und Knochengewebe), Muskelgewebe und Nervengewebe.*
In der allgemeinen Gewebelehre sind verschiedene wichtige Begriffsdefinitionen als Grundlage oder zum besseren Verständnis der Histologie wissenswert, die im folgenden kurz definiert und erläutert werden:
Zelle: Die Zelle ist die kleinste vermehrungs- und lebensfähige Funktionseinheit des Organismus.
Parenchym: Gewebe, das der spezifischen Funktion eines Organs dient oder spezifische Zellen eines Organs, die dessen Funktion bedingen (z.B. Leberparenchym, wird durch die Leberzellen gebildet).
Stroma: Grundgewebe in drüsigen Organen und Geschwülsten oder (bindegewebiges) Stützgerüst eines Organs, führt Gefäße und Nerven zur Organversorgung (z.B. Stroma glandulae thyreoideae = bindegewebiges Gerüst der Schilddrüse).
Proliferation: Wucherung bzw. Neubildung des Gewebes durch Zellvermehrung, Mitose oder Zellteilung (z.B. bei Geschwülsten, Entzündungen).
Wachstum: Vermehrung bzw. Vergrößerung von Organen und Geweben durch Zellvermehrung, Zellvergrößerung oder Zunahme der Interzellularsubstanz (z.B. Knochen, Knorpel).
Differenzierung: Ausbildung bzw. Entwicklung zu verschiedenen Geweben (aus dem Ektoderm entwickelt sich z.B. das Nervengewebe u.a.).

Blastem: Die Zellen eines Blastems (= Verband aus Mesenchymzellen) sind gekennzeichnet durch Teilungsfähigkeit, Differenzierungsfähigkeit und Gleichartigkeit („Gewebe").
Synzytium: Durch Teilung oder Verschmelzung von Zellen (z.B. von einkernigen Zellen) entstehender mehrkerniger Zellverband ohne Zellgrenzen („Zellfusion"). Einen synzytialen Zellverband findet man z.B. in den Trophoblasten der Plazenta.
Plasmodium: Das Plasmodium (= Symplasma) ist ein mehrkerniger Zellverband ohne wahrnehmbare Zellgrenzen, der durch amitotische Kernteilung ohne darauffolgende Zellteilungen entstanden ist (z.B. Osteoklasten im Knochen oder Einzeller, die im Blut des Menschen schmarotzen und Krankheiten, wie z.B. Malaria, hervorrufen). Plasmodien (als Zelltypen der Wirbeltiere) haben eine Entstehungsweise in der „multiplen Kernteilung ohne Zellteilungen".
Regeneration: Erneuerung (Heilung) von zugrunde gegangenen Zellen und Geweben, um so besser möglich, je jünger und undifferenzierter die Zellen sind (z.B. Wundheilung). Die Regeneration geht immer von der kernhaltigen Zelle aus.
Degeneration: Rückbildung von Organen und Geweben durch natürlichen Verschleiß, Nichtgebrauch, Altern oder der Ersatz vollwertiger Gewebe durch minderwertige (z.B. bei Gelenkscheiben).
Hypertrophie: Übermäßige Größenzunahme von Geweben oder Organen (hyper [gr.] = über; troph [gr.] = das Ernähren). Bei der Hypertrophie spricht man von der Zunahme der *Zellgröße*. Gewebe und Organe haben die Möglichkeit der Hypertrophie bei hohen Anforderungen (z.B. Vergrößerung der Myofibrillen bei Muskeltraining). Die Kern-Plasma-Relation bleibt erhalten (z.B. Uterus [Schwangerschaft]).
Hyperplasie: Vergrößerung bzw. Volumenzunahme von Geweben oder Organen durch Vermehrung der *Zellzahl* (plasie [gr.] = das Bilden, Formen). Die Hyperplasie ist das Ergebnis gesteigerter Regeneration

durch kurzfristig einsetzende Teilungsfolgen von teilungsfähigen Zellen.

Atrophie: Auszehrung oder Schwund von Zellen, Geweben und Organen (Ernährungsstörungen) durch Abnahme der *Zellzahl* und *Zellgröße* bei Unterbeanspruchung, wobei der Organaufbau erhalten bleibt. Man unterscheidet die *einfache Atrophie* als Verkleinerung von Zellen (z. B. Muskelatrophie bei Minderbelastung, Abbau von Funktionsstrukturen, Muskelschwund) von der *zellulären Atrophie* als Verminderung der Zellzahlen im Gewebe durch mangelnde Regeneration bei Schädigung der teilungsfähigen Zellen (z. B. nach Einnahme von Zytostatika, bemerkbar an Haarwurzeln, Knochenmark, Dünndarmschleimhaut).

Hypoplasie: Unvollkommene Ausbildung bzw. Unterentwicklung von Geweben bzw. Organen (hypo [gr.] = unter, unterhalb), z. B. beim Minderwuchs durch Mangel an Wachstumshormon.

Aplasie: Völliges (angeborenes) Fehlen eines Organs.

Metaplasie: *Gewebsumwandlung* (z. B. durch Entdifferenzierung bzw. Umdifferenzierung oder durch degenerative Prozesse, Verkalkung, starkes Rauchen) eines Gewebetyps in einen anderen, Umgestaltung einer Gewebsart in eine andere, nah verwandte. Bei der Metaplasie unterscheidet man die *direkte Metaplasie* als Umwandlung von ausdifferenziertem Gewebe in ein anderes Gewebe und die *indirekte Metaplasie*, bei der sich die Zellen zunächst auf Stammzellenniveau zurückbilden und sich dann erst in einen anderen Gewebetyp differenzieren.

1.2   Epithelgewebe

Das Epithelgewebe ist das Deckgewebe (das innere oder äußere Körperoberflächen bedeckt), es entwickelt sich aus dem Ekto- und Entoderm. Es dient dem Schutz, Stoffaustausch und der Reizaufnahme. Die Epithelart wird definiert nach der Gestalt der Zellen der oberflächlichsten Schicht. Die Klassifizierung erfolgt nach Zellhöhe und Schichtenbildung (Abb. 1.**1**). Eingeteilt wird das Epithelgewebe in *Oberflächenepithel* (einschichtig, mehrschichtig) und *Drüsenepithel* (exokrin, endokrin). Das Epithelgewebe wird vom Bindegewebe durch die Basalmembran getrennt.

Im Epithelgewebe findet man kaum Interzellularsubstanz. Epithelien sind immer gefäßlos. Die Versorgung erfolgt per Diffusion von den basal gelegenen Schichten. Epithelzellen, die vor allem einen „transzellulären Transport" aufweisen, haben in der Regel Mikrovilli (s. u.), basale Einfaltungen, erhöhte ATPase-Aktivitäten in der Zellmembran, zahlreiche Mitochondrien und ein schwach ausgeprägtes endoplasmatisches Retikulum.

Spezifische Leistungen der Epithelgewebe

Epithelgewebe dienen der *Protektion*, der *Sekretion* (s. u.) und der *Resorption*. Zudem weisen Epithelien verschiedene *Transportmechanismen* auf.

Protektion: Epithelgewebe schützen die daruntergelegenen Schichten und fördern den Stoffaustausch. Dabei dient der Zellkontakt, die *Tight junction*, zur Abdichtung eines Epithels.

Resorption: Das der Resorption (z. B. im Magen-Darm-Trakt) dienende prismatische Epithel ist einschichtig, was den Stoffdurchgang begünstigt. Durch die $1-2$ μm hohen *Mikrovilli* vergrößert sich die Epitheloberfläche. Dieser Mikrovillibesatz wird lichtmikroskopisch als *Bürstensaum* sichtbar (z. B. im Duodenum). Resorptionsepithelien besitzen viele Mitochondrien, denn der Stofftransport fordert viel Energie. Hochprismatisches Resorptionsepithel kommt im Magen-Darm-Trakt und isoprismatisches Resorptionsepithel im Nierentubulus vor.

Transportmechanismen: Den transepithelialen Transport kann man untergliedern in den transzellulären, parazellulären und gemischten Transport:

- Beim *transzellulären Transport* werden Stoffe durch Endozytose, membrangebundene Transportproteine oder durch Diffusion aufgenommen. Epithelzellen, die vor allem einen transzellulären Transport aufweisen, haben in der Regel Mikrovilli, basale Einfaltungen, erhöhte ATPase-Aktivität in der Zellmembran und zahlreiche Mitochondrien.
- Beim *parazellulären Transport* werden die Stoffe passiv durch das Interzellularspaltensystem aufgenommen. Der parazelluläre Transport durch Epithel wird von Tight junctions (Zonulae occludentes) erheblich behindert.
- Beim *gemischten Transport* werden die Stoffe zunächst transzellulär in die Zelle aufgenommen und dann parazellulär wieder abgegeben.

Bei den Zytosen müssen im Rahmen der Endozytose die beiden Vorgänge der *Pinozytose* und der *Phagozytose* unterschieden werden. Die Pinozytose ist die Aufnahme gelöster Stoffe in das Zellinnere. Die Phagozytose ist die Aufnahme fester Partikel (Fremdkörper, Gewebstrümmer, Mikroorganismen) in das Zellinnere durch Phagozyten.

1.2.1   Oberflächenepithel

Epithelverbände werden eingeteilt in isoprismatisches, hochprismatisches, mehrreihiges Epithel und Übergangsepithel. Die Zellbezeichnungen des Epithels „zylindrisch" bzw. „kubisch" berücksichtigen nur ungenau die Zellformen, weil die Zellen *polygonal* sind und nicht „rundlich" oder „viereckig". Deshalb benutzt man heute die Zellbezeichnungen „iso-" bzw. „hochprismatisch".

Isoprismatisches (kubisches) Epithel: Die Zellen des isoprismatischen Epithels sind nahezu gleich hoch und breit. Es kann als ein-, zwei- oder mehr-

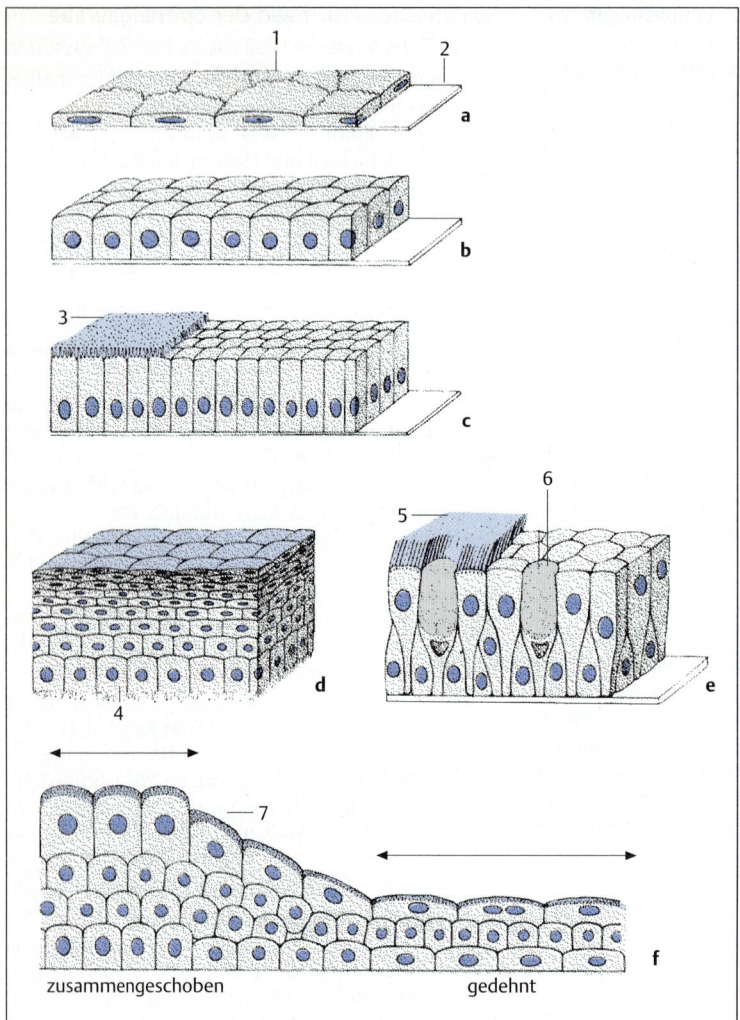

Abb. 1.1 Klassifizierung der Epithelien nach der Zellhöhe und Schichtenbildung. **a** Plattenepithel: 1 = Zellgrenzen, 2 = Basalmembran; **b** einschichtiges isoprismatisches (kubisches) Epithel; **c** einschichtiges hochprismatisches (Zylinder-) Epithel (hier: Darmepithel mit angeschnittener Becherzelle); 3 = Stäbchensaum; **d** mehrschichtiges verhorntes Plattenepithel: 4 = Wurzelfüßchen; **e** zweireihiges hochprismatisches Epithel (hier: kinozilientragendes respiratorisches Epithel): 5 = Flimmerhaare, 6 = schleimbildende Becherzelle; **f** Übergangsepithel bei entleerter und gefüllter Harnblase (Sonderform des mehrschichtigen Epithels): 7 = schützende Krustenschicht (Crusta) der äußeren Epithelzellen (nach Beske, Thieme 1990)

schichtiges isoprismatisches Epithel vorkommen. Ein einschichtiges, prismatisches Epithel findet man in der Tuba uterina, der Uterusschleimhaut und der Rektumschleimhaut.

Hochprismatisches (Zylinder-) Epithel: Die Zellen des hochprismatischen Epithels sind höher als breit. Diese Form verleiht ihnen im Querschnitt das *zylinderförmige Aussehen*. Das hochprismatische Epithel kommt im Magen, im Dünndarm, im Dickdarm, in der Rektumschleimhaut, in der Gallenblase, im Ductus hepaticus, in den Sammelrohren der Niere, in der Tuba uterina, im Uterus (Endometrium) und in den kleinen Bronchien vor.

Mehrreihiges Epithel: Bei dem mehrreihigen Epithel sitzen alle Zellen der Basalmembran auf, aber nicht alle Zellen erreichen die Oberfläche. Hauptsächlich findet man das mehrreihige Epithel als *Flimmerepithel*. Es kommt in den Atemwegen (= respiratorisches Epithel), in der Tuba auditiva und in den Ductuli efferentes testis vor. Das mehrreihige Flimmerepithel hat Zellen mit Flimmerhaaren (= beweglich, Kinozilien). Die Kinozilien schlagen immer in die gleiche Richtung, was bestimmten Transportvorgängen (z. B. Abtransport von Partikeln und Schleim aus der Trachea) dient.

Übergangsepithel: Das Übergangsepithel ist eine Sonderform des mehrschichtigen Epithels, das *nur im Bereich der ableitenden Harnwege vorkommt*. Es ist sehr dehnbar und besteht aus 3 Zellarten: *Deckzellen (Stratum superficiale)*, *Intermediärzellen (Stratum intermedium)* und *Basalzellen (Stratum basale)*. Von diesen 3 Zellarten erreichen die Deckzellen die Oberfläche. Die Deckzellen sind oft zweikernig sowie mit einer Kruste (Crusta) aus Glykoproteinen und einem Schleimüberzug als Schutzschicht ausgestattet (verhindert i. d. R. die Resorption von Harnstoff in den Harnwegen). Die Epithelhöhe hängt vom jeweiligen Füllungs- bzw. Dehnungszustand des Organs ab (Abb. 1.1). Übergangsepithel kommt in den ableitenden Harnwegen (Nierenbecken, Harnleiter [Ureter], Harnblase, obere Harnröhre, Calices renales minores) vor. Funktionell ist es sehr dehnbar.

> **Merke**
>
> Kinozilien = beweglich (→ Kinetik)
>
> Stereozilien = unbeweglich (→ Statik)

Einschichtiges Epithel: Das einschichtige Epithel besitzt nur *eine Zellage*. Das einschichtige Plattenepithel ist eine Schicht flacher Zellen, die einer Basalmembran aufliegen. Es kommt vor an Orten mit geringer mechanischer Beanspruchung, wie z. B. im Mesothel (seröse Häute wie Peritoneum, Epikard, Perikard), im Endothel (Blut- und Lymphgefäße: in Intima und Endokard), in der Glomeruluskapsel (Niere), im Amnionepithel, in den Lungenalveolen, im hinteren Corneaepithel und im Rete testis.

Einschichtige Endothelzellen haben verschiedene Kapillartypen entwickelt (s. Tab. 1.1), um den unterschiedlichen Anforderungen in Organen und Geweben nachzukommen

Mehrschichtiges Epithel: Das mehrschichtige Epithel ist ein *geschichtetes Epithel*, d. h. nur die unterste Schicht des Epithels (Basalzellschicht) liegt auf der Basalmembran. Es wird nach der Gestalt der obersten Zellschicht benannt (z. B. mehrschichtig platt). Das *mehrschichtige unverhornte Plattenepithel* hat einen 3-Schichtenbau:

- *Stratum superficiale* (flache Zellen, Oberflächenschicht, hoher Abrieb),
- *Stratum spinosum* (mehr Plasma, Zwischenschicht) und
- *Stratum basale* (quadratische Zellen, Basalschicht, hohe Zellen, viele Zellteilungen).

Das Stratum spinosum und das Stratum basale zusammen werden als *Stratum germinativum* bezeichnet. Die Kern-Plasma-Relation ändert sich vom Stratum basale bis zum Stratum superficiale: Die Zellen werden immer flacher.

Plattenepithel: Das Platten- oder Pflasterepithel besitzt breite, flache Zellen. Es kann sowohl in *einschichtiger* (s. u.), als auch in *mehrschichtiger* Form vorkommen.

Mehrschichtiges unverhorntes Plattenepithel enthält grundsätzlich keine Blutkapillaren (abgesehen von einigen wenigen Ausnahmen). Das mehrschichtige unverhorntes Plattenepithel kommt im Auge (Bindehaut und Cornea), an der Innenseite der Lippe, in der Mundhöhle, im Rachen, in der Speiseröhre, im After, in der Scheide, im Scheidenvorhof und am Harnröhrenende vor. Im mehrschichtigen Plattenepithel findet man Tonofibrillen.

Einschichtiges Plattenepithel gliedert sich in:

- kubisches Epithel (z. B. Glandula submandibularis)
- hochprismatisches Epithel

Tab. 1.1 **Kapillartypen** nach Verhalten der Endothelzellen und der Basalmembran

Kapillartyp	histologisches Merkmal	Vorkommen
geschlossene Endothelschicht (nicht fenestriertes Epithel)	Endothelzellen sind durch feste Seitenfortsätze miteinander verbunden; keine Lücken an den Zellgrenzen erkennbar	– Skelettmuskulatur – Myokard – Bindegewebe – Gehirn – Lunge
gefenstertes Endothel (fenestriert; intrazelluläres Diaphragma)	Basalmembran bildet geschlossene Schicht, auf der die Endothelzellen teilweise dünn ausgebreitet sind. Die dünnen Stellen enthalten Poren, die Basalmembran ist aber nicht fenestriert	– Nieren (Glomerula) – Plexus choroideus – Ziliarkörper am Auge – Synovialmembran – alle Organe mit starkem Flüssigkeitsdurchtritt
gefensterte Basalmembran	Basalmembran bildet keine geschlossene Unterlage, die Endothelzellen sind voneinander getrennt (intrazelluläre Fensterung)	– Lebersinuoide – Milzsinuoide – Knochenmarkssinuoide

Histologie

– einreihig ohne Oberflächendifferenzierung
  (z. B. Magen)
– einreihig mit Oberflächendifferenzierung
  (mit Mikrovilli z. B. Darmrohr, mit Cilien
  z. B. Tube)
– mehrreihig ohne Oberflächendifferenzierung
– mehrreihig mit Oberflächendifferenzierung
  (mit Zilien z. B. Trachea)

 Merke

An Orten mit mechanischer Beanspruchung findet man
Pflasterepithel: „Viel befahrene Wege sind bepflastert"!

 Klinischer Bezug

Das (maligne = bösartige) **Plattenepithelkarzinom**
ist ein häufiger Krebs in der Zervix (Gebärmutter-
hals), der Haut und in der Lunge.

1.2.2   Drüsenepithelien und Sekretion

Sekretion: Bei der *Sekretion (Extrusion)* unterscheidet man holokrine, apokrine und ekkrine (= merokrine) Drüsen.
- Bei *holokrinen Drüsen* wird die ganze Zelle zu
  Sekret umgewandelt und dann ausgeschieden
  (holos = ganz, krino = ich scheide). Holokrine
  Drüsen kommen bei den Meibom-Drüsen der
  Augenlider und den Talgdrüsen vor.
- Bei *apokrinen Drüsen* wird nur ein Teil des Zell-
  plasmas als Sekret ausgeschieden. Da der kernhaltige Fußteil der Zelle für die Regeneration zuständig ist, bleibt er erhalten. Apokrine Drüsen
  kommen in der Mamma (Milchdrüse), den Duftdrüsen und den Becherzellen vor.
- Bei den *ekkrinen Drüsen* bleibt die Zelle ganz erhalten, d. h. die Zelle gibt ihr Sekret ohne Verlust
  von Zellbestandteilen ab. Sie kommen bei den
  Schweißdrüsen und den serösen Drüsen (z. B. in
  der Bauchspeicheldrüse) vor.

 Klinischer Bezug

Die **Mukoviszidose** (lat. viscidus: klebrig, zähflüssig;
Synonym: zystische Fibrose) ist eine autosomal-rezessiv erbliche Stoffwechselstörung mit genetischem
Defekt des Chromosom 7 und einer damit einhergehenden Dysfunktion exokriner Drüsen. Durch eine vermehrte Produktion sowie eine erhöhte Viskosität des
Sekrets der mukösen Drüsen (in den Bronchien und
im Verdauungstrakt) kommt es zu Atemwegskompli-
kationen, zu Maldigestion (Störung der Verdauung) und
dem sog. Malabsorptionssyndrom (Verdauungsinsuf-
fizienz, Störung der Resorption) sowie durch einen erhöhten Elektrolytgehalt des Drüsensekretes außerdem
zu Flüssigkeits- und Elektrolytverlusten.

1.2.3   Epithel-Bindegewebsübergang

An der dem Bindegewebe zugewandten Oberfläche
(Epithel-Bindegewebsgrenze) liegt die *Basalmembran* (Glashaut, Membrana vitrea oder propria). Die
Basalmembran besteht hauptsächlich aus einer
mukopolysaccharidhaltigen Kittsubstanz (PAS-positiv). Sie ist ca. 1,5 – 2,5 µm dick und dient der Verankerung des Epithels. Die Basalmembran ist mehrschichtig und gliedert sich in die *Lamina rara externa*,
die *Lamina densa* und die *Lamina rara interna*. Diese
Dreischichtung ist jedoch nur unter dem Elektronenmikroskop zu erkennen. Die Lamina rara externa ist
der Epithelseite zugewandt, die Lamina densa heißt
auch Basallamina.

Basalmembran

Die Basalmembran oder Basallamina (s. o. Epithel-
Bindegewebsübergang) ist die Grenzfläche zwischen
Epithelien und Bindegewebe. Sie besteht v. a. aus
Kollagen (Typ IV), Glykoproteinen (Laminin, Fibro-
nektin, Entaktin) sowie sauren Proteoglykanen. Die
Basalmembran ist bis zu 1 mm dick. Elektronen-
mikroskopisch zeigt sich ein **mehrschichtiger Auf-
bau**:
- Lamina rara externa
- Lamina densa
- Lamina fibroreticularis

Bestandteile der Basalmembranen sind:
- Glykoproteine (Laminin, Fibronektin)
- Glykosamino- und Proteoglykane (Heparansulfat)
- Kollagen:
  – Kollagen-Typ-III in der Lamina fibroreticularis
  – Kollagen-Typ-IV in der Lamina densa

 Merke

Erkrankungen der Basalmembran kommen bei Stoff-
wechselerkrankungen (z. B. Diabetes mellitus) oder
bei Autoimmunerkrankungen (z. B. Glomerulonephritis) vor. Hierbei kann die Basalmembran ab- oder zunehmen, wodurch der Membranumsatz gestört wird.

Bindegewebspapillen

Bindegewebspapillen findet man in der bindegewebigen Papille des Haarbalgs und damit in der
der Felderhaut sowie in der Leistenhaut. Die Bindegewebspapillen dienen der Oberflächenvergrößerung zwischen Epithel und der (Blutgefäß führenden) Lam. propria und damit der verbesserten Ernährung des Epithels.

1.3 Zellkontakte

Zellkontakte (Zellhaften) dienen der Aufrechterhaltung eines Zellverbandes. Dabei unterscheidet man die *direkten* und die *indirekten Zellverbindungen*.

■ *Direkte Zellverbindungen* sind Desmosom (Macula adhaerens), Nexus (Gap junction [engl. gap = Kluft, Spalte; junction = Kreuzung]), Zonula occludens (Tight junction [engl. tight = fest]) und Haftkomplex (Zonula occludens und Zonula adhaerens [lat. occlusus = geschlossen, adhaerere = anhaften, Zonula = Gürtel, Macula = punktförmig]). Desmosomen haben mechanische Funktion, sind scheibenförmig, durch Tonofibrillen vernetzt und zum Interzellularraum hin offen. Der Nexus (= offene Verbindung) erleichtert den Transport durch Poren mit Tunnelproteinen, leitet elektrische Signale (kaum Spannungsabfall) weiter, hat einen schmalen Interzellularspalt und kommt im Herzmuskel, in glatter Muskulatur, in der Niere, in der Neben-

niere, in der Schilddrüse u. a. vor. Die ionale und metabolische Koppelung benachbarter Epithelzellen erfolgt durch Nexus. Die Zonula occludens (= geschlossene Verbindung) hat einen durch Plasmalemmverschmelzung geschlossenen Interzellularspalt und behindert den Stofftransport (beeinflusst den parazellulären Transport).

■ *Indirekte Zellverbindungen* sind Vernetzungen der Zellen durch Zellausläufer und Interzellularsubstanzen. Diese Vernetzung nennt man *Zellinterdigitation*.

■ Zum Aufbau einer Zelle mit ihren zellulären Strukturelementen (s. a. Abb. 1.**2**).

Der **Interzellularraum** ist der Raum, der zwischen den Zellen liegt. Hier befinden sich die Interzellularsubstanzen (Glykoproteine der Glykokalix).

Der **Extrazellularraum** ist der Raum außerhalb der Zelle. Im Extrazellularraum befindet sich die Extrazellularflüssigkeit, sie enthält Nähr- und Schlackenstoffe (z. B. Plasma, Lymphe, Wasser).

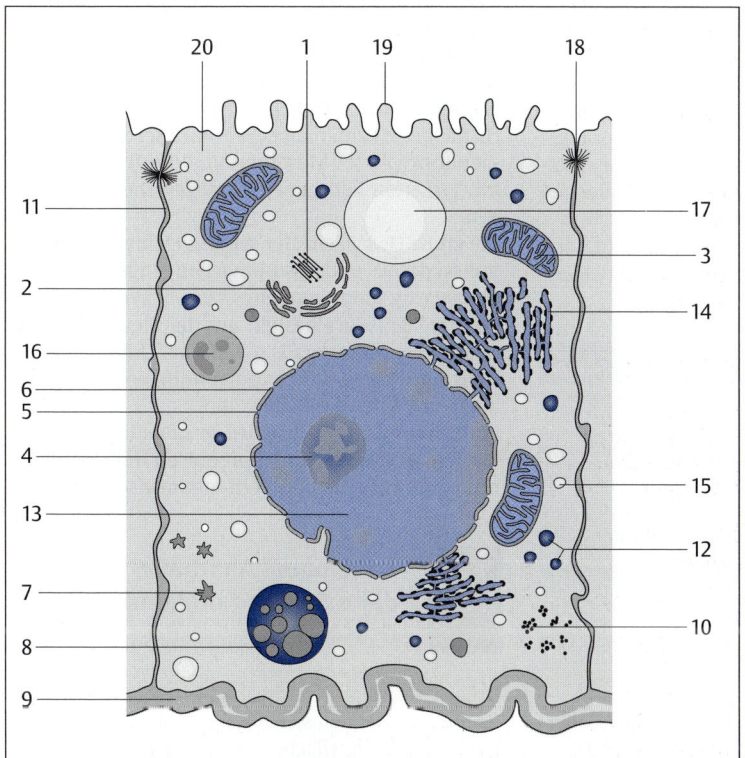

Abb. 1.2 Vereinfachte Darstellung einer Zelle nach elektronenmikroskopischen Befunden. 1 = Zentrosom, 2 = Lamellensysteme des Golgi-Feldes, 3 = Mitochondrium mit doppelt konturierter Hüllmembran und Cristae, 4 = Kernkörperchen (Nucleolus), 5 = Kernpore, 6 = doppelt konturierte Kernmembran, 7 = Lipoidtröpfchen, 8 = Pigmentkorn, 9 = Basalmembran, 10 = Glykogenkörnchen, 11 = Zellmembran, 12 = Granula, 13 = Zellkern (Nucleus), 14 = Räume des endoplasmatischen Retikulums, mit Ribosomen besetzt (rER), 15 = kleine Vakuole, 16 = Lysosom, 17 = große Vakuole, 18 = Haftpunkte benachbarter Zellen (Desmosomen), 19 = Ausstülpungen der Zelloberfläche (Mikrovilli), 20 = Zytoplasma (nach Faller, Thieme 1988)

Merke

Die **Macula adhaerens** hat im Vergleich zu einem Nexus einen erweiterten Interzellularspalt und verankert Intermediärfilamente.

Integrine sind Glykoproteine der Zellmembran, die zu den Adhäsionsproteinen (s.o. Zellhaften) gehören. Integrine vermitteln den Zellkontakt zwischen Leukozyten und anderen Zellen. Im Rahmen der Immunantwort interagieren sie mit Zielzellen. Des Weiteren sind sie u.a. beteiligt an der Hämostase, Morphogenese, Thrombose und der Wundheilung. Sie werden eingeteilt in:
- Leukozytenintegrine
- VLA (very late activation antigen)
- Zytoadhäsine

Hemidesmosomen (Halbdesmosomen) sind punktförmige feste Haftkomplexe, die in der Zellmembran von Epithelzellen oberhalb der Basalmembran liegen. Sie dienen der Anheftung der basalen Epithelzellen an die Basalmembran. Dabei verhindern sie die Ablösung der Zellen bei einwirkenden Scherkräften. Halbdesmosom sind Haftscheiben, die wie halbe Desmosomen aussehen, jedoch molekular anders aufgebaut sind.

Ankerfilamente sind an unterhalb der Zellmembran-Außenseite gelegene Teile des Integrins angeknüpft. Auf ihrer anderen Seite sind sie in der extrazellulären Matrix oder die unter dem Hemidesmosom gelegene Basalmembran verankert.

Ankerfibrillen (Ankerfasern) sind Kollagenfasern, die die Basallamina mit der Lamina fibroreticularis verbinden.

Merke

Adhäsionsglykoprotein	→ Funktion
Cadherin	→ Zell-Zell-Verbindung
Fibronektin	→ Zell-Matrix-Verbindung
	Zell-Zell-Verbindung
Integrin	→ Zell-Matrix-Verbindung
Laminin	→ Zell-Basalmembran-Verbindung

1.4   Schleimhäute

Die Schleimhaut bekleidet die inneren Körperoberflächen, wogegen die Haut die äußere Körperoberfläche bildet. Die Schleimhaut hat folgenden Schichtenbau:
- *Tunica mucosa:*
  - Epithelschicht
  - Lamina propria
- *Tunica muscularis mucosae:* glatte Muskelfasern mit dazwischen gelegenen elastischen Fasern,

dient z.B. als Zottenpumpe, zur Krypten- oder Drüsenentleerung
- *Tela submucosa:* Verschiebeschicht aus lockerem Bindegewebe mit Nerven und Gefäßen

Das Epithel der Schleimhaut dient der Protektion, Resorption und Sekretion (s.u.). Das Bindegewebe der Schleimhaut hat eine Bedeutung für den Stofftransport, für die Abwehr durch Phagozyten und mechanische Funktionen.

1.5   Seröse Höhlen

Einen ähnlichen Aufbau wie die Schleimhäute zeigen auch die serösen Höhlen (Pleura, Pericard und Peritoneum) mit:
- *Serosa visceralis:* bedeckt die Organe
- *Serosa parietalis:* kleidet die Körperwandinnenseite der serösen Höhlen aus
- *Serosaspalt:* kapillarer Haftspalt, gefüllt mit Aszites, Pleura- oder Pericardflüssigkeit, dient der Verschiebung (z.B. bei der Atmung)

Die Verbindung des Peritoneum viscerale und parietale ist im Peritonealraum das *Meso* (z.B. Mesocolon, Mesogastrium) – eine Peritonealduplikatur mit Gefäßen und Nerven. Eine Serosaduplikatur wird als *Ligament* bezeichnet.

Histologisch kann man eine Tunica serosa, das Serosaepithel (plattes Mesothel) und die Tela subserosa mit lockerem kollagenen Bindegewebe unterscheiden.

Die große Oberfläche der serösen Höhlen begünstigt transsudative und resorptive Vorgänge (Herkunft: epithelartig umgewandeltes Mesenchym).

Pleura: Die Pleura besteht aus der Pleura visceralis und der Pleura parietalis sowie einer Umschlagsfalte.

Pericard: Auch das Pericard besteht aus einer viszeralen und einer parietalen Seite.

Peritoneum: Der Aufbau des Peritoneums folgt analog dem Aufbau der anderen serösen Höhlen mit Peritoneum parietale und Peritoneum viscerale.

1.6   Allgemeine Anatomie der exokrinen und endokrinen Drüsen

Drüsen sind Epitheleinstülpungen. Die Epitheleinstülpungen können sich abschnüren, sodass die Verbindung zur Oberfläche verloren geht. Die Epithelzellen von Drüsen können sezernieren. Drüsen können nach verschiedenen Gesichtspunkten eingeteilt werden:
- *Art des Absonderungsvorgangs* (Sekretionsart):
  - **apokrine Drüsen**, hier erfolgt eine apikale Plasmaabschnürung an der Zelle (z.B. Milchdrüse, große Schweißdrüsen)

- **holokrine Drüsen** hierbei wird die gesamte Drüsenzelle zu Sekret (z. B. Talgdrüsen)
- **merokrine** (ekkrine) **Drüsen**, hier wird ein Teil des Zellinhalts sezerniert (z. B. Speicheldrüsen, kleine Schweißdrüsen)

■ *Art des Sekrets* (Zusammensetzung):
- Die **mukösen (Schleim-) Drüsen** produzieren ein dickflüssiges,
- schleimiges Sekret. Das Lumen der Drüsen ist weit, mit breitem kubischen Epithel und platten randständigen Kernen. Muköse Drüsen kommen als Schleimdrüsen des Gaumens und des Ösophagus vor.
- Die **serösen (Eiweiß-) Drüsen** produzieren ein dünnflüssiges, eiweißreiches Sekret. Das Lumen der Drüsenendstücke ist eng, das Drüsenzellplasma besitzt eosinophile Granula und erscheint dadurch dunkel. Seröse Drüsenzellen sind prismatisch mit runden Zellkernen. Sie kommen in der Glandula parotis, dem Pankreas, der Tränendrüse und den Ebner-Spüldrüsen vor.
- **mukoide Drüsen** (z. B. Glandulae duodenales)
- Die **gemischten Drüsen** haben sowohl einen mukösen als auch einen serösen Anteil. Je nachdem welcher Anteil überwiegt, spricht man von mukoserösen (mehr mukös) oder von seromukösen (mehr serös) Drüsen. Durch das Vorhandensein beider Drüsenanteile entstehen die *Ebner-Halbmonde.*

■ *Form des sezernierenden Endstücks* (s. Abb. 1.**3**):
- Die **tubulösen Drüsen** besitzen ein blindes Ende mit geknäuelten oder verzweigten Schläuchen. Sie kommen *einfach* im Dickdarm und in den Lieberkühn-Krypten des Dünndarms, *geknäuelt* als Schweiß- und Duftdrüsen, *verzweigt* als Pylorus- und Cardiadrüsen des Magens und *zusammengesetzt* in der Leber und der Niere vor.
- Die **azinösen Drüsen** besitzen kugelförmige Endstücke, ein enges Lumen und hohe Epithelzellen. Sie kommen i.d.R. zusammengesetzt als tubuloazinöse Drüsen in der Parotis, im Pankreas und in der Tränendrüse vor.
- **Alveoläre Drüsen** besitzen bauchförmige Endstücke mit einem weiten Lumen. Sie kommen in einfacher Form in den Talgdrüsen, in verzweigter Form in den Meibom-Drüsen des Augenlids und in zusammengesetzter Form (tubuloalveolär) in der Prostata, der Lunge, der Mamma und in den Bartholini- Drüsen sowie den Cowper-Drüsen des Genitaltraktes vor.

■ *Lage zur epithelialen Oberfläche:*
- endo(intra-)epitheliale Drüsen (einzellig, z. B. Becherzellen (Darm, Respirationstrakt), mehrzellig, z. B. Nasenschleimhaut, Urethra)
- exoepitheliale Drüsen: endokrine (ohne Ausführungsgang) und exokrine Drüsen (mit Ausführungsgang)

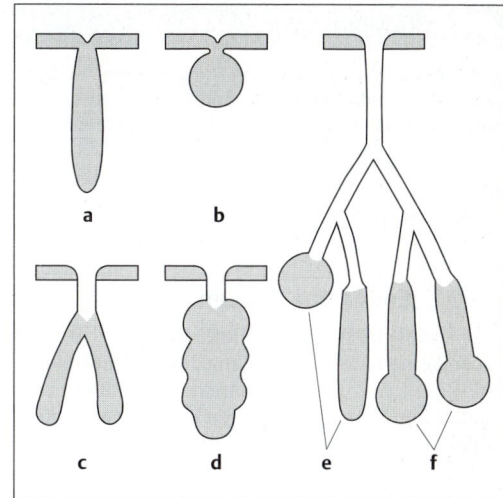

Abb. 1.3 Einteilung der exokrinen Drüsen nach der Form der sezernierenden Anteile, a) einfach tubulös, b) einfach azinös, c) verzweigt tubulös, d) verzweigt azinös, e) zusammengesetzt gemischt tubulös und azinös, f) zusammengesetzt tubuloazinös (aus Leonhardt, Thieme 1990)

■ Nach den *Ausführungsgängen* unterscheidet man
- **exokrine** und **endokrine** Drüsen (s. 1.6.1 und 1.6.2).

 Merke

Papageientränen **von Ebner** sind serös (Pankreas, Parotis, Tränendrüse [Gl. lacrimalis], Ebner-Spüldrüsen).

1.6.1   Exokrine Drüsen

Die **exokrinen Drüsen** haben mit einem Ausführungsgang eine Verbindung zur Oberfläche. Einzellige exokrine Drüsen sind z. B. die Becherzellen. Sie kommen vor im Epithel des Dünndarms, des Dickdarms und im Epithel des Respirationstraktes. Beim Aufbau der exokrinen Drüsen unterscheidet man zwischen *Drüsenkörper* (= Endstück) und *Ausführungsgang*. Bei größeren Drüsen besteht das Ausführungsgangsystem aus einem *Schaltstück* mit kurzen, platten Zellen, einem *Streifenstück* (= *Sekretrohr*) mit hochprismatischen Zellen, einem weiten Lumen und einem Ausführungsgang mit einschichtigem bis mehrschichtigem Epithel. Die azidophilen Granula der Epithelzellen ergeben eine feine Streifung (daher der Name). Die Streifenstücke münden in die eigentlichen Ausführungsgänge.

Klinischer Bezug

Unter **Akne** versteht man eine Erkrankungen der Talg-
drüsenfollikel, die durch Sekretions- und Verhornungsstörungen bedingt ist. Eine Form ist die Acne vulgaris,
eine meist in der Pubertät auftretende Hautkrankheit.
Sie tritt an talgdrüsenreichen Hautbezirken (Gesicht,
Nacken, Brust, Rücken) durch Talgdrüsenhyperplasie
und eine Verhornungsstörung der Follikel auf.

1.6.2   Endokrine Drüsen

Die **endokrinen (innersekretorischen) Drüsen**
haben keinen Ausführungsgang. Das Sekret (Inkret),
i. d. R. ein Hormon, wird direkt in die Blut- oder
Lymphbahn abgegeben. Zu den endokrinen Drüsen
zählen Hypophyse, Nebenniere, Schilddrüse, Epithelkörperchen, Keimdrüsen (Hoden, Ovar), Paraganglien und Pankreasinselzellen.

1.6.3   Hormonstoffklassen und ihre morphologischen Korrelate

Hormone sind Signalstoffe, die meist in endokrinen
Organen produziert werden und über das Blut ihre
Erfolgsorgane erreichen. Biochemisch unterscheidet
man:
- Amine (von Aminosäuren abgeleitete Hormone),
  dazu gehören z. B. Schilddrüsenhormone, Katecholamine und Acetylcholin
- Hormone, die von ungesättigten Fettsäuren abge-
  leitetet sind (z. B. Prostaglandine)
- Peptidhormone (Proteohormone), dazu gehören
  v. a.
  - das in den C-Zellen der Schilddrüse gebildtete
    Calcitonin
  - das in der Glandula parathyroidea gebildete Pa-
    rathormon
  - die im Hypothalamus gebildeten Releasing-Hor-
    mone, sowie Oxytocin und ADH
  - die im Pankreas gebildeten Hormone Insulin und
    Glucagon
  - die in der Hypophyse gebildeten Hormone
  - sowie die meisten Gewebshormone
- Steroidhormone (s. Biochemie)

1.7   Binde- und Stützgewebe

Das Bindegewebe entsteht vor allem aus dem Mesoderm (im Kopfbereich: Mesektoderm aus der Neuralleiste. Es ist Bindeglied und Füllmasse zwischen
Zellen, Geweben und Organen mit Aufgaben wie
z. B. Stofftransport durch die hier enthaltenen Gefäße und Nerven. Weitere Aufgaben der Bindegewebszellen sind Abwehrfunktionen, Wasserspei-
cher, Mineraldepot, Formgebung, Stoffaustausch
und mechanische Funktionen (v. a. beim Knorpel).

Unterteilen kann man Bindegewebe in *faserarmes,
lockeres Bindegewebe*, in *faserreiches, straffes Bindegewebe*, in *Stützgewebe* und in *Sonderformen des
Bindegewebes*
Zum **Stützgewebe** zählen Knorpel und Knochen.
Die **Sonderformen** des Bindegewebes sind Fettgewebe, elastische Bänder, retikuläres Bindegewebe
(z. B. hämatopoetisches Gewebe) und gallertiges
Bindegewebe.
Hauptbestandteile des Bindegewebes sind die fixen
und die freien Bindegewebszellen sowie die Interzellularsubstanz, die sich in Fasermaterial und
Grundsubstanz einteilen lässt. Zu den **fixen Zellen**
zählen Mesenchymzellen, Fibroblasten, Fibrozyten,
Retikulumzellen und Lipozyten, zu den **freien Zellen**
zählen Monozyten bzw. Histiozyten, Granulo- und
Lymphozyten, Mastzellen und Plasmazellen.
Das **Fasermaterial** (Bindegewebsfasern als Komponenten der Interzellularsubstanz) besteht aus Kolla-
gen-, Elastin- und Retikulumfasern. Die Grundsubstanz der Interzellularsubstanz, eine strukturlose
Masse aus Mukopolysacchariden, wird auch **Kittsubstanz** genannt. Sie ist Bestandteil aller Binde-
und Stützgewebe und besteht aus interstitieller
Flüssigkeit, Proteoglykanen und Glykoproteinen
(z. B. Fibronektin). Im lockeren Bindegewebe ist
das gut ausgeprägte Wasserbindungsvermögen auf
Proteoglykane zurückzuführen.

1.7.1   Fixe Bindegewebszellen

Das **Mesenchym** zählt zum frühembryonalen Bindegewebe. Es besitzt keine Fasern, die Mesenchymzellen sind sternförmig verzweigt, die Zellausläufer
können miteinander anastomosieren (Verbindungen
aufbauen). Durch diese Anastomosen entsteht ein
Zellnetz, in dessen Zwischenräumen sich seröse Flüssigkeit befindet.
Die **Retikulumzellen** sind Grundzellen des retikulären Bindegewebes mit großem Kern und wenig
Zytoplasma. Sie können sich zu Fettzellen oder Makrophagen umbilden. Zu den Aufgaben der Retikulumzellen gehört die Bildung freier Zellen (Lymphozyten und Blutserum), die Phagozytose, die Beteiligung an der Antikörperproduktion und die Bildung
der Skelettsubstanz von Organen.
Fettzellen (Lipozyten) sind umgewandelte Fibrozyten und entstehen aus den Fibroblasten. Sie enthalten das Fett in paraplasmatischen Einschlüssen
(Vakuolen). Die Fettzellen sind nur mit Spezial-
färbung (Sudanrot) sichtbar zu machen.
Fibroblasten und **Fibrozyten** zählen zu den orts-
ständigen Bindegewebszellen.
Fibroblasten sind Abkömmlinge des Mesenchyms
und die aktive, synthetisierende Form der Fibrozyten. Sie besitzen einen großen, ovalen Zellkern
mit deutlichem Nukleolus und freiem Chromatin.
Sie haben viele zytoplasmatische Zellfortsätze, bil-

den die Vorstufe der kollagenen Fasern und besitzen viele Mitochondrien.

Fibrozyten (Faserzellen) sind die produktive Ruheform der Fibroblasten. An der Oberfläche von Körperhöhlen (z. B. Pleura und Peritoneum) sind die Fibroblasten epithelartig differenziert und bedecken lockeres Bindegewebe (Mesothel). Die Fibrozyten haben nur eine geringe Syntheseleistung (Bildung von Prokollagenmolekülen). Sie sind spindelförmig, mit wenigen Zellfortsätzen bzw. flachen Plasmaausläufern, einem kleinen dunklen Zellkern und wenig rauhem endoplasmatischen Retikulum (rER). Sie können, wenn sie stimuliert werden, wieder zu Fibroblasten werden und Interzellularsubstanz bilden. Dies erfolgt z. B. während der Wundheilung. Zudem synthetisieren die Fibroblasten *Kollagenase*, ein Enzym, das den physiologischen Abbau von Kollagen bewerkstelligt.

Phagozytose: Zellfortsätze umfassen größere (feste) Partikel (z. B. Staubteilchen und Bakterien), verleiben diese der Zelle ein (Endozytose) und machen sie damit mehr oder weniger unschädlich. Zur Phagozytose befähigt sind *Phagozyten* (= Fresszellen, vgl. Histiozyten).

Fettspeicherung: Die Speicherung von Fett obliegt den *Fettzellen* des Bindegewebes.

1.7.2 Freie Bindegewebszellen

Histiozyten (Makrophagen) (∅ ca. 17 µm) sind Monozyten, die durch Diapedese aus der Blutbahn ausgetreten sind. Sie werden auch als ruhende Wanderzellen bezeichnet, da sie bei Entzündungen amöboid beweglich sind. Sie bilden lysosomale Enzyme und zeigen als Makrophagen eine ausgeprägte Phagozytosebereitschaft. Im Gegensatz zu den Fibrozyten haben die Histiozyten (Abb. 1.**4**) viele Mitochondrien und Lysosomen. Die Histiozyten werden dem retikuloendothelialen System (RES) zugeordnet (s. u.). Das Zytoplasma ist mit Eosin stark färbbar.

> **!** **Merke**
>
> Integrale Bestandteile der Plasmamembran von aktivierten Makrophagen sind:
> - MHC-Moleküle der Klasse II
> - Rezeptoren für Fc-Fragmente von Immunglobulinen
> - Rezeptoren für Komplementfaktoren
> - Zytokinrezeptoren

Die **Monozyten** stammen aus dem Knochenmark, wandern kurz ins Blut (ca. 20 Stunden Aufenthalt) und dann in das Gewebe. Im Gewebe können sie sich zu verschiedenen Makrophagen differenzieren (Histiozyten, Kupffer-Sternzellen u. a.). An ihrer Oberfläche sitzen Rezeptoren für Immunglobuline. Sie sind amöboid beweglich und gehören zu den Makrophagen (Gewebsmakrophagen), produzieren Mediatoren (Interleukin, G-CSF). Monozyten sind

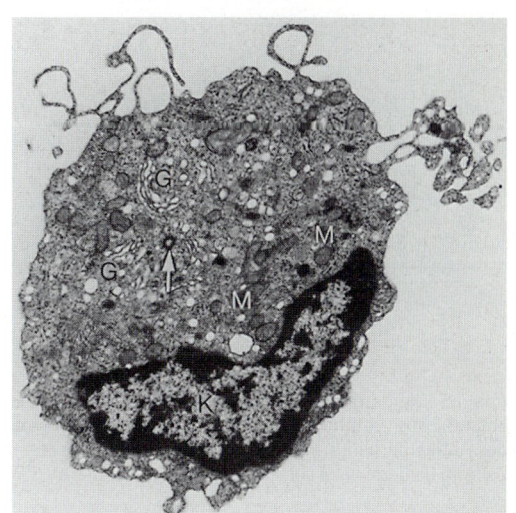

Abb. 1.4 Histiozyt (Makrophage); K = Kern, M = Mitochondrien, G = Golgi-Apparat; der Pfeil deutet auf ein quergeschnittenes Zentriol (aus Kühnel, Thieme 1992)

die größten Leukozyten (∅ = 12–20 µm) und bilden ca. 4–7 % der Blutkörperchen. Ihr Kern ist nierenförmig und liegt exzentrisch mit dichtem Kernchromatin. Das Monozytenzytoplasma ist schwach azidophil, enthält viele Mitochondrien, viele azurophile Granula und wenig rER.

Die **Granulozyten** entstammen dem Blut. Sie haben einen gelappten Kern und gehören zu den Mikrophagen. Durch die amöboide Beweglichkeit können sie auch durch Gefäßwände wandern (Diapedese).

Lymphozyten: Im Gewebe kommen die Lymphozyten als T- und B-Lymphozyten vor. Die B-Lymphozyten sind Antikörperbildner und haben Mikrophagenfunktion.

Die **Plasmazellen** zeigen eine Radspeichenstruktur, sie dienen der spezifischen Abwehr, sind rundlich, ca. 10–15 µm groß und entstehen aus den Immunoblasten der B-Lymphozyten. Plasmazellen haben einen stark basophilen Zellleib mit vielen Mitochondrien und eine Lebensdauer von ca. 20 Tagen. Um den Kern der Plasmazellen ist ein heller perinukleärer Hof sichtbar (Abb. 1.**5**). Plasmazellen kommen regelmäßig beim gesunden Menschen im Lymphknotenmark, in der roten Pulpa der Milz, perikapillar im Knochenmark und in der Schleimhaut des Jejunums vor.

Mastzellen sind längliche oder polyedrische Zellen (ca. 12 µm groß) mit ovalem Kern. Sie enthalten Histamin, Heparin und Serotonin. Mastzellen sind mit metachromatischen Granula angefüllt und werden u. a. im lockeren Bindegewebe gefunden. Die größte Konzentration an Mastzellen findet man im Stratum papillare der Dermis.

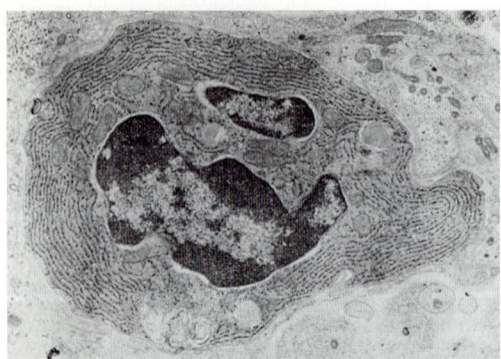

Abb. 1.5 Die dargestellte Zelle ist eine **Plasmazelle**. Sie entsteht aus Lymphozyten. Die Zelle ist basophil, dient der Antikörperbildung und kommt regelmäßig als freie Zelle im Bindegewebe vor. Die Plasmazelle ist reich an rER.

Zu den **Leistungen der freien Bindegewebszellen** zählen die *Diapedese*, die *Chemotaxis*, die *Phagozytose* und die *Antikörper-* und *Mediatorenbildung*. Die **Diapedese** ist das Durchtreten der Blutzellen durch die unverletzte Gefäßwand. Granulozyten können eine solche Ortsveränderung durchführen. Bei der **Chemotaxis** werden die weißen Blutzellen durch gelöste Stoffe (z. B. Streptokokken, Staphylokokken u. a.) angezogen oder auch abgestoßen. Durch die **Phagozytose** werden Fremdstoffe im Organismus unschädlich gemacht und in Phagozyten aufgelöst.

Die **Antikörperbildung** erfolgt aufgrund von eingedrungenen Antigenen (= artfremder Eiweißstoff) in die Blutbahn.

Mediatoren sind hormonähnliche Wirkstoffe (Prostaglandine, Tromboxane), die auf einen Gewebsreiz hin ausgeschüttet werden. Der Bildung von Mediatoren gehen i. d. R. entzündliche Prozesse voraus.

1.7.3   Glykosaminoglykane (GAG, früher: Mukopolysaccharide)

Die GAG sind saure Heteropolysaccharide, die aus Aminozuckern sowie Glukuron- oder Iduronsäure bestehen und mit Schwefelsäure verestert sind. Sie kommen hauptsächlich im Bindegewebe vor. Hier stellen sie den verbindenden Teil der gallertigen Grundsubstanz dar. Zur Gruppe der GAG gehören auch Keratansulfat und Chondroitinsulfate.

1.7.4   Proteoglykane

Sie sind Hauptbestandteile des Bindegewebes (Hyaluronsäure, Chondroitinsulfat u. a.) und bestehen aus Verbindungen saurer Mukopolysaccharide und Eiweiße. Sie machen die Bindegewebsstrukturen sowohl elastisch formkonstant (Knorpel) als auch plastisch verformbar. Dabei spielt das *Fibronektin*, ein Protein des Bindegewebes, eine wichtige Rolle.

Es vermittelt die Adhäsion (Anheftung) der Fibroblasten an die Kollagenfasern. Fibronektin kommt im Blutplasma und in der Basalmembran vor. Auch das *Laminin* ist ein Protein des Bindegewebes. Es besteht aus zwei Polypeptidketten und ist Bestandteil der Lamina rara externa. Es heftet die Epithelien an das Kollagen Typ IV der Lamina densa.

1.7.5   Proteine (Eiweiße)

Proteine gehören zu den wichtigsten Bestandteilen lebender Organismen. Anhand der Anzahl der beteiligten Aminosäuren (AS) unterscheidet man Oligopeptide (weniger als 10 AS), Polypeptide (10– 100 AS) und Proteine (Makromoleküle aus mehr als 100 AS). Im Organismus haben Proteine v. a. eine Bedeutung als:

- Alloantigene (z. B. Blutgruppenantigene)
- Antikörper
- Enzyme
- Faktoren der Blutgerinnung
- Hormone (Peptid- und Proteohormone)
- kontraktile Proteine (z. B. Aktin, Myosin)
- Membranproteine (z. B. Rezeptoren)
- Plasmaproteine (z. B. Albumin)
- Reservesubstanzen beim Hungerstoffwechsel
- Stütz- bzw. Gerüstproteine (z. B. Kollagen, Elastin, Keratin) .
- Transportproteine (z. B. Hämoglobin, Myoglobin)

1.7.6   Kollagentypen

Kollagenfasern sind die häufigste Faserart des Bindegewebes. Die Kollagenfasertypen bestehen aus *Fibrillenbündeln* mit einer charakteristischen Querstreifung. Baueinheit einer Fibrille sind Tropokollagenmoleküle. Jedes Molekül besteht aus 3 Polypeptidketten mit einer Tripelhelixstruktur. Die Kollagensynthese findet im rER von Fibroblasten statt. Kollagenfasern sind als unverzweigte Fasern angeordnet und sehr zugfest. Sie sind gering dehnbar und anisotrop (starke Doppelbrechung) polarisiert. Elektronenmikroskopisch ist die Querstreifung der Mikrofibrillen (gestaffelt angeordnetes Tropokollagen) zu erkennen. Kollagenfasern kommen im Dentin, in der Gingiva, im Periodontium und im Zahnzement vor.

Typen: Man unterscheidet 4 wichtige (von heute 13 bekannten) Kollagenfasertypen:

- *Typ I* kommt in Haut, Knochen, Sehnen, Bändern, Faszien vor.
- *Typ II* kommt in hyalinem und elastischem Knorpel vor.
- *Typ III* kommt in Gefäßwänden, im Corium der Haut und im Stroma innerer Organe vor.
- *Typ IV* kommt in der Basalmembran vor.

Das Kollagen der Sehnen und Faszien unterscheidet sich in seinem chemischen Aufbau von dem des Knorpels. Die Retikulinfasern (Typ-III-Kollagen-Fasern) quellen im Unterschied zu Kollagenfasern des

Histologie

lockeren oder straffen Bindegewebes kaum auf. Man nennt diese Fasern auch *argyrophile* Fasern (weil sie sich versilbern lassen) oder auch präkollagene Fasern.

Klinischer Bezug

Das Kollagen ist ein wichtiger Bestandteil der Haut und spielt somit eine wichtige Rolle bei der **Wundheilung** (in Verbindung mit Vitamin C).

Die **Synthese** der Peptidketten bzw. der α-Ketten des Kollagens erfolgt im rER von Fibroblasten. In den Fibrozyten wird das Kollagen bis zur Stufe des Prokollagens intrazellulär synthetisiert. Die im elektronenmikroskopischen Bild sichtbare Querstreifung des Typ-I-Kollagens entsteht erst extrazellulär durch Zusammenlagerung von Tropokollagenmolekülen. Mikrofibrillen des kollagenen Bindegewebes zeigen elektronenmikroskopisch dunkle und helle Querstreifen, weil Mikrofibrillen des kollagenen Bindegewebes aus gestaffelt angeordnetem Tropokollagen bestehen.

Bei der **Fibrillogenese** sezernieren die *Fibroblasten* zunächst Tropokollagen (= Fibroprotein), woraus dann über Zwischenstufen kollagene Fibrillen entstehen, die ein wesentlicher Bestandteil der kollagenen Fasern sind. Zudem sind die Fibroblasten am Aufbau der Grundsubstanz beteiligt. Fibroblasten haben einen hohen Gehalt an rER und Mitochondrien.

Merke

Blasten **b**auen auf.

1.7.7 Fibrilline, Elastin

Man unterscheidet bei **Fibrillinen** Glia- und Neurofibrillen im Nervengewebe, kollagene Fibrillen im Knochengewebe, Myofibrillen im Muskelgewebe sowie Tonofibrillen im Epithelgewebe.

Elastin ist ein Strukturprotein der extrazellulären Matrix des elastischen Bindegewebes. Es besteht hauptsächlich aus apolaren Aminosäuren. Elastin ist für die hohe Elastizität von Organen (z. B. Arterien) verantwortlich.

1.7.8 Elastische Fasern

Bei dem elastischen Material des Bindegewebes handelt es sich um elastische Fasern, die als feine Fasern im entspannten Zustand gewellt sichtbar sind (Abb. 1.6 und 1.7 Farbtafel I). Wenn sie im Bindegewebe überwiegen, spricht man von elastischem Gewebe. Die elastischen Fasern sind einfach lichtbrechend (isotrop) und verzweigt. Hauptbestandteil der elastischen Fasern ist das *Elastin* (s.o.). Sie sind wenig zugfest und stark dehnbar.

Elastische Fasernetze findet man in der Wand der Bronchioli alveolares, in den Alveolarsepten und in der Wand der Lungenarterien.

Merke

kollagene Fasern → zugfest
retikuläre Fasern → biegungselastisch
elastische Fasern → zugelastisch

Klinischer Bezug

Skorbut (Scharbock) ist eine der am längsten bekannten Avitaminosen, bei der ein Mangel an Ascorbinsäure (Vitamin C) besteht. Durch eine gestörte Bindegewebesynthese kommt es zu einer Blutgefäß-Brüchigkeit mit Blutungen, Ausfallen der Zähne sowie einer verzögerten Wundheilung.

Ehlers-Danlos-Syndrom (Fibrodysplasia elastica generalisata congenita) ist eine erbliche Erkrankung mit einer Kollagendysplasie (gestörte Kollagenfibrillogenese). Symptome sind u.a. Hyperelastizität, Überstreckbarkeit der Gelenke, Vulnerabilität und Wundheilungsstörungen der Haut.

Das **Marfan-Syndrom** ist eine autosomal-dominant vererbte, generalisierte Bindegewebeerkrankung (Fibrillindefekt). Die Genlokalisation liegt auf dem Chromosom 15. Symptome sind Veränderungen des Habitus (lange, schmale Extremitäten, Trichter- oder Hühnerbrust, Kyphoskoliose u.a.), des kardiovaskulären Systems (Erweiterung der Sinus, Aorteninsuffizienz u.a.) und der Augen (Dysmorphie der Cornea u.a.). Die mittlere Lebenserwartung ohne Behandlung liegt bei ca. 32 – 35 Jahren.

Die **Osteogenesis imperfecta** (Glasknochenkrankheit) ist eine erbliche Bindegewebeerkrankung. Sie führt zu vermehrter Knochenbrüchigkeit durch Defekte in der Biosynthese von Typ-I-Kollagen.

1.7.9 Morphologische Grundlagen der Abwehrleistungen des Bindegewebes

Die Abwehr des Bindegewebes erfolgt in einem unspezifischen und einem spezifischen Abwehrsystem. Das **unspezifische Abwehrsystem** ist vorwiegend zellulär und wird von Mikrophagen und Makrophagen (retikuloendotheliales System – retikulohistiozytäres System – mononukleäres Phagozytensystem) gebildet. Zu den Mikrophagen gehören die Granulozyten (insbesondere die neutrophilen Granulozyten, die über proteolytische Enzyme und Oxidasen wirken) und die Lymphozyten. Zu den Makrophagen zählen die Histiozyten, Monozyten, Retikulumzellen, Sinusendothelzellen und Kapillarendothelzellen. Die Retikulumzellen und bestimmte Endothelzellen bilden zusammen das *retikuloendotheliale System (RES)*. Die Histiozyten und die Retikulumzellen bilden das *retikulohistiozytäre System (RHS)*.

Das **spezifische Abwehrsystem** wird gebildet von den Immunozyten: T-Lymphozyten und B-Lymphozyten (Zentrozyt – Zentroblast, Plasmazellen), Gedächtniszellen.

1.7.10   Bindegwebsformen

Mesenchym

Das Mesenchym zählt zum embryonalen Bindegewebe (z.B. Hühnerembryo). Die fixen Zellen sind Mesenchymzellen (sternförmige Zellen), die freien Zellen sind manchmal Blutstammzellen. Eine Interzellularsubstanz (Gewebsflüssigkeit) und Fasern fehlen. Mesenchymzellen kommen beim Embryo vor. Die Mesenchymzellen haben einen großen Kern mit einem deutlich sichtbaren Nukleolus und Zytoplasma. Aus dem embryonalen Bindegewebe entwickeln sich alle Binde- und Stützgewebe und die Muskulatur.

Gallertiges Bindegewebe

Gallertiges Bindegewebe findet man in der Wharton-Sulze des Nabelstrangs (mit wenigen mesenchymalen Zellen und vielen Mukopolysacchariden) und der Zahnpulpa (Pulpa dentis).

Lockeres Bindegewebe

Das **lockere Bindegewebe** wird eingeteilt in embryonales und postembryonales Bindegewebe. Zum *embryonalen Bindegewebe* zählt das frühembryonale Bindegewebe (= Mesenchymzellen) und das Gallertgewebe (Nabelschnur). Beim Gallertgewebe finden sich kleine Fibrozyten mit einem platten, länglichen Kern und dreieckigen Zellen. Die kollagenen Fasern sind gewellt und sichtbar im Gegensatz zum mesenchymalen Bindegewebe. Zum *postembryonalen Bindegewebe* zählt das retikuläre Bindegewebe.

Retikuläres Bindegewebe

Das **retikuläre Bindegewebe** (z.B. Lymphknoten, Nodus lymphaticus) ist ein dreidimensionales (Gitter-) Maschenwerk, in dessen Lücken viele freie Zellen und Lymphozyten liegen. Das retikuläre Bindegewebe hat Stützfunktion und dient der Phagozytose (Abwehrmechanismus). Es ist anisotrop (starke Doppelbrechung) polarisiert und durch Silbersalze färbbar. Synonyme für retikuläre Bindegewebe sind argyrophile (= mit Silbersalzen anfärbbare) Fasern, präkollagene Fasern (altern zu Kollagen) und Gitterfasern. Retikuläres Bindegewebe ist zum Teil verzweigt angeordnet. Bei Zugbeanspruchung ist es zugfest und biegungselastisch mit einer geringfügigen Dehnbarkeit.

Das retikuläre Bindegewebe kommt als Bestandteil der Basalmembran, Umhüllung von Leber-, Drüsen-, Muskel- und Fettzellen, Stroma der lymphatischen

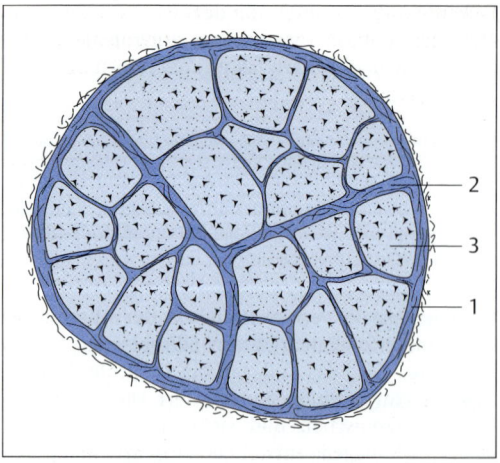

Abb. 1.8 Sehne quergeschnitten. 1 = Peritendineum externum, 2 = Peritendineum internum (mit Nerven und Gefäßen, unterteilt die Sehne in Sekundärbündel), 3 = Primärbündel (kleinste Bindegewebssepten), sichtbar sind auch die „Flügelzellen" oder Sehnenzellen

Organe außer Thymus (Lymphknoten, Milz, Tonsillen, Knochenmark), in der Nähe von Blut- und Lymphgefäßen und in der Lamina propria der Magen-Darm-Schleimhaut vor.

Straffes Bindegewebe

Das **straffe parallelfasrige Bindegewebe** gehört zum geformten, festen *kollagenen Bindegewebe*. Es zeichnet sich durch straff parallel verlaufende kollagene Bündel aus und kommt in Bändern, Gelenkkapseln, Faszien, Sehnen und Aponeurosen sowie im Periost und in der Sklera vor. Die Flügelzellen (Sehnenzellen, Fibrozyten) liegen in einer Reihe (wie eine Perlenschnur) und besitzen Fortsätze. Durch die kollagenen Fasern wird eine hohe Zugfestigkeit erreicht. Die Sehne wird umgeben vom Peritendineum externum, die Fibrillenbündel vom Peritendineum internum (Abb. 1.8).

Das **straffe geflechtartige Bindegewebe** findet man in Organkapseln und im Stratum reticulare der Haut.

 Merke

Bei der lichtmikroskopischen Betrachtung kann die Sehne leicht mit der Skelettmuskulatur verwechselt werden.

 Klinischer Bezug

Das straffe Bindegewebe spielt bei der **Narbenbildung** (Zikatrix) eine wichtige Rolle. Eine knotige Wucherung des Bindegewebes im Bereich der Narbe nennt man Keloid.

Histologie

Fettgewebe

Das Fettgewebe (s.a. Abb. 1.9) besteht aus einer Ansammlung von Fettzellen (Adipozyten), von lockerem Bindegewebe eingefasst, mit Septen, die ins Innere strahlen. Durch diese Bindegewebssepten entsteht eine Läppchenform. Eine Arterie versorgt jeweils ein Fettläppchen. Fettzellen sind mit Sudanrot färbbar. Das Fettgewebe hat den geringsten Wassergehalt pro Gramm Gewebe. Bei der Lipolyse stimulieren Katecholamine die lipolytische Spaltung von Triacylglycerinen.

Das univakuoläre Fettgewebe (weißes Fett) wird durch Zellen charakterisiert, bei denen Kern und Zytoplasma an den Rand gedrängt sind. Dadurch ergibt sich eine Siegelringform oder ein Seifenblasenmuster.

Univakuoläres Fettgewebe kommt als Baufett in Handfläche, Fußsohle (Druckpolster), Augenhöhle (Corpus adiposum orbitae), Wangenfettpfropf, Nierenlager, unter dem Epikard, Mediastinum, Gelenken, Brustdrüse (Platzhalter für ruhendes Drüsengewebe) und als Speicherfett oder Reservefett in Unterhaut (Tela subcutanea), Mesenterium des Darms, Fettanhängsel des Dickdarms (Appendices epiploicae) vor. Univakuoläre Fettzellen geben Fett auf humorale Reize hin ab.

Das plurivakuoläre Fettgewebe (braunes Fett), auch multivesikuläres oder multivakuoläres Fettgewebe genannt, kommt bei winterschlafenden Tieren (Wärmebildung), beim Säugling zur zitterfreien Wärmebildung, beim erwachsenen Menschen an Hals (Nackenfettpolster), Achselhöhle, (Nierenkapsel), Nierenhilus, beim Fetus (2–5 % des Fettgewebes), Brustwand und Bauchwand vor.

Die Fettzellen enthalten Vakuolen mit Fetttropfen, zwischen diesen liegt lockeres Bindegewebe. Im Unterschied zum univakuolären Fettgewebe hat das plurivakuoläre viele kleine, schwammartig angeordnete Zellen mit einem kugeligen Zellkern, der nicht randständig ist, sondern im Zellzentrum liegt.

 Merke

Univakuoläre Fettzellen:
- sind von retikulären Fasern umsponnen.
- besitzen einen randständigen, abgeplatteten Kern.
- besitzen Insulinrezeptoren.
- besitzen β-adrenerge Rezeptoren.

 Klinischer Bezug

Unter **Adipositas** (Fettsucht, Fettleibigkeit) versteht man eine übermäßige Vermehrung von Fettgewebe. Risikofaktoren sind u.a. Diabetes mellitus, Gicht, Hyperlipidämie und Hypertonie.

Unter **Kachexie** (Auszehrung) versteht man eine schwere Abmagerung mit allgmeiner Atrophie.

Ein **Lipom** ist eine gutartige Fettgewebeneubildung.

1.7.11 Knorpelgewebe

Knorpel gehört zu den Binde- und Stützgeweben. Er setzt sich aus *Knorpelzellen (Chondrozyten)* und charakteristischer *Interzellularsubstanz (Matrix)* zusammen. Von anderen Bindegeweben unterscheidet sich der Knorpel durch seine Festigkeit, vom Knochen dadurch, dass Knorpel nur aus organischem Material besteht. Knorpel ist daher schneidbar. Charakteristisch für Knorpel ist seine Druckelastizität.

Bei dem Knorpelgewebe unterscheidet man 3 Knorpeltypen nach dem Verhalten der Fasern: *hyalinen Knorpel*, *elastischen Knorpel* und *Faserknorpel* (s.u.). Die Struktur des Knorpelgewebes besteht aus **3 Komponenten**: Zellen *(Knorpelzellen = Chondrozyten)*, *Fasern (elastische und kollagene)* und *Grundsubstanz (= Interzellularsubstanz)*.

Chondrozyten: Bei der Form- und Lagebeziehung der Chondrozyten ist zu beachten, dass sie oval oder rundlich und wasserreich sind. Sie besitzen keine Zellausläufer. Sie liegen in Gruppen oder auch einzeln

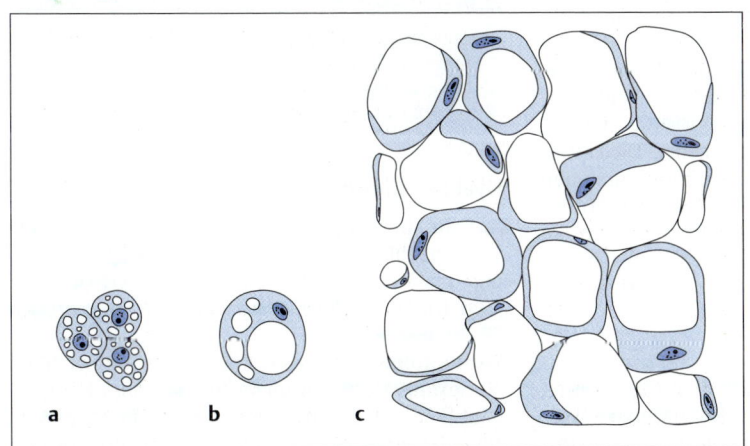

a   **b**   **c**

Abb. 1.9 **Fettgewebe**; **a** plurivakuolär; **b** Übergangsform; **c** univakuolär. Vergr. ca. 180fach

in der von ihnen gebildeten Grundsubstanz innerhalb der *Knorpelhöhle* (Lakunen). Die *Knorpelkapsel* umschließt die Knorpelzellen. Von dem stark basophilen *Knorpelhof* (sulfatierte Glykosaminoglykane; Glykosaminoglykane sind PAS-positiv) werden mehrere Knorpelzellen umgeben und zu einem *Chondron* oder *Territorium* zusammengezogen. Ein Chondron wird von 2–6 zusammengelagerten Chondrozyten mit folgenden lichtmikroskopisch zu erkennenden Strukturen gebildet: Nukleus, Zytoplasma, Membran (Zellwand), Lakunenraum bzw. Höhle (= artifizieller Schrumpfraum), Lakunenwand bzw. Kapsel.

> ## ! Merke
>
> Knorpelhöhle → hier befinden sich die Knorpelzellen
> Knorpelkapsel → schließt die Knorpelzellen ein
> Knorpelhof   → grenzt isogene Zellen ein

Die **Grundsubstanz** oder **Interterritorialsubstanz** ist hart, fest aber leicht schneidbar, da sie nicht verkalkt ist. An chemischen Bestandteilen enthält die Grundsubstanz neben Wasser und Kollagen Typ II vor allem Chondroitinsulfat und Proteoglykane. Die Chondroitinsulfate A und C verursachen die starke Basophilie (Blaufärbung) des Knorpels. Die Proteoglykane (Mukopolysaccharide) entstehen aus einer Verbindung zwischen Heteroglykanen und Eiweiß. Die Grundsubstanz des Knorpels ist gefäßlos. Die Kollagenfasern verhalten sich färbungstechnisch und optisch wie die Grundsubstanz (sie sind „maskiert").

Die **Ernährung des Knorpels** erfolgt beim Gelenkknorpel durch Diffusion vom Knochen und bei den anderen Knorpelarten vom Perichondrium (Knorpelhaut) aus.

Die **subperichondrale Zone** besteht aus 2 Zellschichten, dem *Stratum cellulare* und dem *Stratum fibrosum*. Das Stratum cellulare grenzt an den Knorpel, geht allmählich ins Knorpelgewebe über und ist zellreich. Das Stratum fibrosum ist die dem Perichondrium zugewandte Schicht, die auch ins Perichondrium übergeht.

Bindegewebiges Perichondrium umgibt den Knorpel mit langgestreckten Zellen und Kollagenfasern. Es enthält (im Ggs. zum Knorpel) Gefäße, die u.a. auch zur Ernährung des Knorpels dienen. Die Festigkeit des Knorpelgewebes wird bestimmt durch den Polymerisationsgrad, die Faserstruktur der Grundsubstanz, den oberflächlichen Abschluss durch die Knorpelhaut und den Gehalt der Grundsubstanz an Proteoglykanen (Hyaluronsäure, Chondroitinsulfat).

Knorpelbildung

Der Knorpel entwickelt sich aus dem Mesenchym, dabei entstehen Mesenchymzellverdichtungen *(Vorknorpel)*. Die aufbauenden Knorpelzellen *(Chondro-*

blasten) werden rundlich und sind in der Lage, Knorpelzellgrundsubstanz auszuscheiden. Aus den Chondroblasten entstehen danach die *Chondrozyten*. *Chondroklasten* differenzieren sich bei der enchondralen Ossifikation in der Diaphyse aus den Mesenchymzellen (vgl. Bildung des Knochengewebes). Die Chondroklasten bauen den Säulenknorpel ab. Ein *Knorpelblastem* besteht aus noch nicht differenzierten Zellen des embryonalen Gewebes.

Wachstum des Knorpelgewebes

Man unterscheidet 2 Arten des Knorpelwachstums: interstitielles und appositionelles Wachstum.

Beim *interstitiellen (intersukzeptionellen) Wachstum* erfolgt eine Teilung der Chondroblasten in der Tiefe des Knorpelgewebes (Wachstum von innen, kaum Größenzunahme).

Beim *appositionellen Wachstum* (durch Anlagerung) werden die Chondroblasten des Perichondriums zu Chondrozyten und scheiden Grundsubstanz ab (Wachstum von außen).

Die Knorpelarten können eine funktionelle Anpassung durch ihre biochemischen Eigenschaften durchführen.

> ## Klinischer Bezug
>
> Die **Arthrose** ist eine degenerative Gelenkerkrankung. Sie kommt hauptsächlich bei einem Missverhältnis zwischen der Gelenk-Beanspruchung und der Gelenk-Beschaffenheit vor.
>
> Die **Chondrodystrophie** (Achondroplasie, Parrot-Kaufmann-Syndrom) ist eine dominant erbliche Störung der Knorpelbildung. Es fehlt die Knorpelwachstumszone und es kommt zu einer stark verzögerten enchondralen Ossifikation. Durch diese Störung entsteht ein disproportionierter Minderwuchs.

> ## ! Merke
>
> Blasten bauen auf.
> Chondroblasten bauen Knorpel auf.
> Zyten = Zellen
> Chondrozyten = Knorpelzellen

Hyaliner Knorpel

Aufbau: Der hyaline Knorpel enthält *viel* Grundsubstanz (bläulich, homogen), wenige Chondrozyten und maskierte (nicht sichtbare) kollagene Fasern (Typ II). Die Knorpelzellen liegen in Chondronen (Territorien) zusammen.

Vorkommen: Der hyaline Knorpel kommt vor allem als Gelenkknorpel z.B. im Kniegelenk (ohne Knorpelhaut [Perichondrium]), aber auch als Nasenknorpel, Teile der Kehlkopfknorpel (Schildknorpel), Trachea,

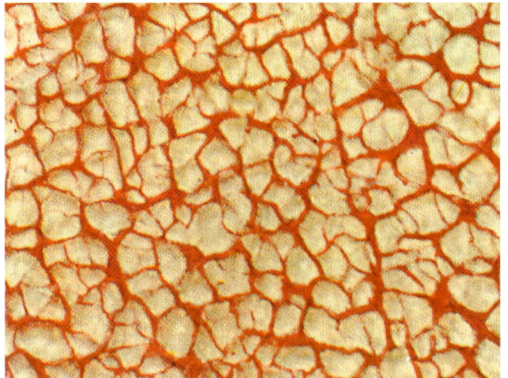

Abb. 1.6 Querschnitt durch ein **elastisches Band** (Lig. flavum) mit charakteristischer Felderung. Zwischen den elastischen Faserbündeln liegen Kollagen- und Gitterfasern (rot). Färbung: van Gieson; Vergr. 360fach (aus Kühnel, Thieme, 1992)

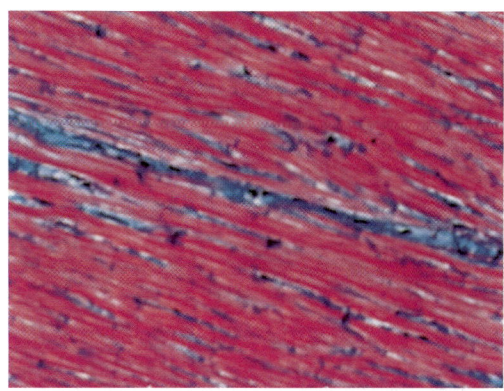

Abb. 1.7 Längsschnitt durch ein **elastisches Band** (Lig. flavum) mit blauen elastischen Fasern. Färbung: Methylblau-Eosin; Vergr. 130fach (aus Kühnel, Thieme, 1992)

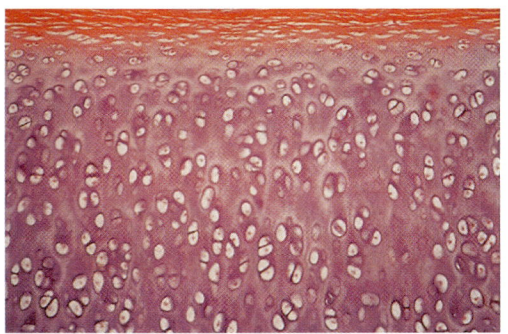

Abb. 1.10 Hyaliner Knorpel (Rippenknorpel) mit einzelnen oder in Gruppen auftretenden Chondronen. Färbung: Hämatoxylin; Vergr. 100fach (aus Kühnel, Thieme, 1992)

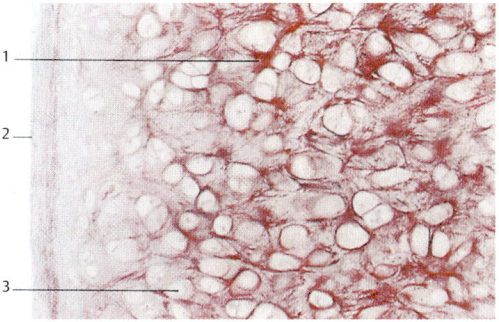

Abb. 1.11 Elastischer Knorpel (Cartilago epiglottica) mit nicht maskierten elastischen Fasernetzen. 1 = elastische Fasern, 2 = Perichondrium, 3 = Knorpelzelle. Färbung: Hämalaun-Orzein; Vergr. 50fach (aus Kühnel, Thieme, 1992)

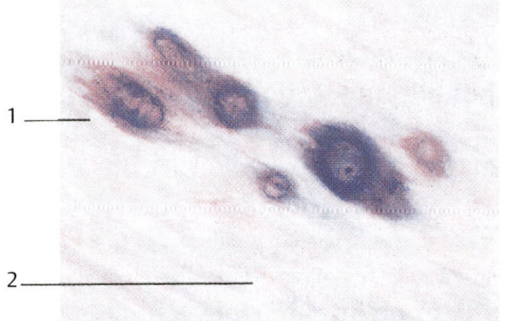

Abb. 1.12 Faserknorpel (Discus intervertebralis). 1 = Chondrone, 2 = kollagene Faserbündel. Färbung: Hämatoxylin-Eosin; Vergr. 240fach (aus Kühnel, Thieme, 1992)

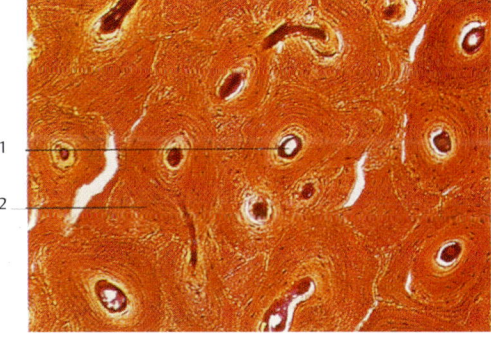

Abb. 1.13 Knochengewebe (Substantia compacta), Querschnitt. 1 = Havers-Kanal, 2 = Schaltlamelle. Färbung: Thionin-Pikrinsäure; Vergr. 70fach (aus Kühnel, Thieme, 1992)

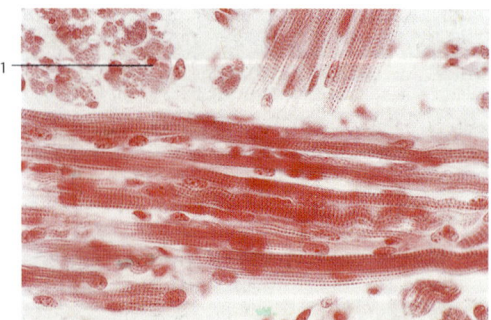

Abb. 1.21 Quergestreifte Muskulatur (Zunge). Längs- und quergeschnittene quergestreifte Muskelfasern. 1 = Muskelfaser (quer). Färbung: Azan; Vergr. 400fach (aus Kühnel, Thieme, 1992)

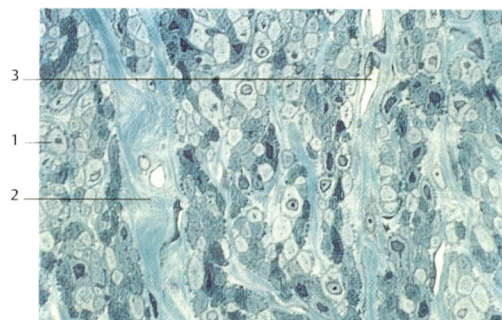

Abb. 1.22 Glatte Muskulatur (Myometrium), Querschnitt. 1 = glatte Muskelzellen (quer), 2 = kollagenes Bindegewebe, 3 = Kapillare. Semidünnschnitt; Färbung: Methylenblau-Azur II; Vergr. 400fach (aus Kühnel, Thieme, 1992)

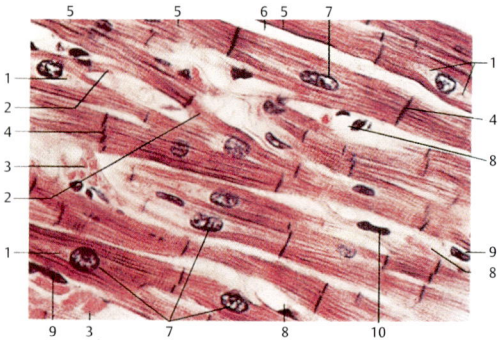

Abb. 3.15 Herzmuskelgewebe (Myokard, linker Ventrikel, Längsschnitt). 1 = perinukleärer Hof, 2 = Verbindung der Muskelzellen, 3 = Vene mit Erythrozyten, 4 = Disci intercalares (Glanzstreifen), 5 = Netzbalken der Herzmuskelzelle, 6 = interstitielles Bindegewebe, 7 = Herzmuskelzelle, 8 = Kapillare, 9 = Endothelzellen, 10 = Kern eines Fibrozyten. Färbung: Brillantschwarz-Toluidinblau-Safranin; Vergr. 200fach (aus Kühnel, Thieme 1992)

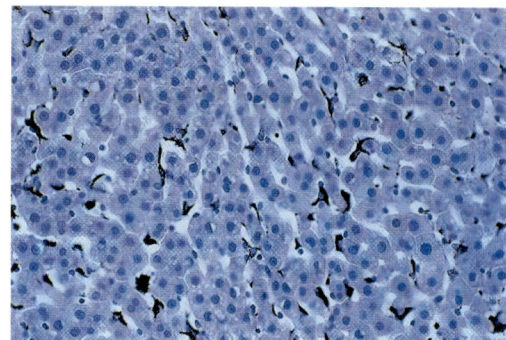

Abb. 3.21 Kupffer-Sternzellen (durch Aufnahme von Tusche schwarz dargestellte Zellen) der Leber (Quelle: IMPP)

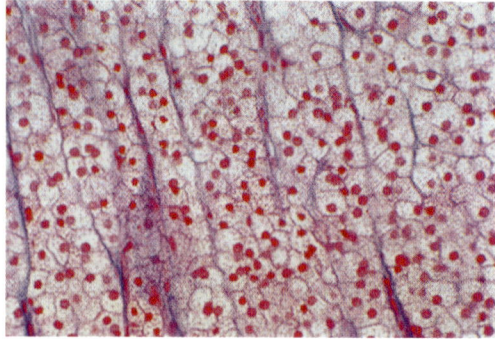

Abb. 3.23 Zona fasciculata der Nebennierenrinde (Quelle: IMPP)

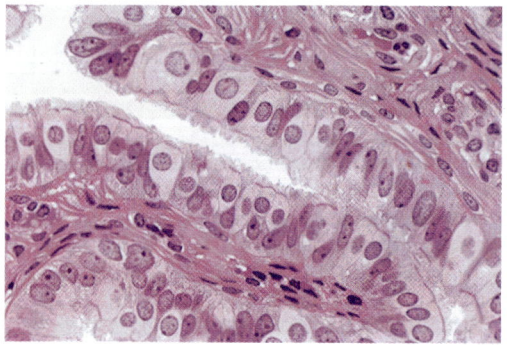

Abb. 3.28 Epithel der **Tuba uterina** mit einschitigem iso- bis hochprismatischen Epithel mit einem apikalen Kinozilienbesatz (Quelle: IMPP)

Bronchien, Rippenknorpel, Epiphysenfugen der Röhrenknochen (Ossifikation [Knochenbildung]) und in Knorpelfugen (Synchondrosen) vor.
Beim alternden Knorpel treten Verkalkungen, Verknöcherungen und Asbestfasern auf. Asbestfasern sind demaskierte Fasern in der sonst homogenen Grundsubstanz (Abb. 1.10, Farbtafel I).
Biomechanische Eigenschaften: Der hyaline Knorpel zeichnet sich aus durch hohe Druckfestigkeit, geringe Zugfestigkeit und geringe Verformbarkeit. Die biomechanischen Eigenschaften des hyalinen Knorpels beruhen auf einer trajektoriellen Anordnung der Kollagenfasern, dem Gehalt der Grundsubstanz an hydratisierten Proteoglykanen und dem oberflächlichen Abschluss der knorpeligen Skeletteile durch Perichondrium bzw. Tangentialschicht.

Merke

Der reife Gelenkknorpel ist charakterisiert durch
- fehlendes Perichondrium
- Gefäßlosigkeit des nicht mineralisierten Anteiles
- Produktion von Proteoglykanen
- Vorkommen von Kollagen Typ II

Klinischer Bezug

Da der Knorpel frei von Blutgefäßen ist und nur durch Diffusion ernährt wird, können durch Verschleiß chronische Gelenkerkrankungen **(Arthrosen)** entstehen.

Elastischer Knorpel

Aufbau: Der elastische Knorpel enthält *wenig* Grundsubstanz, viele Knorpelzellen, ein sichtbares elastisches Fasernetz (synonym: Netzknorpel) und *keine* Territorien (Abb. 1.11, Farbtafel I). Die Grundsubstanz ist bei der Elastinfärbung gelb und bei der Resorcin-Fuchsin-Färbung blau-schwarz.
Vorkommen: Der elastische Knorpel kommt vor in der Epiglottis, als Ohrknorpel in der Ohrmuschel, in der Tuba auditiva, im äußeren Gehörgang und in den kleinsten Bronchien.
Biomechanische Eigenschaften: Infolge der elastischen Fasern weist der elastische Knorpel keine Brüchigkeit auf. Der elastische Knorpel zeichnet sich aus durch eine geringere Druckfestigkeit als der hyaline Knorpel, aber er besitzt Zugfestigkeit und Elastizität.

Faserknorpel

Der Faserknorpel (Abb. 1.12, Farbtafel I) wird auch Bindegewebsknorpel oder kollagenfasriger Knorpel genannt.
Aufbau: Er enthält wenig Grundsubstanz (nur in unmittelbarer Nähe der Chondrozyten), wenige Knorpelzellen (kleine Territorien) und *sehr viele*, parallele, helle, kollagene Faserbündel (Kollagen Typ I). Der Gehalt an Chondroitinsulfat ist gering.

Vorkommen: Der Faserknorpel kommt vor in den Symphysen (Faserknorpelfugen), den Gelenkscheiben und -ringen (Disci et Menisci), im Anulus fibrosus der Bandscheiben (in der Innenzone des Anulus fibrosus disci intervertebralis), den Gelenklippen (Labra articularia; z.B. Labrum acetabulare, Labrum glenoidale) und als Gelenkknorpel auf Bindegewebeknochen (Kiefergelenk, Schlüsselbeingelenk).
Biomechanische Eigenschaften: Der Faserknorpel entspricht biomechanisch dem straffen Bindegewebe und zeichnet sich deshalb vor allem durch eine hohe Zug- und Druckfestigkeit aus.

Klinischer Bezug

Der Faserknorpel hat eine Bedeutung bei **Bandscheibenschäden** (Nucleus-pulposus-Prolaps) und **Meniskuseinklemmungen**.

1.7.12 Knochengewebe

Zu den **Bestandteilen** des Knochengewebes gehören die *Knochenzellen (Osteozyten),* die *Fasern* und die *Grundsubstanz.* Die Anordnung und Form der Osteozyten ist im Lichtmikroskop deutlich sichtbar, sie liegen in Knochenhöhlen (Lakunen) in der Grundsubstanz. Durch Zellausläufer stehen sie untereinander in Verbindung. Die Fasern sind kollagen, beim Geflechtknochen geflechtartig bzw. beim Lamellenknochen zu Lamellen angeordnet. Die Interzellularsubstanz besteht aus mineralisierter Grundsubstanz und Kollagenfasern mit organischen (Kollagen) und anorganischen Stoffen (Salz: Calciumphosphat [ca. 85 %], Calciumfluorid, Calciumcarbonat und Magnesiumphosphat).
Die *organischen Bestandteile* betragen ca. 46 % der Knochengrundsubstanz, sie verleihen dem Knochen Zug- und Biegungsfestigkeit, aber auch eine gewisse Elastizität. Knochengewebe gehört zu den härtesten Geweben. Die *anorganischen Hauptbestandteile* der Knochensubstanz liegen in Form von Apatitkristallen vor, sind an den Kollagenfasern orientiert, sind der wichtigste Calziumspeicher des Körpers, werden unter dem Einfluss von Parathormon mobilisiert und nehmen bei Östrogenmangel (bei der Frau nach der Menopause) physiologisch ab. Sie verleihen dem Knochengewebe Härte und Druckstabilität.
Knochen zeichnet sich durch hohe Druckfestigkeit (durch anorganische Salze [Calciumphosphat]), hohe Zugfestigkeit (durch kollagene Fasern) und eine Ernährung vom Periost und vom Knochenmark her aus.
Der Knochen kann grob in **5 Schichten** eingeteilt werden:
- Periost (= Knochenhaut)
- Substantia compacta (Osteone, Havers-Systeme)
- Substantia spongiosa (aus Knochenbälkchen)
- Endost (kleidet die Markhöhle aus)

- Knochenmark (rotes = blutbildendes Mark, gelbes = Fettmark)

Merke

Der Knochen ist ein Ca^{2+}-Speicher. Das Parathormon setzt Ca^{2+} aus dem Knochen frei und Vitamin D bzw. Calcitonin baut Ca^{2+} in den Knochen ein (siehe Biochemie)

Es gibt 3 verschiedene Typen des Knochengewebes: *Geflechtknochen (Faserknochen)*, *Lamellenknochen* und *trabekulären* Knochen.

Geflechtknochen = Embryander Kn.

Beim Geflechtknochen bilden die kollagenen Fasern ein *Fasergeflecht*. Die Kanäle der Gefäße sind unregelmäßig angeordnet. Die Knorpelhöhlen des Geflechtknochens sind größer als beim Lamellenknochen. Man bezeichnet den Geflechtknochen auch als Faserknochen. Geflechtknochen ist die Vorstufe zum Lamellenknochen, seine Fasern sind ungeordnet. Geflechtknochen ist der embryonale Knochen, der sich im ersten Lebensjahr zu Lamellenknochen umwandelt.

Beim Erwachsenen kommt Geflechtknochen nur in der Pars petrosa des Os temporale (Felsenbein), den Schädelnähten, den Sehnenansätzen und den Zahnalveolen vor.

Lamellenknochen = erwachs. Knochen

Beim Lamellenknochen (oder **trabekulären Knochen**) sind die Fasern in ca. 4 – 6 *Lamellen* (feine Fibrillenbündel) angeordnet. Es gibt 3 verschiedene Lamellensysteme:

- Havers-System oder Speziallamelle oder Zirkulärlamelle,
- Schaltlamelle oder Interstitiallamelle,
- Generallamelle oder Grundlamelle.

Die **Havers-Kanäle** verlaufen parallel zur Längsachse des Knochens und stehen mit den querverlaufenden Volkmann-Kanälen in Verbindung. Im Knochenquerschnitt sind deutlich konzentrische Kreise (= Havers-Lamellen) um eine Öffnung (= Gefäß = Havers-Kanal) sichtbar. In den Kittlinien zwischen den Lamellen liegen dunkle, ovale Körnchen, die Osteozyten, kranzartig um ein Gefäß (Abb. 1.13, Farbtafel I). Im Knochenlängsschnitt erstrecken sich parallele Streifen, in denen Osteozyten hintereinander liegen. Die Gefäße verlaufen meist parallel zu den Osteozytenketten (= Havers-Kanäle). Die Gefäße quer zur Osteozytenkette sind die Volkmann-Gefäße, die auch die Verbindung der Gefäße des Periosts mit den Gefäßen des Knochenmarks herstellen.

Als ein **Osteon** bezeichnet man einen Havers-Kanal mit den dazugehörigen *Speziallamellen*. Osteone sind bis zu mehreren Zentimetern lang. Im Havers-

Kanal verlaufen Blutgefäße, Nerven und lockeres Bindegewebe. *Schaltlamellen* sind Reste abgebauter Osteone, liegen zwischen den einzelnen Osteonen des Lamellenknochens und enthalten Kollagen Typ I. Sie liegen zwischen den Havers-Lamellensystemen und haben keinen Zentralkanal. In bzw. zwischen den Schaltlamellen kommen Osteozyten vor. Schaltlamellen sind im Geflechtknochen nicht vorhanden. *Generallamellen* verlaufen parallel zur äußeren bzw. inneren Knochenoberfläche. Hier findet man auch die Sharpey-Fasern (kollagene Fasern für den Ansatz von Sehnen und Bändern).

Klinischer Bezug

Bei einem **Cushing-Syndrom** (Hyperglucocorticoidismus) sind Hyperglykämie, erhöhte Harnstoffkonzentration im Blut und vermehrter Kollagenabbau im Knochen zu erwarten. · neg. Stickstoffbilanz
↑ Harnstoffprod.

Bei **Knochenbrüchen** (Frakturen) wird zunächst kalkarmer Knochen (Kallus) gebildet (primäre Frakturheilung), der dann durch Einlagerung von Kalksalzen (sekundäre Frakturheilung) mithilfe des Vitamin D seine Knochenkonsistenz wiedererhält.

Funktionelle Anpassung

Der Knochen ist in der Lage, sich funktionell an andere Formgebungen (z. B. durch Bandagen) anzupassen. Diese Plastizität des Knochens wurde früher bei den Ägyptern zu Verformungen der Füße mit modischen Schuhen genutzt. Heute wird die Plastizität des Knochens bei der Zahnheilkunde/Kieferorthopädie eingesetzt. Beim Einsetzen einer Zahnspange wird Druck über die Zähne auf den Knochen ausgeübt. An Stellen, an denen der Druck groß ist wird der Knochen abgebaut, an Stellen mit geringem Druck wird der Knochen aufgebaut. So erhalten die Zähne im Laufe der Behandlung ihre „richtige" Stellung.

Bildung des Knochengewebes

Bei der Bildung des Knochengewebes sind folgende Strukturen wichtig: Osteoblasten, Osteoklasten, Osteozyten und Osteoid.

Die **Osteoblasten** dienen dem Knochenaufbau. Sie sind klein, liegen epithelartig in der Grundsubstanz, besitzen einen Kern, das Enzym alkalische Phosphatase und synthetisieren Kollagen und Glykoproteine. Ihre Aktivität wird durch Hormone gesteuert (STH, somatotropes Hormon). Während der Synthese mauert sich der Osteoblast zunehmend selbst ein und wird dann Osteozyt genannt.

Die **Osteoklasten** sind amöboid bewegliche mehrkernige (Riesen-) Zellen in den Howship-Lakunen (Knochenausbuchtungen), die dem Knochenabbau (mithilfe von proteolytischen Enzymen) dienen. Osteoklasten sind immer mehrkernig und ca. 10 ×

größer als die Osteoblasten. Osteoklasten sind Lysosomenreich und leiten sich von Zellen des mononukleären Phagozytensystems ab. Sie werden u.a. durch Parathormon stimuliert und u.a. durch Östrogene gehemmt.

Sind die Osteoblasten von Osteoid eingehüllt, bezeichnet man sie als **Osteozyten**. Diese findet man im Querschnitt in zirkulärer Anordnung, im Längsschnitt in Reihe.

Das **Osteoid** ist die weiche Vorläufersubstanz des Knochens mit ca. 2% Grundsubstanz aus Proteoglykanen. Osteoblasten bilden die unmineralisierte Knochensubstanz, das Osteoid. Die Mineralisation des Knochens wird erreicht durch Calcium und Phosphat. Knochen enthält ca. 99% des im Körper vorhandenen Calciums und ca. 75% des im Körper vorhandenen Phosphates.

Man unterscheidet bei der Knochenbildung (Ossifikation) die *desmale* und die *chondrale Ossifikation*.

> **!** **Merke**
>
> **Osteoklasten:**
> - besitzen im aktiven Zustand Zellausstülpungen.
> - geben Protonen ab.
> - leiten sich von Monozyten ab.
> - sind mehrkernige Riesenzellen.

Desmale Ossifikation

Die desmale Ossifikation erfolgt nicht über Knorpel, sie erfolgt im Bindegewebe und bildet den Bindegewebs-, Deck-, Beleg-, Geflecht- oder Faserknochen. Bei der desmalen Ossifikation (= direkten = primären = auf bindegewebiger Grundlage) differenzieren sich Mesenchymzellen. Osteoblasten werden dann zu den fixen Knochenzellen, den Osteozyten. Hierdurch entwickeln sich die Knochenbälkchen, die um die Gefäße herumwachsen. Das Wachstum erfolgt durch *Apposition* (Aufbau von außen), durch

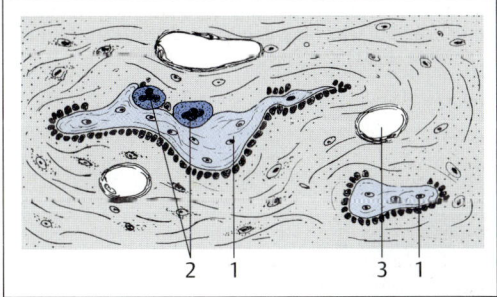

Abb. 1.14 **Desmale Ossifikation.** 1 = Knochenbälkchen (von Osteoblasten umgeben), 2 = Osteoklasten, 3 = primäres Knochenmark. Umgebung: Mesenchym mit Blutgefäßen. Vergr. ca. 150fach. (aus Leonhardt, Thieme, 1990)

die Osteoblasten und durch *Resorption* (Abbau) durch die Osteoklasten, die dann die Howship-Lakunen ausbilden (Abb. 1.14). Man findet die desmale Ossifikation in der Knochenmanschette der Röhrenknochen, in der Clavicula, im Schädeldach, im Gesichtsschädel, in der Squama des Os occipitale, in der Pars squamosa und Pars tympanica des Os temporale. Das Material für die Entwicklung der Schädelknochen kommt vom Kopfmesenchym (-mesoderm), von kranialen Somiten und von den Branchialbögen 1 und 2.

 platte knochen

> **!** **Merke**
>
> Osteoblasten **b**auen Knochen auf.
> Osteoklasten **k**lauen Knochen (bauen Knochen ab).
> **A**pposition = **A**ufbau von **a**ußen.

Chondrale Ossifikation

Bei der chondralen Ossifikation (indirekt, sekundär, über Knorpel) unterscheidet man die *perichondrale Ossifikation* (Verknöcherung an der Knorpeloberfläche, Breitenwachstum) und die *enchondrale Ossifikation* (Verknöcherung im Knorpelinneren, Längenwachstum).

Zum Vorgang der *enchondralen Ossifikation* gehören die Anordnung abgeflachter Knorpelzellen als Säulenknorpel, die Vergrößerung der Knorpelzellen und Erweiterung der Knorpelzellhöhlen zum Blasenknorpel, die Eröffnung der Knorpelzellhöhlen und die präparative Verkalkung der Interterritorialsubstanz zwischen dem Blasenknorpel. Zur Orientierung unterscheidet man bei der chondralen Ossifikation die *Epiphyse* (Gelenkende), die *Epiphysenfuge* (= Metaphyse = Wachstumsfuge = Fuge zwischen Diaphyse und Epiphyse), die *Diaphyse* (Schaft eines Röhrenknochens) und die *Apophyse* (Knochenteil mit selbständigem Ossifikationspunkt).

Die Epiphyse, die eine Verbindung zu anderen Skelettteilen herstellt und von Gelenkknorpel überzogen ist, enthält im Inneren die Substantia spongiosa, ein Gerüst aus Knochenbälkchen. Die Diaphyse, ein Rohr aus Substantia compacta, enthält im Inneren das Knochenmark. An den Diaphysen erfolgt die Ossifikation der Röhrenknochen peri- und enchondral, an den Epiphysen nur enchondral (Abb. 1.15).

Man unterscheidet folgende **Zonen**: Säulenknorpel, Blasenknorpel, Eröffnungszone, Zone des primären Knochenmarks (Markhöhle), Zone der Knochenbälkchen (mit verkalkten Resten von Knorpelgrundsubstanz), Proliferationszone (abgeflachte Knorpelzellen als Säulenknorpel angeordnet), Resorptionszone (Knorpelzellen und Knorpelzellhöhlen vergrößert zum Blasenknorpel) und Ossifikationszone (Verkalkung der Interterritorialsubstanz) (Abb. 1.16).

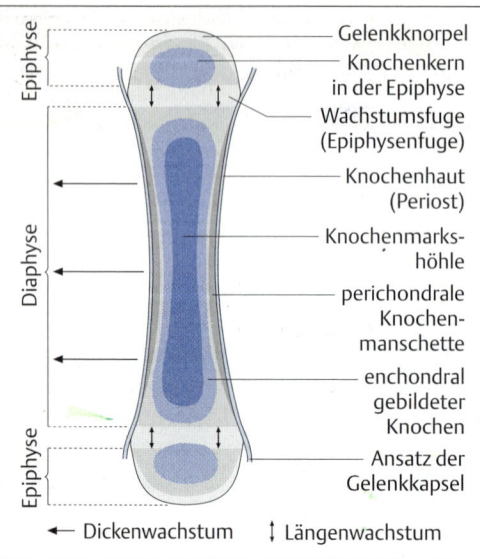

Epiphyse

Diaphyse

Epiphyse

Gelenkknorpel

Knochenkern
in der Epiphyse

Wachstumsfuge
(Epiphysenfuge)

Knochenhaut
(Periost)

Knochenmarks-
höhle

perichondrale
Knochen-
manschette

enchondral
gebildeter
Knochen

Ansatz der
Gelenkkapsel

← Dickenwachstum   ↕ Längenwachstum

Abb. 1.15 Chondrale Ossifikation: Vereinfachte Darstellung der Entwicklung eines Röhrenknochens. Der Pfeil nach links zeigt das Dickenwachstum, der Pfeil nach oben und unten zeigt das Längenwachstum. (aus Faller, Thieme, 1995)

Durch die chondrale Ossifikation entsteht der „Ersatzknochen", die Schädelbasis (Ausnahmen siehe desmale Ossifikation) und alle übrigen Knochen. Im Fingerknochen (mit 2 Gelenkenden) finden Knorpelzellvermehrung, perichondrale Ossifikation, enchondrale Ossifikation und Knorpelzellhypertrophie statt. Bei den langen Röhrenknochen beginnt die Ossifikation an der Diaphyse (Abb. 1.17).

! Merke

Desmale Ossifikation:
Mesenchym ⟶ Geflecht- → Lamellenknochen   knochen

Chondrale Ossifikation:
Mesenchym → Knorpel → Geflecht- → Lamellenknochen   knochen

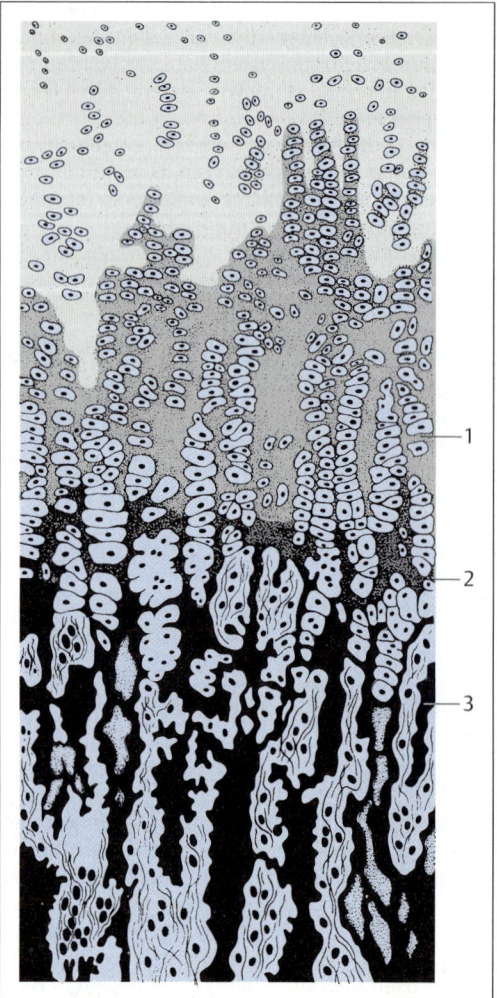

1

2

3

Abb. 1.16 Enchondrale Ossifikation (Knorpel-Knochen-Grenze, Bildung von Knochenbälkchen). 1 = Zone des Säulenknorpels (Proliferation), 2 = Zone des Blasenknorpels (Hypertrophie), 4 = Zone der Knochenbälkchen mit verkalkten Knorpelgrundsubstanzresten. Vergr. ca. 80fach. (aus Kahle/Leonhardt/Platzer, Band 1, Thieme, 1991)

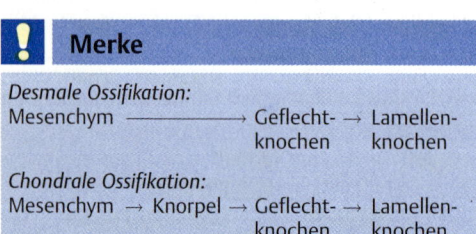

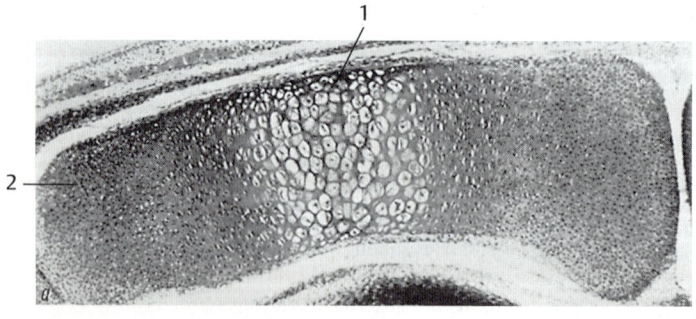

1

2

a

Abb. 1.17 Chondrale Ossifikation. 1 = perichondraler Knochen, 2 = Epiphyse. Färbung: Hämatoxylin-Eosin; Vergr. 15fach (aus Linß, Thieme, 1991)

Bei der Neo-Vaskularisation (Neueinsprossung von Gefäßen) dringen vom Periost her Blutgefäße, von Mesenchymzellen begleitet, durch den Gefäßkanal (Foramen nutricium) in das Innere des Blasenknorpels ein. Die Knochenkerne entstehen durch die Verkalkung der Grundsubstanz (Verkalkungs- oder Ossifikationspunkt) in den Epiphysen.

✏️ Klinischer Bezug

Bei **Schilddrüsenunterfunktion** treten die Knochenkerne erst verspätet auf. Da die Schilddrüse das Längenwachstum fördert, kann es bei Unterfunktion im Kindesalter u. U. zu **Zwergwuchs** kommen.

Kommt es infolge unzureichenden Calcium- bzw. Phosphatangebots zu einer gestörten Mineralisation der Grundsubstanz des wachsenden Knochens, spricht man von **Rachitis.** Man unterscheidet die **Vitamin-D-Mangel-Rachitis** (englische Krankheit, Glisson-Krankheit), die v.a. im Kleinkindesalter auftritt von der **Vitamin-D-resistenten Rachitis,** die auf Calciferolzufuhr nicht anspricht.

Bei der **Osteoporose** kommt es zu Verminderung von Knochensubstanz und damit zu erhöhter Frakturanfälligkeit.

Die **Osteomalazie** imponiert durch eine erhöhte Weichheit der Knochen, die durch mangelhaften Einbau von Mineralstoffen in den Knochen bedingt ist. Eine der häufigsten Ursachen dieser Erkrankung ist die Rachitis.

1.7.13 Zahnhartsubstanzen

Siehe Anatomie 5.4.4. und Histologie 3.4.4

1.8 Muskelgewebe

Das Muskelgewebe stammt aus dem Mesoderm. Ausgenommen davon sind M. dilatator pupillae, M. sphincter pupillae, Myoepithel der Mammagänge, Myoepithel der Duft- und Schweißdrüse, die aus dem Ektoderm stammen.

Die *Kontraktilität* ist die Fähigkeit, sich zu verkürzen oder sich zusammenzuziehen.

Myoepithelzellen helfen bei bestimmten Drüsenzellen bei der Sekretion, da sie kontraktile Filamente besitzen. Sie liegen zwischen Drüsenzellen und Basalmembran und können die sezernierenden Abschnitte zusammendrücken. Myoepithelzellen ent-

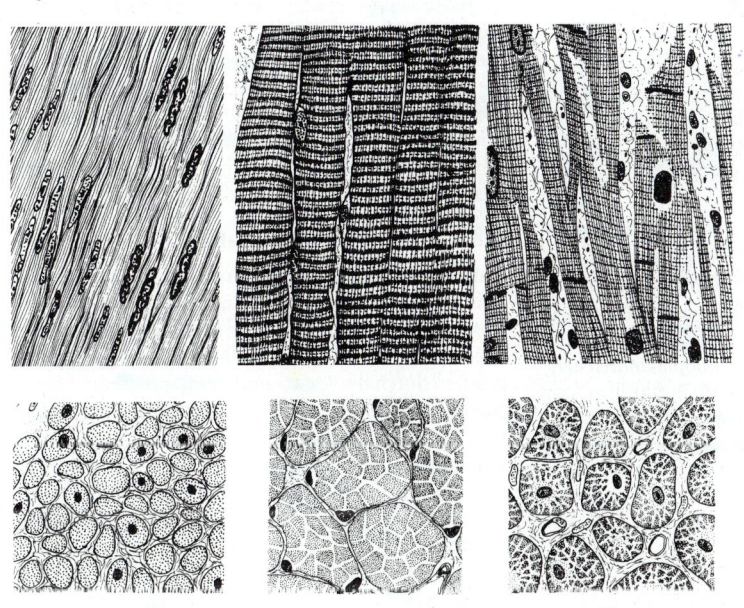

Abb. 1.18 Vergleich der **Muskelgewebe** (oben: längsgeschnitten, unten: quergeschnitten). Vergr.: 400fach. **A** Glattes Muskelgewebe: einzelne Zellen, keine Querstreifung, Kerne zentral; im Längsschnitt rechts Kerne von kontrahierten Muskelzellen. **B** Quergestreifte Skelettmuskulatur: Muskelfaser, Kerne randständig unter dem Sarkolemmschlauch, im Querschnitt zeigen die punktförmigen Myofibrillenquerschnitte innerhalb der Muskelfaser die charakteristische Cohnheim-Felderung. **C** Quergestreifte Herzmuskulatur: Zellen, an den (dunkel gefärbten) Kittlinien (Glanzstreifen, Disci intercalares) netzartig verbunden, Kerne zentral, im Querschnitt Cohnheim-Felderung (aus Kahle/Leonhardt/Platzer, Thieme 1991)

halten Rezeptoren (z. B. in der laktierenden Mamma für Oxytocin). Sie fehlen an Becherzellen und in den Drüsenendstücken des exokrinen Pankreas.

Es gibt 2 Typen von Muskelgewebe, das *glatte* und das *quergestreifte Muskelgewebe*, wobei das quergestreifte Muskelgewebe noch in *Skelett- und Herzmuskulatur* unterteilt wird. Die Unterscheidungsmerkmale sind in Abb. 1.**18** zusammengefasst.

Aufbau des Muskelgewebes

Myofibrillen sind die kontraktilen Elemente. Eine Muskelfaser (∅ 60 μm) enthält ca. 2500 Myofibrillen, eine Myofibrille enthält viele dünne und dicke *Myofilamente*. Wenn die Myofilamente lichtmikroskopisch nicht sichtbar sind, spricht man von *glatter Muskulatur*. Bei der *quergestreiften Muskulatur* (Herz- und Skelettmuskulatur) ergeben die hellen und dunklen Myofilamente eine lichtmikroskopisch sichtbare regelmäßige Querstreifung. Man unterscheidet bei den Myofilamenten die *Aktinfilamente* (∅ ca. 5 nm) und die *Myosinfilamente* (∅ ca. 11 nm); *I-Streifen* sind Aktinfilamente, *A-Streifen* sind Aktin-Myosin-Filamente (Abb. 1.**19**). Die Proteine Tubulin, Aktin, Vimentin und Desmin gehören zu den Zytoskelettproteinen. Das Vimentin ist charakteristisch für Zellen mesenchymaler Herkunft.

Merke

A-Streifen	→ dunkel (anisotrop) *Aktin – Myosin*
I-Streifen	→ hell (isotrop) *Aktin*
Z-Streifen	→ innerhalb der I-Streifen
H-Zone	→ innerhalb der A-Streifen *nur Myosin*
Sarkomer	→ Bereich zwischen 2 Z-Streifen

Senkrecht zur Faserachse befindet sich das **transversale Röhrensystem** (T-System) (∅ ca. 50 nm), das mit dem Extrazellularraum in Verbindung steht und in Höhe der I-Streifen liegt. Parallel zur Faserachse liegt das *longitudinale Schlauchsystem* (*L-System*), es entspricht dem *sarkoplasmatischen (endoplasmatischen) Retikulum*. Das sarkoplasmatische Retikulum der quergestreiften Muskulatur entspricht in anderen Geweben dem glatten endoplasmatischen Retikulum (Abb. 1.**20**).

Kontraktionsmechanismus

Siehe Physiologie

Mechanische Integration der Bauelemente des Muskelgewebes

Am Ende der Muskelfaser (Skelettmuskulatur) ist das *Plasmalemm* mehrfach eingestülpt. An der Außenseite überzieht die Basalmembran (Basallamina) das Plasmalemm, hier setzen die kollagenen Sehnenfasern an. Ein Retikulinfasergitter aus dem Sarkolemm legt sich an den Sehnenfasern an. Ein *Sarko-*

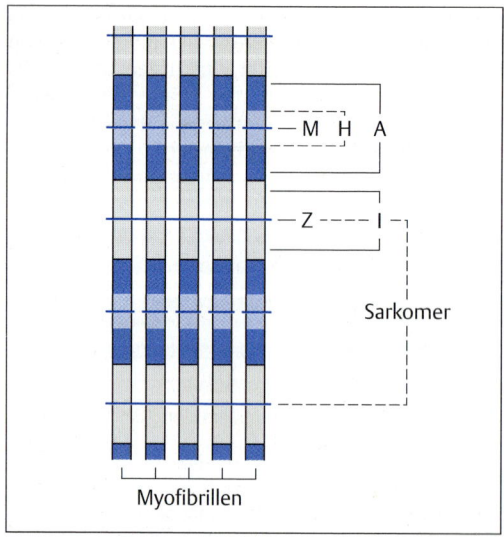

Abb. 1.19 Schema der Querstreifung beim nicht kontrahierten Muskel. Ein Sarkomer wird von zwei Z-Streifen begrenzt

lemm ist die Umhüllung der quergestreiften Muskulatur/Muskelfaser. Bei der *Muskelfaser-Sehnenfaserbeziehung* werden die Sehnenfasern durch das *Peritendineum internum* zu Faserbündeln zusammengefasst. Die aus mehreren dieser Bündel bestehende Sehne wird noch durch ein *Peritendineum externum* umhüllt und ist mit den *Sharpey-Fasern* am Knochen verwachsen. Flächenhaft liegende Sehnen (z. B. Bauchmuskeln) werden als *Aponeurosen* bezeichnet.

1.8.1   Skelettmuskulatur

Aufbau: Im Längsschnitt sind im Lichtmikroskop eine auffällige Querstreifung mit hellen und dunklen Abschnitten, sowie zahlreiche randständige Kerne zu erkennen (Abb. 1.**21**, Farbtafel II). Die *Querstreifen* werden durch die Aktin- und Myosinfilamente (kontraktile Elemente) hervorgerufen (Abb. 1.**20**). Aktin liegt in den dünnen Filamenten zusammen mit *Tropomyosin* und *Troponin* als Polymer vor. *Myosin* ist Baustein der dicken Filamente. Myosinfilamente enthalten Myosinmoleküle. In verschiedenen Muskelfasern kommen Myosine mit unterschiedlicher Aminosäuresequenz vor.

Im Querschnitt sieht man *randständige* Kerne, ein die Muskelfaser umgebendes Endomysium, eine feine Punktierung des Zytoplasmas (Myofibrillenfelderung) und ein Perimysium, das mehrere Muskelfasern umgibt. Die Fasern sind lang, quergestreift und nicht verzweigt. Die Regeneration von Skelettmuskelfasern geht von Satellitenzellen aus.

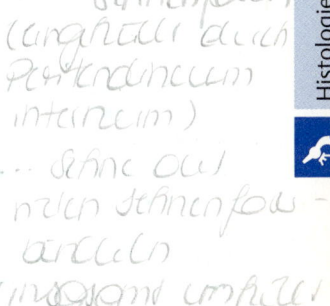

Histologie

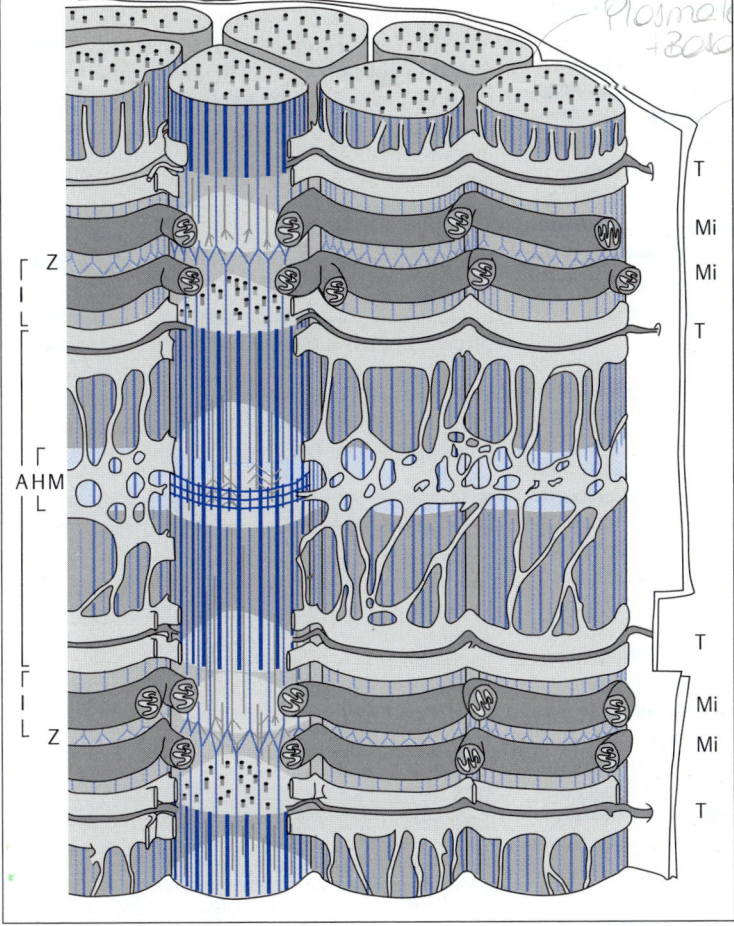

Z

AHM

Z

T
Mi
Mi
T

T
Mi
Mi
T

handwritten annotations:
Plasmalemm
+ Basallamina... Ansa?
— Sarkolemm edig.
Sehnenfasern
(angeheftet durch
Peritendineum
internum)
... Sehne oder
mehr Sehnenfas-
erbündeln
(insgesamt umhüllt
von Peritendineum
externum)
+ Knochenverwachsung
über Sharpeysche
Fasern

Abb. 1.**20** Schema einer
**quergestreiften Skelett-
muskelfaser**. A = A-Streifen,
H = H-Zone, I = I-Streifen,
M = M-Streifen, Mi = Mito-
chondriensysteme, T =
T-Tubuli (aus Bargmann,
Thieme 1977)

handwritten: Synzytium

! Merke

Quergestreifte Skelettmuskelfaser:
Kernzahl: viele (100 – 1000)
Kernlänge: 5 – 16 μm
Kernlage: randständig
Kerngestalt: länglich
Zelllänge: bis zu 40 cm
Zelldurchmesser: 20 – 100 μm

! Merke

Endomysium   → um Muskelfasern herum
                      (Sarkolemm + lockeres
                      Bindegewebe)
Perimysium internum → Primärbündel
Perimysium externum → Sekundärbündel
Epimysium   → verankert Muskel in der
                      Umgebung

🩹 Klinischer Bezug

Einen gutartigen Tumor der quergestreiften Muskulatur nennt man **Rhabdomyom,** einen bösartigen
Tumor **Rhabdomyosarkom** .

Vorkommen: Quergestreifte Skelettmuskulatur
macht bis zu 40% des Körpergewebes aus. Die quergestreifte Skelettmuskulatur kommt vor
- im Bewegungsapparat: alle Skelettmuskeln, die
  Hautmuskeln an Kopf, Hals und Hand
- in den Verdauungsorganen: Mundhöhle bis obere
  2/3 des Ösophagus
- in den Atmungsorganen: Kehlkopf, in den Geschlechtsorganen: M. bulbospongiosus, M. ischiocavernosus (äußere Schwellkörpermuskeln), M.
  cremaster, Lig. teres uteri
- in den äußeren Augenmuskeln
- im Mittelohr

Kontraktion: Die Kontraktion ist rasch, an keinen Rhythmus gebunden und willkürlich beeinflussbar. Das Querstreifenmuster ändert sich bei der Kontraktion folgendermaßen: Bei der Muskelkontraktion werden nach der Gleitfilamenttheorie die Aktinfilamente durch Brückenbildungen zwischen die Myosinfilamente gezogen. Dabei werden die I-Streifen geschmälert, die A-Streifen und die M-Streifen nicht verändert, und die H-Streifen verschwinden. Bei maximaler Kontraktion sind nur noch die Z-Streifen sichtbar. Es verkürzen sich nur die Myofibrillen, nicht die Myofilamente. Der transversale Tubulus dient der Erregungsübertragung, der longitudinale Tubulus als Ca^{2+}-Speicher. Die Freisetzung von Ca^{2+} aus dem sarkoplasmatischen Retikulum der Skelettmuskelfaser und seine Bindung an Troponin leitet die Kontraktion ein. Ca^{2+}-Ionen werden aktiv in das sarkoplasmatische Retikulum zurücktransportiert.

Die motorischen Erregungen zu quergestreiften Muskelfasern verlaufen nur über die Vorderhornzelle und deren Axon in der Radix ventralis. Auf die Muskelfasern der Skelettmuskulatur wird die Erregung über neuromuskuläre Endplatten (eine spezialisierte Synapsenform) übertragen. Eine motorische Endplatte erregt eine Muskelfaser (= mehrere Muskelzellen). Die Definition der *motorischen Einheit* lautet: „Ein α-Motoneuron mit seinem efferenten Axon und allen von ihm innervierten Muskelfasern". Reife Skelettmuskelzellen weisen keine Gap junctions auf.

Muskelspindel: Sie sind in die Skelettmuskulatur eingebaut. Als „Messfühler" liefern diese Propriorezeptoren Informationen über Stellung und Stellungsänderungen der Extremitäten. Sie bestehen selbst auch aus quergestreifter Muskulatur. Muskelspindeln enthalten neuromuskuläre Synapsen, intrafusale Fasern, Kernsackfasern und Kernkettenfasern.

> **Merke**
>
> Muskelspindeln:
> - enthalten unterschiedliche Typen quergestreifter Muskelfasern.
> - informieren über die Dehnung des Muskels.
> - kommen in der Skelettmuskulatur vor.
> - werden afferent und efferent innerviert.

> **Klinischer Bezug**
>
> Die **Myasthenia gravis** (pseudoparalytica) ist eine Autoimmunkrankheit, bei der es durch Autoantikörper zu einer Blockade von Acetylcholinrezeptoren der motorischen Endplatte kommt und damit die neuromuskuläre Reizübertragung gestört wird.

1.8.2   Herzmuskulatur

Siehe 3.6.6.

1.8.3   Glatte Muskulatur

Aufbau: Das glatte Muskelgewebe ist ein dreidimensionales, eosinophiles Flechtwerk aus spindelförmigen Zellen (ca. 50–250 μm lang und ca. 5–10 μm breit) mit einem zentral (mittelständig) gelegenen Kern (8–25 μm lang) (Abb. 1.22, Farbtafel II). Beim erschlafften Muskel erkennt man einen ovalen, länglichen, beim kontrahierten Muskel einen korkenzieherartigen Kern. Bei der glatten Muskulatur entspricht die Muskelzelle der *Muskelfaser.* Die glatten Muskelzellen besitzen eine Syntheseaktivität (Elastin, Kollagen). Bündel von Muskelzellen sind umhüllt von kollagenen Fasern und elastischen Fasernetzen. Das Myoplasma enthält längsverlaufende Myofibrillen, die dicht gelagert sind, sodass die Muskelfaser im Lichtmikroskop „glatt" erscheint. Mitochondrien (Sarkosomen) und Golgi-Apparat liegen in Kernnähe, hier fehlen die Myofibrillen.

> **Merke**
>
> *Glatte Muskelzelle:*
> Kernzahl: 1
> Kernlänge: 8–25 μm
> Kernlage: mittelständig
> Kerngestalt: länglich
> Zelllänge: 50–250 μm
> Zelldurchmesser: 5–10 μm

> **Klinischer Bezug**
>
> Glatte Muskulatur ist regenerationsfähig. Sie hat die Möglichkeit zur Hypertrophie bei hohen Anforderungen (z.B. Wachstum des Uterus), dabei bleibt die Kern-Plasma-Relation jedoch erhalten (z.B. in der Schwangerschaft). Einen gutartigen Tumor nennt man **Leiomyom** (häufig im Uterus), einen bösartigen **Leiomyosarkom.**

Vorkommen: Glatte Muskulatur kommt vor
- im Magen-Darm-Trakt,
- in der Gallenblase, den Gallengängen, dem Ductus pancreaticus,
- in den Atmungsorganen: Trachea und Bronchien,
- in den ableitenden Harnwegen: Nierenbecken bis zur Harnröhre (in der Wand des Nierenbeckens),
- in den weiblichen Geschlechtsorganen: Tuba uterina, Uterus, Vagina; in den männlichen Geschlechtsorganen: Tunica albuginea (Hoden), Nebenhoden, Samenleiter, Samenbläschen, Prostata, Cowper-Drüsen,
- in den Kreislauforganen: Tunica media der Blut- und Lymphgefäße,
- in der Haut: Haarbalg, Warzenhof (Mamille), Hodensack und im Auge: innere Augenmuskeln und in der Iris.

Kontraktion: Glatte Muskulatur arbeitet langsam, rhythmisch, unwillkürlich und *autonom*, zeigt kaum Ermüdungserscheinungen. Eine Kontraktion wird durch Acetylcholin oder Adrenalin ausgelöst, gesteuert (nur) durch das vegetative Nervensystem. Die Kontraktion führt zu peristaltischen (wellenförmigen) Bewegungen. Auslöser der Kontraktion einer glatten Muskelzelle sind: Acetylcholin des parasympathischen Nervensystems; Noradrenalin, das aus sympathischen Fasern freigesetzt wird; elektrotonisch übertragene Potenziale von Nachbarzellen; elektrische Übertragung von Aktionspotenzialen der Nachbarzellen. Nicht alle Muskelfasern eines glatten Muskels werden innerviert (Übertragungsmodus: parakrin).

 Klinischer Bezug

Asthma bronchiale ist ein anfallsweises Auftreten von Atemnot. Es kommt zu Bronchialverengung durch Bronchospasmus, Schleimhautschwellung und Dyskrinie (Bildung von zähflüssigem Drüsensekret). Dies wird u. a. hervorgerufen durch Freisetzung von Histamin, Leukotrienen und anderen Mediatoren aus Mastzellen.

Koliken sind spastische Kontraktionen u. a. des Darms, wobei am Mesenterium Zug ausgeübt wird und es zur Reizung der dort verlaufenden sensiblen Nerven kommt.

Bei der **Atonie** kommt es zur Erschlaffung der Muskulatur durch fehlende Gewebespannung.

1.9 Nervengewebe

Das Nervengewebe entstammt der Neuralanlage aus dem Neuroektoderm. Es wird unterteilt in *Nervenzellen (Neurone)* und *Neuroglia*. In der dritten Woche nach der Befruchtung wird die Neuralplatte angelegt. Danach entwickelt sich die Neuralrinne zum Neuralrohr. Aus diesem Neuralrohr entstehen die Hirnbläschen. Im Stadium der Neuralrinne entwickeln sich Neuralleisten, welche die Ganglien des peripheren Nervensystems hervorbringen: Spinalganglien, Grenzstrangganglien, vegetative Plexus und periphere Glia. Das Epithel der Medulla differenziert sich zu Neuroblasten und Glioblasten. Die Neuroblasten sind die Anlage der Neurone (Perikaryon).

Das Nervensystem kann nach morphologischen Kriterien in *Zentralnervensystem (ZNS)*, bestehend aus Gehirn und Rückenmark, und *peripheres Nervensystem (PNS)* sowie nach funktionellen Kriterien in *somatisches (animalisches)* und *vegetatives (autonomes) Nervensystem* gegliedert werden.

Die neuronale Gliederung des peripheren somatisches Nervensystems dient der Verbindung mit der Umwelt, die neuronale Gliederung des peripheren

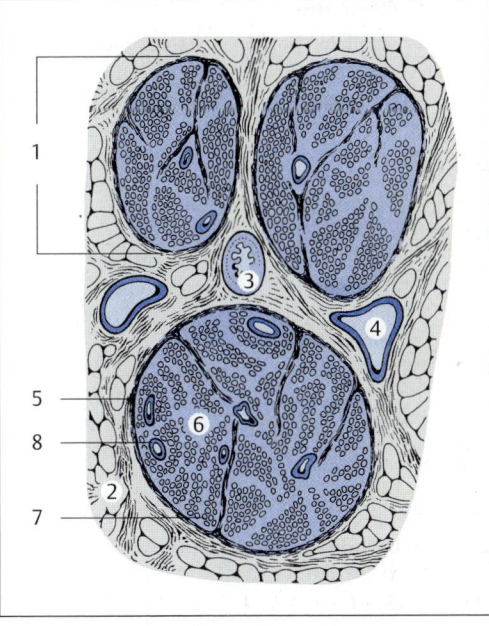

Abb. 1.**23 Peripherer Nerv**: Lichtmikroskopische Vergrößerung. Außer den Nervenfaszikeln (1), die in einem gemeinsamen fett- und bindegewebsreichen Epineurium (2) liegen, sind die Vasa nervorum (3 = Arterien, 4 = Venen) sichtbar. Vom Perineurium (5) ausgehende Septen unterteilen die Faszikel. Im Endoneurium (6) sind Markfasern (7) und Kapillaren (8) erkennbar (aus Mumenthaler/Schliack, Thieme 1993)

vegetativen Nervensystems der Verbindung mit den Eingeweiden. In der Peripherie werden die Erregungen über periphere Nervenfasern geleitet. Periphere Nervenfasern besitzen ein

- *Endoneurium* (lockeres kollagenes Bindegewebe mit Blutkapillaren, um einzelne Nervenfaser),
- *Perineurium* (straffes Bindegewebe mit elastischen Fasern, um ein Nervenfaserbündel, „Blut-Nerven-Schranke") und
- *Epineurium* (außen, lockeres Bindegewebe mit Gefäßen, Gesamthülle um mehrere Nervenfaserbündel) (Abb. 1.**23**).

 Merke

Zur Glia gehören
- Lemnozyten
- Schwann-Zellen
- Mantelzellen
- Pituizyten

1.9.1 Neurone

Die Nervenzellen (Neurone) haben einen Durchmesser von ca. 5–100 μm. Das Neuron besteht aus *Zellkörper (Perikaryon)*, aus *Fortsätzen (Dendriten)* und einem *Hauptfortsatz (Axon* oder *Neurit)*.

- Das **Perikaryon** ist das trophische Zentrum der Nervenzelle, es empfängt aber auch Signale (rezeptive Funktion).
- **Dendriten** sind die baumartig verzweigten Fortsätze der Nervenzelle und sind auf den Empfang von Signalen aus der Umgebung von anderen Nervenzellen spezialisiert. Sie leiten die Erregung zum Perikaryon hin (*afferent*).
- Das **Axon** ist stets ein in Einzahl vorhandener Fortsatz der Nervenzelle. Es ist für die vom Perikaryon weggerichtete (*efferente*) Erregungsleitung zu anderen Zellen hin (Nerven-, Muskel- oder Drüsenzellen) verantwortlich. Sein distales Ende ist verzweigt und bildet ein *Telodendron*.

> **! Merke**
>
> Eine Nervenzelle besteht aus: *Perikaryon*, *Dendriten* und einem *Axon* (Neurit).

Der *Zellkern* ist groß, rund, bläschenförmig und besitzt einen Nukleolus. Das *Zellplasma (Neuroplasma)* ist von Neurofibrillen durchzogen und die Zelle von Plasmalemm umgeben. Im Plasma befinden sich *Neurosomen* (Mitochondrien) und *Nissl-Schollen* (Tigroidsubstanz, Nukleoproteine). Die Nissl-Schollen sind Zonen verstärkter basophiler Anfärbung und geben der Nervenzelle ein geflecktes Aussehen. Nissl-Schollen entsprechen dem Ergastoplasma aktiver Drüsenzellen (rER). Das Plasma enthält weiterhin Golgi-Komplexe, Lipofuscin- und Melaninpigmente. Nach der Zahl der Fortsätze (Dendriten) unterscheidet man *unipolare*, *pseudounipolare* oder *multi-*

polare Neurone (Abb. 1.24). Zu den multipolaren Nervenzellen zählen sog. Golgi-Typ-I-Neurone (1 Axon, 1–2 Dendriten; Purkinje-Fasern im Kleinhirn; bestimmte Fasern im Großhirn) und Golgi-Typ-II-Neurone (kurzes Axon, Relaiszellen). Pseudounipolare Nervenzellen findet man in Spinalganglien und im Ganglion trigeminale (Gasseri).

Ein **Ganglion** mit seinen Nervenzellen (Ganglienzellen) ist eine (periphere) Anhäufung von Nervenzell-Leibern (PNS = peripheres Nervensystem).

Die **Leitungsbahnen** des ZNS (zentrales Nervensystem) bestehen aus einer Reihe hintereinandergeschalteter Neurone.

> **🩹 Klinischer Bezug**
>
> Ein gutartiger Tumor ist das **Neurinom** (Geschwulst der Schwann-Zellen), es wird auch „Schwannom" genannt.

Kontakte der Nervenzellen

Zum Kontakt der Nervenzellen sind **Synapsen** notwendig. Man unterscheidet Synapsen
- *nach ihrer Funktion:*
  - erregende, exzitatorische Synapsen
  - hemmende, inhibitorische Synapsen
- *nach den Überträgerstoffen:*
  - cholinerge Synapsen
  - adrenerge Synapsen etc.
- *nach Bau und Anordnung:*
  - neuroneuronale (interneuronale) Synapsen, d. h. zwischen Nervenzellen (z. B. axodendritisch oder axosomatisch)
  - neuromuskuläre (myoneurale) Synapsen, d. h. zwischen Neuron und Muskel (z. B. motorische Endplatte bei der Skelettmuskelfaser)
  - neuroepitheliale bzw. neuroglanduläre Synapsen, d. h. zwischen Neuron und Epithel- bzw. Drüsengewebe

Das **Bauprinzip** der Synapsen besteht aus:
- Transmitterorganellen
- präsynaptischer Membran
- Synapsenspalt
- Transmittersubstanzen
- postsynaptischer Membran

1.9.2 Gliazellen

Im ZNS und PNS kommen in enger Beziehung zu Neuronen Zellen vor, die als *Neuroglia* oder *Gliazellen* bezeichnet werden. Aufgrund funktioneller Besonderheiten können verschiedene Arten von Gliazellen unterschieden werden: Im ZNS findet man Astrozyten, Oligodendrozyten, Mikroglia und Ependymzellen. Astrozyten und Oligodendrozyten werden zusammen als *Makroglia* bezeichnet. Im PNS werden *Mantelzellen* und *Schwann-Zellen* unterschieden.

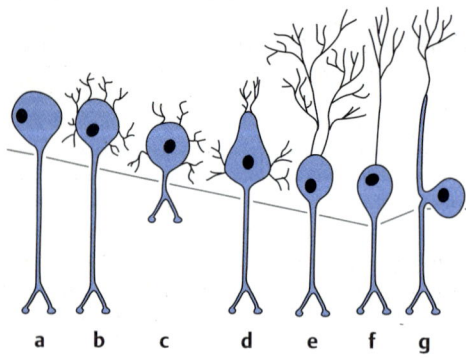

Abb. 1.24 **Nervenzellarten.** **a** unipolare Zelle (keine Dendriten), **b–e** multipolare Zellen, **f** bipolare Zelle, **g** pseudounipolare Nervenzelle

Gliazellen im ZNS:

- **Astrozyten** sind proteinreich, mit großem Zellleib (15–25 μm), kurzen verzweigten Fortsätzen, sie liegen in der grauen Substanz des ZNS. Die Faserastrozyten haben einen kleineren Zellleib (10–12 μm), lange Fortsätze. Sie liegen in der weißen Substanz des ZNS und kommen in der Membrana limitans externa und interna (ZNS) vor. Sie haben Funktionen beim Stütz- und Stofftransport und bilden die Blut-Hirn-Schranke.
- **Oligodendrozyten** sind kleine Zellen, mit wenigen Fortsätzen und bilden Markscheiden im ZNS (Myelinisierungszellen).
- **Mikroglia** (Hortega-Zelle = Mesoglia) sind amöboid beweglich, dienen der Phagozytose (Makrophagen des ZNS).
- **Ependymzellen** sind epithelartig, überziehen die Wände der inneren Liquorräume, den Ventrikel, den Plexus choroideus sowie den Canalis centralis des Rückenmarks.
- **Pituizyten** sind eine nur in der Neurohypophyse vorhandene Gliazellform. Sie bilden das Grundgerüst der Neurohypophyse, in das Nervenfasern eingelagert sind.

> **Merke**
>
> *Astrozyten*
> - enthalten GFAP (glial fibrillary acidic protein)
> - sind am Metabolismus von Neurotransmittern beteiligt
> - sind neuroektodermaler Herkunft
> - umgeben Gehirnkapillaren

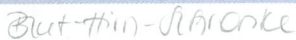
Blut-Hirn-Schranke

> **Klinischer Bezug**
>
> Gutartige Geschwülste des ZNS nennt man Gliom, Astrozytom, Oligodendrogliom, Ependymom, **bösartige Geschwülste** Glioblastom. Bei der **multiplen Sklerose** („Entmarkungs-Krankheit") erkranken die Oligodendrozyten.

Gliazellen im PNS:

- **Mantelzellen** (Satellitenzellen, Amphizyten): umgeben epithelartig die peripheren Ganglienzellen (einschließlich der vegetativen).
- **Schwann-Zellen** (Lemnozyten): bilden Markscheiden der peripheren Nervenfasern.
- **Terminale Schwann-Zellen** (Lamellarzellen) bilden die Lamellen der Meißner-Tastkörper und anderer Nerven-End-Körperchen.

> **Klinischer Bezug**
>
> Bei **Hirntumoren** (intrakranielle Tumoren) unterscheidet man:
> - primäre Hirntumoren, die v.a. vom Neuroepithel (Neuroglia) ausgehen
> - sekundäre Hirntumoren, das sind intrakranielle Metastasen eines extrakraniellen Primärtumors (z.B. Mammakarzinom)
> - intrakranielle tumorähnliche Raumforderung (z.B. Zyste der Rathke-Tasche)
>
> Unter **Gliomen** versteht man alle von der Neuroglia ausgehende echte Tumoren des ZNS. Diese Tumore sind v.a. im Gehirn lokalisiert. Eine Unterart des Glioms ist das Ependymom.
>
> Ein **Neurinom** (syn. Schwannom) ist ein benigner Tumor, der von den Schwann-Scheide-Zellen (sensibler Nervenfasern) ausgeht.

1.9.3 Nervenfaser

Nervenfasern sind die Fortsätze (= *Neuriten*), die Leitungsbahnen aufbauen. Jede Nervenfaser besteht aus einem *Axon* mit einer speziellen Hülle, der *Axonscheide*, die aus Glia besteht (deshalb auch Mark- oder Myelinscheide, Gliascheide). Im PNS bilden sog. *Schwann-Zellen* die Axonscheide, im ZNS Oligodendrozyten (s.o.). Wenn eine Nervenfaser peripher durchtrennt wird, so können vom proximalen Axonende aus Schwann-Zellen (Hanken-Büngner-Bänder) aussprossen und zur Regeneration beitragen. Die Glia dient dem Sauerstofftransport und der Abwehr sowie der Isolierung der Nervenfaser. Bei den peripheren Nerven muss zwischen *markhaltigen* und *marklosen* Nervenfasern unterschieden werden (Tab. 1.2).

Markhaltige Nervenfasern: Bei den markhaltigen Nervenfasern wird das Axon von Scheidezellen (Neurolemm) konzentrisch umhüllt. Sie bilden die sog. *Myelinscheiden* oder *Markscheiden* (Abb. 1.26). Je nach Anzahl dieser Lamellen wird von markarmen oder markreichen Fasern gesprochen. Bei marklosen Nervenfasern wird keine Markscheide entwickelt. Die Markscheiden zeigen in ihrem Verlauf Unterbrechungen, die *Ranvier-Schnürringe* oder -*Knoten* (Abb. 1.25). Hierbei handelt es sich um Zwischenräume zwischen benachbarten Schwann-Zellen. Der Abschnitt zwischen zwei Ranvier-Schnürringen wird als *Internodium* bezeichnet, es ist das Ausdehnungsgebiet einer Schwann-Zelle. Die Länge der Internodien schwankt zwischen 0,08 und 1 mm. Sie bestimmt u.a. die Geschwindigkeit der Erregungsleitung in markhaltigen Nerven. Lichtmikroskopisch zeigt die Markscheide zusätzlich konusförmige Kerben, die als *Schmidt-Lanterman-Spalten* oder -*Inzisuren* bezeichnet werden (Abb. 1.26). Die Zellgrenzen der Schwann-Zellen sind eine Unterbrechung der Markscheide.

Histologie

Tab. 1.2 Nervenfasergruppen

Nervenfaser	Typ	Querschnitt	Leitungswege
markscheidenreiche (A-)	Aα	10 – 20 µm	efferent zu extrafusalen Muskelfasern, afferent aus Muskelspindeln
	Aβ	7 – 15 µm	afferent aus der Haut (Berührungsempfinden)
	Aγ	4 – 8 µm	efferent zu intrafusalen Muskelfasern von Muskelspindeln
	Aδ	3 – 5 µm	afferent aus der Haut (leitet Wärme-, Kälte- und Schmerz-Reize)
markscheidenarme (B-)	B	1 – 3 µm	präganglionäre vegetative Nervenfasern
markscheidenfreie (C-)	C	0,3 – 1 µm	postganglionäre vegetative Nervenfasern, afferent aus der Haut für Schmerz-Reize

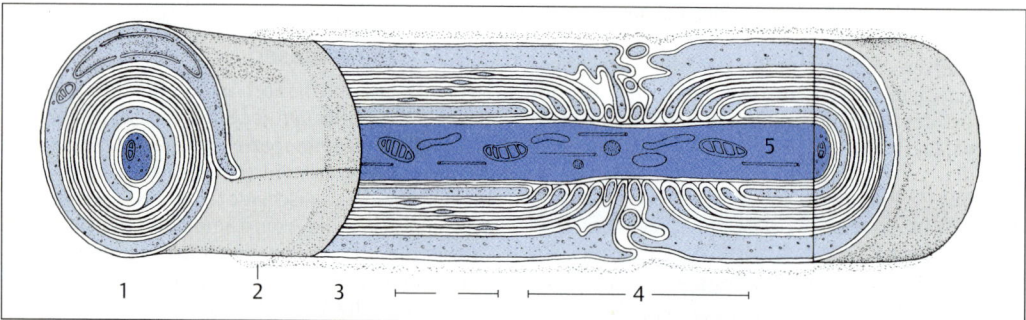

Abb. 1.25 **Markhaltige Nervenfaser** (Schema). 1 = Querschnitt, 2 = Lamina basalis, 3 = Aufspaltung der Markscheidenlamellen durch eingelagertes Zytoplasma der Schwann-Zelle (Schmidt-Lanterman-Inzisur), 4 = Bereich des Ranvier-Schnürrings, 5 = Axoplasma (aus Linß, Thieme 1991)

Marklose Nervenfasern: Axone peripherer markloser Nervenfasern werden von Schwann-Zellen umfasst (jedoch nicht in multiplen Lamellen), dabei können viele Axone in eine Schwann-Zelle eingestülpt sein. Sie haben *keine* Ranvier-Schnürringe, leiten Aktionspotenziale langsamer als myelinisierte Nervenfasern, verlaufen in Spinalnerven gemeinsam mit myelinisierten Nervenfasern und bilden u. a. die

postganglionären Abschnitte des autonomen Nervensystems. Sie dienen in der Peripherie u. a. als Schmerzafferenzen. Auch das ZNS ist reich an markfreien Axonen. Diese Axone haben hier – anders als beim PNS, wo die Axone noch von Schwann-Zellen umhüllt sind – keine Scheiden; sie verlaufen frei zwischen anderen Nervenzell- und Gliafortsätzen. Zur Einteilung der Nervenfasergruppen siehe Tab. 1.2.

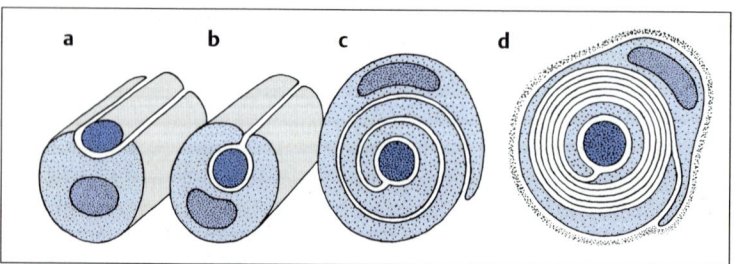

Abb. 1.26 **Periphere Myelogenese** (Schema). **a** Die Schwann-Zelle liegt dem Axon einseitig an; **b–c** Umhüllung des Axons durch die Schwann-Zelle (mit Bildung einer unreifen Markscheide, deren Lamellen noch durch Zytoplasma der Schwann-Zelle getrennt werden); **d** Reife Markscheide mit äußerem und innerem Mesaxon. Die Schwann-Zelle hat sich mit einer Lamina basalis umhüllt (aus Linß, Thieme 1991)

Klinischer Bezug

Zu den **Entmarkungskrankheiten** (Erkrankung des ZNS mit Zerstörung der Marksubstanz) gehören u. a. die Multiple Sklerose und die Creutzfeldt-Jakob-Krankheit.

Multiple Sklerose (MS) (Encephalomyelitis disseminata) ist eine entzündliche Erkrankung des ZNS mit herdförmiger Entmarkung der Oligodentrozyten.

1.9.4   Grenzstrangganglion

Das Grenzstrangganglion ist ein *vegetatives Ganglion* und enthält *multipolare* Neurone. Man erkennt eine Bindegewebskapsel, in deren Innerem Nervenzellen mit Dendriten liegen. Die Perikarien sind dunkel gefärbt. Ein Grenzstrangganglion enthält marklose Fasern (mehrere Axone in eine Schwann-Zelle eingelagert) und wenig Gliazellen.

1.9.5   Spinalganglion

Das Spinalganglion ist ein *sensibles Ganglion* mit *pseudounipolaren Nervenzellen*. Es hat eine Bindegewebskapsel und liegt im Bereich der Foramina intervertebralia. Im Inneren erkennt man zahlreiche Perikaryen der (großen) pseudounipolaren Nervenzellen, umgeben von einem Kranz aus Mantelzellen, einen großen Zellkern (blass) mit deutlichem Nucleolus und mit Nissl-Substanz gefüllte Satellitenglia. Die Mantelzellen setzen sich auch auf den Nervenzellfortsätzen weiter fort und werden hier zu den *Schwann-Zellen.*

Histologie

Histologische und histochemische Technik

2.1   Methoden

2.1.1   Zellkulturen

Zur Herstellung von Zellkulturen werden Zellen aus einem Gewebeverband durch enzymatische (meist Hyaluronsäure oder Proteasen, z.B. Kollagenase, Trypsin) und mechanische (Schütteln, Pipetieren, Zentrifugation) Behandlung isoliert. Nach der Isolierung können die Zellen dann auf speziellen Nährmedien zu Kulturen wachsen und mikroskopisch beurteilt werden.

2.1.2   Histologische Techniken

Zur mikroskopischen Untersuchung müssen die Präparate durch Fixieren, Einbetten, Schneiden und Färben der Schnitte vorbereitet werden. Biologische Objekte zerfallen rasch durch Autolyse mittels präexistenter Enzyme. Die Geschwindigkeit der Autolyse ist abhängig von Enzymreichtum und Temperatur. Auch Fäulnis (z.B. durch Bakterien) zerstört das Präparat.

Die **Fixation** dient der *Haltbarmachung*, dabei sollen autolytische Vorgänge aufgehalten werden. Die Zellstruktur soll möglichst äquivalent (d.h. in natürlichem Zustand) erhalten bleiben. Das Gewebe wird hierbei verfestigt und schneidfähig gemacht. Man unterscheidet drei Verfahren:

- *Immersionsfixierung*: Kleine Gewebeproben werden in die Fixierlösung eingebracht.
- *Perfusionsfixierung*: Ein zu fixierendes Organ wird auf dem Blutwege mit der Fixierlösung durchströmt.
- *Kältefixierung*: Eine Gewebeprobe wird bei −150 °C schnell eingefroren.

Für die Immersionsfixierung und die Perfusionsfixierung sind (neben vielen anderen) die Chemikalien wässriges Formol (4–10%) oder Bouinlösung gebräuchlich. Als Proteinkoagulatoren werden $HgCl_2$, Pikrinsäure, Glutaraldehyd und Formalin verwandt.

Als Lipoidextraktoren sind Azeton, Chloroform, Äther und Alkohole gebräuchlich.

Entwässerung: Zur Vorbereitung der Einbettung (Schneidbarmachung) muss das Präparat zunächst entwässert werden. Dabei wird die Gewebeprobe über eine Alkoholreihe mit zunehmender Konzentration geführt. Das ermöglicht eine schrittweise Entwässerung der Gewebeprobe.

Nachbehandlung: Das entwässerte Gewebe wird z.B. mit Paraffin oder Kunststoff durchströmt. Nun lässt sich das Präparat mit einem Mikrotom (5–10 µm), einem Gefriermikrotom oder einem Ultramikrotom (20–50 nm) schneiden.

Schrumpfung: Bei der Paraffineinbettung erfährt die Gewebeprobe häufig eine Schrumpfung, d.h. eine chemische und morphologische Veränderung der in-vivo-Verhältnisse.

Paraffineinbettung: Nach der Entwässerung mit Alkohol wird das Präparat in Methylbenzoat mehrere Stunden eingelegt. Dadurch entfernt man den Alkohol wieder aus dem Präparat. Danach erfolgt die eigentliche Einbettung. Das Präparat wird ca. eine Stunde in eine mit Paraffin gesättigte Benzollösung (bei 30 °C) gegeben. Histologische Schnitte von Gewebe, das in Paraffin eingebettet ist, haben i. d. R. eine Dicke von 5–20 µm (laut IMPP 8–20 µm).

Histologische Färbung: Um physikalisch-chemische Eigenschaften der einzelnen Gewebestrukturen sichtbar zu machen, wird das Präparat in Farblösungen eingebracht. Zur Beurteilung mikroskopischer Strukturen werden verschiedene Farbstoffe verwendet (Tab. 2.**1**):

- *Hämatoxylin* ist ein basischer Farbstoff, er färbt Kerne blau. Die Kerne enthalten Nukleinsäuren und färben sich deshalb mit basischen Farbstoffen an, d.h. sie sind basophil.
- *Eosin* dagegen ist ein saurer Farbstoff, er färbt das Plasma und die Interzellularsubstanzen rötlich. Die basischen Gruppen, die bei der Eiweißdenaturierung frei geworden sind, färben sich mit einem sauren Farbstoff, d.h. sie sind azidophil.

Tab. 2.1 Färbungen

	H.-E.	Azan	van Gieson	Eisenhämatoxylin	Masson Goldner
Bestandteile der Farblösungen	Hämatoxylin, Eosin	Azokarmin, Anilinblau Orange G	Eisenhämatoxylin, Pikrinsäure, Fuchsinsäure	Eisenalaun, Hämatoxylinlack	Eisenhämatoxylin, Säurefuchsin-Ponceau, Orange G, lichtgrün
Zellkern	blau	rot	schwarz	Chromatin und Nukleolen schwarz	bräunlich schwarz
Zytoplasma	rot	blassrot	gelb-braun	Granula, Mitochondiren, Zentrosomen schwarz	rötlich
Elastische Fasern	blassrosa	orange	gelb	schwach gelblich-grau	blassgrün bis blassrot
Kollagene Fasern	rot	blau	rot	graugrün oder gelblich	grün
Retikuläre Fasern	rot	blau	rot	graugrün oder gelblich	blassgrün
Muskelzelle	rot	rot	gelb	A-Bande schwarz, Myobibrillen deutlich	orange-rot bis braun

Eine häufig angewandte Färbung ist daher die *Hämatoxylin-Eosin-Färbung* (H.-E.).

■ *Azan* ist eine Mischung aus Azocarmin, Anilin-Blau und Orange G. Azan färbt Bindegewebe und unverkalkte Knochensubstanzen blau, das Zytoplasma rosa, den Zellkern rot und hyalinen Knorpel blassblau.

Biologische Strukturen können Ladungen tragen. Man unterscheidet azidophile, basophile und neutrophile Strukturen, je nachdem, welcher Farbstoff vom Gewebe bzw. den Zellen gebunden wird:

■ *Basische Farbstoffe* sind als Elektronendonatoren positiv geladen und binden an negativ geladene, also basophile Strukturen. Beispiele sind *Hämatoxylin*, *Methylenblau*, *Toluidinblau* und *Karminlacke*. Mit basischen Farbstoffen lassen sich saure Mukopolysaccharide, Nukleolen, Chromatin und das Ergastoplasma anfärben. Die intensive Anfärbung des Plasmas bei bestimmten Zellen (Drüsenzellen, Nervenzellen) mit basischen Farbstoffen beruht auf einem hohen Anteil an Nukleinsäuren (RNA), hervorgerufen durch die große Zahl der Ribosomen. Die Eigenschaft von Geweben und Zellen, sich mit basischen Stoffen anzufärben, wird auch *Basophilie* genannt.

■ *Saure Farbstoffe* sind Elektronenakzeptoren, ihre Farbmoleküle sind negativ geladen. Sie binden an azidophile Strukturen, d.h. an positiv geladene Gewebeteile. Beispiele sind *Anilinblau*, *Eosin*, *Pikrinsäure*, *Säurefuchsin* und *Azokarmin*. Man spricht hierbei auch von *Azidophilie* der Gewebe bzw. Zellen.

■ *Metachromasie*: Die Metachromasie ist die Eigenschaft der Gewebe oder Zellen, sich bei gleichem Farbstoff unterschiedlich zu färben. Die Gewebestruktur erscheint also in einer anderen Farbe als der des Farbstoffes (antagonistisch zur Farblösung, dies gilt v. a. für basische Farbstoffe wie z.B. Tholuidinblau).

2.1.3 Histochemie

Die Zyto- und Histochemie hat zum Ziel, den chemischen Aufbau der Zell- und Gewebsstrukturen zu ermitteln und *Beziehungen zwischen Struktur* und den sich dort abspielenden *molekularen Vorgängen* herzustellen. Im folgenden werden die dafür verwendeten Methoden erläutert.

Feulgen-Reaktion: Die Feulgen-Reaktion ist eine Aldehydreaktion und wird zum chemischen *Nachweis von DNA* herangezogen. Durch die saure Hydrolyse von DNA (dies setzt die Aldehydgruppen frei) zusammen mit Schiff-Reagenz wird ein rotes (farbstarkes) Reaktionsprodukt erzeugt.

Perjodat-Leukofuchsin-Reaktion (PAS): Die PAS-Reaktion (aus dem Englischen: Perjodic Acid Schiff Reaction) dient dem *Nachweis von Polysacchariden und Glykoproteinen*. Die Perjodsäure oxidiert Glykolgruppen zu Aldehyden. Diese Aldehyde erzeugen zusammen mit dem Schiff-Reagenz und der farblosen fuchsinschwefeligen Säure (Leukofuchsin) eine rote Färbung. Retikuläre Fasern werden z.B. durch PAS sichtbar gemacht.

Nachweis von Enzymaktivitäten: Hierzu werden den Präparaten Substrate für Markerenzyme (z.B.

saure Phosphatase bei Lysosomen) beigegeben und die Enzymaktivitäten in bestimmten Zellorganellen somit identifiziert. Zum Nachweis von Lysosomen benötigt man Substrate für saure Phosphatase, für den Bürstensaum (Nierenhauptstück) die der alkalischen Phosphatase, für Mitochondrien die Substrate für Succinatdehydrogenase, für GABAerge Synapsen die der Glutamatdecarboxylase und für das glatte endoplasmatische Retikulum die Substrate der Glucose-6-Phosphatase.

Histochemische Reaktion als Mittel zur Darstellung biochemischer Bausteine: Durch eine chemische Reaktion entsteht ein farbiges Produkt, das lichtmikroskopisch sichtbar ist. Chlorionen lassen sich mit Silberionen nachweisen, Eisenionen ergeben zusammen mit Kaliumferrocyanid (Blutlaugensalz) eine Blaufärbung.

Nachweis von Stoffeinbau durch Histo-Autoradiographie: Das Verfahren der Histo-Autoradiographie dient dem Nachweis von Stoffeinbau mittels *Radioaktivität*. Mit radioaktiven Isotopen beladene Bausteine (Aminosäuren, Basen) werden einem Versuchstier injiziert. Sie gelangen dann z.B. durch die Blutbahn in die entsprechenden Gewebe (z.B. Jod in die Schilddrüsenzellen). Von dem entsprechenden Organ wird ein Gewebeschnitt hergestellt. Die Gewebeschnitte werden auf einen strahlenempfindlichen Film gelegt. Auf diese Weise kann festgestellt werden, an welchem Ort des Organs sich strahlende Teilchen befinden. Das zu untersuchende Präparat enthält folglich Makromoleküle, in die radioaktiv markierte Bausteine eingebaut sind, und wird damit zum Selbststrahler (Autoradiographie). Zum Nachweis werden u.a. ³H- oder ¹⁴C-markierte Substanzen verwendet.

Nachweis spezifischer Eiweißkörper durch Immunhistochemie: Auf dem Gewebeschnitt wird ein spezifisches gegen den nachzuweisenden Eiweißkörper gerichtetes Antiserum gegeben, das in einer mehrstufigen *Antigen-Antikörper-Reaktion* sichtbar gemacht wird. Wichtigster Nachweis ist dabei die *PAP-Methode* (*Peroxidase-Anti-Peroxidase*) und die *Immunfluoreszenzmethode*. Immunhistochemische Verfahren dienen dem Nachweis von Antigenen in Zellen und Geweben. Dabei werden Makromoleküle verwendet, um Antigen-Antikörperkomplexe sichtbar zu machen. Sie sind licht- und elektronenmikroskopisch einsetzbar.

2.1.4   Hybridisierung

Die *Hybridisierung* ist ein Verfahren zur Veränderung des genetischen Materials eines Organismus. Es entstehen mehrkernige Zellen durch experimentelle Verschmelzung ungleicher Zellen. Die verschmolzenen Zellen enthalten Zellkerne mit verschiedenartigem genetischen Material. Diese Zellverschmelzungen können auch im Körper auftreten (in-situ-Hybridisierung).

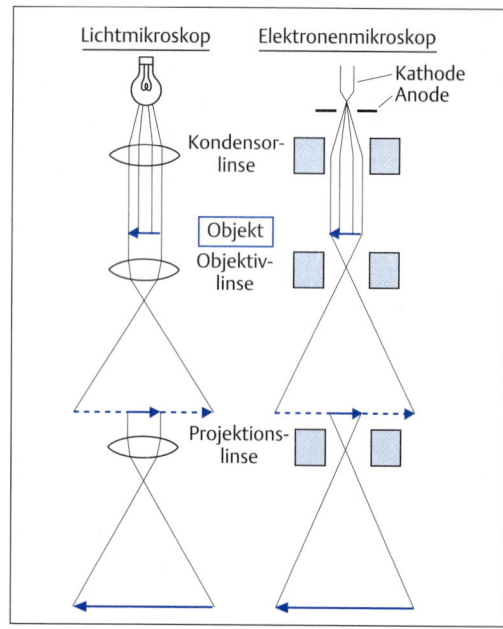

Abb. 2.1 Strahlengang im Licht- und Elektronenmikroskop (aus Leonhardt, Thieme, 1990)

2.1.5   Mikroskopierverfahren

Ein Mikroskop ist ein optisches Gerät zur Betrachtung kleiner Objekte. Die ersten Lichtmikroskope wurden Ende des 16. Jahrhunderts entwickelt.

Beim **Lichtmikroskop** entsteht die Vergrößerung, weil Licht vom Präparat durch zwei Glaslinsen dringt, die Objektivlinse und das Okular. Aufgrund der Lichtwellenlänge können gewöhnliche Lichtmikroskope höchstens eine 1500fache Vergrößerung erreichen (s.a. Abb. 2.1 und Physik Kap. Optik).

Neben dem Lichtmikroskop wird u.a. das **Elektronenmikroskop (EM)** eingesetzt. Dieses Mikroskop ist mit einer Elektronenquelle ausgestattet. In einem Vakuum werden freie Elektronen durch Glühemission erzeugt und beschleunigt. Diese Elektronen werden dann in einem Kondensator zu einem Elektronenstrahl gebündelt (s.a. Abb. 2.1). Die Strukturen des Präparats führen durch Beugung und Streuung zur Ablenkung des Elektronenstrahls. Dieses physikalische Phänomen kann dann auf einem Fluoreszenzschirm sichtbar gemacht werden. Das Auflösungsvermögen eines Elektronenmikroskops liegt bei ca. 0,1 nm.

2.1.6   Plastination

Die Plastination ist spätestens seit der Ausstellung „Körperwelten" in aller Munde. Mit der Plastination gelingt es, verwesliche Präparate für Forschung, Lehre und Demonstrationszwecke lebensnah und dauerhaft zu erhalten. Durch einen Vakuumprozess werden biologische Präparate mit speziell für diese Technik entwickelten Reaktionskunststoffen (z. B. Silikonkautschuk, Epoxidharz oder Polyester) imprägniert. In einem Lösungsmittelbad wird das Gewebswasser und das Gewebsfett durch das Lösungsmittel ersetzt. Das entwässerte und entfettete Präparat wird anschließend in die Kunststofflösung eingelegt. Im einem Vakuum wird dann das Lösungsmittel zum Sieden gebracht und kontinuierlich aus dem Präparat extrahiert. Hierdurch (Sog) fließt allmählich der Kunststoff in das Gewebe hinein. Anschließend erfolgt die Härtung mithilfe von Gas, Licht oder Wärme (je nach Art des verwendeten Kunststoffs). Diese plastinierten Präparate sind trocken und geruchsfrei. Sie behalten ihr natürliches Oberflächenrelief und sind auch mikroskopisch identisch dem Zustand vor der Konservierung. Verwesung und Vertrocknung werden vollkommen gestoppt. Die Plastinations-Technik wurde von Prof. Dr. Gunther von Hagens 1978 am Anatomischen Institut der Universität Heidelberg entwickelt.

 Klinischer Bezug

Während die Histologie die Wissenschaft und Lehre vom normalen Feinbau und Funktion der Körpergewebe ist, beschäftigt sich die Histopathologie (als ein Teilgebiet der pathologischen Anatomie) mit den krankhaften Veränderungen der Gewebe. Als Grundlage **histopathologischer Diagnostik** dienen Grundkenntnisse der Histologie.

Histologie

Histologie der Organe

40 Seiten

3.1 | Mikroskopische Struktur der Blutgefäße

3.1.1 Blutgefäße

Die größeren Blutgefäße zeigen einen einheitlichen Schichtenbau der Wandung:

- **Tunica intima (Intima):** Unter dem Endothel (Plattenepithel) liegt das Stratum subendotheliale. Es wird durch eine gefensterte *Membrana elastica interna (Lamina propria)* von der Media getrennt.
- **Tunica media (Media):** Sie enthält gut ausgeprägte glatte Muskulatur, meist ringförmig angeordnet. Zwischen den Muskelzellen findet man Elastin, Kollagen und Proteoglykane. Zwischen Media und Externa liegt die *Membrana elastica externa*, die in größeren Gefäßen nur dünn vorhanden ist.
- **Tunica externa (Adventitia):** Sie umgibt die Membrana elastica externa mit lockerem Bindegewebe, Gefäßen (Vasa vasorum) und vegetativen (marklosen) Nerven sowie Lymphgefäßen.

In Endothelzellen findet man 0,6 mm lange, mit Mikrotubuli durchsetzte *Weibel-Palade-Körperchen*. Dies sind spezialisierte Sekretgranula von Gefäß-Endothelzellen. In ihnen ist der von-Willebrand-Faktor enthalten (Kofaktor der Thrombozytenaggregation). Endothelzellen synthetisieren Stickstoffmonoxid (NO), vasokonstriktorisch wirkende Peptide, von-Willebrand-Faktor und Leukozytenadhäsionsmoleküle.

Arterien

Die Arterien sind im lichtmikroskopischen Schnitt deutlich durch ihr nicht kollabiertes Lumen erkennbar. Man unterscheidet Arterien vom muskulären und vom elastischen Typ (Abb. 3.**1**).

Arterie vom muskulären Typ: Die Arterie vom muskulären Typ besteht aus den o. g. typischen Schichten, jedoch mit einer sehr gut ausgeprägten Media, die einer dicken Schicht von *glatten Muskel-*

fasern entspricht. Bei muskulären Arterien ist die Tunica intima im Präparat gewellt und die Membrana elastica interna scharf begrenzt. Nur undeutlich ist die Membrana elastica externa zu erkennen.

Arterie vom elastischen Typ: Eine Arterie vom elastischen Typ ist z. B. die Aorta. Im Vergleich mit der Arterie vom muskulären Typ findet man bei der Aorta viele elastische Fasern, dadurch ist die Media (wellenförmig) nicht klar abgrenzbar. Der 3-Schichtenbau ist bei der Aorta weniger auffallend. Elastisches Material kommt in allen Schichten der Gefäßwand vor. Bei herznahen Gefäßen findet man mehr Elastica (→ elastischer Typ).

Venen

Die Venen und Arterien sind nach demselben Schichtenaufbau gegliedert. Bei den Venen ist diese Schichtung jedoch nicht so deutlich erkennbar. Die Vene fällt lichtmikroskopisch durch ein größeres, kollabiertes (ovales) Lumen auf. Die dünnere Wand, wenige Muskeln (Längsmuskeln) in der Tunica media und eine undeutliche Membrana elastica externa sind weitere differenzialdiagnostische Merkmale der Venen.

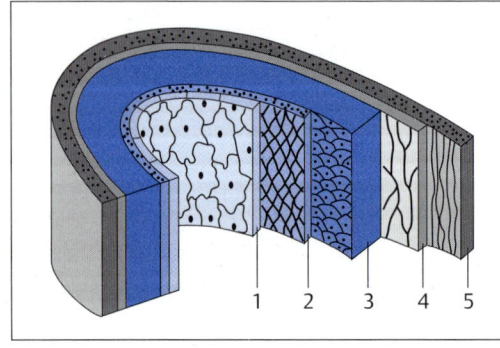

Abb. 3.1 Wandstruktur der Arterie. 1 = Endothel, 2 = Elastica interna, 3 = Tunica media, 4 = Elastica externa, 5 = Tunica externa (aus Wehner/Gehring, Thieme 1995)

3.2 Blut und Knochenmark

3.2.1 Blutzellen

Blut besteht aus geformten Anteilen, den Blutzellen und flüssigem Blutplasma, das gerinnungsfähig ist. Das Blut (5–6 l) des Menschen entspricht ca. 8 % seines Körpergewichtes. Den Anteil, den die Blutzellen am Blutvolumen einnehmen, bezeichnet man als *Hämatokrit*, er liegt i.d.R. bei ca. 45 %. Das Blut hat folgende Aufgaben:

- *Transport* von Gasen (O_2, CO_2), resorbierten Nahrungsstoffen, Stoffwechselendprodukten und Hormonen
- *Homöostase:* Wasserhaushalt, Säure-Basen-Haushalt und Wärmehaushalt
- *Abwehr* mit spezifischen und unspezifischen Abwehrmechanismen (spezifisches Immunsystem, Antikörper)
- *Selbstschutz:* Blutgerinnung, physiologische Blutstillung und Fibrinolyse

Blutzellen

Zu den Blutzellen gehören Erythrozyten, Leukozyten und Thrombozyten (Abb. 3.**2**).

Erythrozyten: Erythrozyten sind scheibenförmige, rotgefärbte, kernlose Gebilde mit einem hellen Zentrum. Die Lebensdauer eines Erythrozyten beträgt ca. 120 Tage. Der Erythrozyt wird in der Milz und in der Leber abgebaut. Rote Blutkörperchen werden unter dem Mikroskop als kreisförmige Scheiben gesehen. Ihr Durchmesser beträgt im Mittel $d = 8\,\mu m$ gemessen mit einer Messunsicherheit von $\Delta d = \pm\,0{,}1\,\mu m$. Bei der Angabe der Querschnittsfläche A ist die relative Messunsicherheit $\pm\,2{,}5\,\%$.

Leukozyten: Leukozyten sind deutlich kernhaltige Blutzellen. Zu den Leukozyten gehören die Granulozyten, Monozyten und Lymphozyten.

- **Granulozyten:** Bei den Granulozyten unterscheidet man neutrophile, eosinophile und basophile Granulozyten.
  - *Neutrophile Granulozyten* (45–72 % der Gesamtzahl der Leukozyten) sind etwas größer als die Erythrozyten und haben eine feine violette Zytoplasmagranulation. Der Kern ist gelappt oder bröckelig. Sie sind nach Stimulation besonders zur Bildung toxischer Sauerstoffradikale befähigt („respiratory burst"). Ihre Hauptmenge befindet sich im Knochenmark und sie bilden bakterizide (antibakterielle) Substanzen. Weiterhin können sie phagozytieren und die Blutbahn verlassen.
  - *Eosinophile Granulozyten* (1–4 % der Gesamtzahl der Leukozyten) sind fast doppelt so groß wie die Erythrozyten. Sie enthalten grobe, rötliche Granula und einen gebogenen, hantelförmigen Kern.
  - *Basophile Granulozyten* (0,5–1 % der Gesamtzahl der Leukozyten) sind etwas größer (Durchmesser 10 μm) als die Erythrozyten, mit rundlichem Kern und groben, bläulich-violetten Granula. Sie enthalten vornehmlich Heparin und Histamin.
  - *Drum-stick (Trommelschlegel):* Die Granulozyten zeigen häufig am Kern ein kleines Anhängsel, „drum stick" oder „Trommelschlegel". Dies gilt als Sitz des Geschlechtschromosoms. Es kommt häufiger bei Frauen vor als bei Männern und ermöglicht die Feststellung des genetischen Geschlechtes.
- **Monozyten** (4–7 % der Gesamtzahl der Leukozyten)**:** Der Monozyt hat die 2–3fache Größe eines Erythrozyten mit einem eingekerbten oder nierenförmigen, exzentrisch (= am Zellrand) liegenden Kern.

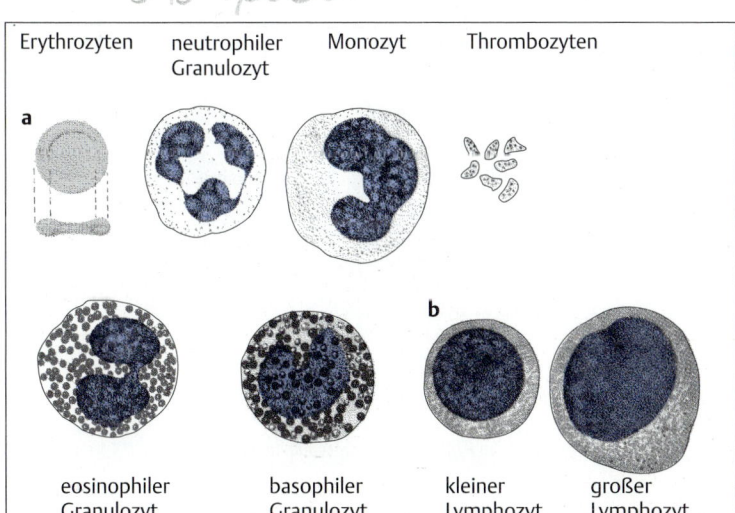

Erythrozyten   neutrophiler Granulozyt   Monozyt   Thrombozyten

a

eosinophiler Granulozyt   basophiler Granulozyt   kleiner Lymphozyt   großer Lymphozyt

b

Abb. 3.**2 Blutzellen. a** Abkömmlinge des Knochenmarkes sind die Erythrozyten, die Granulozyten, die Monozyten (teilweise) und die Blutplättchen (Thrombozyten); **b** Abkömmlinge der lymphatischen Organe sind die kleinen und die großen Lymphozyten (aus Beske, Thieme 1990)

- **Lymphozyten** (25–40% der Gesamtzahl der Leukozyten): Es gibt 2 verschieden große Lymphozyten: kleine und große Lymphozyten. Bei den kleinen Lymphozyten füllt der Kern die Zelle fast ganz aus. Sie sind ungefähr so groß wie Erythrozyten, und haben einen großen, runden Kern mit deutlichem Zytoplasmasaum.

Thrombozyten: Thrombozyten sind die kleinsten membranumschlossenen Bestandteile des Blutes, d. h. Bruchstücke von Zellen. Thrombozyten enthalten vornehmlich Serotonin. Typisches Strukturmerkmal von Thrombozyten ist ein zirkulärer Ring aus Mikrotubuli. Thrombozyten werden aktiviert durch ADP, Kollagen oder Thrombin.

Zellzahlen: Die Entwicklung der Blutzellen und deren Verhältniszahlen sind in Abb. 3.**3** dargestellt.

Größenverhältnisse:

- Granulozyten: eosinophile > neutrophile > basophile
- Erythrozyt < Granulozyt
- Erythrozyt (Durchmesser) = 7,5 µm
- Erythrozyt (Breite) = innen 1 µm, außen 2 µm

  Merke

Blutmauserung: Bei Abbau von Erythrozyten freigesetzte Bestandteile des Hämoglobins können
- als Hämosiderin in der Milz abgelagert werden
- als glukuronidiertes Bilirubin mit der Galle ausgeschieden werden
- als Eisen-Transferrin-Komplex das Knochenmark erreichen

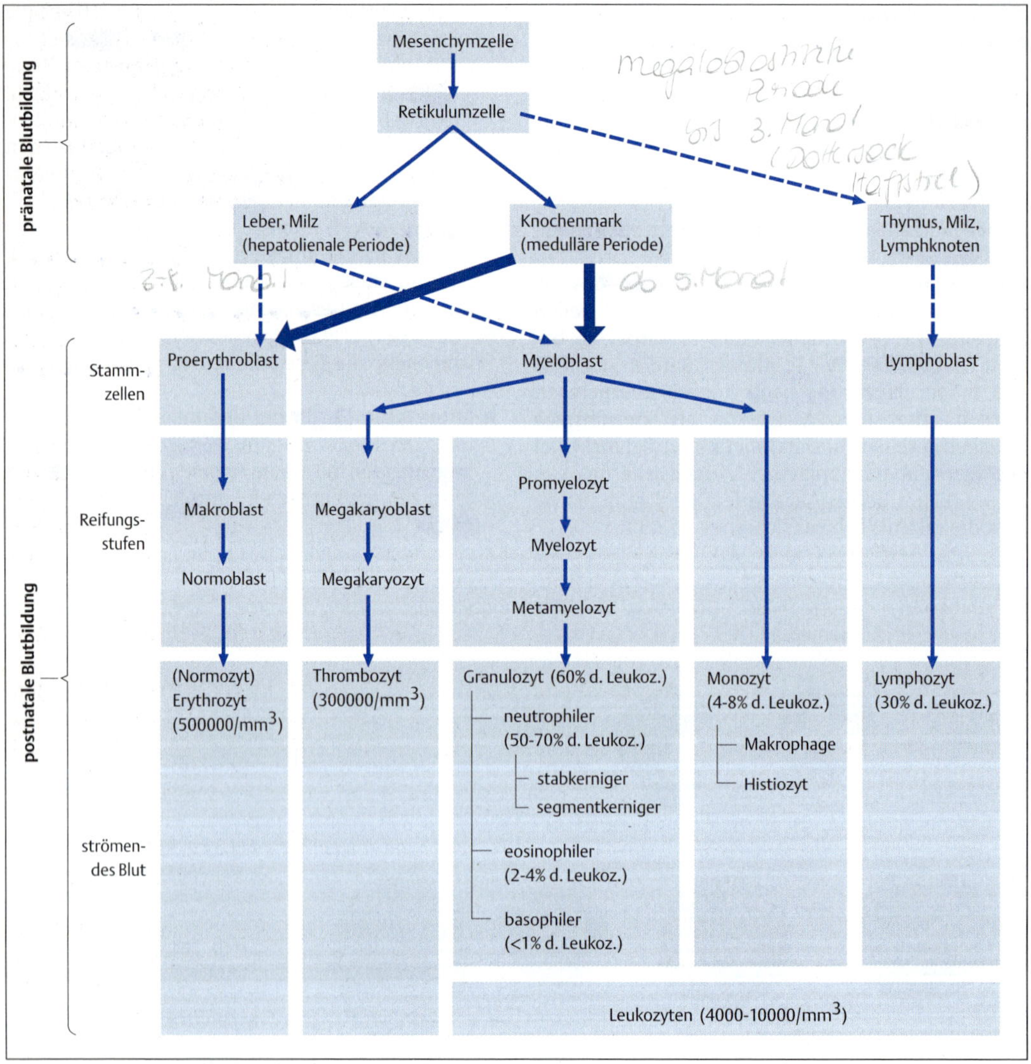

Abb. 3.**3** Prä- und postnatale **Blutbildung** mit Zellzahlen

Histologie

> ## ! Merke
>
> | | |
> |---|---|
> | Thrombozyten | 1 – 3 µm |
> | Erythrozyten | 7,5 µm |
> | Lymphozyten | 10 – 15 µm |
> | Granulozyten | 10 – 15 µm |
> | Monozyten | 15 – 20 µm |

3.2.2 Blutplasma

Das Blutplasma besteht zu 90 % aus Wasser, zu 6,5 – 8 % aus Plasmaeiweißen (mit 10 – 60 rel % Albuminen [Wassertransport] und 40 – 50 rel % Globulinen). Zudem enthält es Nährstoffe, Metabolite, Elektrolyte, Vitamine, Spurenelemente und Hormone. Die *Elektrolytzusammensetzung* des Plasmas ähnelt der des Meerwassers (→ Evolution).

Die Plasmaproteine erfüllen u. a. die folgenden Funktionen: Transport fettlöslicher Substanzen, Pufferung (pH), Immunabwehr und Schutz vor interstitiellem Ödem. Unter den Plasmaproteinen spielt *Albumin* die wichtigste Rolle für die Aufrechterhaltung des onkotischen Druckes. Bei den Globulinen handelt es sich um α-, β- und γ-Globuline. Die γ-Globuline sind Antikörper des Blutes (Immunglobuline). Die α- und β-Globuline, u. a. das Albumin, dienen dem Transport von wasserunlöslichen Substanzen wie z. B. Lipiden (→ plasmalösliche Lipoproteinkomplexe).

3.2.3 Blutserum

Das Serum ist die flüssige Phase von geronnenem Blut. Im Gegensatz zum Plasma fehlen beim Serum das Fibrinogen und andere Proteine. Diese werden bei der Gerinnung verbraucht.

3.2.4 Knochenmark

Beim Erwachsenen können nach der Farbe bereits makroskopisch rotes und gelbes Knochenmark unterschieden werden.

Das **rote, blutbildende Knochenmark** macht beim Erwachsenen ca. 2600 g bzw. ca. 4 - 6 % des Körpergewichts aus, beim jungen Erwachsenen ca. 1300 g. Es weist vor allem Erythrozyten und deren Vorstadien auf. Man bezeichnet es auch als hämatogenes oder aktives Knochenmark. Es ist in den kurzen und platten Knochen vorhanden, den Schädelknochen, der Wirbelsäule, der Scapula, im Sternum, im Becken, in den Rippen, in den Epiphysen und in den kindlichen Röhrenknochen.

Das **gelbe Knochenmark** ist das Fettmark. Es hat Platzhalterfunktion und kommt in den Röhrenknochen des Erwachsenen vor. In der Regel ist es nicht an der Blutbildung beteiligt, kann sich aber bei großen Blutverlusten oder Hypoxie wieder zu rotem Knochenmark umwandeln.

Beim Erwachsenen ist etwa die Hälfte des Knochenmarks rotes Knochenmark. Der innere Hohlraum der

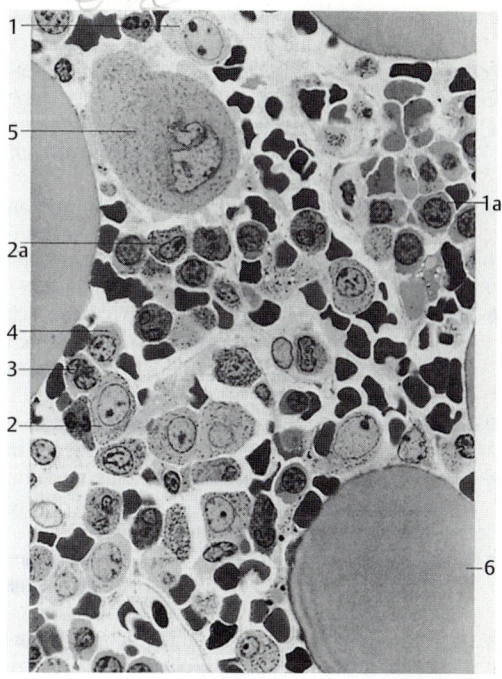

Abb. 3.4 Knochenmark des Menschen (40jährige gesunde Frau). 1 = Proerythroblast, 1a = Erythroblasten unterschiedlicher Reife, 2 = neutrophiler Metamyelozyt, 2a = neutrophiler Metamyelozyt, 3 = neutrophiler Granulozyt, 4 = Plasmazelle, 5 = Megakaryozyt, 6 = Fettzelle. Vergr. 1100fach (aus Bargmann, Thieme 1977)

Knochen wird von einer feinen Bindegewebsschicht – dem Endost – überzogen. Hiervon ausgehend werden die Mark- und Spongiosaräume mit *retikulärem Bindegewebe* ausgefüllt. In den Maschen dieses Retikulums liegen Gefäße und die Zellen der Blutbildung (Abb. 3.4). Im Knochenmark findet man folgende Zellarten:

Zellen der Erythropoese (Bildung der roten Blutkörperchen):

- *Proerythroblasten* sind große Zellen mit einem dunkelvioletten rundlichen Zellkern. Das Zytoplasma ist leuchtend hellblau und hat manchmal kleine Ausstülpungen (Ohren). Durch mitotische Teilungen entstehen jeweils 2 Makroblasten.
- *Makroblasten* ähneln den Proerythroblasten, sie sind nur etwas kleiner. Durch Mitose entstehen aus einem Teil der Makroblasten die Normoblasten (Erythroblasten).
- *Normoblasten* sind Zellen mit rundem Zellkern, einer dichten Struktur bis zu einem dunklen Klumpen (= pyknotische Kerne) und Zytoplasmafärbungen von lila bis hellrot. Sie sind etwa halb so groß wie die Proerythrozyten. Aus dem Normozyten wird der Zellkern ausgestoßen. Dadurch entstehen Retikulozyten, die aber noch RNA enthal-

ten. Aus den Retikulozyten gehen dann Erythrozyten hervor, die keine RNA mehr enthalten.

Zellen der Granulopoese (Körnchenzellen, Granulozyt):

- *Myeloblasten* besitzen einen ovalen Kern und einen deutlichen Nukleolus, keine Granula; kommen nur spärlich im Knochenmark vor.
- *Promyelozyten* sind die wichtigsten Stammzellen für die Granulozyten. Sie sind größer als die Myeloblasten und haben ein basophiles Zytoplasma mit leuchtend roten Körnchen (Azurgranula).
- *Myelozyten, Metamyelozyten:* Hier haben sich schon die typischen neutrophilen, eosinophilen und basophilen Granula ausgebildet. Der Zellkern des Metamyelozyten ist bereits bohnenförmig.
- *Stabkernige Granulozyten* mit hantelförmigem Zellkern sind die nächste Reifeform. Sie reifen zum
- *segmentkernigen Granulozyten*, der nur noch im strömenden Blut vorkommt.

Zellen der Thrombopoese (Blutplättchen):

- *Megakaryoblasten* bilden sich durch vielfache Endomitosen zu polyploiden Zellen mit Riesenkern (Megakaryozyten) um.
- Die *Megakaryozyten* sind die eigentlichen Thrombozytenbildner. Pseudopodienartige Fortsätze werden in die Blutkapillaren ausgestreckt und dann die Thrombozyten abgeschnürt.

Wenn die Blutzellen reif sind gelangen sie in die Sinusoide (Gefäße) des Knochenmarks und von hier aus – i.d.R. schubweise – ins Blut. Die gesamte Blutbildung geht von den pluripotenten hämatopoetischen Stammzellen aus (Abb. 3.**3**). Außer den oben beschriebenen unreifen Blutzellen findet man auch reife Blutzellen im Knochenmark, z.B. Makrophagen.

Merke

Im Knochenmark des Erwachsenen erfolgen:
- Bildung von Erythrozyten
- Bildung und Reifung von Granulozyten
- Bildung von Thrombozyten
- Bildung und Reifung von B-Lymphozyten

3.3   Das lymphatische System

Das hauptsächliche Kennzeichen dieses Systems ist die Bereitstellung von *Lymphozyten* (nicht von Lymphe!). Von einem System spricht man deshalb, weil nicht ein einziges Organ, sondern eine Vielzahl, zum Teil sehr andersartiger Organe, dazu gehören. In der Kindheit bis zur Pupertät sind die lymphatischen Organe am strärksten entwickelt, danach kommt es zu einer Rückbildung (Involution). Man unterscheidet *lymphoretikuläre* und *lymphoepitheliale* Organe.

Die **lymphoretikulären Organe** enthalten durchweg ein Stroma aus retikulärem Bindegewebe, in dessen Maschen die Lymphozyten liegen. Dazu gehören
- die Lymphfollikel der Schleimhäute,
- die Lymphknoten und
- die weiße Milzpulpa.

Bei den **lymphoepithelialen Organen** liegen die Lymphozyten in einem Verband aus Epithelzellen. Dazu zählen
- der Thymus und
- die Tonsillen.

Die **Lymphozyten** sind in der Lage, aus den lymphatischen Organen in die Blutbahn einzutreten und nach einigen Stunden wieder in die lymphatischen Organe zurückzukehren. Im Körper befinden sich ca. 1500 g Lymphozyten, davon sind ca. 3 g im Blut, 100 g im Knochenmark und 100 g im lymphatischen System. Die *B-Lymphozyten* sind u. a. Vorläufer der Plasmazellen. Die *T-Lymphozyten* werden im Thymus immunologisch geprägt.

Mucosaassoziiertes lymphatisches Gewebe (MALT)

Das MALT (mucosa associated lymphoid tissue) ist ein lymphatisches Gewebe, in dem Lymphozyten gegen Antigene sensibilisiert werden uns sekretorisches IgA gebildet wird. Man findet dies v.a. in der Submukosa des Verdauungs-, Respirations- und Urogenitaltrakts, in der Bronchialwand, in den Tonsillen sowie als Peyer-Plaques im Ileum.

3.3.1   Lymphfollikel

Eine Ansammlung von Lymphozyten im retikulären Bindegewebe sind die *Lymphfollikel*. Sie haben keine Kapsel, bestehen aus dicht liegenden B-Lymphozyten und haben einen Durchmesser von ca. 0,2 – 1 mm. Wir finden sie als

- *Solitärfollikel (Folliculi lymphatici solitarii)* als „Einzelhaufen" unter Schleimhäuten im Darmkanal, den Atemwegen und dem Urogenitalsystem, sowie als
- *Peyersche Plaques (Folliculi lymphatici aggregati)* oder „Follikelhaufen": Sie finden sich im Dünndarm genau gegenüber dem Mesenterialkansatz.

Es gibt zwei Arten von Lymphfollikeln:

- Die **Primärfollikel** enthalten nur kleine Lymphozyten, die regelmäßig verteilt sind. Man findet sie jedoch nur bei Neugeborenen, da hier i. d. R. noch kein Antigen-Kontakt stattgefunden hat.
- Die **Sekundärfollikel** zeigen ein helles Reaktionszentrum mit einer umgebenden Randzone. Im Zentrum befinden sich die B-Zellen, die schon durch einen Antigen-Kontakt aktiviert wurden.

> **! Merke**
>
> Im Keimzentrum eines Lymphfollikels
> - entstehen Zentrozyten,
> - kommen follikuläre dendritische Zellen vor,
> - kommen Makrophagen vor,
> - vermehren sich B-Lymphozyten.

3.3.2 Lymphknoten

Lymphknoten (Nodi lymphatici) sind rundliche bis bohnenförmige Gebilde, die in die Lymphbahn als Zwischenstationen eingeschaltet sind. Die Größe schwankt zwischen 1 mm und 2,5 cm. Man unterscheidet zwei Anteile: Das *Stroma* (Organgerüst) und das *lymphatische Gewebe*.

Stroma: Der Lymphknoten (Nodus lymphaticus) besitzt eine Kapsel aus Bindegewebe und Trabekeln, die ins Innere strahlen. Die Maschenräume der Retikulumzellen bilden die Sinus. Man unterscheidet hierbei den *Randsinus (Retikulumzellen und Gitterfasern)*, den *Marksinus (T-Lymphozyten)* und den *Intermediärsinus (Verbindung zwischen Rand- und Marksinus)*. Deutlich erkennbar unter dem Lichtmikroskop ist die Mark-Rinden-Gliederung sowie Primär- und Sekundärfollikel. Die Primärfollikel sind eher klein, die Sekundärfollikel liegen in der Rindenregion (B-Lymphozyten). Direkt unter der Kapsel (subkapsulär) sieht man einen schmalen hellen Saum (= Randsinus) (Abb. 3.**5**). Der Lymphfluss

(von außen nach innen) erfolgt über die Vasa afferentes (hinein in die Kapsel) → Randsinus → Intermediärsinus → Marksinus → Hilus → zum Vas efferens (heraus aus dem Lymphknoten).

> **! Merke**
>
> *Lymphozyten-Rezirkulation:*
> - Lymphozyten treten über post-kapilläre Venolen aus dem Blut in die Lymphknoten ein.
> - Lymphozyten treten über post-kapilläre Venolen aus dem Blut in die Tonsillen ein.
> - Lymphozyten verlassen die Lymphknoten mit dem Lymphstrom.
> - Lymphozyten verlassen die Milz mit dem Blutstrom.
>
> *Funktionen im Lyphknoten:*
>
> | | | |
> |---|---|---|
> | Parakortex | → | Lymphozytenrezirkulation über Hochendothelvenolen („high-endothelial-venules") |
> | Markstränge | → | Antikörperbildung durch Plasmazellen |

Lymphatisches Gewebe: Es ist die Gesamtheit aller in den Retikulummaschen der Rinden- und Markstränge vorkommenden Lymphozyten, Lymphoblasten und Plasmazellen.

Die **B-Lymphozyten** sind die Vorstufen der Plasmazellen. Sie sind verantwortlich für die humorale Immunität, sind im peripheren strömenden Blut seltener als die T-Lymphozyten, sind in den Lymph-

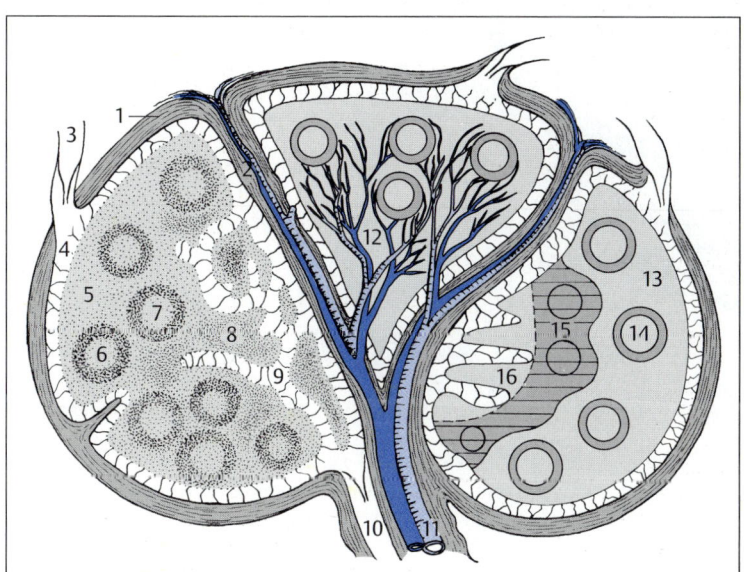

Abb. 3.**5 Lymphknoten**, schematisch. 1 = Kapsel, 2 = Trabekel, 3 = Vas afferens, 4 = Randsinus, 5 = Rinde, 6 = Sekundärknötchen, 7 = parakortikales Knötchen, 8 = Markstrang, 9 = Marksinus, 10 = Vas efferens, 11 = Blutgefäße am Hilus, 12 = Gefäßverzweigung in Rinde und Mark, 13 = B-Lymphozytenareal (Rinde), 14 = Sekundärknötchen mit peripherem B-Lymphozytenwall und zentraler Ansammlung von Lymphoblasten, 15 = T-Lymphozytenareal (Parakortex), 16 = Markstränge mit Plasmazellen und B-Lymphozyten (aus Linß, Thieme 1991)

follikeln konzentriert und sezernieren kein Interleukin-2. B-Lymphozyten sind Hauptbestandteil der Lymphfollikel und werden durch Interleukin-2 (IL-2) aus T-Lymphozyten aktiviert. IL-2 benötigt für seine Wirkung einen spezifischen Zellrezeptor. B-Lymphozyten können sich zu antikörperbildenden Zellen differenzieren. Sie benötigen zur Differenzierung in *antikörperproduzierende Plasmazellen* Lymphokine (IL-2) aus T-Helferzellen und können durch *T-Suppressorzellen* daran gehindert werden, sich zu Plasmazellen zu differenzieren. Auf ihrer Oberfläche tragen sie membrangebundene Antikörper. B-Lymphozyten sind zytotoxisch, können Immunglobulin M produzieren, reagieren auf bestimmte Interleukine mit Proliferation und besitzen antigenspezifische Rezeptoren. Sie können *keine* Antigene präsentieren.

Die **T-Lymphozyten** haben verschiedene Untertypen, die T-Helferzellen, T-Suppressorzellen und zytotoxische Zellen, die Zytotoxine freisetzen. T-Lymphozyten setzen Interleukin-2 (IL-2) frei, das B-Lymphozyten aktiviert. Die IL-2-Synthese wird durch Glucocorticoide gehemmt. IL-2 wird *nicht* aus IL-1 gebildet. In T-Lymphozytenregionen findet man interdigitierende dendritische Zellen der Lymphknoten.

3.3.3   Milz

Die Milz (Lien, Splen) ist ein peripheres, sekundäres lymphatisches Organ. Sie besitzt eine *Kapsel (Tunica fibrosa)* mit *Peritonealüberzug (Tunica serosa)*. Von der Milzkapsel gehen Balken *(Trabekel)* aus straffem Bindegewebe ins Innere des Organs, die miteinander anastomosieren und Gefäße mitführen. Die *Milzpulpa (Pulpa = Fleisch)* besteht aus der roten und der weißen Pulpa.

Die **rote Pulpa** ist eine große rötliche Fläche aus Retikulumzellen, in dessen Maschen Erythrozyten liegen. Sie stellt die Hauptmasse des Organs dar. Weiterhin enthält die rote Pulpa die *Milzsinus (= Blutsinus)* mit gefenstertem Endothel, das sind erweiterte Blutkapillaren. Die Endothelzellen der Milzsinus können sich lösen und phagozytieren. Diese Zellen gehören dann zu dem retikulohistiozytären System.

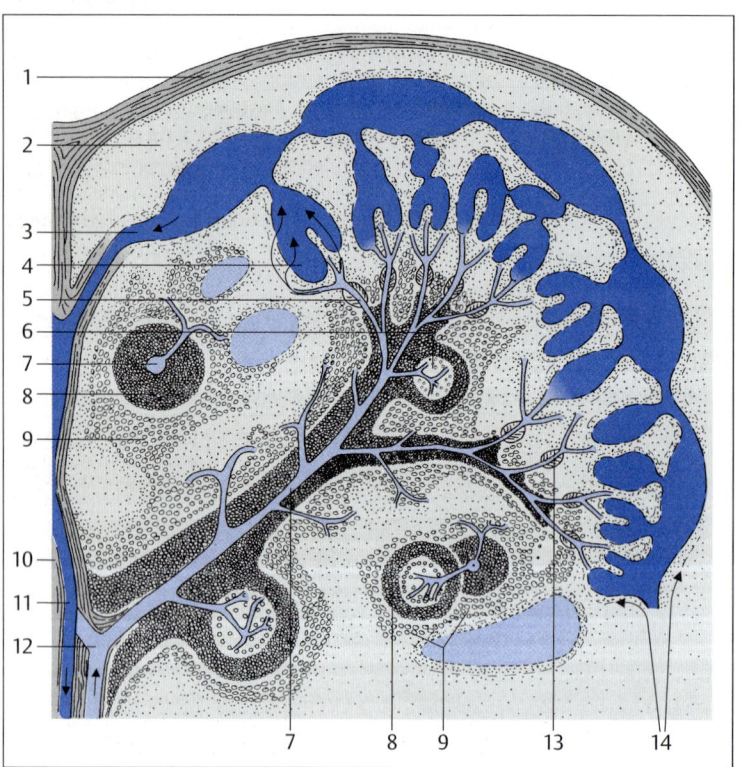

Abb. 3.**6** Bau der **Milz**, schematisch. 1 = Milzkapsel, von Peritoneum überzogen, 2 = rote Pulpa, 3 = Pulpavene, 4 = Milzsinus (der rechte Pfeil gibt den Blutweg bei „geschlossenem" Kreislauf, die linken Pfeile geben den Weg bei „offenem" Kreislauf an), 5 = Hülsenkapillare, umgeben von der Hülse, 6 = Milzknötchen (B-Region), 7 = Zentralarterie, 8 = Lymphstrang (periarterielle Lymphscheide, T-Region), 9 = Marginalzone, 10 = Milzbalken, 11 = Balkenvene, 12 = Balkenarterie, 13 = Penicillus, 14 = Pulpastrang (Maschenstrang) (aus Leonhardt, Thieme 1990)

Die **weiße Pulpa** macht ca. 25% des Milzvolumens aus und beinhaltet die *Milzknötchen (Malpighi-Körperchen)*, die makroskopisch als weiße Punkte sichtbar sind (daher der Name weiße Pulpa). Die Malpighi-Körperchen sind Lymphfollikel mit einer Zentralarterie. Diese Lymphfollikel bilden in der Milz die B-Zellregion, andere kurze Lymphstränge die T-Zellregion.

Die Milz des Erwachsenen hat die Aufgabe der Lymphopoese, Erythrozytensequestrierung, Immunabwehr, Thrombozytenspeicherung. Die Marginalzone zwischen roter und weißer Pulpa sowie die rote Pulpa enthält Makrophagen. In der weißen Pulpa werden Lymphozyten gebildet, und in den periarteriellen (periarteriolären) lymphatischen Scheiden befinden sich vorwiegend T-Lymphozyten (Abb. 3.**6**). Die A. lienalis tritt in die Balkenarterien ein, verzweigt sich dann zu den Zentralarterien der Milzknötchen und teilt sich danach in den Knötchen zu Pinselarterien. Der Milzkreislauf erfolgt also von der A. lienalis → Balkenarterien → Pulpaarterien → Zentralarterien → Pinselarterien → Hülsenarterien → Retikulum der Milz → Milzsinus → venöse Kapillaren → Pulpavenen → Trabekelvenen → V. lienalis → V. portae → zur Leber.

Merke

In der Milz gibt es keinen Randsinus!
Flüssigkeit im Milzsinus: Blut
Flüssigkeit im Lymphknotensinus: Lymphe

Klinischer Bezug

Die Milz schwillt bei bestimmten Krankheiten an (**Splenomegalie**):
– Infektionskrankheiten: Typhus, Pfeiffer-Drüsenfieber, Malaria (Parasiten)
– Leukämie (Blutkrebs)
– verschiedenen Anämieformen (Blutarmut)

3.3.4 Tonsillen

Die Tonsillen (Mandeln) liegen als Schutzwall am Eingang des Respirations- und Verdauungstraktes im *Waldeyer-Rachenring*, bestehend aus *Tonsilla palatina*, *Tonsilla lingualis*, *Tonsilla pharyngea* und *Tonsilla tubaria*. Alle Tonsillen sind ähnlich aufgebaut. Sie besitzen Ansammlungen von *Lymphfollikeln* direkt unter dem Epithel. Das Epithel ist zur Oberflächenvergrößerung mit *Krypten* und *Falten* versehen.

Tonsilla palatina: Die zwei Tonsillae palatinae (Gaumenmandeln) haben *mehrschichtig unverhorntes Plattenepithel* der Mundhöhle, das sich zu tiefen Krypten in die Lamina propria einstülpt. Am Kryptenrand findet man Lymphfollikel, deren dunkle Randzone halbmondförmig in Richtung der Krypten zeigt. Durch eine Kapsel aus kollagenem, als locker definiertem (hellem) Bindegewebe wird die Tonsilla palatina von der Umgebung abgegrenzt. Im Stroma des Organs findet man quergestreifte Skelettmuskulatur. Die Gaumenmandel hat keine Mark-Rinden-Gliederung und keinen Randsinus. Die Tonsilla palatina liegt in der Tonsillarbucht und wird arteriell überwiegend von Ästen der A. facialis versorgt. Die Tonsillarbucht leitet sich embryonal aus der 2. Schlundtasche her. Die Schleimhaut im Bereich der Tonsilla palatina wird sensibel vom N. glossopharyngeus innerviert.

Tonsilla lingualis: Die Tonsilla lingualis (Zungenmandel) ähnelt im Aufbau der Tonsilla palatina. Sie hat ebenfalls ein *mehrschichtig unverhorntes Plattenepithel* und Krypten, aber *weniger Lymphfollikel*. Zusätzlich sind Zungenteile und quergestreifte Zungenmuskulatur im Präparat mit angeschnitten.

Tonsilla pharyngea:
Die Tonsilla pharyngea (Rachenmandel) liegt am Rachendach und ist mit *mehrreihigem zylindrischen Flimmerepithel* ausgestattet. Auch für die Rachenmandel sind Lymphfollikel und Epithelfalten charakteristisch. Häufig sind auch Schleimdrüsen (des Respirationstraktes) mit angeschnitten. Die Tonsilla pharyngea hat ihre größte Ausbildung während der Kindheit.

Tonsilla tubaria: Die Tonsilla tubaria (Tubenmandel) liegt in der Pars nasalis des Rachens. Sie ist nur schwer von der Tonsilla pharyngea zu unterscheiden. Die Aufgabe der Tonsillen besteht in der Bereitstellung von Lymphozyten. Diese wiederum können durch häufigen Kontakt mit Mundbakterien und Viren zur Antikörperbildung angeregt werden.

Klinischer Bezug

Alle Mundinfektionen verursachen zuerst Reaktionen an den Tonsillen. Von den Tonsillen führen Lymphbahnen zu den regionären Lymphknoten am Hals, die man bei **Entzündungen im Rachenraum** von außen als Knötchen tasten kann.

Merke

Tonsilla palatina: mehrschichtig unverhorntes Plattenepithel. Darunter lymphatisches Gewebe mit Sekundärknötchen. Immer mehrere Krypten erkennbar.

Tonsilla pharyngea: mehrreihiges Flimmerepithel mit Becherzellen (sezernierend) über dichtem lymphatischem Gewebe.

Tonsilla lingualis: mehrschichtiges unverhorntes Plattenepithel aber nur wenige Krypten. Immer Teile der Zungenmuskulatur und Drüsen erkennbar.

3.3.5 Thymus

Der Thymus ist ein zentrales, primäres lymphatisches Organ und besitzt eine Besonderheit: keine Lymphfollikel und kein Oberflächenepithel. Lichtmikroskopisch sind der kindliche Thymus und der Thymus eines Erwachsenen zu unterscheiden (Abb. 3.7):

Der **fetale Thymus** hat eine Läppchengliederung durch lymphoepitheliales Gewebe. Erkennbar ist eine helle *Mark-* und dunkle *Rindenzone* ohne Randsinus. Im Mark befinden sich wenige Lymphozyten und Retikulumzellen (= Thymozyten, T-Zellen). Das Mark färbt sich blasser und die *Hassall-Körper* (aus degenerierten epithelialen Zellen) sind konzentrisch geschichtet, unterschiedlich groß und hell gefärbt. In der Rinde befinden sich viele große, dicht gelagerte Lymphozyten.

Nach der Pubertät beginnt die Involution des Thymus, d.h. der Ersatz des Parenchyms durch Fettgewebe, so dass man im Alter einen Thymusfettkörper mit Parenchyminseln (= retrosternaler Fettkörper) findet.

Beim **adulten Thymus** sind auffallend große *Hassall-Körperchen* erkennbar. Die T-Helferzellen erreichen ihre Immunkompetenz im Thymus, können in Kontakt zu antigenpräsentierenden Zellen treten, können Interleukin-2 freisetzen (oder sezernieren) und sind im peripheren Blut häufiger zu finden als T- Suppressorzellen.

3.4   Kopf und Halseingeweide

3.4.1 Nasenhöhle (Cavitas [auch Cavum] nasi)

Die Nasenhöhle ist unterteilt in

- den *Nasenvorhof (Vestibulum nasi)* mit einem mehrschichtigen verhornten Plattenepithel der äußeren Haut, vielen Schweiß- und Talgdrüsen und besonderen Borstenhaaren (Vibrissae)
- die eigentliche *Nasenhöhle (Cavum nasi)* mit zwei durch verschiedene Epithelien gekennzeichneten Schleimhautbezirken:
  - die *Regio respiratoria nasi* mit dem respiratorischen Epithel, einem mehrreihigen, zylindrischen Flimmerepithel mit vielen Becherzellen und beweglichen Kinozilien. Die Lamina propria

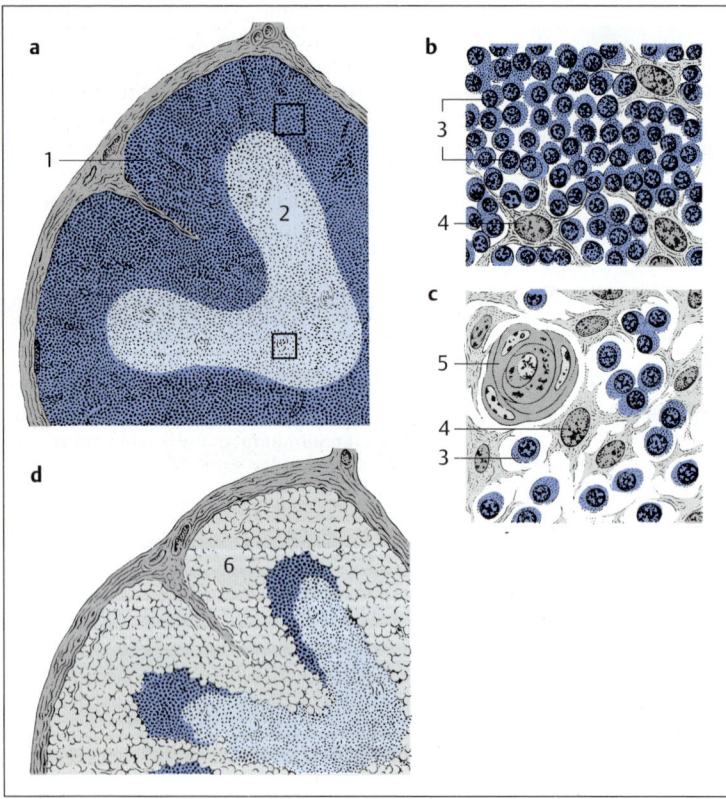

Abb. 3.**7 Thymus. a** kindlicher Thymus, 1 = Thymusrinde, 2 = Thymusmark **b** Thymusrinde stärker vergrößert, 3 = Lymphozyten, 4 = Zelle des Grundgewebes. **c** Thymusmark stärker vergrößert 5 = Hassall-Körperchen. **d** Thymus des Erwachsenen. 6 = Fettgewebe. Vergr. **a, d** 15fach (Lupe), **b, c** ca. 600fach (aus Kahle/Leonhardt/Platzer, Thieme 1991)

enthält muköseröse, tubuloazinöse Drüsen (Gll. nasales). Eine Tunica muscularis mucosae fehlt, deshalb folgt direkt die Submucosa.

– die *Regio olfactoria nasi*. Sie enthält ein besonderes Sinnesepithel, das *Riechepithel* oder *olfaktorisches Epithel*) . Dieses hat ein Neuroepithel (olfaktorische Neurone) mit langen, zylindrischen Stützzellen und bipolaren Nervenzellen, die Sinneszellen (Riechzellen) (s.a. Physiologie). Es umfasst die obere Nasenmuschel und den oberen Anteil des Nasenseptums.

Die gemischten Schleimdrüsen (Gll. nasales) der Nase stellen eine Befeuchtungsanlage für das Epithel dar und sättigen die Atemluft mit Wasserdampf.

 Klinischer Bezug

Durch Reizung der Nasenschleimhäute, z. B. **Schnupfen,** können erhebliche Mengen des Sekrets gebildet werden. In der Submucosa der Nasenmuscheln (s. Anatomie) liegen zahlreiche Venengeflechte, in denen durch Sperreinrichtungen (Drosselvenen) Blut aufgestaut werden kann, sog. Schwellgewebe, was beim Schnupfen zur „verstopften Nase" führt. Normalerweise dienen diese Venengeflechte der Erwärmen der Luft und der Regulation der durchströmenden Luftmenge.

3.4.2 Nasennebenhöhlen

Die Schleimhaut der Nasennebenhöhlen (Sinus paranasales) zeigen den gleichen Bau die der Nasenhöhle. In der Nasennebenhöhlenschleimhaut sind die einzelnen Schichten jedoch dünner und die Drüsen nicht so zahlreich.

3.4.3 Mundhöhle

Die Schleimhaut der Mundhöhle (Cavum oris proprium) besteht aus einem mehrschichtigem, unverhorntem Plattenepithel mit einer Lamina propria, die direkt in die Tela submucosa übergeht. Eine Muscularis mucosa fehlt in der Mundhöhle. Am harten Gaumen und dem Zahlfleisch fehlt die Submucosa, wodurch die Schleimhaut hier unverschieblich ist. An den Innenseiten der Wangen findet man kleine gemischte (seromuköse) Speicheldrüsen.

Die **Lippe** (Labium) besitzt außen ein mehrschichtiges verhorntes Plattenepithel der Gesichtshaut mit Haaren, Schweiß- und Talgdrüsen. Im Mundinnenraum hat sie ein mehrschichtiges, unverhorntes Plattenepithel der Mundhöhle und Glandulae labiales. Das *Lippenrot* (Lippensaum) hat zwei Teile, eine Pars glabra (mit Stratum corneum, aber ohne Haare und ohne Schweißdrüsen) und eine Pars villosa (Lippenwulst, Schleimhautcharakter).

3.4.4 Zähne

Die Entwicklung der Zähne erfolgt aus der Zahnleiste, die aus dem Epithel der Mundhöhle entsteht, beim Aufeinandertreffen von zwei verschiedenen Gewebearten, dem Mesektoderm und dem Ektoderm. Im Querschnitt erkennt man die Zahnleiste, die Schmelzknospen, die Zahnpapille und das Zahnsäckchen. Um die Zahnglocke bilden sich das äußere Schmelzepithel (kubische Epithelzellen), das innere Schmelzepithel (hohe, zylindrische Adamantoblasten, Ameloblasten) und die Schmelzpulpa (epitheliales Retikulum aus dem äußeren Schmelzepithel und dem inneren Schmelzepithel). Dem inneren Schmelzepithel liegen die Odontoblasten an. Sie bilden das zunächst unverkalkte Prädentin, das dann durch Verkalkung zum Dentin umgewandelt wird. Die Odontoblasten bleiben lebenslang erhalten. Das Purkinje-Schmelzorgan enthält keine Blutgefäße. Eine Hartsubstanzbildung in bleibenden Zähnen beginnt vor der Geburt.

Der **ausgewachsene Zahn** besteht aus (Abb. 3.**8**):

- Corona dentis (Zahnkrone)
- Collum dentis (Zahnhals)
- Radix dentis (Zahnwurzel)

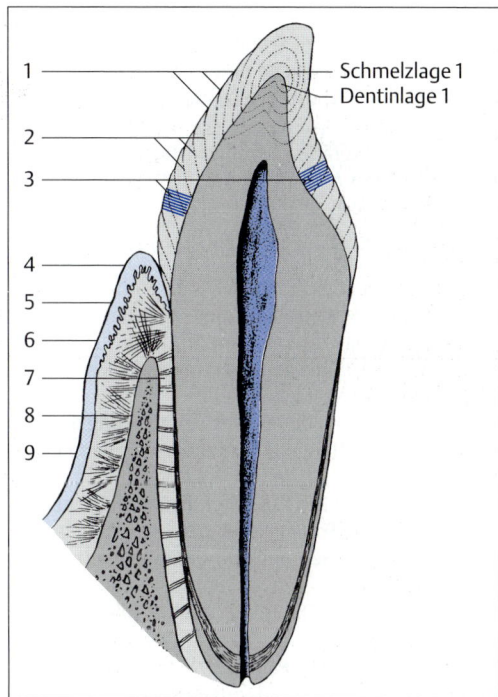

Abb. 3.**8** Sagittalschnitt durch einen unteren **Schneidezahn.** 1 = Perikymatien, 2 = Retzius-Streifen, 3 = Verlauf der Schmelzprismen, 4 = freie Gingiva, 5 = angeheftete Gingiva, 6 = mukogingivale Grenzlinie, 7 = Desmodont, 8 = Alveolarknochen, 9 = Alveolarmukose (aus Körber, Thieme 1994)

Schmelzlage 1
Dentinlage 1

Histologie

- Cavum dentis (Zahnhöhle)
- Pulpa dentis (Zahnpulpa)

Die **Hartsubstanzen** der Zähne sind Dentin, Schmelz und Zement. Das *Dentin* ist die Hauptmasse des Zahnes und härter als der Knochen. Die Grundsubstanz des Dentins besteht aus parallel zur Oberfläche verlaufenden Kollagenfibrillen. Sie wird von radiär verlaufenden Zahnkanälchen durchzogen, die offen in die Pulpahöhle münden. Der *Schmelz (Email)* ist die härteste Substanz des Körpers. Er bedeckt die Corona dentis bis zum Collum und enthält Schmelzprismen. Schmelz besteht zu 96 % aus anorganischen Substanzen, Dentin zu 69 % aus anorganischen Substanzen (= Calciumphosphat). Der *Zement* ist ein geflechtartiger Knochen mit Sharpey-Fasern. Er umgibt die Zahnwurzel, und er reicht am Zahnhals noch über den Schmelz.

Die **Weichsubstanz** des Zahnes ist die *Zahnpulpa*. Sie besteht aus mesenchymalem Bindegewebe, das von Gefäßen und Nerven durchzogen wird. Der Bereich zwischen Wurzel und knöcherner Alveole wird von nervenreichem Wurzelperiost durchzogen.

Zum Zahnhalteapparat (**Parodontium**) gehört das *Zahnfleisch (Gingiva)*, die *Wurzelhaut (Periodontium)* und das *Ligamentum circulare dentis* am Zahnhals. Die Wurzelhaut des Zahnes geht aus dem Zahnsäckchen hervor. Sie ist im Zement befestigt, besteht hauptsächlich aus kollagenen Fasern und unterliegt beim Kauen überwiegend einer Zugbeanspruchung. Das Periodontium besteht hauptsächlich aus kollagenen Fasern. Zwischen den Fasern des Periodontiums verlaufen Blutgefäße. Der Kaudruck bedingt eine Zugbeanspruchung von Fasern des Periodontiums. Das Periodontium ist innerviert.

3.4.5   Zunge

Die Schleimhaut des Zungenrückens enthält Zungenpapillen. Die Schleimhaut des Zungengrunds ist durch Zungenbälge (von Lymphfollikeln umgebene grubenförmige Epitheleinsenkungen) gekennzeichnet.

Die Zungenpapillen dienen der Verankerung des Epithels. Die Zunge (Lingua) besitzt verschiedene Papillen auf ihrer Oberfläche:

Papillae foliatae: Die Papillae foliatae (Blättchenpapillen) haben die *Form eines Blattes*, sitzen meist den Bindegewebspapillen auf und befinden sich an der Zungenseite. Sie tragen im Epithel zahlreiche Geschmacksknospen. Die Innervation erfolgt über die Chorda tympani.

Papillae vallatae: Die Papillae vallatae oder circumvallatae (Wallpapille) sind umgeben von einem *Wallgraben*. In der Tiefe des Grabens liegen seröse Ebner-Spüldrüsen. Im Epithel der Papillae vallatae findet man zahlreiche Geschmacksknospen. Die sensorische Versorgung der Papillae vallatae erfolgt über den N. glossopharyngeus. Die Rezeptorzelle des Geschmackssinns reagiert in der Regel auf mehrere Geschmacksstoffe. Beim Erwachsenen sind **Geschmacksknospen** typisch für Papillae vallatae. Die Geschmackssinneszellen haben eine Lebensdauer von etwa 10 Tagen, sie sind kortikal auf dem Gyrus postcentralis repräsentiert und sie adaptieren. Signale aus den Geschmacksknospen der Papillae vallatae gelangen zum Nucleus tractus solitarii.

Papillae fungiformes: Die Papillae fungiformes (Pilzpapillen) haben eine *Pilzform*. Sie kommen vorwiegend an der Zungenspitze vor, sind unverhornt und tragen nur vereinzelte Geschmacksknospen. Die sensorische Versorgung der Papillae fungiformes erfolgt über die Chorda tympani.

Papillae filiformes: Die Papillae filiformes (Fadenpapillen) haben *Primärpapillen* (kleine warzenartige Buckel) und *Sekundärpapillen* (weitere kleine Fortsätze auf den Primärpapillen; obere Lagen verhornt). Die Schleimhaut bildet eine starke Verzahnung mit der Tunica propria. Fadenpapillen haben keine Geschmacksknospen im Epithel; sie befinden sich an der Zungenspitze und auf der Zungenoberfläche.

3.4.6   Speicheldrüsen

Zur mikroskopischen Anatomie (seröse, muköse und gemischte Endsysteme, Ausführungsgangsysteme, Sekretbereitung und Abgabe, Myoepithelzellen) siehe 1.6.

Zu den großen Speicheldrüsen (Glandulae salivariae majores) gehören die Gl. parotidea, Gl. sublingualis, Gl. submandibularis und die Bauchspeicheldrüse (Pankreas).

Glandula parotidea

Die Glandula parotidea (Ohrspeicheldrüse) ist eine *rein seröse exokrine Drüse* mit azinösen Endstücken. Sie produziert ein eiweißreiches Sekret mit Verdauungsfermenten. Die Drüsenzellen sind traubenförmig angeordnet (= Azinus). Die Ohrspeicheldrüse hat einen septalen Bau (Läppchengliederung) mit interlobulärem Bindegewebe. Die Ausführungsgänge liegen im interlobulären Bindegewebe. Im Stroma des Organs findet man Fettgewebe und Nerven. Die

Tab. 3.1 Differenzialdiagnostische Merkmale der **Glandula parotis**

Endstücke	azinös, rein serös, *enges* Lumen
Schaltstücke	200 – 300 µm lang, mehrfach gegabelt
Streifenstücke	gut ausgebildet, liegen innerhalb der Lobuli, verzweigt
Besonderheiten	häufig Fettzellen im Stroma, reichlich Nervenanschnitte, (Ausführungsgang interlobulär), große Menge von Ganganschnitten

Glandula parotidea besitzt eine derbe Kapsel. Seröser Mundspeichel hat bei niedrigem Speichelfluss einen niedrigeren Na⁺-Gehalt als bei hohem Speichelfluss. Der Ausführungsgang der Glandula parotidea durchbohrt in der Tiefe der Regio buccalis den M. buccinator. Die Glandula parotidea enthält intralobulär gelegene Schalt- und Streifenstücke, Fettzellen und Plasmazellen im interstitiellen Bindegewebe, die Immunglobuline bilden. Sie enthält aber *keine* zentroazinären Zellen (Tab. 3.**1**).

Glandula sublingualis

Die Glandula sublingualis (Unterzungendrüse) ist eine *mukoseröse Drüse* mit von Ebner-Halbmonden mit Läppchengliederung (s. Abb. 3.**9**). Die Endstücke gehen meist direkt in kleinere Ausführungsgänge über. Selten finden sich Schalt- und Streifenstücke (Tab. 3.**2**).

Tab. 3.**2** Differenzialdiagnostische Merkmale der **Glandula sublingualis**

Endstücke	tubuloazinös, gemischt mukoserös, verzweigte Schleimtubuli mit serösen Halbmonden
Schaltstücke	(selten) keine
Streifenstücke	(sehr kurz) keine
Besonderheiten	ausgebuchtete verschleimte Schaltstücke

Glandula submandibularis: Die Glandula submandibularis (Unterkieferdrüse) ist eine *seromuköse Drüse* mit wenigen Ebner-Halbmonden, nur vereinzelten Fettzellen und Läppchengliederung mit interlobulärem Bindegewebe (Tab. 3.**3**).

Tab. 3.**3** Differenzialdiagnostische Merkmale der **Glandula submandibularis**

Endstücke	tubuloazinös, gemischt seromukös, Schleimtubuli mit serösen Endkappen
Schaltstücke	teils kurz unverzweigt, teils lang verzweigt
Streifenstücke	(sehr kurz) keine
Besonderheiten	gut ausgebildet, liegen innerhalb der Lobuli, verzweigt, (Sekretrohre) etwas weniger Ganganschnitte

! Merke

Submandibularis = **se**romukös

Papageientränen **von Ebner** sind serös (Pankreas, Parotis, Tränendrüse [Gl. lacrimalis], Ebner-Spüldrüsen).

3.4.7 Gaumen
Siehe Anatomie

3.4.8 Isthmus faucium
Siehe Anatomie

3.4.9 Pharynx
Der Pharynx (Schlundkopf) ist ein membranös-muskulärer, von Schleimhaut ausgekleideter Schlauch. Die Schleimhaut besteht aus:
■ Tunica mucosa
– Epipharynx: mehrreihiges prismatisches Flimmerepithel

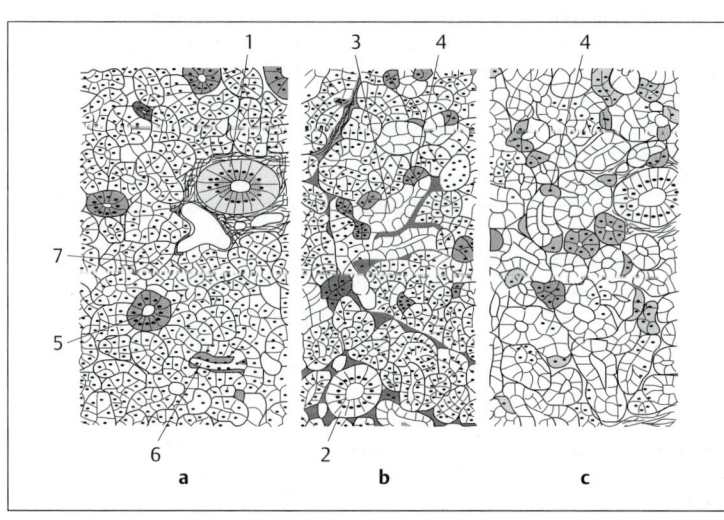

Abb. 3.**9** a–c Die großen **Speicheldrüsen** der Mundhöhle. **a** Glandula parotis, rein serös. **b** Glandula submandibularis, gemischt, vorwiegend serös. **c** Glandula sublingualis, gemischt, vorwiegend mukös. 1 = großer Ausführungsgang, 2 = kleiner interlobulärer Ausführungsgang, 3 = muköser Tubulus, 4 = seröses Endstück (hier: seröser Halbmond), 5 = Streifenstück (intralobulärer Ausführungsgang), 6 = Schaltstück, 7 = seröses Endstück (hier: seröser Acinus). Vergr. ca. 120fach. (aus Leonhardt, Thieme 1990)

– Meso- und Hypopharynx: mehrschichtiges unverhorntes Plattenepithel
– Lamina propria: Im Epipharynx finden sich gemischte Drüsen. An Stelle einer Muscularis mucosae findet man (außer im unteren Pharynx)
eine elastische Grenzschicht mit elastischen Faser, die längs verlaufen.
■ Tunica submucosa (enthält mukoide Drüsen)
■ Tunica muscularis (quergestreifte Muskulatur)

3.4.10 Larynx

Der Kehlkopf (Larynx) enthält ein Gerüst aus Knorpel
und Bändern. Hyaliner Knorpel kommt am Schild-
und Ring- und Stellknorpel vor, elastischer Knorpel
an der Epiglottis (Kehldeckel) und dem Processus
vocalis. Die Muskulatur des Kehlkopfes ist quergestreifte Skelettmuskulatur. Die Schleimhaut besitzt
ein mehrreihiges hochprismatisches Flimmerepithel
im tracheaorientierten Anteil, sonst mehrschichtig
unverhorntes Plattenepithel, eine Lamina propria
mit gemischten Drüsen, aber keine Muscularis mucosae.

3.4.11 Schilddrüse

Die Schilddrüse (Glandula thyreoidea) hat eine
Kapsel aus straffem Bindegewebe (Capsula fibrosa)
und besitzt Läppchengliederung. Die Läppchen bestehen aus mehreren Follikeln (= eigentliches
Drüsengewebe). Die Follikel haben einschichtiges
Epithel (platt bis hochprismatisch). In den Follikeln
befindet sich homogen *gefärbtes Kolloid (= Thyreoglobulin)*. Neben den Follikeln liegen die parafollikulären *Calcitoninzellen (= C-Zellen)* oder Ultimo-
branchialzellen. Sie produzieren *Thyreocalcitonin*
(Abb. 3.**10**), sind mitochondrienreich, heller und
größer als die Hauptzellen, die das *Thyroxin* bilden.
Sie besitzen Ergastoplasma und haben einen Golgi-
Apparat. Gefäße liegen in den Bindegewebssepten,
aber bei endokrinen Drüsen findet man keine Ausführungsgänge. Die unterschiedliche Epithelhöhe
des Follikelepithels macht die Follikelphasen bei
der Bildung und Abgabe von Hormonen unterscheid-
bar. Während der *Sekretbildungsphase* findet man ein
kubisches bis hochprismatisches Epithel, während
der *Sekretstapelungsphase* wird das Epithel etwas
niedriger, und während der *Sekretausschwemmungs-
phase* wird das Epithel hochprismatisch.
Follikelphasen:
■ *Sekretbildung:* Thyreoglobulin und Schilddrüsen-
hormon wird in das Follikellumen sezerniert;
hochprismatisches Epithel.
■ *Sekretstapelung:* Follikel sind gefüllt mit Kolloid;
flacheres Epithel.
■ *Sekretausschwemmung:* Thyreoglobulin wird
durch Phagozytose in den Epithelzellen aufgenommen und mit Schilddrüsenhormonen gekoppelt, dann in die umgebenden Kapillaren freigesetzt; hochprismatisches Epithel.

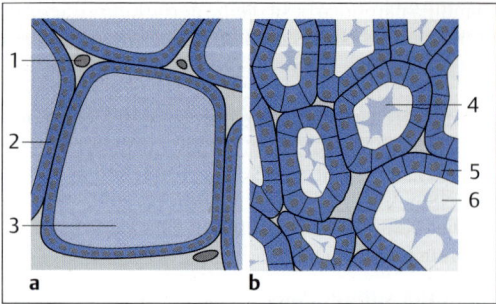

Abb. 3.**10** Schilddrüsenbläschen der **Schilddrüse** in
verschiedenen Zuständen der Tätigkeit. **a** Stapelphase;
b tätige Phase (Verflüssigung). 1 = Blutgefäß, 2 = niedriges Follikelepithel, 3 = gestapeltes Kolloid, 4 = verflüs-
sigtes Kolloid, 5 = hohes aktives Follikelepithel, 6 = Rand-
vakuolen

Die Schilddrüse ist entodermaler Herkunft, und sie
benötigt Jod zur Bildung von Thyroxin. Sie vergrößert
sich, wenn die Thyroxinbildung gehemmt wird. Nach
der Hypophysektomie hat die Schilddrüse ein ab-
geflachtes Follikelepithel. Die Parenchymzellen der
Gl. thyreoidea (Follikelepithel- und C-Zellen) entstehen aus dem Zellmaterial der Aufzweigung des
Ductus thyreoglossus und des ultimobranchialen
Körpers.

3.4.12 Epithelkörperchen

Die Nebenschilddrüse (Glandula parathyreoidea) ist
von einer bindegewebigen Kapsel umgeben, mit in
das Gewebe ziehenden Septen, die auch Blutgefäße
enthalten. In dem mikroskopischen Präparat kann
neben der Gl. parathyreoidea auch die Gl. thyreoidea
mit angeschnitten sein. Man unterscheidet beim
Epithelkörperchen drei Zellarten:
■ *helle Hauptzellen:* mit schwach färbbarem Plasma
■ *dunkle Hauptzellen:* mit eosinophiler Granulation
■ *oxyphile Zellen (Welsh-Zellen):* liegen in der Peripherie, sind größer als die Hauptzellen, poligonal,
gehäufte Ansammlung von Mitochondrien, azidophile Granula im Zytoplasma, kleiner Zellkern
(Häufigkeit nimmt im Alter zu)
Das Epithelkörperchen dient der Bildung von *Parathormon* (reguliert zusammen mit dem Calcitonin
der Schilddrüse den Calcium- und Phosphatstoff-
wechsel).

3.4.13 Glomus caroticum

Die Paraganglien des Glomus caroticum zählen zu
den endokrinen Drüsen des peripheren Nervensystems. Sie sind in ein gefäß- und nervenreiches
Stroma eingelagert. Man unterscheidet:
■ chromaffine Paraganglien: gehen aus dem Sympathikus hervor und bilden Adrenalin und Noradrenalin. Sie bilden sich ab dem 2. Lebensjahr
zurück.

- nicht chromaffine Paraganglien: gehen aus dem Vagus und Glossopharyngeus hervor und bilden Noradrenalin. Sie bleiben während des ganzen Lebens erhalten. Man findet diese Ganglien als:
  – Paraganglion (Glomus) caroticum an der A. carotis communis-Teilungsstelle
  – Paraganglion jugulare (nodosum) und Paraganglion tympanicum in der Region des Ganglion caudale
  – Paraganglion laryngeum in der Kehlkopf-Taschenfalte
  – Paraganglion supracardiale (Glomus aorticum) im Bereich der Aorta ascendens

3.5 Brustwand

3.5.1 Mamma

Die Mamma (Brustdrüse) ist eine *tubuloalveoläre, apokrine Hautdrüse*. Sie besteht aus ca. 15 – 20 Drüsenstücken, die durch Fett- und Bindegewebe in Lobi getrennt sind. Die Lobi haben Kegelform, ihre Spitzen laufen in der *Mamille* (Brustwarze) zusammen. Jeder Lappen besitzt einen eigenen *Ductus lactiferus (Milchgang)*. Jeder Lobus besteht aus mehreren Lobuli (Läppchen) mit Endstücken. Die Lobuli sind alveoläre Drüsen, deren Ausführungsgänge sich zu den Milchgängen vereinigen. Die Milchgänge sind auch bei der ruhenden Mamma verzweigt. Kurz vor der Mamille erweitern sich diese Milchgänge zu *Milchsäckchen (Sinus lactiferus)*. Die Ausmündungsstellen an der Mamille sind die *Pori lactiferi*. Die Mamille ist von der *Areola mammae (Warzenhof)* umgeben. In der Areola befinden sich ekkrine und apokrine Gll. areolares (Talgdrüsen). Die Alveolen der Endstücke sind bei nicht laktierender Mamma sehr klein, mit einem einschichtigen Epithel (azinöse End-

stücke). Außen liegt das Glandilemm und innen die Korbzellen (Myoepithel). Bindegewebe trennt die Endstücke untereinander (Abb. 3.**11a**).

Man unterscheidet die *virginelle*, die *proliferierende* und die *laktierende Mamma*. Während der Pubertät vergrößern sich die Ductus lactiferi durch Zellproliferation. Gleichzeitig vermehrt sich auch das interlobäre Binde- und Fettgewebe durch Ovarialhormone. Während der Schwangerschaft und der Laktation vermehren sich die Gänge und Endstücke, die Zellen werden kubisch. Zwischen den Alveolen findet man nur noch dünne Bindegewebssepten (Abb. 3.**11b**). Bei der bei Laktation sind die Endstücke stets alveolär mit apokriner Sekretion. Am Ende der Stillzeit kommt es zur Rückbildung der Brustdrüse, da die Brust nicht mehr vollständig entleert wird. Da sich die Milch aufstaut, zerreißen die sezerndierenden Endstücke und bilden sich anschließend zurück. Nach dem Eintritt der Menopause nimmt die Ovarialhormonproduktion ab, wodurch sich in der Mamma die sekretorischen Anteile und die Ausführungsgänge reduzieren.

> **! Merke**
>
> Die Abgabe des Sekretes der laktierenden Mamma aus den Drüsenendstücken durch Kontraktion der Myoepithelien wird durch *Oxytocin* stimuliert.

> **🩹 Klinischer Bezug**
>
> Der „**Milcheinschuss**" wird durch den Anstieg des Oxytocins während der Wehentätigkeit induziert.
>
> Die **Palpation** der Mamma, insbesondere der Mamillen, führt zu einem Prolactinanstieg im Blut. Ist eine Prolactinbestimmung nötig, sollte das Blut vor Palpation der Brust abgenommen werden.

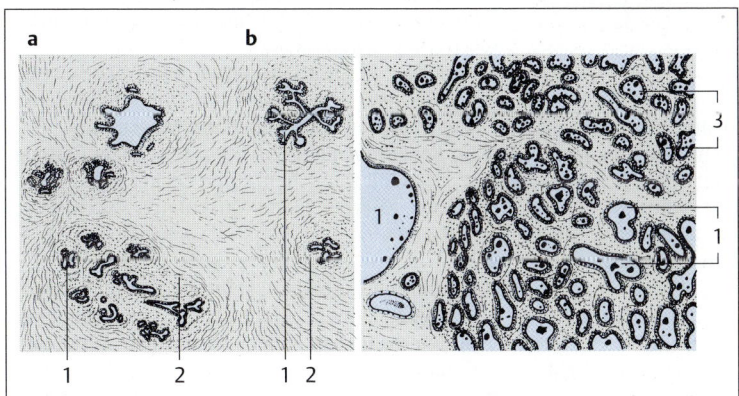

Abb. 3.**11 Milchdrüse** (Glandula mammaria), **a** ruhend, **b** laktierend (Milchfett durch OsO$_4$ geschwärzt). 1 = Ductus lactifer in unterschiedlichen Aufzweigungen, 2 = „Mantelbindegewebe", 3 = Alveolen. Vergr. ca. 50fach (aus Leonhardt, Thieme 1991)

Die Hormone Östrogen und Progesteron induzieren währen des weiblichen Zyklus Veränderungen des Drüsengewebes mit z. T. schmerzhaften Schwellungen und Knotenbildungen. Diese Symptome erreichen gegen Ende des Menstruationszyklus die größte Ausprägung.

 Merke

Brustdrüse, nicht laktierend:
- Ductus lactifer (Milchgang) mit einschichtig zweireihigem Epithel und schmalem Lumen
- Endknospen wenig ausgebildet
- kollagene Bindegewebsfasern
- Fettgewebe mit kollagenem lockerem Bindegewebe
- Drüsenläppchen mit einschichtig isoprismatischem Epithel und Ductus lactifer

 Klinischer Bezug

Die Mammae lassen sich normalerweise auf der Fascia pectoralis verschieben. Lässt sich die Mamma nicht mehr verschieben, so kann ein **Brustkrebs** auf die Fascie des M. pectoralis übergegriffen haben.
Bei den **Metastasierungswegen** des Mammakarzinoms unterscheidet man:
- lymphogene Metastasierung: regionäre Lymphknoten (axillär, supraclaviculär, retrosternal)
- hämatogene Metastasierung: Fernmetastasen (Leber, Lunge, Pleura, Wirbelsäule, Becken, Ovarien, ZNS)

Bei der **ektopen Mamma** findet man Brustdrüsengewebe, das nicht an der typischer Stelle liegt. Dazu gehört u. a. die Polythelie, die aberrierende (außerhalb der Milchleiste liegend) und akzessorische (überzählige komplette Brustanlagen im Bereich der Milchleiste) Mamma.

3.6 Brusteingeweide

3.6.1 Trachea

Die Trachea (Luftröhre) besitzt hyaline Knorpelspangen und eine Schleimhaut mit mehrreihigem, hochprismatischem Flimmerepithel und beweglichen Kinozilien. Im Querschnitt zeigt die Trachea folgenden Aufbau (Abb. 3.**12**):
- *Lamina epithelialis:* hochprismatisches Epithel, reicht bis zur Basalmembran; Flimmerepithel (Kinozilien) und Becherzellen (endoepitheliale Drüsen)
- *Lamina propria:* Blutgefäße, Drüsen (gemischtmukös), Lymphfollikel
- *Knorpelspangen (Tunica fibrocartilaginea):* hyalin (Perichondrium und Chondrone), nach hinten offen

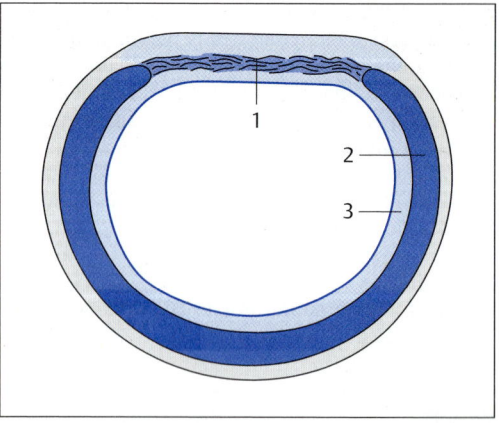

Abb. 3.**12 Trachea**, Querschnitt. 1 = Paries membranaceus mit M. trachealis, 2 = hyaliner Tracheaknorpel, 3 = Schleimhaut mit Glandulae tracheales. Vergr. ca. 1,5fach

- *Tunica adventitia:* Bindegewebe mit Nerven und Gefäßen
Im Bereich des Paries membranaceus findet sich eine Faltung der Schleimhaut und der M. trachealis.

 Merke

Trachea: Seromuköse Drüsen (Gll. tracheales): vorwiegend zwischen Knorpelspangen und im Paries membranaceus.
Glatte Muskulatur: im Paries membranaceus (M. trachealis).
Hufeisenförmige hyaline Knorpelspange.

3.6.2 Lungen

Die Lunge (Pulmo) hat ein lockermaschiges, wabenförmiges, löchriges Aussehen (Abb. 3.**13**). Sie lässt sich grob in zwei Abschnitte untergliedern, den *luftleitenden* (Bronchialbaum) und den *respiratorischen* (Alveolen) Abschnitt:
- *Bronchus:* Respirationsepithel wie Trachea, reichlich Becherzellen, Drüsen, evtl. Lymphfollikel, hyaline Knorpelspange und glatte Muskulatur
- *Größere Bronchioli:* ein- bis zweireihiges Zylinderepithel mit Kinozilien, keine Becherzellen, wenig Drüsen, Knorpel, glatte Muskulatur, Durchmesser < 1 mm
- *Bronchiolus terminalis:* einschichtiges kubisches Epithel mit Kinozilien, keine Becherzellen, sternförmiges Lumen, Clara-Zellen (sekretbildende, flimmerhaarfreie Zellen, vermutlich Surfactant-Produktion)
- *Bronchioli respiratorii:* keine Kinozilien, isoprismatisches Epithel, Clara-Zellen
- *Ductus alveolaris:* einschichtiges kubisches Epithel mit vereinzelten Flimmerzellen

- *Alveole:* plattes Alveolarepithel, sechskantige Pyramidenstümpfe, Durchmesser 0,15–0,5 mm

Der Knorpelanteil nimmt alveolarwärts ab und kommt ab den Bronchioli nicht mehr vor. Bei den elastischen Fasern ist dies genau umgekehrt. Daher findet sich in den Bronchioli respiratorii ein hoher Anteil an elastischen Fasern.

Der **Gasaustausch** findet durch folgende Schichten der Lunge statt (Blut-Luft-Schranke):

- Zytoplasma des Kapillarendothels
- Basalmembran der Kapillaren und Alveolarepithelzellen (Typ-1-Pneumozyten)
- Zytoplasma der Alveolarepithelzellen (Typ-1-Pneumozyten)
- Surfactant

Elektronenmikroskopisch sichtbare Zellen des Alveolarepithels sind:

- Pneumozyten I (Alveolarepithelzellen I): stark abgeflachte Deckzellen, dienen dem Gasaustausch und resorbieren Surfactant
- Pneumozyten II (Alveolarepithelzellen II): rundliche Form, mit rundlichen Kernen, bilden Surfactant (Proteinphospholipidfilm der die gesamte Oberfläche der Alveolen auskleidet)
- Alveolarmakrophagen: haben Abwehrfunktion und resorbieren Surfactant

 ! Merke

Das Alveolarepithel wird an der Oberfläche von *Surfactant* überlagert.

 Klinischer Bezug

Die **Mukoviszidose** (zystische Fibrose) ist eine autosomal rezessiv vererbbare Krankheit. Durch einen Defekt am Chlorid-Ionenkanal (CFTR-Protein) der sezernierenden Epithelien kommt es zu einem eingedickten und viskösen Drüsensekret v.a. in Pankreas und Lunge.

3.6.3   Pleura

Die Pleura (Brustfell) ist eine seröse Haut. Sie besteht aus 2 Blättern, der **Pleura parietalis** und **Pleura visceralis**. Die beiden Blätter sind auf der einander zugewandten Seite mit **Mesothel** (Deckzellschicht aus einschichtigem, niedrigprismatischem Plattenepithel) bedeckt. Dieses Mesothel liegt jeweils auf einer Schicht aus Bindegewebe mit kollagenen und elastischen Fasern. Die Pleura parietalis enthält eine breite Bindegewebsschicht, die Pleura visceralis eine schmale Bindegewebsschicht.

3.6.4   Ösophagus

Der Ösophagus (Speiseröhre) zeigt den typischen 4-Schichtenbau des Magen-Darm-Traktes (Abb. 3.14). Das Epithel ist ein mehrschichtiges unverhorntes Plattenepithel bestehend aus:

- *Stratum superficiale* (Oberflächenschicht): flache Zellen, hohe Resistenz gegen Abrieb
- *Stratum spinosum* (Zwischenschicht): mehr Plasma

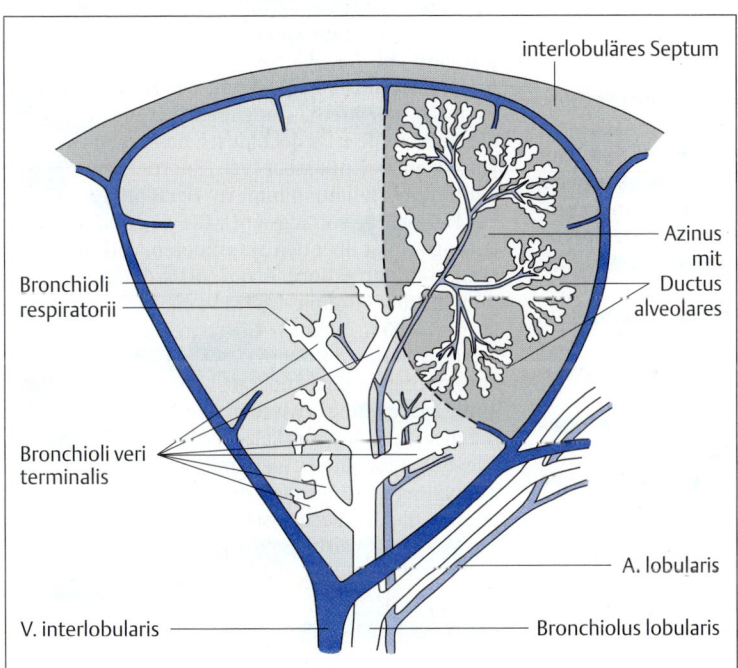

Abb. 3.**13** Schematische Darstellung eines sekundären **Lobulus** (aus Lange, Thieme 1996)

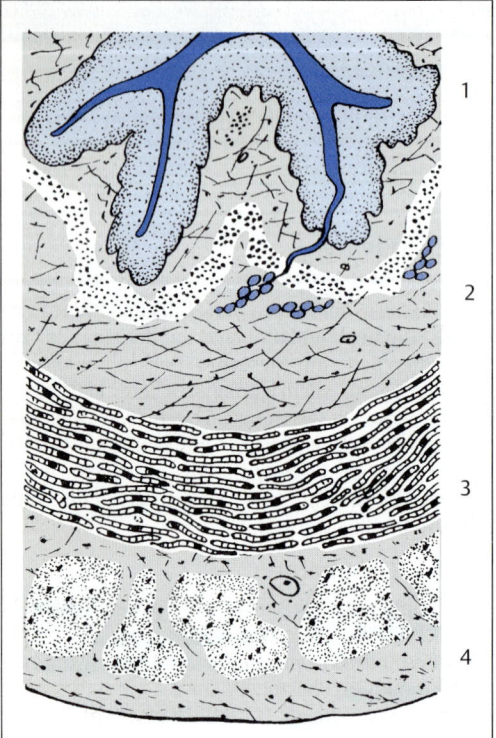

1

2

3

4

Abb. 3.**14 Ösophagus**, Querschnitt. Der gesamte Rumpfdarm besitzt die gleiche Schichtung, doch variiert der gewebliche Aufbau der Schichten in den einzelnen Darmabschnitten. 1 = Tunica mucosa, 2 = Tela submucosa, 3 = Tunica muscularis, 4 = Adventitia (aus Linß, Thieme 1991)

■ *Stratum basale* (Basalschicht): quadratische, hohe Zellen, viele Zellteilungen

Die Lamina propria enthält im proximalen Abschnitt muköse Drüsen in der Submucosa (Gll. oesophageae) und weiter distal muköse Drüsen in der Lamina propria der Tunica mucosa (Gll. cardiacae). Die Speiseröhre zeigt im Querschnitt ein sternförmiges Lumen und eine Längsfaltung.

Die äußere Längs- und innere Ringmuskulatur ist in drei Abschnitten unterschiedlich strukturiert:

■ *oberes Ösophagusdrittel:* quergestreifte Muskulatur; vegetativ innerviert

■ *mittleres Ösophagusdrittel:* gemischt glatte/quergestreifte Muskulatur; ohne Drüsen

■ *unteres Ösophagusdrittel:* glatte Muskulatur mit Drüsen

Als wichtigstes differenzialdiagnostisches Kriterium gegenüber den anderen Darmabschnitten gilt das mehrschichtig unverhornte Plattenepithel.

3.6.5   Thymus

Mikroskopische Anatomie: s. 3.3.5

3.6.6   Herz

Herzmuskelgewebe

Aufbau: Herz- und Skelettmuskulatur weisen eine Querstreifung auf (zum Aufbau der Skelettmuskulatur und dem Sarkomeraufbau s. 1.8). Im lichtmikroskopischen Längsschnitt eines Herzmuskelpräparates sind streifenförmige Zellen mit spitzwinkligen (netzförmigen) Verbindungen, mittelständige (zentrale), rundlich-ovale Kerne und *Glanzstreifen (Disci intercalares, Haftstreifen)* zu erkennen. Im Querschnitt findet man Zellbezirke, die von lockerem Bindegewebe umgeben sind. Der Querschnitt der Herzmuskelzellen ist kleiner als der der meisten Skelettmuskelfasern und ist größer als der der meisten glatten Muskelzellen. Im Bereich des Zellkerns findet man Lipofuszinpigmente. Die Muskelzellen bilden durch Verzweigung ein dreidimensionales Netz, dazwischen liegen lockeres Bindegewebe (= Endomysium) und viele Blutgefäße. An den Kernpolen findet man myofibrillenfreie Zonen. Herzmuskulatur hat keine randständigen Kerne. Wenn man so etwas trotzdem im Lichtmikroskop sehen sollte, dann sind das Blutgefäße mit Erythrozyten (Abb. 3.**15**, Farbtafel II). Herzmuskelzellen haben eine hohe Mitochondriendichte. In den Myozyten des Herzvorhofs wird das natriuretisch wirkende Hormon (ANP = Atriale Natriuretische Peptid) sekretiert.

Herzmuskulatur ist *nicht regenerationsfähig*. Bei einem Herzinfarkt wird das (wegen O_2-Unterversorgung) abgestorbene Herzmuskelgewebe durch bindegewebiges Narbengewebe ersetzt.

Vorkommen: Herzmuskulatur ist eine Sonderform der quergestreiften Muskulatur und kommt nur im Myokard vor.

Kontraktion: Die Kontraktion der Herzmuskulatur ist rasch, rhythmisch, unwillkürlich und *autonom*; die Autonomie ist jedoch durch das vegetative Nervensystem beeinflussbar (vgl. „Sportlerherz": Masse der Herzmuskulatur nimmt zu; Herzvolumen nimmt zu; Herzschlag verlangsamt. Die Reizbildung/Reizleitung erfolgt über den Sinusknoten, Vorhofmuskulatur (→ Kontraktion), Atrioventrikularknoten, His-Bündel, über Purkinje-Fasern in die Kammermuskulatur (→ Kontraktion). Glanzstreifen (Disci intercalares) dienen der mechanischen Koppelung (Zellverbindung = Erregungsausbreitung). Eine Erregungsausbreitung zwischen Herzmuskelzellen ist möglich, weil Herzmuskelzellen durch Gap junctions (Nexus) miteinander verbunden sind (elektrische Koppelung). Die T-Tubuli der Herzmuskelzelle sind an der elektromechanischen Koppelung beteiligt. Das Erregungsleitungssystem (Reizleitungssystem) des Herzens besteht histologisch aus modifizierten Herzmuskelzellen.

Histologie

❗ Merke

Quergestreifte Herzmuskelzelle:

Kernzahl:	1 – 2
Kernlänge:	10 – 12 µm
Kernlage:	mittelständig
Kerngestalt:	rund – oval
Zelllänge:	50 – 120 µm
Zelldurchmesser:	10 – 20 µm

Das Endokard ist die innerste Schicht der Herzwand, eine seröse Haut. Diese Haut besteht aus einer Endothelschicht, die wiederum einem elastischen Bindegewebe aufliegt.

Bau der Klappen

Die Herzklappen (Valvae cordis) sind eine Duplikatur der Endokardhaut (s. o.).

Endokrine Myozyten

In den Muskelzellen des Vorhofs findet man Granula mit homogenem Inhalt. Diese Granula speichern biologisch aktive Peptide:

- Cardionatrin (ANF = atrial natriuretic factor) mit natriuretischer und diuretischer Wirkung
- Cardiodilatin mit vasodilatatorischer Wirkung an der glatten Gefäßmuskulatur

Herzbeutel

Der Herzbeutel (**Perikard**) besteht aus zwei Blättern, die das Herz umhüllen. Dies sind das äußere fibröse parietale Blatt (das eigentliche Perikard) und das innere seröse viszerale Blatt (Epikard). Das Epikard ist durch subepikardiales Binde- sowie Fettgewebe mit dem Myokard verbunden.

Erregungsleitungssystem

Die Muskulatur des Erregungsleitungssystems unterscheidet sich histologisch von der Arbeitsmuskulatur. Bei der Muskulatur des Erregungsleitungssystems (im Gegensatz zur Arbeitsmuskulatur) weniger Fibrillen und mehr Sarkoplasma. Das Erregungsleitungssystem enthält außerdem nur wenige Mitochondrien und wenige T-Tubuli. Die Erregungsübertragung vom Erregungsleitungssystem auf die Arbeitsmuskulatur des Herzens erfolgt über Nexus.

3.7 Verdauungsorgane

3.7.1 Allgemeiner Aufbau des Magen-Darm-Traktes

Der Verdauungstrakt zeigt einen einheitlichen 4-Schichtenbau (s. Abb. 3.**19**):

- *Tunica mucosa* (Schleimhaut):

  - Lamina epithelialis: mehrschichtiges unverhorntes Plattenepithel (Öesophagus), hochprismatisches Epithel mit Bürstensaum
  - Lamina propria: Drüsen, Bindegewebe, vereinzelt Sekundärfollikel
  - Lamina muscularis mucosae: glatte Muskulatur
- *Tela submucosa:* Nerven, Gefäße, Venenplexus, Bindegewebe, Meissner-Plexus (= Plexus submucosus)
- *Tunica muscularis:*
  - Stratum circulare (innen: Ringmuskulatur), Auerbach-Plexus (= Plexus myentericus) fördert die Peristaltik
  - Stratum longitudinale (außen: Längsmuskulatur)
- *Tunica adventitia/serosa:* Bindegewebe, größere Gefäße, Nervenbündel

Alle extra- und retroperitonealen Abschnitte des Darmrohres tragen eine Bindegewebsschicht (Tunica adventitia).

Alle intraperitonealen Anteile des Darmrohres sind vom viszeralen Blatt des Peritoneums überzogen (Tunica serosa).

❗ Merke

- Plexus **A**uerbach = **a**ußen
  = Plexus **m**yentericus = **M**uskelplexus
- Mei**ss**ner-Plexus = Plexus **s**ubmucosus

Enterales Nervensystem

Das enterale Nervensystem ist neben dem Sympathikus und dem Parasympathikus der dritte, recht unabhängiger Teil des vegetativen Nervensystems. Dieses Nervensystem steuert den Magen-Darm-Trakt (Durchblutung, Motorik, Sekretion) und zeigt dabei Analogien zum ZNS. Die Nervengeflechte (Plexus) des Magen-Darm-Traktes stehen in Verbindung mit Satellitenstrukturen (z. B. Schwann-Zellen) und Ganglienzellen, die wiederum in Beziehung zu autonomen Ganglien und dem ZNS stehen. Beim enteralen Nervensystem unterscheidet man:

- **aganglionärer Plexus:**
  - Plexus mucosus: Nervengeflecht der Schleimhaut mit sub-, interglandulären Plexus und Zottenplexus
  - Plexus muscularis profundus: in den Ringmuskelfasern
  - Plexus muscularis superficialis: in den Längsmuskelfasern
- **ganglionärer Plexus:**
  - Plexus myentericus Auerbach (hier finden sich z. B. Serotonin-positive Neurone)
  - Plexus submucosus:
    a) äußerer (schleimhautferner) Plexus submucosus externus Schabadasch
    b) innerer (schleimhautnaher) Plexus submucosus internus Meissner (hier finden sich z. B. VIP-positive Nervenzellen)

Lymphatische Anteile

Der Magen-Darm-Kanal hat als Immunorgan eine Schutzfunktion gegenüber den mit der Nahrung aufgenommenen Keimen. Alle Verdauungsorgane haben daher ein lymphatisches System. Dazu gehören die Tonsillen, der Waldeyer-Rachenring (s. 3.3.4) und das GALT (gut associated lymphoid tissue, Immunsystem des Darms).

3.7.2   Magen

Der Magen (Venter, Gaster) besteht aus Cardia, Fundus oder Fornix ventriculi (Magenblindsack), Corpus ventriculi, Antrum und Pylorus. Der Wandbau entspricht dem 4-Schichtenbau des Magen-Darm-Traktes. Das Epithel ist ein einschichtiges Zylinderepithel. Die Corpus-Fundus-Drüsen sind lange Schläuche mit engem Lumen (Abb. 3.**16**). Die Mukosa hat drei Drüsenarten (Glandulae gastricae):

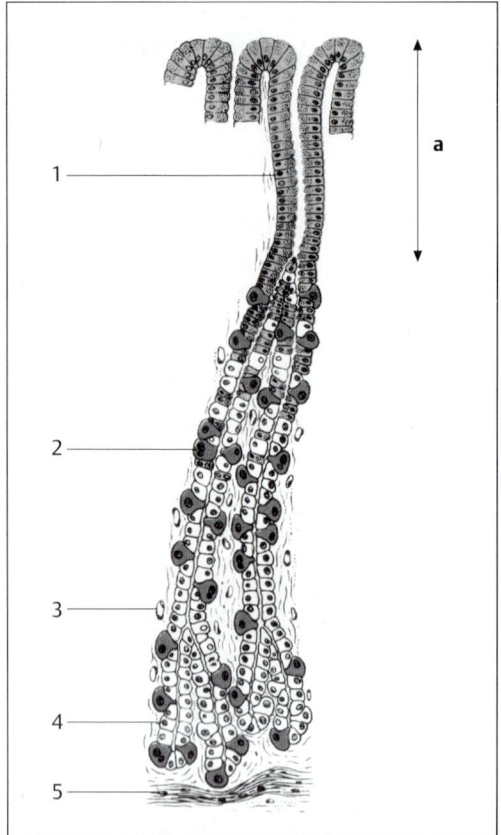

Abb. 3.**16** Schnittpräparat einer **Magendrüse**. 1 = Nebenzelle (bildet Schleim), 2 = Belegzelle (sondert H$^+$ und Cl$^-$ ab), 3 = Kapillare, 4 = Hauptzelle (bildet Vorstufen der Pepsine), 5 = glatte Muskelzellen zwischen Schleimhaut und Submucosa, a = Magengrübchen (Foevola gastrica) (aus Beske, Thieme 1990)

- **mukoide Kardia-Drüsen:**
  - gehen von unregelmäßig liegenden Foevolae gastricae aus
  - haben ein großes Lumen
  - produzieren vor allem Schleim
  - sind häufig gewunden
- **Fundus- und Korpusdrüsen:** Hauptzellen, Belegzellen, Nebenzellen und enterochromaffine Zellen im Bereich des Antrums (bilden u. a. Gastrin)
  - stehen eng, sind langgestreckt und wenig verzweigt
  - haben ein schmales Lumen
- **mukoide Pylorusdrüsen:**
  - gehen von tief liegenden Foevolae gastricae aus
  - haben kurze Tubuli und sind am Ende verzweigt
  - haben ein großes Lumen

Funktion und Regulation der Magendrüsen

Die Regeneration der Zellen der Magendrüsen (Oberflächenepithel und Hauptzellen) nimmt ihren Ausgang in den Nebenzellen. Man unterscheiden folgende Zellarten:
- *Nebenzellen:* dienen der Regeneration von Zellen, bilden Schleim und sind PAS-positiv
- *Belegzellen:* liegen in den Glandulae gastricae propriae des Magenfundus. Sie enthalten intrazelluläre Sekretkanälchen, sezernieren Wasserstoffionen (mittels Carboanhydrase) und bilden den Intrinsic factor (zur Vitamin-B$_{12}$-Resorption im Ileum). Die Belegzellen sind azidophil und liegen mit einem Teil ihres Zellkörpers außen auf den Hauptzellen (daher der Name). Belegzellen werden durch Histamin stimuliert.
- *Hauptzellen:* bilden Pepsinogen, sind basophil und sind reich an rauhem endoplasmatischem Retikulum

 Merke

Belegzellen
- besitzen in ihrer Zellmembran eine ATP-getriebene H$^+$-Ionenpumpe (Protonenpumpe).
- enthalten in inaktivem Zustand im Zytoplasma liegende tubulovesikuläre Strukturen.
- Bei Aktivierung der H$^+$-Ionensekretion fusionieren die im Zytoplasma gelegenen Vesikel mit der Zellmembran.
- Eine Steigerung der H$^+$-Ionensekretion wird u. a. durch eine parasympathische Stimulation bewirkt.

Die Regulation und Stimulation der Magenzellen soll die Abb. 3.**17** verdeutlichen. Die HCL-Sekretion der Belegzelle ist in der Abb. 3.**18** schematisiert.

Histologie

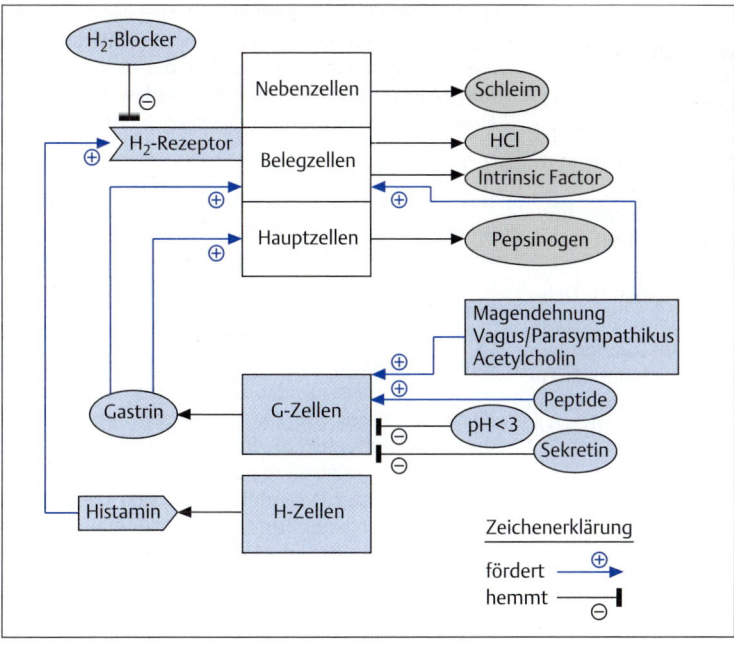

Abb. 3.**17 Regulation und Stimulation der Magenzellen**

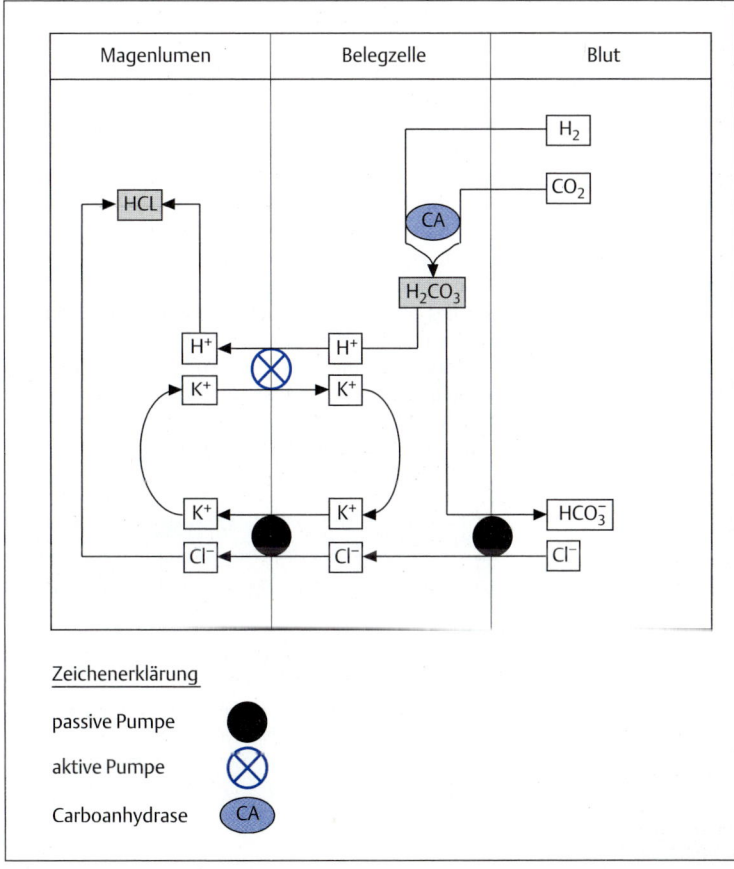

Abb. 3.**18 HCL-Sekretion der Belegzelle**

Endokrine Zellen

Zu den Hormonen, die im Magen-Darm-Trakt gebildet werden zählen u. a.:

- **Cholecystokinin** (CCK, syn. Pancreozymin), das in der Dünndarmschleimhaut gebildet wird und die Sekretion von Pankreasenzymen und die Kontraktion der Gallenblase fördert.
- **Enteroglucagon** stimuliert die Insulinausschüttung und hemmt die Magensäuresekretion.
- **Gastrin** wird in G-Zellen von Antrum und Duodenum gebildet und wird u. a. bei Vagusreiz, Dehnung im Magen-Antrum, pH-Anstieg des Magensafts über 2,5 an das Blut abgegeben. Gastrin bewirkt eine Tonisierung des unteren Ösophagussphinkters, Anregung der Antrumperistaltik sowie eine Pankreas- und Gallensekretion. GIP und Somatostatin wirken antagonistisch.
- **GIP** (gastric inhibitory polypeptide, auch Enterogastron) hemmt als Antagonist von Gastrin die Magensaft- und HCl-Sekretion und fördert die Insulinfreisetzung.
- **Motilin** wird im Duodenum gebildet und aktiviert die Motorik im Magenkorpus, -antrum sowie im Duodenum und in der Gallenblase.
- **Sekretin** wird im Duodenum gebildet führt u. a. zu einer Hemmung der gastrinstimulierten Magensekretion und Magenmotilität.
- **Serotonin** wirkt u. a. tonisierend und detonisierend an der glatten Muskulatur des Gastrointestinaltrakts
- **VIP** (vasoaktives intestinales Polypeptid) wird von den Zellen des APUD-Systems gebildet. Es hemmt die Magensaftsekretion und Magen-Darm-Motilität. Des Weiteren steigert es die Pankreassekretion und den Gallenfluss.

Im Magen gibt es verschiedene enteroendokrine Zellen (s. Tab. 3.4).

Tab. 3.**4** Enteroendokrine Zellen des Magens

Zelltyp	Hormon
EC	Substanz P, Serotonin
G	Gastrin
D	Somatostatin
D1	VIP (vasoaktives intestinales Peptid)

Das **APUD-System** ist ein peripheres endokrines Zellsystem (früher: Helle-Zellen-System). Zum APUD-Zellsystem (s. a. Physiologie) gehören u. a. auch die endokrin aktiven Zellen der Magen-Darm-Schleimhaut.

Mastzellen

Mastzellen kommen im Magen-Darm-Trakt vorwiegend als Gewebemastzellen vor. Man findet sie u. a. in der Adventitia kleinerer Blutgefäße, in serösen Höhlen und im lockeren Bindegewebe (Interstitium). Sie enthalten Granula, die bei der Antigen-Antikörper-Reaktion ausgestoßen werden wobei u. a. Histamin und Serotonin freigesetzt werden.

3.7.3   Duodenum

Das Duodenum (Zwölffingerdarm) zeigt den 4-Schichtenbau des Verdauungstraktes. Die Ausstülpungen der Mucosa ergeben im Duodenum die charakteristischen blattförmigen Zotten (Villi), die Einsenkungen bilden die *Lieberkühn-Krypten*, dort sind die *Paneth-Körnerzellen* (azidophil granuliert) und *Becherzellen* gelegen (Abb. 3.**19**). Die Lamina muscularis mucosae des Dünndarms dringt in die Plicae circulares ein. Die Tunica submucosa bildet die quer liegenden *Kerckring-Falten*. Die Schleimhaut besteht aus sezernierenden und resorbierenden Zellen. Die sezernierenden Zellen sind die Becherzellen, die durch apokrine Sekretion Schleim produzieren und die Paneth-Körnerzellen (lymphatische Zellen). Zu den resorbierenden Zellen gehören die *Saumzellen (Enterozyten)*, die lichtmikroskopisch als *bürstensaumtragende Zellen* sichtbar sind. Zur funktionellen Ausstattung der Enterozyten gehören folgende Transportsysteme:

- Natrium-Kalium-ATPase in der basolateralen Zellmembran
- Natrium-Glucose-Symport in der luminalen Zellmembran
- Natrium-Aminosäure-Symport in der luminalen Zellmembran
- Exozytosemechanismus für Chylomikronen in der basolateralen Zellmembran

Die Falten, Zotten, Krypten und Mikrovilli dienen der Oberflächenvergrößerung im Darm, was eine bessere Resorption bewirkt. Die mukösen *Glandulae duodenales (Brunner-Drüsen)* münden in die Krypten. Sie liegen unterhalb der Lamina muscularis mucosae und durchbrechen diese. Sie produzieren alkalischen Schleim, Protease, Amylase und Maltase (Abb. 3.**19a**). Durchschnittlich wird pro Tag durch die Wand von Dünn- und Dickdarm netto ein Flüssigkeitsvolumen von 6,0 – 12,0 l resorbiert.

 Merke

Epithel:	hochprismatisch mit Bürstensaum
Becherzellen:	vorhanden
Falten:	viele hohe, schlanke Falten
Zotten:	hoch, verzweigt
Krypten:	flach
Drüsen:	Brunner-Drüsen in der Submukosa
Besonderheit:	Paneth-Zellen im Kryptengrund (Glandulae intestinales = Lieberkühn-Krypten)

Histologie

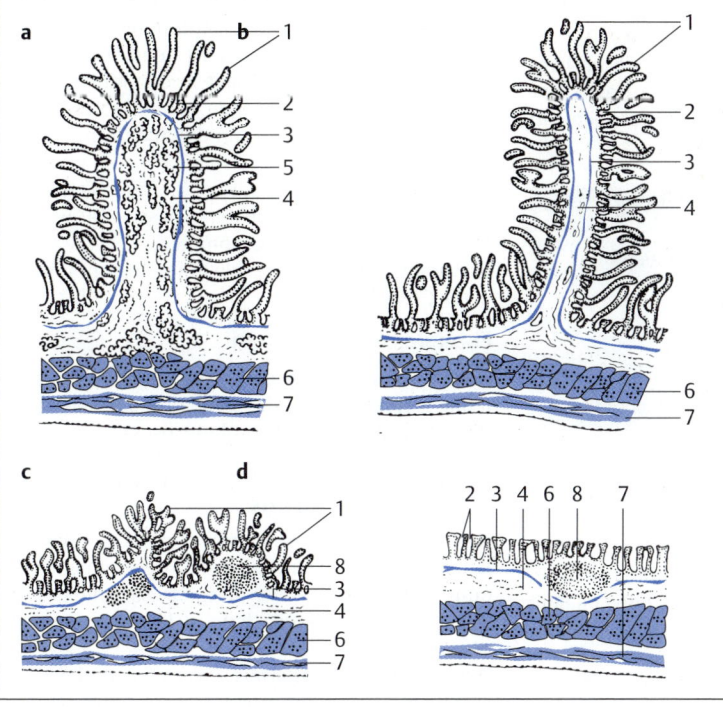

Abb. 3.**19** Wandschichten von verschiedenen **Dünndarm**abschnitten und **Dickdarm**, schematisch. **a** Duodenum, **b** Jejunum, **c** Ileum, **d** Colon. 1 = Zotten, 2 = Krypten, 3 = Lamina muscularis mucosae, 4 = Tela submucosa, 5 = Glandulae duodenales, 6 = Tunica muscularis, Stratum circulare, 7 = Tunica muscularis, Stratum longitudinale, 8 = Folliculus lymphaticus (im Ileum Folliculi lymphatici aggregati) (aus Leonhardt, Thieme 1991)

 Klinischer Bezug

Pendeln: Durchmischung → Längsmuskulatur
Segmentation: Weiterbeförderung und Durchmischung → Ringmuskulatur
Peristaltik: Weiterbeförderung → Längsmuskulatur und Ringmuskulatur

3.7.4 Jejunum

Im Jejunum (Leerdarm) findet man *Kerckring-Falten*, fingerförmige Zotten ähnlich dem Duodenum mit Paneth-Körnerzellen am Kryptengrund, aber keine Brunner-Drüsen. Die Kerckring-Falten sind schlank und hoch. Die Wand des Darmrohres im Jejunum ist relativ dünn im Vergleich zu Magen, Duodenum und Colon (Abb. 3.**19b**).

 Merke

Die *Resorption von Glucose* erfolgt im Dünndarm durch natriumgekoppelten Transport von Glucose an der apikalen Plasmamembran der Enterozyten.

Die treibende Kraft für die Aufnahme der Glucose durch die apikale Plasmamembran der Enterozyten entsteht im Dünndarm durch die Funktion der Natrium-Kalium-ATPase an der basolateralen Plasmamembran.

Bei der *Fettresorption* im Dünndarm treten freie Fettsäuren durch die apikale Plasmamembran in die Enterozyten.

Im glatten endoplasmatischen Retikulum werden im Dünndarm Triglyceride resynthetisiert.

Die Ausscheidung der Chylomikronen ins basolaterale Interstitium im Dünndarm erfolgt durch Exozytose.

 Merke

Becherzellen: vorhanden
Falten: reichlich hohe, schlanke Ringfalten
Zotten: lang, schlank
Krypten: vorhanden
Besonderheit: keine Brunner-Drüsen
Paneth-Zellen im Kryptengrund (Glandulae intestinales = Lieberkühn-Krypten)

Paneth-Zellen liegen an der Basis der Glandulae jejunales et ilei (*Lieberkühn-Krypten*). Lichtmikroskopisch zeigen sie eosinophilen, apikalen Sekretgranula auf und sie haben basal gelegene Kerne. Sie sezernieren (als exokrine Drüsenzelle) das in den Sekretgranula gespeicherte Enzym Lysozym.

3.7.5   Ileum

Das Ileum besitzt niedrige fingerförmige Zotten, tiefe Krypten, viele Becherzellen und *Folliculi lymphatici aggregati (Peyer-Plaques)* in der Lamina propria (Abb. 3.**19b**). Die Folliculi lymphatici aggregati können bis in die Submucosa reichen.

 Merke

Epithel:	hochprismatisch mit Bürstensaum
Becherzellen:	mehr als beim Jejunum
Falten:	(keine) niedrig
Zotten:	niedrig
Krypten:	tief
Drüsen:	keine Brunner-Drüsen
Lymphfollikel:	Peyer-Plaques in der Submucosa

3.7.6   Funktion der Dünndarmdrüsen

Enterozyten

Enterozyten (Saumzellen) sind hochprismatische, resorbierende Darmepithelzellen mit polygonalem Querschnitt. Diese Zellen sind typisch für ein transportierendes Epithel.

Enteroendokrine Zellen

Im Dünndarm gibt es verschiedene enteroendokrine Zellen (s. Tab. 3.**5**)

Tab. 3.5 Enteroendokrine Zellen des Dünndarms

Zelltyp	Hormon
EC	Substanz P, Serotonin
G	Gastrin
I	Pankreozymin, Cholezystokinin
S	Sekretin
M	Motilin
K	GIP (gastroinhibitorisches Peptid)
D	Somatostatin
D1	VIP (vasoaktives intestinales Peptid)
L	Enteroglukagon

Resorptionsmechanismen

Die Resorption von Nahrungsbestandteilen erfolgt im Dünndarm durch aktiven Transport oder passive Diffusion (s.a. Physiologie):
- **Kohlenhydrate** werden im Dünndarm (nach der Spaltung durch die Amylase in Disaccharide) durch die im Bürstensaum der Dünndarmmukosa lokalisierten Disaccharidasen zu Monosacchariden gespalten. Die Monosaccharide werden durch aktiven Na$^+$-Cotransport resorbiert

- **Proteine** werden durch die Proteasen des Pankreassekrets in Di- und Tripeptide gespalten. Diese wiederum werden durch Di- und Aminopeptidasen im Darmlumen oder in den Mukosazellen in Aminosäuren gespalten. Die Resorption der Aminosäuren erfolgt dann durch aktiven Na$^+$-Cotransport.
- **Lipide** werden nach Spaltung in freien Fettsäuren und Monoacylglyzerine durch passive Diffusion in die Mukosazellen aufgenommen.
- **Wasser** wird hauptsächlich im Jejunum passiv rückresorbiert.

Enterales Nervensystem

Neben gastrointestinalen Hormonen steuert das enterale Nervensystem die Regulation der Verdauung (Plexus myentericus und submucosus).

3.7.7   Caecum und Appendix vermiformis

Das *Caecum (Blinddarm)* ist der ca 7 cm lange Anfangsteil des Dickdarms unterhalb der Ileumeinmündung. Es besitzt wie der übrige Dickdarm (s. 3.7.8) Haustren und Tänien, jedoch keine Appendices epiploicae.

Die *Appendix vermiformis (Wurmfortsatz)* ist der verkümmerte Abschnitt des Caecums, ein ca. 9 cm langes Anhängsel, das sehr viele Lymphfollikel enthält und daher auch *„Darm-Tonsille"* oder *Tonsilla*

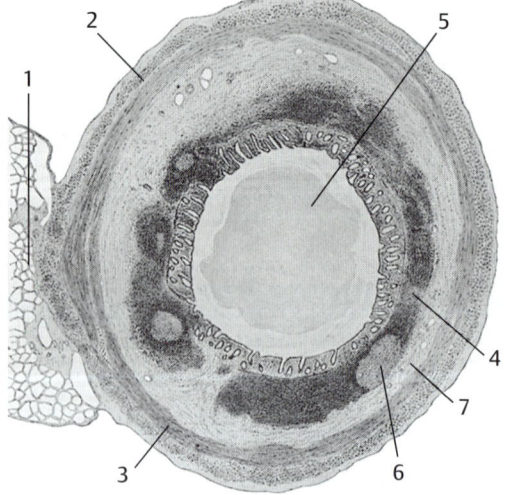

Abb. 3.20 Appendix vermiformis. Schnitt durch das ganze Organ: 1 = Mesoappendix, 2 = Tunica muscularis, Stratum longitudinale, 3 = Tunica muscularis, Stratum circulare, 4 = Schleimhaut mit Folliculi lymphatici aggregati, 5 = Lumen des Wurmfortsatzes, 6 = Folliculus lymphaticus, 7 = Submucosa; das lymphatische Gewebe bricht in die Submucosa ein (aus Bargmann, Thieme 1977)

intestinalis genannt wird. Die Lymphfollikel reichen von der Tunica mucosa bis in die Tunica submucosa. Der Wurmfortsatz zeigt den typischen Wandbau der Dickdarmschleimhaut mit einer verkleinerten Colonstruktur. In der Appendix vermiformis gibt es eine Lamina muscularis mucosae (Abb. 3.**20**).

> **! Merke**
>
> | | |
> |---|---|
> | Epithel: | hochprismatisch mit Bürstensaum |
> | Becherzellen: | viele |
> | Falten: | keine |
> | Zotten: | keine |
> | Krypten: | tief |
> | Drüsen: | keine |
> | Lymphfollikel: | in der Submucosa und Lamina propria mucosae |
> | Besonderheit: | Mesenteriolum, sternförmiges Lumen, Längsmuskulatur dick, Ringmuskulatur dünn, keine Taenien |

3.7.8 Colon

Allgemeine Merkmale des Colons (Dickdarm) sind die Taenia coli (bandartige Längsmuskulatur), die Haustra coli (3 Reihen von Vorbuchtungen, zwischen denen die Taenien liegen), die Plicae semilunares (halbmondförmige Falten, durch die Ringmuskulatur bedingt) und die Appendices eppiploicae (mit Fett gefüllte Duplikaturen des Peritoneums). Das Colon hat die Funktion der Resorption von Wasser und Salzen. Die Colonkrypten (ohne Zotten) gehen regelmäßig und unverzweigt bis zur Lamina muscularis mucosae (Abb. 3.**19d**). Das einschichtige Zylinderepithel besitzt viele Becherzellen.

> **! Merke**
>
> | | |
> |---|---|
> | Epithel: | hochprismatisch mit Bürstensaum |
> | Becherzellen: | sehr viele |
> | Falten: | selten |
> | Zotten: | keine |
> | Krypten: | tief und eng |
> | Drüsen: | keine |
> | Lymphfollikel: | wenige |
> | Besonderheit: | nur Krypten, keine Zotten, keine Paneth-Zellen, Plicae semilunares, Haustren, Appendices epiploicae |

Enteroendokrine Zellen

Im Dickdarm gibt es verschiedene enteroendokrine Zellen (s. Tab. 3.**6**).

Tab. 3.**6** **Enteroendokrine Zellen des Dickdarms**

Zelltyp	Hormon
EC	Substanz P, Serotonin
S	Sekretin
D	Somatostatin
D1	VIP (vasoaktives intestinales Peptid)
L	Enteroglukagon

3.7.9 Rectum

Das Rectum besitzt weder Taenien, Haustren noch Appendices epiploicae, dafür aber tiefe Krypten mit vielen Becherzellen und Lymphfollikeln. Die Schleimhautfalten laufen quer (Plicae transversales). Die durch die Ringmuskulatur besonders ausgeprägte Kohlrausch-Falte ist eine Besonderheit des Colons. Sie ist ca. 6–8 cm vom Anus entfernt, hier befindet sich die tiefste Stelle des Douglas-Raumes.

3.8 Leber, Gallenblase, Pankreas

3.8.1 Leber

Die Leber (Hepar) besitzt einen peritonealen Überzug (viszerales Blatt des Peritoneums), darunter liegt die eigentliche Leberkapsel, die *Glisson-Kapsel* aus Bindegewebe. Die Glisson-Kapsel enthält auch elastische Fasern. Sie dringt in das Innere der Leber, führt dabei Gefäße mit sich und wird so zum interlobulären Bindegewebe. Dadurch entsteht eine Läppchengliederung (nur bei der Schweineleber gut sichtbar) (Abb. 3.**22**). Das Leberparenchym ist in einzelne Lobuli (Läppchen) mit einem Durchmesser von ca. 1 mm aufgeteilt. Im Zentrum des Leberläppchens liegt die V. centralis (Zentralvenenläppchen). Radiär zu dieser Zentralvene sind die Leberzellbalken angeordnet, die aus den *Hepatozyten* bestehen. Im Bindegewebe liegt die Glisson-Trias *(periportales Feld)*, sie besteht aus dem Ductus biliferus (Gallengang), der A. hepatica propria und den Vv. interlobulares. Ein *Leberazinus* ist der Einzugsbereich eines Gallenkanälchens. Beim *klassischen Leberläppchen* liegt die V. centralis im Läppchenmittelpunkt (Zentralvenenläppchen), beim *portalen Leberläppchen* liegt das periportale Feld im Läppchenmittelpunkt. Die Zentralvene mündet in V. cava inferior.

Die *Hepatozyten* sind große polygonale Zellen mit 1–2 Zellkernen. Elektronenmikroskopisch kann man 3 verschiedene Leberzellkerngrößen unterscheiden: kleine Zellkerne (∅ 10 µm [80%]), mittelgroße Zellkerne (∅ 15 µm [16%]), große Zellkerne (∅ 25 µm [4%]). Leberzellen produzieren Galle, nehmen Eiweiße, Fette und Kohlenhydrate auf und

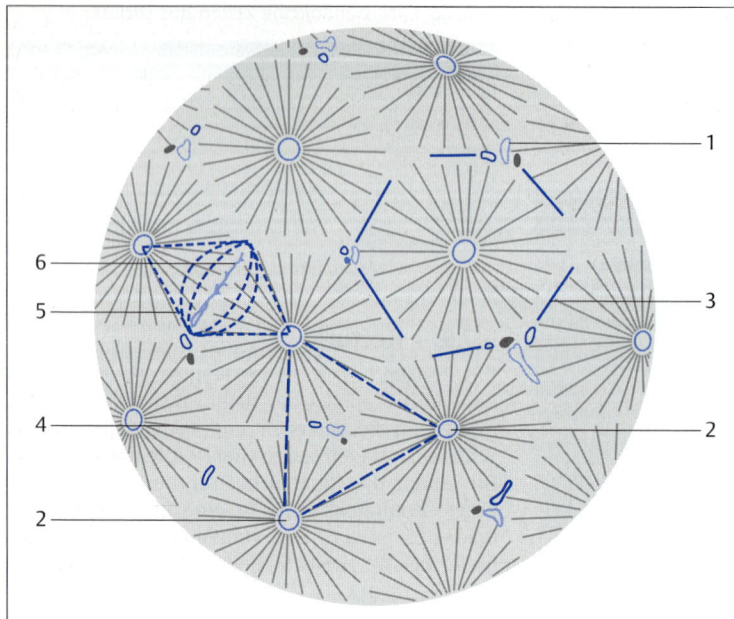

Abb. 3.**22** Feinbau der **Leber**, Schnitt durch Lebergewebe. 1 = periportales Feld (Glisson-Trias), 2 = Vv. centrales, 3 = Lobulus hepatis (= Zentralvenen-Leberläppchen), 4 = Portalvenen-Leberläppchen, 5 = Leberazinus, 6 = Seitenzweig der V. interlobularis als Achse des Leberazinus. Vergr. ca. 15fach (Lupe)

bauen diese um z.B. in Glykogen und Plasmaproteine. Der *Disse-Raum* ist im Lichtmikroskop nicht zu erkennen. Die *Kupffer-Sternzellen* liegen im Endothel (Abb. 3.**21,** Farbtafel II). Es sind Makrophagen (Phagozytose), die aus dem Blut in die Leber eingewandert sind. Kupffer-Sternzellen sind Lysosomenreich. *Lebersinusoide* sind weiträumige Kapillaren (vor allem bei Tusche-Injektion sichtbar), die von einem diskontinuierlichen, fenestrierten Endothel ausgekleidetsind und unter dem eine Basalmembran fehlt.

Die Leber ist der wichtigste Syntheseort für Albumin, Prothrombin, Cholsäure und Bilirubindiglucuronid. Die Gallenproduktion dient u.a. der Ausscheidung von Fremdstoffen.

In der Leber gibt es ein zweites, einem ersten Kapillarsystem nachgeschaltetes Kapillarsystem (enterohepatischer Kreislauf). Der Blutzufluss zur Leber erfolgt bei den meisten Menschen über den Truncus coeliacus und die Vena portae. Die Canaliculi biliferi werden von der Plasmamembran der Leberzellen begrenzt und bilden sich durch Einsenkungen der Leberepithelzellen, d.h., sie haben keine eigene epitheliale Wand wie die Kapillaren.

3.8.2 Gallenblase

Die Gallenblase (Vesica fellea) besteht aus Fundus, Corpus und Collum. Sie hat einen 3schichtigen Aufbau:

- Tunica mucosa:
  - Lamina epithelialis: einschichtig hochprismatisch
  - Lamina propria

- Tunica muscularis: glatte Muskulatur
- Tunica serosa oder adventitia

Sie besitzt also *keine* Lamina muscularis mucosae und *keine* Tunica submucosa. Man findet aber eine dicke Serosa. Es bilden sich bei geringer Füllung Falten (Reservefalten), deren Höhe je nach Füllungszustand unterschiedlich ist. Diese Falten neigen sich gegeneinander, sodass Schleimhautbrücken (*Luschka-Gänge*) entstehen. Bei der Gallenblase findet man keine Aufteilung zwischen Ring- und Längsmuskulatur, sondern gitterartige Muskelfasern.

Die Gallenblase dickt Galle ein. Eine Kontraktion der Gallenblase wird vor allem von Cholezystokinin gesteuert. Die Schleimhaut der Gallenblase besteht aus hochprismatischem Epithel. Sie vermag zu resorbieren.

3.8.3 Pankreas

Das Pankreas (Bauchspeicheldrüse) besteht aus einem exokrinen und einem endokrinen Anteil. Die Bauchspeicheldrüse ist eine *rein seröse exokrine Drüse (exokriner Anteil) mit eingelagerten endokrinen Anteilen (Langerhans-Inseln)*. Makroskopisch besteht das Pankreas aus Caput, Corpus, Cauda, Processus uncinatus und dem Ductus pancreaticus, der in die Papilla duodeni major et minor mündet.

Exokriner Anteil

Der exokrine Anteil setzt sich aus 0,5 – 1 Mio. Zellhaufen (Größe: 100 – 200 μm) zusammen. Die rein seröse Drüse hat azinöse Endstücke und ist durch Septen aus kollagenem Bindegewebe in Läppchen gegliedert. Man findet keine Streifenstücke (Reste

Histologie

sind die zentroazinären Zellen), aber Schaltstücke. Die Ausführungsgänge (isoprismatisches Epithel) liegen extralobulär im Bindegewebe. Die Drüsenzellen enthalten lumenwärts azidophile Zymogengranula (Vorstufe des Trypsins).

Endokriner Anteil

Der endokrine Anteil wird von den Langerhans-Inseln (Inselapparat) gebildet (s. 3.9.3).

3.9   Endokrine Organe

Die endokrinen Drüsenorgane haben im Gegensatz zu den exokrinen Drüsen *keine* Ausführungsgänge. Sie geben ihre Produkte, die *Inkrete* oder *Hormone* direkt in die Blutbahm ab. Hierzu gehören folgende Organe:
- Nebenniere
- Paraganglien
- Inselorgan (endokrines Pankreas)
- Hypophyse
- Schilddrüse (s. 3.4.11)
- Epithelkörperchen (s. 3.4.12)
- Keimdrüsen (Ovar s. 3.11.1 und Hoden s. 3.12.1)

3.9.1   Nebenniere

Die Nebenniere (Gl. suprarenalis) besteht aus zwei Anteilen: Rinde und Mark. Sie besitzt eine Kapsel aus kollagenem Bindegewebe mit glatten Muskelfasern. Dünne Bindegewebssepten ziehen mit Gefäßen von der Kapsel ins Innere. In der Mitte des Präparates (im Mark) befindet sich die Zentralvene (V. suprarenalis).

Nebennierenrinde: Die Nebennierenrinde liegt direkt unter der Kapsel und zeigt einen 3-Schichtenbau:
- *Zona glomerulosa:* (schmale, oberste Schicht); Bildung von Mineralocorticoiden (Aldosteron); kleine, azidophile Zellen (in Haufen bzw. Nestern); Bildung des natriumretinierend wirkenden Hormons Aldostern, welches am distalen Tubulus natrium- und volumenretinierend wirkt und somit das zirkulierende Blutvolumen erhöht (Regulation des Wasser- und Elektrolythaushalts).
- *Zona fasciculata:* (breite, mittlere Schicht); Zellen in Säulen; große Zellen mit Lipidtropfen; Bildung von Glucocorticoiden (Cortisol), stimuliert durch ACTH aus dem Hypophysenvorderlappen. Die Zellen der Zona fasciculata haben durch die Lipidtropfen ein wabig aufgelockertes Aussehen (Abb. 3.**23**, Farbtafel II).
- *Zona reticularis:* (dunkle Schicht), netzartige Epithelzellen; Bildung von Androgen und Östrogen (Sexualhormone)

Die Zellen der Nebennierenrinde speichern ihre Hormonprodukte nicht in Sekretgranula.

Merke

GFR (glomeruläre Filtrationsrate)→ **Alcan**
G = Zona **g**lomerulosa   → **Al** = **Al**dosteron
F = Zona **f**asciculata   → **c** = **C**ortisol
R = Zona **r**eticularis   → **an** = **An**drogene

Nebennierenmark: Im Nebennierenmark findet man auch epithelartige Zellen, die *chromaffinen Zellen (mit Chromsalzen färbbar)* und Sympathikuszellen (multipolare Ganglienzellen mit sympathischen Nervenfasern). Sinusoide Kapillaren münden in Markvenen (Drosselvenen mit Muskelschicht), die sich dann in einer Zentralvene mit Intimapolster sammeln. Die schwammartig angeordneten chromaffinen Zellen bilden nach Sympathikusstimulation die Hormone Adrenalin und Noradrenalin. Adrenalin und Noradrenalin gelangen dann über die V. suprarenalis in den großen Blutkreislauf. Das Mark der Nebenniere entstammt der Neuralleiste. Die in die Nebennierenanlage eingewanderten endokrinen Zellen sind Sympathikoblastenabkömmlinge. Catecholamine werden bereits pränatal gebildet.

Klinischer Bezug

Das **Phäochromozytom** ist ein Tumor, der von Zellen des Nebennierenmarkes ausgeht.

Merke

Drüsenzellen des Nebennierenmarks enthalten
- sekretorische Vesikel
- cholinerge Synapsen auf ihrer Oberfläche

3.9.2   Paraganglien

Die Paraganglien sind Nebenorgane des peripheren Nervensystems, die zu den endokrinen Drüsen gezählt werden.

Das sog. chromaffine Paraganglion geht aus der Anlage des Sympathikus hervor und bildet Adrenalin sowie Noradrenalin. Man findet es u. a. in der Marksubstanz der Nebenniere (Paraganglion suprarenale).

3.9.3   Inselorgan (endokrines Pankreas)

Der endokrine Anteil des Pankreas ist das Inselorgan (Langerhans-Inseln). Es besteht aus 0,5–2 Millionen verschieden große Zellhaufen. Der endokrine Inselapparat ist heller gefärbt als das umgebende exokrine Drüsengewebe. Die Inseln sind netzartig verbundene Epithelzellen, durchsetzt von zahlreichen Kapillaren mit wenig Bindegewebe. Im Kopf (Caput) des Pankreas gibt es fast keine Langerhans-Inseln. Man unterscheidet:

- **A-Zellen** (20%): mit Alpha-Granula, produzieren Glukagon, sind rosa und randständig
- **B-Zellen** (80%): mit Beta-Granula, produzieren Insulin, sind blau (dunkler), basophil und zentral; die Insulinausschüttung wird durch Noradrenalin gehemmt
- **D-Zellen:** mit Delta-Granula, produzieren Somato-statin
- **C-Zellen** oder **P-Zellen:** ohne Granula – nur mit speziellen Färbungen sichtbar

Insulin- und Glukygonsynthese, Regulation
Siehe Physiologie

3.9.4 Hypophyse

Die Hypophyse (Hirnanhangsdrüse) liegt in der Sella turcica (Türkensattel) und ist über das Infundibulum mit dem Hypothalamus verbunden. Man unterscheidet die dunklere *Adenohypophyse (Vorderlappen)* von der *Neurohypophyse (Hinterlappen)* mit Hypophysenstiel. Die Adenohypophyse hat weiterhin drei Teile, die Pars infundibularis (Trichterlappen), die Pars intermedia (Zwischenlappen Grenze zwischen Adeno- und Neurohypophyse [mit Kolloid gefüllte Zysten]) und die Pars distalis mit Drüsenzellen. Die Adenohypophyse entwickelt sich aus der *Rathke-Tasche* (Dach der ektodermalen Mundbucht), die Neurohypophyse aus einer Aussackung des Zwischenhirns.

Adenohypophyse: Die Pars distalis enthält folgende Zellen:

- azidophile *Alpha-Zellen* (35%): produzieren Wachstumshormon (STH) und Prolactin
- basophile *Beta-Zellen* (15%): produzieren gonadotropes FSH (stimuliert die Follikelentwicklung im Ovar/Hoden) und ICSH (= LH = Luteinisierungshormon); TSH (stimuliert die Gl. thyreoidea); ACTH (Adrenocorticotropes Hormon für Glucocorticoide, stimuliert die Nebennierenrinde)
- chromophobe *Gamma-Zellen* (50%): (Beta- und Gamma-Zellen sind in der Gomori-Färbung sehr schwer zu unterscheiden)

Im Hypophysenvorderlappen gibt es ein zweites, einem ersten Kapillarsystem nachgeschaltetes Kapillarsystem (hypothalamohypophysäres Pfortadersystem). Dopamin hemmt über das hypothalamohypophysäre Pfortadersystem die Freisetzung von Prolactin aus dem Hypophysenvorderlappen.

Neurohypophyse: Die Neurohypophyse geht in den Hypophysenstiel über. Sie enthält Nervenfasern aus dem Hypothalamus (Gliazellen, Pituizyten und marklose Nervenfasern) und dient als Hormonlagerungs- und Ausschüttungsorgan. Die Hormone Oxytocin und Vasopressin (antidiuretisches Hormon, ADH) aus dem Hypothalamus werden hier gelagert. Die Neurohypophyse selbst produziert *keine* Hormone. Der Herring-Körper dient als Speicher von Neurosekret.

 Merke

Beim Abstillen treten vor allem Lysosomen in den Prolaktinzellen der Hypophyse in Aktion.

3.10   Harnorgane

3.10.1 Niere

Die Niere (Ren) ist ein zusammengesetztes tubuläres Organ. Sie fällt mikroskopisch auf durch die typischen *Nierenglomeruli* (Abb. 3.**24a**). Die Kapsel besteht aus der Capsula fibrosa (derbe Bindegewebskapsel) und der Capsula adiposa (weißes Fett). Das Nierenparenchym liegt direkt an der Capsula fibrosa und besteht aus Rinde (Cortex renalis) und Mark (Medulla). Die Rinde enthält *Malpighi-Körperchen (Glomerulum und Bowman-Kapsel)* und gewundene Harnkanälchen. Die *Columnae renales (Bertini-Säulen, Rindensäulen)* erstrecken sich von der Rinde ins Mark. Zwischen den Columnae renales liegen die *Pyramiden* des Markes, zwischen Rinde und Mark liegen die Aa. arcuatae. Das Mark enthält die gestreckt laufenden harnbereitenden Nierenkanälchen, sowie die Sammelrohre. Die Marksubstanz wird von ca. 9–15 Pyramiden durchzogen, deren Spitzen gegen das Nierenbecken gerichtet sind. Der *Lobus renalis (Nierenlappen)* umfasst eine Pyramide mit der umgebenden Rinde, einen *Lobulus renalis (Nierenläppchen)* und einen Markstrahl mit Rindensubstanz.

 Merke

Die Markstrahlen der Nierenrinde enthalten folgende Strukturen:
- Partes rectae der proximalen Tubuli
- Partes rectae der distalen Tubuli
- Sammelrohre

Aufbau eines Nephrons (Abb. 3.**24 b** 11-17)
Nierenkörperchen (Corpusculum renale) (Abb. 3.**24 b** 11):
- Glomerulum
- Bowman-Kapsel

Nierenkanälchen (Tubuli renales) (Abb. 3.**24 b** 12-17):
- Hauptstück (= proximaler Tubulus):
- Pars contorta
- Pars recta
- Überleitungsstück
- Mittelstück (distaler Tubulus)
- Verbindungsstück
- Sammelrohr

Histologie

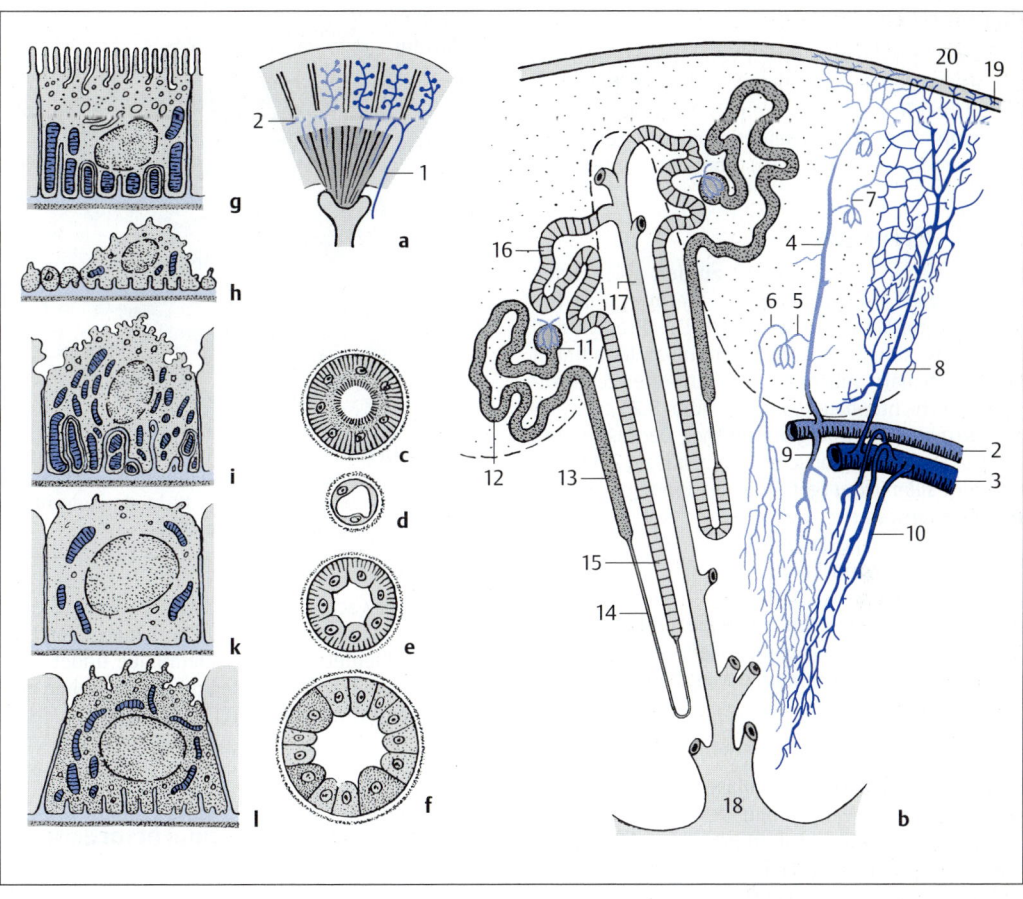

Abb. 3.24 Nierenaufbau, schematisch. **a** Lobus renalis (Renculus). **b** Detail aus dem Nierenlappen. **c–l** Harnkanälchen und ihre Epithelzellen: Hauptstück (**c, g**), Überleitungsstück (**d, h**), Mittelstück (**e, i**), Sammelrohr (**f, k**) oder Schaltzellen (**l**). 1 = A. interlobaris, 2 = A. arcuata, 3 = V. arcuata, 4 = A. interlobularis, 5 = Arteriola afferens, 6–7 = Arteriola efferens, 8 = V. interlobularis, 9 = A. medullaris recta, 10 = V. medullaris recta, 11 = Glomerulus, 12 = gewundenes Hauptstück, 13–15 = Henle-Schleife, 13 = gerades Hauptstück, 14 = Überleitungsstück, 15 = gerades Mittelstück, 16 = gewundenes Mittelstück, 17 = Sammelrohr, 18 = Mündung des Duct. papillaris in einen Nierenkelch, 19 = Capsula fibrosa mit Gefäßen (20) (aus Linß, Thieme 1991)

Im histologischen Querschnitt findet man folgende Anschnitte (Abb. 3.24 c-l):

- *proximaler Tubulus:* mit Bürstensaum → unscharf zum Lumen; weniger Zellkerne, hohe Zellen
- *distaler Tubulus:* mit größerem Lumen, Zellkerne heller, scharf abgegrenztes Lumen; viele Zellkerne, flache Zellen

Die basale Streifung in den Zellen des Mittel- und Hauptstücks ist auf azidophile Granula zurückzuführen, die an der Zellbasis einen Stäbchensaum bilden. Die funktionelle Bedeutung der basalen Granula (Mitochondrien) und der Basalmembran liegt in der Abgrenzung der Zellen gegen die peritubulären Blutkapillaren. In den Pyramiden kann eine sogenannte Innen- und Außenzone mit Innen- und Außenstreifen durch Art und Farbe der Streifung unscharf unter-

schieden werden. Dies ist auf die Anordnung der Tubuli zurückzuführen. Die geraden Anteile des Hauptstücks (Pars recta proximalis) und des Mittelstücks (Pars recta distalis) des Nephrons fehlen beim Markstrahl. Zum *juxtaglomerulären Apparat* zählt das *Polkissen (epitheloide Zellen)*, die *Macula densa* und die *extra glomerulären Mesangiumzellen (renale Blutdruckregulation).*

! Merke

Schaltzelle des Sammelrohrs → aktiver Protonentransport
Hauptzelle des Sammelrohrs → ADH-sensitive Wasserpermeabilität

Nierenbecken

Das Nierenbecken wird durch Vereinigung der 8 – 10 Calices renales (Nierenkelche) (Abb. 3.**24 b** 18) gebildet und liegt im Sinus renalis hinter der A. und V. renalis. Man unterscheidet nach der Form den verzweigten (dendritischen) und den ampullären Typ.

3.10.2 Harnleiter

Der Harnleiter (Ureter) gehört zu den ableitenden Harnwegen. Für die ableitenden Harnwege ist das *Übergangsepithel* charakteristisch. Die Propria und Submucosa sind nicht deutlich trennbar. Man findet *keine* Muscularis mucosae. Der Harnleiter zeigt folgenden Schichtenbau (v. i. n. a.) (Abb. 3.**25**):

- *Tunica mucosa:* Übergangsepithel, Deckzellen mit Crusta, hochprismatische Zellen, basale Zellen
- *Tunica submucosa* (gefäßreiches Bindegewebe)
- *Tunica muscularis:*
  - innere Längsmuskulatur
  - mittlere Ringmuskulatur
  - äußere Längsmuskulatur
- *Adventitia:* lockeres Bindegewebe mit Fettgewebe, Gefäßen und evtl. Ganglienzellen
- *Lumen* (durch Kontraktion der glatten Muskulatur sternförmig)

3.10.3 Harnblase

Der Wandaufbau der Harnblase (Vesica urinaria) entspricht dem Wandaufbau des Harnleiters. Die Schleimhaut ist z.T. in Falten geworfen. Man findet eine durchflochtene, dicke Muskulatur. Das Verhältnis von Schleimhaut zu Muskulatur beträgt 1:20.

3.10.4 Harnröhre

Die Harnröhre (Urethra) ist beim Mann und bei der Frau unterschiedlich lang. Die Länge der Harnröhre beträgt beim erwachsenen Mann etwa 20 – 25 cm,

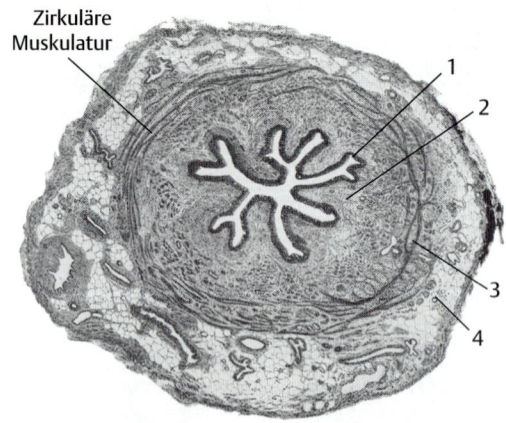

Zirkuläre Muskulatur

Abb. 3.**25 Ureter**, Querschnitt. 1 = Übergangsepithel, 2 = Schleimhautbindegewebe, 3 = Tunica muscularis mit innerer Längs- und äußerer Ringschicht, 4 = Adventitiagewebe (aus Bargmann, Thieme 1977)

bei einer erwachsenen Frau etwa 3 – 5 cm. Sie ist mit einem mehrschichtigen hochprismatischen Epithel ausgekleidet. In der Schleimhaut findet man kleine tubuloalveoläre Drüsen mit einem hohen einschichtigen Zylinderepithel (Gll. urethrales = Littre-Drüsen).

3.11   Weibliche Geschlechtsorgane

3.11.1 Ovar

Das Ovar (Eierstock) ist die weibliche Keimdrüse; es liegt an der seitlichen Wand des kleinen Beckens. Wie auch der Hoden entwickelt sich das Ovar aus dem Zölomepithel medial der Urniere. Das Ovar ist

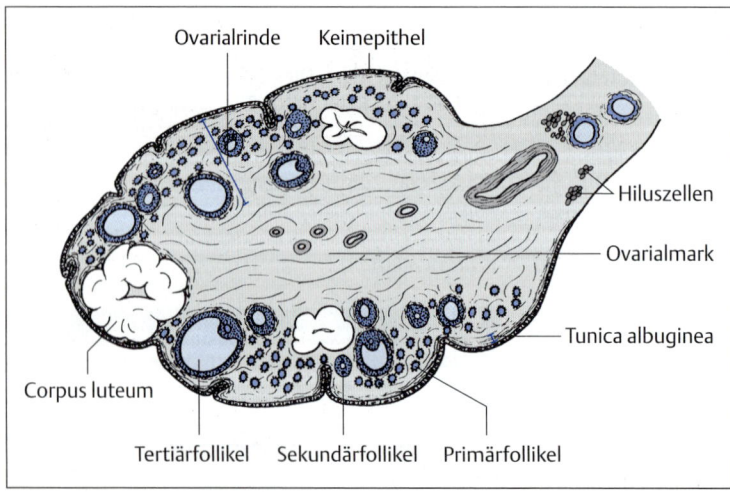

Ovarialrinde   Keimepithel

Hiluszellen

Ovarialmark

Tunica albuginea

Corpus luteum

Tertiärfollikel   Sekundärfollikel   Primärfollikel

Abb. 3.**26** Schematischer Schnitt durch das **Ovar** einer geschlechtsreifen Frau (aus Baltzer/Mickan, Thieme 1985)

von einem kubischen Keimepithel überzogen. Es gliedert sich in eine Mark- und Rindenzone. Die Keimzellen liegen in der Rindenzone. Unter dem Keimepithel liegt die Tunica albuginea, die in spinozelluläres Bindegewebe übergeht, welches im Rindenbereich die Follikel einbettet. An der Oberfläche des Ovars bildet sich nach der Geburt die Tunica albuginea (spinozelluläres Bindegewebe). In der Markzone ist das Bindegewebe locker und mit Nerven und Gefäßen durchsetzt (Abb. 3.**26**).

Follikelreifung (Abb. 3.**27**)

Die Eireifung (Oogenese) und die Follikelreifung laufen parallel ab. Die Eizelle verfügt (wie auch die Samenzelle) über einen haploiden Chromosomensatz. Die Oozyten verbleiben im Zeitraum vor der Geburt bis zur Pubertät in der Prophase der Meiose I. Vor der Ovulation treten Oozyten in die Meiose II ein. Im mikroskopischen Bild unterscheidet man folgende Follikel:

Primordialfollikel: Die primäre Oozyte ist von einem einschichtigen platten Follikelepithel umgeben. Ein Teil dieser Primordialfollikel wird bereits vor der Geburt in Primärfollikel umgewandelt.

Primärfollikel: Hier ist die Eizelle (Oogonie) von einer Schicht kubischen Epithels umgeben. Dieses kubische Epithel dient der Ernährung. Die Zona pellucida wird gebildet.

Sekundärfollikel: Beim Sekundärfollikel bildet sich ein mehrschichtiges kubisch-zylindrisches Follikelepithel aus. Während des Follikelwachstums verdichtet sich das umgebende Bindegewebe zu einer Membran, der Theca folliculi. Die Follikelepithelzellen bilden das Oolemm (Zona pellucida).

Tertiärfollikel: Durch Spaltraumbildung im Stadium des Sekundärfollikels bildet sich nun der Tertiär- oder Graaf-Follikel. Bei dieser Spaltraumbildung füllt sich der Hohlraum (Antrum folliculi) mit Liquor folliculi. Der Tertiärfollikel hat folgenden Aufbau:

- *Theca folliculi* mit 3 Schichten:
  - *Stratum externum:* besteht aus derbem Bindegewebe
  - *Stratum internum:* zell- und gefäßreich, enthält Mitochondrien vom Tubulus-Typ und mehr glattes als rauhes endoplasmatisches Retikulum
  - *Membrana granulosa:* besteht aus mehreren Follikelepithelzellschichten, welche die Innenwand des Follikels auskleiden
- *Corona radiata:* umgibt direkt das Ei mit Follikelepithelzellen.
- *Cumulus oophorus:* der Hügel, der die Eizelle einschließt mit der Corona radiata

Das Stratum externum wird auch Theca externa, das Stratum internum auch Theca interna genannt. Beide entstehen aus der Theca folliculi. Die Theca interna produziert Follikelhormone (Östrogene). Die Theca externa besteht aus spinozellulärem Bindegewebe und Myofibroblasten.

Corpus luteum: Der Graaf-Follikel wandelt sich nach dem Follikelsprung und dem damit verbundenen Reißen der Gefäße der Theca folliculi interna zum *Corpus rubrum (roter Körper).* Die Zellen der Membrana granulosa wachsen (durch LH stimuliert), sodass die Follikelhöhle kleiner wird. Danach bildet sich ein gelblicher Farbstoff (Lutein, ein Carotinoid) und das *Corpus luteum (Gelbkörper)* entsteht.

Im Falle einer Nichtbefruchtung der ausgestoßenen Eizelle setzt die Rückbildung bzw. Degeneration ein. Dabei schrumpfen die Luteinzellen und das Bindegewebe nimmt zu, es entsteht das *Corpus fibrosum.* Durch Vernarbung des Corpus fibrosum entsteht das *Corpus albicans.* Der Abbau des Corpus luteum löst

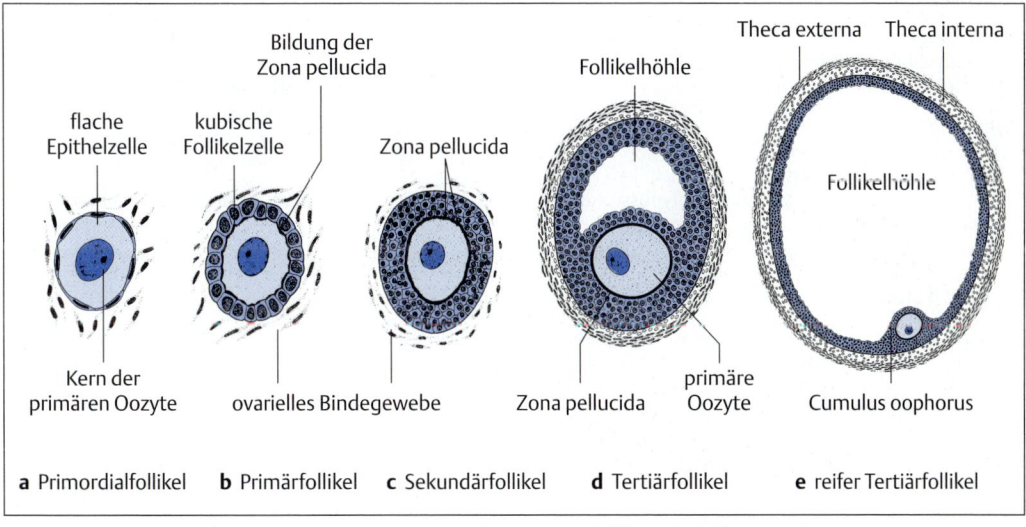

flache Epithelzelle · kubische Follikelzelle · Bildung der Zona pellucida · Zona pellucida · Follikelhöhle · Theca externa · Theca interna · Follikelhöhle

Kern der primären Oozyte · ovarielles Bindegewebe · Zona pellucida · primäre Oozyte · Cumulus oophorus

a Primordialfollikel **b** Primärfollikel **c** Sekundärfollikel **d** Tertiärfollikel **e** reifer Tertiärfollikel

Abb. 3.**27 Follikelreifung**, schematisch (aus Langman, Thieme 1989)

schließlich die Menstruation im Uterus aus (Corpus luteum menstruationis).

Im Falle einer Befruchtung wird aus dem Corpus luteum das *Corpus luteum graviditatis*. Das Corpus luteum graviditatis vergrößert sich weiter (stimuliert durch HCG) und bleibt bis zur Mitte der Schwangerschaft bestehen. Etwa in der Mitte der Schwangerschaft wird die Funktion des Corpus luteum graviditatis durch die Plazenta abgelöst und in einen Bindegewebskörper umgewandelt. Das Corpus luteum graviditatis sichert die bestehende Schwangerschaft und verhindert dadurch weitere Follikelreifungen. Die Umbildung und Vergrößerung der Mamma sowie des Uterus sind auf das Corpus luteum graviditatis zurückzuführen.

Merke

Bei der Ovulation werden folgende Schichten von der Oozyte durchbrochen:
- die Granulosa-Zellschicht
- die Theca interna
- die Theca externa
- das Peritonealepithel (Ovarialepithel)

Klinischer Bezug

Die **Pubertät** (Geschlechtsreife) bezeichnet die Entwicklungsperiode des Menschen vom Beginn der Ausbildung der sekundären Geschlechtsmerkmale (Mann: Bart, Körperbehaarung, tiefe Stimme; Frau: Brüste (Thelarche), charakteristische weibliche Fettverteilung, weiblicher Behaarungstyp (Pubarche)) bis zum Erwerb der Geschlechtsreife. Die Geschlechtsreife liegt in Europa bei Mädchen zwischen 10 – 15 Jahren, bei Jungen zwischen 12 – 17 Jahren. Sie endet beim Mädchen mit der Menarche (erstes Auftreten der Menstruation).

Die **Menopause** ist der Zeitpunkt der letzten spontanen Regelblutung (Menstruation). Dieser Zeitpunkt liegt meist zwischen dem 45. – 50. Lebensjahr.

Zyklusstörungen sind Anomalien des Menstruationszyklus. Man unterscheidet u. a.:
- Anomalien der Blutungsdauer (normal: 3 – 5 Tage)
- Anomalien der Blutungsstärke = Typusstörungen (normal: 2 – 5 Vorlagen/Tampons pro Tag)
- Anomalien des Blutungsrhythmus = Rhythmusstörungen (normal: alle 25 – 35 Tage)
- Zusatzblutungen

Ovarialtumore: Es gibt verschiedene (benigne und maligne) Ovarialtumore. Klinische Frühsymptome sind selten, daher werden Ovarialtumore meist erst spät erkannt. Man unterscheidet:
- primäre epitheliale Ovarialtumore, dazu gehören u. a. seröse, muzinöse, endometrioide und klarzellige Tumore
- primäre mesenchymale Ovarialtumore, dazu gehören v. a. das Ovarialfibrom und das Adenofibrom

- Keimzelltumoren
- Sex-cord-Tumoren, die sich von den Keimleisten ableiten
- metastatisch entstandene (= sekundäre) Ovarialtumore: z. B. durch Mammakarzinom, Korpuskarzinom

3.11.2 Tube

Die Tuba uterina (Eileiter) besteht aus drei Schichten, der Tunica mucosa, der Tunica muscularis und der Tunica serosa.

Die *Tunica mucosa* bildet grobe Schleimhautlängsfalten, die ins Lumen hineinragen. Sie hat ein einschichtig hochprismatisches Flimmerepithel mit *Kinozilien* (beweglich). Der Kinozilienschlag ist uteruswärts gerichtet. Zwischen den Flimmerepithelzellen liegen prismatische Zellen ohne Flimmerhaare, die eine Sekretionsfunktion haben. Weiterhin findet man schmale, dunkle Stiftchenzellen. Hier handelt es sich wahrscheinlich um abgenutzte Zellen (Abb. 3.**28**, Farbtafel II). In der Zyklusmitte treten vermehrt Flimmerepithelzellen auf. Nach der Ovulation sieht man vermehrt Drüsenzellen, die ein Sekret produzieren, welches das befruchtete Ei ernährt und die Eiwanderung erleichtert.

Die *Tunica muscularis* besteht aus mehreren Schichten glatter Muskulatur, einer inneren Ring- und einer äußeren Längsmuskulatur. Die Muskulatur verursacht eine uteruswärts gerichtete Peristaltik. Innerhalb der Muskulatur befinden sich viele Gefäße.

Die *Tunica serosa* bedeckt die Tube und besteht aus lockerem Bindegewebe, der Tela subserosa, dem Peritonealüberzug.

Klinischer Bezug

Ort der Befruchtung: Die Befruchtung der Eizelle findet meist in der Pars ampullaris des Eileiters statt (längste Aufenthaltsdauer), der isthmische und uterine Teil der Tube wird rasch durchlaufen.

Tubenschwangerschaft: Die ektope Schwangerschaft (Extrauteringravidität, EU oder EUG) findet man am häufigsten in der **Tube** (95 – 99 %) und hier wiederum am häufigsten im ampullären Teil der Tube.

Bei der **Sterilisation** wird durch einen chirurgischen Eingriff die Eileiter unterbrochen (Tubensterilisation). Im Gegensatz zur Kastration bleiben bei der Sterilisation die Gonaden erhalten (kein Libidoverlust).

Das **Kartagener-Syndrom** ist eine autosomal-rezessiv erbliche Erkrankung. Hierbei kommt es zu einer Störung des mukoziliären Transports (Strukturanomalie der Zilien). Klinisch findet man eine Symptom-Trias aus:
- Bronchiektasen (irreversible, sackförmige Erweiterungen der Bronchien)
- chronischer Sinusitis (Entzündung der Nasennebenhöhlen) und Nasenpolypen
- Situs inversus viscerum

3.11.3 Uterus

Der Uterus (Gebärmutter) ist ein birnenförmiger Hohlmuskel mit folgenden Abschnitten: Fundus, Corpus und Cervix. Der Uterus besteht aus einer Tunica mucosa (Endometrium), der Tunica muscularis (Myometrium) und der Tunica serosa (Perimetrium). Die *Tunica mucosa* (Schleimhaut) besteht aus einer Lamina epithelialis und einer Lamina propria. Die Lamina epithelialis besitzt ein einschichtig prismatisches Epithel und tubulöse Drüsen (Glandulae uterinae). Die tubulösen Drüsen reichen bis zum Myometrium und sezernieren Schleim und Glykogen zum Schutz vor aufsteigenden Infektionen aus der Vagina. Die Lamina propria enthält spinozelluläres und retikuläres Bindegewebe (Abb. 3.**29**). Sie ist aufgeteilt in eine Zona functionalis und eine Zona basalis. Die *Zona functionalis* wird bei der Menstruationsblutung abgestoßen. Sie bildet die oberflächliche Schicht und ist ca. 0 – 8 mm dick. Die Zona functionalis enthält das Stratum compactum und die Zona spongiosa. Die *Zona basalis* ist die Verbindung zwischen Endo- und Myometrium. Sie ist ca. 1 mm hoch und wird bei der Menstruationsblutung nicht abgestoßen. Sie ist das Ausgangsgewebe für die neue Zona functionalis.

Die *Tunica muscularis* besteht aus glatter, spiralig angeordneter Muskulatur mit Gefäßen und Bindegewebsfasern. Die glatte Muskulatur ist dreischichtig mit einem Stratum subvasculare (der äußeren Schicht, die längs und zirkulär verlaufende Muskelfasern besitzt), dem Stratum vasculare (der dicksten Schicht, die auch gefäßreich ist) und dem Stratum supravasculare (der inneren Schicht mit zirkulär verlaufenden Muskelfasern). Das Myometrium dient als Fruchthalter und beim Geburtsvorgang als aktiv austreibende Kraft.

Die *Tunica serosa* (Perimetrium) ist fest mit der Tunica muscularis verwachsen. Sie überzieht den Uterus bis hin zum inneren Muttermund und geht seitlich in das Ligamentum latum über. Während der Schwangerschaft (Gravidität) wächst das Myometrium überwiegend durch Hypertrophie (Zellwachstum) aber auch durch Hyperplasie (Vermehrung der Zellzahl). Die Myozyten können eine Länge von bis zu 600 – 800 µm erreichen.

Portio vaginalis uteri: Die Portio vaginalis uteri (Muttermund) hat einen Epithelübergang von mehrschichtig unverhorntem Plattenepithel (Vagina) in einschichtiges hochprismatisches Epithel (Uterus). Die dicke Lamina propria bildet die *Uvula naboti* ein rundes Gebilde im Uterus am Muttermund (Einziehung von Drüsen; Zylinderepithel).

> **❗ Merke**
>
> Endometrium (Mucosa uteri):
> - enthält Spiralarterien,
> - enthält, eingebettet in die Tunica propria, die Uterusdrüsen,
> - lagert unter dem Einfluss von Progesteron Lipide und Glykogen in die Stromazellen der Tunica propria ein,
> - wird durch Östrogene zur Proliferation angeregt.

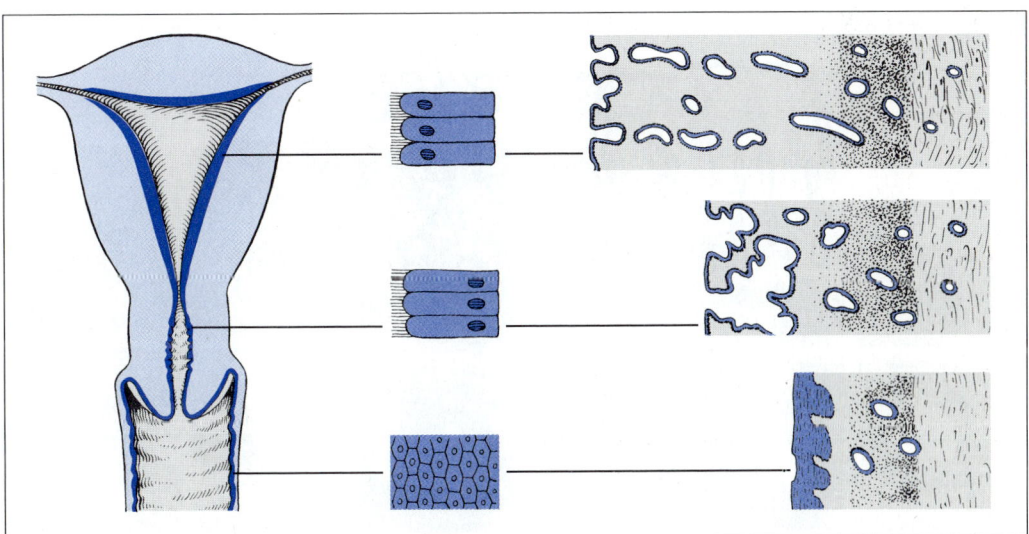

Abb.3.**29** Frontalschnitt durch den **Uterus** und die **Scheide** mit den zu den einzelnen Abschnitten gehörenden Schleimhautauskleidungen und Epithelarten. Im Zervixepithel sind die Kerne basalständig, im Corpusepithel während der Proliferationsphase mittelständig. In der Sekretionsphase wandern die Kerne des Corpusepithels nach der Basis zu und werden rund (aus Kaiser/Pfleiderer, Thieme 1989)

Klinischer Bezug

Uterusmyome sind gutartige Muskelgeschwülste des Uterus. Myome können unter Hormoneinwirkung wachsen, sich aber auch zurückentwickeln. Nach dem Klimakterium bilden sie sich häufig spontan zurück. Wenn die Myome multipel vorhanden sind, spricht man vom Uterus myomatosus.

Bei der **Endometriose** findet man endometriumähnliches Gewebe außerhalb des Cavum uteri. Diese Gewebe ist ebenso wie das Endometrium zyklischen Veränderungen unterworfen. Man unterscheidet:
- Endometriosis genitalis interna: Endometriose in der Uterusmuskulatur oder der Tube,
- Endometriosis genitalis externa: Endometriose v.a. in Ovarien und Douglas-Raum,
- Endometriosis extragenitalis: Endometriose z.B. in Bauchdecken, Harnblase, Lunge, Darm, Nabel.

Menstruationszyklus (Abb. 3.**30** und 3.**31**)

1.–5. Tag: Menstruationsphase
5.–14. Tag: Proliferationsphase
14. Tag: Ovulation
14.–27. Tag: Sekretionsphase
27.–28. Tag: Ischämiephase
21. Tag: Corpus luteum

Während der Menstruationsphase (Desquamationsphase) wird die Funktionalis des Endometriums abgestoßen. An der Desintegration der Funktionalis und deren Ablösung sind proteolytische Enzyme beteiligt und das Myometrium zeigt Kontraktionen. Das Uterusepithel regeneriert sich aus den Drüsenstümpfen der Basalis.

Merke

- An der Desintegration der Functionalis und deren Ablösung sind proteolytische Enzyme beteiligt.
- Das Uterusepithel regeneriert aus den Drüsenstümpfen der Basalis.
- Der Abfall des Progesteronspiegels geht der Desquamationsphase voraus.
- In der Desquamationsphase erfolgt die Abstoßung der Pars functionalis des Endometriums.

Klinischer Bezug

Die **Regelblutung** (Menstruation, Menses, Periode) ist die Abstoßung der Gebärmutterschleimhaut, die mit einer Blutung einhergeht. Sie steht am Anfang eines jeden Menstruationszyklus.

Die **Einnistung** (Implantation, Nidation) des befruchteten Eies in die Schleimhaut des Uterus findet in der Regel am 6.-7. Tag post conceptionem überwiegend in der hinteren Uteruswand statt.

3.11.4 Vagina

Die Vagina (Scheide) ist ein ca. 10 cm langer muskulärer Schlauch (ventral-dorsal abgeplattet), der über Bindegewebssepten mit den anliegenden Organen verbunden ist. Er dient der Kohabitation und als Geburtsweg. Die Mucosa bildet Querfalten (Columnae rugarum) mit einem mehrschichtig unverhornten Epithel. Die Vagina enthält keine Drüsen, die Schleimproduktion (Sekret) erfolgt durch Sudation.

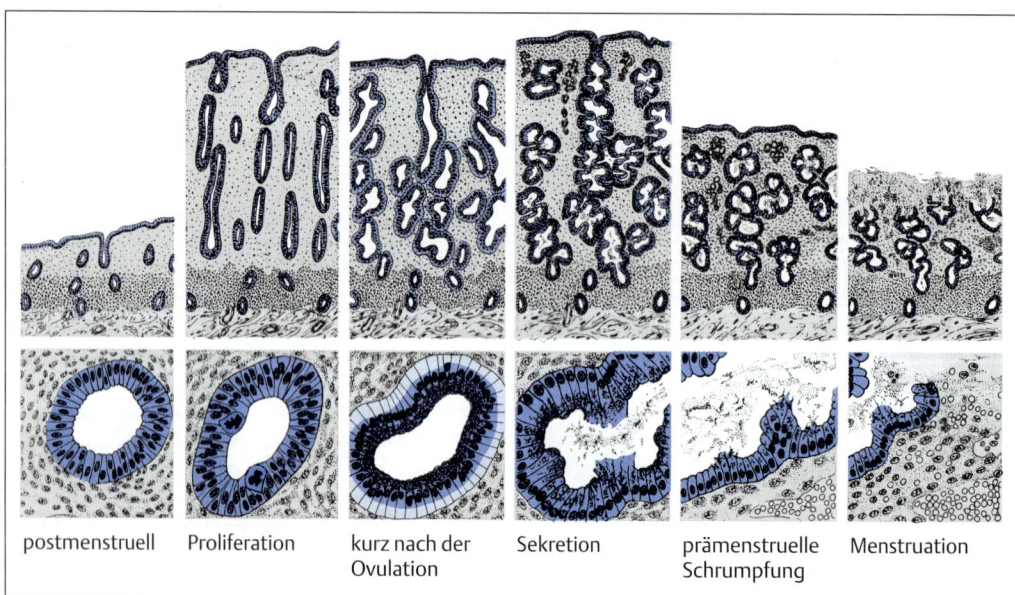

| postmenstruell | Proliferation | kurz nach der Ovulation | Sekretion | prämenstruelle Schrumpfung | Menstruation |

Abb. 3.30 Endometriumveränderungen während eines Zyklus (nach Netter, aus Baltzer/Mickan, Thieme 1985)

Histologie

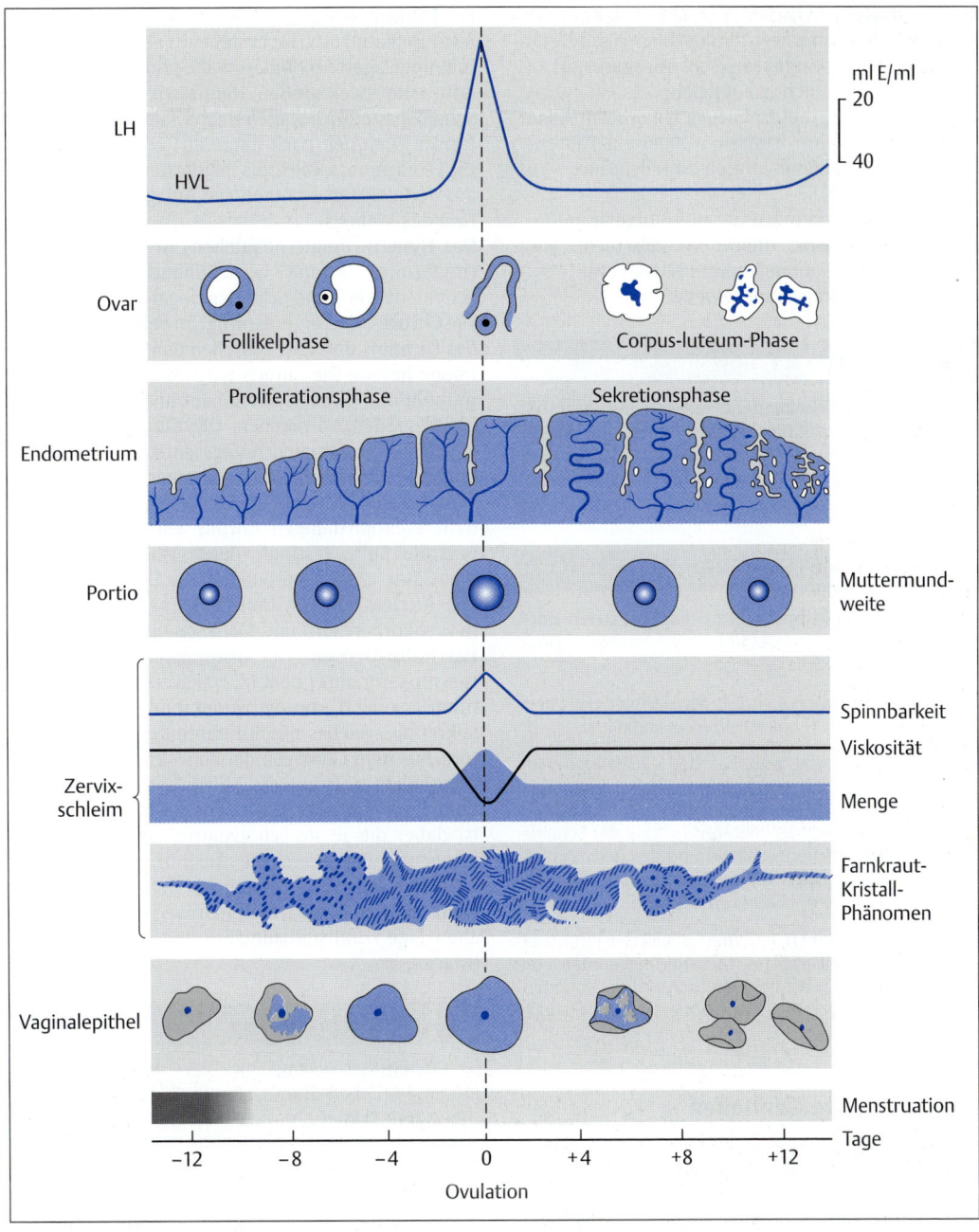

Abb. 3.**31 Zyklische Vorgänge** an Ovar, Endometrium, Portio, Cervixschleim und Vaginalepithel synchron zum LH-Gipfel (Ovulationstermin) (aus Kaiser/Pfleiderer, Thieme 1989)

Die Lamina propria besteht aus kollagenem Binde-gewebe und geht in die Tunica muscularis mit durch-flochtenen Muskelschichten über, d. h. eine Sub-mucosa fehlt. Das Scheidensekret stammt aus den *Bartholin-Drüsen*. Man unterscheidet den *Fornix va-*ginae *(= Scheidengewölbe)* am Uterus (vorderes, hin-teres, seitliches Scheidengewölbe) und das *Ostium vaginae (= Scheideneingang)* mit Hymen. Die Vagina ist mit der Urethra durch das Parakolpium fest ver-wachsen. Das Septum rectovaginale bildet eine lokkere Verbindung zwischen Vagina und Rektum. Das Vaginalepithel unterliegt zyklusabhängigen Veränderungen. In der Vagina herrscht ein saurer pH.

Die Vagina ist 3schichtig aufgebaut:

- *Tunica mucosa:* mehrschichtig unverhorntes Plattenepithel, keine Drüsen, Döderlein-Bakterien (Abbau von Kohlenhydraten zu Milchsäure → Infektionsschutz)
  - Lamina propria mucosae: mit Blutgefäßen
- *Tunica muscularis:* dünne Muskelschicht, längs und schräg verlaufende glatte Muskulatur
- *Tunica adventitia:* Bindegewebe

Klinischer Bezug

Bei Verdacht auf Entzündung der Scheide (**Kolpitis**) oder **Mykose** (Pilzerkrankung) wird ein Abstrich des Vaginalsekrets auf einem Objektträger mit 0,1 %iger Methylenblaulösung verrührt und unter dem Mikroskop untersucht.

Klinischer Bezug

Die **Douglaspunktion** wird zu diagnostischen oder therapeutischen durchgeführt (z. B. Adnexitis, Douglas-Abszess).

Beim **Vaginalprolaps** fällt die Scheide vor die Vulva (z. T. mit Uterus = Prolapsus uteri et vaginae).

Der **Vaginalabstrich** wird bei der gynäkologischen Untersuchung (s. u.) durchgeführt. Dabei entnimmt man mit Wattestäbchen einen zytologischen Abstrich von der Seitenwand des hinteren Drittels der Scheide sowie von der Portiooberfläche und aus dem Zervixkanal. Dieser Abstrich wird dann nach Papanicolaou gefärbt und unter dem Mikroskop beurteilt.

Das **Zervixkarzinom** (Gebärmutterhalskrebs) ist meist ein Plattenepithelkarzinom. Es kann im Rahmen von regelmäßigen Krebsfrüherkennungsuntersuchungen (vaginale Untersuchung, Zytodiagnostik u. a.) diagnostiziert werden.

3.11.5 Äußere Genitalien

Die **Vulva** (äußere Genitale der Frau) besteht aus den kleinen und großen Schamlippen, der Schamspalte und dem Scheidenvorhof.

Das **Labium minus** (kleine Schamlippe) begrenzt den Scheideneingang. Die Labia minora umschließen das Vestibulum vaginae (Scheidenvorhof), die Glans clitoris (Ende der Klitoris) und sind von den Labia majora umgeben. Das Labium minus besteht aus elastischem Bindegewebe (ohne Fettgewebe). Die Haut enthält an der Außenseite der kleinen Schamlippen ein mehrschichtiges verhorntes Epithel, an der Innenseite der kleinen Schamlippen ein mehrschichtiges unverhorntes Epithel mit freien Talgdrüsen.

Das **Labium majus** (große Schamlippe) ist eine Hautfettduplikatur, d. h., sie besteht aus einem Fettpolster mit eingelagertem Bindegewebe und glatter Muskulatur. Die zwei großen Hautfalten begrenzen die Schamspalte. Sie besitzen Haare, Talg- und Schweißdrüsen (nehmen nach innen ab) und umschließen die Labia minora. Die Labia majora der Frau entstehen aus der gleichen embryonalen Anlage wie das Skrotum des Mannes.

Das **Hymen** (Jungfernhäutchen) ist eine sichel- bis ringförmige dünne Schleimhautfalte zwischen Scheidenvorhof und Scheideneingang.

Die **Clitoris** (Kitzler) entspringt an den unteren Ästen des Os pubis und ragt zwischen den großen Schamlippen hervor. Die Clitoris wird von dem *Präputium* umhüllt. Die Clitorisschleimhaut besitzt viele sensible Nervenendkörperchen. Die Clitoris ist aus der gleichen embryonalen Anlage entstanden, wie das Corpus cavernosum penis. Demnach sind die Bestandteile des Kitzlers die Crura clitoris, die sich zu dem erektionsfähigen Corpus clitoris vereinigen, und die Bulbi vestibuli, deren Venengeflecht mit der Glans clitoris verbunden ist. Die Schleimhaut des Kitzlers enthält *Lamellenkörperchen* (Genitalnervenkörperchen) und *Meissner-Tastkörperchen*.

Bartholin-Drüsen (Gll. vestibulares major) liegen meist paarig unter dem M. transversus perinei profundus. Sie sind erbsengroß und sondern schleimiges Sekret ab, welches das Einführen des Penis erleichtert. Aus dem Glykogen der abgestoßenen Scheidenepithelien entsteht die Milchsäure unter Einwirkung der sog. Döderlein-Milchsäurebakterien. Diese ist daher die „erste Schutzeinrichtung" gegen eindringende Bakterien. Die Ausführungsgänge sind ca. 1,5 cm lang und münden an der Innenseite der Labia minora. Die Bartholin-Drüsen (Frau) entsprechen lage- und aufbaumäßig den Cowper-Drüsen (Mann).

Klinischer Bezug

Die **Vulvitis** ist die Entzündung der Vulva. Hier treten aufgrund der anatomischen Lage der Vulva (z. B. Nähe zum Rektum) häufiger Entzündungen auf. Ursachen sind z. B. Arzneimittel, Seifen, Condylome, Herpes Viren, Pilze u. a.

Das **Vulvakarzinom** ist eines der prognostisch ungünstigen Tumoren der weiblichen Geschlechtsorgane. Es tritt hauptsächlich zwischen dem 60. – 80. Lj. auf. Histologisch handelt es sich meist um ein verhornendes Plattenepithelkarzinom.

Die **Bartholinitis** ist eine Entzündung der Bartholin-Drüsen sowie ihrer Ausführungsgänge. Zu den Erregern der Bartholinitis gehören E. coli, Neisseria gonorrhoeae oder Staph. aureus.

3.11.6 Plazenta

Die Plazenta (Mutterkuchen) besteht aus dem kindlichen (Placenta fetalis) und dem mütterlichen (Placenta maternalis) Teil. Die Plazenta bildet (innensekretorisch) die gonadotropen Hormone, Progesteron und Östrogene. Die Funktionen der Plazenta sind Ernährung des Embryos, Gasaustausch und Hormonbildung (z. B. HCG). Die Plazentaschranke trennt den mütterlichen vom kindlichen Kreislauf. Die Barriereeigenschaften der Plazentaschranke (-membran) werden in großem Maße vom Synzytiotrophoblasten bestimmt.

Die **Placenta maternalis** bildet eine Basalplatte (= Decidua basalis) für die Einnistung des Keimlings. Von dieser Seite aus ziehen Septen aus Deziduazellen zwischen die Zottenbäume. Zwischen Basalplatte und Uterusmuskulatur (Myometrium) liegt die Spongiosa.

Die **Placenta fetalis** trägt die Chorionzotten. Das sind fingerförmige Ausstülpungen des Trophoblasten, die untereinander in Verbindung stehen. Eine solche Zotte mit ihren Verzweigungen wird Zottenbaum genannt. Zwischen diesen Zottenbäumen bleibt das Plazentarseptum (Septum aus Uterusschleimhaut) bestehen. Einige Zotten heften sich an den Septen und an den basalen Deziduazellen fest und bilden die Haftzotten. Die Räume zwischen den Zotten sind die intervillösen Räume. Eine Zotte hat folgenden Schichtenaufbau:

- Synzytium (flache zusammenhängende Zellschicht mit Mikrovillibesatz)
- Langerhans-Schicht (Zytotrophoblasten)
- Zottenstroma

Der gesamte Aufbau der Plazenta ist in Abb. 3.32 dargestellt.

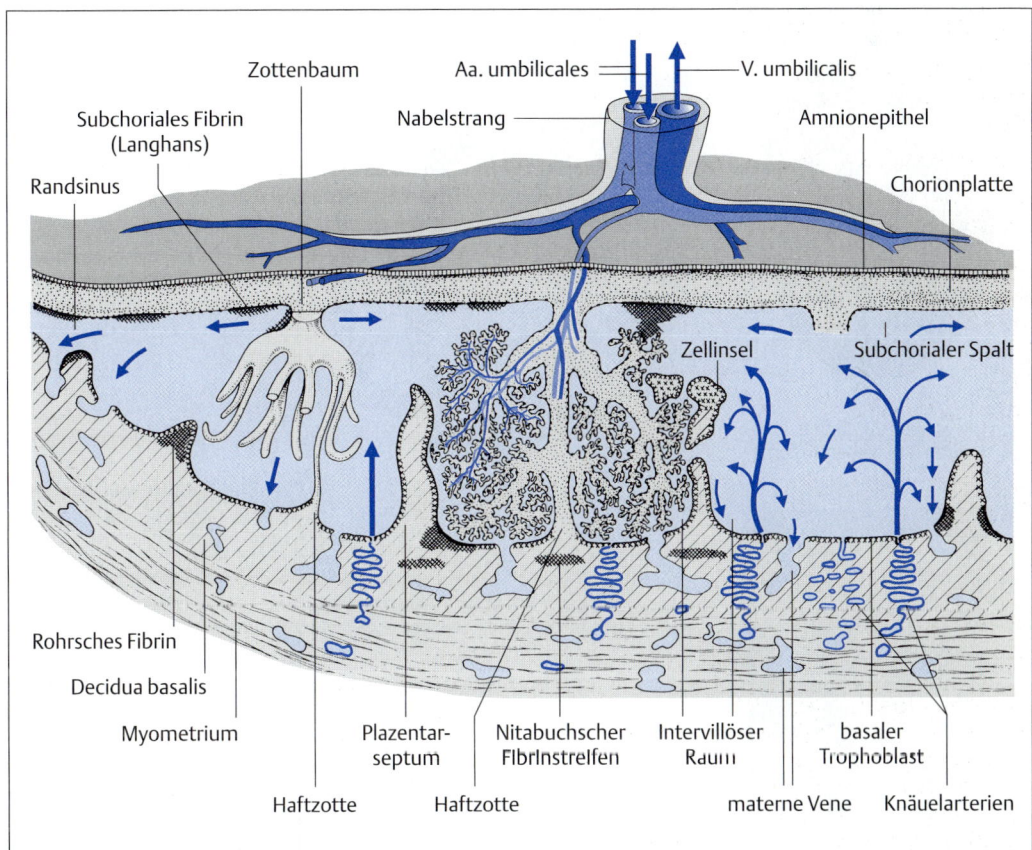

Abb. 3.32 Reife menschliche **Plazenta** und Kreislauf im intervillösen Raum, schematisch (linker Bildteil: grobe Aufzweigung eines Zottenbaumes; mittlerer Bildteil: Verzweigungen der Chorionzotten; rechter Bildteil: Stamm des Zottenbaumes). Die gestrichelten Pfeile deuten die Strömungsrichtung des mütterlichen Blutes im intervillösen Raum an. Fein punktiert = fetales Mesenchym, grob schräg schraffiert = maternales (deziduales) Bindegewebe, kreuzschraffiert = Zytotrophoblast der Trophoblastenschale, der Septen und Inseln (aus Bargmann, Thieme 1977)

Merke

Aufbau der Plazenta:
- Amnionepithel
- Chorionplatte
- Zottenbäume; Haftzotten (fetales Blut)
- intervillöser Raum (mütterliches Blut)
- Decidua basalis (mit Dezidualsepten, bedeckt die Uterusschleimhaut)

3.12   Männliche Geschlechtsorgane

3.12.1   Hoden

Der Hoden (Testis) ist ein zusammengesetztes tubulöses Organ mit Läppchenbau (Abb. 3.**33a**). Das Funktionsgewebe besteht aus den *Tubuli seminiferi*, sie münden in das *Rete testis (Netzwerk)*. Der Hoden

hat eine dicke Bindegewebskapsel (*Tunica albuginea*) mit ins Innere führenden Bindegewebssepten (Septula testes). Der Hoden ist von dem *Epiorchium* und dem *Periorchium* überzogen (Abb. 3.**33b** u. **c**); dazwischen befindet sich eine Peritonealabspaltung. Im Bindegewebe des Hodens findet man die großen plasmareichen *Leydig-Zwischenzellen* (azidophiles Zytoplasma), die das Testosteron produzieren. Die *Leydig-Zellen* des (menschlichen) Hodens sind bereits bei der Geburt differenziert, sie enthalten häufig paraplasmatische Einschlüsse und werden durch LH (= hypophysäres Luteinisierungshormon = ICSH) stimuliert. Man unterscheidet in den Tubuli seminiferi die *Sertoli-Zellen (Stütz- und Ernährungszellen)* mit großem hellen Zellkern und deutlichem Nucleolus, sie liegen in der Wand und reichen weit ins Lumen sowie die *Keimzellen (Spermatogonien)* in verschiedenen Reifestadien. Die *Spermatogenese* ist die dauernde mitotische Vermehrung und die anschließende Meiose, die *Spermatohistogenese*, ist

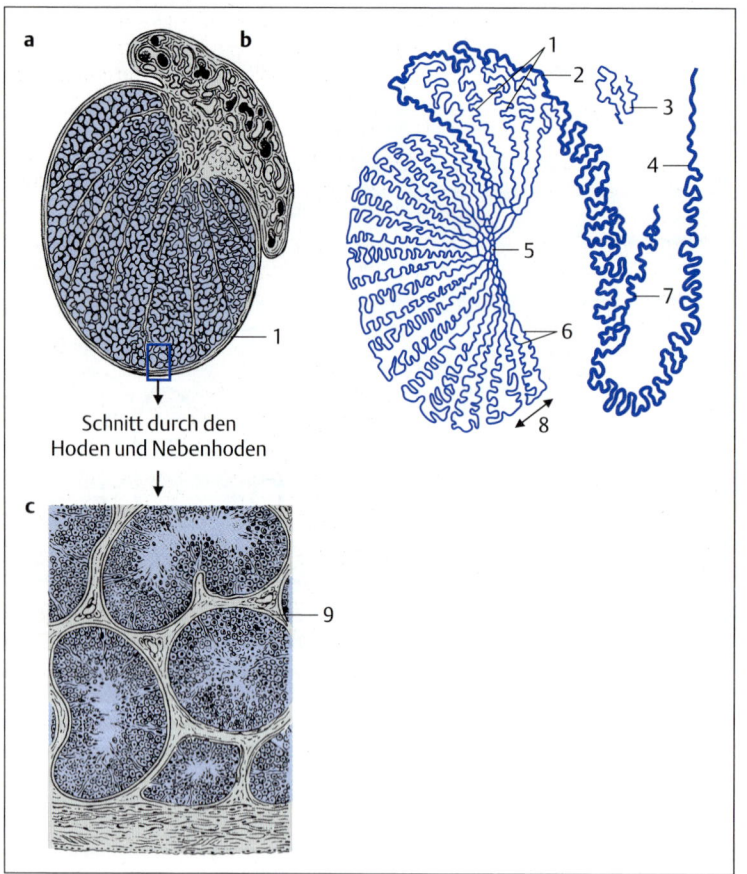

Abb. 3.33 Hoden und **Nebenhoden. a** Schnitt durch das ganze Organ; **b** Kanälchensystem, schematisch: 1 = Ductuli efferentes, 2 = Ductus epididymidis, 3 = Paradidymis (Appendix testis), 4 = Ductus deferens, 5 = Rete testis, 6 = Tubuli seminiferi contorti, 7 = Ductus aberrans, 8 = Lage der Tunica albuginea; **c** Tubuli seminiferi contorti, jeder Tubulus umgeben von einer Basalmembran (9). Vergr. ca. 100fach (aus Leonhardt, Thieme 1991)

die Differenzierung der Spermatiden zu reifen Spermien.

Reifestadien (Spermatogenese):
- Spermatogonien (randständig, großer Zellkern; Mitose)
- Spermatozyten I. Ordnung (Meiose)
- Spermatozyten II. Ordnung (Meiose)
- Spermatiden (zum Lumen hin, kleiner Zellkern)
- Spermien

> **! Merke**
>
> **Sertoli-Zellen:**
> - besitzen Rezeptoren für FSH.
> - bilden androgenbindendes Protein (ABP).
> - bilden Inhibin.
> - können phagozytieren.
>
> **Leydig-Zellen:**
> - bilden Testosteron.
> - haben membranständige Rezeptoren für LH.
> - haben Mitochondrien vom Tubulustyp.
> - liegen im Bindegewebe des Hodens.
> - Ihr Zytoplasma enthält reichlich agranuläres endoplasmatisches Retikulum.

3.12.2 Nebenhoden

Der Nebenhoden (Epididymis) dient als *Samenspeicher*. Er teilt sich auf in Kopf (Caput), Körper (Corpus) und Schwanz (Cauda). Er besitzt als Verbindung zum Rete testis *Ductuli efferentes* im Caput (einschichtiges, mehrreihiges Epithel mit Kinozilien [beweglich], eine schmale Lamina basalis und eingebuchtetes Lumen) sowie den *Ductus epididymidis (= Nebenhodengang)* in Corpus und Cauda (Abb. 3.**33a**). Der Ductus epididymidis ist die Verbindung zwischen Ductuli efferentes und *Ductus deferens (Samenleiter)*. Er hat ein hochprismatisches Epithel ohne Kinozilien, aber mit Stereozilien (unbeweglich) und einem gleichmäßigen rundlichen Lumen (Abb. 3.**33b**). Ductus epididymidis und Ductus deferens sind aus der embryonalen Anlage des Urnierengangs (Ductus mesonephricus; Wolff-Gang) entstanden. Der Ductus epididymidis ist von einer zirkulären Lage glatter Muskelzellen umgeben.

3.12.3 Ductus deferens

Der Ductus deferens (Samenleiter) zeigt folgenden 3-Schichtenbau:
- *Tunica mucosa:*
  - Lamina epithelialis: 2reihig hochprismatisch mit Stereozilien
  - Lamina propria: mit kollagenem Bindegewebe
- *Tunica muscularis:* (3schichtige dicke Muskulatur)
  - innere Längsmuskulatur
  - mittlere Ringmuskulatur
  - äußere Längsmuskulatur

- *Tunica adventitia:*
  - Bindegewebe mit elastischen Netzen, Blutgefäßen und Nerven.

Der Ductus deferens hat ein kleines sternförmiges Lumen und eine breite Muscularis. Er erhält Spermien aus dem Ductus epididymidis. Der Ductus deferens setzt sich in den *Ductus ejaculatorius* fort, der durch die Prostata zieht und in die Harnröhre mündet. Der Ductus deferens wird zusammen mit den Gefäßen, die zum Hoden ziehen, mit Bindegewebe zum Funiculus spermaticus (Samenstrang) gebündelt.

3.12.4 Glandula vesiculosa (Samenblase)

Die Glandula vesiculosa (Bläschendrüse, Samenbläschen, Vesicula seminalis) ist eine mehrfach gefaltete Drüse mit interstitiellem Bindegewebe. Sie mündet in den Ductus deferens. Am Rand findet man manchmal Prostatagewebe angeschnitten. Die Glandula vesiculosa produziert ein alkalisches, proteinhaltiges Sekret (mit Fructose). Schichtenbau:
- *Tunica mucosa:* Schleimhautleisten und Schleimhautbrücken, gebildet von der Lamina propria mit mehrreihigem iso- bis hochprismatischem Epithel
- *Tunica muscularis:* 3 Schichten
- *Tunica adventitia:* mit Blutgefäßen und Nerven

Im Querschnitt erkennt man mehrere unregelmäßige Lumenanschnitte (Abb. 3.**34**).

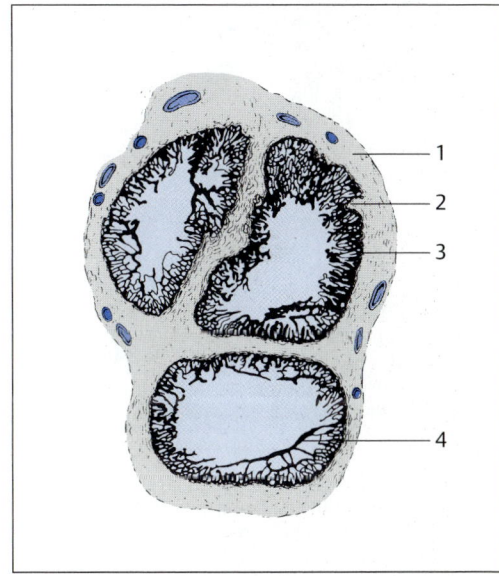

Abb. 3.**34 Vesicula seminalis** (Samenbläschen), Schnitt durch das ganze Organ: Das Drüsenlumen ist dreimal angeschnitten. 1 = Tunica adventitia, 2 = Tunica muscularis, 3 = Tunica mucosa, 4 = Schleimhautbrücke (aus Frick/Leonhardt/Starck, Thieme 1987)

3.12.5 Prostata

Die Prostata (Vorsteherdrüse) liegt zwischen Harnblase und M. transversus perinei profundus. Sie
wird von der Harnröhre (Übergangsepithel) und
den zwei Ducti ejaculatorii durchbohrt. Eine Kapsel
aus lockerem Bindegewebe sendet Bindegewebssepten mit glatter Muskulatur ins Innere. Man sieht tubuloalveoläre Drüsen mit unterschiedlich weit ge-
lapptem Lumen und ein einschichtig isoprismatisches bis 2reihig hochprismatisches Epithel. Die tu-
buloalveolären Drüsenschläuche sind kleiner als bei
der Glandula vesiculosa (Abb. 3.**35**). Prostatasteine
sind ein deutlicher differenzialdiagnostischer Hin-

weis auf die Prostata. Die Zellen bilden milchiges ba-
sisches Sekret, das der Mobilisierung der Spermien
dient.

Klinischer Bezug

Unter der **Prostatahyperplasie** versteht man im Allgemeinen die benigne Prostatahyperplasie (BPH, füher:
Prostataadenom, Prostatahypertrophie). Es kommt
zu einer Vergrößerung der Prostata durch mengen-
mäßige Zunahme der Zellen und Drüsen des Prostata-
stromas.

3.12.6 Äußere Geschlechtsorgane

Der Penis (Glied) gehört zu den äußeren männlichen
Geschlechtsorganen.
Aufbau:
- äußere Haut
- Fascia penis
- 3 Schwellkörper (werden von der Fascia penis um-
  hüllt)
- derbe Tunica albuginea
- Corpora cavernosa penis
- Corpus spongiosum urethrae
- Septum pectiniforme
- Urethra

Die Corpora cavernosa penis sind ein Balkenwerk von
elastischen Fasern mit glatter Muskulatur und kaver-
nösen Räumen, die nur mit Endothel ausgekleidet
sind. Sie dienen der Versteifung des Penis bei der
Erektion durch arterio-venöse Anastomosen, die
einen funktionellen Kreislauf bilden.
Das Corpus spongiosum penis ist bindegewebereich
und arm an glatter Muskulatur. Es enthält weite Venengeflechte. Diese haben eine Stützfunktion, damit
bei der Erektion keine Abdrosselung der Venen erfolgen kann.
Ein weiterer Bestandteil des Penis ist die Harnröhre.

3.12.7 Ejakulat

Siehe Anatomie 8.8.7.

Spermien

Spermien (reife Samenfäden) entstehen am Ende der
Spermatogenese (dauert ca. 70 Tage = ca. 9 – 11 Wochen) (s. Anatomie 1.1.3). Ein Spermium (Länge ca.
60µm) besteht aus:
- **Kopf (Caput):** An der Spitze des Kopfes befindet
  sich das Akrosom (Kopfkappe). Es beinhaltet hydrolytische Enzyme (Akrosin, Hyaluronidase, Neuraminidase und saure Phosphatase). Die Enzyme
  des Akrosoms haben das Ziel, die Zona pellucida
  der Eizelle bei der Befruchtung aufzulösen. Das
  Akrosom der Spermien entspricht funktionell am
  ehesten denen der Zellorganelle Lysosom. Weiterhin befindet sich im Kopf der Zellkern.

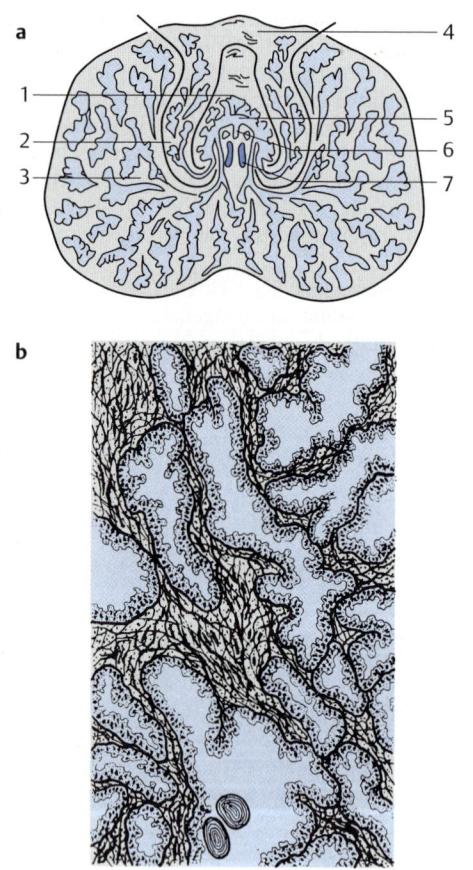

Abb. 3.**35** **Prostata. a** Horizontalschnitt durch das ganze
Organ: 1 = periurethrale Mantelzone (Schleimhautdrü-
sen), 2 = Innenzone (submuköse Drüsen), 3 = Außenzo-
ne (Hauptdrüsen der Prostata), 4 = Isthmus prostatae, 5
= Pars prostatica urethrae, 6 = Utriculus prostaticus, 7
Ductus ejaculatorius; **b** Ausschnitt: zahlreiche unter-
schiedlich weite Einzeldrüsen, dazwischen starke Züge
glatter Muskulatur, prismatisches Epithel, im untersten
Teil zwei kleine Prostatasteine. Vergr. ca. 100fach (aus
Leonhardt, Thieme 1991)

- **Schwanz (Flagellum):**
  - **Hals (Pars conjugens):** Im Hals befindet sich das Zentriol.
  - **Mittelstück (Pars intermedia):** In reifen Spermien finden sich Mitochondrien vorwlegend im Mittelstück.
  - **Hauptstück (Pars principalis):** Hier enden in unterschiedlicher Höhe die Außenfibrillen, die im Mittelstück beginnen. Im Hauptstück findet man die Ringfaserscheide.
  - **Endstück (Pars terminalis):** Im Endstück endet die Ringfaserscheide.

3.13   Zentralnervensystem

Im Gehirn unterscheidet man graue und weiße Substanz. Hier besteht die Rinde aus grauer, das Mark aus weißer Substanz. Die *graue Substanz* besteht aus Kerngebieten (Nuclei) und Rindenarealen. Die graue Färbung beruht auf der großen Dichte neuronaler und glialer Perikaryen. Die *weiße Substanz* enthält dagegen markhaltige Nervenfasern (s. I.9.3).

3.13.1   Großhirn

Die **Großhirnrinde** wird in zwei Teile unterteilt, den Allocortex (mit 3- bis 5-Schichtenbau) und den Isocortex (6-Schichtenbau):

- **Allocortex** (Hippocampusformation, von außen nach innen):
  - *Lamina molecularis* (Molekularschicht): Dendriten der Pyramidenzellen, wenige Nervenzellen
  - *Lamina pyramidalis* (Pyramidenzellschicht): Pyramidenzellen, deren Dendriten in das Großhirnmark ziehen

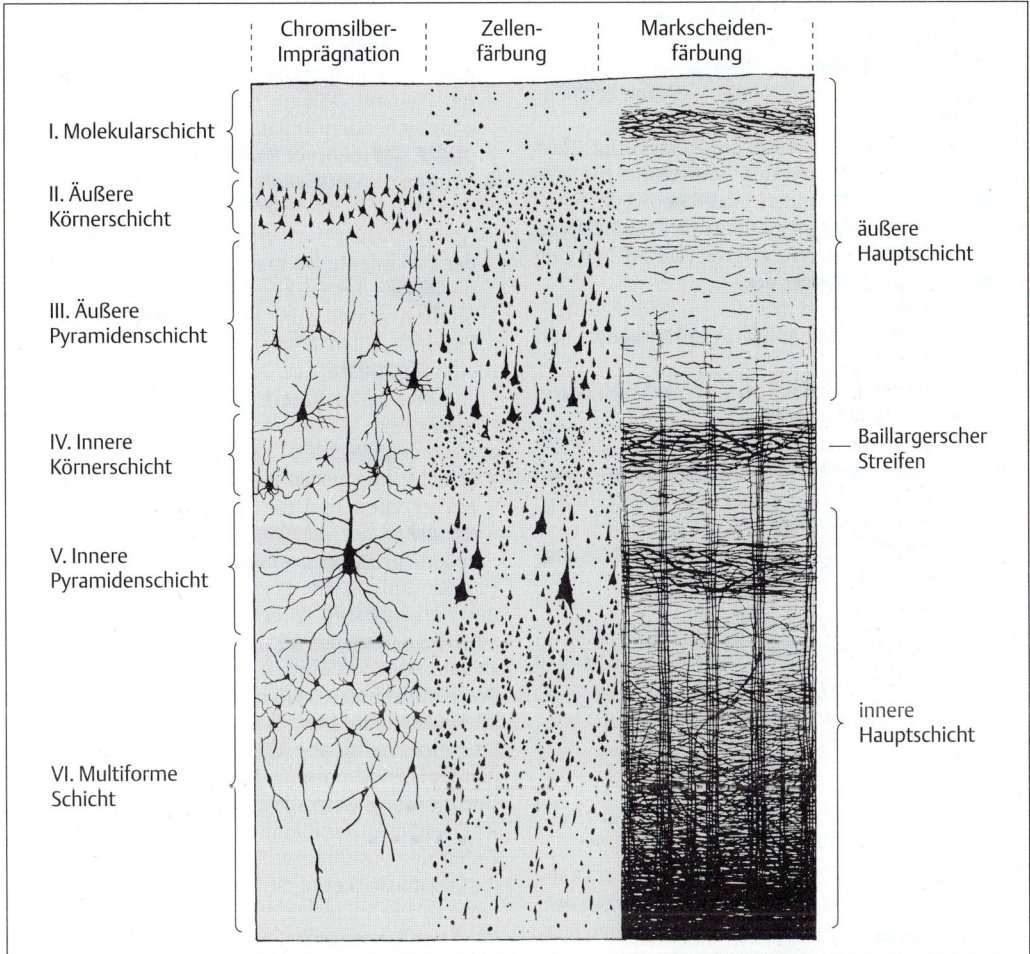

Abb. 3.**36** Bau der **Hirnrinde** (Isocortex) des Menschen, dargestellt mit drei verschiedenen Färbeverfahren. Links Zellbild, rechts Faserbild (aus Bargmann, Thieme 1977)

– *Lamina multiformis* (multiforme Schicht): verschiedene Nervenzellen, grenzt direkt an das Großhirnmark
- **Isocortex** (von außen nach innen; Abb. 3.**36**):
  – *Lamina molecularis* (Molekularschicht oder Lamina plexiformis): wenige Nervenzellen mit markhaltigen Axonen, die parallel zur Großhirnoberfläche liegen; Astrozyten (Neuroglia) bilden die dünne Membrana limitans gliae superficialis,
  – *Lamina granularis externa* (äußere Körnerschicht): dicht liegende Körnerzellen,
  – *Lamina pyramidalis externa* (äußere Pyramidenzellschicht): breite Schicht mit Pyramidenzellen; Dendriten haben Dornsynapsen,
  – *Lamina granularis interna* (innere Körnerschicht): schmale Schicht dicht liegender Körnerzellen; markhaltige Nervenfasern liegen parallel zur Oberfläche des Großhirns,
  – *Lamina pyramidalis interna* (innere Pyramidenschicht): große Pyramidenzellen, die in bestimmten Arealen als Betz-Riesenzellen vorkommen (Durchmesser bis zu 100 µm),
  – *Stratum multiformis* (Spindelzellschicht, multiforme Schicht): unterschiedlich große Ganglienzellen mit z. T. spiralförmiger Gestalt.

Dendritische Spines (Dornen) sind dornartige Ausstülpungen am Dendriten und Ansatzstelle für Synapsen. *Ependymzellen* sind die Auskleidung der Hirnventrikel. *Oligodendrozyten* bilden die Markscheiden im ZNS. *Astrozyten* bilden mit ihren Endfüßchen eine Schicht um die Hirnkapillaren.
Das Gehirn gliedert sich in:
- Diencephalon (Zwischenhirn), mit Hypophyse und Hypothalamus
- Mesencephalon (Mittelhirn) mit Vierhügelplatte, Haube und den Hirnschenkeln
- Rhombencephalon (Rautenhirn), besteht aus Metencephalon (Hinterhirn) mit Cerebellum und Pons Varoli sowie Myelencephalon (Nachhirn) mit der Medulla oblongata
- Telencephalon (Endhirn) mit zwei Großhirnhemisphären

Klinischer Bezug

Der **Morbus Parkinson** (Paralysis agitans) ist eine degenerative (rückbildende) Erkrankung u. a. der pigmentierten Nervenzellen der Substantia nigra

[handschriftliche Notiz: obru Dopaminmangel]

3.13.2   Rückenmark

Das Rückenmark (Medulla spinalis) zeigt im Querschnitt in seinem Inneren ein *Schmetterlingsbild grauer Substanz.* Die meisten Zellen der grauen Substanz sind multipolare Nervenzellen. In den Binnenzellen (Schaltneurone, Assoziationszellen, Kommissurenzellen) der grauen Substanz erfolgt eine selbständige Umschaltung afferenter Impulse auf efferente Fasern. Die graue Substanz wird umgeben von der *weißen Substanz*, die aus markhaltigen Nervenfasern besteht. Diese Nervenfasern bilden die auf- und absteigenden Bahnen des Rückenmarkes. Am Rand verdichtet sich das Gliagewebe zur *Membrana limitans gliae superficialis*, die mit der *Pia mater* verwachsen ist.

Klinischer Bezug

Kinderlähmung (= Poliomyelitis anterior acuta) ist die Folge einer Virusinfektion der Motoneurone des Rückenmarks.

3.13.3   Cerebellum

Das Kleinhirn (Cerebellum) besteht, wie auch das Großhirn, aus Rinde und Mark. Die **Kleinhirnrinde** hat einen 3-Schichtenbau (von außen nach innen; Abb. 3.**37**):
- *Stratum moleculare* (Molekularschicht): zellarm, überwiegend marklose Nervenfasern, Korbzellen mit kleinem Zellkern und zum Stratum ganglionare ziehenden Kollateralästen, die sich wie ein „Korb" um mehrere Purkinje-Zellen legen.
- *Stratum ganglionare* (Purkinje-Zellschicht): schmale Schicht dicht liegender Purkinje-Zellen (größte Zellen des Cerebellums), 2–3 Dendriten der Purkinje-Zellen ragen ins Stratum moleculare, die Axone der Purkinje-Zellen ziehen durch das Stratum granulosum in das Kleinhirnmark; an Purkinje-Zellen bestimmter Kleinhirnteile endet eine Kletterfaser (ca. 20 Korbzellen, und mehrere Tausend Parallelfasern haben Kontakt zur Purkinje-Zelle).
- *Stratum granulosum* (Körnerschicht): zellreichste Schicht; hier liegen die Körnerzellen; Axone der Körnerzellen sind die Parallelfasern, die zu den Dendriten der Purkinje-Zellen und zu den Korbzellen der Molekularschicht ziehen.

Das **Kleinhirnmark** besteht aus weißer Substanz mit Nervenfasern. In der weißen Substanz liegen außerdem Kleinhirnkerne. Die Axone der Körnerzellen bilden im Stratum molekulare Parallelfasern. Die Parallelfasern verlaufen in Längsrichtung der Kleinhirnwindungen. Das Kletterfasersystem des Kleinhirns hat seinen Ursprung in den olivären Kernen des Hirnstamms. Der Haupteingang ins Kleinhirn sind die Moosfasern, die als Efferenzkopie pyramidaler Erregungen das Kleinhirn erreichen. Die Purkinje-Zellen des Vestibulozerebellums beeinflussen über die Vestibulariskerne die Stamm- und Extremitätenmotorik. Die Anlage des Kleinhirns liegt am rostralen Rand der Rautengrube.

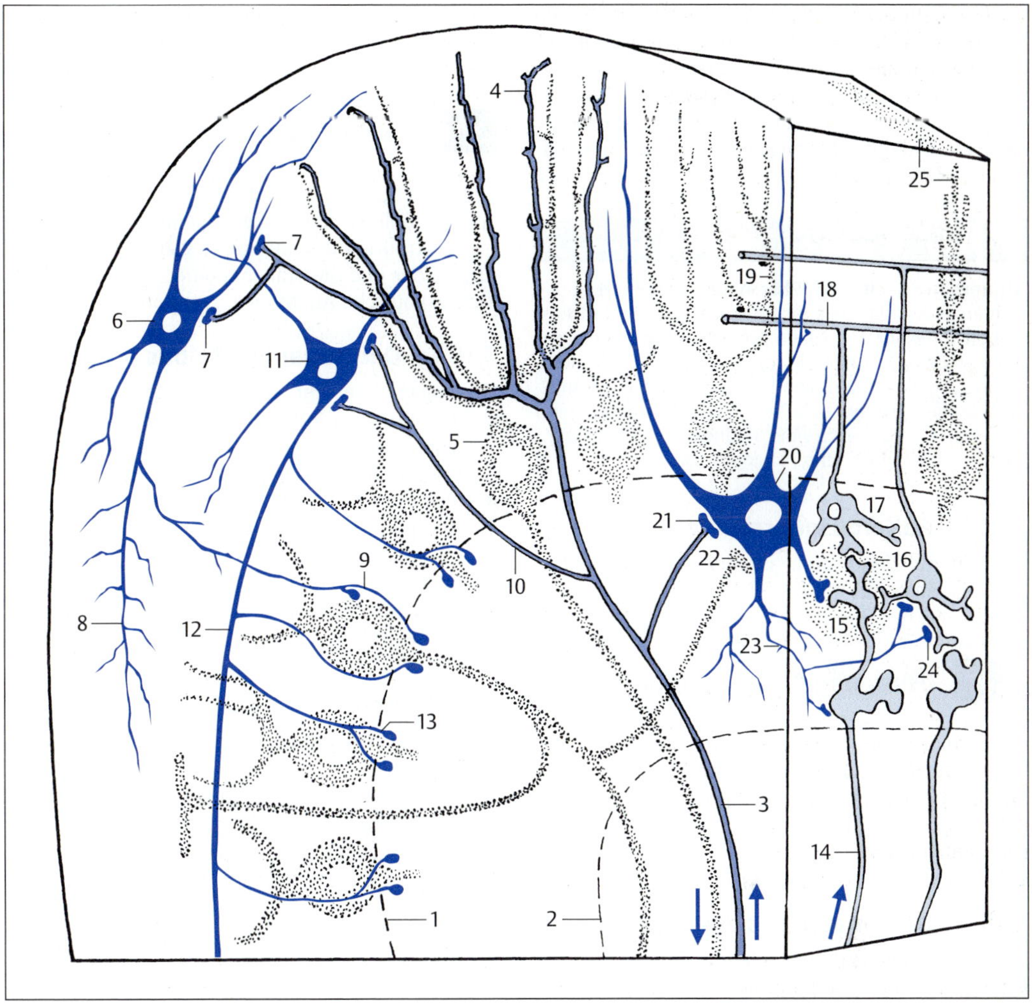

Abb. 3.**37 Kleinhirnrinde**, schematisch. 1 = Grenze zwischen Molekular- und Körnerschicht der Rinde, 2 = Mark/ Rinden-Grenze, 3 = Kletterfasern, 4 = Aufzweigung einer Kletterfaser an Purkinje-Dendriten, 5 = Perikaryon einer Purkinje-Zelle, 6 = Sternzelle, 7 = Synapse einer Kletterfaser mit einer Sternzelle, 8 = Neurit einer Sternzelle, 9 = Synapse einer Sternzelle mit Perikaryon einer Purkinje-Zelle, 10 = Ast einer Kletterfaser mit Synapsen an einer Korbzelle (11), 12 = Neurit einer Korbzelle mit Abzweigung zum Faserkorb (13) um das Perikaryon von Purkinje-Zellen, 14 = Moosfaser, 15 = Parenchyminsel mit Synapse zwischen einer Moosfaser und Dendriten einer Körnerzelle (17), 18 = Parallelfaser, 19 = Synapse (16) zwischen Parallelfaser und Purkinje-Dendriten, 20 = Golgi-Zelle, 21 = Ast einer Kletterfaser mit Synapse am Perikaryon einer Golgi-Zelle, 22 = Kollaterale eines Purkinje-Neuriten mit Synapse an einer Golgi-Zelle, 23 Neurit einer Golgi-Zelle mit Synapsen an Moosfasern und Körnerzellen (24), 25 = Anschnitt einer Purkinje-Zelle senkrecht zur Ausbreitungsebene der Dendriten (aus Linß, Thieme 1991)

3.14 Liquorräume

3.14.1 Innere Liquorräume

Die inneren Liquorräume sind die Ventrikel des Gehirns, der Zentralkanal des Rückenmarks und die Virchow-Robin-Räume. Die Grenze zwischen den Hirnhöhlen und dem Hirngewebe wird durch die Liquor-Hirn-Schranke gebildet. Sie besteht aus Ependym (ektodermale, einschichtige Zellauskleidung (Gliazellen)) und einer Schlussleiste (Membrana gliae terminalis).

Plexus choroidei

Die Plexus choroidei sind Adergeflechte der Pia mater, die von Ependym überzogen sind. Man findet die Plexus choroidei am Dach des 3. und 4. Ventrikels sowie z. T. an der Wand der Seitenventrikel. In den Plexus choroidei entsteht der Liquor cerebrospinalis. Für die Liquorzusammensetzung ist die Blut-Liquor-Schranke mit verantwortlich. Dies ist eine funktionelle Barriere zwischen Blut und Liquor cerebrospinalis, die in den Plexus choroidei und den Blutgefäßen des ZNS lokalisiert ist.

Klinischer Bezug

Liquorgängigkeit von Pharmaka: Die Blut-Liquor-Schranke bewirkt, dass in die Blutbahn eingebrachte Arzneistoffe nur z. T. (dann auch meist in anderer Konzentration) in den Liquor übergehen. Dies muss bei der Verabreichung von Medikamenten (z. B. Antibiotika) beachtet werden. Auch durch Entzündungen, Tumoren o. a. kann es zu einer veränderten Durchlässigkeit der Blut-Liquor-Schranke kommen.

3.14.2 Äußere Liquorräume

Der äußere Liquorraum ist der subarachnoidale Raum (s. Anatomie).

3.15   Hirn- und Rückenmarkshäute

Gehirn und Rückenmark werden von Meningen (Bindegwebshüllen) umgeben. Die Meningen gliedern sich in 3 Schichten:
- Dura mater
- Arachnoidea
- Pia mater

3.15.1 Dura mater spinalis et encephali

Die Dura mater wird untergliedert in:
- *Dura mater encephali (auch Pachymeninx oder harte Hirnhaut)*: Sie besteht aus straffem Bindegewebe und bildet eine Schutzkapsel um das Gehirn. Sie ist mit dem Periost der Schädelinnenfläche untrennbar verbunden. Die innere Oberfläche trägt einschichtige endothelartig angeordnete Bindegewebszellen (Mesothel).
- *Dura mater spinalis (harte Rückenmarkhaut)*: Sie besteht ebenfalls aus aus straffem Bindegewebe. Hier trägt sowohl die innere als auch die äußere Oberfläche einschichtige endothelartig angeordnete Bindegewebszellen (Mesothel).

3.15.2 Arachnoidea mater, Pia mater

Die Arachnoidea (Spinnwebenhaut) ist eine gefäßlose bindegewebige Membran (mehrere Lagen platter Meningealzellen). Sie liegt über den Furchen und Windungen des Gehirns und des Rückenmarks.
Die Pia mater ist der gefäßführende Teil der weichen Hirnhaut. Sie liegt der Hirnoberfläche als *Pia mater encephali* und der Rückenmarkoberfläche als *Pia mater spinalis* dicht an.

Arachnoidea und Pia mater werden zusammen als *Leptomeninx* bezeichnet.

3.16   Sehorgan

Zum Sehorgan gehören: der optische Apparat (Augapfel = Bulbus oculi), die Augenmuskeln (äußere, quergestreifte Muskeln; innere glatte Muskeln), die Augenlider und die Tränenorgane.
Makroskopische Anatomie (s. Anatomie)

3.16.1 Der Augapfel (Bulbus oculi)

Der Augapfel besteht aus 3 Hauptschichten:
- **Tunica fibrosa** (oder externa) bulbi mit
  – Sclera (Lederhaut)
  – Cornea (Hornhaut)
- **Tunica vasculosa** (oder media) bulbi mit
  – Aderhaut (Choroidea oder Uvea)
  – Strahlenkörper (Corpus ciliare)
  – Regenbogenhaut (Iris)
- **Tunica nervosa** (oder interna) bulbi mit
  – Netzhaut (Retina)
  – Pigmenthaut

Tunica fibrosa

Die **Cornea (Hornhaut)** zeigt einen 5-Schichtenbau (Abb. 3.**38**):
- mehrschichtiges unverhorntes Plattenepithel: Außenfläche = Hornhautepithel
  – Stratum superficiale (= flache Zellen)
  – Stratum spinosum (mehr Plasma)
  – Stratum basale (quadratische Zellen)
    → Str. spinosum + Str. basale = Str. germinativum
- dicke *Bowman-Membran* = vordere Basalmembran = Lamina limitans anterior, zellfrei
- *Substantia propria:* kollagenes Bindegewebe mit Lamellen, parallel zur Oberfläche. Hier laufen viele Nervenfasern, die zwischen den Zellen des Hornhautepithels enden (zur Auslösung von Schutz- und Fluchtreflexen). Die sensible Innervation der Cornea erfolgt über die Nn. ciliares longi aus dem N. nasociliaris.
- *Descemet-Membran:* = hintere Basalmembran = Lamina limitans posterior, zellfrei
- *hinteres Hornhautepithel:* einschichtiges Plattenepithel = Cornea-Endothel

Die Cornea ist gefäßfrei und wird über die Lymphspalten ernährt. Sie hat eine Funktion für den Brechungsindex und verhindert das Auslaufen von Kammerflüssigkeit. Die Cornea bildet gemeinsam mit der Sclera (Lederhaut) eine Einheit, die sehr zug- und dehnungsfähig ist und dadurch Form und Achsenlänge des Bulbus gewährleistet.

Die **Sclera (Lederhaut)** gibt dem Auge eine feste, elastische Stütze. Sie umgibt mit Ausnahme der

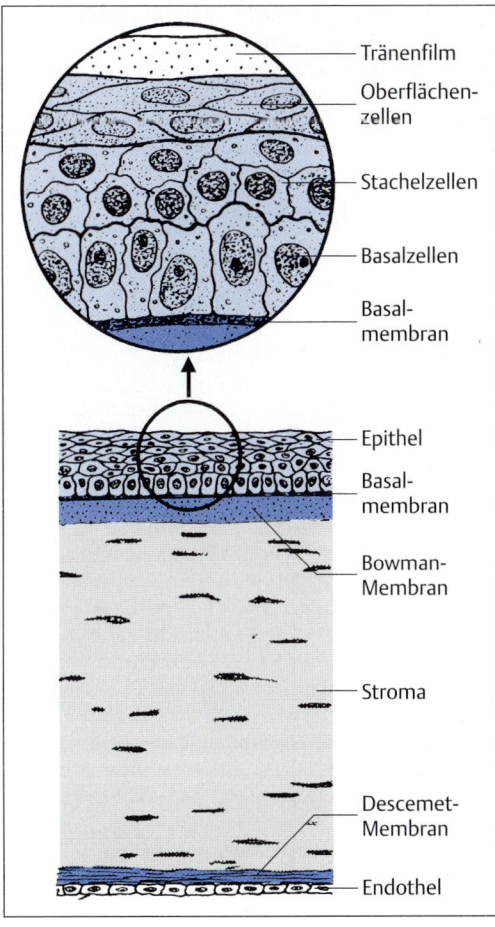

Abb. 3.**38 Cornea des Menschen** (aus Kanski, Thieme 1996)

Cornea den gesamten Augapfel („Weißes" vom Auge). Unter dem Mikroskop sieht man dicke Bündel kollagener Fasern, die gewellt verlaufen und sich in allen Richtungen durchflechten. An der Papilla nervi optici wird die Sclera vom N. opticus durchbohrt: *Siebplatte (Lamina cribrosa)*. Auf dem Nerv setzt sie sich als *Dura mater nervi optici* fort. Am Übergang zur Hornhaut, dem Limbus corneae, liegt innerhalb der Sclera eine weitlumige Vene (Sinus venosus sclerae = Schlemm-Kanal), die ringförmig um den Hornhautrand zieht und das Kammerwasser der vorderen Augenkammer ableitet. Der Schlemm-Kanal transportiert Kammerwasser in intra- bzw. episklerale Venen.

Tunica vasculosa

Die **Iris (Regenbogenhaut)** bildet die **Pupille (Loch-blende)**. Die Hinterfläche der Iris wird von einem zweischichtigen Epithel bedeckt mit
- Pars iridica und
- Stratum pigmenti iridis.

Die Vorderfläche der Iris besteht aus einer lücken-haften platten Epithelschicht. An der Iriswurzelgeht die pigmentierte Epithelschicht in den M. dilatator pupillae über. Arteriell wird die Iris vom Circulus arteriosus iridis major versorgt. Die Farbe der Iris wird durch die Chromatophoren im Irisstroma be-stimmt, je nach Menge erscheint eine grüne oder braune Färbung. Sind diese Farbteilchen nicht vor-handen, so scheint das melaninhaltige Pigmentepi-thel der Pars ciliaris retinae bläulich durch die Iris hindurch. Sind Bindegewebsfasern in der Iris ent-halten, so erscheint diese gräulich, beim Albino, der kein Pigment hat, scheinen die Blutgefäße durch die Iris hindurch, daher die rötliche Farbe.

Das **Corpus ciliare (Ziliarkörper)** liegt vor der Choroidea in Höhe der Linse. Er ist die Fortsetzung der Choroidea nach vorne. Er besteht aus Bindegewe-be mit vielen Gefäßen und glatter Muskulatur *(M. ciliaris)*. Der Ziliarkörper trägt einen Kranz von ca. 80 Falten *(Processus ciliares)*, die strahlenförmig in das Augeninnere weisen (daher Strahlenkörper). Sie sind sehr gefäßreich und bereiten das *Kammer-wasser* durch Filtration des Blutes. Von den Fortsät-zen und dem Ziliarkörper selbst ziehen die Aufhän-gebänder der Linse *(Zonulafasern)* weg. Eine weitere Funktion des Ziliarkörpers ist die Nah- und Fernein-stellung des Auges (Akkommodation).

Die **Choroidea (Aderhaut)** führt die Gefäße für alle Gebilde des Augapfels. Mikroskopisch fällt die dun-kelbraune Eigenfarbe durch Pigmentzellen auf. Sie besteht aus lockerem Bindegewebe mit stark pig-mentierten Fibrozyten (Melanin), Arterien, Venen und Kapillarnetzen (für die Retina). Von der Retina ist die Chorioidea durch die dünne *Bruch-Membran* getrennt.

Tunica interna

Die **Retina (Netzhaut)** ist die innerste Auskleidung des Augapfels (Abb. 3.**39**). Sie gliedert sich in 3 ver-schiedene Regionen:
- *Pars optica retinae,*
- *Pars ciliaris retinae:* überkleidet das Corpus ciliare,
- *Pars iridica retinae:* überkleidet die Rückseite der Iris (s.o.) und liefert das dort befindliche Pigmen-tepithel.

Pars ciliaris und iridica retinae werden zusammen auch als *blinde Netzhaut (Pars caeca retinae)* der Pars optica retinae gegenübergestellt. Grenze ist die Ora serrata.

Pars optica retinae: Sie besteht von außen nach In-nen (zum Ziliarkörper hin) aus folgenden Schichten, wenn man sie nach funktionellen Gesichtspunkten betrachtet:
- *Pigmentepithelschicht* (Lichtschutz),
- *Neuroepithelschicht* (1. Neuron) mit den lichtemp-findlichen Sinneszellen, den Zapfen und Stäbchen,
- Schicht der *bipolaren Ganglienzellen* (2. Neuron) oder Ganglion retinae,

- Schicht der *multipolaren Ganglienzellen* (3. Neuron) oder Ganglion fasciculi optici,
- *Gliastützgerüst* (Müller-Stützfasern) zwischen den Zellen.

Eine ältere Einteilung der Pars optica richtet sich nach rein histologischen Gesichtspunkten (Abb. 3.**39**):

- *Pigmentepithel* (Stratum pigmenti retinae),
- *Schicht der Stäbchen und Zapfen* (Stratum neuroepitheliale),
- *äußere Grenzschicht* (Membrana limitans externa),
- *äußere Körnerschicht* (Stratum granulosum eXternum = Nervenzellen des 1. Neurons),
- *äußere plexiforme Schicht* (Stratum plexiforme externum),
- *innere Körnerschicht* (Stratum granulosum internum = Nervenzellen des 2. Neurons): Horizontalzellen, Müller-Stützzellen,
- *innere plexiforme Schicht* (Stratum plexiforme internum): Amakrinzellen,
- *Ganglienzellschicht* (Stratum gangliosum nervi optici = Nervenzellen des 3. Neurons),
- *Nervenfaserschicht*,
- *innere Grenzschicht* (Membrana limitans interna).

 Klinischer Bezug

Folgende Zellen der Retina sind Neurone:
- amakrine Zellen
- Bipolarzellen
- Ganglienzellen
- Horizontalzellen

In die terminalen Abschnitte der Axone der Stäbchen und Zapfen sind Fortsätze folgender beiden Zellen invaginiert:
- Horizontalzellen
- Bipolarzellen

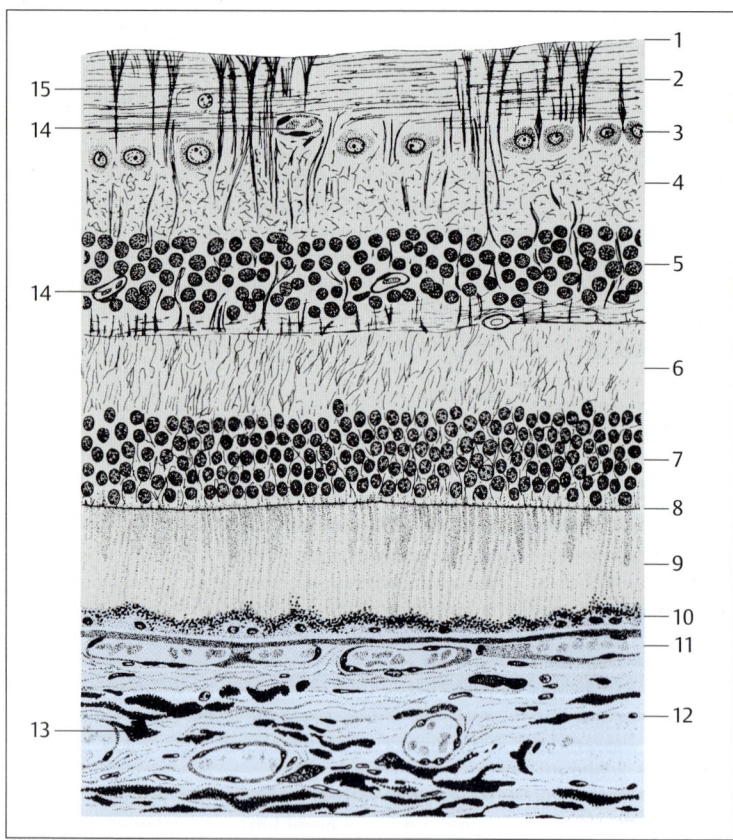

Abb. 3.**39** Schnitt durch die **Netzhaut** und **Aderhaut**. 1–9 = Pars nervosa, 1–3 = Schicht der Optikusganglienzellen, 1 = innere Gliagrenzmembran, 2 = Optikus-Nervenfaserschicht, 3 = Optikus-Ganglienzellschicht, 4–6 = Schicht der Retinaganglienzellen, 4 = innere plexiforme Schicht, 5 = innere Körnerschicht, 6 = äußere plexiforme Schicht, 7–9 = Schicht der Photorezeptoren, 7 = äußere Körnerschicht, 8 = äußere Gliagrenzmembran, 9 = Schicht der Stäbchen und Zapfen, 10 = Pars pigmentosa, 11–12, Choroidea, 11 Lamina choroidocapillaris, 12 = Lamina vasculosa, 13 = Pigmentzellen der Choroidea, 14 = Kapillaren aus dem Verzweigungsgebiet der A. centralis retinae, 15 = Stützzellen (aus Frick/Leonhardt/Starck, Thieme 1987)

Histologie

Neuroepithel (Sinnesepithel): Es trägt die lichtempfindlichen Sinneszellen:

■ *Zapfen:* Die Zapfen bestehen aus einem dickeren *Innenglied* mit Zellkernen und vielen Mitochondrien, das den Zellstoffwechsel steuert, einem *Außenglied*, welches das lichtempfindliche Photopigment enthält, und einem *Axon*, das die Erregung weiterleitet.
Funktion: Tagessehen und Farbsehen

■ *Stäbchen:* Auch Stäbchen bestehen aus einem *Innenglied* (Stoffwechselzentrum) und einem *Außenglied* (enthält das Photopigment Rhodopsin).
Funktion: Dämmerungssehen

■ *Macula lutea („gelber Fleck„):* Hier sind die Sehzellen nur mit einer dünnen Schicht anderer Stütz- und Nervenzellen bedeckt. Dadurch entsteht eine Einsenkung in der Netzhaut (sog. *Fovea centralis*). Zudem sind hier nur Zapfen, die für jede Zelle eine eigene Neuronenkette besitzen. Die Macula lutea ist „der Ort des schärfsten Sehens".

Pigmentepithel: An der Grenze zur Aderhaut hin besitzt die Retina ein einschichtig, stark pigmentiertes Epithel (Melanin), das Streustrahlung im Auge verhindert.

3.16.2 Augeninnenraum

Von den o. g. drei Hauptschichten wird der Augeninnenraum umhüllt, der sich in folgende Abschnitte gliedert:

■ *Vordere Augenkammer:* Raum zwischen Hinterfläche der Cornea, Vorderfläche der Linse und der Iris; flüssigkeitsgefüllt (Kammerwasser).

■ *Hintere Augenkammer:* An der Rückfläche der Iris und vor den Aufhängebändern (Zonulafasern) der Linse.

■ *Linse* (Lens cristallina)

■ *Glaskörper* (Corpus vitreum)

Linse

Sie zeigt folgenden Aufbau:

■ *Linsenkapsel:* homogene, feste Membran aus Lamellen

■ *Linsenepithel:* kubische Zellen, bauen Linsenkapsel auf, fehlen auf der Linsenrückseite

■ *Linsenfasern:* sechskantige Prismen, die schalenartig die Linse aufbauen und mit Kittsubstanz verklebt sind

Glaskörper

Der Glaskörper (*Corpus vitreum*) ist eine durch feine Fasern verspannte gallertige Masse mit 98 % Wasser

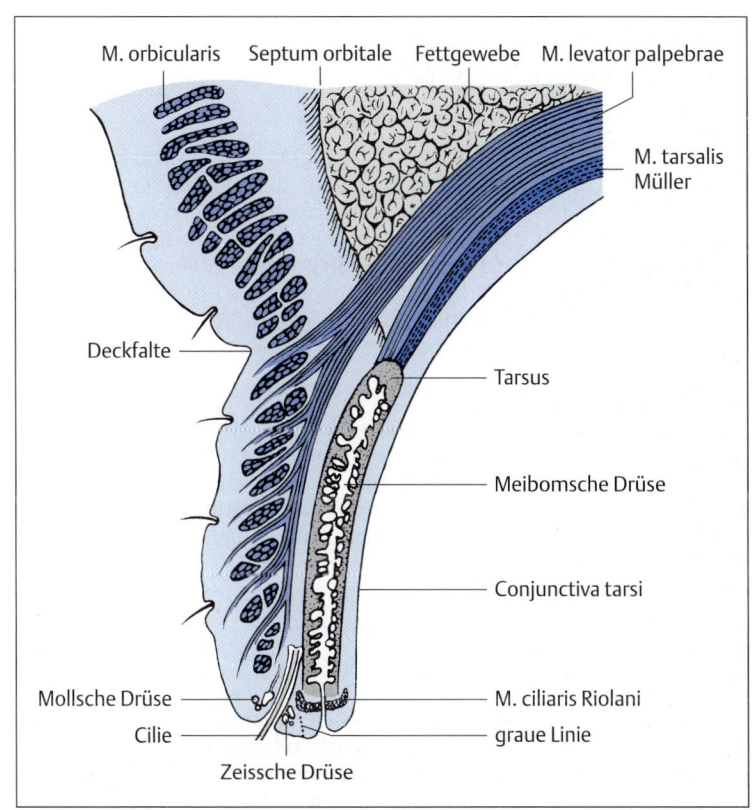

Abb. 3.**40** Oberes **Augenlid**
(aus Hollwich, Thieme 1988)

M. orbicularis   Septum orbitale   Fettgewebe   M. levator palpebrae

M. tarsalis Müller

Deckfalte

Tarsus

Meibomsche Drüse

Conjunctiva tarsi

Mollsche Drüse

M. ciliaris Riolani

Cilie

graue Linie

Zeissche Drüse

ohne Zellen. Diese erhält durch ihren Quellungsdruck die Form des Auges. Ein Verlust macht das Auge sehunfähig.

Pupille

Die Pupille ist das kreisrunde Sehloch das durch die Iris-Öffnung gebildet wird (s. u.).

3.16.3   Augenlid

Das *Augenlid (Palpebra,* Abb. 3.**40**) gehört zu den Schutzorganen des Auges. Es besteht aus zwei verschiedenen Epithelien, einem äußeren Epithel, dem mehrschichtig verhornten Plattenepithel und einem inneren Epithel, dem mehrschichtig unverhornten Plattenepithel. Als Grundgerüst dient eine *Kollagenfaserplatte (Tarsus)* mit glatter (sympathisch innervierter) Muskulatur. An der vorderen Lidkante findet man *Zilien (Wimpern). Moll-Drüsen (Gll. ciliares)* sind apokrine Drüsen, die in der Nähe der Wimpern münden. Im Augenlid liegen *Meibom-Drüsen (Gll. tarsales),* holokrine, alveoläre Talgdrüsen, die im Tarsus münden. Auch kleine *Tränendrüsen (Gll. lacrimales)* sind hin und wieder angeschnitten. Der M. orbicularis oculi durchzieht das ganze Lid. Dazwischen sieht man Fettgewebe und lockeres Bindegewebe.
Oberlid und Unterlid enthalten einen Tarsus. Die Glandulae tarsales (Meibom-Drüsen) produzieren ein talgähnliches Sekret. Die Mm. tarsales bestehen aus glatten Muskelzellen.

 Merke

außen: Lidhaut (mehrschichtig verhorntes Plattenepithel), Pars palpebralis, Wimpernhaare (Zilien), Talgdrüsen, Schweißdrüsen

innen: Tunica conjunctiva palpebralis (zweischichtiges, hochprismatisches Epithel), Becherzellen, Tarsus (Lidplatte), Meibom-Drüsen

3.16.4   Bindehaut

Die Bindehaut des Auges (Tunica conjunctiva oder kurz Conjunctiva) ist eine schleimhautähnliche Haut, die die hintere Fläche des Lids überzieht und sich an der vorderen Fläche der Sklera fortsetzt. Sie besteht aus mehrschichtig unverhorntem Plattenepithel und einer Lamina propria aus lockerem Bindegewebe.

3.16.5   Tränendrüse, Tränenwege

Die Glandula lacrimalis (Tränendrüse) ist eine seröse, tubuloazinöse Drüse (Tab. 3.**7**) mit ca. 10 Ausführungsgängen. Zwischen den Drüsenteilen findet man Lymphfollikel. Die Ductuli excretorii der Tränendrüse münden in den „Fornix conjunctivae

superior". Die sekretorische Innervation der Tränendrüse erfolgt über das Ganglion pterygopalatinum.

Tab. 3.**7** Differenzialdiagnostische Merkmale der **Glandula lacrimalis**

Endstücke	weit, schwache Granulation
Schaltstücke	wenig
Streifenstücke	wenig
Besonderheiten	Ausführungsgangsystem schlecht ausgebildet

3.17   Hörorgan

Zum Hörorgan gehören das *äußere Ohr* (Sammeln von Schallwellen), das *Mittelohr* (Schalleitung) und das *Innenohr* mit der Schnecke (Hörsinn) und dem Labrinth (Gleichgewichtssinn s. 3.18).

3.17.1   Äußeres Ohr

Ohrmuschel

Die *Ohrmuschel (Auricula)* enthält elastischen Knorpel, der mit der Haut an der Vorderfläche fest verwachsen ist (an der Hinterfläche lässt er sich etwas verschieben). Das *Ohrläppchen (Lobulus auriculae)* ist knorpelfrei.

Äußerer Gehörgang

Der *äußere Gehörgang (Meatus acusticus externus)* ist ca. 3,5 cm lang und röhrenförmig. Er besteht zu einem Drittel aus elastischem Knorpel und zu zwei Dritteln aus Knochen. Der knorpelige Teil enthält die Haut, Haare, Talgdrüsen und *Ohrenschmalzdrüsen (Gll. ceruminosae,* weitlumige Drüsen mit apokriner Sekretion). Im knöchernen Teil ist die Haut sehr dünn und ohne Drüsen.

Trommelfell

Das *Trommelfell (Membrana tympani)* trennt als ovale Haut das äußere Ohr vom Mittelohr. Es besteht (von außen nach innen) aus dem Stratum cutaneum (dünne Epidermis), dem Stratum fibrosum (Lamina propria) und dem Stratum mucosum (Schleimhaut der Paukenhöhle).

3.17.2   Mittelohr

Zum Mittelohr gehören:
- Paukenhöhle (Cavum tympani)
- Gehörknöchelchen: Hammer (Malleus), Amboss (Incus) und Steigbügel (Stapes)
- Zellen des Warzenfortsatzes (Cellulae mastoideae)
- Ohrtrompete (Tuba auditiva (Eustachii))

Das Mittelohr ist mit einem einschichtigen isoprismatischen Plattenepithjel ausgekleidet. Diese Plattenepithel bedeckt auch die Gehörknöchelchen. Durch eine dünne Lamina propria ist das Epithel mit dem Periost fest verbunden. Das einschichtige Epithel des Mittelohrs geht in der Tuba auditiva in ein mehrreihiges hochprismatisches Flimmerepithel über.

3.17.3 Innenohr

Das Innenohr enthält Rezeptoren und wird in ein knöchernes und ein häutiges Labyrinth unterteilt. Zwischen knöchernem und häutigem Labyrinth befindet sich Perilymphe. Das häutige Labyrinth ist mit Endolymphe gefüllt. Dieser Teil gehört zum Gleichgewichtsorgan (s. 3.18).

Das Hörorgan besteht aus der knöchernen *Schnecke (Cochlea)* (ca. 30 mm lang) und dem darin liegenden *Ductus cochlearis*. Die Cochlea verjüngt sich um eine Achse (*Modiolus*). Im Modiolus läuft der Hörnerv (Ggl. spirale). Weitere wichtige Strukturen sind (Abb. 3.**41a**):

- Ductus cochlearis
- Scala vestibuli
- Scala tympani
- Helicotrema
- Lamina spiralis ossea
- Lamina basilaris

Merke

Das Innenohr enthält das häutige Labyrinth, das mit Endolymphe gefüllt ist. Es umfasst:
- Ductus cochlearis,
- Sacculus und Utriculus,
- die Bogengänge.
- Ductus endolymphaticus.

Das Verbindungsstück zwischen Sacculus und Ductus cochlearis wird als Ductus reuniens bezeichnet.

Der Raum zwischen häutigem und knöchernem Labyrinth ist der perilymphatische Spalt. Er ist mit Perilymphe gefüllt. Hier liegen
- Scala vestibuli
- Scala tympani

Corti-Organ

Das *Corti-Organ (Organum spirale)* ist das eigentliche Sinnesepithel des Gehörganges für die Schallperzeption und verläuft auf der Lamina basilaris innerhalb des Ductus cochlearis als ein spiralförmiger Wulst. Es enthält folgende Zellen (Abb. 3.**41b**):

- *Stützzellen:*
  - Corti-Pfeilerzellen: in 2 Reihen angeordnet
  - Deiter-Phalangenzellen: mehrere Reihen
  - Hensen-Zellen
  - Claudius-Zellen
- *Sinneszellen:*
  - Haarzellen oder Hörzellen (= sekundäre Sinneszellen).

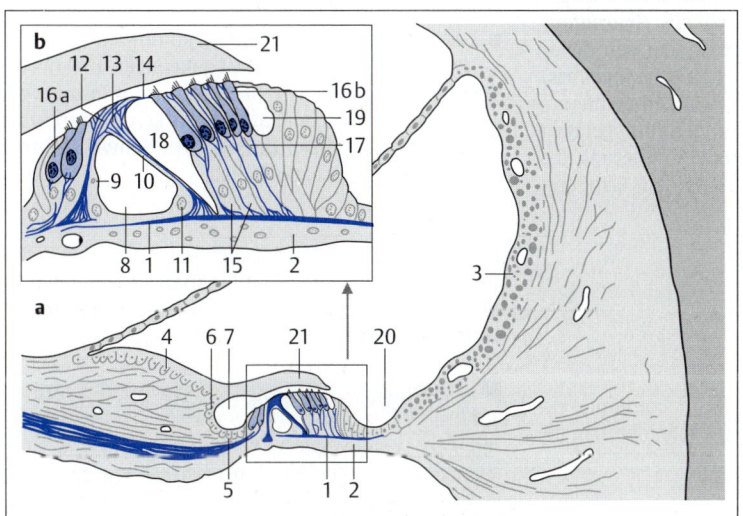

Abb. 3.**41** Schema des **Ductus cochlearis** (**a**) und des **Corti-Organs** (**b**). 1 und 2 = Basilarmembran, 3 = Stria vascularis, 4 = Limbus spiralis, 5 und 6 = Lippen des Limbus spiralis, 7 = Sulcus spiralis internus, 8 = Perilymphe, 9 = innere Stütz- und Pfeilerzellen, 10 und 11 = äußere Stütz- und Pfeilerzellen, 12 – 14 = Tonofibrillen (Kopfteil des Stützgerüstes), 15 = Phalangenzellen, 16a innere Haarzellen, 16b = äußere Haarzellen, 17 = Stützkörperchen der Phalangenzellen, 18 = Nuelscher Raum mit Perilymphe, 19 = äußerer Tunnel, 20 = äußerer Sulcus spiralis, 21 = Membrana tectoria (aus Becker/Naumann/Pfaltz, Thieme 1989)

Histologie

3.18   Gleichgewichtsorgan

Das Gleichgewichtsorgan liegt zusammen mit dem eigentlichen Hörorgan (Cochlea) als Innenohr in der Felsenbeinpyramide. Das Gleichgewichtsorgan dient der räumlichen Orientierung und besteht aus Sacculus, Utriculus und den 3 vom Utriculus abgehenden Ductus semicirculares (Bogengänge).

Sacculus und **Utriculus** besitzen je ein *Maculaorgan (Macula sacculi und Macula utriculi)* und eine ca. 2 mm lange ovale *Macula statica*. Das Epithel der Macula statica enthält fadenförmige Stützzellen, die an ihrer freien Seite ein Sinneshaar (deshalb *Haarzellen* genannt) tragen. Eine gallertige Membran (*Statoconienmembran*), in der kleine $CaCO_3$-Kristalle (*Statolithen, Statoconien*) liegen, bedeckt die Macula statica. Durch die Schwerkraft bzw. Bewegungsänderungen (Linearbeschleunigung) üben die Statokonien einen Reiz auf die Rezeptoren (Sinneshaare) aus. Das Sinneshaar besteht aus 60–80 Stereozilien und einem Kinozilium. Bewegen sich die Stereozilien zum Kinozilium hin, wird ein Reiz registriert. Der Zellleib der Sinneszellen kann in zwei Typen untergliedert werden: Typ I (bauchige Zellen) und Typ II (längliche Zellen). Teile der Sinnesorgane für Translationsbeschleunigungen (Linearbeschleunigungen) liegen im Sacculus.

Die häutigen **Bogengänge** haben sich aus dem Utriculus entwickelt und tragen ein niedriges Epithel. Im Bereich der Ampulle sind der häutige und der knöcherne Bogengang verwachsen und bilden zusammen die **Crista ampullaris**. Die Sinneszellen tragen ein Sinneshaar *(Stereozilien und ein Kinozilium)*, das zum Utriculus hin gerichtet ist. Auf den Zellen liegt eine gallertige Membran (*Cupula ampullaris*). Durch Kopfdrehbewegungen (Winkelbeschleunigung) wird die Cupula, die in Endolymphe gelagert ist, abgelenkt. Dies führt zu einer Abscherung der Zilien innerhalb der Cupula und damit zur Erregung.

3.19   Haut

Schichtung

Bei der Haut (Cutis oder Integmentum commune externum = äußere Hautdecke) unterscheidet man die Schichten:

- Epidermis (Oberhaut)
- Corium (Lederhaut)
- Subcutis (Unterhaut)

Papillarkörper

Papillarkörper sind Einsenkungen des Coriums in die Epidermis zur Gewebeverbindung. Es gibt eine Verzahnung zwischen Epidermis und Corium. Die Gefäßversorgung der Haut erfolgt über ein subpapilläres Netz im Stratum papillare. Diese Gefäße versorgen die Haare, Talgdrüsen und die Epidermis. Sie stehen mit dem Gefäßnetz der Subcutis durch die *Kandelaber-Arterien* in Verbindung. Nerval wird die Haut durchzogen von marklosen Nervenfasern, die Blutgefäße und Drüsen innervieren und von markhaltigen Nervenfasern, die Haarbälge und Epidermis innervieren. Die markhaltigen Fasern enden auch in den Nervenendorganen der *Vater-Pacini-Lamellenkörperchen* und den *Meissner-Tastkörperchen* (s. 3.19.4). Die Epidermis wirkt als Permeabilitätsbarriere für Wasser.

Einteilung nach der Oberfläche

Die Haut kann nach der Art der Hautoberfläche in *Felderhaut* und *Leistenhaut* eingeteilt werden:

- **Felderhaut:** Die Felderhaut kommt in der Haut der Achselhöhle (Fossa axillaris) vor. Bei der Felderhaut findet man *kein* Relief (im Gegensatz dazu ist bei der Leistenhaut ein Relief vorhanden). Man erkennt bei der Felderhaut viele Drüsenendstückanschnitte: große, helle Drüsen; enges Lumen, holokrine Talgdrüsen (Verbindung zum Haarbalg) und dunkle, kleine ekkrine Schweißdrüsen. Auffallend sind auch die Haaranschnitte und Haarwurzeln, sowie die apokrinen Duftdrüsen mit großem Lumen, hellen Zellen, einschichtigem hochprismatischem Epithel und Myoepithelzellen. Die Felderhaut zeigt eine charakteristische Felderung, auf der die Schweißdrüsen münden. Sie bildet den größten Hautanteil. Die Epidermis ist hier 0,04–0,2 mm dick.
- **Leistenhaut:** Die Leistenhaut kommt an Handteller und Fußsohle vor. Sie ist gekennzeichnet durch Corium-Papillen mit paralleler Anordnung von Leisten und Furchen. Sie besitzt keine Haare und keine Talg- und Duftdrüsen, aber Schweißdrüsen und ein ausgeprägtes Relief.

Spaltlinien

Die Spaltlinien der Haut *(Langer-Linien)* sind in Richtung der geringsten Hautdehnbarkeit verlaufende und senkrecht zu den Hautspannungslinien liegende Linien der Haut.

 Klinischer Bezug

Bei Operationen wird die Schnittführung entlang der Hautspaltlinien gewählt, um nach der Wundheilung ein kosmetisch möglichst günstiges Ergebnis zu erreichen und damit die Wunde nicht auseinander klafft.

Tunica dartos

Die Tunica dartos ist die Muskelhaut des Hodensacks, ein Geflecht glatter Muskelfasern mit elastischen Sehnen in der Subkutis. Glatte Muskelfasern in der

Subkutis findet man ebenfalls in den großen Schamlippen und der Mamille (Brustwarze).

3.19.1 Epidermis

Epidermis (Oberhaut) besteht aus mehrschichtig verhorntem Plattenepithel. Man unterscheidet folgende Schichten:

- *Stratum corneum:* dicke verhornte Schicht; abgestorbene, platte, kernlose Zellen
- *Stratum lucidum:* sehr dünne, helle Schicht; Zellkerne haben sich aufgelöst
- *Stratum granulosum* (Körnerschicht): Kerato-Hyalin-Granula
- *Stratum spinosum* (Stachelzellschicht): weite Interzellularräume (Zellverbindungen durch Desmosomen, Melanozyten, Tonofibrillen), Langerhans-Zellen
- *Stratum basale* (Basalschicht): Regenerationsschicht; große Kerne, einer Basalmembran aufliegend; hier liegen Merkel-Tastscheiben (= Druckrezeptoren), Melanozyten

Str. corneum und Str. lucidum bilden zusammen die Hornschicht. Das Str. granulosum ist die Verhornungsschicht. Str. spinosum und Str. basale werden als Str. germinativum zusammengefasst.

Merke

Das Stratum basale der Haut
- ist ein Blastem
- hat einen hohen Mitose-Index
- zeigt differenzielle Zellteilungen

Keratinozyten

Keratinozyten sind Zellen der Epidermis, die das verhornende Plattenepithel bilden. Man unterscheidet nach der Lage und Differenzierung *Basal-, Horn-, Körner- und Stachelzellen.*

Morphologie der Verhornung und Pigmenterung

Die Epidermis wird durch Mitosen v.a. im Str. basale aber auch im Str. spinosum innerhalb von 30 Tagen erneuert. Täglich werden die obersten 2–3 Hornschichten abgestoßen. Die Proliferation und Reifung der Hautzellen unterliegt tageszeitlichen und saisonalen Rhythmen (morgens ist der Zellteilungsindex am größten). Auch Vitamine (z. B. A und D) und mechanische Einflüsse spielen bei der Regeneration der Epidermis eine Rolle.

Zellhaften zwischen Zellen und zum Bindegewebe

Die Zellhaften der Epidermis sind ähnlich aufgebaut wie in jedem Epithel. Im Str. germinativum findet man v.a. Desmosomen.

Langerhans-Zellen

Langerhans-Zellen findet man im tiefen Stratum spinosum. Histologisch sichtbar werden diese Zellen durch Goldimprägnation. Diese dendritischen Zellen sind mesenchymaler Herkunft und haben phagozytotische Fähigkeiten (dendritische antipräsentierende Zellen (APZ)). Sie gehören zum Monozyten-Makrophagen-System.

Merkel-Zellen

Merkel-Zellen findet man in der Basalschicht der Epidermis und in der äußeren Haarwurzelscheide. Man erkennt sie als große, helle Zellen. Sie sind als Merkel-Zell-Neuritenkomplex an der Rezeption von mechanischen Reizen (Druckrezeptoren) beteiligt.

Pigmentierung (Melanozyten)

Melanozyten sind große runde Zellen mit langen Fortsätzen, die im Stratum basale der Epidermis liegen. Sie produzieren das schwarzbraune Pigment *Melanin*, das in Form von *Melanosomen* in die umgebenden *Keratinozyten* abgegeben wird. Die Hautfärbung wird durch den Melaningehalt bestimmt. UV-Bestrahlung führt zu einer Zunahme des Pigmentes und damit zur Hautbräunung. Melanozyten sind Abkömmlinge der Neuralleiste.

Klinischer Bezug

Beispiele für **Pigmentierungsstörungen** sind:
- Depigmentierung, eine Verminderung oder das Fehlen der normalen Hautfarbe (z. B. bei Albinismus, Vitiligo)
- Hyperpigmentierung, eine verstärkte Färbung der Haut durch vermehrte Pigmenteinlagerung (z. B. bei Nävus, Lentigo)

Zu den **Verhornungsstörungen** (Veränderungen der Keratinisation der Epidermis) gehören:
- Hyperkeratose, eine Verdickung der Hornschicht der Haut (vermehrte Bildung von Hornzellen oder verminderte Abstoßung).
- Parakeratose, hier findet man kernhaltige Keratinozyten im Stratum corneum sowie ein weitgehend fehlendes Stratum granulosum (z. B. bei Psoriasis)

Das **Melanom** ist ein an der Haut (selten an der Schleimhaut) vorkommender Tumor, der von den Melanozyten ausgeht. Man unterscheidet:
- juveniles Melanom (Spitz naevus), ein benigner, schnell wachsender Tumor mit rötlicher Farbe und einer glatten Oberfläche, der meist im Gesicht auftritt.
- malignes Melanom, ein von den Melanozyten der Haut ausgehender neuroektodermaler Tumor.

Histologie

Merke

In der Epidermis kommen vor:
- Keratinozyten
- Langerhans-Zellen
- Melanozyten
- Merkel-Zellen

3.19.2 Dermis

Die Dermis oder Corium (Lederhaut) gliedert sich in:
- *Stratum papillare:* viele Meissner-Tastkörper, mit der Epidermis durch zapfenartige Bindegewebspapillen verzahnt; mit zahlreichen Blut- und Lymphgefäßen zur Ernährung des Epithels
- *Stratum reticulare:* kollagenes Bindegewebe, Hautdrüsen (Duft- und Schweißdrüsen)

 Klinischer Bezug

Keloidbildung: Eine örtliche Vermehrung von Kollagen wird als Keloid bezeichnet. Dies kommt v.a. im Bereich von Narben z.B. nach Verletzungen vor. Diese überschüssige Kollagenbildung kann durch eine chirurgische Entfernung beseitigt werden, jedoch auch wieder erneut auftreten.

3.19.3 Subcutis

Die Subcutis (Unterhaut oder Tela subcutanea) ist das Unterhautfettgewebe. Dies ist ein gekammertes fettgewebereiches lockeres Bindegewebe mit Mechanorezeptoren (= Vater-Pacini-Lamellenkörperchen). Die Subcutis dient als Verschiebeschicht, Wärmeregulator (Isolator) und Fettspeicher. In der Tela subcutanea unterteilen Bindegewebszüge das Fettgewebe. Sie kommt fettarm in Augenlid, Nase, Ohrmuschel, Penis, Skrotum und fettreich in Bauch (Panniculus adiposus), Gesäßbereich und Mamma vor.

3.19.4 Sinnesfunktion/Sinnesorgane der Haut

Meissner-Tastkörperchen: liegen in den Coriumpapillen der unbehaarten Haut und besitzen eine Bindegewebskapsel → Berührungsempfindung

Merkel-Tastscheiben: liegen im Stratum basale der Epidermis → Druckrezeptoren

Vater-Pacini-Lamellenkörperchen: liegen in der Subcutis → Beschleunigungs- und Vibrationsrezeptoren

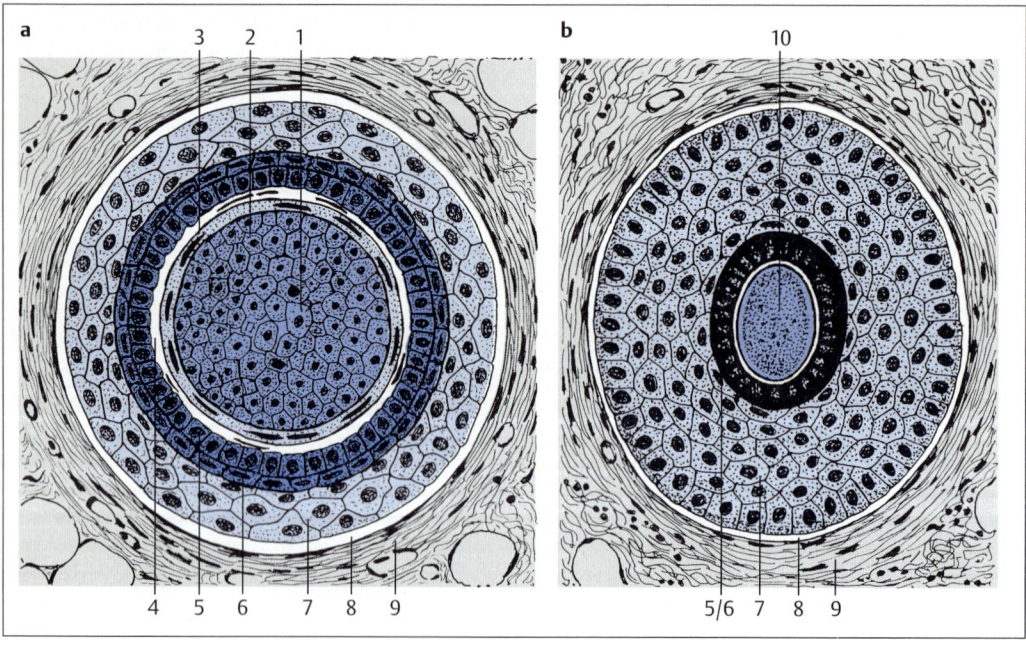

Abb. 3.**42 Haarwurzel**, Querschnitt; **a** unteres Drittel, **b** mittleres Drittel. 1 = Mark, 2 = Rinde, 3 = Haarkutikula, 4 = Scheidenkutikula, 5 = innere Schicht der inneren epithelialen Wurzelscheide, 6 = äußere Schicht der inneren epithelialen Wurzelscheide, 7 = äußere epitheliale Wurzelscheide, 8 = Basalmembran, 9 = Haarbalg, 10 = Haar. Vergr. ca. 200fach (aus Linß, Thieme 1991)

3.20 Hautanhangsgebilde

3.20.1 Beharung

Bei den Haaren (Pili) gibt es den Teil, der die Epidermis überragt und den Teil, der in der Epidermis liegt. Das Haar besteht aus dem Haarschaft, der Haarwurzel und der Haarzwiebel. Das Coriumbindegewebe der Haut bildet den bindegewebigen Teil des Haarbalges, der als Haarpapille in den Bulbus hineinragt. Der epitheliale Teil des Haarbalges bildet die innere (Stratum corneum) und die äußere (Stratum germinativum) Wurzelscheide (Abb. 3.**42**). Die Talgdrüsen (Haarbalgdrüsen) sind eine Ausstülpung der äußeren Wurzelscheide. Das Haar besitzt einen glatten Muskel (M. arrector pili), der sympathisch innerviert ist und an der geneigten Seite des Haares sitzt. Bei Kälte richtet er das Haar auf, sodass eine „Gänsehaut" entsteht. Er presst auch Talg aus den Talgdrüsen. Das Haar wird durch Kapillaren der Haarpapille ernährt.

Im Haarquerschnitt zeigen sich folgende *Schichten* (von außen nach innen):

- Haarbalg
- äußere Wurzelscheide
- Henle-Schicht
- innere Wurzelscheide
- Rindensubstanz
- Marksubstanz

3.20.2 Nägel

Der Nagel ist eine Hornbildung der Epidermis. Er unterteilt sich in:

- *Nagelwall:* Stratum corneum
- *Eponychium*
- *Nagelwurzel*
- *Lunula:* halbmondförmiger Rand an der Nagelwurzel
- *Matrix:* verdicktes Stratum germinativum des Nagelbetts; von hier aus erfolgt die Regeneration des Nagels
- *Nagelbett* (mit Hyponychium): Stratum germinativum, Stratum papillare
- *Nagelsaum*

3.20.3 Hautdrüsen

Schweißdrüsen: Die Schweißdrüsen gehören zu den Hautanhangsdrüsen. Sie sind *ekkrine*, stark geknäuelte, *tubulöse Drüsen* mit hohen Zellen in den Endstücken. Die Drüsenzellen sind azidophil granuliert und auf ihnen sitzt eine Schicht glatter Muskulatur (Myoepithel). Das Ausführungsgangsystem hingegen ist muskelzellfrei mit einem zweischichtigen kubischen Epithel ausgekleidet und mündet in einer Schweißpore.

Duftdrüsen: Die Duftdrüsen sind ähnlich den Schweißdrüsen aufgebaut, jedoch mit *apokriner Sekretion*, weniger geknäuelt und etwas weniger Muskulatur. Sie zeichnen sich durch ein weiteres Lumen (dickeres Sekret) und ein Epithel aus, dessen Form sich je nach Funktionszustand ändert. Die Duftdrüsen gehören zu den Hautanhangsdrüsen.

Talgdrüsen: Die Talgdrüsen sind auch Hautanhangsgebilde. Sie sind *holokrine Drüsen*, d.h., die ganzen Drüsenzellen werden zu Sekret umgewandelt. Der Ersatz der Drüsenzelle geht von den randständigen Zellen aus.

Histologie

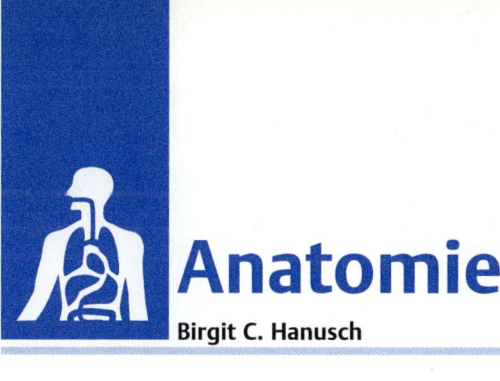

Anatomie

Birgit C. Hanusch

Allgemeine Embryologie

1.1 Grundlagen der Reproduktion

Die Entwicklung des Menschen beginnt mit der *Befruchtung* einer Eizelle durch eine Samenzelle. Beide müssen mehrere *Reifungsstadien* durchlaufen, bevor es zur Befruchtung kommen kann.

1.1.1 Keimzellen

Die *Keimzellen* (*Gameten*) entwickeln sich aus undifferenzierten *Urkeimzellen*. Diese entstehen etwa in der 3. Embryonalwoche an der *Wand des Dottersacks*. Von dort wandern sie in die *Gonadenanlagen* in der Urogenitalfalte, wo sie in der 4. bis 5. Embryonalwoche ankommen. Ihre von anderen Körperteilen unabhängige Entwicklung wird als *Keimbahn* bezeichnet. Die Keimzellen differenzieren sich je nach Geschlecht des Embryos zu *Spermatogonien* oder *Oogonien*. Aus den Spermatogonien entwickeln sich die männlichen Keimzellen (*Spermien*), aus den Oogonien die weiblichen Keimzellen (*Oozyten*).

 Merke

Die reifen Keimzellen sind im Gegensatz zu den anderen Körperzellen durch Reifeteilung (Meiose) *haploid*, d.h. sie haben nur den halben Chromosomensatz (23 Chromosomen: 22 Autosomen und 1 Geschlechtschromosom). Nach der Befruchtung (*Syngamie*) entspricht die Zahl der Chromosomen wieder der der Körperzellen (*diploider Chromosomensatz*).

1.1.2 Oogenese und weiblicher Genitaltrakt

Oogenese: Die Entwicklung der Oogonien zu befruchtungsfähigen Eizellen (Oogenese) findet im *Eierstock* (*Ovar*) statt. Sie unterliegt hormonellen Regulationsmechanismen. Das Ovar besteht aus Bindegewebe und enthält in seiner Rinde (Cortex ovarii) Eizellen in verschiedenen Reifungsstadien.

Oogonien: Die aus den Urkeimzellen entstandenen *Oogonien* teilen sich bereits pränatal mehrfach und liegen am Ende des 3. Embryonalmonats in Gruppen (*Eiballen*) zusammen. Im 5. Embryonalmonat haben sie ihre größte Anzahl erreicht. Einige Oogonien differenzieren sich zu größeren *primären Oozyten*. In den folgenden Monaten gehen viele Oogonien und primäre Oozyten zugrunde. In den überlebenden primären Oozyten beginnt die 1. Reifeteilung. Das umgebende Bindegewebe differenziert sich zu einem einschichtigen Epithel. Der *Primordialfollikel* ist entstanden.

Primäre Oozyten: Die primären Oozyten (in jeder Anlage etwa 1 Million) befinden sich bei der Geburt in der Prophase der 1. Reifeteilung und kommen in das *Diplotän-Stadium (Dictyotän)*. In diesem Ruhestadium zwischen Prophase und Metaphase verbleiben sie bis zur Pubertät. Während dieser Zeit wird ein Großteil der Primordialfollikel atretisch, sodass zu Beginn der Pubertät nur noch etwa 40 000 vorhanden sind.

Vom Primordialfollikel zum Tertiärfollikel: Mit dem Beginn der Pubertät reift in jedem Ovarialzyklus ein Teil der Primordialfollikel. Die Oozyte vergrößert sich und das umgebende Epithel wird isoprismatisch. Zwischen Oozyte und Epithel bildet sich eine dicker werdende Schicht aus Glykoproteinen (*Zona pellucida*). Der Primordialfollikel ist zum *Primärfollikel* geworden. Im Verlauf der Entwicklung proliferiert das Follikelepithel und wird mehrschichtig. Die Epithelzellen sind deutlich granuliert und werden *Granulosazellen* genannt. Der Follikel wird jetzt als *Sekundärfollikel* bezeichnet. Zwischen den Epithelzellen bilden sich mit Flüssigkeit gefüllte Hohlräume, die zur Follikelhöhle zusammenfließen. Der *Tertiärfollikel* (*Graaf-Follikel*) ist entstanden. Die Follikelhöhle wird von Granulosazellen ausgekleidet und vergrößert sich schnell. Am Rand der Follikelhöhle liegt die primäre Oozyte, umgeben von Zona pellucida und Zellen des Follikelepithels (*Corona radiata*). Sie bilden den *Eihügel* (*Cumulus oophorus*). Der reife

Follikel wird von zwei Schichten des Ovarialstromas umgeben. Die innere Schicht (*Theca int.*) ist epithelial aufgebaut und sehr gefäßreich. Die äußere Schicht (*Theca ext.*) besteht aus kollagenen Fasern (s. a. Histologie Abb. 3.**27**).

Merke

Mit jedem Zyklus beginnen mehrere Follikel zu reifen. Nur einer jedoch erreicht die volle Reife eines *sprungbereiten Follikels*, der einen Durchmesser über 20 mm erreichen kann. Die übrigen Follikel werden atretisch und durch Bindegewebe ersetzt.

Ovulation: Schon während der Reifung des Follikels beginnt in den Granulosazellen die *Progesteronproduktion*. Das Hormon wird in die Follikelhöhle sezerniert und fördert die Reifung der Eizelle. Der Tertiärfollikel entwickelt sich zum sprungreifen Follikel. Die *primäre Oozyte* (Durchmesser etwa 150 μm) setzt ihre 1. Reifeteilung fort und beendet sie kurz vor der Ovulation. Eine der beiden entstehenden Zellen ist die *sekundäre Oozyte*, die zweite wird zum *Polkörperchen*, das zwischen Zona pellucida und Zellmembran der Oozyte liegt. Die *sekundäre Oozyte* tritt sofort in die 2. Reifeteilung ein, die erst nach der Imprägnation beendet wird. Die von den Thecaint.-Zellen produzierten *Östrogene* gelangen in den Blutkreislauf und bewirken die Ausschüttung von *luteinisierendem Hormon* (LH) aus der Hypophyse. Dadurch wird die Ovulation ausgelöst. Der Follikel rupturiert und schwemmt die Eizelle zusammen mit der Corona radiata in die Bauchhöhle aus. Die Fimbrien der Tuba uterina nehmen sie auf und transportieren sie durch Saftstrom in die Tube (Abb. 1.**1**).

Merke

Eisprung: Beendigung der 1. Reifeteilung (Reduktionsteilung)

Imprägnation: Beendigung der 2. Reifeteilung (Äquationsteilung)

Corpus luteum: Die leere Follikelhöhle fällt zusammen und wird durch Einblutungen zum *Corpus haemorrhagicum* (*Corpus rubrum*), das kapillarisiert wird. Die Granulosazellen wandeln sich unter dem Einfluss von LH zu *Granulosaluteinzellen* (*Progesteronproduktion*) um. Sie werden von einer schmalen Schicht *Thekaluteinzellen* aus der Theca int. (*Östrogenproduktion*) umgeben und bilden den *Gelbkörper* (*Corpus luteum*) (Abb. 1.**1**).
Bleibt die Befruchtung der Eizelle aus, entwickelt sich das Corpus luteum zum *Corpus luteum menstruationis*, das etwa 9 Tage nach der Ovulation seine maximale Größe erreicht. Man erkennt es als gelbe Vorwölbung an der Oberfläche des Ovars. Anschließend

degeneriert das Corpus luteum und wird durch Narbengewebe ersetzt (*Corpus albicans*). Dabei fällt der Progesteronspiegel ab und löst die Menstruationsblutung (*Abbruchblutung*) aus.
Wird die Eizelle befruchtet, verhindert das im Trophoblast gebildete *gonadotrope Hormon (HCG)* die Degeneration. Der Gelbkörper wächst zum *Corpus luteum graviditatis* heran, das deutlich größer und reich kapillarisiert ist. Es produziert bis zum 4. Schwangerschaftsmonat Progesteron und bildet sich dann zum *Corpus albicans* zurück.

Klinischer Bezug

Die **hormonellen Kontrazeptiva** hemmen über den Feedback-Mechanismus die Ausschüttung von LH aus der Hypophyse. Es finden keine Ovulationen mehr statt. Zusätzlich wird durch die direkte Wirkung der Hormone die Tubenmotilität gehemmt, die Gebärmutterschleimhaut in einen für die Einnistung der befruchteten Eizelle ungünstigen Zustand gebracht und der Zervixschleim verfestigt, sodass die Wanderung der Spermien blockiert wird. Eine ausgewogene Mischung von Östrogenen und Gestagenen vermindert die Nebenwirkungen der einzelnen Hormone, verhindert Zwischenblutungen und bewirkt eine regelmäßige Entzugsblutung (s. a. Biochemie 14.3).

Ovarialzyklus: Die Reifung der Eizelle und der *Eisprung* (*Ovulation*) erfolgen in regelmäßigen Abständen und sind Grundlage des *Ovarialzyklus*. Die Ovulation erfolgt etwa alle 28 Tage, 14 Tage ± 1 Tag vor dem Einsetzen der Periodenblutung. Der Zeitraum zwischen Ovulation und Blutung ist konstant, der Zeitraum zwischen Blutung und der folgenden Ovulation variabel und abhängig von der Zeit, die der Follikel zur Reifung benötigt.

1.1.3 Spermatogenese und männlicher Genitaltrakt

Spermatogenese: Die Entwicklung der Spermatogonien zu reifen befruchtungsfähigen Spermien (*Spermatogenese*) findet in den Samenkanälchen des Hodens sowie im Nebenhoden statt. Für den regelrechten Ablauf ist die Androgenproduktion der *Leydig-Zellen* verantwortlich. Die *Samenkanälchen* bestehen aus einer Basalmembran, der von innen *Sertoli-Zellen* und Spermatogonien anliegen. Die Sertoli-Zellen dienen der Ernährung der Samenzellen. Lumenwärts befinden sich die Samenzellen in verschiedenen Reifungsstadien.
Spermatogonien: Die aus den Urkeimzellen entstandenen *Spermatogonien* teilen sich pränatal mehrfach. Sie liegen als große, helle Zellen zwischen den Sertoli-Zellen in sog. Keimsträngen und verbleiben dort bis zur Pubertät.
Von den Spermatogonien zum reifen Spermium: Erst kurz vor der Pubertät wandeln sich die Keim-

stränge in Samenkanälchen um. Die Spermatogonien liegen der Wand an und bilden u. U. lebenslang weitere Spermatogonien sowie *primäre Spermatozyten*. Diese treten in die 1. Reifeteilung ein, bei der zwei sekundäre Spermatozyten entstehen. Die *sekundären Spermatozyten (Präspermatide)* durchlaufen die 2. Reifeteilung, aus der zwei *Spermatiden* hervorgehen.

Die Entwicklung des *reifen Spermiums (Spermatozoon)* aus der Spermatide bezeichnet man als *Spermiogenese*. Dabei werden drei charakteristische Entwicklungsschritte durchlaufen:

- Aus dem Golgi-Apparat entwickelt sich ein Lysosom, das sich als Kappe über den vorderen Zellkernpol stülpt (*Akrosom*).
- Der Kern verdichtet sich.
- Die Mitochondrien lagern sich als Mittelstück um den vom Zentriol ausgehenden Schwanzfaden. Das übrige Zytoplasma wird abgestoßen.

Die Entwicklung eines Spermiums aus einer Spermatogonie dauert beim Menschen 90 Tage. Dabei werden die Samenzellen während der Entwicklung immer weiter zum Lumen der Samenkanälchen gedrängt, sodass sich Keimzellschichten bilden, die jeweils ein bestimmtes Entwicklungsstadium enthalten. Die reifen Spermien werden in die *Nebenhoden* befördert. Dort werden sie gespeichert und durch einen niedrigen pH-Wert gelähmt gehalten.

Spermium: Ein reifes Spermium besteht aus Kopf und Schwanz. Der *Kopf* ist abgeplattet und enthält verdichtete Kernsubstanz. Über diese stülpt sich das Akrosom. Der *Schwanz* setzt sich aus Hals-, Mittel-, Haupt- und Endstück zusammen. Der *zentrale Achsenfaden* zieht sich durch alle Abschnitte und besteht aus Tubuli in einer typischen Anordnung („$9 \times 2 + 2$"), die sich aus den Zentriolen entwickelt haben. Der *Hals* bildet die bewegliche Verbindung zwischen Kopf und Schwanz. Dem *Mittelstück* lagern sich von außen Mitochondrien spiralförmig an. Das *Hauptstück* ist charakterisiert durch ebenfalls spiralförmig angeordnete Fibrillen, die um die Tubuli herum verlaufen. Das *Endstück* besteht nur noch aus Tubuli. (s. a. Histologie 3.12.7)

 Merke

Die *Befruchtungsfähigkeit der Spermien* ist abhängig von Zahl und Beweglichkeit der Spermien, den Akrosomen und der Fructosekonzentration im Sperma. Bis zu 10 % der Spermien können missgebildet sein, ohne dass die Fruchtbarkeit gemindert wird. Das *Ejakulat* enthält normalerweise 50–120 Millionen Spermien pro ml. Bei weniger als 50 Mill./ml spricht man von *Oligozoospermie*. Sind nur unreife Spermien vorhanden, handelt es sich um eine *Azoospermie*, sind keine Spermien vorhanden um eine *Aspermie* (s. a. 8.8.7).

1.1.4 Verlauf von Schwangerschaft und Geburt

Nach der Befruchtung der Eizelle durch ein Spermium kommt es am siebten Tag zur Einnistung des Keims in der Gebärmutterwand. In den ersten vier Wochen (*Frühentwicklung*, s. a. 1.5) werden die Primitivorgane angelegt. Bis zum Ende der 8. Woche (*Embryonalperiode*) erhält der Keim die Grundzüge seiner späteren Körperform. Die folgende *Fetalperiode* ist gekennzeichnet durch Größenwachstum und Gewichtszunahme.

Alter der Schwangerschaft und Geburtstermin lassen sich über den Zeitpunkt der letzten Menstruation bestimmen. Das Alter des Keims wird in Tagen oder Lunarmonaten (1 Monat = 28 Tage) angegeben. Die durchschnittliche Schwangerschaftsdauer beträgt, berechnet vom 1. Tag der letzten Regelblutung, 280 Tage (10 Lunarmonate), berechnet vom Zeitpunkt des Eisprungs, 266 Tage (38 Wochen).

 Merke

Die Errechnung des genauen *Geburtstermins* erfolgt nach der *Naegele-Regel* bei 28-tägigem Menstruationszyklus:
Tag der letzten Menstruation minus 3 Kalendermonate plus 7 Tage plus 1 Jahr = Geburtstermin.
Bei verkürztem oder verlängertem Zyklus müssen die abweichenden Tage subtrahiert bzw. addiert werden.

 Klinischer Bezug

Schon während der Schwangerschaft ist es möglich durch pränatale Diagnostik schwerwiegende Anomalien des Feten (Chromosomenaberrationen, Stoffwechselstörungen, Neuralrohrdefekte) zu diagnostizieren.

1. **Chorionzottenbiopsie** (ab 8.–11. Woche): transzervikal oder transabdominelle Punktion zur Entnahme von Trophoblastgewebe

2. **Amniozentese** (ab 16. Woche): ultraschallgesteuerte Fruchtwasserpunktion zur Gewinnung fetaler Zellen

Das Risiko einer Fehlgeburt nach Pränataldiagnostik liegt bei 1–2 %.

Am Ende der Schwangerschaft tritt der kindliche Kopf in den Beckeneingang. Beim Geburtsvorgang unterscheidet man Eröffnungs- und Austreibungsphase (s. a. 8.14.8). Der Uterus ist durch den hohen Östrogenspiegel im Blut der Mutter für die Wirkung des Oxytocin sensibilisiert. Mit der Ausschüttung von *Oxytocin* in der Eröffnungsperiode beginnt die Wehentätigkeit. *Prostaglandine* bewirken eine Erweichung des Muttermundes, der sich zunehmend öffnet. Durch bolusartig ausgeschüttetes Oxytocin kommt es zu immer stärkeren Kontraktionen der

Uterusmuskulatur, die bis zum Ende der Geburt und Austreibung der Plazenta aufrecht erhalten werden. Im Ovar gebildetes *Relaxin* bewirkt eine Auflockerung der bindegewebigen Verbindungen der Symphyse und der Iliosakralgelenke. Dadurch kommt es unter der Geburt zu einer Erweiterung des Beckenringes und somit zur Geburtserleichterung.

1.2.1   Grundlagen der Embryonalentwicklung

Eine optimale Entwicklung des Keims ist an bestimmte grundlegende Voraussetzungen gebunden. Durch die Furchung (Teilung) der befruchteten Eizelle entstehen sog. Furchungszellen, die *Blastomeren*. Bis zum 8-Zell-Stadium verfügt jede Blastomere über alle Entwicklungsmöglichkeiten des Gesamtorganismus (*Omnipotenz = Totipotenz*). Danach verlieren sie einen Teil ihrer Fähigkeiten, können sich aber noch zu verschiedenen Zellarten entwickeln (*Pluripotenz*). Zu einem bestimmten Zeitpunkt in der Entwicklung des Keims erfolgt für jede Zelle die irreversible Festlegung ihres Entwicklungsweges (*Determination*).

Unter *Differenzierung* versteht man die Spezialisierung eines Gewebes. Die Differenzierungsvorgänge werden meist durch gegenseitige Beeinflussung zweier Gewebe ausgelöst (*Induktion*). Dabei werden verschiedene Proteine (*Induktionsfaktoren*) freigesetzt.

Beispiel für Induktion: Die Chorda dorsalis induziert die Bildung der Neuralplatte aus dem über ihr liegenden Ektoderm. Sie wird als *primärer Induktor* oder *Organisator* bezeichnet, das Ektoderm als reagierendes Gewebe. Sekundäre und tertiäre Induktoren treten im weiteren Verlauf innerhalb des Neuralrohres auf und induzieren die Bildung von weiteren Gewebe- und Organanlagen (Augenbläschen induziert Bildung der Linse, Linse die Bildung der Cornea). Auch in anderen Bereichen des Keims lösen Induktionsvorgänge die Differenzierung der Zellen aus. Diese Prozesse laufen immer innerhalb einer bestimmten Zeitspanne (*Determinationsperiode*) ab. In dieser Zeit sind die Organe besonders sensibel gegenüber schädigenden Einflüssen.

Die unterschiedliche Entwicklung der einzelnen Blastomeren, die alle das gleiche Genom haben, erklärt man sich mithilfe der *Genregulation*. Bestimmte Genabschnitte werden blockiert, sodass nur die für die Zelle spezifischen Gene exprimiert und die entsprechenden Proteine gebildet werden.

Aus einer differenzierten Zelle kann sich durch Teilung eine *Linie gleicher Zellen* entwickeln, die die Grundlage für die Bildung eines Organs darstellen.

Das Wandern der Zellen an ihren Bestimmungsort (*Zellmigration*) und das Wachstum der Zelle wird von Induktionsfaktoren reguliert.

Die meisten Organanlagen bestehen aus epithelialen und mesenchymalen Anteilen. Zwischen Epithel und Mesenchym finden während der Entwicklung zahlreiche Induktionsvorgänge statt und auch am reifen Organismus sind Epithelien ohne ihre Bindegewebsschicht nicht lebensfähig.

1.2.2   Grundaufbau des Körpers

Siehe 1.5.

1.2.3   Molekularbiologie der Entwicklung

Siehe auch Biochemie Kap. 14.

Viele verschiedene Faktoren beeinflussen die Entwicklung auf zellulärer Ebene.

Transkriptionsfaktoren steuern die Transkription bestimmter DNA-Sequenzen in RNA und somit den 1. Schritt der Proteinbiosynthese.

Wachstumsfaktoren sind Proteine mit stimulierender Wirkung auf die DNA-Synthese und regulieren das Zellwachstum und die Zelldifferenzierung. Klassische Wachstumsfaktoren, wie der *epidermale Wachstumsfaktor* (EGF) und der *Fibroblasten-Wachstumsfaktor* (FGF), wirken über *Thyrosinkinaserezeptoren*. Eine weitere Gruppe der Wachstumsfaktoren werden als *TGF-β-Familie* bezeichnet. Dazu zählen der Transforming Growth Factor β, Aktivine, Inhibine und BMPs („bone morphogenetic proteins"). Sie wirken über Serin-/Threoninkinaserezeptoren. Die Rezeptorproteine sind meist Transmembranproteine, die durch Beladung mit einem spezifischen Liganden ein intrazelluläres Signal erzeugen.

Die **intrazelluläre Signalübertragung** vom Rezeptor zum Zellkern erfolgt über weitere Proteinkinasen (ras- und map-Kinasen). Eine direkte Verbindung zwischen dem Zytoplasma nebeneinander liegender Zellen wird durch *Gap-junctions* ermöglicht. Sie bestehen aus einem durch spezialisierte Proteine (*Connexine*) gebildeten Kanal, der Moleküle bis zu einer definierten Größe passieren lässt.

Zell-Adhäsionsmoleküle verbinden Zellen mit der umgebenden Grundsubstanz und halten sie so im Zellverband zusammen. *Fibronektin* und *Laminin* sind Signalmoleküle der Grundsubstanz. Fibronektin verbindet die Zelloberfläche mit Kollagenfasern. Laminin verbindet die Basallamina mit den aufsitzenden Epithelzellen. Beide interagieren an der Zelloberfläche mit einem weiteren Zell-Adhäsionsmolekül (*Integrin*). *Selektin* ist ein Transmembranprotein, das eine reversible Bindung von Leukozyten an Endothelzellen ermöglicht.

Einige **Hormone** (Steroidhormone, Thyroxin, Retinsäure) können die Zellmembran passieren und binden im Zytoplasma an die entsprechenden Rezeptoren. Der Hormon-Rezeptor-Komplex wandert in den Zellkern, bindet an die DNA und aktiviert dort Transkriptionsfaktoren.

1.3 Befruchtung, Furchung und Implantation beim Menschen

Die Zeit von der Befruchtung der Eizelle bis zur Einnistung des Keims in der Gebärmutter dauert etwa 6 Tage. In dieser Zeit entwickelt sich aus einer befruchteten Eizelle ein ganzer Zellhaufen, der bereits in Vorläuferzellen des Embryos und der späteren Plazenta unterteilt werden kann. Viele Faktoren müssen übereinstimmen, damit die Eizelle befruchtet werden und sich in der Gebärmutterschleimhaut einnisten kann (Abb. **1.1**).

1.3.1 Befruchtung

Befruchtung: Die Befruchtung der Eizelle durch das Spermium findet in dem aufgeweiteten Teil des Eileiters (*Pars ampullaris tubae uterinae*) statt. Das Einbringen der männlichen Samenzellen in den weiblichen Genitaltrakt (auf natürlichem Wege oder künstlich) wird als *Insemination* bezeichnet. Die Spermien wandern sehr schnell über die Vagina in den Uterus und von dort in die Tuben. Sie sind jedoch nicht ohne weiteres in der Lage, in die Eizelle einzudringen (*Imprägnation*).

 Merke

Die Eizelle ist nur etwa 6–12 Stunden befruchtungsfähig, die Spermien dagegen 2–3 Tage. Das *Konzeptionsoptimum* (günstigste Zeit für die Befruchtung der Frau) dauert deshalb nur wenige Stunden. Es liegt 14 Tage vor der nächsten Menstruationsblutung. Gleichzeitig steigt die Basaltemperatur an, die Viskosität des Zervixschleims nimmt ab und seine Spinnbarkeit zu (Farnkrautphänomen). Dies kann zur *Schwangerschaftsplanung* ebenso wie zur *Schwangerschaftsverhütung* (Temperaturmethode, Kalendermethode [Knaus-Ogino]) eingesetzt werden.

Kapazitation und Akrosomenreaktion: Die Spermien durchlaufen in der Tube einen Reifungsprozess (*Kapazitation*), der etwa 7 Stunden dauert. Die Plasmamembran des Spermienkopfes verschmilzt mit der Akrosomenmembran (*Akrosomenreaktion*). Die innere Akrosomenmembran wird zur freien Oberfläche des Spermienkopfes. Dabei werden Enzyme aus dem Akrosom freigesetzt, die die Corona radiata und die Zona pellucida stellenweise auflösen und so dem Spermium das Eindringen in die Eizelle ermöglichen.

Konzeption: Nur ein Spermium ist zur *Befruchtung* (*Konzeption*) nötig. Es durchdringt Corona radiata und Zona pellucida und heftet sich an die Oozytenoberfläche. Die Zellmembranen von Spermium und Eizelle verschmelzen, und Kopf, Hals sowie Teile des Schwanzes der Samenzelle werden in die Eizelle aufgenommen. Die Zona pellucida verändert ihre Struktur und verhindert so das Eindringen weiterer Spermien.

Die Eizelle beendet ihre 2. Reifeteilung. Es entsteht ein weiteres Polkörperchen, das im Verlauf der Entwicklung degeneriert. Die Eizelle wird aktiviert und erhöht ihren Stoffumsatz. Damit beginnt die Entwicklung des Embryos (*Embryogenese*). Der Kern der Eizelle und der Kopf des Spermiums wandeln sich in den *weiblichen* und *männlichen Vorkern* um, die sich morphologisch nicht unterscheiden. Die restlichen Spermiumanteile lösen sich in der Zelle auf. Beide Vorkerne verdoppeln ihre DNA und verschmelzen miteinander.

 Merke

Durch die Verschmelzung der Vorkerne wird der diploide Chromosomensatz wieder hergestellt und das *chromosomale Geschlecht* bestimmt. Die Eizelle liefert dabei ein X-Chromosom, das Spermium entweder ein X- oder ein Y-Chromosom (XX = weiblich, XY = männlich).

 Klinischer Bezug

Bei *Unfruchtbarkeit der Frau* aufgrund von Tubenmotilitätsstörung oder Tubenverschluss kann die Befruchtung heute auch extrakorporal erfolgen (**In-vitro-Fertilisation**, IVF). Dabei wird das Ovar der Frau hormonell stimuliert, damit möglichst viele Follikel reifen. Kurz vor der Ovulation werden diese Follikel ultraschallgesteuert transvaginal punktiert und abgesaugt. Die so erhaltenen Eizellen werden im Reagenzglas durch Einbringen der Spermien in das Zytoplasma der Zelle befruchtet. Im Stadium der frühen Blastozyste (s. a. 1.3.3) werden der Mutter bis zu drei Embryonen in den Uterus implantiert. Häufig werden die Implantate nicht angenommen, sodass oft mehrere Versuche unternommen werden müssen, bis es zu einer Schwangerschaft kommt.

1.3.2 Furchung

Die *befruchtete Eizelle* (*Zygote*) beginnt sich zu teilen. Die ersten Teilungen werden *Furchungsstadien* genannt, die entstehenden Zellen *Blastomeren*. Bei jeder Teilung werden die Zellen kleiner als ihre Mutterzellen. Das 2-Zell-Stadium wird etwa nach 30 h erreicht, das 4-Zell-Stadium nach 40–50 h. Ab dem 8-Zell-Stadium wird der Embryo *Morula* (Maulbeere) genannt. Diese wandert durch Saftstrom in der Tube in Richtung *Gebärmutter* (*Uterus*) und erreicht diese im 12-16-Zell-Stadium (Abb. **1.1**).

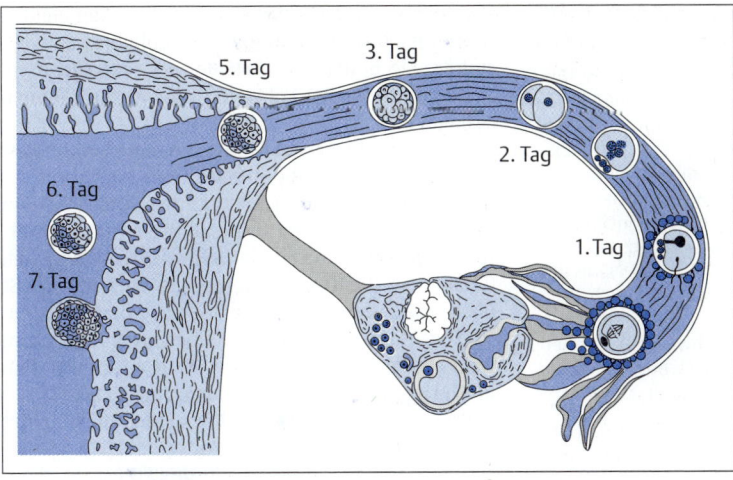

Abb. 1.1 Der Weg der Eizelle von der Ovulation bis zur Implantation (aus Baltzer/Mickan, Thieme 1994)

Anatomie

1.3.3   Blastozyste

Die Entwicklung der Morula zur Blastozyste erfolgt in der Gebärmutterhöhle. Zwischen den innen liegenden Zellen sammelt sich Flüssigkeit, die zusammenfließt und die *Blastozystenhöhle* (*primäres Zölom*) bildet. Zur gleichen Zeit ordnen sich die Blastomeren in eine innere Zellschicht, die später den Embryo bildet (*Embryoblast*) und eine äußere Zellschicht, die später die Plazenta bildet (*Trophoblast*). Die Blastozyste beginnt, sich an die Uteruswand anzuheften (Abb. 1.1).

1.3.4   Implantation

Die Einnistung des Keims in die Uterusschleimhaut (*Implantation*) beginnt etwa 6 Tage nach der Ovulation. Sie findet meist im oberen Drittel und an der Hinterwand des Uterus statt.
Die *Uterusschleimhaut* (*Endometrium*) befindet sich zu dieser Zeit in der *Sekretionsphase*, die nach der Ovulation durch das vom Corpus luteum produzierte Progesteron ausgelöst wird. Im Endometrium schlängeln sich die Drüsenschläuche und die Arterien (*Spiralarterien*), es wird zu einem sekretionsfähigen Epithel umgebaut. In diese „reife" Schleimhaut kann sich der Keim einnisten (Abb. 1.1).
Vor der Implantation verschwindet die Corona radiata und die Zellen des Trophoblasten lösen die umgebende Zona pellucida auf. Der Keimling heftet sich mit dem embryonalen Pol an das Endometrium. Die Trophoblastzellen (*Zytotrophoblast*) vermehren sich und verschmelzen in den äußeren Schichten zum *Synzytiotrophoblast*. Der Synzytiotrophoblast gibt proteolytische Enzyme ab, die an einer Stelle den Epithelverband des Endometriums lösen. Der Keim dringt immer weiter vor, bis er etwa am 12. Tag vollständig innerhalb der Schleimhaut (Zona compacta) liegt. Der oberflächliche Epitheldefekt wird durch einen Fibrinkoagel verschlossen.

  Merke

Es kann trotz intakter Schwangerschaft nach Ablösung des Fibrinkoagels zu einer kleinen Blutung kommen. Diese erfolgt etwa am erwarteten Menstruationstermin und kann mit der normalen Periodenblutung verwechselt werden.

Im Endometrium bilden die Arterien ein dichtes Kapillarnetz um den Keim. Die Schleimhaut wandelt sich weiter um und wird blass und ödematös. Die Drüsen sezernieren viel Schleim und Glykogen. Der implantierte Trophoblast beginnt *β-HCG* (*Human Chorionic-Gonadotropin*) zu bilden. Dies verhindert die normalerweise erfolgende Abstoßung der Schleimhaut (*Menstruation*).

  Merke

Der *Schwangerschaftstest* (Nachweis von β-HCG im Urin der Mutter) kann frühstens nach erfolgter Implantation (etwa 14 Tage nach der Ovulation) positiv sein.

Klinischer Bezug

Erfolgt die Implantation außerhalb des Uterus (**Extrauteringravidität**, EU), stirbt der Keim meist im 2. Schwangerschaftsmonat ab (bei Implantation in der Tube durch Ruptur der Tubenwand). Es kann dabei für die Mutter zu u. U. lebensgefährlichen Blutungen kommen. Mögliche Implantationsorte sind das Ovar, die Tube und die Bauchhöhle. Auch bei Einnistungen innerhalb des Uterus sind Komplikationen möglich, vor allem wenn der Implantationsort in der Nähe des Muttermundes liegt (**Placenta praevia**). Durch Weitung des unteren Uterinsegmentes kann es schon in der 2. Schwangerschaftshälfte zu schweren Blutungen kommen. Da die Placenta praevia ein Geburtshindernis darstellt, werden diese Kinder per Kaiserschnitt entbunden.

1.4   Plazentation

Der Begriff Plazentation umfasst die *Entwicklung der Plazenta* aus dem Trophoblasten. Die Plazenta als Organ beginnt sich erst in der 13. Woche zu entwickeln. Davor wird der Embryoblast durch Diffusion über den gesamten Trophoblast ernährt (*histiotrophe Phase*). Man unterscheidet daher eine frühe Phase bis zur 10. Woche, eine fortgeschrittene Phase von der 11. bis zur 18. Woche und eine späte Phase ab der 19. Woche, in der die Plazenta bereits „reif" ist. Eine funktionskräftige Plazenta ist Voraussetzung für die Ernährung des heranwachsenden Feten.

1.4.1   Ausbildung des utero-plazentaren Kreislaufs

Entwicklung des Endometriums: Während der Implantion erfolgen komplexe Umbauvorgänge sowohl am Endometrium als auch am Trophoblasten. Die Stromazellen des Endometriums lagern Fett und Glykogen ein und werden nach erfolgter Implantation als *Deziduazellen*, das Endometrium als *Decidua graviditatis* bezeichnet. Die Drüsen produzieren zunächst vermehrt Sekret, werden aber in der weiteren Entwicklung vom Trophoblasten abgebaut. Die Gefäße der Dezidua bilden ein Netz aus anastomosierenden Spiralarterien.

Entwicklung des Trophoblasten: Der Trophoblast differenziert sich ab dem 8. Tag zunächst am embryonalen Pol in einen außen liegenden *Synzytiotrophoblast* und einen innen liegenden *Zytotrophoblast*. Die Zytotrophoblastzellen proliferieren und gehen in den Synzytiotrophoblast über, der immer dicker wird (*kompaktes Stadium*). Die weitere Entwicklung des Trophoblasten erfolgt am embryonalen Pol am ausgeprägtesten. Dort entwickelt sich später die Plazenta.

Ab dem 9. Tag entstehen im Synzytiotrophoblasten kleine Vakuolen, die zu *Lakunen* zusammenfließen (*lakunäres Stadium*). Zwischen den Lakunen bleiben radiär angeordnete Trabekel aus Trophoblastanteilen stehen. Sie bilden die *Vorläufer der Plazentazotten*. Am abembryonalen Pol treten nur wenige Lakunen auf (Abb. 1.**3**).

Utero-plazentarer Kreislauf: Um den Trophoblast herum weiten sich die mütterlichen Kapillaren auf und bilden *Sinusoide*. Diese werden durch die vom Synzytiotrophoblasten ausgeschütteten Enzyme arrodiert. Blut tritt nun aus den mütterlichen arteriellen Gefäßen in die *Trophoblastlakunen* über und fließt über venöse mütterliche Gefäße wieder ab. Der *utero-plazentare Kreislauf* ist entstanden. Der Keim wird ab diesem Zeitpunkt mit Nährstoffen aus dem mütterlichen Blut versorgt (*hämotrophe Phase*).

Zwischen den Trabekeln und der Fruchthöhle bildet sich eine dicke Schicht aus Zytotrophoblast und Synzytiotrophoblast (*primäre Chorionplatte*). In diese wachsen Zellen des extraembryonalen Mesoderms (s. a. 1.5.3) ein, die *sekundäre Chorionplatte* entsteht.

Entwicklung der Chorionzotten: Die Trabekel differenzieren sich in mehreren Schritten zu *Chorionzotten*. Etwa am 12. Tag wachsen Zytotrophoblastzellen in die Trabekel ein. Die entstandenen *Primärzotten* enden frei in den Lakunen. Am 15. Tag beginnen Zellen des *extraembryonalen Mesoderms* aus der Chorionplatte in die Primärzotten einzuwachsen. Sie bilden den bindegewebigen Kern der *Sekundärzotten*. Um den 20. Tag treten im Mesoderm der Sekundärzotten Blutgefäße (*Choriongefäße*) auf, die Anschluss an die Gefäße der Chorionplatte und des Embryos bekommen. Die *Tertiärzotten* sind entstanden. Diese sind bis zur 4. Woche noch sehr einheitlich gebaut. Erst danach sprossen zahlreiche Knospen aus den Zotten in die lakunären Räume aus. Die Zotten verzweigen sich immer mehr. Die Schicht der Zytotrophoblastzellen wird vor allem in den Endzotten dünner und die Kapillaren legen sich dicht unter die Zottenoberfläche. Die Oberfläche des Synzytiotrophoblasten wird durch zahlreiche Mikrovilli vergrößert.

Die Zotten am embryonalen Pol wachsen weiter und breiten sich aus (*Chorion frondosum*) und bilden einen Teil der Plazenta. Am abembryonalen Pol werden die Zotten zunehmend abgebaut oder sind gar nicht angelegt. Am Ende des 4. Monats ist der größte Teil des Chorions zottenfrei (*Chorion laeve*).

Dezidua: Die *Schleimhaut des Uterus (Dezidua)* bildet im Bereich des Chorion frondosum eine Schicht, die fest mit dem Chorion verbunden ist (*Decidua basalis*). Auf der Seite des Chorion laeve ist die Dezidua dünn und degeneriert langsam (*Decidua capsularis*). Der übrige Teil des Uterus ist von *Decidua parietalis* überzogen. Mit zunehmendem Wachstum des Embryos nimmt die *Fruchthöhle (Amnion)* die gesamte Chorionhöhle ein und die Decidua capsularis verschmilzt mit der Decidua parietalis auf der gegenüberliegenden Uterusseite (Abb. 1.**2**).

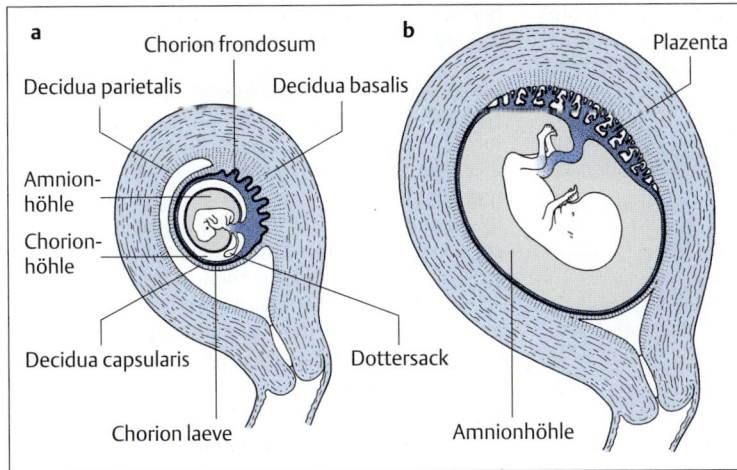

a
Chorion frondosum
Decidua parietalis
Decidua basalis
Amnion-höhle
Chorion-höhle
Decidua capsularis
Chorion laeve

b
Plazenta
Dottersack
Amnionhöhle

Abb. 1.**2 Vergrößerung der Amnionhöhle. a** Ende des 2. Monats, **b** Ende des 3. Monats (aus Langman, Thieme 1989)

Anatomie

 Klinischer Bezug

Funktionsstörungen des Trophoblasten führen zu Zottenödemen (**Blasenmole**) und u. U. zum Tod des Embryos. Eine bösartige, früh metastasierende Form eines Karzinoms des Trophoblasten bezeichnet man als **Chorionepitheliom**.

1.4.2 Form, Feinbau und Funktion der reifen Plazenta

■ Siehe auch Histologie 8.7.6

Die reife Plazenta hat die Form einer Scheibe (*Placenta discoidalis*) mit einem Durchmesser von 15–25 cm und einer Dicke von etwa 3 cm. Sie wiegt 500–600 g. **Aufbau:** Ab dem 4. Monat unterscheidet man an der Plazenta einen mütterlichen und einen fetalen Anteil (*Placenta materna - Placenta fetalis*). Der fetale Anteil wird vom Chorion frondosum, der mütterliche von der Decidua basalis (*Basalplatte*) gebildet. Zwischen Chorion und Decidua basalis liegen die mit mütterlichem Blut gefüllten *intervillösen Räume*, die sich aus den Lakunen entwickelt haben: das plazentare *Labyrinth*. Es enthält in der reifen Plazenta etwa 150 ml Blut, die 3- bis 4-mal pro Minute erneuert werden. Die *Zottenbäume* ragen in die intervillösen Räume. Sie bestehen aus *Stammzotten*, die von der Chorionplatte ausgehen und in der Decidua basalis verankert sind, und ihren *zahlreichen Verzweigungen*. Von der Basalplatte aus ragen *Plazentasepten* (*Septa placentae*) in den intervillösen Raum vor. Sie sind nicht mit der Chorionplatte verbunden und teilen die Plazenta in *Plazentalappen* (*Kotyledonen*), die jeweils einer funktionellen Einheit entsprechen. **Blutzirkulation:** Jedes Kotyledon wird von einer Spiralarterie mit sauerstoffreichem Blut versorgt. Das sauerstoffarme Blut läuft über kapilläre Spalträume zur Deziduaplatte zurück. Das fetale sauerstoffarme Blut fließt über *zwei Nabelarterien* in die Kapillaren der Zottenbäume und verteilt sich bis in die Endzotten. Dort findet der Austausch von Sauerstoff und Nährstoffen mit dem mütterlichen Blut statt. Das sauerstoffreiche Blut gelangt über die *Nabelvene* zurück zum Embryo.

Plazentarschranke: Der mütterliche und der embryonale Kreislauf sind streng voneinander getrennt. Die trennende Schicht wird als *Plazentarschranke* bezeichnet. Sie besteht bei der reifen Plazenta aus Basalmembran und Endothel der embryonalen Kapillaren, Zottenbindegewebe und dem Synzytiotrophoblast. An einigen Stellen bildet sich das Bindegewebe ganz zurück, sodass die Kapillaren dicht unter der Zottenoberfläche liegen und die Diffusionsstrecke sehr kurz ist.

 Merke

Gegen Ende der Schwangerschaft nimmt das Bindegewebe in den Zotten wieder zu und die Basalmembranen der Kapillaren verdicken sich. Kleinere Kapillaren obliterieren und eine gesteigerte Fibrinoidbildung führt zur *Infarzierung* einzelner Plazentabereiche. Die Fibrinoidbildung ist Ausdruck von Undichtigkeiten der Plazentarschranke.

 Klinischer Bezug

Finden diese Umwandlungsprozesse verstärkt statt, kommt es zur **vorzeitigen Plazentainsuffizienz**. Die Plazenta ist nicht mehr in der Lage, das Kind ausreichend mit Sauerstoff und Nährstoffen zu versorgen. Es kommt zu unterentwickelten Kindern (*dystrophe Neugeborene*), die u. U. frühzeitig per Kaiserschnitt entbunden werden müssen, da es unter dem Stress der Geburt zu Sauerstoffmangel kommen kann. Eine frühe Plazentainsuffizienz findet man vermehrt bei Diabetikerinnen und Frauen mit Bluthochdruck, aber auch bei Raucherinnen.

Durch die Plazentarschranke werden Nährstoffe, Gase, Stoffwechselprodukte und Elektrolyte ausgetauscht. Auch größere Moleküle (z. B. Antikörper, Medikament) können die Schranke passieren.

 Klinischer Bezug

Normalerweise ist die Plazentarschranke für Blutzellen undurchlässig. Im letzten Drittel der Schwangerschaft oder bei der Geburt kann es jedoch zum Übertritt von fetalen Erythrozyten in den mütterlichen Kreislauf kommen. Liegt eine **Rhesus-Inkompatibilität** (Mutter Rh⁻, Fetus Rh⁺) vor, bildet die Mutter Antikörper gegen die fetalen Erythrozyten, die bei einer erneuten Schwangerschaft in den Fetus gelangen und dort durch Antigen-Antikörper-Reaktion eine Hämolyse auslösen können (*Erythroblastose*).

Hormonproduktion: Eine zweite wichtige Funktion der Plazenta ist die Hormonproduktion. Bis zum 4. Monat wird das für die Aufrechterhaltung der Schwangerschaft notwendige *Progesteron* vom Corpus luteum gebildet. Ab dem 4. Monat übernimmt die Plazenta selbst die durch *β-HCG* stimulierte Progesteronproduktion. Sie produziert darüber hinaus *Östrogene*, die ihren maximalen Spiegel kurz vor Ende der Schwangerschaft erreicht haben, und andere Steroidhormone.

1.4.3 Ablösung der Plazenta

Nach der Geburt des Kindes beginnt die Nachgeburtsperiode. Die Plazenta löst sich, unterstützt durch die *Nachgeburtswehen*, von ihrer Haftfläche. Diese Prozesse sind schon vor dem Geburtstermin vorbereitet. Es bildet sich ein *retroplazentares Hämatom*. Etwa 5 min nach der Geburt ist die Plazenta normalerweise gelöst und wird von einer Nachwehe ausgetrieben (*Nachgeburt*).
Auf der mütterlichen Seite erkennt man an der Oberfläche etwa 15–20 durch Septen getrennte *Kotyledonen*, die von der Decidua basalis bedeckt sind. Dadurch sind das Plazentalabyrinth und die in ihm gelegenen Zotten nicht einsehbar. Die fetale Oberfläche ist vom Chorion mit zahlreichen *Choriongefäßen* bedeckt, die zur Nabelschnur ziehen. Sie ist etwa 50–60 cm lang und hat einen Durchmesser von 2 cm.
Die *Eihäute* (*Amnion, Chorion, Plazenta*) werden vollständig als Nachgeburt ausgeschieden.

 Klinischer Bezug

Eine unvollständige Nachgeburt kann zu einer lebensgefährlichen **atonen Uterusblutung** führen.

Als Frühentwicklung bezeichnet man die Entwicklung des Embryo bis zum Ende der 4. Lebenswoche. In dieser Zeit werden die *Primitivorgane* angelegt, die in den folgenden Wochen durch bleibende Organe und Organsysteme ersetzt werden. Die Entwicklung des Keims wird zunächst nach Tagen beschrieben. Dies sind jedoch nur Anhaltspunkte, da nicht jeder gleich alte Keim gleich schnell in der Entwicklung ist und auch der Befruchtungstermin nicht immer exakt bestimmt werden kann. Einige der beschriebenen Vorgänge laufen gleichzeitig ab, werden aber zum besseren Verständnis nacheinander beschrieben.

1.5.1 Entwicklung der Keimscheibe

Schon während der Implantation wandelt sich der Embryoblast um und ordnet sich in zwei Zellagen (*Keimblätter*) an. Das *Ektoderm* (*äußeres Keimblatt, alt: Epiblast*) wird aus einer Schicht hochprismatischer Zellen gebildet, die dem Trophoblasten anliegen. Das *Entoderm* (*inneres Keimblatt, alt: Hypoblast*) besteht aus einer Lage abgeflachter Zellen, die der Blastozystenhöhle zugewandt sind. Beide Keimblätter zusammen bilden die *zweiblättrige Keimscheibe*.
Amnionhöhle: Zwischen Ektoderm und Trophoblast bilden sich am 8. Entwicklungstag Spalträume, die zur *primären Amnionhöhle* zusammenfließen. Zum Trophoblasten hin ist sie durch eine Schicht flacher Zellen (*Amnioblasten*) begrenzt, die vom Ektoderm abstammen. Sie bleibt am Rand der Keimscheibe mit dem Ektoderm verbunden. Im Verlauf der Entwicklung umgibt die Amnionhöhle den Embryo ganz. Sie ist mit *Amnionflüssigkeit* (*Fruchtwasser*) gefüllt, das den Embryo vor Stößen schützt und ihm freie Beweglichkeit ermöglicht.

 Klinischer Bezug

Ab dem 5. Monat beginnt der Fetus Amnionflüssigkeit zu schlucken. Gegen Ende der Schwangerschaft scheidet er Urin in das Fruchtwasser aus. Eine Vermehrung (**Hydramnion**) oder Verminderung (**Oligo-Hydramnion**) des Fruchtwassers lassen Rückschlüsse auf eventuelle Fehlbildungen des Fetus schließen (Passagestörungen im Verdauungstrakt, Nierenfehlbildungen).

Am 9. Entwicklungstag wandern vom Entoderm abstammende Zellen entlang des Trophoblasten und kleiden die Blastozystenhöhle aus. Diese wird nun als *primärer Dottersack* bezeichnet.

1.5.2 Entwicklung des Dottersacks

Dottersack: Gegen Ende der 2. Woche wächst der Trophoblast schneller als der Embryoblast. Dadurch entstehen Spalträume zwischen dem primären Dottersack und der inneren Oberfläche des Trophoblasten. Diese werden durch *lockeres extraembryonales Mesenchym* ausgefüllt, das von den Entodermzellen am hinteren Pol des Embryoblasten gebildet wird. Der primäre Dottersack wird etwa am 13. Tag aufgegeben und durch den kleineren *sekundären Dottersack* ersetzt. Der Raum des primären Dottersacks wird von der Chorionhöhle eingenommen. Die Keimscheibe liegt zwischen Amnionhöhle und sekundärem Dottersack. Dieser ist über einen Strang aus extraembryonalem Mesoderm (*Haftstiel*) in der Chorionhöhle (s. a. 1.5.3) aufgehängt (Abb. 1.3). Kleine Teile des primären Dottersacks bleiben für kurze Zeit innerhalb des Mesoderms als *Exozölzysten* bestehen.

Gefäße und Dottersackkreislauf: In der 3. Woche entwickeln sich aus dem extraembryonalen Mesoderm in der Wand des Dottersacks, im Chorion und im Haftstiel *Blutinseln*, die aus *angiogenetischem Material* bestehen. Die Zellen im Inneren der Blutinseln differenzieren sich zu *Vorläufern der Blutzellen*. Die Zellen in den Randgebieten werden zu *Angioblasten*, die blutgefüllte Räume als Gefäße umschließen. So entstehen im Dottersack die *Dottergefäße (Vasa omphalomesentericae)* und in Chorion und Haftstiel die *Nabelschnurgefäße (Vasa umbilicalia)*. Am Ende der 3. Woche entsteht aus dem intraembryonalen Mesoderm am Kopfende des Keims ebenfalls angiogenetisches Material, aus dem sich

das *Herz* und die *intraembryonalen Gefäße* entwickeln. Intra- und extraembryonale Gefäße werden durch die im Dottergang *(Ductus omphaloentericus = Ductus vitellinus)* liegenden Dottersackgefäße miteinander verbunden. Dieser primitive Kreislauf wird als *Dottersackkreislauf* bezeichnet.

1.5.3 Extraembryonales Mesoderm und Chorionhöhle

Chorionhöhle: Im extraembryonalem Mesenchym, das zunächst den primären Dottersack umgibt, entstehen Hohlräume, die zusammenfließen und eine Höhle (*extraembryonales Zölom*) bilden. Dadurch wird das Mesoderm in zwei Schichten aufgeteilt. Zur gleichen Zeit bildet sich der sekundäre Dottersack, der von der inneren Mesodermschicht, dem *extraembryonalen viszeralen Mesoderm*, überzogen ist. Die äußere Schicht, das *extraembryonale parietale Mesoderm*, liegt dem Trophoblasten von innen an. Die mit Mesoderm ausgekleidete Zölomhöhle wird nun als *Chorionhöhle (sekundäres Zölom)* bezeichnet (Abb. 1.3).

Haftstiel: Der Embryoblast bleibt an seinem hinteren Pol über einen *Haftstiel* mit dem Chorion verbunden. Der Haftstiel besteht aus *extraembryonalem Mesoderm*, in dem sich später die *Nabelschnurgefäße (Vasa umbilicalia)* entwickeln. Er wird zur *Nabelschnur*, nachdem durch Ausweitung der Amnionhöhle die Chorionhöhle verdrängt und der Haftstiel allseits von Amnionepithel bedeckt ist. In den Haftstiel erstreckt sich ein kleines Divertikel des Dottersackes (*Allantois*), das etwa am 16. Tag auftritt.

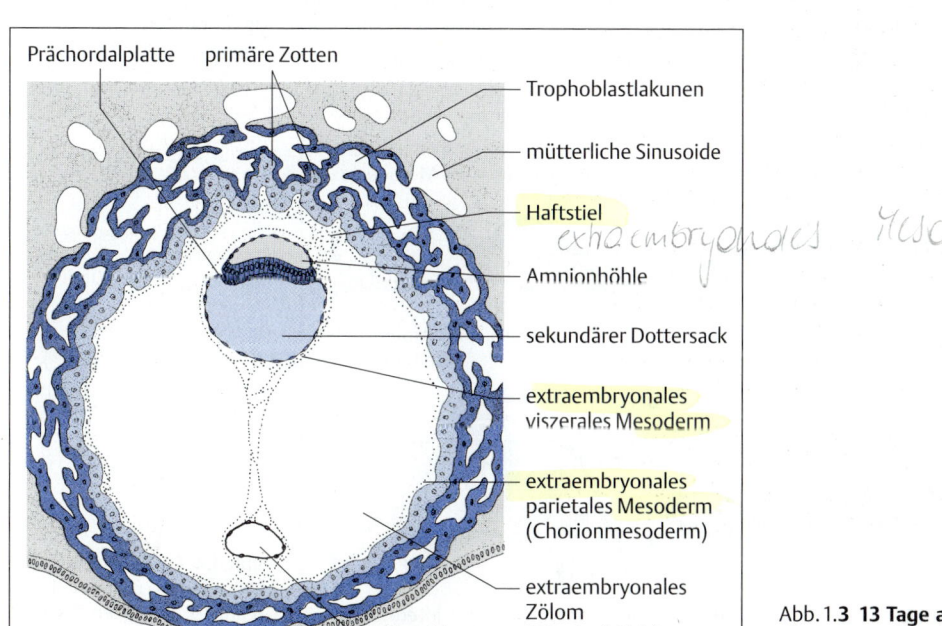

Prächordalplatte   primäre Zotten

Trophoblastlakunen

mütterliche Sinusoide

Haftstiel   *extraembryonales Mesoderm*

Amnionhöhle

sekundärer Dottersack

extraembryonales viszerales Mesoderm

extraembryonales parietales Mesoderm (Chorionmesoderm)

extraembryonales Zölom (Chorionhöhle)

Exocölzyste

Abb. 1.3 13 Tage alte Blastozyste (aus Langmann, Thieme 1989)

Anatomie

Eihäute: Nachdem die Amnionhöhle die gesamte Chorionhöhle ausgefüllt hat, bilden die Schichten um die Amnionhöhle die *Eihäute*. Sie bestehen aus Amnionepithel, Amnionbindegewebe, Chorionbindegewebe sowie Decidua basalis und parietalis.

 Merke

Die *Nabelarterien* führen sauerstoffarmes, schlackenreiches Blut vom Embryo zur Plazenta, die *Nabelvene* führt sauerstoffreiches, nährstoffreiches Blut von der Plazenta zum Embryo.

1.5.4 Bildung und Gliederung des intraembryonalen Mesoderms, axiale Differenzierung

In der 3. Entwicklungswoche wächst der Keim stark in die Länge und verändert dabei seine Form. Der vordere (kraniale) Pol der Keimscheibe wird breiter, der hintere (kaudale) Pol bleibt schmaler. In dieser Zeit werden die wichtigsten *Primitivorgane* angelegt.

Primitivknoten, Primitivstreifen: Auf der ektodermalen Oberfläche des Keimschildes bildet sich vom kaudalen Ende her der *Primitivstreifen*, eine Verdickung des Ektoderms, der auf das kraniale Ende zuwächst. Er teilt das Keimschild symmetrisch und endet etwa in dessen Mitte mit dem *Primitivknoten*, ebenfalls einer Verdickung des Ektoderms. Der Primitivstreifen wird im Verlauf der 3. Woche relativ kürzer, da das Keimschild in die Länge wächst. Im Primitivstreifen entwickelt sich die *Primitivrinne*. Die Zellen des Ektoderms wandern zum Primitivstreifen und in die Primitivrinne hinein. Diesen Vorgang nennt man *Invagination*. Die Zellen schieben

sich in kranialer und lateraler Richtung zwischen Ektoderm und Entoderm und bilden so das *mittlere Keimblatt* (*intraembryonales Mesoderm*). Lateral verbinden sie sich mit dem extraembryonalen Mesoderm, kranial bilden sie die Vorläufer der Herzanlage.

Chorda dorsalis: Im Primitivknoten entwickelt sich die *Primitivgrube*, die sich vertieft und einen nach kranial gerichteten röhrenförmigen Fortsatz bildet, den *Chordafortsatz*. Aus ihm entsteht das primitive Achsenorgan, die *Chorda dorsalis*. Diese verlängert sich in kaudaler Richtung und induziert die Entwicklung des Neuroektoderms. Die Reste des Achsenorgans sind beim Erwachsenen in den Ncll. pulposi der Zwischenwirbelscheiben zu finden.

 Merke

Die Entwicklung des Mesoderms erfolgt zwischen der kranial liegenden *Buccopharyngealmembran* und der kaudal liegenden *Kloakenmembran*.

Am 17. Tag ist die Mesodermschicht vollständig ausgebildet. Die *dreiblättrige Keimscheibe* ist entstanden. Ektoderm und Entoderm stehen nur noch an zwei Stellen direkt miteinander in Verbindung. Kranial ist dies die *Prächordalplatte*, eine Verdickung des Entoderms, aus dem sich das Mesoderm des Kopfbereichs bildet. Kaudal ist dies der Bereich der späteren *Kloakenmembran*. Ab der 4. Woche bildet sich der Primitivstreifen zurück und verschwindet ganz.

Am 18. Tag verschmilzt der Chordafortsatz vorübergehend mit dem Entoderm. Amnionhöhle und Dottersack sind kurzzeitig über den *Canalis neurentericus* miteinander verbunden. Die Zellen des

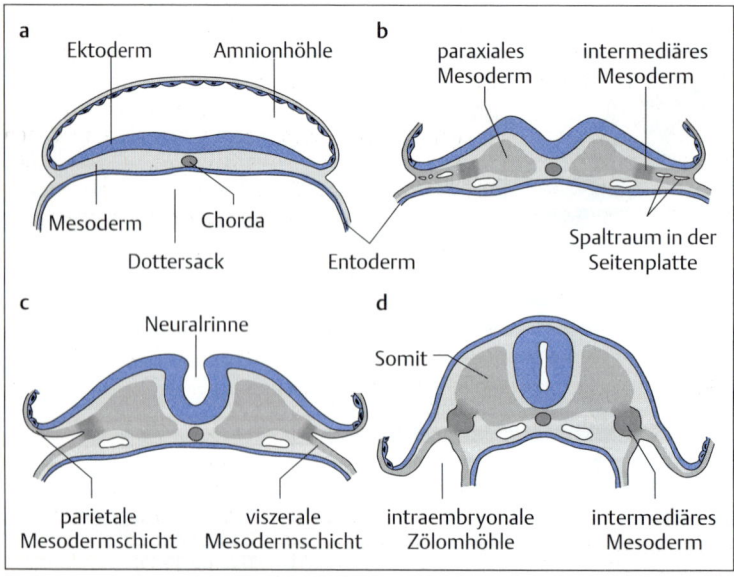

Abb. 1.4 Entwicklung des Mesoderms. a am 17. Tag, **b** am 19. Tag, **c** am 20. Tag, **d** am 21. Tag (nach Langman, Thieme 1989)

Chordafortsatzes bilden die *Chordaplatte*, die sich vom Entoderm löst und zur stabförmigen *Chorda dorsalis* umwandelt. Das Entoderm schließt sich wieder zum Dottersackdach.

Im 2. Monat entwickeln sich aus den drei Keimblättern die Organanlagen.

Ektoderm: Aus dem Ektoderm entstehen das *Zentralnervensystem* (s. a. 1.5.5) und das *Oberflächenektoderm.* Zu Beginn der 5. Woche verdickt sich das Oberflächenektoderm an zwei Stellen im Bereich der Kopfanlage. Es bildet die *Ohrplakode* (s. a. 11.1) und die *Linsenplakode* (s. a. 10.1).

Merke

Aus dem *Ektoderm* gehen hervor: das ZNS, die Sinneszellen von Auge, Ohr und Nase, die Haut mit Nägeln und Haaren sowie subkutane Drüsen, die Milchdrüse, die Adeno- und Neurohypophyse und die Adamantoblasten.

Intraembryonales Mesoderm: Das Mesoderm liegt zunächst als unsegmentierte Platte (*primäres Mesoderm*) zwischen Ektoderm und Entoderm (Abb. 1.**4a**). Ab Mitte der 3. Woche beginnt es sich in drei Abschnitte aufzugliedern: das medial neben der Chorda dorsalis liegende *paraaxiale Mesoderm*, die lateral liegenden *Seitenplatten* und das dazwischenliegende *intermediäre Mesoderm*. Die Ursegmentstiele verbinden paraaxiales Mesoderm und Seitenplatten (Abb. 1.**4b** u. **c**).

Paraaxiales Mesoderm: Das paraaxiale Mesoderm besteht aus einer dichten Bindegewebsplatte beiderseits des Neuralrohrs bzw. der Chorda dorsalis, die sich gegen Ende der 3. Woche in einzelne *Segmente* (*Somiten, Ursegmente*) gliedert (Abb. 1.**4d**). Das erste Segmentpaar entsteht im kranialen Abschnitt des Embryos, die weiteren Segmente schließen sich in kraniokaudaler Richtung an. Pro Tag werden etwa drei neue Paare gebildet, sodass man zwischen dem 20. und 30. Tag das Alter des Keims nach der Zahl der Somiten angeben kann. Diese sind unter der Oberfläche gut zu erkennen. Nach der 5. Woche hat der Embryo 4 okzipitale, 8 zervikale, 12 thorakale, 5 lumbale, 5 sakrale und 8–10 kokzygeale Somitenpaare. Im Inneren jedes Somiten tritt eine Höhle (*Myocel*) auf.

Merke

Mesoderm bezeichnet das mittlere Keimblatt. *Mesenchym* ist der Begriff für embryonales Bindegewebe, das meistens aus dem Mesoderm stammt.

Die Somiten wandeln sich ab der 4. Woche um. Der ventrale und mediale Anteil wird nun als *Sklerotom* bezeichnet. Er besteht aus lockerem embryonalem

Mesenchym, dessen Zellen sich in verschiedene Richtungen differenzieren können. Sie umgeben die Chorda dorsalis und bilden damit die *Anlage der Wirbelsäule*. Sie entwickeln sich zu Fibroblasten, Chondroblasten und Osteoblasten.

Der dorsale Abschnitt wird zum *Dermatom*, unter dem sich eine neue Zellplatte, das *Myotom*, formiert. Die Zellen des Dermatoms entwickeln sich zu *Dermis* und *subkutanem Gewebe*. Aus den Zellen des Myotoms bildet sich die *Muskulatur* des jeweiligen Segments.

Merke

Jeder Somit bildet ein *Sklerotom*, ein *Dermatom* und ein *Myotom*. Jedes Myotom und Dermatom werden durch einen *segmentalen Spinalnerv* versorgt.

Embryonales Mesenchym entsteht jedoch nicht nur aus den Somiten. Im Bereich des Kopfes bildet sich aus Zellen der Neuralleiste und aus Entodermzellen der Prächordalplatte das *Kopfmesenchym*.

Intermediäres Mesoderm: Das intermediäre Mesoderm (die Ursegmentstiele) liefert die *Anlagen* für *die Harnorgane.* Im kranialen Abschnitt ist es ebenfalls segmental gegliedert und bildet die *Nephrotome*, aus denen Teile der Vor- und Urniere entstehen (s. a. 8.1.2). Im kaudalen Abschnitt bilden die Zellen den unsegmentierten *nephrogenen Strang*, aus dem Teile der Ur- und Nachniere entstehen. Dorsal der Urniere entsteht die Genitalleiste, in die die Urkeimzellen einwandern und so die Entwicklung der Gonaden induzieren (s. a. 8.1.3).

Seitenplatten: Die lateral liegenden Seitenplatten sind unsegmentiert und gehen in das extraembryonale parietale und viszerale Mesenchym über. In den Seitenplatten treten gegen Ende der 3. Woche *Spalträume* auf, die zum *intraembryonalen Zölom* zusammenfließen. Dieses steht zunächst noch mit dem extraembryonalen Zölom in Verbindung. Durch die Abfaltung des Keims (s. a. 1.5.6) wird das extraembryonale Zölom in das intraembryonale einbezogen und bildet mit diesem die *geschlossene Leibeshöhle.* Die beiden Blätter, die das intraembryonale Zölom begrenzen, nennt man *viszerales* und *parietales Mesoderm* (*Viszeropleura* und *Somatopleura*) (Abb. 1.**5**). Das viszerale Mesoderm überzieht die Eingeweide und entwickelt sich zu Bindegewebe und Muskulatur des Magen-Darm-Kanals. Das parietale Mesoderm kleidet die Körperwand von innen aus und bildet Bindegewebe und Muskulatur der Leibeswand sowie die Rippen.

Ab Mitte der 3. Woche entstehen im intraembryonalen ebenso wie im extraembryonalen Mesoderm (s. a. 1.5.2) *Blutgefäße* und *Blutzellen*. Beide Gefäßnetze treten miteinander in Verbindung und verbinden so den Embryo mit der Plazenta.

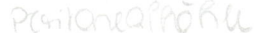

Anatomie

Merke

Aus dem *Mesoderm* gehen hervor: Bindegewebe, Knorpel, Knochen, quergestreifte und glatte Muskulatur, die blutzellbildenden Gewebe, Herz und Gefäße, Nieren und Keimdrüsen sowie die Nebennierenrinde.

1.5.5   Anlage des Nervensystems

Die *Anlage des Nervensystems* geht aus dem Ektoderm hervor (s. a. 9.1.1). Die Chorda dorsalis induziert im darüberliegenden Ektoderm die Bildung einer Neuralplatte. Sie bildet sich in der Keimscheibe kranial des Primitivknotens und breitet sich auf ihn zu aus. Am Beginn der 4. Woche stülpt sich die Neuralplatte zur *Neuralrinne* ein, die von den *Neuralfalten* umgeben ist. Diese verschmelzen in der Mitte und bilden das Neuralrohr. Diesen Vorgang bezeichnet man als *Neurulation*. Die Verschmelzung beginnt zunächst in der Halsregion und schreitet dann nach kranial und kaudal fort, sodass das Neuralrohr über den Neuroporus ant. und post. am kranialen bzw. kaudalen Ende mit der Amnionhöhle in Verbindung steht. Der Neuroporus ant. verschließt sich am 25., der Neuroporus post. am 27. Tag.

Aus den Neuralwülsten wandern Zellen aus, die auf beiden Seiten des Neuralrohrs eine Zellmasse, die Neuralleisten, bilden. Nach Verschluss des Neuralrohrs wandert ein Teil der Zellen in den Körper aus. Beiderseits vom Neuralrohr entstehen aus den Neuralleisten in Höhe eines jeden Somiten die *sensiblen Spinalganglien*. Von ihnen wachsen Axone in die Peripherie aus, welche die Spinalnerven bilden. Die ausgewanderten Zellen entwickeln sich zu Pigmentzellen, Mesektoderm, Schwann-Zellen, Sympathiko- und Parasympathikoblasten, Nervenzellen des 2. Sympathikusneurons und weiterer Zellen des vegetativen Nervensystems.

1.5.6   Abfaltung der Embryonalanlage in der 4. Woche

Die Keimscheibe ist zunächst flach. Ab der 4. Woche vergrößert sich vor allem der kraniale Anteil des Neuralrohrs so stark, dass er Herzanlage und Prächordalplatte überwächst. Die Herzanlage verlagert sich nach ventral und wandert nach unten. Der Keim beginnt sich in *kraniokaudaler Richtung* zu krümmen. Daneben kommt es durch die Entwicklung der Somiten zu einer *lateralen Krümmung*. Man kann sich diesen Vorgang der Abfaltung wie ein Einrollen der Ränder der Keimscheibe vorstellen (Abb. 1.**6**).

Bildung des primitiven Darms: Bei der Abfaltung des Keims wird ein großer Teil des entodermalen Dottersacks in die Leibeshöhle verlagert. Er bildet dort das *Darmrohr*. Der restliche Dottersack wird dabei abgeschnürt und zum *Dottergang* (*Ductus omphaloentericus*). Im kranialen Teil des Embryos bildet das Entoderm die *vordere Darmbucht*, im kaudalen Teil die *hintere Darmbucht*. Der mittlere Darmabschnitt steht zunächst noch über den Dottergang mit dem restlichen Dottersack in Verbindung.

Am kranialen Ende des Vorderdarms liegen Ektoderm und Entoderm direkt aufeinander. Das Ektoderm senkt sich immer tiefer ein und bildet die *Mundbucht* (*Stomatodeum*). Mundbucht und Vorderdarm sind durch die *Rachenmembran* (*Membrana buccopharyngealis*) voneinander getrennt, die am Ende der 3. Woche verschwindet und so eine offene Verbindung zwischen Amnionhöhle und primitivem Darm schafft.

Am kaudalen Ende des Hinterdarms liegen Ektoderm und Entoderm ebenfalls direkt aufeinander und bilden die *Kloakenmembran*. Das Ektoderm senkt sich zur *Afterbucht* (*Proktodeum*) ein. Die Kloakenmembran verschwindet erst später nach Unterteilung in Anal- und Urogenitalmembran.

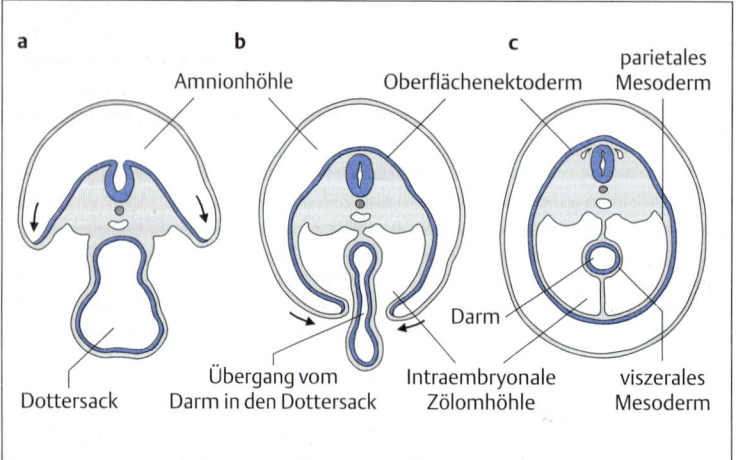

Abb. 1.5 Bildung des Darmrohrs und der primitiven Leibeshöhle (aus Langman, Thieme 1989)

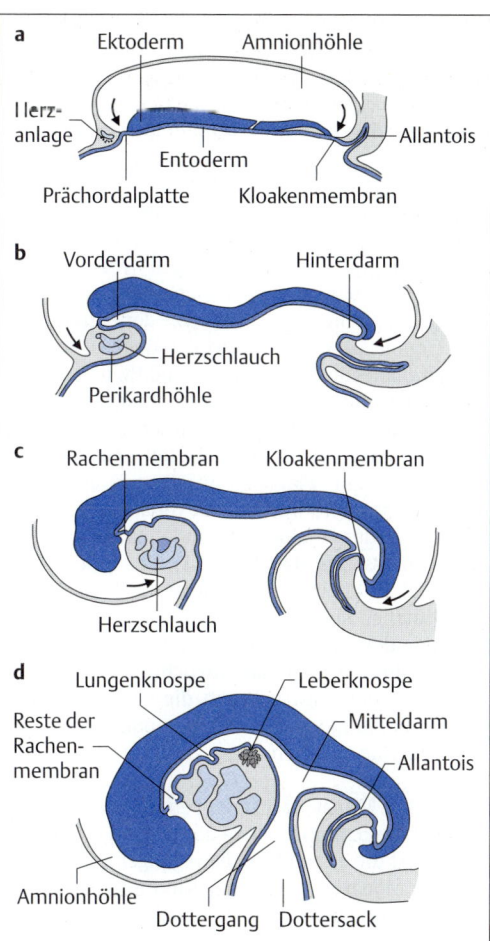

Abb. 1.6 Abfaltung der Embryonalanlage. a vor der Somitenbildung, **b** mit 7 Somiten, **c** mit 14 Somiten, **d** Ende des 1. Monats (aus Langman, Thieme 1989)

Die laterale Abfaltung betrifft alle drei Keimblätter. Oberflächenektoderm und parietales Mesoderm legen sich von lateral her um den *Darm* und das *intraembryonale Zölom* und verschmelzen zur *vorderen Leibeswand*. Entoderm und viszerales Mesoderm falten sich ebenso ein und schließen die Darmrinne zum *Darmrohr*.

Dottersack: Der Dottersack ist bis zur Entstehung der Leber das *Stoffwechselorgan* des Embryos. Darüber hinaus gehen aus ihm die *Keimzellen* und die *Stammzellen zur Blutbildung* hervor. Die Nabelschnur nimmt während des 3. Monats vorübergehend einen Teil des Dünndarms und das Colon ascendens auf (*physiologischer Nabelbruch*), bis die intraperitoneale Leibeshöhle groß genug ist. Später bildet er sich ganz zurück.

 Merke

Aus dem *Entoderm* gehen hervor: das Epithel des Magen-Darm-Traktes, des Respirationstraktes, der Harnblase und Harnröhre, der Paukenhöhle und Tuba auditiva sowie das *Parenchym* der Tonsillen, der Schilddrüse, der Nebenschilddrüsen, des Thymus, der Leber und des Pankreas.

Nabelschnur: Mit der Krümmung des Embryos nimmt auch die Größe der Amnionhöhle zu. Die Umschlagfalte zwischen Amnion und Ektoderm gelangt so auf die ventrale Seite des Embryos und bildet den *primitiven Nabelring*, der in die Mitte des Körpers verlagert wird. Durch den Nabelring ziehen Mitte des 2. Monats der Hafstiel mit den Nabelgefäßen (zwei Arterien, eine Vene) sowie der Dottergang mit den Dottergefäßen und die Allantois. Nach dem 3. Monat obliterieren Dottergang, Dottergefäße und Allantois. Nur die Nabelgefäße bleiben, umgeben von einem gallertigen Bindegewebe (*Wharton-Sulze*), in der Nabelschnur zurück.

1.6 Organogenese und Ausbildung der äußeren Körperform

1.6.1 Stadieneinteilung, Alters- und Längenangaben

Die *Embryonalperiode* bezeichnet den Zeitraum von der Implantation bis zur 8. Woche, die *Fetalperiode* die Zeit von der 9. Woche bis zur Geburt.
Während der *Embryonalperiode*, vor allem im 2. Monat, erhält der Embryo die *Grundzüge seiner späteren Körperform*. Um das Alter des Embryos bestimmen zu können, verwendet man eine auf morphologischen Kriterien beruhende Einteilung, die *Carnegie-Stadien*. In den frühen Stadien wird die *größte Länge (GL)* des Embryos gemessen, ab der 6. Woche die *Scheitel-Steiß-Länge (SSL)*. Mit der Anlage des Kopfes, der Extremitäten und der inneren Organe sind die meisten Differenzierungsvorgänge abgeschlossen. An der Körperoberfläche ist das Relief der Somiten nicht mehr zu erkennen.
Die *Fetalperiode* ist ab dem 3. Monat vor allem durch Größen- und ab dem 6. Monat durch Gewichtszunahme gekennzeichnet. Die Wachstumsprozesse laufen jedoch nicht zeitgleich ab (*heterochrones Wachstum*). Vor allem der Kopf wächst im Vergleich zu den anderen Körperpartien verlangsamt. Zu Beginn des 3. Monats nimmt er etwa die Hälfte der Scheitel-Steiß-Länge ein, zu Beginn des 5. Monats ein Drittel und vor der Geburt nur noch etwa ein Viertel.
Ab dem 3. Monat wird die *Scheitel-Fersen-Länge (SFL)* bestimmt, die jedoch aufgrund der unterschiedli-

chen Gelenkstellung eine ungenauere Angabe als die SSL ist. Von der Größe des Embryos zusammen mit der morphologischen Entwicklung kann das ungefähre Alter abgeleitet werden.

Merke

3.–5. Monat: SFL = Quadrat der Anzahl der Monate

6.–10. Monat: SFL = Zahl der Monate × 5

(Die erhaltenen Werte sind grobe Anhaltspunkte!)

Die normale Entwicklung von Körperlänge und Gewicht lässt sich anhand von Normogrammen ableiten. Für beide Größen gibt es jedoch eine große Varianz, sodass eine genaue Bestimmung des Alters nicht immer möglich ist. Ist jedoch das Datum der Konzeption bekannt, lassen sich daraus frühzeitig pathologische Schwangerschaftsentwicklungen erkennen.

1.6.2 Entwicklung des Embryos und Fetus

Aus der flachen Keimscheibe entsteht durch die kranio-kaudale Krümmung zunächst die Grundform des Rumpfes. In der 5. Woche beginnt das Auswachsen der **Extremitätenknospen** zur Bildung der oberen und unteren Gliedmaßen. Der **Kopf** wächst sehr schnell und nimmt nach vier Wochen ein Drittel, nach acht Wochen die Hälfte der Gesamtlänge des Embryos ein.

Im 3. Monat verlagern sich die Augen auf die Vorderseite des Kopfes und das Gesicht wird ausgebildet.

Die Extremitäten erhalten durch Ausbildung des Knorpelskeletts ihre relative Länge. Die ersten Knochenkerne entstehen in der 6. Woche. Die **Genitalien** entwickeln sich soweit, dass eine *Geschlechtsbestimmung* (z. B. durch Ultraschalluntersuchung) möglich ist.

Der **embryonale Kreislauf** besteht aus paarig angelegten Gefäßen. Die Ausstrombahn aus dem primitiven Herzen besteht aus den beiden *ventralen Aorten*, die über die *Aortenbögen (Kiemenbogenarterien)* das Blut in die *dorsalen Aorten* leiten. Von dort gelangt es in die Kapillarnetze der Extremitäten und Organe. Der Abfluss erfolgt über paarige *Vv. praecardinales* aus der vorderen und *Vv. postcardinales* aus der hinteren Körperhälfte über die gemeinsame *V. cardinalis comm.* in den *Sinus venosus* des Herzens. Aus den dorsalen Aorten gehen die *Aa. umbilicales* zur Plazenta ab. Die *V. umbilicalis* leitet das sauerstoffreiche Blut direkt in den Sinus venosus. In der Fetalperiode findet eine Umbildung des Gefäßsystems statt (Tab. 1.1). Der **fetale Kreislauf** (s. a. 2.10.1) stimmt mit dem des Erwachsenen grundsätzlich überein.

Am Ende des 3. Monats werden die Darmschlingen des **physiologischen Nabelbruches** in die Leibeshöhle zurückverlagert. Durch die Größenzunahme der Amnionhöhle obliteriert die Chorionhöhle. Die Amnionhöhle nimmt nun das gesamte Uteruslumen ein.

Im 4. und 5. Monat wächst der Fetus in die Länge und ist Ende des 5. Monats etwa 25 cm groß. Die Mutter spürt jetzt die ersten *Kindsbewegungen*. In den letzten drei Monaten nimmt das Kind deutlich an Gewicht zu. Das subkutane Fettgewebe bildet sich aus

Tab. 1.1 Embryonaler – Fetaler Kreislauf

Embryo	Fetus/Neugeborenes
1. Aortenbogen	zurückgebildet
2. Aortenbogen	zurückgebildet
3. Aortenbogen	Bifurkation von A. carotis ext. und int.
4. Aortenbogen	Arcus aortae, A. subclavia dext., Truncus brachiocephalicus
5. Aortenbogen	zurückgebildet
6. Aortenbogen	A. pulmonalis dext. et sin., Ductus arteriosus, Lig. arteriosum
Aortae ventrales	A. carotis comm. dext. et sin., A. carotis ext. dext. et sin., Truncus brachiocephalicus
Aortae dorsales	A. carotis int. dext. et sin., Aorta descendens nach Verschmelzung
Aa. omphalomesentericae	Truncus coeliacus, A. mesenterica sup. et inf.
Aa. umbilicales	A. iliaca int., A. vesicalis sup., Lig. umbilicale med.
Vv. omphalomesentericae	V. portae, Lebersinusoide, Vv. hepaticae, Teilstück der V. cava inf.
V. umbilicalis	Ductus venosus, Lig. teres hepatis, Lig. venosum

und rundet die Formen ab. Bei der Geburt wiegt der Fetus 3000–3500 g und ist etwa 50 cm groß. Beide Größen können stark variieren.

1.6.3 Reifezeichen

Ein *reifes Neugeborenes* erkennt man an bestimmten *Kriterien*: die Finger- und Zehennägel überragen die Fingerkuppen, der Ohrmuschelknorpel ist vollständig, bei Jungen ist der Hoden im Skrotum zu tasten, bei Mädchen überragen die großen Schamlippen die kleinen, die Haut ist rosig und noch mit *Käseschmiere (Vernix caseosa)* bedeckt, das subkutane Fettgewebe ist voll ausgebildet. Röntgenologisch lassen sich die distalen Femurepiphysenkerne nachweisen.
Beim Neugeborenen sind die Schädelnähte noch nicht verknöchert. Man kann die *große* und die *kleine Fontanelle* tasten und anhand ihrer Lage unter der Geburt die Lage des Schädels bestimmen. Der Kopfumfang kann noch größer sein als der Brustumfang. Die Rippen stehen annähernd horizontal.

 Klinischer Bezug

Frühgeborene sind ihrem Alter gemäß in der Entwicklung zurück. Ab der 28. Woche sind sie im Prinzip lebensfähig, heute überleben schon viele Frühgeborene ab der 25. Woche ohne bleibende Schäden. Das Hauptproblem der Frühgeborenen liegt in der *Unreife des Zentralnervensystems* und der *Lunge*. Es kommt primär zur Ateminsuffizienz und im weiteren Verlauf häufig zu Krampfanfällen.

1.7 Mehrlingsbildung, Mehrfachbildung, Fehlbildung

1.7.1 Zwillinge, Mehrlinge

Zwillingsgeburten kommen in 1 % (davon doppelt so viele zweieiige wie eineiige), Drillingsgeburten in 0,01 % und Vierlingsgeburten in 0,0001 % aller Geburten vor. Noch seltener sind Fünf- bis Siebenlinge (sie kommen aber heute durch die hormonelle Sterilitätsbehandlung wieder häufiger vor).
Zwillinge oder Mehrlinge entstehen entweder durch die unabhängige Befruchtung von zwei oder mehr gleichzeitig gesprungenen Eizellen (*zweieiige Zwillinge, Drillinge*), oder sie entwickeln sich aus einer befruchteten Eizelle, die sich im frühen Stadium teilt (*eineiige Zwillinge*).
Zweieiige Zwillinge und *Mehrlinge* nisten sich getrennt im Uterus ein und haben jeweils ihre eigene Plazenta, ihr eigenes Amnion und ihre eigenen Chorionhöhlen. Sie entwickeln sich unabhängig voneinander und sehen sich deshalb nicht ähnlicher als Geschwister verschiedenen Alters. Sie können auch unterschiedlichen Geschlechts sein.

 Klinischer Bezug

Liegen die Plazenten nahe beieinander, kann es zu Verbindungen zwischen den Choriongefäßen kommen. Ein Blutaustausch zwischen den genetisch nicht identischen Zwillingen ist nun möglich. Dies kann dazu führen, dass ein oder beide Zwillinge zwei Sorten von Erythrozyten besitzen (**Erythrozytenmosaik**).

Eineiige Zwillinge sind identisch. Die aus einer befruchteten Eizelle entstandene Zygote schnürt sich im Laufe ihrer Entwicklung durch. Dies kann im 2-Zell-Stadium oder aber erst im Stadium der Keimscheibe geschehen. Findet die Trennung im 2-Zell-Stadium statt, entwickeln sich zwei Zygoten, die sich wie zweieiige Zwillinge getrennt einnisten und ihre eigene Plazenta, Amnion und Chorionhöhle entwickeln. Meist erfolgt die Trennung im Blastozystenstadium. Die Embryonen haben dann eine gemeinsame Plazenta und Chorionhülle, jedoch getrennte Amnionhöhlen. Tritt die Trennung erst im Stadium der Keimscheibe auf, besitzen die Embryonen eine gemeinsame Plazenta sowie gemeinsame Chorion- und Amnionhöhlen.

 Klinischer Bezug

Anastomosen zwischen den beiden Plazentakreisläufen können zu einer unterschiedlichen Blutversorgung beider Zwillinge führen, sodass ein Zwilling deutlich größer wird als der andere. Dies kann in ausgeprägten Fällen zum Tod eines oder beider Zwillinge führen (**feto-fetales Transfusionssyndrom**).

1.7.2 Mehrfachbildung

Spaltet sich die Zygote erst zu einem späteren Entwicklungsstadium, kann es zu einer *unvollständigen Trennung der Keimscheibe* kommen. Diese entwickelt sich zu unvollständig getrennten Zwillingen (*Doppelmissbildungen, „Siamesische Zwillinge"*). Die Zwillinge sind in unterschiedlichem Ausmaß miteinander verwachsen. Man benennt die Missbildung nach dem Ort der Verwachsung (Thorakopagus – im Brustbereich, Pyopagus – im Steißbereich, Kraniopagus – im Kopfbereich).
Die Zwillinge können operativ getrennt werden, falls nicht lebenswichtige Organanlagen nur einmal vorhanden sind.

1.7.3 Fehlbildungen, Teratologie

Angeborene Missbildungen können verschiedene Ursachen haben. *Chromosomenaberrationen*, bei denen es sich meist um eine Trisomie handelt, gehen mit multiplen Fehlbildungen unterschiedlichen Ausprägungsgrades einher (Bsp.: Trisomie 21 [Morbus Down]). *Missbildungen eines Genoms* beschränken sich auf einen bestimmten Angriffspunkt im Körper,

Anatomie

können aber im Falle von Erythrozytendefekten (z. B. Sichelzellanämie) oder Stoffwechseldefekten (z. B. Phenylketonurie) Auswirkungen auf den gesamten Organismus haben.

Eine der Hauptursachen von angeborenen Missbildungen sind *äußere Noxen*. Dies können chemische Stoffe in Form von Medikamenten oder Alkohol ebenso sein wie Strahlen, Infektionen oder Stoffwechselkrankheiten der Mutter (z. B. Diabetes mellitus).

Wichtig ist der Zeitpunkt, in dem die Noxe auf den Keim einwirkt. Jedes Organ befindet sich zu einem bestimmten Zeitraum seiner Entwicklung in einer *sensiblen Phase*. Erreicht die Noxe genau in dieser Zeitspanne den Keim, resultiert eine typische Missbildung der entsprechenden Organanlage (z. B. Taubheit bei Rötelninfektion in der 9. Woche).

Man unterscheidet Missbildungen, die in der frühen Schwangerschaft entstanden sind (*Embryopathien*) von Missbildungen, die sich später entwickelt haben (*Fetopathien*). Schwere Missbildungen, vor allem in den frühen Entwicklungsstadien, führen meist zum Tod des Keims und zur Fehlgeburt.

 Merke

Embryopathie: Mißbildungen, die bis zum Ende der 8. Schwangerschaftswoche (Embryonalperiode) entstanden sind.
Fetopathie: Mißbildungen, die ab der 9. Schwangerschaftswoche (Fetalperiode) entstanden sind.

Allgemeine Anatomie

A Seiten

Die allgemeine Anatomie gibt einen Einblick in die anatomischen und funktionellen Grundlagen der einzelnen Organsysteme und deren Zusammenhänge. Sie erläutert die wichtigsten Begriffe zur Orientierung im und am Körper und liefert somit die Voraussetzung für das Verständnis der speziellen Anatomie.

2.1 Allgemeine Anatomie

2.1.1 Gestalt

Die *Gestalt* eines Menschen beschreibt sein äußeres Erscheinungsbild, die *Struktur* sein inneres Gefüge. Zur Betrachtung und Beschreibung der Gestalt verwendet man die *anatomische Grundstellung*. Der Mensch steht aufrecht, die Handflächen zeigen nach vorne und die Daumen nach außen. Alle Lage- und Richtungsbeschreibungen beziehen sich auf diese Position.

Regionale Gliederung: Obwohl jeder Mensch eine individuell verschiedene Gestalt hat, folgen alle dem gleichen *Grundbauplan.* Der Körper besteht aus dem *Stamm*, der sich aus *Kopf* (*Caput*), *Hals* (*Collum*) und *Rumpf* (*Truncus*) zusammensetzt, sowie den paarigen *oberen* und *unteren Gliedmaßen* (*Extremitäten*). Der Rumpf lässt sich noch weiter gliedern in *Brust* (*Thorax*), *Bauch* (*Abdomen*), *Becken* (*Pelvis*) und *Rücken* (*Dorsum*).

Bei den Gliedmaßen unterscheidet man eine Streck- und eine Beugeseite. Die *Streckseite* zeigt bei den oberen Extremitäten nach hinten, die *Beugeseite* nach vorne. Bei den unteren Extremitäten ist es umgekehrt. Man richtet sich bei der Bezeichnung nach der Lage der Muskelgruppen, die die entsprechende Bewegung ausführen.

Funktionelle Gliederung: Als Gegenüberstellung zur regionalen Gliederung kann man den Körper auch in *funktionelle Organsysteme* gliedern. Dazu gehören der Bewegungsapparat, die Eingeweide und der Kommunikationsapparat (Sinnesorgane und Nervensystem).

2.1.2 Allgemeine Begriffe

Norm und Variabilität: Als *Norm* bezeichnet man die statistisch am häufigsten beobachtete Gestalt und Struktur. Von dieser Norm gibt es eine Vielzahl an *Variationen*, d.h. Abweichungen von dem als Norm beschriebenen Bau. Der Übergang von der Variation zur pathologischen Veränderung ist fließend.

Als *Missbildung* bezeichnet man eine bleibende Abweichung von der Norm, die auf eine Störung in der Entwicklung zurückzuführen ist.

Symmetrie: Von außen betrachtet scheint der Körper symmetrisch gebaut zu sein. Während der Entwicklung wird der Körper zunächst auch symmetrisch angelegt. Diese Symmetrie geht später durch die endgültige Lage der nicht paarigen Organe verloren. Aber auch die paarigen Organe und die beiden Körperhälften gleichen sich nie spiegelbildlich.

Metamerie: Die *segmentale Gliederung* (*Metamerie*), die mit der Bildung der Somiten in der Embryonalperiode am ausgeprägtesten ist, geht beim Erwachsenen weitgehend verloren. Als Reste der Metamerie verbleiben die segmental angeordneten *Wirbel* und *Rippen* sowie die dazwischenliegenden Muskeln, Nerven und Gefässe.

Achsen und Ebenen: Zur Orientierung an der Körperoberfläche und im Körperinneren wurden bestimmte *Lage- und Richtungsbezeichnungen* eingeführt (Abb. 2.1).

Hauptachsen: Man verwendet drei senkrecht aufeinander stehende Hauptachsen, mithilfe derer man jedem Punkt des Körpers Raumkoordinaten zuordnen kann:

- *Longitudinalachse:* Längsachse, verläuft von oben nach unten
- *Transversalachse:* Querachse, verläuft von links nach rechts
- *Sagittalachse:* Pfeilachse, verläuft von hinten nach vorne

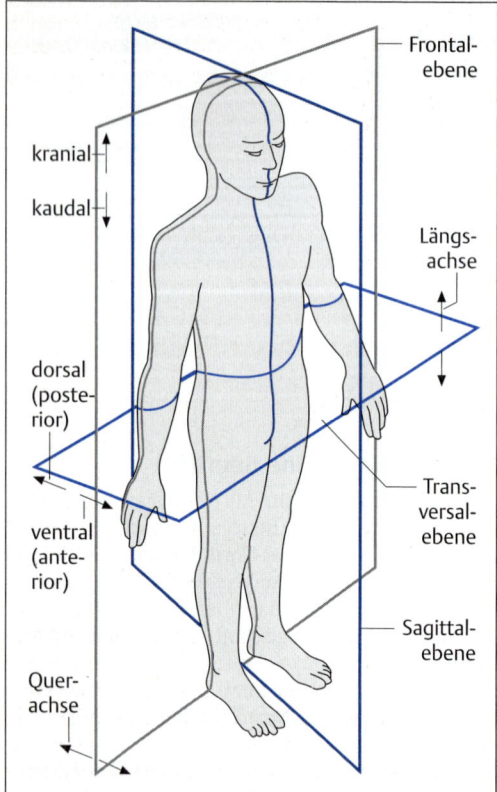

Abb. 2.**1 Hauptebenen und Hauptachsen am Körper**

Hauptebenen: Durch Kombination der Hauptachsen werden die drei Hauptebenen definiert, die durch jede beliebige Stelle des Körpers gelegt werden können:

- *Sagittalebene:* definiert durch Sagittal- und Longitudinalachse, verläuft von vorne nach hinten durch den Körper, Längsschnittebene des Körpers. Eine besondere Sagittalebene ist die *Medianebene*, die den Körper in zwei gleiche Hälften teilt.
- *Frontalebene:* definiert durch Transversal- und Longitudinalachse, verläuft parallel zur Stirnfläche
- *Transversalebene:* definiert durch Transversal- und Sagittalachse, Querschnittsebene des Körpers

Lage- und Richtungsbezeichnungen: Folgende Begriffspaare werden zur Beschreibung von Lage und Richtung einzelner Körperteile im Bezug auf andere verwendet:

- am Stamm:
  - *kranial* (*superior*) – zum Kopfende hin, *kaudal* (*inferior*) – zum Steißende hin
  - *ventral* (*anterior*) – zur Vorderfläche hin, *dorsal* (*posterior*) – zur Hinterfläche hin
  - *medial* – zur Medianebene hin, *lateral* – von der Medianebene weg

- *median* – in der Medianebene
- *zentral* – zum Körperinneren hin, *peripher* – zur Körperoberfläche hin
- *profundus* – tief, *superficialis* – oberflächlich
- an den Extremitäten:
  - *proximal* – zum Rumpf hin, *distal* – zum Extremitätenende hin
  - *radial* – zur Speichenseite (Daumenseite) hin, *ulnar* – zur Ellenseite (Kleinfingerseite) hin
  - *tibial* – zur Schienbeinseite (Großzehenseite) hin, *fibular* – zur Wadenbeinseite (Kleinzehenseite) hin
  - *palmar* – zur Handfläche hin, *plantar* – zur Fußsohle hin
  - *dorsal* – zum Fuß- bzw. Handrücken hin

Atrophie: Als Atrophie bezeichnet man die Rückbildung eines Organs oder Gewebes. Man unterscheidet die einfache Atrophie mit Verkleinerung der Zellen und die numerische Atrophie mit Abnahme der Zellzahl. Atrophien können im Rahmen des physiologischen Alterungsprozesses oder bei pathologischen Prozessen (z. B. Unterernährung, Durchblutungsstörungen) auftreten.

Hypertrophie: Größenzunahme eines Organs oder Gewebes durch Zellvergrößerung bei gleich bleibender Zellzahl. Sie wird durch Anpassung an eine physiologische Mehrbelastung (z. B. Aktivitätshypertrophie) oder eine pathologische Überbelastung (z. B. Linksherzhypertrophie) verursacht.

Hyperplasie: Größenzunahme eines Organs oder Gewebes durch Zunahme der Zellzahl bei gleich bleibender Zellgröße. Sie wird durch vermehrte funktionelle Belastung oder hormonelle Stimulation verursacht.

Metaplasie: reversible Umwandlung eines differenzierten Gewebes in ein anderes embryologisch verwandtes Gewebe. Sie tritt v. a. als Folge chronischer Reize durch entzündliche, chemische oder mechanische Faktoren auf (z. B. intestinale Metaplasie bei chronisch atrophischer Gastritis).

Transdifferenzierung: Umwandlung von Zellen aus einer Linie in Zellen einer anderen

Dedifferenzierung: Rückentwicklung von Zellen mit spezialisierter Funktion zu einer weniger spezialisierten Zelle mit Verlust typischer Eigenschaften, häufiger Prozess in maligne entarteten Zellen

Nekrose: umschriebener Zelltod in einem lebenden Organismus als schwerste Folge einer lokalen Stoffwechselstörung, z. B. infolge Sauerstoffmangel (z. B. Herzinfarkt), chemischer (einschl. bakterieller Gifte), physikalischer (Wärme, Kälte, Strahleneinwirkung) oder traumatischer Ursache (s. a. Biologie 1.16.2)

Apoptose: natürlicher Zelluntergang („programmierter Zelltod") im Rahmen der Zellmauserung, der embryonalen Organentwicklung und der Anpassung an veränderte hormonelle Steuerungen, betrifft meist nur einzelne Zellen innerhalb eines Zellverbandes (s. a. Biologie 1.16.1)

2.1.3 Postnatale Änderung der Gestalt

Körperproportionen: Nach der Geburt ist die Entwicklung des Körpers noch nicht abgeschlossen. Die einzelnen Körperteile und Organe wachsen postnatal mit unterschiedlicher Geschwindigkeit (*heterochrones Wachstum*). Dadurch verändern sich die Proportionen, d. h. die Größenverhältnisse der einzelnen Körperteile zueinander. Beim *Neugeborenen* nimmt der Kopf noch ein Viertel der Körperlänge ein, beim *10-Jährigen* ein Sechstel und beim *Erwachsenen* ein Achtel. Die Körpermitte liegt beim Neugeborenen in Höhe des Nabels, beim 10-Jährigen zwischen Nabel und Symphyse und beim Erwachsenen in Höhe der Symphyse.

 Merke

Das *Geburtsgewicht* hat sich bis zum 6. Monat verdoppelt. Die Geschwindigkeit des Längenwachstums ist während des 1. Jahres am größten. Die *Körpergröße* nimmt im 15. Lebensjahr etwa das dreifache der Geburtslänge ein.

Körpermaße: Körpergröße und Gewicht unterliegen in jeder Altersgruppe großen Schwankungen. Das Wachstum ist bei Jungen mit etwa 19 Jahren, bei Mädchen mit etwa 18 Jahren abgeschlossen. Die *mittlere Körpergröße* wird für Männer mit 177 cm ± 13 cm, für Frauen mit 167 cm ± 11 cm angegeben. Das *mittlere Körpergewicht* beträgt für Männer 67,5 kg ± 14,5 kg, für Frauen 59 kg ± 12,5 kg.

Geschlechtsmerkmale: Während die *primären Geschlechtsmerkmale* (Hoden, Eierstock) von Geburt an vorhanden sind, bilden sich die *sekundären Geschlechtsmerkmale* erst in der Pubertät aus. Dies geschieht unter dem Einfluss der spezifischen Sexualhormone und äußert sich in der unterschiedlichen Körperbehaarung, den typischen Größen- und Proportionsunterschieden sowie der Entwicklung der Brustdrüse der Frau. Die *Geschlechtsreife* tritt bei Mädchen zwischen dem 10. und 14. Lebensjahr, bei Jungen zwischen dem 13. und 15. Lebensjahr ein.

2.2 Methoden

Siehe Histologie Kap. 2.

2.3 Epithelgewebe

Siehe Histologie 1.2

2.4 Allgemeine Anatomie der exokrinen und endokrinen Drüsen

Siehe Histologie 1.6.1 und 1.6.2

2.5 Binde- und Stützgewebe

Siehe Histologie Kap. 1.7

2.6 Muskelgewebe

Siehe Histologie 1.8

2.7 Allgemeine Anatomie des Bewegungsapparates

Der Bewegungsapparat besteht aus aktiven und passiven Anteilen. Die *aktiven Anteile* dienen der Bewegung und umfassen die Skelettmuskulatur und ihre Hilfseinrichtungen (Sehnen, Faszien, Schleimbeutel). Die *passiven Anteile* stellen das Gerüst des Bewegungsapparates dar und umfassen Knochen, Knorpel und Gelenke. Zur Aufrechterhaltung und Funktion des Bewegungsapparates sind eine ausreichende Blut- und Lymphgefäßversorgung sowie ein intaktes Nervensystem notwendig.

2.7.1 Knochen

Knochen besteht makroskopisch aus einer soliden Rindenschicht (*Kortikalis*) aus kompaktem Knochen (*Substantia compacta*) und einer weniger dichten Innenschicht aus trabekulär angeordneten Knochenbälkchen (*Substantia spongiosa*).

Knochentypen: Man unterteilt Knochen der Form nach in:

- *Lange Knochen,* auch *Röhrenknochen:* Diese bestehen aus einem röhrenförmigen Mittelstück (*Schaft oder Diaphyse*) und zwei meist verdickten Endstücken (*Epiphysen*). Zwischen beiden liegt die *Metaphyse*, die der *Zone des Längenwachstums* entspricht (*Epiphysenfuge*). Im Bereich der Diaphyse umhüllt die massiv ausgebildete Kortikalis die mit Knochenmark gefüllte *Markhöhle* (*Cavitas medullaris*). Die Epiphysen besitzen eine von zarter Kortikalis umhüllte Spongiosa (z. B. Humerus, Radius, Femur).
- *Kurze Knochen:* Die Spongiosa ist von dünner Kortikalis umgeben. Das Knochenmark befindet sich zwischen den Spongiosabälkchen (z. B. Wirbel, Hand- und Fußwurzelknochen).

Anatomie

■ *Platte Knochen:* Sie bestehen aus zwei Schichten kompakter Kortikalis, die eine Spongiosaschicht unterschiedlicher Dicke zwischen sich fassen. Die Spongiosa kann bei sehr flachen Knochen fehlen. In den Schädelknochen der Kalotte nennt man sie *Diploë* (z. B. Schulterblatt, Brustbein).

Nicht alle Knochen lassen sich eindeutig einer der Gruppen zuordnen. Dazu gehören auch die *pneumatisierten Schädelknochen* (z. B. Siebbeinzellen).

Knochenvorsprünge, an denen Bänder oder Sehnen ansetzen, nennt man *Apophysen.*

Klinischer Bezug

Epiphysenfugen können bei Jugendlichen im Röntgenbild leicht mit Frakturlinien verwechselt werden!

Periost: Die Knochenhaut (Periost) überzieht den gesamten Knochen unter Aussparung der überknorpelten Gelenkflächen. Das Periost gliedert sich in *Stratum fibrosum* und *Stratum osteogenicum*. Das *Stratum fibrosum* ist die äußere Schicht und besteht aus Kollagenfasern, deren Bündel teilweise in den Knochen einstrahlen (*Sharpey-Fasern*) und so das Periost mit dem Knochen verbinden. Das *Stratum osteogenicum* ist die zell-, gefäß- und nervenreiche Innenschicht. Aus ihr differenzieren sich Osteoblasten, die für das Dickenwachstum des Knochens verantwortlich sind. Die kleinen Gefäße und Kapillaren speisen die Gefäße des Knochens und sichern so dessen Ernährung. Größere Gefäße (*Vasa nutritia*) dringen durch Foramina nutritia in die Markhöhle vor und versorgen Knochen und Knochenmark.

Klinischer Bezug

Aseptische Knochennekrosen treten hauptsächlich am wachsenden Skelett, v. a. im Bereich der Epi- und Apophysen, auf (z. B. M. Perthes des Femurkopfes). Als Ursachen werden lokale Durchblutungsstörungen und konstitutionelle Faktoren diskutiert.

Funktioneller Bau: Die menschlichen Knochen zeichnen sich durch ihr *Leichtbauprinzip* aus. Lamellenknochen besitzt eine höhere Druck-, Zug- und Biegefestigkeit als Geflechtknochen (s. a. Histologie 1.7.12). Die gesamte Spongiosastruktur ist in *trajektorieller Bauweise* angeordnet, d. h., die Spongiosabälkchen verlaufen so, dass sie mit dem Verlauf der größten Druck- oder Zugspannung übereinstimmen.

Funktionelle Anpassung: Knochen zeigt eine *funktionelle Anpassung* an wechselnde Belastung. *Verstärkte Belastung* führt zu einer Verdickung der Kompakta und der Spongiosabälkchen (*Aktivitätshypertrophie*). Bei *Ruhigstellung* reduziert sich die Knochenmasse, z. B. Gipsverband (*Inaktivitätsatrophie*). Diese Atrophie ist im Verlauf des Alterungsprozesses

ein physiologischer Vorgang, der neben anderen die höhere Knochenbrüchigkeit im Alter erklärt.

2.7.2   Knochenverbindungen

Fugen

Die Knochen werden durch Zwischengewebe miteinander verbunden. Man unterscheidet:
■ *Syndesmose:* Verbindung durch straffes kollagenes Bindegewebe (z. B. Membrana interossea). Eine besondere Form stellt die Naht der Schädelknochen dar (*Sutura*).
■ *Synchondrose:* Verbindung durch hyalinen oder Faserknorpel (z. B. Zwischenwirbelscheiben).
■ *Synostose:* Sie entsteht, wenn Knochen durch Knochengewebe verbunden werden (z. B. Verschmelzung der Ossa frontalia zum Stirnbein, Schluss der Epiphysenfugen).

Gelenke (Diarthrosen, Articulationes synoviales)

Aufbau: *Diskontinuierliche Verbindungen* zwischen Knochen bezeichnet man als *echte Gelenke* (s. a. Abb. 3.**5**). Die *Gelenkkapsel* umschließt die Knochenenden, deren Gelenkflächen von *Gelenkknorpel* überzogen sind. Im Zwischenraum, dem Gelenkspalt, befindet sich die *Gelenkschmiere (Synovia)*. *Zwischenscheiben (Disci und Menisci articulares)* polstern das Gelenk und verteilen den Druck. *Pfannenlippen (Labra glenoidalia)* vergrößern die Gelenkfläche der Pfanne (z. B. Zwischenwirbelscheiben, Meniskus im Kniegelenk, Labrum am Hüftkopf). Die Gelenke sind durch *Bänder (Ligamenta)* aus kollagenem Bindegewebe gesichert. Diese verstärken die Kapsel oder verbinden die beteiligten Knochen direkt. Gelenke mit stark eingeschränkter Beweglichkeit nennt man *straffe Gelenke (Amphiarthrosen)*. Aussackungen der Gelenkkapsel (*Recessus*) sind Reserveräume, die eine ungehemmte Bewegung des Gelenkes ermöglichen.

Mikroskopischer Aufbau: Der Gelenkknorpel (hyaliner Knorpel) ist am Knochen durch Kollagenfasern in der kapillarreichen *Lamina ossea subchondralis* befestigt. Von dort verlaufen die Kollagenfasern senkrecht zur Oberfläche und biegen dann in die *Tangentialschicht* um. Der darüberliegenden *Superfizialschicht* fehlt das Perichondrium, die Oberfläche des Gelenkknorpels ist spiegelnd glatt. Je stärker die Druckbelastung des Gelenkes, um so dicker ist die Knorpelschicht.

Die *Gelenkkapsel* schließt an das Periost an und besteht aus der äußeren Faserschicht unterschiedlicher Dicke (*Stratum fibrosum*) und der Gelenkinnenhaut, die Falten und Zotten bildet (*Stratum synoviale*). Die an der inneren Oberfläche haftenden mesenchymalen Bindegewebszellen bilden die Synovia, die der Ernährung des Knorpels dient. Das Stratum synoviale ist sehr gefäßreich und enthält zahlreiche Nervenfasern, der Gelenkknorpel selbst ist gefäßlos. Reifer

Gelenkknorpel ist stoffwechselaktiv, kann sich aber nicht mehr regenerieren.

Gelenkformen: Man unterscheidet zwischen *Art. simplex* (Verbindung von zwei Skelettteilen) und *Art. composita* (mehr als zwei Skelettteile, z. B. Ellenbogengelenk, Kniegelenk). Die Gelenke lassen sich nach der Form der Gelenkflächen und der Freiheitsgrade entlang der Bewegungsachsen im Raum (max. drei, jeweils senkrecht zueinander stehend) einteilen:

- *Dreiachsiges Gelenk (Kugelgelenk):* besteht aus kugelförmigem Gelenkkopf und ausgehöhlter Gelenkpfanne. Im Gelenk sind Bewegungen entlang aller drei Hauptachsen möglich (*drei Freiheitsgrade*), die sich im Kugelmittelpunkt treffen:
  - 1. Achse entlang der Längsrichtung des bewegten Knochens (Innen-, Außenrotation)
  - 2. Transversalachse (Ante-, Retroversion)
  - 3. Sagittalachse (Ab-, Adduktion).
  Praktisch sind dadurch Bewegungen in jede beliebige Richtung möglich (z. B. Schultergelenk).
- *Zweiachsiges Gelenk:* hat nur *zwei* Freiheitsgrade. Beim Ellipsoidgelenk (z. B. proximales Handgelenk) ist durch die eiförmige Form von Kopf und Pfanne keine Rotation möglich, beim Sattelgelenk (z. B. Daumengrundgelenk) wird diese durch die versetzten sattelförmigen Gelenkflächen verhindert. Beide Gelenktypen sind um die anderen zwei Achsen frei beweglich.
- *Einachsiges Gelenk (Scharniergelenk):* hat nur *einen Freiheitsgrad*, d. h. die Bewegung ist nur entlang einer quer oder längs liegenden Achse möglich. Bei quer liegender Achse (z. B. Fingerendgelenke) ist das Gelenk immer durch Bänder gesichert. Bei längs verlaufender Achse spricht man von einem Radgelenk (z. B. Gelenk zwischen Atlas und Axis).
- *Ebenes Gelenk:* mit zwei planen Gelenkflächen, die sich seitlich gegeneinander verschieben lassen und meist durch straffe Bänder in ihrer Bewegungsmöglichkeit eingeschränkt sind (z. B. einige Gelenke am Kehlkopf).

Klinischer Bezug

Neutral-0-Methode: Messung des Bewegungsausmaßes (in Winkelgraden) von Gelenken unter Bezug auf eine definierte 0-Stellung („anatom. Normalstellung": aufrecht, Arme hängend, Daumen nach vorne, Füße geschlossen parallel, Blick nach vorne). Bsp.: Handgelenk – Dorsalextension/Palmarflexion 60° – 0 – 50°

Statik/Dynamik: Der Zusammenschluss der Gelenkflächen wird durch äußere Kräfte (Zugkräfte der Muskulatur, Schwerkraft) bewirkt. Die Reaktionen auf verschiedene Krafteinwirkungen am Gelenk bezeichnet man als *Dynamik*. Die Bewegung in den Gelenken kann *aktiv* durch Muskelkontraktionen erfolgen oder durch *passive* Dehnung oder Streckung der

Muskeln. Der *aktive Bewegungsumfang* ist normalerweise geringer. Die Führung und Hemmung der Bewegung erfolgt durch die Form der Gelenkfläche, den umgebenden Bandapparat, die Muskulatur und die Weichteile (z. B. extreme Beugung im Ellenbogengelenk). Diese *natürliche Bewegungshemmung* schützt das Gelenk vor Luxationen. Gleichen sich die Wirkungen aller angreifenden Kräfte aus, so spricht man von *Statik*. Die Gelenkbeanspruchung ist definiert als Last pro Flächeneinheit. Sie hängt außer von der Größe der gelenkresultierenden Kraft auch von der kraftaufnehmenden („tragenden") Fläche ab. Die Tragfläche muss nicht mit der anatomischen Gelenkfläche identisch sein. Meist ist sie kleiner, da die Kräfte nur im Bereich der Kontaktfläche eines Gelenkes übertragen werden und diese sich oft während einer Bewegung ändert.

2.7.3 Skelettmuskeln

Form- und Strukturmerkmale: Jeder Muskel hat einen *Ursprung* am weniger beweglichen, rumpfnahen Skelettteil und einen *Ansatz* am stärker beweglichen, meist distalen Skelettteil. Zwischen Ansatz und Ursprung liegt der *Muskelbauch*, dessen Muskelfasern verschieden angeordnet sein können. Man unterscheidet spindelförmige Muskeln, einfach, doppelt und mehrfach gefiederte Muskeln. Die Muskelfasern verlaufen dabei entweder parallel in Längsrichtung oder gehen in einem bestimmten Winkel (*Fiederungswinkel*) von einer oder mehreren Seiten in die Ansatzsehne über. Platte Muskeln sind flächig ausgebreitet mit parallelen oder konvergierenden Muskelfasern. Ebenso unterteilt man sie in mehrköpfige, mehrbäuchige und ringförmige Muskeln. Die Eintrittsstelle für Nerven und Gefäße wird als *Muskelhilum* bezeichnet und liegt im mittleren Teil des Muskelbauches. In den Skelettmuskeln liegen *Muskelspindeln*, die über Rückkopplungsmechanismen den Tonus der Muskulatur steuern (s. a. Physiologie 15.4.3).

Hüllsysteme: Ein Muskel besteht aus Muskelfasern, die durch Bindegewebe zu Bündeln zunehmender Dicke zusammengefasst werden. Die einzelnen Muskelfasern werden durch *Endomysium* zu Primärbündeln verbunden, die jeweils vom *Perimysium int.* umfasst werden. Das *Perimysium ext.* fasst mehrere Primärbündel zusammen. Das *Epimysium* schließlich bildet eine lockere Hülle um den gesamten Muskel. Durch diese Bindegewebsschichten ist die Verschieblichkeit der Faserbündel gegeneinander gewährleistet.

Sehnen: Eine Sehne besteht aus parallel gebündelten, in Zugrichtung angeordneten kollagenen Fasern. Die Sehnenfasern sind durch ein *Peritendineum int.* zu Bündeln zusammengefasst und werden gemeinsam umhüllt vom *Peritendineum ext.*. Sehnen können rundlich, flach-oval oder flächenförmig (*Aponeuro-*

Anatomie

sen, z.B. Bauchmuskeln) sein. Im muskelnahen Anfang der Kollagenfaserbündel liegen die *Sehnenorgane*, Rezeptoren, die bei Dehnung der Sehne erregt werden (s. a. Physiologie 15.4.4).

Die Befestigung der Sehnenfasern erfolgt in fingerförmigen Einstülpungen der Muskelfasern. Die Sehne setzt das Bindegewebe des Muskels fort und inseriert mit ihren straffen kollagenen Fasern an Periost und Knochen.

Muskelmechanik: Die *Hubkraft* eines Muskels ist die bei maximaler Anspannung aller Muskelfasern an der gemeinsamen Sehne entwickelte Kraft. Sie ist abhängig vom physiologischen Querschnitt und vom Fiederungswinkel.

> **Merke**
>
> Der *physiologische Querschnitt* ist der Gesamtquerschnitt aller Muskelfasern. Je größer der Querschnitt, um so größer die Hubkraft. Je größer der Fiederungswinkel, um so geringer die Hubkraft.
> Der *anatomische Querschnitt* ist der tatsächliche Querschnitt durch den Muskel mit Muskelfasern und Hüllen.

Die *Hubhöhe* ist die absolute Verkürzungsgröße des gesamten Muskels. Sie ist abhängig von der Länge der Muskelfasern und vom Fiederungswinkel. Bei geraden Fasern entspricht die Hubhöhe der Verkürzung der Faser, bei gefiederten Fasern ist die Verkürzung kleiner als die Hubhöhe.

Die *Richtung des wirksamen Muskelzuges* ist abhängig vom Hebelarm. Bei gleicher Hubkraft ist die Muskelwirkung um so größer, je größer der Hebelarm ist. Der virtuelle (wirksame) Hebelarm ändert sich mit der Gelenkstellung und somit die Größe der ausgeübten Kraft. Mithilfe des virtuellen Hebelarms kann das für die jeweilige Gelenkstellung wirkende Drehmoment berechnet werden.

Isotonische/isometrische Kontraktion: Alle Muskeln können eine Bewegungs- und Haltefunktion ausüben. Bei der Bewegung eines Muskels erfolgt eine *isotonische Kontraktion*. Der Muskel verkürzt sich bei gleichbleibender Spannung. Wird der Muskel fixiert, steigt seine Spannung bei konstanter Länge: *isometrische Kontraktion*. Meist sind beide Formen in unterschiedlichem Maße an einer Kontraktion beteiligt.

Aktive/passive Insuffizienz: Bei mehrgelenkigen Muskeln reicht meist die Hubhöhe nicht aus, um alle Gelenke maximal zu bewegen: *aktive Insuffizienz*. Reicht dagegen die Dehnungsfähigkeit des Muskels nicht aus, wird dies als *passive Insuffizienz* bezeichnet.

Synergisten/Antagonisten: *Synergisten* wirken an einem Gelenk in die gleiche Richtung, *Antagonisten* wirken einander entgegen (z.B. Beugung und Streckung im Kniegelenk) und sind für harmonische Bewegungsabläufe notwendig.

> **Merke**
>
> Als *motorische Einheit* bezeichnet man die motorische Vorderhornzelle, die zugehörige Nervenfaser und alle von ihr innervierten Muskelfasern.

2.7.4 Zusatzeinrichtungen der Muskeln und der Sehnen

Faszien: Faszien aus straffem Bindegewebe umschließen Muskeln oder Muskelgruppen. Sie bilden *Führungsschläuche* für einzelne, v. a. längere Muskeln (*Einzelfaszien*), umgeben mehrere Muskeln mit gleicher Funktion (*Gruppenfaszien*) und trennen gegensinnig wirkende Muskelgruppen durch Bildung von *Faszienlogen* voneinander ab. Die einzelnen Logen werden auch als *Kompartimente* bezeichnet. Die *oberflächliche Körperfaszie* grenzt die Muskulatur gegen die Subkutis ab.

> **Klinischer Bezug**
>
> **Kompartmentsyndrom:** Bei Frakturen oder auch isolierten Weichteilschädigungen kann es durch Ödem- oder Hämatombildung zum Druckanstieg innerhalb der Faszienlogen kommen. Übersteigt der Druck eine kritische Schwelle führt er zu teils irreversiblen Schäden an Nerven und Gefäßsystem mit trophischen Störungen der betroffenen Organe. Therapie ist die Spaltung der Faszie (Fasziotomie).

Schleimbeutel: Schleimbeutel (*Bursae synoviales*) sind synoviahaltige Spalten im Bindegewebe. Sie erleichtern das Verschieben von Strukturen, die unter Druck stehen. Zwischen Knochen und Muskel liegen oft Schleimbeutel, die den Muskel vor Verletzung schützen.

Sehnenscheiden: Lange Sehnen sind von einer bindegewebigen *Sehnenscheide* umgeben. Die innere Schicht (*Stratum synoviale*) ist ein doppelwandiger mit Synovia gefüllter Schlauch, der über ein Mesotendineum mit der Sehne fest verwachsen ist. Das *Stratum fibrosum* grenzt an das äußere Blatt des Stratum synoviale und verankert die Sehne in der Umgebung. Sehnenscheiden ermöglichen eine reibungslose Bewegung der Sehne.

An manchen Stellen werden mehrere Sehnenscheiden von einem festen bindegewebigen *Retinaculum* überspannt (z.B. Retinaculum flexorum für die langen Beuger am Handgelenk). Sehnen können in ihrem Verlauf durch ein *Hypomochlion* (z.B. Knochenvorsprünge oder über ein Sesambein) umgeleitet werden. Dadurch ändert sich die Richtung des Muskelzuges und der Kraftwirkung.

2.8 Nervengewebe

Siehe Histologie Kap. 1.9.

2.9 Allgemeine Anatomie des Nervensystems

Das Nervensystem ist das *Steuer- und Kommunikationsorgan* des Organismus. Über das Nervensystem tritt der Organismus mit der Umwelt in Kontakt und kann seine Funktionen den äußeren Bedingungen anpassen. Das Nervensystem steuert alle Organsysteme *direkt* (über Nerven) oder *indirekt* (über Hormone) und stimmt deren Aktivitäten aufeinander ab. Wenige Funktionskreise regeln sich ohne Mitwirkung des Nervensystems (z. B. Tätigkeit der Nebenschilddrüsen).

2.9.1 Übergeordnete Gliederungen und allgemeine Begriffe

Zentrales und peripheres Nervensystem: Man unterscheidet das *zentrale Nervensystem* (*ZNS*) und das *periphere Nervensystem* (*PNS*). Zum ZNS gehören Gehirn und Rückenmark, zum PNS alle peripheren Nerven und Ganglien (Ansammlungen von Nervenzellen). Die peripheren Nerven des Gehirns werden als *Hirnnerven* (*Nn. craniales*), die des Rückenmarks als *Spinalnerven* (*Nn. spinales*) bezeichnet.

Animalisches und vegetatives Nervensystem: Anhand der Funktion kann man das Nervensystem auch in *animalisches* (*somatisches*) und *vegetatives* (*autonomes*) Nervensystem unterteilen. Zum *animalischen Nervensystem* gehören die Anteile, die mit der Umwelt in Kontakt stehen. Sie vermitteln bewusste Wahrnehmungen und willkürliche Bewegungen und sind durch eine schnelle Informationsverarbeitung gekennzeichnet. Das *vegetative Nervensystem* steuert die inneren Organe und ist für die Aufrechterhaltung des inneren Gleichgewichts zuständig. Es kann weiter in *Pars sympathica* und *Pars parasympathica* unterteilt werden, denen jeweils bestimmte Funktionen zugeordnet werden können (s. a. 2.9.3). Alle Anteile des Nervensystems sind eng miteinander verbunden und beeinflussen sich gegenseitig.

Afferente und efferente Neurone: Die Funktionseinheiten des Nervensystems sind *Neuronenkreise* (*Leitungsbögen*), Reihen von Nervenzellen, die hintereinander geschaltet sind, um bestimmte Informationen weiterzuleiten. Leitungsbögen, die in der Peripherie beginnen und enden, sind meist über mehrere dazwischengeschaltete Neurone (*Interneurone*) mit Neuronenkreisen des ZNS verbunden: Ein *Rezeptor* nimmt die Reize aus der Umwelt auf, ein *afferentes Neuron* leitet die Erregungen an das ZNS weiter. Dort werden sie verarbeitet und die Antwort als neue Er-

regung über *efferente Fasern* dem ausführenden Organ (*Effektor*) zugeleitet.

Die afferenten Neurone des animalischen Nervensystems werden auch sensible Neurone, die efferenten auch motorische Neurone genannt.

Merke

Afferente Fasern leiten Erregungen von der Peripherie zum ZNS, *efferente Fasern* vom ZNS zur Peripherie.

Hirnnerven: Die 12 paarigen Hirnnerven (*Nn. craniales*) entspringen bzw. enden in den Hirnnervenkernen und treten im Bereich des Hirnstammes aus dem Gehirn aus. Sie haben nur eine Austrittsstelle und sind nicht segmental angeordnet. In ihnen verlaufen motorische, sensible, sensorische oder vegetative Nervenfasern. Man unterscheidet:

- *reine Sinnesnerven* (N. olfactorius [I, auch Filae olfactoriae], N. opticus [II], N. vestibulocochlearis [VIII])
- *rein motorische Nerven* (N. trochlearis [IV], N. abducens [VI], N. accessorius [XI], N. hypoglossus [XII])
- *gemischte Nerven* (N. oculomotorius [III], N. trigeminus [V], N. facialis [VII], N. glossopharyngeus [IX], N. vagus [X])

Spinalnerven: Die 31 paarigen Spinalnerven (*Nn. spinales*) bilden sich durch Vereinigung von Fasern aus der vorderen (efferente Fasern) und hinteren (afferente Fasern) Wurzel des Rückenmarks und verlassen den Wirbelkanal durch die Foramina intervertebralia (s. a. 2.9.2). Sie teilen sich in 8 zervikale, 12 thorakale, 5 lumbale, 5 sakrale und 1 kokzygeales Nervenpaar auf.

Graue und weiße Substanz: Im ZNS unterscheidet man makroskopisch zwei unterschiedliche Bereiche: die graue und die weiße Substanz.

Merke

Die *graue Substanz* besteht aus den Perikaryen der Nervenzellen, Nervenfasern und Gliazellen. Die Nervenfasern und Gliazellen füllen den Raum zwischen den Perikaryen aus. Man bezeichnet sie auch als *Neuropil*. Die *weiße Substanz* besteht aus markhaltigen Nervenfasern, Gliazellen und Blutgefäßen.

Graue und weiße Substanz sind in Gehirn und Rückenmark jeweils charakteristisch angeordnet. Im *Gehirn* bildet die graue Substanz die oberflächlich gelegene Rinde (*Kortex*) und Ansammlungen von Nervenzellen im Inneren des Gehirns (*Kerne, Nuclei*). Im Bereich der Rinde lassen sich mikroskopisch verschiedene Schichten (*Laminae*) darstellen. Die weiße Substanz liegt unter der Rinde und umgibt die zentral gelegenen Nuclei. Im *Rückenmark (Medulla oblongata)* liegt die graue Substanz in Form eines Schmetterlings

Anatomie

innen und wird von den Fasern der weißen Substanz umgeben. Nervenfasern eines oder mehrerer Kerngebiete verlaufen oft gemeinsam in Nervenbahnen (*Tractus, Fasciculus*) in der weißen Substanz.

2.9.2 Periphere Organisation und Projektion

Spinalnerven (Abb. 2.**2**): In jedem Segment bilden die aus- und eintretenden Fasern des Rückenmarks eine vordere und eine hintere Wurzel aus. Durch die *vordere Wurzel* (Radix anterior oder motoria) ziehen die *efferenten* Fasern in die Peripherie, durch die *hintere Wurzel* (Radix posterior oder sensoria) treten die *afferenten* Fasern in das Rückenmark ein. Im Bereich der hinteren Wurzel liegt das Spinalganglion, das die Perikarya der afferenten Nerven enthält. Noch im Wirbelkanal vereinigen sich die beiden Wurzeln zum Spinalnerven. Dieser teilt sich nach Durchtritt durch das Foramen intervertebrale in folgende Äste:

- **R. ventralis:** stärkster Ast; sensible und motorische Innervation der lateralen und ventralen Rumpfwand
- **R. dorsalis:** sensible und motorische Innervation des Rückens
- **R. communicans albus und griseus:** Fasern des vegetativen Nervensystems zum Grenzstrang (s. a. 2.9.3)
- **R. meningeus:** zieht zurück in den Wirbelkanal; sensible Innervation der Rückenmarkshäute

Plexusbildung: Nur die zwölf thorakalen Rückenmarksnerven verlaufen als einzelne Nerven und innervieren die Rumpfwand und den Rücken. Die Rr. ventr. der anderen Nervenpaare bilden *Geflechte* (*Plexus*), in denen sich die Fasern der einzelnen Segmente vermischen. Man unterscheidet vier Plexus:

- *Plexus cervicalis* (C1 – C4) zur Innervation des Kopfes
- *Plexus brachialis* (C5 – Th1) zur Innervation der oberen Extremität

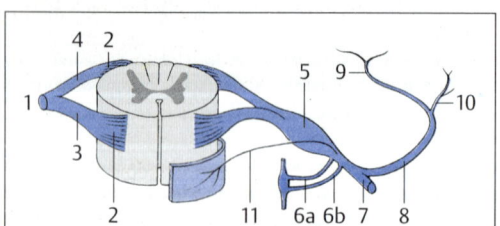

Abb. 2.2 Spinalnerv mit Wurzeln und Ästen. 1 = Spinalnerv, 2 = Fila radicularia (Wurzelfasern), 3 = Radix motoria, 4 = Radix sensoria, 5 = Spinalganglion, 6a = R. griseus, 6b = R. albus, 7 = R. ant., 8 = R. post., 9 = R. med., 10 = R. lat., 11 = R. meningeus (aus Feneis, Thieme 1993)

- *Plexus lumbalis* (L1 – L4) und
- *Plexus sacralis* (L4 – S5) zur Innervation der unteren Extremität.

Dermatome: Jedem Gebiet in der Körperperipherie ist ein bestimmtes Gebiet im ZNS zugeordnet, von dem es innerviert wird. Diese *segmentale Innervation* wird an der Körperoberfläche besonders deutlich. Das von einem Rückenmarkssegment sensibel innervierte Hautareal bezeichnet man als *Dermatom*. C1 enthält als einziges Segment keine sensible Wurzel. Im Bereich von Th3 bis L1 bilden die Dermatome gürtelförmige Streifen um den Körper. Die Dermatome C2 und C3 liegen auf dem Hinterkopf, die Dermatome C4 – Th1 auf der oberen Extremität und die Dermatome L2 – S5 auf der unteren Extremität (Abb. 9.**2**).

Head-Zonen: Bei Erkrankungen innerer Organe kann der Schmerz in bestimmte Hautareale (*Head-Zonen*) projiziert werden. Diese Zonen stimmen mit den Innervationsgebieten der Schmerzfasern der Spinalnerven überein (z.B. Schmerzen in linker Schulter und Arm bei Herzinfarkt, Schmerzen in rechter Schulter bei Gallenblasenentzündung). Dieses Phänomen wird so erklärt, dass vegetative und sensible afferente Fasern eines Segmentes im Rückenmark auf das gleiche 2. Neuron umgeschaltet werden (*Konvergenztheorie*). Bei Erregung der vegetativen Faser kann es zu einer Irritation der sensiblen Faser und somit zur „Schmerzwahrnehmung" kommen. Umgekehrt kann man durch Reizung entsprechender Hautareale (z.B. Massage, Akupunktur) eine reflektorische Gefäßerweiterung der inneren Organe hervorrufen („segmentale Therapie").

2.9.3 Neuronale Gliederung des peripheren Nervensystems

Das periphere Nervensystem wird von den Fasern der efferenten und afferenten Neurone gebildet. Die Fasern des somatischen und vegetativen Nervensystems verlaufen in den *peripheren Nerven* gemeinsam („gemischte" Nerven). Nur einzelne Nerven sind rein sensibel, motorisch oder vegetativ.

Auch wenn somatisches und vegetatives Nervensystem in den gleichen Strukturen verlaufen, gibt es doch einige Besonderheiten der jeweiligen Systeme:

Peripheres animalisches Nervensystem

Die Perikarya der somatoafferenten Nervenzellen befinden sich in den *sensiblen Spinalganglien*. Die Spinalganglien liegen in der dorsalen Wurzel der Spinalnerven und haben eine ovale Form. Die afferenten Nervenzellen sind *pseudounipolare Nervenzellen* (s. a. Histologie Abb. 1.**24**), deren Dendrit in der Peripherie mit dem Rezeptor in Verbindung steht und deren Axon zum ZNS zieht. Sie sind das erste Neuron der sensiblen Bahn.

Die Perikarya der somatoefferenten Neurone liegen in den Kerngebieten der vorderen *Rückenmarks-*

hörner. Ihre Fasern verlassen gemeinsam mit denen des vegetativen Nervensystems das Rückenmark und ziehen ohne Unterbrechung zum Effektor.

Peripheres vegetatives Nervensystem

Die Perikarya der viszeroafferenten Nervenzellen liegen ebenfalls in den *sensiblen Spinalganglien*. Ihre Dendriten ziehen zu Rezeptoren der im Körperinneren gelegenen Organe, ihre Axone zum ZNS.

Die viszeroefferente Strecke besteht aus zwei Neuronen. Das markhaltige *1. präganglionäre Neuron* (Perikaryon im Seitenhorn des Rückenmarks) verlässt in der Radix anterior (ventralis) das Rückenmark und zieht zu einem vegetativen Ganglion, in dem es auf das marklose *2. postganglionäre Neuron* umgeschaltet wird, dessen Axone zum Effektor ziehen.

Die viszeroefferenten Neurone lassen sich zwei Teilen des vegetativen Nervensystems zuordnen: *Sympathikus* und *Parasympathikus*. Beide unterscheiden sich strukturell und funktionell voneinander (s. a. Physiologie 14.1).

Sympathikus

Die *Perikarya der präganglionären* sympathischen *Neurone* liegen in den Kerngebieten der grauen Substanz der Segmente C8 bis L3 in der *Columna intermediolateralis*. Der Sympathikus wird deshalb auch als *thorakolumbales System* bezeichnet.

Die Axone verlassen das Rückenmark über die vordere Wurzel und ziehen in den Rr. communicantes albi zum *Grenzstrang* (*Truncus sympathicus*). Er besteht aus einer Kette von vegetativen Ganglien, die beiderseits der Wirbelsäule liegen und untereinander durch *Rr. interganglionares* verbunden sind. In den Ganglien liegen die *Perikarya der postganglionären Neurone*. Ein Teil der präganglionären Fasern wird hier auf das postganglionäre Neuron umgeschaltet, der andere Teil zieht zu den *prävertebralen Ganglien*. Die prävertebralen Ganglien liegen am Abgang der großen unpaaren Bauchgefäße. Die *präganglionären Fasern* erreichen die prävertebralen Ganglien unter Bildung eigener sympathischer Nerven. Die Fasern aus Th5 – Th9 bilden den *N. splanchnicus maj.*, die Fasern aus Th9 – Th11 den *N. splanchnicus min.*

Die *postganglionären Fasern* der Grenzstrangganglien verlaufen über die Rr. communicantes grisei wieder zurück zum Spinalnerven und erreichen mit diesem das Erfolgsorgan. Die postganglionären Fasern der prävertebralen Ganglien ziehen entlang von Blutgefäßen zum Magen-Darm-Trakt, der Harnblase und den Geschlechtsorganen.

> **❗ Merke**
>
> **Funktion:** Der Sympathikus dominiert in allen *Stresssituationen*. Der Organismus bereitet sich auf Kampf oder Flucht vor. Die Muskulatur wird besser durchblutet, Atem- und Herzfrequenz steigen, die Durchblutung der nun „unwichtigen" Organe (Haut, Eingeweide) nimmt ab.

Parasympathikus

Die *Perikarya der präganglionären parasympathischen Neurone* liegen in den Kernen des III., VII., IX. und X. Hirnnerven sowie in den Segmenten S2 – S5 des Rückenmarks. Der Parasympathikus wird deshalb auch als *kraniosakrales System* bezeichnet.

Die *präganglionären Fasern* werden in Ganglien umgeschaltet, die erst am oder im Erfolgsorgan liegen. Die präganglionären Fasern des kranialen Teils verlaufen in den *Hirnnerven* und werden in den entsprechenden Kopfganglien umgeschaltet. Die präganglionären Fasern des sakralen Teils verlaufen in den eigenen *Nn. splanchnici pelvici* und im *N. pudendus* zu den Ganglien des kleinen Beckens und zu den intramuralen Ganglien der Erfolgsorgane.

Um die Aorta herum bilden Sympathikus und Parasympathikus Geflechte aus Nervenfasern und -zellen, die nach ihrer Lage benannt werden (*Plexus thoracicus, Plexus coeliacus, Plexus mesentericus sup. et inf., Plexus hypogastricus sup. et inf.*).

> **❗ Merke**
>
> **Funktion:** Der Parasympathikus überwiegt in *ruhigen* und *entspannten Situationen*. Das Herz schlägt langsamer, die Atmung ist ruhig und die Verdauungsfunktionen sind aktiv. Das Gleichgewicht von beiden Systemen ist wichtig für eine optimale Organfunktion.

Darmwandnervensystem (enterisches Nervensystem)

In den Wänden des Magen-Darm-Kanals liegen mehrere *Nervengeflechte*, die seine Funktionen als Verdauungsorgan, endokrines Organ und Teil des Immunsystems steuern. Diese Nervengeflechte werden als eigenständiger Teil des vegetativen Nervensystems (vornehmlich des Parasympathikus) betrachtet und sind funktionell weitgehend unabhängig, haben aber Verbindungen zu den anderen Anteilen.

Reflexe

Reflexe sind unwillkürliche, stets gleichbleibende Reaktionen eines Organgewebes auf einen Reiz, den das ZNS entweder aus der Umwelt oder aus dem Körperinneren erhält. Die Aufnahme des Reizes führt über einen Reflexbogen zur Reflexauslösung am Erfolgsorgan (s. a. Physiologie 14.3.2).

Anatomie

Somatische Reflexe: Der *einfache Reflexbogen* beginnt am Rezeptor in der Peripherie. Der hier aufgenommene Reiz wird über ein afferentes Neuron (pseudounipolare Nervenzelle) zum Rückenmark geleitet und dort auf das efferente Neuron (Motoneuron) umgeschaltet. Dieses erreicht den Effektor in der Peripherie und löst so die Reflexantwort aus. Bei *zusammengesetzten Leistungsbögen* sind zwischen afferentes und efferentes Neuron weitere Interneurone eingeschaltet (s. a. 9.2.3).

Viszerale Reflexe: Die meisten Funktionen des vegetativen Nervensystems werden über Reflexbögen gesteuert. Durch Reizung spezieller Rezeptoren der Eingeweide (Interorezeptoren) werden Reflexantworten an anderen inneren Organen und der Haut ausgelöst (z. B. viszerokardiale, viszeroviszerale, viszerokutane Reflexe). Die Umschaltung der Neurone erfolgt im ZNS oder in vegetativen Ganglien. Sympathikus und Parasympathikus haben jeweils mehrere Reflexzentren in Rückenmark und Hirnstamm.

2.10   Allgemeine Anatomie des Kreislaufsystems

Zum Kreislaufsystem zählt man *Blut-* und *Lymphgefäßsystem*. Beide erfüllen wichtige Transportaufgaben.

2.10.1   Gliederung

Das Blutgefäßsystem des Menschen, bestehend aus Herz und Gefäßen, bildet einen geschlossenen Kreislauf. Man kann es in einen *großen (Körper-) Kreislauf* und einen *kleinen (Lungen-) Kreislauf* unterteilen. Das Herz verbindet die beiden Kreisläufe miteinander und bildet mit seinen beiden Kammern den Motor des Blutstroms. Man unterscheidet eine rechte und eine linke Herzhälfte, die jeweils aus einem *Vorhof (Atrium)* und einer *Kammer (Ventrikel)* bestehen. Die Vorhöfe erhalten das zufließende Blut, die Kammern sind die eigentlichen Pumpen, die das Blut durch Kontraktionen in den jeweiligen Kreislauf befördern. Jede Herzhälfte fördert pro Minute das gleiche Volumen (*Herzminutenvolumen*). Es ist für großen und kleinen Kreislauf gleich groß.

Blutkreislauf (Abb. 2.**3**): Das *sauerstoffarme (venöse) Blut* der Körperperipherie gelangt über die obere und untere Hohlvene zum rechten Vorhof und von dort in den rechten Ventrikel. Dieser pumpt das Blut über die A. pulmonalis in die Lunge. Dort wird es *mit Sauerstoff angereichert (arterialisiert)* und erreicht über die Vv. pulmonales den linken Vorhof und anschließend den linken Ventrikel. Dieser pumpt das Blut in die Hauptschlagader (*Aorta*) und von dort über deren Äste in die verschiedenen Körperregionen und Organe.

 Merke

Kleiner Kreislauf: rechter Ventrikel – A. pulmonalis – Lunge – Vv. pulmonales – linker Vorhof
Großer Kreislauf: linker Ventrikel – Aorta – Arterien – Körperperipherie und Organe – Kapillarbett – Venen – obere und untere Hohlvene – rechter Vorhof

Pfortaderkreislauf: In den Körperkreislauf ist ein weiterer Kreislauf eingeschaltet, der Pfortaderkreislauf. Das venöse Blut aus den Eingeweiden fließt nicht direkt zur unteren Hohlvene, sondern über die *Pfortader* (*V. portae*) zur Leber. Es enthält die vom Darm aufgenommenen Verdauungsprodukte,

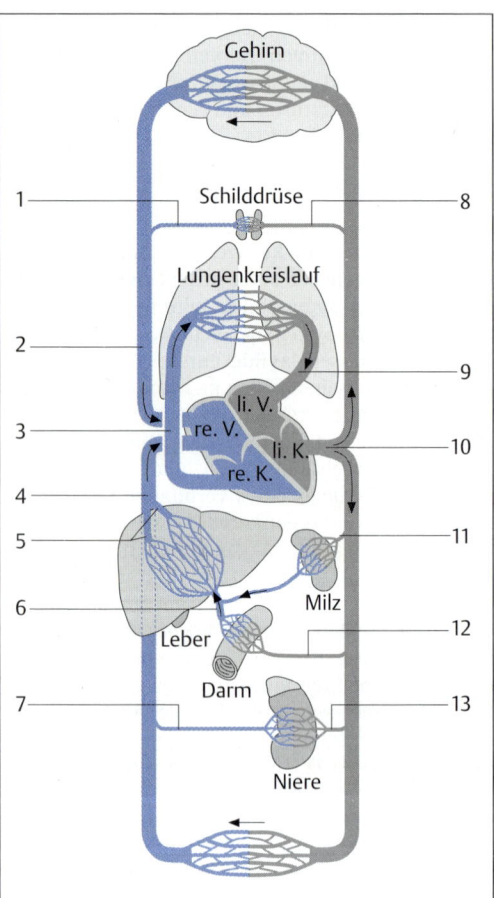

Abb. 2.3 Großer und kleiner Kreislauf (Körper- und Lungenkreislauf). li. V. = linker Vorhof, re. V. = rechter Vorhof, li. K. = linke Kammer, re. K. = rechte Kammer. 1 = V. thyreoidea, 2 = V. cava superior, 3 = A. pulmonalis, 4 = V. cava inferior, 5 = Vv. hepaticae, 6 = V. portae, 7 = V. renalis, 8 = A. thyreoidea, 9 = V. pulmonalis, 10 = Aorta, 11 = A. lienalis, 12 = A. mesenterica superior, 13 = A. renalis. Die Pfeile geben die Stromrichtung des Blutes an (nach Faller, Thieme 1995)

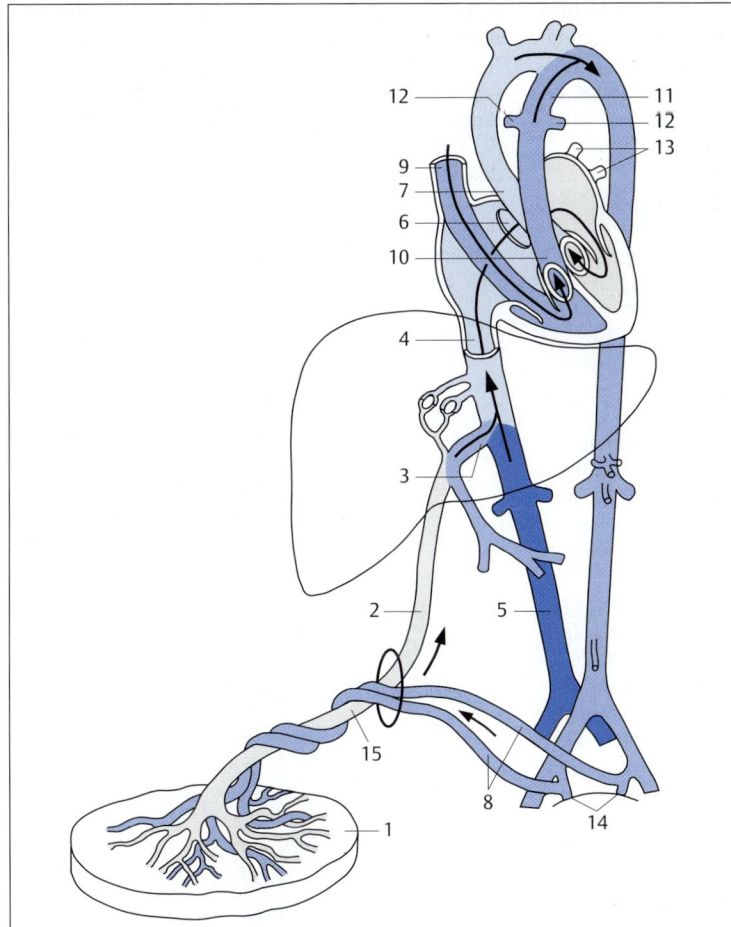

Abb. 2.**4 Fetaler Kreislauf.**
1 = Plazenta, 2= V. umbilicalis, 3 = Ductus venosus (arantii), 4 = V. cava inf., 5 = V. cava inf. (sauerstoffarmes Blut), 6 = Foramen ovale, 7 = Aorta, 8 = Aa. umbilicales, 9 = V. cava sup., 10 = Truncus pulmonalis, 11 = Ductus arteriosus (botalli), 12 = Aa. pulmonales, 13 = Vv. pulmonales, 14. Aa. vesicales sup., 15 = Nabelgefäße (aus Kahle/Leonhardt/Platzer, Thieme 1991)

Anatomie

die in der Leber weiter verstoffwechselt werden. Erst nach der Organpassage gelangt das Blut über die *Lebervenen (Vv. hepaticae)* zur unteren Hohlvene.

 Merke

Im Pfortaderkreislauf sind *zwei Kapillarbezirke* hintereinander geschaltet.

Fetaler Kreislauf (Abb. 2.4): Zwischen prä- und postnatalem Kreislauf gibt es einige wesentliche Unterschiede. Vor der Geburt sind die Lungen des Kindes noch nicht belüftet und der Stoff- und Gasaustausch findet in der *Plazenta* statt.
Der Fetus erhält also sauerstoffreiches Blut über die *Nabelvene*. Der Hauptstrom des Blutes fließt über einen Kurzschluss (*Ductus venosus*) an der Leber vorbei in die untere Hohlvene. Ein kleiner Teil des Blutes fließt über einen Ast der Nabelvene in die Lebersinusoide. In der unteren Hohlvene vermischt sich das sauerstoffreiche Blut mit venösem Blut aus der unteren

Körperhälfte. Dieses Mischblut erreicht nun den rechten Vorhof und über ein Loch in der Vorhofscheidewand (*Foramen ovale*) den linken Vorhof. Von dort gelangt es in den linken Ventrikel und über den Aortenbogen vornehmlich in die obere Körperhälfte.
Das Blut aus der oberen Hohlvene erreicht über den rechten Vorhof den rechten Ventrikel. Von dort fließt es in den Truncus pulmonalis und über einen Kurzschluss an der Lunge vorbei (*Ductus arteriosus*), direkt in den absteigenden Teil der Aorta, und mischt sich dort mit dem Blut aus dem linken Ventrikel. Das Blut, das die untere Körperhälfte versorgt, ist deshalb sauerstoffärmer als das der oberen Körperhälfte. Ein Teil des Blutes strömt über die Aa. pulmonales in die Lungen.
Von den inneren Beckenarterien gehen die *Nabelarterien* ab, die das sauerstoffarme Blut zur Plazenta führen.
Nach der Geburt stellt sich der Kreislauf infolge der *Belüftung der Lungen* um. Die Nabelarterien werden

verschlossen und wandeln sich in bindegewebige Stränge um. Foramen ovale, Ductus arteriosus und Ductus venosus verschließen sich. Lungen- und Körperkreislauf sind nun hintereinander geschaltet. Im herznahen Abschnitt der V. cava inf. fällt der Sauerstoffgehalt nach der Umstellung am meisten ab.

 Merke

Das *sauerstoffreiche Blut* gelangt über die V. umbilicalis zum Feten. Alle fetalen Arterien führen *Mischblut*. Das von den Arterien geführte Blut ist in der oberen Körperhälfte sauerstoffreicher als in der unteren Körperhälfte. Das *sauerstoffarme Blut* gelangt über zwei Aa. umbilicales zum mütterlichen Kreislauf zurück.

Kollateralkreislauf: In den meisten Regionen des Körpers verlaufen parallel zur Hauptstrombahn kleine, miteinander anastomosierende Gefäße (*Kollateralen*). Kommt es zur Unterbrechung der Hauptstrombahn, wird die Durchblutung über den *Kollateralkreislauf* aufrechterhalten. *Endarterien* sind Arterien, die alleine für die Versorgung eines bestimmten Kapillarbezirkes zuständig sind. Bei Verschluss einer Endarterie stirbt das nachgeschaltete Gebiet ab, da *keine Kollateralkreisläufe* vorhanden sind (z. B. A. labyrinthi, A. centralis retinae). Funktionelle Endarterien haben zwar Anastomosen zu anderen Arterien, diese sind aber zur Blutversorgung im Falle eines akuten Verschlusses der Endarterie nicht ausreichend (z. B. Herzkranzgefäße).

2.10.2 Blutgefäße

Siehe auch Histologie 3.1.1

Das Blutgefäßsystem gliedert sich in Abschnitte, die *vom Herzen weg* führen (*arterielle Strombahn*), und Abschnitte, die *zum Herzen hin* führen (*venöse Strombahn*). Das Blut durchläuft nacheinander *Arterien, Arteriolen, Kapillarbett, Venolen* und *Venen*. Der Durchmesser der Gefäße nimmt von der Arterie zur Kapillare ab und von der Kapillare zu den großen Venen wieder zu. Die *Arteriolen* bilden die Endstrecke der arteriellen Strombahn und sind den Kapillaren direkt vorgeschaltet. Die *Kapillaren* bilden ein stark verzweigtes Netzwerk (*Kapillarbett*), aus dem das Blut über die *kleinsten Venen* (*Venolen*) dem venösen System zugeführt wird. In diesen Gebieten gibt das Blut Sauerstoff und Nährstoffe an die Gewebe ab und nimmt Kohlendioxid und Stoffwechselprodukte auf. Die Gefäße werden von postganglionären sympathischen Fasern innerviert, die den Tonus der Gefäßmuskulatur und damit die Weite des Gefäßes regulieren.

Große Gefäße

Große Arterien (Abb. 2.**5**): An den linken Ventrikel des Herzens schließt sich die *Aorta* mit ihrem aufstei-

genden Teil (*Pars ascendens*) an. Sie geht in den Aortenbogen (*Arcus aortae*) und den absteigenden Teil (*Pars descendens*) über, der sich in Pars thoracica aortae und Pars abdominalis aortae gliedert. Vom Aortenbogen gehen die A. subclavia sin. für den linken Arm, die A. carotis comm. sin. für die linke Hälfte des Kopfes und der Truncus brachiocephalicus ab, der sich in A. subclavia dext. und A. carotis comm. dext. aufteilt. Die A. subclavia setzt sich über die A. axillaris in die A. brachialis des Oberarmes fort, die sich in A. radialis und A. ulnaris für die laterale

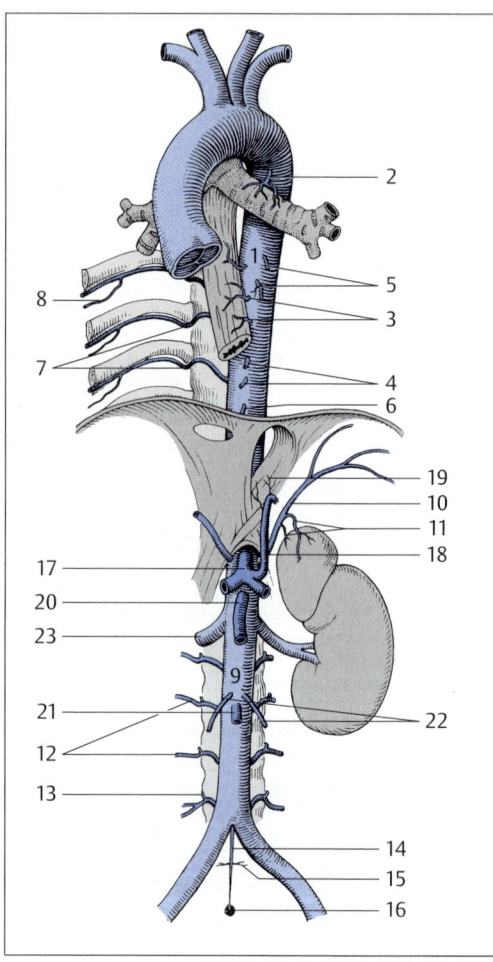

Abb. 2.5 Aorta und ihre Abgänge. 1 = Pars thoracica aortae, 2 = Rr. bronchiales, 3 = Rr. oesophageales, 4 = Rr. pericardiaci, 5 = Rr. mediastinales, 6 = Aa. phrenicae sup., 7 = Aa. intercostales post., 8 = R. collateralis, 9 = Pars abdominalis aortae, 10 = A. phrenica inf., 11 = Aa. suprarenales sup., 12 = Aa. lumbales, 13 = R. dors., 14 = A. sacralis mediana, 15 = Aa. lumbales imae, 16 = Glomus coccygeum, 17 = Truncus coeliacus, 18 = A. gastrica sin., 19 = Rr. oesophageales, 20 = A. mesenterica sup., 21 = A. mesenterica inf., 22 = A. testicularis/ovarica, 23 = A. renalis (aus Feneis, Thieme 1993)

und mediale Hälfte des Unterarmes und der Hand teilt. Die A. carotis comm. teilt sich in A. carotis ext. und A. carotis int.

Von der *Pars thoracica aortae* gehen die Interkostalarterien ab, von der Pars abdominalis aortae *paarige Äste* zur Niere und Nebenniere (*Aa. renales* und *suprarenales*) sowie *unpaare Äste* zu den Organen des Oberbauches (*Truncus coeliacus*) und des Darmes (*A. mesenterica sup. et inf.*). Vor dem 4. Lendenwirbel teilt sich die Aorta in die rechte und linke *A. iliaca comm.*, von der die A. iliaca int. zur Versorgung des Beckens und die A. iliaca ext. zur Versorgung des Beines abgehen. Letztere setzt sich über die A. femoralis des Oberschenkels in die A. poplitea der Kniekehle fort, die sich in A. tibialis ant. und post. zur Versorgung von Unterschenkel und Fuß teilt.

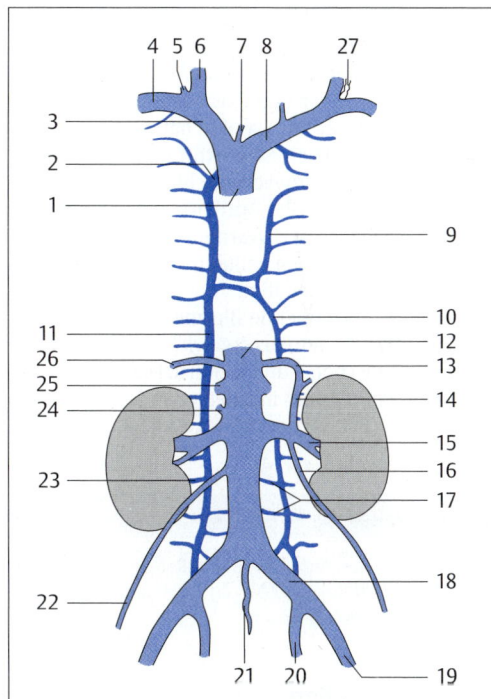

Große Venen (Abb. 2.**6**): Die obere Hohlvene (*V. cava sup.*) sammelt das Blut aus Kopf, Hals und Arm. In sie fließen der Truncus brachiocephalicus dext. und sin., die aus der jeweiligen V. subclavia des Armes und V. jugularis int. des Kopfes entstehen. Die untere Hohlvene (*V. cava inf.*) sammelt das Blut aus den Vv. iliacae comm., die Zuflüsse aus Bein und Becken über die Vv. iliaca ext. und int. erhalten. Die *V. portae* sammelt das Blut aus den unpaaren Organen des Bauches und führt es der Leber zu, die es über die Vv. hepaticae ebenfalls zur unteren Hohlvene verlässt.

> ❗ **Merke**
>
> Als einzige Venen führen die Vv. pulmonales und beim Feten die V. umbilicalis *sauerstoffreiches Blut*.

Begriffe zum Gefäßsystem

Vasa publica – Vasa privata: Als *Vasa publica* bezeichnet man diejenigen Gefäße eines Organs, die eine Funktion im gesamten Organismus erfüllen (z. B. V. portae und die von ihr abzweigenden Gefäße). *Vasa privata* sind im Gegensatz dazu Gefäße, die die Blutversorgung des Organs und damit seine Funktionsfähigkeit aufrechterhalten (z. B. A. hepatica propria und ihre Äste).

Anastomose: Als *Anastomose* bezeichnet man eine direkte Verbindung zwischen großen und kleinen Arterien. *Arteriovenöse Anastomosen* sind Kurzschlussverbindungen, die das Blut aus den Arteriolen unter Umgehung der Kapillaren in die Venen leiten.

Sperrarterien – Drosselvenen: Die Durchblutung nachfolgender Kapillargebiete kann über Sperrarterien und Drosselvenen reguliert werden. Diese enthalten in der Wandschicht ein Polster aus längsverlaufenden Muskelzellen, bei deren Kontraktion das Lumen verschlossen wird. Im Falle der *Sperrarterien* wird der nachfolgende Abschnitt nicht durchblutet, im Falle der *Drosselvene* kann das Blut nicht wieder abfließen (z. B. Schwellkörper in Nase, Analkanal und Genitalien).

Venöser Rückstrom

Da die venösen Strombahnen zum Niederdrucksystem des Kreislaufs gehören, reicht der Druck alleine nicht aus, das Blut zum Herzen zurückzuführen. Verschiedene Mechanismen fördern den venösen Rückstrom.

Venenklappen sind *taschenförmige Aussackungen* der inneren Gefäßwand (*Intima*), die in das Lumen der Venen hervorspringen. Sie haben die *Funktion eines Ventils* und verhindern das Zurückfließen des Blutes. Venenklappen kommen in den meisten Venen vor (*Ausnahme:* Venen des Kopfes, des Wirbelkanals und der Eingeweide sowie herznahe große Venen).

Abb. 2.6 Venenstämme und ihre Zuflüsse. 1 = V. cava sup., 2 = Mündungsteil der V. azygos, 3 = V. brachiocephalica dext., 4 = V. subclavia dext., 5 = V. jugularis ext. dext., 6 = V. jugularis int. dext., 7 = V. thyroidea inf., 8 = V. brachiocephalica sin., 9 = V. hemiazygos accessoria, 10 = V. hemiazygos, 11 = V. azygos, 12 = V. cava inf., 13 = V. phrenica inf. sin., 14 = V. suprarenalis sin., 15 = V. renalis sin., 16 = V. testicularis/ovarica sin., 17 = Vv. lumbales sin., 18 = V. iliaca comm. sin., 19 = V. iliaca ext. sin., 20 = V. iliaca int. sin., 21 = V. sacralis mediana, 22 = V. testicularis/ ovarica dext., 23 = V. lumbalis ascendens dext., 24 = V. suprarenalis dext., 25 = Vv. hepaticae, 26 = V. phrenica inf. dext., 27 = Ductus thoracicus (aus Frick/ Leonhardt/Starck, Thieme 1992)

Anatomie

Merke

Da die Venen des Kopfes keine Klappen haben, kommt es beim Pressen zu einem Rückstau des Blutes in den Kopf und somit zu einem *„roten Kopf"*.

 Klinischer Bezug

Werden die Klappen durch übermäßige Dehnbarkeit der Venenwand insuffizient, kommt es zum Blutstau und zu einer Erweiterung der Venen (**Krampfadern**, **Varizen**, vor allem an der unteren Extremität).

Muskelpumpe: Die meisten Venen liegen zwischen Muskeln. Die Kontraktion der Muskeln bei Bewegung komprimiert die Vene (*Muskelpumpe*) und fördert so den Blutstrom, der aufgrund der Ventilfunktion der Venenklappen herzwärts gerichtet ist.
Arteriovenöse Kopplung: An den Extremitäten wird jede Arterie von Venen begleitet. Bei jedem Pulsschlag werden die Venen ein wenig komprimiert und so der Rückstrom zum Herzen gefördert. Das Blut gelangt schließlich durch den Niederdruck im Thorax und die Sogwirkung des rechten Vorhofs zurück zum Herzen.

2.10.3 Lymphgefäßsystem

Lymphgefäße: Das Lymphgefäßsystem durchzieht wie die Blutgefäße den gesamten Körper. Es beginnt mit klappenlosen *Lymphkapillaren*, die blind in Gewebespalten enden. Ihre Wand wird nur von Endothelzellen und der Basalmembran gebildet. Sie nehmen die *Gewebsflüssigkeit* (*Lymphe*) auf und transportieren sie in kleinere und größere Lymphgefäße (*Vasa lymphatica*). Diese sind weitlumiger und haben in ihrer Wand zusätzlich zum Endothel eine Schicht glatter Muskelzellen. Sie besitzen ebenso wie die Venen Klappen, die den Rückstrom der Lymphe unterstützen.
Lymphknoten: Jede Region des Körpers besitzt eigene Lymphgefäße, die man in *oberflächliche* und *tiefe* unterteilen kann. Sie laufen zu den *regionären Lymphknoten*, die als Filterstationen in das Lymphsystem eingeschaltet sind. Sie haben außerdem eine wichtige Funktion bei der Immunabwehr. Jeder Lymphknoten hat mehrere zuführende Lymphgefäße, aber nur ein abführendes. Dieses zieht zu den *Sammellymphknoten*, die die Lymphe aus mehreren regionären Lymphknoten sammeln. Die Lymphe gelangt schließlich über den *Ductus thoracicus* und den *Truncus lymphaticus dext.* wieder in den Blutkreislauf.
Lymphrückfluss: Der Milchbrustgang (*Ductus thoracicus*) entsteht durch den Zusammenfluss der Lymphgefäße aus den unteren Extremitäten und der Eingeweide (*Truncus intestinalis*). Er verläuft pa-

rallel zur Aorta und mündet in den *linken Venenwinkel* zwischen V. subclavia und V. jugularis. Dort münden ebenfalls *Truncus subclavius sin.*, der die Lymphe aus dem linken Arm sammelt, *Truncus jugularis sin.*, der die Lymphe aus der linken Hälfte von Kopf und Hals sammelt und *Truncus bronchomediastinalis sin.*, der die Lymphe aus der linken Seite des Brustraums sammelt. In den rechten Venenwinkel mündet der *Ductus lymphaticus dext.*, der durch den Zusammenfluss von *Truncus subclavius dext.*, *Truncus jugularis dext.* und *Truncus bronchomediastinalis dext.* entsteht, die die Lymphe aus den entsprechenden Regionen der rechten Seite sammeln.

2.11   Blut und Knochenmark

Das Blut kann man als *flüssiges Gewebe* des Körpers bezeichnen. Es besteht aus Blutplasma und verschiedenen Zellen (*Blutkörperchen*). Das *Blutplasma* ist eiweißreich und enthält vor allem Albumine und Globuline, die von Leber und Plasmazellen (*Immunglobuline*) gebildet werden. Das Blut hat vielfältige Funktionen. Es transportiert Sauerstoff und Kohlensäure, Nährstoffe und Stoffwechselschlacken, Hormone, Gerinnungsfaktoren und Antikörper und spielt eine wichtige Rolle bei der Wärmeregulation. Darüber hinaus ist es mit seinen zellulären Bestandteilen an der *Immunabwehr* beteiligt.
Die gesamte zirkulierende Blutmenge hat ein Volumen von etwa *8 % des Körpergewichts*, beim Erwachsenen also zwischen 5 und 6 Litern. Die flüssigen Bestandteile (*Blutplasma*) machen etwa *55 %*, die festen Bestandteile (*Blutkörperchen*) etwa *45 %* des Blutvolumens aus.

 Merke

Den prozentualen Anteil der Blutzellen am Gesamtblut nennt man *Hämatokrit*. Er beträgt bei Frauen etwa 43 %, bei Männern etwa 47 %.

2.11.1   Blutzellen

Siehe auch Histologie 3.2.1
Erythrozyten: Die *roten Blutkörperchen* (*Erythrozyten*) sind kernlose runde Scheiben mit einem mittleren Durchmesser von 7,5 μm. Sie sind elastisch verformbar und können so auch kleinste Kapillaren passieren. Das Zellinnere enthält den roten, eisenhaltigen *Blutfarbstoff* (*Hämoglobin*), der Sauerstoff reversibel binden kann. Sauerstoffreiches Blut erscheint hellrot, sauerstoffarmes Blut dunkelrot. Erythrozyten werden im Knochenmark gebildet und haben eine Lebensdauer von etwa 120 Tagen. Sie werden in Milz, Leber und Knochenmark abgebaut (*Blutmauserung*).

Klinischer Bezug

Eine starke Vermehrung (**Polyzythämie**) oder Verminderung (**Anämie**) der Erythrozyten ist pathologisch. Eine *Vermehrung* kann auf einen Tumor der Stammzellen im Knochenmark hinweisen, eine *Verminderung* auf einen chronischen Blutverlust, eine Tumorerkrankung oder eine Störung der Erythrozytenbildung im Knochenmark.

Leukozyten: Zu den *weißen Blutkörperchen* (*Leukozyten*) zählt man *Granulozyten, Monozyten* und *Lymphozyten*. Sie sind die Zellen des Immunsystems und befinden sich zum großen Teil außerhalb der Blutbahn am „Einsatzort" in Geweben und Organen und benutzen das Blut nur als Transportvehikel. Ihre Lebensdauer ist sehr unterschiedlich und kann Tage bis Jahre betragen.

 Klinischer Bezug

Eine starke Vermehrung der Leukozyten (**Leukozytose**) findet sich vor allem bei akuten bakteriellen Entzündungen. Bei chronisch hohen Werten (>30 000/mm³) muss man immer an eine Leukämie (Tumor der weißen Blutkörperchen) denken.

Granulozyten: Granulozyten sind runde Zellen mit einem Durchmesser von 10–15 μm, die im Knochenmark gebildet werden. Sie sind amöboid beweglich und können so aus der Blutbahn in die Gewebe gelangen. Ihr Zellkern ist gelappt und weist bei den reifen Formen ein bis drei Einschnürungen auf (*segmentkernige Granulozyten*). Diese fehlen bei den noch nicht ausgereiften Formen (*stabkernige Granulozyten*). Das Zytoplasma der Granulozyten enthält typische Granula, nach deren Anfärbbarkeit man sie in drei Granulozytenarten unterteilen kann:

- *Neutrophile Granulozyten:* Die Granula sind klein und färben sich schwach rot-bläulich an. Neutrophile Granulozyten sind *Zellen des unspezifischen Immunsystems*, die schnell und in großer Zahl die Kapillarwand durchwandern (*Diapedese*) und am Entzündungsort eintreffen. Sie „fressen" (*phagozytieren*) Bakterien und Gewebstrümmer und zerstören diese durch die in den Granula enthaltenen lysosomalen Enzyme (Lysozym). Dabei gehen sie selbst zugrunde und finden sich massenhaft im Eiter.
- *Eosinophile Granulozyten:* Die Granula sind etwas größer und färben sich mit Eosin intensiv rot. Eosinophile Granulozyten sind *Zellen des spezifischen Abwehrsystems*. Sie durchwandern ebenfalls die Kapillaren und phagozytieren vor allem Antigen-Antikörper-Komplexe (s. a. 2.12.1). Sie binden und inaktivieren überschüssig ausgeschüttetes Histamin und begrenzen so allergische Reaktionen.

 Klinischer Bezug

Eine Vermehrung der Eosinophilen (**Eosinophilie**) findet man bei allergischen Reaktionen und Wurmerkrankungen.

- *Basophile Granulozyten:* Die Granula sind groß und färben sich mit basischen Farbstoffen blauschwarz an. Sie enthalten hauptsächlich *Histamin* und *Heparin*. Histamin ist ein wichtiger *Auslöser allergischer Reaktionen*, Heparin wirkt der Blutgerinnung entgegen. Basophile Granulozyten können sich amöboid bewegen, phagozytieren aber nur selten.

Monozyten: Sie sind mit einem Durchmesser von 15–20 μm die größten weißen Blutkörperchen. Sie haben einen großen nierenförmigen Zellkern und viele Granula im Zytoplasma. Monozyten werden im Knochenmark gebildet und halten sich nur kurze Zeit im Blut auf. Sie sind amöboid beweglich und wandern durch die Kapillarwände ins Gewebe. Dort differenzieren sie sich zu verschiedenen Typen von Makrophagen. Im Bindegewebe bilden sie *Histiozyten*, in der Leber *Kupffer-Sternzellen* und in der Lunge *Alveolarmakrophagen*. Monozyten und Makrophagen sind an der spezifischen und unspezifischen Immunabwehr beteiligt. Sie phagozytieren Bakterien, Pilze, Parasiten und zerstörte körpereigene Zellen. In der Lunge bauen sie Surfactant und intraalveoläre Erythrozyten ab und nehmen eingeatmete Staubpartikel auf.

 Merke

Reihenfolge der Blutkörperchengröße: TELyGraM – **T**hrombozyt (unser Kleinster), **E**rythrozyt, **Ly**mpho-**Gra**nulozyt, **M**onozyt (unser einsamer Großer)

Lymphozyten: Man unterscheidet kleine und große Lymphozyten. Die *kleinen Lymphozyten* sind etwa so groß wie Erythrozyten und haben einen großen Zellkern sowie wenig Zytoplasma. Sie befinden sich hauptsächlich im Blut. Die *großen Lymphozyten* haben einen Durchmesser von 10–15 μm. Ihr Zellkern ist oval und von viel Zytoplasma umgeben. Die Lymphozyten werden im Knochenmark gebildet und wandern über den Blutweg in die lymphatischen Organe (Thymus, Lymphknoten, Milz), in denen sie sich zu den verschiedenen Immunzellen entwickeln. Lymphozyten sind *Zellen des spezifischen Immunsystems*. Sie bilden Antikörper und haben Aufgaben der zellulären Abwehr.

Thrombozyten: Die *Blutplättchen* (*Thrombozyten*) sind kernlose, unregelmäßig geformte Plättchen mit einem Durchmesser von etwa 2 μm. Sie werden im Knochenmark durch Zytoplasmaabschnürung von Riesenzellen (*Megakaryozyten*) gebildet und befinden sich nur für etwa 5–10 Tage im Blut. Dann

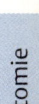

Anatomie

werden sie in der Milz abgebaut. Thrombozyten spielen eine wichtige Rolle bei der Blutgerinnung. Sie lagern sich bei Verletzungen an der Gefäßwand ab und setzen Enzyme (u. a. Thrombokinase) frei, die die Gerinnungsfaktoren aktivieren.

Merke

Ein µl Blut enthält: 4,5–5,5 Millionen Erythrozyten, 4000–8000 Leukozyten und 150 000–350 000 Thrombozyten. Die Untergruppen der Leukozyten werden im Differenzialblutbild bestimmt: Granulozyten: neutrophile Segmentkernige 50–70 %, neutrophile Stabkernige 3–5 %, eosinophile 1–4 %, basophile 0,5–1 %, Lymphozyten 25–40 %, Monozyten 4–7 %.

2.11.2 Rotes Knochenmark

Siehe auch Histologie 3.2.1
Blutbildung: Die *Blutzellbildung* (auch Blutbildung) findet in der prä- und postnatalen Phase an verschiedenen Orten statt. Die embryonale Blutbildung unterteilt man in drei Phasen:
- *Megaloblastische Periode:* bis Ende des 2. Monats, Bildung von Megaloblasten in Dottersack und Haftstiel
- *Hepatolienale Periode:* vom 3. bis Ende des 8. Monats, Bildung von kernlosen Erythrozyten, Granulozyten und Lymphozyten in Leber und Milz
- *Medulläre Periode:* ab dem 5. Monat, Blutbildung im roten Knochenmark

Das Knochenmark besteht bis zum 5. Monat nur aus Blutgefäßen und Mesenchym (*Primäres Knochenmark*). Durch den Beginn der Blutbildung wird es zum *sekundären roten Knochenmark*. Nach der Geburt erfolgt die Blutbildung nur noch im roten Knochenmark (*myeloische Blutbildung*), das zunächst in allen Knochen vorhanden ist. Nach Abschluss des Längenwachstums ist das rote Knochenmark auf das Mark von Epiphysen der Röhrenknochen und der kurzen platten Knochen beschränkt. In den Diaphysen der Röhrenknochen wird es durch *gelbes Knochenmark* (univakuoläres Fettgewebe) ersetzt, das keine Blutzellen mehr bilden kann.

Merke

Bei chronischen Blutverlusten oder Schädigungen der Blutzellbildung kann sich das gelbe Knochenmark wieder in rotes blutbildendes Mark umwandeln, und auch Leber und Milz können die Blutbildung wieder aufnehmen.

Rotes Knochenmark: Das gesamte Knochenmark des Menschen wiegt etwa 2600 g, von dem die Hälfte rotes blutzellbildendes Knochenmark ist. Das rote Knochenmark liegt zwischen den Spongiosabälkchen des Knochens und besteht aus retikulärem Bindegewebe mit vielen Fettzellen, in dem die blutbildenden Zellen liegen. Dazwischen befinden sich Kapillaren und Sinusoide, die von den Aa. nutritiae gespeist werden und über die die reifen Blutzellen in den Blutkreislauf gelangen.

Die *Stammzelle* aller Blutkörperchen ist der *Hämozytoblast*. Aus ihm differenzieren sich die Vorläuferzellen der einzelnen Entwicklungsreihen, die sich teilen und über mehrere Stufen zu reifen Blutzellen werden.
- *Erythropoese:* Proerythroblast – Erythroblast – Makroblast – Normoblast. Diese vier Vorläufer sind kernhaltig. Der Normoblast stößt den Zellkern aus und wird zum *Retikulozyten* (jugendlicher Erythrozyt), der noch Reste von Ribosomen (*Substantia reticulofilamentosa*) enthält. Die Retikulozyten reifen zu Erythrozyten heran.
- *Granulopoese:* Myeloblast – Promyelozyt – Myelozyt – Metamyelozyt – stabkerniger Granulozyt – segmentkerniger Granulozyt. Ab der Stufe der Metamyelozyten kann man die drei Granulozytenarten voneinander unterscheiden (s. o.).
- *Thrombopoese:* Megakaryoblast – unreifer Megakaryozyt – Megakaryozyt – Thrombozyten. Megakaryozyten haben einen Durchmesser von über 50 µm und gehen nach wiederholter Abschnürung von Thrombozyten zugrunde.
- *Lymphopoese:* Im Knochenmark werden nur die Stammzellen der Lymphopoese gebildet, die erst in den *lymphatischen Organen* zu immunkompetenten Lymphozyten werden.
- *Monozytopoese:* Monoblast – Promonozyt – Monozyt.

Merke

Reife Erythrozyten gehen sofort in die Sinusoide über und werden nicht im Knochenmark gespeichert. Sie müssen also bei erhöhtem Bedarf schnell nachgebildet werden. Dabei kommt es zu einer vermehrten Ausschüttung *unreifer Retikulozyten. Granulozyten* und *Monozyten* werden dagegen im Überschuss gebildet und verbleiben im *Knochenspeicher*, um bei erhöhtem Bedarf (z. B. akuten Entzündungen) sofort in ausreichendem Maße zur Verfügung zu stehen. Die Proliferation der *Lymphozyten* erfolgt nach der Geburt vor allem in Lymphknoten und Milz.

2.12 Allgemeine Anatomie des Immunsystems

2.12.1 Allgemeine Aspekte

Siehe auch Biochemie Kap. 15
Das Immunsystem dient der *Abwehr von Infektionen* durch Bakterien, Viren, Parasiten und Pilzen. Es ist in der Lage, körpereigen von fremd zu unterscheiden

und eine *spezifische Antwort* auf die fremden Stoffe zu bilden. Es entwickelt darüber hinaus ein *Gedächtnis*, das ihm ermöglicht, erneut eindringende Fremdstoffe schneller wiederzuerkennen und zu bekämpfen. Man unterscheidet ein unspezifisches von einem spezifischen Abwehrsystem:

Unspezifisches Abwehrsystem: Die Zellen des unspezifischen Abwehrsystems sind *Granulozyten, Monozyten* und *Makrophagen*. Sie phagozytieren jedes körperfremde Material und machen es unschädlich. Monozyten und Makrophagen produzieren darüber hinaus verschiedene Stoffe (*Zytokine*), die andere Abwehrzellen anlocken und aktivieren. Zum unspezifischen Abwehrsystem gehört auch das *Komplementsystem*, ein System von Enzymen, die die Oberfläche fremder Zellen schädigen und so die Zellen zerstören.

Spezifisches Abwehrsystem: Das spezifische Immunsystem besteht aus *B- und T-Lymphozyten*. Diese sind in der Lage, die fremden Proteine und Krankheitserreger (*Antigene*) zu erkennen. Die jeweils stimulierte Lymphozytengruppe vermehrt sich stark und zerstört die eingedrungenen Antigene (*primäre Immunantwort*). Dafür bilden sie spezifisch gegen diese Antigene gerichtete Abwehrstoffe (*Antikörper*). Die Antikörper binden die Antigene in der *Antigen-Antikörper-Reaktion* und bilden einen Komplex, der von anderen Zellen zerstört wird. Die Antikörper bzw. die antikörperbildenden Zellen bleiben über Jahre gespeichert. Das Immunsystem kann nun bei erneutem Kontakt mit dem gleichen Antigen schneller reagieren (*sekundäre Immunantwort*), sodass die Erkrankung gar nicht erst ausbricht oder schwächer verläuft (*erworbene Immunität*).

Klinischer Bezug

Bei **Organtransplantationen** muss das Immunsystem durch entsprechende Medikamente soweit unterdrückt werden, dass es das fremde Organ toleriert. Trotzdem kommt es manchmal zur *Abstoßung*, d. h., die Zellen des Immunsystems greifen das fremde Organ an und zerstören es.

Die Zellen des Abwehrsystems erkennen auch veränderte körpereigene Proteine und defekte Zellen und zerstören diese. Intakte körpereigene Zellen werden dagegen nicht angegriffen (*Immuntoleranz*).

Klinischer Bezug

Wenn Zellen des Immunsystems sich gegen körpereigene Zellen wenden und diese zerstören, kommt es zu sog. **Autoimmunerkrankungen** (z. B. juveniler Diabetes mellitus, Morbus Addison, Lupus erythematodes, rheumatoide Arthritis [*Erkrankungen des rheumatischen Formenkreises*]).

B-Lymphozyten: Die B-Lymphozyten werden ursprünglich im Knochenmark gebildet. Sie befinden sich vorwiegend in den lymphatischen Organen, in den Lymphknoten in Follikelzentren und Marksträngen. B-Lymphozyten haben an ihrer Oberfläche *spezifische Rezeptoren*, die die Antigene erkennen. Jeder B-Lymphozyt erkennt dabei nur ein spezifisches Antigen. Kommt er mit diesem in Kontakt, wandelt er sich in eine *Plasmazelle* um, die *Antikörper* gegen das jeweilige Antigen bildet und sie in die Blutbahn abgibt (*humorale Immunität*). Die Plasmazellen selbst halten sich in Lymphknoten, Milz und Knochenmark auf, nicht aber im Blut. Die Antikörper reagieren mit dem Antigen zu *Antigen-Antikörper-Komplexen*. Ein Teil der stimulierten B-Lymphozyten wird zu *Gedächtniszellen*, die in die lymphatischen Organe wandern und dort über Jahre erhalten bleiben.

T-Lymphozyten: Die T-Lymphozyten entwickeln sich im Thymus aus ihren im Knochenmark gebildeten Vorläuferzellen. Sie erwerben hier die Fähigkeit, körpereigene von körperfremden Strukturen zu unterscheiden. Unter dem Einfluss von *Thymopoetin*, eines von den Thymuszellen produzierten Stoffes, differenzieren sie sich zu den verschiedenen Untergruppen: T-Helferzellen, T-Suppressorzellen, zytotoxische T-Zellen. T-Lymphozyten nisten sich in den peripheren lymphatischen Organen ein. Sie vermehren sich dort laufend, sodass die Rückbildung des Thymus nach der Pubertät keine Ausfallserscheinungen zur Folge hat. T-Lymphozyten sind für die *zellulären Immunreaktionen* verantwortlich. Ihre Rezeptoren zur Erkennung der Antigene bleiben jedoch auf der Zelloberfläche gebunden und werden nicht wie die Antikörper ins Blut abgegeben (*zelluläre Immunität*). Im Abwehrkampf verkleben sie mit Antigen-beladenen Zellen oder Keimen („*Rosetten-Phänomen*"). *Zytotoxische T-Zellen* greifen fremde Stoffe direkt an und zerstören diese. *T-Helferzellen* unterstützen die B-Zellen bei der Erkennung von Antigenen. *T-Suppressorzellen* können unter bestimmten Umständen das gesamte Immunsystem abschwächen. Auch von den stimulierten T-Lymphozyten werden Gedächtniszellen gebildet.

Außer B- und T-Lymphozyten findet man eine dritte Lymphozytenart, die „*natürlichen Killerzellen*" (NK-Zellen). Diese erkennen und zerstören vor allem Tumorzellen und virusinfizierte Zellen.

Lymphatische Organe: Die lymphatischen Organe spielen bei der Immunabwehr eine wichtige Rolle. Man unterteilt sie in *primäre (zentrale)* und *sekundäre (periphere) lymphatische Organe*. Zu den *primären lymphatischen Organen* zählen Thymus und Knochenmark. Sie dienen der Bildung, Entwicklung und Reifung der Lymphozyten. Zu den *sekundären lymphatischen Organen* zählen Milz, Lymphknoten und das lymphatische Gewebe der Haut und Schleimhäute (Rachenmandeln, lymphatisches Darmgewebe). Die Lymphozyten wandern aus den

Anatomie

primären lymphatischen Organen in sie ein und differenzieren sich zu *immunkompetenten Zellen*, die in der Lage sind, auf spezifische Antikörper zu reagieren. Die lymphatischen Organe liegen zum größten Teil an den Eintrittspforten von Erregern. So werden diese frühzeitig erkannt, und das Immunsystem kann in „Alarmbereitschaft" versetzt werden.

Immunisierung: Unter Immunisierung versteht man das Ausbilden einer *spezifischen Immunantwort* auf bestimmte Antigenreize und die darauf folgende Gedächtnisbildung. Dieser Vorgang läuft bei jedem Kontakt mit einem neuen Antigen ab. Man kann den zufälligen Erstkontakt mit dem Antigen durch *Schutzimpfungen* vorwegnehmen. Man unterscheidet dabei aktive und passive Immunisierung.

Bei der *aktiven Immunisierung* gibt man abgeschwächte Antigene, auf die der Körper mit einer Antikörper- und Gedächtniszellenproduktion reagiert, nicht aber mit einer Infektion. Bei der *passiven Immunisierung* werden dem Körper die entsprechenden Antikörper zugeführt. Der Schutz vor einer Infektion hält hier nur wenige Wochen an.

2.12.2 Thymus

Siehe auch Histologie 3.3.5
Der Thymus liegt als primäres lymphatisches Organ im vorderen Mediastinum (s. a. Kap. 7.4). Er spielt eine wichtige Rolle bei der Reifung und Selektion der T-Lymphozyten (s. a. 2.12.1). Die Vermehrung der unreifen Lymphozyten erfolgt in der Rinde, die Prägung der Vorläuferzellen zu immunkompetenten T-Lymphozyten im Mark. In der äußeren Thymusrinde findet sich die *Blut-Thymus-Schranke*. Sie filtert die Antigene heraus, sodass diese nicht in das Thymusmark gelangen können. Nach der Pubertät bildet sich der Thymus zurück (*Altersinvolution*).

2.12.3 Milz

Siehe Kap. 8.4 und Histologie 3.3.3

2.12.4 Lymphknoten

Siehe auch Histologie 3.3.2
Die Lymphknoten zählen zu den sekundären lymphatischen Organen. Sie sind als Filterstationen in die Lymphbahnen eingeschaltet und phagozytieren die in der Gewebsflüssigkeit enthaltenen Antigene. Der Kontakt mit den Antigenen stimuliert die Ausbildung immunkompetenter B- und T-Lymphozyten.

2.12.5 Mucosaassoziiertes lymphatisches Gewebe (MALT)

Siehe auch Histologie 3.3
In vielen Organen, v. a. in den Schleimhautbereichen des Gastrointestinaltraktes, finden sich Ansammlungen nichtverkapselten lymphatischen Gewebes. An diesen Haupteintrittspunkten der Antigene werden Lymphozyten sensibilisiert, die dann in regionale Lymphknoten abwandern und anschließend – stimulierend – in die ursprünglichen Bereiche zurückkehren („homing"). Sie induzieren eine starke IgA-Produktion, das die Schleimhaut passieren kann und diese vor Infektionen schützt.

Obere Extremität

25 Seiten

Zur oberen Extremität gehören der *Schultergürtel* und die *freie Extremität* mit Oberarm, Unterarm und Hand. Sie ist hauptsächlich über Muskeln und Bänder beweglich mit dem Stammskelett verbunden und dient dem Menschen zum *Greifen* und *Tasten*. Im Vergleich zur unteren Extremität hat der Arm einen großen Bewegungsspielraum.

3.1   Grundkenntnisse über die Entwicklung

Am Anfang der 5. Woche werden paddelförmige *Extremitätenknospen* an der seitlichen Rumpfwand sichtbar. Sie bestehen zunächst aus Mesenchym, das aus dem parietalen Mesoderm hervorgeht, und werden von Ektoderm bedeckt. Dieses ist an der Spitze zur *Randleiste* verdickt, die das weitere Wachstum im Mesenchym induziert. Aus dem proximalen Abschnitt entwickelt sich der Schultergürtel, aus dem distalen die freie obere Gliedmaße. Durch zirkuläre Einschnürung grenzt sich in der 6. Woche die distal entstehende *Handplatte* ab. Gleichzeitig bilden sich radiäre Furchen, die die *Finger* voneinander trennen. Im Inneren der Extremitäten verdichtet sich das Mesenchym zu einem Knorpelblastem. In der 6. Woche sind die ersten Knorpelmodelle vorhanden.

Am Ende der 7. Woche ist das knorpelige Skelett bis auf die Endphalangen vollständig ausgebildet. Die knöcherne Umwandlung beginnt in der 6. Woche mit Ausbildung eines *Knochenkerns* in der Klavikula (Schlüsselbein). Die Verknöcherung der langen Röhrenknochen (Humerus, Radius, Ulna) setzt in der 7. Woche im Bereich des Schaftes ein. Die ersten Knochenkerne in den Epiphysen treten erst nach der Geburt auf. Das Auftreten von Knochenkernen, z. B. in den Handwurzelknochen, wird zur Bestimmung des *Knochenalters* und der *Skelettreifung* bei Kindern genutzt. Mit dem Verschluss der Epiphysenfugen endet das Wachstum im Alter zwischen 17 und 20 Jahren.

Die *Muskulatur* bildet sich aus myogenen Zellen, die aus den Myotomen der Halssomiten auswandern und sich auf der Beuge- und Streckseite zu Muskelblastemen anordnen.

Die *Innervation* der oberen Extremität erfolgt über einwandernde ventrale Äste der Spinalnerven C5 – Th1, die sich verflechten und den *Plexus brachialis* (*Armgeflecht*) bilden. Die segmentale Innervation lässt sich am deutlichsten an der Haut in Form von Dermatomen erkennen.

Klinischer Bezug

Während der Entwicklung der Extremitäten kann es z. B. durch Einwirkung äußerer Noxen zu verschiedenen **Missbildungen** kommen. Das völlige Fehlen der Extremität bezeichnet man als *Amelie*. Bestehen die Extremitäten nur aus kleinen, unregelmäßig geformten Knochen, nennt man dies *Meromelie*. Eine Sonderform ist die *Phokomelie*, bei der die Hand direkt am Rumpf sitzt. Bei der *Mikromelie* sind alle Knochen vorhanden, jedoch ungewöhnlich kurz. Im Bereich der Hand kann es zu einer unvollständigen Trennung der Finger kommen (*Syndaktylie*). Liegen zu viele Finger vor, spricht man von einer *Polydaktylie*.

3.2   Knochen

Die Knochen der oberen Extremität lassen sich in die Knochen des Schultergürtels, des Ober- und Unterarmes und der Hand unterteilen.

3.2.1   Schultergürtel

Der Schultergürtel besteht aus *Schlüsselbein* (*Klavikula*) und *Schulterblatt* (*Skapula*). Er ist nicht fest am Rumpf verankert und nur über das Brustbein-Schlüsselbeingelenk (*Art. sternoclavicularis*) gelenkig mit dem Brustkorb verbunden.

Schlüsselbein (Klavikula): Das Schlüsselbein, ein S-förmig gebogener Knochen, liegt zwischen dem

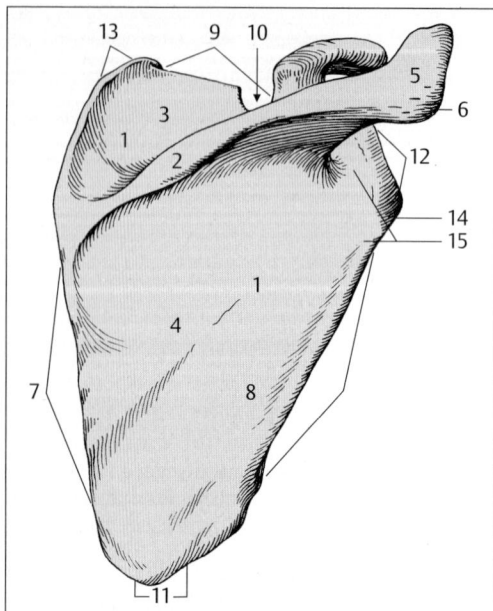

Abb. 3.1 Skapula. 1 = Facies post., 2 = Spina scapulae, 3 = Fossa supraspinata, 4 = Fossa infraspinata, 5 = Akromion, 6 = Angulus acromialis, 7 = Margo med., 8 = Margo lat., 9 = Margo sup., 10 = Incisura scapulae, 11 = Angulus inf., 12 = Angulus lat., 13 = Angulus sup., 14 = Tuberculum infraglenoidale, 15 = Collum scapulae (aus Feneis, Thieme 1993)

Brustbein und dem Schulterblatt vor und über dem knöchernen Brustkorb. Man unterscheidet ein sternales und ein abgeplattetes akromiales Ende (*Extremitas sternalis* et *acromialis*) und das dazwischenliegende *Corpus claviculare*. Das sternale Ende ist nach vorne zu konvex, das akromiale Ende konkav. Beide Enden tragen eine faserknorpelige Gelenkfläche (*Facies articularis sternalis et acromialis*).

An der Unterseite befinden sich die *Linea trapezoidea*, medial davon das *Tuberculum conoideum* und nahe dem sternalen Ende die *Impressio lig. costoclavicularis*, an denen die gleichnamigen Bänder befestigt sind. An der Unterfläche des Corpus liegt eine Rinne zur Anheftung des M. subclavius (*Sulcus m. subclavii*).

Schulterblatt (Skapula) (Abb. 3.**1**): Das Schulterblatt ist ein dreieckiger platter Knochen, der an den Seiten rahmenartig verstärkt ist. Es liegt der hinteren Thoraxwand auf. Man unterscheidet drei Ränder: *Margo med., Margo lat.* und *Margo sup.* und drei Winkel: *Angulus sup., Angulus inf.* und *Angulus lat.*

Der Angulus lat. verbreitert sich zur ovalen *Schultergelenkspfanne* (*Cavitas glenoidalis*). Oberhalb der Pfanne liegt das *Tuberculum supraglenoidale*, unterhalb das *Tuberculum infraglenoidale*. Über der Cavitas glenoidalis erhebt sich nach ventrolateral der *Rabenschnabelfortsatz* (*Proc. coracoideus*). Medial neben

dem Proc. coracoideus liegt die *Incisura scapulae*, die vom *Lig. transversum scapulae* überbrückt wird. Die dem Brustkorb zugewandte Fläche (*Facies costalis*) ist leicht ausgehöhlt (*Fossa subscapularis*). Die hintere Fläche (*Facies post.*) wird durch die schräg nach außen oben verlaufende *Schultergräte* (*Spina scapulae*) in eine kleinere *Fossa supraspinata* und eine größere *Fossa infraspinata* unterteilt. Die Spina scapulae endet lateral in einem plattgedrückten Fortsatz, der *Schulterhöhe* (*Akromion*). Am lateralen Übergang vom Akromion zur Spina scapulae liegt der Angulus acromialis.

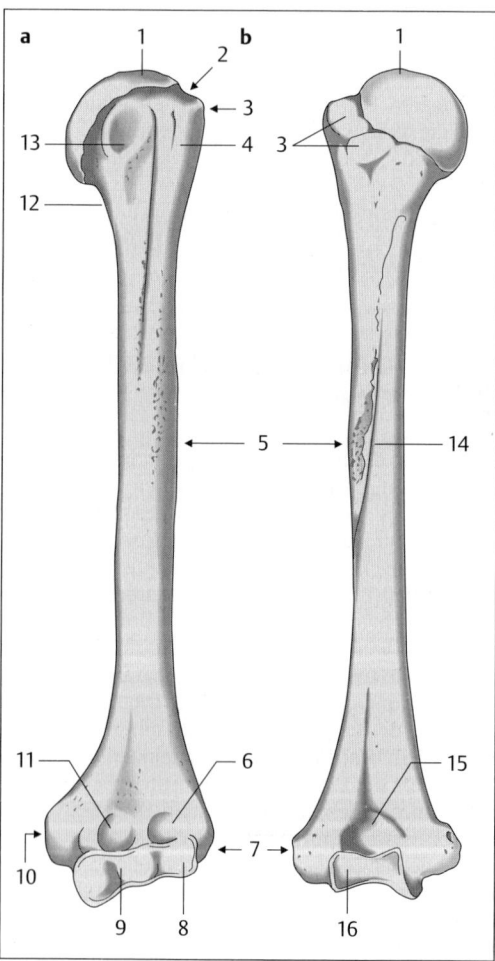

Abb. 3.2 Humerus (links). **a** Ventralseite, **b** Dorsalseite. 1 = Caput humeri, 2 = Collum anatomicum, 3 = Tuberculum maj., 4 = Sulcus intertubercularis, 5 = Tuberositas deltoidea, 6 = Fossa radialis, 7 = Epicondylus lat., 8 = Capitulum humeri, 9 = Trochlea humeri, 10 = Epicondylus med., 11 = Fossa coronoidea, 12 = Collum chirurgicum 13 = Tuberculum min., 14 = Sulcus nervi radialis, 15 = Fossa olecrani, 16 = Trochlea humeri (aus Bücker, Thieme 1992)

3.2.2 Oberarmknochen (Humerus)
(Abb. 3.**2**)

Der Oberarmknochen ist ein langer Röhrenknochen. An den proximalen halbkugeligen *Oberarmkopf* (*Caput humeri*) schließt sich eine ringförmige Einschnürung, das *Collum anatomicum* (Verankerung der Gelenkkapsel), an. Der Kopf ist nach mediokranial gerichtet und bildet mit der Diaphyse einen Winkel von 130°. Unterhalb des Collum anatomicum liegen zwei Knochenhöcker, das laterale *Tuberculum maj.* und das ventrale *Tuberculum min.* Beide setzen sich nach distal in Leisten fort (*Crista tuberculi maj.* und *min.*). Zwischen beiden liegt eine Rinne (*Sulcus intertubercularis*) für die Sehne des langen Bicepskopfes.

Am *Humerusschaft* (*Corpus humeri*) unterscheidet man einen *Margo med.* und *lat.* An der Seitenfläche befindet sich die aufgeraute *Tuberositas deltoidea*, Ansatzstelle des M. deltoideus. Auf der Hinterfläche zieht der N. radialis in einer Rinne (*Sulcus n. radialis*). Das distale Ende des Humerus (*Condylus humeri*) weist medial eine *Gelenkrolle* (*Trochlea humeri*), zur Artikulation mit der Ulna, und lateral ein kugelförmiges *Köpfchen* (*Capitulum humeri*), zur Artikulation mit dem Radius, auf. Auf der Vorderseite befindet sich oberhalb des Capitulum die *Fossa radialis*, oberhalb der Trochlea die *Fossa coronoidea*, auf der Rückseite die *Fossa olecrani*. Am Übergang vom Schaft zum Kondylus gehen die Schaftränder in eine Leiste (*Cristae supracondylares*) über. Die Crista supracondylaris lat. verbreitert sich nach distal zum *Epicondylus lat.*, die Crista supracondylaris med. zum *Epicondylus med.* An dessen Unterseite liegt eine Rinne für den N. ulnaris (*Sulcus n. ulnaris*).

3.2.3 Unterarmknochen (Ossa antebrachii) (Abb. 3.**3**)

Das Skelett des Unterarms besteht aus *Elle* (*Ulna*) und *Speiche* (*Radius*). In der *Supinationsstellung* (Daumen nach lateral) liegen beide Unterarmknochen parallel, in der *Pronationsstellung* (Daumen nach medial) überkreuzt die Speiche die Elle.

Elle (Ulna): Der proximale Abschnitt der Ulna besteht aus der nach vorne blickenden Gelenkfläche (*Incisura trochlearis*) sowie einem kräftigen hakenförmigen Fortsatz (*Olecranon*) und einem *Zangenfortsatz* (*Proc. coronoideus*). Die Ulna umfasst hiermit die Trochlea humeri wie eine Zange. Lateral des Proc. coronoideus senkt sich die *Incisura radialis ulnae* ein, die dem Radiusköpfchen als Gelenkfläche dient. Distal des Proc. coronoideus liegt die *Tuberositas ulnae*, an der der M. brachialis ansetzt.

Am Schaft unterscheidet man drei Kanten: *Margo ant., post.* und *interosseus*. Zum distalen Ende hin wird der Schaft schmaler und endet im *Caput ulnae*, dessen zur Handwurzel gerichtete Endfläche medial vom vorstehenden *Proc. styloideus ulnae* begrenzt

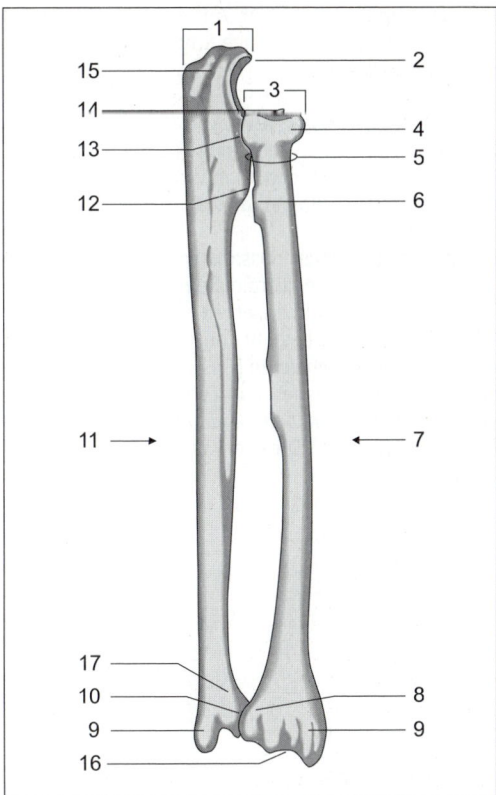

Abb. 3.3 Unterarmknochen (von dorsal). 1 = Olecranon, 2 = Incisura trochlearis, 3 = Caput radii, 4 = Circumferentia radii, 5 = Collum radii, 6 = Tuberositas radii, 7 = Radius, 8 = Incisura ulnae, 9 = Proc. styloideus, 10 = Circumferentia articularis ulnae, 11 ≑ Ulna, 12 = Tuberositas ulnae, 13 = Incisura radialis, 14 = Proc. coronoideus, 15 = Ansatzfläche des M. triceps brachii, 16 = Facies articularis carpalis, 17 = Caput ulnae (nach Bücker, Thieme 1992)

wird. Lateral liegt die *Circumferentia articularis ulnae*, die mit der Incisura ulnaris des Radius artikuliert.

Speiche (Radius): Am proximalen Ende ist der Radius walzenförmig zum *Radiusköpfchen* (*Caput radii*) verbreitert. Mit einer Vertiefung an der Oberfläche (*Fovea articularis*) artikuliert er mit dem Capitulum humeri. Das Caput radii dreht sich mit seiner bandförmigen Gelenkfläche (*Circumferentia articularis radii*) in der Incisura radialis ulnae. Unterhalb des Caput folgt der schlanke *Hals* (*Collum radii*), der in den Schaft übergeht. Am Übergang ragt medial die *Tuberositas radii* als Ansatzstelle der Bizepssehne hervor. Am Schaft unterscheidet man drei Kanten: *Margo ant., post.* und *interosseus*. Der Schaft verbreitert sich nach distal und endet in zwei Gelenkflächen. Am distalen Ende liegt die *Facies articularis carpi*, die lateral vom *Proc. styloideus radii* begrenzt wird. Medial davon liegt die *Incisura ulnaris radii*, in der sich das Caput ulnae dreht. Auf der Dorsalseite des distalen Radius befinden sich Rinnen für die Sehnen der Unterarmmuskeln.

3.2.4   Handknochen (Abb. 3.4)

Das Skelett der Hand setzt sich aus mehreren Knochengruppen zusammen. Man unterscheidet: *Handwurzel* (*Carpus*), *Mittelhand* (*Metacarpus*) und *Finger* (*Digiti manus*).

Handwurzelknochen (Ossa carpi): Sie bilden eine proximale und eine distale Reihe, die sich aus je vier Knochen zusammensetzen.

Die *proximale Reihe* besteht von radial nach ulnar aus *Kahnbein* (*Os scaphoideum* [Os naviculare]), auf dessen palmarer Seite sich das Tuberculum ossis scaphoidei erhebt, *Mondbein* (*Os lunatum*) und *Dreieckbein* (*Os triquetrum*). Die drei Knochen bilden mit ih-

rer zum Unterarm gerichteten Fläche den Gelenkkopf des proximalen Handgelenks, der mit dem Radius artikuliert. Das *Erbsenbein* (*Os pisiforme*) ist in die Sehne des M. flexor carpi ulnaris eingebettet und liegt dem Os triquetrum auf.

Die *distale Reihe* enthält von radial nach ulnar das *große Vieleckbein* (*Os trapezium*) mit dem nach palmar gerichteten Tuberculum ossis trapezii, das *kleine Vieleckbein* (*Os trapezoideum*), *Kopfbein* (*Os capitatum*) und *Hakenbein* (*Os hamatum*) mit einem palmar gelegenen Fortsatz (Hamulus ossis hamati). Die Grenze zwischen beiden Reihen verläuft wellenförmig. Die Handwurzelknochen liegen nicht in einer Ebene, sondern sind nach palmar konkav gewölbt. Lateral bilden das Tuberculum ossis scaphoidei und das Tuberculum ossis trapezii die *Eminentia carpi radialis*, medial das Os pisiforme und der Hamulus ossis hamati die *Eminentia carpi ulnaris*. Die Rinne zwischen beiden Erhebungen (*Sulcus carpi, Karpaltunnel*) wird von einem Band (*Retinaculum flexorum*) überspannt (s. a. 3.9.9).

 Merke

Reihenfolge der Handwurzelknochen: Es fährt ein **Kahn** im **Mond**enschein **dreieck**ig um das **Erbsenbein**. **Vieleck groß**, **Vieleck klein**, der **Kopf** muss am **Haken** sein.

Mittelhandknochen (Ossa metacarpi): Die fünf Mittelhandknochen sind typische kleine Röhrenknochen. Man unterscheidet: proximale *Basis*, die mit den distalen Handwurzelknochen artikuliert, *Corpus* und distales *Caput*, das mit den Fingerknochen artikuliert. Der 1. Mittelhandknochen ist der kürzeste, der 2. der längste. Am Kopf des 1. Mittelhandknochens liegen ein radiales und ein ulnares *Sesambein*, zwischen denen die Sehne des langen Daumenbeugers hindurchzieht.

Fingerknochen (Ossa digitorum, Phalanges manus): Die Fingerknochen sind ebenfalls kleine Röhrenknochen, die aus *Basis*, *Corpus* und *Caput* bestehen. Der *Daumen* (*Pollux*) besitzt zwei, alle übrigen Finger drei Knochen. Man spricht am Daumen von *Phalanx prox.* und *Phalanx dist.*, an allen übrigen Fingern von *Phalanx prox., med.* und *dist.*

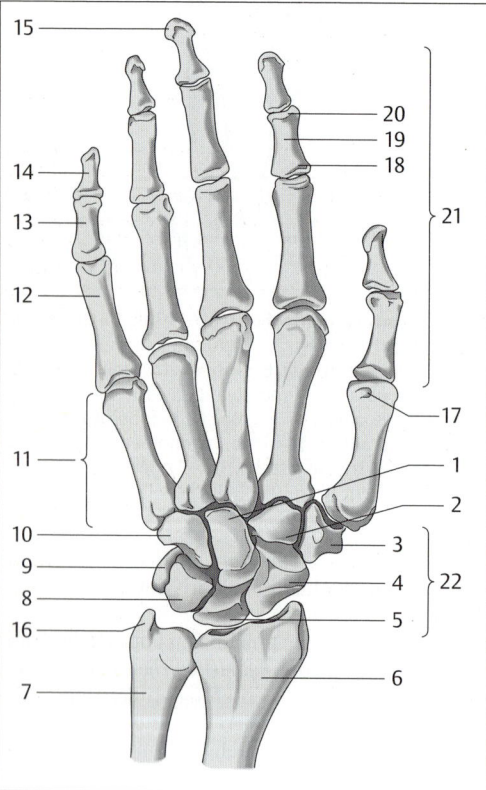

Abb. 3.4 Handskelett (von ventral). 1 = Os capitatum, 2 = Os trapezoideum, 3 = Os trapezium, 4 = Os scaphoideum, 5 = Os lunatum, 6 = Radius, 7 = Ulna, 8 = Os triquetrum, 9 = Os pisiforme, 10 = Os hamatum, 11 = Ossa metacarpalia (I – V), 12 = Phalanx prox., 13 = Phalanx media, 14 = Phalanx dist., 15 = Tuberositas phalangis dist., 16 = Proc. styloideus ulnae, 17 = Ossa sesamoidea, 18 = Basis phalangis, 19 = Corpus phalangis, 20 = Caput phalangis, 21 = Ossa digitorum manus, 22 = Ossa carpi (aus Bücker, Thieme 1992)

 Merke

Auf der palmaren Seite der Endphalanx befindet sich die *Tuberositas phalangis dist.*, an der Bindegewebszüge der Haut befestigt sind, die eine zu starke Verschiebung der Haut beim Tasten und Greifen verhindern.

3.3 Gelenke

3.3.1 Schultergürtel

Skapula und Klavikula werden durch das *laterale Schlüsselbeingelenk*, Klavikula und Sternum durch das *mediale Schlüsselbeingelenk* untereinander verbunden. Das Schulterblatt ist durch Muskelschlingen beweglich am hinteren Thorax befestigt.

Mediales Schlüsselbeingelenk (Art. sternoclavicularis): Das Gelenk bildet den einzigen gelenkigen Kontakt zwischen Rumpf und oberer Extremität und verhält sich funktionell wie ein *Kugelgelenk* mit eingeschränkter Drehbewegung. Das sternale Ende der Klavikula bildet den Gelenkkopf, die Incisura clavicularis des Manubrium sterni die Gelenkpfanne. Ein *Discus articularis* teilt den Gelenkspalt in zwei Kammern und gleicht die Unebenheiten der zwei Gelenkflächen aus. Die Gelenkkapsel wird vom *Lig. sternoclaviculare ant.* und *post.* verstärkt. Das *Lig. interclaviculare* verbindet die sternalen Enden beider Schlüsselbeine. Das *Lig. costoclaviculare* heftet das Schlüsselbein an den Knorpel der 1. Rippe.

Laterales Schlüsselbeingelenk (Art. acromioclavicularis): Der Gelenkspalt wird durch einen *Discus articularis* unvollständig in zwei Kammern geteilt. Die Gelenkkapsel wird im oberen Anteil durch das *Lig. acromioclaviculare* verstärkt. Das Acromioklavikulargelenk (klinisch: *Schultereckgelenk*) verhält sich funktionell wie ein *Kugelgelenk*. Das *Lig. coracoclaviculare* besteht aus einem lateralen Teil (*Lig. trapezoideum*), vom Proc. coracoideus zur Linea trapezoidea der Klavikula, und einem medialen Teil (*Lig. conoideum*), vom Proc. coracoideus zum Tuberculum conoideum der Klavikula.

Bewegungen: Das Bewegungsausmaß im Akromioklavikulargelenk wird vom Bewegungsspielraum der Skapula bestimmt, die durch Muskeln am Thorax befestigt ist. An allen Bewegungen sind jeweils beide Schlüsselbeingelenke beteiligt. Sie ermöglichen Heben und Senken, Vor- und Zurücknehmen der Schulter, Drehung des Schulterblattes um die Längsachse der Klavikula sowie Flügelbewegungen des Schulterblattes und Schwenkbewegungen des unteren Schulterblattwinkels. Diese sind Voraussetzungen für das Heben des Armes über die Horizontale (*Elevation*).

3.3.2 Schultergelenk

Das *Schultergelenk* (*Art. humeri*) ist das *Kugelgelenk* mit dem größten Bewegungsumfang (Abb. 3.5). Den Gelenkkopf bildet das Caput humeri, die Gelenkpfanne die Cavitas glenoidalis der Skapula. Die Fläche des Gelenkkopfes ist etwa viermal größer als die Fläche der Pfanne. Um den Rand der Cavitas glenoidalis verläuft eine faserknorpelige Pfannenlippe (*Labrum glenoidale*), die die Kontaktfläche der beiden Knochen vergrößert.

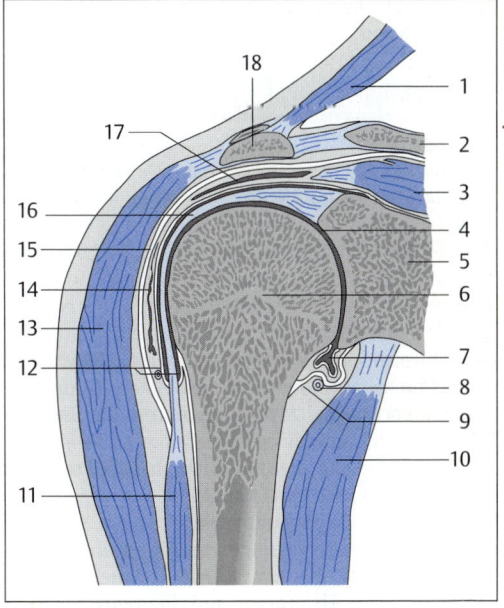

Abb. 3.**5 Schultergelenk.** 1 = M. trapezius, 2 = Spina scapulae, 3 = M. supraspinatus, 4 = Gelenkspalte, 5 = Skapula, 6 = Epiphysenfuge, 7 = Recessus axillaris, 8 = A.circumflexa humeri post., 9 = N. axillaris, 10 = Caput longum m. tricipitis, 11 = Caput longum m. bicipitis, 12 = Vagina synovialis intertubercularis, 13 = M. deltoideus, 14 = Spalte des Nebengelenks, 15 = Fascia subdeltoidea, 16 = Sehne des langen Bizepskopfes, 17 = Bursa subacromialis, 18 = Akromion (aus Töndury, Thieme 1981)

Sicherung: wenig passiv (Knochenführung nur aktiv (Muskelführung) Bänder) (handwritten)

Gelenkkapsel: Die Gelenkkapsel ist schlaff und weit. Sie entspringt am Collum scapulae und am Labrum glenoidale und inseriert am Collum anatomicum humeri. Tuberculum min. und maj. bleiben außerhalb der Kapsel. Am unteren Rand des Labrum glenoidale bildet die Gelenkkapsel eine Reservefalte (*Recessus axillaris*). Die Sehne des langen Bizepskopfes entspringt innerhalb der Kapsel am Tuberculum supraglenoidale und zieht in einer Sehnenscheide durch die Gelenkkapsel über das Caput humeri.

Gelenksicherung: Das Schultergelenk wird hauptsächlich durch Muskeln und in die Gelenkkapsel einstrahlende Sehnen stabilisiert. Die Endsehnen von M. supraspinatus, infraspinatus und teres min. verstärken die Gelenkkapsel dorsal und kranial (*Rotatorenmanschette*), die Sehne des M. subscapularis ventral. Sie spannen die Kapsel und verhindern eine Dislokation der artikulierenden Knochen.

Bänder: Die Bänder des Schultergelenks sind schlaff.
- *Lig. coracoacromiale:* zwischen Proc. coracoideus und Akromion, Dach des Schultergelenks
- *Lig. coracohumerale:* vom Proc. coracoideus zur Oberkante des Tuberculum maj. und min., verstärkt den vorderen Teil der Gelenkkapsel

dorsal: M. teres minor / Tub-majus M. infraspinatus / kranial: M. supraspinatus (handwritten)

■ *Ligg. glenohumeralia:* verstärken die vordere Kapselwand

Klinischer Bezug

Luxationen des Schultergelenks treten aufgrund der schlaffen Gelenkkapsel häufig auf. Der Humeruskopf tritt dabei meist nach vorne und unten in die Axilla aus, da dort die Gelenkkapsel nicht von der Muskelmanschette bedeckt wird.

Bursen: In der Nachbarschaft des Schultergelenks befinden sich zum Schutz der umgebenden Strukturen zahlreiche *Schleimbeutel.* Die *Bursa subdeltoidea* (zwischen M. deltoideus und Gelenkkapsel) und die *Bursa subacromialis* (zwischen Akromion und der Sehne des M. supraspinatus) stehen oft miteinander in Verbindung und werden auch als *subakromiales Nebengelenk* bezeichnet (s. a. 3.9.3).
Bewegungen: Das Schultergelenk ist ein *Kugelgelenk,* in dem die Bewegungen um *drei* Hauptachsen stattfinden. Um die *Längsachse* (Humerusschaftachse) wird der Arm rotiert, um die *sagittale Achse,* die durch den Humeruskopf verläuft, wird der Arm ab- und adduziert und um die *transversale Achse* wird er ante- und retroflektiert. Prinzipiell sind Bewegungen um beliebig viele Achsen möglich.
Eine Einschränkung der Beweglichkeit erfolgt durch das *Schulterdach* (*Fornix humeri*), das von Akromion, Lig. coracoacromiale und Lig. coracoclaviculare gebildet wird. Im Schultergelenk kann der Arm bis zu 90° seitwärts gehoben werden. Eine weiteres Anheben über die Horizontale hinaus ist nur durch Drehen der Cavitas glenoidalis der Skapula nach oben außen zu erreichen.

Merke

Schultergelenk: Außenrotation 80°, Innenrotation 100°, Anteversion 90°, Retroversion 40°, Abduktion 90°, Adduktion 40°. Ante- und Retroversion sowie Abduktion können durch Stellungsänderung der Gelenkpfanne zur Elevation erweitert werden.

3.3.3   Ellenbogengelenk

Das Ellenbogengelenk ist eine aus drei Gelenken zusammengesetzte *Art. composita,* die von einer gemeinsamen Gelenkkapsel umgeben wird: *Art. humeroulnaris* (*Humeroulnargelenk*), *Art. humeroradialis* (*Humeroradialgelenk*), *Art. radioulnaris prox.* (*proximales Radioulnargelenk*).
Art. humeroulnaris: Die Trochlea humeri bildet den Gelenkkopf, die Incisura trochlearis ulnae die Gelenkpfanne. Das Humeroulnargelenk ist ein *Scharniergelenk,* das durch die Form der beteiligten Knochen gesichert wird.

Art. humeroradialis: Das Capitulum humeri bildet den Gelenkkopf, die Fovea articularis radii die Gelenkpfanne. Das Humeroradialgelenk ist ein *Kugelgelenk,* das aber durch die Membrana interossea, die die beiden Unterarmknochen miteinander verbindet, in seinem Bewegungsumfang eingeschränkt wird. Ab- und Adduktion sind nicht möglich.
Radius und Ulna sind im proximalen Radioulnargelenk miteinander verbunden (s. a. 3.3.4).
Gelenkkapsel: Die Gelenkkapsel ist palmar und dorsal schlaff und dünn, an den Seitenflächen dagegen straff gespannt. Sie entspringt am Humerus vorne oberhalb der Fossae coronoidea und radialis, lässt seitlich die Epikondylen frei und umschließt dorsal die Fossa olecrani. Sie setzt an der Ulna und am Collum radii an. Unterhalb des Lig. anulare radii weitet sich die Kapsel zum Recessus sacciformis für die Rotationsbewegung aus.
Gelenksicherung: Das Gelenk wird durch *Knochenführung* und durch kräftige Bänder gesichert. Die relativ weite Gelenkkapsel wird durch einstrahlende Fasern des M. brachialis und des M. anconeus vor Einklemmung im Gelenkspalt geschützt.
Bänder: Die Bänder des Ellenbogengelenks sind sehr kräftig ausgebildet und verstärken die Gelenkkapsel. Über der Palmarseite ziehen gerade, quere und schräge Faserzüge. An den Seiten bilden die Fasern Kollateralbänder:
■ *Lig. collaterale ulnare:* vom Epicondylus med. humeri zum hinteren Teil des Olecranons und vorne zum Proc. coronoideus der Ulna, Verbindung beider Anteile durch querverlaufende Fasern
■ *Lig. collaterale radiale:* entspringt am Epicondylus lat., strahlt in das Lig. anulare radii ein
■ *Lig anulare radii:* entspringt vorne an der Ulna, zieht um den Radiuskopf herum und setzt hinten wieder an der Ulna an. Es ist in die Gelenkkapsel eingebaut und an seiner Innenfläche mit Knorpel überzogen. Es ermöglicht so die ungehinderte Drehung des Radiuskopfes.
Bursen: Die Schleimbeutel des Ellenbogengelenks stehen nicht mit der Gelenkkapsel in Verbindung. Die *Bursa bicipitoradialis* liegt zwischen Bizepssehne und Tuberositas radii, die *Bursa subcutanea olecrani* zwischen Haut und Olecranon und die *Bursa subtendinea m. tricipitis brachii* zwischen Trizepssehne und Olecranon.
Bewegungen: Das Ellenbogengelenk ist ein *kombiniertes Drehscharniergelenk* (*Trochoginglymus*). Beugung und Streckung (*Scharnierbewegungen*) erfolgen im Humeroulnar- und Humeroradialgelenk um eine quere Achse, die unterhalb der Epikondylen durch Capitulum und Trochlea humeri verläuft. Pro- und Supination (*Drehbewegungen*) erfolgen im proximalen und distalen Radioulnargelenk (s. a. 3.3.4). In Supinationsstellung kann der Arm mit größerer Kraft gebeugt werden als in Pronationsstellung.

Merke

Ellenbogengelenk: Beugung 60°, Streckung 180° (Frauen und Kinder können oft 5–10° überstrecken). Der übermäßigen Streckung wirkt das Olecranon entgegen, der übermäßigen Beugung die Weichteilhemmung. Im gestreckten Zustand bilden Ober- und Unterarm einen nach außen offenen Winkel von 170°.

3.3.4 Verbindung der Unterarmknochen

Radius und Ulna sind durch *proximales* und *distales* Radioulnargelenk miteinander verbunden (s. a. 3.3.3). Da die Ulna durch ein Scharniergelenk mit dem Humerus verbunden ist, dreht sich der Radius bei Umwendbewegungen der Hand um die Ulna.
Art. radioulnaris proximalis: Das proximale Radioulnargelenk ist ein *Drehgelenk.* Die Gelenkpfanne wird von der Incisura radialis der Ulna, der Gelenkkopf von der Circumferentia articularis des Radiusköpfchens gebildet. Das Gelenk wird durch das *Lig. anulare radii* gesichert.
Art. radioulnaris distalis: Das distale Radioulnargelenk ist ebenfalls ein *Drehgelenk.* Die Gelenkpfanne wird von der Incisura ulnaris des Radius, der Gelenkkopf von der Circumferentia articularis des Caput ulnae gebildet. Die Gelenkkapsel ist schlaff und weit und setzt distal am Discus articularis an, der Radius und Ulna verbindet und sie von den Handwurzelknochen trennt.
Bänder: Zwischen Radius und Ulna spannt sich die *Membrana interossea antebrachii* aus, die am Margo interosseus beider Knochen befestigt ist. Ihre Fasern ziehen vom Radius schräg nach distal medial zur Ulna. Im proximalen Bereich wird die Membrana interossea durch die *Chorda obliqua* verstärkt. Die Chorda obliqua entspringt an der Tuberositas ulnae und zieht schräg nach distal zum Radius. Durch die Lücke zwischen Membrana interossea und Chorda obliqua ziehen A., V. und N. interosseus post.
Bewegungen: Die Radioulnargelenke sind Drehgelenke mit nur einem Freiheitsgrad. Pro- und Supinationsbewegungen erfolgen um eine schräge Achse, die von der Mitte des Radiusköpfchens zum Caput ulnae verläuft. Die Hand wird bei den Drehbewegungen des Radius um die Ulna mitgeführt. In extremer Supinationsstellung liegen die Unterarmknochen parallel, die Handflächen zeigen nach oben, bei extremer Pronationsstellung überkreuzen sich die Unterarmknochen und die Handflächen zeigen nach unten.

 Merke

Radioulnargelenk: Pronation 90°, Supination 90°. Der Bewegungsumfang wird von der Neutralstellung aus gemessen (angewinkelter Ellenbogen, Daumen zeigt nach oben).
Pronation = Einwärtsdrehung wie beim „**Prot** schneiden"
Supination = Auswärtsdrehung wie beim „**Suppe** löffeln"

3.3.5 Handgelenk

Als *Handgelenke (Artt. manus)* fasst man die Gelenke der Handwurzel und der Mittelhand zusammen:
Art. radiocarpalis: Das proximale Handgelenk ist ein *Ellipsoidgelenk* mit zwei Freiheitsgraden. Die Gelenkpfanne wird von der Facies articularis carpi des Radius und einem *Discus articularis* vor der Ulna gebildet, der Gelenkkopf von den proximalen Handwurzelknochen (außer dem Os pisiforme), die untereinander durch Bänder verbunden sind. Die Gelenkkapsel ist an den Knorpelrändern der Knochen und am Discus articularis befestigt.

 Klinischer Bezug

Die häufigste Fraktur im Bereich der Handgelenke ist die **distale Radiusfraktur**, die durch Sturz auf die gestreckte oder seltener gebeugte Hand entsteht. Dabei kommt es oft zur Dislokation des distalen Fragmentes, sodass eine Reposition und ggfs. osteosynthetische Stabilisierung notwendig ist. Vor allem dislozierte Frakturen mit Gelenkbeteiligung können eine dauerhafte Einschränkung des Bewegungsausmaßes zur Folge haben.

Art. mediocarpalis: Das distale Handgelenk liegt zwischen proximalen und distalen Handwurzelknochen. Der Gelenkspalt verläuft wellenförmig. Die Gelenkkapsel ist auf der Palmarseite straff, auf der Dorsalseite schlaff.
Artt. intercarpales: Dieses sind Gelenke zwischen den Knochen der Handwurzeln einer Reihe. Sie sind durch Bänder (*Ligg. intercarpalia interossea*) straff fixiert und kommunizieren mit dem distalen Handgelenk und den Artt. carpometacarpales.
Artt. carpometacarpales: Die Gelenke zwischen den distalen Handwurzelknochen und den Ossa metacarpalia II–V sind *Amphiarthrosen*, deren Gelenkhöhlen miteinander verbunden sind. Die Gelenkkapsel wird jeweils durch Bänder verstärkt. Das Karpometakarpalgelenk des Daumens stellt ein eigenes Gelenk dar (s. a. 3.3.6).
Bänder: Man unterscheidet vier Gruppen von Bändern, die die einzelnen Handknochen miteinander verbinden:

- *zwischen Unterarm- und Handwurzelknochen:* Das *Lig. collaterale carpi radiale* zieht vom Proc. styloideus des Radius zum Os scaphoideum, das *Lig. collaterale carpi ulnare* vom Proc. styloideus der Ulna zu Os triquetrum und Os pisiforme. Das kräftige *Lig. radiocarpale palmare* zieht fächerförmig vom Radius zu Os lunatum und Os capitatum, das schwächere *Lig. radiocarpale dors.* vom Radius zu Os lunatum und Os triquetrum. Von der Ulna zieht das *Lig. ulnocarpale palmare* zum Os capitatum.
- *zwischen den Handwurzelknochen:* Die Handwurzelknochen sind untereinander durch *Ligg. intercarpalia palmaria, dors.* und *interossea* verbunden. Das *Lig. carpi radiatum* entspringt palmar am Os capitatum und strahlt in alle Richtungen zu den benachbarten Knochen aus.
- *zwischen Handwurzel- und Mittelhandknochen:* Die Ligg. carpometacarpalia palmaria, dors. und interossea verbinden die distalen Handwurzelknochen mit den Basen der Mittelhandknochen.
- *zwischen den Mittelhandknochen:* Die Ligg. metacarpalia palmaria, dors. und interossea verbinden die Basen der Mittelhandknochen II–V.

Bewegungen: Bei der Bewegung der Hand wirken proximales und distales Handgelenk zusammen. Die Beugung der Hand (*Palmarflexion*) erfolgt vorwiegend im proximalen, die Streckung (*Dorsalextension*) im distalen Handgelenk. Die Radial- und Ulnarabduktion wird überwiegend im Radiokarpalgelenk ausgeführt. Die Zirkumduktion der Hand ist als Kombination der anderen Bewegungen möglich.

> **Merke**
>
> *Handgelenk:* Palmarflexion 80°, Dorsalextension 70°, Ulnarabduktion 40°, Radialabduktion 30°.

3.3.6 Fingergelenke

Die einzelnen Knochen der Finger sind untereinander durch die Fingergelenke verbunden. Der Daumen bildet ein besonderes Grundgelenk aus.

Art. carpometacarpalis pollicis: Das Gelenk zwischen Os metacarpale I und Os trapezium ist im Gegensatz zu den anderen Karpometakarpalgelenken ein *Sattelgelenk* mit einer weiten Gelenkkapsel. In diesem Gelenk sind folgende Bewegungen möglich: Ab- und Adduktion, Flexion und Extension und die Zirkumduktion als Kombination der vorherigen Bewegungen. Eine besondere Rotationsbewegung ist die *Opposition*, bei der sich Daumen und Kleinfinger berühren. Die Rückführung nennt man *Reposition*.

Bei den Fingergelenken unterscheidet man *Grund-*, *Mittel* und *Endgelenke*.

Artt. metacarpophalangeales: In den Fingergrundgelenken artikulieren die Köpfe des 2.–5. Mittelhandknochen mit den Basen der proximalen Phalanx. Es handelt sich um *Kugelgelenke*, die durch

Ligg. collateralia in der Rotationsbewegung eingeschränkt werden (funktionell Scharniergelenke). Die weite Gelenkkapsel wird auf der palmaren Seite durch ein *Lig. palmare* verstärkt. Die Köpfe der Mittelhandknochen sind durch das *Lig. metacarpeum transversum prof.* miteinander verbunden. In den Metakarpophalangealgelenken sind Beugung, Streckung, Ab- und Adduktion möglich. Als *Abduktion* bezeichnet man das Spreizen der Finger vom Mittelfinger weg, als *Adduktion* das Annähern an den Mittelfinger. Je stärker die Finger in den Grundgelenken gebeugt sind, um so mehr hemmen die gespannten Seitenbänder die Abduktion.

Art. metacarpophalangealis pollicis: Auch das Daumengrundgelenk ist funktionell wegen der kräftigen Kollateralbänder ein *Scharniergelenk*. Die Gelenkkapsel wird durch ein *Lig. palmare* verstärkt. Radial und ulnar schützt je ein in die Gelenkkapsel eingebautes *Sesambein* die Sehnen der Daumenballenmuskeln.

Artt. interphalangeales manus: Die Mittel- und Endgelenke aller Finger sind reine *Scharniergelenke*, deren Achse quer durch den Gelenkkopf verläuft. Sie sind durch *Ligg. collateralia* und *Ligg. palmaria* während Beugung und Streckung gesichert.

3.4 Muskeln

Die große Beweglichkeit der oberen Extremität wird durch die zahlreichen Muskeln ermöglicht. Die obere Extremität ist durch kräftige Muskeln am Rumpf befestigt, die Schultergürtel und Oberarm bewegen. Die Feinmechanik der Finger wird durch Muskelgruppen des Unterarms und der Hand gesteuert.

3.4.1 Schultergürtelmuskulatur

Man unterteilt die Muskeln des Schultergürtels (Tab. 3.1) in eine *ventrale* und eine *dorsale Gruppe*, die beide von der ventrolateralen Rumpfmuskulatur abstammen und von den ventralen Ästen der Spinalnerven C5 - Th1 (*Plexus brachialis*) innerviert werden. Der *M. trapezius* geht aus der Muskulatur der Branchialbögen hervor und wird vom N. accessorius versorgt.

Die *dorsalen Muskeln* (*Mm. rhomboidei, M. levator scapulae, M. serratus ant., M. trapezius*) entspringen von der Wirbelsäule und den Rippen und setzen am Schulterblatt an. Die *ventralen Muskeln* (*M. subclavius, M. pectoralis min.*) dienen der Sicherung der Schlüsselbeingelenke.

Die Schultergürtelmuskulatur verbindet die obere Extremität mit dem Rumpf und übt eine wichtige *Haltefunktion* aus. Die dorsale Gruppe befestigt das Schulterblatt beweglich an der dorsalen Rumpfwand und unterstützt durch Stellungsänderungen des Schulterblattes die Bewegungen des Armes.

Tab. 3.**1** Schultergürtelmuskulatur

Muskel	Ursprung	Ansatz	Funktion	Innervation
M. trapezius (Pars descendens, Pars transversa, Pars ascendens)	Linea nuchalis sup., Proc. spinosi C1 – Th12	Klavikula, Akromion, Spina scapulae	Aufwärts-, Medial-, Abwärtsbewegung und Drehung der Skapula, Drehung und Dorsalflexion der HWS und des Kopfes	N. accessorius (XI), Plexus cervicalis
M. rhomboideus maj.	Proc. spinosi Th1 – Th4	Margo med. scapulae	zieht Skapula nach medial und kranial, hält sie am Rumpf fest	N. dors. scapulae (Plexus brachialis)
M. rhomboideus min.	Proc. spinosi C6 + C7	Margo med. scapulae	wie M. rhomboideus maj.	N. dors. scapulae (Plexus brachialis)
M. levator scapulae	Proc. transversi C1 – C4	Angulus sup. scapulae	zieht Skapula nach oben und medial	N. dors. scapulae (Plexus brachialis)
M. serratus ant.	seitlich 1.–9. Rippe	Margo med. scapulae	Vorziehen und Drehen der Skapula, hält sie am Thorax, Atemhilfsmuskulatur	N. thoracicus longus (Plexus brachialis)
M. subclavius	Vorderfläche 1. Rippe	Klavikula	fixiert Klavikula	N. subclavius (Plexus brachialis)

Anatomie

Klinischer Bezug

Bei **Lähmung des M. trapezius** steht die erkrankte Schulter tiefer und kann nur noch mit geringer Kraft angehoben werden. Die Elevation ist erschwert, die Beweglichkeit im Schultergelenk selbst jedoch nicht eingeschränkt.

3.4.2 Schultermuskulatur

Als Schultermuskulatur bezeichnet man Muskeln, die am Schulterblatt entspringen und am Oberarmknochen ansetzen (Tab. 3.**2**). Sie werden ebenfalls in eine *ventrale* und eine *dorsale Gruppe* unterteilt. Die Schultermuskeln bewegen die obere Extremität im Schultergelenk. Zum Verständnis der Funktion der einzelnen Muskeln muss man ihre Ansatzstellen in Bezug auf die Hauptachsen des Gelenks betrachten. Auch die Ausgangsposition, aus der der Arm bewegt werden soll, spielt eine wichtige Rolle.

Merke

Die sog. *Rotatorenmanschette* wird von Mm. subscapularis, supraspinatus und infraspinatus gebildet, die den Oberarm nach außen rotieren. Sie umgibt trichterförmig das Schultergelenk und verstärkt die Gelenkkapsel.

3.4.3 Oberarmmuskulatur

Die Oberarmmuskulatur gliedert sich in eine *Flexorengruppe*, die auf der ventralen Fläche des Humerus liegt und vom N. musculocutaneus innerviert wird, und eine *Extensorengruppe*, die auf der dorsalen Fläche liegt und vom N. radialis innerviert wird (Tab. 3.**3**). Der M. biceps brachii ist der stärkste Supinator in Beugestellung des Ellenbogengelenks. Der M. anconaeus breitet sich als Fortsetzung des M. triceps brachii an der Rückseite des Ellenbogengelenks aus und verhindert das Einklemmen der Gelenkkapsel.

Faszie: Die gesamte Oberarmmuskulatur wird von der Oberarmfaszie (*Fascia brachii*) umhüllt. Flexoren und Extensoren sind durch zwei Septen voneinander getrennt, die von der Oberarmfaszie zum medialen und lateralen Rand des Humerus ziehen (*Septum intermusculare brachii med.* und *lat.*).

Die Oberarmmuskeln bewegen den Unterarm im Ellenbogengelenk. Die eigentliche Bewegung erfolgt im *Humeroulnargelenk*, das *Humeroradialgelenk* wird mitgeführt. Alle Muskeln, die vor der transversalen Achse ansetzen (*Flexoren*), beugen den Arm, alle Muskeln, die hinter der Achse ansetzen (*Extensoren*), strecken den Arm.

Tab. 3.**2 Schultermuskulatur**

Muskel	Ursprung	Ansatz	Funktion	Innervation
Dorsale Gruppe				
M. supraspinatus	Fossa supraspinata	Tuberculum maj. humeri	Abduktion, Außenrotation	N. suprascapularis (Plexus brachialis)
M. infraspinatus	Fossa infraspinata	Tuberculum maj. humeri	Außenrotation, Adduktion	N. suprascapularis
M. teres min.	Margo lat. scapulae	Tuberculum maj. humeri	Außenrotation, Adduktion	N. axillaris
M. teres maj.	Angulus inf. scapulae	Crista tuberculi min.	Innenrotation, Adduktion	N. thoracodorsalis
M. subscapularis	Fossa subscapularis	Tuberculum min. humeri	Innenrotation, Adduktion	N. subscapularis
M. deltoideus Pars clavicularis	lat. Drittel der Klavikula	Tuberositas deltoidea	Innenrotation, Adduktion, Anteversion	N. axillaris
Pars acromialis	Akromion		Abduktion, Anteversion	
Pars spinata	Spina scapulae		Außenrotation, Adduktion, Retroversion	
M. latissimus dorsi	Proc. spinosi Th6 – L5, Crista iliaca, Fascia thoracolumbalis	Crista tuberculi min.	Innenrotation, Adduktion, Retroversion, „Hustenmuskel"	N. thoracodorsalis
Ventrale Gruppe				
M. pectoralis maj. Pars clavicularis	mediale Klavikula	Crista tuberculi maj. humeri	Innenrotation, Adduktion, Anteversion, Atemhilfsmuskel bei der Inspiration (bei aufgestützten Armen)	N. pectoralis med. und lat.
Pars sternocostalis	Sternum, 2.–7. Rippenknorpel			
Pars abdominalis	vorderes Blatt der Rektusscheide			
M. pectoralis min.	3.–5. Rippe	Proc. coracoideus	zieht Schulterblatt nach vorne	N. pectoralis med. und lat.

Tab. 3.**3** Oberarmmuskulatur

Muskel	Ursprung	Ansatz	Funktion	Innervation
Ventrale Gruppe				
M. biceps brachii Caput longum	Tuberculum supraglenoidale	Tuberositas radii, Fascia antebrachii	Schulter: Abduktion, Anteversion; Ellenbogen: Beugung, Supination	N. musculocutaneus aus Fasciculus lat. des Plexus brachialis
Caput breve	Proc. coracoideus		Schulter: Adduktion, Anteversion, Innenrotation, Ellenbogen: Beugung, Supination	
M. coracobrachialis	Proc. coracoideus	mittleres Humerusdrittel	Anteversion, Adduktion, Innenrotation	N. musculocutaneus
M. brachialis	distale Hälfte des Humerus	Tuberositas ulnae	beugt im Ellenbogen	N. musculocutaneus
Dorsale Gruppe				
M. triceps brachii Caput longum	Tuberculum infraglenoidale	Olecranon	Schulter: Adduktion, Retroversion	N. radialis
Caput lat.	dorsale Humerusfläche, Septum intermusculare brachii med.	Olecranon	Ellenbogen: Streckung	N. radialis
Caput med.	dorsale Humerusfläche, Septum intermusculare brachii med. et lat.	Olecranon	Ellenbogen: Streckung	N. radialis
M. anconaeus	Fortsetzung des Caput med. des M. triceps brachii	Olecranon, Facies post. der Ulna	Ellenbogen: Streckung	N. radialis

3.4.4 Unterarmmuskulatur

Die Unterarmmuskulatur gliedert sich in eine *Flexorengruppe*, die sich in oberflächliche und tiefe Schicht unterteilen lässt, und eine *Extensorengruppe*, die sich in oberflächliche und tiefe Schicht sowie eine radiale Gruppe unterteilen lässt. Die Flexoren werden von N. medianus und N. ulnaris innerviert, die Extensoren vom N. radialis.

Faszie: Die gesamte Unterarmmuskulatur wird von der *Unterarmfaszie* (*Fascia antebrachii*) umhüllt. Flexoren und Extensoren werden durch Radius und Ulna, die *Membrana interossea* sowie bindegewebige Septen, die von der Unterarmfaszie ausgehen, voneinander getrennt.

Flexoren (Tab. 3.**4**): Die oberflächlichen Flexoren entspringen zum Großteil vom Epicondylus med. humeri, die tiefen sind auf die Vorderflächen der Ulna, der Membrana interossea und die ulnare Fläche des Radius verlagert und wirken damit nicht mehr auf

das Ellenbogengelenk. Die Sehnen der Flexoren ziehen unterhalb des Lig. carpi transversum durch den Karpaltunnel zur Hand (s. a. 3.9.9). Die *Sehnen der Mm. flexor digitorum superf.* und *prof.* setzen auf besondere Art und Weise an den Fingern an. Die Sehnen des M. flexor digitorum superf. teilen sich über den Grundphalangen jeweils in zwei Schenkel, zwischen denen die Sehne des M. flexor digitorum prof. zu den Enphalangen hindurchzieht. Der oberflächliche Fingerbeuger wird deshalb auch als „M. flexor perforatus", der tiefe als „M. flexor perforans" bezeichnet.

Extensoren (Tab. 3.**5**): Die Extensoren entspringen am Epicondylus lat. und liegen dorsal der Flexions-Extensionsachse der einzelnen Gelenke. Die tiefen Extensoren entspringen zum großen Teil von den Unterarmknochen und haben damit keinen Einfluss auf das Ellenbogengelenk.

Die Sehnen der Extensoren, die zum 2.–5. Finger ziehen, setzen dort gemeinsam mit den Sehnen der kur-

Tab. 3.**4 Unterarmmuskulatur: Flexoren**

Muskel	Ursprung	Ansatz	Funktion	Innervation
Oberflächliche Schicht				
M. pronator teres Caput humerale	Epicondylus med. humeri	laterale und dorsale Fläche des mittleren Radiusdrittels	Ellenbogen: Beugung, Pronation	N. medianus
Caput ulnare	Proc. coronoideus ulnae			
M. flexor carpi radialis	Epicondylus med.	Basis des Os metacarpale II	Ellenbogen: Pronation, Beugung; Hand: Beugung, Radialabduktion	N. medianus
M. palmaris longus	Epicondylus med.	Aponeurosis palmaris	Hand: Beugung, spannt Palmaraponeurose	N. medianus
M. flexor carpi ulnaris Caput humerale	Epicondylus med.	Os pisiforme, Os hamatum, Os metacarpale V	Ellenbogen: Beugung; Hand: Flexion, Ulnarabduktion	N. ulnaris
Caput ulnare	Olecranon, prox. Ulna			
M. flexor digitorum superf. Caput humeroulnare	Epicondylus med.,	Mittelphalangen des 2.–5. Fingers	Beugung im Ellenbogen-, Hand- und Mittelgelenk der Finger	N. medianus
Caput radiale	Proc. coronoideus Radius			
Tiefe Schicht				
M. flexor digitorum prof.	Ulna, Membrana interossea antebrachii	Basis der Endphalangen des 2.–5. Fingers	Beugung in Hand- und allen Fingergelenken, Ulnarabduktion	N. ulnaris (ulnarer Teil), N. medianus (radialer Teil)
M. flexor pollicis longus	Radius, Membrana interossea	Basis der Endphalanx des Daumens	Beugung in Hand- und Daumengelenken	N. medianus
M. pronator quadratus	distale Ulna	distaler Radius	Pronation	N. interosseus ant.

zen Fingermuskeln an der Dorsalaponeurose an, einer Sehnenplatte, die die dorsale Seite der Phalangen überzieht.

Radiale Muskelgruppe (Tab. 3.**6**): Die radialen Muskeln stammen von der oberflächlichen Schicht der Extensoren ab. Sie beugen im Ellenbogengelenk und strecken im Handgelenk (außer M. brachioradialis).

Die Sehnen im Bereich der Hand verlaufen in einzelnen Sehnenfächern. Diese werden dorsal vom *Retinaculum extensorum* und ventral vom *Retinaculum flexorum* überspannt (s. a. 3.9.9).

Alle Muskeln des Unterarms sind *mehrgelenkige Muskeln*, d. h., sie ziehen über mehrere Gelenke hinweg. Man unterscheidet Muskeln, die auf das Ellenbogen-

gelenk, die Handgelenke, die Fingergelenke und die Pro- und Supinationsgelenke wirken. Sowohl Extensoren als auch Flexoren wirken bei den Pro- und Supinationsbewegungen mit. Die wichtigsten *Supinatoren* sind M. biceps brachii und M. supinator. Die wichtigsten *Pronatoren* sind M. pronator teres und M. pronator quadratus. Die anderen Muskeln wirken je nach ihrem Verlauf in Bezug auf die Pro- und Supinationsachse.

 Merke

Alle *Flexoren* sind Pronatoren, alle *Extensoren* Supinatoren.

Tab. 3.**5** **Unterarmmuskulatur: Extensoren**

Muskel	Ursprung	Ansatz	Funktion	Innervation
Oberflächliche Schicht				
M. extensor digitorum	Epicondylus lat. humeri, Fascia antebrachii	Dorsalaponeurose 2.–5. Finger	Streckung der Hand- und Fingergelenke (2.–5.)	R. prof. des N. radialis
M. extensor digiti minimi	Epicondylus lat. humeri, Fascia antebrachii	Dorsalaponeurose des 5. Fingers	Streckung im Hand- und Fingergelenk (5.)	R. prof. des N. radialis
M. extensor carpi ulnaris	Epicondylus lat. humeri, Olecranon	Basis des Os metacarpale V	Hand: Ulnar- abduktion, Streckung	R. prof. des N. radialis
Tiefe Schicht				
M. supinator	Epicondylus lat. humeri, Lig. anulare radii, Ulna	proximaler Radius	Supination	R. prof. des N. radialis
M. abductor pollicis longus	Dorsalfläche von Radius und Ulna, Membrana interossea	Basis des Os metacarpale I, Os trapezium	Abduktion des Daumens	R. prof. des N. radialis
M. extensor pollicis longus	Ulna, Membrana interossea	dorsal an der Endphalanx des Daumens	Streckung, Adduktion und Reposition des Daumens	R. prof. des N. radialis
M. extensor pollicis brevis	Radius, Membrana interossea	dorsal an der Grund- phalanx des Dau- mens	Streckung des Daumens, Hand: Radialabduktion	R. prof. des N. radialis
M. extensor indicis	Dorsalfläche der Ulna	Dorsalaponeurose des 5. Fingers	Streckung des 2. Fingers	R. prof. des N. radialis

Tab. 3.**6** **Unterarmmuskulatur: Radiale Gruppe**   *Joeotta I S. 204*

Muskel	Ursprung	Ansatz	Funktion	Innervation
M. brachioradialis	Humerus, Septum intermusculare brachii lat.	Proc. styloideus des Radius	Ellenbogen: Beugung, je nach Stellung Pro-, Supination	N. radialis
M. extensor carpi radialis longus	Epicondylus lat. hu- meri	dorsal an der Basis des Os metacarpale II	Ellenbogen: Beugung, Hand: Streckung, Radialabduktion	N. radialis
M. extensor carpi radialis brevis	Epicondylus lat. hu- meri	dorsal an der Basis des Os metacarpale III	Hand: Streckung	R. prof. des N. radialis

Die Bewegungen der Hand werden von Flexoren und Extensoren gegensinnig beeinflusst. Für die Radial- und Ulnarabduktion sind die radial bzw. ulnar liegenden Flexoren und Extensoren in gleichem Maße zuständig. Die vielfältigen Bewegungen der Hand sind nur durch ein Zusammenwirken aller Muskelgruppen möglich. Z. B. ist bei flektierter Hand kein Faustschluss möglich, da die langen Fingerbeuger aktiv insuffizient werden. Deshalb ist der kräftige Faustschluss immer mit einer Extension der Hand verbunden.

Anatomie

3.4.5   Handmuskeln

Die Muskeln der Hand unterteilt man in drei Gruppen: Muskeln des Daumenballens (*Thenargruppe*), mittlere Muskelgruppe (*tiefe Hohlhandmuskulatur*) und die Muskeln des Kleinfingerballens (*Hypothenargruppe*). Sie werden von N. medianus und N. ulnaris innerviert.

Faszie: Die Handmuskeln sind von einer Faszie umgeben, die auf der Dorsalseite dünn und auf der Palmarseite sehr kräftig ausbildet ist. Sie wird durch die bindegewebige *Palmaraponeurose* (*Aponeurosis palmaris*, s. a. 3.9.10) verstärkt. Die drei Muskelgruppen werden durch Bindegewebssepten, die von der Faszie ausstrahlen, voneinander getrennt.

Thenargruppe (Tab. 3.**7**): Die Muskeln des Daumenballens regulieren die feinen Bewegungen des Karpometakarpalgelenks des Daumens und sind vor allem für die *Oppositionsbewegung* zuständig.

Mittlere Muskelgruppe (Tab. 3.**8**): Die tiefen Hohlhandmuskeln beugen in den Fingergrundgelenken und strecken in den Mittel- und Endgelenken des 2.–5. Fingers. Sie setzen an der Dorsalaponeurose an und abduzieren oder adduzieren die Finger.

Hypothenargruppe (Tab. 3.**9**): Die Muskeln des Kleinfingerballens dienen der Beugung und Abduktion des 5. Fingers im Grundgelenk und unterstützen die Oppositionsbewegung.

Tab. 3.7 Handmuskeln: Muskeln des Daumenballens (Thenargruppe)

Muskel	Ursprung	Ansatz	Funktion	Innervation
M. abductor pollicis brevis	Retinaculum flexorum, Os scaphoideum	Grundphalanx I, lat. Sesambein	Abduktion und Innenkreiselung des Daumens	N. medianus
M. flexor pollicis brevis Caput superf.	Retinaculum flexorum	Grundphalanx I, lat. Sesambein	Abduktion, Innenkreiselung	N. medianus
Caput prof.	Os trapezium, Os capitatum, Os trapezoideum		Beugung, Adduktion, Opposition	R. prof. des N. ulnaris
M. opponens pollicis	Retinaculum flexorum, Os trapezium	Os metacarpale I	Beugung, Opposition	N. medianus
M. adductor pollicis Caput obliquum	Basis Os metacarpale II, Os capitatum	Grundphalanx I, lat. Sesambein	Adduktion, Opposition, Beugung	R. prof. des N. ulnaris
Caput transversum	Os metacarpale III		Adduktion, Opposition	R. prof. des N. ulnaris

Tab. 3.8 Handmuskeln: Tiefe Hohlhandmuskeln

Muskel	Ursprung	Ansatz	Funktion	Innervation
Mm. lumbricales I–IV (I + II einköpfig, III + IV zweiköpfig)	radial an den Sehnen des M. flexor digitorum prof.	Dorsalaponeurose des 2.–5. Fingers	Beugung in Grundgelenken, Streckung in Mittel- und Endgelenken	I + II: N. medianus III + IV: N. ulnaris
Mm. interossei palmares I–III (einköpfig)	ulnare Seite des 2., radiale Seite des 4. + 5. Os metacarpale	Dorsalaponeurose des 2., 4. und 5. Fingers	Beugung in Grundgelenken, Streckung in Mittel- und Endgelenken, Adduktion auf Mittelfinger zu	R. prof. des N. ulnaris
Mm. interossei dors. I–IV (zweiköpfig)	einander zugekehrte Flächen des Os metacarpale I–V	Dorsalaponeurose des 2., 3. und 4. Fingers	Beugung in Grundgelenken, Streckung in Mittel- und Endgelenken, Spreizen der Finger	R. prof. des N. ulnaris

Tab. 3.**9 Handmuskeln: Muskeln des Kleinfingerballens** (Hypothenargruppe)

Muskel	Ursprung	Ansatz	Funktion	Innervation
M. abductor digiti minimi	Retinaculum flexorum, Os pisiforme	Grundphalanx V.	Abduktion des 5. Fingers	R. prof. des N. ulnaris
M. flexor digiti minimi	Retinaculum flexorum, Hamulus ossis hamati	Grundphalanx V.	beugt 5. Finger	R. prof. des N. ulnaris
M. opponens digiti minimi	Retinaculum flexorum, Hamulus ossis hamati	Os metacarpale V.	zieht 5. Mittelhandknochen nach palmar	R. prof. des N. ulnaris
M. palmaris brevis	Palmaraponeurose	Haut über dem Kleinfingerballen	spannt Haut und ulnare Palmaraponeurose, schützt ulnare Leitungsbahnen	R. superf. des N. ulnaris

Anatomie

3.5 Nerven

Die obere Extremität wird von den Rr. ventrales der Spinalnerven C4 – Th2 innerviert, die sich verflechten und den *Plexus brachialis* bilden.

3.5.1 Plexus brachialis

Die ventralen Äste der Spinalnerven bilden in der Tiefe des seitlichen Halsdreiecks zwischen M. scalenus ant. und med. den Plexus brachialis (Abb. 3.**6**).
Sie schließen sich zu den drei Primärsträngen (*Trunci plexus*) zusammen:

■ *Truncus superior* aus C5 und C6 mit kleinen Bündeln aus C4

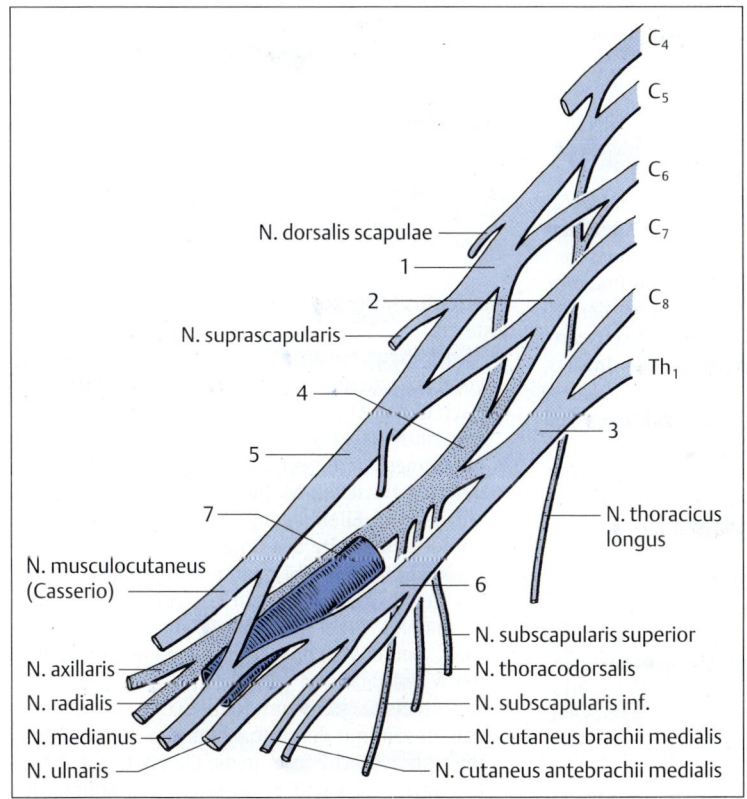

Abb. 3.**6 Plexus brachialis.**
1 = Truncus sup.,
2 = Truncus med.,
3 = Truncus inf.,
4 = Fasciculus post.,
5 = Fasciculus lat.,
6 = Fasciculus med.,
7 = A. axillaris
(aus Töndury, Thieme 1981)

- *Truncus medius* aus C7
- *Truncus inferior* aus C8 und Th1 mit kleinen Bündeln aus Th2.

Die Trunci ziehen durch die hintere Skalenuslücke oberhalb der A. subclavia in den Bereich der Klavikula. Hier lagern sie sich zu drei Sekundärsträngen (*Fasciculi*) um:

- *Fasciculus lateralis* (C5 – 7) aus Truncus sup. und Truncus med.
- *Fasciculus medialis* (C8, Th2) aus Truncus inf.
- *Fasciculus posterior* (C5 – Th1) aus Anteilen aller Trunci.

Die Faszikel ordnen sich um die A. axillaris an.

Durch die Bildung der Faszikel erhält jeder periphere Nerv Fasern verschiedener Wurzeln. In der Peripherie laufen die Fasern eines Wurzelsegmentes jedoch wieder zusammen und versorgen einen bestimmten segmentalen Hautbereich (Dermatom) sensibel. Segmentale Sensibilitätsausfälle geben Hinweise auf Wurzelschädigungen im Bereich des Spinalmarks. Die Schädigung eines peripheren Nervens zeigt sich in Sensibilitätsstörungen des entsprechenden Versorgungsgebietes, das sich z.T. wesentlich von den Dermatomen unterscheidet (Abb.9.2 und 9.3). Zusätzlich kommt es zur Beeinträchtigung der motorischen Funktion bestimmter Muskeln.

Topographisch lässt sich der Plexus brachialis in zwei Bereiche unterteilen: die *Pars supraclavicularis* erstreckt sich von der Wirbelsäule bis zur Klavikula, die *Pars infraclavicularis* von der Klavikula bis zur Achselhöhle.

Pars supraclavicularis

Folgende Nerven zweigen von der Pars supraclavicularis im seitlichen Halsdreieck ab:

- *N. dorsalis scapulae* (C4/5): durchbohrt den M. scalenus med., zieht parallel zum Schulterblattrand unter den Mm. rhomboidei abwärts, innerviert M. levator scapulae, M. rhomboideus maj. und min.
- *N. thoracicus longus* (C5 – 7): durchbohrt den M. scalenus med., zieht über die 1. Rippe seitwärts und verläuft auf dem M. serratus ant. abwärts, den er innerviert
- *N. subclavius* (C5/6): zieht zum M. subclavius und gibt einen Ast an den N. phrenicus ab
- *N. suprascapularis* (C4 – 6): zieht unterhalb des Lig. transversum scapulae durch die Incisura scapulae zu M. supraspinatus und M. infraspinatus

Klinischer Bezug

Nach längerem Tragen schwerer Lasten kann es zur Druckschädigung des **N. thoracicus longus** kommen (Rucksacklähmung). Durch Lähmung des M serratus anterior steht die Skapula auf der betroffenen Seite flügelförmig ab (**Scapula alata**).

Pars infraclavicularis

Die Pars infraclavicularis (Abb. 3.7) beginnt mit den drei Faszikeln, die den Arm und einen Teil des Schultergürtels innervieren. Die Fasern des Fasciculus post. innervieren die Extensoren, die Fasern der Fasciculi lat. und med. innervieren die Flexoren.

Kurze Äste: Auch die kurzen Äste der Pars infraclavicularis lassen sich in ventrale (Flexoren-) und dorsale (Extensoren-) Äste gliedern. Sie ziehen zur Schultermuskulatur.

- *Ventrale Äste:* N. pectoralis med. und N. pectoralis lat. verlaufen vor der A. axillaris abwärts und innervieren M. pectoralis min. und M. pectoralis maj.
- *Dorsale Äste:* Der *N. subscapularis* besteht aus mehreren Ästen und innerviert den M. subscapularis und mit seinem lateralen Ast den M. teres maj. Der *N. thoracodorsalis* zieht am seitlichen Rand der Skapula nach distal und versorgt den M. latissimus dorsi sowie gelegentlich den M. teres maj.

Merke

Nerven der Pars supraclavicularis und kurze Äste der Pars infraclavicularis: **S**ieben **s**ehr **s**enile **T**urtel-**T**äubchen **p**assieren **D**ich (Nn. **s**ubclavius, **s**uprascapularis, **s**ubscapularis, **t**horacicus longus, **t**horacodorsalis, **p**ectorales lat. und med., **d**orsalis scapula).

Die langen Äste der Pars infraclavicularis gehen aus den einzelnen Fasciculi hervor.

Merke

Nerven des Plexus brachialis: **M**arylin **M**onroe **u**nd **K**ing **K**ong **r**etten die **A**natomie (N. **m**usculocutaneus, **m**edianus, **u**lnaris, **c**utaneus brachii, **c**utaneus antebrachii, **r**adialis, **a**xillaris).

Fasciculus lateralis: Der Fasciculus lat. gibt folgende Äste ab:

- *N. musculocutaneus* (C5 – 7): durchbohrt den M. coracobrachialis, zieht auf dem M. brachialis nach distal. Er gibt ab:
  - *Rr. musculares:* zu allen Flexoren des Oberarmes
- *N. cutaneus antebrachii lateralis:* sensibler Endast, verläuft zwischen M. biceps brachii und M. brachialis zum Ellenbogengelenk, versorgt die Haut an der Radialseite des Unterarms
- *N. medianus* (C6 – Th1): entsteht aus einer lateralen Wurzel (*Radix lat.*) aus dem Fasciculus lat. und einer medialen Wurzel (*Radix med.*) aus dem Fasciculus med. Beide Wurzeln liegen medial und lateral der A. axillaris und vereinigen sich vor ihr in der sog. *Medianusgabel* zum N. medianus. Dieser zieht gemeinsam mit der A. brachialis im Septum intermusculare brachii med. in die Ellenbeuge und zum Unterarm. Dort tritt er zwischen den Köpfen des

[handschriftliche Notizen:] ↑ + Elevation über 90° nicht mehr mgl. (nach hinten oben)
(Ursprung 1-9.Rippe   Ansatz: Angulus inferior scapulae)

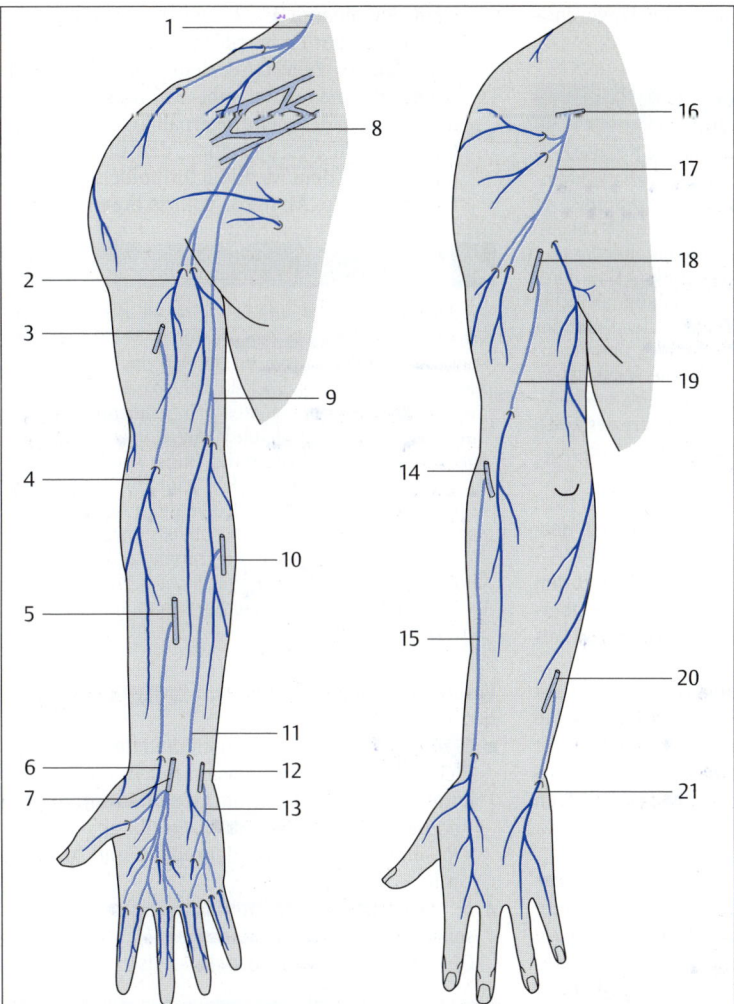

Abb. 3.7 Nerven der Pars infraclavicularis. 1 = Nn. supraclaviculares, 2 = N. intercostobrachialis und N. cutaneus brachii med., 3 = N. musculocutaneus, 4 = N. cutaneus antebrachii lat., 5 = N. medianus, 6 = R. palmaris n. mediani, 7 = N. medianus, 8 = Fasciculus med. des Plexus brachialis, 9 = N. cutaneus antebrachii med., 10 = N. ulnaris, 11 = R. palmaris n. ulnaris, 12 = N. ulnaris, 13 = R. superf. n. ulnaris, 14 = N. radialis, 15 = R. superf. n. radialis, 16 = N. axillaris, 17 = N.cutaneus brachii lat. sup., 18 = N. radialis, 19 = R. cutaneus antebrachii post., 20 = N. ulnaris, 21 = R. dors. n. ulnaris (aus Mumenthaler/Schliack, Thieme 1993)

M. pronator teres hindurch und zieht zwischen den oberflächlichen und tiefen Flexoren zum Handgelenk und unterhalb des Retinaculum flexorum zur Hohlhand. Der N. medianus gibt ab:

– *Rr. musculares:* zu den Flexoren des Unterarms mit Ausnahme des M. flexor carpi ulnaris und des ulnaren Teils des M. flexor digitorum prof.
– *N. interosseus antebrachii anterior:* zieht auf der Membrana interossea antebrachii nach distal, innerviert M. pronator quadratus, M. flexor pollicis longus und M. flexor digitorum prof. und sendet sensible Äste zum Periost und den Handgelenken

– *R. palmaris nervi mediani:* sensibler Ast zur Haut über der Handwurzel und dem Daumenballen
– *R. communicans zum N. ulnaris:* zieht auf den langen Beugesehnen der Hohlhand und verbindet den N. medianus mit dem R. superf. des N. ulnaris
– *Nn. digitales palmares communes I–III:* geben motorische Äste zu den Muskeln des Daumenballens (mit Ausnahme des M. adductor pollicis und des Caput prof. des M. flexor pollicis brevis) und den Mm. lumbricales I und II ab und zweigen sich auf in:
– *Nn. digitales palmares proprii:* sensible Äste palmar zur Haut der radialen $3\frac{1}{2}$ Finger und

Anatomie

dorsal zur Haut der 2¹/2 radialen Fingerend-glieder

Klinischer Bezug

Zu **Läsionen des N. medianus** kann es bei suprakondylären Humerusfrakturen, nach Schnittverletzungen oberhalb des Handgelenks und durch Kompression im Karpaltunnel (s. a. 3.9.9.) kommen. Je nach Lokalisation der Schädigung entwickeln sich folgende Symptome: Der Faustschluss ist unvollständig, Daumen, Zeigefinger und zum Teil der Mittelfinger können nicht mehr gebeugt werden („Schwurhand"), der Daumen steht in Adduktionstellung („Affenhand") und kann die Kleinfingerkuppe nicht berühren, die Muskulatur des Daumenballens atrophiert. In den entsprechenden Hautbezirken kommt es zu Störungen der Sensibilität.

Fasciculus medialis: Aus dem Fasciculus med. entstehen:

- *N. cutaneus brachii medialis (Th1/2):* zieht mit den Vv. brachiales nach distal, durchbricht die Oberarmfaszie, innerviert die Haut an der medialen Seite des Oberarms sensibel
- *N. cutaneus antebrachii medialis (C8, Th1):* verläuft mit der V. basilica im Sulcus basilicus durch die Oberarmfaszie, innerviert mit R. ant. sensibel die Haut an der medialen Beugeseite des Unterarms und mit R. post. die Haut der oberen ulnaren zwei Drittel des Unterarms
- *Radix medialis nervi mediani:* s. o.
- *N. ulnaris (C6 – 8, Th1):* verlässt die Axelhöhle medial der A. axillaris und zieht auf der medialen Seite des Oberarms hinter dem Septum intermusculare brachii med. zum Sulcus n. ulnaris an der Unterseite des Epicondylus med. Dort liegt er dicht unter der Haut, tritt zwischen Caput humerale und Caput ulnare des M. flexor carpi ulnaris und zieht unter diesem Muskel mit der A. ulnaris zur Hand. Auf dem Retinaculum flexorum teilt er sich in seine Endäste. Der N. ulnaris gibt folgende Äste ab:
  - *Rr. musculares:* zum M. flexor carpi ulnaris und zum ulnaren Teil des M. flexor digitorum prof.
  - *R. dorsalis nervi ulnaris:* geht etwa in der Mitte des Unterarms ab, verläuft um die Ulna herum auf die Streckseite und zum Handrücken, anastomosiert mit dem R. superf. des N. radialis, innerviert mit *Nn. digitales dors.* die Grund- und Mittelglieder der ulnaren 2¹/2 Finger sensibel
  - *R. palmaris nervi ulnaris:* geht im distalen Drittel des Unterarms ab und innerviert die Haut des Kleinfingerballens sensibel
  - *R. superficialis:* verläuft unter der Palmaraponeurose, gibt einen Ast an den M. palmaris brevis ab und verzweigt sich in:
  - *Nn. digitales palmares communes:* spalten sich in *Nn. digitales palmares proprii,* die sensibel die

Haut der ulnaren 1¹/2 Finger einschließlich der Dorsalseite der Endglieder innervieren
- *R. profundus:* zieht unter dem tiefen Hohlhandbogen daumenwärts, gibt Rr. musculares zu den Muskeln des Kleinfingerballens, den Mm. interossei palmares und dors., den ulnaren Mm. lumbricales, dem M. adductor pollicis und zum Caput prof. des M. flexor pollicis brevis ab

Klinischer Bezug

Zu **Läsionen des N. ulnaris** kann es durch Druckschäden am Sulcus n. ulnaris sowie bei Schnittverletzungen und Frakturen im Bereich des Epicondylus med. kommen. Es entwickeln sich folgende Symptome: Überstreckung in den Fingergrundgelenken, Beugung in den Mittel- und Endgelenken („Krallenhand"), Ab- und Adduktion der Finger kaum möglich, Atrophie der Muskulatur des Daumen- und Kleinfingerballens und der tiefen Hohlhandmuskulatur, eingeschränkte Ulnarabduktion, unvollständiger Faustschluss, der Daumen kann nicht mehr adduziert werden und somit den Kleinfinger nicht mehr berühren. In den entsprechenden Hautbereichen kommt es zu Sensibilitätsstörungen.

Fasciculus posterior: Aus dem Fasciculus post. gehen hervor:

- *N. axillaris (C5/6):* zieht durch die laterale Achsellücke (s. a. 3.9.4), gemeinsam mit A. und Vv. circumflexa humeri post. um den Humerus herum und unter den M. deltoideus. Er gibt ab:
  - *Rr. musculares:* zu M. deltoideus und M. teres min.
- *N. cutaneus brachii lateralis superior:* versorgt sensibel den oberen seitlichen Hautbezirk des Oberarms (über dem M. deltoideus)

Klinischer Bezug

Zu **Läsionen des N. axillaris** kann es bei Frakturen des Humerus im Bereich des Collum anatomicum und bei Luxationen im Schultergelenk kommen. Es entwickeln sich eine Abduktionsschwäche des Armes und Sensibilitätsstörungen über dem M. deltoideus.

- *N. radialis (C6 – 8, Th1):* Er zieht mit der A. prof. brachii an die Dorsalseite des Humerus, verläuft im Sulcus n. radialis um den Humerus herum und liegt zwischen M. brachialis und M. brachioradialis. In der Ellenbeuge tritt er durch das Septum intermusculare brachii lat. in die Flexorenloge ein und spaltet sich in einen oberflächlichen und einen tiefen Ast. Vom N. radialis gehen folgende Äste ab:
  - *N. cutaneus brachii posterior:* zur Haut der Dorsalseite des Oberarms
  - *N. cutaneus brachii lateralis inferior:* versorgt sensibel die unteren seitlichen Hautbezirke am Oberarm

– *N. cutaneus antebrachii posterior:* zur Haut der Streckseite des Unterarms
– *Rr. musculares:* zum M. triceps brachii, M. anconaeus, M. brachioradialis und M. extensor carpi radialis longus
– *R. profundus:* durchbohrt den M. supinator („Supinatorkanal"), verläuft zwischen oberflächlichen und tiefen Extensoren, innerviert den M. supinator und die Extensoren des Unterarms
– *N. interosseus antebrachii posterior:* Endast des R. prof., verläuft auf der Dorsalseite der Membrana interossea, innerviert Handgelenke sensibel
– *R. superficialis:* begleitet die A. radialis, zieht im mittleren Radiusdrittel unter den M. brachioradialis und verläuft um den Radius herum auf die Streckseite, anastomosiert über den R. communicans mit dem R. dors. des N. ulnaris, innerviert sensibel die Haut des Handrückens
– *Nn. digitales dorsales:* sensible Endäste des R. superf., innervieren die dorsale Seite der Grund- und Mittelglieder der radialen 2½ Finger

Klinischer Bezug

Zu **Läsionen des N. radialis** kann es durch Oberarmschaftbrüche, Frakturen und Luxationen des Radiusköpfchens, Bleivergiftungen und Druckschädigung am Oberarm („Parkbanknerv") kommen. Je nach Lokalisation der Läsion entwickeln sich folgende Symptome: Überwiegen der Flexoren bei Lähmung der Extensoren („*Fallhand*"), bei Ausfall des M. triceps brachii ist keine aktive Streckung im Ellenbogengelenk und keine Supination bei gestrecktem Arm mehr möglich. In den entsprechenden Hautbezirken kommt es zu Störungen der Sensibilität.

Merke

Lähmungsmuster: Ich **schwöre** Dir beim Heiligen **Medianus** (Schwurhand – N. medianus), dass ich Dir die Augen mit der **Ulna** aus**kra**tze (Krallenhand – N. ulnaris), wenn Du vom **Rad fällst** (Fallhand – N. radialis).

3.6 Arterien

Die obere Extremität und der Schultergürtel werden von Ästen der *A. subclavia* und der aus ihr hervorgehenden *A. axillaris* versorgt (Abb. 3.**8**).

Merke

Die Durchblutung der oberen Extremität kann durch Fühlen des *Arterienpulses* an verschiedenen Stellen überprüft werden: Sulcus bicipitis med. (A. brachialis), Fossa cubitalis (A. brachialis), palmar am Handgelenk radial (A. radialis) und ulnar (A. ulnaris).

3.6.1 A. subclavia

Die rechte A. subclavia geht hinter dem rechten Sternoklavikulargelenk aus dem Truncus brachiocephalicus hervor, die linke A. subclavia hinter dem linken Sternoklavikulargelenk aus dem Aortenbogen. Sie verläuft hinter dem Plexus brachialis im *Sulcus a. subclaviae* der 1. Rippe und tritt zwischen M. scalenus med. und M. scalenus ant. durch die *Skalenuslücke*. Sie zieht unter der Klavikula in das Trigonum clavipectorale, wo sie sich in die A. axillaris fortsetzt.

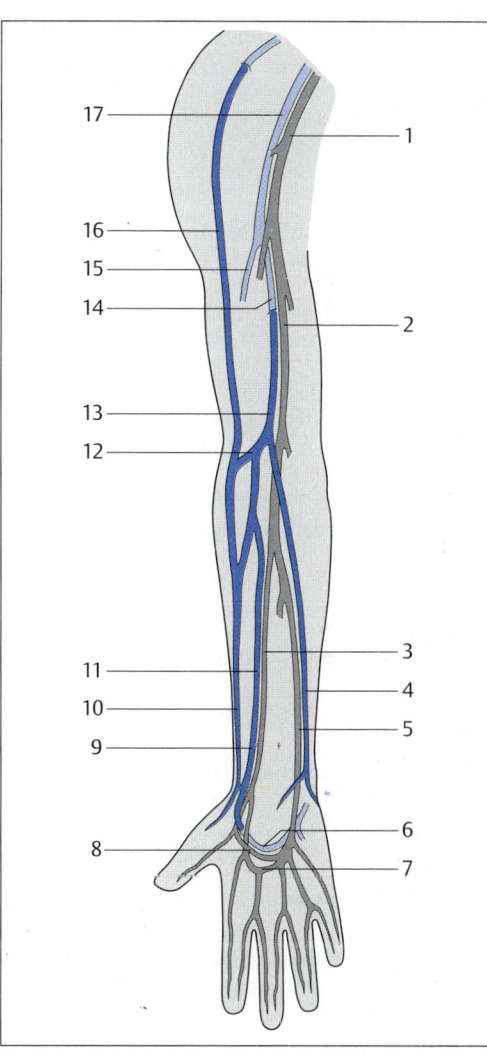

Abb. 3.**8 Gefäße der oberen Extremität.** 1 = A. axillaris, 2 = A. brachialis, 3 = A. radialis, 4 = V. ulnaris, 5 = A. ulnaris, 6 = Arcus venosus, 7 = Arcus palmaris superf., 8 = Arcus palmaris prof., 9 = V. radialis, 10 = V. cephalica accessoria, 11 = V. intermedia antebrachii, 12 = V. intermedia cubiti, 13 = V. basilica, 14 = ulnare V. brachialis, 15 = radiale V. brachialis, 16 = V. cephalica, 17 = V. axillaris (aus Neuerburg-Heusler/Hennerici, Thieme 1995)

Anatomie

Die A. subclavia gibt die A. thoracica int., die A. vertebralis, den Truncus thyrocervicalis, den Truncus costocervicalis und die A. transversa cervicis ab (s. a. 5.8.1).

3.6.2   A. axillaris

Sie bildet die Fortsetzung der A. subclavia und verläuft vom Unterrand der Klavikula entlang des M. coracobrachialis bis zum Unterrand des M. pectoralis maj. Dort geht sie in die A. brachialis über.

> **Merke**
>
> *Äste der A. axillaris*: Ganz oben (A. thoracica sup.) am Acromion (A. thoracoacromialis) seitlich (A. thoracica lat.) und am Rücken (A. thoracodorsalis) umgreift sie den Humerus von vorn (A. circumflexa ant. humeri) und von hinten (A. circumflexa post. humeri).

Als Äste der A. axillaris entspringen:
- *A. thoracica superior:* ein variables Gefäß zu den Muskeln der vorderen Thoraxwand
- *A. thoracoacromialis:* entspringt am Oberrand des M. pectoralis min. und verzweigt sich im Trigonum clavipectorale:
  - *R. acromialis:* zieht zum Rete acromiale, einem Gefäßnetz auf dem Akromion
  - *R. clavicularis:* zum M. subclavius und zum Sternoklavikulargelenk
  - *R. deltoideus:* zu M. pectoralis maj. und M. deltoideus und zur darüber liegenden Haut
  - *Rr. pectorales:* zu den Mm. pectorales maj. und min. sowie der darüber liegenden Haut
- *Rr. subscapulares:* einzelne Äste an den M. subscapularis
- *A. thoracica lateralis:* verläuft auf dem M. serratus ant. abwärts, versorgt den M. serratus ant. und die Mm. pectorales sowie mit Rr. mammarii lat. die Brustdrüse
- *A. subscapularis:* verläuft längs des lateralen Randes des M. subscapularis und teilt sich in:
  - *A. thoracodorsalis:* versorgt M. latissimus dorsi, M. teres maj., M. subscapularis und M. serratus ant.
  - *A. circumflexa scapulae:* zieht durch die mediale Achsellücke (s. a. 3.9.4) zur Fossa infraspinata
- *A. circumflexa anterior humeri:* zieht vorne um den Humerushals herum zum Schultergelenk, versorgt den M. deltoideus sowie die Kapsel des Schultergelenks
- *A. circumflexa posterior humeri:* zieht mit Vv. circumflexae post. humeri und dem N. axillaris durch die laterale Achsellücke, versorgt M. deltoideus, Caput longum des M. triceps brachii, die Mm. teres maj. und min. sowie die Gelenkkapsel

> **Merke**
>
> Im Bereich der Schulter existieren zahlreiche *Anastomosen*:
> - R. acromialis und R. deltoideus der A. thoracoacromialis mit A. suprascapularis und A. circumflexa humeri post.
> - A. circumflexa scapulae mit A. suprascapularis
> - A. thoracica lat. mit A. transversa cervicis und A. subscapularis
> - A. circumflexa humeri ant. mit A. circumflexa humeri post.

> **Klinischer Bezug**
>
> Die Anastomosen im Bereich der Schulter werden relevant bei operativ unumgänglichen **Unterbindungen der Gefäße**. Die A. axillaris sollte proximal der Abzweigung der A. subscapularis unterbunden werden, da das Blut dann auf dem Weg A. suprascapularis – A. circumflexa scapulae – A. subscapularis in die A. axillaris und weiter in die A. brachialis fließen kann. Von der Abzweigung der A. subscapularis bis zum Abgang der A. prof. brachii aus der A. brachialis darf das Gefäß auf Dauer nicht ligiert werden.

3.6.3   A. brachialis

Die A. brachialis verläuft vom unteren Rand des M. pectoralis min. bis zu ihrer Aufzweigung in A. ulnaris und A. radialis in der Ellenbeuge. Sie zieht gemeinsam mit den Vv. brachiales und dem N. medianus im *Sulcus bicipitalis med.* nach distal. Es gibt zahlreiche Varianten der A. brachialis. Sie kann als A. brachialis superf. angelegt sein, die schon in der Axilla abzweigt, oder schon am Oberarm die A. radialis abgeben („*hoher Ursprung*").
Die A. brachialis hat folgende Äste:
- *A. profunda brachii:* entspringt am Unterrand des M. teres maj., zieht gemeinsam mit dem N. radialis durch den *Sulcus radialis* des Humerus und gibt Aa. nutriciae sowie einen Ast zum M. deltoideus ab. Sie verzweigt sich in folgende Äste:
  - *A. collateralis media:* zieht zum Rete articulare cubiti, einem Gefäßnetz über dem Ellenbogen
  - *A. collateralis radialis:* Endast der A. profunda brachii, teilt sich in einen R. ant., der das Septum intermusculare brachii lat. durchbricht und mit der A. recurrens radialis anastomosiert, und einen R. post., der mit der A. interossea recurrens anastomosiert
- *A. collateralis ulnaris superior:* entspringt in der oberen Hälfte der A. brachialis, zieht mit dem N. ulnaris zum Ellenbogen, anastomosiert mit dem R. post. der A. recurrens ulnaris und steht mit dem Rete articulare cubiti in Verbindung
- *A. collateralis ulnaris inferior:* geht nahe der Ellenbeuge ab, zieht auf dem M. brachialis ulnarwärts,

anastomosiert mit dem R. ant. der A. recurrens ulnaris und entsendet einen dorsalen Ast zum Rete articulare cubiti

3.6.4 A. radialis

Die A. radialis geht in der Ellenbeuge aus der A. brachialis hervor. Sie verläuft an der radialen Seite des Unterarms zwischen M. brachioradialis und M. flexor carpi radialis zur Handwurzel. Oberhalb des Radiokarpalgelenks liegt sie sehr oberflächlich (hier kann der Puls getastet werden!) und biegt um das Os trapezium durch die *Tabatière* (s. a. 3.9.9) zwischen M. extensor pollicis longus und brevis zur lateralen Seite des Handrückens um. Sie gelangt zwischen Os metacarpale I und II zwischen den beiden Köpfen des M. interosseus dorsalis I wieder auf die Palmarseite der Hand, wo sie in den *tiefen Hohlhandbogen* übergeht.

Die A. radialis gibt folgende Äste ab:

- *A. recurrens radialis:* entspringt in der Ellenbeuge, zieht nach lateral und anastomosiert mit dem R. ant. der A. collateralis radialis, gibt Äste zum Rete articulare cubiti ab
- *R. palmaris superficialis:* zieht durch die Thenarmuskulatur zum oberflächlichen Hohlhandbogen
- *R. carpalis palmaris und dorsalis:* kleine Gefäße zum Rete carpi palmare und dors., Gefäßnetze ventral und dorsal auf den Handwurzelknochen, versorgen Knochen und Kapseln der Handgelenke
  - *Aa. metacarpales dorsales:* die A. metacarpalis dors. I zweigt von der A. radialis ab, die Aa. metacarpales dors. II–IV aus dem Rete carpi dors., stehen über Rr. perforantes mit den Aa. metacarpales palmares in Verbindung, teilen sich in je zwei Aa. digitales dors.
- *A. princeps pollicis:* entspringt auf der Palmarseite, spaltet sich in zwei Äste zur medialen und lateralen Seite des Daumens und die *A. radialis indicis* zum radialen Rand des Zeigefingers
- *Arcus palmaris profundus:* Der tiefe Hohlhandbogen entsteht aus der Fortsetzung der A. radialis und der Anastomose mit dem R. palmaris prof. der A. ulnaris. Er verläuft in der Hohlhand auf den Basen der Mittelhandknochen unter den Sehnen der Flexoren und unter dem Caput transversum des M. adductor pollicis. Er gibt ab:
  - *Aa. metacarpales palmares:* 3–4 Äste, die zwischen den Mittelhandknochen über *Rr. perforantes* mit je einer A. digitalis palmaris comm. des oberflächlichen Hohlhandbogens anastomosieren

3.6.5 A. ulnaris

Die A. ulnaris zweigt in der Ellenbeuge von der A. brachialis ab und verläuft gemeinsam mit ihren Begleitvenen und dem N. ulnaris unter dem M. flexor carpi ulnaris zur Handwurzel. Dort überquert sie

radial des Os pisiforme das Retinaculum flexorum und bildet unter der Palmaraponeurose den *oberflächlichen Hohlhandbogen*.

Die A. ulnaris gibt folgende Äste ab:

- *A. recurrens ulnaris:* zieht zwischen M. pronator teres und M. brachialis aufwärts, teilt sich in:
  - *R. anterior:* anastomosiert mit der A. collateralis ulnaris inf.
  - *R. posterior:* anastomosiert mit der A. collateralis ulnaris sup. und dem Rete articulare cubiti
- *A. interossea communis:* teilt sich kurz nach ihrem Ursprung in:
  - *A. interossea anterior:* zieht auf der Membrana interossea antebrachii zwischen M. flexor pollicis longus und M. flexor digitorum prof. nach distal zum M. pronator quadratus, entsendet Äste zum Rete carpi palmare und dors. und einen Ast, der den N. medianus begleitet (*A. comitans n. medianus*)
  - *A. interossea posterior:* zieht durch Lücke zwischen Chorda obliqua und Membrana interossea antebrachii und zwischen oberflächlichen und tiefen Extensoren zum Rete carpale dors., entsendet *A. interossea recurrens*, die rückläufig zum Rete articulare cubiti zieht
- *R. carpalis palmaris und dorsalis:* Äste zum Rete carpi palmare und dors.
- *R. palmaris profundus:* tritt mit dem R. prof. des N. ulnaris in den Kleinfingerballen ein und zieht zum tiefen Hohlhandbogen
- *Arcus palmaris superficialis:* Der oberflächliche Hohlhandbogen entsteht aus der Fortsetzung der A. ulnaris und der Anastomose mit dem R. palmaris superf. der A. radialis. Er verläuft zwischen der Palmaraponeurose und den Sehnen der langen Flexoren etwas weiter distal als der tiefe Hohlhandbogen. Er gibt ab:
  - *A. digitalis propria:* für die ulnare Seite des 5. Fingers
  - *Aa. digitales communes:* meist drei Äste, die sich in Höhe der Basen der Grundphalangen in je zwei Aa. digitales palmares propriae zu den ulnaren und radialen Rändern der Finger teilen

> **! Merke**
>
> Im Falle einer Unterbindung der A. brachialis distal des Abgangs der A. prof. brachii bildet das *Rete articulare cubiti* wichtige Kollateralverbindungen zwischen der A. brachialis und den Unterarmarterien. Das Gefäßnetz des Ellenbogens erhält Zuflüsse aus A. collateralis radialis, media und ulnaris sup. und inf. sowie A. recurrens radialis und ulnaris und A. interossea recurrens.

Anatomie

3.7   Venen

Die Venen der oberen Extremität und des Schulter-gürtels drainieren über die *V. subclavia* in die *Vv. bra-chiocephalicae* und damit in die V. cava sup. (s. a. 5.8.6). Am Arm unterscheidet man oberflächliche und tiefe Venen.

3.7.1   Oberflächliche Venen

Die oberflächlichen Venen bilden ein *Hautvenennetz*, aus dem kräftige Venen hervorgehen, die das venöse Blut in die tiefen Venen weiterleiten. Sie verlaufen sehr variabel.

- *Rete venosum dorsale manus:* Venennetz am Hand-rücken, nimmt die Venen der Hand auf, zahlreiche Anastomosen mit tiefen und oberflächlichen Arm-venen, Hauptabfluss in V. basilica und V. cephalica
- *V. cephalica:* geht auf dem Handrücken aus dem Rete venosum dorsale manus hervor, zieht proxi-mal der Handwurzel auf die Beugeseite des Unter-arms und auf der radialen Seite durch die Ellenbeu-ge, am Oberarm verläuft sie lateral des M. biceps brachii und dann im Sulcus deltoideopectoralis zum Trigonum clavipectorale, wo sie in die V. axil-laris mündet
- *V. basilica:* geht aus der ulnaren Seite des venösen Gefäßnetzes der Hand hervor, zieht auf der medi-alen Beugeseite des Unterarms durch die Ellenbeu-ge, am Oberarm verläuft sie medial des M. biceps brachii, durchbricht am *Hiatus basilicus* die Fascia brachii und mündet in die mediale V. brachialis
- *V. intermedia cubiti:* verbindet V. basilica und V. ce-phalica in der Ellenbeuge

Am Arm gibt es weitere inkonstante Venen, z. B. V. in-termedia antebrachii, V. intermedia basilica und V. intermedia cephalica. Zwischen oberflächlichen und tiefen Armvenen gibt es zahlreiche Verbindun-gen.

Klinischer Bezug

Die oberflächlichen Venen des Unterarms eignen sich zur **Venenpunktion**. Da der Verlauf der Venen sehr variabel ist, muss individuell die am besten geeignete Vene aufgesucht werden. Im Bereich der Ellenbeuge muss besonders auf oberflächlich verlaufende Arterien geachtet werden, um eine arterielle Fehlpunktion zu vermeiden.

3.7.2   Tiefe Begleitvenen

Die tiefen Venen verlaufen gemeinsam mit den Arte-rien des Armes. Jede Arterie hat zwei Begleitvenen. An der Hand bilden sich der *Arcus venosus palmaris superf.* und *prof.*, die in die *Vv. radiales* und *Vv. ulnares* übergehen. Vv. radiales und Vv. ulnares münden in die *Vv. brachiales,* die in unterschiedlicher Höhe in

die V. axillaris münden. A. subclavia und A. axillaris haben jeweils nur eine Begleitvene. Die V. subclavia zieht als Fortsetzung der V. axillaris unter der Klavi-kula vor dem M. scalenus ant. auf der 1. Rippe und bildet hinter dem Sternoklavikulargelenk mit der V. jugularis int. die V. brachiocephalica, die in die V. cava sup. mündet.

3.8   Lymphknoten und Lymphgefäße

Die Lymphe des Armes fließt hauptsächlich zu den Lymphknoten in der Axilla. Im Lymphabflussgebiet der ulnaren Seite des Armes sind die *Nn. ll. cubitales*, ein bis zwei Lymphknoten entlang der V. basilica, zwischengeschaltet.
Im Bindegewebe der Achselhöhle liegen etwa 20–30 Lymphknoten (*Nn. ll. axillares*), die in oberflächliche und tiefe Lymphknoten unterteilt werden.

- *Nn. ll. axillares superficiales:* Die oberflächlichen Lymphknoten liegen unter oder in der Faszie und gliedern sich in *Nn. ll. axillares lat.* (Zuflüsse vom gesamten Arm), *Nn. ll. pectorales* (Zuflüsse von vorderer und seitlicher Brustwand, zentraler und lateraler Brustdrüse), *Nn. ll. axillares subscapu-lares* (Zuflüsse von Nacken und Schultern), *Nn. ll. axillares interpectorales* (Zuflüsse von der Brust-drüse) und *Nn. ll. axillares brachiales* (Zuflüsse von der radialen Seite des Arms).
- *Nn. ll. axillares profundi:* Sie nehmen die Lymphe aus den oberflächlichen Lymphknoten auf. Man gliedert sie in *Nn. ll. axillares centrales* auf der Un-terfläche des M. subscapularis und *Nn. ll. axillares apicales* unter dem M. pectoralis min. und entlang der V. subclavia.

Die Lymphe aus den Achsellymphknoten fließt in den *Truncus subclavius*, der insgesamt die Lymphe von Arm und Schulter aufnimmt, und über den *Truncus subclavius* in den *Ductus lymphaticus dexter*, der in den rechten Venenwinkel mündet.

3.9   Angewandte und topographische Anatomie

Die Gliederung der oberen Extremität in Regionen er-folgt nach funktionellen Gesichtspunkten. Man un-terscheidet Regionen im Schulterbereich, des Ober-arms, des Ellenbogens, des Unterarms, der Hand und der Handwurzel.

3.9.1   Oberflächenanatomie

Das Relief des Oberarmes wird durch den M. deltoi-deus und die Oberarmmuskeln geformt. Am medi-alen Rand des M. deltoideus senkt sich das Relief zum *Trigonum clavipectorale* ein. Bei kräftiger Muskulatur erkennt man medial und lateral des M. biceps brachii die Sulci bicipitales med. et lat. Die *Ellenbeuge* (*Fossa cubitalis*) liegt auf der Beugeseite zwischen Ober- und Unterarm. Am Übergang vom Unterarm zur Handwurzel erkennt man einige Sehnen der Unterarmmuskeln. An der Hand wölben sich Daumen- und Kleinfingerballen vor.

Tastpunkte: An der oberen Extremität sind folgende *Knochenpunkte* tastbar: *Schultergürtel*: Vorder- und Oberseite der Klavikula, Akromion, Spina scapulae, Proc. coracoideus, Margo med. der Skapula; *Oberarm*: Tuberculum maj. und min., Margo med. und lat. des Humerus, Epicondylus med. und lat.; *Unterarm*: Caput ulnae mit Proc. styloideus, Margo post. der Ulna, Caput radii, distaler Radius mit Proc. styloideus, Margo ant. und post. des Radius; *Handwurzel*: Os pisiforme, Hamulus ossis hamati, Tuberculum ossis scaphoidei, Tuberculum ossis trapezii, von dorsal Os hamatum, Os trapezium und Os capitatum; *Finger*: Dorsalseite der Metakarpal- und Phalangealknochen, palmar die Köpfe der Metakarpalia, Basen, Köpfe und seitliche Ränder der Phalangen.

3.9.2 Regio supraclavicularis

Die Regio supraclavicularis wird nach unten begrenzt von der Klavikula, nach oben vom M. trapezius und nach medial vom seitlichen Halsdreieck. In der Regio supraclavicularis liegt die dreieckige *Skalenuslücke*, die von M. scalenus ant., medius und der 1. Rippe begrenzt wird. Durch die Skalenuslücke ziehen oben der Plexus brachialis und unten die A. subclavia. Die V. subclavia zieht vor dem M. scalenus ant.

Klinischer Bezug

Durch Kompression des Plexus brachialis in der Skalenuslücke, z. B. durch Muskeln, Bindegewebsstränge oder eine Halsrippe, kommt es zum **Skalenussyndrom**. Dieses äußert sich in Schmerzen im Arm und u. U. motorischen und sensiblen Ausfällen.

3.9.3 Regio infraclavicularis, deltoidea und scapularis

Regio infraclavicularis: Die Regio infraclavicularis reicht medial bis zum Sternum und lateral bis zum Sulcus deltoideopectoralis. Sie enthält das *Trigonum clavipectorale* (*Mohrenheim-Grube*). Es wird von M. deltoideus, M. pectoralis maj. und Klavikula begrenzt und geht nach distal in den *Sulcus deltoideopectoralis* über. Die Haut ist oft zur *Fossa infraclavicularis* eingezogen. Die *Fascia clavipectoralis* teilt das Trigonum clavipectorale in zwei Schichten. Die *oberflächliche Schicht* enthält die V. cephalica, die die Faszie durchbricht, A. und V. thoracoacromialis und Nn. pectorales. In der *tiefen Schicht* verlaufen bedeckt vom M. subclavius von medial nach lateral V. axillaris, A. axillaris und Plexus brachialis.

Regio scapularis: Die Regio scapularis liegt über der Skapula. Sie gehört funktionell zur oberen Extremität, topographisch jedoch zur dorsalen Rumpfwand. Die Skapula bildet mit ihren Bändern und dem Akromioklavikulargelenk das *Schulterdach*.

Klinischer Bezug

Punktion: Die *V. subclavia* ist im Trigonum clavipectorale am Periost der Klavikula fixiert und in die Fascia clavipectoralis eingebaut. Sie kann in diesem Bereich nicht kollabieren und eignet sich auch im Notfall zur Punktion oder zum Legen eines zentralen Venenkatheters. Die Punktion erfolgt an der Grenze zwischen medialem und mittlerem Drittel an der Unterseite der Klavikula.

Regio deltoidea: Die Regio deltoidea liegt über dem sich vorwölbenden Muskelbauch des M. deltoideus. Unter dem M. deltoideus befindet sich das *Spatium subdeltoideum*. In ihm liegen die Bursa subacromialis und die Bursa subdeltoidea, die die Muskulatur bei Bewegungen im Schultergelenk schützen. Das Bindegewebe des Spatium subdeltoideum enthält die A. circumflexa humeri post. und den N. axillaris und steht mit den Bindegewebsräumen von Axilla, Fossa supraspinata und Fossa infraspinata in Verbindung.

3.9.4 Fossa axillaris (Spatium axillare)

Durch die *Achselhöhle* (*Fossa axillaris*) verlaufen Nerven und Gefäße, die vom Rumpf zur oberen Extremität ziehen. Sie sind in einen Bindegewebsfettkörper eingebettet, um bei den Bewegungen des Armes vor Kompression und Zerrung geschützt zu sein.

Wände: Die Achselhöhle wird durch *vier Wände* begrenzt: ventral von M. pectoralis maj. und min., dorsal von M. latissimus dorsi und M. teres maj., medial vom M. serratus ant. und lateral von Humerus und M. coracobrachialis. Vordere und hintere Wand bilden die zwei *Achselfalten* (*Plicae axillares*). Nach unten wird die Achselhöhle von der Fascia axillaris und Haut bedeckt.

Fascia axillaris: Die Fascia axillaris spannt sich zwischen M. pectoralis maj. und M. latissimus dorsi aus. Sie wird durch bogenförmige Bindegewebszüge verstärkt und hat zahlreiche Durchtrittsstellen für Nerven und Gefäße. Bei Abduktion des Armes ist sie gespannt und schützt den Inhalt der Achselhöhle, bei Adduktion ist sie entspannt.

Inhalt: Im axillären *Bindegewebskörper* liegen die oberflächlichen und tiefen Achsellymphknoten sowie der *Gefäß-Nerven-Strang*. Dieser setzt sich zusammen aus A. und V. axillaris, großen Lymphgefäßen und der Pars infraclavicularis des Plexus brachialis und verläuft auf dem *M. coracobrachialis* (Leitmuskel!).

Anatomie

Achsellücken: Das von M. teres maj., M. teres min. und Humerus begrenzte Dreieck wird durch das Caput longum des M. triceps brachii in eine mediale und eine laterale Achsellücke unterteilt. Durch die Achsellücken besteht Verbindung zum Spatium subdeltoideum und zum Bindegewebe unter der Skapula.

> **Merke**
>
> Die *laterale* Achsellücke ist viereckig und wird begrenzt von: Caput longum des M. triceps brachii, M. teres min., M. teres maj., Humerus. Durch sie verlaufen: N. axillaris, A. und Vv. circumflexae humeri post.
> Die *mediale* Achsellücke ist dreieckig und wird begrenzt von: M. teres maj., M. teres min., Caput longum des M. triceps brachii. Durch sie verlaufen: A. und Vv. circumflexae scapulae.

3.9.5   Schulter

Als Schulter bezeichnet man das seitliche Massiv des Schultergürtels, geprägt durch die von Schlüsselbein und Schulterhöhe (Akromion) gebildete Knochenplatte und die eine etwa halbkugelige Kontur formenden Mm. deltoideus und trapezius. Das Zentrum der Schulter bildet das Schultergelenk mit Skapula und Humeruskopf. Beide Knochen werden von einem Muskelmantel umgeben, der die obere Extremität mit dem Schultergürtel verbindet und eine Stabilisierung des Schultergelenks bewirkt. Ein Teil der Schultergelenkmuskeln legt sich manschettenförmig um das Gelenk und strahlt mit ihren Ansatzsehnen in die Gelenkkapsel ein (*Rotatorenmanschette*). Nach kranial wird das Schultergelenk vom Schulterdach begrenzt (s. a. 3.9.3). Der M. deltoideus liegt als oberflächlichster Schultermuskel kappenartig über dem Schultergelenk und hat zusammen mit der Rotatorenmanschette den größten Einfluss auf die Gelenkführung. Kaudal des Schultergelenks liegt die Axelhöhle, durch die Gefäße und Nerven zum Oberarm ziehen (s.a. 3.9.4).

> **Klinischer Bezug**
>
> Der **N. axillaris** tritt im Bereich des Oberarmkopfes durch die laterale Axellücke auf die Dorsalseite des Oberarms. Er kann in diesem Bereich bei Oberarmkopfbrüchen oder Schulterluxationen verletzt werden. Wichtigster Hinweis ist eine Sensibilitätsstörung im Versorgungsgebiet über dem M. deltoideus.

3.9.6   Oberarm

Der Oberarm gliedert sich in *Regio brachialis ant.*, die die Flexoren enthält, und *Regio brachialis post.*, die die Extensoren enthält. Beide Gruppen werden von der *Oberarmfaszie* (*Fascia brachii*) umhüllt und sind durch das *Septum intermusculare brachii med. et lat.* voneinander getrennt.

Gefäß-Nerven-Straßen: Vor dem Septum intermusculare brachii med. im Sulcus bicipitalis med. verläuft die Haupt-Gefäß-Nerven-Straße des Armes mit A. und Vv. brachiales, V. basilica, N. musculocutaneus, N. medianus und im mittleren Drittel der N. cutaneus antebrachii med.. Hinter dem Septum verlaufen N. ulnaris und A. und Vv. collateralis ulnaris sup. Dorsal des Humerus ziehen im Sulcus n. radialis die A. profunda brachii, A. und Vv. collaterales radiales und der N. radialis.

Epifaszial liegen lateral die V. cephalica und lateral, medial und dorsal die Hautäste der Oberarmnerven. In der distalen Hälfte des Oberarms bricht die V. basilica am Hiatus basilicus durch die Fascia brachii.

3.9.7   Fossa cubitalis

Die ventral zwischen Ober- und Unterarm liegende *Ellenbeuge* (*Fossa cubitalis*) wird proximal begrenzt vom M. biceps brachii, lateral vom M. brachioradialis und medial vom M. pronator teres. Den Boden bilden M. brachialis und M. supinator. Die Fossa cubitalis wird von der Faszie des Armes überspannt, die von der *Aponeurose des M. biceps brachii* verstärkt wird. In der subkutanen Schicht verlaufen Hautvenen und sensible Hautnerven. In der Tiefe der Fossa cubitalis ziehen Leitungsbahnen vom Ober- zum Unterarm. Die *A. brachialis* zieht schräg durch die Ellenbeuge und teilt sich unter der Aponeurose des M. biceps brachii in A. ulnaris und A. radialis. Seltener findet man einen hohen Abgang der A. radialis im Bereich des distalen Oberarms mit nachfolgendem Verlauf der Arterie über der Aponeurose. Die *A. radialis* gelangt in die radiale Gefäß-Nerven-Straße unter den M. brachioradialis, die *A. ulnaris* zieht in die ulnare Gefäß-Nerven-Straße. Der *N. medianus* verläuft zwischen den Köpfen des M. pronator teres in die Tiefe und gelangt in die mittlere Gefäß-Nerven-Straße des Unterarms. Der *N. radialis* zieht zwischen M. brachioradialis und M. brachialis und teilt sich im distalen Bereich der Ellenbeuge in R. superf. und R. prof. Der *N. ulnaris* erreicht die Ellenbeuge dorsal des Septum intermusculare med.

3.9.8   Unterarm

Am Unterarm unterscheidet man *Regio antebrachialis ant.* und *post.*. Die einzelnen Muskelgruppen (Flexoren, Extensoren, radiale Gruppe) liegen in eigenen Muskellogen und werden gemeinsam von der *Unterarmfaszie* (*Fascia antebrachii*) umgeben. Die *Membrana interossea* trennt zusammen mit *Septum intermusculare antebrachii med. et lat.* die Extensorenloge von den anderen Muskelgruppen.

Die Gefäße und Nerven ordnen sich nach Austritt aus der Ellenbeuge in fünf Gruppen an:
- *radial auf dem M. brachioradialis:* A. und Vv. radialis, R. superf. n. radialis
- *ulnar auf dem M. flexor carpi ulnaris:* A., Vv. und N. ulnaris

- *zwischen oberflächlichen und tiefen Beugern:* N. medianus und A. comitans n. mediani
- *auf der Membrana interossea:* A., Vv. und N. interosseus antebrachii ant.
- *zwischen oberflächlichen und tiefen Streckern:* A., Vv. und N. interosseus antebrachii post. sowie R. prof. n. radialis

3.9.9 Regio carpalis anterior und posterior

In der Regio carpalis ant. verlaufen die Nerven und Gefäße vom Unterarm zur Hand. Sie ziehen gemeinsam mit den Sehnen der Flexoren durch den *Karpaltunnel* (*Canalis carpi*). Der Boden des Karpaltunnels wird von den Handwurzelknochen gebildet, die seitlichen Wände von Eminentia carpi ulnaris und Eminentia carpi radialis (s. a. 3.2). Der Karpaltunnel wird vom *Retinaculum flexorum*, einem kräftigen Bindegewebszug, überbrückt. Die Sehne des M. palmaris longus zieht als einzige oberhalb des Retinaculum flexorum.

In der Regio carpalis post. ziehen die Sehnen der Fingerstrecker zur Hand (s. a. 3.9.11).

Sehnenscheiden: Die Sehnen der Flexoren liegen im Bereich der Handwurzel und z. T. der Hand in Sehnenscheiden, in denen sie ohne Reibung verschieblich sind. Die Sehnenscheiden sind jeweils durch *Aufhängevorrichtungen* (*Vincula tendineum*) am Periost befestigt. Auf der Palmarseite der Hand liegen folgende Sehnenscheiden (Abb. 3.**9**):

- *Vagina synovialis communis mm. flexorum:* umgibt Sehnen der tiefen und oberflächlichen Fingerbeuger, die 2.–4. Sehne nur zum Teil, die 5. Sehne vollständig
- *Vagina tendinis m. flexoris pollicis longus:* Sehne des langen Daumenbeugers
- *Vagina tendineum digitorum manus:* Sehnen des 2.–4. Fingers im distalen Bereich bis zum Köpfchen des Mittelgliedes
- *Vagina tendinis m. flexoris carpi radialis:* Ende der Sehne des M. flexor carpi radialis

Gefäße und Nerven: Die A. radialis zieht lateral des M. flexor carpi radialis mit ihren Begleitvenen unter dem Retinaculum flexorum zur Hand. Der N. medianus verläuft zwischen den Sehnen der Mm. flexores digitorum superf. und prof. Die A. ulnaris zieht gemeinsam mit ihren Begleitvenen und dem N. ulnaris oberhalb des Retinaculum flexorum in einer eigenen Faszienloge (*Guyon-Loge*) zur Hand.

Foveola radialis: Bei gestrecktem und abduzierten Daumen ensteht distal des Proc. styloideus radii eine Vertiefung (*Foveola radialis, Anatomische Tabatière*). Sie ist durch die Sehnen des M. abductor pollicis longus, M. extensor pollicis brevis und longus (1. und 3. Sehnenfach) begrenzt. In der Foveola radialis verläuft die A. radialis mit ihren Begleitvenen. Ihr Puls ist hier tastbar.

Klinischer Bezug

Durch Einengungen im Karpaltunnel (Frakturen, Sehnenscheidenentzündungen, Ödem, idiopathisch) kann es zu akuten oder chronischen Druckschäden des Nervus medianus kommen (**Karpaltunnelsyndrom**). *Symptome:* brennende Schmerzen im Medianusbereich der Hand, Hyp- u. Parästhesien, Kältegefühl, später Muskelatrophie des Daumenballens.

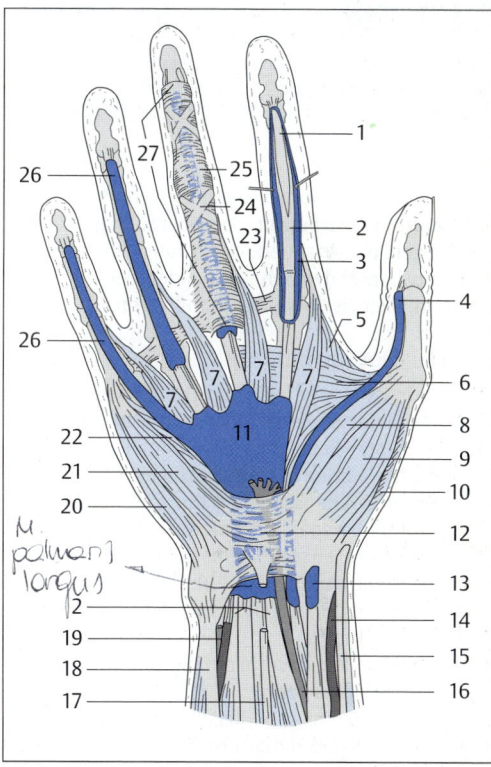

Abb. 3.**9 Sehnenscheiden der Fingerbeuger.** 1 = Sehne des M. flexor digitorum prof., 2 = Sehne des M. flexor digitorum superf., 3 = synoviale Sehnenscheide der Flexorensehne des Zeigefingers, eröffnet, 4 = Vagina tendinis m. flexoris pollicis longi, 5 = M. interosseus dors. I, 6 = M. adductor pollicis, 7 = Mm. lumbricales I–IV, 8 = M. flexor pollicis brevis, 9 = M. abductor pollicis brevis, 10 = M. opponens pollicis, 11 = Vagina comm. musculorum flexorum, 12 = Retinaculum flexorum, 13 = Vagina tendinis musculi flexoris carpi radialis, 14 = A. radialis, 15 = Sehnen der Mm. abductor pollicis longus und extensor pollicis brevis, 16 = N. medianus, 17 = Sehne des M. palmaris longus, 18 = M. flexor carpi ulnaris, 19 = A. und N. ulnaris, 20 = M. abductor digiti minimi, 21 = M. flexor digiti minimi brevis, 22 = M. opponens digiti minimi, 23 = Lig. metacarpale transversum prof., 24 = Pars cruciformis vaginae fibrosae, 25 = Pars anularis vaginae fibrosae, 26 = Vaginae synoviales digitorum manus, 27 = Vagina fibrosa des Mittelfingers (aus Frick/Leonhardt/Starck, Thieme 1992)

3.9.10 Palma manus

In der Handfläche schützt die straff gespannte *Palmaraponeurose* die darunter verlaufenden Leitungsbahnen. Sie ist nahezu dreieckig und besteht aus längs verlaufenden Bindegewebszügen, die über dem Retinaculum flexorum fächerförmig zu den Köpfen der Ossa metacarpalia ziehen. Sie werden durch quer verlaufende Faserzüge verstärkt. Die Palmaraponeurose ist unverschieblich mit der darüberliegenden Haut verbunden.

Klinischer Bezug

Eine Verhärtung und Schrumpfung der Palmaraponeurose mit Ausbildung derber Stränge führt zur Beugekontraktur (v. a. des 4. und 5.) Fingers (**Dupuytren-Kontraktur**).

Unter der Palmaraponeurose ziehen auf den Sehnen der langen Fingerbeuger der oberflächliche Hohlhandbogen, der R. superf. des N. ulnaris und der N. medianus. Unter den Sehnen, auf den kurzen Fingermuskeln, liegt der tiefe Hohlhandbogen.

3.9.11 Dorsum manus

Der Handrücken wird locker von Haut überzogen. Die Fett- und Bindegewebsschicht ist nur gering ausgeprägt. Darunter liegen das Venennetz des Handrückens und die Sehnen der langen Fingerstrecker. Diese verlaufen in Sehnenscheiden, die vom Retinaculum extensorum überspannt werden.
Man unterscheidet *sechs Sehnenfächer*, die teilweise mehrere Sehnen umgeben (Abb. 3.**10**):
- *1. Fach:* M. abductor pollicis longus und M. extensor pollicis brevis
- *2. Fach:* M. extensor carpi radialis longus, M. extensor carpi radialis brevis
- *3. Fach:* M. extensor pollicis longus
- *4. Fach:* M. extensor digitorum, M. extensor indicis
- *5. Fach:* M. extensor digiti minimi
- *6. Fach:* M. extensor carpi ulnaris

3.9.12 Finger

An jedem Finger verlaufen vier *Gefäßnervenstränge*, die aus je einer Arterie, einer Vene und einem Nerven bestehen. Sie liegen palmar und dorsal zu beiden Seiten der Finger. Die *palmaren Stränge* ziehen bis zur Endphalanx und versorgen dessen Dorsalseite, die *dorsalen Stränge* enden an der Mittelphalanx.

3.9.13 Abgrenzung der sensiblen Innervationsgebiete an Hand und Fingern

Hand und Finger werden sensibel von N. medianus, N. ulnaris und N. radialis innerviert (s. Abb. 9.**2**).
- *N. medianus:* innerviert palmar die Haut der radialen 3½ Finger und dorsal der 2½ radialen Fingerendglieder sowie die radiale Hälfte der Handfläche
- *N. ulnaris:* innerviert palmar die ulnaren 1½ Finger und dorsal die ulnaren 2½ Finger sowie die ulnare Hälfte von Handfläche und Handrücken

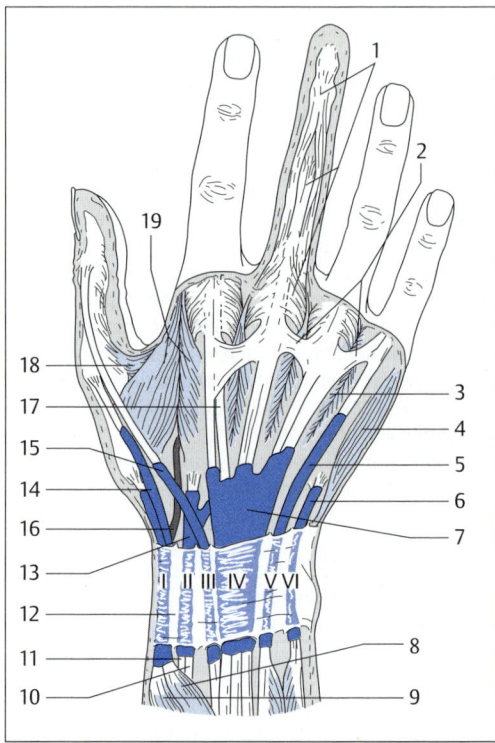

Abb. 3.**10 Sehnenscheiden der Fingerstrecker.** 1 = Dorsalaponeurose des Mittelfingers, 2 = Connexus intertendinei, 3 = M. interosseus dors. IV, 4 = M.abductor digiti minimi, 5 = Vagina tendinis m. extensoris digiti minimi, 6 = Vagina tendinis m. extensoris carpi ulnaris, 7 = Vagina tendinum mm. extensoris digitorum et extensoris indicis, 8 = M.extensor pollicis brevis, 9 = M. abductor pollicis longus, 10 = Sehne des M. extensor carpi radialis brevis, 11 = Sehne des M. extensor carpi radialis longus, 12 = Retinaculum extensorum, 13 = Vagina tendinum mm. extensorum carpi radialium, 14 = Vagina tendinum mm. abductoris longi et extensoris brevis pollicis, 15 = Vagina tendinis m. extensoris pollicis longi, 16 = A. radialis in der „Tabatière", 17 = Sehne des M. extensor indicis, 18 = M. adductor pollicis, 19 = M. interosseus dors. I, I–VI = Sehnenfächer unter dem Retinaculum extensorum (aus Frick/Leonhardt/Starck, Thieme 1992)

■ *N. radialis:* innerviert dorsal die Haut der Grund- und Mittelglieder der radialen $2^1/_2$ Finger sowie die radiale Hälfte des Handrückens.

3.9.14   Anatomische Korrelate bildgebender Verfahren

Die knöchernen Anteile des Skeletts lassen sich mittels konventioneller Röntgenbilder darstellen. Bei der Beurteilung der Bilder sollte man auf folgende Gesichtspunkte achten:

1. die Knochenkontur mit den entsprechenden Knochenvorsprüngen
2. die Dichte des Knochens mit der dichteren Kortikalis und der weniger röntgendichten Spongiosa
3. die Stellung der Knochen im Bereich der Gelenke

Wichtig zur Beurteilung von Frakturen sind darüber hinaus die Kenntnis über den Zeitpunkt der Verknöcherung und des Schlusses der Epiphysenfugen. Knorpel ist strahlendurchlässig und kann v. a. beim Kind Frakturen vortäuschen.

Muskeln, Sehnen und Bänder lassen sich v. a. im Bereich von Gelenken gut durch die Sonographie darstellen. Bei Kindern lässt sich oft auch die Oberfläche der Knochen beurteilen.

Anatomie

Untere Extremität

24 Seiten

Zur unteren Extremität gehören der *Beckengürtel* und die *freie untere Gliedmaße* mit Oberschenkel, Unterschenkel und Fuß. Der Beckengürtel ist fest in das Achsenskelett eingebaut. Die untere Extremität ist dem aufrechten Gang und Stand (Bipedie) angepasst.

4.1 Grundkenntnisse der Entwicklung

Die paddelförmigen *Extremitätenknospen*, die als Anlage der unteren Extremität an der kaudalen seitlichen Rumpfwand entstehen, entwickeln sich etwa 1–2 Tage nach denen der oberen Extremität. Aus dem proximalen Abschnitt der Extremitätenknospe entsteht der *Beckengürtel*, aus dem distalen die *freie untere Gliedmaße*. In der 6. Woche grenzt sich die *Fußplatte* ab, in der sich die *Zehen* entwickeln. Durch Bildung des Knies erfolgt eine Unterteilung in Ober- und Unterschenkel. Die weitere Entwicklung der unteren Extremität gleicht der der oberen (s. a. 3.1).

Die *Verknöcherung* des Beckengürtels beginnt im 2.–3. Entwicklungsmonat. Zunächst tritt in jedem der drei Teile des Beckens ein Knochenkern auf, von dem aus die Verknöcherung fortschreitet. Erst zu Beginn der Pubertät vereinigen sie sich zu einem einheitlichen Knochen. Im Bereich der freien Gliedmaße treten die ersten *Knochenkerne* ab der 7. Woche in den Diaphysen der Röhrenknochen auf. Im Gegensatz zur oberen Extremität sind zum Zeitpunkt der Geburt schon Knochenkerne in der Epiphyse des distalen Femur und der proximalen Tibia vorhanden.

Die *Muskulatur* entsteht aus den Myotomen der unteren Somiten und ordnet sich frühzeitig in Blasteme für *Beuger* (dorsal), *Strecker* (ventral) und *Adduktoren* (medial). Die Innervation erfolgt über Rr. ventr. der Spinalnerven aus L2 - S3, die den Plexus lumbalis und Plexus sacralis bilden.

4.2 Knochen

Die Knochen der unteren Extremität lassen sich in die Knochen des Beckengürtels, des Ober- und Unterschenkels und des Fußes unterteilen.

4.2.1 Beckengürtel

Der Beckengürtel besteht aus *Hüftbeinen* (*Ossa coxae*) und *Kreuzbein* (*Os sacrum* mit *Os coccygis*), die dorsal durch straffe Gelenke und Bänder (Lig. sacrospinale, Lig. sacrotuberale) und ventral durch die *Symphyse* miteinander verbunden sind. Sie bilden den sehr stabilen knöchernen *Beckenring*. Dieser verbindet die Wirbelsäule mit den unteren Extremitäten und verteilt die Last des Körpers gleichmäßig auf diese (s. a. 6.4.1).

Hüftbein (Os coxae) (Abb. 4.**1**): Das Hüftbein setzt sich aus drei Anteilen zusammen: *Darmbein* (*Os ilium*), *Sitzbein* (*Os ischii*) und *Schambein* (*Os pubis*). Die drei Hüftbeinknochen verschmelzen im Bereich der *Hüftgelenkspfanne* (*Acetabulum*). Sie liegt an der dicksten Stelle des Hüftbeins und ist halbkugelig ausgehöhlt. Ihr Rand wird von einem *ringförmigen*

Knochenwulst (*Limbus acetabuli*) verstärkt, der nach kaudal durch die *Incisura acetabuli* unterbrochen ist. In der Tiefe des Acetabulum liegt die *Fossa acetabuli*.

■ Das *Os ilium* nimmt den größten Teil des Hüftbeins ein. Es besteht aus der *Darmbeinschaufel* (*Ala ossis ilii*), die sich nach oben verbreitert und dem *Corpus ossis ilii*, der den oberen Anteil des Acetabulum bildet. Der kraniale Rand der Darmbeinschaufel ist verdickt und bildet die *Crista iliaca*, die nach ventral in die *Spina iliaca sup. ant.* und nach dorsal in die *Spina iliaca sup. post.* ausläuft. Unterhalb dieser oberen Darmbeinstacheln liegen die *Spina iliaca inf. ant.* und *post.* An Innen- und Außenfläche der Darmbeinschaufel sind mehrere Linien zum Ansatz von Sehnen und Muskeln zu erkennen (z. B. Linea glutaea ant., post. und inf.). Auf der Crista iliaca sieht man drei Leisten (Labium ext., Linea intermedia, Labium int.).

■ Das *Os ischii* bildet mit seinem *Corpus ossis ischii* den dorsalen Anteil des Acetabulum. Vom Corpus entspringt nach dorsal die *Spina ischiadica*, die oben von der *Incisura ischiadica maj.* und unten von der *Incisura ischiadica min.* begrenzt wird. Kaudal der Incisura ischiadica min. liegt der *Sitzbeinhöcker* (*Tuber ischiadicum*), der nach vorne in den *Ramus ossis ischii* übergeht.

■ Das *Os pubis* bildet mit seinem *Corpus ossis pubis* den ventralen Anteil des Acetabulum. Sein *Ramus sup. ossis pubis* trägt die *Facies symphysialis* und artikuliert mit dem Ramus sup. des Hüftbeins der anderen Seite. Auf der Oberseite des Ramus sup. liegt das *Tuberculum pubicum*, das nach medial in die *Crista pubica* und nach lateral in eine scharfe Kante (*Pecten ossis pubis*) übergeht. Der *Ramus inf. ossis pubis* verbindet sich mit dem Ramus ossis ischii.

■ Os pubis und Os ischii umgeben das *Foramen obturatum*. Es wird von der *Membrana obturatoria* verschlossen, die eine Öffnung (*Canalis obturatorius*) als Durchtrittsstelle für Nerven und Gefäße besitzt.

Os sacrum: Das Kreuzbein liegt als unpaarer Knochen zwischen den beiden Hüftbeinen und ist über straffe Gelenke, die *Kreuz-Darmbeingelenke* (*Artt. sacroiliacae*), mit ihnen verbunden (s. a. 6.4.1).

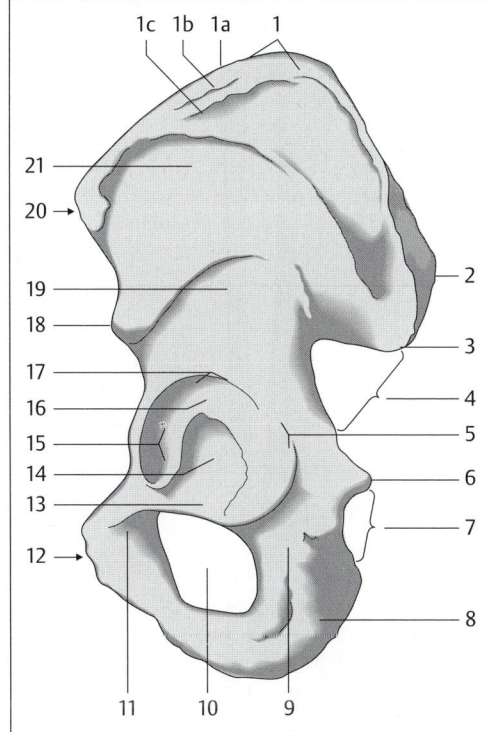

Abb. 4.**1** **Os coxae** (links, von lateral). 1 = Crista iliaca, 1a = Labium int., 1b = Labium intermedium, 1c = Labium ext., 2 = Spina iliaca post. sup., 3 = Spina iliaca post. inf., 4 = Incisura ischiadica maj., 5 = Corpus ossis ischii, 6 = Spina ischiadica, 7 = Incisura ischiadica min., 8 = Tuber ischiadicum, 9 = Os ischii, 10 = Foramen obturatum, Membrana obturatoria, 11 = Os pubis, 12 = Facies symphysialis, 13 = Incisura acetabuli, 14 = Acetabulum, 15 = Corpus ossis pubis, 16 = Facies lunata, 17 = Corpus ossis ilii, 18 = Spina iliaca ant. inf., 19 = Os ilium, 20 = Spina iliaca ant. sup., 21 = Ala ossis ilii (aus Bücker, Thieme 1992)

4.2.2 Oberschenkelknochen (Femur)

Der Oberschenkelknochen ist der längste und stärkste Röhrenknochen des Körpers (Abb. 4.**2**). Am proximalen Ende liegt der *Kopf* (*Caput femoris*), in den sich distal eine Grube einsenkt (*Fovea capitis ossis femoris*). Er geht in den *Schenkelhals* (*Collum ossis femoris*) über. An diesem Übergang liegt die Epiphysenfuge. Kopf und Schenkelhals sind nach mediokranial gerichtet und bilden mit dem Schaft einen Winkel von 120–133° (*Kollodiaphysenwinkel*). Außerdem ist der Kopf um etwa 12° nach vorne gedreht (*Anteversion*, klinisch: Antetorsion). Bei Kindern und Jugendlichen ist der Kollodiaphysenwinkel größer als beim Erwachsenen (Neugeborenes 150°, Kleinkind 140°, Jugendlicher 133°).

Unterhalb des Schenkelhalses liegen lateral der *große Rollhügel* (*Trochanter maj.*) und medial der *kleine Rollhügel* (*Trochanter min.*). Auf der Ventralseite sind beide durch die flache *Linea intertrochanterica*, auf der Dorsalseite durch die kräftige *Crista intertrochanterica* verbunden. Am *Femurschaft* (*Corpus femoris*) unterscheidet man eine *Facies ant., med.* und *lat.* Er ist auf seiner Dorsalseite durch eine längs verlaufende Knochenleiste (*Linea aspera*) verstärkt, die aus Labium med. und Labium lat. besteht. Zwischen beiden liegt distal die dreieckige *Facies poplitea*. Das Labium lat. verbreitert sich proximal zur *Tuberositas glutaeae*.

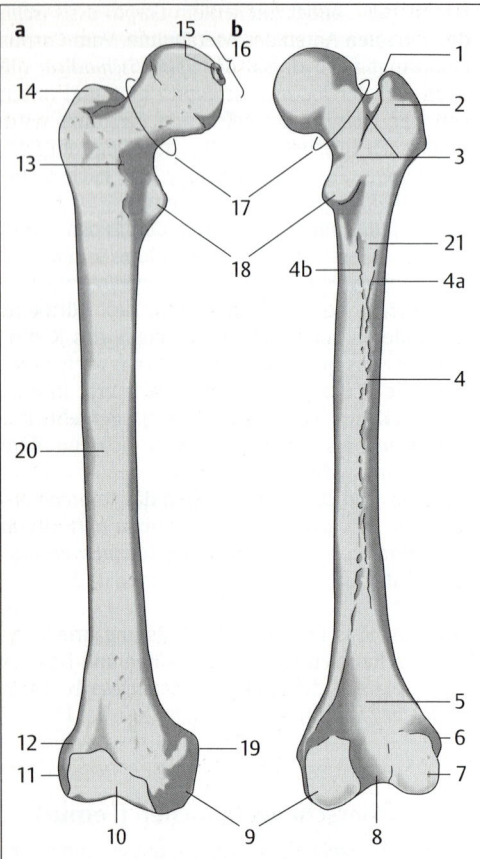

Abb. 4.**2 Femur** (rechts). **a** von ventral, **b** von dorsal. 1 = Fossa trochanterica, 2 = Trochanter maj., 3 = Crista intertrochanterica, 4 = Linea aspera, 4a = Labium lat., 4b = Labium med., 5 = Facies poplitea, 6 = Epicondylus lat., 7 = Condylus lat., 8 = Fossa intercondylaris, 9 = Condylus med., 10 = Facies patellaris, 11 = Condylus lat., 12 = Epicondylus lat., 13 = Linea intertrochanterica, 14 = Trochanter maj., 15 = Fovea capitis, 16 = Caput femoris, 17 = Collum femoris, 18 = Trochanter min., 19 = Epicondylus med., 20 = Corpus femoris, 21 = Tuberositas glutaealis (nach Bücker, Thieme 1992)

Das distale Ende des Femurs verbreitert sich zu *Condylus med.* (schmäler) und *Condylus lat.* (breiter), die auf der Dorsalseite durch die *Fossa intercondylaris* voneinander getrennt sind. Auf der Ventralseite liegt die mit Knorpel überzogene *Facies patellaris*. Die Kondylen sind im vorderen Bereich weniger stark gekrümmt als im hinteren. Sie werden seitlich oben von *Epicondylus lat.* und *med.* überragt.

4.2.3   Kniescheibe (Patella)

Die Kniescheibe ist das größte *Sesambein* des Körpers, eingelassen in die Sehne des M. quadriceps fe-

moris. Sie liegt kranial des femoro-tibialen Gelenkspaltes. Die Basis des dreiseitigen, abgeplatteten Knochens ist nach oben, die Spitze (*Apex*) nach unten gerichtet. Die Hinterfläche (*Facies articularis*) ist mit Knorpel überzogen und zeigt eine kleinere mediale und eine größere laterale Fläche.

4.2.4   Unterschenkelknochen

Das Skelett des Unterschenkels besteht aus *Schienbein* (*Tibia*) und *Wadenbein* (*Fibula*) (Abb. 4.**3**). Nur das kräftigere, medial gelegene Schienbein steht in gelenkiger Verbindung mit dem Femur.

Schienbein (Tibia): Das verbreiterte proximale Ende der Tibia (*Caput tibiae*) trägt die beiden *Gelenkknor-*

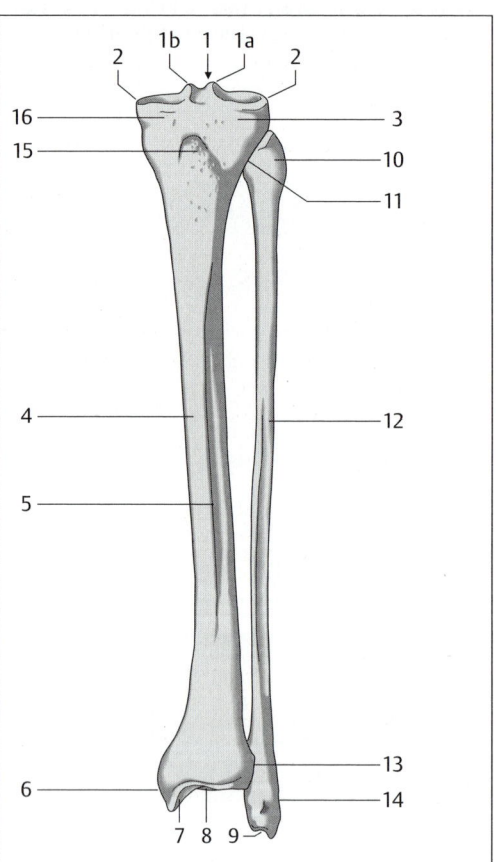

Abb. 4.**3 Unterschenkelknochen** (von ventral). 1 = Eminentia intercondylaris, 1a = Tuberculum intercondylare lat., 1b = Tuberculum intercondylare med., 2 = Facies articularis sup. tibiae, 3 = Condylus lat. tibiae, 4 = Corpus tibiae, 5 = Margo ant. tibiae, 6 = Malleolus med., 7 = Facies articularis malleoli med., 8 = Facies articularis inf. tibiae, 9 = Facies articularis malleoli lat., 10 = Caput fibulae, 11 = Art. tibiofibularis prox., 12 = Corpus fibulae, 13 = Art. tibiofibularis dist, 14 = Malleolus lat., 15 = Tuberositas tibiae, 16 = Condylus med. tibiae (nach Bücker, Thieme 1992)

ren (*Condylus med.* und *Condylus lat.*). Die beiden Gelenkflächen an der Oberseite des Tibiakopfes sind durch eine knorpelfreie Zone (*Eminentia intercondylaris*) getrennt. Diese besitzt zwei Höcker (*Tuberculum intercondylare med.* und *lat.*) und eine vordere und hintere Grube (*Area intercondylaris ant.* und *post.*). Der laterale Kondylus trägt die ovale Gelenkfläche zur Artikulation mit der Fibula (*Facies articularis fibularis*).

Am Schaft unterscheidet man drei Kanten: *Margo ant.*, *interosseus* und *med.* Der Margo ant. geht nach proximal in die *Tuberositas tibiae* über, an der das *Lig. patellae* ansetzt. Nach distal verbreitert sich der Schaft und trägt an der medialen Seite den *medialen Knöchel* (*Malleolus med.*). An dessen Innenseite liegt die *Facies articularis malleolaris*, die in die Facies articularis inf. der Tibia übergeht. Lateral liegt die *Incisura fibularis tibiae* zur Anlagerung der Fibula. An der Hinterseite liegt der *Sulcus malleolaris*.

Wadenbein (Fibula): Die Fibula liegt laterodorsal der Tibia. Das *Caput fibulae* trägt medial die *Facies articularis capitis fibulae* zur Verbindung mit dem Condylus lat. tibiae und läuft nach oben in eine Spitze (*Apex capitis fibulae*) aus. Am Schaft unterscheidet man vier Kanten: *Margo ant.*, *post.* und *interosseus* sowie die *Crista med.* Das distale Ende geht in den *Außenknöchel* (*Malleolus lat.*) über. Er überragt den Malleolus med., mit dem zusammen er die *Malleolengabel* bildet. Seine mediale Seite trägt die *Facies articularis malleoli*. An der Unterseite liegt der *Sulcus malleolaris*, durch den die Sehnen der Peronaeusmuskeln ziehen, an der Hinterseite die *Fossa malleoli lat.*

4.2.5 Fußknochen

Das Skelett des Fußes setzt sich aus mehreren Knochengruppen zusammen (Abb. 4.**4**):

Fußwurzelknochen (Ossa tarsi): Die Fußwurzelknochen lassen sich in eine *proximale Gruppe* (*Talus*, *Calcaneus*) und eine *distale Gruppe* (*Os naviculare*, *Ossa cuneiformia*, *Os cuboideum*) unterteilen.

■ Das *Sprungbein* (*Talus*) besteht aus dem nach vorne gerichteten *Caput tali* (zur Artikulation mit dem Os naviculare), das am *Collum tali* in den *Corpus tali* übergeht. Dieser trägt die *Gelenkrolle* (*Trochlea tali*), die vorne breiter ist als hinten. Sie bildet den Gelenkkopf des oberen Sprunggelenks. Das Corpus tali bildet einen Proc. lat. und einen zweigeteilten Proc. post. Nach unten trägt der Talus drei Gelenkflächen für den Calcaneus (*Facies articularis calcanea ant.*, *media* und *post.*). Zwischen der hinteren und der mittleren liegt der *Sulcus tarsi*, der mit dem *Sulcus calcanei* des Fersenbeins den *Canalis tarsi* bildet.

■ Das *Fersenbein* (*Calcaneus*) ist der größte Knochen des Fußes. Der nach hinten gerichtete *Fersenbeinhöcker* (*Tuber calcanei*) dient der Achillessehne als Ansatz und sitzt im hinteren Bereich auf dem Boden auf. Der Calcaneus besitzt drei Gelenkflächen zur Artikulation mit dem Talus (*Facies articularis talaris ant.*, *media* und *post.*) und eine zur Artikulation mit dem Os cuboideum (*Facies articularis cuboidea*). Nach medial ragt das *Sustentaculum tali* hervor, das den Talus trägt.

■ Das *Kahnbein* (*Os naviculare*) trägt proximal eine Gelenkfläche für das Caput tali und distal drei Gelenkflächen zur Verbindung mit den Ossa cuneiformia. Nach medial springt die *Tuberositas ossis navicularis* hervor.

■ Die *drei Keilbeine* (*Os cuneiforme med.*, *intermedium* und *lat.*) artikulieren proximal mit dem Os naviculare und distal mit den Ossa metatarsi I–III. Sie stehen seitlich miteinander in Verbindung, das Os cuneiforme lat. zusätzlich noch mit dem Os cuboideum.

■ Das *Würfelbein* (*Os cuboideum*) liegt zwischen Calcaneus und den Ossa metatarsi IV und V, medial steht es mit dem Os cuneiforme lat. in Verbindung. An seiner Unterseite liegt die *Tuberositas ossis cuboidei*.

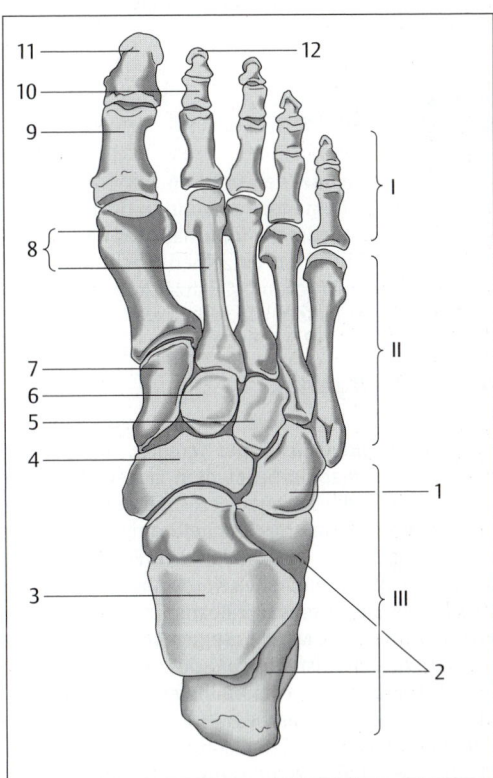

Abb. 4.**4 Fußskelett** (von dorsal). I = Zehen, II = Mittelfuß, III = Fußwurzel. 1 = Os cuboideum, 2 = Calcaneus, 3 = Talus, 4 = Os naviculare, 5 = Os cuneiforme III, 6 = Os cuneiforme II, 7 = Os cuneiforme I, 8 = Ossa metatarsalia I–V, 9 = Phalanx prox., 10 = Phalanx media, 11 = Phalanx dist., 12 = Tuberositas phalangis dist.

Merke

Reihenfolge der Fußwurzelknochen: Das **Sprungbein** und das **Fersenbein** die wollten in den **Kahn** hinein und kriegten **drei**mal **Keile** vom **Würfelbein**.

Mittelfußknochen (Ossa metatarsi): Die Mittelfußknochen sind Röhrenknochen mit *Basis, Corpus* und *Caput.* Die Basen artikulieren mit Ossa cuneiformia (Ossa metatarsi I–III) und Os cuboideum (Ossa metatarsi IV und V), die Köpfe mit den Zehenknochen. Die Basis des Os metatarsale I ist nach plantar vorgewölbt, die des Os metatarsale V nach lateral (*Tuberositas ossis metatarsale V*). Der 1. Mittelfußknochen ist der kräftigste, der 2. der längste. Am Kopf des 1. Mittelfußknochens liegen zwei *Sesambeine.*

Zehenknochen (Ossa digitorum, Phalanges pedis): Die Zehenknochen sind ebenfalls kleine Röhrenknochen mit *Basis, Caput* und *Corpus.* Der *Großzeh* (*Hallux*) besteht aus zwei Knochen (*Phalanx prox.* und *dist.*), die übrigen Zehen aus drei (*Phalanx prox., media* und *dist.*). An den Endphalangen befindet sich die *Tuberositas phalangis dist.,* an der Bindegewebszüge der Haut befestigt sind.

4.3   Gelenke

Die Skelettelemente der unteren Extremität sind über Gelenke miteinander verbunden, die Bewegungen der freien Gliedmaße innerhalb des Beckengürtels und zwischen den einzelnen Abschnitten der Gliedmaße ermöglichen, gleichzeitig jedoch eine ausreichende *Stabilität* gewährleisten.

4.3.1   Hüftgelenk

Das *Hüftgelenk* (*Art. coxae*) ist ein *Kugelgelenk.* Den Gelenkkopf bildet das Caput femoris, die Gelenkpfanne das Acetabulum mit dem Lig. transversum acetabuli, das die Incisura acetabuli ausfüllt. Vom Acetabulum ist nur eine sichelförmige Zone mit Knorpel überzogen (*Facies lunata*). Formvarianten der Knorpelfläche entstehen durch ungleiche Druckverhältnisse bei besonderer Beanspruchung, z. B. bei Hüftdysplasien. Die faserknorpelige Gelenklippe (*Labrum acetabulare*) ist am Rand des Acetabulum und am Lig. transversum acetabuli befestigt. Die Gelenkpfanne umgibt mehr als die Hälfte des Caput femoris.

Gelenkkapsel: Die Gelenkkapsel entspringt am Pfannenrand und setzt am Femur vorne an der Linea intertrochanterica und hinten proximal am Crista intertrochanterica am Schenkelhals an. Die Epiphysenfuge liegt immer innerhalb der Kapsel.

Gelenksicherung: Das Hüftgelenk wird durch Knochenführung und durch kräftig ausgebildete Bänder gesichert. Luxationen sind selten.

Bänder: Die Bänder des Hüftgelenks sind die zugstabilsten des Körpers. Die drei kräftigsten Bänder, *Lig. iliofemorale, Lig. ischiofemorale* und *Lig. pubofemorale,* verlaufen schraubenförmig um den Schenkelhals herum und verstärken die Gelenkkapsel. Sie entspringen an den entsprechenden Anteilen des Becken und setzen an der Linea intertrochanterica des Femur an. Alle drei Bänder geben Fasern ab, die als *Zona orbicularis* ringförmig um den Schenkelhals verlaufen.

Das *Lig. iliofemorale* ist das stärkste Band des Körpers. Es verläuft von der Spina iliaca ant. und vom Acetabulum zur Linea intertrochanterica. Es verhindert das Abkippen des Beckens nach hinten und ermöglicht so den aufrechten Stand. Bei gestrecktem Oberschenkel ist das Band gespannt, bei gebeugtem Oberschenkel entspannt. Die Pars lat. hemmt die Außenrotation, die Pars med die Innenrotation.

Innerhalb der Gelenkkapsel zieht das *Lig. capitis femoris* von der Incisura acetabuli zur Fovea capitis ossis femoris. In ihm ziehen Blutgefäße zum Caput femoris, die jedoch im Erwachsenenalter obliterieren.

 Klinischer Bezug

Beim Kind erfolgt die arterielle Versorgung des Hüftkopfes durch eine Arterie im Lig. capitis femoris (aus der A. obturatoria). Bei einer Durchblutungsstörung dieser Arterien kommt es zur **aseptischen Hüftkopfnekrose** (Morbus Perthes), da die den Femurschaft versorgenden Gefäße nicht durch die Epiphysenfuge hindurchwachsen.

Bursen: Ventral des Hüftgelenks liegt zwischen M. iliopsoas und Gelenkkapsel die *Bursa iliopectinea,* die gelegentlich mit der Gelenkhöhle in Verbindung steht.

Bewegungen: Im Hüftgelenk sind Bewegungen um beliebig viele Achsen möglich, von denen die drei Hauptachsen durch das Caput ossis femoris verlaufen. Um die *Transversalachse,* die quer durch beide Femurköpfe verläuft, erfolgen Beugung (Anteversion) und Streckung (Retroversion) des Beines sowie im Stand Beugung und Streckung des Rumpfes. Ab- und Adduktion erfolgen um die *Sagittalachse* ebenso wie im Stand die Seitwärtsneigung des Rumpfes. Um die *Vertikalachse,* die senkrecht durch den Femurkopf verläuft, wird der Oberschenkel innen- und außenrotiert.

Bei jeder Bewegung werden verschiedene Anteile der Bänder gespannt, die einer übermäßigen Bewegung entgegenwirken. Die Abduktion ist bei gleichzeitiger Beugung im Hüftgelenk in stärkerem Maße möglich, da so die Spannung der Kapselbänder vermindert wird. Die Beugung im Hüftgelenk ist bei gleichzeitiger Beugung im Kniegelenk in stärkerem Ausmaß möglich, da so die ischiokrurale Muskulatur entspannt ist und erst bei extremer Beugung wieder gedehnt wird.

> **! Merke**
>
> *Hüftgelenk:* Außenrotation 45°, Innenrotation 35°, Anteversion 130°, Retroversion 10°, Abduktion 45°, Adduktion 20°. Durch Beugung im Hüftgelenk kann durch Entspannung der Bänder der Bewegungsumfang für Rotation und Abduktion vergrößert werden.

4.3.2 Kniegelenk

Im Kniegelenk artikulieren die Femurkondylen mit der Facies articularis sup. der Tibia und der Facies articularis patellae. Man unterteilt es deshalb in zwei *Teilgelenke*: Art. femoropatellaris und Art. femorotibialis, die von einer gemeinsamen Gelenkkapsel umgeben werden (Abb. 4.**5a**).

Menisci: Zwischen Femurkondylen und Tibiakopf liegen zwei *Menisci* aus Faserknorpel, die die Kontaktfläche vergrößern (Abb. 4.**5b**). Beide Menisci sind mit ihrem vorderen Horn an der *Area intercondylaris ant.* und mit dem hinteren Horn an der *Area intercondylaris post.* befestigt. Der C-förmige mediale Meniskus ist mit der Gelenkkapsel und dem medialen Kollateralband verwachsen, der fast zu einem Ring geschlossene laterale Meniskus nur mit der Kapsel. Die Menisci gleiten bei Kniegelenksbewegungen auf den Gelenkflächen der Tibia und werden als *bewegliche Gelenkpfannen* bezeichnet.

> **🔖 Klinischer Bezug**
>
> Der **mediale Meniskus** ist weniger verschieblich als der laterale und reißt deshalb bei Verletzungen des Kniegelenks leichter ein, besonders nach Überdehnung des Lig. collaterale med.

Gelenkkapsel: Die Gelenkkapsel entspringt am Femur vorne oberhalb der Knorpelknochengrenze, hinten an der Linea intercondylaris und am Knorpelrand der Kondylen und setzt am Tibiakopf an. Die beiden Schichten der Kapsel (*Membrana fibrosa* und *Membrana synovialis*) trennen sich stellenweise. Die Synovialmembran schließt die Patella ein und bildet oberhalb eine Aussackung (*Recessus suprapatellaris*). Distal der Patella wird sie durch einen Fettkörper (*Corpus adiposum infrapatellare*) in das Innere der Gelenkhöhle vorgebuchtet. Dorsal stülpt sie sich in die Fossa intercondylaris ein und umhüllt die Kreuzbänder von vorne und seitlich, sodass diese zwischen beiden Schichten der Kapsel liegen. Auf der Rückseite liegt eine weitere kleine Aussackung (*Recessus subpopliteus*).

Gelenksicherung: Die Stabilität des Kniegelenks wird durch die Gelenkkapsel, Außen- und Innenbänder und die auf das Gelenk einwirkende Muskulatur

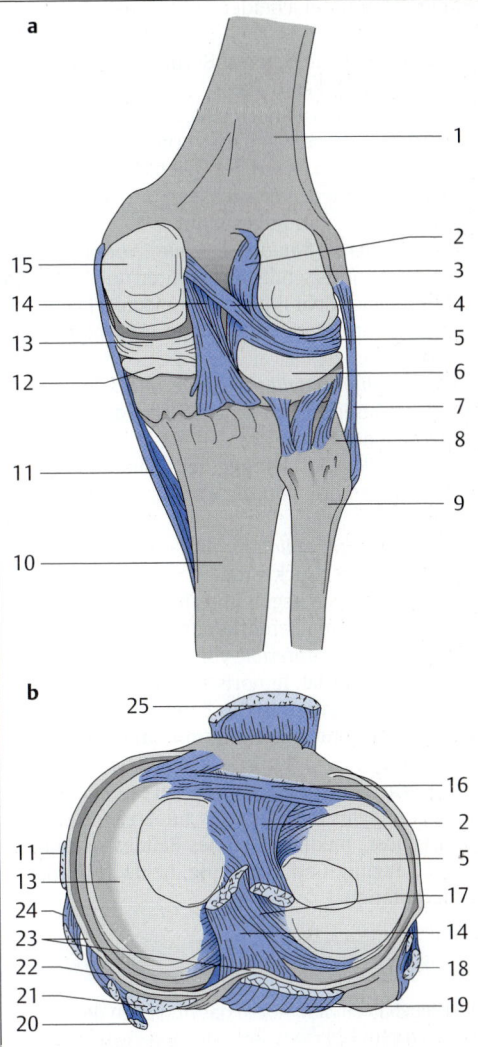

Abb. 4.**5 Kniegelenk. a** von dorsal, **b** Menisci von oben. 1 = Femur, 2 = Lig. cruciatum ant., 3 = Condylus lat., 4 = Faserzug vom hinteren Kreuzband, 5 = Meniscus lat., 6 = äußere Gelenkfläche des Schienbeins, 7 = Lig. collaterale lat., 8 = Caput fibulae, 9 = Fibula, 10 = Tibia, 11 = Lig. collaterale med., 12 = innere Gelenkfläche des Schienbeins, 13 = Meniscus med., 14 = Lig. cruciatum post., 15 = Condylus med., 16 = Lig. transversum genus, 17 = Lig. meniscofemorale post., 18 = Tendo m. bicipitis, 19 = M. popliteus, 20 = Tendo m. semitendinosus, 21 = Tendo m. semimembranosus, 22 = Tendo m. gracilis, 23 = Capsula articularis, 24 = Tendo m. sartorii, 25 = Lig. patellae propr. mit Bursa infrapatellaris prof. (**a** aus Bücker, Thieme 1992; **b** aus Töndury, Thieme 1981)

gewährleistet. Sie ist in Streckstellung bei maximal gespannten Kollateralbändern und größtmöglichem Kontakt zwischen Femurkondylen und Tibiakopf am höchsten.

Anatomie

Bänder: Man unterscheidet Außen- und Innenbänder:

- *Außenbänder:* Sie liegen außerhalb der Gelenkkapsel und verstärken diese:
  - *Lig. collaterale tibiale (mediale):* vom Epicondylus med. femoris schräg nach vorne unten zum Condylus med. tibiae, mit der Gelenkkapsel und dem Meniscus med. verwachsen, in Streckstellung und Außenrotation gespannt
  - *Lig. collaterale fibulare (laterale):* vom Epicondylus lat. femoris schräg nach hinten unten zum Caput fibulae, nicht mit der Gelenkkapsel verwachsen, in Streckstellung und Außenrotation gespannt
  - *Retinaculum patellae mediale und laterale:* verstärkte Faserzüge zu beiden Seiten der Patella innerhalb der Fascia lata
  - *Lig. patellae:* Fortsetzung der Sehne des M. quadriceps femoris von der Patella zur Tuberositas tibiae
  - *Lig. popliteum obliquum und arcuatum:* verstärken die Kapselrückwand
- *Innenbänder:* Sie liegen innerhalb der Gelenkkapsel zwischen den Femurkondylen:
  - *Lig. cruciatum anterior:* von der medialen Fläche des Condylus lat. femoris zur Area intercondylaris ant., medialer Teil des Bandes spannt sich bei Streckung und Innenrotation, lateraler Teil bei Beugung
  - *Lig. cruciatum posterior:* von der lateralen Fläche des Condylus med. femoris zur Area intercondylaris post., medialer Teil des Bandes spannt sich bei Beugung und Streckung, beide Teile bei Innenrotation

Klinischer Bezug

Die Kreuzbänder verhindern das Abgleiten der Femurkondylen vom Tibiakopf. Risse der Kreuzbänder führen zum **Schubladenphänomen**: der Unterschenkel kann bei rechtwinklig gebeugtem Knie gegen den Oberschenkel nach vorne (Riss des vorderen Kreuzbandes) oder hinten (Riss des hinteren Kreuzbandes) verschoben werden.

- *Lig. transversum genus:* verbindet vorne die beiden Menisci
- *Lig. meniscofemorale anterior:* von der Dorsalseite des Meniscus lat. zum vorderen Kreuzband
- *Lig. meniscofemorale posterior:* von der Dorsalseite des Meniscus lat. zur Innenfläche des Condylus med.

Bursen: Im Bereich des Kniegelenks gibt es zahlreiche Schleimbeutel, von denen nur einige klinisch bedeutsam sind. Die *Bursa suprapatellaris* liegt proximal der Patella unterhalb der Sehne des M. quadriceps femoris und steht mit dem Recessus suprapatellaris in Verbindung. Distal der Patella liegt zwischen

Tibiakopf und Lig. patellae die *Bursa infrapatellaris prof.* Vor der Patella liegt die *Bursa praepatellaris*, die keine Verbindung zur Gelenkhöhle hat.

Bewegungen: Das Kniegelenk ist ein *Drehscharniergelenk* (*Trochoginglymus*) mit zwei Freiheitsgraden. Beugung und Streckung erfolgen um eine quere Achse, die durch die Femurkondylen verläuft. Die Femurkondylen sind vorne weniger gekrümmt als hinten. Die Kontaktfläche zwischen Femur und Tibia und damit auch die Stabilität ist somit in Streckstellung am größten, in Beugestellung am kleinsten. Die in Streckstellung maximal gespannten Kollateralbänder entspannen sich bei zunehmender Beugung und ermöglichen so die Innen- und Außenrotation. Alle Bewegungen sind mit einem Gleiten der Femurkondylen und gleichzeitiger Verschiebung der Menisci verbunden (*Roll-Gleit-Bewegung*).

Die *Außenrotation* ist in größerem Umfang möglich, da sich die Kreuzbänder voneinander abwickeln. Bei der *Innenrotation* wickeln sie sich umeinander und bremsen die Bewegung. Bei der *Beugung* rollen zunächst die Femurkondylen auf dem Tibiakopf ab und werden dann mit den Menisci passiv nach hinten verschoben. Die *Streckung* des Kniegelenks wird durch die Kreuzbänder gebremst. Ist das Gelenk bis 170° gestreckt, ist das vordere Kreuzband maximal angespannt. Eine weitere Streckung ist nur durch eine leichte Rotation der Tibia nach außen möglich, bei der die Kreuzbänder etwas voneinander abgewickelt werden (*Schlussrotation*).

Merke

Kniegelenk: Streckung 180° (die letzten 10° unter gleichzeitiger Außenrotation der Tibia um 5° – Schlussrotation), aktive Beugung 130°, passive Beugung 160°, Außenrotation 40°, Innenrotation 30°.

Traglinie: Die *Traglinie* des Beines verläuft durch den Mittelpunkt des Caput femoris und durch die Mitte des oberen Sprunggelenks. Die Längsachse des Femurschaftes bildet mit der Längsachse des Tibiaschaftes einen nach außen offenen Winkel von 175°. Unter diesen Normbedingungen zieht die Traglinie des Beines durch die Mitte des Kniegelenks.

Klinischer Bezug

Ist der Knieaußenwinkel deutlich kleiner als 175°, resultiert ein **Genu valgum** mit folgender X-Beinstellung. Die Tragachse ist dabei nach lateral verschoben. Ist der Knieaußenwinkel deutlich größer als 175°, resultiert ein **Genu varum** mit folgender O-Beinstellung. Die Tragachse ist dabei nach medial verschoben. Das *Genu valgum* geht mit einer *Coxa vara* (Verkleinerung des Kollodiaphysenwinkels), das *Genu varum* mit einer *Coxa valga* (Vergrößerung des Kollodiaphysenwinkels) einher.

! **Merke**

Genu varum: Oh warum habe ich O-Beine

4.3.3 Verbindung der Unterschenkelknochen

Tibia und Fibula sind an drei Stellen fest bindegewebig miteinander verbunden. Proximal liegt zwischen Condylus lat. tibiae und Caput fibulae die *Art. tibiofibularis*, mit in die Gelenkkapsel eingebauten Bändern (*Lig. capitis fibulae ant. et post.*). Zwischen den Margines interosseae von Tibia und Fibula spannt sich die *Membrana interossea cruris* aus, die proximal und distal eine kleine Lücke zum Durchtritt für Gefäße freilässt. Die *Syndesmosis tibiofibularis* verbindet mit den *Ligg. tibiofibulare ant.* und *post.* die distalen Knochenenden zur *Malleolengabel*. Sie besteht aus dem längeren Malleolus lat., der Unterfläche der Tibia und dem Malleolus med. Ihre Gelenkflächen bilden den proximalen Anteil des oberen Sprunggelenks.
Die Achse der Malleolengabel ist gegen die Transversalachse des Kniegelenkes nach außen gedreht.

4.3.4 Sprunggelenke

Oberes Sprunggelenk (Art. talocruralis): Das obere Sprunggelenk verbindet die Unterschenkelknochen mit den Fußwurzelknochen und ist ein *Scharniergelenk* mit einem Freiheitsgrad. Der Gelenkkopf wird von der Trochlea tali, die Gelenkpfanne von den Gelenkflächen der Malleolengabel gebildet. Die vorne und hinten dünne Gelenkkapsel ist an den Knorpel-Knochen-Grenzen von Tibia und Talus befestigt.

Unteres Sprunggelenk: Das untere Sprunggelenk verbindet einen Teil der Fußwurzelknochen miteinander und besteht aus einem vorderen Anteil (*Art. talocalcaneonavicularis*) und einem hinteren Anteil (*Art. subtalaris*). Beide Kammern sind jeweils von einer eigenen Kapsel umgeben und durch das *Lig. talocalcaneum interosseum* voneinander getrennt.

■ *Art. talocalcaneonavicularis:* Der kugelige Gelenkkopf wird von Caput und Corpus tali gebildet. Die Gelenkpfanne wird von der Facies articularis ant. und med. des Calcaneus und der Facies articularis talaris des Os naviculare gebildet. Zwischen beiden liegt das faserknorpelige *Pfannenband* (*Lig. calcaneonaviculare plantare*), das die Gelenkpfanne stabilisiert. Die Gelenkkapsel ist an den Knorpel-Knochen-Grenzen der beteiligten Knochen befestigt.

■ *Art. subtalaris:* Die Facies articularis talaris post. des Calcaneus bildet den Gelenkkopf, die Facies articularis calcanea post. des Talus die Gelenkpfanne. Die dünne Gelenkkapsel ist an den Rändern der Gelenkflächen befestigt.

Bänder: Die Gelenkkapseln der Sprunggelenke werden durch kräftige Bänder verstärkt:

■ *Art. talocruralis:* Am oberen Sprunggelenk unterscheidet man mediale und laterale Bänder:
 – *Lig. mediale* (*Lig. deltoideum*): dreieckiges Band, entspringt an der Tibia und strahlt mit seinen Anteilen (*Pars tibionavicularis, Pars tibiocalcanea* und *Pars tibiotalaris*) fächerförmig in die Fußwurzelknochen ein
 – *laterale Bänder: Lig. talofibulare ant.* und *post.* ziehen vom Außenknöchel zum Talus, das *Lig. calcaneofibulare* vom Außenknöchel zur Außenfläche des Calcaneus

■ *Art. talocalcaneonavicularis:* Das komplexe Gelenk wird durch kräftige Bänder gehalten:
 – *Lig. calcaneonaviculare plantare:* vom Sustentaculum tali des Calcaneus und dem Corpus tali zum Os naviculare, bildet einen Teil der Gelenkpfanne für den Taluskopf (*Pfannenband*)
 – *Lig. talonaviculare:* vom Taluskopf zum Os naviculare

■ *Art. subtalaris:* Folgende Bänder verstärken die Gelenkkapsel:
 – *Lig. talocalcaneare mediale und laterale*
 – *Lig. talocalcaneare interosseum:* liegt im Canalis tarsi, trennt beide Kammern des unteren Sprunggelenks
 – *Lig. calcaneofibulare:* von der Fibula zum Calcaneus, sichert oberes und unteres Sprunggelenk

Bewegungen: Bei den Bewegungen des Fußes wirken beide Sprunggelenke zusammen. Im oberen Sprunggelenk erfolgen *Dorsalextension* und *Plantarflexion* (Heben und Senken der Fußspitze) um eine Achse, die quer durch die Malleolengabel verläuft. *Pronation* (Heben des lateralen Fußrandes) und *Supination* (Heben des medialen Fußrandes) erfolgen im unteren Sprunggelenk um eine schräge Achse. Die Pronation ist mit einer Abduktion, die Supination mit einer Adduktion des Fußes verbunden. Das Kreisen des Fußes (*Zirkumduktion*) resultiert aus einer Kombination der Bewegungen im oberen und unteren Sprunggelenk. Da sich die Trochlea tali nach hinten zu verschmälert, sind bei maximaler Plantarflexion im oberen Sprunggelenk auch Ab- und Adduktion möglich (Instabilität des Gelenkes beim Zehenstand).

  Merke

Sprunggelenke: Dorsalextension 20–30°, Plantarflexion 40–50°, Pronation 30°, Supination 50–60°.

4.3.5 Weitere Gelenke der Fußwurzel und des Mittelfußes

Die weiteren Fußwurzel- und Mittelfußknochen sind mit den jeweils benachbarten Knochen durch straffe

Gelenke verbunden, deren Gelenkkapseln durch Bänder verstärkt werden.

Art. calcaneocuboidea (Fersenbein-Würfelbein-Gelenk): Dieses Gelenk ist eine *Amphiarthrose* mit geringem Bewegungsumfang, der bei Pro- und Supinationsbewegungen eine Rolle spielt. Sie wird durch folgende Bänder verstärkt:

- *Lig. bifurcatum:* besteht aus Lig. calcaneonaviculare und Lig. calcaneocuboideum, entspringt im Sinus tarsi am Calcaneus
- *Lig. calcaneocuboideum plantare*
- *Lig. plantare longum:* zieht von der plantaren Fläche des Calcaneus zur Tuberositas ossis cuboidei und zu den Ossa metatarsalia II–V

Art. tarsometatarsales (Fußwurzel-Mittelfuß-Gelenke): Zwischen den kleinen Fußwurzelknochen und zwischen Fußwurzel- und Mittelfußknochen sind straffe Gelenke ausgebildet, die jeweils durch Ligg. plantaria, interossea und dors. gesichert werden.

Artt. intermetatarsales (Zwischenmittelfußgelenke): Sie liegen zwischen den Basen des 2.–5. Mittelfußknochens und werden durch Ligg. metatarsalia dors., interossea und plantaria verstärkt. Die Köpfe der Mittelfußknochen werden durch das *Lig. metatarsale transversum prof.* verbunden.

Klinischer Bezug

Bei **Fußamputationen** sind zwei Gelenklinien von besonderer Bedeutung: die *Chopart-Gelenklinie*, zwischen Talus und Os naviculare sowie Calcaneus und Os cuboideum, und die *Lisfranc-Gelenklinie* zwischen distaler Reihe der Fußwurzelknochen und Metatarsalknochen.

Fußgewölbe: Das Fußskelett ist sowohl in der Längs- als auch in der Querrichtung gewölbt. Die drei knöchernen Stützpunkte der Wölbung sind das *Tuber calcanei*, das *Caput ossis metatarsalis I* und das *Caput ossis metatarsalis V*. Auf sie wird die Körperlast beim Stehen und Gehen übertragen. Längs- und Querwölbung werden durch Bänder, Sehnen und die kurzen plantaren Fußmuskeln nach dem Prinzip der Zuggurtung verspannt und gewährleisten eine dämpfende Federwirkung beim Gehen.

Merke

Das *Längsgewölbe* wird vor allem durch Lig. calcaneonaviculare, Lig. plantare longum, die Sehnen des M. flexor hallucis longum und M. flexor digitorum longum, die kurzen Fußmuskeln sowie die Plantaraponeurose unterstützt. Das *Quergewölbe* wird durch die Sehnen der Mm. peronaeus longus und tibialis post. sowie die kurzen Muskeln der Fußsohle aufrechterhalten.

4.3.6   Zehengrundgelenke

Man unterscheidet die *Zehengrundgelenke* (*Artt. metatarsophalangeales*) sowie die *Mittel*- und *Endgelenke* (*Artt. interphalangeales*) der Zehen.

Artt. metatarsophalangeales: In den Zehengrundgelenken artikulieren die Köpfe der Mittelfußknochen mit den Basen der proximalen Phalanx. Es handelt sich um *Kugelgelenke*, die durch *Ligg. collateralia* in der Rotationsbewegung eingeschränkt sind. Die Gelenkkapsel wird plantar durch *Ligg. plantaria* verstärkt. Am Großzehengrundgelenk liegen im *Lig. plantare* ein mediales und ein laterales Sesambein. In den Metatarsophalangealgelenken sind Plantarflexion, Dorsalextension und in geringem Ausmaß Ab- und Adduktion möglich.

Artt. interphalangeales: Die Mittel- und Endgelenke der Zehen sind reine *Scharniergelenke*, in denen nur Beugung und Streckung möglich sind. Sie sind durch Ligg. collateralia und Ligg. plantaria vor allem bei der Plantarflexion gesichert.

4.4   Muskeln

Die Muskulatur der unteren Extremität dient der *Bewegung der Beine* und in geringerem Ausmaß der *Bewegung der Lendenwirbelsäule*. Sie ist kräftig ausgebildet und Voraussetzung für den sicheren Stand und die Fortbewegung.

4.4.1   Muskeln der Hüfte

Die Muskeln, die auf das Hüftgelenk wirken, entspringen am Becken oder an der Wirbelsäule und setzen am Femur an. Sie umgeben das Gelenk wie ein Mantel von allen Seiten. Am *Standbein* tragen sie zur Stabilisierung des Beckens bei, das *Spielbein* wird aktiv bewegt.

Man gliedert die Muskeln der Hüfte in *innere Hüftmuskeln*, die an der inneren Beckenwand entspringen, und *äußere Hüftmuskeln*, die an der äußeren Beckenwand entspringen (Tab. 4.1).

Die Hüftmuskeln bewegen das Femur im Hüftgelenk je nach Verlauf zu den drei Hauptachsen. In Abhängigkeit von der Ausgangsstellung können sie auch gegensätzliche Funktionen haben.

M. psoas maj., M. psoas min. und M. iliacus bilden zusammen den *M. iliopsoas.* Er zieht durch die *Lacuna musculorum* unterhalb des Leistenbandes und setzt vor der Transversalachse am Femur an. Er ist der kräftigste Beuger im Hüftgelenk und kann je nach Ausgangsstellung das Bein nach außen oder innen rotieren. Der M. iliopsoas ist von einer eigenen Faszie (*Fascia iliopsoica*) bedeckt.

Der *M. glutaeus maximus* ist der kräftigste Strecker im Hüftgelenk und verhindert das Vornüberkippen des Beckens im Stehen. Die Mm. glutaeus medius et minimus verhindern das Absinken des Beckens zur Seite.

Tab. 4.1 **Hüftmuskeln**

Muskel	Ursprung	Ansatz	Funktion	Innervation
Innere Hüftmuskeln				
M. psoas maj.	Wirbelkörper (Th12 – L4), Disci intervertebrales, Proc. costales der LW	Trochanter min.	Lateralflexion der LWS, Beugung im Hüftgelenk, Außenrotation	N. femoralis (Plexus lumbalis)
M. psoas min.	12. BWK und 1. LWK	Fascia iliaca	Lateralflexion der LWS	Plexus lumbalis
M. iliacus	Fossa iliaca	Trochanter min.	Beugung im Hüftgelenk, Außenrotation	N. femoralis (Plexus lumbalis)
M. piriformis	Innenfläche des Os sacrum	Trochanter maj.	Abduktion, Außenrotation	N. piriformis (Plexus sacralis)
M. obturator int.	Membrana obturatoria	Fossa trochanterica	Außenrotation	Plexus sacralis
Äußere Hüftmuskeln				
M. glutaeus maximus	Linea glutea post., Os sacrum, Lig. sacrotuberale	Femur, Tractus iliotibialis	Streckung in der Hüfte, Außenrotation, Ab- und Adduktion	N. glutaeus inf.
M. glutaeus medius	Linea glutea ant. und post., Crista iliaca	Trochanter maj.	Beugung, Streckung, Innen- und Außenrotation, Abduktion	N. glutaeus sup.
M. glutaeus minimus	zwischen Linea glutea ant. und inf.	Trochanter maj.	wie M. glutaeus medius	N. glutaeus sup.
M. tensor fasciae latae	Spina iliaca ant. sup.	Tractus iliotibialis	Beugung, Innenrotation, spannt Fascia lata	N. glutaeus sup.
M. gemellus sup.	Spina ischiadica	Fossa trochanterica	Außenrotation	Plexus sacralis
M. gemellus inf.	Tuber ischiadicum	Fossa trochanterica	Außenrotaion	Plexus sacralis
M. quadratus femoris	Tuber ischiadicum	Crista intertrochanterica	Außenrotation, Adduktion	N. glutaeus inf.
M. obturator ext.	Membrana obturatoria	Fossa trochanterica	Außenrotation, Adduktion	N. obturatorius

Anatomie

Klinischer Bezug

Bei **Lähmung** des *M. iliopsoas* kann der Körper nicht mehr aus der Rückenlage aufgerichtet werden. Bei Lähmung oder Insuffizienz der *Mm. glutaeus medius et minimus* auf der Seite des Standbeins kippt das Becken zur Seite des Spielbeins. Bei doppelseitiger Lähmung der Mm. glutaeus medius et minimus kommt es zum sog. „Watschelgang" (*Trendelenburg-Zeichen*). Bei Lähmung des *M. glutaeus maximus* ist das Treppensteigen nicht mehr möglich.

4.4.2   Oberschenkelmuskeln

Die Oberschenkelmuskeln entspringen am Becken und am Femur und setzen am Femur und den Unterschenkelknochen an. Man unterteilt sie in drei Muskelgruppen: eine ventrale (*Extensoren*), eine mediale (*Adduktoren*) und eine dorsale (*Flexoren*). Die Extensoren werden vom N. femoralis innerviert, die Adduktoren vom N. obturatorius und die Flexoren vom N. tibialis.

Faszie: Die Oberschenkelmuskulatur wird von der derben *Fascia lata* umgeben, die sich in die Unterschenkelfaszie fortsetzt. Die einzelnen Muskelgruppen sind durch bindegewebige Septen voneinander

Tab. 4.**2 Oberschenkelmuskeln: Extensoren**

Muskel	Ursprung	Ansatz	Funktion	Innervation
M. sartorius	Spina iliaca ant. sup.	Condylus med. der Tibia, Pes anserinus	Hüfte: Beugung, Abduktion, Außenrotation; Knie: Beugung, Innenrotation	N. femoralis
M. rectus femoris	Spina iliaca ant. inf., Acetabulum	Patella, Lig. patellae, Tuberositas tibiae	Hüfte: Beugung, Knie: Streckung	N. femoralis
M. vastus lat.	Trochanter maj., Labium lat. der Linea aspera		Knie: Streckung	N. femoralis
M. vastus intermedius	Femurschaft		Knie: Streckung	N. femoralis
M. vastus med.	Labium med. der Linea aspera		Knie: Streckung	N. femoralis
M. articularis genus	Femurschaft	Kniegelenkkapsel	spannt Kniegelenkkapsel	N. femoralis

getrennt (*Septum intermusculare femoris lat., med. und post.*). M. sartorius und M. tensor fasciae latae werden von einer Duplikatur der Fascia lata umhüllt. **Tractus iliotibialis:** Die Fascia lata wird am lateralen Rand durch einen längs verlaufenden Sehnenstreifen verstärkt (*Tractus iliotibialis*). Er entspringt am Oberrand der Crista iliaca, zieht über M. glutaeus medius und maximus hinweg und setzt am Condylus lat. der Tibia und am Fibulakopf an. Während der Standphase wirkt der Tractus tibialis der Tendenz des Oberschenkels, sich zur anderen Seite zu biegen, entgegen (*Zuggurtungsprinzip*) und setzt so die Zugspannungen am Femur herab.

Extensoren (Tab. 4.**2**): M. rectus femoris, M. vastus lat., med. und intermedius bilden zusammen den *M. quadriceps femoris*. Ihre gemeinsame Endsehne

umschließt die Patella und setzt als *Lig. patellae* an der Tuberositas tibiae an. Sie wird an beiden Rändern durch Faserzüge verstärkt (*Retinaculum patellae med. und lat.*). Die Extensoren beugen in der Hüfte und strecken im Kniegelenk.

Adduktoren (Tab. 4.**3**): Die Adduktoren ziehen medial von der Hüfte zum Ober- bzw. Unterschenkel. Sie begrenzen medial den *Canalis adductorius*, der zwischen Extensoren und Adduktoren liegt. In ihm verlaufen Leitungsbahnen, die durch eine distale Öffnung (*Hiatus tendineus adductorius*) vom Oberschenkel zur Kniekehle ziehen. Der Canalis adductorius wird von der *Membrana vastoadductoria* überspannt.

Die Adduktoren halten beim Stehen und Gehen die Beine zusammen, sodass das Spielbein beim Aufset-

Tab. 4.**3 Oberschenkelmuskeln: Adduktoren**

Muskel	Ursprung	Ansatz	Funktion	Innervation
M. pectineus	Pecten ossis pubis	Linea pectinea femoris	Beugung, Außenrotation, Adduktion	N. femoralis und N. obturatorius
M. adductor longus	Os pubis, Symphyse	Labium med. der Linea aspera	Adduktion, Außenrotation, Beugung	N. obturatorius
M. adductor magnus	Os ischii, Tuber ischiadicum	Linea aspera, Epicondylus med..	Adduktion, Außenrotation, Innenrotation, Streckung	N. obturatorius und N. tibialis
M. adductor brevis	Ramus inf. ossis pubis	Labium med. der Linea aspera	Adduktion, Außenrotation	N. obturatorius
M. gracilis	Ramus inf. ossis pubis	Pes anserinus, Tibia	Hüfte: Adduktion; Knie: Beugung, Innenrotation	N. obturatorius

Tab. 4.**4** Oberschenkelmuskeln: Flexoren

Muskel	Ursprung	Ansatz	Funktion	Innervation
M. biceps femoris				
Caput longum	Tuber ischiadicum	Caput fibulae	Hüfte: Streckung, Außenrotation, Adduktion; Knie: Beugung, Außenrotation	N. tibialis
Caput breve	Labium lat. der Linea aspera	Caput fibulae	Knie: Beugung, Außenrotation	N. fibularis comm.
M. semitendinosus	Tuber ischiadicum	Pes anserinus, Tibia	Hüfte: Streckung, Adduktion; Knie: Beugung, Innenrotation	N. tibialis
M. semimembranosus	Tuber ischiadicum	Condylus med. der Tibia, Lig. popliteum obliquum	Hüfte: Streckung, Adduktion; Knie: Beugung, Innenrotation	N. tibialis

zen nicht nach außen wegrutscht und das Standbein stabilisiert wird. Zusätzlich wirken sie je nach Ausgangsstellung auf das Hüftgelenk und beugen, strecken oder rotieren das Bein.

Flexoren (Tab. 4.**4**): Die Flexoren entspringen zum größten Teil am Tuber ischiadicum und inserieren an den Unterschenkelknochen. Sie werden deshalb auch als *ischiokrurale Muskulatur* bezeichnet und strahlen mit ihren Sehnen in eine flächenhafte Sehnenplatte (*Pes anserinus*) am Condylus med. tibiae ein. Die Flexoren strecken im Hüftgelenk und beugen im Kniegelenk. Die Muskeln, die medial an der Tibia ansetzen, rotieren den Unterschenkel nach innen, Muskeln, die lateral ansetzen, rotieren nach außen.

4.4.3 Unterschenkelmuskeln

Die Unterschenkelmuskulatur gliedert sich in die dorsal liegende *Flexorengruppe*, die sich in oberflächliche und tiefe Schicht unterteilen lässt, die ventral liegende *Extensorengruppe* und die lateral liegende *Peronaeusgruppe*. Die Flexoren werden vom N. tibialis versorgt, die Extensoren vom N. fibularis prof. und die Peronaeusgruppe vom N. fibularis superf.

Faszie: Die Unterschenkelmuskulatur wird von der Unterschenkelfaszie (*Fascia cruris*) umhüllt. Von der Faszie ausgehende bindegewebige Septen trennen Extensoren und Flexoren von der Peronaeusgruppe (*Septum intermusculare cruris ant.* und *post.*). Die Flexoren werden durch das tiefe Blatt der Unterschenkelfaszie in oberflächliche und tiefe Schicht geteilt.

Retinakula: Am Übergang vom Unterschenkel zum Fuß wird die *Fascia cruris* durch *Faserzüge* (*Retinakula*) verstärkt, die die Sehnen der einzelnen Muskelgruppen überspannen. Man unterscheidet *Retinaculum flexorum*, *Retinaculum extensorum sup.* und *inf.*

sowie *Retinaculum peronaeorum sup.* und *inf.* Die Retinakula verhindern, dass die Sehnen sich bei der Kontraktion des Muskels verschieben und dienen damit der Führung der Sehne.

Flexoren (Tab. 4.**5**): Die oberflächlichen Flexoren entspringen an den Femurkondylen und an den Unterschenkelknochen und setzen gemeinsam mit der Achillessehne am Tuber calcanei an. M. gastrocnemius und M. soleus werden zusammen als *M. triceps surae* bezeichnet. Er streckt im oberen und supiniert im unteren Sprunggelenk und stabilisiert beim Gehen das Standbein.

Die tiefen Flexoren entspringen überwiegend an den Unterschenkelknochen und der Membrana interossea und setzen an den Fußknochen an. Nur der M. popliteus entspringt am Femur und setzt an der Tibia an. Die Sehne des M. flexor digitorum longus überkreuzt am Unterschenkel im *Chiasma crurale* die des M. tibialis post. und an der Fußsohle im *Chiasma plantare* die Sehne des M. flexor hallucis longus und teilt sich schließlich in seine vier Endsehnen. Die tiefen Flexoren (außer M. popliteus) beugen im oberen und supinieren im unteren Sprunggelenk. Darüber hinaus stabilisieren sie den Fußlängsbogen.

Extensoren (Tab. 4.**6**): Die Extensoren entspringen auf der ventralen Seite von Tibia und Fibula und der Membrana interossea. Sie setzen an den Fußwurzelknochen und an der Dorsalaponeurose der 2.–5. Zehe an. Die Extensoren sind *mehrgelenkige Muskeln* und strecken in allen Gelenken, über die sie hinwegziehen.

Peronaeusgruppe (Tab. 4.**7**): Die Mm. peronaei entspringen lateral an der Fibula und setzen an der Plantarseite des Fußes an. Sie wirken im oberen Sprunggelenk plantarflektierend und im unteren pronierend. Der M. peronaeus longus zieht an der Fußsohle

Anatomie

Tab. 4.**5** Unterschenkelmuskeln: Flexoren

Muskel	Ursprung	Ansatz	Funktion	Innervation
Oberflächliche Gruppe				
M. gastrocnemius	Caput med.: Condylus med. femoris, Caput lat.: Condylus lat. femoris	mit der Achillessehne am Tuber calcanei	Knie: Beugung, Fuß: Plantarflexion, Supination	N. tibialis
M. soleus	Tibia, Fibula	mit der Achillessehne am Tuber calcanei	Fuß: Plantarflexion, Supination	N. tibialis
M. plantaris	Epicondylus lat. femoris	Tuber calcanei	Knie: Innenrotation, Beugung; Fuß: Plantarflexion, Supination	N. tibialis
Tiefe Gruppe				
M. flexor digitorum longus	Tibia	Endphalangen der 2.–5. Zehe	Fuß: Plantarflexion, Supination; Zehen: Beugung	N. tibialis
M. tibialis post.	Tibia, Fibula, Membrana interossea	Os naviculare, Ossa cuneiformia	Fuß: Plantarflexion, Supination	N. tibialis
M. flexor hallucis longus	Fibula, Membrana interossea	Endphalanx der Großzehe	Fuß: Plantarflexion, Supination; Zehe: Beugung der 1.–3. Zehe	N. tibialis
M. popliteus	Epicondylus lat. femoris	Tibia	Knie: Beugung, Innenrotation	N. tibialis

Tab. 4.**6** Unterschenkelmuskeln: Extensoren

Muskel	Ursprung	Ansatz	Funktion	Innervation
M. tibialis ant.	Facies lat. der Tibia, Membrana interossea	Os cuneiforme med., Os metatarsale I	Dorsalextension, Supination des Fußes	N. fibularis prof.
M. extensor hallucis longus	Facies med. der Fibula, Membrana interossea	Endphalanx des Hallux	Dorsalextension des Fußes, Streckung des Hallux	N. fibularis prof.
M. extensor digitorum longus	Tibia, Fibula, Membrana interossea	Dorsalaponeurose der 2.–5. Zehe	Dorsalextension des Fußes, Streckung der 2.–5. Zehe	N. fibularis prof.

Tab. 4.**7** Unterschenkelmuskeln: Peronaeusgruppe

Muskel	Ursprung	Ansatz	Funktion	Innervation
M. peronaeus longus	Fibula, Fascia cruris, Septa intermuscularia	Os cuneiforme med., Os metatarsale I	Plantarflexion, Pronation	N. fibularis superf.
M. peronaeus brevis	Fibula, Septa intermuscularia	Tuberositas metatarsalis V	Plantarflexion, Pronation	N. fibularis superf.

durch eine Knochenrinne zum Os metatarsale I und verspannt damit das Quergewölbe des Fußes.

4.4.4 Fußmuskeln

Die Muskeln des Fußes unterteilt man in *Muskeln des Fußrückens* (Extensoren) und *Muskeln der Fußsohle*, die sich in eine mediale, mittlere und laterale Gruppe gliedern. Sie werden von der Plantaraponeurose (s. a. 4.9.12) bedeckt.

Muskeln des Fußrückens (Tab. 4.8): Sie bewirken eine Dorsalextension der Zehen. Sie werden vom N. fibularis prof. innerviert.

Tab. 4.8 **Muskeln des Fußrückens**

Muskel	Ansatz	Ursprung	Funktion	Innervation
M. extensor hallucis longus	Calcaneus	Grundphalanx I	Dorsalextension der 1. Zehe	N. peronaeus prof.
M. extensor digitorum brevis	Calcaneus	Dorsalaponeurose 2.–4. Zehe	Dorsalextension 2.–4. Zehe	N. peronaeus prof.

Tab. 4.9 **Muskeln der Fußsohle: Mediale Gruppe**

Muskel	Ursprung	Ansatz	Funktion	Innervation
M. abductor hallucis	Tuber calcanei	Grundphalanx I, med. Sesambein	1. Zehe: Plantarflexion, Abduktion	N. plantaris med.
M. flexor hallucis brevis	Ossa cuneiformia, Lig. calcaneocuboideum plantare	Caput med.: med. Sesambein, Caput lat.: lat. Sesambein der 1. Zehe	Beugung im Großzehengrundgelenk	N. plantaris med. (Caput med.), N. plantaris lat. (Caput lat.)
M. adductor hallucis Caput obliquum	Os cuneiforme lat., Os cuboideum,	laterales Sesambein, Grundphalanx 1. Zehe	Adduktion, Beugung im Großzehengrundgelenk	N. plantaris lat.
Caput transversum	plantare Bänder Grundgelenke 3.–5. Zehe		Adduktion im Großzehengrundgelenk	

Tab. 4.10 **Muskeln der Fußsohle: Mittlere Gruppe**

Muskel	Ursprung	Ansatz	Funktion	Innervation
M. flexor digitorum brevis	Tuber calcanei	Mittelphalangen 2.–5. Zehe	Plantarflexion 2.–5. Zehe	N. plantaris med.
M. quadratus plantae	Calcaneus, Lig. plantare longum	Sehne des M. flexor digitorum longum	unterstützt M. flexor digitorum longum	N. plantaris lat.
Mm. lumbricales (4 Muskeln)	Sehnen des M. flexor digitorum longus	ziehen zur medialen Fläche der Grundphalangen und der Dorsalaponeurose 2 - 5	Beugung im Grundgelenk, Streckung in Mittel- und Endgelenk der 2.–5. Zehe	N. plantaris med. (Nr. 1 und 2), N. plantaris lat. (Nr. 3 und 4)
Mm. interossei plantares (3 Muskeln, einköpfig)	Ossa metatarsalia III–V	Grundphalangen und Dorsalaponeurosen 3–5	Beugung im Grundgelenk, Streckung in Mittel- und Endgelenk der 3.–5. Zehe	N. plantaris lat.
Mm. interossei dors.	Ossa metatarsalia I–V	Grundphalanx und Dorsalaponeurose 2–4	Beugung im Grundgelenk, Streckung in Mittel- und Endgelenk der 2.–4. Zehe	N. plantaris lat.

Anatomie

Tab. 4.11 Muskeln der Fußsohle: Laterale Gruppe

Muskel	Ursprung	Ansatz	Funktion	Innervation
M. abductor digiti minimi	Tuber calcanei	Grundphalanx V	Abduktion und Beugung der 5. Zehe	N. plantaris lat.
M. flexor digiti minimi brevis	Os metatarsale V, Lig. plantare longum	Grundphalanx V	Beugung der 5. Zehe	N. plantaris lat.
M. opponens digit minimi	Lig. plantare longum	Os metatarsale V	Medial- und Plantarbewegung der 5. Zehe	N. plantaris lat.

Muskeln der Fußsohle: Die Muskeln der *medialen Gruppe* (Tab. 4.**9**) bewegen den Großzeh im Grundgelenk und verspannen Längs- und Quergewölbe des Fußes. Sie werden von N. plantaris med. und lat. innerviert.

Die Muskeln der *mittleren Gruppe* (Tab. 4.**10**) beugen die 2.–5. Zehe in Grund- und Mittelgelenken. Die Mm. lumbricales und interossei beugen in den Grund- und strecken in Mittel- und Endgelenken. Sie werden von N. plantaris med. und lat. versorgt.

Die Muskeln der *lateralen Gruppe* (Tab. 4.**11**) beugen die Kleinzehe im Grundgelenk und verspannen den Fußlängsbogen.

4.5   Nerven

Die untere Extremität wird von Rr. ventrales der Spinalnerven L1 – S4 innerviert, die sich verflechten und den *Plexus lumbosacralis* bilden.

4.5.1   Plexus lumboscralis

Die ventralen Äste der Spinalnerven bilden den *Plexus lumbosacralis* (Abb. 4.**6**), der in Plexus lumbalis und Plexus sacralis unterteilt wird. Der *Plexus lumbalis* wird von den Spinalnerven L1 – L3 mit kleinen Bündeln aus Th12 und L4 gebildet und liegt zwischen den Ursprungsschichten des M. psoas maj. Der *Plexus sacralis* wird von den Spinalnerven L5 – S3 mit kleinen Bündeln aus L4 und S4 gebildet und liegt auf dem M. piriformis im kleinen Becken. Plexus lumbalis und Plexus sacralis sind durch den *Truncus lumbosacralis*, ein kräftiges Nervenfaserbündel, das von L4 und L5 nach S1 zieht, miteinander verbunden. An den Plexus sacralis schließt sich der *Plexus coccygeus* (aus S4 – Co) an.

Die dorsalen Äste der Spinalnerven L1 – Co bilden *Nn. lumbales*, *Nn. sacrales* und *Nn. coccygei*, die motorisch die autochthone Rückenmuskulatur und sensibel mit *Nn. clunium sup.* und *med.* die Haut des Rückens und über dem Gesäß versorgen.

Plexus lumbalis

Aus dem Plexus lumbalis gehen folgende Nerven ab (Abb. 4.**7**):

■ *N. iliohypogastricus (Th12 /L1):* gelangt durch den M. psoas maj. zwischen M. transversus abdominis und M. obliquus int. abdominis, zu denen er *Rr. musculares* abgibt, durchbricht medial der Spina iliaca ant. sup. Bauchmuskeln und Faszien, zieht als *R. cutaneus ant.* zur Haut der Leistenbeuge und des Darmbeinkamms

■ *N. ilioinguinalis (Th12 /L1):* verläuft kaudal parallel zum N. iliohypogastricus, versorgt die Haut in der Umgebung des Leistenringes, entsendet beim Mann *Rr. scrotales ant.* zur Vorderseite des Skrotums, bei der Frau *Rr. labiales ant.* zum Labium maj.

■ *N. genitofemoralis (L1 /2):* dringt durch den M. psoas maj. und spaltet sich auf dessen Vorderseite in zwei Äste:
  – *R. genitalis:* zieht beim Mann zu M. cremaster und Skrotalhaut, bei der Frau zur Haut der großen Schamlippen
  – *R. femoralis:* zur Haut am Oberschenkel in der Umgebung des Hiatus saphenus

■ *N. cutaneus femoris lateralis (L2 /3):* zieht durch die Lacuna musculorum zur Haut an der lateralen Seite des Oberschenkels

■ *N. obturatorius (L2 – 4):* zieht am medialen Rand des M. psoas abwärts, unterkreuzt die Vasa iliaca comm., gelangt durch den Canalis obturatorius zum medialen Oberschenkel. Er teilt sich in:
  – *R. anterior:* zu M. adductor brevis, M. adductor longus, M. gracilis und M. pectineus (*Doppelinnervation mit N. femoralis*), sein Endast (*R. cutaneus*) innerviert die Haut der Innenseite des Oberschenkels und Kniegelenks
  – *R. posterior:* zu M. adductor magnus (*Doppelinnervation mit N. tibialis*) und M. obturator ext., gibt *R. articularis* zum Kniegelenk ab

■ *N. femoralis (L2 – 4):* stärkster Ast des Plexus lumbalis, verläuft zwischen M. psoas maj. und M. iliacus durch die Lacuna musculorum. Er spaltet sich in:
  – *Rr. musculares:* retroperitoneal zu M. psoas maj., M. iliacus, unterhalb des Leistenbandes zu M. quadriceps femoris, M. sartorius und M. pectineus

– *Rr. cutanei anteriores:* zur Haut der Vorderseite des Oberschenkels und des Knies
– *N. saphenus:* tritt mit den Femoralgefäßen in den Adduktorenkanal ein, verlässt ihn durch die Membrana vastoadductoria und zieht zwischen

M. sartorius und M. gracilis zur medialen Seite des Kniegelenks, verläuft mit der V. saphena magna zum medialen Fußrand, gibt *R. infrapatellaris* zur Haut unterhalb der Kniescheibe und *Rr. cutanei cruris med.* zur Haut an der Medialseite von Unterschenkel und Fuß ab.

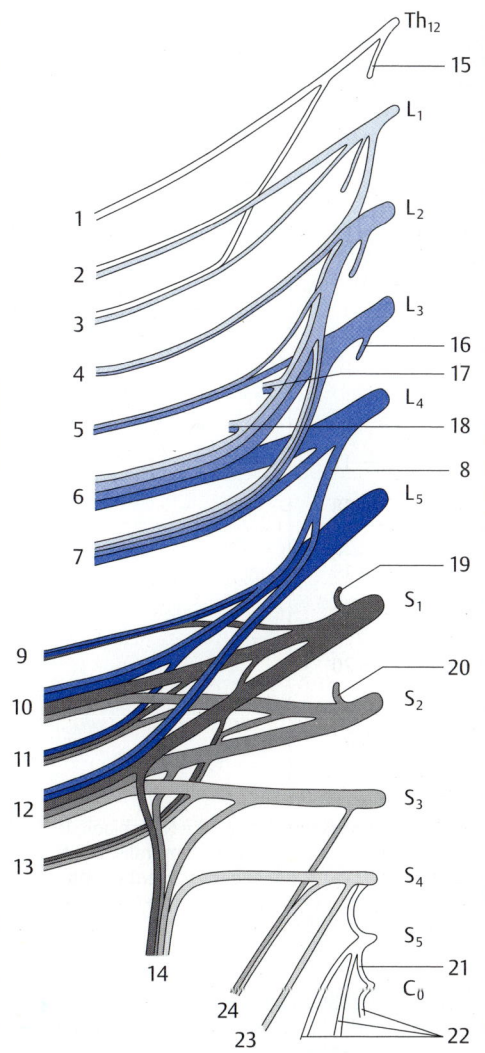

Abb. 4.6 Plexus lumbosacralis. 1 = N. subcostalis, 2 = N. iliohypogastricus, 3 = N. ilioinguinalis, 4 = N. genitofemoralis, 5 = N. cutaneus femoris lat., 6 = N. femoralis, 7 = N. obturatorius, 8 = Truncus lumbosacralis, 9 = N. glutaeus sup., 10 = N. peronaeus, 11 = N. glutaeus inf., 12 = N. tibialis, 13 = N. cutaneus femoris post., 14 = N. pudendus, 15 = zum M. quadratus lumborum, 16 = zum M. quadratus lumborum, 17 = zum M. psoas maj., 18 = zum M. iliacus, 19 = zum M. piriformis, 20 = zum M. piriformis, 21 = Ansa sacrococcygea, 22 = Nn. anococcygei, 23 = zum M. coccygeus, 24 = zum M. levator ani (aus Rauber/Kopsch, Thieme 1988)

 Klinischer Bezug

Zu **Läsionen des N. femoralis** kommt es vorwiegend durch Kompression (Bandscheibenvorfall L3 /4, Abszesse, maligne Tumoren). Es entwickeln sich Sensibilitätsstörungen auf der Vorderseite des Oberschenkels und der Innenseite des Unterschenkels. Da die Extensoren ausfallen, kann das Kniegelenk nicht mehr aktiv gestreckt werden. Der Patellarsehnenreflex kann fehlen.

 Merke

Nerven des Plexus lumbalis: **I**n **I**ndien **g**ibt's **k**ein **f**risches **O**bst (N. **i**liohypogastricus, **i**lioinguinalis, **g**enitofemoralis, **c**utaneus femoris lat., **f**emoralis, **o**bturatorius).

Plexus sacralis

Die Nerven des Plexus sacralis ziehen durch Foramen suprapiriforme oder Foramen infrapiriforme des Foramen ischiadicum maj. Folgende kleinere Äste verlassen den Plexus sacralis (Abb. 4.**7**):

- **Rr. musculares (L5 – S2):** zu M. piriformis, M. obturator int. und M. quadratus femoris
- **N. glutaeus superior (L4 – S1):** zieht durch Foramen suprapiriforme zu M. glutaeus medius und minimus und M. tensor fasciae latae
- **N. glutaeus inferior (L5 – S2):** zieht durch Foramen infrapiriforme zum M. glutaeus maximus
- **N. cutaneus femoris posterior (S1 – 3):** zieht durch Foramen infrapiriforme zum Unterrand des M. glutaeus maximus und durchbricht die Fascia lata, innerviert die Haut der Rückseite des Oberschenkels, versorgt mit *Rr. clunium inf.* die Gesäßhaut und mit *Rr. perineales* die Haut der Dammgegend
- **N. pudendus (S2 – 4):** unterster Ast des Plexus sacralis, verläuft durch das Foramen infrapiriforme, zieht um die Spina ischiadica herum und durch das Foramen ischiadicum min. in den *Canalis pudendalis* der Fossa ischioanalis. Er gibt folgende Äste ab:
  – *Nn. rectales inferiores:* innervieren den M. sphincter ani ext. motorisch, versorgen die Haut um den Anus
  – *Nn. perineales:* zu Haut und Muskeln des Damms, versorgen beim Mann mit *Nn. scrotales posteriores* die Skrotalhaut und bei der Frau mit *Nn. labiales posteriores* die dorsalen Anteile der Labia maj.
  – *N. dorsalis penis/clitoridis:* Endast des N. pudendus zur dorsalen Haut des Penis/der Klitoris

Anatomie

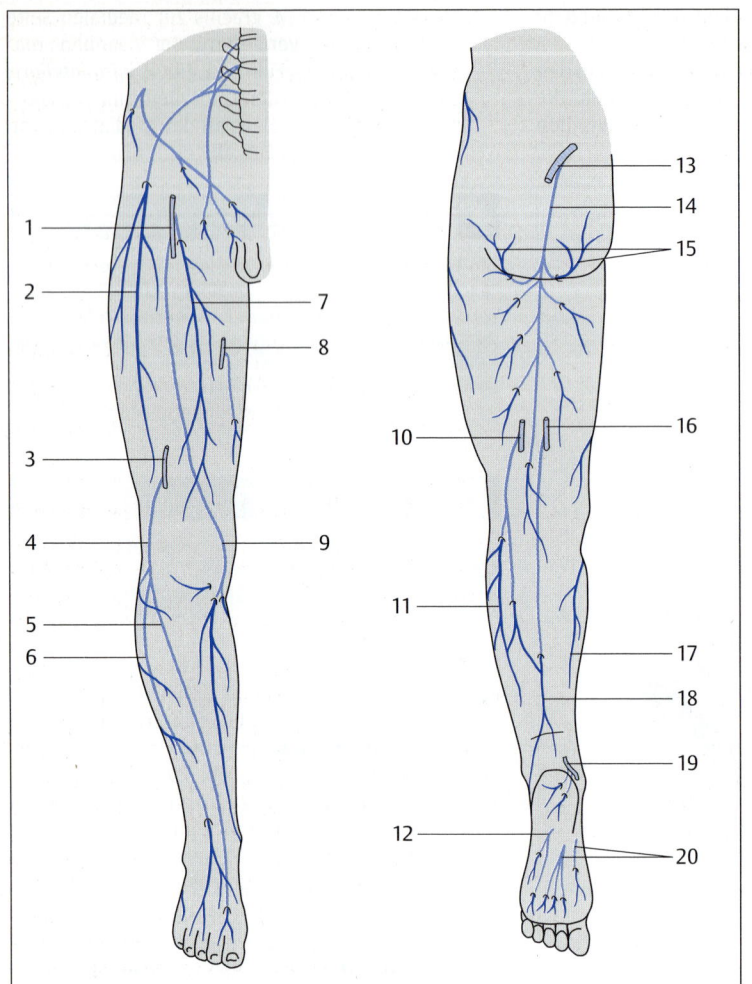

Abb. 4.**7 Plexus lumbalis und Plexus sacralis.** 1 = N. femoralis, 2 = N. cutaneus femoris lat., 3 = N. ischiadicus, 4 = N. peronaeus comm., 5 = N. peronaeus prof., 6 = N. peronaeus superf., 7 = R. cutaneus ant. n. femoralis, 8 = N. obturatorius, 9 = N. saphenus, 10 = N. peronaeus comm., 11 = N. cutaneus surae lat., 12 = R. superf. n. plantaris lat., 13 = N. ischiadicus, 14 = N. cutaneus femoris post., 15 = Nn. clunium inf., 16 = N. tibialis, 17 = N. saphenus, 18 = N. suralis, 19 = N. tibialis, 20 = Rr. superf. n. plantaris med. (aus Mumenthaler/Schliack, Thieme 1993)

 Merke

Nerven des Plexus sacralis: **G**ut **g**eht's **k**aum mit **Ischias** (N. **g**luteus sup., **g**luteus inf., **c**utaneus femoris post., **ischiadicus**).

N. ischiadicus (L4 – S3): Er ist der dickste Nerv des gesamten Organismus. Er gelangt durch das Foramen infrapiriforme zwischen die ischiokrurale Muskulatur, die er innerviert. Bei gestrecktem Hüftgelenk wird er vom M. gluteus maximus bedeckt, bei Flexion liegt er distal des Muskels. Im weiteren Verlauf zieht er zwischen Trochanter major und Tuber ischiadicum zur Rückseite des Oberschenkels und verläuft dort ventral des M. biceps femoris in Richtung Kniekehle. In unterschiedlicher Höhe teilt er sich in N. tibialis und N. fibularis comm. *(syn. N. peronaeus comm.).*

 Klinischer Bezug

Zu **Schädigungen des N. ischiadicus** kann es nach Beckenfrakturen, Operationen oder intraglutäalen Injektionen kommen. Es entwickelt sich eine vollständige Lähmung des Beines mit Ausnahme der Adduktoren und Extensoren. Die Sensibilität an der Rückseite des Unterschenkels und an der Fußsohle ist aufgehoben.

- *N. fibularis communis:* liegt am Oberschenkel lateral des N. tibialis, zieht in der Kniekehle über das Caput lat. des M. gastrocnemius hinweg nach vorne und tritt knapp unter dem Caput fibulae in die Peronaeusloge ein, teilt sich in *N. fibularis superf.* und *N. fibularis prof.* Er gibt folgende Äste ab:
  - *R. muscularis:* zum Caput breve des M. biceps femoris
  - *N. cutaneus surae lateralis:* innerviert Haut an der lateralen Seite des Unterschenkels, gibt einen *R. communicans* ab, der mit dem N. cutaneus surae med. aus dem N. tibialis den *N. suralis* bildet
- *N. fibularis superficialis:* zieht in der Peronaeusloge nach distal, durchbricht die Fascia cruris und teilt sich in zwei Endäste. Er gibt ab:
  - *Rr. musculares:* zu M. peronaeus longus und brevis
  - *N. cutaneus dorsalis medialis:* medialer Endast, versorgt die Haut des Fußrückens, des medialen Fußrandes und mit Nn. digitales dors. die mediale Zehe und die einander zugekehrten Seiten der 2. und 3. Zehe
  - *N. cutaneus dorsalis intermedius:* Endast zum Fußrücken, versorgt die Haut lateral vom N. cutaneus dorsalis med., innerviert mit Nn. digitales dors. die Haut der einander zugekehrten Seiten der 3. und 4. sowie 4. und 5. Zehe
- *N. fibularis profundus:* zieht durch das Septum intermusculare ant. cruris in die Extensorenloge, verläuft lateral vom M. tibialis ant. Er gibt folgende Äste ab:
  - *Rr. musculares:* versorgen die Extensoren und die Muskeln des Fußrückens
  - *Nn. digitales dorsales:* innervieren einander zugekehrte Seiten der 1. und 2. Zehe

Klinischer Bezug

Zu **Läsionen des N. fibularis comm. (Peroneusläsion)** kann es durch Fibulakopffrakturen, Druck auf das Fibulaköpfchen durch Gipsverband oder Lagerungsschaden kommen. Es zeigen sich folgende Symptome: Bei einem Ausfall des *N. fibularis prof.* ist die Dorsalextension des Fußes (= Anheben) nicht möglich, die Zehen können nicht mehr gestreckt werden, der Patient kann den Fuß nicht anheben und nicht auf den Fersen gehen; es entwickelt sich ein Spitzfuß (*Pes equinovarus*), das Laufen ist erschwert („*Steppergang oder Hahnentrittgang*") und es treten Sensibilitätsstörungen an Unterschenkel und Fußrücken auf. Charakteristisch ist die Sensibilitätsstörung an den einander zugekehrten Seiten der 1. und 2. Zehe.
Bei isolierter Schädigung des *N. fibularis superf.* sind nur die Muskeln der Peronaeusgruppe gelähmt, der Fuß steht in Supinationsstellung, da die Pronation (Hebung des äußeren Fußrandes) nicht möglich ist.

- *N. tibialis:* zieht durch die Mitte der Fossa poplitea und unter dem Arcus tendineus m. solei zwischen die oberflächlichen und tiefen Flexoren, er verläuft unter dem Retinaculum flexorum auf die Fußsohle und teilt sich in seine beiden Endäste. Er gibt ab:
  - *Rr. musculares:* zu M. gemellus sup. und inf., M. quadratus femoris, M. obturator int., innervieren am Oberschenkel die Flexoren außer dem Caput breve des M. biceps femoris und dem M. adductor magnus (*Doppelinnervation mit N. obturatorius*), am Unterschenkel zu den oberflächlichen und tiefen Flexoren
  - *N. interosseus cruris:* verläuft auf der Membrana interossea cruris, innerviert sensibel das Periost der Unterschenkelknochen
  - *N. cutaneus surae medialis:* vereinigt sich mit dem R. communicans des N. fibularis comm. zum N. suralis
  - *N. suralis:* innerviert die Haut über der lateralen Ferse, setzt sich als *N. cutaneus dorsalis lat.* auf den lateralen Fußrücken fort und innerviert den lateralen Fußrand
  - *Rr. calcanei mediales:* innervieren die Haut über der medialen Ferse
- *N. plantaris medialis:* medialer Endast auf der Fußsohle. Er gibt folgende Äste ab:
  - *Rr. musculares:* zu den Muskeln der Fußsohle
  - *Nn. digitales plantares communes:* spalten sich auf in Nn. digitales plantares proprii, innervieren die Haut der medialen 3 $\frac{1}{2}$ Zehen (Plantarfläche und dorsal die Endglieder)
- *N. plantaris lateralis:* lateraler Endast auf der Fußsohle. Er gibt folgende Äste ab:
  - *R. superficialis:* spaltet sich in Nn. digitales plantares comm., die Nn. digitales plantares proprii für die Haut der lateralen 1 $\frac{1}{2}$ Zehen abgeben
  - *R. profundus:* versorgt einen Teil der Muskeln der Fußsohle

Klinischer Bezug

Bei einer **Schädigung des N. tibialis** sind Wadenmuskulatur und Zehenbeuger gelähmt, der Fuß ist stark dorsal extendiert („*Krallenfuß*"), der Zehenstand ist nicht möglich, der Fuß wird beim Gehen nicht abgerollt („*Bügeleisengang*"). Sensibilitätsstörungen finden sich an der Innenseite des Unterschenkels und der Fußsohle

4.6 Arterien

Die untere Extremität und das Becken werden von Ästen der A. iliaca ext. und int. (s. a. 8.9.7 und 8.9.8) versorgt. Die *A. iliaca ext.* mit der aus ihr hervorgehenden *A. femoralis* versorgt Knochen und Muskeln des Beckens und die untere Extremität, die *A. iliaca int.* die Beckeneingeweide.

! Merke

Die Durchblutung der unteren Extremität kann durch Fühlen des *Arterienpulses* an verschiedenen Stellen überprüft werden: Fossa inguinalis (A. femoralis), Fossa poplitea (A. poplitea), hinter dem Malleolus medialis (A. tibialis post.), Fußrücken (A. dorsalis pedis).

4.6.1   A. femoralis

Sie ist die Fortsetzung der A. iliaca ext. und zieht durch die Lacuna vasorum unter dem Leistenband hindurch und medial des Hüftgelenks in die Fossa iliopectinea. Sie verläuft zwischen M. vastus medialis und M. adductor longus hinter dem M. sartorius durch den *Adduktorenkanal* und gelangt durch den Hiatus tendineus in die Fossa poplitea, in der sie in die A. poplitea übergeht.

Als Äste der A. femoralis entspringen (Abb. 4.**8**):

- *A. epigastrica superficialis:* entspringt etwa 1 cm unterhalb des Leistenbandes und zieht zur Haut des Unterbauches
- *A. circumflexa iliaca superficialis:* verläuft parallel zum Leistenband in die Gegend der Spina iliaca ant. sup.
- *Aa. pudendae externae:* ziehen nach medial zur Haut und geben ab:
  - *Rr. inguinales:* zur Haut der Leistenregion
  - *Rr. scrotales/labiales anteriores:* zur Skrotalhaut/ zu den Labia maj.
- *A. profunda femoris:* Sie ist der stärkste Ast der A. femoralis und entspringt 3–4 cm unterhalb des Leistenbandes an der lateralen Seite der A. femoralis. Sie zieht nach dorsolateral zwischen die Oberschenkelmuskeln. Sie entsendet folgende Äste:
  - *A. circumflexa femoris medialis:* geht an der medialen Seite ab zieht nach dorsal und zweigt sich auf in:
    - *R. profundus:* zu Adduktoren und ischiokruraler Muskulatur
    - *R. ascendens:* steigt hinter dem Femurhals auf
    - *R. transversus:* verzweigt sich in der Adduktorengruppe
    - *R. acetabularis:* tritt in das Lig. capitis femoris ein
  - *A. circumflexa femoris lateralis:* zieht unter M. rectus femoris und M. sartorius nach lateral, teilt sich in:
    - *R. ascendens:* zum M. tensor fasciae latae und zum Hüftgelenk
    - *R. descendens:* zieht im M. rectus femoris zum Rete articulare genus, gibt Äste an die Quadricepsgruppe ab
    - *R. transversus:* zum Trochanter maj.
  - *Aa. perforantes:* 3–5 Äste zu Adduktoren und dorsaler Muskelgruppe, geben Aa. nutriciae fe-

moris ab, letzte A. perforans ist Endast der A. prof. femoris

- *A. descendens genicularis:* geht im Adduktorenkanal von der A. femoralis ab, zieht mit N. saphenus durch die Membrana vastoadductoria und teilt sich in:
  - *R. saphenus:* zur medialen Seite des Unterschenkels
  - *Rr. articulares:* zum Rete articulare genus

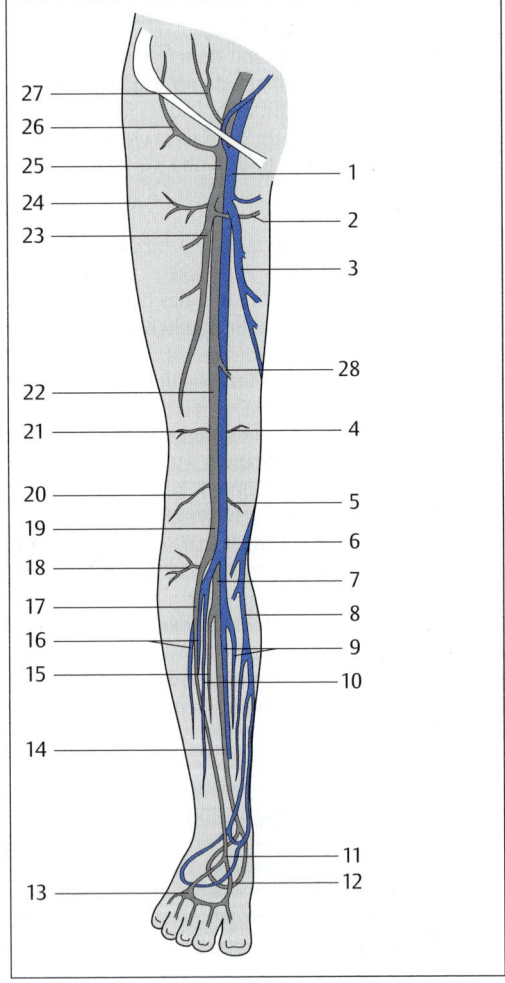

Abb. 4.**8 A. femoralis.** 1 = V. femoralis, 2 = A. circumflexa femoris med., 3 = V. saphena magna, 4 = A. sup. med. genus, 5 = A. inf. med. genus, 6 = V. poplitea, 7 = Truncus tibiofibularis, 8 = V. saphena magna, 9 = Vv. tibiales post., 10 = V. saphena parva, 11 = A. dorsalis pedis, 12 = Arcus plantaris, 13 = A. arcuata, 14 = A. tibialis post., 15 = A. fibularis, 16 = Vv. tibiales ant., 17 = A. tibiales ant., 18 = V. recurrens tibialis post., 19 = A. poplitea, 20 = A. inf. lat. genus, 21 = A. sup. lat. genus, 22 = A. femoralis superf., 23 = A. profunda femoris, 24 = A. circumflexa femoris lat., 25 = A. femoralis comm., 26 = A. circumflexa ilium prof., 27 = A. epigastrica inf., 28 = A. genicularis descendens (aus Neuerburg-Heusler/Hennerici, Thieme 1995)

Anastomosen: Im Bereich des Hüftgelenks existieren zahlreiche Anastomosen, die Caput und Collum femoris versorgen: Es anastomosieren R. acetabularis der A. circumflexa femoris med. mit dem R. acetabularis der A. obturatoria, die beiden Rr. ascendens der Aa. circumflexae femoris lat. und med. sowie R. profundus der A. circumflexa femoris med. mit R. ascendens der A. circumflexa femoris lat., die das Periost des Schenkelhalses versorgen.

Klinischer Bezug

Die Durchblutung des Hüftkopfes erfolgt beim Erwachsenen weitgehend über Äste der Aa. circumflexa femoris med. et lat. Diese verlaufen im Periost von der Basis des Schenkelhalses kopfwärts. Bei Frakturen des Schenkelhalses kann es zur Zerreißung der Gefäße und nachfolgend zur **Nekrose des Femurkopfes** kommen.

4.6.2 A. poplitea

Die A. poplitea setzt die A. femoralis ab dem Adduktorenschlitz fort und zieht durch die Kniekehle bis zum unteren Rand des M. popliteus, wo sie sich in A. tibialis ant. und A. tibialis post. teilt. Sie liegt in der Tiefe der *Fossa poplitea* in unmittelbarer Nähe der Gelenkkapsel. Die A. poplitea gibt drei paarige und einen unpaaren Ast ab:

- *Rr. musculares:* zu den umliegenden Muskeln
- *A. superior lateralis genus:* zieht oberhalb des Condylus lat. femoris nach vorne zum Rete articulare genus
- *A. superior medialis genus:* zieht oberhalb des Condylus med. femoris nach vorne zum Rete articulare genus
- *A. media genus:* zum Kniegelenk, versorgt Kapsel und Kreuzbänder
- *Aa. surales:* versorgen Wadenmuskulatur und Haut des Unterschenkels
- *A. inferior lateralis genus:* zieht unterhalb des Caput lat. des M. gastrocnemius nach vorne zum Rete articulare genus
- *A. inferior medialis genus:* zieht unterhalb des Caput med. des M. gastrocnemius nach vorne zum Rete articulare genus

Merke

Das *Rete articulare genus* ist ein arterielles Gefäßnetz auf der Vorderseite des Kniegelenks. Es ist jedoch nicht kräftig genug ausgebildet, um einen Verschluss der A. poplitea zu überbrücken. Es steht mit dem *Rete patellae*, einem Gefäßnetz auf der Kniescheibe in Verbindung.

4.6.3 A. tibialis anterior

Sie zieht mit ihren Begleitvenen durch eine Öffnung proximal der Membrana interossea in die Extensorenloge. In Höhe des oberen Sprunggelenks wird sie von der Sehne des M. extensor hallucis longus überkreuzt und geht am Fuß in die A. dorsalis pedis über. Die A. tibialis ant. gibt folgende Äste ab:

- *A. recurrens tibialis posterior:* zieht unter dem M. popliteus zur Kniekehle
- *A. recurrens tibialis anterior:* zum Rete articulare genus
- *A. malleolaris anterior lateralis:* zum Rete malleolare lat. auf dem Außenknöchel
- *A. malleolaris anterior medialis:* zum Rete malleolare med. auf dem Innenknöchel

A. dorsalis pedis: Sie ist die Fortsetzung der A. tibialis ant. auf dem Fußrücken und liegt oberflächlich zwischen der Sehne des M. extensor hallucis longus und M. extensor digitorum longus (Puls tastbar!). Sie verzweigt sich in:

- *A. tarsalis lateralis:* zieht unter den Sehnen der Extensoren zum lateralen Fußrand, anastomosiert mit der A. arcuata
- *Aa. tarsales mediales:* kleinere Äste zum medialen Fußrand
- *A. arcuata:* zieht bogenförmig auf den Basen der Ossa metatarsalia II–V zum lateralen Fußrand, anastomosiert mit der A. tarsalis lat. Aus der A. arcuata zweigen ab:
  - *Aa. metatarsales dorsales II–IV:* verlaufen auf den Mm. interossei dors. II–IV, A. metatarsalis V liegt seitlich am Os metatarsale V, A. metatarsalis I ist die Fortsetzung der A. dorsalis pedis und gibt einen *R. palmaris prof.* zum *Arcus plantaris* auf der Fußsohle ab
  - *Rr. perforantes:* Von jeder A. metatarsalis dors. zweigen ein proximaler und ein distaler *R. perforans* ab und ziehen durch die Mm. interossei zu den Aa. metatarsales plantares.
  - *Aa. digitales dorsales:* Die Aa. metatarsales dors. I–IV geben je zwei Äste zu den Seitenflächen der einander gegenüberliegenden Zehen ab.

4.6.4 A. tibialis posterior

Sie setzt die A. poplitea direkt fort und gelangt mit dem N. tibialis in die tiefe Flexorenloge. Auf der Fußsohle teilt sie sich in A. plantaris med. und A. plantaris lat. Sie versorgt mit Rr. musculares die Flexoren. Die A. tibialis post. gibt folgende Äste ab:

- *R. circumflexus fibularis:* zum Rete articulare genus
- *A. fibularis:* s. a. 4.6.5
- *Rr. malleolares mediales:* ziehen von hinten zum Rete malleolare med.
- *Rr. calcanei:* zum Rete calcaneum, einem Gefäßnetz über dem Tuber calcanei
- *A. nutricia tibiae*

Anatomie

■ *A. plantaris medialis:* Sie verläuft zwischen M. abductor hallucis und M. flexor digitorum brevis zum medialen Fußrand und teilt sich dort in:
 – *R. profundus:* anastomosiert mit dem Arcus plantaris
 – *R. superficialis:* verläuft oberflächlich und anastomosiert mit der A. metatarsalis plantaris I
■ *A. plantaris lateralis:* Sie verläuft in der seitlichen Fußregion in der Tiefe zwischen M. flexor digitorum brevis und M. quadratus plantae, zieht bogenförmig nach medial und bildet dabei den *Arcus plantaris.* Von diesem gehen ab:
 – *Aa. metatarsales plantares I–IV:* verlaufen unterhalb der Mm. interossei plantares und geben *Rr. perforantes* ab, die mit den Rr. perforantes der Aa. metatarsales dors. anastomosieren
 – *Aa. digitales plantares communes:* gehen aus den Aa. metatarsales plantares hervor, liegen distal vom Abgang der Rr. perforantes und teilen sich in je zwei
 – *Aa. digitales plantares propriae:* ziehen zu den plantaren Seitenflächen der einander gegenüberliegenden Zehen

4.6.5   A. fibularis

Die A. fibularis geht 2–3 cm nach Aufteilung der A. poplitea von der A. tibialis post. ab. Sie verläuft an der medialen Kante der Fibula auf der Rückseite der Membrana interossea zum Malleolus lat. und versorgt mit Rr. musculares durch das Septum intermusculare die tiefen Flexoren und die Mm. peronaei. Die A. fibularis gibt folgende Äste ab:
■ *R. perforans:* zieht durch die Öffnung distal der Membrana interossea zum Rete malleolare lat. und zum Fußrücken
■ *R. communicans:* verbindet A. tibialis post. und A. fibularis
■ *Rr. malleolares laterales:* zum Rete malleolare lat.
■ *Rr. calcanei:* zur lateralen Fläche des Calcaneus und zum Rete calcaneum

4.7   Venen

Die Venen der unteren Extremität drainieren über die *V. femoralis* in die *V. iliaca externa* und damit in die *V. cava inf.* Die Venen des Beines werden in oberflächliche und tiefe Venen unterteilt.

4.7.1   Oberflächliche Venen

Die oberflächlichen Venen bilden ein Venennetz, das im subkutanen Fettgewebe liegt und zu einigen größeren Stämmen zusammenfließt:
■ *V. saphena magna:* Sie beginnt am medialen Fußrücken und erhält dort Zuflüsse aus dem Rete venosum dors. und dem Arcus venosus dorsalis

pedis. Dann verläuft sie vor dem Malleolus med. zur medialen Seite des Unterschenkels und zieht mit dem N. saphenus hinter dem Condylus med. femoris zur Vorderseite des Oberschenkels. Am *Hiatus saphenus* gelangt sie unter die Faszie und mündet in die V. femoralis. In der Gegend des Hiatus saphenus münden außerdem: Vv. pudendae ext., V. circumflexa superf. ilium und V. epigastrica superf. Sie bilden einen *„Venenstern".*
■ *V. saphena parva:* Sie entsteht am lateralen Fußrand aus dem Rete venosum dors. und dem Arcus venosus dorsalis pedis und verläuft hinter dem Malleolus lat. auf die Rückseite des Unterschenkels. Sie durchbricht in der Kniekehle die Faszie und mündet in die V. poplitea.

Die oberflächlichen Hauptvenenstämme nehmen in ihrem Verlauf weitere kleine Venen auf und stehen durch Vv. perforantes mit den tiefen Beinvenen in Verbindung. Der Blutstrom ist von den oberflächlichen zu den tiefen Venen gerichtet.

Klinischer Bezug

Bei **chronisch-venöser Insuffizienz (Varikosis)** kann es vor allem im distalen Unterschenkel aufgrund der nicht mehr optimalen Durchblutung zur Entstehung eines Unterschenkelgeschwürs (**Ulcus cruris**) kommen.

4.7.2   Tiefe Begleitvenen

Die tiefen Beinvenen verlaufen gemeinsam mit den jeweiligen Arterien. A. tibialis ant. und post. sowie A. fibularis werden jeweils von zwei Venen begleitet, A. poplitea und A. femoralis nur von einer. Die *Vv. tibiales ant. et post.* und die *Vv. peroneales* münden in der Tiefe der Kniekehle in die *V. poplitea,* die außerdem die V. saphena parva und Vv. geniculares vom Kniegelenk aufnimmt. Im Hiatus tendineus des Adduktorenkanals geht die V. poplitea in die *V. femoralis* über, die am Hiatus saphenus die V. prof. femoris und die V. saphena magna aufnimmt. In der Lacuna vasorum setzt sich die V. femoralis in die V. iliaca ext. fort.

4.8   Lymphknoten und Lymphgefäße

Die Lymphe der unteren Extremität fließt über mehrere regionäre Lymphknoten zu den Lymphknoten in der Leiste. Wie am Arm unterscheidet man oberflächliche und tiefe Lymphbahnen. Die oberflächlichen verlaufen im subkutanen Fettgewebe und liegen vor allem entlang der oberflächlichen Venen, die tiefen Lymphbahnen ziehen gemeinsam mit den tiefen Venen.
■ *Nn. ll. popliteales:* Die *oberflächlichen Lymphknoten* liegen an der Durchtrittsstelle der V. saphena parva

und erhalten Zuflüsse vom lateralen Fußrand und der Wade. Die *tiefen Lymphknoten* liegen in der Fossa poplitea nahe der A. poplitea und erhalten Zuflüsse aus den tiefen Lymphbahnen von Fuß, Unterschenkel und Kniegelenk und den oberflächlichen Lymphknoten.

- *Nn. ll. inguinales superficiales:* Die oberflächlichen Lymphknoten liegen epifaszial längs des Lig. inguinale und der V. saphena magna. Sie erhalten Zuflüsse von der Haut des Beins, der Bauchwand unterhalb des Nabels, Gesäßregion, Damm, Analkanal, Tubenwinkel und des äußeren Genitales.
- *Nn. ll. inguinales profundi:* Die tiefen Lymphknoten liegen in der Fossa iliopectinea medial der V. femoralis. Am weitesten proximal liegt der *Rosenmüller-Lymphknoten* im Canalis femoralis. Die tiefen Lymphknoten erhalten Zuflüsse aus den tiefen Lymphbahnen der unteren Extremität und den oberflächlichen Lymphknoten der Leiste. Die Lymphe der tiefen Lymphknoten fließt weiter in die *Nn. ll. iliaci ext.*

4.9 Angewandte und topographische Anatomie

Die Gliederung der unteren Extremität in Regionen erfolgt nach funktionellen Gesichtspunkten. Man unterscheidet Regionen im Bereich des Gesäßes, des Oberschenkels, des Knies, des Unterschenkels und des Fußes.

4.9.1 Oberflächenanatomie

Auf der dorsalen Seite der unteren Extremität grenzt die *Glutaealfalte* das Gesäß vom Oberschenkel ab. Auf der ventralen Seite liegt der *Sulcus inguinalis* zwischen Oberschenkel und Unterbauch. Das Relief des Oberschenkels wird durch die Oberschenkelmuskulatur geformt. Im Bereich des Knies sind ventral Patella, Lig. patellae und Tuberositas tibiae sichtbar, dorsal entsteht durch Einsenkungen der Haut die *Kniekehle* (*Fossa poplitea*). Unterhalb der Kniekehle liegt die *Wade* (*Sura*), deren Relief vom M. triceps surae und der Achillessehne gebildet wird. Auf der Vorderseite des Unterschenkels erkennt man die Schienbeinkante. Am Übergang vom Unterschenkel zum Fuß sind innen und außen die beiden Knöchel zu sehen sowie auf dem Fußrücken einige Sehnen der Zehenstrecker.

Tastpunkte: An der unteren Extremität sind folgende *Knochenpunkte* tastbar: *Becken:* Crista iliaca, Spina iliaca sup. ant. und post., Tuberculum pubicum, Tuber ischiadicum, Spina ischiadica (vaginal); *Oberschenkel und Knie:* Trochanter maj., Patella, Epicondylus med. und lat. von Tibia und Femur; *Unterschenkel:* Tuberositas tibiae, Facies med. und Margo ant. der Tibia, Caput fibulae, Malleolus med. und lat.; *Fuß:* Tuber calcanei, Caput tali, Dorsalseiten der Ossa metatarsalia, Tuberositas ossis navicularis, Tuberculum ossis metatarsalis V, Dorsalseiten der Phalangen.

4.9.2 Regio inguinalis

Die Regio inguinalis liegt am Übergang vom Unterbauch zum Oberschenkel und enthält das *Leistenband* und den *Leistenkanal* (s. a. 6.3.2). Unterhalb des Leistenbandes liegt die *Regio subinguinalis*. In ihr befinden sich der M. iliopsoas und die Leitungsbahnen, die durch zwei Öffnungen unterhalb des Leistenbandes (*Lacuna musculorum, Lacuna vasorum*) vom Rumpf zur unteren Extremität ziehen.

Lacuna musculorum: Sie wird vom Leistenband, dem Arcus iliopectineus und dem Oberrand des Beckens begrenzt.

Lacuna vasorum: Sie wird vom Leistenband, dem Lig. lacunare, der Pecten ossis pubis und dem Arcus iliopectineus begrenzt und liegt medial der Lacuna musculorum. Sie ist mit Fett- und Bindegewebe ausgefüllt.

Merke

Durch die *Lacuna musculorum* ziehen von lateral nach medial: N. cutaneus femoris lat., M. iliopsoas, N. femoralis.
Durch die *Lacuna vasorum* ziehen von lateral nach medial: R. femoralis des N. genitofemoralis, A. femoralis, V. femoralis, Lymphbahnen zum *Rosenmüller-Lymphknoten*, der am weitesten medial im Fettgewebe liegt (I**VAN** = innen, **V**ene, **A**rterien, **N**erv).

Klinischer Bezug

Der mediale Abschnitt der Lacuna vasorum besteht aus dem Schenkelring (*Anulus femoralis*), der von einem dünnen Septum verschlossen wird. Dieser bildet bei einer **Schenkelhernie** die Bruchpforte. Die Schenkelhernie entsteht durch sich vorstülpende Anteile des Bauchfells, die Darmschlingen beinhalten und durch den Anulus femoralis bis in die Fossa iliopectinea vordringen können. Der erst durch den Bruchsack entstandene Kanal wird Schenkelkanal (*Canalis femoralis*) genannt.

4.9.3 Trigonum femorale und Fossa iliopectinea

Das Trigonum femorale liegt zwischen Lig. inguinale, M. sartorius und M. gracilis. Im proximalen Teil des Trigonum liegt die *Fossa iliopectinea*, deren Hinterwand von M. iliopsoas und M. pectineus gebildet wird. Sie wird von der Fascia lata bedeckt und enthält von lateral nach medial: N. femoralis, A. femoralis, V. femoralis sowie Lymphknoten und -gefäße.

Klinischer Bezug

Entlang des M. iliopsoas können Abszesse (z. B. bei Tuberkulose der Lendenwirbelkörper) unterhalb der Fascia iliaca nach unten durch die Lacuna musculorum bis in die Fossa iliopectinea wandern (**Senkungsabszesse**).

Hiatus saphenus: Unterhalb des Leistenbandes liegt in der Fascia lata eine ovale Öffnung (*Hiatus saphenus*), die seitlich und unten durch einen Faszienrand (Margo falciformis) verstärkt wird. Sie dient der V. saphena magna sowie kleineren Lymphgefäßen und Nerven als Durchtrittsstelle.

4.9.4   Regio glutealis

Die Regio glutealis entspricht in etwa dem Gebiet unterhalb der Mm. glutaei. Unter der Haut verlaufen die sensiblen Nervenäste zur Innervation der Haut, unter der Faszie liegt der M. glutaeus maximus. In der Tiefe liegt das Foramen ischiadicum maj., das durch den M. piriformis in Foramen suprapiriforme und Foramen infrapiriforme unterteilt wird, und das Foramen ischiadicum min.

Merke

Durch das *Foramen suprapiriforme* ziehen: A., V. und N. glutaeus sup.
Durch das *Foramen infrapiriforme* ziehen: N. ischiadicus, A., V. und N. glutaea inf., N. cutaneus femoris post., N. pudendus, A. und V. pudenda int.
Durch das *Foramen ischiadicum min.* ziehen: M. obturator int., A. und V. pudenda int. sowie N. pudendus (ziehen wieder ins Becken).

Die Foramina und damit die Austrittspunkte der Nerven projizieren sich an folgenden Punkten auf die Körperoberfläche:

- *Foramen suprapiriforme:* auf dem medialen Drittelpunkt der Linie zwischen Spina iliaca post. sup. und der Spitze des Trochanter maj.
- *Foramen infrapiriforme:* auf dem Mittelpunkt der Linie zwischen Spina iliaca post. sup. und dem Tuber ischiadicum

Klinischer Bezug

Bei **intramuskulären Injektionen** in die Glutaealmuskulatur kann es bei falscher Injektionstechnik zu Verletzungen des N. glutaeus sup. oder des N. ischiadicus kommen. Am sichersten ist die Injektion in den M. glutaeus medius.

4.9.5   Hüfte

Als Hüfte bezeichnet man die vom Hüftgelenk und dessen Weichteilmantel geformte seitliche Körperpartie zwischen oberem Beckenrand und Beginn des Oberschenkels. Das Zentrum der Hüfte bildet das Hüftgelenk mit Hüftpfanne und Femurkopf. Die Achse des Femurhalses und die Achse des Schaftes bilden den *Kollodiaphysenwinkel*. Er beträgt beim Erwachsenen durchschnittlich 125°. Die Femurschaftachse steht beim aufrechten Stand schräg, sodass sie mit der Schienbeinachse einen nach lateral offenen Winkel bildet. Fehlstellung im Bereich der Hüfte ziehen immer auch Fehlstellungen im Bereich des Kniegelenkes nach sich.

Klinischer Bezug

Ist der Kollodiaphysenwinkel deutlich vergrößert (> 138°), besteht eine **Coxa valga**, mit folgender O-Beinstellung. Ist er deutlich verkleinert (< 120°), besteht eine **Coxa vara**, mit folgender X-Beinstellung.

Im Stand und beim Gehen lassen sich die Funktion der Muskelgruppen beider Seiten im Vergleich beurteilen. Durch die kräftigen ventralen Bandzüge und die besonders ausgebildete Gesäßmuskulatur wird im Stand ein Kippen des Rumpfes nach hinten oder vorne verhindert. Bei der Wahl eines Beins als Standbein verhindern die seitlichen Hüftmuskeln ein Abkippen zur Seite des Spielbeins hin.

4.9.6   Oberschenkel

Der Oberschenkel gliedert sich in *Regio femoralis ant.* und *Trigonum femorale*, die die Extensoren enthalten, und *Regio femoralis post.*, die Flexoren und Adduktoren enthält. Die drei Gruppen werden von der *Oberschenkelfaszie* (*Fascia lata*) umgeben und sind durch das *Septum intermusculare femoris med.* und *lat.* voneinander getrennt. Zwischen Adduktoren und Flexoren liegt ein weiteres Septum.
Gefäß-Nerven-Straßen: *Zwischen vorderer und medialer Muskelgruppe* ziehen A. und V. femoralis, N. saphenus und tiefe Lymphgefäße. *Zwischen hinterer und medialer Muskelgruppe* verlaufen nahe des Femurs A. und V. prof. femoris sowie Lymphgefäße. *In der medialen Muskelgruppe* ziehen A. und V. obturatoria sowie der N. obturatorius. Der N. ischiadicus mit seinen begleitenden Gefäßen zieht zwischen Caput longum des M. biceps femoris und M. adductor magnus.
Canalis obturatorius: Der Canalis obturatorius liegt am lateralen Rand des *Foramen obturatorum* und verbindet den Bindegewebsraum des Beckens mit der medialen Oberschenkelmuskulatur. Durch ihn ziehen A., Vv. und N. obturatorius sowie Lymphgefäße.

Klinischer Bezug

Bei einer **Obturatoriushernie** schiebt sich der Bruch-sack in den Canalis obturatorius vor und kann durch Druck auf den N. obturatorius Schmerzen und Sensibi-litätsstörungen an Oberschenkel und Knie auslösen.

Canalis adductorius: Der *Adduktorenkanal* liegt zwischen M. vastus med. (lateral), M. adductor ma-gnus (medial) und M. adductor longus (dorsal) und wird von der *Membrana vastoadductoria* überspannt. Der Adduktorenkanal endet distal im *Adduktoren-schlitz* (Hiatus tendineus adductorius). Durch den Adduktorenkanal ziehen A. und V. femoralis und im oberen Drittel der N. saphenus.

4.9.7   Fossa poplitea

Die rhombenförmige *Kniekehle* (*Fossa poplitea*) liegt dorsal zwischen Ober- und Unterschenkel. Sie wird oben medial begrenzt durch M. semimembranosus und M. semitendinosus, oben lateral durch M. biceps femoris, unten medial und lateral durch Caput med. und lat. des M. gastrocnemius. Die Fossa poplitea wird von der *Fascia poplitea* bedeckt, die zwischen Fascia lata und Fascia cruris liegt.
Die wichtigsten Leitungsbahnen, die vom Ober- zum Unterschenkel verlaufen, ziehen in der Tiefe durch die Fossa poplitea, bedeckt von Fett- und Bindege-webe. A. und V. femoralis gelangen durch den Canalis adductorius in die Fossa poplitea, der N. tibialis ent-lang des Caput longum des M. biceps femoris.

 Merke

Von außen in die Tiefe der *Kniekehle* liegen: N. fibularis comm., N. tibialis, V. poplitea und A. poplitea (**Nivea**). Ihr Puls lässt sich in der Tiefe der Kniekehle tasten.

4.9.8   Regio genus

Die Knieregion umfasst den Bereich des Kniegelenks und lässt sich in *Regio genus ant.* und *Regio genus post.* (*Fossa poplitea*, s. a. 4.9.7) unterteilen. In der Regio ge-nus ant. liegen die Kniescheibe mit dem darüber hin-wegziehenden Lig. patellae und zahlreiche Bursen des Kniegelenks (s. a. 4.3.2).

 Klinischer Bezug

Zu **Gelenkergüssen** kommt es bei Schädigungen von Gelenkstrukturen (Meniskusschaden, Bandläsionen). Die Konturen des Kniegelenks verstreichen und die Pa-tella „tanzt" auf der Flüssigkeit, wenn man von oben den Recessus suprapatellaris komprimiert. Zur Entla-stung kann das Kniegelenk im Bereich des oberen Re-cessus, etwa 1 QF oberhalb der Patella von medial her punktiert werden (bei Punktion von lateral Gefahr der Verletzung des N. fibularis).

Der M. quadriceps femoris ist mit dem Lig. patellae der *Hauptstreckapparat* im Kniegelenk. Das Lig. pa-tellae wird durch Retinaculum patellae med. und lat. verstärkt, die den sog. *Reservestreckapparat* bil-den.

 Klinischer Bezug

Bei **Querfraktur der Patella** mit Zerreißung des Lig. patellae wird über die Retinacula noch soviel Muskel-zug auf die Tibia übertragen, dass das Gehen auf ebe-nem Gelände möglich ist.

4.9.9   Unterschenkel

Am Unterschenkel unterscheidet man *Regio cruralis ant.* und *post.* Die einzelnen Muskelgruppen (Ex-tensoren, oberflächliche und tiefe Flexoren, Pero-naeusgruppe) liegen in eigenen Muskellogen und werden gemeinsam von der *Unterschenkelfaszie (Fas-cia cruris)* umhüllt. Die Membrana interossea trennt gemeinsam mit dem Septum intermusculare cruris post. die Extensoren und die Peronaeusgruppe von den Flexoren. Die Fascia cruris prof. trennt oberfläch-liche und tiefe Flexoren.
Gefäß-Nerven-Straßen: *In der Extensorenloge* zie-hen zwischen M. tibialis ant. und der Membrana in-terossea die A. und Vv. tibiales ant., N. fibularis prof. und N. interosseus cruris. *Zwischen der oberflächli-chen und tiefen Flexorengruppe* liegen A. und Vv. tibia-les post. und der N. tibialis. A. und Vv. fibulares ziehen innerhalb der *tiefen Flexorengruppe*. Der N. fibularis superf. liegt in der *Peronaeusgruppe*. *Epifaszial* ziehen die Hautvenen (V. saphena magna und parva), der N. saphenus und der N. suralis.

 Klinischer Bezug

Innerhalb der Faszienlogen können sich Entzündungen und Schwellungen ausbreiten. Nach Unfällen mit Quet-schung der Muskulatur und anschließendem Ödem kann es zum sog. **Kompartmentsyndrom** kommen, bei dem die Durchblutung durch den ansteigenden Druck innerhalb der Faszienloge stark eingeschränkt wird (vor allem in der Extensorenloge). In schweren Fäl-len müssen Entlastungsschnitte in Längsrichtung durch die Faszie gelegt werden.

4.9.10   Regio malleolaris

Am Übergang vom Unterschenkel zum Fuß unter-scheidet man Regio malleolaris med. und lat.
Regio malleolaris medialis: Am Innenknöchel lie-gen ventral unter der Haut die Aufzweigungen des N. saphenus und die V. saphena magna. Hinter dem Knöchel ziehen Leitungsbahnen und Sehnen. Unter dem *Retinaculum flexorum* liegen A. und Vv. ti-biales post. und der N. tibialis. Die tiefe Schicht des Retinaculum flexorum überspannt den *Malleolarka-*

nal (*Canalis malleolaris*), in dem von vorne nach hinten die Sehnen des M. tibialis post., M. flexor digitorum longus und des M. flexor hallucis longus liegen. Jede Sehne liegt in einer eigenen Sehnenscheide.
Regio malleolaris lateralis: Hinter dem Außenknöchel verlaufen die V. saphena parva und der N. cutaneus dors. lat. Unter dem *Retinaculum peronaeum sup.* und *inf.* liegen in einer gemeinsamen Sehnenscheide die Sehnen der Mm. peronaei.
Vorderseite: Über die Vorderseite des distalen Unterschenkels ziehen das *Retinaculum extensorum sup.* und *inf.* Von den Retinacula ziehen Bindegewebssepten zum Periost, die von medial nach lateral die Sehnenscheidenfächer des M. tibialis ant., M. extensor hallucis longus und M. extensor digitorum longus bilden.

4.9.11 Fuß

Fußrücken: Der Fußrücken wird locker von Haut überzogen. Unter der Haut liegt das *Rete venosum dorsale pedis* und der *Arcus venosus dorsalis pedis*. Die Haut des Fußrückens wird hauptsächlich vom *N. cutaneus dorsalis med.* und *intermedius* aus dem N. fibularis superf. innerviert, der laterale Fußrand vom *N. cutaneus dorsalis lat.*, dem Endast des N. suralis. Der N. fibularis prof. innerviert die Haut der einander zugekehrten Seiten der 1. und 2. Zehe. Lateral der Sehne des M. extensor hallucis longus ziehen in der dorsalen Gefäß-Nerven-Straße des Fußes A. und Vv. dorsales pedis und der N. fibularis prof.
Fußskelett: Das Fußskelett wird durch die Verspannung des *Längs-* und *Quergewölbes* stabilisiert (s. a. 4.3.5). Die Stabilität ist nur bei intaktem Muskel- und Bandapparat gewährleistet. Durch erhöhte Belastungen, Lähmungen oder andere Ursachen kann es zu *Fehlstellungen* und *Deformitäten* kommen.

 Klinischer Bezug

Der **Hackenfuß** (Pes calcaneus) entsteht, wenn die Flexoren des Unterschenkels ausfallen und die Extensoren überwiegen. Die Ferse ist nach unten, die Fußspitze nach oben gerichtet. Der **Spitzfuß** (Pes equinus) entsteht bei Ausfall der Extensoren. Bei Abflachung des Längsbogens kommt es zum **Plattfuß** (Pes planus), bei Abflachung des Querbogens zum **Spreizfuß** (Pes transversus).

4.9.12 Planta pedis

Auf der Fußsohle liegt unter der Haut die *Plantaraponeurose*, eine Sehnenplatte, die sich vom Calcaneus bis zu den Zehengrundgelenken erstreckt. Sie besteht aus längs und quer verlaufenden Faserzügen, die das Längs- und Quergewölbe des Fußes unterstützen und die darunter liegenden Muskeln und Leitungsbahnen schützen. Die Plantaraponeurose ist unverschieblich mit der Haut der Fußsohle verbunden. Elastische Bindegewebslamellen ziehen von der Haut der Fußsohle zur Plantaraponeurose und hüllen das subkutane Fettgewebe in verformbare, gegen Haut und Skelett jedoch unverschiebliche Kammern ein, die den Druck bei Belastung des Fußes aufnehmen.
Unter der Plantaraponeurose liegen die kurzen Fußmuskeln, die sich in drei Gruppen unterteilen (laterale, mittlere und mediale Gruppe). Zwischen M. abductor hallucis brevis und M. digitorum brevis liegt die *plantare mediale* Gefäß-Nerven-Straße mit A., Vv. und N. plantares med. In der *plantaren lateralen* Gefäß-Nerven-Straße zwischen M. flexor digitorum brevis und M. quadratus plantae ziehen A., Vv. und N. plantares lat.
Im *Chiasma plantare* überkreuzt die Sehne des M. flexor digitorum longus die Sehne des M. flexor hallucis longus und ist mit ihm durch Sehnenfasern verbunden. Es liegt medial neben dem M. quadratus plantae und wird vom M. flexor digitorum brevis bedeckt. Durch den schrägen Verlauf der Sehnen wird der Hebelarm der Muskeln verlängert.

4.9.13 Anatomische Korrelate bildgebender Verfahren

Neben den allgemeinen Kriterien zur Beurteilung von Röntgenbildern des Skeletts (s. a. 3.9.14) sind an der unteren Extremität einige Besonderheiten zu beachten. Lateral des Trochanter minor findet sich in seltenen Fällen ein weiterer Knochenvorsprung (Trochanter tertius). Die Patella kann aus zwei oder mehreren Knochenstücken bestehen (Patella bipartita, tripartita), die leicht als Fraktur fehlgedeutet werden können. Vor allem im Bereich der Fußwurzelknochen finden sich zahlreiche anatomische Varianten, die ebenfalls von Frakturen abgegrenzt werden müssen.

Kopf und Hals

40 Seiten

Das knöcherne Grundgerüst des Kopfes, der Schädel, umgibt das *Gehirn* (*Neurokranium*) und die *Sinnesorgane* und bildet die Grundlage für das *Gesicht* (*Viszerokranium*). Der Gesichtsschädel umfasst mit der *Mundhöhle* und dem *Nasen-Rachen-Raum* die Anfangsteile des Verdauungstraktes und der Atmungsorgane.

Der *Hals* verbindet den Kopf mit dem Rumpf und beinhaltet die Nerven, Gefäße und Lymphbahnen, die vom Kopf zum Rumpf und den oberen Extremitäten ziehen. Im Hals liegen weitere Anteile des *Verdauungstraktes* (Rachen, Halsteil der Speiseröhre) und der *Atmungsorgane* (Kehlkopf und Luftröhre), die *Schilddrüse* und die *Nebenschilddrüsen*.

5.1 Entwicklung und Wachstum

Die Entwicklung des Kopfes unterscheidet sich wesentlich von der der Rumpfwand. Während diese metamer gegliedert ist, weist der Kopf auch in der embryonalen Entwicklung keine Aufteilung in Segmente auf. Nur im vorderen Kopf-Hals-Bereich bilden sich die regelmäßig angeordneten *Schlundbögen* und *Schlundtaschen* aus (*Branchiomerie*), die aber unabhängig von der Metamerie des Rumpfes entstehen und sich auf den Kopf-Hals-Bereich beschränken. Im Kopf entwickeln sich die großen *Sinnesorgane*, über die der Kontakt mit der Umwelt ermöglicht wird. Die Entwicklung von Kopf und Hals ist trotzdem eng miteinander verbunden. Material aus den Schlundbögen bildet sowohl Teile des Schädels als auch des Halses, und auch die Muskulatur des Kopfes entsteht zu einem kleinen Teil aus den oberen Somiten des Rumpfes.

5.1.1 Neurokranium

Neurokranium und Viszerokranium bestehen zunächst aus Mesenchym, das aus dem *Kopfmesenchym*, den *okzipitalen Somiten* und den ersten beiden

Schlundbögen stammt. An einigen Stellen entsteht der Knochen direkt aus dem Mesenchym (desmale Ossifikation, *Desmokranium*), an anderen Stellen bildet sich zunächst Knorpel, der dann verknöchert (chondrale Ossifikation, *Chondrokranium*). Manche Knochen entstehen teils desmal, teils enchondral (*Mischknochen:* Mandibula, Klavikula). Das Neurokranium wird eingeteilt in die *Schädelbasis*, die überwiegend enchondral verknöchert, und das *Schädeldach* (*Calvaria*), das desmal verknöchert.

> **❗ Merke**
>
> Zusammen mit dem Knochen des Viszeralschädels sind *rein chondralen Ursprungs*: **Sie riecht am St**inktier und **zu**ckt (**Sie**bbein, untere **Nasenmuschel**, **Am**boss, **St**eigbügel, **Zu**ngenbein).

Schädelbasis: Die Schädelbasis entsteht aus der Verschmelzung mehrerer *Knorpelkerne*. Um den kranialen Abschnitt der *Chorda dorsalis* bildet sich aus dem Mesenchym der *parachordale Knorpel*, eine unpaare Knorpelplatte. Sie verschmilzt mit den kaudal davon gelegenen obersten Somiten zur Anlage der *Pars basilaris* des *Hinterhauptsbeines* (*Os occipitale*). Später dehnt sich die knorpelige Anlage nach dorsal aus und umwächst das Neuralrohr. Dadurch wird das *Foramen magnum* knöchern begrenzt.

Vor der Chorda dorsalis (prächordal) entstehen zwei Knorpelpaare, die *Hypophysenknorpel* und davor die *Trabeculae cranii*. Sie verschmelzen miteinander und bilden die Anlage von *Keilbein* (*Os sphenoidale*) und *Siebbein* (*Os ethmoidale*). In der Mitte der Knorpel liegt die *Hypophysengrube*. Die prächordalen Knorpel verschmelzen mit dem parachordalen. Es entsteht eine *Knorpelplatte*, die von der Nasenregion bis zum Foramen magnum reicht (*Clivus*). Auf dieser Knorpelplatte liegt das Gehirn.

Beiderseits des prächordalen Knorpels bilden sich zwei weitere Knorpelkerne, die rostral gelegenen *Alae orbitales* und die weiter kaudal gelegenen *Alae temporales*, aus denen die *kleinen* und *großen Keilbeinflügel* entstehen. Sie verschmelzen mit der prächordalen Knorpelplatte. Dabei bleiben die Austrittsstellen der Gehirnnerven und Gefäße frei.

Auf beiden Seiten des parachordalen Knorpels entsteht um das Ohrbläschen herum die *Ohrkapsel* (*Capsula otica*), die mit dem parachordalen Knorpel verschmilzt und das *Felsenbein* (*Pars petrosa ossis temporalis*) bildet. Auch um die Riechgruben bilden sich *Knorpelkapseln* (*Capsulae nasales*), die mit den Trabeculae cranii verschmelzen.

Die Umwandlung des Knorpels (*Chondrokranium*) in Knochen (*Osteokranium*) beginnt in mehreren Knochenkernen. An den Rändern der Schädelbasis bildet sich Knochen durch desmale Ossifikation, sodass dort durch Verschmelzung Mischknochen entstehen.

Schädeldach: Die fünf Knochen des Schädeldachs entwickeln sich durch *desmale Ossifikation*. Die Knochenplatten wachsen aufeinander zu und schließen die Schädeldecke. Die Knochen sind an ihren Rändern durch Bindegewebe, die sog. *Schädelnähte* (*Suturae*), miteinander verbunden. An Stellen, an denen mehrere Knochen aufeinandertreffen, sind die Nähte zu Bindegewebsplatten (*Fontanellen*) geweitet, die sich später zu Suturen schließen. Die große vordere Fontanelle ist viereckig und wird von Stirn- und Scheitelbeinen, die kleine hintere dreieckige Fontanelle von Scheitelbeinen und Hinterhauptsbein gebildet.

Merke

Die Knochen des Schädeldachs eines Neugeborenen sind in den Nähten geringgradig gegeneinander verschieblich. Die *kleine Fontanelle* schließt sich im 3. Lebensmonat, die *große Fontanelle* im 2. Lebensjahr. Die Schädelnähte verknöchern teilweise erst im Erwachsenenalter.

Klinischer Bezug

Missbildungen während der Schädelentwicklung können zum völligen Fehlen des Schädeldaches führen (**Akranie**). Dieser Fehlbildung des Schädels liegt eine Ausbildungsstörung des Gehirns zugrunde (**Anenzephalie**).

5.1.2 Viszerokranium

Die Grundlage für die Entwicklung des Viszerokraniums sowie der Gehörknöchelchen, des Zungenbeins und des Kehlkopfskeletts sind die *Schlundbögen* (syn. *Branchialbögen, Kiemenbögen*).

Schlundbögen: Als Schlundbögen bezeichnet man sechs Wulstbildungen, die durch beidseitige Mesenchymverdichtungen im vorderen Kopf-Hals-Bereich entstehen. Zwischen den Wülsten befinden sich

außen und innen Einbuchtungen, die *Schlundfurchen* und die *Schlundtaschen*. Die Schlundbögen sind außen von *Oberflächenektoderm* und innen vom *Entoderm des Schlunddarmes* überzogen. In jedem Bogen entsteht Knorpel, branchiogene Muskulatur, eine Branchialarterie und ein Branchialnerv. Die Muskelanlagen wandern zum Teil in andere Gebiete aus. Anhand der bestehen bleibenden Nervenversorgung können sie jedoch immer dem ursprünglichen Schlundbogen zugeordnet werden. Das Viscerokranium entwickelt sich hauptsächlich aus dem zweigeteilten *1. Schlundbogen*.

- *1. Schlundbogen:* Aus dem 1. Schlundbogen gehen *Ober-* und *Unterkieferwulst* hervor. Der Knorpel teilt sich in einen hinteren und einen vorderen Abschnitt, die im *primären Kiefergelenk* miteinander verbunden sind. Die vordere Knorpelspange (*Meckel-Knorpel*) liegt in der Unterkieferanlage. Aus dem hinteren Knorpel gehen der *Amboss* (*Incus*), aus dem Meckel-Knorpel der *Hammer* (*Malleus*) als Gehörknöchelchen hervor (s. a. 11.1). Das Hammer-Amboss-Gelenk entspricht dem *primären Kiefergelenk*. Durch desmale Ossifikation entstehen im Bereich des hinteren Knorpels *Oberkiefer* (*Maxilla*), *Gaumenbein* (*Os palatinum*), *Jochbein* (*Os zygomaticum*) und *Schläfenbeinschuppe* (*Pars squamosa ossis temporalis*), im Bereich des Meckel-Knorpels der *Unterkiefer* (*Mandibula*). Das *sekundäre (definitive) Kiefergelenk* bildet sich zwischen Mandibula und Schläfenbein aus. Vom Meckel-Knorpel, der sich fast vollständig zurückbildet, bleiben als Rest das *Lig. sphenomandibulare* und der *Canalis mandibularis* erhalten.
- *2. Schlundbogen:* Der Knorpel des 2. Schlundbogens (*Hyoidbogen*) wird *Reichert-Knorpel* genannt. Aus ihm entstehen das dritte Gehörknöchelchen (*Steigbügel, Stapes*), sowie der *Proc. styloideus* des Schläfenbeins, das *Lig. stylohyoideum* und das *kleine Horn des Zungenbeins* (*Cornu min. ossis hyoidei*).
- *3. Schlundbogen:* Aus dem Knorpel entsteht das *große Horn des Zungenbeins* (*Cornu maj. ossis hyoidei*). Der *Körper* (*Corpus ossis hyoidei*) bildet sich durch Verschmelzung des 2. und 3. Schlundbogens.
- *4.–6. Schlundbogen:* Aus den Knorpeln des 4. und 5. Bogens entsteht der *Schildknorpel* (*Cartilago thyreoidea*), aus dem des 6. Bogens der *Ringknorpel* (*Cartilago cricoidea*).

Tab. 5.1 zeigt die Strukturen, die aus Knorpel, Muskelanlage und Nerv der einzelnen Schlundbögen hervorgehen.

Schlundtaschen: Die fünf Ausbuchtungen des Schlunddarms, die sich als Rinnen zwischen die Schlundbögen schieben, bezeichnet man als *Schlundtaschen*. In der Tiefe der Taschen grenzt das Entoderm an das gegenüberliegende Ektoderm der

Tab. 5.1 Entwicklung der Schlundbögen

Schlundbogen	Knorpel	Muskulatur	Nerv
1.	Oberkiefer, Unterkiefer, Hammer, Amboss, Gaumenbein, Jochbein, Schläfenbein	Kaumuskulatur, vorderer Bauch des M. digastricus, M. tensor veli palatini, M. tensor tympani	N. trigeminus (V.)
2.	Steigbügel, kleines Horn des Zungenbeins, Proc. styloideus	M. stapedius, M. stylohyoideus, hinterer Bauch des M. digastricus, M. levator veli palatini, mimische Gesichtsmuskulatur	N. facialis (VII.)
3.	großes Horn des Zungenbeins, Zungenbeinkörper	M. stylopharyngeus, M. constrictor pharyngis sup.	N. glossopharyngeus (IX.)
4.–6.	Schildknorpel, Ringknorpel	M. cricothyroideus, M. constrictor pharyngis med. + inf.	N. vagus (X.)

Anatomie

Schlundfurchen und bildet mit diesem jeweils eine *Membrana branchialis*.

■ *1. Schlundtasche:* Sie bildet die *Ohrtrompete (Tuba auditiva)*, deren distaler Abschnitt sich zur Paukenhöhle erweitert. Die Membrana branchialis wird zum *Trommelfell (Membrana tympani)*.

■ *2. Schlundtasche:* Sie wird von lymphatischem Gewebe der *Gaumenmandel (Tonsilla palatina)* ausgefüllt. Das Entoderm der Schlundtasche bildet das *Epithel der Tonsilla palatina*.

■ *3. Schlundtasche:* Sie teilt sich in eine vordere und eine hintere Ausstülpung, die abwärts wandern und ihren Kontakt mit dem Schlunddarm verlieren. In der vorderen Ausstülpung entwickelt sich die *Thymusanlage*, die bis in das obere Mediastinum wandert. Sie verschmilzt dort mit der Anlage der Gegenseite und bildet ein einheitliches Organ, den *Thymus*. In der hinteren Ausstülpung entsteht *Nebenschilddrüsengewebe*, das hinter die Schilddrüse wandert und an ihrem unteren Pol die *unteren Epithelkörperchen* bildet.

■ *4. Schlundtasche:* Auch sie teilt sich in eine vordere und eine hintere Ausstülpung. Das Epithel der hinteren Ausstülpung wandert zum oberen hinteren Pol der Schilddrüse und bildet die *oberen Epithelkörperchen*. Das Epithel der vorderen Ausstülpung ist möglicherweise an der Bildung des Thymus beteiligt.

■ *5. Schlundtasche:* Sie entsteht als Ausstülpung der 4. Schlundtasche und liefert das Epithel des *ultimobranchialen Körpers*. Aus diesem gehen die hormonproduzierenden C-Zellen der Schilddrüse hervor.

Schlundfurchen (Kiemenfurchen): Von der ektodermalen Oberfläche aus senken sich vier *Schlundfurchen* ein. Sie liegen den Schlundtaschen gegenüber. Aus der 1. Schlundfurche entwickelt sich der *äußere Gehörgang (Meatus acusticus ext.)*. Das Mesenchym der 2. Schlundfurche proliferiert zunächst stark und wächst, bedingt durch die Beugung des Kopfes

nach ventral, über die 2., 3. und 4. Schlundfurche. Die Furchen bilden vorübergehend eine mit Ektoderm ausgekleidete Höhle *(Sinus cervicalis)*, die im Laufe der Entwicklung vollständig verschwindet.

 Klinischer Bezug

Reste des Sinus cervicalis können erhalten bleiben und in der Mitte des Vorderrandes des M. sternocleidomastoideus sog. **laterale Halsfisteln** bilden. Sie stehen weiterhin über einen engen Kanal mit der Körperoberfläche in Verbindung und fallen oft erst im Erwachsenenalter auf, wenn sie sich zur **lateralen Halszyste** vergrößert haben. Letztere gelten als **Präkanzerose** und müssen operativ entfernt werden.

5.1.3 Hirnnerven, Sinnesorgane

Siehe Kap. 5.1.2, 9.3, 10.1, 11.1

5.1.4 Gesicht

Die Entwicklung von Mundhöhle, Nasenhöhle und Gaumen sind eng mit der Entwicklung des Gesichts verbunden.

Gesicht: Anfang des 2. Monats senkt sich das Ektoderm zwischen Hirnanlage und den 1. Schlundbögen zur *Mundbucht (Stomatodeum)* ein. In der Tiefe der Mundbucht liegt die *Rachenmembran (Membrana buccopharyngealis)*. Die Mundbucht wird von mehreren Mesenchymverdichtungen umgeben. Kaudal bilden sich die paarigen *Unterkieferwülste*, lateral die paarigen *Oberkieferwülste* und kranial der *Stirnfortsatz*. Auf beiden Seiten des Stirnfortsatzes entstehen die *Riechplakoden*, Verdickungen des Oberflächenektoderms, aus denen später das Riechepithel hervorgeht. Um die Riechplakode herum entwickeln sich *lateraler* und *medialer Nasenwulst*, zwischen denen sich die Riechplakode einsenkt. Die Oberkieferwülste wachsen weiter nach medial und schieben die medialen Nasenwülste zusammen, die miteinander und später mit den Oberkieferwülsten verschmelzen. Der seitliche Nasenwulst wird vom Oberkieferwulst durch eine Furche getrennt, aus der der *Tränennasengang* (*Ductus nasolacrimalis*) hervorgeht.

Merke

Oberkieferwülste und mediale Nasenwülste bilden gemeinsam die *Oberlippe*.

Die Mundbucht wird durch die Verschmelzung von Oberkiefer- und Unterkieferwulst zunehmend eingeengt. *Wangen* und *Lippen* entstehen aus dem Mesenchym des 2. Schlundbogens. Die äußere Nase bildet sich durch Verschmelzung der lateralen und medialen Nasenwülste.

Mundhöhle, Gaumen: Die medialen Nasenwülste setzen sich in die Tiefe fort und bilden das *Zwischenkiefersegment*. Es umfasst einen Teil der Oberlippe, den mittleren Bereich des Oberkiefers, in dem später die vier Schneidezähne liegen, und einen dreieckigen Gaumenabschnitt, den *primären Gaumen* (*Os incisivum*). Die Riechgruben werden umwachsen und damit in die Tiefe verlagert. Sie bleiben durch das *Nasenseptum* voneinander getrennt. Die *Membrana oronasalis*, die die primären Nasenhöhlen von der primären Mundhöhle trennt, löst sich auf. Es entsteht eine Verbindung zwischen beiden Höhlen, die *primären Choanen*. Von der Innenseite beider Oberkieferwülste wachsen *Gaumenplatten* auf die Mittellinie zu. Sie verschmelzen miteinander sowie kranial mit dem Nasenseptum und vorne mit dem primitiven Gaumen und bilden den *sekundären Gaumen*. Die *definitiven Choanen* liegen am Übergang der Nasenhöhle in den Rachenraum.

Nasennebenhöhlen: Die Nasennebenhöhlen entwickeln sich nach der Geburt als Aussackungen der Nasenschleimhaut. Sie wachsen in die umgebenden Knochen vor („Pneumatisierung") und erreichen erst mit der Ausbildung des Gesichtsschädels (um das 15.–20. Lebensjahr) ihre endgültige Größe.

Klinischer Bezug

Fehlentwicklungen des Lippen-Kiefer-Gaumen-Bereiches: Es kommt nicht selten vor, dass einzelne Wülste unvollständig miteinander verschmelzen. Dabei entstehen Spalten unterschiedlicher Tiefe und Ausdehnung.
Die *laterale Lippenspalte* (*Hasenscharte*) entsteht oberflächlich zwischen medialem Nasenwulst und Oberkieferwulst. Sie tritt meist einseitig auf.
Die *Lippen-Kiefer-Spalte* verläuft zwischen der Anlage von primärem und sekundärem Gaumen.
Unterbleibt die Vereinigung der beiden Gaumenplatten, entsteht die *Gaumenspalte*, die bis zur Uvula reichen kann, die dann ebenfalls gespalten ist.

Durch Kombination der genannten Missbildungen kommt es zur *Lippen-Kiefer-Gaumen-Spalte* (*Wolfsrachen*).
Selten sind die *mediane Oberlippenspalte* (unvollständiges Verschmelzen der medialen Nasenwülste), die *schräge Gesichtsspalte* (unvollständige Verschmelzung von Oberkieferwulst und lateralem Nasenwulst) und die *Makro- bzw. Mikrostomie*, bei der es durch ungenügende oder zu weit fortgeschrittene Vereinigung von Ober- und Unterkieferwülsten zu einer abnorm großen oder kleinen Mundöffnung kommt.

5.1.5 Hals

Zunge, Epiglottis: Der *Zungenkörper* entwickelt sich aus einem unpaaren und zwei seitlichen *Zungenwülsten* aus dem 1. Schlundbogen, die miteinander verschmelzen. Der *Zungengrund* entsteht aus Material des 2.–4. Schlundbogens, das mit dem Zungenkörper zu einem einheitlichen Organ zusammenwächst. Die Grenze zwischen beiden Anteilen erkennt man am V-förmigen *Sulcus terminalis*, an dessen Spitze das *Foramen caecum* liegt. Aus dem 4. Schlundbogen entsteht ein weiterer Wulst, aus dem die *Anlage der Epiglottis* hervorgeht. Unmittelbar dahinter liegt der Eingang in den Kehlkopf.

Schilddrüse: Die *Anlage der Schilddrüse* liegt am Foramen caecum. Von dort wächst ein Epithelschlauch in die Tiefe (*Ductus thyroglossus*), an dessen Ende sich zwei miteinander verbundene Schilddrüsenlappen bilden. Nachdem die Schilddrüse ihre endgültige Lage vor dem 3. Luftröhrenknorpel erreicht hat, bildet sich der Ductus thyroglossus zurück.

Klinischer Bezug

Reste des **Ductus thyroglossus** können in der Mittellinie des Halses den *Lobus pyramidalis*, *Zysten* oder *Fisteln* bilden, in denen z.T. Reste von Schilddrüsengewebe auftreten.

Nebenschilddrüsen: Die Epithelkörperchen bilden sich in der fünften Woche aus den dorsalen Ausstülpungen der dritten und vierten Schlundtasche. In der sechsten Woche verlieren sie ihre Verbindung zur Rachenwand und wandern nach kaudal. Das Nebenschilddrüsengewebe der dritten Schlundtasche bildet schließlich die unteren Epithelkörperchen, das der vierten Schlundtasche die oberen Epithelkörperchen.

Thymus: Die Thymusanlage entsteht in der fünften Woche in der ventralen Ausstülpung der dritten Schlundtasche. Der Thymus wandert mit den Nebenschilddrüsen in kaudale Richtung bis zu seiner endgültigen Position im Thorax und verbindet sich dort mit der Thymusanlage der Gegenseite.

5.2 Kranium

Der *knöcherne Schädel* (*Kranium*) besteht aus 18 einzelnen Knochen (Abb. 5.1), die mit Ausnahme des Unterkiefers und der Gehörknöchelchen durch Knochennähte (*Syndesmosen*, ausnahmsweise Synostosen [Os parietale]) miteinander verbunden sind. Die Form des Schädels bestimmt weitgehend die äußere Form des Kopfes. Beim Neugeborenen nimmt das Neurokranium den größten Teil des Schädels ein. Während der Entwicklung zum Erwachsenen verändert sich vor allem der Gesichtsschädel durch die *Ausbildung des Kauapparates*. Die Knochen unterteilt man in *Schädelknochen* (*Ossa cranii*), *Gesichtsknochen* (*Ossa faciei*) und *Gehörknöchelchen* (s. a. Kap. 11.3.2).

Schädelknochen

Stirnbein (Os frontale): Das Os frontale schließt die Schädelhöhle nach vorne ab. Man unterscheidet die paarige *Pars orbitalis*, die das Dach der Augenhöhlen bildet, die *Pars nasalis*, die die Nasenhöhle nach oben begrenzt, und die *Squama frontalis* (*Stirnbeinschuppe*), die die vordere Schädelgrube begrenzt.

Die *Pars orbitalis* grenzt nach medial an das Os ethmoidale (Siebbein) des Gesichtsschädels. Die *Pars nasalis* ist mit dem Os nasale (Nasenbein) und den Procc. frontales der Maxilla (Oberkiefer) verbunden. Die *Squama frontalis* bildet den oberen Augenhöhlenrand. An ihrer Vorderfläche erkennt man zwei *Stirnbeinhöcker* und die dazwischenliegende flache *Stirnglatze* (*Glabella*). Nach lateral setzt sie sich in den *Proc. zygomaticus* fort, der mit dem Os zygomaticum (Jochbein) verbunden ist.

Scheitelbein (Os parietale): Das Os parietale ist eine viereckige Knochenplatte, die zwischen Os frontale und Os occipitale (Hinterhauptsbein) liegt. Es steht über seine vier Ränder mit den angrenzenden Knochen in Verbindung und bildet mit diesen die *Schädelnähte* (*Suturae*) (s. a. 5.2.1). An der Außenfläche erkennt man die Lineae temporales sup. und inf., die als Ansatz für die gleichnamigen Muskeln dienen.

Anatomie

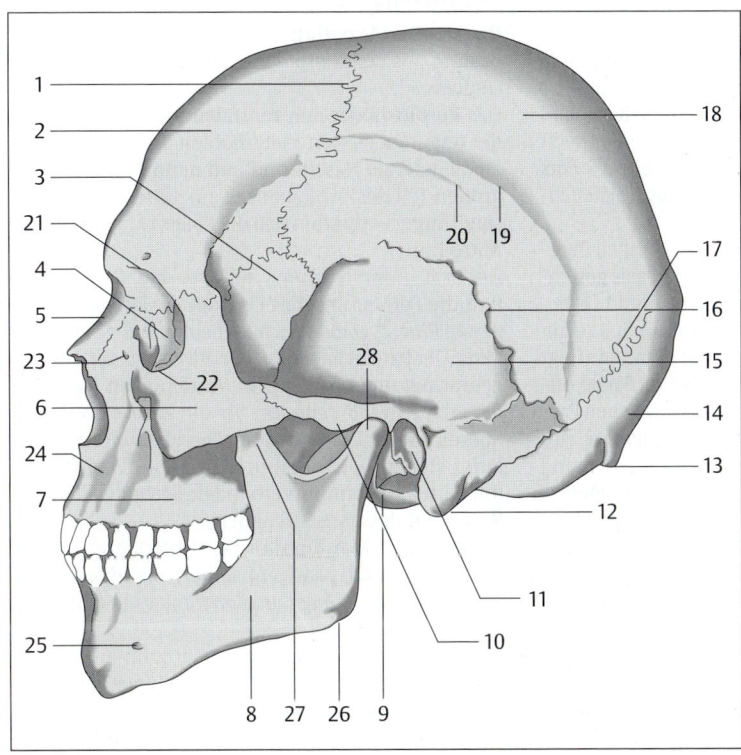

Abb. 5.1 **Schädel von lateral.** 1 = Sutura coronalis, 2 = Os frontale, 3 = Os sphenoidale, 4 = Os lacrimale, 5 = Os nasale, 6 = Os zygomaticum, 7 = Maxilla, 8 = Mandibula, 9 = Art. temporomandibularis (Kiefergelenk), 10 = Arcus zygomaticus, 11 = Meatus acusticus ext., 12 = Proc. mastoideus, 13 = Protuberantia occipitalis ext., 14 = Os occipitale, 15 = Os temporale, 16 = Sutura squamosa, 17 = Sutura lambdoidea, 18 = Os parietale, 19 = Linea temporalis sup., 20 = Linea temporalis inf., 21 = Margo supraorbitalis, 22 = Margo infraorbitalis, 23 = Proc. frontalis maxillae, 24 = Proc. alveolaris maxillae, 25 = Foramen mentale, 26 = Angulus mandibulae, 27 = Proc. coronoideus, 28 = Proc. condylaris (nach Bücker, Thieme 1992)

Hinterhauptsbein (Os occipitale): Das Os occipitale schließt die Schädelhöhle nach hinten ab. Es besteht aus der *Pars basilaris*, den paarigen *Partes lat.* und der *Squama occipitalis.*

Die Anteile des Os occipitale umgeben das *Hinterhauptsloch* (*Foramen magnum*), durch das die Schädelhöhle mit dem Wirbelkanal verbunden ist, und bilden den hinteren Teil der Schädelbasis. Die *Pars basilaris* liegt am vorderen Rand des Foramen magnum und bildet zusammen mit dem Os sphenoidale (Keilbein) den *Clivus*. Seitlich ist die Pars basilaris mit dem Os temporale (Schläfenbein) verbunden. Die *Partes lat.* liegen seitlich des Foramen magnum. An ihrer Unterfläche befinden sich die *Condyli occipitales*, die Gelenkköpfe des Atlantookzipitalgelenks. Die *Squama occipitalis* bildet den hinteren Rand des Foramen magnum und ist nach oben hin mit dem Os parietale verbunden.

An der Außenfläche erkennt man den äußeren Hinterhauptshöcker (*Protuberantia occipitalis ext.*), der die Grenze zwischen Schädeldach und Schädelbasis bildet. Von der Protuberantia aus zieht die Linea nuchae suprema nach beiden Seiten. Darunter liegen die Lineae nuchae sup. und inf., die jeweils Muskeln als Ansatz dienen.

Schläfenbein (Os temporale): Das Os temporale liegt zwischen Os sphenoidale, Os parietale und Os occipitale. Es bildet einen Teil der Schädelbasis und der Schädelseitenwand. Das Os temporale setzt sich zusammen aus *Pars petrosa* (Felsenbein), *Pars tympanica* (Paukenteil) und *Pars squamosa* (Schläfenbeinschuppe).

Die *Pars petrosa* hat die Form einer dreiseitigen Pyramide, deren Spitze zur Mitte der Schädelbasis gerichtet ist. Sie liegt zwischen Os sphenoidale und Os occipitale. In der Basis liegt das *Mittelohr*, zur Spitze hin das *Innenohr*. Auf der Vorderfläche der Pyramide liegt das Dach der Paukenhöhle. Auf der Hinterfläche öffnet sich der *Meatus acusticus int.* sowie zwischen Pars petrosa und Os occipitale das *Foramen jugulare*. Auf der Unterfläche liegt hinter dem äußeren Gehörgang der *Proc. mastoideus*. Davor ragt der *Proc. styloideus* nach kaudal. Die *Pars tympanica* umgibt den äußeren Gehörgang und reicht bis zum Proc. mastoideus. Die *Pars squamosa* bildet die Schädelseitenwand. An ihrer Außenfläche erkennt man die glatte *Facies temporalis*, an der der gleichnamige Muskel ansetzt. Im unteren Teil liegt der *Proc. zygomaticus*, der mit dem Os zygomaticus den *Jochbogen* bildet. Auf der Unterseite des Proc. zygomaticus befindet sich die Gelenkfläche für das Kiefergelenk.

Keilbein (Os sphenoidale): Das Os sphenoidale liegt zwischen Os frontale, Os parietale, Os temporale und Os occipitale und bildet den mittleren Teil der Schädelbasis. Es besteht aus dem *Corpus ossis sphenoidalis* (Keilbeinkörper), den *Alae min.* (kleine Keilbeinflügel), den *Alae maj.* (große Keilbeinflügel) und dem paarigen *Proc. pterygoideus* (Flügelfortsatz).

Das *Corpus ossis sphenoidalis* ist würfelförmig und grenzt nach hinten an die Pars basilaris des Os occipitale. In ihm liegen zwei der Nasennebenhöhlen, die paarigen *Keilbeinhöhlen*. An der Oberfläche des Corpus befindet sich die *Fossa hypophysialis*, die nach vorne durch das *Tuberculum sellae* mit den seitlichen *Procc. clinoidei ant.*, nach hinten durch das *Dorsum sellae* mit den *Procc. clinoidei post.* begrenzt wird. In ihr liegt die *Hirnanhangsdrüse* (Hypophyse).

Die *Alae min.* bilden den vorderen Teil des Keilbeins und sind mit der Pars orbitalis des Os frontale verwachsen. Zwischen den Alae min. und maj. entsteht eine Spalte, die *Fissura orbitalis sup.* Die *Alae maj.* grenzen nach vorne an den Oberkiefer und nach oben an die Augenhöhle.

An der seitlichen Außenfläche erkennt man die *Crista infratemporalis*, an der die gleichnamige Faszie ansetzt. Der *Proc. pterygoideus* geht beidseits von der Unterfläche des Korpus nach kaudal ab. Er teilt sich in zwei Knochenplatten (Lamina lat. und Lamina med.).

Gesichtsknochen

Oberkiefer (Maxilla): Der Oberkiefer ist paarig und besteht aus dem *Corpus maxillae* mit vier *Fortsätzen* (*Processus*).

Das *Korpus* bildet den zentralen Anteil und enthält die pneumatisierten Kieferhöhlen. Es grenzt medial an die laterale Nasenwand und nimmt kranial einen großen Teil des Orbitabodens ein. Unterhalb der Nasenöffnung verbinden sich die beiden Maxillae in der Mittellinie.

Der *Proc. frontalis* grenzt an Os nasale, Os lacrimale und die Pars nasalis des Os frontale. Der lateral liegende *Proc. zygomaticus* bildet einen Teil des Jochbogens. Der kaudal liegende *Proc. alveolaris* verläuft bogenförmig und enthält acht Vertiefungen (*Alveolarfortsätze, Alveoli dentales*) für die Zahnwurzeln der oberen Zähne. Die nach dorsal gerichteten *Procc. palatini* stehen horizontal und sind miteinander und mit dem Os palatinum verbunden. Sie bilden den größeren Teil des harten Gaumens.

Unterkiefer (Mandibula): Der Unterkiefer besteht aus *Corpus* und paarigem *Ramus mandibulae*, die im *Kieferwinkel* (*Angulus mandibulae*) gegeneinander abgeknickt sind.

Das *Korpus* trägt die Alveolarfortsätze für die unteren Zahnwurzeln. Auf der Außen- und Innenfläche von Ramus und Corpus finden sich Knochenvorsprünge, an denen die Kaumuskulatur und ein Teil der infrahyalen Muskulatur ansetzen. Am kranialen Ende teilt sich der Ramus in zwei Fortsätze, den vorderen *Proc. coronoideus* und den hinteren *Proc. condylaris*, die an der Bildung des *Kiefergelenks* beteiligt sind.

Gaumenbein (Os palatinum): Das paarige Gaumenbein liegt im hinteren Bereich der Nasenhöhle und ist abgewinkelt. Die *Lamina horizontalis* bildet den hinteren Teil des harten Gaumens, die senkrecht stehende *Lamina perpendicularis* den hinteren Abschnitt der lateralen Nasenwand und einen kleinen Teil der Orbita. Die Laminae horizontales bilden in der Mittellinie die Crista nasalis. An den Laminae perpendiculares sind die unteren Nasenmuscheln befestigt.

Jochbein (Os zygomaticum): Das Jochbein liegt zwischen den Procc. zygomatici des Os frontale und Os temporale und bildet mit diesen den lateral gelegenen *Jochbogen*.

Tränenbein (Os lacrimale): Das viereckige Tränenbein liegt an der medialen Orbitawand zwischen Os frontale, Maxilla und Os ethmoidale und bildet gleichzeitig einen Teil der *lateralen Nasenwand*.

Nasenbein (Os nasale): Das Nasenbein bildet das Dach der Nasenhöhle.

Siebbein (Os ethmoidale): Das Os ethmoidale besteht aus *Lamina cribrosa, Lamina perpendicularis* und *Labyrinthus ethmoidale*.

Die *Lamina cribrosa* liegt zwischen den Procc. orbitales der Ossa frontalia. Sie bildet einen Teil des Nasendachs und dient den *Riechnerven* (*Fila olfactoria*) als Durchtrittsstelle in den Schädel. Die *Lamina perpendicularis* ist Teil des Nasenseptums.

Das *Labyrinthus ethmoidalis* enthält die *pneumatisierten Siebbeinzellen* (*Cellulae ethmoidales*) und bildet den Teil der lateralen Nasenwand, der die *obere* und *mittlere Nasenmuschel* (*Concha nasalis sup. et media*) trägt.

Untere Nasenmuschel (Concha nasalis inf.): Sie ist ein selbständiger Knochen, der mit Os ethmoidale, Os lacrimale und Maxilla verbunden ist.

Pflugscharbein (Vomer): Der Vomer ist eine dünne Knochenplatte, die mit der Lamina perpendicularis des Os ethmoidale und den Cristae nasales von Maxilla und Os palatinum das *knöcherne Nasenseptum* bildet.

Zungenbein (Os hyoideum): Das *Os hyoideum* zählt ebenfalls zu den Gesichtsknochen, wird aber beim Hals besprochen (s. a. 5.3.4).

5.2.1 Calvaria

Das *Schädeldach* (*Calvaria*) wird von den Ossa parietalia und Teilen des Os frontale, der Ossa temporalia und des Os occipitale gebildet, die jeweils auch an der Bildung der Schädelbasis beteiligt sind. Sie erstreckt sich vom oberen Orbitarand bis zur Linea nuchae sup. Bei den Knochen handelt es sich um *platte Knochen*, die im Durchschnitt 5 mm dick sind. Sie bestehen aus einer äußeren und inneren kompakten Schicht (*Tabula int., Tabula ext.*), zwischen denen die *spongiöse Knochensubstanz* (*Diploë*) liegt, und werden auf beiden Seiten von Periost überzogen. In der Diploë verlaufen die *Vv. diploicae*, die einerseits über *Vv. emissariae* mit den großen venösen Blutleitern des Gehirns (*Sinus durae matris*) und andererseits mit den *Venen der Schädelweichteile* verbunden sind.

Suturae: Das äußere Relief der Schädelkalotte ist gekennzeichnet durch die Schädelnähte (Suturae), die die einzelnen Knochen miteinander verbinden. Man unterscheidet:

- *Sutura sagittalis (Pfeilnaht):* zwischen beiden Ossa parietalia
- *Sutura coronalis (Kranznaht):* zwischen Ossa parietalia und Os frontale
- *Sutura lambdoidea (Lambdanaht):* zwischen Ossa parietalia und Os occipitale
- *Sutura squamosa (Schuppennaht):* zwischen Os parietale und Os temporale

Innenrelief: Das innere Relief des Schädeldachs wird durch die anliegenden Strukturen geprägt. Die Äste der A. meningea media hinterlassen ihre Abdrücke in den *Sulci arteriosi*, die im Os parietale und im Os temporale am deutlichsten zu sehen sind. Auch die venösen Sinus hinterlassen Abdrücke (*Sulcus sinus sagittalis sup., Sulcus sinus transversi, Sulcus sinus sigmoidei*). Neben dem Sinus sagittalis sup. liegen Vertiefungen, die durch Auswüchse der Arachnoidea (*Pacchionische Granulationen*) gebildet werden (s. a. 9.10.2 und 9.11.3).

 Klinischer Bezug

Frakturen des Schädeldachs entstehen durch starke Gewalteinwirkung auf den Schädel. Es entstehen *Berstungs-, Biegungs-* und *Impressionsfrakturen*. Die Lamina int. bricht in der Regel früher als die Lamina ext. Dabei besteht die Gefahr, dass es auch bei nach außen geschlossenem Schädel zur Verletzung der Meningealarterien und zur Entstehung eines *epiduralen Hämatoms* kommt.

5.2.2 Basis cranii

Die *innere Schädelbasis* (*Basis cranii:* Abb. 5.**2**) bildet den Boden der Schädelhöhle. Sie lässt sich in drei Gruben unterteilen, die von vorne nach hinten durch abfallende Stufen gegeneinander abgegrenzt sind.

Die *vordere Schädelgrube* wird von den Partes orbitales des Os frontale, der Lamina cribrosa des Os ethmoidale sowie dem Corpus des Os sphenoidale gebildet, die *mittlere Schädelgrube* von Os temporale und Os sphenoidale und die *hintere Schädelgrube* von der Pars petrosa des Os temporale, dem Corpus des Os sphenoidale sowie dem Os occipitale.

Die Grenze zwischen vorderer und mittlerer Schädelgrube bilden die *Alae min. des Os sphenoidale*, die Grenze zwischen mittlerer und hinterer Schädelgrube die *obere Kante der Felsenbeinpyramide*.

In der vorderen Schädelgrube liegt der Frontallappen des Gehirns, in der mittleren der Temporallappen und in der hinteren auf dem Tentorium cerebelli der Okzipitallappen, darunter Hirnstamm und Kleinhirn.

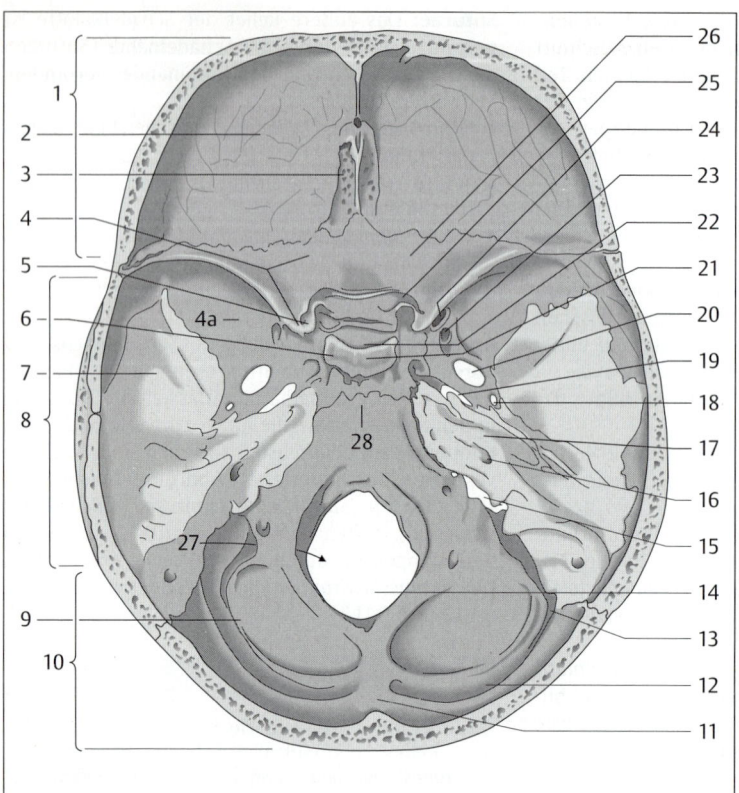

Abb. 5.2 Schädelbasis von innen. 1 = vordere Schädelgrube, 2 = Os frontale, 3 = Lamina cribrosa, 4 = Os sphenoidale, 4a = Alae maj. ossis sphenoidale, 5 = Proc. clinoideus ant., 6 = Proc. clinoideus post., 7 = Os temporale, 8 = mittlere Schädelgrube, 9 = Os occipitale, 10 = hintere Schädelgrube, 11 = Protuberantia occipitalis int., 12 = Sulcus sinus transversi, 13 = Sulcus sinus sigmoidei, 14 = Foramen magnum, 15 = Foramen jugulare, 16 = Porus acusticus int., 17 = Pars petrosa ossis temporale (Schläfenbeinpyramide), 18 = Foramen spinosum, 19 = Foramen lacerum, 20 = Foramen ovale, 21 = Dorsum sellae, 22 = Sella turcica mit Fossa hypophysealis, 23 = Foramen rotundum, 24 = Fissura orbitalis sup., 25 = Canalis opticus, 26 = Alae min. ossis sphenoidale, 27 = Canalis hypoglossi, 28 = Clivus (nach Bücker, Thieme 1992)

Auch die *Außenfläche* (Abb. 5.**3**) lässt sich in einen vorderen, mittleren und hinteren Abschnitt gliedern. Der vordere Abschnitt wird vom Proc. palatinus der Maxilla und der Lamina horizontalis des Os palatinum gebildet, der mittlere von Teilen des Os sphenoidale und Os temporale und der hintere vom Os occipitale.

Auf beiden Flächen befinden sich zahlreiche Öffnungen, die den Nerven und Gefäßen als *Durchtrittsstellen* dienen (Abb. 5.**2** und 5.**3**). Tab. 5.**2** zeigt eine Übersicht über die wichtigsten Nerven- und Gefäßdurchtrittsstellen am Schädel.

Klinischer Bezug

Bei **Frakturen der Schädelbasis** können austretende Nerven und Gefäße geschädigt werden. *Querfrakturen* der Schädelbasis verlaufen meist entlang der Felsenbeinkante und durch die Sella turcica. *Längsfrakturen* verlaufen in der vorderen Schädelgrube durch die Siebbeinplatte oder das Orbitadach und in der mittleren Schädelgrube durch die Foramina rotundum, ovale und spinosum. Der Austritt von Liquor ist ein sicheres Zeichen der *Schädelbasisfraktur*, Blutungen in die Augenlider (Brillenhämatom), aus Ohr oder Nase sind oft Begleitsymptome.

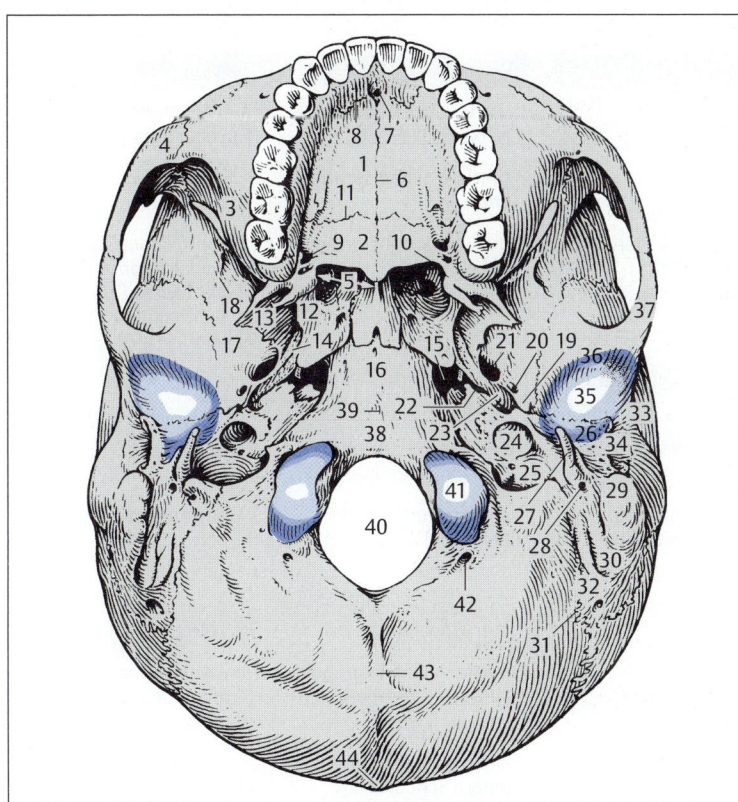

Abb. 5.**3 Schädelbasis von außen.** 1 = Proc. palatinus maxillae, 2 = Lamina horizontalis ossis palatini, 3 = Proc. alveolaris maxillae, 4 = Os zygomaticum, 5 = Choanen, 6 = Sutura palatina media, 7 = Fossa incisiva, 8 = Sutura incisiva, 9 = Foramen palatinum maj., 10 = Foramina palatina min., 11 = Sutura palatina transversa, 12 = Lamina med. des Proc. pterygoideus, 13 = Lamina lat. des Proc. pterygoideus, 14 = Fossa scaphoidea, 15 = Foramen lacerum, 16 = Corpus ossis sphenoidalis, 17 = Ala maj., 18 = Crista infratemporalis, 19 = Spina ossis sphenoidalis, 20 = Foramen spinosum, 21 = Foramen ovale, 22 = Fissura sphenopetrosa, 23 = Sulcus tubae auditivae, 24 = Apertura ext. canalis carotici, 25 = Fossa jugularis, 26 = Pars tympanica ossis temporalis, 27 = Proc. styloideus, 28 = Foramen stylomastoideum, 29 = Proc. mastoideus, 30 = Incisura mastoidea, 31 = Sutura occipitomastoidea, 32 = Sulcus a. occipitalis, 33 = Pars squamosa ossis temporalis, 34 = Porus acusticus ext., 35 = Fossa mandibularis, 36 = Tuberculum articulare, 37 = Proc. zygomaticus ossis temporalis, 38 = Pars basilaris ossis occipitalis, 39 = Tuberculum pharyngeum, 40 = Foramen magnum, 41 = Condyli occipitales, 42 = Canalis condylaris, 43 = Crista occipitalis ext., 44 = Protuberantia occipitalis ext. (aus Kahle/Leonhardt/Platzer, Thieme 1991)

Tab. 5.**2 Öffnungen des Schädels**

Öffnungen	Lokalisation	Verbindung	Nerven, Gefäße
Lamina cribrosa	Os ethmoidale	vordere Schädelgrube – Nasenhöhle	A.+ N. ethmoidalis ant., Fila olfactoria (I.)
Canalis opticus	Os sphenoidale	mittlere Schädelgrube – Orbita	A. ophthalmica, N. opticus (II.)
Fissura orbitalis sup.	zwischen Ala min. und Ala maj. des Os spenoidale	mittlere Schädelgrube – Orbita	V. ophthalmica sup., N. oculomotorius (III.), N. trochlearis (IV.), N. ophthalmicus (V_1), N. abducens (VI.)
Foramen rotundum	Ala maj. des Os sphenoidale	mittlere Schädelgrube – Fossa pterygopalatina	N. maxillaris (V_2)
Foramen ovale	Ala maj. des Os sphenoidale	mittlere Schädelgrube – Fossa infratemporalis	N. mandibularis (V_3)
Foramen lacerum	zwischen Ala maj. des Os sphenoidale und Felsenbein	Zugang zum Canalis pterygoideus	N. petrosus maj., N. petrosus prof.
Canalis pterygoideus	Proc. pterygoideus	Foramen lacerum – Fossa pterygopalatina	N. petrosus maj., N. petrosus prof.
Foramen spinosum	Ala maj. des Os sphenoidale	mittlere Schädelgrube – Fossa infratemporalis	A. meningea media, R. meningeus n. mandibularis
Canalis caroticus	Felsenbein	äußere Schädelbasis – innere Schädelbasis	A. carotis int., Plexus caroticus
Meatus acusticus int.	hintere Fläche des Felsenbeins	hintere Schädelgrube – Innenohr	A. + V. labyrinthi, N. intermediofacialis (VII.), N. vestibulocochlearis (VIII.)
Foramen jugulare	zwischen Felsenbein und Os occipitale	hintere Schädelgrube – äußere Schädelbasis (Fossa jugularis)	vorne: Sinus petrosus inf., N. glossopharyngeus (IX.) hinten: V. jugularis int., N. vagus (X.), N. accessorius (XI.), A. pharyngea ascendens
Canalis musculotubarius	Felsenbein	Cavum tympani – Pharynx	M. tensor tympani, Tuba auditiva
Canalis hypoglossalis	Basis der Kondylen	hintere Schädelgrube – äußere Schädelbasis	N. hypoglossus (XII.)
Foramen magnum	Os occipitale	hintere Schädelgrube – Wirbelkanal	Aa. vertebrales, A. spinalis ant., Aa. spinales post., R. meningeus a. vertebralis, Medulla oblongata, Radix spinalis n. accessorii (XI.)
Foramen stylomastoideum	Os temporale	äußere Öffnung des Canalis facialis	A. stylomastoidea, N. facialis
Foramen sphenopalatinum	zwischen Os palatinum und Os sphenoidale	Fossa pterygopalatina – Nasenhöhle	Aa. nasales post., Rr. nasales post. sup. et inf.
Foramen palatinum maj. + min.	zwischen Maxilla und Os palatina	Fossa pterygopalatina – Gaumen	N. palatinus maj. et min.

Tab. 5.**2 Öffnungen des Schädels** (Fortsetzung)

Öffnungen	Lokalisation	Verbindung	Nerven, Gefäße
Fissura orbitalis inf.	zwischen Ala maj. des Os sphenoidale und Maxilla	Fossa pterygopalatina – Orbita	A., V. + N. infraorbitalis, V. ophthalmica inf., N. zygomaticus
Foramen infraorbitale	Corpus maxillae	Orbita – Haut der Maxilla	A., V. + N. infraorbitalis
Fissura sphenopetrosa	Hinterand des Foramen lacerum	mittlere Schädelgrube – Fossa infratemporalis	N. petrosus min. (sekretorischer Ast des N. glossopharyngeus)
Fissura petrotympanica	Felsenbein	Cavum tympani – Regio infratemporalis	Chorda tympani (sekretorischer Ast des N. facialis)
Foramen ethmoidale ant.	zwischen Os frontale und Os ethmoidale in der Orbita	Orbita – vordere Schädelgrube	N. ethmoidalis ant.
Foramen ethmoidale post.	zwischen Os frontale und Os ethmoidale in der Orbita	Orbita – hintere Siebbeinzellen	N. ethmoidalis post.
Foramen mentale	Außenfläche der Mandibula	Ramus mandibulae – Haut des Unterkiefers	A., V. + N. alveolaris inf.
Fissura pterygomaxillaris	zwischen Proc. pterygoideus und Tuber maxillae	Fossa infratemporalis – Fossa pterygopalatina	A. maxillaris, Nn. alveolares sup. post.

5.2.3 Viszerokranium

Das Außenrelief des Gesichtsschädels wird geprägt durch *Augenhöhlen, Nasenhöhle* und *Kiefer* (s. Abb. 5.**4**). Die beiden Oberkiefer bilden den gesamten Mittelteil des Gesichtes. Mit ihren Procc. frontales umgeben sie den Eingang der Nasenhöhle und trennen sie damit von den Augenhöhlen. Der bogenförmige Unterkiefer schließt den Gesichtsschädel nach unten ab. Er ist über das Kiefergelenk beweglich mit dem Schädel verbunden (s. a. 5.2.4). Die seitlichen Konturen werden vor allem von den *Jochbögen* gebildet (*Arcus zygomaticus*).

Augenhöhle (Orbita): Die Knochen der Orbita bilden eine Pyramide, deren Spitze nach hinten medial gerichtet ist und deren Basis den Eingang der Augenhöhle bildet.

Folgende Knochen bilden die *Wände der Orbita*:
- *Dach:* Os frontale,
- *laterale Wand:* Os zygomaticum,
- *Boden:* Os zygomaticum und Os maxillare,
- *mediale Wand:* Os lacrimale und Os ethmoidale,
- *Spitze:* Os palatinum und Os sphenoidale.

Die Orbita hat zahlreiche Öffnungen, durch die Nerven und Gefäße austreten (s. a. Tab. 5.**2** und Kap. 10.2.1).

Nasenhöhle (Cavitas nasi): Die Nasenhöhlen sind durch die Ausbildung des Nasenseptums paarig. Sie öffnen sich vorne durch die *Apertura piriformis* nach außen und hinten über die Choanen in den Rachenraum. Die *Nasenscheidewand* (*Septum nasi*) trennt die beiden Nasenhöhlen voneinander. Sie wird vom Vomer, der Lamina perpendicularis des Os ethmoidale und dem *Nasenknorpel* (*Cartilago nasi*) gebildet.

Folgende Knochen bilden die *Wände der Cavitas nasi*:
- *Dach:* Lamina cribrosa des Os ethmoidale, Os nasale und Pars nasalis des Os frontale;
- *Boden:* Proc. palatinus der Maxilla und Lamina horizontalis des Os palatinum
- *laterale Wand:* Proc. frontalis der Maxilla, Os lacrimale, Os ethmoidale mit Concha nasalis sup. und med., Lamina perpendicularis des Os palatinum und Concha nasalis inf.

An der äußeren Nase unterscheidet man die *Nasenwurzel*, die vom knöchernen Dach gebildet wird, sowie den *Nasenrücken* und die *Nasenflügel*, die sich aus mehreren kleinen hyalinen Knorpel zusammensetzen (s. a. 5.4.1).

Nasennebenhöhlen (Sinus paranasales): Nasennebenhöhlen sind im Knochen liegende paarig angelegte Schleimhauthöhlen, die mit der Nasenhöhle in Verbindung stehen. Man unterscheidet die *Kieferhöhle* (*Sinus maxillaris*), die *Stirnhöhle* (*Sinus frontalis*), die *vorderen, mittleren* und *hinteren Siebbeinzellen* (*Sinus ethmoidales ant., med. et post.*) und die *Keilbeinhöhle* (*Sinus sphenoidalis*) (s. a. 5.4.2).

Anatomie

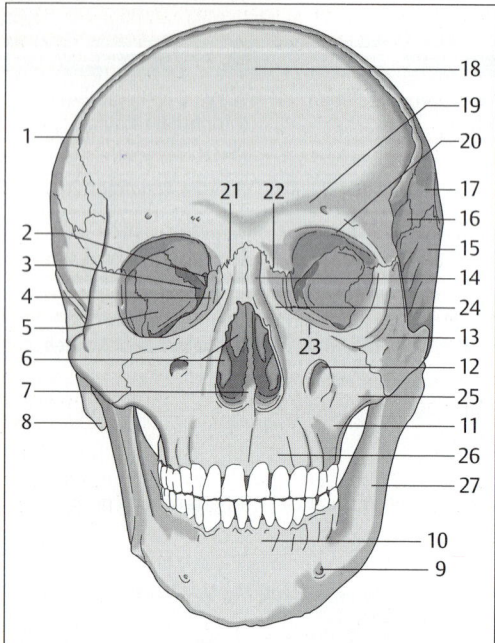

Abb. 5.4 Schädel von vorne. 1 = Sutura coronalis, 2 = Canalis opticus, 3 = Fissura orbitalis sup., 4 = Os lacrimale, 5 = Ala maj. ossis sphenoidale, 6 = Concha nasalis, 7 = Vomer, 8 = Proc. mastoideus, 9 = Foramen mentale, 10 = Mandibula, 11 = Maxilla, 12 = Foramen infraorbitale, 13 = Os zygomaticum, 14 = Os nasale, 15 = Os temporale, 16 = Ala maj. ossis sphenoidalis, 17 = Os parietale, 18 = Squama frontalis, 19 = Arcus superciliaris, 20 = Margo supraorbitalis, 21 = Suturae frontonasales, 22 = Suturae frontomaxillares, 23 = Margo infraorbitalis, 24 = Proc. frontale maxillae, 25 = Proc. zygomaticus maxillae, 26 = Proc. alveolaris maxillae, 27 = Ramus mandibulae (nach Bücker, Thieme 1992)

Schläfengrube (Fossa temporalis): Die Faszie des M. temporalis setzt am *oberen Rand* der Fossa temporalis an und zieht unter Bildung der *lateralen Wand* nach unten zum äußeren und inneren Rand des Arcus zygomaticus, wo die Fossa temporalis in die Fossa infratemporalis übergeht. Die *mediale Wand* wird von Pars squamosa des Os temporale, Ala maj. des Os sphenoidale, Os parietale und Os frontale gebildet, die vordere vom Jochbogen.

Die Fossa temporalis enthält: M. temporalis mit seinen Gefäßen, A. und V. temporalis superf., N. zygomaticofacialis.

Fossa infratemporalis: Sie liegt unterhalb der Fossa temporalis und wird durch folgende *Wände* begrenzt:

- *lateral:* Arcus zygomaticus und Ramus mandibulae,
- *medial:* Proc. pterygoideus, Eingang in die Fossa pterygopalatina,

- *unten:* Ansatz des M. pterygoideus med., Fascia masseterica,
- *vorne:* Corpus maxillae,
- *hinten:* Übergang in Fossa retromandibularis.

Die Fossa infratemporalis enthält: M. pterygoideus lat. et med., Fettkörper (*Corpus adiposum buccae*), A. maxillaris, venöser Plexus pterygoideus, N. mandibularis und seine Äste, N. auriculotemporalis, N. massetericus, Chorda tympani, Ggl. oticum.

Flügelgaumengrube (Fossa pterygopalatina): Sie liegt medial der Fossa infratemporalis und steht mit ihr über die Fissura pterygomaxillaris in Verbindung.

Sie wird durch folgende *Wände* begrenzt:

- *Dach:* Corpus des Os sphenoidale,
- *medial:* Lamina perpendicularis des Os palatinum,
- *hinten:* Proc. pterygoideus, Ala maj. des Os sphenoidale,
- *vorne:* Proc. orbitalis des Os palatinum, Corpus maxillae.

Die Fossa pterygopalatina enthält: Endäste der A. und V. maxillaris, Ggl. pterygopalatinum. Sie hat folgende *Öffnungen* (Tab. 5.2): Foramen rotundum, Canalis pterygoideus, Foramen palatinum maj. und min., Foramen sphenopalatinum, Fissura orbitalis inf.

Fossa retromandibularis: Sie liegt dorsal der Fossa infratemporalis und enthält den dorsalen Teil der Gl. parotis. Sie wird begrenzt vom Hinterrand des Ramus mandibulae, dem M. sternocleidomastoideus und dem äußeren Gehörgang.

Die Fossa retromandibularis enthält: N. facialis, N. accessorius, N. hypoglossus, N. glossopharyngeus, N. auriculotemporalis, A. maxillaris, A. carotis int., V. retromandibularis

5.2.4   Kiefergelenk

Das *Kiefergelenk* (*Art. temporomandibularis*) bildet die Verbindung zwischen Unterkiefer und Schädel. Es handelt sich um ein *Scharniergelenk*, das paarig angelegt ist.

Aufbau: Den Gelenkkopf bildet das *Caput mandibulae* des Proc. condylaris, die Gelenkpfanne die *Fossa mandibularis* des Os temporale mit dem Tuberculum articulare, die deutlich größer als der Gelenkkopf ist. Zwischen beiden liegt eine Gelenkscheibe (*Discus articularis*), die das Gelenk in eine *obere* und *untere Kammer* unterteilt. Der Diskus ermöglicht die Bewegung des Caput mandibulae innerhalb der Fossa mandibularis, die nach vorne durch das *Tuberculum articulare* begrenzt wird.

Gelenkkapsel: Die relativ weite *Gelenkkapsel* ist mit dem Diskus verwachsen und umgibt das Gelenk einschließlich des Tuberculum articulare. Das Kiefergelenk enthält folgende Bänder:

- *Lig. laterale:* vom Proc. zygomaticus zum Collum mandibulae, hemmt die Verschiebung nach dorsal und lateral;

Anatomie

- *Lig. stylomandibulare:* vom Proc. styloideus zum Angulus mandibulae, keine Verbindung zur Gelenkkapsel;
- *Lig. sphenomandibulare:* vom Os sphenoidale zur Innenseite des Ramus mandibulae;
- *Raphe pterygomandibularis:* vom Proc. pterygoideus zum Ramus mandibulae, sie dient zwei Muskeln als Ansatz bzw. Ursprung.

Gelenkbewegungen: Alle im Gelenk möglichen Bewegungen lassen sich auf drei Grundbewegungen zurückführen. Beim *Öffnen* treten die Gelenkköpfchen nach vorne auf das Tuberculum articulare. Die Bewegung des Scharniers ist mit einer *Gleitbewegung* verbunden. Das Schieben des Gelenkkopfes nach vorne und hinten wird durch das Gleiten des Discus in der oberen Gelenkkammer ermöglicht. Bei der *Mahlbewegung* verschiebt sich das Caput mandibulae seitwärts. Es kommt dabei zu einer Schräglage des Kiefers.

 Klinischer Bezug

Bei zu starkem Öffnen des Mundes kann der Gelenkkopf vor das Tuberculum articulare rutschen und die sehr schmerzhafte **Kiefersperre** auslösen.

5.3 Kopf- und Halsmuskeln, Faszien

Die Kopfmuskeln lassen sich in *mimische Muskulatur* und *Kaumuskulatur* unterteilen. Die *Muskeln des Halses* halten und bewegen den Schädel. Sie umgeben die Halseingeweide und werden von bindegewebigen Hüllen (*Halsfaszien*) eingeschlossen. Einige der Halsmuskeln setzen am Zungenbein an und unterstützen den Schluckakt, besonders den Schluss des Kehlkopfes.

5.3.1 Gesichtsmuskulatur

Die *Gesichtsmuskulatur* (*Mm. faciales*) bestimmt den *Gesichtsausdruck* und wird deshalb auch als *mimische Muskulatur* bezeichnet (Abb. 5.5 u. Tab. 5.3). Sie besteht aus dünnen Platten quergestreifter Muskulatur, die an Knochen oder Sehnen entspringen und im Bindegewebe der Haut ansetzen. Ihre Kontraktion bewirkt Verschiebungen der Haut. Einige Muskeln sind um Gesichtsöffnungen (Mund, Augen) angeordnet. Ihre Kontraktion bewirkt eine Verkleinerung der Öffnung (z. B. Lidschluss). Die mimischen Muskeln stammen vom *2. Schlundbogen* ab und werden alle vom *N. facialis* (VII) innerviert.

Das Schädeldach wird von der *Kopfschwarte* überzogen, deren Grundlage eine Sehnenplatte (*Galea aponeurotica*) bildet. In diese Sehnenplatte strahlen Muskeln der Stirn, der Schläfe und des Hinterhauptes ein (Mm. occipitofrontales und Mm. temporoparietales), die zusammen als *M. epicranius* bezeichnet wer-

den. Im Bereich der Nase und der Ohren gibt es weitere mimische Muskeln.

5.3.2 Kaumuskulatur

Als *Kaumuskeln* (*Mm. masticatores*) bezeichnet man vier Muskeln, die beiderseits vom Schädel zum Unterkiefer ziehen und diesen bewegen (Tab. 5.4). Sie werden von *Faszien* umschlossen. Die Kaumuskeln werden von Ästen des *N. mandibularis (V₃)* aus dem N. trigeminus innerviert („*N. masticatorius*").

Kauakt: Der Kauakt wird durch das Zusammenwirken der Kaumuskeln mit den mimischen Gesichtsmuskeln, der Zungen- und Mundbodenmuskulatur ermöglicht. Die Muskeln von Lippen, Wangen und Zunge schieben den Bissen im Mund hin und her. Die *Schließmuskeln* des Kiefers zerdrücken die Nahrung. Das Zermahlen der Nahrung wird durch Seitwärtsbewegungen des Kiefers unterstützt. Das Öffnen des Mundes erfolgt durch die Mundbodenmuskulatur.

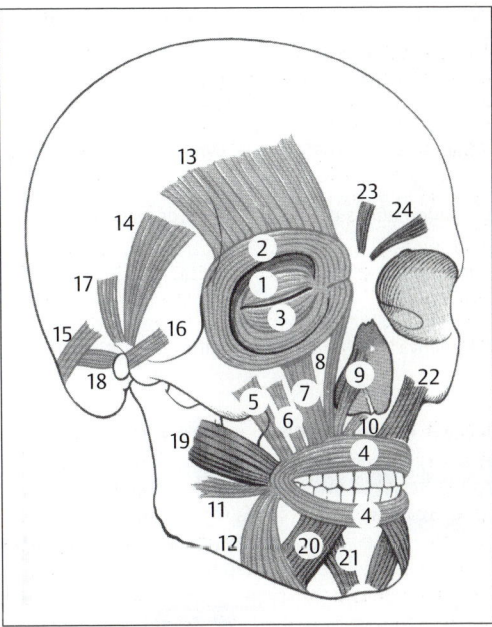

Abb. 5.5 **Mimische Muskulatur.** 1 = M. orbicularis oculi, 2 = Pars orbitalis, 3 = Pars palpebralis, 4 = M. orbicularis oris, 5 = M. zygomaticus maj., 6 = M. zygomaticus min., 7 = M. levator labii sup., 8 = M. levator sup. alaeque nasi, 9 = M. nasalis, Pars transversa, 10 = Pars alaris, 11 = M. risorius, 12 = M. depressor anguli oris, 13 = M. occipitofrontalis, Venter frontalis, 14 = M. temporoparietalis, 15 = M. occipitofrontalis, Venter occipitalis, 16 – 18 = M. auricularis ant., sup. und post., 19 = M. buccinator, 20 = M. depressor labii inf., 21 = M. mentalis, 22 = M. levator anguli oris, 23 = M. depressor supercilii, 24 = M. corrugator supercilii (aus Beske, Thieme 1990)

Tab. 5.**3** Mimische Muskulatur

Muskel	Ursprung	Ansatz	Funktion
Muskeln der Lidspalte: M orbicularis oculi			
Pars palpebralis	Lig. palpebrale med.	Lig. palpebrale lat.	Lidschlag und Lidschluss
Pars orbitalis	Crista lacrimalis	rund um den Orbitarand	Zukneifen der Augen
Pars lacrimalis	medialer Augenwinkel	Pars palpebralis	Erweiterung des Tränensacks
Muskeln des Mundes			
M. orbicularis oris	umgibt ringförmig die Mundöffnung		Schließen und „Spitzen" des Mundes"
M. buccinator	Raphe pterygomandibularis, Maxilla, Mandibula	M. orbicularis oris	Pfeifen, Blasen („Trompetermuskel"), Spucken, Saugen
M. levator labii sup.	über dem Foramen infraorbitale	M. orbicularis oris	Heben des Mundwinkels
M. levator labii sup. alaeque nasi	medial der Orbitawand	Nasenflügel, Oberlippe	Heben des Mundwinkels, Erweiterung der Nasenöffnung („Nasenflügeln")
M. depressor labii inf.	Unterrand der Mandibula	Unterlippe	Herunterziehen der Unterlippe („Trinkmuskel")
M. levator anguli oris	Corpus maxillae	Mundwinkel	Aufwärtsziehen des Mundwinkels
M. depressor anguli oris	Unterrand der Mandibula	Mundwinkel	Abwärtsziehen des Mundwinkels („Trauermuskel")
M. zygomaticus maj. et min.	Os zygomaticum	Mundwinkel	Heben von Mundwinkel und Oberlippe
M. risorius	Fascia parotidea	Mundwinkel	zieht Mundwinkel zur Seite („Lächeln")
M. mentalis	Mitte des Unterkiefers	Haut des Kinns	Runzeln der Kinnhaut

Tab. 5.**4** Kaumuskulatur

Muskel	Ursprung	Ansatz	Funktion	Innervation
M. temporalis	Facies temporalis von Os temporale + Os parietale	Proc. coronoideus mandibulae	Kieferschluss, Zurückziehen der Mandibula	Nn. temporales prof. (aus V_3)
M. masseter	Arcus zygomaticus	Tuberositas masseterica mandibulae	Kieferschluss	N. massetericus
M. pterygoideus med.	Fossa pterygoidea	Angulus mandibulae	Kieferschluss	N. pterygoideus med.
M. pterygoideus lat. Caput med.	Crista infratemporalis des Os sphenoidale	Discus articularis	zieht Diskus nach vorne, Kieferöffnung Vorschieben (doppelseitige Kontraktion) und Seitwärtsschieben (einseitige K.) des Unterkiefers	N. pterygoideus lat.
Caput lat.	Lamina lat. des Proc. pterygoideus	Proc. condylaris mandibulae		

5.3.3 Faszien am Kopf und Hals

Die Faszien im Kopf- und Halsbereich (Abb. 5.**6**) schließen einzelne Muskeln oder Muskelgruppen ein. Im Hals werden die einzelnen funktionellen Kompartimente durch Faszien voneinander abgegrenzt. Am Kopf unterscheidet man *Fascia temporalis, Fascia masseterica* und *Fascia parotidea*, am Hals die *Fascia cervicalis*.

Fascia temporalis: Sie entspringt an der Linea temporalis sup. des Os temporale und teilt sich in zwei Blätter, die den M. temporalis einhüllen. Das *oberflächliche Blatt (Lamina superf.)* inseriert an der Außenseite, das *tiefe Blatt (Lamina prof.)* an der Innenseite des Jochbogens.

Fascia masseterica: Sie geht am unteren Rand des Kieferwinkels aus der oberflächlichen Körperfaszie hervor und spaltet sich in zwei Blätter. Das *oberflächliche Blatt* inseriert am Jochbogen, das *tiefe Blatt* am Proc. pterygoideus. Die Faszie ist nach unten zu geschlossen, zur Schädelbasis jedoch offen und enthält M. masseter, M. pterygoideus med. sowie die *Ohrspeicheldrüse (Gl. parotidea)*.

Fascia parotidea: Sie umhüllt mit zwei Blättern die Gl. parotidea. Das *oberflächliche Blatt* ist eine Fortsetzung der oberflächlichen Halsfaszie und ist zwischen

Mandibula und Jochbogen ausgespannt. Vorne geht sie in die Fascia masseterica über. Das *tiefe Blatt* überzieht die Gl. parotidea von innen und unten.

Fascia buccopharyngea: Sie ist eine dünne Faszie, die den M. buccinator von dem Fettkörper der Wange trennt. Sie geht in die *Raphe pterygomandibularis* über, die die Mm. pterygoidei überzieht.

Fascia cervicalis: Die Fascia cervicalis besteht aus drei Blättern (Abb. 5.**6**):

- *Lamina superficialis:* Die oberflächliche Halsfaszie liegt direkt unter dem Hautmuskel des Halses (*Platysma*). Sie umhüllt M. sternocleidomastoideus und M. trapezius und setzt sich nach dorsal als *Fascia nuchae* fort. Sie ist an der Außenseite des Manubrium sterni, an der Klavikula, am Os hyoideum und am Unterrand der Mandibula befestigt. Nach kaudal geht sie in die Fascia pectoralis über, kranial schließt sie die Gl. submandibularis ein und setzt sich in *Fascia masseterica* und *Fascia parotidea* fort.

- *Lamina praetrachealis:* Die mittlere Halsfaszie umschließt die infrahyalen Muskeln und beteiligt sich an der *Bindegewebsscheide des Gefäß-Nerven-Stranges (A. carotis comm., V. jugularis int., N. vagus)*. Sie liegt zwischen den kranialen Bäuchen der Mm. omohyoidei und wird durch deren Kontraktion gespannt. Sie hat eine dreieckige Form und ist kaudal an der Innenseite des Sternum und den Klavikulae und kranial am Zungenbein befestigt. Hinter der Lamina praetrachealis liegen die *Halseingeweide*.

- *Lamina praevertebralis:* Die tiefe Halsfaszie überzieht die prävertebralen Muskeln, die Mm. scaleni und den Truncus sympathicus. Sie ist am Lig. longitudinale der Halswirbelsäule angeheftet und erstreckt sich von der Schädelbasis bis in den Thorax. Dort geht sie in die *Fascia endothoracica* über.

5.3.4 Zungenbein und Zungenbeinmuskulatur S. 112

Zungenbein (Os hyoideum): Das Zungenbein ist hufeisenförmig und liegt in Höhe des 4. Halswirbels im ventralen Bereich des Halses. Es besteht aus dem *Zungenbeinkörper (Corpus ossis hyoidei)*, der beidseits in das *große Zungenbeinhorn (Cornu maj.)* übergeht. Zwischen Corpus und Cornu maj. ragt das *kleine Zungenbeinhorn (Cornu min.)* schräg nach hinten oben.

Zungenbeinmuskulatur (Abb. 5.**7**): Das Zungenbein besitzt keine gelenkige Verbindung und wird nur durch Muskeln und Bänder in seiner Position gehalten. Nach kranial ist es durch die *suprahyale Muskulatur (Mundbodenmuskulatur)* mit Schädelbasis und Unterkiefer, nach kaudal durch die *infrahyale Muskulatur* mit Sternum und Schildknorpel verbunden. Suprahyale und infrahyale Muskulatur (Tab. 5.**5**) bilden eine funktionelle Einheit. Sie halten das Zungenbein in seiner Lage und können den Kiefer auch *gegen*

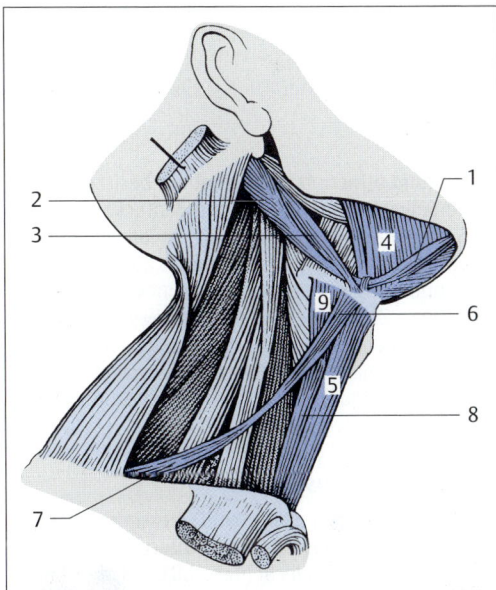

Abb. 5.**6 Halsfaszien.** 1 = Rima glottidis, 2 = M. sternohyoideus, 3 = M. sternothyroideus, 4 = M. omohyoideus, 5 = Cavum pharyngis, 6 = M. constrictor pharyngis, 7 = M. sternocleidomastoideus, 8 = M. scalenus anterior, 9 = M. longus capitis, 10 = M. scalenus medius, 11 = M. longus colli, 12 = Lig. nuchae, 13 = M. spinalis cervicis, 14 = M. trapezius, 15 = M. splenius capitis und cervicis, 16 = M. semispinalis cervicis, 17 = M. levator scapulae, 18 = Cartilago arytaenoidea, 19 = Cartilago thyroidea (aus Rauber/Kopsch, Thieme 1988)

Tab. 5.5 Zungenbeinmuskulatur

Muskel	Ursprung	Ansatz	Funktion	Innervation
Suprahyale Muskulatur				
M. mylohyoideus	Linea mylohyoidea der Mandibula	Os hyoideum	Kieferöffnung, Hebung des Os hyoideum	N. mylohyoideus
M. geniohyoideus	Spina geniohyoidea der Mandibula	Os hyoideum	zieht Zungenbein nach vorne	N. C2 (2. zervikaler Spinalnerv)
M. digastricus, Venter post. et ant.	Proc. mastoideus, Zwischensehne am Os hyoideum	Fossa digastrica der Mandibula	Hebung des Os hyoideum, Kieferöffnung	N. facialis (Venter post)., N. mylohyoideus (Venter ant.)
M. stylohyoideus	Proc. styloideus	Os hyoideum	Hebung des Os hyoideum	N. facialis
Infrahyale Muskulatur				
M. sternohyoideus	Sternum	Os hyoideum	Senkung des Os hyoideum	Ansa cervicalis prof. (Nervenschlinge aus C1 – C3)
M. sternothyroideus	Sternum, 1. Rippe	Cartilago thyroidea	Senkung des Kehlkopfes	Ansa cervicalis prof.
M. thyrohyoideus	Cartilago thyroidea	Os hyoideum	Hebung des Kehlkopfes	Ansa cervicalis prof.
M. omohyoideus	Os hyoideum (Venter sup.), Lig. transversum scapulae (Venter inf.)	Os hyoideum (beide Bäuche sind über eine Sehne miteinander verbunden)	Senkung des Os hyoideum	Ansa cervicalis prof.

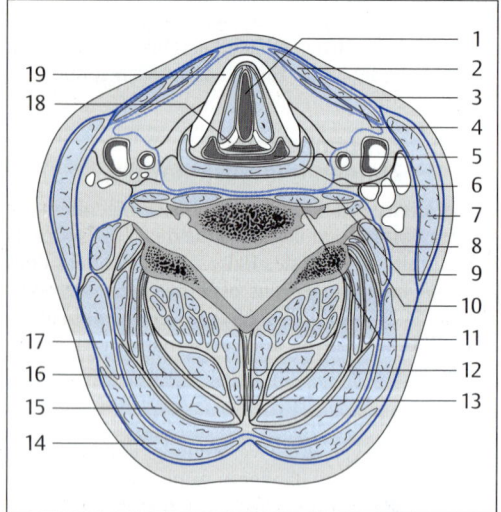

Abb. 5.7 Zungenbeinmuskulatur. 1 = M. digastricus (Venter ant.), 2 = M. digastricus (Venter post.), 3 = M. stylohyoideus, 4 = M. mylohyoideus, 5 = M. sternohyoideus, 6 = M. omohyoideus (Venter sup.), 7 = M. omohyoideus (Venter inf.), 8 = M. sternothyroideus, 9 = M. thyrohyoideus (aus Feneis, Thieme 1993)

Widerstand öffnen. Das Zungenbein besitzt eine gewisse *Beweglichkeit*, die für den Schluckakt wichtig ist. Sie wird jedoch durch das *Lig. stylohyoideum* eingeschränkt, das vom Proc. styloideus zum Cornu min. zieht und teilweise oder ganz verknöchern kann. Zwischen Zungenbein und Cartilago thyroidea spannt sich die *Membrana thyrohyoidea* aus. Sie bestimmt den maximalen Abstand zwischen Zungenbein und Kehlkopf, der von den Mm. sternothyroidei und Mm. thyrohyoidei reguliert wird.

5.3.5 Halsmuskulatur

Die *Halsmuskulatur* (*Mm. colli*) bestimmt weitgehend das Relief des Halses. Man unterteilt sie in *oberflächliche* und *tiefe Schicht* (Tab. 5.6). Die oberflächliche Schicht bildet das *Platysma*, eine Hautmuskelplatte, die auf der Lamina superf. der Halsfaszie liegt (Abb. 5.6), der dorsal gelegene *M. trapezius* und die lateral gelegenen *Mm. sternocleidomastoidei*. Zur tiefen Schicht zählt man die Muskeln der *Scalenusgruppe* und die *prävertebrale Muskulatur*. Die Mm. scaleni bilden ein Dach über der Pleurakuppel und schließen den Thorax nach kranial ab. Die prävertebrale Muskulatur liegt direkt vor den Wirbelkörpern und zieht bis zum 3. Brustwirbel hinab.

Tab. 5.**6 Halsmuskulatur**

Muskel	Ursprung	Ansatz	Funktion	Innervation
Oberflächliche Halsmuskeln				
Platysma	Mandibula, Fascia parotidea	Fascia pectoralis	spannt die Haut des Halses	R. colli n. facialis
M. sternocleidomastoideus	Manubrium sterni, Klavikula	Proc. mastoideus	Beugung des Halses zur Seite (einseitig), Beugung des Halses nach vorne (beidseitig), Atemhilfsmuskel	N. accessorius, Plexus cervicalis
M. trapezius	Linea nuchalis sup., Proc. spinosi C1 – Th12	Klavikula, Akromion, Spina scapulae	Aufwärts-, Medial- und Abwärtsbewegung sowie Drehung der Scapula	N. accessorius, Plexus cervicalis
Scalenusgruppe				
M. scalenus ant.	Proc. transversus 3.–6. HW	Tuberculum scaleni der 1. Rippe	Hebung der 1. bzw. 2. Rippe (Atemhilfsmuskulatur)	Rr. ventrales nn. cervicales
M. scalenus med.	Proc. transversus 1.–7. HW	1. Rippe	Neigung der HWS nach lat.	
M. scalenus post.	Proc. transversus 5.–6. HW	2. Rippe		
Prävertebrale Muskulatur				
M. longus colli	Körper der unteren HW und oberen BW, Proc. transversi der oberen HW	Körper der oberen HW, Querfortsätze der unteren HW	Beugung der HWS nach ventral, einseitig: Neigen und Drehen des Kopfes	Rr. ventrales nn. cervicales
M. longus capitis	Proc. transversus 3.–6. HW	Pars basilaris ossis occipitalis		
M. rectus capitis ant.	Proc. transversus atlantis	Pars basilaris ossis occipitalis		

Klinischer Bezug

Der **Schiefhals (Torticollis)** ist gekennzeichnet durch die Neigung des Kopfes zur betroffenen Seite bei Drehung des Gesichts zur Gegenseite. Die Ursache ist eine Verspannung des M. sternocleidomastoideus, die in Folge eines Geburtstraumas entstehen oder psychogener Natur sein kann.

5.4 Kopf- und Halseingeweide

Die Eingeweide von Kopf und Hals bilden die oberen Anteile des Atmungs- und Verdauungssystems. Zu den Eingeweiden des Kopfes zählen *Nase* und *Nasennebenhöhlen*, *Mundhöhle* mit Zähnen und Zunge, *Speicheldrüsen* sowie *harter* und *weicher Gaumen*. Die Halseingeweide sind durch Muskeln und Bindegewebe miteinander verbunden und werden deshalb z. B. beim Schlucken immer gemeinsam bewegt. Zu den Eingeweiden des Halses zählen *Rachen (Pharynx)*, *Kehlkopf (Larynx)*, *Halsteil der Luftröhre (Trachea)* und *Halsteil der Speiseröhre (Ösophagus)* sowie *Schilddrüse* und *Nebenschilddrüsen*.

5.4.1 Nasenhöhle

Nasenhöhle: Die Nasenhöhlen (s. a. Histologie 3.4.1) sind der erste Abschnitt des Atmungssystems und dienen dem Anwärmen, Anfeuchten und ersten Reinigen der Atemluft. Die zwei *Nasenhöhlen* sind durch das *Septum nasi* voneinander getrennt. Außen beginnt jede Nasenhöhle mit dem *Nasenloch (Naris),* das in den *Nasenvorhof (Vestibulum nasi)* führt. Der Vorhof geht in die Haupthöhle der Nase über, die unter der vorderen Schädelgrube liegt. Der breite untere Teil reicht über den harten und weichen Gaumen bis unter den Keilbeinkörper. Die Nasenhöhle verschmälert sich nach oben giebelförmig und endet unter der Siebbeinplatte. Nach hinten öffnen sich die Nasenhöhlen über die *Choanen* in die *Pars nasalis des Pharynx.*

Nasenmuscheln: Von der seitlichen Wand ragen die übereinander liegenden *Nasenmuscheln* (*Conchae nasales*) in die Nasenhöhle vor und vergrößern die Oberfläche der Nasenhöhle. Unter jeder Nasenmuschel verläuft ein *Nasengang* (*Meatus nasi*). Hinter der oberen Muschel befindet sich der *Recessus sphenoethmoidalis.*

> **Merke**
>
> In die Nasengänge münden:
> *Meatus nasi sup.* – Sinus ethmoidales post.,
> *Meatus nasi med.* – Sinus maxillaris, Sinus frontalis,
>   Sinus ethmoidales ant. et med.,
> *Meatus nasi inf.* – Ductus nasolacrimalis
>   (Tränennasengang).
> Die Sinus sphenoidales münden in den *Recessus sphenoethmoidalis.*

Nasenschleimhaut: Die Schleimhaut der Nase gliedert sich in die *Regio cutanea*, die dem Gebiet des Nasenvorhofs entspricht, die *Regio respiratoria*, die den größten Teil der Nasenhöhle einnimmt, und die *Regio olfactoria*, die auf der oberen Nasenmuschel liegt und die Sinneszellen des Riechepithels enthält (s. a. Histologie 3.4.2).

Gefäßversorgung und Innervation: Die arterielle Versorgung erfolgt über *A. ethmoidalis ant., A. ethmoidalis post.* (beides Äste der A. ophthalmica) und die *Aa. nasales post.* aus der A. sphenopalatina (aus der A. maxillaris). Der venöse Abfluss erfolgt über *Vv. ethmoidales* und *V. ophthalmica* in den Sinus cavernosus. Die Nasenschleimhaut wird von sensiblen und sekretorischen Rr. nasales des *N. nasociliaris* (aus dem N. ophthalmicus) und des *N. maxillaris* versorgt.

5.4.2   Nasennebenhöhlen

Alle *Nasennebenhöhlen* (*Sinus paranasales*) stehen mit der Nasenhöhle in Verbindung und sind mit *Nasenschleimhaut* ausgekleidet. Sie wärmen die Luft an und dienen der Stimme als *Resonanzraum*. Alle Nasennebenhöhlen, bis auf die Kieferhöhle, grenzen an die Schädelbasis und sind von dieser oft nur durch dünne Knochenlamellen getrennt.

Kieferhöhle (Sinus maxillaris): Sie ist die größte aller Nebenhöhlen und reicht bis unter die Orbita. Der Boden ist nur durch eine dünne Knochenplatte von den Wurzeln der Oberkieferzähne und vom N. infraorbitalis entfernt. Der tiefste Punkt liegt über dem oberen 2. Prämolaren und 1. Molaren. Die Öffnung

der Kieferhöhle liegt oberhalb davon nahe des Dachs und mündet im mittleren Nasengang im Hiatus semilunaris.

Sie wird begrenzt durch:
- *kranial:* Orbita
- *medial:* Nasenhöhle
- *kaudal:* Oberkieferzähne, harter Gaumen
- *dorsal:* Fossa palatina

Stirnhöhle (Sinus frontalis): Die Stirnhöhle ist oft asymmetrisch und variabel in der Größe. Sie liegt unter der Schädelbasis und über dem Orbitadach. Der Ausführungsgang der Stirnhöhle mündet im mittleren Nasengang im Hiatus semilunaris.

Ihre knöchernen Wände sind:
- *Boden:* dünne Knochenlamelle zur Orbita hin
- *Dach:* Boden der vorderen Schädelgrube
- *Trennwand:* Septum sinuum frontalium zwischen beiden Stirnhöhlen

Siebbeinhöhle (Sinus ethmoidalis): Sie besteht aus unregelmäßig angeordneten *Siebbeinzellen* (*Cellulae ethmoidales*), die ihrer Lage nach in vordere, mittlere und hintere Siebbeinzellen unterteilt werden. Die vorderen und mittleren Zellen münden in den mittleren Nasengang im Hiatus semilunaris, die hinteren im oberen Nasengang.

Die Siebbeinzellen grenzen an:
- *kranial:* vordere Schädelgrube, Stirnbeinhöhlen
- *kaudal:* Kieferhöhle
- *medial:* Nasenhöhle
- *lateral:* Orbita

Keilbeinhöhlen (Sinus sphenoidales): Sie liegt im Keilbeinkörper unter der Sella turcica der Schädelbasis und ist durch ein Septum in zwei ungleich große Höhlen getrennt. Ihr Ausführungsgang mündet im Recessus sphenoethmoidalis.

Die Wände der Keilbeinhöhlen haben enge topographische Beziehung zu folgenden Strukturen:
- *Boden:* Meatus nasopharyngeus
- *Seitenwand:* Sinus cavernosus, A. carotis int.
- *Vorderwand:* hintere Siebbeinzellen, Orbita, N. opticus

> **Klinischer Bezug**
>
> **Entzündungen der Nasennebenhöhlen** besonders der Stirnhöhlen können durch die dünnen Knochenwände durchbrechen und sich in der Schädelhöhle ausbreiten. **Entzündungen der Kieferhöhle** können im Rahmen einer Erkältung leicht entstehen, da der Ausführungsgang im oberen Bereich der Höhle mündet, wodurch der Sekretabfluss behindert ist.

5.4.3   Mundhöhle

Die *Mundhöhle* (*Cavitas oris*) ist der Eingang zum Verdauungssystem. In ihr werden die Speisen von den Zähnen zerkleinert, vom Speichel angefeuchtet und mithilfe von Zunge und Wangen zu einem schluck-

fähigen Bissen gemacht. Die Mundhöhle reicht von der *Lippenspalte* (*Rima oris*) bis zur *Schlundenge* (*Isthmus faucium*). Sie wird durch die mit Zahnfleisch überzogenen Alveolarfortsätze und die beiden Zahnreihen in zwei Höhlen unterteilt: den *Vorhof* (*Vestibulum oris*) und die *eigentliche Mundhöhle* (*Cavitas oris propria*).

Vestibulum: Der Vorhof nimmt den Raum zwischen Lippen, Wangen und den Zahnbögen des Ober- und Unterkiefers ein. Die *Lippen* (*Labia oris*) werden vom M. orbicularis oris, die *Wangen* von den Mm. buccinatores gebildet. Beide werden außen von Gesichtshaut und innen von *Mundschleimhaut* bedeckt. In der Schleimhaut liegen submukös kleine *Speicheldrüsen* (*Gll. labiales, Gll. buccales*). Der Ausführungsgang der Gl. parotidea mündet gegenüber dem 2. oberen Molaren.

Das Lippenrot liegt im Übergangsgebiet zwischen Gesichts- und Schleimhaut. Die Pigmentation und Verhornung der Haut nimmt ab, sodass die Farbe des Blutes durchschimmert. Ober- und Unterlippe sind über je eine mediane Schleimhautfalte (*oberes* und *unteres Lippenbändchen*) mit dem Zahnfleisch verbunden. Die Lippen- und Wangenschleimhaut geht über die obere und untere Lippen-Wangentasche in das *Zahnfleisch* (*Gingiva*) über, das die Alveolarfortsätze überzieht und im unteren Teil fest mit dem Knochen verwachsen ist. Oben ragt es als Zahnfleischsaum über die Alveolen und geht auf der dem Zahn zugewandten Seite in das *Saumepithel* über.

Mundhöhle: Die eigentliche Mundhöhle befindet sich hinter den Zähnen. Der *Boden* der Mundhöhle wird von der Mundbodenmuskulatur (suprahyale Muskulatur, s. a. 5.3.4) gebildet, das *Dach* vom weichen und harten Gaumen. Den hinteren Abschluss bilden die *Gaumenbögen*. Die Mundhöhle wird von der *Zunge* ausgefüllt. Im Bindegewebe des Mundbodens verlaufen N. lingualis und N. hypoglossus. Das Ggl. submandibulare liegt nahe dem N. lingualis am hinteren Rand des M. mylohyoideus. Die *Gl. sublingualis* liegt beiderseits im lockeren Bindegewebe und wirft eine von hinten lateral nach vorne medial verlaufende Schleimhautfalte (Plica sublingualis) auf. Am vorderen Ende der Falte mündet der Ausführungsgang der Gl. sublingualis gemeinsam mit dem der Gl. submandibularis auf der Caruncula sublingualis. Die Mittellinie des Schleimhautreliefs wird vom *Zungenbändchen* (Frenulum linguae) gebildet, das von der Unterfläche der Zunge zum Zahnfleisch des Unterkiefers zieht.

Gefäßversorgung und Innervation: Die arterielle Versorgung der Mundhöhle mit Zähnen und Zahnfleisch erfolgt über Äste der A. maxillaris und der A. lingualis. Der venöse Abfluss erfolgt über gleichnamige Venen. Der Oberkiefer wird von Ästen des N. maxillaris, der Unterkiefer von Ästen des N. mandibularis innerviert. Sie innervieren ebenso die Wangenschleimhaut und den Mundboden.

5.4.4 Zähne

Siehe auch Histologie 1.7.13

Das menschliche Gebiss ist *heterodont* (die einzelnen Zähne sind unterschiedlich gestaltet) und *diphydont* (einmaliger Zahnwechsel). Die Zähne vor dem Zahnwechsel nennt man *Milchzähne* (*Dentes decidui*), die späteren *bleibende Zähne* (*Dentes permanentes*).

Entwicklung: Die Zähne entwickeln sich aus dem Epithel der Mundbucht und dem Kopf-Mesenchym. Im 2. Embryonalmonat wachsen aus dem Epithel ober- und unterhalb der Mundbucht zwei bogenförmige *Zahnleisten* in das darunterliegende Bindegewebe. In jeder Leiste entstehen *zehn Epithelknospen*, die Anlage der Schmelzorgane. Die Ränder der Knospen wachsen weiter nach unten und bilden die *Zahnglocke*. Diese umgibt verdichtetes Mesenchym, die *Zahnpapille*, den Vorläufer der *Zahnpulpa*. Die Zahnglocke löst sich im 4. Embryonalmonat von der Zahnleiste, von der nur der untere Rand übrig bleibt. Aus dieser *Ersatzzahnleiste* entwickeln sich schon vor der Geburt die bleibenden Zähne. Zahnglocke und Zahnpapille werden von dichtem Bindegewebe, dem *Zahnsäckchen*, umgeben.

Im weiteren Verlauf gliedert sich das Schmelzorgan in zwei Schichten. Das äußere Schmelzepithel ist dem Zahnsäckchen zugewandt, das innere der Zahnpulpa (Abb. 5.**8**). Auf der Seite der Zahnpulpa entwickeln sich aus den Zellen *Odontoblasten*, die zum Schmelz hin *Prädentin* bilden. Durch Mineralisation des Prädentin entsteht *Dentin*. Die Odontoblasten bilden ebenfalls lange Fortsätze aus, die von Dentin umgeben werden (*Tomes-Fasern*). Die Dentinbildung beginnt am Ende des 4. Embryonalmonats und hält während des ganzen Lebens an. Die Zellen des inneren *Schmelzepithels* wandeln sich in *Adamantoblasten* um, die zur Zahnpapille hin *Schmelzmatrix* sezernieren. Sie bekommen lange Fortsätze (*Tomes-Fortsätze*) unter deren Mitwirkung sich *Schmelzkristalle* bilden.

Anatomie

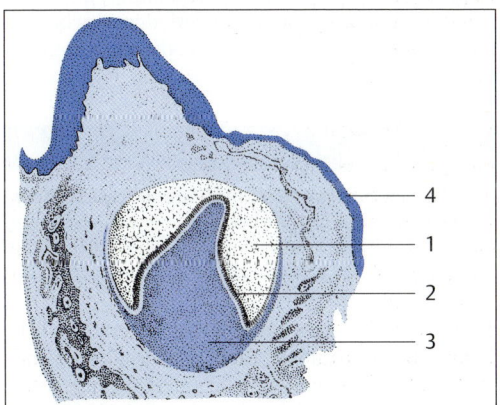

Abb. 5.**8 Zahnanlage.** 1 = Schmelzorgan, 2 = inneres Schmelzepithel, 3 = Zahnpulpa, 4 = Mundhöhlenepithel (aus Rauber/Kopsch, Thieme 1988)

Zahndurchbruch und -wechsel: Vor dem Zahndurchbruch bildet sich das Schmelzorgan zurück. Die Zahnkrone ist vollständig ausgebildet, die noch wachsende Zahnwurzel führt zum *Zahndurchbruch*. Die Bildung der Strukturen des *Zahnhalteapparates* (Zement, Alveolarknochen und Periodontium) aus dem Zahnsäckchen wird erst nach dem Durchbruch abgeschlossen.

Merke

Als *erste Milchzähne* brechen die Schneidezähne etwa im 8. Lebensmonat durch. Es folgen die 1. Milchmolar, der Eckzahn und der 2. Milchmolar. Die Unterkieferzähne treten dabei etwas früher durch als die Oberkieferzähne. Ende des 2. Lebensjahres ist das Milchgebiss vollständig durchgebrochen. Im 5. Lebensjahr beginnt der *Zahnwechsel*. Die *bleibenden Zähne* induzieren den Abbau der Wurzel der Milchzähne und schieben die übrigbleibende Krone heraus. Dies geschieht in folgender Reihenfolge: 1. Molar, 1. Schneidezahn, 2. Schneidezahn, 1. Prämolar, Eckzahn, 2. Prämolar, 2.–3. Molar. Das bleibende Gebiss ist etwa mit dem 16.–18. Lebensjahr ausgebildet.

Zahnaufbau: Jeder Zahn besteht aus drei Abschnitten: der *Zahnkrone* (*Corona dentis*), dem sichtbaren Teil des Zahnes, dem *Zahnhals* (*Collum dentis*), der vom Zahnfleisch bedeckt wird, und der *Zahnwurzel* (*Radix dentis*), die fest in der Alveole verankert ist. An der Zahnkrone unterscheidet man die *Kaufläche* (*Facies occlusialis*), die *Außenfläche* (*Facies vestibularis*), die *Innenfläche* (*Facies lingualis*) und die dem Nachbarzahn zugekehrte Fläche (*Facies contactus*). Der Zahn besteht hauptsächlich aus Hartsubstanz. Das Dentin umgibt die Pulpahöhle und wird im Bereich der Zahnkrone von Schmelz, an der Zahnwurzel von Zement überdeckt.

Zahnhalteapparat (Parodontium): Jeder Zahn ist durch festes Bindegewebe (*Periodontium*) in den Alveolarfortsätzen befestigt. Das Periodontium besteht aus kollagenen Fasern, die den Zement mit dem Alveolarknochen verbinden.

Klinischer Bezug

Bei Schwund des Parodontiums **(Parodontose)** können sich am Zahnhals Taschen bilden, in denen sich Speisereste und Bakterien sammeln, die zu einer Entzündung des Zahnfleisches **(Parodontitis)** führen.

Gebiss: Die einzelnen Zähne haben unterschiedliche Formen und Aufgaben. Die *Schneidezähne* dienen dem Abbeißen und haben eine meißelförmige Krone mit scharfer Schneidekante und eine einfache Wurzel. Die *Eckzähne* dienen dem Reißen und Festhalten. Sie haben eine dreikantige Krone und tragen die längste Wurzel. Die *Backenzähne* (*Prämolaren*) und die *Mahlzähne* (*Molaren*) leisten mit ihren Kauflächen die Kauarbeit. Die Prämolaren haben eine zweihöckrige Oberfläche. Die Wurzel der oberen Prämolaren ist geteilt, die der unteren einwurzelig. Die Molaren haben eine 4- bis 5-höckrige Oberfläche. Die oberen Molaren besitzen drei Wurzeln, die unteren nur zwei.

Merke

Das *Milchgebiss* besteht auf jeder Seite aus 2 Schneidezähnen, 1 Eckzahn und 2 Milchmolaren, also 20 Milchzähnen. Das *bleibende Gebiss* besteht in jeder Kieferhälfte aus 2 Schneidezähnen, 1 Eckzahn, 2 Prämolaren und 3 Molaren, also 32 bleibenden Zähnen.

Die Zähne der oberen und unteren Zahnreihe schließen mit ihren Kronen im Normalfall lückenlos aufeinander. Die Stellung, die beide Zahnreihen bei Kieferschluss zueinander einnehmen, nennt man *Okklusion*. Beim Normalbiss (*Eugnathie*) treffen die beiden Zahnreihen fest aufeinander. Die oberen Schneidezähne liegen vor den unteren. Die Zähne von Ober- und Unterkiefer liegen versetzt, sodass jeder Zahn zwei gegenüberliegende berührt. Dieses Zusammenwirken der Zähne beim Biss nennt man *Artikulation*.

Klinischer Bezug

Als *Dysgnathie* bezeichnet man eine Fehlstellung der Zähne aufgrund einer **Kieferanomalie.** Bei der *Prognathie* ragt der Oberkiefer weit über den Unterkiefer, bei der *Progenie* bleibt er dahinter. **Bissanomalien** verursachen Veränderungen des Kiefers und können beim Kauen, Schlucken, Atmen und Sprechen Probleme bereiten.

Gefäßversorgung und Innervation: Die Arterien zur Versorgung der Zähne des Ober- und Unterkiefers entspringen aus der A. maxillaris. Die Oberkieferzähne werden von *Rr. dentales der Aa. alveolares sup. post. et ant.*, die Unterkieferzähne von *Rr. dentales der A. alveolaris inf.* versorgt.

Die sensible Innervation der Oberkieferzähne erfolgt über *Rr. dentales* des *Nn. alveolares sup.* aus dem N. infraorbitalis, die der Unterkieferzähne über *Rr. dentales* aus dem *N. alveolaris inf.* aus dem N. mandibularis. Die genannten Nerven innervieren mit *Rr. gingivales* auch die entsprechenden Abschnitte des Zahnfleisches. Der *N. buccalis* innerviert die bukkale Schleimhaut des Unterkiefers und die Wangenschleimhaut.

5.4.5   Zunge

Siehe auch Histologie 3.4.5

Die *Zunge* (*Lingua*) besteht aus einem von Schleimhaut überzogenen *Muskelkörper*. Sie hilft beim Kauen und Saugen, enthält Sinneszellen für Geschmack-

Tab. 5.**7 Außenmuskulatur der Zunge**

Muskel	Ursprung	Ansatz	Funktion	Innervation
M. genioglossus	Spina mentalis mandibulae	Aponeurosis linguae	zieht Zunge nach vorne und unten	N. hypoglossus
M. hyoglossus	Cornu maj. und Corpus des Os hyoideum	Aponeurosis linguae am Zungenrand	zieht Zunge nach hinten und unten, bei einseitiger Kontrakion zur Seite	N. hypoglossus
M. styloglossus	Proc. styloideus	am Zungenrand bis zur Spitze	zieht Zunge nach hinten oben	N. hypoglossus

und Tastempfindungen und spielt eine wichtige Rolle bei der Sprachbildung. Sie gliedert sich in *Zungenwurzel* (*Radix linguae*), die vom Kehlkopf bis zum V-förmigen *Sulcus terminalis* reicht, *Zungenkörper* (*Corpus linguae*), der am Sulcus terminalis beginnt, und *Zungenspitze* (*Apex linguae*). Hinter dem Sulcus terminalis schließt sich der *Zungengrund* mit der *Zungenmandel* (*Tonsilla lingualis*) an. Als *Zungenrücken* (*Dorsum linguae*) bezeichnet man die obere, sichtbare Fläche der Zunge. Er geht am Zungenrand in die Unterfläche der Zunge über, an der man eine mediale Schleimhautfalte (Frenulum linguae) erkennt. Die Zunge besitzt zahlreiche *Zungendrüsen*, deren Ausführungsgänge im Bereich des Frenulums, zwischen den Papillen und am Zungengrund münden.

Muskulatur: Die Zunge ist sehr beweglich und verformbar. Dies wird durch die Zungenmuskulatur bewirkt, die man in *Binnen- und Außenmuskulatur* unterteilen kann. Die *Binnenmuskulatur* besteht aus M. verticalis, M. longitudinalis sup. et inf. und M. transversus linguae, die in dreidimensionalen Muskelzügen angeordnet sind. Bei Verformung der Zunge kontrahieren sich jeweils zwei und dehnen damit den dritten Muskel (Bsp.: Kontraktion der vertikalen und transversalen Muskeln, Dehnung der longitudinalen – Zunge wird lang und schmal). Die *Außenmuskulatur* (Tab. 5.7) inseriert hauptsächlich an der *Aponeurosis linguae*, einer Bindegewebsplatte des Zungenrückens, und bewegt die Zunge.

Innervation und Gefäßversorgung: Die arterielle Versorgung erfolgt über die *A. lingualis* aus der A. carotis ext., der venöse Abfluss über die *V. lingualis* in die V. jugularis int.

Der *N. hypoglossus (XII)* innerviert die Zunge motorisch. Die sensible Innervation erfolgt in den vorderen zwei Dritteln durch den *N. lingualis* aus dem *N. mandibularis* (V_3), im Bereich des Sulcus terminalis durch den *N. glossopharyngeus (IX)* und am Zungengrund durch den *N. vagus (X)*. Die sensorische Innervation der Geschmackspapillen der vorderen zwei Drittel erfolgt über die *Chorda tympani (VII)*, des hinteren Drittels über den *N. glossopharyngeus (IX)* und des Zungengrundes über den *N. vagus (X)*.

5.4.6 Speicheldrüsen

Siehe auch Histologie 3.4.6.

Die *Speicheldrüsen* (*Gll. salivariae*) der Mundhöhle unterteilt man in kleine und große Speicheldrüsen. Die *kleinen Speicheldrüsen* liegen in der Schleimhaut der Lippen (*Gll. labiales*), der Wangen (*Gll. buccales*), des Gaumens (*Gll. palatinae*) und der Zunge (*Gll. linguales*). Die großen Speicheldrüsen sind die *Ohrspeicheldrüse* (*Gl. parotidea*), die *Unterkieferspeicheldrüse* (*Gl. submandibularis*) und die *Unterzungendrüse* (*Gl. sublingualis*). Speicheldrüsen sind exokrine Drüsen und produzieren pro Tag insgesamt 1–1,5 l Speichel. Alle Speicheldrüsen werden parasympathisch und sympathisch innerviert.

Gl. parotidea (klinisch: Gl. parotis): Sie liegt vor dem Ohr auf dem M. masseter in einer Duplikatur der Masseterfaszie („*Parotisloge*") und reicht nach kranial bis an den Jochbogen und nach dorsal bis an den äußeren Gehörgang und den M. sternocleidomastoideus. Nach kaudal dehnt sie sich über den Unterkieferrand bis in die Fossa retromandibularis aus. Der *N. facialis* verzweigt sich im Drüsenkörper, die *A. carotis ext.*, die *V. retromandibularis* und der *N. auriculotemporalis* durchziehen ihn. Der Ausführungsgang der Gl. parotis (*Ductus parotideus*) zieht über den M. masseter, durchbohrt den M. buccinator und mündet im Vestibulum oris seitlich des 2. oberen Molaren.

 Merke

Auf dem Zungenrücken befinden sich fünf verschiedene Arten von *Zungenpapillen*, die Sinneszellen des *Geschmacks-* und *Tastsinns* tragen. Im vorderen Teil der Zunge werden die Geschmacks- und Tastwahrnehmungen über freie Nervenendigungen vermittelt. Es werden vier *Geschmacksqualitäten* wahrgenommen: *süß* an der Zungenspitze, *sauer* am Zungenrand, *salzig* in der Zungenmitte und *bitter* am Zungengrund. Die Geschmackszellen sind sekundäre Sinneszellen und können erneuert werden.

Die *parasympthischen Fasern* stammen aus dem Ncl. salivatorius inf. und ziehen über N. glossopharyngeus → N. tympanicus → Plexus tympanicus → N. petrosus min. → Ggl. oticum (Umschaltung) → N. auriculotemporalis zur Drüse. Die *sympathischen Fasern* stammen aus dem Plexus der A. carotis ext. und ihren Ästen.

Gl. submandibularis: Sie liegt unterhalb des Mundbodens zwischen Innenseite des Unterkiefers und M. mylohyoideus. In der Nähe verlaufen A. und V. facialis, V. lingualis und der N. hypoglossus. Der Ausführungsgang (*Ductus submandibularis*) zieht hinten um den M. mylohyoideus herum, vereinigt sich auf dem M. hyoglossus mit dem Hauptausführungsgang der Unterzungendrüse und mündet auf der *Caruncula sublingualis* seitlich des Frenulum linguae in der Mundhöhle.

Gl. sublingualis: Sie liegt auf dem M. mylohyoideus und wölbt die Mundbodenschleimhaut zur Plica sublingualis vor. Die Gl. sublingualis besteht aus vielen kleinen Drüsen, die in mehreren Ausführungsgängen (*Ductus sublinguales min.*) auf der Plica münden. Der *Hauptausführungsgang* (*Ductus sublingualis maj.*) mündet auf der *Caruncula sublingualis*.

Die Innervation der Gl. submandibularis und Gl. sublingualis erfolgt über die gleichen Nerven. Die *parasympathischen Fasern* ziehen vom Ncl. salivatorius sup. über N. intermedius → Chorda tympani → N. lingualis → Ggl. submandibulare (Umschaltung) und einer kurze Endstrecke zu den Drüsen. Die *sympathischen Fasern* stammen aus dem Plexus der A. carotis ext. und ihren Ästen.

Klinischer Bezug

Eine Entzündung der Speicheldrüsen nennt man **Sialadenitis**. Sie führt zu einer schmerzhaften Schwellung der Drüse, aus deren Ausführungsgang sich Eiter entleeren kann. Unter **Sialolithiasis** versteht man die Bildung von *Speichelsteinen* im Ausführungsgang. Hierbei schwillt die Drüse besonders beim Essen an. Bei einer Entzündung der Gl. parotis (**Parotitis**) kann der *N. facialis* in Mitleidenschaft gezogen werden.

5.4.7 Gaumen

Der *Gaumen (Palatum)* bildet das Dach der Mundhöhle und gliedert sich in den *harten Gaumen* (*Palatum durum*), der die vorderen zwei Drittel einnimmt, und den *weichen Gaumen* (*Palatum molle*), der das hintere Drittel einnimmt.

Der harte Gaumen wird vom Proc. palatinus der Maxilla und der Lamina horizontalis der Ossa palatina gebildet. Der weiche Gaumen besteht aus einer Sehnenplatte (*Aponeurosis palatina*), die am hinteren Rand des harten Gaumens ansetzt und durch die Sehnen der an ihr befestigten Muskeln gebildet wird (Tab. 5.8).

Gefäßversorgung und Innervation: Die arterielle Versorgung erfolgt über die *A. palatina ascendens* aus der A. facialis, die *A. palatina descendens* aus der A. maxillaris und die *A. pharyngea ascendens* aus der A. carotis ext. Das venöse Blut fließt in den *Plexus pterygoideus*.

Die Schleimhaut des Gaumens wird sensibel und sekretorisch durch die *Nn. palatini maj. et min.* aus dem N. maxillaris und Äste des N. glossopharyngeus innerviert.

Tab. 5.8 Muskeln des weichen Gaumens

Muskel	Ursprung	Ansatz	Funktion	Innervation
M. levator veli palatini	Tuba auditiva, Felsenbein	Sehnen beider Seiten verflechten sich und bilden Aponeurosis palatina	hebt Gaumensegel, drückt es gegen hintere Pharynxwand, öffnet Ostium der Tube	Plexus pharyngeus (aus N. IX., X., evtl. VII.)
M. tensor veli palatini	Ala maj. des Os sphenoidale, Tuba auditiva	zieht um Hamulus pterygoideus zur Aponeurosis palatina	spannt Gaumensegel, öffnet Tuba auditiva	N. tensoris veli palatini (aus N. V_3)
M. uvulae	Aponeurosis palatina	Spitze der Uvula	Abschluss des Isthmus faucium	Plexus pharyngeus
M. palatoglossus	Aponeurosis palatina	Seitenrand der Radix lingua	Verengung des Isthmus faucium	N. glossopharyngeus
M. palatopharyngeus	Aponeurosis palatina, Proc. pterygoideus	seitliche Pharynxwand, Seitenfläche des Schildknorpels	Verengung des Isthmus faucium	N. glossopharyngeus

5.4.8 Isthmus faucium

Am Übergang von der Mundhöhle in den Rachen liegt die *Schlundenge* (*Isthmus faucium*). Sie besteht aus vorderem und hinterem Gaumenbogen (*Arcus palatoglossus* und *Arcus palatopharyngeus*) und dem *Gaumensegel* (*Uvula*), die von den gleichnamigen Muskeln gebildet werden. Zwischen vorderem und hinterem Gaumenbogen liegt in einer Bucht (*Fossa palatina*) die *Gaumenmandel* (*Tonsilla palatina*). Sie grenzt seitlich an den M. constrictor pharyngis sup..

Klinischer Bezug

Eine akute **Entzündung der Gaumenmandeln (Angina lacunaris)** wird oft durch Penicillin-empfindliche *Streptokokken* verursacht. Sie geht mit Abgeschlagenheit, Schluckbeschwerden, Kopfschmerzen und Fieber einher. Mögliche Komplikationen sind die Entstehung eines *Tonsillarabszesses*, eines *Peritonsillarabszesses* (im Bindegewebe um die Tonsille) und die Ausbildung einer *Sepsis*.

5.4.9 Pharynx

Der *Rachen* (*Pharynx*) ist ein 12–15 cm langer Schlauch aus Bindegewebe und Muskulatur, der an der Schädelbasis aufgehängt ist und sich bis zum Eingang des Ösophagus in Höhe des Ringknorpels erstreckt. Er ist nach hinten und zur Seite hin geschlossen, weist aber nach vorne zu *drei Öffnungen* auf, durch die der Pharynx in *drei Abschnitte* gegliedert wird: *Epipharynx*, *Mesopharynx* und *Hypopharynx* (Abb. 5.**9**).

Epipharynx (Pars nasalis pharyngis): Er steht durch die Choanen mit der Nasenhöhle in Verbindung und wird nach oben durch das *Pharynxdach* (*Fornix pharyngis*) abgeschlossen. Hier wölbt sich die unpaare *Rachenmandel* (*Tonsilla pharyngea*, klinisch: Adenoide, „Polypen") vor. An der seitlichen Wand liegt die Öffnung der Ohrtrompete (*Ostium pharyngeum tubae auditivae*), die das Mittelohr mit dem Pharynx verbindet. Über und hinter dem Ostium bildet sich ein knorpeliger Wulst, der *Tubenwulst* (*Torus tubarius*), der von lymphatischem Gewebe (*Tonsilla tubaria*) umgeben ist, das sich nach kaudal fortsetzt (*Seitenstränge*). Vor und unter dem Ostium liegt der *Levatorwulst* (*Torus levatorius*), ein Schleimhautwulst, der durch den M. levator veli palatini aufgeworfen wird. Der *Recessus pharyngeus* liegt beidseits dorsal der Tuba auditiva unter dem Fornix pharyngis.

Klinischer Bezug

Eine **vergrößerte Rachenmandel** kann die Choanen und das Tubenostium verlegen und die Nasenatmung beeinträchtigen sowie zu Belüftungsstörungen des Mittelohres führen.

Mesopharynx (Pars oralis pharyngis): Er umgibt den Schlundbogen und den Zungengrund und erstreckt sich bis zum Oberrand des *Kehlkopfdeckels* (*Epiglottis*). Zwischen Kehldeckel und Zungengrund liegt eine Grube (*Vallecula epiglottica*).

Hypopharynx (Pars laryngea pharyngis): Hier liegt der Eingang in den Kehlkopf (*Aditus laryngis*), der vorne vom Kehldeckel und seitlich von zwei *Falten* (*Plicae pharyngoepiglotticae*) begrenzt wird. Zwischen den Plicae und dem Zungengrund bilden sich *Schleimhauttaschen* (*Recessus piriformis*) in deren Wand die R. int. des N. laryngeus sup. zum Kehlkopf zieht. Nach kaudal geht der Hypopharynx am Ösophagusmund in die Speiseröhre über.

Das lymphatische Gewebe des Rachens bezeichnet man insgesamt als *lymphatischen Rachen*ring.

Muskulatur: Die Pharynxwand wird oben von einer kräftigen Bindegewebsplatte (*Fascia pharyngobasilaris*) und im weiteren Verlauf von Muskulatur gebildet. Man unterteilt sie in *Schlundschnürer* und *Schlundheber*.

Der *Schlundschnürer*, *M. constrictor pharyngis*, besteht aus einem oberen, mittleren und unteren Anteil, die jeweils aus mehreren Muskelzügen zusammengesetzt sind. Der *M. constrictor pharyngis sup.* entspringt vorne im Bereich des Schädels, der *M. constrictor pharyngis med.* am Zungenbein und der *M. constrictor pharyngis inf.* am Kehlkopf. Sie verlaufen fächerförmig nach hinten und setzen größtenteils an der *Raphe pharyngis* an, einem Sehnenstrang an der Rachenhinterwand, der an der Schädelbasis (Tuberculum pharyngeum) vor dem Foramen magnum angeheftet ist. Die Schlundschnürer umgeben den Rachenraum von hinten und seitlich und verengen, verkürzen und heben ihn bei Kontraktion.

Die *Schlundheber* haben ihren Ursprung an der Aponeurosis palatina (*M. palatopharyngeus*) sowie dem Proc. styloideus (*M. stylopharyngeus*) und setzen am Schildknorpel an. Sie verkürzen und heben Pharynx und Kehlkopf.

Merke

Beim Schlucken wird der sonst offene Luftweg verschlossen, damit keine Speiseteile in die Luftwege gelangen können. Zunächst kontrahiert sich der obere Anteil des M. constrictor pharyngis sup. und bildet einen Wulst (*Passavant-Ringwulst*), gegen den das Gaumensegel gedrückt wird und so den Epipharynx verschließt. Durch Kontraktion der Mundbodenmuskulatur wird der Kehlkopf angehoben, sodass sich der Kehldeckel über den Eingang legt und ihn verschließt. Durch das Zusammenspiel von suprahyaler Muskulatur und Schlundschnürermuskulatur wird die Speise nun nach unten in die Speiseröhre gedrückt. Abschließend kehrt der Kehlkopf wieder in seine Ausgangslage zurück.

Gefäßversorgung und Innervation: Die arterielle Versorgung erfolgt über die *A. pharyngea ascendens* aus der A. carotis ext. und *Rr. pharyngei* aus der A. thyroidea sup. und inf. und der A. lingualis. Der *N. glossopharyngeus* innerviert M. constrictor pharyngis sup., M. palatopharyngeus und M. stylopharyngeus, der *Plexus pharyngeus* (Äste des N. VII, IX, X und des Truncus sympathicus) den M. constrictor pharyngis med. und der *N. vagus* den M. constrictor pharyngis inf. Die sensible und sekretorische Versorgung der Schleimhaut erfolgt über den *Plexus pharyngeus*.

5.4.10 Halsteil des Ösophagus

Die *Speiseröhre* (*Ösophagus*) ist ein etwa 25 cm langer Muskelschlauch, der den Rachen mit dem Magen verbindet. Er dient dem Transport der Speisen in den Magen.

Der Halsteil des Ösophagus (*Pars cervicalis*) beginnt mit dem Ösophagusmund, der in Höhe des 6. oder 7. Halswirbels an der Ringknorpelplatte befestigt ist (Abb. 5.**9**). Hier befindet sich die engste und am wenigsten dehnungsfähige Stelle des Ösophagus (*1.*

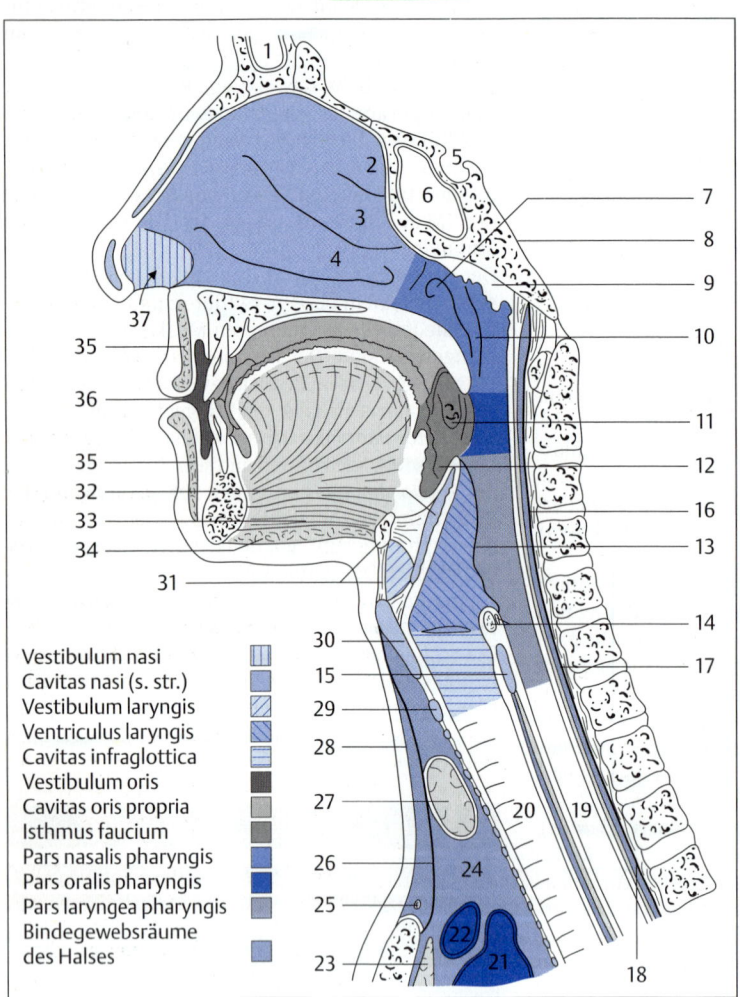

Abb. 5.9 Atemwege und Verdauungstrakt im Kopf-Hals-Bereich. 1 = Sinus frontalis, 2 = Concha nasalis sup., 3 = Concha nasalis media, 4 = Concha nasalis inf., 5 = Fossa hypophysialis, 6 = Sinus sphenoidalis, 7 = Ostium pharyngeum tubae auditivae, 8 = Clivus, 9 = Tonsilla pharyngea, 10 = Plica salpingopharyngea, 11 = Tonsilla palatina, 12 = Vallecula epiglottica, 13 = Plica aryepiglottica, 14 = Mm. arytenoidei, 15 = Lamina cartilaginis cricoideae, 16 = Lamina praevertebralis fasciae cervicalis, 17 = Spatium retropharyngeum, 18 = Fascia endothoracica, 19 = Oesophagus, 20 = Trachea, 21 = Arcus aortae, 22 = V. brachiocephalica sin., 23 = Thymusfettkörper, 24 = Spatium praeviscerale, 25 = Arcus venosus jugularis, 26 = Lamina praetrachealis fasciae cervicalis, 27 = Isthmus glandulae thyroideae, 28 = Lamina superf. fasciae cervicalis, 29 = Arcus cartilaginis cricoideae, 30 = Lamina cartilaginis thyroideae, 31 = Corpus ossis hyoidei und Lig. thyrohyoideum medianum, 32 = Cartilago epiglottica, 33 = M. geniohyoideus, 34 = M. mylohyoideus, 35 = M. orbicularis oris, 36 = Rima oris, 37 = Naris (aus Frick/Leonhardt/Starck, Thieme 1992)

Vestibulum nasi
Cavitas nasi (s. str.)
Vestibulum laryngis
Ventriculus laryngis
Cavitas infraglottica
Vestibulum oris
Cavitas oris propria
Isthmus faucium
Pars nasalis pharyngis
Pars oralis pharyngis
Pars laryngea pharyngis
Bindegewebsräume
des Halses

Enge). Der Halsteil liegt direkt hinter der Luftröhre und ist durch lockeres Bindegewebe mit der Halswirbelsäule verbunden.

5.4.11 Larynx

Der *Kehlkopf* (*Larynx*) gehört zum Atmungssystem und kann die unteren Atemwege gegen den Rachenraum verschließen (Abb. 5.**10**). An den *Stimmbändern* des Kehlkopfes erfolgt die Tonbildung.

Innenraum: Der Innenraum des Kehlkopfes lässt sich in drei Etagen untergliedern. Der *supraglottische Raum* (*Vestibulum laryngis*) reicht vom Kehlkopfeingang bis zu den *Taschenfalten* (*Plicae vestibulares*), die von den Taschenbändern aufgeworfen werden. Die *Glottis* erstreckt sich von den Taschenfalten zu den *Stimmfalten*, die von den *Stimmbändern* gebildet werden, und buchtet sich seitlich aus (*Ventriculus laryngis*, Morgagni-Ventrikel). Die *Stimmritze* (*Rima glottidis*) besteht aus der vorderen *Pars intermembranacea* zwischen den Stimmbändern und der hinteren *Pars intercartilaginea* zwischen den beiden Stellknorpeln. Der *subglottische Raum* (*Cavum infraglotticum*) liegt unterhalb der Stimmbänder und endet am Unterrand des Ringknorpels.

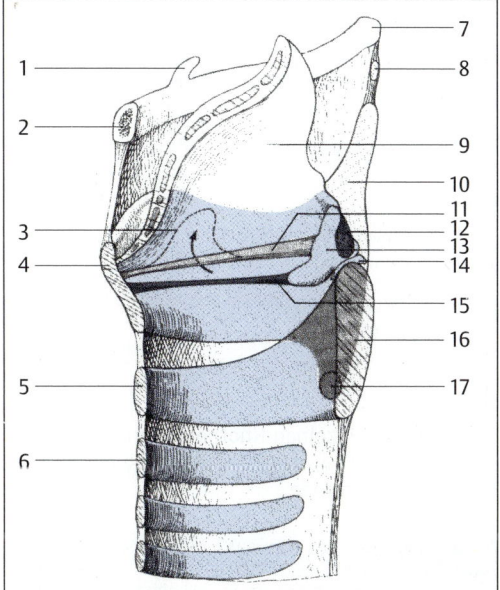

Abb. 5.**10 Kehlkopf** (Mittelschnitt). 1 = Cornu min. des Os hyoideum, 2 = Corpus ossis hyoidei, 3 = Ventriculus laryngis, 4 = Cartilago thyreoidea, 5 = Cartilago cricoidea, 6 = Knorpelspange der Trachea, 7 = Cornu maj. des Os hyoideum, 8 = Cartilago triticea, 9 = Epiglottis, 10 = Cornu sup. der Cartilago thyroidea, 11 = Taschenband (Plica vestibularis), 12 = Stellknorpelmuskulatur, 13 = Cartilago arytenoidea, 14 = Art. cricoarytenoidea, 15 = Stimmband (Lig. vocale), 16 = Lamina der Cartilago cricoidea, 17 = Art. cricothyroidea (aus Beske, Thieme 1990)

Knorpel: Das Knorpelskelett bildet das Grundgerüst des Kehlkopfes. Es umfasst *Schildknorpel* (*Cartilago thyroidea*), *Ringknorpel* (*Cartilago cricoidea*), *Stellknorpel* (*Cartilagines arytenoideae*, „Aryknorpel"), *Kehldeckelknorpel* (*Cartilago epiglottica*) und weitere kleine Knorpel.

Der *Schildknorpel* besteht aus einer rechten und linken Platte (*Lamina*), die vorne rechtwinklig miteinander verbunden sind. Am Oberrand dieses Winkels befindet sich ein tiefer Einschnitt (*Incisura thyroidea sup.*), der bis zum am weitesten vorstehenden Teil, dem *Adamsapfel* (*Prominentia laryngea*), reicht. Am Unterrand ist der Einschnitt flach (*Incisura thyroidea inf.*). Hinten besitzt jede Platte ein oberes und ein unteres Horn (*Cornu sup.* und *inf.*).

Der *Ringknorpel* hat die Form eines Siegelringes, bei dem die Platte (*Lamina*) nach hinten gerichtet ist. An den Seitenflächen befinden sich die Gelenkflächen für die unteren Hörner des Schildknorpels, an der Oberkante der Platte liegen die Gelenkflächen für die Aryknorpel.

Die Aryknorpel ähneln einer dreikantigen Pyramide, deren Basis dem Ringknorpel beweglich aufliegt. Die Pyramidenspitze zeigt nach hinten medial und trägt einen kleinen spitzen Knorpel (*Cartilago corniculata*). Am vorderen Fortsatz (*Proc. vocalis*) setzen das Stimmband und der M. vocalis an, am seitlichen Fortsatz (*Proc. muscularis*) einige der inneren Kehlkopfmuskeln.

Der *Kehldeckel* hat die Form eines Tennisschlägers, der mit seinem Stiel in der Mitte der Innenseite des Schildknorpels durch das *Lig. thyroepiglotticum* befestigt ist.

Gelenke: Die *Art. cricothyroidea* liegt zwischen den Unterhörnern des Schildknorpels und dem Ringknorpel. In diesem Gelenk wird der Ringknorpel gegen den Schildknorpel um eine quere Achse gekippt. Dies führt zu einer Anspannung bzw. Erschlaffung der Stimmbänder. Die *Art. cricoarytenoidea* liegt zwischen der Basis der Stellknorpel und dem Oberrand der Ringknorpelplatte. In diesem Gelenk können die Stellknorpel um ihre Achse gedreht und durch Schiebebewegungen aufeinander zu oder voneinander weg bewegt werden. Dadurch wird die Stimmritze erweitert bzw. verengt.

Bänder: Man unterscheidet zwischen inneren und äußeren Kehlkopfbändern. Die *äußeren Kehlkopfbänder* bestehen aus der zwischen Schildknorpel und Zungenbein ausgespannten *Membrana thyrohyoidea* und den sie verstärkenden Bändern (*Lig. thyrohyoideum med.*, *Ligg. thyrohyoidea lat.*). In den seitlichen Bändern liegt oft ein kleiner Knorpel (*Cartilago triticea*).

Die *inneren Kehlkopfbänder* verbinden die Teile des Knorpelskeletts untereinander. Sie liegen unter der Schleimhaut des Kehlkopfes und werden insgesamt als *Membrana fibroelastica laryngis* bezeichnet. Oberhalb der Stimmritze liegt die schwach ausgebildete

Anatomie

Tab. 5.**9** Kehlkopfmuskulatur

Muskel	Ursprung	Ansatz	Funktion	Wirkung
Äußere Kehlkopfmuskeln				
M. cricothyroideus	Lamina des Schildknorpels	Arcus cartilaginis cricoideae	kippt Cartilago cricoideae nach hinten	spannt Stimmbänder
M. thyrohyoideus	Cartilago thyroidea	Corpus ossis hyoidei	kippt Cartilago cricoideae nach vorne	entspannt Stimmbänder
Innere Kehlkopfmuskeln				
M. cricoarytenoideus post. („Posticus")	Lamina des Ringknorpels	Proc. muscularis der Aryknorpel	zieht Proc. muscularis nach hinten	erweitert Stimmritze, spannt Stimmbänder
M. cricoarytenoideus lat.	Arcus des Ringknorpels	Proc. muscularis der Aryknorpel	zieht Proc. muscularis nach vorne	verschließt Pars intermembranacea, erweitert Pars intercartilaginea, entspannt Stimmbänder
M. thyroarytenoideus	Innenfläche des Schildknorpels	Aryknorpel	Gegenspieler des „Posticus"	verschließt Pars intermembranacea, spannt Stimmbänder
M. vocalis	Innenfläche des Schildknorpels	Proc. vocalis der Aryknorpel	Verschluss der Stimmritze	spannt Stimmbänder, Feinregulation
M. arytenoideus transversus	Proc. muscularis des Aryknorpels einer Seite	Proc. muscularis des Aryknorpels der anderen Seite	nähert die Aryknorpel einander	verschließt Pars intercartilaginea, spannt Stimmbänder
M. arytenoideus obliquus	Proc. muscularis des Aryknorpels einer Seite	Spitze des Aryknorpels der anderen Seite	kippt Aryknorpel	öffnet Pars intercartilaginea, spannt Stimmbänder
M. aryepiglotticus	Spitze der Aryknorpel	Seitenrand der Epiglottis	verengt Kehlkopfeingang	
M. thyroepiglotticus	Innenseite des Schildknorpels	Seitenrand der Epiglottis	erweitert Kehlkopfeingang	

Membrana quadrangularis, die am unteren Rand in die *Taschenbänder* (*Ligg. vestibularia*) übergeht. Die Taschenbänder, auch falsche Stimmbänder genannt, ziehen oberhalb der Stimmbänder von der Innenseite des Schildknorpels zur Vorderseite der Stellknorpel. Die *Stimmbänder* spannen sich zwischen der Innenfläche des Schildknorpels und den Procc. vocales der Aryknorpel aus. Sie bilden den verdickten oberen Rand des *Conus elasticus*, der sich nach unten bis an den Rand des Schildknorpels fortsetzt. Er wird durch das *Lig. cricothyroideum* verstärkt, das vorne den Unterrand des Schildknorpels mit dem Bogen des Ringknorpels verbindet.

Muskulatur: Der Kehlkopf als Ganzes wird durch die suprahyale und infrahyale Muskulatur bewegt (s. a. 5.3.4). Die eigentlichen Kehlkopfmuskeln (Tab. 5.**9**)

bewegen die einzelnen Knorpel gegeneinander. Sie regulieren die Spannung der Stimmbänder und die Weite der Stimmritze.

 Merke

Der einzige Öffner der Stimmritze ist der *M. cricoarytenoideus post.* („Posticus"). Alle anderen Muskeln übernehmen die Feinregulation und verengen die Stimmritze in unterschiedlichem Ausmaß.

Funktion: Die Grundlage aller Funktionen des Kehlkopfes ist das *Öffnen* und *Schließen der Stimmritze* sowie das *Spannen der Stimmlippen*. Bei der *Phonation* (*Stimmbildung*) ist die Stimmritze zunächst verschlossen. Die Stimmbänder werden durch den exspiratorischen Luftstrom in Schwingungen versetzt, wodurch Schallwellen und damit Töne entstehen. Die Spannung des Stimmbandes bestimmt die Frequenz der Schwingungen und damit die Tonhöhe. Die *Artikulation* (*Sprachbildung*) erfolgt im Ansatzrohr des Kehlkopfes (Rachen, Mund- und Nasenhöhle) und an den Sprechwerkzeugen (Gaumen, Zunge, Zähne, Lippen).

Bei ruhiger Atmung ist nur die Pars intercartilaginea geöffnet, bei verstärkter Atmung die gesamte Stimmritze. Beim Husten erfolgt diese Öffnung explosionsartig.

Der Kehlkopf dient auch dem Schutz der unteren Atemwege. Eindringende Fremdkörper (Staub, Flüssigkeiten) werden durch reflektorischen Glottisverschluss aufgehalten und soweit möglich durch Husten wieder ausgestoßen.

Gefäßversorgung und Innervation: Die arterielle Versorgung erfolgt durch die *A. laryngea sup.* und *inf.* (aus der A. thyroidea sup. und inf.), die untereinander in Verbindung stehen. Die obere zieht durch die Membrana thyrohyoidea, die untere durch den M. constrictor pharyngis inf. Der venöse Abfluss erfolgt über *V. laryngea sup.* und *inf.*

Der *R. ext.* des *N. laryngeus sup.* innerviert den M. cricothyroideus, der *N. laryngeus inf.* aus dem N. laryngeus recurrens innerviert alle inneren Kehlkopfmuskeln. Die sensible Innervation oberhalb der Stimmritze übernimmt der *N. laryngeus sup.*, unterhalb der Stimmritze der *N. laryngeus inf.*

5.4.12 Halsteil der Trachea

Der Halsteil der Luftröhre (*Pars cervicalis tracheae*) beginnt am Ringknorpel in Höhe des 6./7. Halswirbels und endet an der oberen Thoraxöffnung (*Apertura thoracica sup.*). Er verläuft parallel zur unteren Halswirbelsäule und liegt mit seiner Hinterwand der Speiseröhre an (Abb. 5.**9**). Der Halsteil ist wie der Rest der Trachea aus hufeisenförmigen *Knorpelspangen* aufgebaut, die untereinander durch Bänder (*Ligg. anularia*) verbunden sind. Die Trachea kann unterhalb der Schilddrüse durch die Haut getastet werden.

5.4.13 Schilddrüse

Siehe auch Histologie 3.4.11

Die *Schilddrüse* (*Gl. thyroidea*) ist eine endokrine Drüse. Sie sezerniert *Thyroxin* und *Trijodthyronin* sowie *Calcitonin*, die Einfluss auf den Stoffwechsel bzw. den Kalziumhaushalt haben (s. a. Biochemie 14.6).

Aufbau (Abb. 5.**11**): Die Drüse ist H-förmig aufgebaut und besteht aus einem rechten und einem linken Lappen (*Lobus dext.* und *sin.*) sowie dem *Isthmus*, der beide Lappen verbindet und oft nach kranial einen *Lobus pyramidalis* ausbildet. Der Isthmus liegt vor dem 2.–4. Trachealknorpel. Die Lappen der

Schilddrüse können bis an den Schildknorpel reichen.

Die Schilddrüse wird von einer inneren, mit dem Organ fest verwachsenen, und einer äußeren *Bindegewebskapsel* umgeben, die vorne mit der infrahyalen Muskulatur und hinten mit der Trachea in Verbindung steht. Die Schilddrüse folgt beim Schlucken den Bewegungen des Kehlkopfes. Seitlich verläuft die *Gefäß-Nerven-Straße* des Halses (*A. carotis comm., V. jugularis int., N. vagus*), am hinteren unteren Pol zieht der *N. laryngeus recurrens* entlang.

 Klinischer Bezug

Bei Schilddrüsenoperationen muss besonders auf den *N. laryngeus recurrens* geachtet werden, da es bei Schädigung des Nervs zur **Stimmbandlähmung** kommen kann.

Gefäßversorgung und Innervation: Die Blutgefäße und Nerven zur Versorgung des Organs verlaufen zwischen den beiden Kapseln. Die arterielle Versorgung erfolgt durch *A. thyroidea sup.* aus der A. carotis ext. und *A. thyroidea inf.* aus dem Truncus thyrocervicalis, der venöse Abfluss über *Vv. thyroideae sup.*

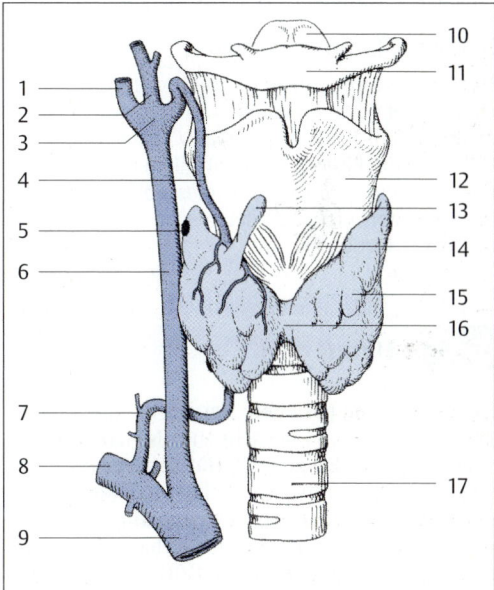

Abb. 5.**11 Schilddrüse mit Gefäßversorgung** (von ventral). 1 = A. carotis int., 2 = A. carotis ext., 3 = Karotissinus, 4 = A. thyroidea sup., 5 = Gl. parathyroidea sup., 6 = A. carotis comm., 7 = A. thyroidea inf., 8 = A. subclavia dext., 9 = Truncus brachiocephalicus, 10 = Epiglottis, 11 = Os hyoideum, 12 = Cartilago thyroidea, 13 = Proc. pyramidalis, 14 = M. cricothyroideus, 15 = Lobus sin. der Schilddrüse, 16 = Isthmus, 17 = Knorpelspange der Trachea (aus Beske, Thieme 1990)

et med. in die V. jugularis int. sowie über den *Plexus thyroideus* und die *V. thyroidea inf.* in die V. brachiocephalica sin.

Die parasympathische und sensible Innervation erfolgt über die *Nn. laryngei sup.* und *inf.* aus dem N. vagus (X), die sympathische über die Plexus der Gefäße.

5.4.14 Epithelkörperchen

Siehe auch Histologie 3.4.12
Die *Nebenschilddrüsen* (*Gll. parathyroideae*), auch Epithelkörperchen genannt, zählen wie die Schilddrüse zu den endokrinen Organen. Sie sezernieren *Parathormon*, das den Blutkalziumspiegel konstant hält.

Aufbau: Normalerweise finden sich auf jeder Seite an der Hinterwand der Schilddrüse zwei linsengroße Epithelkörperchen. Sie liegen zwischen den beiden Kapseln der Schilddrüse und haben eine sehr variable Lage. Man teilt sie ein in *Gll. parathyroideae sup.*, die oft am Unterrand des Ringknorpels liegen, und *Gll. parathyroideae inf.*, die meist in Höhe des 3.–4. Trachealknorpels liegen. Auch die Zahl der Nebenschilddrüsen kann erheblich variieren.

Gefäßversorgung: Die Epithelkörperchen werden über die Gefäße der Schilddrüse, überwiegend die Äste der A. thyroidea inf., versorgt.

5.4.15 Glomus caroticum

Das Glomus caroticum ist ein millimetergroßes Knötchen an der dorsalen Wand der Teilungsstelle der A. carotis comm.. Es überwacht als *Chemorezeptor* den O_2-Gehalt des Blutes. Die sensible Innervation erfolgt über *Rr. sinus carotici* des N. glossopharyngeus, die mit dem Atem- und Kreislaufzentrum der Formatio reticularis verbunden sind.

5.5   Hirnnerven

Hirnnerven sind periphere Nerven, die die Schädelbasis verlassen, und deshalb auch *Nn. craniales* genannt werden. Es gibt *12 Hirnnervenpaare* (Abb. 5.12), die Fasern unterschiedlicher Qualitäten enthalten (motorisch, sensibel, parasympathisch). Besonders umfangreiche Innervationsgebiete haben der N. trigeminus (V), der N. facialis (VII) und der N. vagus (X), der auch als Eingeweidenerv bezeichnet wird.

 Merke

Hirnnerven: **O**nkel **O**tto **o**rgelt **t**ag **t**äglich **ab**er **f**reitags **ve**rspeist er **g**erne **v**iele **a**lte **H**amburger (N. **o**lfactorius, **o**pticus, **o**culomotorius, **t**rochlearis, **t**rigeminus, **ab**ducens, **f**acialis, **ve**stibulocochlearis, **g**lossopharyngeus, **va**gus, **a**ccessorius, **h**ypoglossus).

5.5.1   Sensorische Nerven

Die Hirnnerven der Sinnesorgane Nase, Auge und Ohr sind rein sensorische Nerven.

Nn. olfactorii (I): Von den Sinneszellen der Riechschleimhaut ziehen etwa *20 Riechnerven* (*Filae olfactorii*) durch die *Lamina cribrosa* des Os ethmoidale in die Schädelhöhle zum Bulbus olfactorius. Dieser bildet als vorgestülpter Teil des Gehirns das *primäre olfaktorische Zentrum* (s. a. 9.7.1).

N. opticus (II): Die Fasern des N. opticus bilden das 3. Neuron der Sehbahn (*Fasciculi nn. optici*). Er zieht vom Bulbus aus geschlängelt durch die Orbita und tritt durch den *Canalis opticus* in die Schädelhöhle ein (s. a. 10.3.5).

N. vestibulocochlearis (VIII): Er setzt sich aus den Fasern des Gleichgewichts- und des Hörnerven (*N. vestibularis* und *N. cochlearis*) zusammen, die an den jeweiligen Sinneszellen entspringen. Gemeinsam ziehen sie durch den *Meatus acusticus int.* und treten am Kleinhirnbrückenwinkel in das Gehirn ein (s. a. 11.4).

Geschmacksnerven: Von den Geschmacksorganen ziehen sensorische Fasern mit N. facialis, N. glossopharyngeus und N. vagus zum Ncl. solitarius im Hirnstamm, in dem sie weiter verschaltet werden (s. a. 5.4.5, 5.5.5, 5.5.6).

5.5.2   Augenmuskelnerven

Die äußeren Augenmuskeln werden von zwei rein motorischen und einem gemischten Nerv versorgt (s. a. 10.3.6).

N. oculomotorius (III): Er verlässt den Hirnstamm auf der Vorderseite in der Fossa interpeduncularis unmittelbar oberhalb der Brücke und führt motorische und parasympathische Fasern. Er verläuft intrakraniell zwischen der A. cerebri post. und der A. cerebelli sup., tritt am Proc. clinoideus post. durch die Dura mater und zieht lateral durch den *Sinus cavernosus* zur *Fissura orbitalis sup.* Durch diese gelangt er in die Orbita und teilt sich nach Durchtritt durch den Anulus tendineus comm. in:

- **R. superior:** innerviert M. rectus sup. und M. levator palpebrae sup.;
- **R. inferior:** innerviert M. rectus med., M. rectus inf. und M. obliquus inf. und führt parasympathische Fasern zum Ggl. ciliare, die die Augenbinnenmuskeln innervieren.

N. trochlearis (IV): Der N. trochlearis verlässt den Hirnstamm dorsal unterhalb der Vierhügelplatte und kreuzt auf die Gegenseite. Er zieht um die Hirnschenkel (Crura cerebri) herum, durchdringt am Vorderrand des Kleinhirnzeltes (Tentorium cerebelli) die Dura und verläuft in der seitlichen Wand des *Sinus cavernosus* zur *Fissura orbitalis sup.* Er tritt in die Orbita ein und zieht oberhalb des Anulus tendineus comm. zum M. obliquus sup.

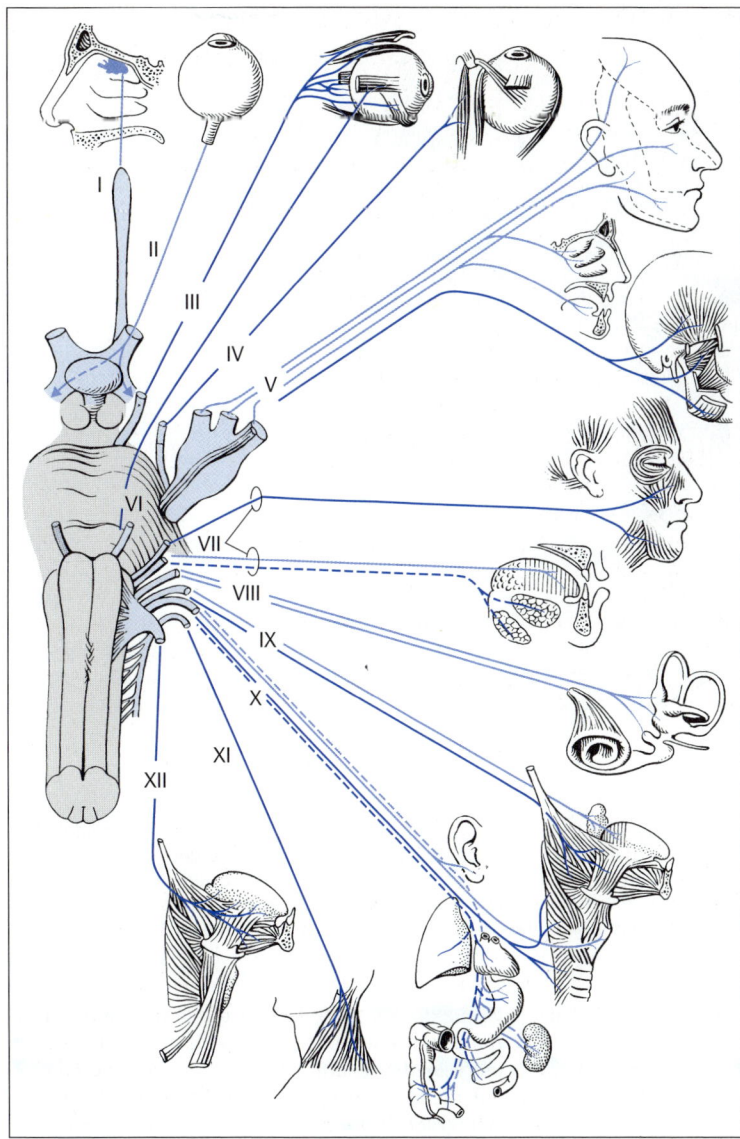

Abb. 5.12 Hirnnerven und ihre Innervationsorgane. I = Nn. olfactorii, II = N. opticus, III = N. oculomotorius, IV = N. trochlearis, V = N. trigeminus, VI = N. abducens, VII = N. intermediofacialis, VIII = N. statoacusticus bzw. N. vestibulocochlearis, IX = N. glossopharyngeus, X = N. vagus, XI = N. accessorius, XII = N. hypoglossus (aus Duus, Thieme 1995)

N. abducens (VI): Er verlässt den Hirnstamm ventral zwischen Brücke und Pyramiden, durchdringt die Dura mater am Clivus und verläuft medial durch den *Sinus cavernosus* zur Orbita und durch die *Fissura orbitalis sup.* Er zieht durch den Anulus tendineus comm. und innerviert den M. rectus lat.

5.5.3 N. trigeminus (V)

Der N. trigeminus (Abb. 5.**13**) verlässt den Hirnstamm am seitlichen Rand der Brücke mit zwei Anteilen, der dicken *Radix sensoria* (Portio maj.) und der dünneren *Radix motoria* (Portio min.). Die *Radix sensoria* geht in das *Ggl. trigeminale* über, das in einer Duratasche vor der Spitze der Felsenbeinpyramide in der mittleren Schädelgrube liegt. Es enthält die pseudounipolaren Nervenzellen der afferenten Fasern. Hinter dem Ganglion teilt sich die Radix sensoria in drei Nerven, die

sensible Gesichtsversorgung
Kapitel I
S. 82

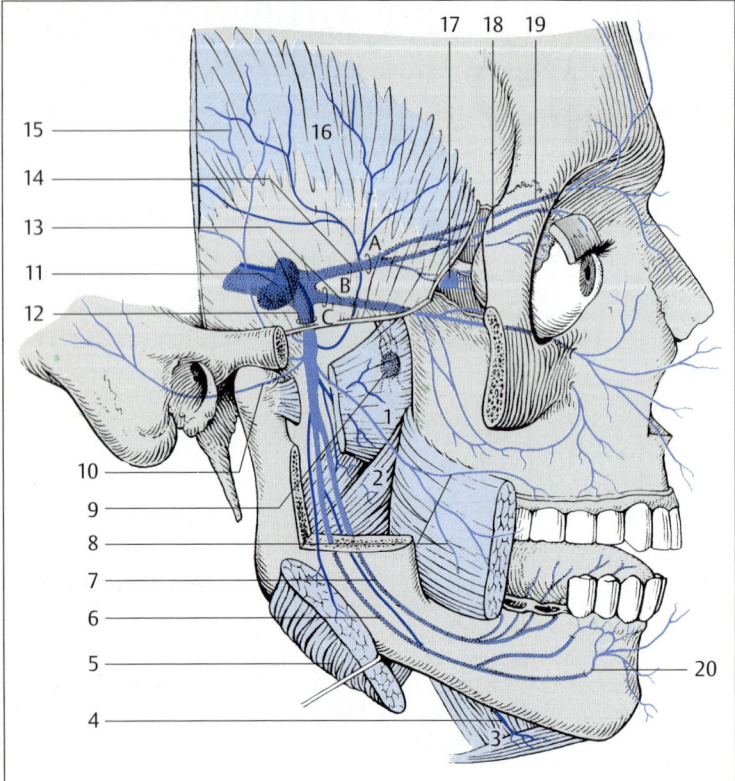

Abb. 5.**13 N. trigeminus (V).** A = Fissura orbitalis, B = Foramen rotundum, C = Foramen ovale, 1 = M. pterygoideus lat., 2 = M. pterygoideus med., 3 = M. mylohyoideus und M. digastricus (Venter ant.), 4 = N. mylohyoideus, 5 = M. masseter, 6 = N. alveolaris inferior, 7 = N. lingualis, 8 = N. buccalis, 9 = Ganglion pterygopalatinum, 10 = N. auriculotemporalis, 11 = Ganglion trigeminale, 12 = N. mandibularis, 13 = N. maxillaris, 14 = N. ophthalmieus, 15 = R. temporalis superficialis, 16 = M. temporalis, 17 = Ganglion ciliare, 18 = N. nasociliaris, 19 = N. frontalis, 20 = N. mentalis (aus Duus, Thieme 1995)

Gesicht, Augen-, Nasen- und Mundhöhle sensibel innervieren und je einen Ast (*R. meningeus*) zur Dura mater abgeben. Die *Radix motoria* verläuft unterhalb des Ggl. trigeminale und schließt sich dem *N. mandibularis (V$_3$)* an.

N. ophthalmicus (V$_1$): Er verläuft durch die seitliche Wand des *Sinus cavernosus,* tritt durch die *Fissura orbitalis sup.* in die Orbita ein und teilt sich in seine Endäste, die folgende Gebiete sensibel innervieren (s. a. 10.2.2):

■ *N. lacrimalis:* Bindehaut des Auges, lateraler Teil der Augenlider,
■ *N. frontalis:* Haut von Stirn und Oberlid, Schleimhaut der Stirnhöhle, zweigt sich auf in
 – *N. supraorbitalis:* mit R. lat. und R. med. zur Stirn
 – *N. supratrochlearis:* Haut des medialen Augenwinkels;
■ *N. nasociliaris:* Bulbus oculi, Haut des medialen Augenwinkels und der Nase, Schleimhaut von Nasenhöhle, Stirnhöhle, Siebbeinzellen und Keilbeinhöhle.

N. maxillaris (V$_2$): Er tritt durch das *Foramen rotundum* aus der mittleren Schädelgrube in die *Fossa pterygopalatina* und teilt sich dort in seine Endäste auf, die folgende Gebiete sensibel innervieren:

■ *N. zygomaticus:* zieht durch die *Fissura orbitalis inf.* in die Orbita, spaltet sich in R. zygomaticofacialis zur Haut über dem Jochbogen und R. zygomaticotemporalis zur Haut der Schläfengegend;
■ *Nn. pterygopalatini:* passieren, z. T. ohne Umschaltung, das Ggl. pterygopalatinum und teilen sich in:
 – *Nn. palatini:* ziehen durch den Canalis palatinus maj. und als N. palatinus maj. und min. durch das jeweilige Foramen, innervieren die Schleimhaut des Gaumens, der Tonsillen und der Uvula,
 – *Rr. nasales posteriores inferiores:* innervieren die Schleimhaut der unteren Nasenmuschel und des unteren und mittleren Nasenganges;
■ *Rr. nasales posteriores superiores mediales et laterales:* ziehen durch das *Foramen sphenopalatinum* in die Nasenhöhle, innervieren die Schleimhaut der lateralen Nasenwand und des Septums;

■ *N. nasopalatinus:* zieht mit *Rr. nasales* in die Nasenhöhle, innerviert Nasenschleimhaut, vordere Gaumenschleimhaut und obere Schneidezähne mit Zahnfleisch;

■ *N. infraorbitalis:* verläuft über die Fissura orbitalis inf. durch den *Canalis infraorbitalis,* tritt durch das *Foramen infraorbitale* aus und innerviert die Haut des Mittelgesichts. Er gibt ab:
 – *Rr. alveolares superiores anteriores, mediales et posteriores:* versorgen mit Rr. dentales sup. und Rr. gingivales sup. die oberen Zähne und das Zahnfleisch,
 – *Rr. nasales externus et internus:* zur Haut der Nasenflügel und des Nasenvorhofs.

> ! **Merke**
>
> **rot**er **Max** (Foramen **rot**undum – N. **max**illaris)
> **ovale Mand**eln (Foramen **ovale** – N. **mand**ibularis)

N. mandibularis (V₃): In ihm verlaufen sensible und motorische Fasern. Er verlässt die mittlere Schädelgrube durch das *Foramen ovale* und teilt sich in der Fossa infratemporalis. Er gibt folgende *sensible Äste* ab:

■ *N. buccalis:* tritt zwischen den beiden Köpfen des M. pterygoideus lat. hindurch und verläuft auf der Außenfläche des M. buccinator, innerviert äußere Wangenhaut, Wangenschleimhaut, bukkales Zahnfleisch des Unterkiefers;

■ *N. auriculotemporalis:* umgreift mit zwei Wurzeln die A. meningea media, zieht unter der Ohrspeicheldrüse zur Schläfe, innerviert Gl. parotis, äußeren Gehörgang, Trommelfell, Kiefergelenk und Schläfenhaut;

■ *N. alveolaris inferior:* zieht zwischen M. pterygoideus lat. und med. und verläuft durch das Foramen mandibulae und den Canalis mandibulae, innerviert mit Rr. dentales und Rr. gingivales Zähne und Schleimhaut des Unterkiefers, die Endäste gelangen als *N. mentalis* durch das Foramen mentale zur Haut des Kinns und der Unterlippe;

■ *N. lingualis:* zieht zwischen den beiden Mm. pterygoidei abwärts und verläuft am Mundboden oberhalb des M. mylohyoideus und dringt von unten in den Zungenkörper ein, innerviert sensibel und sekretorisch die Mundbodenschleimhaut, die vorderen zwei Drittel der Zunge und das Zahnfleisch des Unterkiefers.

Die *motorischen Nerven* versorgen die gleichnamigen Kaumuskeln:

■ *N. massetericus,*
■ *Nn. temporales profundi,*
■ *N. pterygoideus lateralis et medialis:* innerviert außerdem den M. tensor veli palatini und den M. tensor tympani,
■ *N. mylohyoideus:* innerviert außerdem den vorderen Bauch des M. digastricus.

> **Klinischer Bezug**
>
> Bei *Schädigungen des N. trigeminus* kommt es je nach Ort der Läsion zu **sensiblen Ausfällen in den Versorgungsfeldern** des jeweiligen Astes. Ist der N. mandibularis betroffen, kann es zu einer *Lähmung der Kaumuskulatur* kommen, die u. a. am erloschenen *Masseter-Reflex* erkennbar ist.
> Die Austrittsstellen der Endäste der drei Trigeminusäste können bei Affektion des jeweiligen Nerven, z. B. durch Entzündungen, druckschmerzhaft sein. Die **Druckpunkte** sind:
> *N. ophthalmicus* (N. supraorbitalis) → Foramen supraorbitale medial am oberen Orbitarand
> *N. mandibularis* (N. infraorbitalis) → Foramen infraorbitale medial am unteren Orbitarand
> *N. maxillaris* (N. mentalis) → Foramen mentale am Korpus des Unterkiefers.

> ! **Merke**
>
> *Äste des N. ophthalmicus:* **F**ritz **l**acht **n**iemals (N. **fron**talis, **l**acrimalis, **n**asociliaris)
> *Äste des N. maxillaris:* **P**eter **z**ieht **i**mmer (Nn. **p**terygopalatini, **z**ygomaticus, **i**nfraorbitalis)
> *Äste des N. mandibularis:* **Au**gust **li**ebt **al**le (N. **au**riculotemporalis, **li**ngualis, **al**veolaris inf.)

5.5.4   N. facialis (VII)

Der N. facialis (VII) führt als gemischter Nerv *motorische, sensible, sekretorische* und *Geschmacksfasern.* Er verlässt den Hirnstamm im *Kleinhirnbrückenwinkel* und zieht mit dem N. vestibulocochlearis durch den *Meatus acusticus int.* in das Felsenbein des Os temporale. Dort biegt er rechtwinklig ab und bildet dabei das *äußere Fazialisknie,* in dem das *Ggl. geniculi* liegt. Es enthält die Perikarya des sensorischen Anteils der *Chorda tympani.* Der N. facialis verläuft weiter im *Canalis facialis,* den er durch das *Foramen stylomastoideum* verlässt und sich im Bereich der Fossa retromandibularis in der Gl. parotis in seine Äste aufteilt (*Plexus intraparotideus*).

Sein motorischer Anteil gibt folgende Äste ab:

■ *Rr. musculares:* zu M. stapedius, Muskeln der Ohrmuschel, Venter occipitalis des M. occipitofrontalis, Venter post. des M. digastricus, M. levator veli palatini und M. stylohyoideus;

■ *Plexus parotideus:* innerviert mit Rr. temporales, Rr. zygomatici, Rr. buccales, R. marginalis mandibulae die mimische Gesichtsmuskulatur;

■ *R. colli:* bildet mit einem Ast des N. transversus colli (aus Plexus cervicalis) die *Ansa cervicalis superf.,* innerviert das Platysma.

Der *sensible Anteil* besteht aus zwei Rr. communicantes, die Afferenzen aus dem N. glossopharyngeus und dem N. vagus übernehmen und die Haut des äußeren Gehörgangs und des Trommelfells mitinnervieren.

Anatomie

sensorisch: vorder 2/3 Zunge

Die *sekretorischen Äste* und die *Geschmacksfasern* bilden den N. intermedius, der sich in *N. petrosus major* und *Chorda tympani* teilt (s. a. 5.7.2).

Klinischer Bezug

Fazialisparese: Bei der *peripheren Fazialisschädigung* kommt es abhängig von der Höhe der Läsion zu folgenden Ausfallserscheinungen: Lähmung der Gesichtsmuskulatur einer Seite mit Verziehung des Gesichts zur gesunden Seite (distaler Anteil), Geschmacksstörung (Chorda tympani), Hyperakusis (N. stapedius), Störung der Tränen- und Speichelsekretion (N. petrosus maj.). Bei der *zentralen (supranukleären) Fazialisparese* ist die Muskulatur der Stirn nicht gelähmt, da der Fazialiskern in seiner oberen Hälfte ipsi- und kontralateral versorgt wird. Der untere Kern wird dagegen komplett vom kontralateralen Tr. corticonuclearis versorgt.

5.5.5   N. glossopharyngeus (IX)

Der N. glossopharyngeus (IX) ist ebenfalls ein gemischter Nerv und führt motorische, sensible, sekretorische und Geschmacksfasern. Er tritt gemeinsam mit dem N. vagus und dem N. accessorius im *Sulcus dorsolateralis* aus dem Hirnstamm aus. Er verlässt die hintere Schädelgrube durch den vorderen Teil des *Foramen jugulare* und entsendet einen R. meningeus zur Dura mater. Im Foramen jugulare bildet er das *Ggl. superius* (Perikaryen der sensiblen und Geschmacksneurone), unterhalb das *Ggl. inferius* (Perikaryen der parasympathischen Neurone). Der N. glossopharyngeus zieht entlang des *M. stylopharyngeus* (Leitmuskel!) zur lateralen Pharynxwand und teilt sich im Spatium parapharyngeum in seine Äste:

- *N. tympanicus:* Seine sensiblen Fasern bilden unter der Schleimhaut der Paukenhöhle mit den sympathischen Nn. caroticotympanici den *Plexus tympanicus*, der die Schleimhaut der Paukenhöhle innerviert. Die sekretorischen Fasern laufen im *N. petrosus min.* weiter und versorgen die Gl. parotidea (s. a. 5.7.2).
- *Rr. pharyngei:* innervieren motorisch den M. constrictor pharyngis sup., sensibel die Pharynxschleimhaut und sekretorisch die Gll. pharyngei. Sie bilden mit Ästen des N. vagus, des Truncus sympathicus und des N. facialis den *Plexus pharyngeus*.
- *R. musculi stylopharyngei:* innerviert den M. stylopharyngeus.
- *R. tubarius:* sensible Innervation der Tuba auditiva.
- *Rr. tonsillares:* sensible Innervation des weichen Gaumens und der Gaumenmandel.
- *Rr. linguales:* sensible und Geschmacksfasern für das hintere Zungendrittel.
- *Rr. sinus carotici:* parasympathische und sekretorische Fasern ziehen mit sympathischen Fasern zum *Glomus caroticum* (Chemorezeptoren) und *Sinus caroticus* (Pressorezeptoren).

Klinischer Bezug

Bei **Läsionen des N. glossopharyngeus** kommt es zu Geschmacksstörungen im hinteren Zungendrittel, zu einem abgeschwächten Würgereflex, Schluckbeschwerden und zum Abweichen des Gaumensegels auf die gesunde Seite.

5.5.6   N. vagus (X)

Der N. vagus (X) führt als gemischter Nerv motorische, sensible, sekretorische und Geschmacksfasern (Abb. 5.**14**). Er verlässt den Hirnstamm im *Sulcus dorsolateralis* hinter dem N. glossopharyngeus und tritt durch das *Foramen jugulare* aus der hinteren Schädelgrube aus. Im Foramen jugulare bildet er das *Ggl. superius*, unterhalb das *Ggl. inferius*. Er verläuft am Hals zwischen A. carotis int. und V. jugularis int. im Gefäß-Nerven-Strang nach unten. Der linke N. vagus zieht durch die obere Thoraxapertur, vor dem Aortenbogen und hinter dem linken Hauptbronchus, auf die Vorderfläche der Speiseröhre und setzt sich als *Truncus* und *Plexus vagalis ant.* auf die Vorderwand des Magens fort. Der rechte N. vagus zieht über die A. subclavia dext. durch die obere Thoraxapertur, hinter dem rechten Hauptbronchus zur Hinterfläche der Speiseröhre und setzt sich als *Truncus* und *Plexus vagalis post.* auf die Hinterfläche des Magens fort. Vom N. vagus gehen folgende Äste ab:

- *R. meningeus:* zieht zurück durch das Foramen jugulare, innerviert die Dura mater der hinteren Schädelgrube sensibel.

Klinischer Bezug

Kopfschmerzen entstehen durch Reizung der Dura mater. Die Schmerzafferenzen werden über die Rr. meningei der Trigeminusäste, des N. glossopharyngeus und des N. vagus vermittelt.

- *R. auricularis:* zweigt vom Ggl. superius ab und zieht durch den Canaliculus mastoideus, innerviert den inneren Teil des äußeren Gehörgangs und einen Teil des Trommelfells sensibel.
- *Rr. pharyngei:* führen motorische, sensible und sekretorische Fasern, bilden mit Fasern des N. glossopharyngeus, des N. facialis und des Truncus sympathicus den *Plexus pharyngeus*.
- *R. lingualis:* Geschmacksfasern des Zungengrundes.
- *N. laryngeus superior:* zweigt unterhalb des Ggl. inf. ab, zieht zwischen A. carotis ext. und int. hindurch und teilt sich in einen R. ext. zum M. cricothyroideus und M. constrictor pharyngeus inf. und einen R. int., der die Kehlkopfschleimhaut oberhalb der Stimmritze sensibel versorgt.
- *Rr. cardiaci cervicales superiores et inferiores:* parasympathische Fasern zum Plexus cardiacus.

- *N. laryngeus recurrens:* zieht links um den Aortenbogen und rechts um die A. subclavia in die Rinne zwischen Trachea und Ösophagus, lagert sich der Schilddrüse außerhalb der Faszie von hinten an, innerviert mit seinem Endast (*N. laryngeus inf.*) die inneren Kehlkopfmuskeln und die Schleimhaut unterhalb der Stimmritze.
- *Rr. tracheales, Rr. bronchiales, Rr. oesophageales:* sensible, sekretorische und viszeromotorische Fasern zu den jeweiligen Organen.

- *Plexus oesophageus:* wird auf der Speiseröhre von rechtem und linkem N. vagus gebildet.
- *Rr. gastrici anteriores et posteriores:* gehen von den Trunci vagales ant. und post. ab und ziehen zum Ggl. coeliacum und Ggl. mesentericum sup., innervieren Magen und Darm bis zum linken Querkolon (*Cannon-Böhm-Punkt*) sensibel, sekretorisch und viszeromotorisch.

 Klinischer Bezug

Läsion des N. vagus: Bei *einseitiger Läsion* des N. vagus kommt es ebenfalls zu einer Abweichung des Gaumensegels, des weiteren zu Heiserkeit (Ausfall des N. laryngeus recurrens) und „nasaler" Sprache. Eine *beidseitige Läsion* führt zu schweren Schluckstörungen und vegetativen Symptomen wie Tachykardie und Darmatonie. Eine isolierte Schädigung des N. laryngeus recurrens ist eine typische, jedoch seltene Komplikation bei Operationen an der Schilddrüse.

5.5.7 N. accessorius (XI)

Der N. accessorius (XI) ist ein rein motorischer Nerv. Er entspringt mit zwei Wurzelgruppen (*Radices spinales, Radices craniales*) im *Sulcus dorsolateralis* des Hirnstammes. Die *Radices spinales* (aus den Segmenten C6 – C1) ziehen durch das *Foramen magnum* in die Schädelhöhle und vereinigen sich mit den *Radices craniales* zum N. accessorius. Dieser verlässt die hintere Schädelgrube durch das *Foramen jugulare* und zieht durch das laterale Halsdreieck zum M. sternocleidomastoideus und M. trapezius, die er motorisch innerviert.

 Klinischer Bezug

Bei einer **Schädigung des N. accessorius** (z. B. nach radikaler Lymphknotenexzision am Hals) kommt es zu einer Lähmung des M. trapezius (Schultertiefstand) und des M. sternocleidomastoideus.

5.5.8 N. hypoglossus (XII)

Der N. hypoglossus (XII) ist ebenfalls ein rein motorischer Nerv. Er verlässt den Hirnstamm im *Sulcus ventrolateralis* zwischen Pyramide und Olive wie die ventrale Wurzel eines Spinalnerven und tritt durch den *Canalis hypoglossalis* aus der hinteren Schädelgrube aus. Er verläuft im Trigonum caroticum zwischen A. carotis int. und V. jugularis int. und zieht bogenförmig unter den hinteren Bauch des M. digastricus und in eine Rinne zwischen M. mylohyoideus und M. hyoglossus. Über Rr. linguales innerviert er die *Binnenmuskulatur der Zunge* und die Mm. styloglossi, Mm. hyoglossi und Mm. genioglossi. Dem N. hypoglossus lagern sich streckenweise Fasern aus dem Plexus cervicalis an (s. a. Ansa cervicalis, 5.6.2).

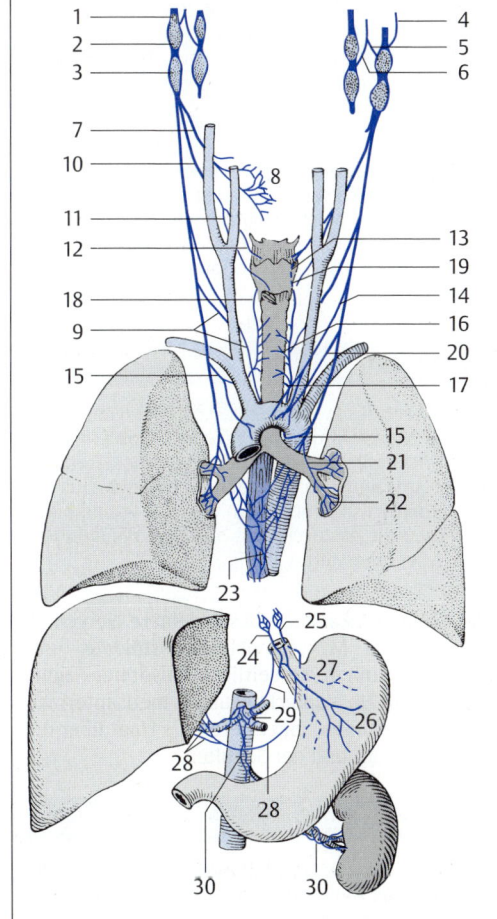

Abb. 5.**14 N. vagus (X).** 1 = N. vagus, 2 = Ggl. sup., 3 = Ggl. inf., 4 = R. meningeus, 5 = R. auricularis, 6 = R. communicans zum N. glossopharyngeus, 7 = R. pharyngealis, 8 = Plexus pharyngealis, 9 = Rr. cardiaci cervicales sup., 10 = N. laryngeus sup., 11 = R. ext., 12 = R. int., 13 = R. communicans, 14 = Rr. cardiaci cervicales inf., 15 = N. laryngeus recurrens, 16 = Rr. tracheales, 17 = Rr. oesophageales, 18 = N. laryngeus inf., 19 = R. communicans, 20 = Rr. cardiaci thoracici, 21 = Rr. bronchiales, 22 = Plexus pulmonalis, 23 = Plexus oesophagealis, 24 = Truncus vagalis ant., 25 = Truncus vagalis post., 26 = Rr. gastrici ant., 27 = Rr. gastrici post., 28 = Rr. hepatici, 29 = Rr. coeliaci, 30 = Rr. renales (aus Feneis, Thieme 1993)

Anatomie

Klinischer Bezug

Bei *einseitiger Läsion* des N. hypoglossus weicht die Zunge zur kranken Seite ab.

5.6   Halsnerven

Die Halsnerven haben wie die anderen Spinalnerven einen ventralen und einen dorsalen Ast.

5.6.1   Rr. dorsales

Die dorsalen Äste der Halsnerven sind gemischte Nerven. Sie innervieren mit *sensiblen Rr. med.* die Haut des Nackens und des Hinterhauptes und mit *motorischen Rr. lat.* die Nackenmuskulatur. Die oberen drei Äste haben besondere Bezeichnungen:

- *N. suboccipitalis (C1):* tritt zwischen A. vertebralis und hinterem Atlasbogen in das tiefe Nackendreieck, innerviert einen großen Teil der Nackenmuskulatur;
- *N. occipitalis major (C2):* stark ausgeprägter R. med. zieht unter den Nackenmuskeln nach oben, durchbohrt die Ansatzsehne des M. trapezius und zieht mit A. und V. occipitalis zur Haut des Hinterkopfes;
- *N. occipitalis tertius (C3):* sensibler R. med. zieht unter dem Lig. nuchae nach oben, innerviert die Haut des Nackens, anastomosiert mit dem N. occipitalis maj.

5.6.2   Rr. ventrales

Die ventralen Äste der ersten vier Spinalnerven bilden den *Plexus cervicalis*, der einen sensiblen und einen motorischen Anteil hat (*Radix sensoria* und *motoria*). Einzelne Fasern aus C4 ziehen zum Plexus brachialis (s. a. 3.5.1).

Radix sensoria: Sie versorgt die Haut hinter dem Ohr, am Kieferwinkel und im vorderen sowie seitlichen Halsdreieck bis unterhalb des Schlüsselbeins. Die vier Hautäste treten im mittleren Drittel am Hinterrand des M. sternocleidomastoideus (*Punctum nervosum*, Erb-Punkt) in die Subkutis ein (Abb. 5.**15**). Sie ziehen fächerförmig auseinander.

- *N. occipitalis minor (C2,3):* steigt am Hinterrand des M. sternocleidomastoideus auf, innerviert die Haut der seitlichen Hinterhauptsgegend;
- *N. auricularis magnus (C3):* überquert den M. sternocleidomastoideus und zieht zum Kieferwinkel, an dem er sich teilt in:
  - *R. anterior:* zur Haut über dem Kieferwinkel und vor der Ohrmuschel,
  - *R. posterior:* zur Haut hinter der Ohrmuschel;
- *N. transversus colli (C2,3):* zieht über den M. sternocleidomastoideus in die vordere Halsregion, in der er über viele Endäste die Haut des vorderen Halsdreiecks innerviert.

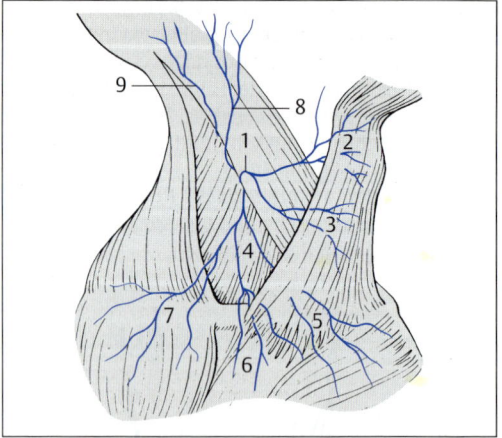

Abb. 5.**15 Nerven am Punctum nervosum.** 1 = N. transversus colli, 2 = Rr. sup., 3 = Rr. inf., 4 = Nn. supraclaviculares, 5 = Nn. supraclaviculares med., 6 = Nn. supraclaviculares intermedii, 7 = Nn. supraclaviculares lat., 8 = N. auricularis magnus, 9 = N. occipitalis min. (aus Feneis, Thieme 1993)

 Merke

Einige Fasern des N. transversus colli bilden mit dem R. colli des N. facialis die *Ansa cervicalis superf.*, die den vorderen Anteil des Platysmas innerviert. Fasern aus C1, die streckenweise mit dem N. hypoglossus laufen, verbinden sich mit Fasern aus C2 – 4 und bilden mit diesen die *Ansa cervicalis prof.*, die die infrahyale Muskulatur innerviert.

- *Nn. supraclaviculares (C3,4):* kleinere Nerven, die seitlich des M. sternocleidomastoideus unter dem Platysma in das seitliche Halsdreieck ziehen und sich in Nn. supraclaviculares med., intermedii und lat. aufteilen, innervieren die Haut über dem Schlüsselbein und der Schulter.

 Merke

Punctum nervosum: **O**b mich **Au**rora **tr**otzdem **su**cht? (**N. o**ccipitalis min., **au**ricularis magnus, **tr**ansversus colli, **su**praclaviculares)

Radix motoria: Sie versorgt mit ihren kurzen Ästen die *prävertebrale Halsmuskulatur*, die *Mm. scaleni* und den *M. levator scapulae* und mit folgenden langen Ästen die infrahyale Muskulatur, einen Teil von M. trapezius und M. sternocleidomastoideus und das Zwerchfell.

- *Ansa cervicalis profunda (C1);*   *in ROA yak Musk*
- *R. sternocleidomastoideus (C2,3), R. trapezius (C3,4):* Fasern zu den jeweiligen Muskeln;
- *N. phrenicus (C4):* zieht auf dem M. scalenus ant. (Leitmuskel!) zwischen A. und V. subclavia ins

Mediastinum, in dem er mit der A. pericardiacophrenica verläuft. Der *rechte N. phrenicus* zieht vor dem Lungenhilus zwischen Pleura und Perikard zum Zwerchfell und tritt durch das Foramen v. cavae in die Bauchhöhle ein. Der *linke N. phrenicus* verläuft hinter der V. subclavia sin. und vor dem N. vagus zur Herzspitze, an der er durch das Zwerchfell hindurch tritt. Der N. phrenicus innerviert mit sensiblen Fasern das Perikard (*R. pericardiacus*), Pleura mediastinalis und diaphragmatica sowie das Peritoneum parietale (*Rr. phrenicoabdominales*) und gibt Fasern zum *Plexus coeliacus* ab. Der motorische Anteil innerviert den *Zwerchfellmuskel.*

5.7 Vegetative Innervation am Kopf und Hals

Sympathikus und *Parasympathikus* sind auch im Bereich von Kopf und Hals Gegenspieler. Die Perikarya der postganglionären Neurone des Sympathikus liegen im *Halsteil des Grenzstranges.* Die Perikarya der postganglionären Neurone des Parasympathikus liegen in speziellen *Ganglien des Kopfes.* Die präganglionären parasympathischen Fasern verlaufen in den Hirnnerven III, VII, IX und X.

5.7.1 Pars sympathica

Der *Halsteil des Grenzstranges* liegt vor den Querfortsätzen der Halswirbel und erstreckt sich von der Schädelbasis bis zum 1. Brustwirbel. In diesem Teil bilden sich drei Ganglien aus:
Ggl. cervicale superius: Es liegt in Höhe des 2./3. Halswirbels hinter der A. carotis int. und erhält Fasern aus C8 – Th3. Folgende Nerven gehen von ihm aus:
- *N. jugularis:* postganglionäre Fasern zum N. glossopharyngeus und N. vagus, innervieren den M. tarsalis sup., M. dilatator pupillae, die Nasenschleimhaut, Gl. lacrimalis, Gl. parotis und Gl. sublingualis;
- *Plexus caroticus internus et externus:* postganglionäre Fasern, die um die Wand der A. carotis int. und ext. ein Nervengeflecht bilden und mit den abzweigenden Ästen zu den jeweiligen Zielorganen ziehen (u.a. Schilddrüse, Nebenschilddrüsen), einige Fasern ziehen mit der A. carotis int. zur Epiphyse;
- *N. cardiacus cervicalis superior:* prä- und postganglionäre Fasern zum Plexus cardiacus.

Ggl. cervicale medius: Es liegt in Höhe des 6. Halswirbels in der Nähe der A. thyroidea inf. und fehlt manchmal völlig. Von ihm zieht der N. cardiacus cervicalis med. zum Plexus cardiacus. Ein Teil der Fasern zieht mit der A. thyroidea inf. zur Schilddrüse.
Ggl. cervicale inferius: Es ist meist mit dem 1. thorakalen Ganglion zum *Ggl. cervicothoracicum (stella-*

tum) verschmolzen und liegt auf dem Köpfchen der 1. Rippe. Er erhält Fasern aus Th2 – Th7. Von ihm gehen der N. cardiacus cervicalis inf. zum Plexus cardiacus sowie der N. vertebralis zum Plexus vertebralis ab.

5.7.2 Pars parasympathica

Die präganglionären Fasern des Parasympathikus ziehen mit den Hirnnerven zu den *Kopfganglien* (Abb. 5.**16**), in denen sie auf die postganglionären Neurone umgeschaltet werden. Die Ganglien werden ebenfalls von sensiblen und sympathischen Fasern durchlaufen, die aber nicht umgeschaltet werden.
Ggl. ciliare: Es liegt im hinteren Teil der *Orbita,* seitlich des N. opticus. Die präganglionären Fasern haben ihren Ursprung im *Ncl. oculomotorius accessorius (Edinger-Westphal)* und ziehen im N. oculomotorius zum Ggl. ciliare.

Ggl. pterygopalatinum: Es liegt in der *Fossa pterygopalatina* neben dem N. maxillaris. Die präganglionären Fasern stammen aus einem Ast des N. intermedius (aus N. facialis), dem *N. petrosus maj.* Dieser zweigt am Ggl. geniculi vom N. facialis ab, zieht durch das Foramen lacerum in den Canalis pterygoideus und endet im Ggl. pterygopalatinum. Die postganglionären Fasern lagern sich mehreren Nerven an und ziehen über N. zygomaticus, N. zygomaticofacialis und N. lacrimalis zur *Tränendrüse (Gl. lacrimalis),* über die Rr. nasales post. sup. et inf. zu den *Nasendrüsen (Gll. nasales)* und über den N. nasopalatinus und die Nn. palatini maj. et min. zu den *Gaumendrüsen (Gll. palatini).*

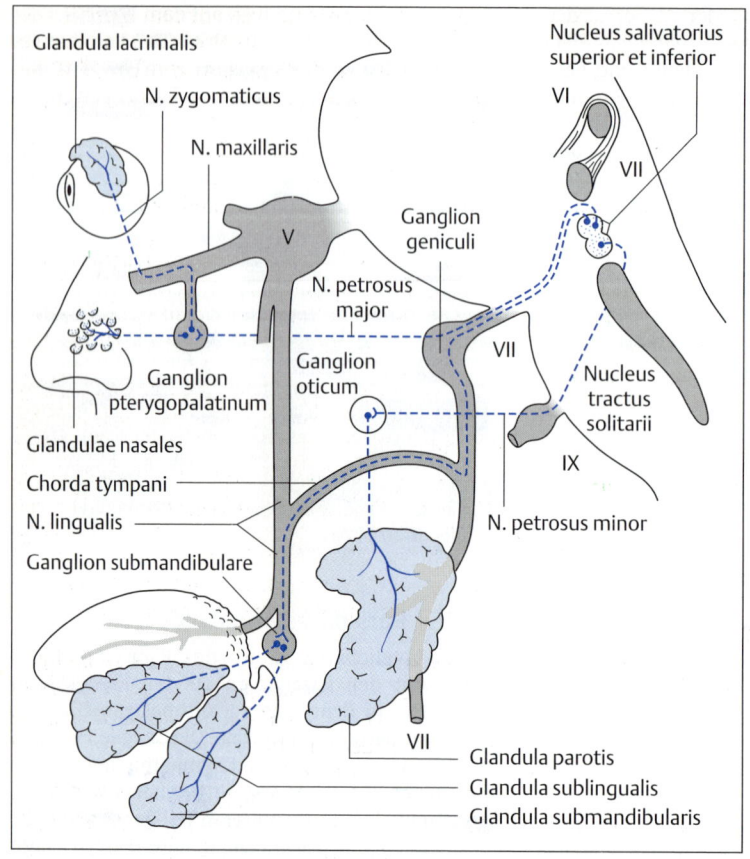

Abb. 5.**16 Drüseninnervation im Kopfbereich über die Kopfganglien** (aus Duus, Thieme 1995)

Ggl. submandibulare: Es liegt oberhalb der *Gl. submandibularis* und ist mit dem N. lingualis über Rr. communicantes verbunden. Die präganglionären Fasern stammen aus einem weiteren Ast des N. intermedius, der *Chorda tympani*. Diese zweigt im Canalis facialis vom N. facialis ab, zieht durch die Fissura petrotympanica und lagert sich dem N. lingualis an, mit dem sie zum Ggl. submandibulare gelangt. Die postganglionären Fasern ziehen über Rr. glandulares zusammen mit den sensiblen und sympathischen Fasern zur *Gl. submandibularis*, zur *Gl. sublingualis* und zu den *kleinen Speicheldrüsen*.

Ggl. oticum: Es liegt unterhalb des *Foramen ovale* neben dem N. mandibularis. Die präganglionären Fasern stammen aus einem Ast des N. glossopharyngeus, dem *N. tympanicus*. Dieser zieht durch den Canaliculus tympanicus zum Plexus tympanicus. Hinter dem Plexus tympanicus bilden die Fasern den *N. petrosus min.*, der durch die Fissura sphenopetrosa zum Ggl. oticum gelangt. Die postganglionären Fasern ziehen mit dem N. auriculotemporalis zur *Gl. parotidea*. Den Verlauf der parasympathischen Fasern bezeichnet man auch als *Jakobson-Anastomose*.

Die Organe des Halses werden über N. glossopharyngeus und N. vagus parasympathisch innerviert. Ein großer Teil der Fasern wird im jeweiligen Ggl. inf. umgeschaltet, einige Fasern erst im Plexus pharyngeus. Die postganglionären Neurone innervieren *Gll. pharyngei* und *laryngei*.

> ❗ **Merke**
>
> N. glossopharyngeus – N. tympanicus – Ggl. oticum.
> N. intermedius – Chorda tympani – Ggl. submandibulare.

5.8　Arterien und Venen

Kopf und Hals werden von Ästen der aus dem Aortenbogen entspringenden Arterien versorgt. Dies sind *A. subclavia* und *A. carotis comm*. mit ihrer Aufzweigung in A. carotis int. und ext. Der venöse Abfluss erfolgt über *V. subclavia* und *V. jugularis int.*, die am *Venenwinkel* (*Angulus venosus*) gemeinsam in die *V. brachiocephalica* münden.

5.8.1 A. subclavia

Die A. subclavia entspringt *links* aus dem Aortenbogen und *rechts* aus dem Truncus brachiocephalicus. Sie verläuft zwischen M. scalenus ant. und M. scalenus med. („*hintere" Skalenuslücke*) zum Hals und zieht zwischen Schlüsselbein und 1. Rippe in die Tiefe des Trigonum deltoideopectorale, wo sie in die A. axillaris übergeht. In ihrem Verlauf gibt sie folgende Äste ab (Abb. 5.**17**):

- **A. thoracica interna:** zieht seitlich des Sternums durch das vordere Mediastinum (s. a. 6.2.6);
- **A. vertebralis:** zieht nach oben durch die Foramina transversaria des 6. – 1. Halswirbels, verläuft um den Atlas herum und gelangt durch das *Foramen magnum* in die hintere Schädelgrube. Die A. vertebralis beider Seiten verbinden sich intrakraniell zur *A. basilaris* (s. a. 9.11.1):
- *Truncus thyrocervicalis:* Er entspringt medial des M. scalenus ant. und teilt sich in:
  - *A. suprascapularis:* zieht nach hinten über das Lig. transversum scapulae und anastomosiert in der Fossa supraspinata mit der A. circumflexa scapulae aus der A. subscapularis,

- *A. thyroidea inferior:* verläuft hinter der Gefäß-Nerven-Straße zum unteren Schilddrüsenpol und versorgt darüber hinaus einen Teil des Rachens sowie der Speiseröhre und gibt die A. laryngea inf. zum Kehlkopf ab,
- *A. cervicalis ascendens:* zieht auf dem M. scalenus ant. nach oben und versorgt die Mm. scaleni, die tiefe Nackenmuskulatur und mit Rr. spinales einen Teil des Rückenmarks;
- *Truncus costocervicalis:* Er entspringt hinter dem M. scalenus ant. und teilt sich in:
  - *A. cervicalis profunda:* zieht zur tiefen Nackenmuskulatur und gibt Rr. spinales zum Rückenmark ab,
  - *A. intercostalis suprema:* bildet die ersten beiden dorsalen Interkostalarterien (Aa. intercostales post. I und II);
- *A. transversa cervicis:* entspringt lateral aus der A. subclavia oder ist Ast des Truncus cervicalis und zieht mit einem R. superf. (*A. cervicalis superf.*) zur Muskulatur der Schulter und des Nackens und mit einem R. prof. (*A. scapularis descendens*) zu den Mm. rhomboidei und dem M. latissimus dorsi.

In etwa 10% entspringt aus Truncus brachiocephalicus, seltener aus Aortenbogen, A. carotis comm. oder A. subclavia die unpaare *A. thyroidea ima*, die zum Isthmus der Schilddrüse zieht.

> ❗ **Merke**
>
> *Äste der A. subclavia:* Ein **c**runchiger **C**racker **ver**bringt Ferien im **T**essin im **T**ennis**c**lub nur für **c**runchige **C**racker (**A. c**arotis **c**omm., **v**ertebralis, **t**horacica int., Truncus **t**hyro**c**ervicalis, Truncus **c**osto-**c**ervicalis).

5.8.2 A. carotis communis

Sie entspringt *links* aus dem Aortenbogen und *rechts* aus dem Truncus brachiocephalicus und verläuft zusammen mit der V. jugularis int. und dem N. vagus in der Gefäß-Nerven-Straße des Halses. Im *Trigonum caroticum* teilt sie sich in Höhe des oberen Schildknorpelrandes in A. carotis ext. und int. (Abb. 5.**17**). An der Teilungsstelle erweitert sich die A. carotis comm. und bildet den *Sinus caroticus*, in dessen Wand *Pressorezeptoren* und ein *Chemorezeptor* (Glomus caroticum) liegen. Das *Glomus caroticum* wird durch eine Verminderung des O_2-Gehaltes im Blut erregt. Die afferenten Informationen aus den Rezeptoren werden über vegetative Fasern den Kreislaufzentren im Hirnstamm übermittelt.

Am Vorderrand des M. sternocleidomastoideus lässt sich der Puls der A. carotis comm. tasten.

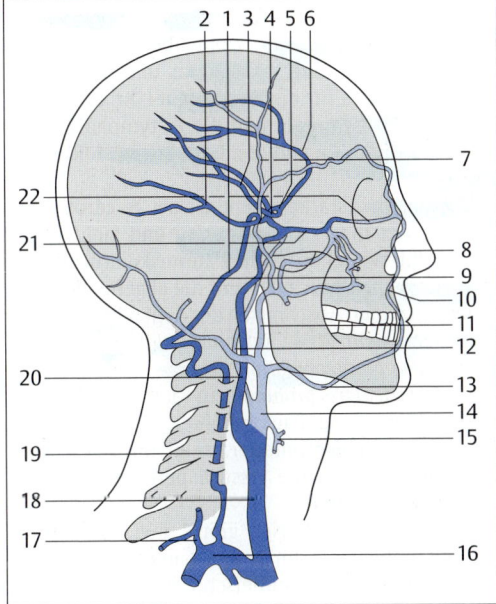

Abb. 5.17 A. carotis externa und A. subclavia. 1 = A. basilaris, 2 = A. cerebri post., 3 = A. communicans posterior, 4 = A. cerebri med., 5 = A. cerebri ant., 6 = A. pericallosa, 7 = A. temporalis superf., 8 = Aa. ethmoidales, 9 = A. occipitalis, 10 = A. angularis, 11 = A. maxillaris, 12 = A. pharyngea ascendens, 13 = A. facialis, 14 = A. carotis ext., 15 = A. thyroidea sup., 16 = A. subclavia, 17 = Truncus thyreocervicalis, 18 = A. carotis comm., 19 = A. vertebralis, 20 = A. carotis int., 21 = A. ophthalmica, 22 = A. supratrochlearis (aus Neuerburg-Heusler/Hennerici, Thieme 1995)

Anatomie

5.8.3   A. carotis interna

Sie versorgt den größten Teil des Gehirns, die Orbita und angrenzende Teile des Gesichtes sowie die Schleimhaut der Siebbeinzellen, der Stirnhöhle und eines Teils der Nasenhöhle. Sie wird in vier Abschnitte untergliedert:

Pars cervicalis: Die A. carotis int. liegt zunächst dorsal und dann medial der A. carotis ext. und zieht neben der Rachenwand nach kranial zur Schädelbasis.

Pars petrosa: Sie zieht weiter nach medial durch den *Canalis caroticus* und das Foramen lacerum in die mittlere Schädelgrube. Innerhalb des Canalis caroticus gibt sie *Rr. caroticotympanici* zur Paukenhöhle ab.

Pars cavernosa: Vom *Foramen lacerum* gelangt sie in den *Sulcus caroticus* an der Seitenfläche des Keilbeinkörpers, zieht durch den *Sinus cavernosus* hindurch und bildet den *Karotissiphon.* Sie gibt Äste zum Kleinhirnzelt, zur Dura und zur Hypophyse ab.

Pars cerebralis: Sie beginnt mit Durchtritt durch die Dura am *Proc. clinoideus ant.* Sie gibt die A. ophthalmica zur Orbita ab (s. a. 10.2.2), wendet sich zur Hirnbasis, bildet mit ihren Ästen einen Teil des Circulus arteriosus und teilt sich in A. cerebri ant. und media, die das Großhirn versorgen (s. a. 9.11.1).

5.8.4   A. carotis externa

Sie versorgt den größten Teil des knöchernen Schädels, der Kopfweichteile und der Dura mater. Sie zieht vom Trigonum caroticum auf dem *M. stylopharyngeus* in die *Fossa retromandibularis*, verläuft im Drüsengewebe der Ohrspeicheldrüse nach oben und teilt sich in Höhe des Collum mandibulae in ihre Endäste auf.

Man unterscheidet die abgehenden Äste ihrer Lage nach in eine vordere, mediale und hintere Gruppe und die Endäste (Abb. 5.**17**):

Vordere Gruppe:

- *A. thyroidea superior:* zieht zum oberen Pol der Schilddrüse und gibt die A. laryngea sup. zum Kehlkopf und den R. cricothyroideus zum M. cricothyroideus ab;
- *A. lingualis:* entspringt im Trigonum caroticum, zieht zwischen M. hyoglossus und M. genioglossus zur Zungenspitze und gibt die A. sublingualis, Rr. dorsales linguae und die A. lingualis prof. (Endast) ab;
- *A. facialis:* entspringt über der A. lingualis, zieht unter dem M. stylohyoideus, dem hinteren Bauch des M. digastricus und der Gl. submandibularis über den Unterrand des Unterkiefers zum Gesicht und gibt folgende Äste ab:
  - *A. palatina ascendens:* zieht auf dem M. stylopharyngeus (Leitmuskel!) nach kranial und anastomosiert mit der A. palatina descendens aus der A. maxillaris,

- *Rr. tonsillares:* zur Gaumenmandel,
- *A. submentalis:* zieht an der Unterfläche des M. mylohyoideus zur Gl. submandibularis und der suprahyalen Muskulatur,
- *A. labialis superior et inferior:* zur Ober- und Unterlippe, beide anastomosieren mit Endästen der A. lingualis und der A. maxillaris,
- *A. angularis:* Endast der A. facialis, anastomosiert im medialen Augenwinkel mit der A. dorsalis nasi aus der A. ophthalmica.

Der Puls der A. facialis ist am Unterkieferrand unmittelbar vor dem M. masseter tastbar.

Mediale Gruppe:

- *A. pharyngea ascendens:* zieht an der seitlichen Pharynxwand bis zur Schädelbasis und gibt Rr. pharyngeales zur Rachenwand sowie die A. tympanica inf. zur Paukenhöhle ab, der Endast zieht durch das *Foramen jugulare* in die hintere Schädelgrube und versorgt als *A. meningea post.* die Dura mater der hinteren Schädelgrube.

Hintere Gruppe:

- *Rr. sternocleidomastoidei:* zum M. sternocleidomastoideus;
- *A. occipitalis:* verläuft im Sulcus a. occipitalis des Os temporale nach dorsal, durchbohrt den M. trapezius und zieht mit ihren Ästen über das Hinterhaupt;
- *A. auricularis posterior:* zieht über den M. stylohyoideus zum Proc. mastoideus und teilt sich in Rr. auriculares für die Ohrmuschel, Rr. occipitales für die Kopfschwarte und die A. tympanica post. zur Paukenhöhle und den Cellulae mastoideae.

Endäste:

- *A. maxillaris:* stärkerer Endast der A. carotis ext., entspringt in der Gl. parotidea und zieht hinter dem Unterkiefer durch die Kaumuskulatur zur *Fossa pterygopalatina*, man teilt die abgehenden Äste den einzelnen Abschnitten der A. maxillaris zu: *retromandibulär (1–4), intramuskulär (5–8)* und in der *Fossa pterygopalatina (9–13).*
  - 1. *A. auricularis profunda:* zu Kiefergelenk, äußerem Gehörgang, Paukenhöhle,
  - 2. *A. tympanica anterior:* zieht mit der Chorda tympani durch die Fissura petrotympanica in die Paukenhöhle,
  - 3. *A. alveolaris inferior:* gibt R. mylohyoideus ab und zieht dann durch den Canalis mandibulae zu Zähnen und Zahnfleisch des Unterkiefers, A. mentalis (Endast) gelangt durch das Foramen mentale zu Kinn und Unterlippe,
  - 4. *A. meningea media:* wird von Wurzeln des N. auriculotemporalis umschlungen, zieht durch das Foramen spinosum in die mittlere Schädelgrube und versorgt die Dura mater,
  - 5. *A. masseterica:* zieht durch Incisura mandibulae zum M. masseter,
  - 6. *Aa. temporales profundae:* ziehen zum M. temporalis,
  - 7. *Rr. pterygoidei:* ziehen zu den Mm. pterygoidei,

– 8. *A. buccalis:* zieht auf dem M. buccinator nach vorne und anastomosiert mit Ästen der A. facialis, versorgt Muskeln, Haut und Schleimhaut der Wange,

– 9. *A. alveolaris superior posterior:* tritt durch Foramina alveolaria in die Maxilla ein, versorgt Prämolaren und Molaren, Zahnfleisch des Oberkiefers und die Schleimhaut der Kieferhöhlen,

– 10. *A. infraorbitalis:* zweigt in der Fossa pterygopalatina von der A. maxillaris ab, zieht durch die Fissura orbitalis inf. in den Canalis infraorbitalis und durch das Foramen infraorbitale zu Frontzähnen, Knochen und Zahnfleisch des Oberkiefers,

– 11. *A. palatina descendens:* zieht von der Fossa pterygopalatina durch den Canalis palatinus maj. und teilt sich in die A. palatina maj. zum harten Gaumen und die Aa. palatinae min. zum weichen Gaumen, anastomosiert mit der A. palatina ascendens und der A. pharyngea ascendens,

– 12. *A. sphenopalatina:* zieht durch das Foramen sphenopalatinum in die hintere Nasenhöhle, versorgt mit ihren Ästen die Schleimhaut der Nase und der Nasennebenhöhlen,

– 13. *A. canalis pterygoidei:* zieht durch den Canalis pterygoideus zur Schleimhaut des oberen Pharynx; *○ Mimik*

■ *A. temporalis superficialis:* schwächerer Endast der A. carotis ext., zieht zwischen Kiefergelenk und äußerem Gehörgang über die Fascia temporalis zur Schläfenregion, wo sie sich in folgende Äste aufteilt:

– *Rr. parotidei:* zur Ohrspeicheldrüse,

– *Rr. auriculares anteriores:* versorgen Ohrmuschel und äußeren Gehörgang,

– *A. transversa faciei:* zieht durch die Gl. parotis und über den M. masseter zur Wange, versorgt die mimische Gesichtsmuskulatur,

– *A. zygomaticoorbitalis:* zieht zum seitlichen Augenwinkel,

– *A. temporalis media:* zieht oberhalb des Jochbogens zum M. temporalis,

– *R. frontalis* und *R. parietalis:* ziehen zur vorderen und seitlichen Kopfschwarte.

5.8.5   V. jugularis interna

Die V. jugularis int. entsteht als Fortsetzung des *Sinus sigmoideus.* Sie beginnt mit einer Erweiterung (*Bulbus v. jugularis sup.*), die in der Fossa jugularis liegt,

und zieht dann zunächst dorsal, später lateral der A. carotis int. im Gefäß-Nerven-Strang des Halses nach kaudal. Bevor sie in den Venenwinkel einmündet, erweitert sie sich zum *Bulbus v. jugularis inf.* In die V. jugularis münden die *Sinus durae matris* (s. a. 9.11.3) und die *V. retromandibularis,* die wiederum Zuflüsse aus dem *Plexus pterygoideus* und der *V. facialis* erhält, sowie weitere kleine Venen.

V. retromandibularis: Sie entsteht unter der *Gl. parotidea* vor der Ohrmuschel durch Zusammenfluss der Vv. temporales superf., der V. temporalis media und der V. transversa faciei. Sie mündet entweder gemeinsam mit der V. facialis oder direkt in die V. jugularis int. Unterhalb des Ohrläppchens gibt sie meist einen kräftigen Ast nach hinten ab, der sich mit der V. auricularis post. zur V. jugularis ext. vereinigt.

Plexus pterygoideus: Dieses Venengeflecht liegt in der *Fossa infratemporalis* und erhält Zuflüsse aus Venen der Dura, des Gehörganges, der Paukenhöhle, der Gl. parotis und des Kiefergelenks und steht mit Vv. maxillares, V. retromandibularis, Vv. temporales prof. und V. ophthalmica inf. in Verbindung. Der Plexus pterygoideus hat Abflüsse zur *V. facialis* und zur *V. retromandibularis* sowie Verbindungen zum *Sinus cavernosus.*

V. facialis: Sie beginnt am *medialen Augenwinkel* als V. angularis, die mit der V. ophthalmica sup. der Orbita anastomosiert. Die V. facialis zieht schräg über die Wange zum Unterrand der Mandibula und nimmt dabei Venen des Augenwinkels, der Nasenflügel, der Lippen, der Gl. parotis und der Tonsilla palatina sowie die V. faciei prof. aus dem Plexus pterygoideus und die V. submentalis auf. Sie vereinigt sich kaudal des Kieferwinkels mit der *V. retromandibularis* und mündet im Trigonum caroticum in die V. jugularis int.

⊘ Klinischer Bezug

Über die V. angularis sind die extrakraniellen mit den intrakraniellen Venen verbunden. Bei ausgedehnten Entzündungen im Gesichtsbereich (Abszesse, Phlegmone) kann es zur Keimverschleppung nach intrakraniell in die Sinus durae matris (*Sinus-Cavernosus-Thrombose*) oder die Meningen (*Meningitis*) kommen.

5.8.6   Angulus venosus

Hinter dem Sternoklavikulargelenk vereinigen sich *V. subclavia* und *V. jugularis int.* im Venenwinkel zur *V. brachiocephalica.* Die V. subclavia nimmt vor der Mündung die V. jugularis ext. auf. Diese entsteht aus dem Zusammenfluss der V. occipitalis und der V. auricularis post., die weitere Venen des unteren Halses und der Zungenbeinregion aufnehmen.

Das Blut der Schilddrüse fließt z. T. in die V. jugularis int. und z. T. über den Plexus thyroideus impar und die V. thyroidea inf. direkt in die V. brachiocephalica sin.

In den linken Venenwinkel mündet außerdem der *Ductus thoracicus*, in den rechten der *Truncus lymphaticus dext.*

Die Lymphe der Kopf- und Halsregion fließt durch eine Vielzahl von *oberflächlichen* und *tiefen Lymphknoten* ab. Die Lymphgefäße münden schließlich in den *Truncus jugularis*. Die Lymphabflusswege der einzelnen Organe sind vor allem bei der Metastasierung von Tumoren wichtig.

5.9.1 Lymphknoten an der Kopf-Hals-Grenze

Die Lymphknoten des Kopfes liegen in Gruppen zusammen, die die Lymphe aus den jeweils angrenzenden Gebieten erhalten. Man unterscheidet die Nn. ll. occipitales, mastoidei (bzw. retroauriculares), parotidei superf. und prof., submandibulares und submentales sowie den N. l. buccinatorius. Der Abfluss aus den Lymphknoten des Kopfes erfolgt in die tiefen Halslymphknoten.

5.9.2 Oberflächliche und tiefe Halslymphknoten

Die oberflächlichen Lymphknoten des Halses (*Nn. ll. cervicales superf.*) sammeln die Lymphe der Haut und leiten sie an die tiefen Lymphknoten (*Nn. ll. cervicales prof.*) weiter. Diese nehmen außerdem die Lymphe aus den Organen des Halses und aus den Lymphknoten des Kopfes auf. Die tiefen Lymphknoten stellen somit *Sammellymphknoten* von Kopf und Hals dar. Sie gruppieren sich um die V. jugularis int. herum. Zu ihnen zählen auch der *N. l. jugulodigastricus* und *juguloomohyoideus*, die wichtige überregionale Lymphknoten der Zunge darstellen.

Klinischer Bezug

Bei **malignen Tumoren im Kopf- und Halsbereich** kommt es häufig zu einer *Metastasierung* in die Halslymphknoten. Aber auch *Lymphome* (Tumoren der Lymphknoten) manifestieren sich oft zuerst in den oberflächlichen Lymphknoten des Halses.

5.9.3 Lymphbahnen

Der *Truncus jugularis* sammelt die Lymphe aus den Sammellymphknoten des Halses. Der *rechte* Truncus jugularis vereinigt sich mit dem Ductus lymphaticus dext. und mündet in den rechten Venenwinkel, der *linke* Truncus jugularis vereinigt sich mit dem Ductus thoracicus und mündet in den linken Venenwinkel.

5.10 Angewandte und topographische Anatomie

Die Strukturen von Kopf und Hals werden jeweils bestimmten Regionen zugeordnet, die oft auch funktionellen Einheiten entsprechen. Schon die oberflächliche Betrachtung kann Hinweise auf mögliche Veränderungen der Strukturen geben.

5.10.1 Oberflächenanatomie von Kopf und Hals

Das Oberflächenrelief von Kopf und Hals wird bestimmt von knöchernen und knorpeligen Strukturen, Muskulatur und subkutanem Fettgewebe. Das Gesicht wird vor allem durch das *knöcherne Gesichtsskelett* geprägt, dem im vorderen Teil ein unterschiedlich dicker Weichteilmantel und an den Seiten die *Kaumuskulatur* und die *Ohrmuscheln* aufliegen. Die Konturen des Halses werden hauptsächlich durch die Halsmuskeln und das Fettgewebe bestimmt.

Tastpunkte: Das knöcherne Schädeldach und Teile des Gesichtsschädels lassen sich durch den Weichteilmantel hindurch tasten. Am deutlichsten tasten sich folgende Knochenvorsprünge und -kanten: *Protuberantia occipitalis ext.*, *Proc. mastoideus*, *Arcus zygomaticus*, knöchernes Nasendach, Umrandung der Orbita, Protuberantia mentalis und Angulus mandibulae. Durch den Mund kann man den harten Gaumen tasten, durch den äußeren Gehörgang die Bewegungen des Caput mandibulae im Kiefergelenk.

Sensible Innervation: Das Gesicht und der vordere Teil der Kopfschwarte werden vom *N. trigeminus* innerviert, der Hinterkopf vom *N. occipitalis maj.*, die Region hinter dem Ohr vom *N. occipitalis min.* und der Hals vom *Plexus cervicalis* (Abb. 9.**2**).

Merke

Die Austrittpunkte der *sensiblen Trigeminusäste* werden bei der klinischen Untersuchung auf *Druckschmerzhaftigkeit* hin überprüft. Der *N. ophthalmicus* gibt Äste durch das Foramen supraorbitale am oberen Orbitarand ab, der *N. maxillaris* durch das Foramen infraorbitale am unteren Orbitarand und der *N. mandibularis* durch das Foramen mentale an der Vorderfläche des Corpus mandibulae.

5.10.2 Kopfregionen

Der Gehirnteil des Kopfes wird in Teilbereiche (*Regiones capitis*) gegliedert, die nach den darunter liegenden Schädelknochen benannt werden: *Regio frontalis*, *Regio parietalis*, *Regio occipitalis*, *Regio temporalis* (über dem M. temporalis) und *Regio infratemporalis* (über der Fossa infratemporalis). Er wird von einer einheitlichen Weichteilschicht, der Kopfschwarte, überzogen. Diese besteht aus einer flächenförmigen Sehnenplatte (*Galea aponeurotica*), in die die Sehnen des M. epicranius einstrahlen (s. a. 5.3.1). Die Galea aponeurotica ist durch Bindegewebszüge unverschieblich in der Subkutis der Kopfhaut verankert. Vom Periost der Schädelknochen (*Perikranium*) wird sie durch lockeres Bindegewebe (*Spatium subaponeuroticum*) getrennt.

 Klinischer Bezug

Hämatome:
Subkutane Kopfschwartenhämatome wölben die Haut an umschriebener Stelle vor und werden spontan resorbiert.
Subaponeurotische Blutungen dehnen sich flächenhaft unter der Kopfschwarte aus und müssen meist punktiert werden.
Subperiostale Blutungen zwischen Perikranium und Knochen können unter der Geburt entstehen (*Kephalhämatom*). Sie reichen nicht über die Knochengrenze hinaus, da das Perikranium dort fest mit dem Bindegewebe des Knochens verwachsen ist.

5.10.3   Oberflächliche Gesichtsregionen

Die Oberfläche des Gesichts wird nach den dort liegenden Strukturen in folgende Regionen eingeteilt: Regio frontalis, Regio orbitalis, Regio infraorbitalis, Regio nasalis, Regio oralis, Regio mentalis, Regio temporalis, Regio zygomatica, Regio buccalis und Regio parotidea-masseterica.

5.10.4   Tiefe Gesichtsregionen

Als tiefe Gesichtsregionen bezeichnet man die in der Tiefe bestimmter oberflächlicher Regionen liegenden Strukturen. Dazu gehören die *Fossa temporalis* (unter der Regio temporalis), die *Fossa infratemporalis* (unter der Regio infratemporalis), die *Fossa pterygopalatina*, die *Fossa retromandibularis* und die *Parotisloge* sowie Augen-, Nasen- und Mundhöhle.

5.10.5   Spatium peripharyngeum

Zwischen der Lamina praevertebralis der Halsfaszie und der Fascia buccopharyngea liegt das *Spatium peripharyngeum*, ein Bindegewebsraum, der sich von der Schädelbasis bis zum oberen Mediastinum erstreckt. Im oberen Bereich wird er durch ein *Septum sagittale* in ein *Spatium retropharyngeum* und ein *Spatium parapharyngeum (lateropharyngeum)* unterteilt.
Spatium retropharyngeum: Dieser Verschiebespalt liegt zwischen Pharynxhinterwand und Lamina praevertebralis der Halsfaszie. Es wird seitlich vom Septum sagittale begrenzt.
Spatium lateropharyngeum: Es ist paarig und bildet lateral der Halseingeweide eine im Querschnitt dreieckige Bindegewebsstraße für die Nerven und Ge-

fäße, die sich nach kaudal in das Mediastinum fortsetzen. Zur Seite wird sie durch die Parotiskapsel und die Faszie des M. pterygoideus med., nach dorsal durch die Lamina praevertebralis der Halsfaszie begrenzt.
Das Spatium lateropharyngeum wird durch das tiefe Blatt der Parotisfaszie in einen dorsalen und einen ventralen Abschnitt gegliedert. Im *dorsalen Abschnitt* liegen die A. carotis int., V. jugularis int., die Hirnnerven IX, X, XI und XII, im *ventralen Abschnitt* der N. lingualis, N. alveolaris inf., N. auriculotemporalis, die Chorda tympani und das Ggl. oticum.

5.10.6   Mundboden

Der Mundboden erstreckt sich vom Zungenbein bis zum Unterkieferrand. Er wird in *Regio sublingualis* und *Trigonum submandibulare* unterteilt.
Regio sublingualis: Sie ist der schmale Raum zwischen M. mylohyoideus und M. hyoglossus, der nach kranial durch die Mundbodenschleimhaut und nach kaudal durch den M. mylohyoideus begrenzt wird. In der *Regio sublingualis* liegen: Gl. sublingualis, N. lingualis mit Ggl. submandibulare, N. hypoglossus, V. lingualis, A. und V. sublingualis.
Trigonum submandibulare: Es liegt zwischen vorderem und hinterem Bauch des M. digastricus und wird nach kranial durch die Mandibula sowie nach kaudal durch das Os hyoideum begrenzt. Medial an der Grenze zur Regio sublingualis liegt der M. mylohyoideus. Im *Trigonum submandibulare* liegen: Gl. submandibularis, A. und V. facialis, N. mylohyoideus, N. hypoglossus, in der Tiefe A. lingualis.

5.10.7   Bildgebende Verfahren

Durch konventionelle Röntgenaufnahmen wird der Schädel im Normalfall in drei Ebenen dargestellt. Hierdurch lassen sich Knochenveränderungen v. a. im Bereich des Schädeldachs und des Gesichtsschädels darstellen. Je nach Fragestellung können Spezialaufnahmen (Orbita, Nasennebenhöhlen, Kiefer, Jochbein, Mastoid) angefertigt werden. Zur Beurteilung der Weichteile werden CT oder MRT eingesetzt. Hierdurch können z.B. intrakranielle Blutungen, Tumoren, Entzündungen, Abszesse oder Lymphknotenschwellungen dargestellt werden.

5.10.8   Halsregionen

Der Hals beginnt kranial an einer Linie, die vom Unterrand der Mandibula über die Procc. mastoidei bis zur Protuberantia occipitalis ext. verläuft, und endet kaudal an einer Linie, die in Höhe der Claviculae bis zum Proc. spinosus des 7. Halswirbels verläuft. Der Hals teilt sich in sechs Regionen auf:
Regio cervicalis anterior: Sie bildet das *unpaare vordere Halsdreieck* und wird lateral durch die Ansätze der Mm. sternocleidomastoidei, kranial durch das Os hyoideum und kaudal durch das Manubrium

Anatomie

sterni begrenzt. Sie enthält den *Larynx*, die *Gl. thyro-idea* und die *Gll. parathyroideae*.

Klinischer Bezug

Bei **Verlegung der oberen Atemwege,** z. B. bei Entzündungen oder Fremdkörpern, kann es nötig werden, die Luftwege von außen zu eröffnen. Dies erfolgt im Notfall durch Durchtrennung des Lig. cricothyroideum (*Koniotomie*). Patienten, die längere Zeit beatmet werden müssen, erhalten ein Tracheostoma. Hierbei wird die Trachea zwischen der 2. und 3. Knorpelspange eröffnet (*Tracheotomie*) und eine Trachealkanüle eingeführt, über die weiterhin beatmet wird.

Trigonum caroticum: Es wird nach kranial vom hinteren Bauch des M. digastricus, nach lateral vom M. sternocleidomastoideus und nach medial vom oberen Bauch des M. omohyoideus begrenzt. Hier liegt die A. carotis comm. mit ihrer Aufteilungsstelle in A. carotis ext. und int. Die ersten fünf Äste der A. carotis ext. gehen noch innerhalb des Trigonum ab. Ebenso verlaufen durch das Trigonum *V. jugularis int.*, *N. vagus* mit *N. laryngeus sup., N. hypoglossus* und *oberer Abschnitt der Ansa cervicalis prof.*

Regio sternocleidomastoidea: Sie liegt über dem gleichnamigen Muskel, der den *Gefäß-Nerven-Strang* des Halses bedeckt.

Regio cervicalis lateralis: Sie wird nach ventral und kranial durch den M. sternocleidomastoideus, nach dorsal durch den M. trapezius und nach kaudal durch den unteren Bauch des M. omohyoideus begrenzt. Sie ist mit Bindegewebe ausgefüllt und liegt zwischen dem oberflächlichen und prävertebralen Blatt der Halsfaszie. Sie enthält: *Plexus cervicalis, Nn. supraclaviculares, N. accessorius, A. und V. thoracica int., N. phrenicus, Plexus brachialis, A. und V. subclavia, Ductus thoracicus, Ggl. stellatum.*

Trigonum omoclaviculare: Es ist ein Teil der Regio cervicalis lat. und liegt zwischen dem unteren Bauch des M. omohyoideus, der Klavikula und dem hinteren Rand des M. sternocleidomastoideus. Sie gliedert sich in eine oberflächliche und eine tiefe Etage. Die *oberflächliche* Etage enthält Fett, Bindegewebe, die vorderen Äste der Nn. supraclaviculares und die V. jugularis ext. Die *tiefe* Etage (**Trigonum scalenovertebrale**) enthält A. subclavia, A. und V. cervicalis superf., N. phrenicus, Teile des Plexus brachialis, Truncus sympathicus mit Ggl. stellatum und die supraklavikulären Lymphknoten.

Merke

A. subclavia und Plexus brachialis ziehen durch die „hintere" Skalenuslücke zwischen M. scalenus medius, M. scalenus ant. und 1. Rippe. Die V. subclavia zieht durch die „vordere" Skalenuslücke zwischen M. scalenus ant. und M. sternocleidomastoideus.

Regio cervicalis posterior: Sie umfasst den dorsalen Teil des Halses, den *Nacken*, dessen muskuläre Grundlage der M. trapezius bildet. Dieser ist durch das prävertebrale Blatt der Halsfaszie von der tiefen Rückenmuskulatur getrennt. Der Nacken wird sensibel vom N. occipitalis min. aus C2 versorgt und enthält A. und V. occipitalis sowie den N. suboccipitalis.

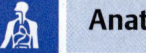
Leibeswand

17 Seiten

Die Leibeswand umgibt Brust-, Bauch- und Becken-raum mit Eingeweiden. Man untergliedert sie in *Rücken* (*Dorsum*), *Brustwand, Bauchwand* und *Becken* mit den Beckenwänden. Zum Rumpfskelett zählt man die *Wirbelsäule* (*Columna vertebralis*) und den *Brustkorb* (*Thorax*), der aus *Rippen* (*Costae*) und *Brustbein* (*Sternum*) besteht. Der Thorax umgibt die *Brusthöhle*, die durch das *Zwerchfell* (*Diaphragma*) von der *Bauchhöhle* getrennt ist. Die Bauchhöhle wird nach unten durch die *Beckenbodenmuskulatur* begrenzt.

6.1 Rücken

Der *Rücken* (*Dorsum*) bildet die Dorsalseite des Stammes und erstreckt sich kranial bis zur Linea nuchae sup. des Hinterhaupts und kaudal bis zur Steißbein-spitze. Lateral geht er in die ventrale Rumpfwand über.

6.1.1 Entwicklung der Wirbelsäule

Die Bildung von Skelett und Muskulatur des Rückens erfolgt während der kraniokaudalen Krümmung aus den *Sklerotomen* und *Myotomen* (s. a. 1.5.4).
In der 4. Entwicklungswoche wandern Zellen des Sklerotoms aus und umgeben die Chorda dorsalis und die Anlage des Rückenmarks. Die einzelnen Segmente werden durch Intersegmentalspalten voneinander getrennt, in denen die Intersegmentalarterien verlaufen. In der weiteren Entwicklung verdichtet sich der untere Anteil eines jeden Segments und verbindet sich mit dem oberen Anteil des darunterliegenden Segments zur *Anlage des Wirbelkörpers*. Zellen aus dem oberen Anteil bilden Wirbelbogen und Querfortsätze sowie die *Zwischenwirbelscheibe* (*Discus intervertebralis*).

> **! Merke**
>
> Durch die Umlagerung der Sklerotom-Segmente sind die Wirbel gegenüber den Muskelanlagen um eine Segmenthälfte verschoben. Jeder Segmentmuskel setzt deshalb an zwei benachbarten Wirbeln an. Die *Spinalnerven* gelangen durch die sich zwischen oberem und unterem Wirbelkörper bildenden *Foramina intervertebralia* zu der entsprechenden Muskelanlage.

Die *Chorda dorsalis* bildet sich weitgehend zurück. Reste bleiben in den Zwischenwirbelscheiben als Ncl. pulposus und als Lig. apicis dentis erhalten.
Die Verknöcherung der knorpelig angelegten Wirbel beginnt im 4. Entwicklungsmonat und ist erst um das 25. Lebensjahr abgeschlossen.

> **Klinischer Bezug**
>
> Ein **unvollständiger Schluss der Wirbelbögen** führt zur Wirbelbogenspalte, die sich über mehrere Wirbel erstrecken kann (*Spina bifida*). Sie geht oft mit Missbildungen des Rückenmarks einher (s. a. 9.1.4).

6.1.2 Skelettelemente der Wirbelsäule

Die *Wirbel* (*Vertebrae*) bilden die knöchernen Bauteile der Wirbelsäule. Sie besitzen eine einheitliche Grundform, die in den einzelnen Abschnitten der Wirbelsäule entsprechend der unterschiedlichen statischen und dynamischen Belastung abgewandelt ist.
Grundform: Jeder Wirbel (Abb. 6.1) besteht aus Wirbelkörper (*Corpus vertebrae*), Wirbelbogen (*Arcus vertebrae*) und Fortsätzen (*Procc. vertebrae*).
Der *Wirbelkörper* besteht hauptsächlich aus Spongiosa, die von einer sehr dünnen Kortikalis umgeben ist. Die obere und untere Kortikalis (Deck- und Grundplatte) ist an den Rändern verdickt (Randleisten).
Der dorsal gelegene *Wirbelbogen* setzt sich aus paariger *Bogenwurzel* (*Pediculus arcus vertebrae*), Seitenstück und Schlussstück (*Lamina arcus verte-*

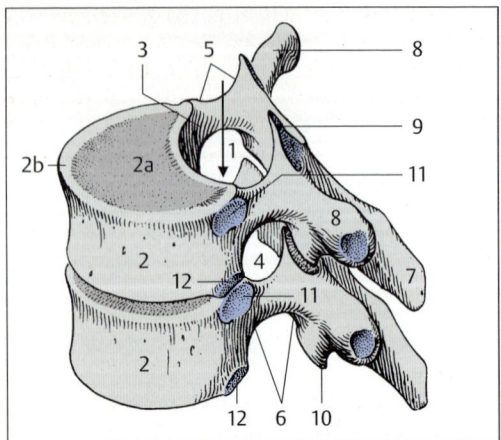

Abb. 6.1 Grundform eines Wirbels (Brustwirbels). 1 = Canalis vertebralis, 2 = Corpus vertebrae, 2a = Facies intervertebralis, 2b = Randleiste, 3 = Pediculus arcus vertebrae, 4 = Foramen intervertebrale, 5 = Incisura vertebralis sup., 6 = Incisura vertebralis inf., 7 = Proc. spinosus, 8 = Proc. transversus, 9 = Proc. articularis sup., 10 = Proc. articularis inf., 11 = Fovea costalis sup., 12 = Fovea costalis inf. (aus Feneis, Thieme 1993)

brae) zusammen. An jedem Pediculus findet sich eine obere und eine untere Einkerbung (*Incisura vertebralis sup.* und *inf.*).
Wirbelkörper und Wirbelbogen umschließen das Wirbelloch (*Foramen vertebrale*).
Vom Wirbelbogen gehen Fortsätze ab, die entweder den Rückenmuskeln als Ansatz dienen oder Gelenkflächen für die Verbindung mit benachbarten Wirbeln besitzen. Jedes Seitenstück trägt einen oberen und unteren *Gelenkfortsatz* (*Proc. articularis sup.* und *inf.*). Nach lateral geht je ein kräftiger *Querfort-*

satz (*Proc. transversus*) ab, dorsal ragt der *Dornfortsatz* (*Proc. spinosus*) vor.
Die einander zugewandten Inzisuren zweier benachbarter Wirbel bilden das *Foramen intervertebrale*, das vorne durch den *Discus intervertebralis* und hinten durch den oberen Gelenkfortsatz begrenzt wird.
Halswirbel (Vertebrae cervicales): Die Halswirbel (C3 –C7) haben einen würfelförmigen Wirbelkörper. Ihre Querfortsätze teilen sich in *Tuberculum ant.* (Rippenrudiment) und *Tuberculum post.* (eigentlicher Proc. transversus), die das *Foramen proc. transversi* umgeben. Die Dornfortsätze des 2.–6. Halswirbels sind gegabelt und schräg nach unten gerichtet. Der Dornfortsatz des 7. Halswirbels ist nicht gespalten und deutlich länger als die anderen. Er ist unter der Haut zu tasten (*Vertebra prominens*). Die Gelenkflächen der Procc. articulares stehen bei den oberen Halswirbeln schräg nach hinten und zur Seite abfallend und gelangen nach kaudal immer mehr in die Frontalebene. Oben an den Wirbelkörpern befindet sich lateral eine Leiste (*Uncus corporis*). Das *Foramen vertebrale* ist dreieckig und weit.
Atlas und Axis: Die beiden ersten Halswirbel *Atlas* und *Axis* unterscheiden sich deutlich von den anderen.
Der *Atlas* (Abb. 6.2 a) trägt den Schädel. Er verdickt sich auf beiden Seiten des Foramen vertebrale zur *Massa lat.*, die auf der Oberseite die nach ventral konvergierenden Gelenkflächen für die Kondylen des Os occipitale (*Facies articularis sup.*) und auf der Unterseite die Gelenkfläche für die Verbindung mit dem Axis tragen (*Facies articularis inf.*). Seitlich setzt sich jede Massa lat. in einen *Proc. transversus* mit dem *Foramen proc. transversi* fort. Die beiden Massae lat. sind durch einen vorderen und einen hinteren Bogen miteinander verbunden. Der vordere trägt außen das *Tuberculum ant.* und innen eine Grube (*Fovea*

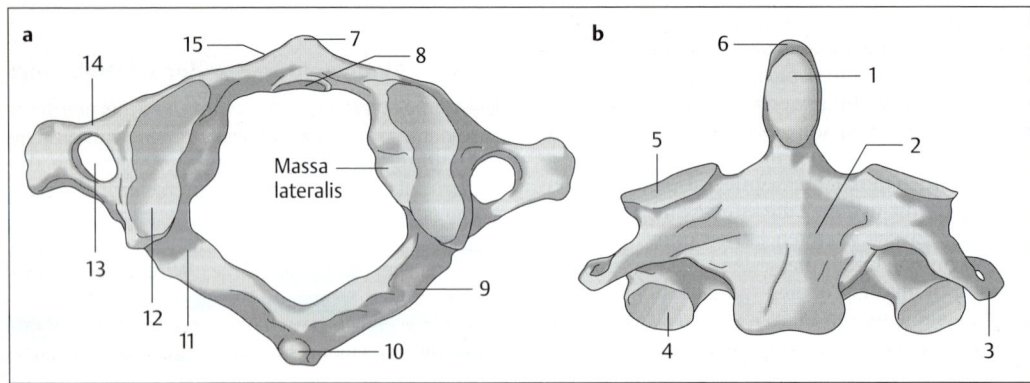

Abb. 6.2 Atlas und Axis. a Atlas von oben, **b** Axis von vorne. 1 = Facies articularis anterior, 2 = Corpus axis, 3 = Processus transversus, 4 = Facies articularis inferior, 5 = Facies articularis superior, 6 = Dens, 7 = Tuberculum anterius, 8 = Fovea dentis, 9 = Arcus posterior, 10 = Tuberculum posterius, 11 = Sulcus a. vertebralis, 12 = Facies articularis superior, 13 = Foramen processus transversi, 14 = Processus transversus, 15 = Arcus anterior (aus Netter, Thieme 1987)

dentis) für die Verbindung mit dem Dens axis. Am hinteren Bogen sitzt anstelle des Dornfortsatzes das *Tuberculum post.* Im Sulcus a. vertebralis auf dem hinteren Bogen verläuft die A. vertebralis.

Der *Axis* (Abb. 6.**2 b**) besitzt als besonderes Merkmal einen zapfenförmigen Fortsatz (*Dens axis*), der dem Wirbelkörper aufsitzt und nach oben in den Ring des Atlas ragt. Der Dens trägt eine vordere und eine hintere Gelenkfläche (*Facies articularis ant.* und *post.*). Dem Axiskörper liegen seitlich die großen *Facies articulares sup.* zur Artikulation mit dem Atlas auf. Die kurzen Querfortsätze werden vom *Foramen proc. transversus* durchsetzt. Der Dornfortsatz ist gespalten.

Brustwirbel (Vertebrae thoracicae): Der Aufbau der Brustwirbel (Abb. 6.**1**) entspricht der Wirbelgrundform. Die *Procc. transversi* zeigen schräg nach hinten und tragen eine *Fovea costalis proc. transversi* zur Artikulation mit der Rippe. Die Gelenkflächen der Procc. articulares stehen fast frontal. Am 2.–9. Wirbelkörper liegen seitlich eine *Fovea costalis sup. et inf.*, die die Gelenkpfanne für den Rippenkopf bilden. Der 1. Brustwirbel besitzt eine vollständige obere und eine halbe untere Gelenkfläche, der 10. Brustwirbel nur eine halbe obere, der 11. und 12. Brustwirbel je eine vollständige Fovea costalis.

Lendenwirbel (Vertebrae lumbales): Die Wirbelkörper sind kräftig ausgebildet und in der Aufsicht queroval. Der lange, platte Seitenfortsatz (*Proc. costalis*) ist dem Proc. transversus angelagert, der als kleines Höckerchen (*Proc. accessorius*) dahinter liegt. Die Gelenkflächen der Procc. articulares stehen fast sagittal. Der Proc. articularis sup. wird durch einen *Proc. mamillaris* verstärkt. Die Dornfortsätze sind plattenförmig und nach hinten gerichtet. Das *Foramen vertebrale* ist dreieckig und weit.

Kreuzbein (Os sacrum): Die fünf *Sakralwirbel* (*Vertebrae sacrales*) verschmelzen mit dem dazwischenliegenden Bindegewebe und den Rippenrudimenten synostotisch zu einem einheitlichen schaufelförmigen Knochen. An der Basis ossis sacri steht sie über eine Bandscheibe mit dem 5. Lendenwirbelkörper in Verbindung. Eine Verschmelzung des 5. Lendenwirbels mit dem Kreuzbein bezeichnet man als *Sakralisation.* Der Vorderrand des ersten Kreuzbeinwirbelkörpers ragt nach ventral vor und bildet zusammen mit dem Discus intervertebralis das *Promontorium.* An die Kreuzbeinspitze (*Apex ossis sacri*) schließt sich das Steißbein (*Os coccygeum*) an. An der Vorderfläche des Os sacrum (*Facies pelvica*) erkennt man Querleisten (*Lineae transversae*), Reste der Verschmelzungszonen zwischen den Sakralwirbeln, und seitlich davon *Foramina sacralia ant.*

Auf der Hinterfläche (*Facies dorsalis*) erkennt man drei Leisten. Die *Crista sacralis mediana* entspricht den Procc. spinosi, die *Crista sacralis intermedia* den Procc. articulares und die *Crista sacralis lat.* den Procc. transversi. Zwischen Crista sacralis inter-

media und Crista sacralis lat. liegen die *Foramina sacralia post.* Die Seitenfläche (*Pars lat.*) trägt die Gelenkfläche (*Facies auricularis*) für die Verbindung mit dem Os ilium. Der Wirbelkanal im Bereich des Os sacrum (*Canalis sacralis*) öffnet sich am unteren Ende des Kreuzbeins. Die ventralen Äste verlassen das Kreuzbein durch die Foramina sacralia ant., die dorsalen durch die Foramina sacralia post.

Steißbein (Os coccygis): Die rudimentären 3–5 Steißbeinwirbel (*Vertebrae coccygeae*) sind durch Synchondrosen untereinander verbunden. Nach Verknöcherung entsteht zumeist ein einheitlicher Knochen.

6.1.3 Verbindungen der Wirbel

Kopfgelenke: Der Kopf ist funktionell mit der Wirbelsäule über die sog. Kopfgelenke zwischen Os occipitale, Atlas und Axis verbunden.

Art. atlantooccipitalis: Die Hinterhauptskondylen bilden mit den Foveae articulares sup. des Atlas die *Atlantooccipitalgelenke.* Die Gelenkkapsel ist schlaff und wird durch *Ligg. atlantooccipitale lat.* seitlich verstärkt. Es handelt sich um Ellipsoidgelenke mit zwei Freiheitsgraden. Beugung und Streckung erfolgen um eine transversale Achse, die durch die Kondylen verläuft, die Seitwärtsneigung um eine sagittale Achse.

Art. atlantoaxialis mediana: In diesem Radgelenk (Art. trochoidea) artikuliert der Dens axis vorne mit der Fovea dentis atlantis und hinten mit der überknorpelten Fläche des Lig. transversum atlantis. Die Gelenkkapsel ist schlaff.

Art. atlantoaxialis lateralis: Dieses paarige Gelenk ist funktionell mit der Art. atlantoaxialis mediana gekoppelt und verbindet die unteren Gelenkflächen des Atlas mit den oberen des Axis. Die Gelenkkapsel ist weit und schlaff. In den Atlantoaxialgelenken erfolgt die Rotation des Kopfes, die durch die Ligg. alaria im medialen Atlantoaxialgelenk eingeschränkt wird.

> **! Merke**
>
> *Kopfgelenke:* Beugung 20°, Streckung 30°, Seitwärtsneigung 10–15°, Rotation 25–30° nach jeder Seite.

Bänder: Die Kopfgelenke sind durch feste Bänder gesichert:
- *Membrana atlanto-occipitale anterior:* vom Vorderrand des Foramen magnum zum vorderen Atlasbogen;
- *Membrana atlanto-occipitale posterior:* vom Hinterrand des Foramen magnum zum hinteren Atlasbogen;
- *Ligg. alaria:* zwischen den Seitenflächen der Kondylen und den Seitenflächen des Dens axis;
- *Ligg. apicis dentis:* vom Vorderrand des Foramen magnum zum Apex dentis;

Anatomie

- *Lig. cruciforme atlantis:* besteht aus Lig. transversum atlantis zwischen rechter und linker Massa lat. und Fasciculi longitudinales zwischen 2. Halswirbelkörper und Vorderrand des Foramen magnum, hält Dens in seiner Lage und hemmt Überstreckung im Atlantooccipitalgelenk;
- *Membrana tectoria:* vom Vorderrand des Foramen magnum zur Dorsalfläche des 2. Halswirbelkörpers, bedeckt das Lig. cruciforme atlantis und bildet so die vordere Bandbegrenzung des Wirbelkanals.

Wirbelverbindungen: Die Wirbel C3 – L5 sind durch Zwischenwirbelscheiben, Gelenke und Bänder untereinander verbunden.

Disci intervertebrales: Die *Zwischenwirbelscheiben* verbinden die Wirbelkörper miteinander. Sie bestehen aus einer faserknorpeligen Außenschicht (*Anulus fibrosus*) und einem Gallertkern (*Ncl. pulposus*). Jeder Discus ist mit Grund- bzw. Deckplatte zweier benachbarter Wirbelkörper fest verwachsen. Im Bereich der Hals- und Lendenwirbelsäule sind sie vorne höher, im Bereich der Brustwirbelsäule vorne niedriger als hinten.

Artt. intervertebrales: Die sog. kleinen Wirbelgelenke verbinden die Wirbelbögen untereinander und bestimmen die Richtung der Bewegung zwischen den Wirbeln. Sie werden von den Procc. articulares zweier benachbarter Wirbel gebildet. Form und

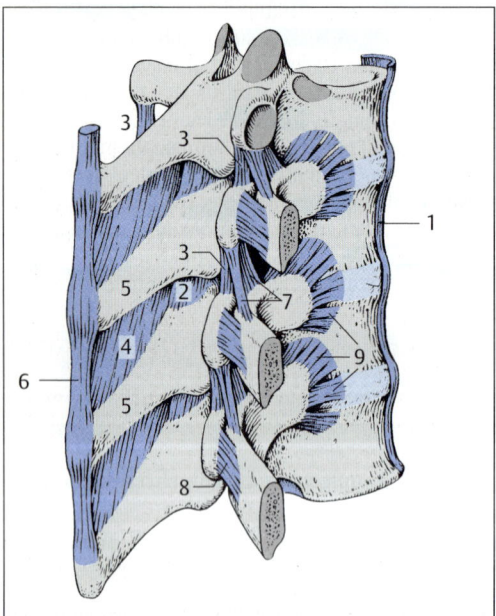

Abb. 6.3 Bänder der Wirbelsäule. 1 = Lig. longitudinale ant., 2 = Ligg. flava, 3 = Ligg. intertransversaria, 4 = Ligg. interspinalia, 5 = Procc. spinosi, 6 = Lig. supraspinale, 7 = Lig. costotransversarium sup., 8 = Lig. costotransversarium lat., 9 = Lig. capitis costae radiatum (aus Kahle/Leonhardt/Platzer, Thieme 1991)

Stellung der Gelenkflächen sind in den einzelnen Abschnitten verschieden. In der Halswirbelsäule stehen sie fast eben (Ventral- und Dorsalflexion, Rotation, Seitwärtsneigung), im Brustwirbelbereich frontal (Seitwärtsneigung, aber weitgehend durch knöchernen Thorax eingeschränkt) und im Lendenwirbelbereich sagittal (Ventral- und Dorsalflexion). Im Bereich der Halswirbelsäule bilden die seitlichen Randleisten (Uncus corporis) mit dem darüberliegenden Wirbelkörper die sog. *Unkovertebralgelenke.* Die *Art. lumbosacralis* verbindet den letzten Lendenwirbel und das Os sacrum.

Bänder: Mehrere Bänder entlang der Wirbelkörper und zwischen den Wirbelbögen stabilisieren die Wirbelsäule (Abb. 6.**3**):

- *Lig. longitudinale anterior:* spannt sich zwischen Pars basilaris des Os occipitale und Tuberculum ant. des Atlas bis zum Kreuzbein aus und endet als *Lig. sacrococcygeum ant.* am Steißbein, verbindet die *Vorderflächen der Wirbelkörper* miteinander, verhindert übermäßige Dorsalflexion;
- *Lig. longitudinale posterior:* beginnt am Clivus und endet im Canalis sacralis am *Lig. sacrococcygeum dors. prof.*, mit dorsaler Ober- und Unterkante der Wirbelkörper sowie den *Bandscheiben* verwachsen, bildet die vordere Wand des Wirbelkanals, verhindert übermäßige Beugung, sichert die Bandscheiben;
- *Ligg. flava:* zwischen den Wirbelbögen, hauptsächlich elastische Fasern, in jeder Stellung der Wirbelsäule gespannt:
  - *Ligg. intertransversaria:* zwischen den Querfortsätzen,
  - *Ligg. interspinalia:* zwischen den Dornfortsätzen,
  - *Lig. supraspinale:* ist mit den Spitzen der Dornfortsätze verwachsen und zieht über die Ligg. interspinalia hinweg, verhindert übermäßige Ventralflexion,
  - *Lig. nuchae:* verbindet Protuberantia occipitale ext. mit dem Lig. supraspinale der Halswirbel.

Zwischen Kreuz- und Steißbein spannen sich das *Lig. sacrococcygeum post. superf. et prof.* (Fortsetzung des Lig. longitudinale post.), das *Lig. sacrococcygeum ant.* (Fortsetzung des Lig. longitudinale ant.) sowie *Ligg. sacrococcygea lat.* aus.

6.1.4   Wirbelsäule als Ganzes

Gliederung: Die Wirbelsäule (Abb. 6.**4**) besteht aus 33–34 Wirbeln, den Zwischenwirbelscheiben (*Disci intervertebrales*) und dem Bandapparat. Man untergliedert die Wirbel in 7 Hals-, 12 Brust- und 5 Lendenwirbel. Kreuzbein und Steißbein entstehen durch Verschmelzung mehrerer Wirbel. Die einzelnen Wirbel sind durch lange und kurze Bänder untereinander und mit den Disci intervertebrales verbunden.

Krümmungen: Die Wirbelsäule des Erwachsenen hat eine doppelte S-Form. Die physiologischen Krüm-

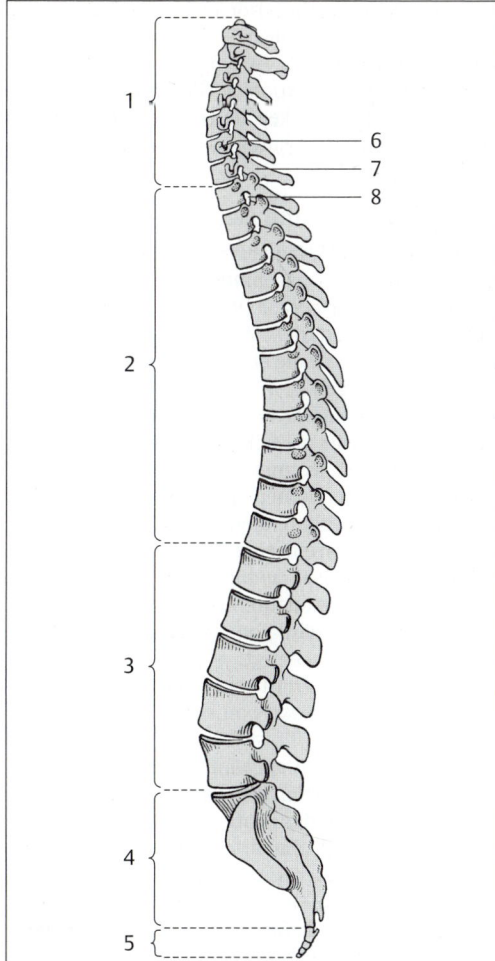

Abb. 6.**4 Wirbelsäule.** 1 = Halswirbel, 2 = Brustwirbel, 3 = Lendenwirbel, 4 = Kreuzbein (Os sacrum), 5 = Steißbein (Os coccygis), 6 = Tuberculum caroticum, 7 = Vertebra prominens (C VII), 8 = Foramen intervertebrale (aus Feneis, Thieme 1993)

mungen bilden sich erst nach der Geburt unter Belastung aus. Im Hals- und Lendenwirbelbereich ist die Wirbelsäule nach ventral konvex gebogen (*Lordose*), im Brust- und Sakralbereich nach ventral konkav (*Kyphose*). Die Krümmungen und die Elastizität der Zwischenwirbelscheiben dämpfen die Erschütterungen, die beim Laufen, Springen, etc. auf die Wirbelsäule übertragen werden (Umsetzung von Drucklast in Verbiegespannung).

! Merke

Im Hals- und Lendenbereich findet man eine Lordose (also hohl).

Bewegungen: Zwei benachbarte Wirbel und die sie verbindenden Strukturen bilden funktionell ein *Bewegungssegment*. Der Bewegungsumfang innerhalb eines Segments ist gering und unterscheidet sich für die verschiedenen Bereiche der Wirbelsäule. *Ventral*- und *Dorsalflexion* sowie *Seitwärtsneigung* finden bevorzugt im Hals- und Lendenwirbelbereich statt. Die *Rotationsbewegung* erfolgt vorwiegend in der Hals- und unteren Brustwirbelsäule. Der Bewegungsumfang der Wirbelsäule ist insgesamt abhängig von Konstitution und Übung.

Klinischer Bezug

Als **Skoliosen** bezeichnet man eine seitliche Verbiegung der Wirbelsäule. Zur Ausbildung eines **Buckels (Gibbus)** kommt es meist infolge Einbruchs eines Wirbelkörpers.

Wirbelkanal (Canalis vertebralis): Die *Wirbellöcher* (*Foramina vertebralia*) der einzelnen Wirbel bilden zusammen mit den dorsalen Flächen der Zwischenwirbelscheiben, dem Lig. longitudinale post. und den Ligg. flava den *Wirbelkanal*. Er beginnt am Foramen magnum und endet am Hiatus sacralis des Kreuzbeins. Der Wirbelkanal enthält das Rückenmark mit seinen Hüllen, die Wurzeln der Spinalnerven, Venenplexus und Fettgewebe (s. a. 9.2). Er ist entsprechend den Verdickungen des Rückenmarks unterschiedlich weit.

6.1.5 Autochthone Rückenmuskulatur

Die Rückenmuskulatur ist in mehreren Schichten übereinander geordnet. Am oberflächlichsten liegt der eingewanderte Kiemenbogenmuskel, *M. trapezius*, der vom N. accessorius (XI) innerviert wird. Darunter befinden sich die Muskeln der *spinohumeralen Gruppe* (M. levator scapulae, M. latissimus dorsi, Mm. rhomboidei), die vom Schultergürtel und der freien Extremität zur Wirbelsäule ziehen und von Rr. ventr. des Plexus brachialis innerviert werden. Zwischen die spinohumerale und die autochthone Rückenmuskulatur hat sich die *spinokostale Gruppe* geschoben (M. serratus post. sup. et inf.), die von Rr. ventr. der thorakalen Spinalnerven innerviert werden. Die tiefste Muskelgruppe liegt der Wirbelsäule direkt auf und gilt als genuine oder *autochthone Rückenmuskulatur*, da sie am Ort ihres Entstehens verblieben ist. Sie wird von den Rr. dors. der Spinalnerven innerviert.

Autochthone Rückenmuskulatur: Sie richtet die Wirbelsäule auf und hält den Kopf aufrecht. Sie wird deshalb in ihrer Gesamtheit auch als *M. erector spinae* bezeichnet. Die Muskelmasse entspringt an Os sacrum und Crista iliaca und erstreckt sich bis zum Hinterhaupt. Sie bildet auf jeder Seite einen medialen und einen lateralen Muskelstrang. Der mediale Trakt

Anatomie

liegt zwischen den Quer- und Dornfortsätzen, der laterale mehr oberflächlich.

Der mediale Trakt besteht aus:

- *transversospinalem System:* Die Muskeln ziehen von den Querfortsätzen schräg nach oben medial zu den Dornfortsätzen bzw. zum Hinterhaupt und überspringen dabei mehrere Segmente (*Mm. semispinales, Mm. multifidi, Mm. rotatores*). Bei einseitiger Kontraktion drehen sie die Wirbelsäule, bei beidseitiger bewirken sie eine Dorsalflexion;
- *interspinalem und spinalem System:* Die Muskeln spannen sich zwischen den Dornfortsätzen aus (*Mm. interspinales, M. spinalis, M. rectus capitis post. maj. et min.*). Sie wirken streckend auf die Wirbelsäule und haben eine Haltefunktion;
- *intertransversalem System:* Die Muskeln spannen sich zwischen den Querfortsätzen zweier benachbarter Wirbel aus (*Mm. intertransversarii, M. obliquus capitis sup.*).

Der laterale Trakt besteht aus:

- *spinotransversalem System:* Die Muskeln ziehen von den Dornfortsätzen schräg nach lateral oben zu den Querfortsätzen (*M. splenius cervicis et capitis, M. obliquus capitis inf.*). Bei einseitiger Kontraktion drehen sie zur selben Seite, bei beidseitiger strecken sie die Wirbelsäule;
- *sakrospinalem System:* Die Muskeln entspringen zum Teil gemeinsam mit einer Sehnenplatte am Os sacrum, den Procc. spinosi der Lendenwirbel, der Crista iliaca und der Fascia thoracolumbalis (s. u.). Sie setzen an Wirbelsäule und Rippen an und überspringen mehrere Segmente (*Mm. iliocostales, M. longissimus, Mm. levatores costarum breves et longi*).

Faszien: Der M. erector spinae liegt im Lumbal- und Thorakalbereich in einem Kanal, der von den Wirbelbögen und -fortsätzen und der *Fascia thoracolumbalis* gebildet wird. Das *tiefe Blatt* der Faszie ist an den unteren Rippen, den Procc. costarii der Lendenwirbel und der Crista iliaca befestigt, das *oberflächliche Blatt* an den Dornfortsätzen. Beide dienen als Ursprung für die Rückenmuskeln. Im Nackenbereich bedeckt die *Fascia nuchae* die autochthonen Rückenmuskeln und trennt sie so von den eingewanderten. Sie ist medial an den Dornfortsätzen mit dem Lig. nuchae verwachsen und geht lateral in das oberflächliche Blatt der Halsfaszie über.

Kurze Nackenmuskeln: Sie spannen sich in der Tiefe zwischen den ersten beiden Halswirbeln und dem Hinterhaupt aus und dienen der Feineinstellung des Kopfes in den Kopfgelenken. Sie werden von Ästen des N. suboccipitalis innerviert.

- *M. rectus capitis posterior minor:* zieht vom Tuberculum post. des Atlas schräg zum Hinterhaupt;
- *M. rectus capitis posterior major:* zieht vom Dornfortsatz des Axis schräg zum Hinterhaupt;
- *M. obliquus capitis inferior:* zieht vom Dornfortsatz des Axis zum Querfortsatz des Atlas;
- *M. obliquus capitis superior:* zieht vom Querfortsatz des Atlas zur Linea nuchae sup. am Hinterhaupt.

Die vier Muskeln arbeiten synergistisch. Sie drehen bei einseitiger Kontraktion den Kopf zur selben Seite, bei beidseitiger bewirken sie eine Dorsalflexion. Bei der Seitwärtsneigung unterstützen sie den M. rectus capitis ant. und lat.

6.1.6   Nerven und Gefäße

Innervation: Die *Spinalnerven* treten nach Vereinigung der vorderen und hinteren Wurzel durch die Foramina intervertebralia (in denen auch die Spinalganglien liegen) aus dem Wirbelkanal aus und teilen sich in ihre Äste, die die einzelnen Regionen der Leibeswand versorgen (s. a. 2.9.2). Die dorsale Rumpfwand wird durch die *Rr. dors.* der Spinalnerven innerviert. Nach Eintritt in die Rückenmuskulatur spaltet sich jeder R. dors. in einen *R. med.* für den medialen Trakt der autochthonen Rückenmuskulatur und einen *R. lat.* für den lateralen Trakt. Kleine *Rr. musculares* ziehen zu den einzelnen Muskeln. Jeder R. med. und R. lat. endet als *R. cutaneus med.* und *lat.*, die die Haut über der Muskulatur sensibel versorgen.

Die Nackenregion wird von den Rr. dors. der ersten drei Spinalnerven versorgt.

- *N. suboccipitalis (I):* ist rein motorisch und innerviert die kurzen Nackenmuskeln.
- *N. occipitalis maj.(II):* ist vorwiegend sensibel und innerviert die Haut am Hinterkopf.
- *N. occipitalis tertius(III):* versorgt ebenfalls die Haut im Bereich des Hinterkopfes.

Gefäßversorgung: Die arterielle Versorgung des Rumpfes erfolgt über Segmentarterien: die Interkostalarterien und deren Äste (s. a. 6.2.6), Aa. lumbales und längsverlaufende Gefäße in der vorderen Rumpfwand. Jede *Interkostalarterie* entsendet einen *R. dors.*, der sich innerhalb der autochthonen Rückenmuskulatur in *Rr. musculares, R. cutaneus med.* und *lat.* aufzweigt. Die Endäste versorgen als *Rr. cutanei* die Haut über der Muskulatur. Jeder R. dors. gibt einen *R. spinalis* ab, der rückläufig durch das Foramen intervertebrale in den Wirbelkanal zieht (s. a. 9.11.1).

Im Nackenbereich werden Muskulatur und Haut von Ästen aus *A. vertebralis* (s. a. 9.11.1) und *A. cervicalis prof.* sowie weiteren im Bereich des Halses verlaufenden Gefäßen versorgt.

Das venöse Blut der dorsalen Rumpfwand fließt über Rr. dors. in die Interkostalvenen. Die *Vv. intercostales post.* münden rechts in die *V. azygos* und links in die *V. hemiazygos*, die untersten in die *Vv. lumbales* beider Seiten (s. a. 7.6.2). Das Blut der 2.–4. Interkostalvene fließt in die *V. intercostalis sup. dext.*, die in die *V. azygos* mündet, bzw. in die *V. intercostalis sup. sin.*, die in die linke *V. brachiocephalica* mündet. Das Blut aus der Nackenregion fließt in *V. jugularis ext., V. vertebralis* und *V. cervicalis prof.* ab.

Die Knochen der Wirbelsäule erhalten sauerstoffreiches Blut durch *Vasa nutricia*. Vor allem an der

Rückseite der Wirbelkörper treten *Vv. basivertebrales* aus, die das Blut zu dem im Wirbelkanal gelegenen *Plexus venosus vertebralis int.* des Spatium epidurale führen. Von dort fließt es zu *Plexus venosus vertebralis ext. ant.* und *post.*, die an der Vorderseite des Wirbelkörpers bzw. auf der Rückseite des Wirbelbogens liegen (s. a. 9.11.3).

6.1.7 Angewandte und topographische Anatomie

Oberflächenanatomie: Das Relief des Rückens wird bestimmt von der Skapula sowie der Ausbildung der Muskulatur, besonders des M. erector spinae, der sich zu beiden Seiten der Rückenrinne aufwölbt, und des M. trapezius, der die Kontur der Schulter bestimmt. Die Strukturen der Muskeln, Sehnen und Knochen können durch kräftig ausgebildetes subkutanes Fettgewebe überlagert sein.

Tastpunkte: Am Rücken lassen sich folgende Knochenpunkte tasten: *Hinterhaupt:* Protuberantia occipitalis ext.; *Wirbelsäule:* Proc. spinosus des *7. Halswirbels (Vertebra prominens)*, Procc. spinosi der Brust- und Lendenwirbel, Crista sacralis mediana, Os coccygis; *Skapula:* Margo med., Spina scapulae, Acromion, Angulus inf.; *Os coxae:* Crista iliaca, Spina iliaca post. sup.

> **! Merke**
>
> Die *Michaelis-Raute* ist eine rautenförmige Einziehung der Haut über dem Os sacrum der Frau, die von den Spinae iliacae post. sup., der Steißbeinspitze und dem Dornfortsatz des 5. Lendenwirbels begrenzt wird. Asymmetrien der Michaelis-Raute können Hinweise auf Beckendeformitäten geben.

Gliederung: Der Rücken lässt sich topographisch in mehrere Regionen gliedern: Regio vertebralis, Regio cervicalis post. (s. a. 5.10.8), Regio suprascapularis, Regio scapularis, Regio infrascapularis, Regio lumbalis, Regio sacralis und Regio glutealis.
Folgende Hilfslinien erleichtern die Orientierung auf dem Rücken: *Linea mediana post.:* seitlich parallel zur Wirbelsäule, *Linea interspinalis:* verbindet die Spinae scapulae, *Linea scapularis:* Senkrechte durch den Angulus inf. der Skapula.

Regio cervicalis posterior: Die Nackenregion gliedert sich in mehrere Schichten. Der M. trapezius wird von der Faszia nuchae bedeckt und wird durch die Lamina praevertebralis der Fascia cervicalis von den tieferen Schichten getrennt. In der tiefen Nackenregion begrenzen M. rectus capitis post. maj., M. obliquus capitis sup. und inf. und der hintere Atlasbogen das *Trigonum suboccipitale*. In ihm liegen A. vertebralis, Vv. vertebrales, N. suboccipitalis und ein Teil des Plexus venosus suboccipitalis.

> **Klinischer Bezug**
>
> Bei der **Lumbalpunktion** (zwischen 3. und 4. oder 4. und 5. Lendenwirbeldornfortsatz) werden nacheinander Haut, Ligg. flavae und die Dura durchstochen, um Liquor aus dem Spinalraum zu gewinnen. Bei der **Epiduralanästhesie** bleibt die Dura intakt und das jeweilige Anästhetikum wird in den Epiduralraum gespritzt.

6.2 Brustwand

Die Brustwand ist der obere Teil der ventralen Leibeswand. Die *obere Thoraxapertur* bildet die Grenze zum Hals, die *untere Thoraxapertur* die Grenze zur Bauchwand. Brust- und Bauchhöhle werden durch das *Zwerchfell* voneinander getrennt.

6.2.1 Grundzüge der Entwicklung des Thorax

Rippen (Costae): Alle Wirbel haben während der Entwicklung zwei *Kostalfortsätze*. Diese schieben sich in der seitlichen Leibeswand nach ventral vor. Nur im Thorakalabschnitt bilden sich lange Knorpelspangen aus, die ab Ende des 2. Monats verknöchern und zu Rippen werden. Der Knorpel bleibt nur im ventralen Bereich erhalten. Die Knorpel-Knochen-Grenze liegt beim Säugling noch weit lateral und rückt mit dem Wachstum weiter nach medial. Die Rippen lösen sich unter Ausbildung der Rippen-Wirbel-Gelenke von den Wirbeln. Im Hals-, Lenden- und Kreuzbeinbereich bleiben von den Kostalfortsätzen nur Rudimente übrig (Tuberculum ant. der Halswirbel, Procc. costales der Lendenwirbel, Partes lat. des Os sacrum).

Brustbein (Sternum): Die vorderen Enden der Rippenanlagen vereinigen sich auf jeder Seite zur *Sternalleiste*. Die beiden Leisten verschmelzen miteinander zur Anlage des Sternums. Der erste Knochenkern tritt im Manubrium auf, weitere im Korpus. Im 20.–25. Lebensjahr sind sie über die Synchondrosis manubriosternalis fest miteinander verwachsen.

> **Klinischer Bezug**
>
> Wachsen die Kostalfortsätze auch im Hals- oder Lendenwirbelbereich weiter, entstehen sog. **Hals-** oder **Lendenrippen**, die durch Kompression umliegender Strukturen auffällig werden können.

Zwerchfell (Diaphragma): Das Material für das Zwerchfell entstammt verschiedenen Quellen. Von der ventralen Leibeswand her schiebt sich das *Septum transversum*, eine Mesenchymplatte, bis etwa zur Mitte der Körperhöhle vor. Zwei sichelförmige *Membranae pleuroperitoneales* nähern sich von der seitlichen Rumpfwand. Sie verbinden sich ventral mit dem

Anatomie

Septum transversum und verwachsen dorsal mit der *Splanchnopleura des Ösophagus*. Der Durchtritt von Organen, Nerven und Gefäßen erfolgt über Öffnungen im Zwerchfell (s. a. 6.2.5). Während seiner Entwicklung tritt das Zwerchfell tiefer. Die innervierenden Nervenfasern aus C3 – C4 bilden nun den *N. phrenicus*.

6.2.2 Skelettelemente und Verbindungen

Der knöcherne Thorax (Abb. 6.**5**) besteht aus Brustbein (*Sternum*), Rippen (*Costae*) und Brustwirbelsäule (*Vertebrae thoracicae*, s. a. 6.1.2).

Brustbein (Sternum): Es ist ein platter Knochen und setzt sich zusammen aus *Manubrium sterni* (*Brustbeinhandgriff*), *Corpus sterni* (*Brustbeinkörper*) und *Proc. xiphoideus* (*Schwertfortsatz*).

Das *Manubrium sterni* ist der verbreiterte obere Teil des Sternums. Am oberen Rand buchtet sich die *Incisura jugularis* ein, an den seitlichen Rändern die *Incisura clavicularis* und die *Incisura costalis I* zur Verbindung mit dem Schlüsselbein und der 1. Rippe. Das Manubrium ist mit dem Korpus durch eine Knorpelhaft (*Synchondrosis manubriosternalis*) verbunden. Der Übergang ist verdickt und von außen als *Angulus sterni* zu tasten.

Das *Corpus sterni* trägt an seinen Seitenflächen die Incisurae costales für die 3.–7. Rippe. Die Incisura costalis II liegt am Übergang vom Manubrium zum Corpus sterni.

Der *Proc. xyphoideus* ist über die *Synchondrosis xiphosternalis* mit dem Korpus verbunden. Er kann gegabelt oder perforiert sein.

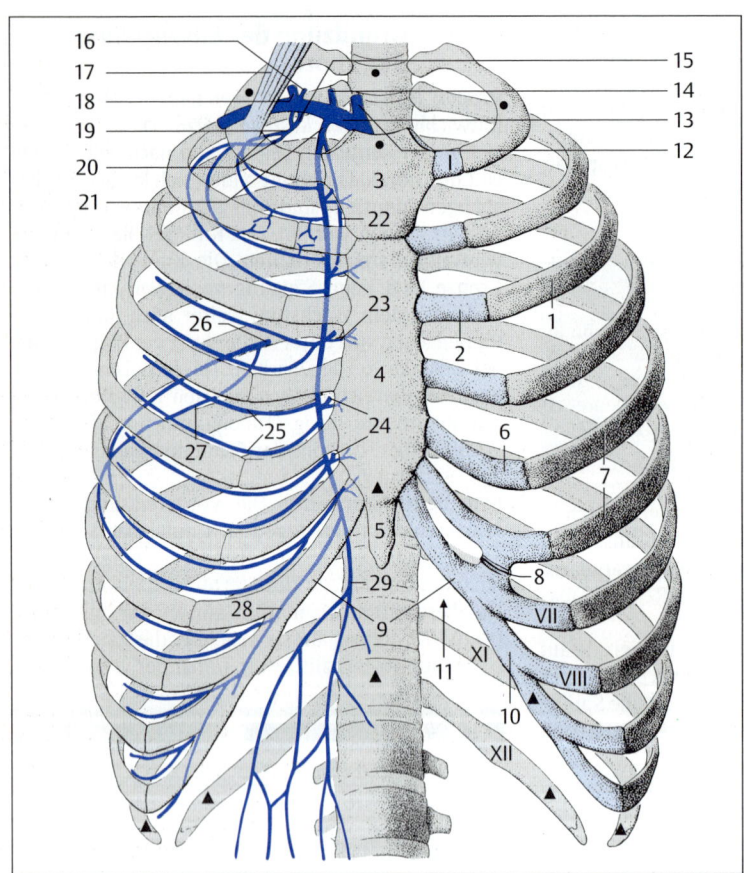

Abb. 6.5 Thorax mit A. thoracica int. rechts. 1 = Os costale, 2 = Cartilago costalis, 3 = Manubrium sterni, 4 = Corpus sterni, 5 = Proc. xiphoideus, 6 = Rippenknorpelwinkel, 7 = Spatium intercostale, 8 = Art. interchondralis, 9 = Angulus infrasternalis, 10 = Arcus costalis, 11 = Sulcus pulmonalis, 12 = A. carotis comm. dext., 13 = A. subclavia dext., 14 = A. vertebralis, 15 = Truncus costocervicalis, 16 = A. cervicalis prof., 17 = M. scalenus ant., 18 = Truncus thyrocervicalis, 19 = A. intercostalis suprema, 20 = Aa. intercostales post. I et II, 21 = A. thoracica int., 22 = A. pericardiacophrenica, 23 = Rr. sternales, 24 = Rr. perforantes, 25 = Rr. intercostales ant., 26 = A. intercostalis post., 27 = R. collateralis, 28 = A. musculophrenica, 29 = A. epigastrica sup., I – VII Costae verae, VIII – XII Costae falsae, XI und XII Costae fluitantes (aus Frick/Leonhardt/Starck, Thieme 1992)

Rippen (Costae): Die zu den platten Knochen gehörenden Rippen bestehen aus einem dorsalen, längeren knöchernen Teil und einem ventralen, kürzeren *Rippenknorpel* (*Cartilago costalis*). Zwischen den aufeinander folgenden Rippen liegt der *Interkostalraum* (*Spatium intercostale*, *ICR*), der ventral weiter ist als dorsal. Die ersten sieben Rippenpaare setzen mit ihrem knorpeligen Ende direkt in den *Incisurae costales* des Sternum an und werden als *echte Rippen* (*Costae verae*) bezeichnet. Die folgenden fünf *falschen Rippen* (*Costae falsae*) haben keine direkte Verbindung zum Sternum. Die knorpeligen Abschnitte der 8.–10. Rippe verbinden sich jeweils mit dem knorpeligen Abschnitt der darüberliegenden Rippe (*Costae affixae*) und bilden den *Rippenbogen* (*Arcus costalis*). Die 11. und 12. Rippe sind meist frei und beweglich in die Bauchmuskulatur eingelagert (*Costae fluitantes*).

Der knöcherne Rippenteil besteht aus *Rippenkopf* (*Caput costae*), der mit den Brustwirbeln artikuliert, *Rippenhals* (*Collum costae*) und *Rippenkörper* (*Corpus costae*), der am *Rippenhöcker* (*Tuberculum costae*) beginnt und am *Rippenwinkel* (*Angulus costae*) nach ventral umbiegt. Am Rippenkopf liegt die *Facies articularis capitis costae*, die an der 2.–9. Rippe durch eine *Crista capitis costae* zweigeteilt wird, am Tuberculum costae die *Facies articularis tuberculi costae*, die mit dem Querfortsatz des Brustwirbels artikuliert. Am unteren Rand jeder Rippe verlaufen in einer *Rinne* (*Sulcus costae*) A., V. und N. intercostalis.

Die 1. Rippe ist am stärksten gekrümmt und steht fast horizontal. An ihrer Oberseite liegt ein Tuberculum als Ansatzstelle für den M. scalenus ant. Vor dem Tuberculum verläuft der Sulcus v. subclaviae, dorsolateral davon der Sulcus a. subclaviae für die gleichnamigen Gefäße.

Länge, Form und Krümmung der Rippen bestimmen die Form des Thorax. Die 2.–7. Rippe besitzen eine *Flächenkrümmung* zur Bildung der lateralen Thoraxwand, eine *Kantenkrümmung*, die das vordere Rippenende tiefer stehen lässt als das dorsale und eine *Torsion* um ihre Längsachse.

Rippen-Wirbel-Verbindung (Artt. costovertebrales): Jede Rippe ist über zwei Gelenke mit dem zugehörigen Brustwirbel verbunden.

- *Art. capitis costae:* Das Caput costae der 2.–10. Rippe artikuliert mit der Fovea costalis sup., dem Discus intervertebralis und der Fovea costalis inf. des nächst höheren Wirbels. Für die 1., 11. und 12. Rippe ist seitlich am Wirbelkörper je eine vollständige Gelenkpfanne vorhanden. Die Rippenkopfgelenke werden durch zwei Bänder gesichert:
  - *Lig. capitis costae radiatum:* zieht strahlenförmig zur Bandscheibe und zu den Wirbelkörpern;
    Lig. capitis costae intraarticulare: zieht von der Crista capitis costae zur Bandscheibe, teilt das Gelenk in zwei Kammern;
- *Art. costotransversaria:* Das Tuberculum costae der 1.–10. Rippe artikuliert mit dem Querfortsatz des

Wirbels. Das Gelenk wird durch folgende Bänder gefestigt:

- *Lig. costotransversarium mediale:* zwischen Rippenhals und Querfortsatz;
- *Lig. costotransversarium superior:* zieht vom Rippenhals zum Querfortsatz des nächst höheren Wirbels;
- *Lig. costotransversarium laterale:* zieht vom Tuberculum costae zum Ende des Querfortsatzes.

Rippen-Sternum-Verbindung: Die 1. Rippe ist mit dem Manubrium sterni über eine Knorpelhaft (*Synchondrosis sternocostalis*) verbunden. Die 2.–7. Rippe sind durch straffe *Artt. sternocostales* mit dem Sternum verbunden. Innerhalb des Gelenkes verlaufen *Ligg. sternocostalia intraarticularia*. Die Gelenke werden durch *Ligg. sternocostalia radiata* gesichert, die fächerförmig von der Rippe auf das Sternum ziehen. Sie bilden auf der Vorderfläche des Sternums die Membrana sterni.

Bewegungen: In den oberen Kostovertebralgelenken sind Drehbewegungen um eine nach hinten unten verlaufende Achse durch den Rippenhals möglich. Diese Bewegungen führen zum *Heben* oder *Senken* des ventralen und lateralen Abschnitts des Rippenringes. Die unteren Gelenke (6.–9. Rippe) sind Schiebegelenke. Die Achse der Sternokostalgelenke verläuft sagittal, jedoch spielt die Elastizität der Rippenknorpel bei der Stellungsänderung der Rippen eine größere Rolle.

6.2.3 Thorax als Ganzes

Der Thorax hat annähernd die Form eines Kegels. Größe, Form und Elastizität sind jedoch sehr variabel und von Geschlecht, Konstitution und Alter abhängig. Im Alter nimmt die Elastizität des Knorpels durch Kalkeinlagerungen ab.

Die obere Öffnung (*Apertura thoracica sup.*) wird von der Incisura jugularis sterni, den 1. Rippen und dem 1. Brustwirbel begrenzt. Die Öffnungsebene ist schräg nach vorne gestellt. Die untere Öffnung (*Apertura thoracica inf.*) wird vom Proc. xiphoideus, dem Rippenbogen und dem 12. Brustwirbel begrenzt. Sie ist queroval und wesentlich weiter als die obere. An der Ventralseite des Thorax bilden die Rippenbögen mit dem Proc. xiphoideus den Rippenwinkel (*Angulus infrasternalis*, klinisch: *epigastrischer Winkel*).

Atmung: Der Bewegungsumfang des Thorax hängt von seiner Elastizität ab, die natürlicherweise im Alter abnimmt. Bei der *Inspiration* (*Einatmung*) kommt es zu einer Hebung des Rippenbogens und einer Vergrößerung der unteren Thoraxapertur nach vorne und zur Seite (*Flankenatmung*) mit Erweiterung des Thoraxraumes. Bei der *Expiration* (*Ausatmung*) wird der Thorax weitgehend durch seine viskoelastischen Kräfte wieder in die Ausgangsstellung gebracht (s. a. 7.8.4).

6.2.4   Interkostalmuskulatur

Auch bei den Brustmuskeln (Mm. thoraces) unterscheidet man primäre, autochthone und sekundäre, eingewanderte Muskeln.

Autochthone Thoraxmuskeln: Sie bleiben mit ihren Ursprüngen und Ansätzen auf den Thorax beschränkt und werden von Rr. ventr. der thorakalen Spinalnerven innerviert. Sie verspannen die Interkostalräume und wirken als *Atemmuskeln*.

- *Mm. intercostales externi:* Sie liegen in den Interkostalräumen im Bereich zwischen Tuberculum costae und Knorpel-Knochen-Grenze und gehen dort in die dünne *Membrana intercostalis ext.* über, die bis zum Sternum reicht. Sie entspringen am unteren Rand der Rippe und ziehen schräg nach vorne zum Oberrand der nächst tieferen Rippe. Sie heben die Rippen und wirken *inspiratorisch.*
- *Mm. intercostales interni:* Sie erstrecken sich vom seitlichen Rand des Sternums bis zum Angulus costae und setzen sich bis zum Rippenkopf als *Membrana intercostalis int.* fort. Sie entspringen am oberen Rand der Rippe und ziehen schräg nach vorne zum Unterrand der nächst höheren Rippe. Sie unterstützen die *Exspiration.*

> **Merke**
>
> Die Mm. intercostales ext. haben einen längeren Hebelarm zur nächst tieferen Rippe als auf die nächst höhere. Bei Kontraktion des Muskels wird deshalb die tiefere Rippe angehoben (*Inspiration*). Die Mm. intercostales int. haben einen längeren Hebelarm zur nächst höheren Rippe und ziehen diese bei Kontraktion nach unten (*Exspiration*).

- *Mm. intercostales intimi:* Abspaltung der Mm. intercostales int. mit gleicher Verlaufsrichtung, setzen weiter innen am Rippenrand an.
- *M. transversus thoracis:* Er entspringt dorsal am Proc. xiphoideus und setzt mit mehreren Zacken am unteren Rand des 2.–6. Rippenknorpels an.

Eingewanderte Thoraxmuskeln: Sie stammen von den Extremitätenblastemen ab und wandern sekundär über die vordere oder hintere Thoraxwand (M. pectoralis maj. et min., M. serratus ant., M. subclavius, M. latissimus dorsi). Dabei behalten sie ihre Verbindung zu Schultergürtel und Oberarmknochen und wirken als *auxiliäre Atemmuskeln*. Sie werden von Ästen des Plexus brachialis innerviert.

Faszien: Innen wird der Thorax von der *Fascia endothoracica* ausgekleidet, die über der Pleurakuppel als *Membrana suprapleuralis* und über dem Zwerchfell als *Fascia phrenicopleuralis* bezeichnet wird. Die vorderen und seitlichen Brustmuskeln werden von der äußeren Brustwandfaszie bedeckt, die über dem M. pectoralis *Fascia pectoralis* genannt wird. Nach kranial setzt sie sich in die *Fascia clavipectoralis* fort, nach lateral in die *Fascia axillaris.*

6.2.5   Zwerchfell

Das *Zwerchfell* (*Diaphragma*), eine Muskelplatte aus quergestreifter Muskulatur, trennt Brust- und Bauchhöhle voneinander (Abb. 6.**6**). Es hat eine kupelförmige Gestalt mit einer etwas höher stehenden rechten und einer linken Zwerchfellkuppel, die durch das Centrum tendineum verbunden sind. Unter der *rechten Zwerchfellkuppel* befindet sich die Area nuda der Leber, auf der rechten Kuppel liegen der Unterlappen der rechten Lunge und das Herz. An die Unterseite der *linken Zwerchfellkuppel* grenzen Magen und Milz, auf der linken Kuppel liegen der Unterlappen der linken Lunge und das Herz. Das Zwerchfell wird an der Oberseite von der *Fascia phrenicopleuralis* und an der Unterseite von *Peritoneum parietale* überzogen.

Gliederung: Man unterscheidet eine *Pars sternalis* (entspringt an der Rückseite des Proc. xiphoideus), eine *Pars costalis* (entspringt von den Knorpeln der unteren sechs Rippen) und eine *Pars lumbalis*, die aus Crus dext. und Crus sin. besteht. Jeder Hauptschenkel unterteilt sich in mediale und laterale Faserzüge. Die medialen Faserzüge (*Crura med.*) entspringen am 1.–4. Lendenwirbel, steigen steil auf und kreuzen sich in typischer Weise um Aorta und Ösophagus (*Hiatus aorticus, Hiatus ösophageus*). Die lateralen Schenkel (*Crura lat.*) überspannen mit zwei arkadenförmigen Sehnenstreifen (*Ligg. arcuata med.* und *lat.*) M. psoas und M. quadratus lumborum. Alle Muskelfasern des Zwerchfells ziehen bogenförmig nach oben und strahlen in die zentrale Sehnenplatte (*Centrum tendineum*) ein, die vom Foramen v. cavae durchbrochen wird.

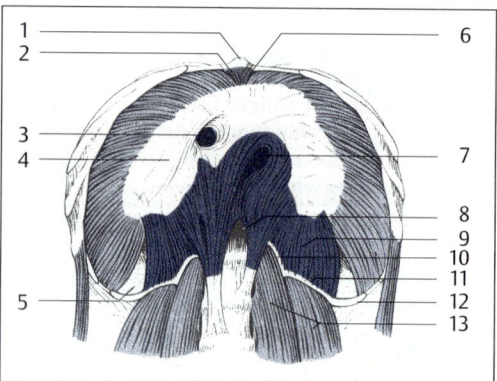

Abb. 6.6 Zwerchfell (von unten). 1 = Proc. xiphoideus, 2 = Larrey-Spalte, 3 = Foramen v. cavae, 4 = Centrum tendineum, 5 = Trigonum lumbocostale, 6 = Pars sternalis, 7 = Hiatus oesophageus, 8 = Hiatus aorticus, 9 = Pars lumbalis, 10 = Psoas-Arkade, 11 = Quadratus-Arkade, 12 = Costa XII, 13 = M. quadratus lumborum und M.psoas maj. (aus Beske, Thieme 1990)

Klinischer Bezug

Zwischen Pars sternalis und Pars costalis sowie Pars costalis und Pars lumbalis liegen bindegewebige, muskelfreie Dreiecke (*Trigonum sternocostale*, *Trigonum lumbocostale* [Bochdalek-Dreieck]). Durch diese Orte geringen Widerstandes können bei **erhöhtem intraabdominellem Druck** auf der linken Seite Anteile des Magens in den Thorax verlagert werden (**Zwerchfellhernien**).

Öffnungen: Gefäße, Nerven und Organverbindungen vom Thorax in den Bauchraum treten an folgenden Öffnungen durch das Zwerchfell hindurch:

- *Foramen v. cavae:* im Centrum tendineum, es treten hindurch: V. cava inf., R. phrenicoabdominalis des rechten N. phrenicus;
- *Hiatus aorticus:* wird von den beiden Crura med. gebildet, es treten hindurch: Pars descendens der Aorta, Ductus thoracicus;
- *Hiatus oesophageus:* liegt kranial des Aortenschlitzes, es treten hindurch: Ösophagus, Trunci vagales.

Im medialen Zwerchfellschenkel befinden sich Öffnungen für V. azygos, V. hemiazygos und Nn. splanchnici, zwischen medialem und lateralem Schenkel für den Grenzstrang. Durch das Trigonum sternocostale ziehen A. und V. epigastrica sup. Der R. phrenicoabdominalis des linken N. phrenicus zieht durch eine Spalte ventrolateral vom Herzbeutel.

Gefäßversorgung und Innervation: Die arterielle Versorgung erfolgt über *A. pericardiacophrenica* und *A. musculophrenica* (beide aus A. thoracica int.) sowie kleinen Ästen der Aorta (*A. phrenica sup. et inf.*).

Das Zwerchfell wird motorisch und sensibel vom *N. phrenicus* innerviert. Der *R. phrenicoabdominalis* führt sensible Fasern zum Peritoneum des Oberbauches.

Funktion: Das Zwerchfell ist der wichtigste *Atemmuskel*. Bei Kontraktion führt es durch Abflachung der Kuppel zur Vergrößerung des Pleuraraumes und damit zur *Inspiration* (*Einatmung*). Die herabgedrückten Bauchorgane wölben die Bauchwand etwas vor. Spannen sich die Bauchmuskeln an, drängen sie die Bauchorgane und das erschlaffte Zwerchfell nach oben. Der Brustraum wird verkleinert, es kommt zur *Exspiration* (*Ausatmung*). Jede Verschiebung des Zwerchfells verändert auch die Lage der Bauchorgane. Das Zwerchfell ist im Vergleich zu den Bauchmuskeln ein schwacher Muskel. Zum Aufbau eines hohen intraabdominellen Druckes (Bauchpresse) muss deshalb die Glottis vollständig verschlossen sein, da das Zwerchfell alleine dem Druck nicht standhalten könnte.

Klinischer Bezug

Eine beidseitige **Lähmung des Zwerchfells** führt ohne künstliche Beatmung zum Tod. Klonische **Krämpfe des Zwerchfells** rufen den Schluckauf (*Singultus*) hervor.

6.2.6   Nerven und Gefäße

Gefäßversorgung: Die arterielle Versorgung der vorderen Rumpfwand erfolgt über Interkostalgefäße und längsverlaufende Gefäße entlang der Rumpfwand:

- *Aa. intercostales posteriores:* Die 1. und 2. A. intercostalis post. entspringen aus der A. intercostalis suprema, die 3.–11. und die A. subcostalis direkt aus der Brustaorta. Nach ihrem Abgang aus der Aorta geben sie einen *R. dors.* zur Versorgung des Rückens ab, ziehen am Unterrand der nächst höheren Rippe im Sulcus costae gemeinsam mit Vene und Nerv nach ventral und anastomosieren mit den Rr. intercostales ant. Die Gefäß-Nerven-Bahn liegt in der Spalte zwischen M. intercostalis int. und intimus. Am Angulus costae gibt sie einen *R. collateralis* ab, der schräg zum Oberrand der nächst tieferen Rippe zieht und mit dem entsprechenden R. intercostalis ant. anastomosiert.
- *Rr. intercostales anteriores:* Sie gehen ventral meist paarig aus der A. thoracica int. (s. u.) ab und verlaufen jeweils am Ober- und Unterrand der Rippen. Sie geben einen *R. cutaneus lat.* zur Versorgung der seitlichen Brustwand und *Rr. mammarii* zur Brustdrüse ab.
- *A. thoracica interna:* Sie geht nach kaudal aus der A. subclavia ab und verläuft auf der dorsalen Fläche der Rippenknorpel 1–2 cm seitlich vom Sternum nach ventral (Abb. 6.**5**). Sie versorgt mit folgenden Ästen den vorderen Bereich der Brustwand:
  - *Rr. mediastinales, thymici und bronchiales:* zu vorderem Mediastinum, Thymus und Bronchien;
  - *A. pericardiacophrenica:* zieht seitlich auf dem Herzbeutel mit dem N. phrenicus bis zum Zwerchfell;
  - *Rr. sternales:* ziehen auf der dorsalen Fläche des Sternums;
  - *Rr. perforantes und mammarii:* versorgen die Haut im Bereich des Sternums und der Brustdrüse;
  - *Rr. intercostales anteriores (I–VI)*;
  - *A. musculophrenica:* seitlicher Endast zum Zwerchfell und der Bauchmuskulatur, gibt Aa. intercostales ant. VII–XI ab;
  - *A. epigastrica superior:* Fortsetzung der A. thoracica int. zur Versorgung der vorderen Bauchwand, anastomosiert mit der A. epigastrica inf. aus der A. iliaca ext.

Klinischer Bezug

Bei einer **Aortenisthmusstenose** sind die Interkostalarterien erweitert, da die A. thoracica int. einen wichtigen Umgehungskreislauf darstellt (Verbindung zwischen prästenotischer A. subclavia und A. iliaca ext.).

Das Blut der vorderen Brustwand sammelt sich in je zwei Begleitvenen der A. thoracica int. (*Vv. thoracicae int.*), die in die V. brachiocephalica münden. Sie erhalten Zuflüsse über *Vv. epigastricae sup.*, *Vv. musculophrenicae*, *Vv. intercostales ant.* und *Vv. thoracoepigastricae*, die an der seitlichen Rumpfwand verlaufen.

> **Merke**
>
> *Interkostalgefäße:* von oben nach unten schwarz-rotgold (Vene-Arterie-Nerv)

Innervation: Die vordere Rumpfwand wird von den *Rr. ventr.* der thorakalen Spinalnerven (*Nn. intercostales*) innerviert. Der 12. Thorakalnerv verläuft unter der 12. Rippe und wird als *N. subcostalis* bezeichnet. Die *Nn. intercostales I–VI* versorgen die Brustwand. Sie ziehen im Sulcus costae nach ventral und geben *Rr. musculares* für die Muskulatur und einen *R. cutaneus lat.* für die Haut ab, der sich in ventralen und dorsalen Ast aufteilt. Der Endast (*R. cutaneus ant.*) spaltet sich in einen medialen und lateralen Ast.

> **Klinischer Bezug**
>
> Der **Ausfall eines Thorakalnervs** kann bei Prüfung der Berührungssensibilität unerkannt bleiben, weil jedes Hautsegment am Rumpf von den benachbarten Segmenten sensibel mit innerviert wird.

6.2.7 Mamma

Siehe auch Histologie 3.5.1
Entwicklung: Die erste Anlage der Milchdrüse ist die *Milchleiste*, eine Verdickung der Epidermis, die sich in der 7. Woche beidseits von der Leiste bis zur Axilla erstreckt. Der größte Teil der Milchleiste bildet sich zurück. Ein Teil im Bereich der Brustregion bleibt bestehen, in der im Verlauf der Embryonalentwicklung mehrere Aussprossungen entstehen. Nach der Geburt bilden diese die Milchgänge, aus denen beim Mädchen nach der Pubertät das Gangsystem der Milchdrüse wächst. Diese Gänge münden zuerst in eine epitheliale Grube, die durch Eversion zur Brustwarze wird.

> **Klinischer Bezug**
>
> Persistiert die Milchleiste in mehreren Abschnitten, kommt es zur Entstehung akzessorischer Brustwarzen (**Polythelie**). Bildet sich hieraus eine vollständige Milchdrüse, entsteht eine ektope Mamma (**Polymastie**).

Aufbau: Die *Brustdrüse* (*Gl. mammaria*) liegt verschieblich auf der Fascia pectoralis. Sie besteht aus einem Drüsenkörper (*Corpus mammae*) und auffallend bindegewebig septiertem umgebendem Fettgewebe. Die Drüse mündet in der Brustwarze (*Papilla*

mammae). Der Drüsenkörper setzt sich aus 15–20 Einzeldrüsen zusammen, die radiär angeordnet sind. Ihr Ausführungsgang (*Ductus lactifer*) mündet auf der Brustwarze, die von einem Brustwarzenhof (*Areola mammae*) umgeben ist.

> **Klinischer Bezug**
>
> Bei fortgeschrittenem **Mammakarzinom** ist die Brustdrüse oft unverschieblich auf der Faszie fixiert. Therapie der Wahl ist dann eine radikale Mastektomie, bei der die Brustdrüse mit zugehörigen Lymphknoten, der M. pectoralis mitsamt Faszien sowie Fettgewebe, Faszien und Lymphknoten der Axilla entfernt werden.

Die Brustdrüsen beider Geschlechter sind grundsätzlich gleich gebaut. Beim Mann jedoch bleibt das Drüsengewebe auf eine hinter dem Warzenvorhof liegende Zone beschränkt und enthält nur einen bindegewebigen Drüsenkörper, kein Drüsenparenchym.
Gefäßversorgung: Die arterielle Versorgung der Mamma erfolgt durch *Rr. mammarii med.* aus der 2.–4. Interkostalarterie, *Rr. mammarii lat.* aus der A. thoracica lat. und *Rr. mammarii* aus den Rr. cutanei lat. der 2.–5. Interkostalarterie. Der venöse Abfluss erfolgt in die *Vv. thoracicae int.* und *lat.*
Lymphknoten und -abflusswege: Sie sind besonders wichtig, da sie Metastasierungswege für Mammakarzinome darstellen. Die Lymphe der lateralen Hälfte der Drüse fließt über verschiedene Lymphknotenstationen (Nd. ll. pectorales, Nd. ll. paramammarii) in die axillären (Nd. ll. centrales, Nd. ll. apicales) und supraklavikulären Lymphknoten, die Lymphe der medialen Seite in die parasternalen und interkostalen Lymphknoten. Zwischen den Brustmuskeln liegen weitere Lymphknoten.

6.3   Bauchwand

Die Bauchwand nimmt den unteren Teil der ventralen Rumpfwand ein. Sie erstreckt sich von der unteren Thoraxapertur bis zu den Darmbeinkämmen und der Symphyse. Sie lässt sich in *Ober-*, *Mittel-* und *Unterbauch* unterteilen.

6.3.1   Grundzüge der Entwicklung und Nabelbildung

Die Muskulatur der Bauchwand entsteht aus den ventralen Anteilen der Myotome (*Hypomere*), die sich in drei Schichten spalten. Im Bauchbereich verschmelzen die segmentalen Muskelanlagen zu großen Muskelplatten. An der ventralen Seite der Hypomere entsteht eine longitudinale Muskelsäule.
Durch die Bauchwand ziehen während der Embryonalentwicklung Nabelgefäße, Dottergang, Haftstiel und Allantois in der Nabelschnur (s. a. 1.5.3). Für

Anatomie

eine kurze Zeit liegen auch Darmschlingen innerhalb der Nabelschnur. Dottergang und Allantois veröden normalerweise schon lange vor der Geburt, die Nabelschnur enthält dann nur noch Gefäße und gallertiges Bindegewebe.

 Klinischer Bezug

Ziehen sich die Darmschlingen nicht aus der Nabelschnur in die Leibeshöhle zurück, führen sie nach der Geburt zu einer starken Auftreibung der Nabelschnur (**Omphalozele**) und haben einen unterschiedlich großen Bauchwanddefekt zur Folge.

6.3.2 Bauchmuskulatur

Die Bauchmuskulatur besteht aus drei Schichten platter Muskulatur mit ihren Aponeurosen und lässt sich in vordere, seitliche und hintere Bauchmuskeln unterteilen:

Vordere Bauchmuskeln:
- *M. rectus abdominis:* Er liegt in der bindegewebigen Rektusscheide, die aus den Faszien der flachen Bauchmuskeln aufgebaut ist (s. u.). Der gerade Bauchmuskel entspringt beidseits der Medianlinie an der Vorderfläche des 5.–7. Rippenknorpels und dem Proc. xiphoideus und zieht zur Symphyse. Er wird durch querverlaufende Sehnen (*Intersectiones tendineae*) in vier bis fünf Muskelbäuche gegliedert, die mit dem vorderen Blatt der Rektusscheide (s. u.) verwachsen sind. Der M. rectus abdominis beugt den Oberkörper nach vorne. Er wird von den Spinalnerven Th7 – 12 innerviert.
- *M. pyramidalis:* Ein inkonstanter dreieckiger Muskel, der über der Symphyse vor dem M. rectus abdominis liegt.

Seitliche Bauchmuskeln:
- *M. obliquus ext. abdominis:* Er entspringt mit mehreren Zacken an der Vorderfläche der 6.–12. Rippe, zieht von lateral-oben nach medial-unten in Fortsetzung des Faserverlaufs des M. intercostalis ext. und setzt an Crista iliaca, Lig. inguinale, Os pubis und der Linea alba an. Seine Ursprungszacken alternieren mit den Ursprüngen des M. serratus ant. und M. latissimus dorsi. Medial geht der Muskel in seine breitflächige *Externusaponeurose* über. Der M. obliquus ext. dreht bei einseitiger Kontraktion den Rumpf zur Gegenseite, bei doppelseitiger beugt er Lenden- und Brustwirbelsäule und unterstützt Exspiration und Bauchpresse. Er wird von den Spinalnerven Th5 – 12 innerviert.
- *M. obliquus int. abdominis:* Er zieht fächerförmig senkrecht zu den Muskelbündeln des M. obliquus ext. in Fortsetzung des Faserverlaufs des M. intercostalis int. Er entspringt von Fascia thoracolumbalis, Crista iliaca und Lig. inguinale und setzt an der 9.–12. Rippe und der Rektusscheide an. Nach medial gehen die Muskelfasern in die *Internusapo-*

neurose über. Der M. obliquus int. dreht bei einseitiger Kontraktion den Rumpf zur selben Seite, bei doppelseitiger Kontraktion wirkt er wie der M. obliquus ext. Er wird von den Spinalnerven Th8 – L1, N. iliohypogastricus, N. ilioinguinalis und N. genitofemoralis innerviert.
- *M. transversus abdominis:* Er entspringt von der Innenfläche der sechs kaudalen Rippenknorpel, den Procc. costarii und dem Darmbeinkamm. Er verläuft horizontal und geht an einer bogenförmigen Linie (*Linea semilunaris*) in seine Aponeurose über. Der M. transversus abdominis „zieht den Bauch ein" und erhöht damit den intraabdominellen Druck. Er wird von den Spinalnerven Th5 – 12, N. iliohypogastricus und N. ilioinguinalis innerviert.
- *M. cremaster:* Er entsteht beim Mann aus Faserzügen der Mm. obliquus int. und transversus abdominis, umgreift den Hoden und vermag diesen etwas anzuheben (*Kremasterreflex:* Auslösung durch Bestreichung der Innenseite der Oberschenkel).

Hintere Bauchmuskeln:
- *M. quadratus lumborum:* Er ist der einzige dorsal gelegene Bauchmuskel. Er entspringt an der Crista iliaca und zieht zur 12. Rippe und den Procc. costales des 1.–4. Lendenwirbels. Die *Fascia thoracolumbalis* trennt ihn von der Rückenmuskulatur. Der M. quadratus lumborum dient der Verspannung der hinteren Bauchwand und hilft bei der Seitwärtsneigung. Er wird von N. subcostalis und Plexus lumbalis innerviert. Vor dem M. quadratus lumborum liegt der *M. psoas*, der aber zu den Hüftmuskeln gezählt wird (s. a. 4.4.1).

Rektusscheide: Die Aponeurosen der seitlichen platten Bauchmuskeln und die Fascia transversalis bilden die *Rektusscheide*, die den M. rectus abdominis fixiert. Sie besteht aus einem vorderen (*Lamina ant.*) und einem hinteren Blatt (*Lamina post.*). Oberhalb des Nabels wird das vordere Blatt von der Externusaponeurose und dem vorderen Anteil der Internusaponeurose gebildet, das hintere Blatt von dem hinteren Anteil der Internusaponeurose, der Transversusaponeurose und der Fascia transversalis. Die Aponeurosen des hinteren Blattes wechseln an der bogenförmigen *Linea arcuata* zwischen Nabel und Symphyse auf die Vorderseite und verbinden sich mit dem vorderen Blatt. Das hintere Blatt wird nur noch von der Faszie gebildet.

 Klinischer Bezug

Weichen die beiden Rektusscheiden in der Linea alba auseinander (v. a. beim Aufsetzen sichtbar), spricht man von einer **Rektusdiastase.**

Linea alba: Die Fasern der rechten und linken Rektusscheide durchflechten sich in der Medianlinie und bilden die *Linea alba*, die vom Proc. xiphoideus bis zur Symphyse reicht. Im Bereich des Nabels befindet sich eine kreisförmige Öffnung (*Anulus umbilicalis*), durch die intrauterin Nabelschnur und -gefäße ziehen.

Klinischer Bezug

Durch einen erweiterten Anulus umbilicalis können Darmschlingen oder intraabdominelles Fett hervortreten (**Nabelhernie, „Nabelbruch"**). Begünstigende Faktoren sind u. a. Adipositas, Schwangerschaft und körperliche Belastung.

Faszien: Die oberflächliche Bauchfaszie (*Fascia abdominalis superf.*) überzieht die Bauchmuskeln und ihre Aponeurosen. Sie setzt sich nach oben in die Fascia pectoralis, nach unten unterhalb des Leistenbandes in die Oberschenkelfaszie fort. Die innere Bauchfaszie (*Fascia transversalis*) überzieht die Wand des gesamten Bauchraums, die abdominale Fläche des Zwerchfells, die Wand des Beckens (*Fascia pelvis parietalis, Fascia diaphragmatis pelvis sup.*) sowie M. quadratus lumborum und M. iliopsoas (*Fascia iliaca*). Die *Fascia thoracolumbalis* spannt sich zwischen 12. Rippe, Proc. costales und der Crista iliaca aus. Sie besteht aus zwei Blättern, umhüllt die autochtone Rückenmuskulatur und dient M. latissimus dorsi, M. transversus abdominis und M. obliquus abdominis als Ursprung.

Leistenband (Lig. inguinale): Es bildet die untere Begrenzung der Bauchwand und zieht von der Spina iliaca ant. sup. zur Symphyse. Sein lateraler Teil ist ein verstärkter Bindegewebszug der Fascia iliaca, der mediale Teil wird vom kaudalen Rand der Externusaponeurose gebildet. Das Leistenband ist am Aufbau des Leisten- und Schenkelkanals beteiligt. Am Unterrand verbindet es sich mit dem *Arcus iliopectineus*, der sich an der Eminentia iliopubica anheftet und Lacuna musculorum und Lacuna vasorum voneinander trennt (s. a. 4.9.2). Am Tuberculum pubicum spannt sich das *Lig. lacunare* aus, das nach lateral in das *Lig. pectineale* übergeht. Beide begrenzen die Lacuna vasorum.

Leistenkanal (Canalis inguinalis): Durch den Leistenkanal (Abb. 6.7) verläuft beim Mann der *Samenstrang* (*Funiculus spermaticus*), bei der Frau das *Lig. teres uteri*. Der Leistenkanal durchsetzt die vordere Bauchwand schräg von innen laterokranial nach außen mediokaudal. Seine ringförmige *innere Öffnung* (*innerer Leistenring, Anulus inguinalis prof.*) befindet sich in der von Peritoneum ausgekleideten lateralen *Leistengrube* (*Fossa inguinalis lat.*) und ist von außen nicht tastbar. Die *äußere Öffnung* (*äußerer Leistenring, Anulus inguinalis superf.*) liegt lateral vom Tuberculum pubicum und wird von Fasern der *Externusaponeurose*, die sich in ein Crus med. und lat. aufspalten, und dem *Leistenband* (*Lig. inguinale*) begrenzt. Das Lig. inguinale setzt sich nach medial in das *Lig. reflexum* fort, das sich an der Rektusscheide anheftet und dem Samenstrang als Auflagefläche dient.

Die Wände des Leistenkanals sind:
- *Dach:* M. obliquus int. abdominis und M. transversus abdominis
- *Vordere Wand:* Aponeurose des M. obliquus ext. abdominis
- *Boden:* Lig. inguinale, medial Lig. reflexum
- *Hintere Wand:* Peritoneum parietale, Fascia transversalis, medial Lig. reflexum

Merke

Der *Samenstrang (Funiculus spermaticus)* enthält den Samenleiter (*Ductus deferens*), A. und V. ductus deferentis, A. und V. testicularis, den venösen Plexus pampiniformis und den vegetativen Plexus testicularis. Der Samenstrang wird von außen nach innen umhüllt von Fascia spermatica ext. (aus Fascia abdominalis superf. und Externusaponeurose), M. cremaster und Fascia spermatica int. (aus Fascia transversalis). N. ilioinguinalis und R. genitalis des N. genitofemoralis liegen dem Samenstrang an.

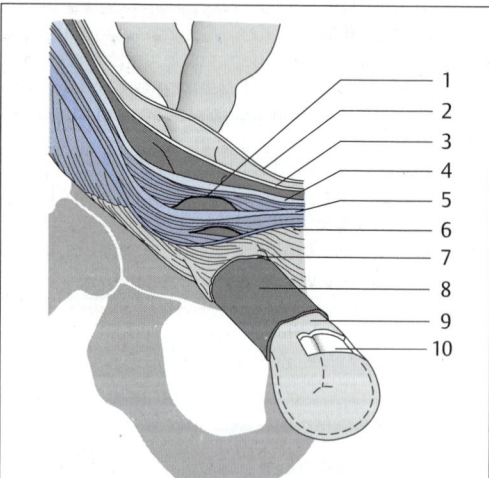

1 = innerer Leistenring
2
3
4
5
6
7
8
9
10

Abb. 6.7 **Leistenkanal des Mannes.** 1 = innerer Leistenring, 2 = Peritoneum, 3 = Fascia transversalis, 4 = M. transversus abdominis, 5 = M. obliquus internus abdominis, 6 = Faszie des M. obliquus externus abdominis, 7 = äußerer Leistenring, 8 = Fascia transversalis, 9 = Peritoneum, 10 = Darm (aus Reifferscheid/Weller, Thieme 1989)

Klinischer Bezug

Durch Ausstülpungen des Bauchfells im Bereich des inneren oder äußeren Leistenrings entsteht eine *Leistenhernie* („Leistenbruch"). Im Bruchsack sind oft Darmschlingen oder Fett enthalten. **Laterale Hernien** (*indirekter Leistenbruch*) können angeboren (offener Proc. vaginalis) oder erworben sein. Der Bruchsack zieht mit dem Samenstrang durch den Leistenkanal und tritt u. U. im Hodensack oder den großen Schamlippen ein. **Mediale Hernien** (*direkter Leistenbruch*) sind immer erworben. Der Bruchsack tritt durch den äußeren Leistenring unter die Haut und ist dort als Vorwölbung sicht- oder tastbar. Bei der **Operation** des Leistenbruches wird die Bruchlücke durch Naht des eigenen Gewebes oder durch ein Kunststoffnetz verschlossen. Beim Mann ist dabei besonders auf den Samenstrang zu achten, da es durch Verletzung oder Einengung der Gefäße zu Hodenatrophie und -nekrose kommen kann.

Sobotta II S. 6

Inneres Relief: Auf der Innenseite der vorderen Bauchwand erkennt man mehrere charakteristische Falten und Gruben. In der Medianlinie verläuft die *Plica umbilicalis mediana* vom oberen Ende der Harnblase bis zum Nabel. Unter der Falte liegt das *Lig. umbilicale mediana*, das als bindegewebiger Rest der Allantois verbleibt. Beiderseits davon befindet sich die *Plica umbilicalis medialis*, unter der das *Lig. umbilicale med.* als strangartiger Rest der Nabelarterien liegt. Lateral davon liegt die *Plica umbilicalis lat.*, die durch *A. epigastrica inf.* und Begleitvenen aufgeworfen wird. Oberhalb der Harnblase liegt zwischen *Plica umbilicalis mediana* und *medialis* die *Fossa supravesicalis*. Zwischen Plica umbilicalis med. und lat. liegt die *Fossa inguinalis med.*, die sich auf den äußeren Leistenring projiziert. Die *Fossa inguinalis lat.* liegt seitlich der *Plica umbilicalis lat.*, hier befindet sich der innere Leistenring.

6.3.3 Nerven und Gefäße der Bauchwand

Innervation: Die Bauchwand wird ebenso wie die Brustwand von *ventralen Ästen der Spinalnerven* segmental innerviert. Die *Nn. intercostales VII–XI* und der *N. subcostalis* ziehen zwischen M. obliquus int. und M. transversus abdominis nach ventral und geben *Rr. musculares* zur Bauchmuskulatur sowie *Rr. cutanei ant.* und *lat.* zur Bauchhaut ab. Die unteren Abschnitte werden von den oberen Ästen des *Plexus lumbalis* (N. iliohypogastricus, N. ilioinguinalis, N. genitofemoralis) versorgt (s. a. 4.5.1).

Gefäßversorgung: Die arterielle Versorgung der Bauchwand erfolgt aus längsverlaufenden Gefäßen an der Vorderseite und segmentalen dorsalen Gefäßen aus der *Aorta abdominalis.*

- *A. epigastrica superior:* setzt die A. thoracica fort und anastomosiert mit der A. epigastrica inf.;
- *A. epigastrica inferior:* entspringt aus der A. iliaca ext. und zieht auf der Rückseite des M. rectus abdominis nach oben, gibt *R. pubicus* zum Os pubis, *R. cremasterica* zum Samenstrang und *R. obturatorius* ab, der mit der A. obturatoria anastomosiert;
- *A. circumflexa iliaca profunda:* entspringt aus der A. iliaca ext. und läuft an innerer Bauchwand und

Beckenkamm entlang, versorgt die Bauchmuskulatur;

- *A. circumflexa iliaca superficialis:* entspringt aus der A. femoralis und läuft subkutan entlang des Leistenbandes und des Beckenkamms, versorgt die Haut der Leistengegend;
- *A. epigastrica superficialis:* entspringt aus der A. femoralis, versorgt Haut der vorderen Bauchwand;
- *Aa. intercostales post. VII–XI und A. subcostalis:* ziehen zwischen M. obliquus int. und M. transversus abdominis entlang der Bauchwand;
- *Aa. lumbales:* paarige Äste aus der Aorta abdominalis, versorgen die seitliche Bauchmuskulatur und mit *R. cutanei lat.* die seitliche Bauchhaut.

Der venöse Abfluss erfolgt in die *V. epigastrica sup.* (Abfluss über V. thoracica int. in V. cava sup.) und *V. epigastrica inf.* (Abfluss über V. iliaca ext. in V. cava inf.) sowie V. epigastrica superf. und V. circumflexa iliaca.

Klinischer Bezug

Die Hautvenen der Nabelregion können sich bei **Pfortaderstauung**, z. B. bei fortgeschrittener Leberzirrhose, als portokavale Anastomosen stark schlängeln und erweitern (**Caput medusae**). Die Anastomosen verlaufen über die V. umbilicalis bzw. Venen des Lig. teres uteri zu den Hautvenen.

6.4 Becken, Beckenwände

Das *Becken* (*Pelvis*) besteht aus Os sacrum, Os coccygis und den beiden Ossa coxae, die durch mehrere kräftige Bänder miteinander verbunden sind. Bau und Maße des weiblichen Beckenkanals (Abb. 6.**8**) spielen eine wichtige Rolle beim Geburtsverlauf.

6.4.1 Skelettelemente, Verbindungen

Die *Hüftbeine* (*Ossa coxae*) bestehen aus drei Anteilen: Os ilium, Os ischium und Os pubis (s. a. 4.2). Sie sind ventral miteinander durch eine Knorpelhaft (*Symphysis pubica*) und dorsal durch straffe Gelenke mit dem Kreuzbein (*Art. sacroiliaca*) verbunden.

Symphysis pubica: Die Schambeinfuge wird durch einen faserknorpeligen *Discus interpubicus* verschlossen, dessen Fasern mit der Gelenkkapsel verbunden sind. Am oberen Rand der Symphyse ist das *Lig. pubicum sup.* fest mit dem Discus verwachsen und zieht seitlich bis zum Tuberculum pubicum. Das am unteren Rand gelegene *Lig. arcuatum pubis* geht mit seinen Fasern auf den Ramus inf. des Os pubis über und rundet damit den Schambogen (*Arcus* bzw. *Angulus pubis*) ab. An der Vorderseite verstärken mehrere Faserzüge den Discus.

Klinischer Bezug

Während der Schwangerschaft lockern sich unter Hormoneinfluss die Bandverbindungen von Symphyse und Kreuzbein auf. Dies ermöglicht unter der Geburt geringe **Bewegungen in Symphyse und Sakroiliakalgelenken** zur Erweiterung des Geburtskanals.

Art. sacroiliaca: Das Kreuz-Darmbein-Gelenk ist eine *Amphiarthrose*, die von den Facies auriculares des Os sacrum und des Os ilium gebildet wird. Die Gelenkflächen sind miteinander verzahnt und bedingen die geringe Beweglichkeit des Gelenks. Das Gelenk ist durch kräftige Bänder gesichert, die auf der ventralen und dorsalen Beckenwand sowie zwischen den beiden Knochen zwischen Tuberositas sacralis und iliaca verlaufen (*Ligg. sacroiliaca ventr., dors.* und *interossea*). Eine weitere Absicherung erfolgt durch das seitlich von Os sacrum und Os coccygis zur Spina ischiadica ziehende *Lig. sacrospinale*. Das *Lig. sacrotuberale* spannt sich zwischen Os sacrum und Tuber ischiadicum aus. Beide Bänder ergänzen die Incisura ischiadica maj. zum *Foramen ischiadicum maj.* und die Incisura ischiadica min. zum *Foramen ischiadicum min.*

Merke

Das knöcherne Becken verteilt das Körpergewicht von Kopf, Hals, oberer Extremität und Rumpf auf die untere Extremität. Die kräftigen Ligg. sacrospinalia und Ligg. sacrotuberalia dienen dabei dem federnden Auffangen des Gewichts. Bewegungen im Becken sind bei festgestellten Beinen: Neigung nach vorne oder hinten, Ein- und Auswärtskippen sowie eine Drehung nach vorne oder hinten.

6.4.2 Becken als Ganzes („Bänderbecken")

Das Beckenskelett (Abb. 6.**8**) ist ein trichterförmiger Knochenring aus den Ossa coxae und dem Os sacrum. Das *große Becken* (*Pelvis maj.*) wird von den Darmbeinschaufeln gebildet und umgibt die Eingeweide von dorsolateral. Das *kleine Becken* (*Pelvis min.*) wird von den kaudalen Anteilen des Skeletts aufgebaut und begrenzt den Beckenraum, in dem die

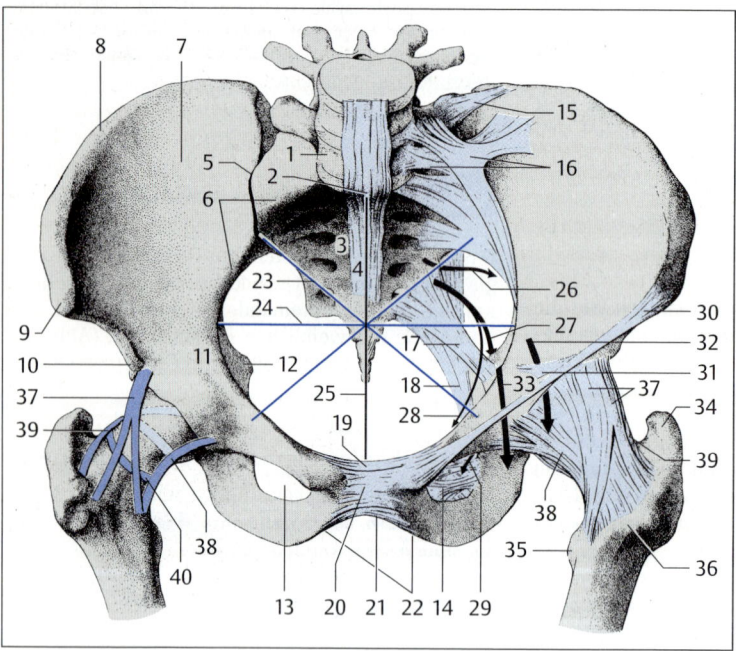

Abb. 6.8 Knöchernes weibliches Becken. 1 = Vertebra lumbalis V, 2 = Promontorium, 3 = Facies pelvica ossis sacri, 4 = Lig. longitudinale ant., 5 = Art. sacroiliaca, 6 = Linea terminalis, 7 = Fossa iliaca, 8 = Crista iliaca, 9 = Spina iliaca ant. sup., 10 = Spina iliaca ant. inf., 11 = Eminentia iliopubica, 12 = Spina ischiadica, 13 = Foramen obturatum, 14 = Membrana obturatoria, 15 = Lig. iliolumbale, 16 = Ligg. sacroiliaca ant., 17 = Lig. sacrospinale, 18 = Lig. sacrotuberale, 19 = Lig. pubicum sup., 20 = Discus interpubicus, 21 = Lig. arcuatum pubis, 22 = Arcus pubis, 23 = Diameter obliqua, 24 = Diameter transversa, 25 = Diameter conjugata, 26 – 29 Gefäß-Nervenstraßen durch, 26 = die suprapiriforme Abteilung des Foramen ischiadicum maj., 27 = die infrapiriforme Abteilung des Foramen ischiadicum maj., 28 = das Foramen ischiadicum min., 29 = den Canalis obturatorius, 30 = Lig. inguinale, 31 = Arcus iliopectineus, 32 = Lacuna musculorum, 33 = Lacuna vasorum, 34 = Trochanter maj., 35 = Trochanter min., 36 = Linea intertrochanterica, 37 = Lig. iliofemorale, 38 = Lig. pubofemorale, 39 = Lig. ischiofemorale, 40 = Zona orbicularis (aus Frick/Leonhardt/Starck, Thieme 1992)

Beckeneingeweide liegen. Die Grenze zwischen beiden (*Linea terminalis*) verläuft vom Oberrand der Symphyse entlang dem Pecten ossis pubis und der Linea arcuata zum Promontorium (*Beckeneingangsebene*).

Geschlechtsunterschiede: Die Beckenform unterscheidet sich bei Mann und Frau deutlich voneinander. Bei der Frau laden die Beckenschaufeln weiter aus, das gesamte Becken ist niedriger und breiter. Der Beckeneingang ist bei der Frau queroval, beim Mann kartenherzförmig, da das Promontorium weiter vorspringt. Der Schambogen bildet beim Mann einen Winkel von höchstens 90° (*Angulus pubis*), bei der Frau einen Bogen mit stumpfem Winkel (*Arcus pubis*). Die längere Achse des ovalen Foramen obturatum ist beim Mann vertikal, bei der Frau quer gestellt. Der Abstand zwischen den beiden Tubera ischiadica ist bei der Frau größer als beim Mann.

Beckenkanal: Das kleine Becken bildet den Beckenkanal (bei der Frau auch Geburtskanal). Der *Beckenkanal* bildet ein um die Symphyse nach vorne gebogenes Rohr. Er beginnt am *Beckeneingang* (*Apertura pelvis sup.*), der von der Linea terminalis begrenzt wird. Die Beckeneingangsebene ist queroval und um etwa 60° gegen die Horizontale geneigt. Der *Beckenausgang* (*Apertura pelvis inf.*) wird von der Steißbeinspitze, den Sitzbeinhöckern und den unteren Schambeinästen begrenzt und ist längsoval.

Beckenmaße: Sie spielen eine wichtige Rolle in der Geburtshilfe. Man unterscheidet äußere Beckenmaße (*Distantiae*) und innere Beckenmaße mit geraden Durchmessern (*Conjugatae*) sowie queren und schrägen Durchmessern (*Diameter*).

- *Conjugata vera:* kleinster sagittaler Durchmesser des Beckens (11 cm) zwischen der Symphysenhinterfläche und dem Promontorium.
- *Diameter transversa:* querer Beckendurchmesser, größtes inneres Beckenmaß (13,5 cm).
- *Diameter obliqua* : schräger Durchmesser zwischen Art. sacroiliaca und Eminentia iliopubica der Gegenseite (12,5 cm)

Der sagittale Durchmesser des Beckenausgangs vom Unterrand der Symphyse zur Spitze des Steißbeins beträgt 9 cm, kann jedoch durch Zurückdrängen der Steißbeinspitze um etwa 2,5 cm erweitert werden.

Öffnungen: Die Öffnungen in der Beckenwand dienen dem Durchtritt von Nerven und Gefäßen (*Foramen ischiadicus maj. et min., Foramen* und *Canalis obturatorius* [s. a. 4.9.6]). Durch die Öffnungen im Beckenboden treten Organe des Verdauungs- und Urogenitaltraktes sowie einige Gefäße.

6.4.3 Innere Beckenmuskulatur

Die inneren Beckenmuskeln (*M. iliopsoas, M. obturator int., M. piriformis*) entspringen an der inneren Beckenwand und setzen am Oberschenkel an (s. a. 4.4.1). Sie wirken abduzierend, außenrotierend und beugend auf das Hüftgelenk und z.T. lateralflektierend auf die Wirbelsäule (M. psoas maj. und min.).

6.4.4 Beckenbodenmuskulatur

Nach kaudal wird der Beckenkanal durch Muskeln und Bindegewebsplatten verschlossen, die den *Beckenboden* bilden. Dieser ist wichtig für die Sicherung der Lage von Bauch- und Beckenorganen und unterstützt mit seinen Muskeln den Verschluss von Anus und Urethra. Der Beckenboden gliedert sich in *Diaphragma pelvis* und *Diaphragma urogenitale*. Die Muskulatur wird von Ästen des Plexus sacralis und des N. pudendus innerviert.

Diaphragma pelvis (Abb. 6.9): Es besteht aus einer trichterförmigen Muskelschlinge, die von *M. levator ani* und *M. coccygeus* mit ihren Faszien gebildet wird und mit ihrer Spitze den Endteil des Rektums (*Canalis analis*) umschließt:

- *M. levator ani:* Er besteht aus einem medialen Anteil (*M. pubococcygeus*) und einem lateralen (*M. iliococcygeus*). Der *M. pubococcygeus* entspringt an der Innenseite des Os pubis und setzt sich über einen Sehnenbogen auf die Faszie des M. obturator int. fort (*Arcus tendineus m. levatoris ani*), der vom Canalis obturatorius bis zur Spina ischiadica verläuft. Seine medialen Fasern bilden eine Muskelschlinge, die das Rektum von hinten umfasst (*M. puborectalis*). Einige Fasern vereinigen sich auch vor dem Rektum und begrenzen den *Levatorspalt*, durch den die Urogenitalorgane treten. Der *M. iliococcygeus* entspringt vom Os ilium unterhalb der Linea terminalis und liegt dem M. obturator int. an. Seine Fasern ziehen schräg zum Lig. anococcygeum, einem derben Bindegewebszug vom Anus zum Os coccygis.

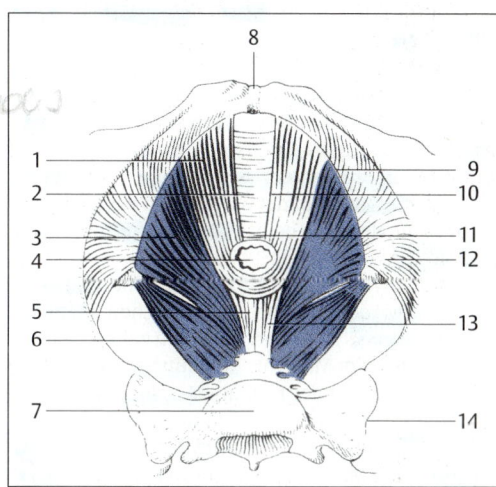

Abb. 6.9 Diaphragma pelvis. 1 = M. puborectalis, 2 = Diaphragma urogenitale, 3 = M. iliococcygeus, 4 = Rektum, 5 = Lig. anococcygeum, 6 = M. coccygeus, 7 = Os sacrum, 8 = Symphysis pubis, 9 = Arcus tendineus des M.levator ani, 10 = Levatorschenkel, 11 = Centrum tendineum, 12 = Faszie des M. obturator int., 13 = M. pubococcygeus, 14 = A. sacroiliaca (aus Beske, Thieme 1990)

[handwritten annotations at top: Sobotta II S. 309 Lacuna vasorum (mediale): A.u. femoralis, N. ... (r.e. femoralis), ... Lymphknoten ...]

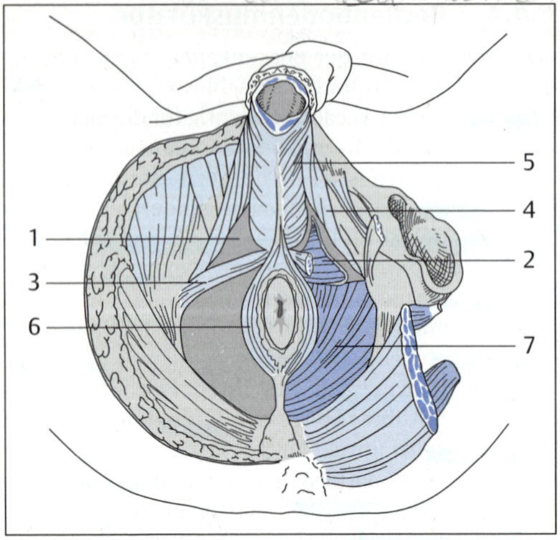

pubicum und Vorderrand des M. transversus perinei prof. liegt, vereinigen sich die beiden Faszien.

Centrum tendineum: Das Centrum tendineum liegt zwischen Diaphragma urogenitale und Rektum. Es handelt sich um eine derbe Bindegewebsplatte, in die glatte Muskelfasern des Rektums sowie Sehnen und Faszien der Beckenbodenmuskulatur einstrahlen. Dadurch ist es nach allen Seiten verspannt und verleiht dem Damm seine Festigkeit. Es bildet den *mechanischen Mittelpunkt* des muskulären Beckenbodens.

Weitere Muskeln: Dem Beckenboden liegen von unten weitere Muskeln an.

- *M. ischiocavernosus:* liegt seitlich in der Regio urogenitalis und spannt sich zwischen Ramus ossis ischii und Penis bzw. Klitoris aus. Er wirkt ebenfalls auf die Schwellkörper.
- *M. bulbospongiosus:* entspringt vom Centrum tendineum, umgibt beim Mann den Schwellkörper und strahlt bis in den Penisrücken ein. Bei der Frau umgreift er auf jeder Seite den Bulbus vestibuli und damit das Vestibulum vaginae.

Abb. 6.**10 Beckenboden von unten.** 1 = Diaphragma urogenitale, 2 = M. transversus perinei prof., 3 = M. transversus perinei superf., 4 = M. ischiocavernosus, 5 = M. bulbospongiosus, 6 = M. sphincter ani ext., 7 = M. levator ani (aus Jocham/Miller, Thieme 1994)

- *M. sphincter ani externus:* umgibt ringförmig den untersten Teil des Canalis analis und gehört zum Verschlussapparat des Anus (Abspaltung des M. levator ani).
- *M. coccygeus:* Er liegt dorsal des M. levator ani und zieht von der Spina ischiadica zum unteren Ende des Os sacrum.

Die Muskulatur des Diaphragma pelvis wird an Ober- bzw. Unterseite von der *Fascia diaphragmatis pelvis sup.* bzw. *inf.* bedeckt.

Diaphragma urogenitale (Abb. 6.**10**): Es besteht aus einer muskulös-bindegewebigen Platte, die den vorderen Teil des Levatorspalts von kaudal verschließt und von *M. transversus perinei prof.* und *superf.* und ihren Faszien gebildet wird. Durch das Diaphragma urogenitale treten beim Mann die Urethra, bei der Frau Urethra und Vagina.

- *M. transversus perinei profundus:* Eine trapezförmige Muskelplatte, die sich zwischen Rami inf. der Ossa pubis ausspannt. Von ihm gehen Faserzüge ab, die beim Mann als *M. sphincter urethrae* die Urethra und bei der Frau als *M. sphincter urethrovaginalis* Urethra und Vagina umfassen.
- *M. transversus perinei superficialis:* Er liegt am Hinterrand des M. transversus perinei prof. im subkutanen Fettgewebe des Damms und erstreckt sich von Tuber ischiadicum und Ramus ossis ischii zum Centrum tendineum (s. u.). *paarig*

Die Muskulatur des Diaphragma urogenitale wird von der *Fascia diaphragmatis urogenitalis sup.* und *inf.* bedeckt. Zwischen Lig. arcuatum pubicum und Lig. transversum perinei, das zwischen Lig. arcuatum

6.4.5 Nerven und Gefäße

Im kleinen Becken entspringen die Wurzeln des *Plexus sacralis* (s. a. 4.5.1). Sie befinden sich im subperitonealen Bindegewebe vor dem M. piriformis und liegen der Beckenwand eng an. Die Äste des Plexus sacralis verlassen das kleine Becken vorwiegend in dorsaler Richtung. Die Nerven des *Plexus lumbalis* (s. a. 4.5.1) ziehen zum Teil durch das Becken hindurch und verlassen es an unterschiedlichen Stellen.

Gefäß-Nerven-Straßen: Das Becken und seine Öffnungen dient als Durchtrittspforte für viele Nerven und Gefäße, die zur unteren Extremität ziehen.

- *Ventrale Gefäß-Nerven-Straße (Schenkelpforte):* A., V. und N. femoralis, N. cutaneus femoris lat.
- *Mediale Gefäß-Nerven-Straße (Canalis obturatorius):* A., V. und N. obturatorius
- *Dorsale Gefäß-Nerven-Straße (Foramen ischiadicum maj.):* durch die *suprapiriforme* Abteilung → A., V. und N. glutaeus sup., durch die *infrapiriforme* Abteilung → N. pudendus, A. und V. pudenda int., A., V. und N. glutaeus inf., N. ischiadicus und N. cutaneus femoris post.
- Zur und in der *Fossa ischioanalis* ziehen durch die Foramina ischiadica maj. et min. und den Canalis pudendalis A. und V. pudenda int. und der N. pudendus.

> **! Merke**
>
> *Durch das Foramen suprapiriforme ziehen:* die **Super**-**Glüh**-Birne (A., V., N. glutaeus sup.)
> *Durch das Foramen infrapiriforme ziehen:* **Pu**te **k**och ich auf kleiner **Glut** (N.[A./V.] **pud**endus/a (inf.), N. cutaneus femoris post., N. **i**schiadicus, N. **glut**aeus inf.)

[handwritten annotations at bottom: Lacuna musculorum (laterale d. Arcus iliopectineus): M. iliopsoas, N. femoralis, N. cutaneus fem. lateralis]

Brusteingeweide

16 Seiten

Die Brusteingeweide liegen in der Brusthöhle (*Cavitas thoracis*), die vom knöchernen Thorax umgeben und durch das Zwerchfell von der Bauchhöhle getrennt wird. Die Brusthöhle wird durch das *Mediastinum*, eine in der Medianebene stehende Bindegewebsplatte, in zwei Hälften unterteilt. Die Lungen liegen rechts und links des Mediastinums in einer rechten und linken *Pleurahöhle* (*Cavitas pleuralis*), alle anderen Brusteingeweide im Mediastinum.

7.1 Entwicklung von Pleurahöhlen, Herz und Lunge

Die Brusteingeweide werden in den ersten drei Monaten der Embryonalentwicklung angelegt. Danach erfolgen weitere Wachstums- und Reifungsvorgänge. Vor allem der Reifungszustand der Lunge ist ein entscheidendes Kriterium für die Überlebensfähigkeit eines Frühgeborenen.

7.1.1 Pleurahöhlen und Zwerchfell

Die Organe des Brust- und Bauchraumes liegen in serösen Höhlen. Diese entstehen als Spalträume in den Seitenplatten des intraembryonalen Mesoderms (*Intraembryonales Zölom*). Zunächst bildet das Zölom eine einheitliche Höhle und erstreckt sich von der Thorax- bis in die Beckenregion. Es wird außen vom parietalen und innen vom viszeralen Mesoderm begrenzt (s. a. 1.5.4). *Seitenplattenmesod.?*
Im 2. Embryonalmonat wird das Zölom durch das Zwerchfell in zwei Abschnitte unterteilt. Der obere bildet die unpaare *Perikardhöhle*, die über seitliche *Pleuroperitonealkanäle* mit dem unteren Abschnitt, der *Peritonealhöhle*, in Verbindung steht. Die Lungenknospen wachsen in die Pleuroperitonealkanäle hinein. Die *primitiven Pleurahöhlen* entstehen durch Bildung eines Spaltraums zwischen den äußeren Schichten der Lungenknospe. Die Pleurahöhlen grenzen sich im Verlauf der Entwicklung durch die *Pleuro-*

peritonealmembranen von der Peritonealhöhle und die *Pleuroperikardialmembranen* von der Perikardhöhle ab.
Die Pleuroperitonealmembranen wachsen von der seitlichen Rumpfwand auf das ventral entstehende Septum transversum zu und bilden mit diesem das Zwerchfell (s. a. 6.2.1). *Seitenplattenmesoderm*

> **! Merke**
>
> Aus dem intraembryonalen Zölom entstehen drei voneinander unabhängige Höhlen: die *Perikardhöhle*, die das Herz enthält, die *Pleurahöhlen* mit den Lungen und die *Peritonealhöhle*, die die Baucheingeweide enthält.

7.1.2 Herz

Herzschlauch: Vor und seitlich der Prächordalplatte entsteht angiogenetisches Material, das die *kardiogene Zone* bildet. Diese wird durch das Auswachsen der Gehirnanlage auf die Ventralseite des Körpers verlagert. In der kardiogenen Zone entstehen zwei Endothelschläuche (*Endokardschläuche*), die zu einem einheitlichen *Herzschlauch* verschmelzen. Dieser setzt sich über die ventralen Aorten in die Aortenbögen und die dorsalen Aorten fort. An der Oberfläche des Herzschlauches entstehen aus dem viszeralen Mesoderm *Myokard* und *Epikard*. Die Herzanlage wölbt sich in die Perikardhöhle vor und ist in dieser nur in der Ein- und Ausflussbahn verankert.

> ** Merke**
>
> Nach Vereinigung der Endokardschläuche beginnt die Herzanlage zu schlagen. Dies ist im Ultraschall etwa ab dem 42. Tag sichtbar.

Der Herzschlauch besteht aus folgenden Abschnitten: dem *Sinus venosus*, in den von kaudal die großen Venen münden, dem *Atrium primitivum* („linker"

Vorhof), dem *Ventriculus primitivus* (Kammer), der den embryonalen Kreislauf antreibt und aus dem sich der linke Ventrikel entwickelt, und dem *Bulbus cordis,* aus dem rechter Ventrikel und Conus cordis entstehen. Die Ausstrombahn besteht aus *Truncus arteriosus* und den beiden ventralen Aorten.

Herzschleife: In der weiteren Entwicklung wächst der Herzschlauch wesentlich schneller in die Länge als die Perikardhöhle. Da er mit beiden Enden fixiert ist, kommt es zur *Bildung einer Schleife.* Der absteigende Teil der Schleife besteht aus der Ventrikelanlage, der aufsteigende aus Bulbus cordis und der Ausflussbahn des Herzens. Die Einflussbahn mit dem Sinus und der Vorhofanlage verlagert sich nach dorsal und kranial. Die vorderen Abschnitte des Atriums buchten sich aus und umfassen den Truncus arteriosus. Aus dem unteren Abschnitt des Bulbus cordis entsteht der *rechte Ventrikel,* aus dem oberen der *Conus cordis,* der in den Truncus arteriosus übergeht. Rechter und linker Vorhof verschmelzen zu einem *einheitlichen Vorhof,* der kaudal in den Sinus venosus übergeht.

Im folgenden verändert sich das innere und äußere Relief des Herzens. Oberflächlich entsteht an der Grenze zwischen rechtem und linkem Abschnitt der Kammer der *Sulcus interventricularis* und zwischen Kammer und Vorhof der *Sulcus atrioventricularis.* Innen bilden sich sichelförmige Leisten, die die Verbindung zwischen Vorhof und Kammer zum *Atrioventrikularkanal* einengen, in dem sich später die *Atrioventrikularklappen* (*AV-Klappen*) bilden. Der Ventrikel wird durch die dorsale und ventrale Anlage des muskulären *Septum interventriculare* in rechten und linken Abschnitt unterteilt, die aber noch durch das *Foramen interventriculare* miteinander verbunden sind. Dieses wird später durch die *Pars membranacea* des Kammerseptums verschlossen.

Sinus venosus: Er besteht zunächst aus linkem und rechtem Sinushorn. Die weite Einmündung des Sinus verengt sich. Das linke Sinushorn wandelt sich in den *Sinus coronarius,* der das venöse Blut des Herzens in den rechten Vorhof leitet, und die *V. obliqua atrii sin.* um. Das rechte Sinushorn wird in die Wand des Vorhofs einbezogen und bildet die *V. cava inf.* Von kranial mündet die V. cava sup. An der Mündung der Venen bilden sich Klappen, die den Blutstrom lenken. Der venöse Zufluss zum Herzen aus der Nabelvene gelangt nun über den rechten Vorhof in linken Vorhof und Ventrikel.

Lungenvenen: Sie entstehen in der dorsalen Wand des linken Vorhofs und werden zunehmend in die Wand mit einbezogen. Dadurch entstehen vier getrennte Veneneinmündungen.

Herzsepten: Dorsal und ventral bilden sich *Endokardpolster,* die in der Mitte verwachsen und den Vorhof von der Kammer trennen. Seitlich bleiben zwei *Öffnungen* (*Ostien*) bestehen, in denen sich durch

Ausziehung der Endokardpolster *Segelklappen* bilden. Das rechte Ostium atrioventriculare wird von einer *dreizipfligen Segelklappe* (*Trikuspidalklappe*), das linke von einer *zweizipfligen* (*Bikuspidal- oder Mitralklappe*) begrenzt.

Die Unterteilung in linke und rechte Herzhälfte erfolgt auf Vorhof- und Kammerebene unabhängig voneinander. Im Vorhof bildet sich zuerst eine Sichel an Hinterwand und Dach des Atrium, die durch Verbreiterung zum *Septum primum* wird. Während das *Septum primum* das *Foramen primum* verschließt, treten in ihm Lücken auf, die das *Foramen secundum* bilden. Gleichzeitig entsteht rechts vom Septum primum das *Septum secundum.* Beide Septen schieben sich aneinander vorbei. Das *Septum primum* bildet eine Klappe über dem *Foramen ovale,* das vom Septum secundum begrenzt wird. Foramen primum und secundum verschließen sich. Während der Embryonalzeit fließt ein großer Anteil des Blutes an der Lunge vorbei durch das offene Foramen ovale vom rechten in den linken Vorhof. Nach der Geburt verschließt sich das Foramen ovale funktionell. Es kann jedoch auch beim Erwachsenen noch sondendurchgängig sein.

Linke und rechte Herzkammer werden durch das entstehende *Septum interventriculare* unterteilt.

Ausstrombahn: Die Ausflussbahnen der beiden Ventrikel überkreuzen sich im Bereich von Conus und Truncus arteriosus und drehen sich spiralig umeinander. Hier entwickelt sich das spiralig gedrehte *Septum aorticopulmonale,* das die Blutströme von Truncus pulmonalis (aus der rechten Kammer) und Aorta (aus der linken Kammer) trennt. In beiden Ausflussbahnen entstehen drei knötchenförmige Wandverdickungen, aus denen sich die *Semilunarklappen* (Taschenklappen: *Aorten-* und *Pulmonalklappen*) bilden. Während der Embryonalzeit ist der Truncus pulmonalis über eine Kurzschlussverbindung (*Ductus arteriosus*) mit der absteigenden Aorta verbunden.

 Klinischer Bezug

Entwicklungsstörungen des Herzens führen zu verschiedenen **angeborenen Herzfehlern.** *Vorhofscheidewanddefekte* entstehen durch unvollständigen Verschluss von Foramen primum oder secundum, *Kammerscheidewanddefekte* durch unvollständigen Verschluss des Septum interventriculare.
Einengungen (Stenosen) der Ostien der Ausflussbahn führen zur Pulmonal- oder Aortenklappenstenose.
Wird das Septum in Truncus und Conus arteriosus nicht spiralförmig, sondern gerade angelegt, entspringt die Aorta aus dem rechten Ventrikel und der Truncus pulmonalis aus dem linken Ventrikel (*Transposition der großen Gefäße*). Nur bei gleichzeitigem Ventrikelseptumdefekt und offenem Ductus arteriosus kann das Neugeborene überleben. Therapie der Wahl ist die operative Korrektur. Die *Fallot-Tetralogie* ist eine

Kombination aus Pulmonalstenose, Ventrikelseptumdefekt, „reitender Aorta" und Hypertrophie des rechten Ventrikels. Hierbei ist das Septum aorticopulmonale verschoben. Es kann deshalb nicht mit dem Septum interventriculare verwachsen und engt den Truncus pulmonalis ein. Die Aorta liegt über dem Septum und erhält Blut aus beiden Kammern.

Die *Aortenisthmusstenose* entsteht durch eine Wandveränderung der Aorta, die unterhalb des Ursprungs der linken A. subclavia liegt. Die Stenose kann vor oder hinter der Mündung des Ductus arteriosus (präduktal oder postduktal) liegen.

7.1.3 Embryonale Aortenbögen

Die intraembryonalen Gefäße entwickeln sich aus Blutinseln im viszeralen Mesoderm des intraembryonalen Zöloms. Zunächst entstehen Kapillarnetze, aus denen größere Blutgefäße hervorgehen.

Aortenbögen: Die Ausflussbahn des Herzschlauches (*Truncus arteriosus*) setzt sich nach kranial in die paarige *ventrale Aorta* fort. Aus ihr entspringen die *Aortenbögen*, die um den Schlunddarm herum ziehen und in die dorsalen Aorten münden. Jeder der sechs Aortenbögen ist einem Kiemenbogen als *Kiemenbogenarterie* zugeordnet.

Merke

Der *1., 2.* und *5. Aortenbogen* bilden sich zurück.
Aus dem *3. Aortenbogen* entsteht beiderseits die A. carotis int., aus der ventralen Aorta die A. carotis ext.
Aus dem *4. Aortenbogen* entwickelt sich auf der linken Seite der definitive Aortenbogen, auf der rechten Seite der Truncus brachiocephalicus und der Anfang der A. subclavia dext.
Aus dem *6. Aortenbogen* geht beidseits der Anfangsteil des Truncus pulmonalis und auf der linken Seite der Ductus arteriosus hervor.
Die dorsalen Aorten verschmelzen zur Aorta descendens.
„KARL" (3 = **K**arotiden, 4 = **A**orta und Truncus brachiocephalicus, 5 = **R**udiment, 6 = **L**ungenarterie)

Dottersack und Nabelarterien: Die *Dottersackarterien*, die der Versorgung des Dottersacks dienen, verschmelzen und bilden die Arterien im dorsalen Mesenterium des Darmes (Truncus coeliacus, A. mesenterica sup. und inf.). Die *Nabelarterien*, die das Blut des Embryos zur Plazenta führen, verbinden sich in der vierten Woche mit der A. iliaca comm. Nach der Geburt bilden die proximalen Abschnitte die A. iliaca int. und A. vesicalis sup.

7.1.4 Trachea und Lunge

Trachea: Beim drei Wochen alten Embryo bildet sich an der Vorderwand des Vorderdarms unterhalb der Anlage der Epiglottis eine Ausstülpung. Dieses *Lungendivertikel* steht zunächst noch über die gesamte Länge mit dem Vorderdarm in Verbindung, wird jedoch bald von ihm durch das *Septum oesophagotracheale* getrennt. Nur im Bereich des Kehlkopfeingangs bleibt die Verbindung bestehen. Das Lungendivertikel wächst nach unten und entwickelt sich zur Trachea, die in zwei *Lungenknospen* übergeht. Um das Entoderm der Trachea herum bilden sich Knorpelspangen und Muskulatur.

Klinischer Bezug

Missbildungen im Bereich des Ösophagus sind auf eine Entwicklungsstörung des Lungendivertikels und des Septum oesophagotracheale zurückzuführen. Meistens endet der proximale Abschnitt des Ösophagus blind und der distale Abschnitt mündet in die Trachea (**Ösophagotrachealfistel**). Selten besteht eine Verbindung zwischen Trachea und proximalem sowie distalem Ösophagus. Dieser angeborene **Verschluss des Ösophagus (Atresie)** kann in seltenen Fällen auch ohne eine Ösophagotrachealfistel vorkommen. Die Diagnose kann pränatal aufgrund eines Hydramnions vermutet werden und lässt sich nach der Geburt durch Sondierung des Ösophagus bestätigen.

Lunge: Die zwei *Lungenknospen* sprossen weiter aus und teilen sich rechts in drei Äste (*Bronchien*), links in zwei. Diese wachsen weiter nach lateral und kaudal in den Pleuroperitonealkanal. Die *parietale Pleura* spaltet sich von den Lungenknospen ab, die von der *viszeralen Pleura* überzogen werden, und legt sich der Thoraxwand an.

Die Bronchien teilen sich während der Entwicklung wiederholt dichotom (*Zweiteilungen*). Bis zur Geburt machen sie etwa 17–18 dieser Teilungen. In den Endverzweigungen differenziert sich das Epithel zu Alveolarepithelzellen. Diese bilden eine oberflächenaktive Substanz (*Surfactant*), die das Kollabieren der Alveolen verhindert. Eine genügende Anzahl an Alveolen und die ausreichende Produktion von Surfactant ist für die Lebensfähigkeit einer Frühgeburt entscheidend. Diese Voraussetzungen sind erst ab dem 7. Monat gegeben. Durch die einsetzende Atmung nach der Geburt wird die Flüssigkeit aus den Alveolen gepresst, die sich nun unter dem Einstrom von Luft entfalten. Bei der Geburt sind nur etwa ein Sechstel der Alveolen ausgebildet, die meisten Alveolen entstehen in den ersten zehn Lebensjahren. Aus dem Mesoderm, das die Lunge umgibt, entstehen Knorpel, glatte Muskulatur, das Gefäßnetz sowie das Binde- und Stützgewebe der Lunge.

7.2 Atmungsorgane

Die Atmungsorgane werden in *obere Atemwege* (Nasenhöhle, Pharynx, Larynx) und *untere Atemwege*

(Trachea, Lungen) unterteilt. Funktionell unterscheidet man *luftleitende* und *gasaustauschende* (respiratorische) Abschnitte. Die *luftleitenden Abschnitte* (Nasenhöhle, Trachea, Bronchien, Bronchiolen) dienen der Anfeuchtung, Anwärmung und Reinigung der Atemluft. Ihr Volumen entspricht dem Totraum bei der Atmung. In den *respiratorischen Abschnitten* (Alveolen) findet der Austausch von Sauerstoff und Kohlendioxid zwischen Alveolarluft und Blut statt.

7.2.1 Trachea

Siehe auch Histologie 3.6.1
Die *Luftröhre* (*Trachea*) ist ein etwa 10–12 cm langes elastisches Rohr. Sie gliedert sich in *Pars cervicalis* (s. a. 5.4.12) und *Pars thoracica*. Die *Pars cervicalis* schließt in Höhe des Ringknorpels (6./7. Halswirbelkörper) an den Kehlkopf an. Die *Pars thoracica* erstreckt sich von der Apertura thoracica sup. bis in Höhe des 4./5. Brustwirbels. Hier teilt sich die Trachea in die beiden Hauptbronchien auf (*Bifurcatio tracheae*, s. u.) (Abb. 7.**1**).
Aufbau: Das Stützgerüst der Trachea besteht aus 16–20 hufeisenförmigen Knorpelspangen, die untereinander durch *Ringbänder* (*Ligg. anularia*) verbunden sind. Dorsal wird die Trachea von der bindegewebigen *Paries membranaceus* mit dem glatten *M. trachealis* verschlossen. An der Bifurkation ragt ein knorpeliger *Sporn* (*Carina tracheae*) in das Lumen vor.
Gefäßversorgung und Innervation: Die Trachea wird arteriell von *Rr. tracheales* aus der A. thyroidea inf. und von *Rr. tracheales* aus N. laryngeus recurrens und Truncus sympathicus nervös versorgt.

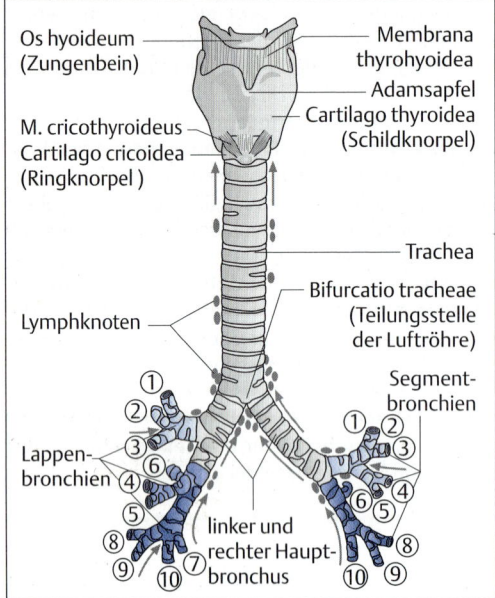

Os hyoideum (Zungenbein)
Membrana thyrohyoidea
Adamsapfel
Cartilago thyroidea (Schildknorpel)
M. cricothyroideus
Cartilago cricoidea (Ringknorpel)
Trachea
Bifurcatio tracheae (Teilungsstelle der Luftröhre)
Lymphknoten
Segmentbronchien
Lappenbronchien
linker und rechter Hauptbronchus

Abb. 7.**1 Trachea und Bronchialbaum** (aus Faller, Thieme 1995)

Topographie: Die Trachea liegt zunächst nahe an der vorderen Thoraxwand und zieht dann rechts vom Aortenbogen schräg nach hinten. Hinten grenzt sie an den Ösophagus und den zwischen beiden ziehenden N. laryngeus recurrens. Vor der Trachea kreuzt der Truncus brachiocephalicus. Die Bifurkation projiziert sich auf den 4. Brustwirbel bzw. die Verbindungslinie der Ansätze der 3. Rippe am Sternum.

7.2.2 Lungen

Siehe auch Histologie 3.6.2
Aufbau: Die *paarigen Lungen* (*Pulmo dext.* und *sin.*, Abb. 7.**2**) füllen mit dem sie überziehenden *Lungenfell* (*Pleura visceralis*) die Pleurahöhlen vollständig aus. Man unterscheidet die Basis, die auf der Zwerchfellkuppel liegt (*Facies diaphragmatica*), die *Facies mediastinalis*, die zum Mediastinum hin zeigt und die *Facies costalis*, die der Innenseite des Brustkorbs anliegt. An der Facies mediastinalis liegt der *Lungenhilus* (*Hilum pulmonis*), in dem Bronchien, Gefäße und Nerven in die Lunge ein- bzw. austreten.

!| **Merke**

Im *Hilus der linken Lunge* liegen vorne und unten die Vv. pulmonales, oben die A. pulmonalis und in der Mitte und hinten die Bronchien.
Im *Hilus der rechten Lunge* liegen vorne und unten die Vv. pulmonales, in der Mitte die A. pulmonalis und oben die Bronchien.

Lungenlappen (Lobi pulmonales): Jede Lunge ist aus Lungenlappen aufgebaut. Die Lappen – links zwei, rechts drei – werden durch tiefe Furchen (*Fissurae interlobares*) getrennt, die fast bis zum Hilus reichen. Zwischen Ober- und Unterlappen (*Lobus sup.* und *inf.*) beider Lungen liegt die nahezu seitengleich verlaufende *Fissura obliqua*. In der rechten Lunge schiebt sich seitlich und vorne der Mittellappen (*Lobus medius*) keilförmig zwischen Ober- und Unterlappen und wird durch die *Fissura horizontalis* vom Oberlappen und durch die Fissura obliqua vom Unterlappen getrennt.
Die *linke Lunge* ist mit einem Volumen von 1400 cm^3 insgesamt etwas kleiner als die rechte Lunge. Sie wird im unteren Teil des Lobus sup. vom Herz eingedrückt, das die *Impressio cardiaca* hinterlässt. Der Lobus sup. läuft nach unten in einen Fortsatz (*Lingula*) aus. An der Facies mediastinalis erkennt man die Abdrücke von Ösophagus und Aorta.
Die *rechte Lunge* hat ein Volumen von etwa 1500 cm^3. An der mediastinalen Fläche erkennt man Impressionen von V. cava sup., V. azygos und Ösophagus.
Segmente (Segmenta bronchopulmonalia): Die Lappen gliedern sich weiter in bindegewebig voneinander getrennte Lungensegmente. Zu jedem Segmentzentrum führen ein Segmentbronchus und

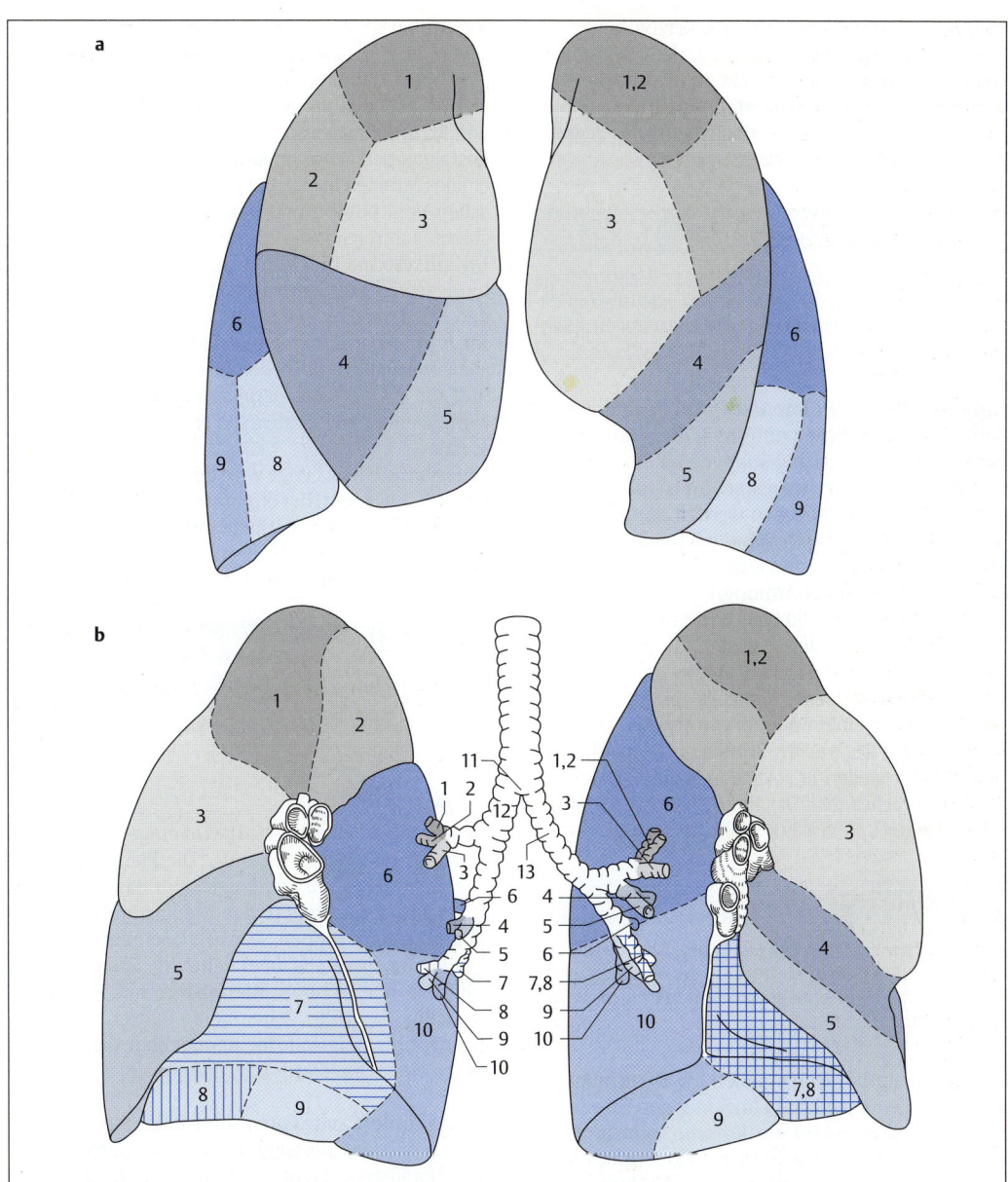

Abb. 7.**2 Die bronchopulmonalen Segmente und die Verzweigung des Bronchialbaumes. a** Ansicht von vorne, **b** Ansicht des Bronchialbaumes von vorne und Ansicht der medialen Flächen der Lungen. *Rechte Lunge:* Lobus sup.: 1 = Segmentum apicale und Bronchus segmentalis apicalis, 2 = Segmentum post. und Bronchus segmentalis post., 3 = Segmentum ant. und Bronchus segmentalis ant.; Lobus medius: 4 = Segmentum lat. und Bronchus segmentalis lat., 5 = Segmentum med. und Bronchus segmentalis med.; Lobus inf.: 6 = Segmentum apicale und Bronchus segmentalis apicalis, 7 = Segmentum basale med. und Bronchus segmentalis basalis med., 8 = Segmentum basale ant. und Bronchus segmentalis basalis ant., 9 = Segmentum basale lat. und Bronchus segmentalis basalis lat., 10 = Segmentum basale post. und Bronchus segmentalis basalis post.; *Linke Lunge:* Lobus sup.: 1 u. 2 = Segmentum apicopost. und Bronchus segmentalis apicopost., 3 = Segmentum ant. und Bronchus segmentalis ant., 4 = Segmentum lingulare sup. und Bronchus segmentalis lingularis sup., 5 = Segmentum lingulare inf. und Bronchus segmentalis lingularis inf.; Lobus inf.: 6 = Segmentum apicale und Bronchus segmentalis apicalis, 7 u. 8 = Segmentum basale anteriomed. und Bronchus segmentalis basalis anteromed., 9 = Segmentum basale lat. und Bronchus segmentalis basalis lat., 10 = Segmentum basale post. und Bronchus segmentalis basalis post.; 11 = Bifurcatio tracheae, 12 = Bronchus principalis dext., 13 = Bronchus principalis sin. (aus Platzer, Thieme 1982)

Anatomie

eine A. segmentalia. Die dazugehörigen Venen ziehen im Bindegewebe zwischen den Segmenten. Die Segmente sind an der Lungenoberfläche nicht zu erkennen. Jede Lunge besteht aus 10 Segmenten, bei der linken Lunge fehlt jedoch häufig das Segment 7 im Unterlappen (Abb. 7.**2**).

 Klinischer Bezug

Die Anordnung der Lungenläppchen ist wichtig für die Lungenchirurgie, da die Segmente die kleinsten operativ resezierbaren Lungeneinheiten darstellen (**Segmentresektion**).

Läppchen (Lobuli pulmonales): Die Segmente werden weiter in Läppchen unterteilt, die jedoch nur an der Mantelzone der Lungenlappen an der *polygonalen Felderung* zu erkennen sind. Im Lappenkern fehlen sie. Die Lungenläppchen werden durch bindegewebige Septen (*Septa interlobularia*) voneinander getrennt und gewährleisten eine bessere Verformbarkeit der Lunge bei der Atmung.
Bronchialbaum: Er bildet das luftleitende Röhrensystem und endet an den Alveolen, die dem Gasaustausch dienen. Die Trachea verzweigt sich in die zwei *Hauptbronchien* (*Bronchus principalis dext.* und *sin.*), die in einem Winkel von etwa 70° zueinander abgehen. Der rechte Bronchus ist weitlumiger und verläuft steiler. Er setzt damit die Verlaufsrichtung der Trachea fort. Der linke Bronchus ist englumiger, länger und verläuft mehr horizontal.

 Klinischer Bezug

Aufgrund der Stellung der Hauptbronchien gelangen **aspirierte Fremdkörper** eher in den rechten Bronchus. Auch Bronchopneumonien finden sich bevorzugt rechts.

Aus den Hauptbronchien gehen die *Bronchi lobares* ab, die zu den jeweiligen Lungenlappen führen. Die Bronchi lobares geben die *Bronchi segmentales* zu den Segmenten ab. Die Bronchi segmentales teilen sich weiter dichotom, sodass etwa 6–12 Verzweigungen (*Bronchioli*, ∅ > 1 mm) entstehen. Als *Bronchioli terminales* werden Bronchioli mit einem Durchmesser von weniger als 1 mm bezeichnet. An die Bronchioli terminales schließen sich die *Bronchioli respiratorii* mit den Alveolen an.
Gefäßsystem: Aa. und Vv. pulmonales (*Vasa publica*) bilden mit dem Kapillarbett der Lungen den kleinen Kreislauf. Die beiden *Aa. pulmonales* gehen aus dem Truncus pulmonalis hervor und führen sauerstoffarmes Blut aus der rechten Herzkammer zur Lunge. Sie verzweigen sich weiter und schließen sich den Bronchien und Bronchiolen an. Das venöse sauerstoffreiche Blut fließt über die Venen in den Interlobulärsep-

ten in die Venen in den Intersegmentalsepten und schließlich in die *Vv. pulmonales*. Lungenvenen sind ohne Klappen.
Der Bronchialbaum und das Lungengewebe werden von Rr. bronchiales aus der Aorta und aus den Interkostalgefäßen (*Vasa privata*) versorgt. Die Vv. bronchiales münden in V. azygos und V. hemiazygos. Zwischen Vasa publica und Vasa privata der Lunge bestehen zahlreiche Anastomosen.
Lymphsystem: Die Lymphgefäße beginnen in den bindegewebigen Septen und führen die Lymphe zu den *Nn. ll. mediastinales post.* Diese gliedern sich in *Nn. ll. bronchopulmonales* am Lungenhilus, *Nn. ll. tracheobronchiales inf.* in der Bifurkation der Trachea und die *Nn. ll. juxta-oesophageales pulmonales*. Die Lymphe fließt weiter ab in die Trunci bronchomediastinales.
Innervation: Jede Lunge wird durch einen *Plexus pulmonalis* innerviert, der efferente Anteile des N. vagus und des Truncus sympathicus enthält. Die Fasern des Plexus gelangen auf Vorder- und Rückseite des Hilus in die Lunge zur Bronchial- und Gefäßmuskulatur.

 Merke

Der *Sympathikus* erweitert, der *Parasympathikus* verengt die Bronchien.

7.2.3 Pleura

Pleura: Die *Pleura* (*Brustfell*) wird eingeteilt in *Pleura parietalis* und *Pleura visceralis*. Die Pleura parietalis überzieht als *Pleura diaphragmatica* das Zwerchfell, als *Pleura mediastinalis* das Mediastinum und als *Pleura costalis* Rippen, Wirbelsäule und Sternum. Die Pleura visceralis überzieht die Lungen bis in die Tiefe der Fissurae interlobares mit Ausnahme des Hilus. Am Hilus gehen beide Blätter der Pleura in einer Umschlagsfalte ineinander über, die nach unten zu einer Duplikatur (*Lig. pulmonale*) ausgezogen ist.
Pleurahöhle (Cavitas pleuralis): Beide Pleurahöhlen sind in sich geschlossene Räume. Sie bestehen aus dem kapillären Spalt zwischen Pleura parietalis und Pleura viscerales (*Pleuraspalt*) und enthalten je etwa 5 ml seröse Gleitflüssigkeit.

 Klinischer Bezug

Entzündungen im Bereich der Lunge und der Pleura führen oft zu einer Vermehrung der serösen Flüssigkeit (*Pleuraerguss*). Ein Pleuraerguss kann auch Hinweis auf einen bösartigen Tumor der Lunge oder Pleura sein.

An den Übergängen von den einzelnen Abschnitten der Pleura parietalis ineinander entstehen sog. Reserve- oder Komplementärräume (*Recessus pleurales*).

Während der Inspiration ermöglichen sie die Ausweitung der Lunge. Der *Recessus costodiaphragmaticus* ist in der Axillarlinie bis zu 7 cm tief und stellt damit den größten Reserveraum dar. Der *Recessus costomediastinalis* liegt hinter dem Sternum und liefert nur einen kleinen Reserveraum, ebenso wie der *Recessus phrenicomediastinalis*. Im Bereich der *Pleurakuppel*, die die *Lungenspitze* (*Apex pulmonis*) überzieht, gibt es keinen Reserveraum. Die Pleurakuppel wird durch Bindegewebszüge fixiert.

Gefäßversorgung und Innervation: Die *Pleura visceralis* wird von den Gefäßen der Lunge mitversorgt. Ihre Lymphe fließt über die subpleuralen Lymphkapillarnetze in die peribronchialen Gefäße. Sie wird nicht sensibel innerviert. Die *Pleura parietalis* wird von Gefäßen der Pleurawand versorgt. Die Lymphe fließt über subpleurale Kapillarnetze zu den interkostalen und parasternalen sowie mediastinalen Lymphknoten. Sie wird sensibel durch Interkostalnerven und den N. phrenicus innerviert.

7.3 Ösophagus

Siehe auch Histologie 3.6.4

Die *Speiseröhre* (*Ösophagus*) ist ein etwa 25 cm langer Muskelschlauch, der den Rachen mit dem Magen verbindet. Er zieht dabei vom Hals durch das hintere Mediastinum in den Oberbauch (Abb. 7.**3**). Er entsteht aus dem Abschnitt des Vorderdarms vom Abgang des Lungendivertikels bis zur Magenanlage. Die Muskulatur entwickelt sich aus dem umgebenden Mesoderm.

Gliederung: Man unterteilt die Speiseröhre in drei Abschnitte:

- Die *Pars cervicalis* zieht von der Ringknorpelplatte zur oberen Thoraxapertur (s. a. 5.4.10). Am Beginn des Halsteils in Höhe des 6./7. Halswirbels liegt der *obere Ösophagussphinkter*, die *1. Enge* und engste Stelle der Speiseröhre. Er wird gebildet von der Pars transversa des M. cricopharyngeus.
- Die *Pars thoracica* beginnt an der oberen Thoraxapertur und ist etwa 16 cm lang. Im oberen Mediastinum verläuft sie hinter der Trachea und direkt vor der Brustwirbelsäule. Im weiteren Verlauf zieht der Ösophagus nach vorne und gelangt vor die Aorta. Der untere Abschnitt der Pars thoracica liegt dicht am linken Vorhof des Herzens. In Höhe des 4. Brustwirbels wird der Ösophagus durch den Aortenbogen eingeengt (*2. Enge*).
- Am Zwerchfell geht die Pars thoracica in Höhe des 11. Brustwirbels in die *Pars abdominalis* über. Die intraabdominelle Strecke ist nur etwa 1–4 cm lang. Die Muskelfasern des Zwerchfells legen sich am Hiatus ösophageus schlingenförmig um den Ösophagus und bilden so die *3. Enge*. Zusammen mit der ösophagealen Muskulatur sowie zahl-

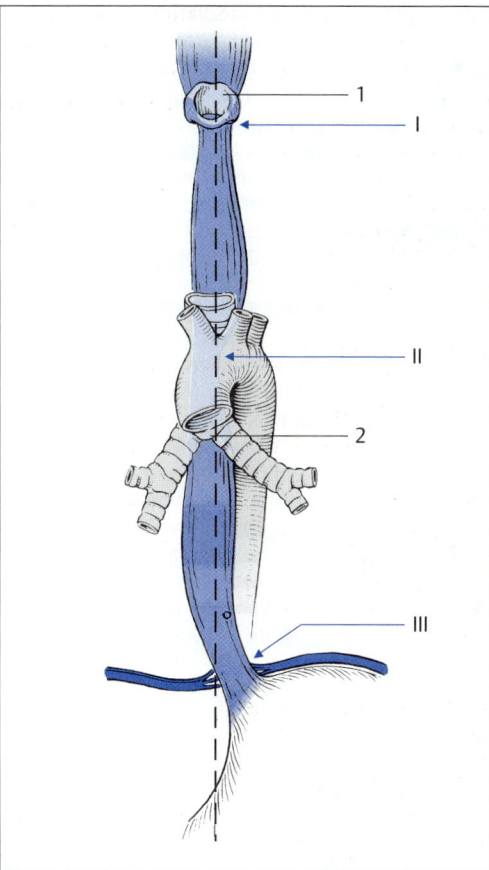

Abb. 7.**3 Ösophagus.** 1 = Ringknorpel, 2 = Bifurcatio tracheae, I = 1. Enge: Ösophagusmund, II = 2. Enge: Aortenenge, III = 3. Enge: Zwerchfellenge (aus Kahle/Leonhardt/Platzer, Thieme 1991)

reichen Venenplexus in der Wand des Ösophagus können sie den Ösophagus verschließen (*unterer Ösophagussphinkter*) und den Reflux von Magensaft verhindern.

 Klinischer Bezug

Die Engen des Ösophagus sind besonders gefährdet bei **Verätzungen** und dem Verschlucken von **Fremdkörpern**. Auch Ösophaguskarzinome treten vor allem an den Engen auf.

Funktion: Die Speiseröhre dient der Durchmischung von Speisen und Flüssigkeit und deren Transport in den Magen. Dies geschieht durch lumenverengende Kontraktionswellen, die sich von oben nach unten ausbreiten (*Peristaltik*). Reflektorisch erschlafft der untere Ösophagussphinkter und lässt den Inhalt in den Magen passieren.

Gefäßversorgung und Innervation: Die arterielle Versorgung der *Pars cervicalis* erfolgt aus *A. thyroidea inf.* und *A. subclavia*, der *Pars thoracica* aus *Rr. oesophagei* der Aorta und der *Pars abdominalis* aus *A. phrenica inf.* und *A. gastrica sin.* Der venöse Abfluss erfolgt über *V. azygos* und *V. hemiazygos*.

In der Wand des Ösophagus liegen *Nervenplexus*, die sich aus Fasern des vegetativen und des autonomen, intramuralen Nervensystems zusammensetzen (*Plexus myentericus*, *Plexus submucosus*). Die Steuerung der Peristaltik erfolgt über die Fasern des vegetativen Nervensystems. Parasympathikusfasern gelangen über Rr. oesophagei aus dem N. laryngeus recurrens und über den Plexus oesophageus zu den Plexus in der Ösophaguswand, Sympathikusfasern aus Truncus sympathicus und Plexus aorticus.

Lymphabfluss: In der Wand des Ösophagus verlaufen langgestreckte Lymphbahnen, die je nach Abschnitt in unterschiedliche Lymphknoten drainieren. Der Abfluss aus der *Pars cervicalis* erfolgt in die Halslymphknoten, aus der *Pars thoracica* in praevertebrale, paratracheale, mediastinale, tracheobronchiale und bronchopulmonale Lymphknoten und aus der *Pars abdominalis* in Lymphknoten entlang der A. gastrica sin.

7.4   Thymus

Siehe auch Histologie 3.3.5

Der Thymus ist ein wichtiges Steuerorgan für die *zelluläre Immunität*. Er liegt vorne im oberen Mediastinum hinter dem Sternum. Er setzt sich beim Kind aus zwei unregelmäßig geformten Lappen zusammen, die bis zur Pubertät an Gewicht zunehmen (etwa 30–40 g). Zur Zeit seiner größten Ausdehnung reicht er vom Schilddrüsenunterrand bis zum 4. Sternokostalgelenk und bedeckt die V. brachiocephalica sin., den Aortenbogen und einen Teil des Herzbeutels. Nach der Pubertät bildet er sich zurück (*Involution*), beim Erwachsenen verbleibt der *Thymusrestkörper* hinter dem Manubrium sterni. Die arterielle Versorgung erfolgt durch *Rr. thymici* aus A. thoracica int. und A. thyroidea inf.

7.5   Herz

7.5.1   Gestalt, Bau, Lage

Das *Herz* (*Cor*) ist ein etwa faustgroßes muskuläres Hohlorgan, das als Pumpe in den großen und kleinen Kreislauf eingeschaltet ist. Es befindet sich im mittleren Mediastinum und liegt mit seiner Längsachse schräg im Thorax. Die *Herzspitze* (*Apex cordis*) zeigt nach links unten und berührt die vordere Brustwand. An der *Herzbasis* (*Basis cordis*) treten die großen Ge-

fäße ein und aus und verankern das Herz im Mediastinum. Das Herz wird vollständig vom Herzbeutel (*Perikard*) umhüllt. Sein Gewicht beträgt etwa 0,5 % des Körpergewichts, im Durchschnitt 300–350 g.

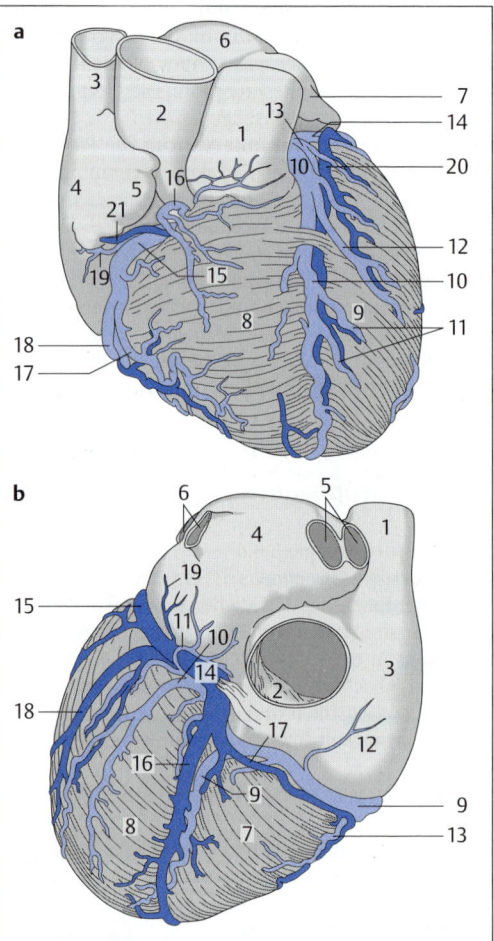

Abb. 7.**4 Herz. a** Facies sternocostalis: 1 = Truncus pulmonalis, 2 = Pars ascendens aortae, 3 = V. cava sup., 4 = Atrium dext., 5 = Auricula dext., 6 = Atrium sin., 7 = Auricula sin., 8 = Ventriculus dext., 9 = Ventriculus sin., 10 = R. interventricularis ant., 11 = Rr. interventriculares septales, 12 = R. lat., 13 = R. marginalis sin., 14 = R. circumflexus, 15 = A. coronaria dext., 16 = R. coni arteriosi, 17 = R. marginalis dext., 18 = R. interventricularis post., 19 = R. atrialis intermedius, 20 = V. cordis magna, 21 = V. atrialis; **b** Facies diaphragmatica: 1 = V. cava sup., 2 = V. cava inf., 3 = Atrium dext., 4 = Atrium sin., 5 = Vv. pulmonales dext., 6 = Vv. pulmonales sin., 7 = Ventriculus dext., 8 = Ventriculus sin., 9 = R. interventricularis post., 10 = R. posterolat. dext., 11 = R. nodi atrioventricularis, 12 = R. atrialis, 13 = R. marginalis dext., 14 = Sinus coronarius im Sulcus coronarius, 15 = V. cordis magna, 16 = V. cordis media, 17 = V. cordis parva, 18 = V. posterior ventriculi sin., 19 = V. obliqua atrii sin. (aus Platzer, Thieme 1982)

Gestalt (Abb. **7.4**): Das Herz wird durch eine *Scheidewand* (*Septum cordis*) in eine linke und eine rechte Hälfte gegliedert. Beide Hälften sind in einen *Vorhof* (*Atrium*) und eine *Kammer* (*Ventrikel*) unterteilt. Die Grenze zwischen rechtem und linkem Ventrikel ist von außen durch den *Sulcus interventricularis ant.* und *post.* zu erkennen, die sich an der Herzspitze treffen. Die Grenze zwischen Kammer und Vorhof ist durch den *Sulcus coronarius* gekennzeichnet. Der *Sulcus terminalis* trennt die V. cava sup. vom rechten Vorhof. Beide Vorhöfe besitzen Blindsäcke (*Herzohren, Auriculae cordis*), die dem Herz ventral anliegen. Die *Vorderwand* des Herzens wird im wesentlichen vom rechten Ventrikel gebildet, die *Unterseite* (klinisch: Hinterwand) größtenteils vom linken Ventrikel. Die *Rückseite* wird vom linken Vorhof und den Lungenvenen eingenommen.

Merke

Man stelle sich die *Herzachse* als Linie von der Herzbasis zur Herzspitze (durch das Septum interventriculare) vor, die senkrecht im Raum steht. Dann erhält man die Lage der Achse im Körper durch Anheben der Herzachse um 45° nach vorne, Auslenkung zur Seite um 45° und Drehung um 45° gegen den Uhrzeigersinn. So erklärt sich auch die Lage des rechten Ventrikels an der Vorderwand.

Klinischer Bezug

Der linke Vorhof liegt dem Ösophagus dicht an. Eine **Vergrößerung des Vorhofs** kann daher zu einer Einengung des Ösophagus führen, die durch einen Kontrastmittel-Breischluck nachgewiesen werden kann.

Atrium dext.: In den rechten Vorhof mündet das venöse Blut des Körperkreislaufes über *V. cava sup.* und *inf.* sowie das venöse Blut des Herzens aus dem *Sinus coronarius*. Die Wand des Vorhofs zwischen den Mündungen der Hohlvenen ist glatt, in den anderen Bereichen ziehen kammförmige Muskelbälkchen (*Mm. pectinati*) in Richtung des Herzohres (Auricula dext.). Am Septum interatriale erkennt man als Rest des Foramen ovale die *Fossa ovalis*, die von einem Muskelwulst umgeben ist.
Die rechte Atrioventrikularklappe (*Valva atrioventricularis dext.*) bildet die Grenze zur rechten Kammer. Sie besteht aus dünnen Membranen, deren freie Ränder durch Sehnenfäden (*Chordae tendineae*) an den Papillarmuskeln des rechten Ventrikels befestigt sind. Sie ist eine aus drei Segeln zusammengesetzte Segelklappe (Cuspis septalis, ant. und post. – *Trikuspidalklappe*).
Ventriculus dext.: Im Ventrikellumen finden sich drei *Papillarmuskeln* (*M. papillaris ant.*, *post.* und *septalis*) sowie dazwischen liegende einzelne Muskelbälkchen (*Trabeculae carneae*). Das Septum interven-

triculare buchtet sich in das Kammerlumen vor. Die Wand des rechten Ventrikels hat ein Drittel der Dicke der Wand des linken.
Am Übergang zum Truncus pulmonalis liegt die *Pulmonalklappe* (*Valva trunci pulmonalis*). Man bezeichnet die Klappe dem Bau nach als Taschenklappe (*Valvula semilunaris*). Sie besteht aus drei halbmondförmigen Membranen (*Valvula semilunaris ant., dext.* und *sin.*), deren freie Ränder nach oben stehen und verdickt sind.
Atrium sinistrum: In den linken Vorhof münden beiderseits zwei *Vv. pulmonales*. Die Innenwand ist weitgehend glatt, nur im Herzohr finden sich Mm. pectinati.
Die linke Atrioventrikularklappe (*Valva atrioventricularis sin.*) besteht nur aus zwei Segeln (Cuspis ant. und post. – *Bikuspidalklappe, Mitralklappe*), deren Sehnenfäden an den Papillarmuskeln des linken Ventrikels befestigt sind.
Ventriculus sin.: Die Wand des linken Ventrikels ist sehr kräftig ausgebildet. Innen erkennt man zwei Papillarmuskeln (*M. papillaris ant.* und *post.*) sowie *Trabeculae carneae*. Am Übergang zur Aorta liegt die *Aortenklappe*, die sich aus drei kräftigen Taschenklappen (*Valvula semilunaris dext., sin.* und *post.*) zusammensetzt. Oberhalb der Klappen buchtet sich die Aortenwand zum *Sinus aortae* aus, in dem die Koronararterien (s. a. 7.5.3) entspringen. Von außen betrachtet wird die Erweiterung der Aorta als *Bulbus aortae* bezeichnet.

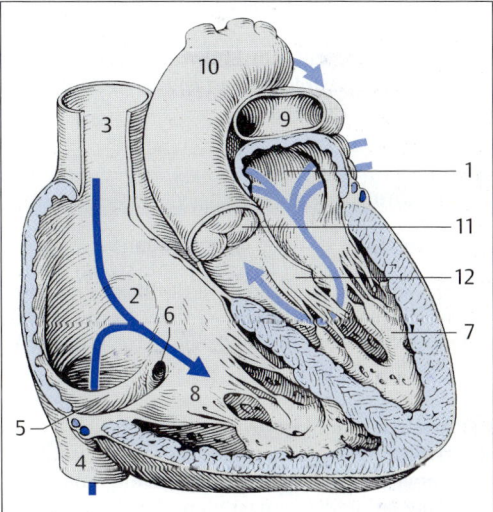

Abb. 7.5 Herz: Schnittebene durch Vorhöfe und Kammern. 1 = Atrium sin., 2 = Atrium dext., 3 = Ostium v. cavae sup., 4 = Ostium v. cavae inf., 5 = Valvula v. cavae inf., 6 = Sinus coronarius, 7 = Trabeculae carneae, 8 = rechte AV-Klappe, 9 = Truncus pulmonalis, 10 = Aorta, 11 = Valva aortae, 12 = linke AV-Klappe (aus Kahle/Leonhardt/Platzer, Thieme 1991)

Anatomie

Merke

Das kohlendioxidreiche Blut fließt über die Vv. cavae in den rechten Vorhof und von dort durch die AV-Klappe entlang der Einstrombahn in den rechten Ventrikel. Der Blutstrom biegt an der Herspitze spitzwinklig um und gelangt über die glattwandige Ausstrombahn zum Conus arteriosus und durch die Pulmonalklappe in den Truncus arteriosus und damit in die Lunge. Das sauerstoffreiche Blut fließt über die Vv. pulmonales in den linken Vorhof und durch die linke AV-Klappe in den linken Ventrikel. Auch hier unterscheidet man Ein- und Ausstrombahn. Durch die Aortenklappe gelangt das Blut schließlich in den Körperkreislauf. Alle vier Klappen liegen etwa in einer Ebene (*Ventilebene*) im Herzskelett (s. u.).

Wandbau: Die Wand des Herzens ist dreischichtig.
- Die Hohlräume des Herzens sind von einer einschichtigen Lage von Endothelzellen, dem *Endokard*, ausgekleidet. Darauf folgt das *subendokardiale Bindegewebe*, in dem Blutgefäße und Zellen des Erregungsleitungssystems liegen. Die *Herzklappen* sind Duplikaturen des Endokards, die Bindegewebe und vegetative Nervengeflechte umschließen.
- Die Muskelschicht (*Myokard*) besteht aus Bündeln von Herzmuskelgewebe, die in charakteristischer Weise angeordnet sind. Die äußere Schicht verläuft schräg um beide Kammern und geht an der Herzspitze im Vortex cordis in die innerste steil nach oben verlaufende Schicht über. Die mittlere Schicht zieht zirkulär um die einzelnen Kammern. Die drei Schichten sind durch lockeres Bindegewebe voneinander getrennt.
- Das Herz ist außen vom *Epikard* überzogen (s. a. 7.5.5). Im *subepikardialen Fettgewebe* verlaufen die Blutgefäße des Herzens.

Klinischer Bezug

Jede Muskelfaser wird von einer Kapillare versorgt. Da die Muskelfasern in der linken Kammer stärker ausgebildet sind als in der rechten, ist die Blut- und Sauerstoffversorgung der rechten Kammer besser. **Herzinfarkte** treten deshalb häufiger links, **toxische Schäden** häufiger rechts auf.

Herzskelett: In der *Ventilebene* befinden sich als sog. *Herzskelett* Bindegewebszüge, die die Muskulatur von Kammern und Vorhöfen vollständig voneinander trennen und Ansatzstellen der Herzklappen sind. Das straffe Bindegewebe bildet zwei Ringe (*Anulus fibrosus dext.* und *sin.*) zwischen Vorhöfen und Kammern sowie je einen Faserring um Truncus pulmonalis und Aorta. Zwischen den Faserringen bildet sich das *Trigonum fibrosum dext.* und *sin.* Zum Herzskelett gehört auch die *Pars membranacea* des Septum interatriale und interventriculare.

Herzaktion: Die Pumpfunktion des Herzens basiert auf synchroner Kontraktion (*Systole*) und Erschlaffung (*Diastole*) der Arbeitsmuskulatur beider Kammern sowie intakten Herzklappen.

Merke

Die *Diastole* umfasst die Erschlaffungsphase und die Kammerfüllungsphase, die *Systole* die Anspannungsphase und die Austreibungsphase.

Während der *Anspannungsphase der Systole* kontrahiert sich die Ventrikelmuskulatur, die AV-Klappen werden verschlossen und so der Rückfluss des Blutes in die Vorhöfe verhindert. Ist der Druck im Ventrikel schließlich höher als der Arteriendruck in der Ausflussbahn, öffnen sich die Taschenklappen und das Blut wird in die nachfolgenden Kreisläufe gepumpt (*Austreibungsphase der Systole*). Mit abnehmendem Volumen sinkt der Druck in den Kammern und die Taschenklappen verschließen sich wieder. Während der *Erschlaffungsphase* öffnen sich die AV-Klappen und das Blut strömt von den Vorhöfen in die Ventrikel (*Füllungsphase*).

Klinischer Bezug

Störungen des Ventilmechanismus der Klappen führen zur einer erheblichen Beeinträchtigung der Herztätigkeit. Bei unvollständigem Klappenschluss (*Klappeninsuffizienz*) strömt ein Teil des Blutes in den vor der Klappe gelegenen Vorhof oder Ventrikel zurück. Die Verengung einer Klappe (*Klappenstenose*) führt zur Hypertrophie der Arbeitsmuskulatur des Vorhofs oder Ventrikels vor der Klappe.

7.5.2   Erregungsleitungssystem

Die Tätigkeit des Herzens ist prinzipiell unabhängig vom zentralen Nervensystem, es arbeitet *autonom*. Das Herz besitzt ein eigenes *Erregungsbildungs-* und *Erregungsleitungssystem*, das aus spezifischem Herzmuskelgewebe aufgebaut ist (s. a. Histologie 3.6.6). Es ist für die rhythmische Kontraktion der Muskulatur verantwortlich. Die Herznerven (s. a. 7.5.4) haben lediglich Einfluss auf die Frequenz.

Sinusknoten (Nodus sinuatrialis): Er liegt im Dach des rechten Vorhofs an der Mündung der V. cava sup. und steht mit der Muskulatur des Vorhofs in Verbindung. Der Sinusknoten ist der *Schrittmacher des Herzens*. Die Erregung, die vom Sinusknoten gebildet wird, wird über die Arbeitsmuskulatur zum AV-Knoten geleitet.

AV-Knoten: Er liegt an der Hinterwand des rechten Vorhofs vor der Mündung des Sinus coronarius und geht direkt in das His-Bündel (*Truncus fasciculi atrioventricularis*) über.

His-Bündel: Es durchsetzt das Bindegewebe zwischen Aorta und Truncus pulmonalis und teilt sich im Septum in einen rechten und einen linken Schenkel (*Crus dext.* und *sin.*, *Tawara-Schenkel*), die bis zur Herzspitze ziehen. Der linke Schenkel teilt sich bald in ein *vorderes* und *hinteres Hauptbündel*.

Purkinje-Fasern: Die Endverzweigungen der Tawara-Schenkel bilden das Netz der Purkinje-Fasern, die in die Arbeitsmuskulatur ziehen.

> ! **Merke**
>
> Der *Sinusknoten* bildet die Erregungen mit einer Frequenz von 60–80 /min in Ruhe. Fällt er aus, kann der *AV-Knoten* die Erregungsbildung übernehmen, jedoch mit einer niedrigeren Fequenz von 50–60 /min (*AV-Knotenrhythmus*). Fällt auch der AV-Knoten aus, gehen die Erregungen mit etwa 30–40 /min von der Kammermuskulatur aus (*Kammereigenrhythmus*).

7.5.3 Gefäße

Koronararterien: Die *Herzkranzarterien* (*A. coronaria dext.* und *sin.*) versorgen den Herzmuskel. Sie entspringen als erste Äste der Aorta unmittelbar oberhalb der Aortenklappe im Sinus aortae. Sie verlaufen im subepikardialen Fettgewebe und dringen von dort in die Muskulatur ein. Die Koronarien sind funktionelle Endarterien. Ausbildung und Versorgungsgebiete der Koronararterien sind sehr variabel (Abb. 7.**4**). Im folgenden wird der *ausgeglichene Typ* (ca. 50 %) beschrieben:

- *A. coronaria sinistra:* Sie entspringt im *Sinus aortae sin.*, zieht zwischen linkem Herzohr und Truncus pulmonalis nach vorne und teilt sich in:
  - *R. circumflexus:* verläuft im Sulcus coronarius bis zur Unterseite des Herzens, gibt Äste an linken Vorhof und Ventrikel ab;
  - *R. interventricularis anterior:* zieht im Sulcus interventricularis ant. bis zur Herzspitze, gibt Äste zum Conus arteriosus, zur Vorderwand der linken Kammer und zu den vorderen zwei Dritteln des Septums ab;
- *A. coronaria dextra:* Sie entspringt im *Sinus aortae dext.*, zieht unter dem rechten Herzohr im *Sulcus coronarius* nach unten und verläuft dann als R. interventricularis post. im Sulcus interventricularis post. Auf der Vorderseite gibt sie Äste zum Conus arteriosus, zum rechten Vorhof sowie Vorder- und Seitenwand der Kammer ab, auf der Rückseite zum Vorhof und zum hinteren Drittel des Septums. Meist versorgt sie auch Sinus- und AV-Knoten (s. a. 7.5.2).

Neben dem ausgeglichenen Typ findet man einen *Rechts*- und einen *Linkstyp*, bei denen jeweils eine der beiden Koronararterien das größere Versorgungsgebiet hat.

> **Klinischer Bezug**
>
> Die **Einengung des Lumens der Koronarien (Stenose)**, z.B. durch Arteriosklerose, führt zu einer Minderdurchblutung der nachgeschalteten Muskelbezirke, die zunächst nur bei Belastung auftritt (*Angina pectoris*). Man spricht auch von *Koronarinsuffizienz*. Der vollständige Verschluss einer Koronararterie führt zum *Herzinfarkt*, bei dem Teile des Herzmuskelgewebes untergehen. Stenosen können interventionell im Rahmen einer Herzkatheteruntersuchung durch einen *Stent* erweitert oder operativ durch einen *Bypass* (Unterschenkelvene oder A. thoracica int.) umgangen werden.

Herzvenen: Das venöse Blut des Herzens fließt weitgehend über den *Sinus coronarius* in den rechten Vorhof. Dieser nimmt die *V. cardiaca magna* aus dem Sulcus interventricularis ant., *V. cardiaca media* aus dem Sulcus interventricularis post., *Vv. post. ventriculi sin.* und die *V. cardiaca parva* aus dem Sulcus coronarius auf. *Vv. cardiacae minimae* münden direkt in die Hohlräume des Herzens.

7.5.4 Nerven

Die Steuerung der Herztätigkeit erfolgt über das vegetative Nervensystem. Äste von Sympathikus und Parasympathikus aus dem Hals- und Brustbereich bilden zwischen Aorta und Truncus pulmonalis den *Plexus cardiacus*. Die Verzweigungen des Plexus cardiacus erreichen Sinus- und AV-Knoten, die Kammermuskulatur sowie mit sensiblen Fasern das Epikard.

> ! **Merke**
>
> Der *Sympathikus* wirkt beschleunigend auf die Herzfrequenz, der *Parasympathikus* verlangsamend. Beide passen die Herztätigkeit der Körpertätigkeit an.

7.5.5 Herzbeutel

Der *Herzbeutel* (*Perikard*) umgibt das *Herz* und die *Perikardhöhle* (*Cavitas pericardialis*). Er besteht aus einem äußeren, kollagenfaserreichen Anteil (*Pericardium fibrosum*) und einem inneren, serösen Anteil (*Pericardium serosum*).

Pericardium serosum: Der seröse Anteil des Perikards besteht aus zwei Blättern. Das *viszerale Blatt* umgibt als mesothelialer Überzug das Herz und seine Gefäße (auch als *Epikard* bezeichnet). Das *parietale Blatt* liegt dem Pericardium fibrosum innen an. Zwischen beiden Blättern befindet sich die mit seröser Flüssigkeit gefüllte Perikardhöhle.

Der Umschlag vom viszeralen auf das parietale Blatt erfolgt an der Wand von Aorta, Truncus pulmonalis und V. cava sup. sowie zwischen V. cava inf. und den Vv. pulmonales. Die Aorta ascendens liegt innerhalb des Herzbeutels (Länge ca. 2,5 cm). Truncus pul-

 Anatomie

monalis und V. cava inf. liegen auf eine Strecke von etwa 1 cm ebenfalls intraperikardial, die Vv. pumonales liegen außerhalb des Perikards.

Aorta und Truncus pulmonalis (*Porta arteriosa*) werden von einer gemeinsamen Umschlagfalte umgeben, ebenso wie V. cava sup. und inf. und Vv. pulmonales (*Porta venosa*). Zwischen Porta arteriosa und Porta venosa bleibt ein schmaler Durchgang (*Sinus transversus pericardii*). Der zwischen linken und rechten Vv. pulmonales gelegene Raum wird als *Sinus obliquus pericardii* bezeichnet.

! Merke

Der *Sinus transversus* wird begrenzt durch die Porta arteriosa, die Porta venosa und die hintere Wand des Perikards, der *Sinus obliquus* durch die Porta venosa, die Herzhinterwand und das Perikard.

Pericardium fibrosum: Der bindegewebige Anteil des Herzbeutels besteht im parietalen Blatt aus straffen scherengitterartig angeordneten Kollagenfasern, im viszeralen Blatt aus lockerem Bindegewebe. Er ermöglicht eine der Herzaktion angepasste Verformung des Herzbeutels und verhindert eine Überdehnung des Herzens.

Das Perikard ist an seiner Basis mit dem Centrum tendineum des Zwerchfells verwachsen und vorne durch straffe Faserzüge an der Rückseite des Sternums befestigt. Die *Membrana bronchopericardiaca* verbindet den Herzbeutel mit der Bifurkation der Trachea.

✎ Klinischer Bezug

Kommt es (z. B. nach einem Herzinfarkt) zur Ruptur der Herzwand, strömt das Blut in den nur wenig dehnbaren Herzbeutel aus und komprimiert das Herz (**Herzbeuteltamponade**). Dies führt zum Herzstillstand. Auch ein ausgeprägter Erguss (z. B. infolge einer Entzündung) kann eine Herzbeuteltamponade verursachen.

7.6   Arterien, Venen und Lymphgefäße im Thorax

Die Brusteingeweide werden von Ästen der Aorta versorgt, die mit Ursprung und oberen Abschnitten im Thorax liegt. Der venöse Abfluss erfolgt vorwiegend über das Venennetz aus V. azygos und V. hemiazygos sowie über V. cava sup. und inf.

7.6.1   Aorta im Thorax

Der im Thorax liegende Teil der Aorta gliedert sich in aufsteigenden Teil (*Pars ascendens*), Aortenbogen (*Arcus aortae*) und absteigenden Teil (*Pars descendens*), der sich in den Bauchraum fortsetzt.

Pars ascendens: Dieser Teil liegt innerhalb des Perikards. Er ist im Anfangsteil aufgetrieben (*Bulbus aortae*) und gibt die beiden Koronararterien ab (s. a. 7.5.3).

Arcus aortae: Der aufsteigende Teil der Aorta geht in Höhe der 2. Rippe hinter dem Manubrium sterni in den *Aortenbogen* über. Der Aortenbogen zieht ins hintere Mediastinum und reicht mit seinem Scheitel bis in Höhe des 2. Brustwirbels. Folgende Äste zweigen von rechts nach links ab:

- *Truncus brachiocephalicus:* verläuft hinter der gleichnamigen Vene und teilt sich hinter dem rechten Sternoklavikulargelenk in:
  - *A. subclavia dextra:* zieht zum rechten Arm, versorgt rechten Schultergürtel und rechte obere Extremität sowie Teile der rechten vorderen Brustwand und des Halses (s. a. 5.8.1);
  - *A. carotis communis dextra:* zieht an der rechten Seite des Halses nach oben, versorgt rechte Hälfte von Hals und Kopf (s. a. 5.8.2);
- *A. carotis communis sinistra:* zieht an der linken Seite des Halses nach oben, versorgt linke Hälfte von Hals und Kopf;
- *A. subclavia sinistra:* Verlauf und Versorgungsgebiet auf der linken Seite entsprechen der rechten A. subclavia.

Der Aortenbogen zieht über den linken Hauptbronchus und berührt in Höhe des 3. Brustwirbels den Ösophagus. Durch das *Lig. arteriosum* (Rest des Ductus arteriosus) ist es mit der A. pulmonalis sin. verbunden. An dieser Stelle ist das Lumen geringfügig eingezogen (*Isthmus aortae*).

Pars descendens: In Höhe des 4. Brustwirbels geht der Aortenbogen am Aortenisthmus in den absteigenden thorakalen Teil der Aorta über, der sich im Hiatus aorticus des Zwerchfells in den abdominellen Teil fortsetzt. Die thorakale Aorta gibt paarige und unpaare Äste ab:

- *Paarige* Äste:
  - *Aa. intercostales posteriores:* ziehen rechts über die Wirbelsäule hinweg, anastomosieren auf beiden Seiten mit den Aa. intercostales ant. aus der A. thoracica int. (s. a. 6.2.6);
  - *Aa. phrenicae superiores:* gehen kurz oberhalb des Zwerchfells ab, versorgen die Oberseite der Pars lumbalis des Zwerchfells.
- *Unpaare viszerale Äste:*
  - *Rr. bronchiales:* entspringen im oberen Teil der Pars thoracica aortae, Vasa privata der Lunge;
  - *Rr. mediastinales:* versorgen die Organe im Mediastinum;
  - *Rr. oesophageales:* versorgen den thorakalen Teil der Speiseröhre;
  - *Rr. pericardiaci:* ziehen zur Hinterwand des Herzbeutels.

Die Aorta liegt zunächst links der Wirbelsäule und schiebt sich in ihrem Verlauf immer weiter vor die Wirbelkörper und hinter den Ösophagus. Sie liegt nahe der linken Lunge und dem Ductus thoracicus.

Jobotta I s. 181/7...

7.6.2 V. cava superior und inferior

Obere und untere Hohlvene sammeln das venöse Blut aus dem gesamten Körper. Sie münden in den rechten Vorhof des Herzens. Die V. cava sup. entsteht aus der Vereinigung der beiden Vv. brachiocephalicae.

Vv. brachiocephalicae: Sie entstehen auf beiden Seiten aus der Vereinigung von *V. subclavia* und *V. jugularis int.* im Venenwinkel (*Angulus venosus*). Sie sammeln das venöse Blut aus Kopf, Hals und oberer Extremität. Die V. brachiocephalica sin. ist länger und verläuft schräg über den Scheitel des Aortenbogens. Im Bereich des 1. ICR vereinigt sie sich mit der V. brachiocephalica dext.

V. cava superior: Sie geht aus der Vereinigung der Vv. brachiocephalicae hervor und zieht am rechten Sternalrand zum Herzen. Sie nimmt die V. azygos auf. Sie sammelt das Blut aus Kopf, Hals, oberer Extremität, aus vorderer, hinterer und seitlicher Brustwand sowie dem Mediastinum.

V. cava inferior: Ihre Verlaufsstrecke im Thorax ist sehr kurz. Sie mündet etwa 1 cm nach Durchtritt durch das Zwerchfell in den rechten Vorhof und liegt nicht intraperikardial.

V. azygos und V. hemiazygos: Die *V. azygos* zieht rechts der Wirbelsäule nach oben, biegt über den Bronchus principalis dext. und mündet in die V. cava sup. Die *V. hemiazygos* zieht links der Wirbelsäule und gibt ihr Blut über eine oder zwei Anastomosen in Höhe des 7.–9. Brustwirbels in die V. azygos ab. Sie erhalten Zuflüsse von Vv. bronchiales, Vv. oesophageae, Vv. mediastinales, Vv. intercostales post. und Plexus venosi vertebrales int. et ext. Die *V. intercostalis sup. dext.* entsteht durch Vereinigung der 2. und 3. Interkostalvene und mündet von oben in die V. azygos. Die *V. hemiazygos accessoria* nimmt das Blut aus der 1.–5. linken Interkostalvene auf und mündet in die V. hemiazygos. Die *V. lumbalis ascendens sin.* und *dext.* sammeln das Blut aus den Vv. lumbales, treten durch das Zwerchfell hindurch und setzen sich in V. azygos und V. hemiazygos fort.

Klinischer Bezug

V. azygos und V. hemiazygos können **Kollateralkreisläufe** zwischen V. cava sup. und inf. ausbilden.

7.6.3 Pulmonalgefäße

Truncus pulmonalis: Der Truncus pulmonalis geht als Fortsetzung des Conus arteriosus aus dem rechten Ventrikel hervor. Außerhalb des Perikards unter dem Aortenbogen teilt er sich in die beiden Pulmonalarte-

rien (*A. pulmonalis dext.* und *sin.*). Die rechte Pulmonalarterie ist länger als die linke und hat ein weiteres Lumen.

Vv. pulmonales: Sie führen das mit Sauerstoff angereicherte Blut von der Lunge zum linken Vorhof des Herzens. Meist treten auf jeder Seite *zwei Gefäße* aus dem Lungenhilus aus.

7.6.4 Lymphgefäße

vorne + unten Lungenhilus

Im Thorax liegen die größten Lymphgänge des Körpers, der *Ductus thoracicus* und der *Ductus lymphaticus dext.*

Ductus thoracicus: Er entsteht etwas unterhalb des Hiatus aorticus durch Vereinigung der *Trunci lumbales* und *intestinales* in der *Cisterna chyli.* Der Ductus thoracicus zieht mit der Aorta durch das Zwerchfell und nimmt im Thorax kleinere Lymphgefäße aus den Interkostalräumen auf. Er verlässt die obere Thoraxapertur mit der A. carotis comm. sin. und verläuft bogenförmig über die Pleurakuppel. Hinter der Klavikula mündet er in den *linken Venenwinkel*, nachdem er die Trunci bronchomediastinales sin., jugularis sin. und subclavius sin. aufgenommen hat.

Ductus lymphaticus dexter: Er entsteht durch Vereinigung der Trunci bronchomediastinales dext., jugularis dext. und subclavia dext. und mündet in den *rechten Venenwinkel.*

7.7 Nerven

Die Brusteingeweide werden von parasympathischen Fasern aus dem *N. vagus* und sympathischen Fasern aus dem *Grenzstrang* innerviert. Das Zwerchfell wird vom N. phrenicus versorgt.

N. phrenicus: Er entspringt mit motorischen und sensiblen Anteilen aus dem Plexus cervicalis, vor allem aus C4 (s. a. 5.6.2). Der *rechte N. phrenicus* zieht zwischen V. brachiocephalica dext. und Truncus brachiocephalicus durch die obere Thoraxapertur, folgt zwischen Pleura und Perikard der V. cava sup. und der rechten Herzkontur. Sein Endast (*R. phrenicoabdominalis*) zieht durch das Foramen v. cavac. Der *linke N. phrenicus* zieht zwischen V. brachiocephalica sin. und A. subclavia sin. durch die obere Thoraxapertur und folgt der linken Herzkontur. Sein Endast durchtritt das Zwerchfell in einer Spalte ventrolateral der Herzspitze. Beide Nn. phrenici verlaufen vor dem Lungenstiel.

Der N. phrenicus versorgt motorisch die Zwerchfellmuskulatur und sensibel die Pleura mediastinalis und diaphragmatica, das Perikard und das Peritoneum über Zwerchfell, Leber und Gallenblase.

N. vagus: Die Nn. vagi ziehen durch die obere Thoraxapertur, links vor dem Aortenbogen und hinter dem linken Hauptbronchus, rechts über die A. subclavia dext. hinter dem rechten Hauptbronchus, zur Speiseröhre, auf der sie den *Plexus ösophageus* (s. a. 5.5.6) bilden. Aus dem Plexus gehen die *Trunci vagales* hervor, die durch das Zwerchfell ziehen und sich auf dem Magen als *Truncus vagalis ant.* und *post.* fortsetzen. Der *N. laryngeus recurrens* zieht *links* um den Aortenbogen und *rechts* um die A. subclavia nach ventral in die Rinne zwischen Trachea und Ösophagus und dann zur Schilddrüse.

Der *N. vagus* versorgt die Organe des Mediastinums und gibt Äste zu Trachea, Ösophagus, Herz und Lungen ab.

Truncus sympathicus: Im Brustbereich liegen die *thorakalen Ganglien des Grenzstranges* auf den Rippenköpfchen zu beiden Seiten der Wirbelsäule. Sie sind untereinander durch Rr. interganglionares verbunden. Sie geben *Rr. viscerales* zur Versorgung von Trachea, Ösophagus, Lunge und Herz ab und beteiligen sich am Aufbau der jeweiligen Plexus. Die Fasern des 5.–11. Brustganglions bilden die *Nn. splanchnici maj.* und *min.*, die in den Retroperitonealraum ziehen und die Baucheingeweide sympathisch innervieren (s. a. 8.12.1).

7.8 Angewandte und topographische Anatomie

Die topographische Anatomie der Brusteingeweide und deren Projektion auf die Thoraxwand ist besonders für die klinische Untersuchung von Bedeutung. Die *Lungengrenzen* können perkutorisch bestimmt, die *Herzklappen* an speziellen Stellen der Brustwand auskultiert werden (Abb. 7.**7**).

7.8.1 Oberflächenanatomie

Das *Oberflächenrelief* des Thorax wird ventral und dorsal überwiegend durch die unterschiedliche Ausbildung der Muskulatur geprägt. Dorsal zeichnet sich oft die Skapula durch die Haut ab, ventral hebt sich vor allem bei der Frau die Brust deutlich ab.

Tastpunkte: Folgende Knochenpunkte sind tastbar: *Rücken:* Proc. spinosus des 7. Halswirbels, Crista sacralis mediana, Os coccygis, Margo med. scapulae, Spina scapulae, Crista iliaca; *Brustbereich:* Vorder- und Oberkante der Klavikula, Extremitas acromialis, Akromion, Vorderfläche des Sternums mit Incisura jugularis, Angulus sterni, Ansatz der 2. Rippe, Proc. xiphoideus, Arcus costalis.

Hilfslinien: Zur Beschreibung der Projektion der Thoraxorgane auf die Thoraxwand bedient man sich spezieller Hilfslinien und deren Schnittpunkte mit den Rippen.

Die *Sternallinie* verläuft senkrecht entlang des Sternalrandes, die *Medioklavikularlinie* senkrecht durch die Mitte der Klavikula. An der Axilla unterscheidet man eine vordere, mittlere und hintere *Axillarlinie*, die senkrecht durch die vordere und hintere Achsel-

falte sowie dazwischen ziehen. Die *Skapularlinie* zieht senkrecht durch den Angulus inf. der Skapula, die *Paravertebrallinie* parallel zur Wirbelsäule. Die *Interspinallinie* verläuft horizontal zwischen den Spinae scapulae.

Segmentale Versorgung: Der Thorax wird weitgehend über die Interkostalgefäße und -nerven versorgt. Auch die Lymphabflusswege sind segmental angeordnet.

7.8.2 Projektion der Thoraxorgane auf die Thoraxwand (Skeletotopik)

Die Organe des Thorax projizieren sich auf feste Punkte der Thoraxwand, die jedoch individuell etwas unterschiedlich sein können. Die *Lungengrenzen* sind während der Atmung verschieblich, ebenso die Zwerchfellkuppeln, die *Pleuragrenzen* sind dagegen fest fixiert.

Lunge: In mittlerer Inspirationsstellung liegen die Lungenspitzen in Höhe des 1. Brustwirbels, etwa 3–5 cm über der Klavikula. Die *mediale* Lungengrenze verläuft vorne entlang des Sternalrandes nach unten bis zum Knorpel der 6. Rippe. Auf der linken Seite zieht sie nur bis zur 4. Rippe parasternal und verläuft dann mit der Incisura cardiaca bogenförmig zum Knorpel der 6. Rippe. Der *Unterrand* beider Lungen folgt der 6. Rippe bis zur Medioklavikularlinie, kreuzt die 8. Rippe in der mittleren Axillarlinie, die 10. in der Skapularlinie und die 11. in der Paravertebrallinie. Der mediale Rand zieht hinten parallel zur Wirbelsäule senkrecht nach oben bis zur Lungenspitze. Der Lungenhilus projiziert sich auf den 5., die Bifurcatio tracheae auf den 4. Brustwirbel.

Bei der *Einatmung* erweitert sich die Lunge vorwiegend nach unten. Der Unterrand der Lungen verläuft in mittlerer Atemstellung 1–2 Rippen oberhalb der Pleuragrenzen und wird durch tiefe Ein- oder Ausatmung um etwa einen ICR nach unten oder oben verschoben. Bei maximaler Inspiration sind Lungen- und Pleuragrenzen deckungsgleich.

Lungenlappen: Der Verlauf der *Fissurae interlobares* ist individuell verschieden. Die Fissura obliqua beginnt hinten in etwa in Höhe des 4./5. Brustwirbels, folgt der 4. Rippe bis zur hinteren Axillarlinie und zieht dann schräg abwärts bis zur 6. Rippe, die sie in der Medioklavikularlinie erreicht. Die *Fissura horizontalis* folgt vorne der 4. Rippe etwa bis zur mittleren Axillarlinie.

Pleura: Die Pleuragrenzen weichen von den Lungengrenzen nur im Bereich der Recessus deutlich ab. Sie entsprechen den Umschlagsfalten der einzelnen Pleuraabschnitte ineinander und sind atemunverschieblich. Die Pleurakuppel überzieht die Lungenspitze. Die *rechte Pleuragrenze* verläuft von der Pleurakuppel entlang des Sternums nach unten bis zur 7. Rippe. Die *linke Pleuragrenze* buchtet sich ab der 5. Rippe im Bereich der Incisura cardiaca der

Lunge etwas aus. Die *unteren Pleuragrenzen* folgen der 7. Rippe bis zur Medioklavikularlinie und schneiden die 9. Rippe in der mittleren Axillarlinie, die 11. in der Skapularlinie und ziehen dann horizontal zum 12. Brustwirbel.

Hinter dem Sternum befinden sich zwei *pleurafreie Dreiecke.* In dem oberen Raum (Trigonum thymicum) liegt der Thymus, in dem unteren (Trigonum pericardiacum) grenzt der Herzbeutel direkt an die vordere Brustwand.

Zwerchfell: Die Lage des Zwerchfells ist von mehreren Faktoren abhängig. In mittlerer Inspirationsstellung projiziert sich die *rechte Zwerchfellkuppel* in der Medioklavikularlinie auf den 4. ICR, die *linke Zwerchfellkuppel* steht einen halben ICR tiefer. Das Centrum tendineum projiziert sich auf die Grenze zwischen Proc. xiphoideus und Corpus sterni. Bei *tiefster Inspiration* steht die rechte Zwerchfellkuppel in Höhe der 7. Rippe (≙ 10. Brustwirbel), bei *tiefster Exspiration* in Höhe der 4. Rippe (≙ 8. Brustwirbel). Die Verschiebung beträgt insgesamt etwa 6–7 cm.

Herz: Die Projektion des Herzens auf die vordere Thoraxwand ist sehr variabel. Der *rechte Herzrand* verläuft etwa 2–3 cm rechts und parallel zum Sternalrand von der 3. bis zur 6. Rippe. Der *linke Herzrand* zieht vom linken 2. ICR bogenförmig nach außen bis zum 5. ICR. Der *obere Herzrand* zieht vom rechten 3. Rippenknorpel schräg zum linken 2. ICR, der *untere Herzrand* von der rechten 6. Rippe zum linken 5. ICR. Die Herzspitze befindet sich bei mittlerer Inspirationsstellung im 5. ICR in der linken Medioklavikularlinie. Der Herzspitzenstoß ist etwa 1 cm medial davon zu tasten.

> **! Merke**
>
> Die *randgebenden Konturen* des Herzens sind im Röntgenbild im sagittalen Strahlengang deutlich zu erkennen (Abb. 7.**6**). Der rechte Herzrand wird von der V. cava sup. und dem rechten Vorhof gebildet, der linke Herzrand von Aortenbogen, Pulmonalisbogen, linkem Vorhof und linker Kammer. Im seitlichen Strahlengang wird der obere Herzrand vom rechten Ventrikel, der untere Herzrand vom linken Ventrikel und linken Vorhof gebildet. Die Aorta descendens verläuft parallel zur Wirbelsäule.

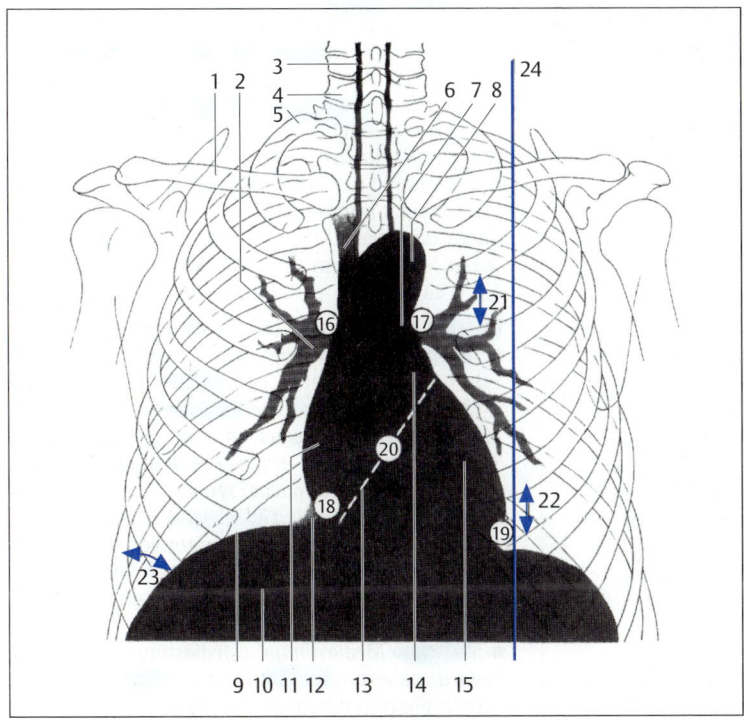

Abb. 7.6 Röntgenbild des Thorax mit Darstellung des Herzschattens und des Lungenhilus. 1 = Klavikula, 2 = Lungenhilus, 3 = Trachea, 4 = 7. Halswirbel, 5 = 1. Rippe, 6 = V. cava sup., 7 = Pulmonalisbogen, 8 = Aortenknopf, 9 = Zwerchfellbegrenzung, 10 = Leberschatten, 11 = rechter Vorhof, 12 = in die V. cava inf. einmündende Lebervenen, 13 = Ventilebene, 14 = linkes Herzohr, 15 = linke Herzkammer, 16 = Auskultationsstelle der Aortenklappe, 17 = Auskultationsstelle der Pulmonalisklappe, 18 = Auskultationsstelle der Trikuspidalklappe, 19 = Auskultationsstelle der Mitralklappe, 20 = Erb-Punkt, 21 = 2. ICR, 22 = 5. ICR, 23 = Recessus costodiaphragmaticus, 24 = Medioklavikularlinie (aus Beske, Thieme 1990)

Das Herz liegt links in der Incisura cardiaca der Lunge und wird zum Teil von Pleura überdeckt. Diesen Bereich bezeichnet man als Zone der „*relativen Herzdämpfung*", da bei der Perkussion das lufthaltige Lungengewebe noch etwas „zu hören" ist. Im Bereich der „*absoluten Herzdämpfung*" liegt das Perikard unmittelbar der vorderen Thoraxwand an, ohne Zwischenlagerung von Lungengewebe.

Herzklappen: Die Herzklappen bilden die *Ventilebene* und projizieren sich in etwa auf eine Linie. Die rechte AV-Klappe projiziert sich auf das Sternum in Höhe des 5. Rippenknorpels, die linke auf den 4./5. Rippenknorpel. Die Pulmonalklappe projiziert sich auf den linken Sternalrand in Höhe des 3. ICR, die Aortenklappe auf den linken Sternalrand am Ansatz des 4. Rippenknorpels.

> **! Merke**
>
> *Projektionsstellen* und *Auskultationsstellen* der Herzklappen (Abb. 7.**7**) unterscheiden sich voneinander, da die Herztöne mit dem Blutstrom fortgeleitet werden.
> Die Herzklappen lassen sich an folgenden Stellen auskultieren: **A**ortenklappe – 2. ICR rechts, **P**ulmonalklappe – 2. ICR links, **Tri**kuspidalklappe – 4. ICR rechts, **M**itralklappe – 5. ICR links/Herzspitze (**A**nton **p**ulmonalis **t**rinkt **M**ilch).

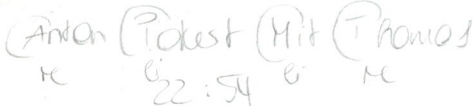

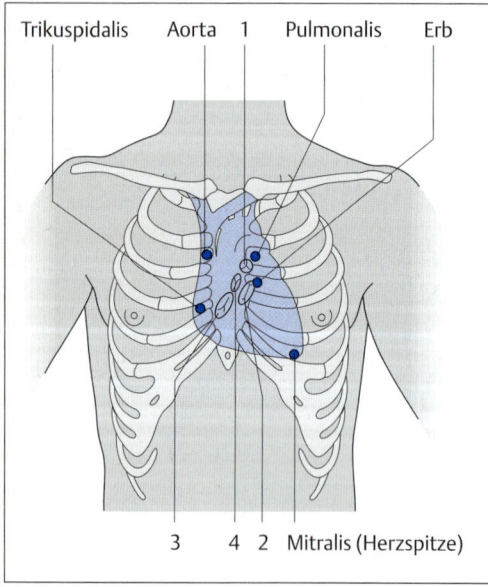

Abb. 7.**7 Herzklappen und Auskultationsstellen.** 1 = Pulmonalklappe, 2 = Mitralklappe, 3 = Trikuspidalklappe, 4 = Aortenklappe (aus Dahmer, Thieme 1995)

7.8.3   Gliederung der Thoraxhöhle und Topographie der Thoraxorgane

Die Thoraxhöhle gliedert sich in die beiden Pleurahöhlen und das dazwischenliegende Mediastinum, das wiederum in *oberes* und *unteres Mediastinum* unterteilt wird. Im unteren Mediastinum unterscheidet man weiter *vorderes, mittleres* und *hinteres Mediastinum.*

Die *obere Thoraxapertur* wird vom 1. Brustwirbel, der 1. Rippe und dem Manubrium sterni gebildet. Hier treten die Gefäße und Organe vom Hals in den Brustraum über und ziehen in das Mediastinum. Pleurakuppel und Lungenspitzen überragen die Thoraxapertur um 2–3 cm. Trachea und Ösophagus ziehen etwa in der Mitte der Apertur in das obere Mediastinum.

Das Mediastinum erstreckt sich von der Rückseite des Sternums und der Vorderfläche der Brustwirbel. Es wird beidseits von Pleura mediastinalis der angrenzenden Lungenflügeln und unten vom Zwerchfell begrenzt.

Oberes Mediastinum (Mediastinum sup.): Es erstreckt sich von der oberen Thoraxapertur bis zu einer Ebene oberhalb des Herzens durch den 4. Brustwirbel und den Angulus sterni. Durch das obere Mediastinum ziehen *Gefäße, Trachea* und *Ösophagus* auf ihrem Weg ins hintere Mediastinum. Unmittelbar hinter dem *Manubrium sterni* liegt der *Thymus.* Die Trachea zieht hinter der *Pars ascendens aortae* abwärts und teilt sich hinter dem linken Vorhof in der Bifurkation in die beiden Hauptbronchien. Der Ösophagus zieht hinter und etwas links von der Trachea durch das obere Mediastinum. Zudem enthält das obere Mediastinum die Vv. brachiocephalicae und die V. cava sup.

Unteres Mediastinum (Mediastinum inf.):

- *Hinteres Mediastinum (Mediastinum post.):* Das hintere Mediastinum liegt hinter einer gedachten Linie durch Trachea und Bifurcatio tracheae. Hier ziehen der Ösophagus und die Leitungsbahnen (Aorta thoracica, V. azygos und hemiazygos, Ductus thoracicus, Truncus sympathicus, Nn. vagi) vom Brustraum in den Bauchraum. Der Ösophagus entfernt sich dabei immer weiter von der Wirbelsäule und zieht in einem Bogen abwärts zum Hiatus ösophageus des Zwerchfells. Im unteren Drittel hat er Kontakt zur Pleura.
- *Mittleres Mediastinum (Mediastinum med.):* Es wird nahezu vollständig von *Herz, Herzbeutel* und angrenzenden großen Gefäßen ausgefüllt. Von beiden Seiten schieben sich die Recessus costomediastinales der Pleurahöhlen über den Herzrand. Der Herzbeutel ist beidseits mit der Pleura mediastinalis und unten mit dem Zwerchfell im Bereich des „*Herzsattels*" verwachsen. Zwischen Pleura und Perikard ziehen der *N. phrenicus* und die *Vasa pericardiacophrenica.*

- *Vorderes Mediastinum (Mediastinum ant.):* Es nimmt den schmalen Raum vor dem Herzbeutel ein, der sich nach oben hin zum oberen Mediastinum verbreitert. Durch ihn ziehen die *Vasa thoracica int.* und Lymphgefäße nahe dem Sternalrand zum Zwerchfell.

Lungen und Pleura: Die Lungen füllen den Thoraxraum bis auf das Mediastinum aus. Sie überlagern vorne das Herz und stehen kaudal durch das Zwerchfell getrennt mit Leber, Milz und Magen in Beziehung. Sie sind von der Pleura überzogen, die an den Umschlagsfalten vom vizeralen auf das parietale Blatt Reserveräume (Recessus) für die Ausdehnung der Lunge bildet. Auf der rechten Seite haben der Mittel- und Unterlappen Kontakt zum Zwerchfell, links der Ober- und Unterlappen. Die einzelnen Lappen sind durch die Fissurae voneinander getrennt und verschmelzen in Hilusnähe miteinander. Die Topographie des Lungenhilus spiegelt die Anordnung der Bronchien, Arterien und Venen in den Segmenten wieder (s. a. 7.2.2). Bronchien und Arterien liegen eng benachbart kranial, die Venen verlaufen alleine kaudal.

> **Merke**
>
> *linker Lungenhilus:* **A**rbeiter-**B**auern-**Ve**rband (meistens linksorientiert) → **A**rterie – **B**ronchus – **Ve**ne (von oben nach unten).
> *rechter Lungenhilus:* die „rechten" Arbeitgeber sind **BAV** (baff) → **B**ronchus – **A**rterie – **V**ene (von oben nach unten).

7.8.4 Atemmechanik

Jeder Atemzug ist eine Mischung aus Brust- und Bauchatmung. Bei der *Brustatmung* werden die Rippenringe durch die inspiratorisch wirkenden Rippenmuskeln und die Mm. scaleni angehoben. Da die Achse der Rippen-Wirbel-Gelenke nach hinten unten verläuft, wird der Brustraum in dorsoventraler und seitlicher Richtung vergrößert (Flankenatmung).

Bei der *Bauchatmung* wird der Brustraum durch Kontraktion und damit Abflachen der Zwerchfellkuppeln nach kaudal erweitert. Die Erweiterung des Brustraums bei der Brustatmung wird durch die Elastizität des Thoraxskelettes und seiner Bandverbindungen ermöglicht. Im Alter lässt die Elastizität des Thorax nach und damit auch die Kapazität der Lunge (s. a. Physiologie 5.4.1). Im Liegen ist das Atmen durch den Druck der Baucheingeweide auf den Brustraum erschwert. Im Stehen erleichtern die am Zwerchfell ziehenden Abdominalorgane die Erweiterung des Brustraums.

Inspiration: Die Inspiration ist ein *aktiver Vorgang,* der durch Einsatz der inspiratorisch wirkenden Muskeln eingeleitet wird. *Inspiratorisch* wirken: Mm. scaleni, Mm. intercostales ext., Mm. intercartilaginei, Mm. serrati post. sup. und Mm. serrati post. inf. sowie das Zwerchfell. Bei vertiefter Inspiration kommt es zu einer Entfaltung der Recessus der Pleura und dem Einsatz der *Atemhilfsmuskulatur* (M. serratus ant., M. sternocleidomastoideus, M. latissimus dorsi und Mm. pectorales). Sie können nur eingesetzt werden, wenn der Schultergürtel fixiert wird (z. B. durch Aufstützen der Arme).

Exspiration: Die Exspiration ist ein weitgehend *passiver Vorgang,* bei dem der Thorax durch die *viskoelastischen Kräfte* wieder in seine Ausgangsstellung gebracht wird. Die Zwerchfellkuppeln treten höher und verkleinern damit den Brustraum. Bei *forcierter Exspiration* wird die Bauchpresse eingesetzt.

> **Merke**
>
> *Inspirationsmuskeln:* **Di**e **Ex-St**ones **s**ingen **s**elten mit **Pep** und **Er**otik (**Dia**phragma, Mm. intercostales **ext.**, M. **st**ernocleidomastoideus, Mm. **scaleni**, Mm. **serra**ti, Mm. **pect**orales, M. **erect**or spinae).
> *Exspirationsmuskeln:* **I**m **In**neren **In**diens **trans**portieren Träger **l**auter **Ba**nanen (Mm. intercostales **inter**ni et **inti**mi, M. **trans**versus thoracis, M. **latissimus** dorsi, **Bauch**muskeln).

Bauch- und Beckeneingeweide

30 Seiten

Die Baucheingeweide liegen im *Bauchraum (Cavitas abdominalis)*, der oben vom Zwerchfell begrenzt wird und sich nach unten in die *Beckenhöhle (Cavitas pelvis)* fortsetzt. Dort liegen im Schutz des knöchernen Beckens die Beckeneingeweide. Den kaudalen Abschluss bildet das *Diaphragma pelvis* (s. a. 6.4.4). Innerhalb des Bauchraums unterscheidet man die von Peritoneum ausgekleidete *Bauchhöhle (Cavitas peritonealis)* und den dahinter liegenden *Retroperitonealraum (Spatium retroperitoneale)*.

8.1 Entwicklung von Darmtrakt, Harn- und Sexualorganen

Die Organe von Bauch- und Beckenhöhle sowie Retroperitoneum bilden jeweils Organsysteme, die sich zunächst unabhängig voneinander entwickeln. Durch ihre räumliche Ausdehnung gelangen sie jedoch in enge topographische Beziehung zueinander.

8.1.1 Verdauungsorgane

Mesenterien: Zu Beginn der Embryonalentwicklung ist der Darm ein gerades gestrecktes Rohr, das in der Medianebene des Körpers durch die Leibeshöhle zieht. Das vom Entoderm abstammende Rohr ist von Mesoderm aus der Splanchnopleura umhüllt. Die Mesodermschicht geht dorsal in eine sagittal gestellte Gewebsplatte über, die das Darmrohr in seiner ganzen Länge an der dorsalen Leibeswand fixiert (*Mesenterium dors. commune*). Ventral ist das Darmrohr durch das kaudal bis zum oberen Dünndarmabschnitt reichende *Mesenterium ventr.* an der vorderen Leibeswand bis zum Nabel angeheftet. Die weitere Entwicklung der Mesenterien wird von den Umbildungen des Darmrohrs bestimmt.

Magen: In der 5. Embryonalwoche entwickelt sich der Magen aus einer spindelförmigen Erweiterung des Darmrohrs kaudal der Speiseröhre. Die hintere Wand wächst zunächst schneller als die vordere. Es

kommt zur Ausbildung von *großer* und *kleiner Kurvatur*. Seine Mesenterien nennt man *Mesogastrium ventr.* und *dors.* Während der Wachstumsvorgänge dreht sich der Magen um 90° um seine Längsachse, sodass die linke Seite nach vorn, die rechte nach hinten zeigt, und verlagert sich aus der Medianebene nach links. Er dreht sich zur Seite, wobei der Mageneingang nach links und der Magenausgang nach rechts wandert. Das Mesogastrium dors. wird nach links gezogen und trägt so zur Bildung einer Peritonealhöhle hinter dem Magen (*Bursa omentalis*) bei.

Omentum majus: Das *große Netz* entsteht als Aussackung des Mesogastrium dors., die sich über alle Darmschlingen legt. Die hintere Wand verwächst mit dem *Mesocolon transversum*, die vordere verbindet Magen und Colon transversum (*Lig. gastrocolicum*).

Milz: Sie entwickelt sich im dorsalen Mesogastrium und unterteilt dieses in das *Lig. splenorenale*, das die Milz mit der hinteren Bauchwand verbindet, und das *Lig. gastrosplenicum* zwischen Magen und Milz.

Duodenum und Pankreas: Der *Zwölffingerdarm (Duodenum)* folgt auf den Magen und wird durch die Magendrehung als C-förmige Schlinge nach rechts gezogen. Im Duodenum entwickeln sich eine dorsale und eine ventrale Anlage der *Bauchspeicheldrüse (Pankreas)*, die im Laufe der Entwicklung an die hintere Bauchwand rücken und verschmelzen. Aus der dorsalen Anlage entstehen *Corpus* und *Cauda pancreatis*, aus der ventralen Anlage das *Caput pancreatis*. Duodenum und Pankreas liegen nach Verschmelzung des Mesoduodenum mit dem Peritoneum (sekundär) retroperitoneal.

Klinischer Bezug

In der normalen Entwicklung wandern beide Pankreasanlagen auf eine Seite und verschmelzen miteinander. Unterbleibt die Verlagerung des Pankreas ventr., wird das Duodenum vollständig von Pankreasgewebe umgeben **(Pancreas anulare)**. Dieses kann zu einer Einengung des Duodenum führen.

Leber: Die Leberzellbälkchen sprossen aus einer Ausbuchtung des distalen Vorderdarms - an derselben Stelle, von der aus das Pankreas ventr. aussprosst (gemeinsame Einmündung von Leber und Pankreas) – in das Mesoderm des Septum transversum. Durch Abschnürung vom Darmrohr entstehen *Ductus hepaticus* und *Ductus choledochus* sowie die *Gallenblase*. Die Leber bleibt von der vorderen Bauchwand durch das schmale *Mesohepaticum ventr.* getrennt. Dieses wird zum *Lig. falciforme hepatis*, in dessen freiem Rand die V. umbilicalis liegt (nach der Geburt *Lig. teres hepatis*). Zwischen Leber und Magen sowie Duodenum spannt sich das *Mesohepaticum dors.* aus, das zum *Lig. hepatogastricum* und *Lig. hepatoduodenale* wird. Beide bilden das *kleine Netz* (*Omentum min.*). Die Leber verwächst schließlich kranial mit dem Zwerchfell (*Area nuda*) bzw. der hinteren Bauchwand.

Darm: Der auf das Duodenum folgende Darmabschnitt wächst rasch in die Länge und bildet die Nabelschleife, an deren Scheitelpunkt er zunächst durch den *Ductus omphaloentericus* mit dem Dottersack in Verbindung bleibt. Die A. mesenterica sup. wächst in das lang ausgezogene Mesenterium dors. ein und bildet die Achse der Schleife. Der *kraniale* Schenkel der Schleife wird zum distalen Anteil des Duodenums, zum Jejunum und einem Teil des Ileums, der *kaudale Schenkel* zum distalen Abschnitt des Ileums, zu Zäkum, Colon ascendens und Colon transversum. Die übrigen Dickdarmabschnitte entstehen aus dem Enddarm.

 Klinischer Bezug

Bei **unvollständiger Rückbildung des Ductus omphaloentericus** bildet sich das *Meckel-Divertikel*, eine Ausbuchtung des Ileums, die durch einen fibrösen Strang mit der Bauchwand verbunden ist. Bleibt der Dottergang über seine gesamte Länge offen, entsteht eine direkte Verbindung zwischen Nabel und Darm (*Dottergangsfistel*).

 Merke

Die Dünndarmschlingen wachsen so schnell, dass in der 6. Woche die Leibeshöhle zu eng wird. Die Darmschlingen schieben sich vorübergehend durch den Nabelring in das extraembryonale Zoelom der Nabelschnur (*physiologischer Nabelbruch*). Ende des 3. Monats ziehen sich die Darmschlingen wieder in die Leibeshöhle zurück.

Mit dem weiteren Längenwachstum dreht sich die Nabelschleife um 270° gegen den Uhrzeigersinn um die A. mesenterica sup. herum. Der kaudale Schenkel verlagert sich vor den kranialen und das Zäkum wandert vor dem Duodenum zunächst unter die

Leber und schließlich in die rechte Fossa iliaca. Dabei kommt es zur Ausbildung von Colon ascendens und Colon transversum, die an der Flexura coli dext. unterhalb der Leber miteinander in Verbindung stehen. Das Mesenterium dors. des Colon ascendens und Colon descendens verschmilzt mit der hinteren Bauchwand, beide liegen nun sekundär retroperitoneal. Der Dünndarm wächst unter mächtiger *Schlingenbildung* und bleibt über das stark gefaltete *Mesenterium dors.* mit der hinteren Bauchwand verbunden.

 Klinischer Bezug

Störungen der Darmdrehung führen zu *Lageanomalien* der Dickdarmabschnitte in der Leibeshöhle. Das Zäkum kann unter der Leber liegen oder auch in der linken Fossa iliaca. Dreht sich der Darm in die falsche Richtung, liegt das Querkolon hinter Duodenum und A. mesenterica sup. Es kann zum Abknicken von Gefäßen und Unterbrechung der Blutzufuhr kommen.

Rektum und Anus: Rektum und oberer Abschnitt des Analkanals entstehen aus dem distalen Anteil des Darmrohrs, der bis zur Kloakenmembran reicht. Die *Kloake* ist ein von Entoderm ausgekleideter Raum, in den Enddarm und Allantois (eine Ausstülpung des Dottersacks) münden. Sie grenzt im Bereich der Kloakenmembran an das Oberflächenektoderm. In der weiteren Entwicklung wird die Kloake durch das *Septum urorectale* in den *Sinus urogenitalis* und den *Anorektalkanal* unterteilt. Die Kloakenmembran wird zur Urogenital- und Analmembran. Nach der 9. Woche verschwindet die Analmembran, die Verbindung zwischen Rektum und äußerer Oberfläche ist hergestellt.

 Klinischer Bezug

Bei der **Atresia ani** endet der Analkanal blind an der Analmembran. In schweren Fällen liegt eine dickere Bindegewebsschicht zwischen Rektum und Oberfläche.

8.1.2 Organe im Retroperitonealraum

Im Retroperitonealraum entwickeln sich die *Harnorgane* (Niere, Harnleiter, Harnblase, Harnröhre) und die *Nebennieren*.
Niere: Die Niere und ihre Vorstufen entstehen im intermediären Mesoderm (s. a. 1.5.4). Dieses ist im Zervikalbereich segmentiert und bildet im kaudalen Bereich den unsegmentierten *nephrogenen Strang*. Während der Entwicklung entstehen drei verschiedene Nierensysteme:

- *Pronephros (Vorniere):* Sie besteht aus 7–10 Kanälchen im Zervikalbereich, die sich bis Ende der 4. Embryonalwoche zurückbilden und keine funktionelle Bedeutung haben.

- *Mesonephros (Urniere):* Während der Rückbildung der Vorniere entstehen die ersten Kanälchen der Urniere. Sie wachsen rasch und bilden an ihrem medialen Ende eine *Bowman-Kapsel.* Am lateralen Ende münden sie in den *Urnierengang (Wolff-Gang),* der die Nierenkanälchen verbindet und in den Sinus urogenitalis mündet. Mitte des 2. Monats ist aus der Urniere ein längliches Organ entstanden, das mit der Anlage der Keimdrüsen die Urogenitalleiste bildet. Ende des 2. Monats hat sich die Urniere weitgehend zurückgebildet.
- *Metanephros (Nachniere):* Während der Rückbildung der Urniere entsteht die Nachniere, die Anlage der definitiven Niere. In der 4. Woche bildet sich in der Wand des Urnierenganges die Ureterknospe, die in das metanephrogene Blastem einwächst und die Bildung der Nachniere induziert. Das metanephrogene Blastem liegt kaudal des nephrogenen Stranges im intermediären Mesoderm. Die harnableitenden Kanälchen entstehen aus der Ureterknospe. Der Endabschnitt der Knospe erweitert sich zum *Nierenbecken (Pelvis renalis),* aus dem die Nierenkelche *(Calices renales)* hervorgehen. Diese teilen sich immer weiter und bilden *Sammelrohre,* die über Verbindungsstücke an die Nephrone angeschlossen sind.

Merke

Aus der *Ureterknospe* entstehen Ureter, Nierenbecken mit Kelchsystem, Papillengänge, Sammelrohre und Verbindungsstücke.

Im metanephrogenen Blastem entstehen exkretorische Kanälchen, die von einer Blastemkappe *(Nierenbläschen)* bedeckt werden. Nierenbläschen und Kanälchen bilden zusammen das Nephron. Der proximale Abschnitt umgibt eine Kapillarschlinge *(Glomerulus)* und bildet dessen Bowman-Kapsel, der distale Abschnitt mündet in das Verbindungsstück. Durch Längenwachstum des Kanälchens entstehen die verschiedenen Abschnitte des Nephrons. Die Nachniere erreicht durch einen sog. Aszensus ihre endgültige Position und nimmt in der 2. Schwangerschaftshälfte ihre Funktion auf.

Klinischer Bezug

Durch frühzeitige *Degeneration der Ureterknospe* kommt es zur **Nierenagenesie.** Frühe Aufteilung der Ureterknospe führt zur *Verdopplung des Ureters,* die mit einer **Nierenverdopplung** einhergehen kann. Wird der Aszensus der Niere behindert, resultiert eine **Beckenniere.** Rücken die unteren Pole der beiden Niere zu nahe aneinander, können sie miteinander verwachsen und eine **Hufeisenniere** bilden.

Harnblase und Urethra: Die Harnblase entwickelt sich aus dem oberen Abschnitt des Sinus urogenitalis. Im kaudalen Abschnitt ist der Sinus urogenitalis durch eine Membran verschlossen, die zu einem Kanal, der späteren *Harnröhre (Urethra),* eingeengt wird. Die *Harnleiter (Ureteren)* sprossen aus der Wandung der Urnierengänge aus und münden in die Harnblase.

Nebennieren: Die *Rinde der Nebennieren* entsteht aus einer Verdickung des Zölomepithels, die sich frühzeitig von der Wand löst. Aus der Sympathikusanlage wachsen Sympathikoblasten ein und bilden das *Mark der Nebenniere.* Perinatal findet eine erhebliche Involution der fetalen Rindenanteile statt.

8.1.3 Geschlechtsorgane

Die Geschlechtsorgane beider Geschlechter entwickeln sich zunächst aus einer indifferenten Anlage. Erst in der 7. Woche beginnen sich diese geschlechtsspezifisch zu differenzieren.

In der 4. Woche bilden sich zwischen Urnierenanlage und dorsalem Mesenterium die paarigen *Genitalleisten.* In der 6. Woche wandern die *Urkeimzellen* aus dem Dottersack in die Genitalleisten ein. Kurz vor und während der Einwanderung der Keimzellen bilden sich sog. *primäre Keimstränge,* in die sich die Keimzellen einnisten *(indifferente Gonaden).* Die Gonadenanlagen und die Reste der Urniere sind über ein *Mesenterium urogenitale* mit der hinteren Leibeswand verbunden. Mit Rückbildung der Urnierenanlagen werden aus diesen Mesenterien die *Genitalbänder (Keimdrüsenbänder).*

Hoden: Beim männlichen Embryo wachsen die primären Keimstränge tiefer in die Gonadenanlagen und bilden sog. *Hodenstränge* (Anlagen der Samenkanälchen), an die sich dünnere Zellstränge anschließen (Anlage des Rete testis). Die Hodenstränge verlieren die Verbindung zur Oberfläche und werden von einer bindegewebigen Kapsel umgeben *(Hodenkapsel, Tunica albuginea).* In den Hodensträngen liegen *Urkeimzellen* und *Epithelzellen* (später Sertoli-Zellen). Erst in der Pubertät wandeln sich die Stränge zu Samenkanälchen *(Tubuli seminiferi)* um. Die *Leydig-Zwischenzellen* entwickeln sich im Mesenchym zwischen den Keimsträngen. Sie produzieren *Testosteron* und tragen zur Entwicklung des männlichen Genitaltraktes bei.

Der kaudale Teil des Genitalbandes des Hodens bildet das *Gubernaculum testis,* das bis in den Skrotalwulst reicht. Durch das schnelle Wachstum der unteren Körperhälfte wandern die Hoden entlang des Gubernaculum testis durch den primitiven Leistenkanal in das Skrotum *(Descensus testis),* wo sie etwa zum Zeitpunkt der Geburt ankommen.

Klinischer Bezug

Deszendiert der Hoden nicht vollständig, bleibt er an einer atypischen Stelle in der Bauchhöhle oder im Leistenkanal liegen (**Kryptorchismus**). Ein nicht deszendierter Hoden kann keine reifen Spermatozoen erzeugen und neigt zu maligner Entartung.

Ovar: Beim weiblichen Embryo werden die Keimstränge durch einwachsendes Mesenchym in Zellhaufen unterteilt. An der Oberfläche der Gonadenanlage bilden sich sekundäre Keimstränge, die zerfallen und Nester aus Keimzellen bilden (*Eiballen*). Die im Markbereich gelegenen Zellhaufen werden durch gefäßreiches Bindegewebe (*Medulla ovarii*) ersetzt, aus den Zellhaufen in der Peripherie entwickeln sich die *Ovogonien*. Aus dem kaudalen Teil des Genitalbandes bilden sich das Lig. teres uteri und Lig. ovarii proprium.

Genitalwege: In der 6. Woche entstehen zwei Genitalgänge, der *Urnierengang* (*Wolff-Gang*) und der *Müller-Gang*, die parallel laufen und beide in die Kloake münden.

Der *Wolff-Gang* mündet lateral vom Müller-Gang im Sinus urogenitalis. Er differenziert sich beim männlichen Embryo (unter Testosteroneinfluss) zu *Ductus epididymidis* und *Ductus deferens*, den Ausführungsgängen der männlichen Keimdrüse, die Anschluss an das Kanälchensystem des Hodens erhalten. Die Müller-Gänge bilden sich (unter Einfluss des Anti-Müller-Hormons) zurück.

Merke

„Frau Müller und Herr Wolfgang" – bei der Frau bleibt der Müller-Gang erhalten, beim Mann der Wolff-Gang

Der *Müller-Gang* liegt im oberen Abschnitt lateral des Wolff-Gangs, überkreuzt ihn im weiteren Verlauf und vereinigt sich hinter dem Sinus urogenitalis mit dem Müller-Gang der Gegenseite zu einer Platte. Beide verschmelzen später zum *Canalis uterovaginalis*. Beim weiblichen Embryo entwickelt sich der Müller-Gang zur *Tuba uterina*. Aus dem Uterovaginalkanal entstehen der *Uterus* und ein Teil der *Vagina*. Der untere Teil der Vagina entsteht wahrscheinlich aus zwei Vaginalplatten, die nach kranial auswachsen und sich mit dem Uterovaginalkanal verbinden. Die Wolff-Gänge bilden sich weitgehend zurück.

Klinischer Bezug

Eine **fehlende oder unvollständige Verschmelzung der beiden Müller-Gänge** im Bereich des Uterovaginalkanals führt zu *Uterusmissbildungen*: doppelter Uterus (*Uterus duplex*), gespaltener Uterus (*Uterus bicornis*) oder nur einer leichten Einziehung in der Fundusmitte (*Uterus arcuatus*).

Äußeres Genitale: Die äußeren Genitalien entwickeln sich aus den *Kloakenfalten*, die beidseits der Kloakenmembran entstehen. Durch Vereinigung der Falten entsteht vor der Kloakenmembran der *Genitalhöcker*. In der 6. Woche wird die Kloakenmembran in Urogenital- und Analmembran unterteilt, die Kloakenfalten entsprechend in *Urethral-* und *Analfalten*. Beidseits der Urethralfalten entstehen die *Genitalwülste*.

Beim *männlichen Embryo* verlängert sich der Genitalhöcker zum Penis. Die Urethralfalten werden nach ventral ausgezogen, der Urogenitalspalt verschließt sich und bildet damit den *Urethraanteil des Penis*. Die Genitalwülste wandern nach kaudal und bilden je eine Skrotumhälfte, die durch das Skrotalseptum voneinander getrennt bleiben.

Beim *weiblichen Embryo* entwickelt sich aus dem Genitalhöcker die Klitoris, aus den Urethralfalten die Labia min. und aus den Genitalwülsten die Labia maj.

Klinischer Bezug

Verschmelzen die Urethralfalten beim männlichen Embryo nicht vollständig, liegt die Urethraöffnung an der Unterseite des Penis (*Hypospadie*). Mündet die Harnröhre auf der Oberseite des Penis, bezeichnet man dies als *Epispadie*.

Geschlechtsdetermination: Das *chromosomale Geschlecht* des Embryos ist bereits mit der Befruchtung genetisch festgelegt. Die Ausbildung des *gonadalen Geschlechts* ist abhängig vom Y-Chromosom. Ein normalerweise auf dem Y-Chromosom vorhandenes SRY-Gen (sex determining region Y-chromosome) kodiert die Bildung des TPF (testis determining factor). Unter seinem Einfluss entwickelt sich die Gonadenanlage zum Hoden, fehlt es, entstehen Ovarien. Wechselt bei der Meiose der väterlichen Keimzellen die SRY-Region durch Crossover auf das X-Chromosom, kann es nach der Befruchtung trotz XX-Kombination zur Ausbildung männlicher Gonaden kommen. Das *somatische Geschlecht* ist abhängig vom Vorhandensein oder Fehlen einer Hodenanlage. Unter Testosteroneinfluss entwickelt sich ein äußeres männliches Genital. Wird die Produktion von Testosteron gehemmt, kommt es trotz männlicher Gonaden zur Ausbildung eines äußeren weiblichen Genitals (*Pseudohermaphroditismus*). Die *sexuelle Prägung des Gehirns* erfolgt in einer sensiblen Phase gegen Ende der Schwangerschaft. Die Prägung besteht in einer Beeinflussung der Kerngebiete des Hypothalamus, die wiederum abhängig vom Androgenspiegel ist. Die weibliche Prägung erfolgt, wenn in der sensiblen Phase keine Androgene zum Hypothalamus gelangen. Folge ist die zyklische Ausscheidung von luteinisierendem Hormon (LH), eine wichtige Voraussetzung für die Reifung der Eizellen im Ovar. Bei

Anatomie

der männlichen Prägung erfolgt die LH-Ausschüttung nicht zyklisch. Die sexuelle Prägung beeinflusst auch das entsprechende Sexualverhalten (s. a. Biologie 2.4).

Die Organe des Magen-Darm-Kanals (Abb. 8.1) dienen der Bereitung eines resorptionsfähigen Speisebreis und resorbieren die Nährstoffe. Sie liegen bis auf den Mastdarm (Rektum) innerhalb der Bauchhöhle bzw. sekundär retroperitoneal.

8.2.1   Magen

■ Siehe auch Histologie 8.2.1

Der Magen (Gaster) liegt intraperitoneal im linken Oberbauch. Er wird rechts vom linken Leberlappen und links und oben vom Rippenbogen bedeckt. Kranial grenzt er an das Centrum tendineum des Zwerchfells.

Form (Abb. 8.2): Form und Größe des Magens sind großen Schwankungen unterworfen und hängen von Füllungszustand, Muskeltonus, Lebensalter, Konstitutionstyp und von der Körperlage ab. Man unterscheidet eine Vorder- und Hinterfläche sowie die *große Kurvatur* (*Curvatura maj.*) am linken (unteren) und die *kleine Kurvatur* (*Curvatura min.*) am rechten (oberen) Magenrand.

Die Speiseröhre geht am Ostium cardiacum (*Cardia*) in die *Pars cardiaca* des Magens über. Ein Verschlussmechanismus (*funktioneller Kardiasphinkter*) verhindert hier den Reflux von saurem Magensaft in den

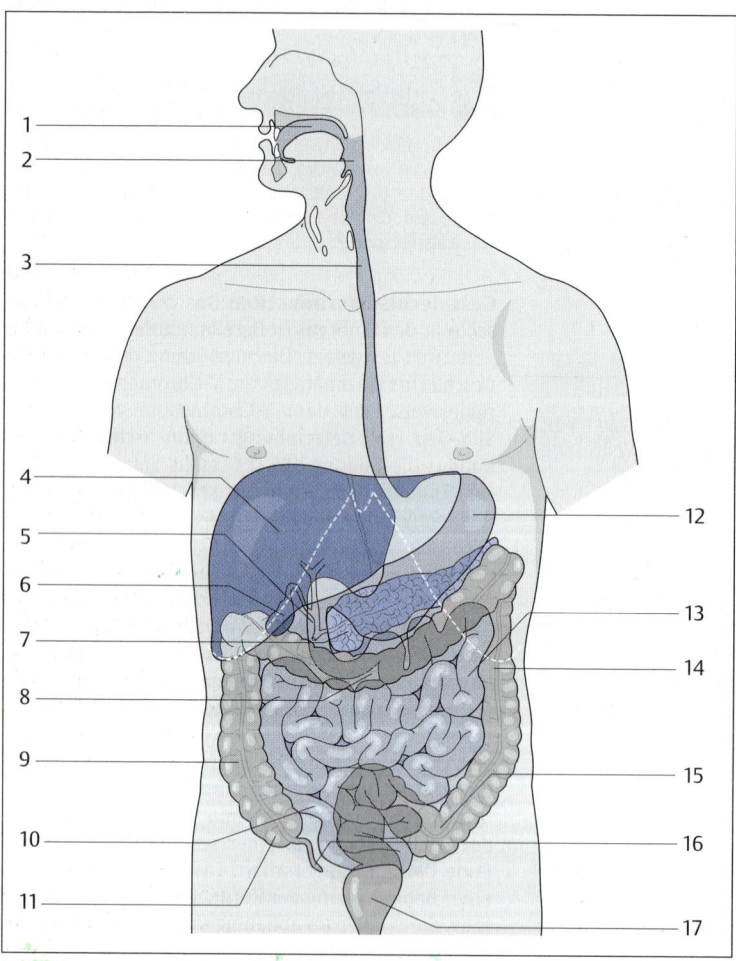

Abb. 8.1 Organe des Verdauungstraktes. 1 = Mundhöhle, 2 = Pharynx, 3 = Oesophagus, 4 = Leber, 5 = Duodenum, 6 = Gallenblase, 7 = Pankreas, 8 = Colon transversum, 9 = Colon ascendens, 10 = Ileum, 11 = Blinddarm, 12 = Ventriculus, 13 = Jejunum, 14 = Colon descendens, 15 = Colon sigmoideum, 16 = Appendix vermiformis, 17 = Rektum (aus Faller, Thieme 1995)

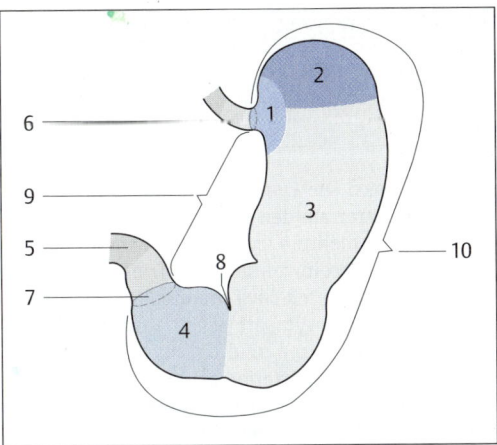

Abb. 8.**2 Magen** (aufgeschnitten). 1 = Pars cardiaca, 2 = Fundus gastricus, 3 = Corpus gastricum, 4 = Antrum pyloricum, 5 = Bulbus duodeni, 6 = Ostium cardiacum, 7 = Ostium pyloricum, 8 = Incisura angularis, 9 = Curvatura gastrica min., 10 = Curvatura gastrica maj.

Ösophagus. Links von der Kardia erhebt sich kuppelförmig der *Fundus gastricus*, an dessen höchster Stelle sich die verschluckte Luft in der „Magenblase" sammelt. Den Hauptteil des Magens bildet der *Magenkörper* (*Corpus gastricum*), der unterhalb des Fundus liegt und in die Pars pylorica übergeht. Die *Pars pylorica* bildet das *Antrum pyloricum* und den *Pylorus* (*Magenpförtner*), der von einer verstärkten Ringmuskelschicht umgeben ist (*M. sphincter pylori*).

Magenschleimhaut: Die innere Oberfläche des Magens wird durch Schleimhautfalten vergrößert. Die *Plicae gastricae* sind hochaufgeworfene Falten, die an der kleinen Kurvatur in Längsrichtung verlaufen und die Magenstraße bilden. Die *Areae gastricae* (*beetartige Felder*) bilden das Flachrelief des Magens. Gewundene Leisten (*Plicae villosae*) prägen das Mikrorelief innerhalb der Areae gastricae. Zwischen den Plicae villosae münden Magendrüsen in die *Magengrübchen* (*Foveolae gastricae*).

Topographie: Die Vorderwand des Magens liegt der vorderen Brust- und Bauchwand unmittelbar an. Die Hinterwand ist durch die Bursa omentalis (s. a. 8.14.4) vom Pankreas getrennt. Die große Kurvatur berührt das Colon transversum und die Milz und dient als Ursprung für das *Omentum maj.* (*großes Netz*). Zwischen großer Kurvatur und Milz spannt sich das *Lig. gastrosplenicum* aus und zwischen Fundus und Zwerchfell das *Lig. gastrophrenicum*. Das *Lig. gastrocolicum* ist der Anfangsteil des Omentum maj. und verbindet große Kurvatur und Querkolon. Von der kleinen Kurvatur zieht das *Omentum min.* (*kleines Netz*), bestehend aus *Lig. hepatogastricum* und *Lig. hepatoduodenale*, zur Leber. Der Pylorus liegt je nach Form des Magens zwischen dem 1. und 3. Lendenwirbel.

Gefäßversorgung (Abb. 8.**4**): Die arterielle Versorgung des Magens erfolgt über Äste des *Truncus coeliacus*, die an den Kurvaturen miteinander anastomosieren. An der Curvatura min. ziehen die *A. gastrica sin.* (aus Truncus coeliacus) und *A. gastrica dext.* (aus A. hepatica propria), an der Curvatura maj. die *A. gastroomentalis dext.* (aus A. gastroduodenalis) und *A. gastroomentalis sin.* (aus A. lienalis). Sie geben *Rr. gastrici* zur Vorder- und Hinterfläche des Magens und *Rr. omentales* zum Omentum maj. ab. Der Fundus wird außerdem von *Aa. gastricae breves* (aus A. lienalis) versorgt. Der venöse Abfluss erfolgt in die V. portae.

Lymphabfluss: Die Hauptabflussgebiete sind die *Nn. ll. gastrici* an der kleinen Kurvatur, *Nn. ll. splenici* am Milzhilus und die *Nn. ll. pylorici gastroomentalis* in der Pylorusregion. Von diesen Lymphknoten fließt die Lymphe zu den *Nn. ll. coeliaci.*

Innervation: Die Innervation des Magen erfolgt über *Sympathikus* (hemmt Peristaltik) und *Parasympathikus* (beschleunigt Peristaltik, fördert Sekretion). Die sympathischen Fasern stammen aus dem *Plexus coeliacus*, die parasympathischen sind Äste des *N. vagus* (Plexus vagalis ant. und post.).

8.2.2 Duodenum

Siehe auch Histologie 3.7.3

Der *Dünndarm* (*Intestinum tenue*) erstreckt sich vom Pylorus bis in die Fossa iliaca dext., wo er in den Dickdarm mündet. Er gliedert sich in *Duodenum* (*Zwölffingerdarm*), *Jejunum* (*Leerdarm*) und *Ileum* (*Krummdarm*).

Duodenum: Das Duodenum zieht hufeisenförmig nach rechts um den 2. Lendenwirbel herum und umfasst den Pankreaskopf. Der Anfangsteil (*Pars sup.*) liegt als einziger intraperitoneal und ist etwas erweitert (*Ampulla duodeni*, klinisch: Bulbus duodeni). Er ist durch das *Lig. hepatoduodenale* mit der Leber verbunden. Die Pars sup. geht an der *Flexura duodeni sup.* in die *Pars descendens* über, die rechts neben der Wirbelsäule abwärts zieht. Das Duodenum liegt nachfolgend sekundär retroperitoneal und hat enge Beziehungen zum Pankreas. Hinter der Pars sup. zieht der *Gallengang* (*Ductus choledochus*) nach unten in eine Rinne zwischen Pankreaskopf und Pars descendens und mündet gemeinsam mit dem Ductus pancreaticus auf der *Papilla duodeni maj.* (Papilla Vateri) in die Wand des Duodenums. Oberhalb davon liegt die *Papilla duodeni min.*, Mündungsstelle des Ductus pancreaticus min. Die *Pars horizontalis* beginnt an der *Flexura duodeni inf.* und verläuft von rechts nach links quer über die Wirbelkörper. Sie liegt unterhalb des Pankreaskopfes und zieht über die V. cava inf. hinweg. Auf die Pars horizontalis folgt die *Pars ascendens*, die an der *Flexura duodenojejunalis* in das Jejunum übergeht. Hinter der Pars ascendens liegt die Aorta.

M. suspensorius duodeni (Treitzscher Muskel)

Merke

Lig. hepatoduodenale: **Chole**riker **h**elfen **Port**ugal (Ductus **chole**dochus [ventral], A. **he**patica propria [Mitte], V. **port**ae [dorsal]).

Gefäßversorgung: Der Dünndarm wird von Ästen des *Truncus coeliacus* und der *A. mesenterica sup.* versorgt. Die Pars descendens duodeni stellt die Grenze zwischen den beiden Versorgungsgebieten dar. Das Duodenum wird von *Rr. duodenales* (aus A. pancreaticoduodenalis sup. post. und Aa. supraduodenales), *Aa. retroduodenales* (aus A. gastroduodenalis) und *A. pancreaticoduodenalis inf.* (aus A. mesenterica sup.) versorgt. Der venöse Abfluss erfolgt über *V. mesenterica sup.* in die V. portae.

8.2.3 Jejunum, Ileum

Siehe auch Histologie 3.7.4 und 3.7.5
Jejunum und Ileum sind zusammen etwa 5 m lang (bei der Leiche) und liegen eingerahmt vom Dickdarm in der Bauchhöhle.
Jejunum: Es beginnt an der Flexura duodenojejunalis und liegt intraperitoneal. Links von der Flexur befinden sich zwei Falten (*Plica duodenalis sup.* und *inf.*). Durch die obere zieht die V. mesenterica inf., die hier in die V. lienalis mündet. Das Jejunum nimmt etwa zwei Fünftel des Dünndarms ein und liegt mit seinen Schlingen im oberen Unterbauch.
Ileum: Das Ileum folgt ohne scharfe Grenze auf das Jejunum und nimmt etwa drei Fünftel der Dünndarmlänge ein. Die Schlingen des Ileums liegen hauptsächlich im rechten Unterbauch. In der *Fossa iliaca dext.* mündet das Ileum an der Ileozäkalklappe in das Colon ascendens.
Mesenterium: Jejunum und Ileum sind durch das *Mesenterium* (Dünndarmgekröse) gemeinsam an der hinteren Bauchwand befestigt. Das Mesenterium setzt mit der *Radix mesenterii* an der hinteren Bauchwand an, die etwa 15–18 cm lang ist und sich von der Flexura duodenojejunalis zur Art. sacroiliaca dext. erstreckt. Der Mesenterialansatz am Darm ist so lang wie der Dünndarm und legt sich bei Verkürzungen des Dünndarms in Falten („Gekröse"). Im Mesenterium verlaufen Gefäße, Nerven und Lymphbahnen zur Versorgung des Dünndarms.
Gefäßversorgung: Jejunum und Ileum werden von *Aa. jejunales et ileales* (aus A. mesenterica sup.) versorgt. Sie bilden im Mesenterium *Arkaden*, damit sie bei Bewegungen des Darmes nicht gedehnt oder gestaucht werden. Der venöse Abfluss erfolgt über die *V. mesenterica sup.* in die V. portae.

 Klinischer Bezug

Die Darmarterien sind funktionelle Endarterien. Ein plötzlicher Verschluss führt zum **Infarkt** eines Darmabschnittes.

Lymphabfluss: Die Lymphe des Darms fließt über Lymphkapillaren aus den Darmzotten entlang der Arterien durch mehrere Lymphknotenstationen. Die Lymphgefäße vereinigen sich zum *Truncus intestinalis*, der in die Cisterna chyli mündet.
Innervation: Die sympathischen Fasern stammen aus *Ggl. coeliacum sup.* und *Ggl. mesentericum sup.* und ziehen mit den Arterien an den Darm. Sie hemmen die Peristaltik. Die parasympathischen Fasern stammen aus dem *N. vagus.* Sie beschleunigen die Peristaltik.

8.2.4 Zaekum und Appendix vermiformis

Siehe auch Histologie 3.7.6 und 3.7.7
Der *Dickdarm* (Colon) beginnt in der Fossa iliaca dext., bildet einen Rahmen um die Dünndarmschlingen und mündet in Höhe des Kreuzbeins in das Rektum (Abb. 8.**3**). Er gliedert sich in *Caecum* (Blinddarm) mit der *Appendix* (Wurmfortsatz), *Colon ascendens*, Colon *transversum*, *Colon descendens* und Colon *sigmoideum.*

 Merke

An der Einmündung des Ileums (*Ostium iliocaecale*) verhindern zwei Schleimhautfalten (*Valvae iliocaecales*, Ileozäkalklappe) den Reflux von Dickdarminhalt in den „sterilen" Dünndarm.

Zaekum und Appendix vermiformis: Das Zaekum befindet sich in der Fossa iliaca dext. unterhalb der Ileozäkalklappe auf dem M. iliacus. Es kann fest mit der hinteren Bauchwand verwachsen (sekundär retroperitoneal) oder über ein *Mesocaecum* befestigt sein (Caecum mobile).
Die Appendix entwickelt sich als Aussackung des Zaekum und variiert in Länge und Lage (s. a. Histologie 3.7.7). Im Durchschnitt ist sie 8 cm lang und durch eine *Mesoappendix* beweglich befestigt. Sie liegt oft hinter dem Zaekum (*retrocaecal*).

 Klinischer Bezug

Die **Entzündung des Wurmfortsatzes (Appendizitis)** erfordert häufig eine chirurgische Intervention. Sie geht mit Bauchschmerzen, Übelkeit und Erbrechen einher. Typisch ist eine Differenz von mehr als 1 °C zwischen rektaler und axillärer Temperatur.

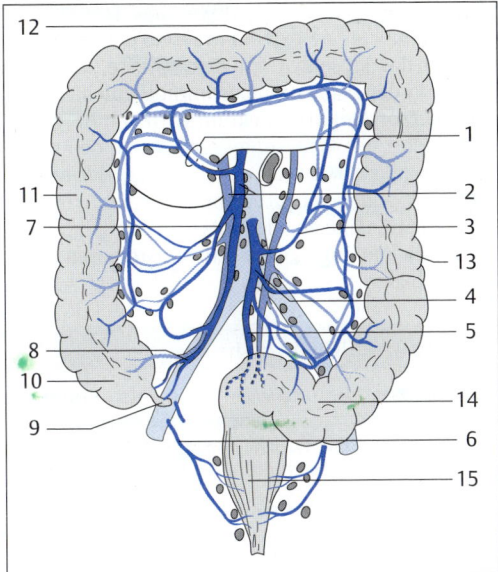

Abb. 8.3 Dickdarm mit Gefäßversorgung. 1 = A. u. V. colica med., 2 = A. u. V. mesenterica sup., 3 = A. colica sin., 4 = A. u. V. mesenterica inf., 5 = A. rectalis sup., 6 = Aa. rectales med. et inf., 7 = A. colica dext., 8 = A. appendicularis, 9 = Appendix, 10 = Caecum, 11 = Colon ascendens, 12 = Colon transversum, 13 = Colon descendens, 14 = Colon sigmoideum, 15 = Rektum (nach Reifferscheid/Weller, Thieme 1989)

8.2.5 Kolon

Siehe auch Histologie 3.7.8
Alle Dickdarmabschnitte unterscheiden sich durch folgende Merkmale vom Dünndarm:

■ Die äußere Längsmuskulatur des Darmrohrs konzentriert sich auf drei Längsstreifen (*Taeniae coli*), von denen die *Taenia libera* von vorne sichtbar ist. Die drei Taenien laufen an der Basis des Wurmfortsatzes zusammen.

■ Die Dickdarmwand bildet Aussackungen (*Haustrae coli*), die durch quergestellte Einschnürungen (*Plicae semilunares coli* an der inneren Dickdarmwand) gebildet werden und während einer peristaltischen Welle über den Dickdarm „fließen".

■ Vor allem entlang der Taenia libera finden sich zipfelförmige Fettgewebsanhängsel (*Appendices epiploicae*).

Kolon: Das *Colon ascendens* liegt sekundär retroperitoneal und zieht von der Fossa iliaca bis zur Unterfläche des rechten Leberlappens. Vor der rechten Niere geht es in der *Flexura colica dext.* in das Colon transversum über. Das *Colon transversum* liegt intraperitoneal und ist durch ein langes *Mesocolon transversum* beweglich befestigt. Es legt sich Leber, Gallenblase, Magen und Milz von vorne an, kann aber auch bis in das Becken durchhängen. Es ist durch das *Lig. hepatocolicum* mit der Leber, durch das *Lig.*

gastrocolicum mit dem Magen und durch das *Lig. phrenicocolicum* mit der linken Seite des Zwerchfells verbunden.

Das *Colon descendens* beginnt an der *Flexura coli sin.*, die immer etwas höher liegt als die rechte Flexur. Es liegt sekundär retroperitoneal und verläuft lateral der linken Niere bis in die Fossa iliaca sin., in der es sich in das Colon sigmoideum fortsetzt.

Das *Colon sigmoideum* liegt wieder intraperitoneal und ist durch ein langes *Mesocolon sigmoideum* an der hinteren Bauchwand befestigt. Es verläuft S-förmig bis vor den 2. Sakralwirbel und setzt sich dort in das Rektum fort.

Gefäßversorgung: Der Dickdarm wird von *A. mesenterica sup.* und *inf.* versorgt. Die Grenze zwischen beiden Versorgungsgebieten (*Cannon-Böhmscher Punkt*) liegt an der Grenze zum linken Drittel des Colon transversum (primäre Colonflexur). Zaekum und Appendix werden von der *A. ileocolica* (aus A. mesenterica sup.) und ihren Ästen (A. appendicularis, A. caecalis ant. und post.) versorgt. Colon ascendens und transversum werden durch *A. ileocolica*, *A. colica dext.* und *media* (alle aus A. mesenterica sup.) versorgt. Die A. colica dext. teilt sich am Kolon in einen auf- und einen absteigenden Ast, die A. colica media breitet sich innerhalb des Mesocolon transversum aus. Colon descendens und sigmoideum werden von *A. colica sin.* (R. ascendens, R. descendens), 2–3 *Aa. sigmoideae* und *A. rectalis sup.* (aus A. mesenterica inf.) versorgt.

> **! Merke**
>
> A. colica media und A. colica sin. anastomosieren im Bereich der linken Kolonflexur (*Riolan-Anastomose*). A. rectalis sup. und A. rectalis inf. (aus A. iliaca int.) anastomosieren hinter dem Rektum.

Die Venen ziehen parallel zu den jeweiligen Arterien. Der venöse Abfluss erfolgt in die *V. portae*.
Lymphabfluss: Die Lymphe der Appendix fließt zu den *Nn. ll. ileocolici* zwischen Ileum und Kolon. Die Lymphe des Kolons gelangt über regionäre Lymphknoten zu den Mesenteriallymphknoten und von dort in die *Trunci intestinales*.
Innervation: Die nervöse Versorgung bis zur Flexura coli sin. erfolgt über den *Plexus mesentericus sup.*, der sympathische Fasern aus den *Nn. splanchnici* und parasympathische Fasern aus dem *N. vagus* enthält. Zu Colon descendens und sigmoideum ziehen sympathische Fasern des *Plexus mesentericus inf.* und parasympathische Fasern des *Plexus pelvinus*.

8.2.6 Rektum

Siehe auch Histologie 3.7.9
Der *Mastdarm* (*Rektum*) ist der zwischen Colon sigmoideum und Anus gelegene Endabschnitt des Dick-

Anatomie

darms. Er beginnt etwa in Höhe des 3. Sakralwirbels und gliedert sich in einen kranialen (*Ampulla recti*) und einen kaudalen Teil (*Canalis analis*).

Ampulla recti: Sie folgt dem Os sacrum und biegt oberhalb des Diaphragma pelvis nach vorne um (*Flexura sacralis*). Innen findet man Schleimhautfalten (*Plicae transversales recti*). Die sog. *Kohlrausch-Falte* ist eine querverlaufende, meist deutlich ausgeprägte Falte, etwa 6 cm vom Anus entfernt.

Canalis analis: Er biegt beim Durchtritt durch das Diaphragma pelvis nach hinten um (*Flexura perinealis*). Er ist etwa 3–4 cm lang und wird von einer geschlossenen Muskellage umgeben.

Schleimhaut: Im *Canalis analis* erfolgt der Übergang von der Schleimhaut des Verdauungstraktes auf die Haut. Man unterscheidet drei Abschnitte:

- *Zona columnaris:* deutliche Längsfalten (*Columnae anales*), zwischen denen Vertiefungen (*Sinus anales*) liegen, die in die Analkrypten in der Tiefe der Rektumwand führen (*Proktodealdrüsen*);
- *Pecten analis:* unverhorntes Plattenepithel, geht an *Linea anocutanea* in die äußere Haut über;
- *Zona cutanea:* verhorntes Plattenepithel mit *Gll. circumanales* um den Anus herum mit starker Pigmentierung und ausgeprägter sensibler Innervation.

Analverschluss: Der Verschlussapparat des Anus wird von Muskulatur, Bindegewebe und submukösen Venenplexus gebildet. Folgende Muskeln sind beteiligt:

- *M. sphincter ani int.:* glatte Muskulatur im Bereich des Canalis analis, bildet sich aus der Ringmuskelschicht, wird durch längsverlaufende Muskelfasern im umgebenden Gewebe verankert;
- *M. levator ani:* umfasst den Darm beim Durchtritt durch das Diaphragma pelvis schlingenförmig (s. a. 6.4.4);
- *M. sphincter ani ext.:* liegt dem Trichter des M. levator ani von außen auf, gliedert sich in *Pars prof.*, dem funktionell wichtigsten Teil, *Pars superf.*, die die Analöffnung von der Seite her abklemmen kann, und *Pars subcutanea*, einen Ringmuskel dicht unter der Haut.

Bindegewebsfasern ziehen vom M. sphincter ani ext. zur perianalen Haut und unterstützen bei Kontraktion den Verschluss. In den Columnae anales liegt ein Schwellkörper (*Corpus cavernosum recti*) aus stark geschlängelten Arterien, die von der A. rectalis versorgt werden. In der Zona cutanea des Analkanals befinden sich zahlreiche Venenplexus, die durch Aufstauung einen gasdichten Verschluss des Analkanals erreichen.

Defäkation: Die Defäkation ist ein *reflektorischer Vorgang*, der durch Dehnung der Rektumwand durch Kotmassen unter Einsatz der Bauchpresse willkürlich ausgelöst wird. Die parasympathischen Efferenzen bewirken eine Kontraktion des Rektums, die sympathischen gleichzeitig eine Erschlaffung des M.

sphincter ani int. Durch willkürliche Erschlaffung des M. sphincter ani ext., Kontraktion des M. levator ani und das Einsetzen der Bauchpresse, kann der Zeitpunkt der Defäkation bestimmt werden.

Gefäßversorgung: Das Rektum wird von *A. rectalis sup.* (Endast der A. mesenterica inf.) und den paarigen *A. rectalis media* (aus A. iliaca int.) und *A. rectalis inf.* (aus A. pudenda int.) versorgt. Von der A. rectalis sup. gehen Gefäße ab, die innerhalb der Submukosa Konvolute mit arteriovenösen Anastomosen (Glomeruli) bilden.

Klinischer Bezug

Erweiterungen der arteriellen Gefäße der Glomeruli führen zur Bildung der **inneren Hämorrhoiden** (in der Zona columnaris). Die **äußeren Hämorrhoiden** entstehen aus *Erweiterungen venöser Gefäße* (in der Zona cutanea).

Der venöse Abfluss erfolgt über die *V. rectalis sup.* in den *Pfortaderkreislauf* und die *Vv. rectales mediae et inf.* über die Vv. iliacae int. in die *V. cava inf.*

Lymphabfluss: Die Lymphe aus der Ampulla recti fließt zu den Lymphknoten entlang der Aorta oder den Nn. iliaci int. ab. Die Lymphe aus dem Analkanal gelangt zu den Nn. ll. iliaci int., die Lymphe des Anus zu den Nn. ll. inguinales superf.

Innervation: Die efferenten Fasern zum Rektum stammen aus den *Nn. splanchnici pelvini* (parasympathisch) und dem *Plexus hypogastricus* (sympathisch). Die afferenten Fasern ziehen in den Nn. splanchnici pelvini. Der M. sphincter ani ext. wird vom *N. pudendus* innerviert.

| 8.3 | **Leber, Gallenblase, Pankreas** |

Leber mit Gallenblase und Bauchspeicheldrüse (Pankreas) sind die großen Drüsen des *Verdauungstraktes*. Sie sezernieren Enzyme in den Darm, die die Verdauung des Speisebreis ermöglichen. Die Leber ist außerdem das größte *Stoffwechselorgan* des Körpers. Sie nimmt alle Stoffe aus dem Pfortaderblut auf, verarbeitet oder speichert sie und gibt Stoffwechselprodukte ab.

8.3.1 Leber

Siehe auch Histologie 3.8.1

Die *Leber* (*Hepar*) ist mit ca. 1500 g die größte Drüse des menschlichen Körpers. Sie ist dunkelrot-braun und hat eine spiegelglatte Oberfläche. Sie ist von einer bindegewebigen Kapsel umschlossen. Die Leber nimmt den Raum unter der rechten Zwerchfellkuppel ein und erstreckt sich nach links bis in die Regio hypochondriaca sin. Sie wird weitgehend vom Rippenbogen überdeckt und berührt unterhalb des Sternums mit einem kleinen Teil die Brustwand (*Leberfeld*). Die Leber macht alle Bewegungen des Zwerchfells mit, sodass ihre Lage von der jeweiligen Atemphase abhängig ist.

Facies diaphragmatica: Die Oberfläche der Leber liegt dem Zwerchfell an und ist an einem dreieckigen Areal mit der Pars lumbalis des Zwerchfells verwachsen (*Area nuda*). In das Verwachsungsfeld ist hinten die *V. cava inf.* eingebettet. Die Seiten der Area nuda werden von den Umschlagsfalten des viszeralen ins parietale Peritoneum (*Lig. coronarium hepatis*) gebildet und laufen nach rechts zum *Lig. triangulare dext.* und nach links zum *Lig. triangulare sin.* aus, das in die Appendix fibrosa hepatis übergeht. Nach ventral vereinigen sich die Ligg. coronaria zum *Lig. falciforme hepatis*, das die Leberoberfläche in rechten und linken Lappen teilt (*Lobus dext.* und *sin.*).

Facies visceralis: Die Unterfläche der Leber ist schräg von hinten oben nach vorne unten gerichtet. Sie weist zwei sagittale Furchen auf, die durch die quer-verlaufende *Leberpforte* (*Porta hepatis*) verbunden sind. In der rechten Furche liegt vorne die *Gallenblase* und hinten die V. cava inf., in der linken vorne das *Lig. teres hepatis* (obliterierte V. umbilicalis) und hinten das *Lig. venosum* (obliterierter Ductus venosus). Vor der Leberpforte liegt der *Lobus quadratus*, dahinter der *Lobus caudatus*. Die Facies visceralis weist unterschiedliche Abdrücke der umliegenden Organe auf. Am linken Leberlappen findet man Impressio gastrica und oesophagea, am rechten dorsal Impressio renalis und suprarenalis sowie ventral Impressio duodenalis und colica.

Porta hepatis (Leberpforte): Im Bereich der Leberpforte treten zwei Äste der *A. hepatica propria* und die *V. portae* ein sowie der *Ductus hepaticus dext.* und *sin.* aus, die sich vor der Leberpforte zum *Ductus hepaticus comm.* vereinigen (Abb. 8.4).

Lebersegmente: Die Gliederung der Leber in Lappen entspricht nicht dem inneren Aufbau. Die gemeinsam verlaufenden Äste der V. portae, A. hepatica propria und der Gallengänge verzweigen sich im Inneren der Leber und versorgen jeweils keilförmige Bezirke, die *Lebersegmente*, die sehr unterschiedlich angeordnet sind.

Gefäßversorgung: Die Blutzufuhr zur Leber erfolgt über V. portae und A. hepatica propria. Die *V. portae* entsteht hinter dem Kopf des Pankreas aus der Vereinigung von V. lienalis, V. mesenterica sup. und inf. und zieht im Omentum min. zur Leberpforte, wo sie sich in R. dext. und sin. teilt. Die *A. hepatica propria* ist ein Endast der A. hepatica comm. und folgt mit ihren Ästen den Aufzweigungen der V. portae. Der venöse Abfluss erfolgt über mehrere *Vv. hepaticae* zur V. cava inf.

> **Merke**
>
> Die V. portae ist das *Vas publicum* der Leber und führt nährstoffreiches Blut aus dem Verdauungskanal. Die A. hepatica propria ist das *Vas privatum* der Leber.

Gallengänge: Die Galle wird von den Leberzellen produziert und über Gallengänge zwischen den Leberzellen abgeleitet. Die *Gallengänge* vereinigen sich zu Ductus interlobulares, die über Ductus biliferi mit dem Ductus hepaticus dext. oder sin. verbunden sind.

Lymphabfluss: Die Lymphgefäße von Leber und Gallenblase führen zu den regionären Lymphknoten an der Leberpforte (*Nn. ll. hepatici*) oder zu den Lymphknoten oberhalb des Zwerchfells (*Nn. ll. phrenici sup.*).

Innervation: Der *N. phrenicus* versorgt mit sensiblen Fasern das Peritoneum der Leber. Vegetative Fasern gelangen aus dem *Plexus coeliacus* mit der A. hepatica propria zur Leber.

8.3.2 Gallenblase

Siehe auch Histologie 3.8.2

Die *Gallenblase* (*Vesica fellea*) ist ein birnenförmiger, etwa 8–12 cm langer und 4–5 cm breiter Sack, der ca. 40–50 ml Flüssigkeit fasst. Sie liegt an der Unterfläche im Peritonealüberzug der Leber und dient der Sammlung und Eindickung der von der Leber produzierten Galle.

Gliederung: Man unterscheidet *Gallenblasengrund* (*Fundus*), *Körper* (*Corpus*) und *Hals* (*Collum*), der

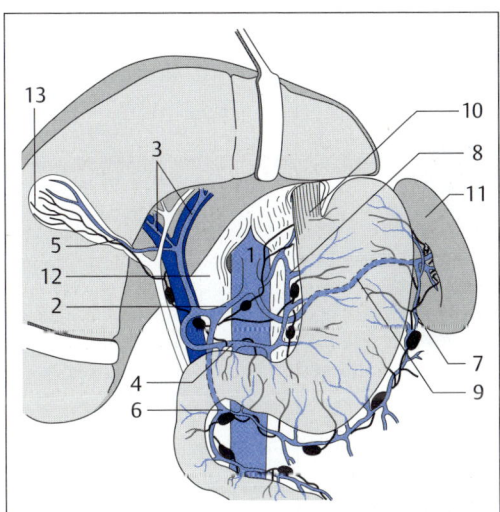

Abb. 8.4 Organe des Oberbauches mit Gefäßversorgung. 1 = Truncus coeliacus, 2 = A. hepatica comm., 3 = R. dext. u. R. sin., 4 = A. gastrica dext., 5 = A. cystica, 6 = A. gastroomentalis dext., 7 = A. gastroomentalis sin., 8 = A. gastrica sin., 9 = A. lienalis, 10 = Kardia des Magens, 11 = Milz, 12 = Lig. hepatoduodenale, 13 = Gallenblase (nach Reifferscheid/Weller, Thieme 1989)

Anatomie

über den *Ductus cysticus* mit dem *Ductus hepaticus comm.* verbunden ist. Im Bereich des Gallenblasenhalses und des Ductus cysticus liegen als Verschlussapparat mehrere spiralig angeordnete Falten (*Heister-Klappe*). Der Fundus überragt den Leberrand im Bereich der 9. Rippe und berührt die vordere Bauchwand und die Flexura coli dext. Das Collum ist dem Bulbus duodeni eng benachbart.

 Klinischer Bezug

Spasmen der Muskulatur der Gallenblasenwand oder Überdehnung (z. B. aufgrund Verlegung des Ductus cysticus durch einen Stein) führen zu **Gallenkoliken** mit starken, krampfartigen Schmerzen im rechten Oberbauch.

Gefäßversorgung und Innervation: Die arterielle Versorgung erfolgt aus der *A. cystica* aus dem R. dext. der A. hepatica propria. Die Venen münden in die V. portae.
Die sensible Versorgung des Peritoneums erfolgt über den *N. phrenicus*, die vegetativen Fasern stammen aus dem *Truncus coeliacus*.

8.3.3   Extrahepatische Gallenwege

In der Leberpforte vereinigen sich die beiden *Ductus hepatici* zum *Ductus hepaticus comm.*, der mit dem *Ductus cysticus* zum *Ductus choledochus* verbindet (Abb. 8.**5**). Der Ductus choledochus liegt im Lig. hepatoduodenale, verläuft dorsal der Pars sup. duodeni und mündet an der *Papilla duodeni maj.* in das Duodenum. Meist vereinigt er sich beim Eintritt in die Duodenalwand mit dem *Ductus pancreaticus* in einer gemeinsamen Erweiterung (*Ampulla hepatopancreatica*). Er besitzt einen eigenen Schließmuskel (M. sphincter ductus choledochi, *Sphincter Oddi*), der bei Kontraktion den Rückstau der Galle in die Gallenblase bewirkt.

 Merke

Die im Körper vorhandene Menge an Gallensäuren reicht nicht zur Verdauung einer fettreichen Mahlzeit aus. Deshalb werden die in das Duodenum ausgeschiedenen Gallensäuren im terminalen Ileum wieder resorbiert und über die V. portae in die Leber zurück transportiert. Dort werden sie rekonjugiert und erneut über die Gallenwege ausgeschieden (*Entero-hepatischer Kreislauf*). Ein kleiner Teil der Gallensäuren geht mit dem Stuhl verloren und muss neu synthetisiert werden.

8.3.4   Pankreas

Siehe auch Histologie 3.8.3
Die *Bauchspeicheldrüse* (*Pankreas*) ist 13–18 cm lang und wiegt etwa 70–90 g. Sie erstreckt sich S-förmig von der Konkavität des *Duodenums* nach links bis zur Milz und liegt sekundär retroperitoneal. Die Bauchspeicheldrüse besteht aus exokrinen und endokrinen Anteilen (s. a. 8.5.2).

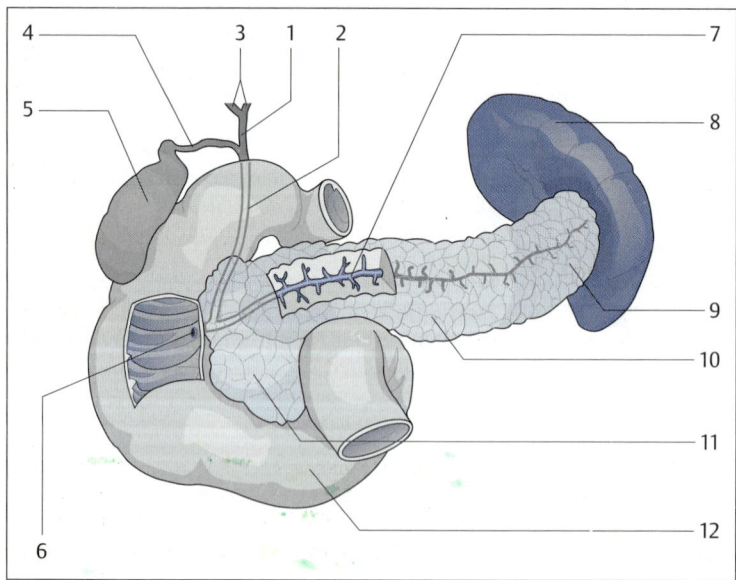

Abb. 8.5 Duodenum, Pankreas, Gallenwege und Milz. 1 = Ductus hepaticus comm., 2 = Ductus coledochus, 3 = Ductus hepatici, 4 = Ductus cysticus, 5 = Vesica fellea, 6 = Papilla duodeni maj., 7 = Ductus pancreaticus, 8 = Lien, 9 = Cauda pancreatis, 10 = Corpus pancreatis, 11 = Caput pancreatis, 12 = Zwölffingerdarm (Duodenum) (aus Faller, Thieme 1995)

Gliederung (Abb. 8.**5**): Die Bauchspeicheldrüse gliedert sich in *Kopf* (*Caput pancreatis*), *Körper* (*Corpus pancreatis*) und *Schwanz* (*Cauda pancreatis*). Der Kopf liegt in der Duodenalschlinge. Sein unterer aufgetriebener Abschnitt heißt auch *Proc. uncinatus*. Der Körper zieht in Höhe von L1 und L2 über Wirbelsäule und Aorta, der Schwanz erreicht den Milzhilus. Der Ausführungsgang des Pankreas (*Ductus pancreaticus maj.*) zieht durch die gesamte Drüse und mündet gemeinsam mit dem Ductus choledochus auf der *Papilla duodeni maj.* Der akzessorische Ausführungsgang (*Ductus pancreaticus accessorius*) mündet auf der *Papilla duodeni min.* Er ist oft nur rudimentär ausgebildet.

Topographie: Hinter dem Pankreaskopf entsteht die V. portae aus dem Zusammenfluss der V. lienalis, V. mesenterica sup. und inf. Die V. lienalis verläuft in einer Rinne hinter dem Pankreas, die A. lienalis zieht am oberen Rand. Hinter der V. portae verläuft rechts von der Wirbelsäule die V. cava inf. und direkt vor der Wirbelsäule die Aorta. Hinter dem Pankreaskopf zieht auch der Ductus choledochus.

Klinischer Bezug

Entzündungen und Karzinome des Pankreaskopfes können den Ductus choledochus verengen und so zu einem **Stauungsikterus** führen. Umgekehrt kann bei Verlegung der Gallenwege an der Papilla duodeni maj. auch der Sekretabfluss aus dem Pankreas gestört sein.

Gefäßversorgung und Innervation: Die arterielle Versorgung des Pankreas erfolgt über *Rr. pancreatici* (aus A. lienalis), die Aa. pancreaticoduodenales sup. post. et ant. (aus A. gastroduodenalis) und die Aa. pancreaticoduodenales inf. (aus A. mesenterica sup.). Das venöse Blut wird in die V. portae geleitet. Die Innervation erfolgt über vegetative Fasern aus dem Plexus coeliacus.

8.4 Milz

Siehe auch Histologie 3.3.3
Die Milz (*Splen* oder *Lien*) gehört zu den Organen des lymphatischen Systems und dient der Blutmauserung. Sie ist bohnenförmig, 10–12 cm lang, 6–8 cm breit und 3–4 cm dick und wiegt etwa 150 g. Form und Gewicht hängen vom Blutgehalt ab und schwanken stark. Die Milz liegt in der linken Regio hypochondriaca unter dem Zwerchfell in Höhe der 9.–11. Rippe. Ihre Längsachse folgt der 10. Rippe. Die Milz ist von einer dehnungsfähigen Faszie überzogen und liegt intraperitoneal.

Gliederung: Die Außenfläche (*Facies diaphragmatica*) liegt dem Zwerchfell an, die mediale konkave Fläche (*Facies visceralis*) zeigt zu den Eingeweiden. Auf der Facies visceralis befindet sich der Milzhilus (*Hilum splenicum*), die Ein- und Austrittsstelle von Nerven und Gefäßen.

Klinischer Bezug

Die Milz ist ein stark durchblutetes Organ. **Milzrupturen** führen oft zu unstillbaren Blutungen in die Bauchhöhle, die nur durch schnelle Entfernung der Milz gestoppt werden können.

Topographie: Die Facies visceralis berührt im hinteren Bereich die Niere (*Facies renalis*) und im vorderen Bereich Magen und Kolon (*Facies gastrica* und *colica*). Die Milz ist durch das *Lig. splenorenale* mit der hinteren Bauchwand und durch das *Lig. gastrosplenicum* mit dem Magen verbunden. Im Lig. splenorenale ziehen A. und V. lienalis, im Lig. gastrosplenicum Aa. und Vv. gastricae breves.

Gefäßversorgung und Innervation: Die arterielle Versorgung erfolgt über die *A. lienalis*, die sich in der Nähe des Hilus in mehrere Äste aufzweigt. Der Blutabfluss erfolgt durch die *V. lienalis* in die V. portae.
Die viszerale Innervation erfolgt über Äste der *Ggll. coeliaca*, die mit den Gefäßen zur Milz ziehen (Plexus lienalis).

8.5 Endokrine Organe

Die endokrinen Organe im Bauchraum sezernieren Hormone, die für die Aufrechterhaltung von Kreislauf und Stoffwechsel und die Anpassung an die verschiedenen Aktivierungszustände des Organismus notwendig sind.

8.5.1 Nebenniere und Paraganglien

Siehe auch Histologie 3.9.1 und 3.9.2
Nebenniere: Die paarigen *Nebennieren* (*Gll. suprarenales*) liegen, von einer schwach ausgebildeten eigenen Kapsel umschlossen, dem oberen Nierenpol in der Capsula adiposa renalis auf (Abb. 8.7). Sie sind 4–6 cm lang, 1–2 cm breit und 4–6 cm dick. Die rechte Nebenniere ist abgeplattet und dreieckig, die linke ist abgerundet. Beide Nebennieren legen sich nach oben dem Zwerchfell an.

Gliederung: Die Nebennieren gliedern sich in die dreischichtige *Rinde* (*Cortex*) und das *Mark* (*Medulla*).

> **Merke**
>
> Die Rinde produziert *Mineralokortikoide* (Zona glomerulosa), *Glukokortikoide* (Zona fasciculata) und *Androgene* (Zona reticularis), das Mark produziert *Adrenalin* und *Noradrenalin*. Ein totaler Ausfall der Nebennierenrinde (*Morbus Addison*) ist mit dem Leben schwer vereinbar.

Gefäßversorgung: Die arterielle Versorgung erfolgt über drei Arterien: *A. suprarenalis sup.* (aus A. phrenica inf.), *A. suprarenalis media* (aus Aorta) und *A. suprarenalis inf.* (aus A. renalis). Sie bilden ein Gefäßnetz innerhalb der Kapsel.

Der venöse Abfluss erfolgt über eine *V. suprarenalis* rechts in die V. cava inf. und links in die V. renalis.

Paraganglien sind Nebenorgane des peripheren Nervensystems und zählen zu den endokrinen Organen. Sie bestehen aus Epithelzellhaufen, die von einer Bindegewebskapsel umgeben sind. Zu den sympathischen Paraganglien zählt das Nebennierenmark und das Zuckerkandl Organ (Paraganglion aorticum abdominale) am Abgang der A. mesenterica inf. Weitere mikroskopisch kleine Paraganglien finden sich in Retroperitoneum, Hoden, Nebenhoden, Samenstrang, Ovarien und Eileiter.

8.5.2 Inselorgan (endokrines Pankreas)

Siehe auch Histologie 3.9.3

Die *Langerhans-Inseln* werden in ihrer Gesamtheit als Inselorgan des Pankreas bezeichnet und bilden die endokrinen Anteile des Pankreas. Sie liegen inmitten der exokrinen Anteile und fehlen im Kopf der Bauchspeicheldrüse.

8.5.3 Gastroentero-pancreatico-endokrines System

Das gastroentero-pancreatico-endokrine System besteht aus hormonbildenden Epithelzellen, die in der Wand von Magen, Dünndarm, Kolon und in den Langerhansschen Inseln verstreut liegen. Sie bilden verschiedene Peptidhormone und Serotonin.

- **Gastrin** regt die Magensaftsekretion an und wirkt hemmend auf die Wasserresorption im gesamten Dünndarm.
- **Sekretin** fördert die Sekretion von Pankreassaft und stimuliert die Abgabe von Pepsin im Magen und von Gallensekret.
- **Cholezystokinin** regt die Gallenblase zur Kontraktion und Ausschüttung der Galle an. Es stimuliert die Sekretion von enzymreichem Bauchspeichel und hemmt die gastrale Phase des Magens.
- **Somatostatin** wirkt regulierend auf die Glukagon- und Insulinproduktion.
- **Serotonin** wirkt durch Kontraktion der glatten Muskulatur des Darmes peristaltikanregend und führt je nach Dosis zu Vasodilatation oder Vasokonstriktion.

8.6 Harnorgan

Die Harnorgane liegen retroperitoneal. Man unterscheidet *harnbereitende* und *harnableitende Abschnitte* der Harnorgane. Der Urin wird in der Niere gebildet und über die Harnleiter (Ureteren) in die Harnblase geleitet. Dort wird er zunächst gesammelt und schließlich über die Harnröhre (Urethra) ausgeschieden.

8.6.1 Niere

Siehe auch Histologie 3.10.1

Die *Niere* (*Ren*) ist bohnenförmig, 10–12 cm lang, 5–6 cm breit, 4 cm dick und wiegt etwa 150 g. Man unterscheidet einen oberen und einen unteren Pol, eine leicht gewölbte Vorder- und Hinterfläche sowie einen konkaven medialen und konvexen lateralen Rand. Am medialen Rand liegt die *Nierenpforte* (*Hilum renale*), die in den Sinus renalis führt. Hier liegen die Gefäße, Nerven und das *Nierenbecken* (*Pelvis renalis*) (Abb. 8.7).

Gliederung (Abb. 8.6): Auf Schnitten durch die Niere erkennt man eine Gliederung in *Rinde* (*Cortex*) und *Mark* (*Medulla*). Das Nierenmark gliedert sich in 8–12 *Markpyramiden* (*Pyramides renales*), deren Basis zur Nierenoberfläche zeigt und deren Spitzen (*Papillae renales*) in das Nierenbecken hineinragen. Die Nierenrinde liegt kappenförmig über den Basen

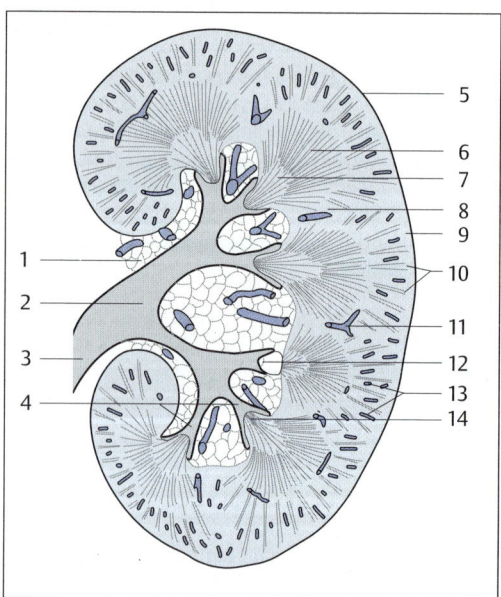

Abb. 8.**6 Niere, Schnittfläche.** 1 = Sinus renalis, 2 = Pelvis renalis, 3 = Ureter, 4 = Calices renales, 5 = Capsula fibrosa, 6 = Außenzone, 7 = Innenzone, 8 = Columna renalis, 9 = Rindenlabyrinth, 10 = Markstrahlen, 11 = A. interlobaris, 12 = Area cribrosa, 13 = Aa. interlobulares, 14 = Papilla renalis (aus Bucher, Huber 1989)

der Markpyramiden und bildet zwischen den Pyramiden *Säulen* (*Columnae renales*). Markpyramiden mit umgebender Rindenschicht stellen eine Einheit (*Lobus renalis*) dar.

Lage: Die Nieren liegen in den Fossae lumbales zwischen M. psoas und M. quadratus lumborum. Ihre Lage ist mäßig atemabhängig. Bei mittlerer Inspiration reicht der obere Nierenpol links bis zum Oberrand des 12. Brustwirbels, der untere Nierenpol bis zum 3. Lendenwirbel. Die rechte Niere steht etwa eine halbe Wirbelhöhe tiefer als die linke. Die 12. Rippe zieht etwa an der Grenze zwischen oberem und mittlerem Drittel schräg über die Niere hinweg.

Kapsel: Die Niere wird von einer bindegewebigen *Organkapsel* (*Capsula fibrosa*), einer *Fettkapsel* (*Capsula adiposa*) und einem *Fasziensack* umgeben. Der Fasziensack besteht aus vorderem und hinterem Blatt (*Fascia praerenalis* und *retrorenalis*). Beide Blätter sind oben und seitlich geschlossen. Nach medial und unten ist der Fasziensack geöffnet. Durch den Spalt ziehen die Gefäße und der Harnleiter.

 Klinischer Bezug

Die Niere kann sich innerhalb des Fasziensacks bewegen und in das kleine Becken absinken (**Senkniere**). Dabei kann es zur Abknickung des Harnleiters und damit zum Rückstau des Harns in die Niere kommen (**Stauungsniere**).

Topographie: Die rechte Niere liegt unter dem rechten Leberlappen und steht medial mit der Pars descendens duodeni in Kontakt. Der untere Pol wird vom Colon ascendens und der Flexura coli dext. bedeckt. Die linke Niere berührt vorne den Magen, seitlich die Milz und im Bereich des Nierenhilus den Pankreasschwanz. Das Colon descendens bedeckt den unteren Nierenpol. Hinter der Niere verlaufen N. subcostalis, N. iliohypogastricus und N. ilioinguinalis (Fortleitung von Nierenirritationen in die Regio inguinalis).

 Merke

Im Nierenhilus treten die Nierengefäße auf der *ventralen* Seite ein, das Nierenbecken und der Harnleiter (Ureter) *dorsal* aus (**A**rvus = **A**rterie, **V**ene, **U**reter [von oben nach unten]).

Gefäßversorgung (Abb. 8.7) **und Innervation:** Die arterielle Versorgung erfolgt über die *Aa. renales*, die aus der Aorta entspringen. Die A. renalis dext. zieht hinter der V. cava inf. zum Nierenhilus. In 30 % geht eine Arterie zum unteren Nierenpol gesondert ab. Der venöse Abfluss erfolgt über die *Vv. renales*. Die V. renalis sin. kreuzt in ihrem Verlauf die Aorta. Die Gefäße mit ihren Aufzweigungen

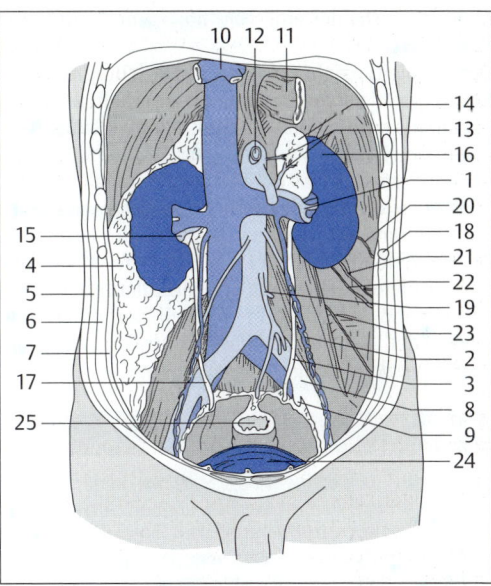

Abb. 8.7 Topographie des Retroperitoneums. 1 = A. u. V. renalis, 2 = A. u. V. testicularis, 3 = Ureter, 4 = Nierenfettkapsel, 5 = M. obliquus ext. abdominis, 6 = M. obliquus int. abdominis, 7 = M. transversus abdominis, 8 = Aa. u. Vv. iliacae comm., 9 = A. u. V. iliaca int., 10 = V. cava inf., Vv. hepaticae, 11 = Hiatus oesophagus, 12 = Truncus coeliacus, 13 = A. suprarenalis med., V. suprarenalis, 14 = Nebenniere, 15 = A. u. V. renalis, 16 = Niere, 17 = Ureter, 18 = XII. Rippe, 19 = A. mesenterica inf., 20 = N. intercostalis XII, 21 = N. iliohypogastricus, 22 = N. ilioinguinalis, 23 = N. cutaneus femoris lat., 24 = Blase, 25 = Rectum (aus Jocham/Miller, Thieme 1994)

liegen im Bereich des Hilus ventral des Nierenbeckens.

Die sympathische Innervation erfolgt über Fasern des *Plexus coeliacus*, die als *Plexus renalis* mit der A. renalis zur Niere ziehen.

8.6.2 Nierenbecken

Das *Nierenbecken* (*Pelvis renalis*) liegt in Höhe des 1. Lendenwirbels im *Sinus renalis*. Es zweigt sich zu den Markpapillen hin in 8–12 *Nierenkelche* (*Calices renales*) auf, die die Papillenspitzen umfassen. Man unterscheidet einen *ampullären Typ* mit weitem Nierenbecken und kurzen, plumpen Kelchen und einen *dendritischen Typ* mit einem kleinen Nierenbecken und langen, verzweigten Kelchen.

Im Nierenhilus geht das Nierenbecken in den Harnleiter (Ureter) über.

8.6.3 Harnleiter

Siehe auch Histologie 3.10.2

Der *Harnleiter* (*Ureter*) ist etwa 25–30 cm lang und leitet den Urin vom Nierenbecken in die Harnblase.

Man unterscheidet eine *Pars abdominalis* und eine *Pars pelvica*.

Der Harnleiter zieht retroperitoneal schräg über die Faszie des M. psoas hinweg, biegt oberhalb der Linea terminalis nach medial und mündet im kleinen Becken in den Fundus der Harnblase. Er unterkreuzt dabei auf dem M. psoas die Vasa testicularia (ovarica), *überkreuzt* die Teilungsstelle der Vasa iliaca comm. und *unterkreuzt* im kleinen Becken beim Mann den Ductus deferens und bei der Frau die A. uterina. Der Harnleiter zieht durch die Muskulatur der Harnblasenwand in schrägem Winkel, der einen Verschluss der Ureteren bei Blasenkontraktion gewährleistet (*vesikoureteraler Verschluss*).

Merke

Der Ureter hat *drei physiologische Engen*, in denen Nierensteine eingeklemmt werden können: am Abgang des Ureters aus dem Nierenbecken, an der Überkreuzungsstelle mit den Vasa iliacae comm. und beim Durchtritt durch die Harnblasenwand.

Gefäßversorgung und Innervation: Die arterielle Versorgung erfolgt aus Arterien in der Umgebung des Ureters (Äste der A. renalis, A. testicularis bzw. ovarica, A. pudenda int. und A. vesicalis sup.). Die Venen verlaufen mit den Arterien.

Sympathische und parasympathische Fasern bilden den *Plexus uretericus* in der Wand des Ureters. Sensible Fasern verlaufen in den *Nn. splanchnici*.

8.6.4   Harnblase

Siehe auch Histologie 3.10.3

Die *Harnblase* (*Vesica urinaria*) liegt subperitoneal hinter der Symphyse auf dem Beckenboden. Sie ist ein muskuläres Hohlorgan und besteht aus *Blasenkörper* (*Corpus vesicae*) und *Blasengrund* (*Fundus vesicae*). Von der *Blasenspitze* (*Apex vesicae*) zieht ein *Lig. umbilicale medianum* zum Nabel (Abb. 8.**8**).

Der Blasengrund ist im subperitonealen Bindegewebe fixiert und liegt den Fasern des M. levator ani an. Nach unten verschmälert sich der Fundus zum *Blasenhals* (*Collum vesicae*), der in die Harnröhre übergeht. An der Hinterwand des Fundus münden die beiden Harnleiter.

Merke

Das *Blasendreieck* (*Trigonum vesicae*) liegt zwischen Ureterenmündung und Ostium urethrae int. (Abb. 8.**8**).

Wand: Die Wand der Harnblase besteht aus Tunica serosa, Tunica muscularis und Tunica mucosa. Die dreilagige Muskulatur bildet eine funktionelle Einheit (*M. detrusor vesicae*). Fasern der Detrusormuskulatur schlingen sich um den Blasenhals und bilden

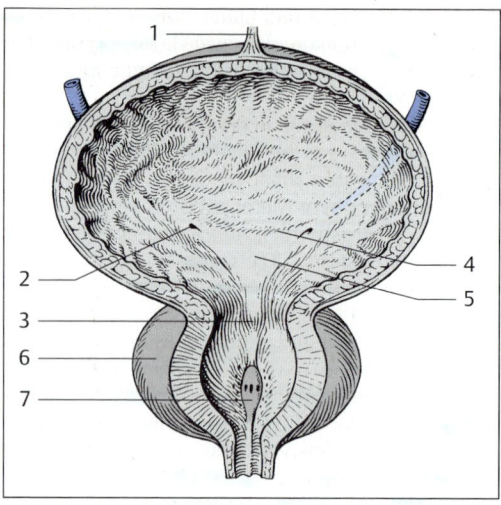

Abb. 8.8 Harnblase des Mannes. 1 = Lig. umbilicale med., 2 = Uretermündung, 3 = Ostium urethrae int. mit Uvula vesicae, 4 = quere Ureterleiste, 5 = Trigonum vesicale, 6 = Prostata, 7 = Colliculus seminalis (aus Kahle/Leonhardt/Platzer, Thieme 1991)

den *M. sphincter vesicae int.* Um die Mündung der Ureteren ist die Muskulatur schlingenförmig angeordnet und ermöglicht so Öffnung und Verschluss der Ureteren. An der Spitze des Blasendreiecks wölbt das längsgestellte Blasenzäpfchen (*Uvula vesicae*) die hintere Wand des Ostium urethrae int. vor.

Befestigung: Die Harnblase ist nur im Bereich von Kollum und Fundus unverschieblich befestigt. Sie wird durch Bindegewebs- und Muskelzüge hinter der Symphyse und am Beckenboden fixiert. Vom vorderen Rand der Harnblase ziehen *Ligg. pubovesicales* (mit M. pubovesicalis) zu den Schambeinen. Nach hinten und zur Seite ist die Blase über *Lig. rectovesicale* und *Ligg. vesicosacrale* mit Rektum und hinterer Beckenwand verbunden. Beim Mann liegt die Harnblase auf der Prostata, bei der Frau ist der Fundus mit der Scheidenvorderwand und dem Uterushals verwachsen.

Harnblasenfüllung: Bei einer Harnblasenfüllung von 200–500 ml tritt *Harndrang* ein. Bei zunehmender Blasenfüllung wölbt sich der Blasenkörper vor und schiebt das Peritoneum von der vorderen Bauchwand ab.

Klinischer Bezug

Eine stark gefüllte Harnblase kann am Oberrand der Symphyse punktiert und so steriler Urin gewonnen oder ein suprapubischer Blasenkatheter gelegt werden.

Harnblasenentleerung: Die Blasenentleerung (*Miktion*) erfolgt über Kontraktionen des M. detrusor vesicae. Dabei werden gleichzeitig die Ureteren verschlossen und der M. sphincter vesicae int. geöffnet. Das Trigonum vesicae wird nach dorsal oben und damit die Uvula vesicae aus der Harnröhrenmündung gezogen (M. retractor uvulae). Während der Kontraktion des Detrusor erschlafft der M. sphincter urethrae und macht so die Blasenentleerung möglich. Die Blasenentleerung wird willkürlich eingeleitet und unterbrochen.

Gefäßversorgung: Die arterielle Versorgung erfolgt über A. vesicalis sup. zum Blasenkörper und A. vesicalis inf. zum Blasengrund (beide Äste der A. iliaca int.) sowie kleinere Äste aus A. obturatoria, A. rectalis media und A. pudenda int.

Der venöse Abfluss erfolgt über den Plexus venosus vesicalis, der am Harnblasengrund liegt, zu den Vv. iliaci int. Der Plexus venosus vesicalis steht beim Mann mit dem Plexus venosus prostaticus in Verbindung und nimmt die V. dorsalis penis prof. und bei der Frau die Vv. dorsales clitoridis prof. auf.

Lymphabfluss: Er erfolgt aus den oberen und seitlichen Partien zu den Nn. ll. iliaci ext., aus dem Fundus zu den Nn. ll. iliaci int. und aus der Vorderwand zu den Nn. ll. vesicales ant.

Innervation: Die sympathischen und parasympathischen Fasern gelangen über Plexus hypogastricus inf. und Plexus vesicalis zur Harnblase. Die parasympathischen Fasern innervieren den M. detrusor vesicae, die sympathischen den M. sphincter vesicae int. Der M. sphincter vesicae ext. wird über den N. pudendus innerviert.

Klinischer Bezug

Engen der Harnröhre (z. B. durch Prostatahypertrophie) führen zu einer Hypertrophie der Blasenmuskulatur (sog. **Balkenblase**).

8.6.5 Weibliche Harnröhre

Die weibliche Harnröhre (Urethra feminina) ist 3 bis 5 cm lang. Sie beginnt an der unteren Spitze des Trigonum vesicae mit der inneren Harnröhrenöffnung (Ostium urethrae int.), zieht durch das Diaphragma urogenitale und endet mit der äußeren Harnröhrenöffnung (Ostium urethrae ext.) hinter der Glans clitoridis (Abb. 8.9). Diese ist der engste Teil der weiblichen Harnröhre.

Das Lumen der Harnröhre wird durch Schleimhautfalten (Crista urethralis an der Rückwand) eingeengt und kann auf 7–8 mm erweitert werden.

8.7 Weibliche Geschlechtsorgane

Man unterteilt die weiblichen Geschlechtsorgane in innere und äußere Geschlechtsorgane. Die inneren Geschlechtsorgane liegen kranial vom Diaphragma pelvis, die äußeren kaudal davon. Das Jungfernhäutchen (Hymen) bildet die Grenze.

Zu den inneren weiblichen Geschlechtsorganen gehören das Ovar (Eierstock), die Tuba uterina (Eileiter), der Uterus (Gebärmutter) und die Vagina (Scheide). Das äußere Genitale, bestehend aus Labia maj. und min. (große und kleine Schamlippen), Klitoris (Kitzler) und Gll. vestibulares maj. et min. (Vorhofdrüsen) wird als Vulva bezeichnet. Eine Übersicht zeigt Abb. 8.9.

8.7.1 Ovar

Siehe auch Histologie 3.11.1

Der Eierstock (Ovar) produziert Geschlechtshormone und bildet zwischen Pubertät und Klimakterium reife Eizellen.

Lage: Das Ovar ist plattoval, 2,5–5 cm lang, 2 cm breit und 0,5–1 cm dick und wiegt 7–14 g. Es liegt in der Fossa ovarica zwischen großem und kleinem Becken auf der Art. sacroiliaca zwischen den Aa. iliacae ext. und int. Es liegt intraperitoneal und ist über ein Mesovar am Lig. latum uteri (Peritonealduplikatur des Uterus) befestigt. Am oberen Pol ist das Ovar durch das Lig. suspensorium ovarii mit der seitlichen Beckenwand verbunden. Vom unteren Pol zieht das Lig. ovarii proprium zum Uterus (Abb. 8.10).

Gefäßversorgung und Innervation: Die arterielle Versorgung erfolgt über die A. ovarica (aus Aorta), die über das Lig. suspensorium ovarii zum Ovar zieht und mit dem R. ovaricus der A. uterina im Lig. latum anastomosiert.

Der venöse Abfluss erfolgt in den Plexus ovaricus und weiter über die Vv. ovarica rechts direkt in die V. cava inf. und links über die V. renalis sin. in die V. cava inf. Der regionale Lymphabfluss erfolgt entlang der Gefäße zu den parakavalen und paraaortalen Lymphknoten.

Die sympathischen und parasympathischen Fasern stammen aus Plexus mesentericus sup., Plexus renalis und Plexus rectalis und ziehen mit den Gefäßen zum Ovar.

8.7.2 Tube

Siehe auch Histologie 3.11.2

Der Eileiter (Tuba uterina) dient dem Transport der Eizellen in den Uterus.

Der Eileiter ist 8–20 cm lang, liegt intraperitoneal und ist über ein Mesosalpinx mit dem Lig. latum uteri verbunden. Er überlagert von oben her das Ovar (Abb. 8.10).

Gliederung: Die Tube beginnt in der oberen Ecke des Uterus mit der Pars uterina tubae, die die engste Stelle bildet. Die Pars uterina geht in den Isthmus tubae uterinae über, der in die Ampulla tubae uterinae mündet. Die Ampulle nimmt die lateralen zwei Drittel ein und erweitert sich trichterförmig (Infundibulum tubae uterinae). Sie öffnet sich mit dem

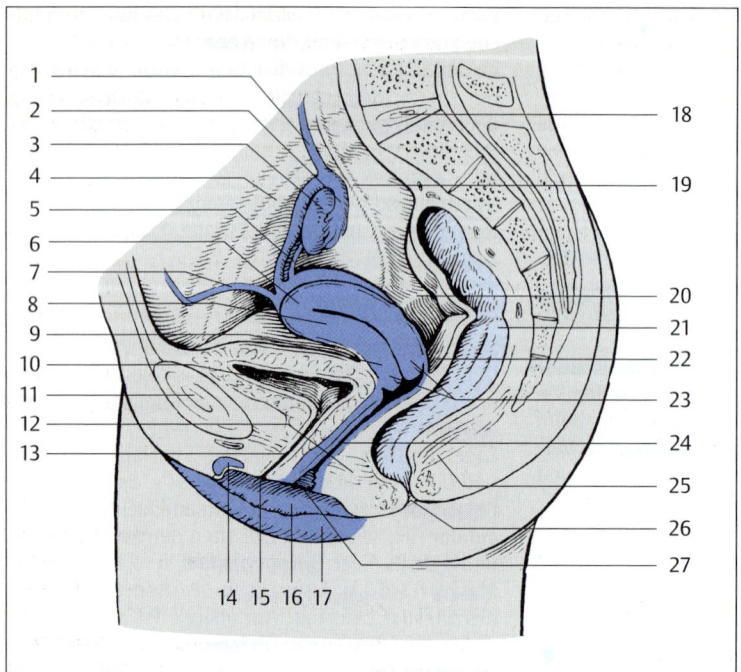

Abb. 8.9 Sagittalschnitt durch das weibliche Becken. 1 = Lig. suspensorium ovarii, 2 = Tube, 3 = Ovarium, 4 = Vasa iliaca externa, 5 = Lig. ovarii proprium, 6 = Fundus uteri, 7 = Lig. teres uteri (Lig. rotundum), 8 = Corpus uteri, 9 = Cervix uteri, 10 = Vesica urinaria, 11 = Symphysis, 12 = Diaphragma urogenitale, 13 = Urethra, 14 = Klitoris, 15 = Ostium urethrae externum, 16 = Labium minus, 17 = Labium majus, 18 = Promontorium, 19 = Ureter, 20 = Lig. sacrouterinum, 21 = Rectum, 22 = Excavatio rectouterina, 23 = Portio vaginalis, 24 = Vagina, 25 = M. levator ani, 26 = Anus, 27 = Ostium vaginae (Introitus vaginae) (aus Martius, Breckwoldt/Pfleiderer, Thieme 1996)

Ostium abdominale, das von fransenförmigen Fortsätzen (*Fimbriae tubae*) umgeben ist, in die Bauchhöhle.

 Klinischer Bezug

Verklebungen innerhalb des Eileiters (z. B. nach abgelaufener Entzündung) können zu einer **Tubargravidität** führen, bei der sich das befruchtete Ei in der Tubenschleimhaut einnistet. Sie muss operativ entfernt werden, da es sonst spätestens im 3. Monat zur Ruptur der Tube mit starken lebensgefährlichen Blutungen in die Bauchhöhle kommt.

Gefäßversorgung und Innervation: Die arterielle Versorgung erfolgt über den *R. tubarius* der A. uterina und die *A. ovarica*. Die Venen münden in die venösen Plexus des Uterus.
Der Lymphabfluss erfolgt entlang der A. ovarica zu den aortalen Lymphknoten und den Nn. ll. iliaci int. Die sympathischen und parasympathischen Fasern gelangen über Plexus ovaricus und Plexus hypogastricus inf. zur Tube.

8.7.3   Uterus

Siehe auch Histologie 3.11.3
Die *Gebärmutter* (*Uterus*) nimmt während der Schwangerschaft die Frucht auf. Ihre Schleimhaut dient der Einnistung des Keims und ist am Aufbau der Plazenta beteiligt. Die Muskulatur dehnt sich

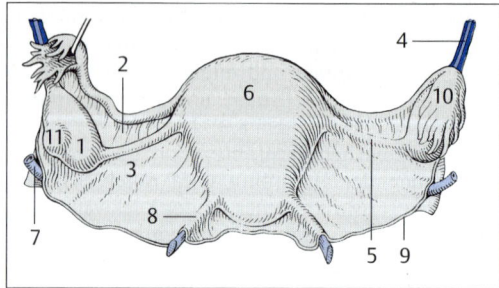

Abb. 8.10 Uterus, Tuben und Ovarien. 1 = Ovar, 2 = Mesovar, 3 = Lig. latum uteri (Plica lata), 4 = Lig. suspensorium ovarii, 5 = Lig. ovarii proprium, 6 = Uterus, 7 = Ureter, 8 = Plica retrouterina, 9 = Schnittrand Peritoneum, 10 = Tuba uterina, 11 = Follikel (aus Kahle/Leonhardt/Platzer, Thieme 1991)

mit Wachstum des Feten aus und bewirkt durch rhythmische Kontraktionen (Wehen) die Geburt.
Gliederung (Abb. 8.**10**): Der Uterus ist 7–9 cm lang und birnenförmig. Der *Uteruskörper* (*Corpus uteri*) nimmt die oberen zwei Drittel ein und setzt sich in den kuppenförmigen *Fundus uteri* fort, der über die Tubenmündungen hinausragt. Der *Uterushals* (*Cervix uteri*) nimmt das untere Drittel ein und ragt mit einem Teil in die Vagina (*Portio uteri*).

 Merke

Die Längsachse des Uterus bildet mit der Längsachse der Vagina einen nach vorne stumpfen Winkel (*Anteversio uteri*). Das Corpus uteri ist gegen die Zervix nach vorne abgeknickt (*Anteflexio uteri*).

Das Korpus umschließt die dreieckige *Gebärmutterhöhle* (*Cavum uteri*), in deren beiden oberen Ecken die Tuben münden. Die untere Ecke geht am *inneren Muttermund* (*Canalis isthmi*) in den *Zervixkanal* (*Canalis cervicis uteri*) über, der sich auf der Portio vaginalis uteri mit dem *äußeren Muttermund* (*Ostium uteri*) öffnet.
Befestigung (Abb. 8.**10**): Der Uterus wird vorne und hinten von Peritoneum überzogen (*Perimetrium*) und ist über das *Lig. latum uteri* mit der lateralen Beckenwand verbunden. Seitlich vom Uterus liegen Bindegewebszüge (*Parametrien*), in denen Gefäße und Nerven zum Uterus ziehen. Der kräftigste Bandzug wird als *Lig. cardinale* bezeichnet. Weitere Bandzüge ziehen nach ventral und dorsal (*Lig. rectouterinum*, *Lig. sacrouterinum*). Alle diese Bänder fixieren den Uterus im kleinen Becken.

 Merke

Das *Lig. teres uteri* zieht vom Tubenwinkel durch den Leistenkanal zu den großen Schamlippen. Es hat keine Haltefunktion.

Gefäßversorgung: Die arterielle Versorgung erfolgt über die *A. uterina* (aus A. iliaca int.), die den Uterus am Collum cervicale uteri erreicht und geschlängelt an der Seitenwand des Uterus nach oben läuft. Sie kann sich so der Vergrößerung des Uterus während der Schwangerschaft anpassen. Sie gibt ab einen *R. ovaricus*, der mit der A. ovarica anastomosiert, einen *R. tubarius* zur Versorgung der Tube und die *A. vaginalis* zur Versorgung der Vagina.
Der venöse Abfluss erfolgt über ausgeprägte *Venenplexus* (Plexus venosus uterinus, Plexus venosus cervicalis uteri, Plexus venosus vaginalis) in die Vv. iliacae int. Die Mitte des Uterus bleibt frei von Gefäßen.
Lymphabfluss: Er erfolgt aus der Zervixregion in die Nn. ll. iliaci int. und die Nn. ll. sacrales, aus der

Korpusregion in die Nn. ll. lumbales und über das Lig. teres uteri in die Nn. ll. inguinales superf.
Innervation: Seitlich neben Zervix und Vagina liegt der *Plexus uterovaginalis*, der sympathische Fasern über das Ggl. mesentericum inf. und parasympathische Fasern aus dem Sakralmark enthält.
Schwangerschaft: Der Uterus wächst durch Hypertrophie der glatten Muskelzellen rasch auf das 7–10fache der ursprünglichen Größe. Durch Einlagerung von Flüssigkeit in das Bindegewebe wird die Uteruswand aufgelockert. Der Isthmus uteri verlängert sich stark. Der Zervikalkanal bleibt während der Schwangerschaft verschlossen und öffnet sich erst unter der Geburt.

8.7.4 Vagina

Siehe auch Histologie 3.11.4
Die *Scheide* (*Vagina*) wird unter der Geburt Teil des Geburtskanals. Sie ist ein 8–10 cm langer muskulär-bindegewebiger Schlauch, der sich zur Portio vaginalis uteri hin verbreitert. Die Portio wird vom *Scheidengewölbe* (*Fornix vaginae*) ringförmig umgeben. Vorder- und Hinterwand der Vagina liegen einander an. Jede Wand trägt querverlaufende Schleimhautfalten (*Columnae rugarum ant. et post.*). An der Vorderwand liegt der längsverlaufende Harnröhrenwulst (*Carina urethralis vaginae*). Eine von der hinteren Wand vorspringende halbmondförmige Falte bildet das *Jungfernhäutchen* (*Hymen*).
Befestigung: Die Vagina ist durch muskelfreies straffes Bindegewebe (*Paracolpium*) fest mit den umgebenden Strukturen verbunden. Zwischen vorderer Scheidenwand, Harnröhre und Harnblase spannt sich das *Septum vesicourethrovaginale* aus. Zwischen hinterer Scheidenwand und Rektum liegt das *Septum rectovaginale*.
Gefäßversorgung und Innervation: Die arterielle Versorgung erfolgt durch die *A. vaginalis* (aus A. uterina) und *Rr. vaginales* (aus A. pudenda int. und A. vesicalis inf.).
Der venöse Abfluss erfolgt über den *Plexus venosus vaginalis* zu den Vv. iliacae int.
Die Lymphe fließt entlang der Vasa iliaca zu den Nn. ll. iliaci int.
Die nervöse Innervation erfolgt über den *Plexus uterovaginalis*.

8.7.5 Äußere Genitalien

Siehe auch Histologie 3.11.5
Große Schamlippen (Labia majora): Sie sind pigmentierte paarige Hautwülste, die ein straffes Fettpolster überziehen, und überdecken die Schamspalte (*Rima pudendi*). An der Außenseite sind sie behaart und vorne und hinten miteinander verbunden (*Commissura labiorum ant.* und *post.*). Vor den Schamlippen liegt der Schamberg (*Mons pubis*).

Kleine Schamlippen (Labia minora): Sie sind paarige unbehaarte dünne Hautfalten, die den Scheidenvorhof begrenzen und vorne mit der Klitoris in Verbindung stehen.

Scheidenvorhof (Vestibulum vaginae): Er wird von den kleinen Schamlippen und der Klitoris (s. u.) begrenzt. In den Scheidenvorhof münden die Harnröhre, die Scheide sowie *große* und *kleine Vorhofdrüsen (Gll. vestibulares maj.* und *min.).* Die *Gl. vestibularis maj. (Bartholini-Drüse)* liegt unter dem M. transversus perinei prof. in der kleinen Schamlippe und mündet mit ihrem Ausführungsgang an dessen Innenseite. Die *Gll. vestibulares min.* münden mit zahlreichen Ausführungsgängen um die Klitoris herum. Den Seitenteilen des Vestibulums liegen dichte Venengeflechte (*Bulbus vestibuli*) an, die dem Corpus spongiosum penis entsprechen. Jeder Bulbus wird vom M. bulbospongiosus umgeben.

Kitzler (Klitoris): Sie besteht aus einem *erektilen Schwellkörper* (*Corpus cavernosum clitoridis*), der beidseits in einen *Schenkel* (*Crus clitoridis*) ausläuft. Das Ende der Klitoris (*Glans clitoridis*) liegt zwischen den kleinen Schamlippen und wird von einer *Schleimhautfalte* (*Praeputium clitoridis*) überzogen. Die Schwellkörper entspringen vom unteren Schambeinast und werden von den Mm. ischiocavernosi umhüllt.

Gefäßversorgung: Die gesamte arterielle Versorgung erfolgt über *Äste der A. pudenda int.* Oberflächlich zieht die A. perinealis und gibt Aa. transversae perinei und Rr. labiales ant. et post. zu den Schamlippen ab. *Tiefe Äste der A. pudenda int.* (Rr. bulbi vestibuli, A. prof. clitoridis, A. dors. clitoridis) versorgen Bulbus vestibuli und Klitoris.

Der venöse Abfluss erfolgt über die *V. pudenda int.* (nimmt Vv. labiales post., Vv. prof. clitoridis und V. bulbi vestibuli auf), *V. dorsalis clitoridis prof.* und die *Vv. pudendae ext.*

Lymphabfluss: Die Lymphe aus der Haut von Anus, Schamlippen und Klitoris fließt zu den *Nn. ll. inguinales superf.,* aus dem Analbereich darüber hinaus zu den *Nn. ll. iliaci int.*

Innervation: Die Nervenversorgung erfolgt durch *Nn. perineales, N. dorsalis clitoridis, Nn. labiales ant.* und den *R. genitalis des N. genitofemoralis.*

8.8   Männliche Geschlechtsorgane

Zu den *inneren männlichen Geschlechtsorganen* zählen die Testis (Hoden), die Epididymis (Nebenhoden), der Ductus deferens (Samenleiter) und die akzessorischen Geschlechtsdrüsen: Prostata (Vorsteherdrüse), Vesicula seminalis (Bläschendrüse) und Gll. bulbourethrales (Cowper-Drüsen). Zu den *äußeren Geschlechtsorganen* gehören der Penis (männliches Glied) und das Skrotum (Hodensack). Eine Übersicht zeigt Abb. 8.**11**.

8.8.1   Hoden

Siehe auch Histologie 3.12.1

Im *Hoden* (*Testis*) werden Geschlechtshormone und ab der Pubertät Samenzellen gebildet. Die Samenzellen gelangen in den Nebenhoden und werden dort gespeichert. Bei der Ejakulation werden sie durch den Samenleiter gemeinsam mit dem Sekret der Prostata und der Samenbläschen durch die Harnröhre ausgestoßen.

Lage: Der Hoden ist pflaumenförmig, von praller Konsistenz und etwa 4–5 cm lang. Der linke Hoden ist meist etwas größer als der rechte und liegt tiefer im *Skrotum,* einer von der Bauchhaut gebildeten Hauttasche. Unter der Skrotalhaut liegt eine Schicht glatter Muskulatur (*Tunica dartos*). Am hinteren Rand treten im Mediastinum testis Gefäße und Nerven ein und aus.

Hodenhüllen: Der Hoden wird von mehreren Hüllen (*Tunica vaginalis testis*) umgeben, die Abkömmlinge von Muskeln und Faszien der Bauchwand sowie des Peritoneums sind. Sie setzen sich auf den Samenstrang fort (*Tunicae funiculi spermatici*).

 Merke

Hodenhüllen: Fascia spermatica ext., Fascia cremasterica, M. cremaster, Fascia spermatica int. und Tunica vaginalis testis mit Epi- und Periorchium.

Die Tunica vaginalis testis geht aus dem Proc. vaginalis peritonei hervor. Das *viszerale Blatt* (*Epiorchium*) bedeckt Hoden und Nebenhoden und geht am Mediastinum testis in das *parietale Blatt* (*Periorchium*) über. Beide Blätter umschließen die *Hodensackhöhle* (*Cavum scroti*).

Residualstrukturen: Am oberen Pol des Hodens liegt als Rest des Müller-Gangs eine kleine Zyste (*Appendix testis*), im Bereich des Nebenhodenkopfes als Rest der Urniere die *Appendix epididymidis.*

Gefäßversorgung und Innervation: Die arterielle Versorgung erfolgt über die *A. testicularis* (aus Aorta), die durch den Leistenkanal den Hoden erreicht. Im Samenstrang verläuft sie meist stark geschlängelt und teilt sich am Hilus in zwei Äste. Das venöse Blut des Hodens fließt in den *Plexus pampiniformis,* der um die A. testicularis herum liegt und über die *V. testicularis* rechts in die V. cava inf. und links in die V. renalis sin. mündet.

Der Lymphabfluss erfolgt in die paraaortalen lumbalen Lymphknoten.

Die nervöse Innervation erfolgt über Fasern aus dem *Plexus coeliacus,* die mit der A. testicularis den Hoden erreichen.

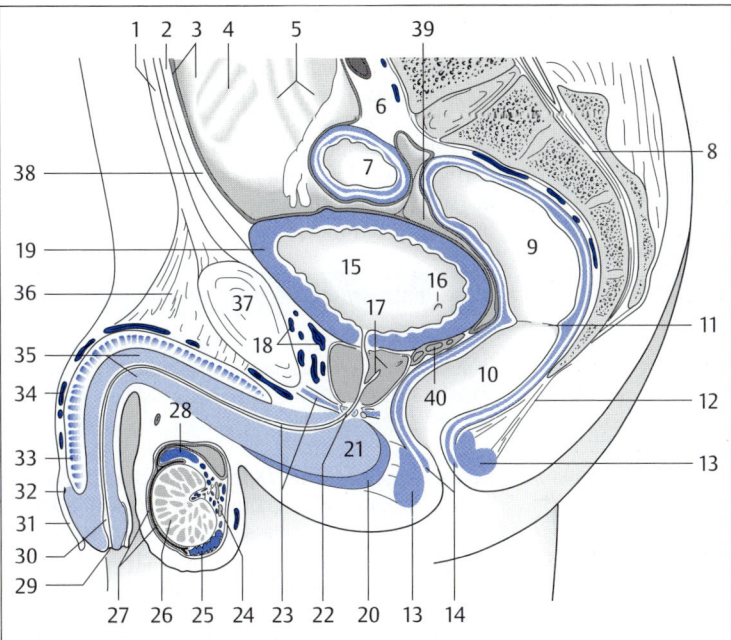

Abb. 8.**11 Männliches Becken** (Sagittalschnitt). 1 = Linea alba, 2 = Lig. umbilicale med. in der Plica umbilicalis med., 3 = Peritoneum parietale, 4 = Vorwulstung des parietalen Peritoneum durch die Vasa iliaca ext. dext., 5 = Vorwulstung des parietalen Peritoneums durch den rechten Ureter und die Vasa iliaca int. dext., 6 = Mesocolon sigmoideum, 7 = Colon sigmoideum, 8 = Filum terminale ext., 9 u. 10 = Rektum, 9 = Flexura sacralis, 10 = Flexura perinealis, 11 = Plica transversalis recti, 12 = Lig. anococcygeum, 13 = M. sphincter ani ext., 14 = M. sphincter ani int., 15 = Vesica urinaria, 16 = Ostium ureteris dext., 17 = Prostata und Utriculus prostaticus, 18 = Plexus venosus prostaticus, 19 = Apex vesicae, 20 = M. bulbospongiosus, 21 = Bulbus penis, 22 = Pars membranacea urethrae, 23 = M. transversus perinei prof. und Pars spongiosa urethrae, 24 = Corpus epididymidis und Mediastinum testis, 25 = Cauda epididymidis, 26 = Testis, 27 = Tunica vaginalis testis, 28 = Caput epididymidis, 29 = Ostium urethrae ext., 30 = Fossa navicularis urethrae, 31 = Praeputium penis, 32 = Collum glandis, 33 = Corpus cavernosum penis, 34 = V. dors. prof. penis, 35 = Corpus spongiosum penis, 36 = Lig. suspensorium penis, 37 = Symphysis pubica, 38 = präperitoneales Bindegewebe, 39 = Spatium rectovesicale, 40 = Vesicula seminalis (nach Frick/Leonhardt/Starck, Thieme 1992)

 Klinischer Bezug

Die **Stieldrehung des Samenstrangs (Hodentorsion)** ist äußerst schmerzhaft und führt zu einer Unterbrechung der Blutzufuhr. Der Hoden muss deshalb möglichst schnell (meist operativ) wieder in die richtige Lage gedreht und in dieser Position fixiert werden.

8.8.2 Nebenhoden

Siehe auch Histologie 3.12.2

Der *Nebenhoden* (*Epididymis*) besteht aus einem dicken oberen Anteil, dem *Kopf* (*Caput epididymidis*), einem schmalen *Körper* (*Corpus epididymidis*) und dem unten gelegenen *Schwanz* (*Cauda epididymidis*). Der Nebenhodenkopf sitzt dem oberen Pol des Hodens auf, die übrigen Teile liegen dorsal. Der Nebenhodenschwanz setzt sich in den *Samenleiter* (*Ductus deferens*) fort, der mit den zum Hoden ziehenden Gefäßen, Nerven, Bindegewebe und Hüllen den *Samenstrang* (*Funiculus spermaticus*) bildet.

Gefäßversorgung und Innervation: Die arterielle Versorgung erfolgt aus einem Endast der *A. testicularis* und einem Ast der *A. ductus deferentis*. Die Venen münden in den *Plexus pampiniformis*.

Lymphabfluss und Nervenversorgung entsprechen der des Hodens.

8.8.3 Ductus deferens

Siehe auch Histologie 3.12.3

Der *Samenleiter* (*Ductus deferens*) ist 40–50 cm lang und beginnt als Fortsetzung des Ductus epididymidis am unteren Ende des Nebenhodens. Er zieht an der medialen Seite des Nebenhodens und gelangt im *Samenstrang* (s. a. 6.3.2) durch den Leistenkanal in die Bauchhöhle. Dort läuft er subperitoneal an der Wand des kleinen Beckens entlang und legt sich dem Blasengrund von dorsal her an (Abb. 8.**11**). Er erweitert sich gegen Ende zur *Ampulla ductus deferentis* und setzt sich in den *Ductus ejaculatorius* fort, der in die Urethra mündet.

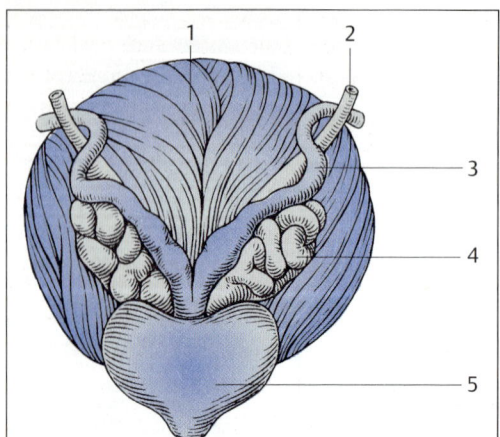

Abb. 8.**12 Harnblase und Samenbläschen** (von hinten). 1 = Blasenwand, 2 = Ureter, 3 = Ductus deferens, 4 = Vesicula seminalis, 5 = Prostata (aus Dahmer, Thieme 1995)

Gefäßversorgung: Die arterielle Versorgung erfolgt über die *A. ductus deferentis* (aus A. iliaca int. oder A. vesicalis inf.). Der venöse Abfluss erfolgt über den *Plexus pampiniformis* und über den *Plexus vesicoprostaticus.*
Die vegetative Innervation erfolgt über Fasern des *Plexus hypogastricus inf.*, die den Samenleiter als Plexus deferentialis begleiten.

8.8.4 Glandula vesiculosa (Samenblase)

Siehe auch Histologie 3.12.4
Die *Samenblase* (*Vesicula seminalis*) ist ein 10–15 cm langer Sack, der unregelmäßig konturiert und auf etwa 5 cm Länge zusammengedrängt ist. Die beiden Samenbläschen (Abb. 8.**12**) liegen lateral der Ampullae ductus deferentis und medial der Ureteren der Blasenhinterwand an, mit der sie verwachsen sind. Der Fundus der Drüse reicht an das Peritoneum der Excavatio rectovesicalis, die anderen Drüsenanteile liegen extraperitoneal. Ihr *Ausführungsgang* (*Ductus excretorius*) mündet innerhalb der Prostata in den Ductus deferens. Die Samenbläschen können von rektal getastet werden.

8.8.5 Prostata

Siehe auch Histologie 3.12.5
Die *Vorsteherdrüse* (*Prostata, Gl. prostatica*) ist prallelastisch, etwa esskastaniengroß und -förmig und liegt zwischen Harnblasengrund und Diaphragma urogenitale. Sie umhüllt die Harnröhre nach ihrem Austritt aus der Harnblase (Abb. 8.**11**).
Die Prostata ist von einer derben Kapsel umgeben, die von der Beckenfaszie eingehüllt wird und die Prostata vom dorsal liegenden Rektum trennt. Man unterscheidet *rechten* und *linken* Prostatalappen (*Lobus*

dext. und *sin.*), die vor der Harnröhre durch den *Isthmus prostatae* verbunden sind. Ein kleiner *mittlerer Drüsenlappen* (*Lobus medius*) liegt zwischen Harnblasenfundus, Harnröhre (*Pars prostatica urethrae*) und Ductus ejaculatorius.
Man unterscheidet drei Zonen, die um die Harnröhre herum angeordnet sind: *periurethrale Zone*, *Innenzone* (steht unter Östrogeneinfluss), *Außenzone* (steht unter Testosteroneinfluss).

 Klinischer Bezug

Vergrößerungen der periurethralen Zone (häufig mit zunehmendem Alter) bezeichnet man als **benigne Prostatahypertrophie**. Prostatakarzinome gehen meist von der Außenzone aus.

Ductus ejaculatorius (Spritzkanälchen): Das gemeinsame Endstück von Ductus deferens und Ductus excretorius der Vesicula seminalis wird als *Ductus ejaculatorius* (*Spritzkanälchen*) bezeichnet. Er durchsetzt die Prostata und mündet auf dem Samenhügel (*Colliculus seminalis*) beiderseits des *Utriculus prostaticus*. Dies ist ein bis zu 1 cm langer Blindsack im Colliculus seminalis als Rudiment des Müller-Ganges.
Gefäßversorgung: Die arterielle Versorgung von Samenbläschen und Prostata erfolgt über Äste der *A. vesicalis inf.* Der venöse Abfluss erfolgt über den *Plexus venosus prostaticus*, der zwischen Kapsel und Faszie liegt und in die Vv. iliacae int. mündet. Der Lymphabfluss erfolgt zu den Nn. ll. iliaci ext. und int.
Innervation: Sympathische und parasympathische Fasern verlaufen im *Plexus prostaticus* zu den Drüsen. Die sympathischen Fasern ziehen in den Nn. splanchnici lumbales, die parasympathischen in den Nn. splanchnici pelvici.

8.8.6 Äußere Geschlechtsorgane

Siehe auch Histologie 3.12.6
Penis: Das männliche Glied (Abb. 8.**11**) umfasst die Harnröhre und besitzt Schwellkörper, die die Erektion ermöglichen. Man unterscheidet die paarige *Wurzel* (*Radix penis*), mit der das Glied am unteren Rand der Schambeinäste und am Beckenboden angeheftet ist, und den frei beweglichen *Schaft* (*Corpus penis*). Der Schaft endet an der *Eichel* (*Glans penis*), durch deren vorspringenden *Rand* (*Corona glandis*) eine ringförmige *Furche* (*Collum glandis*) entsteht. Der Schaft ist von dünner verschieblicher Haut überzogen, die im Bereich der Glans die *Vorhaut* (*Praeputium*) bildet. Diese Reservefalte ist durch ein *Bändchen* (*Frenulum praeputii*) an der Unterseite der Glans penis angeheftet.
Der Penis ist aus zwei verschiedenen Schwellkörpern aufgebaut: den paarigen *Penisschwellkörpern* (*Cor-*

pora cavernosa penis) und dem unpaaren *Harnröhrenschwellkörper* (*Corpus spongiosum penis*). Die *tiefe Penisfaszie* (*Fascia penis prof.*) vereinigt die Schwellkörper zum Penisschaft. Jedes Corpus cavernosum setzt sich nach proximal in den *Schwellkörperschenkel* (*Crus penis*) fort, der am Schambeinast angeheftet ist und vom *M. ischiocavernosus* umhüllt wird. Beide Corpora cavernosa werden von einer gemeinsamen derben Hülle (*Tunica albuginea corporum cavernosum*) umgeben und in der Mitte durch das *Septum penis* voneinander getrennt.

An der Unterseite der Corpora cavernosa liegt in einer Rinne die Harnsamenröhre, die vom Corpus spongiosum penis umhüllt wird. Es beginnt am Diaphragma urogenitale mit einer Anschwellung (*Bulbus penis*), die vom *M. bulbospongiosus* umgeben ist, und geht distal in den Eichelschwellkörper über, der über die Penisschwellkörper gestülpt ist.

Erektion: Die Verlängerung, Verdickung und Versteifung des männlichen Gliedes (*Erektion*) wird hauptsächlich durch Blutfüllung der Corpora cavernosa bewirkt. Durch parasympathische Stimulation aus dem Sakralmark stellen sich die in die Kavernen ziehenden *Aa. helicinae* (aus Aa. profundae penis) weit. Durch die Blutfüllung steigt der Druck im Schwellkörper und behindert den venösen Rückfluss. Das Corpus spongiosum schwillt nicht so stark an und bleibt weich und flexibel, sodass das Ejakulat die Harnröhre ungehindert passieren kann. Bei Abnahme des Parasympathikotonus verengen sich die Arterien, die Tunica albuginea entspannt sich und der Penis erschlafft.

> ❗ **Merke**
>
> Die parasympathischen *Erektionszentren* liegen in Höhe S2 – S4. Die efferenten Fasern verlaufen über die Nn. splanchnici pelvini (*Nn. erigentes*). Die *Ejakulationszentren* liegen in Höhe L2 – L3. Die efferenten Fasern verlaufen über den Plexus hypogastricus.

Harnröhre (Urethra): Die *männliche Harnröhre* (*Urethra masculina*) ist 20–25 cm lang. Sie beginnt an der *inneren Harnröhrenöffnung* (*Ostium urethrae int.*) und endet an der *äußeren Harnröhrenöffnung* (*Ostium urethrae ext.*) auf der Glans penis. Sie gliedert sich in Pars prostatica, Pars membranacea und Pars spongiosa.

Die *Pars prostatica* ist spindelförmig erweitert und in der ganzen Länge von Prostata umgeben. An der Hinterwand wölbt sich eine Schleimhautfalte (*Crista urethralis*) vor, die in der Mitte den *Samenhügel* (*Colliculus seminalis*) bildet, auf dem die Ductus ejaculatorii münden (s. a. 8.8.5). Auf beiden Seiten entstehen Rinnen (*Sinus prostaticus*), in die sich die Ausführungsgänge der Prostatadrüsen öffnen. Im weiteren Verlauf wird die Harnröhre zur *Harnsamenröhre*.

Die *Pars membranacea* ist nur etwa 1–2 cm lang und durchsetzt das Diaphragma urogenitale. Fasern des M. transversus perinei prof. bilden den willkürlichen Harnröhrenschließmuskel (*M. sphincter urethrae*).

Die *Pars spongiosa* tritt unterhalb des Diaphragma urogenitale in den Bulbus penis des Corpus spongiosum und biegt sich dabei um den Symphysenrand nach vorne. In den geringfügig erweiterten Anfangsteil (*Ampulla urethrae*) münden die *Gll. bulbourethrales*, die beiderseits am hinteren Ende des Bulbus penis im M. transversus perinei prof. liegen. In der Glans penis liegt die *Fossa navicularis*, eine spindelförmige Erweiterung kurz vor Öffnung der Harnröhre.

> ❗ **Merke**
>
> *Engen der Urethra:* Ostium urethrae ext., Pars membranacea, Ostium urethrae int.
> *Weite Stellen:* Fossa navicularis, Ampulla urethrae, Pars prostatica.
> Die Urethra nimmt einen S-förmigen Verlauf. Sie macht eine Biegung am Übergang zwischen Pars spongiosa und Pars membranacea (*Curvatura infrapubica*) und eine weitere in der Pars spongiosa (*Curvatura praepubica*).

Gefäßversorgung und Innervation: Die arterielle Versorgung des Penis erfolgt über die A. pudenda int. Sie zieht zur Peniswurzel und teilt sich dort in *A. dorsalis penis* und *A. prof. penis*. Die A. dorsalis penis verläuft dorsal unter der Faszie, die A. profunda penis verläuft innerhalb des Corpus cavernosum penis. Der venöse Abfluss erfolgt über die *V. dorsalis penis*, die in den *Plexus vesicoprostaticus* mündet.

Der Lymphabfluss erfolgt in die Nn. ll. subinguinales und iliaci int.

Die sensiblen und vegetativen Fasern ziehen im *N. dorsalis penis*. Die *Nn. perineales* versorgen Skrotum sowie M. bulbospongiosus, M. ischiocavernosus und Mm. transversus perinei.

8.8.7 Ejakulat

Der *Samen* (*Sperma*) setzt sich aus den Sekreten von Nebenhoden, Samenbläschen und Prostata zusammen. Das *Ejakulat* (etwa 3–5 ml) enthält 40–120 Millionen Spermien pro ml. Im Normalfall sind mehr als 50 % der Spermien beweglich und voll entwickelt. Das Sekret der Samenbläschen macht das Sperma schwach alkalisch.

Die Fertilität des Spermas ist abhängig von Zahl, Entwicklungsgrad und Beweglichkeit der Spermien (s. a. 1.1.3).

8.9 Arterien

Die Organe des Bauchraumes werden von der *Aorta abdominalis* und ihren Ästen versorgt, die Beckeneingeweide von Ästen der *A. iliaca int.*

8.9.1   Pars abdominalis aortae

Die *Pars abdominalis aortae* (*Bauchaorta*) setzt die Pars thoracica aortae fort. Sie beginnt nach Durchtritt der Aorta durch das Zwerchfell und zieht vor der Wirbelsäule nach unten bis zur Aufzweigung in die Beckenarterien (*Bifurcatio aortae*).

Die Bauchaorta gibt *paarige Äste* zu Bauchwand und Zwerchfell und zu den paarigen Eingeweiden des Bauchraums sowie *unpaare Äste* zu den unpaaren Eingeweiden in Bauch und Beckenhöhle ab. Kaudal setzt sich die Bauchaorta in die *A. sacralis mediana* fort, die über Kreuz- und Steißbein abwärts zieht (Abb. 2.5).

> **！ Merke**
>
> *Äste der Aorta abdominalis:* **Phren**i **zö**gert **s**ich **m**it dem **M**esser am **r**echten **O**hr zu **m**assakrieren (A. **phren**ica inf., Truncus **c**oeliacus, A. **s**uprarenalis med., A. **mes**enterica sup., A. **ren**alis, A. **o**varica/testicularis, A. **mes**enterica inf.).

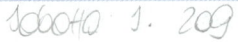

8.9.2   Truncus coeliacus

Der *Truncus coeliacus* (*Tripus Halleri*) geht unmittelbar im Hiatus aorticus aus der Vorderwand der Aorta ab. Er ist nur etwa 1–2 cm lang und versorgt mit seinen Ästen die Organe des Oberbauches:

- *A. gastrica sinistra:* zieht in der Plica gastropancreatica zur Pars cardiaca des Magens, gibt *Rr. oesophageales* ab, versorgt Kardia, kleine Kurvatur sowie Teile der Vorder- und Hinterwand des Magens, anastomosiert mit der A. gastrica dext. (aus der A. hepatica propria);
- *A. hepatica communis:* zieht entlang des Pankreas nach rechts, teilt sich oberhalb des Pylorus in:
  - *A. hepatica propria:* zieht im Lig. hepatoduodenale medial der V. portae aufwärts und teilt sich nahe der Leberpforte, sie gibt folgende Äste ab:
    - *A. gastrica dextra:* zieht zum rechten Teil der kleinen Kurvatur des Magens, anastomosiert mit der A. gastrica sin.;
    - *R. dexter:* zieht zum rechten Leberlappen, gibt A. cystica zur Gallenblase ab;
    - *R. sinister:* zieht zum linken Leberlappen;
  - *A. gastroduodenalis:* zieht hinter Bulbus duodeni abwärts, gibt folgende Äste ab:
    - *A. pancreaticoduodenalis superior anterior und posterior:* versorgen mit Rr. duodenales und Rr. pancreatici Duodenum und Pankreas;
    - *Aa. retroduodenales:* zur Hinterfläche von Duodenum und Pankreas;
    - *A. gastroomentalis dextra:* zieht im Lig. gastrocolicum von rechts entlang der großen Kurvatur, anastomosiert mit A. gastroomentalis sin., gibt Rr. gastrici und Rr. omentales ab.

- *A. lienalis (splenica):* zieht hinter dem Oberrand des Pankreas durch das *Lig. splenorenale* zum Milzhilus, versorgt die Milz und gibt folgende Äste ab:
  - *Rr. pancreatici:* zu Corpus und Cauda pancreatis;
  - *A. gastroomentalis sinistra:* zieht im Lig. gastrosplenicum in das Omentum maj. und von links entlang der großen Kurvatur, gibt Rr. gastrici und Rr. omentales ab;
  - *Aa. gastrici breves:* ziehen im Lig. gastrosplenicum zum Magenfundus.

8.9.3   A. mesenterica superior

Die A. mesenterica sup. entspringt etwa 1 cm unterhalb des Truncus coeliacus in Höhe des 1. Lendenwirbels aus der Vorderwand der Aorta. Sie verläuft hinter dem Pankreas abwärts und tritt zwischen dessen Unterrand und über der Pars horizontalis duodeni in das Mesenterium ein. Dort läuft sie in einem Bogen zum terminalen Ileum. Die A. mesenterica sup. versorgt mit ihren Ästen den Darm vom Duodenum bis zur linken Kolonflexur sowie den Pankreaskopf.

Die A. mesenterica sup. gibt folgende Äste ab:

- *A. pancreaticoduodenalis inferior:* teilt sich hinter dem Pankreaskopf in *R. ant.* und *post.*, die mit der A. pancreaticoduodenalis sup. ant. und post. einen Gefäßkranz bilden;
- *Aa. jejunales und ileales:* ziehen zu Jejunum und Ileum, sind über Arterienbögen (*Gefäßarkaden*) miteinander verbunden;
- *A. ileocolica:* zieht hinter dem Peritoneum in die Fossa iliaca dext., sie gibt ab:
  - *A. caecalis anterior et posterior:* ziehen zur ventralen und dorsalen Wand des Caecums;
  - *A. appendicularis:* zieht im Mesoappendix zum Wurmfortsatz.
- *A. colica dextra:* zieht zum Colon ascendens, anastomosiert über einen absteigenden Ast mit der A. ileocolica und über einen aufsteigenden mit der A. colica media;
- *A. colica media:* erreicht das Querkolon über das Mesocolon transversum, anastomosiert über einen rechten Ast mit der A. colica dext. und über einen linken mit der A. colica sin. (*Riolan-Anastomose*).

8.9.4   A. mesenterica inferior

Die A. mesenterica inf. entspringt etwa 5 cm oberhalb der Bifurcatio aortae in Höhe des 3. Lendenwirbels. Sie zieht links der Aorta abwärts und versorgt das Colon descendens und sigmoideum sowie einen Teil des Rektums. Sie ist schwächer ausgebildet als die A. mesenterica sup.

Die A. mesenterica inf. gibt folgende Äste ab:

- *A. colica sinistra:* zieht zum Colon descendens, teilt sich in der linken Kolonflexur, anastomosiert über einen aufsteigenden Ast mit der A. colica media und über einen absteigenden mit der obersten A. sigmoidea.

- **2 - 3 Aa. sigmoideae:** ziehen zum unteren Teil des Colon descendens und zum Colon sigmoideum, anastomosieren mit A. colica sin. und A. rectalis sup.
- **A. rectalis superior:** zieht ins kleine Becken und teilt sich in Höhe des 3. Kreuzbeinwirbels in zwei Äste, die beidseits des Rektums abwärts ziehen und mit A. rectalis inf. anastomosieren.

8.9.5 Paarige laterale Äste

Die paarigen dorsalen Äste ziehen zur hinteren Rumpfwand, die paarigen lateralen zu den paarigen Eingeweiden des Bauchraums. Von kranial nach kaudal entspringen folgende Äste:

- **A. phrenica inferior:** entspringt dicht unter dem Zwerchfell und versorgt dessen Unterfläche, gibt ab:
  – A. suprarenalis superior: zur Nebenniere,
- **A. suprarenalis media:** zur Nebenniere;
- **A. renalis:** geht in Höhe des 1.–2. Lendenwirbels nahezu rechtwinklig ab, zieht rechts hinter V. cava inf., links hinter der linken V. renalis zum Nierenhilus, teilt sich in *R. ant.* und *R. post.*, sie gibt ab:
  – A. suprarenalis inferior: zur Nebenniere;
- **A. testicularis/ovarica:** entspringt kaudal der A. renalis, zieht auf dem M. psoas maj. abwärts und überkreuzt den Ureter, die *A. testicularis* zieht mit dem Samenstrang zum Hoden, die *A. ovarica* zieht mit dem Lig. suspensorium ovarii zum Ovar und anastomosiert mit der A. uterina;
- **Aa. lumbales:** vier paarige Segmentalarterien, die in Höhe des 1.–4. Lendenwirbels seitlich aus der Aorta entspringen, versorgen die Bauchwand, geben *R. dors.* zur Rückenmuskulatur und *R. spinalis* zum Wirbelkanal ab, anastomosieren mit Ästen der Aa. epigastricae sup. und inf., Aa. iliolumbales und mit den Aa. circumflexae ilium prof.

8.9.6 Bifurcatio aortae, Aa. iliacae communes

Die Aorta teilt sich in Höhe des 4./5. Lendenwirbels in der Bifurcatio aortae in die beiden Aa. iliacae comm. (Abb. 8.**13**).

> ! **Merke**
>
> | Karotisgabel: | 4./5. Halswirbel; |
> | Bifurcatio tracheae: | 4./5. Brustwirbel; |
> | Bifurcatio aortae: | 4./5. Lendenwirbel. |

Die Aa. iliacae comm. ziehen von der Bifurkation laterokaudalwärts an den medialen Rand des M. psoas maj. und teilen sich in Höhe der Art. sacroiliaca in *A. iliaca ext.* (zu Rumpfwand und Bein) und *A. iliaca*

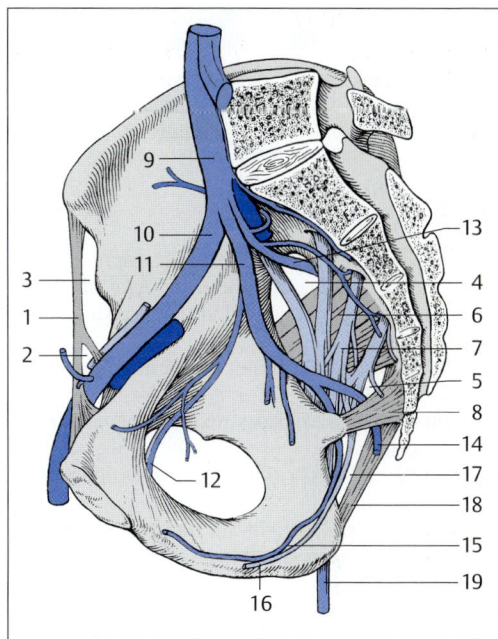

Abb. 8.**13 Beckenarterien.** 1 = Lig. inguinale, 2 = Lacuna vasorum, 3 = Lacuna musculorum, 4 = Foramen ischiadicum maj. (Pars suprapiriformis), 5 = Foramen ischiadicum maj. (Pars infrapiriformis), 6 = M. piriformis, 7 = Plexus sacralis, 8 = Lig. sacrospinale, 9 = A. iliaca comm., 10 = A. iliaca ext., 11 = A. iliaca int., 12 = A. obturatoria, 13 = A. glutea sup., 14 = A. glutea inf., 15 = A. pudenda int., 16 = N. pudendus int., 17 = Foramen ischiadicum min., 18 = Lig. sacrotuberale, 19 = N. ischiadicus (aus Kahle/Leonhardt/Platzer, Thieme 1991)

int. (zu Becken und Beckeneingeweiden). Die Aa. iliacae comm. schließen einen Winkel zwischen 65° und 75° ein.

8.9.7 A. iliaca externa

Die A. iliaca ext. verläuft retroperitoneal auf der medialen Seite des M. psoas maj. zur *Lacuna vasorum* (Abb. 8.**13**). Sie zieht unter dem Leistenband aus dem Becken und setzt sich in die A. femoralis fort. Die A. iliaca gibt ab:

- **A. circumflexa iliaca profunda:** zieht zur Spina iliaca ant. sup., versorgt die seitliche Bauchwand, anastomosiert mit A. circumflexa femoris lat., Aa. lumbales und A. epigastrica inf.;
- **A. epigastrica inferior:** zieht in der Plica umbilicalis lat. nach kranial, versorgt M. rectus abdominis und seitliche Bauchmuskeln, gibt *R. pubicus* zum Schambein ab, der über den *R. obturatorius* mit der A. obturatoria anastomosiert, beim Mann die *A. cremasterica* zum Hoden und bei der Frau die *A. ligamenti teretis uteri*, die das Bindegewebe und die glatte Muskulatur des Lig. teres uteri versorgt.

Anatomie

Klinischer Bezug

Corona mortis ("Kranz des Todes"): abnorm stark ausgebildete anastomosierende Gefäße zwischen der A. epigastrica inf. und der A. obturatoria, deren Verletzung bei Schenkelhernien-Operationen früher oft tödlich war.

8.9.8   A. iliaca interna

Die A. iliaca int. zieht entlang der Art. sacroiliaca ins kleine Becken und gibt zahlreiche Äste ab. Diese gliedern sich in parietale und viszerale Äste.

Parietale Äste:

- **A. iliolumbalis:** zieht hinter der A. iliaca int. in die Fossa iliaca, sie gibt ab:
  - **R. lumbalis:** zu M. psoas maj. und M. quadratus lumborum,
  - **R. iliacus:** zur Fossa iliaca, versorgt M. iliacus und Os ilium;
- **A. sacralis lateralis:** zieht auf der Innenfläche des Os sacrum zu den Foramina sacralia ant. und in den Sakralkanal;
- **A. glutaea superior:** verlässt das Becken durch das Foramen suprapiriforme, er gibt ab:
  - **R. superficialis:** zu M. glutaeus maximus und medius (oberer Teil),
  - **R. profundus:** zu M. glutaeus medius (unterer Teil) und minimus;
- **A. glutaea inferior:** verlässt das Becken durch das Foramen infrapiriforme, versorgt den M. glutaeus maximus und die kleinen Hüftmuskeln, anastomosiert mit der A. glutaea sup., A. obturatoria und A. circumflexa sup.;
- **A. pudenda interna:** verlässt das Becken durch das Foramen infrapiriforme, zieht um die Spina ischiadica und das Lig. sacrospinosum und gelangt durch das Foramen ischiadicum min. in die Fossa ischioanalis, zieht in einer Duplikatur der Fascia obturatoria (*Canalis pudendalis*) zur Regio urogenitalis, sie gibt ab:
  - **A. rectalis inferior:** zum Analkanal und der Haut in der Analregion,
  - **A. perinealis:** zu den Muskeln des Diaphragma urogenitale,
  - **Rr. scrotales/labiales:** zur Skrotalhaut bzw. Haut der großen Schamlippen,
  - **tiefe Äste:** versorgen beim Mann Penis und Harnröhre als A. urethralis, A. bulbi penis, A. dorsalis penis und A. prof. penis, bei der Frau die Vulva als A. urethralis, A. bulbi vestibuli, A. dorsalis clitoridis und A. prof. clitoridis;
- **A. obturatoria:** zieht nach ventral, verlässt das kleine Becken durch den *Canalis obturatorius*, sie gibt ab:
  - **R. pubicus:** anastomosiert mit R. pubicus der A. epigastrica inf.,
  - **R. anterior:** zu den Muskeln der Adduktorengruppe und der Haut des äußeren Genitales,

- **R. posterior:** zu den äußeren Hüftmuskeln,
- **R. acetabularis:** zieht im Lig. capitis femoris zum Hüftkopf.

! **Merke**

Äste der A. iliaca int.: **I**m **S**chrank **l**inks **o**ben **g**ibt's **G**eschenke (A. **il**iolumbalis, **s**acralis lat., **o**bturatoria, **g**lutaea sup., **g**lutaea inf.). **U**nd **ob** **de**s **Ve**tters **Pu**del **g**ut **i**sst (A. **u**mbilicalis, **ob**turatoria, **de**ferentialis, **ve**sicalis inf., **pu**denda int., **g**lutaea inf.).

Viszerale Äste:

- **A. umbilicalis:** Rest der im *Lig. umbilicale mediale* laufenden A. umbilicalis, die in der Fetalzeit Blut über die Nabelschnur zur Plazenta führt, sie gibt ab:
  - **A. ductus deferentis:** beim Mann zum Ductus deferens,
  - **A. vesicalis superior:** versorgt mit mehreren Ästen den oberen und mittleren Teil der Harnblase,
  - **A. vesicalis inferior:** zum Fundus der Harnblase, gibt beim Mann Äste zu Prostata und Samenbläschen ab, bei der Frau zur Scheide;
- **A. rectalis media:** zu Rektum und M. levator ani, anastomosiert mit A. rectalis sup. und inf., gibt beim Mann Äste zu Prostata und Samenbläschen ab, bei der Frau zum unteren Scheidenabschnitt;
- **A. uterina:** entspricht der A. ductus deferentis des Mannes, zieht im Lig. latum uteri über den Ureter hinweg zur Cervix uteri und verläuft seitlich am Uterus aufwärts, anastomosiert mit Ästen der Gegenseite, sie gibt ab:
  - **Rr. vaginales:** zur Scheide,
  - **R. ovaricus:** zieht im Lig. ovarii proprium zum Ovar, anastomosiert mit der A. ovarica,
  - **R. tubarius:** verläuft längs der Tuba uterina;
- **A. vaginalis:** zieht abwärts zum oberen Scheidenabschnitt.

8.10   Venen

Der venöse Abfluss der unteren Extremität und des Beckens sowie der Bauch- und Beckeneingeweide erfolgt über die *V. cava inf.* Das venöse Blut aus den unpaaren Baucheingeweiden fließt zunächst in die Pfortader und erst nach der Leberpassage in die V. cava inf.

8.10.1   V. cava inferior

Die *untere Hohlvene* (*V. cava inf.*) entsteht rechts der Wirbelsäule in Höhe des 4./5. Lendenwirbels aus der Vereinigung der Vv. iliacae comm. Sie zieht rechts der Aorta an der hinteren Bauchwand nach kranial. Die V. cava inf. wird von der Radix mesenterii überkreuzt und verläuft hinter der Pars sup. duodeni und dem

Pankreaskopf. Sie nimmt die Vv. hepaticae auf und tritt durch das *Foramen v. cavae* im Centrum tendineum in den Brustraum. Sie mündet nach 1–2 cm in den rechten Vorhof.

Die V. cava nimmt auf:

- *V. testicularis/ovarica dextra:* die V. testicularis/ovarica sin. mündet in die V. renalis sin.;
- *Vv. renales:* ziehen vor den Aa. renales, münden unterhalb des Ursprungs der A. mesenterica sup.
- *Vv. lumbales:* sind durch die *V. lumbalis ascendens* miteinander verbunden, die kaudal in die A. iliaca comm. und kranial rechts in V. azygos und links in V. hemiazygos mündet;
- *Vv. phrenicae inferiores:* begleiten die gleichnamigen Arterien.

Cavo-cavale Anastomosen: Kommt es zu Behinderungen im Abflussbereich der V. cava inf., staut sich das Blut zurück und sucht sich über sog. *Kollateralkreisläufe* Wege zur V. cava sup. Der Abfluss erfolgt von der V. cava inf. über die oberflächlichen und tiefen Venen der vorderen Bauchwand (Vv. epigastricae) und die Venen des Retroperitoneums (Vv. azygos, hemiazygos, lumbales) und den Plexus venosus vertebralis ext. und int. in die V. cava sup.

8.10.2 Vv. iliacae communis, externa, interna

V. iliaca communis: Sie entsteht vor dem Sakroiliakalgelenk aus der Vereinigung von *V. iliaca ext.* und *int.* In die Vv. iliacae comm. münden die *Vv. iliolumbales* und in die linke die *V. sacralis mediana*.

V. iliaca externa: Sie geht in der Lacuna vasorum aus der V. femoralis hervor und zieht medial von Ureter und A. iliaca int. zur Vereinigung mit der V. iliaca int. Sie nimmt *V. epigastrica inf.* und *V. circumflexa iliaca prof.* auf.

V. iliaca interna: Sie beginnt am Foramen ischiadicus maj. und nimmt die Begleitvenen der A. iliaca int. auf. Der venöse Abfluss aus der Dammregion erfolgt über die *V. pudenda int.* Die oberflächlichen Venen des Dammes bilden einen Plexus, der über die Vv. pudendae ext. zur V. femoralis abfließt. Die Venen von Klitoris bzw. Penis münden in V. femoralis, Plexus prostaticus/uterinus und Plexus vesicalis. Die viszeralen Äste bilden ausgedehnte *Venenplexus* im Bereich der Beckeneingeweide (Plexus venosus rectalis, prostaticus, uterinus, vesicalis und sacralis).

8.10.3 V. portae hepatis

Die *Pfortader* (*V. portae*) sammelt das mit Nährstoffen angereicherte Blut aus Magen, Darm und Milz und transportiert es zur Leber. Sie entsteht in Höhe des 2. Lendenwirbels hinter dem Pankreaskopf aus dem Zusammenfluss der V. lienalis und der V. mesenterica sup. Die V. portae nimmt außerdem die Vv. gastricae sin. und dext. auf.

V. lienalis (splenica): Sie bildet sich aus mehreren Ästen am Milzhilus und verläuft unterhalb der A. lienalis im Lig. splenorenale an der Hinterfläche des Pankreas. Sie nimmt die V. mesenterica inf., Vv. pancreaticae, Vv. gastricae breves und die V. gastroomentalis sin. auf.

V. mesenterica inferior: Sie zieht links im Mesenterium kranialwärts und mündet in die V. lienalis. Sie nimmt die V. colica sin., Vv. sigmoideae und die V. rectalis sup. auf.

V. mesenterica superior: Sie zieht aus der rechten Fossa iliaca kranialwärts und tritt lateral der A. mesenterica sup. hinter den Pankreaskopf. Sie nimmt Vv. jejunales und ileales, V. gastroomentalis dext., Vv. pancreaticae, Vv. pancreaticoduodenales, V. ileocolica, V. colica dext. und V. colica media auf.

Porto-cavale Anastomosen: Stauungen im Bereich der Pfortader führen zur Ausbildung von *Kollateralkreisläufen* zwischen V. portae und V. cava sup. und inf.:

- V. portae → V. gastrica dext. und sin. → Vv. gastricae breves → Venen des Ösophagus → V. azygos und hemiazygos → V. cava sup. (*Ösophagusvarizen*)
- V. portae → V. lienalis → V. mesenterica inf. → Venen des Rektums → Vv. rectales med. et inf. → Vv. iliacae int. → V. cava sup. (*Hämorrhoiden*)
- V. portae → V. umbilicalis → Vv. parumbilicalis → oberflächliche Venen der Bauchwand → V. thoracoepigastrica → Vv. brachiocephalicae → V. cava sup. (*Caput medusae*)

> **! Merke**
>
> In den Kollateralkreisläufen kommt es zur Erweiterung der Venen und u. U. Blutungen. Charakteristisch sind *Ösophagusvarizen*, *Hämorrhoiden* und das *Caput medusae* (Erweiterung der Vv. parumbilicales).

8.11 Lymphgefäße und Lymphknoten

Die großen abführenden Lymphgefäße im Retroperitonealraum sammeln die Lymphe der unteren Extremität, der Beckenorgane, der Bauchhöhle und der Bauchwand.

Die Lymphe der unteren Extremität und des kleinen Beckens fließt in die *Trunci lumbales dext.* und *sin.*, die die Aorta begleiten. Der *Truncus intestinalis* sammelt die Lymphe aus den Baucheingeweiden. Er entsteht in der Umgebung des Truncus coeliacus. Alle drei Stämme vereinigen sich in Höhe des Hiatus aorticus mit einer Erweiterung (*Cisterna chyli*) zum *Ductus thoracicus*.

Bauchhöhle: Wichtige Lymphstationen sind: *Nn. ll. iliaci ext.* (entlang der Vasa iliaca ext.), *Nn. ll. lumbales* (entlang Aorta und V. cava inf.), *Nn. ll. mesenterici*

(200–300 Lymphknoten im Mesenterium), *Nn. ll. colici* (entlang des Dickdarms), *Nn. ll. gastrici dext.* und *sin.* (beidseits des Magens), *Nn. ll. pancreaticolienales* (entlang der Vasa lienalis am oberen Pankreasrand), *Nn. ll. hepatici* (im Lig. hepatoduodenale).

Becken: Wichtige Lymphstationen sind: *Nn. ll. iliaci ext., int.* und *comm.* (entlang der entsprechenden Gefäße), *Nn. ll. sacrales* (vor dem Os sacrum).

Die regionären Lymphknoten der Bauch- und Beckeneingeweide werden bei den einzelnen Organen besprochen.

8.12   Vegetatives Nervensystem

8.12.1   Pars sympathica

Truncus sympathicus: Die sympathischen Fasern ziehen vom Thorakolumbalmark zum Grenzstrang. Der *Grenzstrang* (*Truncus sympathicus*) setzt sich zwischen dem medialen und lateralen Schenkel der Pars lumbalis des Zwerchfells aus dem Brustraum in den Retroperitonealraum fort. Der Bauchteil des Grenzstrangs besteht aus jeweils vier Ganglien (*Ggll. lumbalia*), die auf beiden Seiten der Lendenwirbelsäule liegen, der Sakralteil aus jeweils drei bis fünf (*Ggll. sacralia*). Die Ganglien stehen über Rr. communicantes untereinander und mit den prävertebralen Ganglien in Verbindung.

Prävertebrale Ganglien: Sie liegen auf der Vorderfläche der Aorta und sind durch ein Nervenfasergeflecht (*Plexus aorticus abdominalis*) miteinander verbunden. Der *Plexus coeliacus* mit seinen Ganglien ist das größte Geflecht und umgibt die Ursprünge des Truncus coeliacus, der A. mesenterica sup. und der Aa. renales. Der Plexus aorticus abdominalis teilt sich am Ende der Aorta in zwei *Plexus iliaci*, die mit den Aa. iliacae comm. verlaufen, und den *Plexus hypogastricus sup.* Dieser setzt sich in das kleine Becken fort und teilt sich in die zwei *Nn. hypogastrici*, die beiderseits in den *Plexus hypogastricus inf.* (*Plexus pelvinus*) einstrahlen.

Nn. splanchnici: Fasern aus dem 5.–9. Brustganglion des Grenzstrangs bilden den *N. splanchnicus maj.*, Fasern aus dem 9.–11. den *N. splanchnicus min.* Beide ziehen durch das Zwerchfell und gelangen zu den Ganglien des Plexus coeliacus. Die aus dem Lumbalteil stammenden *Nn. splanchnici lumbales* gelangen zu Plexus aorticus abdominalis und Plexus hypogastricus sup., die *Nn. splanchnici sacrales* zum Plexus hypogastricus inf. Die postganglionären Fasern ziehen in verschiedenen Plexus (Plexus renalis, hepaticus, gastricus, u. a.) zu den jeweiligen Organen.

8.12.2   Pars parasympathica

Die parasympathische Versorgung der Baucheingeweide bis zur Flexura coli sin. erfolgt über die *Nn. vagi.* Auf dem Ösophagus bilden sie den *Plexus oesophageus*, der sich in die *Trunci vagales ant. et post.* fortsetzt. Der vordere Truncus endet am Plexus gastricus, der hintere am Plexus coeliacus. Die parasympathischen Fasern ziehen mit den sympathischen Plexus zu den Organen und werden in organnahen Ganglien oder Plexus auf ihre postganglionären Fasern umgeschaltet.

Die parasympathischen Fasern für den verbleibenden Teil der Baucheingeweide und das Becken stammen aus dem Sakralmark. Sie ziehen als *Nn. splanchnici pelvici* zum Plexus hypogastricus inf. und ziehen in Plexus zu den von ihnen versorgten Organen (Plexus vesicalis, rectalis, prostaticus, uterovaginalis).

8.13   Peritoneum

Das *Bauchfell* (*Peritoneum*) überzieht die Bauchorgane und umgibt einen mit seröser Flüssigkeit gefüllten Spaltraum (*Cavitas peritonealis*, Bauchhöhle). Es ermöglicht die Verschiebung der intraperitoneal gelegenen Organe gegeneinander und trägt vor allem mit Ansammlungen lymphatischen Gewebes im Omentum maj. (*Milchflecken*, Maculae lacteae) zur Abwehr bei.

Die Bauchorgane sind über Peritonealduplikaturen (*Gekröse, Mesos-*) mit der hinteren Bauchwand verbunden. Die Organe füllen den gesamten Bauchraum aus und halten sich dadurch gegenseitig in ihrer Lage. Das Peritoneum besteht aus einem *viszeralen Blatt*, das die Eingeweide überzieht und von den vegetativen Nerven innerviert wird, und einem *parietalen Blatt*, das die Bauchwand auskleidet und sensibel von den Spinalnerven innerviert wird.

 Klinischer Bezug

Das Peritoneum parietale ist schmerzempfindlich. **Entzündungen in der Bauchhöhle** führen zunächst zu lokalisierten Schmerzen und zu einer unwillkürlichen Dauerkontraktion der umgebenden Bauchmuskulatur (*Abwehrspannung*).

Das Peritoneum und seine Duplikaturen bilden verschiedene Bauchfellfalten, -taschen und -buchten:

- *an der Leber:* Lig. falciforme hepatis, Lig. teres hepatis, Omentum min. (Lig. hepatogastricum und hepatoduodenale);
- *am Magen:* Lig. gastrosplenicum und Lig. gastrocolicum (Omentum majus), Lig. gastrophrenicum;
- *an der Milz:* Lig. splenorenale, Lig. phrenicosplenicum;
- *Omentum maj.:* Lig. gastrocolicum, Lig. gastrosplenicum, freier Anteil;
- *am Darm:* Mesenterium, Mesocolon transversum, Mesocolon sigmoideum;

- *vordere Bauchwand:* Plica umbilicalis mediana, medialis und lat.;
- *an den Geschlechtsorganen:* Lig. latum uteri, Mesosalpinx, Mesovarium, Plica rectouterina, Excavatio rectovesicalis.

Die Bezeichnung der Organlage richtet sich nach ihrer Beziehung zum Peritoneum.

- *Intraperitoneale Organe:* werden vollständig vom Bauchfell überzogen – Magen, Pars sup. duodeni, Leber, Gallenblase, Ileum, Jejunum, Colon transversum, Colon sigmoideum.
- *Retroperitoneale Organe:* zwischen dorsalem Peritoneum und dorsaler Rumpfwand – Duodenum, Pankreas, Colon ascendens und descendens, Nieren, Ureteren, Leitungsbahnen für Bauchorgane, Becken und Bein; sekundär retroperitoneale Organe werden an ihrer ventralen Wand von Peritoneum überzogen.
- *Subperitoneale Organe:* grenzen an das kaudale Peritoneum – Blase, Uterus, Adnexe und oberer Teil des Rektums.
- *Extraperitoneale Organe:* liegen kaudal ohne Kontakt zum Peritoneum – unterer Teil des Rektums.

> **! Merke**
>
> *Primär retroperitoneale Organe:* **Ne**hmt **nie**mals **u**nseren **T**oren **gr**ünen **K**affee **ab** (**N**ebenniere, **N**iere, **U**reter, Ductus **tho**racicus, **Gr**enzstrang, V. **ca**va inf., Aorta **ab**dominalis).
> *Sekundär retroperitoneale Organe:* **Du P**unker komm **auf** und **ab** ins **Rektum** (**D**uodenum, **P**ankreas, **Colon ascendens**, Colon **descendens**, Teil vom **Rektum**)

8.14 Angewandte und topographische Anatomie

Die Lage der Bauch- und Beckeneingeweide zueinander sowie deren Projektion auf die Bauchwand ist vor allem für die klinische Untersuchung von großer Bedeutung.

8.14.1 Oberflächenanatomie, Abdomen

Das Relief der Bauchwand wird geprägt durch den *Rippenbogen* am oberen Ende und durch die *Leistenfurche* über dem Lig. inguinale am unteren Ende. Beim trainierten Körper erkennt man die *Intersectiones tendineae* des M. rectus abdominis und den Übergang des M. obliquus ext. abdominis in seine Aponeurose. Ungefähr in der Mitte zwischen Proc. xiphoideus und Symphyse liegt der *Nabel.* Die Medianlinie bildet die *Linea alba.* Dorsal liegt zwischen den Rändern des M. obliquus ext. abdominis, M. latissimus dorsi und dem Darmbeinkamm das *Trigonum lumbale,* ein muskelschwaches Dreieck.

Tastpunkte: Im Bauchbereich sind folgende Knochenpunkte tastbar: Proc. xiphoideus, Spina iliaca ant. sup., Crista iliaca, Oberkante des Schambeins, Tuberculum pubicum, Symphysis pubis.

Regionen: Die Bauchwand lässt sich in *Oberbauch* (*Epigastrium*), *Mittelbauch* (*Mesogastrium*) und *Unterbauch* (*Hypogastrium*) untergliedern. Die Grenze zwischen Ober- und Mittelbauch liegt auf einer Linie durch den tiefsten Punkt des rechten und linken Rippenbogens, die Grenze zwischen Mittel- und Unterbauch auf einer Linie durch rechten und linken Darmbeinkamm. Durch die Verlängerung der Medioklavikularlinie bis zur Leistenfurche erfolgt die Unterteilung in Regionen: Der *Oberbauch* gliedert sich in die mediane Regio epigastrica und die lateralen Regiones hypochondriacae dext. und sin., der *Mittelbauch* in die mediane Regio umbilicalis und die seitlichen Regiones lat. dext. und sin. und der *Unterbauch* in die mediane Regio pubica und die lateralen Regiones inguinales dext. und sin.

8.14.2 Organprojektion auf die Bauchwand, Tastbarkeit

Leber und Gallenblase: Die Leber liegt zum großen Teil unterhalb des rechten Rippenbogens und erstreckt sich mit ihrem linken Lappen bis in die Regio hypochondriaca sin. Sie überlagert den Magen und liegt in der Regio epigastrica im *Leberfeld* der vorderen Bauchwand. Beim Erwachsenen ist sie unter dem Rippenbogen normalerweise nicht zu tasten. Die Gallenblase liegt mit ihrem Fundus im Bereich der 9. Rippe (am Schnittpunkt mit der Medioklavikularlinie) der Bauchwand an.

> **Klinischer Bezug**
>
> Bei **Verlegung des Ductus cysticus** kann es zu einer akuten Entzündung der Gallenblase kommen. Die prall gefüllte Gallenblase ist sehr schmerzhaft und kann unter dem Rippenbogen getastet werden (*Gallenblasenhydrops*).

Magen: Der Magen liegt im *Magenfeld* (unterhalb des Leberfeldes in der Regio epigastrica) der vorderen Bauchwand an. Die restlichen Anteile des Magens werden vom linken Rippenbogen verdeckt. Magenschmerzen projizieren sich meist auf den epigastrischen Winkel.

Milz: Die Milz liegt verdeckt vom linken Rippenbogen auf der linken Seite zwischen der 9. und 11. Rippe. Sie ist normalerweise nicht tastbar, kann aber bei starker Vergrößerung sogar bis in das Becken reichen.

Dünndarm: Der Dünndarm nimmt den größten Teil des Mittel- und Unterbauches ein. Schmerzen aus dem Dünndarmbereich äußern sich in diffusen Bauchschmerzen.

Kolon: Der Dickdarm umgibt die Dünndarmschlingen wie ein Rahmen. Das Zaekum und die Appendix projizieren sich auf die rechte Fossa iliaca.

Klinischer Bezug

Bei Entzündungen der Appendix (*Appendizitis*) gibt es zwei typische Druckpunkte, an denen der Schmerz (vor allem der Loslassschmerz) am stärksten ist: der **McBurney-Punkt** liegt in der Mitte zwischen Spina iliaca ant. sup. und Nabel, der **Lanz-Punkt** liegt im rechten Drittel der Verbindungslinie zwischen den beiden Spinae iliacae ant. sup.

Niere und ableitende Harnwege: Die Nieren projizieren sich auf den Rücken zwischen 12. Brust- und 3. Lendenwirbel. Durch leichten Schlag in beide Flanken kann man die Nieren auf Schmerzhaftigkeit überprüfen.

Klinischer Bezug

Nieren- oder Harnleitersteine, die akut den Abfluss des Urins behindern, führen zu wellenförmigen kolikartigen Schmerzen. Liegt die Ursache in der Niere oder im oberen Drittel des Ureters, treten die Koliken vorwiegend in der Nierengegend mit Ausstrahlung in den Mittelbauch auf, liegt die Ursache in den distalen Abschnitten, strahlen die Schmerzen in Leiste und Hoden bzw. die Labien und Oberschenkelinnenseiten aus.

Harnblase: Die Harnblase liegt hinter der Symphyse und kann in gefülltem Zustand oberhalb der Symphyse getastet werden.

Rektale Untersuchung: Bei der digitalen rektalen Untersuchung kann das Darmlumen bis zu einer Tiefe von max. 12 cm untersucht werden. Dabei ist die Kohlrausch-Falte zu tasten. Beim Mann sind an der vorderen Wand Prostata und Samenbläschen zu tasten, bei der Frau durch bimanuelle Untersuchung (mit der zweiten Hand auf der Bauchdecke) Lage, Größe und Form des Uterus und der Adnexe.

Vaginale Untersuchung: Bei der digitalen vaginalen Untersuchung kann man die Regelmäßigkeit der Scheidenoberfläche und der Portio beurteilen. Auch von vaginal aus wird bimanuell untersucht. Man überprüft Größe, Form, Konsistenz und Beweglichkeit des Uterus und der Adnexe.

8.14.3 Röntgenbilder, Tomogramme

Die Organe des Bauchraums lassen sich durch vielfältige radiologische Untersuchungen darstellen. Erstuntersuchung ist meist die Abdomenübersichtsaufnahme im Stehen oder in Linksseitenlage. Freie intraabdominelle Luft, Spiegelbildungen im Dünndarm, Stuhlfülle des Dickdarms, Verkalkungen und Fremdkörper können so dargestellt werden. Durch CT und MRT werden Details der einzelnen Organe und Gefäße abgebildet und Entzündungen, Abszesse oder Tumoren diagnostiziert. Einzelne Organsysteme können mit Kontrastmittel gefüllt und so selektiv dargestellt werden.

Magen-Darm-Trakt: Das Kontrastmittel erlaubt eine Feinbeurteilung der Wand und dient so der Lokalisation von Entzündungen, Tumoren und Stenosen. Bei Ösophagus und Magen lässt sich unter Durchleuchtung auch eine Aussage über die Funktion der Muskulatur und der Sphinkter machen.

Gefäße: Durch selektive Punktion von Arterien oder Venen (Angiographie, Phlebographie) können diese mittels Kontrastmittel dargestellt werden. Beurteilt werden die Gefäßwände, Stenosen und Erweiterungen (Aneurysma).

Urogenitaltrakt: Intravenös gespritztes wasserlösliches Kontrastmittel wird über die Niere wieder ausgeschieden und ermöglicht so eine Abbildung von Nierenhohlsystem, Ureter und Blase. Die Geschwindigkeit der Ausscheidung ist ein Maß für die Nierenfunktion. Ist diese eingeschränkt, kann das Kontrastmittel im Rahmen einer Blasenspiegelung auch in die Ureteren eingebracht werden und so eine retrograde Darstellung vorgenommen werden. Durch Einspritzen von Kontrastmittel in den Uterus kann die Durchgängigkeit der Tuben überprüft werden.

8.14.4 Gliederung der Bauchhöhle, Topographie der Bauchorgane

Die Bauchhöhle (*Cavitas peritonealis*) lässt sich in *Ober-* und *Unterbauch* untergliedern. Die Grenze zwischen beiden wird durch das *Colon transversum* mit seinem Mesocolon markiert. Die *Radix mesocolica* verläuft schräg aufsteigend von der rechten Kolonflexur zur linken und überquert dabei die Pars descendens duodeni, den Unterrand des Pankreas und die linke Niere. Dorsal an die Bauchhöhle grenzt der Retroperitonealraum, in dem Pankreas, Pars descendens duodeni, Colon ascendens, Colon descendens, Nieren, Nebennieren, Ureter, große Gefäße und Nerven liegen.

Oberbauch: Im Oberbauch (*Drüsenbauch*) liegen Leber und Gallenblase, Magen, Duodenum, Pankreas und Milz. Sie liegen direkt oder indirekt in der Nähe des Zwerchfells und sind atemverschieblich. Das Duodenum liegt zum größten Teil, das Pankreas vollständig sekundär retroperitoneal. Die Leber ist bis auf ihre Anheftungsfläche am Zwerchfell (*Area nuda*) von Peritoneum überzogen. Zwischen Leberoberfläche und Zwerchfell bilden sich Spalten (*Recessus subphrenici*). Die Gallenblase liegt der Unterseite der Leber an. Zwischen Leber und Colon transversum befinden sich weitere Spalten (*Recessus subhepatici*), die sich nach hinten in den *Recessus hepatorenalis* fortsetzen.

Klinischer Bezug

„Freie Flüssigkeit" innerhalb der Bauchhöhle (z. B. Blut nach Verletzungen der Bauchorgane oder Aszites) lässt sich mittels Ultraschall beim Liegenden am sichersten im *Recessus hepatorenalis* („*Morrisson-Nische*") und in der *Excavatio rectouterina* bzw. *rectovesicalis* („*Douglas-Raum*") feststellen.

Die Leber ist mit Magen und Duodenum durch das Omentum min. verbunden, in dem A. hepatica propria, V. portae und Ductus choledochus verlaufen. Am rechten freien Rand des Omentum min. liegt der Eingang in die Bursa omentalis. Hier liegen Leber, Gallenblase, Duodenum und rechte Kolonflexur auf engem Raum zusammen.

Bursa omentalis: Sie ist ein spaltförmiger Nebenraum der Peritonealhöhle, die die Bewegungen der Oberbauchorgane bei Atem- und Körperbewegungen ermöglicht. Sie gliedert sich in Vestibulum, Hauptraum und Recessus. In das *Vestibulum* gelangt man hinter dem rechten Rand des Omentum min. (*Foramen epiploicum*). Kranial liegt der Lobus caudatus der Leber, kaudal das Pankreas und dorsal die V. cava inf. Ventral wird das Vestibulum vom Omentum min. bedeckt. Das Vestibulum steht mit dem *Recessus sup. omentalis* in Verbindung, der zwischen V. cava inf. und Ösophagus liegt. Das Vestibulum wird vom Hauptraum durch die Plica gastropancreatica, in der die A. gastrica sin. und A. hepatica comm. verlaufen, getrennt. Der *Hauptraum* liegt hinter dem Magen und dem Omentum min. und wird durch eine weitere Peritonealfalte, in der die A. splenica verläuft, in eine Pars sup. und Pars inf. gegliedert. Dorsal liegt das Peritoneum über Zwerchfell, linker Nebenniere und Pankreas. Nach links setzt sich der Hauptraum in den *Recessus splenicus* zwischen Lig. splenorenale und Lig. gastrosplenicum fort. Kaudal liegt der *Recessus omentalis* zwischen Magen und Colon transversum.

 Klinischer Bezug

Für operative Eingriffe in der Bursa omentalis und am Pankreas gibt es verschiedene **Zugangswege**: Durchtrennung des Omentum min., des Lig. gastrocolicum oder des Mesocolon transversum.

Unterbauch: Im Unterbauch (*Darmbauch*) liegen Dünndarm, Dickdarm und Enddarm. Die Mesenterien dienen als Leitstruktur für Gefäße und Nerven. Mesenterium und parietales Peritoneum sind äußerst schmerzempfindlich.

Die intraperitonealen Dünndarmteile beginnen an der Flexura duodenojejunalis. Links von der Flexur befinden sich zwei Falten (*Plica duodenalis sup. et inf.*), durch die zwei Taschen entstehen (*Recessus*

duodenalis sup. et inf.), in denen Dünndarmschlingen eingeklemmt werden können (Herniae retroperitoneales, *Treitz-Hernien*). Der Dünndarm ist durch das Mesenterium mit der hinteren Bauchwand verbunden. Die Radix mesenterii verläuft von der Flexura duodenojejunalis schräg in die Fossa iliaca dext. An der Einmündung des Ileum in das Kolon bilden sich kleine Bauchfellfalten (*Plica caecalis vascularis*, *Plica ileocaecalis*) und -taschen (*Recessus ileocaecalis sup. et inf.*).

Colon ascendens und descendens liegen sekundär retroperitoneal und ziehen über die Organe des Retroperitoneums hinweg. Seitlich der Befestigung des Colon descendens befinden sich kleine *Recessus paracolici*. Das Colon transversum ist durch das Mesocolon transversum beweglich an der hinteren Bauchwand befestigt sowie über das Ligamentum hepatocolicum mit der Leber, über das Lig. gastrocolicum mit dem Magen und das Lig. phrenicocolicum mit dem Zwerchfell verbunden. Das Colon sigmoideum liegt wieder intraperitoneal und besitzt ein Mesocolon sigmoideum, das S-förmig verläuft. Durch den gebogenen Verlauf entsteht ein *Recessus intersigmoideus*, in dessen Bereich retroperitoneal der Ureter verläuft.

8.14.5 Gliederung des Cavum pelvis, Topographie der Beckenorgane

Beckenhöhle: Die Beckenhöhle (*Cavum pelvis*) liegt kaudal der Bauchhöhle und wird von der *Fascia pelvis* ausgekleidet. Sie setzt sich nach kranial in die Fascia transversalis der Bauchmuskeln fort. Sie gliedert sich in *Fascia pelvis parietalis* und *Fascia pelvis visceralis*. Das parietale Blatt setzt sich aus der Fascia obturatoria und der Fascia diaphragmatis pelvis sup. zusammen. Das viszerale Blatt überzieht alle Beckenorgane, die durch den Beckenboden treten.

Beckenräume: Das Peritoneum reicht weit in die Beckenhöhle hinein (*Peritoneum urogenitale*) und bedeckt Harnblase, Rektum und bei der Frau Uterus und Adnexe. Es buchtet sich zwischen den Beckeneingeweiden aus und bildet beim Mann die *Excavatio rectovesicalis* zwischen Rektum und Harnblase (Abb. 8.**11**), bei der Frau die *Excavatio vesicouterina* zwischen Blase und Uterus und die *Excavatio rectouterina* (*Douglas-Raum*) zwischen Rektum und Uterus (Abb. 8.**9**).

Bei der Frau umgibt das Peritoneum Uterus und Adnexe mit einer großen Peritonealfalte (*Lig. latum uteri*) (Abb. 8.**9**). Das Ovar liegt in der *Fossa ovarica* an der lateralen Wand des Beckens, die durch die Vasa iliaca und die Ureterfalte begrenzt wird.

Die Räume zwischen den Beckenorganen (*Spatium subperitoneale*) sind durch Bindegewebe ausgefüllt: *Paracystium* um die Harnblase, *Paraproctium* um das Rektum, *Parametrium* um den Uterus und *Paracolpium* um die Vagina. Das Bindegewebe ist stellen-

Anatomie

weise zu frontal gestellten Platten verdichtet (*Lig. rectovesicale* beim Mann, *Lig. rectovaginale* und *urethrovaginale* bei der Frau). Weitere Faserzüge verbinden die Organe untereinander und mit der Beckenwand (s. einzelne Organe).

Hinter der Symphyse liegt das mit lockerem Bindegewebe gefüllte *Spatium praevesicale* (auch: *retropubicum*), das sich vom Nabel bis zum Blasenhals erstreckt und der Blase als Verschieberaum dient.

Beckenboden: Der Beckenboden wird von Diaphragma pelvis und Diaphragma urogenitale gebildet (s. a. 6.4.4) und wird unten von drei Faszien bedeckt: *Fascia pelvis inf.* am M. levator ani, *Fascia diaphragmatis urogenitalis inf.* am M. transversus perinei prof. und *Fascia perinei superf.* direkt unter der Haut.

In der unteren Beckenetage befindet sich die *Fossa ischioanalis*. Sie liegt zwischen Diaphragma pelvis und der Fascia perinei superf. Lateral wird sie begrenzt durch den Ramus pubis inf. und die Faszie des M. obturator int. Eine Duplikatur der Obturatorfaszie bildet den *Canalis pudendalis* (*obturatorius*), in dem N. pudendus und A. und V. pudenda int. verlaufen. Das Diaphragma urogenitale teilt die Fossa ischioanalis im vorderen Bereich in Spatium perinei superf. und prof.

8.14.6   Regio perinealis

Der Bereich zwischen der Symphyse und den Rami ossis pubis inf., den Tubera ischiadica, den Ligg. sacrotuberalia und dem Os coccygis wird als *Regio perinealis* (Dammgegend) bezeichnet. Sie wird in Regio analis und Regio urogenitalis untergliedert.

> **Merke**
>
> Der *Damm* (*Perineum*) liegt zwischen Anus und Genitale. Die *Dammgegend* (*Regio perinealis*) nimmt einen wesentlich größeren Raum ein.

Regio analis: Sie liegt um den Anus und reicht von der Spitze des Os coccygis zu einer Querlinie durch die Tubera ischiadica. Unter der Haut liegen die Fascia perinei superf., in der Haut Schweißdrüsen und apokrine Drüsen (*Gll. circumanales*).

Regio urogenitalis: Sie liegt vor der Regio analis zwischen Symphyse und Schambeinschenkeln und umfasst Spatium perinei superf. und prof.

Oberflächlich liegen die äußeren Geschlechtsorgane, beim Mann Skrotum und Penis, bei der Frau Schamlippen, Klitoris und Vestibulum vaginae. Beim Mann sieht man am Damm eine mediane, vermehrt pigmentierte »Hautnaht« (*Raphe perinealis*).

Im *Spatium perinei prof.* liegen beim Mann Urethra und Gll. bulbourethrales, bei der Frau Urethra, Vagina und Gll. vestibulares maj. Hier verlaufen die A. urethralis, A. bulbi penis/clitoridis, A. prof. penis/clitoridis und die A. dorsalis penis/clitoridis.

Im *Spatium perinei superf.* liegen beim Mann die Crura penis mit Mm. ischiocavernosus und bulbospongiosus, bei der Frau der Bulbus vestibuli, Corpus und Crura clitoridis mit Mm. ischiocavernosus und bulbospongiosus. Hier verlaufen die Vasa scrotalia/labiales post., Nn. scrotales/labiales post. und Äste der Nn. perineales.

8.14.7   Intraabdominaldruck

Die Baucheingeweide üben durch ihr Gewicht einen gewissen intraabdominellen Druck aus. Diesem wirkt die Bauchmuskulatur entgegen, die sich dem jeweiligen Füllungszustand der Organe anpassen kann. Kaudal verhindert die Beckenbodenmuskulatur ein Absinken der Organe.

Die Steigerung des intraabdominellen Druckes (*Bauchpresse*) ist bei der Darm- und Blasenentleerung (*Defäkation, Miktion*), bei der *Geburt* oder beim *Husten* notwendig. Hierbei kontrahieren sich Bauch- und Beckenbodenmuskulatur sowie das Zwerchfell. Nach tiefer Inspiration und bei geschlossener Stimmritze dienen Zwerchfell und luftgefüllte Lungen als Widerlager. Durch Vorwärtsbeugen oder Druck von außen (z. B. durch die Arme) kann die Bauchpresse verstärkt werden.

8.14.8   Schwangerschaft, Geburtsvorgang

Schwangerschaft: Während der Schwangerschaft vergrößert sich der Uterus. Da er im Becken durch feste Bandzüge fixiert ist, dehnt er sich nach oben in den Bauchraum aus. In den ersten drei Monaten wächst der Uterus nur wenig. Gegen Ende des 4. Monats tritt der Fundus aus dem kleinen Becken heraus und vergrößert sich stetig.

> **Merke**
>
> Der *Fundus* steht: in der 12. Woche an der Symphyse, in der 24. Woche am Nabel, in der 36. Woche am Rippenbogen, in der 32. und 40. Woche zwischen Nabel und Proc. xiphoideus.

In den letzten Wochen der Schwangerschaft senkt sich das Kind mit dem Kopf in das kleine Becken und der Fundus uteri neigt sich nach vorne. Während der gesamten Schwangerschaft bleiben Zervix und Zervixkanal unverändert. Erst ab dem 8. Monat mit dem Tiefertreten des Kopfes beginnt die Portio zu verstreichen.

Geburtsvorgang: Am Ende der Schwangerschaft liegt das Kind mit dem Kopf (96 %) oder dem Steiß (Beckenendlage, 3 %) voran längs im Uterus. Mit regelmäßigen Kontraktionen der Uterusmuskulatur (*Wehen*) beginnt die *Eröffnungsperiode*. Der *Geburtskanal* (Zervix, Scheide und Beckenboden) wird zu einem gleichmäßig weiten Schlauch umgeformt.

Vor dem kindlichen Kopf liegt die mit Fruchtwasser gefüllte *Fruchtblase*. Diese wird durch die Wehen in den Zervixkanal vorgeschoben und eröffnet ihn schrittweise von innen nach außen. Am Ende der Eröffnungsperiode platzt die Fruchtblase. Die aufgelockerte Beckenmuskulatur weicht auseinander.

Die *Austreibungsperiode* beginnt nach der vollständigen Eröffnung des Muttermundes. Die Wehen werden nun stärker (*Presswehen*) und kommen in kürzeren Abständen. Die Austreibung der Frucht wird durch die Bauchpresse unterstützt.

Bei Eintritt in den *querovalen* Beckeneingang steht der Kopf des Kindes quer. Er führt auf seinem Weg durch das Becken eine Drehung um 90° aus und steht im *längsovalen* Beckenausgang meistens mit dem Hinterhaupt nach vorne zur Symphyse (*vordere Hinterhauptslage*). Das Durchtreten des Kopfes durch den Weichteilkanal wird als „*Einschneiden*" bezeichnet. Ist der Kopf geboren erfolgt beim Durchtreten der Schultern durch den Beckenkanal eine erneute Drehung um 90°, die der Geburtshelfer durch Halten des Kopfes unterstützt.

Anatomie

Zentralnervensystem

36 Seiten

Das *Zentralnervensystem* (ZNS) ist das zentrale Steuerungs- und Regulationsorgan des Körpers. Es besteht aus *Gehirn* (*Zerebrum, Encephalon*) und *Rückenmark* (*Medulla spinalis*). Das ZNS koordiniert efferente und afferente Impulse zum und vom peripheren Nervensystem und wertet diese aus. Darüber hinaus sind die sog. „*höheren Leistungen*", die psychischen und geistigen Leistungen wie Gedächtnis, Lernfähigkeit, Denkvermögen, Sprache etc., eng an die Tätigkeit des ZNS gekoppelt.

9.1   Entwicklung

Gehirn und Rückenmark entwickeln sich aus einer Einstülpung des Ektoderms, zeigen aber schon früh Unterschiede in der Entwicklung. Die Anlage des Rückenmarks entwickelt sich zu einer Säule aus Nervenzellen und Fasern, während aus der Anlage des Gehirns mehrere *Gehirnbläschen* entstehen, aus denen sich die einzelnen Abschnitte des Gehirns entwickeln. Das Gehirn setzt sich aus verschieden alten Anteilen zusammen, die sich während der Phylogenese schrittweise entwickelt haben. Neu hinzukommende Anteile haben sich zwischen ältere geschoben oder sind über sie drüber gewachsen (*Neenzephalisation*).

9.1.1   Ausgangsmaterial

In der 2.–4. Embryonalwoche differenziert sich das über der Chorda dorsalis liegende Ektoderm zum Neuroektoderm. Aus diesem Gewebe entsteht das gesamte Nervensystem (s. a. 1.5.5). Das Neuroektoderm verdickt sich zunächst zur *Neuralplatte*, die sich zur *Neuralrinne* mit beidseits liegenden *Neuralwülsten* einsenkt. Die Neuralrinne schließt sich zum Neuralrohr, das den flüssigkeitsgefüllten Zentralkanal umgibt. Dabei wandern aus den Neuralwülsten Zellen aus, die auf beiden Seiten des Neuralrohrs

die *Neuralleisten* bilden. Aus ihnen entstehen die Anteile des peripheren Nervengewebes.

Die innerste Schicht um das Neuralrohr wird von undifferenziertem Neuroepithel (*primitiven Ependymzellen*) gebildet. Die Ependymzellen stehen dabei über lange Fortsätze mit dem Neuralrohr in Verbindung. Die Ependymzellen an der Innenwand des Neuralrohrs sind stark mitotisch aktiv, man spricht von *ventrikulären Mitosen*. Aus dem Neuroepithel entstehen unreife Nervenzellen (*Neuroblasten*), die auswandern und die Anlage der grauen Substanz des Rückenmarks und Gehirns bilden, und *Glioblasten*, die sich zu Gliazellen entwickeln. Ein Teil der Zellen verliert den Kontakt mit dem Neuralrohr.

  Merke

Die *Zellen der Neuralleiste* wandern weiter in die Peripherie und entwickeln sich zu peripheren Neuroblasten, Gliazellen, Sympathiko- und Parasympathikoblasten und Melanoblasten.

9.1.2   Rückenmark

Die Zellkörper der Neuroblasten bilden innen die *Mantelzone* um den Zentralkanal, aus der später die Zellen der *grauen Substanz* des Rückenmarks entstehen. Die Fortsätze wachsen an die Oberfläche und bilden außen die *Marginalzone*, aus der sich später die *weiße Substanz* bildet.

Durch die Vermehrung der Nervenzellen verbreitert sich das Rückenmark. In der grauen Substanz entstehen dorsolateral *Flügelplatten* und ventrolateral *Grundplatten*, die durch den *Sulcus limitans* voneinander getrennt sind. Die ventrale *Bodenplatte* und die dorsale *Deckplatte* sind dünn und enthalten keine Neuroblasten. Lateral bilden sich die *Seitenhörner* (vorwiegend im thorakalen und sakralen Bereich). Es entsteht die typische *Schmetterlingsfigur* (s. Abb. 9.**3**).

Merke

Das Rückenmark lässt sich funktionell in *Rückenmark-segmente* unterteilen, die zunächst in der Höhe mit den Wirbelkörpern identisch sind. Während der embryonalen Entwicklung wächst das Rückenmark jedoch langsamer als die Wirbelsäule, sodass bei Geburt das Rückenmark etwa auf Höhe des 3. Lendenwirbels endet. Die Nervenfasern verlaufen als *Cauda equina* zu ihren entsprechenden Durchtrittsstellen in den tiefergelegenen Wirbelkörpern (Abb. 9.**1**)

Aus den Neuralleisten entstehen in Höhe eines jeden Segmentes die paarigen *Spinalganglien*. Sie werden von pseudounipolaren Nervenzellen gebildet. Eine der Fasern zieht nach zentral in das Hinterhorn des Rückenmarks, die andere zieht als *Spinalnerv* in die Peripherie und endet dort an sensiblen Rezeptororganen.

9.1.3 Gehirn

Hirnbläschen: Das Gehirn entsteht aus Erweiterungen im kranialen Teil des Neuralrohrs. Es bilden sich zunächst drei *primäre Hirnbläschen*: *Prosencephalon* (Vorderhirn), *Mesencephalon* (Mittelhirn) und *Rhombencephalon* (Rautenhirn), die bereits die Anlage der späteren Ventrikel enthalten. In einzelnen Regionen segmentiert sich die Hirnanlage. Die Segmente werden als *Neuromere* bezeichnet. Im Rhombencephalon lassen sich acht sichtbare Neuromere (Rhombomere) nachweisen.
Die verschiedenen Abschnitte wachsen unterschiedlich stark. Es entstehen so zwei dorsale Krümmungen (*Nackenbeuge* im Rhombencephalon, *Scheitelbeuge* im Mesencephalon) und eine ventrale (*Brückenbeuge* im Rhombencephalon). Das vordere Ende des Neuralrohrs bleibt dünn (*Lamina terminalis*).
Vorne am Prosencephalon bilden sich als seitliche Ausstülpungen zwei *Endhirnbläschen* (*Telencephalon*), die das *Zwischenhirn* (*Diencephalon*) umfassen. Im *Rhombencephalon* lassen sich zwei weitere Abschnitte untergliedern: das *Metencephalon* (*Hinterhirn*) und das *Myelencephalon* (*Nachhirn*). Das *Kleinhirn* (*Zerebellum*) entwickelt sich aus den paarigen Rautenlippen, die im Bereich des Metencephalons entstehen, über die Deckplatten des Rhombencephalon auswandern und sich medial vereinigen. Die *Medulla oblongata* entsteht aus dem Myelencephalon.
Histogenese: Auch die Zellen des Gehirns stammen vom Neuroepithel ab (s. a. 9.1.1). Durch unterschiedlich ausgeprägte Zellwanderung entstehen Gebiete verschiedener Zytoarchitektur.

Merke

Nach der Geburt ist die Bildung der Nervenzellen abgeschlossen. Nur in der Kleinhirnrinde und im Ependym der Seitenventrikel findet man noch wenige proliferative Zonen. Gliazellen bleiben dagegen zeitlebens teilungsfähig.

Die Bildung der Markscheiden (*Myelogenese*) beginnt bereits vor der Geburt, ist aber auch beim reifen Neugeborenen noch nicht abgeschlossen. Vor allem die Neuriten (syn. Axone) der Pyramidenbahn sind größtenteils noch ohne Markscheiden.

Klinischer Bezug

Bei Neugeborenen lässt sich (bis etwa zum 4. Monat) der **Babinski-Reflex** auslösen (Dorsalextension der Großzehe bei Bestreichen des äußeren Fußrandes). Er ist Ausdruck der Unreife der Pyramidenbahn und der Autonomie des Rückenmark-Eigenapparates. Im späteren Leben kann der Reflex bei Schädigungen der Pyramidenbahn wieder auftreten.

Rhombencephalon (Rautenhirn): Es besteht wie das Rückenmark aus grauer Substanz, umgeben von weißer Substanz. Die graue Substanz bildet auch hier Deck-, Flügel-, Grund- und Bodenplatte (*Tegmentum*). Die Deckplatte bildet das Dach des *IV. Ventrikels*. Die Flügelplatten werden nach außen geklappt und liegen neben den Grundplatten. Flügel- und Grundplatten grenzen in einer *Grenzfurche* (*Sulcus limitans*) aneinander. Die Kerne der *Somatoafferenz* liegen am weitesten lateral, die Kerne der *Somatoefferenz* am weitesten medial. Im Epithel der Deckplatte entstehen der *Plexus choroideus* sowie seitlich und median die *Aperturae ventriculi quarti*, die den inneren Liquorraum mit dem Subarachnoidalraum verbinden (s. a. 9.9.3). Im vorderen Teil des Rautenhirns entwickelt sich die *Formatio reticularis*. Basal ziehen die Neuhirnbahnen und bilden die *Pyramiden*.
Mesencephalon (Mittelhirn): Im Mesencephalon entwickeln sich im dorsalen Teil (*Tectum, Vierhügelplatte*) die *oberen Hügel* (*Colliculi rostr.*), in die Neuriten des N. opticus einwandern und die *unteren Hügel* (*Colliculi caud.*), in die Neuriten des N. vestibulocochlearis einwachsen. Im ventralen Teil entstehen die Kerngruppen des Hirnnerven III und IV, die *Formatio reticularis* sowie weitere Kerngruppen des motorischen Systems (*Ncl. ruber, Substantia nigra*). Ventral liegen ebenfalls die Neuhirnbahnen und bilden die *Hirnschenkel* (*Crura cerebri*), dazwischen liegt die *Fossa interpeduncularis*.
Zerebellum (Kleinhirn): Das Zerebellum entwickelt sich aus den paarigen Rautenlippen. Von dem entstandenen Kleinhirnwulst ziehen Fasern zur Rautengrube und bilden die Vorläufer der Kleinhirnstiele. Im

Verlauf der Entwicklung werden die einzelnen Kleinhirnteile durch Fissurae voneinander getrennt.

Diencephalon (Zwischenhirn): Die Kerngruppen des Diencephalon entwickeln sich aus dem *Neuroepithel des III. Ventrikels*. Die Gliederung in somatoafferente und somatoefferente Kerne wird beibehalten. Die Grenze zwischen beiden liegt am Sulcus hypothalami. Im Dach des III. Ventrikels entsteht der *Plexus choroideus*. Das Endhirn wächst um das Zwischenhirn, sodass der Boden des Endhirnbläschens auf dem Thalamus zu liegen kommt und dort die *Lamina affixa* bildet. Die Neuhirnbahnen wachsen durch das Zwischenhirn und drängen die Kerngruppen auseinander.

Telencephalon (Endhirnbläschen): Bedingt durch die Enge der Schädelhöhle kommt es bei der Vergrößerung des Endhirns zur Bildung des *Temporallappens* und zur bogenförmigen Ausziehung der *Seitenventrikel*. Um die Seitenventrikel herum bilden sich Ganglienhügel, aus denen die *Endhirnkerne* entstehen. Aus den Wänden der Endhirnbläschen entwickelt sich der *Endhirnmantel* (*Pallium*).

Man unterscheidet drei phylogenetisch verschieden alte Teile des Palliums:

- Das *Paleopallium* ist der basale Teil des Endhirns. Er ist mit dem olfaktorischen System verbunden.
- Das *Archipallium* entsteht aus dorsomedialen Teilen des Endhirns und entwickelt sich zur *Hippocampusformation*.
- Das *Neopallium* nimmt den größten Teil des Endhirns ein. Seine Oberfläche ist zunächst glatt. Durch das Wachstum auf engem Raum bilden sich zuerst der *Sulcus lat.*, in dessen Tiefe die *Insel* liegt, und schließlich eine Vielzahl von größeren und kleineren *Windungen* (*Gyri*), die durch *Furchen* (*Sulci*) getrennt werden.

Ventrikel: Die Hohlräume des Neuralrohrs entwickeln sich durch unterschiedliche Verdickung der Wand zu den *vier Ventrikeln* des Gehirns, die durch Engen voneinander abgegrenzt sind. Beide Endhirnhemisphären besitzen je einen *Seitenventrikel*, die durch ein rechtes und linkes *Foramen interventriculare* mit dem *III. Ventrikel*, der im Zwischenhirn liegt, verbunden sind. Der dünne *Aquaeductus cerebri* (*mesencephali*) verbindet den III. mit dem IV. Ventrikel, der zum Rautenhirn gehört und in den Zentralkanal des Rückenmarks übergeht.

Hypophyse (Hirnanhangdrüse): Die Hypophyse hängt mit ihrem Stiel am Zwischenhirn. Sie besteht aus *Neurohypophyse*, Gliazellen und marklosen Nervenfasern neuroektodermalen Ursprungs, und *Adenohypophyse*, die sich aus der *Rathke-Tasche* des Rachendachs, also ektodermalem Gewebe, bildet.

Klinischer Bezug

Aus **Resten der Rathke-Tasche** im Rachendach kann sich ein *Kraniopharyngeom* (ein Hirntumor) bilden, das auf die Hypophyse drücken und deren Funktion beeinträchtigen kann (*Panhypopituitarismus*).

9.1.4   Angeborene Fehlbildungen

In der normalen embryonalen Entwicklung ist das Neuralrohr am Ende der 4. Woche vollständig verschlossen. Störungen der Induktion durch die darunterliegende Chorda dorsalis führen zu Störungen bei der Bildung des Neuralrohrs und haben unterschiedliche *Verschlussdefekte* zur Folge.

Spina bifida: Durch eine unvollständige Verschmelzung der dorsalen Wirbelbögen kommt es zum sog. „offenen Rücken". Sie tritt vorwiegend in der Lumbosakralregion auf und wird von Haut (z. T. mit charakteristischem Haarbüschel) bedeckt. Sie ist von außen meist nicht sichtbar (*Spina bifida occulta*). Rückenmark und Nerven sind in der Regel intakt.

Meningozele: Ist der Defekt der knöchernen Wirbelsäule größer, kommt es zu einem Vorwölben der Meningen durch die Öffnung. Enthält dieser Meningen-Sack außerdem Rückenmark, nennt man diese Missbildung *Meningomyelozele*. Liegt der Defekt höher und tritt ein Teil des Gehirns mit durch die Öffnung, handelt es sich um eine *Meningoenzephalozele*. Diese Missbildungen sind meist mit Lähmungen verbunden.

Rachischisis: Hier liegt ein unvollständiger Verschluss des Neuralrohrs vor. Das Nervengewebe liegt offen an der Oberfläche und ist zum Teil tumorös gewuchert (*Myelozele*). Beim fehlenden Verschluss des zerebralen Abschnitts des Neuralrohrs kommt es zum *Anenzephalus*, bei dem statt des Gehirns eine undifferenzierte Gewebsmasse oder Reste des Gehirns vorhanden sind. Diese Kinder sterben innerhalb weniger Tage.

Klinischer Bezug

Bei Verschlussstörungen im Bereich des Neuralrohres ist das α-**Fetoprotein (AFP)** im Fruchtwasser und im Serum der Mutter erhöht. Als mögliche Ursache wird ein Folsäure-Mangel der Mutter diskutiert.

9.2   Rückenmark

Das *Rückenmark* (*Medulla spinalis*) (Abb. 9.**1**) ist der kaudale Abschnitt des ZNS und liegt innerhalb des Wirbelkanals. In ihm verlaufen auf- und absteigende Faserbündel, die die peripheren Nerven mit dem Gehirn verbinden.

9.2.1 Gestalt, Gliederung, Lage

Das Rückenmark des Erwachsenen ist etwa 1 cm dick und 45 cm lang, rundlich bis abgeplattet und reicht vom Foramen magnum bis in Höhe des 1. Lendenwirbels. Dort endet es kegelförmig im *Conus medullaris*, der in den ca. 25 cm langen Endfaden (*Filum terminale*) übergeht. Dieser wird von den Wurzeln der Spinalnerven (*Cauda equina*) umgeben, die im Wirbelkanal abwärts ziehen, bis sie ihre Durchtrittsstelle zwischen den tieferliegenden Wirbeln erreicht haben.

Gestalt: An der Oberfläche des Rückenmarks erkennt man längsverlaufende Furchen, vorne die tiefe *Fissura mediana ventr.*, hinten den seichteren *Sulcus medianus dors.*, seitlich beidseits an den Austrittsstellen der vorderen Wurzeln den *Sulcus ventrolat.* sowie an den Eintrittsstellen der hinteren Wurzeln den *Sulcus dorsolat.* Im oberen Brust- und Halsmark findet man zusätzlich beidseits des Sulcus dorsolat. den Sulcus intermedius dors.

Gliederung: Man unterteilt das Rückenmark entsprechend der Austrittsstellen der Spinalnervenpaare in Hals-, Brust-, Lenden- und Sakralmark. Die Segmente, die die Extremitäten innervieren, sind deutlich verdickt. Man bezeichnet sie als *Intumescentia cervicalis* für Schultergürtel und Arme (in Höhe 4. HWK – 1. BWK) und als *Intumescentia lumbosacralis* für Beckengürtel und Beine (in Höhe 10. – 12. BWK). Jedes Rückenmarkssegment innerviert ein bestimmtes peripheres Gebiet sensibel und motorisch. Jedem Segment ist ein Spinalnervenpaar zuzuordnen. Man unterscheidet im Wirbelkanal acht Zervikalsegmente (Höhe 1. – 7. HWK), zwölf Thorakalsegmente (Höhe 1. – 9. BWK), fünf Lumbalsegmente (Höhe 9. BWK – Oberrand des 1. LWK), fünf Sakralsegmente (1. LWK) und ein bis drei Kokzygealsegmente (1. LWK). Die Projektion der einzelnen Rückenmarkssegmente auf die Wirbel ist individuell unterschiedlich.

 Merke

Jedes Rückenmarkssegment (Ausnahme: C1) innerviert ein bestimmtes Hautfeld sensibel. Dieses wird als *Dermatom* bezeichnet. Zwischen Th3 und L1 liegen die Dermatome nahezu gürtelförmig um den Körper. Die Lage der einzelnen Dermatome ist für die Diagnostik der Höhe von Querschnittslähmungen wichtig. Die Dermatome unterscheiden sich deutlich von den sensiblen Innervationsgebieten der peripheren Nerven (Abb. 9.**2**).

9.2.2 Graue Substanz

Die Schmetterlingsfigur der grauen Substanz wird durch aneinanderliegende Zellsäulen gebildet. Vorder- und Hintersäule imponieren im Querschnitt als *Vorder-* und *Hinterhorn* (Abb. 9.**3**). Im unteren Hals- (C8), Brust- und oberen Lendenmark (L2) ist zusätzlich die Seitensäule als *Seitenhorn* zu erkennen. Vorder- und Hinterhorn treffen in der *Substantia intermedia* zusammen. Die Substantiae intermediae beider Seiten sind durch *Commissura grisea ventr.*

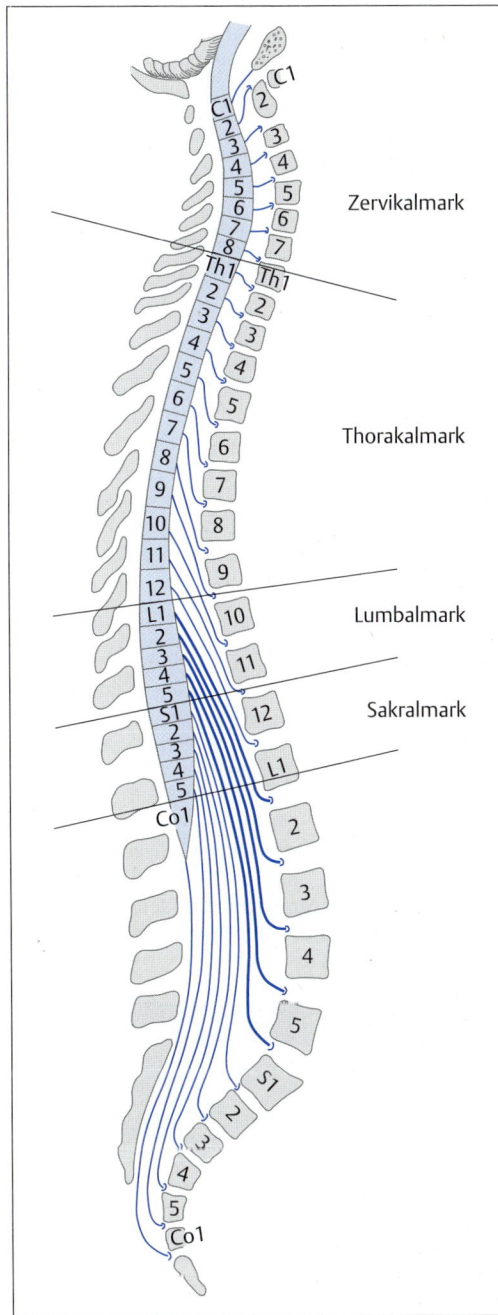

Zervikalmark

Thorakalmark

Lumbalmark

Sakralmark

Abb. 9.**1 Wirbelsäule mit Rückenmark und Spinalnerven** (aus Kunze, Neurologie, Thieme 1992)

Anatomie

a

(vor dem Zentralkanal) und *Commissura grisea dors.* (hinter dem Zentralkanal) verbunden.

> ❗ **Merke**
>
> In den *Vorderhörnern* befinden sich die Zellkörper der *somatomotorischen* Neurone, in den *Hinterhörnern* die der *somatosensiblen* Neurone und in den *Seitenhörnern* die der *viszeromotorischen* und *viszerosensiblen* Neurone.

Zelltypen: Die graue Substanz besteht aus verschiedenen Nervenzelltypen:

- *Wurzelzellen* senden ihren Neuriten über die vordere Wurzel zum Spinalnerven. Dazu gehören α- und γ-Motoneurone, sympathische und parasympathische Nervenzellen.
- *Binnenzellen* sind Interneurone, die überwiegend hemmend wirken. Ihre Fortsätze verlassen die graue Substanz nicht und verbinden Zellen des

gleichen oder verschiedener Rückenmarkssegmente.

- Die Neuriten der *Strangzellen* bilden die auf- und absteigenden Bahnen des Rückenmarks und ziehen teilweise bis ins Gehirn.

> ❗ **Merke**
>
> Bleiben die Neuriten auf der gleichen Seite, bezeichnet man sie als *Assoziationsfasern*, kreuzen sie auf die Gegenseite, nennt man sie *Kommissurenfasern*.

Gliederung: Nach der Lage der verschiedenen Zellarten lässt sich die graue Substanz in neun Schichten (*Laminae*) unterteilen, die von dorsal nach ventral durchnumeriert werden:

- *Laminae I–VI* befinden sich in der Hintersäule und bestehen vorwiegend aus Interneuronen und Strangzellen. Hier erfolgt die Verarbeitung von Haut- und Eingeweidesensibilität und Schmerz.

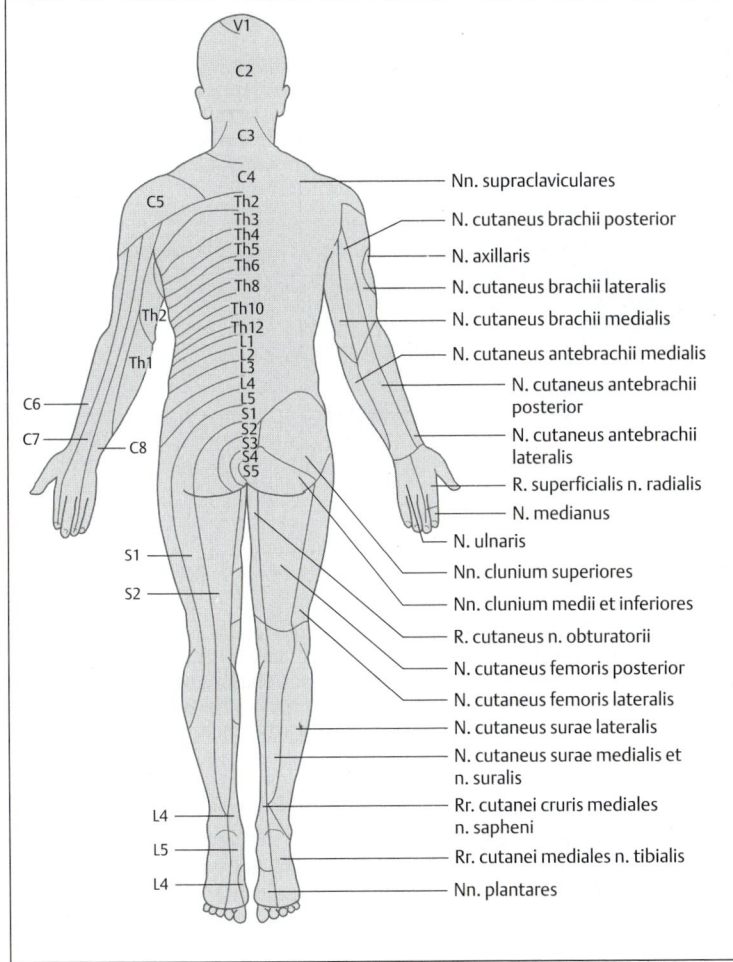

Nn. supraclaviculares

N. cutaneus brachii posterior

N. axillaris

N. cutaneus brachii lateralis

N. cutaneus brachii medialis

N. cutaneus antebrachii medialis

N. cutaneus antebrachii posterior

N. cutaneus antebrachii lateralis

R. superficialis n. radialis

N. medianus

N. ulnaris

Nn. clunium superiores

Nn. clunium medii et inferiores

R. cutaneus n. obturatorii

N. cutaneus femoris posterior

N. cutaneus femoris lateralis

N. cutaneus surae lateralis

N. cutaneus surae medialis et n. suralis

Rr. cutanei cruris mediales n. sapheni

Rr. cutanei mediales n. tibialis

Nn. plantares

Abb. 9.2 Dermatome und sensible Innervation. **a** von ventral, **b** von dorsal (aus Kunze, Thieme 1992)

b

- In den *Laminae II* und *III* (*Substantia gelatinosa*) enden verschiedene Axone aus den Spinalganglien.
- *Lamina VII* umfasst in den entsprechenden Bereichen die Seitensäule und somit die Neurone der viszeromotorischen Zellen. Auffällig ist die *Columna thoracica* (im Querschnitt Ncl. thoracicus), in der die Afferenzen der Muskeln und Gelenke verlaufen.
- *Laminae VIII* und *IX* bilden die Vordersäule, wobei Lamina VIII vorwiegend Interneurone und Lamina IX die efferenten Motoneurone in somatotoper Gliederung enthält.

9.2.3 Weiße Substanz

Die weiße Substanz umgibt die graue Substanz und besteht aus markhaltigen und marklosen Nervenfasern, die vom Gliastützgerüst umgeben sind. Die Gliazellen bilden mit ihren Fortsätzen die äußere Oberfläche des Rückenmarks (*Membrana limitans gliae ext.*) und sind dort fest mit der *weichen Hirnhaut* (*Pia mater*) verwachsen.

Gliederung: Die Nervenfasern bilden bedingt durch die Form der grauen Substanz mehrere Stränge:

- Der *Hinterstrang* (*Funiculus dors. oder post.*) liegt zwischen den beiden Hinterhörnern und lässt sich im oberen Brust- und Halsmark in *Fasciculus cuneatus* (lateral) und *Fasciculus gracilis* (medial) unterteilen (Abb. 9.3). Hier verlaufen die afferenten Fasern zur Medulla oblongata. Die Fasern des Segmentes S5 liegen am weitesten medial. Die nach kranial folgenden Fasern lagern sich seitlich davon an, sodass die Fasern von C2 am weitesten lateral liegen (*somatotope Gliederung*).

 Merke

Im *Fasciculus cuneatus* verlaufen die Afferenzen der oberen Extremität und im *Fasciculus gracilis* die der unteren Extremität.

Anatomie

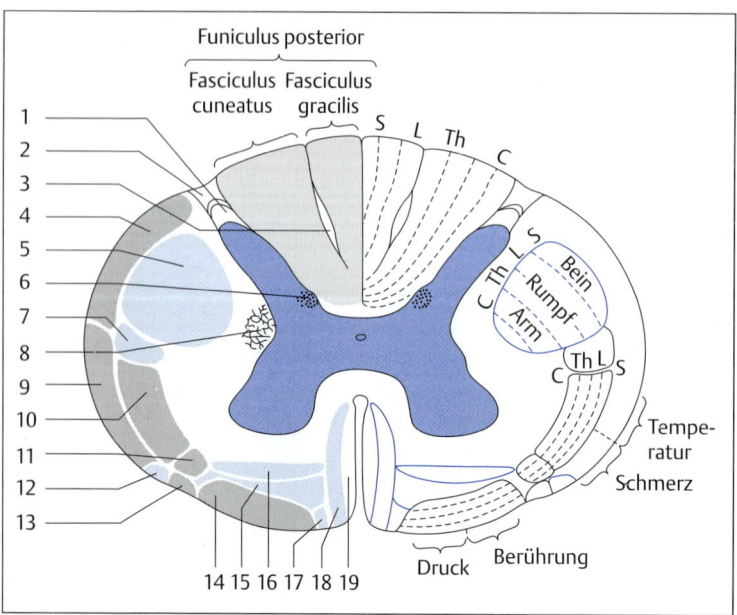

Abb. 9.3 Querschnitt des Rückenmarks. 1 = Substantia gelatinosa, 2 = Tractus dorsolateralis, 3 = Tractus semilunaris (Schultzsches Komma), 4 = Tractus spinocerebellaris post., 5 = Tractus corticospinalis lat., 6 = Nucleus thoracicus, 7 = Tractus rubrospinalis und reticulospinalis, 8 = Formatio reticularis, 9 = Tractus spinocerebellaris ant., 10 = Tractus spinothalamicus lat., 11 = Tractus spinotectalis, 12 = Tractus olivo-spinalis, 13 = Tractus spino-olivaris, 14 = Tractus spinothalamicus ant., 15 = Tractus vestibulospinalis, 16 = Tractus reticulospinalis, 17 = Tractus tectospinalis, 18 = Tractus corticospinalis ant., 19 = Fasciculus sulcomarginalis (aus Duus, Thieme 1995)

■ Der *Seitenstrang* (*Funiculus lat.*) verläuft zwischen den Hinter- und Vorderhörnern. Er geht zwischen den Vorderhörnern in den *Vorderstrang* (*Funiculus ventr.*) über. Die Vorderstränge beider Seiten stehen am Ende der Fissura mediana ventr. durch die *Commissura ant. alba* miteinander in Verbindung.

Leitungssysteme

Man unterscheidet *afferente Wurzeln*, *efferente Wurzeln* und das *Leitungssystem des Rückenmarks*.

 Merke

Die *afferenten Fasern* leiten sensible Reize aus der Peripherie und treten entweder in einem bestimmten Rückenmarkssegment über die hintere Wurzel ein oder ziehen im Hinterstrang direkt zum Gehirn. Die *efferenten Wurzeln* verlassen die Vorderhörner und setzen sich aus Motoneuronen sowie Neuronen des Sympathikus und Parasympathikus zusammen.

Die Leitungssysteme bestehen aus *Faserbündeln* (*Tractus*), die verschiedene Teilgebiete des Nervensystems miteinander verbinden. Diese Bahnen sind häufig somatotop gegliedert. Im Leitungssystem unterscheidet man *Eigenapparat* und *Verbindungsapparat*.

Eigenapparat: Er dient der Verarbeitung von spinalen Reflexen, die für die Aufrechterhaltung zahlreicher Körperfunktionen wichtig sind. Er besteht aus Strangzellen, die mit den Nervenzellen verschiedener anderer Segmente des Rückenmarks verbunden sind. Die Fasern des Eigenapparates verlaufen dicht an der grauen Substanz (*Fasciculi proprii*) oder in den Hintersträngen der weißen Substanz (*Fasciculus septomarginalis, Fasciculus interfascicularis*).

Verbindungsapparat: Die langen Bahnen des Verbindungsapparates ziehen auf- oder absteigend durch das Rückenmark. Sie verbinden das Gehirn mit den Sinnesorganen der Haut (Oberflächensensibilität) sowie der Muskeln und Gelenke (Tiefensensibilität). Sie geben auf ihrem Weg viele Kollateralen zu anderen Nervenzellen ab, sodass ein kompliziertes Netzwerk von Bahnen entsteht.

Aufsteigende Bahnen: Sie überwiegen in den Hintersträngen, in denen es keine langen absteigenden Fasern gibt. In den Vorderseitensträngen ziehen sie vor allem durch die äußeren Gebiete. Die wichtigsten aufsteigenden Bahnen sind (Abb. 9.3 u. 9.4):

■ *Tractus spinobulbaris:* Ungekreuzter Verlauf in den Hintersträngen (1. Neuron); Umschaltung auf das 2. Neuron (*Tractus bulbothalamicus*) in den Hinterstrangkernen (*Ncl. gracilis, Ncl. cuneatus*). Vermittlung von differenzierter Berührungsempfindlich-

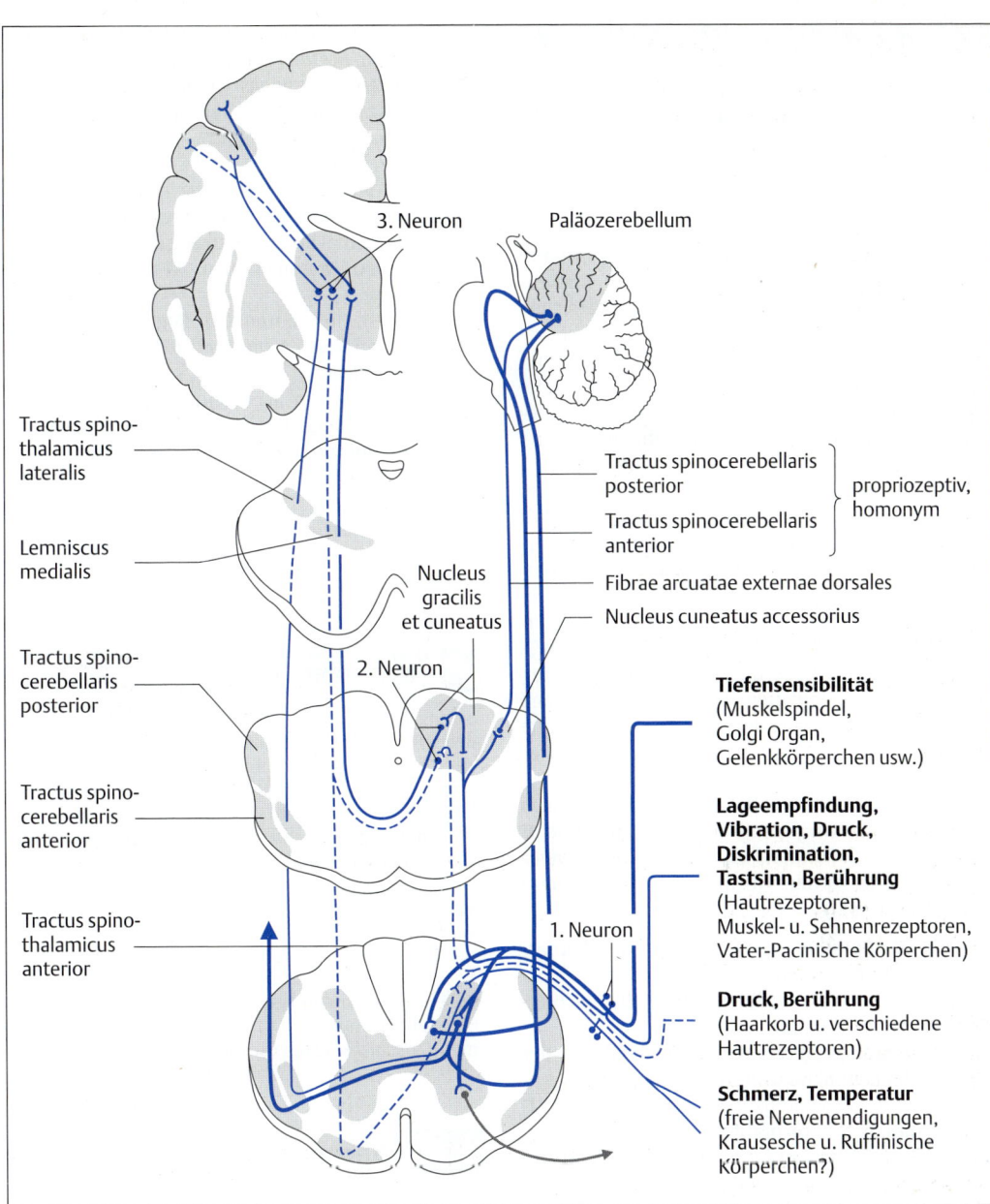

Abb. 9.**4 Wichtige afferente Bahnen** (aus Duus, Thieme 1995)

keit („*epikritische Sensibilität*"), *Vibrationen* und von Informationen über die *Stellung der Gelenke*.

■ *Tractus spinothalamicus:* 1. Neuron, zieht von Rezeptoren in der Peripherie zu Spinalganglien; Umschaltung auf 2. Neuron im *Ncl. centralis* in der Hintersäule.

– *Tractus spinothalamicus ventr.* im Vorderstrang, Fasern verlaufen teils gekreuzt (durch die

Commissura ant. alba), teils ungekreuzt, Vermittlung von undifferenzierter Druck- und Berührungsempfindlichkeit („*protopathische Sensibilität*");

– *Tractus spinothalamicus lat.* im Seitenstrang, Fasern verlaufen weitgehend gekreuzt; somatotope Gliederung., Vermittlung von *Schmerz* und *Temperatur*.

Merke

Etwa 85 % der aufsteigenden Fasern verlaufen zur *Cortex cerebri*, 15 % zum *Zerebellum.*

- *Tractus spinocerebellaris ventralis:* Perikaryon des 1. Neurons im Spinalganglion; Umschaltung auf 2. Neuron lateral im Hinterhorn; 85 % der Fasern kreuzen in Segmenthöhe, 15 % verlaufen ipsilateral; Fasern verlaufen ventral unter der Rückenmarksoberfläche durch den Pons und erreichen das Kleinhirn über den *oberen Kleinhirnstiel* (*Pedunculus cerebellaris sup.*), gekreuzte Fasern ziehen im Kleinhirn rückläufig zur ipsilateralen Seite zurück. Vermittlung von *Tiefensensibilität* (Afferenzen aus Muskelspindeln und Sehnenorganen), Information über *Position der Extremitäten.*
- *Tractus spinocerebellaris dorsalis:* Perikaryon des 1. Neurons im Spinalganglion; Umschaltung auf 2. Neuron in der Columna thoracica; Fasern verlaufen im Rückenmark ungekreuzt im Seitenstrang, kreuzen in der Medulla oblongata zur Gegenseite und erreichen das Kleinhirn über den *unteren Kleinhirnstiel* (*Pedunculus cerebellaris inf.*). Vermittlung von *Berührung* und *Druck* der unteren Körperhälfte, *Regulation von Feinmotorik* und *Haltung*; Afferenzen der oberen Körperhälfte laufen über gleichseitigen lateralen Anteil des Hinterstrangs (*Tractus cuneocerebellaris*).

Daneben gibt es aufsteigende Bahnen zum Mittelhirn (*Tractus spinotectalis*), zum Ncl. olivaris inf. (*Tractus spinoolivaris*), zur Formatio reticularis (*Tractus spinoreticularis*) und zu den Vestibulariskernen (*Tractus spinovestibularis*).

Absteigende Bahnen: Sie verlaufen in den Vorder- und Seitensträngen und leiten die motorischen Signale des Gehirns an das Rückenmark. Die wichtigsten absteigenden Bahnen sind:

- *Pyramidenbahn (Tractus corticospinalis):* 85 % der Fasern ziehen ohne Unterbrechung vom *Gyrus praecentralis* (somatotop gegliedert, Abb. 9.**12**) durch die Capsula int. bis in die Medulla oblongata, kreuzen am Übergang zum Rückenmark in der Pyramide (*Decussatio pyramidum*) auf die Gegenseite und ziehen im *Seitenstrang* abwärts (*Tractus corticospinalis lat.*). Die restlichen 15 % ziehen im Vorderstrang (*Tractus corticospinalis ventr.*) und kreuzen erst auf Segmentebene. Vermittelt *willkürliche Bewegungen* über α-Motoneurone.
- *Extrapyramidale Bahnen:* System komplexer Nervenschaltkreise zwischen Endhirn und Hirnstamm, die mit auf- und absteigenden Bahnen gekoppelt sind. Vermittlung der *unwillkürlichen Motorik* (Stützmotorik).
- *Tractus reticulospinalis:* Ursprung in Formatio reticularis des Rautenhirns; Verlauf im Vorder- und Seitenstrang; polysynaptische Neuronenketten.

Vermittlung der *koordinierten Bewegung* der Extremitäten, *Regulierung der Atmung.*
- *Tractus vestibulospinalis:* Ursprung in Vestibulariskernen des Rautenhirns, verläuft im Vorderseitenstrang und endet an α- und γ-Motoneuronen. Vermittelt *Reflexe des Lage- und Gleichgewichtssinns.*
- *Tractus tectospinalis:* Ursprung in *Colliculi rostrales* des Tectum mesencephali, kreuzt im Mittelhirn, verläuft medial im Vorderstrang und endet an kontralateralen Motoneuronen. Vermittelt *optische Stellreflexe.*

Reflexbögen: In neuronalen Regelkreisen unterscheidet man zwei Arten von Reflexbögen: *Eigen-* und *Fremdreflexe.*

Eigenreflexe werden als monosynaptisch beschrieben, d.h. der Reflexbogen besteht vereinfacht gesehen aus nur zwei Neuronen. Das gereizte Organ ist auch gleichzeitig das Erfolgsorgan (z.B. Patellasehnenreflex).

Bei den *Fremdreflexen* besteht der Reflexbogen aus vielen Neuronen (polysynaptisch). Aufnahme- und Erfolgsorgan sind räumlich getrennt (z.B. Kremasterreflex) (■ s. a. Physiologie 15.4.2).

Klinischer Bezug

Ist das Rückenmark zur Hälfte durchtrennt **(Syndrom der spinalen Halbseitenläsion)**, kommt es unterhalb der Läsion ipsilateral zum Verlust der Mechanosensibilität und zu Störungen der Motorik. Kontralateral fällt die Schmerz- und Temperaturempfindung aus (*Brown-Sequard-Symptomenkomplex der „dissoziierten Empfindungslähmung"*).

Bei völliger Durchtrennung des Rückenmarks **(Querschnittsläsion)**, kommt es unterhalb der Läsion zum Verlust von Motorik und Sensibilität. Im Stadium des spinalen Schocks sind alle spinalen Reflexe erloschen, sie erholen sich später und können aufgrund der fehlenden zentralen Hemmung sogar gesteigert sein (zentrale Lähmung – spastische Parese, periphere Lähmung – schlaffe Parese).

9.3 Rhombencephalon

Rhombencephalon und *Mesencephalon* bilden gemeinsam den *Hirnstamm*, der wichtige *vegetative Reflexe* koordiniert (*Schluckreflex, Saugreflex*) und *vegetative Funktionen* steuert (*Atem- und Kreislaufzentrum*). Sie werden daher gemeinsam beschrieben Das *Rautenhirn* (*Rhombencephalon*) besteht aus Medulla oblongata und Metencephalon (Pons [Brücke] und Zerebellum [Kleinhirn]). Es ist die direkte Verlängerung des Rückenmarks, erstreckt sich bis zum Mittelhirn und umfasst den IV. Ventrikel. Die *Medulla oblongata* beginnt am Foramen magnum und legt sich vorne dem Clivus an, sodass der Pons ventrobasal liegt.

1 Pedcto I
S. 299

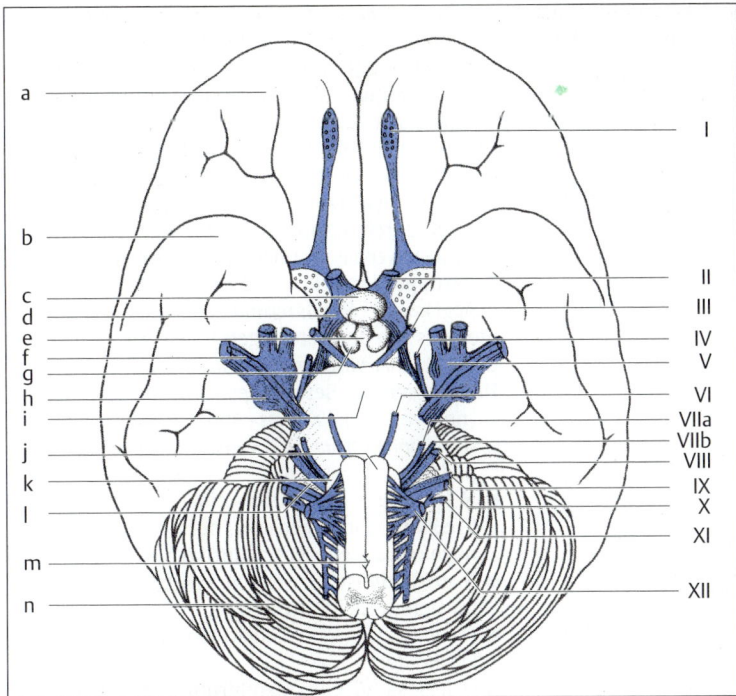

Abb. 9.5 Hirnstamm und Austrittsstellen der Hirnnerven (von ventral). a = Lobus frontalis, b = Lobus temporalis, c = Adenohypophyse, d = Chiasma opticum, e = Hypophysenstiel, f = Radix motoria des N. trigeminus, g = Corpus mamillare, h = Trigeminusganglion, i = Pons, j = Pyramide, k = Olive, l = Plexus choroideus ventriculi quarti, m = Decussatio pyramidum, n = Kleinhirnhemisphären; I = Bulbus olfactorius, II = N. opticus, III = N. oculomotorius, IV = N. trochlearis, V = N. trigeminus, VI = N. abducens, VII = N. facialis, VIII = N. vestibulocochlearis, IX = N. glossopharyngeus, X = N. vagus, XI = N. accessorius, XII = N. hypoglossus (aus Beske, Thieme 1990)

Das *Mittelhirn* (*Mesencephalon*) ist ein kleines fingerbreites Segment des Hirnstamms, das direkt auf das Metencephalon folgt.

9.3.1   Gestalt, Gliederung, Lage

Gestalt: Auf der *ventralen Oberfläche des Rhombencephalon* (Abb. 9.5) liegt die *Fissura mediana ventr.*, die als Fortsetzung vom Rückenmark bis zur Brücke zieht. Auf beiden Seiten davon bilden die Pyramidenbahnen Vorwölbungen (*Pyramiden*) und kreuzen in Höhe des Foramen magnum in der *Decussatio pyramidum* (*Pyramidenkreuzung*). Lateral der Pyramiden, getrennt durch den *Sulcus ventrolat.*, erkennt man die *Oliven*. Sie enthalten den *Ncl. olivaris caud.* Am Oberrand der Pyramiden beginnt die *Brücke* (*Pons*), ein querer Wulst, der nach lateral in die *mittleren Kleinhirnstiele* (*Pedunculi cerebellares medii*) übergeht. In der Mitte der Brücke zieht die A. basilaris im *Sulcus basilaris*. Kranial grenzt die Brücke an die nach rechts und links ziehenden *Hirnschenkel* (*Crura cerebri*) des *Mesencephalon*, in denen absteigende Neuhirnbahnen verlaufen. Zwischen beiden liegt die *Fossa interpeduncularis*, deren Boden durch eintretende

Gefäße durchlöchert ist (*Substantia perforata post.*). Das Mesencephalon liegt nach ventral gekippt im vorderen Bereich der hinteren Schädelgrube.

Um die *dorsale Oberfläche des Hirnstamms* (Abb. 9.6) einsehen zu können, muss das Kleinhirn an den Kleinhirnstielen abgetrennt und mit dem Dach des IV. Ventrikels entfernt werden. Der *Sulcus med. post.* setzt sich auf der Medulla oblongata bis zum *Obex* fort. Neben dem Sulcus liegen an der Rückenmark-Hirn-Grenze die *Tubercula cuneata* und *gracile* Beide werden durch die darunterliegenden Kerngebiete der Hinterstrangbahnen gebildet. Darüber sieht man am Boden des IV. Ventrikels (*Rautengrube, Fossa rhomboidea*) das *Tegmentum rhombencephali*.

Auf der hinteren Oberfläche des *Mesencephalon* erkennt man die *Vierhügelplatte* (*Lamina tecti*) mit den übereinander liegenden paarigen *Colliculi rostr.* und *caud.* Beide stehen durch lateral verlaufende Faserbündel mit dem Zwischenhirn in Verbindung. Das *Brachium colliculi rostr.* zieht vom Colliculus rostr. zum *Corpus geniculatum lat.* und ist ein Teil der Sehbahn, das *Brachium colliculi caud.* zieht vom Colliculus caud. zum *Corpus geniculatum med.* und ist ein Teil der Hörbahn.

Rautengrube (Abb. 9.**6**): Sie wird kranial begrenzt durch die *oberen Kleinhirnstiele* (*Pedunculi cerebelli sup.*) und den Ansatz des *vorderen Marksegels* (*Velum medullare cran.*), lateral durch die *unteren Kleinhirnstiele* (*Pedunculi cerebelli inf.*) und kaudal durch die Abrisslinie des *Velum medullare caud.* Quer durch die Rautengrube verläuft die Grenze zwischen Medulla oblongata und Metencephalon, gekennzeich-

net durch *Striae medullares.* Dort hat die Rautengrube ihre breiteste Stelle und ist in den *Recessus lat.* zum Subarachnoidalraum geöffnet. Der *Sulcus medianus* teilt die Rautengrube in zwei Hälften. Er geht kranial in den Aquaeductus cerebri über und kaudal in den Zentralkanal. Die *Eminentia medialis* erhebt sich beidseits der Mittelfurche. In ihrer Mitte erkennt man als Vorwölbung die *Colliculi faciales*, hervorgerufen durch das innere Fazialisknie, und den pigmentierten *Locus coeruleus*, die größte noradrenerge Zellgruppe des ZNS. Kaudal liegt das *Trigonum n. hypoglossi.* Der *Sulcus terminalis* trennt die Eminentia medialis von dem lateral gelegenen *Trigonum n. vagi* und der *Area postrema* (*Brechzentrum*).

Hirnnerven: Im Bereich des Hirnstamms treten die Hirnnerven III bis XII aus (Abb. 9.**5**):

- *N. oculomotorius (III):* ventral in der Fossa interpeduncularis;
- *N. trochlearis (IV):* tritt als einziger Hirnnerv, nach Kreuzung zur Gegenseite, dorsal unter den Vierhügeln aus, zieht ventral um das Mittelhirn herum;
- *N. trigeminus (V):* seitlich zwischen Brücke und mittlerem Kleinhirnstiel;
- *N. abducens (VI):* medial zwischen Brücke und Pyramide;
- *N. facialis (VII):* im Kleinhirnbrückenwinkel;
- *N. vestibulocochlearis (VIII):* im Kleinhirnbrückenwinkel;
- *N. glossopharyngeus (IX):* im Sulcus dorsolat. hinter der Olive;
- *N. vagus (X):* im Sulcus dorsolat. kaudal des N. glossopharyngeus;
- *N. accessorius (XI):* im Sulcus dorsolat. kaudal des N. vagus;
- *N. hypoglossus (XII):* im Sulcus ventrolat. hinter der Pyramide mit 10–15 Wurzelfäden.

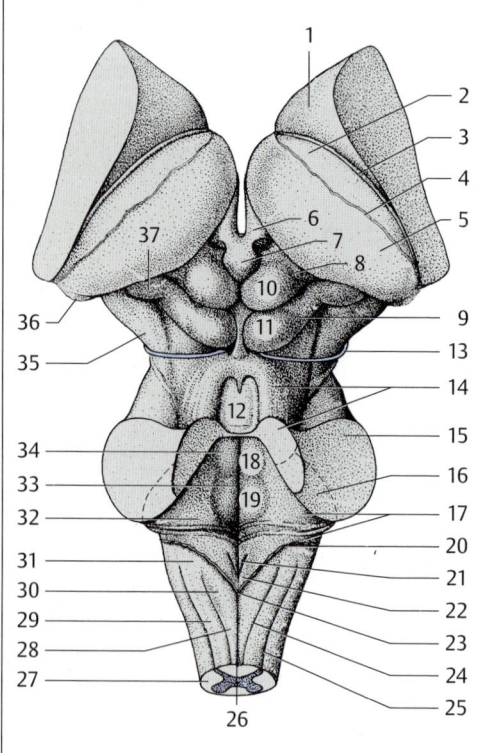

Abb. 9.6 Hirnstamm von dorsal. 1 = Ncl. caudatus, 2 = Lamina affixa, 3 = Stria terminalis und V. thalamostriata sup. im Sulcus terminalis, 4 = Taenia choroidea, 5 = Pulvinar, 6 = Trigonum habenulae, 7 = Corpus pineale, 8 = Brachium colliculi rostr., 9 = Brachium colliculi caud., 10+11 = Lamina tecti, 10 = Colliculus sup., 11 = Colliculus inf., 12 = Velum medullare sup., 13 = N. trochlearis, 14 = Pedunculus cerebellaris sup., 15 = Pedunculus cerebellaris medius, 16 = Pedunculus cerebellaris inf., 17 = Striae medullares (ventriculi quarti) und Recessus lat. (ventriculi quarti), 18 = Eminentia med., 19 = Colliculus facialis, 20 = Taenia ventriculi quarti, 21 = Trigonum n. hypoglossi, 22 = Trigonum n. vagi, 23 = Obex, 24 = Sulcus intermedius post., 25 = Sulcus posterolat., 26 = Sulcus medianus post., 27 = Funiculus lat., 28 = Fasciculus gracilis, 29 = Fasciculus cuneatus, 30 = Tuberculum gracile, 31 = Tuberculum cuneatum, 32 = Area vestibularis, 33 = Sulcus medianus (fossae rhomboideae), 34 = Sulcus limitans, 35 = Pedunculus cerebri, 36 = Corpus geniculatum lat., 37 = Corpus geniculatum med. (aus Frick/Leonhardt/Starck, Thieme 1992)

 Klinischer Bezug

Im Kleinhirnbrückenwinkel tritt das **Akustikusneurinom** (Gliom im R. vestibularis des Hirnnerven VIII) auf. Dabei kann es durch Kompression zu Ausfällen der dort austretenden Hirnnerven kommen.

9.3.2   Innere Gliederung

Im Querschnitt durch den Hirnstamm kann man drei Zonen voneinander unterscheiden: das *Tectum* (*Vierhügelplatte*) dorsal des Zentralkanals bzw. des IV. Ventrikels, das *Tegmentum* (*Haube*) unter dem Boden der Rautengrube und das *ventrale neencephale Gebiet* mit Brücke, Ncl. olivaris inf. und Pyramide und der *Pars ventralis pedunculi cerebri* im Mesencephalon. Der IV. Ventrikel setzt sich im Mittelhirn in den Aquaeductus mesencephali fort, der vom zentralen Höhlengrau (*Substantia grisea centralis*), einem phylogenetisch alten Kerngebiet mit vegetativen Funktionen, umgeben wird.

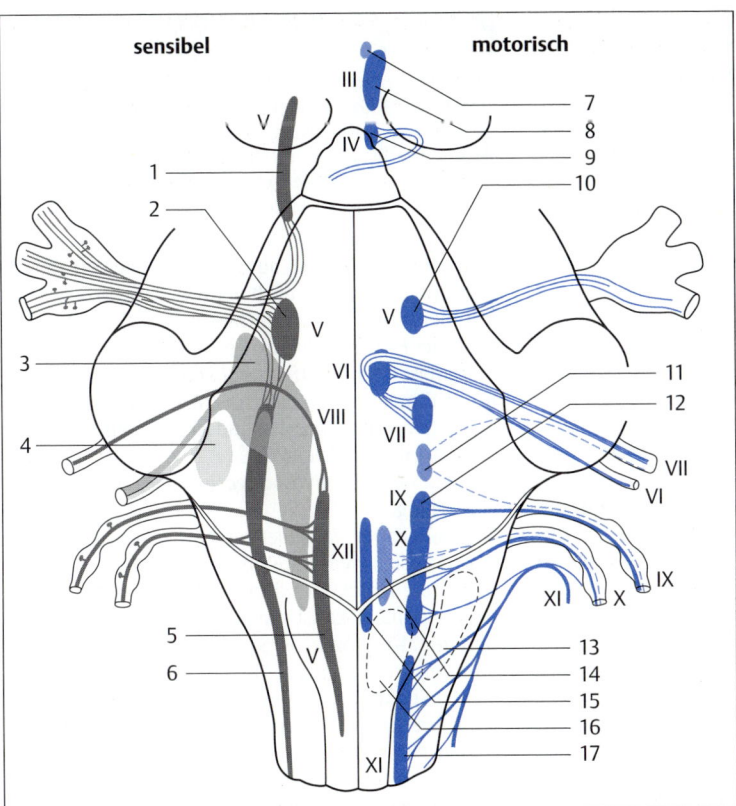

Abb. 9.7 Hirnnerven und Hirnnervenkerne. 1 = Nucleus tractus mesencephalici n. trigemini, 2 = Nucleus sensorius principalis n. trigemini, 3 = Nucleus n. vestibulares, 4 = Nucleus n. cochlearis, 5 = Nucleus tractus solitari, 6 = Nucleus et tractus spinalis n. trigemini, 7 = Nucleus accessorius autonomicus (Edinger-Westphal), 8 = Nucleus n. oculomotorii, 9 = Nucleus n. trochlearis, 10 = Nucleus motorius n. trigemini, 11 = Nucleus salivatorius sup. et inf., 12 = Nucleus ambiguus, 13 = Nucleus cuneatus, 14 = Nucleus dorsalis n. vagi, 15 = Nucleus n. hypoglossi, 16 = Nucleus gracilis, 17 = Nucleus n. accessorii (aus Duus, Thieme 1995)

Vierhügelplatte (Tectum)

Dorsal befinden sich im unteren Teil die *Ncll. cuneata* und *Ncll. gracile,* deren Neuriten den Tractus bulbo-thalamicus bilden. Im oberen Teil liegt das Dach des IV. Ventrikels, bestehend aus Velum medullare rostr. und caud. und Plexus choroideus.

Im Mesencephalon wird das Tectum durch die *Vierhügelplatte* gebildet. Die *Colliculi rostr.* (7-schichtig) erhalten Afferenzen aus Sehnerv und Sehrinde, dem Kleinhirn, der Substantia nigra, der Formatio reticularis und dem Tractus spinotectalis. Die efferenten Fasern steigen sowohl auf als auch ab. Die wichtigsten langen absteigenden Bahnen sind Tractus tectospinalis und Tractus tectobulbaris. Beide Bahnen kreuzen in der *dorsalen Haubenkreuzung* (*Decussatio tegmenti dors.*). Außerdem bestehen Verbindungen zu den Augenmuskelkernen des Hirnnerven III und IV. Die Colliculi rostr. steuern die *Reflexe des optischen Systems*. Die *Colliculi caud.* enthalten Afferenzen aus dem akustischen System. Die Efferenzen verlaufen weitgehend mit denen der Colliculi rostr. zusammen. Die Colliculi caud. steuern die *Reflexe des akustischen Systems.*

Haube (Tegmentum)

Das Tegmentum macht den Hauptanteil des Hirnstamms aus. Es enthält die Kerne der Hirnnerven III–XII (Abb. 9.7), den Eigenapparat mit *Formatio reticularis* und unterer Olive, den *Ncl. ruber,* die *Substantia nigra* sowie afferente und efferente Leitungsbahnen. Die Hirnnervenkerne sind von lateral nach medial wie folgt angeordnet (s. a. 9.1.3): somatoafferente, viszeroafferente, viszeroefferente, und somatoefferente Kerne. Die Fasern der viszeroafferenten und -efferenten Kerne verlaufen in den Kiemenbogennerven (V, VII, IX, X). Die vegetativen (parasympathischen) Fasern beginnen oder enden größtenteils in eigenen Kernen. Daneben gibt es noch die Kerngebiete der höheren Sinnesorgane.

Zu den einzelnen Gruppen gehören:

- *Somatoafferente Kerne:* afferente Trigeminuskerne (s. u.), Ncll. cochleares (Gehör), Ncll. vestibulares (Gleichgewicht)
- *Viszeroafferente Kerne:* Ncl. dors. n. vagi, Ncl. solitarius (Geschmackssinn, Fasern aus Glomus caroticum)
- *Viszeroefferente Kerne:* Ncl. dors. n. vagi, Ncl. motorius n. trigemini, Ncl. n. facialis, Ncl. ambiguus (Anteile des IX., X. und XI. Hirnnerven), Ncl. n. accessorii
- *Somatoefferente Kerne:* Ncl. n. oculomotorius, Ncl. n. trochlearis, Ncl. n. abducentis, Ncl. n. hypoglossi

Im *Ncl. dors. n. vagi* enden außer viszeroafferenten Fasern auch vegetativ-afferente Fasern aus dem Magen-Darm-Trakt.

Die *vegetativ-efferenten* Fasern entspringen von folgenden Kernen: Ncl. oculomotorius accessorius (Edinger-Westphal, parasympathischer Anteil des N. oculomotorius), Ncl. salivatorius sup. (parasympathischer Anteil des N. facialis) und Ncl. salivatorius inf. (parasympathischer Anteil des N. glossopharyngeus). Sympathische Anteile fehlen im Hirnstamm.

Trigeminuskerne: Das *sensible Trigeminuskerngebiet* besteht aus einer dreigeteilten Kernsäule mit Ncl. spinalis, Ncl. pontinus und Ncl. mesencephalicus n. trigemini. Der *Ncl. spinalis* reicht von der Rautengrube bis ins Halsmark, der *Ncl. pontinus* liegt seitlich am Boden der Rautengrube und der *Ncl. mesencephalicus* erstreckt sich von der Rautengrube bis in das Mittelhirn. In Ncl. spinalis und pontinus enden somatosensible Fasern. Der Ncl. mesencephalicus setzt sich aus den Perikaryen des 1. afferenten Neurons zusammen (pseudounipolare Nervenzellen, einzigartig im ZNS).

Formatio reticularis: Die *Formatio reticularis* ist ein locker angeordnetes Neuronensystem, dessen Neuriten netzartige Bündel bilden. Sie erhält Afferenzen aus allen auf- und absteigenden Bahnen. Sie erstreckt sich vom Rückenmark bis ins Zwischenhirn. Man unterscheidet mediane und laterale Kernsäulen. Auffällig sind die median liegenden *Raphekerne* mit *serotoninergen Zellgruppen,* die u. a. der *Koordination der Augenbewegungen* dienen.

Die Formatio reticularis erhält Afferenzen aus Rückenmark, sensorischen Hirnnervenkernen, Sinnesbahnen, Kortex, limbischem System und Hypothalamus und sendet Efferenzen zu γ-Motoneuronen des Rückenmarks, Parasympathikuskernen, Kortex und Thalamus.

Sie ist wichtiger integrativer Bestandteil zwischen motorischem und vegetativem System, steuert die *Bewusstseinslage* und dient der *Schmerzwahrnehmung.* Darüber hinaus enthält sie *Atem- und Kreislaufzentren* und steuert *vegetativ-motorische Reflexe* (z. B. *Husten, Erbrechen*).

Klinischer Bezug

Beim *Enthirnungssyndrom* als Folge einer **akuten Mittelhirnschädigung** kommt es zur Beeinträchtigung der Formatio reticularis. Dies führt zu Bewusstseinsstörungen bis hin zum Koma, motorische Unruhe bis hin zu Streckkrämpfen und vegetativen Symptomen wie Tachykardie, Hypertonie und Atemstörungen.

Ncl. olivaris: Der *Ncl. olivaris caud.* liegt im Rhombencephalon und ist nach ventral verlagert. Er steht mit dem Ncl. ruber des Mesencephalon über die *zentrale Haubenbahn* in Verbindung. Das Olivensystem ist über den *Tractus olivocerebellaris* (verläuft im Pedunculus cerebellaris inf.) doppelläufig mit dem Kleinhirn verbunden und ist somit eine wichtige Schaltstelle zum Kleinhirn.

Über den *Tractus olivocochlearis* erfolgt die *Lautheitseinstellung.*

Ncl. ruber: Der *Ncl. ruber,* ein ellipsenförmiger Kern, erstreckt sich vom Mittelhirn bis zum Hypothalamus. Seine *rote Farbe* wird durch den hohen Eisengehalt hervorgerufen. Er ist ein wichtiger Kern im extrapyramidal-motorischen System. Er erhält Afferenzen von der Endhirnrinde (*Tractus corticorubralis*) und sendet Signale an das Rückenmark (*Tractus rubrospinalis,* kreuzt in der *ventralen Haubenkreuzung*). Im Nebenschluss ist er mit dem Kleinhirn verbunden (Tractus cerebellorubralis, Tractus rubrocerebellaris). Die *zentrale Haubenbahn* (*Tractus tegmentalis centralis*) verbindet den Ncl. ruber mit zahlreichen Zentren des ZNS, u. a. dem Ncl. olivaris caud., von dem die Signale weiter ins Kleinhirn gelangen.

Substantia nigra: Die *Substantia nigra* liegt an der Grenze zur Pars ventralis. Die schwarze Farbe wird durch große melaninhaltige *dopaminerge Neurone* hervorgerufen.

Merke

Die *dopaminergen Neurone* bilden einen aufsteigenden Faserzug zum *Corpus striatum.* Sie gehören somit zum *nigrostriatalen System* und nehmen Einfluss auf die Motorik, indem sie hemmend auf die Neurone des Corpus striatum wirken. Sie erhalten Afferenzen vom Putamen und senden Fasern zu den ventralen Thalamuskernen.

Die Substantia nigra dient der *Aufrechterhaltung des Muskeltonus* und spielt bei *Mitbewegungen* und *raschem Bewegungsbeginn* eine wichtige Rolle.

Klinischer Bezug

Bei gestörter Dopaminsynthese **in der Substantia nigra** kommt es zu den motorischen Symptomen des *Morbus Parkinson*: Rigor (Muskelstarre), Ruhetremor (unwillkürliches Zittern), Akinese (Bewegungshemmung). Der Dopaminmangel kann durch Dopaminagonisten oder auch Dopamin (L-Dopa) selbst kompensiert werden (s. a. 9.8.2).

Locus coeruleus: Er liegt im Rhombencephalon am Boden der Rautengrube und enthält überwiegend *noradrenerge Neurone*, die zu Thalamus, Hypothalamus, limbischem System und Neokortex ziehen. Er gilt damit als wichtigste noradrenerge Zellgruppe, die u. a. eine Rolle bei *Weckreaktionen* und *Gedächtnisleistungen* spielt.

Ncl. basalis Meynert: Er gehört zu den großzelligen basalen Vorderhirnkernen und enthält überwiegend *cholinerge Zellgruppen*. Er liegt kaudal des Globus pallidus, umgeben von der Substantia innominata. Medial davon liegt der Hypothalamus, lateral-kaudal das Corpus amygdaloideum. Er ist afferent und efferent mit dem Kortex verbunden und scheint eine wichtige Rolle bei der Entstehung der Alzheimer-Krankheit zu spielen.

Aufsteigende Bahnen:
- *Tractus bulbothalamicus:* 2. Neuron, zieht von den Bulbuskernen als *Fibrae arcuatae int.* und dann als *Lemniscus med.* durch Rauten- und Mittelhirn zum Thalamus, kreuzt in der Medulla oblongata;
- *Fibrae arcuatae ext.:* kreuzen von Ncl. cuneatus und Ncl. gracilis kommend über der Pyramide und ziehen im Pedunculus cerebellaris inf. zum Kleinhirn;
- *Fasern von den Ncll. trigemini:* ziehen als Lemniscus trigeminalis im Lemniscus med. zum Thalamus;
- *Tractus spinothalamicus:* zieht durch das Rhombencephalon als Lemniscus spinalis.

Hirnstammbahnen:
- *Fasciculus longitudinalis medialis:* zieht vom oberen Thorakalmark unter der Eminentia med. zum Mittelhirn, enthält Fasern unterschiedlichen Ursprungs und Leitungsrichtung, verbindet die Vestibulariskerne mit den motorischen Augenmuskelkernen sowie mit Accessorius- und Halsmuskelkernen, steuert die *reflektorischen Augen-* und *Kopfbewegungen;*
- *Fasciculus longitudinalis dorsalis:* zieht dorsolateral vom Fasciculus longitudinalis med. von der Medulla oblongata zum Zwischenhirn, führt hauptsächlich Fasern aus den Hypothalamuskernen und verbindet auf- und absteigend vegetative Zentren in Mittel- und Rautenhirn;
- *Lemniscus medialis:* sensible Fasern mit Ursprung in den Hinterstrangkernen, kreuzt in der Medulla oblongata, wird begleitet von Fasern des *Lemniscus trigeminalis* (Fasern aus sensiblen Trigeminuskernen) und *Lemniscus spinalis* (Fasern des Tractus

spinothalamicus), zieht zum Thalamus; verläuft nahe der Oberfläche lateral des Ncl. ruber;
- *Lemniscus lateralis:* verbindet die Endkerne der Hörbahn mit den Colliculi caud. und dem Corpus geniculatum med.;
- *Tractus tegmentalis centralis:* Fasern des extrapyramidal-motorischen Systems zur Formatio reticularis und der unteren Olive;
- *Tractus tectobulbaris:* Verbindung zwischen Colliculi rostr. des Mesencephalon und motorischen Hirnnervenkernen (vor allem Augenmuskelkernen);
- *Corpus trapezoideum:* in der Brücke kreuzende Fasern der Ncll. cochleares, die nach Umschaltung als *Lemniscus lat.* zu den Colliculi caud. des Mesencephalon ziehen, Teil des akustischen Systems.

Absteigende Bahnen: Sie bilden den ventralen Abschnitt des *Rhombencephalons*. Sie ziehen vom Cortex cerebri zu verschiedenen Hirnstammkernen oder bis ins Rückenmark.
- *Tractus corticopontinus:* Neuhirnbahnen, die zu den Ncll. pontis ziehen;
- *Tractus corticonucleares:* Fasern, die zu den motorischen Hirnnervenkernen ziehen;
- *Tractus corticospinalis:* Pyramidenbahn (s. a. 9.2.3).

Pars ventr. pedunculi cerebri (Crus cerebri)

Die *neencephalen Fasern* der Hirnstiele gruppieren sich von medial nach lateral wie folgt:
- *Fibrae frontopontinae:* frontale Endhirnbrückenbahn,
- *Fibrae corticonucleares:* motorische Bahn vom Endhirn zu den Hirnnervenkernen,
- *Fibrae corticospinales:* Pyramidenbahn,
- *Fibrae parietotemporopontinae:* parietotemporale Endhirnbrückenbahn.

9.3.3   Funktionelle Anatomie

Im Hirnstamm werden verschiedene Reflexe verschaltet. Man unterscheidet Reflexe deren Bahnen sich auf den Hirnstamm beschränken (Korneal-, Schluck-, Würgereflex) und Reflexe deren Hirnstammbahnen Verbindung zur Großhirnrinde haben (optische Reflexe). Die optischen Reflexe haben ihren Ursprung in der Sehbahn, vor allem im Corpus geniculatum lat., das Verbindungen zu den Ncll. praetectales (basal der Colliculi rostr.) und den parasympathischen Kernen des N. oculomotorius (III) hat.
- **Kornealreflex:** Bei Berührung der Hornhaut werden die Afferenzen über den N. trigeminus zum Hirnstamm geleitet. Die Efferenzen werden über Fasern des N. facialis und des Tractus spinalis n. trigemini zu den Augenlidern und den Nackenmuskeln geleitet, sodass reflektorisch die Lider geschlossen und der Kopf zurückgeworfen wird.
- **Schluckreflex:** Die Afferenzen werden über Fasern des IX. und X. Hirnnerven in die Formatio reticula-

ris geleitet. Die Efferenzen gehen von Ncl. motorius n. trigemini, Ncl. ambiguus, Ncl. n. hypoglossi und Vorderwurzeln der Halssegmente aus. Sie bewirken die Koordination der Muskeln von Mundhöhle, Rachen, Kehlkopf und Ösophagus.

- **Würgereflex:** Er wird durch die Berührung des Zungengrundes, der Gaumenbögen und der Rachenhinterwand ausgelöst. Afferenzen und Efferenzen laufen wie beim Schluckreflex.
- **Pupillenreflex:** Bei Lichteinfall in ein oder beide Augen kommt es zur *Pupillenverengung* (*Miosis*) beider Augen. Man unterscheidet *direkte* und *konsensuelle Lichtreaktion* (Miosis des einen Auges bei Lichteinfall in das andere Auge). Die Afferenzen verlaufen über Retina und Sehnerven zu den Ncll. praetectales und weiter zum Ncl. oculomotorius accessorius beider Seiten. Die Efferenzen verlaufen von dort zum Ggl. ciliare und über die Nn. ciliares breves zum M. sphincter pupillae.
- **Konvergenzreflex:** Nähert man einen Gegenstand den Augen, kommt es zur Adduktion beider Augen durch den M. rectus med. („man schielt einwärts"). Die Afferenzen verlaufen über die Sehbahn bis zur Area striata (Sehrinde). Die Efferenzen ziehen über die Ncll. praetectales und den N. oculomotorius zum Muskel.
- **Akkomodationsreflex:** Bei Naheinstellung des Auges nimmt die Brechkraft der Linse zu, um den nahen Gegenstand scharf sehen zu können. Dieser Reflex läuft über den Sehnerven und weitere Bahnen bis in die Sehrinde. Die Efferenzen verlaufen über den parasympathischen Teil des N. oculomotorius nach Umschaltung im Ggl. ciliare bis zum M. ciliaris, der die Akkomodation durch Kontraktion bewirkt (s. a. 10.2.3).

9.4   Mesencephalon

Siehe Kap. 9.3

9.5   Zerebellum

Das *Kleinhirn* (*Zerebellum*) besteht aus zwei Hemisphären, die durch den unpaaren *Wurm* (*Vermis*) miteinander verbunden sind. Es entsteht aus den Rautenlippen des Hirnstamms und bleibt mit diesem über *Kleinhirnstiele* verbunden. Es liegt in der hinteren Schädelgrube über dem Hirnstamm und grenzt an die Cisterna cerebellomedullaris. Vom Endhirn wird es durch das Tentorium cerebelli getrennt.

9.5.1   Gestalt, Gliederung

Gliederung: Am Kleinhirn unterscheidet man drei phylogenetisch verschieden alte Anteile (Abb. 9.**8**). Der älteste ist der ventral liegende *Lobus flocculono-*

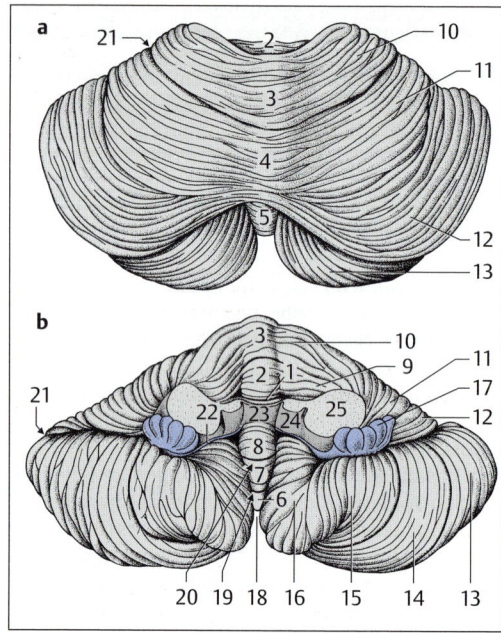

Abb. 9.**8 Kleinhirn. a** von oben, **b** von unten. *1–8 = Vermis cerebelli:* 1 = Lingula, 2 = Lobulus centralis, 3 = Culmen, 4 = Declive, 5 = Tuber vermis, 6 = Pyramis vermis, 7 = Uvula vermis, 8 = Nodulus, ; *9–17 = Hemisphaerium cerebelli:* 9 = Ala lobuli centralis, 10 = Lobulus quadrangularis, 11 = Lobulus simplex, 12 = Lobulus semilunaris sup., 13 = Lobulus semilunaris inf., 14 = Lobulus gracilis, 15 = Lobulus biventer, 16 = Tonsilla cerebelli, 17 = Flocculus; 18 = Vallecula, 19 = Fissura secunda, 20 = Fissura posterolat., 21 = Fissura prima, 22 = Velum medullare inf., 23 = Velum medullare sup., 24 = Pedunculus cerebellaris sup., 25 = Pedunculus cerebellaris med. und Pedunculus cerebellaris inf. (aus Frick/Leonhardt/Starck, Thieme 1992)

dularis (*Archaeozerebellum*), der durch die Fissura dorsolat. vom Corpus cerebelli getrennt ist. Er besteht aus *Nodulus* (Vermis-Anteil) und *Flocculus* (Hemisphären-Anteil). Er erhält Afferenzen aus den Vestibulariskernen.

Der *Wurm* besteht aus *Vorderlappen* sowie *Uvula* und *Pyramis*. Er erhält Afferenzen aus dem Rückenmark (*Spinozerebellum*). Das *Paleozerebellum* umfasst den Wurm und angrenzende Hemisphärenanteile.

Der größte Teil der *Hemisphären* (*Neozerebellum*) hat sich als letztes entwickelt und überlagert die phylogenetisch älteren Hirnteile. Sie sind mit den Ncll. pontis verbunden (*Pontozerebellum*).

Gestalt: Die Oberfläche des Kleinhirns zeichnet sich durch parallel verlaufende schmale *Windungen* (*Foliae*) aus, die durch *Furchen* (*Fissurae*) voneinander getrennt sind. Besonders auffällig ist die *Fissura prima,* die quer über Wurm und Hemisphären hinwegzieht und das Kleinhirn in *Lobus rostr.* (weitgehend Palaeozerebellum) und *Lobus caud.* (weitgehend Neozerebellum) unterteilt.

Kleinhirnstiele: Das Kleinhirn ist mit dem Hirnstamm durch drei Kleinhirnstiele verbunden: *Pedunculus cerebellaris sup.* zum Tegmentum mesencephali, *Pedunculus cerebellaris med.* zur Brücke und *Pedunculus cerebellaris inf.* zur Medulla oblongata. Es liegt über dem IV. Ventrikel und ist im oberen Abschnitt des Wurms mit dem Velum medullare rostr. und durch Nodulus und Flocculus mit dem Velum medullare caud. verbunden.

9.5.2 Innere Gliederung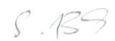

Siehe auch Histologie 3.13.3

Auf Sagittalschnitten durch das Kleinhirn sieht man das charakteristische Bild des *Arbor vitae*. Dieses wird gebildet durch die Fissurae und die Anordnung des *Kleinhirnmarks* (*Corpus medullare*), der weißen Substanz. Die *Kleinhirnrinde* besteht aus grauer Substanz und überzieht alle Windungen und Furchen.

Die Kleinhirnrinde ist von außen nach innen in drei Schichten gegliedert:

Molekularschicht: Sie ist faserreich und enthält wenige Zellen. Bei diesen handelt es sich vorwiegend um oberflächennahe *Sternzellen* und tiefer liegende *Korbzellen*. Beide wirken inhibitorisch. Die Dendriten und Neuriten beider Zellarten verlaufen quer zur Längsachse der Windung und parallel zur Oberfläche. Sie stehen in Kontakt mit dem Dendritenbaum der Purkinje-Zellen.

Der größte Teil der Fasern sind *Parallelfasern*, Neuriten der Körnerzellen, die aus dem Stratum granulosum aufsteigen und sich in der Molekularschicht T-förmig teilen. Sie verlaufen dann in Längsrichtung der Windungen und ebenfalls parallel zur Oberfläche. Sie sind mit den Dendriten der Purkinje-Zellen synaptisch verbunden.

Purkinje-Zellschicht: Sie besteht aus den einschichtig angeordneten großen birnenförmigen *Perikarya der Purkinje-Zellen*. Die Dendriten verzweigen sich spalierbaumartig und liegen alle in einer Ebene quer zur Längsachse der Windung. Die Endigungen der Dendriten sind mit Dornen übersät, an denen die synaptischen Kontakte mit den Parallelfasern geknüpft werden. An der glatten Oberfläche der Dendriten enden Neuriten der Sternzellen und Kletterfasern, an den Perikarya Neuriten von Korbzellen (inhibitorisch) und Kollateralen des eigenen Neuriten. *Kletterfasern* sind afferente Fasern aus den Ncll. olivares caud., von denen jede nur an einer Purkinje-Zelle endet.

> ❗ **Merke**
>
> Die *Neuriten der Purkinje-Zellen* verlassen als einzige efferente Fasern die Kleinhirnrinde und enden inhibitorisch in den Kleinhirnkernen (vor allem im Ncl. dentatus) im Mark.

Körnerzellschicht: Es wird vorwiegend durch kleine, dicht beieinander liegende *Körnerzellen* gebildet. Sie haben etwa fünf Dendriten, die zu kleinen zellfreien Arealen (*Glomeruli*) ziehen und dort mit Moosfasern Synapsen bilden. *Moosfasern* sind afferente Neurone aus Rückenmark, Brückenkernen und Kernen der Medulla oblongata, die exzitatorische Signale über die Körnerzellen zu den Purkinje-Zellen leiten.

Zwischen den Körnerzellen liegen die *Golgi-Zellen*. Sie sind weniger häufig, haben größere Perikarya und einen weit ausladenden Dendritenbaum, der sich bis unter die Oberfläche der Rinde erstreckt. Sie werden im Stratum moleculare von den Parallelfasern der Körnerzellen und Kollateralen der Purkinje-Zellneuriten erregt und wirken rückkoppelnd hemmend auf die Körnerzellen an den Synapsen der Glomeruli.

Kleinhirnkerne: Die paarigen Kerne liegen im Kleinhirnmark. Die medial liegenden *Ncll. fastigii* erhalten Afferenzen aus dem Wurm und senden Signale zu den Vestibulariskernen. Die *Ncll. globosi* und der *Ncl. emboliformis* liegen weiter lateral und erhalten ihre Afferenzen aus der paramedianen Region des Kleinhirns. Ihre efferenten Fasern ziehen zu Kernen der Medulla und des Thalamus. Die Fasern der neocerebellären Hemisphären enden in dem am weitesten lateral liegenden *Ncl. dentatus*. Von dort ziehen Fasern zum Ncl. ruber und zum Thalamus.

9.5.3 Kleinhirnbahnen

Das Kleinhirn erhält wesentlich mehr Afferenzen als es Efferenzen versendet. Es hat somit eine wichtige *koordinierende Funktion* im motorischen System.

> ❗ **Merke**
>
> Die *afferenten* Bahnen gelangen hauptsächlich über den Pedunculus cerebellaris medius (dickster Kleinhirnstiel) in das Kleinhirn, die *efferenten* verlassen es zum großen Teil über den Pedunculus cerebellaris sup. et inf. Kleinhirnareale derselben Seite sind durch Assoziationsfasern miteinander verbunden.
>
> - *Pedunculus cerebellaris sup.:* Verbindung Zerebellum – Mittelhirn → Tr. spinocerebellaris ant., Tr. cerebellorubralis, Tr. cerebellothalamicus, Tr. tectocerebellaris
> - *Pedunculus cerebellaris medius:* Verbindung Pons – Zerebellum → Tr. pontocerebellaris
> - *Pedunculus cerebellaris inf.:* Verbindung Zerebellum – Medulla oblongata → Tr. spinocerebellaris post., Tr. cuneocerebellaris, Tr. trigeminocerebellaris, Tr. vestibulocerebellaris, Tr. olivocerebellaris, Tr. reticulocerebellaris, Tr. corticonuclearis

Afferente Bahnen:

- *Tractus vestibulocerebellaris:* Fasern des N. vestibularis und der Vestibulariskerne zum Vestibulozerebellum (Nodulus, Flocculus, Ncll. fastigii); *Pedunculus cerebellaris inf.;*
- *Tractus spinocerebellaris ant.* und *post.:* Fasern der Tiefensensibilität aus dem Rückenmark zum Spinozerebellum (Vermis, Lobus rostr., Pyramis); ventrale Fasern über *Pedunculus cerebellaris sup.*, dorsale Fasern über *Pedunculus cerebellaris inf.;*
- *Tractus olivocerebellaris:* Fasern vom Ncl. olivaris caud., verbunden mit dem Rückenmark und der zentralen Haubenbahn, in alle Rindengebiete des Kleinhirns (Kletterfasern); *Pedunculus cerebellaris inf.,* vergleichsweise wichtig ist der rückläufige *Tractus cerebelloolivaris;*
- *Fibrae pontocerebellares:* Fasern vom Endhirn über die Ncll. pontis zum Neozerebellum (Lobus caud.), kreuzen die Seite im Metencephalon; bilden *Pedunculus cerebellaris medius.*

Efferente Bahnen: Außer einigen direkten Fasern vom Vestibulozerebellum zu den Vestibulariskernen stammen alle efferenten Fasern aus den Kleinhirnkernen.

- *Tractus cerebellothalamicus:* Fasern aus dem Neozerebellum über den *Ncl. dentatus,* kreuzen im Mittelhirn, aufsteigende Fasern zum Ncl. ruber und Thalamus mit Projektion in die motorische Rinde des Frontallappens, absteigende Fasern (*Tractus reticulospinalis*) zur Formatio reticularis (kreuzen wiederum); *Pedunculus cerebellaris sup.*

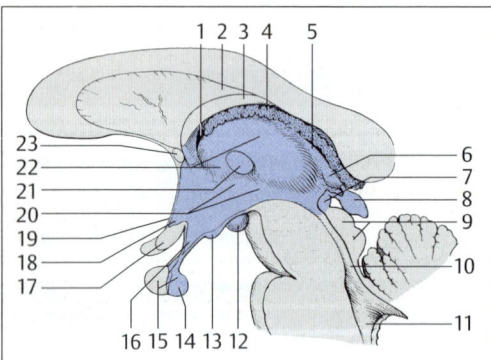

Abb. 9.**9** Zwischenhirn. 1 = Foramen interventriculare, 2 = Septum pellucidum, 3 = Crus fornicis, *4–8 = Epithalamus:* 4 = Plexus choroideus ventriculi tertii, 5 = Stria medullaris thalami, 6 = Nucleus habenulae, 7 = Commissura post., 8 = Epiphyse; 9 = Lamina tecti, 10 = Aquaeduct, 11 = Ventriculus quartus, *12–20 = Hypothalamus:* 12 = Corpus mamillare, 13 = Tuber cinereum, 14 = Neurohypophyse, 15 = Hypophyse, 16 = Recessus infundibuli, 17 = Chiasma opticum, 18 = Recessus opticus, 19 = Lamina terminalis, 20 = Sulcus hypothalamicus; 21 = Massa intermedia, 22 = Thalamus, 23 = Commissura ant. (aus Duus, Thieme 1995)

Fasern aus den Ncll. globosi und emboliforme schließen sich an;

- Fasern aus den *Ncll. fastigii* zu den Vestibulariskernen und der Formatio reticularis.

Das Kleinhirn hat im motorischen System die Aufgabe *glatte Bewegungsabläufe* zu ermöglichen. Im Archaeozerebellum erhält es Informationen über die Stellung des Kopfes und kann Haltung und Muskeltonus so kontrollieren, dass zu jeder Zeit das Gleichgewicht erhalten bleibt. Das Paläozerebellum erhält Signale aus Rückenmark und Kortex. Dadurch kann es *Stütz-* und *Zielmotorik* koordinieren und Korrekturen vornehmen. Das Neozerebellum wirkt durch Informationen aus der Endhirnrinde bei zielgerichteten Bewegungen mit und garantiert deren reibungslosen Ablauf.

 Klinischer Bezug

Bei Störungen in den verschiedenen Bereichen des Kleinhirns kommt es zu unterschiedlichen Ausfallserscheinungen und Koordinationsstörungen:

Ataxie: Die Bewegungen laufen nicht mehr harmonisch, sondern unkontrolliert ab. Beim Finger-Nase-Versuch kann der Patient den Finger nicht geradlinig und zielsicher bewegen. Fällt die Vestibularisregulation aus, resultieren torkelnder Gang und Hinfallen bei geschlossenen Augen.

Asynergie: Verschiedene Muskelgruppen arbeiten nicht mehr exakt zusammen. Der Ablauf einer komplexen Bewegung ist nicht mehr möglich.

Intentionstremor: Das Zittern tritt bei Zielbewegungen auf und wird um so stärker, je näher das Ziel kommt (Finger-Nase-Versuch).

Tonusveränderungen: Hypotonie der Muskulatur durch Störung der Innervation, leichtere Ermüdbarkeit der Bewegung.

Nystagmus (selten): Unwillkürliche Augenbewegungen mit schneller und langsamer Komponente, verbunden mit Störungen des Gleichgewichtssinns, tritt bei Blickwendung zur betroffenen Kleinhirnhemisphäre auf.

Dysdiadochokinese: Sich schnell wiederholende Bewegungen (rasche Pro- und Supination der Hand, z. B. Schraube eindrehen) können nicht ausgeführt werden. Der Bewegungsablauf ist langsam und stockend.

9.6   Diencephalon

Das *Zwischenhirn* (*Diencephalon*) liegt zwischen Mittel- und Endhirn und umgibt den III. Ventrikel. Es besteht aus Hypothalamus, Subthalamus, Thalamus, Metathalamus und Epithalamus (Abb. 9.9). Der *Thalamus dors.* ist die zentrale Schaltstation sensibler Nervenbahnen (Schmerz, Druck, Temperatur, Sehen und Hören). Der *Hypothalamus* reguliert Körpertemperatur, Wasserhaushalt und Nahrungsaufnahme und enthält mit der Hypophyse das Hauptorgan der hormonalen Steuerung.

9.6.1 Gestalt, innere und äußere Oberfläche

Das Zwischenhirn wird rostral durch Lamina terminalis und Commissura ant. begrenzt, kaudal durch Commissura post., Commissura habenularum und Corpus pineale (Epiphyse). Dorsal überlagern Balken, Seitenventrikel und Hirnhemisphären das Zwischenhirn. Das Zwischenhirn bildet die Seitenwand des III. Ventrikels. Die Thalami beider Seiten sind hier durch eine schmale Brücke (*Adhaesio interthalamica*) miteinander verbunden.

Hypothalamus: Basal liegt der *Hypothalamus*, der einzige Teil des Zwischenhirns, der von außen sichtbar ist. Zu erkennen sind von kaudal nach rostral Corpora mamillaria, Tuber cinereum mit Infundibulum, Hypophyse und Chiasma opticum mit Tractus opticus. Der Hypothalamus bildet mit seinen Kernen den Boden des III. Ventrikels. Die *Hypophyse* liegt in der Fossa hypophysialis der Sella turcica.

Epithalamus: Von dorsal sieht man auf die Strukturen des Epithalamus. Auf beiden Seiten liegt kranial das Pulvinar, dazwischen die Habenula. Darunter sieht man das zapfenförmige *Corpus pineale* (*Epiphyse*), das zwischen die Colliculi cran. ragt. Beidseits davon erkennt man die Corpora geniculata med. und lat. Kranial der Lamina terminalis beginnen die *Crura fornices*, die sich nach kaudal bis zu den Corpora mamillaria erstrecken. Zwischen den beiden Faserbündeln liegt das *Subfornikalorgan*.

9.6.2 Gliederung

Hypothalamus: Er bildet den Boden des Zwischenhirns und grenzt sich vom Thalamus durch den *Sulcus hypothalamicus* ab. Er besteht aus markarmen und markreichen Kerngebieten, Infundibulum (Hypophysenstiel), Neurohypophyse, Tuber cinereum und Corpora mamillaria. Er ist das zentrale Steuerzentrum für alle vegetativen Funktionen und spielt eine wichtige Rolle im neuroendokrinen System.

Subthalamus: Er liegt unterhalb der Thalamuskerne und besteht aus Globus pallidus (Teil der Basalganglien, durch Capsula int. seitlich abgedrängt vom Subthalamus), Ncl. subthalamicus und Zona incerta. Der *Globus pallidus* ist weniger kapillarisiert und deshalb blasser als die umgebenden Kernstrukturen. Er liegt lateral der Capsula int. Der *Ncl. subthalamicus* liegt medial der Capsula int. und gehört zum extrapyramidal-motorischen System.

Thalamus: Er hat Eiform. Die Spitze zeigt als Tuberculum ant. thalami nach rostral, das verdickte Ende bildet das *Pulvinar*. Der dorsalen Oberfläche des Pulvinars liegt eine dünne Zellschicht des Bodens der Seitenventrikel (Lamina affixa) auf. Sie ist begrenzt durch die Striae medullares und die Befestigung des Plexus choroideus. Medial grenzt der Thalamus dors. an den III. Ventrikel, lateral an den Ncl. caudatus

und basal an den Hypothalamus. In den Thalamuskernen enden die meisten Sinnesbahnen.

Metathalamus: Er besteht aus *Corpus geniculatum med.* und *lat.* Die Corpora geniculata med. liegen zwischen Pulvinar und Colliculi caud., die Corpora geniculata lat. seitlich davon. Der Metathalamus bildet einen Teil der Hör- und der Sehbahn (s. a. 9.8.1).

Epithalamus: Er ist der dorsale Anteil des Zwischenhirns und setzt sich zusammen aus Habenula mit den Ncll. habenulae, Corpus pineale (Epiphyse) und Commissura epithalamica (post.). Die Habenula verbindet das extrapyramidale mit dem limbischen System, die Epiphyse steuert neurovegetative Funktionen.

9.6.3 Grundlagen der inneren und funktionellen Anatomie

Hypothalamus: Man unterscheidet markarmen und markreichen Hypothalamus. Der *markarme Hypothalamus* verbindet neuronale und neuroendokrine Systeme. Er ist nervenzellreich und gliedert sich in mehrere Kerngruppen, die man nach ihrer Lokalisation in eine *vordere*, *mittlere* und *hintere* Gruppe aufteilt.

■ Die *Kerne der vorderen* Gruppe sind: Ncl. praeopticus (kleinzellig), Ncl. supraopticus (großzellig) und Ncl. paraventricularis (großzellig). Sie spielen eine wesentliche Rolle bei der Temperaturregulation, der Steuerung des Schlaf-Wach-Rhythmus und des Hunger-Durst-Gefühls. Die letzten beide Kerngruppen produzieren die Neurosekrete *Adiuretin* (*ADH*) und *Oxytocin*, die über den *Tractus supraopticohypophysialis* durch den Hypophysenstiel in die Neurohypophyse gelangen und dort bei Bedarf in die Blutbahn abgegeben werden. Sie wirken direkt am Endorgan und werden deshalb *Effektorhormone* genannt.

 Merke

ADH erhöht die Wasserrückresorption im distalen Tubulus der Niere und dient so der Regulation des Wasserhaushaltes.
Oxytocin wirkt kontrahierend auf die glatte Uterusmuskulatur und die myoepithelialen Zellen der Brustdrüse (fördert die Milchsekretion, nicht die -produktion !).

 Klinischer Bezug

Bei **Störungen des hypothalamoneurohypophysären Systems** kommt es zum *zentralen Diabetes insipidus*, der durch starken Durst und großen Wasserverlust gekennzeichnet ist. Der zentrale Diabetes insipidus spricht im Gegensatz zum renalen auf ADH-Gaben an.

■ Zur *medialen Kerngruppe* gehören: Ncl. infundibularis, Ncll. tuberales, Ncl. dorsomed., Ncl. ventromed. und Ncl. lat. In diesen Kernen werden *Releasing-Hormone* (*RH, Liberine*) und *Releasing-Inhibiting-Hormone* (*RIH, Statine*) gebildet, die über die Axone in den Bereich des Infundibulums transportiert und dort in den Pfortaderkreislauf der Hypophyse abgegeben werden. Die Hormone wirken auf die Drüsenzellen in der Adenohypophyse, die ihrerseits wieder Hormone ausschüttet, die dann auf die Endorgane einwirken (Tab. 9.1).

▪ Zu den *hinteren* Kerngruppen gehören: Ncl. post. sowie die Kerne des markreichen Hypothalamus. Dazu zählen die verschiedenen Kerngruppen der Corpora mamillaria. Sie gehören funktionell zum limbischen System (s. a. 9.8.3).

Ncl. suprachiasmaticus: Er liegt direkt kranial des Chiasma opticum und erhält über Fasern zum Tractus opticus Hell-Dunkel-Informationen. Dieser Kern ist ein *zentraler Schlaf-Wach-Schrittmacher*, der andere Zentren (Hypothalamus, Epiphyse, Locus coeruleus, etc.) steuert.

Hypophyse (Hirnanhangdrüse): Die Hypophyse besteht aus zwei Abschnitten, der Adenohypophyse (Vorderlappen) und der Neurohypophyse (Hinterlappen). Die *Adenohypophyse* macht den größeren Teil der Hypophyse aus. Sie besteht aus *Pars distalis*, *Pars infundibularis* und *Pars intermedia* und bildet glandotrope Hormone (Tab. 9.1).

Die *Neurohypophyse* besteht aus Infundibulum und Hypophysenhinterlappen und enthält vorwiegend marklose Fasern, die von Pituizyten (spezialisierte Gliazellen) umgeben sind (s. a. Histologie 3.9.4).

Die Hypophyse wird über die Aa. hypophysiales sup. aus der A. carotis int. und die Aa. hypophysiales inf. aus dem Circulus arteriosus cerebri versorgt.

Merke

Einige Äste bilden im Hypophysenstiel Kapillarnetze, von denen das Blut in die Portalvenen gelangt, die zur Adenohypophyse ziehen. Dort bilden sie erneut ein Kapillarnetz (*Pfortaderkreislauf der Hypophyse*). Die Neurohypophyse ist mit einem eigenen Kapillarnetz parallel geschaltet.

Thalamus: Die Thalamuskerne sind für alle Afferenzen (außer den olfaktorischen) die letzte zentrale Umschaltstation auf dem Weg zur Endhirnrinde. Der Kernkomplex wird durch zwei Marklamellen, Lamina medullaris ext. und int., die nahezu parallel von rostral nach okzipital verlaufen, unterteilt. Man unterscheidet spezifische und unspezifische Kerne (Tab. 9.2).

In den *spezifischen Kernen* (Ncll. ventr. ant., lat., post. thalami) erhalten die Neurone ihre Signale jeweils aus umschriebenen Gebieten der Körperperipherie und leiten sie zu bestimmten Rindenarealen weiter (*primäre Projektionsfelder*). Dadurch bleibt die somatotope Gliederung der Hinter-, Vorder- und Seitenstrangbahnen bis in den Kortex erhalten. Die Afferenzen der Hirnnervenkerne laufen ebenfalls über spezifische Thalamuskerne, zu denen auch die Corpora geniculata med. und lat. sowie der Ncl. ventr. anterolat. gehören.

In den *unspezifischen Kernen* (Ncll. intralaminares, Ncl. reticularis thalami, Ncll. med. thalami, Ncll. ant. thalami, Ncll. centrales lat. und med., Ncl. centromedianus, Pulvinar) dagegen konvergieren mehrere Afferenzen, meist nach Umschaltung in der Formatio reticularis auf ein Neuron und werden, z. T. über die Basalganglien, in fast alle Rindengebiete weitergeleitet (*sekundäre Projektionsfelder*, Assoziationsfelder).

Subthalamus: Der *Ncl. subthalamicus* ist funktionell ein Teil des extrapyramidal-motorischen Systems und ist über die Ansa lenticularis mit dem Pallidum und anderen Kernen verbunden. Die *Zona incerta* liegt über dem Ncl. subthalamicus und bildet die Fortsetzung der Formatio reticularis des Mittelhirns.

Epithalamus: Die *Ncll. habenulae* haben Verbindungen zu den vegetativen Hirnstammzentren und dienen wahrscheinlich der Umschaltung von olfaktorischen Impulsen zu autonomen Hirnstammgebieten. Das *Corpus pineale* (*Epiphyse, Zirbeldrüse*) besteht aus gefäß- und nervenreichem Stroma, in dem sich große polygonale, fortsatzreiche Pinealozyten befinden, die mit vielen Nervenfasern des Ggl. cervicale sup. Synapsen bilden. Die Pinealozyten produzieren Serotonin und Melatonin, die hemmend auf alle

Tab. 9.1 **Hormone der Adenohypophyse**

Steuerhormon	Adenohyophyse	Endorgan
LHRH	FSH, LH	Gonaden
CRH	ACTH	Nebenierenrinde
TRH	TSH	Schilddrüse
GHRH, GHIH	GH	stimuliert Wachstum
MSHRH, MSHIH	MSH	Melanozyten
PRLRH, PRLIH	Prolaktin	Milchdrüsen

endokrinen Organe wirken. Man vermutet, dass die Epiphyse eine Rolle als „biologische Uhr" des Organismus einnimmt und den Biorhythmus steuert. Entwicklungsgeschichtlich ist sie ein modifiziertes Photorezeptororgan.

9.6.4 Verbindungen

Durch das Zwischenhirn laufen alle Afferenzen, die zur Endhirnrinde ziehen und alle Efferenzen, die von dort kommen.

Hypothalamus: Er steuert alle vegetativen Funktionen im Körper und ist deshalb afferent und efferent mit allen Teilen des Nervensystems verbunden. Die wichtigsten Faserverbindungen sind:

Aufsteigende Bahnen:
- *Mediales Vorderhirnbündel:* zieht von olfaktorischen Zentren durch den Hypothalamus zur Formatio reticularis des Mittelhirns; Vermittlung *olfaktorischer Funktionen;*
- *Stria terminalis:* zieht vom Corpus amygdaloideum (s. a. 9.7.2) über den Thalamus zu den präoptischen und anterioren Hypothalamuskernen; Übermittlung von *Geruchssensationen;*
- *Fornix:* zieht beidseits zwischen Hippocampus und Corpus mamillare und gibt Fasern an Ncl. praeopticus, Ncl. ant. thalami und zum Ncl. habenula ab; wichtige Bahn des limbischen Systems (s. a. 9.8.3).

Weitere Afferenzen erhält der Hypothalamus von peripheren vegetativen Zentren, dem Ncl. solitarius, vom Ncl. med. thalami, von Neokortex und Pallidum.

Absteigende Bahnen:
- *Fasciculus longitudinalis dorsalis:* zieht vom Hypothalamus über die Formatio reticularis zu parasympathischen Kernen, motorischen Kernen und autonomen Zentren im Hirnstamm; spielt eine Rolle bei der *Steuerung von Kreislauf, Atmung, Nahrungsaufnahme* und *Temperaturregelung;*
- *Fasciculus mamillotegmentalis:* zieht vom Corpus mamillare über das Tegmentum mesencephali zur Formatio reticularis;
- *Fasciculus mamillothalamicus:* zieht vom Hypothalamus zum Ncl. ant. thalami, der mit dem Gyrus cinguli in Verbindung steht; Teil des limbischen Systems;
- *Tractus supraopticohypophysialis, Tractus tuberoinfundibularis:* Verbindungen zu Neurohypophyse und Infundibulum (s. a. 9.6.3).

Thalamus: Die einzelnen Thalamuskerne mit ihren afferenten und efferenten Verbindungen finden sich in Tab. 9.**2**.

Die Faserverbindungen vom Thalamus zum Kortex sind fächerförmig angeordnet und laufen bis auf die Fasern zum Hypothalamus durch die Capsula int. Sie bestehen aus *thalamocorticalen* und *corticothalamischen* Fasern und werden in Radiationes thalamicae ant., centrales und post. unterteilt.

Tab. 9.**2** **Thalamuskerne und Verbindungen**

Thalamuskern	Afferenzen aus	Efferenzen zu
Ncll. ant. thalami	Corpus mamillare (Tractus mamillothalamicus)	Gyrus cinguli
Ncll. med. thalami	Hypothalamus, Corpus amygdaloideum	Frontallappen
Ncl. lat. dors.	Thalamuskerne	Thalamuskerne, Parietallappen
Ncl. ventr. ant.	Pallidum, Substantia nigra, Formatio reticularis	Motorische Assoziationsfelder
Ncl. ventr. lat.	Kleinhirn (Pedunculus cerebellaris sup.)	Gyrus praecentralis
Ncl. ventr. post.	Hinterstrangbahnen, sensible Trigeminuskerne, Tractus solitarius	Gyrus postcentralis
Ncl. ventr. intermedius	Formatio reticularis, Vestibulariskerne	Sulcus centralis
Ncll. centralis lat. und med.	Kleinhirn	Corpus striatum
Ncl. centromedianus	Pallidum, Formatio reticularis, Kleinhirn	Corpus striatum
Ncl. post. thalami	Sehbahn, Hörbahn	Assoziationsfelder der Seh- und Hörbahn
Ncl. reticularis	Formatio reticularis	Kortex
Pulvinar	intrathalamisch	Parietal-, Temporallappen
Corpus geniculatum lat.	Tractus opticus	Sehrinde, Area striata
Corpus geniculatum med.	Colliculus inf., Cochleariskerne	Höhrrinde, Gyri temporales transversi

9.7 Telencephalon

Das *Endhirn* (*Telencephalon*) ist das höchste Steuerzentrum des ZNS. Es besteht aus zwei *Hemisphären* und mehreren *Kernen* (*Basalganglien*) sowie dem *Riechhirn* (*Rhinencephalon*). An den Hemisphären kann man *Mark* (weiße Substanz) und *Rinde* (graue Substanz, Kortex) unterscheiden. Man stellt das Endhirn den übrigen als *Hirnstamm* und *Zwischenhirn* (s. o.) bezeichneten Abschnitten als *Hirnmantel* (*Pallium*) gegenüber, weil es diese wie ein Mantel umhüllt.

9.7.1 Gestalt, Gliederung

Die beiden Endhirnhemisphären werden durch die längsverlaufende *Fissura longitudinalis cerebri* unvollständig voneinander getrennt. In der Tiefe der Längsfurche sind sie quer durch den *Balken* (*Corpus callosum*) und weitere Kommissuren miteinander verbunden. Jede Hemisphäre hat einen frontalen, einen temporalen und einen okzipitalen Pol. Sie wird in Lappen unterteilt: *Lobus frontalis, Lobus temporalis, Lobus parietalis, Lobus occipitalis* und die *Insula*. Diese liegt verdeckt von Frontal- und Temporallappen, deren überdeckenden Hirnteile *Opercula* (*Deckelchen*) genannt werden, in der Tiefe des *Sulcus lat.*

Durch die starke Größenzunahme des Neokortex in der Entwicklung bilden sich *Windungen* (*Gyri cerebri*) und dazwischenliegende *Furchen* (*Sulci cerebri*) (Abb. 9.**10**). Die großen, auf beiden Seiten konstanten Furchen trennen die einzelnen Lappen voneinander: *Sulcus centralis* zwischen Frontal- und Parietallappen, *Sulcus lat.* zwischen Temporal- und Frontalsowie Parietallappen, *Sulcus parietooccipitalis* zwischen Parietal- und Okzipitallappen (nur an der medialen Fläche zu sehen).

Basal lagern sich dem Frontallappen *Bulbus* und *Tractus olfactorius* an, phylogenetisch alte Hirnteile (Allokortex). In den Bulbus treten die *Filae olfactoriae* ein, die den 1. Hirnnerven und damit das erste Neuron der Riechbahn bilden.

Das Endhirn überlagert größtenteils die alten Hirngebiete, sodass der Schädel fast völlig von den beiden Hemisphären ausgefüllt wird. Nur basal und in der hinteren Schädelgrube grenzen Kleinhirn, Hirnstamm und in der mittleren Schädelgrube das Zwischenhirn an den knöchernen Schädel.

9.7.2 Subcorticale Kerne des Telencephalon

Die grauen Kerngruppen innerhalb der weißen Substanz in der Tiefe werden i.e.S. als *Basalganglien* (Stammganglien) zusammengefasst (Abb. 9.**11**). I.w.S. gehören dazu auch *Pallidum, Ncl. subthalamicus, Ncl. ruber, Substantia nigra* und *Formatio reticularis*.

Ncl. caudatus (Schwanz- oder Schweifkern): Er verläuft parallel zum Seitenventrikel und bildet mit seinem Kopf und Körper dessen laterale Wand. Der *Kopf* (*Caput nuclei caudati*) ist wulstig aufgetrieben und setzt sich nach dorsal in den schmaler werdenden *Körper* (*Corpus*) und den *Schweif* (*Cauda nuclei caudati*) fort. Das Schweifende lagert sich lateral dem Thalamus an und zieht im Dach des Unterhorns bis zum Corpus amygdaloideum (s. u.).

Putamen (Schalenkern): Es liegt lateral des Globus pallidus und medial der Capsula ext., die es vom Claustrum trennt. Ncl. caudatus und Putamen gehören funktionell zusammen und werden als *Corpus striatum* (*Neostriatum*) bezeichnet. Sie wurden während der Neencephalisation auseinander gedrängt und hängen durch stehengebliebene Faserbrücken miteinander zusammen. Das Corpus striatum erhält Afferenzen von allen Endhirnabschnitten, Thalamus, dorsale Raphekerne der Formatio reticularis, Substantia nigra und Locus coeruleus. Die efferenten Fasern ziehen über das Pallidum zum Thalamus und zurück zum Striatum oder als große Neuronenschleifen zum Kortex sowie zur Substantia nigra. Das *Corpus striatum* ist die oberste Steuerzentrale des extrapyramidal-motorischen Systems und spielt eine bedeutende Rolle für die Koordination der Willkürmotorik. Vom Pyramidenbahnsystem ziehen Axonkollaterale zum Putamen.

Claustrum (Vormauer): Es liegt als schmale Scheibe zwischen Capsula ext. und der lateral gelegenen Capsula extrema (weiße Substanz der Insula). Es hängt mit dem Corpus amygdaloideum zusammen und reicht bis in die Area praepiriformis. Das Claustrum hat keine funktionelle Verbindung zu den anderen Basalganglien, wahrscheinlich aber zur Endhirnrinde.

Corpus amygdaloideum (Mandelkörper): Es liegt im Temporallappen an der Spitze des Unterhorns des Seitenventrikels. Das Corpus amygdaloideum wird medial vom Gyrus parahippocampalis und lateral vom Claustrum begrenzt. Es besteht aus *mehreren Kerngruppen*, die teils zum olfaktorischen und teils zum limbischen System gehören. Es empfängt auch optische und akustische Signale und hat Verbindung zu Kortex, Corpus striatum, Zwischenhirn und Hirnstamm. Die Stria terminalis entspringt im limbischen Kerngebiet und verläuft zwischen Ncl. caudatus und Thalamus zum Foramen interventriculare und weiter zu Hypothalamus, Area septalis und Ncll. habenulae. Außerdem stehen beide Corpora amygdaloidea miteinander in Verbindung.

Globus pallidus (bleicher Kern): Topographisch zählt man auch den Globus pallidus (Pallidum) des Zwischenhirns zu den Basalganglien (s. a. 9.6.2). Er ist mit den anderen extrapyramidalen Kernen verknüpft. Fasern aus dem Corpus striatum schalten im Pallidum um und werden von dort in der *Ansa lenticularis* zum Thalamus weitergeleitet. Eine weitere

Anatomie

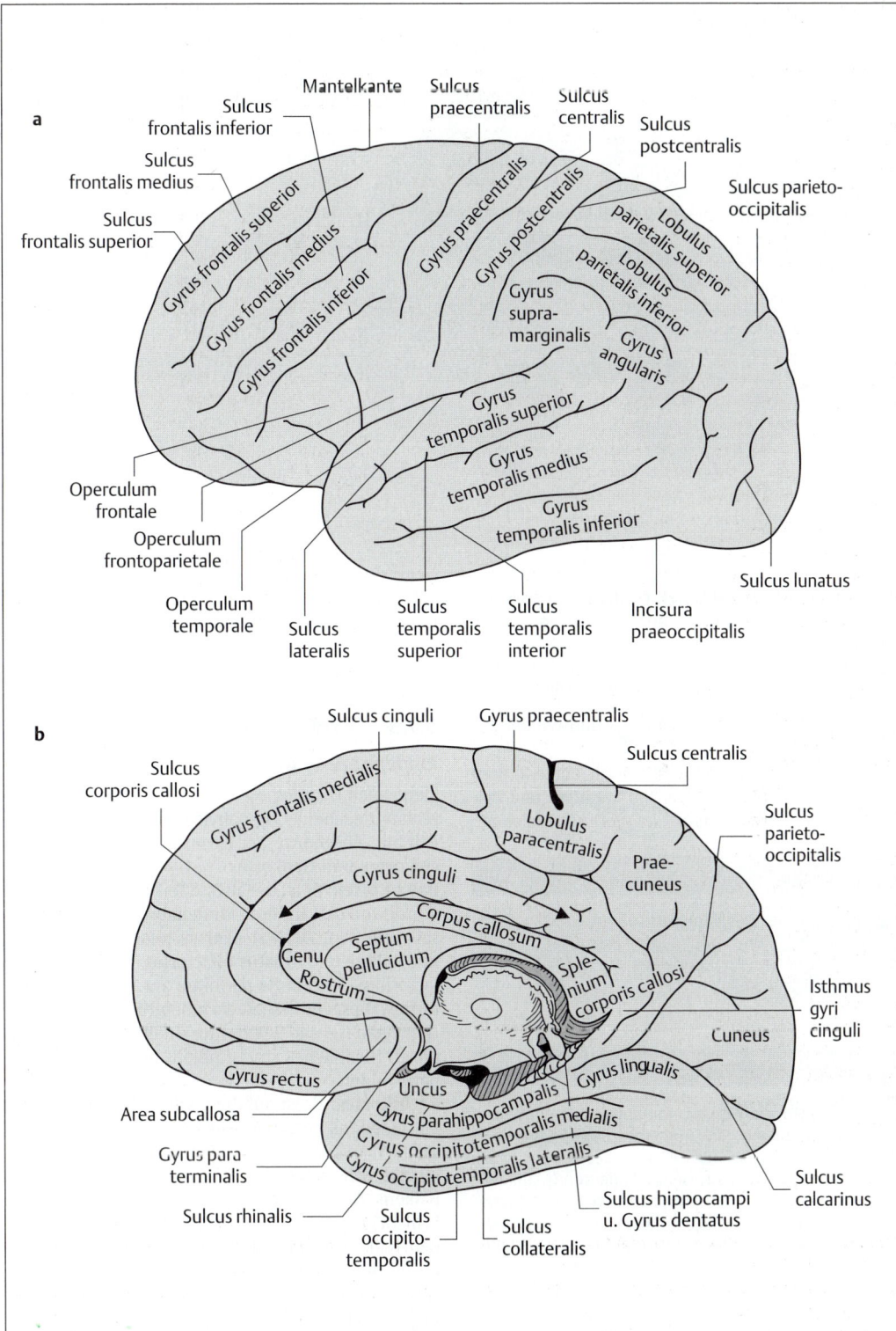

Abb. 9.**10 Hirnwindungen und Furchen. a** seitliche Ansicht, **b** mediale Ansicht (aus Duus, Thieme 1995)

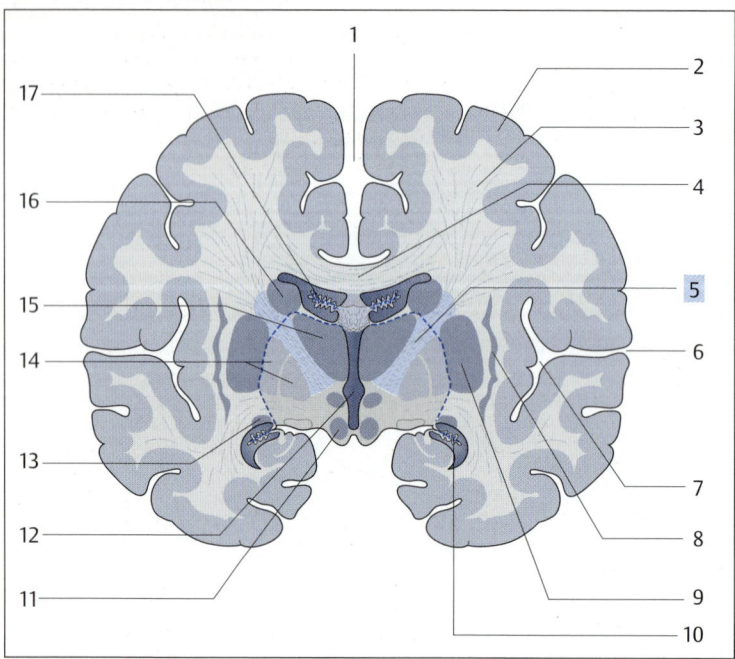

Abb. 9.11 Frontalschnitt durch Endhirn und Zwischenhirn. 1 = Fissura longitudinalis cerebri, 2 = graue Substanz der Hirnrinde, 3 = weiße Substanz des Marklagers, 4 = Corpus callosum, 5 = Capsula int., 6 = Sulcus lat., 7 = Insula, 8 = Claustrum, 9 = Putamen, 10 = Plexus choroideus im Unterhorn des Seitenventrikels, 11 = Corpus mamillare, 12 = III. Ventrikel, 13 = Cauda ncl. caudati, 14 = Globus pallidus, 15 = Thalamus, 16 = Nucleus caudatus, 17 = Plexus choroideus im Körper des Seitenventrikels (aus Faller, Thieme 1995)

Bahn führt zum Ncl. subthalamicus und wieder zurück zum Pallidum.

Ncl. lentiformis (Linsenkern): Nach einer älteren anatomischen Einteilung werden Putamen und Pallidum zusammen auch als *Ncl. lentiformis* bezeichnet.

Merke

Schädigungen der Basalganglien führen zu Störungen des Muskeltonus und Auftreten unwillkürlicher Bewegungen. Die genaue Funktion der einzelnen Kerngebiete ist jedoch unbekannt.

Klinischer Bezug

Die **Chorea Huntington** ist eine autosomal-dominant erbliche Erkrankung, die mit einer *Schädigung oder Atrophie des Ncl. caudatus* und evtl. des Corpus striatum einhergeht. Die betroffenen Patienten (Manifestationsalter 30.–50. Lebensjahr) zeigen regellose, plötzlich einschießende, unwillkürliche und häufig asymmetrische Bewegungen. Zudem ist diese Erkrankung mit progressiver Demenz verbunden (s. a. 9.8.2).

9.7.3   Großhirnrinde

Rindenbezirke des Endhirns

Siehe auch Histologie 3.13.1

Man unterscheidet drei phylogenetisch unterschiedlich alte Abschnitte der Hirnrinde: Paleokortex, Archikortex und Neokortex.

Paleokortex: Er ist der älteste Teil der Hirnrinde und wurde von den anderen Rindenabschnitten nach basal verdrängt. Der Paleokortex bildet das *Riechhirn* mit Bulbus und Tractus olfactorius, Tuberculum olfactorium, Substantia perforata ant. und Lobus piriformis. Dieser enthält Regio praepiriformis, Regio periamygdalaris und Regio entorhinalis, die auf der medialen Hirnfläche Gyrus ambiens und Gyrus semilunaris bilden.

Archikortex: Er ist auf die mediale Fläche des Temporallappens verlagert worden und besteht hauptsächlich aus der *Hippocampusformation*. Diese erstreckt sich tatzenartig bis zum kaudalen Ende des Balkens. Hier besteht sie nur noch aus einer dünnen Schicht grauer Substanz (*Induseum griseum*), die über dem Balken bis zur rostralen Kommissur zieht. Dorsal liegen die *Fimbria hippocampi*, ein Faserbündel, das sich unterhalb des Balkens vom Hippocampus trennt und als *Fornix* bogenförmig zum Corpus mamillare zieht. Im Frontalschnitt sieht man die eingerollte Rinde, die das *Ammonshorn* (*Cornu ammonis*) bildet.

Merke

Die Hippocampusregion hat eine niedrige Krampfschwelle und spielt daher bei *psychomotorischen Anfällen* eine wichtige Rolle. Weiterhin ist sie bedeutsam für die *Gedächtnisleistung* (Verlust des sog. Sekundengedächtnisses bei beidseitiger Entfernung).

Zum Archikortex gehören außerdem der unter dem Hippocampus liegende Gyrus dentatus, das angrenzende Subiculum, der Gyrus parahippocampalis und die Septumkerne. Als Subiculum bezeichnet man die Übergangszone vom 3-schichtigen Allokortex des Hippocampus zum 6-schichtigen Neokortex.

Neokortex: Der größte Teil der Hirnrinde gehört dem Neokortex (*Cortex cerebri*) an. Er hat sich über nahezu die gesamte Hemisphäre ausgedehnt und die älteren Hirnrindenteile nach medial verdrängt.

Der Cortex cerebri lässt sich nach dem mikroskopischen Aufbau der grauen Substanz unterteilen. Der *Isokortex* hat einen 6-schichtigen Aufbau und entspricht dem Neokortex. Der *Allokortex* dagegen hat nur drei, an einigen Stellen vier Schichten und entspricht Archikortex und Paleokortex. Zwischen beiden Gebieten liegt als Übergang der *Mesokortex* (Insel, Gyrus cinguli).

Isokortex: Von außen nach innen unterscheidet man folgende Schichten:

- **I.** *Stratum moleculare*: zellarm, faser- und gliazellreich; kleine Nervenzellen mit tangential verlaufenden Dendriten und kortikofugalen Neuriten; oberflächlich von Gliamembran (*Membrana limitans gliae ext.*) bedeckt
- **II.** *Stratum granulare externum:* nervenzellreich mit dicht gelagerten *Körnerzellen*, deren Neuriten vorwiegend in der gleichen Schicht enden (*Assoziationsfasern*)
- **III.** *Stratum pyramidale externum:* von außen nach innen größer werdende *Pyramidenzellen*; Neurit zweigt basal ab und zieht als Projektions-, Assoziations- oder Kommissurenfaser in die weiße Substanz; der Dendrit an der Pyramidenspitze zieht ins Stratum moleculare, die anderen verzweigen sich innerhalb der Schicht
- **IV.** *Stratum granulare internum:* Aufbau wie äußere Körnerzellschicht; erhält einen großen Teil thalamokortikaler Afferenzen und ist deshalb je nach Region unterschiedlich dick oder sogar noch in weitere Schichten unterteilbar; markhaltige Fasern sind tangential angeordnet und können als *äußerer Baillarger-Streifen* sichtbar sein, der in der Sehrinde besonders stark ausgeprägt ist (*Vicq d'Azyr-Streifen, Gennari-Streifen*)
- **V.** *Stratum pyramidale internum:* große *Pyramidenzellen*, deren Neuriten die kortikofugalen motorischen Bahnen bilden; im Gyrus praecentralis als *Betz-Riesenzellen*; Spitzendendrit zieht bis ins

Stratum moleculare; horizontal verlaufende Fasern bilden *inneren Baillarger-Streifen*
- **VI.** *Stratum multiforme:* innen kleinere und außen größere polymorphe, häufig spindelförmige Zellen, deren Neuriten zu anderen Rindengebieten oder in das Mark ziehen; Faserstränge sind radiär ausgerichtet und dicht gelagert

Merke

Afferenzen, vor allem aus dem Thalamus, enden vornehmlich in der IV. Schicht, intrakortikale Assoziationsfasern überwiegend in der II. und IV. Schicht.
Die *Efferenzen* gehen von den Pyramidenzellen in der III. und V. Schicht aus. Je nach Funktion des Areals ist die eine oder andere Schicht dicker.
Bei *rezeptiven Rindenfeldern* (Hirnrinde hinter dem Sulcus centralis) spricht man daher vom *granulären Typ* („Vergranulierung"), bei *motorischen Rindenfeldern* vom *agranulären Typ* („Verpyramidisierung"). Dazwischen kommen alle Übergangsformen vor.

Allokortex: Von außen nach innen unterscheidet man folgende Schichten:

- **I.** *Stratum moleculare:* wenige Nervenzellen; vorwiegend tangential verlaufende Dendriten der Zellen der folgenden Schicht
- **II.** *Stratum granulare/Stratum pyramidale:* im Gyrus dentatus vowiegend Körnerzellen, Neuriten ziehen zum Cornu ammonis; im Cornu ammonis überwiegend Pyramidenzellen, deren Dendriten sich im Stratum moleculare und im Stratum multiforme ausbreiten
- **III.** *Stratum multiforme:* Dendriten und Neuriten der Körnerzellen und Pyramidenzellen; im Gyrus dentatus Sternzellen, im Cornu ammonis Korbzellen

Die Afferenzen gelangen aus der Regio entorhinalis zu den Pyramidenzellen des Cornu ammonis. Die Efferenzen ziehen im Fornix zum Hypothalamus, zur Formatio reticularis und zum frontalen, parietalen und temporalen Kortex.

Rindenfelder des Endhirns

Die Endhirnrinde lässt sich in verschiedene Gebiete untergliedern, die bestimmte Funktionen haben (Abb. 9.**12**). Man unterscheidet *primäre Rindenfelder*, *Supplementärfelder* und *sekundäre Rindenfelder*.

Primäre Rindenfelder: Bestimmte sensible und motorische Bahnen sind mit *primären Rindenfeldern* über eine *Punkt-zu-Punkt Zuordnung* (= somatotopisch) verbunden. Sie werden auch als *Projektionsfelder* bezeichnet. Die einzelnen Körperregionen sind abhängig von der Zahl der motorischen Einheiten bzw. der Anzahl der Rezeptoren unterschiedlich stark repräsentiert.

- *Motorische Rinde:* Sie liegt im *Gyrus praecentralis*. Von hier aus kann jeder einzelne Muskel willkür-

Anatomie

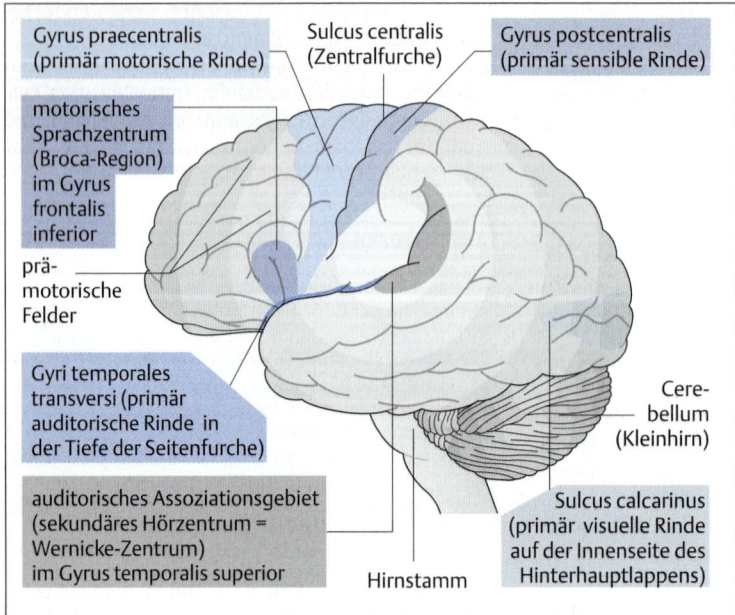

Gyrus praecentralis
(primär motorische Rinde)

Sulcus centralis
(Zentralfurche)

Gyrus postcentralis
(primär sensible Rinde)

motorisches
Sprachzentrum
(Broca-Region)
im Gyrus
frontalis
inferior

prä-
motorische
Felder

Gyri temporales
transversi (primär
auditorische Rinde in
der Tiefe der Seitenfurche)

Cere-
bellum
(Kleinhirn)

auditorisches Assoziationsgebiet
(sekundäres Hörzentrum =
Wernicke-Zentrum)
im Gyrus temporalis superior

Hirnstamm

Sulcus calcarinus
(primär visuelle Rinde
auf der Innenseite des
Hinterhauptlappens)

Abb. 9.12 Funktionelle Rindenareale (aus Faller, Thieme 1995)

lich bewegt werden. Hand, Gesicht und Kehlkopf nehmen den größten Teil der Rinde ein. Die Projektion des auf dem Kopf stehenden Körpers auf die Rindengebiete wird auch *Homunculus* genannt (Abb. 9.**13**).

■ *Sensible Rinde:* Sie liegt im Gyrus postcentralis. Den größten Anteil an der Rinde haben hier Finger, Lippen und Zunge. In der sensiblen Rinde erfolgt die differenzierte Unterscheidung der ankommenden Reize hinsichtlich Lokalisation, Stärke und Art des Reizes. Auch die Postzentralregion zeigt eine somatotope Gliederung (Abb. 9.**13**).

■ *Optische Rinde:* Sie liegt ober- und unterhalb des *Sulcus calcarinus* und ist durch den sichtbaren *Vicq d'Azyr-Streifen* gekennzeichnet (*Area striata*). Die optische Rinde erhält ihre Afferenzen aus dem Corpus geniculatum lat.

■ *Akustische Rinde:* Sie liegt in den *Heschl-Querwindungen* des Gyrus temporalis sup. Sie erhält ihre Afferenzen aus dem Corpus geniculatum med.

Supplementärfelder: Sie liegen an der Grenze zu den primären Rindenfeldern und haben wie diese eine Punkt-zu-Punkt-Verbindung jedoch mit größeren Zuordnungsfeldern. Zu jedem primären Rindenfeld gibt es ein Supplementärfeld.

Sekundäre Rindenfelder: Sie liegen zwischen den primären Rindenfeldern und erhalten Afferenzen aus vielen primären und sekundären Rindenfeldern. Sie haben eine integrative Funktion und werden deshalb auch als *Assoziationsfelder* bezeichnet.

■ *Motorische Rinde:* Sie liegt im Frontallappen vor dem Gyrus praecentralis (*Gyrus frontalis sup.,*

medius und *inf.*) und erhält ihre Afferenzen überwiegend von Basalganglien und Thalamus. Diese Rindengebiete bilden das Zentrum des extrapyramidalen Systems. Ihre Stimulierung führt zur Kontraktion ganzer Muskelgruppen.

■ *Sensible Rinde:* Sie liegt im Parietallappen hinter dem Gyrus postcentralis (*Gyrus parietalis sup.* und *inf.*). Diese Rindengebiete dienen der Verarbeitung von Oberflächen- und Tiefensensibilität, Tasten, Fühlen und dem damit zusammenhängenden Erkennen.

■ *Optische Rinde:* Sie liegt im Okzipitallappen um die Area striata herum und speichert optische Erinnerungsbilder.

■ *Akustische Rinde:* Sie liegt im Gyrus temporalis sup. um die Heschl-Querwindungen herum und dient der Speicherung akustischer Erinnerungsbilder.

 Klinischer Bezug

Bei Ausfällen im Bereich der Sekundärfelder kommt es zu unterschiedlichen Störungen:
Sekundäre motorische Rindenfelder: Apraxie – komplexe Tätigkeiten können nicht mehr ausgeführt werden;
Sekundäre sensible Rindenfelder: taktile Agnosie – Gegenstände können bei geschlossenen Augen nicht durch Tasten erkannt werden;
Sekundäre optische Rindenfelder: visuelle Agnosie (Seelenblindheit) – Gegenstände können zwar gesehen, aber nicht eingeordnet werden;
Sekundäre akustische Rindenfelder: akustische Agnosie (Seelentaubheit).

■ *Sprachfelder:* Die an der Sprach- und Stimmbildung beteiligten Muskeln werden über die motorischen Zentren des Gyrus praecentralis gesteuert. Verarbeitung und Verständnis von Sprache erfolgen dagegen in sekundären Rindenfeldern.

Merke

Die *motorische Sprachregion (Broca)* liegt in Pars triangularis und Pars opercularis des Gyrus frontalis inf. Sie beeinflusst die Neuronen des Gyrus praecentralis, die zum Sprechen notwendig sind. Meist erfolgt die Sprachsteuerung nur von einer, der dominanten Hemisphäre.

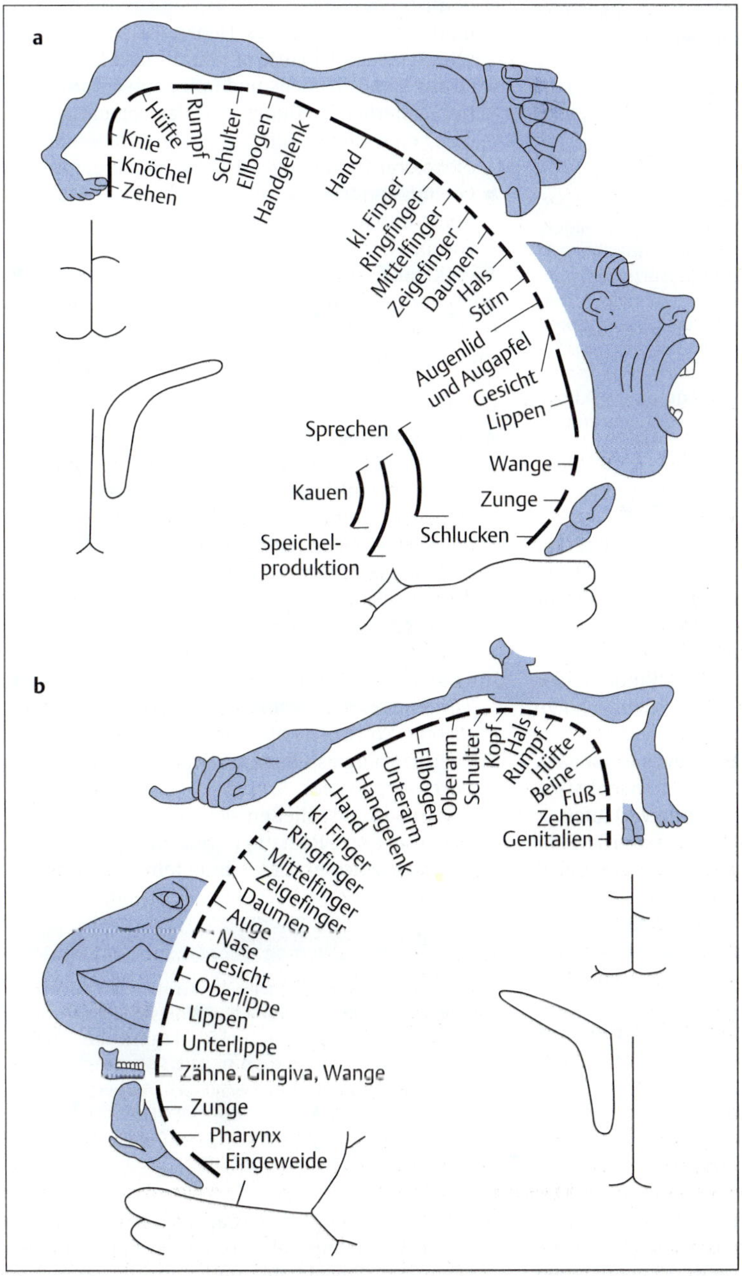

Anatomie

Abb. 9.**13 Homunculus a** motorischer und **b** sensorischer (aus Regli/Mumenthaler, Thieme 1996)

Die *sensorische Sprachregion* (*Wernicke*) liegt im Gyrus temporalis sup. und im Gyrus angularis. Sie ist das Zentrum des Sprachverständnisses. Gehörten Worten werden Bedeutungen zugeordnet und beim Sprechen die „richtigen Worte" ausgewählt.

Im Gyrus supramarginalis befindet sich das *Lese-* und *Schreibzentrum*. In Zusammenarbeit mit motorischem und sensorischem Sprachzentrum können hier gelesene Wörter in Sprache umgewandelt und gesprochene Wörter geschrieben werden.

Klinischer Bezug

Bei **Ausfällen im Bereich der Sprachfelder** kommt es zu charakteristischen Störungen:
Motorische Sprachregion: motorische Aphasie – Der Patient versteht Sprache, weiß auch, was er sagen möchte, kann sich aber bei erhaltener Funktion der Sprechmuskulatur nicht artikulieren (*Dysarthrie*).
Sensorische Sprachregion: sensorische Aphasie – Der Patient hört Gesprochenes, kann auch selbst sprechen, versteht jedoch die Bedeutung der Worte nicht und hat eine gestörte Wortwahl.
Lese- und Schreibzentrum: Alexie und Agraphie – Schrift kann nicht mehr gelesen bzw. geschrieben werden.

9.7.4   Bahnen der Großhirnrinde

Die weiße Substanz der Endhirnrinde besteht aus Fasersystemen, die die einzelnen Rindengebiete untereinander und mit anderen Hirnzentren verbinden. Man unterscheidet *Assoziationsbahnen*, *Kommissurenbahnen* und *Projektionsbahnen*.
Assoziationsbahnen: Sie verbinden Rindenfelder der gleichen Hemisphäre. Man unterscheidet kurze und lange Bahnen.
- *Kurze Bahnen:* Fibrae arcuatae (breves et longae), bogenförmige Bahnen zwischen benachbarten Windungen, die innerhalb der Rinde verlaufen.
- *Lange Bahnen:* Sie ziehen durch die weiße Substanz und verbinden die Lappen untereinander.
- *Fasciculus longitudinalis superior:* dickes Faserbündel zwischen Frontal- und Okzipitallappen mit Verbindung zum Parietal- und Temporallappen;
- *Fasciculus longitudinalis inferior:* lange Bahn zwischen Temporal- und Okzipitallappen;
- *Fasciculus frontooccipitalis arcuatus:* Verbindung zwischen orbitalem Frontallappen und Okzipitallappen; verläuft wie Fasciculus longitudinalis sup.;
- *Fasciculus occipitalis verticalis:* Verbindung zwischen Parietal- und Okzipitallappen;
- *Fasciculus uncinatus:* zieht von der orbitalen Rinde des Frontallappens zur Regio entorhinalis des Temporallappens und zur Hippocampusformation, geht über in den Fasciculus arcuatus, der die orbitale Frontalregion mit dem Parietallappen verbindet;

- *Cingulum:* Fasern des Gyrus cinguli, die bogenförmig um den Balken herum vom Frontallappen zum Okzipitallappen ziehen und einige Fasern zum Hippocampus entsenden.
Kommissurenbahnen: Sie verbinden gleiche Rindenfelder beider Hemisphären.
- *Commissura rostralis:* Verbindung zwischen Palaeokortex und Neokortex beider Frontal- und Okzipitallappen; *anterior*
- *Corpus callosum* (*Balken*): größte Kommissur, verbindet große Teile des Neokortex, im Medianschnitt erkennt man von rostral nach kaudal Rostrum, Genu, Truncus und Splenium corporis callosi. Unterhalb befindet sich das *Septum pellucidum*, eine dünne Gliaplatte ohne Nervenfasern, die rostral die Seitenventrikel voneinander trennt;
- *Commissura fornicis:* verbindet Teile des Archipalliums durch kreuzende Faserzüge zwischen den Fornixschenkeln.
Projektionsbahnen: Sie verbinden die Endhirnrinde afferent und efferent mit tiefer liegenden Zentren in Gehirn und Rückenmark. Die Fasern verlaufen von und zur Rinde fächerförmig (*Corona radiata*). Sie liegen zwischen den Basalganglien eng beieinander und bilden die Capsula int.
- *Capsula interna:* Sie wird unterteilt in einen *vorderen Schenkel* (*Crus ant.*) zwischen Ncl. caudatus und Ncl. lentiformis, ein *Knie* (*Genu*) etwa in Höhe des Foramen interventriculare und einen *hinteren Schenkel* (*Crus post.*) zwischen Thalamus und Ncl. lentiformis. Die Fasern verlaufen durch die Capsula int. topografisch geordnet:
  - *Crus anterior:* Radiationes thalamicae ant., Tractus frontopontinus,
  - *Genu capsulae internae:* Tractus corticonuclearis,
  - *Crus posterior:* Radiationes thalamicae centrales, Fibrae corticospinales (*Pyramidenbahn*), Fibrae corticorubrales, Fibrae corticoreticulares, Tractus occipitopontinus.
  - Nach kaudal schließen sich an: Radiationes thalamicae post., Radiatio optica, Radiatio acustica, Fibrae corticotectales, Fibrae temporopontinae.

Klinischer Bezug

Die *Capsula interna* liegt im Versorgungsbereich der *A. cerebri media*. Bei Verschluss dieser Arterie oder ihrer Äste oder intrazerebraler Blutung aus diesen Ästen kommt es zum **Hirninfarkt (Apoplex)** unterschiedlicher Ausdehnung. Dieser geht einher mit einer Halbseitenlähmung und Halbseitenanästhesie der kontralateralen Seite sowie unter Umständen Aphasie, Agraphie, Alexie, Apraxie usw.

- *Capsula externa:* Von der Capsula int. gehen einige Projektionsbahnen ab, die lateral vom Putamen verlaufen. Capsula int. und Capsula ext. gehen nach kaudal in die Hirnschenkel über.

- **Fornix:** Projektionsbahnen des Allokortex zwischen Hippocampus und Corpora mamillaria. Sie wird unterteilt in Crus, Corpus und Columna fornicis.

9.8 Systeme

Systeme des Nervensystems sind Anordnungen von Neuronen, die über weite Strecken und mehrfache Umschaltung spezifische Signale weiterleiten. In ihnen werden wichtige Informationen verstärkt und unwichtige eliminiert. Sie bilden jeweils eine *funktionelle Einheit*, sind aber über komplexe Netze mit den anderen Systemen verbunden. Man kann die Systeme unterteilen in afferente, efferente, das limbische und monoaminerge Systeme.

Ein Großteil der Systeme ist im Zusammenhang mit den einzelnen Abschnitten des ZNS bereits behandelt worden, deshalb folgt hier nur ein Überblick über den Aufbau der einzelnen Systeme.

9.8.1 Afferente Systeme, neuronale Gliederung, Umschaltorte

Zu den afferenten Systemen gehören die *sensiblen Systeme*, die Oberflächen- und Tiefensensibilität vermitteln, und die *sensorischen Systeme*, die die Sinnesorgane mit der Endhirnrinde verbinden.

Sensible Systeme

Alle sensiblen Systeme bestehen aus mindestens drei Neuronen, deren *1. Neuron* außerhalb des ZNS liegt. Das *2. Neuron* liegt in Rückenmark und Hirnstamm und kreuzt auf die andere Seite. Das *3. Neuron* liegt im Thalamus. Sein Neurit verläuft in den Radiationes thalamicae zur Endhirnrinde.

Hinterstrangsystem: Übermittlung von *differenzierter Berührung* (*epikritische Sensibilität*) und *Tiefensensibilität* (Vibration, Muskelspindeln, Sehnenorgane).

- *1. Neuron:* Perikarya in Spinalganglien, Neuriten verlaufen als *Tractus spinobulbaris* zunächst ungekreuzt in den Hintersträngen zu den Hinterstrangkernen (Ncl. gracilis – untere Körperhälfte, Ncl. cuneatus – obere Körperhälfte);
- *2. Neuron:* Perikarya in Ncll. cuneata und gracili, Neuriten verlaufen im *Tractus bulbothalamicus*, kreuzen als Fibrae arcuatae int. und ziehen im *Lemniscus med.* zum Thalamus;
- *3. Neuron:* Perikarya im Thalamus, Neuriten ziehen als Tractus thalamocorticalis zum *Gyrus postcentralis*.

Vorderseitenstrangsystem: Übermittlung von *Druck, Berührung* (*protopathische Sensibilität*), *Schmerz* und *Temperatur.*

- *1. Neuron*: Perikarya in Spinalganglien, Neuriten enden an Strangzellen der Hinterhörner;

- *2. Neuron:* Perikarya im Rückenmark, Neuriten kreuzen als *Tractus spinothalamicus* auf Segmentebene in der Commissura alba zur Gegenseite und verlaufen weiter im Vorderseitenstrang (ab dem Pons gemeinsam mit Tractus bulbothalamicus und Trigeminusbahnen) zum Thalamus;
- *3. Neuron:* Perikarya im Thalamus, Neuriten ziehen zum *Gyrus postcentralis.*

Trigeminusbahnen: Übernehmen die Aufgaben der Hinterstrangbahn für Gesicht, Augen, Nasen- und Mundhöhle.

- *1. Neuron:* Perikarya im Ggl. trigeminale (Ausnahme: Muskelspindeln der Kaumuskulatur im Ncl. mesencephalicus), Neuriten als Radix sensoria des N. trigeminus ins Rhombencephalon;
- *2. Neuron:* Perikarya im Ncl. spinalis (Schmerz, Wärme, Kälte: Das Schmerzzentrum des Viszerocraniums liegt im Zervikalmark) und Ncl. pontinus (Mechanorezeptoren), Neuriten verlaufen im *Tractus trigeminothalamicus,* kreuzen in der Medulla oblongata und ziehen als *Lemniscus trigeminalis* zum Thalamus;
- *3. Neuron:* Perikarya im Thalamus, Neuriten ziehen als Tractus thalamocorticalis zum Gyrus postcentralis.

Spinocerebelläre Bahnen: Übermittlung von *Tiefensensibilität* aus Muskelspindeln und Sehnenorganen sowie *Oberflächensensibilität* der unteren Extremität an das Kleinhirn.

- *1. Neuron:* Perikarya im Spinalganglion, Neuriten enden an Kerngruppen im Hinterhorn;
- *2. Neuron:* Perikarya im Hinterhorn des Rückenmarks (u.a. Ncl. thoracicus), Neuriten ziehen als *Tractus spinocerebellaris ventr.* (gekreuzt) und *dors.* (ungekreuzt) zum Kleinhirn.

Sensorische Systeme

Die sensorischen afferenten Systeme leiten Signale von Rezeptoren spezieller Sinnesorgane zur Großhirnrinde.

Gleichgewichtsbahn: Übermittlung der *Reizung von Bogengängen* (Drehbeschleunigungen), *Sacculus* und *Utriculus* (Linearbeschleunigungen, Schwerkraft).

- *1. Neuron:* Perikarya im Ggl. vestibulare, Neuriten ziehen im *N. vestibulocochlearis* in die Area vestibularis im Boden der Rautengrube;

- **2. Neuron:** Perikarya in den vier Vestibulariskernen, Neuriten ziehen zu den Kleinhirnkernen und der Kleinhirnrinde, als *Tractus vestibulospinalis* ins Rückenmark und als *Fasciculus longitudinalis med.* zu den Augen- und Halsmuskelkernen.

Hörbahn: Übermittlung von akustischen Reizen über die Haarzellen des Corti-Organs.

- **1. Neuron:** Perikarya im Ggl. spirale cochleae, Neuriten ziehen im *N. vestibulocochlearis* zum Kleinhirnbrückenwinkel;
- **2. Neuron:** Perikarya in *Ncl. cochlearis ventr.* und *dors.*, Neuriten kreuzen auf die Gegenseite und enden im Corpus trapezoideum, einige Fasern verlaufen ungekreuzt;
- **3. Neuron:** Perikarya im Ncl. ventr. und dors. des Corpus trapezoideum, Neuriten ziehen im *Lemniscus lat.* zum Colliculus caud.;
- **4. Neuron:** Perikarya im Colliculus caud., Neuriten ziehen im *Brachium colliculi caud.* zum Corpus geniculatum med. (CGM);
- **5. Neuron:** Perikarya im CGM, Neuriten ziehen als *Höhrstrahlung* zu den *Heschl-Querwindungen* (primär akustische Rinde).

Im Nebenschluss werden Kollateralen an Reflexzentren des Hirnstamms abgegeben.

Geschmacksbahn: Übermittlung der *Reizung von Geschmacksknospen* und freien Nervenendigungen in Mund und Rachen.

- **1. Neuron:** Signale gelangen über die *Chorda tympani* zu den Perikarya im Ggl. geniculi des *N. facialis*, über den *N. glossopharyngeus* zu den Ggll. sup. et inf. n. glossopharyngei und über den *N. vagus* zu den Ggll. sup. et inf. n. vagi, Neuriten ziehen gemeinsam zum *Ncl. solitarius;*
- **2. Neuron:** Perikarya im Ncl. solitarius, Neuriten ziehen in der Nähe des *Lemniscus med.* zum Thalamus;
- **3. Neuron:** Perikarya im Thalamus, Neuriten ziehen in die Nähe des Gyrus postcentralis und die *Inselrinde.*

Sehbahn: Übermittlung der *Reizung* von *Stäbchen-* und *Zapfenzellen* der Retina, in der bereits die ersten beiden Neurone liegen.

- **3. Neuron:** Perikarya in Ganglienzellen der Retina, Neuriten ziehen als *N. opticus* zum Chiasma opticum, dort kreuzen die Fasern aus der nasalen Hälfte der Retina und ziehen weiter mit den Fasern aus der temporalen Hälfte der Gegenseite im *Tractus opticus* zum Corpus geniculatum lat. (CGL);
- **4. Neuron:** Perikarya im CGL, Neuriten ziehen in der Sehstrahlung zur Area striata (primär optische Rinde).

Die Neurone der Retina sind Punkt zu Punkt mit der Area striata verbunden. Die zentralen Retinaabschnitte nehmen jedoch einen größeren Bereich ein als die peripheren. Die Signale aus den linken Retinahälften (rechte Gesichtsfelder) gelangen in die linke Area striata, die Signale aus den rechten Retinahälften (linke Gesichtsfelder) in die rechte Area striata. Die oberen Retinahälften (untere Gesichtsfelder) werden auf die obere *Calcarinuslippe* projiziert, die unteren Retinahälften (obere Gesichtsfelder) auf die unteren. Die rezeptiven Nervenzellen sind in sog. *kortikalen Säulen* senkrecht zur Hirnoberfläche angeordnet. Säulen, die überwiegend durch Signale aus einem Auge aktiviert werden, nennt man *okuläre Dominanzsäulen.* Säulen die zwischen den Dominanzsäulen liegen und von beiden Augen etwa gleich stark aktiviert werden, dienen der binokularen Integration.

 Klinischer Bezug

Nach **Durchtrennung des linken Tractus opticus** fällt die rechte Gesichthälfte beider Augen aus, nach Durchtrennung des rechten die linke *(homonyme Hemianopsie zur Gegenseite).* Bei **Schädigung des Chiasma opticum**, z. B. durch einen Hypophysentumor, fallen die kreuzenden nasalen Retinahälften (die temporalen Gesichtsfelder) aus *(bitemporale Hemianopsie oder Scheuklappenphänomen).*

Optische Reflexbahnen: Sie gehen vom Corpus geniculatum lat. der Sehbahn ab und ziehen zu den *Ncll. praetectales* und von dort zum *Ncl. oculomotorius accessorius.* Die weitere Verschaltung ist abhängig vom Reflex (zu Pupillen-, Konvergenz- und Akkomodationsreflex s. a. 9.3.4). Die optischen Reflexzentren sind mit den Augenmuskelkernen, den motorischen Vorderhornzellen des Rückenmarks und dem Hypothalamus verbunden.

Riechbahn: Übermittlung von *Geruch* über die Sinneszellen der Regio olfactoria.

- **1. Neuron:** Perikarya in den Sinneszellen, Neuriten ziehen zum *Bulbus olfactorius* (primäres olfaktorisches Zentrum), viele Neuriten konvergieren auf eine Mitralzelle des Bulbus (geringes Diskriminierungsvermögen nahe beieinander liegender Gerüche);
- **2. Neuron:** Perikarya der Mitralzellen, Neuriten ziehen als Tractus olfactorius, teilen sich auf in Stria olfactoria lat. und med. und gelangen zu Area praepiriformis, Corpus amygdaloideum und weiteren sekundär olfaktorischen Zentren.

9.8.2 Efferente Systeme, neuronale Gliederung, Umschaltorte

Die efferenten Systeme werden vereinfachend in das Pyramidenbahnsystem und das extrapyramidal-motorische System unterteilt. Beide sind jedoch eng miteinander verbunden und erregen Motoneurone im Rückenmark.

Pyramidenbahn: Sie vermittelt die Signale der *Willkürmotorik*, bewusste und gewollte Muskelbewegungen.

Die Neuriten der Pyramidenzellen des Gyrus prae-centralis und umgebender sekundär motorischer Felder ziehen ohne Unterbrechung zum Rückenmark. Sie verlaufen durch die *Capsula int.*, die *Crura cerebri* und oberflächenfern durch die Brücke bis in die *Medulla oblongata*. Dort kreuzen sie zu 85 % in der *Decussatio pyramidum* und ziehen als *Tractus corticospinalis lat.* zu den Motoneuronen des Rückenmarks. Der *Tractus corticospinalis ventr.* zieht ungekreuzt zum Rückenmark.

Die *Fibrae corticonucleares* sind ebenfalls Neuriten der Pyramidenzellen und verlaufen durch die Capsula int. in das Rhombencephalon. Sie erreichen dort die motorischen Hirnnervenkerne teils als gekreuzte, teils als ungekreuzte Fasern. Die Kerne der Hirnnerven XI und XII werden nur von der kontralateralen Rinde versorgt.

Merke

Der *N. facialis* hat eine besondere Versorgung. Der Stirnast wird von *ipsilateralen und kontralateralen* Fasern versorgt, die restlichen Äste dagegen nur von *kontralateralen* Fasern (s. a. 5.5.4).

Klinischer Bezug

Paresen: Bei isolierter Schädigung der Pyramidenbahnen, z. B. in den entsprechenden Rindenfelder oder der Pyramide in der Medulla oblongata, kommt es zur *straffen (spastischen) Parese*. Die Motoneurone der Muskulatur erhalten keine willkürlichen Impulse mehr.

Oft sind jedoch auch extrapyramidal-motorische Bahnen geschädigt, z. B. in der Capsula int. oder im Rückenmark. Bei einer plötzlichen Unterbrechung der Bahnen werden die Dehnungsreflexe unterdrückt und resultiert zunächst eine schlaffe Lähmung (*spinaler Schock*). Nach kurzer Zeit kehren zum einen die *Eigenreflexe* des Rückenmarks zurück, zum anderen kommt es zur Überempfindlichkeit der Dehnungsrezeptoren. Diese beruht auf den geschädigten extrapyramidal-motorischen Bahnen, vor allem einer fehlenden zentralen Hemmung. Die Extremitäten werden in einer bestimmten Haltung (*Kontraktionsstarre*) fixiert, es kommt zu *Spastik* mit *Hyperreflexie* und *Kloni* der Muskulatur.

Extrapyramidal-motorische Bahnen: Sie vermitteln die Signale der *unwillkürlichen Motorik*, Haltefunktionen und Bewegungsabläufe, die nicht bewusst erlernt werden und bewirken so den glatten Ablauf der Willkürmotorik.

Die Kerngebiete der Extrapyramidalmotorik sind die *Basalganglien*: Striatum, Globus pallidus, Ncl. subthalamicus, Substantia nigra, Ncl. ruber und Kerne des ventrolateralen Thalamus (s. a. 9.7.2). Afferenzen zu den Basalganglien gelangen von der Formatio reticularis über den Thalamus in das Striatum und vom Kleinhirn über den Thalamus in das Pallidum.

Es gibt mehrere Leitungsbögen zwischen den Basalganglien:

- Kortex → Striatum → Globus pallidus → Thalamus → Kortex;
- Corpus striatum → Globus pallidus → Thalamus → Corpus striatum;
- Globus pallidus → Ncl. subthalamicus → Globus pallidus;
- Striatum → Substantia nigra → Striatum.

Diese Leitungsbögen werden von vielen aufsteigenden Systemen beeinflusst. Schließlich verlassen Tractus tectospinalis, Tractus reticulospinalis, Tractus vestibulospinalis und Tractus rubrospinalis die Basalganglien und erreichen die γ-Motoneurone des Rückenmarks. Von den motorischen Hirnnervenkernen ziehen ebenfalls Bahnen in das Rückenmark. Die Basalganglien sind außerdem vielfältig mit dem limbischen System verbunden.

Klinischer Bezug

Hyperkinesien, Hypokinesien: Bei *Ausfällen im Bereich der Basalganglien* kommt es zu charakteristischen Veränderungen der Motorik, zu gesteigerten Bewegungen (*Hyperkinesien*) oder zu verminderten (*Hypokinesien*). *Hyperkinetisch-hypotones Syndrom:* übermäßige unwillkürliche Bewegungen bei vermindertem Muskeltonus aufgrund von Störungen im Corpus striatum oder Gyrus praecentralis. Die bewegungsfördernden Impulse überwiegen. Das typische Krankheitsbild ist die *Chorea Huntington* (s. a. 9.6.2).
Hypokinetisch-hypertones Syndrom: Erhöhung des Muskeltonus (*Rigor*) mit Muskelzittern (*Tremor*), aber verminderten unwillkürlichen Mitbewegungen (*Akinese*) aufgrund einer Störung des dopaminergen nigrostriatalen Systems. Das typische Krankheitsbild ist der *Morbus Parkinson* (s. a. 9.3.2).

9.8.3 Limbisches System

Das limbische System wird auch als „*emotionales Gehirn*" bezeichnet. Durch die zahlreichen Verknüpfun-

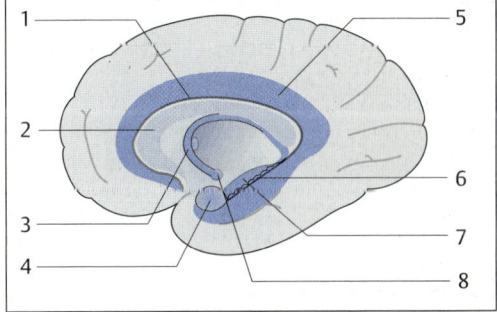

Abb. 9.14 Limbisches System. 1 = Indusium griseum, 2 = Corpus callosum, 3 = Fornix, 4 = Corpus amygdaloideum, 5 = Cingulum, 6 = Gyrus dentatus, 7 = Pes hippocampi, 8 = Corpus mamillare (aus Faller, Thieme 1995)

Anatomie

gen mit anderen Hirnregionen spielt es jedoch nicht nur bei Emotionen eine Rolle, sondern auch bei der Bildung der *Persönlichkeit* und der *Merkfähigkeit*, besonders des *Kurzzeitgedächtnisses*.

Das limbische System umfasst die den Balken umgebenden Strukturen des Endhirns und mit diesen verknüpfte Hirnteile (Abb. 9.**14**). Dazu zählen: Subiculum des Hippocampus, Induseum griseum, Gyrus paraterminalis, Gyrus cinguli, Gyrus parahippocampalis, Regio septalis, Regio praeoptica, Regio entorhinalis, Corpus amygdaloideum, Hypothalamus und einige Kerne der Formatio reticularis.

> **! Merke**
>
> Ein wichtiger Regelkreis innerhalb des limbischen Systems ist der *Papez-Kreis:* Vom Hippocampus verläuft die Faserbahn des Fornix zu den Corpora mamillaria des Hypothalamus. Von dort zieht der Tractus mamillothalamicus zu den Ncll. ant. thalami. Die Radiatio thalamocingularis gelangt zum Gyrus cinguli. Über das Cingulum erreichen sie wieder den Hippocampus.

Weitere wichtige Verbindungen sind: *mediales Vorderhirnbündel* (Verbindung zwischen Septum, Hypothalamus und Formatio reticularis), *dorsales Längsbündel* (Verbindung zwischen Hypothalamus post. und autonomen Hirnstammkernen), *Fasciculus mamillotegmentalis* (Verbindung zwischen Corpora mamillaria und Kernen des Tegmentums) und *Stria medullaris thalami* (Fasern zwischen Fornix und Ncll. habenulae).

9.9 Innere Liquorräume

Als inneren Liquorraum bezeichnet man das *Hohlraumsystem* von Gehirn und Rückenmark, das aus dem Neuralrohr hervorgegangen ist. Die *Hirnventrikel* und der *Zentralkanal* des Rückenmarks werden von einschichtigem Ependym ausgekleidet und enthalten *Liquor cerebrospinalis*. Der äußere Liquorraum ist der *Subarachnoidalraum*, der zwischen Arachnoidea und Pia mater liegt (s. a. 9.10.2). Er umgibt das gesamte ZNS und ist im Neurokranium an einigen Stellen zu Zisternen aufgeweitet.

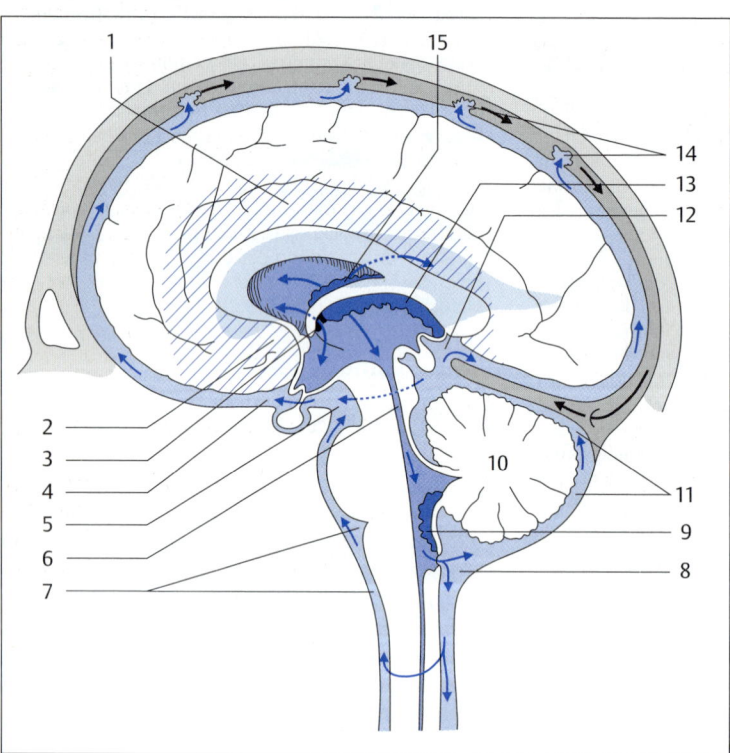

Abb. 9.15 Ventrikel und Liquorzirkulation. 1 = Cisterna interhemisphaerica, 2 = Cisterna terminalis, 3 = Foramen interventriculare, 4 u. 5 = Cisterna basalis: 4 = Cisterna chiasmatis, 5 = Cisterna interpeduncularis, 6 = Aquaeductus cerebri, 7 = Cisterna pontomedullaris, 8 = Cisterna cerebellomedullaris mit Apertura mediana ventriculi quarti, 9 = Plexus choroideus ventriculi quarti, 10 = Cisterna ambiens, 11 = Cisterna vermis, 12 = Cisterna transversa, 13 = Plexus choroideus ventriculi tertii, 14 = Granulationes arachnoideales 15 = Plexus choroideus ventriculi lat. (aus Duus, Thieme 1995)

9.9.1   Seitenventrikel: Gestalt, Gliederung, Lage

Die paarig angelegten Seitenventrikel liegen in den *Endhirnhemisphären*. Sie haben die Form eines Widderhorns und gehen am rechten und linken *Foramen interventriculare* (Abb. 9.**15**) in den III. Ventrikel über. Entsprechend ihrer Lage in den Hemisphären untergliedert man sie in *Vorderhorn* (Cornu frontale ≅ Lobus frontalis), *Mittelteil* (Pars centralis ≅ Lobus parietalis), *Hinterhorn* (Cornu occipitale ≅ Lobus occipitalis) und *Unterhorn* (Cornu temporale).

Das *Vorderhorn* reicht bis zum Foramen interventriculare und wird medial begrenzt vom Septum pellucidum, lateral vom Caput nuclei caudati und kranial vom Balken. Der *Mittelteil* grenzt medial an Septum pellucidum und Fornix, lateral an den Ncl. caudatus, ventral an Thalamus und Lamina affixa und kranial an den Balken. Das *Hinterhorn* ist spitz nach dorsal ausgezogen und grenzt medial an den Sulcus calcarinus. Das *Unterhorn* folgt dem Verlauf des Temporallappens und grenzt kranial an die Cauda nuclei caudati, rostral an das Corpus amygdaloideum und medial an das Cornu ammonis.

Der *Plexus choroideus* (*Adergeflecht*) liegt am Boden der Pars centralis und am Dach des Cornu temporale (Abb. 9.**15**). Er ist entlang des Fornix, der Fimbrien und der Lamina affixa aufgehängt. Über das Foramen interventriculare geht er in den Plexus choroideus des III. Ventrikels über.

9.9.2   III. Ventrikel: Gestalt, Gliederung, Lage

Der III. Ventrikel liegt im *Zwischenhirn* und wird nach rostral durch die Lamina terminalis begrenzt. Die lateralen Wände werden von Hypothalamus und Thalamus, das (hintere) Dach vom Epithalamus gebildet. Der III. Ventrikel hat mehrere Ausbuchtungen (*Recessus*): *Recessus opticus* zum Chiasma opticum, *Recessus infundibuli* zum Hypophysenstiel, *Recessus pinealis* am Abgang der Epiphyse und *Recessus suprapinealis* oberhalb der Epiphyse. In der Mitte des Ventrikels findet sich meist die *Adhaesio interthalamica*, durch die die beiden Thalami gegeneinander drängen. Das Dach wird vom *Plexus choroideus* gebildet, der mit seiner Tela choroidea zwischen den Striae medullares aufgehängt ist.

Der III. Ventrikel geht kaudal in den *Aquaeductus cerebri* (Abb. 9.**15**) über, der den III. mit dem IV. Ventrikel verbindet.

9.9.3   IV. Ventrikel: Gestalt, Gliederung, Lage

Der IV. Ventrikel (Abb. 9.**15**) ist die Hirnkammer des *Rhombencephalon* und hat die Form einer Raute. Der Boden wird vom Tegmentum rhombencephali gebildet, das Dach von Kleinhirn und Kleinhirnstielen sowie dem zwischen oberem und unterem Kleinhirn-

stiel ausgespannten oberen und unteren Marksegel (*Velum medullare rostr. et caud.*).

Der *Plexus choroideus* lagert sich dem unteren Marksegel an und schließt mit seiner Tela choroidea den Ventrikel nach dorsal ab.

Der Ventrikel besitzt drei *Öffnungen* (*Aperturae*), die den inneren Liquorraum mit dem äußeren (subarachnoidalen) verbinden. Die *Apertura mediana* liegt kaudal der Tela choroidea und mündet in die *Cisterna cerebellomedullaris*, die *Aperturae lat.* liegen in den seitlichen Recessus des Ventrikels und münden in die *Cisterna interpeduncularis*. Der Plexus choroideus zieht bis in die Recessus und ragt durch die Aperturae lat. in den Subarachnoidalraum (*Bochdaleksches Blumenkörbchen*).

9.9.4   Plexus choroideus

Siehe auch Histologie 3.14.1

An einigen Stellen des Neuralrohrs bleibt das Epithel während der Entwicklung einschichtig. Die Gefäße der *weichen Hirnhaut* (*Pia mater*) bilden unter dieser Epithelschicht Gefäßknäuel (*Adergeflechte*, *Plexus choroidei*) und buchten das Epithel dadurch in das Lumen des Neuralrohrs vor. Die Plexus choroidei sezernieren täglich bis zu 500 ml *Liquor cerebrospinalis*, vor allem in den Seitenventrikeln. Liquor ist wasserklar, enthält kaum Zellen und ist eiweißarm.

> **❗ Merke**
>
> Das Blut der Plexus choroidei ist vom Liquor durch die *Blut-Liquor-Schranke* getrennt. Sie besteht aus dem Kapillarendothel der Blutgefäße, der Basalmembran und dem Plexusepithel.

9.10   Hirn- und Rückenmarkshäute, äußere Liquorräume

Gehirn und Rückenmark sind von den *Hirn*- bzw. *Rückenmarkshäuten* (*Meningen*) umgeben. Diese bilden ein geschlossenes, mit Liquor gefülltes System, in dem das ZNS schwimmt. Die Meningen bestehen aus zwei Häuten: *Pachymeninx* (*harte Hirnhaut*, entspricht der *Dura mater*) und *Leptomeninx* (*weiche Hirnhaut*) mit *Arachnoidea* (*Spinnwebhaut*) und *Pia mater*.

9.10.1   Dura mater spinalis et encephali

Siehe auch Histologie 3.15.1

Dura mater encephali: Die Dura mater besteht aus straffem Bindegewebe und liegt den Schädelknochen als *Periost* auf. Sie besteht aus einem inneren (meningealen) und einem äußeren (periostalen) Blatt, zwischen denen die *venösen Blutleiter* (*Sinus durae matris*) verlaufen. Das innere Blatt grenzt an den engen

Spaltraum zwischen Dura mater und Arachnoidea (*Subduralraum*). Derivate der harten Hirnhaut sind die *Endhirnsichel* (*Falx cerebri*) und das *Kleinhirnzelt* (*Tentorium cerebelli*).

Die *Falx cerebri* ist sagittal gestellt und spannt sich zwischen den beiden Endhirnhemisphären aus. Sie ist an der Crista galli des Os ethmoidale, den Rändern des Sulcus sinus sagittalis sup., der Protuberantia occipitale int. und über den Sinus rectus am Tentorium cerebelli befestigt. Im unteren freien Rand verläuft der Sinus sagittalis inf..

Das *Tentorium cerebelli* liegt horizontal zwischen Endhirnhemisphären und Kleinhirn. Es teilt die hintere Schädelhöhle in den *supratentoriellen* und *infratentoriellen Raum* und lässt dabei eine Lücke für den Durchtritt des Hirnstamms. Es ist an den Rändern der Sulci sinus transversi, dem Oberrand des Felsenbeins, den Procc. clinoidei der Fossa hypophysealis und der Falx cerebri befestigt.

Am Ansatz der Falx cerebri verläuft am Tentorium cerebelli der *Sinus rectus*.

An der Schädelbasis bildet die Dura zwei Taschen: Diaphragma sellae und Cavum trigeminale. Das *Diaphragma sellae* überspannt die Fossa hypophysealis und lässt ein Loch für den Hypophysenstiel frei. Das *Cavum trigeminale* liegt in der mittleren Schädelgrube und umhüllt das Ggl. trigeminale.

Dura mater spinalis: Im Wirbelkanal sind inneres und ein äußeres Blatt deutlicher getrennt. Das äußere Blatt bildet das Periost und ist vom inneren Blatt durch das mit Fettgewebe und Venen gefüllte *Spatium epidurale* getrennt. In Höhe des 2.–3. Sakralwirbels vereinigen sich die beiden Durablätter wieder und ziehen mit dem Filum terminale zum Periost des Os sacrum. Das innere Blatt der Dura umgibt das Rückenmark und schließt gerade noch das in dem subarachnoidalen Raum gelegene Spinalganglion ein. Sie setzt sich in den bindegewebigen Teilen der Perineuralscheide der Spinalnerven fort.

Meningealarterien: Am Schädel verlaufen zwischen periostalem und innerem Durablatt die Hirnhautarterien:

- *A. meningea anterior:* aus der A. ethmoidales ant., tritt durch das Foramen ethmoidale ant. in die vordere Schädelgrube
- *A. meningea media:* aus der A. maxillaris, tritt durch Foramen spinosum in die mittlere Schädelgrube
- *A. meningea posterior:* aus der A. pharyngea ascendens, tritt durch das Foramen jugulare in die hintere Schädelgrube

In der Schädelkalotte erkennt man ihre Abdrücke in Form von *Sulci arteriosi*.

Die Dura mater ist schmerzempfindlich und wird von den Rr. meningei aller drei Äste des N. trigeminus, N. glossopharyngeus und N. vagus innerviert.

Merke

Die *Meningealarterien* sind in allererster Linie Vasa nutricia der platten Schädelknochen. Sie verlaufen zwischen den beiden Durablättern. Bei Frakturen reißt das periostale Blatt ein und es kommt zu einer Blutung unter den Knochen (Epiduralblutung).

Klinischer Bezug

Epidurale Blutung: *Verletzungen der Meningealarterien* (besonders der A. meningea media) führen zu sich schnell vergrößernden *epiduralen Hämatomen* zwischen periostalem und meningealem Durablatt. Diese können durch Verdrängung des Gehirns lebensbedrohlich werden und müssen durch Eröffnung der Schädelkalotte (*Trepanation*) ausgeräumt und die Blutung gestillt werden.

Subdurale Blutungen: Zu einem akuten subduralen Hämatom kommt es meist durch *Abriss von Brückenvenen*. Es kann ebenso schnell lebensbedrohlich werden wie die epidurale Blutung. Das *chronisch subdurale Hämatom* ist oft Folge eines leichten Traumas oder einer Gerinnungsstörung und entwickelt sich über Tage bis Monate. Erste Symptome sind die Zeichen eines ansteigenden *Hirndrucks* (Verlangsamung, Kopfschmerzen, leichte Desorientiertheit). Charakteristisch ist der bernsteinfarbene Liquor.

9.10.2   Arachnoidea mater, Pia mater

Siehe auch Histologie 3.15.2

Arachnoidea mater: Die Arachnoidea mater ist eine dünne bindegewebige Membran, die der Dura direkt anliegt. Zwischen Dura und Arachnoidea liegt das *Spatium subdurale*, ein kapillärer Spaltraum, der bei Subduralblutungen stark erweitert sein kann. Die Arachnoidea ist durch Bindegewebsfasern (*Arachnoidaltrabekel*) mit der Pia mater verbunden. Im Bereich der großen venösen Sinus bildet die Arachnoidea Fortsätze, die sich durch die Dura und zum Teil durch die Tabula int. der Schädelknochen bis in die Vv. diploicae ausdehnen. Diese *Granulationes arachnoidales* (*Pacchioni*) spielen eine Rolle bei der Liquorresorption.

Im Rückenmark folgt die Arachnoidea der Dura entlang jeder Nervenwurzel bis zum Spinalganglion und setzt sich auf den Nerven als innere, epitheliale Perineuralscheide fort.

Unter der Arachnoidea liegt in der Pia mater der mit Liquor gefüllte *Subarachnoidalraum* (*Spatium subarachnoidale*), durch den Gefäße und Nerven verlaufen. Die Subarachnoidalräume von Schädel und Wirbelkanal stehen direkt miteinander in Verbindung.

Zisternen: An manchen Stellen im Bereich des Schädels ist der Subarachnoidalraum zu Zisternen erweitert. Die größeren Zisternen sind (Abb. 9.**15**):

Cisterna cerebellomedullaris zwischen Kleinhirn-unterfläche und Medulla oblongata, *Cisterna basalis* zwischen Schädelbasis und Hirnbasis vom Foramen magnum zur Crista galli und *Cisterna fossae lat. cerebri* zwischen Insel und die sie bedeckenden Anteile der Hirnlappen. Weitere kleine Zisternen befinden sich um das Endhirn herum.

Klinischer Bezug

Subarachnoidale Blutung: Ursache ist häufig die Ruptur eines Aneurysmas in den basalen Hirnarterien. Die Blutung kann auf den Subarachnoidalraum beschränkt bleiben, aber auch in Gehirn und Ventrikel einbrechen. Es kann zu einer Störung der Liquorzirkulation, zu Stauungszeichen und bei zusätzlicher Behinderung des venösen Abflusses zu Hirnödem und einem *venösen hämorrhagischen Infarkt* kommen. Symptome sind je nach Größe der Blutung heftige Kopfschmerzen, Übelkeit, Erbrechen bis hin zur Bewusstlosigkeit und Tod innerhalb von Stunden.

Pia mater: Sie liegt der Oberfläche von Gehirn und Rückenmark direkt auf, folgt allen Windungen und umgibt die eintretenden Gefäße. Der Subarachnoidalraum setzt sich trichterförmig um die Gefäße herum fort (*Virchow-Robin-Räume*). Das lockere Bindegewebe der Pia mater spinalis verdichtet sich zu zwei breiten Faserzügen (*Ligg. denticulata*) zwischen Vorder- und Hinterwurzel der Spinalnerven, über die das Rückenmark am knöchernen Wirbelkanal fixiert wird.

Liquorzirkulation: Der Liquor wird in den Plexus choroidei der Ventrikel gebildet, fließt über das *Foramen interventriculare* in den III. Ventrikel und dort über den *Aquaeductus cerebri* in den IV. Ventrikel und den Zentralkanal des Rückenmarks. Über die *Apertura mediana* und die *Aperturae lat.* kommunizieren die inneren Liquorräume mit dem äußeren. Der Liquor fließt so in den *Subarachnoidalraum.* Dort wird er zum größten Teil in den *Granulationes arachnoidales* (*Pacchioni*) resorbiert und gelangt in die venösen Blutwege, teilweise wird er über das Ependym, kleine Venen der Pia mater und entlang der Perineuralscheiden aufgenommen. Abb. 9.**15** zeigt die Liquorzirkulation.

Liquorpunktion: Um Liquor zu diagnostischen Zwecken zu gewinnen, punktiert man normalerweise zwischen den Fortsätzen des 3. und 4. oder 4. und 5. Lendenwirbels (*Lumbalpunktion*). Während der Punktion nimmt der Patient eine gekrümmte Haltung ein (im Sitzen oder in Seitenlage), um die Dornfortsätze der Lendenwirbel möglichst weit auseinander zu bringen. Mit einer langen Hohlnadel wird nun von medial oder lateral im Zwischenraum punktiert. Dabei werden die Bandstrukturen der Wirbelsäule (Lig. supraspinale, Lig. interspinale) sowie die Dura durchstochen. Durch Erfahrene kann auch die

Cisterna cerebellomedullaris als Punktionsort gewählt werden (*Subokzipitalpunktion*).

Die Lumbalpunktion kann auch im Rahmen einer Myelographie (Injektion von Kontrastmittel) oder therapeutisch (Spinalanästhesie, Chemotherapie) vorgenommen werden.

Klinischer Bezug

Bei der *Periduralanästhesie* werden Spinalnervenwurzeln durch Injektion eines Lokalanästhetikums in den Epiduralraum blockiert (s. u.). Bei der Spinalanästhesie erfolgt die Injektion in den *Subarachnoidalraum.*

Liquorabflussblockaden: Zu Liquorblockaden kommt es immer dann, wenn die Abflusswege des Liquors gestört sind. Ursachen dafür können Entzündungen, Blutungen, Zysten, Tumoren, Missbildungen u. a. sein.

Anatomie

! Merke

Liegt die Blockade innerhalb des Ventrikelsystems, staut sich der Liquor in den vor der Stenose liegenden Ventrikeln auf. Man spricht vom *Hydrocephalus internus.*
Liegt die Abflussstörung im Bereich des Cavum subarachnoidale, spricht man vom *Hydrocephalus externus.* Der Liquor kann aus den Ventrikeln frei in den Subarachnoidalraum abfließen, dort kommt es jedoch zum Aufstau.

Klinischer Bezug

Einen **Hydrocephalus externus** sowie die Kombination aus **Hydrozephalus externus** und **internus** findet man oft bei Krankheiten, die mit Hirnatrophien einhergehen (Morbus Alzheimer, Missbildungen, Hydrocephalus e vacuo).
Typische *Zeichen einer Liquorblockade* sind starke Kopfschmerzen, Übelkeit und Erbrechen sowie Veränderungen des Augenhintergrundes (Stauungspapille).

9.11 Gefäßversorgung

Die arterielle Versorgung des Gehirns erfolgt über die *Aa. carotis int.* und die *Aa. vertebrales*, deren Äste an der Hirnbasis einen *Arterienring* (*Circulus arteriosus Willisi*) bilden. Der venöse Abfluss erfolgt über oberflächliche und tiefe klappenlose Venen und Sinus.

9.11.1 Arterien

A. carotis interna: Sie gelangt nach Teilung der A. carotis comm. durch den Canalis caroticus in die mittlere Schädelgrube. Sie zieht zunächst nach vorn durch den *Sinus cavernosus*, durchdringt das innere

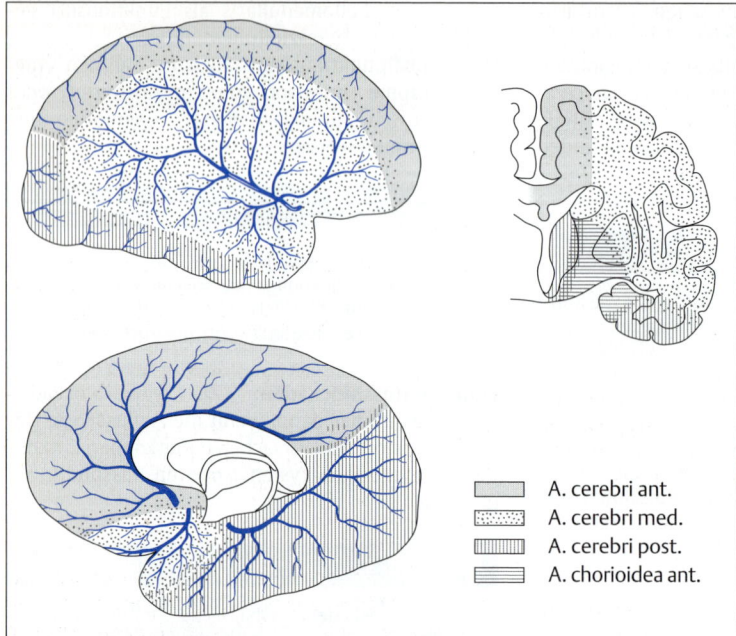

	A. cerebri ant.
	A. cerebri med.
	A. cerebri post.
	A. chorioidea ant.

Abb. 9.16 Arterielle Versorgung des Gehirns. a Seitenansicht, **b** Medialansicht, **c** im Querschnitt (aus Delank, Enke 1994)

Durablatt am Proc. clinoideus ant., wendet sich dann zurück (*Karotisknie, Karotissiphon*) und gelangt in den Subarachnoidalraum. Das Karotisknie liegt medial der durch den Sinus cavernosus ziehenden Augenmuskelnerven und grenzt rostral an den N. opticus. Die A. carotis int. gibt in ihrem weiteren Verlauf folgende Äste ab:

- *Extradurale Äste:* ziehen zum Boden der Paukenhöhle, zur Dura mater und zur Hypophyse;
- *A. ophthalmica:* entspringt am Karotisknie und zieht durch den Canalis opticus in die Orbita, versorgt Orbita, Sinus sphenoidalis, Sinus ethmoidales, Teile von Nasenschleimhaut, Stirn, Nasenwurzel und Augenlidern;
- *A. communicans posterior:* verläuft nach kaudal und verbindet die A. carotis int. mit der A. cerebri post., versorgt Tractus opticus und Chiasma opticum, Hypothalamus, Teile des Thalamus, Crura cerebri und Cauda nuclei caudati;
- *A. choroidea anterior:* verläuft neben dem Tractus opticus nach kaudal zum Plexus choroideus im Unterhorn des Seitenventrikels, anastomosiert dort mit der A. choroidea post. aus der A. cerebri post., versorgt Tractus opticus, Hippocampus, Corpus amygdaloideum, Globus pallidus und Crus post. der Capsula int.
- **A. cerebri anterior** (Abb. 9.**16**): zieht am Chiasma opticum vorbei in die Fissura longitudinalis med. und entlang der medialen Fläche der Hemisphäre um Rostrum und Genu des Balken herum, versorgt Lamina terminalis, Hypothalamus, Crus ant. der Capsula int., Globus pallidus und Caput nuclei caudati sowie mit terminalen Ästen die Rindengebiete der medialen Hemisphäre bis zum Sulcus parietooccipitalis und einen schmalen Streifen der Mantelkante.

- **A. cerebri media** (Abb. 9.**16**): zieht als Fortsetzung der A. carotis int. in den *Sulcus lat.*, gibt dort Äste zu den lateralen Rindenanteilen, Genu der Capsula int., Corpus nuclei caudati, Globus pallidus, Putamen und Capsula ext. ab, in der Capsula int. ziehen A. thalamostriata und A. thalamolenticularis („Aa. apoplecticae"), deren Ruptur zur intrazerebralen Massenblutung führt.

A. vertebralis: Die beiden Aa. vertebrales ziehen durch die *Foramina transversaria* der Halswirbel bis zum Atlas, um den sie sich herumwinden und durch das *Foramen magnum* in die Schädelhöhle gelangen. Dort vereinen sie sich zur *A. basilaris.* Diese zieht im Sulcus a. basilaris auf der ventralen Seite der Brücke und gibt dabei folgende Äste ab:

- *A. cerebelli inferior posterior:* geht aus der A. vertebralis ab;
- *A. cerebelli inferior anterior:* versorgt Medulla oblongata, Pons, Plexus choroideus des IV. Ventrikels und Teile des Kleinhirns, gibt die *A. labyrinthi* zum Innenohr ab;
- *Aa. pontis:* ziehen zu Pons und Mittelhirn;
- *A. cerebelli superior:* ziehen um die Hirnschenkel herum zu Vierhügelplatte und oberem Teil des Kleinhirns.

- **A. cerebri posterior** (Abb. 9.**16**): Nach jeder Seite zweigt sich aus der A. basilaris eine A. cerebri post. ab. Sie verläuft auf dem *Tentorium cerebelli* nach hinten und gibt u. a. die *A. communicans post.* ab, die die Verbindung zur A. cerebri media herstellt. Die A. cerebri post. teilt sich in ihre Endäste *A. occipitalis med.* und *lat.*, zu den okzipitalen und basalen Rindengebieten.

Circulus arteriosus cerebri (Abb. 9.**17**): An der Hirnbasis bilden die großen Arterien über Anastomosen einen Arterienring, der die Stromgebiete der beiden Aa. vertebrales und Aa. carotis int. verbindet und die Blutversorgung des Gehirns sichert.

 Klinischer Bezug

Die Hirnarterien können durch Injektion von Kontrastmittel in die A. carotis int. oder die A. vertebralis radiologisch dargestellt werden (**zerebrale Angiographie**). Eine sofort angefertigte Röntgenaufnahme zeigt im Seitbild den arteriellen Gefäßbaum. Eine weitere Aufnahme einige Sekunden nach Injektion zeigt das über den venösen Gefäßbaum ablaufende Kontrastmittel.

Rückenmark: Die Durchblutung des Rückenmarks erfolgt über *Aa. radiculares* und absteigende Äste der *Aa. vertebrales*.

■ *Aa. radiculares:* Sie stammen aus den Rr. spinales der A. cervicalis ascendens, A. cervicalis prof., Aa. intercostales und Aa. lumbales. Die Rr. spinales ziehen durch die Foramina intervertebralia und geben im Wirbelkanal die Aa. radiculares ant.

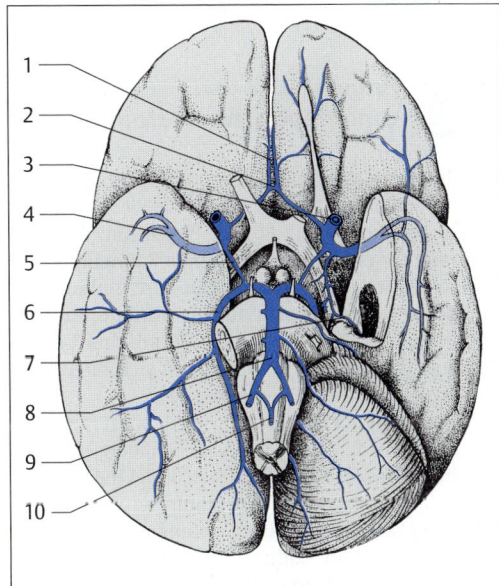

Abb. 9.**17 Arterien der Hirnbasis.** 1 = A. cerebri ant., 2 = A. communicans ant., 3 = A. carotis int., 4 = A. cerebri media, 5 = A. communicans post., 6 = A. cerebri post., 7 = A. choroidea ant., 8 = A. basilaris, 9 = A. vertebralis, 10 = A. spinalis ant. (aus Delank, Enke 1994)

und post. ab, die in die Aa. spinales ant. und post. münden.

■ *A. spinalis anterior:* Beide Aa. vertebralis geben je einen Ast nach kaudal ab, die sich zur *A. spinalis ant.* vereinen. Diese liegt auf der ventralen Seite des Rückenmarks in der Fissura mediana ventr. Im weiteren Verlauf erhält sie ihren Blutzufluss aus den Aa. radiculares. Sie versorgt die vorderen zwei Drittel des Rückenmarks.

■ *Aa. spinales posteriores:* Sie gehen aus den Aa. vertebrales oder Aa. radiculares hervor und verlaufen auf der dorsalen Seite des Rückenmarks. Sie versorgen das hintere Drittel des Rückenmarks.

 Klinischer Bezug

Im Bereich des Lumbalmarks findet sich meist nur eine **A. radicularis magna**. Bei einer Läsion dieser Arterie kommt es zu einer schlaffen Lähmung der Beine.

9.11.2 Mikrozirkulation

Die Mikrozirkulation des Gehirn erfolgt über Kapillaren, die von einem geschlossenen, nicht gefensterten Endothel und einer geschlossenen Basalmembran umgeben sind. Das ZNS besitzt keine Lymphgefäße. Die *Blut-Hirn-Schranke* liegt zwischen den Kapillaren und dem Neuroparenchym und wird von den Füßchen der Astroglia gebildet, die die Kapillaren vollständig umgeben. Nur kleinen Molekülen ist es möglich die Blut-Hirn-Schranke zu überwinden, sodass sie vor allem für Proteine, Fremdstoffe und viele Medikamente eine Permeabilitätsbarriere bildet.

9.11.3 Venöse Abflusswege

Die Venen des Gehirns sind klappenlos und verlaufen nicht mit den Arterien, sondern bilden ein eigenes Gefäßnetz. Die Hirnvenen fasst man in zwei Gruppen zusammen: in die *oberflächlichen Venen* (*Vv. cerebri superf.*), die ihr Blut in die Sinus durae matris (s. u.) entleeren, und in die *tiefen Venen* (*Vv. cerebri prof.*), die ihr Blut in die *V. cerebri magna* (*Galeni*) abgeben.

Vv. cerebri superficiales: Man unterscheidet die Gruppe der oberen Venen (*Vv. cerebri sup.*) und die Gruppe der unteren Venen (*Vv. cerebri inf.*).

■ *Vv. cerebri superiores:* ca. 10–15 Venen, verlaufen an der Außenfläche der Hemisphäre durch das Spatium subdurale nach oben in den Sinus sagittalis sup. (*Brückenvenen*). Sie sammeln das Blut aus dem Frontal- und Parietallappen.

■ *Vv. cerebri inferiores:* verlaufen an der Außenfläche der Hemisphäre nach unten, nehmen das Blut aus dem Temporallappen und aus den basalen Regionen des Okzipitallappens auf und münden in die V. cerebri media superf. oder den Sinus transversus und Sinus petrosus maj.

Vv. cerebri profundae: Sammeln das Blut aus dem Zwischenhirn, den tiefliegenden Strukturen der Hemisphären und aus dem tiefen Marklager. Sie entleeren alle ihr Blut in die *V. cerebri magna* (*Galeni*).

- *V. basalis (Rosenthal-Vene):* entsteht im Bereich der Substantia perforata ant. durch die Vereinigung von V. cerebri ant. mit der V. cerebri media prof. Dann überquert sie den Tractus opticus und zieht um den Pedunculus cerebri in der Cisterna ambiens aufwärts, wo sie in die *V. cerebri magna* mündet. Auf ihrem Weg nimmt sie Venen aus allen Hirnlappen, Zwischen- und Mittelhirn, Hippocampus, Corpus callosum und Kleinhirnanteilen auf, und auch die V. choroidea inf. vom Plexus choroideus und die Vv. thalamostriatae inf. von den basalen Anteilen des Thalamus.
- *V. cerebri magna:* entsteht aus der Vereinigung beider Vv. cerebri int. und den beiden Vv. basales, sie mündet in den Sinus rectus.
- *V. cerebri interna:* entsteht am Foramen interventriculare durch die Vereinigung der V. septi pellucidi, der V. thalamostriata und der V. choroidea.

Klinischer Bezug

Sinusthrombose, Hirnvenenthrombose: Zu einer Thrombosierung der Sinus und der Hirnvenen kann es aus verschiedenster Ursache kommen (z. B. Arteriosklerose, Traumen, Tumoren, Entzündungen, Epilepsie, Leukämie, Anämie, Gerinnungsstörungen u. a.). Aufgrund der venösen Abflussstauung kommt es zum *hämorrhagischen Infarkt*. Meist entwickeln sich akut Symptome der *Hirndrucksteigerung*, u. U. mit motorischen und sensiblen Ausfällen oder Herdsymptomen. Etwa ein Drittel der Fälle verläuft chronisch. Der zunehmende Hirndruck kann zu einer Einklemmung des Hirnstamms im Tentoriumschlitz führen, die durch Schädigung der Atem- und Kreislaufzentren eine vitale Bedrohung darstellt.

Sinus durae matris: Die Sinus sind große Blutleiter, die innerhalb der Dura verlaufen (s. a. 9.10.1). Man unterscheidet:

- *Sinus sagittalis superior:* verläuft „unter dem Mittelscheitel" entlang der Schädelkalotte nach dorsal, mündet in den *Confluens sinuum* an der Protuberantia occipitalis int.;
- *Sinus sagittalis inferior:* verläuft am unteren Rand der Falx cerebri, mündet in den Sinus rectus;
- *Sinus rectus:* verläuft an der Anheftung der Falx cerebri und in der Mitte des Tentorium cerebelli, mündet in den Confluens sinuum;
- *Sinus transversus:* verläuft paarig vom Confluens sinuum nach lateral und setzt sich in den Sinus sigmoideus fort;
- *Sinus sigmoideus:* verläuft S-förmig entlang des Os temporale und geht im Foramen jugulare in den Bulbus der V. jugularis int. über;
- *Sinus occipitalis:* verläuft medial entlang des Os occipitale zum Confluens sinuum;

- *Sinus sphenoparietalis:* verläuft entlang der Ala min. in den Sinus cavernosus;
- *Plexus basilaris:* liegt auf dem Clivus, mündet in Sinus cavernosi;
- *Sinus petrosus superior:* verläuft entlang der oberen Pyramidenkante in den Sinus sigmoideus;
- *Sinus petrosus inferior:* verläuft entlang der hinteren Pyramidenbasis in den Bulbus v. jugularis;
- *Sinus cavernosus:* liegt auf beiden Seiten der Sella turcica, durch *Sinus intercavernosi* verbunden, erhält Zuflüsse aus V. ophthalmica sup. (anastomosiert mit der V. angularis) und inf., V. cerebri media superf., Sinus sphenoparietalis, mündet in Sinus petrosus sup. und inf. und Plexus basilaris.

! Merke

Das venöse Blut des Schädels fließt hauptsächlich über die *V. jugularis int.* ab. Weitere Abflusswege sind die Vv. ophthalmicae, der Plexus pterygoideus, Venen im Karotiskanal und die *Vv. emissariae*, die die Sinus durae matris mit den *Vv. epiploicae* der Schädelknochen verbinden.

Venen des Rückenmarks: Das venöse Blut aus dem Rückenmark fließt über Vv. radiculares in klappenlose Venengeflechte im Epiduralraum (*Plexus venosi vertebrales int.*). Diese stehen mit den Sinus durae matris, dem Venengeflecht vor und hinter der Wirbelsäule (*Plexus venosi vertebrales ext.*) und den segmentalen Venen in Verbindung.

9.12 Angewandte und topographische Anatomie

Zum besseren Verständnis der Lage von Gehirn und Hirnnerven innerhalb des Schädels teilt man diesen in einem Raum oberhalb des Tentorium cerebelli (Supratentorieller Raum) und einen Raum unterhalb (Infratentorieller Raum) ein. Die Beschreibung der Schädelbasis bezieht sich auf die vordere, mittlere und hintere Schädelgrube. Im Sagittalschnitt durch die Medianebene des Kopfes lassen sich die einzelnen Abschnitte am besten erkennen.

Supratentorieller Raum: Er wird basal begrenzt durch die vordere und mittlere Schädelgrube und das Tentorium cerebelli. Das Dach bildet die Schädelkalotte. Der supratentorielle Raum wird durch die Falx cerebri in zwei Hälften geteilt und beinhaltet Zwischenhirn und Endhirn mit III. Ventrikel und Seitenventrikeln. Durch die mittlere Schädelgrube ziehen der II. bis IV. Hirnnerv, durch die vordere Schädelgrube ziehen die Nn. olfactorii zum Bulbus olfactorius.

Infratentorieller Raum: Er liegt kaudal des Tentorium cerebelli und erstreckt sich bis zum Foramen magnum. Im infratentoriellen Raum liegen Hirnstamm mit Rhombencephalon, Pons und Mesencephalon sowie das Kleinhirn. Hier treten der V. bis XII. Hirnnerv aus dem Gehirnschädel aus.

Bildgebende Verfahren: Durch konventionelle Röntgenaufnahmen können nur die knöchernen Strukturen des Schädels, jedoch keine Strukturen des Gehirns dargestellt werden. Im Computertomogramm (CT) oder Kernspintomogramm (MRT) lassen sich Hirnstrukturen, Ventrikel, Zisternen und Hirnnerven sowie pathologische Veränderungen detailliert darstellen.

Im CT werden dazu Schichten gewählt, die parallel zu einer Ebene zwischen äußeren Augenlidwinkeln und äußeren Gehörgängen verlaufen (*Kanthomeatalebene*). Im MRT ist es auch möglich horizontale Schnitte zu erhalten, die v. a. bei der Beurteilung des Spinalkanals wichtig sind.

Anatomie

Sehorgan

Zum Sehorgan zählt man den *Augapfel* mit *Sehnerv* und seine *Hilfseinrichtungen* (Augenlider, Tränenapparat, Augenmuskeln). Die *Sinnesepithelzellen* liegen in der inneren Augenhaut, der Retina. Auf ihr wird durch den lichtbrechenden Apparat des Auges (Hornhaut, Linse) ein *umgekehrtes* und *verkleinertes Bild* der gesehenen Umwelt entworfen. Über den N. opticus gelangen diese visuellen Informationen in den Okzipitallappen des Gehirns (s. a. Physiologie 17.4).

10.1 Entwicklung

Augenbläschen, Augenbecher: Beim etwa einen Monat alten Embryo bilden sich seitlich am Vorderhirn zwei Ausbuchtungen, die *Augenbläschen*. Diese induzieren in dem darüber liegenden Ektoderm die Bildung der *Linsenplakode*. Nach kurzer Zeit stülpt sich das Augenbläschen ein und entwickelt sich zum doppelwandigen *Augenbecher*. Zwischen innerer und äußerer Wand liegt zunächst der primäre *Sehventrikel*, der später durch einen kapillären Spalt ersetzt wird. Der Augenbecher ist durch die *Augenbecherstiele* weiterhin mit dem Zwischenhirn verbunden. An der Unterseite des Augenbechers entsteht durch das Einstülpen ein Spalt, die *Augenbecherspalte*, der sich in den Augenbecherstiel fortsetzt. Die *A. hyaloidea*, die Linse und Glaskörper des Embryos versorgt, gelangt durch diesen Spalt in den Augenbecher. Sie bildet sich später zurück und bleibt als *A. centralis retina* im N. opticus erhalten. In der 7. Woche verschließt sich die Augenbecherspalte. Die Öffnung des Augenbechers wird zur *Pupille*.

Die äußere Wand des Augenbechers bleibt einschichtig und differenziert sich zum *Pigmentepithel der Retina*. Das innere Blatt entspricht dem Neuroektoderm des ZNS und zeichnet sich durch hohe mitotische Aktivität aus. Die ventrikulären Mitosen finden auf der dem Sehventrikel zugewandten Seite statt, während die Neuriten dem Inneren des Augenbechers anliegen und von dort durch den Augenbecherstiel als N. opticus zum Gehirn ziehen. Aus den Neuroblasten entwickeln sich *Sinneszellen* (*Stäbchen- und Zapfenzellen*) und Stützzellen der Retina. Diese Differenzierung betrifft nur die hinteren vier Fünftel der Retina (*Pars optica retinae*), das vordere Fünftel bleibt einschichtig (*Pars caeca retinae*). Die Pars caeca teilt sich später auf in die *Pars ciliaris retinae*, die den Ziliarkörper überzieht, und die *Pars iridica retinae*, die die innere stark pigmentierte Schicht der Iris bildet. Die inneren Augenmuskeln, *M. dilatator pupillae* und *M. sphincter pupillae,* entwickeln sich im Mesektoderm zwischen Augenbecher und Oberflächenepithel.

Ziliarkörper: Der *Ziliarkörper* besteht aus dem *Ziliarmuskel* und den *Zonulafasern* (*Fibrae zonulares*). Der Ziliarmuskel entwickelt sich aus dem Mesenchym oberhalb der Pars ciliaris retinae. Er ist mit der Linse durch die Zonulafasern verbunden.

Linse: Die *Linsenplakode* stülpt sich ein und wird zum *Linsenbläschen*. Dieses schnürt sich in der 5. Woche vom Ektoderm ab und senkt sich in den Augenbecher. Das darüberliegende Oberflächenektoderm entwickelt sich zum Epithel der *Hornhaut* (*Cornea*). An der Hinterwand der Linse verlängern sich die Zellen des Linsenepithels zu *Linsenfasern*, die bald die gesamte Linse ausfüllen und vorne an das einschichtig isoprismatische vordere Linsenepithel grenzen. Die Grundsubstanz der Linsenfasern bestimmt die Brechungseigenschaften der Linse. Die Kerne der faserbildenden Zellen liegen in der Äquatorzone der Linse.

Augenhäute: Augenbecher und Linsenbläschen sind von allen Seiten von lockerem Mesenchym umgeben. Daraus entwickeln sich die *innere gefäßreiche Choroidea* (*Aderhaut*) und die *äußere harte Augenhaut* oder *Lederhaut* (*Sklera*), die sich in die Dura des N. opticus fortsetzt. Vor der Linse entsteht aus einem Spaltraum die *vordere Augenkammer*. Die innere Schicht liegt hier direkt Linse und Iris auf (*Membrana iridopupillaris*). Sie bildet sich später über der Linse wieder zurück. Die äußere Schicht (*Substantia propria*) geht in die Sklera über. Die vordere Augenkammer wird nach vorne durch die Kornea abgeschlossen.

Im Raum zwischen Linse und Retina befindet sich ebenfalls Mesenchym. Hier entsteht ein Fasernetz, das sich später mit transparenter Gallertmasse füllt (*Glaskörper*).

Klinischer Bezug

Die häufigsten **Fehlbildungen** im Bereich des Auges sind:

Anophthalmie = vollständiges Fehlen des Augapfels. Es tritt meist mit anderen schweren Missbildungen im Bereich des Schädels auf.

Kolobom: Schließt sich der Augenbecherspalt unvollständig, bleibt eine Spalte bestehen, die aber meist nur im Bereich der Iris zu finden ist (*Iriskolobom*). Das angeborene Iriskolobom liegt im unteren nasalen Quadranten, traumatische Kolobome können in allen Quadranten auftreten.

Katarakt: Hierbei handelt es sich um eine angeborene Trübung der Linse, die genetisch bedingt sein kann, aber z. B. nach Rötelninfektion der Mutter während der Schwangerschaft häufiger auftritt.

10.2　Orbita

Die *Augenhöhle* (*Orbita*) umgibt als knöcherne Höhle den annähernd kugelförmigen *Augapfel* (*Bulbus oculi*). Der retrobulbäre Fettkörper bildet dabei eine Art Gelenkpfanne, in der der Bulbus durch die äußeren Augenmuskeln bewegt werden kann.

10.2.1　Form, Lage

Form und Lage: Die Orbita hat die Form einer Pyramide, deren Basis als *Aditus orbitae* an der Vorderseite des Schädels zu sehen ist. Die Pyramidenspitze zeigt nach medial hinten. Die Achsen beider Orbitae schneiden sich hinter dem Dorsum sellae. Die knöchernen Wände der Orbita setzen sich aus den angrenzenden Schädelknochen zusammen: medial liegen *Os lacrimale* und *Os ethmoidale*, lateral das *Os zygomaticum*, das Dach wird gebildet durch das *Os frontale*, der Boden durch *Os zygomaticum* und *Os maxillae* und die Spitze durch *Os palatinum* und *Os sphenoidale*. Die Orbita hat enge Beziehungen zum *Sinus frontalis* und den *Cellulae ethmoidales*.

Die Orbita wird von *Periost* (*Periorbita*) ausgekleidet, das im Aditus orbitae in frontal gestellte Bindegewebssepten übergeht, die in die Augenlider einstrahlen (*Septum orbitale*). Nerven und Gefäße, die aus der Orbita in das Gesicht ziehen, durchbrechen die Periorbita am Orbitarand.

Öffnungen: Die Orbita ist durch zahlreiche Öffnungen mit den umgebenden Strukturen verbunden (s. a. Tab. 5.**2**):

- *zur vorderen Schädelgrube:* Foramen ethmoidale ant. (A., V. + N. ethmoidale ant.);
- *zur mittleren Schädelgrube:* Canalis opticus (N. opticus, A. ophthalmica), Fissura orbitalis sup. (*oberhalb* des Anulus tendineus (s. a. 10.3.6): V. ophthal-

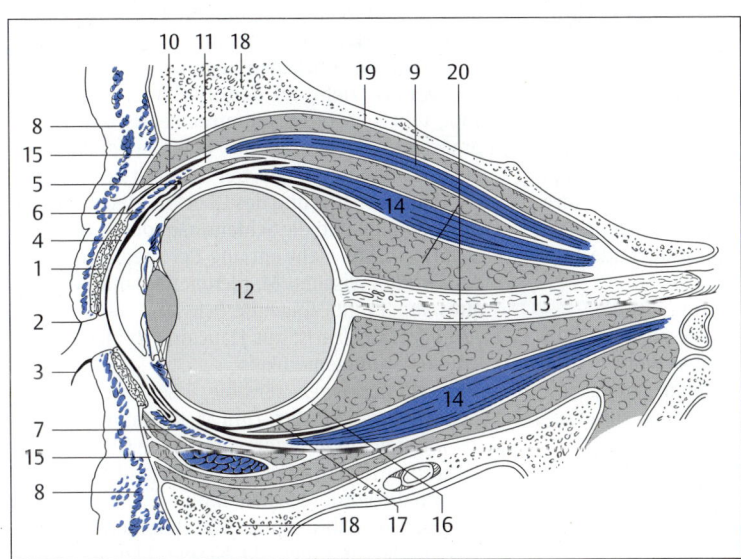

Abb. 10.**1 Orbita**, Längsschnitt. 1 = Meibom-Drüse, 2 = Limbus ant., 3 = Wimpern (Cilia), 4 = Tunica conjunctiva, 5 = Fornix conjunctiva, 6 = Mm. tarsales sup., 7 = Mm. tarsales inf., 8 = M. orbicularis oculi, 9 = M. levator palpebrae sup., 10 = Sehnenplatte, 11 = tiefe Sehnenplatte, 12 = Bulbus, 13 = N. opticus, 14 = Augenmuskeln, 15 = Septum orbitale, 16 = Vagina bulbi, 17 = Spatium episclerale, 18 = knöcherne Orbitawand, 19 = Periorbita, 20 = Corpus adiposum orbitae (aus Kahle/Leonhardt/Platzer, Thieme 1991)

mica sup., N. trochlearis, N. frontalis, N. lacrimalis; *durch* den Anulus tendineus: N. abducens, N. oculomotorius, N. nasociliaris; *unterhalb* des Anulus tendineus: Vv. ophthalmicae);

■ *zur Fossa infratemporalis, Fossa pterygopalatina:* Fissura orbitalis inf. (N. zygomaticus, Vasa infraorbitalia, V. ophthalmica inf.);

■ *zur Nasenhöhle:* Canalis nasolacrimalis (Tränennasengang);

■ *zum Gesicht:* Foramen frontale (R. med. n. supraorbitalis, A. u. V. supratrochlearis), Foramen supraorbitale (R. lat. n. supraorbitalis, Vasa supraorbitalia), Foramen zygomaticoorbitale (N. zygomaticus), Foramen zygomaticotemporale (N. zygomaticotemporalis), Foramen zygomaticofaciale (N. zygomaticofacialis), Canalis infraorbitalis (A., V. u. N. infraorbitalis);

■ *zu den hinteren Siebbeinzellen:* Foramen ethmoidale post. (A., V. u. N. ethmoidale post.).

10.2.2 Peri- und retrobulbärer Bindegewebsraum

Der Augapfel wird von einer derben Bindegewebshülle (*Tunica bulbi*) umgeben, die ihn vom retrobulbären Bindegewebsraum trennt. Dieser wird von einem Fettkörper (*Corpus adiposum orbitae*) ausgefüllt, der Gefäße, Nerven und äußere Augenmuskeln umgibt. Die Orbita wird von der *A. ophthalmica* arteriell versorgt und vom *N. ophthalmicus* sensibel innerviert. Die inneren Augenmuskeln sind sympathisch und parasympathisch innerviert, während die äußeren Augenmuskeln vom III., IV. und VI. Hirnnerv versorgt werden.

A. ophthalmica: Sie entspringt innerhalb der Schädelhöhle von der *A. carotis int.* und zieht durch *Canalis opticus* und *Anulus tendineus* in die Orbita. Sie verläuft zunächst lateral des N. opticus, zieht dann über ihn hinweg und mit dem M. obliquus sup. zum medialen Orbitarand. Dort teilt sie sich in ihre Endäste *A. dors. nasi* und *A. supratrochlearis* (zu Haut und Muskeln der Stirn). Sie gibt folgende Äste ab:

■ *A. centralis retina:* tritt in den N. opticus ein;

■ *Aa. ciliares posteriores breves:* ziehen mit etwa 15 Ästen durch die Sklera zum Corpus ciliare;

■ *Aa. ciliares posteriores longae:* ziehen lateral und medial zwischen Sklera und Choroidea zum Corpus ciliare und Circulus arteriosus iridis;

■ *Aa. musculares:* zu den äußeren Augenmuskeln, geben Aa. ciliares ant. ab;

■ *A. lacrimalis:* zu Tränendrüse und lateralem Augenwinkel;

■ *A. supraorbitalis:* zu Haut und Muskeln der Stirn;

■ *A. ethmoidalis posterior:* zur Schleimhaut der hinteren Siebbeinzellen;

■ *A. ethmoidalis anterior:* zur Schleimhaut der vorderen und mittleren Siebbeinzellen sowie der

Stirnhöhle, gibt A. meningea ant. ab, Endäste sind die A. supratrochlearis und die A. dorsalis nasi (anastomosiert mit der A. angularis aus der A. facialis).

Vv. ophthalmicae: Die *V. ophthalmica sup.* sammelt das Blut aus der *oberen Orbita*, zieht außerhalb des Anulus tendineus durch die *Fissura orbitalis sup.* und mündet in den *Sinus cavernosus*. Sie anastomosiert am oberen Orbitarand mit der V. angularis aus der V. facialis.

Die *V. ophthalmica inf.* sammelt das Blut aus der *unteren Orbita* sowie der Nasenhöhle und vereinigt sich mit der *V. ophthalmica sup.* oder zieht durch die Fissura orbitalis inf. und mündet in den Plexus pterygoideus und somit ebenfalls in den Sinus cavernosus.

 Klinischer Bezug

Gesichtsfurunkel dürfen nicht ausgedrückt werden, da die Erreger über die klappenlose V. angularis in die V. ophthalmica sup. und damit in den Sinus cavernosus gelangen können. Es besteht dann die Gefahr einer bakteriellen Sinusvenenthrombose oder einer Hirnhautentzündung.

N. ophthalmicus: Er tritt durch die *Fissura orbitalis sup.* in die Orbita ein und teilt sich dabei in seine vier Äste:

■ *Ramus tentorii:* zieht rückläufig zum Tentorium cerebelli und zur Falx cerebri;

■ *N. lacrimalis:* zieht an der lateralen Orbitawand über den M. rectus lat., innerviert mit Rr. palpebrales die Haut und mit Rr. conjunctivales die Bindehaut des seitlichen Augenwinkels;

■ *N. frontalis:* zieht auf dem M. levator palpebrae sup., teilt sich in N. supratrochlearis und N. supraorbitalis; letzterer gibt einen medialen und einen lateralen Ast ab. Der N. frontalis versorgt die Haut der Stirn und des Oberlids, den medialen Augenwinkel und die Schleimhaut der Stirnhöhle;

■ *N. nasociliaris:* zieht entlang der medialen Wand der Orbita zwischen M. rectus med. und M. obliquus sup. Er gibt folgende Äste ab:

– *N. infratrochlearis:* zur Haut und Bindehaut des medialen Augenwinkels;

– *Nn. ciliares longi:* sensible Fasern des Bulbus, sympathische Fasern zum M. dilatator pupillae;

– *N. ethmoidalis anterior:* verlässt die Orbita durch das Foramen ethmoidale ant., verläuft extradural durch die vordere Schädelhöhle und zieht durch die Lamina cribrosa in die Nasenhöhle, innerviert mit Rr. lat. und med. die Nasenschleimhaut und mit R. nasalis ext. die Haut des Nasenrückens;

– *N. ethmoidalis posterior:* verlässt die Orbita durch das Foramen ethmoidale post., zieht zu Keilbein- und Siebbeinhöhle, deren Schleimhäute er innerviert;

– *R. communicans zum Ggl. ciliare:* zieht ohne Umschaltung durch das Ggl. ciliare und führt sensible Fasern aus den Nn. ciliares breves des Bulbus.

Augenmuskelnerven: Der *N. oculomotorius (III)* zieht durch die Fissura orbitalis sup. und den Anulus tendineus in die Orbita. Er verläuft unterhalb des M. rectus sup. und versorgt mit einem *R. sup.* den M. rectus sup. und den M. levator palpebrae. Sein *R. inf.* innerviert M. rectus med., M. rectus inf., M. obliquus inf. und führt parasympathische Fasern zum Ggl. ciliare (s. a. 5.7.2).

Der *N. trochlearis (IV)* zieht durch die Fissura orbitalis sup. oberhalb des Anulus tendineus zum M. obliquus sup.

Der *N. abducens (VI)* zieht durch die Fissura orbitalis sup. und den Anulus tendineus an die laterale Orbitawand und innerviert den M. rectus lat.

Ggl. ciliare: Dieses *parasympathische Ganglion.* liegt lateral des N. opticus im hinteren Teil der Orbita. Über den N. oculomotorius gelangen die parasympathischen Fasern aus dem *Ncl. oculomotorius accessorius* zum Ggl. ciliare und werden dort auf die *Nn. ciliares breves* umgeschaltet. Diese führen außerdem sensible und sympathische Fasern, die das Ggl. ciliare ohne Umschaltung durchlaufen. Die parasympathischen Fasern innervieren den *M. ciliaris* und den *M. sphincter pupillae,* die sympathischen den *M. dilatator pupillae* und die sensiblen den Augapfel.

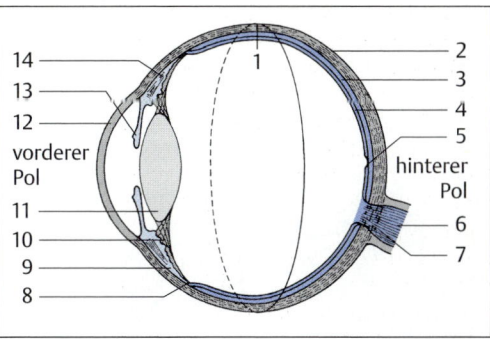

Abb. 10.2 Schnitt durch den Augapfel. 1 = Äquator, 2 = Sklera, 3 = Choroidea, 4 = Retina, 5 = Fovea centralis, 6 = N. opticus, 7 = Lamina cribrosa, 8 = Ora serrata, 9 = Pars plana, 10 = Zonula, 11 = Lens, 12 = Cornea, 13 = Iris, 14 = Corpus ciliare (aus Hollwich, Thieme 1988)

10.3 Bulbus oculi

Der *Augapfel* liegt im vorderen Teil der Orbita und reicht mit seinem Vorderrand bis zum Eingang der Augenhöhle. Er enthält den lichtbrechenden und den lichtwahrnehmenden Apparat des Auges und ist somit das eigentliche „Sehorgan".

10.3.1 Gestalt, Gliederung, Form

Siehe auch Histologie 3.16.1

Der *Augapfel (Bulbus oculi)* ist nahezu kugelförmig (∅ 24 mm) (Abb. 10.2). Er hat einen vorderen und einen hinteren Pol, durch die die *Augenachse (Axis bulbi)* verläuft. Knapp seitlich vom hinteren Pol liegt die *Macula lutea (Gelber Fleck)* mit der *Fovea centralis,* dem Ort schärfsten Sehens. Durch sie verläuft die *Sehachse (Axis opticus).* Der *Äquator bulbi* bezeichnet den größten Querdurchmesser des Augapfels und teilt ihn in eine vordere und hintere Hemisphäre. Der N. opticus verlässt den Bulbus medial vom hinteren Pol. Der vordere Teil des Bulbus enthält den *lichtbrechenden Apparat* (Hornhaut, Linse, Glaskörper, Kammerwasser), der hintere Teil den *lichtwahrnehmenden Apparat* (Sinneszellen der Retina). Den Akkomodationsapparat, der Nah- und Fernsehen ermöglicht, bilden Linse, Corpus ciliare und Iris.

Im Augapfel unterscheidet man drei Innenräume:
- *vordere Augenkammer:* vor der Iris
- *hintere Augenkammer:* hinter der Iris
- *Glaskörperraum:* mit dem Glaskörper (Corpus vitreum)

An der Vorderfläche des Bulbus liegt die durchsichtige *Hornhaut (Cornea),* die stärker gekrümmt ist als der Augapfel. Dahinter liegt die Linse, die vorne von der *Regenbogenhaut (Iris)* bedeckt wird. In der Mitte der Linse ist die Iris geöffnet und bildet die *Pupille.* Zwischen Cornea, Iris und Linse liegt die *vordere Augenkammer,* die mit *klarem Kammerwasser* gefüllt ist, das vom Epithel der Pars ciliaris retinae gebildet wird.

Lens (Linse): Die *Linse* ist bikonvex und an der Hinterfläche stärker gekrümmt als an der Vorderfläche. Sie liegt in der hinteren Augenkammer und ist an ihrem Rand durch *Zonulafasern* am Ziliarkörper befestigt. Die *hintere Augenkammer* wird nach vorne durch die *Iris* und nach hinten durch den *Glaskörper (Corpus vitreum)* begrenzt. Sie enthält ebenfalls Kammerwasser.

Corpus vitreum (Glaskörper): Der *Glaskörper* nimmt den größten Teil des Augapfels ein und füllt den Raum zwischen Linse, Ziliarkörper und Netzhaut aus. Er besteht aus klarer gallertiger Masse und ist von einer dünnen Membran überzogen.

Augenhäute: Die Wand des Bulbus ist dreischichtig.
- Außen liegt die *harte Augenhaut (Sklera),* die vorne in die Cornea übergeht.
- Die *mittlere Augenhaut (Uvea)* bildet um den Glaskörper herum die *Aderhaut (Choroidea)* und im vorderen Bereich *Corpus ciliare* und *Iris.*
- Die *innere Augenhaut (Retina)* liegt dem Glaskörper an und besteht hinten aus der *Pars optica retinae,* die die Sinneszellen enthält, und vorne aus der *Pars caeca retinae,* die frei von Rezeptoren ist. Die Grenze zwischen beiden Abschnitten nennt man *Ora serrata.* Die Retina besteht durchgängig aus

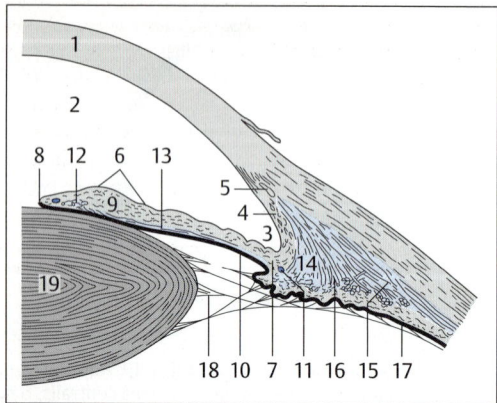

Abb. 10.3 Vorderer Augenabschnitt. 1 = Cornea, 2 = vordere Augenkammer, 3 = Iridokornealwinkel, 4 = Lig. pectinatum, 5 = Schlemmscher Kanal, 6 = Iris, 7 = Iriswurzel, 8 = Margo pupillaris, 9 = Irisstroma, 10 = Pars iridica retinae, 11 = Circulus arteriosus iridis maj., 12 = M. sphincter pupillae, 13 = M. dilatator pupillae, 14 = Corpus ciliare, 15+16 = M. ciliaris: 15 = Fibrae meridionales, 16 = Fibrae circulares, 17 = Pars ciliaris retinae, 18 = Fibrae zonulares, 19 = Linse (aus Kahle/Leonhardt/Platzer, Thieme 1991)

zwei Blättern, dem einschichtigen *Pigmentepithel* und dem *Stratum cerebrale retinae*, das im Bereich der Pars optica mehrschichtig und im Bereich der Pars caeca einschichtig ist.

10.3.2   Tunica fibrosa

Siehe auch Histologie 3.16.1
Cornea (Hornhaut): Die *Hornhaut* ist vorne von einem mehrschichtigen unverhornten Plattenepithel und hinten von einem einschichtigen Epithel überzogen. Das Stroma dazwischen besteht aus kollagenen Fasern, die einen bestimmten *Quellungszustand* und *Flüssigkeitsgehalt* haben, der die Cornea durchsichtig werden lässt. Sie wirkt durch ihre starke Krümmung als Sammellinse.

 Klinischer Bezug

Ändert sich der Flüssigkeitsgehalt des Stromas, kommt es zur Trübung der Hornhaut (**Katarakt, grauer Star**).

Die Cornea wird von freien Nervenendigungen (aus Nn. ciliares longi aus N. nasociliaris) sensibel innerviert. Sie ist frei von Blutgefäßen und wird über das Kammerwasser ernährt.
Sklera (Lederhaut): Die *Sklera* bildet die äußere Augenhaut im hinteren Teil des Bulbus. Sie besteht aus zugfesten kollagenen Fasern, in die die Sehnen der äußeren Augenmuskeln einstrahlen. Sie wirkt dem *intraokulären Druck* entgegen und hält damit die Form des Augapfels aufrecht. An der Austrittsstelle des N. opticus setzt sie sich als Dura mater auf den

Sehnerven fort. Am *Limbus corneae* geht sie nach vorne in die durchsichtige Hornhaut über.

10.3.3   Tunica vasculosa

Siehe auch Histologie 3.16.1
Iris: Die *Regenbogenhaut* (*Iris*) ist der vorderste Abschnitt der mittleren Augenhaut. Sie setzt vorne am Ziliarkörper an, ragt über die Linse und bildet in der Mitte den Rand der Pupille (*Margo pupillaris*). Das Irisstroma lässt sich in eine innere und eine äussere Zone unterteilen (Anulus iridis min. und maj.). Die radiär verlaufenden kleinen Arterien der Iris bilden nahe dem Ziliarkörper den *Circulus arteriosus maj.* und am Pupillenrand den *Circulus arteriosus min.* Die unterschiedliche Pigmentierung des Bindegewebes und des rückseitigen Irisepithels bestimmt die Augenfarbe. Albinos fehlt die Pigmentierung, sodass die Blutgefäße rot durchscheinen.
Innere Augenmuskeln: Im Bindegewebe der Iris verlaufen am Rand der Pupille zwei glatte Muskeln: *M. sphincter pupillae* und *M. dilatator pupillae*. Beide werden von Sympathikus und Parasympathikus innerviert. Beim M. sphincter pupillae überwiegt jedoch der Parasympathikotonus, die Pupille *verengt sich* (*Miosis*). Beim M. dilatator pupillae überwiegt der Sympathikotonus, die Pupille *erweitert sich* (*Mydriasis*). Beide Vorgänge laufen reflektorisch ab, die Nervenfasern ziehen in den Nn. ciliares breves (s. a. 9.3.3).

 Merke

Zur Verengung der Pupille kommt es bei starkem Lichteinfall, aber auch beim Fokussieren naher Gegenstände. Sie geht dann mit der *Konvergenzreaktion* (Einwärtsdrehen der Augen) einher.

Iridokornealwinkel: Zwischen Iris und Cornea liegt in der vorderen Augenkammer der *Iridokornealwinkel* (Abb. 10.3). Er besteht aus bindegewebigem Maschenwerk (*Lig. pectinatum*), durch dessen Spalträume das Kammerwasser in einen venösen Sinus, den ringförmigen *Schlemmschen Kanal* (*Sinus venosus sclerae*), ablaufen kann. Dieser transportiert das Kammerwasser durch die Sklera in episklerale Venen, die dann in konjunktivale Venen münden.

 Klinischer Bezug

Ist der Abfluss des Kammerwassers behindert, kommt es zum Aufstau der Flüssigkeit und zur Steigerung des Augeninnendrucks (**Glaukom, grüner Star**). Dies kann zu einer Schädigung der Netzhaut führen und muss deshalb medikamentös behoben werden. Normaler Augeninnendruck: 22 mmHg.

Corpus ciliare (Ziliarkörper): Das *Corpus ciliare* ist ein verdickter Teil der mittleren Augenhaut, der in

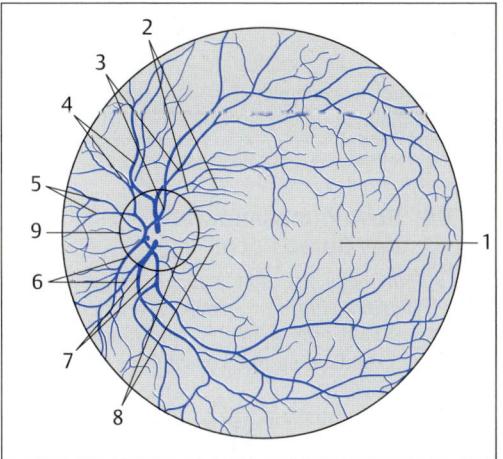

Abb. 10.4 Augenhintergrund. 1 = Macula lutea, 2 = Arteriola (Venula) macularis sup., 3 = Arteriola (Venula) temporalis retinae sup., 4 = Arteriola (Venula) nasalis retinae sup., 5 = Arteriola (Venula) medialis retinae, 6 = Arteriola (Venula) nasalis retinae inf., 7 = Arteriola (Venula) temporalis retinae inf., 8 = Arteriola (Venula) macularis inf., 9 = Sehnervenpapille (aus Hollwich, Thieme 1988)

zwei ringförmigen Zonen um die Iris herum liegt. Von der äußeren Zone ziehen die *Zonulafasern* zur Linse. Sie bilden den Aufhängeapparat der Linse. Der *Ziliarkörper* wird von *Pigmentepithel (Pars ciliaris retinae)* überzogen, das durch Ultrafiltration und Sekretion das *Kammerwasser (Humor aequosus)* bildet.

Der ringförmige *M. ciliaris* liegt an der Vorderseite des Ziliarkörpers. Er wird von parasympathischen Fasern des *N. oculomotorius* innerviert. Diese werden im *Ggl. ciliare* umgeschaltet und verlaufen dann in den *Nn. ciliares breves*.

> ❗ **Merke**
>
> Durch Anspannung und Entspannung nimmt der *M. ciliaris* Einfluss auf die Zonulafasern und somit auf die Form der Linse. Spannt sich der M. ciliaris an, nähert er sich der Linse. Die Zonulafasern werden nun entspannt, die Linse rundet sich ab. Dadurch wird ihre Brechkraft größer und das Auge kann nah sehen. Entspannt sich der M. ciliaris jedoch, geraten die Zonulafasern unter Zug und flachen die Linse ab. Dadurch wird ihre Brechkraft verringert und das Auge kann weit sehen.

Choroidea (Aderhaut): Die *Aderhaut* ist dreischichtig und enthält Pigmentzellen sowie zahlreiche Blutgefäße, die vor allem der Ernährung der Retina dienen. An der Ora serrata geht die Choroidea in den *Ziliarkörper (Corpus ciliare)* über.

10.3.4 Tunica interna
Siehe auch Histologie 3.16.1

Retina: Die *innere Augenhaut* ist 2-blättrig und liegt im vorderen Teil (*Pars caeca retinae*) dem Corpus ciliare und der Hinterfläche der Iris auf. Im Bereich der Iris ist das Epithel stark pigmentiert (*Pars iridis retinae*).

Hinter der Ora serrata beginnt die *Pars optica retinae*. Sie besteht aus zwei Blättern, dem einschichtigen äußeren Blatt (*Stratum pigmentosum*) und dem vielschichtigen inneren Blatt (*Stratum cerebrale*). Beide liegen lose aufeinander und sind nur an der Ora serrata und der Austrittsstelle des N. opticus miteinander verwachsen. Das *Pigmentepithel* grenzt nach außen direkt an die Choroidea und reicht nach innen bis an die Photorezeptoren des inneren Blattes. Es dient deren Ernährung und phagozytiert abgestoßene Anteile der Rezeptoren.

Das Stratum cerebrale ist der lichtempfindliche Teil der Retina. Es besteht von innen nach außen aus drei Schichten: *Schicht der Photorezeptoren (Stratum neuroepitheliale), Schicht der bipolaren Ganglienzellen (Stratum ganglionare retinae)* und *Schicht der Optikusganglienzellen (Stratum ganglionare n. optici).* Die Photorezeptoren des Stratum neuroepitheliale sind *primäre Sinneszellen*. Sie liegen außen in der Retina. Das Auge ist ein *inverses Auge*, bei dem das Licht durch die anderen Retinaschichten hindurchtreten muss, um die Rezeptoren zu erreichen. In der menschlichen Retina gibt es etwa *120 Millionen Stäbchenzellen* und *6 Millionen Zapfenzellen*. Die Stäbchenzellen ermöglichen das *Hell-Dunkel-Sehen*, die Zapfenzellen das *Farbsehen*. In der *Fovea centralis*, die in der Sehachse liegt, befinden sich nur Zapfenzellen. Sie ist die *Stelle des schärfsten Sehens*.

> ❗ **Merke**
>
> Die Erregung von mehreren Sinneszellen wird auf eine Ganglienzelle und die Erregung mehrerer Ganglienzellen auf eine Optikusganglienzelle weitergeleitet (*Konvergenz der Erregungsleitung*). Die Zapfenzellen sind jedoch relativ häufig durch eine eigene Nervenfaser im N. opticus repräsentiert.

Die marklosen Neuriten der Optikusganglienzellen ziehen innen auf der Retina zum Discus n. optici, an dem sie das Auge verlassen (*Papilla n. optici*) und als N. opticus zum Gehirn ziehen. An dieser Stelle fehlen die Sinnesrezeptoren (*blinder Fleck*) (s. a. Physiologie 17.2.1).

Blutversorgung: Die Blutversorgung des Bulbus erfolgt über Äste der *A. ophthalmica*. Die *A. centralis retinae* zieht im N. opticus bis zum Discus n. optici und teilt sich dort in zwei Äste auf, die die temporale und nasale Hälfte der Retina (Pars optica retinae) versorgen. Der Bulbus (mit Pars caeca retinae) und die Strukturen des vorderen Auges werden hauptsächlich von den Aa. ciliares versorgt (s. a. 10.2.2).

Anatomie

Merke

Die Schicht der Photorezeptoren wird durch Diffusion vom Pigmentepithel ernährt, die anderen Schichten der Retina werden von der A. centralis retinae versorgt. Bei einer *Netzhautablösung* (*Ablatio retinae*) kommt es daher zum Untergang der Photorezeptoren.

Klinischer Bezug

Der **Augenhintergrund** (Abb. 10.4) lässt sich mit dem Augenspiegel betrachten. Man erkennt die Äste der A. und V. centralis retinae, die in dem nasal gelegenen Discus n. optici entspringen. Die lateralen Äste versorgen die *Macula lutea* (gelber Fleck), in deren Mitte die *Fovea centralis* liegt. Die Macula selbst ist gefäßfrei. Durch die Spiegelung lassen sich die Gefäße direkt beobachten und pathologische Veränderungen (z. B. bei Hypertonie, Diabetes, etc.) erkennen. Eine hervorstehende Papille kann Zeichen für einen erhöhten Hirndruck sein **(Stauungspapille)**.

10.3.5   N. opticus

N. opticus (Sehnerv): Der *N. opticus* entsteht am *Discus n. optici* durch Zusammenschluss der Neuriten der Optikusganglienzellen und ist als Teil des Gehirns von dort an mit Dura überzogen. Er besteht aus markhaltigen Nervenfasern und zahlreichen Oligodendrozyten. Er verläuft in der Orbita S-förmig, um bei den Augenbewegungen nicht gedehnt zu werden. Er tritt durch den *Canalis n. optici* in die Schädelhöhle ein und verläuft bis zum *Chiasma opticum*, das auf dem Diaphragma sellae über der Sella turcica liegt. Von dort ziehen die ungekreuzten temporalen und die gekreuzten nasalen Fasern weiter als Tractus opticus zum Corpus geniculatum lat. und von dort als Sehstrahlung zur Sehrinde des Sulcus calcarinus (s. a. 9.8.1).

A. und V. centralis retina: Die *A. centralis retina* geht von der A. ophthalmica ab und tritt etwa 1 cm hinter dem Bulbus in den N. opticus ein. Sie zieht im Nerven zur Papille und versorgt die Retina. Die *V. centralis retinae* sammelt das venöse Blut und nimmt den gleichen Verlauf wie die Arterie.

Hemianopsien: Ausfälle des Gesichtsfeldes können durch Schädigungen an verschiedenen Stellen der Sehbahn entstehen (s.a. 9.8.1).

Klinischer Bezug

Bei einer **Unterbrechung des N. opticus** wird das betroffene Auge blind, während das andere weiterhin sieht.

Liegt die Schädigung im Bereich des Chiasma opticum, zum Beispiel durch einen Hypophysentumor, sind die nasalen Retinahälften und somit die temporalen Gesichtsfelder betroffen (*bitemporale Hemianopsie*, Scheuklappenphänomen).

Ist ein Tractus opticus unterbrochen, fallen die rechten oder die linken Retinahälften beider Augen aus. Es fehlt dann jeweils das linke oder rechte Gesichtsfeld (*homonyme Hemianopsie*). Schädigungen im Bereich der Sehstrahlung führen zu Sehausfällen unterschiedlichen Ausmaßes beider Augen (s. a. Physiologie 17.3).

10.3.6   Bewegungsapparat des Bulbus oculi

Der *Bulbus oculi* ist von einer bindegewebigen Kapsel (*Vagina bulbi*) umgeben. Zwischen Bulbus und Kapsel liegt eine schmaler Spaltraum (*Spatium episclerale*), der Bewegungen des Bulbus in alle Richtungen ermöglicht.

Äußere Augenmuskeln (Abb. 10.5): Die *äußeren Augenmuskeln* liegen im Fettgewebe der Orbita und entspringen alle (*Ausnahme:* M. obliquus inf.) von einem Sehnenring, der um den Canalis opticus herum aufgespannt ist (*Anulus tendineus comm.*). Die *vier geraden Augenmuskeln* ziehen vor den Äquator bulbi und setzen in unterschiedlicher Entfernung vom Hornhautrand an der Sklera des Bulbus an. Die *zwei schrägen Augenmuskeln* setzen hinter dem Äquator an.

- *M. rectus superior:* zieht leicht schräg nach lateral über den Bulbus.
  - *Innervation:* N. oculomotorius.
  - *Funktion:* Blickhebung, Einwärtsdrehung der Axis opticus.
- *M. rectus inferior:* verläuft unter dem Bulbus in gleicher Richtung wie der M. rectus sup.
  - *Innervation:* M. oculomotorius.
  - *Funktion:* Blicksenkung, Auswärtsdrehung der Axis opticus.
- *M. rectus lateralis:* verläuft an der temporalen Seite des Bulbus.
  - *Innervation:* N. abducens.
  - *Funktion:* Blickwendung zur Seite (Abduktion).
- *M. rectus medialis:* verläuft an der nasalen Seite des Bulbus.
  - *Innervation:* N. oculomotorius.
  - *Funktion:* Blickwendung zur Nase (Adduktion).
- *M. obliquus superior:* entspringt am medialen Rand des Anulus tendineus, zieht an der medialen Seite der Orbita über den M. rectus med. hinweg und tritt durch eine bindegewebige Schlinge am Orbitarand (Trochlea). Dort biegt die Sehne nach hinten um und setzt unter dem M. rectus sup. am Bulbus an.
  - *Innervation:* N. trochlearis.
  - *Funktion:* Blickwendung nach außen unten und Einwärtsrotation.
- *M. obliquus inferior:* Er entspringt an der medialen Orbitawand in der Nähe des Canalis lacrimalis, zieht parallel zum Unterrand der Orbita und inseriert mit einer fächerförmigen Sehne in der hinteren Hälfte des Bulbus.

Anatomie

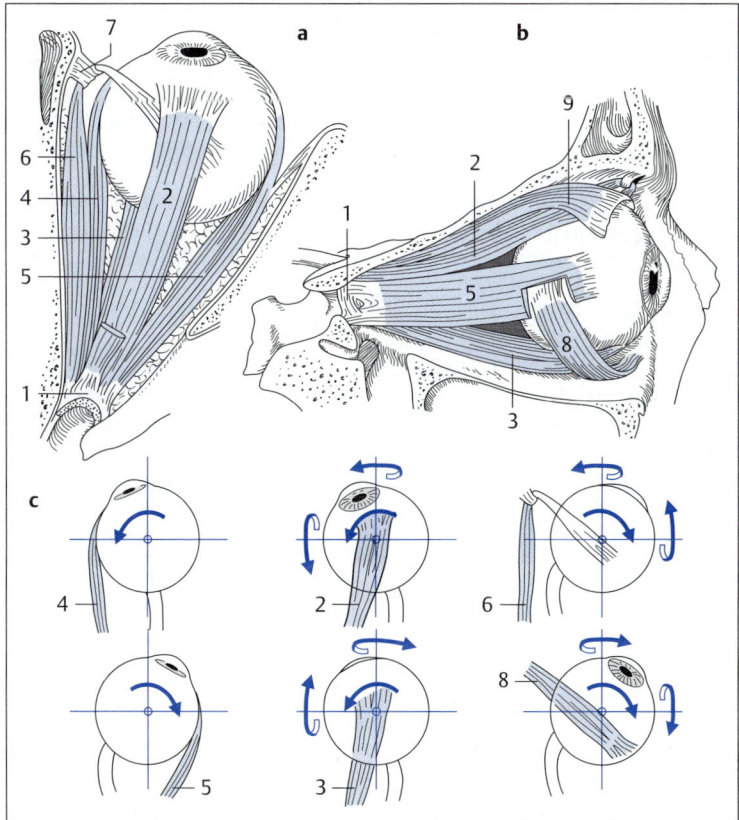

Abb. 10.**5 Augenmuskeln mit Funktion. a** Augenmuskeln von oben (rechtes Auge), **b** Seitenansicht, **c** Funktionsweise der Augenmuskeln (rechtes Auge), 1 = Anulus tendineus comm., 2 = M. rectus sup., 3 = M. rectus inf., 4 = M. rectus med., 5 = M. rectus lat., 6 = M. obliquus sup., 7 = Trochlea, 8 = M. obliquus inf., 9 = M. levator palpebrae sup. (aus Kahle/Leonhardt/Platzer, Thieme 1991)

– *Innervation:* N. oculomotorius.
– *Funktion:* Blick nach außen oben und Auswärtsrotation.

> **! Merke**
>
> Jede Blickwendung erfolgt durch das Zusammenspiel mehrerer Augenmuskeln. Darüber hinaus sind beide Augen funktionell miteinander gekoppelt. Nur so ist *räumliches Sehen* möglich (s. a. Physiologie 17.1.8).

Augenmuskellähmungen: Die Schädigung eines Augenmuskelnervs oder des Kerngebietes führt zur Lähmung des betreffenden Muskels. Der Bulbus nimmt dann eine für diese Lähmung charakteristische Stellung ein, die sich aus dem Überwiegen der anderen Muskeln herleiten lässt. Der Patient sieht *Doppelbilder*, anhand derer sich feststellen lässt, welcher Muskel gelähmt ist.

> **Klinischer Bezug**
>
> Bei einer **Okulomotoriuslähmung** findet man eine *Ptosis* (Ausfall des M. levator palpebrae), *Bulbusdrehung nach unten außen* (Überwiegen des M. rectus lat. und des M. obliquus sup.), eine *Mydriasis*, fehlende Lichtreflexe und aufgehobene Akkomodation.
> Bei der **Trochlearislähmung** steht der betroffene Bulbus beim Blick geradeaus etwas höher, beim Blick nach unten rotiert das Auge nach innen. Außer beim Blick nach oben treten in jede Richtung Doppelbilder auf.
> Bei der **Abduzenslähmung** kann das kranke Auge nicht nach außen gedreht werden.

10.4 Zusätzliche Einrichtungen

Der Augapfel ist ein sehr empfindliches Organ. Er ist durch Fettgewebe nach hinten gepolstert und wird von der Orbita geschützt. Nach vorne wird er von der *Hornhaut* bedeckt. Diese wird von den Schutzeinrichtungen vor dem Austrocknen bewahrt. Die *Au-*

genlider sorgen dafür, dass die von den *Tränendrüsen* gebildete *Tränenflüssigkeit* die Hornhaut immer wie einen Schutzfilm überzieht.

10.4.1 Augenlid

Siehe auch Histologie 3.16.3
Die Augenlider dienen dem *Schutz der Hornhaut* vor dem Austrocknen. Sie sorgen durch regelmäßigen Lidschlag für eine gleichmäßige Benetzung der Hornhaut mit Tränenflüssigkeit. Auch für das Schlafen ist der Lidschluss notwendig.
Augenlider (Palpebrae): Das größere obere und das kleinere untere *Augenlid* (*Palpebra sup.* und *inf.*) begrenzen den *Lidspalt* (*Rima palpebrarum*). Die Lider sind durch je eine *Bindegewebsplatte* (*Tarsus sup.* und *inf.*) verstärkt, die in das Septum orbitale einstrahlt und am inneren und äußeren Augenwinkel durch *Ligg. palpebralia med.* und *lat.* aufgehängt sind. Die Augenlider sind außen von mehrschichtig verhorntem Plattenepithel und innen von Bindehaut (Tunica conjunctiva, s. a. 10.4.2) überzogen.

 Klinischer Bezug

Bei Berührung der Hornhaut kommt es reflektorisch zum Lidschluss **(Kornealreflex)**, um die Hornhaut zu schützen (s. a. 9.3.3).

Wimpern und Drüsen: An der vorderen Lidkante befinden sich die *Wimpern* (*Cilia*), die in 2–3 Reihen angeordnet sind. Sie fehlen am medialen Augenwinkel. In die Haarbälge der Wimpern münden die *Zeis-Drüsen* (*Gll. sebaceae*) und die *Moll-Drüsen* (*Gll. ciliares*), die zum Teil frei am Lidrand münden. Im Bindegewebe der Lidplatten liegen die *Meibom-Drüsen* (*Gll. tarsales*). Ihre Ausführungsgänge münden an der hinteren Lidkante. Ihr talgähnliches Sekret verhindert den Austritt der Tränenflüssigkeit über die Lidränder.
Muskeln: Die Weite der Lidspalte wird von den glatten *M. tarsalis sup.* und *inf.* reguliert, die am Tarsus ansetzen. Sie werden vom Halssympathikus innerviert. Der *M. levator palpebrae sup.* entspringt vom Anulus tendineus comm. und endet mit seiner Sehne im Bindegewebe des Oberlids. Er ist der *Lidheber* und wird vom N. oculomotorius innerviert.
Der *M. orbicularis oculi* zieht mit seinen Muskelfasern ringförmig um die Lidspalte. Er setzt sich aus Pars lacrimalis, Pars palpebralis und Pars orbitalis zusammen. Er schließt die Lidspalte beim willkürlichen und unwillkürlichen Lidschluss und wird vom N. facialis innerviert.

10.4.2 Bindehaut

Die *Bindehaut* (*Tunica conjunctiva*) überzieht die Vorderfläche des Bulbus (*Tunica conjunctiva bulbi*) und die Hinterflächen des Ober- und Unterlides (*Tunica conjunctiva palpebrarum*). Sie ist im Bereich der Au-

genlider fest mit der Unterlage verwachsen, auf dem Bulbus dagegen leicht verschieblich. In der Umschlagsfalte (*Fornix conjunctivae sup.* und *inf.*) zwischen beiden Bereichen bilden sich die Konjunktivalsäcke. Sie haben Reservefalten für die Augenbewegungen und dienen dem Sammeln und Ableiten von Tränenflüssigkeit.
Innervation: Die sensible Innervation der Konjunktiva erfolgt über Äste des N. lacrimalis aus dem N. ophthalmicus, 1. Ast des N. trigeminus.

10.4.3 Tränendrüse, Tränenwege

Siehe auch Histologie 3.16.5
Tränendrüse (Gl. lacrimalis): Die *Tränendrüse* liegt über dem lateralen Augenwinkel und wird von der Sehne des M. palpebralis sup. in *Pars orbitalis* und *Pars palpebralis* unterteilt. Die Ausführungsgänge der Drüse münden lateral in den oberen Konjunktivalsack (Fornix conjunctivae sup.) und sezernieren die dünnflüssige, eiweißarme *Tränenflüssigkeit*. Die *sekretorische Innervation* erfolgt über *parasympathische Fasern* des N. facialis, die im Ggl. pterygopalatinum umgeschaltet werden und dann über den N. zygomaticus mit dem N. lacrimalis zur Drüse ziehen. Die *sympathische Innervation* verläuft über den Halssympathikus.
Tränenwege (Abb. 10.**6**): Die Tränenflüssigkeit wird durch den Lidschlag über dem Auge verteilt und sammelt sich im *Tränensee* (*Lacus lacrimalis*) am medialen Lidwinkel, weil bei Lidschluss die Lidspalte nach medial verkürzt wird. Dort befinden sich auf den Papillae lacrimales die *Tränenpunkte* (*Punctum lacrimale*), durch die die Tränenflüssigkeit in die *Tränenröhrchen* (*Canaliculi lacrimales*) fließt. Die Canaliculi münden in den *Tränensack* (*Saccus lacrimalis*), der an der medialen Wand der Orbita liegt, und über den *Tränennasengang* (*Ductus nasolacrimalis*) mit dem unteren Nasengang in Verbindung steht.

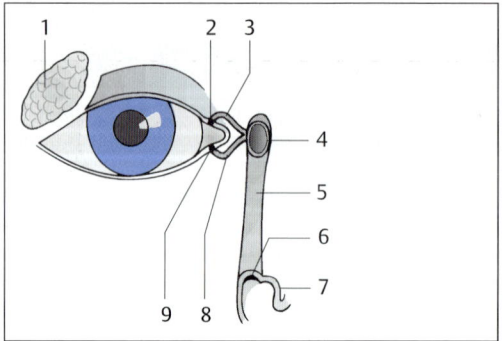

Abb. 10.6 Tränendrüse und Tränenwege. 1 = Tränendrüse, 2 = oberes Tränenpünktchen, 3 = oberes Tränenröhrchen, 4 = Tränensack, 5 = Tränennasengang, 6 = Mündung des Tränennasengangs, 7 = untere Nasenmuschel, 8 = unteres Tränenröhrchen, 9 = unteres Tränenpünktchen (aus Dahmer, Thieme 1994)

Hör- und Gleichgewichtsorgan

Das *Hörorgan* besteht aus *schallleitendem Apparat* (äußeres Ohr, Mittelohr) und *schallverarbeitendem Apparat* (Cochlea). Es dient der Wahrnehmung von Tönen und Geräuschen.

Das *Gleichgewichtsorgan* hat keine Verbindung nach außen und setzt sich zusammen aus Sacculus, Utriculus und drei Bogengängen. Es vermittelt Informationen über die Lage des Kopfes im Raum. Beide Rezeptororgane liegen im häutigen Labyrinth in der Felsenbeinpyramide.

Abb. 11.1 zeigt eine Übersicht von Hör- und Gleichgewichtsorgan.

11.1 Entwicklung des Hör- und Gleichgewichtsorgans

Labyrinth: Am Ende der 3. Embryonalwoche verdickt sich das Oberflächenektoderm beidseits des Rautenhirns und bildet die *Ohrplakoden*, die sich zum *Labyrinthbläschen* einstülpen. Das Bläschen wächst und teilt sich in zwei Abschnitte. Aus diesen entstehen *Sacculus, Ductus reuniens, Ductus cochlearis* (*Schneckengang*), *Utriculus, Bogengänge* und der *Ductus endolymphaticus*. Beide Abschnitte bilden das mit Endolymphe gefüllte *häutige Labyrinth*, das zunächst von Mesenchym umgeben ist. Das Mesenchym wird zum *knöchernen Labyrinth* umgebaut und ist durch einen schmalen Perilymphraum vom häutigen Labyrinth getrennt.

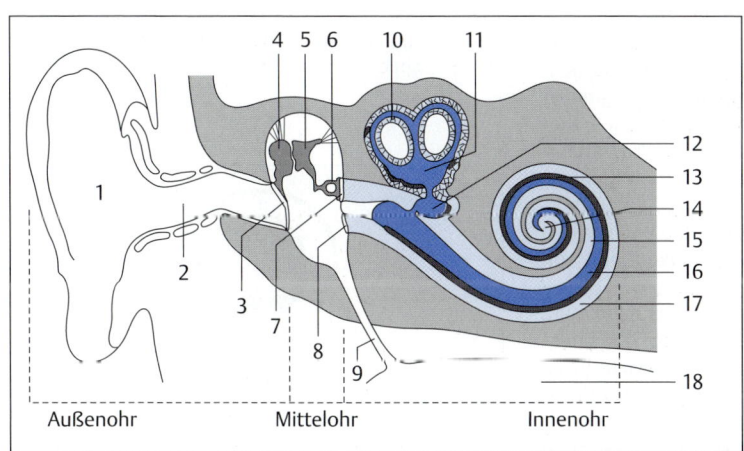

Abb. 11.1 **Hör- und Gleichgewichtsorgan.** 1 = Ohrmuschel, 2 = äußerer Gehörgang, 3 = Trommelfell (Membrana tympani), 4 = Hammer (Malleus), 5 = Amboss (Incus), 6 = Steigbügel (Stapes), 7 = ovales Fenster, 8 = rundes Fenster, 9 = Eustachische Röhre, 10 = Bogengang, 11 = Utriculus, 12 = Sacculus, 13 = Corti-Organ, 14 = Helikotrema, 15 = Vorhofgang (Scala vestibuli), 16 = Scala media, 17 = Paukengang (Scala tympani), 18 = Mundhöhle (aus Wehner/Gehring, Thieme 1995)

Schnecke (Cochlea): Der *Ductus cochlearis* entsteht aus einer schlauchförmigen Ausstülpung des Sacculus, die bis zum 8. Embryonalmonat zweieinhalb Drehungen gemacht hat. Er bleibt über den dünnen Ductus reuniens mit dem Sacculus verbunden. Am Boden des Ductus cochlearis entsteht ein Epithelwall, das *Corti-Organ*, das Sinnesepithelzellen und Stützzellen enthält. Im Mesenchym um den Ductus cochlearis bilden sich zwei mit Perilymphe gefüllte Hohlräume (*Scala vestibuli* und *Scala tympani*), die vom Ductus durch Membranen getrennt sind (*Basilarmembran* und *Reißner-Membran*).

Bogengänge (Ductus semicirculares): Die *Bogengänge* entstehen aus einer Aussackung des *Utriculus*, deren zentrale Wandschichten sich aneinanderlegen und untergehen. An jeweils einem Ende jedes Bogengangs bildet sich eine Verdickung, das *Crus ampullare*. In diesen und in den Wänden von Sacculus und Utriculus bilden sich Leisten mit Sinnesepithelzellen (*Crista ampullaris, Maculae sacculi et utriculi*).

Ggl. vestibulocochleare: Während der Bildung der Ohrbläschen spalten sich einige Zellen von der Ohrplakode ab und bilden das *Ggl. vestibulocochleare*. Es handelt sich dabei um bipolare Nervenzellen, deren Dendriten mit den *Sinneszellen des häutigen Labyrinths* und dem *Rautenhirn* verbunden sind.

Mittelohr (Auris media, Cavum tympani): Das Mittelohr entwickelt sich aus einer Ausstülpung des Kopfdarmes (*Recessus hypopharyngicus*), der *1. Schlundtasche*. Der distale Teil erweitert sich und wird zur *Paukenhöhle*, die durch die enge *Ohrtrompete* (*Tuba auditiva*) mit dem Epipharynx in Verbindung bleibt und mit respiratorischem Epithel ausgekleidet ist. Die Schleimhaut von Paukenhöhle und Tuba auditiva ist somit entodermaler Herkunft. Kurz vor der Geburt dehnt sich die Paukenhöhle aus und bildet dorsal das *Antrum mastoideum*.

Gehörknöchelchen (Ossicula auditoria): Die *Gehörknöchelchen* entstehen aus Mesenchymverdichtungen der ersten beiden Kiemenbögen. *Hammer* (*Malleus*) und *Amboss* (*Incus*) stammen vom 1. Kiemenbogen ab, *Steigbügel* (*Stapes*) sowie Proc. styloideus und ein Teil des Zungenbeins vom 2. Kiemenbogen. Die mit Schleimhaut überzogenen Gehörknöchelchen liegen in der Paukenhöhle und werden mit zunehmendem Wachstum der Paukenhöhle von Luft umgeben.

Äußerer Gehörgang (Meatus acusticus externus): Der *äußere Gehörgang* entsteht aus der *1. Kiemenfurche*, die trichterförmig von der Oberfläche nach innen zur Paukenhöhle hin wächst. Aus der Wand zwischen Gehörgang und Paukenhöhle entwickelt sich das *Trommelfell* (*Membrana tympani*), das außen von ektodermalem Epithel der 1. Kiemenfurche und innen von entodermalem Epithel der 1. Schlundtasche überzogen ist. Dazwischen befindet sich lockeres Bindegewebe.

Ohrmuschel (Auricula): Die *Ohrmuschel* bildet sich aus der Verschmelzung von sechs Ohrmuschelhöckerchen, die aus dem 1. und 2. Kiemenbogen stammen und den äußeren Gehörgang umgeben.

11.2   Äußeres Ohr

Das *äußere Ohr* (*Auris externa*) hat die Funktion, die Schallwellen zu sammeln und über das Trommelfell an das Mittelohr weiterzuleiten. Das Trommelfell dient der Schalldruckverstärkung. Die Form der Ohrmuschel hat darüber hinaus eine wichtige Bedeutung für das Richtungshören.

11.2.1   Ohrmuschel, äußerer Gehörgang

Das äußere Ohr besteht aus der *Ohrmuschel* (*Auricula*), dem äußeren *Gehörgang* (*Meatus acusticus ext.*) und dem *Trommelfell* (*Membrana tympani*).

Ohrmuschel und äußerer Gehörgang: Die Ohrmuschel (Abb. 11.2) besteht aus *elastischem Knorpel*, der in den äußeren Anteil des Gehörgangs übergeht. Der äußere Gehörgang ist beim Erwachsenen 3,6 cm lang. Der *knorpelige Anteil* bildet das äußere Drittel, der *knöcherne Anteil* die inneren zwei Drittel. Der Gehörgang grenzt seitlich an die Fossa retromandibularis, nach vorne an das Kiefergelenk, nach oben an die mittlere Schädelgrube und nach vorne an die Ohrspeicheldrüse (Gl. parotis). Der Gehörgang verläuft von hinten unten (außen) schräg nach vorne unten (innen) und knickt dabei leicht ab (Abb. 11.1).

 Klinischer Bezug

Zur **Spiegelung des Trommelfells** oder Spülung des Gehörgangs wird die Ohrmuschel nach hinten oben gezogen und dadurch die Krümmung des Gehörgangs ausgeglichen.

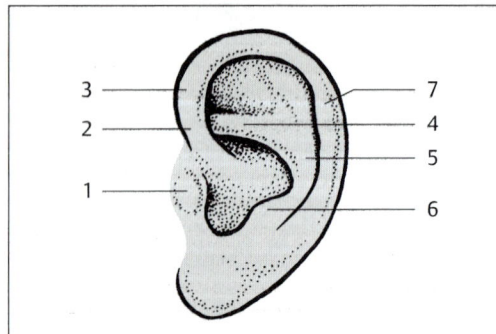

Abb. 11.2 **Ohrmuschel.** 1 = Tragus, 2 = Crus helicis, 3 = Helix, 4 = Crus anthelicis, 5 = Anthelix, 6 = Antitragus, 7 = Helix (nach Becker/Naumann/Pfaltz, Thieme 1989)

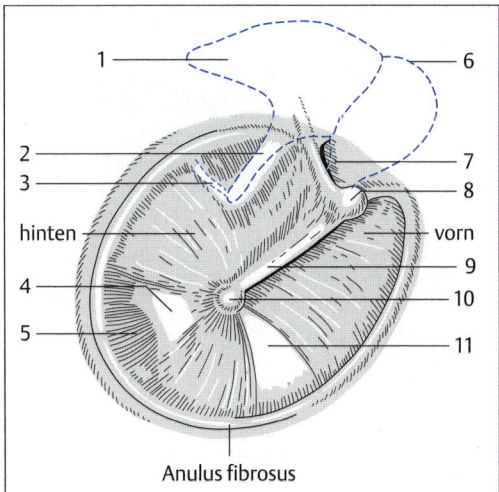

Anulus fibrosus

Abb. 11.**3 Trommelfell** (rechts). 1 = Ambosskörper, 2 = langer Ambossschenkel, 3 = Stapediussehne, 4 = Promontorium, 5 = Nische zum runden Fenster, 6 = Hammerkopf, 7 = Shrapnell-Membran, 8 = kurzer Fortsatz (Proc. brevis), 9 = Hammergriff, 10 = Umbo, 11 = Lichtreflex (aus Leonhardt, Thieme 1990)

Der Gehörgang ist von Epidermis überzogen, die fest mit Perichondrium und Periost verwachsen ist. *Entzündungen* und *Furunkel* im Gehörgang sind deshalb sehr schmerzhaft. Die Haut enthält *Talgdrüsen* (*Gll. ceruminosae*), die das *Ohrschmalz* (*Cerumen*) produzieren.

Trommelfell (Membrana tympani) (Abb. 11.**3**): Das *Trommelfell* bildet die Grenze zwischen Gehörgang und Paukenhöhle. Es ist mit einem *faserknorpeligen Ring* (*Anulus fibrocartilagineus*) in das Felsenbein eingelassen. Das Trommelfell ist von hinten-oben-außen nach vorne-unten-innen geneigt, sodass die vordere Gehörgangswand mit dem Trommelfell einen spitzen, die hintere Wand einen stumpfen Winkel bildet. Beim Neugeborenen liegt das Trommelfell fast horizontal.

Der größere untere Teil des Trommelfells ist straff ausgespannt (*Pars tensa*), der kleine obere Teil ist schlaff (*Pars flaccida, Shrapnell-Membran*). Zwischen beiden Teilen erkennt man den kurzen Fortsatz des Hammers. Er ist über einen vorderen und hinteren Grenzstreifen (*Plica mallearis ant. et post.*) mit dem Faserknorpelring verbunden. Der kurze Hammerfortsatz geht in den *Hammergriff* (*Manubrium mallei*) über, der fest mit der Pars tensa verwachsen ist. In der Pars flaccida verläuft in einer Schleimhautfalte die Chorda tympani. Hinter ihr liegt der Recessus membranae tympani sup. (*Prussik-Raum*).

Das Trommelfell lässt sich in *vier Quadranten* unterteilen. Die eine Linie verläuft entlang des Hammergriffs, die andere senkrecht dazu durch den *Trommel-*

fellnabel (*Umbo*) an der Spitze des Hammergriffs. Das Trommelfell ist perlmuttgrau und am Umbo trichterförmig eingezogen.

> ### Klinischer Bezug
>
> Beim Spiegeln eines gesunden Trommelfells sieht man einen **Lichtreflex**, der sich vom Umbo ausgehend nach vorne unten ausbreitet. Dieser Lichtreflex fehlt bei *Einziehungen oder Vorwölbungen* des Trommelfells und bei *Verfärbungen* des Trommelfells durch Ergüsse oder Entzündungen im Mittelohr.

Gefäßversorgung und Innervation: Die arterielle Versorgung des äußeren Ohres erfolgt über Äste der *A. carotis ext.* Der *N. auriculotemporalis* (aus N. mandibularis) innerviert die Vorderfläche der Ohrmuschel und den äußeren Gehörgang sensibel, der *N. auricularis magnus* die Hinterseite der Ohrmuschel. Der *R. auricularis des N. vagus* innerviert einen Teil des Gehörgangs sowie die Außenfläche des Trommelfells (wie auch Äste des N. mandibularis und des N. glossopharyngeus).

> ### Klinischer Bezug
>
> Beim Spülen des äußeren Gehörgangs kann es durch Auslösung eines **kalorischen Nystagmus** zu vagotonen Reaktionen wie Husten, Erbrechen oder sogar Kollaps kommen.

11.3   Mittelohr

Das *Mittelohr* (*Auris media*) besteht aus der *Paukenhöhle* (*Cavum tympani*) und darin liegenden *Gehörknöchelchen* (*Ossicula auditoria*), die der Weiterleitung der Schallwellen vom Trommelfell in das Innenohr dienen. Ebenso zählt man dazu die *Ohrtrompete* (*Tuba auditiva*) und die Hohlräume des Mastoids (*Cellulae mastoideae*).

11.3.1   Paukenhöhle

Die *Paukenhöhle* ist ein Spaltraum zwischen Trommelfell und Labyrinth. Sie lässt sich in drei Etagen gliedern. Als *Hypotympanon* bezeichnet man den Raum unterhalb des Trommelfells, als *Mesotympanon* den Raum in Höhe des Trommelfells. Das *Epitympanon* wölbt sich mit dem *Recessus epitympanicus* nach oben vor.

Die **laterale Wand** (Paries membranaceus) wird durch das Trommelfell und einen Teil des Felsenbeins gebildet.

An der **medialen Wand** (Paries labyrinthicus) grenzt die Paukenhöhle an das Innenohr, mit dem sie über das *ovale Fenster* (*Fenestra vestibuli*) in Verbindung steht. Die Basalwindung der Schnecke bildet eine

Anatomie

breite Vorwölbung, das *Promontorium*. Unter dem Promontorium liegt das *runde Fenster* (*Fenestra cochleae*). Canalis facialis und der Canalis semicircularis lat. bilden Prominentiae, die den Eingang zum Antrum mastoideum einengen.

Das **Dach der Paukenhöhle** wird von einer dünnen Knochenplatte (*Tegmen tympani*) gebildet.

Am **Boden** (Paries jugularis) ist die Paukenhöhle nur durch eine dünne Knochenwand vom Bulbus der V. jugularis int. getrennt.

 Klinischer Bezug

Eiteransammlungen am Boden der Paukenhöhle können nicht abfließen, da sie tiefer als der Abgang der Tube liegt.

Die **vordere Wand** (Paries caroticus) wird im unteren Abschnitt vom *Canalis caroticus* gebildet. Im oberen Abschnitt mündet der knöcherne *Canalis musculotubarius*. Er besteht aus zwei Halbkanälen, in denen die *Tuba auditiva* und der *M. tensor tympani* verlaufen (Abb. 11.**4**).

Die **hintere Wand** (Paries mastoideus) öffnet sich oben und bildet den *Eingang* (*Aditus ad antrum*) in das *Antrum mastoideum*, eine Höhle im *Warzenfortsatz* (*Mastoid*), über die die Cellulae mastoideae pneumatisiert werden. Die *Cellulae mastoideae* sind mit Schleimhaut ausgekleidete, belüftete Spalträume im Mastoid. Sie liegen in enger Nachbarschaft zum *Sinus sigmoideus*, *Canalis facialis* und zur hinteren Schädelgrube. Ober- und unterhalb des Aditus liegt je ein wulstförmiger Vorsprung (*Prominentia*), oben hervorgerufen durch den lateralen Bogengang und unten durch den Canalis facialis. Darunter befindet sich ein Knochenvorsprung (*Eminentia pyramidalis*), durch den der *M. stapedius* mit seiner Sehne austritt und zum Steigbügel zieht.

 Klinischer Bezug

Entzündungen des Mittelohres (Otitis media) entstehen meist bei entzündlichen Prozessen des Nasen-Rachen-Raumes, wobei die Erreger durch die Tube in das ebenfalls mit respiratorischem Epithel ausgekleidete Mittelohr aufsteigen. Sie können durch die obere oder untere Wand in die Schädelhöhle fortgeleitet werden. Am häufigsten greifen sie jedoch über die Cellulae mastoideae (*Mastoiditis*) und den Sinus sigmoideus auf die Schädelbasis über. Bei Otitis media und Mastoiditis können die Lymphknoten hinter dem Ohr geschwollen sein, bei Mastoiditis ist das Mastoid meist auch druckempfindlich.

Innervation: Die Schleimhaut der Paukenhöhle wird durch *N. tympanicus* und *Plexus tympanicus* innerviert und ist sehr schmerzempfindlich. Der *N. tympanicus* ist der 1. Ast des N. glossopharyngeus und zieht

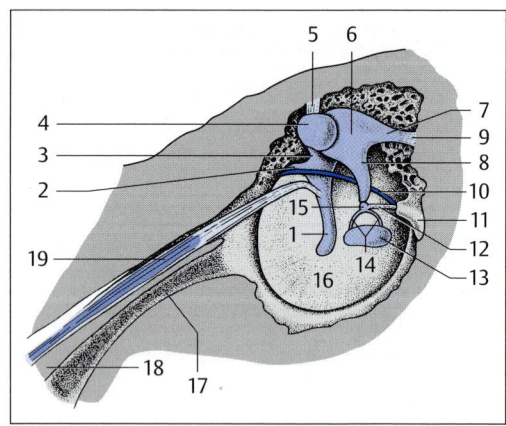

Abb. 11.4 Mittelohr und Canalis musculotubarius. 1 = Manubrium mallei, 2 = Proc. ant. mallei, 3 = Collum mallei, 4 = Caput mallei, 5 = Lig. mallei sup., 6 = Corpus incudis, 7 = Crus breve incudis, 8 = Crus longum incudis, 9 = Lig. incudis post., 10 = Chorda tympani, 11 = Eminentia pyramidalis, 12 = Sehne des M. stapedius, 13 = Basis stapedis, 14 = Crus ant. und Crus post. stapedis, 15 = Caput stapedis, 16 = Pars tensa membranae tympani, 17 = Semicanalis tubae auditivae, 18 = Septum canalis musculotubarius, 19 = Semicanalis m. tensoris tympani (aus Frick/Leonhardt/Starck, Thieme 1992)

durch den *Canaliculus tympanicus* mit der A. tympanica inf. in die Paukenhöhle zum Plexus tympanicus. Der *Plexus tympanicus* liegt unter der Schleimhaut des Promontoriums. Er führt sensible Fasern des N. tympanicus, parasympathische Fasern des N. glossopharyngeus und des N. facialis sowie sympathische Fasern aus dem Plexus caroticus. Die parasympathischen Fasern des Plexus tympanicus verlassen als *N. petrosus min.* die Paukenhöhle und ziehen durch den *Canalis n. petrosi min.* zum *Ggl. oticum* und weiter zur *Gl. parotidea*.

N. facialis: Der N. facialis verläuft in enger Nachbarschaft der Paukenhöhle durch den Canalis facialis. Hier gibt er den *N. petrosus maj.*, den *N. stapedius* und die *Chorda tympani* ab. Der *N. petrosus maj.* verlässt den N. facialis im Ggl. geniculi und zieht in die mittlere Schädelgrube. Der *N. stapedius* innerviert den M. stapedius (s. a. 11.3.2). Die *Chorda tympani* verlässt den N. facialis kurz vor dessen Austreten aus der Schädelhöhle und zieht durch die Paukenhöhle. Sie liegt dabei dem Trommelfell in den Plicae malleares an. In ihr ziehen Geschmacksfasern sowie sensible Fasern mit dem N. lingualis zum Ggl. submandibulare und zum vorderen Teil der Zunge.

Tuba auditiva (Ohrtrompete): Die *Tuba auditiva* verbindet die Paukenhöhle mit der Pars nasalis des Rachens. Sie verläuft vom Cavum tympani schräg nach vorn medial und mündet seitlich in der oberen Rachenwand als *Tubenwulst* (*Torus tubarius*).

Merke

Äußerer Gehörgang und Tuba auditiva sind gleich lang (36 mm)!

Die Tube besteht aus einem knöchernen und einem knorpeligen Anteil. Der *knöcherne Abschnitt* beginnt an der vorderen Wand der Paukenhöhle und entspricht dem unteren Teil des Canalis musculotubarius. Der *knorpelige Abschnitt* ist etwa 24 mm lang und oben durch eine Knorpelspange versteift. Die laterale Wand besteht aus Bindegewebe. Die Tube ist am Übergang vom knöchernen zum knorpeligen Abschnitt am engsten und an der Öffnung im Rachenraum am weitesten.

Klinischer Bezug

Normalerweise ist die Tube im knorpeligen Anteil einen Spalt weit offen. Beim Schlucken oder Gähnen wird die Tube durch die *Mm. tensor et levator veli palatini,* die seitlich an der Tube entspringen, weit geöffnet, sodass ein *Druckausgleich* zwischen Mittelohr und Nasopharynx stattfinden kann. Bei Schleimhautschwellungen der Tube **(Tubenkatarrh)** oder vergrößerten Rachenmandeln **(Adenoide)** kommt es zur Verlegung der Tube, es entsteht ein Unterdruck im Mittelohr. Dadurch wird Flüssigkeit angesaugt *(Serotympanon),* die eine Schalleitungsschwerhörigkeit zur Folge hat und Grundlage einer Mittelohrentzündung sein kann.

Das Mittelohr wird weitgehend über Äste der *A. carotis ext.* versorgt. Aus der A. carotis int. ziehen zusätzlich Rr. caroticotympanici in die Paukenhöhle.

11.3.2 Gehörknöchelchen

Die drei Gehörknöchelchen *Hammer, Amboss* und *Steigbügel* bilden eine gelenkartige Verbindung zwischen Trommelfell und ovalem Fenster (Abb. 11.**4**). Sie übertragen die Schwingungen des Trommelfells über die Stapesplatte auf die Perilymphe des Innenohrs und erhöhen dabei den Schalldruck um das 22fache (s. a. Physiologie 18.2).

Hammer (Malleus): Der Hammer besteht aus einem *langen Handgriff (Manubrium mallei),* einem kurzen *seitlichen Fortsatz (Proc. lat.),* einem *vorderen Fortsatz (Proc. ant.),* Hals *(Collum mallei)* und Kopf *(Caput mallei).* Der Kopf ragt in den Recessus epitympanicus und trägt die Gelenkfläche für den Amboss. Der Malleus und der kurze Fortsatz liegen der Pars tensa des Trommelfells auf, der vordere Fortsatz bildet die Prominentia mallearis. Von ihm zieht das *Lig. mallei ant.* zur Fissura petrotympanica. Das *Lig. mallei lat.* zieht vom Hammerhals zur lateralen Wand der Paukenhöhle. Der Hammerkopf wird über das *Lig. mallei sup.* mit dem Dach des Epitympanon verbunden.

Amboss (Incus): Der Amboss ist über ein Sattelgelenk mit dem Hammer verbunden. Er setzt sich aus einem Körper *(Corpus incudis),* einem *kurzen* und einem *langen Schenkel (Crus breve et longum)* zusammen. Der Körper trägt die Gelenkfläche für den Hammerkopf und ist durch das *Lig. incudis sup.* am Dach des Epitympanon fixiert. Der lange Schenkel ragt senkrecht nach unten und artikuliert dort mit dem Steigbügel. Der kurze Schenkel ist durch das *Lig. incudis post.* mit der lateralen Paukenhöhlenwand verbunden.

Steigbügel (Stapes): Der Steigbügel besteht aus einem Kopf *(Caput stapedis),* der mit dem Amboss artikuliert, *zwei Schenkeln (Crura ant. et post.)* und einer *Fußplatte (Basis stapedis),* die durch das *Lig. anulare stapedis* am ovalen Fenster befestigt ist. Zwischen den beiden Schenkeln spannt sich die *Membrana stapedis* aus.

Klinischer Bezug

Bei der **Otosklerose** verkalkt das Lig. anulare stapedis und behindert damit die Übertragung der Schwingungen auf das Innenohr *(Schalleitungsstörung).*

Muskeln: Das Mittelohr enthält zwei *quergestreifte Muskeln:*

- *M. tensor tympani:* Er liegt in der oberen Ebene des Canalis musculotubarius. Seine Sehne setzt nach Umkreuzung am Proc. cochleariformis an der Basis des Manubrium mallei an. Er reguliert die Spannung des Trommelfells und wird von einem Ast des N. mandibularis innerviert.
- *M. stapedius:* Er entspringt an der Eminentia pyramidalis und setzt am Kopf des Steigbügels an. Er kann die Beweglichkeit des Stapes am ovalen Fenster dämpfen und wird vom N. stapedius aus dem N. facialis innerviert.

Klinischer Bezug

Bei Lähmung der Mittelohrmuskeln, z. B. bei peripherer Fazialisparese mit Schädigung des N. stapedius, kommt es zu einer **Hyperakusis** (überlaute Gehörempfindung).

11.4 Innenohr

Siehe auch Histologie 3.17.3

Das Labyrinth des Felsenbeins enthält zwei Sinnesorgane (Abb. 11.**5**): das eigentliche Hörorgan *(Schnecke, Cochlea)* und das Gleichgewichtsorgan *(Bogengänge, Ductus semicirculares).* Es liegt in der *Felsenbeinpyramide* des Os temporale.

11.4.1   Labyrinth

Das *knöcherne Labyrinth* ist mit Perilymphe gefüllt und umgibt das *häutige endolymphhaltige Labyrinth*. Der perilymphatische Raum steht über den *Ductus perilymphaticus*, der von der basalen Schneckenwindung abgeht, mit dem Subarachnoidalraum in Verbindung. Die *Perilymphe* stammt z. T. aus dem Liquor, teilweise wird sie aus dem Blut filtriert und von Venen des perilymphhaltigen Raumes resorbiert. Die *Endolymphe* wird im Ductus cochlearis gebildet und im Saccus endolymphaticus resorbiert.

Die drei *knöchernen Bogengänge (Ductus semicirculares)* sind über den *Vorhof (Vestibulum)* mit dem Perilymphraum und der Schnecke verbunden. Der Vorhof ist von der Paukenhöhle durch das ovale Fenster getrennt. Im knöchernen Vorhof liegen zwei häutige Vorhofsäckchen, *Sacculus* und *Utriculus*, die untereinander durch den *Ductus utriculosaccularis* verbunden sind. Vom Ductus utriculosaccularis zweigt der *Ductus endolymphaticus* ab, der in einer Duraduplikatur (*Saccus endolymphaticus*) an der Hinterfläche der Felsenbeinpyramide blind endet. Der Sacculus steht mit dem *Ductus cochlearis* über den *Ductus reuniens* in Verbindung. Der häutige Ductus cochlearis ist von der knöchernen Cochlea umgeben.

> **!   Merke**
>
> Knöchernes und häutiges Labyrinth entsprechen einander in etwa. Im ovalen Fenster erreicht die Schallleitung den Perilymphraum und damit u. a. den schallverarbeitenden Ductus cochlearis.

Das **Hörorgan** besteht aus der *knöchernen Cochlea* und dem darin liegenden *Ductus cochlearis*. Die Cochlea windet sich spiralförmig zweieinhalb mal um die *Schneckenachse (Modiolus)*. Sie endet in der *Schneckenkuppel (Cupula cochleae)*. Von der Schneckenachse ragt eine *Knochenleiste (Lamina spiralis ossea)* in den Schneckenkanal. Sie ist über die *Basilarmembran (Lamina basilaris)* mit der lateralen Wand des Schneckenkanals verbunden. Dort ist die Basilarmembran mit dem *Lig. spirale* an einer *Knochenkante* (*Crista spiralis*) befestigt. Sie teilt dadurch die Cochlea in eine obere Etage (*Scala vestibuli*) und eine untere Etage (*Scala tympani*) (Abb. 11.**6**). An der Schneckenspitze stehen beide miteinander in Verbindung (*Helicotrema*).

Die *Scala tympani* endet zum Mittelohr hin am runden Fenster (*Fenestrum cochleae*), das von der Membrana tympani secundaria verschlossen wird, die *Scala vestibuli* steht mit dem Vestibulum und darüber mit dem ovalen Fenster (*Fenestrum vestibuli*) in Verbindung (Abb. 11.**6**).

Ductus cochlearis: Der *häutige Schneckengang* (*Ductus cochlearis*) beginnt blind an der Schneckenbasis und endet blind an der Schneckenspitze. Er liegt in der Cochlea lateral zwischen Scala vestibuli und Scala tympani auf der Basilarmembran. Die obere Wand des Ductus cochlearis (*Reißner-Membran*) trennt ihn von der Scala vestibuli. Die laterale Wand ist

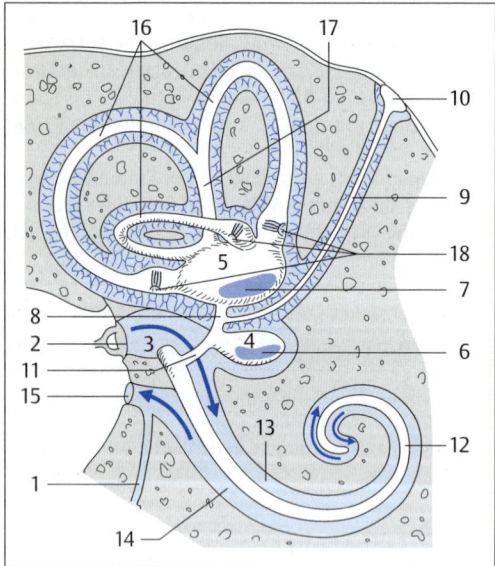

Abb. 11.5 Innenohr (Labyrinth). 1 = Ductus perilymphaticus, 2 = Fenestra vestibuli (ovales Fenster), 3 = Vestibulum, 4 = Sacculus, 5 = Utriculus, 6 = Macula sacculi, 7 = Macula utriculi, 8 = Ductus utriculosaccularis, 9 = Ductus endolymphaticus, 10 = Saccus endolymphaticus, 11 = Ductus reuniens, 12 = Ductus cochlearis, 13 = Scala vestibuli, 14 = Scala tympani, 15 = Fenestra cochleae (rundes Fenster), 16 = Ductus semicirculares, 17 = Crus commune, 18 = Cristae ampullares (aus Kahle/Leonhardt/Platzer, Thieme 1991)

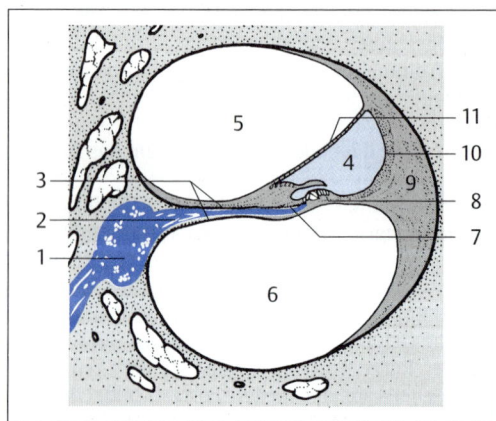

Abb. 11.6 Schneckengang (Querschnitt). 1 = Ggl. spirale, 2 = Nervenfasern, 3 = Lamina spiralis ossea, 4 = Ductus cochlearis, 5 = Scala vestibuli, 6 = Scala tympani, 7 = Lamina basilaris, 8 = Corti-Organ, 9 = Lig. spirale, 10 = Stria vascularis, 11 = Reissner-Membran (nach Becker/Naumann/Pfaltz, Thieme 1989)

von einem mehrschichtigen, gut kapillarisierten Epithel (*Stria vascularis*) bedeckt, das die Endolymphe bildet.

Corti-Organ: Auf der Basilarmembran sitzt das Rezeptorfeld des Hörorgans, das *Corti-Organ*. Es wird lateral und medial von einem Sulcus spiralis ext. und int. begrenzt. Medial des Sulcus spiralis int. entspringt die gallertige *Membrana tectoria*, die das Corti-Organ überdeckt.

Das Corti-Organ selbst besteht aus *Stützzellen* (Phalangen- und Pfeilerzellen) und *Sinneszellen* (sekundäre Sinnesepithelzellen). Die Sinneszellen sind in einer Reihe *innerer Haarzellen* und 3–5 Reihen *äußerer Haarzellen* angeordnet. An der Oberfläche der Haarzellen befinden sich Sinneshärchen (*Stereozilien*), die gegen die Membrana tectoria gerichtet und mit ihr verklebt sind. Die Sinneszellen werden durch Bewegungen gegen die Membrana tectoria gereizt (s. a. Histologie 3.17.3).

 Merke

Die *äußeren* Haarzellen haben Synapsen nur mit efferenten Fasern, die *inneren* Haarzellen dagegen nur mit afferenten Fasern. Für die Weiterleitung der akustischen Signale sind somit die inneren Haarzellen verantwortlich.

Die inneren Haarzellen werden einzeln innerviert, die äußeren Haarzellen in Gruppen. Die efferenten Fasern der Haarzellen ziehen entlang der Basilarmembran zum Ggl. spirale cochleae.

Hörvorgang: Die von außen über das Mittelohr weitergeleiteten Schallwellen werden über das ovale Fenster auf die Scala vestibuli übertragen. Die Schwingungen wandern auf das Helicotrema zu und erfahren in unterschiedlicher Entfernung vom ovalen Fenster abhängig von der Tonhöhe (Tonfrequenz) ihr *Amplitudenmaximum* und damit den Abbruch der Welle. Dieser führt zu einem Abdruck auf die Reißner-Membran. An der Stelle des Amplitudenmaximums werden die mit der Membrana tectoria verklebten Stereozilien der äußeren Haarzellen ausgelenkt. Dies führt zu einer Erregung und der Entstehung von sog. *otoakustischen Emissionen*, die die Stereozilien der inneren Haarzellen erregen (s. a. Physiologie 18.3).

 Merke

Für jede Frequenz bildet sich das Maximum an einem anderen Ort. Je höher die Frequenz, desto näher liegt dieser am ovalen Fenster, je tiefer die Frequenz, um so näher liegt er am Helicotrema.

Störungen der Cochlea verursachen eine **Schallempfindungsstörung**. Ursachen können Verletzungen, Infektionen, Lärm, Durchblutungsstörungen, Alter u. a. sein. Es kann zu völliger Taubheit kommen oder nur zur Schwerhörigkeit im Bereich bestimmter Frequenzen. Beispiel: Hochtonverlust im Alter, Hörverlust bei 4000 Hz bei Lärmschwerhörigkeit.

Ggl. vestibulare und Ggl. spirale cochleae: Durch den *Porus acusticus int.*, der auf der Hinterfläche der Felsenbeinpyramide liegt, gelangen der N. vestibulocochlearis, der N. facialis mit dem N. intermedius sowie A. und V. labyrinthi über den *inneren Gehörgang* (*Meatus acusticus int.*) ins Innenohr. Die Nervenfasern des N. vestibulocochlearis ziehen zum *Ggl. spirale cochleae* und zum *Ggl. vestibulare*. Das *Ggl. spirale* verläuft als Ganglienzellstrang entlang der *Schneckenachse* (*Modiolus*), das *Ggl. vestibulare* liegt am Boden des inneren Gehörgangs.

Das häutige Labyrinth wird arteriell von der *A. labyrinthi*, die zu 70 % aus der A. cerebelli inf. ant. und zu 30 % direkt aus der A. basilaris abgeht, versorgt, das knöcherne Labyrinth von Ästen der A. meningea media, A. carotis int. und A. pharyngea ascendens.

11.4.2 Gleichgewichtsorgan

Das Gleichgewichtsorgan besteht aus *Sacculus, Utriculus* und den drei vom Utriculus abgehenden *Bogengängen*, die jeweils kurz vor Einmündung in den Utriculus eine Erweiterung (*Ampulla*) haben. Der vordere und der hintere Bogengang münden gemeinsam (*Crus commune*).

Bogengänge (Ductus semicirculares): Die Bögen sind senkrecht zueinander in den drei Ebenen des Raumes angeordnet. Der laterale Bogengang liegt horizontal und etwa um 30° nach hinten geneigt, der vordere und der hintere stehen senkrecht dazu und bilden mit der Medianebene des Körpers einen Winkel von 45°. Vorderer Bogengang der einen und hinterer Bogengang der kontralateralen Seite sind damit parallel orientiert.

Die *Sinnesepithelzellen des Gleichgewichtsorgans* liegen in den Ampullen der Bogengänge als *Crista ampullaris* sowie in Sacculus und Utriculus als *Maculae* (s. a. Histologie 3.18).

Die *Crista ampullaris* ist eine Leiste in der Ampulle, auf der die Sinneszellen, umgeben von Stützzellen sitzen. Die Stereozilien der Sinneszellen sind in eine *Gallertmasse* (*Cupula*) eingebettet, die bis an das Ampullendach vorragt. Cupula und Endolymphe haben fast das gleiche spezifische Gewicht. Die Cupula und mit ihr die Sinneshaare werden deshalb bei jeder Bewegung der Endolymphe ausgelenkt. Dabei kommt es zu einer Erregung der Sinneszellen (s. a. Physiologie 18.3).

Klinischer Bezug

Die Endolymphe kann außer durch Drehbeschleunigung auch durch Spülen des äußeren Gehörgangs mit warmem oder kaltem Wasser bewegt werden. Dies wird vor allem zur **Prüfung des Gleichgewichtsorgans** verwendet. Bei Ausfall oder Erkrankung eines Labyrinthes reagiert dies bei der Spülung weniger oder stärker (Überempfindlichkeit). Die klinischen Symptome sind *Nystagmus* (schnelle Augenbewegungen) und *Drehschwindel* zur gesunden Seite sowie *Fallneigung* zur kranken Seite.

Sacculus und Utriculus: Macula utriculi und Macula sacculi sind kleine Sinnesfelder in der Wand von Sacculus und Utriculus. Die *Macula utriculi* liegt nahezu horizontal, die *Macula sacculi* vertikal. Die Maculae bestehen ebenfalls aus Sinneszellen (mit Stereozilien und je einem Kinozilium) und Stützzellen. Die Sinneszellen werden von einer gallertigen Membran (*Statolithenmembran*) bedeckt, die kleine Kalkkristalle (*Statolithen, Otolithen*) enthält. Die Statolithenmembran ist schwerer als die Endolymphe. Bei Verschiebung der Statolithenmembran in horizontaler oder vertikaler Richtung werden die Sinneszellen ausgelenkt und damit erregt.

Merke

Die Bogengänge registrieren *Drehbeschleunigungen* des Kopfes, vermittelt durch die Bewegung der Endolymphe. Die Maculae registrieren *geradlinige Beschleunigungen*, vor allem horizontale (Macula utriculi, bremsendes Auto) und vertikale (Macula sacculi, fahrender Lift).

Anhang: Verwendete Abkürzungen

		Gll.	Glandulae	N. l.	Nodus lymphaticus
A.	Arteria	HWK	Halswirbelkörper	Ncl.	Nucleus
Aa.	Arteriae	ICR	Interkostalraum	Ncll.	Nuclei
ant.	anterior	inf.	inferior	Nn.	Nervi
Art.	Articulatio	int.	internus	Nn. ll.	Nodi lymphatici
BWK	Brustwirbelkörper	lat.	laterale/is	post.	posterior
caud.	caudale/is	Lig.	Ligamentum	prof.	profundus
comm.	communis	Ligg.	Ligamenta	prox.	proximal/is
cran.	craniale/is	LWK	Lendenwirbelkörper	rostr.	rostrale/is
dext.	dexter	M.	Musculus	sin.	sinister
dist.	distal/is	maj.	major/majus	sup.	superior
ext.	externus	med.	mediale/is	superf.	superficial/is
Ggl.	Ganglion	min.	minor/minus	V.	Vena
Ggll.	Ganglia	Mm.	Musculi	ventr.	ventrale/is
Gl.	Glandula	N.	Nervus	Vv.	Venae

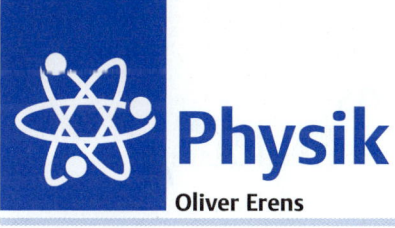

Physik

Oliver Erens

Grundbegriffe des Messens und der quantitativen Beschreibung

1.1 Physikalische Größen und Einheiten

Die Physik beschreibt in der Natur auftretende Zusammenhänge und Vorgänge (Naturgesetze) im Sinne einer empirischen und quantitativen Wissenschaft. Daher beruht die Physik auf Messung und Experiment, welche in intensive mathematische Überlegungen münden, um die gegebenen Gesetzmäßigkeiten mithilfe von Formeln zu beschreiben.
Eine *physikalische Größe* wird üblicherweise durch ein Buchstabensymbol abgekürzt. Ihre tatsächliche Größe wird durch Angabe des *Zahlenwertes* und der *Maßeinheit* beschrieben.

Beispiel:

Zeit t   = 45   min
Physikalische Größe = Zahlenwert · Einheit

Eine lineare Gleichung mit einer Unbekannten, z.B. $a \cdot x + b = c$, wird gelöst, indem man $a \cdot x$ isoliert und danach die gesamte Gleichung durch a dividiert. Eine quadratische Gleichung wird zuerst auf die Normalform $x^2 + p \cdot x + q = 0$ gebracht. Die beiden Lösungen ergeben sich dann nach dem Schema

$$x_{1/2} = -\frac{p}{2} \pm \sqrt{\frac{p^2}{4} - q}$$

In einem Einheitensystem werden für die verschiedenen physikalischen Grunddisziplinen **Basisgrößen** definiert, denen wiederum Basiseinheiten direkt zugehören.

Beispiel:

$$v = s/t$$

Aus den Basisgrößen Weg (s) und Zeit (t) ergibt sich die abgeleitete Größe Geschwindigkeit (v). Die Dimension ist *Länge dividiert durch Zeit*.
Viele physikalische Größen (Geschwindigkeit, Beschleunigung, Kraft, usw.) werden durch ihren reinen Betrag nicht eindeutig beschrieben, sondern erst durch Kennzeichnung ihrer Richtung. Die Kombination aus Betrag und Richtung nennt man *Vektor* und die dazugehörige physikalische Größe **vektorielle Größe**. Sie wird durch einen Pfeil ($\vec{a}$) oder durch Unterstreichen ($\underline{a}$) gekennzeichnet. Vektoren werden nach der Parallelogrammregel addiert (Abb. 1.1).
Das Internationale Einheitensystem (SI = Système International d'Unités) legt verschiedene Basisgrößen mit zugehörigen Basiseinheiten fest (Tab. 1.1). Diese physikalischen Messgrößen sind über Messverfahren definiert. Eine Messung besteht aus direktem oder indirektem Vergleich der zu messenden Größe mit einem Eichnormal.

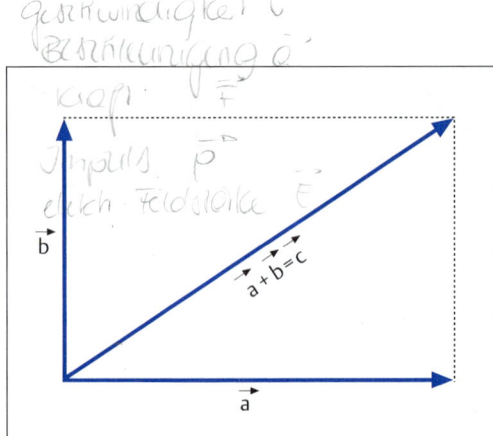

Abb. 1.1 **Vektorielle Addition von Vektoren** (hier: Kräfte). $\vec{c}$ ist die Vektorsumme von $\vec{a}$ und $\vec{b}$. Durch Zerlegung von Vektor $\vec{c}$ ergeben sich umgekehrt seine Komponenten $\vec{a}$ und $\vec{b}$.

Tab. 1.1 Basisgrößen und Basiseinheiten (7)

Basisgröße	Basiseinheit	Symbol
Zeit	Sekunde	s
Länge	Meter	m
Masse	Kilogramm	kg
elektr. Stromstärke	Ampère	A
Temperatur	Kelvin	K
Lichtstärke	Candela	cd
Stoffmenge	Mol	mol

Diese physikalischen Messgrößen sind über Messverfahren definiert. Eine Messung besteht aus direktem oder indirektem Vergleich der zu messenden Größe mit einem Eichnormal.
Durch Kombination von Basisgrößen ergeben sich (gemäß ihren Definitionsgleichungen) sog. *abgeleitete Größen*. Die *Dimension* gibt die Zusammensetzung einer Größe aus den Basisgrößen an. Die Einheiten für abgeleitete physikalische Größen ergeben sich aus deren Definitionsgleichung.

Beispiel:

Kraft = Masse · Beschleunigung
F   = m   · a

Da a sich aus dv/dt ergibt, ist die Einheit der Beschleunigung $m \cdot s^{-2}$, für die Kraft ergibt sich also die Einheit $kg \cdot m \cdot s^{-2}$, die Newton (N) genannt wird.
Dezimalstellen können auch durch definierte Vorsilben ausgedrückt werden. Die Vorsilbe bedeutet: Multiplikation des Messergebnisses mit der zugeordneten Zehnerpotenz (Tab. 1.2).

Tab. 1.2 Vorsilben und Multiplikatoren

Vorsilbe	Vorsatzzeichen	Multiplikator
femto-	f	10^{-15}
piko-	p	10^{-17}
nano-	n	10^{-9}
mikro-	µ	10^{-6}
milli-	m	10^{-3}
centi-	c	10^{-2}
dezi-	d	10^{-1}
kilo-	k	10^{3}
mega-	M	10^{6}
giga-	G	10^{9}

In der Geometrie bezeichnen a, b, c und g die Seitenlängen, h die Höhe und r den Radius einer geometrischen Figur. Hierfür gelten folgende Gleichungen:

Flächeninhalte:
- Rechteck: $A = a \cdot b$
- Dreieck: $A = (g \cdot h)/2$
- Kreis: $A = \pi \cdot r^2$
- Kugeloberfläche: $A = 4 \cdot \pi \cdot r^2$

Volumeninhalte:
- Quader: $V = a \cdot b \cdot c$
- Zylinder: $V = \pi \cdot r^2 \cdot h$
- Kugel: $V = 4/3 \cdot \pi \ r^3$
- Kreisumfang: $U = 2 \cdot \pi \cdot r$

Ebene Winkel werden in Winkelgrad (°) angegeben, der Vollwinkel hat 360°. Oftmals kommt zur Beschreibung von Winkeln auch das Bogenmaß (rad) zur Anwendung. Es drückt den Winkel durch die Länge seines Bogens im Einheitskreis (Radius = 1) aus. Ein voller Kreisumfang hat damit das Bogenmaß 2π. Zur Umrechnung der beiden Winkeleinheiten dient folgende Gleichung:

$$\frac{\alpha[\text{rad}]}{\alpha'[°]} = \frac{2\pi}{360°}$$

1.2 Messen und Unsicherheiten beim Messen

Der Messvorgang besteht im Vergleich der zu messenden Größe mit einer definierten Einheit. Eine Messung, bei der z.B. ein Zeigerausschlag mit einer Skala verglichen wird, heißt *analog*. Erscheint der Messwert jedoch direkt als Ziffer, so heißt die Messung *digital*.
Bei jeder Messung physikalischer Größen entstehen *Messfehler*, die als Differenz zwischen wahrer Messgröße x_i und tatsächlichem Messwert x_w definiert sind: $\Delta x_i = x_i - x_w$. Ein Messfehler kann zufällig (z.B. durch Unachtsamkeit) oder systematisch sein, z.B. durch defekte oder unzulängliche Messgeräte (Eichung fehlerhaft). Es werden weitere Einflussgrößen eine Rolle spielen, wie z.B. die Temperatur der Umgebung, die Nicht-Linearität des Wandlers (bspw. Feder), der die Messgröße in die Anzeige transformiert, die Ungleichmäßigkeit der Anzeigeskala u.a.m. Durch möglichst exakte Versuchsdurchführung, Qualitätskontrolle von außen und Verwendung geeigneter digitaler Anzeigegeräte (Anzeige von exakten Werten, die keinen Interpretationsspielraum zulassen; Definition der Empfindlichkeit, Güteklasse, etc.) versucht man, Fehler zu vermeiden.

Physik

Um den Messfehler möglichst gering zu halten, wird ein Messergebnis auch durch mehrmaliges Messen (*Messreihe*) und nachfolgende *Messwertmittelbildung (arithmetisches Mittel)* gewonnen (n steht hierbei für die Anzahl der Messungen):

$$\bar{x} = \frac{1}{n} \cdot (x_1 + x_2 + \ldots + x_n) = \frac{1}{n} \cdot \sum_{i=1}^{n} x_i$$

Der **absolute Messfehler** ergibt sich aus der Differenz zwischen tatsächlichem Messwert x_i und Messwertmittel:

$$\Delta x_i = x_i - \bar{x}$$

Dividiert man den absoluten Messfehler durch den tatsächlichen Messwert, so erhält man den **relativen Messfehler**. Dieser wird üblicherweise in Prozent angegeben.

$$x_i \pm \Delta x_i / x_i \quad \text{z. B. 100 km oder}$$
$$100 \text{ km} \pm 1\%$$

Messunsicherheit ist ein aus Messungen gewonnener Kennwert, der zusammen mit dem Messergebnis zur Kennzeichnung des Bereiches der Werte dient, die als mit den Messbedingungen verträgliche Werte betrachtet werden können.

Gauß-Normalverteilung und Varianz: Trägt man die Häufigkeit eines Messwertes (einer sehr umfangreichen Messreihe) über seinen Abstand vom Messwertmittel auf, so ergibt sich ein *Histogramm* der Messwerte. Bei unendlich großem n würde sich schließlich eine glatte *Gauß-Normalverteilungskurve* ergeben (Abb. 1.2).
Die Breite dieser Verteilungskurve stellt ein Maß für die Messgenauigkeit dar. Diese Messgenauigkeit wird durch die *Varianz* σ^2 beschrieben.

$$\sigma^2 = \frac{1}{(n-1)} \cdot \sum_{i=1}^{n} (x_i - \bar{x})^2$$

Die **Standardabweichung** Δx beschreibt die Fehlerbreite $\pm \Delta x$, in der ein weiterer Messwert mit überwiegender Wahrscheinlichkeit liegen würde. Bei einer Gauß-Verteilung kann man diese Wahrscheinlichkeit genau angeben: Innerhalb des Fehlerintervalls $\pm \Delta x$ liegen 68 %, im doppelten Fehlerintervall $\pm \Delta x$ liegen 95 % aller Messwerte.

$$\Delta x = \sqrt{\frac{\sum_{i=1}^{n} (x_i - \bar{x})^2}{(n-1)}} = \sqrt{\sigma^2} = \sigma$$

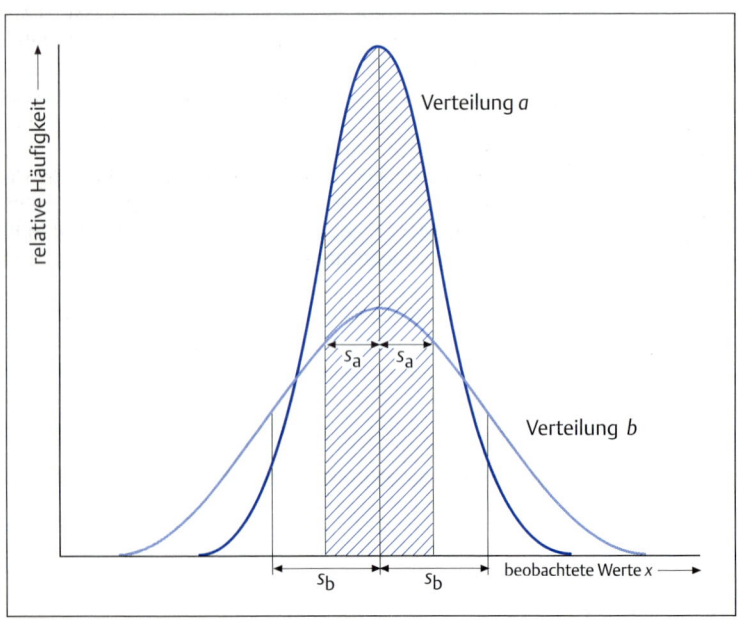

Abb. 1.2 **Normalverteilungen** mit unterschiedlicher Standardabweichung

Fehlerfortpflanzung: Wird eine physikalische Größe durch mehrere Messgrößen bestimmt (die natürlich alle mit einem Fehler behaftet sind), so pflanzen sich diese Fehler in den endgültigen Messwert fort: Ergeben sich die Messgrößen aus Summen oder Differenzen, so ergibt sich der absolute Gesamtfehler aus der Summe der einzelnen *Absolutfehler*. Steht vor einer Messgröße eine Konstante, so wird der Absolutfehler mit dieser Konstanten multipliziert (*Summen- und Differenzregel*). Ergeben sich die Messgrößen als Quotient oder Produkt mehrerer Messgrößen, so addieren sich die relativen Fehler der einzelnen Faktoren zum *relativen Gesamtmessfehler*. Tritt eine Messgröße mit einem Exponenten auf, so wird deren relativer Fehler mit der Maßzahl dieses Exponenten multipliziert (*Produkt- und Quotientenregel*).

1.3 Zusammenhänge zwischen physikalischen Größen

Funktionen werden mathematisch durch eine Funktionsgleichung beschrieben, wobei x die unabhängige und y die abhängige Variable darstellt. a ist eine konstante reelle Zahl (Faktor).

Lineare Funktion: $y = a \cdot x$

Potenzfunktion: $y = x^a$
– Spezialfall:
Wurzelfunktion: $y = \sqrt[a]{x} = x^{\frac{1}{a}}$

Exponentialfunktion: $y = a^x$
– Spezialfall:
e-Funktion: $y = e^x = \exp(x)$
mit $e \approx 2{,}71$

logarithmische Funktion: $y = {}_a\log x$
– Spezialfälle:
dekadischer Logarithmus: $y = \lg x \quad (a = 10)$
natürlicher Logarithmus: $y = \ln x \quad (a = e)$
dualer Logarithmus: $y = \operatorname{ld} x \quad (a = 2)$

trigonometrische Funktionen:
– Sinus: $y = \sin x$
– Cosinus: $y = \cos x$
– Tangens: $y = \tan x$
– Cotangens: $y = \cot x$

Anhand einer *Wertetabelle*, in der die zusammengehörigen x- und y-Werte aufgelistet sind, können Daten einer Funktion $y = f(x)$ in ein Koordinatensystem übertragen werden. So lassen sich Messungen beispielsweise mit Ausgleichskurven auswerten. Die Achsen können dabei *linear* oder *logarithmisch* unterteilt sein.
Der **Differenzialquotient** einer Funktion $y = f(x)$ in einem Punkt x_0 ist gleich der *Steigung* der Kurventangente in diesem Punkt.
Das **Integral** $F(x)$ einer Funktion $y = f(x)$ in den Grenzen a bis b kann geometrisch als Fläche zwischen der Kurve $f(x)$- und der x-Achse gedeutet werden.

$$[F(x)]_b^a = \int_a^b f(x) \cdot dx$$

Physik

Mechanik

2.1   Bewegungen

Mithilfe von **Weg-Zeit-Diagrammen** können Bewegungsabläufe graphisch dargestellt werden. Um eine Bewegung in Raum und Zeit zu definieren, muss man den Aufenthaltsort s des Objekts in Abhängigkeit von der Zeit t beschreiben. Nimmt die Wegstrecke linear mit der Zeitspanne zu, so handelt es sich um eine *gleichförmige Bewegung*. In diesem Fall ist Δs proportional zu Δt, also Δs ∼ Δt. Diese Beziehung lässt sich durch Verwendung einer Proportionalitätskonstanten in eine Gleichung überführen: Δs = v · Δt. Die Proportionalitätskonstante v bezeichnet man als gleichförmige oder konstante Geschwindigkeit. Nur bei gleichförmiger Bewegung ist v zu jeder Zeit des Bewegungsablaufs gleich. Bei Bewegungen, bei denen sich die Geschwindigkeit ständig ändert (*ungleichförmige Bewegungen*), beschreibt v die Momentangeschwindigkeit. Die **Geschwindigkeit** ist also die *1. Ableitung des Weges nach der Zeit*, sie hat die Einheit m/s.

$$v = \frac{ds}{dt}$$

Klinischer Bezug

Beispiele sind die **Strömungsgeschwindigkeit von Blut** oder die Leitungsgeschwindigkeit in markhaltigen Axonen.

Die **Beschleunigung** a ist die Geschwindigkeitsänderung pro Zeiteinheit. Die Beschleunigung ist also die 1. Ableitung der Geschwindigkeit und die 2. Ableitung des Weges nach der Zeit; sie hat die Einheit m/s² .

$$a = \frac{dv}{dt} = \frac{d^2s}{dt^2}$$

Ein Beispiel für eine *gleichförmig beschleunigte Bewegung* ist der freie Fall, denn ein fallender Körper unterliegt der konstanten Erdbeschleunigung g = 9,81 m/s² .

Zu unterscheiden sind Geschwindigkeits-Mittelwert (durchschnittliche Geschwindigkeit) vom -Momentanwert (aktuelle Geschwindigkeit)

Zu unterscheiden sind ferner geradlinige Bewegungen mit konstanter Geschwindigkeit (gleichförmig) und Bewegungen mit konstanter Beschleunigung von periodischen Bewegungen. Das Maß für die Häufigkeit, mit der sich eine periodische Schwingung wiederholt, ist die **Frequenz**. Sie gibt die Anzahl der Schwingungsperioden pro Sekunde an. Die Dauer einer Schwingungsperiode bezeichnet man als **Periodendauer**. Sie ist der Kehrwert der Frequenz.

Klinischer Bezug

Herz- und **Atemfrequenz** sind Beispiele für periodische Bewegungen.

Bei einer **Kreisbewegung** durchläuft ein Körper den Kreisbogen ausgehend von Punkt A und erreicht in einer bestimmten Zeit den Punkt B. Die Geschwindigkeit wird dabei als *Bahngeschwindigkeit* bezeichnet; ihr Geschwindigkeitsvektor ändert sich, selbst wenn er dem Betrag nach gleich bleibt, ständig seine Richtung. Er entspricht in jedem Punkt der Kreisbahn genau der Tangente an den Kreis. In dieser Richtung

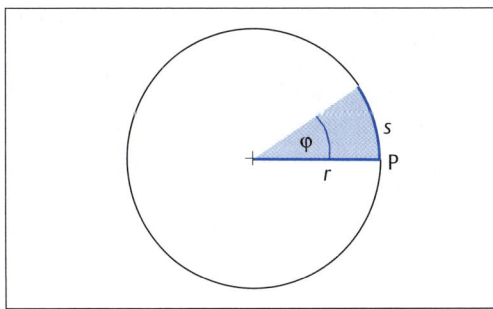

Abb. 2.**1 Kreisbewegung**

würde der Körper auch die Bahn verlassen, wenn er sich verselbständigen würde.

Auch wenn die Bahngeschwindigkeit (Länge der Vektoren) gleich bleibt, ändert sich (wie oben angedeutet) die Richtung der Geschwindigkeitsvektoren. Jede Änderung von Vektoren ist mit einer Beschleunigung verbunden. Daher muss auch bei gleichförmigen Kreisbewegungen eine Beschleunigung auftreten. Um einen Körper in einer Kreisbahn zu halten, muss er kontinuierlich zum Kreismittelpunkt beschleunigt werden. Die in dieser Richtung wirkende Kraft heißt *Zentripetalkraft* und die Beschleunigung, die der Körper erfährt, *Zentripetalbeschleunigung* (auch *Radialbeschleunigung*). Sie ist immer senkrecht zur Bewegung (radial nach innen) gerichtet, während die *Zentrifugalbeschleunigung* genau entgegengesetzt (radial nach außen) gerichtet ist.. Der Betrag der Zentripetalbeschleunigung ist

$$a = \frac{v^2}{r}$$

Bei der Kreisbewegung überstreicht die Verbindungslinie von Kreismittelpunkt zu P (= Radius) den *Drehwinkel* φ (rad) (Abb. 2.**1**). Es gilt dabei die Beziehung: $s = \varphi \cdot r$

Da auch für die Kreisbewegung $v = s/t$ gilt, ergibt sich $\varphi \cdot r = v \cdot t$ und daraus die *mittlere Winkelgeschwindigkeit* ω (der gleichförmigen Kreisbewegung) mit der Einheit (rad/s):

$$\omega = \frac{\text{Drehwinkel}}{\text{Zeit}} = \frac{\varphi}{t} = \frac{v}{r}$$

2.2   Impuls, Kraft; Kräfte

Um die Bewegung eines Körpers zu ändern, ist eine Kraft F notwendig, denn jeder Körper hat die Tendenz, sich dieser Änderung zu widersetzen (das gilt auch für den Ruhezustand von Körpern mit v = 0). Dies wird als Prinzip der *Trägheit* bezeichnet. Verantwortlich für die Trägheit ist die Masse m (= „träge Masse") des Körpers.

■ **1. Newton-Axiom:** *Jeder Körper verbleibt im Zustand der Ruhe oder der gleichförmig geradlinigen Bewegung, wenn keine Kraft auf ihn einwirkt.* Will man den Bewegungszustand eines Körpers (also seine Geschwindigkeit) ändern, bedeutet das eine Beschleunigung. Ursache jeglicher Beschleunigung ist die Kraft.

■ **2. Newton-Axiom:** Die Geschwindigkeitsänderung eines Körpers ist der wirkenden Kraft proportional.

$$\vec{F} \sim \vec{a} = \frac{\Delta \vec{v}}{\Delta t} \quad \text{oder} \quad \vec{F} = m \cdot \vec{a}$$

Die Kraft ist ein Vektor, der die gleiche Richtung hat wie die Beschleunigung. Da die Masse in kg und die Beschleunigung in m/s² gemessen werden, hat die Kraft F die Einheit kg·m/s² oder Newton (N).

■ **3. Newton-Axiom:** *Zu jeder Kraft gibt es eine gleiche und entgegengesetzt gerichtete Kraft.* Die Trägheit eines Körpers führt dazu, dass man z.B. beim Anschieben einen Widerstand oder eine Gegenkraft spürt (Reibung sei vernachlässigt). Diese Gegenkraft tritt stets auf und ist der wirkenden Kraft gleich und entgegengesetzt. Kräfte treten also immer in Paaren auf. Man kann auch sagen: Actio = Reactio.

Gravitation: Die Masse eines Körpers entspricht nicht seiner Gewichtskraft! Die Gewichtskraft ist jene Kraft, mit der die *Gravitation* (= *Massenanziehung*) auf einen Körper wirkt. An der Erdoberfläche beträgt die Gewichtskraft $G = m \cdot g$, wobei g die Erdbeschleunigung ist ($g = 9{,}8$ m/s²). Der umgangssprachliche Begriff Gewicht ist mit der Masse gleichzusetzen. Während also die Masse eines Körpers überall gleich ist, variiert die Gewichtskraft (durch Variation der Gravitation) an verschiedenen Orten. So beträgt z.B. auf dem Mond die Gewichtskraft eines Körpers nur 1/6 des Wertes auf der Erde.

Beispiel:

- G_{Erde} = 80 kg · 9,8 m/s² = 784 N.
- G_{Mond} = 80 kg · 1,62 m/s² = 129,6 N.

Physik

Man unterscheidet äußere und innere Reibung: Die **äußere Reibung** ist die Reibung zwischen festen Körpern. Sie bezeichnet den auf einen festen Körper wirkenden Widerstand (Reibungswiderstand, Reibungskraft), der die Bewegung des Körpers behindert. Jeder auf einer Unterlage gleitende oder rollende Körper erfährt einen derartigen Widerstand, dessen Richtung der Bewegungsrichtung entgegengesetzt ist, der also die Bewegung zu hemmen sucht. Die Reibung wird verursacht durch die stets vorhandenen Unebenheiten der Berührungsflächen. Um einen Körper entgegen der Reibungskraft auf einer waagerechten Unterlage in einem gleichförmigen Bewegungszustand zu halten, ist es erforderlich, Arbeit zu verrichten, die sogenannte Reibungsarbeit. Sie wird vollständig in Wärmeenergie umgewandelt. Dieser Vorgang stellt also, energetisch betrachtet , eine Umwandlung von mechanischer Energie in Wärmeenergie dar. Die bei der Reibung frei werdende Wärme wird als Reibungswärme bezeichnet. Ihr Auftreten ist eine der Ursachen dafür, dass die von einer Maschine abgegebene mechanische Energie stets kleiner ist als die ihr zugeführte Energie.

Aber nicht nur ein sich auf einer Unterlage bewegender Körper erfährt eine Reibungskraft, sondern auch ein auf dieser ruhender. Er haftet auf der Unterlage. Um ihn in Bewegung zu versetzten, muss man außer seiner Trägheit noch einen weiteren Widerstand. Man hat demnach drei verschiedene Reibungsarten bei festen Körpern zu unterscheiden und spricht je nachdem, ob ein Körper auf seiner Unterlage haftet, gleitet oder rollt:

- *Haftreibung:* Der Betrag der Haftreibung kann mit Hilfe eines Tribometers bestimmt werden. Man legt auf die Waagschale *W* ein Wägestück mit der Gewichtskraft *G*, so dass der Körper *K* gerade noch nicht in Bewegung versetzt wird. Der Betrag der Haftreibung ist dann gleich dem Betrag dieser Gewichtskraft. Aus Messungen ergibt sich, dass der Betrag Haftreibung direkt proportional der senkrecht auf die Berührungsfläche wirkende Kraft, der sogenannten Normalkraft, ist. Er ist dagegen unabhängig von der Größe der Berührungsfläche. Dieses Ergebnis wird durch das Coulombsche Reibungsgesetz beschrieben.

- *Gleitreibung:* Auch der Betrag ist unabhängig von der Größe der Berührungsfläche und direkt proportional zum Betrag der Normalkraft. Bei der Gleitreibung gilt ebenfalls das Coulombsche Reibungsgesetz. Der Proportionalitätsfaktor wird hierbei als Gleitreibungskoeffizient oder als Gleitreibungszahl bezeichnet. Seine Größe ist vom Material und der Oberflächenbeschaffenheit der Berührungsflächen abhängig. Bei der sonst gleichen Verhältnissen ist der Gleitreibungskoeffizient stets kleiner als der Haftreibungskoeffizient. Beide haben die Dimension einer Zahl. Messen kann man den Betrag der Gleitreibung genauso wie den der

Haftreibung mit dem Tribometer oder der geneigten Ebene, nur muss man dabei die Waagschale des Tribometers so belasten bzw. den Neigungswinkel der geneigten Ebene so einstellen, dass der Versuchskörper eine gleichförmige Bewegung ausführt.

- *Rollreibung:* Auch wenn beispielsweise ein zylindrischer Körper auf einer Unterlage abrollt, tritt eine die Bewegung hindernde Reibung, die Rollreibung, auf. Sie ist bei sonst gleichen Verhältnissen sehr viel kleiner als die Haft- oder Gleitreibung. Man kann sie ebenfalls mit eine geneigten Ebene messen, deren Neigungswinkel a so eingestellt wird, dass der Körper mit konstanter Geschwindigkeit abrollt. Im Gegensatz zum Haftreibungskoeffizienten und zum Gleitreibungskoeffizienten, die beide die Dimension einer Zahl haben, hat der Rollreibungskoeffizient die Dimension der Länge. Bei sonst gleichen Verhältnissen ist der Betrag der Rollreibung dem Radius des abrollenden Zylinders umgekehrt proportional. Je größer der Radius, um so kleiner der Betrag der Rollreibung. Aus diesem Grund ist man bestrebt, die Räder von Fahrzeugen möglichst groß zu machen. Da die Rollreibung bei gleichen Materialien und gleicher Oberflächenbeschaffenheit stets kleiner ist als die Gleitreibung, versucht man in der Technik nach Möglichkeit alle Gleitreibungsvorgänge in Rollreibungsvorgänge umzuwandeln. Das geschieht durch Verwendung von Kugel- oder Wälzlagern. Lässt sich die Gleitreibung jedoch nicht vermeiden, wie zum Beispiel in Zylindern von Motoren oder Dampfmaschinen, in denen Kolben an Zylinderwänden gleiten, bringt man Schmiermittel (Öle, Schmierfette) auf die Gleitflächen, so dass die Gleitreibung zwischen Kolben und Zylinderwand durch die weitaus geringere innere Reibung des Schmiermittels ersetzt wird.

Als **innere Reibung** bezeichnet man den Widerstand, den die einzelnen Teilchen eines festen, flüssigen oder gasförmigen Körpers ihrer relativen Bewegung untereinander entgegensetzten. Seine Wirkung zeigt sich bei festen Körpern beispielsweise darin, dass ein elastischer schwingender Körper allmählich zur Ruhe kommt, also eine gedämpfte Schwingung ausführt, weil seine mechanische Schwingungsenergie durch die innere Reibung nach und nach in Wärmeenergie umgewandelt wird. Bei durch Rohrleitungen strömenden Gasen oder Flüssigkeiten bewirkt die innere Reibung eine Geschwindigkeitsverringerung in der Nähe der Rohrwandung, da dort in der Regel eine ruhende Gas- oder Flüssigkeitsschicht haftet, an der sich die benachbarten strömenden Schichten reiben

2.3 Drehmoment, Trägheitsmoment, Drehimpuls

Der **Schwerpunkt** oder Massenmittelpunkt ist der Punkt, in dem man den Körper unterstützen muss, damit er unter Einwirkung der Schwerkraft in jeder Lage im Gleichgewicht ist.

Klinischer Bezug

Die **Lage des Schwerpunkts** beim menschlichen Körper in verschiedenen Haltungen ist insbesondere bei der Betrachtung des Stütz- und Bewegungsapparats in der Sportmedizin von Bedeutung. Knochen können als Hebel, Gelenke als Hebelauflage- bzw. Drehpunkte fungieren.

Gleichgewicht: Wird ein Körper, der sich unter dem Einfluss der Schwerkraft befindet, an verschiedenen Stellen drehbar aufgehängt, so stellt er sich in jeder Lage stabil ein und befindet sich im *Gleichgewicht*. Die Senkrechten für die einzelnen Aufhängungspunkte schneiden sich im *Schwerpunkt*. Wird er an nur einer Stelle aufgehängt, kompensieren sich alle Drehmomente von den einzelnen Massenelementen des Körpers. Zu den verschiedenen Gleichgewichtsarten s. Abb. 2.**2**.

Das **Drehmoment** M ist eine vektorielle Größe. Seine Richtung steht senkrecht auf der Ebene, die durch die Vektoren $\vec{l}$ und $\vec{F}$ bestimmt wird. Es gilt: $\vec{M}$ = Hebelarm $\vec{l}$ · Kraft $\vec{F}$ (Vektorprodukt).

Das **Trägheitsmoment** J eines Körpers beschreibt das Beharrungsvermögen gegenüber Änderungen der Rotationsbewegung. Im einfachsten Fall (bei einem drehbaren Körper) errechnet sich das Trägheitsmoment aus dem Verhältnis von Drehmoment zu Winkelbeschleunigung. In allen anderen Fällen darf nicht die Masse als Gesamtgröße herangezogen werden, sondern es müssen der Abstand der Massenelemente und ihre Verteilung bezüglich der Drehachse bei der Berechnung berücksichtigt werden.

Unter dem **Drehimpuls** L (Drall) eines rotierenden Körpers versteht man das Produkt aus seinem Trägheitsmoment und seiner Winkelgeschwindigkeit.

$$L = J \cdot \omega$$

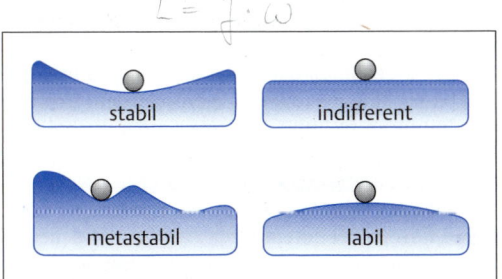

Abb. 2.**2 Gleichgewichtsarten**

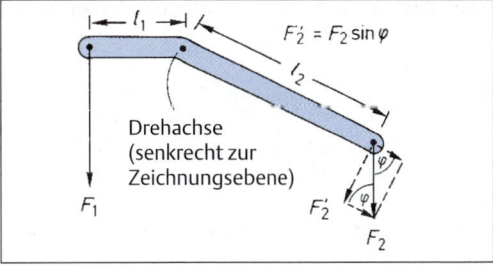

Abb 2.**3 Zweiarmiger Hebel** (aus Hellenthal, Thieme 1988)

Als wichtige mechanische Anordnung gilt der **Hebel** (Abb. 2.**3**). Er befindet sich in Ruhe, wenn Folgendes gilt: Kraft · Kraftarm = Last · Lastarm (Hebelgesetz). **Elektrische Wechselwirkung:** Im atomaren und molekularen Bereich spielt die Gravitation keine Rolle. Von entscheidender Bedeutung ist hier die Wechselwirkung zwischen elektrisch geladenen Teilchen: Zwischen zwei Teilchen mit den Ladungen q_1 und q_2, die sich im Abstand r voneinander befinden, wirkt die *Coulomb-Kraft* F_C:

$$F_C = \frac{q_1 \cdot q_2}{r^2} \cdot \frac{1}{4\pi\varepsilon}$$

Gleichnamige Ladungen stoßen sich ab, und ungleichnamige ziehen sich an. Die Coulomb-Kraft hält die negativen Elektronen der Atomhülle auf ihren Bahnen um den positiv geladenen Atomkern. Der Kern selbst wird durch sog. *Kernkräfte* zusammengehalten. Dabei handelt es sich um Anziehungskräfte, die nur eine äußerst kurze Reichweite haben, aber gerade so groß sind, dass sie die Nukleonen trotz der abstoßenden Coulomb-Kräfte unter den Protonen fest zusammenhalten.

2.4 Arbeit, Energie; Leistung

Wird Kraft aufgewendet, um die Schwerkraft zu überwinden (z.B. ein Gewicht hochgehoben), so wird eine **Arbeit** verrichtet. Sie ist umso größer, je schwerer das Gewicht und je länger der Hubweg ist. Definitionsgemäß errechnet sich die Arbeit W aus dem Produkt der angewandten Kraft F (N) und dem Weg s (m), auf dem diese Kraft wirkt. Die Einheit der Arbeit W ist Newtonmeter oder N · m.

$$W = F \cdot s$$

Physik

Äquivalente Einheiten für die Arbeit sind Joule (J) und Wattsekunden (Ws).

Klinischer Bezug

Die Herzarbeit wird im **Belastungs-EKG** auf dem Fahrradergometer abgebildet.

Bilden die Kraft F und der Weg s einen Winkel φ, so gilt für die Arbeit

$$W = F \cdot s \cdot \cos\varphi$$

Will man einen Körper um die Höhe h anheben, so muss man folgende Arbeit aufwenden:

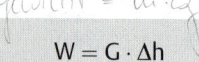

$$W = G \cdot \Delta h$$

Da $G = m \cdot g$ gilt somit für die Hubarbeit:

$$W = m \cdot g \cdot \Delta h$$

Diese Hubarbeit führt zu einer Zunahme der **potenziellen Energie** W_{pot} des Körpers. Von potenzieller Energie spricht man, wenn die Energiemenge nur vom Ort des Körpers (z.B. in bestimmter Höhe über dem Erdboden) abhängt.
Der Energiezuwachs entspricht dabei genau der geleisteten Arbeit W:

$$\Delta W_{pot} = m \cdot g \cdot \Delta h$$

Ein Körper kann also an ihm geleistete Arbeit in Form von Energie speichern. Umgekehrt kann er mit seinem Energievorrat auch wieder Arbeit verrichten. Daher werden in der Physik die Begriffe Arbeit und Energie synonym verwendet, und sie haben die gleichen Einheiten.
Um einen Körper zu beschleunigen, muss man eine Kraft $F = m \cdot a$ längs der Beschleunigungsstrecke aufbringen. Diese **Beschleunigungsarbeit** W ist umso größer, je größer die Masse m und die erreichte Endgeschwindigkeit v ist:

$$W = \frac{1}{2} m \cdot v^2$$

Beschleunigungsarbeit wird in Form von **kinetischer Energie** W_{kin} gespeichert.

Wird in einer Flüssigkeit oder in einem Gas durch Ausübung eines Druckes p ein Volumen V verschoben, so wird dabei **Druck-Volumen-Arbeit** geleistet:

$$W = p \cdot \Delta V$$

In einem abgeschlossenen System gilt der **Energieerhaltungssatz**, wenn keine äußeren Kräfte auf das System einwirken: Die Summe aus potenzieller und kinetischer Energie bleibt konstant.

$$W_{pot} + W_{kin} = \text{konstant}$$

– *1. Beispiel:* Beim freien Fall eines Körpers nimmt seine potenzielle Energie ständig ab, seine Geschwindigkeit und damit die kinetische Energie ständig zu. Die Energiesumme bleibt dabei stets konstant.
– *2. Beispiel:* Bei einem schwingenden Pendel findet eine ständige Umwandlung zwischen potenzieller und kinetischer Energie statt: Durch das Anheben des Pendels wird potenzielle Energie gespeichert, die beim Abwärtsschwingen vollständig in kinetische Energie umgesetzt wird. Sie wandelt sich beim Aufschwung zur anderen Seite wieder in potenzielle Energie um.

Die **Leistung P** ist definiert als Arbeit dW je Zeiteinheit dt; die Einheit der Leistung ist Nm/s = J/s = W = Watt.

$$P = \frac{dW}{dt}$$

Der **Impuls** $\vec{p}$; mit der Einheit kg · m/s ist ein Vektor, der in Richtung der Geschwindigkeit zeigt.

$$\vec{p} = m \cdot \vec{v}$$

Auch für den Impuls gilt ein Erhaltungssatz: In einem abgeschlossenen System bleibt der Gesamtimpuls konstant.
Beispiel: Zwei Stahlkugeln, die mit den Impulsen $\vec{p}_1$ und $\vec{p}_2$ zusammenstoßen, fliegen nach dem Stoß mit den Impulsen $\vec{p}_1'$ und $\vec{p}_2'$ auseinander, wobei gilt: $\vec{p}_1' + \vec{p}_2' = \vec{p}_1 + \vec{p}_2$
Von einem *zentralen Stoß* wird gesprochen, wenn alle Geschwindigkeitsvektoren (experimentell) auf einer Achse liegen; bei einem *nicht-zentralen Stoß* liegen die Geschwindigkeitsvektoren auf verschiedenen Achsen (Billard!). Ein *elastischer Stoß* ist dadurch gekennzeichnet, dass die Summe der kinetischen

Energien (Bewegungsenergien) der beteiligten Körper konstant ist. Dagegen haben nach einem *unelastischen Stoß* beide Körper die gleiche Geschwindigkeit; die Summe der kinetischen Energien ist gegenüber dem ursprünglichen Wert reduziert, da sich ein Teil davon in innere Energie umgewandelt hat (Erwärmung).

2.5 Mengengrößen, bezogene Größen

Die Menge eines Stoffes kann man quantitativ mit folgenden Größen beschreiben:
- Volumen V (m³)
- Masse m (kg)
- Teilchenzahl N (reine Zahl)
- Stoffmenge n (mol)

Um die Eigenschaften von Stoffen besser vergleichen zu können, bezieht man manche Größen auf ihr Volumen, die Masse oder die Stoffmenge.
- *volumenbezogene* Größe:
  z.B. Dichte: m/V (kg/m³) oder (g/cm³)
- *massenbezogene* Größe:
  z.B. spezifische Wärmekapazität = Wärmekapazität/Masse (J/g · K)
- *stoffmengenbezogene* Größe:
  z.B. molare Masse = Masse/Stoffmenge (g/mol)

Die Einheit 1 *Mol* bezeichnet die **Stoffmenge** eines Systems, das aus ebenso vielen Teilchen besteht, wie Atome in 12 g des Kohlenstoff-Nuklids ^{12}C enthalten sind. Die Stoffmenge 1 mol eines Stoffes erhält man, wenn man die relative Atom- oder Molekülmasse M des Stoffes berechnet und genau M Gramm abwiegt. In 1 mol sind $6{,}023 \cdot 10^{23}$ Teilchen enthalten (*Avogadro-Zahl*).

In Stoffgemischen bezeichnet der *Molenbruch* einen relativen Stoffmengenanteil, ausgedrückt durch das Verhältnis der betreffenden Stoffmengen. Während der *Massenanteil* $w(X) = m(X)/m(\text{gesamt})$ zur Beschreibung der Zusammensetzung von festen und flüssigen Mischungen herangezogen wird, benutzt man für flüssige und vor allem gasförmige Mischungen den *Volumenanteil* $\varphi(X)$, der das Volumen $V(X)$ der Komponente X als Bruchteil der Summe der Einzelvolumina der Komponenten ΣV_i angibt. Volumenanteil $\varphi(X) = V(X) / \Sigma V_i$

Massenkonzentration $\beta(X) = m(X)/V(\text{Mischung})$. Die Massenkonzentration heißt auch *Partialdichte*. Die Angabe erfolgt bei Lösungen meist als g/L bzw. mg/L, bei gasförmigen Mischungen als g/m³ oder mg/m³. Bei flüssigen Mischungen findet oft die *Volumenkonzentration* $\sigma(X) = V(X) / V(\text{Mischung})$ Anwendung, die das Volumen $V(X)$ einer Komponente X bezogen auf das Gesamtvolumen $V(\text{Mischung})$ der fertigen Mischung angibt (beachte den Unterschied zum Volumenanteil; dort wird auf die Summe der Einzelvolumina vor dem Mischen bezogen!). Die Größe ist wieder dimensionslos, sie wird aber häufig als Vol% angeben.

Für die Berechnung von Reaktionen mit Lösungen wird meist die *Stoffmengenkonzentration* $c(X) = n(X)/V(\text{Mischung})$, die die Stoffmenge $n(X)$ einer Komponente X bezogen auf das Volumen $V(\text{Mischung})$ angibt, gebraucht. Die Angabe erfolgt in mol/L bzw. mmol/L, da die Stoffmenge n in der Einheit mol angeben wird. Die Gehaltsgrößen lassen sich relativ problemlos ineinander umrechnen. Sollen allerdings Anteile in Konzentrationen oder umgekehrt umgerechnet werden, muss die Dichte ρ der Mischung bekannt sein. Masse und Stoffmenge von Stoffen, die über die Molare Masse in g/mol miteinander verknüpft sind, verändern sich beim Mischen von Stoffen nicht, denn bei diesem Vorgang können weder Teilchen aus dem Nichts entstehen noch ins Nichts verschwinden. Das gilt aber nicht für das Volumen. Da beim Mischen Wechselwirkungskräfte zwischen den vermischten Teilchen in unterschiedlicher Weise wirksam werden können, muss das Volumen der Mischung aufgrund von Dichteänderungseffekten nicht der Summe der Einzelvolumina vor dem Mischen entsprechen. Man unterscheidet zwischen Volumenkontraktion (Volumen der Mischung ist kleiner) und Volumendilatation (Volumen der Mischung ist größer).

2.6 Verformung fester Körper

Wirkt auf einen Körper eine Kraft und kann er darauf nicht mit einer Beschleunigung reagieren, so wird er durch die Kraft *verformt*. Das Ausmaß der Formveränderung hängt von der Größe der einwirkenden Kraft F und vom Querschnitt des Körpers A ab. Man spricht deshalb von der **mechanischen Spannung** σ mit der Einheit N/m². Es kann sich um Zug-, Druck- oder Schubspannung handeln.

$$\sigma = F/A$$

Klinischer Bezug

Am Knochen unterscheidet man den **kompakten** vom **spongiösen Aufbau**. Je nach Krafteinwirkung und Festigkeit des Knochens kommt es zu Scher-, Schub- und Abrissfrakturen.

Unter der Einwirkung einer äußeren Kraft erleidet ein Körper eine Formänderung. Kehrt der Körper nach der Entlastung nicht in die ursprüngliche Gestalt zurück, so bedeutet das, dass neben der elastischen auch

Physik

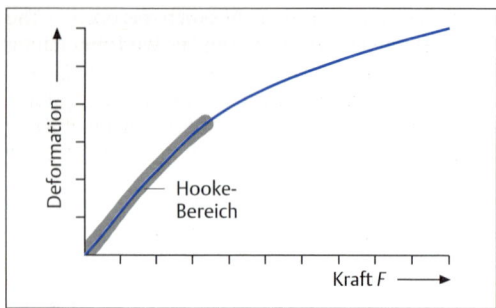

Abb. 2.4 Spannungs-Dehnungs-Diagramm eines Kupferdrahtes

eine plastische Verformung stattgefunden hat. Zur Ermittlung des Werkstoffverhaltens dient insbesondere der Zugversuch, bei dem eine genormte Zugprobe einer einachsigen, über den Querschnitt gleichmäßig verteilten Zugbeanspruchung unterworfen wird. Bei dem Versuch wird die Kraft gemessen, die für eine langsam und stetig zunehmende Dehnung der Probe aufgewendet werden muss. Um von der Abmessung der Probe unabhängig zu sein, wird die Spannung als Funktion der Dehnung aufgetragen. Das so gewonnene Spannungs-Dehnungs-Diagramm (Abb. 2.4) ist kennzeichnend für den Werkstoff.

Im Proportionalitätsbereich der Kurve ist die Dehnung proportional zur Spannung, es gilt das **Hooke-Gesetz,** nach dem die Querkontraktion proportional zur Dehnung ist. Die Proportionalitätskonstante heißt **Poissonsche Zahl**:

$$\sigma >= E \cdot \Delta l/l_0 \ (N/m^2)$$

Der Proportionalitätsfaktor E heißt auch **Elastizitätsmodul**. Im Proportionalitätsbereich ist die Verformung elastisch, d. h., sobald die Spannung nachlässt, nimmt der Körper wieder seinen ursprünglichen Zustand an.

 Klinischer Bezug

Einen Sonderfall stellen elastische **Hohlkörper** dar (z. B. **Blutgefäße**): Sie reagieren auf eine Volumensteigerung ΔV mit einer proportionalen Druckerhöhung Δp. Der Quotient $\Delta V/\Delta p$ wird Volumenelastizitätskoeffizient genannt.

Bei der *allseitigen Kompression* greifen die auf den Körper wirkenden Kräfte gleichmäßig an seiner Oberfläche an. Auf den Körper wirkt ein allseitiger Druck p (oder Zug), aufgrund dessen er eine Volumenänderung erfährt,

die durch den Kompressionsmodul gekennzeichnet ist.

Bei der *Dehnung* wirken die angreifenden Kräfte nur in eine Richtung und erzeugen eine Längenänderung, die bei elastischer Deformation der Zugspannung proportional ist. Die Dehnung ist immer mit einer Querkontraktion verknüpft.

Bei der *Scherung* wirken die Kräfte tangential zur Oberfläche und ergeben eine Schubspannung. Sie bewirken eine Verdrehung der Seitenflächen. Das Ausmaß der Scherung ist abhängig von der jeweiligen Materialkonstante, , die auch Scherungs- oder Schubmodul heißt. Das Verhältnis von Scherkraft zur Fläche nennt man Scherspannung

Wirkt allseits ein äußerer Druck p auf Körper, Flüssigkeiten oder Gase, so verkleinert er ihr Volumen V um einen bestimmten Betrag V. Die **Kompressibilität** χ beschreibt das Ausmaß dieser Volumenänderung:

$$\chi = -\frac{1}{V} \cdot \frac{\Delta V}{\Delta p}$$

Der Kehrwert der Kompressibilität χ ist das **Kompressionsmodul** K (auch *Volumenelastizitätsmodul*):

$$K = -\frac{\Delta V}{\Delta p} \cdot V$$

2.7   Druck

Drückt auf eine Fläche A eine senkrecht über diese Fläche verteilte Kraft F, so heißt der Quotient aus Kraft und Fläche **Druck** p (in Pascal = Pa = N/m²):

$$p = F/A$$

Anmerkung: In der Praxis benutzt man auch die Einheit 1 bar = 10⁵ Pa. Dies entspricht ziemlich genau dem atmosphärischen Luftdruck. Darüber hinaus gilt: 1 mmHg ≈ 133,3 Pa.

In Flüssigkeiten lastet auf jedem Quadratzentimeter des Gefäßbodens das Gewicht der gesamten darüber stehenden Flüssigkeitssäule. Diese Gewichtskraft bewirkt den **Schweredruck** (hydrostatischer Druck). Er tritt jedoch nicht nur am Gefäßboden, sondern überall in der Flüssigkeit auf, und er nimmt linear mit der Eintauchtiefe h zu. Der Schweredruck ist umso größer, je größer die Dichte ρ der Flüssigkeit ist. Für den Schweredruck gilt also:

$$p = g \cdot \rho \cdot h$$

Gasdruckdifferenzen können mithilfe eines *U-Rohr-Manometers* gemessen werden (Abb. 2.**5**): In den beiden Schenkeln wirkt der Schweredruck der Flüssigkeit. Der Höhenunterschied h der Flüssigkeit gibt den Druckunterschied p an, der auf den Oberflächen in den beiden Schenkeln lastet.

Druckdifferenzen können auch zwischen den beiden Seiten einer Membran auftreten. Im Membranbarometer wird die entsprechende Auslenkung der Membran auf einen Zeiger übertragen und als Druck von einer geeichten Skala abgelesen.

Klinischer Bezug

Bei der **Blutdruckmessung nach Riva-Rocci** wird eine aufblasbare Oberarmmanschette zunächst so weit aufgeblasen, bis die Arterie vollständig komprimiert ist. Wenn dann der Manschettendruck langsam reduziert wird und unter das systolische Blutdruckmaximum fällt, öffnet sich die Arterie zeitweilig und erzeugt in der Ellenbeuge typische Geräusche, die mithilfe eines Stethoskops hörbar sind. Fällt der Manschettendruck weiter unter das diastolische Blutdruckminimum, so bleibt die Arterie ständig offen, und die Geräusche verschwinden. Beim Auftreten und Verschwinden der Strömungsgeräusche werden am Manometer die Blutdruckwerte abgelesen (z. B. 120/80 mmHg). Beispiel für die direkte Druckmessung ist das **Kathetertip-Manometer** (Intensivmedizin).

Wird ein Körper in eine Flüssigkeit getaucht, so ist er aufgrund der Zunahme des Schweredruckes mit der Tiefe an seiner Unterseite einem größeren Druck ausgesetzt als an der Oberseite. Aus der Differenz

dieser beiden Drucke resultiert eine nach oben gerichtete **Auftriebskraft** F_A, die identisch mit der Gewichtskraft G_F des von dem Körper verdrängten Flüssigkeitsvolumens V ist. In die Berechnung gehen noch ein: ρ_F (Dichte der Flüssigkeit), g (Erdbeschleunigung) und m_F (Masse der verdrängten Flüssigkeit).

$$F_A = G_F = m_F \cdot g = V \cdot \rho_F \cdot g$$

Die **Auftriebskraft** F_A ist der nach unten gerichteten Gewichtskraft G_K des Körpers entgegengerichtet. Falls $F_A > G_K$, schwimmt der Körper; falls $F_A = G_K$, schwebt der Körper; falls $F_A < G_K$, sinkt der Körper. Entsprechend ist die mittlere Dichte des Körpers kleiner, gleich oder größer als die Dichte der Flüssigkeit.

Völlig unabhängig von seiner Gestalt erfährt jeder Körper, der in eine Flüssigkeit eingetaucht wird, eine Auftriebskraft, deren Betrag so groß ist wie die Gewichtskraft des Flüssigkeitsvolumens, das er verdrängt (**Satz des Archimedes**).

Eingeschlossene Gase üben auf die Wände eines Gefäßes Kräfte aus; in ihnen herrscht deshalb stets ein Druck. Gase sind kompressibel: Im Gegensatz zu einer Flüssigkeit kann man jedoch bei einer eingeschlossenen Gasmenge durch eine Druckänderung das Volumen leicht vergrößern oder verkleinern. Für den Druck p und das Volumen V ergibt sich dabei ein konstantes Produkt $p \cdot V =$ konstant. Druck und Volumen verhalten sich also umgekehrt proportional zueinander (**Boyle-Mariotte-Gesetz**). Allerdings gilt dies nur so lange, wie sich die Temperatur des Gases nicht ändert.

2.8 Kräfte an Grenzflächen

Kohäsion: Zwischen Flüssigkeitsmolekülen bestehen Anziehungskräfte, sog. *Kohäsionskräfte*, die sich im Innern der Flüssigkeiten zwar aufheben, an der Oberfläche jedoch eine nach innen gerichtete Kraft auf die dortigen Moleküle ergeben. Um ein Molekül vom Innern an die Oberfläche zu bringen (also die Oberfläche zu vergrößern), muss gegen diese Kraft Arbeit geleistet werden.

Bezieht man den Energiezuwachs ΔW auf den Oberflächenzuwachs ΔA, so erhält man die **Oberflächenspannung** σ; ihre Einheit ist J/m^2 oder Nm/m^2 oder N/m.

$$\sigma = \frac{\Delta W}{\Delta A}$$

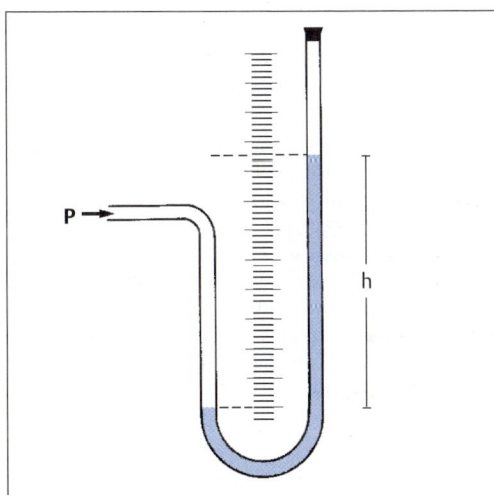

Abb. 2.**5** **U-Rohr-Manometer**

Klinischer Bezug

Surfactant, ein Gemisch von Phospholipiden und Proteinen, vermindert die Oberflächenspannung der Alveolen und verhindert hierdurch den Kollaps der Alveolen. Frühgeborene produzieren keinen oder zu wenig Surfactant, sodass es zum Atemnotsyndrom kommen kann.

Adhäsion: Grenzt die Flüssigkeit an einen festen Körper an (z.B. die Wand des Glases), so wirken neben den Kohäsionskräften auch Anziehungskräfte zwischen den Molekülen der Festkörperoberfläche und denen in der Flüssigkeitsgrenzschicht, die sog. *Adhäsionskräfte.*

Kapillarwirkung: Sind die Adhäsionskräfte größer als die Kohäsionskräfte, so klettert die Flüssigkeit die Wand entlang (sie „benetzt" sie). In engen Röhrchen reicht diese Grenzflächenspannung aus, um die Flüssigkeit gegen ihr Eigengewicht im Röhrchen hochzuziehen, dies ist die sog. *Kapillarwirkung.*

Ist die Kohäsion größer als die Adhäsion, benetzt die Flüssigkeit nicht die Gefäßwand, sondern sie wird an der Wand heruntergedrückt (z.B. Glas – Quecksilber).

2.9   Strömung von Flüssigkeiten und Gasen

Eine Strömung heißt *laminar*, wenn benachbarte Flüssigkeitsschichten glatt nebeneinander herlaufen, ohne ineinander zu wirbeln. Bei hohen Strömungsgeschwindigkeiten wird die Strömung *turbulent*, es entstehen *Wirbel*. Dadurch steigt der Strömungswiderstand (s.u.) stark an.

Klinischer Bezug

Turbulenzen werden im menschlichen Körper weitestgehend vermieden: Sowohl der **Blutstrom** als auch der **Atemluftstrom** sind laminar.

Die **Volumenstromstärke** I in einem Rohr definiert das Volumen dV, das in der Zeit dt durch einen Rohrquerschnitt A strömt (Einheit: m³/s oder l/min):

$$I = \frac{dV}{dt} = \dot{V}$$

Ist die Strömungsgeschwindigkeit **v** über den gesamten Querschnitt A konstant, so strömt in der Zeit dt gerade ein „Scheibchen" der Dicke ds = v · dt (es gilt ja: v = ds/dt) durch die Querschnittsfläche A. Dieses Scheibchen hat ein Volumen dV = A · v · dt. Daraus ergibt sich I = dV/dt zu:

$$I = A \cdot v$$

In einem geschlossenen Strömungskanal, in dem keine Flüssigkeit zu- oder abgeführt wird, gilt die **Kontinuitätsgleichung**, denn die Stromstärke I ist in jedem Querschnitt gleich! Daraus folgt, dass die Flüssigkeit in einem engen Kanalabschnitt schneller fließen muss als in einem weiten Abschnitt:

$$I = A_1 \cdot v_1 = A_2 \cdot v_2$$

Die Beschleunigung an einer Engstelle bedeutet eine Erhöhung der kinetischen Energie der Teilchen, die zu Lasten der Druck-Volumen-Arbeit pV geht. Der Druck p sinkt, während V wegen der Inkompressibilität konstant bleibt.

Der **Staudruck** beschreibt die kinetische Energie einer Volumeneinheit einer Flüssigkeit (ρ ist die Dichte der Flüssigkeit):

$$\text{Staudruck}: \frac{\rho}{2} \cdot v^2$$

Der Zusammenhang zwischen statischem Druck p und dem Staudruck wird für reibungsfreie Flüssigkeiten durch die **Bernoulli-Gleichung** beschrieben:

$$p + \frac{\rho}{2} \cdot v^2 = \text{konstant}$$

Eine zähe (reibungsbehaftete) Flüssigkeit strömt nur, wenn längs des Strömungskanals ein Druckgefälle aufrechterhalten wird.

Die innere Reibung in einer Flüssigkeit kommt durch Anziehungskräfte zwischen den Flüssigkeitsteilchen zustande, die bei einer Verschiebung überwunden werden müssen. Das Maß hierfür ist die **Viskosität** η (Zähigkeit); sie hat die Einheit Poise (N · s/m²). Die Zähigkeit nimmt mit steigender Temperatur stark ab.

Klinischer Bezug

Die Viskosität der **Synovialflüssigkeit** vermindert die Reibung zwischen Knochen in Gelenken, da sie einen schmierenden Effekt hat.

Im klinischen Alltag wird die Viskosität bei der Bestimmung der molaren Masse medizinisch wichtiger Makromoleküle ausgenutzt. Die Charakterisierung erfolgt dabei durch die Sedimentationskonstante (Svedberg-Einheit; s. Kapitel Biologie). Auch beim Zentrifugieren, bei Trennung von Proteinen, bei der Abtrennung von Zellen aus Vollblut oder bei der Herstellung von Blutkonserven spielt die Viskosität eine entscheidende Rolle.

Befindet sich zwischen einer festen und einer beweglichen Platte ein Flüssigkeitsfilm der Dicke d und der Fläche A und verschiebt man die bewegliche Platte mit einer Geschwindigkeit v_0 parallel zur festen Platte, so braucht man dazu die Kraft F, für die gilt:

$$F = \eta \cdot A \cdot \frac{v_0}{d}$$

Der **Strömungswiderstand** R (Einheit Ns/m^5) eines Rohres ist definiert als Verhältnis zwischen Druckdifferenz Δp und Volumenstromstärke I:

$$R = \frac{\Delta p}{I}$$

Trägt man Volumenstromstärke I in und Druckdifferenz p gegeneinander auf, so lassen sich zwei Fälle unterscheiden:

- Der **Strömungswiderstand** R ist unabhängig vom Druck, also konstant. Im Diagramm ergibt sich eine Gerade. Flüssigkeiten mit diesen Eigenschaften heißen *Newtonsche* Flüssigkeiten.
- Es ergibt sich ein gekrümmtes Diagramm. Der Strömungswiderstand nimmt mit steigendem Druck zu. Es handelt sich um *nicht-Newtonsche* Flüssigkeiten.

Klinischer Bezug

Blut ist nur für kleine Druckdifferenzen eine newtonsche Flüssigkeit, bei größerem Druck erhöht sich die Stromstärke nur noch unterproportional.

Laminare Strömung: Die Teilchen der Flüssigkeit bewegen sich wie in geschichteten Lamellen nebeneinander (dies ist meist bei geringen Strömungsgeschwindigkeiten der Fall).

Turbulente Strömung: Bei hohen Strömungsgeschwindigkeiten und besonders bei unregelmäßigen Wandformen entstehen Wirbel und Turbulenzen, die von der Strömung mitgenommen werden. Dadurch wird der Transport der Flüssigkeit behindert, und es kommt zu einem Anstieg des Strömungswiderstandes.

Grundsätzlich ist der **Strömungswiderstand** R eines kreisförmigen Rohres abhängig vom Radius r und der Länge l des Rohres sowie von der **Viskosität** η der durchströmenden Flüssigkeit. Diese Abhängigkeit definiert das **Gesetz von Hagen-Poiseuille**:

$$R \sim \frac{l \cdot \eta}{r^4}$$

$R = \dfrac{8 \cdot \eta \cdot l}{\pi \cdot r^4}$ (für Blutgefäße)

Klinischer Bezug

Aus obiger Gleichung (beachte die 4. Potenz!) ergibt sich: Durch Halbierung des Durchmessers eines **Blutgefäßes** erhöht sich der Strömungswiderstand um den Faktor 16! Gleichzeitig kann so bei gleicher Druckdifferenz p die Stromstärke I auf 1/16 gedrosselt werden. Das Gesetz von Hagen-Poiseuille gilt *streng* nur für *laminare* Strömungen, liefert jedoch für die Verhältnisse im Blutkreislauf des Gesunden eine gute Annäherung.

Für Flüssigkeitsströme gelten die **Kirchhoff-Gesetze** (analog zur Elektrizitätslehre, s. 5.5): Teilt sich ein Strömungskanal in mehrere parallel geschaltete Kanäle auf, so fließt von der Verzweigungsstelle pro Zeiteinheit genauso viel Flüssigkeit ab wie ankommt. Die Summe der Stromstärken hinter der Verzweigung ist also genauso groß wie die Stromstärke vor der Verzweigung. Für den **Gesamtströmungswiderstand** R_{ges} gilt:

$$\text{Serienschaltung}: $$
$$R_{ges} = R_1 + R_2 + R_3 + \ldots + R_n$$

$$\text{Parallelschaltung}: $$
$$1/R_{ges} = 1/R_1 + 1/R_2 + 1/R_3 + \ldots + 1/R_n$$

Klinischer Bezug

Im menschlichen Körper sind einige Milliarden **Kapillaren** weitgehend parallel geschaltet, wodurch der Gesamtwiderstand recht niedrig gehalten wird.

Physik

Struktur der Materie

Ein *Atom* (s. auch Chemie 3.1) besteht aus dem Atomkern und der Atomhülle. Der Durchmesser des Atomkerns liegt bei 10^{-14} m und der des gesamten Atoms bei 10^{-10} m (= 1 Angström).

Der Atomkern besteht aus zweierlei Arten von Kernteilchen (*Nukleonen*): **Protonen** und **Neutronen**, die beide etwa die gleiche Masse (1 atomare Masseneinheit) haben. Das Proton besitzt eine positive Ladung von der Größe der Elementarladung (e = $1{,}6 \cdot 10^{-19}$ Coulomb), während das Neutron ungeladen ist.

Um den Kern kreisen die **Elektronen** in der *Elektronenhülle*. Sie tragen jeweils eine negative Elementarladung ($e^- = -1{,}6 \cdot 10^{-19}$ Coulomb), ihre Masse beträgt nur ca. 1/2000 der Protonen- bzw. Neutronenmasse. Die Zahl der Elektronen ist identisch mit der Zahl der Protonen im Kern. Dadurch erscheint das Atom nach außen elektrisch neutral.

Im **Atommodell nach Bohr und Sommerfeld** wird das Kern-Elektronen-System ähnlich wie ein Planetensystem beschrieben: Die Elektronen bewegen sich auf Kreis- und Ellipsenbahnen um den Kern, wobei jeder Bahn eine genau festgelegte Energie der Elektronen entspricht. Sie setzt sich aus potenzieller und kinetischer Energie zusammen. Die Bahnen werden zu Schalen zusammengefasst, die fortlaufend durch die Großbuchstaben K, L, M, usw. benannt werden. Jede Schale kann nur eine bestimmte Anzahl Elektronen enthalten:

- K-Schale   2 Elektronen
- L-Schale   8 Elektronen
- M-Schale   18 Elektronen
- N-Schale   32 Elektronen, usw.

Die Schalen werden sukzessive aufgefüllt.

Im **Periodensystem der Elemente** sind die Atome nach ihrer Protonenzahl geordnet (Ordnungszahl, identisch mit der Elektronenzahl): Das Element mit der Ordnungszahl 1 (Wasserstoff) besteht aus einem Proton und einem Elektron, welches einen Platz auf der innersten (K-) Schale einnimmt. Das Element mit der Ordnungszahl 2 (Helium) besteht aus zwei Protonen und zwei Elektronen, welche auf der innersten (K-) Schale liegen. Das Element mit der Ordnungszahl 3 (Lithium) besteht aus drei Protonen und drei Elektronen, wobei das dritte Elektron weiter außen auf der L-Schale liegt. Die L-Schale wird fortlaufend aufgefüllt, bis zum Neon (Ordnungszahl 10). Beim Natrium (Ordnungszahl 11) sind die K- und L-Schalen voll mit Elektronen, und eines liegt in der M-Schale.

Die Elektronen in der äußeren Schale eines Atoms werden *Valenzelektronen* genannt. Sie sind weniger fest an den Kern gebunden, was entscheidend für das chemische Verhalten der Atome ist. Elemente mit gleicher Struktur der äußeren Schale werden zu Gruppen zusammengefasst, da sie chemisch ähnlich reagieren: Die **Alkalimetalle** (Li, Na, K, usw.) besitzen auf der äußeren Schale nur ein Elektron und sind daher sehr reaktionsfreudig. Im Gegensatz dazu ist die Außenschale der **Edelgase** (He, Ne, Ar, usw.) komplett aufgefüllt, weshalb sie sehr träge reagieren. Auch andere Atome streben diese *Edelgaskonfiguration* an: Alkaliatome können ihr Außenelektron leicht abgeben, wodurch ein einwertig positives **Ion** (Kation) zurückbleibt (z.B. Na^+, K^+). Das Calcium bildet zweiwertige Ionen (Ca^{2+}). Umgekehrt können Atome, bei denen ein oder zwei Elektronen zur Ausbildung einer vollständigen Außenschale fehlen, durch Aufnahme von Elektronen zu negativ geladenen Anionen werden (z.B. Cl^-, S^{2-}). Die Energie, die zum Entfernen bzw. Einfügen von Elektronen notwendig ist, wird *Ionisierungsenergie* genannt.

Ein Atomkern (*Nuklid*) wird eindeutig beschrieben durch die Zahl seiner Protonen und die Zahl seiner Neutronen. Die *Protonenzahl* (*Ordnungszahl, Kernladungszahl*) legt die Position des Elements innerhalb des Periodensystems fest. Besitzen Kerne die gleiche Anzahl Protonen, aber verschieden viele Neutronen, so handelt es sich um **Isotope**. Da die Zahl der Protonen (und damit der Elektronen) aber gleich ist, unterscheiden sich Isotope nicht in ihrem chemischen Verhalten.

Nach dem **Pauli-Prinzip** kann ein durch drei Quantenzahlen (Haupt-, Neben- und magnetische Quantenzahl) beschriebenes Atomorbital maximal von zwei Elektronen besetzt werden, wobei sich die Elektronen in ihren Spinquantenzahlen unterscheiden ($+^1/_2$ und $-^1/_2$). Mit anderen Worten ausgedrückt kann ein Quantenzustand – beschrieben durch eine räumliche Wellenfunktion und einer Spinquantenzahl – von nur einem Teilchen (Elektron) besetzt werden.

Klinischer Bezug

In der Medizin kommen **radioaktive Isotope** zum Einsatz, da sie u. a. zur Markierung bestimmter Substanzen verwendet werden können (*Tracer*). In der Schilddrüsenfunktionsdiagnostik wird dem Patienten Radiojod verabreicht, da es in relativ kurzer Zeit in die Schilddrüse transportiert wird und beim Schilddrüsen-Scan ein recht genaues Bild über den Funktionszustand des Organs liefert.

Die Summe aus Protonen- und Neutronenzahl wird *Nukleonenzahl* (*Massenzahl*) genannt, denn sie entspricht ungefähr der Masse des Kerns in Atomaren Masseneinheiten. Die **atomare Masseneinheit** (dimensionslos!) ist definiert als 1/12 der Masse des Kohlenstoffisotops ^{12}C. Das sind ungefähr 10^{-24} g. Bei der Bezeichnung eines Atomkerns werden die Nukleonen- und die Protonenzahl als Indices an das Elementsymbol angefügt: Links oberhalb der Element-Abkürzung steht die Nukleonenzahl, links unterhalb die Protonenzahl.

Beispiel für Helium:

$$^4_2He$$

Demnach besitzt das Heliumatom 4 Nukleonen, 2 Protonen und $4-2 = 2$ Neutronen. Man lässt den unteren Index oftmals weg, da die Protonenzahl eindeutig aus dem Elementsymbol hervorgeht.

In **Festkörpern** bilden die Bausteine (Atome, Ionen oder Moleküle) meist regelmäßig aufgebaute *Kristallgitter*. Darin sind die Teilchen eng gepackt und durch starke Kräfte fest an ihre Gitterplätze gebunden. Sie können jedoch um ihre Mittelpunktslage Schwingungen ausführen, wobei die mittlere kinetische Energie proportional zur absoluten Temperatur wächst. Bei genügend hoher Temperatur wird die kinetische Energie der Teilchen so groß, dass es immer mehr Teilchen gelingt, den Kristallverband und das Gitter aufzubrechen. Dadurch schmilzt der Körper und geht in einen flüssigen Zustand über.

Die seltenen *nichtkristallinen Festkörper* nennt man *amorph* (Wachs, Kunststoffe, etc.).

In einer **Flüssigkeit** sind die Kräfte zwischen den Teilchen geringer. Die Teilchen sind nicht an feste Plätze gebunden, sondern gegeneinander verschiebbar. Somit passt sich eine Flüssigkeit der Gestalt der sie begrenzenden Fläche an. Einer Kompression wird jedoch ein großer Widerstand entgegengesetzt. Die Flüssigkeitsteilchen befinden sich in ständiger ungeordneter Bewegung. Bei einer Erwärmung von außen wird diese Bewegung zunehmend heftiger, bis schließlich immer mehr Teilchen dem Flüssigkeitsverband entfliehen und die Flüssigkeit zu *verdampfen* beginnt (s. auch 4.4).

Im **gasförmigen Zustand** haben die Teilchen so viel Platz (sie bewegen sich in alle Richtungen und mit unterschiedlichen Geschwindigkeiten), dass die Kräfte zwischen ihnen vernachlässigbar gering sind. Bei Zusammenstößen tauschen sie allerdings Energie und Impuls aus. Beim Abprall der Teilchen von einer Behälterwand wird ein Impuls auf die Wand übertragen, was zu einer Druckkraft führt (Gasdruck).

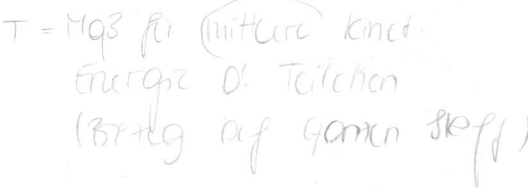

Physik

Wärmelehre

4.1 Temperatur

Zur quantitativen Beschreibung subjektiver Temperaturempfindungen wurde eine unabhängige Temperaturskala entwickelt. Zur Temperaturmessung sind alle Stoffe geeignet, deren Eigenschaften gesetzmäßig von der Temperatur abhängen (z. B. Längenausdehnung, Volumenausdehnung, Änderung des elektrischen Widerstandes, Änderung der Kontaktspannung).

Ausdehnungsthermometer beruhen auf der Volumenausdehnung einer Flüssigkeit, sind jedoch nur in einem begrenzten Temperaturbereich verwendbar, Genauigkeit und Ansprechgeschwindigkeit sind gering. Gängige Fieberthermometer arbeiten mit Quecksilber als Flüssigkeit und sind sog. **Maxima-Thermometer** (die Säule bleibt bei der erreichten Maximaltemperatur stehen, da ein Knick in der Kapillare den Quecksilberfaden beim Abkühlen zum Reißen bringt).

- Die **Celsius-Skala** hat zwei Fixpunkte: die Temperatur schmelzenden Eises und die von siedendem Wasser. Der Bereich dazwischen wird in 100 gleiche Einheiten aufgeteilt, die *Grad Celsius* (°) genannt werden.
- Die **thermodynamische Temperaturskala** ist unabhängig von der Arbeitssubstanz und benutzt einen thermodynamischen Kreisprozess zur Temperaturdefinition. Ihre Einheit ist das *Kelvin* (K). 1 K bezeichnet die gleiche Temperaturdifferenz wie 1 °C. Allerdings liegt der Nullpunkt der Kelvin-Skala bei - 273 °C. Dieser Punkt wird auch *absoluter Nullpunkt* genannt und bezeichnet die tiefste überhaupt denkbare Temperatur.

4.2 Wärme, Wärmekapazität

Will man die Temperatur eines Körpers erhöhen oder erniedrigen, muss man ihm eine bestimmte Wärme-

menge zuführen oder entziehen. Die Temperaturerhöhung ist Ausdruck für eine Erhöhung der mittleren kinetischen Energie der Moleküle oder Atome des Körpers. Also stellt die Wärmemenge eine besondere Energieform dar.

Im SI-Einheitensystem wird die **Energie** in der Einheit Joule (J) gemessen. In älterer Literatur findet man auch noch die Einheit Kalorie (cal). 1 cal ist die Wärmemenge, die 1 g Wasser um 1 K erwärmt (von 14,5 °C auf 15,5 °C). Die Umrechnung erfolgt nach folgender Formel:

$$1\,\text{cal} \approx 4,2\,\text{J}$$

Zur Erwärmung verschiedener Stoffe um die gleiche Temperaturdifferenz ΔT müssen verschieden große Energiemengen aufgebracht werden. Diese Tatsache wird auch durch die für jeden Stoff charakteristische **spezifische Wärmekapazität** c ausgedrückt. Sie ist die Wärmemenge, die angewandt werden muss, um 1 g des Stoffes um 1 K zu erwärmen (ihre Einheit ist J/g · K):

$$c = \frac{\text{Wärmemenge}}{\text{Masse} \cdot \text{Temperaturänderung}}$$

Bezieht man die Wärmemenge nicht auf die Masse, sondern auf die Stoffmenge (also auf 1 mol des Stoffes), so erhält man die molare Wärmekapazität (in J/mol · K).

Das Produkt aus *spezifischer Wärmekapazität* c und *Masse* m eines Körpers ist die **Wärmekapazität** W (ihre Einheit ist J/K):

$$W = m \cdot c$$

Wärmekapazität und spezifische Wärmekapazität werden durch kalorimetrische Versuche bestimmt: In einem isolierten Gefäß wird der zu bestimmende Körper mit Wasser ins Temperaturgleichgewicht gebracht. Aus den auftretenden Temperaturdifferenzen lassen sich die übertragenen Wärmemengen bestimmen und somit auch die gesuchte Wärmekapazität. Der Energieerhaltungssatz kann somit erweitert werden zum **1. Hauptsatz der Wärmelehre**: *Die Energiesumme in einem abgeschlossenen System ist konstant.* Dabei können die verschiedenen Energieformen (mechanische, elektrische, chemische und Wärmeenergie) ineinander umgewandelt werden.

Der **2. Hauptsatz der Wärmelehre** macht eine Aussage über die *Entropie*. Sie ist ein Maß für die Güte eines Reaktionszustandes: Zahlreiche Prozesse finden in der Natur ohne äußere Einwirkung in nur einer Richtung statt (z. B. Wärmeleitung, Diffusion, Mischung von Fluiden usw.). Bei allen makroskopisch ablaufenden Vorgängen gilt also: *Die Entropie eines abgeschlossenen Systems kann nur gleich bleiben oder zunehmen, niemals jedoch abnehmen.*

4.3 Gaszustand

Wichtige **Zustandsgrößen** eines Gases sind:
– Druck p (Pascal) = (N/m²)
– Volumen V (m³)
– Temperatur T (K)
– Stoffmenge n (mol)

Bei einem idealen Gas bestehen keine Kräfte zwischen den einzelnen Molekülen, und die Moleküle beanspruchen kein Eigenvolumen. Diese Voraussetzungen treffen allerdings nur bei hohen Temperaturen und niedrigem Druck zu; die Zustandsgrößen sind dann durch die **Zustandsgleichung der idealen Gase (Gasgesetz)** miteinander verknüpft:

$$p \cdot V = n \cdot R \cdot T$$

R (*allgemeine Gaskonstante*) = 8,31 J/mol · K.

Zur anschaulichen graphischen Darstellung der Zusammenhänge zwischen p, V und T wird oftmals eine der drei Größen konstant gehalten, während der Zusammenhang zwischen den beiden anderen in einem zweidimensionalen Diagramm dargestellt wird. Hält man T konstant, so zeigt das p-V-Diagramm eine Hyperbel, die sog. *Isotherme*. Bei konstantem p zeigt das V-T-Diagramm eine Gerade, die sog. *Isobare*. Bei konstantem Volumen erhält man im V-T-Diagramm ebenfalls eine Gerade, die sog. *Isochore*.

Klinischer Bezug

Die Zusammenhänge zwischen Druck, Volumen und Temperatur sind wichtig für das Verständnis der Physiologie der Atmung. Bei der **Spirometrie** werden ein- und ausgeatmete Gasvolumina gemessen (s. auch Physiologie 5.2.2).

Verschließt man den einen Schenkel des U-Rohr-Manometers (s. 2.7) und hält ihn luftleer, so misst man auf der anderen Seite den Gasdruck (*Barometer*). Bei normalem Luftdruck stiege das Wasser 10 m hoch. Aufgrund seiner hohen Dichte verkürzt Quecksilber die Steighöhe auf 760 mm. Nach dem Entdecker des Quecksilber-Barometers bezeichnet man diesen Druck auch mit 760 Torr.

Bei Flüssigkeiten ist der Schweredruck proportional zur Tiefe. Bei Gasen steigt jedoch mit dem Druck auch die Dichte. Daher nimmt der Luftdruck mit zunehmender Höhe exponentiell ab.

In einem **Gasgemisch** aus mehreren Komponenten fliegen die verschiedenen Molekülarten wahllos durcheinander und unterliegen alle dem gleichen Gasgesetz. Sortiert man jedoch im Modell die Komponenten, kann man ihnen proportional zur Anzahl ihrer Teilchen einen bestimmten Anteil am Gesamtvolumen (das sog. *Partialvolumen* [Vol. %]) und einen bestimmten Anteil am Gesamtdruck (den sog. *Partialdruck* [Pa, Torr, mbar]) zuteilen.

Die uns umgebende Luft enthält etwa 78 Vol. % Stickstoff, 21 Vol. % Sauerstoff und 0,03 Vol. % Kohlendioxid. Bei einem Luftdruck von 760 Torr entfallen somit auf Stickstoff und Sauerstoff folgende Partialdrücke:

$$P_{N_2} = \frac{78}{100} \cdot 760\,\text{Torr} = 593\,\text{Torr}$$

$$P_{O_2} = \frac{21}{100} \cdot 760\,\text{Torr} = 160\,\text{Torr}$$

(Der Partialdruck wird auch oft in folgender Form angegeben: P_{O_2} bzw. P_{N_2}.)

Um Gase besser vergleichen zu können, hat man einen Normalzustand festgelegt (**Normalbedingungen**): die Normaltemperatur T = 273 K = 0 °C und den Normaldruck p_n = 760 Torr = 1013 mbar.

4.4 Änderung des Aggregatzustands

Klinischer Bezug

Örtliche Betäubung durch Abkühlung.
Gefriertrocknung bei der Herstellung von Gewebeschnitten.

Abhängig von Temperatur und Druck können die meisten Stoffe in verschiedenen *Aggregatzuständen* vorliegen: fest, flüssig oder gasförmig (s. auch 3.2). Die Bindungskräfte zwischen den Molekülen eines Stoffes sind im festen Zustand am größten und im gasförmigen am kleinsten. Die Bindungskräfte müssen beim Übergang in den nächsthöheren Aggregatzustand überwunden werden: Schmelzen und Verdampfen (Sieden) erfordert Energie. Bestimmte Stoffe können direkt vom festen in den gasförmigen Zustand übergehen (*Sublimation*).

Der **Temperaturverlauf** bei einem Schmelz- oder Siedevorgang ist immer durch ein Temperaturplateau gekennzeichnet: Führt man einem Körper kontinuierlich Wärme zu, so steigt seine Temperatur zunächst bis zur Umwandlungstemperatur (Schmelz- oder Siedepunkt). Sie bleibt dann konstant, da die gesamte Energie für den Umwandlungsprozess verbraucht wird. Sie steigt erst wieder, wenn der Umwandlungsprozess abgeschlossen ist.

Die **Energiemengen**, die für die Änderung des Aggregatzustandes benötigt werden, sind für jeden Stoff charakteristisch:

- Die *spezifische Schmelzwärme* (J/g) ist die Wärmemenge, die benötigt wird, um 1 g eines Stoffes bei konstanter Temperatur zu schmelzen.
- Die *spezifische Verdampfungswärme* (J/g) ist die Wärmemenge, die benötigt wird, um 1 g eines Stoffes bei konstanter Temperatur zu verdampfen.

Läuft die Zustandsänderung in umgekehrter Richtung ab, so wird Umwandlungswärme in gleicher Menge freigesetzt.

Bei einem bestimmten Stoff ist der Aggregatzustand (nur) eine Funktion von 2 makroskopischen Variablen, (z.B.) Druck **p** und Temperatur **T**. Zwei oder drei Phasen können koexistieren, entsprechend den Linien im Phasendiagramm bzw. dem Tripelpunkt. Bei Temperaturen oberhalb des kritischen Punktes gibt es nur noch eine Phase, man kann nicht mehr zwischen Flüssigkeit und Gas unterscheiden (man spricht auch hier von der 'Gasphase'!).

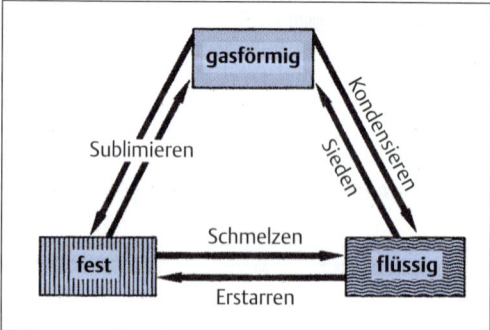

Abb. 4.1 Umwandlungen zwischen den Aggregatzuständen (aus Schröder, Thieme 1984)

Beispiel: Wasser + Wasserdampf bei **p** = 1 bar und **T** = 373 K (Siedepunkt).
Die Phasenübergänge nennt man:

- Schmelzen/Erstarren: fest ↔ flüssig
- Sieden/Verflüssigung, Verdampfung/Kondensation: flüssig ↔ gasförmig
- Sublimation/Verfestigung: fest → gasförmig

Als einzige Flüssigkeit zeigt Wasser zwei Besonderheiten, die man auch **Anomalien** nennt:

- *1. Anomalie des Wassers:* Warmes Wasser verhält sich zunächst wie jede andere Flüssigkeit: Mit dem Abkühlen verringert sich das Volumen, und die Dichte steigt an. Bei 4°C hat Wasser jedoch seine größte Dichte. Kühlt man weiter ab, so nimmt das Volumen wieder zu.
- *2. Anomalie des Wassers:* Beim Gefrieren verhält sich Wasser anders als andere Flüssigkeiten: Normalerweise wird das Volumen einer Flüssigkeit beim Erstarren kleiner. Wenn aber Wasser gefriert, so nimmt das Volumen sprunghaft zu!

In einem flüssigkeitsgefüllten, abgeschlossenen und evakuierten Gefäß verdampft ein Teil der Flüssigkeit. Im Raum über der Flüssigkeit stellt sich nach einer gewissen Zeit der sog. **Sättigungsdampfdruck** der Flüssigkeit ein. Dieser Vorgang lässt sich als dynamisches Gleichgewicht verstehen: Von den Flüssigkeitsteilchen, die sich in der Nähe der Oberfläche befinden, besitzen immer einige genügend kinetische Energie, um aus dem Inneren der Flüssigkeit in den Außenraum zu kommen. Je mehr Flüssigkeitsteilchen auf diese Weise in den Gasraum gelangen, desto größer wird die Wahrscheinlichkeit, dass dabei ein Gasteilchen auf die Flüssigkeitsoberfläche trifft und wieder in die Flüssigkeit eintritt. Treten pro Zeiteinheit genauso viele Teilchen in die Flüssigkeit ein wie aus, ist das Gleichgewicht zwischen flüssiger und gasförmiger Phase hergestellt. Über der Flüssigkeit herrscht der *Sättigungsdampfdruck*.

Die mittlere kinetische Energie der Flüssigkeitsteilchen wächst mit der Temperatur T. Bei höherer Temperatur besitzen also mehr Teilchen die nötige kinetische Energie, um aus der Flüssigkeit zu entkommen. Somit steigt der Dampfdruck mit wachsender Energie stark an.

Luftfeuchte: In einem abgeschlossenen Raum (wie oben beschrieben) bildet sich nach einer gewissen Zeit immer ein der Raumtemperatur entsprechender Sättigungsdampfdruck aus (*gesättigter Dampf*). In einem offenen System, das auch starken Temperaturschwankungen unterliegt, stellt sich das Gleichgewicht oftmals nicht schnell genug ein. Der Dampf kann hier ungesättigt oder auch übersättigt (Nebel) sein. Die Masse des Wasserdampfes (in g), die sich in 1 m³ Luft befindet, bezeichnet man als *absolute Luftfeuchte*. Teilt man die absolute durch die maximal mögliche Luftfeuchte (sie entspricht dem Sättigungsdampfdruck bei gegebener Temperatur), so erhält man die *relative Luftfeuchte*.

4.5 Wärmetransport, Transportphänomene

Wärmetransport kann auf drei verschiedene Arten erfolgen:

- **Wärmeleitung** tritt *nur* in fester Materie auf, und zwar dann, wenn zwischen verschiedenen Stellen eines Körpers eine Temperaturdifferenz besteht. Teilchen am Ort höherer Temperatur übertragen durch Stöße einen Teil ihrer kinetischen (Wärme-)Energie auf ihre Nachbarn und rufen dadurch einen *Wärmestrom* hervor. Er fließt von der höheren zur tieferen Temperatur und ist abhängig von der *Wärmeleitfähigkeit* des Stoffes.
- **Konvektion** stellt in Gasen und Flüssigkeiten neben der Wärmeleitung den wesentlichen Transportmechanismus dar. Dabei wird Wärme durch Abströmen von erwärmtem Gas oder Flüssigkeit abtransportiert.
- **Wärmestrahlung:** Jeder Körper gibt einen Teil seiner Energie in Form von Wärmestrahlung ab und absorbiert andererseits einen Teil der Wärmestrahlung aus seiner Umgebung. Die Wärmestrahlung hat die Form von langwelligen elektromagnetischen Wellen (Infrarotbereich) und ist an kein Medium gebunden. Ein idealer Wärmestrahler ist der *schwarze Körper*: Er absorbiert sämtliche Strahlung und wandelt sie in Wärme um. Es gilt das *Stefan-Boltzmann-Gesetz*: Die gesamte emittierte Strahlungsleistung wächst proportional zur 4. Potenz der Temperatur.

Klinischer Bezug

Im menschlichen Körper wird die Temperatur konstant gehalten, indem **Wärmebildung** und **Wärmeabgabe** an die Umgebung im Gleichgewicht stehen. Wärmeabgabe erfolgt hauptsächlich durch Wärmeleitung und Konvektion. Bei hohen Umgebungstemperaturen wird zusätzlich die hohe Verdampfungswärme von Wasser ausgenutzt, indem durch die Verdunstung von Schweiß an der Hautoberfläche dem Körper Wärme entzogen wird.

4.6 Stoffgemische

In Flüssigkeiten können sich Festkörper und Gase lösen. Im Gleichgewichtszustand ist die Anzahl n der in der Flüssigkeit gelösten Gasteilchen proportional zum Partialdruck p des Gases über der Flüssigkeit (**Henry-Dalton-Gesetz**):

$$p \sim n \text{ oder } p = k \cdot n$$

Der Proportionalitätsfaktor k beschreibt das Lösungsgleichgewicht und hängt von der Temperatur ab: Die Löslichkeit nimmt mit der Temperatur zu.

Osmose

Sind zwei Flüssigkeiten mit darin gelösten Stoffen durch eine poröse Wand getrennt, die nur Flüssigkeitsmoleküle hindurchlässt (*semipermeable Membran*), so kommt es zu einem Durchtritt von Flüssigkeitsmolekülen, nicht jedoch von den gelösten Stoffen. Infolge thermischer Bewegung versucht das Wasser, im Raumbereich mit dem gelösten Stoff seine Konzentration auszugleichen, d.h. im Bereich der höheren Stoffkonzentration die Lösung zu verdünnen. Dadurch steigt der hydrostatische Druck in diesem Teil des Systems an. Der Grenzwert dieses Druckes ist der *osmotische Druck* (Π). Es gilt das **Van t'Hoff-Gesetz** (R = allgemeine Gaskonstante):

$$\Pi = \frac{n}{V} \cdot R \cdot T$$

Das Van t'Hoff-Gesetz zeigt Analogie zum Gasgesetz. Der osmotische Druck ist nur von der Dichte n/V der gelösten Teilchen abhängig, nicht aber von der Art der Teilchen oder des Lösungsmittels.

Diffusion

In einer Flüssigkeit oder einem Gas, die aus einem Gemisch verschiedener Teilchen bestehen, wirbeln alle Teilchen aufgrund der *brownschen Molekularbewegung* regellos durcheinander. Ein solches System strebt immer einen Zustand an, in dem die einzelnen Stoffe gleichmäßig im Raum verteilt sind und somit die Konzentration überall gleich ist. Besteht ein Konzentrationsgefälle, so hat das einen Strom von Teilchen (*Diffusionsstrom*) vom Ort höherer zum Ort niedrigerer Konzentration zur Folge. Die Stärke dieses Diffusionsstromes, die *Teilchenstromdichte* j, ist dabei proportional zur Größe des Konzentrationsgefälles dc/dx. Diese Beziehung wird durch das **1. Fick-Gesetz** ausgedrückt:

$$j = -D \cdot dc/dx$$

D ist der Diffusionskoeffizient. Er wächst mit der Temperatur und ist für kleine Teilchen größer als für große.

Physik

$\leftarrow$ Bunsenscher Löslichkeitskoeffizient ($\text{für } CO_2 > O_2 \text{ !!!}$)

Elektrizitätslehre

5.1 Elektrische Stromstärke, elektrische Ladung

Beim Fluss von *elektrischem Strom* durch ein stromleitendes Medium werden verschiedene Effekte hervorgerufen:

- Der Leiter wird durch den Stromfluss erwärmt (z. B. Glühdraht einer Glühbirne).
- um den Leiter herum bildet sich ein konzentrisches Magnetfeld.
- handelt es sich bei dem Leiter um einen Elektrolyten, so treten chemische Vorgänge (Elektrolyse) auf.

Die **Stromstärke** I ist ein Maß für den Stromfluss und hat die Einheit Ampère (A). Das Ampère ist definiert durch die Kraft, mit der sich zwei stromdurchflossene Leiter aufgrund der magnetischen Stromwirkung anziehen.

Die **konventionelle Stromflussrichtung** ist, unabhängig vom Mechanismus der Elektrizitätsleitung festgelegt, als von „Plus" nach „Minus" gerichtet. Fließt Strom ständig in der gleichen Richtung und mit gleicher Stärke, so heißt er *Gleichstrom*. Wechselt er hingegen periodisch seine Richtung, so nennt man ihn *Wechselstrom*.

Bei der **Messung von Strom** wird das erzeugte Magnetfeld in einer drehbaren und mit einem Zeiger verbundenen Spule ausgenutzt (*Drehspulmesser*, nur bei Gleichstrom möglich). Bei Wechselstrom kommen Geräte zum Einsatz, deren Zeigerausschlag unabhängig von der Stromrichtung ist (Hitzedraht-Ampèremeter, Weicheisenmesser). Ein Strommessgerät misst den Strom, der durch einen Verbraucher (z. B. Glühbirne) fließt; es muss daher „in Reihe" zum Verbraucher geschaltet sein (Abb. 5.1). Der Innenwiderstand des Messgerätes wird *ohmscher Widerstand* (s. 5.4) genannt; er sollte möglichst klein sein, um den an ihm auftretenden Spannungsabfall klein zu halten.

Meßgeräte für die elektrische Stromstärke heißen **Amperemeter**. Bei der Messung der Stromstärke muss das Amperemeter immer in Serie mit dem Verbraucher geschaltet werden, damit der Strom sowohl durch den Verbraucher als auch durch das Meßgerät fließt. Amperemeter müssen einen möglichst geringen elektrischen Widerstand haben, damit sie den Stromkreis möglichst wenig beeinflussen. Amperemeter verfügen über umschaltbare Messbereiche, die durch Parallelschaltung von Widerständen zum Messwerk entstehen.

Meßgeräte für die elektrische Spannung heißen **Voltmeter**. Bei der Messung der Spannung muss das Voltmeter immer parallel zum Verbraucher geschaltet werden. Voltmeter müssen einen möglichst hohen elektrischen Widerstand haben, damit sie den Stromkreis möglichst wenig beeinflussen.

Mit einem **Ohmmeter** kann der elektrische Widerstand eines Verbrauchers direkt gemessen werden. Am zu messenden Verbraucher darf dabei keine Fremdspannung anliegen. Das Ohmmeter ist eine Spannungsquelle, die Größe der auftretenden Stromstärke ist ein Maß für den Widerstand, die Anzeige erfolgt in Ohm.

In einem räumlich ausgedehnten Medium kann der Stromfluss von Ort zu Ort verschieden sein (im Gegensatz zu einem dünnen Draht). Man gibt dann

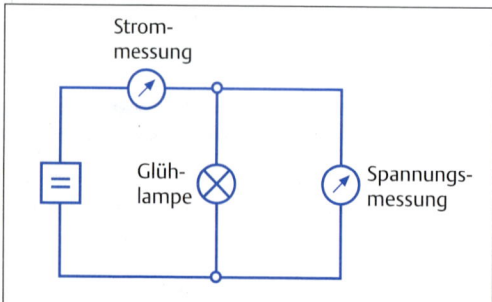

Abb. 5.1 **Strom- und Spannungsmessung**

für jeden Punkt des Mediums die *Stromdichte* j an:
$j = I/A$

Beim Fließen von elektrischem Strom werden positive oder negative **Ladungsträger** bewegt. In einem elektrischen Leiter sind dies negativ geladene Elektronen, in einem Elektrolyten Anionen und Kationen, in einem Halbleiter sind es Elektronenlücken.

Ein Elektron trägt eine negative Ladung von ca. $1,6 \cdot 10^{-19}$ Coulomb, auch bezeichnet als *Elementarladung*. Die elektrische Ladung wird aus Stromstärke und Zeit abgeleitet: Fließt in einem Leiter ein Strom von 1 A genau 1 s lang, so wird dabei die Ladung 1 Coulomb (C) durch den Leiterquerschnitt transportiert: $1 C = 1 A \cdot 1 s = 1 As$.

Beim Einschalten elektrischer „Verbraucher" beginnt elektrischer Strom zu fließen. Die bewegte Ladung wird dabei aber nicht „verbraucht", sondern nur „umgepumpt". Dazu muss laufend durch die Antriebsgröße (Spannung U) die elektrische Stromstärke I aufrechterhalten werden. Je größer der Aufwand je Zeiteinheit, umso höher ist die dem System zugeführte Leistung P. Die dabei verrichtete **Arbeit** W entspricht dem Produkt aus Leistung und Zeit:

$$P = I \cdot U$$
$$W = P \cdot t = U \cdot I \cdot t$$

Die Einheit der Leistung ist Watt (W), die der Arbeit Wattstunde (Ws = J = Nm). Eine Kilowattstunde (kWh) entspricht der Energie, die ein Strom mit der Leistung 1000 W in 1 Stunde liefert.

Der *Joule-Effekt* beschreibt die Erwärmung durch den elektrischen Leistungsumsatz. Alle Vorgänge, bei denen elektrische Leistung oder die Energie W betrachtet werden, genügen dem *Energie-Satz*: Elektrische Energie kann nur aus anderen Energieformen gewonnen oder dorthin (Licht, mechanische Energie, Wärme) umgesetzt werden.

5.2 Elektrische Feldstärke

Elektrische Ladungen üben Kräfte aufeinander aus: Gleichnamige Ladungen stoßen sich ab und ungleichnamige ziehen sich an. Die Größe dieser Kräfte hängt von der Größe der Ladungen q_1 und q_2 und von ihrem Abstand r ab, es gilt das **Coulomb-Gesetz**:

$$F \sim \frac{q_1 \cdot q_2}{r^2}$$

Bringt man eine Ladung q in den Einflussbereich anderer Ladungen, so üben diese die Kraft F auf q aus. Stärke und Richtung dieser Kraft hängen davon ab,

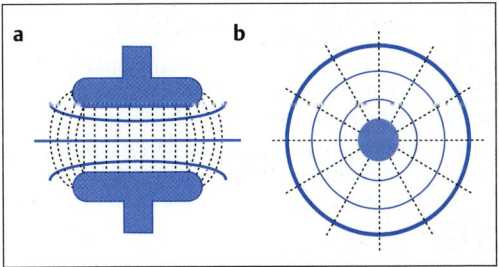

Abb. 5.**2 Feldlinien** (gestrichelt) und **Äquipotenzialflächen** (durchgezogene Linien) im Feld eines Plattenkondensators (**a**) und zwischen zwei konzentrischen Leitern (**b**)

wo sich q befindet. Diese Verhältnisse werden als **elektrisches Feld** beschrieben. Bezieht man die Kraft F auf die Ladung q, so erhält man die *elektrische Feldstärke* $E = F/q$ (N/C = V/m). Sie ist eine vektorielle Größe: Für eine positive Ladung ist die auf die Ladung wirkende Kraft F der Feldstärke E gleichgerichtet, für eine negative genau entgegengerichtet.

Zeichnet man für verschiedene Punkte eines elektrischen Feldes die Feldstärkevektoren auf und verbindet die Pfeile zu zusammenhängenden Linien (*Feldlinien*), so erhält man ein Bild des Feldes (Abb. 5.**2**). Wird eine Ladung im elektrischen Feld senkrecht zu der Feldlinie verschoben, so ist dafür keine Energie notwendig. Die durch die Bewegung der Senkrechten definierte Fläche nennt man *Äquipotenzialfläche*.

Klinischer Bezug

Bei der Ausbreitung der elektrischen Erregung am Herzen entstehen elektrische Felder, die das umgebende Gewebe durchdringen und an der Körperoberfläche zu messbaren Potenzialschwankungen führen. Diese können als **Elektrokardiogramm (EKG)** registriert werden.

Durch die Aktivität kortikaler Neurone werden ebenfalls Potenzialschwankungen erzeugt, die als **Elektroenzephalogramm (EEG)** gemessen werden.

Grundeigenschaft eines elektrischen Leiters ist, dass sich elektrische Ladungen in ihm leicht verschieben lassen. Bringt man einen solchen Leiter in ein äußeres elektrisches Feld, so folgt ein Teil der Ladungen den Feldkräften und ordnet sich um. Diese Ladungstrennung im elektrischen Feld nennt man **Influenz**. Durch sie wird das elektrische Feld im Innern des Leiters aufgehoben. Ein *Faraday-Käfig* aus leitendem Material (z.B. aus Maschendraht) schirmt so das Käfiginnere gegen äußere elektrische Felder ab.

Bei der **Polarisation** von Teilchen, werden nichtleitende Medien (*Isolatoren, Dielektrika*) beeinflusst: Die elektrisch geladenen Bausteine (Atomkerne,

Physik

Elektronen) werden im elektrischen Feld verlagert, sodass die Schwerpunkte von positiven und negativen Ladungen nicht mehr zusammenfallen. Die Teilchen werden zu *Dipolen*. Liegen Moleküle schon von vornherein als Dipole vor (z. B. H_2O), so richten sie sich im elektrischen Feld mit ihren Dipolachsen längs der Feldlinien aus (*Orientierungspolarisation*). Wird ein Dielektrikum zwischen die Platten eines geladenen Kondensators gebracht, so wird das elektrische Feld zwischen den Platten durch das Dielektrikum geschwächt und die Spannung U sinkt. Da aber die Ladung gleich bleibt, ist die Kapazität des Kondensators größer geworden. Den Steigerungsfaktor nennt man relative *Dielektrizitätskonstante ε* des dielektrischen Materials.

5.3   Elektrisches Potenzial, elektrische Spannung

Um eine elektrische Ladung in einem elektrischen Feld von A nach B zu verschieben, muss Arbeit aufgewendet werden. Die Arbeit bewirkt einen Zuwachs der potenziellen Energie des geladenen Teilchens. Es hat in Punkt B eine um ΔW höhere potenzielle Energie als in Punkt A: $W_B = W_A WA + \Delta W$. Bezieht man die potenzielle Energie auf die Ladung q des Teilchens, so erhält man das *elektrische Potenzial* $\varphi = W/q$. In Punkt A ist das Potenzial $\varphi_A = W_A/q$ und in B ist es $\varphi_B = W_B/q$. Die *Potenzialdifferenz $\varphi_A - \varphi_B$* nennt man **elektrische Spannung** U (J/C = Ws/As = Volt = V) zwischen den Punkten A und B.

In einem Leiter fließt nur Strom, wenn zwischen den Enden des Leiters eine Potenzialdifferenz (eine Spannung) besteht. Diese Spannung wird von Spannungsquellen geliefert:

- galvanisches Element (Gleichspannung) 1 V,
- aufladbarer Bleiakkumulator (Gleichspannung) 2 V,
- öffentliches Stromnetz (Wechselspannung) Scheitelwert 310 V, Frequenz 50 Hz (die abgegebenen 220 V sind der Effektivwert, s. u.).

Jede reale Spannungsquelle hat einen *Innenwiderstand*. Modellhaft kann man sich eine reale Spannungsquelle also vorstellen als ideale Spannungsquelle (widerstandslos) mit einem dazu in Reihe geschalteten Innenwiderstand. Beim Fließen von Strom lässt sich dann nicht mehr die volle Spannung, sondern nur noch die übrige *Klemmenspannung* abgreifen. Im unbelasteten Zustand liefert die Spannungsquelle die volle Spannung (*Leerlaufspannung*).

Das **Oszilloskop** macht elektrische Eingangssignale auf einem Leuchtschirm sichtbar. Es besteht hauptsächlich aus einer Elektronenstrahlröhre, in der der Strahl entlang der x-Achse mit Hilfe einer Sägezahnspannung periodisch abgelenkt wird (Kondensatorfelder), so dass er in schneller Folge von links nach

rechts „huscht". Die Geschwindigkeit dieser Bewegung kann man als Zeitskala einstellen. Entlang der y-Achse stellt der Strahl die Messspannung dar, die somit als Funktion der Zeit sichtbar wird. Um auf dem Schirm bei beliebigen periodischen Signalen ein stehendes Bild zu erhalten, wird die x-Bewegung durch einen einstellbaren Wert der y-Achse ausgelöst oder **getriggert**. Man kann auch je eine Messspannung an x-und y-Achse anlegen, um direkt den funktionellen Zusammenhang beider Spannungen zu untersuchen.

5.4   Elektrischer Widerstand

Wird an einen Draht eine Spannung angelegt, so fließt ein Strom durch den Draht. Der elektrische Widerstand R des Drahtes ist der Quotient aus angelegter Spannung U und Stromstärke I. Die Einheit des Widerstandes ist Ohm ($\Omega = V/A$). Bei ohmschen Widerständen ist U proportional zu I und somit R konstant (ohmsches Gesetz).

$$R = U/I = konstant$$

Ein **ohmscher Widerstand** ist ein Objekt, dessen Strom-Spannungs-Kennlinie eine Gerade durch den Nullpunkt ergibt. Bei Abweichung vom ohmschen Gesetz (z. B. Glühbirne) ergibt sich statt einer Gerade eine Kurve (Abb. 5.**3**).

Der Kehrwert des Widerstandes ist der **Leitwert** mit der Einheit Siemens (S = A/V).

Der Widerstand eines Drahtes ist seiner Länge l proportional und seinem Querschnitt A umgekehrt proportional:

$$R \sim l/A \text{ oder } R = \rho \cdot l/A$$

ρ ist eine Materialkonstante, der sog. *spezifische Widerstand* des Leitermaterials, ihr Kehrwert heißt

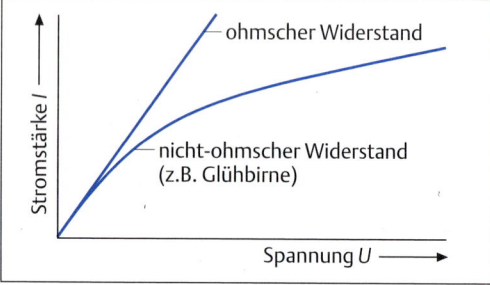

Abb. 5.**3 Strom-Spannungs-Kennlinien**

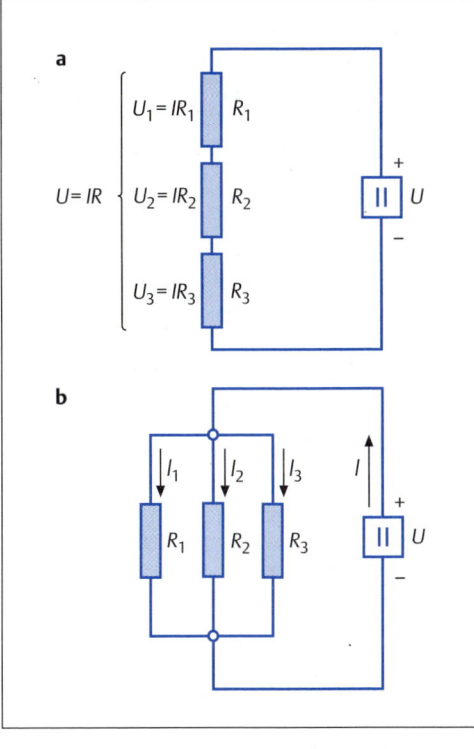

Abb. 5.4 Serienschaltung (a) und **Parallelschaltung (b)** von Widerständen

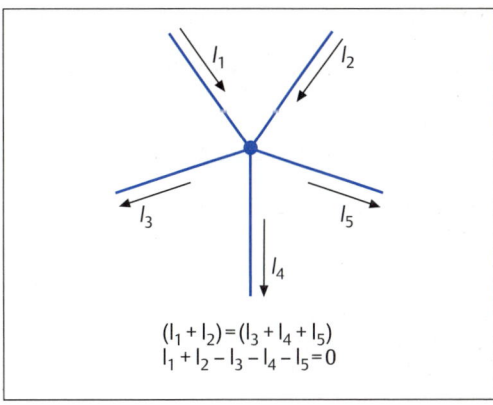

Abb. 5.5 **Knotenregel:** $\Sigma\, I_k = 0$

- *Knotenregel:* In jedem Knotenpunkt eines Leitersystems ist die Summe der Ströme (mit Richtungssinn) Null (Abb. 5.5).
- *Maschenregel:* In jedem geschlossenen Leiterkreis ist die Summe aller Teilspannungen (bei Berücksichtigung der Vorzeichen) Null (Abb. 5.6).

Der Spannungsabfall längs eines Widerstands wird bei einem **Potenziometer** (Spannungsteiler) dazu benutzt, um aus einer vorgegebenen Spannung U beliebige Teilspannungen herzustellen: Die Spannung U liegt an einem homogenen Draht mit dem Widerstand R und der Länge l. Über einen Schleifkontakt, der längs des Drahtes verschoben werden kann, lassen sich alle Spannungen zwischen 0 V und U abgreifen, je nachdem, wie sich der Widerstand R_1 des abgegriffenen Stückes zum Gesamtwiderstand verhält (Abb. 5.7).

Leitfähigkeit. Stoffe mit großer elektrischer Leitfähigkeit heißen *Leiter,* solche mit geringer Leitfähigkeit *Isolatoren.* Dazwischen liegen die *Halbleiter.*
Schaltet man mehrere Widerstände in Serie (hintereinander), so addieren sich die Einzelwiderstände zum **Gesamtwiderstand** (Abb.5.4a). Schaltet man mehrere Widerstände parallel, so addieren sich ihre Leitwerte zum Gesamtwiderstand (Abb. 5.4b). Der Gesamtwiderstand ist also bei einer Parallelschaltung immer kleiner als der kleinste Einzelwiderstand!

Serienschaltung :
$$R_{ges} = R_1 + R_2 + R_3 + \ldots + R_n$$

Parallelschaltung :
$$1/R_{ges} = 1/R_1 + 1/R_2 + 1/R_3 + \ldots + 1/R_n$$

Kirchhoff-Regeln: In elektronischen Messgeräten und Schaltungen (wie auch in der Natur, z. B. Nervensystem bei Mensch und Tier) findet man große und komplizierte Netzwerke. Grundlage der Kirchhoff-Gesetze ist, dass alles, was zufließt, auch wieder abfließen muss.

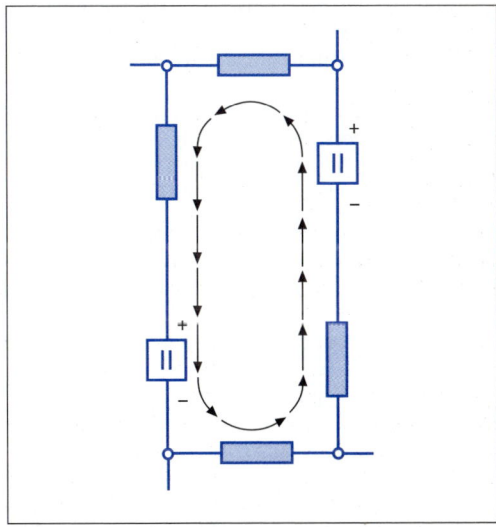

Abb. 5.6 **Maschenregel:** $\Sigma\, U_k = 0$

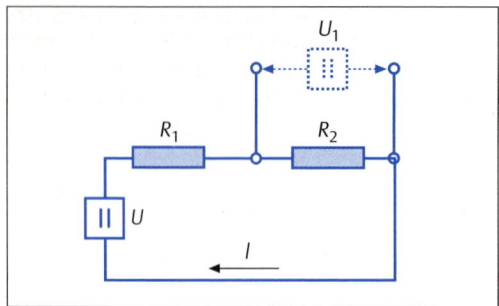

Abb. 5.**7 Potenziometer** mit zwei Festwiderständen

Eine **Brückenschaltung** (*Wheatstone-Brücke*) kann zur Widerstandsmessung benutzt werden (Abb. 5.**8**): Ein unbekannter Widerstand R_1 lässt sich berechnen, wenn R_2, R_3 und R_4 bekannt sind, denn es gilt:

$$R_1 = R_2 \cdot R_3/R_4$$

Auch die gleichzeitige Messung von Strom und Spannung ermöglicht die Ermittlung des Widerstands. Allerdings bringt dieses Verfahren immer einen systematischen Fehler mit sich, denn entweder verfälscht das Voltmeter die Stromstärkenmessung oder das Ampèremeter die Spannungsmessung (Abb. 5.**9**).

Das **Aufladen eines Kondensators** mit der Kapazität C kann an einer Gleichspannungsquelle U mit in Reihe geschaltetem Widerstand R geschehen, bis am Kondensator die volle Spannung U liegt. Beim Aufladen fließt durch den Widerstand ein Ladestrom I, der anfangs den Maximalwert I = U/R hat und dann exponentiell abfällt. Die Spannung U_C am Kondensator ist anfangs 0 und nähert sich dann asymptotisch dem Endwert U an.

Überbrückt man einen aufgeladenen Kondensator mit einem Widerstand, so entlädt sich der Kondensator über den Widerstand. Dabei fallen die Spannung U_C am Kondensator und der Entladungsstrom

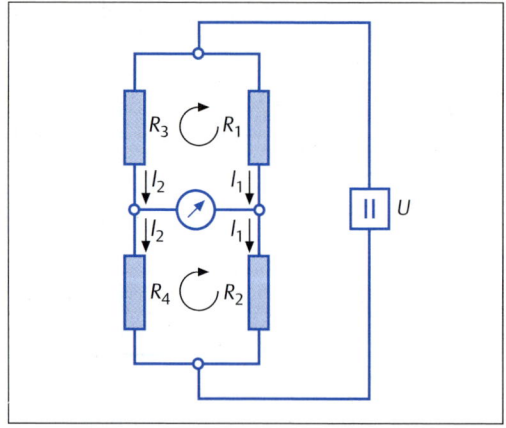

Abb. 5.**8 Wheatstone-Brückenschaltung**

(unterscheidet sich vom Ladestrom nur durch das Vorzeichen) exponentiell ab. Die *Zeitkonstante* $\tau =$ R · C (Einheit Ohm · Farad = s) ist ein Maß für die Geschwindigkeit des Lade- bzw. Entladevorganges.

5.5   Elektrischer Stromkreis

Im Haushalt sind alle Geräte parallel an eine Quelle (die Zuführungsdrähte vom Kraftwerk) geschaltet. Nur so bekommt jedes Gerät die gleiche Spannung und kann auch getrennt von den anderen ein- und ausgeschaltet werden. Da sich der Strom, nachdem er die Sicherungen und den Elektrizitätszähler passiert hat, auf die „Zweige" zu den verschiedenen Geräten verteilt, spricht man auch von einem **verzweigten Stromkreis**.

■ **1. Kirchhoff-Gesetz:** Bei einer Stromverzweigung ist der Gesamtstrom I (im unverzweigten Teil) gleich der Summe der Zweigströme: $I = I_1 + I_2 + I_3 + \dots$ Für jeden Widerstand gilt jedoch $U = R_1 \cdot I_1 = R_2 \cdot I_2 = \dots$

■ **2. Kirchhoff-Gesetz:** Bei einer Stromverzweigung verhalten sich die Zweigströme umgekehrt wie

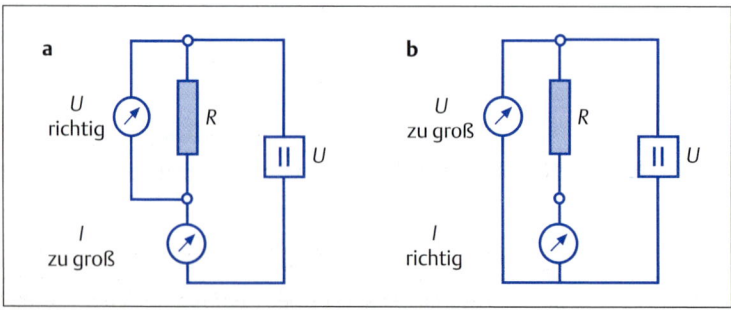

Abb. 5.**9 Bestimmung von R** durch Messung von U und I: Fehlerhafte Messung

die entsprechenden Widerstände in den Verzweigungen.

Je mehr Widerstände parallel an eine Quelle angeschlossen werden, desto größer wird die Summe aller Querschnittsflächen, durch die der Strom fließen kann – die Stromstärke in der unverzweigten Zuleitung nimmt zu.

Zur **Messung** der elektrischen Spannung werden prinzipiell die gleichen Geräte verwendet wie zur Stromstärkenmessung. Allerdings müssen sie als *Voltmeter* nicht in Reihe, sondern parallel geschaltet sein (Abb. 5.**1**). Der Innenwiderstand eines Voltmeters sollte möglichst groß sein, um den im Parallelkreis fließenden Strom klein zu halten.

Klinischer Bezug

Messung **bioelektrischer Spannungen** im menschlichen Körper.

5.6 Elektrische Kapazität

Befindet sich auf einem beliebig geformten Leiter eine bestimmte Ladungsmenge Q, stellt sich ein Potential j ein. Das Potential wird verdoppelt, wenn die Ladung verdoppelt wird. Das konstante Verhältnis der Ladung Q auf dem Leiter und des Potentials j wird Kapazität $C = Q/U$ des Leiters genannt: Sie ist proportional zur Fläche A der Platten und umgekehrt proportional zum Abstand zwischen den Platten. Die Einheit der **elektrischen Kapazität** ist $C/V = F$ (Farad). 1 F ist eine sehr große Einheit, daher sind in elektrischen Schaltungen oft µF, nF und pF gebräuchliche Größenordnungen.

Kondensatoren spielen in der Schaltungstechnik eine sehr große Rolle als kurzzeitige Energiespeicher. In Datenspeichern wird die Ladung auf einem Kondensator benutzt zur Darstellung eines bits. Ein Kondensator besteht (im einfachsten Fall) aus zwei gegenüberliegenden, voneinander isolierten Metallplatten. Durch Anlegen einer Gleichspannung U lädt sich die mit dem Pluspol verbundene Platte positiv gegenüber der anderen auf, und der Kondensator speichert eine gewisse Ladungsmenge Q. Die beim Laden des Kondensators aufgewandte Arbeit wird als potenzielle Energie gespeichert. Der Energieinhalt eines aufgeladenen Kondensators beträgt:

$$W_{pot} = \frac{1}{2} \cdot C \cdot U^2$$

In elektrischen Schaltungen werden Kondensatoren oft parallel oder in Serie geschaltet. Bei der Parallelschaltung ist die Potentialdifferenz zwischen den einzelnen Kondensatorelektroden jeweils gleich groß und die Einzelkapazitäten addieren sich zur Gesamtkapazität. Bei der Serienschaltung befindet sich auf den einzelnen Kondensatoren jeweils dieselbe Ladung.

Bei Reihenschaltung von Kondensatoren ist der Kehrwert der Gesamtkapazität durch die Addition der Kehrwerte der Einzelkapazitäten bestimmt. Der Vorteil der Reihenschaltung von Kondensatoren liegt darin, dass an jedem Kondensator nur ein Bruchteil der angelegten Spannung liegt. Man kann die Reihenschaltung von Kondenatoren ausnutzen zur kapazitiven Spannungsteilung, dies wird sehr oft in der Hochspannungstechnik genutzt. Kondensatoren werden unter anderem auch in Labor-Hochspannungsnetzgeräten in sogenannten Kaskadenschaltungen eingesetzt. Man kann z. B. zunächst eine Serie von Kondensatoren parallel geschaltet mit einer Spannungsquelle verbinden und auf die Spannung V aufzuladen. Bei anschließender Serienschaltung hat man dann die n-fache Spannung nV zur Verfügung.

5.7 Elektrizitätsleitung

Leitungselektronen sind in einem metallischen Leiter innerhalb des Metallgitters relativ frei. Um sie ganz aus dem Metall herauszulösen, bedarf es der sog. *Austrittsenergie*. Durch Erhitzen des Metalls kann man den Elektronen helfen, die Austrittsarbeit zu überwinden (*Glühemission*). Auch auf das Metall auftreffende Lichtquanten (*Photoemission*) haben einen solchen Effekt.

Vakuum: Bei der *Vakuumdiode* wird die Glühemission ausgenutzt: In einer evakuierten Röhre befinden sich zwei gegenüberliegende Elektroden: *Kathode* (mit negativem Pol einer Spannungsquelle verbunden) und *Anode* (mit positivem Pol verbunden). Wird die Kathode zum Glühen gebracht, so treten aus ihrem Material Elektronen aus, die sich zur Anode hin bewegen; somit fließt ein Strom durch die Röhre. Beim Durchlaufen der Potenzialdifferenz (Spannung) zwischen Kathode und Anode werden die Elektronen im elektrischen Feld beschleunigt, wodurch ihre potenzielle Energie ab- und ihre kinetische Energie zunimmt. Die umgesetzte Energie ist das Produkt aus Spannung und Ladung.

Die Braunsche Röhre in Form des *Oszillographen* mit seiner *Elektronenstrahlröhre* funktioniert nach dem gleichen Prinzip: Der von der Kathode emittierte Elektronenstrahl trifft durch ein Loch in der Anode scharf gebündelt auf einen Leuchtschirm.

Gasgefüllter Raum: Im Vakuum können Elektronen ungestört von der Kathode zur Anode gelangen. Im *gasgefüllten* Raum stoßen sie jedoch mit den Gasmo-

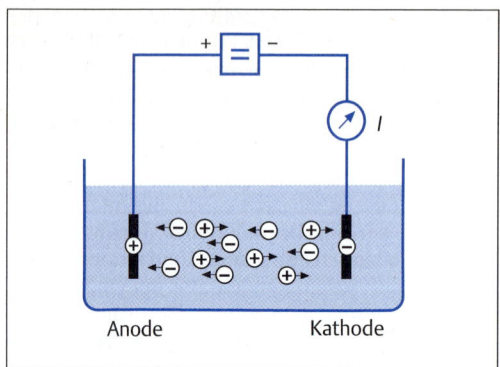

Abb. 5.**10 Elektrolyse**

lekülen zusammen. Wenn das Elektron dabei genügend Energie besitzt, kann es das Molekül beim Stoß *ionisieren*. Dabei entsteht ein zusätzliches Elektron, das wiederum im elektrischen Feld zwischen Kathode und Anode beschleunigt wird und ggf. wieder ein neues Molekül ionisieren kann. Auf diese Weise kommt es zu einem lawinenartigen Anwachsen der Elektronen- und Ionenzahl mit einem exponentiellen Anstieg der Stromstärke. Dieser Vorgang wird *selbstständige Gasentladung* genannt.

Flüssigkeiten: In wässriger Lösung haben viele Moleküle (z.B. Salze, Säuren, Basen) die Tendenz, in mehrere geladene Teilchen zu zerfallen, sie *dissoziieren* zu Ionen. Eine solche Lösung wird *Elektrolyt* genannt und besitzt elektrische Leitfähigkeit: Legt man ein elektrisches Feld an (Eintauchen zweier Elektroden), so folgen die Ionen diesem Feld und es fließt ein Strom. Dieser Stromfluss ruft elektrochemische Erscheinungen hervor, die *Elektrolyse* genannt werden (Abb. 5.**10**): An der Kathode scheiden sich Metalle und Wasserstoff ab und an der Anode Sauerstoff und Säurereste. Der Ladungstransport in einem Elektrolyten ist also immer auch mit einem Materietransport verbunden.

Beispiel: Werden zwei Kupferelektroden in eine Kupfersulfatlösung getaucht, so schlägt sich an der Kathode metallisches Kupfer nieder, während an der Anode Kupfer in Lösung geht.

1. Faraday-Gesetz: Die an einer Elektrode abgeschiedene Stoffmenge m ist der durchgegangenen Elektrizitätsmenge Q (welche das Produkt aus Stromstärke I und Zeit t ist) proportional:

$$m \sim Q = I \cdot t$$

2. Faraday-Gesetz: Durch die gleichen Elektrizitätsmengen werden aus verschiedenen Elektrolyten die gleichen Äquivalentmengen abgeschieden. Zweiwertige Ionen können die doppelte Ladung

transportieren wie einwertige. Entscheidend für den Ladungstransport ist die *Äquivalentenmenge*: Sie ist das Produkt aus Stoffmenge (mol) und Wertigkeit.

 Klinischer Bezug

Zellelektrophorese, Papier- und Gelelektrophorese, Trennung von Makromolekülen. **Iontophorese**: Transport dissoziierter Pharmaka, z.B. lokale Behandlung durch die Haut.

5.8　Elektrische Spannungen an Grenzflächen, Diffusionsspannungen

Kontaktspannung: Werden zwei verschiedene Metalle miteinander in Kontakt gebracht, so diffundieren an der Kontaktstelle in beiden Richtungen Elektronen aus dem einen Metall in das andere. Der Diffusionsstrom ist in der einen Richtung größer als in der anderen, denn die Elektronen aus dem Metall mit der niedrigeren Austrittsarbeit haben es leichter, ihrem Metallverband zu entkommen und zum Nachbarn überzuwechseln. Daher befinden sich auf der einen Seite weniger Elektronen, während sich die andere Seite negativ auflädt. Somit entsteht eine Potenzialdifferenz zwischen beiden Seiten, und es stellt sich ein für jede Metallkombination charakteristischer Gleichgewichtswert ein, die sog. *Kontaktspannung*.

Thermospannung: Lötet man zwei Drähte aus unterschiedlichen Metallen zu einem geschlossenen Kreis zusammen, so entstehen an beiden Lötstellen Kontaktspannungen, die sich gegenseitig aufheben. Haben die beiden Lötstellen unterschiedliche Temperatur, so resultiert eine *Thermospannung* zwischen ihnen. Sie ist ein Maß für die Temperaturdifferenz zwischen den Lötstellen. Ein solches *Thermoelement* ist zur Temperaturmessung geeignet.

Diffusionsspannungen entstehen nicht nur zwischen zwei Metallen, sondern auch zwischen Elektroden und Lösung in einem Elektrolyten (*Galvani-Spannung*) oder an einer Membran, die selektiv nur eine bestimmte Sorte Ionen hindurch lässt (*Membranpotenzial*). Es bildet sich ein *Gleichgewichtspotenzial* U_G aus, dessen Größe proportional zum Logarithmus des Konzentrationsverhältnisses c_1/c_2 ist und von Temperatur T und Ionenladung Z abhängt. Es lässt sich durch die **Nernst-Gleichung** beschreiben:

$$U_G \sim T/Z \cdot \ln(c_1/c_2)$$

Durch Umverteilung von Ionen kann die Potenzialdifferenz erhöht (*Hyperpolarisation*) oder erniedrigt (*Depolarisation*) werden. Es kann sogar zu einer Umkehrung der Richtung kommen.

 Klinischer Bezug

Das Membranpotenzial (**Ruhepotenzial**) einer Nervenzelle (die Potenzialdifferenz zwischen Zellinnerem und -äußerem) beträgt etwa −80 mV.

5.9 Magnetische Größen, elektromagnetische Induktion

Neben dem elektrischen Feld hängt auch das *magnetische Feld* mit der Elektrizität zusammen. Ein magnetisches Feld kann mit einem *magnetischen Dipol* (bestehend aus Nord- und Südpol, z. B. Kompassnadel) nachgewiesen werden. Das Feld übt ein Drehmoment auf den Dipol aus, der sich dann parallel zu den Feldlinien ausrichtet. Definitionsgemäß laufen magnetische Feldlinien vom Nord- zum Südpol. Magnetfelder werden durch bewegte Ladungen (z. B. stromdurchflossene Leiter) erzeugt. Ein stromdurchflossener Draht ist von konzentrischen, kreisförmigen Feldlinien umgeben (Abb. 5.**11a**). Wickelt man den Draht zu einer Spule auf, so entsteht ein Feld, das dem eines Stabmagneten ähnlich ist und im Inneren der Spule homogen ist (Abb. 5.**11b**). Die magnetische Feldstärke $\vec{H}$ ist proportional zum durch

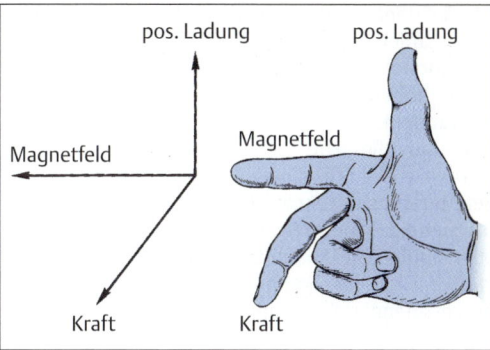

Abb. 5.**12 Rechte-Hand-Regel**

alle Schleifen der Spule fließenden Gesamtstrom I und umgekehrt proportional zur Länge l des Schleifenreihe.
Wird ins Innere der Spule ein Kern aus geeigneter Materie (z. B. Eisen) eingebracht, so vergrößert sich der Einfluss auf einen außerhalb befindlichen Probekörper (z. B. Magnetnadel) ganz erheblich. Diese durch die Materie verursachte Wirkung wird als *magnetischer Fluss* bezeichnet.
Bringt man einen stromdurchflossenen Leiter in ein äußeres Magnetfeld, so ergibt sich eine Wechselwirkung zwischen äußerem Feld und vom Strom erzeugten Magnetfeld. Es wirkt die *Lorentz-Kraft* $\vec{F}$ auf den Leiter, deren Richtung mit der **Rechte-Hand-Regel** bestimmt werden kann (Abb. 5.**12**): Wenn der Daumen in Stromrichtung $\vec{I}$ und der Zeigefinger in Feldrichtung &vecB deutet, zeigt der Mittelfinger die Kraftrichtung an.

 Klinischer Bezug

Kernspintomographie (Tumordarstellung!); **Magnetoenzephalographie**.

Elektromotor: Biegt man den Leiter zu einer Schleife, die um ihre Achse drehbar ist, so wird im Magnetfeld ein Drehmoment auf die Schleife ausgeübt, wenn in ihr ein Strom fließt. Auf diese Weise kann man elektrische in mechanische Energie verwandeln.
Generator: In einer Drahtschlinge, durch die ein Magnetfeld hindurchgreift, erzeugt jede Änderung des Magnetfeldes eine Spannung an den Enden der Schlinge (*elektromagnetische Induktion*). So kann man z. B. durch Drehung einer Leiterschleife im Magnetfeld eine Wechselspannung erzeugen.
Transformator: Erzeugt man in einer Spule durch Anlegen einer Wechselspannung (*Primärspannung*) ein magnetisches Wechselfeld und durchsetzt mit diesem Feld die Windungen einer zweiten Spule, so wird dadurch in der zweiten Spule eine Wechselspannung (*Sekundärspannung*) induziert. Primär-

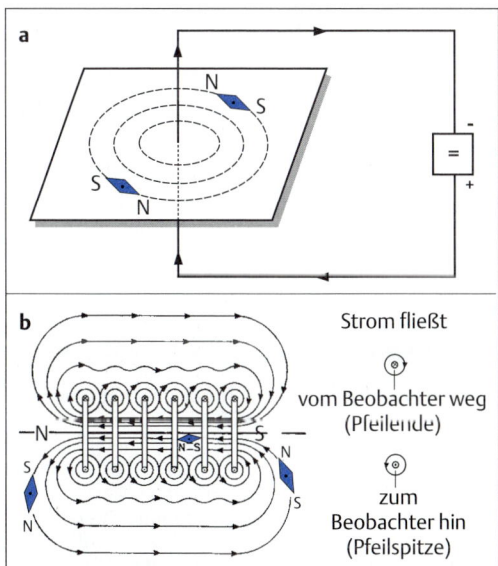

a

b

Strom fließt

⊙ vom Beobachter weg (Pfeilende)

⊗ zum Beobachter hin (Pfeilspitze)

Abb. 5.**11 Feldlinien** eines stromdurchflossenen Leiters (**a**); magnetisches Feld einer Spule (**b**) (aus Hellenthal, Thieme 1988)

Physik

und Sekundärspannung verhalten sich wie die Windungszahlen der Spulen: $U_1/U_2 = n_1/n_2$. Ein solcher *Transformator* kann vorgegebene Wechselspannungen in höhere oder niedrigere Wechselspannungen verwandeln.

Stromdurchflossene Leiterschleifen oder Spulen werden von ihrem eigenen Magnetfeld durchsetzt. Bei Änderung der Stromstärke ändert sich auch das Magnetfeld, wodurch an den Enden der Schleife oder Spule eine Spannung induziert wird (*Selbstinduktion*). Diese Spannung ist der den Stromfluss hervorrufenden Spannung entgegengesetzt.

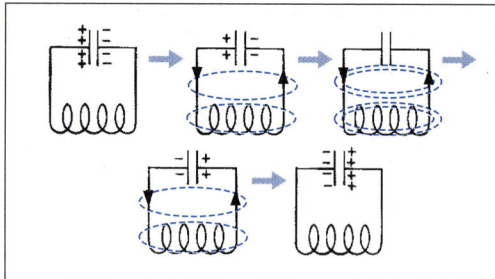

Abb. 5.13 Wechselspiel elektrischer Ladung im elektrischen **Schwingkreis** (aus Hellenthal, Thieme 1988)

 5.10   Wechselspannung, Wechselstrom

Legt man an einen Kondensator eine Wechselspannung $U = U_0 \sin(\omega \cdot t)$ an, so ruft sie (anders als bei einem ohmschen Widerstand) keinen synchronen Wechselstrom hervor. Denn jede Spannungsänderung am Kondensator ruft eine Ladungsänderung ($Q = C \cdot U$) und einen Strom ($I = dQ/dt$) hervor. Die Stromstärke ist der Spannungs*änderung* proportional. Beim Nulldurchgang der Wechselspannung erreicht die Stromstärke ihren höchsten Wert. Der Strom erreicht damit seinen Maximalwert eine Viertelperiode eher als die Spannung (er eilt ihr mit einer Phasenverschiebung von 90° voraus). Um in einer Spule einen Wechselstrom zu erzeugen, muss die Spannungsquelle die durch Selbstinduktion in der Spule entstehende Gegenspannung kompensieren. Dies ist nur möglich, wenn die Spannung dem Strom um 90° vorauseilt.

Impedanz: Für Kondensatoren R_C und Spulen R_L ist der *Wechselstromwiderstand* (Impedanz) von der Wechselstromfrequenz abhängig: $R_C \sim 1/\omega$ und $R_L \sim \omega$

Effektivwerte von Wechselstrom und -spannung: Ein Wechselstrom entwickelt beim Durchgang durch einen ohmschen Widerstand (analog zum Gleichstrom) *Joulesche Wärme*. Die Wärmeentwicklung wird dabei von der mittleren Leistung (Wirkleistung) beeinflusst: $P_w = 1/2 \cdot I_0 \cdot U_0$ (I_0 und U_0 sind die Scheitelwerte von Strom und Spannung). Die gleiche Leistung wird von einem Gleichstrom mit der Stromstärke $I_{eff} = I_0\sqrt{2}$ und der Spannung $U_{eff} = U_0\sqrt{2}$ aufgebracht. Man bezeichnet daher I_{eff} und U_{eff} als *Effektivwerte* von Wechselstrom und -spannung.

Schwingkreis: Ein Kondensator und eine Spule bilden zusammen einen *elektrischen Schwingkreis*, in dem Energie zwischen dem elektrischen Feld des Kondensators und dem Magnetfeld der Spule hin und her pendelt (Abb. 5.**13**): Der Kondensator entlädt sich über die Spule, in der durch den Strom ein Magnetfeld aufgebaut wird. Beim Zerfall dieses Feldes entsteht durch Selbstinduktion eine Span-

nung, welche den Kondensator wieder auflädt, diesmal jedoch mit umgekehrtem Vorzeichen (s. auch 6.1). Ein Schwingkreis schwingt mit seiner *Eigenfrequenz*, die durch die Kapazität des Kondensators und die Induktivität der Spule bestimmt wird. Bei Schwingkreisen geht ein Teil der Energie aus dem elektrischen und magnetischen Feld in den Außenraum verloren. Man kann diesen Effekt durch besondere Konstruktionen verstärken und erhält einen *Sender*, der elektromagnetische Wellen abstrahlt.

Abb. 5.**13** Wechselspiel elektrischer Ladung im elektrischen **Schwingkreis** (aus Hellenthal, Thieme 1988)

 Klinischer Bezug

Reizstromtherapie, Herzschrittmacher, Defibrillation, Elektroschock. Hochfrequente elektromagnetische Felder können zur Gewebeerwärmung verwendet werden (**Kurzwellenbehandlung**).

Gleichströme und niederfrequente Wechselströme können schon bei geringer Stromstärke (ab 25 mA) lebensgefährlich werden, denn sie verändern das Membranpotenzial an betroffenen erregbaren Nerven- und Muskelzellen (besondere Gefahr besteht beim Herzmuskel). Bei Stromstärken ab 100 mA entstehen wegen der Entwicklung von Joulescher Wärme auch *Verbrennungen*.

 Klinischer Bezug

Die **Rettung bei Stromunfall** hat unter besonderen Vorsichtsmaßnahmen zu erfolgen: Vor Berühren des Patienten muss der elektrische Kontakt unterbrochen werden, am besten durch Abschalten des Stromes! Die häufigste Todesursache bei Stromunfällen ist Herzkammerflimmern mit Kreislaufstillstand (70 %). Daher ist bei Herz-Kreislauf- und Atemstillstand sofort die kardiopulmonale Reanimation einzuleiten.

Strom fließt (auch durch den menschlichen Körper) nur, wenn ein Potenzialgefälle (also Spannung) besteht. In einer **Schuko-Steckdose** befinden sich daher neben *Phase* und *Nullleiter* (sie übernehmen den Stromtransport) auch noch ein auf Erdpotenzial liegender (geerdeter) *Schutzleiter*, mit dem das Gehäuse angeschlossener Geräte verbunden ist (Abb. 5.**14**). Ein gut geerdeter Mensch kann das Gehäuse so auch bei einem Defekt (Kontakt zwischen Phase und Gehäuse) gefahrlos berühren, denn durch den in den Schutzleiter abfließenden Strom wird die Sicherung abgeschaltet.

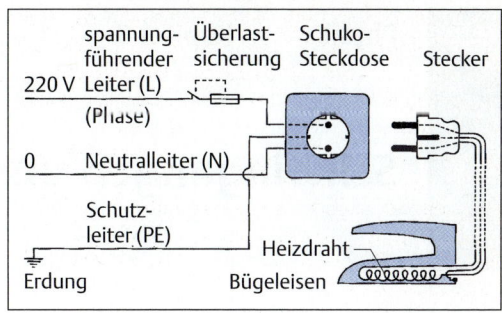

Abb. 5.**14 Schutzkontakt-Steckdose** (aus Hellenthal, Thieme 1988)

Schwingungen und Wellen

6.1   Schwingungen

Sinusschwingung: Eine *Schwingung* ist ein sich periodisch in der Zeit wiederholender Vorgang. Schwingt ein System selbstständig (ohne Einwirkung äußerer Kräfte) um eine stabile Gleichgewichtslage, so ist die ausgeführte Bewegung eine freie *ungedämpfte Schwingung*. Durch die *Sinusfunktion* lässt sich der zeitliche Verlauf einer solchen **harmonischen Schwingung** beschreiben:

$$y(t) = y_0 \cdot \sin\left(\frac{2\pi}{T} \cdot t + \varphi_0\right)$$

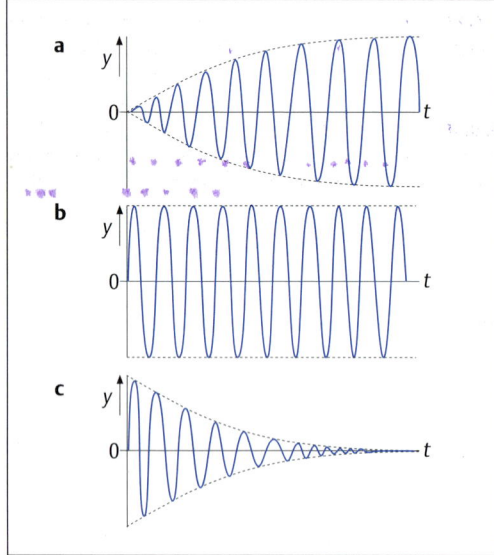

a

b

c

Abb. 6.**1 Schwingungen.** Einschwingvorgang (**a**), ungedämpfte Schwingung (**b**), gedämpfte Schwingung (**c**)

Die *Schwingungsdauer* T beschreibt den zeitlichen Abstand gleichphasiger Schwingungszustände. T ist mit der Eigenfrequenz v_0 des Systems durch $v_0 = 1/T$ verknüpft. Die *Frequenz* wird in Schwingungen pro Sekunde (Hertz) gemessen. Die maximale Auslenkung y_0 bezeichnet man als *Amplitude*. Die *Phasenverschiebung* ω_0 beschreibt die Phasenverschiebung der Kurve gegenüber dem Zeitnullpunkt.

Beispiele für schwingungsfähige mechanische Systeme sind Fadenpendel, Federpendel, Drehpendel oder auch Schwingungen einer Wassersäule in einem U-Rohr.

Bei allen mechanischen Schwingungen findet ein stetes Wechselspiel zwischen potenzieller und kinetischer Energie statt. Die Schwingung ist *ungedämpft*, wenn die Gesamtschwingungsenergie erhalten bleibt (Energieerhaltung). Nimmt die Gesamtenergie im Laufe der Zeit (z. B. durch Reibung) ab, so ist die Schwingung *gedämpft* (Abb. 6.**1**).

Schwingungen treten neben der Mechanik auch in der Elektrizitätslehre auf (s. 5.10). Ein Beispiel ist der *Schwingkreis*, der zur Erzeugung elektromagnetischer Wellen dient (Abb. 6.**2**).

Andere Schwingungen: Es gibt auch Schwingungen, die einen anderen zeitlichen Verlauf als Sinusschwingungen zeigen, z. B. Kippschwingungen beim Oszillographen oder Rechteckschwingungen (= Impulse).

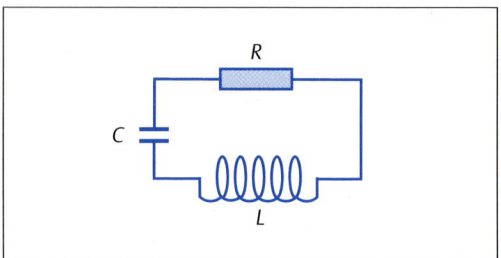

Abb. 6.**2 Schwingkreis**

Klinischer Bezug

Die Impulse eines **Herzschrittmachers** entsprechen bei zeitlicher Auftragung einer Rechteckschwingung.

Alle nicht-sinusförmigen periodischen Schwingungen lassen sich mithilfe von Überlagerung beliebig vieler Sinusschwingungen verschiedener Frequenzen und geeigneter Amplituden darstellen (*Fourier-Analyse*).

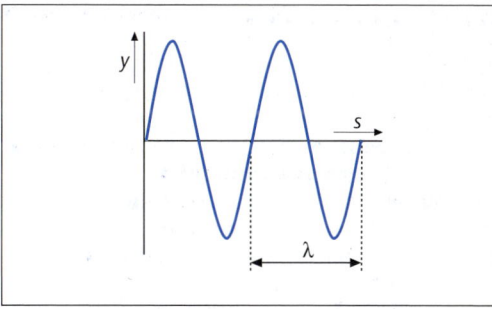

Abb. 6.**3 Welle**

6.2 Wellen

Welle: Wenn ein Vorgang nicht nur zeitlich periodisch abläuft, sondern sich auch periodisch im Raum ausbreitet, wird er *Welle* genannt. Die Periodik im Raum wird durch die Wellenlänge λ bestimmt (Abb. 6.**3**). Eine Welle transportiert Energie, jedoch keine Materie, da die schwingenden Teilchen um feste, stabile Gleichgewichtslagen schwingen und nicht mit der Zustandsänderung mitwandern. Es gilt:

$$c = \lambda \cdot f \quad (c = \text{Ausbreitungsgeschwin-}$$
$$\text{digkeit, } f = \text{Frequenz})$$

Der **Schwingungsvektor** beschreibt die Richtung der Wellenbewegung. Steht er senkrecht zur Ausbreitungsrichtung, so nennt man die Welle *transversal* (z.B. elektromagnetische Wellen, Teilchenauslenkungsvektor bei Seilwellen). Transversale Wellen sind *polarisierbar*, man kann also Schwingungsvektoren ganz bestimmter Richtung herausselektieren. Bei *longitudinalen* Wellen (z.B. Schallwellen, s. 6.3) zeigt der Schwingungsvektor in Richtung der Ausbreitungsgeschwindigkeit; sie sind demnach nicht polarisierbar.

Bei der Überlagerung zweier gegenläufiger Wellen gleicher Frequenz und Amplitude ergibt sich ein sta-

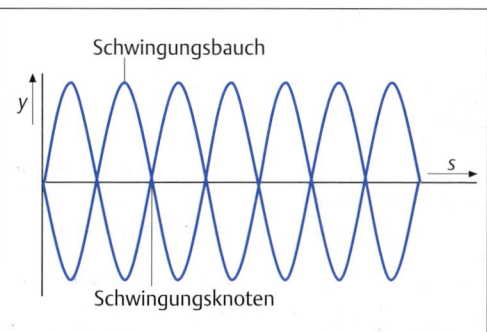

Abb. 6.**4 Stehende Welle**

tionärer Zustand, eine sog. *stehende Welle* (Abb. 6.**4**). Es findet kein Energietransport mehr statt, da die Energie in den Schwingungsbäuchen festgehalten wird. Stehende Wellen in Gasen oder festen Körpern bezeichnet man auch als *Eigenschwingung*.

Interferenz bezeichnet die Überlagerung von Wellen gleicher Frequenz und zeitlich konstanter Phasenbeziehung (*Kohärenz*). Die Interferenz (zusammen mit dem Huygens-Prinzip, s. 7.2) ist Grundlage der *Beugung* (s. u.) von Wellen an Hindernissen. Haben Wellen die gleiche Ausbreitungsrichtung, so können sie sich bei entsprechender Verschiebung von $\Delta S =$

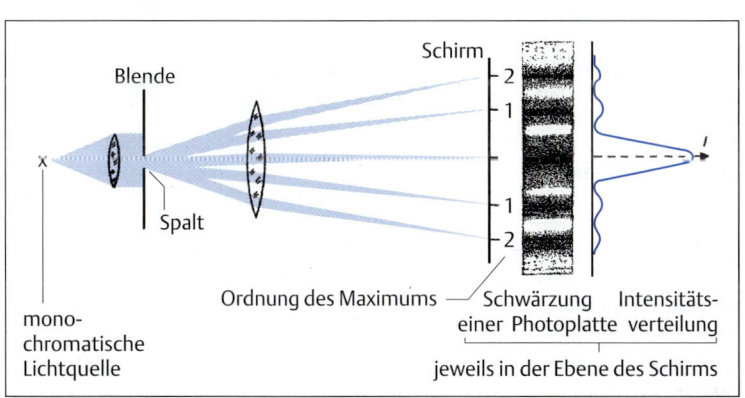

Abb. 6.**5 Beugung am Spalt** (aus Hellenthal, Thieme 1988)

Physik

λ/2 und identischer Amplitude vollständig auslöschen (stehende Welle, s. o.). Addiert man in jedem Punkt eines elektromagnetischen Feldes die jeweiligen elektromagnetischen Feldstärkevektoren, so resultiert aus der Überlagerung das elektromagnetische Interferenzfeld mit Flächen vollständiger Auslöschung und maximaler Verstärkung.

Die **Beugung** beschreibt das Abweichen einer Wellenbewegung von der geradlinigen Ausbreitungsrichtung beim Auftreffen auf ein Hindernis. Die Beugung am Spalt kann man sich vorstellen als Überlagerung (Interferenz) von Kugelwellen, die von sehr vielen im Spalt liegenden Punktquellen ausgehen. Es resultiert eine Intensitätsverteilung (Abb. 6.**5**).

Schallwellen

Schallwellen sind definiert als Ausbreitung mechanischer Schwingungen von Atomen und Molekülen in Materie. Schallwellen sind longitudinale Wellen, denn die Teilchen bewegen sich in Ausbreitungsrichtung. Die Schallausbreitungsgeschwindigkeit beträgt unabhängig von der Frequenz in trockener Luft ca. 340 m/s. In festen Körpern werden erheblich höhere Ausbreitungsgeschwindigkeiten erreicht (z. B. Knochenleitung).

Ein beachtlicher Teil von mechanischen Wellen drückt sich in akustischen Wellen aus, also in Schallwellen. Hierbei treten hauptsächlich Longitudinalwellen (Längswellen) auf, also Wellen, die sich in die Fortschreitungsrichtung bewegen. In Gasen sind sogar nur diese möglich. In Flüssigkeiten oder Festkörpern können auch Transversalwellen (Querwellen) entstehen, welche sich seitlich zu der Fortschreitungsrichtung bewegen. Bei den Flüssigkeiten jedoch sind Transversalwellen nur an der Oberfläche möglich, da nur an der Oberfläche Verformungen aufgrund der Elastizität der Oberflächenspannung entstehen können. Unter der Oberfläche können nur Longitudinalwellen in Form von Druckwellen auftreten wie sie auch in Gasen existieren können. Diese Regeln gelten für alle mechanischen Wellen.

Schallwellen werden in folgenden drei Kategorien aufgeteilt: Als Hörschall versteht man den Schall von 16 Hz bis 20000 Hz, was ungefähr dem maximalen Hörvermögen des menschlichen Gehörs entspricht. Der Schall der unterhalb der 16 Hz-Grenze liegt bezeichnet man als Infraschall, welcher sich in Schwingungen ausdrückt, den der Mensch durch den ganzen Körper wahrnimmt, der bei diesen Frequenzen mitschwingt und einem Vibrationen vermittelt. Beispiele sind hierbei Bodenschwingungen, Gebäudeschwingungen oder Motorschwingungen. Der Schall der oberhalb von 20000 Hz liegt wird durch die Bezeichnung Ultraschall definiert. Er

wird nicht vom Menschen wahrgenommen, kann aber unter Umständen zu Zellschäden führen.

- **Ton:** eine sinusförmige Schallwelle
- **Klang:** Grundton und Obertöne (ganzzahlige Vielfache des Grundtons)
- **Geräusch:** ein Gemisch aus ganz vielen Tönen die nicht periodisch sind

Klinischer Bezug

Die mit dem menschlichen Ohr wahrnehmbaren Frequenzen liegen zwischen 16 Hz und 20 kHz. Der Frequenzbereich darunter wird als **Infraschall**, der darüber als **Ultraschall** bezeichnet. In der Diagnostik findet der Ultraschall z. B. bei der Darstellung innerer Organe (Betrachtung des reflektierten Schallfeldes) Anwendung; hierbei werden Piezoscheiben als Ultraschallgeber bzw. -empfänger verwendet.

Resonanz: Wird ein schwingungsfähiges System (Oszillator, Resonator) durch eine äußere periodische Kraft zu Schwingungen mit der Frequenz v angeregt, so schwingt das System mit dieser *aufgezwungenen* Frequenz. Die dämpfungsabhängige Amplitude A dieser erzwungenen Schwingung erreicht ein Maximum, wenn die Erregerfrequenz v mit der Eigenfrequenz v_0 des angeregten Systems übereinstimmt (*Resonanz*). Die Phasendifferenz $\Delta j = \varphi_1 - \varphi_2$ zwischen dem Erreger und dem Oszillator beträgt bei Resonanz 90° ($\pi/2$). Die Energieübertragung auf den Oszillator ist bei Resonanz optimal.

Doppler-Effekt: Bei einer Annäherung von Quelle und Empfänger erscheint die Frequenz der Welle am Beobachtungsort erhöht, bei Entfernung erscheint sie verringert. Dieses Phänomen wird *Doppler-Effekt* genannt. Das bekannteste Beispiel aus dem Alltag ist die Polizeisirene: Beim fahrenden Polizeiwagen treffen die Maxima der Wellenbewegungen bei einem in Fahrtrichtung positionierten Beobachter in kürzeren Zeitabständen ein, als es bei einer stationären Schallquelle der Fall wäre. Entsprechend erscheint die vom Beobachter wahrgenommene Frequenz höher als die tatsächliche Frequenz der Welle. In Gegenrichtung zur Fahrtrichtung sind die Verhältnisse umgekehrt.

Klinischer Bezug

Zur Messung der Strömungsgeschwindigkeit von Blut kann der Doppler-Effekt z. B. beim **Gefäß-Doppler** ausgenutzt werden: Die remittierte Schallstrahlung erfährt bei dem bewegten Medium, das die Rückstreuung der Schallwellen bewirkt, eine messbare Frequenzverschiebung.

Die **Schallintensität** ist definiert als Energie E, die pro Zeiteinheit Δt auf eine Fläche A auftrifft.

$$I = \frac{E}{\Delta t \cdot A}$$

Ein relatives Maß für die Schallintensität in bezug auf die Hörschwellenintensität ist der **Schallpegel** I_p (Einheit dB). Bei einer Frequenz von 1 kHz ist die Hörschwellenintensität $I_H = 10^{-12}$ W/m² .

$$I_p = 10 \cdot \lg \frac{I}{I_H}$$

Als subjektives Maß gilt die **Lautstärke** L (Einheit: phon), denn nicht alle Frequenzen werden gleich empfunden. Die Lautstärke berücksichtigt die spektrale Empfindlichkeit des Ohres. Definitionsgemäß stimmen die Lautstärke- und Schallpegelskala für 1 kHz überein, hier gilt: $I_p = L$. Lautstärkemessgeräte messen in phon und müssen im Gegensatz zu Schalldruckmessgeräten die Empfindlichkeitskurve des Ohres berücksichtigen.

6.4 Elektromagnetische Wellen

Durch einen schwingenden elektrischen Dipol (also durch schwingende elektrische Ladungen) werden *elektromagnetische Wellen* erzeugt. Dieser Wellenvorgang wird durch ein zeitlich und räumlich variables *elektromagnetisches Feld* dargestellt. Es ist als Zustand des Raumes definiert, bei dem an jedem Ort Kräfte auf ruhende und bewegte elektrische Ladungen ausgeübt werden.
Diese Wirkung wird durch den elektrischen Feldstärkevektor $\vec{E}$ und den magnetischen Feldstärkevektor $\vec{H}$ beschrieben. Diese beiden Vektoren stehen senkrecht zueinander und zur Ausbreitungsrichtung. In der Schwingungsebene schwingt der magnetische Feldstärkevektor $\vec{H}$. Elektromagnetische Wellen sind transversale und somit polarisierbare Wellen. Das Spektrum der elektromagnetischen Strahlung ist in Abb. 6.**6** gezeigt.

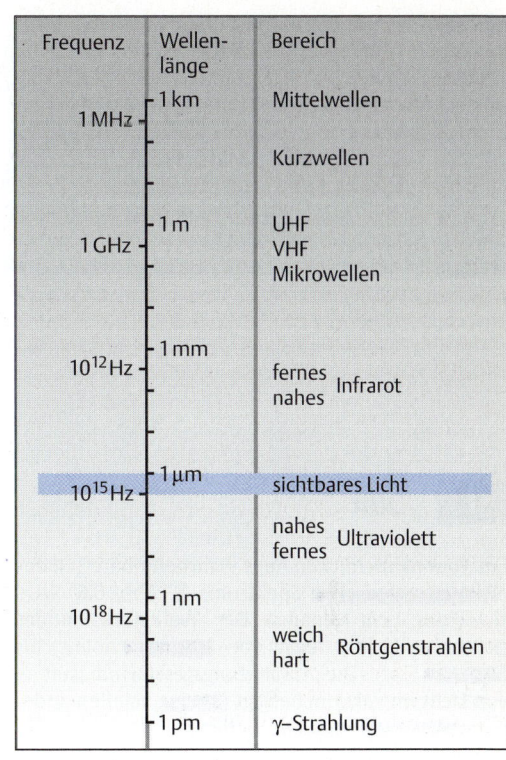

Frequenz	Wellen-länge	Bereich
1 MHz	1 km	Mittelwellen
		Kurzwellen
1 GHz	1 m	UHF VHF Mikrowellen
10^{12} Hz	1 mm	fernes nahes Infrarot
10^{15} Hz	1 µm	sichtbares Licht
		nahes fernes Ultraviolett
10^{18} Hz	1 nm	weich hart Röntgenstrahlen
	1 pm	γ–Strahlung

Abb. 6.**6** **Spektrum elektromagnetischer Strahlung**

Physik

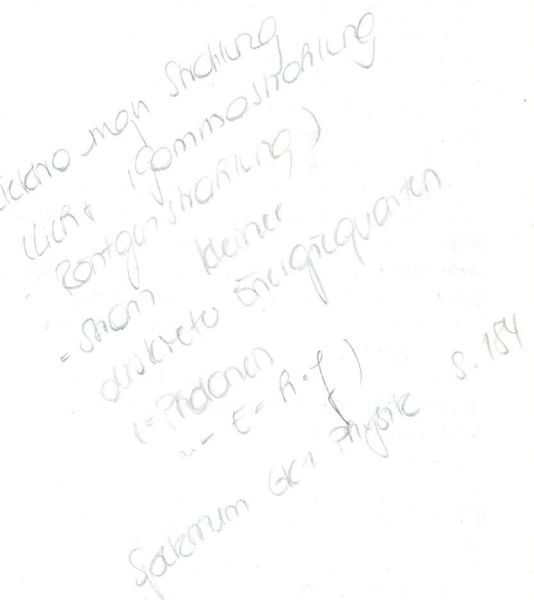

Optik

7.1   Licht

Der vom menschlichen Auge wahrnehmbare Teil des elektromagnetischen Spektrums (s. Abb. 6.**6**) wird *sichtbares Licht* genannt. Der Wellenbereich des sichtbaren Lichtes reicht von 400 nm (violett) bis 800 nm (rot). Die *Ausbreitungsgeschwindigkeit* c_0 von Licht im Vakuum beträgt (analog zu allen anderen elektromagnetischen Wellen):

$$c_0 = 3 \cdot 10^8 \, \text{m/s} \approx 300000 \, \text{km/s}$$

Das Licht transportiert (wie jede elektromagnetische Strahlung) Energie mit sich. Die *Lichtintensität* (in W/m²) beschreibt die pro Zeit- und Flächeneinheit auftretende Energie. Multipliziert man sie mit der wellenlängenabhängigen Empfindlichkeitskurve des menschlichen Auges, so erhält man die *Lichtstärke* J (Einheit Candela cd). Die in einen bestimmten Raumwinkel abgegebene Lichtstärke heißt *Lichtstrom* (Einheit Lumen, lm). Der pro Flächeneinheit auffallende Lichtstrom heißt *Beleuchtungsstärke* E (Einheit Lux, lx). 1 lx = 1 lm/m² .
Ein *Laser* ist eine monochromatische Lichtquelle mit sehr kleinem Strahldurchmesser (er entsteht durch starke Bündelung).

7.2   Geometrische Optik

In der geometrischen Optik geht man modellhaft davon aus, dass sich das Licht geradlinig ausbreitet. Nach dem **Huygens-Prinzip** ist jeder Punkt der Wellenfront Ausgangspunkt von Elementarwellen, deren Überlagerung eine neue Wellenfront ergibt. Daraus ergeben sich zwei Grundgesetze der geometrischen Optik:

■ **Reflexionsgesetz:**
 – 1. Einfalls- und Ausfallswinkel sind gleich ($\alpha = \beta$)
 – 2. Einfallender Strahl, Einfallslot und reflektierter Strahl liegen in einer Ebene.
■ **Brechungsgesetz:**
 – 1. Einfallender Strahl, Einfallslot und gebrochener Strahl liegen in einer Ebene.
 – 2. Für die Richtungsänderung gilt (n_1 und n_2 sind die Brechzahlen der beiden aneinander grenzenden Medien):

$$\frac{\sin \alpha}{\sin \beta} = \frac{n_2}{n_1}$$

Die Faseroptik basiert auf diesen Reflexionsgesetzen: Fällt in ein Bündel feiner Glasfäden Licht, so kann es nur durch die Stirnfläche der Fäden am anderen Ende wieder austreten. Auf Seitenflächen der Glasfäden trifft es immer nur mit Winkeln jenseits der Totalreflexion auf und wird somit längs der Glasfäden (durch tausende Spiegelungen) geleitet.

Klinischer Bezug

Die Faseroptik wird in der Medizin beispielsweise bei der **Endoskopie** eingesetzt.

Beim Übergang von einem optisch dünnen zu einem optisch dichteren Medium wird das Licht zum Einfallslot hin gebrochen; der Brechungswinkel ist dann kleiner als der Einfallswinkel (Abb. 7.**1a**). Fällt das Licht aus einem optisch dichten Medium in ein optisch dünneres, so wird es vom Einfallslot weg gebrochen (Abb. 7.**1b**). Bei jeder Lichtbrechung ändern sich Ausbreitungsrichtung, Wellenlänge und Geschwindigkeit des Lichtes, während die Frequenz (Farbe) erhalten bleibt.

(handwritten annotation at top of page) HORIZSPIEGU: Strahlen verlaufen divergent (+Schnittpunkt) u. rückwärtige Verlängerung führt zu virtuellem Schnittpunkt

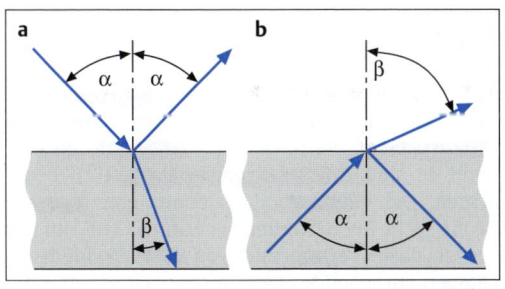

Abb. 7.**1 Brechung und Reflexion von Licht** an der Grenzfläche zweier verschiedener Medien (nach Schröder, Thieme 1984)

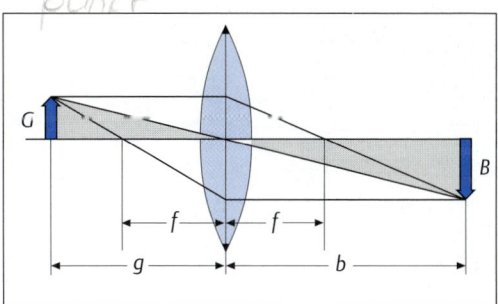

Abb. 7.**4 Bildkonstruktion** und Herleitung der Abbildungsgleichung

Reelles und virtuelles Bild: Bei einer *reellen optischen Abbildung* schneiden sich alle von einem Punkt P ausgehenden Lichtstrahlen im Punkt P'. Solche Abbildungen können zum Beispiel durch Linsen vermittelt werden. Ein *virtuelles Bild* erhält man beim Blick in einen Spiegel: Das Auge sucht das Bild in der geradlinigen Verlängerung der vom Gegenstand ausgehenden Strahlen (Abb. 7.**2**).

Brennpunkt, Brennweite und Bildkonstruktion: Fällt paralleles Licht auf eine Sammellinse, so vereinigen sich alle Strahlen hinter der Linse im *Brennpunkt* F (Abb. 7.**3**). Der Abstand zwischen Linse und Brennpunkt heißt *Brennweite f.* Die reziproke Brennweite heißt *Brechkraft* D = 1/f (Einheit Dioptrien, dpt = 1/m). Für eine Zerstreuungslinse liegt der Brennpunkt auf der Gegenstandsseite. Zur *Bildkonstruktion* bei Linsen dienen drei ausgewählte Strahlen (Abb. 7.**4**). Der Mittelpunktstrahl geht durch den Linsenmittelpunkt und wird nicht gebrochen. Der *Parallelstrahl* verläuft hinter der Linse durch den Brennpunkt, und der *Brennpunktstrahl* verläuft bildseitig achsenparallel.

Die **Linsengleichung** stellt einen Zusammenhang zwischen Gegenstandsweite g, Bildweite b und Brennweite f her:

$$\frac{1}{g} + \frac{1}{b} = \frac{1}{f}$$

Je nach Verhältnis dieser Größen ist das Bild verkleinert, kongruent oder vergrößert (Tab. 7.**1**).

Tab. 7.**1** Mögliche reelle Bilder bei Abbildung durch eine Sammellinse

Gegenstands-weite	Bildweite	Bild
g>2f	f<b<2f	verkleinert, reell, umgekehrt
g=2f	b=2f	kongruent, reell, umgekehrt
2f>g>f	b>2f	vergrößert, reell, umgekehrt

Schaltet man Linsen der Brennweiten f_1 und f_2 nacheinander, so addieren sich ihre Brechkräfte zu D = D_1 + D_2, das heißt $1/f = 1/f_1 + 1/f_2$.

Linsenfehler: Bei der Abbildung mit Linsen treten so genannte *Linsenfehler* auf:

■ *Sphärische Aberration:* Die Randstrahlen haben eine kleinere Brennweite als die achsnahen Strahlen (Abb. 7.**5a**).

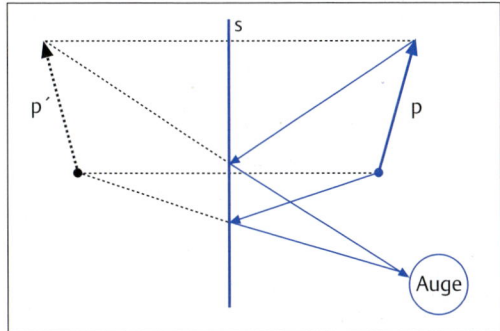

Abb. 7.**2 Virtuelles Bild durch Spiegelung**

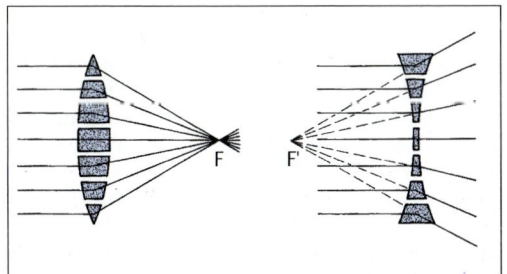

Abb. 7.**3 Sammellinse und Zerstreuungslinse** (aus Hellenthal, Thieme 1988)

Physik

Licht = elektromag. Welle = Transversal-welle

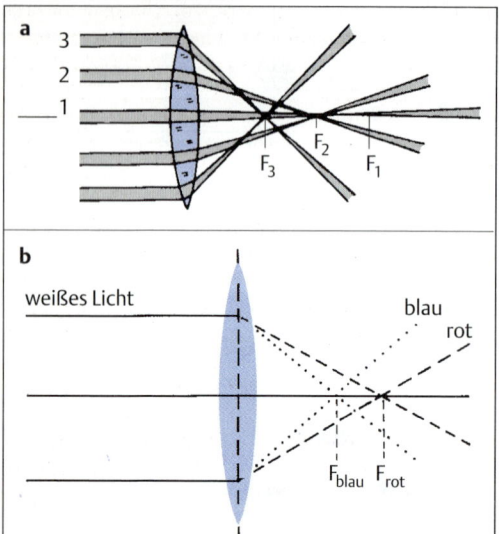

a
3
2
1
F_2
F_3　F_1

b
weißes Licht
blau
rot
F_{blau}　F_{rot}

Abb. 7.5 Sphärische Aberration (a) und **chromatische Aberration (b)** (aus Hellenthal, Thieme 1988)

- *Chromatische Aberration:* Blaues Licht wird stärker als rotes Licht (größere Wellenlänge) gebrochen.
- *Astigmatismus:* Durch unterschiedliche Krümmungen der Linse (in horizontaler und vertikaler Richtung) wird ein Punkt als Linie abgebildet. Der Extremfall tritt bei einer Zylinderlinse auf.

 Klinischer Bezug

Konkav- und Konvexlinsen werden zur **Korrektur fehlsichtiger Augen** eingesetzt (s. Physiologie Abb. 16.**2**).

Die Lichtausbreitung kann man sich modellhaft auch als Strom von Lichtpartikeln (Photonen) vorstellen. Die Energie eines Photons ist durch seine Frequenz υ eindeutig bestimmt.

$$E = h \cdot \upsilon$$

(h = Plancksches Wirkungsquantum)

Die Ausbreitungsgeschwindigkeit von Licht wird beschrieben als

$$v = \lambda \cdot \upsilon$$

7.3　Wellenoptik — *Polarisation*

Licht, das von einer Quelle ausgeht, aufgetrennt und nach Durchlaufen verschiedener Wege wieder zusammengefügt wird, besitzt *kohärente* Anteile, denn es sind Interferenzerscheinungen zu beobachten. Die Weglänge darf jedoch eine kritische Größe nicht überschreiten (in Luft ca. 3 m). Im Gegensatz dazu überlagert sich von zwei verschiedenen Lampen ausgehendes Licht nicht, weil es aus einer Vielzahl verschiedener Wellenzüge besteht, die sich höchstens zufällig überlagern. Solches Licht ist nicht interferenzfähig (*inkohärent*).

Nach den Gesetzen der Quantenmechanik breiten sich auch Teilchen, z.B. Elektronen, wie Wellen aus (Teilchen-Wellen-Dualismus).

Polarisation und optische Aktivität: Natürliches Licht weist keine bevorzugte Schwingungsebene auf, es ist *unpolarisiert*, weil die an der Emission beteiligten Zentren (Dipole) eine statisch ungeordnete Orientierungsverteilung aufweisen. Mithilfe eines Polarisators (z.B. Polarisatorfolie, lässt nur bestimmte Lichtwellen hindurch) kann Licht polarisiert werden. Tritt Licht durch eine Grenzfläche zweier Medien, so sind reflektierter und gebrochener Anteil (zumindest teilweise) polarisiert. Viele organische/chemische Stoffe und auch manche anorganischen Materialien drehen die Schwingungsebene von durchgehendem Licht (*optische Aktivität*). Die Drehung hängt ab von der Frequenz (Wellenlänge) des Lichts, von der Konzentration des optisch drehendes Stoffes, vom Lösungsmittel, von der Temperatur und von der Lichtweglänge in der Probe. Es gibt auch Materialien, die Licht in zwei zueinander senkrechten Schwingungsebenen unterschiedlich absorbieren (*Dichroismus*).

7.4　Optische Instrumente

Ein **Mikroskop** besteht aus zwei Linsensystemen mit Objektiv und Okular (s. Schema in Abb. 7.**6**). Das Objektiv erzeugt von dem dicht davor aufgestellten Gegenstand G ein reelles und vergrößertes Zwischenbild, welches mithilfe des Okulars (Lupe) betrachtet wird. Die Vergrößerung ergibt sich aus dem Produkt von Objektiv- und Okularvergrößerung. Das Auflösungsvermögen wird durch die numerische Apertur des Objektivs und die Wellenlänge des verwendeten Lichts begrenzt (der kleinste mit einem Lichtmikroskop noch auflösbare Abstand beträgt für sichtbares Licht 500 nm). Die *numerische Apertur* (n · sin φ) entspricht dem Produkt aus dem Sinus des Aperturwinkels φ (dem maximal möglichen Winkel, mit dem Lichtstrahlen noch in das Objektiv eintreten können) und dem Brechungsindex n des Materials zwischen Objektiv und Deck-glas. Je höher die numerische Apertur, desto kleiner die **kleinste auflösbare Distanz d**.

Im **Elektronenmikroskop** lässt sich der minimal auflösbare Punktabstand durch Verwendung kleinerer Wellenlängen (als z. B. beim Lichtmikroskop) steigern. Die Abbildung erfolgt durch Ablenkung der Elektronen im magnetischen und elektrischen Feld (Abb. 7.**5**). Das Auflösungsvermögen des Elektronenmikroskops liegt im Bereich von ca. 1 nm.

Prisma: Beim Strahlengang durch ein *Prisma* wird das Brechungsgesetz zweimal wirksam (Abb. 7.**7**). Die unterschiedlichen Farben (Wellenlängen) erfahren unterschiedliche Ablenkungen. Die Abhängigkeit des Brechungsindex n von der Wellenlänge des Lichts nennt man *Dispersion*. Diese spektrale Zerlegung des Lichtes ist auch durch Beugung am *optischen Gitter* zu erreichen.

Farbfilter: Auch mithilfe von Farbfiltern kann aus weißem Licht farbiges erzeugt werden. *Absorptionsfilter* absorbieren bestimmte Anteile des sichtbaren Spektrums, sodass das transmittierte Licht eine Mischfarbe der nicht absorbierten Spektralanteile darstellt. Eine weitere Möglichkeit zum Filtern bestimmter Lichtanteile stellen *Interferenzfilter* dar. Sie lassen nur schmale Spektralbereiche durchtreten. Allerdings kann es bei schrägem Lichteinfall zu einer Verschiebung des Spektrums kommen.

Auch Atome emittieren Licht: Wird einem sich im Grundzustand befindlichen Atom eine Anregungsenergie (z.B. Wärmeenergie von außen) zugeführt, so kann es geschehen, dass das Atom in einen hohen angeregten Zustand gelangt. Bei der anschließenden Rückkehr in den Grundzustand wird entweder ein relativ energiereiches kurzwelliges Lichtquant emittiert oder in mehreren kleinen Sprüngen mehrere

Physik

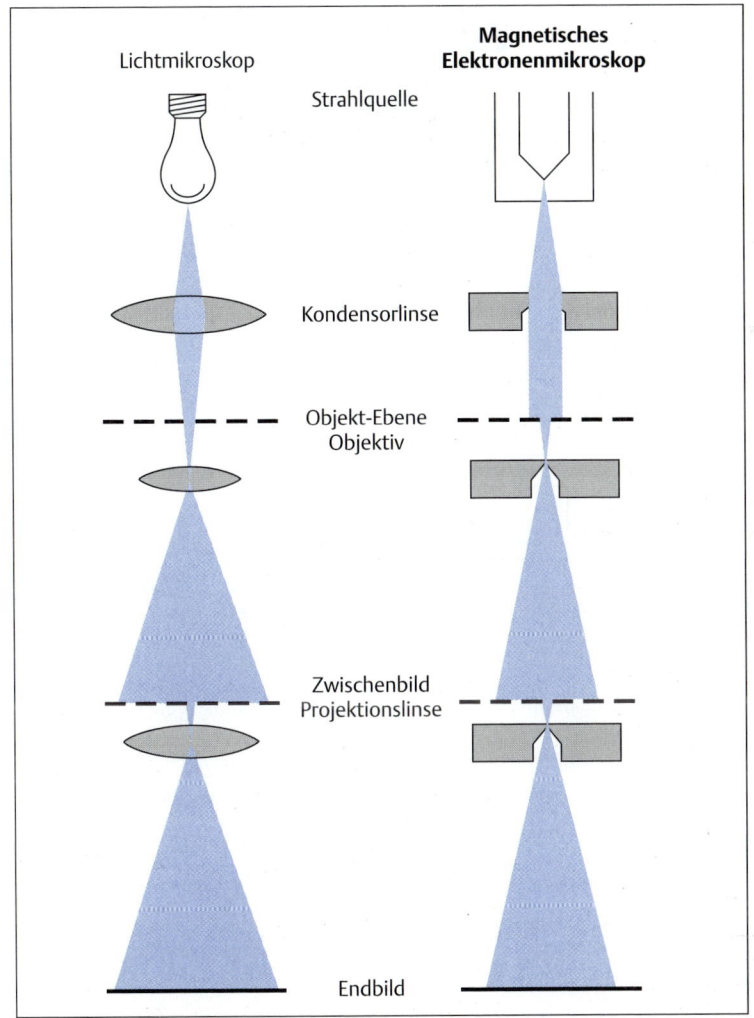

Abb. 7.**6** Schema von **Licht- und Elektronenmikroskop** (mit magnetischen Linsen) (nach Hellenthal, Thieme 1988)

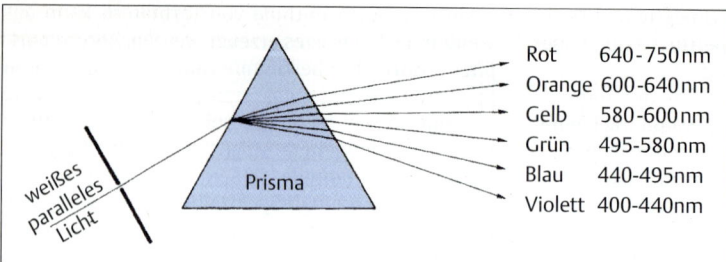

Abb. 7.**7 Strahlengang des Lichts durch ein Prisma** (aus Schröder, Thieme 1984)

langwellige Quanten. Mithilfe der Spektralanalyse können die für jedes Atom typischen emittierten Spektren ermittelt werden.

Die Absorption von Licht beim Durchgang durch eine Farbstofflösung beschreibt das **Lambert-Beer-Gesetz**:

$$\frac{I}{I_0} = T = 10^{-\varepsilon \cdot c \cdot x}$$

ε ist der molare Extinktionskoeffizient, c ist die Konzentration des absorbierenden Stoffes, x ist die Schichtdicke, T ist die *Transmission* oder Durchlässigkeit der Lösung. Als Maß für die Absorption gilt die **Extinktion** E

$$E = \varepsilon \cdot c \cdot x$$

In der Praxis wird oft auch die dekadische Extinktion benutzt:

$$E = \lg \frac{I_0}{I}$$

 Klinischer Bezug

Beim **Photometer** findet das Lambert-Beer-Gesetz (s. o.) bei quantitativen und qualitativen Analysen praktische Anwendung: Durch einen Filter wird Licht einer bestimmten Wellenlänge herausgefiltert und durch die Küvette mit der Messlösung geschickt (Abb. 7.8). Sind ε und die Schichtdicke bekannt, so kann mithilfe der gemessenen Extinktion E die Konzentration c des absorbierbaren Stoffes bestimmt werden.

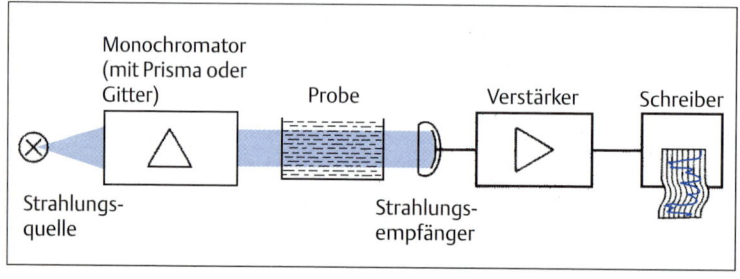

Abb. 7.**8 Spektralphotometer** (aus Hellenthal, Thieme 1988)

Ionisierende Strahlung

8.1 Radioaktivität

Nuklide werden durch ihre Ordnungszahl Z (identisch mit Protonenzahl oder Kernladungszahl) und Nukleonenzahl N (Massenzahl = Protonenzahl plus Neutronenzahl) beschrieben. Behalten Nuklide unter normalen Bedingungen ihre Kernzusammensetzung (Konfiguration), so nennt man sie *stabil*. Ändern Nuklide ihre Konfiguration spontan, so nennt man sie *radioaktiv*. Alle Nuklide, deren Ordnungszahl höher als 83 (Wismut) liegt, sind instabil. Radioaktive Nuklide zerfallen unter Aussendung von geladenen Teilchen:

- α-Strahlung (Heliumkerne $^4_2\text{He}^{2+}$),
- β-Strahlung (hochenergetische Elektronen e⁻),
- γ-Strahlung (hochfrequente elektromagnetische Strahlung).

Radionuklide kommen in der Natur vor (z.B. ^{226}Ra, ^{40}K) oder werden aus stabilen Nukliden durch Beschuss mit Neutronen künstlich hergestellt.

 Klinischer Bezug

Radionuklide finden in der Medizin als **Tracer** Anwendung: Sie werden in organische Moleküle eingebaut, und ihr Weg im Organismus kann durch die ausgesandte Strahlung verfolgt werden.

α-**Strahler** ändern durch die Aussendung eines Heliumkernes ihre Nukleonenzahl um 4 und ihre Protonenzahl um 2 Einheiten:

$$^N_Z\text{A}_1 \rightarrow ^{N-4}_{Z-2}\text{A}_2 + ^4_2\text{He}$$

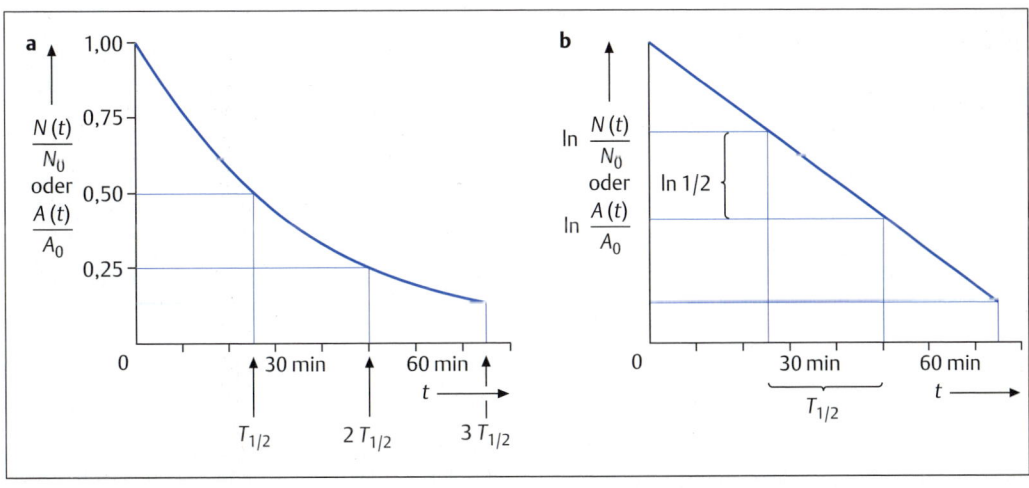

Abb. 8.**1** **Zerfallsgesetz** (rechts in halblogarithmischer Darstellung) am Beispiel von I-128 (nach Hellenthal, Thieme 1988)

β⁻-**Strahler** erzeugen ihre Elektronen durch Umwandlung eines Neutrons in ein Proton und ein Elektron:

$$_Z^N A_1 \rightarrow {}_{Z+1}^{N} A_2 + e^-$$

β⁺-**Emitter** sind Positronen, die bei der Umwandlung von Protonen in Neutronen emittiert werden:

$$_Z^N A_1 \rightarrow {}_{Z-1}^{N} A_2 + e^+$$

γ-**Strahlung** entsteht bei der Rückkehr eines angeregten Atomkernes A* in den Grundzustand (analog zu den Vorgängen in der Atomhülle). Es findet dabei *keine* Umwandlung des Elementes A_1 statt:

$$_Z^N A_1^* \overset{\gamma}{\rightarrow} {}_Z^N A_1$$

Gesetz des radioaktiven Zerfalls: Sind zum Zeitpunkt t = 0 noch N_0 Kerne einer radioaktiven Substanz vorhanden, dann sind es zur Zeit t nur noch

$$N(t) = N_0 \cdot e^{-\lambda \cdot t}$$

oder in logarithmierter Form:

$$\ln \frac{N(t)}{N_0} = \lambda \cdot t$$

In logarithmischer Darstellung ergibt das Zerfallsgesetz eine Gerade mit der Steigung der negativen Zerfallskonstanten λ (Abb. 8.**1**).
Berechnet man die Zeit, in der die Hälfte einer radioaktiven Substanz zerfallen ist (also N[t] = 1/2 N_0), so folgt für $t_{1/2}$

$$t_{1/2} = \frac{\ln 2}{\lambda} \approx \frac{0{,}69}{\lambda}$$

Unter der **Aktivität** A eines Radionuklids versteht man die Anzahl der Kernumwandlungen pro Sekunde:

$$A(t) = \frac{dN(t)}{dt}$$

Auch die Aktivität einer Substanz fällt exponentiell mit der Zeit. Die Einheit der Aktivität ist 1 Becquerel (Bq) = 1 Zerfall pro Sekunde.

Trifft ein geladenes Teilchen auf ein ruhendes (*Target*), so kann es im Wesentlichen auf drei Arten seine Energie abgeben:
- *Ionisation:* Ein Elektron wird aus der Hülle herausgeschlagen.
- *Anregung:* Ein Elektron aus der Hülle wird auf ein höheres Energieniveau gehoben.
- *Elastische Streuung:* Ein Elektron aus der Hülle erfährt eine Ablenkung in Form eines elastischen Stoßes.

Die Wegstrecke, die α- und β-Teilchen bis zur vollständigen Aufzehrung ihrer Energie zurücklegen, nennt man *Reichweite der Strahlung.*
Die Aktivität radioaktiver Substanzen wird von der Zahl der beim Zerfall ausgesandten Teilchen bestimmt. Die Reichweite der Strahlung hängt jedoch von ihrer Energie ab. In der Praxis sind die Messung von Teilchenzahl und Teilchenenergie sehr wichtig und beruhen auf den Wechselwirkungen der Strahlung mit Materie.

 Klinischer Bezug

Positronenemissionstomographie: Ähnlich wie CT oder MRT erlaubt es dieses bildgebende Verfahren, ohne einen chirurgischen Eingriff in das Innere des Organismus zu blicken. Während ein Computertomogramm aber vor allem die knöchernen Strukturen des Körpers zeigt und ein Kernspinbild die Weichteile, lassen sich mit der PET sogar Stoffwechselabläufe bildlich darstellen.
Die Besonderheit der PET – im Unterschied auch zu anderen Untersuchungsverfahren mit radioaktiven Isotopen – besteht in der Tatsache, dass bestimmte Stoffe mit sog. „Positronenstrahlern" markiert werden, welche bei ihrem Zerfall zwei „Photonen" (Gamma-Quanten) in einem Winkel von 180° zueinander aussenden (sog. „Paarvernichtungsstrahlung"). Die Registrierung dieser zeitgleich entstehenden Signale über ein Messgerät (PET-Scanner) und einen Computer ermöglicht eine exakte räumliche Lokalisation der Strahlungsquelle, sowie aus der Anzahl der empfangenen Strahlungssignale eine Aussage über die Höhe der Stoffwechselaktivität in dem Bereich, wo sich die markierte Substanz anreichert.
Da Positronenstrahler als radioaktive „Zwillingsbrüder" (Nuklide) von häufig im Körper vorkommenden Substanzen wie Sauerstoff (O-15), Stickstoff (N-13), Kohlenstoff (C-11) oder auch Fluor (F-18) existieren, können diese in biologisch bedeutsame Verbindungen wie Kohlenhydrate, Aminosäuren und Fette ohne wesentliche Veränderung der Molekülstruktur eingebaut, und über eine Vene dem Patienten verabreicht werden. Anhand der Verfolgung der jeweiligen Stoffwechselwege erlauben sie eine Unterscheidung von regelrechten und veränderten biochemischen Prozessen.
Die Positronenstrahler müssen allerdings in einem technisch aufwendigen Verfahren in einem Kreisbeschleuniger (Zyklotron) hergestellt werden. Wegen ihrer allgemein sehr kurzen „Halbwerts-

zeiten" (20–120 min) müssen sie rasch mit einer biologischen Substanz verbunden werden und meist auch am Ort der Produktion zur intravenösen Injektion kommen. Die breiteste Anwendung findet bisher Fluor-18-markierte Glucose (Fluorodesoxyglucose, FDG). Der Blut- oder Traubenzucker wird in fast allen Körperzellen zur Energielieferung benötigt und da Fluor-18 mit 110 min eine relativ günstige Halbwertszeit besitzt, lässt sich mit FDG in nahezu allen Geweben der regionale Energiestoffwechsel messen.

Ein PET-Tomograph, auch PET-Scanner genannt, hat von außen betrachtet aufgrund seiner Ringstruktur große Ähnlichkeit mit einem Computertomographen (CT) oder einem Kernspintomographen (NMR, MRT), funktioniert aber nach einem anderen Prinzip. In dem Ring befinden sich viele einzelne sog. „Szintillations-kristalle", die die von den Positronenstrahlern ausgesandten Impulse empfangen und in Lichtblitze verwandeln, welche wiederum über spezielle Schaltungen in elektrische Impulse zur digitalen Weiterverarbeitung umgewandelt werden. Mit der PET kann in etwa 1–2 Stunden Untersuchungszeit eine Aufnahme des ganzen Körpers angefertigt werden.

8.2   Röntgenstrahlung

Röntgenstrahlung ist eine elektromagnetische Strahlung. Abb. 8.2 zeigt das Spektrum elektromagnetischer Strahlung.

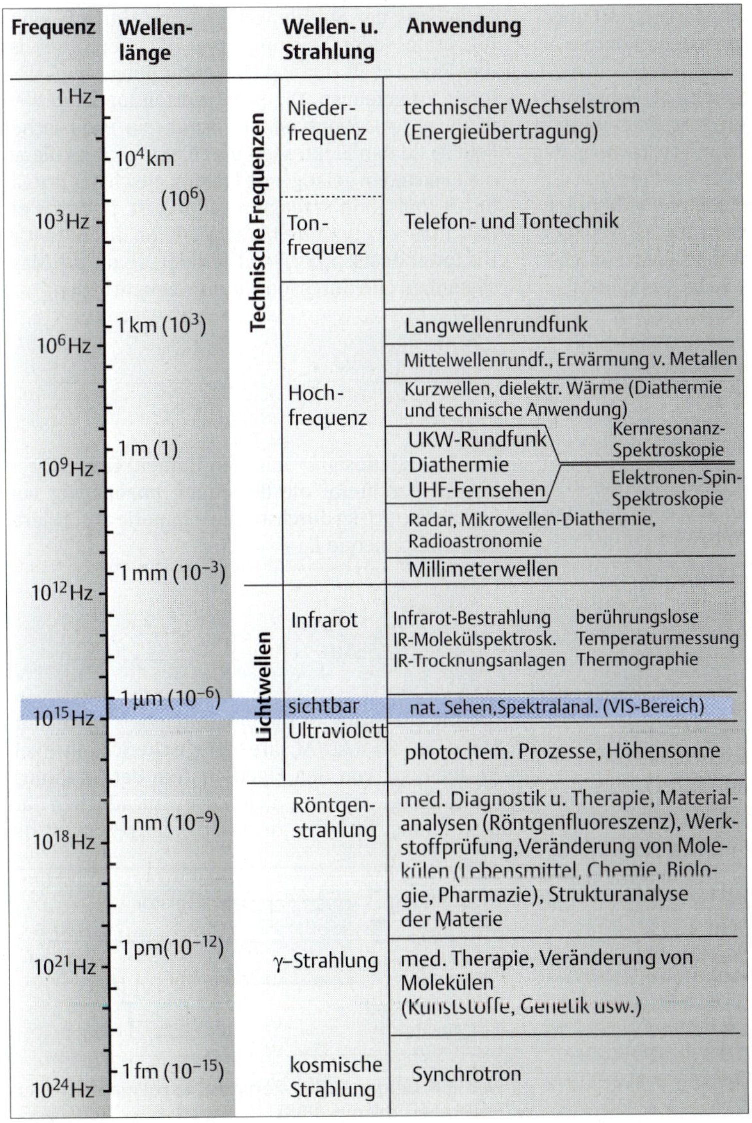

Frequenz	Wellen-länge	Wellen- u. Strahlung	Anwendung
1 Hz	10^4 km (10^6)	**Technische Frequenzen** — Nieder-frequenz	technischer Wechselstrom (Energieübertragung)
10^3 Hz		Ton-frequenz	Telefon- und Tontechnik
10^6 Hz	1 km (10^3)	Hoch-frequenz	Langwellenrundfunk
			Mittelwellenrundf., Erwärmung v. Metallen
			Kurzwellen, dielektr. Wärme (Diathermie und technische Anwendung)
10^9 Hz	1 m (1)		UKW-Rundfunk · Kernresonanz-Spektroskopie · Diathermie · UHF-Fernsehen · Elektronen-Spin-Spektroskopie
			Radar, Mikrowellen-Diathermie, Radioastronomie
10^{12} Hz	1 mm (10^{-3})		Millimeterwellen
		Lichtwellen — Infrarot	Infrarot-Bestrahlung berührungslose · IR-Molekülspektrosk. Temperaturmessung · IR-Trocknungsanlagen Thermographie
10^{15} Hz	1 µm (10^{-6})	sichtbar · Ultraviolett	nat. Sehen, Spektralanal. (VIS-Bereich)
			photochem. Prozesse, Höhensonne
10^{18} Hz	1 nm (10^{-9})	Röntgen-strahlung	med. Diagnostik u. Therapie, Material-analysen (Röntgenfluoreszenz), Werkstoffprüfung, Veränderung von Molekülen (Lebensmittel, Chemie, Biologie, Pharmazie), Strukturanalyse der Materie
10^{21} Hz	1 pm (10^{-12})	γ–Strahlung	med. Therapie, Veränderung von Molekülen (Kunststoffe, Genetik usw.)
10^{24} Hz	1 fm (10^{-15})	kosmische Strahlung	Synchrotron

Abb. 8.2 **Elektromagnetisches Spektrum**

Physik

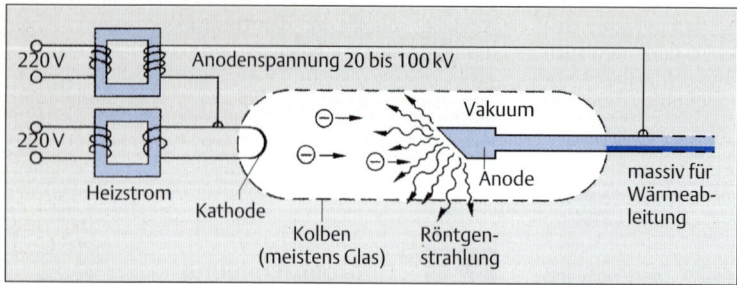

Abb. 8.3 Aufbau und elektrische Versorgung einer **Röntgenröhre** (aus Hellenthal, Thieme 1988)

Die Röntgenröhre (Abb. 8.3) dient zur Erzeugung von Röntgenstrahlung. Durch den Strom I_h treten Elektronen aus der geheizten Kathode und werden durch die Anodenspannung U_a beschleunigt. Sie prallen mit hoher Energie auf die Anode und werden dort abgebremst. Dabei geben sie ihre kinetische Energie als Röntgenstrahlung ab.

Nur etwa 1 % der Aufprallenergie wird als energiereiche Quantenstrahlung emittiert, der Rest wird in Wärme umgesetzt und führt zur Erwärmung der Anode.

Die maximale Energie, die ein Elektron in Röntgenstrahlung umsetzen kann, ist seine kinetische Energie E_k, die es aus dem elektrischen Feld zwischen Kathode und Anode als elektrische Energie $W_e = e \cdot U_a$ aufnimmt:

$$E_k = \frac{m_e}{2} \cdot v^2 = e \cdot U_a = W_e$$

m_e = Elektronenmasse, e = Elementarladung, U_a = Anodenspannung, v = Geschwindigkeit des Elektrons beim Auftreffen auf die Anode.

Strahlungsarten im Röntgenspektrum:

■ *Bremsstrahlung:* Sie ist kontinuierlich und weist eine obere Grenzenergie $hf_{gr} = e \cdot U$ sowie eine minimale Wellenlänge

$$\lambda_K = \frac{c}{f_{gr}} = \frac{hc}{e \cdot U}$$

auf.

■ *Charakteristische Strahlung:* Sie besteht aus einzelnen scharfen Linien, die nach einer Elektronenstoßanregung bei der Wiederbesetzung frei gewordener Elektronenzustände in den inneren Schalen der Atome des Anodenmaterials auftreten, und ist somit für sie charakteristisch.

8.3   Nachweis ionisierender Strahlung

Grundlage der Strahlungsmessung (Aktivität eines Präparates oder Leistung einer Röntgenröhre) ist die Eigenschaft radioaktiver Strahlung, in Gasen Ionen zu erzeugen. Die produzierten Ionen werden in einer *Ionisationskammer* durch ein elektrisches Feld so zu den Elektroden beschleunigt, dass die an die Elektroden gelangende Ladung gleich der primär durch Ionisation erzeugten Ladung ist. Dadurch erhält man ein unmittelbares Maß für die Aktivität. Die **Ionendosis**l (C/kg) wird definiert als die pro Masseneinheit Luft durch Ionisation erzeugte Ladung ΔQ:

$$I = \frac{\Delta Q}{\Delta m}$$

Die **Energiedosis** D mit der Einheit Gray (Gy = Ws/kg) beschreibt die Beziehung unabhängig von Luft als die pro kg durchstrahlter Materie absorbierte Strahlungsenergie E_a.

$$D = \frac{\Delta E_a}{\Delta m}$$

Die **Dosisleistung** ist die pro Zeiteinheit aufgenommene Dosis $D = \Delta D/\Delta t$. Ihre biologische Schädlichkeit ist abhängig von den Eigenschaften der Strahlung. α-Strahlung ist beispielsweise schädlicher als β-Strahlung. Um dies zu berücksichtigen, wird die

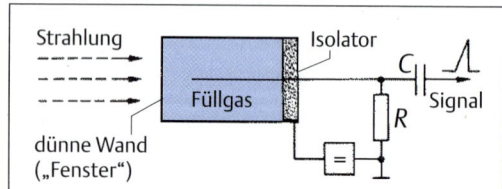

Abb. 8.4 **Geiger-Müller-Zählrohr** (schematisch) (aus Hellenthal, Thieme 1988)

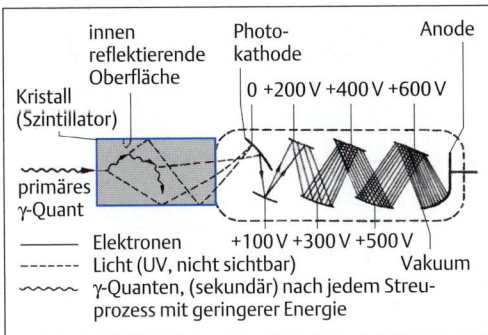

innen reflektierende Oberfläche
Photo-kathode
Anode

Kristall (Szintillator)

0 +200 V +400 V +600 V

primäres γ-Quant

— Elektronen +100 V +300 V +500 V
------ Licht (UV, nicht sichtbar) Vakuum
〜〜 γ-Quanten, (sekundär) nach jedem Streu-prozess mit geringerer Energie

Abb. 8.5 **Szintillationszähler** (schematisch) (aus Hellenthal, Thieme 1988)

Energiedosis mit einem Bewertungsfaktor q multipliziert. Dies führt zur **Äquivalentdosis** H mit der Einheit Sievert (Sv): H = q · D.

Der Bewertungsfaktor wurde in der Strahlenschutzverordnung festgelegt zu q = 1 für β⁻- und γ-Strahlung und q = 20 für α-Strahlung.

Im **Geiger-Müller-Zählrohr** (Abb. 8.4) werden durch α- und β-Strahlung Gasmoleküle ionisiert. Die entstehenden Elektronen werden daraufhin im Hochspannungsfeld des Zählrohres zum Zähldraht beschleunigt, wo sie ihre Ladung abgeben. Diese abfließende Ladung ruft am Widerstand R einen Spannungsimpuls hervor, der elektronisch registriert wird.

Beim **Szintillationszähler** (Abb. 8.5) erzeugt einfallende β- oder γ-Strahlung einen Lichtblitz im Festkörperkristall (NaJ), der mittels einer lichtempfindlichen Schicht registriert wird (Photoeffekt). Die Photoelektronen werden vervielfacht und der entstehende Spannungsimpuls weiterverarbeitet. Die Höhe des Spannungsimpulses ist ein Maß für die primäre Energie des Teilchens.

 Klinischer Bezug

Das **Dosimeter** dient der Ermittlung der individuellen Strahlendosis über einen längeren Zeitraum.

Der Nachweis von Röntgenstrahlung gelingt durch Ionisation von Gasen, durch Schwärzung eines Filmes, durch Fluoreszenz (auf einem Leuchtschirm) oder durch ihre chemische Wirkungen.

8.4 Strahlenwirkungen

Die **Wechselwirkungen energiereicher elektromagnetischer Strahlung** (Röntgenstrahlung, γ-Strahlung) **mit Materie** beruhen auf folgenden Effekten:

- *Photoeffekt:* Die Energie des Strahlungsquants dient zur Abspaltung eines Elektrons aus der Atomhülle (Photoelektron). Überschüssige Energie wird dem Photoelektron in Form von kinetischer Energie übertragen.
- *Compton-Effekt:* Durch einen elastischen Stoß zwischen einem γ-Quant und einem ruhenden Elektron der Atomhülle überträgt das γ-Quant einen Teil seiner Energie auf das Elektron. Das gestreute Quant hat eine kleinere Energie und damit eine niedrigere Frequenz als das Primärquant.
- *Paarbildung:* Ein γ-Quant, welches die Quantenenergie $W > 2\, mec^2$ (m ist die Elektronenmasse) besitzt, kann in ein Elektron e⁻ und ein Positron e⁺ zerstrahlen. Dadurch gibt es seine Energie ab.

Durch diese drei Effekte kommt es zur Absorption von Röntgenstrahlung in Materie. Fällt ein paralleles Bündel monoenergetischer Röntgenstrahlung der Intensität I_0 auf Materie der Schichtdicke d, so berechnet sich die Intensität I(d) hinter der Schicht nach dem **Schwächungsgesetz**:

$$I(d) = I_0 \cdot e^{-\mu \cdot d}$$

Der *Schwächungskoeffizient* μ hängt von der Energie (= Härte) der Strahlung und der Ordnungszahl des Absorbermaterials ab und setzt sich aus einem Absorptions- und einen Streuanteil zusammen. Der Schwächungskoeffizient wird mit zunehmender Strahlungsenergie kleiner. In Analogie zum Zerfallsgesetz lässt sich aus dem Schwächungsgesetz eine **Halbwertsdicke** bestimmen:

$$d_{1/2} = \frac{\ln 2}{\mu}$$

Physik

Zahlen- und Größenwerte

Im Allgemeinen werden Zahlenwerte von Konstanten in den Prüfungsfragen mit der für die Rechnung erforderlichen Genauigkeit angegeben. Einige sollten aber für alle Fälle bekannt sein; sie sind in der folgenden Liste zusammengestellt:

Reine Zahlenwerte:

- π $\approx 3{,}14$
- e $\approx 2{,}7$
- $\sin 30°$ $= 0{,}5$
- $\cos 60°$ $= 0{,}5$
- $\tan 45°$ $= 1$
- Wurzel 2 $\approx 1{,}5$

Physikalische Größen

Fallbeschleunigung g an der Erdoberfläche:	$9{,}81 \text{ m/s}^2$
Dichte des Wassers:	$1 \text{ g/cm}^3 = 10^3 \text{ kg/m}^3$
Lichtgeschwindigkeit im Vakuum:	$3 \cdot 10^8 \text{ m/s}$
Schallgeschwindigkeit in Luft:	330 m/s
Schallgeschwindigkeit in Wasser:	1500 m/s
Avogadro-Konstante:	$6 \cdot 10^{23} \cdot 1/\text{mol}$
Molares Volumen:	$22{,}4 \cdot 1/\text{mol}$
Spezifische Wärmekapazität von Wasser:	$4{,}2 \text{ J/(g·K)}$
Brechzahl von Luft:	1
Brechzahl von Wasser:	$1{,}33$
Sichtbares Spektrum:	400 nm (violett) bis 800 nm (rot)
Hörbarer Frequenzbereich:	20 Hz bis 20 kHz
Elementarladung e:	$1{,}6 \cdot 10^{-19} \text{ C}$

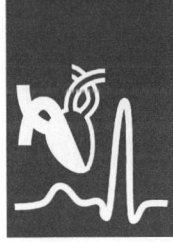

Physiologie

Arthur Brothag
Thomas Kia
Klaus-Peter Schaps
Julia Maria Sperling
Johannes Wieting

Physiologie

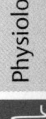

Allgemeine Zellphysiologie, Zellerregung

Physiologie ist die Lehre von den Abläufen im lebenden Organismus. Die kleinste funktionelle Einheit des Organismus ist die Zelle. Wie die verschiedenen Zellen miteinander kommunizieren, welche Rolle dabei den Zellmembranen zukommt und welche elementaren Transportvorgänge dafür notwendig sind, soll in diesem Kapitel erläutert werden.

1.1   Stoffmenge und Konzentration

Die im Zytosol der Zellen vorhandenen Teilchen von gelösten Stoffen, die Ionen, stehen im Austausch mit dem Extrazellulärraum. Dabei sind die Ionen im intrazellulären und extrazellulären Raum ungleich verteilt. Für beide Milieus gibt es spezifische Werte, deren Kenntnis wichtig ist. Merkwerte der wichtigsten Ionenkonzentrationen am Beispiel des Warmblüterskelettmuskels sind in Tab. 1.1 zusammengestellt. Anionen (A$^-$) sind vor allem ein- oder mehrfach negativ geladene Eiweißionen, die aufgrund ihrer Größe die Membran nicht passieren können. Deshalb ist es diesen Anionen nicht möglich, den intrazellulären Raum zu verlassen.

> **! Merke**
>
> Na$^+$ ist das häufigste positiv geladene Ion (Kation) extrazellulär, K$^+$ das häufigste positive Ion intrazellulär.

Um einen gelösten Stoff hinsichtlich seiner Masse und seiner Stoffmenge beurteilen zu können, werden folgende Begriffe benutzt:
- *Massenkonzentration:* Masse des gelösten Stoffes pro Volumen (z.B. in g/l oder kg/m³);
- *Stoffmengenkonzentration:* Molzahl des gelösten Stoffes pro Volumen (z.B. in mol/l).

1.2   Osmose

Ein grundlegender Prozess zur Erhaltung der Homöostase (Aufrechterhaltung des sog. inneren Milieus) in der Zelle ist die *Osmose:* Zwei Lösungen unterschiedlicher Konzentration (z.B. in Kammer I ist nur Wasser, in Kammer II eine Zuckerlösung) sind durch eine semipermeable Membran getrennt, d.h., die Membran ist nur für das Lösungsmittel durchlässig. Das Wasser diffundiert von I nach II bis zur Einstellung eines Gleichgewichtes zwischen dem äußeren (hydrostatischen) und dem osmoti-

Tab. 1.1 **Ionenkonzentration** intra- und extrazellulär

	c$_{intrazellulär}$ **(mmol/l)**	c$_{extrazellulär}$ **(mmol/l)**	ungefähres Verhältnis c$_i$: c$_a$
Na$^+$	12	145	1 : 10
K$^+$	150	5	30 : 1
Ca^{2+}	10^{-8} bis 10^{-5}	2	1 : 10^5
Cl$^-$	4	120	1 : 30
HCO$_3$$^-$	8	27	1 : 3,5
A$^-$	155	–	–

schen Druck. Der osmotische Druck entspricht dem Druck, den der gelöste Stoff als (ideales) Gas bei gleichem Volumen und gleicher Temperatur haben würde → Druckunterschied zwischen Kammer I und II = osmotischer Druck (s.a. Physik 4.6).

Zur **Charakterisierung von Flüssigkeiten** sind folgende Begriffe wichtig:

- *Osmolarität:* Anzahl der osmotisch wirksam gelösten Teilchen (bezogen auf das Volumen) z.B. dissoziiert KCl in zwei osmotisch wirksame Teilchen (K^+ und Cl^-) → Osmolarität = 2 osmol/l;
- *Osmolalität:* Gesamtheit der gelösten Teilchen pro kg Wasser (osmol/kg H_2O);
- *isotonisch:* gleicher osmotischer Druck wie das Blutplasma, z.B. isotone NaCl-Lösung enthält 9,45 g NaCl pro Liter. Eine 0,9%ige NaCl-Lösung kann Plasmaersatz sein;
- *hypotonisch:* geringerer osmotischer Druck als das Blutplasma;
- *hypertonisch:* höherer osmotischer Druck als das Blutplasma;
- *Van't-Hoff-Regel:* Steigt die Temperatur unter physiologischen Bedingungen um 10°C an, so erhöht sich die Reaktionsgeschwindigkeit auf das Doppelte;
- *Reflexionskoeffizient σ:* Gibt an, wie viele Moleküle eines gelösten Stoffes die Membran passieren können. Größere Moleküle werden an einer semipermeablen Membran fast nur reflektiert → σ = 1 ; bei kleineren Molekülen σ < 1.

1.3 Stofftransport

Im Organismus müssen ständig Transportvorgänge ablaufen, um die Zellen mit den benötigten Nährstoffen zu versorgen bzw. um die im Stoffwechsel erzeugten Produkte weiterzubefördern. Dabei wird zwischen verschiedenen Transporten (Bewegung von Stoffen, z.B. Molekülen) unterschieden, die im Folgenden erläutert werden.

1.3.1 Stofftransport in Gasen und Flüssigkeiten

Diffusion: Die Vermischung zweier oder mehrerer Gase bzw. Flüssigkeiten aufgrund ihrer ungeordneten Eigenbewegung (passive Bewegung) heißt Diffusion.

> **! Merke**
>
> Grundvoraussetzung für die Diffusion ist stets ein Konzentrationsgefälle. Das Lösungsmittel, Ionen bzw. meist Wasser, diffundiert dabei *ohne Energieaufwand* vom Ort höherer Konzentration zum Ort niedrigerer Konzentration bis zum Konzentrationsausgleich.

Die Diffusion zwischen zwei Kompartimenten mit unterschiedlicher Konzentration (c_1, c_2) wird beschrieben durch das **1. Fick-Diffusionsgesetz:**

$$M = D \cdot \frac{F}{d} \cdot (c_1 - c_2) = D \cdot \frac{F}{d} \cdot \Delta c$$

M (dm/dt): Nettotransport, D: Diffusionskoeffizient, stoffkonstant bei bestimmter Temperatur, d: Schichtdicke, F: Austauschfläche.

Die Diffusionsdauer ist demnach abhängig von der Diffusionsstrecke (Transportdistanz), der Austauschfläche und der Art des diffundierenden Stoffes (z.B. O_2 diffundiert langsamer durch die Alveolarwand als CO_2). Es gilt: Je größer F, Δc und D und je kleiner d, desto größer der Nettotransport M. Für *Nichtelektrolyte* wird anstelle D/d der Permeabilitätskoeffizient P (cm/s) verwendet:

$$M = P \cdot F \cdot \Delta c$$

Ausgehend vom 1. Fick-Diffusionsgesetz muss für *Diffusionsprozesse von Gasen* die Partialdruckdifferenz ΔP berücksichtigt werden. Δc wird durch α · ΔP ersetzt (α: Proportionalitätsfaktor). α · D ergibt zusammengefasst den **Krogh-Diffusionskoeffizienten K:**

$$M = K \cdot \frac{F}{d} \cdot \Delta P.$$

Konvektion: Konvektion ist für den Stofftransport über größere Strecken im Organismus geeignet. Dabei wird die Flüssigkeit bzw. das Gas mit den beinhalteten Stoffen bewegt. Konvektion ist u.a. wichtig als Wärmeabgabeform, z.B. im Blut und in der Atemluft (s. 8.2.3).

1.3.2 Stofftransport durch Membranen

Der Stofftransport durch Membranen wird durch die im Folgenden beschriebenen Faktoren beeinflusst:

Solvent Drag: Wasser kann beim Passieren einer Membran oder des Interzellularspalts gelöste Substanzen (z.B. Na^+, Cl^-, Harnstoff) mit sich führen – erleichterte Diffusion *ohne Energieaufwand*. Die mitgeführte Stoffmenge hängt von der Stoffkonzentration und der Höhe des Wasserflusses ab. Größere Moleküle können kaum mittels *Solvent Drag* transportiert werden, d.h., sie werden fast vollständig reflektiert (Reflexionskoeffizient = 1!).

Permeabilität charakterisiert die Durchlässigkeit von Membranen. Größere Teilchen können aufgrund ihrer Molekülgröße die Membran nicht durchdringen.

Physiologie

Selektivität: Membrankanäle können selektiv arbeiten, indem die Wand mit Ladungen oder Bindungsstellen besetzt ist, die den Durchtritt der entsprechenden Stoffe erleichtern bzw. hemmen.

Passive Transportmechanismen

Der Organismus nutzt verschiedene Möglichkeiten, Stoffe durch Membranen zu befördern. Man unterscheidet folgende Typen von Transportvorgängen:
Passiver Transport: Führt über Diffusion zum Konzentrationsausgleich. Dieses Transportsystem verbraucht keine Energie, weil die treibende Kraft der Gradient ist.
Ionentransport durch Membrankanäle (Membranporen): Die Poren in der Zellmembran stellen eine zusätzliche Diffusionsmöglichkeit für bestimmte Stoffe, z.B. Aminosäuren, Zucker oder Ionen dar. Durch Proteine gebildet und meist mit Bindungsstellen besetzt, arbeiten die Kanäle selektiv, d. h., es werden nur Stoffe durchgelassen, für die entsprechende Bindungsstellen existieren. Die Diffusion erfolgt entlang des Konzentrationsgradienten und kann elektrisch oder chemisch beeinflusst werden (s.a. 1.5.2).
Carriervermittelter Transport (= erleichterte Diffusion): Das Trägermolekül (der Carrier) ist ein Protein, welches das zu transportierende Substrat (z.B. ein Molekül) passiv durch die Membran befördert, da die Diffusion der meisten Stoffe (z.B. Glucose) allein zu langsam ablaufen würde. Der Carrier bindet das Molekül auf der einen Membranseite und gibt es auf der anderen wieder ab. Dieser Transport ist sättigbar, durch strukturell ähnliche Stoffe kompetitiv hemmbar und erfolgt entlang eines elektrochemischen Gradienten (= Bergabtransport).

Aktive Transportmechanismen

Transportiert Stoffe gegen einen Konzentrations- und/oder einen elektrischen Gradienten (= bergauf).
Primär-aktiver Transport: Der primär-aktive Transport erhält seine Energie direkt vom energiereichen ATP (Adenosintriphosphat). Den wichtigsten aktiven Transportmechanismus leistet die sog. *Na+-K+-Pumpe* (ein Membranprotein), die an allen Zellmembranen Na+ aus der Zelle und K+ in die Zelle transportiert. Dadurch sind intrazellulär eine niedrige Na+- und eine hohe K+-Konzentration gesichert. Die Na+-K+-Pumpe ist eine *ATPase*, die an der Membraninnenseite ATP bindet und in das energieärmere ADP und anorganisches Phosphat spaltet. Es werden drei Na+-Ionen gebunden. Vermutlich gelangen durch eine Konfigurationsänderung die Na+-Bindungsstellen an die Membranaußenseite. Die von der Phosphatbindung bereitgestellte Energie ist verbraucht, die drei Na+-Ionen werden abgegeben, und es werden zwei K+-Bindungsstellen frei. Nachdem zwei K+-Ionen an der Membranaußenseite aufgenommen wurden, erfolgt wahrscheinlich erneut

eine Konfigurationsänderung, die die beiden K+-Ionen auf die Innenseite der Membran bringt und dort zusammen mit dem Phosphat freigibt.
Die Na+-K+-ATPase besteht aus einer α- und β-Untereinheit, wobei die α-Untereinheit katalytisch die Na+-K+-Bindung unterstützt. Die Na+-K+-Pumpe arbeitet elektrogen: Da sie drei Na+-Ionen aus der Zelle und zwei K+-Ionen in die Zelle transportiert, wird eine Ladung aus der Zelle entfernt → es fließt ein elektrischer Strom aus der Zelle → das Membranpotenzial wird negativer. Das ist notwendig, um das Membranpotenzial aufrechtzuerhalten (s.a. 1.5.2).

Klinischer Bezug

Na+-K+-Pumpen werden durch Herzglykoside reversibel gehemmt. Diese sind pflanzlicher Herkunft (u. a. in Digitalis purpurea: roter Fingerhut) und historisch gesehen das Pharmakon in der Therapie der chronischen Herzinsuffizienz (z.B. Strophanthin, Digoxin- und Digitoxinderivate). Durch Bindung an die Na+-K+-abhängige ATPase kommt es zur Blockade des Na+-K+-Transports. Dadurch erhöht sich die intrazelluläre Na+-Konzentration. Na+ wird über einen Na+-Ca2+-Antiport aus der Zelle geschleust. Damit nimmt der intrazelluläre Ca2+-Gehalt zu, was zu einer Erhöhung der Kontraktionskraft führt → positiv inotrope Wirkung.

Sekundär-aktiver Transport: In Darm und Nierentubuli kann Na+ aus dem Lumen in die Enterozyten und Tubulusepithelzellen diffundieren. Dieser passive Na+-Einstrom wird durch die Na+-K+-Pumpe der basolateralen Membran ermöglicht. Na+ wird im Austausch gegen K+ aus der Zelle transportiert, wodurch ein Gradient für den Na+-Einstrom durch die apikale Membran entsteht. An diesen gekoppelt können Glucose oder Aminosäuren gegen den eigenen Konzentrationsgradienten in die Zelle transportiert werden. Da solche Prozesse ihre Energie aus den Na+-Gradienten beziehen, bezeichnet man sie als sekundär-aktiv. Werden die zu transportierenden Stoffe und Na+ in eine Richtung befördert, spricht man von *Symport* (Cotransport), beim Transport in die entgegengesetzte Richtung von *Antiport* (Counterport).

1.3.3   Stofftransport intrazellulär

Zytose: Bei der Zytose werden unter ATP-Verbrauch Stoffe (v. a. Makromoleküle) in Vesikel verpackt und spezifisch befördert. Bei der *Endozytose* nimmt die Zelle Moleküle auf, indem sich die Plasmamembran so einsenkt, bis sich ein Vesikel abschnürt. So gebildete Vesikel enthalten die zu transportierenden Stoffe und gelangen nun intrazellulär zu ihrem Zielort. Durch die Endozytose können unspezifische kleine gelöste Moleküle aufgenommen werden (= *Pinozytose*) oder nur bestimmte Stoffe (z.B. Hormone), die von Rezeptoren in der Zellmembran erkannt werden (= *rezeptorvermittelte Endozytose*). Bei der *Exozytose* gibt die Zelle Moleküle ab, wie es beispielsweise bei exokrinen Drüsen der Fall ist. Die Lipidmembran der Vesikel verschmilzt mit der Zellmembran, sodass der Inhalt nach außen entleert wird. Auch Membranbestandteile werden intrazellulär in Vesikeln transportiert. Bei der *Transzytose* (Synonym: *Zytopempsis*) werden die Vesikel ungeöffnet durch die Zelle transportiert und exozytiert.

Axonaler Transport: Der axonale Transport bei Nervenzellen ist ein Beispiel für einen Mikrotubuli-vermittelten intrazellulären Transport. Er tritt in drei Formen auf:

- *anterograd-schnell*: vom Zellkörper weg in Richtung Axonterminale, hauptsächlich durch Vesikel, z.B. Proteine, Transmitter und Zellorganellen.
- *anterograd-langsam*: ebenfalls vom Zellkörper weg; ein Beispiel für den somatischen Transport, der in Zellstoffwechsel eingebaut ist.
- *retrograd*: von der Peripherie zum Zellkörper, z.B. Transport von Signalsubstanzen zum Zellkern; Viren und viele Toxine werden retrograd transportiert.

1.3.4 Stofftransport über Zellverbände

Wenn sich in einem Organismus Zellen zu einem Gewebe organisieren, bilden sie häufig Membranspezialisierungen aus, die für die koordinierte Steuerung der Zellgemeinschaft eines Gewebes notwendig sind. Dazu gehören:

Gap Junction (Nexus): Hier können Ionen und niedermolekulare Moleküle des Zytosols durch Tunnelproteine von einer Zelle in die andere übertreten. Membranregionen, die solche Kanäle enthalten, werden als Gap Junction bezeichnet. Gap Junctions ermöglichen z.B. eine schnelle Ausbreitung elektrischer Impulse von Zelle zu Zelle und gewährleisten so u.a. die synchrone Kontraktion des Herzmuskels. Ihr Öffnungszustand wird durch die zytosolische Ca^{2+}-Konzentration gesteuert → Gap Junctions schließen, wenn $Ca^{2+}\uparrow$.

Tight Junction (Zonula occludens): Zellverbindungen, die den Interzellulärspalt in Kompartimente unterteilen, werden als Tight Junction oder Schlussleisten bezeichnet. Sie trennen extrazelluläre Flüssigkeitsräume voneinander ab. Tight Junctions können bis zu einem gewissen Grade für Wasser und gelösten Substanzen durchlässig sein. Somit können Ionen sowohl *transzellulär* (durch die Zelle) als auch *parazellulär* (durch die Schlussleiste und den Interzellulärspalt) transportiert werden:

- *Dichte Epithelverbindungen* dienen als Barriere (Epidermis, Harnblase).
- *Lecke Epithelverbindungen* ermöglichen eine höhere Transportrate (Nierentubuli, Darmmukosa, Gänge der Speichel- und Schweißdrüsen, Gallenblase, Azini des Pankreas). Das Phänomen *Solvent Drag* (s. 1.3.2) beruht auf lecken Tight Junctions.

Desmosomen (Maculae adhaerentes): Diese Strukturen verleihen Geweben mechanische Reiß- und Zugfestigkeit. Hierbei sind Membranregionen benachbarter Zellen mit Glykoproteinen ausgefüllt. In diese Verdichtungen strahlen Zellfilamente (z.B. Tonofibrillen) hinein. Besonders viele Desmosomen finden sich in den Epithelien der Haut oder des Magen-Darm-Kanals.

1.4 **Zellorganisation und -beweglichkeit**

Durch die membranumschlossenen Zellorganellen entstehen in der Zelle separate Räume (*Kompartimente*), die meist spezielle Funktionen erfüllen. Zwischen den Kompartimenten laufen intrazelluläre Transportprozesse ab, z.B. bei der Proteinsynthese vom rauen endoplasmatischen Retikulum zum Golgi-Apparat oder bei der Ca^{2+}-Speicherung im endoplasmatischen Retikulum und in Mitochondrien.

Die Zelle trägt zur Regulation des inneren Milieus des Körpers bei, indem sie die Konzentrationsunterschiede zwischen Extrazellulärraum und Zytosol durch sog. **homöostatische Mechanismen** aufrecht hält:

- Die osmotisch bedingte *Zellschwellung* aktiviert die Na^+-K^+-Pumpen → das Zellvolumen sinkt.
- Die osmotisch bedingte *Zellschrumpfung* bewirkt eine zusätzliche Ionenaufnahme durch gekoppelte Cotransportsysteme.
- Der Na^+/Ca^{2+}-Antiport reguliert die *freie zytosolische Ca^{2+}-Konzentration*.
- Zur *Regulation des pH-Wertes im Zytosol* dienen der Na^+/H^+-Antiport und das Cl^-/Na^+-HCO_3^--Carriersystem.

Die Zellorganisation, die bei der Vernetzung von verschiedenen Geweben im Organismus bedeutend ist, beruht auch auf den Antigenen, die auf den Gewebeoberflächen repräsentiert sind (sog. *Histokompatibilitätsantigene* s. 2.5). Diese Verträglichkeit zwischen verschiedenen Geweben bezeichnet man als *Histokompatibilität*. Sie ist u.a. Voraussetzung bei Organtransplantationen.

1.5 **Elektrische Phänomene an Zellen**

1.5.1 Grundphänomene und -funktionen

Gibbs-Donnan-Verteilung (s.a. Chemie 5.1.6)
Zwei Räume sind durch eine Membran getrennt, die nur für diffusible Ionen durchgängig ist. Da diese Membran für Proteine und Phosphate impermeabel

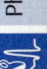

Physiologie

ist, stellt sich ein Ungleichgewicht der Ionenkonzentration zwischen beiden Räumen ein → nicht diffusible Substanzen lösen die Gibbs-Donnan-Verteilung aus (Abb. 1.1)

Die permeablen Cl^--Ionen diffundieren von Raum 2 in Raum 1. Dabei wird ein negativ geladenes Cl^--Ion vom Kation (Na^+) begleitet, um in den einzelnen Räumen Elektroneutralität zu gewährleisten. Die treibende Kraft dafür ist das Konzentrationsverhältnis der diffusiblen Ionen in Raum 2 zu Raum 1. Aufgrund der nicht diffusiblen Proteine können sich die Ionenkonzentrationen in beiden Räumen jedoch nicht ausgleichen. Das Gibbs-Donnan-Gleichgewicht ist also ein Kompromiss zwischen chemischem Gleichgewicht und elektrischer Neutralität. Für einwertige diffusible Ionen gilt:

$$\frac{\text{Kationen innen}}{\text{Kationen außen}} = \frac{\text{Anionen außen}}{\text{Anionen innen}}$$

$$\frac{20}{10} = \frac{10}{5}$$

Das Produkt der diffusiblen Anionen und Kationen ist bei eingestelltem Gibbs-Donnan-Gleichgewicht gleich groß.

Membranpotenziale

Im Nerven- und Muskelsystem werden Informationen durch Membranpotenziale und ihre Änderungen übertragen. Da die Membran der meisten Zellen im Ruhezustand für K^+ sehr gut permeabel ist, für andere Ionen jedoch kaum, entspricht ihr **Ruhepotenzial** im Allgemeinen etwa dem K^+- Gleichgewichtspotenzial (E_K). Dieses lässt sich anhand der

Nernst-Gleichung berechnen (s. a. Chemie 4.4.1). Die *Nernst-Gleichung* besagt, dass das Potenzial E, das durch die Konzentrationsdifferenz eines Ions c erzeugt wird, dem natürlichen Logarithmus des Verhältnisses von äußerer Konzentration $[c]_a$ zur inneren Konzentration $[c]_i$ proportional ist:

$$E_{Ion} = \frac{R \cdot T}{z \cdot F} \cdot \ln \frac{[c]a}{[c]i}$$

R: allgemeine Gaskonstante (= 8,314 J/Kmol), T: absolute Temperatur in Kelvin (im Körper 310 K), z: Ladungszahl des betrachteten Ions (z. B. +1 für K^{+1}), F: Faraday-Konstante. Wandelt man $\ln [c]_a/[c]_i$ in $-\ln [c]_i/[c]_a$ und den natürlichen in den dekadischen Logarithmus ($\ln x = 2,3 \log x$), so gilt für K^+ bei einer Körpertemperatur von 310 K:

$$E_{K^+} = -61\,mV \cdot \log \frac{150\,mmol/l}{5\,mmol/l} = -90\,mV$$

Beim K^+-Gleichgewichtspotenzial ist der Netto-Kaliumstrom durch die Membran gleich Null, denn der K^+-Auswärtsstrom (aufgrund des chemischen Gradienten) und der Einwärtsstrom (aufgrund des elektrischen Gradienten) sind gleich groß.

Da Zellmembranen in geringem Maße immer auch für andere Ionen (z. B. Cl^- und Na^+) permeabel sind, wird dieser Wert selten genau erreicht (vielmehr werden Ruhepotenziale zwischen –50 und –100 mV gemessen). Unter Berücksichtigung dieser Permeabilitäten (P_{Ion}) errechnet sich das Membranpotenzial nach der **Goldman-Hodgkin-Katz-Gleichung:**

$$E = \frac{R \cdot T}{F} \cdot \log \frac{P_{K^+} \cdot [K^+]_a + P_{Na^+} \cdot [Na^+]_a + P_{Cl^-} \cdot [Cl^-]_i}{P_{K^+} \cdot [K^+]_i + P_{Na^+} \cdot [Na^+]_i + P_{Cl^-} \cdot [Cl^-]_a}$$

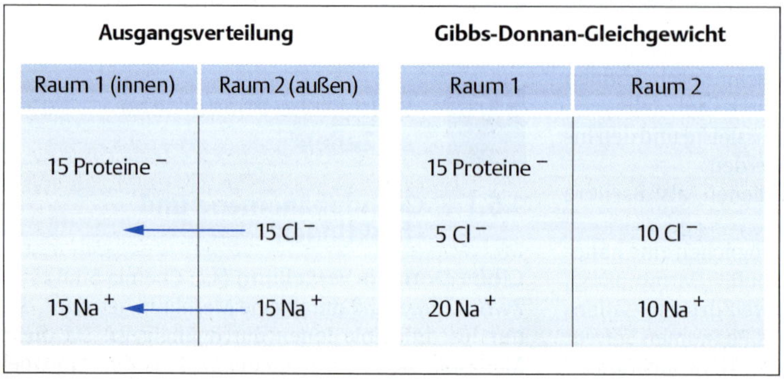

Ausgangsverteilung		Gibbs-Donnan-Gleichgewicht	
Raum 1 (innen)	Raum 2 (außen)	Raum 1	Raum 2
15 Proteine $^-$		15 Proteine $^-$	
←——— 15 Cl^-		5 Cl^-	10 Cl^-
15 Na^+ ←———	15 Na^+	20 Na^+	10 Na^+

Abb. 1.1 Die **Entstehung der Gibbs-Donnan-Verteilung** an einem Beispiel

Das Gleichgewichtspotenzial (Nernst-Potenzial) wie auch das durch die Goldman-Gleichung berechnete Potenzial benötigen per se keine Energie zu ihrer Erhaltung, da ihre Ursache die ungleiche Ionenverteilung ist. Allerdings ist zur Aufrechterhaltung dieser Ionengradienten über der Membran die Aktivität der Na^+-K^+-Pumpe und somit ATP notwendig.

1.5.2 Funktion erregbarer Zellen

Obwohl an der Membran der ruhenden Zelle die Kaliumleitfähigkeit sehr viel größer ist als die Leitfähigkeit für Natrium (100:1), diffundieren doch ständig Na^+-Ionen ins Zellinnere → das Ruhemembranpotenzial wird weniger negativ als E_K. Die Na^+-K^+-Pumpe hält das Ruhemembranpotenzial aufrecht, denn die Diffusionskraft für K^+ ist größer als die rücktreibende elektrische Kraft (Gleiches gilt für das entgegengesetzt wandernde Na^+). Ansonsten würden sich mit der Zeit ein Kaliumverlust und eine Natriumaufnahme ergeben, nach langer Zeit käme es zum Konzentrationsausgleich und das Membranpotenzial wäre Null. Die Na^+-K^+-ATPase pumpt deshalb aktiv Na^+-Ionen aus der Zelle und K^+-Ionen hinein, und zwar im Verhältnis 3:2.

Die Erregungen der Zellmembran können zu folgenden Erscheinungen führen:

Depolarisation: Negatives Ruhemembranpotenzial wird positiver, z.B. durch schnellen Na^+-Einstrom.
Repolarisation: Erregungsrückbildung auf das Ruhemembranpotenzial durch K^+-Ausstrom.
Hyperpolarisation: Negatives Ruhemembranpotenzial verstärkt sich, d.h. wird negativer.

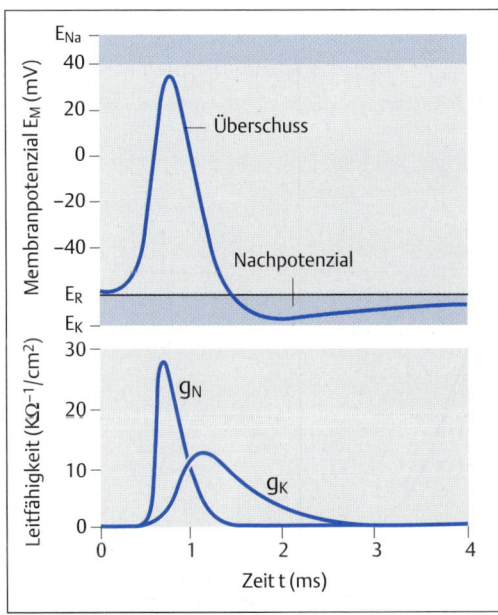

Abb. 1.2 **Ionenleitfähigkeiten und Aktionspotenzial**

Wie schnell diese Potenzialänderungen erfolgen, hängt neben den Konzentrationsgradienten auch von der **Membrankapazität** ab. Diese ist ein Maß dafür, wie lange es dauert, bis sich die Membran auf einen neuen Potenzialwert umgeladen hat.

Trifft ein adäquater und überschwelliger Reiz (der über Transmitter oder elektrophysiologisch wirkt) auf eine Nerven- oder Muskelzelle, so ändert sich die Ionenleitfähigkeit ihrer Membran und diese wird depolarisiert. Reicht die Reizstärke aus, um ein gewisses Potenzial (= Schwellenpotenzial) zu erreichen, wird ein **Aktionspotenzial** (**AP**) ausgelöst.

 Merke

Das AP, ausgelöst durch einen überschwelligen Reiz, ist eine kurze positive Änderung des Membranpotenzials. Es wird im Nerv nach der *Alles-oder-Nichts-Regel* weitergeleitet. Am Muskel bewirkt es eine Kontraktion.

Phasen des Aktionspotenzials (Abb. 1.2)
Depolarisation: Ein überschwelliger Reiz bewirkt eine schnelle positive Potenzialänderung → Aufstrich.
Overshoot: Das Membranpotenzial überschreitet die Nulllinie, es wird positiv; dieser positive Anteil wird als Überschuss (Overshoot) bezeichnet.
Repolarisation: Es folgt eine langsame Repolarisation, bis das Ruhemembranpotenzial wieder erreicht ist.
Nachpotenzial:
- *Muskelzelle:* langsame Repolarisation → depolarisierendes Nachpotenzial,
- *Nervenzelle:* Ruhepotenzial wird schnell überschritten, Potenzial ist kurzzeitig negativer als das Ruhepotenzial → hyperpolarisierendes Nachpotenzial.

Aktionspotenziale in der quergestreiften Muskulatur und im Nerv weisen große Ähnlichkeiten auf, das **AP der Herzmuskulatur** hat folgende Besonderheiten:
- Dauer 200–400 ms,
- länger dauernde Depolarisation durch Ca^{2+}-Einstrom,
- Plateauphase durch Öffnen langsamer Ca^{2+}-Kanäle.

 Merke

Aktionspotenziale gehorchen dem „Alles-oder-Nichts-Prinzip". Nur überschwellige Reize lösen ein AP aus!

Unterschwellige Reize ändern lokal das Membranpotenzial passiv, entsprechend der Stromrichtung in eine Hyperpolarisation oder Depolarisation. Bei gleicher Reizstärke ist die Depolarisation jedoch größer als die Hyperpolarisation (= *lokale Antwort*

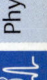

Physiologie

oder *Erregung*), weil einige Na$^+$-Kanäle (mit erniedrigter Schwelle) aktiviert werden. Zum Auslösen eines APs reicht das aber nicht, weil der für die Mehrheit der Na$^+$-Kanäle geltende Schwellenwert nicht überschritten wird.

Leitfähigkeiten während des Aktionspotenzials (Abb. 1.**3**):

- Ein überschwelliger Reiz aktiviert die Na$^+$-Kanäle, die Natriumleitfähigkeit (g_{Na}) steigt kurzzeitig an, das Membranpotenzial bricht zusammen (= Depolarisation).
- g_{Na} nimmt vor Erreichen des Overshoots ab, gleichzeitig nimmt die Kaliumleitfähigkeit (g_K) langsam zu (während der Repolarisation wird g_K maximal).
- Bei längerfristig erhöhter g_K ist eine Hyperpolarisation möglich.

Eine Vordepolarisation inaktiviert Na$^+$-Kanäle → das Schwellenpotenzial wird verschoben. Bei steigender Depolarisation werden Na$^+$-Kanäle (im Gegensatz zu K$^+$-Kanälen) inaktiviert, und es lässt sich kein neuer Na$^+$-Strom auslösen → **Refraktärphase**.

- *Absolute Refraktärzeit:* Bis ca. 2 ms nach Beendigung eines APs lösen auch stark überschwellige Reize kein neues AP aus, der Reiz bleibt unbeantwortet.
- *Relative Refraktärzeit:* Sie folgt unmittelbar auf die absolute Refraktärzeit. Durch eine starke Depolarisation lässt sich ein AP mit verringerter Amplitude auslösen.

Steuerung der Leitfähigkeit von Ionenkanälen

Membranpotenzial: Der Na$^+$-Kanal hat zwei verschiedene Feldsensoren (außen: Aktivationstor, öffnet bei Depolarisation; innen: Inaktivationstor, schließt bei Depolarisation). Diese arbeiten wie zwei Tore, sie öffnen oder schließen den Kanal, gesteuert durch die Potenzialhöhe oder chemische Substanzen. Man unterscheidet folgende **Kanalzustände**:

- *offen* (beide Tore offen): Kanal aktiviert,
- *geschlossen aktivierbar* (Aktivationstor geschlossen, Inaktivationstor offen): Kanal lässt sich schnell aktivieren,
- *geschlossen inaktiviert* (beide Tore geschlossen): keine Aktivierung des Kanals möglich.

Der Öffnungszustand des Inaktivationstores wird durch die Höhe des Ruhemembranpotenzials bestimmt (bei „normalem" Ruhemembranpotenzial ca. 60 % offen, bei $^-$40 mV Hyperpolarisation 100 % offen, bei 30 mV Depolarisation 0 % offen).

Bei erhöhter extrazellulärer Ca^{2+}-Konzentration steigt die Aktivierbarkeit der Na$^+$-Kanäle, und das Schwellenpotenzial wird weniger negativ.

Chemische Substanzen: Ionenkanäle werden durch verschiedene chemische Substanzen blockiert. Hierbei sei darauf hingewiesen, dass es unterschiedliche Subtypen der Kanäle gibt. Die hier genannten Substanzen beziehen sich auf die jeweils vorherrschenden Kanalsubtypen:

- Na$^+$-Kanal: Tetrodotoxin (TTX), Gift des japanischen Kugelfisches,
- Ca^{2+}-Kanal: Nifedipin, Nitrendipin (weit verbreitet in der Anwendung bei Hypertonie),
- K$^+$-Kanal: Tetraethylammonium (TEA).

Techniken: Erkenntnisse über Ionenleitfähigkeiten wurden mithilfe der *Voltage-Clamp-Technik* (Span-

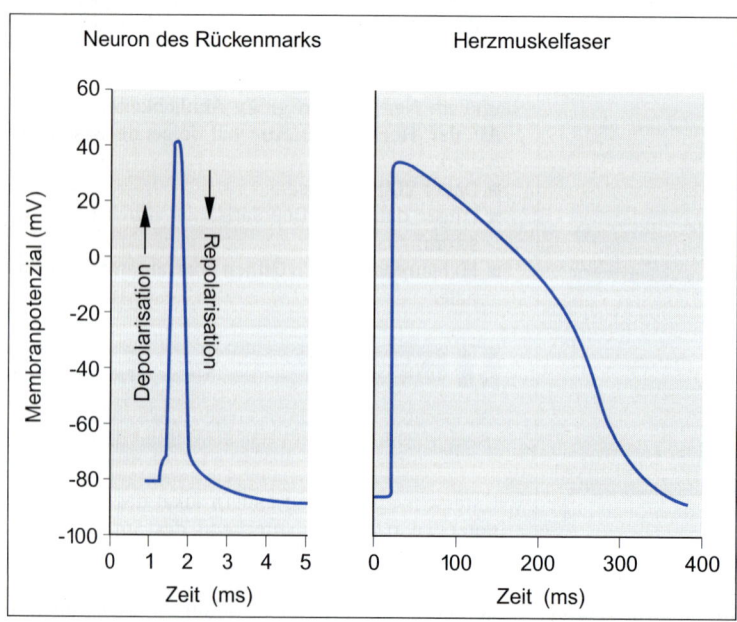

Abb. 1.3 Aktionspotenziale einer Nervenfaser und einer Herzmuskelzelle. Beachte die unterschiedlichen Zeitskalen!

nungsklemme) gewonnen. Bei dieser Technik wird über eine in die Zelle eingestochene Elektrode Strom in die Zelle injiziert, um das Membranpotenzial konstant zu halten. Der Strom, der z.B. bei einer Veränderung der Ionenleitfähigkeit oder bei Applikation bestimmter Pharmaka injiziert werden muss, ist das Maß für die dadurch hervorgerufene Änderung der Leitfähigkeit der Zellmembran. Bei der *Patch-Clamp-Technik* wird eine als Elektrode dienende Glaskapillare direkt auf die Zellmembran aufgesetzt, um einzelne Ionenkanäle in dem Membranfleck unter der Kapillare zu untersuchen.

Fortleitung des Aktionspotenzials

Im **unmyelinisierten Axon** wird das AP elektrotonisch fortgeleitet (ca. 1 m/s). Der Na^+-Einstrom in die Zelle während des APs bewirkt eine Ent- oder Umladung der Membran ($\rightarrow$ Membran außen jetzt negativ). Dieser Ladungsunterschied zum benachbarten Membranabschnitt wird ausgeglichen $\rightarrow$ elektrotonischer Stromfluss. Das führt am Nachbarabschnitt zur Depolarisation, die bei Überschreitung der Schwelle ein AP auslöst, während das vorherige AP abklingt. Das **markhaltige Axon** ist durch die Myelinscheide gut isoliert. Der depolarisierende Ladungsausgleich erfolgt über größere Entfernungen. Das AP wird saltatorisch (sprunghaft) von Schnürring zu Schnürring übertragen, schnellere Leitungsgeschwindigkeit, bis 120 m/s.

1.6 Energetik

Der Organismus ist ein offenes System; er nimmt energiereiche Nahrung auf und gibt Stoffwechselprodukte ab. Es gilt: Vom Körper aufgenommene Energie = geleistete Arbeit + abgegebene Wärme + Energiegehalt ausgeschiedener Stoffwechselendprodukte.

Der wichtigste Energielieferant der Zelle ist **ATP**, das beim Abbau der Nahrung gewonnen wird.

$ATP + H_2O \rightarrow ADP + P$ (anorganisches Phosphat).

Die freie Standardenthalpie dieser Reaktion $\Delta G°$ beträgt $^-30,5$ kJ/mol. Mit der freigesetzten Energie werden viele Reaktionen angetrieben (Muskelkontraktion, aktive Transportprozesse etc.). Eine gewisse Energiespeicherung (als Triglyceride im Fettgewebe, Glykogen in der Leber oder als Proteine) ist jedoch möglich. Die Speicherzeiten sind sehr verschieden: Glykogen maximal 24 Std., Proteine bis zu Monaten und Fette bis zu mehreren Monaten. Dieses muss bei einer durchschnittlichen Nahrungsmenge von ca. 2700 kcal/d (Männer) bzw. 1800 kcal/d (Frauen) berücksichtigt werden. Der tägliche Energiebedarf ist allerdings von der Tätigkeit und vom Alter abhängig. Zu den Grundformen der Energie s. Physik 4.2.

Physiologie

Blut und Immunsystem

2.1 Blut

Das **Blutvolumen** eines Erwachsenen beträgt zwischen 6 und 8 %, also ca. 1 /13, seines Körpergewichtes. Ein 80 kg schwerer Mann hat somit ungefähr 6 Liter Blutvolumen. Die Hauptbestandteile des Blutes sind Wasser, in dem die biologisch wichtigen Elektrolyte, Nährstoffe, Vitamine und Gase gelöst sind, sowie Proteine und die festen Blutkörperchen (Erythrozyten, Leukozyten und Thrombozyten).

Aufgaben des Blutes

Zu den Aufgaben des Blutes zählt in erster Linie der **Transport**

- der *Atemgase* O_2 und CO_2 von den Lungen zu den Geweben und zurück,
- der *Nährstoffe* von den Orten ihrer Resorption zu den Speicherorganen,
- der *Metaboliten, Fremdstoffe, körpereigener Wirkstoffe und Hormone* und die Verteilung dieser im gesamten Intravasalraum.

Wichtig ist das Blut auch zur **Thermoregulation** des Körpers, da es die im Stoffwechsel gebildete Wärme über die Durchblutung der Haut und Atmungsorgane nach außen abführt. Über das System der Gerinnung schützt das Blut den Organismus vor größerem Blutverlust.

Die *Homöostase*, also die weitgehende Konstanz der Konzentration gelöster Stoffe, der Temperatur und des pH-Wertes ist eine Grundvoraussetzung für die normale Funktion der Zelle. Das Blut und seine bestimmenden Organe erhalten diese **Milieufunktion** aufrecht.

Wesentliche Bestandteile des Blutes sind besonders bedeutsam für die Bildung einer funktionstüchtigen **Abwehrfunktion** des Körpers.

Blutvolumen

Die Messung des Blutvolumens lässt sich direkt mittels radioaktiv markierter Erythrozyten (^{51}Cr)

oder indirekt durch die Bestimmung des Plasmavolumens mit ^{131}J-markiertem Albumin ermitteln. Aufgrund des Einsatzes dieser radioaktiven Indikatoren heißt das Bestimmungsprinzip auch **Indikator-Verdünnungs-Verfahren**. Liegt das Blutvolumen eines Menschen im Normbereich, so spricht man von einer **Normovolämie**. Bei erhöhtem bzw. erniedrigtem Volumen ergibt sich das Symptom der **Hyper-** bzw. **Hypovolämie**.

 Klinischer Bezug

Die Folge einer Hypovolämie bei Blutverlust kann der **Schock** sein. Er ist besonders durch niedrige Blutdruckwerte, Tachykardie (Herzrasen), kalte und blasse Haut und ein niedriges Herzzeitvolumen gekennzeichnet. Ein Schock kann jedoch auch durch inadäquate Gewebeperfusion entstehen, die nicht Folge eines Blutverlustes ist, sondern durch eine Dilatation der Gefäße und folgender *ungenügender* Durchblutung entsteht. Ursachen können beim **kardiogenen Schock** eine ungenügende Herzfunktion, beim **anaphylaktischen Schock** eine allergische Reaktion, beim **neurogenen Schock** eine Fehlregulation der nervalen Steuerung oder beim **septischen Schock** eine Infektion durch gramnegative Keime sein.

Zelluläre Bestandteile des Blutes

Zentrifugiert man ungerinnbar gemachtes Blut, so sedimentieren die schweren zellulären Bestandteile schnell ab (s. Tab. 2.**2**). Diesen Volumenanteil der Blutzellen pro Einheit Blutvolumen (am geeichten Röhrchen leicht ablesbar) bezeichnet man als **Hämatokrit**. 99 % dieses Blutzellvolumens werden durch die Erythrozyten (Sauerstoffträger) gebildet. Dementsprechend klein ist der Anteil an Leukozyten (weiße Blutzellen), daher kann der Hämatokritwert als Maß für das Erythrozytenvolumen des Blutes verwendet werden. Der Hämatokritwert wird in Prozent oder als Anteil von 1 angegeben (Tab. 2.**1**):

Tab. 2.1 **Normwerte Hämatokrit**

Frau	Mann
0,42 (42 %)	0,45 (45 %)

Klinischer Bezug

Beim **Neugeborenen** liegt der Hämatokritwert im Allgemeinen höher als beim Erwachsenen. Auch bei längeren **Höhenaufenthalten** steigt der Hämatokrit, da aufgrund des Sauerstoffmangels in großen Höhen der Körper mit einer Steigerung der Erythrozytenproduktion reagiert, die ja den Hauptanteil des Hämatokrits stellt. Je höher der Hämatokrit, desto höher ist auch die Viskosität des Blutes. Dies kann Verstopfungen des Gefäßsystems zur Folge haben (**Thrombose-Normwerte der Blutzellen**

Tab. 2.2 **Normwerte der Blutzellen**

Erythrozyten
Mann: $5 \cdot 10^6/\mu l$ ($5 \cdot 10^{12}/l$)
Frau: $4,5 \cdot 10^6/\mu l$
Lebensdauer: 120 Tage
Leukozyten
$5 \cdot 10^3$ bis $10 \cdot 10^3/\mu l$ (5 bis $10 \cdot 10^9/l$)
Lebensdauer: Granulozyten: wenige Stunden bis Tage Lymphozyten: einige Tage bis zu mehreren Jahren
Thrombozyten
150 bis $300 \cdot 10^3/\mu l$ (150 bis $300 \cdot 10^9/l$)
Lebensdauer: 10 Tage

Merke

Es kann sich eine *Schwankungsbreite* um bis zu 10 % um den Richtungswert ergeben. Besonders bei Leuko- und Thrombozyten ist diese Variationsbreite sehr groß.

2.2 Erythrozyten

Aufgaben des Erythrozyten

Die Hauptaufgabe der Erythrozyten im Blutsystem ist der **Sauerstofftransport**. Das Hämoglobin als wichtigster Bestandteil der roten Blutkörperchen ist für die Bindung und den Transport des Sauerstoffs von der Lunge zu den Geweben und für die Bindung und Transport des Kohlendioxids (CO_2) zurück zur Lunge verantwortlich.

Außerdem stellt das Hämoglobin im Erythrozyten ein äußerst wichtiges **Puffersystem** für den Körper dar.

Quantitative Erythrozytenindizes

MCH (= mean corpuscular hemoglobin) ist definiert als die mittlere Hämoglobinmenge in einzelnen Erythrozyten (Färbekoeffizient Hbe) und errechnet sich aus: Hämoglobinkonzentration/Erythrozytenkonzentration. Der Normalwert des Hämoglobins pro Erythrozyt (Hbe) ist 30 pg. Die Hämoglobinkonzentration beim Mann beträgt 16 g/dl (160 g/l), bei der Frau sind es ca. 10 % weniger.

MCHC (= mean cellular hemoglobin concentration), entspricht der mittleren intraerythrozytären Hb-Konzentration und errechnet sich aus Hämoglobinkonzentration/Hämatokrit. Der Normalwert beträgt in diesem Fall 350 g/l (= 35 g/dl).

MCV (= mean cellular volume) ist das mittlere Erythrozytenvolumen und errechnet sich aus Hämatokrit/Erythrozytenkonzentration. Der Normalwert liegt bei 94 fl (Tab. 2.**3**).

Regulation der Erythrozytenkonzentration

Man darf die Erythrozyten- und Hämoglobinkonzentration jedoch nicht als feste Größen verstehen. Beide sind Glieder eines komplexen Regelkreises. Sinkt zum Beispiel die Erythrozytenzahl, so versucht der Organismus diesen Mangel durch Stimulation der **Erythropoese** (Bildung von neuen Erythrozyten) auszugleichen. Ein Maß für diese Reaktion ist die Anzahl an jungen Erythrozyten, den *Retikulozyten*

Physiologie

Tab. 2.3 **Normalwerte für Erythrozytenparameter und Hämoglobin** (Normbereiche in Klammern)

	Frauen	Männer
Hämoglobinkonzentration ($g \cdot l^{-1}$)	140 (120–160)	160 (140–180)
Hämatokrit (Fraktion)	0,42 (0,37–0,47)	0,47 (0,40–0,54)
Erythrozytenzahl ($10^{12} \cdot l^{-1} = 10^6 \cdot \mu l^{-1}$)	4,5 (4,2–5,4)	5,0 (4,6–6,2)
Mittlere Hb-Konzentration der Erythrozyten (MCHC) ($g \cdot l^{-1}$)	333 (300–360)	340 (310–350)
Mittlere Hb-Menge eines Erythrozyten (MCH) (pg=10^{-12}g)	31 (26–35)	32 (26–32)
Mittleres Volumen eines Erythrozyten (MCV) (fl=10^{-15}l)	93 (80–120)	94 (80–96)

(kernlosen Erythrozyten), im Blut. Der Anteil dieser liegt normalerweise bei 0,5–1 %. Im Falle der **Retikulozytose** aber kann ihr Anteil merklich steigen. Das Stellglied in diesem Regelkreislauf ist das Hormon **Erythropoetin**, welches vorwiegend in der Niere, aber auch in der Leber gebildet wird. Der adäquate Reiz für die Ausschüttung des Erythropoetins ist der Sauerstoffgehalt des arteriellen Blutes.

Täglich werden beim Erwachsenen $2 \cdot 10^{11}$ Erythrozyten vom roten Knochenmark gebildet und als Retikulozyten ins Blut abgegeben. Die Erythrozyten zirkulieren etwa 100–120 Tage im Blut, bis sie in der Leber, Milz und Knochenmark abgebaut werden.

 Merke

Bei *Blutverlust* bleibt der arterielle O_2-Partialdruck unbeeinflusst! In diesem Fall kann das Blut wegen des reduzierten Hb-Gehaltes bei der Blutvolumenverminderung und normalem O_2-Druck nur weniger O_2 binden, sodass die Sauerstoffsättigung des Blutes folglich erniedrigt ist.

Dieser Mechanismus ist für die Sauerstoffversorgung der Gewebe essenziell wichtig. Bei Aufenthalt in großen Höhen oder bei verminderter Aufsättigung des Blutes mit Sauerstoff beim Feten kommt diese Regulation beispielsweise in Gang. Auch wenn Erythrozyten- und Hb-Konzentration in diesen Fällen normal sind, so ist doch der Sauerstoffpartialdruck in der Lunge reduziert. Direkte Folge davon ist, dass der O_2-Gehalt des Blutes sinkt, da nicht mehr alles zur Verfügung stehende Hämoglobin mit Sauerstoff beladen werden kann. Zusammenfassend bleibt festzuhalten: Ursache für die Stimulation der **Erythropoese** ist immer die Abnahme des O_2-Gehaltes! Die Anämie aufgrund eines akuten Blutverlustes zum Beispiel führt innerhalb weniger Tage zu einer gesteigerten Erythropoese mit Retikulozytose.

 Klinischer Bezug

Die Verminderung der **Retikulozytenzahl** gibt wichtige Hinweise auf eine Störung des blutbildenden Systems. Infrage kommen oft Schädigungen des Knochenmarks als Ort der Blutzellbildung oder ein Erythropoetinmangel!

Besondere Anforderungen an die Form der Erythrozyten

Die Form der Erythrozyten lässt sich als kleine bikonkave Scheibe mit einem Durchmesser von ca. 8 μm beschreiben. Der zentral eingedellte Blutzellkörper ist mit *Hämoglobinflüssigkeit* gefüllt. Vorteile dieser Scheibenform sind zum einem ein hohes **Oberflächen-Volumen-Verhältnis**, das für den Gasaustausch von großer Bedeutung ist, und zum an-

deren eine hochgradige **Verformbarkeit**, die die Passage durch das Kapillarsystem und die Fließeigenschaften des Blutes verbessert. Für beide Eigenschaften ist das aus einer Lipiddoppelschicht bestehende Membran- und Zytoskelett des Erythrozyten verantwortlich.

 Klinischer Bezug

Bei der **vererblichen kongenitalen Sphärozytose** führt eine Membranveränderung aufgrund eines genetischen Defektes zur Kugelform des Erythrozyten, die die oben erwähnten Vorteile der Blutzelle zunichte macht. Bei pathologischen Membrandefekten oder bei Gabe von hypotonen Lösungen kann es zu einem Wassereinstrom in den Erythrozyten kommen, wobei sich der Erythrozyt ebenfalls in eine Kugel verwandelt (Makrosphärozytose) und seine Verformbarkeit und Flexibilität verloren geht.

Formen der Anämie

Liegt ein Blutmangel vor, so spricht man von einer **Anämie** (Blutarmut). Definitionsgemäß ist damit eine Verminderung der Hämoglobinkonzentration unter die Norm gemeint. In der Praxis wird jedoch auch eine Reduktion der Erythrozytenzahl oder eine Veränderung der Blutzellgröße als Anämie bezeichnet. Die Norm bildet auch hier wieder der Färbekoeffizient Hbe (MCH). Der Hbe-Wert beschreibt den mittleren Hämoglobingehalt des einzelnen Erythrozyten und entspricht dem MCH. Bei einem normalen Hbe-Wert von 30 pg Hämoglobin pro Erythrozyt spricht man von einer normochromen Anämie. Ist der Hbe-Wert vermindert, liegt eine **hypochrome**, bei erhöhtem Hbe-Wert eine **hyperchrome** Anämie vor. Weitere Unterscheidungskriterien bei einer Anämieform sind der MCHC und der MCV.

 Klinischer Bezug

Bei der **Eisenmangelanämie** beobachtet man eine *hypochrome* Anämieform. Im Vordergrund steht eine Störung des Hämoglobins, sodass die Erythrozyten hypochrom werden, die Bildung der Erythrozyten sich im fortgeschrittenen Stadium verlangsamt und schließlich der Hämatokritwert und die Blutviskosität abfallen. Im Blutbild stellen sich die Erythrozyten als Anulozyten dar (siehe Kapitel der Histologie bzw. Anatomie). Der Hb-Mangel hat natürlich die Reduktion der O_2-Transportkapazität und des arteriellen Sauerstoffgehaltes zur Folge.

 Merke

Der arterielle Sauerstoffpartialdruck bleibt bei einer *Eisenmangelanämie* jedoch unverändert, lediglich die O_2-Transportkapazität ist reduziert. Die Therapie besteht aus der Gabe von Eisen.

Eine weitere Ursache für eine hypochrome Anämie kann der Mangel an Vitamin B_6 sein. Die wirksame Form des Vitamin B_6 ist das Pyridoxalphosphat. Ausgangsstoffe für die Hämsynthese sind Succinyl-CoA (ein Zwischenprodukt aus dem Citratzyklus) und Glycin, die zusammen unter Abspaltung von CO_2 und HS-CoA in einer Pyridoxalphosphat-abhängigen Reaktion mittels δ-Aminolaevulinsäuresynthetase zu δ-Aminolaevulinsäure reagieren. 2 Moleküle δ-Aminolaevulinsäure reagieren letztlich mittels Ferrochelatase zu Häm. Folglich ist die Hämsynthese bei einem Vitamin-B_6-Mangel eingeschränkt.

Klinischer Bezug

Bei einer *normochromen* Anämie sind die MCH, das MCV und das Hämoglobin normal. Als Beispiel sei der **Blutverlust** genannt.

Als Gegenbeispiel soll hier die hyperchrome Anämie bei Vitamin-B_{12}-Mangel erwähnt werden. Das Vitamin ist für die Zellteilung der Erythrozyten unverzichtbar. Fehlt es, so verzögert sich die Zellteilung, die Blutzelle wird größer, und es entwickelt sich eine *makrozytäre Anämie*! Pro Zelle besitzt der Erythrozyt dann natürlich wesentlich mehr Hämoglobin als normalerweise. Die Erythrozyten stellen sich im Blutbild als *Megalozyten* (= abnorm großes rotes Blutkörperchen) dar. Die Blutviskosität ist erniedrigt, und das mittlere Erythrozytenvolumen (MCV) und das Herzzeitvolumen (HZV) sind erhöht. Zusätzlich beobachtet man bei Vitamin-B_{12}-Mangel häufig die ungleiche Größe vergleichbarer Blutzellen. Von diesem Symptom der *Anisozytose* sind besonders die Erythrozyten des Blutbildes betroffen.

Klinischer Bezug

Bei der **Sichelzellanämie** ist aufgrund eines Gendefektes die Aminosäuresequenz der β-Kette des Hämoglobins verändert. Das Sichelzellhämoglobin (HbS) wandert bei der Elektrophorese langsamer zur Anode als adultes Hämoglobin (HbA), weil im HbS ein polarer Glutamatrest des HbA gegen einen apolaren Valinrest ausgetauscht ist. Als weiteres Merkmal ist die Löslichkeit des sauerstofffreien Hämoglobins herabgesetzt. Als Folge derartiger Veränderungen treten meist *Hämolyse* und *Anämie* auf.

Osmotische Resistenz des Erythrozyten

Zur Funktionsüberprüfung des Erythrozyten dient der Test der **osmotischen Resistenz**. Bei diesem Verfahren kommt es zur Hämolyse (Zellzerstörung) des Erythrozyten, wenn dieser in eine hypotone NaCl-Lösung gebracht wird. Nach dem **Gesetz des osmotischen Gradienten** strömt in diesem Falle so lange Wasser in die Zelle, bis der Erythrozyt eine *Kugelform* einnimmt und schließlich platzt, also hä-

molysiert. Eine 0,9%ige NaCl-Lösung ist dem Blut isoton und führt deshalb nicht zu dieser Reaktion. Unterschreitet die Osmolarität der Salzlösung die kritische Grenze von 0,4–0,5%, tritt die osmotische Hämolyse ein. Abweichungen von diesem Wert sprechen für eine Fehlfunktion der Erythrozyten. Seltener findet man eine **chemische Hämolyse**. Hierbei wird die Erythrozytenmembran durch chemische Zellgifte, wie z.B. Lösungsmittel, Äther oder Chloroform, so geschädigt, dass sie ihre Funktion auch unter normalen isotonen Bedingungen nicht mehr erfüllen kann und Zellbestandteile, wie eben das Hämoglobin, aus der Zelle heraustreten können. Das **Haptoglobin**, ein Glykoprotein, welches zur α_2-Globulin-Fraktion gezählt wird, bindet das bei der Hämolyse von Erythrozyten frei werdende Hämoglobin und transportiert es zu den Zellen des RES in der Leber, dem Knochenmark und der Milz. Hier wird der Hämoglobin-Haptoglobin-Komplex durch Endozytose aufgenommen und das Hämoglobin abgebaut.

Blutzellbildung und -abbau

Siehe Anatomie und Histologie 2.11.1

Der Stoffwechsel der Erythrozyten

Siehe Biochemie 16.1

Blut(körper)senkungsgeschwindigkeit (BSG)

Aufgrund ihres höheren spezifischen Gewichtes sinken die Erythrozyten im Plasma des ungerinnbar gemachten Blutes ab.
Normalwerte der BSG in der 1. Stunde:
- bei der Frau 6–12 mm,
- beim Mann 3–6 mm.

Die Differenz der Normwerte erklärt sich durch die niedrigeren Erythrozytenkonzentrationen und die daher niedrigere Viskosität im weiblichen Blut.

Klinischer Bezug

Eine Erhöhung der **Blutsenkungsgeschwindigkeit** (BSG) wird verursacht durch:

höhermolekulare Proteine (Agglomerine), die die Bildung von Erythrozytenagglomeraten fördern. Die Agglomerate sedimentieren mit wesentlich höherer Geschwindigkeit als die einzelnen Erythrozyten.

Erkrankungen, die zur Bildung der oben genannten Agglomerine führen, sind u.a. Entzündungen und Tumoren.

Physiologie

2.3 Blutplasma

2.3.1 Transportfunktion

Siehe Biochemie 16.6

2.3.2 Niedermolekulare Bestandteile des Blutplasmas

Das **Blutplasma** ist definitionsgemäß die flüssige Phase des Blutes. Da sich das Blutplasma aus zahlreichen verschiedenen Elektrolyt- und Eiweißbestandteilen zusammensetzt, führen viele Krankheiten, besonders Stoffwechselstörungen, schnell zu Verschiebungen der Werte. Der Eiweißanteil im Blutplasma beträgt 7 % (70 g/l). Davon sind T Albumin (ca. 60 %) und S Globuline. Prozentual stellt die α_1-Globulin-Fraktion 4 %, die α_2-Fraktion 8 %, die β-Fraktion 12 % und die γ-Fraktion 16 % (G-Globuline: 1200 mg/ml, A-Globuline: 240 mg/ml, M-Globuline: 125 mg/ml und E-Globuline: 0,03 mg/ml). Die Eiweiße stellen die wichtigen Anteile der negativen Valenzen zur Erhaltung der Elektronenneutralität im Blutplasma dar. Zu den von Plasmaproteinen transportierten Substanzen gehören Nährstoffe, Vitamine und Spurenelemente, intermediäre Stoffwechselprodukte, Hormone und Enzyme sowie Ausscheidungsprodukte. Beispielhaft seien hier Cobalamine (Vitamin-B_{12}), Eisen, Fettsäuren und Cortisol als Substanzen mit einer hohen Eiweißbindung im Plasma erwähnt. Der Anteil an Glucose beträgt 5 mmol/kg, der Anteil von Harnstoff 7 mmol/kg im Blutplasma. Die Ionenkonzentrationen im Blutplasma, Interstitium und Zellplasma sind in Tab. 2.**4** zusammengefasst.

2.3.3 Plasmaproteine

Siehe auch Biochemie 16.6
Der **kolloidosmotische Druck KOD** (beschreibt den osmotischen Druck einer kolloidalen Lösung) des Blutplasmas beträgt 25 mmHg = 3,3 kPa. Dies sind nur ca. 0,5 % des gesamten osmotischen Drucks. Verantwortlich für den KOD sind vor allem der osmotische Druck und die Anzahl der großmolekularen Plasmabestandteile, die die Kapillare nicht durch die Gefäßwand verlassen können. In erster Linie sind hier die Plasmaeiweiße zu nennen. Das Albuminmolekül mit einem Molekulargewicht (MG) von 60 000 Dalton ist zwar kleiner als die meisten Globuline mit einem MG von 90 000 Dalton bis 150 000 Dalton, aber osmotisch wirksamer als die gleiche Gewichtsmenge von Globulin.

> ### ❗ Merke
>
> *Albumin* bestimmt 4 /5 des kolloidosmotischen Druckes!

Der für die Versorgung der peripheren Gewebe wichtige Flüssigkeitstransport aus der Kapillare in das Interstitium unterliegt dem Gesetz des **effektiven Filtrationsdruckes (P_{eff})**! Er setzt sich aus der hydrostatischen Druckdifferenz und der kolloidosmotischen Druckdifferenz zusammen. Die hydrostatische Druckdifferenz bildet sich zwischen der Kapillare (P_k) und dem Interstitium (P_i) und fördert die Auswärtsfiltration. Die kolloidosmotische Druckdifferenz besteht dementsprechend auch zwischen dem Interstitium (KOD_i) und der Kapillare (KOD_k) und fördert den Flüssigkeitstransport vom Interstitium in die Kapillare:

$$P_{eff} = (P_k - P_i) - (KOD_k - KOD_i) \quad (2.1)$$

Das im Gewebe filtrierte Flüssigkeitsvolumen V steigt mit der Höhe des hydrostatischen Druckes in der Kapillare (P_k) und dem kolloidosmotischen Druck des Gewebes (KOD_i). Ein hoher hydrostatischer Druck im Gewebe (P_i) und ein hoher kolloidosmotischer Druck in der Kapillare (KOD_k) wirken der Filtra-

Tab. 2.**4** Konzentrationen der **Elektrolyte** in den verschiedenen Körperflüssigkeiten in mmol/kg

Kationen				Anionen			
	Plasma	Interstitium	Zelle		Plasma	Interstitium	Zelle
Na^+	150	144	10	Cl^-	110	114	3
K^+	5	5	160	HCO_3^-	27	28	10
Mg^{2+}	2	2	28	Prot.$^-$	17	4	65
Ca^{2+}	3	3		Phosphat	2	2	100
				Sulfat	1	1	20
				org. Säuren	4	4	

tion von intravasaler Flüssigkeit ins Gewebe entgegen. Zudem wird die Filtration vom Filtrationskoeffizienten K bestimmt:

$$V = (P_k + KOD_i - P_i + KOD_k) \cdot K \quad (2.2)$$

 Klinischer Bezug

Die starke Vermehrung von Flüssigkeiten im Interstitium nennt man **interstitielles Ödem**!

Das Blutserum ist fibrinogenfreies Blutplasma. Es entsteht, wenn bei der Gerinnung das Fibrinogen aus dem Blutplasma ausfällt.

2.4   Hämostase und Fibrinolyse

Siehe Biochemie 16.4

2.5   Abwehrsystem und zelluläre Immunität (Immunologie)

Leukozyten
Siehe Anatomie 2.1, 2.11, 2.12 und Biochemie 15.1, 16

2.5.2   Unspezifische Abwehr
Siehe Anatomie 2.1, 2.11, 2.12 und Biochemie 15, 16

2.5.3   Spezifische Abwehr
Siehe Anatomie 2.1, 2.11, 2.12 und Biochemie 15, 16

2.5.4   Entzündungsreaktionen
Siehe Anatomie 2.1, 2.11, 2.12 und Biochemie 15, 16

2.5.5   Blutgruppen
Siehe auch Biochemie 15 und 16
Die Blutgruppen sind genetisch determinierte Eigenschaften der roten Blutkörperchen, die nach den **Mendel-Gesetzen** vererbt werden. Sie werden durch Oberflächenantigene auf den Erythrozyten, aber auch auf anderen Körperzellen (Endothelzellen, Epithelzellen, Leukozyten, Thrombozyten) repräsentiert. Diese sog. **Alloantigene** werden von jedem Individuum spezifisch produziert und sind – außer bei eineiigen Zwillingen – bei allen Individuen unterschiedlich.

AB0-System
Die Blutgruppen können mithilfe spezifischer Antikörper nachgewiesen werden.
Im **AB0-System** lassen sich vier verschiedene Blutgruppen (A, B, AB, 0) unterscheiden, die sich aus den Erythrozytenmerkmalen A und B ergeben. Diese Alloantigene (Agglutinogene) sind Glykolipide und unterscheiden sich nur durch den terminalen Kohlenhydrat-Fucose-Oligosaccharidrest an der Oberfläche des Erythrozyten. Dementsprechend finden sich im Blutplasma Antikörper (Agglutinine) gegen diejenigen Merkmale, die die eigenen Erythrozyten natürlich nicht besitzen. Sie werden im Laufe des ersten Lebensjahres gebildet und zählen zu den Immunglobulinen der Klasse IgM. Die AB0-Gruppen zeigen als einziges System das Phänomen, dass im Serum die den Erythrozytenmerkmalen komplementären Antikörper ohne vorhergegangene Immunisierung vorkommen (Abb. 2.**1**):
- Anti-B-Isoantikörper bei der Blutgruppe A,
- anti-A bei B,
- anti-A und anti-B bei 0,
- und keine Isoantikörper bei AB.

Die **Agglutinine** besitzen mehrere Bindungsstellen und können somit mehrere fremde Erythrozyten miteinander verbinden und verklumpen. Diesen Vorgang nennt man **Agglutination**.
Die Eigenschaften A und B sind dominant und untereinander kodominant (voneinander unabhängige Manifestierung von 2 Allelen), sodass ein Mensch mit dem Phänotyp B entweder den Genotyp BB oder B0 besitzt. Die Blutgruppe mit dem Phänotyp 0 tritt nur in homozygoter Form auf! Bei dieser Blutgruppe finden sich also keine **Oberflächenantigene** auf den Erythrozyten, aber sowohl Anti-A- als auch Anti-B-Isoantikörper im Blutplasma. Den Antigenen A bzw. B ähnliche Antigene können bei Bakterien vorkommen. Bei der Mehrzahl der Menschen werden diese Blutgruppenantigene mit den schleimhaltigen Körpersekreten ausgeschieden. Neben diesen vier Hauptmerkmalen ist wichtig zu wissen, dass es noch zahlreiche weitere Untergliederungen gibt, die hier nicht näher erläutert werden sollen.
Wichtig ist die Bestimmung der Blutgruppen bei Bluttransfusionen, bei denen sowohl eine große Kreuzprobe (Spendererythrozyten in Empfängerserum) als auch eine kleine Kreuzprobe (Empfängererythrozyten in Spenderserum) durchgeführt werden müssen (Abb. 2.**1**).

Rhesus-Faktor
Weitere Erythrozytenmerkmale werden als **Rhesus-Faktor** (Rh-Faktor) bezeichnet. Der Rh-Komplex besteht aus verschiedenen Untergruppen, von denen die wichtigste die **D-Komponente** ist. Ist der Faktor D vorhanden, so ist die antigene Eigenschaft des Erythrozyten Rh-positiv. Sie besteht unabhängig von

Physiologie

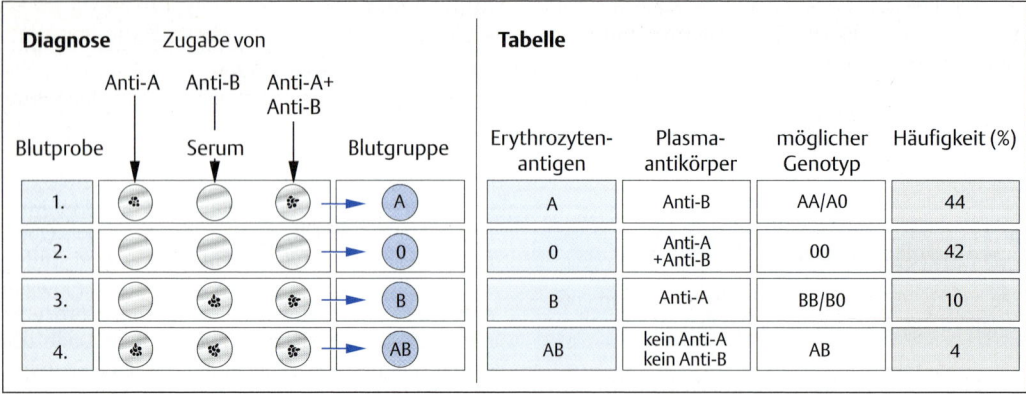

Diagnose					Tabelle			
	Anti-A	Anti-B	Anti-A+ Anti-B		Erythrozyten-antigen	Plasma-antikörper	möglicher Genotyp	Häufigkeit (%)
Blutprobe		Serum		Blutgruppe				
1.				A	A	Anti-B	AA/A0	44
2.				0	0	Anti-A +Anti-B	00	42
3.				B	B	Anti-A	BB/B0	10
4.				AB	AB	kein Anti-A kein Anti-B	AB	4

Abb. 2.**1** Das **AB0-System**: Zur Blutgruppenbestimmung werden die unbekannten Blutproben mit den verschiedenen Antiseren vermischt. Je nach Reaktion kann die Diagnose gestellt werden. Die Tabelle zeigt die zu jeder Blutgruppe gehörenden Erythrozytenmerkmale und deren Häufigkeit auf (nach Klinke/Silbernagl, Thieme 1994)

einer entsprechenden Sensibilisierung, da die Rhesus-Antikörper erst entstehen, wenn rhesuspositive Erythrozyten einem rhesusnegativen Empfänger infundiert werden. Ohne diese Komponente ist sie entsprechend Rh-negativ. Die Eigenschaft D wird dominant vererbt. Die Rhesus-Antikörper können plazentagängig sein, da sie zur Gruppe IgG der Immunglobuline zählen.

 Klinischer Bezug

Die **Rhesus-Inkompatibilität** zwischen rhesusnegativer Mutter und rhesuspositivem Fetus führt selten bei der ersten Schwangerschaft zur Bedrohung des Kindes. Jedoch treten beim Geburtsvorgang im Allgemeinen größere Blutmengen mit fetalen Erythrozyten in den mütterlichen Blutkreislauf über. Die Rhesus-Antigene führen zur Sensibilisierung des Immunsystems der Mutter, welches dann Anti-D-Antikörper bildet. Bei einer weiteren Schwangerschaft mit einem rhesuspositiven Kind reichen kleinste Mengen kindlicher Erythrozyten, die während der Schwangerschaft in den mütterlichen Kreislauf übertreten, zur Stimulation der Anti-D-Antikörper-Produktion. Diese Agglutinine werden dann durch die Plazenta in den fetalen Kreislauf geschwemmt und führen schon in utero zur Hämolyse der fetalen Erythrozyten. Das beim Fetus auftretende Krankheitsbild heißt **Morbus haemolyticus neonatorum**, welches mitunter tödlich enden kann. Zur Vermeidung werden Anti-D-Antikörper bei rhesusnegativen Müttern rhesuspositiver Kinder prophylaktisch verabreicht.

2.5.4 Bluttransfusion

Die für Transfusionszwecke wichtigsten Blutgruppen sind die klassischen Blutgruppen AB0 und das Rhesussystem. Zur Verifizierung der Blutgruppen mit den Testsera anti-A und anti-B sowie zum Erkennen schwacher Varianten der Blutgruppe A soll zur Bestimmung auch immer ein Serum der Spezifität anti-A und anti-B Verwendung finden. Für die Bluttransfusion müssen AB0- und Rhesus-D-identische Spender herangezogen werden. Bei den Empfängern sollte ein Antikörpersuchtest durchgeführt werden, um eventuell **präformierte erythrozytäre Antikörper** zu erkennen. Nur im Notfall können statt AB0-identischer Konserven auch AB0-kompatible **Erythrozytenkonzentrate** eingesetzt werden. Dies sind Konzentrate, gegen deren AB0-Blutgruppenmerkmale der Empfänger keine Antikörper besitzt (Tab. 2.**5**).

Tab. 2.**5** Transfusionsschema bei AB0-Blutgruppen

Blutgruppe des Patienten	AB	A	B	0
verträgliche Konserve	AB	A	B	0
		A*	0*	0*	–
		B*	–	–	–
		0*			

* = ist das Konservenblut AB0-ungleich, aber AB0-verträglich, dann sollte es als Erythrozytenkonzentrat transfundiert werden

2.5.5 Pathophysiologie

Als **Infektion** bezeichnet man das Eindringen von pathogenen *Mikroorganismen* (Viren, Bakterien, Pilze und Parasiten, die eine Krankheit auslösen können) in den Körper und ihre Vermehrung in verschiedenen Geweben. Der Wirtsorganismus reagiert auf das Eindringen mit Abwehrmechanismen, zu denen die spezifischen und die unspezifischen Maßnahmen zählen. Diese Abwehrmaßnahmen werden gesondert in Kapitel 15 und 16 der Biochemie erläutert.

Herz

3.1   Elektrophysiologie des Herzens

3.1.1   Spezielle Elektrophysiologie des Myokards

Ruhemembranpotenzial

Das Ruhemembranpotenzial der Herzmuskelzellen beträgt in der Diastole ca. –85 mV (Membraninnenseite negativ gegen die Außenseite) und kommt durch die ungleiche Konzentration der Kaliumionen im Intra- und Extrazellularraum zustande. Dieser Konzentrationsunterschied wird durch die **Na⁺-K⁺-ATPase** (Natrium-Kalium-Pumpe) bewirkt, die mehr Na⁺ aus der Zelle heraus- als K⁺ hineinpumpt und dadurch ein innen negatives Membranpotenzial verursacht (**elektrogene Pumpe**). Dieses wirkt dem Bestreben von K⁺ entgegen, entlang seinem **Konzentrationsgradienten** (K⁺-Konzentration: intrazellulär 150 mmol/l, extrazellulär 4 mmol/l) in den Extrazellularraum zu diffundieren. Das Ruhemembranpotenzial des Herzmuskels gleicht weitgehend dem Kalium-Gleichgewichtspotenzial, das dann entsteht, wenn der K⁺-Ausstrom entlang dem Konzentrationsgradienten dem entgegenwirkenden elektrischen Gradienten entspricht. Die Berechnung erfolgt anhand der **Nernst-Gleichung**:

$$E_K = -61 \cdot \log \frac{[KJ]_i}{[KJ]_a} =$$
$$-61 \cdot \log \frac{150}{4,5} = -93\,mV \qquad (3.1)$$

Aktionspotenzial

Der **initiale Reiz**, der das Aktionspotenzial der Herzmuskelzelle einleitet (initialer Spike), geht vom Sinusknoten (s. 3.1.2) aus. Er bewirkt eine Depolarisation der Membran bis auf –65 mV, das so genannte

Schwellenpotenzial, das ein **Aktionspotenzial** der Herzmuskelzellen auslöst. Es werden folgende charakteristische Phasen unterschieden (Abb. 3.1):

■ Die *schnelle Depolarisationsphase*, in der durch kurzfristige Aktivierung (Öffnung) von Na⁺-Kanälen ein sehr rascher Na⁺-Einstrom eine überschießende Änderung des Membranpotenzials (+ 30 mV) bewirkt. Aufgrund dieser Möglichkeit der schnellen Aktivierung werden die Na⁺-Kanäle auch als schnelles *Na⁺-Kanal-System* bezeichnet. Die Na⁺-Kanäle schließen sich danach und können erst ab einem Potenzial von –60 mV erneut akti-

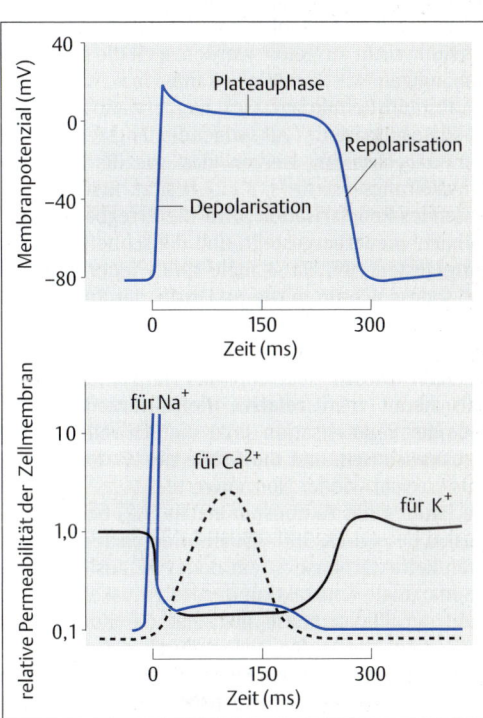

Abb. 3.1 Aktionspotenzial einer Herzmuskelzelle

viert werden. Blockiert werden kann dieses Na$^+$-System durch den Wirkstoff *Tetrodotoxin*.

- Die *Plateauphase* ist durch eine Öffnung der Calcium-Kanäle in der Membran und den konsekutiven langsamen Ca^{2+}-Einstrom charakterisiert. Die K$^+$-Leitfähigkeit nimmt im selben Moment ab, sodass die Depolarisation der Herzmuskelzelle aufrechterhalten wird. Das Maximum der Muskelkontraktionsamplitude des Kammermyokards liegt zeitlich am Ende der Plateauphase.
- Die *Repolarisationsphase* wird durch eine Erhöhung der Kaliumleitfähigkeit ausgelöst. Die K$^+$-Ionen strömen entlang ihres Konzentrationsgradienten aus der Zelle in den Extrazellularraum und bewirken dadurch die Repolarisation auf –85 mV.

Kompliziert wird das Kalium-System durch die Kombination verschiedener K$^+$-Kanaltypen, die parallel geschaltet sind. Weiterhin gibt es besondere Kanäle, die für das Ruhepotenzial verantwortlich sind, während andere Kanäle die Einstellung der AP-Veränderungen während der Erregung zur Aufgabe haben.

Refraktärphase und deren Bedeutung für die Herzarbeit

Die wesentlichste Besonderheit des Aktionspotenzials (AP) beim Herzen ist die **absolute Refraktärzeit** während der Plateauphasen-Dauer: Solange die Herzmuskelfaser depolarisiert ist, kann eine neue Erregung nicht ausgelöst werden, weil die potenzialabhängigen Na$^+$ – und Ca^{2+}-Kanäle inaktiviert sind. Die absolute Refraktärphase dauert etwa so lange wie die Plateauphase des AP, wobei die längste absolute Refraktärphase im Herzen das spezifische Erregungsleitungssystem (s. 3.1.2) besitzt. Erst bei einsetzender Repolarisation wird die Erregbarkeit allmählich wiederhergestellt, und die schnellen spannungsgesteuerten Na$^+$-Kanäle sind wieder aktivierbar, sodass sich im mittleren Drittel der Repolarisationsphase ein deutlich verkleinertes Aktionspotenzial mit stark erhöhter Erregungsschwelle auslösen lässt. Diesen Abschnitt des Herzaktionspotenzials nennt man **relative Refraktärzeit**. Gegen Ende der Repolarisation sinkt die Schwelle der Erregbarkeit rasch, und die Größe des Aktionspotenzials erreicht wieder Normalwerte.

Die Dauer eines Aktionspotenzials (AP) beim Herzmuskel beträgt ca. 300–450 ms. Erst nach der absoluten Refraktärphase ist ein neues AP auslösbar. Da die maximale Kontraktion der Herzmuskelfaser am Ende der Plateauphase liegt, ist die Kontraktion also schon abgelaufen, wenn durch ein neues AP eine erneute Kontraktion hervorgerufen wird. Daher kann der Herzmuskel nicht tetanisiert werden. Bei einem Skelettmuskel mit seiner Aktionspotenzialdauer von zumeist 5–10 ms besteht die Möglichkeit

der Addition und Superposition einzelner Muskelzuckungen durch Auslösung weiterer Aktionspotenziale. Es resultiert eine **tetanische Kontraktion**. Da beim Herzmuskel aufgrund der langen absoluten Refraktärphase die Dauer des AP wesentlich verlängert ist, kann im Extremfall höchstens ein **unvollständiger Tetanus** ausgelöst werden, der unter normalen Bedingungen aber nicht vorkommt. Ebenso wichtig ist die Tatsache, dass die Kontraktion des Herzmuskels (Dauer etwa 0,2–0,3 s) schon wieder (nahezu völlig) abgeschlossen ist, wenn die Refraktärzeit beendet ist, sodass eine **Superposition** schon wegen dieses zeitlichen Zusammenhangs unwahrscheinlich ist.

Das Aktionspotenzial des Herzens hat im Gegensatz zum AP des Nervs die Fähigkeit, Kraft und Dauer der Einzelkontraktion zu steuern.

Einfluss veränderter Plasmaelektrolyte

Klinisch führt eine **Hyperkaliämie** (vermehrter Gehalt des Blutes an Kalium) zu einer Verlangsamung der Erregungsausbreitung über das Herz, da das Ruhemembranpotenzial, wie bereits oben erläutert, im Wesentlichen vom transmembralen K$^+$-Gradienten abhängt. Entsprechend führt eine Erhöhung der Plasmakonzentration von K$^+$ zu einer Depolarisation.

 Klinischer Bezug

Eine schwere Hyperkaliämie kann zu lebensbedrohlichen **Herzrhythmusstörungen** führen. Steigt die extrazelluläre K$^+$-Konzentration auf Werte über 25 mmol/l, so kommt es zum sofortigen Herzstillstand.

3.1.2   Erregungsbildungs- und -leitungssystem

Eine **Schrittmacherzelle** hat im Gegensatz zur normalen Herzmuskelzelle kein konstantes Ruhemembranpotenzial, sondern nach jeder Repolarisation, deren negativster Wert auch *maximales diastolisches Potenzial* (*MDP*) genannt wird, steigt das Schrittmacherpotenzial, durch eine **langsame diastolische Depolarisationsgeschwindigkeit** gekennzeichnet, wieder an, bis das Schwellenpotenzial (SP) erreicht ist und ein Aktionspotenzial ausgelöst werden kann. Das Schwellenpotenzial zur Auslösung eines Aktionspotenzials ist im Vergleich zur Myokardzelle weniger negativ und wird daher langsamer erreicht. Das Schrittmacherpotenzial kommt durch folgende Leitungsfähigkeiten und Ionenströme zustande: Mit dem MDP vermindert sich die Kaliumleitfähigkeit kontinuierlich. Die Natrium- und Calciumleitfähigkeit sind zu diesem Zeitpunkt zwar noch klein, doch führt der Natrium- und Calciumeinstrom zur langsamen Depolarisation, also zum Präpotenzial. Die Calciumleitfähigkeit erhöht sich ebenso wie die Natriumleitfähigkeit, sodass ein verstärkter Calcium-

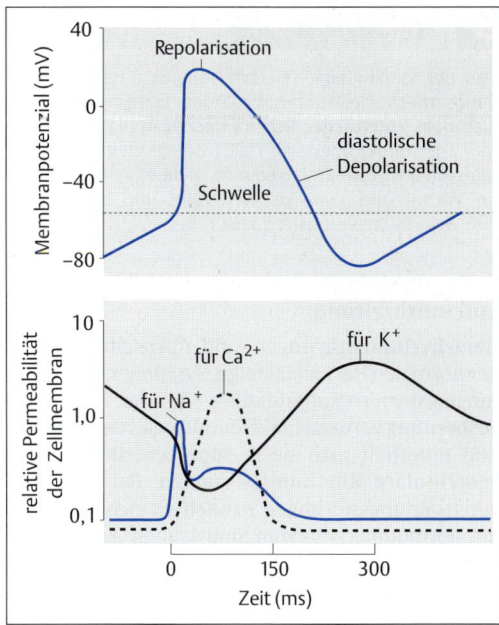

Abb. 3.**2 Aktionspotenzial einer Schrittmacherzelle** im Herzen

erneut die langsame diastolische Depolarisation ein, die beim Erreichen der Schwelle ein neues Aktionspotenzial *explosionsartig* auslöst (Abb. 3.**2**).

Während der diastolischen Depolarisation ist die Kaliumleitfähigkeit sehr gering. Man kann sagen, dass die schnellen Abschnitte des Erregungsleitungssystems vorwiegend über das Natrium-Ionensystem verfügen, während die langsamen Abschnitte, wie beispielsweise der Atrioventrikularknoten (AV-Knoten), überwiegend mit dem Calcium-Ionensystem arbeiten. Die Geschwindigkeit, mit der diese Schwelle erreicht wird, bestimmt die Frequenz der *Schrittmacherzentren*, z.B. des Sinus- oder Atrioventrikularknotens. Diese Geschwindigkeit kann durch äußere Faktoren (z.B. Sympathikus oder Parasympathikus) beeinflusst werden (s. auch 3.4.1 und 3.4.2).

Erregungsausbreitung im Herzen

Die Erregung des Herzens wird in spezialisierten Herzmuskelzellen gebildet, d.h., das Herz besitzt eine **Autorhythmie** (myogene Automatie) (Abb. 3.**3**). Der **Sinusknoten** ist ein eng umschriebener Muskelbezirk in der Nähe der Einmündung der oberen großen Hohlvene im rechten Vorhof. Er ist der **primäre physiologische Schrittmacher** des Herzens und somit auf die Funktion der Erregungsbildung mit einer Eigenfrequenz von 70/min, dem physiologischen **Sinusrhythmus**, spezialisiert. Der Sinusknoten ist sympathisch und parasympathisch innerviert. Vom Sinusknoten breitet sich die Erregung über die Arbeitsmuskulatur beider Vorhöfe in Richtung **Atrioventrikularknoten** (AV-Knoten) und **His-Bündel** aus. Die Erregungsleitung vom Sinusknoten zum AV-Knoten benötigt etwa 50–100 ms. Die **Erregungsleitungsgeschwindigkeit** beträgt ca. 8–1,0 m/s. Der AV-Knoten stellt den einzigen leitfähigen Übergang zwischen den Vorhöfen und der Ventrikelebene dar, die sonst durch unerregbares Bindegewebe voneinander getrennt sind. Bei der Erregungsausbreitung wirkt der AV-Knoten mit einer Eigenfrequenz

einstrom zum späten Präpotenzial beiträgt. Der Anstieg des Aktionspotenzials ist weniger ausgeprägt als in der Muskelzelle. Die Ursache dafür ist, dass die Schrittmacherzellen nur über wenige schnelle Na^+-Kanäle verfügen und stattdessen überwiegend langsame Ca^{2+}-Kanäle besitzen. Beim Schwellenpotenzial erhöht sich die Calciumleitfähigkeit, es kommt zum Aktionspotenzial, die Calciumleitfähigkeit nimmt jetzt wieder ab. Während der Repolarisationsphase steigt die Kaliumleitfähigkeit an; diese Plateauphase wird früh durch den repolarisierenden K^+-Ausstrom beendet, die dann mit dem MDP wieder abnimmt. Im Anschluss an die Repolarisation setzt

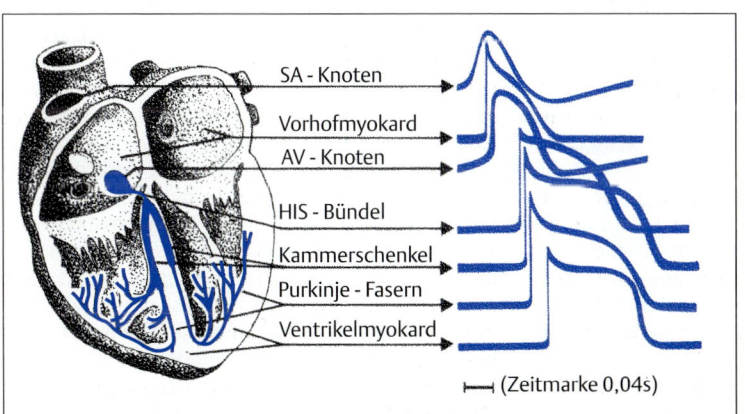

(Zeitmarke 0,04s)

Abb. 3.**3 Erregungsleitungssystem des Herzens** und dessen unterschiedliche Aktionspotenziale (aus Keidel, Thieme 1985)

von 40–50/min wie ein **Frequenzsieb**. Er sorgt dafür, dass die Kontraktion der Ventrikelkammern mit einer *Verzögerung* von 90 ms nach der Vorhofkontraktion einsetzt, und bewirkt somit eine Verzögerung in der Gesamterregungsausbreitung im Herzen. Diese ist notwendig, damit den Vorhöfen für die Austreibung des Blutes ausreichend viel Zeit zur Verfügung steht. Die Erregungsausbreitungsgeschwindigkeit im AV-Knoten beträgt 0,1 m/s (langsamster Bereich der Erregungsausbreitung im Bereich des Herzens). Das anschließende His-Bündel leitet die Erregung sodann weiter an die **Tawara-Schenkel**, die sich in die **Purkinje-Fasern** aufzweigen und die Erregung an die Kammermuskulatur weitergeben. Die Geschwindigkeit der nachgeschalteten Erregungsausbreitung im His-Bündel und in den Tawara-Schenkeln beträgt 1,0–1,5 m/s, in den Purkinje-Fasern 3,0–3,5 m/s, damit die gesamte Ventrikelmuskulatur möglichst schnell, vollständig und gleichzeitig zur Kontraktion kommt. Im Kammermyokard selbst beträgt die Geschwindigkeit der Erregungsausbreitung, wie bei einer marklosen Nervenfaser, rund 1 m/s (Verhältnis der Leitungsgeschwindigkeiten etwa 2 :1). Das gesamte Erregungsleitungssystem ist myogener Natur. Das Besondere an der Erregungsausbreitung innerhalb der Herzmuskulatur ist nun, dass eine elektrische Verschaltung der Muskelzellen untereinander besteht. Es handelt sich bei der Herzmuskulatur um ein funktionelles **Synzytium**, da die Muskelzellwände direkt aneinander grenzen. In einem Abstand von 100 µm befinden sich zwischen den Zellwänden die so genannten **Glanzstreifen** bzw. **Gap Junctions**, die den transzellulären Stromfluss sicherstellen. Auf eine überschwellige Reizung antwortet der Herzventrikel unabhängig vom Reizort mit der Erregung aller Fasern.

Hierarchie der Herzerregung

Auch wenn die Aufgabenverteilung zwischen den verschiedenen Typen der Herzmuskulatur fließend ist, so stellt das Herz doch eine funktionelle Einheit dar. Im Sinne der Erregungsbildung besteht eine strenge Hierarchie. Fällt der **primäre Schrittmacher** (Sinusknoten) aus, so kann der Atrioventrikularknoten als **sekundärer Schrittmacher** mit einer Frequenz von 50/min einspringen. In diesem Falle kommt es zu einer Zunahme des Schlagvolumens des Herzens. Bei Ausfall auch des AV-Knotens kann das ventrikuläre Erregungsbildungssystem mit seinem Kammereigenrhythmus von 30–40/min als **tertiärer Schrittmacher** die Erregung übernehmen. Auch außerhalb des Sinusknotens kann es Muskelpartien geben, die zur Erregungsbildung befähigt sind (akzessorische Erregungsbildungszentren bzw. ektopische Schrittmacher). Sie liegen meist im Erregungsleitungssystem und können den Sinusrhythmus beeinflussen (s. 3.1.4).

Pathophysiologie der Erregungsbildung und -ausbreitung

Herzrhythmusstörungen sind Abweichungen von der normalen Herzschlagfolge. Sie können durch Störungen der Erregungsbildung oder der Erregungsausbreitung verursacht werden. Gemäß der Lokalisation unterteilt man sie in **supraventrikuläre** und **ventrikuläre Rhythmusstörungen**. Bei den Erregungsbildungsstörungen handelt es sich entweder um normotope, d. h. vom Sinusknoten ausgehende, oder um heterotope, also außerhalb des Sinusknotens entstehende, Erregungen.
Normotope Erregungsbildungsstörungen:

■ Sinustachykardie (>80/min) bei Fieber, körperlicher oder psychischer Belastung, bei erhöhter Aktivität des Sympathikus;
■ Sinusbradykardie (<60/min) beim Sportlerherz, bei erhöhtem Vagotonus.

Heterotope Erregungsbildungsstörungen s. 3.1.4.

Extrasystole: Ein ektoper oder heterotoper Reiz ist zum Zeitpunkt der vollen Erregung, also während der absoluten Refraktärphase aller Zellen, wirkungslos. In der Ruhephase jedoch reagiert das Herz sensibel auf *externe* oder *heterotopische Erregungen*, und es kommt zu einer zusätzlichen Herzkontraktion, einer Extrasystole, die in der Regel folgenlos bleibt. Während der relativen Refraktärzeit ist das Erregungsleitungssystem jedoch sehr vulnerabel, da schon ein Teil der Fasern erregbar ist. Es kann die Erregung aufnehmen und als Aktionspotenzial mit Verzögerung an die anderen, inzwischen auch wieder erregbaren, Fasern weitergeben (vulnerable Periode). Damit ist ein *Circulus vitiosus* entstanden, der die normale Synchronisation des Herzmuskels aufhebt und kreisende Erregungen mit ständigen Partialkontraktionen in verschiedenen Herzarealen verursacht (Re-Entry-Mechanismus). Als Folge kann ein Herzflimmern entstehen. Dieser Mechanismus wird durch Verkürzung der absoluten Refraktärperiode begünstigt (s. auch 3.1.4).

 Klinischer Bezug

Das **Kammerflimmern** ist eine lebensbedrohliche hyperdyname (übermäßige muskuläre und motorische Funktion des Herzens) Form des *Kreislaufstillstandes*, da keine *geordnete Kammerkontraktion* mehr möglich ist und folglich die *Pumpfunktion* des Herzens ausfällt. Hier sind die sofortige elektrische Defibrillation und Reanimation notwendig. Mithilfe eines starken elektrischen Reizes werden alle Herzfaserzellen momentan depolarisiert und so die kreisende Erregung unterbrochen, damit der Sinusknoten seine *normotope Erregungsfrequenz* neu an das Erregungsleitungssystem weitergeben kann.

Zu Störungen der Erregungsleitung s. 3.1.4.

3.1.3 Elektromechanische Koppelung

Normalerweise löst jedes Aktionspotenzial im Sinusknoten einen Herzschlag aus. Die Aktivierung der kontraktilen Herzarbeitsmuskulatur durch das Aktionspotenzial (AP) bezeichnet man als **elektromechanische Koppelung**. Dabei gelangt das Aktionspotenzial über das *T-System* in die Tiefe des Herzmuskelgewebes. In der Tiefe des *T-System*s bewirkt das Aktionspotenzial eine Permeabilitätserhöhung in den Membranen des *L-Systems*, wodurch es zur Freisetzung von Calcium-Ionen kommt. Somit erhöht sich die intrazelluläre Calciumkonzentration von 10^{-1} auf 10^{-4} mol/l. Diese intrazelluläre Calciumerhöhung führt schließlich zur Kontraktion der Herzmuskelzellen.

Bei einer **elektromechanischen Entkoppelung** funktionieren zwar die Erregungsprozesse am Herzen, aber das Aktionspotenzial ist nicht in der Lage, eine Kontraktion der Arbeitsmuskulatur herbeizuführen. Somit kann es nicht zu einer Herztätigkeit kommen. Durch das EKG können jedoch Potenzialdifferenzen zwischen der erregten und unerregten Herzmuskelzelle abgeleitet werden, die Kontraktionsantwort des Muskels bleibt jedoch aus (s. auch 3.4.2 und Physiologie 14).

3.1.4 Elektrokardiographie

Grundlagen der Elektrokardiographie

Das Elektrokardiogramm (EKG) ist eine Darstellung des **Summen-Aktionspotenzials des gesamten Herzens**. Es resultiert aus der Summation der elektrischen Effekte aller Einzelfasern. Während der Erregung des Herzens breitet sich das Aktionspotenzial

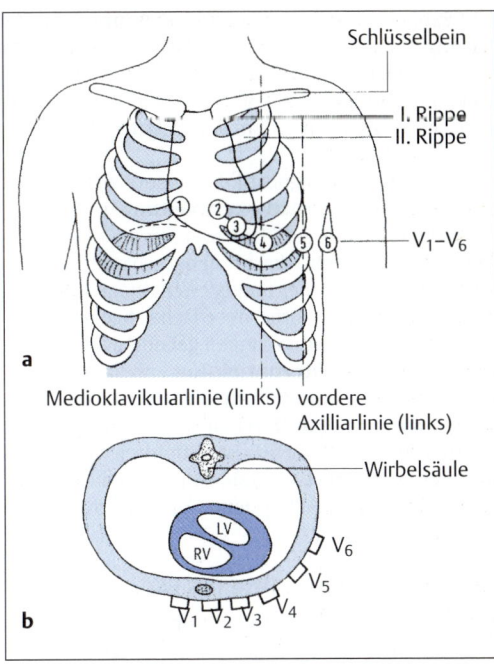

Abb. 3.4 Unipolare **Brustwandableitungen nach Wilson** (aus Klinge, Thieme 1992)

entlang des Erregungsleitungssystems zwischen den erregten und den noch unerregten Herzmuskelzellen aus. Dieser elektrische Stromfluss wird im EKG dargestellt. In Ruhe ist das Innere der Faser negativ und die Außenseite positiv, während in Erregung die Außenseite der Membran negativ und das Innere der Faser positiv ist. Dieses Bild entspricht einem elektrischen **Dipol**, der in die Richtung der Erregungsausbreitung zeigt. Bei der Erregungsausbreitung entsteht über jedem Dipol ein kleiner **Elementarvektor** von bestimmter Größe und Richtung. Die einzelnen Elementarvektoren summieren sich bei Erregung des Gesamtherzens zu einem Summenvektor des Gesamtherzens. Dieser **Summenvektor** spiegelt die Herzerregung wider, die von der Körperoberfläche über Elektroden abgegriffen werden kann. In einen **Oberflächen-EKG** werden nur Spannungen bis maximal 1 mV registriert. Die ordentliche und gleichmäßige Entstehung eines Summenvektors aus den zahlreichen verschiedenen Elementarvektoren ist nur möglich, da die einzelnen Zellen in einem funktionellen **Synzytium** eng miteinander gekoppelt sind (s. 3.1.2).

Bei der bipolaren **Standard-Extremitätenableitung** des EKG nach **Einthoven** wird der Stromfluss vom rechten Arm zum linken Bein, also genau über der anatomischen Herzachse gemessen. Sie erfasst die Potenzialdifferenz zwischen zwei Punkten der Körperoberfläche in frontaler Projektionsebene. Als wei-

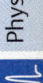

tere Extremitätenableitung findet die **unipolare Ableitung nach Goldberger** klinische Anwendung. Hier wird die Spannung zwischen dem rechten Arm und einer Bezugselektrode gemessen, die durch Spannungsteilung zwischen dem linken Arm und dem linken Bein entsteht.

Für die klinische Diagnostik besonders wichtig sind die **unipolaren Brustwandableitungen** (V1–V6) nach **Wilson** (Abb. 3.**4**). Hier werden die drei Extremitätenableitungen zusammengeschaltet, sodass eine indifferente Ableitung entsteht, gegen die verschiedene Orte der Körperoberfläche abgeleitet werden können. Diese Ableitungen geben Auskunft über die horizontale **Vektorprojektion** und unterstützen die Diagnostik bei der Suche nach der Lokalisation eines Infarktes oder Durchblutungsstörungen. Die Darstellung des kleinen Brustwanddreiecks mittels der **bipolaren Brustwandableitung nach Nehb** findet im klinischen Alltag heute kaum noch Anwendung.

Die einzelnen Abschnitte des EKG

Ein normales Elektrokardiogramm (Abb. 3.**5**) zeigt drei vor allem positive (nach oben gerichtete) *Ausschläge*, die mit „P", „R" und „T" bezeichnet werden. Die Erregungsausbreitung in Richtung Herzspitze (Herzspitze positiv gegenüber Herzbasis) wird als Ausschlag nach oben im EKG registriert. Der Schrittmacherprozess im Sinusknoten ist im EKG nicht erkennbar.

Die **P-Welle** ist eine kleine, rundliche Auslenkung und entspricht der Depolarisation des Vorhofmyokards. Ihr folgt etwas später der spitze und hohe **QRS-Komplex** als Ausdruck der Ventrikeldepolarisation.

- **Q-Zacke**: Zu Beginn des QRS-Komplexes findet sich die kleine, negative Q-Zacke. Sie ist negativ, da sich die Erregung des Ventrikelmyokards zuerst vom Septum in Richtung der Herzbasis ausbreitet.
- **R-Zacke**: Die Erregung verläuft weiter in Richtung der Herzspitze und wird in der R-Zacke dargestellt. Der Ausschlag der R-Zacke ist aufgrund der großen Muskelmasse des Ventrikelmyokards relativ hoch. Zeitlich markiert sie den Beginn des Druckanstieges im linken Ventrikel.
- **S-Zacke**: Die Erregung erreicht zuletzt die hinteren Abschnitte des linken Ventrikelmyokards in der Nähe der Herzbasis, daher stellt sie sich als negative S-Zacke dar. Das gesamte Ventrikelmyokard ist somit depolarisiert.

Die Dauer des QRS-Komplexes (ca. 80 ms) ist jedoch kürzer als die Dauer der Kammersystole. Die Dauer der *mechanischen Ventrikelsystole* entspricht im EKG am ehesten der Zeit zwischen der Spitze der R-Zacke und dem Ende der T-Welle! Die **T-Welle** tritt im Anschluss an den QRS-Komplex auf und entspricht der Repolarisation des Ventrikelmyokards. Sie stellt sich in rundlicher Form dar. Zur zeitlichen Orientierung sollte man sich merken, dass das Ende der T-Welle mit Beginn des zweiten Herztones und der *Inzisur in der Aortendruckkurve* zusammenfällt. Die Erregung im AV-Knoten, die Erregungsleitung im His-Bündel, in den Schenkeln und Purkinje-Fasern bleibt ohne Abbildung im EKG.

Da die zuletzt erregte Muskulatur mit der Erregungsrückbildung beginnt, verläuft in der Summe die Rückbildung von der Herzspitze in Richtung Basis. Ein umgekehrter QRS-Komplex wäre nur zu erwarten, wenn die Erregungsrückbildung in gleicher Weise ablaufen würde wie die Erregungsausbreitung. Somit dominiert in der Phase der Kammererregungsrückbildung über dem Herzen die gleiche Vektorrichtung wie bei der Erregungsausbreitung mit dem elektrischen Pol von der Herzbasis zur Herzspitze, der sich als positive T-Welle darstellt. Die Repolarisation der Vorhöfe wird durch die so genannte **Ta-Welle** dargestellt (a steht für Atrium). Da die Ta-Welle zeitlich in den Bereich des QRS-Komplexes fällt, ist sie gewöhnlich im EKG nicht sichtbar.

🩹 Klinischer Bezug

Eine Vergrößerung der Q-Zacke (pathologische Q-Zacke) kann auf einen transmuralen Myokardinfarkt hinweisen. Beim nicht transmuralen (subendokardialen) Infarkt bilden sich keine pathologischen Q-Zacken aus.

Neben den positiven und negativen Abweichungen gibt es *isoelektrische* EKG-Bereiche innerhalb des Herzzyklus, die als **Strecken** bezeichnet werden. Zu ihnen zählen die isoelektrische **PQ-Strecke** (Strecke vom Ende der P-Welle bis zum Beginn der Q-Zacke), identisch mit der atrioventrikulären Über-

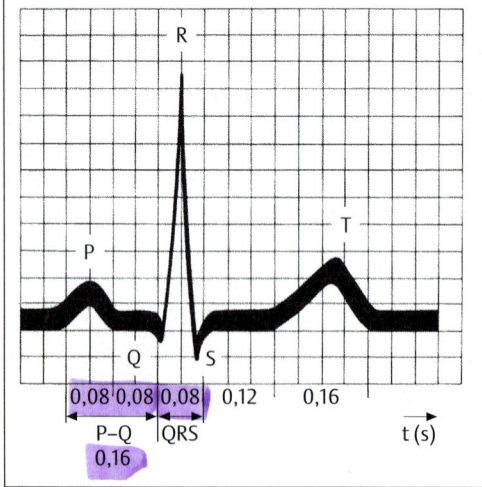

Abb. 3.**5 Normale EKG-Kurve** (aus Keidel, Thieme 1985)

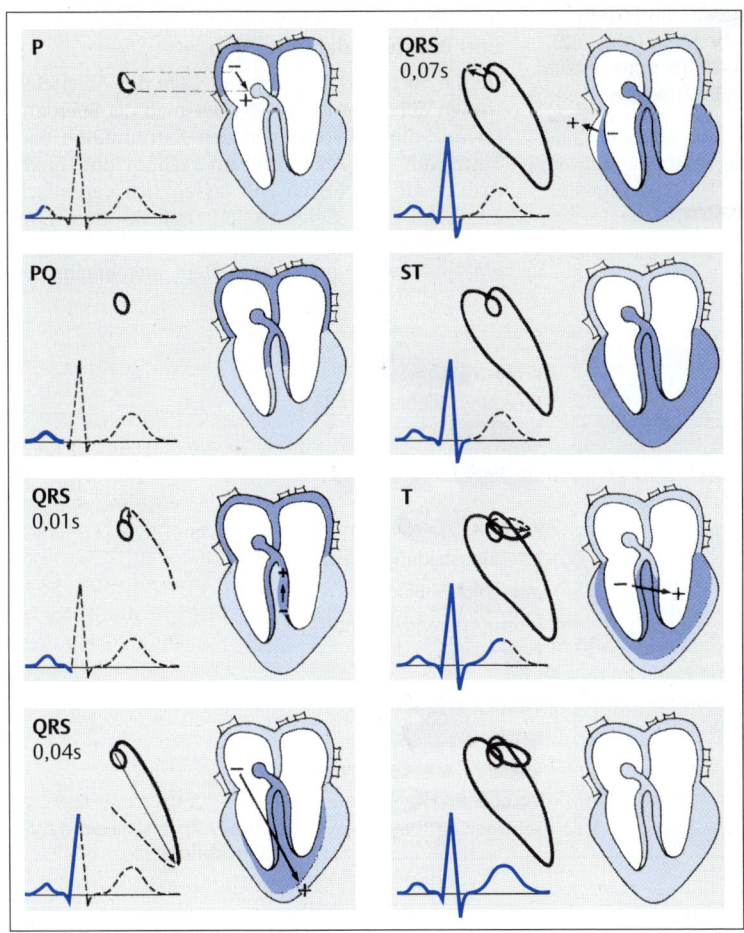

Abb. 3.**6 Erregungsaus-
breitung und -rückbildung**
mit zugehörigem EKG (aus
Schmidt/Thews, Springer
1990)

Physiologie

leitungszeit, und die **ST-Strecke** (vom Ende der
S-Zacke bis zum Beginn der T-Welle). Die PQ-Strecke
beginnt am Ende der Erregungsausbreitung in den
Vorhöfen. Der AV-Knoten ist zu diesem Zeitpunkt
bereits erregt. Die ST-Strecke entspricht der vollständigen und gleichmäßigen Kammererregung
(Abb. 3.**6**).

 Klinischer Bezug

Die *ST-Strecke* zeigt Veränderungen bei **Ischämie**
(Minderdurchblutung bei Durchblutungsstörungen)
des Herzmuskels und bei einem **Myokardinfarkt**.
Eine vertikale Verschiebung der ST-Strecke (Senkung
oder Anhebung) bedeutet, dass nicht die gesamte
Kammermuskulatur gleichzeitig erregt wird. Im Gegensatz zum Normalfall sind bestimmte Muskelpartien dann nicht mehr voll funktionsfähig

Die Abschnitte im EKG, die sowohl Zacken oder Wellen als auch Strecken umfassen, bezeichnet man als
Intervalle. Sie eignen sich als Maß für die Zeiten

von Vorhof- und Kammererregung. Die Entfernung
der einzelnen Punkte zueinander markiert die Dauer
der Erregung. Das **PQ-Intervall** (Beginn der P- Welle
bis Beginn der Q-Zacke) stellt die **Überleitungszeit**
der Erregung von den Vorhöfen auf die Ventrikel
dar. Bei einer Herzfrequenz von 70/min beträgt das
PQ-Intervall 0,18 Sekunden. Die Ermittlung der
Kammererregung (Systolendauer) ist mithilfe des
QT-Intervalles (Beginn der Q-Zacke bis zum Ende
der T-Welle) möglich.

 Klinischer Bezug

Ein *PQ-Intervall* von über 0,2 s Dauer gibt einen Hinweis
auf eine Störung in der atrioventrikulären Überleitung
(**AV-Block 1. Grades**). Ist die Überleitung völlig unterbrochen, so spricht man von einem **totalen Herzblock**
oder **AV-Block 3. Grades**. Vorhoferregung und Kam-
merkomplexe haben in diesem Fall keine systematische und zeitliche Beziehung mehr zueinander. Als
Therapie eignet sich in diesem Fall der permanente
Schrittmacher. Beim *partiellen* Atrioventrikular-Block

(**AV-Block 2. Grades**) werden manche Vorhoferregungen noch übergeleitet, andere nicht mehr (Abb. 3.**7**). Wird nur jede zweite oder dritte Vorhoferregung übergeleitet, spricht man von einem 2 : 1- bzw. 3 : 1-Block. Eine QRS-Dauer von über 0,1 s deutet auf eine *Erregungsausbreitungsstörung* in der Ventrikelmuskulatur hin. In diesem Falle ist mit großer Wahrscheinlichkeit einer der beiden Schenkel im ventrikulären Erregungsleitungssystem blockiert (**Schenkelblock**).

Prinzip und Methodik der Extremitäten- und Brustwandableitungen

Da die Form des EKG von der Lage der Ableitelektroden abhängig ist, verwendet man als Standardtechnik die Ableitung von den Extremitäten nach Einthoven. Die Ableitorte am rechten und linken Arm sowie am linken Fuß lassen sich vereinfacht als Ecken eines gleichseitigen Dreiecks, dem **Einthoven-Dreieck**, darstellen (Abb. 3.**8**). Die Erdungselektrode wird am rechten Bein angebracht. Die

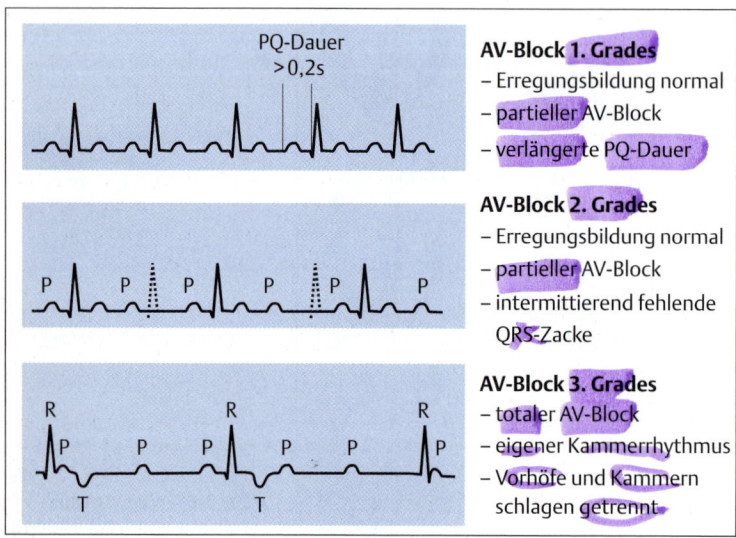

PQ-Dauer
>0,2s

AV-Block 1. Grades
– Erregungsbildung normal
– partieller AV-Block
– verlängerte PQ-Dauer

AV-Block 2. Grades
– Erregungsbildung normal
– partieller AV-Block
– intermittierend fehlende QRS-Zacke

AV-Block 3. Grades
– totaler AV-Block
– eigener Kammerrhythmus
– Vorhöfe und Kammern schlagen getrennt

Abb. 3.**7** Verschiedene **AV-Blockbilder**

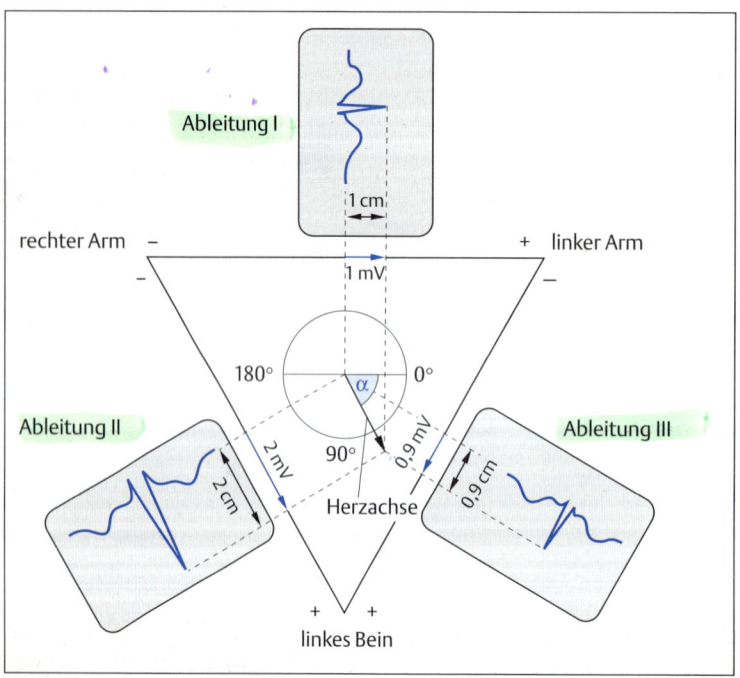

Ableitung I

1 cm

rechter Arm　–　　　　　　　+　linker Arm

1 mV

180°　　0°

α

Ableitung II　　　　　　　Ableitung III

2 mV

2 cm

90°

0,9 mV

0,9 cm

Herzachse

+　+
linkes Bein

Abb. 3.**8** **EKG-Dreieck nach Einthoven** (aus Klinke/Silbernagl, Thieme 1994)

Ableitung I stellt die Messung der Potenzialdifferenz zwischen rechtem und linkem Arm dar. Ableitung II betrifft die Verbindung zwischen dem rechten Arm und dem linken Fuß, Ableitung III die Verbindung zwischen linkem Arm und linkem Fuß. Die Standardableitungen (I, II, III) nach Einthoven stellen also **bipolare Extremitätenableitungen** dar. Die Standard-EKG-Ableitungen geben Hinweise auf den Ort der Erregungsbildung, den Verlauf der Erregungsausbreitung und die Art von eventuellen Herzrhythmusstörungen. Aus den Extremitätenableitungen lässt sich auch die Lage der elektrischen Herzachse bestimmen, da zurzeit der R-Zacke die **elektrische Herzachse** (R-Vektor) der anatomischen Herzachse (Lage des Herzens im Brustkorb) nahezu gleicht. Für jeden Moment lässt sich der integrale Vektor in Größe und Richtung nach den Regeln der **Vektor-Addition** rekonstruieren. Im klinischen Gebrauch wird die Höhe der R-Zacken von mindestens zwei Ableitungen ausgemessen und die ermittelte Lage auf die entsprechende Seite des Einthoven-Dreiecks aufgetragen (Abb. 3.**9**). Für die Einteilung der verschiedenen **Lagetypen** des Herzens bildet der **Winkel** α die Grundlage, da er die **elektrische Herzachse** (Richtung des maximalen R-Vektors) mit der Horizontalen einnimmt und damit weitgehend der anatomischen Längsachse des Herzens entspricht. Die Verbindungslinie der Vektorspitzen stellt die resultierende Vektorschleife für die Erregungsausbreitung in den Ventrikeln dar.

Normalerweise liegt der Winkel α beim **Indifferenztyp** (Normaltyp) zwischen 30° und 60°. Der maximale R-Vektor (R_{max}) befindet sich in diesem Falle in Ableitung II, der QRS-Komplex ist in Ableitung III kleiner als in Ableitung I, und in Ableitung aVR ist der QRS-Amplitude negativ. Die T-Welle im EKG ist in Ableitung I nach Einthoven positiv. Bei Drehung des Herzens nach links geht der Winkel α gegen Null. Beim **Horizontaltyp** liegt der Winkel α zwischen Null und 30°, beim **Linkstyp** ist der Winkel α negativ. Die

Maximalprojektion des R-Vektors (R_{max}) befindet sich in Ableitung I, während die Projektion auf der Ebene II schwach positiv und die in Ableitung III stark negativ ist. Bei Drehung nach rechts kommt es zum **Steiltyp** (Winkel α zwischen 60° und 90°) oder zum **Rechtstyp** (Winkel α größer als 90°). Hier liegt die maximale Projektion des R-Vektors in Ableitung III, während der R-Vektor in Ableitung I negativ ist. Klinisch differenziert werden noch der überdrehte Rechtstyp und der überdrehte Linkstyp als extreme Lagetypen. Ein technischer (apparativer) Fehler muss vorliegen, wenn die R-Zacken in den Ableitungen I bis III zum gleichen Zeitpunkt gleich hoch sind (Abb. 3.**9**).

Während der Inspiration kann es im *Oberflächen-EKG* durch ein verändertes Füllungsverhalten des linken Ventrikels zu einer Verkleinerung des QRS-Komplexes kommen. Dieses Phänomen der QRS-Verkleinerung nennt man allgemein **Niedervoltage**. Die elektrische Herzachse, die in der Regel mit der mechanischen Herzachse übereinstimmt, ändert sich während der In- oder Exspiration jedoch nicht.

Klinischer Bezug

Bei einer **Hypertrophie** (Größenzunahme) des linken Ventrikels (z. B. bei Bluthochdruck) wird ein Linkstyp im EKG vorgetäuscht, ohne dass sich eigentlich die anatomische Herzachse ändert. Dementsprechend kann eine Hypertrophie des rechten Ventrikels (z. B. bei einer Pulmonalarterienstenose) zu einem Rechtstyp im EKG führen.

Pathologische Erscheinungen im EKG

Im Falle des **Vorhofflatterns** (200–300/min) oder **Vorhofflimmerns** (über 300/min) ist die *Vorhoffrequenz* derart erhöht, dass die Erregungsüberleitung nur unregelmäßig erfolgen kann. Das Vorhofflimmern ist durch den unregelmäßigen Ablauf

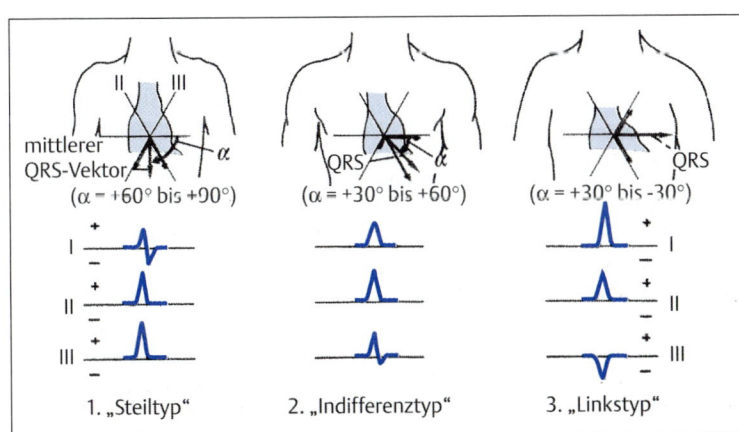

Abb. 3.**9** **Bestimmung der Lagetypen** aus den EKG-Ableitungen (aus Silbernagl/Despopoulos, Thieme 1991)

von Vorhofdepolarisationen und eine irreguläre atrioventrikuläre Überleitung charakterisiert. Folge ist eine **absolute Arrhythmie** mit unregelmäßigen Kammererregungen. Bleibt die **Ersatzfrequenz** der Kammern im physiologischen Bereich, so ist eine absolute Arrhythmie mit dem Leben vereinbar.

Das **Kammerflimmern** manifestiert sich im EKG als irreguläre Ausschläge (300/min). Es entspricht hämodynamisch einem Herzstillstand, da eine wirksame Füllung sowie Entleerung der Ventrikel nicht mehr möglich ist. Häufige Ursache von Kammerflimmern ist der elektrische Stromstoß in der vulnerablen Phase des Herzens (s. 3.1.2) bei einem Elektrounfall im Haushalt.

> **Merke**
>
> Herzrhythmusstörungen in Form des Kammerflimmerns treten häufig als Komplikation bei oder nach Herzinfarkt auf!

Beim **Kammerflattern** finden sich im EKG frequente Wellen von hoher und weiter Amplitude (Sägezahn-EKG) mit einer Frequenz von ca. 250/min. Der Übergang in ein Kammerflimmern ist sehr häufig.

Eine *heterotope* oder *ektope* Reizbildung kommt dadurch zustande, dass der Reiz nicht wie gewöhnlich im Sinusknoten, sondern im Vorhof, im AV-Knoten oder in den Ventrikeln entsteht.

Als **Extrasystole** (**ES**) wird ein solcher zusätzlicher Herzschlag aufgrund einer zusätzlichen Reizbildung bezeichnet, der in den normalen Herzrhythmus einfällt. Der *Ursprungsort* einer Extrasystole kann anhand verschiedener Kriterien ermittelt werden. So erscheint im EKG keinerlei QRS-Komplex-Veränderung, wenn die ES im Vorhof oder im AV-Knoten entsteht. Liegt der Ursprungsort jenseits der Aufzweigung des Erregungsleitungssystems nach dem AV-Knoten in einem der beiden Schenkel, so ist der QRS-Komplex stark *verbreitert* und *deformiert*. Ursache für diese *Deformität* ist der unterschiedliche Zeitpunkt der Kammererregung. Der Teil der Ventrikelmuskulatur über dem Schenkel des Erregungsursprunges wird *schneller erregt* als die Muskulatur über dem anderen Schenkel, da die Erregung im zuerst erregten Schenkel erst zurücklaufen muss, ehe sie auf den anderen Schenkel übergreifen kann (*retrograde Erregung*). In diesem Fall liegt eine **ventrikuläre Extrasystole** vor. Fällt die Extrasystole zwischen zwei normale Systolen ohne Rückwirkung auf den normalen Herzrhythmus, so handelt es sich um eine **interponierte ventrikuläre ES**. Im EKG hat die reguläre R-Zacke nach der ES denselben Abstand von der vorangegangenen regulären R-Zacke wie andere reguläre R-Zacken.

Sehr häufig trifft eine normale Erregung im Vorhof auf den nach einer Extrasystole noch refraktären

Ventrikel. In diesem Fall löscht die ES die nächste normale Systole aus, sodass eine überlange **kompensatorische Pause** entsteht. Erst die darauf folgende normale Erregung löst dann wieder eine normale Systole aus. Der Abstand der beiden regulären R-Zacken vor und nach der Extrasystole ist dann doppelt so groß wie bei einem normalen R-R-Intervall.

> **Merke**
>
> In einer *kompensatorischen Pause* stellt die Extrasystole keinen zusätzlichen Herzschlag dar. In der Gesamtbilanz ist die ES nur ein zeitlich nach vorne verschobener Herzschlag mit abnormem Ursprung.

Verschoben wird der *Grundrhythmus*, wenn bei einer Extrasystole die Extra-Erregung den Sinusknoten *retrograd* (rückläufig) erreicht und dort vorzeitig eine neue Erregung auslöst. Demzufolge existieren zwischen der ES mit kompensatorischer Pause und der interponierten ES zahlreiche verschiedene Zwischenformen.

Kommt es zu einer Verlangsamung der Herzfrequenz unter 60 Schlägen/min, so spricht man von einer **Bradykardie**, bei einer Herzfrequenz über 80/min von einer **Tachykardie**. Zu einer *respiratorischen Arrhythmie* kommt es bei einer forcierten Exspiration im Sinne einer Bradykardie. Während einer tiefen Inspiration kann man eine Tachykardie beobachten.

3.2   Mechanik des Herzens

3.2.1   Grundlagen der Muskelkontraktion

Siehe auch Physiologie 3.1, 3.4.1 und 13.1.1.

Laplace-Gesetz

Die Druckentwicklung im Ventrikel wird durch geometrische Faktoren, wie dem **Innenradius r**, der **Wanddicke d** und dem **transmuralen Druck P**, bestimmt. Stellt man sich den Ventrikel vereinfacht als Hohlkugel vor, so entspricht der transmurale Druck P dem Innendruck. In diesem Körper gilt der Grundsatz: Je dicker die Wand, desto geringer ist bei gleichem Innenradius die Wandspannung! Die mathematische Grundlage für diesen Grundsatz bildet das Laplace-Gesetz. Danach nimmt die **Wandspannung K** (also die Kraft/Wandquerschnitt) proportional mit dem Innendruck und dem Radius zu:

$$K = P \frac{r}{2d} [N \cdot m^{-2}] \tag{3.2}$$

Überträgt man das Laplace-Gesetz auf den Herzmuskel, so folgt, dass während der Austreibungsphase der Ventrikelradius abnimmt und die Wanddicke zunimmt. Gleichzeitig bleibt jedoch die **Kraftentwicklung** in der Ventrikelmuskulatur gleich, da sie bereits während der vorangegangenen Anspannungsphase vollständig entfaltet wurde. Dementsprechend findet nach Laplace die Austreibungsphase im Ventrikel alleine aufgrund der geometrischen Veränderungen des intraventrikulären Druckes statt.

Kontraktionsvermögen des Herzens

Die am isolierten Herzen gemessenen isovolumetrischen Maxima beschreiben das Kontraktionsvermögen des Herzens, das **Kontraktilität** genannt wird. Da diese Messung am schlagenden Herzen in situ unmöglich ist, behilft man sich mit dem Maß der *maximalen Druckanstiegsgeschwindigkeit* im Ventrikel während der Anspannungsphase. Die Kontraktilität hängt von der Anzahl der *Querbrücken* zwischen *Aktin* und *Myosin* in den einzelnen Herzmuskelfasern ab. Ein hoher Aktivierungsgrad führt zu einem hohen *isovolumetrischen Spannungsmaximum,* aber auch die Steilheit des Druckanstieges wird zunehmen, wenn mehr Querbrücken gleichzeitig zugreifen (s. Einfluss des intrazellulären Calciums unter 3.4.3). Die **mechanische Arbeit** des Herzmuskels wird als *Volumenverschiebung* infolge von Kraftentwicklung vollbracht. Sie errechnet sich aus dem *Druck mal Volumen.* Sie besitzt physikalisch dieselbe Dimension wie die in der Physik definierte *Arbeit aus Kraft mal Weg* (N · m). Im Druck-Volumen-Diagramm des Herzens ist die mechanische Arbeit als die von einem Arbeitszyklus umschriebene Fläche zwischen den Punkten **A bis D** (*Druck-Volumen-Schleife des linken Ventrikels*) sowie dem fehlenden Abschnitt nach unten bis zur Druck-Nulllinie dargestellt (Abb. 3.**10**). Dabei entspricht **A-B** der Anspannungsphase, **C-B** der Austreibungsphase, **C-D** der Entspannungsphase und **D-A** der Füllungsphase. Mithilfe der Druck-Volumen-Schleife lässt sich auch die **Ejektionsfraktion** des linken Ventrikels ermitteln. Die **Beschleunigungsarbeit** des linken Ventrikels in körperlicher Ruhe beträgt weniger als 10% der Druckvolumenarbeit.

Die **Leistung** errechnet sich aus **Arbeit pro Zeit**. Die Dimension der *Leistungsgröße* ist die Arbeit pro Herzschlag mal Herzfrequenz (in min^{-1}), die die Herzarbeit pro Minute ergibt.

In Ruhe erbringt das Herz eine Leistung von 5 Watt; dies sind fast 10% des gesamten *Energieumsatzes*.

Die Arbeit des Herzens errechnet sich aus dem *Produkt von Druck und Volumen*. Je höher der Druck bei gleichem Schlagvolumen ist, desto größer ist die geleistete Arbeit. Durch einen erhöhten **afterload** erhöht sich also die Herzarbeit. Umgekehrt gilt: je höher das Schlagvolumen bei gleichem Druck, desto größer ist die geleistete Arbeit. Durch einen erhöhten

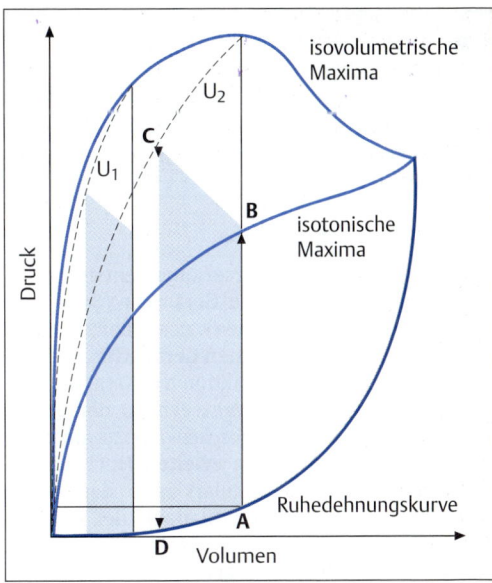

Abb. 3.**10** Das **Druck-Volumen-Diagramm** des isolierten Herzens bei verschiedener Füllung. Wird der von einer gegebenen Ausgangslage gewonnene Punkt maximaler Spannungsentwicklung (isovolumetrisch, ordinatenparallel) mit dem Punkt maximaler Volumenverkleinerung (isotonisch, abszissenparallel) verbunden, so ergibt sich die Kurve der Unterstützungszuckungen (U-Kurve). Verschiedene Ausgangslagen haben verschiedene U-Kurven. Diese verlaufen umso steiler, je geringer die Ventrikelfüllung ist. In das Diagramm sind zwei Unterstützungszuckungen (isovolumetrisch, auxotonisch) eingetragen. Sie repräsentieren schematisch zwei natürliche Zuckungen bei verschiedener Ausgangsfüllung. Dabei ist vereinfacht angenommen, dass der Druck während der Auswurfphase kontinuierlich steigt. Die vermehrte (diastolische) Füllung wird mit vergrößertem Schlagvolumen (Volumenzunahme) und gesteigerter mechanischer Arbeit (getönte Fläche) beantwortet (Frank-Starling-Mechanismus) (aus Keidel, Thieme 1985)

preload erhöht sich ebenfalls die Arbeit des Herzens. Im Falle einer akuten Volumenbelastung spricht man auch von einem Anstieg des **preload** (Vorlast), also einer Erhöhung des Blutvolumens vor dem Herzen im Gegensatz zum **afterload** (Nachlast), der die Blutmenge nach dem Herzen im arteriellen Schenkel beschreibt und bei einem erhöhten totalen peripheren Widerstand (TPR) ansteigt.

Linker und rechter Ventrikel unterscheiden sich im Arbeitspensum. Das linke Herz muss unter Ruhebedingungen ein Schlagvolumen vom 70 ml transportieren und einen Druck von 100 mmHg gegenüber dem enddiastolischen Druck aufbringen. Das rechte Herz muss ein gleiches Schlagvolumen nur auf einen ca. 20 mmHg erhöhten Druck steigern. Dies ist 1/5 der Druckvolumenarbeit des linken Herzens.

Siehe auch 3.3.2. und 3.4.1.

Physiologie

Merke

Bei einer Herzfrequenz von 60/min dauert eine ganze Herzaktion genau 1 Sekunde. Unter Ruhebedingungen beansprucht die Systole S dieser Zeit. Die Austreibungsphase dauert ca. $^3/_4$ der Systolendauer, dass heißt ca. 250 ms.

3.2.2 Herzklappen

Obwohl die bei den Herzaktionen entstehenden „Töne" physikalisch gesehen Geräusche (Schall unterschiedlicher Wellenlängen) darstellen, werden die normalen, **physiologischen Geräusche** als **Herztöne** bezeichnet. Die Kontraktion des Kammermyokards in der *Anspannungsphase* erzeugt den **ersten Herzton**, der *Schluss der Taschenklappen* am Ende der Austreibungsphase den **zweiten Herzton**. Die **Mitralklappe** (Atrioventrikularklappe des linken Herzens) und die **anderen Klappen** des Herzens sind gleichzeitig geschlossen, während der erste Herzton im **Phonokardiogramm** (Aufzeichnung des Herzschalls) erscheint.

Pathologische Geräusche, die bei Stenosen oder Insuffizienz der Klappen auftreten, werden als **pathologische Herzgeräusche** bezeichnet. Die Herztöne und -geräusche werden aus physikalischen Gründen in der Strömungsrichtung des Blutes weitergeleitet. Für jede Klappe gibt es somit einen optimalen Auskultationsort über bestimmten Stellen der Brustwand, den man sich einprägen sollte, um pathologische Herzgeräusche der entsprechend geschädigten Herzklappe zuordnen zu können:

- *Aortenklappe*: 2. Interkostalraum (ICR) parasternal (neben dem Brustbein) rechts,
- *Pulmonalklappe*: 2. ICR parasternal links,
- *Mitralklappe*: 4.–5. ICR links über der Herzspitze,
- *Trikuspidalklappe* (Atrioventrikularklappe des rechten Herzens) 5. ICR parasternal rechts.

Die Systolendauer entspricht der Zeit zwischen dem 1. und dem 2. Herzton, die Diastolendauer der Zeit zwischen dem 2. Herzton und dem darauf folgenden 1. Herzton.

 Klinischer Bezug

Ein **diastolisches Herzgeräusch** kann bei einer Trikuspidalklappenstenose, einer Aortenklappeninsuffizienz oder einer Pulmonalklappeninsuffizienz entstehen. **Systolische Herzgeräusche** entstehen häufig infolge eines Ventrikelseptumdefektes, einer Anämie, einer Aortenklappenstenose, einer Trikuspidalklappeninsuffizienz oder einer Mitralklappeninsuffizienz.

3.2.3 Herzzyklus

Die Herzaktion wird in die vier Phasen
- Anspannungsphase,
- Austreibungsphase,
- Entspannungsphase und
- Füllungsphase

eingeteilt.

Anspannungs- und Austreibungsphase fallen in die **Systole**, der Kontraktion, die der Erregung mit kurzer Latenz (**elektropressorische Latenz**) folgt. Die Entspannungs- und Füllungsphase, die zwischen den mechanischen Aktionen liegen, nennt man die **Diastole** der Herzaktion. In der Diastole wird das Blut von den Vorhöfen in die Ventrikel gefüllt (**Füllungsphase**). Die treibende Kraft ist zu 80% der relative intraventrikuläre Unterdruck, der bei der isovolumetrischen **Relaxation** am Ende der Entspannungsphase entsteht und zur Öffnung der Atrioventrikularklappen (AV-Klappen) führt, sowie zu 15% die Kontraktion der Vorhofmuskulatur. Das Füllungsvolumen im Ventrikel beträgt nun etwa 140 ml.

Durch die Füllung übersteigt der intraventrikuläre Druck den intraatrialen Druck, dadurch werden die AV-Klappen wieder geschlossen. Auch die **Semilunarklappen – Taschenklappen** (Aorten- und Pulmonalklappe) des Herzens sind zu diesem Zeitpunkt geschlossen, sodass der intraventrikuläre Druck in der jetzt einsetzenden **isovolumetrischen Anspannungsphase** rasch erhöht wird und bis auf ein Druckniveau von 80 mmHg (10,7 kPa) steigt. Dabei bleibt das Blutvolumen im Ventrikel zunächst konstant – isovolumetrischer Druckanstieg. Übersteigt der intraventrikuläre Druck (80 mmHg) den diastolischen Druck in der Aorta, öffnet sich die Aortenklappe (Taschenklappe zwischen linker Kammer und Aorta), und die **Austreibungsphase** folgt. Während der Austreibungsphase steigt der Druck im linken Ventrikel durch die muskuläre Kontraktion auf maximale Werte von 120 mmHg. Erst nachdem das **Schlagvolumen** von ca. 70 ml ausgeworfen ist (verbleibendes Restvolumen = 70 ml), sinkt der Druck im Ventrikel unter den Aortendruck, und die Aortenklappe wird wieder geschlossen. In der Austreibungszeit des Herzens sinkt die **Myokardspannung** (Kraft/Querschnitt der Herzwand). Hierfür ist am ehesten die Wanddicke des Myokards verantwortlich (s. auch physikalische Grundlagen in 3.2.1). Die Kontraktion während der Austreibungsphase ändert sowohl Druck als auch das Füllungsvolumen des Ventrikels (**auxotone Kontraktion**).

In der nun einsetzenden **Entspannungsphase** sinkt der Druck in den Ventrikeln weiter ab (**isovolumetrische Relaxation**). Sowohl die AV-Klappen als auch die Aorten- und Pulmonalklappe sind geschlossen, bis der intraventrikuläre Druck den intraatrialen Druck unterschreitet (20 mmHg) und dadurch die AV-Klappen wieder geöffnet werden. Damit kann wieder die Füllungsphase beginnen (Abb. 3.**11**).

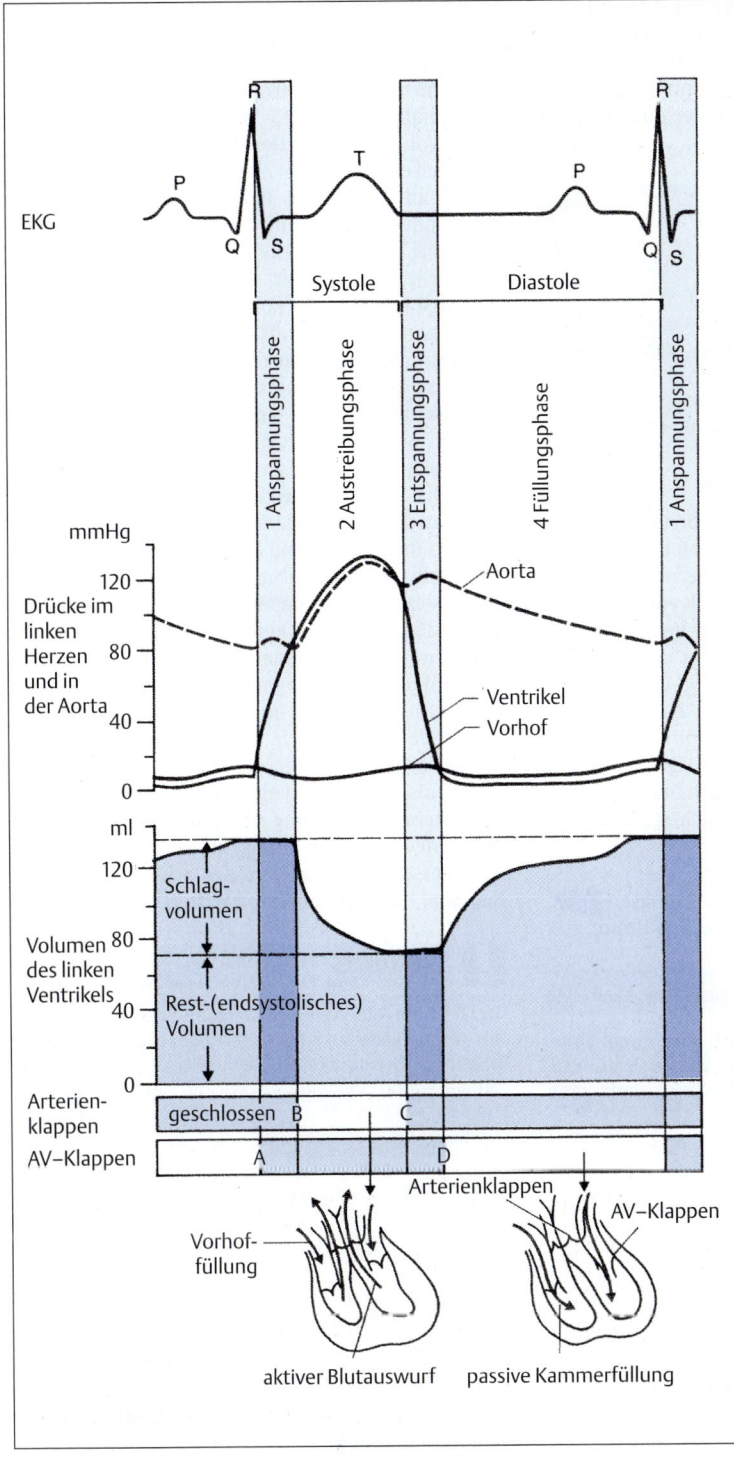

EKG

P

R

Q S

T

Systole   Diastole

P

R

Q S

1 Anspannungsphase

2 Austreibungsphase

3 Entspannungsphase

4 Füllungsphase

1 Anspannungsphase

mmHg

Drücke im
linken
Herzen
und in
der Aorta

120

80

40

0

Aorta

Ventrikel

Vorhof

ml

Volumen
des linken
Ventrikels

120

80

40

0

Schlag-
volumen

Rest-(endsystolisches)
Volumen

Arterien-
klappen

geschlossen B   C

AV–Klappen

A   D

Arterienklappen

AV–Klappen

Vorhof-
füllung

aktiver Blutauswurf   passive Kammerfüllung

Physiologie

Abb. 3.11 **Herzzyklus**: Zeitliche Korrelation von Druck, Blutfluss und Ventrikelvolumen in Systole und Diastole. Die Punkte A bis D kennzeichnen die Übergänge der verschiedenen Arbeitsphasen des linken Ventrikels. Die Punkte A und D markieren den Schluss bzw. die Öffnung der AV-Klappen, die Punkte B und C die Öffnung bzw. den Schluss der Aortenklappen (aus Beske, Thieme 1990)

Die Füllung der Vorhöfe findet während der Austreibungsphase statt; durch das Absenken der Klappenebene wird ein Unterdruck in den Vorhöfen erzeugt, und Blut aus den Pulmonalvenen kann in den linken Vorhof, Blut aus der unteren und der oberen Hohlvene in den rechten Vorhof strömen.

Merke

Geht man von der P-Welle des EKG aus, so tritt folgende zeitliche Reihenfolge auf:
Q-Zacke → Schluss der Atrioventrikularklappen → Öffnung der Aortenklappe → T-Welle → Schluss der Aortenklappen → Öffnung der Atrioventrikularklappen. Die Öffnungszeit der Segelklappen (Atrioventrikularklappen) ist somit länger als die der Taschenklappen (Semilunarklappen).

3.2.4   Füllung des Herzens

Das rechte Herz hat natürlich dieselben Volumina zu fördern wie das linke. Da der *Strömungswiderstand* der Lungenstrombahn jedoch sehr gering ist, erzeugt der rechte Ventrikel nur einen Druck von 25 mmHg. Der diastolische Druck des rechten Ventrikels liegt bei 0 mmHg. Dementsprechend liegt der Blutdruck in der A. pulmonalis bei 25/0 mmHg. Der Druck im linken Ventrikel hat im Vergleich dazu während der Systole einen Wert von 120 mmHg und fällt während der Diastole auf fast 0 mmHg ab.
Für den linken Ventrikel ergeben sich bei einer Herzfrequenz von 70/min. folgende wichtige Volumenwerte:

- *Herzschlagvolumen*: 70 ml,
- *Restvolumen* nach der Austreibungsphase: 70 ml,
- *Herzzeitvolumen*: beträgt in Ruhe 5–6 l/min.

Merke

Während der Systole wird die Hälfte des im gefüllten Herzen enthaltenen Blutvolumens ausgeworfen. Die *Ejektionsfraktion* (Auswurfmenge) beträgt somit 50 % oder 0,5.

3.3   Ernährung des Herzens

3.3.1   Koronardurchblutung

Zur Versorgung des Herzmuskels fließen ca. 5 % des *Herzminutenvolumens* durch die **Koronararterien**. Dies entspricht in körperlicher Ruhe einem Blutvolumen von 250 ml/min. Die **spezifische Durchblutung** liegt bei 60–80 ml/dl und ist damit recht hoch, da der Herzmuskel auch bei Ruhe des Gesamtorganismus arbeiten muss. Bei körperlicher Leistung kann die spezifische Durchblutung um den Faktor 4–5 auf 300–400 ml/dl ansteigen. Diese *Steigerungsfähigkeit* bis auf das Vierfache des Ruhewertes

(400 %) nennt man die **Koronarreserve**. Die **Sauerstoffausschöpfung** kann von 60–70 % in Ruhe auf ca. 75–80 % bei Belastung ansteigen. Die aorto-koronar-venöse O_2-Konzentrationsdifferenz beträgt im Normalfall etwa 10–15 Vol.-%, sie kann maximal um 17 Vol.-% betragen. Der O_2-Verbrauch des Herzens steigt bei einer 30 %igen Zunahme des Aortendruckes stärker an als bei einer 30 %igen Zunahme des Herzzeitvolumens. Die Höhe der Koronardurchblutung korreliert also mit der Höhe des myokardialen Sauerstoffverbrauchs. Somit steigt die Durchblutung (**Stromstärke**) in den Koronararterien bei Senkung der arteriellen Sauerstoffsättigung. Durch die geringe Steigerungsmöglichkeit der O_2-Ausschöpfung muss das Herz bei Belastung seinen größeren O_2-Bedarf hauptsächlich durch eine erhöhte Durchblutung decken. Bei den Mechanismen zur Anpassung der Koronardurchblutung an den wechselnden Bedarf steht die **lokal-chemische, metabolische Autoregulation** des Gefäßwiderstandes und des Perfusionsdruckes im Vordergrund (s. auch 4.4.1).
Innerhalb des *Herzkontraktionszyklus* (Abb. 3.**11**) ergeben sich aufgrund des Myokarddrucks, der auf die Blutgefäße während einer Kontraktion ausgeübt wird, und der Pulsationen des Aortendrucks starke Schwankungen. Zu Beginn der Systole nimmt der *intramurale Druck* im linken Ventrikel so stark zu, dass er den Blutdruck in den Koronarien übersteigt, und der arterielle Koronarstrom wird stark reduziert, der venöse Ausstrom jedoch durch Auspressen gesteigert. Mit Beendigung der Systole folgt eine starke Zunahme der Durchblutung. In der ersten Hälfte der mechanischen Diastole ist der arterielle Einstrom maximal (**phasischer Koronarfluss**).

Merke

Ursache für die starken *Durchblutungsschwankungen* im Koronarkreislauf ist der *Kontraktionsdruck* der Herzaktionen. Die regulatorischen Tonusänderungen zur Stabilisierung der Blutdruckwerte betreffen immer nur die mittlere Durchblutungsgröße, die eine viel kleinere Variationsbreite besitzt.

3.3.2   Energieumsatz

Siehe 3.2.1 und 4.4.

3.4   Steuerung der Herztätigkeit

3.4.1   Frank-Starling-Mechanismus

Das Herz besitzt die Möglichkeit **autoregulatorischer Anpassung** an eine akute Volumen- bzw. Druckbelastung. Die Regulation des Herzzeitvolumens (= Schlagvolumen · Herzfrequenz) wird über den **Frank-Starling-Mechanismus** gesteuert und lässt sich anhand eines **Druck-Volumen-Diagram-**

mes (Abb. 3.**10**) erläutern. An einem isolierten *Herz-Lungen-Präparat* eines Säugetieres kann man die **Ruhedehnungskurve** durch passive Füllung des ruhenden Herzens ermitteln. Aus dem Kurvenverlauf ist ersichtlich, dass der Ventrikeldruck mit zunehmender Ventrikelfüllung *exponentiell* steigt. Von jedem Punkt der Ruhe-Dehnungs-Kurve aus ist eine *isotonische* (= konstanter Druck und Tonus) und eine *isovolumetrische* (= Blutvolumen in den Ventrikeln bleibt gleich) Kontraktion möglich. Wie kräftig sich gesunde Herzmuskelfasern kontrahieren, hängt in einem bestimmten Bereich von ihrer Länge (siehe Anatomie Kap. 7.5 und Abb. 3.**10**) zu Beginn der Kontraktion ab. Die Länge der Herzmuskelfaser wird wiederum vom Blutvolumen bestimmt, mit dem der Ventrikel gefüllt ist. Je größer demnach die Füllung des Herzens am Ende der Diastole ist, desto kräftiger ist die Kontraktion und umso größer das Schlagvolumen. Ab einem Füllungsvolumen von 280 ml jedoch, ist ein Stadium der Überdehnung erreicht, welches nur zu einer schwachen Kontraktion und damit zu geringerer Arbeit führt. So erhält man aus der Summe der einzelnen Maxima aller Kontraktionen eine Kurve der **isotonischen Maxima** und eine Kurve der **isovolumetrischen Kontraktionen**.

Die Systole besteht aus einer **isovolumetrischen Anspannungsphase**, der im Anschluss eine **auxotonische Austreibungsphase** (Volumenabnahme bei weiterem Druckanstieg) folgt. Diese Art der *gemischten Kontraktionsform* wird auch *Unterstützungszuckung* genannt. Die Kurve der *Unterstützungs-Maxima* (*U-Kurve*) lässt sich für jeden Punkt auf der Ruhe-Dehnungs-Kurve festlegen, da sie eine lineare Verbindung zwischen dem isovolumetrischen und dem isotonischen Maximum für den ausgewählten Punkt auf der Ruhe-Dehnungs-Kurve darstellt. Alle Maxima liegen auf der U-Kurve, auch wenn sich bei gegebenem Füllungsdruck deren Maxima abhängig von dem enddiastolischen Aortendruck ändern. In Abb. 3.**10** ist ein normaler Arbeitszyklus in das Druck-Volumen-Diagramm eingetragen: Der Punkt **A** beschreibt das **enddiastolische Volumen** mit in diesem Falle 140 ml. Während der Anspannungsphase wächst der Druck im linken Ventrikel in isovolumetrischer Form an. Im Punkt **B** ist dann der Aortendruck von 80 mmHg erreicht. In der Austreibungsphase steigt der Druck weiter in isotonischer Form auf etwa 120 mmHg: Das Ventrikelvolumen wird um das **Schlagvolumen** (**SV**) verringert. Die **Ejektionsfraktion** (**EF**) beschreibt den prozentualen Anteil des Schlagvolumens am enddiastolischen Volumen. Im Punkt **C** ist der maximale systolische Druck erreicht, sodass der Ventrikel kein Volumen mehr abgeben kann und die Aortenklappe zuschlägt. Es folgt die Entspannungsphase, in der der Druck auf ca. 0 bis 10 mmHg (Punkt **D**) absinkt. Ein **enddiastolisches Restvolumen** von 70 ml befindet sich noch im linken Ventrikel. In der anschließenden Füllungsphase steigt der Ventrikeldruck wieder entlang der Ruhe-Dehnungs-Kurve (Punkt A) an.

Im EKG entspricht die Füllungsphase (Punkt E nach A) dem Ende der T-Welle bis Anfang der R-Zacke, die Anspannungsphase (Punkt A nach B) dem Anfang der R-Zacke bis zum Ende der S-Zacke, die Austreibungsphase (Punkt C nach D) dem Ende der S-Zacke bis zum Ende der T-Welle, und die Entspannungsphase (Punkt D nach E) beginnt mit dem Ende der T-Welle.

> **! Merke**
>
> Um die isovolumetrische Anspannungszeit, die Austreibungszeit und die Diastolendauer des linken Ventrikels zu bestimmen, muss außer dem Druck im linken Ventrikel gleichzeitig der Druck der Aorta ascendens registriert werden.

Erhöht sich jetzt bei Konstanz der Aortendrücke der venöse Füllungsdruck bzw. das venöse Volumenangebot (preload), so fördert das Herz in einem neuen Arbeitszyklus ein deutlich größeres Schlagvolumen und leistet damit auch eine größere **Arbeit** (= Druck · Volumen). Dies ist zwangsläufig mit einer Erhöhung des Restvolumens verbunden, wobei sich die neue Kurve der Unterstützungsmaxima nach rechts verschiebt. Somit ist das Ventrikelvolumen sowohl endsystolisch als auch enddiastolisch vergrößert. Durch den Frank-Starling-Mechanismus ist also sichergestellt, dass das Herz angepasst an den preload das Auswurfvolumen ändert.

Bei normaler Füllung ist das Herz in der Lage, gegen höhere Aortendrücke (Druckbelastung durch erhöhten afterload) zu kontrahieren. Dabei muss das Herz in der Systole einen erhöhten Druck aufbringen ehe das Schlagvolumen ausgetrieben ist. Das Schlagvolumen wird deutlich kleiner und das enddiastolische Restvolumen steigt folglich an. Nach erneuter Füllung der Herzkammern kommt es zu einer größeren enddiastolischen Füllung als zuvor.

Der Frank-Starling-Mechanismus ist zudem für die Angliederung der Schlagvolumina des rechten und des linken Ventrikels zuständig. Dadurch bleiben das Volumen und der Druck im großen und kleinen (Lungen-) Kreislauf in einem konstanten Verhältnis.

3.4.2 Herznerven

Auch wenn die Herztätigkeit vorwiegend auf einer *myogenen Automatie* beruht, so wird sie doch durch **sympathische** und **parasympathische Innervation** in vielfältiger Weise moduliert.

Sympathische Innervation

Der Sympathikus hat wie im gesamten Organismus eine *ergotrope* (leistungsfördernde) Wirkung auf das Herz. Am Herzen selbst hat er eine

Physiologie

- *positiv-chronotrope Wirkung* (Steigerung der Herzfrequenz),
- *positiv-inotrope Wirkung* (Steigerung der Herzkontraktionskraft),
- *positiv-bathmotrope Wirkung* (Förderung der Erregbarkeit der Muskulatur) und eine
- *positiv-dromotrope Wirkung* (Förderung der Erregungsüberleitung vom Vorhof zum Ventrikel).

Ursache ist vermutlich die Zunahme der Anstiegssteilheit der *diastolischen Schrittmacherpotenziale* nach Sympathikuserregung. Durch die *Erhöhung der Ca^{2+}-Leitfähigkeit* und *verminderte K^+-Leitfähigkeit* fördert der Sympathikus wesentlich die zur **elektromechanischen Kopplung** wichtige intrazelluläre Calciumkonzentration (s. 3.4.3). Der Sympathikus beschleunigt die diastolische Depolarisation und damit die Schrittmacherfrequenz.

Unerwünschte Folge dieser Einflussnahme ist auch das verstärkte Auftreten von Extrasystolen. Im Sympathikussystem sind **Adrenalin** und **Noradrenalin** als Transmitter eingesetzt. Adrenalin wirkt über **adrenerge β_1-Rezeptoren**, die sich durch β-Blocker pharmakologisch hemmen lassen. Mit Einsatz der β-Blocker wird indirekt auch der gesamte Herzstoffwechsel, d.h. der Sauerstoffverbrauch gesenkt. Ein Einsatz von α-Blockern ist in Bezug auf die Herztätigkeit nahezu wirkungslos.

Noradrenalin, ein Transmitter, der an α-Rezeptoren angreift, kann durch Änderung der Membranleitfähigkeit der Schrittmacherzellen die diastolische Depolarisation des Sinusknotens beeinflussen.

Parasympathische Innervation

Der Gegenspieler des Sympathikus, der **Vagus**, hat eine **trophotrope**, also auf Erholung und Regeneration bedachte Wirkung auf das Herz und den Gesamtorganismus. Er verlangsamt die diastolische Depolarisation und senkt damit die Schrittmacherfrequenz.

Der Parasympathikus erreicht nicht alle Regionen des Herzens, sodass er nur einen

- *negativ-chronotropen* und einen
- *negativ-dromotropen* Einfluss auf das Herz
- ausübt.

Auf Vorhofebene kann er eine *negativ-inotrope* Wirkung entfalten. An den Nervenendigungen des N. vagus wird der Transmitter **Acetylcholin** freigesetzt, der sich mit den cholinergen Rezeptoren der Herzmuskelzellen verbindet. Durch **Atropin** können diese Rezeptoren blockiert werden. Über eine direkte Verbindung der *Herzinnervationssysteme* kann der Parasympathikus (N. vagus) auch die Noradrenalinfreisetzung hemmen.

Merke

Sympathikus: fight & flight.

Vagus: rest & digest.

Die *chronotropen* Effekte der Herznerven erklären sich durch Veränderung der Steilheit der diastolischen Depolarisation. Wie in 3.1.2 bereits beschrieben, entsteht die **langsame diastolische Depolarisation** dadurch, dass die am Ende sehr hohe K^+-Leitfähigkeit der Membran allmählich zurückgeht und dabei die Ca^{2+}-Leitfähigkeit ansteigt. Die Zellmembran wird *hyperpolarisiert*. Die Aktivierung des *efferenten Herzvagus* bewirkt an den *Schrittmacherzellen* (Sinusknoten) eine Zunahme der K^+-Leitfähigkeit (Zellmembranpermeabilität) mit resultierender Abflachung des Präpotenzials und negativem MDP (maximal diastolisches Potenzial). Durch Einfluss des Vagustransmitters Acetylcholin am Vorhofmyokard auf die acetylcholingesteuerten Kaliumkanäle wird die Steilheit der diastolischen Depolarisation in der Herzschrittmacherzelle also abgeflacht, sodass die Erregungsschwelle später erreicht wird. Auf Vorhofebene verkürzt eine Vagusreizung die Dauer des AP und senkt die Kontraktionsstärke des Vorhofmyokards (negativ inotrope Wirkung). Der Wirkstoff *Physostigmin* hemmt das Enzym **Cholinesterase**, welches für den Abbau von Acetylcholin zuständig ist, und verstärkt somit die Vaguswirkung auf das Herz. Als Besonderheit sollte man sich merken, dass eine Reizung des rechten N. vagus im Vergleich zum linken N. vagus stärker auf die Herzfrequenz wirkt. Eine Ausschaltung des rechten Vagus erhöht die Herzfrequenz.

Merke

Das Herz in Ruhe unterliegt ständig dem Einfluss der nervalen Innervation, da beispielsweise auch die *respiratorischen Schwankungen* der Herzfrequenz oder reflektorische Einflüsse der Pressorezeptoren über die Nervenbahnen von Sympathikus und Vagus vermittelt werden.

Schmerzafferenzen des Herzens

Bei Schmerzafferenzen können neben den spinal übertragenden vegetativen Reflexen, besonders auch bei begrenzter **Myokardhypoxie oder -ischämie**, viszerale, kardiale Afferenzen ausgelöst werden, die ihrerseits wiederum über spinale Reflexübertragungen zu einer Steigerung der efferenten Sympathikusaktivität zum Herzen führen. Gleichzeitig führt dies zu einer Art Schutzreflex, der als Schmerzgefühl im Thorax mit Ausstrahlung in den linken Arm und Kiefer wahrgenommenen **Angina pectoris**.

Unter dem **positiv-inotropen** (Steigerung der Herzkraft) und **positiv-chronotropen** (Herzfrequenzsteigerung) Einfluss des Sympathikus (s. 3.4.2) kann das Herz bei körperlicher oder seelischer Belastung ein Herzzeitvolumen auswerfen, das 4- bis 5-mal größer ist als der Ruhewert. *Unabhängig von der Ruhevordehnung* und *der enddiastolischen Füllung* kann die Kontraktionskraft gesteigert, die maximale Kraftentwicklung früher erreicht und die *Kurve der isometrischen Maxima* dadurch nach oben verschoben werden. Gleichzeitig steigt die maximale *Erschlaffungsgeschwindigkeit* der Ventrikel, wodurch die Dauer der Systole um maximal 40 % verkürzt werden kann. Bei einer Verdoppelung der Herzfrequenz durch körperliche Arbeit sinkt die Diastolendauer um mehr als 50 %. Gleichzeitig erhöht sich der Beitrag der Vorhofkontraktion zur Ventrikelfüllung mit steigender Herzfrequenz. Insgesamt jedoch sinkt das Herzzeitvolumen ab. So ist auch bei der gesteigerten Herzfrequenz unter dem Einfluss des Sympathikus eine ausreichend lange Dauer der Diastole, und damit eine ausreichende Ventrikelfüllung, gewährleistet. Die Steigerung der Herzfrequenz unter dem Einfluss des Sympathikus bewirkt zunächst eine lineare Zunahme des Herzzeitvolumens und ist daher für die Anpassung des Kreislaufsystems wesentlich.

Die Bedeutung der sympathischen Innervation wird besonders bei der orthostatischen Lageumstellung deutlich (s. auch Blutkreislauf Kap. 4.1.2). Da beim Aufstehen der **zentrale Venendruck** absinkt, wird die Herzfüllung schlechter und der Frank-Starling-Mechanismus wirkungslos. Das Absinken des Füllungsdruckes kann in dieser Situation mithilfe der Sympathikus-Innervation *kompensiert* werden. Ist die Abnahme des Schlagvolumens unvermeidbar, so ist die nerval vermittelte Frequenzerhöhung in der Lage, das Herzminutenvolumen konstant zu halten.

Merke

Die erhöhte Herzfrequenz bewirkt, dass die Abnahmen des Herzzeitvolumens relativ geringer sind als die des Herzschlagvolumens.

3.4.3 Funktionsabhängige Anpassung

Zu den strukturellen Veränderungen einer Herzhypertrophie kommt es z. B. bei Leistungssportler, Herzklappenfehlern oder bei erhöhtem Blutdruck (Hypertonus). Die Zahl der Muskelzellen bleibt bei dieser pathologischen Veränderung konstant, nur ihre Dicke und ihre Länge nehmen zu, sodass das **Herzgewicht** von normalerweise 250–300 g auf fast 500 g zunehmen kann.

Klinischer Bezug

Wird das Herz wiederholt oder ständig einer erhöhten Arbeitsbelastung (Druck- bzw. Volumenbelastung) oder kurzfristig einem O_2-Mangel ausgesetzt, so treten strukturelle Veränderungen auf. Es kommt zu einer Vergrößerung des Herzens durch **Hypertrophie**. Die Zahl der Herzmuskelzellen bleibt zunächst konstant, lediglich ihre Dicke und ihre Länge nehmen gleichmäßig zu. Gleichzeitig werden die Diffusionswege zwischen den Kapillaren und dem Inneren der Herzmuskelfaser größer, sodass die Gefahr einer ungenügenden O_2-Versorgung entsteht. Die Folge kann ein **Herzversagen** sein.

Das **Sportlerherz** ist durch das erhöhte diastolische Ventrikelvolumen und Schlagvolumen in Ruhe charakterisiert. Da der Sportler aufgrund gesteigerter Aktivität des N. vagus eine niedrige Herzfrequenz aufweist, bleibt sein Herzzeitvolumen insgesamt unverändert.

In der Situation der Herzwandhypertrophie bleibt die Wandspannung nach Laplace unverändert, da Wanddicke und Ventrikelradius vergrößert sind. Ist der Herzmuskel jedoch ohne gleichzeitige Wandverdickung dilatiert (erweitert), nimmt die Wandspannung nach Laplace mit dem Radius zu, und der Herzmuskel benötigt mehr Energie zur Förderung des gleichen Schlagvolumens.

Messmethodik des Herzminutenvolumens

Das Herzminutenvolumen (HMV) bzw. Herzzeitvolumen (HZV) kann nach dem **Fick-Gesetz** aus der *Sauerstoffaufnahme* und der *Sauerstoffkonzentrationsdifferenz* zwischen venösem Mischblut und arteriellem Blut bestimmt werden. Typische Zahlenwerte für eine normale Ruhesituation sind:

- *O_2-Aufnahme*: 300 ml/min,
- *O_2-Konzentration im venösen Mischblut der A. pulmonalis*: 150 ml/l,
- *O_2-Konzentration im arteriellen Blut*: 200 ml/l.

Danach nimmt jeder Liter Blut beim Durchfluss durch die Lunge 50 ml O_2 auf. Nach der Formel:

$$HMV = \frac{O_2 - \text{Aufnahme}}{O_2 - \text{Konzentrationsdifferenz}} \quad (3.3)$$

ergibt sich bei einer O_2-Aufnahme von 300 ml/min ein HMV von 6 l Blut pro Minute. Der Normalwert für das Herzminutenvolumen liegt bei 5 l/min. Unter Arbeitsbedingungen ist ein Anstieg auf bis zu 20 l/min, bei durchtrainierten Athleten bis zu 30 l/min möglich. Für die Bestimmung des HMV muss das venöse Mischblut aus dem rechten Ventrikel oder der A. pulmonalis mittels *Herzkatheter* entnommen werden.

Physiologie

Bei Anwendung der **Indikator-Verdünnungs-technik** (Farbstoffmethode) injiziert man eine definierte Menge Farbstoff im Bolus in die Blutbahn und kann so an einer anderen Stelle des Kreislaufsystems die Passage des Bolus durch häufige Blutabnahmen oder photometrische Messungen der Farbstoffkonzentration verfolgen.

Das Prinzip der **Thermodilutionsmethode** ist das gleiche wie das der Indikator-Verdünnungstechnik, nur wird hier statt Farbstoff eine gekühlte Kochsalzlösung verwendet. Außerdem existieren zahlreiche **Isotopenverdünnungsverfahren**, deren Prinzip ähnlich wie das der Farbstoffmethode ist.

Elektrolytische und pharmakologische Einflüsse auf die Herzaktion

Die intrazelluläre Konzentration von **Calcium-Ionen** ist vorwiegend für die Steuerung der Kraft der *Herzmuskelkontraktionen* verantwortlich. So wird eine Kontraktion stärker, je höher die intrazelluläre Ca^{2+}-Konzentration in den Herzmuskelzellen ist. Dies erklärt sich dadurch, dass Calcium-Ionen sehr wichtig bei der Aktivierung von Querbrücken zwischen dem *Aktin* und *Myosin* in der Herzmuskelzelle sind. Folglich hat die Calciumkonzentration einen positiven Einfluss auf das **isometrische Kraftmaximum**, die Geschwindigkeit der Kontraktion bei *isotonischer* Kontraktion und auf die **Druckanstiegsgeschwindigkeit** bei *isovolumetrischer* Kontraktion. Der größte Teil des Calciums wird bei Erregung aus den intrazellulären Speichern (*sarkoplasmatisches Retikulum*) freigesetzt. Ein geringerer Anteil strömt über während des Aktionspotenzials geöffnete, potenzialgesteuerte Calciumkanäle (POCs) entlang eines *elektrochemischen Gradienten* von außen in die Zelle. Dieser Calciumanteil *triggert* (Auslöser) die Ca^{2+}-Freisetzung aus dem sarkoplasmatischen Retikulum und vergrößert gleichzeitig die intrazelluläre Calciummenge. Die *treibende Potenzialdifferenz* für den Einstrom von Calcium-Ionen in eine Zelle des Arbeitsmyokards ist die Differenz zwischen dem jeweiligen Membranpotenzial und dem Gleichgewichtspotenzial der Calcium-Ionen. Folgende Voraussetzungen müssen dazu herrschen: Die Depolarisation des Membranpotenzials muss tief genug sein, und die Kanäle müssen phosphoryliert sein. Nun lässt sich auch die Wirkung des Sympathikus auf das Herz einfach erläutern: Die Transmitter Noradrenalin und Adrenalin, die auf dem Blutwege zum Herzen gelangen, fördert während der Erregung den Ca^{2+}-Einstrom in die Zelle, das *Calciumgleichgewicht* verschiebt sich zugunsten des Einwärtstransportes (**Prinzip der Frequenz-Inotropie**), das verfügbare *Aktivierungscalcium* aus dem sarkoplasmatischen Retikulum wächst an und somit auch die Kraft der Kontraktion. Zudem bewirkt die Erhöhung der Ca^{2+}-Leitfähigkeit eine Zunahme der Anstiegssteil-heit der diastolischen Schrittmacherpotenziale (*positiv-ionotroper* Effekt). Dies geschieht durch Stimulation der β-Rezeptoren mit nachfolgender Mehrbildung von cAMP. Dadurch wird die Phosphorylisierung der POCs gesteigert. So wird während der Depolarisation die Öffnungshäufigkeit von schon öffnenden POCs erhöht. Die Potenzialdifferenz für Ca^{2+}-Ionen ist während der Diastole größer als die treibende Potenzialdifferenz für den Einstrom der Natrium-Ionen.

Mit der *Repolarisation* gelangt ein Teil des Calciums wieder in das sarkoplasmatische Retikulum, ein anderer Teil wird durch die Zellmembran nach außen gepumpt. Auch die Wiederaufnahme von Ca^{2+} in das sarkoplasmatische Retikulum wird durch die Katecholamine beschleunigt, sodass sich die Dauer der Systole verkürzt und mehr Erregungen bei gleicher Gesamtzeit im Herzen stattfinden.

Klinischer Bezug

Medikamentös lassen sich die Calcium-Kanäle mit spezifischen **Calciumkanal-Blockern** bzw. **Calcium-Antagonisten** (z.B. Nifedipin) hemmen. Dadurch wird der Ca^{2+}-Einstrom blockiert, und die Kraft der Kontraktion lässt allmählich nach. Andere Medikamente wie die **Herzglykoside** (z.B. Digitalis, Strophantin) können den Ca^{2+}-Einstrom fördern. Gleichzeitig blockieren sie die *Na^+-K^+-Austauschpumpe* (Na^+/K^+-ATPase) und steigern somit die intrazelluläre Na^+-Konzentration, sodass der Na^+-Ca^{2+}-Antiport, der Na^+ im direkten Austausch gegen Ca^{2+} in die Zelle transportiert, dadurch weniger aktiv wird. Diese Medikamente steigern folglich die intrazelluläre Ca^{2+}-Konzentration und erzielen im doppelten Sinne eine positiv-inotrope Wirkung.

Einfluss von Plasmaelektrolyten auf die Herztätigkeit

Wirkung von Kalium: Die Betrachtung der *K^+-Konzentration* des Blutes ist nicht unwesentlich für die Funktion des Herzens. Eine Erhöhung des Kaliums (**Hyperkaliämie**) in einer *kardioplegen* Perfusionslösung auf das 5fache der Norm führt in einem isoliert durchströmten Herzen zum *Herzstillstand*, weil dadurch eine Dauerdepolarisierung der Herzmuskelfasern ausgelöst wird. Bei geringgradiger Hyperkaliämie ist das maximale diastolische Potenzial weniger negativ. Eine starke Hyperkaliämie führt somit zu einem negativ-chronotropen Effekt, während eine mäßige **Hypokaliämie** positiv chronotrop wirkt.

Wirkung von Calcium: Freie Calcium-Ionen haben im Extrazellulärraum eine konstante Konzentration von ca. 2 mmol/l. Dies entspricht $2 \cdot 10^{-3}$ mol/l. In der Herzmuskelzelle beträgt die Konzentration der freien Ca^{2+} bei maximaler Erschlaffung des Myokards in der Diastole 10^{-7} mol/l und bei maximaler Kontraktion in der Systole 10^{-5} mol/l. In der Diastole ist die zytosolische Konzentration am Herzmuskel also maximal um $2 \cdot 10^4$, in der Systole mindestens um $2 \cdot 10^2$ geringer als die extrazelluläre.

Wie bereits unter 3.1.2 und 3.4.3 erläutert, hat eine **Hyperkalzämie** eine Erhöhung des Ruhepotenzials, eine Verlängerung der Dauer des Aktionspotenzials und eine Verstärkung der Kontraktionskraft zur Folge. Die **Hypokalzämie** führt dementsprechend zur Erniedrigung des Ruhepotenzials und zur Verkürzung der AP-Dauer. Als wichtigster Ionenbestandteil der Herzmuskelkontraktion folgt dem Entzug von Ca^{2+} natürlich eine Verminderung der Kontraktionskraft. Experimentell lässt sich eine komplette *elektromechanische Entkoppelung* erzeugen: Fast ohne Calcium findet man im Herzen veränderte Aktionspotenziale, die ohne mechanische Muskelantwort bleiben.

Endokrine Funktionen des Herzens

Die *Dehnungsrezeptoren vom Rezeptortyp B* in den Vorhöfen des Herzens dienen als Messfühler zur Blutvolumenregulation. Zusätzlich zu den *efferenten* Fasern verlaufen noch deren *afferente* Fasern im N. vagus. Neben dieser nervalen Regulation existiert noch eine **hormonelle Blutvolumenregulation**. In den Myozyten des Vorhofes wird das **atriale natriuretische Peptidhormon** (**ANP**) gebildet. Dieses Hormon wird bei einer Hypervolämie über die Dehnung der Vorhofmuskelwand abgegeben. Über den Blutkreislauf gelangt es dann zur Niere und fördert dort die *Natrium- und Wasserausscheidung.*

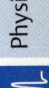

Physiologie

Blutkreislauf

A Lten

4.1 Allgemeine Grundlagen

4.1.1 Physikalische Gesetzmäßigkeiten

Siehe Physik 2.9

4.1.2 Funktionelle Abschnitte

Hoch- und Niederdrucksystem

Der **Blutkreislauf** wird in der Physiologie nach den funktionellen Merkmalen von Druck- und Volumenverteilung in ein Hochdruck- und in ein Niederdrucksystem eingeteilt. Insgesamt enthält das **Hochdrucksystem** nur ca. 15 % des Kreislaufblutvolumens. Das **Niederdrucksystem** (s. 4.3) enthält ca. 85 % des Blutvolumens und fungiert somit auch als Blutvolumenspeicher. Im Gegensatz zur linken Herzkammer erzeugt die rechte Herzkammer nur einen geringen Druck zur Perfusion der Lungenstrombahn, sodass das rechte Herz und das Lungengefäßsystem funktionell gesehen zum Niederdrucksystem gezählt werden. Der mittlere Blutdruck im rechten Vorhof beträgt 2 mmHg, im linken Vorhof 5 mmHg. Der Strömungswiderstand des großen Kreislaufs in körperlicher Ruhe ist etwa 9- bis 12-mal höher als der des kleinen Kreislaufs. Kommt es zu Gefäßeinengungen (**Stenosen**) in der Lungenstrombahn, so steigt der mittlere Blutdruck in der A. pulmonalis an.

Das Hochdrucksystem umfasst die Aorta sowie die großen Arterien des Körpers und übt die Funktion eines **Druckspeichers** aus. Die linke Herzkammer pumpt das Blut mit hohem Druck in die Aorta und das Arteriensystem, die wie ein „Wasserturm" ständig Blut hohen Druckes für die Versorgung und Perfusion (Durchblutung) der verschiedenen Organsysteme bereithalten. Somit werden die Organe über ein spezielles **Verteilungssystem** aus dem Hochdrucksystem über die Organstrombahnen und schließlich durch das Austauschsystem der Kapillaren versorgt. Die Durchblutung der einzelnen Organe ist jeweils dem Bedarf angepasst. Die **Durchblu-**

tungsgröße der Organe wird durch den Widerstand der kleinen Arterien und *terminalen* Arteriolen, die man deshalb auch *Widerstandsgefäße* nennt, bestimmt. Geregelt wird der unterschiedliche Bedarf durch die Variation der zuführenden *Gefäßweite*. Der **mittlere arterielle Blutdruck** hängt nur vom Herzminutenvolumen und dem totalen peripheren Widerstand ab. Die **Blutdruckamplitude**, also die Amplitude des Druckpulses, in den großen Arterien steigt in Abhängigkeit zum sinkenden Gefäßdurchmesser zur Peripherie hin an und ist dementsprechend in den Hauptarterien der Extremitäten größer als in der Aorta. Diese *pulsatorischen Blutdruckschwankungen* stellen Blutdruckwellen I. Ordnung dar.

Die Tätigkeit des linken Ventrikels, der in Ruhe etwa 70-mal pro Minute (**Herzfrequenz**) ein Schlagvolumen von etwa 70 ml und damit ein **Herzzeitvolumen** (HZV) von etwa 5 l/min auswirft, erzeugt in der Aorta einen Druck (Pa) von im Mittel etwa 100 mmHg (=13,3 kPa). Das Herz entnimmt also in jeder Diastole das Volumen von etwa 70 ml den herznahen Venen und drückt es dann mit jeder Systole in die Arterien hinein. Durch den erzeugten Mitteldruck von 100 mmHg kann der **Strömungswiderstand** des Gefäßsystems im Körperkreislauf (*totaler peripherer Widerstand TPR*) überwunden werden. Neben der Herztätigkeit sind für den Druckanstieg noch die relativ geringere Dehnbarkeit der Arterien und der hohe Strömungswiderstand in der Peripherie verantwortlich. Das Blut kehrt dann nach Passage des Kapillarsystems unter einem sehr niedrigen Druck (**zentralvenöser Druck** ZVD) von etwa 2–5 mmHg (0,2–0,5 kPa bzw. 3–12 cm H_2O) in den rechten Vorhof zurück. Die für den Kreislauf entscheidende Druckdifferenz zwischen Aorta und dem rechten Vorhof beträgt somit etwa 97 mmHg (ca. 12,9 kPa). Das Funktionsprinzip des Kreislaufsystems beruht also im Wesentlichen auf der Erzeugung eines hohen Druckes in den Arterien durch das Herz, der dann den Antrieb für die Blutströmung darstellt.

Der totale periphere Widerstand (TPR) im großen Blutkreislauf beträgt etwa 20 mmHg · l⁻¹ · min (2,6 kPa · l⁻¹ · min) bei körperlicher Ruhe. Am TPR sind die großen und mittleren Arterien, die kleinen Arterien und Arteriolen, die Kapillaren, die Venolen und die mittleren und großen Venen mit unterschiedlichen Anteilen beteiligt:

- große und mittlere Arterien: 19%,
- kleine Arterien und Arteriolen: 47%,
- Kapillaren: 27%,
- Venolen: 4%,
- mittlere und große Venen: 3%.

Dementsprechend wirken sich schon geringe Änderungen der Gefäßweite der Arteriolen deutlich auf den TPR aus (s. auch Hagen-Poiseuille-Gesetz 4.1.5).

Klinischer Bezug

Da die Herausbildung eines speziellen Hochdrucksystems entwicklungsgeschichtlich gesehen den letzten und jüngsten Schritt darstellt, ist gerade dieser höchst differenzierte Teil des Blutkreislaufes sehr labil und krankheitsanfällig. Lebensbegrenzende Faktoren, wie zum Beispiel die Entstehung einer **Arteriosklerose** in den Gefäßen des Hochdrucksystems mit der Folge eines **Herzinfarktes,** sind folglich relativ häufig. Durch pathologische Einlagerungen in den arteriellen Gefäßen nimmt im Laufe des Alters die Elastizität der Gefäße ab und die Amplitude des arteriellen Blutdrucks dementsprechend zu.

Mittlere totale Kreislaufzeit

Die **mittlere totale Kreislaufzeit** kann nach der *Farbstoffverdünnungsmethode* bestimmt werden. Sie ist ein Chromodiagnostik-Verfahren zur Bestimmung von Blutvolumina mittels Registrierung der Verdünnung eines „im Bolus" in die Blutbahn injizierten Farbstoffs.

Steigt der Gesamtbedarf an sauerstoffreichem Blut zum Beispiel bei Muskelarbeit, so wird die Pumpleistung des Herzens erhöht und der Strömungswiderstand im Muskelgewebe durch Vergrößerung des Gefäßquerschnittes gesenkt, sodass ein erheblich gesteigertes Herzzeitvolumen bei nur geringgradig verändertem Druck durch die arteriellen Gefäße strömt.

Großer und kleiner Kreislauf

Neben dieser funktionellen Einteilung finden wir noch die **anatomische Unterteilung** des Blutkreislaufes in einen *großen* und einen *kleinen Kreislauf*. Der kleine Kreislauf umfasst dabei die dem äußeren Gasaustausch dienende **Lungenstrombahn**. Er liegt In Serie geschaltet mit dem großen Kreislauf. So kann sichergestellt werden, dass alle übrigen, im großen Kreislauf parallel geschalteten Organ- und Gefäßstrombahnen sauerstoffgesättigtes Blut angeboten bekommen.

Merke

Morphologische und funktionelle Gliederung mögen sich nicht immer decken: Die A. pulmonalis zählt mit ihrem anatomischen Aufbau wie die Aorta zu den großen Arterien, die Blut vom Herzen in die Peripherie führen. Da sie jedoch sauerstoffarmes Blut in die Lunge führt, zählt sie funktionell gesehen zum *Niederdrucksystem* des Kreislaufes. Der mittlere Blutdruck in der Aorta ist somit größer als der in der Arteria pulmonalis!

4.1.3 Druck

Beim stehenden Menschen steigt der arterielle Mitteldruck in den Beinen infolge der Schwerkraft mit zunehmendem Abstand vom Herzen an. Erhöht sich auch der zentrale Venendruck zum Beispiel infolge verminderter Pumpleistung des Herzens in der Diastole, so steigt normalerweise der **mittlere Kapillardruck** durch den *Blutrückstau* stärker an als bei einer vergleichbaren Erhöhung des mittleren arteriellen Blutdrucks. Im Liegen wird der Rückstrom des venösen Blutes zum Herzen wegen der praktisch ausgeschalteten Schwerkraft gefördert, sodass dann die Strömungsgeschwindigkeit in den Kapillaren deutlich kleiner ist als in den zugehörigen Venen.

Die **Dehnbarkeit** eines Gefäßes hängt sowohl von der Anzahl als auch von der Art der Fasern, also auch von der Relation zwischen **elastischen** und **kollagenen** Fasern, in einer Gefäßwand ab. In vergleichbaren Gefäßabschnitten sind die Arterien 6- bis 10-mal weniger dehnbar als die Venen. Das elastische Verhalten eines isolierten Gefäßabschnittes wird durch den **Volumenelastizitätskoeffizienten E'** ausgedrückt. Er stellt das Verhältnis einer *Druckdifferenz* (ΔP) zu einer *Volumenänderung* (ΔV) dar. Bei großer elastischer Dehnbarkeit ist E' klein und umgekehrt. E' ist also reziprok zur Weitbarkeit der Arterien und nimmt bei steigendem Blutdruck zu. Der Volumenelastizitätskoeffizient ist in Arterien vom muskulären Typ größer als in der Aorta. Der E' der Aorta ist bei einem Blutdruck von 120 mmHg im jungen und im hohen Alter größer als im mittleren Lebensalter. Die Weitbarkeit erreicht also ihr Maximum im Alter zwischen 16 und 39 Jahren. In jüngeren Jahren ist das Aortenvolumen durch das noch nicht abgeschlossene Wachstum begrenzt. Durch Alterungs- und Verkalkungsprozesse tritt im hohen Alter eine Ausweitung der Aorta bei abnehmender Dehnbarkeit auf.

Das elastische Verhalten einer Volumeneinheit, das heißt das Verhältnis einer Druckänderung zu einer relativen Volumenänderung, nennt man **Volumenelastizitätsmodul k**. Dieser steht mit der Massendichte der Flüssigkeit in einfacher Beziehung zur Fortpflanzungsgeschwindigkeit der Pulswelle und dient als Maß für die spezifische Volumendehnbarkeit. k beschreibt also den Druck, der bei Linearität zur Verdoppelung des Volumens notwendig wäre. Es unterscheidet sich vom Volumenelastizitätskoeffizienten dadurch, dass das ΔV zum Gesamtvolumen V in Beziehung gesetzt wird. Der Volumenelastizitätsmodul k nimmt mit dem Alter zu. Bei einer Pulswellengeschwindigkeit von 7 m/s ergibt sich für die Aorta ein Volumenelastizitätsmodul k oberhalb des systolischen Blutdrucks.

4.1.4   Strömung

Beziehung zwischen Stromstärke, Strombahnquerschnitt und Strömungsgeschwindigkeit

Aus den strukturellen Merkmalen der Blutgefäße ergeben sich wichtige *hämodynamische* (den Blutfluss betreffende) Konsequenzen. Von der Aorta aus, die einen Gefäßquerschnitt von 5 cm² besitzt, werden die Blutgefäße mit zunehmender Verzweigung zur Peripherie hin immer enger. Die sich am Ende der

arteriellen Gefäßstrombahn befindenden Kapillaren haben schließlich nur noch einen **Gefäßdurchmesser** von 8 µm und einen Querschnitt von ca. $5 \cdot 10^{-7}$ cm². Rechnerisch verändert sich der Querschnitt des Einzelgefäßes also um den Faktor 10^{-7}. Der **Gesamtquerschnitt** aller Kapillaren ist in der Peripherie jedoch 1000-mal größer als der der Aorta (Anstieg von 5 cm² auf $5 \cdot 10^3$ cm²), da in der Peripherie fast 10^{10} Kapillaren parallel geschaltet sind. Der Gesamtquerschnitt der arteriellen Strombahn nimmt also mit zunehmender Entfernung vom Herzen zu. Diese Verzweigung des **Gefäßbaumes** sichert eine große Austauschfläche. Die **Volumenstromstärke**, gemessen in l/min, muss in jedem der hintereinander geschalteten Kreislaufabschnitte gleich groß sein. Deshalb nimmt die **mittlere Strömungsgeschwindigkeit**, die die Geschwindigkeit des einzelnen Blutkörperchens beschreibt (gemessen in cm/s), mit zunehmendem Gesamtquerschnitt entsprechend ab. Die durchschnittliche Geschwindigkeit, abgesehen

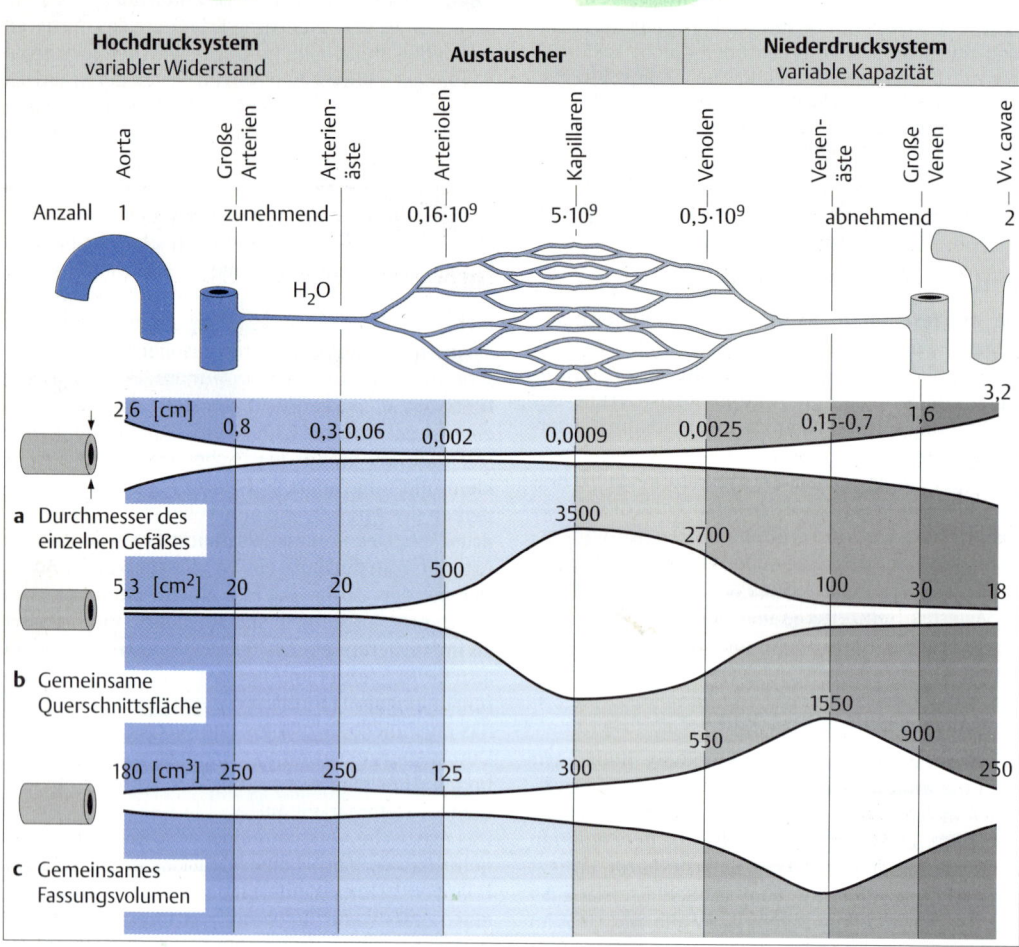

Abb. 4.1 Hämodynamisches Profil der Körpergefäße: Durchmesser (a), Querschnittsfläche (b) und gemeinsames Fassungsvolumen (c) (ca. 4,4 l ohne Herz) der einzelnen Gefäßabschnitte

von Unterschieden im **Geschwindigkeitsprofil** innerhalb eines Gefäßes, sinkt von etwa 20 cm/s in der Aorta auf etwa 0,03 cm/s in einer Kapillare. Im Bereich des Kapillarbettes ist somit die mittlere Strömungsgeschwindigkeit des Blutes am niedrigsten (Abb. 4.**1**).

Beziehung zwischen Strömungswiderstand und Druckdifferenz

Nach dem **Ohm-Gesetz**

$$Q = \frac{\Delta P}{R} \tag{4.1}$$

nimmt das Stromzeitvolumen (Stromstärke) linear mit der treibenden Druckdifferenz P zu und mit dem Strömungswiderstand R ab. Der Strömungswiderstand entsteht hauptsächlich durch die entstehende Reibung bei strömender Flüssigkeit (vgl. auch Erläuterungen zum Laplace-Gesetz, unter 3.2.1).

Blutviskosität

Die **Viskosität** des Bluts, also dessen Zähigkeit, steigt mit dem Anteil an großen Molekülen und Blutzellen an. Schon die Viskosität des blutzellfreien Blutplasmas ist aufgrund der darin enthaltenen Eiweißbestandteile gegenüber der Viskosität von Wasser um den Faktor 1,5–2 erhöht. Im *Gesamtblut* erhöht sich dieser **Viskositätsfaktor** dann auf den Wert 3–5. Die Viskosität ist also abhängig vom *Bluthämatokrit* und der *Proteinkonzentration* im Plasma. Diese Werte gelten für Standardmessungen an entnommenen Blutproben. Bei strömendem Blut kommen Besonderheiten hinzu, die von wesentlich komplexerer Natur sind. Durch die Abnahme des Hämatokrit in den terminalen Gefäßen zum einen und durch die Fließfähigkeit und die Verformbarkeit der Erythrozyten zum anderen wird die Viskosität bei Strömung durch die kapillaren Gefäße erheblich reduziert. Durch diesen **Fahraeus-Lindquist-Effekt** erreicht die Blutviskosität in den Kapillaren unter 300 μm Durchmesser annähernd Werte wie die des Blutplasmas und ist somit in den Kapillaren im Mittel niedriger als in den großen Arterien. Weiterhin ist die Viskosität noch stark von der Strömungsgeschwindigkeit des Blutes abhängig. Bei wachsender Strömungsgeschwindigkeit und hohen **Schubspannungen** nimmt die Viskosität ab, sodass bei sehr langsamer Strömung und niedrigen Schubspannungen die Viskosität durch **Agglomeration** der Erythrozyten und anderer Blutzellen stark ansteigt. Die Blutviskosität ist also gleich dem Quotienten Schubspannung (Scherkraft) zu **Scherung** (Geschwindigkeitsgradient zwischen den einzelnen Strömungsschichten).

Klinischer Bezug

Der beschriebene Vorgang der Agglomeration von Erythrozyten bei langsamer Blutströmung spielt in der Pathophysiologie des **Schocks** eine große Rolle. Bei einem Blutdruckabfall und somit auch verlangsamter Strömungsgeschwindigkeit des Blutes kommt es zu Störungen in der Durchblutung und der *Mikrozirkulation* und damit zur Schädigung der peripheren Organe. Die Blutströmung stagniert bei Senkung des Perfusionsdruckes in der Strombahn. Ursache kann der höhere Gewebsdruck gegenüber dem niedrigeren intravasalen Blutdruck oder die erhöhte Blutviskosität bei abnehmender Blutströmungsgeschwindigkeit sein.

4.1.5 Strömungswiderstand

Für die **Volumenstromstärke** (Stromzeitvolumen) **V** gilt das Gesetz nach **Hagen-Poiseuille**:

$$\dot{V} = \frac{\pi \cdot r^4}{8 \cdot \eta \cdot \Delta l} \cdot \Delta p \tag{4.2}$$

r: Gefäßradius
η: Viskosität, Zähigkeit
Δl: Länge des Gefäßes
Δp: Druckdifferenz über die Gefäßlänge

Der **Strömungsleitwert L** ist der Ausdruck:

$$L = \frac{\pi \cdot r^4}{8 \cdot \eta \cdot \Delta l} \tag{4.3}$$

Der Kehrwert stellt den **Strömungswiderstand R** dar:

$$R = \frac{8 \cdot \eta \cdot \Delta l}{\pi \cdot r^4} \tag{4.4}$$

Merke

Als wichtigste Aussage dieses Gesetzes gilt: Die *Volumenstromstärke* wächst bei konstanter Druckdifferenz mit der 4. Potenz des Gefäßradius.

Beispiel: Bei zwei Arterien mit unterschiedlichem Radius, jedoch gleicher Länge und Druckdifferenz, ist bei laminarer Strömung die Volumenstromstärke in dem Gefäß mit doppeltem Radius 16-mal und die Strömungsgeschwindigkeit 4-mal größer als in dem kleineren Gefäß.

Physiologie

Jedoch gilt dieses Gesetz nur für **laminare**, also geschichtete **Strömungen** und nicht für **turbulente Strömungen**, bei denen es zu Verwirbelungen zwischen den äußeren Schichten und dem *inneren Axialstrom* kommt. Bei zunehmender Strömungsgeschwindigkeit, wachsendem Gefäßradius und abnehmender Viskosität des Blutes wird der Übergang von einer laminaren in eine turbulente Strömung begünstigt. Turbulente Strömung in Arterien hat also zur Folge, dass dort ein höherer Druckgradient notwendig ist, um die gleiche Durchblutung zu erhalten als bei einer laminaren Strömung. Im Normalfall liegt im peripheren Kreislauf des Organismus jedoch stets die laminare Strömung vor.

4.1.6   Blutvolumen

Das Blutgefäßsystem umschließt ein Blutvolumen von ca. 5 Litern unter einem Innendruck, der bei still stehendem Herzen überall etwa 6–8 mmHg (ca. 1 kPa) betragen würde (**statischer Blutdruck**). Siehe auch Physiologie, Kapitel 2

4.1.7   Stoffaustausch

Siehe Physiologie 1.3 und 2.3.3.

4.2   Hochdrucksystem

4.2.1   Arterieller Blutdruck

Systemarterieller Puls und Druck

Da die Arterien zur Peripherie hin enger und weniger dehnbar werden, erfahren die pulsatorischen Druckschwankungen von der Aorta zur Peripherie hin systematische Veränderungen. Der **Druckpuls** (Pulswelle) stellt sich in den verschiedenen Abschnitten des arteriellen Systems unterschiedlich dar (Abb. 4.2 und 4.3). Neben der Zunahme des **Wellenwider-**

standes durch Verengung der Gefäße in der Peripherie führt auch eine **Partialreflexion** der Pulswelle an der Verengungsstelle zu so genannten **Superpositionserscheinungen**. Diese stellen sich besonders in einer Überhöhung der systolischen Druckspitzen zur Peripherie hin dar. In der A. dorsalis pedis zum Beispiel kann sich dementsprechend die Druckamplitude nahezu verdoppeln. In den Arteriolen werden diese starken Druckschwankungen dann gedämpft, sodass sich die Druckamplitude wieder abflacht. Sowohl der diastolische Druck als auch der arterielle Mitteldruck sinken in diesem Bereich nur um wenige mmHg ab. In der **Aortenblutdruckkurve** entspricht der Mitteldruck praktisch dem *arithmetischen* Mittel von gemessener *systolischer* und *diastolischer* Blutdruckspitze. Dieser liegt zwischen 80 und 120 mmHg bei einem gesunden Erwachsenen in Ruhe. Im linken Ventrikel liegen die Druckwerte zwischen 0 und 120 mmHg, sodass sich hier ein niedrigerer Mitteldruck ergibt als in der Aorta. In der peripheren Blutdruckkurve verschiebt sich das Verhältnis zugunsten des diastolischen Druckwertes.

Die Blutströmungsgeschwindigkeit ist in der jeweiligen Arterie um einiges niedriger als die Druckpulswelle. Zum Beispiel beträgt in der Aorta die maximale Blutströmungsgeschwindigkeit 1,2 m/s und die Pulswellengeschwindigkeit 5 m/s.

Betrachtet man die Druckkurve der Aorta genauer (Abb. 4.2), so lässt sich feststellen, dass dem steilen Druckanstieg durch den Auswurf des Schlagvolumens vom Herzen nach Überschreiten des **systolischen Druckmaximums** (P_s) eine Inzisur folgt. Der Druckanstieg in der Aorta beginnt mit der Austreibungsphase der Systole, wenn das Schlagvolumen aus dem linken Ventrikel in die Aorta geworfen wird. Nach Erreichen des maximalen systolischen Drucks, fällt der Druck in der linken Herzkammer etwas ab, sodass er den Aortendruck unterschreitet und die Aortenklappe sich schließt. Dadurch fließt

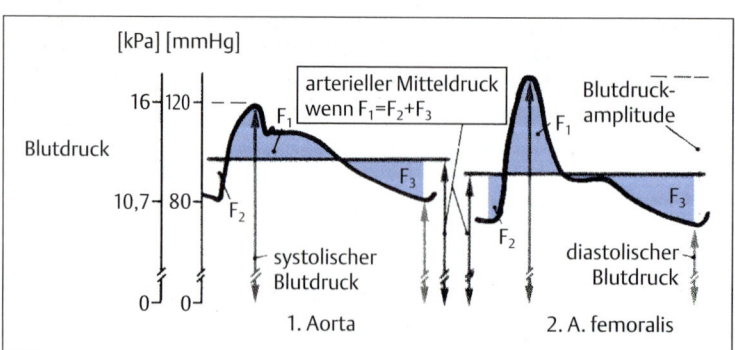

Abb. 4.2 Arterielle Druckpulse: Die gleich großen blauen Flächen ober- und unterhalb der horizontalen Mittellinie definieren den art. Mitteldruck. Sie stellen den systolischen bzw. diastolischen Blutdruck dar. Eine Erhöhung des Schlagvolumens führt zur Steigerung des systolischen Blutdruckes (oben), eine Steigerung des peripheren Widerstands führt zur Steigerung des diastolischen Blutdruckes (unten) (aus Silbernagl/Despopoulos, Thieme 1991)

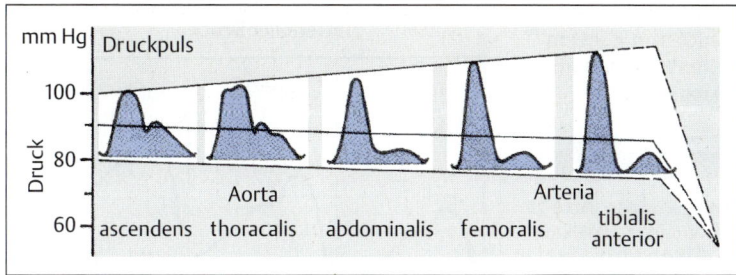

Abb. 4.**3 Änderung des Druckpulses** im Verlauf der großen Leitarterien. Beachte, dass der arterielle Mitteldruck entlang der Leitarterien nur wenig abfällt (aus Schmidt/Thews: Physiologie des Menschen, 24. Auflage, Springer, Heidelberg 1990)

für einen kurzen Moment Blut in Richtung auf die sich schließende Aortenklappe zurück und verursacht die Inzisur. Anschließend setzt die Diastole ein.

> **! Merke**
>
> Der Abstand zwischen Beginn des Druckanstiegs und der Inzisur in der *Aortendruckkurve* entspricht also der Dauer der Austreibungsphase der Systole.

Nach dem zweiten kleinen Druckanstieg (Dikrotie), der durch die Reflexion der Druckwelle in der Peripherie zustande kommt, sinkt der Druck infolge des Abfließens des Blutes aus dem arteriellen Windkessel bis auf ein Minimum (**diastolischer Blutdruck P_D**) ab.

Wie in dem Blutdruckdiagramm (Abb. 4.**3**) erkennbar, ist die systolische Amplitude der peripheren Arterie sehr spitz und kurz, sodass man als Mittelwert den diastolischen Druck zuzüglich einem Drittel der Druckamplitude angibt. Durch die Reflexion der Druckwelle an den Verengungsstellen kommt es besonders in der A. femoralis und der A. dorsalis pedis zur Ausbildung *stehender* Wellen. Sie führen nach dem ersten systolischen Druckgipfel zu einer Nachwelle in der Pulskurve. Diese zusätzliche Druckamplitude nennt man auch **dikrote Welle**. Innerhalb einer Pulsperiode läuft die Druckwelle im arteriellen System zweimal hin und zurück, sodass die Druckwelle bei einer Pulsgeschwindigkeit von 5–10 m/s für den Weg vom Herzen zum Fuß und wieder zurück etwas weniger als eine halbe Sekunde benötigt. Beim Jugendlichen beträgt die Pulswellengeschwindigkeit in der Aorta etwa 5 m/s und steigt in den peripheren Arterien auf bis zu 10 m/s an. Unter normalen Ruhebedingungen und einer Herzfrequenz von 70/min überlagert sich in der Druckkurve der A. femoralis die erste Reflexion mit der der ersten Druckerhebung. Die zurücklaufende Druckwelle wird am Herzen reflektiert und führt dann beim zweiten Lauf in die Peripherie in der Mitte der Pulsperiode zur dikroten Welle in der Pulskurve.

Eine Zunahme des Schlagvolumens führt natürlich zu Veränderungen des arteriellen Blutdrucks. Betroffen hiervon ist vor allem der systolische Blutdruck.

Folglich steigen dann auch der arterielle Mitteldruck und die Blutdruckamplitude. Eine Zunahme des totalen peripheren Widerstands führt v.a. zu einer Erhöhung des diastolischen Blutdruckes, infolgedessen steigt auch der arterielle Mitteldruck.

Windkessel-Funktion

Der Begriff „Windkessel" stammt aus den Anfängen der Feuerwehr. Damals hat man einen großen luftgefüllten Aufsatz auf dem Wassertank, den so genannten *Windkessel*, benutzt. Die Luft darin wurde bei jedem Pumpstoß komprimiert, um sich dann zwischen zwei Pumpstößen wieder auszudehnen. So konnte die *diskontinuierliche Wasserförderung* einer Kolbenwasserpumpe in eine *kontinuierliche Spritzleistung* der Feuerlöschdüse umgewandelt werden. Die gesamte *Aorta* und die angrenzenden *großen Arterien* erfüllen eine ähnliche Funktion. Wegen der außerordentlich elastischen Dehnbarkeit der Gefäßwand übernehmen diese Arterien **Speicher- und Dämpfungsfunktionen**. Pumpt das Herz in der systolischen Phase etwa 70 ml *Schlagvolumen* in die Aorta, so werden davon ca. 35 ml im „Windkessel" durch elastische Dehnung gespeichert, und nur die andere Hälfte des Blutvolumens fließt weiter in die Peripherie. Das gespeicherte Volumen von 35 ml kann dann während der Diastole an die Peripherie abgegeben werden. **Pulsatorische Druckschwankungen** werden in der Aorta und in den Arterien zunehmend abgedämpft. Die Aorta eines jungen Erwachsenen ist in der Lage, mithilfe dieser Speichermöglichkeit enddiastolisch rund 200 ml Blut zu speichern. Wie bei der Feuerwehrpumpe wird die *intermittierende Pumpleistung* des Herzens in eine *kontinuierliche Strömung* in den Arterien umgeformt. Eine kontinuierliche Durchblutung der Organe ist somit sichergestellt.

Möglichkeiten zur Beurteilung der Windkesselfunktion

Das Maß für die Beurteilung der Windkesselfunktion ist der **Volumenelastizitätskoeffizient E'** = $(\Delta P/\Delta V)$. Eine Vergrößerung des Druckes pro Volumenanstieg bedeutet ein Nachlassen der Dehnbarkeit, die keine lineare Funktion darstellt, und damit eine Verschlechterung des Windkessels. Steigerungen des arteriellen Blutdruckes und somit auch von E' beeinträchtigen folglich die Windkesselfunktion und führen zu einer Zunahme der Druckamplitude.

Klinischer Bezug

Durch pathologische Gefäßwandeinlagerungen (**Arteriosklerose**) im Alter lässt im gesamten arteriellen System die Wanddehnbarkeit der Gefäße nach, sodass die Gefäßwände steifer werden und die Windkesselfunktion an Wirksamkeit verliert. Hiervon ist besonders die Aorta betroffen, da hier die Alterungsprozesse besonders ausgeprägt sind.

Als **Compliance** (Volumendehnbarkeit) bezeichnet man das umgekehrte Verhältnis ($\Delta V/\Delta P$) zum Volumenelastizitätskoeffizienten. Wie auch bei der Atmung dient dieses Maß der Beschreibung der *Elastizitätsbedingungen*. Die **Druck-Volumen-Kurve** der Aorta wird mit zunehmendem Alter in Richtung größerer Volumina verschoben. Abhängig von der Wandelastizität ist auch die **Pulswellengeschwindigkeit**. Da die Arterien in der Peripherie zum Teil vom muskulären Typ sind und ihr Radius kleiner wird, nimmt die Pulswellengeschwindigkeit zur Peripherie hin zu. Je härter die Gefäßwand ist, zum Beispiel bei arteriosklerotisch veränderten Gefäßen, umso höher ist auch die Geschwindigkeit der Pulskurve (s. Abb. 4.**3** und 4.2.1). Die Pulswellengeschwindigkeit nimmt auch bei erhöhtem arteriellen Blutdruck zu, weil es wegen der stärkeren passiven Dehnung zu einer eingeschränkten Dehnbarkeit des Gefäßes kommt. Rechnerisch ergibt sich die Pulswellengeschwindigkeit als die Wurzel aus dem Volumenelastizitätsmodul und kann somit als Maß für die Dehnbarkeit eines Gefäßes gelten.

4.2.2   Blutdruckregulation

Pressorezeptoren-Regelkreis

Der Blutdruck im Hochdrucksystem, also der arterielle Blutdruck, stellt eine geregelte Größe dar. Bei der Regulation wirken verschiedene *Regulationssysteme* in einem komplexen Prozess zusammen. Im Vordergrund ist hier besonders der **Pressorezeptoren-Regelkreis** (auch *Barorezeptorenregelkreis*) zu nennen. Er ist besonders empfindlich und schnell, weil er speziell nur diesem Funktionsziel dient. Vor allem im *Karotissinus* und im *Aortenbogen* liegen spezielle *Mechanorezeptoren*, die Pressorezeptoren, die wie Messfühler auf den absoluten Blutdruck, Blutdruckschwankungen und auf die Geschwindigkeit der Druckänderung reagieren und den entsprechenden Druckwert in Form eines *pulssynchronen Impulsmusters* an das Kreislaufzentrum in der Medulla oblongata weitermelden (Abb. 4.**4**). Dieses Zentrum steuert dann als *Regler* in diesem Regelkreis die ver-

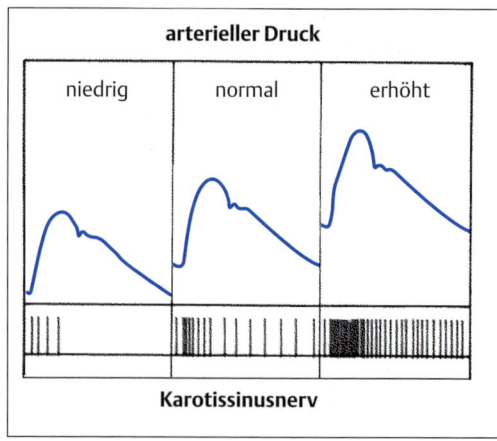

Abb. 4.**4 Darstellung des pulssynchronen Impulsmusters** der Pressorezeptoren (aus Keidel, Thieme 1985)

schiedenen Stellglieder nach dem **Prinzip der negativen Rückkopplung**. Dieses Prinzip besagt, dass eine Blutdruckerhöhung zu Reaktionen wie der Hemmung der Herzfrequenz (Bradykardie) oder der Erschlaffung der Widerstandsgefäße führt, die dann eine Blutdrucksenkung bewirken.

Beteiligt an diesem Prozess sind vor allem die Abnahme des Sympathikotonus und die cholinerg induzierte negativ-chronotrope Wirkung auf das Herz. Andersherum folgen einer Abnahme des Blutdrucks im Karotissinus reflektorisch die Steigerung der Herzfrequenz und ein Ansteigen des Strömungswiderstands im Körperkreislauf durch Abnahme des Vagustonus. In diesem Fall ist das pulssynchrone Impulsmuster der Pressorezeptoren deutlich reduziert (s. Schema des Regelkreislaufes, Abb. 4.**5**). Nach allgemeiner Rezeptorklassifikation handelt es sich bei den Pressorezeptoren aufgrund deren verschiedener Messfähigkeiten um **Proportional-Differenzial-Rezeptoren** (P-D-Rezeptoren). Die P-Komponente beschreibt die *proportionale* Messung des absoluten Druckes, und die D-Komponente misst den *Differenzialquotienten* des Blutdruckes nach der Zeit, also die Änderung des Blutdruckes. Weiterhin ist die Aktivität der Rezeptoren abhängig von dem mittleren arteriellen Druck, der Blutdruckamplitude, der Steilheit des arteriellen Druckanstiegs und der Herzfrequenz (Abb. 4.**4**). Ihre Empfindlichkeit besitzen die P-D-Rezeptoren in dem physiologisch relevanten Blutdruckbereich von 80 bis 180 mmHg.

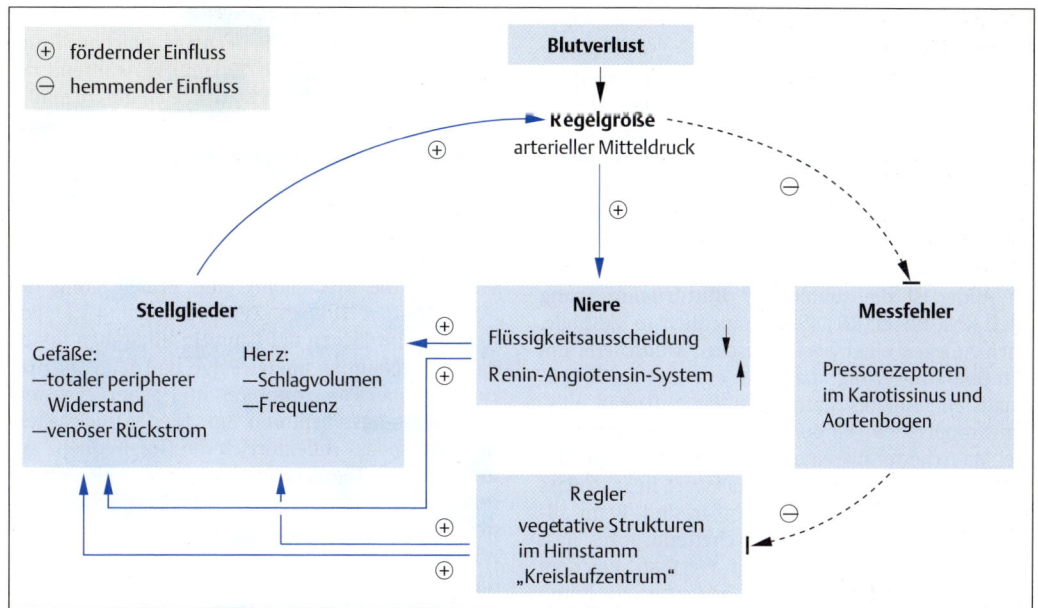

Abb. 4.5 Regelkreis für die kurzfristige Regulation des arteriellen Blutdrucks

Weitere Regulationsmechanismen

Ischämie-Reaktion des ZNS: Zum Zweiten stellt die Ischämie-Reaktion des Zentralen Nervensystems (ZNS) ein Regulationssystem dar. Bei Minderdurchblutung des Gehirns wird über das Kreislaufzentrum in der Medulla oblongata eine Reaktion ausgelöst, die zu einer Steigerung des arteriellen Blutdruckes führt. Für die mittel- bzw. langfristige Regulation des Blutvolumens sind die verschiedenen **Hormonsysteme** zuständig:

- Das *Renin-Angiotensin-System*: Das Renin-Angiotensin-System ist ein weiteres Regulationssystem. Bei Minderdurchblutung der Niere infolge niedrigen Blutdruckes führt eine gesteigerte Reninfreisetzung in der Niere zu einer katalytisch gesteigerten Umwandlung von Angiotensinogen zu Angiotensin I. Dieses wiederum führt zu einer verstärkten Bildung von Angiotensin II, welches direkt an den Gefäßen zu einer Gefäßkonstriktion führt und somit den Blutdruck anhebt.

- Das *Aldosteron*: Ferner fördert das Angiotensin II die Freisetzung von Aldosteron aus der Nebennierenrinde. Seine Aufgabe ist die Stimulation des Resorptionsmechanismus von Na^+ in den distalen Nephronabschnitten der Nieren. Damit dient es der Vermehrung des Extrazellulärvolumens.

- Das *Antidiuretische Hormon (ADH)*: Eines der wichtigsten Hormone in diesem Zusammenhang ist das Adiuretin (auch: antidiuretisches Hormon = ADH = Vasopressin). Seine Ausschüttung erfolgt aus dem Hypophysenhinterlappen in den Blutkreislauf und bewirkt eine verminderte Wasserausscheidung der Nieren. Aufgabe dieses *Gauer-Henry-Reflexes* ist es, bei einer Blutvolumenverringerung oder einem Blutdruckabfall Flüssigkeit über die Sammelrohre der Nieren zu retinieren. Die ADH-Ausschüttung wird durch kardiale *Dehnungsrezeptoren vom Rezeptortyp B* in den Herzvorhöfen und arterielle Pressozeptoren stimuliert. Verstärkt wird dieser Effekt bei hohen Konzentrationen von ADH. Dann bewirkt das Hormon gleichfalls eine Vasokonstriktion in den kleinen Gefäßen des Niederdrucksystems und in den Widerstandsgefäßen. Folge ist eine Umverteilung des Blutvolumens von den peripheren Körperbereichen nach zentral. Die Ausschüttung von ADH kann aber auch über die Dehnungsrezeptoren bei einer Blutvolumenbelastung des Kreislaufsystems vermindert werden. Die Wasserausscheidung der Nieren erhöht sich dann.

- Das *Atriopeptin (ANP)*: Spezielle Zellen in den Herzvorhofwänden besitzen die besondere Fähigkeit, das *atriale natriuretische Peptid = ANP* zu produzieren und zu speichern. Bei vermehrter Dehnung der Vorhöfe wird ANP freigesetzt und bewirkt in den Nieren eine starke Beeinflussung der glomerulären Filtration und somit eine erhöhte Wasserausscheidung.

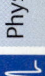

Kreislaufuntersuchung mittels Blutdruckmessung

Die „blutige" oder **invasive Blutdruckmessung** ist eindeutig die genaueste. Dazu wird ein *Katheter* als Messelement von einem peripheren Blutgefäß (z. B. A. femoralis oder A. brachialis) aus in das Blutgefäßsystem eingeführt. Von dieser Stelle lassen sich nahezu alle Gefäße und das Herz im Körper erreichen, sodass man sehr genaue und lokale Messungen durchführen kann.

Im Alltag ist die „unblutige" **Blutdruckmessung nach Riva-Rocci (RR)** die gebräuchlichste Methode. Nach Anlegen einer *pneumatischen Manschette* um den Oberarm verfolgt man über ein über der A. brachialis aufgesetztes Stethoskop das Auftreten pulssynchroner Töne (*Korotkow-Töne*). Zu Beginn wird die Manschette auf einen Druck aufgepumpt, der über dem systolischen Blutdruckwert liegt, sodass keine Pulsgeräusche wahrnehmbar sind. Beim allmählichen Ablassen des Manschettendruckes liest man am *Druckmanometer* den Wert ab, bei dem die ersten pulssynchronen Geräusche zu hören sind. In diesem Moment ist der Manschettendruck gleich dem **systolischen Blutdruckwert**. Der Druck in der A. brachialis ist jetzt gleich dem Druck in ihren Begleitvenen. Mit weiterem Absinken des Manschettendruckes bleiben die Korotkow-Geräusche erhalten. Erst wenn der Druck in der Manschette unter dem diastolischen Blutdruckwert liegt, bleibt die A. brachialis dauerhaft offen und die Pulsgeräusche verschwinden. Der Moment des Verschwindens der pulssynchronen Geräusche signalisiert also den Wert des **diastolischen Blutdruckes**. Im Gegensatz zum systolischen Blutdruck ist die Bestimmung des diastolischen Blutdruckes eher ungenau. Bei der unblutigen Blutdruckmessung nach Riva-Rocci müssen verschiedene *Fehlerquellen* ausgeschlossen werden. So darf die Blutdruckmanschette nicht zu locker am Oberarm anliegen, da sich sonst der Druck nicht optimal zu der in der Tiefe des Gewebes liegenden Arterie fortpflanzt und erst ein höherer Druck mit entsprechend höher gemessenem systolischen Blutdruckwert zum gewünschten Erfolg führt. Ist die Blutdruckmanschette in Relation zum *Extremitätendurchmesser* zu schmal, so wird der systolische Wert zu hoch gemessen. Ist die Manschette zu breit, so liegt der systolische Wert zu tief. Dementsprechend ist Vorsicht bei Blutdruckmessungen am Bein geboten.

Regulation bei orthostatischer Kreislaufbelastung

Aufgrund von physikalischen Gesetzen kommt es beim **Übergang vom Liegen zum Stehen** (**Orthostase**) zwangsläufig zu starken Druckumstellungen im Gefäßsystem. Im Liegen ergeben sich bei einem 180 cm großen Menschen für die Herzebene und für die Bereiche von Kopf und Fuß die gleichen Blutdruckwerte von etwa 100 mmHg. Im Stehen steigt der arterielle Mitteldruck, bei sonst gleichem Druck in Herzhöhe, im Fuß auf 190 mmHg, während der arterielle Mitteldruck im Kopfbereich auf 70 mmHg abfällt. Verantwortlich hierfür sind die leicht dehnbaren *venösen Kapazitätsgefäße* in den Extremitäten des Körpers, die etwa 400–600 ml Blut aufnehmen können. Dieses Blut wird hauptsächlich den intrathorakalen Gefäßen entnommen. Somit sinkt der venöse Rückstrom zum Herzen, sodass sich auf der venösen Seite für die Herzebene eine Erniedrigung des *zentralvenösen Drucks* (*ZVD*) (s. auch 4.3.1) von 10 mmHg im Liegen auf 0 mmHg im Stehen ergibt. Das Schlagvolumen sinkt in Folge, und der Sympathikus wird über Pressozeptoren im Hochdrucksystem und Dehnungsrezeptoren im Niederdrucksystem aktiviert, sodass reflektorisch die Herzfrequenz ansteigt und der Tonus in den arteriellen Widerstandsgefäßen sowie in den venösen Kapazitätsgefäßen ansteigt. Durch die vasokonstriktorische Reaktion der Widerstandsgefäße in der Skelettmuskulatur, der Haut, in den Nieren und im Splanchnikusgebiet steigt der **totale periphere Widerstand** (**TPR**). Im venösen Sinus des Gehirns werden beim Stehen subatmosphärische Drücke gemessen. Dies erklärt sich vor allem aus der durch die Schwerkraft bedingten Blutverlagerung. Der Druck nimmt nach unten hin entsprechend dem hydrostatischen Druck der Blutsäule stetig zu und liegt im Fuß dann bei einem Venendruck um 90 mmHg. Circa 5–10 cm unterhalb des Zwerchfells liegt ein Punkt, genannt der **hydrostatische Indifferenzpunkt** (entspricht anatomisch etwa der Lage der Vena cava), an dem auch bei Lagewechsel unter normalen Bedingungen der venöse Druck unverändert bei + 10 mmHg bleibt. Im Stehen ist in allen Venen oberhalb dieser Gefäßebene der Mitteldruck niedriger als im Liegen. Bei Zunahme des Blutvolumens, zum Beispiel als Folge einer Infusion oder Transfusion, nimmt der Venendruck (ZVD) am hydrostatischen Indifferenzpunkt zu.

Bei einem plötzlichen Lagewechsel in die Aufrechte kommt es durch die beschriebenen Blutverschiebungen zu einer Verlagerung von etwa 500 ml Blut in die unteren Körperpartien. Die klinische Folge ist dann oftmals ein **orthostatischer Kollaps** mit Schwindelgefühl. Mit dem Abfall des Venendruckes im Thorax

- vermindert sich das zentrale Blutvolumen,
- nimmt das Bein-Becken-Blutvolumen zu,
- sinkt der mittlere venöse Druck am hydrostatischen Indifferenzpunkt,
- nimmt das Herzzeitvolumen ab,
- nimmt das Schlagvolumen ab und
- verschlechtern sich die Füllungsbedingungen des Herzens gemäß dem *Frank-Starling-Mechanismus* zunächst im rechten Ventrikel und dann auch im linken Ventrikel (s. auch 3.4.1),
- sinkt natürlich folglich auch der arterielle Blutdruck.

Diesen ersten passiven Umstellungen auf die veränderten Druckverhältnisse im Gefäßsystem folgen die regulatorischen Gegenmaßnahmen des Organismus. Die bereits oben beschriebenen *P-D-Pressorezeptoren* melden den gemessenen Blutdruckabfall an des Kreislaufzentrum in der Medulla oblongata. Als Gegenmaßnahmen veranlasst das Kreislaufzentrum, über die Nervenbahn des **Sympathikus**, eine **Catecholaminausschüttung** (Noradrenalin) aus dem Nebennierenmark (NNM), den Antrieb der Herzfrequenz und eine Steigerung der Herzkraft, die Konstriktion der arteriellen Widerstandsgefäße und die Erhöhung des Venentonus. Der totale periphere Widerstand (TPR) nimmt zu. Da diese Reaktionen bereits nach wenigen Sekunden in die Regulation der Gefäßdrücke eingreifen können, stellt sich innerhalb kurzer Zeit ein neues Gleichgewicht ein, bei dem der arterielle Mitteldruck auf Herzebene wieder etwa den Normalwert erreicht. Die Lage der Pressorezeptoren im Karotissinus begünstigen die Konstanthaltung des arteriellen Druckes in Herzhöhe. Da hier der Blutdruck etwa 20 mmHg niedriger liegt als direkt am Herzen, unterhält diese ständige Druckerniedrigung den *Kreislaufantrieb*. Im Gegensatz zum Liegen bleibt selbst bei ansteigender Herzfrequenz das Herzschlagvolumen aufgrund verschlechterter Füllungsbedingungen anhaltend deutlich erniedrigt. Zumindest bewirkt der Anstieg der Herzfrequenz ein nur geringgradiges Absinken des Herzminutenvolumens. Weiter geringgradig erniedrigt bleiben im Stehen der systolische Blutdruck, die Blutdruckamplitude und das zentrale Blutvolumen. Die arteriellen Widerstandsgefäße und die venösen Blutgefäße bleiben im Stehen anhaltend tonisiert. Auch wenn eine erhebliche Variabilität der Druckwerte bei einer solch komplexen Reaktion besteht, stellt die **orthostatische Regulation** doch einen wichtigen Bestandteil der Kreislaufdiagnostik dar. Bei Regulationsstörungen des Systems kommt es zum Absinken des arteriellen Mitteldruckes, was im Extremfall zum orthostatischen Kollaps führen kann. Ursache hierfür ist dann die Minderdurchblutung des Gehirns mit resultierender Bewusstlosigkeit und plötzlichem Tonusverlust der Skelettmuskulatur.

Pathophysiologie der arteriellen Hypertonie und Hypotonie

Hypertonie: Ist der arterielle Blutdruck krankhaft gesteigert, so bezeichnet man dies als **Hypertonie** (Definition nach WHO RR >160 / >95 mmHg); bei einem krankhaft zu niedrigen Blutdruck spricht man von **Hypotonie** (Definition nach WHO: RR <105/60 mmHg). Der Normalwert des arteriellen Druckes liegt bei einem jugendlichen Erwachsenen bei 120 zu 80 mmHg. Dieser Wert unterliegt natürlich einer gewissen individuellen Variabilität, sodass die Abgrenzung zum Pathologischen nicht immer eindeutig zu treffen ist. Im Alter steigt der arterielle Blutdruck an, da die Arterien durch den zunehmenden Verlust an elastischen Fasern und arteriosklerotischen Ablagerungen starrer werden (s. 4.1.3 und 4.2.1). Als *Faustregel* kann man sich merken, dass der systolische Blutdruckwert nicht über 100 mmHg plus Alter und der diastolische Wert nicht über 95 mmHg steigen sollte.

Bei der Hypertonie unterscheidet man mehrere Formen. Die primäre oder **essenzielle Hypertonie** ist vor allem *genetisch* bedingt, sodass sich keine spezifische Organerkrankung, die als Ursache in Betracht kommen könnte, diagnostizieren lässt. Sie geht in der Regel mit einem stärkeren Anstieg im arteriellen Mitteldruck als im diastolischen Druck einher.

Bei der **sekundären Hypertonie** handelt es sich meistens um eine renale Form. Aufgrund starker pathologischer Drosselung der Nierendurchblutung schüttet die Niere als Ausgleichsreaktion verstärkt *Renin* aus. Dieses Renin fördert die Angiotensinbildung (s. oben), welches wiederum einen direkten vasokonstriktorischen Effekt ausübt und somit zur Hypertonie führt (Renin-Angiotensin-System). Des Weiteren gilt der *Stress* als häufige Ursache für eine Hypertonie. Im Tierversuch konnte auch nachgewiesen werden, dass der Blutdruckanstieg nach Ausschalten der Pressorezeptoren durch Durchtrennung deren afferenter Nerven (**Entzügelungshochdruck**) für die Pathologie im Vergleich zum Menschen wohl eher von geringerer Bedeutung ist.

 Klinischer Bezug

Da die Hypertonie besonders im arteriellen System die Altersveränderungen beschleunigt, zählt sie zu den entscheidenden Risikofaktoren für **Kreislauferkrankungen**. Menschen, die unter einer langjährigen und ausgeprägten Hypertonie leiden, haben ein signifikant höheres Risiko, an einer **koronaren Herzkrankheit (KHK)** mit möglicher Folge des **Herzinfarktes** zu erkranken. Des Weiteren fördert die unbehandelte Hypertonie das Auftreten von **Herzinsuffizienz,** da das Herz ständig gegen einen erhöhten Blutdruck anpumpen muss.

Eine sekundäre Hypertonie kann zudem auftreten bei
- Herzvitien (Aortenisthmusstenose, Aorteninsuffizienz),
- endokrinen Erkrankungen (Hyperthyreose, Morbus Cushing, Phäochromozytom) und
- Arteriosklerose.

Hypotonie: Auch bei der Hypotonie kennen wir eine primäre oder funktionelle Hypotonie, die prozentual gesehen am häufigsten vorkommt. Die arteriellen Blutdruckwerte liegen dabei unter < 105/60 mmHg. Die **sekundäre Hypotonie** hat ihre Ursache häufig in dem verminderten Blut- und Plasmavolumen, wel-

Physiologie

ches Folge von *Blutungen* sein kann. Der Füllungsdruck der Gefäße kann auch bei **Varikosis** (starke Krampfaderbildung) vermindert sein. Nicht unbedeutend ist die Hypotonie infolge *orthostatischer Regulationsstörungen*. Während die orthostatische und sympathikotone Regulation bei Lagewechsel durch einen Anstieg der Herzfrequenz parallel zum Abfall des Blutdruckes gekennzeichnet ist, finden wir bei der orthostatischen und asympathikotonen Form einen massiven Abfall des systolischen und diastolischen Blutdruckes ohne wesentliche Änderung der Pulsfrequenz.

Eine sekundäre Hypotonie kann zudem auftreten bei

- Herzinsuffizienz, Herzrhythmusstörungen, Vitien der Herzklappen und
- endokrinen Erkrankungen (Morbus Addison, adrenogenitales Syndrom, Hypothyreose, Hypopituitarismus).

4.3   Niederdrucksystem

4.3.1   Venöser Blutdruck

Aufbau des Niederdrucksystems

Das Niederdrucksystem enthält etwa 5- bis 6-mal mehr Blut als das Hochdrucksystem (s. 4.2). Zum Niederdrucksystem gehören nach der **funktionellen Einteilung** die venösen *Gefäßabschnitte* des Körpers, das rechte Herz, das gesamte *Lungengefäßsystem* und der *linke Vorhof*. Der linke Ventrikel stellt das Verbindungsglied zu dem Hochdrucksystem ohne feste eigene Zugehörigkeit dar, da er in der Diastole zum Niederdrucksystem und in der Systole zum Hochdrucksystem gezählt werden muss. Der rechte Ventrikel bildet in dem Niederdrucksystem keine Schranke, da in den peripheren Venen und dem Pulmonalkreislauf weitgehend gleiche Druckvolumenbeziehungen herrschen. Der mittlere Druck in den Lungenarterien ist wegen der geringen Tonusänderung in den peripheren Lungengefäßen überwiegend vom **Zeitvolumen** des rechten Ventrikels abhängig. Die Größe des Zeitvolumens wiederum wird in Abhängigkeit vom zentralen Venendruck durch den Frank-Starling-Mechanismus (s. 3.4.1) bestimmt.

Der **zentrale Venendruck** (**ZVD**) ist durch den Druck im rechten Vorhof definiert. Er variiert beim Gesunden zwischen 3 und 12 cm H_2O. Sein Wert ist in erster Linie von dem Blutvolumen abhängig, dementsprechend kommt es zum Anstieg des ZVD bei übermäßiger Infusionstherapie oder bei einer Herzinsuffizienz. Ferner ist der ZVD physiologischerweise erhöht während der Schwangerschaft. Er kann pulsatorische und respiratorische Schwankungen zeigen und sinkt folglich bei tiefer Inspiration durch den erniedrigten intrathorakalen Druck. Dadurch wird der venöse Rückstrom zum Herzen gefördert,

und es kommt zu einer Vergrößerung des Schlagvolumens durch den Frank-Starling-Mechanismus.

4.3.2   Intrathorakale Abschnitte

Venöser Rückstrom zum Herzen

Die Muskelvenenpumpe: Bedeutender Bestandteil der „Muskelpumpe" sind die Venenklappen, die während der Phasen fehlender Muskelkontraktion, durch Verschluss der Vene, den Rückfluss des Blutes in die Peripherie verhindern.

Der Ventilebenenmechanismus des Herzens: Durch den Sog des Herzens wird die Strömungsgeschwindigkeit in den herznahen Gefäßen erhöht. Während der Austreibungsphase des Herzens verschiebt sich die Ventilebene, sodass ein Unterdruck im rechten Vorhof und folglich auch in den angrenzenden Hohlvenen entsteht. Öffnet sich nach Entleerung des rechten Ventrikels die Trikuspidalklappe, so strömt das Blutvolumen aus dem rechten Vorhof in den entspannten Ventrikel. Dies führt ein weiteres Mal zu einem Unterdruck in den herznahen Gefäßen des Niederdrucksystems.

Der Pumpeffekt der Atmung: Der bei jedem inspiratorischen Atemzug entstehende negative thorakale Druck führt durch eine Zunahme des transmuralen Gefäßdruckes zu einer Gefäßdehnung. Folglich sinken der Strömungswiderstand und der intravasale Druck, sodass eine Saugwirkung auf das Blut in Richtung Thorax entsteht (s. auch 5.4.2).

Venenpulswelle

Die Druckwelle in den großen herznahen Venen zeigt auch beim Gesunden *pulsatorische Schwankungen*. Die Pulswelle läuft entgegen der Richtung der Blutströmung (Abb. 4.**6**). Das Maximum der Pulswelle (**a-Welle**) der herznah in der V. jugularis gemessenen *Venenpulskurve* entsteht durch die Vorhofkontraktion. Die **c-Welle** entsteht direkt im Anschluss durch die Vorwölbung der Segelklappen in den Vorhof während der Anspannungsphase der Ventrikel. Das *Minimum der Pulswelle* (**x-Senkung**) entsteht durch Verschiebung der Ventilebene (*Ventilebenenmechanismus*) in Richtung zur Herzspitze während der Austreibungsphase. Im Herzzyklus folgt nun die Diastole: Der Druck im rechten Vorhof steigt mit zunehmender Blutfüllung wieder an, da die AV-Klappen noch geschlossen sind (**v-Welle**). Die Öffnung der Atrioventrikularklappe in der Diastole bewirkt schließlich eine Senkung in der Pulskurve, da dann Blut in den rechten Ventrikel fließt und der Druck im rechten Vorhof absinkt (**y-Senkung**).

Der Venendruck sinkt bei forcierter Inspiration wegen des negativen intrathorakalen Druckes ab (s. 5.4.2). Bei einer Vergrößerung des Blutvolumens durch zum Beispiel übermäßige Infusion nehmen jedoch der zentrale Venendruck sowie das Herzschlagvolumen und das interstitielle Flüssigkeits-

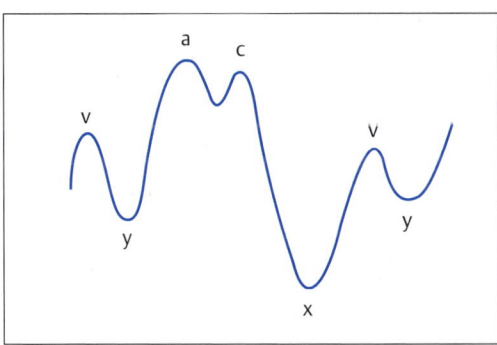

Abb. 4.6 Herznah gemessene **Pulskurve der V. jugularis** (aus Irion, R.: Alles in einem Buch. Bon-med, Lorch 1993)

Klinischer Bezug

Werden die *Venenklappen* im Laufe einer *Venenentzündung* beschädigt oder steigt der Druck im Niederdrucksystem über die physiologischen Werte hinaus und dilatieren die venösen Gefäße daraufhin, wird deren Venenklappenschluss insuffizient. Folge ist die Entstehung von **Varizen ("Krampfadern")**.

Kommt es zu einem Blutvolumenverlust, so reagieren venöse Dehnungsrezeptoren, die in den Vorhöfen lokalisiert sind, mit Gegenmaßnahmen (s. 4.2.2). Aufgrund der Lage dieser Dehnungsrezeptoren sind diese auch in der Lage, schneller auf eine akute Blutvolumenänderung zu reagieren als die arteriellen Pressorezeptoren (s. 4.4.1).

volumen zu. Bei einem maximal möglichen **Pressversuch nach Valsalva** kann der Druck in den herznahen Venen einen Wert annehmen, der um 100 mmHg (=13,3 kPa) liegt. Als Valsalva-Versuch wird die maximale exspiratorische Anstrengung gegen die verschlossenen Atemwege bezeichnet. In Folge kommt es zur intrathorakalen und intraabdominellen Drucksteigerung. Dadurch wird der venöse Rückstrom zum Herzen gedrosselt. Das Schlagvolumen des rechten Ventrikels nimmt ab. Durch den erhöhten intrathorakalen Druck kommt es zur Auspressung der Lungengefäße, und folglich steigen das Schlagvolumen des linken Ventrikels und der arterielle Blutdruck vorübergehend an. Der Druck in den peripheren Venen steigt ebenfalls an, so auch am hydrostatischen Indifferenzpunkt.

Regulationsmechanismen im Niederdrucksystem

Durch Veränderungen des Blutvolumens werden also Druckänderungen von annähernd gleicher Größe im rechten Vorhof, in der A. pulmonalis und im linken Vorhof ausgelöst. Die Kapazität des Niederdrucksystems kann daher als relativ *statische Größe* angesehen werden, da sie von zahlreichen Faktoren und oben beschriebenen Einflüssen abhängig ist. **Kapazitätsänderungen** und **volumenregulatorische Vorgänge** werden vorwiegend reflektorisch ausgelöst und spielen besonders beim Übergang vom Liegen zum Stehen eine bedeutende Rolle. Die meist durch Pressorezeptoren ausgelöste Zunahme der Sympathikusaktivität führt dann zu einer Konstriktion in den Gefäßen des Niederdrucksystems. Beim Kreislaufgesunden kann auch im Niederdrucksystem unter physiologischen Bedingungen der Blutdruck in manchen Bezirken über 100 mmHg betragen.

Die wichtigste Unterstützung für den Rückfluss des venösen Blutes zum Herzen ist die **Muskelvenenpumpe** des Niederdrucksystemes.

4.4 Organdurchblutung

4.4.1 Grundmechanismen

Durch die Weite der arteriellen **Widerstandsgefäße** wird im Wesentlichen die Größe der Organdurchblutung bestimmt. Da nach dem **Hagen-Poiseuille-Gesetz** die Durchblutung mit der 4. Potenz des Gefäßradius zunimmt, eignet sich die Gefäßweite in besonderer Weise zur Regulation der Gewebsdurchblutung (s. 4.1.5). Geregelt wird die Organdurchblutung zum einen durch eine **zentrale Steuerung** und zum anderen durch **lokale Mechanismen**.

Zentrale Steuerung

Die zentrale Steuerung der Durchblutung (Abb. 4.7) geschieht über
- die vegetative Innervation und
- die Einflüsse von zirkulierenden Hormonen und Gewebshormonen.

Der Einfluss der **vegetativen Innervation** ist v.a. im Skelettmuskel, im Gastrointestinaltrakt, in den Nieren und in der Haut bedeutsam. Dabei sind die sympathischen Nervenendigungen überwiegend in den mittleren Arterien lokalisiert und dort wirksam. Durch Aktivierung des sympathischen Systems wird *Noradrenalin* freigesetzt und an α_1-Adrenorezeptoren gebunden. Auch ATP und Neuropeptid Y werden freigesetzt und unterstützen das Noradrenalin in seiner **vasokonstriktorischen Wirkung**. Eine Vasodilatation kommt durch das Nachlassen des Sympathikotonus nur bei der Schmerzaktion durch Aktivierung des Sympathikus zustande.

Die **parasympathische Innervierung** spielt lediglich bei der Durchblutung der Genitalorgane, des Gastrointestinaltrakts und der Speicheldrüsen eine Rolle. Durch Erregung des Parasympathikus wird **Acetylcholin** freigesetzt und bewirkt eine **Vasodilatation**. Die im Blut zirkulierenden *Transmitter*

Physiologie

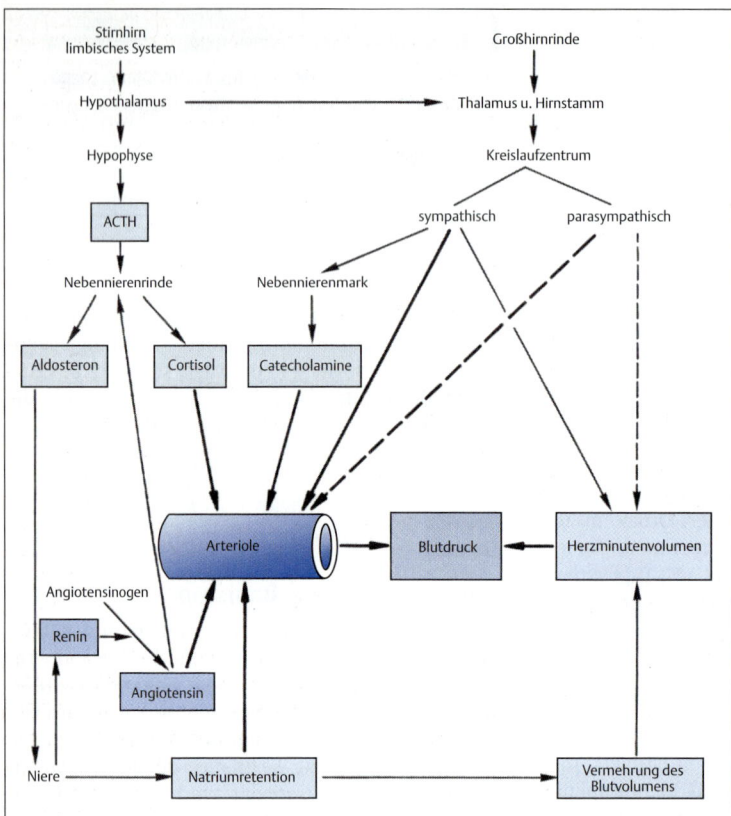

Abb. 4.**7 Blutdruckregulation.** Durchgezeichnete Linien bedeuten Mechanismen im Sinne einer Blutdrucksteigerung, gestrichelte Linien Mechanismen im Sinne einer Blutdrucksenkung (aus Stephan, Thieme 1984)

Adrenalin und Noradrenalin werden aus dem Nebennierenmark abgegeben (s. Kap. 14). *Adrenalin* fördert vorwiegend die Herzfrequenz und die Herzkraft (Erhöhung des Herzminutenvolumens) und bewirkt in niedriger Konzentration über die β_2-Rezeptoren eine Vasodilatation. In hoher Konzentration führt Adrenalin wie *Noradrenalin* über die Bindung an α_1-Rezeptoren zu einer Vasokonstriktion. Für die jeweils unterschiedliche Wirkung der Transmitter an den einzelnen Organen ist die Verteilung der Rezeptoren ausschlaggebend:

■ *Koronargefäße:* β_2-Rezeptoren,
■ *Haut- und Nierengefäße:* α_1-Rezeptoren,
■ *Gastrointestinale Gefäße und Skelettmuskelgefäße:* α_1- und β_2-Rezeptoren (s. auch Biochemie 14 und 18).

Auch das *Angiotensin II*, das durch Stimulation des Renin-Angiotensin-Systems in der Niere gebildet wird, hat eine ausgeprägte **Vasokonstriktion** zur Folge (s. auch Biochemie 20).

Gewebshormone wirken im Gegensatz zu den frei zirkulierenden Hormonen nicht systemisch, sondern *lokal begrenzt.* Sie werden bei Traumatisierung, Entzündung, Hitze- und Kälteeinwirkungen freigesetzt. Die Hormone Bradykinin, Kallidin und Histamin wirken vasodilatierend. Stickoxid (NO) ist

ein endothelialer Faktor, der ebenfalls zur Vasodilatation führt. Prostaglandine (bei Entzündungen) bewirken eine Vasodilatation und Thromboxane (bei der Blutstillung) eine Vasokonstriktion sowie die Aggregation von Blutplättchen.

Lokale Steuerung

Die lokale Regulation beschreibt alle im Organ selbst ablaufenden Prozesse und wird deshalb häufig auch **Autoregulation** genannt. Sie untergliedert sich weiter in eine lokal-chemische Regulation und in eine lokal-mechanische Regulation.

Die metabolische Regulation: Die *lokal-chemische* oder auch *metabolische Regulation* hat die Aufgabe der Einhaltung eines bestimmten chemischen Milieus, welches für die Organfunktion notwendig ist. In diesem Prozess sind ein oder mehrere chemische Faktoren die Regelgrößen. Diese Faktoren entstehen im lokalen Stoffwechsel des entsprechenden Organs und besitzen gleichzeitig die Fähigkeit, in einer bestimmten Konzentration dilatierend auf die Widerstandsgefäße des Organs zu wirken. Dieser lokal-chemische Mechanismus findet sich besonders ausgeprägt im Skelettmuskel und im Herzen. Mit steigendem Stoffwechsel im Skelettmuskel, zum Beispiel bei schwerer körperlicher Arbeit, steigt die Produktion des Metaboliten, der als Regelgröße wirkt, und seine Konzentration steigt an. Ausgelöst wird dadurch sofort eine Dilatation der lokalen Gefäße mit Folge des Abtransportes des überproduzierten *Stoffwechselmetaboliten*. Die Durchblutung passt sich auf diese Weise automatisch dem metabolisch gesteigerten Bedarf an. In dieser pauschalen und stark vereinfachten Darstellungsweise sind Regulationsunterschiede zwischen den einzelnen Organen nicht berücksichtigt. Jedoch spielt in diesem Prozess häufig eine Vielzahl von spezifischen Faktoren und Stoffwechselprodukten eine Rolle, die erst in einem bestimmten Zusammenspiel diese Durchblutungsregulation auslösen können. Generell ist jedoch erwiesen, dass die normalen Abbauprodukte wie zum Beispiel das CO_2, das *Laktat* (Milchsäure) oder ein sinkender *pH-Wert* in dem metabolischen Regulationssystem von Skelettmuskel und Herz eine gewichtige Rolle spielen. Die Sauerstoffversorgung eines Organs aber kann indirekt in diesen Mechanismus eingreifen, wenn bei O_2-Mangel ein dilatierender Stoff entsteht. Des Weiteren muss erwähnt werden, dass die physiologische lokal-chemische Regulation im Skelettmuskel so sensibel reagiert, dass es nicht erst zu einer groben Änderung im *lokal-metabolischen Milieu* kommen muss. Im Koronarkreislauf des Herzens sind wahrscheinlich Adenosin, ADP (Adenosindiphosphat) und ATP (Adenosintriphosphat) die spezifischen Wirkstoffe, die zu der metabolischen Reaktion führen. Auch Änderungen der Kalium- und Phosphat-Konzentration sowie des osmotischen Druckes werden diskutiert. Im Gehirn und bei der Regulation des Gesamtkreislaufes spielen jedoch der CO_2- und der pH-Wert eine große Rolle.

Die lokal-mechanische Regulation: Bei der lokal-mechanischen Regulation, auch myogene Reaktion oder Bayliss-Effekt genannt, stellt die **tangentiale Gefäßwandspannung T** den mechanischen Regulationsfaktor dar. Mit Anstieg des **transmuralen Druckes p** wird das Gefäß gedehnt, sodass auch der **Gefäßradius r** folglich zunimmt. Die Gefäßdehnung führt in der Reaktion über eine Zunahme des Gefäßtonus zu einer Kontraktion der Gefäßwandmuskulatur, sodass der Gefäßradius r wieder abnimmt und die Wandspannung in Richtung Ausgangswert zurückgestellt wird. Wird nach vorübergehender Drosselung die Durchblutung eines Organs wieder freigegeben, so kommt es in diesem Moment zu einer reaktiven Hyperämie. Folge dieser lokalen Hyperämie ist eine Zunahme der organvenösen P_{O_2}. Die notwendigen Stellglieder bei diesem myogenen Mechanismus befinden sich in der Gefäßmuskulatur selbst, sodass keine speziellen Dehnungsrezeptoren, Nervenbahnen oder übergeordnete Zentren vorhanden sein müssen. Die *Schrittmacherzellen* der glatten Blutgefäßmuskulatur sind zu spontaner

Reaktion befähigt. Je nach Art des Blutgefäßes ist diese jedoch unterschiedlich ausgeprägt. Dieser *basale Tonus* eines Gefäßes wird ohne äußere Einwirkung, also ohne nervale oder hormonelle Stimulation, aufrechterhalten. Sollten also die fast zu vernachlässigende hormonelle Einflussnahme und sogar auch die wichtige nervale Innervation eines Gefäßes ausfallen, so ist derjenige noch vorhandene Tonus der basale Tonus eines Gefäßes. Aufheben lässt sich der Bayliss-Effekt durch Beseitigung des basalen Tonus mit Pharmaka, wie z. B. Papaverin (zum Wirkmechanismus s. Lehrbuch der Pharmakologie).

 Klinischer Bezug

Ist der **Bayliss-Effekt** aufgehoben, kann es aufgrund einer ständigen Hyperämie eines Organs oder Gewebes zum Übertritt von Flüssigkeit in die Organstruktur und folglich zur Ausbildung eines **extrazellulären Ödems** kommen. Weitere Ursachen für die Entstehung eines extrazellulären Ödems sind eine Proteinurie, Herzinsuffizienz, ein erschwerter Lymphabfluss und eine Mangelernährung.

Der Einfluss des Endothels: Auch aus den **Endothelzellen** werden zahlreiche Stoffe freigesetzt, die zu Reaktionen der Gefäßwand führen. Vor allem **Prostaglandine**, wie z. B. das PGI_2 (Prostazyklin), wirken stark vasodilatierend sowie bronchodilatierend und überdies zusätzlich hemmend auf die Thrombozytenaggregation. An glatter Muskulatur führen die Prostaglandine zu einer Kontraktion. Ferner wirken sie antilipolytisch und fördern die Aufnahme freier Fettsäuren durch die Zellen des Fettgewebes und den Aufbau von Triglyceriden. Die Wirkung der Katecholamine wird durch Prostaglandin E vermindert. Ein weiterer Endothelfaktor namens EDRF, der der chemischen Struktur von Stickoxid (NO) sehr gleicht, kann nach Freigabe durch die Endothelzellen über einen speziellen Mechanismus eine Erschlaffung der Gefäßwandmuskulatur auslösen. Weiterhin vermutet man, dass zahlreiche Hormone, wie z. B. Bradykinin und Serotonin, nicht direkt, sondern über das ERDF-System der Endothelzellen dilatierend auf die Gefäßwandmuskulatur wirken. Interessanterweise bewirken lokale Störungen dieser Endothelfunktion eine Gefäßwandkonstriktion in dem geschädigten Bereich.

Messung der Durchblutungsgröße

Bei dem Verfahren der **Venenverschluss-Plethysmographie** wird das Volumen eines Körperteiles, z. B. einer Extremität, fortlaufend registriert. In bestimmten Abständen wird eine angelegte pneumatische Manschette mit einem Druck von 20–30 mmHg, also deutlich unter dem diastolischen arteriellen Blutdruck, aufgepumpt und so der venöse Rückfluss gestaut. Da durch den geringen Druck der Man-

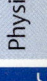

schette der arterielle Zustrom von Blut nicht behindert wird, zeigt die Volumenzunahme während der *Stauungsphasen* den arteriellen Bluteinstrom in die Extremität an. Dieser Zustrom an Blut entspricht der **Durchblutungsgröße** der Extremität im Normalzustand ohne Stauung. Bestimmt man zusätzlich das erfasste **Gewebsvolumen**, so kann man aus der zunächst bestimmten Gesamtdurchblutung [in ml/min] die *spezifische Durchblutung* [in ml/min · 100 g] errechnen. Genannt werden sollen in diesem Zusammenhang auch das Prinzip der **elektrischen Induktion** und die Methode der **Indikatorgastechnik**, die auf einer elektronischen Strömungsmessung bzw. auf Berechnung der Gewebsdurchblutung aus der Blutkonzentration eines speziell gegebenen Argongases basieren.

Mikrozirkulation

Die Abschnitte der Mikrozirkulation im Blutkreislauf umfassen die Gefäße des Stoffaustausches zwischen Blut und Interstitium. Dazu gehören die Arteriolen, Kapillaren, kleine Venolen und Venen. Die Kapillaren werden auch als **terminale Strombahn** bezeichnet, da sie für den Stoffaustausch der funktionell wichtigste Teil des Kreislaufes sind. Sie erfüllen die Voraussetzungen für einen *effektiven* Austauschvorgang, da das Blut in diesem Gefäßabschnitt eine lange Stehzeit bei einer großen Oberfläche hat. Der eigentliche Austausch von Flüssigkeiten und Substanzen zwischen Blut und Interstitium funktioniert in beide Richtungen über Filtrations- und Diffusionsvorgänge. Die Filtration von Flüssigkeit in den arteriellen Abschnitten und die Reabsorption in den venösen Abschnitten des Kapillarnetzes sorgen für die Aufrechterhaltung eines **Fließgleichgewichtes**. Bei Störungen dieser Mechanismen können Volumenverschiebungen zwischen Intra- und Extravasalraum auftreten, die die Funktion einer ausreichenden Kreislauftätigkeit gefährden können.
Weiterhin werden die im Gewebe liegenden Lymphgefäße dazugezählt, deren Aufgabe der Abtransport der Lymphe in das venöse Blutsystem ist.
Die **arteriovenösen Anastomosen** sind eine direkte Verbindung zwischen den Arteriolen und den Venolen und nicht an den Stoffaustauschvorgängen beteiligt. Sie finden sich in allen Geweben, besonders in den **akralen Hautbereichen**, da sie hier *thermoregulatorische* Aufgaben erfüllen.

Darstellung der unterschiedlichen Sauerstoffausschöpfung in den Organen

Die **arteriovenöse Sauerstoffdifferenz** (AVD O_2), angegeben in ml/dl, gibt Auskunft über die Sauerstoffausschöpfung der verschiedenen Organe.
- *Skelettmuskel und Herz*: Die größte Sauerstoffausschöpfung findet sich im arbeitenden Muskel, also im Herzmuskel und im Skelettmuskel bei

Belastung. Sie entnehmen von den vorhandenen 20 ml O_2 pro 100 ml Blut rund 12–15 ml/dl (60–75 %). Unter extremen Belastungen kann diese Entnahme auf bis zu 80–90 % steigen.
- *Gehirn*: Das Gehirn entnimmt dem Sauerstoffpool des Blutes nur rund ein Drittel.
- *Niere*: Bei der Niere ist die Sauerstoffausschöpfung noch geringer. Dies erklärt sich dadurch, dass die hohe Durchblutung der Niere vor allem der Reinigungsfunktion des Blutes dient und der O_2-Bedarf dabei automatisch mitgedeckt wird.
- *Haut*: Bei der Haut ist die O_2-Ausschöpfung im Vergleich zur hohen Durchblutung gering. Wird die Haut je nach Anspruch jedoch nur geringgradig durchblutet, so steigt auch die O_2-Ausschöpfungsrate. Für die Haut lässt sich aufgrund ihrer vielfältigen Aufgaben und der daraus resultierenden Unterschiede in der Durchblutungsstärke keine einheitliche Sauerstoffausschöpfung festlegen.
- *Gastrointestinaltrakt*: Gleiches gilt auch für die Verdauungsorgane und ihre teilweise sehr unterschiedlichen Teilkreisläufe.

Übersicht und Vergleich der verschiedenen Organstrombahnen

Von Organ zu Organ bestehen erhebliche Unterschiede in der Regulation der Durchblutung. Wie bereits oben erläutert, unterscheiden sich vor allem die Mechanismen der Regulation und die Größe der Durchblutung. Die **spezifische Durchblutung** eines Organes wird in ml pro Minute und 100 g (oder 100 ml) Gewebe angegeben. Unter *Ruhebedingungen* ist die spezifische Durchblutung folgender Organe in der Reihenfolge **Niere** > **Myokard** > **Gehirn** > **Skelettmuskel** abgestuft.
- *Niere*: Demnach findet die dichteste Durchblutung mit 400 ml/min · dl in der Niere statt. Da bis auf geringe Ausnahmen in Extremsituationen die Niere gleichmäßig stark durchblutet wird, kann die wichtige Funktion der Niere ständig aufrechterhalten werden.
- *Gehirn*: Annähernd gleichmäßig und relativ stark wird mit 50–60 ml/min · dl auch das Gehirn durchblutet. Zwischen Tagesaktivität und dem Schlaf finden sich hier kaum Unterschiede, was auch verständlich ist, wenn man berücksichtigt, dass Nervenzellen nur einen relativ geringen Energieverbrauch haben und auch des Nachts aktiv sind.
- *Skelettmuskel*: Im Skelettmuskel findet man je nach Beanspruchung die stärksten Schwankungen in der Durchblutungsgröße. Die Durchblutung des Skelettmuskels kann sich zwischen 2–3 und 50 ml/min · dl verändern.
- *Herz*: Das Herz, als ein auch in Ruhe arbeitender Muskel, hat deshalb eine hohe spezifische Durchblutung. Sie ist mit 60–80 ml/min · dl höher als die

eines arbeitenden Skelettmuskels. Bei maximaler Herzleistung kann die Durchblutung um den Faktor 4–5 auf etwa 300 ml/min · dl gesteigert werden.

- *Haut*: Steht die Hautdurchblutung im Dienste der Thermoregulation, so kann ihre Größe zum Beispiel in den Akten zwischen etwa 1 und 100 ml/min · dl variieren. Die Größe der akralen Hautdurchblutung wird vor allem durch vasokonstriktorische Nerven eingestellt.
- *Gastrointestinaltrakt*: Bei den Verdauungsorganen sind genaue Angaben der Durchblutungsgröße nicht möglich, da hier verschiedene Teilkreisläufe mit eigenen Regelmechanismen vorhanden sind. Die Gesamtdurchblutung der Verdauungsorgane liegt bei 1,5 l/min. Für die Leber lässt sich grob die spezifische Durchblutungsgröße von 100 ml/min · dl festlegen. Allgemein schwankt jedoch die Größe der Durchblutung, ähnlich wie die der Haut und des Skelettmuskels, mit den Bedürfnissen, Aufgaben und Aktivitäten der Organe sehr stark.

Die **Gesamtdurchblutung** eines Organs errechnet sich aus der spezifischen Durchblutung, multipliziert mit dem Organgewicht bzw. dem Organvolumen und wird in l/min gemessen. Deshalb ist nur verständlich, dass die kleine Organe, wie die Niere oder das Herz mit sehr hoher spezifischer Durchblutung, nur eine mäßige Gesamtdurchblutung mit 1 l/min für die Niere (ca. 25 % des Herzzeitvolumens) und das maximal durchblutete Herz aufweisen. Unter Ruhebedingungen haben jedoch schwach durchblutete Organe wie Haut und Skelettmuskel bei Maximalbelastung eine um ein Mehrfaches höhere Durchblutung als alle anderen Organe zusammen. Die Hauptaufgabe der Kreislaufregulation ist also die Anpassung des gesamten Kreislaufes an die Änderungen des Durchblutungsbedarfes von Haut und Skelettmuskeln, der starken Schwankungen unterworfen ist. So benötigt der nur ungefähr 40 % der Körpermasse darstellende Skelettmuskelanteil bei maximaler Arbeit schon das Dreifache des Herz-

minutenvolumens in Ruhe. Das entspricht einem Wert von 15 l/min. Der Skelettmuskelanteil eines höchsttrainierten Athleten bedarf unter Höchstbelastung sogar ungefähr das Fünffache des HMV in Ruhe (25 l/min). Der **Anteil der Organe am Herzminutenvolumen** des Menschen nimmt also – grob gesagt – in folgender Reihenfolge ab: **Niere** > **Skelettmuskel** > **Darm** > **Gehirn** > **Leber** >; **Haut** > **Herz** (Tab. 4.**1**).

Spezifische Kreislaufreaktionen bei Stress

Bei emotionalem Stress und der entsprechenden Kreislaufreaktion ist besonders die nähere Betrachtung der unterschiedlichen *Hormone* notwendig. Eine **Adrenalinausschüttung** führt im Sinne einer **Alarmreaktion** zu einer gesteigerten *Leistungs-* und *Abwehrbereitschaft*. Diese ergotrope Einstellung geht mit verschiedenen Reaktionen in den unterschiedlichen Organen einher. Über die **lokalen β_2-Rezeptoren** wird das Herz stimuliert (Steigerung der Herzfrequenz und des HMV); gleiche Rezeptoren erweitern nach endogener Adrenalineinwirkung die Gefäße im Skelettmuskel und bereiten ihn so adäquat auf die in der ergotropen Einstellung geforderte Abwehr- oder Fluchtbereitschaft vor. Das für diesen Vorgang benötigte Blutvolumen wird über eine, durch eine Stimulation der **lokalen α-Rezeptoren** erreichte, Verengung der Gefäße in der Haut und im Splanchnikusgebiet abgezogen. Als Transmitter der vasokonstriktorischen Nerven gilt das **Noradrenalin**. Es ist wichtig zu betonen, dass die Dilatation der Skelettmuskelgefäße als Reaktion auf die endogene Stimulation der adrenergen β_2-Rezeptoren erfolgt. Bei unphysiologisch hoher Konzentration von Adrenalin, zum Beispiel bei Substitution, wirkt dieses Hormon über die α-Rezeptoren im Muskel gefäßkonstriktorisch. Neben der hormonellen Einwirkung existiert für die Skelettmuskelstrombahn noch eine direkte vasodilatatorische Innervation über sympathische Nerven, bei der der Transmitter bisher unbekannt

Physiologie

Tabelle 4.**1 Durchblutung der verschiedenen Organe in Ruhe und bei Belastung**

	Herz-muskel	Skelett-muskel	Niere	Gehirn	Darm	Haut	Leber	Fett-gewebe
Ruhedurchblutung (ml/min) in % des Herzzeitvolumens	5	19	22	14	19	6	9	4
Ruhedurchblutung (ml/min pro 100 g)	80–90	2–4	400	50–60	50	10	30	8
maximale Durchblutung (in %) (Ruhedurchblutung =100 %)	ca. 600	ca. 1900	ca. 200	ca. 400	ca. 700	ca. 1500	ca. 500	ca. 400

ist. In diesem Fall wird der Muskel über eine direkte zentrale Stimulation mit einer Durchblutungssteigerung auf die Flucht- und Abwehrreaktion optimal vorbereitet.

4.4.2   Lungenkreislauf

Zunächst soll auf einige **Besonderheiten des Lungenkreislaufes** aufmerksam gemacht werden. Der Lungenkreislauf gehört zum Niederdrucksystem. Die A. pulmonalis wird aus der rechten Herzkammer mit gemischt-venösem Blut gespeist. Hier herrschen systolische Drucke von 20–25 mmHg und diastolische von 0–10 mmHg, sodass sich daraus ein Mitteldruck von ca. 10–15 mmHg ergibt. Dieser Teil des bronchialvenösen Blutes wird dem arterialisierten Blut (über die Aa. bronchiales) in der Lungenstrombahn beigemischt.

Ferner ist unter Ruhebedingungen beim stehenden Menschen die Perfusion der apikalen Lungenpartien geringer als die der basalen. Diesen Umstand sollte man sich zum Verständnis des *Prinzips der Lungendurchblutung* vor Augen halten.

Die Lungendurchblutung dient in erster Linie dem *Gasaustausch.* Hohe Drücke sollen also vermieden werden, damit das Blut möglichst widerstandslos die Lunge passieren kann. Dieser Anspruch wird dadurch unterstützt, dass die Lungengefäße nicht in der Lage sind, sich autoregulatorisch zu verhalten. Sie reagieren auf einen steigenden Durchströmungsdruck (zum Beispiel bei körperlicher Arbeit) *passiv-elastisch* mit einer Widerstandsabnahme und nicht mit einer Kontraktion wie beim Bayliss-Effekt anderer Organe (z. B. in der Niere). Der Strömungswiderstand der Lungenstrombahn sinkt also bei Zunahme des Herzzeitvolumens oder bei Erhöhung des Pulmonalarteriendruckes. In der Lunge hätte der Bayliss-Effekt fatale Folgen: Durch Widerstandserhöhung in den Gefäßen bei Durchblutungszunahme käme es dann zu einem Lungenödem. Der Strömungswiderstand des kleinen Kreislaufes beträgt weniger als ein Drittel des Wertes im großen Kreislauf. Eine Erhöhung des *intraalveolären endexspiratorischen Druckes*, wie zum Beispiel eine positive Druckbeatmung, führt jedoch zu einer Steigerung des Strömungswiderstandes in der Lungenstrombahn.
(s. auch Kapitel 5)

Klinischer Bezug

Kommt es aufgrund von Hindernissen in der Lungenstrombahn, wie z. B. bei *Stenosen* oder *Embolien*, zu einer Erhöhung des Durchströmungsdruckes, so besteht die große Gefahr des Übertrittes von Flüssigkeit in das interstitielle Lungengewebe. Es entsteht in der Folge ein **Lungenödem**, welches den Gasaustausch stark beeinträchtigen kann.

Dennoch ist die Lunge mit einem besonderen Mechanismus der **Durchblutungsregulation** ausgerüstet, der **hypoxischen Vasokonstriktion**. Bei Abnahme des alveolären O_2-Partialdruckes oder einer verminderten Ventilation von Alveolen reagieren die Gefäße mit einer aktiven Vasokonstriktion, was zur Durchblutungsabnahme in dem betroffenen Lungenabschnitt führt (= Liljestrand-Euler-Effekt). Die Anpassung der lokalen Durchblutung an die Ventilation beruht demnach auf der Abhängigkeit des lokalen Strömungswiderstandes von dem alveolären P_{O_2} und P_{CO_2}. Dieser als **Liljestrand-Euler-Effekt** bezeichnete Vorgang wird bei Unterschreitung eines alveolären P_{O_2} von etwa 60–70 mmHg wirksam. Der Mechanismus ist besonders für die Einstellung eines günstigen Ventilations-Perfusions-Verhältnisses zum optimalen Gasaustausch essenziell (s. Kapitel 5.6.4). Mit dieser hypoxiebedingten Widerstandserhöhung besteht die Möglichkeit, die Durchblutung schlecht ventilierter Lungenbezirke einzuschränken und den Blutstrom in gut ventilierte Gebiete umzuleiten. Durch Drucksenkung oder Vasokonstriktion im gesamten Lungenkreislauf können kurzfristig rund 250 ml Blut mobilisiert werden.

4.4.3   Gehirn

Für die Erfüllung der Aufgabe des Gehirns ist eine gleichmäßige und starke Durchblutung sehr wichtig (14 % des HZV). Die erforderliche Durchblutung wird durch **lokal-autoregulatorische Mechanismen** sichergestellt. Wie bereits beschrieben, bewirken die *Stoffwechselmetaboliten*, im Sinne der *chemischen Regulation*, bei einer Minderdurchblutung, einem O_2-Mangel, steigendem CO_2-Partialdruck oder etwa einem sinkenden pH-Wert, eine starke Gefäßdilatation. Bei der Regulation der Gehirndurchblutung spielt die vasokonstriktorische Komponente nur eine untergeordnete Rolle. Bei einer akuten alveolären Hypoventilation ist eine **Hyperkapnie** (arterieller P_{CO_2} von 48 mmHg = 6,4 kPa) als Folge zu erwarten, die dann zu einer deutlich erhöhten Durchblutung des Gehirns führt (s. Kapitel 5). Allerdings gibt es innerhalb des Gesamtorgans starke Differenzierungen. Die graue Substanz besitzt eine rund 5-mal stärkere spezifische Durchblutung als die weiße Substanz. Der Einfluss vasokonstriktorischer Nerven auf die Gehirndurchblutung ist nur schwach ausgeprägt.

4.4.4   Niere

Siehe 9.2.2.

4.4.5   Haut

Siehe 4.4.1.

4.4.6   Herz

Siehe 3.3.1.

4.4.7 Skelettmuskel

Der Ruhesituation und dem dann verminderten Durchblutungsanspruch und Sauerstoffbedarf des Muskels sind die Gefäße durch ihren außerordentlich *starken basalen Tonus* optimal angepasst. Unterbricht man bei einem Muskel die Innervation, so steigt die niedrige **Muskelruhedurchblutung** von 2–3 ml/min · dl auf nur rund 4–5 ml/min · dl geringgradig an. Da die Einstellung des Gefäßtonus demnach durch einen *lokalen Mechanismus* geregelt wird, ist kein *übergeordnetes vasomotorisches Zentrum* daran beteiligt. Bei schwerer Arbeit ist durch Dilatation der Gefäße eine Durchblutungszunahme um den Faktor 10–20 möglich. Auch diese **Muskelarbeitsdurchblutung** wird überwiegend über lokal-chemische, also metabolische, Regulationen bewältigt. Spannt man zum Beispiel dem M. biceps brachii mit 30–40 % der maximalen Kraft an, so ist die Muskeldurchblutung aufgrund der mechanischen Behinderung unzureichend für die O_2-Versorgung (Ischämie). Die notwendige **reaktive Hyperämie** nach einer ein- bis zweiminütigen mechanischen Unterbrechung der Durchblutung wird vor allem neben myogenen und endothelialen durch die in diesem Zeitraum angefallenen metabolischen Faktoren, die lokal vasodilatorisch wirken, ausgelöst. Diese sind:

- Anstieg des CO_2-Partialdrucks,
- Abfall des O_2-Partialdrucks (Ausnahme: Pulmonalgefäße),
- Anstieg der H^+-Ionen-Konzentration,
- Abfall des pH-Wertes,
- Anstieg der K^+-Ionen-Konzentration in Skelettmuskel, Herz und Gehirn,
- Anstieg der Adenosin-Konzentration (zelluläres Abbauprodukt von ATP).

Beim emotionalen Stress jedoch kann die Durchblutung des ruhenden Muskels zentral über vasodilatorische Nerven gesteigert werden (s. auch Kapitel 6).

4.4.8 Splanchnikusgebiet

Die Durchblutung der Leber macht bei einem Erwachsenen unter Ruhebedingungen ungefähr 10 % des Herzzeitvolumens aus. Unter emotionalem Stress oder bei starker körperlicher Arbeit kann die Durchblutung der Verdauungsorgane bis auf etwa ein Fünftel des Ruhewertes zugunsten der Herz- und Skelettmuskulatur gedrosselt werden. Die Durchblutung der Leber, die unter anderem auch für die lebenswichtige Entgiftung des Körpers zuständig ist, sinkt in diesen Situationen auf ca. 50 % des Ruhewertes. Jedoch finden sich auch Möglichkeiten der *Durchblutungssteigerung*. Nach Nahrungsaufnahme kann die Blutmenge im Dünndarm bei vermehrten *Sekretions- und Resorptionsaufgaben* stark erhöht werden. An dieser Regulation ist das *Kininsystem* wesentlich beteiligt. Die Permeabilität für Proteine ist in den Blutkapillaren der Leber am höchsten.

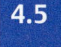

4.5 Fetaler und plazentarer Kreislauf

Organisation des Blutkreislaufes beim Ungeborenen

Für den Fetus übernimmt die **Plazenta** die Aufgabe der Lungen. Bei der Blutpassage durch die Plazenta gleichen sich die Sauerstoffpartialdrücke des fetalen und des mütterlichen Blutes weitgehend an. Unterstützend wirkt dabei die Tatsache, dass das **fetale Hämoglobin** (**Hbf**) bei gleichem pH-Wert eine höhere O_2-Affinität besitzt als das **HbA** des Erwachsenen. Wie aus der Anatomie bekannt, ist die Lunge im intrauterinen Leben noch nicht in Funktion. Über die Nabelvene strömt das sauerstoffgesättigte Blut in den **Ductus venosus Arantii** und in die V. cava inferior. Es kommt zur Vermischung mit dem venösen Blut aus der unteren Körperhälfte. Das Blut strömt nun von der V. cava inferior in den rechten Vorhof und von dort über das **Foramen ovale** in den linken Vorhof und in die linke Kammer. Das venöse Blut aus der V. cava superior gelangt über den rechten Vorhof in die rechte Kammer und von dort zu 1/3 in die – noch kollabierte – fetale Lunge (Strömungswiderstand ↑), zu 2/3 über den **Ductus arteriosus Botalli** (zwischen A. pulmonalis und Aorta) in den großen Kreislauf. Es besteht ein *physiologischer Rechts-Links-Shunt* (Abb. 4.**8**). Die Herzfrequenz eines Feten beträgt gegen Ende der Schwangerschaft etwa 120–160 Schläge pro Minute.

Postnatale Anpassung der Kreislauftätigkeit

Mit der Geburt kommt es zur Entfaltung der Lunge und somit zu einem starken Absinken des Strömungswiderstandes in diesem Organ. Gleichzeitig steigt im großen Kreislauf der Strömungswiderstand durch den Verschluss der Umbilikalgefäße. Diese Umstellungen in den Kreisläufen führen zu einem Druckgefälle vom linken zum rechten Vorhof und damit zur *Strömungsumkehr* in den beiden Shunts (Foramen ovale, Ductus arteriosus Botalli). Neben *hormonellen* Einflüssen ist nun auch die Voraussetzung für den schnellen *funktionellen* Verschluss des Foramen ovale gegeben. Der Ductus arteriosus Botalli verschließt sich innerhalb der ersten Tage nach Geburt, wobei der in diesen Tagen noch vorhandene Blutstrom umgekehrt von der Aorta in die A. pulmonalis fließt. Während der **postnatalen Umstellung** findet somit auch erst die Differenzierung des Lungenkreislaufes zum Niederdrucksystem und des großen Kreislaufes zum Hochdrucksystem statt. Mit diesem Prozess verzahnt sind eine Entlastung des rechten und eine Mehrbelastung des linken Ventrikels, die vor Geburt noch einer gleichen Belastung von einem mit 50 mmHg relativ niedrigem Druck ausgesetzt waren.

Physiologie

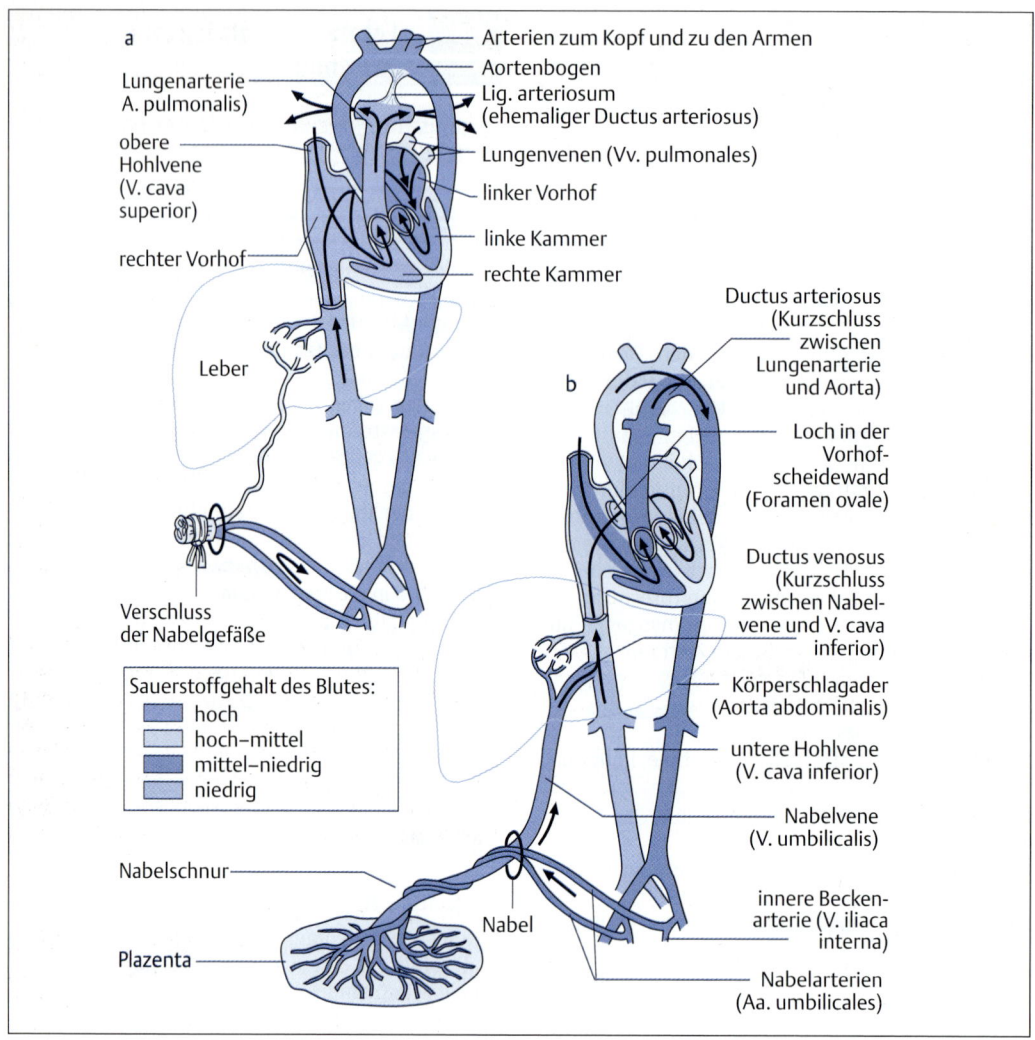

a

Lungenarterie
A. pulmonalis)

obere
Hohlvene
(V. cava
superior)

rechter Vorhof

Leber

Verschluss
der Nabelgefäße

Sauerstoffgehalt des Blutes:
- hoch
- hoch–mittel
- mittel–niedrig
- niedrig

Nabelschnur

Plazenta

Arterien zum Kopf und zu den Armen

Aortenbogen

Lig. arteriosum
(ehemaliger Ductus arteriosus)

Lungenvenen (Vv. pulmonales)

linker Vorhof

linke Kammer

rechte Kammer

b

Ductus arteriosus
(Kurzschluss
zwischen
Lungenarterie
und Aorta)

Loch in der
Vorhof-
scheidewand
(Foramen ovale)

Ductus venosus
(Kurzschluss
zwischen Nabel-
vene und V. cava
inferior)

Körperschlagader
(Aorta abdominalis)

untere Hohlvene
(V. cava inferior)

Nabelvene
(V. umbilicalis)

innere Becken-
arterie (V. iliaca
interna)

Nabel

Nabelarterien
(Aa. umbilicales)

Abb. 4.8 Darstellung des Umstellungsprozesses vom postnatalen (a) zum fetalen (b) Kreislauf (aus Faller, Thieme 1988)

Pathophysiologie der Kreislaufumstellung

Persistierender Ductus arteriosus Botalli: Das Offenbleiben des Foramen ovale oder des Ductus arteriosus Botalli hat unter den Herzfehlern einen Anteil von 15–20%. Beim offenen Ductus arteriosus Botalli können zwischen Aorta und A. pulmonalis große *Shuntvolumina* transportiert werden (→ Links-Rechts-Shunt). Beim großlumigen Ductus kollabiert der Aortenpuls sehr schnell, und der arterielle Blutdruck sinkt. Im Neugeborenenalter führt dies schnell zu einer *Herzinsuffizienz.*

Weiterhin entwickelt sich aufgrund der hohen Volumenbelastung der Lunge eine *pulmonale Hypertonie.* Der Blutdruck der Lungengefäße wird höher als der in der Aorta. Folglich kommt es zu einer Shuntumkehr und damit zur Druckbelastung des rechten Ventrikels. Diagnostisch bietet der Auskultationsbefund eines sog. *Maschinengeräusches* einen Hinweis auf den persistierenden Ductus arteriosus Botalli. Häufigste Ursache dieses angeborenen Herzfehlers ist die *Rötelnembryopathie.*

Das offene Foramen ovale: Ein persistierendes Foramen ovale entsteht bei Ausbleiben der Verwachsung von Septum secundum mit dem Septum primum. Dieser *Vorhofseptumdefekt* hat einen Links-Rechts-Shunt auf Vorhofebene zur Folge. Im rechten Ventrikel und in den Pulmonalarterien kommt es zu einer Vergrößerung des Strömungsvolumens. Als diagnostischen Auskultationsbefund findet man einen gespaltenen 2. Herzton und ein systolisches Strömungsgeräusch. Häufigste Ursache sind *teratogene Einflüsse* während der Schwangerschaft.

Atmung

5.1 Morphologische Grundlagen

Siehe Anatomie 7.2.

5.2 Nicht-respiratorische Lungenfunktion

Die **Reinigung der Inspirationsluft** erfolgt bereits in Nase und Rachen, wo die Schleimhäute Staub und Bakterien abfangen.

Mukoziliärer Transport

Als **Schutzmechanismen** verfügt die Lunge aber vor allem über das **Flimmerepithel** und die **mukösen Drüsen**. Fremdstoffe oder kleinere Fremdkörper werden in dem Schleim gebunden und dann über den kontinuierlichen und raschen Zilienschlag des Flimmerepithels oralwärts transportiert (**mukoziliärer Transport**) und abgehustet. Dieser Schutzmechanismus befindet sich jedoch nicht in den Alveolen, da er dort die zarten Alveolarwände für den Gasaustausch undurchlässig machen würde.

Alveolarmakrophagen

Fremdstoffe, die bis zu den Alveolen vordringen, werden von **Alveolarmakrophagen** phagozytiert und enzymatisch abgebaut. Ist der Abbau bei anorganischem Material (z.B. Asbestfasern) unmöglich, so schließen die Alveolarmakrophagen den Fremdkörper ein und schirmen ihn von dem empfindlichen Alveolargewebe ab. Mit ihrer Fähigkeit zur **amöboiden Beweglichkeit** wandern sie dann zu den luftleitenden Atemwegen, in denen der mukoziliäre Transport die weitere Entsorgung der Fremdstoffe übernimmt.
Einige der phagozytierten Fremdstoffe werden von den Alveolarmakrophagen in **Histiozyten** der *peri-bronchialen* und *interlobären* Gewebe abgelegt und verbleiben dort lebenslang, sodass sie auch Auslöser einer Lungenerkrankung (z.B. Silikose) werden können.

Infektabwehr der Lunge

Die Lunge ist besonders in den oberen Abschnitten der Atemwege mit einem **spezifischen Abwehrsystem** ausgestattet. Das bronchusassoziierte **lymphatische System** verfügt hauptsächlich über **Plasmazellen** und **Lymphozyten**. Die Plasmazellen produzieren Antikörper vom Typ **Immunglobulin A** (IgA), die in den bronchialen Drüsen an ein Polypeptid gekoppelt und mit dem Schleim sezerniert werden.

Schutzreflexe der Lunge

Gelangen größere Fremdkörper in die Atemwege, so wird über die Reizung der Schleimhäute von Trachea und Bronchien der Hustenreflex ausgelöst, der zu forcierten Ausatmungsströmen gegen die geschlossene Glottis führt. Bei plötzlicher Öffnung der Glottis wird der Fremdkörper dann aus den Atemwegen gepresst.

5.3 Physikalische Grundlagen

Siehe Physik 4.3.

5.4 Atemmechanik

5.4.1 Lungenvolumina und Statik des Atemapparates

Messbedingungen der Gasvolumina

Nach der idealen Gasgleichung verändert sich das Volumen (V) eines Gases oder Gasgemisches mit der

Veränderung der Temperatur (T) oder des Druckes (P).

$$V = \frac{M \cdot R \cdot T}{P} \qquad (5.1)$$

M = Menge des Gases
R = allgemeine Gaskonstante
Es ist daher von Bedeutung, immer die Bedingungen anzugeben, unter denen ein bestimmtes Gasvolumen gemessen wurde. Die gebräuchlichsten **Messbedingungen** sind:
- *BTPS*: Körperbedingungen (body temperature pressure saturated),
  T = 37 °C = 310 K; P = Umgebungsluftdruck; PH_2O = 6,3 kPa.
- *ATPS*: Spirometerbedingungen (ambient temperature pressure saturated).
  T = Spirometertemperatur; P = aktueller Luftdruck; PH_2O = volle Wasserdampfsättigung.
- *STPD*: Standardbedingungen (standard temperature pressure dry) auf Meereshöhe,
  T = 0 °C = 273 K; P = 101 kPa = 760 mmHg; PH_2O = 0 (trocken, Wasserdampfdruck = 0).

Folgende Beziehung gilt bei normalen Luftdruckwerten sowie Raum- und Körpertemperatur:
$V_{BTPS} > V_{ATPS} > V_{STPD}$.

Partialdruck und Fraktion

Jedes Gas übt in einem **Gasgemisch** einen bestimmten **Partialdruck** (Teildruck) aus. Entfernt man alle anderen Komponenten dieses Gasgemisches, so bleibt nur der Partialdruck (P) des einen Gases bestehen. Nach dem **Dalton-Gesetz** ergibt die Summe der Partialdrücke aller der im Gasgemisch vertretenen Gase den Gesamtdruck.
Als **Fraktion (F)** oder fraktionelle Konzentration bezeichnet man den Anteil eines bestimmten Gases an der Gesamtmenge des Gasgemisches. Die Angabe der Fraktion ist dimensionslos.

Wasserdampf

Als Wasserdampf bezeichnet man unsichtbares Wasser in der Gasphase. Der Partialdruck des Wasserdampfs ist durch den **Sättigungsdruck**, der von der Temperatur abhängt, nach oben begrenzt. In den Alveolen der Lunge hat ein Gas nahezu die Temperatur des Körpers (Normaltemperatur: 37 °C) und ist mit Wasserdampf gesättigt. Dementsprechend liegt der H_2O-Partialdruck mit 6,3 kPa (47 mmHg) in der Lunge nahe dem Sättigungsdruck für Wasserdampf bei 37 °C.

Löslichkeit von Gasen in Flüssigkeiten

Von einer **physikalischen Lösung** spricht man, wenn Gase sich bei Kontakt mit Flüssigkeiten in diesen lösen (z. B. in der Lunge). Die Konzentration des Gases in der Flüssigkeit ist nach dem **Henry-Gesetz** abhängig von dem **Partialdruck** (P) und dem **Löslichkeitskoeffizienten** (α) des Gases. Der Löslichkeitskoeffizient wiederum wird von der Art der Gasmoleküle, der Art der Flüssigkeit und der Temperatur beeinflusst. Stehen nun das Gas und die Flüssigkeit im Gleichgewicht, so ist definitionsgemäß der Partialdruck des Gases gleich dem Flüssigkeitspartialdruck.

Zusammensetzung der atmosphärischen Luft

Die **atmosphärische Luft** setzt sich aus folgenden Komponenten zusammen:
- *Sauerstoff:* 20,9 % (F_{O_2} = 0,209),
- *Kohlendioxid:* 0,03 % (F_{CO_2} = 0,000),
- *Stickstoff:* 79,1 % (F_{N_2} = 0,791).

Die in der atmosphärischen Luft enthaltenen Edelgase sind aufgrund ihres niedrigen Anteils in der Stickstofffraktion enthalten. Bei einem Barometerdruck von 100 kPa und einer Temperatur von 37 °C (Körpertemperatur) haben die einzelnen Partialdrücke folgende Werte:
- *Sauerstoff* P_{O_2} = 19,6 kPa,
- *Kohlendioxid* P_{CO_2} = 0 kPa,
- *Stickstoff* P_{N2} = 74,1 kPa,
- *Wasser* P_{H2O} = 6,3 kPa.

Die Zusammensetzung der atmosphärischen Luft ist weitgehend unabhängig von der Höhe über dem Meeresspiegel.

Lungen- und Atemvolumina

Als Lungenvolumen bezeichnet man das Gasvolumen, das sich in der Lunge befindet, als Atemvolumen das ein- oder ausgeatmete Gasvolumen. Folgende Atemgrößen werden als **statische Atemgrößen** bezeichnet.

Statische Atemgrößen

Zu den statischen Atemgrößen werden gezählt:
- Atemzugvolumen,
- inspiratorisches Reservevolumen,
- exspiratorisches Reservevolumen,
- Residualvolumen,
- Vitalkapazität,
- Totalkapazität,
- funktionelle Residualkapazität,
- Ruheatemfrequenz,
- Atemminutenvolumen.

Bei normaler Ruheatmung wird pro Atemzug das **Atemzugvolumen** von 0,5 l hin und her bewegt (s. Abb. 5.**1**). Bei maximaler Inspiration kann zusätzlich ein **inspiratorisches Reservevolumen** von 2,5 l eingeatmet und bei maximaler Exspiration ein **exspiratorisches Reservevolumen** von 1,5 l ausgeatmet werden. Wird maximal exspiriert, so verbleibt das **Residualvolumen** von 1,5 l in der Lunge. Als

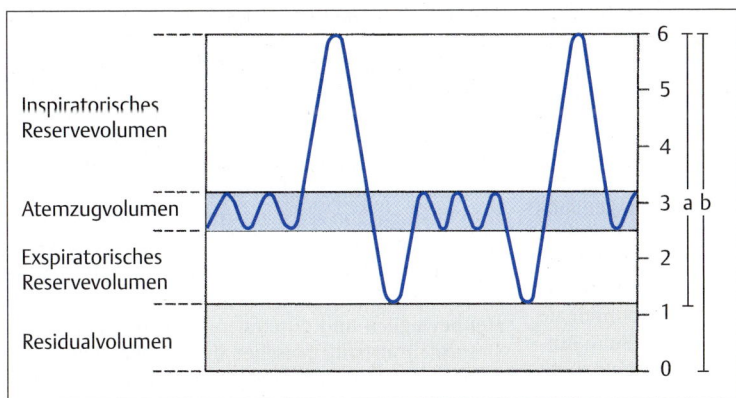

Abb. 5.**1 Einteilung der Lungenvolumina** a = Vital-kapazität, b = Totalkapazität (aus Stephan, Thieme 1984)

Vitalkapazität bezeichnet man das maximale Atemzugvolumen, also den Gesamtspielraum in den Veränderungen des Lungenvolumens (maximale Inspiration – maximale Exspiration). Sie ist bei einer Frau durchschnittlich 25 % kleiner als beim Mann. Addiert man hierzu noch den Anteil des Residualvolumens, so erhält man das Gesamtvolumen der Lunge, welches **Totalkapazität** (ca. 7 l) genannt wird. Diese Lungenvolumina lassen sich mittels *Spirometrie* bestimmen.

Die **funktionelle Residualkapazität** (FRC) beschreibt das endexspiratorische Lungenvolumen aus Residualvolumen und exspiratorischem Reservevolumen; es gleicht dem Lungenvolumen bei Atemruhelage nach Exspiration (ca. 2,6 l). Wichtig ist diese Größe für den physiologischen Gasaustausch, da zu diesem Zeitpunkt die Lunge gerade zur Hälfte gefüllt ist. Die FRC ist nur mit indirekten Methoden zu messen.

Bestimmungsmethoden der Atemgrößen

Zur Bestimmung der funktionellen Residualkapazität (FRC) verwendet man die *Helium-Einwaschmethode.* Bei dieser Methode atmet der Proband ein Heliumgemisch mit bekannter Konzentration und Volumen aus einem geschlossenen System ein. Das Helium mischt sich in kurzer Zeit mit der Luft in der Lunge. Anschließend lässt sich das Luftvolumen der Lunge aus der Konzentrationsänderung des Heliums in dem Gesamtsystem errechnen.

Ein weiteres Verfahren funktioniert durch die Auswaschung des in der Lunge befindlichen Stickstoffs bei Einatmung von reinem Sauerstoff. Die Luftmenge lässt sich bei dieser *Stickstoff-Auswaschmethode* über die Menge des Stickstoffs in der gesammelten Exspirationsluft errechnen.

Zwei weitere wichtige Größen sind zum einen die **Ruheatemfrequenz** mit 12 bis 20 Atemzügen pro Minute und das **Atemminutenvolumen** in Ruhe, welches bei einer mittleren Frequenz von 15/min rund 8 l/min beträgt (entspricht einem Atemzugvolumen von 0,5 l).

Surfactant der Lunge

An der Flüssigkeitsgrenzschicht zwischen den Alveolen und der Luft herrscht eine große *Oberflächenspannung*, die der notwendigen Entfaltung der Alveolen entgegenwirkt. Aus diesem Grunde besteht in dem Flüssigkeitsfilmgemisch auf den Alveolen eine Aktivität von oberflächenwirksamen Substanzen, **Surfactant** genannt. Diese Stoffe bestehen aus einem *Protein-Lezithine-Phospholipidkomplex*, der von den Alveolar-Typ-II-Zellen der Lunge produziert wird. Sie reduzieren die Oberflächenspannung und verhindern somit einen Kollaps der Alveolen. Surfactant wird von den Pneumozyten Typ II in der Lunge gebildet und hat Lipidcharakter.

Vermindert sich die Konzentration des Surfactant in den Alveolen, erhöht sich deren Oberflächenspannung und damit die *Retraktionskraft* der Lunge (s. auch 5.4.2).

Klinischer Bezug

Fehlt das Surfactant, so kollabieren ganze Abschnitte der Lunge und es entstehen luftleere Bereiche in der Lunge, die **Atelektasen** genannt werden. Sehr wichtig ist das Surfactant auch bei der Entfaltung der Lunge nach der Geburt. Bei einem Mangel oder einer Fehlfunktion besteht jedoch die Möglichkeit zur Substitution.

5.4.2 Dynamik des Atemapparates

Die Lungenbelüftung geschieht *passiv.* Aktive rhythmische Bewegungen des Thorax und der Atmungsmuskulatur werden durch das **Atemzentrum** in der Medulla oblongata koordiniert. Diese Atembewegungen führen zu Veränderungen des intrapulmonalen Druckes, der den Druck in den Alveolen der Lunge beschreibt. Die **Inspiration** (Einatmung) funktioniert durch ein Zusammenspiel von der Zwerchfellmuskulatur (Diaphragma), welche sich kontrahiert (*abdominelle Atmung* bzw. *Bauchat-*

Physiologie

mung), und der äußeren Interkostalmuskeln und anderer Atemhilfsmuskeln (*thorakale/costale Atmung* bzw. *Brustatmung*), die die Rippen anheben. Durch den über die Zunahme des Thoraxvolumens erzeugten **Druckgradienten** kommt es zum Einstrom von Luft in die Lunge. Je größer der Druckgradient, desto steiler ist der Anstieg des Lungenvolumens. In dieser Phase der Inspiration mit wachsender Lungendehnung wird der intrathorakale Druck stärker *negativ* und erreicht Werte von –6 bis –8 cm H_2O. Auf der Höhe der maximalen Inspiration, also im Umkehrpunkt zur Ausatmung, entspricht der intrapulmonale Druck dann dem atmosphärischen Druck. Beim Aufrichten aus dem Liegen kommt es unweigerlich zu einer Verlagerung der Abdominalorgane nach kaudal, wodurch die Atemruhelage in Richtung Inspiration verschoben wird.

Die **Exspiration** (Ausatmung) kommt vor allem durch die elastischen Eigenschaften des Atemapparates zustande. Die Dehnung und die Oberflächenspannung der Alveolen verursachen die **Retraktionskraft** (Rückstellkraft) der Lunge. Sie ist bestimmt durch die Zahl der elastischen Fasern, dem Kollagenfasergehalt im Lungengerüst und der Menge an Surfactant an der Oberfläche der Alveolen. Die Retraktionskraft kann durch einige innere Interkostal- sowie durch die Bauchdeckenmuskulatur unterstützt werden. Hier wird die Luft praktisch aus der Lunge herausgedrückt; ein leichter intrapulmonaler Überdruck bewirkt die Exspiration. Der intrapulmonale oder alveoläre Druck ist am Ende der Inspiration und auch am Ende der Exspiration bei geöffneter Glottis gleich groß wie in Atemruhelage, jedoch immer positiver als der intrathorakale Druck.

Als **Lungenvolumen** bezeichnet man das Gasvolumen, das sich in der Lunge befindet, als **Atemvolumen** das ein- oder ausgeatmete Gasvolumen. Veränderungen des Lungenvolumens lassen sich mittels eines Spirometers messen. Ein **Spirometer** ist ein gasdichter Raum, aus dem Gas eingeatmet und in den Gas ausgeatmet werden kann. Verbindet man die Atemwege eines Probanden mit dem Spirometer, so erhält man als Zeitverlauf des Atemvolumens ein *Spirogramm* (siehe Abb. 5.**1**).

Klinischer Bezug

Der **negative intrathorakale Druck** wirkt sich auch auf die umgebenden anatomischen Strukturen aus. So fördert der negative Umgebungsdruck in den großen intrathorakalen Venen den Blutrückfluss zum Herzen und verhindert im Stehen ein Kollabieren der kleinen intrathorakalen Venen.

Druckverhältnisse im Thorax

Für das Verständnis der **Atemmechanik** ist die Kenntnis über den Aufbau und die Beziehung von Lunge und Thoraxwand zueinander sehr wichtig. Der Atemapparat besteht aus zwei ineinander geschachtelten Hohlgebilden, Lunge und Thorax. Das *passiv-elastische Verhalten* dieser Gebilde ist sehr unterschiedlich und wird durch die **Ruhedehnungskurven** bestimmt, die die Abhängigkeit des Volumens vom dehnenden Druck (**transmurale Druckdifferenz**) beschreiben. Die Lunge ist im Thoraxraum frei beweglich und durch den kapillaren Spaltraum (Interpleuralspalt) zwischen den beiden Pleurablättern von der Thoraxwand getrennt. Der Innendruck der Lunge, also der Druck in den Alveolen, wird als **intrapulmonaler Druck** oder **Alveolardruck** (P_A) bezeichnet; der Druck an der Lungenoberfläche und an der Thoraxinnenfläche, also der Druck im Pleuraspalt, wird **intrapleuraler** oder **Pleuradruck** (P_{Pl}) genannt. Bei der normalen Ruheatmung ist die Lunge leicht gedehnt, während ihre elastischen Kräfte versuchen, sie ständig zusammenzuziehen. So entsteht in dem Interpleuralspalt (intrathorakaler Druck) ein leichter Unterdruck gegenüber dem intrapulmonalen Druck. Er wird hauptsächlich durch die Eigenelastizität der Lunge hervorgerufen und wirkt sich auf den ganzen Raum zwischen Lungenoberfläche und Thoraxinnenwand aus. Bei normaler Ruheatmung in Exspirationsstellung beträgt der intrathorakale Druck –4 bis –5 cm H_2O und ist damit stets *niedriger* als der atmosphärische Druck (subatmosphärischer Druck). Als Regel gilt, dass unter sonst gleichen Bedingungen der intrathorakale Druck bei Einatmung umso stärker negativ ist, je höher der Atemwiderstand ist! Die Messung des intrathorakalen Drucks ist in dem mittleren, schlaffen Bereich des Ösophagus möglich. Werden die Amplituden der inspiratorisch-exspiratorischen Schwankungen des intrathorakalen Druckes (Pleuradruck ΔP_{Pl}) und des intrapulmonalen Druckes (Alveolardruck ΔP_A) gemessen, so treten bei einem gesunden Menschen folgende Amplitudenänderungen auf, wenn bei unveränderter Atemstromstärke der Atemwiderstand (Atmung gegen einen Widerstand, z.B. durch ein Rohr) erhöht wird: Der Pleuradruck ΔP_{Pl} und auch der Alveolardruck ΔP_A nehmen zu. Aus der Differenz von P_{Pl} und P_A ergibt sich die **transthorakale Druckdifferenz** ($P_{Pl} – P_A$), aus der Differenz von P_A und P_{Pl} die **transpulmonale Druckdifferenz** ($P_A – P_L$). An dem Punkt, an dem P_A gleich P_{Pl} ist (die transpulmonale Druckdifferenz also = 0 ist), befindet sich die Lunge in der Gleichgewichtslage (Abb. 5.**2**).

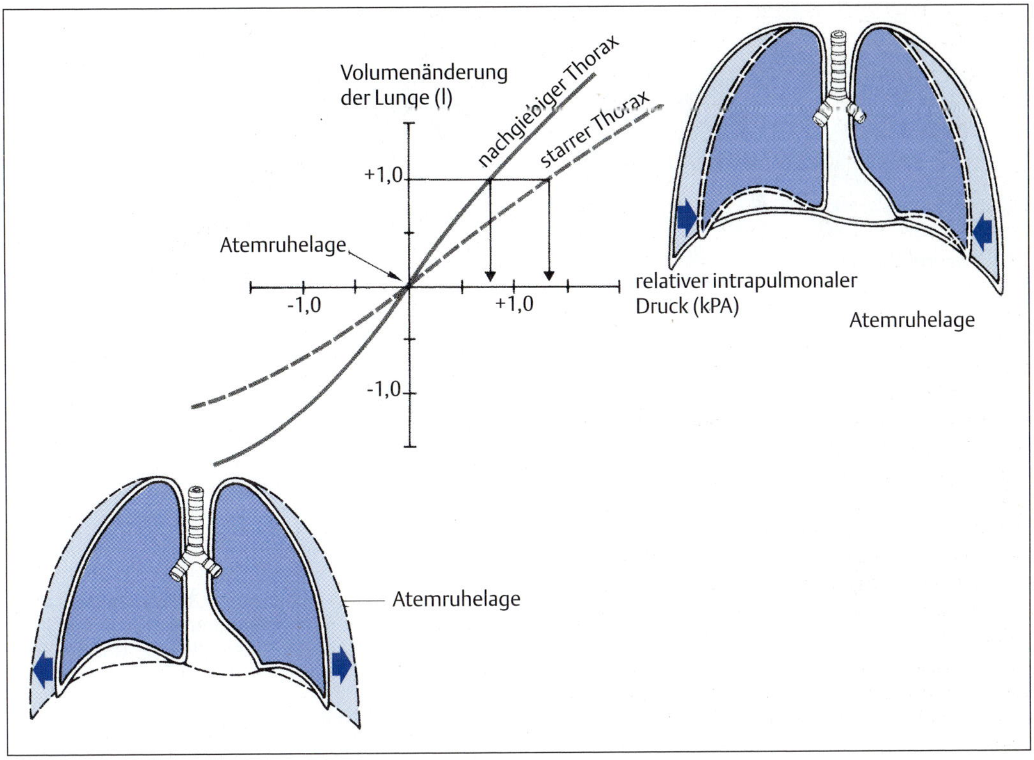

Abb. 5.2 Ruhedehnungskurve von Lunge und Thorax. Atmet man aus der Atemruhelage ein bestimmtes Volumen ein und schließt dann Mund und Nase, so entsteht in der Lunge ein gegenüber der Umgebung höherer („+") Druck, da der Brustkorb das Bestreben hat, wieder in die Atemruhelage zurückzukehren. Nach Ausatmung aus der Ruhelage entsteht aus dem gleichen Grund ein Unterdruck (Sog). Trägt man zu jedem intrapulmonalen Druckwert das gegenüber der Atemruhelage veränderte Lungenvolumen auf, ergeben sich die grauen Kurven (Ruhedehnungskurven) (aus Beske, Thieme 1990)

Klinischer Bezug

Kommt es bei Verletzungen des Thorax zur Eröffnung des intrapleuralen Spalts (**Pneumothorax**), so zieht sich die Lunge aufgrund ihrer hohen Eigenelastizität noch über die maximale Exspirationsstellung hinaus zusammen. Hierbei entweichen noch einmal ca. 50 % des Residualvolumens (Kollapsvolumen), und in der Lunge verbleibt das Minimalvolumen. Als **Ventilpneumothorax** bezeichnet wird diejenige Form, bei der die bei jeder Atembewegung in den Pleuraspalt eingedrungene Luft nicht mehr entweichen kann. Es kommt zum Überdruck im Pleuraspalt der betroffenen Seite und somit zur akuten Lebensgefahr (Abb. 5.3)!

Elastizität der Lunge

Da Thorax und Lunge *elastische Systeme* darstellen, beschreibt man die Dehnbarkeit des Atemapparates mit dem Maß der **Compliance**. Die **statische Volumendehnbarkeit** ist definiert als $\Delta V/\Delta P$ (Volumenänderung pro Druckänderung). Sie ist das Maß für die *elastischen Eigenschaften* des Atmungsapparates bzw. seiner beiden Teile und stellt die Steilheit der jeweiligen **Ruhedehnungskurve** dar (Abb. 5.2). Die statische Druck-Volumen-Beziehung lässt sich mithilfe des Spirometers bestimmen. In einem geschlossenen System wird der Proband mit einem Spirometer verbunden. Unterbricht man nun die Verbindung zum Spirometer und fordert die Versuchsperson auf, die Atemmuskulatur völlig zu entspannen, so ist der am offenen Mund gemessene Druck identisch mit dem intrapulmonalen Druck. Möchte man das nun völlig relaxierte System um einen Liter ausdehnen, so reicht dann beim gesunden Erwachsenen ein Druck von 1 kPa = 7,5 mmHg. Dieser passive Druck zur Dehnung des völlig relaxierten Systems um einen Liter über die Ruhelage entspricht der Compliance für einen Liter pro kPa. Wie in Abb. 5.2 gezeigt, besitzt die Ruhedehnungskurve des **ventilatorischen Systems** (Lunge und Thorax) im Bereich der normalen Atmungsexkursionen die größte Steilheit und somit die größte Compliance. Bei maximaler Inspiration sinkt dann die Compliance um etwa die Hälfte. Bei

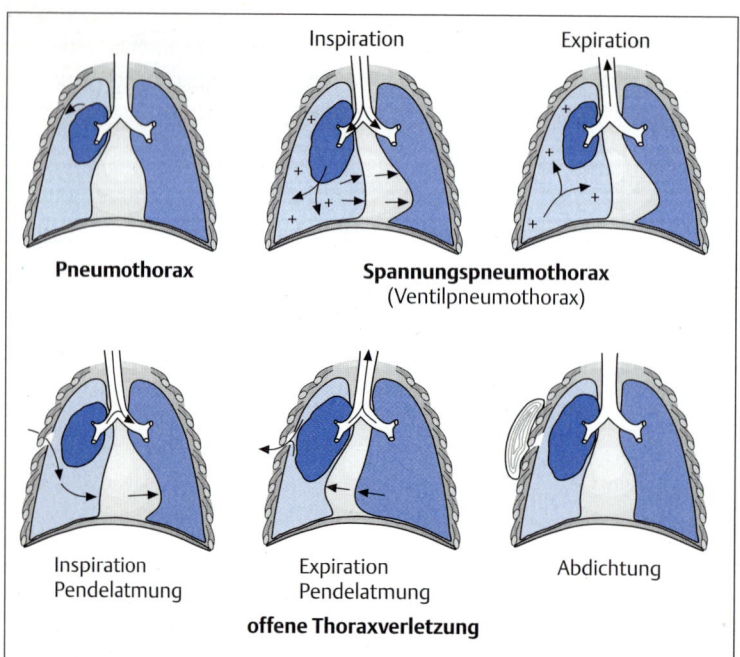

Abb. 5.**3 Formen des Pneumothorax** (aus Reifferscheid/Weller, Thieme 1989)

dem **Pressversuch nach Valsalva** fordert man den Probanden bei gleichem Versuchsaufbau und geschlossenen Atemwegen auf, maximal zu exspirieren bzw. zu inspirieren. Hierbei kann sich der intrapulmonale Druck auf bis zu + 120 mmHg bzw. –80 mmHg ändern. Wird, zur Verdeutlichung, also der Thorax von außen mit einem Druck von 80 mmHg komprimiert (z. B. beim Tauchen), so ist das Einatmen gegen diesen Druck nicht mehr möglich! Die Messung des intrathorakalen Druckes mittels einer Drucksonde im Ösophagus während des Valsalva-Pressversuches ermöglicht die differenzierte Bestimmung der Compliance des Thorax (C_{Th}) und der Compliance der Lunge (C_L). In der Ruhelage ist demnach der Druck, mit dem die Lunge bestrebt ist, sich zusammenzuziehen (Compliance), gleich dem Druck, den der Thorax ausübt, um sich auszudehnen (intrapleuraler Druck) (Abb. 5.**2**).

 Merke

Betrage bei einem gesunden Probanden die Compliance des Thorax (C_{Th}) 2 l/kPa und die Compliance der Lunge (C_L) ebenfalls 2 l/kPa, so beträgt die Compliance von Lunge und Thorax ($C_{Th\,+\,L}$) gemeinsam dann 1 l/kPa. Die Berechnung erfolgt nach der Formel:

$$\frac{1}{C_{Th+L}} = \frac{1}{C_L} + \frac{1}{C_{Th}} \tag{5.2}$$

Zu den **dynamischen Atemgrößen** werden gezählt:
- Ein-Sekunden-Kapazität,
- Atemstoß = forcierte Vitalkapazität FVK,
- Atemgrenzwert,
- Vitalkapazitäts-Zeit (VK-Zeit).
- Aus der Verrechnung der statischen Vitalkapazität mit dem dynamischen Atemstoß erhält man die **Vitalkapazitäts-Zeit** (VK-Zeit); sie ist bei allen Gesunden mit etwa 0,5 s gleich groß.

Den oben beschriebenen statischen Atemgrößen sind die **dynamischen Atemgrößen** gegenübergestellt. Diese beschreiben vor allem die Geschwindigkeit der Luftbewegungen als Dimension der Zeit und geben somit Aufschluss über den Widerstand der Atemwege. Als wichtigste Größe der dynamischen Atemgrößen sei die **Ein-Sekunden-Kapazität** (Tiffenau-Test) genannt (Abb. 5.**4**). Sie beschreibt das Volumen, welches in einer Sekunde maximal ausgeatmet werden kann. Sie sollte beim gesunden Probanden um 80 % der Vitalkapazität betragen. Als **Atemstoß** (forcierte Vitalkapazität) bezeichnet man die maximale Atemexspirationsstromstärke, die von maximaler Inspirationsstellung aus kurzfristig erreicht werden kann. Sie liegt beim Gesunden (junger Mann von 180 cm Körpergröße) im Bereich von ungefähr 10 l/s. Die dritte wichtige Größe ist der **Atemgrenzwert** als das maximale Atemzeitvolumen, das man kurzfristig willkürlich erreichen kann. Dabei atmet der Proband mit einer Atemfrequenz von z. B. 30/min so tief er kann. Da bei dieser Hyperventilation der arterielle P_{CO_2} sinkt und schädliche Folgen eintreten können, wird das Manöver auf

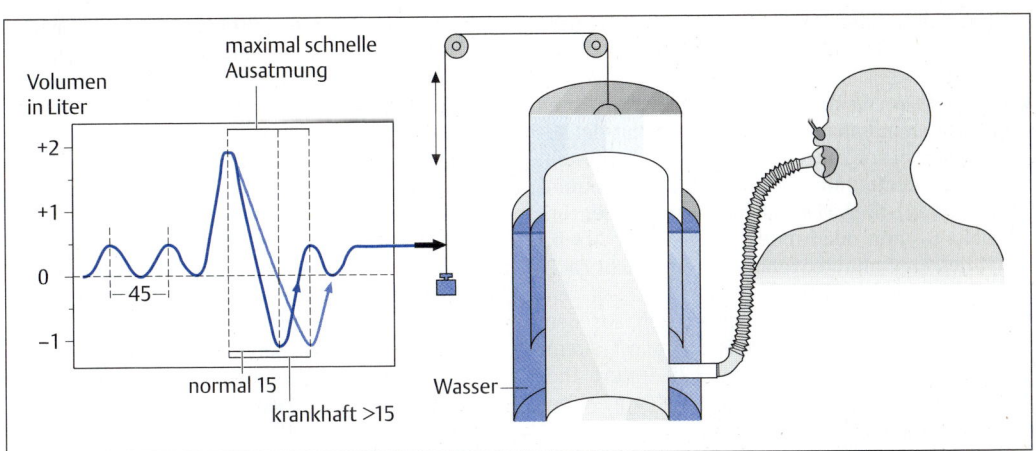

Abb. 5.**4 Darstellung des Tiffenau-Tests** in der Diagnostik der Ventilationsstörungen (nach Silbernagl/Despopoulos, Thieme 1991)

etwa 10 s begrenzt, die Ventilation aber auf 1 min umgerechnet. Für den lungengesunden Jugendlichen ergibt sich ein Wert von etwa 110 l/min.

Atemwegswiderstand

Der Atemwegswiderstand stellt beim gesunden Menschen den Hauptanteil des nichtelastischen Atemwiderstands der Lunge dar. Die vergleichende Messung statischer und dynamischer Atemgrößen ist sehr wichtig, da sie die Differenzierung von restriktiven **Ventilationsstörungen**, bei denen die Vitalkapazität reduziert ist, und den **obstruktiven Ventilationsstörungen**, bei denen der Atemwegswiderstand erhöht ist, erlaubt.

Restriktive Ventilationsstörungen gehen mit einer Reduzierung der Vitalkapazität einher und lassen sich daher im Tiffenau-Test durch eine unter der Norm liegende FVK nachweisen. Restriktive Lungenfunktionsstörungen können ihre Ursache im Verlust von Lungengewebe (z.B. Lungenfibrose), in Pleuraverwachsungen oder in der eingeschränkten Beweglichkeit des Thorax (z.B. Skoliose) haben. Des Weiteren können ein Lungenödem, eine Pneumonie oder Pleuravernarbungen vorliegen.

Bei obstruktiven Ventilationsstörungen ist der Atemwegswiderstand pathologisch erhöht. In der Regel findet man eine deutliche Reduktion der Ein-Sekunden-Ausatmungskapazität, da die maximal erreichbare Strömungskapazität herabgesetzt ist. Aufgrund des erhöhten Widerstandes, gegen den die Ausatmung erfolgt, ist die vermehrte Aktivität der exspiratorischen Muskeln schon in körperlicher Ruhe

erforderlich. Es muss mit einem erhöhten Druck gegen einen erhöhten Widerstand ein bestimmtes Volumen ausgeatmet werden, daher ist auch die Atmungsarbeit erhöht. Obstruktive Lungenfunktionsstörungen können durch Fremdkörper, Verengung der Atemwege oder Sekret in den Atemwegen erzeugt sein (z.B. chron. Bronchitis/Asthma bronchiale) oder durch verminderten Zug des umgebenden Gewebes (z.B. Emphysem) oder durch einengenden Druck von außen (z.B. Ödem, Tumoren).

Alle genannten Atemgrößen sind natürlich stark variabel und unterscheiden sich bei jedem Individuum in Abhängigkeit von Körpergröße, Gewicht, Alter, Konstitution und auch dem Trainingszustand.

Atemarbeit

Folgende Größen sind wichtig zur Beschreibung der Lungenarbeit und sollen hier nur anhand ihrer Definition nochmals zusammengefasst werden:

- Die *Atemfrequenz* (*AF*) ist die Häufigkeit der Atemzüge pro Minute, die beim Gesunden ca. 15 (12 bis 20/min) beträgt.
- Das *Atemzugvolumen* (*AZV*) ist das durch einen Atemzug eingeatmete Luftvolumen (beim Erwachsenen normal 0,5 l).
- Das *Atemminutenvolumen* (*AMV*) ist das Atemzugvolumen · Atemfrequenz in l · min; normal: 0,5 l · 15/min = 7,5 l/min). Es besteht anteilig aus alveolären Ventilationsvolumen und Totraumven-

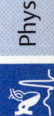

Physiologie

tilation und kann bei maximaler Atemfrequenz und Atemtiefe auf das 20–30fache der Norm steigen.

- Die *alveoläre Ventilation* beschreibt den Anteil des Atemminutenvolumens, der sich mit der Alveolarluft in der Lunge mischt in $l \cdot min^{-1}$ (besteht aus dem Atemminutenvolumen ohne die Totraumventilation). Der Normalwert beträgt hier ungefähr 5 l/min oder anders ausgedrückt 2/3 bis 3/4 des Atemminutenvolumens (entspricht ca. 2/3 von 7,5 l AMV = 5 l).
- Die *Totraumventilation* errechnet sich aus dem Produkt des Totraumvolumens in $l \cdot min^{-1} \cdot$ Atemfrequenz (150 ml $\cdot$ 15/min = 2,25 l/min). Dies entspricht einem Anteil von 30% am Atemminutenvolumen.
- Der *respiratorische Quotient* (*RQ*) ist definiert als das Verhältnis von abgegebenem CO_2 zu neu aufgenommenem O_2. Unter Normalbedingungen (Gesamtorganismus befindet sich im *Gleichgewicht/ steady state*, d.h. pulmonale O_2-Aufnahme und CO_2-Abgabe entsprechen dem O_2-Verbrauch bzw. der CO_2-Bildung im Stoffwechsel) beträgt er etwa 0,8 (s. auch 6.2.1).

Klinischer Bezug

Erhöht sich die Atemfrequenz bei gleichbleibendem Atemminutenvolumen muss das Atemzugvolumen gemäß der Atemarbeit abnehmen. Der Patient atmet flach und schnell, was zu einer vermehrten **Totraumbelüftung** führt. Diese nimmt nicht am Gasaustausch teil, denn dafür ist die alveoläre Ventilation entscheidend.

Bei der **Spiroergometrie** werden die körperliche Leistung und der sich darunter verändernde Atmungs- und Kreislaufparameter gemessen.

5.5   Lungenperfusion

Siehe Blutkreislauf (Kap. 4.4.2) und Arbeits- und Leistungsphysiologie (Kap. 6).

5.6   Gasaustausch in der Lunge

5.6.1 O_2-Aufnahme und CO_2-Abgabe
Siehe 6.2.1.

5.6.2   Ventilation
Rund 150 ml der pro Atemzug eingeatmeten Luft gelangen nicht in den zum Gasaustausch befähigten Abschnitt der Lunge. Sie verbleiben in den zuführenden Atemwegen und großen Bronchien der Lunge,

dem **funktionellen Totraum** (5% der funktionellen Residualkapazität). Er dient u.a. der Erwärmung, Reinigung und Befeuchtung der Inspirationsluft und stellt als Resonanzkörper einen Teil des Stimmorgans dar. Die restlichen 350 ml (= alveoläres Volumen) von den 500 ml Atemzugvolumen (V_T) bei Normalatmung mischen sich mit dem in der Lunge befindlichen Luftvolumen von 3000 ml (funktionelle Residualkapazität). Dieser vergleichbar geringe Anteil von ca. 10% Frischluft wird auch **Ventilationskoeffizient** genannt. Es ergeben sich pro Atemzug also nur kleine Veränderungen der Gaszusammensetzung in der Lunge. Bei Atemruhelage sind ca. 5% des in der Lunge und in den Atemwegen befindlichen Gasvolumens im **anatomischen Totraum** (entspricht 150 ml von 3000 ml), der beim lungengesunden Menschen dem funktionellen Totraum entspricht.

Bei Lungenfunktionsstörungen kann das funktionelle Totraumvolumen (V_D) größer sein als der anatomische Totraum, da in diesem Falle Bereiche in der Lunge vorhanden sind, die zwar belüftet werden, aber nicht zum Gasaustausch beitragen.

Bei der Messung der Zusammensetzung der Alveolarluft (V_A) ist wichtig zu beachten, dass erst die Luft des Totraumvolumens die Lunge verlässt. Sie gleicht in ihrer Zusammensetzung der Frischluft und eignet sich deshalb nicht zur Bestimmung von Gasanteilen. Hierfür ist eine *endexspiratorische Gasprobe* relevant. Der Gehalt an Sauerstoff (O_2) in der Frischluft beträgt je nach Wasserdampfanteil ca. 20%. Der Anteil von Kohlendioxid (CO_2) beträgt ungefähr 0,03%. Der Sauerstoffgehalt der Alveolarluft ist bei einem O_2-Partialdruck (P_{O_2}) von 100 mmHg = 13,3 kPa rund 13%; er entspricht der endexspiratorischen Sauerstoffkonzentration. Die CO_2-Konzentration in den Alveolen ist mehr als 100-mal höher als in der Frischluft (ca. 4%) (Abb. 5.**5**).

Aus diesen Größen ergibt sich in der Lunge ein **alveolärer CO_2-Partialdruck** (P_{CO_2}) von 40 mmHg = 5,3 kPa. Er entspricht dem **arteriellen P_{CO_2}**. Beide Werte zählen zu den physiologisch konstanten und gut regulierten Größen!

Im Blut der *A. pulmonalis* herrscht vor Eintritt in die Lungenkapillaren ein O_2-Partialdruck von 5,33 kPa (40 mmHg) und CO_2-Partialdruck von 6,13 kPa (46 mmHg). Da in den Alveolen ein O_2-Partialdruck von 13,33 kPa (100 mmHg) vorliegt, besteht für den Sauerstoff von den Alveolen zu den Kapillaren ein **Partialgefälle** von 8 kPa (60 mmHg). Dieses Druckgefälle bewirkt, dass sich der O_2-Partialdruck im Blut dem im Alveolarraum angleicht. Der CO_2-Partialdruck in der Pulmonalarterie sinkt mit der Abdiffusion in den Alveolen auf 5,33 kPa (40 mmHg) ab.

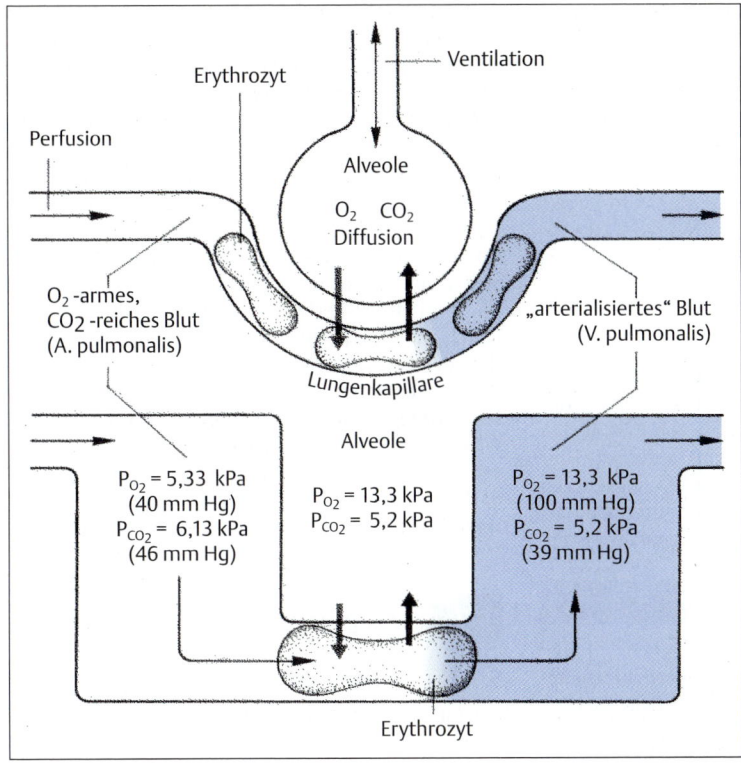

Abb. 5.**5 Gasaustausch** zwischen dem Alveolarraum (Lungenbläschen) und den Blutkapillaren. Die Gase diffundieren dabei von dem Ort, an dem ein höherer Partialdruck (P) herrscht, zu dem Ort mit niedrigerem Partialdruck (blauer Pfeil O_2, schwarzer dicker Pfeil CO_2), d. h., die Gaspartialdrücke des ankommenden, venösen Blutes gleichen sich den alveolären Partialdrücken an. Das Blut „arterialisiert". Voraussetzung dafür sind eine ausreichende Belüftung (Ventilation) der Alveole, eine intakte Durchblutung (Perfusion) der Lungenkapillaren und eine hohe Durchlässigkeit (Permeabilität) der Alveolarwand für die diffundierenden Gase (aus Beske, Thieme 1990)

Physiologie

5.6.3   Diffusion

Diffusionsbedingungen in den Alveolen

Bei der durchschnittlichen Kontaktzeit des Blutes von 0,5 Sekunden in den Lungenkapillaren mit der Alveolarmembran kommt es bei *physiologischen Diffusionsbedingungen* zu einer vollständigen Angleichung der O_2- und CO_2-Partialdrücke im Alveolarblut und in der Alveolarluft. Nach Abschluss des Diffusionsprozesses liegen theoretisch also die Werte der Gaspartialdrücke in Blut und Luft für Sauerstoff bei 100 mmHg und für Kohlendioxid bei 40 mmHg. Praktisch finden sich jedoch minimale Unterschiede zwischen dem systemarteriellen und dem alveolären P_{O_2}. Einer der Gründe hierfür sind die physiologischen **Shunts** in der Lungendurchblutung (s. Anatomie, Kapitel 7.2). Dabei gelangt in einer Art Kurzschluss ein sehr kleiner Anteil des Blutes ohne Gasaustausch in das linke Herz. Die Diffusion wird durch eine möglichst große Diffusionsfläche von ca. 80 m^2 Alveolaroberfläche und eine kurze Austauschstrecke von weniger als 1 μm zwischen dem Alveolarraum und dem Blut gefördert (Abb. 5.**5** und 5.**7**).

 Klinischer Bezug

Ist die Größe der Austauschflächen oder die Dicke der Diffusionsstrecke durch krankhafte Prozesse gestört, wie zum Beispiel bei der **Lungenfibrose** (bindegewebige Veränderung der Lungenstruktur), bei der die Alveolarwand verdickt ist, so kommt es zu Diffusionsstörungen und zum unvollständigen Konzentrationsausgleich.

Diffusionsgesetz nach Fick

Nach dem **Fick-Diffusionsgesetz** (s. Formel 5.3) liegt der **Krogh-Diffusionskoeffizient** (Diffusionsleitfähigkeit) für CO_2 rund 23-mal höher als der für O_2, das heißt Kohlendioxid diffundiert unter gleichen Bedingungen 23-mal schneller durch die Alveolarmembran.

$$\dot{M} - D \cdot \frac{F}{d} \cdot \Delta C \qquad (5.3)$$

1. Fick-Diffusionsgesetz
$\dot{M}$ = Diffusionsstrom (Nettotransport dM/dt)
D = (Krogh-) Diffusionskoeffizient (Proportionalitätsfaktor)
F = Austauschfläche
d = Schichtdicke
ΔC = Konzentration (C1 – C2)

Dieses Gesetz nach Fick gilt sowohl für den Transport zwischen zwei Flüssigkeitsräumen als auch für den Transport von einem Gasraum in einen Flüssigkeitsraum, wie es zum Beispiel für den Gasaustausch in den Alveolen zutrifft. In diesem Falle wird die Konzentration durch den Partialdruck P (Permeabilitätskonstante) ersetzt:

$$\dot{M} = K \cdot \frac{F}{d} \cdot \Delta P \tag{5.4}$$

K = Krogh-Diffusionskoeffizient
Der Grund für den geringeren Diffusionswiderstand der alveolokapillären Membran für CO_2 liegt in der höheren physikalischen Löslichkeit, die CO_2 in den Flüssigkeitsräumen des Organismus aufweist. Hier liegt auch der Grund dafür, dass für CO_2 wesentlich *geringere* Partialdruckdifferenzen vonnöten sind als für O_2, um eine effektive Diffusion zu gewährleisten.

Klinischer Bezug

Kommt es zur Verlegung eines Hauptbronchus durch einen Fremdkörper, so sinkt durch die *hypoventilierte* (minderbelüftete) Lungenhälfte der arterielle O_2-Partialdruck ab, während der CO_2-Partialdruck unverändert bleibt. Der Grund dafür ist die *Hyperventilation* (Mehrbelüftung) der kontralateralen Lungenseite. Hier ist die O_2-Aufnahme nur unwesentlich erhöht, die CO_2-Abgabe jedoch durch den geringeren Diffusionswiderstand wesentlich größer. Folgende Faktoren kommen als Ursachen in Frage, wenn der arterielle P_{O_2} im großen Kreislauf niedriger ist als der mittlere alveoläre P_{O_2}: **Verteilungsstörungen in der Lunge**, eine Beimischung von venösem Blut zum arteriellen Kreislauf oder eine **Diffusionsstörung des Sauerstoffs** durch die alveolokapilläre Membran.

5.6.4   Verteilung

Verhältnis von Ventilation und Perfusion in der Lunge

Optimalbedingungen herrschen also, wenn bei gleichmäßiger **Ventilation** (Belüftung) und **Perfusion** (Durchblutung) der Lunge alle in Kapitel 5.6.2 erwähnten Voraussetzungen erfüllt sind. Diese finden sich jedoch selbst beim Gesunden nie in der beschriebenen Weise. Pathophysiologisch interessant sind vor allen Dingen die *Ventilations-* und *Perfusionsstörungen*.
Legt man zugrunde, dass pro Minute etwa 5–6 Liter Blut durch die Lungenkapillaren strömen, so ist bei ähnlich großer Ventilation (s. Kap. 5.4) das **Ventilations-Perfusions-Verhältnis** (=V_A/Q) etwa 1. Durch die *Inhomogenität* der Lungendurchblutung jedoch entstehen regional erhebliche Abweichungen von diesem Wert. Aus der Vielzahl der Lungenkapillaren

ergibt sich ein hoher Lungengefäßquerschnitt und demzufolge ein niedriger Strömungswiderstand und Blutdruck im kleinen Kreislauf. Vor allem der geringe Blutdruck führt zu starken regionalen *hydrostatischen Blutdruckdifferenzen* zwischen der Lungenspitze und der Lungenbasis, sodass die basalen Lungenpartien in aufrechter Haltung sehr viel besser durchblutet werden als die apikalen. Zwar werden grobe Ungleichheiten durch Variation der lokalen Gefäßregulation ausgeglichen, doch besteht zwischen Spitze und Basis der Lunge ein Unterschied im Ventilations-Perfusions-Verhältnis von 3 zu 0,5. Durch die Überperfusion in der Lungenbasis sinkt der alveoläre P_{O_2} in diesem Bereich; die Lungengefäße reagieren darauf mit einer **hypoxischen Vasokonstriktion**, die der Überperfusion entgegenwirkt. Hier findet sich neben der oben bereits beschriebenen *Shuntdurchblutung* ein weiterer Grund dafür, dass der mittlere P_{O_2} in der Lungenvene niedriger ist als der mittlere P_{O_2} in den Alveolen.

5.7   Atemgastransport im Blut

5.7.1   Sauerstoff

Bei der Diffusion eines Gases ist der treibende Faktor immer der **Partialdruckunterschied**. Diese physikalische Grundlage gilt für jeden Gastransport in Flüssigkeiten, also auch beim Übergang von Bestandteilen der Alveolarluft in das Blut. Zwar sind die Partialdrücke der Gase in der Alveolarluft und im Blut nach der Diffusion annähernd gleich, doch bedeutet dies keinesfalls, dass auch die Dichte der Gase in den Alveolen und im Kapillarblut gleich ist.
Löslichkeitskoeffizient: Die Löslichkeit von Sauerstoff im Blutplasma beträgt bei Körpertemperatur 0,024. Aus diesem Löslichkeitskoeffizienten ergibt sich also, dass bei Gleichheit der Partialdrücke in 1 ml Blutplasma nur 1/40 der Sauerstoffmenge gelöst ist, die in 1 ml Gas gelöst ist.
Transport im Blut: Das im Blut vorhandene *Hämoglobin* der Erythrozyten dient als Transport- und Speichermittel für den Sauerstoff und ist somit ein wichtiges Hilfsmittel zur Bindung des Sauerstoffes im Blut. Der Sauerstoff bindet im Sinne einer **Oxygenierung** am zweiwertigen Eisen (Fe^{2+}) der Häm-Gruppe im Hämoglobin: Das Sauerstoffmolekül wird in lockerer Verbindung koordinativ an das Häm angelagert, ohne dass sich die Wertigkeit des Eisens dabei verändert (s. Biochemie 8.8). Die Dichte der Sauerstoffmoleküle ist nach der Lungenpassage des Blutes und bei ausgeglichenen Partialdrücken im Blutplasma entsprechend der Löslichkeit gering; in den Erythrozyten jedoch herrscht aufgrund der hohen Bindungsfähigkeit von Hämoglobin für Sauerstoff eine rund dreimal höhere Sauerstoffdichte als in der Alveolarluft. Die physikalisch gelöste Sauerstoff-

menge im Blutplasma ist für die Gesamtbilanz des Sauerstoffs eher unwichtig, doch ist es notwendig, diesen Mechanismus zu kennen, da jedes Sauerstoffmolekül nur in der gelösten Form die Alveolarmembran und das Blutplasma durchdringen kann, bevor es durch die Erythrozytenmembran aufgenommen und an das Hämoglobin gebunden werden kann. Werden beim Gesunden alle Hämoglobinmoleküle mit Sauerstoff besetzt (voll aufgesättigtes Blut), so ergibt sich im arteriellen Blut eine **O_2-Sättigung** (oxygenierter Teil des Hämoglobins) von 97% bei einem O_2-Partialdruck von 90 mmHg. Verteilt sich dieses frisch gesättigte Lungenblut im Gesamtkreislauf, so findet man bei normalem Hb-Gehalt und voller Besetzung aller Hb-Bindungsstellen aufgrund der Verteilung (Verdünnung) des aufgesättigten sauerstoffreichen Blutes im Kreislauf einen Sauerstoffgehalt von 20 ml/dl (20%) im Gesamtblut. Dieser Wert gleicht der Sauerstoffmenge in der Frischluft und ist wichtig für die Sauerstoffversorgung der peripheren Organe und Gewebe. Auch wenn alle Organe zusammen dem arteriellen Blut nur ungefähr ein Drittel der Sauerstoffbeladung entnehmen, so darf man doch nicht vergessen, dass für die Funktion der Mitochondrien in den Zellen der Organe ein **Mindestpartialdruck** des Sauerstoffs von 0,01 bis 0,1 kPa notwendig ist. Für die hohe Affinität des Hämoglobin gegenüber dem Sauerstoff spricht auch die Tatsache, dass sich bei Einatmung von reinem Sauerstoff die O_2-Beladung des Hb nur um höchstens 5% steigern lässt, d. h. aus der Frischluft mit einem Anteil von 20% O_2 wird so viel Sauerstoff ausgeschöpft, dass nahezu die maximale Sättigung erreicht wird.

Bei körperlicher Ruhe liegt nach O_2-Abgabe im Gewebe in dem venösen Blut eine O_2-Sättigung von ca. 73% bei einem O_2-Partialdruck von 40 mmHg vor. Wenn Blut aus der oberen und unteren Körperhälfte gemischt ist, spricht man von *gemischt-venösem* Blut. Dies ist in der A. pulmonalis der Fall, wo das Blut von der Vena cava inferior und der V. cava superior gemischt wird. Die niedrige venöse O_2-Sättigung setzt sich natürlich auch in das gemischt-venöse Blut fort.

Die maximale Transportkapazität von O_2 im Blut, das heißt bei 100%iger O_2-Sättigung, beträgt ca. 200 ml O_2/l Blut.

Sauerstoffbindungskurve

Die Transportbedingungen des Blutes für Sauerstoff lassen sich am besten mittels der Sauerstoffbindungskurve (Abb. 5.6) verdeutlichen. Hier sind der O_2-Gehalt des Blutes sowie die O_2-Sättigung in Abhängigkeit vom O_2-Partialdruck dargestellt. Der außerordentlich niedrige Anteil an *physikalisch gelöstem Sauerstoff* wächst linear zum O_2-Partialdruck; er kann theoretisch vernachlässigt werden. Somit ist die Sauerstoffbindungskurve annähernd identisch mit dem O_2-Bindungsvermögen des Hämoglobins. Bei einem flachen Anstieg und einer schnellen Sättigung gleicht die Bindungskurve einer S-Form.

Bei dem normalen arteriellen P_{O_2} von 100 mmHg und bei normaler O_2-Kapazität ist praktisch an jeder

Physiologie

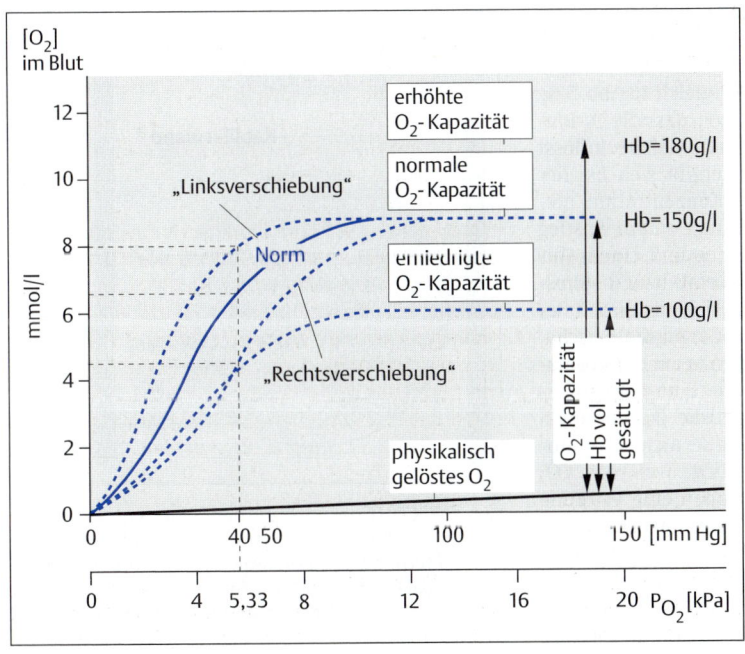

Abb. 5.**6** **O_2-Bindungskurve des Blutes** (nach Silbernagl/Despopoulos, Thieme 1991)

Häm-Gruppe ein Sauerstoffmolekül angelagert; nun beträgt der O_2-Gehalt des Blutes 20%. Bei 25 mmHg ist die Hälfte des Hb mit O_2 beladen (s. Abb. 5.**6**). In diesem Falle spricht man von einem **Halbsättigungsdruck**.

Bohr-Effekt: Die Beeinflussung der Sauerstoffbindung durch den P_{CO_2} und den pH-Wert wird Bohr-Effekt genannt:

- Eine *Linksverschiebung* der Sauerstoffbindungskurve ist gleichbedeutend mit einer erhöhten Bindungsfähigkeit des Hb für Sauerstoff. Sie wird durch einen erhöhten pH-Wert und einen niedrigen P_{CO_2} verursacht.
- Eine *Rechtsverschiebung* der Sauerstoffbindungskurve (erniedrigte Bindungsfähigkeit des Hb für Sauerstoff) wird durch einen niedrigen pH-Wert und einen erhöhten P_{CO_2} verursacht.

Der Sinn des Bohr-Effektes kann anhand der Sauerstoffaufnahme in der Lunge und der Sauerstoffabgabe im peripheren Gewebe gut dargestellt werden. In den Lungenkapillaren herrscht ein relativ hoher pH-Wert, und der P_{CO_2} sinkt durch die Diffusion von CO_2 in die Alveole – die Sauerstoffaufnahme ist erleichtert (Linksverschiebung): Im peripheren Gewebe dagegen besteht ein hoher P_{CO_2} und ein niedriger pH-Wert – die Sauerstoffabgabe ist erleichtert (Rechtsverschiebung).

Nach Abgabe von ca. 2/3 des Sauerstoffs durch das Hämoglobin herrscht dann immer noch ein Partialdruck von 20 mmHg, der für den Weitertransport des O_2 in das Gewebe notwendig ist.

Myoglobin: Ein weiteres Beispiel für die Wichtigkeit des Bohr-Effektes ist die Versorgung der Muskelgewebe durch den O_2-bindenden Farbstoff Myoglobin. Es kann bei einem Partialdruck von 20 mmHg immer noch mit 80% Sauerstoff beladen werden und erfüllt damit auch eine ideale Speicherfunktion (s. auch Myoglobin-Bindungskurve im Vergleich zu Abb. 5.**6**).

Zusammenfassend lässt sich sagen, dass die O_2-Bindungskurve von vier Faktoren funktionell beeinflusst wird. Eine Rechtsverschiebung ergibt sich bei der pH-Abnahme (Zunahme der H^+-Konzentration, metabolische Azidose, Protonisierung), einem Anstieg des P_{CO_2}, einem Temperaturanstieg und einem Anstieg des 2,3-DPG (Diphosphoglycerat- bzw. Bisphosphoglycerat-Konzentration). Die sich aus diesen Bedingungen ergebende *effektive* (oder physiologische) *Bindungskurve* läuft also nicht genau auf der normalen arteriellen O_2-Bindungskurve. Eine respiratorische pH-Veränderung verschiebt die O_2-Bindungskurve stärker als eine gleich große nichtrespiratorisch verursachte pH-Veränderung, weil das CO_2 noch zusätzlich zu den H^+-Protonen eine Wirkung auf die O_2-Affinität des Hämoglobins ausübt.

 Klinischer Bezug

Normalerweise ist die intraerythrozytäre Konzentration von 2,3-DPG relativ hoch. Ein pathologischer Mangel an 2,3-DPG infolge angeborener Enzymopathie führt zu einer **hämolytischen Anämie**.

5.7.2 Kohlendioxid

Carboanhydrase-Reaktion

Im arteriellen Blutplasma ist insgesamt mehr als doppelt so viel CO_2 enthalten wie O_2, da die physikalische Löslichkeit von CO_2 etwa 20-mal höher liegt als die für O_2. Das Kohlendioxidmolekül ist linear gebaut und enthält zwei schwach polarisierte Doppelbindungen. Jedes der beiden Sauerstoffatome hat noch zwei freie Elektronenpaare. Der *CO_2-Kreislauf* (Abb. 5.**7**) ist ähnlich dem des Sauerstoffs. Das im **Gewebsstoffwechsel** entstandene CO_2 diffundiert als physikalisch gelöstes Molekül in das Blutplasma und von dort durch die Erythrozytenmembran. Etwa 10% des CO_2 liegen so an Hb gebunden in Form von **Carbamino-Hämoglobin** vor. Ein Teil des Carbamino-CO_2 ist von der O_2-Sättigung abhän-

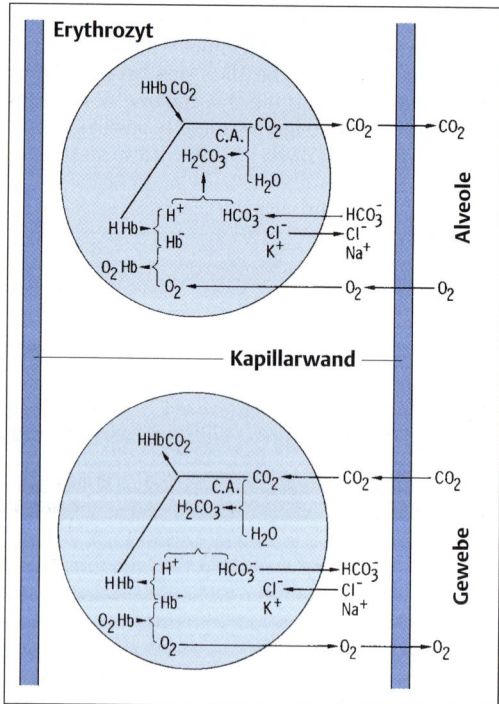

Abb. 5.**7** **CO_2-Transport** aus dem Blut der Lungenkapillaren in die Alveolen (oben) und aus dem Gewebe ins Blut (unten). Der gleichzeitige O_2-Transport von der Alveole in die Lungenkapillaren (oben) und vom Blut ins Gewebe (unten) ist ebenfalls versinnbildlicht (aus Keidel, Thieme 1985)

gig (**oxylabile Carbamatbindung**): Anlagerung von O_2 vermindert die CO_2-Bindungsfähigkeit als Carbamat (**Haldane-Effekt**):

$$Hb - NH_2 + CO_2 \Longleftrightarrow Hb - NHCOO^- + H^+ \quad (5.5)$$

Der weitaus größere Teil Kohlendioxid wird jedoch durch das katalysierende Enzym **Carboanhydrase** (= Carbonatdehydratase), das praktisch nur in den Erythrozyten vorliegt, in 10.000-mal größerer Geschwindigkeit zu Kohlensäure hydratisiert, die dann zu **Wasserstoffprotonen (H$^+$)** und **Bicarbonat (HCO$_3^-$)** zerfällt:

$$CO_2 + H_2O \Longleftrightarrow H_2CO_3 \Longleftrightarrow H^+ + HCO_3^- \quad (5.6)$$

Das entstandene HCO_3^- ist aufgrund der fast nur im Erythrozyten lokalisierten Carboanhydrase im Erythrozyten wesentlich höher konzentriert als im Plasma (Ungleichgewicht!). Es diffundiert entlang des Konzentrationsgefälles aus dem Erythrozyten in Richtung umgebenden Plasmaraum. Das elektrische Ladungsgleichgewicht wird dadurch gestört, und die Ladung des Erythrozyten verändert sich. Die Erythrozyten werden positiver geladen. Da die Erythrozytenmembran für Kationen praktisch undurchlässig ist, verlassen die HCO_3^--Ionen den Erythrozyten im Austausch gegen Cl^--Ionen. Diese Chloridverschiebung wird auch **Hamburger-Shift** genannt. Der Anteil des als Bicarbonat vorliegenden Kohlendioxids liegt bei etwa 80%. Schwankungen bei diesem Wert hängen von der **Pufferkapazität** der Nichtbicarbonatpuffer (v.a. Hämoglobin, aber auch Plasmaproteine) des Blutes ab. Eine Erhöhung des CO_2-Partialdrucks im Blut führt somit auch zum Anstieg der aktuellen Bicarbonatkonzentration im Plasma. Die restlichen 10% des CO_2 liegen *physikalisch* gelöst vor.

CO$_2$-Bindungskurve

Ähnlich wie beim Sauerstoff existiert für das CO_2 auch eine **CO$_2$-Bindungskurve** (Abb. 5.8). Wie gesagt, funktioniert der Austausch zwischen Blut und Gewebe in Form des physikalisch gelösten Kohlendioxids, welches demnach trotz seines relativ geringen Anteils von nur 10% eine sehr wichtige Rolle spielt. Bei normalem arteriellen CO_2-Partialdruck von 40 mmHg (5,3 kPa) nimmt das Blut mit rund 50 ml pro 100 ml (50 Vol.-%) deutlich mehr CO_2 auf als Sauerstoff. Mit zunehmendem P_{CO_2} steigt der CO_2-Gehalt des Blutes immer weiter. Ohne einen Sättigungswert des Blutes für CO_2 zeigt die CO_2-Bindungskurve einen völlig anderen Verlauf als die des Sauerstoffs. Dies liegt daran, dass dem Bicarbonatgehalt des Blutes praktisch keine Grenzen gesetzt sind.

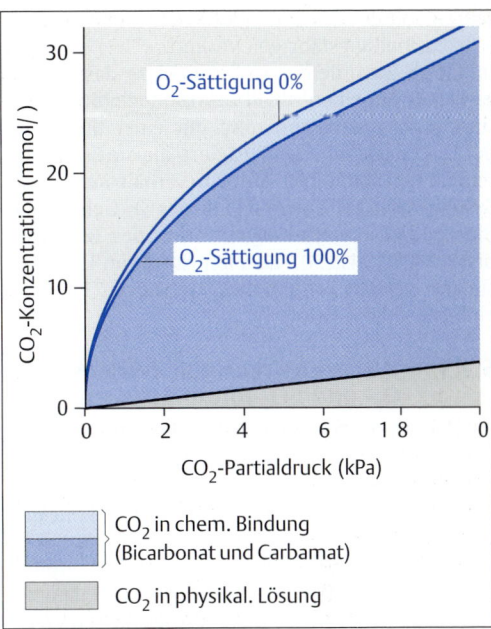

Abb. 5.**8 CO$_2$-Bindungskurve**

Inaktiviertes Hämoglobin

Kohlenmonoxid (CO): Neben Sauerstoff lagert sich auch Kohlenmonoxid (CO) in gleicher Weise an das Hämoglobin an, ohne zu einer Änderung der Wertigkeit des Eisens zu führen („echte" Oxygenation). Da die Affinität des Hämoglobins für CO jedoch 200- bis 300-mal höher liegt als die für O_2, werden schon bei ganz geringen CO-Konzentrationen die Bindungsstellen mit Kohlenmonoxid reversibel, aber sehr fest besetzt und somit für den O_2-Transport blockiert. Es entsteht das **Carboxyhämoglobin** (Hb_{CO}). Hinzu kommt, dass die O_2-Bindungskurve in Anwesenheit von CO stark links verlagert ist, wodurch die O_2-Abgabe in den Geweben behindert wird. Dieser Vorgang kann tödlich enden (z.B. Schwelbrand).

 Klinischer Bezug

Dass im Straßenverkehr oder beim Rauchen **CO-Vergiftungen** nicht häufiger auftreten, liegt an dem nur langsamen Übertritt von CO aus dem Alveolargas ins Blut.

Methämoglobinbildung: Bei einer Oxidation der *Häm-Gruppe* mit Änderung der Wertigkeit des Eisens geht das Häm in *Oxyhäm* über („echte" Oxidation: $Fe^{2+} - Fe^{3+}$). Das Eisen wird dabei dreiwertig, und das gesamte Hämoglobinmolekül wird dann Hämiglobin oder Methämoglobin genannt. Verschiedene Gifte, z.B. Nitrate, können zu dieser Veränderung führen, mit der das Hämoglobin dann seine spezifische O_2-Bindungsfähigkeit verliert.

In Kapitel 2 wurde bereits besprochen, dass der Organismus auf einen Abfall der Hämoglobinkonzentration als regulierte Größe mit einer Steigerung der *Erythropoetinbildung* reagiert, die die Erythrozytenbildung stimuliert. Ähnlich verhält sich dieses System auch bei einem Abfall des O_2-Gehaltes im Blut, sodass die Hb-Konzentration des Blutes auf bis zu 240 g/l, also 50 % über der Norm von 150 g/l gesteigert werden kann. Der O_2-Gehalt des Blutes ist eine geregelte Größe!

5.7.3 Wechselwirkungen zwischen O_2- und CO_2-Bindung

Bei den Wechselwirkungen zwischen O_2- und CO_2-Transport kommt der **Haldane-Effekt** zum Tragen. Eine Erniedrigung des pH-Wertes sowie die Erhöhung der Temperatur führen zur *Rechtsverschiebung* der CO_2-Bindungskurve. Bei gleichem P_{CO_2} hat desoxygeniertes Hämoglobin eine wesentlich größere Affinität zu CO_2 als oxygeniertes. Dieses Phänomen ist wie der *Bohr-Effekt* auf der **allosterischen Wechselwirkung** der H^+ – und O_2-Bindung am Hämoglobin begründet. Der Haldane-Effekt ist von erheblicher physiologischer Bedeutung für den Gasaustausch in den Geweben und in der Lunge. Die chemischen Eigenschaften des Hämoglobins ändern sich bei Abgabe von O_2 an das Gewebe. Mit Änderung der O_2-Beladung kann es mehr CO_2 als Carbamino-Hb binden und wird weniger sauer. Gleichzeitig kann es dadurch die durch Kohlensäurebildung entstehenden H^+-Ionen besser abpuffern (Abb 5.6 und 5.8). Der pH-Effekt der CO_2-Aufnahme aus dem Gewebe (der pH-Wert sinkt) kann somit durch die Änderung der chemischen Eigenschaften des Hämoglobins automatisch ausgeglichen werden. Die effektive CO_2-Aufnahme durch Hämoglobin (Bildung einer Carbaminoverbindung/Carbamat) ist also an eine gleichzeitige Abgabe des O_2 vom Hämoglobin gekoppelt und verlagert so die CO_2-Bindungskurve auf eine *effektive* (= *physiologische*) *Linie*. Diese effektive CO_2-Bindungskurve wird vor allem bei maximaler O_2-Ausschöpfung in arbeitender Muskulatur durchlaufen (Abb. 5.7 und 5.8). Bei normalen Ruhebedingungen sind die Veränderungen der Bindungskurve für CO_2 im gemischt-venösen Blut relativ unauffällig. In diesem Zustand findet sich ein P_{CO_2} von 46 mmHg = 6,1 kPa.

Sauerstoffverbrauch

Das Sauerstoffangebot für ein Organ wird im Wesentlichen von seiner Durchblutung (Dichte des Kapillarnetzes) und dem P_{O_2} im arteriellen Anteil der Kapillaren bestimmt. Der **Sauerstoffverbrauch** eines Organs lässt sich aus der Differenz der Sauerstoffkonzentration $[(O_2)_{Ka}]$ im arteriellen Teil der Kapillaren minus der Sauerstoffkonzentration $[(O_2)_{Kv}]$ im venösen Teil der Kapillaren berechnen:

$$O_2\text{-Verbrauch}: [O_2]_{Ka} - [O_2]_{Kv} \quad (5.7)$$

Dabei wird nie das gesamte Sauerstoffangebot ausgeschöpft, sodass $[(O_2)_{Kv}]$ immer > 0 ist.

Die *organvenösen Partialdrücke* (P_{O_2}) verhalten sich unter Normalbedingungen im Gehirn (G), am Herzen (H) und in den Nieren (N) wie folgt zueinander: $[P_{O_2}]_N > [P_{O_2}]_G > [P_{O_2}]_H$.

Tab. 5.1 O_2-Bedarf und O_2-Ausnutzung einzelner Organe. Mittlere Werte eines normalen Erwachsenen unter Ruhebedingungen (außer dem Wert für arbeitende Skelettmuskulatur): O_2-Bedarf und Durchblutung sind pro Gramm Organgewebe (Feuchtgewicht) angegeben. Da die O_2-Aufnahme in der Lunge den O_2-Bedarf bei weitem übersteigt, kann eine O_2-Auschöpfung nicht angegeben werden

Organ	Masse (kg)	O_2-Bedarf* (μmol · min^{-1} · g^{-1})	Durchblutung (ml · min^{-1} · g^{-1})	(Ca – Cv)$_{O2}$ (mmol · l^{-1})	O_2-Ausschöpfung** (%)
Herz	0,3	4,0	0,8	5,0	57
Nieren	0,3	2,4	4,0	0,6	7
Leber	1,5	2,5	1,0	2,5	28
Gehirn	1,5	1,5	0,5	3,0	34
Skelettmuskel bei Ruhe	30	0,1	0,04	2,5	28
Skelettmuskel bei Arbeit	30	7,0	1,0	7,0	80
Haut	0,5	0,04	0,1	0,14	4

*O_2-Bedarf=Durchblutung · (Ca – Cv)$_{O2}$, wobei Cv die O_2-Konzentration im organvenösen Blut ist.
**([Ca – Cv] / Ca)$_{O2}$; berechnet für Ca$_{O2}$=8,8 mmol · l^{-1}.

Die *Hierarchie des O_2-Verbrauches der Organe*: Für die Höhe des O_2-Verbrauches gilt unter Grundumsatzbedingungen folgende Hierarchie: Herz > Niere > Gehirn > Skelettmuskel. Nach dem *Fick-Prinzip* ergibt sich aus der aktuellen Durchblutungsgröße ($\dot{Q}$), multipliziert mit der **arteriovenösen O_2-Konzentrationsdifferenz** (AVD O_2 in ml/dl bzw. Vol.-%) der O_2-Verbrauch des einzelnen Organs:

$$\dot{V}_{O_2} = AVD_{O_2} \cdot \dot{Q} \qquad (5.8)$$

Der *spezifische O_2-Verbrauch:* Interessanter als der O_2-Verbrauch ist der Wert des spezifischen O_2-Verbrauchs eines Organs, also der Verbrauch pro 1 g oder 100 g Organgewebe. In diesem Fall muss für die Durchblutungsgröße der spezifische Wert in ml/min pro 1 g oder 100 g eingesetzt werden (Tab. 5.**1**).
Die *Mechanismen der Durchblutungsregulation* (s. Kapitel Blutkreislauf, Niere 4.4.4).
Die *Organkreisläufe* (s. Kapitel Blutkreislauf, 4.4).

Gasaustausch im Gewebe

Ort des Gasaustausches in den Geweben sind die **Kapillaren**. Gefäßdichte und Durchblutungsgröße sind den jeweiligen Organerfordernissen entsprechend angepasst. Der Gasaustausch geschieht über Diffusion entlang dem Gefälle des jeweiligen Partialdruckes:
- Der P_{O_2} in der Kapillare > der P_{O_2} im Gewebe – Diffusion ins Gewebe.
- Der P_{CO_2} im Gewebe > der P_{CO_2} in der Kapillare – Diffusion in die Kapillare.

Durch die Sauerstoffausschöpfung sinkt der P_{O_2} im Gewebe mit zunehmendem Abstand von der Kapillare und im Verlauf der Kapillare (vom arteriellen Teil der Kapillare zum venösen Teil der Kapillare). Dabei enthält das Blut im venösen Teil gerade noch den niedrigsten P_{O_2} für die Energiegewinnung der Zelle.
Wichtig für die oxidative Energiegewinnung der Organzelle ist der von der Durchblutungsgröße abhängige P_{O_2} im Bereich der **Mitochondrien**. Der niedrigste mitochondriale P_{O_2}, bei dem die *Cytochromoxidase* den Sauerstoff noch zu reduzieren vermag, liegt jedoch in einem sehr niedrigen Bereich von 0,01–0,1 kPa (s. auch 5.7.1).

Störungen der Gewebsdurchblutung

Bei Störungen der Sauerstoffversorgung der Gewebe kommen drei Möglichkeiten als Ursache infrage:
- die komplette Unterbrechung der O_2-Zufuhr,
- die Verminderung des O_2-Angebotes,
- die Störungen der O_2-Versorgung.

Die komplette Unterbrechung der O_2-Zufuhr: Ohne Sauerstoff ist die Aufrechterhaltung der Funktionen des menschlichen Organismus nur für wenige Minuten möglich. Der kompletten Unterbrechung der O_2-Zufuhr folgt ein kurzes freies Intervall, in dem die Zellfunktionen noch voll erhalten sind. Kurz danach kommt es mit abnehmendem *Energievorrat* zu einer Einschränkung des Zellstoffwechsels mit vermindertem Tätigkeitsumsatz und somit Einschränkung der Zellfunktionen. Je nach Struktur der Zelle und ihrem spezifischen Energievorrat tritt ein irreversibler *Zellschaden* nach Sekunden bis zu Tagen auf. Hochdifferenzierte Zellen, wie z. B. die Neuronen des Gehirns, verkraften eine *Anoxiedauer* (völlig unzureichende, unter dem physiologischen Bedarf liegende O_2-Konzentration im Gewebe) von ca. 4–8 Minuten. Bei der Skelettmuskelzelle tritt der *Zelltod* erst nach mehreren Stunden ein.

Die Verminderung des O_2-Angebotes: In diesem Fall spricht man von einer *Gewebehypoxie*: Das O_2-Angebot liegt unter dem O_2-Bedarf. Es werden drei Gruppen von Ursachen unterschieden:
- Bei der *hypoxämischen Gewebehypoxie* ist die arterielle O_2-Sättigung vermindert, sodass das O_2-Angebot im Gewebe reduziert wird. Der Organismus reagiert auf diese Situation mit der Stimulation der *Erythropoese*. Häufig findet man als Ursache für eine hypoxämische Hypoxie die Hypoventilation oder Lungenfunktionsstörungen; sie stellt sich jedoch auch bei Höhenaufenthalten ein.
- Ist die O_2-Kapazität des Blutes erniedrigt, so liegt eine *anämische Gewebehypoxie* vor. Alle Formen der Anämie (z. B. Blutbildungsstörungen, Infektionen, erbliche Anämieformen, Blutverlust), Methämoglobinbildung oder die Kohlenmonoxidvergiftung können zu dieser Hypoxieform führen.
- Die *ischämische Gewebehypoxie* ist Folge der Organminderdurchblutung. Charakteristischerweise ist in diesem Fall die arteriovenöse O_2-Konzentrationsdifferenz (AVD O_2) des betroffenen Gewebes erhöht. Als Ursachen kommen Embolien, Thrombosen oder Stenosen der zuführenden Gefäße eines Organes oder Gewebebezirkes infrage.

Die Störung der O_2-Versorgung: Bei einer Störung in der Sauerstoffversorgung eines Gewebes ist in den meisten Fällen die *O_2-Diffusion* (z. B. beim Gewebeödem) betroffen. Die *Zellgifte*, wie z. B. das Zyankali, stören die oxidative Energiegewinnung. Der angebotene Sauerstoff kann nicht vom durchbluteten Gewebe verwertet werden und fließt über den venösen Kapillarschenkel (venöser $P_{O_2}\uparrow$) zur Lunge zurück.

Physiologie

5.8   Atmungsregulation

5.8.1   Atemzentren, Atemreize

Einfluss der Atemreize auf die Atmungsregulation

Die Atmung wird über das **medulläre Atemzentrum** reguliert. Die Reize zum Antrieb der Atmung erhält das Atemzentrum über:

- die *zentralen Chemorezeptoren*, die durch
  - eine Zunahme des arteriellen P_{CO_2} und
  - eine Abnahme des pH-Wertes stimuliert werden,
- die *peripheren Chemorezeptoren*, die durch
  - eine Abnahme des arteriellen P_{O_2},
  - eine Zunahme des arteriellen P_{CO_2} und
  - eine Abnahme des pH-Wertes stimuliert werden,
- die *Dehnungsrezeptoren in der Lunge*, die den Wechsel von Inspiration und Exspiration registrieren;
- die *Pressorezeptoren* im Kreislaufsystem, die durch einen Abfall des Blutdruckes stimuliert werden (-Atemfrequenz ↑);
- die *Körpertemperatur*, die bei starken Schwankungen zur Stimulation der Atmung führt;
- die *Dehnungsrezeptoren der Skelettmuskulatur*, die bei Muskelarbeit stimuliert werden und zu erhöhter Atmung führen;
- die *Hormone*, z.B. Adrenalin und Progesteron.

Es werden dabei die **rückgekoppelten Atemreize** – chemische Atemantriebe und die Aktivität der Dehnungsrezeptoren in der Lunge von den **nicht rückgekoppelten Atemreizen** – Pressorezeptoren im Kreislaufsystem, Temperatur, Dehnungsrezeptoren in der Skelettmuskulatur und Hormone – unterschieden.

Willkürlich kann die Atmung über die Aktivität der Atemmuskulatur gesteuert werden, z.B. Atemanhalten, Singen, Blasen von Instrumenten, Sprechen etc.

Zentrale Koordination der Atmung

Das **Atemzentrum**, welches sich in den Strukturen des Hirnstamms befindet, reguliert die Atmung. Nachdem hier alle Informationen zusammengeflossen sind, die über Rezeptoren im Körper gemessen wurden und die die Atmung beeinflussen können, sendet das Atemzentrum über *efferente* Bahnen Befehle zur Steuerung der **Atemfrequenz** und **Atemtiefe**. Als Regelgrößen gelten vor allem der arterielle pH-Wert und der arterielle P_{CO_2}, die von **zentralen Chemorezeptoren** an der *ventralen* Oberfläche der Medulla oblongata gemessen werden. Messen diese chemosensiblen Areale durch Änderung der *Wasserstoffionenkonzentration* eine Zunahme des arteriellen P_{CO_2} und eine Abnahme der arteriellen pH-Wertes, so reagiert das Atemzentrum mit einer *Steigerung der Ventilation*. Andere Chemorezeptoren befinden

sich *peripher* (*periphere Chemorezeptoren*) im **Glomus aorticum** nahe den *pressosensiblen* Arealen des Aortenbogens und in den beiden **Glomera carotica**, nahe den pressosensiblen Arealen im Karotissinus. Sie messen eine periphere Abnahme des arteriellen O_2-Partialdruckes, was schließlich über die Reaktion des Atemzentrums zu einer Vergrößerung des Atemzeitvolumens führt. Diese beiden Chemorezeptorentypen stellen den **chemischen Antrieb** der Atmung dar, wobei eine **Hyperkapnie** (erhöhter arterieller P_{CO_2}) und eine **pH-Erniedrigung** die zentralen und peripheren Chemorezeptoren und eine **Hypoxie** (herabgesetzter P_{O_2}) nur die peripheren Chemorezeptoren stimuliert. Eine gesteigerte alveoläre Ventilation geht mit einer erhöhten Abgabe von CO_2 und somit einem sinkenden P_{CO_2} einher. Die Hypokapnie (erniedrigter arterieller P_{CO_2}) führt zu einer Steigerung des pH-Wertes und somit zu einer respiratorischen Alkalose. Die durch O_2-Mangel bedingte Ventilationssteigerung bleibt relativ schwach, weil Hypokapnie und Alkalose entgegengesetzt wirken. In den Regelgrößen der Atmung lässt sich also eine gewisse **Rangabstufung: pH-Wert** $> P_{CO_2} > P_{O_2}$ feststellen.

 Klinischer Bezug

Bei **chronischen Lungenfunktionsstörungen** kann es zu einer erheblich verminderten CO_2-Empfindlichkeit der zentralen und peripheren Chemorezeptoren kommen. Chemorezeptoren und Atemzentrum reagieren dann nur noch auf den P_{O_2}. Eine Erhöhung der inspiratorischen O_2-Konzentration (z.B. bei künstlicher Beatmung) kann in diesem Falle zu einem lebensgefährlichen zentralen Atemstillstand (Apnoe) führen, da Anreize des Atemzentrums zur Atemstimulation dann aufgehoben sind.

Hering-Breuer-Reflex

Neben den chemorezeptorischen gibt es noch *mechanorezeptorische Einflüsse* von **Dehnungsrezeptoren**, die sich direkt in der Lunge befinden. Deren afferente Fasern laufen parallel zum N. vagus in das Atemzentrum und hemmen die Einatmung als eine **Reflexantwort** auf die Lungenblähung. Dieser **Hering-Breuer-Reflex** wird bei jeder Atmung aktiviert und begrenzt somit die Atemtiefe und verkürzt die Inspirationsdauer. Bei Verletzung oder Durchtrennung des N. vagus fehlt dieser Reflex, und es kommt zu einer vertieften und verlangsamten Atmung.

Weitere Einflüsse auf die Atmung

Daneben gibt es die **nicht rückgekoppelten Atemreize**. Kreislaufdysregulationen, Veränderungen der Emotionen, vegetative Regulationen, wie z.B. Kälte oder psychische Belastungen, führen häufig zu einer Steigerung der Ventilation. Auch zahlreiche Hormone, wie zum Beispiel das **Adrenalin**, können

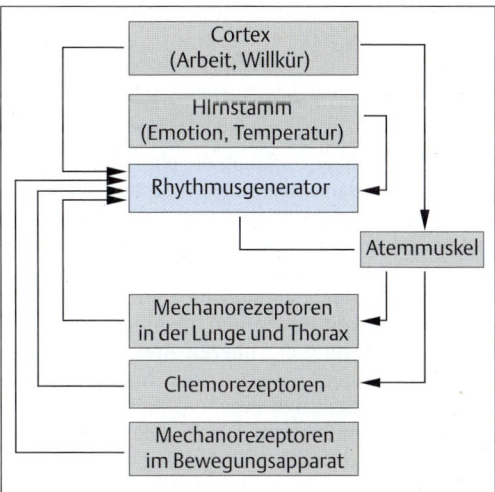

Abb. 5.9 Zusammenspiel der verschiedenen Atemantriebe

sehr effektiv auf die Atemregulation wirken. Bei schwerer Muskelarbeit nehmen sowohl Chemo- als auch *afferente* Mechanorezeptoren in der Arbeitsmuskulatur Einfluss auf das Atemzentrum. Gleichzeitig geht man von einer unspezifischen *Mitinnervation* der Lunge durch die motorischen Zentren im Gehirn aus. Insgesamt zählen die oben genannten Einflüsse zu den **akuten (sofortigen) Reaktionen** der Atmungsregulation (Abb. 5.**9**).

5.8.2 Formen normaler und veränderter Atmung

Pathophysiologie der Atmung

In diesem Abschnitt sollen die *Grundbegriffe der Atmung* definiert und die *Pathophysiologie* der verschiedenen *Atmungsformen* kurz erläutert werden.

Grundbegriffe der Atmung

- *Apnoe:* Zeitweiliger Atemstillstand (klinisches Beispiel: Schlaf-Apnoe-Syndrom oder toxisches Stadium einer Inhalationsnarkose).
- *Asphyxie:* Starke Einschränkung der Atmung (bei Verletzungen von atemregulatorischen Einheiten).
- *Bradypnoe:* Verminderte Atemfrequenz.
- *Dyspnoe:* Krankhaft veränderte Atmung mit subjektivem Gefühl der Atemnot.
- *Eupnoe:* Normale Ruheatmung (orientiert sich an Atemzeitvolumen, Atemfrequenz und allgemeinem Eindruck).
- *Hyperpnoe:* Auch Polypnoe, gesteigertes Atemminutenvolumen bei verstärkter Atmung.
- *Hypopnoe:* Reduziertes Atemminutenvolumen.
- *Normoventilation:* Normale Atmung bei einem alveolären und arteriellen P_{CO_2} nahe 40 mmHg (Normbereiche: 35–45 mmHg).

- *Mehrventilation:* Gesteigertes Atemminutenvolumen bei normalen P_{CO_2} (Beispiel: schwere Arbeit), siehe auch Hyperpnoe oder Polypnoe.
- *Hyperventilation:* Gesteigerte alveoläre Ventilation mit Folge einer Hypokapnie (= Reduktion des P_{CO_2}); die häufigste Ursache ist die Hypoxie.
- *Hypoventilation:* Reduzierte alveoläre Ventilation mit Folge einer Hyperkapnie (= Erhöhung des P_{CO_2}).
- *Tachypnoe:* Von der Normalfrequenz abweichende gesteigerte Atemfrequenz.

 Merke

Bei **Hyperventilation** in Ruhe steigt der alveoläre Sauerstoffpartialdruck an, gleichzeitig sinkt der alveoläre CO$_2$-Partialdruck. Bei verminderter alveolärer Ventilation (Hypoventilation) sinkt der alveoläre PO$_2$, und der alveoläre PCO$_2$ steigt auf fast das Doppelte seines Wertes bei Ruheatmung. Bei der alveolären Ventilation sinkt der O$_2$-Partialdruck durch O$_2$-Abgabe an das Hämoglobin, während der CO$_2$-Partialdruck in den Alveolen durch CO$_2$-Abgabe des Blutes ansteigt. Kommt es nun durch körperliche Arbeit zur Hyperventilation, führt dies zu einer Verminderung des CO$_2$-Partialdruckes in den Alveolen, es verdoppeln sich aber gleichzeitig die CO$_2$-Produktion und die CO$_2$-Abgabe vom Blut in die Alveolarluft, sodass insgesamt der CO$_2$-Partialdruck konstant bleibt.

Pathologische Atmungsformen

- *Kussmaul-Atmung:* Sonderform der Hyperventilation bzw. stark vertiefte und verlangsamte Atmung infolge starker bzw. teilkompensierter metabolischer Azidose (Beispiel: Diabetes mellitus).
- *Cheyne-Stokes-Atmung:* Abwechselnd Phasen der Apnoe zwischen Phasen mit Atmung schwankender Tiefe; Dauer einer Periode bei 1–3 min.; Ursache häufig Vergiftungen, Herz-Kreislauf-störungen oder O$_2$-Mangel.
- *Biot-Atmung:* Stellt eine andere Form der periodischen Atmungsstörung bei Hirnschäden dar, die nicht klar gegen die Cheyne-Stokes-Atmung abzugrenzen ist.
- *Seufzeratmung:* Weitere Variante pathologischer periodischer Atemformen, die vor allem bei Ausfall höherer Atemzentren in der Agonie auftritt.

5.9 Atmung unter ungewöhnlichen Bedingungen

Kompression und Dekompression

Der hydrostatische Druck nimmt pro 10 m Wassertiefe um rund 100 kPa zu. Dieser Sachverhalt bedeutet für einen Taucher, dass das in der Lunge befindliche Gas während des Tauchens komprimiert und beim Auftauchen dekomprimiert wird.

Physiologie

Tauchen mit dem Schnorchel

Beim Schnorcheln besteht eine Verbindung zwischen der Außenwelt und der Lunge; es herrscht also atmosphärischer Druck in der Lunge. Auf dem Thorax lastet jedoch ein hydrostatischer Druck von ca. 20 kPa bei 200 cm Wassersäule, der die im Thorax befindlichen Venen komprimiert und gegen den die Atemmuskulatur arbeiten muss. Folglich wird der venöse Rückstrom zum rechten Herzen behindert und eine wirkungsvolle Inspiration erschwert. Zusätzlich vergrößert ein Schnorchelrohr das Totraumvolumen, sodass der effektive Gasaustausch zusätzlich erschwert wird. Diese Situation verschärft sich, je länger der Schnorchel ist und je tiefer der Taucher im Wasser schwimmt.

Tauchen in der Tiefe

Das Tauchen in großer Tiefe ist nur mit **komprimiertem Gas**, dessen Druck dem hydrostatischen Umgebungsdruck gleicht und das Gas somit in die Lunge presst, möglich. Bei der Kompression von atmosphärischer Luft in der Tauchgasflasche steigen die Partialdrücke der Gase und folglich auch der O_2-Partialdruck auf zu hohe Werte, sodass der Lunge während des Tauchvorgangs schwere Schäden (z.B. Atelektasen) zugefügt werden können. Die Folge kann eine schwere **Sauerstoffvergiftung** mit *Konvulsionen* (Krämpfen der Körpermuskulatur) und *ZNS-Schädigungen* sein. Zur Vermeidung ersetzt man den Sauerstoff mit zunehmender Tauchtiefe durch **inerte Gase**. Je höher die Lipidlöslichkeit der inerten Gase, umso schneller diffundieren diese jedoch in das Gehirn. Dort verursachen sie eine zentralnervöse Symptomatik, die vor allem mit **Koordinationsstörungen** und **Euphorie** einhergeht.

Dekompressionskrankheit

Der hohe Druck beim Tauchen treibt die Gase in die Gewebe. Besonders der **Stickstoff** (N_2) löst sich in den *Fettgeweben* des Körpers. Beim Auftauchen verläuft dieser Prozess umgekehrt, und die Gase (vorwiegend Stickstoff) führen aufgrund ihrer stark erhöhten Konzentration in den Geweben zu Gasbläschen, die platzen können (**Barotrauma**). Die Gasblasen erzeugen besonders in den Gelenken starke Schmerzen. Im Lungenkreislauf können sie *Atemnot* und *Husten* und im ZNS *Seh- und Gleichgewichtsstörungen* verursachen. In schweren Fällen führt diese **Dekompressionskrankheit** (Caissonkrankheit) zur Bewusstlosigkeit und zum Tod. Wichtig ist demnach das langsame Auftauchen, damit die vermehrt gelösten Gasmengen abgeatmet werden können. Heute verwendet man zum Tauchen eher Heliumgas, da es weniger fettlöslich ist als Stickstoff.

Zur Therapie der Dekompressionskrankheit wird der Patient rekomprimiert und mit reinem Sauerstoff beatmet, um die Auswaschung des Stickstoffs zu beschleunigen.

Künstliche Beatmung

Als **Atemstillstand** bezeichnet man die Unterbrechung der Atmungsfunktion, die eine *lebensbedrohliche Situation* darstellt (s. 5.7.3). Ursachen für die Störung der Atmungsfunktion können Verletzungen von Lunge, Thorax oder Atemzentrum, Störungen des Gasaustausches oder Verlegungen der Atemwege sein. Wichtigste Maßnahmen sind die sofortige **Kontrolle der Kreislauffunktionen** und die **Atemspende**.

Um eine Verlegung der **oberen Atemwege** auszuschließen, erfolgt zunächst die Inspektion von Mund und Rachen und gegebenenfalls die Ausräumung von Fremdkörpern. Da bei einem Bewusstlosen die **Schutzreflexe** zur Freihaltung der Atemwege fehlen, wird dies durch Überstreckung des Kopfes und gleichzeitigem Anheben des Unterkiefers gewährleistet.

In dieser Position erfolgt die Atemspende, die entweder als Mund-zu-Nase- oder als Mund-zu-Mund-Beatmung möglich ist. Nach tiefer Inspiration setzt der Beatmende seine Lippen möglichst luftdicht auf Nase oder Mund des Patienten auf und **insuffliert** (Einblasen von Luft). Zur Kontrolle der erfolgreichen Beatmung müssen die der Insufflation parallele Thoraxanhebung und anschließende Thoraxsenkung beobachtet werden.

Die Beatmung beginnt mit 5–10 schnellen Insufflationen, um das eventuell bereits vorhandene O_2-Defizit des Patienten zu beseitigen. Danach wird die Beatmung im zeitlichen Abstand von ca. 5 s mit je einer Insufflation fortgesetzt. Bei korrekter Anwendung liegt der O_2-Sättigungswert des Patienten dann bei über 90%.

Zur künstlichen Beatmung stehen zahlreiche Hilfsmittel, wie z.B. der Beatmungsbeutel, die Atemmaske oder die Beatmungsmaschine, zur Verfügung.

Atmung in großer Höhe

Aus den vorhergehenden Abschnitten lassen sich inzwischen alle Faktoren zusammenfassen, die wirksam werden, wenn es zur **Akklimatisation** an große Höhen kommt. Charakteristischerweise beobachtet man eine rasche Zunahme des Ruhe-Atemzeitvolumens, der renalen Bicarbonatausscheidung und einen erniedrigten arteriellen Sauerstoffpartialdruck. Hier kommen neben den oben erwähnten akuten noch die **langfristigen Reaktionen** hinzu, die zum Teil innerhalb von Tagen, Wochen oder Monaten ablaufen. Ursache dieser Umstellungen sind der niedrige Luftdruck und der proportional damit verbundene O_2-Partialdruck. Bis zu einer Höhe von 2000 Metern, der kritischen Grenze für beginnende Höhenreaktionen, sind die beschriebenen Veränderungen vernachlässigbar. Das Absinken des

P_{O_2} in diesen Höhen auf etwa 75 mmHg kann infolge der Charakteristik der O_2-Bindungskurve gut ausgeglichen werden. Erst deutlich über dieser Höhe kommt es zum Ansprechen der P_{O_2}-Rezeptoren und zu O_2-Mangelreaktionen der oben beschriebenen Art. Im Rahmen der Umstellung auf Höhen von etwa 4000 Metern entsteht dann eine respiratorische Alkalose, weil es zu einer Hyperventilation kommt. Bei länger dauernder **Hypoxie** durch Aufenthalt in großer Höhe ändert sich die maximale Sauerstoffbindungsaffinität des Hämoglobins; auch wird die respiratorische Alkalose durch eine metabolische Kompensation ausgeglichen. Zudem kommt es nach längerer Akklimatisation zu einer Steigerung der *Hämoglobinkonzentration* des Blutes und über eine erhöhte Erythropoetinausschüttung zu einem Anstieg der Retikulozyten- und Erythrozytenzahl (**Polyglobulie**).

Regulation des Hämoglobingehaltes

Bei Aufenthalt in großen Höhen ändert sich der *prozentuale* Sauerstoffgehalt (O_2-Fraktion) der Inspirationsluft nicht, der Sauerstoffpartialdruck nimmt aber proportional zum sinkenden Luftdruck ab. Auf Meereshöhe (Luftdruck 760 mmHg) ist der inspiratorische $pO_2 = 149$ mmHg, auf 4000 Metern Höhe ist der $pO_2 = 87$ mmHg. Eine volle Hb-Sättigung kann hier nicht mehr erreicht werden. In einer Höhe von 6000 Metern liegt der alveoläre P_{O_2} bei 35 mmHg. Beim Gesunden ist das Blut dann zu 2/3 mit Sauerstoff abgesättigt. Diese arterielle *Hypoxie* wirkt als Atemantrieb. Dadurch kommt es zur *Hyperventilation* mit verstärkter Abatmung von CO_2, sodass der arterielle CO_2-Partialdruck sinkt. Da bei CO_2-Abgabe auch die H^+-Ionen abnehmen, steigt folglich auch der arterielle pH-Wert (respiratorische Alkalose). Bei der *Höhenakklimatisation* steigen jedoch die *Erythrozytenzahl* und die *Hb-Konzentration* und mit ihr die O_2-Transportfähigkeit auf 30 dl/l bei voller Sättigung. Jetzt kann das arterielle Blut trotz reduzierten alveolären P_{O_2} rund 20 ml O_2 pro 100 ml Blut aufnehmen und erreicht somit normale Werte wie auf Meeresspiegelhöhe. Bei Höhenakklimatisation steigt die 2,3-Bisphosphoglycerat-Konzentration der Erythrozyten an, sodass sich die O_2-Bindungskurve nach rechts verschiebt, das heißt die Sauerstoffabgabe im Gewebe erleichtert wird.

Unter Ruhebedingungen steigert sich die Atmung durch den Atemantrieb nur geringfügig. Bei Aufenthalt in 5000 Meter Höhe ist das *Atemzeitvolumen* um etwa 10% größer als auf Meereshöhenniveau. Bei körperlicher Arbeit in großer Höhe steigt das Atemzeitvolumen aber bedeutend mehr als in Meereshöhe. Nach einigen Tagen Aufenthalt in großen Höhen nimmt besonders die Retikulozytenzahl und dann auch die Erythrozytenzahl, stimuliert durch eine verstärkte Erythropoese, deutlich zu. Der Hämatokrit und das Blutvolumen sind folglich erhöht und somit auch die Blutviskosität und die Gefahr einer *Thrombose* (Verstopfung der Blutgefäße).

 Klinischer Bezug

Ursache für eine gleichartige Hb-Konzentrationserhöhung beim Fetus ist der niedrige arterielle O_2-Gehalt im *fetalen* Blut. Da das fetale Blut beim Durchfluss durch die Plazenta nur zu 50 % mit Sauerstoff abgesättigt wird, wird beim Feten als Folge dieser **Hypoxie** die Hb-Konzentration und damit die O_2-Transportfähigkeit auf etwa 25 ml/dl gesteigert. Weiterhin wird der relative O_2-Mangel im fetalen Blut durch die höhere Affinität des fetalen Hämoglobins (Hb-F) im Vergleich zum Hämoglobin des Erwachsenen (Hb-A) ausgeglichen. Die O_2-Bindungskurve des HbF ist unter sonst gleichen Bedingungen gegenüber dem Hb-A etwas nach links verschoben. Eine zu starke Linksverschiebung wird durch einen niedrigeren pH-Wert des fetalen Blutes im Vergleich zum Erwachsenenblut verhindert. Hauptursache für den verbesserten O_2-Transport im Fetus ist somit hauptsächlich die Steigerung der Hb-Konzentration.

5.10 Säure-Basen-Gleichgewicht und Pufferung

5.10.1 Pufferung und H^+-Ionen

Mechanismen der Pufferung

Die Dissoziation einer schwachen Säure (HA) in ein Wasserstoffion (H^+), und die korrespondierende Base (A^-) folgt dem **Massenwirkungsgesetz**. Je nach den äußeren Bedingungen der Lösung beschreibt die **Dissoziationskonstante K′** das Gleichgewicht der Reaktionspartner:

$$K' = \frac{[H^+][A^-]}{[HA]} \tag{5.9}$$

Erhöht sich in diesem System der Anteil der H^+-Ionen, so muss zum Ausgleich auch die Menge der undissoziierten Säure HA ansteigen, damit die Gleichgewichtsbedingungen erfüllt bleiben. Das Gleichgewicht wird dadurch gewahrt, dass die frei werdenden H^+-Ionen im Moment ihrer Entstehung gleich wieder durch die korrespondierende Base (A^-) abgefangen und gebunden werden. Eine grobe pH-Änderung ist folglich nicht möglich. Ähnlich reagiert das System auf Erhöhung des Basenanteils. Sie werden durch H^+-Ionen zu undissoziierten Säuren eliminiert. Diesen Mechanismus zur Wahrung des Gleichgewichtes zwischen dem Säure-Basen-Paar nennt man **Pufferung**.

Die *logarithmische Form* der Massenwirkungsgleichung wird **Henderson-Hasselbalch-Gleichung** genannt:

$$pH = pK' + \log\frac{[A^-]}{[HA]} \qquad (5.10)$$

Der Ausdruck –logK' ist durch den Ausdruck pK' ersetzt. Durch die logarithmische Darstellungsweise ist die quantitative Beurteilung der prozentualen Anteile von Puffersäure (HA) und Pufferbase (A⁻) besser möglich. Der pH-Wert ist niedriger als der pK'-Wert, wenn die Puffersäure (HA) überwiegt; die Lösung ist **sauer**. Ist der pH-Wert größer als der pK'-Wert, so überwiegt die Pufferbase (A⁻) und die Lösung ist **alkalisch**.

Pufferkapazität

Die **Pufferkapazität** ist stark abhängig von der Gesamtkonzentration (HA + A⁻) des Puffers. Sie gibt an, wie viel Säure bzw. Base einer Lösung zugegeben werden kann, bis sich der pH-Wert der Lösung ändert. Jedes **Säure-Basen-System** besitzt nur in einem bestimmten Bereich eine Pufferkapazität. In dem steilsten Bereich der Pufferkurve (pH = pK') herrscht die größte Pufferkapazität.

Bicarbonat-Puffersystem

An erster Stelle im *metabolischen* Puffersystem des Blutes steht das **Bicarbonatsystem** (s. 5.7.2). Neben den Pufferbasen ist die Bicarbonatkonzentration im Blut der wichtigste Pufferwert in der Klinik. Der Bicarbonatnormwert liegt bei einer Bluttemperatur von 37 °C, einem P_{CO_2} von 40 mmHg und einem voll mit O_2 gesättigten Hämoglobin im Blut bei 24 mmol/l (**Standard-Bicarbonatwert**). Dem System liegt folgende Gleichung zugrunde:

$$CO_2 + H_2O \; H_2CO_3 \; H^+ + HCO_3^- \qquad (5.11)$$

Die durch die *Hydratation* von CO_2 gebildete Kohlensäure (H_2CO_3) ist eine schwache Säure. Die korrespondierende Base ist das Bicarbonat (HCO_3^-). Übertragen auf die Henderson-Hasselbalch-Gleichung stellt sich das Puffersystem so dar:

$$pH = pK' + \log\frac{[HCO_3^-]}{[CO_2]} \qquad (5.12)$$

Unter **Plasmabedingungen** (normaler pH-Wert = 7,40) beträgt der pK'-Wert des Systems 6,1. Der durch die Atmung geregelte CO_2-Partialdruck (vgl. 5.4.1) von 40 mmHg bewirkt gleichzeitig eine hohe Konzentration des puffernden Bicarbonats (24 mmol/l). Über diesen Zusammenhang lässt sich das System durch die Atmung und den P_{CO_2} regulieren und wird deshalb auch „**offenes System**" genannt. Gegenüber einem „geschlossenen Puffersystem" besteht der Vorteil darin, dass CO_2 ständig entweichen kann und somit die gleiche Zugabe von H⁺-Ionen eine geringere pH-Abnahme zur Folge hat. Fällt z. B. in einem Organ des Körpers aufgrund einer lokalen Fehlfunktion der pH-Wert durch Ansäuerung des Blutes mit H⁺-Ionen ab, so steigt der P_{CO_2} in dem entsprechenden Organkreislauf an. Das System ist geschlossen und der Anteil an Pufferbasen und HCO_3^- fällt. Gelangt das „saure" Blut in den Lungenkreislauf, so „öffnet" sich das System. CO_2 wird an die Alveolen abgegeben, der P_{CO_2} sinkt und die Konzentration von HCO_3^- sinkt weiter, da es mit den H⁺– Ionen zu CO_2 und H_2O reagiert. Der pH-Wert steigt zwar an, doch bleibt er niedrig genug, um die Atmung ausreichend zu stimulieren. Folglich wird vermehrt CO_2 abgeatmet, und der pH-Wert kehrt zu Normalwerten zurück (Prinzip der respiratorischen Kompensation einer nichtrespiratorischen Azidose, s. 5.10.4).

Proteinatsystem

Danach folgen in der Reihenfolge der Pufferkapazität das **Hämoglobin** und die **Plasmaproteine** (Albumin). Besonders das oxygenierte und desoxygenierte Hämoglobin kann seine Pufferwirkung je nach O_2-Beladung durch pK-Wert-Änderung seiner **Aminosäuren** (Imidazolring des Histidins) in physiologisch sinnvoller Weise ändern. Die Pufferwirkung erfolgt also durch *ionisierbare Gruppen* der Proteinbausteine. Wegen der starken Pufferwirkung der Proteine in den Blutzellen und den unterschiedlichen Proteinkonzentrationen zwischen Erythrozyten und Plasma herrschen unterschiedliche Pufferbedingungen in den Erythrozyten und im Blutplasma. Die Pufferkapazität des Gesamtblutes ist abhängig von der Hämoglobinkonzentration, das den *größten* Anteil am Proteinpuffersystem stellt.

Phosphatpuffersystem

Aufgrund niedriger Konzentration ist das **Phosphatsystem** von quantitativ geringerer Bedeutung. Das primäre Phosphat ($H_2PO_4^-$) fungiert als Säure, das sekundäre Phosphat (HPO_4^{2-}) als korrespondierende Base. Der pK'-Wert des anorganischen Phosphatsystems liegt bei 6,8.

Messparameter

Die Gesamtkonzentration der Pufferbasen in arteriellem Blut beträgt normalerweise etwa 48 mmol/l. Rechnerisch lässt sich die Konzentration der Gesamtpufferbasen im Blut bei Kenntnis der aktuellen Werte von pH, P_{CO_2} und Hämoglobinkonzentration im arteriellen Blut bestimmen.

Neben dem P_{CO_2} und dem pH-Wert ist noch einer der folgenden Parameter als dritter Wert zur Beschreibung des **Säure-Basen-Status** des Blutes notwendig:

■ Der *aktuelle Bicarbonatwert* gibt die HCO_3^--Konzentration im Plasma des Vollblutes an. Sein Wert ändert sich bei respiratorischen und nichtrespiratorischen Störungen des Säure-Basen-Haushaltes.

■ Der *Standard-Bicarbonatwert* beschreibt die HCO_3^--Konzentration im Plasma bei 37 °C und einem P_{CO_2} von 5,3 kPa. Er verändert sich bei nichtrespiratorischen Störungen.

■ Die *Pufferbasen (BB)* verändern sich bei nicht respiratorischen Störungen und sind unabhängig vom P_{CO_2}. Bei einer Azidose sinkt die Pufferbasenmenge, bei einer Alkalose steigt sie.

■ Der *Basenüberschuss (BE)*: Die Abweichung vom Normalwert der Pufferbasen ist klinisch sehr wichtig. Ermittelt wird diese Abweichung über die Mengen an Säure oder Base, die notwendig sind, um das Blut bei normalem P_{CO_2} und normaler Temperatur von 37 °C wieder auf den normalen pH-Wert von 7,40 einzustellen (**Titration**). Erreicht man dieses Ziel durch Gabe von 5 mmol/l Säure, so liegt der Basenüberschuss (**BE-Wert = base excess**) bei + 5 mmol/l. Fehlen dem System Basen, so wird dies mit einem negativen BE-Wert gekennzeichnet. Ein Basenüberschuss mit positiven Werten weist also auf das Vorliegen einer metabolischen Alkalose hin.

5.10.2 Pufferung und CO_2-Austausch

Regulation des P_{CO_2}-Wertes

Neben dem pH-Wert gehört der P_{CO_2} zu den besonders genau geregelten Größen des Organismus. Zur Regulation des Kohlendioxidpartialdrucks steht dem Körper auf folgendem Weg nur die Atmung zur Verfügung. Bei Abweichung des P_{CO_2} von der Regelgröße 40 mmHg (5,3 kPa) werden die *zentralen Chemorezeptoren* in der Medulla oblongata gereizt. Sie stimulieren das Atemzentrum, welches als Reaktion das Atemminutenvolumen erhöht, um vermehrt CO_2 abzuatmen und den P_{CO_2} wieder auf den Normwert zurückzufahren. Andersherum hemmt ein sinkender P_{CO_2} die Atmung.

5.10.3 Säure-Basen-Haushalt

Regulation des pH-Wertes

Zur Regulation des pH-Wertes im Blut steht dem Organismus primär das **metabolische System** zur Verfügung. Über die *H⁺-Ausscheidung* in der Niere, die *Bicarbonat-Rückresorption* der Niere und die *Ammoniakbildung* in der Niere lässt sich der arterielle pH-Wert einstellen. Über das metabolische System werden die **Pufferbasen** des Blutes so bemessen,

dass sich bei einem P_{CO_2} von 40 mmHg der gewünschte pH-Wert von 7,40 ergibt.

Da ein stabiler pH-Wert für die Funktionsweise des Organismus von großer Bedeutung ist, ist diese Größe gleichfalls auch über die Atmung (**respiratorische Regulation**) abgesichert. Eine Säuerung des arteriellen Blutes (der pH-Wert sinkt) stimuliert in ähnlicher Weise die zentralen Chemorezeptoren wie der Anstieg des P_{CO_2} mit der Folge eines Anstiegs des Atemminutenvolumens, der gesteigerten Abatmung von CO_2 und somit einer Zunahme des pH-Wertes.

Beim Gesunden gehen die *metabolische* und die *respiratorische* Regulation Hand in Hand und führen auf diese Weise zu einer stabilen Regulation des P_{CO_2} und des pH-Wertes. Eine eventuelle Störung in einem System kann durch die enge Verzahnung beider Regelmechanismen durch das andere System ausgeglichen werden. Diesen Vorteil nennt man **Kompensation**. Sie gilt jedoch nur für die Einstellung des pH-Wertes, weil diese Größe als einzige doppelt reguliert ist.

 Klinischer Bezug

Bei der **metabolischen** und **respiratorischen Regelung** herrscht eine eindeutige Rangfolge: Die respiratorische Einstellung des pH-Wertes ist eindeutig schwächer und springt nur dann ein, wenn das metabolische System überlastet ist. Dies kann z. B. bei Nierenerkrankungen oder bei Diabetes mellitus der Fall sein, da bei diesen Krankheitsbildern zu viel Acetessigsäure anfällt.

Das komplexe Regulationssystem des Säure-Basen-Haushaltes wird in Tab. 5.**2** deutlich. Abweichungen von der Idealsituation lassen sich zum Teil willkürlich provozieren. Schränkt man zum Beispiel die Ventilation ein (**Hypoventilation**), so steigt natürlich der arterielle P_{CO_2} an, die CO_2-Bindungskurve verschiebt sich nach rechts, und es kommt zu einer Ansäuerung des arteriellen Blutes, d. h. der pH-Wert sinkt ab. Das Resultat ist eine **respiratorische Azidose**. Bei willkürlicher **Hyperventilation** (gesteigerter Atemfrequenz) im umgekehrten Fall wird vermehrt CO_2 abgeatmet, der P_{CO_2} sinkt, die CO_2-Bindungskurve verschiebt sich nach links und der pH-Wert im Blut steigt: Es resultiert eine **respiratorische Alkalose**. Aufgrund des Prinzips der **Kompensation** kann eine respiratorische Azidose durch das metabolische System korrigiert werden; der aber nur durch die Atmung regulierte P_{CO_2} bleibt auch nach der Kompensation gesteigert (Abb. 5.**10**), sog. Henderson-Hasselbalch-Gleichung (Formel 5.10). Diese beschreibt die „Balance" zwischen HCO_3^- – und CO_2-Konzentration im Blut. Steigt das Verhältnis HCO_3^- : CO_2 über ca. 22 : 1 (durch HCO_3^--Zunahme oder CO_2-Abnahme), so entsteht eine Alkalose (pH > 7,45), fällt es hingegen unter ca. 18 : 1, kommt es zu einer Azidose (pH < 7,35). Bei den weniger willkürlich zu beeinflussenden Störun-

Tab. 5.2 Mittlere Normalwerte und Normalbereiche der **Parameter des Säure-Base-Status**

	CO$_2$-Partialdruck (P$_{CO_2}$)		Plasma-pH (pH$_{Pl}$)	Plasma-bicarbonat-konzentration [HCO$_3$]$_{Pl}$	Standard-bicarbonat-konzentration [HCO$_3$]$_{St}$	Basen-abweichung (BE)	Puffer-basen (BB)
normal	1,3 – 6,0	32 – 45	7,37 – 7,45	20 – 27	21 – 26	–3 – +3	42 – 54
Mittelwert	5,3	40	7,40	24	24	0	48
Einheit	kPa	mmHG	–	mmol/l	mmol/l	mmol/l	mmol/l

gen im metabolischen System beobachtet man ähnliche Prozesse mit der Folge einer metabolischen Azidose bzw. Alkalose (s. 5.10.4).

5.10.4 Störungen im Säure-Basen-Haushalt

Prinzip der Kompensation

Wie oben beschrieben, führen alleinige Veränderungen des Atemzeitvolumens bei normaler Pufferkapazität des Blutes (BE = 0) zu Veränderungen entlang der CO$_2$-Bindungskurve. Bleibt eine respiratorische Abweichung länger erhalten, so versucht das metabolische System diese zu kompensieren (Tab. 5.3). Bei einer **respiratorischen Azidose** zum Beispiel werden die Pufferbasen im Blut gesteigert, und es kommt gegenüber der Normalsituation zu einem positiven BE (Basenüberschuss). Durch diese **metabolische Kompensation** wird der pH-Wert wieder in Richtung Normalwert von 7,40 reguliert, und die CO$_2$-Bindungskurve wird nach oben in einen metabolisch-alkalotischen Bereich verlagert. Allgemein lässt sich sagen, dass eine Vermehrung der Pufferbasen im Blut (positiver BE-Wert) zu einer Verlagerung der CO$_2$-Bindungskurve nach oben und eine Reduktion der Pufferbasen zu einer Verlagerung der metabolisch-azidotischen Kurve nach unten führen (Abb. 5.**10**).

Kommt es zu Störungen im metabolischen System mit einer metabolischen Azidose oder Alkalose bei normalem P$_{CO_2}$, so versucht das **respiratorische System**, diese Fehler im Sinne der Kompensation durch Veränderung des P$_{CO_2}$ zu korrigieren.

Mithilfe eines **pH-log-Diagramms** (Abb. 5.**10**) lassen sich Störungen im Säure-Basen-Haushalt darstellen. Es gelten die oben beschriebenen Gesetzmäßigkeiten. Danach bewegen sich rein respiratorische Störungen immer entlang der **respiratorischen Geraden** (Äquilibrierungslinie), während sich rein metabolische Veränderungen auf der **metabolischen Geraden** bewegen. Die kompensierten respiratorischen bzw. metabolischen Störungen stellen sich im Diagramm in den Feldern zwischen den jeweiligen respiratorischen bzw. metabolischen Geraden dar. So wird zum Beispiel eine metabolische Azidose gemäß der Beschriftung der Schenkel des Diagramms durch respiratorische Kompensation in Richtung respiratorische Gerade, also immer in Richtung normaler pH-Wert, verschoben.

Respiratorische Azidose

Eine **respiratorische Azidose** ist am ehesten bei folgenden Krankheitsbildern zu erwarten: bei obstruktiven Lungenerkrankungen, restriktiven Lungenerkrankungen, chronischer Atmungsinsuffizienz, Einschränkungen der Thoraxbeweglichkeit und herabgesetzter Chemosensibilität gegenüber Wasserstoffionen bei Vergiftungen, z. B. durch Schlafmittelabusus. Ursache ist nach dem oben erläuterten pathologischen Prinzip eine *Einschränkung der Ventilation* bei diesen Krankheitsbildern und demzufolge die Ansäuerung des Blutes. Die durch Erhöhung des P$_{CO_2}$ im Blut entstehenden H$^+$-Ionen (siehe Beispiel der Hypoventilation) werden ausschließlich von **Nichtbicarbonatpuffern** abgepuffert. Im Gegensatz

Tab. 5.**3** **Störungen und Kompensation im Säure-Basen-Haushalt:** Darstellung der nicht kompensierten Veränderungen der Parameter bei Störungen im Säure-Basen-Gleichgewicht

	Azidose respiratorisch	nicht-respiratorisch	Alkalose respiratorisch	nicht-respiratorisch
pH	↓	↓	↑	↑
P$_{CO_2}$	↑	°	↓	°
aktuelle [HCO$_3$$^-$]	↑	↓	↓	↑
BE	°	↓	°	↑
Standard [HCO$_3$$^-$]	°	↓	°	↑

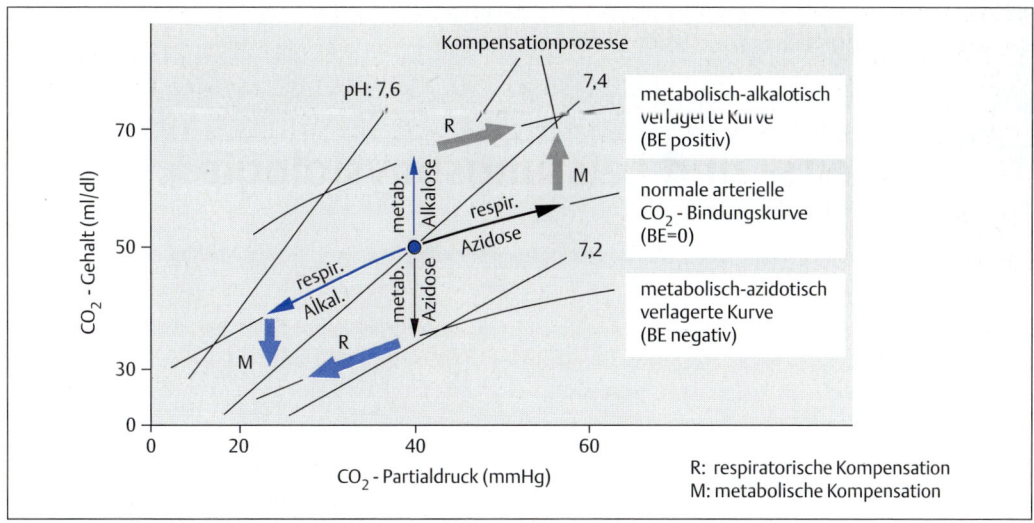

Abb. 5.10 Schema zur Regulation des Säure-Basen-Haushaltes unter normalen und pathologischen Bedingungen. Der CO_2-Gehalt des arteriellen Blutes ist in Abhängigkeit vom arteriellen CO_2-Partialdruck dargestellt. Die verschiedenen Azidosen bzw. Alkalosen sind mit dünnen Pfeilen markiert, die Kompensationsprozesse R (respiratorisch) und M (metabolisch) mit dicken Pfeilen

zu den nichtrespiratorischen Veränderungen im pH-Bereich durch lokale Ursachen entstehen im Falle der respiratorischen Veränderungen die pH-Wert-Verschiebungen durch primäre Veränderungen des P_{CO_2}, verursacht in der Reaktion, die in Formel 5.11 dargestellt wurde. Der BE kann bei einer respiratorischen Azidose positiv verändert sein, wenn die metabolische Kompensation bereits angelaufen ist. Weiter finden sich bei partieller Kompensation eine arterielle *Hyperkapnie* (Abgrenzungskriterium zur metabolischen Azidose). Eine reine respiratorische Azidose bei saurem pH-Wert lässt sich jedoch nur diagnostizieren, wenn der Basenüberschuss mit einem Wert von BE = 0 bekannt ist.

Metabolische Azidose

Eine metabolische Azidose findet sich besonders häufig bei folgenden Krankheitsbildern: bei Stoffwechselentgleisung bei Diabetes mellitus (Ketogenese), pathologischer Bicarbonatproduktion im Pankreas, eingeschränkter Nierenfunktion mit erniedrigter glomerulärer Filtrationsrate, peripherer Hypoxidose und hoher Lactatkonzentration bei schwerer Muskelarbeit. Eine metabolische Azidose wird bei gesunder Niere primär durch erhöhte **renale Säureelimination** bekämpft, die vor allem bei lang anhaltender Störung an die Aktivität der **tubulären Glutaminasen** gebunden ist. Dabei liegt im akuten Stadium durch die hohe Ausscheidung titrierbarer Säuren der Urin-pH bei < 6. Auch die Ausscheidung von **Ammoniak** ist deutlich erhöht. Eine metabolische Azidose infolge eines **Lactatanstiegs** ist typi-

scherweise an dem parallelen Anstieg des **Serumkaliums** zu erkennen. Im Sinne einer respiratorischen Kompensation wirkt die pH-Senkung als Atmungsantrieb mit Folge der Hyperventilation. Der CO_2-Partialdruck nimmt ab, sodass der pH-Wert in den Normbereich verlagert werden kann.

Respiratorische Alkalose

Diese Störung des Säure-Basen-Haushaltes ist durch eine Verminderung des CO_2-Partialdruckes (Beispiel Hyperventilation) gekennzeichnet. Als Kompensation sinkt bei der respiratorischen Alkalose die Konzentration der Pufferbasen in Blut durch Erhöhung der Ausscheidung von HCO_3^- durch die Nieren ab, und der pH-Wert verlagert sich zurück in den Normbereich.

Metabolische Alkalose

Ursachen einer metabolischen Alkalose können in den meisten Fällen starkes Erbrechen und eine Hyperammonämie sein. Als Befunde zeigen sich dann ein erhöhtes Standard-Bicarbonat, ein erhöhtes CO_2-Bindungsvermögen des Blutes, ein pH-Wert im Urin um 7,5 und eine verminderte Kaliumkonzentration im Serum. Der erhöhte Pufferbasengehalt des Blutes wird durch einen P_{CO_2}-Anstieg infolge Hypoventilation kompensiert. Dieser Kompensationsmechanismus ist jedoch aufgrund der notwendigen Sauerstoffaufnahme eingeschränkt. Bleibt der pH-Wert über dem Normbereich, so schränkt die Niere zusätzlich die HCO_3^--Rückresorbtion ein, da diese H^+-abhängig ist.

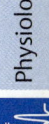

Arbeits- und Leistungsphysiologie

6.1   Allgemeine Grundlagen

6.1.1   Muskelarbeit

Siehe auch 8.2.3 und 13.1.5.

Grundumsatz

Als *basaler* Energieumsatz oder **Grundumsatz (GU)** ist derjenige Energieumsatz beim Menschen definiert, der sich in völliger Ruhe und unter *standardisierten* Bedingungen einstellt. Per **Definition** wird er unter folgenden Bedingungen (Standard) gemessen:
1. morgens,
2. in Ruhe (liegend),
3. nüchtern,
4. bei Indifferenztemperatur und normaler Körpertemperatur.

Bei einem 70 kg schweren Mann (Durchschnittswert) liegt der durchschnittliche Grundumsatz mit 1 W/kg oder 100 kJ/kg und Tag bei etwa 7000 kJ/d = 7 MJ/d (Frau: 6 MJ/d).

Ruheumsatz

Der **Ruheumsatz** ist durch den Grundumsatz und den Umsatz durch Nahrungsaufnahme und der Summe der **Bereitschaftsumsätze** aller Zellen gekennzeichnet. Er liegt beim Mann bei einem Norm- bzw. Durchschnittswert von 8 MJ/d (Frau: 7 MJ/d).

Energieumsatz

Der **Energieumsatz** im Körper kann indirekt dadurch bestimmt werden, dass man den Sauerstoffverbrauch misst. Für Tätigkeiten, die regelmäßig über längere Zeit bei achtstündiger Arbeit pro Tag erbracht werden, gelten folgende Werte:
- *„Freizeitumsatz"* (Energieumsatz eines nicht körperlich arbeitenden Menschen): Mann: 9,6 MJ/d, entspricht 110 W (Frau: 8,4 MJ/d, entspricht 97 W)
- *Leichte und mittelschwere Arbeit* beim Mann (70 kg): bis zum doppelten Wert des Grundumsatzes = ca. 14 MJ/d (Frau: 12 MJ/d)
- *Schwer- und Schwerstarbeit:* bis zum dreifachen Wert des Grundumsatzes = ca. 20 MJ/d, entspricht ca. 240 W (Extremwerte für einzelne Tage bis zu 50 MJ/d oder 5- bis 6fache Steigerung des Ruheumsatzes können bei hohen Leistungen beobachtet werden). Bei der Frau liegt die Grenze der Schwerstarbeit bei ca. 15 MJ/d, entspricht ca. 186 W.

Leistungsfähigkeit

Ein wesentlich besserer Einblick in die **Leistungsfähigkeit** eines Menschen ist möglich, wenn man anstatt der Tagesgesamtwerte die aktuellen Leistungswerte angibt. Als **Dauerleistungsgrenze** ist diejenige maximale Leistung (L) definiert, die man gerade noch langfristig durchhalten kann. Die Faustregel besagt, dass ein Gesunder die Steigerung seiner Leistung auf das 5fache des Grundumsatzes langfristig über eine Stunde durchhalten kann. Bei einem 70 kg schweren Probanden wäre dies eine Leistung von etwa 350 W. Natürlich ist diese sehr variabel, da sie u.a. vom *Trainingszustand* des Probanden, *konstitutionellen Faktoren* und auch *psychischen Faktoren* abhängig ist. Bei der physikalischen Bestimmung von Leistungen wird oft von einer Belastung als vorgegebener Anforderung und einer Beanspruchung in Abhängigkeit von seiner **Leistungsfähigkeit** gesprochen; sie beeinflussen immer das biologische Ergebnis und führen daher zur Streuung der Messergebnisse. Unter Leistungsfähigkeit wird also die Fähigkeit verstanden, auf eine Belastung zu reagieren und damit eine Leistung zu vollbringen.

Darstellung der physikalischen Dimensionen der Arbeit

Die aus dem **Energieumsatz** bestimmbaren *Gesamtleistungswerte* unterscheiden sich jedoch von nach außen abgegeben Leistungen, die zum Beispiel über ein **Laufbandergometer** in elektrischer Leistung (Watt) zu messen wären. Es gilt also, klar bei den Dimensionen Leistung und Arbeit zu unterscheiden.

Merke

Leistung ist Arbeit pro Zeit = Energie pro Zeit.

Demnach sind Energieumsatzwerte dimensionsmäßig Leistungen. Das Verhältnis von erbrachter Leistung (W) zu der dafür insgesamt aufgebrachten Energie/Zeit ist der **Wirkungsgrad n** oder **Nutzeffekt**. Er kann nur zuverlässig bestimmt werden, wenn die Belastung konstant ist und der Körper unter Steady-State-Bedingungen eine konstante Leistung erbringt und nicht in zunehmende Sauerstoffschuld gerät. Im physiologischen Sinne wird alles als Arbeit bezeichnet, was einen erhöhten Energieumsatz im Muskel bedingt. Dieser Energieumsatz im Muskel kann durch positive oder negative **dynamische Muskelarbeit** oder durch isometrische, **statische Haltearbeit** gekennzeichnet sein.

Klinischer Bezug

Bei der *spiroergometrischen* Prüfung der Leistungsfähigkeit eines gesunden 70 kg schweren Erwachsenen im Alter von 20 Jahren ist die Bestimmung des Wirkungsgrades nur im Steady State möglich. Er kann eine Belastung von 70 Watt (W) mindestens 10 Minuten lang durchhalten. Im Ergebnis liegt der **Nettowirkungsgrad** über dem **Bruttowirkungsgrad**. Nimmt die Herzfrequenz bei gleich bleibender Belastung zu, so weist dies auf eine baldige Ermüdung hin. Eine Belastung mit 5 Watt/kg Körpergewicht liegt über der Dauerleistungsgrenze, welche bei einer Blutlactatkonzentration von 7 mmol/l, einer O_2-Aufnahme von 50 ml pro kg Körpergewicht und pro Minute, einer Herzfrequenz von 150/min und einem Herzzeitvolumen von 20 l/min überschritten ist. Zur exakten Umrechnung des O_2-Verbrauchs in den Energieumsatz wird der **respiratorische Quotient (RQ)** (s. 6.2.1) benötigt.

6.1.2 Kurzzeitbelastung und Ausdauerbelastung

Siehe auch 8.1.3.

Leistungsfähigkeit und deren Maß

Die normale **Dauerleistungsgrenze** wird im Bereich vom 5–10fachen Wert des Grundumsatzes (GU), also zwischen 350 und 700 W angegeben. Im optimalen Trainingszustand und bei maximalem Training können extreme **Dauerleistungswerte** einer 20fachen Grundumsatzsteigerung erreicht werden; so sind zum Beispiel bei 100-m-Sprints Werte einer 275fachen Grundumsatzerhöhung möglich. Eine Steige-

rung über diese Leistungsgrenze hinaus ist nur kurzfristig möglich, da in einem solchen Falle der Energieumsatz des Körpers nicht mehr durch die gleichzeitige O_2-Aufnahme gedeckt werden kann.
Als ideales Maß für die Leistungsfähigkeit gilt die **maximale Sauerstoffaufnahme pro Zeit** (**VO$_2$max**), bezogen auf das Körpergewicht. Bei der Messung der VO$_2$max werden außer der Sauerstoffaufnahme die CO_2-Ausscheidung, die Herzfrequenz, die Ventilation und die Atemfrequenz gemessen und die daraus abgeleiteten Größen wie das **Atemäquivalent** errechnet. Der Wert kann zur Beurteilung, inwieweit sich ein Proband bei der Arbeit voll verausgabt hat bzw. ob er durch die Arbeit voll belastet war, herangezogen werden.

Stoffwechsel und seine Energiereserven

Der Organismus überbrückt Kurzleistungen mit dem Verbrauch seiner gespeicherten **Energiereserven**. Energie ist im Organismus besonders in Form von **Phosphaten**, wie z.B. Adenosintriphosphat (ATP) oder Kreatinphosphat gespeichert. Während kurz anhaltender, 10 s dauernder körperlicher Arbeit ist keine zusätzlich O_2-Zufuhr notwendig, weil eine kurze Muskelarbeit durch die ATP- und Kreatinphosphatreserven der Muskelzellen energetisch gedeckt werden kann. Aber auch Sauerstoff ist vor allem in der Arbeitsmuskulatur am **Myoglobin** gebunden und wird im Falle einer länger dauernden Leistung mit hoher O_2-Schuld zur Verfügung gestellt. Die **O_2-Schuld** wird durch erhöhte *Nachatmung* am Ende einer körperlichen Leistung ausgeglichen.

Anaerobe Energiegewinnung

Weiter verfügt der Körper über die Möglichkeit zur sauerstofffreien (anaeroben) Energiegewinnung durch Abbau von Kohlenhydraten zur Milchsäure

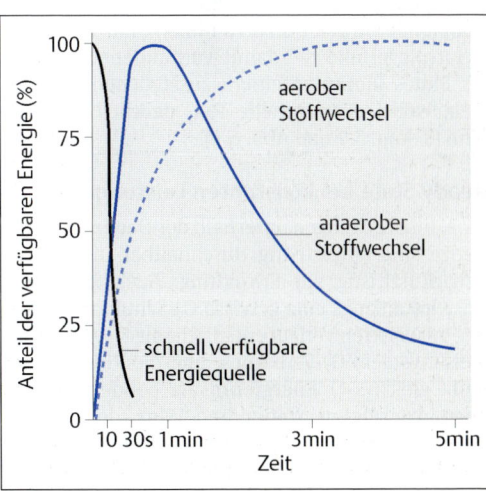

Abb. 6.**1 Energiegewinnung** bei Arbeitsbeginn

Physiologie

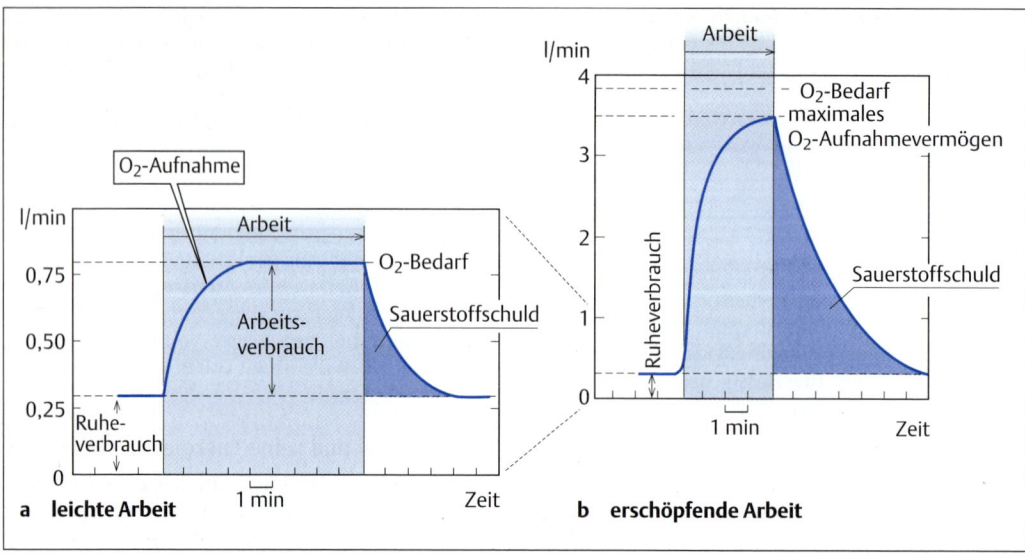

Abb. 6.**2 Sauerstoffaufnahme und -bedarf** bei leichter und erschöpfender Arbeit (aus Klinke/Silbernagl, Thieme 1994)

(**Lactat**). Dieser Stoffwechselweg ist jedoch gegenüber dem oxidativen Glucoseabbau weniger ökonomisch, da das Endprodukt Lactat noch einen hohen Energiegehalt besitzt. Die Zelle muss ca. 15-mal mehr Glucose umsetzen, wenn sie auf dem anaeroben Stoffwechselweg die gleiche Energiemenge gewinnen will wie auch bei der aeroben Energiegewinnung. Neben dem Maß der Nachatmung ist auch die Milchsäurekonzentration ein Indikator für die Höhe der Sauerstoffschuld im Körper. Mit zunehmender Leistung steigt infolge zunehmender anaerober Energiegewinnung die Lactatkonzentration im Blutplasma über den Normalwert von 1 mmol/l an, bei Dauerleistungen bis zu 2–3 mmol/l, bei erschöpfender Arbeit bis zu 10 mmol/l. Ein steigender Lactatspiegel und die damit verbundene Säuerung des Blutes führen zu einem zusätzlichen Atemantrieb, wobei der arterielle P_{CO_2} deutlich absinken kann (s. Kap. 5.8 und Abb. 6.**1**).

Steady State bei konstanten Leistungen

Konstante Leistungen unterhalb der Dauerleistungsgrenze sind längerfristig durchhaltbar und führen nicht kurzfristig zur Ermüdung. Auch in diesem Fall wird anfangs eine gewisse O_2-Schuld eingegangen, im weiteren Verlauf entspricht die O_2-Aufnahme allerdings dem O_2-Verbrauch, und die Pulsfrequenz bleibt gleich. Der **Energieumsatz** pendelt sich bei einem konstanten, stationären Wert, dem **Steady State**, ein. Am Ende der Arbeit wird die anfängliche O_2-Schuld wieder ausgeglichen. Sie entspricht in etwa der nach Ende der Arbeit gegenüber dem Ruhebedarf vermehrt aufgenommenen O_2-Menge (Abb. 6.**2**).

Bei körperlicher Arbeit mit einer Sauerstoffschuld von 1 l/min liegt die Herzfrequenz bei einem Kind höher als bei einem jungen Erwachsenen, bei einer Frau höher als bei einem Mann und bei einem Untrainierten höher als bei einem Ausdauertrainierten.

6.2   Organbeteiligung

6.2.1   Blut
Siehe auch 2.1 und 2.2.

Respiratorischer Quotient (RQ)

Der respiratorische Quotient (RQ) beschreibt das Verhältnis von CO_2-Abgabe zu O_2-Aufnahme. Der Steady State ist erreicht, wenn der Organismus im Gleichgewicht steht und die pulmonale O_2-Aufnahme und die CO_2-Abgabe (**Lungen-RQ**) dem O_2-Verbrauch bzw. der CO_2-Bildung bei der Glucose-Verbrennung im Stoffwechsel (**Stoffwechsel-RQ**) gleich sind:

$$RQ = \frac{\dot{V}_{CO_2}}{\dot{V}_{O_2}} = \frac{CO_2\text{-Abgabe}}{O_2\text{-Aufnahme}} \qquad (6.1)$$

Stehen die CO_2-Abgabe und die O_2-Aufnahme im Gleichgewicht, so beträgt der RQ = 1. In der Regel ist das Ausatmungsvolumen etwas kleiner als das Einatmungsvolumen, weil weniger CO_2 abgegeben als O_2 aufgenommen wird. Der Lungen-RQ ist somit im Normalfall < 1. In der Klinik kann eine Veränderung des respiratorischen Quotienten auf eine Lungenfunktionsstörung hinweisen.

Der Stoffwechsel-RQ ändert sich auch mit der Art des Stoffes, der als **Energiequelle** verbrannt wird. Da z.B. Fettsäuren pro Atom Kohlenstoff weniger Sauerstoff enthalten als Kohlenhydrate, ergibt sich für die Verbrennung von Fett (RQ = 0,7) ein niedrigerer RQ als für Glucose (RQ = 1,0). Der RQ kann also auch ein Hinweis auf die Art des Nährstoffes sein, der zur Energiegewinnung dient (s. auch Kap. 8.1).

6.2.2 Lunge

Siehe auch 5.4.2 und 5.8.

Anpassung von Stoffwechsel und Atmung

Der O_2-Bedarf der arbeitenden Muskulatur wird nicht allein durch die *Mehrdurchblutung* gedeckt, sondern auch durch eine **Steigerung der O_2-Extraktion** in den Geweben, die von ca. 30% auf etwa 90% zunehmen kann. Die **O_2-Konzentrationsdifferenz** zwischen dem Blut im linken und dem im rechten Ventrikel ist größer als in Ruhe, weil bei körperlicher Arbeit gegenüber Ruhe das Herzzeitvolumen prozentual weniger angestiegen ist als der O_2-Verbrauch (VO_2). Der O_2-Gehalt in der A. pulmonalis sinkt also bei schwerer dynamischer Muskelarbeit, da sich das Herzzeitvolumen nur unzureichend an den O_2-Verbrauch anpassen kann. Den Ausgleich dieser vermehrten Sauerstoffausschöpfung bewirkt der Organismus bei schwerer körperlicher Arbeit über eine proportionale Zunahme der alveolären *Ventilation* und *Lungendurchblutung* mit der Folge, dass die endexspiratorische CO_2-Konzentration abfällt. Gleichfalls kommt es bei maximaler Belastung zu einem Absinken des arteriellen P_{CO_2}. Weil auch die Diffusionszeit bei hoher Lungendurchblutung und hoher Ventilation verkürzt ist, ist die weitere O_2-Aufnahme wenig effektiv. Bei leichter bis mittelschwerer körperlicher Arbeit nimmt die alveoläre Ventilation um etwa den gleichen Faktor zu wie die Aufnahme von Sauerstoff. Ohne große Unterschiede gegenüber dem Ruhewert bleibt der arterielle P_{CO_2} bei nur leichter Anstrengung. Auch der alveoläre P_{CO_2} bleibt im unteren Leistungsbereich annähernd unverändert.

6.2.3 Kreislaufsystem

Umstellung des Kreislaufs

Die **Kreislaufanpassung bei körperlicher Arbeit** (Abb. 6.3) erfordert eine enge Abstimmung zwischen lokalen und systemischen Regulationsmechanismen.

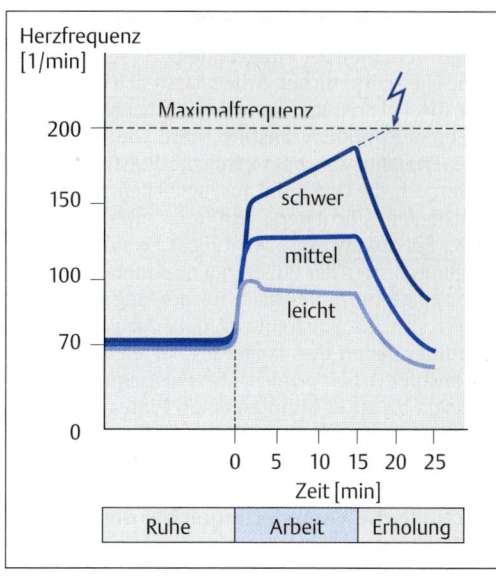

Abb. 6.**3** **Herzfrequenzen** bei wechselnder körperlicher Arbeit (aus Silbernagl/Despopoulos, Thieme 1991)

Soll das Herzzeitvolumen *proportional* zum gesteigerten O_2-Verbrauch zunehmen, so müssen *Rückmeldungen* aus der arbeitenden Skelettmuskulatur die zentrale und die allgemeine sympathische Aktivierung ergänzen. Als Folge dieser engen Abstimmung kann sich das Herzzeitvolumen von einem Ruhewert bei etwa 5 l/min auf ein Volumen von 20–25 l/min bei körperlicher Arbeit steigern. Charakteristisch für die Umstellung des Herzens von Ruhe auf körperliche Arbeit sind auch die Abnahme der *Diastolendauer* auf weniger als die Hälfte und die Steigerung der *Herzfrequenz* (Abb. 6.**3**) mit zunehmender **Leistung** (**L**) fast linear bis auf maximal etwa 200/min. Bis auf maximal das Doppelte wird das *Schlagvolumen* erhöht. Der gesunde Erwachsene kann das Herzminutenvolumen um den Faktor 3 bis 4 (von 5 auf 15 bis 20 l/min) ebenso wie die **arteriovenöse O_2 Ausschöpfung** um den Faktor 3 bis 4, von rund 50 ml/l auf etwa 150 ml/l, steigern. Parallel dazu ändert sich die Verteilung des Blutvolumens zugunsten der Skelett- und Herzmuskulatur auf mehr als das 15fache des Ruhewertes. Bei körperlicher Schwerstarbeit ermüdet der Skelettmuskel schneller als der Herzmuskel. Das sog. „Sportlerherz" ist ein an die erhöhten Anforderungen angepasstes Herz und kein krankes Herz. Insgesamt besitzt der Organismus die Möglichkeit, den Sauerstoffverbrauch insgesamt rund auf das 10fache des Ruhewertes zu steigern (s. auch Tab. 5.**1**). Das Ausmaß der Steigerungsfähigkeit von Herz- und Atemleistungen und das venöse Blutangebot sind die begrenzenden Faktoren für eine körperliche Dauerleistung.

Physiologie

Anpassung der Pulsfrequenz

Zu dem Verhalten der **Pulsfrequenz** bei schwerer dynamischer körperlicher Arbeit lässt sich festhalten, dass die Pulsfrequenz kontinuierlich ansteigt, was zu einem Ermüdungsanstieg führt. Die im Verlauf eines *Ermüdungsanstiegs* erreichte Pulsfrequenz ist im Versuch, die O_2-Schuld auszugleichen, individuell verschieden (Richtwert: 200/min minus Lebensalter). Ein **Steady State** wird nicht erreicht. Der Ermüdungsanstieg der Pulsfrequenz dauert bis zur Erschöpfungsgrenze an. Nach Beendigung der Arbeit nähert sich die Pulsfrequenz dem Ausgangspunkt, allerdings dauert dies länger als bei leichter Arbeit. Bei leichter Arbeit erreicht die Pulsfrequenz innerhalb von bis zu 10 Minuten einen **Plateauwert** und kehrt dann innerhalb von bis zu 5 Minuten auf etwa den Ausgangswert zurück.

Metabolische Veränderungen bei der Umstellung

Bei der Muskelarbeit wird durch die **anaerobe Glykolyse** (Energiegewinnung) vermehrt Lactat gebildet. Dieses diffundiert in die Kapillaren und führt über die Senkung des pH-Wertes zu einem Abfall des **Standardbicarbonats** und der **Pufferbasenkonzentration** (negatives BE) im Plasma. Über den Austausch von Wasserstoffionen (H^+) gegen Kaliumionen (K^+) zwischen den extra- und intrazellulären Räumen steigt die Kaliumkonzentration im Plasma an. Weiter beobachtet man eine vermehrte Freisetzung von ACTH, die Zunahme der Schweißproduktion bis zu einem Liter pro Stunde und eine Steigerung des Hämatokrits.

Steuerung und Regulation der Kreislaufanpassung

Ursache der Veränderungen bei gesteigerter Muskeltätigkeit sind **lokale Regulationsvorgänge** und die **neurogene Steuerung** durch das vegetative Nervensystem. Diese übernimmt beim Zusammenwirken der Regulationsmechanismen die zentrale Führung und passt so über Rückmeldungen aus dem arbeitenden Gewebe mit exakter Präzision die Kreislauftätigkeit und den körperlichen Stoffwechsel an die neue Situation an. Schon vor Beginn einer Arbeit findet eine Veränderung der vegetativen Innervation als **Startreaktion** statt. Diese agiert im Sinne einer Hemmung des in Ruhe überwiegenden **Parasympathikotonus** und einer Steigerung des **Sympathikotonus**. Wichtigste Antriebe für die Steigerung der Ventilation sind eine Mitinnervation der Atmung durch *motorische Zentren* und reflektorische Einflüsse von *Muskelrezeptoren*. Mit Beginn der Arbeit nimmt dann infolge zentraler Innervation der sympathische Kreislaufantrieb deutlich zu. Dabei steigt der Anteil an **Katecholaminen** (z.B. Adrenalin und Noradrenalin aus der Nebenniere) im Blut. Der venöse Rückstrom und der gesamte periphere Strömungswiderstand nehmen wegen der neurogenen Vasokonstriktion zu. Somit ist auch der arterielle Blutdruck meist erhöht, wobei der systolische Blutdruck in der Aorta stärker steigt als der diastolische. Im Wesentlichen sind es also vier Faktoren, die den erhöhten arteriellen Blutdruck bewirken:

- die Erhöhung des Herzzeitvolumens und
- der Herzfrequenz,
- die Konstriktion der Venen und
- die Vasokonstriktion in den nicht arbeitenden Organen (z.B. Splanchnikusgebiet, Haut; Vasodilatation in der Muskulatur).

Ferner bewirken die Katecholamine eine Mobilisation der Glykogen- und Fettdepots im Körper.

Der *Herzmuskel* nutzt in diesem Falle seine Koronarreserve und steigert die Durchblutung auf den 4fachen Wert seines Ruhewertes.

Im *Splanchnikusgebiet*, welches die Mesenterial-, Leber-, Milz- und Pankreasgefäße beinhaltet, und in den Nieren werden über α-Adrenozeptoren die Gefäße konstringiert und so die Durchblutung gedrosselt. Im Darm kann die Durchblutung bis auf 20% der Ruhedurchblutung absinken.

6.2.4   Skelettmuskulatur

Siehe auch 13.2.2.

Bei schwerer körperlicher Arbeit kommt es zu einer *Umverteilung* der Durchblutung der einzelnen Organe. Die Durchblutung in der *Skelettmuskulatur* nimmt um das 20fache zu. Hier führt die Katecholaminausschüttung durch die Sympathikusaktivierung über β-Rezeptoren an den Gefäßen zu einer Vasodilatation. Zusätzlich kommt es zu einem vasodilatativen Effekt der Gewebshormone Kallikrein und Bradykinin. Außerdem führen Wärme und die zunächst lokale Azidose infolge vermehrten Lactatanfalls zur Vasodilatation.

6.2.5   ZNS

Die Durchblutung des *Gehirns* bleibt auch bei schwerer körperlicher Arbeit weitestgehend konstant, da es sehr empfindlich auf Sauerstoffmangel reagiert.

6.3.1 Spiroergometrie

Siehe 5.4.2 und 5.6.

6.3.2 Training

Siehe auch 13.1.5 und 13.2.
In den verschiedenen **Trainingsformen** finden sich zwei physiologische Grundprinzipien: das isometrische Krafttraining und das Ausdauertraining.

Isometrisches Krafttraining

Grundlage des **isometrischen Krafttrainings** ist die maximale Muskelkontraktion als Reiz zur Steigerung der Muskelkraft. Als optimales Trainingsprogramm gelten fünf annähernd maximale Muskelkontraktionen von etwa 5 Sekunden Dauer täglich. Resultat ist ein echtes Muskelwachstum in Form einer Zunahme der durchschnittlichen *Muskelfaserquerschnittsfläche*. Hormone, wie zum Beispiel das **Testosteron** (Sexualhormon) oder die Reihe Testosteron-ähnlicher Anabolika, beeinflussen das Muskelwachstum wesentlich und finden deshalb häufig beim *Doping* im Sport Verwendung.

Ausdauertraining

Grundlage des **Ausdauertrainings** ist die Steigerung der Leistungsfähigkeit des *Herz-Kreislauf-Systems*, da es den begrenzenden Faktor in der Dauerleistung darstellt. Resultat ist in diesem Falle das erhebliche Größenwachstum des Herzens (Sportlerherz), weil die obere Grenze der Herzfrequenz prozentual nur wenig veränderbar ist. Beim **Sportlerherz** nimmt das Herzvolumen und somit das *Herzschlagvolumen* auf das Doppelte zu, und die Ruhefrequenz sinkt teilweise bis auf 40/min ab. Dies gilt in körperlicher Ruhe, aber auch bei steigender körperlicher Belastung. Die Herzfrequenz (HF) steigt bei zunehmender Belastung weitgehend *linear* mit der O_2-Aufnahme an. Im obersten Belastungsbereich erreichen die Herzfrequenz und die O_2-Aufnahme ihre maximalen Werte, sodass eine lineare Zunahme nicht mehr möglich ist. Die kritische Höchstgrenze für die Herzfrequenz liegt um 200/min, da das Herzzeitvolumen dann infolge verkürzter Diastole und unzureichender Entleerung der Vorhöfe wieder abnimmt. Ein Ausdauertrainierter kann sein *Herzminutenvolumen* (HMV) gegenüber dem Untrainierten um den Faktor 6 steigern. Hochleistungsathleten erreichen so eine Steigerung ihres HMV um 30 bis 40 l/min und ihres O_2-Verbrauchs auf das 20fache des Ruhewertes. Auch die *Vitalkapazität*, das maximale *Atemzeitvolumen* und der *Atemgrenzwert* der Lunge steigen an, jedoch wird die Erhöhung der maximalen O_2-Aufnahme hauptsächlich über eine Zunahme des *Herzschlag-*

volumens erreicht. Das Atemzeitvolumen mit einem Ruhewert von 6–8 l/min kann bei körperlicher Belastung auf bis zu 110 l/min ansteigen. Diese Steigerung wird durch Zunahme der Atemfrequenz (AF) und des Atemzugvolumens (AZV) bewirkt. Diese Angaben gelten natürlich nur für eine dynamische, also **phasisch-rhythmische Muskelarbeit** und nicht für eine **statische Haltearbeit**, der aufgrund ihrer schlechten Ökonomie wesentlich engere Grenzen gesteckt sind. Die starke Daueranspannung im statisch kontrahierten Muskel verhindert eine adäquate Durchblutung und vermindert somit eine effektive Muskelarbeit.

6.3.3 Ermüdung und Erholung

Siehe auch 13.2.2.
Die O_2-Aufnahmefähigkeit des Körpers ist besonders durch den Blutkreislauf eingeschränkt. Liegt das Leistungsniveau auf einer hohen Ebene, die durch den maximalen O_2-Nachschub nicht mehr gedeckt werden kann, so wächst bei fortschreitender Leistung die Sauerstoffschuld kontinuierlich weiter an, und es kommt zur **Ermüdung** (Abnahme der Leistungsfähigkeit), dann zu **Erschöpfung** und endlich zum Arbeitsabbruch.

Ermüdung

Unterschieden wird zwischen der **physischen Ermüdung** durch *Muskelarbeit* und der **psychischen Ermüdung** bei zentralen oder geistigen *Stresssituationen*. Die Trennung beider Ermüdungsformen ist schwer möglich. Die physische Ermüdung geht mit einer Abnahme der Energievorräte (energiereiche Substrate ↓) und einer Anhäufung von Milchsäure (Stoffwechselendprodukte ↑) im Skelettmuskel einher. Die Veränderungen führen zur Minderung der Leistungsfähigkeit. Liegt die Leistung unterhalb der **Dauerleistungsgrenze** (s. auch Kap 6.1.2), so genügt die Erschlaffungszeit eines Muskels nach einer Kontraktion zur Regeneration und zum Abtransport der Stoffwechselendprodukte.
Die psychische Ermüdung nach langen Konzentrationsphasen äußert sich in Form einer Abnahme der **zentralnervösen Steuerung**. Folge sind dann Beeinträchtigung von Sinneswahrnehmungen, Motivationsdefizit, verlangsamtes Denken, Unlustgefühl und Depressionsneigung. Im Gegensatz zur physischen Ermüdung kann die psychische Ermüdung durch Wechsel der Tätigkeit plötzlich aufgehoben werden.

Erschöpfung

Die Erschöpfung tritt definitionsgemäß ein, wenn die physischen oder psychischen Leistungen oberhalb der Dauerleistungsgrenze liegen und nicht rechtzeitig und ausreichend Erholung gewährt wird. Die charakteristischen Zeichen einer hohen **O_2-Schuld**

Physiologie

(s. auch 6.2.3) bei Erschöpfung sind zum einen die lange Phase der **Nachatmung** nach Beendigung einer Leistung und zum anderen der andauernde **Pulsanstieg**. Schwere Erschöpfungszustände gehen aufgrund der Lactatanreicherung mit einer gefährlichen **metabolischen Azidose** einher. Schwerstarbeit unter extremen Bedingungen kann zu einer chronischen Erschöpfung mit lebensbedrohlichen Dauerschäden führen. Wird die Funktion der Regulationssysteme beeinträchtigt, so führt die Erschöpfung zwangsläufig zum Arbeitsabbruch. Die zu Beginn der Arbeit eingegangene Sauerstoffschuld wird nach Beendigung der Arbeit wieder ausgeglichen. Über die Messung der **Nachatmung** nach Beendigung einer Leistung lässt sich die Größe der Sauerstoffschuld bestimmen. Die Messung erfolgt *spirometrisch* durch Ermittlung der O_2-Aufnahme bei Luft- bzw. reiner Sauerstoffatmung. Nach Arbeitsende lässt sich, vor allem in den ersten Minuten, eine über dem Ruhewert liegende Sauerstoffaufnahme nachweisen: man spricht dann von der Tilgung der Sauerstoffschuld (Abb. 6.**2**).

Erholung

Der Erholungsvorgang beginnt, wenn eine Leistung abgebrochen wird. Eine Erholung ist auch durch **Reduktion** der Arbeit auf eine Leistung unterhalb der Dauerleistungsgrenze möglich. Durch Abtransport der Stoffwechselendprodukte und Auffüllung der Energiereserven nimmt die Leistungsfähigkeit wieder zu und der **Ermüdungsgrad** dementsprechend ab. Zu Beginn der Erholungsphase läuft dieser Prozess sehr rasch ab. Ist die Ausgangssituation vor Beginn der Arbeit wieder erreicht, ist auch der Erholungsvorgang abgeschlossen.

Die **Erholungspulssumme** gibt die Anzahl derjenigen Pulse an, die in der **Erholungsphase** über dem Ausgangswert liegen. Sie ist umso höher, je schwerer die geleistete Arbeit war.

Überbelastung

Wird eine Erholung nach einer Ermüdungsphase nur kurz oder unzureichend gewährt, so tritt ein Zustand der Überbelastung ein. Folge des Überlastungssyndroms können **chronische Schäden** im Bereich des *Bewegungsapparates* sein (Sehnen-, Meniskusschäden etc.). Besonders Veränderungen am Knochenskelett des Menschen wie z.B. Wirbelsäulenveränderungen oder Gelenkversteifungen schränken den Bewegungsablauf erheblich ein. Bei Überschreitung der **Höchstleistungsgrenze** können auch **akute Schäden** auftreten. Im Bereich des Muskel- bzw. Skelettsystems führen diese Schädigungen zu spontanen Knochenbrüchen, Sehnenrupturen oder Muskelrissen.

Ernährung, Verdauungstrakt, Leber

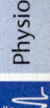

7.1   Ernährung

Für das Wachstum, die Entwicklung sowie für die geistige und körperliche Leistungsfähigkeit ist eine gesunde Ernährung eine der wichtigsten Grundvoraussetzungen. Unter gesunder Ernährung versteht man heute eine möglichst abwechslungsreiche und ausgewogene Kost, die den Körper mit allen notwendigen Nährstoffen und mit Wasser versorgt.

7.1.1   Nahrungsmittel

Alles über Nahrungsmittel, ihre Bedeutung und Wertigkeit s. Biochemie Kap. 5 und 12.3.

7.1.2   Inadäquate Ernährung

Überernährung: In den Industrieländern (auch in unserer sog. Wohlstandsgesellschaft) wird heute häufig zu viel und zu fett gegessen; dazu kommen Stress und Bewegungsmangel. Es wird mehr Energie durch die Nahrung aufgenommen, als der Körper tatsächlich benötigt. „Der Überschuss an Energie" wird in Form von Fett gespeichert → Übergewicht. Fettsucht (Adipositas) ist einer der vermeidbaren Risikofaktoren für Bluthochdruck, Stoffwechselstörungen u. ä.

Bei der **Unterernährung** hingegen wird der Energiebedarf des Organismus nicht gedeckt (negative Energiebilanz). Das versucht der Körper durch das Einschmelzen von Fettgewebe (und später von Muskulatur) bei verringerter Leistungsfähigkeit zu kompensieren. Bei länger andauernder Unterernährung sind Dauerschäden (z.B. Leberschäden, Eisenmangelanämie, Hypoglykämie, Hypoproteinämie und Hypoelektrolytämie) nicht auszuschließen.

Klinischer Bezug

In den Entwicklungsländern leiden viele Menschen an Mangelernährung. Bei der Proteinmangelernährung (Kwashiokor) ist die Proteinsynthese vermindert. Weil damit auch die Albuminbildung reduziert ist, kommt es zur Ödembildung (sog. **Hungerödeme**).

Einseitige Ernährung: Eine ausgewogene Ernährung sollte den Bedarf an essenziellen Aminosäuren, Fettsäuren, Vitaminen, Mineralstoffen, Spurenelementen und vitaminähnlichen Substanzen, den Vitaminoiden (Carnitin, α-Liponsäure, Cholin u.a.), decken. Daraus folgt, dass eine streng einseitige Ernährung stets zu *Mangelerscheinungen* führt. So kann z.B. eine überwiegend non-ovo-non-laktovegetarische Kost (Veganer) zu Vitamin B12- und Eiweißmangelerscheinungen führen.

Gewichtsreduktion: Heute gibt es verschiedene Möglichkeiten zur Gewichtsreduktion. Von den auf dem freien Markt angebotenen „Schlankmachern", die zwar schnell, aber selten dauerhaften Erfolg versprechen, einmal abgesehen, gibt es z.B. das *Fasten*, das gleichzeitig die älteste Therapie bei Adipositas ist. Totales Fasten (Nulldiät) bedeutet völligen Nahrungsentzug, nur Wasserzufuhr ist erlaubt. Es ist aus physiologischer Sicht für längere Zeit nicht zu empfehlen (mögliche Nebenwirkungen: metabolische Azidose, negative Kaliumbilanz, Nierenschäden). Im Gegensatz dazu steht die Fastenkur, die trotzdem den Mindestbedarf an allen Nahrungsbestandteilen deckt, unter ärztlicher Aufsicht.

7.1.3   Regulation der Nahrungsaufnahme

Von der Tätigkeit des Magens wird dem Menschen nur wenig bewusst. Die Kontraktionen des leeren Magens erlebt man als Magenknurren. Unsere Empfindungen wie Hunger, Appetit und Sättigung werden vom ZNS gesteuert.

Das sog. **Hungerzentrum** liegt im lateralen Kerngebiet des Hypothalamus, vermittelt das Hungergefühl und regt zur Nahrungsaufnahme an. Das Verlangen nach Nahrungszufuhr, der **Appetit** (Schwachform des Hungers), wird ebenso zentralnervös (vermutlich durch Neuropeptide wie Substanz P und Opioide) gesteuert und durch optische, olfaktorische und gustatorische Reize beeinflusst.

 Klinischer Bezug

Appetitzügler sind synthetische Substanzen, die auf zentraler Ebene Stoffwechsel und Energieverbrauch anregen bzw. das Hunger- und Sättigungszentrum hemmen. Von ihrem Einsatz zur Gewichtsreduktion ist abzuraten, da sie zur Abhängigkeit führen können!

Das **Sättigungszentrum**, der ventromediale Hypothalamuskern, wird durch das limbische System und die Hirnrinde (als Reaktion auf Glucose) beeinflusst und vermittelt einige Zeit nach dem Essen das Sättigungsgefühl. Eine Überdehnung des Magens dagegen ruft Völlegefühl hervor. Der Durst, gesteuert im ZNS durch Angiotensin II und Adiuretin, wird speziell erläutert (s. 9.1.3).

7.2   Motorik des Magen-Darm-Traktes

Die aufgenommene Nahrung gelangt durch den Ösophagus in den Magen. Aufgabe des Magen-Darm-Traktes ist es, diese Nahrung aufzuspalten (Verdauung) und im Darm die Nahrungsstoffe zu absorbieren. Dabei wird im Magen die Nahrung mechanisch unter Zusetzung von Magensaft bearbeitet. In der anschließenden Passage durch das Duodenum werden Galle und Pankreassaft zugeführt. Die Absorption der Vitamine und Mineralstoffe aus dem Speisebrei (Chymus) sowie die Eindickung des Chymus durch Wasserentzug finden im Jejunum, Ileum und im Dickdarm statt. Im Rektum wird der Stuhl (Fäzes) bis zur nächsten Defäkation gespeichert. Entleerungszeiten des Magen-Darm-Traktes:

- Ösophagus: 10 s
- Magen: 1–5 h
- Dünndarm: 7–9 h
- Dickdarm: 25–30 h
- Mastdarm: 30–120 h

7.2.1   Grundlagen

Muskulatur, Peristaltik und Motilität

Die glatte Muskulatur des Gastrointestinaltraktes besteht aus einer inneren Ring- und äußeren Längsmuskelschicht. Im Magen kommt ganz innen eine dritte Schicht hinzu, die Fibrae obliquae.

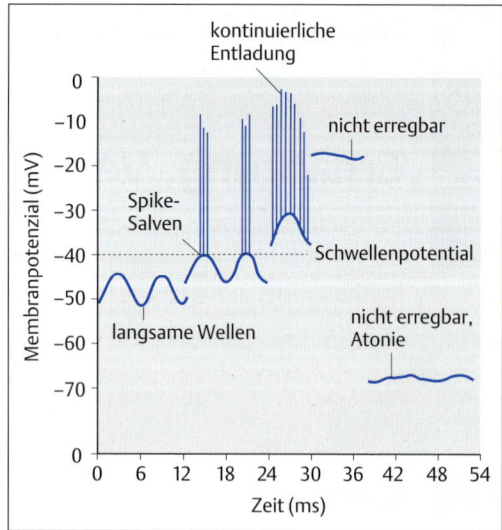

Abb. 7.1 Membranpotenzial der glatten Darmmuskulatur (nach Klinke/Silbernagl, Thieme 1994)

Entsprechend ihrer Funktion unterscheidet man **tonische Muskeln** (Dauerkontraktion, typisch für Sphinkter – Pylorus, Ileozäkalklappe und in Organen mit Speicherfunktion – Magenfundus, Gallenblase) von **Muskeln mit phasisch-rhythmischer Aktivität** (Schrittmacherregion). Deren Aktivität äußert sich im rhythmisch schwankenden Membranpotenzial (*Slow Waves*, langsame Wellen), das spontan auftritt mit einer Frequenz von ca. 3/min im Magen bis ca. 12/min im Duodenum. Während der langsamen Wellen sind die Muskelbündel z.Z. kontrahiert, ein Aktionspotenzial wird aber *nicht* ausgelöst. Dieses wird erst erreicht, wenn das Schwellenpotenzial überschritten wird (Abb. **7.1**). Die schnell aufeinander folgenden Aktionspotenziale (Spike-Salven) sind Ca^{2+}-Spikes. Denn, wie bei der glatten Muskulatur üblich, muss Ca^{2+} aus dem Extrazellulärraum in die Zelle diffundieren und an Calmodulin binden, um Spikes auszulösen.

Bei Annäherung des Ruhemembranpotenzials an das Schwellenpotenzial steigt die Dauer der Spike-Salven – es folgt ein vollständiger Spasmus. Zur Lähmung (Atonie) kann es bei Hyperpolarisation kommen (Frequenz der Slow Waves ↑ und Muskeltonus ↓).

 Klinischer Bezug

Die Ca^{2+}-Kanäle in der glatten Muskulatur des Gastrointestinaltraktes sind, wie am Herzen, durch Calciumkanalblocker wie Nifedipin zu blockieren.

Durch das Wandern der Kontraktionswellen im Gastrointestinaltrakt (**Peristaltik**) und den rhythmischen Wechsel zwischen Kontraktions- und Erschlaffungsphase (**peristaltischer Reflex**) wird der Chymus durchmischt und befördert. Kontraktions- und Erschlaffungsphase bedingen das Bewegungsvermögen (**Motilität**) des Gastrointestinaltraktes.

Die Muskulatur des Magen-Darm-Traktes bietet im Vergleich zur „sonstigen" glatten Muskulatur regionale Besonderheiten. So sind die Muskelzylinder mit Epithel ausgekleidet. Außerdem sind dem Gastrointestinaltrakt exokrine Drüsen angegliedert (s. 7.3.1), deren Sekrete zum Nahrungsaufschluss notwendig sind.

Innervation

Das zwei- und dreidimensionale Nervengeflecht des **Darmwandnervensystems** liegt intramural und wird vom Plexus myentericus (zwischen Längs- und Ringmuskulatur) sowie vom Plexus submucosus (zwischen Ringmuskulatur und Lamina muscularis mucosae) gebildet. Zu den beiden Plexus ziehen sympathische und parasympathische Nervenfasern, viszerale Afferenzen werden abgegeben.

 Klinischer Bezug

Bei Fehlen des Darmwandnervensystems im rektosigmoidalen Colon kann der Säugling keinen Stuhl entleeren → massiv dilatiertes Colon (**Hirschsprung-Krankheit**). Therapie: Entfernung des betreffenden Colonabschnittes.

Parasympathische Fasern: Der Gastrointestinaltrakt wird parasympathisch durch den N. vagus (aus der Medulla oblongata) und die Nn. pelvici (aus dem Sakralmark) innerviert. Der N. vagus versorgt Pankreas, Leber, Gallenblase, Ösophagus, Magen, Dünndarm und Colon ascendens (s. Abb. 14.**1**). Der restliche Teil des Darms wird von den Nn. pelvici versorgt.

Sympathische Fasern: Die präganglionären, cholinergen Fasern des Sympathikus stammen aus dem thorakolumbalen Rückenmark (Th$_5$-L$_3$). Sie treten an der Vorderwurzel aus und werden auf folgende postganglionäre, noradrenerge Neurone umgeschaltet:

- *Ganglion cervicale:* versorgt Ösophagus,
- *Ganglion coeliacum:* versorgt Ösophagus, Magen, Duodenum, Leber, Pankreas,
- *Ganglion mesentericum superior:* versorgt Duodenum, oberes Kolon,
- *Ganglion mesentericum inferior:* versorgt unteres Kolon, Rektum.

Postganglionärer Transmitter an den Erfolgsorganen ist **Noradrenalin**, das erregende Plexuszellen über α_1-*Rezeptoren* hemmt. Die glatte Sphinktermuskulatur (Pylorus, Ösophagussphinkter) kann dagegen direkt über die α_1-Rezeptoren erregt werden.

Diese präganglionären Fasern des N. vagus und der Nn. pelvici enden an den Ganglien der intramuralen Plexus. Ihr Neurotransmitter ist **Acetylcholin**, das mit *nikotinergen Rezeptoren* der Ganglienzellen reagiert. Die postganglionären Fasern in den Plexus können erregende (cholinerge: Acetylcholin als Transmitter) oder hemmende, *nicht-cholinerg-nicht-adrenerg* (NCNA-Neurone) sein. NCNA-Neurone benutzen als Transmitter Stickoxid (NO), VIP, ATP und Somatostatin. Nach neuesten Erkenntnissen können NCNA-Neurone auch erregend wirken. Als Transmitter wird hier Substanz P vermutet.

Die **Afferenzen** des Gastrointestinaltraktes sind vielfältig und verlaufen mit sympathischen oder parasympathischen Nerven:

- Mit *sympathischen Nerven* verlaufende Fasern treten über die dorsale Wurzel ins Rückenmark.
- Die mit dem *N. vagus* verlaufenden Fasern bilden die Afferenz für den *vagovagalen Reflex* (koordinierte Motorik zwischen Ösophagus und Magen). Die in den Nn. pelvici verlaufenden Afferenzen beteiligen sich am *Defäkationsreflex*.

7.2.2 Kauen und Schlucken

Die aufgenommene Nahrung wird beim Kauen zerkleinert und durch Zusatz von Speichel homogenisiert. Einfluss darauf haben Kauzeit, Kaudruck, Gebisszustand und die Koordinierung der Kaumuskulatur. Nachdem die Zunge einen schluckfähigen Bissen (Bolus) geformt hat, wird er mit der Zunge nach hinten, oben und gegen den weichen Gaumen gedrückt – das Schlucken wird eingeleitet. Pharyngeale Mechanorezeptoren und Afferenzen des N. glossopharyngeus lösen den *Schluckreflex* aus (Schluckzentrum in der Medulla oblongata).

Ablauf des Schluckreflexes

Der Kiefer schließt sich, der angehobene weiche Gaumen dichtet den Nasen-Rachen-Raum ab. Der Bolus gelangt in den Rachen, die Atmung wird angehalten und die Stimmritze geschlossen. Der Kehlkopfdeckel verschließt die Trachea, die Schließmuskeln des unteren Rachens erschlaffen – der Bissen wird vom Pharynx in den oberen Ösophagus (durch den oberen Ösophagussphinkter) gedrängt.

Eine Wanddehnung des oberen, quergestreiften Teils des Ösophagus löst die primäre peristaltische Welle aus. Eine Dehnung der unteren Ösophagusabschnitte (glatte Muskulatur!) führt zur sekundären peristaltischen Welle. Das untere Ösophagusende mündet mit dem unteren Ösophagussphinkter, der unwillkürlich gesteuert wird (N. vagus), an der Kardia in den Magen. Dieser untere Sphinkter ist tonisch kontrahiert, öffnet sich jedoch beim Schlucken oder Erbrechen. Der obere Ösophagussphinkter öffnet bei den gleichen Ereignissen, wird aber willkürlich kontrolliert (Schluckakt s. a. Anatomie 5.4.9).

Physiologie

Klinischer Bezug

Bei erniedrigtem Ruhetonus des unteren Ösophagussphinkters kommt es zum **Ösophagusreflux**, d. h., durch zurückfließenden Magensaft entstehen im unteren Ösophagus Schleimhautentzündungen. Ein erhöhter Tonus wird klinisch als **Achalasie** bezeichnet.

7.2.3   Magen

Die Muskulatur des Magens kann aufgrund ihrer Funktion eingeteilt werden:

- *proximaler Teil:* Verdauung, Speicherung;
- *distaler Teil:* Entleerung.

Magenmotorik

Die Kardia öffnet sich reflektorisch, der proximale Anteil des Magens erschlafft kurz (rezeptive Relaxation durch hemmende Vagusfasern). Bei Nahrungseintritt in den „proximalen Magen" → reflektorische Erschlaffung (*Akkommodationsreflex*) → der Mageninnendruck steigt trotz Füllung nicht. Die Magenwand wird reflektorisch bzw. durch Gastrin gereizt → Aktivierung des „distalen Magens". Der solange als Speicher dienende proximale Teil schiebt die Nahrung nach distal. Dort (sog. *Schrittmacherzone*) beginnen alle 3 min (bei gefülltem Magen) peristaltische Wellen, die im Antrumbereich am stärksten sind und bis zum Pylorus laufen. In diese Richtung wird jetzt der Chymus bewegt und nach Pylorusschluss wieder zurückgeworfen. Dadurch werden die Vermischung mit Magensaft und das Emulgieren der Fette (Verbesserung der Wasserlöslichkeit) bewirkt. Der sonst leicht geöffnete Pylorus schließt beim Eintreffen der peristaltischen Welle und erschlafft dann wieder.

Die **Verweildauer der Nahrung im Magen** hängt von der Nahrungszusammensetzung ab und wird beeinflusst durch

- die *Konsistenz* der Nahrung (feste Nahrung verbleibt länger als Flüssigkeit),
- die *Osmolarität* (Verweildauer länger, je höher die Osmolarität der Flüssigkeit),
- den *Energiegehalt* der Nahrung.

Isotone Flüssigkeit verweilt weniger als 1 Std. im Magen; feste Nahrung, je nach Zusammensetzung, 1–5 Std.

Merke

Die Verweildauer im Magen steigt in der Folge Kohlenhydrate < Proteine < Fette!

Die Magenentleerung wird auch durch eine *Rückmeldung des Duodenums* reguliert: Je saurer der Chymus, umso stärker wird die Magenentleerung gehemmt. Auch hyperosmolare Lösung und ggf. ins Duodenum gelangte Fette wirken hemmend.

Die Entleerung wird jedoch auch *nerval und hormonal* gesteuert. Cholinerge Fasern des N. vagus erhöhen den Tonus des proximalen Magens, während sympathische Fasern ihn hemmen. Die Entleerung wird durch Hormone wie Motilin und Gastrin gefördert und z. B. durch Sekretin gehemmt.

7.2.4   Erbrechen

Erbrechen (retrograde Entleerung des Mageninhaltes) kann vielfältige **Ursachen** haben:

- *funktionell:* psychogen, Schwangerschaft
- *organisch:* Entzündungen, Tumoren im Gastrointestinaltrakt
- *exogen:* Intoxikationen (Medikamente, Alkohol, Lösungsmittel etc.)
- *extraabdominale Erkrankungen:* Migräne (anfallsartige Kopfschmerzen), Meningitis (Hirnhautentzündung), Schädel-Hirn-Trauma, Stoffwechselentgleisungen wie diabetisches Präkoma u. a.

Zu den typischen, dem Erbrechen vorausgehenden Anzeichen gehören u. a. Blässe, Übelkeit, weite Pupillen und Schweißausbrüche.

Beim Erbrechen ist das Zwerchfell in der Inspirationsstellung fixiert. Es kommt zur Kontraktion der Bauchmuskeln, zu gleichzeitiger Duodenumkontraktion und Erschlaffung der Kardia → der Mageninhalt wird mit hohem Druck in den Ösophagus gepresst, der obere Ösophagussphinkter öffnet sich, der Speisebrei gelangt in den Mund und wird erbrochen.

Das steuernde **Brechzentrum** ist die dopaminerge Area postrema in der Medulla oblongata. Das Erbrechen dient dazu, den Organismus bzw. den Magen vor Toxinen u. ä. zu schützen.

Klinischer Bezug

Länger andauerndes Erbrechen führt zum Verlust von Flüssigkeit, H^+, Cl^-, Na^+ → **metabolische Alkalose**.

7.2.5   Dünn- und Dickdarm, Defäkation

Die allgemeinen Erkenntnisse über die Muskulatur des Gastrointestinaltraktes (s. o.) gelten natürlich auch für Dünn- und Dickdarm, mit regionalen Besonderheiten.

Dünndarm

Im Dünndarm (Duodenum, Jejunum, Ileum) nimmt die Kontraktionshäufigkeit (Slow Waves) von proximal nach distal ab, d. h., die Eigenfrequenz verringert sich von 12/min im Duodenum auf 8/min im Ileum (Unterschied zur Magenmotorik ist die insgesamt höhere Eigenfrequenz). Daraus ergibt sich ein systematischer Frequenzgradient im Dünndarm. Die dadurch ausgelösten Segmentbewegungen wirken vorrangig lokal an der Durchmischung des Chymus mit → langsame Passage des Chymus durch den Dünn-

darm (1–2 Std.). Zu peristaltischen Dünndarmkon-
traktionen, ausgelöst durch die intramuralen Plexus,
kommt es bei Überaktivität (ausgelöst durch Erkrankungen, z. B. Schleimhautentzündungen von Magen
und Dünndarm durch Toxine, Arzneimittel u. ä.).
Die Folge ist Diarrhö (Durchfall). Der Ruhetonus
des Darms (Membranpotenzial, Amplitude der Wellen) wird nerval gesteuert.

 Merke

Sympathische Nerven wirken stets hemmend und
bremsen die Fortbewegung des Chymus. *Parasympathische Nerven* können erregen oder hemmen.

Im Dünndarm finden hauptsächlich die Verdauung
und Absorption statt. Deshalb ist seine Oberfläche
um ein Vielfaches vergrößert durch Kerckring-Falten
(segmentartige Falten im Dünndarm) mit Darmzotten und Krypten und darin eingelagerten sekretorischen Zellen.

Dickdarm

Die Bewegungen des Dickdarms (Zäkum und Colon)
werden von vegetativen Nervengeflechten in der
Colonwand gesteuert und sind wesentlich langsamer
als die des Magens und des Dünndarms → durchschnittliche Passagezeit: 1–3 Tage. Durch die für
den Dickdarm typischen Haustren (Einschnürungen)
kommt es zu segmentalen Kontraktionen, und
außerdem gibt es peristaltische Wellen (4–6/min)
in beide Richtungen (aboral und oral), also insgesamt
Mischbewegungen. Massenbewegungen ereignen
sich 2- bis 3-mal täglich, d. h., durch lokale kräftige
Kontraktionen wird Darminhalt aboral verschoben.
Diese Massenbewegungen werden meist während
der Mahlzeiten ausgelöst (**gastrokolischer Reflex**),
vermutlich durch Hormone des Gastrointestinaltraktes. Daher folgt einer Nahrungsaufnahme häufig
ein Defäkationsreiz.
Neben seiner Speicherfunktion dient der Dickdarm
dazu, den Chymus (täglich 500–1500 ml) durch
Wasserentzug und Resorption der Elektrolyte einzu-
dicken (auf 100–200 ml). Charakteristisch für den
Dickdarm sind, neben den auch dort vorkommenden
Krypten, die Darmbakterien. Der übrige Gastrointestinaltrakt enthält wenig Darmbakterien (z. B. Ileum)
bzw. gar keine (Magen – bakterizide Wirkung des
Magensaftes). Die Bakterienflora des Dickdarms
wird von Anaerobiern (Bakterien, die ohne Sauerstoff
wachsen) bestimmt. Sie synthetisieren Vitamin K,
produzieren aus Ballaststoffen kurzkettige Fettsäuren sowie Methan und Wasserstoff (intestinale
Gasbildung).

Defäkationsreflex

Der **Mastdarm** (Rektum) endet mit dem Anus, der
verschlossen ist durch:
- die Kohlrausch-Falte,
- die Mm. puborectales,
- einen inneren unwillkürlichen und den äußeren
  willkürlichen Analsphinkter.

Durch Füllung des oberen Rektums (Ampulla recti)
werden lokale Druckrezeptoren erregt → Stuhldrang.
Bewusst kann der Stuhldrang unterdrückt werden,
indem die Kontraktion des äußeren Analsphinkters
aufrechterhalten wird. Bei der Defäkation kontrahiert sich die rektale Längsmuskulatur, die Analsphinkter und Mm. puborectales erschlaffen, der
Darm kontrahiert, die Ringmuskulatur (unterstützt
von der Bauchpresse) befördert den Stuhl ins Freie.
Die Frequenz der Defäkation ist verschieden (3-mal
täglich bis 3-mal pro Woche) und wird u. a. beeinflusst durch den Anteil der Ballaststoffe an der aufgenommenen Nahrung. Täglich werden ca. 60–180 g
Stuhl ausgeschieden (bei Durchfall: > 200 g).

 Klinischer Bezug

Hindernisse bei der Passage des Gastrointestinaltraktes
können verschiedene Ursachen haben und zum **Darm-
verschluss (Ileus)** führen. Der Ileus ist lebensgefährlich
und wird wie folgt klassifiziert:
- *Mechanischer Ileus* (durch Verengung oder Verlegung des Darms, z. B. durch Tumoren);
- *Dynamischer oder paralytischer Ileus* (durch Darm-
  lähmung, z. B. nach Infektionen).

Der Darm reagiert bei Verschluss mit einem intestino-
intestinalen Reflex, der Stilllegung der Darmmotorik
(*Paralyse*). Eine lokale extreme Ausdehnung der Darmwand ruft diesen Reflex hervor. Je nach Lage des Verschlusses wird zwischen Duodenal-, Dünndarm- oder
Dickdarmileus unterschieden.

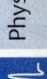

Physiologie

7.3   **Sekretion**

Um die mit der Nahrung aufgenommenen Kohlenhydrate, Fette, Proteine usw. zu verdauen, müssen
sie aufgespalten und meist auch wasserlöslich gemacht werden. Deshalb produziert der Gastrointestinaltrakt sog. Verdauungsenzyme und sondert diese
luminal ab (*Sekretion*).

7.3.1   Grundlagen

Die zur Verdauung im Magen-Darm-Trakt benötigten
Sekrete werden in exokrinen Drüsen produziert.
Merkmal der exokrinen Drüsen ist, dass sie über
einen Ausführungsgang verfügen, worüber ihr Sekret
auf innere oder äußere Körperoberflächen gelangt.
Exokrine Drüsen sind außer im Gastrointestinaltrakt
auch im Atem- und Genitaltrakt, in der äußeren Haut

(Schweiß-, Talg- und Duftdrüsen) bzw. als Tränendrüse zu finden. Die exokrine Sekretion findet im gesamten Gastrointestinaltrakt statt und kann spontan oder meistens neuronal und hormonal bedingt ablaufen.

7.3.2   Mund, Rachen, Ösophagus

Mund, Rachen und Ösophagus bilden funktionell eine Einheit, die den aufgenommenen Bissen durch Kauen und Einspeicheln schluck- und verdauungsfähig macht (Kauakt s. 7.2.2).

Zusammensetzung, Bildung und Wirkung des Speichels

Der Speichel wird zu 25 % in den Parotiden gebildet (wässriger, seröser Speichel), zu 70 % in den submandibulären Drüsen (muzinreicher Speichel) und zu den restlichen 5 % in den sublingualen Speicheldrüsen sowie in Drüsen der Mundschleimhaut. Täglich werden 500–1500 ml Speichel produziert, die Sekretionsrate variiert zwischen 0,1 und 5–7 ml/min. Die **Speichelproduktion** erfolgt in zwei Etappen:

- *1. Phase:* Der von den Azini sezernierte Primärspeichel ist *isoton* (Ionenkonzentration: Na^+ = 140 mmol/l, K^+ = 10 mmol/l, Cl^- = 110 mmol/l, HCO_3^- = 40 mmol/l), entspricht aber nicht der Elektrolytzusammensetzung des Plasmas. In der Zellmembran der Azinuszellen befindet sich ein Na^+-K^+-2 Cl^--Cotransporter; dadurch wird Cl^- sekundär-aktiv basolateral in die Zelle aufgenommen, transzellulär transportiert und passiv ins Lumen abgegeben → luminal negatives Potenzial → treibt Na^+ parazellulär ins Lumen, Wasser folgt. HCO_3^- wird aktiv sezerniert.
- *2. Phase:* Na^+ und Cl^- werden in den Ausführungsgängen aus dem Speichel resorbiert. Da das Ausführungsgangepithel für Wasser nicht permeabel ist, wird der Speichel hypoton; K^+ und HCO_3^- werden sezerniert → der endgültige Speichel enthält viel K^+ und HCO_3^- und wenig Na^+ und Cl^-.

Der **endgültige Speichel** ist *hypoton* bei folgender Ionenzusammensetzung: Na^+ = 10–130 mmol/l, K^+ = 20–130 mmol/l, Cl^- = 80 mmol/l, HCO_3^- = 50 mmol/l. Dadurch wird die Löslichkeit der Proteine verbessert und der Schwellenwert der Geschmacksrezeptoren für NaCl gesenkt. Der pH-Wert des Speichels in Ruhe ist leicht sauer und wird bei starker Sekretion alkalisch (pH 7,8).

Merke

Bei steigendem Sekretionsvolumen steigt die Na^+-Konzentration des Speichels und die K^+-Konzentration fällt ab, weil der Austausch in den Ausführungsgängen weniger bedeutend ist.

Enzyme: Das wichtigste Enzym des Speichels ist die α-Amylase (Ptyalin). Sie wird von der Glandula parotis sezerniert und beginnt Stärke zu spalten (zu verdauen). Dennoch ist ihre Wirkung durch die kurze Verweildauer der Nahrung und ihre geringe Aktivität begrenzt. Das Optimum der α-Amylase liegt beim pH von 6,7 → der saure Magensaft (pH 1,5) inaktiviert sie sofort. Die weitere Stärkeverdauung übernimmt die α-Amylase des Pankreassaftes. Hauptsächlich ist die Speichel-Amylase für den Abbau der im Gebiss verbliebenen Nahrungsreste zuständig (orale Hygiene).

Immunfunktion

Die antibakteriellen und antiviralen Eigenschaften des Speichels erklären sich durch das Vorhandensein von Immunglobulin A, Lysozym und Peroxidase.

Regulation der Speichelsekretion

Stimuli der reflektorischen Speichelproduktion sind Berührung der Mundschleimhaut, Kauen, Geschmack und Geruch von Speisen (Sprichwort: Mir läuft das Wasser im Mund zusammen!).
Nervale Steuerung: Die Speicheldrüsen werden sympathisch und parasympathisch innerviert. Je nachdem, welcher Transmitter (Noradrenalin oder Acetylcholin) überwiegt, ändert sich die Speichelzusammensetzung.

Merke

Sympathische Fasern fördern besonders die Sekretion eines muzinreichen, wasserärmeren Speichels. Die *parasympathisch* vermittelte Sekretionssteigerung ist durch Atropin kompetitiv hemmbar.

7.3.3   Magen

Zusammensetzung und Bildung des Magensaftes

Täglich werden 1,5–3 l Magensaft (pH 1,5) sezerniert. Die Bestandteile werden von den sekretorischen Zellen der Magenschleimhaut gebildet.
- Zellen der *pylorischen Region* und *Nebenzellen* bilden Muzin,
- *Belegzellen* des Magenfundus bilden Salzsäure (HCl),
- *Hauptzellen* bilden Pepsin (als inaktive Vorstufe Pepsinogen).

Klinischer Bezug

Belegzellen bilden auch den *Intrinsic-Faktor*, der für die Resorption des Vitamin B_{12} nötig ist. Fehlt der Intrinsic-Faktor, kann daher kein Vitamin B_{12} aufgenommen werden, und es kommt zum Krankheitsbild der **perniziösen Anämie**.

Funktionen des Magensaftes

Muzin schützt die Magenschleimhaut vor Selbstverdauung (den Schutz der Schleimhäute übernimmt Muzin allgemein, z.B. im Speichel). Die Salzsäure denaturiert Proteine → Verdauungsenzyme können besser angreifen. Sie tötet Bakterien ab, regt die Pankreassekretion an und stellt den optimalen pH-Wert für Pepsin ein, das die Proteine weiter aufspaltet.

Mechanismus der Salzsäureproduktion

Das Sekret der Belegzellen hat ein pH < 1 ($[H^+] > 10^{-1}$ mol/l). In den Belegzellen selbst herrscht ein pH von 7 ($[H^+] = 10^{-7}$ mol/l). Wie dieser hohe Konzentrationsgradient (Faktor 10^6) erzeugt wird, ist nachfolgend dargestellt: In den Belegzellen befinden sich kanalikuläre Strukturen, die mit Mikrovilli ausgekleidet sind. Die Mikrovillimembran besitzt eine H^+-K^+-ATPase (in der Klinik „Protonenpumpe" genannt), die unter ATP-Verbrauch H^+ ins Lumen sezerniert und K^+ in die Zelle aufnimmt. H^+ entsteht in der Zelle überwiegend aus der Dissoziation der Kohlensäure mithilfe der Carbonhydrase. Das dabei entstehende HCO_3 wird im Austausch gegen Cl^- in die Blutbahn abgegeben. Mit zunehmender Säureproduktion steigt daher der HCO_3^--Spiegel des Blutes. Das aus dem Blut aufgenommene Cl^- verlässt die Belegzelle Richtung Lumen durch einen Cl^--Kanal. Das durch die Protonenpumpe in die Zelle transportierte K^+ gelangt über einen K^+ zurück ins Lumen, von wo es im Austausch gegen H^+ erneut in die Zelle gepumpt werden kann (Abb. 7.2).

Regulation der Magensaftproduktion

Die Magensaftsekretion wird durch 3 verschiedene Einflüsse ausgelöst bzw. beeinflusst:

Kephale Phase: *Nerval* durch parasympathische Stimulation. Diesen bedingten Reflex lösen Afferenzen der Geschmacks-, Geruchs- und Sehnerven und ein Glucosemangel im Gehirn (im Hungerzustand) aus. Der N. vagus ist dabei der efferente Schenkel. Freigesetztes Acetylcholin aktiviert die Ausschüttung von Gastrin und Histamin sowie die Belegzellen.

Gastrische Phase: *Lokal* führt eine Dehnung des Antrumbereiches durch den Chymus zur Gastrinfreisetzung. Gastrin fördert die Sekretion in höheren Magenteilen.

Intestinale Phase: *Intestinal* fördert der ins Duodenum entleerte Chymus rückwirkend die Sekretion durch Dehnung der Darmwand. Ähnliche Wirkungen haben absorbierte Aminosäuren. Eine Hemmung der Sekretion erfolgt durch einen niedrigen pH-Wert und Fett im duodenalen Speisebrei mittels Sekretin u.a. Peptidhormonen (negative Rückkopplung).

 ### Klinischer Bezug

Die nervale Steuerung der Magensaftsekretion wird bei Durchtrennung des N. vagus (Vagotomie) unterbrochen, z.B. in der Ulkustherapie, wenn medikamentöse Maßnahmen versagen.

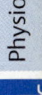

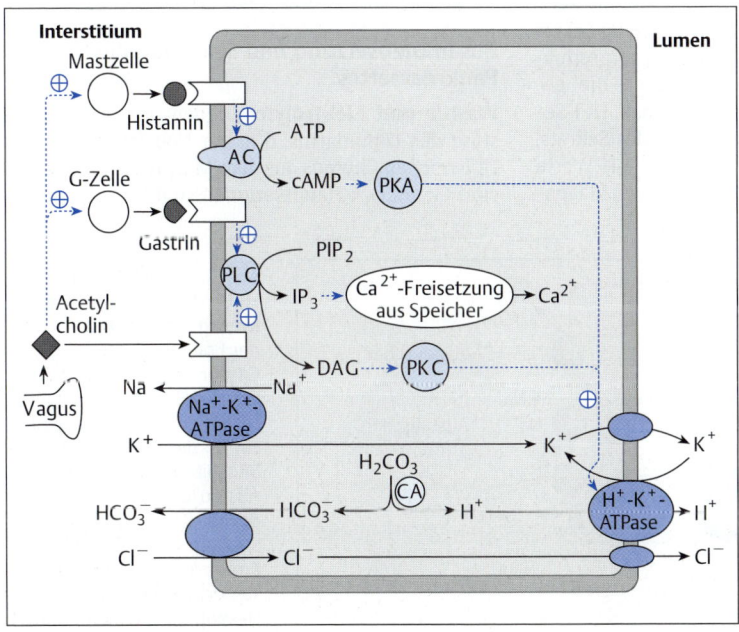

Abb. 7.**2 HCl-Sekretion durch die Belegzelle der Magendrüsen.** Dargestellt ist auch wie die HCl-Sekretion stimuliert wird. PIP_2: Phosphatidylinositol-4,5-bisphosphat, IP_3: Inositoltriphosphat, DAG: Diacylglycerol, AC: Adenylylcyclase, PLC: Phospholipase C, PKA: Proteinkinase A, PKC: Proteinkinase C, CA: Carboanhydrase

Zusammenfassung der auf die Magensaftsekretion wirkenden Hormone

Stimuli: Gastrin und Histamin wirken stimulierend. **Gastrin** ist ein in der Antrumschleimhaut gebildetes Gewebshormon. Es wird intrazellulär in Granula gespeichert und auf folgende Reize hin ins Blut abgegeben:

- Vagusreizung (Acetylcholinausschüttung),
- Peptide, die bei der Proteinverdauung entstehen,
- Dehnung im Antrumbereich,
- pH-Wert ↑ im Antrum ($> 2,5$),
- Alkohol und Coffein
- Ca^{2+}.

Das Gewebshormon **Histamin** wird aus den Mastzellen der gastrischen Mukosa freigesetzt und wirkt im Magen über die dort typischen H_2-Rezeptoren (synergistisch mit Gastrin).

Inhibitoren: Hemmende Wirkung auf die Magensaftsekretion haben die Gewebshormone Sekretin, das Gastrische Inhibitorische Peptid (GIP) und Cholezystokinin. *Sekretin* wird im Duodenum und Jejunum gebildet. Stimulus für die Sekretinfreisetzung ist der Übertritt von saurem Mageninhalt ins Duodenum. Sekretin hemmt die HCl-Bildung durch Inhibition der Gastrinsekretion und eine Steigerung der Absonderung des Pankreassaftes. Gelangen Fette und Glucose ins Duodenum, wird das dort und im Jejunum gebildete *GIP* ausgeschüttet. GIP hemmt neben der Sekretion auch die Motilität des Magens und stimuliert außerdem die Insulinfreisetzung. *Cholezystokinin*, vom Duodenum und Jejunum gebildet, wird abgegeben, wenn Fette und Aminosäuren ins Duodenum kommen. Es hemmt die Gastrinsekretion.

Der pH-Wert im Magen kann die Sekretion auch selbst hemmen. Bei Nüchternheit wird wenig Sekret mit neutralem pH gebildet. Die Magensaftproduktion wird bei Nahrungsaufnahme durch die genannten Mechanismen stimuliert, die max. HCl-Sekretion führt zum pH-Wert von 1,0–1,5 des Sekrets. Der saure Magensaft wird vom Chymus auf pH-Werte um 3–4 abgepuffert. Sinkt dieser Wert durch Magen-

entleerung wieder, wird die Gastrinsekretion gehemmt → die Belegzellen werden nicht mehr zur HCl-Bildung angeregt. Ist diese Rückkopplung gestört, kommt es zu einer überhöhten Salzsäurebildung.

Klinischer Bezug

Bei zu starker Salzsäureproduktion und unzureichender Schutzfunktion der Schleimhaut im Magen und Duodenum wird die Schleimhaut dort angegriffen, und es können **Magen-** und **Zwölffingerdarmgeschwüre** (Ulcus ventriculi und Ulcus duodeni) entstehen.

Die HCl-Bildung im Magen wird durch **H_2-Rezeptorblocker** (Antihistaminika, z.B. Ranitidin) oder **Protonenpumpenhemmer** (z.B. Omeprazol) gehemmt. *H_2-Rezeptorblocker* hemmen kompetitiv die H_2-Rezeptoren und blocken so die histaminvermittelte Säuresekretion mit resultierendem pH-Anstieg im Magen. *Protonenpumpenhemmer* dagegen hemmen irreversibel die H^+-K^+-ATPase, wodurch die Protonensekretion und damit die Säuresekretion unabhängig vom Stimulus gehemmt wird. Beide Medikamentenklassen finden ihre Anwendung in der Therapie der Hyperazidität bzw. beim Magen- und Zwölffingerdarmgeschwür (Ulcus ventriculi und Ulcus duodeni).

7.3.4   Pankreas

Die exokrinen Zellen des Pankreas geben täglich 0,7–2,5 l Sekret in das Duodenum ab. Der alkalische Pankreassaft (pH 7,7–8,8) dient
1. zur Eiweiß-, Fett- und Kohlenhydratverdauung,
2. zur Neutralisierung des sauren Speisebreis aus dem Magen und
3. zur Einstellung des pH-Optimums der Pankreasenzyme (s.u.) im Duodenum (pH 7,5–8,5).

Zusammensetzung und Sekretion des Pankreassaftes

Wasser und Elektrolyte: Dienen der pH-Homöostase des Dünndarms, d.h. zur Neutralisierung des HCl-reichen Chymus aus dem Magen. Hauptanionen sind Cl^-, HCO_3^-; Hauptkationen sind Na^+, K^+. Wie in

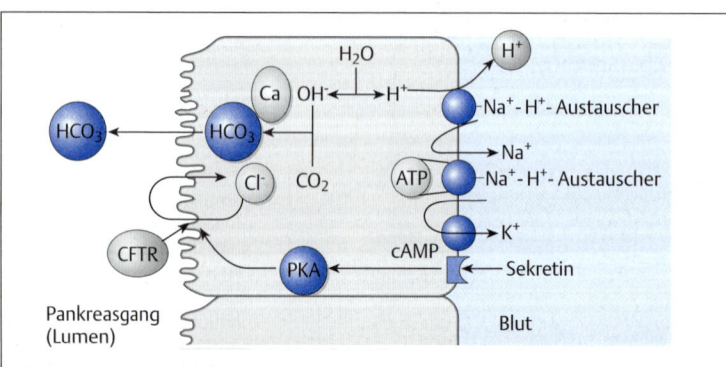

Abb. 7.**3 Mechanismus der HCO_3^--Sekretion im Pankreasgang.** HCO_3^- wird in der Epithelzelle durch die Carbonanhydrase-(CA) aus $CO_2 + OH^-$ gebildet. Für jedes sezernierte HCO_3^- verlässt ein H^+ die Zelle auf der Blutseite über einen Na^+-H^+-Austauscher. Die Öffnung des Cl^--Kanals wird durch Sekretin via cAMP und Proteinkinase A (PKA) gesteuert (nach Silbernagl Despopoulos, Thieme 2001).

Abb. 7.**3** dargestellt wird HCO_3^- im Austausch gegen Cl^- ins Lumen sezerniert, d.h. mit zunehmender Sekretmenge steigt die HCO_3^-–Konzentration im Lumen, währen die Cl^--Konzentration abfällt. Um die HCO_3^-–Sekretion nicht durch die luminale Cl^--Verfügbarkeit zu beschränken, rezirkuliert Cl^- über einen Cl^--Kanal (syn. CFTR-Kanal, *cystic fibrosis transmembrane regulator*) wieder zurück ins Lumen.

 Klinischer Bezug

Die häufigste angeborene Stoffwechselkrankheit der weißen Bevölkerung Europas und der USA ist die **Mukoviszidose** (syn. **zystische Fibrose**). Derzeit sind ca. 850 Mutationen bekannt. Das vom CFTR-Gen normalerweise exprimierte *CFTR-Protein* hat die Funktion eines *Chloridkanals*. Je nach Mutation wird das CFTR-Protein nicht vollständig gebildet, bleibt im Zytoplasma der Zelle liegen, wird mit fehlender Funktion in die Zellmembran eingebaut u.a. Durch diese Funktionsstörung des Chloridkanals wird der eigentlich nach außen gerichtete Cl-Strom blockiert. Die Folge ist ein vermehrter Einstrom von Na-Ionen, wodurch den Sekreten auch Wasser entzogen wird. Es resultieren eine *pathologische Zusammensetzung der Sekrete und eine deutliche Viskositätszunahme*. Die Drüsenausgänge werden teilweise verlegt und erweitert, und es entstehen zystisch-fibröse Veränderungen. Der Chloridkanaldefekt betrifft insbesondere die Drüsenzellen des Respirationstraktes, der Zellen des Pankreasgangsystems, der Darmepithelzellen, der Zellen des Gallengangsystems und der Epithelien der Vasa deferentia. Die Mukoviszidose ist somit eine Multiorgankrankheit. Bezogen auf das Pankreas entwickeln die Patienten eine schweren exokrinen Pankreasinsuffizienz mit Steatorrhö (grau glänzende Fettstühle), große Stuhlmengen, Blähungen, Bauchschmerzen und ein aufgetriebenes Abdomen. Die Lebenserwartung liegt bei 25–30 Jahren – nur wegen eines defekten Cl-Kanals!

Verdauungsenzyme und Proenzyme:
- *Proteolytische Enzyme:* Diese werden zum Schutz der Pankreaszellen vor Selbstverdauung zunächst als *inaktive Zymogene* (= Proenzyme) produziert: Trypsinogen, Chymotrypsinogen, Proelastase, Procarboxypeptidase A und B. Aminopeptidase, Phospholipase A und B. Die Aktivierung der Zymogene erfolgt erst im Duodenum: Trypsinogen wird durch eine Enteropeptidase, die *Enterokinase* (enzymales Glykoprotein der intestinalen Mukosa), in aktives Trypsin überführt. Es kann auch zusätzlich in einer Art Autokatalyse durch Trypsin selbst aktiviert werden. Die Aktivierung kann durch die Enteropeptidase allerdings 1000-mal schneller vollzogen werden. Trypsinogen wird durch eine Enterokinase (enzymales Glykoprotein der intestinalen Mukosa) in aktives Trypsin überführt. Trypsin aktiviert dann die anderen Zymogene.

- *Proteaseinhibitoren:* Diese inaktivieren vorzeitig aktivierte Proteasen und verhindern so die Selbstverdauung des Organs (z.B. α_1-Antitrypsin, α_2-Makroglobulin).
- *Lipase, Amylase, Ribonuklease:* Diese werden im Gegensatz zu proteolytischen Enzymen bereits in *aktiver Form* sezerniert, da sie eigenes Gewebe nicht angreifen.

Nach ihrer Wirkung unterteilt man die Enzyme in **Endo-** und **Exopeptidasen**:
- *Endopeptidasen* (z.B. Trypsin, Chymotrypsin, Elastase) spalten Proteinmoleküle innerhalb der Peptidkette an bestimmter Stelle, nie am Kettenende.
- *Exopeptidasen* (z.B. Carboxypeptidasen) spalten Aminosäuren grundsätzlich am Kettenende aus Peptiden ab. Sie werden als zinkhaltige Metalloenzymen aus inaktive Vorstufen (z.B. Procarboxypeptidasen) aktiviert und benötigen deshalb auch keinen Coenzym als Aktivator.

Regulation der exokrinen Pankreasfunktion

In Verdauungsruhe beträgt die basale Enzym- bzw. HCO_3^--Sekretion 15% bzw. 2% der maximalen Sekretion. Bei Einnahme von üppigen Mahlzeiten kann die Pankreassaftproduktion auf 4 l/Tag steigen. Nun zu den Steuerungsmechanismen (s.a. Abb. 7.**4**):

Nerval: Geruch, Geschmack, Kauen und Schlucken von Nahrung stimuliert über einen Vagusreiz die Pankreassekretion:
- *Enzymsekretion:* vorzugsweise stimuliert durch N. vagus (via Acetylcholin);
- *HCO_3^--Sekretion:* in geringem Maße stimuliert durch N. vagus (via VIP).

Hormonell: Der Reiz der Duodenalmukosa durch Magensäure, Gallensäure und Nahrungsmittel führt zur Sekretion von Hormonen der Duodenalschleimhaut:
- *Sekretin*: Saurer Speisebrei im Duodenum stimuliert die Sekretinsekretion, was das Pankreas zur HCO_3^-- und Wassersekretion anregt. Dadurch wird die Magensäure schnell neutralisiert und das pH-Optimum für die Pankreasenzyme eingestellt.
- *Cholezystokinin (CCK):* CCK wird aus den endokrinen Zellen der Dünndarmschleimhaut freigesetzt und erhöht den Enzymgehalt des Pankreassafts sowie die Gallenblasenkontraktion. Die CCK-Sekretion wird stimuliert durch Nahrungsbestandteile wie Eiweißabbauprodukte (Peptide, AS), Fette (die langkettige FS mit mehr als 10 C-Atomen enthalten) sowie Ca^{2+}-Ionen.

Wirkung der Verdauungsenzyme

- *Trypsin* hydrolysiert Peptidbindungen der basischen Aminosäuren Arginin und Lysin. Das Wirkungsoptimum liegt beim pH-Wert von 7,5–8,5.

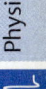

Physiologie

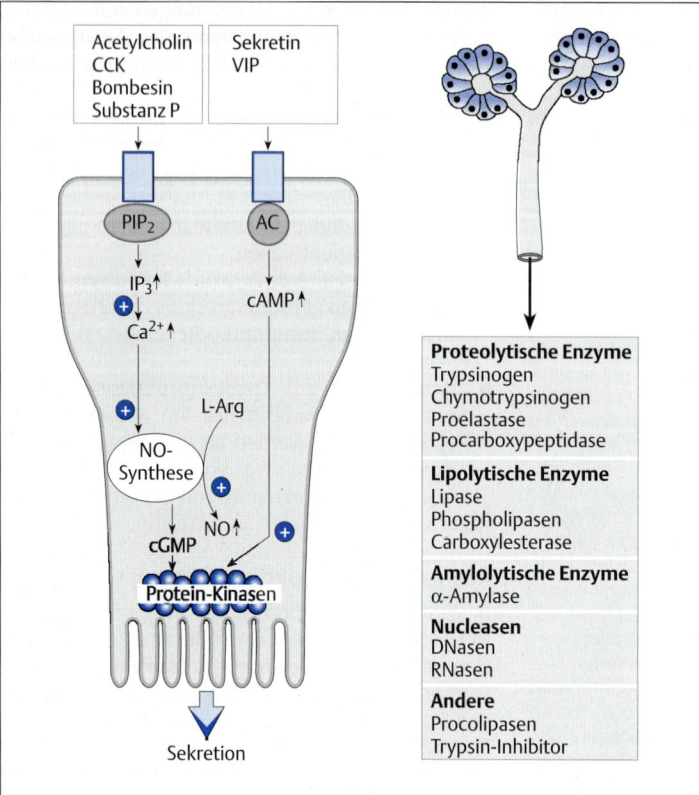

Abb. 7.4 Enzymsekretion des exokrinen Pankreas und **Signaltransduktionsprozesse** in Acinuszellen nach Stimulation mit gastrointestinalen Hormonen. Auf molekularer Ebene wird das exokrine Pankreas über 2 Mechanismen aktiviert:
1. G-Protein-gekoppelte Rezeptoren mit Anstieg des cAMP und Aktivierung der Proteinkinase A (VIP und Sekretin) oder
2. Aktivierung des IP_3-Mechanismus und der Proteinkinase C (CCK, Acetylcholin, Bombesin, Substanz P). Letzteres führt über einen Anstieg der intrazellulären Ca^{2+}-Konzentration zur Aktivierung der NO-Synthase → NO↑ → cGMP↑. Am Ende der Signalkaskade steht die Sekretion der Enzyme und Proenzyme.

- *Chymotrypsin* weist beim gleichen pH-Optimum ein breiteres Wirkungsspektrum auf als Trypsin. Es werden sowohl aromatische Aminosäuren (z.B. Phenylalanin und Tyrosin) als auch aliphatische (z.B. Leucin und Tryptophan) abgespalten.
- Die *Elastase* wirkt relativ unspezifisch bei der Elastinverdauung.
- Die *Carboxypeptidase A* spaltet besonders aromatische Aminosäuren ab (ähnlich wie Chymotrypsin).
- Die *Carboxypeptidase B* setzt die Hydrolyse von Trypsin fort. Es besteht also eine Affinität zu basischen Aminosäuren.
- Die *α-Amylase* (direkt sezerniert) spaltet die α-1,4-glykosidische Bindung in Kohlenhydraten hydrolytisch.
- Die *Pankreaslipase* benötigt zu ihrer Aktivierung eine Co-Lipase und Gallensäuren. Sie ist das wichtigste Enzym bei der Fettverdauung und spaltet Triglyceride. Auch die im Pankreas gebildete *Cholesterinesterase* ist an der Fettverdauung beteiligt (s. 7.4.3).

7.3.5   Leber und Galle

Eine der wichtigsten Aufgaben der Leber im Stoffwechsel ist die Entgiftung (Biotransformation). Dabei werden körpereigene und körperfremde Substanzen zu ausscheidungsfähigen (wasserlöslichen) Substanzen umgewandelt. Die dazu notwendigen Reaktionen sind in der Biochemie, Kap. 17.4, näher erläutert.

Zusammensetzung und Bildung der Galle

Zu weiteren Leberfunktionen zählt die Bildung und Ausscheidung der Galle. Täglich sezerniert die Leber ca. 1 l Gallenflüssigkeit. Die Galle wird direkt in den Leberzellen (Hepatozyten) gebildet und in die Gallenkanälchen (jeweils zwischen zwei Hepatozyten gelegen) abgegeben. Bestandteile der Galle sind:
- Bilirubin (Abbauprodukt des Hämoglobins),
- Gallensäuren,
- Lecithin, Cholesterin,
- Steroidhormone,
- Elektrolyte und Wasser.

Die Galle ist isoton und weist eine dem Plasma ähnliche Elektrolytzusammensetzung auf. Ihre Sekretion wird aktiviert durch Vagusreizung, erhöhte Leberdurchblutung, Sekretin (viel Bicarbonat in der Galle) und erhöhte Gallensalzkonzentration im Blut. Die *Gallensalze* (Cholesterinmetabolite) werden aktiv aus der V. portae aufgenommen bzw. in den Hepatozyten synthetisiert. Zuerst werden in der Leber aus Cholesterin (englisch Cholesterol) sog. *primäre*

Gallensäuren (Cholsäure und Chenodesoxychol-säure) gebildet. Im Darm findet durch Bakterien die Synthese *sekundärer Gallensäuren* (Desoxychol-säure, Litocholsäure) statt. Primäre und sekundäre Gallensäuren werden in der Leber mit Taurin, Glycin oder einer anderen Aminosäure konjugiert (gekoppelt). Ihre konjugierte Form wird in die Galle abgegeben (s. Biochemie 17.3).

Sekretion der Blasengalle

Die von der Leber sezernierte Galle (*Lebergalle*) fließt in die Gallenblase und wird dort gespeichert sowie durch Wasserentzug und Salzresorption von 1/5 auf 1/10 eingedickt (*Blasengalle*). Das Fassungsvermögen der Gallenblase beträgt zwischen 30 und 70 ml. Die Blasengalle steht für die Fettverdauung zur Verfügung. Bei der Kontraktion der Gallenblase, ausgelöst durch
- Eintritt des Chymus vom Magen ins Duodenum (steigert gleichzeitig Gallensekretion der Leber),
- Cholezystokinin,
- Parasympathische Innervation (N. vagus),

werden täglich 0,5 l Galle ins Duodenum abgegeben.
Enterohepatischer Kreislauf: Im Ileum werden 90 % der Gallensäuren aktiv über das Pfortadersystem zur Leber zurücktransportiert. Dieser Kreislauf wird mehrmals am Tag durchlaufen – die zirkulierende Gesamtmenge an Gallensäuren ist gering (3–5 g). Die tägliche Synthese von Gallensäuren in der Leber (ca. 500 mg) entspricht genau der Menge, die ausgeschieden wird.

 Klinischer Bezug

Bei **gestörtem enterohepatischen Kreislauf** (z. B. bei Darmwandentzündung oder nach Operationen) kommt es zum Verlust von Gallensäuren über den Stuhl mit konsequenter Diarrhö und Malabsorption von Fettsäuren.

Ist der Gallensäurespiegel in der V. portae erhöht (durch den enterohepatischen Kreislauf), wird durch negative Rückkopplung die Gallensäureproduktion gebremst und gleichzeitig vermehrt Gallensäure sezerniert → erhöhter Gallenfluss. Während der Verdauungsphase kann die Sekretion bis auf das 5fache gesteigert werden.

Funktion der Gallensäuren

Fettverdauung: Die Gallensäuren sind Voraussetzung für die Fettverdauung. Sie bedingen das Emulgieren der Lipide im Magen, aktivieren die Pankreaslipase und ermöglichen die Fettresorption (s. 7.5.3).
Außerdem regulieren sie die Cholesterinbiosynthese, indem eine hohe Gallensäurekonzentration die Biosynthese des Cholesterins hemmt.

Bilirubinaufnahme: Das Abbauprodukt des Hämoglobins, *Bilirubin*, entsteht durch Reduktion aus der Zwischenstufe Biliverdin. Dabei wird das wasserunlösliche Bilirubin durch Koppelung an Albumin (ein Plasmaprotein) zum Transport über den Blutweg zur Leber befähigt (*indirektes Bilirubin*). In den Hepatozyten wird nur Bilirubin aufgenommen, Albumin wird nach erfolgtem Transport wieder abgespalten. *Direktes Bilirubin* (Bilirubindiglukoronid) entsteht in den Hepatozyten durch Konjugation (Entgiftung) mit UDP-Glukuronsäure. Das wasserlösliche direkte Bilirubin wird in die Gallenkanälchen aktiv sezerniert und kann über die Galle ausgeschieden werden.

 Merke

Bilirubin und seine Derivate sind Gallenfarbstoffe.

Das gelbliche Bilirubin wird im Darm zu Mesobilirubin und durch Darmbakterien weiter zu Urobilinogen und Sterkobilinogen umgewandelt. Daraus entstehen durch Oxidation die Hauptausscheidungsprodukte der Gallenfarbstoffe, Urobilin und Sterkobilin, die für die Farbe des Fäzes verantwortlich sind. Die Gallenfarbstoffe werden z. Z. im Darm rückresorbiert und durch den enterohepatischen Kreislauf zur Leber zurücktransportiert.

 Klinischer Bezug

Wird der normale Bilirubingehalt des Plasmas (3–10 mg/l) drastisch überschritten (über 18 mg/l), kommt es zur Gelbfärbung der Augenbindehäute (Skleren) und der Haut → Gelbsucht (**Ikterus**).

7.3.6 Dünn- und Dickdarmsekrete, Stuhl, Darmflora

Im **Dünndarm** finden hauptsächlich die Verdauung und Absorption von Nahrungsbestandteilen und Wasser statt; dafür ist die Oberflächenvergrößerung durch Falten, Zotten und Krypten nötig. (Absorption wird häufig gleichbedeutend verwendet wie Resorption und beinhaltet die Aufnahme von Stoffen in die Blut- und Lymphbahn.)
Täglich werden von den Brunner-Drüsen und den Becherzellen 2–3 l Dünndarmflüssigkeit sezerniert, die besonders muzinreich und arm an Bicarbonat ist und ansonsten ähnliche Zusammensetzung wie das Pankreassekret aufweist (die meisten Enzyme im Dünndarm stammen aus dem Pankreassaft). Der Dünndarm selbst sezerniert Enzyme zur Proteinverdauung (Amino- und Endopeptidasen) sowie zur Aufspaltung von Kohlenhydraten (Laktase, Saccharase).
Im Dünndarm werden täglich ca. 8–9 l Wasser und 50–100 g Elektrolyte absorbiert. Die Diffusion von Wasser wird beeinflusst durch Osmolalitätsunter-

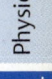

Physiologie

schiede zwischen Darmlumen und Plasma. Die NaCl-Absorption ist im Jejunum an die von Aminosäuren und Glucose gekoppelt (Cotransport). Im Ileum erfolgt die Na⁺-Absorption mithilfe eines Na⁺-H⁺-Austauschers, der luminal lokalisiert ist. Die NaCl-Sekretion übernehmen die Hauptzellen in den Dünndarmkrypten. Cl⁻ wird ins Lumen unter Wirkung des basolateralen Na⁺-K⁺-2 Cl⁻-Cotransporters sezerniert.

Eine weitere wichtige Funktion der Dünndarmmukosa ist die Verhinderung der Aufnahme von Keimen. Hierzu dienen das lymphatische Gewebe im Darm (*gut associated lymphoid tissue*, GALT), von der Schleimhaut sezerniertes IgA und die mechanische Integrität des Epithels. Die Barrierefunktion des Dünndarms ist an eine ausreichende Versorgung der Enterozyten mit Glutamin, dem entscheidenden Energie liefernden Substrat der Mukosa-Zellen, gebunden.

Die Dünndarmsekretion wird gesteuert durch das Darmwandnervensystem (besonders Plexus submucosus). Einen direkten Einfluss des N. vagus gibt es vermutlich nicht. Sympathische Nervenfasern hemmen die Sekretion über die Inhibition des Plexus submucosus.

Im **Dickdarm** wird letztmalig absorbiert (80–90 % des Wassers, 95 % der Elektrolyte) → Eindickung des Chymus. Die täglich ausgeschiedene Stuhlmenge (60–180 g) besteht zu einem Viertel aus Trockensubstanz und zu drei Vierteln aus Flüssigkeit. Ca. ein Drittel der Trockensubstanz ist bakterieller Herkunft.

Die Bedeutung der Darmbakterien und der Defäkationsreflex wurden bereits oben besprochen.

 Klinischer Bezug

Sekretionsstörungen können in jedem Bereich auftreten, den der Chymus passieren muss. Sie haben primäre Ursachen (z. B. kann eine psychisch/nerval bedingte Salzsäureüberproduktion im Magen zum Magengeschwür führen), bzw. sie sind eine sekundäre Folge einer anderen Erkrankung (z. B. ist durch eine Leberschädigung [Leberzirrhose] auch die Gallenproduktion gestört). Ein Beispiel für die vielfältigen Ursachen einer Erkrankung ist der **Ikterus**. Er wird folgendermaßen unterteilt:

– *Prähepatischer Ikterus:* Als Folge fehlerhafter Erythrozytenbildung (perniziöse Anämie) oder verstärkten Hämoglobinabbaus (Hämolyse) steigt die Bilirubinbildung. Die Aufnahmekapazität der Leber für Bilirubin wird überschritten – Bilirubin tritt ins Gewebe aus (indirektes Bilirubin ↑).

– *Intrahepatischer Ikterus:* Geschädigte Leberzellen (durch Toxine, Entzündungen) oder Enzymmangel bei der Konjugation verursachen Störungen des Bilirubinabbaus.

– *Posthepatischer Ikterus:* Es kommt zur Blockade der ableitenden Gallenwege durch Gallensteine, Tumore u. ä. und damit zum Gallenstau (Verschlussikterus). Konjugiertes Bilirubin, der physiologische Bestandteil der Galle, tritt ins Blut über, direktes Bilirubin ↑.

Das Auftreten von direktem oder indirektem Bilirubin ist bei der Abklärung des Krankheitsortes des Ikterus von differenzialdiagnostischer Bedeutung. Dagegen ist der **Neugeborenenikterus physiologisch**! 1–3 Tage nach der Geburt ist die Koppelung der UDP-Glucuronsäure (Uridindiphosphatglucuronsäure) an Bilirubin (bei der Konjugation) durch die noch unreifen Enzyme verlangsamt.

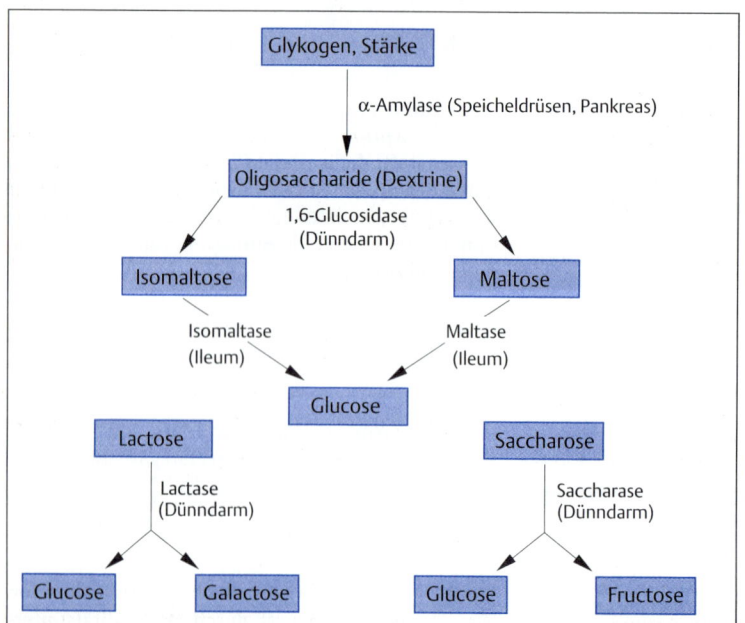

Abb. 7.**5 Kohlenhydratverdauung**

7.4 Aufschluss der Nahrung

7.4.1 Kohlenhydrate

Die aufgenommenen Kohlenhydrate werden bis auf die Stufe der Glucose bzw. Galactose und Fructose aufgespalten (s.a. Biochemie Kap. 1).

 Merke

Glykogen und Stärke werden zu Glucose, Rohrzucker (Saccharose) und Milchzucker (Lactose) werden zu Fructose und Glucose bzw. Galactose und Glucose abgebaut.

Ablauf der Kohlenhydrataufspaltung: Sie beginnt bereits im Mund durch die im Speichel enthaltene α-Amylase. Sie spaltet α-1,4-glykosidische Bindungen auf. Die Wirkung der Speichelamylase und damit die Kohlenhydratverdauung wird im Magen aufgrund des sauren pH-Wertes unterbrochen.
Sobald der Chymus ins Duodenum gelangt, spaltet die vom Pankreas sezernierte α-Amylase Glykogen und Stärke zu Oligosacchariden (Dextrinen). Diese werden mithilfe der 1,6-Glucosidase (aus dem Dünndarm) und zweier Disaccharidasen aus dem Pankreassekret (Maltase, Isomaltase) zum Endprodukt Glucose gespalten (Abb. 7.**5**).
Für die Spaltung weiterer Disaccharide (Lactose, Saccharose) stehen Enzyme in der Dünndarmmukosa (Lactase, Saccharase) zur Verfügung. Die Resorption der gebildeten Galactose ist ähnlich der der Glucose (Na$^+$/Glucose-Cotransport, s. 7.5.2), Fructose wird nur passiv transportiert.

 Merke

Zellulose und andere unverdauliche Kohlenhydrate können vom Menschen nicht abgebaut werden. Anaerobe Darmbakterien können diese Ballaststoffe jedoch abbauen und resorptionsfähig machen.

7.4.2 Proteine

Im Magen werden die Proteine durch die ausgeschüttete Magensäure (HCl) aufgespalten. An die nun denaturierten Proteine greift das Verdauungsenzym *Pepsin* an und spaltet sie zu Polypeptiden. Zuvor muss Pepsinogen unter katalytischer Wirkung von HCl in seine aktive Form (Pepsin) überführt werden.
Im Duodenum, wo Pepsin durch den fast neutralen pH-Wert inaktiviert wird, greifen die eiweißspaltenden Enzyme (Proteasen) des Pankreassekretes an. Diese Proteasen müssen aktiviert werden und spalten entsprechend ihrer Spezifität (s. 7.3.4) die Polypeptide zu Tri- und Dipeptiden auf. Diese Oligopeptide werden im Dünndarm durch Amino- und Dipeptidasen zu Aminosäuren abgebaut. Für die Resorption der Aminosäuren gibt es spezielle Transportsysteme (s. 7.5.2).

7.4.3 Lipide

Die aufgenommenen Fette bestehen hauptsächlich aus Triglyceriden (Neutralfette, die durch Veresterung von 3 Fettsäuren gebildet werden), daneben noch aus Phospho- und Sphingolipiden, Cholesterinestern und den fettlöslichen Vitaminen A, D, E und K (**Merke:** EDEKA). Die Menge der täglich aufgenommenen Lipide variiert individuell stark, der durchschnittliche Wert liegt bei 60–100 g.
Ablauf der Fettverdauung: Im Magen werden die Lipide zunächst durch Emulgieren (Emulsion: Gemisch zweier nur begrenzt ineinander löslichen Flüssigkeiten, hier Fette und Wasser) resorptionsfähig gemacht. Die sog. Vorverdauung bzw. Verflüssigung der Fette wird durch die Magenmotorik und die nicht spezifische Lipase (von Zungengrunddrüsen sezerniert) erreicht. Nach 3–4 Std. sind bis zu 30 % der Nahrungsfette verdaut.
Im Duodenum werden restliche Fette durch Enzyme des Pankreassekrets gespalten. Die Pankreaslipase muss dazu vorher unter der Wirkungen einer Colipase und Gallensäuren aktiviert werden. Sie wirkt (wie alle Lipasen) nur auf emulgierte Fette und spaltet Triglyceride zu freien Fettsäuren, Di- und Monoglyceriden. Phospholipide (z.B. Lecithin) werden hingegen durch Phospholipasen (vorher durch Trypsin aktiviert) gespalten. Die pankreatische Cholesterinesterase verdaut nicht nur Cholesterinester, sondern u.a. auch die fettlöslichen Vitamine und wird deshalb als nicht-spezifische Lipase bezeichnet.
Die Spaltprodukte (Monoglyceride, langkettige freie Fettsäuren) bilden spontan mit Gallensäuren *Mizellen* (kleine Emulsionstropfen, die sich durch besonderen Aufbau – hydrophile Seitenketten zeigen nach außen, hydrophobe nach innen – von der Umgebung abgrenzen). Kurzkettige Fettsäuren sind wasserlöslich und werden in freier Form in die V. portae abgegeben. Mizellen, die Endprodukte der Fettverdauung, sind für die Resorption von Lipiden Voraussetzung.

7.5 Absorption

Die Absorption (Resorption) ist die intrazelluläre Aufnahme von Wasser und gelösten Stoffen. Das geschieht i.d.R. durch aktiven Transport ins Blut bzw. in die Lymphe. Oftmals werden Resorption und Absorption (biologische Aufnahme durch die Haut und Schleimhaut) synonym verwendet.

7.5.1   Eigenschaften intestinaler Epithelien

Die Resorptionsvorgänge im Gastrointestinaltrakt beruhen auf Mechanismen des Stofftransports durch Membranen und Zellen (s. 1.3).

7.5.2   Monosaccharide, Aminosäuren, Oligopeptide

Die bei der Verdauung entstandenen niedermolekularen Substanzen werden durch verschiedene und z.Z. sehr spezifische Mechanismen resorbiert.

Resorption der Monosaccharide

Die Verdauungsprodukte der Kohlenhydrate (Fructose, Galactose und Glucose) werden nicht gemeinsam resorbiert. Fructose wird passiv transportiert, Galactose wird ähnlich wie Glucose resorbiert. Die Aufnahme von Glucose aus dem Lumen ins Dünndarmepithel geschieht durch sekundär-aktiven Transport in Anwesenheit von Na^+. In der luminalen Zellmembran ist ein Carrier lokalisiert, der Na^+ und Glucose gemeinsam bindet und in die Zelle transportiert (Cotransport; Gleiches gilt für Galactose).

 Klinischer Bezug

Bei Defekten des Carriers oder der Enzyme (z.B. Laktasemangel = Milchzuckerunverträglichkeit) bei der Verdauung kommt es zur Anhäufung von Monosacchariden im Darmlumen. Aus osmotischen Gründen sammelt sich dort Wasser an → wässriger Durchfall. Therapeutisch hilft hier nur die Milch(produkt) freie Diät. Bei leichtem Laktasemangel kann man auch der Milch Yoghurt zusetzen. Yoghurt enthält Laktase!

Die geringe intrazelluläre Na^+-Konzentration wird nach Aufnahme von Na^+ und Glucose durch die Na^+-K^+-Pumpe in der Membran der Mukosazelle wiederhergestellt (unter ATP-Verbrauch) → der Na^+/Glucose-Transportmechanismus arbeitet nur so lange, wie die intrazelluläre Na^+-Konzentration gering ist.

 Merke

Der Glucosetransport in die Mukosazelle ist *nicht* insulinabhängig (nur Na^+-abhängig) und deshalb bei Diabetes mellitus ungestört.

Glucose und Galactose werden basolateral von der Mukosazelle ins Pfortaderblut passiv abgegeben und stehen dem weiteren Stoffwechsel zur Verfügung.

Resorption der Peptide und Aminosäuren

Das Nahrungseiweiß wird bis zu 90 % im Dünndarm resorbiert und zu 10 % im Kolon bakteriell abgebaut. Für die zu Aminosäuren abgebauten Proteine gibt es spezifische Transporte. Diese erfolgen aktiv aus dem Lumen in die Mukosazelle. Aufgrund verschiedener Seitenketten der Aminosäuren unterscheidet man 3 **Transportsysteme:**

■ das sog. *L-System* für neutrale Aminosäuren (wie z.B. Leucin und Alanin),
■ das sog. *A-System* für anionische (saure) Aminosäuren, z.B. Glutamat, Aspartat,
■ ein System für *basische Aminosäuren*, z.B. Lysin, Arginin.

Der Transport erfolgt über luminale Carrier meist im Cotransport mit Na^+ (wie bei Glucose); *Ausnahme: L-System: Na^+-unabhängig.* Dabei können innerhalb eines Systems die Carrier für verschiedene Aminosäuren variieren. Der Ausstrom der Aminosäuren aus der Zelle erfolgt passiv.

Des Weiteren kann der Dünndarm Di- und Tripeptide als intakte Moleküle mithilfe von Carriern (meist als H^+-Cotransport) absorbieren. Intrazellulär bauen zytosolische Enzyme die Oligopeptide ab.

7.5.3   Lipide

Die aus Gallensäuren, Monoglyceriden und langkettigen Fettsäuren gebildeten Mizellen werden passiv in die Mukosazelle aufgenommen. Im glatten endoplasmatischen Retikulum der Zelle werden aus den Mizellen wieder Triglyceride (zur Speicherung freier Fettsäuren) synthetisiert. Die wasserunlöslichen Triglyceride, Cholesterinester und fettlöslichen Vitamine werden in *Chylomikronen* eingebaut. Chylomikronen sind wasserunlösliche Partikel mit Lipid- und Proteinanteil, die nach Nahrungsaufnahme in der Darmmukosa gebildet werden und die meisten Fette in der Lymphe sowie im Blut transportieren. Über die Darmlymphe erreichen sie das Blutplasma.

 Merke

Nach fetthaltigem Essen ist das Plasma für 20–30 min durch die Chylomikronen getrübt.

Die Kapillaren geben Triglyceride und freie Fettsäuren ans Gewebe ab, die cholesterinreichen Reste der Chylomikronen (Remnants) werden in der Leber abgebaut (s. Biochemie Kap. 17).

7.5.4   Wasser und Elektrolyte

Die Resorption von Wasser (aus der Nahrung: 1,5 l/d und aus den Sekreten: 6 l/d) findet im Dünndarm und z.Z. im Kolon statt. Mit dem Stuhl scheidet man aber nur ca. 0,1 l aus → eine bedeutende Wassermenge muss resorbiert werden. Da die Wasserresorption osmotisch bedingt ist, hängt sie von den Bewegungen osmotisch wirksamer Teilchen (z.B. Na^+) ab, d.h., Wasser folgt ihnen nach. Eine entscheidende Rolle spielt dabei Na^+. Die Na^+-Resorption ist für die Wasseraufnahme verantwortlich und umfasst verschiedene Mechanismen (z.B. Glucose-Na^+-Cotransport, Na^+-HCO_3^--Gegentransport), deren treibende Kraft die Na^+-K^+-Pumpe ist. Die K^+-Resorption dagegen erfolgt passiv, der Konzentrationsdifferenz folgend. HCO_3^- wird erst im Jejunum resorbiert und kann mithilfe der Carboanhydrase intrazellulär teilweise in CO_2 umgewandelt werden.

7.5.5   Sonstige Stoffe

Die **fettlöslichen Vitamine** werden wie die Lipide resorbiert (Mizellenbildung!) und ebenso in Chylomikronen miteingebaut.

Zur Resorption der **wasserlöslichen Vitamine** ist es bei einigen Vertretern des Vitamin-B-Komplexes erforderlich, dass sie in eine bestimmte Form überführt werden. So ist beispielsweise die Resorption des Thiamins (Vitamin B_1) in seiner aktiven Form (Thiaminpyrophosphat) nicht möglich, der Pyrophosphatrest muss im Darm durch die dort lokalisierte Pyrophosphatase abgespalten werden. Dagegen ist Riboflavin (Vitamin B_2) nur in seiner aktiven Form als Riboflavinphosphat resorbierbar. Cobalamin (Vitamin B_{12}) wird ausschließlich im terminalen Ileum resorbiert, aber nur als Komplex mit dem Intrinsic Factor des Magensaftes. Nach ihrer Resorption werden die B-Vitamine in die Gewebe aufgenommen, um ihre biochemische Funktion zu erfüllen (s. Biochemie Kap. 5). Überschüssige Mengen wasserlöslicher Vitamine werden über die Niere ausgeschieden, sodass es nicht zur Entstehung von Hypervitaminosen kommt. Das wasserlösliche Vitamin C wird nach der intestinalen Resorption in seine dehydrierte Form überführt, im Blut transportiert und liegt im Gewebe wieder als Ascorbinsäure vor. Es

wird entweder zu Oxalat abgebaut und/oder über die Nieren ausgeschieden.

Von dem täglich mit der Nahrung zugeführten Eisen (ca. 20 mg) werden, entsprechend dem Bedarf, bis zu 40% überwiegend im Duodenum resorbiert. Das aufgenommene Eisen wird also größtenteils nicht resorbiert, sondern mit dem Stuhl ausgeschieden. Bezüglich der Resorption von Gallensäuren s. Biochemie Kap. 17.3.

 Klinischer Bezug

Verdauungsstörungen beruhen meist auf Maldigestion und Malabsorption.

Die **Maldigestion** ist der ungenügende Aufschluss der Nahrung, der auf einem Enzymmangel (z.B. durch Magenresektion, Pankreasinsuffizienz, Leberschädigungen oder Tumoren) beruht. Kommt es infolge der Maldigestion zum Lipasemangel, wie z.B. bei der Mukoviszidose, werden vermehrt Fette mit dem Stuhl ausgeschieden → Fettdurchfall (**Steatorrhö**).

Die **Malabsorption** beinhaltet die unzureichende Aufnahme von Nahrungsbestandteilen aus dem Verdauungstrakt. Ursachen der Malabsorption sind angeborene Enzymopathien (z.B. Amylasemangel → Intoleranz gegenüber Mono- und Disacchariden oder Laktasemangel s.o.), gestörte Transportprozesse bzw. die Maldigestion. Durchfälle sind die häufigste Folge der gestörten Resorption.

7.6   Integrative Steuerung der Magen-Darm-Funktion

Die Aktivität des Gastrointestinaltraktes wird durch das vegetative Nervensystem, gastrointestinale Hormone und im gewissen Maß durch die Zusammensetzung der Nahrung beeinflusst, wie in den jeweiligen Abschnitten dieses Kapitels erläutert.

Physiologie

Energie- und Wärmehaushalt

8.1   Energiehaushalt

Die Grundvoraussetzung für den lebenden Organismus ist die ständige Zufuhr und Aufnahme von Energie.

Zur Aufrechterhaltung der Homöostase verbraucht der Körper Energie, die immer nachgeliefert werden muss. Diese Produktions-, Verbrauchs- und Regulationsvorgänge werden geschlossen als **Energiehaushalt** bezeichnet.

8.1.1   Grundlagen

Energie ist das Arbeitsvermögen oder die gespeicherte Arbeit. Mensch und Tier nehmen Energie in Form von Nahrung auf (chemische Energie), wandeln diese in andere Formen um oder verwenden sie als Bausteine des Körpers (Pflanzen hingegen gewinnen Energie aus dem Tageslicht während der Photosynthese). Energie kann grundsätzlich in folgenden Formen vorhanden sein bzw. erzeugt werden (s.a. 1.6 und 6, Physik 4.2 und Biochemie 8 und 9):

- mechanische Energie,
- elektrische Energie,
- osmotische Energie,
- chemische Energie,
- thermische Energie.

8.1.2   Energiequellen

Die chemische Energie der aufgenommenen Nahrungsstoffe wird vom Stoffwechsel in thermische Energie (Wärmeerzeugung) und in mechanische Energie (Muskelarbeit) umgewandelt (Katabolismus oder Abbaustoffwechsel) sowie für die Synthese von körpereigenen Stoffen und die Synthese von ATP verwendet (Anabolismus oder Aufbaustoffwechsel) (s.a. Biochemie Kap. 8 und 19).

 Merke

Kalorie (cal), Kilokalorie (kcal), Joule (J) und Kilojoule (kJ) sind die Maßeinheit für Wärme und Energiegehalt:

$J = kg \cdot m^2 \cdot s^{-2}$; 1 kcal = 4185 J = 4,185 kJ ; 1 J = 0,2388 cal

Der Energiegewinn des Körpers hängt davon ab, welche energieliefernde Nahrungsbestandteile zur Verfügung stehen (Kohlenhydrate, Fette und Proteine) und ob der Stoff völlig oxidiert wird oder nicht. Dabei bestehen die Nährstoffe aus den chemischen Elementen Kohlenstoff (C), Wasserstoff (H), Sauerstoff (O) und Stickstoff (N). Sie werden im Organismus umgesetzt, d. h. in mehreren chemischen Reaktionen in die Endprodukte Kohlendioxid (CO_2) und Wasser (H_2O) unter Verbrauch von Sauerstoff umgewandelt. Der Stickstoff, der nur in den Eiweißen vorkommt, ist vom Körper energetisch nicht verwertbar. Er wird in Harnstoff umgewandelt und ausgeschieden.

Der **physikalische Brennwert** ist die freigesetzte Energiemenge eines Stoffes, wenn dieser unter Zufuhr von O_2 *vollständig* zu CO_2 und H_2O verbrannt/verstoffwechselt wird.

Der **biologische Brennwert** (physiologischer Brennwert) ist die Energiemenge, die dem Körper tatsächlich zur Verfügung steht, wenn ein Nahrungsstoff im Stoffwechsel *unvollständig* verbrannt wird.

Für Kohlenhydrate, Fette und Proteine ergibt eine kalorimetrische Bestimmung (s. 8.1.3) des physikalischen Brennwerts eine Energiefreisetzung von 17, 39 bzw. 23 kJ/g.

Dabei werden Fette und Kohlenhydrate vollständig abgebaut → physikalischer Brennwert = biologischer Brennwert:

- für *Fette* = 38,9 kJ/g (9,3 kcal),
- für *Kohlenhydrate* = 17,2 kJ/g (4,1 kcal).

Der biologische Brennwert der Eiweiße liegt mit etwa 17 kJ/g niedriger als ihr physikalischer Brennwert von ca. 22 kJ/g. Beim unvollständigen Abbau der Eiweiße entsteht neben CO_2 und H_2O auch Harnstoff → biologischer Brennwert physikalischer Brennwert:

- *physikalischer* Brennwert für Eiweiß = 23 kJ/g (5,5 kcal),
- *biologischer* Brennwert für Eiweiß = 17,2 kJ/g (4,1 kcal).

Zu beachten ist auch der biologische Brennwert für **Ethanol**, der mit **30 kJ/g (7,17 kcal)** zwischen dem für Kohlenhydrate und Fette liegt (Tab 8.**1**).

Merke

Wenn die Verbrennung eines Stoffes im Körper *vollständig* ist, sind physikalischer und biologischer Brennwert gleich. Ist die Verbrennung im Körper jedoch *unvollständig*, ist der physikalische Brennwert höher als der biologische.

Das **energetische Äquivalent** (kalorische Äquivalent/KÄ) eines Stoffes sagt aus, wie viel Energie bei der Verbrennung entsteht, bezogen auf die verbrauchte Menge O_2 (Einheit: kJ/l O_2).

Der **respiratorische Quotient** (RQ) dient zur Feststellung, welcher Nährstoff vorwiegend verbrannt wurde. Er bezeichnet das Verhältnis zwischen abgegebenem CO_2 und aufgenommenem O_2 (s. 6.2.1)

Das energetische Äquivalent und der RQ der drei Nahrungsstoffgruppen unter Standardbedingungen beträgt

- für *Kohlenhydrate* = 21,15 kJ/l (5,1 kcal), RQ: 1,0,
- für *Eiweiß* = 19,65 kJ/l (4,7 kcal), RQ: 0,8,
- für *Fette* = 19,6 kJ/l (4,7 kcal), RQ: 0,7.

Normale Mischkost hat zum Vergleich eine energetisches Äquivalent von ca. 20,2 kJ/l (4,83 kcal), RQ 0,82. Fette, Kohlenhydrate, Kreatinphosphat und Adenosintriphosphat stellen die **Energiereserve** des Körpers.

Das sind bezogen auf einen 75 kg schweren Menschen:

- Fette 300000 kJ (71685 kcal),
- Kohlenhydrate 4600 kJ (1099 kcal),
- Kreatinphosphat 15 kJ (3,6 kcal),
- Adenosintriphosphat 4 kJ (0,96 kcal).

Grundzüge der Diätetik

Der Hypothalamus regelt die Energiehomöostase. Der Körper befindet sich im Gleichgewicht, wenn Energieaufnahme und Energieverbrauch gleich groß sind. Ist dieses Gleichgewicht über einen längeren Zeitraum gestört, so wächst oder verringert sich die Größe der Fettdepots (variabler Teil des *Körpergewichts*).

- Bei *gefüllten* Fettdepots und hohem Insulinspiegel, erreicht das in den Fettzellen gebildete Leptin und das vom Pankreas ausgeschüttete Insulin, Rezeptoren im Hypothalamus. Dies führt zur Senkung der Nahrungsaufnahme (Appetithemmung) und zur Steigerung des Energieverbrauchs, so dass Fettdepots schrumpfen.

Tab. 8.**1 Nahrungsstoffe** und ihre metabolisch **freigesetzte Energie** (aus Klinke/Silbernagl, Thieme 2001)

Substrat	Energiegehalt (kJ/g)
Kohlenhydrate und Alkohole	
Stärke	17,6
Glucose	15,5
Ethanol	29,7
Glycerin	18,0
Lipide und Fettsäuren	
typisches Triglycerid	38,9
Stearinsäure	39,8
Essigsäure	14,7
Proteine und Aminosäuren[*]	
typisches tierisches Eiweiß	17,2
Glycin	8,8
Leucin	24,7

[*] Diese Werte basieren auf der Annahme, dass Harnstoff das metabolische Endprodukt ist (physiologischer Brennwert). Ein vollständiger Abbau des Proteins würde einen Wert von etwa 22,2 kJ/g ergeben (physikalischer Brennwert).

- Bei *leeren* Fettdepots fehlen die Hormone Leptin und Insulin im Blut. Es kommt zur Appetitsteigerung und Senkung des Energieverbrauchs, so dass Fettdepots wachsen.

Veränderungen der Nahrungsaufnahme durch Diäten bzw. Fasten führt zu einer kurzzeitigen Reduzierung der Fettdepots. Im Anschluss erfolgt, bei nicht geänderten Essensgewohnheiten, eine erhöhte Nahrungsaufnahme, bis die Fettdepots wieder gefüllt sind.

Als Maß für Unter-, Normal- und Übergewicht wird der Body-mass-Index (BMI) verwendet:

$$BMI = \frac{\text{Körpermasse (kg)}}{(\text{Körpergröße [m]})^2}$$

Nach Definition durch die WHO gilt die folgenden Einteilung:

- < 18,5   Untergewicht,
- 18,5 bis 24,9   Idealgewicht,
- 25 bis 29,9   Übergewicht 1. Grades,
- 30 bis 39,9   Fettsucht (Übergewicht 2. Grades),
- 40   pathologische Fettsucht (Übergewicht 3. Grades).

Eine genaue Aussage über die Körperzusammensetzung liefert der BMI nicht. Im Normbereich unterliegt der Index sogar größeren Schwankungen. Ein Mann hat ca. 10% weniger Fett als eine Frau. Auch der Anteil des Fettes am Körpergewicht unterscheidet sich zwischen Mann und Frau.

Physiologie

Körperfettanteil:

- Normalbereich   20-29,9 % (w) 10-19,9 % (m)
- grenzwertig   30-34,9 % (w) 20-24,9 % (m)
- Adipositas   35-44,9 % (w) 25-34,9 % (m)
- extr. Adipositas 45 % (w)   35 % (m)

Die Messung des Körperfettanteils erfolg klassischer Weise an vier Stellen (Bizeps, Trizeps, subscapuläre und suprailiakale Hautfalte) mit Hilfe der Messung der Hautfaltendicke.

Parenterale Ernährung

(parenteral [gr.] = unter Umgehung des Verdauungsweges)

Im menschlichen Organismus sind Proteine entsprechend vielfältig und die chemische Struktur zum Teil sehr kompliziert. Einige Beispiele: Hämoglobin, Insulin, Albumin, Globuline, Gerinnungsfaktoren, Muskeleiweiße.

Die Aminosäuren aus der Nahrung dienen weniger der Energiegewinnung, als der Steuerung der Lebensvorgänge und dem Aufbau von Körpergeweben. Man spricht auch von **Funktions-Eiweißen**. Deshalb sollte im Rahmen einer parenteralen Ernährung soviel Kohlenhydrate und Fette zugeführt werden, dass eine Abbau von Aminosäuren nicht erforderlich ist.

Nimmt man die oben aufgeführten physiologischen Brennwerte für Kohlenhydrate (4,1 kcal), Fette (9,3 kcal) und Eiweiß (4,1 kcal) und einen angenommenen Tagesbedarf von 2500 bis 2800 kcal lässt sich ein parenterales Ernährungsprogramm errechnen (im klinischen Alltag genügt es mit den Zahlen 4, 9 und 4 zu rechnen):

- 1000 ml einer 50 % Kohlenhydratlösung:
  500 g KH x 4,1 = 2000 kcal
- 1000 ml einer 10 % Aminosäurelösung:
  100 g AS x 4,1 = 400 kcal
- 500 ml einer 10 % Fettemulsion:
  50 g Fett x 9= 450 kcal
- Die zugeführte Energiemenge würde sich in diesem Beispiel auf **2850 kcal** belaufen.

Wie bereits erwähnt , ist Stickstoff nur in Eiweiß enthalten, nicht in Kohlenhydraten und Fetten. Am Verhältnis von Stickstoffeinfuhr zu Stickstoffausfuhr kann man deshalb sehen, ob der Organismus Eiweiß aufbaut oder abbaut. Dieses Verhältnis bezeichnet man als **Stickstoffbilanz**. Die Bilanz ist negativ, wenn mehr Stickstoff ausgeschieden als aufgenommen wird (Abbau von Körpereiweiß); man spricht von *kataboler Stoffwechsellage*. Umgekehrt bei positiver Bilanz (Aufbau von Körpereiweiß) von *anaboler Stoffwechsellage*.

 Merke

Katabolismus = Abbaustoffwechsel

Anabolismus = Aufbaustoffwechsel

 Klinischer Bezug

Bei adipösen Patienten sind die Zellen des Fettgewebes weniger sensibel für Insulin. Um einen normalen Blutzuckerspiegel halten zu können, müssen die B-Zellen des Pankreas vermehrt Insulin ausschütten. Versagt die Regulation über die B-Zellen, kommt es zur Hyperglykämie (**Typ 2 Diabetes mellitus**). Eine Reduzierung des Übergewichts kann in vielen Fällen die Blutzuckerwerte normalisieren.

8.1.3   Energieumsatz

Siehe auch 6.1.2.

Lebende Zellen bei Mensch und Tier nehmen energiereiche Nährstoffe auf, setzen diese schrittweise um und scheiden dann energieärmere Stoffe aus. Die dadurch freigesetzte Energie wird von Zellen und Organismen zur Aufrechterhaltung der Homöostase und zur Leistung von Arbeit verbraucht, ein Teil dessen geht aber auch als Wärme verloren. Dieser Vorgang nennt sich Energieumsatz. Der Energieumsatz des Menschen kann mit Hilfe von zwei Methoden gemessen werden:

- *Direkte Kalorimetrie:* Die vom Körper abgegebene Wärmemenge wird als Ausdruck seines Energieumsatzes direkt gemessen. Ein Labortier befindet sich dabei in einem Behälter, dessen eis- oder flüssigkeitsummantelte Wände die abgegebene Körperwärme aufnehmen und eine Berechnung über die Schmelzwassermenge oder den Temperaturanstieg ermöglichen. Diese aufwendige, für die Energieumsatz-Bestimmung des Menschen technisch schwierige Methode, findet kaum Anwendung.
- *Indirekte Kalorimetrie:* Der Energieumsatz wird aus dem Sauerstoffverbrauch, dem kalorischen Äquivalent (KÄ) des oxidierten Nahrungsstoffes und dem Quotienten aus CO_2-Abgabe und O_2-Verbrauch (respiratorischer Quotient) ermittelt.

Umsatzgrößen des Gesamtorganismus

Der **Grundumsatz** ist der Energieumsatz eines Menschen unter folgenden standardisierten Bedingungen:

- am Morgen,
- Nüchternheit von 12 Std. Dauer,
- körperliche und geistige Ruhe (im Liegen),
- Indifferenztemperatur (Zimmertemperatur).

Der Grundumsatz wird von folgenden Faktoren beeinflusst:

- Größe,
- Gewicht,
- Geschlecht,
- Alter,
- Hormonhaushalt (Überfunktion der Schilddrüse, Nebennierenrinde, Hypophyse führt zur Erhöhung, Unterfunktion zum Abfall des Grundumsatzes).

Merke

Die Leber und die ruhende Skelettmuskulatur machen gemeinsam die Hälfte des Grundumsatzes aus.

 Klinischer Bezug

In der **Narkose** kann der Energieumsatz des Menschen unter den Grundumsatz sinken, weil es durch die Narkose zur Abnahme des Muskeltonus kommt.

Der **Ruheumsatz** ist nicht standardisiert und somit nicht gleichzusetzen mit dem Grundumsatz. Er entspricht dem Energieumsatz in Ruhe und ist zirkadianen, ernährungsbedingten und temperaturbedingten Schwankungen ausgesetzt.
Die einzelnen Organe haben in Ruhe folgenden O_2-Verbrauch:

- Gehirn (gesamt) $3,5 \cdot 10^{-2}$ ml·g^{-1}·min^{-1} O_2.
  - Rinde $7,5 \cdot 10^{-2}$ ml·g^{-1}·min^{-1} O_2
  - Mark $1,5 \cdot 10^{-2}$ ml·g^{-1}·min^{-1} O_2
- Myokard $9 \cdot 10^{-2}$ ml·g^{-1}·min^{-1} O_2
- Niere (gesamt) $6 \cdot 10^{-2}$ ml·g^{-1}·min^{-1} O_2
  - Rinde $9 \cdot 10^{-2}$ ml·g^{-1}·min^{-1} O_2
  - äußeres Mark $6 \cdot 10^{-2}$ ml·g^{-1}·min^{-1} O_2
  - inneres Mark $0,4 \cdot 10^{-2}$ ml·g^{-1}·min^{-1} O_2
- Skelettmuskulatur $0,3 \cdot 10^{-2}$ ml·g^{-1}·min^{-1} O_2
- Leber $5 \cdot 10^{-2}$ ml·g^{-1}·min^{-1} O_2
- Milz $1,1 \cdot 10^{-2}$ ml·g^{-1}·min^{-1} O_2

Der **Arbeitsumsatz** ist der gesteigerte Energieumsatz, also Ruheumsatz plus Leistungszuschlag, der während körperlicher (Muskel-) Arbeit vorhanden ist.
Ein gesteigerter Energieumsatz ist auch bei der Nahrungsaufnahme und bei der Temperaturregulation vorhanden.
Die **RGT-Regel:** Bezogen auf den Menschen besagt die *Reaktions-Geschwindigkeits-Temperatur-Regel*, dass der Energieumsatz pro Zeiteinheit mit zunehmender Temperatur ansteigt.
In der **Schwangerschaft** und **Stillperiode** werden ab dem 3 Monate (im 2 und 3 Trimenon) ca. 300 kcal pro Tag zusätzlich benötigt. Stillenden Müttern wird empfohlen 650 kcal pro Tag zusätzlich aufzunehmen.

Aerobe und anaerobe Energiegewinnung

Die oxidative Nährstoffverwertung findet innerhalb der Mitochondrien statt. Die Umsatzrate ist somit von der Sauerstoffmenge und der Anzahl der Mitochondrien innerhalb einer Zelle abhängig. Der Körper verstoffwechselt bevorzugt Glucose, freie Fettsäuren und zelluläre Glykogenspeicher.
Die Oxidation der Glucose liefert der Zelle ca. 9% mehr Energie als der Abbau von Fettsäuren. Auch die Umsetzung erfolgt bei der Glucose schneller. Bei intensiver Belastungen z.B. durch Arbeit oder Sport erfolgt die Energiegewinnung primär aus den

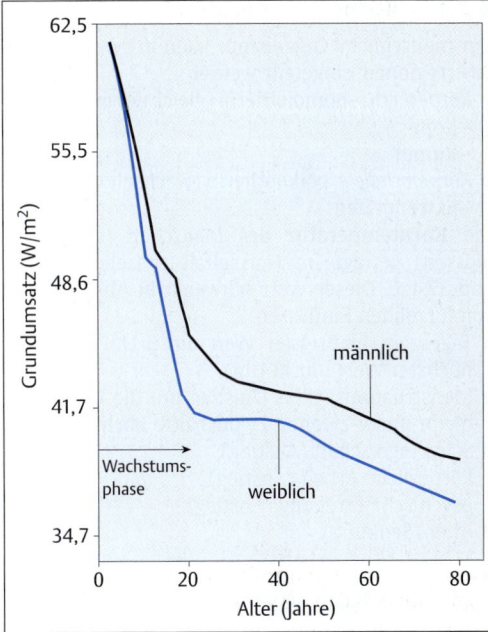

Abb. 8.1 Altersabhängigkeit des **Grundumsatzes.** Zu beachten ist, dass der Grundumsatz am höchsten in der Kleinkindphase ist, in der das rascheste Wachstum stattfindet (nach Reading/Mass: Addison-Wesley; 1984)

Kohlenhydratspeicher. Werden diese aufgebraucht kommt es zwangsläufig zu einem Leistungsabfall. Die oxidative Umsetzung von Fetten kommt bei langandauernden Belastungen mit mittleren Intensitäten und ausreichender Sauerstoffversorgung zum tragen.
Genügt die oxidative Energiebereitstellung durch den Körper nicht, kann die Zelle auf anaerobe Energieumsetzung zurück greifen. Im Muskel wird ATP durch das Umsetzen von Kreatinphosphat gebildet. Dieser Speicher reicht je nach Trainingszustand allerdings nur für einen kurzen Zeitraum aus (Sekunden – wenige Minuten).

8.2 Wärmehaushalt und Temperaturregulation

Der Mensch gehört zu den homoiothermen (gleichwarmen) Lebewesen. Dies bedeutet, dass er bemüht ist, seine Körpertemperatur immer in einem bestimmten Bereich konstant zu halten (zwischen ca. 36,4°C und 37,4°C). Um dies zu erreichen, verfügt er über einen Temperaturregelkreis mit unterschiedlichen Temperaturregulationsmechanismen.

8.2.1   Körpertemperatur

Der menschliche Organismus kann in zwei „Temperaturregionen"eingeteilt werden:
- *Körperkern* – homoiotherm (gleichwarm) bei 37 °C
  - Kopf
  - Rumpf
- *Körperschale* – poikilotherm (wechselwarm)
  - Extremitäten

Die **Kerntemperatur** des Menschen (rektal gemessen) beträgt im Normalfall zwischen 36,4 °C und 37,4 °C. Dieser Wert schwankt in Abhängigkeit von folgenden Einflüssen:
- Tageszeit (niedrigster Wert um 6 Uhr morgens, höchster Wert um 18 Uhr),
- Menstruationszyklus (Anstieg um die Ovulation; bleibt in der zweiten Zyklushälfte hoch),
- Schwangerschaft (Anstieg),
- körperliche Arbeit (Anstieg),
- psychische Erregung (Anstieg),
- Alter (Senkung).

Klinischer Bezug

Der Anstieg der Basaltemperatur zur Zeit der Ovulation wird zur natürlichen **Kontrazeption** benutzt, wobei die Frau regelmäßig vor dem Aufstehen ihre Körpertemperatur misst und ein Temperaturanstieg um ca. 0,5 °C das Eintreten der Ovulation bedeutet.

Fieber s. 8.2.4.

8.2.2   Wärmebildung

Wärme wird im Körper durch die **chemische Thermoregulation** auf zwei Wegen gebildet:
- durch äußere Arbeit,
- durch innere Arbeit.

Äußere Arbeit bedeutet Wärmeerzeugung vorwiegend durch die Tätigkeit der Muskulatur. Das „Kältezittern" ist eine Form der äußeren Arbeit, wobei Zuckungen vieler Muskeln auftreten. *Innere Arbeit* ist die Wärmeerzeugung durch Stoffwechselprozesse in den Brust- und Baucheingeweiden in Ruhe. Diese innere Arbeit leistet der Säugling im braunen Fettgewebe.

Der Wirkungsgrad körperlicher Arbeit liegt bei ca. 20 %. Bei einer **Dauerbelastung** von 100 W kommt es so zu einer Wärmebildung von ca. 400 W. Diese Wärmeenergie ist ein Störfaktor im Temperaturregelkreis und muss über die Haut wieder an die Umgebung abgegeben werden (s. 8.2.4).

Merke

Zitterfreie Wärmebildung durch braunes Fettgewebe gibt es nur bei Säuglingen und nicht bei Erwachsenen!

8.2.3   Wärmeabgabe und -aufnahme

Wärme wird vom und im Körper durch die **physikalische Thermoregulation** auf zwei Wegen abgegeben:
- Durch den **äußeren Wärmestrom**:
  - *Wärmeleitung:* Wärme wird an die umgebende Luft abgeleitet; dies ist nur möglich, wenn die Luft kälter ist als die Haut.
  - *Konvektion:* Wärme wird an die Luft abgegeben, die sich durch Aufsteigen oder durch Wind an der Haut vorbeibewegt.
  - *Strahlung* an einen Gegenstand im Raum, der kälter ist als der strahlende Körper (auch bei dazwischenliegender warmer Luft).
  - *Verdunstung* von Wasser an der Hautoberfläche und den Schleimhäuten der Atemwege:
  - Perspiratio insensibilis („unmerkliche Wasserabgabe"): Das Wasser gelangt an die Hautoberfläche durch Diffusion – ca. 500–800 ml/Tag.
  - Perspiratio sensibilis: Das Wasser gelangt an die Hautoberfläche durch Schweißdrüsen, die neuronal aktiviert werden.
- Durch den **inneren Wärmestrom**:
  - Erhöhung der *Hautdurchblutung*, womit mehr Wärme pro Zeit vom Kern in die Peripherie geleitet wird,
  - Verminderung des Gegenstromaustausches von Wärme zwischen Arterien und Venen,
  - Umleitung des venösen Rückstromes von den tiefen zu den oberflächlichen Venen.

8.2.4   Temperaturregulation

Normothermie ist der Zustand, in dem die Körpertemperatur konstant gehalten werden kann, ohne dass es zur Aktivierung der Schweißdrüsen oder zusätzlicher Wärmebildungsmechanismen (Zittern) kommt.

Hyperthermie tritt ein, wenn eine extreme Hitzebelastung zur Überforderung der Wärmeabgabemechanismen führt und es dadurch zu einer Hitzestauung kommt. Körperkerntemperaturen um 39 °C können zu einem Hitzekollaps führen. Steigt die Körperkerntemperaturen auf 40 °C – 42 °C, wird der lebensbedrohlicher Bereich eines Hitzschlages erreicht. In dieser Situation sind Patienten häufig bewusstlos und haben eine blasse trockene Haut. Körperkerntemperaturen über 43 °C sind mit dem Leben nicht vereinbar.

Die Symptome der einzelnen Hitzschäden sind in der folgenden Aufzählung nach Schweregrad aufgelistet.
- **Hitzeschäden:**
  - *Hitzschlag*, Körperkerntemperatur > 40,6 °C, tiefe Bewusstlosigkeit, verminderte oder völlig sistierte Schweißabgabe.
  - *Hitzekrämpfe*, Hyponatriämie und Hypochlorämie durch extremen Elektrolytverlust.

ZNS			
Hypothalamus			
Somatisches Nervensystem	Autonomes Nervensystem		
Skelett-muskulatur	Braunes Fettgewebe	Gefäße	Schweißdrüsen
Wärmebildung durch Zittern	Wärmebildung ohne Zittern (nur beim Neugeborenen)	Wärmestrom vom Kern zur Haut	Wärmeabgabe durch Verdunstung

Abb. 8.2 **Neuronale Steuerung** der Körpertemperatur

– *Hitzekollaps*, Ohnmachtsanfälle aufgrund von Verteilungsstörungen zwischen Blutvolumen und Volumenkapazität des Kreislaufs.
– *Hitzeerschöpfung*, Blutdruckabfälle, Erbrechen, Durchfall, Kopfschmerzen und Elektrolytstörungen.
– *Sonnenbrand*, lokal begrenzte Schaden der Haut durch Verbrennungen.

Merke

Als Faustregel gilt: pro 1 °C steigt der Grundumsatz um 7 %. Bei einer Körperkerntemperatur von 41 °C bedeutet das eine Grundumsatzsteigerung um ca. 30 %.

Klinischer Bezug

Das **Narkosehyperthermiesyndrom** ist eine erbliche Erkrankung, bei der während einer Allgemeinnarkose eine schwere Hyperthermie auftritt (ausgelöst durch Inhalationsanästhetika und Muskelrelaxanzien), welche unbehandelt schnell zum Tode führt.

Hypothermie tritt ein, wenn eine extreme Kältebelastung zur Überforderung der Kälteabwehrmechanismen führt. Schon bei 26–28 °C Körpertemperatur kann der Tod durch Herzflimmern eintreten.

Klinischer Bezug

In der **Chirurgie**, vor allem in der Herzchirurgie, wird davon Gebrauch gemacht, dass die Reaktionsgeschwindigkeit des Stoffwechsels in einer künstlich hervorgerufenen Hypothermie verlangsamt wird, wodurch für die Zellerhaltung eine verminderte O_2-Menge benötigt wird.

Temperaturregelkreis

Der Temperatur-„Ist"-Wert wird durch Thermorezeptoren aufgenommen. Diese sind aufgeteilt wie folgt:

■ *Periphere Thermorezeptoren*:
 – kutane Thermorezeptoren (Kalt- und Warmrezeptoren)
 – Thermorezeptoren in der Dorsalwand der Bauchhöhle
 – Thermorezeptoren in der Muskulatur
■ *Zentrale Thermorezeptoren*:
 – Thermorezeptoren im Bereich des vorderen Hypothalamus
 – Thermorezeptoren im unteren Hirnstamm

Diese Information wird an das Integrationszentrum der Thermoregulation im Hypothalamus weitergeleitet. Dabei können zwei Fälle auftreten:

■ Der „Ist"-Wert ist höher als der „Soll"-Wert (37 °C) → ein Signal wird über efferente Bahnen aus dem Hypothalamus verschickt und die (in 8.2.3 erklärten) Wärmeabgabemechanismen treten ein.
■ Der „Ist"-Wert ist niedriger als der „Soll"-Wert (37 °C) → ein Signal wird über efferente Bahnen aus dem Hypothalamus verschickt, und die (in 8.2.2 erklärten) Wärmebildungsmechanismen treten ein (Abb. 8.2).

Die **Behaglichkeitstemperatur** ist die Temperatur, bei der weder die Wärmebildungsmechanismen (Zittern) noch die Wärmeabgabemechanismen (Schweißdrüsenaktivität) aktiviert sind und die Hautdurchblutung auf einem mittleren Niveau ist. Sie hängt von folgenden Faktoren ab:

■ Umgebungstemperatur,
■ Bekleidung,
■ körperliche Aktivität,
■ Strahlung,
■ Luftfeuchtigkeit,
■ Wind.

Physiologie

Temperaturregulation durch Verhalten: Kleidung, Heizung, in den Schatten gehen, ins Wasser gehen etc. sind bei Extremtemperaturen sehr wichtige Thermoregulationsmechanismen.

 Merke

Der Regelkreis des Körpers kann nur bei kleinen Temperaturschwankungen regelnd einschreiten. In Fällen von *Extrembelastungen*, wie sie im Alltag häufig vorkommen, ist nur die Temperaturregulation durch Verhalten wirksam.

Fieber ist die normale Reaktion des Körpers auf eine Infektion. Es kommt zur Aktivierung von endogenen Pyrogenen (Interleukin). Dies kann durch die Wirkung von exogenen Pyrogenen (Bakterientoxinen) geschehen. Die endogene Pyrogene verschieben den Temperatur-„Soll“-Wert im Hypothalamus nach oben. Dadurch ist der „Ist“-Wert des Körpers zu niedrig, es kommt zu Wärmebildung, Muskelzittern, „Schüttelfrost“. Wenn der „Soll“-Wert wieder zu seinem normalen Wert nach unten verschoben wird, ist der „Ist“-Wert nun zu hoch, es kommt zum Schweißausbruch und zur Gefäßerweiterung.

 Klinischer Bezug

Bei Fieber ist die **körpereigene Temperaturregulation** funktionsfähig. Dies unterscheidet Fieber von anderen Formen der Hyperthermie, bei denen diese Regulation gestört (Hitzekollaps, Hitzschlag) bzw. ausgefallen ist (maligne Hyperthermie ausgelöst durch Inhalationsanästhetika und Muskelrelaxanzien).

8.2.5   Akklimatisation

Akklimatisation oder physiologische Adaption ist ein langfristiger Vorgang, der zur Anpassung an eine geänderte Umgebungstemperatur führt. Diese ist von den kurzfristigen Mechanismen, die in 8.2.2 und 8.2.3 angesprochen wurden, zu unterscheiden.

Hitzeakklimatisation: Nach einer Hitzeadaption nimmt die Schweißsekretion zu, was auf ein „Training“ der Schweißdrüsen zurückzuführen ist. Die Schwelle des Schwitzens wird durch eine Verminderung der mittleren Haut- und Kerntemperatur gesenkt und der Schweiß wird durch die gesteigerte Aldosteronwirkung ärmer an Elektrolyten, d.h. der Salzgehalt sinkt. Durch die Retention der Elektrolyte, wird der Durst und damit die Wasseraufnahme gesteigert und ein Ausgleich der Wasserbilanz ist ermöglicht (s. Kap. 9).

Kälteakklimatisation: Eine Kälteadaption des Menschen lässt sich nur in einer herabgesetzten Zitterschwelle und einer verminderten Kälteempfindung belegen. Zusätzlich kann er sich nur durch sein Verhalten adaptieren, z.B. mittels Kleidung, Heizung oder eines räumlichen Schutzes, da er weder über Pelzwachstum noch über zitterfreie Wärmebildung verfügt.

 Merke

Die *Hitzeakklimatisation* besteht beim Menschen, der in einer warmen Gegend wohnt oder viel Sport treibt. Die *Kälteakklimatisation* als solches existiert beim Menschen kaum, sondern ist nur bei Tieren zu beobachten.

 Klinischer Bezug

Bei einer **Hitzeakklimatisation** kommt es zur Zunahme des Plasmavolumens.

Wasser- und Elektrolythaushalt, Nierenfunktion

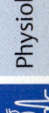

Die Hauptaufgabe der Nieren ist die Regulation des Wasser- und Elektrolythaushaltes. Aus diesem Grund werden der Wasser- und der Elektrolythaushalt gemeinsam behandelt.

9.1   Wasser- und Elektrolythaushalt

Der Organismus ist stets bestrebt, das Volumen und die Osmolalität des Extrazellulärraumes innerhalb bestimmter Grenzen konstant zu halten, da viele Mechanismen vom Wasser- bzw. Elektrolytgehalt des Körpers abhängig sind. Durch große Veränderungen der Osmolalität und des Volumens droht eine Beeinträchtigung oder gar ein Ausfall vieler Funktionen. Deshalb werden der Wasser- und Elektrolythaushalt genauestens reguliert.

9.1.1   Allgemeine Grundlagen

Der Wasser- und Elektrolytgehalt des Extrazellulärraumes sollte so konstant wie möglich gehalten werden, weil die Zelle in ihrer Funktion vom Extrazellulärraum, ihrem „inneren Milieu", abhängig ist. Unterschiedliche Regulationsmechanismen, die im Einzelnen behandelt werden, dienen dazu, diese Umwelt der Zellen konstant zu halten. Der Prozess der Konstanthaltung heißt **Homöostase**.

Das Wasser im Organismus ist lebenswichtig, nicht nur für Menschen, sondern für alle Lebewesen. Wasser ist an biochemischen Reaktionen beteiligt, ist Transportmedium, dient der Kühlung des Menschen, ist sowohl intra- als auch extrazellulär überall vorhanden. Die Elektrolyte spielen auch eine wichtige Rolle, die sich jedoch nicht verallgemeinern lässt, da alle Elektrolyte unterschiedliche Aufgaben haben, die im Einzelnen behandelt werden.

9.1.2   Flüssigkeitsräume

Der Körper enthält grundsätzlich zwei klar voneinander getrennte Flüssigkeitsräume (Kompartimente), die im Durchschnitt ca. 60 % des Körpergewichts ausmachen; bei einem 75 kg schweren Mann sind das 45 l Wasser. Diese verteilen sich wie folgt auf die einzelnen Flüssigkeitsräume:

- *Intrazellulärraum* IZR (35 %, ca. 26,25 l),
- *Extrazellulärraum* EZR (25 %, ca. 18,75 l).

Letzterer kann weiter unterteilt werden in:

- **Interstitium**, interstitielle Flüssigkeit (19 %, ca. 14,25 l),
- **Intravasalraum**, Plasmawasser (4,5 %, 3,4 l) und
- **Transzellulärraum** (Liquorraum, Darmlumen, ableitende Harnwege, Augenkammer, exkretorische Drüsen) (1,5 %, ca. 1,13 l).

Klinischer Bezug

Ein **Säugling** hat einen Gewichtsanteil des Wassers von 75 %, ein männlicher **Greis** von nur noch 53 %, ein weiblicher Greis von 46 %. Der Gewichtsanteil ist also stark alters- und geschlechtsabhängig.

Ionenzusammensetzung in den Flüssigkeitsräumen

Der Intrazellulärraum und der Extrazellulärraum unterscheiden sich stark in der Ionenzusammensetzung. Während der Intrazellulärraum reich an K^+ und Na^+-arm ist, ist der Extrazellulärraum reich an Na^+ und K^+-arm (Tab. 9.1). Im Extrazellulärraum unterscheidet sich der *Intravasalraum* von dem *Interstitium* nicht in der Ionenkonzentration, sondern in der Proteinkonzentration: Der Intravasalraum hat einen bedeutend höheren Proteingehalt als das Interstitium (Tab. 9.**1**).

Tab. 9.1 **Elektrolytzusammensetzung** unterschiedlicher Körperkompartimente; Angaben in mmol/l

	Plasma	Interstitium	Zelle
Na$^+$	150	144	10
K$^+$	5	5	160
Mg^{2+}	2	2	28
Ca^{2+}	3	3	<0,001
Cl$^-$	110	114	3
HCO$_3^-$	27	28	10
Protein$^-$	17	4	65
Phosphat	2	2	100
Sulfat	1	1	20
org. Säuren	4	4	0

Volumenbestimmung der Flüssigkeitsräume

Die Volumenbestimmung der unterschiedlichen Körperkompartimente erfolgt mit einer einzigen Methode. Eine *Indikatorsubstanz* wird in die Blutbahn injiziert. Nach Verteilung der Substanz wird Blut entnommen und die Konzentration der Indikatorsubstanz gemessen. Das Volumen des Kompartiments V_K ist gleich dem Quotienten von injizierter Indikatormenge in g durch die Konzentration der Indikatorsubstanz im Blut in g/l.

$$V_K = M_I/K_I$$

Ein Indikator, der sich im *gesamten Körperwasser* verteilt und daher für dessen Bestimmung benutzt wird, ist *Antipyrin*. *Inulin* wird im *Extrazellulärraum* verteilt und ist ein Indikator hierfür. Der *Intrazellulärraum* kann errechnet werden als die Differenz zwischen der Messung mit Antipyrin und mit Inulin. *Evans-Blau* ist ein Indikator für den *Intravasalraum*.

Volumenkonstanz der Flüssigkeitsräume

Da Zellmembranen für Wasser grundsätzlich sehr gut permeabel sind, führen Änderungen des osmotischen Druckes im EZR auch zu entsprechenden Änderungen der intrazellulären Zusammensetzung und damit verbundenen schweren Störungen der Zellfunktion (s. 2.3.3 **kolloidosmotischer Druck**). Das Kation Na$^+$ und das Anion Cl$^-$ führen zum größten Teil im EZR und im intravasalen Volumen zu einem osmotischen Druck von ca. 290 mosm/kg H$_2$O. Dieser extrazelluläre osmotische Druck wird durch Osmorezeptoren im Hypothalamus und im Bereich des III. Ventrikels erfasst. Eine Stimulierung dieser Rezeptoren führt zu Durstgefühl und Ausschüttung von ADH (antidiuretisches Hormon, s. 9.1.3) aus dem Hypothalamus und einer damit verbundenen Volumenzunahme durch Wasserretention.

Im Bereich der Kapillaren des Blutkreislaufes führen Poren in der Kapillarwand zu einer Filtration von proteinfreiem Plasmawasser in das Interstitium. So werden etwa 20 l/Tag abfiltriert und gelangen über erneute Resorption zu 90% wieder zurück in den Intravasalraum. Die verbleibenden 10% werden über den Lymphabfluss dem Blut wieder zugeführt. Ist die Summe der Resorption und des freien Lymphabflusses zu gering, kommt es zu Ödemen. Im Bereich der Leber entwickelt sich durch einen Pfortaderstau eine Flüssigkeitsverschiebung in die Bauchhöhle (Aszites), und in der Lunge kommt es zu einem Lungenödem.

 Klinischer Bezug

Ursache für Ödeme können sein: **Blutdruckanstieg im arteriellen** Bereich der Kapillaren, **venöser Stau** bei Herzinsuffizienz, verminderte Plasmakonzentration von Eiweißen bei **Proteinurie**, **Leberzirrhose** und **Eiweißmangel** durch Hunger (Hungerödeme). Auch eine **Behinderung des Lymphabflusses** führt zu Ödemen (Tumore, Strahlentherapie und Verlegung bei Bilharziose).

9.1.3 Wasser

Die Wassermenge, die sich im menschlichen Körper befindet, sollte unter physiologischen Bedingungen relativ konstant bleiben. Unterschiedliche Regelmechanismen sorgen dafür, dass die *Wasseraufnahme* der *Wasserabgabe* entspricht und dadurch die *Wasserbilanz* konstant gehalten wird.

Der durchschnittliche Wassergehalt einzelner Organe beim Erwachsenen ist wie folgt: Blut 83%, Niere 83%, Herz 79%, Skelettmuskulatur 76%, Gehirn 75%, Haut 72%, Leber 68%, Skelett 22% und Fettgewebe 10–30%.

Die **Wasseraufnahme** eines Erwachsenen, die täglich ca. 2,5 l beträgt, setzt sich aus folgenden Bestandteilen zusammen:

- Getränken,
- Wasser als Bestandteil der festen Nahrung,
- Oxidationswasser aus dem Stoffwechsel.

Die **Wasserabgabe**, die auch ca. 2,5 l/Tag betragen soll, erfolgt auf folgenden Wegen (Tab 9.**2**):
- Urin,
- Haut,
- Stuhl,
- Atemluft.

Mechanismen der Wasserbilanzierung

Die tatsächlichen Werte können in bestimmten Situationen von den angegebenen Werten erheblich abweichen. Dabei muss jedoch eine Bilanzierung stattfinden.

Bei starker Hitzebelastung kann es zu einem Wasserverlust durch Schwitzen von bis zu mehreren Litern pro Stunde kommen.

 Klinischer Bezug

Wenn man viel Sport getrieben oder sich in der Hitze aufgehalten und dadurch viel geschwitzt hat, wird der **Wasserverlust** durch Durst bzw. Trinken wieder ausgeglichen. Wenn man wiederum zu viel getrunken hat, wird dies mit einer erhöhten Urinabgabe ausgeglichen.

Der **Durst** ist ein Mechanismus, mit dem der Körper *Wasserverluste* ausgleichen kann. Das Durstzentrum liegt im Hypothalamus und löst das Durstgefühl bei erhöhter Osmolalität der Körperflüssigkeiten aus.

Ein **Wassermangel** wird mithilfe von *Adiuretin* (**a**nti**d**iuretisches **H**ormon [**ADH**], Vasopressin) behoben. ADH wird im Hypothalamus gebildet und in der Neurohypophyse in Sekretvesikeln gespeichert. Die ADH-Freisetzung erfolgt, wenn die Osmorezeptoren des Körpers, die vor allem im Hypothalamus vorhanden sind, eine erhöhte Osmolalität des Plasmas signalisieren. ADH bewirkt dann am *distalen Tubulus* und am *Sammelrohr* der Niere eine erhöhte Wasserretention.

Ein **Wasserüberschuss** wird ausgeglichen, indem die ADH-Freisetzung durch die verminderte Stimu-

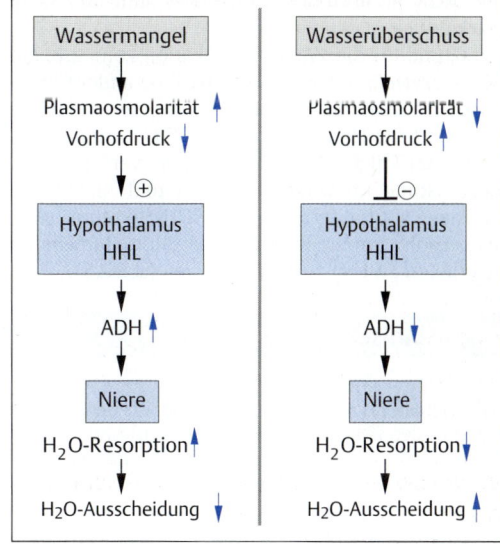

Abb. 9.1 Hormonale Regulation des **Wasserhaushalts**

lation der Osmorezeptoren gehemmt wird. Dadurch wird eine erhöhte Wasserausscheidung bewirkt (Abb. 9.**1**).

 Merke

Die Osmolalität der meisten intra- und extrazellulären Körperflüssigkeiten beträgt ca. 290 mosm/kg H_2O (oft noch: mosmol/kg). Ein Anstieg von nur 3 mosm/kg H_2O (< 1%) reicht aus, um die ADH-Sekretion der Neurohypophyse zu erhöhen und Durstgefühle entstehen zu lassen.

Pathophysiologie bei gestörter Wasserbilanzierung

Wasserintoxikation: Ein großer Überschuss an Wasser (z.B. durch Wasserretention), der regulativ nicht ausgeglichen wird, führt zu einer *Wasserintoxikation*. Dabei sind eine Hypoosmolalität und eine (relative) Hyponatriämie charakteristisch. Sowohl

Tab. 9.**2** Tägliche **Wasserverluste** in ml, in Ruhe, bei Wärme und bei körperlicher Arbeit (nach Biesalski u. a., Thieme 1999)

	Normalbedingungen	warmes Wetter	körperliche Arbeit
Haut	350	350	350
Lunge	350	250	650
Urin	1400	1200	500
Schweiß	100	1400	5000
Stuhl	100	100	100
gesamt	2300	3300	6600

Physiologie

der Extra- als auch der Intrazellulärraum sind dabei stark erweitert.

Ein Grund für die Wasserintoxikation kann z.B. ein ADH-sezernierender Tumor sein. Eine andere mögliche Ursache ist das Absinken des effektiven Plasmavolumens bei Herzinsuffizienz. Dabei befindet sich ein großer Teil des Blutes aufgrund der verminderten Herzleistung im venösen System und nimmt am Kreislauf vermindert teil. Die ADH-Sekretion wird also erhöht, um die Erhöhung des Blutvolumens im arteriellen System zu gewährleisten (s. 9.2.5).

Klinischer Bezug

Ist die oben beschriebene Wasserretention ein akutes Geschehen, so kommt es durch die Wassereinlagerung in den Zellen des ZNS (**Hirnödem**) und die beschränkten Ausdehnungsmöglichkeiten des Gehirns zu zentralen Ausfallerscheinungen.

Ein **Wasserdefizit** hingegen entsteht, wenn zu wenig Wasser aufgenommen (getrunken) wird. Hyperosmolalität und Hypernatriämie entstehen sowohl im Extra- als auch im Intrazellulärraum.

Der **Diabetes insipidus** ist eine Erkrankung, bei der entweder durch eine mangelhafte ADH-Produktion oder -Sekretion (Diabetes insipidus neurohormonalis oder zentrale Form) oder durch eine renale Störung, bei der ADH keinen Effekt auf die Niere hat (Diabetes insipidus renalis oder nephrogene Form), ein funktioneller ADH-Mangel besteht. Dadurch kommt es zu sehr großen Wasserverlusten über die Niere, die nicht genügend ausgeglichen werden können.

Klinischer Bezug

Eine akute **Dehydratation** hat durch die akute Schrumpfung des Extra- und Intrazellulärraumes die Schrumpfung der Zellen im ZNS zur Folge und bringt zentrale Ausfallerscheinungen mit sich.

9.1.4   Natrium

Siehe auch Biochemie Kap. 14.5

Vorkommen in der Nahrung, Aufnahme und Abgabe

Die Natriumaufnahme erfolgt hauptsächlich über die Nahrung in Form von Kochsalz (NaCl). Täglich nimmt man durchschnittlich ca. 7,5 g NaCl oder 3 g Na (130 mmol) zu sich (1 mmol Na entspricht 23 mg, 1 mmol Cl entspricht 35 mg). Die individuellen, nahrungsbedingten Unterschiede sind jedoch erheblich und erstrecken sich von wenigen mmol bis zu 1000 mmol pro Tag. Die minimale Zufuhr wird für einen Erwachsenen auf ca. 550 mg Na geschätzt, für Cl auf 830 mg/d (die Menge für Cl ergibt

sich wenn man die Na-Menge mit 1,5 multipliziert). Die Menge Kochsalz erhält man, wenn man die Na-Menge mit 2,5 multipliziert, also 1,5 g/d.

Die Natriumausscheidung erfolgt über die Niere.

Extra- und intrazelluläre Konzentration

Im Körper eines Erwachsenen befinden sich etwa 100 g Natrium (3150 mmol). Davon befinden sich 50 % (135–145 mmol/l) extrazellulär, 40–45 % im Knochengewebe und ca. 5–10 % (10 mmol/l) intrazellulär.

Natrium und das weiter unten beschriebene Chlorid sind die quantitativ wichtigsten Ionen des Extrazellulärraums. Beide bestimmen dessen Gesamtvolumen und osmotischen Druck.

Der Natriumhaushalt ist einem ähnlichen Regelkreis unterworfen wie der Wasserhaushalt. Wenn die gleiche Menge an Natrium aufgenommen wie ausgeschieden wird, besteht ein Gleichgewicht. Wird dieses Gleichgewicht auf irgendeine Weise gestört, so kann es zu Entgleisungen des Volumens des Intra- und Extrazellulärraumes kommen (Natriumkonzentrationen s. Tab. 9.**1**). Ungefähr ein Drittel des Gesamtkörpernatriums ist in den Knochen eingebaut und daher für die Natriumhaushaltsregulation nicht verfügbar.

Regulation, Natriummangel und -überschuss

Die Regulation der Natriumausscheidung über die Niere erfolgt unter der Mitwirkung von *Aldosteron*. Ein **Salzmangel** verursacht einen Abfall der Plasmaosmolalität. Dadurch sinkt die ADH-Sekretion und Wasser wird vermehrt ausgeschieden, was eine Verminderung des Extrazellulärraumes bewirkt (s. 9.1.3). Das dadurch entstandene verminderte Plasmavolumen führt zu einer erhöhten Freisetzung von **Renin** (s. 9.2.8). Dieses spaltet von dem in der Leber produzierten *Angiotensinogen* 2 Aminosäuren ab. Das so entstandene *Angiotensin I* wird wiederum durch *Angiotensin converting enzyme (ACE)* in *Angiotensin II* umgewandelt. **Angiotensin II** schließlich führt zu einer Vasokonstriktion und damit verbundenem Blutdruckanstieg, daneben stimuliert es das Durstgefühl und die Freisetzung von Aldosteron aus der *Nebennierenrinde*. **Aldosteron** fördert die Rückresorption von Natrium im *distalen Tubulus* und im *Sammelrohr* der Niere, erzielt also eine *Natriumretention*. Durch diese Natriumretention wird sekundär auch Wasser retiniert, was zur Normalisierung des Extrazellulärrumes führt (Abb. 9.**2**).

Ein Salzmangel kann über mehrere Mechanismen entstehen. Salz kann verloren gehen durch:

■ Erbrechen,
■ Diarrhö,
■ Blutungen,
■ Diuretika.

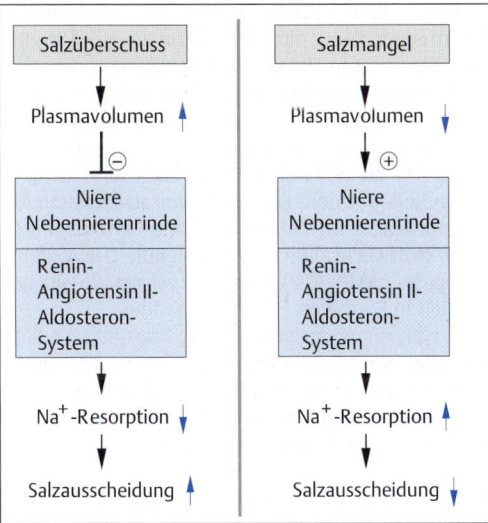

Abb. 9.2 Hormonale Regulation des **Salzhaushalts**

- Die beschriebene Wasserverschiebung in das Gewebe findet vor allem auch im Gehirn statt. Es kommt zu zentralnervösen Störungen wie Kopfschmerzen, Erbrechen, Bewusstseinsstörungen und generalisierte Krämpfe.

Ein **Salzüberschuss** bewirkt eine Erhöhung der Plasmaosmolalität. Dies führt zum Anstieg der ADH-Sekretion und damit zur Wasserretention, was eine Erweiterung des Extrazellulärraumes bewirkt. Dies hemmt das *Renin-Angiotensin-Aldosteron-System* (s. 9.2.8), und Aldosteron wird vermindert ausgeschüttet. Das Fehlen von Aldosteron bewirkt eine vermehrte Ausscheidung von Natrium und sekundär von Wasser. Dies führt zur Normalisierung des Extrazellulärraums (Abb. 9.2).

Ein Salzüberschuss kann verursacht werden durch eine erhöhte Aufnahme oder eine unzureichende Ausscheidung (z. B. bei Niereninsuffizienz). Die Folge sind eine *Erweiterung des Plasmavolumens* und die Entstehung von *Ödemen* (durch die Vergrößerung des interstitiellen Raumes), da ein Salzüberschuss eine Wasserretention mit sich zieht.

 Klinischer Bezug

Die Erweiterung des Plasmavolumens bei Salzüberschuss führt zum **Volumenhochdruck**. Deshalb sollten Patienten mit Bluthochdruck genau auf ihre Salzaufnahme achten (< 6 g NaCl/d).

9.1.5   Kalium

Vorkommen in der Nahrung, Aufnahme und Abgabe

In der Nahrung ist Kalium in allen Lebensmitteln vorhanden. Gemüsesorten wie Spinat, Mangold oder Feldsalat oder einige Obstsorten (z. B. Bananen) enthalten viel Kalium. Ein exakter Tagesbedarf lässt sich für Kalium (1 mmol = 39 mg) nicht bestimmen. Für einen Erwachsenen ergibt sich ein geschätzter Mindesbedarf von 2 g/d. Mit der Nahrung werden 50–100 mmol Kalium pro Tag im oberen Dünndarm aufgenommen. Die gleiche Menge an Kalium wird pro Tag auch wieder ausgeschieden, davon 90 % über den Harn durch die Niere und 10 % mit dem Stuhl durch das Colon.

 Klinischer Bezug

Eine **hohe Kaliumzufuhr** wirkt Blutdruck-senkend und rechtfertigt eine erhöhte Kaliumzufuhr über den Mindestbedarf.

Extra- und intrazelluläre Konzentration

Kalium ist das intrazelluläre Hauptkation (140 mmol/l). Es ist mit Phosphat und Proteinen für den Intrazellulären osmotischen Druck verantwortlich. Für die Verteilung von Kalium sind die Na^+-K^+-Pumpe und die K^+-Permeabilität der Zellen verantwortlich (Tab. 9.1). Die extrazelluläre Kaliumkonzentration (3,5–5 mmol/l), obwohl sie nur ca. 1–2 % des Gesamtkörperkaliums ausmacht, ist die regulativ wichtige Größe, weil über sie der ganze Kaliumhaushalt reguliert wird. Das Gesamtkörperkalium ist frei austauschbar, im Gegensatz zum Natrium, das teilweise festgebunden vorliegt.

Regulation, Zusammenhang zw. K^+ und Säure-Basen-Haushalt

Die **akute Regulation** erfolgt hauptsächlich über Verschiebungen zwischen dem intra- und extrazellulären Raum. Ein Anstieg der Kaliumkonzentration im Extrazellulärraum bewirkt eine *Insulinausschüttung*, die wiederum die Aufnahme des Kaliums in die Zelle fördert. *Aldosteron*, *Adrenalin* und eine Alkalose (Ergebnis: *hypokaliämische Alkalose*) haben dieselbe Wirkung. Die Azidose (Ergebnis: *hyperkaliämische Azidose*) hat die entgegengesetzte Wirkung. Eine Alkalose bzw. Azidose beeinflusst die intra- und extrazelluläre Kaliumkonzentration folgendermaßen: Um der *Alkalose* entgegenzuwirken, werden aus der Zelle H^+-Ionen im Antiport mit K^+-Ionen ausgeschieden; Dadurch fällt die extrazelluläre Kaliumkonzentration. Eine *Azidose* bewirkt eine H^+-Aufnahme in die Zelle, wodurch K^+-Ionen vermehrt aus der Zelle ausgeschieden werden.

Physiologie

Die **Langzeitregulation** erfolgt vor allem über aktive Sekretion in den *distalen Tubulus*. Dieser Weg bietet den Vorteil, dass auch bei herabgesetzten Filtrationsraten eine renale Elimination zumindesten teilweise noch stattfinden kann. Kalium wird am *Glomerulus* filtriert, im *proximalen Tubulus* und in der *Henle-Schleife* zu 85–90 % resorbiert und im *distalen Tubulus* zusätzlich sezerniert. Das Ausmaß dieser Sekretion hängt von der Kaliumkonzentration des Blutes ab und wird von Aldosteron und der Na^+-Ausscheidung beeinflusst (eine erhöhte Na^+-Resorption wegen erhöhter Aldosteronsekretion bewirkt eine erhöhte K^+-Sekretion). Diese Regulation ist sehr wichtig, da die Einhaltung eines engen Normbereichs der extrazellulären Kaliumkonzentration lebensnotwendig ist.

K^+-Magel und -überschuss

Veränderte K^+-Plasmakonzentrationen haben direkten Einfluss auf das Membranpotenzial K^+-selektiver Zellen. Eine **Hypokaliämie** *hyperpolarisiert* und eine **Hyperkaliämie** *depolarisiert* das K^+-Gleichgewichtspotenzial der Zellmembran.
Bei einer Unterzuckerung (Hypoglykämie, z. B. durch Fasten) oder Insulimangel verlieren Zellen K^+. Eine Nahrungszufuhr bei ausgehungerten Patienten oder eine Insulingabe beim Diabetiker führt entsprechend zu einer gefährlichen intrazellulären *Hyperkaliämie*.

Klinischer Bezug

Ein *Kaliummangel* kann zu kardiovaskulären und neuromuskulären Störungen führen, ein *Kaliumüberschuss* zu Herzrhythmusstörungen (s. Kap. 3).

9.1.6   Calcium und Phosphat
(s. a. Biochemie 14.6).

Vorkommen in der Nahrung, Aufnahme und Abgabe, Aufgabe

Calcium macht 2 % des Körpergewichtes einer Erwachsenen aus (1 mmol = 40 mg). Calcium wird mit der Nahrung aufgenommen, wobei Milchprodukte und Eier besonders calciumhaltig sind. Die Resorption erfolgt zum einem über einen aktiven steurbaren, tranzellulären Transport in Duodenum und proximalen Jejunum, sowie über eine nicht beeinflussbare parazelluläre Aufnahme über die gesamte Darmschleimhaut. Das Hauptspeicherorgan für Calcium ist der Knochen. Zu 90 % wird Calcium mit dem Stuhl und zu 10 % hormonell reguliert über die Niere im Urin ausgeschieden. Daneben werden kleine Mengen über die Galle- und Pankreassekretion und Schweiss veloren.
Calcium wird nicht nur für den Aufbau des *Skeletts*, sondern auch für zahlreiche *biologische Vorgänge*

benötigt. Über Calcium werden z. B. Hormonausschüttungen, Transmitterfreisetzungen, die Aktivität mancher Enzyme, die Gerinnung, die elektromechanische Koppelung und andere Vorgänge geregelt.
Phosphat (1 mmol = 31 mg) kommt in fast allen Lebensmitteln vor, besonders Fleisch und Fisch enthalten bis zu 200 mg/100 g. Es ist das wichtigste intrazelluläre Anion. Es kommt vor als Baustein der Phospholipiede in Zellwänden und als Bestandteil vieler stoffwechselwichtiger Moleküle (DNA, Phospholipide, cAMP, ATP). Phosphat ist im Blut hauptsächlich in Form von HPO_4^{2-} vorhanden.
Ein Erwachsener enthält ca. 700 g Phosphat. Ca. 1,4 g Phosphat werden pro Tag mit der Nahrung aufgenommen. Davon werden 0,9 g im Jenunum absorbiert, und ungefähr die gleiche Menge (0,9 g) wird im Urin ausgeschieden.

Extra- und intrazelluläre Konzentration

Calcium ist das im Körper in größter Menge vorhandene Kation (Tab. 9.**1**). Im Körper ist es zu 99 % in den *Knochen* eingebaut, nur 1 % befindet sich in den Körperflüssigkeiten. Die Ca^{2+}-Konzentration im Serum liegt zwischen 2,3 und 2,7 mmol/l. *40 %* davon sind *proteingebunden* und daher nicht frei filtrierbar, die restlichen *60 %* sind durch die Kapillarwand *frei filtrierbar*. Wiederum *80 %* hiervon machen das *freie, ionisierbare Calcium* aus. Die restlichen *20 %* bestehen aus *komplex gebundenem Calcium* (z. B. Calciumphosphat). Die Menge des proteingebundenen Calciums ist von dem pH-Wert des Blutes abhängig. Bei einer Alkalose steigt die Proteinbindung, bei einer Azidose sinkt sie.

Klinischer Bezug

Eine Alkalose, die eine erhöhte Proteinbindung des Calciums bewirkt, kann eine funktionelle Hypokalzämie hervorrufen. Diese wiederum kann eine **Tetanie** zur Folge haben.

Die Hauptmenge des Phosphats (85 %) befindet sich wie auch beim Calcium im Knochen als *Calciumphosphat*; 15 % sind in Zähnen und Weichteilen und nur ca. < 1 % im Extrazellulärraum. Der Plasma-Phosphatspiegel unterliegt größeren Schwankungen als der Calcium-Plasmaspiegel und liegt zw. 0,7–1,5 mmol/l.
Da Calciumphosphatsalze schlecht löslich sind, besteht bei Überschreitung eines bestimmten Wertes des *Löslichkeitsproduktes* die Gefahr der Ausfällung.

Merke

Das *Löslichkeitsprodukt* ist gleich dem Produkt aus Ca^{2+}-Konzentration und Phosphatkonzentration.

Klinischer Bezug

Calciumoxalat, Calciumphosphat sind Calciumkristalle die vermehrt in Nierensteinen vorkommen. Bei erhöhten Konzentrationen im Harn durch verschiedene Ursachen, kann es zur Auskristallisierung (**Urolithiasis**) und somit zur Bildung von **Nierensteinen** kommen. Die Folge sind schmerzhafte Koliken.

Während der **Schwangerschaft** bzw. in der Stillzeit kann es zu einem Ca^{2+}-Mangel bei der Mutter kommen, da für die Entwicklung des kindlichen Skeletts sehr viel Ca^{2+} benötigt wird.
Änderungen der Calciumkonzentration im Serum führen zu Herzrhythmusstörungen, sichtbar im EKG (s. Kap. 3.1.3).

Regulation des Calcium- und Phosphathaushalts

Da die intrazelluläre Calciumkonzentration sehr niedrig ist, reicht eine sehr geringfügige Permeabilitätsänderung, um die intrazelluläre Konzentration erheblich zu ändern. Da Calcium aber an sehr vielen Regulationsmechanismen beteiligt ist, ist eine sehr präzise, komplizierte Regulation der extra- und intrazellulären Calciumkonzentration notwendig. Sie wird durch die *Ca^{2+}-ATPase-Pumpen* und die *Na^+/Ca^{2+}-Austauschpumpen* in der Zellmembran, durch *Transmittersubstanzen* und durch die Hormone *Parathormon*, *Vitamin-D-Hormon* (und Calcitriol als Metabolit hiervon) und *Calcitonin* (s. a. Biochemie 14.6.1) reguliert. Diese Hormone regulieren gemeinsam den Calcium- und Phosphathaushalt.

Ca^{2+} und Phosphat, -Mangel und -Überschuss

Langfristig muss für Calcium eine Mindestzufuhr von 500 mg/d sichergestellt sein. In Wachstumsphasen und bei Frauen nach der Menopause werden Tagemengen von 1500 mg empfohlen.
Die Osteoporose stellt den größten Anteil an den *Ca-Mangelerscheinungen* und äußert sich in Form von Wirbelfrakturen und Oberschenkelhalsbrüchen. Hohe Calciumzufuhren führen nur in Verbindung mit Vitamin D zu einem Calciumüberschuss. Es kommt zu den oben beschriebenen Ausfällungen von Calcium und Phosphat in den betroffenen Organen.
Ein Phosphormangel ist nicht bekannt, nur im Rahmen einer parenteralen Ernährung sind Mangelerscheinungen in Form von allgemeiner Schwäche beschrieben.

9.1.7 Magnesium

Vorkommen in der Nahrung, Aufnahme und Abgabe, Aufgabe

Magnesium ist das zweitwichtigste intrazelluläre Kation. Ein Erwachsener besitzt ca. 24 g Magnesium/1000 mmol (1 mmol = 24 mg). Wichtig ist Magnesium als *Chelatbildner* und als *Katalysator* vieler Reaktionen. Es ist nur in wenigen Lebensmittel wie Vollkornprodukten ausreichend vorhanden. Der tägliche Bedarf beläuft sich auf 3–4,5 mg/kg Körpergewicht.
Ungefähr 35 % des täglich aufgenommenen Magnesiums werden im oberen Abschnitt des Dünndarms resorbiert, die Ausscheidung der gleichen Menge erfolgt über die Niere. Die Regulation hiervon geschieht parallel zum Calcium.

Extra- und intrazelluläre Konzentration

Die normale Plasmakonzentration beträgt 0,8–1 mmol/l. Davon liegen etwa 55 % in ionisierter Form, 32 % proteingebunden und 13 % komplexgebunden vor. Das gebundene Magnesium des Menschen ist kommt vor allem intrazellulär (31 %) (s. Tab. 9.1) und im Knochen (67 %) vor.

Regulation des Magnesiumhaushalts

In der Niere wird Magnesium tubulär reabsorbiert. Dieser Mechanismus wird durch Parathormon gesteigert und durch ADH, Aldosteron, Thyreoidhormon und Wachstumshormone reduziert. Eine erhöhte Calciumzufuhr setzt die Reabsorbtion ebenfalls herab.

Mg-Mangel und -Überschuss

Ein Magnesiummangel, z.B. in Folge eines Hyperaldosteronismus, führt zu Parästhesien und auf noch nicht bekannte Weise zu einer Senkung der Plasmakonzentration von Ca^{2+} und dadurch zu einer erhöhten Tetanieneigung. Die erhöhte Empfindlichkeit gegenüber Adrenalin und Noradrenalin führt bei Mg-Mangel zu Rhythmusstörungen und Herzschmerzen. Beim Hyperaldosteronismus führt die erhöhte Aldosteronsekretion zu einer Retention von Na^+ und einer erhöhten Ausscheidung von K^+, Mg^{2+} und H^+.
Von größerer Bedeutung ist die therapeutische Überdosierung, in Bezug auf Kardioprotektion, nächtliche Wadenkrämpfe und Wehenhemmung.

9.1.8 Säure-Basen-Haushalt

Siehe 5.10 und 9.1.5

9.2 Niere

Die Niere ist ein Ausscheidungsorgan. Es ist ihre Aufgabe, die Homöostase des Salz- und Wasserhaushalts zu erhalten, Stoffwechselendprodukte und Fremdstoffe zu eliminieren und bestimmte Hormone zu bilden. Sie ist der Ort zahlreicher Stoffwechselvorgänge.

Physiologie

9.2.1 Bau und Funktion

Das **Nephron** ist die funktionelle Einheit der Niere. Jede Niere hat ca. 1,2 Millionen Nephrone. Das Nephron besteht aus einem *Glomerulus* mit einer *Bowman-Kapsel*, einem *proximalen Tubulus*, einer *Henle-Schleife*, einem *distalen Tubulus* und einem *Sammelrohr*, das es mit mehreren anderen Nephronen teilt. Zum Glomerulus verläuft ein *Vas afferens*, das sich hier in Kapillaren aufzweigt. Diese vereinigen sich zu einem *Vas efferens*, aus dem die *peritubulären Kapillaren* entspringen. Aus den Kapillaren des Glomerulus wird der *Primärharn* in den Kapselraum der Bowman-Kapsel filtriert. Dieses Filtrat gelangt in den Tubulus und wird zu einem großen Teil wieder in die Blutbahn resorbiert. Der Rest wird zusammen mit den Stoffen, die von den Tubuluszellen in das Tubuluslumen sezerniert wurden, als Urin ausgeschieden.

Die Niere besitzt zwei **Typen von Nephronen**:
- kortikale Nephrone und
- juxtamedulläre Nephrone.

Kortikale Nephrone besitzen eine kurze Henle-Schleife und ein ähnliches peritubuläres Kapillarnetz wie die meisten anderen Gewebe des Körpers. Juxtamedulläre Nephrone haben eine lange Henle-Schleife, die von den langen Kapillaren ihres peritubulären Kapillarnetzes haarnadelförmig begleitet werden. Diese Kapillaren sind die einzigen, die das Mark versorgen, und sie spielen bei der Urinkonzentrierung eine wichtige Rolle (s. 9.2.6).

9.2.2 Durchblutung

Die Niere wird von der *A. renalis* versorgt. Sie teilt sich in die *Aa. interlobares* auf und weiter in die *Aa. arcuatae*. Diese verlaufen zwischen Rinde und Mark. In Richtung Rinde zweigen sich die *Aa. interlobulares* ab, denen die Vasa *afferentia* entspringen. Diese bilden die Kapillaren des Glomerulus, vereinigen sich zu den *Vasa efferentia* und bilden dann das *peritubuläre Kapillarnetz*. Über *Vv. interlobulares*, *Vv. arcuatae*, *Vv. interlobares* und die *V. renalis* erreicht das Blut die *V. cava*.

Die Nierendurchblutung (renaler Blutfluss) macht 20 bis 25 % des gesamten Herzzeitvolumens aus und beträgt durchschnittlich 1,2 l/min. Die Verteilung dieses Blutes auf Rinde und Mark ist ungleichmäßig. Ca. 90 % erhält die Rinde. Die restlichen 10 % sind auf das Mark verteilt, wobei das innere Mark nur 1–2 % erhält.

Renaler Blut- und Plasmafluss

Die Bestimmung des renalen Blutflusses (*RBF*) erfolgt, indem man zuerst den renalen Plasmafluss (*RPF*) bestimmt. Hierzu wird eine Testsubstanz benötigt, die nicht nur glomerulär filtriert wird, sondern auch im Tubulus stark sezerniert und dadurch fast vollständig ausgeschieden wird. Die Clearance

(s. 9.2.3) dieser Substanz ist dann gleich dem renalen Plasmafluss. Solch eine Substanz ist Paraaminohippurat (PAH), das zu 90 % ausgeschieden wird.

Man setzt die Menge PAH, die arteriell in die Niere fließt, der Menge PAH gleich, die ausgeschieden wird. Dabei ergibt sich folgende Gleichung:

$$RPF \cdot P_{PAH} = V_U \cdot U_{PAH}$$

RPF ist der renale Plasmafluss, P_{PAH} die PAH-Konzentration im Plasma, V_U das Urinzeitvolumen (Urinvolumen, das pro Zeiteinheit ausgeschieden wird) und U_{PAH} die PAH-Konzentration im Urin. Wird die Gleichung umgestellt, so ergibt sich die Gleichung für die Berechnung des renalen Plasmaflusses (der gleichzeitig die PAH-Clearance ist, 9.2.3):

$$RPF = V_U \cdot U_{PAH}/P_{PAH} \text{ (Einheit: ml/min)}$$

Mithilfe des RPF kann man den RBF errechnen:

$$RBF = RPF/(1 - \text{Hämatokrit})$$

O₂-Verbrauch und Verwendung

Der **O₂-Verbrauch** der Niere pro Minute beträgt ca. 18 ml und wird hauptsächlich für den oxidativen Stoffwechsel verwendet, da die Niere für ihre aktiven Transportprozesse viel Energie braucht.

Der Abfall des **Blutdruckes** von der A. renalis zu den Glomeruluskapillaren ist relativ gering. Dies hat zur Folge, dass der hydrostatische Druck, der für die effektive Filtration benötigt wird, hoch bleibt. Die Vasa efferentia jedoch bieten einen hohen Strömungswiderstand. Dies wiederum hat zur Folge, dass der hydrostatische Druck abfällt und die Resorption aus den Nierentubuli erleichtert wird.

9.2.3 Filtration

Primärharn

Das *Malpighi-Nierenkörperchen* (s. Anatomie 8.6.1) fungiert als Filter der Niere. Es besteht aus dem *Glomerulus* und der *Bowman-Kapsel*. Der Glomerulus stülpt sich in die Kapsel hinein, wodurch zwei Blätter der Kapsel entstehen. Im Zwischenraum dieser beiden Blätter wird der *Primärharn* zuerst abgefiltert und dann in den Nierentubulus abgeleitet. Dabei muss er bei der Filtration drei Schichten überwinden:
- Endothel,
- Basalmembran und
- Epithel (s. a. Histologie).

Die Durchlässigkeit des Filters wird bestimmt durch die *Porenweite* der Membran und durch die negative *Wandladung*.

Ungefähr ein Fünftel des am Glomerulus entlangfließenden Plasmas, also des renalen Plasmaflusses, wird filtriert. Filtriert werden alle im Plasma gelösten Stoffe, die einen Molekülradius von weniger als 1,8 nm haben. Stoffe in der Größenordnung zwischen 1,8 nm und 4,4 nm können, abhängig von ihrer Ladung, teilweise filtriert werden. Größere Stoffe werden gar nicht filtriert. Dadurch können die zellulären Bestandteile des Blutes, Proteine, sowie die kleinmolekularen Stoffe, die eine Proteinbindung eingegangen sind, *nicht* filtriert werden.

Bestimmung der glomerulären Filtrationsrate

Durchschnittlich werden 125 ml Primärharn pro Minute von beiden Nieren zusammen abfiltriert. Diese Größe, die glomeruläre Filtrationsrate (GFR) kann, ähnlich der Messung des RPF, mithilfe einer Indikatorsubstanz bestimmt werden. Dazu wird eine Substanz benötigt, die *frei filtrierbar* ist, aber im späteren Verlauf des Nierentubulus *weder resorbiert noch sezerniert noch verstoffwechselt* wird. Nur die ursprünglich filtrierte Menge wird ausgeschieden. Für die Messung wird **Inulin** verwendet. Man setzt die glomeruläre Filtrationsrate mal der Plasmakonzentration von Inulin gleich dem Urinzeitvolumen mal der Urinkonzentration von Inulin. Wenn man diese Gleichung auflöst, erhält man die Formel für die glomeruläre Filtrationsrate (die wieder auf der Formel Menge = Konzentration · Volumen basiert):

$$GFR = U_{IN} \cdot V_U / P_{IN} \ (Einheit: ml/min)$$

U_{IN} ist die Urinkonzentration von Inulin, V_U ist das Urinzeitvolumen, und P_{IN} ist die Plasmakonzentration von Inulin. Dabei ist die glomeruläre Filtrationsrate gleich der Clearance (s. u.) von Inulin.

Die GFR ist zu der Körperoberfläche proportional. Bei 1,73 m² Körperoberfläche sollte die GFR 120 ml/min betragen. Dies bedeutet, dass bei einem 70 kg schweren Menschen, der ca. 17 l austauschbare Extrazellulärflüssigkeit besitzt, 180 l pro Tag filtriert werden. Diese große Menge kann natürlich bei weitem nicht ausgeschieden werden (s. 9.2.5)!

Filtrationsfraktion

Die **Filtrationsfraktion** ist die glomeruläre Filtrationsrate pro renalem Plasmafluss (GFR/RPF) und beträgt ca. 0,2. Sie besagt, wie viel des am Glomerulus vorbeifließenden Plasmas filtriert wird.

Die GFR ist von folgenden Faktoren abhängig:
- von der hohen *Wasserdurchlässigkeit* (hydraulische Leitfähigkeit) des Filters,
- von der *Filterfläche*,
- von dem *effektiven Filtrationsdruck*.

Effektiver Filtrationsdruck

Der **effektive Filtrationsdruck** errechnet sich aus dem *Blutdruck in der Glomeruluskapillare* und den diesem entgegenwirkenden Drücken: den *Druck in der Bowman-Kapsel* und den onkotischen (kolloidosmotischen) *Druck in der Kapillare*, der durch die Plasmaproteine verursacht wird. Der effektive Filtrationsdruck beträgt ca. 15 mmHg. Dieser Druck herrscht am afferenten Ende der Kapillare. Durch die Filtration von Wasser entlang der Kapillare wird die Konzentration der Proteine in der Kapillare erhöht. Dadurch erhöht sich der onkotische Druck; der effektive Filtrationsdruck fällt. Wenn der effektive Filtrationsdruck auf Null gefallen ist, besteht ein *Filtrationsgleichgewicht*. Die GFR lässt sich unabhängig vom RPF beeinflussen, indem einer dieser Drücke variiert wird.

 Klinischer Bezug

Beim **multiplen Myelom** (Plasmozytom) steigt die Proteinkonzentration im Plasma pathologisch an. Der dadurch erhöhte onkotische Druck verursacht beim Gleichbleiben der anderen Drücke einen Abfall des effektiven Filtrationsdrucks.

Die **Regulierung der GFR** erfolgt durch Variierung des afferenten Strömungswiderstands. Dessen Erhöhung bewirkt einen Abfall des effektiven Filtrationsdrucks und umgekehrt (s. 9.2.7).

 Merke

Im Nierenkreislauf ist der onkotische Druck im Vas afferens niedriger als im Vas efferens.

 Merke

Die Reinigung des Filters von Stoffen, die zwischen den Poren hängen geblieben sind, erfolgt mithilfe von *Mesangiumzellen*, die diese phagozytieren.

Pathophysiologie renaler Resorptions- und Sekretionsprozesse s. 9.2.10.

9.2.4 Transport an renalen Epithelien

Siehe auch 1.3.

Die prinzipiellen Eigenschaften und Aufgaben der renalen Epithelien sind:
- Resorption und Sekretion sowie die damit verbundene Harnkonzentrierung,
- Bildung der ableitenden Harnwege,
- Stoffwechsel und Hormonbildung.

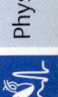

Physiologie

9.2.5   Resorption, Sekretion

Im Nierentubulus werden an unterschiedlichen Stellen manche Stoffe wieder resorbiert, manche sezerniert, und manche werden an unterschiedlichen Stellen und je nach Stoffwechsellage sowohl sezerniert als auch resorbiert (Abb. 9.**3**):

Resorbiert werden

■ Wasser,
■ anorganische Substanzen wie Na^+, Cl^-, K^+, Ca^{2+}, CO_2, HCO_3^- und
■ organische Stoffe wie Glucose, Aminosäuren, Harnstoff, Harnsäure, Lactat, Proteine, etc.

Sekretion:

■ *transzellulär* oder *parazellulär* werden sezerniert
– körpereigene Stoffwechselprodukte (Sulfate, Harnsäure, Hippurat, etc.),
– körperfremde Stoffe (Medikamente und Gifte)
■ *zellulär* sezerniert werden Stoffe, die in der Tubuluszelle entstehen, z.B.
– NH_3,
– H^+

Die **Transportvorgänge** am Nephron werden unterteilt in aktive und passive Transportvorgänge. Diese sind oft miteinander verbunden, indem ein aktiver Vorgang einen passiven mit sich zieht. Das nennt sich sekundär-aktiver Transport. *Passive Transport-*

vorgänge entstehen, wenn ein Gefälle besteht, sei es elektrischer oder chemischer Natur. *Aktive Vorgänge* benötigen eine Pumpe oder einen Carrier, die Energie verbrauchen (zu den zellulären Transportvorgängen s. a. Kap. 1).

Der proximale Tubulus

Der proximale Tubulus enthält Zellen, die luminal einen *Bürstensaum* und basolateral *Einfaltungen* der Zellmembran haben. Die dadurch erreichte Vergrößerung der Zelloberfläche dient der Resorption großer Wasser- und Na^+-Mengen. Die Energie, die die Na^+-K^+-ATPase hierfür benötigt, wird von der großen Zahl von *Mitochondrien* geliefert, die für den proximalen Tubulus typisch sind. Da die Schlussleisten der Epithelien in diesem Abschnitt sehr schmal sind, wird die Aufrechterhaltung von Unterschieden der Osmolarität zwischen Lumen und Interstitium der Niere unmöglich. Die Resorption von gelösten Stoffen zieht die Resorption von Wasser automatisch mit sich. Dadurch sind Salz- und Wasserresorption gekoppelt. Auch eine Potenzialdifferenz kann nicht aufrechterhalten werden.

Im proximalen Tubulus ist der Harn zuerst *isoton*. In diesem Abschnitt wird Na^+ im Cotransport mit z.B. Glucose, Phosphat, Acetat, Citrat, Lactat, Aminosäuren, K^+ und Ca^{2+} und im Antiport mit H^+ resorbiert. Der Na^+/H^+-Antiport wird für die Resorption von filtriertem Bicarbonat benötigt, bei der H_2CO_3 eine Zwischenstufe darstellt. Der Na^+-Cotransport verursacht einen elektrischen Gradient, der die passive parazelluläre Cl^--Resorption antreibt. Die Resorption der genannten gelösten Stoffe verursacht die Resorption von Wasser, die wiederum die Resorption gelöster Stoffe per *Solvent Drag* (s. Kap. 1.3.2) bewirkt.

Am Anfang des proximalen Tubulus entwickelt sich ein lumennegatives Potenzial, da die Na^+-Resorption hier schneller ist als die Cl^--Resorption. Später im Verlauf des proximalen Tubulus wird diese erhöhte Cl^--Konzentration im Lumen die treibende Kraft für die Cl^--Resorption. Dadurch schlägt das *lumennegative* Potenzial in ein *lumenpositives* Potenzial um. Es kommt zu einer passiven parazellulären Resorption von Na^+, K^+, Mg^{2+} und Ca^{2+}. In dieser Phase wird Na^+ aber weiterhin auch aktiv resorbiert.

Beim Verlassen des proximalen Tubulus sind mehr als 90% der Glucose und der Aminosäuren resorbiert worden, 80% des Bicarbonats und der größte Teil der mit Na^+ cotransportierten Substanzen. Die Carrier von Glucose und Aminosäuren können gesättigt werden, wenn die Konzentration im Plasma sehr stark ansteigt und ein *Transportmaximum* erreicht wird. Dadurch erfolgt eine Glukosurie bzw. eine Aminoazidurie.

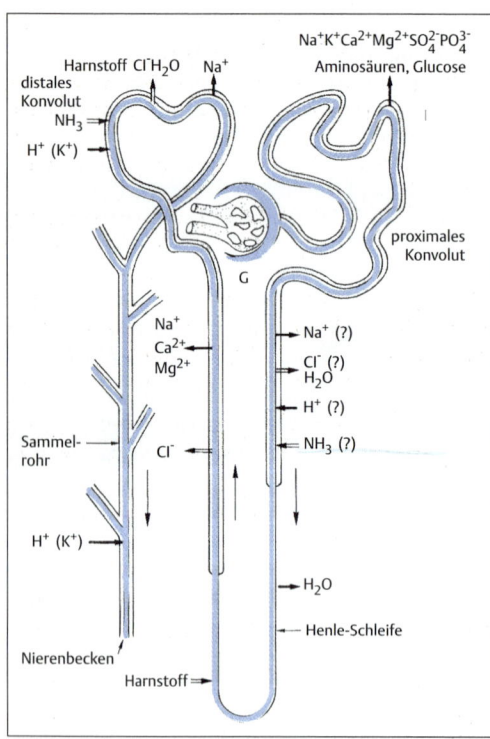

Abb. 9.**3 Sekretion und Resorption** entlang des Nephrons (aus Cotta, Thieme 1990)

Klinischer Bezug

Eine pathologische Glukosurie kann eines der ersten Zeichen für einen **Diabetes mellitus** sein, wobei die Blutzuckerkonzentration so stark ansteigt, dass die Glucosecarrier der Niere gesättigt werden.

Im proximalen Tubulus wird nicht nur resorbiert, auch Sekretionsvorgänge laufen ab. In diesem Bereich werden Säuren und Basen sezerniert, z.B. Oxalat, Urat, Histamin, Cholin. Hier werden viele Stoffe sezerniert, die zuvor in der Leber oder Niere mithilfe von Glucuronidierung, N-Acetylierung, etc. metabolisiert wurden.

Klinischer Bezug

Gicht (Hyperurikämie) und **Harnsteine** der Niere entstehen, wenn es zu einer verminderten renalen Ausscheidung der harnpflichtigen Harnsäure kommt oder wenn überhöhte Harnsäurewerte durch Störungen im Purinstoffwechsel zustande kommen.

Merke

Harnpflichtige Substanzen sind Stoffwechselendprodukte, die über die Niere ausgeschieden werden, z.B. Harnsäure, Ammoniak.

Henle-Schleife

Im *dicken absteigenden Teil* der Henle-Schleife wird ca. ein Viertel des filtrierten Wassers resorbiert. Der *dicke aufsteigende Teil* ist für Wasser undurchlässig. In diesem Teil wird ca. ein Drittel des filtrierten NaCl mithilfe vom Na^+-K^+-$2Cl^-$-Symportcarrier resorbiert.

Klinischer Bezug

Schleifendiuretika wie Furosemid wirken durch die Hemmung des Na^+-K^+-$2Cl^-$-Symportcarriers im aufsteigenden Schenkel der Henle-Schleife.

Der Tubulusharn wird an dieser Stelle durch die Resorption von NaCl und die Undurchlässigkeit für Wasser *hypoton*, während das Interstitium *hyperton* wird. Das transepitheliale Potenzial bleibt weiterhin *positiv*, wodurch die parazelluläre Resorption von Na^+, K^+, Mg^{2+} und Ca^{2+} auch in diesem Abschnitt weiterläuft.

Die Henle-Schleife spielt durch ihren Verlauf vom Mark zurück in die Rinde in dem Prozess der Harnkonzentrierung eine Hauptrolle (s. 9.2.6).

Distaler Tubulus und Sammelrohr

Die Anpassung der Endharnzusammensetzung an die Stoffwechselsituation wird im *distalen Tubulus* und im *Sammelrohr* reguliert. Adiuretin (ADH) dient der Wasserresorption (s. 9.1.4). Es bewirkt im distalen Tubulus, in den der Harn hypoton eintritt, eine *Isotonisierung* und im Sammelrohr eine *Hypertonisierung*. Dies geschieht durch die Öffnung der Wasserkanäle.

NaCl wird weiterhin resorbiert. Im distalen Tubulus geschieht dies durch den Na^+-Cl^--Cotransport. Im Sammelrohr wird Na^+ durch einen Na^+-Kanal resorbiert. Dadurch entsteht ein *lumennegatives* transepitheliales Potenzial, wodurch die parazelluläre Cl^--Resorption und K^+-Sekretion erleichtert wird. Die Hyperosmolarität des Harns wird daher immer mehr durch den Harnstoff verursacht (s. 9.2.6). Die NaCl-Konzentration kann im Endharn sehr stark reduziert werden, da NaCl im Sammelrohr auch gegen einen chemischen Gradienten resorbiert werden kann. Dies geschieht unter der Kontrolle von Aldosteron, das die Resorption von Na^+ und die Sekretion von K^+ fördert (s. 9.1.4). Im Sammelrohr werden auch, je nach Stoffwechsellage, H^+ bzw. HCO_3^- sezerniert.

Zur Ausscheidung von Säuren s.a. 5.10.3 und Nierenstoffwechsel Biochemie Kap. 20.

9.2.6 Harnkonzentrierung

Die Regelung des Ausmaßes der Harnkonzentrierung, abhängig von der Lage des Wasserhaushalts, ist eine Aufgabe der Niere. Dies ist eine wichtige Aufgabe, weil von ihr die Homöostase des Wasserhaushalts abhängt.

Wie bereits erwähnt, werden in der Niere pro Tag ca. 180 l Primärharn filtriert. Dieser Primärharn ist *plasmaisoton*, d.h. er hat eine Osmolalität von 290 mosm/kg H_2O. Ausgeschieden werden durchschnittlich jedoch nur 1,5 l/Tag. Dieser Wert kann pro Minute zwischen 0,35 ml und 25 ml schwanken, je nach Stoffwechsellage bzw. Wasseraufnahme.

Merke

Lösungen mit der gleichen Osmolalität wie das Plasma, werden *isoosmolal* genannt, welche mir höherer- bzw. niedriger Osmolalität *hyper-* bzw. *hypoosmolal*.

Ein Zustand der **Antidiurese** bedeutet, dass Wasser stark eingespart wird, das Urinzeitvolumen um 0,35 ml/min beträgt und der Harn bis zu einer Osmolalität von 1300 mosm/kg H_2O maximal konzentriert wird. Dies geschieht, wenn zu wenig Wasser aufgenommen wird. Ist das der Fall, so steigt die Plasmakonzentration von ADH, wodurch wiederum bewirkt wird, dass Wasserkanäle in die Sammelrohrwand

Physiologie

eingebaut werden, die eine erhöhte Wasserresorption ermöglichen.

Im Zustand der **Diurese** kann das Urinzeitvolumen bis zu 25 ml/min ansteigen und die Harnosmolalität bis zu einem Wert von 50 mosm/kg H$_2$O absinken. Dies geschieht, wenn mehr Wasser aufgenommen als verbraucht wird. Dabei fällt die Plasmakonzentration von ADH. Wasserkanäle in der Sammelrohrwand werden ausgebaut, und es kommt zu einer verminderten Wasserresorption.

Folgende **Voraussetzungen** müssen erfüllt sein, damit es in der Niere zu einer Harnkonzentrierung kommen kann:

- Ein *osmotischer Gradient* muss zwischen dem kortikalen und dem medullären Teil der Niere, mithilfe der Gegenstrom-Multiplikation (s. u.) und des NaCl-Transportes im dicken aufsteigenden Teil der Henle-Schleife, aufrechterhalten werden.
- Die *Blutversorgung im Gegenstromsystem* durch die Vasa recta muss bestehen.
- *Harnstoff* muss vorhanden sein, um den Kreislauf Sammelrohr → dicker aufsteigender Teil der Henle-Schleife → distaler Tubulus → dicker aufsteigender Teil der Henle-Schleife → Sammelrohr aufrechtzuerhalten.
- Das *Sammelrohr* muss durch die Anwesenheit von ADH *wasserdurchlässig* sein.

Gegenstromaustauschsystem

Ein funktionierendes Gegenstromaustauschsystem in der Niere ist Voraussetzung für die Harnkonzentrierung. Anhand eines Beispiels kann das Prinzip des Gegenstromaustauschsystems verdeutlicht werden: Wenn ein Vogel auf Eis steht, kühlt er trotzdem nicht aus. Seine Beinvenen und Beinarterien verlaufen eng benachbart in entgegengesetzter Richtung. Während das venöse Blut, das in den Beinen abgekühlt wurde, nach zentral fließt, fließt daneben das warme arterielle Blut nach peripher und gibt Schritt für Schritt auf jeder Ebene von seiner Wärme an das venöse Blut ab.

Das Gegenstromaustauschsystem funktioniert in der Niere mit der Harnkonzentrierung folgendermaßen: Die *Vasa recta* verlaufen, wie der Tubulus, *haarnadelförmig*. Zwei nebeneinander verlaufende Gefäße sind räumlich so nah aneinander, dass sie sich in ihrem Inhalt austauschen und angleichen können. Dabei wird nicht die Wärme, wie im Beispiel, sondern die Osmolalität beider Gefäßabschnitte angeglichen. Die *Osmolalität* steigt von der Rinde bis zum Mark kontinuierlich an. In der Rinde beträgt sie 290 mosm/kg H$_2$O, entspricht also der Osmolalität des Blutes, und an der Papillenspitze im Mark 1300 mosm/kg H$_2$O, was gleichzeitig der höchstmöglichen Harnosmolalität entspricht. Durch diesen *kortikomedullären osmotischen Gradienten* wird dem *zur Papille hinfließenden* arteriellen Blut Wasser entzo-

gen, welches wiederum von dem venösen Gefäß aufgenommen wird, das von der Papille zum Mark fließt und hyperosmolares Blut enthält. Dadurch wird dem Blut schon im äußeren Mark der größte Teil des Wassers entzogen. Das hat eine starke Konzentrierung der gelösten Stoffe in den Gefäßen in Papillennähe zur Folge.

Merke

Die *Osmolalität* beträgt in der Rinde 290 mosm/kg H$_2$O und im Mark 1300 mosm/kg H$_2$O.

Gegenstrom-Multiplikation: Der kortikomedulläre osmotische Gradient wird mithilfe der NaCl-Resorption im dicken aufsteigenden Schenkel der Henle-Schleife aufrechterhalten. Dabei wird an dieser Stelle zwar NaCl resorbiert, die Wand ist aber für Wasser undurchlässig. Durch das Ausströmen von NaCl, aber nicht von Wasser, kommt es zu einer Erhöhung der Osmolalität des Interstitiums. Da der dünne absteigende Schenkel der Henle-Schleife jedoch wasserdurchlässig ist, wird dem Tubulusharn an dieser Stelle aufgrund des hypertonen Interstitiums Wasser entzogen. Diese Wasserresorption wird dadurch verstärkt, dass der Tubulusharn im absteigenden Schenkel durch ein zunehmend hypertones und anschließend im aufsteigenden Schenkel durch ein zunehmend hypotones Interstitium fließt. Dabei kann auf jeder Ebene weiterhin Wasser resorbiert werden. Die geschilderte Kombination von NaCl-Pumpen und Gegenstromsystem ist die *Gegenstrom-Multiplikation*.

Harnstoff

Der Harnstoff kreist, wie bereits erwähnt, zwischen der Henle-Schleife, dem distalen Tubulus, dem Sammelrohr und dem Interstitium. Am Ende des proximalen Tubulus ist die Hälfte des Harnstoffs bereits resorbiert worden. In der Henle-Schleife diffundiert Harnstoff aus dem Interstitium in das Schleifenlumen, da das Interstitium an dieser Stelle sehr harnstoffreich ist. Der Harnstoff wird dann im Verlauf des distalen Tubulus und des äußeren medullären Sammelrohrs sehr stark konzentriert, da hier eine Wasserresorption stattfindet und die Wände harnstoffundurchlässig sind. Hier hat Harnstoff die Aufgabe der wichtigsten Osmolalitätskomponente des Harns und spart dadurch NaCl ein, das sonst diese Aufgabe übernehmen müsste. Die Wände des papillären Sammelrohrs sind für Harnstoff wieder durchlässig. Hier strömt er aufgrund des Konzentrationsgradienten wieder ins Interstitium des inneren Marks, und der Kreislauf fängt von vorne an. Harnstoff wird letztlich als harnpflichtige Substanz ausgeschieden.

Druckdiurese

Die Salz- und Wasserausscheidung steigt mit dem Blutdruck an, obwohl die Nierendurchblutung sich nicht ändert. Dies wird dadurch verursacht, dass die juxtamedullären Glomeruli nicht in dem Maße autoreguliert sind wie die kortikalen Glomeruli. Diese vermehrte Salz- und Wasserausscheidung heißt *Druckdiurese* und bewirkt eine Verkleinerung des Extrazellulärraums, was wiederum zum Abfall des systemischen Blutdrucks führt.

Diuretikawirkungen und Pathophysiologie s. 9.2.10.

9.2.7 Globale Nierenfunktion und Regulation

Normale Zusammensetzung des Endharns
- Osmolalität 250 – 1000 mosm/kg H_2O
- pH Wert 4,5 – 8,2
- Harnsäure 10 – 30 mmol/d
- Harnstoff 170 – 330 mmol /d
- Proteine 10 – 200 mg/d
- Glucose < 300 mg/d = 1,67 mmol/d
- Stickstoff 150 – 250 mg/d
- Kreatinin 5 – 20 μmol/d

Clearance

Die Clearance einer beliebigen Substanz ist das von dieser Substanz X befreite Plasmavolumen, wobei „befreit" mit „vollständig gereinigt" gleichzusetzen ist. Sie wird beeinflusst von der Menge der Substanz, die filtriert, sezerniert und resorbiert wird. Die Gleichung zur Berechnung der Clearance lautet:

$$\text{Clearance} = U_X \cdot V_U/P_X$$
$$(\text{Einheit}: \text{ml/min})$$

U_X ist die Urinkonzentration der Substanz, V_U das Urinzeitvolumen und P_X die Plasmakonzentration der Substanz. Die Clearance bestimmter Substanzen mit bestimmten Eigenschaften erlaubt Aussagen über bestimmte Funktionen der Niere (GFR, PFR) (s. o.).

Autoregulation: Die Nierendurchblutung unterliegt einer Autoregulation, die eine konstante, vom systemischen Blutdruck weitgehend unabhängige Durchblutung der Niere erlaubt. Diese Autoregulation erfolgt unabhängig von der nervalen Versorgung und von hormonellen Einflüssen. Bei einem mittleren Blutdruck des systemischen Kreislaufs zwischen 80 mmHg und 180 mmHg erhält diese Autoregulation innerhalb der Niere einen konstanten Blutdruck und somit einen konstanten renalen Plasmafluss sowie eine konstante glomeruläre Filtrationsrate. Bei einem systemischen Blutdruck unter 80 mmHg

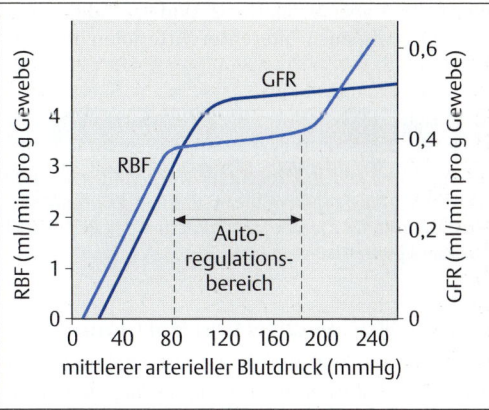

Abb. 9.**4** Die **Autoregulation der Niere** ermöglicht innerhalb eines systemischen Blutdruckbereiches eine Konstanthaltung des RPF und der GFR

kann die Niere jedoch nicht mehr gegenregulieren – es kommt zu einem Abfall der Nierendurchblutung und einem Stillstand der Filtration (Abb. 9.**4**).

Die Autoregulation erfolgt durch die Regulation des Widerstandes der Aa. interlobulares und der Vasa afferentia, die den Glomeruli vorgeschaltet sind. Zwei **Mechanismen** sie daran beteiligt, die jedoch noch nicht im Detail aufgeklärt sind:

- Bei der *myogene Reaktion (= Bayliss-Effekt)* reagieren die Aa. interlobulares und die Vasa afferentia auf eine Druckerhöhung mit einer Konstriktion. Zuerst reagieren die Gefäße, die am meisten stromaufwärts liegen. Je höher der Blutdruckanstieg, desto mehr stromabwärts liegende Gefäße müssen in die Reaktion mit einbezogen werden, damit der Druckerhöhung entgegengewirkt werden kann.

- Der *tubuloglomeruläre Feedback-Mechanismus* macht Gebrauch von der Tatsache, dass die Macula densa (s. Histologie 3.10), die sich in der Wand des distalen Tubulus befindet, Kontakt zum eigenen Glomerulus hat. Es wurde gezeigt, dass die Erhöhung der Cl^--Konzentration im Tubulus an der Macula densa einen Abfall der Filtration im Glomerulus bewirkt. Dabei spielt wahrscheinlich Renin, das hier gebildet wird, eine Rolle. Genauere Wirkungsmechanismen hierzu sind heute jedoch noch nicht bekannt. Dagegen fällt die glomeruläre Filtrationsrate bei einem NaCl-Konzentrationanstieg über Norm an der Macula densa.

Durch die myogene Reaktion werden der renale Blutfluss und die glomeruläre Filtrationsrate trotz systemischer Blutdruckschwankungen über präglomeruläre Widerstandsänderungen konstant gehalten. Der tubuloglomeruläre Feedback-Mechanismus reguliert die glomeruläre Filtrationsrate entsprechend den Bedürfnissen des Salz- und Wasser-

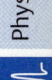

Physiologie

haushalts. Dabei können die Widerstände sowohl afferenter als auch efferenter Arteriolen reguliert werden.

Merke

Die *myogene Reaktion* ist verantwortlich für die *akute Regulation* der Nierendurchblutung, während die *Druckdiurese* für die *Langzeitregulation* des Blutdrucks zuständig ist.

9.2.8   Stoffwechsel und Hormonbildung

Die Niere ist nicht nur für die Ausscheidung harnpflichtiger Substanzen und für die Regulation des Elektrolyt- und Wasserhaushalts zuständig. Sie hat auch eine wichtige endokrine Funktion als Bildungsort mehrerer Hormone.

Renin-Angiotensin-System

Renin wird hauptsächlich in den *granulären Zellen* der Niere gebildet. Diese befinden sich im *juxtaglomerulären Apparat*, der sich aus den *Macula-densa-Zellen* des distalen Tubulus, den *afferenten und efferenten Arteriolen* des eigenen Glomerulus und dem *Polkissen*, bestehend aus *agranulären* und *granulären Zellen*, bildet (s. Histologie 3.10 und Biochemie 14.5.2).
Renin ist eine Proteinase, die aus dem juxtaglomerulären Apparat in die Blutbahn freigesetzt wird. Renin spaltet das Dekapeptid Angiotensin I von Angiotensinogen, das aus der Leber stammt, ab. Mithilfe des Converting-Enzyms aus der Lunge wird aus Angiotensin I das Oktapeptid Angiotensin II gebildet.
Reguliert wird das Renin-Angiotensin-System über den Blutdruck. Wenn der Blutdruck akut abfällt, kommt es zu einer Ausschüttung von Renin. Über eine Kettenreaktion kommt es zum Anstieg des Blutdrucks, wodurch die Renin-Ausschüttung über negative Rückkopplung gehemmt wird (s.o.).

Klinischer Bezug

Ist der mittlere arterielle Blutdruck erniedrigt, z.B. aufgrund einer einseitigen Stenose der Nierenarterie, kommt es in der betroffenen Niere zu einer Renin-Ausschüttung und dadurch zu einem **systemischen Hochdruck**.

Angiotensin II hat folgende Wirkungen auf mehrere Organsysteme:

- Im kardiovaskulären System führt Angiotensin II zu einer Vasokonstriktion der Arteriolen und somit zu einer Blutdruckerhöhung.
- Im ZNS führt es durch die Reizung des Kreislaufzentrums ebenfalls zu einer Vasokonstriktion und und löst dort den Durstmechanismus aus.

- An der Niere bewirkt Angiotensin II eine Vasokonstriktion der präglomerulären Gefäße, wodurch die GFR erniedrigt wird.
- In der Nebennierenrinde wird die Sekretion von Aldosteron stimuliert, wodurch die Na^+-Resorption erhöht wird. Dies verstärkt den salz- und wassersparenden Effekt der GFR-Verminderung.

Calcitriol

Calcitriol ist als wirksamer Metabolit des Vitamin-D-Hormons an der Regulation des Ca^{2+}-Haushalts beteiligt. Vitamin D wird mit der Nahrung aufgenommen oder mithilfe von Ultraviolettstrahlen in der Haut gebildet. In der Leber wird es zu 25-OH-Cholecalciferol hydroxyliert und im Plasma gespeichert. Bei Bedarf wird es in den Mitochondrien des proximalen Tubulus zu 1,25-OH-Cholecalciferol (Calcitriol) hydroxyliert. Die Konzentration des Calcitriols wird über die Regelung des Enzyms 1-alpha-Hydroxylase reguliert. Dieses wird von Parathormon stimuliert, das bei Hypokalzämie vermehrt ausgeschüttet wird. Calcitriol entfaltet seine Calcium-einsparende Wirkung an der Niere und dem Darm (s. a. Biochemie Kap. 14).

Klinischer Bezug

Durch eine Niereninsuffizienz kann es zu einem **Calcitriolmangelsyndrom** kommen. Dabei kann die Hypokalzämie zwar durch einen sekundären Hyperparathyreoidismus ausgeglichen werden, dieser selbst kann jedoch zu Funktionsstörungen von Knochen, Herz etc. führen.

Erythropoetin

Erythropoetin wird hauptsächlich in der Niere gebildet und ist an der Proliferation und Differenzierung der Erythrozyten beteiligt. Erythropoetin ist ein Glykoprotein bestehend aus 165 Aminosäuren und vier Kohlenhydratketten. 10% des Erythropoetins werden in der Leber gebildet, der Rest in den Kapillarendothelzellen der Niere.

Merke

Beim Erwachsenen wird Erythropoetin zu 90% in der Niere gebildet und zu 10% in der Leber. Beim Fetus wird Erythropoetin jedoch zu 100% von der Leber gebildet.

Der adäquate Reiz für die Ausschüttung von Erythropoetin ist der Abfall des O_2-Partialdrucks im Interstitium des Nierenkortex. Grund dafür kann eine Anämie oder eine arterielle Hypoxie sein. Erythropoetin stimuliert die Bildung der Erythrozyten im Knochenmark und verursacht einen Anstieg des Retikulozytenanteils im peripheren Blut.

Klinischer Bezug

Bei einer Niereninsuffizienz kommt es zu einer **renalen Anämie**. Da Erythropoetin nicht mehr gebildet werden kann und dadurch die Erythrozytenproduktion nicht stimuliert wird, kommt es zu einem Erythrozytenmangel.

Zu Gluconeogenese, Protein- und Peptidabbau in der Niere s. Biochemie.

9.2.9 Ableitende Harnwege

Von der Niere führt der Ureter zur Blase, welche den von der Niere kontinuierlich ausgeschieden Urin speichert. Durch den Ureter bewegt sich der Urin über peristaltische Wellen der glatten Muskulatur. Die Harnblase ist ein Hohlmuskel, der durch parasympathische Fasern des N. splanchnicus pelvinus inneviert wird.

Die Blase hat lange *Sammelphasen* und kurze *Entleerungsphasen*, die sich abwechseln. Ungefähr 50 ml Urin gelangen pro Stunde in die Blase. Bei einer Füllung zwischen 150–250 ml entsteht der *Harndrang*, der durch einen Druckanstieg in der Blase hervorgerufen wird. Bei einer Füllung zwischen 250–500 ml kommt es zur Entleerung (s.a. 14.3.2).

 Merke

Miktion ist die Fähigkeit der Blase, sich aktiv zu entleeren. *Kontinenz* ist die Fähigkeit der Blase, den Urin zu halten.

 Klinischer Bezug

Die Blase ist nach einer **Querschnittslähmung** schlaff atonisch. Nach Wochen geht sie in eine Reflexblase über, die sich schon bei geringer Blasenfüllung reflektorisch entleert. Der Patient kann lernen, diese Entleerung zu kontrollieren.

9.2.10 Pathophysiologie

Zur Beurteilung der Nierenfunktion werden die unter 9.2.3 beschriebenen Messverfahren für die glomeruläre Filtrationsrate, den renalen Plasmafluss und Clearance-Bestimmung (9.2.7) verwendet.

Pathophysiologische Aspekte der Niere zeigen sich in folgenden Veränderungen:

- Veränderungen des *Harnzeitvolumens* und
- einer Mehr- oder Minderausscheidung von *Harnbestandteilen*.

Harnzeitvolumen

Die **Anurie** ist der Zustand, in dem das Harnzeitvolumen unter 0,1 l pro Tag fällt, es also zu fast keinem Urinfluss mehr kommt.

Die **Oligurie** ist der Zustand, in dem das Harnzeitvolumen unter 0,5 l pro Tag fällt. Der Urinfluss ist hier sehr stark eingeschränkt, zu einer Anurie ist es jedoch noch nicht gekommen.

Die **Polyurie** ist der Zustand, in dem das Harnzeitvolumen bis zu über 2 l pro Tag ansteigt. Zu einer Polyurie kommt es z.B. beim Krankheitsbild des *Diabetes insipidus*. Bei dieser Erkrankung kann die pathologisch hohen Wasserausscheidung bis zu 20 l pro Tag erreichen.

Der **Diabetes insipidus** wird in zwei Untergruppen eingeteilt, je nach Entstehungsmechanismus:

- Der *Diabetes insipidus centralis* wird durch einen ADH-Mangel verursacht. Dabei wird trotz Wassermangels kein ADH ausgeschüttet. Deshalb kann kein Wasser eingespart werden, es kommt zu einer starken Diurese.
- Beim *Diabetes insipidus renalis* besteht zwar kein ADH-Mangel, das ADH bleibt an der Niere jedoch aufgrund einer Pathologie der Niere selbst wirkungslos, da die Niere auf die hormonale Stimulation nicht anspricht. Hier besteht ein funktioneller ADH-Mangel.

Niereninsuffizenz

Im Laufe von vielen Nierenerkrankungen kann es zum Untergang von Nierengewebe kommen. Die daraus entstehende *chronische Niereninsuffizienz* zeichnet sich primär durch eine verminderte renale Ausscheidung aus. Es kommt zum Anstieg des Plasma-Kreatinin Spiegels in Verbindung mit einer Konzentration von resorbierten Substanzen. Es bilden sich Symptome durch die gestörte Wasser- und Elektrolytausscheidung (Volumenüberschuss und Elektrolytkonzentrierung). Dazu zählen:

- Ödeme,
- Hypertonie,
- Azidose,
- Puritis,
- Athritis,
- Störungen von Nervenzellen (Polyneuropathien, Verwirrtheit, Koma),
- Störung im Magen-Darm-Bereich (Übelkeit, Geschwüre, Durchfall) und
- Störung von Blutzellen (Hämolyse, gestörte Blutgerinnung).

Diuretika

Die Diurese kann medikamentös ausgelöst werden, indem diuretisch wirksame Substanzen verabreicht werden. Diese Substanzen können grundsätzlich nach Wirkungsmechanismus in fünf Gruppen eingeteilt werden:

- *Benzothiadiazinderivate* (z.B. Hydrochlorothiazid) sind Hemmer der Na^+-Rückresorption. Sie entfalten ihre Wirkung im proximalen und distalen Tubulus. Das durch diese Medikamente im Lumen verbliebene Na^+, zusammen mit dem zur Erhal-

Physiologie

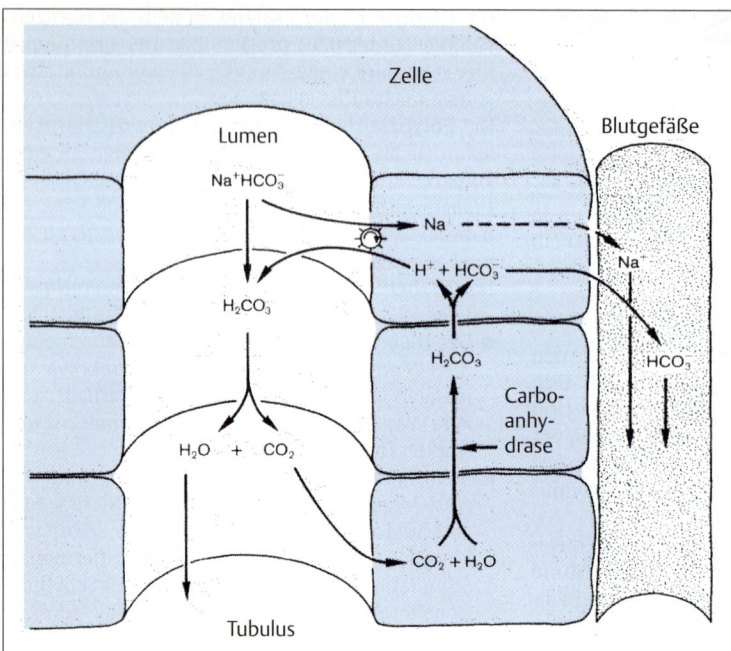

Abb. 9.**5** Funktion der **Carboanhydrase** (aus Stephan, Thieme 1984)

tung der Elektroneutralität ebenfalls im Lumen verbliebenen Cl⁻, zieht wegen des osmotischen Gradienten das Wasser in das Lumen hinein, das nun mit dem Na⁺ zusammen ausgeschieden wird.

- *Schleifendiuretika* (z. B. Furosemid) wirken auf das ganze Tubulussystem, jedoch hauptsächlich auf den aufsteigenden Teil der Henle-Schleife (daher auch der Name). Diese Substanzen hemmen den Na⁺-2 Cl⁻-K⁺-Cotransport durch die Blockade der Bindungsstellen für Chlorid. Diese Hemmung der Resorption von NaCl bewirkt ein Zurückbleiben des Wassers im Tubulus. Damit wird die Aufrechterhaltung des osmotischen Gleichgewichts im Interstitium gewährleistet. Dadurch kommt es zu einer vermehrten Ausscheidung von Salz und Wasser.

- *Aldosteronantagonisten* (z. B. Spironolacton) verdrängen Aldosteron von seinen Rezeptoren im distalen Tubulus. Die Wirkung von Aldosteron, die Rückresorption von Na⁺ zu fördern, wird damit gehemmt. Es kommt zu einem Zurückbleiben von Na⁺ im Lumen und dadurch aus osmotischen Gründen (wie bei den anderen Diuretika auch) zu einer vermehrten Salz- und Wasserausscheidung.

- *Osmotische Diuretika* (z. B. Mannitol) werden intravenös verabreicht und anschließend glomerulär filtriert. Im Tubulus binden sie Wasser osmotisch. Dies wird dann vermehrt ausgeschieden.

- *Kaliumsparende Diuretika* (z. B. Triamteren) blockieren die Rückresorption von Na⁺ im distalen Tubulus, indem sie den Na⁺-K⁺-Antiport hemmen.

Dadurch wird Na⁺ (und dadurch auch Wasser) vermehrt ausgeschieden und K⁺ vermehrt retendiert.

- *Carboanhydrasehemmer* (z. B. Acetazolamid) hemmen die Carboanhydrase in der Tubuluszelle. Carboanhydrase wird für die Reaktion $H_2O + CO_2 \rightarrow H_2CO_3$ benötigt. Durch die Hemmung entsteht nicht genug $H_2CO_3 \rightarrow$ nicht genügend HCO_3^- und H⁺ entstehen $\rightarrow$ H⁺ steht dem Na⁺-H⁺-Antiport nicht zur Verfügung $\rightarrow$ H⁺ wird retiniert, Na⁺ reichert sich im Tubulus an $\rightarrow$ es kommt zur vermehrten Ausscheidung von Salz und Wasser (Abb. 9.**5**).

 Merke

Benzothiadiazinderivate werden wegen ihrer hemmenden Wirkung auf die Na⁺-Rückresorption auch Saluretika genannt.

Osmotische Diuretika wirken unabhängig von der Na⁺-Rückresorption. Deshalb ist der Urin, der nach einer Behandlung mit osmotischen Diuretika ausgeschieden wird, elektrolytarm.

Klinischer Bezug

Diuretika werden klinisch eingesetzt, um **Ödeme**, **Herzinsuffizienz** und **Hypertonie** durch eine Volumenentlastung zu behandeln. Bei der Behandlung von Hirnödemen werden bevorzugt osmotische Diuretika verabreicht.

Glucosurie, Proteinurie und renale Azidosen und Alkalosen

Beim *Diabetes mellitus* kann eine **Glucosurie** bestehen. Da es im proximalen Tubulus ein Transportmaximum für Glucose gibt, kann es bei einem pathologischen Anstieg des Blutzuckerspiegels zu einer Erschöpfung der Transportmöglichkeiten der Niere kommen. Die Glucosemenge, die den Grenzwert des Transportmaximums überschreitet, wird mit dem Urin ausgeschieden, es kommt zu einer pathologischen Glucosurie.

Eine **renal bedingte Azidose** kann entstehen, wenn durch eine tubuläre Störung oder durch die Einnahme von Carboanhydrasehemmer (s. Diuretika), zu viel HCO_3^- über den Urin verlorengeht, Dies kann auch entstehen, wenn die Niere nicht mehr befähigt ist, H^+ in ausreichendem Maße in den Urin zu sezernieren.

Eine **renal bedingte Alkalose** entsteht, wenn die Niere vermehrt H^+ in das Tubuluslumen sezerniert. Dabei kommt es zur Ausscheidung eines sehr sauren Urins.

Eine pathologische **Proteinurie** kann durch mehrere Mechanismen entstehen:

- Die *Überlaufproteinurie* besteht, wenn im Plasma eine pathologisch erhöhte Proteinkonzentration herrscht. Dabei werden die Proteine filtriert und anschließend ausgeschieden.
- Die *glomeruläre Proteinurie* entsteht, wenn der Filter geschädigt ist und vermehrt Proteine durchlässt. Die Veränderung ist meist entzündlich.
- Die *tubuläre Proteinurie* entsteht, wenn die Tubuluszelle durch Entzündung, toxische Einwirkung, etc. geschädigt ist. Dabei kann die kleine Proteinmenge, die auch in der gesunden Niere filtriert wird, nicht mehr rückresorbiert werden.
- Die *postrenale Proteinurie* entsteht nicht in der Niere, sondern stammt von Blutungen oder Bakterien in den ableitenden Harnwegen.

Merke

Im Laufe von 24 h werden weniger als 200 mg Albumin über den Harn ausgeschieden.

Dialyse

Die Dialyse ist eine Behandlung der Niereninsuffizienz. Man unterscheidet zwischen der Hämodialyse und der Peritonealdialyse. Bei der **Hämodialyse** wird das Blut des Patienten extrakorporal über eine semipermeable Membran geleitet und mit einer Dialyseflüssigkeit in Berührung gebracht. Über diese Membran werden Schadstoffe per Diffusion oder Ultrafiltration ausgetauscht.

Bei der **Peritonealdialyse** wird der Peritonealraum mit der Dialyseflüssigkeit durchgespült. Über die Peritonealwand kommt sie mit dem Blut in Berührung, das dadurch gereinigt wird.

Physiologie

Physiologie Kapitel 10

Hormonale Regulation

Siehe Biochemie
Kap. 14

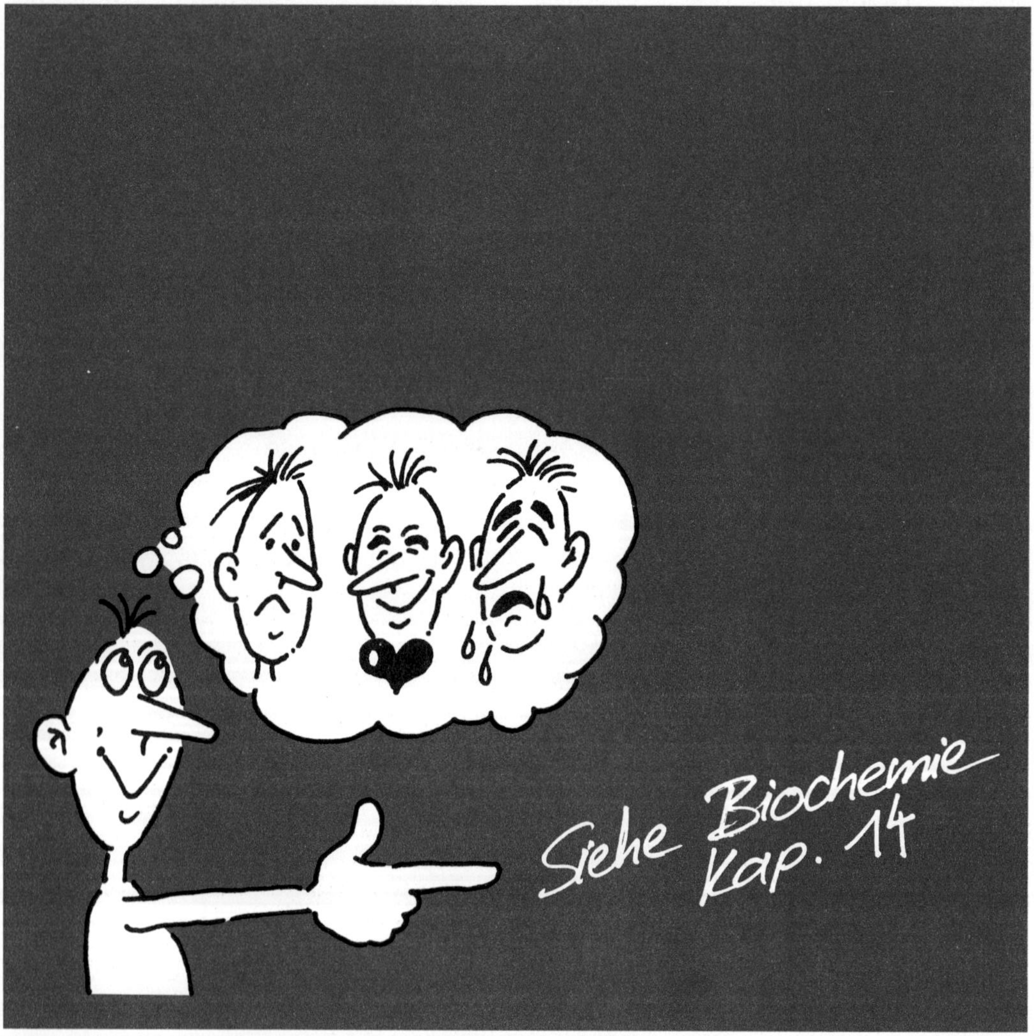

Sexualentwicklung und Reproduktionsphysiologie

Die in diesem Kapitel besprochene Sexualentwicklung und Reproduktionsphysiologie ist nicht nur zum Verständnis der eigentlichen **Fortpflanzung** wichtig, sondern spielt bereits ab **Beginn des menschlichen** Lebens mit Verschmelzung von Eizelle und Spermium eine wichtige Rolle. Die Reproduktionsphysiologie und Sexualentwicklung überschneidet sich mit Teilgebieten der Biochemie, Biologie und Anatomie.

Aufbauende **klinische Fächer** sind Gynäkologie/Geburtshilfe und Urologie, aber auch weiter verwandte Fächer wie Endokrinologie oder Psychiatrie. Dieses Kapitel der Physiologie demonstriert, wie bestimmte medizinische Themengebiete stets im **Gesamtzusammenhang** betrachtet werden müssen.

11.1 Geschlechtsfestlegung und Pubertät

Siehe auch Biologie Kap. 2

11.1.1 Geschlechtsfestlegung

Das menschliche Geschlecht wird festgelegt durch
- **somatisches Geschlecht**, bestehend aus
  - chromosomalem Geschlecht (Geschlechtschromosomen XX für Frauen, XY für Männer),
  - gonadalem Geschlecht (Art der vorhandenen Keimdrüsen, entweder Eierstöcke oder Hoden),
  - genitalem oder phänotypischem Geschlecht (Erscheinungsbild, d.h. Genitalien und sekundäre Geschlechtsmerkmale);
- **psychosoziales Geschlecht** (durch die Person selbst wahrgenommenes Geschlecht, welches durch das eigene Erscheinungsbild, psychologische Faktoren und die Gesellschaft erzeugt wird).

Diese unterschiedlichen Geschlechtstypen sollten sich im Normalfall entsprechen.

Geschlechtschromosomen

Von den **46 menschlichen Chromosomen** sind zwei Chromosomen die sogenannten **Geschlechtschromosomen**. Beim Mann wird das Geschlecht durch das Vorhandensein der Geschlechtschromosomen X und Y festgelegt (46, **XY**), bei der Frau durch zwei X-Chromosome (46, **XX**) (Abb. 11.**1**).

Bei der *Verschmelzung* steuern Eizelle der Mutter und Spermium des Vaters jeweils ein Geschlechtschromosom bei. Während die Mutter aufgrund ihrer zwei X-Chromosomen in jedem Fall ein X-Chromosom beisteuert, kann vom Spermium entweder das X- oder das Y-Chromosom stammen. Im ersten Fall wird der Fetus weiblich, im zweiten männlich.

Wurde das Geschlecht durch die entsprechenden Geschlechtschromosomen festgelegt, können sich im Embryo die Keimdrüsen (*Gonaden*) entwickeln.

Gonadales Geschlecht

Je nach Geschlechtschromosomen werden im Fetus entweder **Hoden** oder **Ovarien** gebildet (s. Anatomie 8.1.3): Bis zur sechsten Woche haben sowohl weibliche als auch männliche Feten identische paarige Geschlechtsanlagen, die sog. Keim- oder Genitalleisten. Diese entwickeln ein Mark und eine Rinde. Erst in der siebten Woche entwickelt sich bei:
- männlichen Feten: *Hoden* aus dem Mark, während die Rinde verkümmert,
- weiblichen Feten: *Ovarien* aus der Rinde, während das Mark verkümmert.

Zusätzlich zu den *Genitalleisten* hat der Embryo auch vier Kanälchen, die sog. paarigen *Müller-Gänge* und paarigen *Wolff-Gänge*. Anfangs sind diese Gänge bei männlichen und weiblichen Embryonen identisch, also in einem *indifferenten Stadium*. Um die siebte Entwicklungswoche bilden sich aus den **Müller-Gängen** die Eileiter, Uterus und ein Teil der Vagina. Im männlichen Fetus entstehen hingegen aus den **Wolff-Gängen** die Samenleiter und der Nebenhodengang.

Physiologie

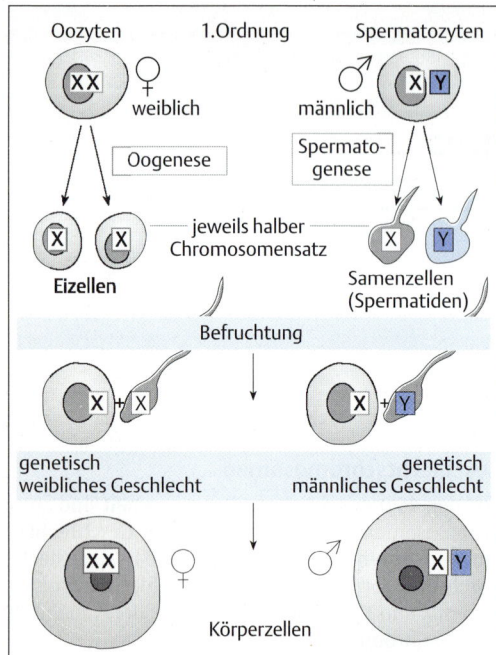

Abb. 11.**1 Genetische Geschlechtsbestimmung:** Bei der Befruchtung wird das Geschlecht des Embryos durch das im Spermium enthaltene X oder Y bestimmt, da die Eizelle in jedem Fall ein X beisteuert (nach Silbernagl/Despopoulos, Thieme 2001).

 Merke

Aus den Genitalleisten entwickeln sich die *Geschlechtsdrüsen* (Ovarien oder Hoden), welche die Keimzellen beherbergen. Aus Wolff- und Müller-Gang entwickeln sich hingegen die inneren Geschlechtsorgane, aber *nicht* die Geschlechtsdrüsen!

Merksatz: Lieschen **Müller** hat Gebärmutter und Eileiter (*Müller-Gänge*), während **Wolfgang** Nebenhoden und Samenleiter hat (*Wolff-Gänge*).

Genitales Geschlecht (phänotypisches Geschlecht)

Ausschlaggebend sind hierfür die *äußeren Geschlechtsorgane* (Mann: Penis und Skrotum; Frau: Klitoris und Schamlippen) wie auch die *sekundären Geschlechtsmerkmale* (Behaarung, Körperform, Stimme).

11.1.2 Pubertät

Das allmähliche Erreichen der *Geschlechtsreife* wird als **Pubertät** bezeichnet. Während der Pubertät werden durch einen Anstieg der Ausschüttung *gonadotroper Hormone* aus der Hypophyse (Hirnanhangsdrüse) charakteristische Veränderungen im Körper des Heranwachsenden ausgelöst:

■ **Erreichen der Fortpflanzungsfähigkeit (Potentia generandi)**
  – *Mädchen:* zw. dem 12. und 16. Lebensjahr entwickeln sich meist nach vollständigem Brust- und Schamhaarwachstum die *Menstruationszyklen.* Der erste Menstruationszyklus wird *Menarche* genannt. Nach und nach stabilisieren sich die anfangs auftretenden Schwankungen zu regelmäßigen ca. 28 Tage dauernden Zyklen. Ziel dieser Veränderungen ist der regelmäßige Eisprung (*Ovulation*) einer befruchtungsfähigen Eizelle, welcher erst nach einigen meist *anovulatorischen* (d. h. ohne abgelaufenen Eisprung) Zyklen erreicht wird.
  – *Knaben:* um das 10. Lebensjahr beginnt das Hodenwachstum. In der Regel können die Hoden dann ab dem 14. Lebensjahr reife Samenzellen, die sog. *Spermatozoen* bilden.
■ **Reifung primärer Geschlechtsmerkmale:** Die direkt der Fortpflanzung dienenden Geschlechtsorgane (z. B. *Penis, Vagina, Uterus*) werden als *primäre Geschlechtsmerkmale* bezeichnet. Diese reifen während der Pubertät heran, um die **Potentia coeundi** (Fähigkeit zum Geschlechtsverkehr) zu erreichen.
■ **Ausbildung sekundärer Geschlechtsmerkmale:** Während der Pubertät entwickeln sich die sekundären Geschlechtsmerkmale und verstärken das weibliche bzw. männliche Erscheinungsbild (*Phänotyp*).
  – *Mädchen:* zuerst Brustentwicklung (*Thelarche*), unmittelbar gefolgt vom Wachstum der Schamhaare (*Pubarche*), außerdem charakteristische weibliche Fettverteilung
  – *Knaben:* Bartwachstum, Körperbehaarung, tiefe Stimme, Körperbau.
■ **Psychologische Veränderungen:** Während der Pubertät beeinflussen die Hormonumstellungen und die dadurch hervorgerufenen körperlichen Veränderungen den Heranwachsenden psychisch. Das Interesse am anderen Geschlecht wächst, es entwickelt sich der Geschlechtstrieb (*Libido*). Durch das Erwachsenwerden treten häufig auch Konflikte zwischen den Eltern und dem Heranwachsenden auf.

Die Zeitpunkte, zu welchen die Pubertät einsetzt bzw. abgeschlossen wird, schwanken erheblich.

11.1.3 Störungen der Geschlechtsfestlegung

Die Störungen der Geschlechtsfestlegung beruhen entweder auf chromosomalen oder hormonellen Unregelmäßigkeiten.

Chromosomale Unregelmäßigkeiten

Bei den Reifeteilungen der Eizellen/Spermien oder bei den mitotischen Teilungen der Frucht kann es zu einer **unregelmäßigen Trennung der Geschlechtschromosomen** kommen. Dies führt dazu, dass eine Zelle entweder ein Geschlechtschromosom zu viel oder eines zu wenig hat. Tritt diese Teilungsstörung in der befruchteten Eizelle auf, bekommt jede Zelle der Frucht diesen abnormalen Chromosomensatz.

Ein **Mosaik** entsteht hingegen, falls ein Chromosomentrennungsfehler *nach* der ersten mitotischen Teilung auftritt. Das bedeutet, dass nur ein *Teil* aller Zellen der Frucht diesen abnormalen Chromosomensatz hat, während der Rest der Zellen ein normales Chromosomenbild hat. Bei *Mosaik-Typen* sind die Phänotypen daher meist *nicht* in vollem Maße ausgeprägt.

Eine weitere Ursache chromosomaler Störungen ist die *Translokation* eines Chromosomenteils auf ein anderes Chromosom.

 Klinischer Bezug

Klinefelter-Syndrom: Ist in einer der beiden Keimzellen ein X-Chromosom zu viel vorhanden, so entsteht ein Individuum mit Chromosomensatz 47,XXY. Dies ist das sog. *Klinefelter-Syndrom*. Die phänotypisch männlichen Patienten sind hochwüchsig und oft geistig zurückgeblieben. Es ist eine der häufigsten Aberrationen der Geschlechtschromosomen.

Turner-Syndrom: Ist ein Geschlechtschromosom nicht vorhanden, wird es mit 0 abgekürzt. Beispiel hierfür ist das *Turner-Syndrom*, welches den Chromosomensatz 45,XO hat. Das Y-Chromosom ist dabei verloren gegangen. Diese Patientinnen sind phänotypisch weiblich und fallen durch Kleinwuchs, Unfruchtbarkeit und *Pterygium colli* (Flügelfell: Hautfalte am Hals) auf.

Echter Hermaphroditismus (Zwitter): Diese eher seltene Störung tritt meist bei männlichem Karyotyp oder bei *XX/XY-Mosaik* auf. Die Patienten besitzen *sowohl Ovarien wie Hoden*. Das äußere Genital kann zwischen männlicher und weiblicher Ausprägung variieren.

Alle obigen *Chromosomenaberrationen* können natürlich auch bei *autosomalen Chromosomen*, d. h. Nicht-Geschlechts-Chromosomen vorkommen. Das Risiko für Chromosomenaberrationen steigt mit höher werdendem Alter der Mutter.

Hormonelle Unregelmäßigkeiten

Geschlechtshormone gewährleisten eine regelrechte Entwicklung des äußeren Genitals (Abb. 11.**2**). Wirken beim Embryo keine oder **zu wenig** *männliche Geschlechtshormone* (z. B. Testosteron), so wird ein weibliches Genital gebildet. Dies kann entweder durch ungenügende Sekretion oder durch Fehlfunktionen im Rezeptor bedingt sein.

Wird allerdings bei genotypisch weiblichen Kindern **zu viel** Testosteron sezerniert, resultiert ein männ-

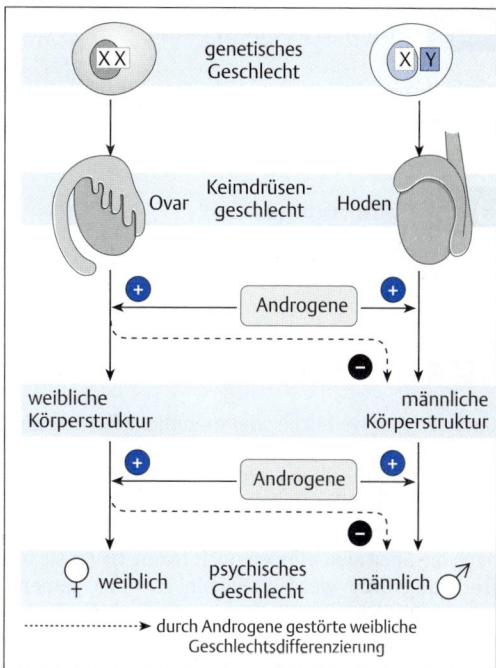

Abb. 11.2 Beeinflussung der Geschlechtsdifferenzierung durch Androgene (nach Silbernagl/Despopoulos, Thieme 2001)

licher Phänotyp. Dies kann zum Beispiel bei Testosteron produzierenden Tumoren im Ovar oder der Nebennierenrinde der Fall sein.

 Klinischer Bezug

Pseudohermaphroditen haben im Gegensatz zu echten Hermaphroditen *entweder* Hoden *oder* Ovarien. Sie sind gonadal klar einem Geschlecht zugeordnet. Durch gegensätzlichen Hormoneinfluss ist der Erscheinungstyp jedoch dem anderen Geschlecht zugehörig.

Die **Pubertas praecox** ist ebenfalls eine hormonelle Störung. Bereits im Kindesalter, d. h. bei Jungen vor dem 10. und bei Mädchen vor dem 8. Lebensjahr tritt durch *zentrale Hormonsekretionsstörungen* (gefolgt von übermäßiger Androgensekretion bei Knaben bzw. übermäßiger Östrogensekretion bei Mädchen) die vorzeitige Pubertät mit Wachstumsstop ein.

11.2 Weibliche Sexualhormone

Siehe Biochemie 14.3.3.

Physiologie

11.3   Menstruationszyklus

Siehe Histologie 3.11 (weibliche Geschlechtsorgane) und Biochemie 14.3.3.

11.4   Androgene

Siehe Biochemie 14.3.3

11.5   Gameten

Gameten sind weibliche oder männliche **Keimzellen**. Während die weiblichen Eizellen (*Oozyten*) durch *Oogenese* (Entwicklung der Eizelle) entstehen, werden die männlichen Spermien durch die *Spermatogenese* gebildet. Sowohl die gebildeten Eizellen als auch die Spermien müssen noch reifen, bevor sie befruchtungsfähig werden. Beiden ist auch gemeinsam, dass sie in ihrer Endform nur einen haploiden Chromosomensatz haben. Funktion der Gameten ist, mit ihrem gegengeschlechtlichen Konterpart zu verschmelzen, um so die *Zygote*, den befruchteten Keim zu bilden.

11.5.1   Bildung und Reifung der weiblichen Keimzellen

Die Bildung und Reifung der befruchtungsfähigen weiblichen Keimzelle teilt sich in die *Oogenese* und die *Follikelreifung* (s.a. Histologie 3.11).

Oogenese

Diploide Urkeimzellen wandern in die *Genitalleisten* ein. Aus den Zellen entwickeln sich beim weiblichen Embryo durch mitotische Teilungen bereits bis zum 5. Monat ca. 6 Mio. **weibliche Urkeimzellen** (*Oogonien*). Ab diesem Zeitpunkt werden keine neuen *Oogonien* mehr gebildet, viele von ihnen beginnen bereits jetzt abzusterben.

Nur 1-2 Millionen der ursprünglichen Oogonien differenzieren bis zur Geburt zu Oozyten. Diese Oozyten verharren ab der Geburt in einem Ruhestadium zwischen Pro- und Metaphase der ersten Reifeteilung. Diese Ruhephase der als **Primordialfollikel** bezeichneten Eizellen wird auch *Diktyotänstadium* genannt. Die Follikel sind von einem einschichtigen flachen Epithel umgeben (s.a. Histologie Abb. 3.**26** und 3.**27**).

Follikelreifung (Abb. 11.**3**)

Primärfollikel sind von einer einschichtigen Hülle kubischer Epithelzellen umgeben und enthalten eine unreife Eizelle. Sie sind ca. 45 μm groß (vergleiche zur Orientierung mit 7,5 μm eines roten Blutkörperchens). Die umgebenden Epithelzellen ent-

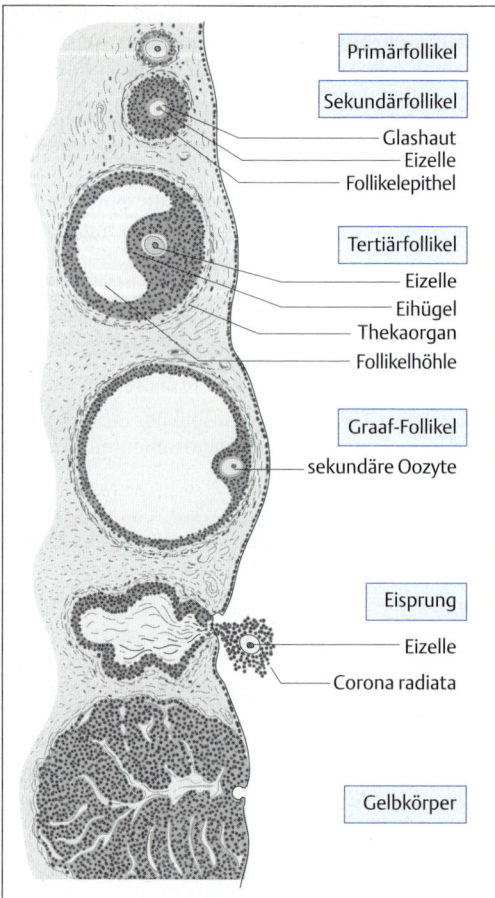

Abb. 11.3 Follikelreifung: Die hier zusammengefassten Reifungsstadien von Primärfollikel (oben) bis Gelbkörper (unten) finden normalerweise nacheinander statt (nach Schwegler, Thieme 1998)

sprechen entwicklungsgeschichtlich den *Sertoli-Zellen* des Hodens.

Mit jedem erneuten Ovarialzyklus bildet sich aus den Primärfollikeln unter FSH-Einfluss eine Kohorte von ca. 20 **Sekundärfollikeln**. Während bei den Primärfollikeln das umgebende Epithel einschichtig war, wird das Epithel nun mehrschichtig. Direkt um die Eizelle herum bildet sich eine Membran aus Glykoproteinen, *Zona pellucida* (Glashaut) genannt.

Kurz darauf entsteht innerhalb der Epithelzellen des Sekundärfollikels ein Hohlraum (*Follikelhöhle*), welcher mit Flüssigkeit ausgefüllt ist. Am sechsten Tag eines Menstruationszyklus beginnt einer der *Sekundärfollikel* aus der Kohorte verstärkt zu wachsen. Der so entstehende Follikel hat die meisten *Östrogenrezeptoren* und wächst durch positive Rückkopplung (mehr Rezeptoren → stärkere Östrogenwirkung → mehr Rezeptoren) schneller als die anderen Zellen.

Er wird der *dominante Follikel* genannt und avanciert zum sog. **Tertiärfollikel**, der wiederum in den sprungreifen **Graaf-Follikel** übergeht. Die nicht-dominanten Sekundärfollikel gehen zugrunde und vernarben als **atretische Follikel**. Der *Graaf-Follikel* hingegen ist mittlerweile schon fast 1 cm groß, es fand ein 200-faches Größenwachstum statt. Seine Epithelzellen produzieren während der ersten Zyklushälfte Östrogene und bereiten den Uterus auf eine mögliche Einnistung der befruchteten Eizelle vor.

Die Eizelle liegt exzentrisch in einem in die Zellhöhle ragenden Epithel-Zellhaufen (*Cumulus oophorus*). Die direkt die Eizelle umgebende Zellschicht wird *Corona radiata* genannt. Umgeben ist der *Graaf-Follikel* von zwei bindegewebigen Schichten, der *Theca interna* und *Theca externa*. In diesem Stadium wird die erste Reifeteilung vollendet, es entsteht ein *Polkörperchen* und die **befruchtungsfähige Eizelle**. Anschließend wird zwar die zweite Reifeteilung eingeleitet, die Eizelle verharrt jedoch in deren Metaphase.

Eisprung

Im Laufe ihres Lebens werden von einer Frau insgesamt ca. 400 Eizellen durch **Eisprung** (*Ovulation*) ausgestoßen. Dieser Eisprung findet jeweils um den 14. Tag des Menstruationszyklus statt. Der *Graaf-Follikel* ist zu diesem Zeitpunkt so groß wie das gesamte Ovar. Es kommt zum Platzen (*Follikelruptur*), und die Eizelle wird samt der *Corona radiata* in die Bauchhöhle hinausgeschleudert. Dort wird sie von den Fimbrien eines Eileiters (*Tuba uterina*) aufgefangen, um über die Flimmerhärchen der Eileiter in Richtung Uterus transportiert zu werden. Die im Ovar zurückgebliebenen Epithelzellen bilden den **Gelbkörper** (*Corpus luteum*) und produzieren neben Östrogenen nun auch das schwangerschaftserhaltende Progesteron.

Abgeschlossen wird die zweite Reifeteilung der Eizelle nur, falls ein Spermium die Eizellenmembran durchdringt. So entsteht ein zweites Polkörperchen und die zur Verschmelzung bereite Oozyte.

 Klinischer Bezug

Um Eizellen für **künstliche Befruchtungen** zu gewinnen, kann man bei Frauen nach entsprechender Hormonstimulation per Ultraschalluntersuchung die sprungreifen Graaf-Follikel lokalisieren. Durch ultraschallgesteuerte Punktion werden diese entnommen, um sie anschließend *in vitro* zu befruchten.

11.5.2 Bildung und Reifung der männlichen Keimzellen

Spermatogenese

Während die Anzahl der Eizellen bei der Frau bereits im siebten embryonalen Entwicklungsmonat ihr Maximum erreicht hat, handelt es sich beim Mann um einen **kontinuierlichen Bildungsprozess von Keimzellen** (Spermien).

Wie in Histologie Kap. 3.12 genauer beschrieben, ist der Hoden ein tubuläres Organ. Physiologisch wichtig für die Funktion des Hodens sind neben den Testosteron produzierenden *Leydig-Zellen* die *Sertoli-Zellen*. Diese sind an der Spermienproduktion maßgeblich beteiligt.

Die **Spermatogonien** sind die ursprünglichen Keimzellen des Hodens und sitzen innerhalb der gewundenen Hodenkanälchen (*Tubuli seminiferi contorti*) auf der Basalmembran, zwischen den Sertoli-Zellen. Während der ca. 70 Tage dauernden Entwicklung von befruchtungsfähigen Spermien wandern die Zellen von der Basalmembran zum Lumen hin. Vor allem ab der Pubertät wird die Zahl der Spermatogonien durch Mitose vervielfacht. Im Gegensatz zu den weiblichen Eizellen haben die männlichen Keimzellen also eine Stammzellen-Reserve, um den Bestand stetig auffrischen zu können.

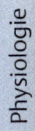

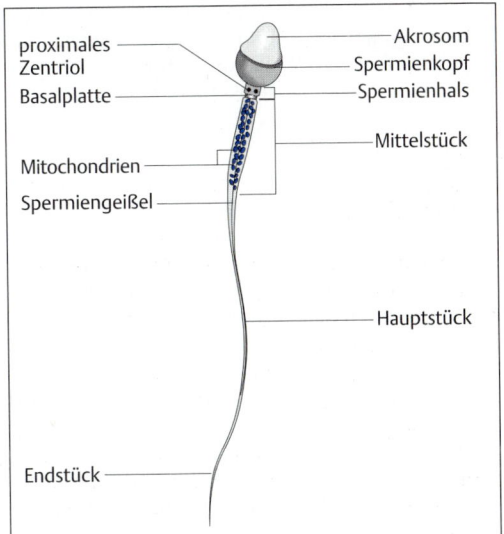

Abb. 11.4 **Spermium:** Jedes Spermium ist eine bewegliche Zelle. Im Kopfteil enthält es DNA und im umgebenden Akrosom stehen Enzyme zur Auflösung der Zona pellucida der Eizelle bereit. „Motor" des Spermiums ist seine kräftige Geißel mit zahlreichen umgebenden Mitochondrien, die dem Spermium ermöglichen, einige Tage lang „gegen den Strom" zu schwimmen (nach Schwegler, Thieme 1998)

Die für die Fortpflanzung vorgesehenen Spermatogonien entwickeln sich zum **Spermatozyten 1. Ordnung** und führen die 1. Reifeteilung (*Meiose*) durch. So entsteht der **Spermatozyt 2. Ordnung**, der durch die zweite Reifeteilung zum **Spermatiden** wird. Die Rekombination des Genpools findet während der Meiose statt. Die Spermatiden enthalten den haploiden Chromosomensatz 23X oder 23Y, müssen aber erst innerhalb des Hodens weiterreifen, um das endgültige Stadium der **Spermatozoen** (Spermien; Abb. 11.**4**) zu erreichen.

Damit die Spermien ihre volle Mobilität erlangen, müssen sie zusätzlich noch im Nebenhoden (*Epididymis*) reifen.

 Klinischer Bezug

Die **Spermatogenese** erfordert eine Temperatur von ca. 32 °C. Durch externe Hodenlagerung im Hodensack (*Skrotum*) kann diese niedrige Temperatur erreicht werden. Wird der Hoden jedoch durch heiße Bäder oder enge Kleidung zu warm gehalten, reduziert sich die Spermienproduktion bis hin zur vorübergehenden Unfruchtbarkeit (Infertilität).

Auch beim **Leistenhoden** (*Maldescensus testis* oder *Kryptorchismus*) kann es zur Infertilität kommen. Die regelrechte Wanderung des Hodens vom Bauchraum in den Hodensack während des 3.–10. Embryonalmonats hat beim Kryptorchismus nicht stattgefunden. Diese bei 3–5 % der männlichen Neugeborenen vorkommende Störung sollte gegen Ende des ersten Lebensjahres entweder mit Hormonen oder durch einen chirurgischen Eingriff behandelt werden. Nur so können Langzeitschäden wie Unfruchtbarkeit oder erhöhte Hodenkrebswahrscheinlichkeit vermieden werden.

Ejakulat

Erreicht der Mann seinen Orgasmus, wird Samenflüssigkeit als weißlich-glänzendes Ejakulat aus dem Penis geschleudert. Die ca. 3 ml Ejakulat setzen sich wie folgt zusammen:

- Die **Spermien** haben eine Konzentration von 100 Mio./ml, wobei die Grenze für Unfruchtbarkeit bei ca. 20 Mio./ml liegt. Mehr als 80 % der Spermien sollten eine normale Form aufweisen. Der pH liegt bei 7,35–7,50.
- Die von den paarigen **Samenbläschen** (*Glandulae seminales*) produzierte alkalische Flüssigkeit steuert ca. **60 %** des Ejakulats bei. Durch die enthaltene *Fructose* trägt sie zur Energiebereitstellung für die Spermien bei.
- Die von der **Vorsteherdrüse** (*Prostata*) produzierte Flüssigkeit macht **20 %** aus und enthält vor allem das DNA-stabilisierende *Spermin* sowie *Phosphatasen*.

 Klinischer Bezug

Impotentia generandi wird die *Unfruchtbarkeit* der Frau bzw. *Zeugungsunfähigkeit* des Mannes genannt. Sie lässt zwar den Geschlechtsakt zu, erzeugt jedoch keine Nachkommenschaft. Bei der Frau wird noch weiter Sterilität und Infertilität unterschieden:

Sterilität im engeren Sinn ist die Unfähigkeit, eine Konzeption zu erreichen, und **Infertilität** ist die Unmöglichkeit, trotz erfolgter Befruchtung eine Schwangerschaft auszutragen. Oft werden diese Begriffe jedoch nicht klar voneinander abgegrenzt.

Prinzipielle Ursachen weiblicher Unfruchtbarkeit sind folgender Herkunft:

- *ovariell* (Follikelreifung, Eisprung und Bildung des Corpus luteum finden nicht statt, evtl. hormonell bedingt)
- *tubar* (Eileiterverschluss) oder *uterin* (z. B. Fehlbildungen der Gebärmutter)
- *zervikal* oder *vaginal* (z. B. Infektionen)
- *extragenital* (z. B. hypophysäre Störungen, Alkoholmissbrauch oder psychogene Ursachen)

Männliche Zeugungsunfähigkeit kann bedingt sein durch:

- *gestörte Spermatogenese* (Leistenhoden, Hodenverletzung, hormonale Störung)
- *Verlegung der Samenwege* (meist entzündlich/infektiös, angeboren)
- *Erektionsstörungen* (psychogen und/oder organisch)

11.6 Kohabitation und Befruchtung

11.6.1 Kohabitation

Ablauf

Das meist während der Pubertät beginnende Interesse am anderen Geschlecht entwickelt sich zur **Libido** (*Sexualtrieb*). Werden Mann und Frau intim, kommt mit steigender sexueller Erregung das Verlangen zum Beischlaf (*Kohabitation*) auf. Psychische und visuelle Stimuli in Verbindung mit taktilen Reizen v. a. im Bereich der Glans penis und der erogenen Zonen führen beim Mann in der *Erregungsphase* zur **Erektion**.

Durch eine Dilatation der *A. profunda penis* und somit der Arteriolen des Penis füllen sich die drei Schwellkörper des Penis (paarige *Corpora cavernosa penis* und unpaariges *Corpus spongiosum penis*) mit Blut. Die erzeugte Kompression der Venen verlangsamt den Abfluss des Blutes. Der so entstandene extrem hohe Druck von bis zu 1000 mmHg richtet den Penis auf.

Bei der Frau führen sexuelle Erregung und entsprechende Stimuli zum **Anschwellen** des Kitzlers, der Brustwarzen und des Scheidenvorhofs. Neben der Sekretion von Flüssigkeit aus den *Schamlippendrüsen* wird in der Scheide *Transsudat* gebildet, welches die Vagina gleitfähig macht.

Durch Einführen des Gliedes in die Scheide und kontinuierliche rhythmische taktile Reize v. a. im Bereich der Eichel des Mannes und im Bereich des Kitzlers der Frau können beide Partner nach einer **Plateauphase** einen **Orgasmus** (*Höhepunkt*) erreichen. Während es beim Mann zur Ejakulation kommt, erfährt die Frau rhythmische Kontraktionen der Scheidenwand (*orgastische Manschette*). Außerdem wird der Uterus aufgerichtet und der Muttermund öffnet sich für ca. 30 Minuten, um ein Durchtreten der Spermien zu erleichtern. Der Höhepunkt ist **bei beiden Geschlechtern** gekennzeichnet durch ein Zusammenspiel sympathischer Reaktionen wie Schweißausbruch, erhöhtem Tonus der Skelettmuskulatur, Tachykardie, Hyperventilation und Pupillendilatation.

Nach der sich an den Orgasmus anschließenden **Rückbildungsphase** folgt die **Refraktärphase**, in welcher eine sexuelle Erregung zumindest für den Mann nicht möglich ist. Die Dauer der Refraktärphase ist interindividuell variabel und bei Frauen im Gegensatz zu Männern kaum ausgeprägt.

Steuerung

Die sexuelle Erregung und der Orgasmus werden durch das autonome Nervensystem gesteuert.

Beim Mann: Nachfolgend ist die nervale Steuerung von *Erektion* und *Ejakulation* dargestellt (Abb. 11.**5**): Berührungsreize, v. a. aus den Genitalien, laufen über somatosensorische Nervenfasern in das sog. **Erektionszentrum** im Sakralmark S2–S4. Über **parasym-** **pathische Neurone** der *Nn. pelvici splanchnici* wird dann die Erektion ausgelöst. Botenstoff ist vor allem NO. Nun wirken kontinuierlich taktile Reize und auch Einflüsse aus höheren Zentren des Gehirns während des Geschlechtsverkehrs. Der *Erregungsphase* folgt die *Plateauphase*. Ist ein gewisses Maß an Erregung überschritten, wird das **Ejakulationszentrum** aktiviert. Dieses befindet sich in den Segmenten L2–L3. Über **sympathische Fasern** wird die *Ejakulation* ausgelöst.

Diese geschieht in zwei Phasen:

- **Emission des Samens:** Die Prostata wird teilentleert und der Samen wird durch Kontraktionen des Ductus deferens bis in die Harnröhre geschleudert.
- **Eigentliche Ejakulation des Samens:** Sobald der Samen in der Urethra angekommen ist, wird reflektorisch die Ejakulation ausgelöst, was vom Mann als Orgasmus empfunden wird. Der Samen wird durch Kontraktionen v. a. des M. bulbocavernosus herausgeschleudert. Die Zentren für diesen Spinalreflex befinden sich in den oberen Sakral- und unteren Rückenmarkssegmenten.

 Klinischer Bezug

Impotentia coeundi bezeichnet die Unfähigkeit, den Beischlaf in physiologischer Weise auszuführen. Ursachen sind meist **Erektionsstörungen**, manchmal auch Ejakulationsstörungen. Bei Erektionsstörungen ist es wichtig, körperliche Ursachen abzuklären. Da Erektionsstörungen die Lebensqualität stark beeinträchtigen können und psychisch oft sehr belastend sind, ist deren Therapie wichtig.

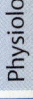

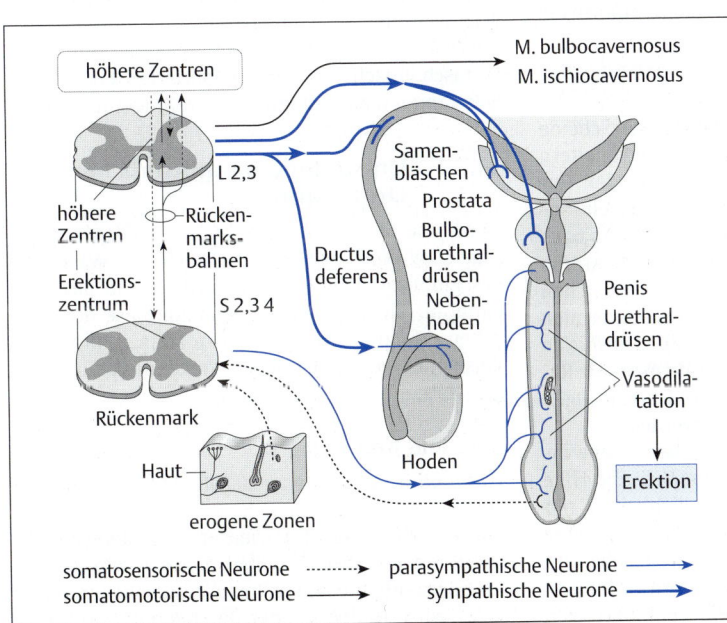

Abb. 11.**5 Bahnen der männlichen Sexualreflexe** (nach Silbernagl/Despopoulos, Thieme 2001)

Erfolg versprechende Therapieansätze sind:
– *Psychotherapie* mit oder ohne Partner (vor allem bei jüngeren Männern wirksam);
– Einsatz von *Phosphodiesterasehemmern* wie z. B. Sildenafil (Viagra®): Durch Blockierung des Enzyms Phosphodiesterase Typ 5 wird bei sexueller Erregung eine Dilatation der arteriellen Blutgefäße im Penis erleichtert, was zu einer Erektion führt;
– *Vakuumpumpen* oder selbst auszuführende *Injektionen* mit gefäßwirksamen Medikamenten (z. B. Prostaglandin E₁).

Bei der Frau führt – ähnlich wie beim Mann – sexuelle Erregung über das *Erektionszentrum* zu *parasympathisch gesteuerter* vermehrter Blutfüllung der Schwellkörper. Nach einer **Plateauphase** kommt es bei ausreichender sexueller Erregung zum **Orgasmus**, der analog zum männlichen Höhepunkt über *sympathische Nervenfasern* vermittelt wird. Sexuelle Erregung und Orgasmus sind bei der Frau individuell sehr unterschiedlich. Das Erreichen des Orgasmus ist keine Voraussetzung für eine Konzeption.

11.6.2 Befruchtung

Sobald das *Ejakulat* am äußeren Muttermund freigegeben wird, schwimmen die Spermien mit einer Geschwindigkeit von 3 mm/min gegen den Strom (*positive Rheotaxis*). Durch ihre außergewöhnlich hohe Geschwindigkeit (eine Spermienlänge pro Sekunde) dauert es nur 30–60 Minuten, bis die ersten Spermien am Eileitereingang ankommen. Während dieser Passage findet auch die sog. *Kapazitation* statt, ein Vorgang bei dem *Spermienkopf*- und die Membran des auf dem Spermium sitzenden *Akrosoms* verschmelzen, um in die Eizelle überhaupt eindringen zu können.

Befruchtung

Haben die Spermien das saure Milieu der Scheide überwunden, können sie im Uterus und den Eileitern mehrere Tage überleben. Die Spermien werden vermutlich durch sezernierte Botenstoffe der Eizelle angelockt. Das Ei ist in der Regel bis maximal 24 h nach der Ovulation befruchtungsfähig. Von den mehreren hundert Millionen Spermien im Ejakulat, erreichen jedoch nur ca. 100 die Eizelle. Einige dieser Spermien binden an die ZP3-Rezeptoren der *Zona pellucida* (Glashaut) der Eizelle. Dort läuft die **akrosomale Reaktion** ab, bei der verschiedene zum Durchdringen der Glashaut wichtige Enzyme frei werden. Sobald ein Spermium die Membran der Eizelle erreicht, verschmelzen beide Membranen mit Hilfe des Proteins *Fertilin*, welches Ähnlichkeiten mit Virusproteinen hat. Die **Membran-Fusion** löst eine Reduktion des Membranpotenzials der Eizelle aus, so dass ein Eindringen weiterer Spermien verhindert wird. Kurz darauf sorgen strukturelle Veränderungen

in der *Zona pellucida* für eine permanente „Abwehr" zusätzlicher Spermien (**Zona-Reaktion**). Die Befruchtung ist auch das Signal für die Eizelle, die zweite Reifeteilung abzuschließen. Nun enthalten sowohl Eizelle als auch Spermium einen haploiden Chromosomensatz und können verschmelzen.

Wanderung und Implantation der Eizelle

Nach Verschmelzung der Eizelle und des Spermiums beginnt die **Blastogenese** und geht am 15. Tag in die **Embryogenese** über. Zur genauen Erklärung der Implantation und Blastogenese siehe Anatomie 1.3.

 Klinischer Bezug

Fast jede fünfte Schwangerschaft endet trotz erfolgter Implantation mit einem **Abort**. Ein Abort ist der spontan auftretende Abgang eines Fetus, bzw. der Fruchtanlage. Dieses in seiner Häufigkeit oft unterschätzte Ereignis ist für die betroffene Frau emotional sehr belastend. Wichtig ist, die Patientin darauf hinzuweisen, dass dies eine häufige Komplikation einer Schwangerschaft darstellt und dass der Grund für eine Fehlgeburt meistens in einem fatalen chromosomalen Defekt der nicht lebensfähigen Frucht lag.

11.7   Schwangerschaft

Zu Anatomie und Geburtsvorgang siehe Anatomie 1.1.4 und 8.14.8.
Eine Schwangerschaft wird von der Frau meist durch Ausbleiben der Regelblutung (*Amenorrhoe*) bemerkt. Ab Ausbleiben der ersten Regelblutung kann mit dem Nachweis des Schwangerschaftshormons *humanes Choriongonadotropin* (*HCG*) im Urin oder mit einem Ultraschallnachweis der implantierten Frucht eine **Schwangerschaftsdiagnose** gestellt werden.

11.7.1 Umstellung im mütterlichen Organismus

Wird eine Frau schwanger, muss ihr Körper in der Lage sein, die Frucht aufzunehmen, das Wachstum des Embryos bzw. Fetus zu fördern und das Kind dann auf die Welt zu bringen. Um diese drei Aufgaben erfolgreich bewältigen zu können, finden im Körper der werdenden Mutter folgende Veränderungen statt:

Herz und Kreislauf

Während der Schwangerschaft muss die Frucht durch den mütterlichen Kreislauf mit sauerstoffreichem Blut versorgt werden. Das *Blutvolumen* steigt um ein Drittel, wobei dieser große Anstieg vor allem durch ein erhöhtes *Plasmavolumen* verursacht wird. Dadurch sinkt der *relative Hämatokrit* einer Schwangeren von 40% auf ca. 33%. Auch wenn der *absolute Hämoglobingehalt* ansteigt, nimmt die relative Konzentration ab.

Das *Herzzeitvolumen* erhöht sich, während sich der *periphere Widerstand* verringert, um eine adäquate Versorgung der Gebärmutter (*Plazenta*) zu garantieren.

Stoffwechsel und Atmung

Durch Einwirkung von erhöhten *Progesteron- und Östrogenspiegeln* wächst die *Uterusmuskulatur* bei der Schwangeren um 2000% auf knapp 1 kg. Auch die Brüste vergrößern sich. Insgesamt nimmt eine werdende Mutter 12 kg zu, wobei ca. 40% davon auf Fetus und Plazenta entfallen. Der *Energieumsatz* muss um knapp 20% gesteigert werden. Eine zusätzliche Zufuhr von Eisen für die *Hämoglobinbildung*, sowie von Calcium für die *Knochenbildung* ist notwendig.

Da sowohl der O_2-*Bedarf* als auch die CO_2-*Abgabe* steigen, erhöht sich das *Atemvolumen*. Ausgeschüttetes Progesteron erhöht die Empfindlichkeit des Atemzentrums gegenüber CO_2, so dass der *Kohlendioxidspiegel* im Blut sinkt, um dem Fetus die Kohlendioxidabgabe zu erleichtern.

Nierenfunktion

Durch das erhöhte Plasmavolumen und den niedrigen Hämatokrit erhöht sich die *glomeruläre Filtrationsrate* (*GFR*) um 50%. Dadurch wird mehr *Kreatinin, Harnstoff* und *Harnsäure* ausgeschieden. Durch mangelnde Regulationsmöglichkeiten werden auch *Glucose* und *Proteine* im Schwangerenurin ausgeschieden. Durch die hohen Wasser- und Salzverluste wird das *Renin-Angiotensin-Aldosteron-System* (RAAS) aktiviert. Die dadurch verursachte Wasser- und Salzretention kann sich bei der Schwangeren in *Ödemen* äußern.

Klinischer Bezug

Nimmt die durch das freigesetzte Aldosteron bedingte Wasser- und Salzretention ein extremes Ausmaß an, können neben *Ödemen* auch *Bluthochdruck* und *Krämpfe* auftreten. Diese Symptomentrias wird der **Gestose** (Schwangerschaftskrankheit) zugeordnet.

11.7.2 Hormonwirkungen während der Schwangerschaft

Siehe Biochemie 14.3.3.

11.7.3 Funktion der Plazenta

Siehe Anatomie 1.3.

Die Frucht muss sich innerhalb von knapp 9 Monaten zu einem funktionsfähigen menschlichen Organismus entwickeln.

- Der Begriff **Embryo** bezeichnet die Frucht in ihren ersten zwei Lebensmonaten. In dieser Zeit werden die Organe gebildet (*Organogenese*).
- Der **Fetus** hat in der anschließenden **Fetalperiode** die Aufgabe, die ausgebildeten Organe noch im Mutterleib bis zur Funktionsfähigkeit reifen zu lassen.

Bis zur Geburt ist die Physiologie des Fetus an ein Leben im Mutterleib angepasst. Die dafür notwendigen Besonderheiten sind nach Organsystemen geordnet im Folgenden dargestellt:

11.8.1 Fetalkreislauf

Siehe Physiologie 4.5.

11.8.2 Fetale Lungenreifung

Da die Sauerstoffversorgung der Frucht über den Sauerstoffaustausch in der Plazenta läuft, sind die Lungen bis zur Geburt funktionslos. Erst ab dem 7. Entwicklungsmonat bildet sich **Surfactant**, der von *Typ-II-Alveolarepithelzellen* gebildet wird. Der Surfactant (**Surface acting agent**) setzt die Oberflächenspannung innerhalb der Alveolen herunter. Bis zur Geburt sind die Lungen mit Flüssigkeit gefüllt. Unmittelbar nach der Geburt wird dann jedoch der Status der Lungenreifung lebensentscheidend.

11.8.3 Besonderheiten des fetalen endokrinen Systems

Die Plazentarschranke ist nur für *Steroidhormone* wie *Östrogene* und *Gestagene*, sowie für *Schilddrüsenhormone* T_3 und T_4 durchgängig. Daher ist es für den *Fetus* wichtig, weitgehend autonom Hormone produzieren zu können.

- **Bauchspeicheldrüse:** Die Hormone *Insulin* und *Glucagon* werden ab der 8. Woche produziert, sind aber für die Regelung des Glucosespiegels unnötig. Dieser wird vom mütterlichen Insulin gesteuert. Das fetale Insulin fungiert hingegen vorwiegend als Wachstumshormon.
- **Hypophyse:** Sie produziert früh ihre stimulierenden Hormone, wie z.B. ACTH.
- **Schilddrüse:** Ein Großteil der *Schilddrüsenhormone* T_3 und T_4 wird von der Mutter produziert. Fällt jedoch die fetale Produktion vollständig aus, kann es zu Hormonmangel an T_3 und T_4 kommen (*Kretinismus*). Daher werden Neugeborene früh auf Schilddrüsenunterfunktion (*Hypothyreose*) untersucht.
- **Nebennierenrinde (NNR):** Die beim Fetus gut ausgebildete NNR produziert das androgene Steroid-

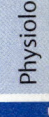

hormon *Dehydroepiandrosteron* (*DHEA*), welches von der *Plazenta* zu *Östrogenen* umgewandelt wird. Somit existiert in der Steroidsynthese eine enge Kommunikation zwischen Plazenta und NNR. Gegen Schwangerschaftsende wird in der NNR plazentares Progesteron zu Cortisol umgewandelt, welches die Lungenreifung beschleunigt. Das Nebennierenmark ist in der Fetalperiode hingegen weniger aktiv.

- **Hoden:** *Testosteron* wird bei männlichen Feten in den Hoden unter HCG-Einfluss gebildet. Das Testosteron ist zusammen mit dem *Anti-Müller-Hormon* (*AMH*) aus den *Sertoli-Zellen* dafür verantwortlich, dass der Müller-Gang zurückgebildet wird. Ist kein Testosteron vorhanden, werden weibliche Genitale ausgebildet.
- **Mütterliche Produktion:** Auch *von der Mutter* produzierte *Östrogene und Progesterone* passieren die Plazentarschranke problemlos. Die Hormone verursachen eine Proliferation der fetalen Brustdrüsen. Hierdurch sondert der Neugeborene manchmal ein wässriges Milchsekret, die sog. *Hexenmilch* ab.

11.8.4   Fetale Blutzusammensetzung

Die Blutbildung beginnt schon in der Embryonalzeit in der 4. Woche mit den ersten *Erythrozyten*.

- Die Erythrozyten sind größer als die erwachsenen roten Blutkörperchen und enthalten zum Großteil das *fetale Hämoglobin Hb-F.* Dieses hat eine höhere O_2-Affinität als adultes Hb.
- *Leukozyten* werden ab der 8. Woche gebildet.
- *Thrombozyten* und *Gerinnungsfaktoren* sind nur spärlich vorhanden, der Fetus hat eine sehr niedrige Gerinnungsneigung.

Die **Immunkompetenz** des Kindes wird vor allem im ersten Lebensjahr ausgebildet, zirkulierendes IgG stammt bis dahin von der Mutter (*Nestschutz*).

Klinischer Bezug

Das häufigste fetale Protein ist das **α-Fetoprotein**, welches bis zur Geburt durch *Albumin* ersetzt wird. In Spuren ist es auch bei der Schwangeren zu finden. Sind die Serumwerte bei der Mutter erhöht, kann dies auf einen *Neuralrohrdefekt* des Fetus hinweisen.

11.8.5   Fetale Funktionen von Gastrointestinaltrakt, Leber und Nieren

Gastrointestinaltrakt (GIT): Die volle Funktionsreife erlangt der GIT um die 30. Woche. Geschlucktes Fruchtwasser wird mit selbst produzierten Digestionsenzymen angedaut, enthaltenes Wasser resorbiert und aus unverdaubaren Anteilen in erster Stuhl, das **Mekonium** gebildet. Es wird in den ersten Lebenstagen ausgeschieden.

Klinischer Bezug

Wirkt Stress wie z. B. Hypoxie während der Geburt auf den Fetus ein, kommt es zum Abgang des Mekoniums. Dies resultiert in einer diagnostisch hilfreichen Grünfärbung des Fruchtwassers.

Leber: Ähnlich wie bei der Niere wird die *Entgiftungs- und Ausscheidungsfunktion* der Leber während der Schwangerschaft durch die Plazenta übernommen. Trotzdem ist die Leber ab der 8. Entwicklungswoche stoffwechselaktiv und baut Fett- und Eiweißspeicher auf. Durch den Austausch von *fetalem Hämoglobin* (*Hb*) zu *adultem Hämoglobin* muss Hb abgebaut werden. Für den in den ersten Lebenstagen notwendigen Hämoglobinabbau ist die Leber in der Regel jedoch noch nicht voll ausgereift. Durch ein Überhandnehmen des Bilirubins entsteht so der *physiologische Neugeborenenikterus* mit Gelbfärbung der Skleren und der Haut.

Nieren: Die Nieren produzieren ab der 22. Woche einen hypotonen, glucose- und eiweißfreien Harn, der in das Fruchtwasser ausgeschieden wird. Funktionell wichtig werden die Nieren jedoch erst, wenn sie nach der Geburt die Fähigkeit der *Harnkonzentrierung* erwerben. Bis zur Geburt ist die *Plazenta* für die Regelung des Wasser- und Salzhaushalts verantwortlich.

11.9   Geburt

Die durchschnittliche Schwangerschaft dauert ab dem Empfängniszeitpunkt ca. 266 Tage (38 Wochen) und endet mit dem Geburtsvorgang. Dieser wird durch Hormone vorbereitet. Ein Zusammenspiel zwischen vegetativ-nervalen und hormonellen Mechanismen steuert dann den Ablauf.

Die Austreibung des 3–4 kg schweren Fetus erfordert ein koordiniertes Zusammenspiel der Uterusmuskulatur und wird durch *synchronisierte Gebärmutterkontraktionen* (*Wehen*) erreicht. Während des letzten Schwangerschaftsmonats haben gelegentliche **Vorwehen** noch keine Funktion. Sobald jedoch die **Eröffnungswehen** den Geburtskanal innerhalb von ca. 10 Stunden aufweiten, kann durch **Austreibungswehen** das Kind auf die Welt kommen. **Nachwehen** befördern die Plazenta aus dem Uterus.

11.9.1   Steuerung des Geburtsvorgangs

Hormonale Steuerung der Geburt

Die fetale **Corticotropin-Releasing-Hormon-Sekretion** (**CRH**) steigt mit Ende der Schwangerschaft stetig an. Durch eine Erhöhung der ACTH-Ausschüttung wird die *Androgenproduktion* in den Nebennierenrinden erhöht. Die Androgene werden in **Östrogene** umgewandelt und wirken:

- antagonistisch gegen das schwangerschaftserhaltende Progesteron,
- durch Prostaglandin-Freisetzung kontraktionsfördernd auf den Uterus,
- vermehrungsfördernd auf Oxytocin-Rezeptoren am Uterus. Dies erhöht die Empfindlichkeit für das Uteruskontraktionen auslösende Oxytocin.

Durch diese hormonellen Mechanismen werden die Wehen eingeleitet.

Vegetativ-nervale Steuerung der Geburt

Durch die Kontraktionen des Uterus wird der Fetuskopf gegen den inneren Muttermund gedrückt. Dadurch dehnen sich Muttermund (Zervix) und Vagina. Diese Stimuli verursachen über afferente Nervenfasern eine **Erhöhung der Oxytocinsekretion** aus dem Hyphophysenhinterlappen (Abb. 11.**6**). Oxytocin löst auf drei Arten Gebärmutterkontraktionen aus:
- *direkte Wirkung* auf glatte Muskelzellen des Uterus,
- Stimulation der *Prostaglandin-Bildung im Uterus*, dadurch verstärkte Kontraktionen,
- *positive Rückkopplung* durch Zervixdehnung und somit erneuter erhöhter Oxytocinsekretion.

Durch die positive Rückkopplung finden die Wehen in immer kürzeren Abständen statt. Während der ca. 45 Minuten langen **Austreibungsperiode** kommen die Wehen alle 2 Minuten und bringen schließlich das Kind auf die Welt.

Zusätzlich zu den Oxytocin-Wirkungen spielen *spinale Reflexe* der Kreißenden eine wichtige Rolle.

Auch willentlich kann die Austreibung durch eine Verstärkung der reflektorischen Pressmotorik gefördert werden. Wichtige generelle Voraussetzung für eine koordinierte Wehenfunktion ist die vorhandene ausgezeichnete Kommunikation der glatten Uterusmuskelzellen untereinander, die mittels **interzellulärer Erregungsausbreitung** (*Gap Junctions*) erfolgt.

Klinischer Bezug

Geht die Austreibung der Frucht zu schnell oder zu langsam voran, kann medikamentös in den Geburtsvorgang eingegriffen werden. Mit **Wehenmitteln** können Wehen induziert werden. Neben *Oxytocin* sind vor allem *Prostaglandinderivate* gebräuchlich. Nach der Geburt des Kindes und der Ausstoßung der Plazenta kann mittels *Ergotalkaloiden* der Uterus verkleinert werden.

Wehenhemmende Mittel hingegen können z. B. bei drohender Frühgeburt eine übermäßige Wehentätigkeit hemmen (**Tokolyse**). Hier sind v. a. die auch in der Asthmatherapie gebräuchlichen Sympathomimetika im Einsatz.

Merke

IPO: **I**nduktion der Wehen mit **P**rostaglandin und **O**xytocin.

SYMPH: **Sym**pathomimetika zur **H**emmung

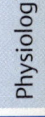

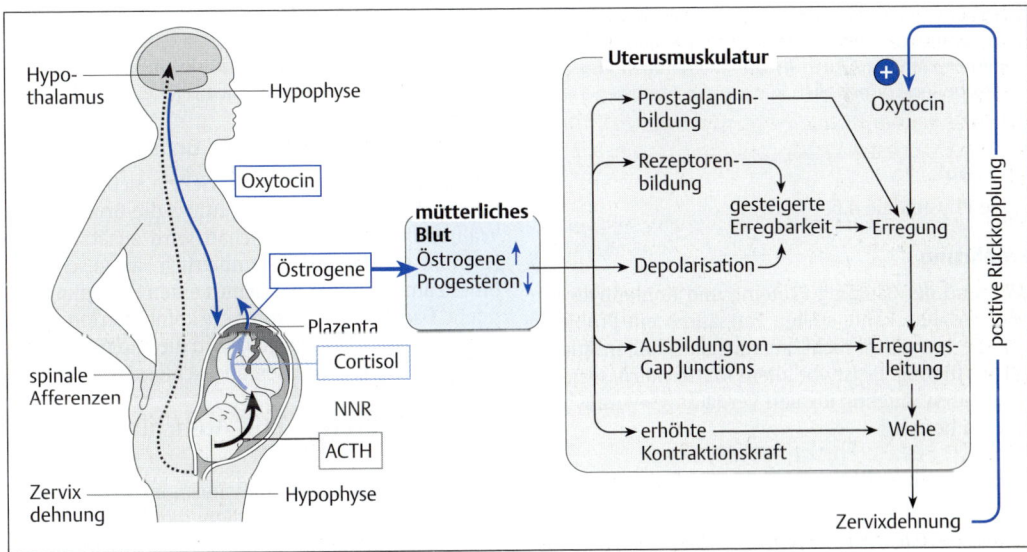

Abb. 11.6 Steuerung der motorischen Uterusaktivität. Durch Erhöhung des Östrogen/Progesteron-Quotienten wird die Geburt eingeleitet. V. a. durch Östrogene wird die Kontraktionskraft der Uterusmuskulatur über Prostaglandin-Bildung und Ausbildung von Gap junctions verstärkt. Vermehrte Rezeptorenbildung und schließlich die Depolarisation der glatten Uterusmuskulatur führen zu *Wehen*. Die *Zervixdehnung* stellt eine zusätzliche positive Rückkopplung dar, die über eine erhöhte Oxytocinausschüttung den eingeleiteten Geburtsprozess weiterführt (aus Klinke/Silbernagl, Thieme 2001).

11.9.2 Anpassung des Neugeborenen an die veränderte Umwelt

Die Frucht wird im Uterus durch den Organismus der Mutter versorgt. Sobald jedoch die Verbindung zur Mutter über Nabelschnur und Plazenta unterbrochen ist, müssen die Organsysteme des Säuglings sehr schnell ihre volle Funktion aufnehmen.

Atmung

Im Fetalkreislauf wurden die Blutgase Sauerstoff und Kohlendioxid über die *Plazenta* ausgetauscht. Die Lungen sind ab der 35. Woche zwar weitgehend ausgereift, haben jedoch vor der Geburt keine Funktion. Sobald das Kind abgenabelt ist, wird der Neugeborene hypoxisch. Diese Hypoxie führt zu einem Anstieg des CO_2-Partialdrucks und zu einer *respiratorischen Azidose*. Diese Reize wirken als starke Atemantriebe. Der erste tiefe Atemzug bringt Luft in die flüssigkeitsgefüllten Lungen. Durch den v. a. Phospholipide enthaltenden **Surfactant** wird ein Kollabieren der Lungenbläschen verhindert. Die enthaltene Flüssigkeit wird aus dem Lungenraum durch die Exspiration ausgestoßen. Die ersten Atemzüge sind für den Neugeborenen sehr anstrengend, da sich die Lungenbläschen entfalten müssen und die Flüssigkeit nach außen befördert werden muss. Es dauert ca. 40 Minuten, bis sich die Atemarbeit stabilisiert.

 Klinischer Bezug

Surfactant wird erst ab der 35. Schwangerschaftswoche gebildet. Daher kann es vor allem bei Frühgeborenen zum lebensgefährlichen *Atemnot-Mangelsyndrom* kommen. Auch *hyaline Membranen* von abgestorbenen Epithelzellen können die Atemwege verlegen.

Kreislauf

Siehe Physiologie 4.5.

Ernährung

Während der Säugling Proteine und Kohlenhydrate gut verdauen kann, stellen Fettsäuren ein Problem dar. Er hat noch nicht ausreichend Gallensäuren zur Verfügung. Es ist vor allem *Muttermilch,* welche die für den Säugling idealen Verdauungs-Voraussetzungen besitzt.

Thermoregulation

Säuglinge haben im Vergleich zu Erwachsenen ein hohes *Oberflächen-Volumen-Verhältnis* und sind deshalb sehr empfindlich für Wärmeverluste. Vor allem über den Kopf, der im Verhältnis zum restlichen Körper überproportional groß ist, können sie Wärme verlieren. Das bei Säuglingen vorhandene *braune Fettgewebe* kann durch Energieumsatz Wärme produzieren (*zitterfreie Thermogenese*). Trotz dieses zu-

sätzlichen Mechanismus ist die Thermoregulation des Säuglings nicht ausreichend und muss extern durch Kleidung etc. unterstützt werden.

11.9.3 Hormonelle Umstellung der Mutter nach der Geburt

Im **Puerperium** (Wochenbett) bilden sich die Schwangerschafts- und Geburtsveränderungen der Mutter innerhalb von 6–8 Wochen zurück. Die *Laktation* wird angestoßen (s. 11.10), außerdem stellt sich der Hormonhaushalt insofern um, als dass *Östrogen und Progesteron rasch abfallen.*

 Klinischer Bezug

Wurden die Mühen der Geburt durch die Kreißende überstanden, verfällt die Mutter manchmal in die sog. **Wochenbettdepression** (*postpartale Depression*). Gründe hierfür sind sowohl die extreme Belastung als auch die Hormonänderungen. Man unterscheidet:
1. Der „*Heultag*" oder „*Wochenbett-Blues*" tritt um den dritten Tag auf. Es handelt sich um eine nichtpsychotische seelische Störung, die meist von allein wieder verschwindet.
2. *Psychotische Depression*: Diese ernsthaftere Erkrankung tritt erst in der zweiten Woche auf und wird durch die Belastung, die hormonelle Umstellung und durch eine individuelle Disposition zu Depressionen begünstigt.

11.10   Laktation

Laktation bezeichnet die Produktion und Sekretion von Muttermilch durch die weibliche Brustdrüse.

11.10.1 Entwicklung der Brüste

Im Rahmen der Pubertät entwickeln sich v. a. unter Östrogen- und Progesteroneinfluss die Brustdrüsen. Während der Schwangerschaft wird zusätzlich das Hormon **Prolaktin** kontinuierlich ausgeschüttet, bis es zum Zeitpunkt der Geburt einen Höhepunkt erreicht. Dadurch, sowie durch die kombinierten *Östrogen-/Progesteronwirkungen*, wird die endgültige Entwicklung der Brustdrüsen abgeschlossen.

11.10.2 Sekretion und Ausschüttung der Milch

Durch die Schwangerschaftshormone *HPL* (*human placenta lactogen*) und vor allem durch das *Prolaktin* wurde die **Vorbereitung auf die Milchproduktion** (*Laktogenese*) in der Brustdrüse initiiert. Die **eigentliche Milchsekretion** (*Galaktogenese*) kommt jedoch erst nach Wegfall des aus der Plazenta stammenden Östrogeneinflusses in Gang (nach Ausstoßen der Plazenta). Dieser abrupte Wegfall der Östrogene bewirkt den Laktationsbeginn, da Östrogen als Prolaktinantagonist wirken konnte. Unmittelbar nach der Geburt sucht der Säugling instinktiv nach den Brustwarzen und beginnt, daran zu saugen (*Saugreflex*). Durch die Stimulation der Brustdrüsen wird **Oxytocin** aus dem HHL freigesetzt und die Produktion von *Prolaktin* im HVL weiter gefördert.

Unmittelbar nach der Geburt wird jedoch *nicht* sofort die reife Muttermilch produziert, sondern das Übergangsprodukt **Kolostrum** gebildet. Der durch *Oxytocin* verursachte *Milcheinschuss* beginnt zwar bereits ab dem 3.–4. Wochenbettag, ersetzt die Übergangsmilch jedoch erst nach zwei Wochen vollständig. *Oxytocin* bewirkt eine Kontraktion der *myoepithelialen Zellen* und somit eine **Entleerung der Muttermilch** (*Galaktokinese*) bzw. des Kolostrums durch die Brustwarze.

Als positiver Nebeneffekt des *Oxytocins* wird auch die Uterusmuskulatur kontrahiert, was dem aufgeweiteten Uterus hilft, zu seiner Normalgröße zurückzukehren.

> **Merke**
>
> **Pro**laktin bewirkt Milch**pro**duktion in der Brustdrüse, **Oxytocin** verursacht deren Ausschüttung.

Durch die kontinuierlich stimulierte Prolaktinsekretion beim Stillen wird die GnRH-Ausschüttung gehemmt. Damit wird in den meisten Fällen durch Ausbleiben der Wirkung von FSH und LH eine Ovulation und somit eine erneute Schwangerschaft während der Stillperiode verhindert. Dies ist jedoch *keine* sichere Verhütungsmethode.

> **Klinischer Bezug**
>
> Möchte eine Frau **Abstillen**, kann sie durch Einnehmen von *Östrogenprodukten* Prolaktin hemmen und somit ihre Milchproduktion beenden. Alternativ können auch *Dopaminagonisten* (Dopamin = Prolactin Inhibiting Factor) verwendet werden. Gründe für ein vollständiges Abstillen können Infektionen der Brustdrüsen oder eine ungenügende Milchproduktion sein.

11.10.3 Zusammensetzung der Muttermilch

Muttermilch enthält neben *Wasser* und *Nährstoffen* (Proteine, Fette und Kohlenhydrate) weitere Substanzen:

- *Spezifische Immunglobuline* (v. a. Klasse A), die dem Kind eine gewisse Immunität übertragen,
- *antibakteriell wirkende Enzyme* wie z. B. *Lysozym* oder *Neuraminidase*.
- In der Muttermilch können sich auch *Schadstoffe* und *Medikamente* anreichern, so dass die Mutter während des Stillens besonders bei der Medikamenteneinnahme vorsichtig sein sollte.

> **Klinischer Bezug**
>
> Findet bei nicht schwangeren Frauen oder bei Männern eine Milchausschüttung (*Laktorrhoe*) statt, sollte stets der Verdacht auf einen Prolaktin produzierenden *Hypophysentumor* ausgeschlossen werden.

11.11 Alter

Ähnlich wie die erste Regelblutung (*Menarche*) im Rahmen der Pubertät, bringt auch die als **Menopause** bezeichnete **letzte Regelblutung** in Verbindung mit den Wechseljahren viele **Veränderungen** für die Frau mit sich.

11.11.1 Physiologie der weiblichen Wechseljahre

Mit fortschreitendem Alter verlieren die Ovarien ihre Funktion und die Menstruationszyklen verschwinden nach und nach. Grund hierfür ist wahrscheinlich die abnehmende Anzahl der Primärfollikel. Die Eierstöcke sezernieren kein Progesteron mehr und Östrogen wird nur noch in geringen Mengen ausgeschüttet.

Veränderungen in der Menopause

Gebärmutter und Scheide sowie die Brustdrüsen werden durch Östrogenmangel atrophisch, was durch Verminderung der biologischen Schutzbarriere Infektionen begünstigt. Zwischen 45 und 55 Jahren findet der letzte von der zyklischen Funktion des Ovars gesteuerte Eisprung statt.

Assoziierte Beschwerden

Die während der Menopause auftretenden Beschwerden erinnern daran, dass weibliche Sexualhormone neben der Erhaltung der Fortpflanzungsfähigkeit auch noch zahlreiche andere Funktionen haben. Durch *Mangel an Östrogenen und Gestagenen* auftretende Störungen im Klimakterium sind:

- *Hitzewallungen*, *Schwindel* und *Schweißausbrüche*,
- *Psychonervöse Störungen* wie z. B. Reizbarkeit oder Depressionen,
- *Osteoporose* durch mangelnde Östrogenwirkung auf den Calciumhaushalt, hieraus resultierend häufigere Knochenbrüche,
- Erhöhung des Risikofaktors für *kardiovaskuläre Erkrankungen* durch fehlende positive Östrogenwirkung auf den Fettstoffwechsel.

Physiologie

Klinischer Bezug

Durch **Östrogen-Ersatz-Therapie** können viele dieser Beschwerden gemildert werden und der Übergang in die *Wechseljahre* kann Frauen auf diese Weise erleichtert werden.

11.11.2 Altersveränderungen beim Mann

Beim Mann bleibt die Fortpflanzungsfähigkeit bis ins hohe Alter erhalten, auch wenn die Spermienqualität abnehmen kann. Im Alter häufig auftretende *Erektionsstörungen* können jedoch psychisch sehr belastend sein.

Auch wenn sowohl bei der Frau wie auch beim Mann das Fortpflanzungssystem im Alter einigen Veränderungen unterworfen ist, ist ein Sexualleben bis ins hohe Alter möglich.

Funktionsprinzipien des Nervensystems

12 Seiten

12.1 Ionenkanäle

Siehe 12.3.2

12.2 Ruhemembranpotenzial

Siehe 1.5.1

12.3 Signalübertragung an Zellen

12.3.1 Passive elektrische Leitung

Der depolarisierende Stromfluss bei der Erregungsausbreitung hängt vom Bau des Axons ab. Eine entscheidende Rolle spielen dabei:

- der innere Längswiderstand des Axons R_{in} (entspricht dem Axondurchmesser),
- der Membranwiderstand R_M,
- die Membrankapazität C_M.

Günstig für die Fortleitungsgeschwindigkeit sind ein

- geringer R_{in} (schnelle Ausbreitung in Längsrichtung),
- eine Erhöhung von R_M (weil der Verluststrom ↓) und
- die Abnahme von C_M (die Membran verhält sich wie ein Kondensator), da der durch die Membran fließende Strom in Hinblick auf die Erregungsausbreitung einen Verlust darstellt.

Bzgl. der Fortleitungsgeschwindigkeit ist nur der Axondurchmesser variabel. Er beeinflusst hauptsächlich die Geschwindigkeit der Erregungsausbreitung. Für **marklose Nerven** gilt, dass die Leitungsgeschwindigkeit mit der Quadratwurzel des Faserdurchmessers steigt, denn der Querschnitt nimmt mit dem Quadrat des Durchmessers zu, die Membranfläche ist dem Durchmesser proportional → C_M steigt proportional zur Membranfläche. Bei

zunehmendem Durchmesser nimmt relativ zu R_M der innere Längswiderstand der Faser ab. Obwohl die steigende Membrankapazität die Ausbreitung der Erregung verlangsamt, ist der überwiegende Effekt die Abnahme des inneren Längswiderstands, sodass insgesamt die Fortleitungsgeschwindigkeit zunimmt.

Merke

Die *Fortleitungsgeschwindigkeit* ist in dicken marklosen Nervenfasern höher als in dünnen marklosen, weil die Membrankapazität nur proportional dem Durchmesser steigt, der Membranwiderstand sinkt und der innere Längswiderstand um mehr als die Hälfte abnimmt. Verdoppelt sich z. B. der Axondurchmesser, so verdoppelt sich die Membrankapazität, und der innere Längswiderstand der Membran sinkt auf 1/4.

12.3.2 Aktionspotenzial

Entstehung

Das Aktionspotenzial stellt eine vorübergehende Änderung des Membranpotenzials (Ruhepotenzials) im Sinne einer Depolarisation dar (Abb. 12.**1**). Das Ruhepotenzial von ca. -70 mV wird durch die K^+-Leitfähigkeit bewirkt. Durch einen überschwelligen Reiz, d. h. nur ein Reiz ab einer bestimmten Stärke, werden schnell leitende Na^+-Ionenkanäle geöffnet, sodass Na^+ einströmen kann. Hierdurch steigt das Membranpotenzial schlagartig an (rasche Depolarisation), sodass das Membranpotenzial sich umkehrt und auf ca. +20 mV ansteigt („Overshoot"). Zusammen mit der Öffnung der Na^+-Kanäle kommt es auch zu einer Öffnung von vergleichsweise langsameren, ebenfalls spannungsabhängigen K^+-Kanälen. Ist das Maximum des möglichen Na^+-Einstroms überschritten, überwiegt die Wirkung des ausströmenden K^+. Das Membranpotenzial sinkt wieder, im Vergleich zum Anstieg, langsam ab bis über das Ruhepotenzial hinaus (Nachhyperpolarisation) auf ca. -80 mV. Nach Be-

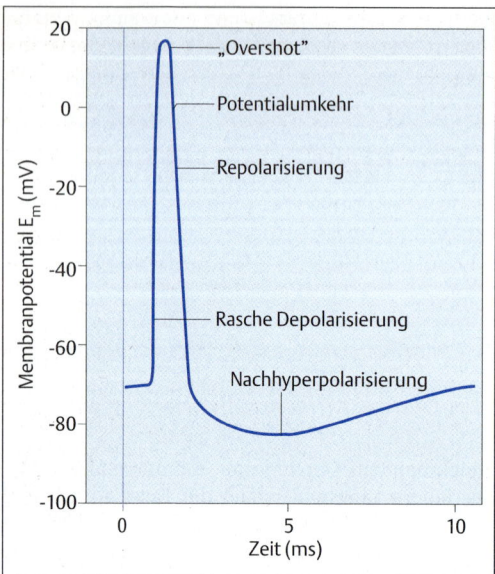

Abb. 12.**1 Aktionspotenzial der Tintenfisch-Faser** (nach Klinke/Silbernagl, Thieme 2001)

endigung der Leitfähigkeit spannungsabhängiger K^+-Kanälen kehrt das Membranpotenzial wieder zu seinem Ruhewert zurück.

Vorteil des Aktionspotenzials

Der Vorteil eines Aktionspotenzials gegenüber einer kontinuierlichen Leitung ist, dass die übertragene Information nicht „analog" über die Reizstärke, sondern „digital" über die Frequenz kodiert wird. Hierdurch bleibt die Information auch bei abgeschwächtem Signal gleich. Es kommt also nicht darauf an, wie stark die ankommenden Aktionspotenziale sind, sondern wie viele in welchem Zeitabstand eintreffen.

Refraktärität

Nach Auslösung eines Aktionspotenzials sind die spannungsgesteuerten Natriumkanäle für eine gewissen Zeit nicht aktivierbar. Ein neues AP kann nicht generiert werden (absolute Refraktärzeit). Erst nach und nach „erholen" sich die Kanäle, sodass zunächst APs mit einer geringeren Amplitude generiert werden können (relative Refraktärzeit). Erst wenn diese Zeit überschritten ist und alle Na^+-Kanäle wieder voll einsatzbereit sind, kann wieder ein normales AP entstehen. Wie lang diese Refraktärzeit ist, hängt von der Zellart ab.

Lokalanästhetika

Die Entstehung eines Aktionspotenzials und somit die Übertragung der Information kann durch Na^+-Kanal-Blocker verhindert werden. Diese dringen in den Nerv ein und blockieren die Kanäle von innen, sodass es nicht zu einer Depolarisation kommen kann. Dieses Prinzip wird in Lokalanästhesie verwendet.

Lokalanästhetika sind schwach basische, lipophile Amine, die als Salz jedoch hydrophil reagieren. Beide Formen liegen, abhängig vom pH, normalerweise in etwa gleich häufig vor. Die undissozierte lipophile Form dringt zum Wirkort vor, kann aber erst, nachdem sie zur dissoziierten, wasserlöslichen Form wird, die Blockade der Na^+-Kanäle bewirken.

 Klinischer Bezug

Da **entzündetes Gewebe** sauer ist, würde bei der Verwendung eines Lokalanästhetikums der vorwiegende Teil in der dissoziierten, wasserlöslichen Form vorliegen, die nicht zum Wirkort vordringen kann. Hieraus ergibt sich, dass im entzündeten Gewebe Lokalanästhetika nicht wirken.

12.3.3 Fortleitung des Aktionspotenzials

Die Weiterleitung der Erregung erfolgt im marklosen Nerv kontinuierlich (elektrotonisch), im myelinisierten Nerv dagegen sprunghaft (saltatorisch). Die Synapsen sind als Umschaltstellen an der Übertragung der Erregung mitbeteiligt.

Erregungsleitung im marklosen Nerv (elektrotonische Fortleitung)

Diese Erregungsleitung wird durch die Strömchentheorie beschrieben. Sie besagt, dass zwischen einem erregten und einem unerregten Membranabschnitt ein Strom fließt, der die unerregten Stellen depolarisiert. Über diesen Stromfluss breitet sich die Erregung kontinuierlich aus. Dies ist beim marklosen Nerv der Fall.

Messtechnik: Die fortgeleitete Erregung im Nerv kann durch zwei extrazelluläre Elektroden gemessen werden. Dabei erhält man das sog. *biphasische Aktionspotenzial* (Abb. 12.**2**). Die Erregung läuft dabei von links nach rechts über die Nervenfaser. Unter der Elektrode 1 verliert die Membran ihre positive Ladung und wird relativ zur Membran unter der Elektrode 2 negativ → es kommt zur positiven Spannungsänderung. Bei Erregung der Elektrode 2 ändert sich ebenfalls die Spannung; da aber für das Messgerät die Polarität umgekehrt ist, wird ein negatives Aktionspotenzial registriert. Die Fortleitungsgeschwindigkeit des Axons kann aus dem Abstand der Elektroden sowie der Zeitspanne zwischen positivem und negativem Aktionspotenzial bestimmt werden. In vivo sind die beiden Phasen kaum so gut zu trennen, meist verschmelzen sie mit aufeinander folgenden Phasen.

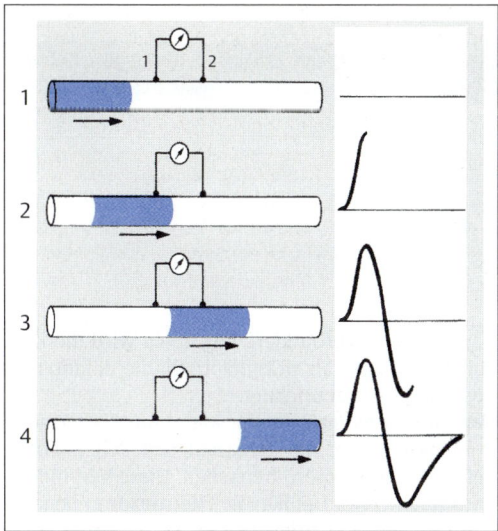

Abb. 12.2 Die fortgeleitete Erregung als sog. biphasisches Aktionspotenzial (aus Keidel, Thieme 1985)

Erregungsleitung im markhaltigen Nerv (saltatorische Fortleitung)

Sehr viel schneller als die Erregungsleitung im marklosen Nerv ist die Erregungsleitung im markhaltigen Nerv. Die **Myelinscheide** (Schwann-Scheide) umgibt als ein sehr guter Isolator die Nervenfaser. Diese Schicht wird nur durch in regelmäßigen Abständen vorkommende ringförmige Einschnürungen (**Ranvier-Schnürringe**) unterbrochen. Die Membran weist hier als Besonderheit eine sehr große Dichte von Na+-Kanälen auf (ca. 100-mal größer als bei marklosen Nervenfasern). Die Nervenfaserabschnitte zwischen zwei Schnürringen werden als **Internodien** bezeichnet.

Bei stark myelinisierten Fasern kann die Myelinscheide aus einer 50- bis 100-mal um das Axon gewickelten Membranschicht bestehen. Somit sinkt

die Membrankapazität C_M, und der Membranwiderstand R_M steigt. Dies ergibt sehr gute Leitungsbedingungen innerhalb der myelinisierten Internodien. Bei Potenzialänderungen fließt hier praktisch kein Strom durch die Membran, das Aktionspotenzial breitet sich annähernd verlustlos im myelinisierten Teil der Nervenbahn aus. Die Erregung springt von Schnürring zu Schnürring (*saltatorisch*). Verzögerungen in der Erregungsleitung können nur an den Schnürringen entstehen, da hier erst das Schwellenpotenzial überschritten werden muss.

> ! **Merke**
>
> Bei der *saltatorischen Erregungsleitung* werden die Internodien als passive Leiter betrachtet. Die Schnürringe reagieren als Einheit, an der die Erregung sprunghaft weitergeleitet wird, was zur Beschleunigung der Fortleitung führt.

Aufgrund der verschiedenen Faserdurchmesser und den daraus resultierenden unterschiedlichen Leitungsgeschwindigkeiten gibt es eine funktionelle Gliederung der Nervenfasern. Nach Erlanger und Gasser werden sie in A-, B- und C-Fasern eingeteilt (Tab. 12.1).

Außerdem wird für afferente Nervenfasern oft die Klassifikation nach Lloyd/Hunt (Gruppe I bis IV) verwendet (Tab. 12.2).

Markscheidenerkrankungen

Erkrankungen, die zu einer Zerstörung der Markscheiden führen, greifen erheblich in die Funktionsfähigkeit des Nerven ein. Beispielsweise führt das **Guillain-Barré-Syndrom** über eine multifokale Entzündung der Markscheiden peripherer Nerven sowie der Spinalganglien zu meist symmetrisch angeordneter schlaffer Lähmung zunächst der Beine mit Parästhesien, Reflexabschwächung oder Areflexie, evtl. mit Schmerzen, Sensibilitätsstörungen und Muskelatrophie, die meist innerhalb weniger Tage

Physiologie

Tab. 12.1 Einteilung der Nervenfasern nach Erlanger /Gasser

Fasertyp	Funktion (z. B.)	Durchmesser μm	Leitungsgeschwindigkeit (m/s)
Aα	Muskelspindel- und Sehnenorganafferenzen, Skelettmuskelefferenz	15	70 – 120
Aβ	Hautafferenz (Tastsinn)	8	30 – 70
Aγ	Muskelspindelefferenz	5	15 – 30
Aδ	Hautafferenz (Temp. und „schneller" Schmerz)	3	12 – 30
B	sympathisch präganglionär	3	3 – 15
C	sympathisch postganglionär und Hautafferenz („langsamer" Schmerz)	1 (marklos)	0,5 – 2

Tab. 12.2 **Klassifikation nach Lloyd/Hunt**

Gruppe	Funktion (z. B.)	Durchmesser (µm)	Leitungsgeschwindigkeit (m/s)
I	primäre Muskelspindelafferenz (Ia) und Sehnenorganafferenz (Ib)	13	70 – 120
II	Mechanorezeptoren der Haut	9	25 – 70
III	tiefe Drucksensibilität des Muskels	3	10 – 25
IV	marklose Fasern der Schmerzleitung	1	1

bis zur Tetraplegie fortschreiten kann. Die Prognose ist im Allgemeinen günstig. Eine besondere Gefahr besteht allerdings in der Möglichkeit der Atemlähmung.

12.3.4   Intrazellulärer Transport

Nicht alles was in der Präsynapse benötigt wird kann auch dort produziert werden. Ein Teil (Enzyme zum Transmitteraufbau, niedermolekulare Transmitter) muss in der Nervenzelle aufgebaut, in Transportvesikel verpackt und per axonalem Transport zur Präsynapse gebracht werden. Der Transport der Vesikel geschieht aktiv an Mikrotubuli mit einer maximalen Geschwindigkeit von 400 mm/Tag mithilfe von Kinesin, einem myosinähnlichen Makromolekül, unter ATP-Verbrauch. Auch ein retrograder Transport für noch brauchbare Abfallstoffe aus der Präsynapse existiert.

Ebenso wird retrograd der **Nerve Growth Factor** (NGF) zum Soma der Nervenzelle transportiert. NGF wird von der Zielzelle des entsprechenden Nervs produziert und sichert zusammen mit dem Beta Nerve Growth Factor (BNGF) dessen Überleben.

Auch nicht körpereigene Stoffe könne axonal transportiert werden. Dies machen sich neurotope Viren wie Herpes-Viren zu Nutze. In der inaktiven Phase wandern sie zum Zellkörper des infizierten Nervs und sind dort vor dem Immunsystem weitgehend sicher. Andere Viren wie Rabies (Tollwut), Polio (Kinderlähmung) oder Tetanus (Wundstarrkrampf) wandern retrograd im Axon und verursachen die entsprechende zentrale Symptomatik.

12.4   Signalübertragung zwischen Zellen

12.4.1   Prinzipien der elektrischen Übertragung

Elektrische Synapsen (Gap Junctions)

Eine weitere Möglichkeit zur kontinuierlichen Erregungsübertragung ähnlich markloser Nervenfasern bieten *elektrische Synapsen*. Dabei liegen benachbarte Neurone eng aneinander und sind durch sog.

Gap Junctions verbunden. Allgemein wird die Zelle vor der Synapse als präsynaptisch, die dahinter als postsynaptisch bezeichnet.

Gap Junctions sind in die Membran eingelagerte Proteinkomplexe, die zwischen den Zellen offene Verbindungen (Poren) herstellen. Diese Verbindung wird durch zwei Halbkanäle (**Konnexone**) benachbarter Zellen gewährleistet, die aneinander koppeln und so eine Verbindung vom Zytosol der einen zum Zytosol der anderen Zelle schaffen

Die präsynaptische Depolarisation in der Zelle löst ein Aktionspotenzial aus, wodurch ein Potenzialgefälle zwischen prä- und postsynaptischer Zelle entstehen. Durch die Gap Junctions gelangen positive Ionen entlang des Gefälles in die postsynaptische Zelle und depolarisieren diese, bei Überschreitung des Schwellenwertes wird ein Aktionspotenzial ausgelöst. Die Ionenströme entstehen fast ohne Verzögerung → mehrere Zellen werden synchron erregt.

Im Gegensatz zur chemischen Synapse (s. u.) sind elektrische Synapsen **in beide Richtungen leitend**. Ein Nachteil dieser einfachen Erregungsausbreitung ist, dass keine Erregungshemmung möglich ist, da prä- und postsynaptische Zellen sich im gleichen Erregungszustand befinden. Deshalb kommen elektrische Synapsen kaum im Gehirn vor (nur im Hirnstamm, in der unteren Olive und in den Vestibulariskernen). Die elektrischen Synapsen der Myokardzellen, welche im Bereich der Glanzstreifen über Gap Junctions miteinander verbunden sind, gewährleisten eine kontinuierliche Erregungsausbreitung im Herzmuskel.

Chemische Synapsen

Wenn allgemein der Begriff Synapse verwendet wird, ist damit meist eher die chemische Synapse gemeint (Abb. 12.3). Sie besteht aus:
- *präsynaptischer Nervenendigung* (markarmer aufgetriebener Endigung der Nervenfaser),
- *synaptischem Spalt* (zwischen dem präsynaptischen Nervenende und der nachfolgenden Zelle) und
- *postsynaptischer Zelle*.

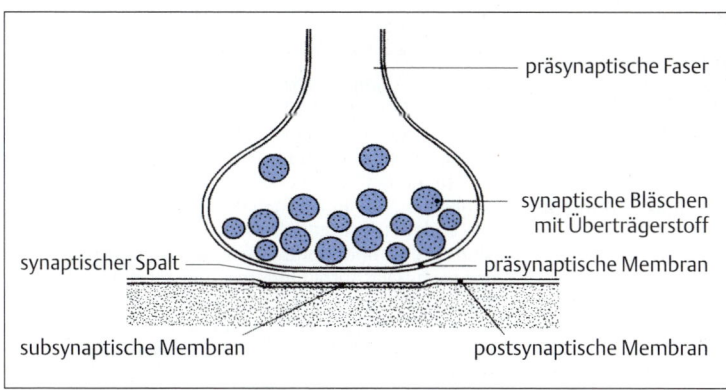

Abb. 12.**3** Schematische
Darstellung einer **Synapse**

Der Teil der postsynaptischen Zellmembran, der an
den synaptischen Spalt grenzt, ist die zur Erregungs-
aufnahme dienende *subsynaptische Membran*.
Die Erregungsübertragung an der chemischen Synapse erfolgt mithilfe von Überträgerstoffen (**Transmittern**). Die präsynaptische Nervenendigung wird
durch ein ankommendes Aktionspotenzial depolarisiert. Daraufhin werden über eine komplexe Signalkaskade (s. 12.4.2) Transmitter aus den synaptischen
Bläschen (Vesikeln) in den synaptischen Spalt ausgeschüttet. Die Moleküle diffundieren zur postsynaptischen Membran und reagieren dort mit spezifischen
Membranrezeptoren. Hierdurch werden an der postsynaptischen Membran Ionenkanäle geöffnet. Die
einströmenden Ionen führen entweder zu einer

- *Depolarisation* und einem *Aktionspotenzial* oder zu
  einer
- *Hyperpolarisation* und somit zur *Hemmung* des
  postsynaptischen Neurons.

Die Transmitter werden unmittelbar nach ihrer Freisetzung und Wirkung durch Spaltung oder Wiederaufnahme inaktiviert.

12.4.2 Transmitterfreisetzung und -wirksamkeit

Transmitterfreisetzung

Das Aktionspotenzial bewirkt an der Präsynapse die
Öffnung von Ca^{2+}-Kanälen, sodass es durch die Erhöhung des intrazellulären Ca^{2+} zur Exozytose des
Transmitters kommt. Das Ca^{2+} stellt hierbei keinen
Faktor für eine weitere Depolarisation dar, sondern
eine Signalsubstanz. Nach Abschluss des präsynaptischen Aktionspotenzials wird Ca^{2+} aktiv im Austausch gegen Na^+ aus der präsynaptischen Nervenendigung gepumpt.
Eine Erhöhung der extrazellulären Ca^{2+}-Konzentra-
tion führt zum vermehrten Ca^{2+} Einstrom und damit
Erhöhung der Freisetzung von Transmittern. Diese
kann verringert werden, indem künstlich die Mg^{2+}-
Konzentration extrazellulär erhöht wird, wodurch
der Ca^{2+}-Einstrom absinkt.

Steuerung der Transmitterwirksamkeit

Eine weitere Möglichkeit, neben dem Aktionspotenzial, eine Präsynapse zu beeinflussen, stellen
Rezeptoren auf der Präsynapse selber, sog Autorezeptoren, dar. Durch ihre Erregung wird das Ruhepotenzial angehoben oder gesenkt und somit die
Öffnung der Ca^{2+}-Kanäle beeinflusst. Im Rahmen
einer **Autoinhibition** kann sich eine Präsynapse so
auch selber hemmen. Wird eine Synapse häufig aktiviert, vermindern sich nach einer gewissen Zeit die
postsynaptischen Rezeptoren. Diesen Prozess nennt
man **Down-Regulation**. Umgekehrt gibt es auch die
Up-Regulation, d. h. eine Zunahme der Rezeptorendichte, die an der Muskulatur z. B. im Rahmen einer
Denervierung auftritt.

Arzneimittelwirkungen

Viele Medikamente greifen in die Transmitterwir-
kung ein.

- *Agonismus* und *Antagonismus*: Das Medikament
  setzt direkt (*kompetitiv*) an den Rezeptoren der
  Postsynapse an und aktiviert oder blockiert diese
  oder wirkt *nichtkompetitiv* über einen zweiten
  Rezeptor der Postsynapse, welcher das Ruhepotenzial beeinflusst.
- *Präsynaptische Hemmung oder Erregung*: Das Medikament bindet an Rezeptoren der Präsynapse
  und moduliert dort das Ruhepotenzial.
- *Re-Uptake-Hemmung*: Die Wiederaufnahme des
  Transmitters wird durch das Medikament verhindert, sodass die Präsynapse an Transmittern
  verarmt.
- *Synthese-Hemmung/Entstehung eines „falschen
  Transmitters"*: Durch Einschleusung einer falschen
  Vorstufe der Transmittersynthese entsteht ein
  unwirksamer Transmitter, der nicht auf die Rezep-
  toren der Postsynapse „passt".
- *Hemmung der Transmitterfreisetzung*.

12.4.3 Transmitter

Gruppen von Transmittern im Nervensystem

Als Transmitter sind eine sehr heterogen Gruppe von Substanzen unterschiedlichster Molekülgröße.
- *Aminosäuren und Oligopeptide:* Glutamat, Glycin und GABA,
- *Monoamine:* Dopamin, Noradrenalin, Adrenalin und Serotonin,
- *Acetylcholin,*
- *Neuropeptide:* heterogene Gruppe von Neurotransmittern mit Peptidstruktur, zu denen auch die *opiatähnlichen Substanzen* zählen.

Cotransmitter

Zusammen mit anderen Transmittern werden meist auch Cotransmitter aus derselben Präsynapse freigesetzt. Beispielhaft seien genannt:
- Noradrenalin zusammen mit ATP oder Neuropeptid Y und
- Acetysalicysäure mit „Vasoaktivem intestinalen Polypeptid" (VIP).

Die Neuropeptide wirken allgemein präsynaptisch auf die Transmittersynthese oder -freisetzung bzw. unterstützen als Cotransmitter den Effekt an der postsynaptischen Zelle.

Wirkmechanismen verschiedener Transmitter

Siehe 12.4.7.

12.4.4 Übertragung an der motorische Endplatte

Die neuromuskuläre Erregungsübertragung erfolgt mithilfe von Acetylcholin (s. 12.4.7). Der Transmitter wird aus einer aufgetriebenen Präsynapse (motorischen Endplatte) per Exozytose ausgeschüttet. Das Acetylcholin diffundiert zum Sarkolemm der Muskelzellen, um mit den dortigen nikotinischen Rezeptoren (s. a. 14.2.3) zu reagieren. Durch die Bindung von Acetylcholin an die Rezeptoren werden Kationen-Kanäle geöffnet. Der Na^+-Einstrom führt zur Depolarisation, die als **Endplattenpotenzial** bezeichnet wird.

Dieses lokale und von der Rezeptoranzahl und der Transmittermenge abhängige Potenzial löst beim Überschreiten der Schwelle ein Aktionspotenzial aus, das über die Muskelfaser fortgeleitet wird und zur Ausschüttung von Ca^{2+} aus dem longitudinalen System führt. Durch Bindung des Ca^{2+} an Troponin wird die Kontraktion ausgelöst.

Für die Auslösung des Endplattenpotenzials müssen sich viele hundert Quanten Acetylcholin aus den Vesikeln synchron entleeren. An der ruhenden Muskelfaser kommt es in der Endplattenregion auch zur spontanen Entleerung einzelner Acetylcholinquanten, die ganz kleine Depolarisationen, sog. Miniaturendplattenpotenziale, hervorrufen.

Klinischer Bezug

Bei der Autoimmunerkrankung **Myasthenia gravis** ist die Funktion der neuromuskulären Erregungsübertragung gestört. Postsynaptisch befinden sich zu wenige freie Acetylcholinrezeptoren, da ein Großteil durch Autoantikörper blockiert sind. Acetylcholin kann daher nur an wenigen Rezeptoren binden, sodass das Endplattenpotenzial unterschwellig bleibt. Folglich sind Tonus und Kontraktion der Skelettmuskulatur schwach. Die Autoimmunreaktion führt zum Rezeptormangel, daher der Organismus bildet Antikörper gegen die Rezeptoren, die blockiert sind. Eine Therapieoption ist die Gabe von **Cholinesterasehemmern** (s. u.)

Pharmakologische Beeinflussung der motorischen Endplatte

Im Unterschied zu Rezeptoren des vegetativen Nervensystems (muscarinerg) handelt es sich bei der Skelettmuskulatur um nikotinerge Rezeptoren. Dies hat praktische Bedeutung bei der Verwendung von Pharmaka.
- **Depolarisierende Muskelrelaxanzien**, z. B. Succinylcholin:
  - Durch kurzfristige Dauerdepolarisation kommt es zunächst zu Muskelzuckungen und dann zur Erschlaffung der Muskulatur (Depolarisationsblock).
  - Verwendung in der Anästhesie, wenn eine sehr schnelle Intubation notwendig und eine extrem kurze Wirkdauer erwünscht sind.
- **Nichtdepolarisierende Muskelrelaxanzien**, z. B. Pancuronium:
  - kompetitive Blockade der nikotinergen Rezeptoren.
  - Verwendung in der Anästhesie bei „normalen" Narkosen wegen längerer Anschlagszeit und Wirkdauer
  - Kann im Gegensatz zu Succinylcholin antagonisiert werden.
  - Das Pfeilgift *Curare* wirkt über den gleichen Mechanismus.
- **Cholinesterasehemmer**, z. B. Physostigmin:
  - Verhindern die Spaltung von Acetylcholin, sodass sich mehr Transmitter im Spalt befinden.
  - Verwendung zur Antagonisierung nichtdepolarisierender Muskelrelaxanzien, bei Myasthenia gravis, Vergiftung mit Parasympatholytika (Atropin).
- **Hemmung der Acetylcholinfreisetzung aus den Vesikeln:**
  - *Botulinustoxin*, stärkstes bekanntes Gift (aus dem Bakterium Clostridium botulinum).
  - Wird therapeutisch lokal in minimalsten Dosen verwendet (z. B. bei krampfhaftem Lidschluss), da bereits 3 ng tödlich sind (Lähmung der Atemmuskulatur).

Klinischer Bezug

Wird die Cholinesterase zu stark gehemmt, sind **Muskelkrämpfe** und im Extremfall Lähmung der Muskulatur durch Dauerdepolarisation die Folge. Einige Gifte, z.B. Schädlingsbekämpfungs- oder chemische Kampfmittel, führen durch die Hemmung der Cholinesterase zu den gleichen Symptomen. Antidot ist hier Atropin.

12.4.5 Ligandengesteuerte Übertragung an zentralen Synapsen

Die Transmitter wirken nach Bindung an die Membranrezeptoren auf das Membranpotenzial der postsynaptischen Zelle. Jenachdem welche Kanäle nach der Bindung geöffnet werden, kommt wird das Membranpotential erhöht oder erniedrigt.

Exzitatorisches postsynaptisches Potenzial (EPSP): Erregende Transmitter, wie z.B. Glutamat und Acetylcholin, öffnen Ionenkanäle in der postsynaptischen Membran, welche die Leitfähigkeit der Membran für einwertige Kationen erhöhen. Entsprechend dem elektrochemischen Gradienten strömt Na+ in die Zelle ein. Hierdurch kommt es zu einer Depolarisation, die entsprechend der Reizdauer anhält und als *exzitatorisches postsynaptisches Potenzial* (EPSP) bezeichnet wird (Abb. 12.**4**). Durch die relativ langsame Freisetzung und Diffusion der Transmitter beginnt ein EPSP in der Regel erst 0,5–1 ms nach Eintreffen des Aktionspotenzials an der präsynaptischen Nervenendigung (synaptische Verzögerung oder Synapsenzeit).

Das EPSP dauert je nach Synapsenart 5 ms bis einige Hundert ms. Die Ionenleitfähigkeiten im EPSP entsprechen nicht denen beim Aktionspotenzial, wo die spannungsabhängigen Ionenkanäle sich mit zunehmender Depolarisation weiter öffnen. Die elektrische Leitfähigkeit dieser transmittergesteuerten Kanäle wird nur durch die Zahl der gerade offenen Ionenkanäle beeinflusst. Das lokale EPSP breitet

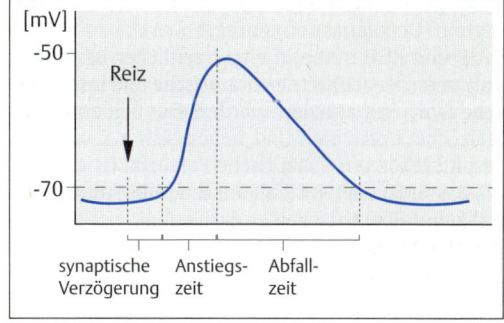

Abb. 12.**4 EPSP-Verlauf**

sich elektrotonisch über die postsynaptische Membran aus. Meistens reicht ein EPSP nicht aus, um ein Aktionspotenzial auszulösen. Sind mehrere exzitatorische Synapsen gleichzeitig aktiviert, überlagern sich die Ströme (zeitliche und räumliche Summation; s. 12.5.1), sodass das Schwellenpotenzial überschritten wird und ein Aktionspotenzial ausgelöst wird, das entlang des Axons weitergeleitet wird.

Merke

Das *EPSP* gehorcht *nicht* dem „Alles-oder-Nichts-Prinzip", sondern die Amplitude des EPSP ist abhängig von der Reizstärke.

Inhibitorisches postsynaptisches Potenzial (IPSP): Hemmende Transmitter (z.B. GABA, Glycin) öffnen an der postsynaptischen Membran K+- und Cl⁻-Kanäle. Damit steigt die Leitfähigkeit für diese Ionen (die Natriumleitfähigkeit wird nicht erhöht), sodass es zum K+-Ausstrom und zum Einstrom von Cl⁻ in die Zelle kommt. Das Membranpotenzial wird hyperpolarisiert, und es entsteht ein sog. *inhibitorisches postsynaptisches Potenzial* (IPSP). Die Zelle wird da-

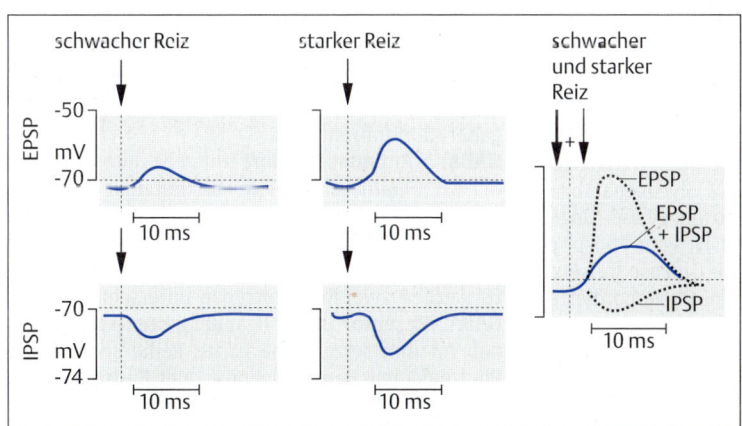

Abb. 12.**5 EPSP und IPSP**
(aus Silbernagl/Despopoulos, Thieme 1991)

durch gehemmt, weil die Hyperpolarisation einer Erregung (Depolarisation) entgegenwirkt.

EPSP und IPSP treten in enger zeitlicher Beziehung auf, wenn benachbarte exzitatorische und inhibitorische Synapsen aktiviert werden. Die beiden Potenziale überlagern sich und heben sich z. Z. auf. Das resultierende postsynaptische Potenzial ist geringer als das EPSP oder IPSP allein, d. h., die Summe von EPSP und IPSP entscheidet darüber, ob ein Aktionspotenzial postsynaptisch weitergeleitet wird (Abb. 12.5).

 Merke

Die Entstehung postsynaptischer Potenziale durch Öffnung bestimmter Ionenkanäle entspricht größtenteils der Entstehung von Rezeptorpotenzialen an den Sinneszellen.

12.4.6 Second-Messenger-gesteuerte Übertragung an chemischen Synapsen

Second Messenger: Ein Second Messenger ist eine Substanz (häufig mithilfe eines G-Proteins), die als Glied in der Signalübertragung zwischen membranständigen Rezeptoren und intrazellulären Effektorproteinen eine Signalverstärkung bewirkt. Hierzu gehören cAMP, cGMP, das IP3-DAG-System, Arachidonsäure und Ca^{2+} im Komplex mit Calmodulin.

G-Proteine: Guaninnukleotide bindende Proteine (G-Proteine) sind intrazelluläre, membranständige am Rezeptor gebundene heterotrimere Proteine, die durch Stimulation des Rezeptors die Konzentration eines spezifischen zytosolischen Second Messenger erhöhen. Nach Erregung des Rezeptors löst sich die α-Untereinheit und aktiviert eine Adenylatcyclase, Phospholipase C oder eine cGMP-spezifische Phosphodiesterase bzw. führt über Bindung an einen Ionenkanal zu dessen Aktivierung.

Beispiel: Ein typisches Beispiel für eine Second-Messenger-vermittelte Reaktion ist die Hemmung des Glycogenabbaus durch Adrenalin und Glucagon. Die Erregung der jeweiligen Rezeptoren an der Leber oder Muskelzelle bewirkt die intrazelluläre Abspaltung der α-Untereinheit des G-Proteins vom Rezeptor. Diese aktiviert eine Adenylatcyclase, die ATP in cAMP umwandelt. Dieses wiederum bindet an der Proteinkinase A, die in ihrer aktivierten Form zum einen das Coenzym des Glycogenaufbaus hemmt und zum anderen die Phosphorylase-Kinase aktiviert, welche wiederum die Glycogen-Phosphorylase aktiviert, die aus Glucagon Glucose freisetzt. Die cAMP-Wirkung wird durch eine Phosphordiesterase-Spaltung des cAMP gehemmt.

12.4.7 Wirkmechanismen verschiedener Transmitter

Acetylcholin: Acetylcholin ist ein häufiger Transmitter, der sowohl in peripheren motorischen und parasympathischen Nerven als auch im ZNS vorkommt. Es wird im Zytoplasma der Nervenendungen synthetisiert. Das dazu notwendige **Acetyl-CoA** wird in den Mitochondrien gebildet und überträgt seine Acetylgruppe mithilfe des in der Nervenzelle gebildeten Enzyms **Cholinacetyltransferase** auf **Cholin**, das aus der Extrazellulärflüssigkeit in die Nervenzelle aufgenommen wird. Acetylcholin wird in Vesikeln gespeichert, pro Vesikel ca. 6000–8000 Moleküle (ein Quant). Bei Erregung werden mehrere hundert Quanten per Exozytose freigesetzt. Die Erregungsdauer ist durch die Inaktivierung der Transmitter begrenzt. Acetylcholin wird durch die Cholinesterase zu Acetat und Cholin abgebaut. Diese Abbauprodukte werden größtenteils wieder in die präsynaptische Nervenendigung aufgenommen und zur Resynthese von Acetylcholin verwendet (s. a. 14.2.3).

Glutamat: Das Salz der Glutaminsäure ist als wichtigster exzitatorischer Neurotransmitter an vielen kortikalen Projektionen, u. a. zum Hippokampus, Thalamus und zu den Stammganglien, beteiligt und damit in die Vermittlung von Sinneswahrnehmungen, der Modulation der Motorik sowie in höhere Gehirnfunktionen wie Lernen und Gedächtnis eingebunden.

Es bindet an vier spezifische Rezeptoren:

- *NMDA-Rezeptor* (N-Methyl-D-Asparta-Rezeptor): Der Rezeptor ist eine Na^+, K^+, Ca^{2+}-Kanal, der in Ruhe durch Mg^{2+} verschlossen ist und erst nach Aktivierung eines AMPA-Rezeptors (s. u.) teildepolarisiert werden muss, um dann durch zwei Agonisten (Glutamat und Glycin) geöffnet werden kann (siehe auch 12.4.8).
- *AMPA-Rezeptor* (α-Amino-3-hydroxy-5-methyl-isoxazol-propionsäure-Rezeptor) (siehe auch 12.4.8),
- *Kainat-Rezeptor*,
- G-Protein-gekoppelte *metabotrope Rezeptoren* mit Beteiligung an metabolischen Reaktionen.

Unter pathophysiologischen Gesichtspunkten ist eine Überstimulation des NMDA-Rezptors interessant, die zu einer akuten oder chronischen Neurodegeneration führen kann.

GABA: γ-Aminobuttersäure entsteht unter Katalyse der Glutamatdecarboxylase aus Glutamat (s. o.) und stellt einen der wichtigsten inhibitorischen Neurotransmitter, der in ca. 30% aller Synapsen nachweisbar ist, im ZNS dar.

Es werden zwei Rezeptortypen unterschieden. Der **GABA_A-Rezeptor** ist ein ligandengesteuerter Cl^--Kanal. An ihm setzen eine ganze Reihe sedierender Pharmaka wie Benzodiazepine oder Barbiturate an. Der **GABA_B-Rezeptor** vermittelt über G-Proteine

eine verminderte Leitfähigkeit für Ca^{2+}-Kanäle, öffnet K^+-Kanäle und hemmt damit ebenfalls die Zielzelle (selektiver Agonist ist z.B. des zentral wirksame Muskelrelaxans Baclofen). Einer übermäßigen GABA-Ausschüttung wird durch präsynaptische GABA-Rezeptoren (Autorezeptoren) vorgebeugt, die eine Selbsthemmung hervorrufen.

Eine Blockade der GABA-Synthese oder auch eine kompetitive Blockade der GABA-Rezeptoren mit Picrotoxin führt zu Krampfanfällen

Glycin: Neben GABA ist Glycin der wichtigste hemmende Neurotransmitter im Rückenmark und im Hirnstamm. Hauptaufgabe ist die Kontrolle der Motorik in Form einer Rückwärtshemmung der Renshaw-Interneurone.

Glycin bindet ebenfalls an einen spezifischen Rezeptor von Cl^--Kanälen und öffnet diese. In Kombination mit Glutamat kann Glycin allerdings auch exzitatorisch wirken (s. o.). Eine Blockade der Rezeptoren erfolgt durch Strychnin, das meist tödliche Reflexkrämpfe verursacht.

Serotonin: Serotonin entsteht durch Hydroxylierung und anschließende Decarboxylierung aus Tryptophan (5-Hydroxy-Tryptamin, 5-HT). Der Abbau erfolgt durch die Monoaminoxidase (MAO) und Aldehydoxidase zu 5-Hydroxyindolessigsäure, die mit dem Harn ausgeschieden wird. Ausserdem es wieder in die präsynptische Zelle aufgenommen (**Serotonin-Re-Uuptake**). Dieser Mechanismus kann durch Serotonin-Uptake-Inhibitoren gehemmt werden, welche u. a. zur Behandlung von Depressionen eingesetzt werden.

Serotinin spielt bei vielen Organsystemen eine Rolle. Rezeptoren finden sich an den Arterien, am Herzen, den Nebennieren, im gesamten Gastrointestinaltrakt, im ZNS v.a. in Hypothalamus, Raphé-Kernen und Mittelhirn sowie an den Bronchien und Thrombozyten. Es werden bisher sieben Rezeptortypen ($5-HT_{1-7}$) unterschieden, von denen wiederum Subtypen abgegrenzt werden.

Ebenso vielfältig wie die beteiligten Organsysteme und Rezeptortypen sind die Serotoninwirkungen. Hervorzuheben sind die **$5-HT_{1A}$-** (RR-Senkung) und **$5-IIT_{1D}$-**Rezeptoren (Blockade zur Migränetherapie), die ihre Wirkung Second Messenger-gesteuert über cAMP entfalten. Der Second Messenger der **$5-HT_2$-**Rezeptoren ist die Phospholipase C. **$5-HT_3$** wirkt als Ligand an Ionenkanälen exzitatorischer Neuronen, die ihrerseits Neurotransmitter (Noradrenalin, Substanz P) freisetzen. Da dieser Rezeptor in der Area postrema der Medulla oblongata (Brechzentrum) zu finden ist, verursacht eine Serotoningabe (z.B. im Rahmen einer Chemotherapie) Erbrechen. Antagonisten am $5-HT_2$ bzw. $5-HT_3$-Rezeptor werden zur Migräneprophylaxe eingesetzt. Der **$5-HT_4$-**Rezeptor bewirkt eine vermehrte Ausschüttung von Acetylcholin.

Klinischer Bezug

Die in der „Raver-Szene" beliebte Droge **Ecstasy** ist ein Serotonin-Agonist und –Re-uptake-Hemmer. **Chemisch** handelt es sich hierbei meist um Methylendioxymetamphetamin (MDMA), seltener um Methylendioxy-N-ethylamphetamin (MDEA) oder Methybenzodioxolbutanamine (MDBD). In niedrigen Dosen überwiegt die antriebssteigernde **Wirkung**, in höheren Dosen steht die halluzinatorische Wirkung im Vordergrund. **Klinisch** fällt insbesondere bei Überdosierung eine Tachykardie mit RR-Anstieg, seltener RR-Abfall auf. Letzterer ist durch eine häufige Hypovolämie bei vermehrter Diurese und Transpiration (stundenlanges Tanzen) ohne adäquate Flüssigkeitszufuhr mitbedingt. **Therapeutisch** ist auf entsprechende Flüssigkeitssubstitution, eine ruhige Umgebung, evtl. Sedierung mit Benzodiazepinen oder stark wirksamen Neuroleptika und ggf. intensivmedizinische Betreuung zu achten. Paralleler Missbrauch anderer Drogen (LSD, Kokain) ist häufig und muss bei Einweisung mit in Betracht gezogen werden. Bei **längerfristigem Abusus** kommt es u. a. zu Herzrhythmusstörungen, Hepatitiden, Rhabdomyolyse mit der Gefahr der Niereninsuffizienz, Verminderung der Krampfschwelle und psychotischen Störungen. Das körperliche **Abhängigkeitspotenzial** ist eher als gering, das psychische als mittelstark bis stark anzusehen.

Dopamin: Es gibt fünf Rezeptoren für Dopamin; zentral in den Basalganglien, im limbischen System sowie der Hypophyse und peripher in den Nieren. Alle Rezeptoren arbeiten G-Protein-vermittelt. D_1 führt zu einer Aktivierung, D_2, D_4 und D_5 zu einer Hemmung der Adenylatcyclase (Second Messenger ist cAMP). Das durch den D_3-Rezeptor aktivierte G-Protein ist Ligand an einem Ca^{2+}-Kanal und vermindert dessen Leitfähigkeit.

Klinischer Bezug

Bei einer Störung der monoaminergen Synapsen kann es zu **psychischen Erkrankungen** kommen. Beispielsweise wirkt LSD (Lysergsäurediethylamid) teilweise wie Serotonin (als Agonist) und teilweise als Serotonin-Antagonist, was zu psychischen Veränderungen, z. B. Halluzinationen, führt.
Die **Parkinson-Krankheit** (Schüttellähmung) wird durch Dopaminmangel hervorgerufen, der durch Degeneration dopaminerger Neurone der Basalganglien ensteht.

Noradrenalin und Adrenalin s. 14.2.3.

Neuropeptide: Zu den Neuropeptiden zählen Endorphine, Substanz P, Angiotensin II, Somatostatin, Neuropeptid Y und das vasoaktive intestinale Polypeptid (VIP). Sie können ein eigenständiges Wirkprofil haben wie Angiotensin II oder Endorphine oder kommen als Cotransmitter (s. 12.4.3) in Kombination mit anderen Transmittern vor.

Physiologie

■ **Endorphine** sind körpereigene Agonisten an den schmerzhemmenden Rezeptoren, die therapeutisch mit Morphinderivaten erregt werden. Sie binden an spezifische Rezeptoren die sich in ihrer Wirkung unterscheiden:
– μ-*Rezeptor:* supraspinale Analgesie, Atemdepression und Abhängigkeit,
– κ-*Rezeptor:* spinale Analgesie, Miosis, Sedation,
– δ-*Rezeptor:* spinale Anästhesie, Dysphorie, Halluzinationen.

Klinischer Bezug

Die Eigenschaften der unterschiedlichen Rezeptoren für Endorphine macht man sich in der **Analgesie** zu Nutze. Die meist verwendeten Opioidderivate haben nur eine geringe agonistische Wirkung auf μ-Rezeptoren, um so die Gefahr der Abhängigkeit zu vermindern.

■ **Angiotensin II (AT II)** entsteht aus Angiotensin I, dessen Synthese durch Renin gefördert wird. Aus AT II wird AT III. Zusammen fördern sie die Aldosteronsynthese (Renin-Angiotensin-Aldosteron-System, RAAS). Angiotensin II wirkt im Körper über zwei Rezeptoren.
– *AT II-Rezeptor 1:* Vasokonstriktion (stärkster bekannter Vasokonstriktor) und Hypertrophie der Gefäß- und Myokardmuskulatur,
– *AT II-Rezeptor 2:* antiproliverativ, wirkt somit einer Hypertrophie entgegen bzw. kann das Remodeling des Myokard nach Infarkt rückgängig machen.

Klinischer Bezug

AT-II-Rezeptor-1-Antagonisten werden seit einigen Jahren erfolgreich in der Therapie der **essenziellen Hypertonie** eingesetzt.

12.4.8 Synaptische Plastizität

Rufen mehrere kurz hintereinander ausgelöste APs (Serie) Bahnungen hervor, spricht man von **synaptischer Potenzierung**. Führen die APs zur Steigerung der EPSP-Amplitude, weil mit jedem AP der Serie mehr Transmitter ausgeschüttet werden, wird dies als **tetanische Potenzierung** bezeichnet. Der danach länger anhaltende Bahnungszustand ist die sog **posttetanische Potenzierung**.
Reizserien können auch das Gegenteil, die Abnahme der synaptischen Antwort (**Depression**), bewirken. Dabei werden mit jedem AP weniger Transmitter ausgeschüttet.
Eine besondere Rollte bei der synaptischen Plastizität spielt der NMDA-Rezeptor. Synapsen, die mit ihm ausgestattete sind besitzen gegenüber den gewöhnlichen Synapsen einen zusätzlichen Mechanismus. Das extrazellulär vorhandene Magnesium wirkt bei ihnen als **kompetitiver Blocker**, d.h. es verlegt ihren Ionenkanal und verhindert, dass andere Substanzen andoggen können. Zu einer Erregung kann es an dieser Synapse nur dank eines anderen Rezeptors- dem AMPA-Rezeptor kommen: Hat zuvor eine exzitatorische AMPA-Synapse an dieser Zelle das Membranpotential leicht vordepolarisiert, dann kann das Magnesium-Ion nicht mehr am NMDA-Kanal binden. Auf diese Weise wird der Magnesium-Block aufgehoben und Natrium und Calcium Können in die Zelle einströmen. Die Calcium-Ionen tragen im Zellinneren über sekundäre Botenstoffe und Proteinveränderungen zur Ausbildung langanhaltender Potenzierung der synaptischen Effekte bei (Langzeitpotenzierung). Auch eine Reduzierung der synaptischen Aktivität (Langzeitdepression) ist über einen ähnlichen Mechanismus möglich. Diese beiden Mechanismen bilden so eine Grundlage für Lernprozesse und die Verschaltung logischer Funktionen.

12.5 | Signalverarbeitung im Nervensystem

12.5.1 Elementarmechanismen

Synapsen haben nicht nur die Funktion der Umsetzung elektrischer Erregungen (Erregungsübertragung), sondern sind durch erregende oder hemmende Interaktionen an der Verarbeitung der Erregung maßgeblich beteiligt.

Bahnung

Nicht nur Generatorpotenziale (s. 12.6.2), sondern auch postsynaptische Potenziale können sich räumlich oder zeitlich summieren. Aufgrund der Summation unterschwelliger Erregungen ist eine **Bahnung** möglich. Damit ist gemeint, dass ein unterschwelliges Signal, das selbst keine Erregung auslöst, die Erregbarkeit der Membran fördert, indem es einem weiteren Signal den Weg weist. Durch Addition dieser unterschwelligen Signale wird also die Schwelle erreicht. Die Bahnung ist **zeitlich** (bei nacheinander folgenden Signalen des gleichen Nervs für die Nervenzelle) und **räumlich** (gleichzeitige Erregung verschiedener Nervenfasern, die an der gleichen Nervenzelle zusammentreffen) möglich.

Hemmung der Erregungsbildung

Die Erregungsbildung wird durch mehrere Mechanismen behindert: Durch **präsynaptische Hemmung** können ganz gezielt bestimmte Afferenzen gehemmt werden. Die Transmitterfreisetzung wird durch eine axoaxonische Synapse verhindert, d.h., ein zusätzliches Neuron erregt die präsynaptische Nervenendigung. Die depolarisierte präsynaptische Endigung vermindert bei ankommenden APs die

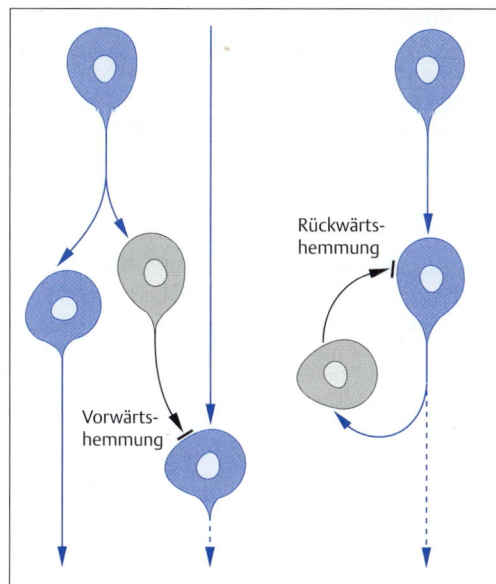

Abb. 12.**6 Vorwärts- und Rückwärtshemmung** (Schema)

Amplitude → weniger Transmittermoleküle werden freigesetzt. Das führt an der postsynaptischen Membran zu geringerer Depolarisation, ggf. erreicht das EPSP nicht mehr die Schwelle, um ein fortgeleitetes AP auszulösen.

Wenn hemmende Neurone die postsynaptische Membran hyperpolarisieren, wird dies als **postsynaptische Hemmung bezeichnet.** Je nach Lage des hemmenden Neurons unterscheidet man zwischen **Vorwärtshemmung** (das hemmende Neuron wird direkt erregt, liegt zwischen den „eigentlichen" prä- und postsynaptischen" Membranen) oder **Rückwärtshemmung** das hemmende Neuron wird durch rückläufige Nervenfasern der zu hemmenden Neurone erregt und hemmt dann diese; s. Abb. 12.**6**).

12.5.2 Verarbeitung in Neuronenpopulationen

Räumliche Summation (s 12.4.5), Vorwärts- und Rückwärtshemmung (12.5.1) dienen zentral zusammen mit der lateralen Hemmung zur Kontrastverschärfung.

Laterale Hemmung

Ein Reiz stimuliert normalerweise nicht nur einen einzelnen Rezeptor, sondern auch die benachbarten Rezeptoren, allerdings werden mit geringerer Intensität erregt. Zwei eng beieinanderliegende Reize würden demnach wahrscheinlich als ein größerer Reiz empfunden, da die zwischen den Reizen liegenden Rezeptoren durch die benachbarten Reize ebenso stark gereizt würden.

Um eine Kontrastverschärfung zu erreichen, wird auf dem Weg zum ZNS die Erregung der Neurone verstärkt, die von dem hauptsächlich erregten Rezeptor Afferenzen erhalten. Die benachbarten (lateralen) Neurone werden hingegen gehemmt. Die Folge ist, dass die Erregung der Rezeptoren, die zwischen den beiden Einzelreizen liegen, so weit gehemmt wird, dass eine Unterscheidung der Einzelreize möglich ist.

12.6 Funktionsprinzipien sensorischer Systeme

12.6.1 Allgemeine Aspekte

Eine **Empfindung** besteht aus subjektiven Sinneseindrücken, die uns bewusst werden. Beispielsweise vermitteln elektromagnetische Wellen der Wellenlänge 500 nm den Sinneseindruck „grün" (mögliche Empfindung: „grüne Fläche").

Oft werden diese Empfindungen sofort mit Erlerntem und Erfahrenem assoziiert, damit werden sie zur **Wahrnehmung** (z. B. „eine grüne saftige Wiese"). Die Wahrnehmung gelangt sofort ins Bewusstsein und wird nicht nur von Erfahrungswerten, sondern auch von Emotionen und anderen psychischen Faktoren beeinflusst.

Unsere klassischen 5 Sinne (Sehen, Hören, Riechen, Schmecken und Fühlen) werden als **Modalitäten** (= Gesamtheit der von einem Sinnesorgan vermittelten Empfindungen) bezeichnet. Die Modalitäten sind untereinander nicht vergleichbar. Das Fühlen (Hautsinn, Getast) kann in Schmerz-, Temperatur- und Tastsinn unterteilt werden. Die durch unsere Sinne vermittelten Empfindungen sind durch 4 Grunddimensionen charakterisiert.

Die **Qualität** ist innerhalb einer Modalität verschieden. Beispielsweise sind die Farben Blau, Rot und Grün unterschiedliche Qualitäten der Modalität Sehen.

Adäquater Reiz: Die verschiedenen Sinneszellen sind spezialisiert und reagieren jeweils auf bestimmte Reize. Derjenige Reiz, der mit minimaler Energie die Sinneszellen (das Sinnesorgan) optimal erregt (Änderung des Membranpotenzials), wird als adäquater Reiz bezeichnet. Beispielsweise ist Licht der adäquate Reiz für die Rezeptoren des Auges. Ein inadäquater Reiz kann die Rezeptoren ebenso erregen, benötigt aber wesentlich höhere Energien dazu (z. B. „Sternchensehen" nach einem Faustschlag auf das Auge).

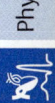

Physiologie

Merke

Nicht der Reiz bestimmt die Art der Empfindung, sondern das gereizte Sinnesorgan (nach dem Gesetz der speziellen Sinnesenergie von Johannes Müller).

Die **Intensität** der Empfindungen wird charakterisiert durch die Absolut- und die Unterschiedsschwelle. Die Absolut- oder Reizschwelle ist der kleinste Reiz (diejenige Reizstärke), der gerade eine Empfindung auslösen kann. Die Unterschiedsschwelle ist als Betrag zu verstehen, um den ein Reiz im Vergleich zu einem anderen größer sein muss, damit die Empfindung verändert wird. Eine hohe Unterschiedsschwelle bedeutet eine schlechte Unterscheidung zwischen zwei Reizen. Denn um den Intensitätsunterschied wahrzunehmen, muss die Reizamplitude (in Bezug auf den Vergleichsreiz) stark verändert sein.

Die Empfindungsstärke wird mathematisch durch das **Weber-Fechner-Gesetz** beschrieben. Dieses besagt, dass die Empfindung E logarithmisch mit der Reizstärke R zunimmt (k = eine Konstante):

$$E = k \cdot \log R$$

Dieses Gesetz gilt jedoch nur begrenzt, d.h. nur für experimentelle Daten im mittleren Bereich, denn gerade in der Nähe der Absolutschwelle kommt es zu Abweichungen. Die Beziehung zwischen der Empfindung und der Reizintensität im Grenzbereich wird besser durch das **Stevens-Gesetz** erklärt.

$$E = k \cdot R^n$$

Der Exponent n ist abhängig von der Modalität und von den Reizbedingungen. In der Regel ist n < 1, d.h., die Reizintensität steigt schneller als die Empfindungsstärke.

Die **zeitliche Dimension** und bei einigen Sinnen (z.B. Hören und Riechen) die **Ortsdimension** charakterisieren ebenso die Empfindungen.

12.6.2 Rezeptorpotenzial

 Merke

Mit Rezeptor ist in der Sinnesphysiologie meist eine ganze Zelle gemeint, die zur Reizaufnahme spezialisiert ist (Sinneszelle). Dieser Rezeptor entspricht *nicht* dem biochemischen Rezeptor in der Zellmembran, der zur Bindung von Transmittern u. ä. befähigt ist.

Einteilung der Sinneszellen

Die zur Reizaufnahme notwendigen Sinneszellen unterteilt man in:
- **primäre Sinneszellen** (in die Peripherie verlagerte Neurone des Gehirns, z.B. Riechzellen, Stäbchen und Zapfen der Netzhaut des Auges): Sie wandeln die Reize in elektrische Impulse um und leiten diese über ihre Axone zum Gehirn (zentripetal) weiter;
- **sekundäre Sinneszellen** (z.B. Hörzellen): Sie leiten sich von peripheren Gliazellen oder endo- bzw. ektodermalen Epithelien ab. Da sie selbst kein Axon besitzen, können sie keine Impulse weiterleiten. Deshalb sind sie synaptisch mit anderen Neuronen verbunden, die die Weiterleitung übernehmen.

Entsprechend ihrer Funktion teilt man die Rezeptoren ein in:
- *Extero(re)zeptoren:* reagieren auf Reize aus der Umgebung;
- *Entero(re)zeptoren* (viszerale Neurone): vermitteln Sinnesinformationen aus den inneren Organen (z.B. Schmerz-, Temperatur- und Mechanorezeptoren);
- *Proprio(re)zeptoren:* Mechanorezeptoren, die den Zustand und die Zustandsänderungen des Bewegungs- und Halteapparates, beispielsweise die Muskellänge, Sehnendehnung oder Gelenkstellung, registrieren und weiterleiten.

 Merke

Zur Gruppe der Propriorezeptoren gehört auch das *Vestibularorgan*, das den Gleichgewichtssinn vermittelt.

Transduktion und Generator Potenzial

Die Rezeptoren und ihre adäquaten Reize sind sehr verschieden, gemeinsam ist allen der grundsätzliche Prozess, den Reiz in die für das ZNS verständlichen elektrischen Impulse umzuwandeln (Transduktion). Der adäquate Reiz trifft auf die Rezeptorzelle, wodurch sich Membrankanäle öffnen und Ionenströme durch die Membran fließen. Damit wird eine Änderung des Membranpotenzials, meist eine Depolarisation, ausgelöst. Diese Potenzialänderung, deren Amplitude von der Reizstärke abhängig ist, wird als **Rezeptor-** oder **Generatorpotenzial** bezeichnet.

Ionenkanäle

Innerhalbder Ionenkanäle unterscheidet man folgende Arten:
- **Mechanisch gesteuerte Ionenkanäle:** im peripheren Nervensystem werden durch Druck oder Dehnung des Cytoskleletts Ionenkanäle geöffnet (z.B. in Muskelfasern).
- **Spannungsgesteuerte Ionenkanäle**: Öffnen und Schließen hängt von der elektrischen Spannung

an der Zellmembran ab. Im ZNS sind dies verschiedene Arten von K$^+$-, Na$^+$-, Cl$^-$-, und Ca^{2+}-Kanälen

– **Ligandengesteuerte Ionenkanäle:** sie werden durch die Bindung eines Liganden (Transmitter, Hormone, Pharmaka, Drogen etc.) geöffnet, und lassen so Ionen passieren. Aufgrund ihrer unterschiedliche Geometrie und Ladungsverteilung lassen sie bei Öffnung meist nur bestimmte Ionen hindurchtreten. Nach den Ionen, für die sie (weitgehend) selektiv permmeabel sind, unterscheidet man Natrium-, Kalium-, Calcium- und Chloridkanäle.

– **Second-Messenger gesteurte Ionenkanäle:** (s. auch 12.4.6) nach Andocken des Liganden an den Rezeptor wird eine über das G-Protein vermittelte Reaktionskaskade ausgelöst. Dabei kann das G-Protein einen Ionenkanal direkt beeinflussen oder durch Interaktion mit einem Enzym die Bildung eines Second Messengers induzieren oder hemmen. Wichtige durch die G-Proteine beeinflussbare Enzyme sind:

– Adenylatcyclase, deren Stimulation die Bildung von cyclischem Adenosinmonophosphat (cAMP) bewirkt.

– Phospholipase C, die durch Spaltung von Phophatidyl-inositol-4,5-diphosphat die beiden second Messenger Inositol-1,4,5-tiphosphat und Diacylglycerol (DAG) bildet.

Die meisten Rezeptoren sind spezifisch, d.h. sie reagieren nur, wenn ein bestimmter **adäquater Reiz** auf sie trifft und verändern dann graduiert ihre Ionenleitfähigkeit je nach Reizstärke.

 Merke

Je größer die Reizstärke, desto höher ist das Rezeptorpotenzial.

12.6.3   Transformation der Reize

Das Rezeptorpotenzial breitet sich bis zum Axonhügel elektrotonisch (s. a. 12.3.3) aus. Hier löst es bei Überschreiten des Schwellenpotenzials Aktionspotenziale aus (Transformation), welche saltatorisch (s. a. 12.3.3) fortgeleitet werden.

 Merke

Je höher die Reizintensität, desto höher das elektrotonische Rezeptorpotenzial, desto größer ist die Frequenz der ausgelösten Aktionspotenziale.

Bei der Transformation wird die Information, die der Reiz über das Rezeptorpotenzial vermittelt hat, in elektrische Impulse (Frequenz der APs) umgewandelt. An der nächsten Synapse wird die übertragene Information wieder dekodiert : Je höher die Frequenz desto mehr Transmitter wird dort freigesetzt und desto höher ist auch das EPSP.

Rezeptorantwort und Reizstärke

Die Rezeptoren reagieren verschieden auf die Reizstärke innerhalb ihres **rezeptiven Feldes**.

Als **primäres rezeptives Feld** wird der Bereich eines Sinnensystems bezeichnet, der von einem einzelnen afferenten Nerven mit Sinneszellen versorgt wird. Mehrere afferente Nervenfasern geben ihre Informationen zusammen auf ein zentrales Neuron (**Konvergenz**), das **zentrale rezeptive Feld**. Zusätzlich verzweigen die Afferenzen sich aber auch auf andere zentrale Neuronen (**Divergenz**). Diese recht komplizierte Methode der parallelen Informationsübertragung von der Peripherie zum ZNS geschieht am ehesten um eine möglichst große „Betriebssicherheit" zu gewährleisten. Das so entstehende zentrale rezeptive Feld ist somit zunächst relativ groß.

Trifft nun das passende Signal auf das rezeptive Feld eines Rezeptors, so wird dieser erregt. Hierbei besteht eine Proportionalität zwischen Reizstärke und Amplitude des Rezeptorpotentials, d.h. das Rezeptorpotenzial gibt annähernd den Zeitverlauf des Reizes über sog. **Proportionalrezeptoren** (*P-Rezeptoren*) wieder. Andererseits reagieren weitere Rezeptoren besonders stark auf die Änderung des Reizes, man spricht von sog. **Differenzialrezeptoren** (*D-Rezeptoren*). Die meisten Rezeptoren weisen beide Eigenschaften auf, sie werden als **PD-Rezeptoren** bezeichnet. Die tonische Antwort der P-Rezeptoren nimmt bei länger andauernden gleichförmigen Reizen ab – man sagt, sie adaptieren langsam. Die **Adaptation** ist definiert als die Erregungsabnahme über die Zeit bei gleichbleibenden Reizen. Die phasischen D-Rezeptoren adaptieren schnell. Beispielsweise spürt man eine Uhr, wenn man sie anlegt, nach einer Weile nimmt man sie dann aber nicht mehr war.

Muskulatur

Die Muskulatur des Menschen dient dazu, Bewegung, Arbeit und Kraft zu erzeugen. Die drei Muskeltypen, *quer gestreifte Skelettmuskulatur, Herzmuskulatur* und *glatte Muskulatur* sind jeweils unterschiedlich aufgebaut, werden unterschiedlich innerviert und haben unterschiedliche Funktionen.

Dabei werden die unterschiedlichen Typen in zwei Gruppen aufgeteilt:

■ Gruppe der *quer gestreiften* Muskulatur
  – quer gestreifte Skelettmuskulatur (s. 13.2.2)
  – Herzmuskulatur (s. 13.2.3 und 3.1)
■ Gruppe der *glatten* Muskulatur (s.13.3)

13.1 Allgemeine Muskelphysiologie

(Siehe auch Histologie 2.6, Anatomie 2.7.4)

Das Zellplasma der Muskelzelle der Muskelfaser bezeichnet man als *Sarkoplasma*, die Zellmembran als *Sarkolemm*, Mitochondrien als *Sarkosome* und das endoplasmatische Retikulum entsprechend als *sarkoplasmatisches Retikulum*.

Bei der Skelett- und Herzmuskulatur liegen die einzelnen Faserbündel streng geordnet vor. Diese Ordnung fehlt bei der glatten Muskulatur. Diese Muskelfasern enthalten *Myofibrillen*, die parallel zur Längsachse der Zelle verlaufen. Die Myofibrillen bestehen aus *Myofilamenten*, die durch ihre regelmäßige Anordnung die mikroskopisch sichtbare Querstreifung hervorrufen.

Die Innervation der Skelettmuskulatur erfolgt über die motorische Endplatte (Durchtrennungen der Motoneurone führt zur Lähmung des betroffenen Muskels), im Herzmuskel sitzen Automatiezentren (Sinusknoten, AV-Knoten) und bilden eine Eigenerregung. Neurotransmitter haben lediglich über vegetative Nerven Einfluss auf die Herztätigkeit. Die glatte Muskulatur wird durch eine große Anzahl von Mechanismen gesteuert (Abb. 13.**1**).

13.1.1 Myofilamente

Die eigentliche Kontraktion ist in jedem Typ von Muskulatur eine Wechselwirkung zwischen fadenförmigen Aktin- und Myosinfilamenten. Beide aus Eiweiß bestehenden Myofilamenttypen wechseln sich ab:

■ dicke Filamente (Myosinfilamente),
■ dünne Filamente (Aktinfilamente).

Myosinfilamente bestehen aus zusammengelagerten Myosinmolekülen. Ein Myosinmolekül besteht aus:

■ *Myosinkopf*, bestehend aus zwei „Teilköpfen",
■ *Myosinhals* und
■ *Myosinschaft*.

Die Aggregation vieler Myosinschäfte bildet das eigentliche Myosinfilament, und die herausragenden Hals- und Kopfteile bilden die Querbrücken, die die Verbindung zu benachbarten Aktinfilamenten herstellen. Jeder Myosinkopf besitzt eine Aktinbindungsstelle und eine enzymatische ATP-Spaltungsstelle. Der Kopf und der Hals werden zusammen schweres Meromyosin oder „heavy chain" genannt, der Schaft heißt leichtes Meromyosin oder „light chain" (Abb. 13.**2**).

Dem Myosinfilament sind 3 – 6 Titinfilamente angelagert

Aktinfilamente bestehen aus

■ *Aktinmolekülen*,
■ *Tropomyosin* und
■ *Troponin* bei quer gestreifte Muskulatur
■ und *Caldesmon* und *Calponin* bei glatter Muskulatur.

Tropomyosin ist ein fadenförmiges Molekül, an dem sich die kugelförmigen Aktinmoleküle perlenkettenartig entlanglegen. An einem Tropomyosinmolekül liegen 7 Aktinmoleküle an und in Abständen von 40 nm auch kugelförmige Troponinmoleküle. Das Aktinmolekül besitzt die Bindungsstelle für den Myosinkopf, für benachbarte Aktinmoleküle, für den Tropomyosinfaden und für Troponin. Dem glatten Muskel fehlt das Troponin. Entlang des Tro-

Aufbau und Funktion	glatter Muskel	Herzmuskel (quergestreift)	Skelettmuskel (quergestreift)
motorische Endplatte	keine	keine	ja
Fasern	fusiform, kurz (max. 0,2 mm)	verzweigt	zylindrisch, lang (max. 15 cm)
Mitochondrien	wenige	viele	wenige (abhängig vom Muskeltyp)
Zellkern/ Faser	1	1	viele
Sarkomere	keine	ja, max. Länge 2,6 μm	ja, max. Länge 3,65 μm
elektr. Kopplung	zum Teil (Single-unit-Typ)	ja (funktionelles Synzytium)	nein
sarkoplasmat. Retikulum	wenig entwickelt	mäßig entwickelt	stark entwickelt
Ca^{2+}-„Schalter"	Calmodulin/ Caldesmon	Troponin	Troponin
Schrittmacher	z.T. spontan rhythmisch aktiv (1s^{-1}– 1h^{-1})	ja (Sinusknoten ca. 1s^{-1})	nein (benötigt Nervenreiz)
Reizantwort	Änderung von Tonus- oder Rhythmusfrequenz)	„Alles-oder -Nichts"	abgestuft
tetanisierbar	ja	nein	ja
Arbeitsbereich	Kraft/ Längen-Kurve ist variabel	im Anstieg der Kraft/ Längen-Kurve	am Maximum der Kraft/ Längen-Kurve

Abb. 13.**1 Unterschiede** von Herz-, Skelett- und glattem Muskel (aus Silbernagl/Despopoulos, Thieme 2001)

pomyosinfadens verläuft Caldesmon. Hier liegen stattdessen kugelförmige Calponinmoleküle in regelmäßigen Abständen entlang des Tropomyosinfadens. Das gesamte Aktinfilament hat eine Doppelhelixstruktur.

> **! Merke**
>
> Nur die Aktinfilamente der quer gestreiften Muskulatur enthalten *Troponin*, die der glatten Muskulatur enthalten stattdessen *Caldesmon*.

Physiologie

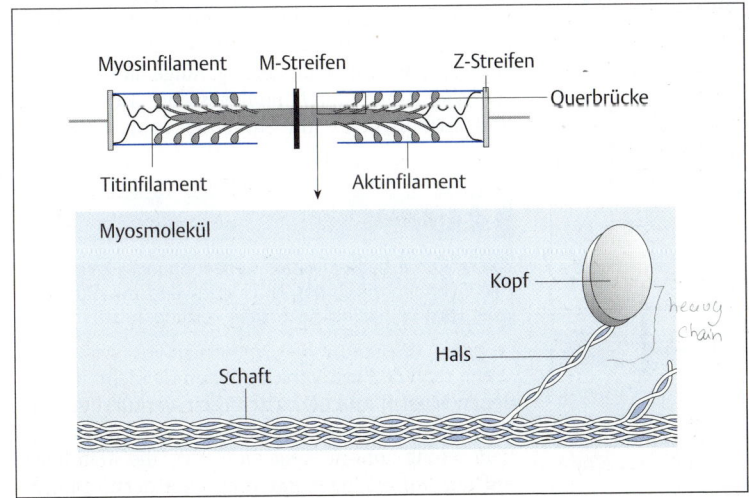

Abb. 13.**2** Das **Myosinfilament** (aus Klinke/Silbernagl, Thieme 2001)

Das **Sarkomer** ist die kleinste kontraktile Einheit, die funktionelle Grundeinheit, innerhalb einer quer gestreiften Muskelzelle. Es besteht aus den Aktin- und Myosinfilamenten in charakteristischer Anordnung. Ein Sarkomer erstreckt sich zwischen zwei *Z-Scheiben*. An den Z- Scheiben ist die Mitte der Aktinfilamente befestigt, sodass die Hälfte der Filamente in jeweils benachbarte Sarkomere hineinragt. In der Mitte eines Sarkomers sind die Myosinfilamente parallel angeordnet. Der Teil des Sarkomers, in dem sich die Myosinfilamente befinden, heißt *A-Bande* (A wie anisotrop, also im polarisierten Licht doppelbrechend). In der Mitte des Sarkomers, wo es nur Myosinfilamente gibt, ist die *H-Zone*. In der Mitte der H-Zone ist die *M-Linie*, die aus Eiweißen besteht, die die Myosinfilamente im Zentrum zusammenhalten. Der Bereich neben dem Sarkomer, in dem es nur Aktinfilamente gibt, heißt *I-Bande* (I wie isotrop) (Abb. 13.3).

Eine **Verkürzung/Kontraktion** der Muskulatur entsteht, wenn die Myofilamente aneinander vorbeigleiten (sliding filament) ohne sich selbst dabei zu verkürzen. Dabei binden die Myosinköpfe an das Aktin (**Querbrückenbildung**) und führen durch eine Konformationsänderung im Molekül eine Ruderbewegung aus die das Filament 4nm mitzieht (Abb.13.3 und 13.5). Wenn eine Verkürzung des Muskels nicht möglich ist entsteht durch den Zug der Querbrücken **Kraft**. Durch die Anzahl der Querbrücken die eine Bindung mit dem Aktinmolekül eingehen wird die Kontraktionskraft des Muskels bestimmt. Diese Anzahl hängt von der Ruhedehnung (preload) und der Calcium-Konzentration im sarkoplasmatischen Retikulum des Muskels ab. Bezieht man jetzt noch die Geschwindigkeit in der die Querbrücken ihre Konformation ändern mit ein, erhält man den Begriff der **Kontraktilität**. Diese beschreibt theoretisch die lastfrei Verkürzungsgeschwindigkeit des Myofilaments reduziert auf die Dauer der Ruderbewegung der Myosinköpfe.

Regulatorproteine

Verschiedene Proteine blockieren die Anlagerungsstellen des Myosinkopfes am Aktinmolekül. Im quergestreiften Muskel durch Troponin und Tropomyosin. Caldesmon und Calponin blockieren das Aktinmolekül im glatten Muskel.

Im Sarkomer verlaufen entlang des Myosinfilaments 3–6 **Titinfilamente**. Im Bereich der A-Bande ist das Filament steif und ist dem Myosin angelagert. Das lange Polypeptid ist im Bereich des M-Streifens in der Mitte des Sarkomers und mit dem Aktinfilament am Rand im Bereich des Z-Streifens fest verankert. Die Funktion hat das Titinfilament im Bereich des I-Streifens. Hier ist es dehnbar und zieht in Richtung Aktinfilament. Zu seiner Funktion zählt die Rückstellung des kontraktilen Apparates nach erfolgter Dehnung, der Spannungsanstieg bei passiver Dehnung und die Zentrierung des Filamentes in der Mitte des Sarkomers (Abb. 13.2).

Arbeitsdiagramm und Maximakurven

Das Arbeitsdiagramm beschreibt Kraft- und Längenänderungen der Muskelkontraktion und Arbeit des Muskels. Wenn man an ein Muskelpräparat ein Gewicht hängt, dehnt sich dieses. Die systematische Messung der Längenänderung eines Muskels, beim Anhängen von stets zunehmendem Gewicht, ergibt die **Ruhedehnungskurve**. Die Ruhedehnungskurve entsteht durch eine passive Dehnung eines unerregten Muskels durch einen expotential größer werdenden Widerstand und eine damit verbundene geringer werdende Längenänderung. Aufgebaut wird dieser Widerstand durch Bindegewebe, Muskelfaszie und Titinfilamente im Sarkomer (Abb. 13.4 und 13.2.1).

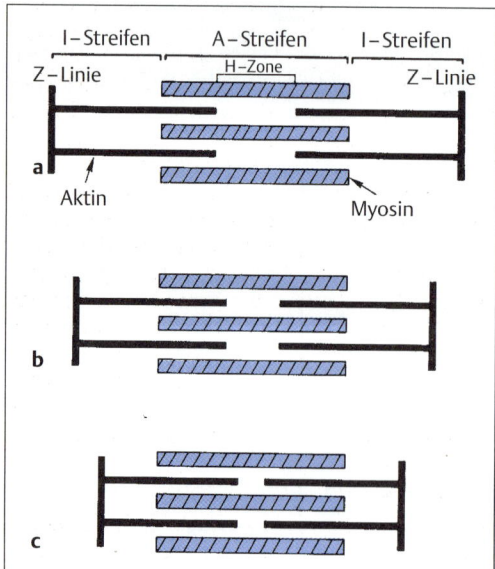

 Merke

Diese Kurve heißt deshalb *Ruhe*dehnungskurve, weil die Dehnung durch das Anhängen von Gewichten erzielt wird und keine elektrische Reizung auftritt.

Wenn man den mit verschiedenen Gewichten beladenen Muskel nun elektrisch reizt, verkürzt er sich. Dies ist eine isotonische Kontraktion. Da es zu einer Verkürzung kommt, liegt die Kurve, die man beim Auftragen der Längenänderung über der Kraft (das

Abb. 13.**3** Das **Sarkomer** im **a** gedehnten, **b** normalen und **c** isotonisch kontrahierten Zustand (aus Cotta, Thieme 1990)

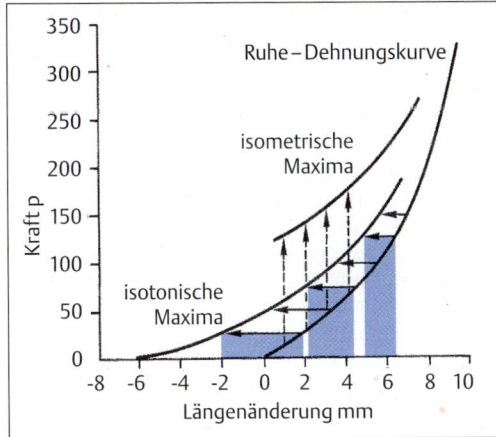

Abb. 13.**4** Die Beziehung zwischen der Länge des Muskels und der Spannung bzw. der Kraft in drei Grundsituationen; **Ruhe-Dehnungskurve, Kurve der isotonischen Maxima, Kurve der isometrischen Maxima**; die Rechtecke zeigen die jeweils geleistete Arbeit

Gewicht) erhält, links von der Ruhedehnungskurve (**Kurve der isotonischen Maxima,** Abb. 13.**4**). An dieser Kurve kann man ablesen, wie viel Gewicht ein Muskel bei welcher Vordehnung wie hoch heben kann. Je kleiner das Gewicht, desto höher wird es bei einer bestimmten Vordehnung gehoben.

Wenn man nun bei jeder Vordehnungsstufe misst, wie viel Kraft dem Muskel entgegengesetzt werden muss, damit es zu keiner Längenänderung (Verkürzung) kommt, erhält man die **Kurve der isometrischen Maxima** (Abb. 13.**4**). Aus dieser Kurve kann man ablesen, dass die Kraft, die bei der isometrischen Kontraktion erreicht wird, die der isotonischen Kontraktion übertrifft.

Man erkennt aus den beiden Maxima-Kurven, dass die Kraft, die der Muskel entwickeln kann, bis zu einem bestimmten Punkt desto höher ist, je größer die Vordehnung ist. Wenn die Vordehnung allerdings so groß wird, dass die Aktin- und Myosinfilamente kaum noch überlappen, trifft die Zuordnung nicht mehr zu, dann kann es nicht mehr zu einer nennenswerten Kontraktion kommen.

 Klinischer Bezug

Die Skelettmuskulatur arbeitet mit großer **Vordehnung**, um eine hohe Kraft entwickeln zu können. Wenn zum Beispiel der Ansatz des M. biceps brachii abreißen würde, würde sich der Muskel auf die Hälfte seiner ursprünglichen Länge verkürzen.

Auch die **Geschwindigkeit der Muskelverkürzung** hängt von der Belastung (vom Gewicht) ab. Je größer das Gewicht bzw. die Kraftentwicklung ist, desto kleiner ist die Verkürzungsgeschwindigkeit. Die Ma-

ximalgeschwindigkeit der Muskelverkürzung wird also vom lastfreien Muskel erreicht. Dies ist dann die Maximalgeschwindigkeit, mit der die Aktin- und Myosinfilamente übereinander gleiten. Die **maximale Kraftentwicklung** wird demgegenüber erreicht, wenn es zu einer Verkürzung mit 1/3 der maximalen Verkürzungsgeschwindigkeit kommt.

Elastische Eigenschaften

Muskeln haben elastische Eigenschaften, da sie aus elastischen Elementen bestehen. Diese Elemente sind
- die parallelelastische Komponente und
- die serienelastische Komponente.

Die parallelelastische Komponente wird vom Sarkolemm und von den Faszien gebildet und verhindert das Auseinanderfallen der Aktin- und Myosinfilamente bei der Dehnung in Ruhe. Die serienelastische Komponente wird von den Sehnen und dem Halsteil der Myosinmoleküle gebildet und wird dann bemerkbar, wenn sich der Muskel bei der isometrischen Zuckung durch kurzes Filamentgleiten leicht verkürzt, die Sehnen sich aber um den gleichen Betrag dehnen.

13.1.2 Sarkolemm

Ein Muskel kontrahiert sich nur dann, wenn er auf irgendeine Weise erregt wird. Die Art der Erregung hängt von dem Muskeltyp ab. Die *quer gestreifte Skelettmuskulatur* wird neuronal vom somatischen Nervensystem durch motorische Nerven erregt (s. 12.4.4). Die Übertragung findet in neuromuskulären Endplatten statt. Als Neurotransmitter fungiert hier Acetylcholin. Der *Herzmuskel* bildet seine eigenen Schrittmacherpotentiale (Autonomie des Herzens), wobei die primär am Sinusknoten enstehende Erregung sich über Gap Junctions im Bereich der Glanzstreifen (Disci intercalares) über das gesamte Herz ausbreitet. Über vegetative Nerven und derne Neurotransmitter (Acetylcholin und Noradrenalin) wird die Leistung des Herzmuskels den Bedürfnissen angepasst. Bei der *glatten Muskulatur* sind wie beim Herzmuskel die einzelnen Zellen über Gap Junctions miteinander verbunden. Vegetative Nerven an Organen und Ganglienplexus im Bereich des Darms koordinieren dabei den Kontraktionsablauf. Auf die glatte Muskulatur wirken viele Neurotransmitter neben Acetylcholin und Noradrenalin. Dazu zählen Serotonin, Histamin, Bradykinin und Stickstoffmonoxid.

Tranversales Tubuläres System

Die Zellmembran der Skelettmuskelfaser, das **Sarkolemm**, hat an vielen Stellen senkrechte schlauchartige Einstülpungen (*Caveolen*). Einige dieser Einstülpungen stehen mit den *transversale Tubulussystem* oder *T-System* in Verbindung. Das T-System zieht senkrecht zur Myofibrille in das Faserinnere. Die

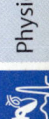

Membran des T-systems kommt im Faserinneren in engen Kontakt zum sarkoplasmatischen Retikulum (s. 13.1.3). Das T-System fehlt bei der glatten Muskelzelle ganz.

Aktionspotenzial

Um eine Kontraktion einer Muskelzelle auslösen zu können, muss über der Zellmembran ein Ruhemembranpotenzial vorhanden sein.

- Bis zu −90 mV erreichen Skelettmuskelzellen und Zellen der Herzventrikelmuskulatur.
- Ein Potenzial von −70 mV erreichen die Zellen der glatten Muskulatur.
- Die spontan depolarisierenden Zellen des Sinusknoten haben ein Ruhepotenzial von −60 mV.

Die einzelnen Aktionspotenziale (AP) werden wie am Nerv auch durch einen schnellen Na^+-Einstrom hervorgerufen (s. Kap. 12.3.2). Für den Skeltmuskel ist das die Grundlage für schnelle Einzelzuckungen. Bei der Herzmuskelzelle wird durch einen transmembranösen Ca^{2+}-Einstrom die AP-Dauer auf 250–300 ms verlängert. Calcium löst dagegen bei der glatten Muskulatur einzelne AP aus. Die AP-Dauer liegt zwischen 10–100 ms.

13.1.3   Sarkoplasmatisches Retikulum

Das sarkoplasmatische Retikulum (SR), mit seinen parallel zu den Muskelfibrillen des Skelettmuskel verlaufenden Kammern, bildet das *longitudinale Tubulussystem*, das ein Reservoir für Ca^+-Ionen ist. Die Kontaktzone zwischen T-Tubulussystem und SR bezwichnet man als *Triaden*.

Im glatten Muskel liegt das SR in Vesikelform nahe der Zellmembran und bildet zusammen mit den Mitochondrien der glatten Muskelzelle den Ca^2+-Speicher. Ein transversales System fehlt hier ganz.

Wenn sich eine Erregung, d.h. ein aktiv weitergeleitetes Aktionspotenzial (AP) dem Sarkolemm entlang ausbreitet, dringt diese über das T-System in das Faserinnere im Bereich zwischen A- und I-Bande der Myofibrille. In diesem Kontaktbereich zwischen T-System und SR ist dieses erweitert (*terminale Zisterne*) und in der Membran des SR sitzen calciumfreisetzende Kanäle (*Ryanodinrezeptoren*). Die Erregung greift auf das longitudinale System über und setzt daraus Ca^{2+}-Ionen frei. Diese Übertragung vom T-System auf das longitudinale System geschieht bei Skelett- und Herzmuskel unterschiedlich.

Das AP aktiviert im Skelettmuskel in der Membran des T-Systems sitzende Dihydropyridin-empfindliche Rezeptoren (DHPR). Diese in Reihe angeordneten Rezeptoren liegen in Nachbarschaft zu Ryanodinrezeptoren (RYR1) des sarkoplasmatischen Retikulums. Die Konformationsänderung der DHP-Rezeptoren führt zu einer Öffnung der RYR1-Rezeptoren und einem damit verbundenen Einstrom von Ca^{2+}.

Im Herzmuskel sind die DHP-Rezeptoren mit einem spannungsabhängigen Ca^{2+}-Kanal verbunden, über den, bei einem eintreffenden AP, wenig extrazelluläres Ca^{2+} einströmt und die myokardialen Ryanodinrezeptoren (RYR2) geöffnet werden. Die damit verbundene plötzliche Erhöhung der intrazellulären Calciumkonzentration (von ca. 10^{-7} M auf ca. 10^{-5} M) löst eine Kettenreaktion aus, die letztlich zur Kontraktion der Muskelfaser führt.

Den Vorgang von der Aktionspotenzialleitung bis zur Kontraktionsauslösung nennt man *elektromechanische Koppelung*. Wenn das freigesetzte Ca^{2+} durch die Calciumpumpe wieder in das sarkoplasmatische Retikulum zurückgepumpt wird, tritt die Muskelrelaxation (elektromechanische Entkoppelung) wieder ein.

Merke

Das *transversale Tubulussystem* ist offen zum Extrazellulärraum, das sarkoplasmatischen Retikulum bildet das *longitudinale Tubulussystem* und ist nicht offen zum EZR.

13.1.4   Sarkoplasma

Eine Erhöhung der Ca^{2+}-Konzentration im Sarkoplasma, erhöht die Zahl der Bindungsstellen zwischen Aktin- und Myosin, was gleichbedeutend mit einer Kraftsteigerung bei gleichbleibender Dehnung ist (**Ca^{2+}-Sensitivierung**). Eine Kontraktion kommt so schon bei niedrigen Ca^{2+}-Konzentrationserhöhungen zustande. Über die Second Messenger Inositoltriphosphat und cAMP wird die Calciumkonzentration des sarkoplasmatischen Retikulums (SR) und des Sarkoplasmas gesteuert. IP_3 steigert in allen Muskelfasern die Freisetzung von Calcium aus dem SR, im Herzmuskel wirkt cAMP aktivierend auf eine Proteinkinase und dadurch indirekt auf die Phosphorylierung eines Ca^{2+}-Kanals und erhöht so den Calciumeinstrom in das Sarkoplasma. In glatten Muskelzellen aktiviert cAMP eine Ca^{2+}-ATPase und wirkt hier relaxierend, indem vermehrt Calcium in das SR transportiert wird.

13.1.5   Energieumwandlung

Die Muskelkontraktion verbraucht Energie in Form von ATP. Dieses wird dabei anaerob zu ADP + P umgewandelt. Um Energie für eine erneute Kontraktion bereitzustellen, muss der Muskel wieder ATP herstellen. Dies kann auf drei Wegen geschehen:

- Durch die *Spaltung von Kreatinphosphat*: für kurzzeitige Höchstleistungen.
  Dabei wird die energiereiche Phosphatbindung des Kreatinphosphats, das im Muskel als schnell verfügbare Energiereserve vorhanden ist, auf das ADP übertragen, dabei entsteht wieder ATP.

- Durch die *anaerobe Glykolyse*: für längere Hochleistungen.
  Dabei wird das Glykogen, das im Muskel gespeichert wird, zu Lactat abgebaut. Pro mol abgebauter Glucose entstehen 2 mol ATP. Die anaerobe Glykolyse setzt erst ca. 0,5 min nach Anfang der Muskelarbeit ein, also später als die Kreatinphosphatspaltung.
- Durch die *aerobe Glykolyse*: für Dauerleistungen.
  Dabei wird Glucose aus dem Blut gewonnen. 36 mol ATP pro mol Glucose werden gewonnen. Die aerobe Glykolyse setzt nach einer Minute ein und löst bei leichter Arbeit die anaerobe Glykolyse ab. Bei schwerer Arbeit laufen beide Prozesse nebeneinander weiter. Der dazu benötigte Sauerstoff wird geliefert vom Sauerstoffspeicher Myoglobin, durch eine erhöhte Sauerstoffausschöpfung des Blutes und schließlich im Gleichgewicht durch die Erhöhung der Muskeldurchblutung, der Atmung und der Herzleistung.

Sauerstoffschuld: Bei der Kreatinphosphatspaltung und der anaeroben Glykolyse entsteht eine Sauerstoffschuld. Diese erlaubt es dem Muskel, eine höhere Leistung zu erbringen, als allein mit der aeroben Glykolyse möglich wäre. Sie muss allerdings nach Beendigung der Aktivität wieder „getilgt" werden. Dies äußert sich darin, dass der Sauerstoffverbrauch in den ersten Minuten nach Beendigung der Arbeit noch erhöht bleibt. In dieser Zeit wird Kreatinphosphat wiederhergestellt, die Glykogenspeicher werden wieder gefüllt und das Myoglobin wieder mit Sauerstoff versorgt.

 Klinischer Bezug

Bei **isometrischer Anspannung** (Haltearbeit) des M. biceps brachii mit 30–40 % der maximalen Kraft ist die Muskeldurchblutung unzureichend für eine rein **aerobe Energiegewinnung**. Schon bei einer Muskelkraft von 10 % der Maximalkraft ist die Durchblutung so stark gedrosselt, dass der Sauerstoffbedarf des Muskels nicht mehr gedeckt werden kann.

13.2 Quer gestreifte Muskulatur

13.2.1 Allgemeine Grundlagen

Muskelfasertypen

Die Skelettmuskulatur kann grundsätzlich aufgeteilt werden in zwei Untergruppen. Es gibt
- die *schnellen Muskelfasern* (F-Fasern auch weiße Fasern genannt) und
- die *langsamen Muskelfasern* (S-Fasern auch rote Fasern genannt).

Diese Fasern liegen nicht vereinzelt vor, sondern existieren in einem Muskeltyp zumeist nebeneinander. Es gibt langsame und schnelle Einheiten von Muskelfasern. Diese heißen motorische Einheit. Eine *motorische Einheit* besteht aus der Gruppe von Muskelfasern, die nerval von einem gemeinsamen Axon versorgt wird und haben den selben Fasertyp. Die *schnellen Muskelfasern* sind verantwortlich für die, wie der Name schon sagt, schnellen Bewegungen. Sie werden auch weiße Fasern genannt, da sie arm an Myoglobin sind und dadurch blass wirken. Sie haben weniger Mitochondrien als die roten Fasern. Die *langsamen Muskelfasern* sind für die Haltearbeit zuständig. Da sie reich an dem roten Myoglobin sind, wirken sie rot. Sie enthalten außerdem viele Mitochondrien und haben eine hohe Blutzufuhr. *Myoglobin* ist ein Sauerstoffspeichermolekül, dessen Anwesenheit in den langsamen Fasern für die Bereitstellung von Energie über eine längere Zeit des „Haltens" notwendig ist.

 Klinischer Bezug

In schnellen (weißen) Skelettmuskelfasern ist die tetanische Fusionsfrequenz höher (50–200 Hz) als in langsamen (roten) Muskelfasern (10–20 Hz).

Kontraktionsaktivierung

Wenn das Sarkolemm und dadurch das longitudinale System erregt und Calcium aus dem longitudinalen System freigesetzt wird, verbindet sich das Ca^{2+} mit dem Troponin der Aktinfilamente. Dadurch wird die hemmende Wirkung des Tropomyosins auf die Aktin-Myosin-Verbindung aufgelöst. Das Aktin kann sich nun mit dem Myosinkopf, der bereits ein ATP gebunden hat, verbinden. Dabei beträgt der Winkel zwischen Myosinkopf und Myosinhals 90°. Durch die Bindung des Myosins mit Aktin wird die ATPase des Myosinkopfes aktiviert und das ATP in ADP + P gespalten. Das P löst sich von dem Komplex. Dies bewirkt, dass der Myosinkopf sich um einen Winkel von 50° zum Myosinhals verknickt, wodurch die Myosin- und Aktinfilamente aneinander vorbeigleiten. Danach löst sich auch das ADP vom Komplex, und der Kopf knickt um weitere 5° um. Dies macht die eigentliche Kontraktion des Muskels aus. Der Aktin-Myosin-Komplex, der dabei übrig bleibt, ist stabil und benötigt die erneute Bindung von ATP an den Myosinkopf, um sich zu lösen. Dabei stellt sich der Myosinkopf wieder in seine 90° Stellung. Wenn noch genug Ca^{2+} im Zytoplasma vorhanden ist, fängt der Zyklus von vorne an. Alle Myosinköpfe aller Sarkomere eines Muskels durchlaufen die Schritte des Zyklus nicht gleichzeitig. Dadurch wird die Muskelkontraktion nicht ruckartig, sondern gleitend (Abb. 13.**5**).

Physiologie

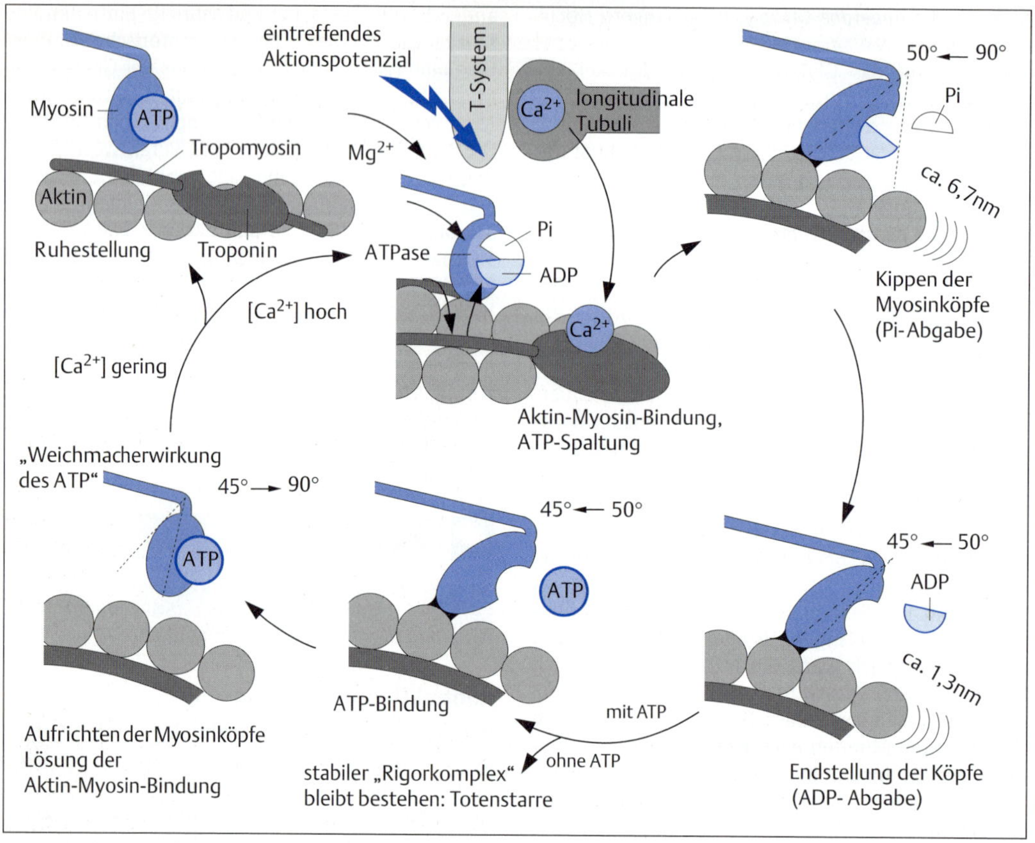

Abb. 13.**5** Der **Gleitzyklus** der Aktin- und Myosinfilamente bei der isotonen Muskelkontraktion (nach Silbernagl/ Despopoulos, Thieme 1991)

Klinischer Bezug

Der Aktin-Myosin-Komplex bleibt erhalten, wenn kein ATP nachgeliefert wird. Bei einem Verstorbenen tritt die **Totenstarre** (Rigor mortis) ein, wenn sich alle Aktinfilamente mit den Myosinfilamenten verbinden, das nötige ATP für die Lösung der Bindung jedoch nicht mehr synthetisiert werden kann. Sie löst sich erst wieder bei der Zersetzung der Aktin- und Myosin-filamente.

Kontraktionsformen

Bei der Skelettmuskulatur (wie auch beim Herz-muskel, s. 3.1) kann man zwei grundsätzliche Kon-traktionstypen unterscheiden:
■ isotone Kontraktion und
■ isometrische Kontraktion.
Die isotone Kontraktion beinhaltet eine Verkürzung des Muskels, wobei es nicht zu einer Spannungser-höhung kommt. Die isometrische Kontraktion be-inhaltet eine Spannungserhöhung ohne Verkürzung des Muskels.

Merke

Isotonisch = gleicher Tonus, d. h. gleiche Spannung.

Isometrisch = gleich „metrisch", d. h. gleiche Länge.

Rein isometrische oder rein isotonische Kontrak-tionen kommen im Alltag selten vor. Wenn man eine Bewegung analysiert, findet man normalerwei-se eine gemischte Kontraktion. Die drei gemischten Kontraktionstypen sind (Abb. 13.**6**):
■ *Auxotone Kontraktion*: isotonische und isometri-sche Kontraktion finden gleichzeitig statt.
■ *Unterstützungszuckung*: Zuerst kontrahiert sich der Muskel isometrisch, dann isotonisch.
■ *Anschlagszuckung*: Zuerst kontrahiert sich der Muskel isotonisch (oder auxotonisch), dann aus-schließlich isometrisch.

Klinischer Bezug

Wenn man mit einem Arm ein schweres Gewicht heben will, spannt man erst die Muskeln an, ohne dass eine tatsächliche Bewegung des Gegenstandes erfolgt. Dies ist die **isometrische Kontraktion**. Erst wenn die Muskelspannung dem Gewicht des Gegenstandes entspricht, nimmt sie nicht mehr zu, und es kommt zu einer Muskelverkürzung. Dies ist die **isotonische Kontraktion**. (Streng genommen tritt die isotonische Kontraktion im Alltag nicht auf, im Beispiel kommt es eher zu einer auxotonischen Kontraktion.)

Latenz und Kontraktionszeit

Nach dem Eintreffen eines Aktionspotenzials unterscheidet man mehrere Phasen der Muskelkontraktion.

- In der *Latenzzeit* finden der Calciumeinstrom und die molekularen Aktivierungsmechanismen statt. In dieser Phase gibt es noch keine tatsächliche Kontraktion. Sie dauert 2–3 ms.
- In der *Kontraktionszeit* verkürzt sich der Muskel oder er entwickelt Kraft, je nach Art der Kontraktion (s. 13.2.3). Diese Zeit hängt von der Muskelart ab und kann zwischen 10 und 120 ms liegen.
- Für die *Erschlaffungszeit* ist maßgebend, wie hoch die Belastung des Muskels war und wie schnell die Calciumionen vom sarkoplasmatischen Retikulum wieder aufgenommen werden können. Die Erschlaffungszeit beträgt ca. das 5fache der Kontraktionszeit.

Wenn die Erregung zum Zeitpunkt 0 ms im T-Tubulus eintrifft, beginnt der Calciumeinstrom um 4 ms und die Kontraktion um 10 ms. Zu Beginn der Kontraktion ist das Aktionspotenzial bereits in der Repolarisationsphase.

13.2.2   Skelettmuskulatur

Siehe auch 6.3.2.

Einzelzuckung und Superposition

Durch unterschiedliche Rekrutierung von motorischen Einheiten oder durch Änderung der Aktionspotenzialfrequenz wird die Kraft im Skelettmuskel reguliert. Dabei führt ein Aktionspotenzial immer zu einer maximalen Ca^{2+}-Freisetzung und einer maximalen Einzelzuckung (Alles-oder-Nichts-Regel).

Eine **Einzelzuckung** ist die Kontraktion des Muskels, die durch ein einziges Aktionspotenzial ausgelöst wird.

Das Aktionspotenzial ist deutlich kürzer als die Kontraktionszeit des Muskels. Da der Muskel nur am Anfang der Kontraktion für weitere Aktionspotenziale refraktär ist, kann es durch ein sehr schnell nach Beendigung der Refraktärzeit nachfolgendes Aktionspotenzial zu einer Summation der mechanischen Antwort kommen, zur sog. *Superposition* der Einzelzuckungen. Durch die Superposition wird der Effekt der Kontraktion größer, als er durch zwei Einzelzuckungen zu erwarten wäre.

Tetanische Kontraktion

Wenn viele Aktionspotenziale im gleichen Abstand aufeinander folgen, kommt es zur **tetanischen Kontraktion**. Ein *vollständiger Tetanus* besteht, wenn die Verkürzung des Muskels aufrechterhalten wird und zwischen den Aktionspotenzialen keine Erschlaffung zu sehen ist. Von einem *unvollständigen Tetanus* spricht man, wenn es zu einer nicht ganz vollständigen Verschmelzung der einzelnen Kontraktionen kommt (Abb. 13.7). Durch den Tetanus kann die Kontraktionsstärke des Muskels erhöht werden. Die Va-

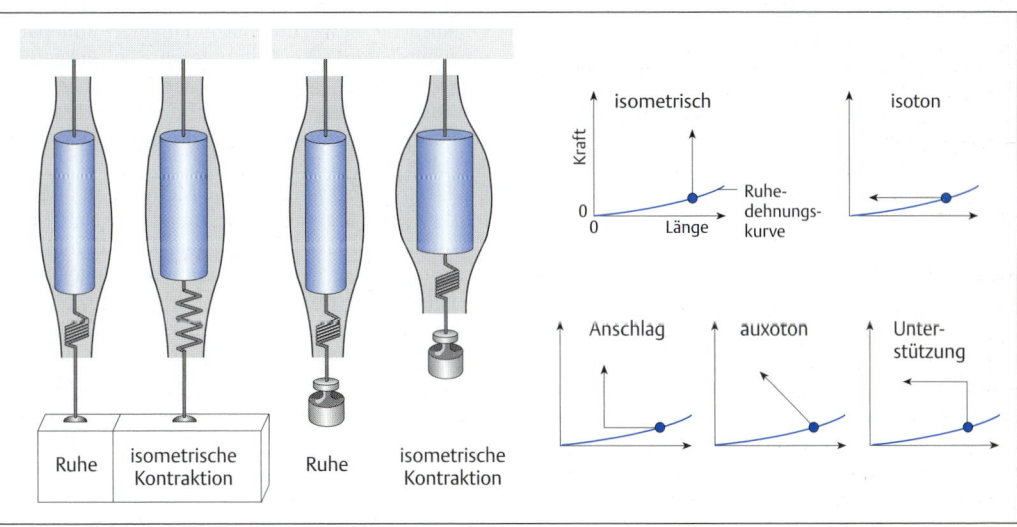

Abb. 13.**6 Kontraktionsformen** (aus Silbernagl/Despopoulos, Thieme 2001)

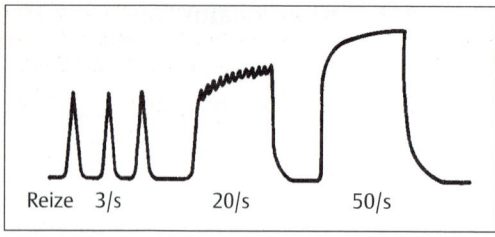

Reize   3/s   20/s   50/s

Abb. 13.**7 Summierung der Muskelkontraktion**: Einzelzuckung, unvollständiger Tetanus, vollständiger Tetanus

riation der Aktionspotenzialfrequenz erlaubt eine Abstufung der Muskelkraft.

Die **Kontraktur** ist eine Dauerkontraktion, die nicht durch fortgeleitete Aktionspotenziale ausgelöst wird, sondern durch ein verändertes Milieu. Sie kann durch unphysiologisch hohe Koffeinkonzentrationen oder durch erhöhte Kaliumkonzentrationen hervorgerufen werden.

Trophik der Skelettmuskulatur

Die Skelettmuskulatur zeigt in ihrer Leistungsfähigkeit eine Anpassung an die Bedürfnisse des Organismus. Sie baut sich ihrer Umwelt entsprechend um. Die **Atrophie** ist ein Zustand, in dem sich die Absolutzahl der Muskelfasern nicht verringert, der Querschnitt und damit die Leistung des Muskels jedoch weniger wird. Mit Muskeltraining kann sich der Zustand wieder zurückbilden.

 Klinischer Bezug

Wenn man einen **Knochenbruch** erleidet und längere Zeit einen Gips tragen muss, entsteht durch die Immobilisation des Muskels innerhalb weniger Wochen eine Atrophie. Dasselbe ist der Fall, wenn Muskeln nicht durch einen Gipsverband, sondern durch eine **nervale Lähmung** immobilisiert werden. Um dies zu verhindern, wird bei einer Lähmung die Muskulatur regelmäßig elektrisch gereizt.

Die **Hypertrophie** ist ein Zustand, in dem sich die Absolutzahl der Muskelfasern nicht erhöht, der Querschnitt und die Anzahl der Myofibrillen jedoch größer werden. Wenn die Muskulatur stark belastet wird, entwickelt sich eine Hypertrophie, die sich allerdings beim Wegfall des Trainings wieder zurückbilden kann. Voraussetzung für die Entwicklung einer Hypertrophie ist die ausreichende Zufuhr von Eiweiß in der Nahrung. Die Anwesenheit bestimmter Hormone (z.B. Testosteron) fördert die Ausbildung einer Hypertrophie.

 Klinischer Bezug

Beim **Bodybuilding** wird die Fähigkeit des Muskels zu hypertrophieren gefördert. Dies wird zum Teil durch die Zufuhr von Eiweißen (legal) oder Hormonen (illegal) unterstützt.

Die **Hyperplasie** ist ein Zustand, in dem sich die Anzahl der Muskelfasern erhöht. Dadurch kann es zu einer Behinderung der Muskelfunktion kommen. Eine Hyperplasie tritt beim Menschen selten auf.

Grundzüge der Pathophysiologie am Skelettmuskel

Muskelerkrankungen können aufgeteilt werden in *primäre* Erkrankungen des Muskels und in Erkrankungen des Nervensystems, die sich *sekundär* auf den Muskel auswirken.

Durch einfache Elektrolytstoffwechselstörungen könne **Muskelkrämpfe** auftreten. Sie zeichnen sich durch hochfrequente Entladungen der motorischen Endplatte aus.

Als **Muskelkontrakturen** versteht man eine Dauerverkürzung eines Muskels.

Die **Myasthenia gravis** ist eine Autoimmunerkrankung, wobei Autoantikörper gebildet werden, die die Acetylcholinrezeptoren der Synapsen angreifen. Dadurch entstehen eine Muskelschwäche und eine leichte Ermüdbarkeit, die sich normalerweise zuerst in Gesicht und Rachen bemerkbar machen. Die Erkrankung hat einen progressiven Verlauf.

Die **Myotonie** ist durch eine Übererregbarkeit der Skelettmuskelfasern gekennzeichnet. Dabei kann das Beklopfen der Haut ausreichen, um ein Aktionspotenzial und eine darauf folgende Kontraktion auszulösen. Klinisch auffällig bei dem Myotoniepatienten ist die Versteifung der Muskulatur, wenn eine willkürliche Bewegung nach längerer Ruhepause eingeleitet wird. Die Myotonie wird zurückgeführt auf eine Störung der Funktion der Cl^--Kanäle.

Die **Denervierung** bzw. andere neurale Erkrankungen bringen sekundär die oben bereits erwähnte Atrophie des Muskels mit sich.

Die *Elektromyographie* ist eine Methode, mit der die Muskelaktivität gemessen werden kann. Dabei werden anhand von Nadelelektroden, die in den Muskel eingestochen werden, Spannungsänderungen registriert. Diese entsprechen den Aktionspotenzialen des Muskels. Der Abstand der Muskelfasern zum Ableitort muss dabei berücksichtigt werden, um Aussagen über die Anzahl der motorischen Einheiten, über die Erregungsfrequenz und über die Synchronisierung zwischen mehreren motorischen Einheiten treffen zu können.

13.2.3 Herzmuskel

Siehe 3.1.

13.3 Glatte Muskulatur

Die glatte Muskulatur findet man in den Wänden von vielen Organen (Uterus, Blase, Magen-Darm-Trakt, Bronchien) und in den „Leitungen" des Körpers (Blutgefäße, Urethra).

13.3.1 Feinbau

Die glatte Muskelzelle ist spindelförmig, hat keine Sarkomere, kein tubuläres System und ist ca. 50–400 µm lang und ca. 2–10 µm dick. Die Aktin- und Myosinfilamente liegen nebeneinander und haben nicht die eindeutige räumliche Anordnung, die bei der Skelettmuskulatur vorliegt. Die Aktinfilamente sind mit *Dense Bodies* verbunden, die analog zu den Z-Scheiben der Skelettmuskulatur sind. Die genaue Anordnung des Systems ist noch unklar. Das sarkoplasmatische Retikulum der glatten Muskulatur ist schlechter entwickelt als das der Skelettmuskulatur. Die Zellen der glatten Muskulatur sind über Desmosomen miteinander verbunden.

Man unterscheidet bei der glatten Muskulatur Single-Unit-Typen und Multi-Unit-Typen, die sich in der Innervation unterscheiden. Die **Single-Unit-Typen** sind untereinander über Gap Junctions verbunden und bilden Funktionseinheiten. Dadurch kann sich eine Erregung von einer Zelle auf alle Zellen der Gruppe ausbreiten. Die Zellen vom Single-Unit-Typ werden normalerweise durch autonome Schrittmacherpotenziale innerhalb des Muskelgeflechts erregt, können aber auch von vegetativen Nerven erregt werden. Eine Denervierung ruft keine Lähmung hervor. Vom Single-Unit-Typ sind die Muskeln des Magen-Darm-Traktes, des Uterus, der kleinen Blutgefäße und des Ureters.

Die **Multi-Unit-Typen** werden von vegetativen Nerven erregt. Eine akute Denervierung bewirkt eine Lähmung des Muskels. Die nerval eingetroffene Erregung bleibt auf die motorische Einheit beschränkt. Multi-Unit-Typen findet man in den Bronchien, am Samenleiter, in der Iris und in größeren Blutgefäßen. (Abb. 13.**1**)

13.3.2 Kontraktionsaktivierung

Erregungsmechanismen

Die Kontraktion der glatten Muskulatur kann auf drei Wegen eingeleitet werden:

- spontan,
- nerval und
- humoral.

Die **spontane Erregung** entsteht über Schrittmacherzellen, die man z. B. im Magen-Darm-Trakt findet. Diese funktionieren nach demselben Prinzip wie die Schrittmacherzellen des Herzmuskels. Das Membranpotenzial ist nicht stabil, sondern erfährt Schwankungen mit niedriger Frequenz und Ampli-

tude. Diese langsamen Erregungswellen können sich, wenn ein Schwellenpotenzial erreicht wird, zu einem Aktionspotenzial entwickeln. Danach breitet sich das auf diese Weise erzeugte Aktionspotenzial über den ganzen Muskelzellverband (Single-unit-Typ) aus.

Spontane Aktivitätsänderungen der Schrittmacherzellen führen zu periodischen Schwankungen des Muskeltonus, zum sogenannten *myogenen Rhythmus*. Eine solche Erregung kann durch die Dehnung der Darmwand ausgelöst werden.

Merke

Bei der glatten Muskulatur wird das auf der oben erklärten Weise erzeugte Schrittmacherpotenzial *Spike* genannt. Spike bedeutet in diesem Zusammenhang lediglich Aktionspotenzial.

Die **nervale Erregung** erfolgt über das vegetative Nervensystem. Diese Zellen (Multi-unit-Typ) zeigen eine eindeutige Zuordnung zu Nervenfasern. Überträgerstoffe diffundieren von der erregten Nervenzelle zur Muskelzelle und können die Erregung so weiterleiten. Die Überträgerstoffe sind Acetylcholin und Noradrenalin (s. 12.4).

Die **humorale Erregung** glatter Muskeln erfolgt über den Blutweg. Die Uterusmuskeln reagieren auf im Blut vorhandenes Oxytocin, Progesteron und Östrogene; die Gefäßwandmuskeln reagieren auf Bradykinin, Histamin, ADH, Serotonin und Stickstoffmonooxid.

Kontraktionsvorgang

Die Kontraktionsmechanik verläuft bei der glatten Muskulatur ähnlich wie bei der Skelettmuskulatur. Calcium übernimmt auch hier die Rolle des Aktivators, mit dem Unterschied, dass der Hauptteil des Calciums aus dem Extrazellularraum und nicht aus dem sarkoplasmatischen Retikulum stammt. Das Calcium wird in der Zelle an *Calmodulin* gebunden und nicht wie bei der Skelettmuskulatur an Troponin. Ein mol Calmodulin bindet 4 mol Calcium. Daraufhin bildet Calmodulin zusammen mit Caldesmon das Enzym „Myosinleichtkettenkinase", das nun die leichte Kette des Myosins (das leichte Meromyosin s. 13.1.1) phosphoryliert. Dieser Schritt ändert die Konfiguration von Myosin, was die Aktivierung der ATPase des Myosins durch Aktin ermöglicht. Darauf folgt die Kontraktion durch das Zusammenwirken von Aktin und Myosin. Durch das Absinken der intrazellulären Ca^{2+}-Konzentration erfolgt die Dephosphorylierung der leichten Kette durch ein weiteres Enzym, Myosin light chain kinase. Dies bewirkt die Beendigung der Kontraktion.

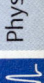

Physiologie

Klinischer Bezug

Der Ca²⁺-Calmodulin-Komplex, der für die Kontraktion der glatten Muskulatur wichtig ist, spielt auch bei der **Fortbewegung der Spermien** eine erhebliche Rolle.

13.3.3 Mechanik

Das **Dehnungsverhalten** der glatten Muskulatur zeigt einige Besonderheiten. Im Gegensatz zur Skelettmuskulatur zeigt die glatte Muskulatur kein elastisches, sondern ein eher plastisches Verhalten. Bei der Dehnung erhöht sich die Muskelspannung zuerst elastisch. Der Muskel gibt dann plastisch nach, und die Spannung fällt wieder ab. Dies geschieht zuerst rasch, wird dann aber immer langsamer. Diese Eigenschaft der glatten Muskulatur heißt *Plastizität*.

Klinischer Bezug

Die **Harnblase** zeigt bei der Füllung ein plastisches Verhalten. Während sie sich füllt, gibt die Blasenwand immer mehr nach. Würde sie dies nicht tun, würde ein übermäßiger Anstieg des Blaseninnendrucks resultieren.

Viele Muskeln zeigen bei stärkerer Dehnung ein anderes Verhalten, welches das plastische Verhalten überlagert. Dies ist die *dehnungsreaktive Kontraktion*. Wenn der Muskel immer weiter gedehnt wird, tritt die dehnungsreaktive Kontraktion ein. Der Grund dafür ist, dass die Schrittmacherzellen immer mehr gedehnt und dadurch immer mehr depolarisiert werden. Es kommt zu einem Aktionspotenzial. Je höher die Erregungsfrequenz, desto stärker ist die Kontraktion. Die dehnungsreaktive Kontraktion zeigt sich bei der Harnblase, wenn ein bestimmtes Füllvolumen überschritten wird. Dabei kommt es zum Druckanstieg in der Blase und dadurch zum Harndrang. Sie ist außerdem von Bedeutung bei der Autoregulation der Arteriolen (s. Kap. 4).

Klinischer Bezug

Die dehnungsreaktive Kontraktion sorgt für die selbsttätige Entleerung der Blase (**Reflexblase**) bei fehlender nervaler Regelung durch Ausfall der Rückenmarkfunktion.

Kontraktionsverlauf

Die Kontraktion der glatten Muskulatur verläuft langsamer als die der Skelettmuskulatur: sie beginnt ca. 200 ms nach dem Eintreffen des Aktionspotenzials und erreicht ihr Maximum nach 600 ms. Die glatte Muskulatur kontrahiert sich langsamer und erschlafft auch langsamer. Dadurch kann es bereits bei einer niedrigen Reizfrequenz zu einem Tetanus

kommen. Es wird hierbei nicht zwischen Kontraktion und Erschlaffung unterschieden, sondern zwischen zwei Spannungszuständen, wobei die Kontraktion eine sogenannte „Tonusspannung" und die Erschlaffung der „Ruhetonus" ist. Der Herzmuskel hat die

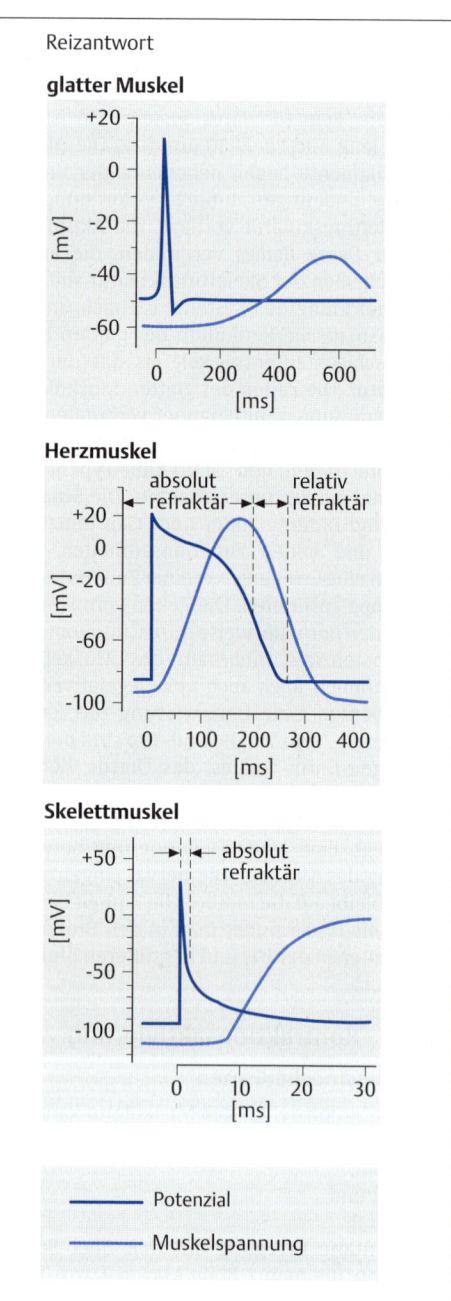

Abb. 13.**8 Vergleich** der Aktionspotenzialform, -dauer, -stärke, Kontraktionsform, -dauer, -stärke der drei **Muskeltypen**

längste Aktionspotenzialdauer von ca. 200 ms (vgl. Skelettmuskel 10 ms, glatter Muskel 50 ms), aber die Kontraktion tritt schneller nach dem Aktionspotenzial ein (Maximum nach 200 ms) als bei dem glatten Muskel (Maximum nach 600 ms), jedoch langsamer als bei der Skelettmuskulatur (Maximum nach 10–20 ms) (s. Abb. 13.**8**).

Trophik der glatten Muskulatur

Die **Denervierung** der glatten Muskulatur führt zu einer so genannten Denervierungshypersensibilität des Muskels. Dies macht sich darin bemerkbar, dass der Muskel nun auf deutlich weniger Transmitter (z. B. Noradrenalin oder Acetylcholin) viel heftiger reagiert als bisher. Dies geschieht allerdings nur, wenn die Denervierung am postganglionären Nerv geschieht, nicht aber am präganglionären.

Gewöhnlich erfolgt eine Lähmung jedoch nicht, da die glatte Muskulatur in den meisten Organen über ein ausgeprägtes Schrittmachernetz verfügt.

Die **Deckung des Energiebedarfs** der glatten Muskulatur erfolgt über die Verwertung von Glucose und, wenn diese nicht ausreichend vorhanden ist, von Fettsäuren (s. Biochemie).

Physiologie

Vegetatives Nervensystem (VNS)

14.1 Morphologische Grundlagen, Entwicklung, Wachstumsfaktoren

Die Funktionen innerer Organe können außer durch Hormone auch über das vegetative Nervensystem (VNS) gesteuert werden. Das VNS innerviert alle Organe bis auf die Skelettmuskulatur und versucht, die Organfunktion den jeweiligen Bedürfnissen anzupassen. Außerdem kontrolliert es das innere Milieu und dient der Homöostase. Da sich diese Wirkungen weitgehend der willkürlichen Kontrolle entziehen, wird das VNS auch als autonomes Nervensystem bezeichnet.

Das somatische Nervensystem ist mit dem vegetativen eng verknüpft. Ein Indiz dafür ist, dass beide Nervensysteme zentral (besonders im Hypothalamus, Großhirn) nicht mehr eindeutig zu trennen sind. In der Körperperipherie dagegen existiert eine funktionelle sowie anatomische Trennung beider Systeme.

Das VNS meldet Informationen von zentral in die Peripherie (efferent, zentrifugal). Die efferenten Nerven, die die Erregung zum Zielorgan weiterleiten, enthalten meist auch afferente Fasern. Die Afferenzen melden Informationen aus der Peripherie ans ZNS (afferent, zentripetal). Da diese von inneren Organen kommen, werden sie als *viszerale Afferenzen* bezeichnet.

Aufbau

Das VNS besteht peripher aus 3 Teilen:
- Sympathikus,
- Parasympathikus,
- Darmwandnervensystem.

Sympathikus und Parasympathikus werden vom ZNS (z.B. Hypothalamus) übergeordnet. Das Darmwandnervensystem funktioniert auch weitgehend ohne Einfluss des Hirnstamms bzw. des Rückenmarks.

Die sympathischen und parasympathischen Zentren sind im Rückenmark und im Hirnstamm lokalisiert (Abb. 14.**1**). Der **Sympathikus** entspringt
- den Seitenhörnern des Brustmarks (Th 1 bis Th 12),
- dem oberen Anteil des Lumbalmarks (L 1 und L 2).

Der **Parasympathikus** hat zentrale Ursprünge
- im Hirnstamm,
- in den Kerngebiete der folgenden Hirnnerven: N. oculomotorius (N. III), N. facialis (N. VII), N. glossopharyngeus (N. IX) und N. vagus (N. X),
- in den Kerngebieten des Sakralmarks (S 2 bis S 4).

Aufgrund ihrer Ursprünge bezeichnet man den Sympathikus als thorakolumbales System und den Parasympathikus als kraniosakrales System.

Eine Besonderheit des VNS ist, dass die Axone aus dem Hirnstamm bzw. Rückenmark das Zielorgan nicht ohne Umschaltung erreichen, d.h., sie werden außerhalb des ZNS in einem Ganglion (von einer Kapsel umschlossener Knoten aus Nervenzellen und -fasern) mit einem weiteren Neuron synaptisch verschaltet. Dementsprechend unterscheidet man zwischen *präganglionären Neuronen*, die im ZNS liegen, und *postganglionären Neuronen*, deren Zellkörper im peripheren Ganglion liegen und mit ihren Axonen die Zielorgane innervieren.

Sympathikus

Die Axone der präganglionären sympathischen Neurone des Thorakal- und Lumbalmarks sind meist myelinisiert (Leitungsgeschwindigkeit ca. 10 m/s) und verlassen das Rückenmark über die Vorderwurzel durch die Rami communicantes albi (präganglionäre sympathische Fasern, die Rückenmark und Grenzstrang verbinden).

Die präganglionären Axone ziehen zu den
- *unpaaren prävertebralen Ganglien* (Ganglion coeliacum, mesentericum superius und inferius), die an Abgängen der unpaaren Eingeweideäste der Aorta liegen, und zu den
- *paravertebralen Ganglien*, die in den Grenzsträngen (Trunci sympathici) angeordnet sind.

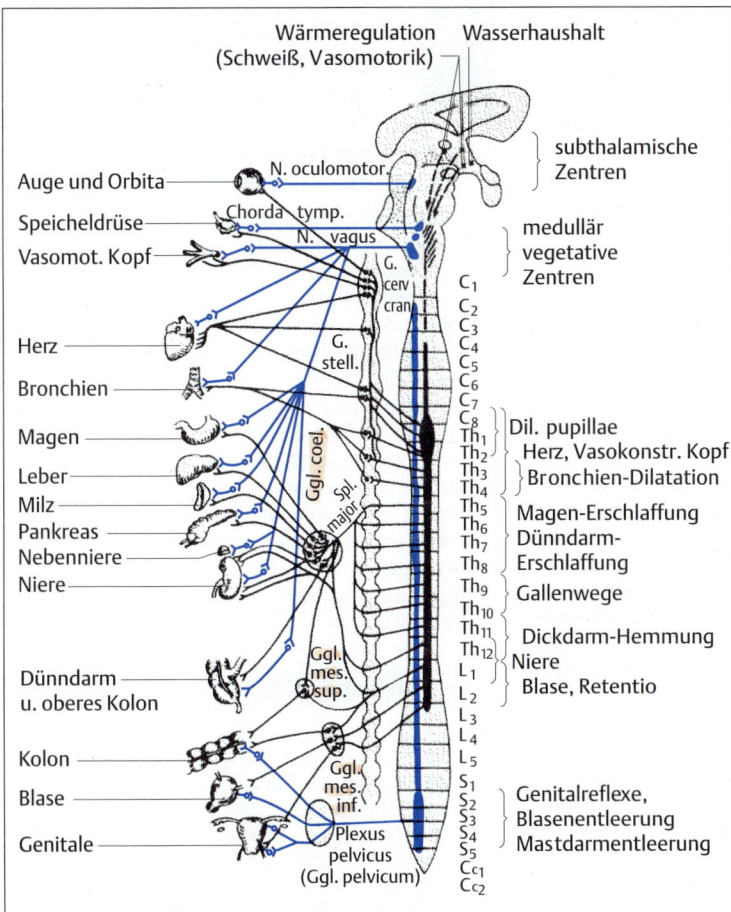

Abb. 14.**1 Aufbau des vegetativen Nervensystems** (der Parasympathikus ist blau dargestellt) (aus Keidel, Thieme 1985)

Nach der Umschaltung in den Ganglien, hier unter Verwendung des Transmitters Acetycholin, ziehen die unmyelinisierten postganglionären Axone über die Rami communicantes grisei (marklose Verbindungen zwischen Grenzsträngen und gemischten Spinalnerven) bzw. über spezielle Nerven, z. B. Nn. splanchnici, zu den Zielorganen.

 Merke

Die sympathischen *Ganglien* liegen meist vom Organ entfernt (bis auf kleinere Ganglien im Beckenbereich), ihre postganglionären Axone sind lang.

Die **Hauptwirkungen** des Sympathikus sind:
- Blutdruckanstieg,
- Tachykardie,
- Tachypnoe,
- Mydriasis (Pupillenweitung),
- Verminderung der Peristaltik und Drüsensekretion des Gastrointestinaltrakts.

Parasympathikus

Die präganglionären parasympathischen Neurone im Hirnstamm und Sakralmark entsenden Axone, die z. Z. unmyelinisiert (Leitungsgeschwindigkeit 1 m/s) und sehr lang sind.
- Die präganglionären Axone *der Augenmuskeln und der Drüsen im Kopfbereich* ziehen mit den Hirnnerven III, VII und IX. Die präganglionären Axone *der Brust- und Bauchorgane* verlaufen mit dem N. vagus und die parasympathischen Fasern aus dem Sakralmark verlaufen im N. splanchnicus pelvinus in die Beckenorgane.

Die parasympathischen Ganglien liegen meist in Organnähe, z. B. im Kopfbereich das Ggl. ciliare und Ggl. oticm oder im Becken die Ggll. pelvica. Der präganglionäre Transmitter ist hier ebenfalls Acetycholin.

 Merke

Die präganglionären parasympathischen *Axone* werden erst in der Nähe des Erfolgsorgans oder im innervierten Organ direkt umgeschaltet.

Physiologie

Die **Hauptwirkungen** des Parasympathikus sind:
- Bradykardie,
- Miosis (Verengung der Pupille),
- Akkommodation,
- Sekretion dünnflüssigen Speichels und Schweißes,
- Bronchokonstriktion,
- Anregung der Peristaltik und Drüsentätigkeit des Gastrointestinaltraktes,
- Entleerung von Blase und Darm,
- Erektion.

Darmwandnervensystem

Das eigenständige Darmwandnervensystem wird durch zwei intramurale Plexi gebildet. Der Plexus myentericus (Auerbach) ist zwischen Längs- und Ringmuskulatur des Darms lokalisiert, der Plexus submucosus (Meißner) zwischen Ringmuskulatur und Lamina muscularis mucosae. Diese Nervengeflechte werden von afferenten Neuronen, Interneuronen und Motoneuronen gebildet und können selbst die Effektoren im Gastrointestinaltrakt (Darmmuskulatur, Blutgefäße etc.) kontrollieren sowie aufeinander abstimmen. Das ZNS empfängt viszerale Afferenzen (zum Rückenmark und zur Medulla oblongata) und kann über eine vegetative efferente Innervation das lokale Geschehen steuern.
Der Parasympathikus innerviert den Gastrointestinaltrakt lediglich vom Ösophagus bis zum proximalen Colon über den N. vagus und das distale Colon und Rektum aus dem Sakralmark. Die postganglionären sympathischen Fasern stammen aus den prävertebralen Ganglien.

 Merke

Auch nach Durchtrennung sympathischer und parasympathischer Zuflüsse aus dem ZNS ist das Darmwandnervensystem in der Lage, regulatorische Leistungen zu vollbringen.

Nebennierenmark

In der sympathischen Innervation der Organe haben die Zellen des Nebennierenmarks eine Sonderstellung. Sie sind direkt von präganglionären Neuronen und damit cholinerg innerviert. Da die Zellen das synthetisierte Adrenalin oder Noradrenalin an die Blutbahn abgeben können diese Zellen als endokrin wirksame postganglionäre Neurone angesehen werden.

 14.2   Zelluläre und molekulare Mechanismen der Signaltransduktion im VNS

14.2.1   Synaptische Übertragung in den Ganglien

Die synaptische Übertragung an den Ganglien erfolgt über einen besonderen Typ von Acetylcholinrezeptoren. Diese Rezeptoren befinden sich ausser an den Ganglien auch im ZNS und der motorischen Endplatte. Sie werden durch Nicotin selektiv erregt und deshalb als *Nicotin-Rezeptor* oder *n-Chlolinozeptor* bezeichnet. Ihrer Funktion entsprechend unterteilt man sie noch einmal in neuronale und muskuläre Nicotin-Rezeptoren. Beide sind sogenannte Liganden-gesteurten Ionenkanäle oder auch ionotrope Rezeptoren (s. 12.6.2). Sie bestehen aus mehreren Untereinheiten und tragen zwei identische Bindungsstellen für das Acetycholin. Sind diese Stellen besetzt, öffnet sich ein trichterförmiger Ionenkanal zum Zellinneren. Dies führt zu einer lokalen Depolarisation (s. 14.2.3).

 Klinischer Bezug

Der Parasympathikus kann therapeutisch direkt positiv beeinflusst werden, z. B. durch **Pilokarpin**, das die gleiche Wirkung wie Acetylcholin zeigt (direktes Parasympathomimetikum an m-Cholinorezeptoren; s. 12.2.4), oder indirekt z. B. durch **Neostigmin** (indirektes Parasympathomimetikum), das die Acetylcholinesterase hemmt. Eine Blockade des m-Cholinrezeptors erfolgt durch das Anticholinergikum **Atropin**. Der n-Cholinrezeptor der motorische Endplatte läßt sich direkt durch Cumarinderivate (z. B. **Curare**, indianisches Pfeilgift, Muskelrelaxans) blockieren (s. a. 12.4.4). Stoffe, wie z. B. **Hexamethonium**, die zu Ganglienblockade führen bewirken eine Blutdrucksenkung und Dämpfung vasomotorischer Reflexe (Ausschaltung sympathischer Ganglien u. damit der vasomotorischen Impulse). Wegen starker Nebenwirkungen (durch unvermeidbare Parasympathikusblockade) werden sie heute nicht mehr verwendet.

Im VNS gibt es häufig Divergenzen und Konvergenzen: insbesondere bei der präganglionären Übertragung. Allerdings sind sowohl Konvergenz als auch Divergenz auf Neuronengruppen beschränkt, die dieselbe Funktion vermitteln, d. h. den selben Effektortyp haben. Dadurch wird die entsprechende Funktion robuster gegen Störungen der Erregungsleitung.

14.2.2 Informationsübertragung von postganglionären Axonen auf Zielorgane

Überträgerstoffe: Wie bereits oben beschrieben ist der präganglionäre Transmitter sowohl im sympathischen als auch im parasympatischehn VNS Acetylcholin.

Nach Umschaltung der **parasympathischen Axone** dient ebenfalls Acetylcholin in allen postganglionären Neuronen als Transmitter. Die postganglionären **sympathischen Neurone** hingegensetzen Noradrenalin frei. Eine Ausnahme bilden hier die Schweißdrüsen und das NNM (s. 14.1). Sie werden postganglionär sympathisch durch Acetylcholin innerviert. Die Transmitter des VNS werden durch eine Reihe von Cotransmittern unterstützt. Bei diesen Neuropeptiden handelt es sich z.B. um Neuropeptid Y in sympathischen und VIP in parasympathischen Fasern. Siehe hierzu auch 12.4.3.

Rezeptortypen

Acetylcholinrezeptoren: Acetylcholin wird in den Nervenendigungen synthetisiert, dort in Bläschen (Vesikeln) gespeichert und durch ein präsynaptisches Schwellen überschreitendes Aktionspotenzial freigesetzt. Die Wirkungen in postganglionären Neuronen bzw. in Erfolgsorganen vermitteln Rezeptoren. Man unterscheidet zwei Typen entsprechend der sie experimentell erregenden Agonisten:

- *nikotinische Rezeptoren* (Nikotin wirkt in geringen Dosen erregend, in hohen jedoch hemmend): in den Ganglien des VNS, an Skelettmuskulatur sowie im NNM,
- *muskarinische Rezeptoren* (benannt nach dem Fliegenpilzgift Muskarin): an den parasympathisch innervierten Erfolgsorganen und unab-

hängig vom VNS an der motorischen Endplatte der Skelettmuskulatur.

Adrenalin-/Noradrenalinrezeptoren: Die postganglionären sympathischen Nervenendigungen schütten meist Noradrenalin als Transmitter aus. Adrenalin stammt aus dem NNM, das entwicklungsgeschichtlich auch als Teil des VNS angesehen werden kann. Ein postganglionäre Präsynapse erreichendes Aktionspotenzial führt zur Freisetzung des in Vesikeln gespeicherten Noradrenalins in den synaptischen Spalt. Auf der postsynaptischen Membran und an den Erfolgsorganen des Sympathikus sind für Adrenalin/Noradrenalin spezifische Rezeptoren, die α- und β-Rezeptoren, lokalisiert. Die beiden Rezeptortypen lassen sich aufgrund ihrer Affinität zu adrenergen Agonisten (Substanzen mit gleicher Wirkung wie Noradrenalin/Adrenalin bzw. Antagonisten noch in je zwei Subtypen unterteilen (α_1- und α_2- sowie β_1- und β_2-Rezeptoren).

> **! Merke**
>
> Noradrenalin hat größere Affinität zu den α-Rezeptoren, Adrenalin zu den β-Rezeptoren.

Zur Wirkung der verschiedenen Rezeptoren sei erwähnt, dass die α_1-Rezeptoren bei Erregung letztlich die intrazelluläre Ca^{2+}-Konzentration erhöhen, während aktivierte α_2-Rezeptoren die intrazelluläre cAMP-Konzentration vermindern. Erregte β_1- und β_2-Rezeptoren erhöhen dagegen die intrazelluläre cAMP-Konzentration (Tab. 14.1).

Substanzen wie Adrenalin oder Noradrenalin, die den Adrenorezeptor direkt stimulieren werden als **direkte Sympathomimetika** bezeichnet. Als **indirekte Sympathomimetika** bezeichnet man hingegen Substanzen, die zu einer verstärkten Freisetzung

Physiologie

Tab. 14.1 Wirkung der Catecholamine

	Noradrenalin α_1, α_2	Adrenalin β_1, β_2
Herz	Keine besondere Wirkung	β_1: Herzfrequenz ↑ positiv chronotrop Herzkraft ↑ positiv inotrop Erregbarkeit ↑ positiv bathmotrop schnellere Erregungsleitung positiv dromotrop
Blutgefäße	Konstriktion (Verengung) α_1, α_2	Dilatation (Erweiterung) β_2
Bronchien	Konstriktion α_1	Dilatation β_2
Fettzellen	Lipolyse ↓ α_2	Lipolyse ↑ β_2
Insulinsekretion	Hemmung α_2	Stimulation β_2
Leber	Glykogenolyse ↑	Glykogenolyse ↑ β_2
Reninfreisetzung		Stimulation
Motilität des Gastrointestinaltrakt	Entspannung α_2	Entspannung β_2
Auge (M. dilatator pupillae)	Pupillenerweiterung (Mydriasis) α_1	

der physiologischen Transmitter Noradrenalin oder Adrenalin führen.

Zur Hemmung des Sympathikus können **Sympatholytica** (= Adrenozeptor-Antagonist), die kompetitiv die Wirkung von Adrenalin am Rezeptor hemmen, eingesetzt werden. Außerdem kommen **Antisympathotonika** zum Einsatz, die den Sympathikustonus durch Hemmung von Synthese, Speicherung oder Freisetzung von Noradrenalin vermindern.

14.2.3 Synthese und Abbau der Überträgerstoffe

Acetylcholin wird in der Nervenendigung in Bläschen (Vesikel) gespeichert. Die gespeicherte Menge wird dadurch konstant gehalten, dass sich die Acetylcholinsynthese laufend der Acetylchlin-Freisetzung anpasst. Ein präsynaptisch eintreffendes Aktionspotential setzt über einen Kalzium-Einstrom von extrazellulär Acetylcholin aus seinen Vesikeln frei. Das freigesetzte Ach erhöht nun die Membrandurchlässigkeit bzw. -leitfähigkeit der postsynaptischen Membran für Natrium, Kalium und Kalzium. Hierbei kommt es zu einem stärkeren Natrium-Einstrom als Kalium-Ausstrom, so dass im Endeffekt mehr positive Ladungen in der Zelle sind als vorher. Deshalb entsteht eine lokale Depolarisation, ein **EPSP** (s. 12.4.5) bezeichnet wird. Die Beendigung der Acetylcholinwirkung erfolgt durch die enzymatische Spaltung mithilfe der spezifischen Azetylcholinesterase und ubiquitäre Pseudocholonesterase. Hierbei entstehen Essigsäure und Cholin. Letzteres wird wieder in die präsynaptische Membran aufgenommen (**Re-Uptake**) und dort erneut zur Bildung von Acetychlolin verwendet.

Die Freisetzung des adrenergen Transmitter **Noradrenalin** gelten die gleichen Prinzipien wie bei der cholinergen Erregungübertragung. Unterschiedlich sind die postsynaptischen Rezeptoren und der Inaktivierungsprozess. Zum Teil wird Noradrenalin von den Zellen des Gewebes aufgenommen und enzymatisch durch die Catecholamin-O-Methyl-Transferase (COMT) und die Monoaminooxidase (MAO) abgebaut. Vanillinmandelsäure ist das Endprodukt dieses enzymatischen Abbaus. Teils geht Noradrenalin auch durch Diffusion verloren. Der Hauptanteil des freigesetzten Noradrenalins wir jedoch wieder *unverändert* in die präsynaptische Zelle aufgenommen.

14.3   Funktionelle Organisation des VNS

14.3.1 Vegetative Steuerung

Alle Organe mit Ausnahme der Skelettmuskulatur werden vom Sympathikus und Parasympathikus innerviert. Dabei lösen beide meist entgegengesetzte

Effekte aus. Der Parasympathikus z.B. bewirkt am Auge die Verengung der Pupille (Miosis), der Sympathikus dagegen die Weitstellung der Pupille (Mydriasis). Die vegetative Regulation der Organe wird durch das Zusammenwirken (Synergie) der sympathischen und parasympathischen Effekte im physiologischen Sinn erzielt.

 Merke

Überwiegend fördert der *Sympathikus* die Aktivierung der Organe und die Leistungssteigerung (ergotrophes System), der *Parasympathikus* dient zur Energieeinsparung und Erholung (trophotropes System).

Die einzelnen Wirkungen des VNS (Abb. 14.**2**) werden bei den jeweiligen Organen erläutert bzw. einige spezielle nachfolgend.

Herz-Kreislauf-System

Zu den vielfältigen Wirkungen des VNS auf das Herz und die Blutgefäße s. Kapitel 3 und 4. Erwähnenswert ist an dieser Stelle jedoch, dass der Parasympathikus nur über eine präganglionäre Hemmung des Sympathikus auf die Herzkammer wirken kann. Die Vorhöfe und das Reizleitungssystem vom Sinus- bis zum AV-Knoten könne sowohl Sympathikus als auch Parasympathikus direkt beeinflussen.

Bronchien

Das VNS steuert die Kontraktion der glatten Muskulatur in Trachea und Bronchien sowie die Sekretion der Glandulae bronchiales.

Die Ganglienzellen des **Parasympathikus** befinden sich an der Wand der Bronchien bzw. in dem vom N. vagus gebildeten Nervengeflecht (Plexus pulmonalis). Die *parasympathische Aktivität* bewirkt eine Kontraktion der Bronchialmuskulatur und verstärkt die Schleimproduktion der Glandulae bronchiales in der Bronchialschleimhaut.

Der **Sympathikus** hat gegensätzliche, hemmende Wirkung. Da die glatte Bronchialmuskulatur dicht mit β_2-Rezeptoren besetzt ist, kann eine Bronchodilatation durch β_2-Rezeptor-Agonisten wie Adrenalin ausgelöst werden. Dieses wird z.B. bei der Behandlung des Asthma bronchiale genutzt.

 Klinischer Bezug

Beim **Asthma bronchiale** kommt es durch Kontraktion der Bronchialmuskulatur (Bronchospasmus) zur Behinderung der Atmung, da der Strömungswiderstand steigt. Zur Therapie werden β_2-Sympathikomimetika eingesetzt, die eine Bronchodilatation bewirken. Da β-*Blocker* eine gegenteilige Wirkung haben, sind sie bei bekanntem Asthma bronchiale *immer* kontraindiziert, dies gilt auch für sog kardioselektive β_1-Blocker.

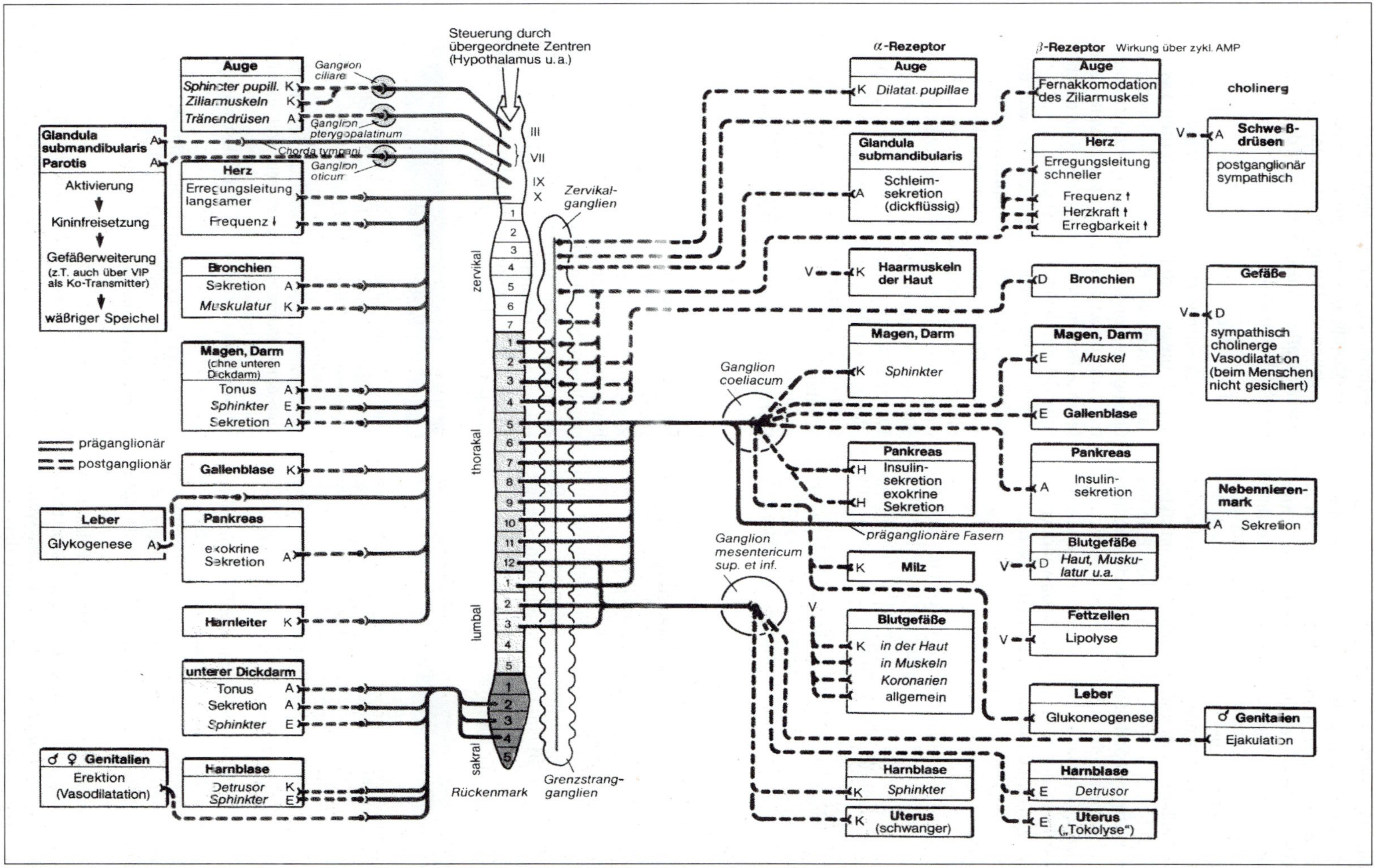

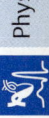

Abb. 14.2 **Funktionen des vegetativen Nervensystems** (aus Silbernagl/Despopoulos, Thieme 1991)

Physiologie

Verdauungstrakt

Der **Parasympathikus** hat im Gastrointestinaltrakt anregende Wirkung, nämlich die Zunahme der Sekretion und die Steigerung der Motilität. Der **Sympathikus** dagegen bewirkt eine Abnahme der Sekretion und der Motilität. Anders ist es mit der Innervation der Sphinkteren des Gastrointestinaltraktes. Dort führt die sympathische direkte Innervation der glatten Muskulatur (über α-Rezeptoren) zur Kontraktion und reguliert somit den Sphinktertonus. Eine Reizung des Parasympathikus bewirkt eine Erschlaffung der Sphinkteren, die z. B. beim Übergang der Nahrung vom Ösophagus zum Magen notwendig ist. Zur Wirkung des VNS auf das Darmwandnervensystem und den Gastrointestinaltrakt s. 14.2.1.

Miktion

Der Harn wird kontinuierlich in den Nieren gebildet und gelangt über die Harnleiter zur Blase. Die Blase kann bis zu 500 ml Harn speichern (Kontinenz) und sich über Reflexe mit willkürlicher Kontrolle entleeren (Miktion; s.a. 14.3.2).
Die Harnblase ist ein Hohlmuskel aus 3 Schichten glatter Muskulatur (M. detrusor) mit einem inneren glatten und äußeren quer gestreiften Sphinktermuskel.
Die **parasympathische Innervation** des M. detrusor über die Nn. pelvici bewirkt eine Konstriktion. Die präganglionären Fasern werden in Ganglienzellen der Blasenwand auf postganglionäre umgeschaltet. Die präganglionären **sympathischen Fasern** werden im Ganglion mesentericum inferius umgeschaltet. Sie lösen eine Erschlaffung des M. detrusors und eine Kontraktion des inneren Sphinkters aus. Die durch den Sympathikus über α-Rezeptoren erzeugte tonische Kontraktion des inneren Sphinkters ist Voraussetzung für die Harnkontinenz.

Klinischer Bezug

Wird der Sphinkter internus hypoaktiv, d.h. nicht tonisch kontrahiert, z. B. durch ungenügende Sympathikusaktivität, kommt es zur **Harninkontinenz**. Mithilfe von α-Rezeptor-Agonisten werden tonische Kontraktionen ausgelöst, um so eine Kontinenz wieder herzustellen..

Der willkürlich kontrollierbare äußere Sphinkter wird somatisch vom N. pudendus innerviert.
Der vegetative *Plexus vesicalis* in der Blasenwand bewirkt einen Dauertonus der Muskulatur, der auch nach Denervierung erhalten bleibt. Tritt Harn in die Blase ein, so führt diese Volumenzunahme zum Druckanstieg, der aber durch die Relaxation der Muskulatur schnell auf den Wert des Dauertonus abfällt (*Akkommodation*). Diese kleinen Druckwellen werden als rhythmische Kontraktionen der Blase

bezeichnet, die nur der Nervenplexus verursacht. Diese Abläufe werden gefördert (Parasympathikus) oder gehemmt (Sympathikus).Informationen zum Miktionsreflex und dem Einfluss des VNS auf das Genitalsystem (s. 14.3.2)

14.3.2 Vegetative Reflexe

Die Wirkung des VNS basiert meist auf einem Reflexbogen. Dieser besteht aus **afferenten Fasern,** die nach Reizung der Rezeptoren (z. B. Mechano- oder Chemorezeptoren aus Lunge oder Gastrointestinaltrakt) die Information nach zentral weiterleiten. **Efferente Fasern** beantworten den Reiz durch Steuerung der entsprechenden Organe.
Eine kontinuierliche Grundaktivität, wie der Sympathikotonus, wird durch supraspinale Zentren gesteuert. Eine Aktivitätssteigerung kann auch auf Rückenmarksebene ausgelöst werden. Beispielsweise führt eine starke Dehnung des Darms (viszeral afferent weitergeleitet) efferent zur Steigerung der Sympathikusaktivität im Sinne einer Entspannung (Relaxation) der Darmmuskulatur. An diesem Beispiel wird deutlich, dass es sich hierbei vielfach um Schutzreflexe handelt (Reflexe sind unter 15.4.2 genauer erläutert).
Einfache Reflexe können auch innerhalb eines Organs ablaufen, z. B. der peristaltische Reflex. Der Chymus dehnt beim Eintritt in den Dünndarm die Darmwand; das aktiviert die Dehnungsrezeptoren und führt reflektorisch zur Erweiterung des Darmlumens. Die Impulse des VNS in den autonomen vegetativen Regelkreisen werden dem Menschen nicht immer bewusst. Die Verengung der Pupillen bei Lichteinfall (Pupillenreflex), die Regulation des Blutdrucks bei zu geringer oder starker Stimulation der Pressorrezeptoren (Baroreflex), die Anpassung des Vas afferenz der Nieren an Blutdruckveränderungen werden normalerweise nicht registriert.

Klinischer Bezug

Die vegetative Funktionsprüfung kann über die Pupillen-, die Herz- oder Blasenfunktion erfolgen. Außerdem kann die Schweissekretion mittels des Ninhydrintests oder der Jodstärkemethode nachgewiesen werden. Hierbei wird die zu untersuchende Hautregion mit einer Jodlösung eingepinselt und nachfolgend mit Kartoffelstärkepulver bestreut. Bei intakter Schweissekretion kommt es zu Dunkelfärbung.

Dagegen gelangen Impulse, die *Schmerz* vermitteln (z. B. aufgrund von Druck bei Füllung der Organe) ins Bewusstsein.

Klinischer Bezug

Eine Durchblutungsstörung (Ischämie) eines Myokardareals führt über kardiale Afferenzen zum bewusst wahrgenommenen Enge- und Schmerzgefühl im Thorax (**Angina pectoris**). Der Schmerz strahlt dabei oft in die linke Schulter aus.

Die reflektorische Anspannung glatter Muskulatur (bei Gallenkolik) oder die entzündliche Anschwellung von Organen wird als Schmerz empfunden. Diese Schmerzen sind oft diffus, schwer lokalisierbar und meist in bestimmte Bereiche der Körperoberfläche (Head-Zonen) projiziert. Head-Zonen sind definierte Hautareale, in die viszerale Schmerzempfindungen übertragen werden.

 Klinischer Bezug

Bei einer Querschnittslähmung kommt es in Abhängigkeit von der Höhe der Läsion u. a. zu Störung der Blutdruckregelung und der Trophik der Haut, Blasenlähmung Die Darmfunktion bleibt über das Darmwandnervensystem weitgehend erhalten (s. 14.1).

Bzgl. der Blasenlähmung kommt es im akuten Stadium (spinaler Schock) zur **Schockblase** mit Blasenatonie. In der Folge resultiert je nach Höhe der Querschnittläsion eine sog **obere Blasenlähmung** bei Läsionen oberhalb von S2 mit unwillkürlicher Miktion (sog. **Reflexblase**) oder eine sog. untere Blasenlähmung. Hierbei handelt es sich um eine Läsion des sakralen Blasenzentrums von S2–S4 mit **Blasenautonomie**, d. h. fehlender vollständiger Entleerung auch bei manueller Kompression infolge schlaffer Parese von Detrusor vesicae und Beckenbodenmuskulatur. Die Ursache liegt dabei in der Unterbrechung der Reflexbahnen.

Defäkation und Miktion werden zwar ebenfalls über einen Reflexbogen des VNS gesteuert, stehen aber bereits sehr früh unter bewusster Kontrolle (s. 14.3.3) **Miktionsreflex:** Zur Entleerung der Blase gibt es einen unteren spinalen Reflexbogen, der im Laufe unserer Entwicklung unter die Kontrolle des Hirnstammes gerät:

Zunehmende Füllung stimuliert die Dehnungsrezeptoren der Blase. Die Afferenzen der Dehnungsrezeptoren laufen zum Rückenmark und stimulieren dort parasympathische Ganglienzellen. Diese rufen über ihre Efferenzen eine Kontraktion der Blasenmuskulatur (M. detrusor vesicae) hervor. Gleichzeit erschlafft innere Schliessmuskel, welcher unter Einfluss des Sympathikus kontrahiert (s. 14.3.1), und es kommt zur reflektorischen Entleerung der Harnblase.

 Merke

Der Parasympathikus sorgt für die Entleerung der Harnblase, Der Sympathikus hingegen wirkt hemmend auf ihre Entleerung.

Genitalsystem

Neben den viszeralen und somatischen Afferenzen und den motorischen Efferenzen sind auch Sympathikus und Parasympathikus an den Genitalreflexen beteiligt.

Männliche Genitalreflexe: Die sexuellen Reaktionen des Mannes bestehen vor allem aus der Erektion des Gliedes und der Ejakulation (Auswurf der Samen). Die Dilatation der Arterien in den Schwellkörpern des Penis und der Harnröhre (Corpora cavernosa und Corpus spongiosum urethrae) führt zur Erektion. Diese Dilatation wird vermutlich durch postganglionäre parasympathische Neurone der Beckenganglien bewirkt. Diese Beckenganglien werden reflektorisch durch Afferenzen der äußeren Genitalorgane oder psychogen von supraspinalen Strukturen aktiviert. Inwieweit der Sympathikus zur Erektion beiträgt, ist bisher ungeklärt.

Damit es zur Ejakulation kommen kann, muss die Samenflüssigkeit durch Kontraktionen in die hintere Urethra befördert werden (Emission). Diese Kontraktionen werden durch sympathische Neurone des Thorakolumbalmarks ausgelöst. Durch reflektorische Dehnung der Mm. bulbo- und ischiocavernosi kommt es zu tonischen Kontraktionen, das Ejakulat wird durch die Urethra externa herausbefördert. Während der Ejakulation erreicht die Erregung der parasympathischen und sympathischen Innervation der Geschlechtsorgane ihren Maximalwert. Indem die parasympathische Vasodilatation abnimmt und das venöse Blut aus den Schwellkörpern abfließt, klingt die Erektion nach der Ejakulation wieder ab.

Weibliche Genitalreflexe: Bei der sexuellen Erregung der Frau kommt es reflektorisch oder psychogen zur Anschwellung der äußeren Geschlechtsorgane (Labia majora, Glans und Corpus clitoridis). Diese Veränderungen können von zentraler Ebene hervorgerufen werden oder durch Reizung der Rezeptoren in den Genitalorganen, die Afferenzen zu den parasympathischen Neuronen im Sakralmark entsenden.

Die Vagina sondert durch das Plattenepithel bei Erregung Flüssigkeit (Transsudat) ab, wodurch sie beim Geschlechtsakt gleitfähig wird. Diese *Transsudation* wird vermutlich durch parasympathische Neurone des Sakralmarks und durch sympathische Neurone aus dem Thorakolumbalmark ausgelöst. Während der Erregung richtet sich der Uterus aus seiner meist antevertierten und anteflektierten Stellung auf. Beim Orgasmus kommt es zu regel-

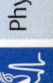

Physiologie

mäßigen *Uteruskontraktionen*, die wahrscheinlich neuronal sympathisch vermittelt werden.

Letztlich ist die Bedeutung der vegetativen parasympathischen und sympathischen Innervation bei der Reaktion der weiblichen Geschlechtsorgane noch nicht vollständig geklärt.

14.3.3   Supraspinale Kontrolle durch das Stammhirn

Der Hypothalamus (s.14.3.4) ist mit dem **Hirnstamm** eng verschaltet. In der ventrolateralen Medulla oblongata des Hirnstammes wird die ableitbare Grundaktivität sympathischer Nerven, der **Sympathikotonus**, gesteuert. Diese Grundaktivität kann gesteigert oder gehemmt werden, wodurch es an den Zielorganen zu den entsprechenden Reaktionen kommt (z. B. Blutdruckanstieg oder -abfall). Die Medulla oblongata empfängt außerdem Afferenzen aus Pressorezeptoren (im Carotissinus und Aortenbogen) und Chemorezeptoren (im Glomus caroticum und in den Glomerula aortica), hat damit Einfluss auf die Atmungs- und Kreislaufhomöostase. In der Medulla oblongata liegen die Kerne des N. vagus, der Nucleus dorsalis n. vagi und der Nucleus ambiguus. Auf die präganglionären parasympathischen Neurone in diesen Kernen wirken viszerale Afferenzen bzw. übergeordnete Strukturen, wie z. B. der Hypothalamus, und beeinflussen somit den **parasympathischen Grundtonus**.

Der Hirnstamm ist auch an der Kontrolle der Mastdarm- und **Blasenfunktion** beteiligt: Im Laufe unserer Entwicklung lernen wir den Blasenentleerungsreflex zu beeinflussen. Die Dehnungsafferenzn werden jetzt von der Harnblase zum pontinen Reflexzentrum im Hirnstamm geleitet. Dieses löst die Blasenentleerung aus, sobald es die entsprechenden Informationen zum Füllungsstand der Blase erhält. Das Pantine Reflexzentrum selbst unterliegt wiederum der Kontrolle höherer Instanzen im Hirnstamm, Hypothalamus und Großhirn. Auf diese Weise wird die willkürliche Kontrolle der Blasenentleerung erst möglich.

Klinischer Bezug

Gemeinsame Ursache der autonom-nerval vermittelten Synkopen, wie der vago-vasalen-Synkope, ist eine inadäquate Vasodilatation aufgrund vagaler Stimulaiton oder einer sympathikotonen Aktivität. Die Afferenzen stammen aus den Barorezeptoren des Ventrikels, andere Afferenzen stammen aus den Gefässen. Über *zentralvenöse Schaltungen* können jedoch auch Schmerz oder Schreck eine Synkope initiieren.

14.3.4   Hypothalamische und limbische Steuerung

Das übergeordnete Steuerzentrum, der **Hypothalamus**, reguliert durch seine Verbindung zur Hypophyse die endokrinen Prozesse und koordiniert endokrines und vegetatives System. Im rostralen Hypothalamusanteil (kopfwärts) wird überwiegend die parasympathische Aktivität und im kaudalen Anteil die sympathische Aktivität koordiniert. Dabei empfängt der Hypothalamus afferente Eingänge (z. B. aus dem Gefäßsystem), die die entsprechenden Anteile aktivieren können. Der Hypothalamus steuert neben der Homöostase und den endokrinen Funktionen auch Energie- und Wasserhaushalt. Die hypothalamisch gesteuerten Regulationen können zu bewussten Empfindungen (z. B. Kälte, Durst; s.a. 20.2.4) führen und damit Antrieb zu motorischen Handlungen (z. B. Flüssigkeitsaufnahme) geben. Außerdem steuern hypothalamische Zentren die Nahrungsaufnahme (Hunger, Appetit und Eßverhalten). Ausser für die vegetativen Aktivierungsmustern bei Hunger oder Durst ist der Hypothalamus für die Temperaturregulation des Körpers von wichtiger Bedeutung. Im Hypothalamus wird nicht nur der Sollwert für die Körpertemperatur gebildet sondern auch die efferenten Signale haben hier ihren Ursprung. Zwar wird das Kältezittern wird über das motorische System ausgelöst, die Wärmebildung im Fettgewebe wird jedoch über das sympathische System angesteuert. Hierbei wirkt der adrenerge Transmitter Noradrenalin auf β-Adrenorezeptoren. Auch die Hautdurchblutung (Noradrenalin, α-Adrenorezeptoren) und die Schweissekretion (Acetylcholin) werden vegetativ gesteuert.

Außer den beschriebenen Verbindungen empfängt der Hypothalamus Eingänge aus dem limbischen System. Das **limbische System** (Gyrus cinguli, Gyrus parahippocampalis, Gyrus paraterminalis mit den darunter liegenden Kerngebieten Corpora mamillaria, Hippocampus, Septumkerne und Amygdala) steuert emotionale Reaktionen wie Freude, Wut, Angst und ist in Lernprozesse eingeschaltet.

Motorik

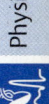

15.1 Programmierung der Willkürmotorik

Die Großhirnrinde steuert die Willkürmotorik. Vor einer willkürlichen Bewegung (ca. 1 s) ist ein sog. Bereitschaftspotenzial im Cortex ableitbar. Dieses Hirnpotenzial ist beteiligt an der *Entstehung des Handlungsantriebes* in subcortikalen Strukturen (z. B. im limbischen System).

Der *limbische Cortex* und *sensorische Cortexareale* projizieren in den *assoziativen Cortex*, wo die Bewegung entworfen wird (Abb. 15.**1**) Über die Verschaltung mit dem Kleinhirn und den Basalganglien werden die *Bewegungsprogramme* abgerufen. Der Thalamus ist an der Projektion der Programme in den Motorcortex (Area 4 und 6) beteiligt. Dort wird die *Bewegungsausführung* gesteuert. Aus dem Rückenmark erhält das Gehirn Afferenzen über periphere motorische Aktivitäten.

15.2 Motorische Repräsentation auf dem Cortex

Der Motorcortex, somatotopisch gegliedert, besteht aus dem *primären motorischen Cortex im Gyrus praecentralis (Area 4)* und dem *sekundären motorischen Areal (Area 6)*, das für komplexe Bewegungen zuständig ist.

15.2.1 Primärer Motorischer Cortex (Area 4)

Der primärer Motorischer Cortex (Area 4) entspricht etwa der vorderen Zentralwindung inkl. der Vorderwand der Zentralfurche. Hier kann durch lokale Reizung Zuckungen einzelner, kleiner Muskelgruppen ausgelöst werden. Entsprechend kann jedem Ort in der Area 4 eine Körperregion zugeordnet werden.

Man spricht von *Somatotopie* (gr. Soma: der Körper, Topos: der Ort). Dieses Feld bezeichnet man auch als motorisches Projektionsfeld. Auffällig ist hier die besondere Dicke des Cortex mit fehlender der Körnerschicht sowie den besonders großen Pyramidenzellen (Betz-Riesenzellen).

Die willkürlichen Bewegungsimpulse werden über die Pyramidenbahn (s. 15.3.2) zur Körpermuskulatur geleitet und wirken gleichzeitig hemmend auf die Regulation der Muskeleigenreflexe und den Muskeltonus. Zwischen motorischem und sensorischem Cortex bestehen ausgeprägte Verbindungen. Diese enge Verbindung wird dadurch unterstrichen, dass etwa ein Drittel der Pyramidenbahnen nicht aus dem motorischen sondern aus dem primär-sensorischen Cortex kommt. Diese Bahnen werden u.a. benötigt, um Willkürbewegungen auch bei äußerlichen Störungen fortführen zu können. So kann die Muskelkraft angepasst wird, um die Bewegungsrichtung beizubehalten. Außerdem ist der motorische Cortex eng mit den Brodman Arealen 6 und 8 verbunden (s. 15.2.3).

> **!** **Merke**
>
> Die prämotorische Region entspricht der Brodman Area 6 und Anteilen der Area 8. Häufig wird der medial gelegene Teil als supplementärmotorischer Cortex abgegrenzt.

15.2.2 Prä- und supplementär- motorischer Cortex (Area 6)

Die Area 6 hat eine bzgl. dem primären motorischen Cortex eine übergeordnete Stellung. Mithilfe des nichtinvasiver Ableitemethoden kann man schon etwa eine Sekunde vor Beginn einer willkürlichen, d. h. ohne äußeren Einfluss beginnenden Bewegung, Neuronenimpulse nachweisen über dem Cortex nachweisen. Ein Maximum dieses *Bereitschaftpotentials* findet man dann allerdings im Bereich des

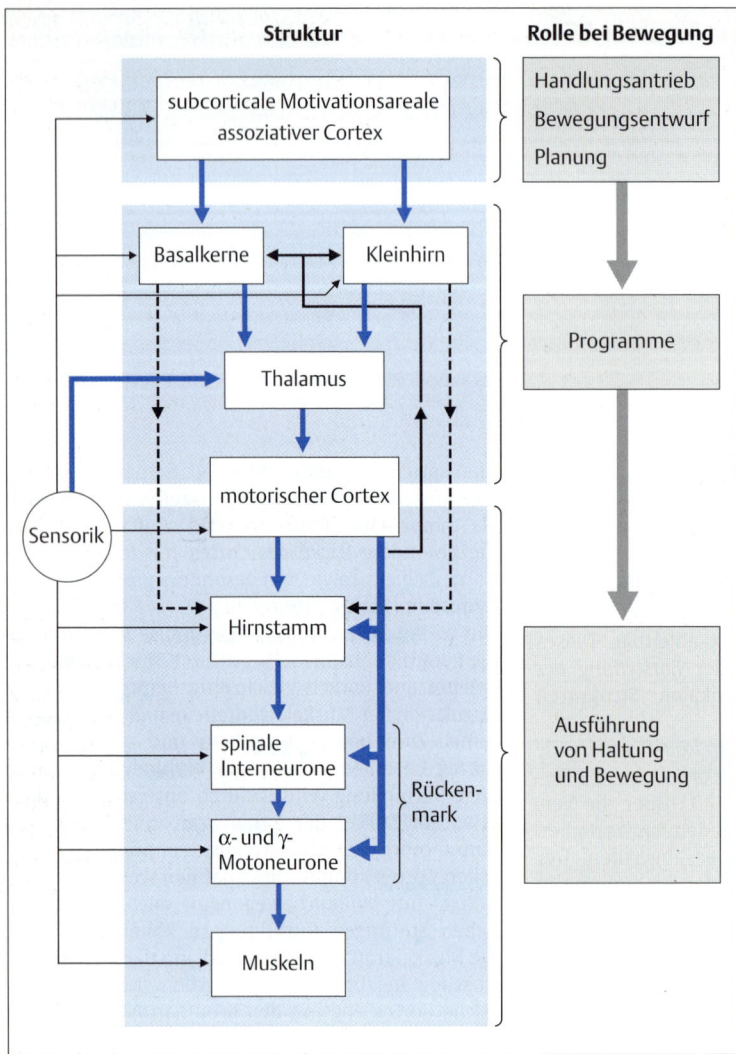

Struktur

subcorticale Motivationsareale
assoziativer Cortex

Basalkerne

Kleinhirn

Thalamus

motorischer Cortex

Sensorik

Hirnstamm

spinale
Interneurone

α- und γ-
Motoneurone

Rücken-
mark

Muskeln

Rolle bei Bewegung

Handlungsantrieb
Bewegungsentwurf
Planung

Programme

Ausführung
von Haltung
und Bewegung

Abb. 15.1 Beteiligung der motorischen Systeme an Planung und Ausführung von Bewegungen
(aus Kunze, Thieme 1992)

supplementärmotorischen Cortex. In ihrer afferenten und efferenten Verschaltung ähneln die prämotorischen Cortexbereiche den Verbindungen der Area 4 (Motorcortex) (s.15.2.3.).

15.2.3 Motorischer Assoziationscortex (u. a. Area 8)

Besonders komplexe Bewegungen bzw. auch nur die Vorstellung solcher Bewegungen können zu einer Aktivierung sowohl des supplementärmotorischer Cortex (Area 6) als auch des präfrontalen Assoziationscortex (Area 8) führen. Bei Läsionen in diesem Bereich kommt es zu einer fehlerhaften zeitlichen Koordination komplexer Bewegungsabläufe. Trotz erhaltener Bewegungsfähigkeit, Motilität und Wahrnehmung sind Bewegungsabläufe und Handlungen

gestört (*Apraxie*). Im Gegensatz zu Area 4 Neuronen sind die der Area 6 und 8 nicht nur an Bewegungen der kontralateralen sondern auch der ipsilateralen Seite beteiligt. Ihr Verschaltungsmuster entspricht zu großen Teilen dem des Motorcortex. Zusätzlich machen die efferenten Fasern einen großen Anteil des Tractus frontopontinus aus, der über Pons und Kleinhirn zur motorischen Rinde zieht. Die Region hat außerdem Kontakt zum extrapyramidialen System, Efferenzen zum Motorcortex und Fasern, die direkt in der Pyramidenbahn verlaufen.

15.3 Efferente Projektion der motorischen Cortices

15.3.1 Prinzipielle Verschaltungsmuster

Die Willkürmotorik ist eine gemeinsame Leistung vieler verschiedener Hirnregionen, die sich durch starke Vernetzung untereinander auszeichnen. Der Tractus corticospinalis ist eine direkte, schnelle Verbindung zwischen Hirnrinde und Rückenmark. Der Tractus corticonuclearis ermöglicht durch seine Verbindung zum Hirnstamm die kortikale Kontrolle der Hirnnervenkerne. Durch die Basalganglienschleife nimmt der Cortex Einfluss auf das extrapyramidale System und wird rückkoppelnd moduliert, da der durch die Basalganglien erregte Thalamus auf den Motorcortex projiziert. Dieser Regelkreis wird auch *skeletomotorische Schleife* genannt. Die Basalganglien sind außerdem über die sog. *okulomotorische Schleife* an der Steuerung der Blickmotorik beteiligt. Als weiterer Teil des motorischen Systems erhält auch das Cerebellum Afferenzen aus weiten Teilen des Nervensystems. Über Umschaltung im Thalamus nimmt es Einfluss auf die Großhirnrinde und greift über den Nucleus ruber in die Motorik ein.

15.3.2 Projektion in subcortikale Gebiete

Capsula interna

Die innere Kapsel ist die wichtigste Ansammlung von Projektionsfasern (s. 20.1.1) zwischen Großhirnrinde und allen anderen Hirnteilen. Durch sie ziehen Afferenzen des Thalamus und die Efferenzen der Pyramidenbahn und der Großhirn-Kleinhirn-Bahn. Anatomisch gliedert sie sich in

- den **vorderen Schenkel** zwischen Nucleus lentiformis und Nucleus caudatus,
- das **Knie** (Genu capsula interna) und
- den **hinteren Schenkel** zwischen Thalamus und Nucleus lentiformis.

Pyramidenbahn

Die Pyramidenbahn ist die Efferenz des Motorcortex, die direkt zu den Motoneuronen zieht. Sie entspringt an den Pyramidenzellen der frontalen und parietalen Hirnrinde, gibt auf ihrem Weg durch die Capsula interna in den Hirnstamm Kollateralen ab, die untergeordneten Hirnstrukturen, z.B. dem Pons, eine Kopie der motorischen Befehle übermitteln. In der Medulla oblongata kreuzen 90% der Fasern auf die Gegenseite. Sie ziehen als *Tractus corticospinalis lateralis* zu den Motoneuronen, während die ungekreuzten Fasern als *Tractus corticospinalis ventralis* zu diesen gelangen. Die Pyramidenbahn zieht ohne synaptische Umschaltung zu den α- und γ-Motoneuronen und innerviert sie monosynaptisch bzw. über Interneurone.

Zur Halbseitenlähmung (*Hemiplegie*) der Gegenseite kommt es bei vollständiger Unterbrechung der Pyramidenbahn und der motorischen Efferenzen zum Hirnstamm. Durch Wegfall hemmender Einflüsse entwickelt sich aus der anfänglichen schlaffen Lähmung dann ein starker *Hypertonus*, d.h. eine Überaktivität der Flexoren an der oberen Extremität und der Extensoren an der unteren Extremität (*spastische Hemiparese*).

15.4 Neuronale Systeme des Rückenmarks

Das Rückenmark, isoliert von höheren Zentren, ist in der Lage, bestimmte Bewegungsmuster bzw. Reflexe (s. 15.4.2) zu erzeugen. Von höheren, supraspinalen Zentren erhält es jedoch über verschiedene Verschaltungen Informationen, die zur Regulation der Stütz- und Zielmotorik unerlässlich sind. Diese Efferenzen werden zusammen mit sensorischen Einflüssen auf Neurone im Rückenmark verschaltet, die die Skelettmuskulatur innervieren (α-Motoneurone). Das ZNS wird afferent unter anderem durch Mechanorezeptoren (s. 16.2.2) über motorische Abläufe informiert.

15.4.1 Neuronentypen und ihre Lage

Als *Motoneurone* werden die letzten Neurone bei der efferenten, motorischen Innervation der Skelettmuskulatur bezeichnet. Sie bestehen aus einer Ganglienzelle (im Vorderhorn des Rückenmarks oder in den motorischen Kerngebieten der Hirnnerven) und dem myelinisierten Axon, das zu den Muskelfasern zieht. Sie erhalten ihre Signale monosynaptisch oder über Interneurone von der Pyramidenbahn. Die α-**Motoneurone** innervieren die extrafusalen Muskelfasern (Skelettmuskulatur) unter Bildung *motorischer Endplatten*. Alle von einem einzelnen α-Motoneuron versorgten Muskelfasern bilden eine sog. *motorische Einheit*. Entsprechend ihrer Arbeitsweise unterteilt man die motorischen Einheiten in langsam- (überwiegend Haltearbeit) und schnellkontrahierende (rasche Bewegungen); s. 13.1.5.

 Merke

Je mehr motorische Einheiten rekrutiert werden, um so größer ist die Muskelkraft.

Die Aktivierung der α-Motoneurone hat Einfluss auf die Muskelkraft und die Kontraktionsgeschwindigkeit, d.h. die Muskelaktivierung kann gesteigert werden, indem mehr und mehr motorische Einheiten angeregt werden (*Rekrutierung*). Durch Variation der Rekrutierung lässt sich die Muskelkraft abstufen. Die Feinheit der Abstufung ist von der Zahl und der Größe der im Muskel vorhandenen motorischen Einheiten abhängig.

 ### Klinischer Bezug

Eine Schädigung der α-Motoneurone führt zur **schlaffen Lähmung der Muskulatur**, weil die willkürliche Kontrolle der Motorik gestört ist und segmentale Afferenzen unwirksam sind.

Die die intrafusalen Muskelfasern innervierenden γ-**Motoneurone** sind eng mit der Muskelkontraktion verknüpft und spielen bei der Auslösung von Dehnungsreflexen, die im Folgenden erläutert werden, eine Rolle. Sie sind Teil der propriospinalen Neurone, die im Rahmen der Tiefensensibilität (Propriozep-

tion) Informationen zur Stellung und Bewegung des Körpers im Raum vermitteln. Hierzu gehören die Golgi-Sehnenorgane (Muskelspannung), die Muskelspindeln (Muskellänge) sowie Rezeptoren, die über Gelenkstellung bzw. -bewegung informieren.

15.4.2 Reflexsysteme des Rückenmarks

Reflexe sind unwillkürlich, d.h. der bewussten Kontrolle entzogene, regelhaft ablaufende Reaktion eines Erfolgsorgans auf einen adäquaten Reiz. Bei den Reflexsystemen des Rückenmarks werden monosynaptische oder Muskeleigenreflexe von polysynaptischen oder Fremdreflexen unterschieden. Bedingte Reflexe sind hiervon abzugrenzen, da sie durch Konditionierung erlernt wurden und nicht auf das Rückenmark beschränkt sind.

Muskeleigenreflexe (MER)

Reizort und Erfolgsorgan sind hierbei identisch. Der adäquate Reiz ist die Dehnung der Muskelspindel (s. 15.4.3) bzw. die Erregung des Golgi-Sehnenorgans (s. 15.4.4), deren Aktivierung zu einer direkten Er-

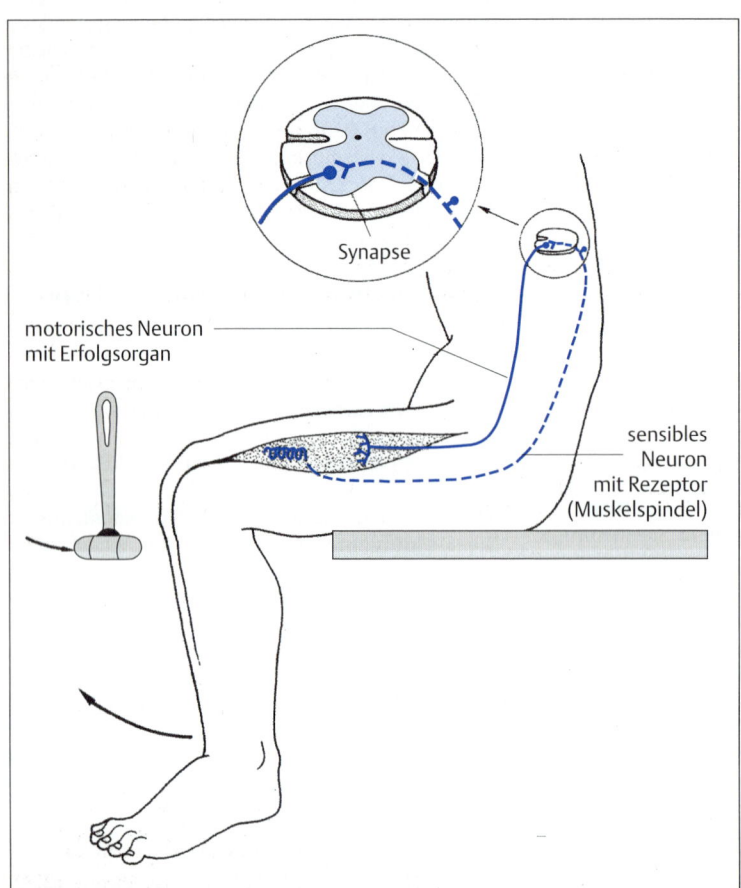

Abb. 15.**2 Monosynaptischer Eigenreflex** am Beispiel des Patellarsehnenreflexes (aus Stephan, Thieme 1984)

regung von α-Motoneuronen und somit zur Kontraktion desselben Muskels im sog. monosynaptischen Reflexbogen führt.

Eine Aufhebung oder Abschwächung von Muskeleigenreflexe deuten auf eine periphere Schädigung (Trauma, Polyneuropathie) hin. In seltenen Fällen kommen auch heriditäre Ursachen in Frage. Eine Verlangsamung der Reflexantwort kommt z. B. auch bei Hypothyreose in Betracht.

Zeichen einer zentralen Lähmung oder Pyramidenbahnläsion ist die einseitige Steigerung eines Reflexes (Hyperreflexie) und geht häufig mit einer Verbreiterung der Reflexzonen einher. Ebenso als Pyramidenbahnzeichen gilt die Auslösung eines erschöpflichen oder unerschöpflichen, d. h. kontinuierlichen Klonus (= rhythmische Kontraktionen) bei plötzlicher Dehnung eines Muskels.

Eine Schädigung des zweiten Motoneurons jedoch führt zu einer Lähmung vom peripheren Typ: Es kommt zur Herabsetzung des Muskeltonus und zur Abschwächung oder Aufhebung des Muskeleigenreflexes. Aufgrund von ektopischer Impulsentstehung kann es zur Entstehung von Kontraktion einzelner Muskelfaserbündel (= **Faszikulation**) kommen.

 Klinischer Bezug

Klinisch lässt sich eine ganze Reihe von Muskeleigenreflexen auslösen. Beispielhaft sei der *Patellarsehnenreflex* (s. Abb. 15.2) genannt, bei der ein Schlag auf die Sehnen des M. quadriceps der Patella eine Streckung im Kniegelenk bewirkt.

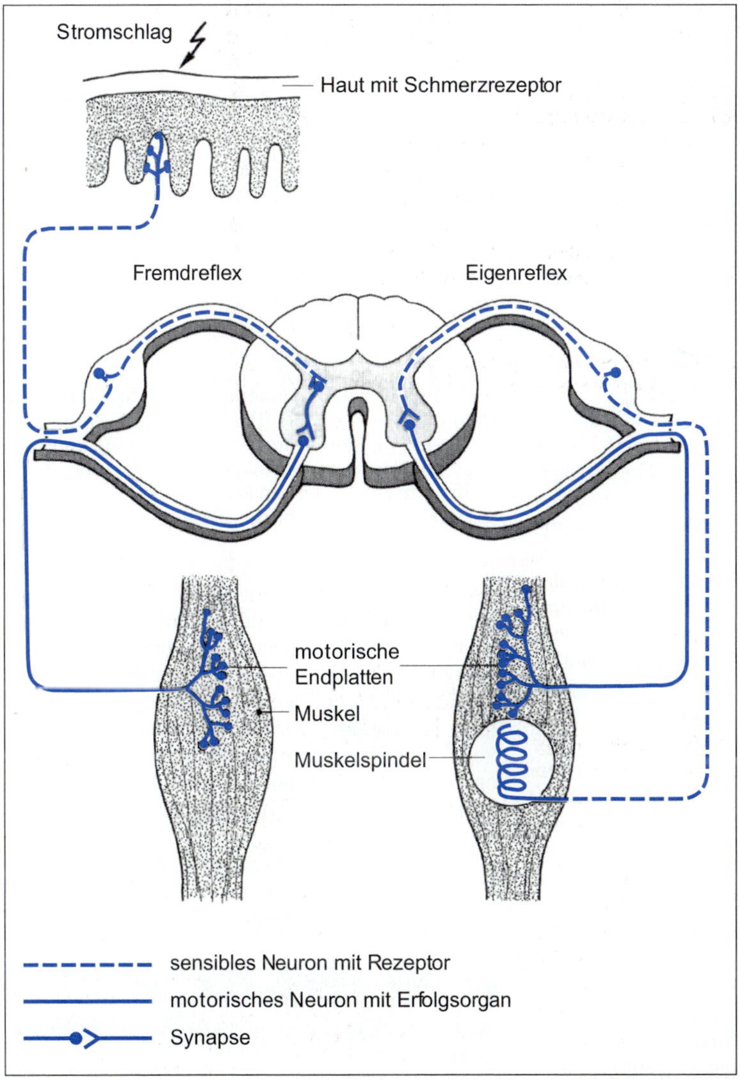

Physiologie

Stromschlag

Haut mit Schmerzrezeptor

Fremdreflex — Eigenreflex

motorische Endplatten

Muskel

Muskelspindel

- - - - sensibles Neuron mit Rezeptor

──── motorisches Neuron mit Erfolgsorgan

──●── Synapse

Abb. 15.**3 Monosynaptischer Eigenreflex und Fremdreflex im Vergleich** (aus Stephan, Thieme 1984)

gekreuzte Extensorreflex
= Flexorreflex (Beugerflex)

Polysynaptische Reflexe

Bei Fremdreflexen sind Reizort und Erfolgsorgan unterschiedlich (Abb. 15.3). Der Reiz wird über einen polysynaptischen Reflexbogen vermittelt. Ein solcher Reflex tritt z. B. auf, wenn man auf einen spitzen Gegenstand tritt und reflektorisch das Gewicht auf das andere Bein verlagert. Das ipsilaterale (verletzte) Bein wird gebeugt und das kontralaterale gestreckt. Weitere Beispiel sind die Belichtung des Auges, die zum Pupillenschluss beider Augen führt (Pupillenreflex) oder die Bestreichung der Dammhaut, die eine Kontraktion des M. sphincter externus bewirkt (Analreflex).

Von den oben beschriebenen *physiologischen* Fremdreflexen können *pathologische* abgegrenzt werden. Sie treten insbesondere bei Schädigungen der Pyramidenbahn oder des Gehirns auf. Ebenso gilt die seitendifferente Auslösbarkeit physiologischer Fremdreflexe als Zeichen für eine Schädigung des zentralen oder peripheren Neurons.

 Klinischer Bezug

Bei diffusen Hirnschäden oder Erkrankungen des extrapyramidalen Systems führt eine Bestreichung der Handinnenfläche zu einer Kontraktion der ipsilateralen Kinnmuskulatur. Ein weiteres klassisches Beispiel für einen pathologischen Fremdreflex ist das **Babinski-Zeichen** (s.15.4.5).

15.4.3   Reflexsysteme der *Poidiel* Muskelspinalafferenzen *gestrotten mit Skelettmuskulatur*

Die Muskelspindeln (Abb. 15.4) sind Dehnungsrezeptoren oder – sensoren und liegen innerhalb der Skelettmuskulatur, zwischen den Sklelettmuskelfasern. Sie bestehen aus von einer bindegewebigen Kapsel umhüllten sehr dünnen Muskelfasern, die als **intrafusale Muskelfasern** bezeichnet werden. Diese werden den gewöhnlichen Muskelfasern der Arbeitsmuskulatur, den **extrafusalen Muskelfasern**, gegenüber gestellt. Die Muskelspindeln setzen über Bindegewebszüge an den bindegewebigen Hüllen extrafusaler Faserbündel an und liegen damit *parallel* zu diesen. Aufgrund von Unterschieden in der Morphologie und im Antwortverhalten auf Dehnung unterscheidet man zwei **Typen von intrafusalen Fasern**:

- *Kernsackfasern* (dynamisches Antwortverhalten, sog. Differentialverhalten),   *Ia*
- *Kernkettenfasern* (statisches Antwortverhalten, sog. Proportionalverhalten).   *Ia + II*

Die sensible Innervation der Muskelspindeln erfolgt durch afferente Nervenfasern der Gruppen Ia und II. Die *Gruppe-Ia-Fasern* versorgen Kernsack- und Kernkettenfasern, um deren Zentrum sie sich mehrmals herumschlingen und die *primären Muskelspindelendigungen* (sog. annulospirale Endigungen) bil-

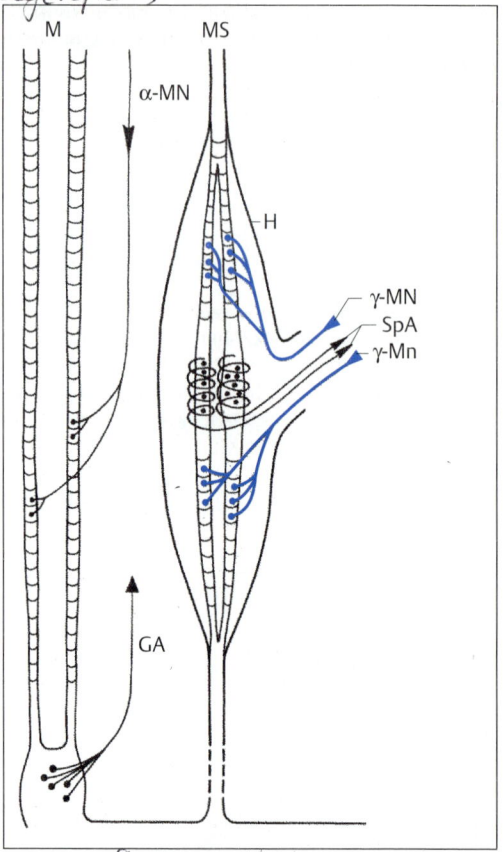

Abb. 15.4 **Aufbau und Innervation der Muskelspindel (MS) mit fibröser Hülle (H)**. M = extrafusale Muskelfasern, α-MN = α-Motoneuron, γ-MN = γ-Motoneuron, GA = afferente Fasern von den Golgi-Organen der Sehnen, SpA = afferente Fasern von den Rezeptorarealen der Muskelspindeln (aus Keidel, Thieme 1985)

den. Die Gruppe-II-Fasern ziehen überwiegend an die Kernkettenfasern und bilden die *sekundären Muskelspindelendigungen* (sog. blütendoldenartige Endigungen). Die Muskelspindelendigungen sind dehnungsempfindlich dh. eine Dehnung des Muskels führt zur Erregung der Muskelspindeln. Diese wird über afferente Fasern ans Rückenmark gemeldet und wirkt direkt monosynaptisch erregend auf die α-Motoneurone desselben Muskels zurück. Über schnelleitende Aα -Fasern können die α-Motoneurone nun eine Kontraktion der extrafusalen Muskulatur auslösen. Der gesamte Vorgang dauert nur zwischen 30 bis 50 ms.

 Merke

Nur eine Ia-Faser versorgt die annulospiraligen Endigungen einer Muskelspindel.

Die motorische Innervation der Muskelspindeln erfolgt efferent durch γ-Motoneurone (*Fusimotoneurone*), die an den kontraktilen Polregionen der intrafusalen Muskelfasern enden. Man unterscheidet

- *dynamische γ-Motoneurone*, die vorrangig zu Kernsackfasern ziehen und die Empfindlichkeit der Muskelspindeln für dynamische Prozesse steigern und
- *statische γ-Motoneurone*, die überwiegend Kernkettenfasern versorgen und die Empfindlichkeit für statische Messfunktionen erhöhen.

Die Muskelspindeln werden bei passiver Dehnung des Muskels erregt (Zunahme der Entladungsfrequenz), während eine Verkürzung des Muskels (z. B. bei isotonischer Kontraktion) eine Entspannung der Muskelspindeln und eine Abnahme der Entladungsfrequenz bewirkt. Eine Erregung der Muskelspindeln ist auch möglich durch eine über γ-Motoneurone ausgelöste Kontraktion der intrafusalen Muskelfasern.

> **! Merke**
>
> Muskelspindeln werden durch passive Muskeldehnung bzw. infolge fusimotorischer Impulse über γ-Motoneurone erregt und messen, aufgrund ihrer parallelen Anordnung zur Arbeitsmuskulatur, die Muskellänge.

Bei aktiven Bewegungen, die mit Längenänderungen der Muskeln einhergehen, werden die Muskelspindeln durch parallelen Antrieb von α- und γ-Motoneuronen im messbereiten Zustand gehalten.

Muskeldehnungsreflex

Ein Hauptaufgabe der Muskelspindeln ist die Aktivierung von α-Motoneuronen bei passiver Dehnung des Muskels, um beispielsweise bei Haltearbeiten einen konstanten Muskeltonus und somit eine gleichbleibende Stellung trotz veränderter Belastung zu erhalten. Dies ist auch Ursache für die Auslösbarkeit der Muskeleigenreflexe (s. 15.4.2). Durch einen Schlag auf die Sehnen des M. quadriceps werden die Muskelspindeln gedehnt und führen so zu einer Aktivierung der α-Motoneurone, die den M. quadriceps kontrahieren lassen, so dass es zu einer Streckung im Kniegelenk kommt.

15.4.4   Reflexsysteme der Golgi-Sehnenorgane

Muskellänge und Muskelspannung ändern sich voneinander unabhängig und können deshalb gleichzeitig getrennt gemessen werden. Die Muskelspannung wird registriert durch die *Sehnenorgane* (Synonym: Golgi-Sehnenorgane), die *in Serie* zur Arbeitsmuskulatur geschaltet sind. Die terminalen Sehnen von ca. 10 – 20 extrafusalen Muskelfasern werden von einer Bindegewebskapsel umhüllt und bilden ein Sehnen-

organ. Dieses wird über *Ib-Fasern* afferent innerviert. Ib-Afferenzen haben keine monosynaptischen Verbindungen zu Motoneuronen, sondern hemmen agonistische Motoneurone di- und trisynaptisch (*autogene Hemmung*). Ib-Fasern wirken jedoch nicht nur hemmend sondern auch erregende. Diese exzitatorischen Verbindungen sind jedoch asymmetrisch und bevorzugen die Flexoren. Daher kommt es beim Laufen durch die Ib-Fasern vermittelt zum Beenden der Standphase (Extensoren-Hemmung) und Einleitung der Schwungphase (Aktivierung der Flexoren). Der adäquate Reiz für die Sehnenorgane ist somit eine Änderung der Muskelspannung, ausgelöst durch Kontraktion bzw. passive Dehnung des Muskels. Isotonische Kontraktionen (Verkürzung des Muskels bei gleichbleibender Spannung) erregen sie nicht. Die Sehnenorgane besitzen keine eigene motorische Innervation, sondern sie werden durch die α-Motoneurone, die die extrafusale Muskulatur efferent innervieren, mitbeeinflusst.

15.4.5   Reflexsysteme der Beugereflexe

Bei den Beugereflexen handelt es sich um polysynaptische Reflexe, wobei der Flexorenreflex der wichtigste und bekannteste ist. Er läuft auch nach Ausschaltung der supraspinalen Kontrolle ab. Dies macht ihn zu einem **spinalen Fremdreflex**. Ausgelöst wird er durch die Rezeptoren der Haut. Zur klinischen Reflexprüfung zieht man den Fußsohlenreflex heran, der durch ein Bestreichen der Fußsohle mit einem spitzen Gegenstand ausgelöst wird. Der Patient reagiert darauf mit Plantarflexion aller Zehen und Dorsalflexion des Fußes. Als Afferenzen für die Beugereflexe kommen im allgemeinen durch einen Schmerzreiz erregte Nozirezeptoren oder Muskelspindelafferenzen in Betracht, welche die Motoneurone der Flexoren auf Rückenmarksebene aktivieren. Gleichzeitig mit der Aktivierung der Flexoren erfolgt auch eine Hemmung der Extensoren. Dies ist ein typisches Reaktionsmuster zwischen Agonist und Antagonist (*reziproke Antagonistenhemmung*; Abb. 15.**5**). Die Antwort auf einen reflexauslösenden Reiz ist bei Fremdreflexen sehr variabel. Polysynaptische Reflexe zeigen oft ausgeprägte **Summation** (erst mehrere, einzeln unterschwellige Reize führen zum Reflexerfolg; die Reflexzeit verkürzt sich bei weiteren Reizen) aber auch eine ein ausgeprägte **Habituation** (Verminderung des Reflexerfolgs bei gleichförmigen, aufeinanderfolgenden Reizen). Diese Eigenschaften erklären sich durch die räumliche und zeitliche Summation an erregenden bzw. hemmenden Interneuronen. Besonders ist hierbei die Renshaw-Hemmung durch Interneurone (**Renshaw-Zellen**) hervorzuheben. Man findet sie vor allem zwischen agonistischen und synergistischen Motoneuronen. Wesentlich für die Arbeitsweise der Renshaw-Zelle ist ihre zentrale Modulation. So bedeute z. B. ihre zentrale Aktivie-

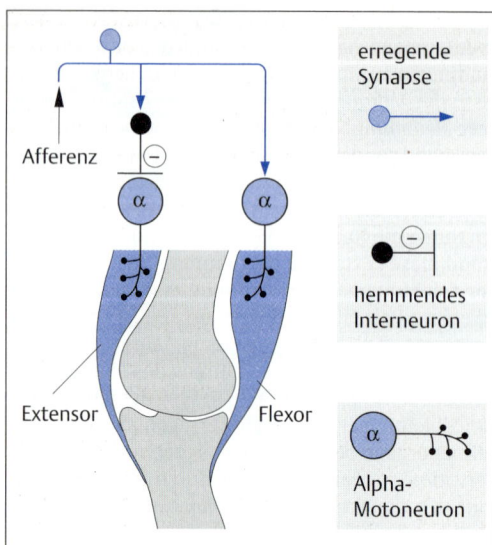

Abb. 15.**5 Reziproke Antagonistenhemmung**

rung eine vermehrte Hemmung des motorischen Ausgangs. Umgekehrt lassen sich durch ihre zentrale Hemmung wesentlich grössere Kräfte produzieren. Auf diese Weise kann die Muskelkraft funktionell an die verschiedenen Erfordernisse angepasst werden. Nachteil der polysynaptischen Verschaltung die Unsicherheit der Übertragung, welche mit jeder zusätzlichen Verschaltung steigt. Außerdem verlängert sich beim polysynaptischen Reflex die Reflexzeit. Sie liegt deutlich über dem für den Muskeleigenreflex charakteristischen Wert.

Kommt es zu einer Querschnittsdurchtrennung des Rückenmarkes kommt es in der akuten Phase des spinalen Schocks zum Ausfall aller Reflexe (= Areflexie). Anschließend entsteht im chronischen Stadium eine autonome Hyperreflexie.

 Merke

Bei chronischen Läsionen im Rückenmark ist der Flexorenreflex typischerweise gesteigert

Durch die Läsion der Pyramidenbahn lässt sich beim Bestreichen der Fußsohle ein Babinski-Reflex nachweisen. Hierbei bewirkt eine Bestreichung der lateralen Fußseite eine Dorsalextension der Großzehe sowie eine Plantarflexion und Spreizung der 2. bis 5. Zehe. Neben anderen Faktoren ist hierfür der Ausfall der deszendierenden, reflexinhibitorischen Bahn verantwortlich. Bei einer Querschnittsdurchtrennung des Rückenmarkes können weiterhin Hautreize, deren afferente Projektion unterhalb der Rückenmarksläsion liegt zu einer starken Sympathikusaktivierung führen. Neben den Kreislaufverände-

rungen können auch länger anhaltende Kontraktionen der Beugemuskulatur sowie der Blasen- und Darmentleerung auftreten. Diesen Zustand bezeichnet man als **Massenreflex**.

15.5   Motorische Funktionen des Hirnstamms

15.5.1   Augenmotorik

Visuelle Wahrnehmung ist das Ergebnis einer Wechselwirkung sensorischer und motorischer Leistungen des Auges und des Zentralnervensystems. Beim Umherblicken sind die Augenbewegungen derart koordiniert, dass auf der Fovea centralis jedes Auges der gleiche Gegenstand abgebildet wird. Dies regulieren unsere sechs äußeren Augenmuskeln, welche durch drei Hirnnerven innerviert werden und unter Kontrolle der blickmotorischen Zentren des Hirnstammes stehen. Hierbei spielt die Formatio reticularis die entscheidende Rolle, welche wiederum von übergeordneten subkotikalen und kotikalen Bereichen kontrolliert wird.

Wird ein bewegtes Objekt mit den Augen verfolgt, so treten gleitende Augenbewegungen auf. Beim freien Umherblicken hingegen bewegen sich unsere Augen in raschen Rucken von einem Fixationspunkt zum nächsten (**Sakkaden**).

 Merke

Als *Sakkaden* bezeichnet man ruckartige Augenbewegungen z. B. beim Blickwechsel von einem Objekt auf ein anderes oder beim Nystagmus.

Der **optokinetische Nystagmus**, der u. a. beim Eisenbahnfahren auftritt, besteht aus langsamen gleitenden Komponenten entgegen der Fahrtrichtung, welche durch Rückstellsakkaden unterbrochen wird. So können immer wieder neue Gegenstände fixiert werden. Wird dabei der Blick aus der Ferne in die Nähe gerichtet, werden die Pupillen enger. Da hierbei auch die Sehachsen der Augen konvergieren, wird diese Naheinstellungsreaktion auch Konvergenzreaktion genannt.

 Klinischer Bezug

Als **Horner-Syndrom** bezeichnet man die Trias aus Miosis (Lähmung des M. dilatator pupillae), Ptosis (Lähmung des Müller-Muskels) und Hebung des Unterlides mit scheinbarem Exophthalmus. Ursache hierfür ist die Läsion des Nervus sympathicus und zentraler Sympathicusbahnen.

15.5.2 Bewegungs- und Lagesinn

Informationen, die zu Bewegungs- und Lageempfindungen führen, werden durch Informationen aus dem visuellen und propriorezeptiven System ergänzt und stammen vor allem aus dem Vestibularorgan des Innenohres..

Es handelt sich hierbei um das Gleichgewichtsorgan mit zwei Makularorganen und drei senkrecht zueinander stehende Bogegengangsorgane.

> **Merke**
>
> Aufgabe der Bogengansorgane ist es, Winkel- und Drehbeschleunigung zu messen.

Die Bogengänge enthalten in ihrer Ampulle eine Leiste (Crista) mit Sinneszellen, deren Zilien in die schwenkbare Cupula eingebettet sind. Außerdem sind sie mit einer Flüssigkeit, der Endolymphe gefüllt. Dreht oder neigt man seinen Kopf, werden die Bogengänge automatisch mitbewegt. Die träge Endolymphe hingegen kann dieser Bewegung nicht gleich folgen. Es kommt kurzfristig zu einer Strömung im Bogengang, welche die Cupula und damit auch alle ihre Zilien in Richtung der Kinozilie bewegt. Dies führt zur Erregung der ableitenden Nervenfasern. Die bipolaren Neurone des Ganglion vestibulare werden erregt und leiten diese Erregung zu den Vestibulariskernen weiter.

Beim Abbremsen kommt der entgegengesetzte Mechanismus mit Hemmung der Nervenfasern zum Tragen. *Lineaibschleunigung*

Die Makulaorgane enthalten auch Sinneszellen mit Zilien, die in eine gallertartige Membran mit Kalzitkristallen (Statolithen) eintauchen. Infolge der Erdanziehung verschieben die Statolithen die Membran mit den Zilien bei wechselnder Ruhestellung des Kopfes.

> **Merke**
>
> Es besteht eine enge Verbindung zwischen den Vestibulariskernen und den Kernen der Augenmuskulatur!

Die funktionelle Verbindung des Vesibularis-Organs mit den Augenmuskeln wird dadurch deutlich, dass jede Abweichung der Kopfstellung sofort durch eine gegenläufige Augenbewegung ausgeglichen wird. Über die Einflüsse auf die Blickmotorik kann man auch die Funktion des Vestibularapparates klinisch prüfen. Nach Abbremsen eines zuvor um die eigene Achse rotierten Körpers (Drehstuhl) kommt es wegen der Reizung der horizontalen Bogengänge zu einem postrotatorischen Nystagmus, wobei sich die Augen horizontal langsam in Drehrichtung bewegen und dann rasch zurückschnellen. Das heißt eine Links-

rotation führt zu einem Rechtsnystagmus und umgekehrt.

> **Klinischer Bezug**
>
> Beim **Menière-Syndrom** ist die Endolymphproduktion gestört, was zu Drehschwindel mit Spontannystagmus und Übelkeit, einseitigen Ohrgeräuschen und einseitiger Schwerhörigkeit führt.

15.5.3 Vestibulariskerne und motorische Funktionen

Die supraspinale Modulation der Körperhaltung wird durch komplexe Neuronensysteme im Hirnstamm gesteuert (s. Abb. 15.**6**).

Hier befinden sich auch die Vestibulariskerne, welche die gesammelte Informationen aus Labyrinthsensoren, Halssensoren und weiteren somatosensorischen Eingängen auf Nervenbahnen weitergeben. Zum Einen werden Signale zur Großhirnrinde gesandt, die eine bewusste Wahrnehmung der Körperhaltung ermöglichen.

Zum Anderen bestehen Verbindungen zum Kleinhirn und den Motoneuronen im Rückenmark (Tractus vestibulospinalis).

> **Merke**
>
> Über den Tractus vestibulospinalis ist das Kleinhirn direkt mit den Motoneuronen des Rückenmarks verbunden.

Der Tractus vestibulospinalis ist Teil der ventral absteigenden Verbindungen des Rückenmarkes. Ihre Aufgabe besteht offenbar in der Kontrolle und reflexartigen Regulation der aufrechten Haltung und der Abstimmung von Körper- und Extremitätenfunktionen, wobei der Tractus vestibulospinalis neben α-Motoneuronen insbesondere γ-Motoneurone von Extensoren aktiviert. Haltereflexe erlauben dem Menschen, den Tonus jedes einzelnen Muskels so zu steuern, dass er die jeweils gewünschte ruhige Körperhaltung zuverlässig einhalten kann. Befindet sich sein Körper in einer ungewöhnlichen Lage, so helfen ihm die Stellreflexe, ihn wieder in die normale Körperstellung zu bringen.

Bei Durchtrennung des Hirnstammes in Höhe der Vierhügelplatte kommt es zur sogenannten Decerebrierungsstarre. Unmittelbar nach dieser Schädigung entwickelt sich ein exzessiv gesteigerter Muskeltonus, der vor allem die physiologischen Extensoren betrifft, d. h. die Patienten liegen in extremer Streckhaltung im Bett. Diese Streckung ist durch den Wegfall einer in der Medulla oblongata gelegenen Hemmung der Extensoren und die bestehenbleibende Erregung der Extensoren über den retikulospinalen Trakt im Pons erklärbar.

Physiologie

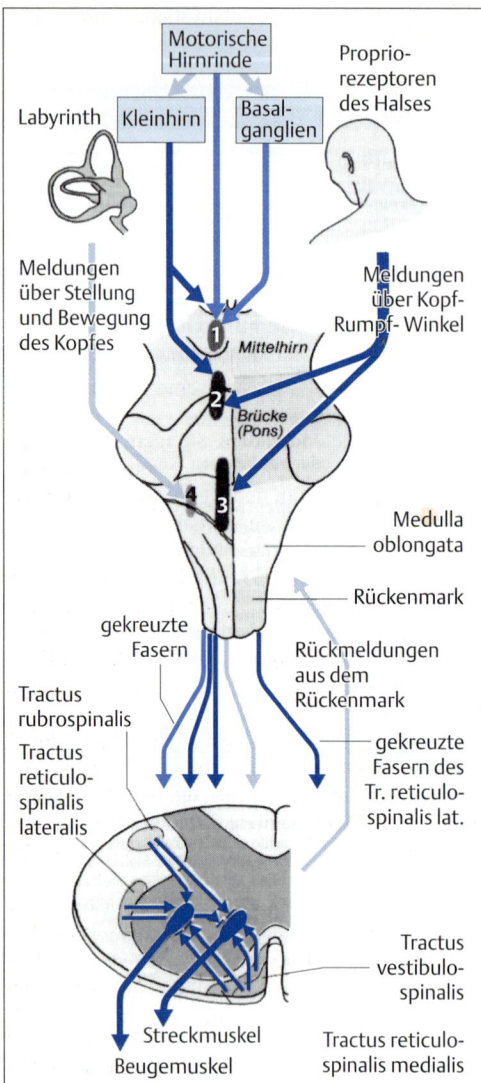

Abb. 15.6 Verschaltung der motorischen Hirnstamm-zentren. 1 = Nucleus ruber, 2 u.3 = Teile der Formatio reticularis, 4 = Vestibulariskerne (aus Silbernagl/Despopoulos, Thieme 1991)

15.5.4 Andere motorische Funktionen des Hirnstamms

Zu den anderen Funktionen des Hirnstamms gehören u. a. die Schluckreflexe (s. 7.2.2.), die Steuerung der Magenmotorik (s. 7.2.3) und des Erbrechens (s. 7.2.4) auch die Atmungsregulation (s. 5.8.).

15.6.1 Verschaltung / Informationsfluss

Die Basalganglien dienen der Koordination und Schnelligkeit bei der Ausführung von Bewegungen. Sie erhalten Informationen von allen Anteilen des Cortex und projizieren ihrerseits über den Thalamus zurück zum prämotorischen und frontalen Cortex. Die Basalganglien setzen sich aus folgenden Hauptkernen zusammen:
– Striatum (Corpus caudatum und Putamen)
– Globus pallidus,
– Nucleus subthalamicus,
– Substantia nigra.
Bei der Verschaltung der Basalganglien stehen insbesondere zwei Regelkreise im Vordergrund: die okulomotorische und die skeletomotorische Schleife. Die Verbindungen der Basalganglien untereinander und mit den anderen Kernen des extrapyramidalen Systems sind teilweise erst lückenhaft bekannt.

15.6.2 Verarbeitungsprinzipien

Wichtige Transmitter in den Basalganglien sind das erregende Glutamat (Glu) und die hemmende GABA. Außerdem spielt Dopamin, welches von der Substantia nigra als Transmitter verwandt wird, eine wichtige Rolle. Die Substantia nigra hat erregende Verbindungen zum Globus pallidus und wirkt am Corpus striatum sowohl hemmend (D2-Rezeptor) als auch erregend (D1-Rezeptor) je nachdem welcher Rezeptor angesteuert wird. Das Striatum erhält außerdem exzitatorische Signale aus der Großhirnrinde. Ein Teil des Striatums hemmt daraufhin direkt den Globus pallidus. Der andere Teil wiederum erregt ihn über eine indirekte Verbindung: er unterdrückt die vorgeschalteten hemmenden Kerne (z. B. Nucleus subthalamicus). Diese aus der „Hemmung der Hemmung" resultierende Erregung bezeichnet man als *Disinhibition*. Der erregte Globus pallidus hemmt nun seinerseits den Thalamus. Man nennt diesen Regelkreis auch *skeletomotorische Schleife*. Weiterhin sind die Basalganglien über die sog. *okulomotorische Schleife* an der Steuerung der Blickmotorik beteiligt. Zuflüsse aus dem frontalen Augenfeld der Hirnrinde (Area 8) und Anteile der Area 7 erreichen den Nucleus caudatus, der mit dem inneren Pallidum und der Pars reticulata der Substantia nigra verschaltet ist. Diese beiden projizieren zum Thalamus, der rückwirkend auf das frontale Augenfeld Einfluss nimmt.

15.6.3 Störungen der Motorik

Erkrankungen der Basalganglien führen zu hypo- und hyperkinetischen Bewegungsstörungen. Das klassische Beispiel einer hypokinetischen Störung ist das **Parkinson-Syndrom**. Durch Degeneration der Substantia nigra kommt es zum Dopaminmangel im Ge-

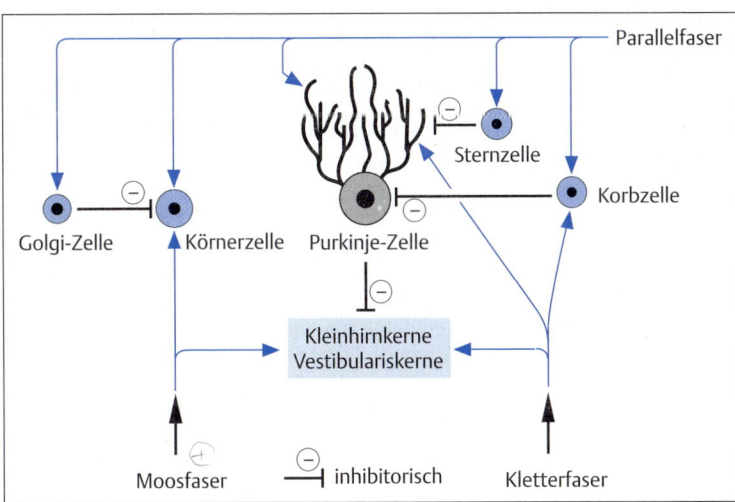

Abb. 15.**7 Verschaltung der Neurone der Kleinhirnrinde**

hirn. Die typischen Symptome sind Hypokinese (Bewegungsarmut), Rigor (verstärkte Muskelspannung) und Ruhetremor (Ruhezittern). Therapeutisch verabreicht man L-Dopa, das die Blut-Hirn-Schranke passiert und im Gehirn zu Dopamin umgewandelt wird. Eine hyperkinetische Erkrankung ist die **Chorea Huntington**, die autosomal dominant vererbt wird. Durch Verlust von GABA-Neuronen ist die Kontrolle der Bewegungen durch inhibitorische GABAerge Verschaltungen gestört. Die Folge sind ausfahrende, willentlich nicht unterdrückbare Bewegungen der Arme und Hände (Veitstanz) und fortschreitende Demenz. Eine einseitige vaskuläre Schädigung des Nucleus subthalamicus verursacht unwillkürliche Schleuderbewegungen (**Hemiballismus**).

15.7   Cerebellum

15.7.1   Verschaltung/Informationsfluss

Das Kleinhirn, Cerebellum, ist ein wesentliches Steuerungszentrum der gesamten Motorik. Es koordiniert Bewegung und Haltung und ist an der Bewegungsprogrammierung beteiligt. Es besteht aus drei Schichten:

– Molekularschicht (marklose Nervenfasern, Stern- und Corbzellen),
– Purkinje-Zellschicht (Purkinje-Zellen),
– Körnerzellschicht (Golgi- und Körnerzellen).

 Merke

Die einzige Efferenz des Kleinhirnes sind die inhibitorischen Purkinje-Fasern, die das Kleinhirn mit. Es besteht eine den motorischen Zentren von Rückenmark und Hirnstamm und dem Vestibulariskern verbinden.

Die Purkinje-Fasern, hemmen durch den Transmitter GABA die nachgeschalteten Kleinhirnkerne. Hierbei handelt es sich insbesondere um die Nuclei fastigii und den Nucleus dentatus als größten Kleinhirnkern, der über Nucleus ruber und Thalamus zurück zum Cortex projiziert.

Die Afferenzen erreichen das Kleinhirn entweder als Moosfasern oder Kletterfasern (Abb. 15.**7**). Die Kletterfasern haben ihren einzigen Ursprungsort in der unteren Olive (Nucleus olivaris inferior), die wiederum Afferenzen aus dem prämotorischen Cortex erhält.

Die Moosfasern hingegen stammen aus unterschiedlichen Teilen des Zentralnervensystems (z. B. Pons, Hirnstam, Nuclei vestibulares, Formatio reticularis). Ihre wichtigste Verbindung ist jedoch der aus dem Rückenmark stammende Tractus spinocerebellaris. Die Afferenzen wirken stets exzitatorisch. Sie können über die Erregung der zahlreiche Körnerzellen und deren Parallelfasern die Hemmwirkung der Purkinje-Zelle entweder vertiefen oder über hemmende Zwischenzellen (Golgi-Zellen) enthemmen (Disinhibnition). Eine direkte Disinhibition kann durch Stern- und Corbzellen erfolgen.

15.7.2   Verarbeitungsprinzipien

Das Kleinhirn besteht aus den beiden seitlichen Hemisphären und dem unpaarem Wurm (Vermis) in der Mitte (s. a. Anatomie 9.5). Aufgrund der phylogenetischen Entwicklung unterscheidet man am Cerebellum:

– *Archicerebellum* (der entwicklungsgeschichtlich älteste Anteil): bestehend aus Nodulus und Flocculus. Es ist funktionell mit den Vestibulariskernen verbunden, deshalb auch als *Vestibulocerebellum* bezeichnet.

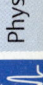

– *Palaeocerebellum*: bestehend aus Pyramide, Uvula, Paraflocculus und Anteilen des Lobus anterior. Es nimmt Afferenzen der propriozeptiven Sensibilität und der Motorik aus dem Rückenmark auf, deshalb auch als Spinocerebellum bezeichnet.
– *Neocerebellum*: wird von den Kleinhirnhemisphären gebildet. Dieser jüngste und besonders stark entwickelte Anteil nimmt Informationen aus der Großhirnrinde auf, daher auch als *Pontocerebellum* bezeichnet.

Archicerebellum und Palaeocerebellum entsprechen den medianen Abschnitten, das Neocerebellum stellt den lateralen Abschnitt dar.

> **Merke**
>
> Die *medianen* Abschnitte des Kleinhirns koordinieren durch ihre Verbindungen sowohl die Halte- und Stützmotorik als auch die Okulomotorik.
>
> Die *lateralen* Abschnitte hingegen kontrollieren die Zielmotorik und werden wegen ihrer Zuflüsse aus
>
> dem Pons als Pontocerebellum bezeichnet.

Das laterale Kleinhirn ist vor allem an der motorischen Programmierung beteiligt. Es erhält Afferenzen u. a. aus prämotorischen Cortexarealen, die sich mit der Planung und Vorbereitung von Bewegungen beschäftigen und senden Efferenzen über den Thalamus zum motorischen Cortex. Aufgrund seiner großen funktionellen Plastizität ermöglicht es das Erlernen motorischer Abläufe.

15.7.3 Störungen der Motorik

Die Funktionen des Kleinhirns werden durch ihre charakteristischen Ausfälle bei Läsionen betont. Vor allem die Koordination und Schnelligkeit von Bewegungsabläufen sind gestört. Besonders auffällig sind die Läsionen in den Hemisphären, also dem lateralen Kleinhirn.
Dysmetrie: Ein sogenanntes „Danebengreifen" wegen der falschen Einschätzung einer Entfernung.
Adiadochokinese: Ein rascher Wechsel zwischen rhythmischen Willkürbewegungen (z. B. Pronation und Supination der Hand) ist nur noch verlangsamt und unregelmäßig ausführbar.
Ataxie: Eine Störung der Koordination von Bewegungsabläufen und der Haltungsinnervation, wodurch es z. B. zu Gangunsicherheit kommt.
Tremor: Der Kleinhirntremor (Intentionstremor) ist bei Zielbewegungen markant und wird kurz vor dem Ziel immer stärker.
Muskeltonus: Kleinhirnerkrankungen führen zu reduziertem Muskeltonus (Hypotonie).

15.8 Integrale motorische Funktionen des Zentralnervensystems

15.8.1 Laufen und Gehen

Die koordinierte Fortbewegung (Lokomotion) des Menschen ist durch rhythmisch abwechselnde Aktivierung von Beinextensoren und Beinflexoren charakterisiert. Die Extensoren sind während der Standphase, die Flexoren während der Schwingphase aktiv. Man ist heute der Auffassung, dass der Rhythmusgenerator für die Lokomotion im Rückenmark lokalisiert ist. Dieser ist jedoch sehr stark abhängig von supraspinalen Mechanismen, wie der unterstützenden Aktivierung durch den Hirnstamm. An der natürlichen, zielgerichteten Lokomotion sind außerdem noch sensomotorische Cortexareale, das Kleinhirn und die Basalganglien beteiligt, wobei die letzten beiden für die präzise zeitliche und räumliche Koordination verantwortlich sind.

15.8.2 Stehen und Gleichgewicht

Die aufrechte Haltung des Menschen ist ein aktiver Prozess – ohne eine gewisse Anspannung von Rumpf- und Beinmuskulatur würde der Mensch zusammensinken. Die Stützmotorik gewährleistet hierbei die für das Stehen notwendige Körperstabilität.
Im Hirnstamm erfolgt die Grobeinstellung des Muskeltonus über die absteigenden Fasern ins Rückenmark. Außerdem arbeiten bei der Kontrolle des Standes Kleinhirn, Vestibulariskerne und das visuelle System über komplexe Regelkreise Hand in Hand. Hierbei sind kleine Fluktuationen der Position des Körperschwerpunktes normal. Sie werden sofort automatisch und unbewusst reguliert. Diese Schwankungen und damit die posturale Aktivität im Elektromyogramm verstärken sich hingegen erheblich infolge von cerebellaren Schädigungen.

15.8.3 Ergreifen eines Gegenstandes

Für die Planung und Zielvorgabe einer Handlung sind höhere motorische Zentren verantwortlich. Bevor wir dann einen Gegenstand gezielt ergreifen, müssen wir ihn häufig lokalisieren, erkennen und mit unseren Augen fixieren. Schon vor der eigentlichen Berührung beginnen unsere Hand und Finger, sich optimal auf den zu greifenden Gegenstand vorzubereiten (Shaping), um ihn anschließend zu ergreifen. Bei einer einfachen Hand- oder Armbewegung arbeitet eine ganze Reihe von Muskeln gemeinsam (= synergetisch). Im Vergleich zu den anderen Abschnitten der Extremitäten und des Rumpfes ist die Hand überproportional im primären motorischen Cortex repräsentiert (*Homunculus s. u.*). Diese Repräsentation ist so plastisch, dass starkes Training einer bestimmten Bewegung deren Repräsentationsareal im Cortex vergrößert.

15.8.4 Motorisches Lernen

Über den Erwerb motorischen Wissens gibt es verschiedene Theorien. Neben dem praktisch-motorischen Training und dem genauen Beobachten spielt auch mentales Training eine wichtige Rolle. Als motorisches Lernen bezeichnet man Anpassungsvorgänge, die sich auf die zentralnervöse Ansteuerung des Muskels beziehen. Hierbei geht es um die Optimierung von Informationsaufnahme, -verarbeitung, -speicherung- und abgabe. Man nimmt an, dass Handlungspläne zentral in Form von Kodes repräsentiert werden, die je nach Übungsgrad invariant und langfristig gespeichert oder flexibel koordinierbar sein können. Durch das Bewegungswissen, welches im Bewegungsgedächtnis gespeichert wird ist es dem Menschen erst möglich, koordinierte und fehlerarme Bewegungsabläufe zu entwickeln und frühzeitige Ermüdung zu vermeiden. So bestehen schnelle Zeige-und Greif-Bewegungen zum einen aus einer ballistischen Transportphase, deren Verlauf weitgehend unabhängig von der Verfügbarkeit visueller und propriozeptiver Information ist. Zum anderen bestehen sie aus einer Annäherungs- bzw. Manipulationsphase, die ganz wesentlich von visueller oder propriozeptiver Information abhängt. Dies legt nahe, dass die erste, grobe Orientierung dieser Handlungen im Bewegungsgedächtnis vorprogrammiert ist und die Feinanpassung erst während der Bewegung auf Basis aktueller Umweltinformation erfolgt.

15.8.5 Sprache

Siehe auch 18.5 und 20.1.3.
Zur sprachlichen Kommunikation gehören die akustische Verarbeitung, die zentrale Sprachproduktion und der motorische Aspekt des Sprechens. Dieser beinhaltet die Stimmerzeugung (Phonation) und Sprachformung (Artikulation). Die Sprachproduktion und das Sprachverständnis liegen in getrennten Cortexarealen. Das Sprachverständnis befindet sich im Cortexareal 22, der Wernicke-Region. Eine Läsion hier führt zum deutlichen Defizit im Sprachverständnis, einer *sensorischen Aphasie*. Die Betroffenen vertauschen Silben (Paraphrasie) oder schaffen Neubildungen von Wörtern (Neologien). Beim Ausfall der Sprachproduktion in Area 44 (Broca-Region) hingegen bleibt das Sprachverständnis erhalten, im Versuch zu Sprechen gehen jedoch oft grammatikalische Regeln verloren und die Sprache hat Telegrammstil (Broca- oder *motorische Aphasie*). Bei Rechtshändern ist fast immer die linke Hemisphäre die sprachdominante Hemisphäre.

 Merke

Den Ausfall der Sprachproduktion bezeichnet man als *Broca-Aphasie*. Defizite im Sprachverständnis hingegen als *Wernicke-Aphasie*.

Die efferenten Bahnen dieser Cortexareale steuern direkt oder indirekt über Schaltstationen im Hirnstamm die Hirnnervenkerne an, deren Motoneurone beim Sprechen aktiv koordiniert werden müssen. Auch ein intaktes Cerebellum ist für die Koordination der Sprache notwendig. Störungen in der motorischen Ausführung des Sprechens werden als *Sprechstörungen* bezeichnet und müssen von den oben beschriebenen Sprachstörungen unterschieden werden.

15.9 Störungen der Motorik

15.9.1 Muskeltonus

Als Muskeltonus bezeichnet man den Grad der Anspannung der Muskulatur und versteht darunter eine anhaltende Aktivität der Muskeln. Er bestimmt die Dehnbarkeit und Steifheit der Muskulatur und ist für das Aufrechterhalten von Körperhaltungen außerordentlich wichtig. Im Hirnstamm findet sich die Grobeinstellung des Muskeltonus über die absteigenden Fasern ins Rückenmark statt. Ein Herabsetzen des Tonus findet sich im Stadium des spinalen Schocks nach einer Rückenmarksläsion und bei Kleinhirnläsionen. Eine Steigerung des Tonus (Hypertonie) findet sich u. a. bei der Unterbrechung cortikospinaler Bahnen nach dem spinalen Schock im Rahmen einer Spastik.

15.9.2 Spastik

Als spastische Lähmung bezeichnet man eine Erhöhung des Muskeltonus, verursacht durch die Überaktivität der γ- oder α-Motoneurone. Ursächlich ist meist eine Schädigung des 1. Motoneurons oder die Unterbrechung cortikospinaler Bahnen (z. B. Pyramidenbahn, vestibulospinaler, retikulospinaler Trakt) auf Cortex oder Rückenmarksebene. Somit fehlt die supraspinale hemmende Kontrolle über die Neuronensysteme des Rückenmarks, was zu der Tonuserhöhung der Muskulatur führt. Im Bein überwiegt der Tonus der Extensoren, so dass es in motorischer Streckstellung gehalten wird. Im Arm hingegen ist der Flexortonus stärker ausgebildet, weshalb bei einer spastischen Tonuserhöhung die Muskeln in Arm und Fingern in einer Flexionsstellung gehalten werden. Neben der muskulären Tonusveränderung gehören auch gesteigerte Eigenreflexe und erhöhter Widerstand der Muskulatur zum klinischen Bild der Spastik.

Klinischer Bezug

Ursache einer **spastischen Lähmung** können z.B. ein Schlaganfall (Ischämie der Capsula interna) ein Hirntumor oder ein frühkindlicher Hirnschaden sein. Ebenso führt ein Rückenmarksquerschnitt nach einigen Tagen zur spastischen Lähmung.

15.9.3 Tremor

Zittern (Tremor) kann Ausdruck einer Vielzahl von Krankheitsbildern sein. Je nach Amplitude unterscheidet man grob-, mittel- oder feinschlägigen Tremor. Außerdem lassen sich Tremorformen wie seniler Tremor, Haltetremor, Ruhetremor, Aktionstremor, Flattertremor, Intentionstremor etc. voneinander abgrenzen. Beispielsweise ist der *Ruhetremor*, welcher nur kurzfristig bei Intentionsbewegungen willkürlich unterdrückt werden kann, typisch für das Parkinson-Syndrom (Pillendrehertumor, Münzzählerttremor).

Der *Intentionstremor* hingegen tritt vor allem bei Zielbewegungen auf, wobei die größte Amplitude unmittelbar vor dem Ziel erreicht wird. Er ist symptomatisch für Erkrankungen des Kleinhirns.

15.9.4 Querschnittsverletzungen des Rückenmarks

Als Querschnittsläsion bezeichnet man die vollständige oder teilweise Schädigung des Rückenmarks z.B. nach Wirbelkörperfraktur, Bandscheibenvorfall, Multipler Sklerose etc. Die Durchtrennung des Rückenmarks führt zum Erlöschen der spinalen vegetativen Reflexe unterhalb der Unterbrechung (Querschnittslähmung). Das Verschwinden der Reflexe ist Teil des spinalen Schocks. Faktoren die zur Erholung von diesem Zustand beitragen, sind u.a. die Neusprossung von Synapsen an Interneuronen, präganglionären Neuronen und Motoneuronen (Sprouting). Im weiteren Verlauf kommt es daher zum Stadium der Hypertonie. Die Patienten zeigen im Folgenden eine Spastik mit positiven Pyramidenzeichen, Hyperreflexie und eventuell pathologischen Reflexen.

Somatoviszerale Sensorik

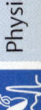

16.1 Funktionelle und Morphologische Grundlagen

16.1.1 Einteilung, Qualitäten, Modalitäten

Der Mensch ist über Rezeptoren in der Lage, Signale aus der Umwelt oder aus dem Körperinneren aufzunehmen. Beispielsweise werden eine Berührung der Haut, die Stellung der Gelenke (Propriozeption), oder auch bestimmte Informationen aus den Eingeweiden (viszerale Sensibilität) und Schmerz (Nozizeption) erfasst und auf nervalem Wege ins ZNS weitergeleitet. Die Gesamtheit dieser Sinnessysteme fasst man unter dem Begriff **somatoviszerale Sensibilität** zusammen. Sie erlaubt uns z. B. Qualitäten wie Wärme, Kälte, Berührung, Druck und Vibration mit Hilfe unseres Temperatur- oder Tastsinnes zu verarbeiten.

16.1.2 Rezeptoren

Die Rezeptoren der somatoviszeralen Sensibilität, die Zustände oder Zustandsänderungen messen, sind über den gesamten Organismus verteilt. In allen Geweben findet man Rezeptoren des Schmerzsinnes (*Nozizeptoren*), die als *polymodale Rezeptoren* auf mehr als eine Reizform ansprechen.
Weiterhin vermitteln Rezeptoren (entsprechend ihrer Lokalisation):

- die *Tiefensensibilität* (Stellung der Gelenke, Kraftentwicklung der Muskulatur; s. 15.4.3) ,
- die *viszerale Sensibilität* (aus den Eingeweiden),
- die *Oberflächensensibilität* (Mechano- und Thermorezeption sowie Schmerzempfindung der Haut),

Bei den Mechanorezeptoren unterscheidet man (s. 16.2.2):

- Merkel-Rezeptoren und Ruffini-Körperchen, welche als Druckrezeptoren dienen
- Meißner-Körperchen und Haarfollikelrezeptoren, die für die Vermittlung von Berührungsreizen zuständig sind

- Vater-Pacini-Körperchen, die als Beschleunigungsrezeptoren für die Vibrationsempfindung verantwortlich sind.

 Merke

Die Rezeptoren messen in einem begrenzten Gewebebereich (rezeptives Feld) die Intensität eines Reizes und übersetzen diese in eine Aktionspotenzialfrequenz.

Je nach Art des Rezeptors reagiert dieser mit einer hohen Aktionspotenzialfrequenz auf Druckänderungen (P-Rezeptoren), Geschwindigkeitsänderungen (D-Rezeptoren) oder eine Veränderung der Beschleunigung. Die meisten Rezeptoren besitzen jedoch die Eigenschaften eines P- und eines D-Rezeptors und werden deshalb als PD-Rezeptoren bezeichnet: Mit einer sprunghaften Zunahme der Reizstärke gibt es bei diesen Rezeptoren eine starke überschiessende Erregung (D-Komponente) mit folgender Adaptation, wobei die Impulsfrequenz anhaltend höher bleibt als zuvor (P-Komponente).

16.1.3 Afferente und zentrale Strukturen

Rezeptoren messen in ihrem rezeptiven Feld Zustände oder Zustandsänderungen und übertragen diese Informationen über Nervenfasern ins ZNS (zu Beziehung zwischen Leitungsgeschwindigkeit der afferenten Axone und Sensortyp s. 12.3.3) . Die Verarbeitung sensorischer Signale beginnt bereits im Rückenmark. Das Vorderseitenstrangsystem, welches für die Vermittlung von groben Druck- und Tast- sowie von Temperatur- und Schmerzsignalen zuständig ist, kreuzt schon auf Rückenmarksebene. Im Hinterstrangsystem (epikritische Sensibilität) hingegen steigen die Afferenzen der Mechanorezeptoren ungekreuzt auf, bis sie in Höhe der Medulla oblongata die Seite wechseln. Der Thalamus ist schließlich die letzte Station bevor die sensorischen Signale den Cortex erreichen. Die Zellen im primär-sensorischen Cortex werden durch Reize aktiviert- aber auch gehemmt. Die Stärke eines Reizes spiegelt sich außer in der Frequenz der aktiven Zellen auch in der Größe der aktiven Zellpopulation wieder. Zellen mit identischen rezeptiven Feldern, die Signale von nur einer bestimmten Reizform verarbeiten, liegen innerhalb des Cortex in Säulen (**Module**) zusammen.

Ihre rezeptive Feldgröße schwankt stark. Rezeptive Felder am Rücken sind etwa hundertmal größer als an den Fingern. Dies erklärt auch, warum Zunge, Mund und Finger so große Bereiche von S1 beanspruchen. Die exzitatorischen Felder sind häufig von einem hemmenden Saum umgeben. Durch diese *laterale Hemmung* wird das taktile Auflösungsvermögen verbessert (s.a. 12.5.2) .

Um die sensorischen Signale wahrzunehmen muss jedoch nicht nur der primär sensorische Cortex intakt sein. Seine Aktivierung reicht nur für die Empfindung von Reizen nicht aber für das Erkennen der Bedeutung der Signale aus. Hierfür ist der sekundäre sensorische Cortex (S2) zuständig. Dieser ist ebenfalls – wenn auch weniger deutlich – somatotopisch gegliedert. Seine Neurone haben viele komplexe Eigenschaften wie Bewegungs- und Richtungsselektivität.

> **Merke**
>
> Eine volle Wahrnehmung erfordert die Kooperation der sensorischen Projektionsfelder mit höheren Assoziationsfeldern.

16.2   Tastsinn

Durch nicht schädigende mechanische Reize lassen sich auf der Haut mehrere qualitativ unterschiedliche Empfindungen auslösen. Welche Empfindungsqualität dabei durch den die Haut berührenden Reiz ausgelöst wird, hängt wesentlich von seiner Intensität, seinem zeitlichen Verlauf sowie der Reizfläche ab.

16.2.1   Qualitäten

Der **Tastsinn** vermittelt vier Sinnesqualitäten, nämlich:

- Druckempfindung,
- Berührungsempfindungen,
- Vibrationsempfindungen,
- Kitzelempfindungen.

Berührungsempfindungen lassen sich besonders leicht an der Zungenspitze und der Fingerbeere auslösen. Beim aktiven Betasten tragen diese Empfindungen zum Erkennen von Gegenständen (Form und Oberfläche) bei.

> **Klinischer Bezug**
>
> Bei der *klinischen Sensibilitätsprüfung* wird durch das Bestreichen der Haut mit einem Wattebausch die Berührungsempfindlichkeit untersucht. Dabei können folgende Störungen festgestellt werden: **Hypästhesie** (verminderte Berührungsempfindlichkeit), **Anästhesie** (keine Berührungsempfindlichkeit) bzw. **Parästhesie** (andersartige Berührungsempfindlichkeit, Fehlempfindung als Kribbeln, Ameisenlaufen).

Mit Hilfe einer angeschlagenen Stimmgabel, die an markanten Knochenpunkten (z.B. Schlüsselbein, Schienbein, Patella) aufgesetzt wird, ist eine Überprüfung der Vibrationsempfindungen möglich. Bei Läsionen innerhalb des sensorischen Systems werden diese frühzeitig gestört, so dienen sie beispielsweise zur frühen Diagnose einer Polyneuropathie. Die Mißempfindungen und Störungen breiten sich segmental aus (bei Läsionen der Hinterwurzel des Rückenmarks) oder halbseitig (bei zerebralen Ausfällen).

16.2.2   Eigenschaften der Sensoren

Aufgrund ihrer morphologischen und funktionellen Merkmale werden die verschiedenen Rezeptoren in drei Klassen eingeteilt: *Intensitätsdetektoren, Geschwindigkeitsdetektoren* und *Beschleunigungsdetektoren*.

Intensitätsdetektoren

Die Intensitätsdetektoren vermitteln Druck-, Spannungs- und Berührungsempfindungen. Sie reagieren auf gleichbleibende Druck oder Dehnungsreize mit anhaltender Impulsbildung und adaptieren nur langsam. Die Frequenz der Aktionspotenziale in den ableitenden Nerven der Intensitätsdetektoren ist proportional dem Druck des Gewichtes – *Proportionalrezeptoren* (P-Rezeptoren; Abb. 16.**1a**). Zu den Druckrezeptoren gehören beispielsweise die **Merkel-Tastscheiben** (Merkel-Körperchen) (Abb 16.**2**). Sie befinden sich in der Basalschicht des mehrschichtigen Plattenepithels zwischen marklosen Endverzweigungen markhaltiger Nervenfasern (als Axon-Merkel-Zell-Komplexe). Auch die tiefer liegenden **Ruffini-Körperchen** sind Druckrezeptoren und bestehen aus länglichen Geflechten markloser Nervenfasern, umgeben von einer Bindegewebskapsel.

Geschwindigkeitsdetektoren

Diese **Differentialrezeptoren** (D-Rezeptoren), welche auch als Berührungsrezeptoren bezeichnet werden, reagieren nur auf Änderungen des Reizes mit der Bildung von Aktionspotenzialen, d.h., sie adaptieren schnell. Die Impulsfrequenz ist proportional zur Geschwindigkeit der Reizänderung (Abb. 16.**1b**).

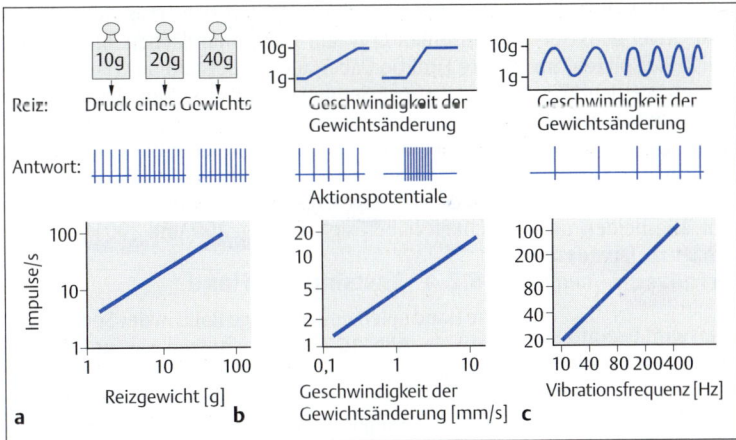

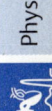

Abb. 16.**1 Reaktion der Hautrezeptoren** (aus Silbernagl/Despopoulos, Thieme 1991)

> **! Merke**
>
> Geschwindigkeitsdetektoren werden nur während der Änderung eines Druckreizes erregt.

> **! Merke**
>
> Die Mechanorezeptoren sind *primäre Sinneszellen*, da sie die Endungen afferenter Nerven darstellen.

In der unbehaarten Haut kommen im Corium (Lederhaut) **Meißner-Körperchen** vor (Abb. 16.**2**), die in einer Bindegewebskapsel mehrere übereinander geschichtete Zellen enthalten. Zwischen den Zellen verzweigen sich die terminalen Endigungen markhaltiger Axone. Sie übermitteln Berührungs- und Vibrationsempfindungen und bei niedrigen Frequenzen Kitzelempfindungen. Geschwindigkeitsdetektoren der behaarten Haut sind die **Haarfollikelrezeptoren**, d.h., die terminalen Nervenverzweigungen enden in mehreren Haarfollikeln.

Beschleunigungsdetektoren

Nur bei einer gleichmäßigen Beschleunigung der Reizstärke, wie während einer Vibration, findet man eine gleichmässige Entladungsrate dieser Rezeptoren. Bei steigender Beschleunigung steigt auch die Impulsfrequenz proportional an (Abb. 16.**1c**).

Zu den Beschleunigungsdetektoren, auch Vibrationsdetektoren genannt, gehören die **Vater-Pacini-Körperchen** (Abb. 16.**2**). Sie liegen in der Subcutis und sind schalenförmig aus mehreren Zellen aufgebaut. Die äußeren Schalen werden von Bindegewebszellen gebildet, die inneren von ineinandergreifenden Schwann-Zellen mit dem Axon in der Mitte. Die freien Nervenendigungen, welche in die Lamellenkörperchen ziehen, funktionieren auch noch ohne die umgebenden Lamellen. Sie besitzen die auf Verformung reagierenden Ionenkanäle und stellen somit die eigentlichen mechanosensiblen Rezeptoren dar. Dieser schalenartige Aufbau wird von der Beschleunigung erregt (größte Empfindlichkeit 200 – 300 Hz).

Oftmals ist ein Rezeptor an der Vermittlung mehrerer Empfindungen beteiligt. So sind Beschleunigungsdetektoren für Berührungs- und besonders Vibrationsempfindungen wichtig.

16.2.3 Funktionelle Organisation

Aufgrund der unterschiedlichen Verteilung der Rezeptoren ist der Tastsinn verschieden ausgeprägt. Die Tastpunkte sind besonders dicht angeordnet an der Zungenspitze und der Fingerbeere, somit ist das räumliche Auflösungsvermögen hoch. Damit ist

Physiologie

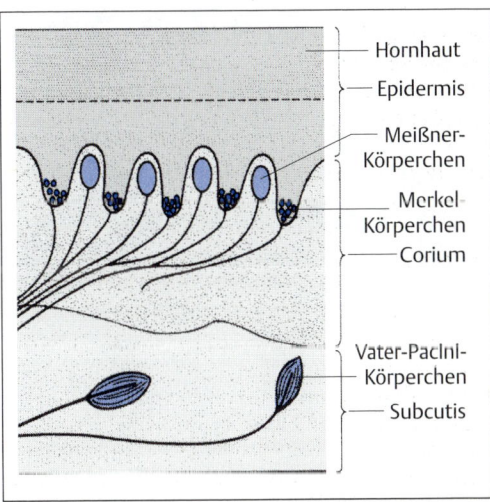

Abb. 16.**2 Lage der Mechanorezeptoren in der unbehaarten Haut** (aus Cotta/Heipertz/Hüter-Becker/Rompe, Thieme 1990)

gemeint, dass die taktile (den Tastsinn betreffende) Empfindlichkeit dort so groß ist, das zwei punktförmige mechanische Reize (z. B. zwei Zirkelspitzen) im Abstand von ca. 5 mm unterschieden werden können. Zu diesem Ergebnis kam man durch Bestimmung der *Raumschwelle* (*Zweipunktschwelle, Zweipunktdiskrimination*), die den minimalen Abstand zwischen zwei Reizen, die gerade noch als getrennte Reize wahrzunehmen sind, angibt. Die beiden mechanischen Reize können gleichzeitig (*simultane Raumschwelle*) oder nacheinander (*sukzessive Raumschwelle*) gesetzt werden.

Das räumliche Auflösungsvermögen wird beeinflusst durch die Rezeptordichte und die Innervationsdichte afferenter sensibler Nervenfasern (wieviel Nervenfasern pro cm² Hautfläche). Die Größe des sog. *rezeptiven Feldes* (das Areal, von dem eine afferente mechanosensitive Nervenfaser durch einen Reiz erregt werden kann) ist dafür nicht entscheidend.

> **❗ Merke**
>
> Die simultane Raumschwelle ist größer als die sukzessive. Das räumliche Auflösungsvermögen bei simultanen Reizen ist an der Zungenspitze am besten (1 mm) und nimmt in folgender Richtung ab: Zungenspitze < Fingerbeere < Lippen < Extremitäten < Rücken (70 mm).

Vibrationsrezeptoren finden sich besonders an den Fußsohlen und den Handinnenflächen. Sie erfüllen ihre Funktion aber auch außerhalb der Haut an Faszien, Periost, Sehnen und Blutgefäßen. Ihre optimale Reizschwelle ist altersabhängig und steigt mit zunehmendem Lebensalter. Beschleunigungsdetektoren der Haut lassen si8ch nur durch Vibrationen im Bereich von 60-600 Hz reizen; ihre größte Empfindlichkeit haben sie zwischen 200 und 300 Hz.

16.2.4 Tastsinn der Hand

Die Hand spielt eine wichtige Rolle in der Somatosensorik (s. Abb. 16.**3**). Wir benutzen sie, um die Beschaffenheit eines Objektes zu untersuchen, wir üben mit ihr Druck aus, wir legen unsere Handflächen auf und können somit Aussagen über die Textur, Härte, Temperatur, das Gewicht, die globale und lokale Gestalt und die Beweglichkeit eines Objektes treffen. Wir können Objekte auch durch reines Betasten erkennen (**Stereognosie**). Dieser diffizilen Aufgaben der Hand trägt das große Representationsfeld im Thalamus und dem somatosensorischen Cortex Rechnung. Ausserdem besitzt die Hand sehr kleine rezeptive Felder (s. 16.1.3). Voraussetzung für Ihre hohe taktile Empfindlichkeit ist einer große Rezeptordichte. Die Innervationsdichte der Hand ist besonders an den Fingerspitzen sehr hoch. Dies ermöglicht uns beim Greifen eine exakte Koordination der Motorik.

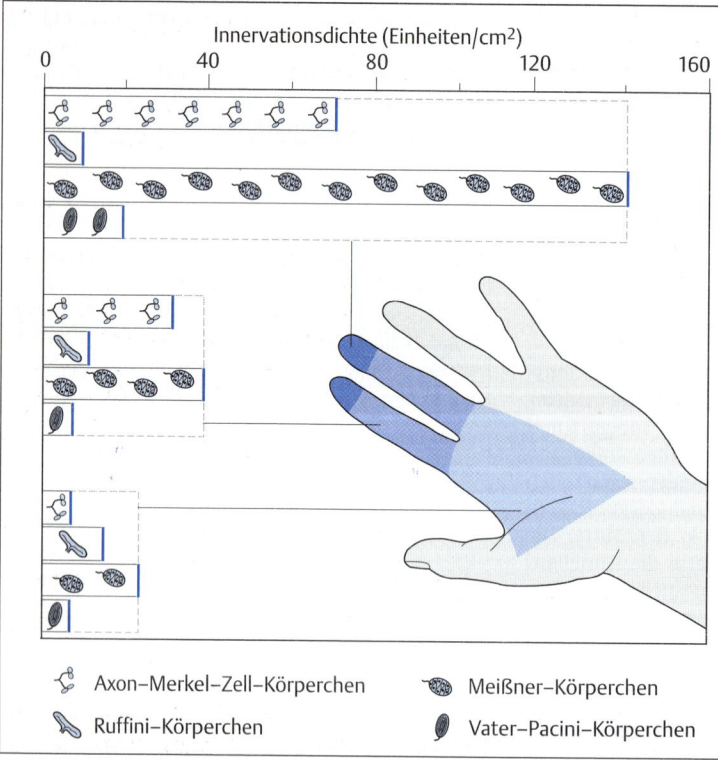

Abb. 16.**3 Mechanorezeptoren der unbehaarten Haut**, ihre Innervationsdichte und die vermittelten Empfindungen (nach Klinke/ Silbernagl, Thieme 1994)

16.3 Temperatursinn

Der Mensch ist in der Lage, die Temperatur qualitativ in „warm" und „kalt" mit den jeweiligen Abstufungen wahrzunehmen. Man kann auf der Haut sog. Warm- und Kaltpunkte unterscheiden, die unterschiedlich verteilt sind, d.h. die Temperaturempfindlichkeit ist lokal verschieden. Allgemein findet man in der Haut mehr Kaltpunkte als Warmpunkte. Das gilt insbesondere für Gebiete großer Kälteempfindlichkeit wie z.B. dem Gesicht. Die Thermorezeption wird durch Kalt- und Warmrezeptoren vermittelt (Abb. 16.4). Die **Kaltrezeptoren** reagieren bei normalen Hauttemperaturen spontan aktiv – auf Abkühlung mit einer Zunahme der Impulsfrequenz, bei Erwärmung mit Abnahme der Impulsfrequenz. Ihr Empfindlichkeitsoptimum haben sie um 25 °C, unterhalb 10 °C und bei 40 °C reagieren sie meist nicht mehr. Einige Kaltrezeptoren werden bei Temperaturen über 45 °C nochmals aktiv, was zur *paradoxen Kaltempfindung* (z.B. beim Einstieg in ein sehr warmes Bad) führt.

Die **Warmrezeptoren** sind im Bereich um 40 °C spontanaktiv, sie reagieren auf Erwärmung der Haut mit einer Frequenzsteigerung.

Beide Rezeptortypen reagieren auf Temperaturveränderungen, sie sind PD-Rezeptoren. Das Auftreten einer Temperaturempfindung hängt von der Geschwindigkeit der Temperaturänderung und der gereizten Fläche ab. Dabei ist die Frequenzzunahme um so größer, je schneller und stärker sich die Temperatur ändert. Ist die Temperaturänderung und die gereizte Schwelle sehr groß, kann das Temperaturempfinden schnell in ein Schmerzempfindung übergehen. Die Ausgangsposition und die Geschwindigkeit der Rezeptoren spielen bei der Frequenzänderung eine wesentliche Rolle. Daraus folgt, dass die Thermorezeptoren keine absoluten Temperaturwerte, sondern die Geschwindigkeit und das Ausmaß der Temperaturänderung vermitteln. Temperaturerniedrigung aktiviert die Kaltrezeptoren, die Frequenz ihrer Aktionspotenziale steigt. Diese Aktivitätszunahme wird als Abkühlung empfunden. Die Kaltrezeptoren adaptieren schnell, so dass sich ein stationärer Frequenzwert einstellt, der geringer als der Ausgangswert ist. Anschließend wird die anfängliche Frequenz wiederhergestellt. Die Warmrezeptoren werden durch ansteigende Temperaturen aktiviert und adaptieren ähnlich schnell wie die Kaltrezeptoren, d.h., die Frequenz stellt sich nach der Aktivierung auf einen stationären Wert ein, der über Temperaturrückstellung auf den Ausgangswert zurückgeht. Die Afferenzen der Warmrezeptoren sind marklose Nervenfasern der Gruppe C, die der Kaltrezeptoren können sowohl marklos (Gruppe C) als auch markhaltig (Gruppe Aδ) sein.

Spinale und supraspinale Organisation

Die Temperaturempfindungen werden über den Vorderseitenstrang fortgeleitet und an die Kerne des Thalamus gesendet (s. 16.7). Hier werden sie weiter aufbereitet, bevor sie an subcorticale Strukturen, den somatosensorischen Cortex oder andere kortikale Regionen übertragen werden (s. 16.1.3).

> **! Merke**
>
> Eine Aktivitätssteigerung der Kaltrezeptoren vermittelt die Empfindung Abkühlung, eine Aktivitätszunahme der Warmrezeptoren vermittelt Erwärmung.

16.3.1 Funktionelle Organisation des Warm-/Kaltsinnes

Unsere normale Hauttemperatur wird von uns weder als warm noch kalt empfunden (**Indifferenztemperatur**). Im Bereich der Indifferenztemperatur tritt eine vollständige **Adaptation** der Temperaturempfindung auf (36° – 30 °C), d.h. hier führt eine sehr langsame Temperaturänderung an der Haut zu keiner Veränderung der Temperaturempfindung. Der Temperatursinn adaptiert jedoch nicht in allen Bereichen vollständig Temperaturen > 36 °C werden als dauernd warm, Temperaturen < 30 °C als dauernd kalt empfunden, so ergibt sich eine Schutzfunktion vor möglichen Hautschädigungen. Die Adaptationsfähigkeit der Thermorezeptoren kann zu Fehlbeurteilungen führen, wie es im sog. *Weber-Dreischalenversuch* der Fall ist. Die rechte Hand taucht man in eine Schale mit kaltem Wasser, die linke in warmes Wasser. Nach einiger Zeit taucht man beide in die dritte Schale mit lauwarmem Wasser. Die rechte Hand (kalt adaptiert) verspürt eine Warmempfindung, während die linke, warm adaptierte Hand eine Kaltempfindung registriert. Je schneller sich die

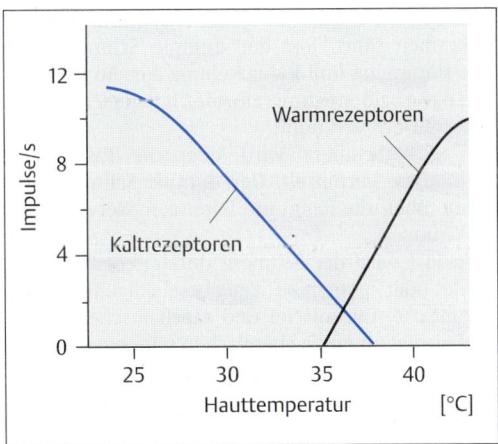

Abb. 16.4 Reaktion der Thermorezeptoren

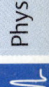

Hautemperatur ändert und je größer das gereizte Gebiet ist, um so geringer braucht die Temperaturänderung sein, um die Wahrnehmungsschwelle zu erreichen. Besonders sensibel für Temperaturänderungen sind Regionen mit hoher Rezeptorendichte. So finden sich an Zunge, Lippen und Gesicht mehr Kaltrezeptoren als an den Extremitäten oder den Ohren.

Klinischer Bezug

Die Bewegungsempfindungen überprüft man in der Klinik, indem man die Finger oder Zehen des Patienten passiv bewegt, und dieser mit geschlossenen Augen die Bewegungsrichtung angeben muss. Bei Störungen in der Integrationsleistung des ZNS kann es zu Erkennungsstörungen (**Agnosie**) kommen.

16.4   Tiefensensibilität

Die **Propriozeption** (*Tiefensensibilität*) umfasst die Qualitäten:
- *Stellungssinn* (Wahrnehmung der Stellung einzelner Körperteile zueinander),
- *Bewegungssinn* (Wahrnehmung von Bewegungen der Glieder),
- *Kraftsinn* (Wahrnehmung der entfalteten Muskelkraft).

Die Empfindungen werden von verschiedenen Mechanorezeptoren aus den Gelenken, Sehnen und Muskeln vermittelt. Der Stellungssinn, der fast nicht adaptiert, wird durch die Muskelspindeln (messen die Muskellänge) und die Golgi-Sehnenorgane (messen die Muskelspannung) vermittelt. Zum Stellungssinn tragen die Mechanorezeptoren in der Gelenkkapsel bei. Man unterscheidet Rezeptoren vom Ruffini- und Pacinityp, wie sie auch in Sehnen und der Haut vorkommen. Sie adaptieren langsam (Ruffinityp) oder schnell (Pacinityp) und leiten ihre Impulse in markhaltigen Axonen ab, im Gegensatz zu den rezeptiven marklosen Nervenendigungen, die nur starke mechanische Reize registrieren. Zusätzlich zu den Mechanorezeptoren der Muskeln und Gelenke vermitteln auch die langsam adaptierenden Mechanorezeptoren der Haut Informationen über die Gelenkstellung.

Die Propriozeption arbeitet sehr präzise, damit die Informationen nicht nur zum ZNS gemeldet, sondern dort auch mit efferenten Bewegungsbefehlen verglichen werden können (Efferenzkopie), um somit die Tiefensensibilität optimal auf zentraler Ebene zu integrieren. Die Propriorezeptoren registrieren bei der Gelenkstellung den Winkel in den Gelenken bis auf zwei Grad genau. Der Bewegungssinn, der nicht adaptiert, ist in den proximalen Gelenken (z. B. Schultergelenk) präziser ausgeprägt, d. h. er hat eine niedrigere Schwelle für die Auslenkung als beispielsweise am Fingergelenk. Der Kraftsinn adaptiert zum geringen Teil; werden z. B. mehrere gleich schwere Gewichte nacheinander gehoben, wird das letzte als leichter empfunden. Die Unterschiedsschwelle für Gewichte liegt bei ca. 3 %, abhängig von der Größe der Kräfte, die getestet werden sollen. Die Schwelle steigt bei geringen (< 1 N) bzw. größeren Kräften (> 50 N) an.

16.5   Viszerale Sensorik

Weitere wichtige Rezeptoren sind Chemo- (s. 5.8.1), und Pressorezeptoren. Bei den Pressorezeptoren handelt es sich um freie Nervenendigungen in der Media oder Adventitia, die bei Gefäßdehnung erregt werden (Regelkreis s. 4.2.2). Außerdem spielen Osmorezeptoren eine wichtige Rolle in der viszeralen Sensorik. Sie befinden sich in bestimmten Zellarealen im Hypothalamus und in der Leber. Sie registrieren minimale Abweichung in der Plasmaosmolarität. Durch Beeinflussung der hypothalamischen ADH-Ausschüttung und des Durstgefühles wirken sie einer Änderung der Plasmaosmolarität entgegen.

16.6   Schmerzwahrnehmung (Nozizeption)

Der Schmerz dient als Schutz vor Schädigungen. Sowohl mechanische und thermische als auch chemische Reize sind bei hinreichender Stärke in der Lage, Schmerz auszulösen.

16.6.1   Nozizeptorerregung

Qualitativ lässt sich im Erleben ein heller recht gut lokalisierbarer Schmerz von einem dumpfen schlecht lokalisierbaren Schmerz unterscheiden. Während der helle Schmerz zu Flucht und Abwehrreaktionen führt, löst der dumpfe Schmerz eher eine Hemmung und Ruhigstellung aus. An der Haut sind diese beiden Schmerzformen mit verschiedenen Nervenfasern verknüpft:

Der helle Schmerz wird über die Fasern der A-δ-Gruppe vermittelt. Der dumpfe Schmerz hingegen über die langsam leitenden Nervenfasern der Gruppe C.

Ausgelöst wird der Schmerz durch gewebeschädigende oder potenziell gewebeschädigende Reize (chemische, thermische und mechanische Noxen). Ein Beispiel für einen chemischen schmerzauslösenden Reiz sind *endogene Schmerzstoffe*:
- Bradykinin
- Serotonin
- Histamin
- Kalium

Metabolite, wie z. B. Prostaglandine und Leukotriene, sensibilisieren die Nozizeptoren.

Außerdem setzen Nervenzellen bei ihrer Aktivierung auch selbst Stoffe frei, darunter Substanz P und CGRP (Calcitonin gene-related peptide), die Enzündungs- und Heilungsprozesse fördern.

 Merke

Der Schmerz adaptiert nicht. Die Schmerzschwelle kann lediglich durch wiederholte Reizung sinken (*Sensibilisierung*).

16.6.2 Nervenläsionen

Werden Schmerzfasern, die z. B. aus der Haut einer Extremität kommen, im Verlauf der Nervenbahn irgendwo durch einen mechanischen Reiz erregt, so erreicht unser Gehirn eine Salve von Aktionspotenzialen. Diese Erregung kann zentral nicht von einer wirklichen Verletzung der Extremität unterschieden werden. So führt z. B. eine mechanische Reizung des N. ulnaris im Bereich des Ellenbogengelenks zu einem noch in den Spitzen des 4. und 5. Fingers spürbaren Schmerzereignis. Der Schmerz wird sozusagen in die Extremität projiziert und deshalb auch als projizierter Schmerz bezeichnet.

Wird ein peripherer Nerv durchtrennt, kommt es u. a. zu einer retrograden **Degeneration** der zentralen Neurone und zur Degeneration des peripheren Nervenanteils. Die Degeneration besteht in einem Abbau von Markscheiden und einer Proliferation der Schwann-Zellen. Die Schwann-Zellen formen eine Art Leitschiene für das zentrale Segment, um eine Wiederherstellung des Kontaktes zum peripheren Teil zu ermöglichen. Gelingt dies, ist die **Regeneration** erfolgreich, und es kommt zu einer vollständigen Wiederherstellung der Funktion (= **Restitutio ad integrum**). Gelingt es nicht kommt es zur Entstehung einer Narbe, dem sogenannten **Amputationsneurom**.

 Klinischer Bezug

Nach einer **Amputation** erzeugen die in den proximalen Nervenstümpfen vorhandenen spontan aktive Nervenfasern, einen Schmerz, der in der nicht mehr vorhandenen Extremität empfunden wird. Man bezeichnet ihn daher als **Phantomschmerz**.

16.6.3 Spinale Organisation der Nozizeption

Schmerzempfindlich sind neben der äußeren Haut auch die angrenzenden Schleimhäute und viele innere Gewebe. Durch Verschaltungen im Rückenmark können innere Organe übertragenen Schmerz auslösen und so indirekt Schmerzen vermitteln. Grundlage dieses übertragenen Schmerzes ist, dass

Afferenzen der Eingeweide, Haut oder Muskeln oftmals auf dieselben Ursprungszellen der aufsteigenden nozizeptiven Bahnen projizieren oder Axonkollateralen darstellen. Erregungen zentraler nozizeptiver Neurone werden aufgrund von Erfahrungen als Schmerz in der Peripherie interpretiert. Dadurch werden die Schmerzen innerer Organe auf die Haut der zugehörigen Dermatome übertragen, man spricht von den **Head-Zonen**. Zu den typischen Head-Zonen zählen folgende:

- bei Durchblutungsstörungen der koronaren Strombahn → Schmerzen in der linken Schulter und im linken Arm,
- Galle → rechter Oberbauch bis zum Rücken, rechte Schulter,
- Pankreas → Oberbauch, gürtelförmig in den Rücken ausstrahlend.

16.6.4 Supraspinale Organisation von Nozizeption und Schmerz

Siehe 16.7

16.6.5 Störungen der Nozizeption

Störungen der Nozizeption beruhen auf einer Veränderung der Schmerzempfindlichkeit. Man unterscheidet:

- *Hyperalgesie:* Dabei liegt eine Steigerung der Nozizeption vor, die auf einer Herabsetzung des Schwellenwertes beruht.
- *Analgesie:* Eine aufgehobene Schmerzempfindlichkeit bei noxischer Reizung. Sie tritt z. B. bei Durchtrennung eines kutanen Nerven in dessen Versorgungsgebiet auf bzw. bei lokaler Anästhesie.
- *Hyperästhesie* (Überempfindlichkeit) oder *Hypästhesie* (Unterempfindlichkeit): Darunter versteht man eine Veränderung der Empfindlichkeit auf nichttoxische Reize.

Der *Juckreiz* ist eine besondere Form des Schmerzreizes, da an seinem Zustandekommen Schmerzrezeptoren beteiligt sind. Wann eine Erregung der Nozizeptoren ein Schmerzereignis oder ein Jucken auslösen ist nicht genau geklärt. Sicher ist, dass bestimmte Mediatoren (z. B. Histamin, Trypsin, Kallikrein), die Psyche und das Gefäßsystem der Haut an der Entstehung beteiligt sind.

 Klinischer Bezug

In der Klinik wird die **Schmerzempfindlichkeit** wie folgt überprüft. Mit einem stumpfen und einem spitzen Gegenstand (Kanüle und Nadel) wird die Haut des Patienten gereizt. Dieser muss mit geschlossenen Augen die Empfindung (stumpf oder spitz) beschreiben.

Auf die Methoden der Schmerzmessung und psychologische Aspekte, z. B. Schmerzwahrnehmung, wird in der Psychologie (s. 2.2.4) näher eingegangen.

16.6.6   Schmerzhemmung

Endogene Schmerzhemmung: Ist es sinnvoll, ein Schmerzereignis zu unterdrücken (z. B. auf der Flucht vor einer Gefahr), werden körpereigene (endogene) Morphine, sog. *Endorphine* (α-, β-, γ-Endorphine, Enkephaline), freigesetzt. Diese Peptide binden an spezifische Rezeptoren des nozizeptiven Systems und hemmen dort die Schmerzweiterleitung zum ZNS. Endorphine sind auch an der Regulation der Körpertemperatur, der Kontrolle der hypophysären Inkretion, der Steuerung des Antriebs und des Verhaltens beteiligt und bewirken eine Hemmung der Darmmotilität. Ursache dieser Herabsetzung des Schmerzempfindens bei Stress ist die Auslösung des körpereigenen Opioidsystems, welches durch den Stress aktiviert wird.

Exogene Schmerzhemmung: Es existiert heute eine breite Palette an Möglichkeiten zur wirksamen Schmerzbekämpfung.

- **Morphinderivate** wirken wie Endorphine und werden bei schweren chronischen Schmerzzuständen, wie sie z. B. durch einen Tumor ausgelöst werden, eingesetzt. Auch bei schweren akuten Schmerzen, z. B. nach einem Trauma oder beim Herzinfarkt, können Opiate unter Beachtung der Nebenwirkungen (Atemdepression, Suchtgefahr etc.) eingesetzt werden.
- **Periphere Analgetika** wie Acetylsalicylsäure (ASS) oder Paracetamol wirken über eine Hemmung der Cyclooxygenase, die an der Bildung von Entzündungsmediatoren (z. B. Prostaglandine) beteiligt ist.
- **Lokalanästhetika** blockieren Na^+-Kanäle an peripheren Nerven, so dass keine Depolarisation erfolgt und der Schmerz nicht weitergeleitet wird.
- **Physikalische Methoden** wie Wärme, Kälte oder elektrische Reizung zeigen bei manchen Schmerzformen gute Erfolge.
- **Akupunktur** ist eine in der Schmerztherapie mittlerweile weit verbreitete und wirksame Methode, die insbesondere bei Patienten, die unter den Nebenwirkungen der pharmazeutischen Therapeutika leiden, angezeigt ist.
- **Gegenirritation** beruht auf dem Prinzip, dass man Schmerzen durch die (Gegen-)Stimulation von Nervenfasern unterdrücken kann. Durch die Reizung anderer, nicht schmerzleitender Nervenfasern werden körpereigene schmerzhemmende Systeme im Rückenmark und Gehirn aktiviert. Dabei werden schmerzhemmende Substanzen freigesetzt, wie z. B. Endorphine. Man wendet diesen Mechanismus häufig selbst im Alltag an. So reibt man sich z. B. das Knie, wenn man es sich angestoßen hat.

Klinischer Bezug

Eine **Gegenirritation** kann man sehr gezielt durch die elektrische Reizung von Nervenfasern erzeugen. Mit Hilfe von Reizstromgeräten, der sogenannten transkutanen elektrischen Nervenstimulation (**TENS**), hat man die Möglichkeit, einfach und risikofrei an den betroffenen Körperstellen einen schmerzlindernden Gegenreiz zu setzen. Die elektrischen Impulse werden über Pflasterelektroden auf die Haut abgegeben und als ein Kribbeln wahrgenommen.

Wie oben bereits erwähnt können sich **psychische Probleme** auch als Schmerzen bemerkbar machen. In einem solchen Fall können **psychologische Verfahren** wie z. B. Hypnose, Psychotherapie oder autogenes Training helfen. Auch die Gabe von **Psychopharmaka** kann durch ihre stimmungsaufhellende und antidepressive Wirkung indiziert sein.

16.7   Verarbeitung somatosensorischer Afferenzen im ZNS

Die Verarbeitung sensorischer Signale beginnt bereits im Rückenmark (s. Abb. 16.5) Bevor auf einzelne Details eingegangen wird, soll an folgenden Aspekt erinnert werden: Die Innervationsgebiete der peripheren Nerven sind scharf begrenzt und überlappen kaum. Aufgrund der Umbündelung der peripheren Nerven zu Spinalnerven sind die Innervationsgebiete der Hinterwurzeln, die sog. *Dermatome*, weniger scharf begrenzt und zeigen Überlappungen. Diejenigen Dermatome, deren Rückenmarkssegment ein inneres Organ peripher innervieren, bilden die *Head-Zone* dieses Organs. Die Head-Zonen spielen bei der Übertragung von Schmerzen eine Rolle (s. 16.6).

Die somatosensorischen Afferenzen sind im Hinterhorn so verschaltet, dass Afferenzen aus der Haut und den inneren Organen auf dieselben Neurone konvergieren, welches zur falschen Lokalisation des Schmerzen führt (übertragener Schmerz). Die Afferenzen treten durch die Hinterwurzel ins Rückenmark ein und werden in zwei getrennten Systemen, dem *Hinterstrang-* und dem *Vorderseitenstrangsystem* ins ZNS geleitet.

Hinterstrangsystem

Die Afferenzen des Hinterstrangsystems (auch Funiculus dorsalis genannt) stammen von den Mechanorezeptoren der Haut, Muskelspindeln, Sehnenorganen und Gelenkstellungssensoren (Abb. 16.5b und c). Sie steigen im *Fasciculus cuneatus* bzw. wenn sie in die Segmente unterhalb Th 6 eintreten, im *Fasciculus gracilis* ipsilateral auf. Beide Fasciculi sind schnellleitend und werden erstmalig in den Hinterstrangkernen der Medulla oblongata umgeschaltet. Der Funiculus dorsalis kreuzt zur Gegenseite und zieht in den Thalamus zum Nucleus ventralis posterolateralis (VPL). Die dritte synaptische Umschaltung findet im somatosensorischen Cortex (Area 3, 2, 1) statt. (Primärer und sekundärer somatosensorischer Cortex s. u.)

Die epikritische Sensibilität des Kopfes (Erkennen feinerer Temperatur- und Berührungsempfindungen sowie Empfindung von Bewegung, Stellung und Kraft) wird über Trigeminuskollateralen vermittelt, die im Hauptkern des N. trigeminus im Hirnstamm synaptisch umgeschaltet werden. Nach ihrer Kreuzung zur Gegenseite schließen sie sich als *Tractus trigeminalis* dem Funiculus dorsalis an und werden im Thalamus im Nucleus ventralis posteromedialis (VPM) umgeschaltet.

Das Hinterstrangsystem weist als Besonderheit eine topographische Zuordnung zwischen der Haut und den zentralnervösen Umschaltstationen auf, d. h., es ist *somatotopisch* gegliedert. Somit werden präzise taktile und propriozeptive Empfindungen vermittelt, die besonders für die Zweipunktdiskrimination sowie für komplexe sensomotorische Funktionen (z. B. Lesen der Blindenschrift) wichtig sind.

VENTROBASALKERN

Klinischer Bezug

Eine **einseitige Unterbrechung des Hinterstrangsystems** führt unterhalb der Läsion ipsilateral zum Ausfall der Vibrationsempfindungen, der zeitlichräumlichen Zweipunktdiskrimination und der Formwahrnehmung von Gegenständen. Druck- und Berührungsempfindungen sind stark beeinträchtigt.

Vorderseitenstrangsystem

proloped. dun l. Temp —

Das Vorderseitenstrangsystem vermittelt vorwiegend Temperatur und Schmerz, aber auch niederschwellige Mechanorezeption der Haut. Es erhält afferente Zuflüsse über die Spinalnerven und vom N. trigeminus. Die Rückenmarksneurone der Afferenzen liegen im Hinterhorn bzw. im spinalen Trigeminuskern. Das Vorderseitenstrangsystem *kreuzt auf Rückenmarksebene* zur Gegenseite. Auf den jeweils höheren Segmenten legen sich die Axone der aufsteigenden Bahn an, so dass eine segmentale Schichtung zu erkennen ist. Die Zielgebiete der Afferenzen sind unterschiedlich (s. Abb. 16.**5a**), so dass man die folgenden Faseranteile unterscheidet:

- *Tractus spinothalamicus ventralis* (vermittelt Druck- und Berührungsempfindungen),
- *Tractus spinothalamicus lateralis*, (der Schmerz- und Temperaturempfindungen),
- *Tractus spinoreticularis,*
- *Tractus spinotectalis.*

Klinischer Bezug

Einseitige Unterbrechung des Vorderseitenstrangsystems führt auf der kontralateralen Seite zum völligen Ausfall der Schmerz- und Temperaturempfindung sowie zur Beeinträchtigung der taktilen Sensibilität.

Das Vorderseitenstrangsystem weist *keine ausgeprägte Somatotopie* auf, auch sind die Projektionen zum Cortex nicht so deutlich wie die des Hinterstrangsystems. Die Bedeutung anderer aufsteigender Bahnen, z. B. die der Tractus spinocerebellares bzw. intersegmentaler Verschaltungen, ist noch nicht geklärt.

Klinischer Bezug

Eine halbseitige Durchtrennung des Rückenmarks führt zum **Brown-Séquard-Syndrom**. Diese Sensibilitätsstörungen sind in beiden Körperhälften verschieden, da nicht alle aufsteigenden Bahnen auf Rückenmarksebene kreuzen. *Ipsilateral* fallen Tastsinn und Motorik aus, wobei die Schmerz- und Temperatursensibilität bestehen bleiben. *Kontralateral* kommt es zum Ausfall von Schmerz- und Temperaturempfindungen, die Tastwahrnehmungen und die Motorik bleiben erhalten. Deshalb wird dieses Syndrom auch als *dissoziierte Empfindungsstörung* bezeichnet.

Die weitere zentrale Verarbeitung somatoviszeraler Signale findet auf drei Ebenen statt:

- im Hirnstamm,
- im Thalamus,
- im somatosensorischen Cortex.

Verarbeitung im Hirnstamm: Hier haben die somatoviszeralen durch Verschaltungen Einfluss

- auf die Vigilanz (Wachheit) und Aufmerksamkeit,
- über das limbischen System auf das Gefühlsleben,
- auf motorische und autonome Reaktionen (so lösen Signale der Nozizeptoren Fluchtreflexe aus).

Verarbeitung im Thalamus: Die wichtigste Schaltstelle für die Somatosensomotorik (Hautsinne und Tiefensensibilität) ist der **Ventrobasalkern**. Nach den Ursprungsregionen lässt er sich gliedern in den für das Gesicht zuständigen Nucl. ventralis posteromedialis und den für den übrigen Körper zuständigen Nucl. ventralis posteolateralis. Von hier aus werden die Signale u. a. weiter zum Cortex geleitet.

Verarbeitung im somatosensorischen Cortex: Der *primär somatosensorische Cortex (S I)* liegt auf dem *Gyrus postcentralis* (Area 3, 2, 1), der durch den Sulcus centralis vom primären motorischen Cortex auf dem Gyrus praecentralis getrennt ist. S I ist somatotopisch gegliedert, die Körperoberfläche ist, ihrer sensorischen Wertigkeit entsprechend, abgebildet (s. Anatomie Abb. 9.13). Diese Somatotopie ist ein verzerrtes Bild der Peripherie, da Areale mit hoher sensorischer

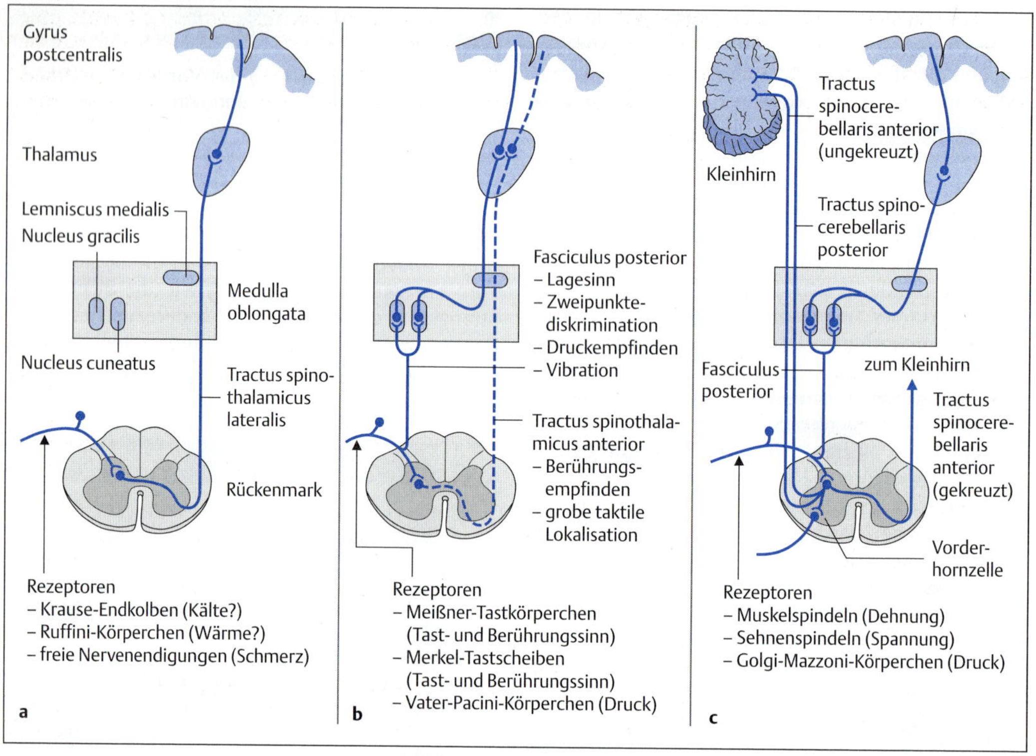

Abb. 16.5 Leitung und Verarbeitung sensorischer Informationen im ZNS, **a** Schmerz und Temperatur, **b** Druck und Berührung, **c** Lage und Bewegung (aus Kunze, Thieme 1992)

Innervationsdichte, wie z. B. Finger und Mund, große Kortexareale beanspruchen (somatosensorischer Homunculus).

Merke

Entsprechend dem afferenten Faserverlauf ist jeweils die kontralaterale Körperseite auf S I einer Hemisphäre abgebildet.

Klinischer Bezug

Läsionen im Bereich des somatosensorischen Cortex führen kontralateral zum Verlust des Tast-, Stellungs- und Bewegungssinns, Druck- und Berührungsempfindungen sind erheblich eingeschränkt. Schmerz- und Temperaturreize werden noch wahrgenommen, sind aber schlecht lokalisierbar.

Der *sekundäre somatosensorische Cortex (S II)* schließt sich S I an. Er ist weniger deutlich somatotopisch gegliedert und weist die Besonderheit auf, dass beide Körperhälften in ihm repräsentiert sind. Die Zellen haben größtenteils bilaterale rezeptive Felder, weshalb S II eine koordinierende Funktion sensorischer

und motorischer Abläufe (z. B. beidhändiges Ergreifen eines Gegenstandes) zugeschrieben werden könnte.

S I und S II werden durch Reize aktiviert bzw. über die Verschaltung mit Interneuronen gehemmt. Dabei korreliert die Reizstärke mit der Frequenz der aktivierten Zellen und der Größe der aktiven Zellpopulation im Cortex. Die Aktivität der Projektionsfelder vermittelt die Empfindung. Eine Wahrnehmung des Reizes ist aber erst durch Verknüpfung von S I und S II mit Assoziationsfeldern möglich, deren Fasern die Aufgabe haben, corticale Zellen innerhalb einer Hemisphäre zu verbinden. Sind sie gestört, ist eine Wahrnehmung (inhaltliche Erkennung der durch den Reiz vermittelten Information) nicht möglich (*Agnosie*).

Klinischer Bezug

Ausfall eines Assoziationsfeldes führt zur Agnosie: Die inhaltliche Erkennung und Interpretation der aufgenommenen Information ist nicht mehr möglich. Bei der optischen Agnosie beispielsweise können Gegenstände noch gesehen aber nicht mehr erkannt werden.

Die somatosensorischen Projektionsfelder der hochspezialisierten Sinnesorgane Ohr und Auge befinden sich im Temporal- bzw. Okzipitallappen.

Auf allen Ebenen der Verarbeitung somatosensorischer Informationen hat der Cortex über absteigende Bahnen die Möglichkeit, auf die afferente Informationsübertragung erregend oder hemmend Einfluss zu nehmen (z.B. bewirkt eine absteigende Hemmung eine Anhebung der Schwellenwertes).

Visuelles System

Das Sehen ist der Sinn des Menschen, der es ihm erlaubt, optische Reize wahrzunehmen und zu verarbeiten. Dazu benötigt er als primäres Sinnesorgan das Auge. Als Sinnesreiz empfindet das Auge elektromagnetische Wellen im Bereich von ca. 400–750 nm Wellenlänge.

17.1 Dioptrischer Apparat

Der abbildende Apparat ist das Auge, bestehend aus dem Bulbus oculi, den Augenlidern und den Augenmuskeln.

17.1.1 Physikalische Grundlagen

Siehe auch Physik Kapitel 7.
Die Wellenlängen von 400–750 nm für die das Auge empfindlich ist nehmen wir als Licht war, wobei das Auge ungefähr zwei Millionen verschiedene Farbabstufungen in diesem Bereich unterscheiden kann. Ein Bild entsteht, wenn die Lichtstrahlen in der Hornhaut gebrochen, über die Linse eine Scharfeinstellung erfolgt und so auf der Netzhaut scharf abgebildet wird. Der Lichteinfall wird über die Pupille, die vergleichbar mit der Blende im Fotoapparat ist, geregelt.

Optisches System

Bildkonstruktion, Herleitung der Abbildungsgleichung und Brechkraft s. Physik 7.2.

3 Zapfentypen rot grün gau

Farbe, Farbton, -sättigung und Helligkeit

In den von uns wahrgenommenen Wellenlängenbereich gibt es Rot, Grün und Violett als Grundfarben bzw. **Farbton**.
Die Kombination dieser drei Farben erlaubt nach der **trichromatischen Theorie** – die besagt, dass sich jede beliebige Farbe aus additiver Mischung der drei Grundfarben erzeugen lässt – die Wahrnehmung aller Farbnuancen. Dabei sind **Komplemen-**

tärfarben die Farbenpaare die im Farbkreis sich gegenüberliegen und bei additiver Mischung den Farbton weiß ergeben.
Die **Sättigung** beschreibt in 20 Abstufungen den Farbton durch Beimischung von Grautönen.
Helligkeit beschreibt das Attribut einer visuellen Wahrnehmung dessen Reiz mehr oder weniger intensiv erscheint bzw. dessen dargebotenen Fläche mehr oder weniger Licht abzustrahlen scheint.
Das achromatische Auge kann ca. 500 Helligkeitsunterschiede wahrnehmen, beim Farbensehen multiplizieren sich dagegen die Qualitäten Helligkeit, Sättigung und Farbton zu zwei Millionen Unterscheidungsmöglichkeiten.

graue Kreis scheint in heller Umgebung dunkler

Farbkontraste

Zu jeder Farbe erscheint das Grau angetönt von der Komplementärfarbe. Dieses Phänomen bezeichnet man als **Simultankontrast**. Der Simultankontrast gibt weiterhin eine Erklärung dafür, dass in der Umwelt selten wirklich neutrale, unbunte Farben gesehen werden. Auch schwarze, graue oder weiße Flächen erscheinen immer leicht farbig, sofern sie sich nicht in einem vollkommen farblosen Umfeld befinden.
Der **Sukzesivkontrast** beschreibt das Phänomen der Nachbilder, die entstehen wenn man für einen längeren Zeitraum ein schwarz/weiß Muster betrachtet hat.

17.1.2 Auge als optisches System

Aufbau des Bulbus oculi

Der Bulbus oculi ist der Augapfel des Menschen, durch den Lichtreize aufgenommen werden.
Die Wand des Bulbus oculi besteht aus drei Schichten:
- Die *äußere Schicht:* Cornea (Hornhaut) und Conjunctiva im vorderen Teil und Sclera im übrigen Bereich.
- Die *mittlere Schicht:* die vaskuläre Schicht, die die Iris und das Choroideum enthält.

Ganglienzellen (nur nach 2): grün – rot blau – gelb ... führt zum Sukzessivkontrast

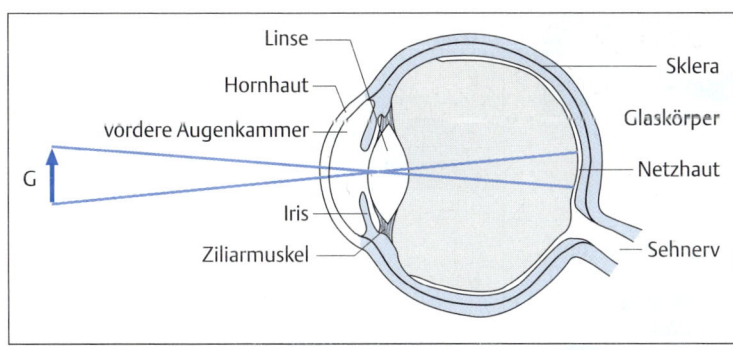

Abb. 17.1 Der **Strahlengang** am Auge; G = Gegenstand (aus Stephan, Thieme 1984)

■ Die *innere Schicht:* die neurale Schicht, in der sich die Retina befindet.

Dioptrischer Apparat

Zum dioptrischen Apparat des Auges gehören von außen nach innen die Cornea, das Kammerwasser, die Linse und der Glaskörper (Abb. 17.1 und Anatomie 10.3). Diese müssen vom Lichtstrahl durchdrungen werden, bevor die Retina mit ihren lichtempfindlichen Rezeptoren erreicht wird. Da das Licht dabei mehrere Grenzflächen und mehrere Medien überqueren muss, ist das Auge ein *zusammengesetztes optisches System* (im Gegensatz zum einfachen optischen System).

$$J = \frac{1}{f} \left[\frac{1}{m}\right] bzw. [dpt]$$

Optische Werte: Für Berechnungen am Auge ist es wichtig, die *optischen Werte* der Augenelemente zu kennen. Die Cornea hat eine *Brechkraft* (s. Physik Kap. 7.2) von 43 Dioptrien, die Linse eine Brechkraft von 19,5 Dioptrien und das Kammerwasser eine Brechkraft von –3,6 Dioptrien. Die Gesamtbrechkraft des Auges beträgt dabei 58,9 Dioptrien (43 + 19,5 – 3,6). Die *Brennweite* der Übergangsfläche Luft-Cornea beträgt 20,5 mm. Damit ein scharfes Bild entsteht, müssen die Brechkraft des Auges und die Länge des Bulbus oculi in einem festen Verhältnis zueinander stehen.

$$J = \frac{1}{f} \text{oder Brennweite bei Fernakkom.}$$

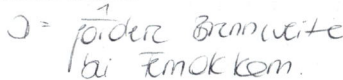

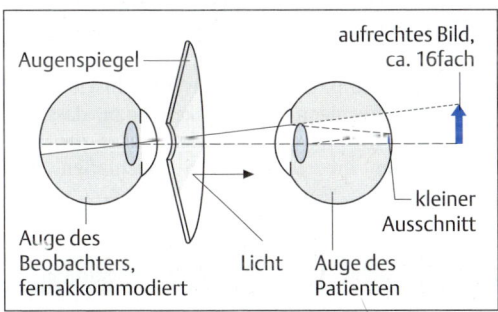

Abb. 17.2 Der schematische Strahlengang bei der **Ophthalmoskopie**

Augenspiegel

aufrechtes Bild, ca. 16fach

kleiner Ausschnitt

Auge des Beobachters, fernakkommodiert

Licht

Auge des Patienten

> ! **Merke**
>
> Die *Gesamtbrechkraft* des Auges setzt sich zusammen aus der Brechkraft der Cornea, der Brechkraft der Linse und der Brechkraft des Kammerwassers.

Augenspiegeln

Das Augenspiegeln oder die Ophthalmoskopie, ist eine Methode der Untersuchung des Augenhintergrundes, bei der das Auge fernakkommodiert untersucht wird. Der Strahlengang ist in Abb. 17.2 abgebildet.

Nasal sieht man die Papilla n. optici, wo der N. opticus, die A. centralis retinae und die V. centralis retinae das Auge verlassen. Dieser Bereich ist sehr blass. Temporal davon liegt die Fovea centralis, „der Ort des schärfsten Sehens", die stark pigmentiert ist. Die Netzhautarterien sind zu erkennen (Abb. 17.3, s. a. Anatomie, Abb. 10.4).

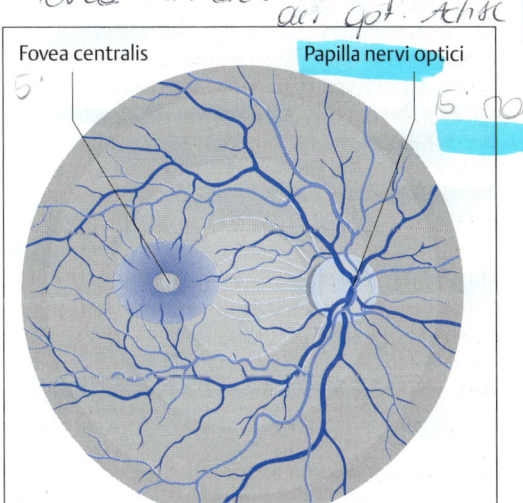

Fovea centralis

Papilla nervi optici

temporal

nasal

Abb. 17.3 Der **Augenhintergrund** eines rechten Auges mit Papilla n. optici und Fovea centralis

Merke

An der Papilla n. optici gibt es keine Rezeptoren. Hier befindet sich der *„blinde Fleck"*.

17.1.3   Abbildungsfehler

Abberationen

Der optische Apparat des Auges hat von der optischen Achse weggehend eine höhere Brechkraft. Quer zur optischen Achse werden achsenferne Lichtstrahlen (Randstrahlen) stärker gebrochen als der Achse nahe Strahlen. Das ZNS korrigiert diese **sphärische Aberration** durch Engerstellung der Pupille. Die **chromatische Abberation** beschreibt das kurzwellige Strahlen stärker gebrochen werden als langwellige. Das Auge muss die Brechkraft erhöhen (akkomodieren) um rote Abschnitte scharf abzubilden, bei blauen entsprechend die Brechkraft veringern.

Refraktionsanomalien

Die **Myopie** oder Kurzsichtigkeit ist ein Zustand, bei dem der Bulbus im Verhältnis zur Brechkraft des Auges verlängert ist. Die Distanz zwischen Hornhautscheitel und Fovea centralis (s. Anatomie Kap. 10) beträgt nicht mehr 24,4 mm, wie bei Normalsichtigen, sondern mehr. Dadurch wird das Bild nicht auf der Retina abgebildet, sondern *vor der Retina*. Ferne Gegenstände können nicht scharf gesehen werden. Der Myope braucht eine Sehkorrektur mit zerstreuender (bikonkaver) Linse (Dioptrie).

Die **Hyperopie** oder Weitsichtigkeit ist ein Zustand, bei dem der Bulbus im Verhältnis zur Brechkraft des Auges verkürzt ist. Die Distanz zwischen Hornhautscheitel und Fovea centralis ist geringer als 24,4 mm. Dadurch wird das Bild *hinter der Retina* abgebildet, und nahe Gegenstände werden unscharf gesehen. Der Hypermetrope benötigt zur Sehkorrektur eine (bikonvexe) Sammellinse (+ Dioptrie).

Die **Emmetropie** ist die Normalsichtigkeit (Abb. 17.**4**).

Astigmatismus oder Stabsichtigkeit ist ein Zustand, in dem die Corneaoberfläche nicht absolut rotationssymetrisch ist. Sie ist in einer Richtung, meist vertikal, stärker gekrümmt als in der anderen. Dadurch entsteht innerhalb eines Auges ein Brechkraftunterschied und ein Punkt wird als Linie abgebildet. Liegen die Werte in einem Bereich von 0,5 dpt. handelt es sich um einen *physiologischen Astigmatismus*. Ein *regulärer Astigmatismus* hat Dioptrien Werte größer

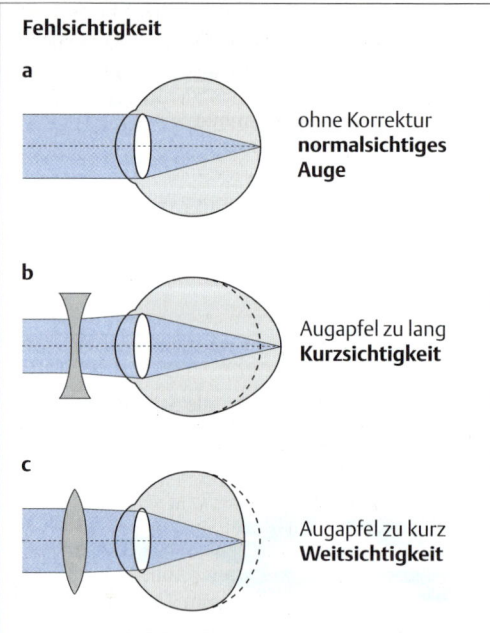

Fehlsichtigkeit

a ohne Korrektur **normalsichtiges Auge**

b Augapfel zu lang **Kurzsichtigkeit**

c Augapfel zu kurz **Weitsichtigkeit**

Abb. 17.**4 Fehlsichtigkeit. a** Emmetropie, **b** Myopie und **c** Hypermetropie schematisch dargestellt (aus Beske, Thieme 1990)

0,5 und die Achsen der maximalen und minimalen Brechkraft stehen senkrecht zueinander. Korrekturen erfolgen hier mit Hilfe einer zylindrischen Korrekturlinse. Bei Verletzungen der Korneaoberfläche kann ein *irregulärer* Astigmatismus entstehen, der durch Kontaktlinsen korrigiert wird.

Ebenfalls verschlechtert wird die Abbildung durch Streulicht (diffuse Dispersion) und Schattenbildung durch Trübungen im Glaskörper, die als fliegende Mücken bezeichnet werden.

17.1.4   Akkommodation

Akkomodation ist die Anpassung des Auges an unterschiedliche Entfernungen. Die Linse ist über die Zonulafasern mit der Sclera und der Choroidea verbunden. Die Fasern üben einen passiven Zug auf die Linse aus, die dadurch weniger gekrümmt wird. Dabei führt die Kontraktion des parasympathisch innervierten ringförmigen Ziliarmuskels dazu, dass der Ziliarkörper (Sclera und Choroidea) näher zur Linse kommt und die Zonulafasern erschlaffen. Die

Tab. 17.**1** Die **Akkommodation** des Auges

	Brechkraft	Zonulafaserspannung	Ziliarmuskelspannung
Fernakkommodation	↓	↑	↓
Nahakkommodation	↑	↓	↑

Akkommodation wird dadurch bewirkt, dass das Auge mit seiner elastischen Linse bei kürzeren Entfernungen die Brechkraft erhöht (Nahakkommodation) und bei größeren Entfernungen die Brechkraft senkt (Fernakkommodation). Dies geschieht, indem die Linse ihre Form durch Anspannung (= Brechkraftsenkung) bzw. Erschlaffung (= Brechkrafterhöhung) der Zonulafasern ändert.

- Kontraktion des Ziliarmuskels bewirkt eine Erschlaffung der Zonulafasern und eine Zunahme der Linsenkrümmung,
- Erschlaffung des Ziliarmuskels bewirkt eine Anspannung der Zonulafasern und eine Abnahme der Linsenkrümmung (s. Anatomie Kap. 10 u. Tab. 17.**1**).

Wird zuerst ein Gegenstand in der Ferne fixiert und dann ein Gegenstand in der Nähe, werden die Pupillen enger und die Sehachsen der beiden Augen konvergieren (**Konvergenzreaktion**).
Der **Nahpunkt** beschreibt den Bereich, in dem bei maximaler Nahakkommodation ein Gegenstand noch scharf gesehen wird. Der **Fernpunkt** liegt beim Normalsichtigen im Unendlichen, verändert sich aber bei einer Myopie von 2 dpt. auf 0,5 m.
Die **Akkommodationsbreite** (=A) ist der Unterschied in Dioptrien zwischen der Brechkraft des Auges bei Naheinstellung und bei Ferneinstellung. Sie beträgt bei einem jungen Menschen bis ca. 14 Dioptrien. Gegenstände werden noch scharf gesehen vom Unendlichen (Fernpunkt) bis zum Punkt der maximalen Nahakkommodation bei 7 cm (Nahpunkt = 1/14 m; s. Physik Kap. 7) vor dem Auge. Der Bereich von Unendlich bis 7 cm wird als **Akkommodationsbereich** bezeichnet.

A = Nahpunkt – Fernpunkt [dpt]

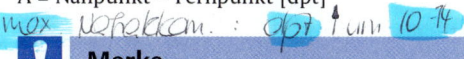

 Merke

Bei Refraktionsanomalien verändert sich nur der *Akkommodationsbereich*, nicht die Akkommodationsbreite.

Presbyopie

Im Laufe der Jahre verliert die Linse an Wassergehalt und somit an Elastizität. Dadurch werden die mögliche Brechkraftänderungen der Linse und auch die Akkommodationsbreite kleiner. Der Nahpunkt rückt weiter vom Auge weg. Dieser Zustand von Altersweitsichtigkeit heißt Presbyopie.

! **Merke**

Der Unterschied zwischen *Hypermetropie* (Weitsichtigkeit) und *Presbyopie* (Altersweitsichtigkeit) liegt in der Entstehung. Erstere wird verursacht durch einen verkürzten Bulbus, zweitere durch eine Verringerung der Linsenelastizität im Alter. Das klinische Ergebnis ist jedoch dasselbe.

 Klinischer Bezug

Der graue Star oder **Katarakt**, ist eine Eintrübung der Linse. Ab einem gewissen Grad muss diese Linse operativ entfernt werden, um durch eine künstliche Linse ersetzt zu werden. Alternativ kann der Patient auch eine Starbrille mit einer Sammellinse von +15 dpt tragen.

Neuronale Steuerung

Wird ein Gegenstand betrachtet der sich dem Auge nähert kommt es zu folgenden reflektorischen Vorgängen:

- Konvergenzreaktion. Die Innervation der beiden Mm. recti mediales führt zu einer Ausrichtung beider Sehachsen auf den Gegenstand.
- Akkommodation. Die Kontraktion des Ziliarmuskels nimmt zu um die Brechkraft der Linse zu erhöhen.
- Pupillenverengung. Eine engere Pupille erhöht Schärfe der Abbildung auf der Netzhaut.

Dabei verlaufen die afferenten Impulse von der Retina über das Corpus geniculatum laterale zur Sehrinde. Der efferente Verlauf beginnt in der Sehrinde und zieht über die Area praetectalis zu einem parasympatischen Kerngebiet dem Nucleus Perlia. Für die Konvergenzbewegungen ziehen Fasern zu Kerngebieten der beiden Mm. recti medialis. Um die Akkommodation und Pupillenverengung auszulösen gehen Impulse vom Nucleus Perlia zu den Westphal-Edinger Kernen, weiter über das Ganglion ciliare zum Ziliarmuskel und zum M. sphincter pupillae.

17.1.5 Pupille

Das Licht trifft zuerst auf die *Übergangsfläche Luft–Cornea*, die als erste Linse im System wirkt. Danach kommt eine Blende, *die Iris*, die die Menge des einfallenden Lichtes reguliert, und dann die bikonvexe *Linse* des Auges, die als zweite Linse im System fungiert. Dabei wird auf die Retina ein umgekehrtes, verkleinertes Bild projiziert (s. Abb. 17.**1**).

Pupillenreaktionen

Bei starkem Lichteinfall werden die Pupillen enger (**direkter Pupillenreflex**), um die Lichtmenge die auf die Retina gelangt, zu verkleinern und um Gegenstände schärfer abzubilden. Bei Dunkelheit werden die Pupillen weiter, um so viel Licht wie möglich auf die Retina treffen zu lassen. Auch bei psychischer Erregung erweitern sich die Pupillen.
Der afferente Anteil Dieses Regelkreises verläuft zusammen mit dem N. opticus bis zum Corpus geniculatum laterale, um an diesem vorbei zu Kernen der Area praetectalis zu ziehen. Interneurone ziehen zu beiden *parasympathischen* Edinger-Westphal Kernen. Von dort verlaufen Efferenzen entlang des N. oculomotorius zum Ganglion ciliare und *M. constric-*

Physiologie

tor pupillae. Diese Verschaltung führt bei einer einseitigen Belichtung der Pupille, zu Verengung beider
Pupillen (**konsensueller Pupillenreflex**).
Die Pupillenerweiterung wird gesteuert durch den
Halssympathikus. Efferenzen ziehen vom Hypothalamus über das ziliospinale Zentrum zum Ganglion cervicale superius. Weiter entlang der A. carotis interna
zur Augenhöle und zum *M. dilatator pupillae*.
Bei einer parasympathischen Erregung kommt es
zur Pupillenverengung (**Miosis**), dieser Effekt wird
in der Klinik durch atropinhaltige Augentropfen ausgenutzt. Das Atropin blokiert an den muskarinergen
Synapsen die Signalübertragung. Durch entsprechende Hemmung des Parasympathicus und sympathische Erregung kommt es zur Pupillenerweiterung
(**Mydriasis**).In der Klinik verwendet man hier Cholinesterasehemmer (Neostigmin) um eine Pupillenverengung zu erreichen (Abb. 17.**5**).

Zur Naheinstellungsreaktion und Konvergenzreaktion s. 17.1.4.

 Klinischer Bezug

Bei einer Blockade des sympathischen Ganglion
cervicale superius, kommt es zu den Symptomen des
Horner-Syndroms (Verengung der Pupille und des
Lidspalte).

17.1.6   Augeninnendruck *70-21mmHg*

Das Kammerwasser, das eine ähnliche Zusammensetzung hat wie der Liquor cerebrospinalis, wird
von den Processus ciliares des Ziliarkörpers (s. Histologie 3.16) durch Ultrafiltration aus den Blutkapillaren gebildet und sezerniert (2 mm³/min).
Die Processus ciliares sind von Epithel überzogen
(mit Carbo enhydias)

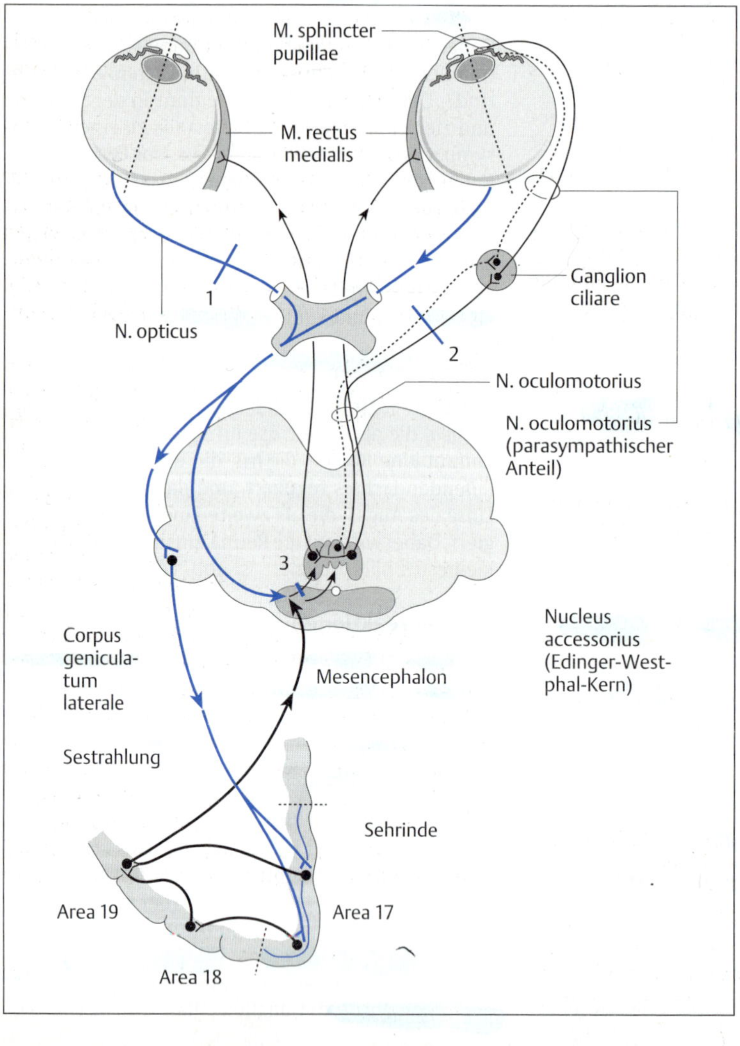

Abb 17.**5 Parasympathische
Innervation der Pupille** und
ihre Störungen. **1** = Lässion
der Retina oder des N. opticus
– einseitiger Ausfall der
Lichtreaktion (direkt und
konsensuell), Konvergenzreaktion erhalten. **2** = Läsion
der parasympathischen
Fasern im N. oculomotorius
oder Westphal-Edinger Kern
– absolute Pupillenstarre.
3 = Läsion der Area praetectalis – Ausfall der Lichtreaktion bei erhaltener Konvergenzreaktion
(aus Siegenthaler, Thieme
2001)

Figur labels: M. sphincter pupillae; M. rectus medialis; N. opticus; 1; 2; Ganglion ciliare; N. oculomotorius; N. oculomotorius (parasympathischer Anteil); Corpus geniculatum laterale; Sestrahlung; 3; Mesencephalon; Nucleus accessorius (Edinger-Westphal-Kern); Area 19; Area 17; Area 18; Sehrinde

und ragen in die hintere Augenkammer hinein. Von hier aus fließt das sezernierte Kammerwasser durch die Pupille in die vordere Augenkammer hinein. Es wird dann im Iridocornealwinkel der vorderen Augenkammer resorbiert und in den Schlemm-Kanal geleitet, von wo aus es wieder in den venösen Kreislauf gelangt. Wenn das Gleichgewicht zwischen Kammerwassersekretion und -resorption gestört ist, d.h. entweder zu viel sezerniert oder zu wenig resorbiert wird, kommt es zur Erhöhung des Augeninnendrucks. Diese Erkrankung heißt Glaukom (grüner Star). Auch bei Verdickung der Iris bei einer Pupillenerweiterung führt zu einer Abflussbehinderung.

Klinischer Bezug

Beim **chronischen Glaukom** wölbt sich durch den erhöhten Augeninnendruck die Lamina cribrosa (s. Histologie 3.16) nach außen, wodurch es zu einer schleichenden Schädigung des N. opticus kommt. Beim **akuten Glaukomanfall** kommt es durch Verlegung des Iridocornealwinkels zu einem akuten Augeninnendruckanstieg, was eine Durchblutungsstörung der Retina mit eventueller bleibender Schädigung verursacht.

Die **Tonometrie** ist eine Methode der Bestimmung des Augeninnendrucks. Bei der Impressionstonometrie wird die Eindellung der Cornea bestimmt, die ein Senkstift bewirkt. Bei der Applanationstonometrie wird die Kraft bestimmt, die zu der Abflachung eines Corneabereichs notwendig ist. Pathologische Werte liegen über 20 mmHg (2,66 kPa).

Klinischer Bezug

Zur Therapie von erhöhten Augeninnendrücken werden **Miotika** zur Pupillenverengung und **Carbonanhydrasehemmer** zur Verminderung der Kammerwasserproduktion eingesetzt.

17.1.7 Tränen, Lider

Die Tränenflüssigkeit ist eine hypertone Lösung mit einem im Gegensatz zum Blutplasma erhöhten Kaliumgehalt und einem erniedrigten Natriumgehalt. Sie wird von der Tränendrüse (Glandula lacrimalis) außen oben in der Orbita (s. Anatomie Kap. 10) sezerniert (1ml/d) und gelangt an die Oberfläche der Cornea. Sie wird mit dem Schleim aus den Becherzellen der Konjunktiva durch den Lidschlag vermischt und über die Cornea verteilt. Der dünne Flüssigkeitsfilm schützt die Cornea vor dem Austrocknen und schwemmt Fremdkörper aus. Der Abfluss der Tränenflüssigkeit erfolgt über die Tränenpünktchen in die Tränenkanälchen (Canaliculi lacrimales) weiter in den Tränensack (Saccus lacrimalis)und von hier weiter in den Tränennasengang (Ductus nasolacrima-

lis) der in den unteren Nasengang mündet. Fremdkörper im Auge reizen den N. trigeminus, wodurch die Tränensekretion über den pontinen Hirnstamm und das Ganglion pterygopalatinum durch parasympathische Fasern ausgelöst wird. Im pontinen Hirnstamm sind auch die Verbindungen zum limbischen System, die für die emotionale Auslösung der Tränensekretion zuständig sind (**Weinen**).

Lidschlussreflex
Nähert sich plötzlich dem Auge ein Objekt kommt es reflektorisch zum Lidschluss. Die Efferenzen gelangen von der Retina direkt zum Tektum im Mittelhirn. Sie gelangen über den Tractus tectonuclearis zu den Fazialiskernen. Von hier verlaufen Afferenzen beiderseits zu den M. orbicularis oculi die das Augenlid schließen.

17.1.8 Augenmotorik

Siehe auch 15.5.1 und Anatomie Kap. 10.3.6.
Es gibt zwei Typen von Augenbewegungen:

- *konjugierte Augenbewegungen*, wobei sich beide Augen bei der Ferneinstellung in die gleiche Richtung bewegen,
- *Vergenzbewegungen*, wobei sich die Augen bei Naheinstellung aufeinander zu bewegen.

Sakkaden sind ruckförmige Bewegungen, die das Auge z.B. beim Lesen ausführt, um vom Ende der einen Zeile zum Anfang der nächsten zu gelangen oder um ein Bild visuell abzutasten. Die dabei entstandene Bildverschiebung wird zentral unterdrückt, sodass man kein „Herumhüpfen" des Buches wahrnimmt.

Nystagmus: Sitzt man im Zug und schaut aus dem Fenster, verfolgen die Augen die Landschaft langsam mit (z.B. nach rechts), bewegen sich dann schnell wieder zur anderen Seite hin (ganz nach links), um sich dann weiter langsam in eine (die rechte) Richtung zu bewegen. Dieses Bewegungsmuster heißt Nystagmus und wird nach der Richtung der schnellen Bewegung benannt (im Beispiel haben wir einen Nystagmus nach links). Im Beispiel hat man einen *optokinetischen Nystagmus*. Wenn man sich eine Zeitlang um die eigene Achse gedreht hat und die Drehung abstoppt, entsteht ein *postrotatorischer Nystagmus*. Ein *krankhafter Nystagmus* besteht bei Erkrankungen des Kleinhirns oder des Gleichgewichtsorgans.

Folgebewegungen sind langsame, willkürliche Augenbewegungen, die man macht, um einen fixierten Gegenstand in der Fovea centralis zu behalten.
Alle genannten Augenbewegungen werden durch Neuronen der blickmotorischen Zentren gesteuert.

Physiologie

17.2 Signalverarbeitung in der Retina

Die Sinneszellen, deren Rezeptoren die elektromagnetischen Wellen als Reiz empfinden, sitzen in der Retina. Hier wird der optische Reiz aufgenommen und verarbeitet.

17.2.1 Aufbau der Retina

Siehe Histologie 3.16.1
Entwicklungsgeschichtlich ist die Retina ein Teil des Zwischenhirns. Die Struktur entspricht einem neuronalen Netzwerk. Betrachtet man die Schichten von außen nach innen, beginnt die Netzhaut mit einer *Pigmentzellschicht*, gefolgt von den eigentlichen Photorezeptoren, den *Zapfen-* und *Stäbchenzellen*. Die Anzahl der Zapfen und Stäbchen der Retina beläuft sich auf etwa 10^8. Nachgeschaltet sind in der Retina die *bipolaren Zellen*, und *horizontalen Zellen*. Als weiterführende Nerven folgen die *bipolaren Zellen* gefolgt von *amakrinen Zellen*. Horizontal Zellen und amakrine Zellen bilden eine horizontal verschaltete Nervenzellschicht. Als letzte am weitesten inne liegende Schicht (Licht trifft hier zuerst auf die Netzhaut), folgt die Schicht der Ganglienzellen, deren axonalen Fortsätze verlassen den Bulbus als *N. opticus*, der die afferenten optischen Fasern bildet (Abb. 17.**6**).

Rezeptortypen

Der adäquate Reiz für die Sinneszellen der Retina sind elektromagnetische Wellen im Wellenlängenbereich von ca. 400–750 nm. Diese werden von zwei Rezeptortypen aufgenommen:

- *Zapfen*: Es gibt ca. 6 Millionen Zapfen in einem Auge. In der Fovea centralis gibt es ausschließlich Zapfen, die in Richtung Peripherie in der Zahl stetig abnehmen. Deshalb heißt diese Stelle „der Ort des schärfsten Sehens". Zapfen sind zuständig für das *photopische Sehen*, d.h. das Farbensehen von Details bei guter Beleuchtung (s. 17.2.2).
- *Stäbchen*: Es gibt ca. 110 Millionen Stäbchen in einem Auge. Sie sind ringförmig um die Fovea centralis am dichtesten. Stäbchen sind zuständig für das *skotopische Sehen*, d.h. das Schwarz-Weiß-Sehen bei schlechter Beleuchtung, wobei die Sehschärfe im Vergleich zum photopischen Sehen schlechter ist (s. 17.2.2). Aus den Eigenschaften des skotopischen Sehens stammt die Volksweisheit „Nachts sind alle Katzen grau".

Zapfen und Stäbchen sind in ein Außen- und Innenglied, welche über ein Zilium verbunden sind, aufgeteilt. Zapfen haben am Punkt des schärften Sehens dabei einen Durchmesser von 2μm und Stäbchen ein von 3μm. In den Außengliedern der Stäbchen liegen etwa 1000 geldrollenförmig angeordnete Membranscheiben. Der Zapfen hat im Außenglied

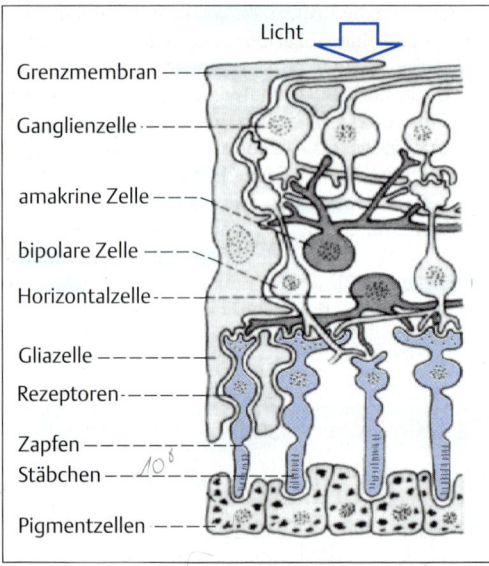

Abb. 17.**6** Die **Verschaltungen der retinalen Zellen** (aus Vogel/Angermann, Thieme 1990)

stattdessen Einfaltungen der Zellmembran. In diesen Bereich befindet sich der Sehfarbstoff der Fotorezeptoren.
Das Außenglied der Rezeptorzelle unterliegt einer ständigen Erneuerung. Die Pigmentepithelzellen phagozytieren dabei die von den Rezeptoren abgestoßene Zellreste. Im Bereich des Innenglied liegen zahlreiche Mitochondrien und die Zelle bildet ein synaptisches Ende das mit den nachgeschalteten Bipolarzellen und Horizontalzellen kommuniziert.

Klinischer Bezug

Ist die Aktivität der Pigmentzellen gestört kommt es zur Degeneration von Photorezeptoren. Es entsteht eine **Retinitis pigmentosa**.

Diabetische Retinopathie

Als häufigste Erkrankung der Retina kommt es im Rahmen des Diabetes zu Gefäßveränderungen, Anreicherung von Sorbit im Gewebe und Minderdurchblutung der Retina. Daneben führt der Diabetes zu Einblutungen in den Glaskörper. Es droht die Erblindung des Patienten.

17.2.2 Transduktionsprozess

Die Zapfen und Stäbchen enthalten Sehfarbstoffe, die bei der Transduktion des Lichtreizes eine wichtige Rolle spielen. Der Sehfarbstoff der Stäbchen heißt *Rhodopsin*. Rhodopsin besteht aus zwei Teilen: Opsin (ein Protein) und 11-cis-Retinal (ein Aldehyd). Durch den Lichtreiz erfolgt die Umlagerung eines C-Atoms von 11-cis-Retinal, wodurch Opsin + 11-trans-Retinal entstehen. Über mehrere Zwischenprodukte entsteht schließlich Metarhodopsin II, das mit einem G-Protein in der Photorezeptormembran reagiert. Dabei bindet das G-Protein GTP und aktiviert die Phosphodiesterase. Diese hydrolysiert cGMP zu 5'-GMP. Durch den erniedrigten cGMP-Spiegel werden die Na^+-Kanäle nicht länger offen gehalten. Ihr Schließen führt wiederum zu einer Hyperpolarisation der Zelle.

Merke

Die Lichtrezeptoren sind die einzigen Rezeptoren des Menschen, die auf einen adäquaten Reiz mit einer *Hyperpolarisation* und nicht einer Depolarisation reagieren.

Metarhodopsin zerfällt in Opsin und Aldehyd. Rhodopsin muss wieder unter Energieaufwand regeneriert werden. Die Zapfen sind in drei Typen unterteilt, die jeweils einen eigenen Sehfarbstofftyp besitzen. Diese setzen sich zusammen aus 11-cis-Retinal und einem jeweils unterschiedlichen Opsinanteil. Jeder Typ absorbiert das Licht jeweils nur in einem engen Wellenlängenbereich. Ansonsten verhält sich der Sehfarbstoff der Zapfen und der Sehfarbstoff der Stäbchen gleich.

Klinischer Bezug

Retinal ist der Aldehyd von Vitamin A (Retinol). Beim chronischen Vitamin-A-Mangel beobachtet man deshalb die Nachtblindheit.

Die Hyperpolarisation der Zapfen bzw. Stäbchen bewirkt eine *verminderte* Transmitterfreisetzung der Zelle, die wiederum den Lichteinfall signalisiert. Eine Verschaltung auf die Bipolarzellen erfolgt. Diese generieren jedoch noch kein Aktionspotenzial. Erst auf der Ebene der retinalen Ganglienzellen wird ein Aktionspotenzial ausgelöst.

Elektroretinogramm

Das Elektroretinogramm ist eine elektrische Spannungsschwankung an der Retina, die von außen abgeleitet werden kann. Sie besteht aus einer a-Welle, einer b-Welle, einer c-Welle und einer d-Welle. Zur Ableitung dieser Spannungsschwankung wird eine differente Elektrode in einer Kontaktlinse auf die Cornea gebracht und eine indifferente Elektrode auf die Stirn. Die dabei abzuleitende a-Welle entspricht der Summe der Rezeptorpotenziale bei Lichteinfall. Die b-Welle entsteht durch eine Potenzialänderung der Bipolarzellen (s. unten) und Gliazellen, die c-Welle entsteht durch die Reaktion der Pigment-

epithelzellen (s. Anatomie Kap. 10), die d-Welle entspricht der Summe der Rezeptorpotenziale bei Wegfall des Lichtes.

Adaptationsmechanismen

Das Auge ist zur Adaptation an unterschiedliche Größenordnungen von Lichtreizen fähig. Als Mechanismus zur Adaptation stehen dem Auge zur Verfügung:

- Die *Änderungsfähigkeit der Pupille*: Sie reguliert die Menge des Lichteinfalls kurzfristig.
- Die *Konzentration des Sehfarbstoffs*: Sie reguliert die Adaptation automatisch. Wenn es zu einer großen Lichteinwirkung kommt, zerfällt viel Sehfarbstoff, dadurch kann das später einfallende Licht nur noch von weniger Sehfarbstoffzerfall begleitet werden und löst damit eine niedrigere Aktionspotenzialfrequenz aus, als es vor dem ersten Lichteinfall der Fall gewesen wäre. Nach einem schwachen Lichteinfall bleibt jedoch mehr Sehfarbstoff für die zweite Lichteinwirkung übrig, diese wird also von einer stärkeren Aktionspotenzialfrequenz beantwortet.
- Die *räumliche Summation*: Bei Dunkelheit nimmt die Zahl der Photorezeptoren zu, die eine Sehnervfaser versorgen. Bei Helligkeit nimmt sie ab.
- Die *zeitliche Summation*: Durch längeres Bestehen kann ein unterschwelliger Reiz überschwellig werden.

Die Adaptation dient dazu, dass das Auge befähigt wird, sowohl sehr schwache Reize, wie einen Stern am Nachthimmel, als auch starke Reize, wie die Sonne in den Bergen auf einer Skipiste, zu verarbeiten.

17.2.3 Neuronale Verarbeitungsprozesse

Rezeptives Feld, Kontrastverstärkung und Sukzessivkontrast

Das rezeptive Feld eines Photorezeptors, also eines Zapfens oder eines Stäbchens, ist kreisförmig und etwa so groß wie die Fläche der Retina, die von dem Photorezeptor in Anspruch genommen wird. Das rezeptive Feld einer Bipolarzelle besteht aus der Summe der rezeptiven Felder der Photorezeptoren, die auf diese bipolare Zelle konvergieren. Bei den Ganglienzellen besteht es aus der Summe der rezeptiven Felder der bipolaren Zellen, die auf diese Ganglienzelle konvergieren.

Bipolare Zellen gibt es in zwei Ausführungen: **On-Center bipolare Zellen** und **Off-Center bipolare Zellen**. On-Center und Off-Center bipolare Zellen haben ein rezeptives Feld, das aus einem Zentrum und einer Peripherie besteht. Wenn Licht auf das *Zentrum* des rezeptiven Feldes einer *On-Center* bipolaren Zelle fällt, wird die Bipolarzellmembran *de-*

Physiologie

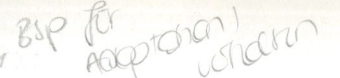

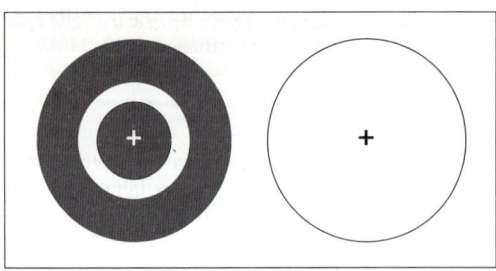

Abb. 17.**7** Ein Beispiel für den **Sukzessivkontrast** (aus Keidel, Thieme 1985)

polarisiert, fällt das Licht auf die *Peripherie*, wird die Zellmembran *hyperpolarisiert*. Die *Off-Center* bipolare Zelle verhält sich genau umgekehrt. Auch die Ganglienzellen sind aufgeteilt in **On-Center Ganglienzellen** und **Off-Center Ganglienzellen**. Ihre Reaktionsweise ist parallel zu der der bipolaren Zellen.
Kontrastierung: Die Anordnung der bipolaren Zellen und der Ganglienzellen sowie die Verschaltung mit Horizontalzellen, amakrinen Zellen und interplexiformen Zellen dienen der Kontrastierung. Dies geschieht so, dass lateral miteinander verschaltete Zellen eine Erregung aufnehmen und ihre benachbarten Zellen hemmen, wodurch ein stärkerer Kontrast entsteht. Dabei wird z.B. an einer Grenze zwischen einem hellen und einem dunklen Gegenstand der helle Gegenstand noch heller wirken und der dunkle noch dunkler. Wenn man ca. 30 s lang den ersten Kreis in Abb. 17.**7** fixiert und dann auf den zweiten Kreis schaut, wird man feststellen, dass ein *Nachbild* entsteht. Dabei sieht man die vormals hellen Teile als dunkel und die dunklen Teile als hell. Das Phänomen dieses Nachbildes heißt *Suk-*

zessivkontrast und wird dadurch hervorgerufen, dass die Felder der Retina, die das Weiße fixierten, lichtunempfindlicher wurden als die Felder, die das Dunkle fixierten.

Sehschärfe

Die Sehschärfe ist eine Größe, die besagt, wie weit ein Bild vom Auge entfernt sein kann, damit die Fähigkeit, zwei Punkte dieses Bildes gerade noch voneinander unterscheiden zu können, erhalten bleibt. Zwei Punkte kann das Auge dann noch voneinander unterscheiden, wenn die von ihnen ausgehenden Strahlen zueinander einen Winkel von einer Minute bilden. Bei der Sehschärfeprüfung werden Buchstaben von unterschiedlicher Größe abgebildet. Es wird für jeden Buchstaben angegeben, aus welcher Entfernung er betrachtet werden muss, damit die Strahlen einen Winkel von einer Minute (1 Winkelminute = 1/60 Grad) bilden. Die Sehschärfe wird folgendermaßen berechnet: Man nimmt die Entfernung, aus der der Buchstabe gerade noch erkannt wird und dividiert sie durch die angegebene Entfernung, aus der er erkannt werden müsste. Wenn man z.B. einen Buchstaben aus 5 m Entfernung erkennen sollte, und dies auch tut, hat man eine Sehschärfe von 5/5 = 1. Wenn man den Buchstaben erst aus 3 m Entfernung erkennt, hat man eine Sehschärfe von 3/5.

17.2.4   Retinale Mechanismen des Farbensehens

Siehe auch 17.1.1.
Die Voraussetzung für das Farbensehen ist, dass unterschiedliche Photorezeptoren auf verschiedene Wellenlängen reagieren. Bei den Zapfen können

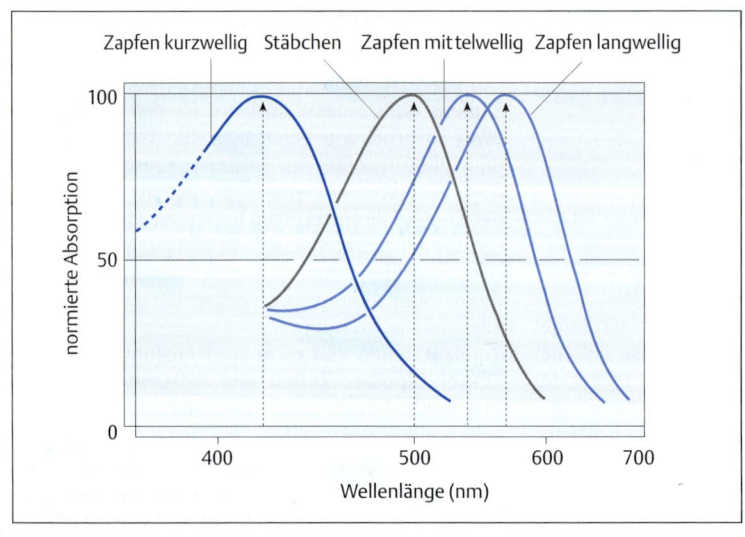

Abb. 17.**8 Absorptionskurven** der menschlichen Photopigmente (aus Klinke/Silbernagl, Thieme 2001)

drei farbempfindliche Typen unterschieden werden: blau-violett-empfindliche, grün-empfindliche und gelb-rot-empfindliche Zapfen. Das Absorptionsmaximum für Blau- liegt bei 420 nm, für Grün bei 535 nm und für den Rot bei 565 nm. Das Absorptionsmaximum der Stäbchen liegt bei 500 nm. Dies ist die Grundlage des Farbensehens (Abb 17.**8**).

Die **Farbkonstanz** ist eine Leistung der retinalen und zentralen Verarbeitung, die bewirkt, dass man z.B. ein Gebäude trotz unterschiedlicher Belichtung oder Schatten einfarbig (farblich konstant) empfindet.

Farbkontraste werden mit On- und Off-Zellen für Gelb-Blau-Kontraste und Rot-Grün-Kontraste auf den verschiedenen Sehbahnetagen ähnlich erzeugt, wie dies bei den Stäbchen für unterschiedliche Helligkeiten der Fall ist (**Gegenfarbneurone**).

Die **Farbtüchtigkeit** kann mithilfe von Farbtafeln oder eines Anomaloskopes geprüft werden. Letzteres ist ein Gerät, an dem der Proband aus Rot und Grün Gelb mischen muss. Eine Anomalie lässt sich erkennen, wenn eine unausgeglichene Menge einer der beiden Farben dazu gebraucht wird.

Störungen des Farbensehens: *Protanope* sind Rotblinde, *Deuteranope* sind Grünblinde, *Tritanope* sind Blauviolettblinde. Wenn nur eine Schwäche des Farbensehens (keine Farbenblindheit) besteht, nennt man es dementsprechend *Protanomalie, Deuteranomalie* oder *Tritanomalie.* Diese Störungen basieren auf einem Fehlen oder einer Verminderung des Sehfarbstoffes für die betroffene Farbe.

17.3 Zentrale Repräsentation des visuellen Systems

17.3.1 Gesichtsfeld

Das Gesichtsfeld eines Auges ist der Bereich, der von einem Auge bei unbewegtem Kopf gesehen wird. Das Gesichtsfeld wird mit dem *Perimeter* geprüft, indem das Gerät von der Seite ein Licht ins Gesichtsfeld rücken lässt und aufzeichnet, ab wann es wahrgenommen wird. Spezielle Ausfälle des Gesichtsfeldes lassen auf bestimmte Störungen der zentralen Sehbahn rückschließen. Eine Schädigung

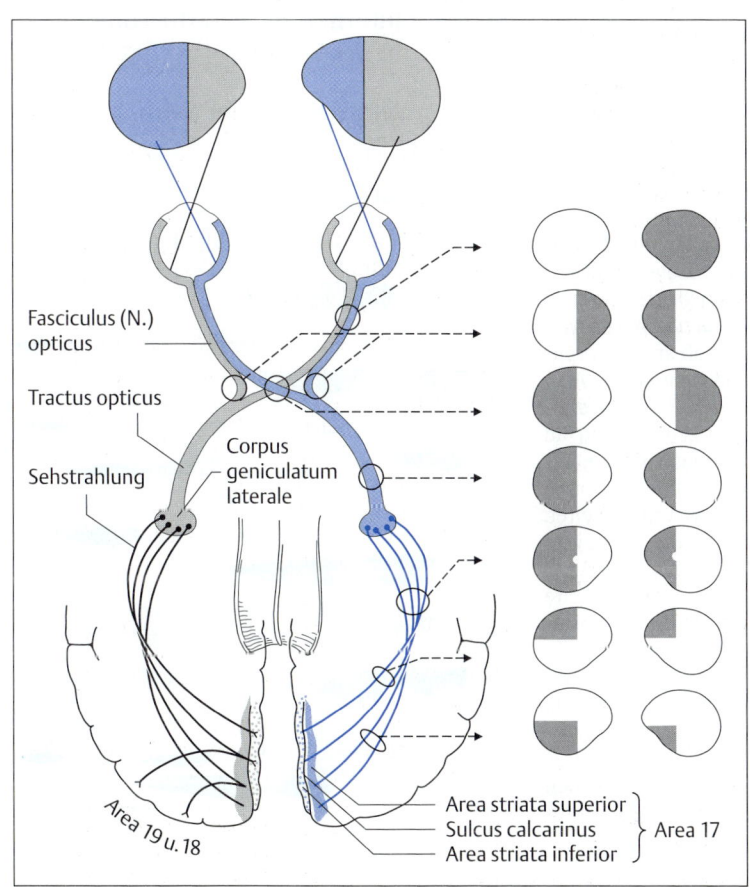

Fasciculus (N.) opticus

Tractus opticus

Sehstrahlung

Corpus geniculatum laterale

Area 19 u. 18

Area striata superior
Sulcus calcarinus
Area striata inferior
} Area 17

Abb. 17.9 Gesichtsfeldausfälle bei unterschiedlichen Schädigungen der Sehbahn (aus Duus, Thieme 1995)

Physiologie

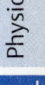

des rechten N. opticus führt zu einem Ausfall des gesamten rechten Gesichtsfeldes; eine Schädigung des rechten Tractus opticus führt zu einem Ausfall der beiden linken Gesichtfeldhälften (**homonyme Hemianopsie**); eine Schädigung des Chiasma opticum führt zu einem Ausfall der beiden temporalen Gesichtsfeldhälften (**bitemporaler, heteronymer Hemianopsie**) (Abb. 17.**9**).

 Merke

Skotome sind partielle Ausfälle des Gesichtsfeldes. Ursache dafür sind Störungen am optischen Apparat, in der Retina oder im Verlauf der Sehbahn.

17.3.2 Verlauf der Sehbahn

Die Sehbahn führt die Informationen, die auf der Retina erfasst und bearbeitet werden, zum ZNS, wo sie an verschiedenen Stationen unterschiedlich weiterverarbeitet werden, bis der Mensch schließlich die Sinneserfahrung „Sehen" macht. Die zentrale Sehbahn ist *retinotop* aufgebaut, d. h. die räumlichen Erregungsmuster der Retina werden durch die zentrale Sehbahn bis hin zum primären visuellen Cortex aufrechterhalten (Abb. 17.**9**)

Die *Retina* besitzt ca. 120 Millionen *Photorezeptoren*, die auf ca. eine Million Nervenfasern im *N. opticus* konvergieren. Das, was der Mensch im nasalen Teil seines Gesichtsfeldes sieht, wird auf der temporalen Retinahälfte abgebildet. Das, was er temporal sieht, wird nasal abgebildet. Der N. opticus führt dann zum *Chiasma opticum*. Hier kreuzen sich die Anteile des N. opticus, die Informationen aus dem temporalen Gesichtsfeld tragen, und verlaufen nun kontralateral. Die ipsilateralen Fasern des nasalen Gesichtsfeldes und die kontralateralen Fasern des temporalen Gesichtsfeldes verlaufen nun als *Tractus opticus* weiter. Der Tractus opticus gibt Fasern ab an das *Corpus geniculatum laterale*, den *Colliculus superior*, die *Area praetectalis*, den *Hypothalamus*, den *Kern des optischen Traktes*, die *blickmotorische Zentren* und an den *primären visuellen Cortex* über das Corpus geniculatum laterale. Von hier aus werden Informationen an den *sekundären visuellen Cortex* weitergeleitet. Das *Corpus geniculatum laterale* ist die wichtigste Station des Tractus opticus. Hier enden die Axone der ipsilateralen Seite und der kontralateralen Seite in unterschiedlichen Schichten. Vom Corpus geniculatum laterale führen die meisten Axone über die *Radiatio optica* zum primären visuellen Cortex. Der *Colliculus superior* ist verantwortlich für die Kontrolle der reflektorischen Blickmotorik. Die *Area praetectalis* dient der Koordinierung der Pupillenweite. Die Fasern, die zum *Hypothalamus* führen, dienen der Verknüpfung des aufgenommenen Tageslichtes mit dem endogenen zirkadianen Rhythmus.

 Merke

Das linke Gesichtsfeld wird im rechten Cortex abgebildet, das rechte Gesichtsfeld im linken.

 Klinischer Bezug

Unter experimentellen Umständen, bei denen Probanden über Tage ununterbrochen einer hellen Umgebung ausgesetzt waren, wo also die optischen Regelmechanismen des Hypothalamus ausgeschaltet waren, zeigte sich, dass ihr zirkadianer **Schlaf-Wach-Rhythmus** nicht 24, sondern 25 Stunden pro Tag beansprucht.

Der *Kern des optischen Traktes* wird von bewegungsempfindlichen Ganglienzellen der Retina erreicht. Diese Impulse werden an die Vestibulariskerne und das Kleinhirn weitergeleitet. Die *blickmotorischen Zentren des Hirnstammes* sind für die Steuerung der vertikalen Augenbewegungen und der Vergenzbewegungen verantwortlich.

17.4 Informationsverarbeitung in der Sehbahn

17.4.1 Verschaltung der Sehbahn

Siehe 17.3.2.

17.4.2 Retina

In der Retina gibt gibt es spezialisierte Zellklassen für Detail-, Farben- und Bewegungssehen.
Es können drei Gliazelltypen in der Retina unterschieden werden:

- 80 % β-Zellen (*parvozelluläres System*) mit einer hohen räumlichen Auflösung und typischen dünnen Axonen,
- 10 % α-Zellen (*magnozelluläres System*) zum Bewegungssehen und typisch schnell leitenden Axonen,
- 10 % γ-Zellen (*koniozelluläres System*) mit den dünnsten Axonen und zum Mittelhirn hin verlaufend; sie dienen zur Steuerung der *Pupillenweite* und reflektorischen *Sakkaden*.

 Merke

Die Stäbchen konvergieren in einem größeren Ausmaß zu den bipolaren Zellen als die Zapfen. Dadurch lässt sich erklären, dass die Stäbchen eher für Sensitivität im Sehen zuständig sind und die Zapfen eher für Spezifität, d. h. für das scharfe, genaue Sehen.

17.4.3 Corpus geniculatum laterale

Die Axone des Tractus opticus ziehen beidseits in das thalamische Corpus geniculatum laterale (CGL). Das CGL ist 6-schichtig, retinotop aufgebaut (**innere Netzhaut**). Die Axone des *kontralateralen* Auges enden in den Schichten 1, 4, und 6 und die des *ipsilateralen* in der Schicht 2, 3 und 5. Die α-Zell-Axone enden in den magnozellulären Schichten 1 und 2. Die von ihnen weitergeleiteten Bewegungsreize werden von dort weiter zum Kortex verschaltet. Die β-Zell-Axone enden in den parvozellulären Schichten 3–6. Diese Schichten dienen vor allem zur Verarbeitung von Farben und Formen. α-Zellen und β-Zellen projizieren vom CGL aus weiter über die **Radiatio optica** zum *primären visuellen Kortex* (V1) und weiteren Sehrindenfeldern (V2–V5).

17.4.4 Visuelle Cortices

Die Area 17 (V1), oder der primäre visuelle Kortex liegt im Okzipitallappen des Gehirns. Mehr als die Hälfte des Kortex ist an der Verarbeitung der Informationen beteiligt. Bereits in subkortikalen Bahnen werden Informationen über Farbe, Form, Bewegung und Tiefe in getrennten Bahnen verarbeitet. Im primären und sekundären visuellen Cortex werden Informationen über die Farbe, Helligkeit, Bewegung und Kontraste gemeldet. Der parietale Kortex analysiert das Wo, der temporale das Was des Gesehenen. Die Erfassung dieser Meldungen von verschiedenartigen Informationen erfolgt in unterschiedlichen Zellschichten des Cortex. Eine Schicht reagiert z. B. auf Farbspezifität, eine auf Konturen. Die Areale sind dreidimensional zu betrachten und verlaufen durch mehrere Schichten (s. 17.3.2 und Anatomie 9.7.3). Diese Analysemodule haben einen geregelten Aufbau mit *okularen Dominazsäulen*, jeweils vom rechten oder linken Auge beeinflusst. Als weitere Zellorganisation findet eine Verschaltung nach horizontalen oder vertikalen Reizen in sog. *Orientierungssäulen* innerhalb der okulären Dominanzsäulen statt.

17.4.5 Tiefenwahrnehmung

Das **binokulare Tiefensehen** beruht auf der Tatsache, dass die beiden Retinae jeweils ein unterschiedliches Bild sehen. Diese Information wird dann im Gehirn zu einem räumlichen Bild verarbeitet, d. h. zu einem Bild mit Tiefenunterschieden. Wenn man einen Gegenstand mit beiden Augen fixiert (man kann zwei unterschiedliche Gegenstände mit zwei Augen gar nicht fixieren!), dann bildet er sich bei beiden Augen auf den Ort des schärfsten Sehens, die Fovea centralis, ab. Im Gehirn kommt also von beiden Retinae das gleiche Signal an. Es entsteht ein einheitliches Bild. Die übrigen Teile der Retina werden jedoch bei beiden Augen von nicht korrespondierenden Stellen gereizt. Dadurch ent-

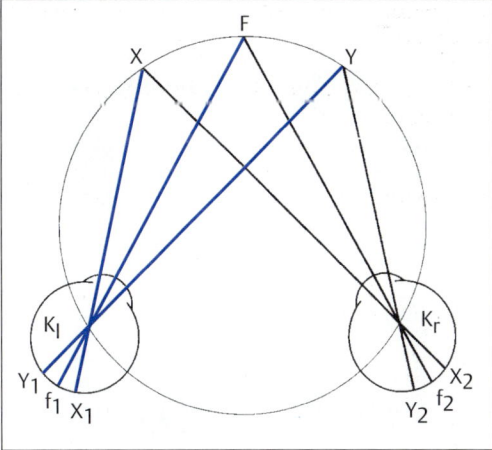

Abb. 17.**10** **Horopterkreis** (aus Keidel, Thieme 1985)

steht ein Doppelbild (**Diplopie**), das vom Gehirn aber nicht als solches, sondern als räumliches Bild interpretiert wird. Je nachdem, ob das Doppelbild *gleichseitig* oder *gekreuzt* ist, interpretiert das Auge den Gegenstand als *vor* oder *hinter* dem Fixationspunkt liegend.

Man kann feststellen, ob das Doppelbild eines Punktes A gekreuzt oder gleichseitig ist, indem man bei Fixierung eines Punktes B das Verhalten von Punkt A betrachtet. Man betrachtet ihn zuerst mit dem rechten Auge, während das linke Auge geschlossen ist, dann andersherum. Wenn beim Schließen des *rechten* Auges die *rechte* Doppelbildhälfte verschwindet, so hat man ein *gleichseitiges* Doppelbild, d. h. Punkt A liegt *hinter* dem fixierten Punkt B. Wenn beim Schließen des *rechten* Auges die *linke* Doppelbildhälfte verschwindet, so hat man ein *gekreuztes* Doppelbild, d. h. Punkt A liegt *vor* dem fixierten Punkt B.

Horopterkreis: Alle Punkte im Raum, die bei der Fixierung *eines* Punktes auf korrespondierenden Stellen der Retinae fallen, liegen auf dem *Horopterkreis*. Dieser wird gebildet, indem man einen Kreis zeichnet, der durch den fixierten Punkt und die beiden Knotenpunkte (s. Physik Kap. 7) der Augen geht (Abb. 17.**10**).

Das **monokulare Tiefensehen** ist auch möglich, indem man bestimmte „Zeichen" der Umwelt betrachtet. Wenn man Konturüberschneidungen, den Schattenwurf oder Größenunterschiede heranzieht, kann man Tiefenunterschiede auch mit nur einem Auge erahnen.

Gestaltwahrnehmung

Für die zentrale Gestaltwahrnehmung werden die durch das Auge aufgenommenen Informationen von unterschiedlichen Neuronen unterschiedlich weiter-

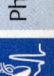

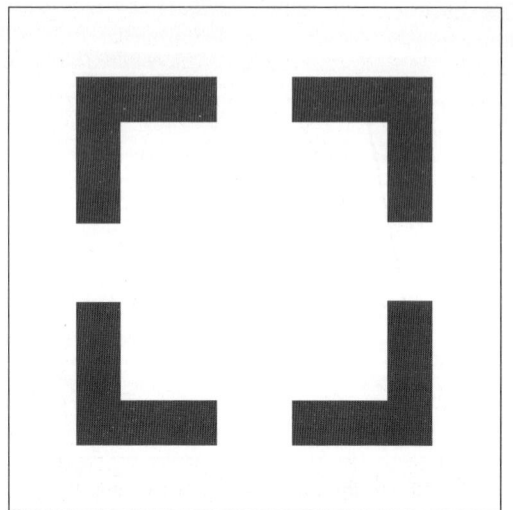

Abb 17.**11** Eine **optische Täuschung**: Der Betrachter „denkt sich" die Konturen eines Rechtecks hinzu, das gar nicht abgebildet ist

verarbeitet. Verschiedene Neuronengruppen erfassen verschiedene Aspekte des Bildes, d. h., sie werden nur durch *Konturen spezifischer Orientierung*, durch *spezifische Winkelunterbrechungen* oder *Konturunterbre-*

chungen erregt. Dadurch lässt sich im ZNS ein Gesamtbild wiederherstellen.

Optische Täuschung: Es gibt Neuronengruppen im ZNS, die auf „Scheinkonturen" mit einer *Gestaltergänzung* reagieren. Diese ermöglichen das „Dazudenken" von Details, die man gar nicht tatsächlich sieht. Dies ist die Basis von manchen optischen Täuschungen (Abb. 17.**11**)

Die **Form- und Größenkonstanz** sind, wie auch die Farbenkonstanz, eine integrative Leistung der retinalen und zentralen Verarbeitung. Diese erlaubt, dass ein Mann auch in großer Entfernung als normal großer Mann empfunden wird, obwohl seine tatsächliche Abbildung auf der Retina sehr klein ist, und dass ein rechteckiger Tisch auch von der Seite als rechteckig empfunden wird, obwohl seine Abbildung auf der Retina tatsächlich rhomboid ist.

Schielen (Strabismus) und Amblyopie

Wenn ein Erwachsener schielt, also eine Sehachse vom fixierten Punkt abweicht, sieht er Doppelbilder. Tritt das Schielen bei einem Kind vor dem 6. Lebensjahr auf, wenn sein Sehsystem noch nicht ausgereift ist, kommt es zur Ausbildung eines dominanten Auges. Dies führt zu einer zentralen Unterdrückung des Bildes des anderen Auges. Wenn die Ursache des Schielens nicht beseitigt wird, kann es zu einer starken Abschwächung der Leistung des betroffenen Auges führen. Dieser Zustand heißt *Amblyopie*.

Auditorisches System

Die Organe des Gleichgewichtssinnes (s. 15.5.2) und die des Hörens liegen *anatomisch* auf engem Raum, im Ohr, nebeneinander. Die Entwicklung der Stimme bzw. der Sprache ist *funktionell* stark mit der Entwicklung des Hörens verbunden. Aus diesen Gründen werden diese Funktionen gemeinsam behandelt.

18.1   Physiologische Akustik

18.1.1   Grundbegriffe

Der adäquate Reiz für die Cochlea sind Schallwellen. Diese entstehen durch die Schwingung der Luftmoleküle. Dabei bestehen Zonen in der Luft mit einem erhöhten Druck und solche mit einem erniedrigten. Die Druckamplitude, die dabei entsteht, nennt man **Schalldruck.** Normalerweise wird nicht mit dem Schalldruck gerechnet, sondern mit einer logarithmierten Verhältniszahl, die aus dem Quotient von Schalldruck zu einem willkürlich festgelegten Schalldruck ($2 \cdot 10^{-5}$ N/m²) besteht. Diese Zahl heißt **Schalldruckpegel** und wird in *Dezibel* (dB) angegeben. Die **Schallintensität** ist die Schallenergie, die pro Zeiteinheit durch eine Flächeneinheit hindurchtritt (angegeben in W/m²). Sie ist dem Quadrat des Schalldruckes proportional. Die **Frequenz** des Schalls ist die Anzahl der Schwingungen pro Minute und wird in Hertz (Hz = s⁻¹)angegeben. Die Wellenlänge (λ) beschreibt den Abstand zweier benachbarter Punkte gleichen Schalldruckes. Die maximale Abweichung des Schalldruckes von der Nulllinie wird als Amplitude bezeichnet. Bei Veränderungen der Wellenlänge wird der Ton höher (kleineres λ) oder tiefer (größeres λ) und bei Zunahme der Amplitude lauter bzw. bei Abnahme leiser.

$$(dB) = \log_{10} \cdot \frac{P_x}{P_0} \cdot 20$$

$$(p_0 = 2 \cdot 10^{-5} \text{ Pa})$$

Absolutschwelle (3000 Hz) bei $2 \cdot 10^{-5}$ Pa

 Merke

Ein *Ton* ist Schall mit nur einer Frequenz; ein *Klang* ist Schall, in dem mehrere Frequenzen gleichzeitig enthalten sind.

Das Hörorgan erfasst Schallwellen mit einer Frequenz zwischen 16 und 20000 Hertz. Im Alter kann die obere Hörgrenze von 20000 Hz allerdings auf bis zu 5000 Hz herabsinken. Dies nennt sich *Presbyakusis*. Die **Hörschwelle** ist der Schalldruckpegel, der erreicht werden muss, damit der Schall gehört wird. Sie ist frequenzabhängig. Am empfindlichsten ist das Ohr für Schallwellen zwischen 2000 und 5000 Hz, d.h. in diesem Bereich ist ein niedrigerer Schalldruckpegel ausreichend, damit der Schall gehört wird. Höhere und niedrigere Frequenzen benötigen dafür höhere Schalldruckpegel. Die Kurve der **Schmerzgrenze** des Hörens verläuft im oberen Teil des Schalldruckpegel-Frequenz-Diagramms und ist auch frequenzabhängig (Abb. 18.**1**).

Schallwellen mit *gleichem* Schalldruck, aber *unterschiedlicher* Frequenz haben subjektiv nicht die gleiche Lautstärke, d.h. eine Schallwelle einer bestimmten Frequenz wird bei einem bestimmten Schalldruckpegel in der Regel nicht gleich laut empfunden wie eine Schallwelle einer anderen Frequenz bei dem gleichen Schalldruckpegel. Die Zuordnung von Schalldruckpegel zu *Lautstärkepegel* auf dem Schalldruck-Frequenz-Diagramm ergibt eine *Linie der Isophone* (Abb. 18.**1**). Alle Punkte auf einer solchen Linie repräsentieren *unterschiedliche* Schalldruckpegel in unterschiedlichen Frequenzbereichen, die vom Zuhörer als *gleich laut* empfunden werden. Die Einheit des Lautstärkepegels ist das **Phon**. Die Phonskala ist bei 1000 Hz mit der Dezibelskala gleichzusetzen, in den übrigen Frequenzbereichen ist dies, wie oben erklärt, nicht der Fall.

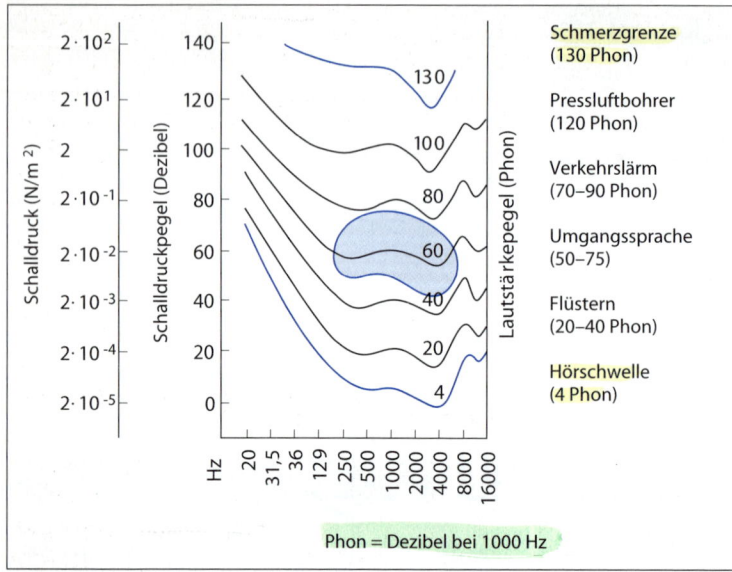

Phon = Dezibel bei 1000 Hz

Abb. 18.1 Das **Schalldruck-Frequenz-Diagramm** mit der Linie der Hörschwelle (blau), den Isophonen und dem Hauptsprachbereich (aus Vogel/Angermann, Thieme 1990)

> [!NOTE]
> ## Merke
>
> Der *Schalldruckpegel* ist ein objektives, messbares Maß; der *Lautstärkepegel* ist ein subjektives Maß, das vom Hörer abhängt.

 2 done : bei gleicher Fr. doppelt so laut empf.

Die **Lautheit** ist ein Maß dafür, wie der Zuhörer den Zuwachs des Schalldruckpegels empfindet. Sie wird gemessen, indem man der Versuchsperson die Aufgabe gibt, einen Ton n-mal so laut einzustellen wie einen Vergleichston von 1000 Hz und 40 dB. Die Lautheit wird in *Sone* angegeben.

Die **Unterschiedsschwelle**, die besagt, bei welchem Schalldruckpegelunterschied zwei Töne der gleichen Frequenz bereits als unterschiedlich empfunden werden, ist sehr klein. Im Hörschwellenbereich beträgt sie 3 bis 5 dB und ab 40 dB über der Hörschwelle nur noch 1 dB.

Die **Hörfläche**, also der menschliche Hörbereich, liegt bei einer Frequenz zwischen 16 und 20 000 Hz und bei einem Lautstärkepegel zwischen 4 und 130 Phon. Das Hauptsprachgebiet, in dem die Frequenzen und Schalldruckpegel des Sprechens liegen, ist aus Abb. 18.1 ersichtlich. *300 – 3000 Hz*
40 – 80 Phon

18.1.2 Testverfahren

Um Aufschluss über eventuelle Hörschädigungen und ihre Ursachen zu bekommen, stehen dem Kliniker unterschiedliche Hörprüfungen zur Verfügung.

Stimmgabelverfahren

Zwei Hörprüfungen, die mit einer Stimmgabel durchgeführt werden, beruhen auf dem Phänomen der Knochenleitung. Diese sind der Weber-Versuch und der Rinne-Versuch (s. a. 18.3).

Beim **Weber-Versuch** wird der Griff einer schwingenden 256-Hz-*Stimmgabel* auf die Mitte des Schädels gestellt.

- Der *gesunde Proband* gibt an, den Schall tatsächlich in der Mitte, d. h. auf beiden Ohren gleich stark, zu hören.
- Wenn der Proband den Schall auf der gesunden Seite stärker hört, liegt eine *Schallempfindungsschwerhörigkeit* (Innenohrschwerhörigkeit) der anderen Seite vor.
- Wenn der Proband den Schall auf der kranken Seite stärker hört, liegt eine *Schallleitungsschwerhörigkeit* dieser Seite vor, er *lateralisiert* also auf die kranke Seite. *fehlender Maskierungseffekt*

Beim **Rinne-Versuch** wird die schwingende Stimmgabel zuerst auf den *Warzenfortsatz* aufgesetzt. Wenn der Proband angibt, den Ton nicht mehr zu hören, wird die Stimmgabel vor das Ohr gehalten. Wenn der Proband den Ton nun wieder hört, ist der Test positiv, wenn er ihn nicht hört, ist er negativ.

- **Rinne-positiv** ist der Versuch beim Gesunden und beim Schallempfindungsschwerhörigen.
- **Rinne-negativ** ist der Versuch beim Schallleitungsschwerhörigen.

> [!NOTE]
> ## Merke
>
> Anhand des Weber-Versuchs oder des Rinne-Versuchs *allein* kann man nicht feststellen, welches Ohr erkrankt ist und ob eine Schallleitungsschwerhörigkeit oder eine Schallempfindungsschwerhörigkeit vorliegt. Nur die *Kombination* der Ergebnisse beider Tests erlaubt eine genauere Aussage.

Klinischer Bezug

Ist z. B. das Ergebnis des Weber-Versuchs eine Lateralisation nach rechts und des Rinne-Versuchs beidseits positiv, bedeutet dies eine **Schallempfindungsschwerhörigkeit** links.

Audiometrie

Bei der **subjektiven Audiometrie** werden dem Probanden Töne unterschiedlicher Frequenz vorgespielt. Dabei wird bei jedem Ohr einzeln die *Luftleitung* überprüft. Der Ton ist dabei zuerst unterschwellig, der Schalldruck wird langsam erhöht. Notiert wird die Hörschwelle des Probanden für jeden Ton. Liegt

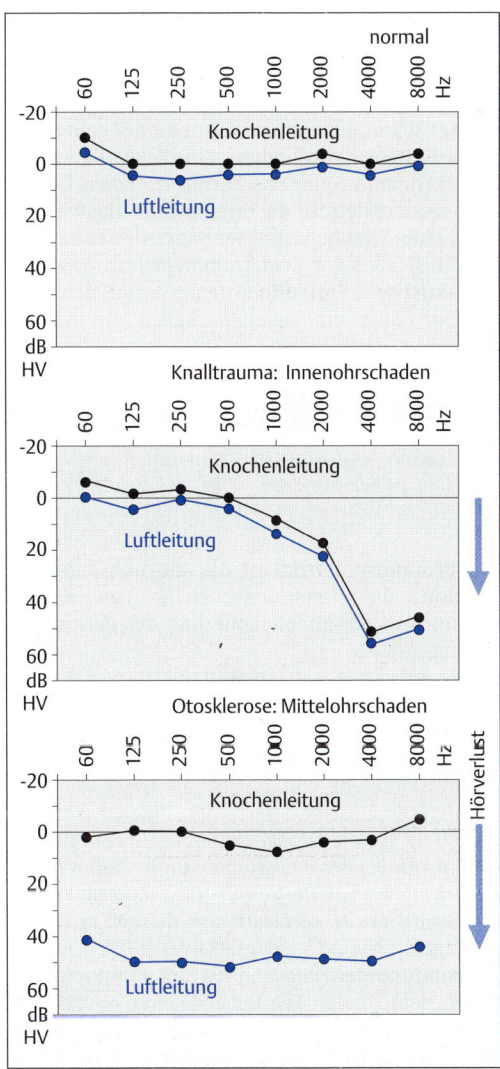

Abb. 18.**2 Schwellenaudiogramme** (aus Klinke/Silbernagl, Thieme 2001)

sie unterhalb der normalen Hörschwelle, spricht man von einem Hörverlust, der in Dezibel angegeben wird. Zur Überprüfung der Knochenleitung wird ebenso geprüft nur wird auf das Mastoid ein Vibrator aufgesetzt. Bei einem Mittelohschaden sind nur die Luftleitungsergebnisse verschlechtert (Abb. 18.**2**).

Bei der **Sprachaudiometrie** werden dem Probanden unterschiedliche genormte Worte und Silben auf Tonband vorgespielt. Dabei wird sein Sprachverständnis geprüft.

Bei der **Hirnstammaudiometrie** (**BERA**) werden die im Hirnstamm auftretenden akustisch evozierten Potenziale aufgezeichnet, die aufgrund eines regelmäßig auftretenden Klickens am Ohr entstehen. Diese Potenziale entstehen in den zahlreichen Schaltstationen der Hörbahn. *(Synapse verschaltung)*

Klinischer Bezug

Von dem akustisch evozierten Potenzial (**BERA**) wird in der Neurologie Gebrauch gemacht, denn es kann zur Überwachung des Hirnstammzustandes dienen.

18.2 Gehörgang und Mittelohr

Das Ohr ist in drei Bereiche unterteilt. Diese sind das äußere Ohr, das Mittelohr und das innere Ohr (s. Anatomie 11.2–11.4). Alle diese Bereiche sind am Hörvorgang beteiligt. Deshalb können Anomalien oder Erkrankungen in jedem dieser Gebiete zu einer Schwerhörigkeit führen. Das äußere Ohr und das Mittelohr sind an der Schallleitung beteiligt, das Innenohr enthält die neuronalen Rezeptoren.

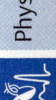

Physiologie

Merke

Am *Hören* sind das äußere Ohr, das Mittelohr und das Innenohr beteiligt, am *Gleichgewichtssinn* jedoch nur das Innenohr.

Schallleitung

Luftleitung: Die Schallwellen gelangen durch die *Ohrmuschel* und den *Gehörgang* (*äußeres Ohr*) an das *Trommelfell*. Das äußere Ohr hat damit die Funktion der Schallleitung. Die Ohrmuscheln haben die Aufgabe des Schallempfanges und spielen bei der Richtungsbestimmung der Schallquelle eine Rolle (s. 18.3).

Klinischer Bezug

Eine plötzlich auftretende **Schwerhörigkeit** kann durch die Entstehung eines großen Cerumenpfropfes (Ohrenschmalz) verursacht werden. Die Entfernung des Pfropfes „heilt" die Schwerhörigkeit sofort.

Erreicht eine Schallwelle das Trommelfell, so wird dieses in Schwingung versetzt. Die Schwingung wird auf die *Gehörknöchelchen* (*Malleus, Incus* und *Stapes*) im *Mittelohr* übertragen (*ossikuläre Schallleitung*) und von dort auf die Membran des *ovalen Fensters*. Diese Übertragung vom Trommelfell zum ovalen Fenster über die Gehörknöchelchen dient der *Impedanzwandlung* (= Schallwellenwiderstandswandlung). Ohne diese Umwandlung würden 98 % des Schalls am ovalen Fenster reflektiert werden. Der Schalldruck (Druck = Kraft/Fläche) muss also vergrößert werden. Durch die Flächenverkleinerung Trommelfell/ovales Fenster und die Krafterhöhung durch die Hebelwirkung der Gehörknöchelchen kommt es zur Schallverstärkung. Mit der Impedanzwandlung wird somit bewirkt, dass nur noch 30 % des Schalls reflektiert werden. Der *M. tensor tympani* und der *M. stapedius* setzen am Manubrium des Malleus und am Stapedius an. Durch reflektorische Kontraktion bei Schallbelastungen wird zum einem das Trommelfell gespannt bzw. die Bewegung des Stapedius gehemmt. Es kommt zu einer Verminderung der Impedanzwandlung und somit zu einer reduzierten Schallübertragung.

Das Mittelohr ist durch die *Tuba auditiva* mit dem *Pharynx* verbunden. Wenn man schluckt oder kaut, öffnet sie sich und bewirkt eine Belüftung des Mittelohrs. Dadurch wird erreicht, dass das Mittelohr den gleichen Luftdruck hat wie die Außenluft.

Klinischer Bezug

Schwankungen des äußeren Luftdrucks (beim Bergsteigen oder im Flugzeug) bewirken einen Druckunterschied, den man als **„Druck auf den Ohren"** empfindet.

Auch über die **Knochenleitung** können Schallwellen die Cochlea erreichen. Schallwellen setzen dabei den ganzen Schädel in Schwingungen, die direkt über die Knochen zur Cochlea gelangen.

18.3   Innenohr

Siehe auch Anatomie 11.4.

Wanderwellentheorie

Die neuralen Rezeptoren des Hörens befinden sich in der Cochlea. Wird das ovale Fenster in Schwingung versetzt, so kommt es zu einer Volumenverschiebung der *Perilymphe* in der *Scala vestibuli*, die hinter dem *ovalen Fenster* liegt. Wären die *Basilarmembran* und die *Reissner-Membran* (die Wände der *Scala media*, die mit *Endolymphe* gefüllt ist) starr, so würde die Welle, die durch die Volumenverschiebung entstanden ist, bis zum *Helicotrema* wandern, auf die peri-

lymphgefüllte *Scala tympani* übergehen und an der Membran des *runden Fensters* enden. Dies ist jedoch nicht der Fall. Die Wände geben nach. Deshalb kann es sein, dass eine Welle nicht ganz zum Helicotrema wandert, sondern schon früher zur Scala tympani „umsteigt" und zum runden Fenster gelangt. Die Wellenlänge der Wanderwelle wird entlang der Scala vestibuli immer kürzer, die Amplitude bis zu einem Maximum jedoch immer größer. Die Stelle, an der die Welle ihr Maximum erreicht, ist für jede Schallwellenlänge charakteristisch. Je länger die Schallwellenlänge ist (und je tiefer die Frequenz), desto weiter wandert die Wanderwelle in der Scala vestibuli.

Rezeptorpotenzialgenese

Die Schwingungen, die auf die Scala media übertragen werden, bewirken eine Relativbewegung der *Tektorialmembran* zur Basilarmembran. In der Basilarmembran sind die *Haarzellen*, die Rezeptoren des Hörorgans, eingebettet. Ihre *Stereozilien* stehen mit der Tektorialmembran, die aus einer gallertigen Masse besteht, in Verbindung. Eine Relativbewegung bewirkt demnach eine Abscherung der Zilien. Dies ist der adäquate Reiz für die Erregung der Haarzellen. Die aktiven Schwingungen der Haarzellen können im Anschluss auch vor dem Trommelfell als evozierte **oto-akustische Emissionen** gemessen werden. Liegt z. B. bei einem ein Innenohrschaden vor, würden diese Emissionen fehlen.

Klinischer Bezug

Die Messung **oto-akustische Emissionen** erfolgt bei Säugling die keine Angaben über das Gehörte machen können, zur Feststellung eines Innenohrschadens.

Das **Bestandspotenzial** ist das Innenohrpotenzial, das durch die unterschiedlichen Na^+- und K^+-Verteilungen in der Endolymphe und der Perilymphe auftritt.

Die Endolymphe hat ein Bestandspotenzial (s. u.) von +80 mV, die Haarzelle ein Ruhepotenzial von –70 mV. Da die Endolymphe die gleiche K^+-Konzentration hat wie die Haarzelle, herrscht allein die Potenzialdifferenz von 150 mV als treibende Kraft für den K^+-Einstrom nach der Zilienabscherung und somit für die *Depolarisation* der Haarzelle und die Entstehung des *Rezeptorpotenzials*. Dadurch entsteht nach *Transmitterfreigabe* das *Aktionspotenzial* der Fasern des *N. cochlearis* aus dem *N. vestibulocochlearis*.

Mikrophonpotenziale können am Promontorium neben dem runden Fenster abgeleitet werden. Sie entsprechen dem extrazellulär ableitbaren Anteil der Rezeptorpotenziale und geben den zeitlichen Schalldruckverlauf wie ein Mikrophon wieder.

Frequenz: 1.) ortsprinzip (Ort Max. = Frequenz (Wellenlänge)? abhängig eHz
2.) phasengekoppelt (Zeitpunkte der APs
in Beziehung
zur Höhe)   18.4 Hörbahn   663

Ortsprinzip bei der Schallübertragung

Im Innenohr wird der Schall, ähnlich der Kodierung der Bilder in der Retina, neuronal kodiert. Dabei unterscheidet man **vier Qualitäten**:

- Die *Frequenz* wird, wie bereits beschrieben, anhand der unterschiedlichen Maxima der Wanderwelle entlang der Scala vestibuli kodiert.
- Die *Schallintensität* wird durch die Frequenz der Aktionspotenziale der afferenten Nervenfasern und durch die Rekrutierung benachbarter Nervenfasern kodiert. = spätere AP (gemäß Schalldruck)
- Die *Schallrichtung* wird dadurch erkannt, dass der Schall das abgewandte Ohr später und mit geringerer Intensität erreicht. Die Ohrmuschel hilft dabei in der Feststellung, ob der Schall von oben, von der Seite, etc. kommt.
- Die *Entfernung der Schallquelle* wird dadurch erkannt, dass die Komponenten im höheren Frequenzbereich mehr gedämpft werden. Je weiter entfernt die Schallquelle ist, desto weniger hohe Frequenzen werden übertragen.

Klinischer Bezug

Bei tauben Patienten wird ein **Cochlea-Implantat** angewandt. Dabei wird eine Elektrode entlang des Hörnerves in die Cochlea implantiert. Das Hörgerät wird außerhalb des Körpers getragen und simuliert am Nerven Reizmuster, die einem Schallreiz entsprechen. So wird z.B. tauben Kindern das Erlernen von Sprache überhaupt erst ermöglicht.

Codierung in afferenten Nervenfasern

Die in der Cochlea codierten Orte bleiben im Verlauf der gesamten Hörbahn (Abb. 18.**3**) erhalten (cochleotope Gliederung). In der Cochlea erfolgt nur eine Umwandlung in Impulse, nicht eine Auswertung der Reize.

Pathophysiologie

Wie bei der Beschreibung von Rinne- und Weber-Versuch bereits erwähnt, kann man Hörstörungen grundsätzlich unterteilen in

- *Schallleitungsschwerhörigkeit* und
- *Schallempfindungsschwerhörigkeit*.

Schallleitungsschwerhörigkeit beinhaltet alle Störungen des äußeren und des Mittelohres, Schallempfindungsschwerhörigkeit beinhaltet die Störungen des Innenohres.

Die **sensorische Aphasie** ist eine Erkrankung, bei der das *Sprachverständnis* gestört , das Sprechen aber flüssig ist. Die Störung des Sprachverständnisses beruht nicht auf einer Störung des Ohres, sondern vielmehr auf einer Schädigung des *Schläfenlappens*, der so genannten *Wernicke-Sprachregion*.

Die Fasern des N. vestibulocochlearis ziehen zum *Nucleus cochlearis ventralis* und zum *Nucleus cochlearis dorsalis* der Medulla oblongata. Die Fasern sind hier nach Frequenz geordnet. Die nächste Station ist die obere *Olive* der eigenen und der anderen Seite. Hier werden die Eingänge der beiden Ohren verglichen (Schallrichtungskalkulation). Nach dieser Verschaltung verlaufen die Fasern zum *Nucleus lemniscus lateralis* der Gegenseite und weiter zum *Colliculus inferior*. Von hier aus verläuft die Hörbahn zum *Corpus geniculatum mediale* und schließlich zum *primären Cortex* (Heschl-Windungen/Brodmann-Area 41).

Die **funktionelle Organisation des Hörsystems** ist komplex. Ab dem Nucleus cochlearis dorsalis in Richtung höhere Hörbahn bedarf es immer mehr einer besonderen Eigenschaft des Schalls, um bestimmte Neurone zu erregen. Diese haben spezialisierte Antworteigenschaften, analog der Spezialisierung im visuellen System (Farbspezifität, Off-Center- und On-Center-Neuronen). Sie reagieren auf bestimmte Töne, bestimmte Frequenzen, bestimmte Frequenzänderungen, bestimmte Amplituden, etc. mit Hemmung oder Erregung. Durch diese mehrfache Informationskodierung wird eine genaue Mustererkennung gewährleistet (Abb 18.**3**).

Die Testung der Hörbahn erfolgt mit Hilfe von evozierten *Hirnstammpotenzialen* (s. 18.1.2).

Physiologie

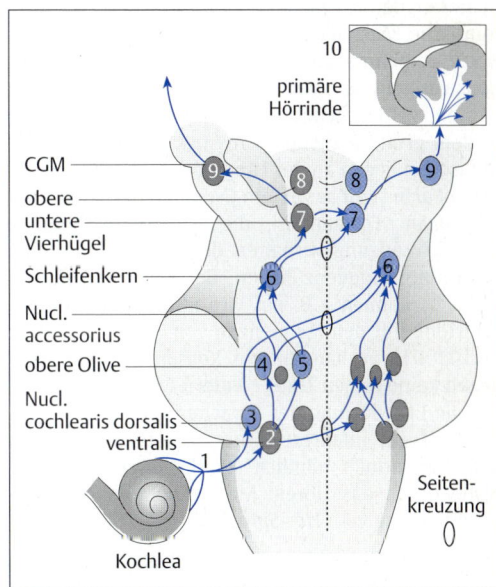

Abb. 18.**3 Hörbahn**   (aus   Silbernagl/Despopoulus, Thieme 2001)

Richtungs- und Entfernungshören

Durch Auswertung der in den oberen Oliven eintreffenden Aktionspotenziale, werden Lautstärken und Laufzeitunterschiede zwischen beiden Ohren festgestellt und die Richtung und Entfernung der Schallquelle ermittelt. Dabei werden Richtungsunterschiede bis zu 3° bemerkt.

Dieses **binaurale Hören** ermöglicht bei lauter Umgebung das herausfiltern z.B. der Sprache des Gesprächpartners. Hält man sich ein Ohr zu, geht die Fähigkeit verloren.

18.5   Sprachbildung und Sprachverständnis

Siehe auch 15.8.5 und Phonationsorgane Anatomie 5.4.

18.5.1   Stimmbildung

Die Stimme und die Sprache dienen vor allem der Kommunikation und unterscheiden den Menschen von allen anderen Lebewesen.

An der Stimmbildung sind mehrere Organe beteiligt. Die *Trachea* und die *Bronchien* bilden den *Windraum*. Die *Stimmlippen* bilden den Spalt, durch den die Luft aus dem Windraum strömt. Dabei geraten sie in *Schwingung* und Töne entstehen in Abhängigkeit von der Frequenz der Stimmlippenschwingung. Der *Pharynx* und die *Mundhöhle* bilden das *Ansatzrohr*, das für die *Artikulation* zuständig ist.

Die Form des Ansatzrohrs kann durch die *Muskulatur* in diesem Bereich geändert werden (Kaumuskulatur, mimische Muskulatur, Zungenmuskulatur, Rachen- und Gaumenmuskulatur). Dadurch wird die *Resonanz* verstellt, und verschiedene Vokale und Konsonanten werden gebildet. Individuelle Unterschiede in dem grundsätzlichen Schwingungsverhalten der Menschen liegen an der Länge der Stimmlippen.

Ein *Vokal* besteht aus einem *Grundton* und mehreren *Obertönen* (Formanten), die jeweils unabhängig vom Schwingungsverhalten des Individuums eine bestimmte Frequenz haben. Bei einer Person, die „i" sagt, können z.B. ein Grundton und mehrere Obertöne mit den Frequenzen von 300 Hz, 2000 Hz und 3100 Hz vorhanden sein. *Konsonanten* sind hingegen keine reinen Töne, sondern Geräusche.

Für die Entwicklung der Sprache und für das Sprechen ist ein intaktes Hörorgan notwendig. Beim Sprechen erfolgt nämlich ständig eine Selbstkontrolle durch das Hören. Man spricht in dem Zusammenhang vom *Hör-Sprach-Kreis*.

Klinischer Bezug

Gehörlose **Kinder** lernen aufgrund ihrer fehlenden Hörfunktion von sich allein das Sprechen nicht, sie müssen hierzu mit gezielter Unterstützung angeleitet werden.

Nach der operativen *Entfernung des Larynx* kann der Patient mit der so genannten **Ösophagussprache** wieder sprechen lernen. Dabei wird Luft verschluckt, die dann bei ihrem Austritt aus dem Ösophagus Resonanzschwingungen erzeugt.

Organisation der Sprachbildung

Die *Koordination* von Kehlkopfmuskulatur, Atmung, Zunge- bzw. Mundmuskulatur erfolgt über das **Broca**-Sprachzentrum. Von hier verlaufen Bahnen über den Hirnstamm zu Hirnnervenkernen und zum Kleinhirn. Dort erfolgt die Aktivierung die verschiedenen Muskelgruppen und der Atmung.

Klinischer Bezug

Die **motorische Aphasie** entsteht, wenn das *Broca-Sprachzentrum* geschädigt wird. Obwohl die primäre motorische Hirnrinde für die Sprechmuskulatur, die entsprechenden Hirnnerven, ihre Kerne und der periphere Sprechapparat unbeschädigt sind, geht dabei die Fähigkeit zu sprechen verloren.

Eine **Lähmung des N. recurrens**, der für die Bewegung der Stimmlippen zuständig ist, verursacht einen Stillstand der Stimmlippen. Sie können dadurch die Frequenz und die Lautstärke der Stimme nicht mehr modulieren. Die Stimme wird leise und monoton.

18.5.2   Sprachverständnis

Für das *Sprachverständnis* ist ein vom Broca-Zentrum anatomisch weit entferntes Kortexareal zuständig. In der **Wernicke-Region** laufen Informationen aus visuellen Assoziationfeldern und akustische Signale zusammen. Eine Verbindung zum Broca-Zentrum besteht über den Fasciculus arcuatus.

Der **Gyrus angularis** als Teil des Assoziationskortex verschaltet Information zur Sprachinterpretation. Ein Ausfall zeigt sich dadurch das vorgesprochene Sätze nicht wiederholt werden können.

Klinischer Bezug

Bei Schädigungen der Wernicke Region kommt es zur **sensorische Aphasie**, bei der ein Patient bei intaktes Gehör den sprachlichen Inhalt nicht verstehen kann.

Bei Schädigungen des Gyrus angularis kann es zu einer **Alexie** kommen. Der Betroffene kann sein Geschriebenes nicht lesen und interpretieren.

Chemische Sinne

19.1 Grundlagen der chemischen Sinne

19.1.1 Einteilung, morphologische Grundlagen und sensorische Funktionen

Geruch, Geschmack und trigeminaler chemischer Sinn

Im Laufe der Evolution haben sich hochempfindliche Sinnessysteme für das Erkennen von chemischen Reizen entwickelt. Bei Säugetieren sind vier chemische Sinne bekannt – mehr oder weniger stark ausgeprägt: *trigeminaler (allgemeiner) chemischer Sinn*, *Geruchssinn*, *Geschmackssinn* und *vomeronasales Organ* (VON s. Abb. 19.**2**), dessen Bedeutung für den Menschen noch nicht abschließend geklärt ist. Obwohl auch die drei anderen chemischen Sinne beim Menschen nicht so stark ausgeprägt sind wie

bei vielen Säugetieren, spielen sie dennoch eine wichtige Rolle, da sie sein Verhalten beeinflussen und ein Gefühl der Lebensfreude über den Nahrungsmittelgenuss vermitteln.

- Der *allgemeine chemische Sinn* nimmt die chemischen Reize durch freie Nervenendigungen in den Schleimhäuten von Mund, Nase und Rachen wahr.
- Rezeptoren des *Geschmackssinnes* sind die Geschmacksknospen in der Schleimhaut von Mund und Rachen,
- der *Geruchssinn* wird über das Riechepithel in der Nase angesprochen.

Sinneszellen der Zunge

Das Geschmacksorgan besteht aus den Geschmackssinneszellen, deren Trägerstrukturen hauptsächlich auf der Zunge liegen; aber auch in der Schleimhaut des weichen Gaumens, des Pharynx, des Larynx und des oberen Ösophagusteiles befinden sich Ge-

Physiologie

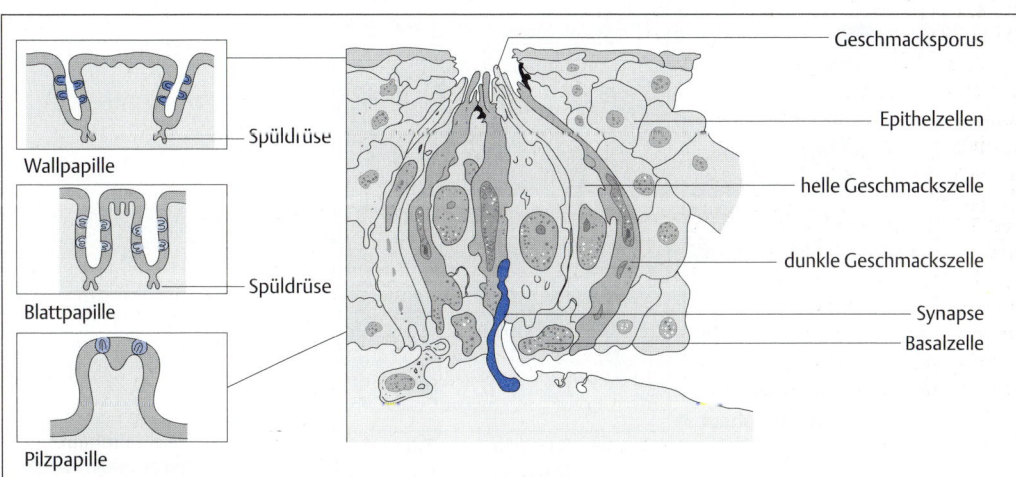

Abb 19.**1** Aufbau einer **Geschmacksknospe** (aus Klinke/Silbernagl, Thieme 2001)

Wallpapille — Spüldrüse
Blattpapille — Spüldrüse
Pilzpapille

Geschmacksporus
Epithelzellen
helle Geschmackszelle
dunkle Geschmackszelle
Synapse
Basalzelle

schmacksrezeptoren. Diese Geschmackssinneszellen sind sekundäre Sinneszellen und bilden in Gruppen von etwa 50–100 Zellen eine der ca. 5000 *Geschmacksknospen* des erwachsenen Menschen. Auf der Oberfläche der Zunge lassen sich drei Typen von *Geschmackspapillen* unterscheiden, in die die Geschmacksknospen eingebettet sind: Pilzpapillen, Blätterpapillen und große Wallpapillen. Die einzelnen Geschmacksknospen besitzen apikal Mikrovilli, die die Rezeptoroberfläche vergrößern und in den Geschmacksporus hineinragen, der sich zur Zungenoberfläche und damit zur Mundhöhle öffnet (s. Anatomie 5.4.5). Die Geschmackszellen unterliegen einer Mauserung, d.h. sie erneuern sich in einem etwa zehntägigen Zyklus.

Sinneszellen des Geruchs

In der *Regio olfactoria* liegen die primären Sinneszellen des Geruchs. Dieses sind die Riechepithelzellen die sich in der Nasenschleimhaut der Kuppeln der Nasenhöhlen befinden (s. Anatomie 5.4.1 und Abb. 19.**2**).

> **Merke**
>
> Die Riechepithelzellen sind die einzigen Neurone des reifen Nervensystems, die zu einer mitotischen Teilung fähig sind. Sie tauschen sich laufend aus und haben eine Lebensspanne von 60 Tagen.

Die Sinneszellen sind längliche Zellen, die die ganze Höhe der Nasenschleimhaut durchziehen und apikal jeweils zwischen 5 und 20 Zilien besitzen. Diese Zilien dienen der Vergrößerung der chemorezeptiven Oberfläche. Basal befindet sich ein Axon, das sich mit mehreren Axonen und einer umhüllenden Schwann-Zelle zu einem *Filum olfactorium* zusammenlegt. Alle diese Bündel zusammen bilden den *N. olfactorius.* Dieser durchbricht die Lamina cribrosa und endet im *Bulbus olfactorius* (s. Anatomie 5.5.1).

Interaktionen

An der Wahrnehmung eines chemischen Reizes ist meist mehr als nur ein Sinn beteiligt; man spricht von einer *Funktionsüberschneidung* der drei chemischen Sinne. Beim Kauen von Speisen werden durch die Verbindung zwischen Mund und Nase sowohl der Geschmackssinn als auch der Geruchssinn angesprochen. Die Wahrnehmungen beim Essen werden aber dem Geschmackssinn zugeordnet, obwohl der Geruchssinn mehr Information über die Speisenzusammensetzung vermittelt.

19.1.2 Schutzreflexe, viszerale und sekretorische Reflexe

Die Reflexe zum Schutz des Organismus vor gelösten oder flüchtigen Schadstoffen sind die Hauptaufgabe des *trigeminalen chemischen Sinnes.* Werden Reizstoffe oder bestimmte Geruchs- und Geschmacks-

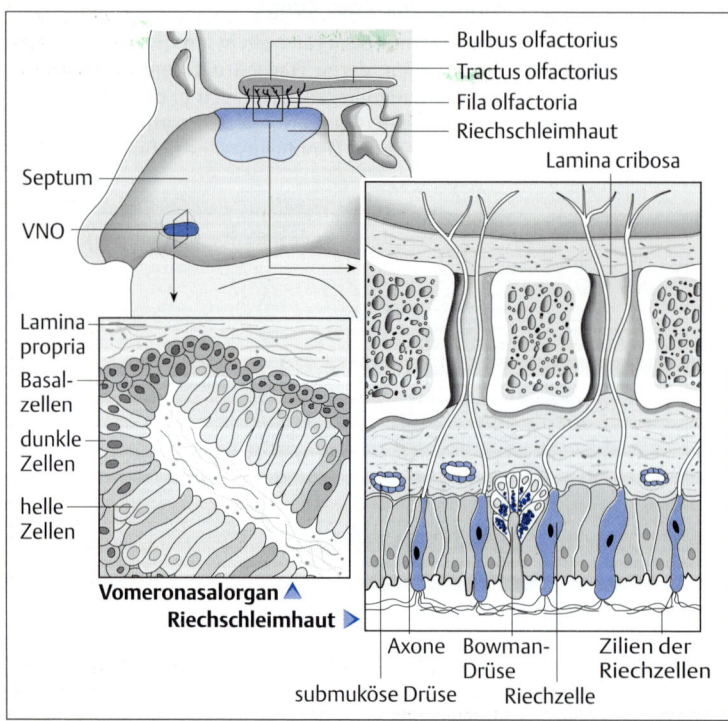

Abb 19.**2** Lage und Aufbau der **Riechschleimhaut** und des **vomeronasalen Organs (VNO)** (nach Klinke/Silbernagl, Thieme 2001)

stoffe (z. B. beim Schneiden von Zwiebeln oder beim Verzehr einer scharf gewürzten Speise) in genügend hoher Konzentration angeboten, treten Empfindungen wie Brennen und Stechen in Auge, Nase, Mund und Rachen auf. Es werden reflektorische Reaktionen hervorgerufen, die eine Verminderung der Reizstoffkonzentration und somit eine Verringerung der Reizwirkung zum Ziel haben; dazu gehören die Tränen-, Schleim- und Speichelsekretion, der Lidschluss profuses Schwitzen, Erbrechen, Niesen und Husten. Bei starken gasförmigen Reizen treten auch Glottisschluss und Atemstillstand als Reflex auf.

Leitungsbahnen und Zentren der Schutzreflexe

Die Fasern des **Niesreflexes** verlaufen afferenten von freien Nervenendigungen in den Schleimhäuten von Auge, Nase und Mund (chemosensible Rezeptorneurone) ausgehend und gehören dem N. trigeminus an. Sie reagieren meist nur auf chemische Reize. Die von ihnen gesendeten Signale an den spinalen Trigeminuskern werden mit anderen nozizeptiven Informationen an den Vorderseitenstrang weitergegeben. Auch in den benachbarten Nucleus solitarius werden Teile der Signale geleitet.

Im Bereich der Medulla oblangata, dem verlängerten Rückenmark, liegen die Kerngebiete für den **Würgreflex** und in der **Area postrema** das Kerngebiet für den **Brechreflex**. Dabei können auf verschiedenen Wegen Reize auf das Brechzentrum wirken. Dazu Zählen Reize durch das Gleichgewichtsorgan (z.B. Drehschwindel), Giftstoffe im Blut, viszerale Reize aus dem Magen Darm Trakt (N. vagus und N. splanchnici). Auch über eine hormonelle Stimulierung im Rahmen einer Schwangerschaft kommt es zu Erbrechen.

Klinischer Bezug

Ein Ausfall des Brechreflexes durch Schädigungen des Hirnstammes, könne bei bewusstlosen Personen zu Erbrechen und anschließender Aspiration des Erbrochenen und damit verbundener **Aspirationspneumonie** führen.

19.2   Geschmack

Der Geschmackssinn hat zwei Aufgaben:
- *Nahrungskontrolle* durch Prüfung der aufgenommenen Nahrung auf Genießbarkeit und Warnung bei ungenießbaren oder giftigen Speisen (z.B. bei bitteren Mandeln),
- *Auslösung der Speichel und Magensaftproduktion* und somit Einleitung von Verdauungsprozessen.

Der Geschmackssinn ist ein *Nahsinn*, d.h. die Geschmackswahrnehmung erfolgt nur, wenn die chemischen Reize direkt, also im Mund wirken.

19.2.1   Geschmacksqualitäten

Vier Qualitäten des Geschmacks

Der Mensch kann mit seinen Geschmacksknospen vier unterschiedliche Geschmacksrichtungen erkennen: *süß*, *sauer*, *bitter* und *salzig*. Auf der Zunge lassen sich bevorzugte Lokalisationen und auch Überlappungen dieser vier Geschmacksqualitäten finden: süß wird am stärksten an der Zungenspitze empfunden, sauer an den seitlichen Rändern der Zunge, bitter wird verstärkt am Zungengrund geschmeckt und salzig an der Spitze und den Rändern (Abb. 19.3). Der bittere Geschmack ist warnt uns dabei vor verdorbenen Speisen. Die einzelne Geschmackssinneszelle reagiert meist nicht nur auf eine spezifische, sondern auf zahlreiche Geschmacksrichtungen – wenn auch mit unterschiedlicher Empfindlichkeit.

Beim Nahrungsmittelgenuss können nur die Geschmacksqualitäten süß, sauer, bitter und salzig und Kombinationen der vier Grundgeschmäcke dem Geschmackssinn zugeordnet werden – ein Großteil der Empfindungen und Informationen wird über den Geruchssinn (Aroma) und die somatoviszerale Sensibilität (Temperatur, Struktur, Konsistenz) vermittelt. Auch der allgemeine chemische Sinn ist an Geschmacksempfindungen beteiligt: die *Schärfe* des Senf-„Geschmacks" wird zum Teil über ihn vermittelt.

Wahrnehmungs- und Unterschiedsschwelle

Die Geschmacksmoleküle, die wasserlöslich sein müssen, diffundieren durch den Porus der Geschmacksknospe zu den Mikrovilli der Geschmacks-

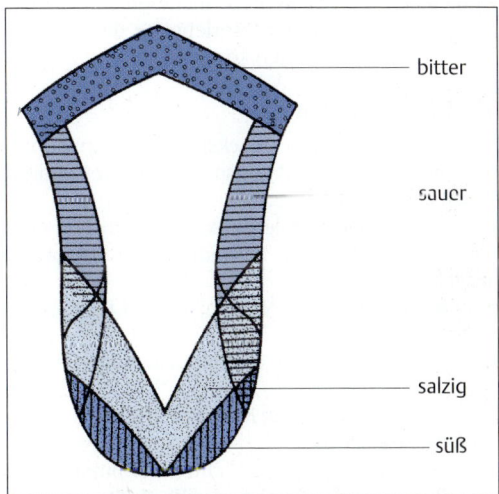

Abb. 19.3 Die **Verteilung der Empfindlichkeit** der Zunge auf die vier Geschmacksrichtungen (aus Cotta, Thieme 1990)

Tab. 19.**1** **Absolutschwellen** für Geschmacksstoffe bei Reizung der gesamten Mundhöhle (aus Klinke/Silbernagl, Thieme 2001)

Qualität	Geschmacksstoff	Konzentration (mol/l)
süß	Glucose	10^{-1}
	Saccharose	10^{-2}
	Saccharin	10^{-5}
sauer	HCl und andere Säuren	10^{-3}
salzig	NaCl und andere Salze	10^{-2}
bitter	Coffein	10^{-3}
	Chinin	10^{-5}
	Strychnin	10^{-6}

sinneszellen. Hier verursachen sie ein Rezeptorpotenzial der Geschmackszelle, das eine Transmitterfreisetzung bewirkt. Dadurch entsteht ein Signal in der primären afferenten Nervenfaser. Ein Geschmacksmolekül reizt eine bestimmte Population an Geschmackszellen, wodurch das Geschmacksmolekül im ZNS identifiziert werden kann, ähnlich wie bei der Geruchsfunktion.

Bei der Beurteilung der Geschmacksfunktion bei unterschiedlichen Geschmacksstoffen unterscheidet man zwischen einer *Absolut-, Erkennungs-* und *Unterscheidungsschwelle*, wobei die Definition dieser Begriffe mit den Definitionen bezüglich der Geruchsfunktion parallel ist. Im Bereich der Absolutschwelle, wenn die Erkennungsschwelle noch nicht erreicht wurde, schmecken auch salzige Lösungen süß. Der Bereich der Absolutschwelle für verschiedene Stoffe ist Tab. 19.**1** zu entnehmen.

Ageusie ist das Fehlen der Geschmacksfunktion. **Hypogeusie** ist die herabgesetzte Geschmacksfunktion. **Dysgeusien** sind dem Reiz nicht entsprechende, meist schlechte Geschmackserlebnisse, die vor allem bei Carcinomen auftreten können.

19.2.2 Sensoren

Für die einzelnen Geschmacksqualitäten laufen unterschiedliche Transduktionsprozesse in den Sinneszellen ab.

Es werden Ionen Kanäle direkt angesprochen oder nach Rezeptorbindung Kaskaden über G-Proteine ausgelöst.

- salzig – Öffnung von Na-Kanälen und Einstrom in die Zelle.
- sauer – Blockade von membranständigen K^+-Kanäle.
- süß – Zucker binden an Rezeptoren und lösen eine cAMP Kaskade aus.
- bitter – Bitterstoffe und Nichtzucker binden auch an Rezeptoren und lösen eine IP_3-Kaskade aus.

Alle Vorgänge führen letztlich zu einer Depolarisation der Sinneszelle und zur Auslösung von präsynaptischen Aktionspotenzialen.

19.2.3 Zentrale Projektion

Die Geschmacksknospen stehen in Verbindung mit den primären Afferenzen, die als Axone vom *N. facialis*, *N. glossopharyngeus* und *N. vagus* zum Hirnstamm ziehen. Sie verlaufen im *Tractus solitarius* zum *Nucleus solitarius*. Die Umschaltung der Geschmacksafferenzen auf das zweite Neuron erfolgt im Bereich des Nucleus solitarius (Nucleus tractus solitarii). Von dort verlaufen Verbindungen zum *Nucleus ventralis posteriomedialis* des *Thalamus*, von dort wiederum Verbindungen zum *Gyrus postcentralis* der Großhirnrinde (Abb.19.**4**).

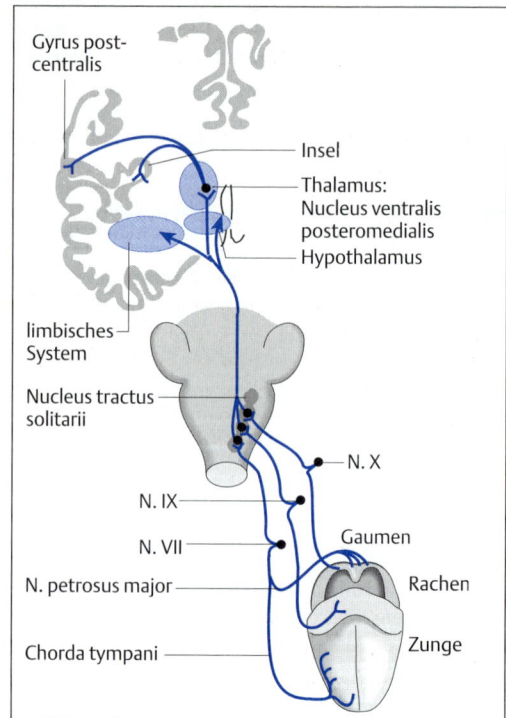

Abb. 19.**4** Die **Geschmacksbahn** (aus Silbernagl/Despopoulos, Thieme 2001)

Klinischer Bezug

Die Geruchsfunktion und die Geschmacksfunktion zeigen bei der Wahrnehmung von Signalen Überschneidungen, z. B. dadurch, dass beim Kauen von Nahrung durch die Verbindung von Mund und Nasenraum Geruchsstoffe in die Nase gelangen. **Funktionsstörungen** können deswegen nur sehr schwer als Geruchs- oder Geschmacksstörungen differenziert werden.

19.3 Geruchssinn und trigeminaler chemischer Sinn

Der Geruchssinn ist, wie auch Sehen und Hören, ein Fernsinn. Damit können Signale aufgenommen werden, die von weit entfernten Reizquellen stammen. Der Geruchssinn ist der empfindlichste chemische Sinn des Menschen.

19.3.1 Sinnesmodalitäten und Qualitäten des Geruchs

Die biologische Bedeutung des Geruchssinnes liegt bei vielen Lebewesen in der Partner- und Nahrungssuche. Beim Menschen beeinflusst er die „Nahrungssuche" durch die Auslösung der Speichel- und Magensaftproduktion und Warnung vor verdorbenen Speisen. Die „Partnersuche" bedeutet Einfluss des Geruchssinns auf das Sexualverhalten und die Hygiene. Auch die Affektlage wird vom Geruchssinn beeinflusst.

Klinischer Bezug

Vom Einfluss des Geruchssinns auf die Stimmung des Menschen wird in der **Aromatherapie** Gebrauch gemacht.

Trigeminaler chemischer Sinn s. 19.1.1 und 19.1.2. Der Mensch ist in der Lage etwa 10000 Düfte zu unterscheiden. Nach von Amoore wird eine Einteilung in 7 unterschiedliche Duftklasse vorgenommen. Die von uns wahrgenommenen Düfte sind Duftgemische, die einen oder mehrere Hauptdüfte enthalten:

- blumig   (Geraniol),
- ätherisch   (Benzylacetat),
- moschusartig   (Moschus),
- campherartig   (Cienol),
- faulig   (Schwefelwasserstoff),
- schweißig   (Buttersäure).

Partielle Anosmien

Es gibt Menschen die für spezielle Düfte keine Rezeptoren besitzen (partielle Anosmien oder Geruchsblindheit). In der Klinik sind u.a folgende Anosmien

bekannt: Urin, Camper, Moschus, Trimethylamin (Fischgeruch), Isobutanal (Malzgeruch).

Reiz- und Unterschiedsschwellen

Als Reiz dienen beim Riechvorgang Moleküle, die die Regio olfactoria bei der Atmung erreichen. Aufgrund der Vielfalt der Geruchsqualitäten, die noch heute nicht in eine allgemein gültige Einteilung geordnet werden konnten, ist anzunehmen, dass die Anzahl der unterschiedlichen Rezeptortypen sehr hoch ist. Jeder einzelne Rezeptortyp wird durch ein Spektrum von vielen, aber nicht von allen Riechmolekülen gereizt. Dabei überlappen sich die Spektren mancher Sinneszellen. Dies bedeutet, dass jeder Duftstoff nur eine bestimmte, für ihn typische Population der Sinneszellen reizt. Dadurch kann im ZNS zwischen den verschiedenen Duftqualitäten unterschieden werden.

Für die Definition der Funktion der Riechzellen bei einem speziellen Duftstoff gibt es drei unterschiedliche **Schwellen**:

- Die *Absolutschwelle* ist die niedrigste Konzentration des Duftstoffes, bei der die Anwesenheit des Stoffes in der Atemluft wahrgenommen wird (auch Wahrnehmungsschwelle genannt).
- Die *Erkennungsschwelle* ist die niedrigste Konzentration des Duftstoffes, bei der der Duftstoff erkannt bzw. gedeutet werden kann. Diese Konzentration liegt viel höher als die Absolutschwelle.
- Die *Unterschiedsschwelle* ist die Konzentration des Duftstoffes, bei der Intensitätsunterschiede gerade noch wahrgenommen werden können. Diese liegt wiederum höher als die Erkennungsschwelle.

Diese Schwellen hängen ab von dem Duftstoff selbst, von der Luftfeuchtigkeit und von der Lufttemperatur.

! Merke

Bei der normalen Ruheatmung erreichen nur ca. 2 % der in der Luft enthaltenen Duftstoffe die Regio olfactoria. Nur wenn man „schnüffelt", erreicht eine größere Menge der Riechstoffe die Sinnesepithelien. Die Riechzellen können auf die Bindung eines einzigen Moleküls eines Duftstoffes reagieren.

Testmethoden

Durch Summenableitungen der Aktionspotentiale von größeren Arealen der Riechschleimhaut entsteht das sog. *Elektroolfaktogramm* (ELOG).

19.3.2 Transduktion und Adaptation

Wie der Tranduktionsvorgang genau abläuft, ist heute noch nicht geklärt. Der Duftstoff erreicht die Regio olfactoria durch den Luftstrom. Er bindet sich nach Absorption durch die Schleimhaut an ein Rezeptorprotein der Zilienmembran. Kationenkanäle für Natriumionen oder vielleicht auch Calciumionen

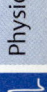
Physiologie

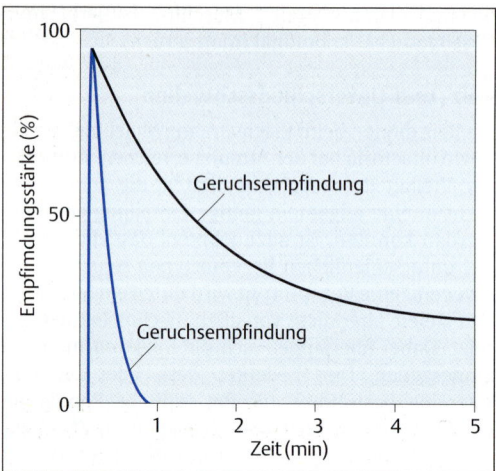

Abb. 19.**5 Geschmacks- und Geruchsempfindung** während einer **Dauerreizung** mit 2 mol/l NaCl bzw. 0,02 mol/l H₂S. Im Gegensatz zum Geruch adaptiert der Geschmack rasch und vollständig. Nach Beendigung der Reizung erholen sich Geschmack und Geruch in einem der Adaption entsprechenden Zeitraum (nach Klinke/Silbernagl, Thieme 2001)

werden dabei geöffnet, und die Sinneszelle wird depolarisiert. Dies geschieht eventuell über die Mitwirkung von cAMP, cGMP und/oder IP₃.

Die Riechfunktion unterliegt einer raschen *Adaptation.* Dabei reagiert der entsprechende Rezeptor nicht mehr auf einen Reiz durch einen Duftstoff. Typisch dafür ist die Situation in einer Parfümerie: Nach der 2 oder 3 Duftprobe erkennt man den wahren Duft nicht mehr. Erst nach einem der Adaption entsprechenden Zeitraum regeneriert die Riechfunktion (Abb. 19.**5**)

 Klinischer Bezug

Wenn man längere Zeit einem übel riechenden (oder gut riechenden) Stoff ausgesetzt ist, nimmt die Wahrnehmung des Duftes mit der Zeit ab, man merkt ihn nach einer Weile kaum noch.

19.3.3 Bahnen und zentral-nervöse Verarbeitung

Die primären afferenten Axone der olfaktorischen Rezeptorzellen sind unmyelinisierte Axone, die im N. olfactorius zum Bulbus olfactorius laufen (s. 19.2.3). Auf diesem Weg kommt es zu einer Reduktion der Bahnen einzelner Sinneszellen, indem etwa 1000 Sinneszellen auf eine Mitralzelle ihre Information leiten. Diese Zusammenschlüsse (Glomeruli olfactorii) sind über periglomeruläre Zellen untereinander verschaltet und hemmen benachbarte Mitralzellen (Kontrastverstärkung). Die Axone der Mitralzellen bilden den *Tractus olfactorius.* Dieser

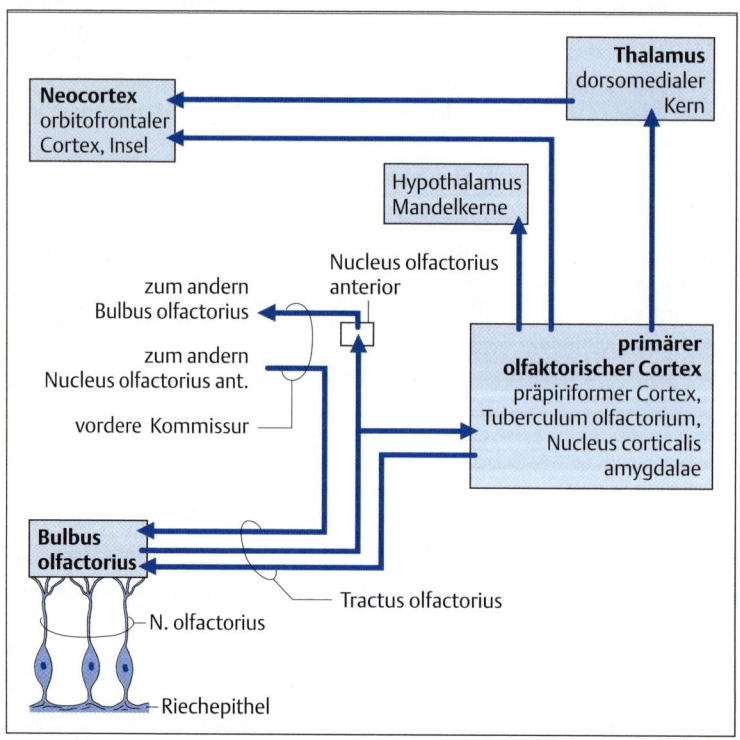

Abb. 19.**6** Die **Riechbahn**

zieht durch die *Commissura anterior* zum Riechhirn dem *Paleocortex* oder *primären olfaktorischen Cortex* (Substantia perforata anterior). Andere Axone kreuzen in der Commissura anterior und ziehen zum gegenseitigen Bulbus. Kollateralen Bahnen ziehen auch zum *Nucleus olfactorius anterior* und werden zum Thalamus, den Neocortex (*Cortex praepiriformis*)und den Hypothalamus weitergeleitet. Hemmende Signale erreichen den Bulbus olfactorius aus dem gleichseitigen primären olfaktorischen Cortex und dem gegenseitigen Nucleus olfactorius anterior (Abb. 19.**6**).

Funktionsstörungen

Anosmie ist das vollständige Fehlen des Geruchssinnes. **Hyposmie** ist die Verminderung der Riechfähigkeit. **Parosmien** sind Fehlwahrnehmungen, die z. B. nach Kopftraumata auftreten können. **Phanosmien** sind Geruchshalluzinationen, die bei Schizophrenie und bei Krampfleiden auftreten können.

Klinischer Bezug

Simulanten einer Anosmie werden klinisch überführt, indem ihnen Ammoniak gereicht wird. Sie müssen es „riechen", da der Reiz vom N. trigeminus und nicht vom N. olfactorius aufgenommen wird. Wenn der Patient angibt, nichts zu riechen, simuliert er.

19.3.4 Assoziationsregionen für den Geruchssinn

Der Geruchssinn beinhaltet Signale über Gefahr (z. B. Rauch), Nahrung (gute wie schlechte Qualität) oder Partnerschaft (Pheromone). Informationen aus dem primären Riechhirn gelangen von dort zum Neocortex und lymbischen System. Im Neocortex kommt es zur *Geruchswahrnehmungen*, Reizungen des lymbischen Systems führen zu *affektiven* und *autonomen Begleiterscheinungen* (z. B. Freude, Ekel, Übelkeit, Flucht etc.).

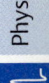

Physiologie

Integrative Leistungen des Zentralnervensystems

20.1.1 Organisation der Großhirnrinde

Siehe auch Anatomie 9.7.3.

Iso- und Allocortex

In der Großhirnrinde sind ca. 10^{10} Neurone und eine große Anzahl von Gliazellen schichtartig angeordnet. Dabei ist der phylogenetisch jüngere **Neocortex**, der 90 % der Großhirnrinde ausmacht, durch den Aufbau aus 6 Schichten gekennzeichnet und wird auch als **Isocortex** bezeichnet. Ausgehend von der Oberfläche unterscheidet man folgende Schichten.

- *I. Molekularschicht* (Lamina molecularis): faserreich und zellarm,
- *II. äußere Körnerschicht* (Lamina granularis externa): enthält dicht beieinander liegende kleine Körnerzellen und kleine Pyramidenzellen,
- *III. äußere Pyramidenschicht* (Lamina pyramidalis externa): besteht aus mittelgroßen Pyramidenzellen,
- *IV. innere Körnerschicht* (Lamina granularis interna): charakterisiert durch kleine Körnerzellen und andere, lose angeordnete Neurone (z.B. Sternzellen) sowie horizontale Faserzüge (äußerer Baillarger-Streifen),
- *V. innere Pyramidenschicht* (Lamina pyramidalis interna): enthält horizontale Faserzüge, die den inneren Baillarger-Streifen bilden und viele große Pyramidenzellen, die im Gyrus praecentralis besonders groß sind und dort Betz-Riesenzellen heißen,
- *VI. Spindelzellschicht* (Lamina multiformis): verschiedene Zellformen, die locker angeordnet sind.

Sind diese 6 Zellschichten gleichmäßig ausgebildet, sprechen wir vom *homotypen NeoCortex*, bzw. wenn dies nicht der Fall ist vom *heterotypen NeoCortex*.

Dieser kann *agranulär* sein, d. h., die Körnerschichten (II und IV) fehlen und die Pyramidenschichten verbreitern sich, wie z.B. im motorischen Cortex. Die *granuläre* Rinde, typisch für den sensorischen Cortex, weist stark entwickelte Körnerschichten und spärliche Pyramidenschichten (III und V) auf.

Der primitiver gebaute **Allocortex**, die restliche phylogenetisch ältere Großhirnrinde, besteht nur aus 3 Schichten. Dieser in der Tiefe des Temporallappens gelegene Hirnrindenteil ist von außen nicht sichtbar und umfasst das *Archipallium* mit dem Hippocampus als Hauptbestandteil und das *Paläopallium* (Regio entorhinalis, Regio praepiriformis und Regio periamygdalaris) sowie *Claustrum* und *Amygdala*.

Einen Übergang zwischen Allo- und Isocortex bildet beispielsweise die **Insula**. Sie besteht im oberen Anteil aus 6 Schichten (Isocortex) und geht im unteren Bereich allmählich auf die dreischichtige praepiriforme Rinde (Allocortex) über.

Bahnsysteme des Großhirns

Man unterscheidet bei den afferenten und Efferenten Fasern des Großhirns grundsätzlich drei Arten von Verbindungen:

- *Kommissurenfasern*: verbinden Arela beider Hemiophären miteinander. Sie verlaufen zum allergrößten Teil über den Balken (Corpus Callosum).
- *Projektionsfasern*: verbinden den Cortex mit subcorticalen Gehirnarealen (Basalganglien, Thalamus, Hirnstamm etc.). Diese Fasern laufen größtenteils in der Capsula interna.
- *Assoziationsfasern*: verknüpfen die einzelnene Areale einer Hemisphäre miteinander (z.B. vom Wernicke zum Broca-Sprachzentrum).

 Merke

Die überwiegende Zahl der Kommissurenfasern kreuzt im Balken!

Diese Nervenfasern sind Voraussetzung für die Neuronenverbindungen in der Großhirnrinde. Die der intracorticalen Verschaltung dienenden Assoziationsfasern, die am häufigsten vorkommen. Sie übermitteln Informationen aus anderen Rindengebieten (afferente Leitung) und leiten diesen wiederum efferent Informationen zu. Die Projektionsfasern übernehmen die afferente Leitung aus den Thalamuskernen als *Tractus thalamocorticalis* und aus dem Metathalamus (Corpus geniculatum mediale und laterale) als *Radiatio acustica* (*Hörstrahlung*) bzw. als *Radiatio optica* (*Sehstrahlung*). Efferente Informationen werden über absteigende Projektionsfasern, wie z.B. den *Tractus corticospinalis* (*Pyramidenbahn*), den *Tractus corticonuclearis* (*motorische Hirnnervenbahn*) und die *vordere* und *hintere Brückenbahn*, übermittelt.

 Merke

Die genannten auf- und absteigenden Projektionsbahnen ziehen somatotopisch gegliedert durch die *Capsula interna* und weichen danach als *Corona radiata (Stabkranz des Gehirns)* auseinander.

Kortikale Neurone

Die unterschiedlichen kortikalen Neurone lassen sich den beiden Haupttypen, den Sternzellen und den Pyramidenzellen zuordnen. Diese nach ihrer Form benannten Neurone unterscheiden sich dadurch, dass die Axone der Pyramidenzellen den Cortex verlassen, während die Neuriten der Sternzellen im Cortex enden.

Die **Pyramidenzellen** spielen also bei der Informationsvermittlung zwischen kortikalen und subkortikalen Strukturen eine Schlüsselrolle. Sie nehmen über ihre Dendriten Informationen afferenter Nervenfasern auf und stellen über ihre Neuriten die Verbindung zu anderen Cortexarealen und zu tiefer liegenden Strukturen her. Die Axone der Schicht II und III ziehen besonders zu anderen Cortexarealen (interkortikale Informationsübermittlung), während die Axone der V. Schicht u.a. zum Hirnstamm und zum Rückenmark ziehen; ihr typischer Vertreter ist die Pyramidenbahn. Die Neuriten der V. Schicht leiten somit vorrangig die Informationen zu subthalamischen Gebieten.

Die **Sternzellen** und andere kortikalen Neurone der IV. Schicht nehmen insbesondere Afferenzen von den spezifischen Thalamuskernen auf, und Axone der VI. Schicht erreichen wiederum diese, womit der Informationsaustausch zwischen Cortex und Thalamus gesichert ist. Unspezifische thalamische Afferenzen enden in der Schicht I, die von den Dendriten der Pyramidenzellen und den Neuriten der Sternzellen gebildet wird. In ihr werden lokal Informationen innerhalb des Cortex verknüpft.

Modulare Organisation

Die Neurone der 6 parallel zur Oberfläche angeordneten Schichten sind untereinander so verschaltet, dass sie funktionelle Einheiten bilden. Diese sind mit der spezifischen Verarbeitung von Informationen beauftragt und werden von säulenartig angeordneten Zellgruppen (*Kolumnen*) gebildet, die als *Module* bezeichnet werden (s.a. 16.1.3). Die vertikalen Kolumnen werden in ihrer Ausdehnung besonders durch die langen, senkrecht zur Oberfläche verlaufenden Dendriten der Pyramidenzellen beeinflusst.

 Merke

Die *Module* sind keine starren und isolierten Gebilde, sondern sie überlappen sich weitgehend. Die daraus resultierende parallele Informationsverarbeitung dient der Funktionssicherung, daher müssen kleine lokale Störungen im Cortex nicht stets zum Ausfall der Funktion führen, da noch funktionstüchtige Nachbarmodule die gleiche Information verarbeiten, sodass eine Kompensation stattfinden kann.

20.1.2 Kortikale Felder

Anatomisch wird die Hirnrinde in vier Bereiche unterteilt. Diese sind Frontal-, Parietal, Temporal-, und Okzipitallappen. Eine eindeutige Zuordnung nach Funktionen ist aus dieser Einteilung allerdings nicht zu erheben. Eine engere Einteilung z.B. im Sinne eines Sprachzentrum ist nur in soweit richtig, dass bestimmten Arealen gewisse Hauptaufgaben zukommen. Allerdings ist ohne eine Vernetzung mit anderen Arealen eine volle Funktionsfähigkeit nicht gegeben. Beispielsweise wäre Sprache ohne Beteiligung des Zwischenhirns, vor allem des Thalamus, nicht geordnet möglich.

Grob gliedert man den Cortex in motorische, sensorische und assoziative Areale.

In der Entwicklungsgeschichte des Menschen wurden die Cortexareale mit direkten sensorische Eingänge oder motorischen Ausgängen immer weniger und die Assoziationscortices nahmen stark in ihrer Grösse zu. Diese assoziativen Areale liegen hauptsächlich im Frontalhirn (präfrontaler assoziativer Cortex), parietotemporal (parietal-temporal-occipitaler assoziativer Cortex) und temporal-frontal als Cortexareale, die Teil des limbischen Systems (limbisch assoziativer Cortex) sind (s.a. 20.2.4).

Die Aufgaben der Assoziationscortices sind vielfältig: Der **parietotemporookzipitale Assoziationscortex** zeigt den höchsten Grad an funktioneller Ungleichheit aufgrund seiner Aufteilung in dominante und nicht-dominante Hemisphäre (s. 20.1.3).

Eine besondere Rolle spielt auch der **präfrontale Assoziationscortex**, denn ein funktionierendes Frontalhirn scheint Voraussetzung für das Erkennen gesellschaftlicher Normen und sozialem Verhalten zu sein.

Physiologie

Klinischer Bezug

Beim **Morbus Pick** liegt eine Degeneration von Frontal- und Temporallappen vor. Unter Einbeziehung des limbischen Systems kommt es zu einer eindrucksvollen Veränderung der Persönlichkeit mit triebhafter Enthemmung.

20.1.3   Kortikale Asymmetrie, Händigkeit und Sprachfunktion

Morphologoisch ist das Gehirn fast spiegelbildlich zur Sagitalebene angelegt. Auffällig jedoch ist die unterschiedliche Ausdehnung des *Planum temporale* im Assoziationscortex, der für das Sprachverständnis und die Sprachproduktion zuständig ist. Bei Rechtshändern ist das Planum temporale der linken Hemisphäre am deutlichsten ausgeprägt, d.h die linke Hemisphäre ist in diesem Fall sprachdominant. Bei Linkshändern hingegen ist die linke Hemisphäre nur in 60- 70% der Fälle sprachdominant. Während in der sprachdominanten Hemisphäre vorwiegend logisch-abstrakte Verarbeitungen lokalisiert sind, werden in der subdominanten Hemisphäre die verschiedenen sensorischen Eingänge in ein gemeinsames räumliches Schema integriert. Außerdem ist sie wichtig für die nicht-verbalen Leistungen, wie z.B. Musik und räumlich-konstruktives Denken.

Im Kindesalter kann nach einer Schädigung der sprachdominanten Hemisphäre die Hemisphärendominanz noch wechseln, d.h. bei Kindern kann sich eine Sprachstörung noch erholen, während das in der Pubertät nicht mehr der fall ist.

Das **motorische Sprachzentrum**, die **Broca-Region** (Area 44), liegt im Frontallappen, in enger Nachbarschaft zu den für die Sprechmuskeln zuständigen Anteilen des Gyrus praecentralis, da diese beim Sprechen (für die Artikulation) ebenso aktiviert werden müssen. Eine Schädigung der Broca-Sprachregion führt zur *Broca-Aphasie* (*motorischen Aphasie*). Die Patienten können nicht oder nur im Telegrammstil sprechen, ihr Sprachverständnis ist nahezu intakt.

Das **sensorische Sprachzentrum (Wernicke-Sprachregion)** ist der posteriore Anteil der Area 22 im Schläfenlappen, unmittelbar neben der Hörrinde. Die *Wernicke-Aphasie* (*sensorische Aphasie*) beruht auf einer Läsion der Wernicke-Sprachregion und führt zur Störung des Sprachverständnisses, d.h. der Patient kann reden (allerdings „entstellt"), versteht das Gesprochene jedoch nicht.

Sprachverarbeitung

An der Sprachverarbeitung sind verschiedene kortikale Strukturen beteiligt, wie durch bildgebende Studien mit PET und fMRI nachgewiesenwerden konnte. Beispielsweise sind für das Benennen eines Gegenstandes mehrere Verarbeitungsschritte notwendig. Die visuelle Information wird über die Sehbahn in primäre und sekundäre Areale des visuellen Cortex geleitet. Im Gyrus angularis, einem Teil des assoziativen Cortex, wird die Gestalt des Gegenstandes erkannt. Diese Information wird in das sensorische Sprachzentrum (Wernicke) zur Wortfindung geleitet. Über den Fasciculus arcuatus wird die Broca-Sprachregion erreicht, zur dortigen Sprachgestaltung. Zuletzt werden die entsprechenden Areale im Gyrus praecentralis erregt, die für die Artikulation zuständig sind (s. Anatomie Abb. 9.**11**).

Die Sprachverarbeitung infolge akustischer Reize, z.B. die zu formulierende Antwort auf eine Frage, beginnt im Hörzentrum, das dann die Information an die Wernicke-Sprachregion weitergibt. Die weitere Verarbeitung erfolgt nach dem oben genannten Schema.

Split-Brain-Patienten

Nähere Informationen über die funktionellen Unterschiede beider Hemisphären erhielt man durch die Untersuchung von *Split-Brain-Patienten* (Durchtrennung aller Kommissurenfasern zwischen beiden Großhirnhälften bei unbeherrschbarer Epilepsie).

Entsprechend der Kreuzung der Nervenfasern gelangen über die Hörbahnen in jede Hemisphäre Informationen von beiden Ohren. In diesem Bereich sind beide Hemisphären sowohl funktionell als auch Hinsichtlich der Dominanz gleich. Dagegen wird aufgrund der Sehnervenkreuzung im Chiasma opticum die rechte Hälfte des Gesichtsfeldes in die linke Großhirnhälfte projiziert und umgekehrt. Beim Split-Brain-Patienten führt dies dazu, dass er optische und taktile Eindrücke des rechten Gesichtsfeldes und der rechten Hand, die in die linke Hemisphäre projiziert werden, erkennen, benennen, laut lesen und aufschreiben kann. Aber Eindrücke des linken Gesichtsfeldes (z.B. Gegenstände) kann der Patient nicht benennen, lesen oder schreiben. Es ist ihm nur möglich diese Gegenstände mit der linken Hand aus anderen herauszusuchen. Daraus lässt sich eine unterschiedliche Gewichtung der Gehirnfunktion in beiden Hemisphären ableiten.

Sehen

Die Verarbeitung der visuellen Reize soll am folgenden Beispiel noch einmal verdeutlicht werden. Ein zusammengesetztes Porträt aus einer weiblichen (links) und einer männlichen (rechts) Gesichtshälfte wird von Split-Brain-Patienten folgendermaßen verarbeitet: Die Information über das weibliche Gesicht des linken Gesichtsfeldes wird in die rechte Hemisphäre projiziert und die über das männliche Gesicht in die linke Hemisphäre. Der Patient antwortet auf die Frage, was er *sieht*, ein männliches Gesicht. Soll er hingegen *zeigen*, was er sieht, so zeigt er mit der linken Hand auf ein weibliches und mit der rechten Hand auf ein männliches Porträt.

Klinischer Bezug

Störungen im parietotemporoccipitalen Assoziations-cortex können zur **amnestischen Aphasie** führen, die hauptsächlich Wortfindungsstörungen zur Folge hat. Eine Aphasie kann von folgenden Störungen begleitet sein: *Alexie* (Leseunvermögen), *Agraphie* (Schreibunfähigkeit), *Akalkulie* (Unfähigkeit, Rechenaufgaben zu lösen) und *motorische Apraxie* (Ausführung motorischer Handlungen ist gestört).

20.1.4 Elektrophysiologische Analyse der Hirnaktivität

Die durch die Aktivität des Gehirns verursachten elektrischen Spannungsveränderungen lassen sich mit Elektroden ableiten. Auf das bei einer motorischen Willkürbewegung ableitbare Bereitschaftspotenzial wurde bereits in 15.1 näher eingegangen.

Elektroenzephalogramm

Von der Oberfläche des Schädels lassen sich kontinuierliche Potenzialschwankungen als sog. Elektroenzephalogramm (EEG) ableiten. Die Ableitung erfolgt bipolar (zwischen zwei Elektroden auf dem Schädel) oder unipolar (zwischen einer Elektrode auf dem Schädel und einer indifferenten, weiter entfernten Elektrode, z.B. am Ohrläppchen). Im Gegensatz zum EKG werden hier allerdings nicht Aktionspotenziale abgeleitet, sondern die Summation der postsynaptischen Potenziale der Hirnrinde. Für den Rhythmus der Potenziale ist besonders der Thalamus verantwortlich. Seine Aktivität wird durch rhythmusbildende (synchronisierte) und rhythmushemmende (desynchronisierte) Wirkungen der Formatio reticularis im Hirnstamm modifiziert.

Als Grundlage der über dem Skalp abgegriffenen EEG-Tätigkeit dient die *Synchronsiation und Desynchronisation* des exzitatorischen postsynaptischen und inhibitorischen postsynaptischen Potentials der oberen Cortexschichten

Im EEG sind folgende Rhythmen in Form von Wellen zu klassifizieren (Abb. 20.**1**):

- α-*Wellen* mit einer Frequenz von ca. 10 Hz, die beim wachen Erwachsenen in Ruhe und bei geschlossenen Augen ableitbar sind (synchronisiertes EEG);
- β-*Wellen* (höhere Frequenz, ca. 20 Hz und kleinere Amplituden): treten bei Öffnung der Augen oder anderen Anspannungen auf (desynchronisiertes EEG);
- θ-*Wellen* (langsamere Frequenz, um 6 Hz) und
- δ-*Wellen* (durchschnittlich 3 Hz): treten im Schlaf auf.

Merke

Das EEG von Kindern ist langsamer als beim Erwachsenen. Die Wellen treten unregelmäßiger auf, ggf. sind im Wachzustand auch θ-Wellen ableitbar.

Klinischer Bezug

Die Form des EEG hat große diagnostische Bedeutung. Potenziale mit großen Amplituden und langsamer Frequenz (**Krampfpotenziale**) lassen sich z.B. beim *epileptischen Anfall* ableiten (Abb. 20.**1**). Dagegen kann das EEG über bestimmten Hirnarealen z.B. infolge von Tumoren oder Durchblutungsstörungen abgeschwächt sein. Lassen sich über längere Zeit keine Wellen mehr im EEG ableiten, ist dies ein Kriterium für den **Hirntod**.

Als **Elektrokortikogramm** bezeichnet man die für das EEG typischen α-Wellen, die sich beispielsweise intraoperativ auch direkt von der freigelegten Hirnrinde ableiten lassen.

Evozierte Potenziale (**EP**) entstehen durch die definierte Reizung eines Sinnesorgans (visuelle EP, akustische EP, somatosensorische EP). Da eine einzelne Reizung in den normalen Potenzialen des Gehirns untergehen würde, wird die Reizung mehrere tausendmal fortgesetzt, sodass durch eine Summation der einzelnen EP eine charakteristische Kurve entsteht.

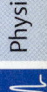

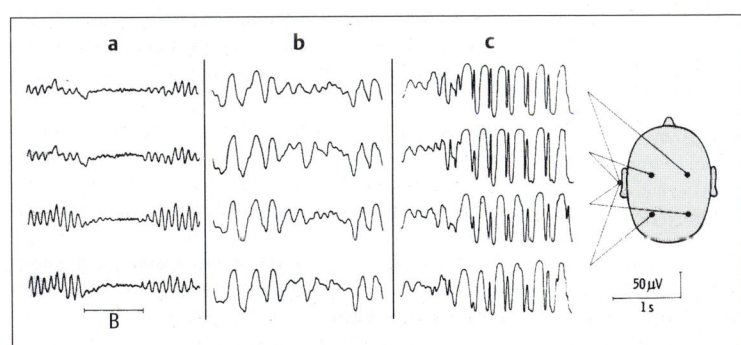

Abb. 20.1 EEG des Menschen (unipolare Ableitung) **a** α–Wellen beim gesunden Erwachsenen, in B Augenbelichtung –β-Wellen, **b** θ- und δ-Wellen beim gesunden Kind, **c** EEG beim epileptischen Krampfanfall (aus Keidel, Thieme 1979)

50 µV
1 s

B

Beispielsweise wird beim akustisch evozierten Potenzial (AEP) etwa 2000-mal ein „Klick"-Laut mit definierter Lautstärke gegeben. Nach Summation ergibt sich eine Welle mit fünf positiven Ausschlägen, welche die Stationen der Hörbahn darstellen. Gibt es eine Schädigung in diesem Bereich, verringert sich z. B. die Amplitude.

Ein Vorteil dieser Methode ist, dass sie nicht an das Bewusstsein des Patienten gebunden ist bzw. auch bei fehlender Compliance angewandt werden kann. **Kortikale Gleichspannungspotenziale** können zwischen der Cortexoberfläche und der weißen Substanz in den Hemisphären abgeleitet werden. Sie sind allerdings kaum klinisch nutzbar, da ihre Ableitung durch unbekannte Elektrodenpotenziale erschwert wird.

 Klinischer Bezug

Die **tageszeitlichen Schwankungen** nahezu aller Organfunktionen sind bei Diagnose und Therapie zu berücksichtigen.

Eine zentrale Kontrolle in der Schlaf- und Wachperiodik nimmt der Nucleus suprachiasmaticus im Hypothalamus ein. Er erhält über Kollateralen der Sehbahn Informationen über die Umgebungshelligkeit. Darüberhinaus hat er Verbindungen zur Epiphyse, die bei Dunkelheit die Substanz *Melatonin* freisetzt. Diese wirkt „schlafanstossend" auf den Nucleus suprachiasmaticus zurück. Außerdem spielt die Formatio reticularis des Hirnstamm eine entscheidende Rolle bei der Regulation des Schlaf-Wachrhythmus (s. Schlaftheorien).

20.2 Integrative Funktionen durch Interaktion zwischen Hirnrinde und subkortikalen Hirnregionen

20.2.1 Zirkadiane Periodik

Schlaf-Wach-Rhythmus

Der Schlaf-Wach-Rhythmus des Menschen wird durch eine innere biologische Uhr bestimmt, die ungefähr dem Tagesablauf entspricht (*zirkadiane Periodik*). Sinn der „inneren" zirkadianen Periodik ist die zweckmäßige, rechtzeitige Anpassung des Organismus an das Zeitprogramm der Außenwelt. Äußere Einflüsse, beispielsweise der Hell-Dunkel-Wechsel, körperliche Aktivität und soziale Faktoren synchronisieren die zirkadiane Periodik. Werden diese äußeren Zeitgeber experimentell ausgeschaltet, so zeigt der Proband einen Rhythmus von ungefähr 25 Stunden.

 Merke

Der Schlaf-Wach-Rhythmus als tagesperiodische Schwankung beinhaltet ca. 6–8 Stunden Schlaf.

Die einmalige Rhythmusverschiebung der äußeren Zeitgeber, z.B. durch einen längeren Flug, wirkt sich auf die zirkadiane Periodik aus. Sie braucht für jede „überflogene" Zeitzone (1 Stunde) etwa 1 Tag, um sich auf die normale Phasenlänge wieder einzustellen. Phasenverlängerungen bei Flügen nach Westen werden besser resynchronisiert als Phasenverkürzungen bei Flügen nach Osten (*Jetlag*).

Schlafstadien

Aufgrund der Schlaftiefe, durch das EEG bestimmbar, unterscheidet man 4 Schlafstadien (im Wachsein α-Wellenrhythmus):

- Stadium A: *Einschlafstadium*. Übergang vom Wachsein zum Einschlafen, Auflösung der α-Wellen (8–13 Hz), Abflachung der Grundlinie;
- Stadium B: *Einschlafstadium und Stadium des leichtesten Schlafes*. θ-Wellen; hohe, scharfe Zacken über dem Vertex (Vertexzacken) zeigen den physiologischen Einschlafmoment an.
- Stadium C: *Leichtschlaf*. Kurze, schnelle β-Spindeln (um 20 Hz) und K-Komplexe
- Stadium D: *Mittelschlaf*. Rasche δ-Wellen (3–3,5 Hz),
- Stadium E: *Tiefschlaf*. Synchronisiertes EEG mit maximal verlangsamten δ-Wellen (0,7–1,2 Hz).

Typisch für die Hirnaktivität während des leichten und mittleren Schlafes sind besondere Wellenformen, β-Spindeln (Schlafspindeln) und plötzliche, steile Anstiege der Wellenamplituden mit sofortigem Abfall (K-Komplexe).

 Merke

Je niedriger die Frequenz der Wellen, desto tiefer ist der Schlaf. Mit zunehmender Schlaftiefe steigt die Weckschwelle, d.h., die Intensität des Weckreizes muss steigen, um wirksam zu sein.

Die verschiedenen Schlafstadien werden in einer Nacht 3- bis 5-mal durchlaufen. Desynchronisierte Wellen im EEG, wie z.B. beim Übergang vom Einschlaf- zum Leichtschlafstadium, sind begleitet von schnellen Augenbewegungen, die durch die geschlossenen Lider sichtbar nachweisbar sind. Diese Aktivität hinter geschlossenen Augen wird vom **Elektro-Okulogramm** (EOG) gemessen

Nach diesen typischen Augenbewegungen wird das Stadium als **REM-Stadium** (rapid eye movements) bezeichnet. Das REM-Stadium hat eine ebenso hohe Weckschwelle wie der Tiefschlaf, zeigt aber im EEG die Wellen des Wach-/Einschlafstadiums, deshalb spricht man vom *paradoxen Schlaf* in diesem Stadium. Atem- und Herzfrequenzsteigerungen sowie Träume sind für REM-Phasen charakteristisch. Außerdem ist die Motorik, abgesehen von einigen Zuckungen in Fingern oder Zehen, völlig schlaff. Die Dauer der einzelnen REM-Phasen nehmen in der Regel gegen Morgen zu. Der Anteil der REM-Phasen am Schlaf ist somit altersabhängig: beim Neugeborenen können sie fast 50% der Schlafzeit ausmachen.

 Merke

Je jünger der Mensch, desto mehr schläft er insgesamt und desto größer ist der relative Anteil des REM-Schlafes. Längste REM-Phasen treten demnach bei Säuglingen und Kleinkindern auf.

Die übrigen Schlafstadien werden als **NREM-Schlaf** (Non-REM-Schlaf) bezeichnet. In diesen Stadien kann es zum Sprechen im Traum, Alpträumen und Schlafwandeln kommen. Auch das Bettnässen der Kinder tritt während des NREM-Schlafes auf.
Über die Wirkung von **Schlafentzug** wurde experimentell herausgefunden, dass völliger Schlafentzug zu körperlichen und psychischen Veränderungen (z.B. starker Abfall der Leistungsfähigkeit und Motivation) führt. Ein Teilentzug von ca. 1 Stunde bewirkt über längere Zeit einen kaum messbaren Abfall von Leistungsfähigkeit und Wohlbefinden des Probanden. Gezielter Entzug von REM-Schlaf wird z.Z. in der folgenden Nacht durch Vertiefung und Ausdehnung der REM-Phasen nachgeholt.

 Klinischer Bezug

Zu den **Schlafstörungen** gehören
- *Insomnien*: mangelhafter bzw. ungenügend erholsamer Schlaf
- *Hypersomnien*: anhaltend abnorm hohes Schlafbedürfnis
- *Störung des Schlaf-Wachrhythmus*
- *Schlafapnoe*: episodisch auftretende Phasen von Atemstillstand, während des Schlafes mit einer Dauer von uber 10 Sekunden

Schlaftheorien

Warum und wie lange wir schlafen, ob der Schlaf nur der Erholung dient oder als Leistung des Gehirns auf einem anderen Niveau als der Wachzustand aufgefasst werden kann, ist heute noch Gegenstand der Forschung. Verschiedene unbewiesene Schlaftheorien sollen kurz erläutert werden.

- *Deafferenzierungstheorie:* Geht davon aus, dass der Schlaf passiv induziert wird, d.h. durch Wegfall sensorischer Zuflüsse (als Deafferenzierung aufzufassen).
- *Retikularistheorie:* Aus der Formatio reticularis aufsteigende Impulse bedingen das für das Wachsein nötige Erregungsniveau, z.B. Reizung der Formatio reticularis bewirkt Weckreaktion. Der Zustand des Wachseins tritt demnach ein, wenn das **a**ufsteigende **r**etikuläre **a**ktivierende **S**ystem (ARAS) aktiv ist. Passivität des ARAS führt zum Schlaf.
- *Serotonerge Schlaftheorie:* Freisetzung von Serotonin aus den Raphekernen leitet den Schlaf ein, zunächst NREM-Phasen. Dagegen spricht, das Serotonin auch bei der Weckreaktion ausgeschüttet wird.
- *Endogene Schlaftheorie:* Ansatz dieser Theorie ist, dass im Organismus im Wachzustand Schlaffaktoren (z.B. Peptide) angehäuft werden und bei entsprechender Konzentration zum Schlafen führen oder im Schlaf schlaffördernde Substanzen freigesetzt oder produziert werden.

 Klinischer Bezug

Schnarchen ist eine häufige Ursache von Schlafstörungen in der Umgebung. Dabei sinkt der Kiefer nach unten und die Zunge nach hinten, während der Schläfer auf dem Rücken liegt. Störungen der Koordination zwischen Atem- und Hypopharynxmuskulatur können hierbei zur Schlafapnoe (zu spontanemr Atemstillstand von bis zu 2–3 Minuten) führen. Dieses Krankheitsbild, das mit Sauerstoff-Entsättigung des Blutes während der Nacht und daraus folgendem verminderten Tiefschlaf und Tagesmüdigkeit mit Einschlafneigung einhergeht, wird als **Schlaf-Apnoe-Syndrom** (SAS) bezeichnet. Eine Therapie z.B. mit nasaler Überdruckbeatmung während der Nacht ist angezeigt, da es über die Folgeerkrankungen zu einer Mortalitätsrate von 40% in 8 Jahren kommt.

20.2.2 Bewusstsein

Das Bewusstsein umfasst die gesamten seelischen und geistigen Vorgänge, die dem Menschen gegenwärtig sind. Dazu zählen u.a. Aufmerksamkeit, die Fähigkeit zur Verbalisierung und Abstrahierung, Nutzung von Erfahrungswerten, Selbsterkenntnis und Wertvorstellungen. Über die funktionellen Voraussetzungen dafür sind nur wenig genaue Aussagen zu treffen. Sicher ist, dass ein differenziertes Nervensystem und Wechselwirkungen zwischen kortikalen und subkortikalen Strukturen für das Bewusstsein grundlegend sind. An der Ausbildung der notwendigen Aktivität zentraler Neurone ist vermutlich größtenteils das ARAS (s. 20.2.1) beteiligt.

Bewusstseinsstörungen

Es werden quantitativ vier Formen von Bewusstseinsstörungen unterschieden:

- *Benommenheit:* Leichteste Form der mit verlangsamtem Denken, Handeln, erschwerter Orientierung etc. einhergehenden Bewusstseinsstörung.
- *Somnolenz:* Schläfrigkeit, aus der der Patient durch äußere Reize weckbar ist.
- *Sopor:* Ähnlich wie die Somnolenz ein schlafähnlicher Zustand, aus dem man den Patient allerdings durch äußere Reize nicht mehr voll erweckbar ist. Nur stärkste Stimuli (z. B. Schmerzreize) können Reaktionen z. B. im Sinne von Abwehrbewegungen auslösen.
- *Koma:* Schwerste Form der quantitativen Bewusstseinsstörung. Hier führen auch stärkste Stimuli zu keiner Reaktion des Patienten.

Objektivieren lässt sich die Bewusstseinslage mit der Glasgow-Coma-Scale. Hier werden Augenöffnung, Motorik und Sprache erfasst. Die Skala reicht von 3 (keine Augenöffnung, keine Motorik, fehlende Sprache) bis 15 (spontane Augenöffnung, Motorik auf Aufforderung und orientierte, klare Sprache)

Narkosestadien

Das von Guedel für spontan atmende Patienten ohne Prämedikation in Äthernarkose erarbeitete Narkoseschema gilt unter den heutigen Bedingungen der modernen Anästhesie nur noch sehr bedingt. Man orientierte sich an der klinischen Beobachtung von Bewusstsein, Atmung und Pupillenveränderungen (Reflexaktivität) ohne Berücksichtigung der Herz-Kreislauf-Funktionen.

- *I. Analgesie:* Schmerzfreiheit bei noch erhaltenem Bewusstsein.
- *II. Exzitation:* Bewusstlosigkeit mit häufig Unruhe und der Gefahr des Erbrechens
- *III. Toleranz:* Narkosestadium, in dem operiert wurde, mit zunehmender Entspannung der Muskulatur.
- *IV. Asphyxie:* Atemdepression bzw. Atemstillstand und Herz-Kreislauf-Versagen

Die Überwachung der Narkosetiefe erfolgt heute in erster Linie über die Kontrolle der Herz-/Kreislaufsituation. So kann ein Anstieg des Blutdrucks und der Herzfrequenz als Schmerzreiz bei zu geringer Narkosetiefe gewertet werden. Stadium I und II nach Guedel werden durch die Prämedikation, Muskelrelaxanzien und die Kombination aus inhalativen und intravenösen Analgetika unterschiedlicher Klassen heute normalerweise übersprungen.

20.2.3 Plastizität, Gedächtnis, Lernen

Das menschliche Gedächtnis kann schätzungsweise 3×10^8 bit speichern. Dies bedeutet, dass maximal 1 % der ins Bewusstsein gelangten Informationen in den Langzeitspeicher überführt wird. Dabei haben verschiedene Komponenten (z. B. Emotionen, Motivation oder Wichtigkeit der Informationen) Einfluss darauf, welche Nachrichten aus dem Informationsfluss zur Speicherung im Gedächtnis ausgewählt werden. Das Lernen in seinen verschiedenen Formen spielt dabei eine wesentliche Rolle. Allgemein unterscheidet man *nichtassoziatives Lernen*, das auf einer Beziehung zwischen dem zeitlichen Auftreten der Reize und der jeweiligen Reizstärke basiert, und *assoziatives Lernen* (zwei oder mehrere zentrale Prozesse sind zeitlich koordiniert).

Nichtassoziatives Lernen

Diese einfachste Form des Lernens umfasst die Habituation und die Sensitivierung. Ein neuer (meist unerwarteter) Reiz, z. B. das Zuschlagen einer Tür, löst eine Orientierungsreaktion aus (z. B. Hinblicken zur Tür). Diese verschwindet bei mehrfacher Reizwiederholung, d. h. der Organismus hat sich an diesen wiederholten und unwichtigen Reiz gewöhnt, er ignoriert ihn (*Habituation*, die einfachste Lernform). Nimmt dagegen die physiologische Reaktion auf Reize zu, nachdem ein intensiver oder noxischer Reiz dargeboten wurde, sprechen wir von *Sensitivierung*.

Assoziatives Lernen

Es dient dem Wissenserwerb und umfasst zwei verschiedene Verfahren: die klassische und die instrumentelle Konditionierung.

Das Prinzip der **klassischen Konditionierung** wurde vom russischen Physiologen Pawlow entwickelt und soll an einem seiner Experimente erläutert werden. Dem Versuchstier (z. B. einem Hund) wird Nahrung angeboten, wodurch der unbedingte Reflex des Speichelflusses ausgelöst wird. Doch kurz vor dem Reiz des unbedingten Reflexes wird ein zusätzlicher, neutraler Reiz, beispielsweise eine brennende Glühlampe, dargeboten. Durch mehrfache Wiederholung des unbedingten (Nahrung) und bedingten Reizes (brennende Glühlampe) werden beide Reize assoziiert, d. h. die brennende Glühlampe löst auch ohne Nahrung beim Hund Speichelfluss aus.

Der bedingte Reflex muss auch nach seinem erfolgreichen Erlernen wiederholt oder bekräftigt werden, sonst wird die Konditionierung (Verknüpfung des unbedingten und bedingten Reizes) vergessen – mit der Folge, dass kein bedingter Reflex ausgelöst wird.

 Merke

Bei der klassischen Konditionierung, einem passiven Lernvorgang, wird der adäquate Reiz eines unbedingten Reflexes mit einem neutralen Reiz gekoppelt, sodass der neutrale Reiz letztlich einen bedingten Reflex auslöst.

Die **instrumentelle Konditionierung** (operante Konditionierung) ist ein aktiver Lernvorgang. Dabei erfolgt nach der Reaktion, die gelernt werden soll, sofort ein Lob oder eine Strafe in Form eines belohnenden bzw. bestrafenden Reizes. (Dabei ist der bestrafende Reiz oftmals als Wegfall der Belohnung, wie z. B. Nahrung, aufzufassen.)

Kognitives Lernen

Werden Informationen durch wiederholtes Üben, Erkennen und Verstehen von Sachverhalten, also unter bewusster Beteiligung des Gehirns aufgenommen, sprechen wir vom *kognitiven Lernen*. Das Gelernte hinterlässt im Nervensystem eine *Gedächtnisspur* (*Engramm*), die die Information leichter reproduzierbar macht. Die Lernmechanismen im Kurzzeitgedächtnis lassen sich vermutlich auf räumlich-zeitlich kreisende Erregungen zurückführen. Im Langzeitgedächtnis spielen dagegen biochemische Prozesse, wie z. B. die Proteinbiosynthese, eine entscheidende Rolle.

Die Hebbsche Synapse

Die Bedeutung synchroner Erregungsabläufe für die Entwicklung und Stabilisierung der synaptischen Verschaltung zwischen Neuronen wurde von D. Hebb bei der Suche nach den neuronalen Grundlagen von Lernvorgängen erkannt. Aufgrund seiner Forschung wird heute häufig von „*Hebb-Mechanismen*" oder „*Hebb-Synapsen*" gesprochen, wenn man Plastizität aufgrund prä-/postsynaptischer Koinzidenzvorgänge meint. Es kommt zu einem besonders effektiven Weg der Verstärkung synaptischer Verbindungen, wenn die prä- und postsynaptischen Zellen gleichzeitig erregt sind.

Das heißt, wenn Zelle A Zelle B erregt und häufig an deren Erregungsbildung beteiligt ist, können Wachstumsprozesse oder metabolische Vorgänge in einer oder beiden Zellen ausgelöst werden. Diese führen dazu, daß dann A viel leichter B erregen kann.

Verhaltensgedächtnis

Das durch klassische und instrumentelle Konditionierung erlernte Verhalten wird im sog. *Verhaltensgedächtnis* gespeichert. Viele Verhaltensweisen bei Mensch und Tier werden durch instrumentelle Konditionierung erworben, während die klassische Konditionierung besonders bei vegetativen bedingten Abläufen von Bedeutung ist.

Die **Prägung** ist eine besondere Form des assoziativen Lernens. Sie beruht auf einer angeborenen Sensibilität für gewisse Reiz-Reaktions-Muster, die besonders in der Kindheit das Erlernen bestimmter Verhaltensformen begünstigen.

Das Lernen und die Speicherung der Informationen im Gedächtnis führen zu Veränderungen im Nervensystem, die sich lebenslang auf die **Plastizität** (Veränderung der Strukturen) und Funktion der Neurone auswirken. Typisch sind dabei Veränderungen in der Verschaltung, so treten z. B. häufig heterosynap-

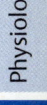

Physiologie

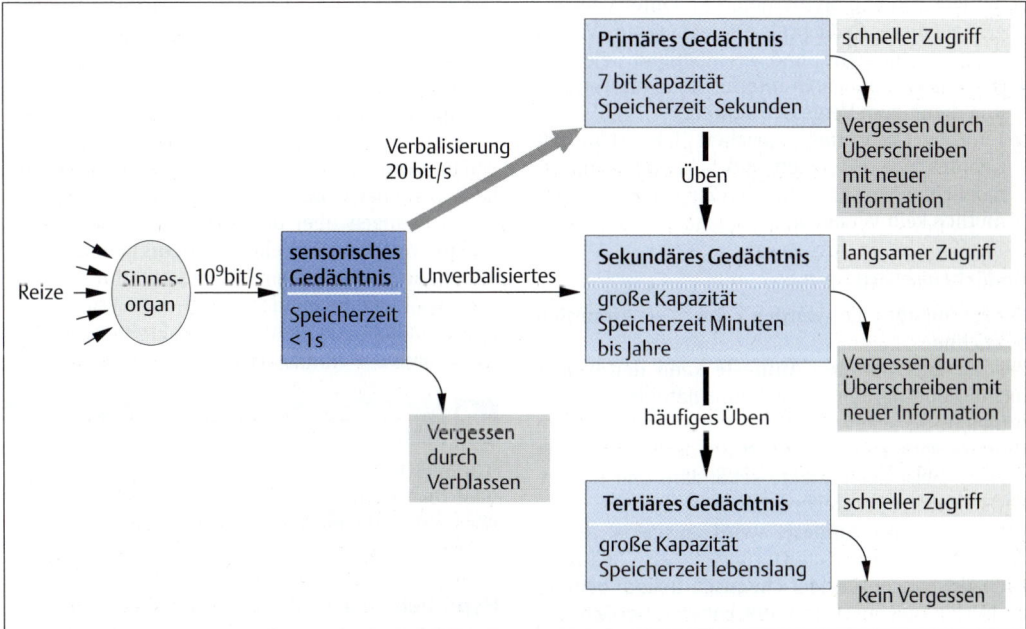

Abb. 20.**2 Informationsspeicherung im Gedächtnis**

tische Verbindungen auf. Räumliche und zeitliche Summation sowie posttetanische Potenzierungen kortikaler Neurone sind grundlegend für die Plastizität verantwortlich. Die an der Speicherung beteiligten neuronalen Verbindungen sind über mehrere, miteinander korrespondierende Hirnareale verteilt.

Wissensgedächtnis

Die bewusst aufgenommenen Informationen werden im Gedächtnis, dem sog. *Wissensgedächtnis*, gespeichert. Man unterscheidet folgende Formen (Abb. 20.**2**):

- *Sensorisches Gedächtnis:* Wahrgenommene sensorische Reize werden dort automatisch für Bruchteile einer Sekunde gespeichert. Die Informationen werden sofort vergessen oder gelangen nach einer Codierung ins primäre Gedächtnis.
- *Primäres Gedächtnis:* Es entspricht dem **Kurzzeitgedächtnis** (geringe Kapazität) und kann Informationen für mehrere Sekunden zeitlich geordnet speichern, wenn sie vorher sozusagen bei ihrem Namen genannt wurden (Codierung durch Verbalisierung). Neu aufgenommene Informationen verdrängen alte, auf die aber wieder schnell zurückgegriffen werden kann. Durch Wiederholungen und Üben ist eine Übertragung ins sekundäre Gedächtnis möglich.
- *Sekundäres Gedächtnis:* Es bildet mit dem nachfolgend genannten das **Langzeitgedächtnis** (sehr große Kapazität). Durch Üben werden Informationen aufgenommen und gefestigt (*Konsolidierung*). Die Speicherung erfolgt zeitlich-räumlich geordnet von Minuten bis zu mehreren Jahren. Der Zugriff auf dieses Gedächtnis erfolgt langsam. Vorher Gelerntes (proaktiv) und anschließend Gelerntes (retroaktiv) können zu Interferenzen (Störungen) und damit zum Vergessen führen.
- *Tertiäres Gedächtnis:* Speichert lebenslang oft Geübtes, wie z.B. Lesen und Schreiben, und ermöglicht einen sehr schnellen Zugriff. Es gibt vermutlich kein Vergessen.

Gedächtnisstörungen

Gedächtnisstörungen werden klinisch als **Amnesien** bezeichnet.

Bei der **anterograden Amnesie** kann der Patient nichts Neues lernen, da der Informationsfluss vom primären ins sekundäre Gedächtnis, oftmals durch Hippocampusläsionen, gestört ist. Der Patient kann auf das meist noch intakte sekundäre und tertiäre Gedächtnis zurückgreifen.

Die **retrograde Amnesie** wird ausgelöst durch Traumata, Gehirnerschütterungen, als Spätfolge nach Elektroschocks oder chemisch-toxisch bedingt als Narkosefolgen. Der Patient hat eine Gedächtnislücke für einen kurzen Zeitraum unmittelbar vor dem hirnschädigenden Ereignis. Das primäre Gedächtnis ist in jedem Fall gestört und, entsprechend dem Schweregrad der Amnesie, auch der Zugriff auf das sekundäre Gedächtnis; in schweren Fällen ist auch das tertiäre Gedächtnis mitbetroffen.

Bei der **Alzheimer-Krankheit** kommt es durch fortschreitende Degeneration insbesondere der Hirnrinde zunächst zu einem nachlassen des Kurzzeitspäter auch des Langzeitgedächtnisses im Verlauf mit u.a. Orientierungsstörungen, Aphasie, Agnosie und Apraxie.

20.2.4 Triebverhalten, Motivation und Emotionen

Das menschliche Verhalten ist Ausdruck seiner Motivation, d.h. die Gesamtheit subjektiver Beweggründe für ein bestimmtes Verhalten. Hier fließen Triebe, sie entsprechen dem instinktiven Streben zur Befriedigung vitaler Bedürfnisse (z.B. Hunger, Durst, Bedürfnis nach Schlaf) und der Erhaltung sowie zum Schutz des Individuums und evtl. der Nachkommen (Selbstschutz, Brutpflege, Sexualität) ein, wie auch Emotionen und erlernte Verhaltensnormen.

Limbisches System

Eine zentrale Stellung bei der Steuerung von Emotionen und Antrieben nimmt das limbische System ein. Besonders das Corpus amygdaloideum ist für emotionelle Reaktionen wie Freude, Wut und Aggression verantwortlich. Es wirkt u.a. auf den Hypothalamus, beteiligt sich also an Verhaltensreaktionen auf vegetative, endokrine und somatische Ebene. Das limbische System hat auch Einfluss auf Lern- und Gedächtnisvorgänge, so lernt man beispielsweise nie ohne Emotionen.

Die spezifische Verschaltung der einzelnen Anteile des limbischen Systems führt zu kreisenden Erregungen und wird als Papez-Kreis bezeichnet. Dieser verläuft folgendermaßen: Vom Hippocampus gelangen die Erregungen über den Fornix zum Corpus mamillare. Von dort aus zieht der Tractus mamillothalamicus zum thalamischen Nucleus anterior. Über die Radiatio thalamocingularis wird der Gyrus cinguli umgeschaltet, von dem aus die Erregungen über das Cingulum zum Hippocampus zurückkehren.

 Klinischer Bezug

Läsionen im limbischen System beeinträchtigen Lern- und Denkleistungen und sind besonders durch Persönlichkeitsveränderungen wie Antriebslosigkeit oder fehlende Selbstbeherrschung gekennzeichnet.

Hypothalamische Verhaltensprogramme

Der *Hypothalamus* ist das Integrationszentrum für somatische, vegetative und endokrine Funktionen und führt zu komplexen, zusammenfassenden Handlungen.

Sein lateraler Anteil ist u. a. mit dem oberen Hirnstamm, dem Thalamus und dem übergeordneten limbischen System reziprok verschaltet. Außerdem erhält er Afferenzen aus dem Körperinneren und von der Körperoberfläche. Seine Efferenzen zu vegetativen und somatischen Kerngebieten im Hirnstamm und Rückenmark laufen über die Formatio reticularis.

Der mediale Anteil des Hypothalamus, der reziprok mit dem lateralen verschaltet ist, kontrolliert über Rezeptoren das innere Milieu. So produziert er beispielsweise stimulierende und hemmende Hormone, sog. Releasing-Hormone, die die Hormonsekretion der Hypophyse steuern.

Zu den wichtigsten Funktionen des Hypothalamus zählt die Steuerung der Thermoregulation, des Wasserhaushaltes, der Nahrungsaufnahme und des endokrinen Systems. Eine besondere Rolle spielt er bei der Anpassung der Atmung und des Herz-Kreislauf-Systems während körperlicher Arbeit, beim Abwehrverhalten (Angriff, Verteidigung, Flucht) und beim Sexualverhalten.

Hunger und Durst

Hunger und Durst (s. 14.3.4) sind angeboren und werden ausgelöst, um die Homöostase des Organismus aufrechtzuerhalten. Diese Empfindungen liefern den Antrieb für ihre Stillung.

Die **Durstempfindung** wird durch extra- und intrazelluläre Wasserverluste ausgelöst, die Schwelle liegt vermutlich bei Wasserverlusten von 0,5 % des Körpergewichtes. Man unterscheidet dabei den *osmotischen Durst*, der auf Wasseraustritt bei konstantem NaCl-Gehalt beruht, vom *hypovolämischen Durst* (Abnahme des Extrazellulärvolumens). Das Durstgefühl ist meist mit einer Mundtrockenheit infolge reduzierter Speichelsekretion begleitet und führt zur Freisetzung von ADH aus dem Hypothalamus. Wasseraufnahme (im Allgemeinen Trinken) führt zur Durststillung über die Befeuchtung des Mundes. Ist das Trinken beendet, erlöscht also das Durstgefühl, obwohl die Resorption des aufgenommenen Wassers noch einige Zeit benötigt.

 Merke

An der zentralen Herausbildung der Durstempfindung sind zentrale Sensoren (vor allem Osmorezeptoren in der Nähe des Hypothalamus, die die intrazelluläre Salzkonzentration messen) und periphere Rezeptoren (vermutlich Dehnungsrezeptoren in großen Venen, für Wahrnehmung des Mangels an Wasser im Extrazellulärraum) beteiligt. Die Durstempfindung adaptiert nicht.

Ein Nahrungsmangel aktiviert verschiedene Rezeptoren, deren Erregung zur Auslösung eines **Hungergefühls** führen kann. Man unterscheidet dabei verschiedene Mechanismen, die die Nahrungsaufnahme kurzzeitig oder langzeitig regulieren.

An der **Kurzzeitregulation** sind beteiligt:

- *Mechanorezeptoren der Magenwand*, die vermutlich Leerkontraktion ("Magenknurren") registrieren (geringe Bedeutung),
- *Abnahme der verfügbaren Glukose*, die gemäß der glukostatischen Theorie durch Glukoserezeptoren in Leber, Magen, Darm und Zwischenhirn registriert wird.

Die **Langzeitregulation** der Nahrungsaufnahme wird vermutlich gesteuert durch:

- *innere Thermorezeptoren*, die durch den Rückgang der Gesamtwärmeproduktion Hunger auslösen können (thermostatische Theorie),
- *Liporezeptoren*, die die Zwischenprodukte des Fettstoffwechsels registrieren und entsprechend ein Hunger- oder Sättigungsgefühl auslösen (lipostatische Hypothese).

Hunger und Sättigung werden vom Hypothalamus gesteuert. Zur **Sättigung** tragen folgende Faktoren bei:

- Dehnung des Magens (Völlegefühl bei Überdehnung),
- Efferenzen der Glukose- und Aminosäurerezeptoren in der Darmwand,
- erhöhte Wärmeproduktion,
- vermehrte Verfügbarkeit von Glukose und
- Änderungen im Fettstoffwechsel.

Störungen im Essverhalten

Störungen im Essverhalten können in einer übermäßigen (Bulimie) oder verminderten Aufnahme (Anorexie) bestehen.

- *Bulimie* (Hyperorexie, Heißhunger, Esssucht, Fresssucht): vieldeutiges Symptom mit organischen (z. B. Hypoglykämie) oder psychischen Ursachen.
- *Bulimia nervosa* (Ess-Brech-Sucht): Exzessive Aufnahme, meist hochkalorische Nahrungsmengen in kürzester Zeit mit nachfolgendem periodischen Fasten, selbstinduziertes Erbrechen oder Missbrauch von Laxanzien.
- *Anorexie* (Appetitlosigkeit): Herabsetzung des Bedürfnisses zur Nahrungsaufnahme z. B. bei Infektionskrankheiten, Erkrankungen des Gastrointestinaltraktes oder auch bei Schwangerschaft.
- *Anorexia nervosa* (Magersucht): Nahrungsverweigerung bei häufig erhaltenem Appetit häufig im Rahmen der Pubertät (Mädchen > Jungen) u. a. aus Angst vor Übergewicht, bei gestörtem Körperschema oder gestörter Körperwahrnehmung als psychogene Ursache der Anorexie.

Physiologie

■ *Anorexia senilis:* Die Appetitlosigkeit im Alter ist relativ häufig und meist durch zerebrovaskuläre Insuffizienz bedingt. Sie geht mit herabgesetztem Hunger- und Durstempfinden einher. Differenzialdiagnostisch muss auch eine Depression mit in Betracht gezogen werden.

Sucht

Die Abhängigkeit (Sucht) ist der ausgeprägte bis übermächtige Wunsch, dem Körper eine psychotrope Substanz zuzuführen, an die der Süchtige eine bestimmte Erwartungshaltung hat (z. B. dämpfende Wirkung von Alkohol und Benzodiazepinen zur „Problembewältigung", Morphinderivate als Flucht in eine Scheinwelt, Amphetamine zur „Leistungssteigerung"). Dies beschreibt aber nur den psychischen Teil der Sucht. Beim Abhängigen kommt es zusätzlich meist auch zu körperlichen Entzugserscheinungen bei der fehlenden Zufuhr der Droge. Diese sind abhängig von der Substanz. In den meisten Fällen kommt es zu einem Gewöhnungseffekt im Sinne einer Down-Regulation der entsprechenden Rezeptoren mit der Folge einer übermäßigen Gegenregulation beim Fehlen der Substanz (Krampfanfälle bei Barbiturat-, Diarrhö bei Morphinabhängigkeit u.v.a.m.).

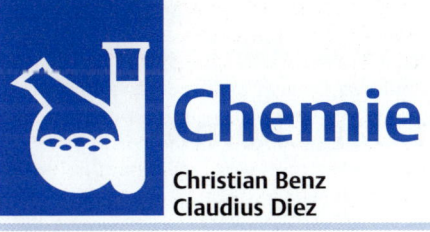

Chemie

Christian Benz
Claudius Diez

Chemie

Allgemeine Grundlagen der Chemie

1.1 Makroskopische Erscheinungsformen der Materie

1.1.1 Aggregatzustände

Die Materie liegt in vier verschiedenen Aggregatzuständen vor. Im Allgemeinen erfahrbar sind der **feste**, der **flüssige** und der **gasförmige** Aggregatzustand. Der größte Teil der Materie des Universums liegt jedoch im vierten Aggregatzustand, dem **Plasma** vor.

Die Aggregatzustände sind durch die kinetische Energie der einzelnen Teilchen definiert. Im *festen* Aggregatzustand ist die Ordnung der Atome bzw. Moleküle zueinander am größten. Die Atome bzw. Moleküle bewegen sich gegeneinander kaum (Festkörper). Sie besitzen die geringste kinetische Energie. Im *flüssigen* Aggregatzustand können die Atome bzw. Moleküle gegeneinander „verschoben" werden. Die kinetische Energie ist größer als im festen Aggregatzustand.

Im *gasförmigen* Aggregatzustand ist die kinetische Energie noch größer als im flüssigen. Die Atome bzw. Moleküle diffundieren ungehindert in alle Richtungen des Raumes und verteilen sich dort.

Die größte kinetische Energie herrscht im *Plasma*. Hier sind die äußersten Elektronen von ihren Atomkernen getrennt. Es treten Plasmaströme mit entsprechenden magnetischen Feldern auf.

1.1.2 Phasenumwandlungen

- Die Überführung vom festen in den flüssigen Aggregatzustand nennt man *schmelzen* und umgekehrt *erstarren* (gefrieren).
- Die Überführung vom flüssigen in den gasförmigen Aggregatzustand nennt man *verdampfen* und umgekehrt *kondensieren*.
- Die Überführung vom festen direkt in den gasförmigen Aggregatzustand nennt man *sublimieren* und umgekehrt *resublimieren*.

Aufbau und Eigenschaften der Materie

2.1   Atome, Isotope, Periodensystem

2.1.1   Begriffe

Man unterscheidet drei Elementarteilchen, aus denen ein Atom aufgebaut ist: Protonen, Neutronen und Elektronen. Das *Proton* hat eine positive Elementarladung, das *Elektron* eine negative. *Neutronen* sind ungeladen. Die im Atomkern lokalisierten Protonen und Neutronen – insgesamt auch Nukleonen genannt – entsprechen sich etwa in ihrer Masse, während die Elektronen, die den Kern in der Hülle umgeben, nur etwa 1/1200 der Protonenmasse ausmachen (Tab. 2.1).

Definitionen

Massenzahl: Sie gibt die Anzahl der im Atomkern befindlichen Protonen und Neutronen (= Nukleonen) an.
Kernladungszahl: Sie gibt die Zahl der Protonen im Kern an, die auch der Zahl der Elektronen in der Hülle entsprechen muss, da Atome nach außen hin elektrisch neutral sind.
Ordnungszahl: Ordnet man die Atome nach steigender Kernladungszahl, wird diese zur Ordnungszahl der Elemente. Möchte man ein Element mit seiner Ordnungs- und Massenzahl kennzeichnen, so setzt man diese links neben das Elementsymbol, die Massenzahl oben und die Ordnungszahl unten:

Beispiel Sauerstoff
Massenzahl   16
Elementsymbol   0
Ordnungszahl   8
Subtrahiert man die Kernladungszahl von der Massenzahl, so erhält man die Neutronenzahl des Elements. Sauerstoff enthält also 8 Neutronen.

> **! Merke**
>
> Protonenzahl (Ordnungszahl) + Neutronenzahl = Massenzahl

2.1.2   Ordnungszahl, Kernladungszahl, Massenzahl

Zur Identifizierung der Ordnungszahl, Kernladungszahl und Massenzahl s. 2.1.1.

2.1.3   Isotope

Ein Element ist dadurch gekennzeichnet, dass seine Atome alle die gleiche Kernladungszahl (= Protonenzahl = Ordnungszahl) aufweisen. Durch sie sind zugleich dessen Position im Periodensystem der Elemente (PSE) und seine chemischen Eigenschaften festgelegt. Mit seiner bestimmten prozentualen Häufigkeit treten jedoch von bestimmten Elementen Atome mit unterschiedlicher Massenzahl auf, sog. *Isotope*.

Chemie

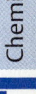

Tab. 2.1 Ladung, Masse und Lokalisation der **Elementarteilchen**

	Relative Ladung	Absolute Masse	Relative Masse	Ort
Protonen	+1	$1{,}7 \cdot 10^{-24}$ g	1	Kern
Neutronen	0	$1{,}7 \cdot 10^{-24}$ g	1	Kern
Elektronen	−1	$9{,}1 \cdot 10^{-28}$ g	0	Hülle

Beispiel Wasserstoff:

- $^1_1$H Wasserstoff
- $^2_1$H Deuterium
- $^3_1$H Tritium

Manche Isotope, sog. *Radioisotope,* sind instabil und können durch radioaktiven Zerfall in stabile Isotope übergehen.

Beispiel:

- $^{14}_6$C

Isotopenhäufigkeit: In jedem Element findet sich ein charakteristischer Anteil der entsprechenden Isotope.

Beispiele:

- ^{35}Cl 75 %
- ^{37}Cl 25 %
- ^{12}C 98,9 %
- ^{13}C 1,1 %

Klinischer Bezug

Medizinisch wichtige Radioisotope und ihre Anwendung:

^{32}P: Strahlentherapie und Tracer (Beta-Strahler)

^{60}Co: Strahlentherapie

^{125}J: Einsatz in vitro als Marker für Proteine

^{131}J: Radioiodtherapie von Schilddrüsentumoren

^{226}Ra: Strahlentherapie

^{3}H: Marker für beliebige Moleküle

^{14}C: Tracer, Altersbestimmung nach dem Radiocarbonverfahren

Merke

Isotope haben die gleiche Ordnungszahl, jedoch verschiedene Massenzahl aufgrund unterschiedlicher Anzahl von Neutronen.

2.1.4 Elemente und Moleküle

Die **relative Atommasse** ist kein Absolutwert, sondern entsteht durch Vergleich der Atommasse mit dem Kohlenstoffisotop ^{12}C. 1/12 der Masse dieses Kohlenstoffisotops wird per definitionem gleich 1 gesetzt. Sauerstoff hat die relative Atommasse 16, also 16 · 1/12 von ^{12}C. In Tabellenwerken weisen jedoch alle Elemente gebrochene Massenzahlen auf, was darauf zurückzuführen ist, dass Elemente in natura Isotopengemische mit unterschiedlichen Massenzahlen sind, deren prozentuale Zusammensetzung sich in dem ungeraden Zahlenwert widerspiegelt. Darüber hinaus tragen die Elektronen einen geringen und i. d. R. vernachlässigbaren Anteil zur Atommasse bei.

Avogadro-Konstante (N_A): Dividiert man 12 g des Kohlenstoffisotops ^{12}C durch die absolute Masse eines C-Atoms, so ergibt sich die Anzahl der C-Atome. Dieser Zahlenwert heißt Avogadro-Konstante (= Loschmidt-Zahl): NA = 6,02 · 10^{-23} mol^{-1} Davon ausgehend kann man die **Stoffmenge** Mol definieren.

Merke

1 mol eines Elements enthält 6,02 · 10^{23} Atome und entspricht der Atommasse in Gramm. 1 mol einer Verbindung enthält 6,02 · 10^{23} Moleküle und entspricht der Molekülmasse in Gramm.

Beispiele:

- 1 mol Kohlenstoff enthält 6,023 · 10^{23} Kohlenstoff*atome* und wiegt 12 g (Massenzahl Kohlenstoff = 12 u).
- 1 mol Brom (Br$_2$) enthält 6,023 · 10^{23} Brom*moleküle* bzw. 2 · 6,023 · 10^{23} Brom*atome* und wiegt 158 g (Massenzahl Brom = 79 u).
- 1 mol Kochsalz (NaCl) enthält 6,023 · 10^{23} Na$^+$-Ionen (= 1 mol Na$^+$) und 6,023 · 10^{23} Cl$^-$-Ionen (= 1 mol Cl$^-$) und wiegt 58 g (Massenzahl Natrium = 23 u, Massenzahl Chlor = 35 u).

2.1.5 Periodensystem der Elemente (PSE)

Im PSE sind die Elemente nach steigender Kernladungszahl geordnet. *Gruppen* werden durch senkrechte Anordnung der Elemente gebildet. Elemente in der gleichen Gruppe weisen Analogien in der Elektronenkonfiguration und damit ähnliche chemische Eigenschaften auf. Die waagerechte Anordnung wird als *Periode* bezeichnet. Elemente der gleichen Periode besitzen die gleiche Anzahl von Schalen.

Merke

Senkrechte Anordnung:
Gruppe: gleiche Anzahl von Außenelektronen

Waagerechte Anordnung:
Periode: gleiche Anzahl von Schalen

Elektronenkonfiguration

Die Elektronenhülle der Elemente ist aus mehreren Schalen aufgebaut (K-, L-, M-, N-Schale usw.). Im PSE werden die Orbitale der Schalen von Periode zu Periode mit je einem neuen Elektron aufgefüllt. Die 1. Schale fasst maximal 2 Elektronen (1 s^2), die 2. Schale insgesamt 8 Elektronen (2 s^2, 2 p^6). Die 3. Schale vermag bis zu 18 Elektronen aufzunehmen (3 s^2, 3 p^6, 3 d^{10}). Bevor in der 3. Schale die d-Orbitale mit den restlichen 10 Elektronen aufgefüllt werden, wird erst das s-Orbital der 4. Schale (4 s) besetzt.

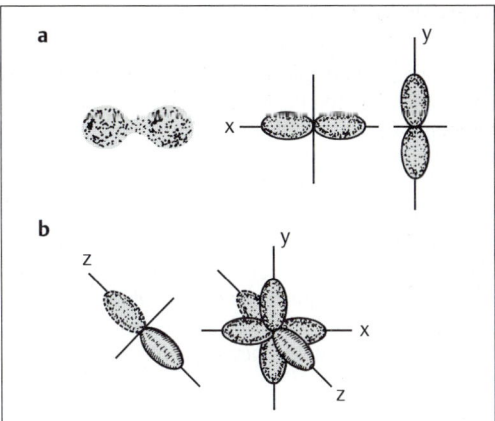

Abb. 2.1 **a** Ladungsverteilung in einem **p-Orbital** (schematisch); **b** Kombination der drei senkrecht aufeinanderstehenden p-Orbitale (aus Beyermann, Thieme 1993)

Orbitale

Elektronen befinden sich in der Hülle um den Atomkern in sog. Orbitalen. Das sind Räume, in denen sie mit einer Aufenthaltswahrscheinlichkeit von 90 % anzutreffen sind.

■ *s-Orbital:* Es ist kugelförmig um den Atomkern herum angeordnet (kann mit maximal 2 Elektronen gefüllt sein).
■ *p-Orbitale:* Sie sind hantelförmig in x, y und z Richtung angeordnet (in die drei Richtungen des Raumes; die drei p-Orbitale p_x, p_y und p_z stehen senkrecht aufeinander). Jedes der drei p-Orbitale kann 2 Elektronen aufnehmen, insgesamt also 6 Elektronen (Abb. 2.**1**).

Haupt- und Nebengruppenelemente

Hauptgruppenelemente: Innerhalb einer Periode von links nach rechts werden äußere Schalen mit Elektronen aufgefüllt. Die Elemente einer Hauptgruppe stimmen in der Zahl ihrer Valenzelektronen überein. Biochemisch wichtige Hauptgruppenelemente sind H, Na, K, Mg, Ca, C, N, P, O, S, F, Cl, I.
Nebengruppenelemente: Sie sind ausschließlich Metalle. Sie besitzen 2 Elektronen im äußeren s-Orbital. Sie unterscheiden sich durch die Zahl der Elektronen in den energetisch hoch liegenden d- bzw. f-Orbitalen.
Wichtige Vertreter sind Zn, Fe, Co, Cu, Cr, Mo, Mn.

 Klinischer Bezug

Lebensnotwendige Nebengruppenelemente müssen, wenn auch in geringer Menge, mit der Nahrung aufgenommen werden (**Spurenelemente**). Sie sind z.B. Kofaktoren in Enzymen.

Gesetzmäßigkeiten in Perioden und Gruppen

Das PSE besteht aus:
■ *Perioden:* Anordnung der Elemente nach steigender Kernladungszahl
■ *Gruppen:* Zusammenfassung chemisch verwandter Elemente
In Tab. 2.**2** sind die Gesetzmäßigkeiten innerhalb von Perioden und Gruppen aufgeführt.

2.1.6 Biochemisch wichtige Elemente

Folgende Elemente sind in wichtigen Enzymen, Coenzymen und biochemischen Verbindungen enthalten:

Magnesium (Mg): Enzymaktivator; ATP-abhängige Reaktionen; Biosynthese der DNA und RNA; beteiligt bei der Vereinigung von 30-S- und 50-S-Ribosomen

Calcium (Ca): Calcium-Calmodulin-Komplex beeinflusst Enzymaktivität

Eisen (Fe): komplexgebunden im Hämoglobin, Myoglobin; Cytochrome

Kupfer (Cu): Cytochromoxidase, Katalase, Peroxidase, Tyrosinase, Monoaminooxidase, Protein-Lysin-6-Oxidase, Ascorbinsäureoxidase; Superoxiddismutase der Erythrozyten

Zink (Zn): Alkoholdehydrogenase; Glutamatdehydrogenase; Uricase; Nierenphosphatase; Carboxypeptidase; Erythrozyten-Kohlensäure-Dehydratase

Tab. 2.**2** **Gesetzmäßigkeiten in Perioden und Gruppen**

	Periode	Gruppe
Atomradius	wird kleiner	wird größer
Ionenradius	wird kleiner	wird größer
Elektronegativität	wird größer	wird kleiner
metallischer Charakter	wird geringer	wird ausgeprägter

Chemie

Mangan (Mn):	aktiviert Glykosyltransferasen; Superoxiddismutase; Leberarginase; saure Phosphatase; Cholinesterase
Cobalt (Co):	Vitamin B_{12}
Molybdän (Mo):	Xanthinoxidase
Selen (Se):	Gluthathionperoxidase
Jod (J_2):	Schilddrüsenhormone

2.2   Chemische Bindung

2.2.1   Atombindung, Ionenbindung

Moleküle entstehen, indem Atome untereinander Bindungen knüpfen, sodass aus einem oder mehreren chemischen Elementen eine Verbindung entsteht. Berechnung der Molekülmasse: Summierung der relativen Atommassen aller am Aufbau des Moleküls beteiligten Einzelelemente.

Atombindung: Verknüpfen sich Atome untereinander, die annähernd gleiche Elektronegativität haben, bilden sich Atombindungen aus, bei denen jeder Bindungspartner ein ungepaartes Elektron für ein gemeinsames bindendes Elektronenpaar beisteuert (*kovalente Bindung*).

Polare Bindung: Atombindungen zwischen Partnern, die sich deutlich in ihrer Elektronegativität unterscheiden, sind polarisiert, d. h., ein Partner zieht das bindende Elektronenpaar mehr oder weniger stark zu sich herüber.

Ionenbindung: Bei Atomen mit stark verschiedenen Elektronegativitäten wird bei einer Bindung das bindende Elektronenpaar derart zu einem Partner hin verschoben, dass Ionen entstehen. Die entsprechenden Verbindungen werden als Salze bezeichnet. Bei einer geringen Anzahl von Valenzelektronen besteht die Tendenz zur Abgabe von Valenzelektronen, um die Edelgaskonfiguration der vorangehenden Periode zu erreichen – >Kationenbildung (+). Die zur Abspaltung des oder der Valenzelektronen notwendige Energie nennt man *Ionisierungsenergie*.

> **Merke**
>
> Geringe Anzahl von Valenzelektronen: Tendenz zur Kationenbildung (+) = Abgabe von Valenzelektronen; es wird die Edelgaskonfiguration der vorherigen Periode erreicht. Elemente, die sich so verhalten, sind Metalle.
>
> Hohe Anzahl von Valenzelektronen: Tendenz zur Anionenbildung (–) = Aufnahme von Valenzelektronen; es wird die Edelgaskonfiguration der gleichen Periode erreicht. Elemente, die sich so verhalten, sind Nichtmetalle.

Atombindung

Sie entsteht zwischen Atomen mit vergleichbaren Elektronegativitätswerten. Das Bindungselektronenpaar gehört beiden Partnern gemeinsam. Die *Atombindung* ist gerichtet. Die Länge der Atombindung beträgt ca. 100–300 pm.

Ion und Ionenbindung

Die *Ionenbindung* wird durch die elektrostatische Anziehungskraft zwischen einem negativ geladenen Ion (= Anion) und einem positiv geladenen Ion (= Kation) bewirkt. Sie bildet sich zwischen Atomen aus, die sich in ihren Elektronegativitäten erheblich unterscheiden.

Beispiel:

Bei der Bildung von $CaCl_2$ gibt das Ca 2 Valenzelektronen an die beiden Cl ab, sodass sowohl Ca^{2+} als auch die beiden Cl^- die nächstgelegene stabile Edelgaskonfiguration erreichen.

Die Ionenbindung ist *ungerichtet*. Es bilden sich *Ionengitter*. Entsteht aus einem Atom durch Abgabe eines Valenzelektrons ein Kation, verkleinert sich der Radius. Entsteht aus einem Atom durch Aufnahme eines Valenzelektrons ein Anion, vergrößert er sich. Innerhalb einer Hauptgruppe nehmen die Ionenradien von oben nach unten zu.

> **Merke**
>
> Innerhalb einer Periode:
>
> Anionenradius > Kationenradius

Bindigkeit

Der Wert der Bindigkeit ist gleichbedeutend mit der Zahl der kovalenten Bindungen, die von dem betreffenden Atom ausgehen können (Beispiel s. Tab. 2.**3**).

Tab. 2.3 Bindigkeit einiger Elemente

Element	Bindigkeit	Beispiel
C	4 bindig	Methan
N	3 bindig	Ammoniak
O	2 bindig	Wasser
S	2 bindig	Schwefelwasserstoff
Cl	1 bindig	Salzsäure
H	1 bindig	Salzsäure

Bei den Hauptgruppenelementen gilt im Allgemeinen:

1. Hauptgruppe: 1 wertig
2. Hauptgruppe: 2 wertig
3. Hauptgruppe: 3 wertig
4. Hauptgruppe: 4 wertig
5. Hauptgruppe: 3 wertig
6. Hauptgruppe: 2 wertig
7. Hauptgruppe: 1 wertig
8. Hauptgruppe: Edelgase; sie gehen i. d. R. keine Bindungen ein!

Koordinative Bindung

Die Theorie der koordinativen Bindung war der erste Versuch zur Erklärung der komplizierten Bindungsverhältnisse in Komplexverbindungen. Die Theorie geht davon aus, dass die Liganden Elektronenpaare zur Verfügung stellen und damit an ein Zentralteilchen binden können. Um unterschiedliche Festigkeiten bzw. Stabilitäten von Komplexen hinreichend genau zu erklären, reicht die Theorie der koordinativen Bindung jedoch nicht aus. Heute ist dieses Modell weitgehend durch die Ligandenfeld- und Molekülorbitaltheorie ersetzt worden. Diese Theorien setzen jedoch umfangreiche Kenntnisse auf dem Gebiet der chemischen Bindung voraus und gehen weit über den Gegenstandskatalog hinaus. Die Valenzbindungstheorie, die Kristallfeldtheorie und die Molekülorbitaltheorie sind weitere Ansätze zur Erklärung der chemischen Bindung von Komplexverbindungen. Ihre Kenntnis wird jedoch vom GK ebenfalls nicht verlangt.

Gewinkelte Moleküle

Die mit jeweils 1 Elektron besetzten sp³-Orbitale des vierbindigen Kohlenstoffatoms sind tetraedrisch angeordnet. Diese räumliche Struktur bleibt beim Methan erhalten (Bindungswinkel 109°). Bei Alkoholen, Ether, Ammoniak oder Aminen liegt ebenfalls eine gewinkelte Bauweise vor.

Freie Elektronenpaare

Bindende Elektronenpaare werden durch einen Verbindungsstrich zwischen den beteiligten Atomen gekennzeichnet, während an Bindungen unbeteiligte Valenzelektronen, sog. *freie Elektronenpaare,* durch einen Strich am betreffenden Atom symbolisiert werden.

Beispiele:

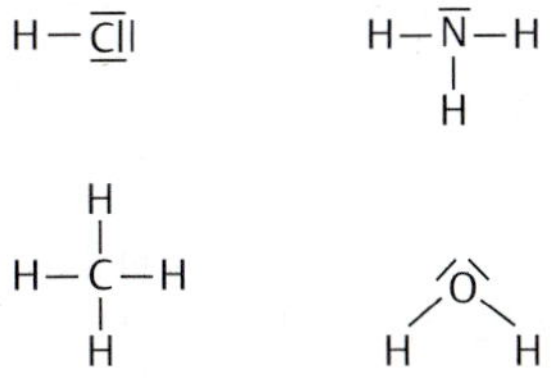

2.2.2 Polarität von Molekülen

Dipolmoleküle

Verbindungen, in denen polarisierte Atombindungen enthalten sind, können Dipolmoleküle ausbilden:

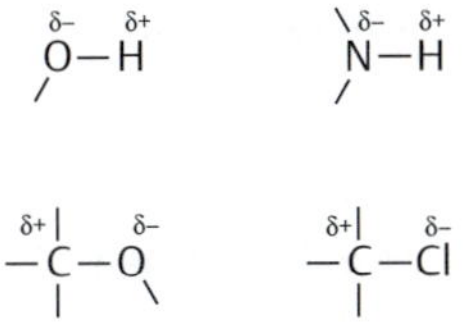

Zum Beispiel ist im Wasser die O-H-Bindung stark polarisiert. Aufgrund der gewinkelten Struktur des H_2O-Moleküls (tetraedrischer Sauerstoff) fallen positive und negative Ladungsschwerpunkte nicht zusammen.

Wasserstoffbrückenbindungen

Dipolmoleküle mit aziden Protonen haben die Eigenschaft, Wasserstoffbrückenbindungen (H-Brücken) auszubilden. Diese schwachen Bindungskräfte werden zwischen einem H-Donor (z.B. OH, NH, COOH) und einem H-Akzeptor O, N, F, Cl) gebildet. Donor und Akzeptor sind in jedem Fall elektronegativer als Wasserstoff. In der DNA sorgen die H-Brücken für den Zusammenhalt der beiden Nukleotidstränge (s. Biochemie)

Auch die Wassermoleküle werden durch H-Brücken fester zusammengehalten: Es entsteht eine Netzstruktur (Molekülassoziate), die im Eis ihren höchsten Ordnungszustand hat (Abb. 2.2). Die physikalischen Eigenschaften wie Siedepunkt, Schmelzpunkt verändern sich dadurch. Wasser hat einen für seine eher niedrige Molekülmasse sehr hohen Siedepunkt. Die Fähigkeit von Wasser, sowohl als H-Donor als auch als H-Akzeptor zu wirken, bewirkt seine zentrale Stellung als Lösungsmittel und Medium in Biologie und Chemie.

Hydratation

In Wasser gelöste Ionen sind von einer **Hydrathülle** umgeben. Dieses Phänomen beruht auf den oben genannten Eigenschaften des Wassers. Auch polarisierte organische Verbindungen wie Alkohole,

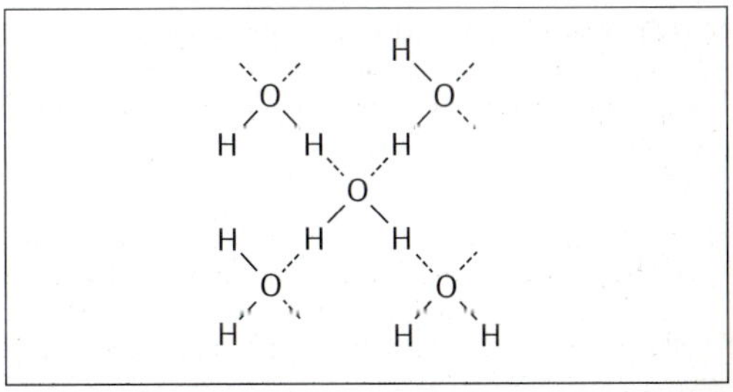

Chemie

Abb. 2.2 Dreidimensionale Netzstruktur von Wasser durch **H-Brücken**

Carbanionen, Zucker oder Proteine sind in Lösung hydratisiert. Salze sind in Wasser löslich. Sie dissoziieren in An- und Kationen, die ebenfalls hydratisiert werden. Je höher die Ladung und je kleiner der Radius eines Ions, desto größer ist die Hydrathülle. Steigende Temperatur beeinflusst die Hydratation ungünstig.

2.2.3 Beispiele

Bindungsverhältnisse und Molekülformen bei den Grundelementen

Die Elektronenschreibweisen für die Molekülformen von Wasser (H_2O), Salzsäure (HCl), Ammoniak (NH_3) finden sich unter Punkt 2.2.2.

- Beim **Ammoniak** bilden drei Hybridorbitale mit je einem 1s-Orbital des Wasserstoffatoms eine Bindung. Das vierte Hybridorbital des Stickstoffatoms ist durch das freie Elektronenpaar besetzt. Räumlich entspricht das Ammoniakmolekül annähernd einem Tetraeder (wie bei Methan).
- Die Elektronenschreibweise für die Molekülform von **Methan** (CH_4) ist unter Punkt 2.3. dargestellt. Im Gegensatz zum Ammoniak gehen vier sp^3-Hybridorbitale vom Kohlenstoffatom aus und überlappen mit je einem 1s-Orbital eines Wasserstofatoms. Räumlich entsteht ein idealer Tetraeder. Das Methanmolekül ist nach außen hin elektroneutral, d.h., es besitzt kein Dipolmoment, die Ladungsschwerpunkte von positiven und negativen Teilladungen fallen in einem Punkt zusammen.
- **Stickstoff** (N_2) kommt als zweiatomiges Molekül vor.
- **Lachgas** (N_2O) weist mesomere Grenzstrukturen auf.
- **Sauerstoff** (O_2) kommt ebenfalls als zweiatomiges Molekül vor. Hier weist jedes Sauerstoffatom zwei freie Elektronenpaare auf. Zwei weitere Elektronen der äußersten Schale des Sauerstoffatoms gehen jeweils eine Bindung mit den zwei freien Elektronen eines anderen Sauerstoffatoms ein.

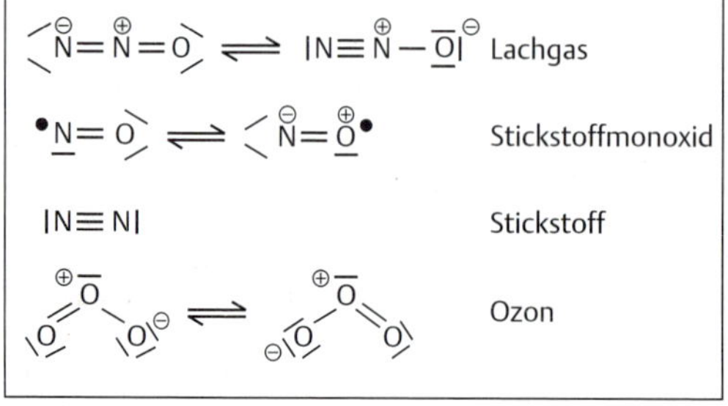

Abb. 2.3 Bindungsverhältnisse und Elektronenformelschreibweise einiger Moleküle

- **Ozon** (O_3) zerfällt sehr leicht in Sauerstoff (O_2) und einzelne Sauerstoffatome, die sich sofort miteinander zu Sauerstoff verbinen. Es ist ein starkes Oxidationsmittel.
- **Stickstoffmonoxid** (NO) ist eine Verbindung zwischen Sauerstoff und Stickstoff. Es besitzt mesomere Grenzstrukturen.

Die Abb. 2.3 zeigt die Elektronenformelschreibweisen der hier vorgestellten Moleküle.

Klinischer Bezug

Lachgas wird als Trägergas bei Narkosen neben Sauerstoff verwendet. Es oxidiert Vitamin B_{12} und kann einen Vitamin B_{12}-Mangel auslösen. Außerdem diffundiert es sehr leicht in alle Körperhöhlen und erhöht darin den Gasdruck. Es darf nicht unüberlegt eingesetzt werden.

Kohlenstoffmonoxid bindet ca. 300-mal stärker als Sauerstoff komplex mit Hämoglobin. Bei Rauchgasvergiftungen kann CO im Blut stark erhöht sein. Die Therapie besteht in reiner Sauerstoffbeatmung, mitunter auch hyperbarer Oxygenierung in speziellen Zentren. Ziel ist es, CO durch Sauerstoff aus der Bindung mit Hämoglobin zu verdrängen.

2.2.4 Biochemisch wichtige Bindungen

In biochemisch wichtigen Bindungen kommen v. a. Wasserstoff, Kohlenstoff, Sauerstoff, Stickstoff, Schwefel, Chlor und Phosphor vor. Die Bindungsverhältnisse des *Kohlenstoffatoms* sind im Kapitel 2.3 näher beschrieben.

Wasserstoff ist einwertig. Es stellt genau 1 Elektron für eine kovalente Bindung zur Verfügung. *Sauerstoff* ist zweiwertig. Neben den beiden freien Elektronenpaaren in seiner Hülle werden 2 Elektronen für 2 kovalente Bindungen bereitgestellt. Das Sauerstoffatom ist v. a. in den funktionellen Gruppen wie Hydroxylgruppe, Carbonylgruppe und in der Etherbindung vorhanden. Das *Stickstoffatom* kommt in der Aminogruppe der Aminosäuren vor. Das *Schwefelatom* ist als zweiwertiges Atom in der Aminosäure Methionin vorhanden. *Phosphor* ist in den energiereichen Phosphatbindungen von ATP vorhanden.

2.2.5 Metallkomplexe

Zentralion, Ligand, Koordinationszahl, Gesamtladung

Das Metallatom oder Metallion, das sich in der räumlich geometrischen Mitte eines Metallkomplexes befindet und die Fähigkeit besitzt, zusätzliche Elektronen in sein Valenzniveau aufzunehmen (Elektronenpaarakzeptor, Lewis-Säure), heißt Zentralion bzw. allgemein Zentralteilchen.

Liganden sind Moleküle oder Ionen, die als Elektronenpaardonor (Lewis-Base) fungieren und das Zentralteilchen umgeben.

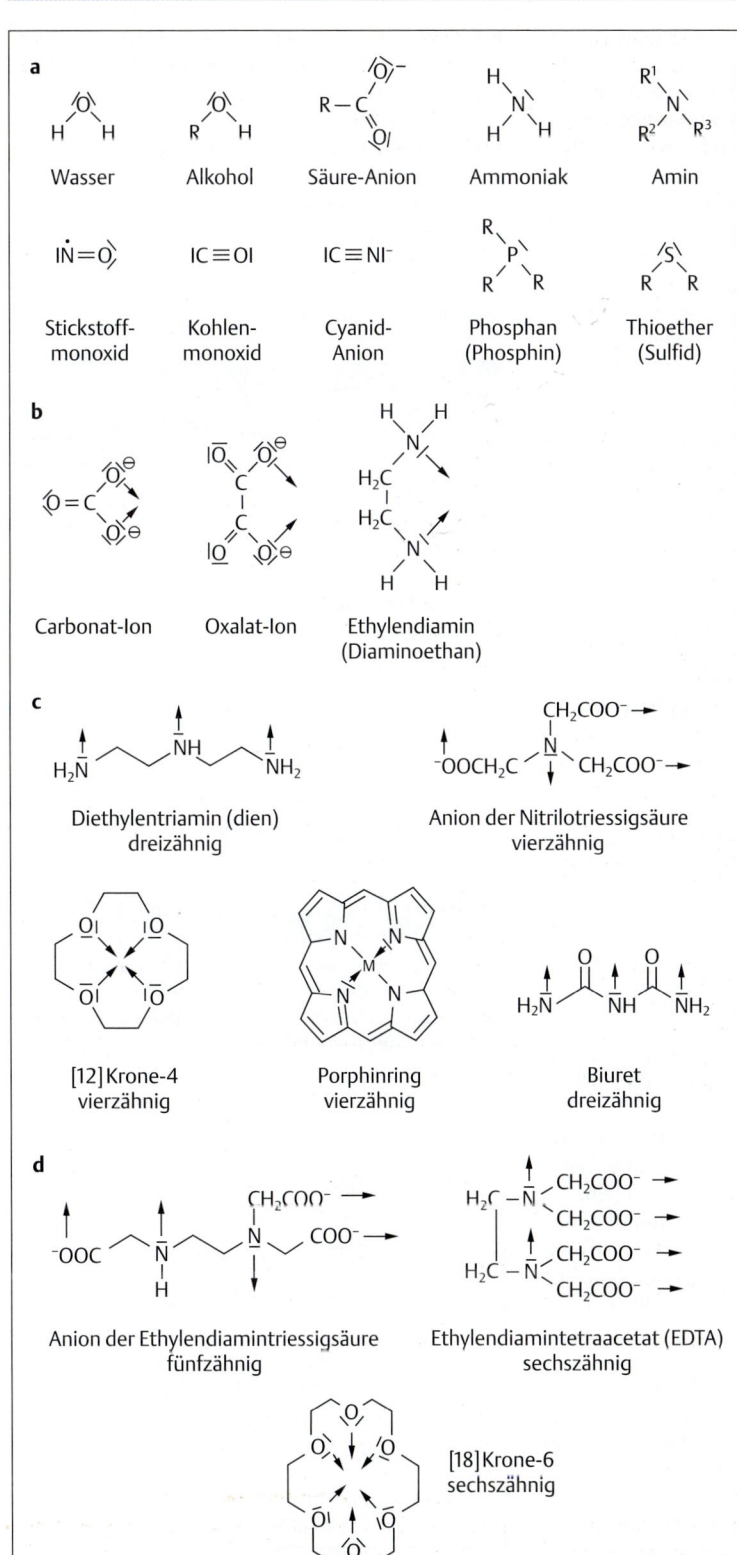

a

Wasser · Alkohol · Säure-Anion · Ammoniak · Amin

Stickstoff-monoxid · Kohlen-monoxid · Cyanid-Anion · Phosphan (Phosphin) · Thioether (Sulfid)

b

Carbonat-Ion · Oxalat-Ion · Ethylendiamin (Diaminoethan)

c

Diethylentriamin (dien) dreizähnig · Anion der Nitrilotriessigsäure vierzähnig

[12]Krone-4 vierzähnig · Porphinring vierzähnig · Biuret dreizähnig

d

Anion der Ethylendiamintriessigsäure fünfzähnig · Ethylendiamintetraacetat (EDTA) sechszähnig

[18]Krone-6 sechszähnig

Abb. 2.**4 a** Einzähnige **Liganden** (aus Hänssgen/ Eicher, Thieme); **b** zweizähnige Liganden (aus Mortimer, Thieme); **c** drei- und vierzähnige Liganden; **d** fünf- und sechszähnige Liganden

Chemie

Die Anzahl der Liganden, die ein Zentralteilchen umgeben, heißt Koordinationszahl und hängt von verschiedenen Faktoren ab. Dazu zählen u. a. der Raumbedarf des Liganden und die Elektronenkonfiguration des Zentralteilchens. Häufigste Koordinationszahlen sind 4 (z. B. quadratisch-planare Anordung der Liganden) und 6 (oktaedrische Anordnung der Liganden).

Die **Gesamtladung** eines Metallkomplexes errechnet sich aus der Summe der Einzelladungen der beteiligten Liganden und der Ladung des Zentralteilchens. Daher kann es positiv und negativ geladene sowie neutrale Metallkomplexe geben.

Beispiele:

■ Der Komplex $[Ag(NH_3)_2]^+$ besteht aus einem einfach positiv geladenen Silberion und 2 neutralen Liganden (Ammoniak). Die Gesamtladung ist somit einfach positiv und entspricht der Ladung des Zentralteilchens.

■ Im Komplex $[Fe(CN)_6]^{3-}$ resultiert eine dreifach negative Gesamtladung, denn das zentrale Eisenion ist dreifach positiv geladen und die sechsmal vorhandenen Cyanidionen steuern 6 negative Ladungen bei.

Welche Moleküle können als Liganden fungieren?

Liganden werden im Allgemeinen nach ihrer Zähnigkeit klassifiziert. Unter Zähnigkeit versteht man die Fähigkeit eines Liganden, mit einem oder mehreren seiner Elektronenpaare eine Elektronenlücke (Koordinationsstelle) des Zentralteilchens zu füllen. Bindet ein Ligand mit einem Elektronenpaar an das Zentralteilchen, heißt er einzähnig. Ein zweizähniger Ligand würde mit 2 Elektronenpaaren an 2 Koordinationsstellen des Zentralteilchens binden. Ein 3. mit dreien usw. (Beispiele s. Abb. 2.4)

Wichtige biochemische Verbindungen sind Komplexverbindungen

Chlorphyll, Hämoglobin und Vitamin B_{12} sind von ihrer Struktur her Komplexe, d. h., bei ihnen wird ein Zentralteilchen durch Liganden umgeben. Im Fall des Chlorophylls ist das ein Mg(II)-Ion, (Koordinationszahl 6), Hämoglobin enthält ein Eisen(II)-Ion (Koordinationszahl 6) und Vitamin B_{12} ein Cobalt(III)-Ion (Koordinationszahl 6, s. Biochemie Tab. 5.1). Zur koordinativen Bindung s. 2.2.1.

Chelatkomplexe und Chelatliganden

Bindet ein mindestens zweizähniger Ligand (Chelatligand) an ein Zentralteilchen, bilden sich ringförmige Strukturen aus. Thermodynamisch besonders günstig sind fünf- und sechsgliedrige Ringsysteme, die nahezu spannungsfrei sein können.

Wie bereits erwähnt, muss ein Chelatligand mindestens zwei Koordinationsstellen des Zentralteilchens

besetzen. Das heißt, einzähnige Liganden wie Ammoniak, Alkohole oder Wasser sind dazu nicht in der Lage.

EDTA ist ein medizinisch wichtiger Chelatligand

Ethylendiamintetraacetat (EDTA) bildet aufgrund seiner Struktur sehr stabile Chelatkomplexe, u. a. mit Calciumionen, Magnesium- und Blei-Ionen. Es wird daher vielfältig in der medizinischen Diagnostik und Therapie genutzt.

 Klinischer Bezug

Mit EDTA lässt sich die **Gerinnung** des Blutes aufhalten, denn EDTA bindet die zur Gerinnung notwendigen Calcium-Ionen.

Stellt der Arzt die klinische Diagnose einer **Bleivergiftung**, kann als Antidot Calcium-EDTA verabreicht werden.

Hämoglobin, Cytochrome und Cobalamin

Die drei bereits oben gezeigten Verbindungen haben einen sehr ähnlichen Aufbau, das Zentralteilchen wird von einem vierzähnigen Liganden umgeben, der sich vom *Porphin* ableitet (Abb. 2.5)

In Chlorophyllen und Verbindungen der Häm-Gruppe sind einige H-Atome des Porphins durch ander Atomgruppen substituiert, diese Verbindungen heißen dann *Porphyrine*.

 Klinischer Bezug

Medizinisch wichtig sind die sog. **Porphyrien,** d. h. Störungen in der Synthese des Porphyrins. Sie sind gekennzeichnet durch das Ausscheiden von Häm-Vorstufen im Stuhl oder im Urin.

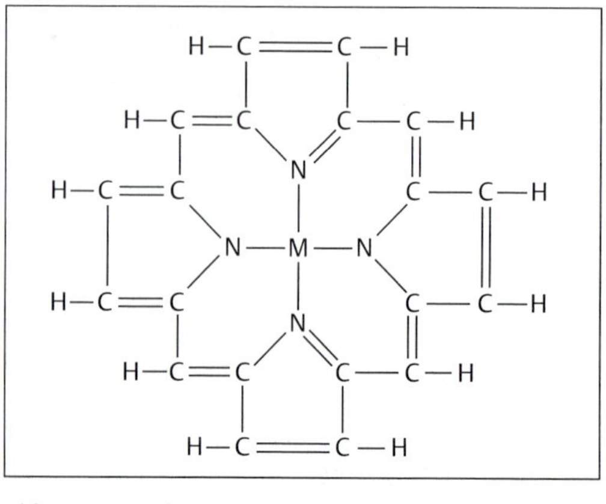

Abb. 2.5 Metall-Porphin-Komplex (M=Metallion)

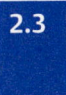

2.3 Azyklische Kohlenwasserstoffverbindungen, einfache funktionelle Gruppen

2.3.1 Kohlenwasserstoffe

Das Kohlenstoffatom (C) kommt in chemischen Verbindungen in drei verschiedenen Hybridisierungszuständen vor.

sp³-Hybridisierung: Bei der sp³-Hybridisierung werden vom C-Atom vier gleichwertige Bindungen in einem Bindungswinkel von 109° in den Raum gerichtet. Die Bindungspartner – vier an der Zahl – stehen räumlich so zueinander, dass sie die Eckpunkte eines Tetraeders bilden; das zentrale C-Atom bildet seinen Mittelpunkt. Am Methan, dem einfachsten Vertreter der Alkane, lässt sich dies gut verdeutlichen (Abb. 2.**6**).

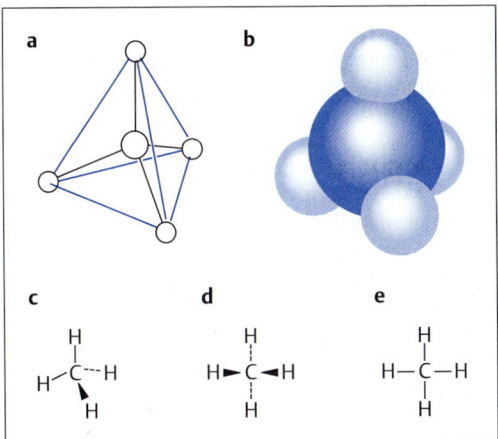

Abb. 2.6 Fünf Darstellungen des **Methan-Moleküls**. In Bild **a** sind die Bindungslängen, verglichen mit den Atomgrößen, übertrieben lang gezeichnet. In Bild **c** und **d** deuten die punktierten Linien Bindungen an, die hinter die Papierebene weisen, und keilförmig gezeichnete Bindungen zeigen nach vorn aus der Papierebene heraus (*Keilstrichformeln*). Projiziert man die in **d** hinter und vor der Papierebene liegenden H-Atome in die Ebene, so erhält man die vielgebrauchte *Projektionsformel* (**e**) (aus Mortimer, Thieme 1996)

Zwischen dem C-Atom und den H-Atomen besteht eine Einfachbindung. Die Einfachbindungen, die aufgrund der sp³-Hybridisierung der Valenzelektronen des C-Atoms zustandekommen, heißen auch **Sigma-Bindungen** (σ-Bindungen). Vom sp³-hybridisierten C-Atom gehen also vier Einfachbindungen (σ-Bindungen) aus.

sp²-Hybridisierung: Bei der sp²-Hybridisierung gehen von C-Atom nur drei gleichwertige Bindungen in den Raum. Sie liegen in einer Ebene (planar) in einem Winkel von 120° zueinander. Senkrecht auf und unter dieser Ebene steht das dritte p-Orbital (p_z-Orbital), das nicht an der sp²-Hybridisierung beteiligt ist. Mit dem p_z-Orbital eines benachbarten sp²-hybridisierten C-Atoms kann es über und unter der Bindungsebene seitlich überlappen (Abb. 2.**7**). Die so entstandene Bindung heißt **Pi-Bindung** (π-Bindung). Sie ist nicht so stabil wie die Sigma-Bindung. Insgesamt entsteht zwischen zwei sp²-hybridisierten C-Atomen eine Doppelbindung, die aus einer Sigma- und einer Pi-Bindung aufgebaut ist. Die Alkene weisen z.B. eine derartige Bindung auf.

sp-Hybridisierung: Eine sp-Hybridisierung findet man in C-C-Dreifachbindungen, wie z.B. bei den Alkinen.

2.3.2 Formeln

Alkane

Die homologen Reihen der Alkane und Alkene (Tab. 2.**4**) folgen jeweils einer logischen Fortführung im Kohlenstoff-Grundgerüst. Die Reihe der Alkane zeichnet sich durch C – C-Einfachbindungen aus. Alle C-Atome sind sp³-hybridisiert.
Die allgemeine Summenformel für Alkane lautet:

$$C_nH_{2n+2}$$

mit n von 1 bis theoretisch unendlich. Das einfachste Alkan ist demnach Methan (CH_4).
In der homologen Reihe sind die einzelnen Alkane um je eine CH_2-Gruppe erweitert. Das Fehlen eines H-Atoms am Ende der Kette lässt sog. *Alkylreste* entstehen. Sie stellen die einfachsten aliphatischen Reste dar. Sie sind Radikale. Die allgemeine Summenformel der Alkylreste lautet:

$$C_nH_{2n+1}$$

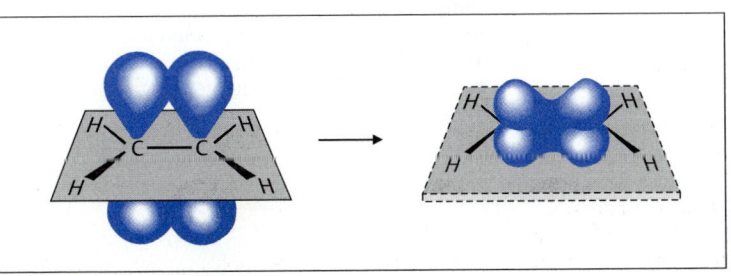

Abb. 2.7 Überlappung der ober- und unterhalb der Ebene der σ-Bindungen stehenden **p$_z$-Orbitale** zum Π-Orbital (aus Beyermann, Thieme 1993)

Chemie

Tab. 2.4 Homologe Reihe der n-Alkane und deren Alkylreste

Formel	Name	Schmp. (°C)	Sdp. (°C)	Alkylreste
CH_4	Methan	−183	−162	CH_3 Methyl
H_3C-CH_3	Ethan	−172	−88,5	C_2H_5 Ethyl
$H_3C-CH_2-CH_3$	Propan	−187	−42	C_3H_7 Propyl
$H_3C-(CH_2)_2-CH_3$	n-Butan	−138	0,5	C_4H_9 Butyl
$H_3C-(CH_2)_3-CH_3$	n-Pentan	−130	36	C_5H_{11} Pentyl
$H_3C-(CH_2)_4-CH_3$	n-Hexan	−95	69	C_6H_{13} Hexyl
$H_3C-(CH_2)_5-CH_3$	n-Heptan	−90,5	98	C_7H_{15} Heptyl
$H_3C-(CH_2)_6-CH_3$	n-Octan	−58	126	C_8H_{17} Octyl
$H_3C-(CH_2)_7-CH_3$	n-Nonan	−54	151	C_9H_{19} Nonyl
$H_3C-(CH_2)_8-CH_3$	n-Decan	−30	174	$C_{10}H_{21}$ Decyl

n- und iso-Alkane

Die in Tab. 2.4 dargestellte homologe Reihe der Alkane zeigt nur n-Alkane (n für normal, unverzweigt. Die Kohlenstoffketten können jedoch auch verzweigt sein. In der verzweigten Kette lassen sich 4 Typen Kohlenstoffatome unterscheiden.

- *Primäre C-Atome* (I) sind nur mit einem weiteren C-Atom verknüpft.
- *Sekundäre C-Atome* (II) sind mit zwei weiteren C-Atomen verknüpft.
- *Tertiäre C-Atome* (III) sind mit drei weiteren C-Atomen verknüpft.
- *Quartäre C-Atome* (IV) sind mit vier weiteren C-Atomen verknüpft.

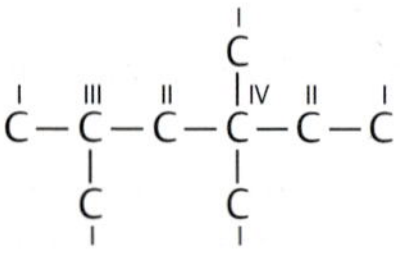

Alkene

Alkene zeichnen sich durch Doppelbindung(en) zwischen 2 C-Atomen aus. Die homologe Reihe der Alkene mit der Stellung der Doppelbindung beim C-Atom lautet:

$H_2C=CH_2$　　　$H_2C=CH-CH_3$

Ethen　　　　　Propen
(Ethylen)　　　(Propylen)

$H_2C=CH-CH_2-CH_3$

1-Buten
(Butylen)

Die allgemeine Summenformel für Alkene mit 1 Doppelbindung lautet demnach:

C_nH_{2n}

Nomenklatur: Die Zahl 1 für die Stellung der Doppelbindung am C-Atom 1 (z. B. 1-Buten; s. oben) wird in der Regel weggelassen. Liegt die Doppelbindung an einem anderen C-Atom als dem C-Atom 1, so heißt die Verbindung entsprechend der Stellung der Doppelbindung. Dabei muss die Nummerierung so vorgenommen werden, dass die Doppelbindung die möglichst kleinste Positionsziffer erhält:

$\overset{1}{H_2}C=\overset{2}{C}H-\overset{3}{C}H_2-\overset{4}{C}H_3$　　　1-Buten

$\overset{1}{H_3}C-\overset{2}{C}H=\overset{3}{C}H-\overset{4}{C}H_3$　　　2-Buten

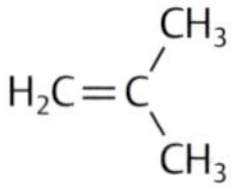

$H_2C=C\begin{smallmatrix}CH_3\\\\CH_3\end{smallmatrix}$　　Isobuten (2-Methylpropen)

$\overset{1}{H_3}C-\overset{2}{C}H=\overset{3}{C}H-\overset{4}{C}H_2-\overset{5}{C}H_3$　　2-Penten (nicht 3-Penten)

Tritt mehr als eine Doppelbindung am Alken auf, handelt es sich um Diene, Triene, Polyene.

Nomenklatur:
- Positionsziffern der Doppelbindung
- Stammname des Alkens
- Anzahl der Doppelbindungen in griechischen Zahlwörtern
- Endung -en

Dabei müssen die Positionsziffern so gewählt werden, dass möglichst kleine Zahlen entstehen:

$$H_2C=C=CH_2 \qquad H_2C=CH-CH=CH_2$$

Propadien (Allen)   1,3-Butadien
kumuliert   *konjugiert*

$$H_2C=CH-CH_2-CH=CH_2$$

1,4-Pentadien
isoliert

2.3.3 Bindungen

Sigma-Bindung

Sie zeichnet sich dadurch aus, dass die daran beteiligten Atome (C – C oder C – H etc.) frei um diese Bindung drehbar sind. Dadurch sind verschiedene Konformere möglich.

Pi-Bindung

Sie entsteht durch seitliche Überlappung zweier p_z-Orbitale. Zusammen mit einer Sigma-Bindung bildet sie eine Doppelbindung zwischen den beteiligten Atomen. Diese Bindung ist starr, die freie Drehbarkeit ist aufgehoben. Dadurch bedingt gibt es *cis*- und *trans*-Isomere:

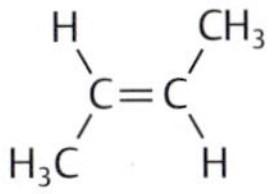

$$
\begin{array}{cc}
\overset{\displaystyle H}{\underset{\displaystyle H_3C}{}}C=C\overset{\displaystyle CH_3}{\underset{\displaystyle H}{}} & \overset{\displaystyle H_3C}{\underset{\displaystyle H}{}}C=C\overset{\displaystyle CH_3}{\underset{\displaystyle H}{}}
\end{array}
$$

  trans-2-Buten 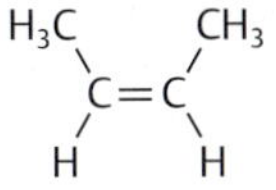   cis-2-Buten

Sie unterscheiden sich in ihren physikalischen und chemischen Eigenschaften.

Konjugierte, kumulierte, isolierte Pi-Systeme

Die Pi-Bindungen können in den Ketten verschiedene Positionen zueinander einnehmen.
Konjugierte Pi-Systeme: Die C–C-Doppelbindungen und C–C-Einfachbindungen wechseln sich einander ab:

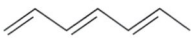

  1,3,5-Heptatrien

Kumulierte Pi-Systeme: Die C–C-Doppelbindungen folgen nacheinander:

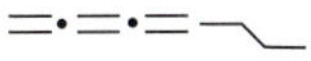

  1,2,3-Heptatrien
   n-Propylallen

Isolierte Pi-Systeme: Die Pi-Bindung steht durch mehr als eine Sigma-Bindung (Einfachbindung) getrennt von einer anderen Doppelbindung:

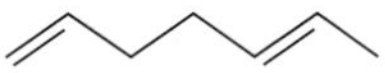

  1,5-Heptadien

2.3.4 Isomerien

Konstitution, Konformation, Konfiguration

Um Moleküle stereochemisch zu charakterisieren, muss man die vorhandenen Bindungsarten, die räumliche Anordnung der Atome und nicht zuletzt eventuelle Substituenten berücksichtigen. Dafür sind die Begriffe *Konstitution, Konfiguration* und *Konformation* gebräuchlich. Bei Kenntnis aller drei kann man bei einem Molekül von *Struktur* sprechen.
Konstitution: Sie bezeichnet die Art und Reihenfolge der chemischen Bindungen und beteiligten Atome (z.B. Einfach-, Doppelbindung) in einem Molekül. Der räumliche Aufbau lässt sich jedoch *nicht* ableiten. Dafür werden die Begriffe Konfiguration und Konformation benutzt.
Konfiguration: Sie beschreibt den räumlichen Aufbau eines Moleküls, allerdings werden Formen, die durch die freie Drehbarkeit um eine Einfachbindung (σ-Bindung) entstehen können nicht berücksichtigt.
Werden auch diese Formen berücksichtigt, wird der Begriff **Konformation** angewandt, um das Molekül zu charakterisieren. Dabei wird die genaue sterische Anordnung der Atome in einem Molekül bei gegebener Konstitution und Konfiguration wiedergegeben.
Abb. 2.**8** verdeutlicht dies am Beispiel des 1,2-Dihydroxycyclohexans: In der linken Formel ist der sechsgliedrige Kohlenstoffring mit an C1 und C2 substituierter Hydroxylgruppe sichtbar. Im gesamten Molekül liegen nur Einfachbindungen vor. In der mittleren Formel drücken gestrichelte bzw. fett verstärkte Pfeile die Ausrichtung der Substituenten aus. Fett verstärkte Pfeile bezeichnen eine Lage vor der Papierebene, gestrichelte Pfeile eine hinter der Papierebene. Substituent an C1 liegt hinter, Substituent an C2 vor der Papierebene, in der sich die beteiligte

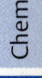

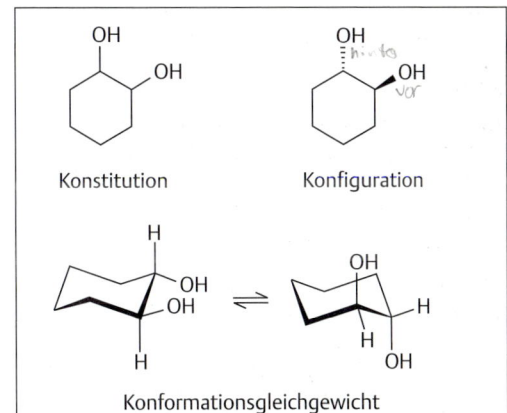

Konstitution   Konfiguration

Konformationsgleichgewicht

Abb. 2.8 Konstitution, Konfiguration und **Konformation** des 1,2- Dihydroxycyclohexans

Chemie

C–C-Bindung befindet. Die rechte Formel zeigt eine der möglichen Konformationen (Sesselform). Daneben gibt es noch andere Konformationen, die später beschrieben werden.

 Merke

Konstitution = Art der chemischen Bindung und Reihenfolge der Atome

Konfiguration = räumlicher Aufbau ohne Drehung um σ-Bindungen

Konformation = genaue sterische Anordnung der Atome mit Drehung um σ-Bindungen

Konstitutionsisomerie

Man unterscheidet folgende Formen der Konstitutionsisomerie:

- Skelettisomerie
- Stellungsisomerie
- Funktionsisomerie

Skelettisomerie: Sie bezeichnet das Vorliegen von Verzweigungen im Kohlenstoffskelett und ist erst ab Butan (4 C-Atome) möglich. Für Butan sind zwei Skelettisomere denkbar (Abb. 2.**9a**), für Pentan drei (Abb. 2.**9b**) und für Hexan fünf (Abb. 2.**9c**).

Stellungsisomerie: Sie bezeichnet das Vorliegen von mindestens einer funktionellen Gruppe (z.B. -OH, -COOH) an verschiedenen Stellen im Molekül. Für strukturisomere Alkohole ergeben sich folgende Formeln:

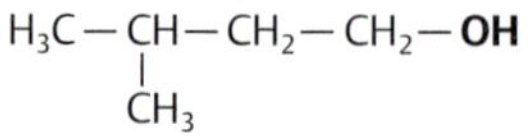

$$H_3C-CH-CH_2-CH_2-\textbf{OH} \qquad H_3C-CH-CH-CH_3$$

1

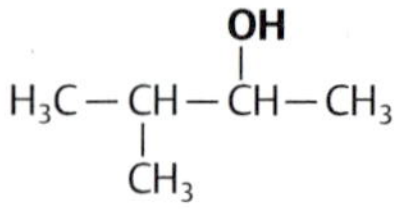

2

$$H_3C-C-CH_2-CH_3$$

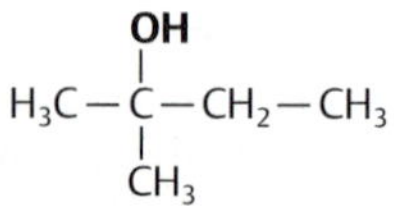

3

In Formel 1 ist ein *primärer Alkohol* gezeigt, da sich die Hydroxygruppe an einem primären C-Atom befindet. Als primäres C-Atom bezeichnet man ein endständiges C-Atom, das nur noch mit einem weiteren C-Atom verknüpft ist. Formel 2 zeigt einen *sekundären Alkohol*, da die OH-Gruppe an einem sekundären C-Atom gebunden vorliegt. Ein sekundäres C-Atom ist mit 2 weiteren C-Atomen verknüpft. Formel 3 zeigt einen *tertiären Alkohol*, denn die Hydroxygruppe befindet sich an einem tertiären

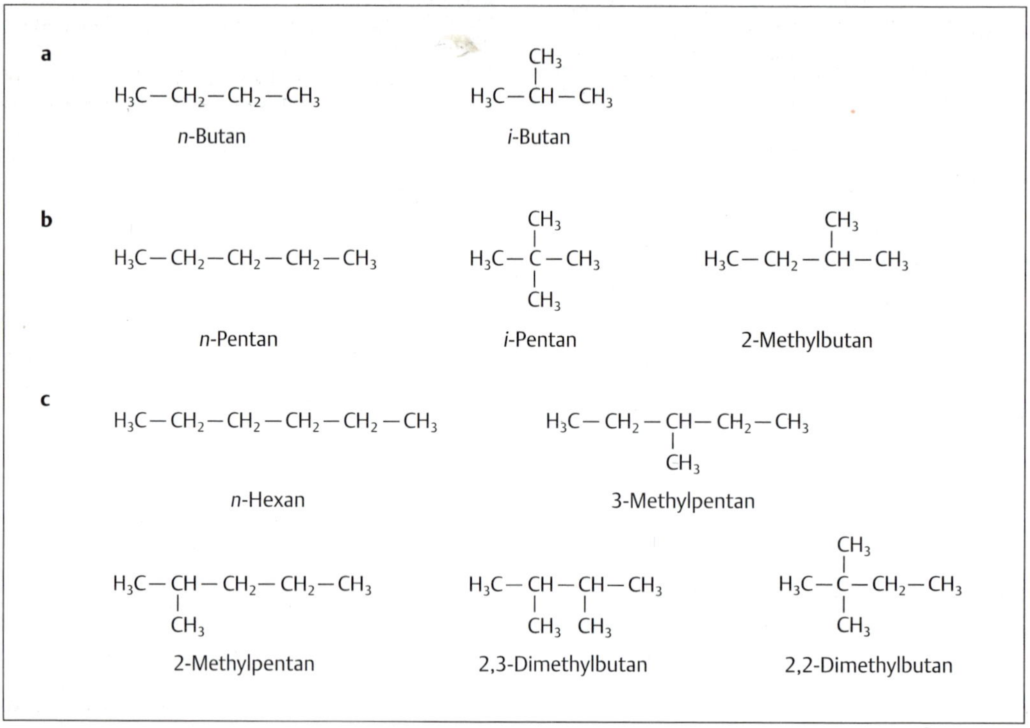

a

$$H_3C-CH_2-CH_2-CH_3$$

n-Butan

$$H_3C-CH-CH_3$$

i-Butan

b

$$H_3C-CH_2-CH_2-CH_2-CH_3$$

n-Pentan

$$H_3C-C-CH_3$$

i-Pentan

$$H_3C-CH_2-CH-CH_3$$

2-Methylbutan

c

$$H_3C-CH_2-CH_2-CH_2-CH_2-CH_3$$

n-Hexan

$$H_3C-CH_2-CH-CH_2-CH_3$$

3-Methylpentan

$$H_3C-CH-CH_2-CH_2-CH_3$$

2-Methylpentan

$$H_3C-CH-CH-CH_3$$

2,3-Dimethylbutan

$$H_3C-C-CH_2-CH_3$$

2,2-Dimethylbutan

Abb. 2.**9 Skelettisomerie** von Butan (**a**), Pentan (**b**) und Hexan (**c**)

C-Atom. Ein tertiäres C-Atom ist mit 3 weiteren C-Atomen verknüpft und liegt somit an einer Kettenverzweigungstelle. Quartäre Alkohole gibt es nicht. Biochemisch wichtig (Citronensäurezyklus!) ist die Stellungsisomerie von Citronensäure bzw. Isocitronensäure. Die OH-Gruppe der Citronensäure ist an ein tertiäres C-Atom gebunden, die Isocitronensäure ist ein sekundärer Alkohol.

Auch am disubstituierten Benzolringsystem ist Stellungsisomerie bekannt. Substituenten können sich in ortho-, meta- und para-Stellung am Ring befinden.

Funktionsisomerie: unktionsisomere haben sowohl ein unterschiedliches C-Skelett als auch unterschiedliche funktionelle Gruppen.

Ein Beispiel ist die Funktionsisomerie von Ethanol/ Dimethylether

$$H_3C-CH_2-OH \qquad\qquad H_3C-O-CH_3$$

  Ethanol   Dimethylether

Stereoisomere

Bei gegebener Konstitution können sich Unterschiede in der Konfiguration und der Konformation ergeben. Daher werden Stereoisomere nochmals in *Konfigurations-* und *Konformationsisomere* gegliedert.

! Merke

Ist freie Drehbarkeit in einem Molekül nicht möglich, z. B. an einer C=C-Bindung, kann *Konfigurationsisomerie* vorliegen. An Doppelbindungen und an Ringsystemen kann *cis/trans-Isomerie* auftreten. Verhalten sich Moleküle wie Bild und Spiegelbild, spricht man von *Enantiomerie*.

Konformationsisomere (Konformere): Konformere berücksichtigen die freie Drehbarkeit um σ-Bindungen zwischen zwei benachbarten bzw. gegenüberliegenden Atomen in einem Molekül.

Um Konformere zeichnerisch darzustellen, werden die Sägebockschreibweise (engl. „sawhorse") bzw. die Newman-Projektion verwendet. Zyklische Verbindungen können außerdem noch in zwei *Sesselformen*, einer *Wannenform* und der sog. *Twistform* auftreten.

Konformationsisomerie des Ethans: Ethan ($CH_3 - CH_3$) kann in der Sawhorse-Formel dargestellt werden.

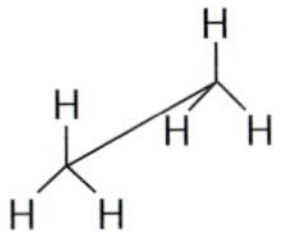

Man stelle sich einen Sägebock vor, dessen Stamm die C-Kette ist und an dessen Enden Äste die H-Atome symbolisieren. Sind die H-Atome so angeordnet wie in der Formel 1, also deckungsgleich, spricht man von der *ekliptischen Form* (engl. „eclipsed" = verdeckt). Stehen die H-Atome dagegen „auf Lücke" wie in der Formel 2, so handelt es sich um die *staggered-Form* (engl. „staggered" = auf Lücke). Es gibt noch unendlich viele andere Konformere, die aber nicht extra bezeichnet werden. Die Newman-Projektion ist eine Schreibweise, aus der die freie Drehbarkeit um eine σ-Bindung am ehesten verständlich und ersichtlich ist (Abb. 2.**10**).

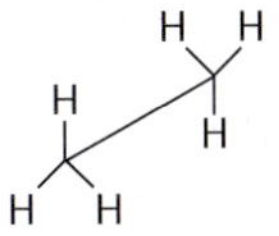

Man muss sich vorstellen, an der Vorderseite des Moleküls zu stehen und seine Blickachse entlang

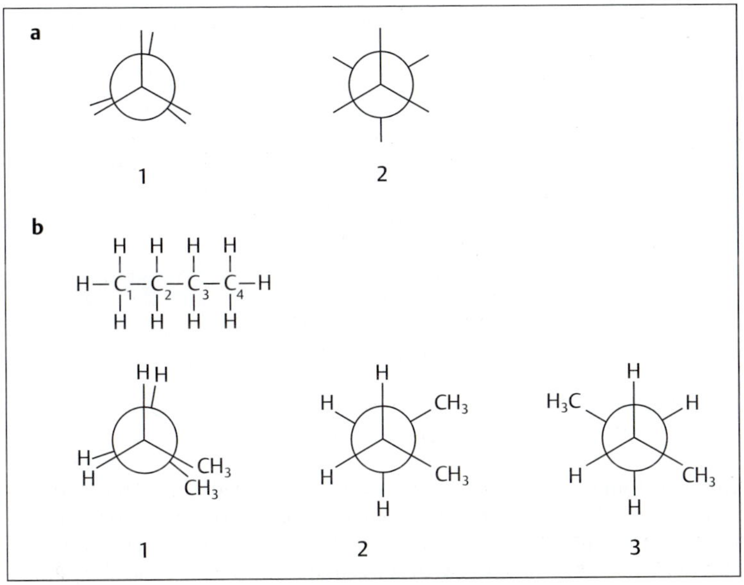

Chemie

---

a

1   2

b

$$H-\underset{|}{\overset{|}{C}}_1-\underset{|}{\overset{|}{C}}_2-\underset{|}{\overset{|}{C}}_3-\underset{|}{\overset{|}{C}}_4-H$$

1   2   3

Abb. 2.**10a** Ethan in der **Newman-Projektion**; **b** verschiedene Konformere des n-Butans (Drehachse zwischen C2 und C3)

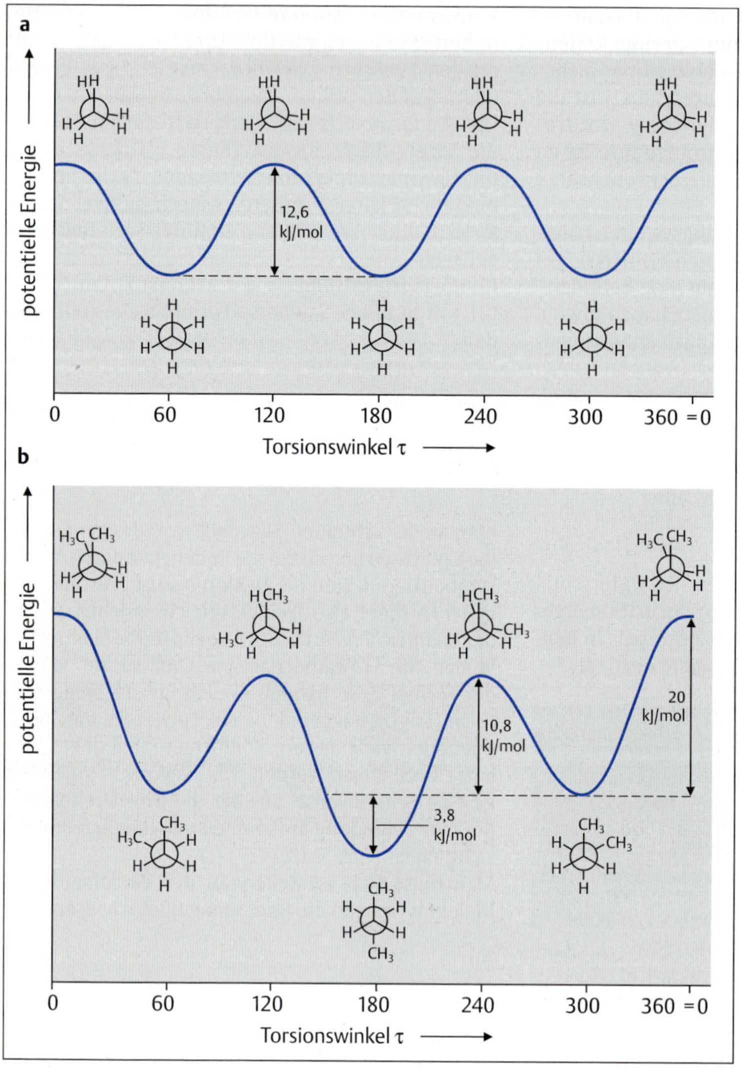

a

potentielle Energie

12,6 kJ/mol

0   60   120   180   240   300   360 = 0

Torsionswinkel τ

b

potentielle Energie

20 kJ/mol

10,8 kJ/mol

3,8 kJ/mol

0   60   120   180   240   300   360 = 0

Torsionswinkel τ

Abb. 2.11 **Änderung der potenziellen Energie**
a des Ethans während der Drehung um die C – C-Achse,
b des Butans während der Drehung um die C2/C3-Achse (aus Hanssgen/Eicher, Thieme 1991)

der C-Kette auszurichten. Das vordere C-Atom ist Mercedes-Stern-förmig sichtbar, das Blickfeld ist als Kreis dargestellt. Da das hintere C-Atom verdeckt ist, kann man es nicht sehen. Die Liganden des hinteren C-Atoms sind jedoch als kurze Striche sichtbar.
Energieunterschiede: Der Energieunterschied zwischen der eclipsed- und der staggered-Form von Ethan beträgt ca. 12,6 kJ/mol. Konformere liegen bei Zimmertemperatur meistens in einem Gleichgewicht vor, die stabilste Konformation ist dabei immer überschüssig. Am stabilsten ist eine Konformation, wenn die beteiligten Atome (im Fall des Ethans die H-Atome) den relativ größten Abstand zueinander haben. Dann sind die Wechselwirkungen untereinander am geringsten. Für dieses System wurde eine Konformationsumwandlungsenergie von ca. 40 kJ/mol berechnet (Abb. 2.**11a**).

Konformationsisomerie des n-Butans: Stellvertretend für eine längere C-Kette soll hier das n-Butan besprochen werden. Dabei handelt es sich um ein 1,2-disubstituiertes Ethan (Abb. 2.**10b**)

! Merke

Bei längeren C-Ketten kann immer nur eine einzelne C – C-Bindung betrachtet werden.

Energieunterschiede: Zusätzlich zu der ekliptischen Form (bei 0° und 360°) treten die antigestaffelte (180°), die gauche (60° und 300°) und die teilweise verdeckte Form (120° und 240°) auf (Abb. 2.**11b**).
Konformation langer aliphatischer Ketten: Die stabilste Konformation langer aliphatischer C-Ketten (z. B. n-Octadecansäure) ist die Zick-Zack-Konforma-

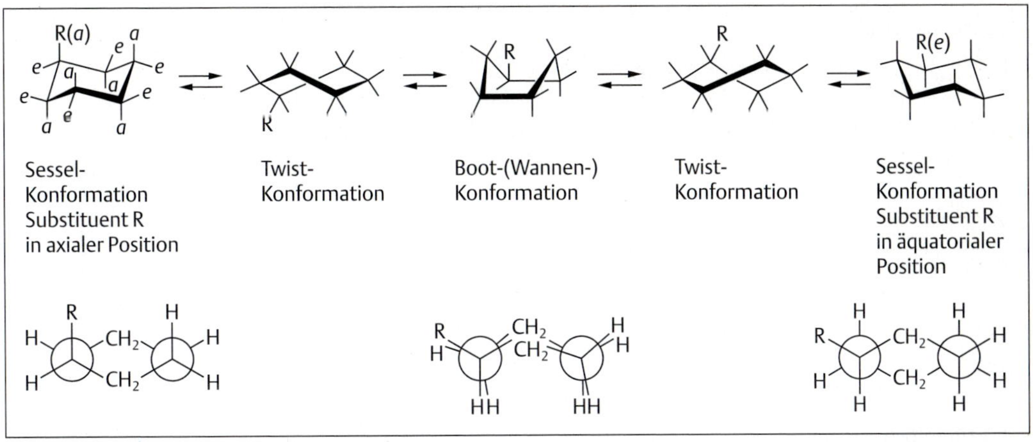

Abb. 2.**12** Wannen-, Sessel- und Twistform eines **Cyclohexanringes**

tion. Bei ihr haben alle Atome den relativ größtmöglichen Abstand zueinander, sodass die möglichen Wechselwirkungen gering sind.

Konformation des Cyclohexans: Wie bereits oben erwähnt, können ab Cyclohexan ringförmige gesättigte, alizyklische Moleküle in einer Sessel- und Wannenform auftreten. Daneben kann eine sog. Twistform existieren (Abb. 2.**12**). Weist ein Substituent aus der Ringebene hinaus, wird seine Stellung als *axial* bezeichnet. Liegt der Substituent dagegen in der Ringebene (± 20°), spricht man von *äquatorialer* Stellung.

Energieunterschiede: Die stabilste Konformation ist diejenige, bei der die meisten Substituenten (auch die H-Atome im nicht substituierten Molekül) in äquatorialer Stellung stehen. Im nichtsubstituierten Molekül ist also die Sesselform stabiler (um 25 kJ/mol), bei mono- bzw. disubstituierten Cyclohexanen diejenige, bei der die meisten Substituenten äquatorial angeordnet sind.

Konfigurationsisomere

Cis-trans-Isomere: Wird die freie Drehbarkeit um die σ-Bindung infolge einer Doppelbindung aufgehoben, können die endständigen Gruppen cis- bzw. trans-konfiguriert sein. Cis bedeutet, dass die Substituenten auf der gleichen Molekülseite liegen. Beim trans-Isomer liegen die Substituenten auf entgegengesetzten Seiten. Trans-Formen sind oft stabiler als cis-Formen, denn die Liganden treten aufgrund des größeren relativen Abstandes zueinander in geringere Wechselwirkungen. Wichtig ist die Kenntnis von cis- und trans-2-Buten:

trans-2-Buten   cis-2-Buten

Nach neuerer Nomenklatur werden cis/trans-Isomere auch als *Z/E-Isomere* bezeichnet. Z steht für zusammen (auf gleicher Seite), E für entgegengesetzt.

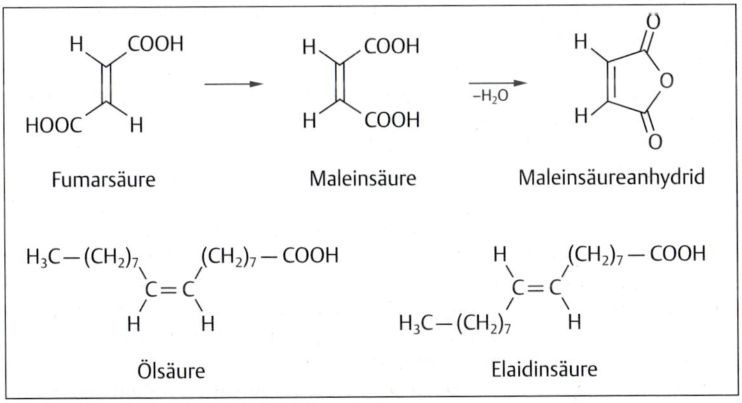

Abb. 2.**13** Wichtige **cis-trans-Isomere**

Chemie

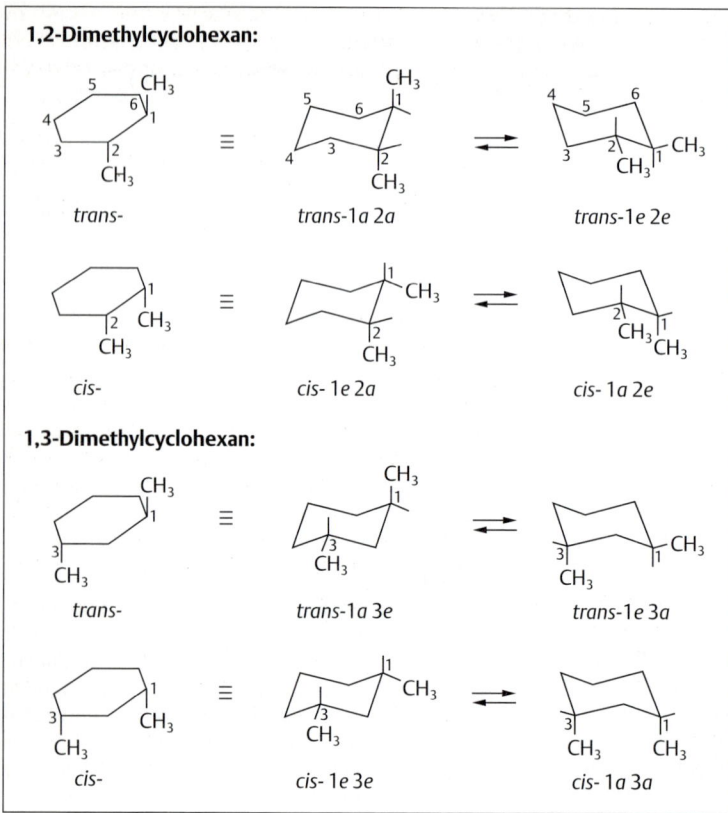

1,2-Dimethylcyclohexan:

trans-   trans-1a 2a   trans-1e 2e

cis-   cis- 1e 2a   cis- 1a 2e

1,3-Dimethylcyclohexan:

trans-   trans-1a 3e   trans-1e 3a

cis-   cis- 1e 3e   cis- 1a 3a

Abb. 2.**14** Cis-trans-Isomere am **Cyclohexan**

Bei drei- und vierfach substituierten Molekülen bedient man sich der CIP-Regeln (Cahn, Ingold, Prelog), um die Priorität der Substituenten zu ermitteln. Biochemisch von großer Bedeutung sind Fumar und Maleinsäure, Ölsäure und Elaidinsäure (Abb. 2.**13**).

Cis-trans-Isomere am Cyclohexan: Cyclohexan kann nicht nur 1,2-disubstituiert, sondern auch 1,3- und 1,4-disubstituiert sein (Abb. 2.**14**). Folgende cis/trans-Isomere sind denkbar:

Verbindungen mit chiralen Zentren: Wenn ein C-Atom von 4 *verschiedenen* Substituenten umgeben ist (asymmetrisches C-Atom), ergeben sich zwei Möglichkeiten, diese 4 Substituenten anzuordnen. Dabei verhalten sich die so gewonnenen Modelle wie Bild und Spiegelbild. Diese Isomerieform wird als Chiralität bezeichnet und das asymmetrische C-Atom als Chiralitätszentrum. Es muss jedoch nicht immer ein C-Atom Chiralitätszentrum sein. Manchmal werden asymmetrische C-Atome mit einem Asterix (*) im Molekül gekennzeichnet. Oftmals erfolgt jedoch keine gesonderte Kennzeichnung.

 Merke

Ein C-Atom mit vier verschiedenen Substituenten kann Ursache für Chiralität sein.

Enantiomere: Verhalten sich zwei Moleküle wie Bild und Spiegelbild zueinander, so heißen diese Isomere *Enantiomere*. Spiegelbildliche makroskopische Objekte sind z. B. Schuhe und Ohren.

Will man die genaue Konfiguration eines Moleküls angeben, bedient man sich der *Fischer-Projektionsformeln*, die potenzielle Konformationen nicht berücksichtigen. Es gilt einige Konventionen einzuhalten:

- Das Chiralitätszentrum (C*) liegt in der Papierebene.
- Vertikale Striche zeigen die „nach hinten" gerichteten Bindungen, horizontale Striche die „nach vorn" gerichteten Bindungen an.
- Die C-Kette ist senkrecht angeordnet, das am höchsten oxidierte C-Atom steht oben (oft COOH).
- Die Formel darf nicht um 90° gedreht werden, und nur dann um 180° wenn das am höchsten oxidierte C-Atom weiterhin oben stehen bleibt.
- Der Austausch eines Liganden ist unzulässig, also stets doppelten Ligandenaustausch anwenden!

Milchsäure hat in der Fischer-Projektion folgende Struktur:

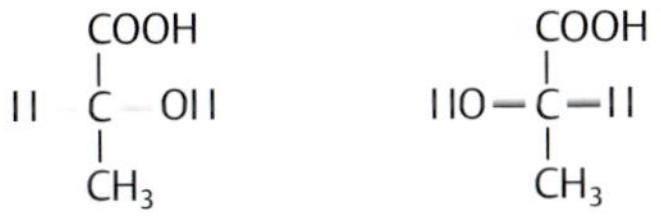

$$
\begin{array}{ccc}
& COOH & \\
& | & \\
H & C-OH & \\
& | & \\
& CH_3 &
\end{array}
\qquad
\begin{array}{ccc}
& COOH & \\
& | & \\
HO-C & -H & \\
& | & \\
& CH_3 &
\end{array}
$$

D-(–)-Milchsäure   L-(+)-Milchsäure

Weitere Informationen zur D/L-Nomenklatur s. unten.

Enantiomere lassen sich jedoch nicht nur in der Fischer-Projektion zeichnen, sondern auch in einer perspektivischen Form (Abb. 2.**15**).

Aminosäuren werden nach Fischer folgendermaßen gezeichnet:

$$
\begin{array}{ccc}
& COOH & \\
& | & \\
H_2N- & C-H & \\
& | & \\
& R &
\end{array}
\qquad
\begin{array}{ccc}
& COOH & \\
& | & \\
H- & C-NH_2 & \\
& | & \\
& R &
\end{array}
$$

L-Form   D-Form

Enantiomere haben die gleichen *physikalischen Eigenschaften*, d. h., Siedepunkt, Schmelzpunkt und Löslichkeit sind gleich. Reaktionen mit achiralen Reagenzien verlaufen gleich. Auch die spektroskopischen Daten unterscheiden sich nicht.

Die zwei wesentlichen *Unterschiede* sind:

- Der Drehsinn gegenüber polarisiertem Licht ist entgegengesetzt.
- Reaktionen mit chiralen Reagenzien verlaufen unterschiedlich.

Liegt nur ein Enantiomeres vor, wird die Ebene von linear polarisiertem Licht um einen bestimmten Betrag gedreht. Das andere Enantiomere dreht um den gleichen Betrag, jedoch mit genau entgegengesetztem Drehsinn. Liegen beide Formen vor (*Racemat*) ist der Drehwinkel Null. Rechtsdrehende Substanzen

werden mit einem (+) und linksdrehende mit einem (–) gekennzeichnet. Der spezifische Drehwinkel α_{sp} ist für jede optisch aktive Substanz ein charakteristischer Wert.

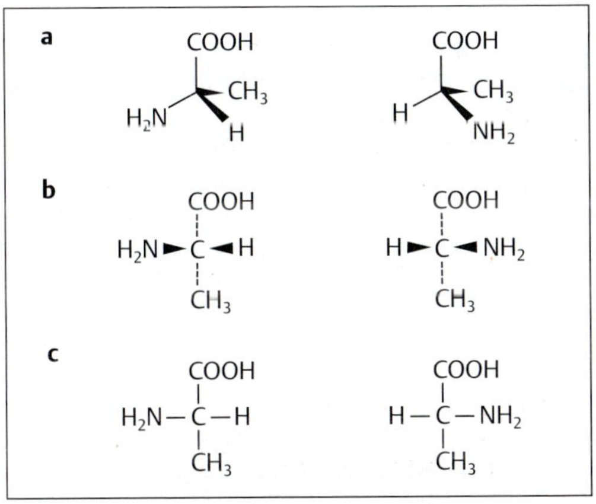

Merke

Der Drehsinn einer Substanz hat nichts mit der D/L-Nomenklatur zu tun.

Die *D/L-Nomenklatur* wird heute streng nur noch bei den Aminosäuren und Kohlenhydraten verwendet, in vielen anderen Gebieten der Chemie ist sie von der R/S-Nomenklatur abgelöst worden. D steht für *dexter* (gr. = rechts) und L für *laevus* (gr. = links). Ob eine Substanz D- oder L-konfiguriert ist, hängt davon ab, in welche Richtung der Substituent des Chiralitätszentrums mit der höchsten Numerierung zeigt. Zeigt er nach rechts, ist die Substanz D-konfiguriert, zeigt er nach links, ist sie L-konfiguriert. Am Beispiel von Glycerinaldehyd sei dieser Sachverhalt noch einmal verdeutlicht:

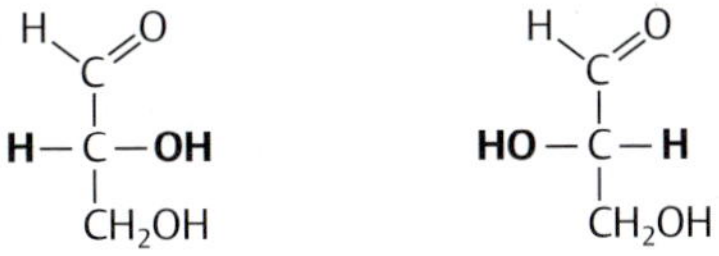

$$
\begin{array}{c}
H \searrow C \!=\! O \\
| \\
H-C-OH \\
| \\
CH_2OH
\end{array}
\qquad
\begin{array}{c}
H \searrow C \!=\! O \\
| \\
HO-C-H \\
| \\
CH_2OH
\end{array}
$$

D-(+)-   L-(–)-

Glycerinaldehyd

Diastereomere: Hat ein Molekül mehrere Chiralitätszentren, sind Isomere möglich, die sich nicht wie Bild und Spiegelbild verhalten. Man nennt diese Isomere *Diastereomere.* Weist ein Molekül beispielsweise 2 Chiralitätszentren auf, sind folgende Kombinationen denkbar: DD, DL, LD und LL. Dabei stellen DD und LL ein Enantiomerenpaar dar. Ebenso DL und LD. DD – LD ist z. B. kein spiegelbildliches Paar. Die beiden Moleküle sind diastereomer zueinander.

Diastereomere haben unterschiedliche *physikalische Eigenschaften*, d. h., Siedepunkt, Schmelzpunkt, Löslichkeit, spektroskopische Daten und Reaktivität gegenüber achiralen Substanzen sind verschieden. Das Verhalten gegenüber chiralen Substanzen und auch der Drehwert im polarisierten Licht sind verschieden.

Merke

Diastereomere sind unterschiedliche Substanzen mit unterschiedlichen physikalischen Eigenschaften.

Unterscheidung von Enantiomeren und Diastereomeren: Muss man zwischen Enantiomeren und Diasteromeren unterscheiden, so sollte man zunächst die Anzahl der Chiralitätszentren herausfinden. Hat

a
$$
\begin{array}{c}
COOH \\
| \\
H_2N \cdots C \cdots CH_3 \\
H
\end{array}
\qquad
\begin{array}{c}
COOH \\
| \\
H \cdots C \cdots CH_3 \\
NH_2
\end{array}
$$

b
$$
\begin{array}{c}
COOH \\
| \\
H_2N \blacktriangleright C \blacktriangleleft H \\
| \\
CH_3
\end{array}
\qquad
\begin{array}{c}
COOH \\
| \\
H \blacktriangleright C \blacktriangleleft NH_2 \\
| \\
CH_3
\end{array}
$$

c
$$
\begin{array}{c}
COOH \\
| \\
H_2N-C-H \\
| \\
CH_3
\end{array}
\qquad
\begin{array}{c}
COOH \\
| \\
H-C-NH_2 \\
| \\
CH_3
\end{array}
$$

Abb. 2.**15** Darstellung von **Enantiomeren**. **a** und **b** Keilstrichformel, **c** Fischer-Projektionsform

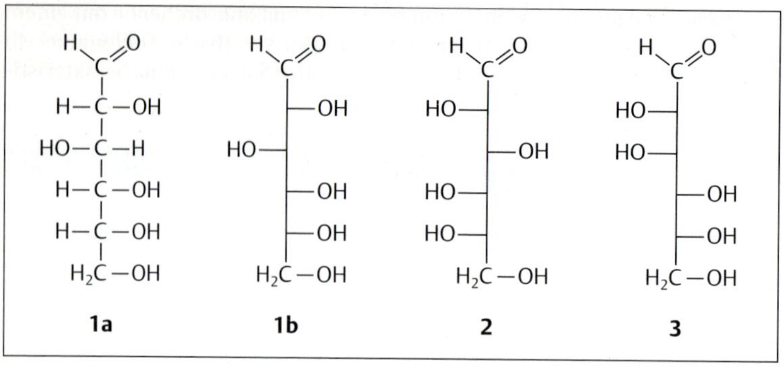

Abb. 2.16 Beispiele für Kurzschreibweisen von Molekülen mit vielen **Asymmetriezentren**. Die Verbindungen 1 a und 1 b sind identisch, 1 b und 2 sind **enantiomer** zueinander. Die Paare 1 b – 3 und 2 – 3 sind **Diastereomere.**

ein Molekülen Chiralitätszentren, so hat es 2^n Stereoisomere und 2^{n-1} Enantiomerenpaare. Jedes Enantiomerenpaar ist dem anderen dabei diastereomer (Abb. 2.**16**).

2.3.5   Funktionelle Gruppen

Funktionelle Gruppen sind spezielle Bereiche von Atomanordnungen in Molekülverbindungen, die diese Molekülverbindung zum einen einer gleichen Gruppe von Molekülverbindungen zuordnen lässt und damit zum anderen die für diese spezielle funktionelle Gruppe typischen Reaktionen definiert. Nachfolgende Abbildung 2.**17** verdeutlicht die einzelnen funktionellen Gruppen.

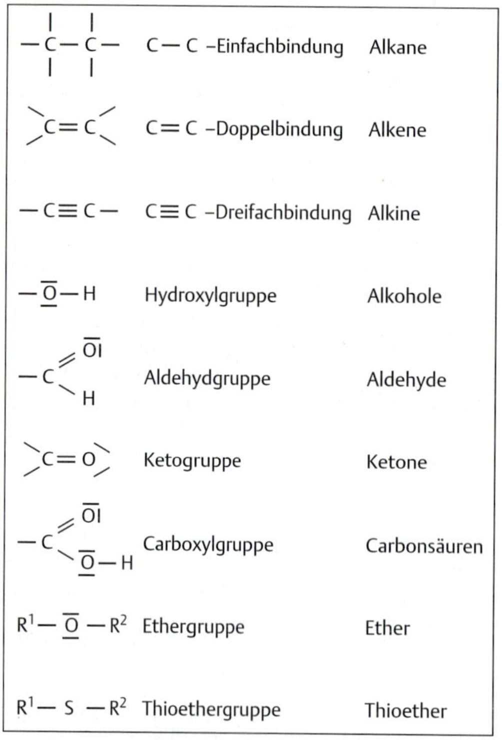

Abb. 2.**17** **Funktionelle Gruppen**

2.3.6   Homologe Reihen

Die homologe Reihe der Alkane findet sich in Tab. 2.**4**.

2.3.7   Nomenklatur

Zur Nomenklatur der Alkane s. Tab. 2.**4**. Die Nomenklatur für die Alkene findet sich unter 2.3.2.

2.3.8   Physikalische Eigenschaften

Alkane mit 1-4 C-Atomen sind farblose Gase, solche mit 5-16 C-Atomen farblose, leicht flüchtige Flüssigkeiten. Ab 17 C-Atomen handelt es sich um schwerflüchtige, farblose Flüssigkeiten mit hoher Viskosität, dann schließlich um geruchlose Feststoffe. Alkane sind äußerst reaktionsträge, hydrophob und lipophil. Sie brennen jedoch sehr gut. Je mehr C-Atome in der Kette vorkommen, desto rußender wird die Flamme. Je mehr C-Atome vorkommen, desto höher liegen der Siedepunkt und die Schmelztemperatur. Die Siedepunkte der verzweigten Isomere sind niedriger als die der unverzweigten mit gleicher C-Atom-Anzahl. Alkene sind reaktionsfreudige Kohlenwasserstoffe, die mittels Additionsreaktion an der Doppelbindung zu gesättigten Kohlenwasserstoffen übergehen können.

2.4   Carbo- und Heterozyklen

2.4.1   Cycloalkane, Aromaten

Alkane können nicht nur, wie in Tab. 2.**4** dargestellt, offenkettig sein, sondern sie treten auch in einer Ringform auf (*zyklische Alkane*). Auch hier gibt es eine logisch fortsetzbare homologe Reihe, die mit drei C-Atomen beginnt (Tab. 2.**5**). Die allgemeine Summenformel lautet:

$$C_nH_{2n}$$

Die *Cycloalkylreste* entstehen, wie bei den offenkettigen Alkanen, durch Abspaltung eines H-Atoms.

Tabelle 2.5 **Homologe Reihe der Cycloalkane**
(Strukturformeln siehe unten)

Summen-formel	Name	Alkylreste
C_3H_6	Cyclopropan	C_3H_5 Cyclopropyl
C_4H_8	Cyclobutan	C_4H_7 Cyclobutyl
C_5H_{10}	Cyclopentan	C_5H_9 Cyclopentyl
C_6H_{12}	Cyclohexan	C_6H_{11} Cyclohexyl

Steran

Das Steran (auch Gonan) besteht aus vier miteinander kondensierten (annellierten) zyklischen Kohlenwasserstoffen. Es ist das Grundgerüst der Steroidhormone wie Testosteron, Östrogene, Mineral- und Glucocorticoide.

Aromaten

Aromaten haben als Grundgerüst das *Benzol* (Benzen), den einfachsten Vertreter dieser Reihe. Benzol unterscheidet sich vom 1,3,5-Hexatrien dadurch, dass die Doppelbindungen nicht mehr einzelnen C-Atomen zugeordnet werden können. Die Pi-Elektronen sind vielmehr delokalisiert und gehören allen 6 C-Atomen des Benzolringes in gleicher Weise an (Abb. 2.**18**).

Um diesen Zustand zeichnerisch darstellen zu können, werden die beiden mesomeren *Grenzstrukturen* (1,3,5-Hexatrien) verwendet. Tatsächlich ist der Energieinhalt des Benzols niedriger als für das nur theoretisch darstellbare 1,3,5-Hexatrien mit „isolierten" Doppelbindungen. Durch Angabe der beiden Grenzstrukturen mit dem Mesomeriepfeil soll der Bindungszustand des Benzols charakterisiert werden.

Die beiden mesomeren Grenzstrukturen des 1,3,5-Hexatriens sind *keine* realen Strukturen des Benzols, sondern stellen nur die beiden energiereicheren (und somit instabileren) nicht realen Formen des Benzols dar. Benzol selbst befindet sich zwischen beiden Strukturen in einer „Energiemulde" (Abb. 2.**19**).

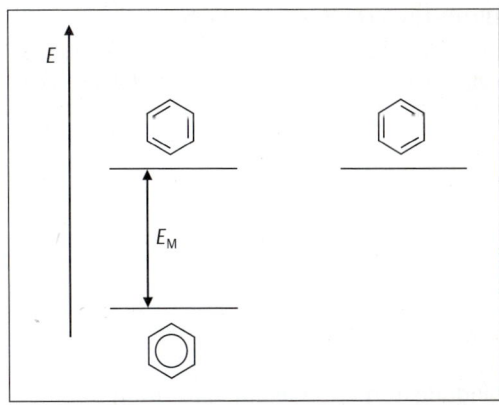

Abb. 2.**19 Mesomerie-Energie des Benzols** verglichen mit den beiden Grenzstrukturen (E_M = 151 kJ/mol)

Es ist also energieärmer und somit auch stabiler als das 1,3,5-Hexatrien.

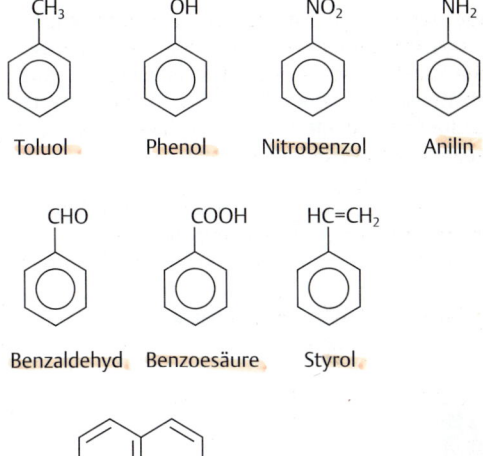

Toluol   Phenol   Nitrobenzol   Anilin

Benzaldehyd   Benzoesäure   Styrol

Naphthalin (im Mottenpulver)

Unter Abspaltung eines H-Atoms entstehen hier *Arylreste*: Phenyl-, Naphthyl-, etc.

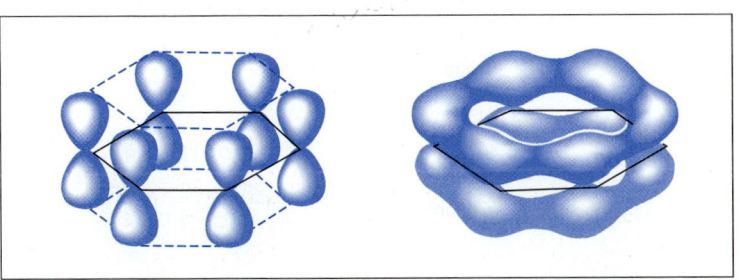

Abb. 2.**18 Das Π-Bindungssystem des Benzols.**
σ-Bindungen sind durch die durchgezogenen schwarzen Striche angedeutet
(aus Mortimer, Thieme 1996)

Chemie

Disubstituierte Benzolderivate

Bei zwei Substituenten am Benzolring werden die möglichen Stellungen zueinander wie folgt bezeichnet:

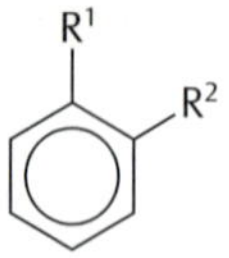

ortho 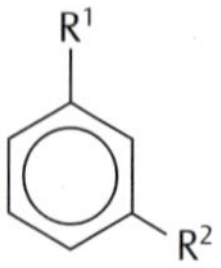   meta 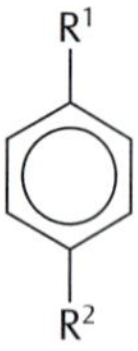   para

Bindungsverhältnisse am Benzolring

Die Bindungslänge zwischen den einzelnen C-Atomen des Benzolringes beträgt 0,139 nm. Eine gewöhnliche Einfachbindung hat eine Länge von 0,154 nm. Eine gewöhnliche Doppelbindung hat eine Länge von 0,133 nm.

2.4.2 Heterozyklen

Heterozyklen sind ringförmige Verbindungen, bei denen nicht alle am Ring beteiligten Atome gleich sind (nur C-Atome) sondern verschieden. Am Ringaufbau sind also neben Kohlenstoff auch Schwefel, Stickstoff, Sauerstoff oder andere Atome beteiligt. Sind 6 delokalisierte Pi-Elektronen vorhanden, handelt es sich um einen aromatischen Heterozyklus. Heterozyklen sind biochemisch wichtige Strukturen, z. B. die Zucker und Basen in der DNA/RNA.

■ *Aliphatisch* sind: Tetrahydrofuran, Tetrahydropyran.
■ *Aromatisch* sind: Pyrrol, Imidazol, Pyridin, Pyrimidin, Indol, Purin, Thiazol.

2.5   Stereochemie

Siehe 2.3.4.

2.6   Formeln ausgewählter organischer Verbindungen

Nachfolgende Abbildungen zeigen die wichtigsten organischen Verbindungen.

Alkane

Methan CH_4

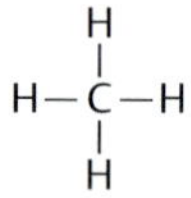

Ethan C_2H_6

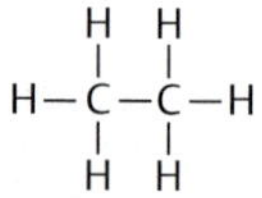

Propan C_3H_8

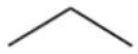

n-Butan C_4H_{10}

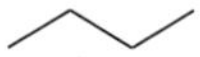

2-Methylpropan C_4H_{10}

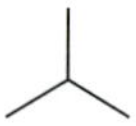

n-Pentan C_5H_{12}

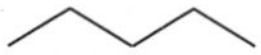

2-Methylbutan C_5H_{12}

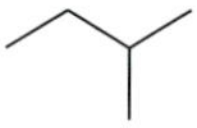

2,2-Dimethylpropan C_5H_{12}

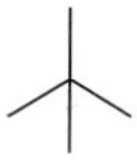

n-Hexan C_6H_{14}

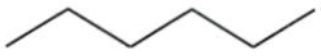

2-Methylpentan C_6H_{14}

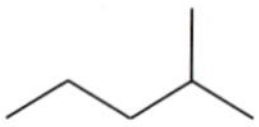

3-Methylpentan C_6H_{14}

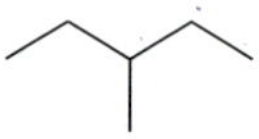

Cyclopropan C_3H_6

Cyclobutan C_4H_8

Cyclopentan C_5H_{10}

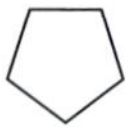

Cyclohexan C_6H_{12}

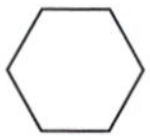

Gonan
= Steran

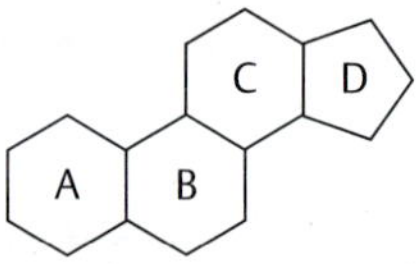

Alkene

Ethen C_2H_4

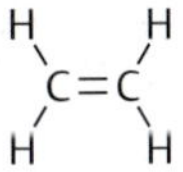

Propen C_3H_6

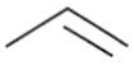

Butadien C_4H_6

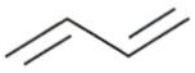

Isopren C_5H_8

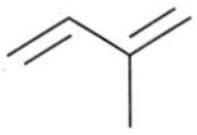

2-Buten C_4H_8

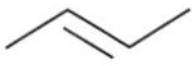

cis-2-Buten

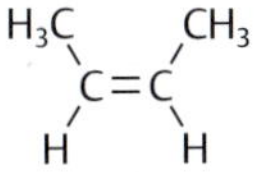

trans-2-Buten

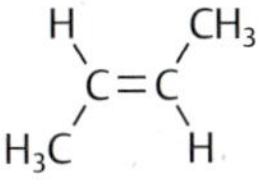

Aromaten

Benzol C_6H_6

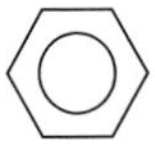

Toluol C_7H_8

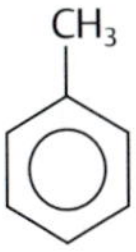

Naphthalin $C_{10}H_8$

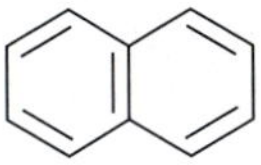

Benzo(a)pyren

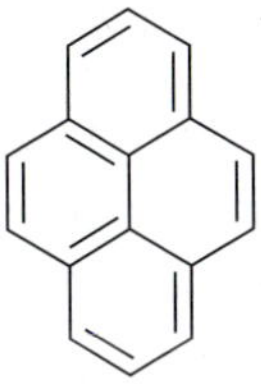

Halogenide

Methylenchlorid CH_2Cl_2

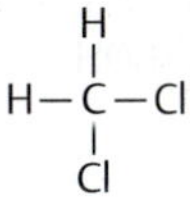

Chloroform $CHCl_3$

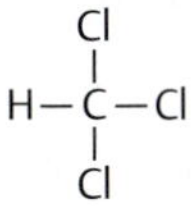

Tetrachlorkohlenstoff CCl_4

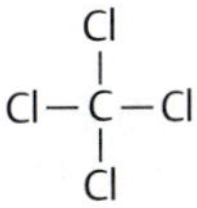

Methyliodid CH_3I

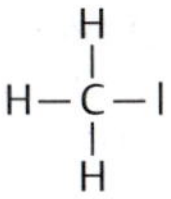

Chemie

Alkohole, Phenole

Methanol CH_3OH

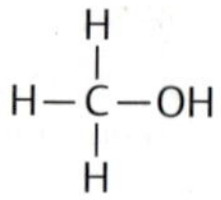

Ethanol C_2H_5OH

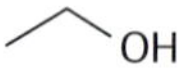

n-Propanol C_3H_7OH

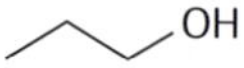

2-Propanol C_3H_7OH

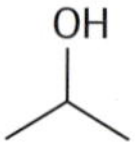

n-Butanol C_4H_9OH

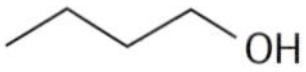

2-Butanol C_4H_9OH

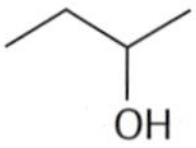

2-Methyl-1-propanol C_4H_9OH

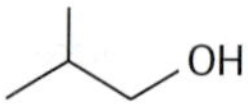

2-Methyl-2-propanol C_4H_9OH

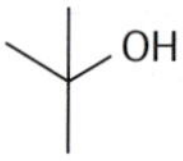

Glykol $C_2H_4(OH)_2$

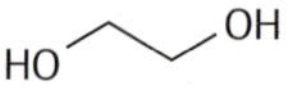

Glycerin $C_3H_5(OH)_3$

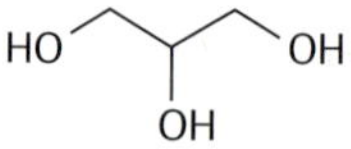

1,3-Dihydroxyaceton

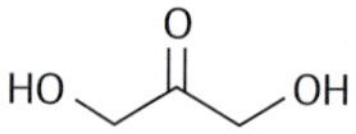

Phenol

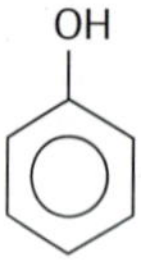

Hydrochinon

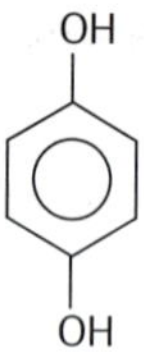

Cholesterin (Cholesterol)

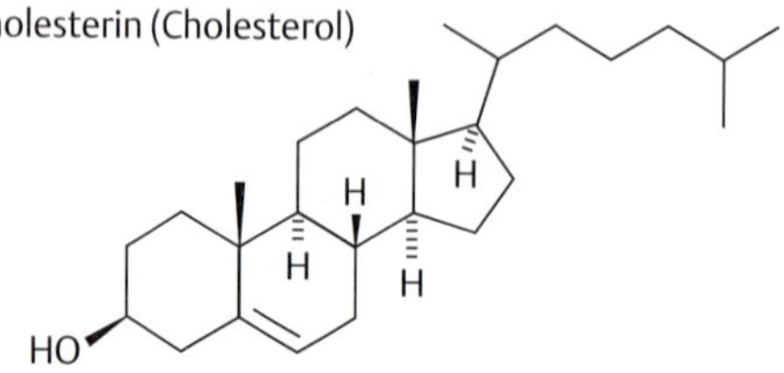

Thiole (Mercaptane)

Ethanthiol C_2H_5SH

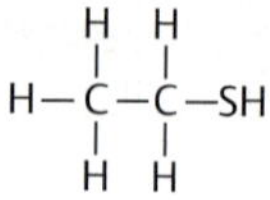

Cysteamin

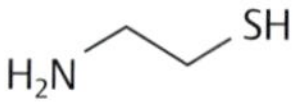

Ether

Diethylether

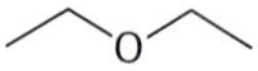

Tetrahydrofuran

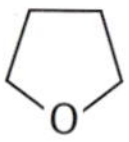

Tetrahydropyran

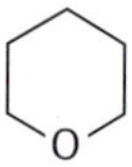

Amine

Methylamin CH_3NH_2

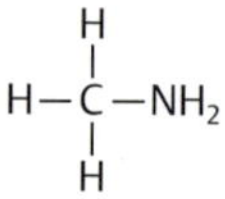

Dimethylamin $(CH_3)_2NH$

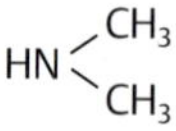

Trimethylamin $(CH_3)_3N$

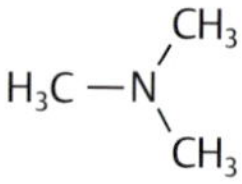

Anilin $C_6H_5NH_2$

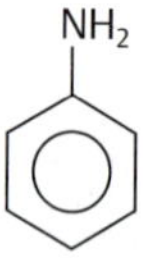

Ethanolamin

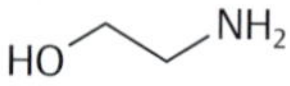

Cholin

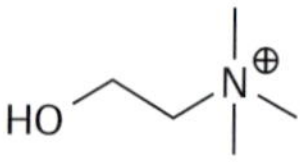

Acetylcholin

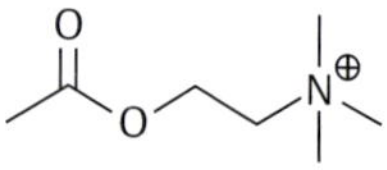

Sulfonsäuren

Benzolsulfonsäure

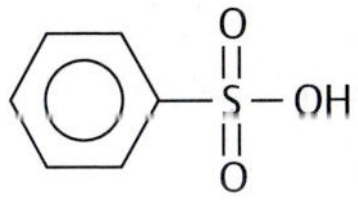

Sulfonsäureamide
z.B. Benzolsulfonsäureamid

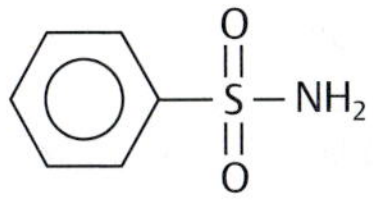

Aldehyde, Ketone

Formaldehyd

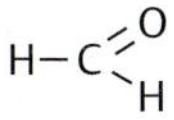

Acetaldehyd

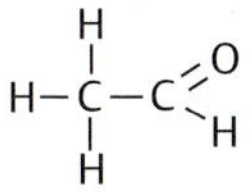

Benzaldehyd

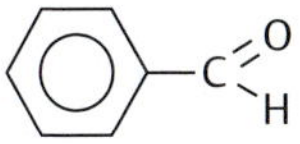

Aceton

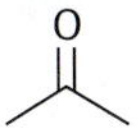

Chinone

p-Benzochinon

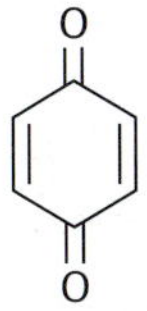

Naphthochinon-(1,4)

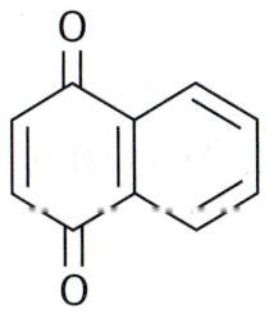

Carbonsäuren und ihre Anionen

Der Name des Anions steht – dort, wo es wichtig ist – in Klammern nach dem Namen der Carbonsäure.

Ameisensäure (Formiate)

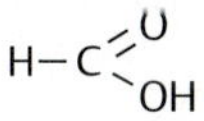

Essigsäure (Acetate)

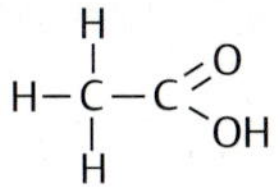

Propionsäure (Propionate)

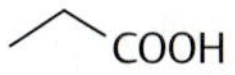

n-Buttersäure (Butyrate)

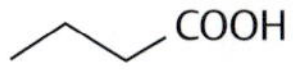

Palmitinsäure (Palmitate) $CH_3\text{-}(CH_2)_{14}\text{-}COOH$

Stearinsäure (Stearate) $CH_3\text{-}(CH_2)_{16}\text{-}COOH$

Ölsäure (Oleate) $CH_3\text{-}(CH_2)_7\text{-}CH=CH\text{-}(CH_2)_7\text{-}COOH$

Linolsäure

$CH_3\text{-}(CH_2)_4\text{-}CH=CH\text{-}CH_2\text{-}CH=CH\text{-}(CH_2)_7\text{-}COOH$

Linolensäure

$CH_3\text{-}CH_2\text{-}CH=CH\text{-}CH_2\text{-}CH=CH\text{-}CH_2\text{-}CH=CH\text{-}(CH_2)_7\text{-}COOH$

Arachidonsäure $CH_3\text{-}(CH_2)_4\text{-}(CH=CH\text{-}CH_2)_4\text{-}COOH$

Benzoesäure (Benzoate)

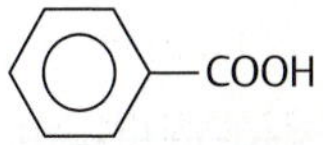

p-Aminobenzoesäure (PABS) H_2N- —COOH

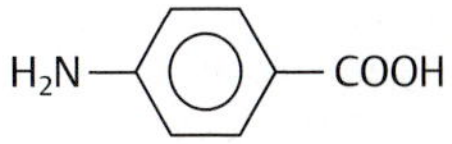

Iodessigsäure $I\text{-}CH_2\text{-}COOH$

Chemie

Carbonsäureester

Essigsäureethylester

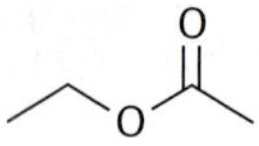

Acetessigsäureethylester

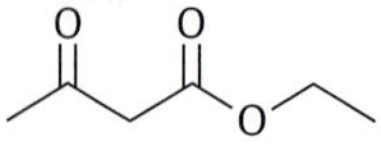

Acetylsalicylsäure

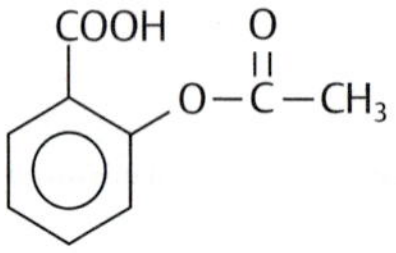

COOH   O
        ‖
    O−C−CH₃

Tristearin

CH_2-O-CO-(CH_2)$_{16}$-CH_3
OH-O-CO-(CH_2)$_{16}$-CH_3
CH_2-O-CO-(CH_2)$_{16}$-CH_3

S-Acetylcysteamin H_2N-CH_2-CH_2-S-CO-CH_3

Säureanhydride

Acetanhydrid

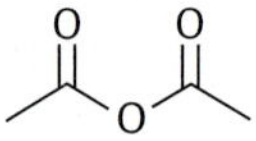

Carbamoylphosphat H_2N O−PO_3H_2

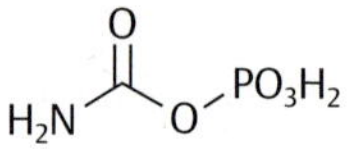

Acetylphosphat   O−PO_3H_2

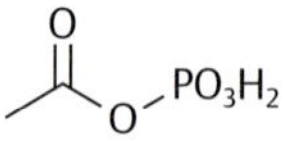

Säurechloride

Acetylchlorid H_3C −C $\lesssim$ $^O_{Cl}$

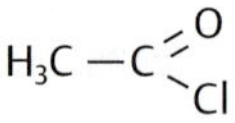

Phosgen   Cl−C $\lesssim$ $^O_{Cl}$

Säureamide

Harnstoff   O=C $^{NH_2}_{NH_2}$

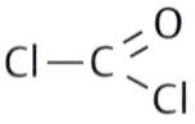

Guanidin   HN=C $^{NH_2}_{NH_2}$

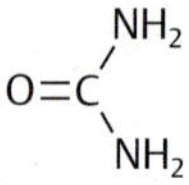

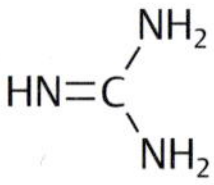

Barbitursäure

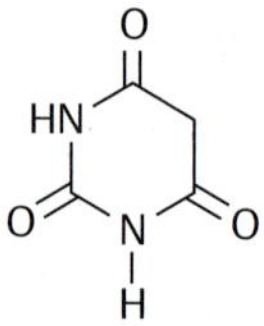

Nikotinsäureamid

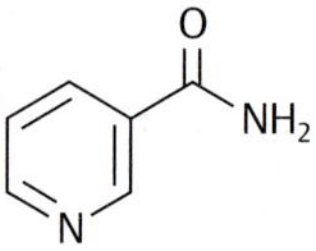

Dicarbonsäuren und ihre Anionen

Die Namen der Anionen sind in Klammern nach dem Hauptnamen aufgeführt.

Oxalsäure (Oxalate)   HOOC−COOH

Malonsäure (Malonate)   HOOC   COOH

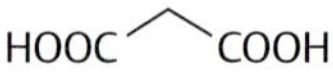

Bernsteinsäure (Succinate)   HOOC   COOH

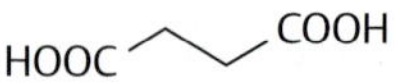

Glutarsäure (Glutarate)   HOOC   COOH

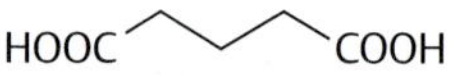

Fumarsäure (Fumarate)   H   COOH
                          C=C
                      HOOC   H

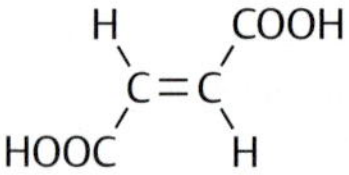

Maleinsäure (Maleate)   H   H
                          C=C
                      HOOC   COOH

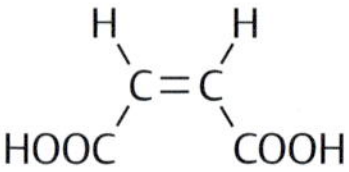

Hydroxy- und Ketocarbonsäuren und ihre Anionen

Die Namen der Anionen sind in Klammern nach dem Hauptnamen aufgeführt.

Milchsäure (Lactate)

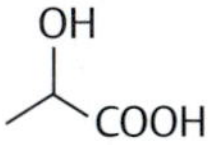

Glycerinsäure

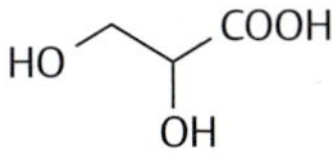

Äpfelsäure (Malate)

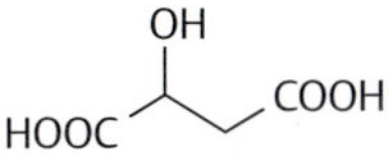

Weinsäure (Tartrate)

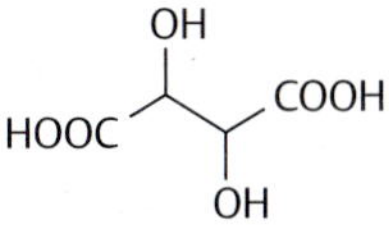

3-Hydroxybuttersäure (3-Hydroxybutyrate)

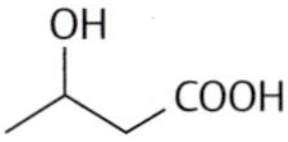

Zitronensäure (Citrate)

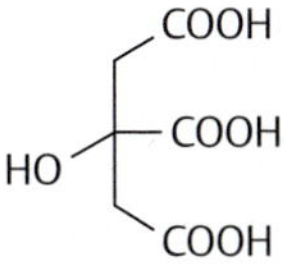

Brenztraubensäure (Pyruvate)

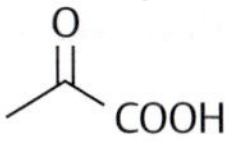

Oxalessigsäure

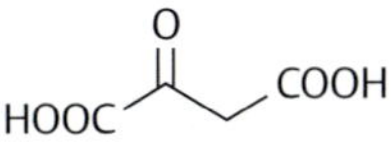

α-Ketoglutarsäure

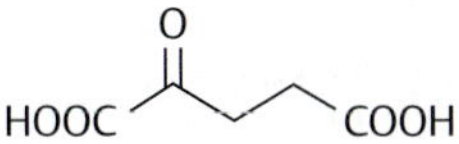

Acetessigsäure

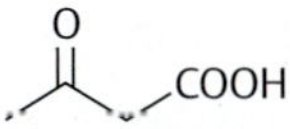

Heterozyklen

Pyrrol

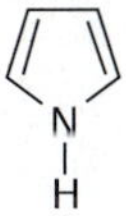

Imidazol

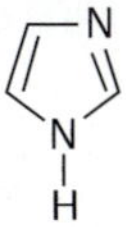

Pyridin

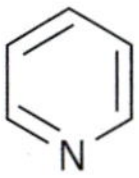

Pyrimidin

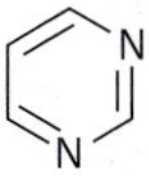

7-H-Purin

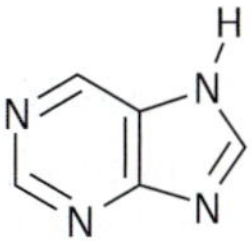

Thiazol

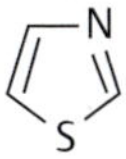

Indol

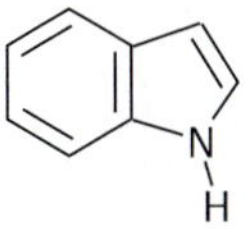

Chemie

Chemie   Kapitel 3

Stoffumwandlungen

3.1   Homogene Gleichgewichtsreaktion

3.1.1   Chemisches Gleichgewicht

Nur die wenigsten Reaktionen in der Natur oder im Labor laufen in nur einer bestimmten Richtung ab. Oftmals sind sowohl Hin- als auch Rückreaktionen beobachtbar. Am Beispiel der Estersynthese soll dies demonstriert werden. Ein Carbonsäureester lässt sich aus einer Carbonsäure und einem Alkohol darstellen. Bei dieser Reaktion wird Wasser abgespalten:

Parallel zur Hinreaktion (Veresterung) findet auch gleichzeitig die Rückreaktion (Esterverseifung) statt. Solche Reaktionen heißen Gleichgewichtsreaktionen und werden in der chemischen Symbolik mit einem Doppelpfeil gekennzeichnet. Gleichgewichtsreaktionen können sich schnell oder langsam einstellen, außerdem kann das Gleichgewicht mehr oder weniger stark auf der Seite der Edukte oder der Produkte liegen. Obiges Gleichgewicht würde sich unter dem Einfluss einer starken Säure schnell einstellen.

Massenwirkungsgesetz (MWG)

1867 wurde ein mathematischer Ausdruck gefunden, mittels dem man die Lage eines Gleichgewichts beschreiben kann. Dieser Ausdruck heißt Massenwirkungsgesetz und wird definiert als:

$$aA + bB \rightleftharpoons xX + yY:$$
$$K_c = \frac{c^x(X) \cdot c^y(Y)}{c^a(A) \cdot c^b(B)}.$$

Dabei steht im Zähler das Produkt der beiden Produkte, im Nenner das Produkt der beiden Edukte. Bei allen Konzentrationen müssen die Stöchiometriezahlen berücksichtigt werden (c^x). Prinzipiell lässt sich das Massenwirkungsgesetz auch für mehr als 2 Edukte bzw. Produkte anwenden, Zähler und Nenner weisen dann zusätzliche Konzentrationsangaben auf. Die Gleichgewichtskonstante muss stets experimentell bestimmt werden. Sie ist temperaturabhängig. Eine allgemeingültige Einheit lässt sich nicht angeben, da sie von den Exponenten der Konzentrationsangabe abhängig ist. Andere Gleichgewichtskonstanten sind z. B. die Komplexbildungs- und Zerfallskonstanten und die Säuren- bzw. Basenkonstanten:

Hydrolyse von Basen und Säuren:

Säuren: $HA + H_2O \rightleftharpoons H_3O^+ + A^-$

Basen: $B + H_2O \rightleftharpoons HB^+ + OH^-$

Säuren- und Basenstärke:

$$K'_S = \frac{c(H_3O^+) \cdot c(A^-)}{c(HA) \cdot c(H_2O)} \quad \text{bzw.} \quad K'_B = \frac{c(HB^+) \cdot c(OH^-)}{c(B) \cdot c(H_2O)}$$

3.1.2   Kinetik, Thermodynamik

❗ Merke

Prinzip von *Le Chatelier* (1888): „Chemische Systeme, die sich im Zustand des dynamischen Gleichgewichts befinden, reagieren auf eine Störung des Gleichgewichtszustandes in der Weise, dass die Störung geringer wird."

Einfluss der Konzentrationsänderung: Anschaulich formuliert, lässt sich folgende Aussage treffen: Erhöht man die Konzentration eines Edukts, verschiebt sich das Gleichgewicht auf die Seite der Produkte, d. h., es wird mehr Produkt gebildet. Die Gleichgewichtskonstante K bleibt konstant (gilt für T = konst und p = konst).

Einfluss der Temperatur: Änderungen der Temperatur bedeuten immer Änderungen der Gleichgewichtskonstanten. Nach Le Chetalier reagiert ein sich im dynamischen Gleichgewicht befindliches System auf Temperatursteigerung mit Energieverbrauch, es versucht diesem Zwang auszuweichen. Bei endothermen Prozessen wird demnach die Zufuhr von Wärme zu einer vermehrten Produktbildung führen (energieverbrauchend). Bei exothermen Prozessen wird durch Wärmeentzug (Kühlung) die Produktbildung begünstigt. Die Gleichgewichtskonstante wird unter Wärmezufuhr bei endothermen Prozessen größer, bei exothermen Reaktionen kleiner.

Einfluss des Gesamtdrucks: Der Einfluss des Gesamtdrucks wirkt sich bei Reaktionen aus, bei denen sich die Anzahl der Teilchen während der Reaktion ändert (viele Gasreaktionen). Hohe Gesamtdrücke wirken sich positiv bei Reaktionen mit Teilchenzahlverminderung aus (im Sinne von vermehrter Produktbildung), niedrige Gesamtdrücke bei Reaktionen mit Teilchenzahlvermehrung.

Auch Partialdrücke können im MWG berücksichtigt werden: Bei Gasreaktionen kann anstatt der Konzentration auch der Partialdruck der einzelnen Komponenten eingesetzt werden, da diese ja proportional zur Stoffmenge sind. Die Konstante K_p hat allerdings einen anderen Zahlenwert. Allgemein gilt:

$$aA(g) + eE(g) \rightleftharpoons xX(g) + zZ(g)$$

$$K_p = \frac{p^x(X) \cdot p^z(Z)}{p^a(A) \cdot p^e(E)}$$

Die Umrechnung von K_c und K_p erfolgt mittels des allgemeinen Gasgesetzes:

$$K_p = \frac{c^x(X) \cdot c^z(Z)}{c^a(A) \cdot c^e(E)} \cdot (RT)^{(x+z)-(a-e)}$$

$$= K_c \cdot (RT)^{(x+z)-(a-e)} = K_c \cdot (RT)^{\Delta n}$$

3.1.3 Gekoppelte Reaktionen

Viele biochemische Reaktionen laufen unter normalen Umständen nicht freiwillig ab, da sie endergon sind. Die Natur hilft sich mit einem Trick und koppelt eine solche Reaktion an eine exergone Reaktion, wie z. B. die ATP-Hydrolyse. Ein allgemeines Reaktionsmuster könnte sein:

$$\begin{array}{ll} A + B \longrightarrow C + D & (1) \\ C + D \longrightarrow E + F & (2) \end{array}$$

$$A + B + C + D \longrightarrow C + D + E + F \quad (3) \text{ und nach Kürzung:}$$

$$A + B \longrightarrow E + F$$

Die Gleichgewichtskonstante K_{ges} errechnet sich aus dem Produkt der beiden Einzelkonstanten K_1 und K_2.

3.2.1 Begriffe

Gesättigte Lösung: Unter einer gesättigten Lösung versteht man eine Lösung, in der es zu einem Gleichgewichtszustand von in Lösung gehendem ungelöstem Stoff und Ausscheidung von gelöstem Stoff aus der Lösung kommt, wobei die Konzentration des gelösten Stoffs gleich bleibt. Der zu lösende Stoff kann fest, flüssig oder gasförmig sein.

Suspension (Aufschlämmung, Sol): Eine Suspension ist ein heterogenes Gemisch aus einem festen Körper in einem flüssigen, wie z. B. Schlamm oder Algen.

Emulsion: Eine Emulsion ist ein heterogenes Gemisch aus zwei flüssigen Körpern wie z. B. Öl in Wasser, Milch, Creme.

Aerosol: Ein Aerosol ist ein heterogenes Gemisch aus einem flüssigen Körper in einem gasförmigen, wie z. B. Nebel oder Inhalationssprays.

3.2.2 Verteilung

Nernst-Verteilungssatz: Ein Stoff verteilt sich (temperaturabhängig) in zwei nicht miteinander mischbaren Lösungsmitteln nach dem Nernst-Verteilungssatz in der Ober- und Unterphase:

$$K = \frac{c_1 \text{Oberphase}}{c_2 \text{Unterphase}}$$

$$K = \text{Verteilungskoeffizient}$$

$K = 1$ bedeutet: Der Stoff verteilt sich in beiden Phasen gleich gut.

Henry-Dalton-Gesetz: Bei in Flüssigkeiten gelösten Gasen gilt das Henry-Dalton-Gesetz. Es geht aus dem Nernst-Verteilungssatz hervor. Die Konzentration des Gases in einer Flüssigkeit ergibt sich aus Druck/(allgemeine Gaskonstante × Temperatur). Man kann nun die Konzentration des Gases durch den Druck ersetzen. Bei konstanter Temperatur hängt die Löslichkeit eines Gases in einer Flüssigkeit vom Druck über der flüssigen Phase ab.

$$K = \frac{p}{c_{Gas}}$$

K = Konstante, p = Partialdruck des Gases über der Flüssigkeit, c_{Gas} = Gaskonzentration in der Flüssigkeit.

Chemie

3.2.3 Oberflächenprozesse

Adsorption: Die Adsorption (= Anheftung eines Stoffes an einer festen Phasengrenze) wird beeinflusst durch Temperatur, Art und Konzentration der adsorbierten Substanz, aber auch von Art und Oberfläche des Adsorbens sowie von der Art des Lösungsmittels.

Osmose: Ein ein Lösungsmittel enthaltendes Gefäß sei durch eine semipermeable Membran in zwei Kompartimente unterteilt, wovon in eines Kochsalz gegeben wird. In dieses Kompartiment diffundiert nun verstärkt Wasser, um das Konzentrationsgefälle auszugleichen, sodass das Flüssigkeitsniveau im Kompartiment mit Kochsalz ansteigt (= Osmose). Der dem Niveauunterschied entgegenwirkende Druck ist der osmotische Druck:

$$P_{osm} = c \cdot R \cdot T$$

p_{osm} = osmotischer Druck, c = Konzentration, R = allgemeine Gaskonstante, T = absolute Temperatur in Kelvin

Dialyse: Ein semipermeabler Zellophanschlauch wird von Wasser umspült. Der Schlauch enthält eine Lösung mit hochmolekularen Eiweißen und niedermolekularen Salzen. Letztere treten durch die Membran hindurch in die hypotone Außenlösung gemäß einem Konzentrationsgefälle, während die nicht permeablen Proteinmoleküle zurückgehalten werden.

 Klinischer Bezug

Die Dialyse wird bei Patienten mit **Niereninsuffizienz** durchgeführt. Dabei diffundieren harnpflichtige Substanzen aus dem Serum in die Dialyseflüssigkeit.

3.3   Säure/Base-Reaktionen

3.3.1 Definition von Brönsted-Säure, Brönsted-Base

Brönsted definierte Säuren als Protonendonatoren, Basen als Protonenakzeptoren. Damit sind Säure-Base-Reaktionen *Protonenübertragungsreaktionen:*

$$HA + H_2O \rightleftharpoons A^- + H_3O^+$$

Die Säure HA wird nach Protonenabgabe zum Säureanion, das zugleich die korrespondierende (= konjugierte) Base darstellt (A⁻).

$$B + H_2O \rightleftharpoons BH^+ + OH^-$$

Aus der Base B entsteht durch Protonenaufnahme das Basenkation, welches auch korrespondierende (= konjugierte) Säure heißt. Die Kombination beider Gleichungen ergibt:

$$HA + B \rightleftharpoons A^- + BH^+$$

3.3.2 Dissoziationsabhängige Größen

Elektrolytnatur

Säuren und Basen sind Elektrolyte, da sie durch Aufnahme oder Abgabe von Protonen zu Anionen oder Kationen werden. Ihre Stärke lässt sich danach beurteilen, in welchem Umfang sie in wässriger Lösung dissoziieren.

Dissoziation

Die Dissoziationskonstante K_{diss} gibt an, ob es sich bei einer Säure um einen starken oder schwachen Elektrolyten handelt: Bei einem starken Elektrolyten erfolgt eine weitgehend vollständige Dissoziation, bei einem schwachen nur eine geringfügige.

Mehrstufig dissoziierende Elektrolyte, wie z.B. Kohlensäure (H_2CO_3), Schwefelsäure (H_2SO_4), Phosphorsäure (H_3PO_4) oder Zitronensäure, verhalten sich wie folgt:

Zweiprotonige Säuren:

$$H_2SO_4 + H_2O \rightleftharpoons HSO_4^- + H_3O^+$$
$$HSO_4^- + H_2O \rightleftharpoons SO_4^{2-} + H_3O^+$$

Dreiprotonige Säuren:

$$H_3PO_4 + H_2O \rightleftharpoons H_2PO_4^- + H_3O^+$$
$$H_2PO_4^- + H_2O \rightleftharpoons HPO_4^{2-} + H_3O^+$$
$$HPO_4^{2-} + H_2O \rightleftharpoons PO_4^{3-} + H_3O^+$$

pH und pK

Wasser ist ein sich amphoter verhaltender Stoff (= Ampholyt), da es Protonen sowohl aufnehmen als auch abgeben kann und damit sowohl Basen- als auch Säureeigenschaften hat. Für diesen als Autoprotolyse des Wassers bezeichneten Vorgang lässt sich das Massenwirkungsgesetz formulieren:

$$2H_2O \rightleftharpoons H_3O^+ + OH^-$$
$$K = \frac{cH_3O^+ \cdot cOH^-}{cH_2O}$$
$$cH_3O^+ \cdot cOH^- = K \cdot H_2O$$

Da die Dissoziation des Wassers nur sehr schwach ist, kann die Konzentration des Wassers (55,5 mol/l) praktisch als unverändert angenommen und daher in die Konstante mit einbezogen werden; $K = 1{,}8 \cdot 10^{-16}$

Es ergibt sich:

$$cH_3O^+ \cdot cOH^- = 10^{-14}\frac{mol^2}{l^2}$$

als Wert für die neue, temperaturabhängige Konstante K_W das sog. *Ionenprodukt des Wassers:*

$$K_W = cH_3O^+ \cdot cOH^- = 10^{-14}\frac{mol^2}{l^2},$$

Da

$$cH_3O^+ = cOH^-$$

folgt:

$$cH_3O^+ = 10^{-7}\frac{mol}{l}.$$

Merke

Der pH-Wert definiert sich als negativer dekadischer Logarithmus der Oxoniumionenkonzentration (cH_3O^+).

$$pH = -\log cH_3O^+$$

Bei $cH_3O^+ = 10^{-7}$ mol/l ist der pH-Wert folglich 7.
pH = 7 gilt als Neutralpunkt
pH < 7 : saure Lösung
pH > 7 : basische Lösung

Dissoziation einer Säure in Wasser

$$HA + H_2O \rightleftharpoons A^- + H_3O^+$$

$$K = \frac{cH_3O^+ \cdot cA^-}{cH_2O \cdot cHA}$$

$$K \cdot cH_2O = \frac{cH_3O^+ \cdot cA^-}{cHA}$$

Da die Konzentration von Wasser wieder annähernd konstant bleibt, folgt:

$$K_S = \frac{cH_3O^+ \cdot cA^-}{cHA}$$

Dissoziation einer Base in Wasser

$$B + H_2O \rightleftharpoons BH^+ + OH^-$$

Da die Konzentration von Wasser wieder annähernd konstant bleibt, folgt:

$$K_B = \frac{cBH^+ \cdot cOH^-}{cB}$$

Dabei ist K_S die Säurekonstante, K_B die Basenkonstante. Der negative dekadische Logarithmus dieser Werte sind der pK$_S$ bzw. der pK$_B$-Wert:

Merke

$-\log K_S = pK_S$

$-\log K_B = pK_B$

pK$_S$ ↑ bzw. K_S ↓ → schwache Säure

pK$_S$ ↓ bzw. K_S ↑ → starke Säure

Für korrespondierende Säure-Base-Paare gilt außerdem:

$pK_S + pK_B = 14$

pH-Berechnung bei starken Säuren und Basen

In verdünnten wässrigen Lösungen kann man davon ausgehen, dass starke Säuren und starke Basen nahezu vollständig dissoziieren, d.h., die Konzentration der ins Wasser zugefügten Säure entspricht der Oxoniumionenkonzentration bzw. die Konzentration der ins Wasser zugefügten Base entspricht der der Hydroxidionenkonzentration (cOH^-). Es gilt:

$$pH = -\log cH_3O^+.$$

pH-Berechnung bei schwachen Säuren und Basen

Schwache Säuren und schwache Basen dissoziieren in wässriger Lösung nicht vollständig. Es gilt:

$$pH = \frac{pK_S - \log cSäure}{2}$$

bzw.

$$pH = 7 + \frac{pK_S + \log cBase}{2}$$

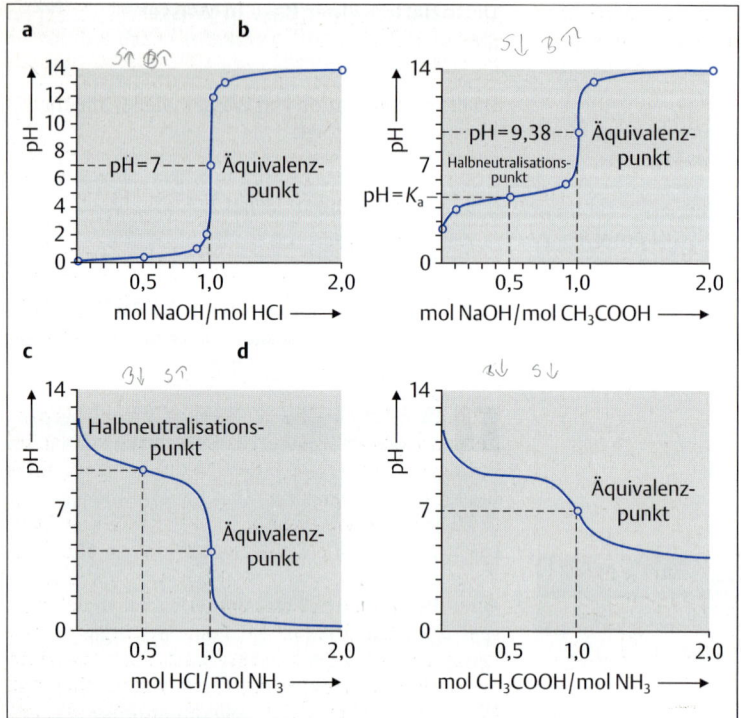

Abb. 3.1 Neutralisationskurven für Säurelösungen (**a** und **b**) und für die schwache Base NH₃ (**c** und **d**). **a** Starke Säure + starke Base (HCl + NaOH); **b** schwache Säure + starke Base (CH₃ COOH + NaOH); **c** schwache Base + starke Säure (NH₃ + HCl); **d** schwache Base + schwache Säure (NH₃ + CH₃ COOH) (aus Beyermann, Thieme 1993)

Titrationskurven

Durch Titration einer Säure mit einer definierten Menge Base bzw. einer Base mit einer definierten Menge Säure ermittelt man deren Konzentration. In der zugehörigen Titrationskurven wird auf der Abszisse die Menge an hinzugegebener Messlösung aufgetragen, auf der Ordinate der pH-Wert (Abb. 3.**1**). Der *Titrationsgrad* entspricht dem Quotienten aus der Menge der vorhandenen Säure und der Menge der vorhandenen Base.

Titrationsgrad Null: noch keine Basenzugabe; allmählicher Anstieg bis Titrationsgrad 0,5 (die Hälfte der Säure wurde durch die Base neutralisiert).

 Merke

Titrationsgrad 1 : Menge zugegebener Base = Menge an Säure = Äquivalenzpunkt.

Neutralpunkt: pH = 7.

Bei Titration einer starken Säure mit einer starken Base bzw. einer starken Base mit einer starken Säure fällt der Äquivalenzpunkt mit dem Neutralpunkt (pH = 7) zusammen; bei Titration einer schwachen

Säure mit einer starken Base liegt er im Alkalischen, bei Titration einer schwachen Base mit einer starken Säure im Sauren.

Am *Halbäquivalenzpunkt (Titrationsgrad = 0,5)* entspricht der pH-Wert dem pK-Wert. Da dort $cHA = cA^-$, folgt aus der Gleichung

$$pH = pK_S + \log \frac{cA^-}{cHA} :$$

$$pH = pK_S + \log 1$$

$$pH = pK_S$$

In diesem Bereich ändert sich bei Zugabe von Säure oder Base der pH-Wert am wenigsten; er wird daher auch *Pufferbereich* genannt.

Methoden zur Messung von pH-Werten

pH-Elektrode: Mithilfe einer Glaselektrode kann der pH-Wert ermittelt werden. Die Elektrode ist von einer selektiv für Protonen permeablen Glasmembran umgeben, wodurch ein der H^+-Konzentration proportionales Potenzialgefälle zustande kommt. Auf einem ähnlichen Prinzip beruht die pH-Messung durch die Wasserstoffelektrode und die Chinhydronelektrode.

Farbindikatoren: Indikatoren sind schwache Säuren, die pH-abhängig in H+ und Anion dissoziieren, was durch einen Farbumschlag sichtbar wird:

$$H - Ind \rightleftharpoons H^+ + Ind^-$$

$$K_{Ind} = \frac{cH^+ \cdot cInd^-}{cH - Ind}$$

$$pH = pK_{Ind} + \log\frac{cInd^-}{cH - Ind}$$

Der Umschlagpunkt entspricht dem pK_S-Wert des Indikators, dem Punkt also, an dem $cInd^- = cH\text{-}Ind$ ist.

3.3.3 Beispiele, Anwendung

Schwefelsäure H_2SO_4 ist eine zweiprotonige Säure, die in zwei Stufen jeweils 1 Proton abgeben kann.

$$H_2SO_4 + H_2O \rightleftharpoons HSO_4^- + H_3O^+$$

$$HSO_4^- + H_2O \rightleftharpoons SO_4^{2-} + H_3O^+$$

HSO_4^- ist dabei ein Ampholyt, d. h. es kann je nach Reaktionspartner entweder ein Proton aufnehmen oder eines abgeben.

Kohlensäure H_2CO_3 ist ebenfalls eine zweiprotonige Säure, die in zwei Stufen jeweils 1 Proton abgeben kann.

$$H_2CO_3 + H_2O \rightleftharpoons HCO_3^- + H_3O^+$$

$$HCO_3^- + H_2O \rightleftharpoons CO_3^{2-} + H_3O^+$$

HCO_3^- ist dabei ein Ampholyt, d. h. es kann je nach Reaktionspartner entweder ein Proton aufnehmen oder eines abgeben.

H_2SO_4 und HSO_4^- sind ein konjugiertes Säure-Base-Paar, ebenso H_2CO_3 und HCO_3^-.

3.3.4 Neutralisation und Puffer

Ein Puffersystem ist ein Gemisch einer schwachen Säure mit deren korrespondierender starken Base, meist als Salz zugesetzt, welches sofort dissoziiert und die entsprechende starke Base liefert.

Für Puffersysteme gilt die **Henderson-Hasselbalch-Gleichung:**

$$pH = pK_S + \log\frac{cA^-}{cHA} = pK_S + \log\frac{cSalz}{cSäure}$$

Im Pufferbereich bleibt bei Zugabe von Säure oder Base der pH-Wert relativ konstant, insbesondere im Punkt $pH = pK_S$ bzw. $cA^- = cHA$ oder $cSalz = cSäure$. Dieser Punkt wird auch pH-Optimum (optimale Pufferkapazität) genannt.

Die *Pufferkapazität* hängt ab vom Verhältnis cA^- zu cHA, nicht jedoch von der Absolutkonzentration des Puffers.

 Klinischer Bezug

Ein physiologischer Puffer ist der **Kohlensäure/Hydrogencarbonat-Puffer,** der akute pH-Änderungen im Blut abfangen kann. Da HCO_3^- und H_3O^+ in H_2O und CO_2 übergehen können, welches abgeatmet wird, handelt es sich um einen offenen Puffer. Darüber hinaus besitzt das Blut noch weitere Puffersysteme wie den Proteinatpuffer, den Phosphatpuffer und den Hämoglobinpuffer. Gemeinsam mit den Regulationsmechanismen in der Niere halten diese Puffersysteme den Blut-pH-Wert beim Menschen physiologischerweise zwischen 7,35 und 7,45.

3.3.5 Lewis-Säuren/Basen

Unter einer **Lewis-Säure** versteht man einen Elektronenpaarakzeptor. Eine Lewis-Säure kann sich durch kovalente Bindung an das Elektronenpaar eines Basenteilchens anlagern.

Unter einer **Lewis-Base** versteht man einen Elektronenpaardonor. Eine Lewis-Base kann über sein freies Elektronenpaar eine kovalente Bindung zu einem anderen Ion, Atom oder Molekül eingehen.

Eine Brönstedt-Base ist auch eine Lewis-Base. Nach Lewis gibt es jedoch mehr Substanzen als Säure als nach Brönstedt. Reine Lewis-Säuren sind z. B. BF_3 (Bortrifluorid), $AlCl_3$ (Aluminiumchlorid), das Schwefel-Atom, einfache Kationen wie Cu^{2+}, Fe^{3+}.

3.4 Redoxreaktionen

3.4.1 Definitionen

Oxidation bedeutet Elektronenabgabe bzw. Erhöhung der Oxidationszahl, unter **Reduktion** versteht man Elektronenaufnahme bzw. Erniedrigung der Oxidationszahl.

In der Organik spielt in diesem Zusammenhang auch der Wasserstofftransfer eine Rolle:

- *Hydrierung* (H-Aufnahme) = Reduktion
- *Dehydrierung* (H-Abgabe) = Oxidation

Reduktion und Oxidation sind zwangsläufig aneinander gekoppelt, man spricht daher von **Redoxreaktionen.**

Das Reduktionsmittel **wirkt** reduzierend, das Oxidationsmittel **wirkt** oxidierend.

Hierbei **wird** das Reduktionsmittel oxidiert und das Oxidationsmittel **wird** reduziert:

$$\text{Oxidation: } Red \rightleftharpoons Ox + n \cdot e^-$$

$$\text{Reduktion: } Ox + n \cdot e^- \rightleftharpoons Red$$

Red = Reduktionsmittel = Elektronendonator = reduzierter Stoff (niedrigere Oxidationszahl); Ox = Oxidationsmittel = Elektronenakzeptor = oxidierter Stoff (höhere Oxidationszahl), n = Anzahl der Elektronen

3.4.2   Einfache Reaktionsgleichungen

Beispiele:

Reduktion:

$$MnO_4^- + 8H^+ + 5e^- \rightleftharpoons Mn^{2+} + 4H_2O$$

Oxidation:

$$5Fe^{2+} \rightleftharpoons 5Fe^{3+} + 5e^-$$

Redox:

$$\overset{+7}{MnO_4^-} + 5\overset{+2}{Fe^{2+}} + 8H^+ \rightleftharpoons \overset{+2}{Mn^{2+}} + 5\overset{+3}{Fe^{3+}} + 4H_2O$$

Oxidationszahl

Die Oxidationszahl eines Atoms im elementaren Zustand ist 0.
Ionen: Die Oxidationszahl von Ionen ist gleich ihrer Ladung.
Moleküle: Formal wird bei kovalent gebundenen Atomen dem Atom mit der höheren Elektronenegativität das Bindungselektronenpaar zugeordnet. Addiert man die Oxidationszahlen eines ungeladenen Moleküls, so erhält man stets Null.

> **Merke**
>
> Die Oxidationszahl ist eine artifizielle Größe. Sie bezieht sich immer nur auf ein Element. Ändert sie sich innerhalb einer Reaktion bei einem Element, entspricht die Differenz der Oxidationszahlen der Anzahl der übergehenden Elektronen je Einzelatom.

3.4.3   Elektrochemische Zellen

Eine elektrochemische Halbzelle ist eine Anordnung einer wässrigen Lösung eines Salzes (z. B. Kupfersulfat), in der das Metall in Elementform (Kupfer) als Elektrode in Form z. B. eines Bleches eingetaucht ist. Eine elektrisch leitende Verbindung (Draht) an den Elektroden zwischen zwei durch ein Diaphragma getrennte Halbzellen (z. B. eine Halbzelle mit Kupfersulfatlösung und Kupferelektrode, die zweite Halbzelle mit Zinksulfatlösung und Zinkelektrode) bezeichnet man als Zelle oder galvanisches Element. Zwischen beiden Zellen wird ein elektrischer Strom (Elektronenwanderung) eintreten, wenn beide Halbzellen miteinander elektrisch verbunden sind. Die Spannungsdifferenz zwischen beiden Halbzellen kann man mittels eines Voltmeters messen. Dabei wandern die Elektronen von der Anode (-) zur Kathode (+). Es findet eine Redoxreaktion statt.

Nernst-Gleichung

Die Nernst-Gleichung beschreibt die *Konzentrationsabhängigkeit des Redoxpotenzials* einer Elektrode, d. h. den Zusammenhang zwischen ihrem Potenzial E und dem Normalpotenzial E^0, letzteres wird gemessen, wenn die Konzentrationen aller Reaktionsteilnehmer = 1 mol/l sind, die Temperatur 298 K und der Druck 1013 hPa beträgt.

$$E = E^0 + \frac{2{,}303 \cdot R \cdot T}{n \cdot F} \cdot \log \frac{cOx}{cRed}$$

E = zu messendes Potenzial, E^0 = Normalpotenzial, R = allgemeine Gaskonstante, T = absolute Temperatur (in Kelvin), n = Zahl der transferierten Elektronen, F = Faraday-Konstante.
Bei 25 °C lässt sich die Gleichung zu folgender vereinfachter Form zusammenfassen:

$$E = E^0 + \frac{0{,}059}{n} \cdot \log \frac{cOx}{cRed}$$

Wasserstoffelektrode

Die Normalwasserstoffelektrode besteht aus einem Platinblech, das von Wasserstoffgas mit einem Druck von 1 atm umspült wird. Die Protonenkonzentration der Lösung beträgt 1 M (pH = 0 ; starke Säure), die Temperatur 25 °C. Die Normalwasserstoffelektrode dient dazu, die Stärke von Oxidations- und Reduktionsmitteln durch Messung von Potenzialdifferenzen zu erfassen. Die Wasserstoffelektrode ist ein Bezugssystem, dessen Potenzial gleich Null gesetzt wird.
Als Bezugs- und Eichsystem können auch andere Elektroden verwendet werden, z. B. die Kalomel- oder die Chinhydronelektrode.

Normalpotenzial und Redoxelektroden

Das Redoxpotenzial des zu messenden Redoxpaares (in einer Lösung mit 1-molarer Protonenkonzentration und 25 °C) wird an einem Voltmeter zwischen den beiden Halbzellen bestimmt. So kann für jedes beliebige Redoxpaar das sogenannte Normalpotenzial unter definierten Bedingungen ermittelt und in der Spannungsreihe tabelliert werden (Tab. 3.**1**).

> **Merke**
>
> Stoffe mit positivem Redoxpotenzial sind Oxidatonsmittel, Stoffe mit negativem Redoxpotenzial sind Reduktionsmittel.

Tab. 3.1 Die elektrochemische Spannungsreihe (Normalpotenziale bei 25 °C)

Halbreaktion		E^0[V]
$e^- + Li^+$	$\rightleftarrows Li$	−3,045
$e^- + K^+$	$\rightleftarrows K$	−2,925
$2\,e^- + Ba^{2+}$	$\rightleftarrows Ba$	−2,906
$2\,e^- + Ca^{2+}$	$\rightleftarrows Ca$	−2,866
$e^- + Na^+$	$\rightleftarrows Na$	−2,714
$2\,e^- + Mg^{2+}$	$\rightleftarrows Mg$	−2,363
$3\,e^- + Al^{3+}$	$\rightleftarrows Al$	−1,662
$2\,e^- + 2\,H_2O$	$\rightleftarrows H_2 + 2\,OH^-$	−0,82806
$2\,e^- + Zn^{2+}$	$\rightleftarrows Zn$	−0,7628
$3\,e^- + Cr^{3+}$	$\rightleftarrows Cr$	−0,744
$2\,e^- + Fe^{2+}$	$\rightleftarrows Fe$	−0,4402
$2\,e^- + Cd^{2+}$	$\rightleftarrows Cd$	−0,4029
$2\,e^- + Ni^{2+}$	$\rightleftarrows Ni$	−0,250
$2\,e^- + Sn^{2+}$	$\rightleftarrows Ca$	−0,136
$2\,e^- + Pb^{2+}$	$\rightleftarrows Pb$	−0,126
$2\,e^- + 2\,H^+$	**$\rightleftarrows H_2$**	**±0**
$2\,e^- + Cu^{2+}$	$\rightleftarrows Cu$	+0,337
$e^- + Cu^+$	$\rightleftarrows Cu$	+0,521
$2\,e^- + I_2$	$\rightleftarrows 2\,I^-$	+0,5355
$e^- + Fe^{3+}$	$\rightleftarrows Fe^{2+}$	+0,771
$e^- + Ag^+$	$\rightleftarrows Ag$	+0,7991
$2\,e^- + Br_2$	$\rightleftarrows 2\,Br^-$	+1,0652
$4\,e^- + 4\,H^+ + O_2$	$\rightleftarrows 2\,H_2O$	+1,229
$6\,e^- + 14\,H^+ + Cr_2O_7^{2-}$	$\rightleftarrows 2\,Cr^{3+} + 7\,H_2O$	+1,33
$e^- + Cl_2$	$\rightleftarrows 2\,Cl^-$	+1,3595
$5\,e^- + 8\,H^+ + MnO_4^-$	$\rightleftarrows Mn^{2+} + 4\,H_2O$	+1,51
$2\,e^- + F_2$	$\rightleftarrows 2\,F^-$	+2,87

3.4.4 Redoxreaktionen

Knallgasreaktion

Die Knallgasreaktion ist die explosionsartig verlaufende Redoxreaktion bei Entzünden von Wasserstoff und folglich Verbrennung mit Sauerstoff. Es entsteht Wasser (s. auch Biochemie Kap. 8).

Energiebilanz

Damit eine Redoxreaktion ablaufen kann, muss ΔG^0 < 0 sein (exergonische Reaktion).
Es gilt:

$$\Delta E = E_1^0 - E_2^0 + \frac{2{,}303 \cdot R \cdot T}{n \cdot F} \cdot \log \frac{cOx_1 \cdot cRed_2}{cRed_1 \cdot cOx_2}$$

$$\Delta G^0 = -96522 \cdot \Delta E$$

Chemie

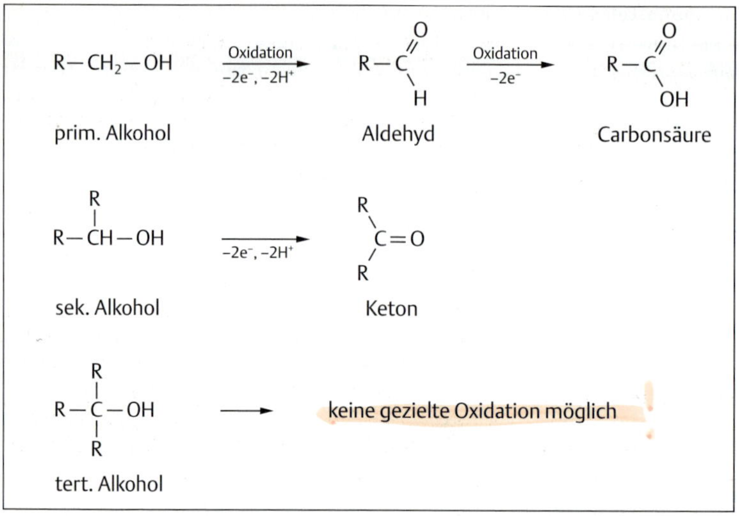

R—CH₂—OH $\xrightarrow[-2e^-, -2H^+]{\text{Oxidation}}$ $R—C\overset{\displaystyle O}{\underset{\displaystyle H}{\|}}$ $\xrightarrow[-2e^-]{\text{Oxidation}}$ $R—C\overset{\displaystyle O}{\underset{\displaystyle OH}{\|}}$

prim. Alkohol   Aldehyd   Carbonsäure

$R—\overset{\displaystyle R}{\underset{}{CH}}—OH$ $\xrightarrow[-2e^-, -2H^+]{}$ $\overset{\displaystyle R}{\underset{\displaystyle R}{C}}{=}O$

sek. Alkohol   Keton

$R—\overset{\displaystyle R}{\underset{\displaystyle R}{C}}—OH$ $\longrightarrow$ keine gezielte Oxidation möglich

tert. Alkohol

Abb. 3.2 Oxidation von Alkoholen

3.4.5 Biochemische Redoxreaktionen

Primäre Alkohole oxidieren zu Aldehyden. Diese wiederum zu Carbonsäuren. Sekundäre Alkohole oxidieren zu Ketonen. Diese können i. d. R. nicht weiter oxidiert werden. Tertiäre Alkohole können i. d. R. nicht oxidiert werden.
1 Mol Hydrochinon oxidiert unter Aufnahme von 2 Mol Wasser zu p-Benzochinon (Chinon), 2 Mol Oxoniumionen und unter Abgabe von 2 Elektronen.

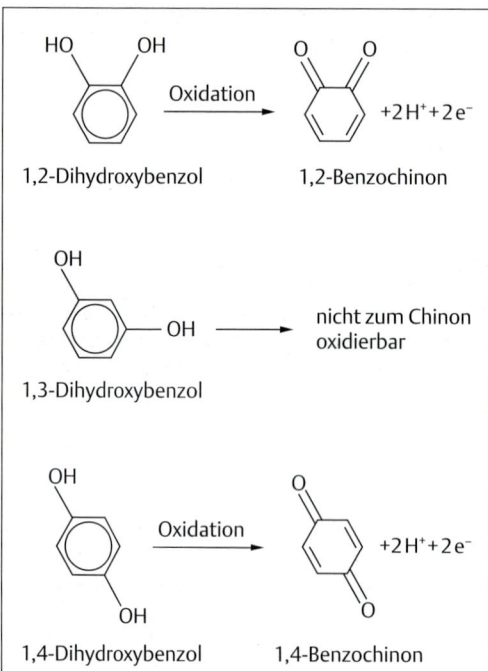

1,2-Dihydroxybenzol   1,2-Benzochinon $+2H^+ + 2e^-$

1,3-Dihydroxybenzol   nicht zum Chinon oxidierbar

1,4-Dihydroxybenzol   1,4-Benzochinon $+2H^+ + 2e^-$

Abb. 3.3 Oxidation der Phenole zu Chinonen

3.5 Bildung und Eigenschaften der Salze

3.5.1 Bildung

Salze bestehen aus Ionen, wobei das positiv geladene Ion (Kation) ein Metallion darstellt, das negativ geladene Ion (Anion) ein Nichtmetallion. Es liegt eine Ionenbindung vor. Als Feststoffe sind Salze kristallin. In einem polaren Lösungsmittel (üblicherweise Wasser) dissoziieren die Ionen. Die so entstandene Lösung besitzt elektrische Leitfähigkeit. Salze entstehen aus der Verbindung von Metall- und Nichtmetallatomen bei großer Differenz zwischen den Elektronegativitäten, wobei das Metallatom Elektronen abgibt, das Nichtmetallatom Elektronen aufnimmt.
Bei der Neutralisierungsreaktion von Basen mit Säuren und natürlich auch umgekehrt entstehen Salze.

3.5.2 Eigenschaften

Elektrolyte

Elektrolyte sind Stoffe, die in Wasser oder anderen polaren Lösungsmitteln dissoziieren. Vollständig dissoziierende Stoffe sind starke Elektrolyte (= Salze), nur zum Teil dissoziierende sind schwache Elektrolyte. Grundsätzlich werden Kationen wie Anionen von einer Hydrathülle umgeben (= hydratisiert). Durch Ionenwanderung können Elektrolytlösungen den elektrischen Strom leiten.

 Merke

Anionen (–) wandern zur Anode (+).

Kationen (+) wandern zur Kathode (–).

Klinischer Bezug

Im Serum wie im Zellinneren sind Elektrolyte wie Na^+, K^+, Ca^{2+}, Mg^{2+}, Cl^- etc. in ganz genau definierten Konzentrationen gelöst. Elektrolytstörungen können pH-Wert-Veränderungen, Veränderungen in der Kontraktilität von Muskeln und Herzrhythmusstörungen bis hin zum Herzstillstand verursachen.

Lösungswärme

Zur Lösung von Salzen in Wasser müssen zwei Kräfte energetisch Betrachtet werden. Die Hydratationsenergie wird frei, wenn die Ionen von einer Hydrathülle umgeben werden. Für den Lösungsvorgang selber muss die Gitterenergie überwunden werden. Ist die Hydratationsenergie größer als die Gitterenergie, erwärmt sich die Lösung, umgekehrt kühlt sie sich beim Lösungsvorgang ab.

Seifen

Bei der Herstellung von Seifen wird Fett mit Natrium- oder Kaliumlauge gekocht. Seifen sind die Salze aus Natrium- oder Kaliumkationen und den Carbonsäureanionen.

3.5.3 Schwer lösliche Salze

In einer Lösung von Bariumsulfat stellt sich das Gleichgewicht

$$BaSO_4 \rightleftharpoons Ba^{2+} + SO_4^{2-}$$

ein, dessen Gleichgewichtskonstante

$$K = \frac{cBa^{2+} \cdot cSO_4^{2-}}{cBaSO_4}$$

das Massenwirkungsgesetz liefert. Bei Sättigung der Lösung ändert sich die Konzentration an $BaSO_4$ nicht mehr. In der umgeformten Gleichung

$$K \cdot cBaSO_4 = cBa^{2+} \cdot cSO_4^{2-}$$

wird das Produkt $K \cdot cBaSO_4$ durch eine neue Konstante Lp, das sog. Löslichkeitsprodukt ersetzt:

$$Lp - cBa^{2+} \cdot cSO_4^{2-}$$

Klinischer Bezug

Bariumsulfat: schwer löslich, deshalb gut geeignet als **Röntgenkontrastmittel** des Gastrointestinaltrakts.

Bleisulfat: entsteht bei **Bleivergiftungen** durch Reaktion mit H_2S (bläulicher Saum am Zahnfleisch).

Calciumphosphat: Bedeutung als Baustein des **Hydroxylapatits** (= wichtigstes anorganische Material der Knochen- und Zahnsubstanz).

Magnesiumammoniumphosphat: Konkrement im Harn, **Harnsteine**.

3.5.4 Elektrochemische Anwendung

Elektrolyse

Bei der Elektrolyse werden in die wässrige Lösung eines Salzes eine Kathode und eine Anode, die an einer Gleichstromquelle angeschlossen sind, eingetaucht. Die positiv geladenen Metallionen wandern zur negativen Kathode, die negativ geladenen Nichtmetallionen zur positiven Anode.

Bei einer NaCl-Lösung werden an der Kathode die in einer wässrigen Lösung vorkommenden Oxoniumionen entladen, es steigt Wasserstoff auf. An der Anode werden die Chloridionen entladen und es steigt Chlorgas auf. Statt der Chloridionen bilden sich OH^--Ionen. Zusammen mit den Natriumionen entsteht NaOH. Bei Kupferchlorid wird hingegen Kupfer und Chlorid entladen. Es fällt Kupfer aus und Chlorgas entweicht.

3.5.5 Biochemisch wichtige Salze

Klinischer Bezug

In der Medizin werden **Infusionslösungen** mit entsprechendem Salzgehalt verwendet. Hierbei kommen z.B. isotone Kochsalzlösung (0,9 % NaCl), hypertone Kochsalzlösungen (7,2 % NaCl), Kaliumchloridlösung (7,45 %) und Natriumhydrogencarbonatlösung (8,45 % $NaHCO_3$) zum Einsatz. Bei länger dauernder parenteraler Ernährung müssen auch Spurenelemente zugeführt werden (Na-Molybdat, Na-Selenit, Fe(III)-Chlorid, Zn-Chlorid, Mn-Chlorid, Cu(II)-Chlorid, Cr(III)-Chlorid, Na-Fluorid, K-Jodid).

3.6 Ligandenaustauschreaktionen

3.6.1 Reaktionen von Metallkomplexen

Stabilität

Man bezeichnet die Konstante K für die Bildungsreaktion eines Komplexes als Bildungskonstante K_B, der Kehrwert ist die Zerfallskonstante K_Z. Dabei bedeutet ein großer Wert für K_B eine große Stabilität des Komplexes. Das Gleichgewicht wird sehr stark auf die rechte Seite des Komplexes verschoben. Umgekehrt bedeutet ein hoher Wert für K_Z eine geringe Stabilität des Komplexes.

Möchte man die Stabilität eines Komplexes beurteilen, muss man prinzipiell zwischen der thermodynamischen und der kinetischen Stabilität differenzieren. Die **thermodynamische Stabilität** kommt in der Zerfalls- bzw. Bildungskonstante zum Ausdruck (s.oben). Energetisch betrachtet heißt das nichts anderes, als dass bei der Komplexbildung die freie Enthalpie des Systems abnimmt. Da die Enthalpie von

Chemie

der Gleichgewichtskonstanten (hier K_B bzw. K_Z) gemäß folgender Gleichung abhängt,

$$\Delta G = -RT \cdot \ln K$$

kann eben diese als Maß für die thermodynamische Stabilität dienen.

Unter **kinetischer Stabilität** versteht man die Geschwindigkeit, mit der eine Ligandenabspaltung oder ein Ligandenaustausch erfolgt. Kinetisch stabil (syn. inert) ist ein Komplex dann, wenn die Geschwindigkeit des Ligandenaustausch oder der -abspaltung gering ist. Erfolgt dagegen der Ligandenaustausch rasch, spricht man von kinetisch labilen Komplexen. Ein Beispiel soll das verdeutlichen: Der Komplex $[Co(NH_3)_6]^{3+}$ ist in wässriger Lösung sehr stabil ($K_Z = 10^{-34}$). In saurem Medium dagegen ist dieser Komplex thermodynamisch instabil ($K = 10^{-22}$). Aufgrund seiner kinetischen Stabilität findet der Ligandenaustausch nur langsam statt.

$$[Co(NH_3)_6]^{3+} + 6H_2O \rightleftharpoons [Co(OH_2)_6]^{3+} + 6NH_3$$
$$K_Z \approx 10^{-34}$$

$$[Co(NH_3)_6]^{3+} + 6H_3O^+ \rightleftharpoons [Co(OH_2)_6]^{3+} + 6NH_4^+$$
$$K \approx 10^{-22}$$

Eigenschaften von Metallionen werden durch Komplexbildung verändert

Die Oxidations- und Reduktionseigenschaften eines Metallions können durch Komplexbildung wesentlich beeinflusst werden. Beispielsweise werden Zink(II)-Ionen zunehmend beständiger gegen Reduktion (die Normalpotenziale steigen):

$$2e^- + Zn^{2+}(aq) \rightleftharpoons Zn(s)$$
$$E^0 = -0,76V$$

$$2e^- + Zn(NH_3)_4]^{2+} \rightleftharpoons Zn(s) + 4NH_3$$
$$E^0 = -1,04V$$

$$2e^- + Zn(CN)_4]^{2-} \rightleftharpoons Zn(s) + 4CN^-$$
$$E^0 = -1,26V$$

Außerdem kann durch Komplexierung ein Metallion in einer eher ungewöhnlichen Oxidationsstufe stabilisiert werden. Ein klassisches Beispiel sind Cobalt(III)-Komplexe, die in wässriger Lösung lange existenzfähig sind.

Der Chelateffekt ist ein Entropieeffekt

Bereits oben erwähnt wurde die Tatsache, dass fünf- und sechsgliedrige Ringe thermodynamisch besonders stabil sind. Man betrachte die folgenden Reaktionen miteinander

$$[Ni(OH_2)_4]^{2+} + 4NH_3 \rightleftharpoons [Ni(NH_3)_4]^{2+} + 4H_2O;$$
$$\Delta G_r^0 = -45kJ/mol$$

$$[Ni(OH_2)_4]^{2+} + 2EDA \rightleftharpoons [Ni(EDA)_2]^{2+} + 4H_2O;$$
$$\Delta G_r^0 = -80kJ/mol$$

Der EDA-Komplex hat eine um 10^6 größere Bildungskonstante als der Ammoniakkomplex. Die Reaktionsenthalpien beider Reaktionen unterscheiden sich nur unwesentlich voneinander, sodass im Entropieglied $T \cdot \Delta S$ der hauptsächliche Grund gesucht werden muss (s. Biochemie Kap. 6). Anschaulich erklärbar ist der Chelateffekt, wenn man sich die Zahl der frei beweglichen Teilchen in beiden Reaktionen anschaut: Bei der Reaktion bleibt die Anzahl der links und rechts stehenden Teilchen gleich (5), bei der Reaktion mit EDA dagegen wächst sie von 3 auf 5. Mehr Teilchen bedeuten aber auch, dass der Grad der Unordnung in diesem System zunimmt (Entropie steigt).

Gleichungen

Hier werden einige Beispiele aufgeführt werden, die häufig in Physika gefragt werden. Meist besteht die Aufgabe darin, die Massen- und Ladungsbilanz der vorgegebenen Gleichung zu überprüfen.

Beispiel 1: Reaktion von zweifach positiv geladenen Kupferionen mit Ammoniak, einem neutralen Liganden:

$$Cu^{2+} + 4NH_3 \rightleftharpoons [Cu(NH_3)_4]^{2+}$$

Es sind 4 einzähnige Liganden notwendig, um alle Koordinationsstellen des Kupfer zu besetzen. Kupfer hat damit in diesem Fall die Koordinationszahl 4. Die Ladung des Komplexes ist +2, sie entspricht hier der Ladung des Zentralteilchens.

Beispiel 2: Bildung eines Platinkomplexes aus Ammoniak (wiederum neutraler Ligand) mit Kaliumtetrachloroplatinat:

$$K_2PtCl_4 + 2NH_3 \rightleftharpoons [Pt(NH_3)_2Cl_2] + 2KCl$$

Der Komplex besitzt auch den Namen Cisplatin, weil die beiden Ammoniakmoleküle in direkter Nachbarschaft am Metall koordinieren. Cisplatin wird zur Therapie bestimmter maligner Tumoren wie dem Hodenkarzinom eingesetzt. Platin hat hier die Koordinationszahl 4, es ist von 4 einzähnigen Liganden umgeben.

Beispiel 3: Bildung eines Komplexes aus Silberbromid und Natriumthiosulfat:

$$AgBr + 2Na_2S_2O_3 \rightleftharpoons [Ag(S_2O_3)_2]^{3-} + 4Na^+ + Br^-$$

Der Komplex ist dreifach negativ geladen, da die Thiosulfatmoleküle 4 negative Ladungen in den Komplex einbringen und das Silberion einfach positiv geladen ist. Silber hat in diesem Fall die Koordinationszahl 2.

Ligandenaustausch

Unter Ligandenaustausch versteht man eine Reaktion, bei der unter Zunahme der Stabilität Liganden gegeneinander ausgetauscht werden. Beispielsweise existieren „nackte Metallionen" in Wasser nicht, sie sind stets von einer bzw. mehreren Sphären Wassermolekülen umgeben. Diese Komplexverbindungen heißen Aquokomplexe.

$$Al^{3+} + 6H_2O \longrightarrow \underset{\text{Aquokomplex}}{[Al(OH_2)_6]^{3+}}$$

Aquokomplexe sind weder thermodynamisch noch kinetisch sehr stabil, sie gehen leicht Ligandenaustauschreaktionen ein. Nachstehendes Beispiel zeigt einen solchen Austausch:

$$[Cu(H_2O)_4]^{2+} + 4NH_3 \rightleftharpoons [Cu(NH_3)_4]^{2+} + 4H_2O$$

Ligandenaustausch bei Hämoglobin und Cytochromen: Hämoglobin besitzt ein Eisen(II)-Ion als Zentralteilchen. Dieses Eisen verändert seine Oxidationsstufe während der Sauerstoffaufnahme nicht, man spricht deshalb auch von Oxygenierung. Hämoglobin ist ein oktaedrischer Komplex, dessen 6. Koordinationsstelle normalerweise von Sauerstoff besetzt ist. Kohlenmonoxid, ein toxisches Gas, besitzt eine 300fach höhere Affinität zum Hämoglobin als Sauerstoff. Selbst geringe Mengen werden reversibel gebunden und blockieren das Hämoglobin für den normalen Sauerstofftransport. Durch reine Sauerstoffbeatmung lässt sich diese Bindung lösen.
Die Cytochrome der Atmungskette sind die bevorzugten Angriffspunkte einer Cyanidvergiftung. Cyanid-Ionen binden reversibel an Eisen(III)-Ionen, mit der Folge eines zellulären Atemstillstandes. Im Warmblüterorganismus wird Hämoglobin nicht durch Cyanid-Ionen funktionell beeinträchtigt, da es ein Eisen(II)-Ion als Zentralteilchen aufweist.

3.7 Additions-/ Eliminierungsreaktionen

3.7.1 Additionen, Eliminationen

Additionsreaktionen

Addition von Wasserstoff an eine Doppelbindung (Hydrierung = Reduktionsreaktion):

Propen + Wasserstoff → Propan
$$H_2C = CH - CH_3 + H_2 \rightarrow CH_3 - CH_2 - CH_3$$

Addition von Wasser an eine Doppelbindung (Hydratisierung):

Propen + Wasser → 2-Propanol

(Alken)   (Alkanol)
$$H_3C - CH = CH_2 + H_2O \rightarrow H_3C - CHOH - CH_3$$

Halogenierung, z.B. mit Brom:

Ethen + Brom → 1,2 − Dibrommethan
$$H_2C = CH_2 + Br_2 \rightarrow H_2BrC - CBrH_2$$

Die Reaktionen laufen in zwei Schritten ab:
- 1. elektrophiler Angriff,
- 2. nukleophile Addition.

Eliminierungsreaktionen

Abspaltung von Wasserstoff (Dehydrierung = Oxidationsreaktion):

Ethan (Alkan) → Ethen + Wasserstoff
$$H_3C - CH_3 \rightarrow H_2C = CH_2 + H_2$$

Abspaltung von Wasser (Dehydratisierung):

$$H_3C - CHOH - CH_3 \rightarrow H_3C - CH = CH_2 + H_2O$$

Bei Eliminierungsreaktionen entsteht eine Doppelbindung.

Substitutionsreaktionen

Bei Substitutionsreaktionen wird ein Atom bzw. eine Atomgruppe eines Moleküls durch ein anderes Atom bzw. eine andere Atomgruppe ersetzt.
Beispiele:
1: Substitution eines H am Methan (CH_4) mit OH^- ergibt Methanol (CH_3OH).
2: Radikalische Substitution an Methan durch Brom:

$$CH_4 + Br_2 \rightarrow CH_3Br + HBr$$

3: Aromatische Substitution:

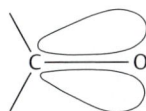

3.7.2 Reaktionen der Carbonylgruppe

Die C = O-Gruppe

Das C-Atom ist sp^2-hybridisiert. Die Bindungswinkel betragen 120° und liegen in einer Ebene (planar). Das O-Atom weist 2 freie Elektronenpaare auf.

$$\underset{/}{\overset{\backslash}{C}} = \overset{..}{\underset{..}{O}} \longleftrightarrow \underset{/}{\overset{\backslash}{C}}^+ - \overline{\underline{O}}|^-$$

Zwischen C und O besteht eine Doppelbindung (Sigma- und Pi-Bindung). Sie ist nicht frei drehbar. Aufgrund der größeren Elektronegativität von O gegenüber C ist die Pi-Elektronenwolke polarisiert (die freien Elektronenpaare am O-Atom sind nicht eingezeichnet):

Chemie

Reaktivität der CO-Gruppe: Aufgrund der Polarisation trägt das C-Atom eine positive Teilladung, das O-Atom eine negative. Nukleophile können so am C-Atom angreifen (elektrophiles Zentrum). Das O-Atom ist das nukleophile Zentrum.

Aldehyde und Ketone

Beiden Substanzgruppen gemeinsam ist die Carbonylgruppe (CO). Reaktionsmechanismen sind daher ähnlich. Als allgemeine Formel für Aldehyde und Ketone gelte:

$$\begin{array}{c} R^1 \\ \diagdown \\ C=O \\ \diagup \\ R^2 \end{array}$$

Bei **Aldehyden** ist R^1 = H; R^2 ein Alkylrest. Bei **Ketonen** sind beide Reste ein Alkylrest.

Reaktionen

Carbonylgruppe + Wasser:

$$\begin{array}{c} R^1 \\ \diagdown \\ C=O \\ \diagup \\ R^2 \end{array} + \mathbf{H_2O} \rightleftharpoons \begin{array}{c} R^1 \quad OH \\ \diagdown \diagup \\ C \\ \diagup \diagdown \\ R^2 \quad OH \end{array}$$

Carbonylgruppe + Alkohol ★ Halbacetal/Vollacetal bzw. Halbketal/Vollketal:

$$\begin{array}{c} R^1 \\ \diagdown \\ C=O \\ \diagup \\ R^2 \end{array} + \mathbf{R^3{-}OH} \rightleftharpoons \begin{array}{c} R^1 \quad OR^3 \\ \diagdown \diagup \\ C \\ \diagup \diagdown \\ R^2 \quad OH \end{array}$$

Halbacetal / Halbketal

$$\begin{array}{c} R^1 \quad OR^3 \\ \diagdown \diagup \\ C \\ \diagup \diagdown \\ R^2 \quad OH \end{array} + \mathbf{R^4{-}OH} \rightleftharpoons \begin{array}{c} R^1 \quad OR^3 \\ \diagdown \diagup \\ C \\ \diagup \diagdown \\ R^2 \quad O{-}R^4 \end{array} + \mathbf{H_2O}$$

Vollacetal / Vollketal

Protonenkatalysiert:

$$\begin{array}{c} R \quad OH \\ \diagdown \diagup \\ C \\ \diagup \diagdown \\ H \quad O{-}R \end{array} \underset{-H^+}{\overset{+H^+}{\rightleftharpoons}} \begin{array}{c} R \quad {}^+OR_2 \\ \diagdown \diagup \\ C \\ \diagup \diagdown \\ H \quad O{-}R \end{array}$$

Halbacetal / Halbketal

$$\underset{-H_2O}{\overset{+H_2O}{\rightleftharpoons}} \begin{array}{c} R \\ \diagdown \\ C^+{-}OR \\ \diagup \\ H \end{array}$$

$$\begin{array}{c} R \\ \diagdown \\ C^+{-}OR \\ \diagup \\ H \end{array} + \mathbf{H{-}\overline{O}{-}R} \rightleftharpoons \begin{array}{c} R \quad O{-}R \\ \diagdown \diagup \\ C \\ \diagup \diagdown \\ H \quad OR \end{array} + \mathbf{H^+}$$

Vollacetal / Vollketal

Carbonylgruppe + Amine (Namen der Reaktionsprodukten s. Tab. 3.**2**):

$$\begin{array}{c} \diagdown \\ C=O \\ \diagup \end{array} + H_2N{-}R \rightleftharpoons \begin{array}{c} \diagdown \\ C=N{-}R \\ \diagup \end{array} + H_2O$$

Tab. 3.**2** N-haltige Reagenzien und Namen der Reaktionsprodukte mit Aldehyden oder Ketonen

Ausgangsstoff	Bildungsprodukt
R=H (Ammoniak)	Imin
R=OH (Hydroxylamin)	Oxim
R=NH₂ (Hydrazin)	Hydrazon
R=NH Phenyl (Phenylhydrazin)	Phenylhydrazon

 Klinischer Bezug

Die Ketone Aceton, Acetoacetal mit β-Hydroxybutyrat entstehen in vermehrtem Maße bei **hyperglykämischem Koma** und bedingten u.a. eine Ketoazidose des Patienten sowie einen typischen Acetongeruch der Ausatemluft.

Unterschiede zwischen Aldehyden und Ketonen

An den beiden Stoffgruppen gemeinsamen Carbonylgruppe laufen gleiche Reaktionsmechanismen ab (s. oben), allerdings bestehen Unterschiede in der Oxidierbarkeit: Aldehyde können zu Carbonsäuren oxidiert werden, Ketone nicht.

α-ständige H-Atome in Carbonylverbindungen

Die in einer funktionellen Gruppe wie der Carbonylgruppe benachbarten C-Atome werden auch mit griechischen Buchstaben versehen. Das 1. C-Atom neben dem C-Atom der Carbonylgruppe wird als das α-*ständige* C-Atom bezeichnet, das 2. als das β-*ständige* usw. Die H-Atome, die an jene C-Atome gebunden sind, werden in gleicher Weise bezeichnet. Ein α-ständiges H-Atom ist also am α-ständigen C-Atom gebunden:

$$\begin{array}{c} H \quad O \\ | \quad \| \\ {-}C{-}C{-}H \\ | \end{array} \qquad \begin{array}{c} H \quad O \\ | \quad \| \\ {-}C{-}C{-}R \\ | \end{array} \qquad \begin{array}{c} H \quad O \\ | \quad \| \\ {-}C{-}C{-}O{-}R \\ | \end{array}$$

Aldehyd   Keton   Carbonsäureester

$$\begin{array}{c} O \quad H \quad O \\ \| \quad | \quad \| \\ R{-}O{-}C{-}C{-}C{-}O{-}R \\ | \end{array} \qquad \begin{array}{c} H \quad O \\ | \quad \| \\ {-}C{-}S=O \\ | \quad | \\ \quad OH \end{array}$$

Malonsäurediester   Sulfonsäuregruppierung

Das α-ständige H-Atom kann mit starken Basen abgespalten werden, sodass diese organische Verbindung sauer reagiert. Nach Dissoziation des α-ständigen H-Atoms wird das übrig gebliebene, positiv geladene Carboniumion mesomeriestabilisiert:

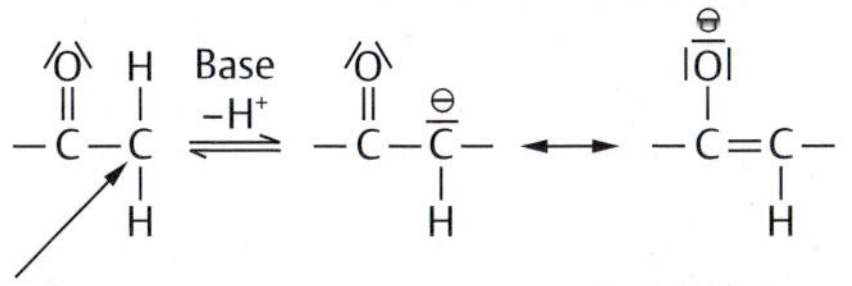

α-Stellung   mesomeriestabilisiertes
                          Carbanion

Je mehr Carbonylgruppen vorhanden sind, desto stärker ist die Azidität.

Beispiele:

■ *Aceton:* 1 Carbonylgruppe, $pK_s = 24$
■ *Acetylaceton:* 2 Carbonylgruppen, $pK_s = 9$

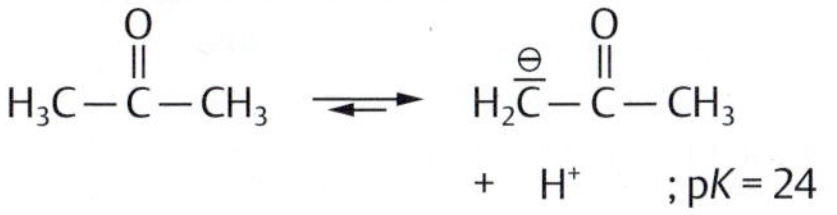

Carbanion-Bildung:

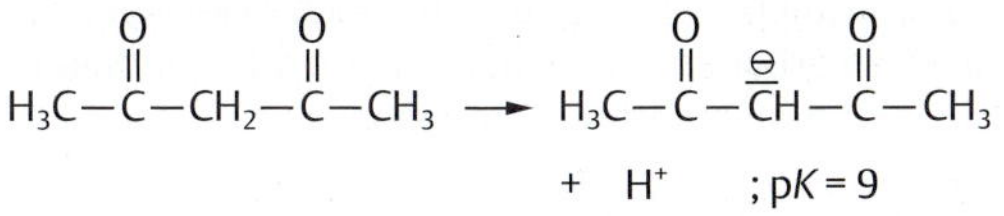

Mesomerie:

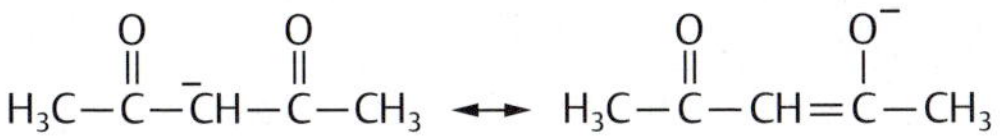

3.7.3   Tautomerie, Kondensationen

Keto-Enol-Tautomerie

Bei der Keto-Enol-Tautomerie wird durch eine intramolekulare Protonenwanderung unter gleichzeitiger Verschiebung einer Doppelbindung aus einem Keton ein Enol. Ein Enol zeichnet sich durch eine Doppelbindung an dem C-Atom aus, das die OH-Gruppe trägt.

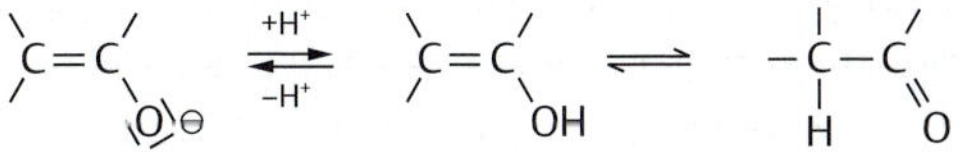

Enol-Form   Keto-Form

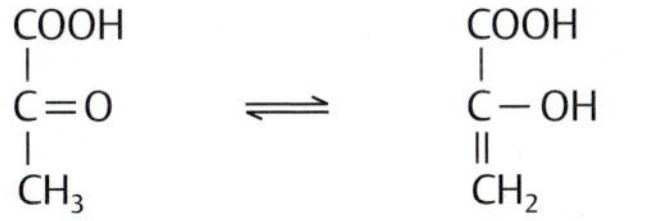

Brenztrauben-   Enol-Form der
säure   Brenztraubensäure

Uracil liegt überwiegend in der Keto- und fast gar nicht in der Enol-Form vor:

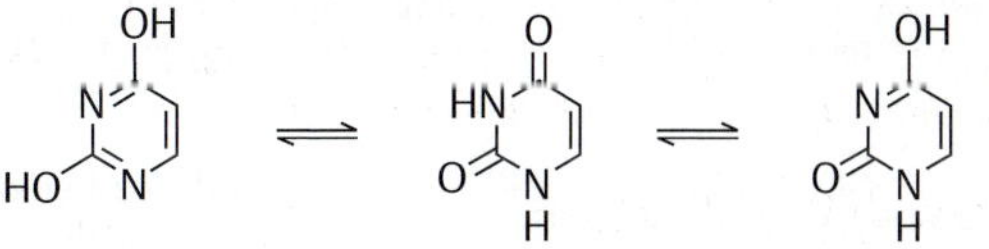

doppelte   Keto-Form   Enol-Form
Enol-Form   des Uracilis

Kondensation

Das durch Dissoziation des α-ständigen H-Atoms entstandene Carbanion greift als Nukleophil an das durch eine positive Teilladung positivierte Carbonyl-C-Atom an. Dadurch verlängert sich die Kohlenstoffkette:

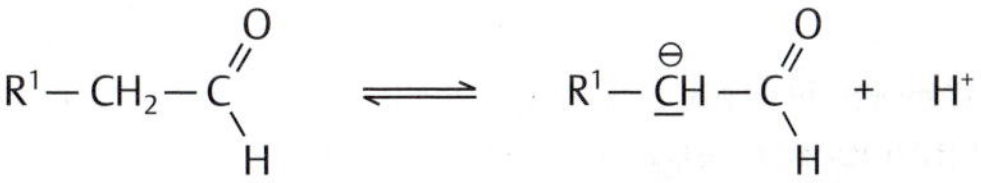

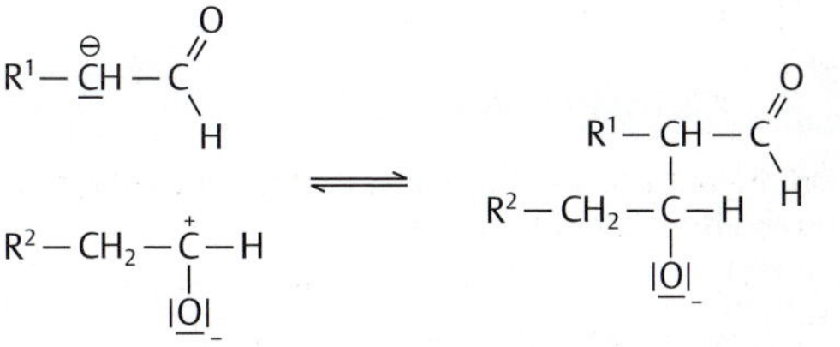

Eine nachfolgende Wasserabspaltung nennt man *Kondensation:*

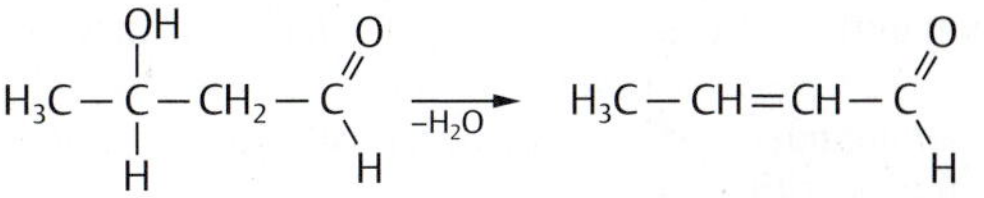

Crotonaldehyd
(2-Butenal)

3.8   Substitutionsreaktionen

3.8.1   Reaktionsablauf, reaktive Teilchen

Reaktive Teilchen sind Atome oder Moleküle die sehr leicht in Reaktion mit anderen Atomen oder Molekülen treten, da ihnen Elektronen oder Atome fehlen. Reaktive Teilchen, auch **Radikale** genannt, weisen ein einzelnes, freies Elektron auf. Dieses ungepaarte Elektron kann mit einem Valenzelektron eines anderen Atoms oder Moleküls eine Bindung eingehen. *Beispiele* für Radikale sind Alkylreste, wie z.B. Methyl ($CH_3^•$), oder ein einzelnes Wasserstoffatom ($H^•$).

Ebenso entstehen **kationische reaktive Teilchen**, wenn ein Atom mit einem zusätzlichen Elektron dissoziiert. Ein *Beispiel* für kationische reaktive Teil-

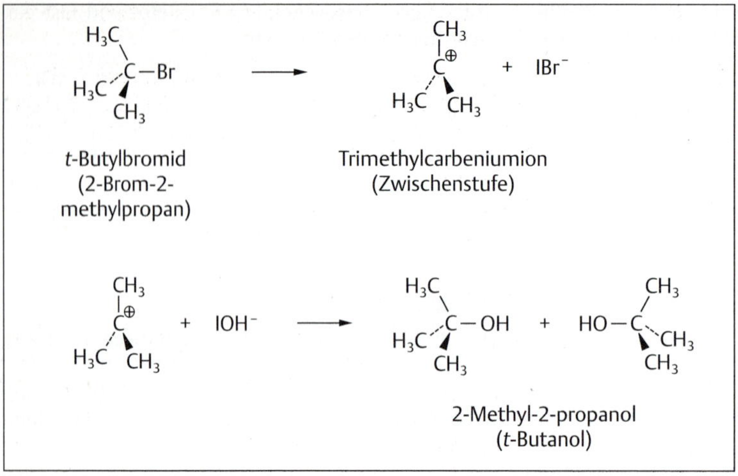

Abb. 3.4 Das **Trimethyl-
carbeniumion** als katio-
nisches reaktives Teilchen
(nukleophile Substitution,
S_N1-Mechanismus)

chen ist in Abb. **3.4** dargestellt. Das Trimethylcar-
beniumion trägt eine positive Ladung (Kation). Es
hat eine große Tendenz, mit einem Nukleophil
(wie z. B. OH⁻) eine Bindung zu knüpfen.

 Klinischer Bezug

Bei Belastung des Organismus mit **ionisierenden
Strahlen** entstehen u.a. Radikale, die biologische
Strukturen wie z.B. die DNA angreifen und zerstören
können.

Nukleophile sind Teilchen, die am Reaktionspartner
Orte verminderter Elektronendichte (z.B. bei Kationen und positiven Teilladungen) aufsuchen. Sie weisen ein *freies Elektronenpaar* auf, haben eine *Doppelbindung* oder sind *Aromaten*. Ein Nucleophil ist also
z.B. das Trifluormethylanion (CF₃⁻).
Elektrophile sind Verbindungen, die einen Elektro-
nenmangel aufweisen und in einem Reaktionspartner Orte erhöhter Elektronendichte aufsuchen und
eine Bindung eingehen können. Eine erhöhte Elektronendichte liegt bei Anionen, Nukleophilen, Doppelbindungen (Pi-Bindungen) und freien Elektronenpaaren vor. Elektrophile sind also z.B. das Carbeniumion oder das Oxoniumion (H_3O^+).
+I-Effekt: Effekt von bestimmten Gruppen, Elektronendichte von sich weg in Richtung auf das übrige
Molekül zu schieben.
Beispiel: alle Alkylreste; diese Eigenschaft begünstigt
unter anderem auch die Abspaltung von Bromid in
dem S_N1-Mechanismus der nukleophilen Substitution in Abb. **3.4**.
–I-Effekt: Effekt von bestimmten Gruppen/Atomen,
Elektronen an sich heran- und somit vom übrigen
Molekül wegzuziehen. Solche Gruppen/Atome haben
eine größere Elektronegativität als der Bindungspartner. Sie ziehen Elektronen so stark an sich, dass der
positivierte Wasserstoff als Proton dissoziiert.

Beispiel: Fluor in Trifluomethan:

$$CF_3 \rightarrow CH_3^- + H^+$$

Teilladungen: Durch unterschiedliche Elektronegativitäten erhalten Atome in Molekülen Teilladungen.
Diese sind keine echten Ladungen.

Beispiel Carbonylgruppe:

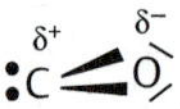

Das C-Atom kann von einem Nukleophil angegriffen
werden.

3.8.2   Reaktionen am gesättigten Kohlenstoffatom

Bei der nukleophilen Substitution sind im Gegensatz
zur radikalischen Substitution keine Radikale nötig.
Die monomolekulare nukleophile Substitution findet
bei C-Atomen mit 3 Alkylresten statt, die eine steri-

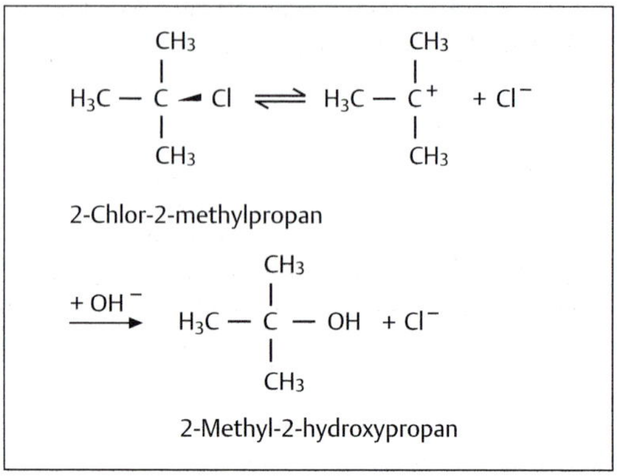

2-Chlor-2-methylpropan

2-Methyl-2-hydroxypropan

Abb. 3.**5 Monomolekulare nukleophile Substitution**

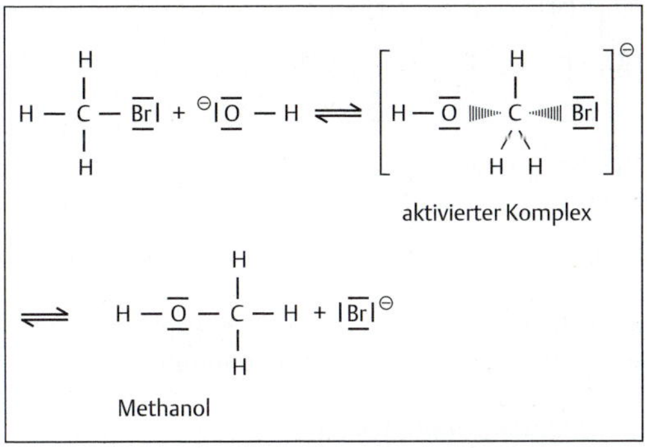

aktivierter Komplex

Methanol

Abb. 3.6 Bimolekulare nukleophile Substitution

sche Hinderung bewirken, sodass das Nukleophil (z. B. OH⁻) nicht direkt das C-Atom angreifen kann (Abb. 3.**5**.)
Bei der bimolekularen nukleophilen Substitution verläuft die Reaktion über einen aktivierten Komplex (Abb. 3.**6**).

3.8.3 Reaktionen am ungesättigten Kohlenstoffatom

Säurekatalysierte Veresterung

Reagiert eine Carbonsäure oder ein Carbonsäure-derivat mit einem Alkohol, nennt man diese Reaktion *Veresterung* und das entstandene Produkt Ester:

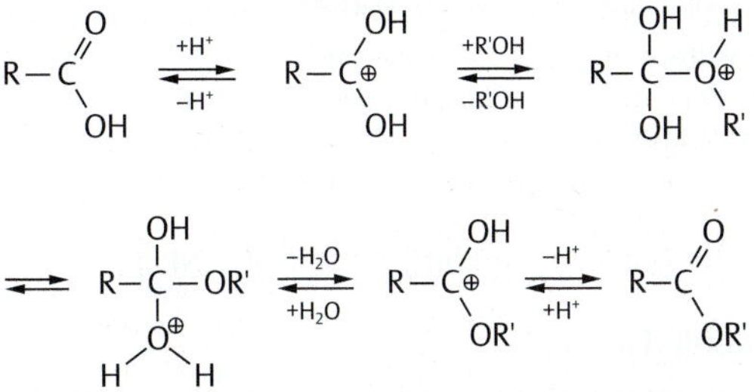

Diese Reaktion ist eine Gleichgewichtsreaktion, sie ist also auch umgekehrt möglich. Nach dem Massenwirkungsgesetz gilt:

$$K = \frac{c_{Ester} \cdot c_{H_2O}}{c_{Carbonsäure} \cdot c_{Alkohol}}$$

Säurekatalyse und Temperaturerhöhung beschleunigen die Gleichgewichtseinstellung, das Gleichgewicht selbst wird nicht beeinflusst. Eine Verschiebung des Gleichgewichts erzielt man durch Entfernen oder Hinzugeben von Produkten bzw. Edukten.

Alkalische Esterhydrolyse und Carbonsäure-amidhydrolyse

Die Umkehrung der Reaktion Carbonsäure + Alkohol → Ester ist entweder wie oben beschrieben möglich oder aber durch das OH⁻-Ion. Die baseninduzierte Esterhydrolyse ist jedoch nicht mehr reversibel. Auf diese Weise werden z. B. aus Fetten und Lauge Seifen gekocht. OH⁻ wird verbraucht, es ist also kein Katalysator!

Carbonsäurederivate

Carbonsäurederivate entstehen durch Substitution der OH-Gruppe in der COOH-Gruppe durch andere Atome oder Atomgruppen nach der allgemeinen Formel:

$$COOH + X^- \rightarrow COX + OH^-$$

Beispiele:

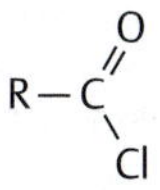

Carbonsäurechlorid

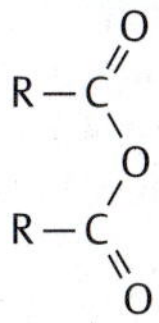

Carbonsäureanhydrid

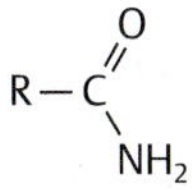

Carbonsäure-amid

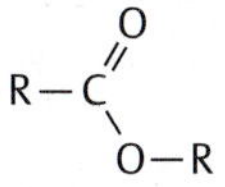

Carbonsäure-ester

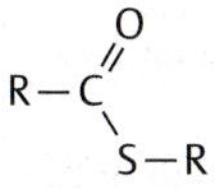

Carbonsäure-thioester

3.8.4 Carbonsäureamide

Carbonsäureamide sind insgesamt weniger basisch, da das elektronegativere Sauerstoffatom das freie Elektronenpaar am Stickstoffatom teilweise zu sich zieht. In der mesomeriestabilisierten Form liegt dann am Stickstoffatom eine positive Teilladung, die die Aufnahme von Protonen vermindert und somit eine geringere Basizität der Carbonsäureamide bewirkt:

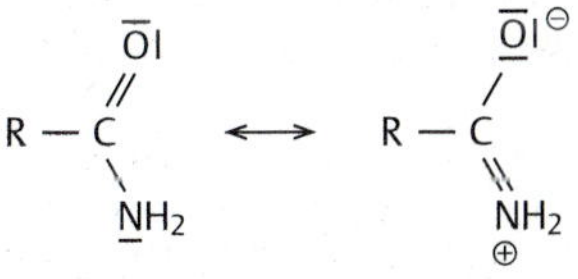

Formamid

3.8.5 Aromaten

Siehe 2.4.1.

Chemie

3.9   Sonstige Reaktionen

3.9.1   Nukleinsäuren

Siehe Biochemie Kap. 4.

3.9.2   Carbonsäuren

Unter Decarboxylierung versteht man die Abspaltung von Kohlendioxid aus einer Carboxylgruppe (COOH):

$$H_2N-\underset{R}{\underset{|}{C}}-H \xrightarrow{\text{Decarboxylase}} CO_2 + H_2N-\underset{R}{\underset{|}{C}}-H$$

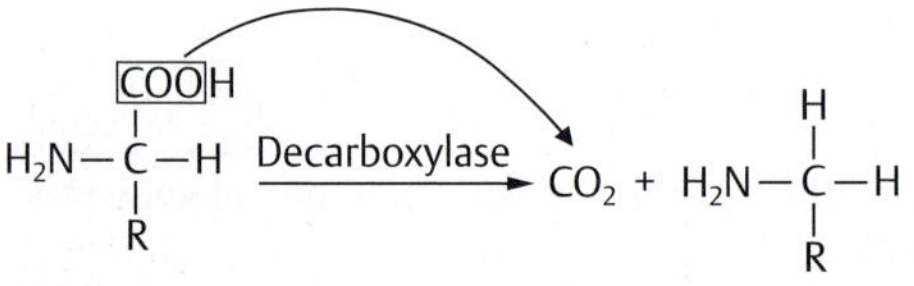

Aminosäure   biogenes Amin

Klinischer Bezug

Diese Reaktion wird im menschlichen Organismus u.a. bei der Bildung **biogener Amine** aus Aminosäuren beobachtet. Biogene Amine fungieren u.a. als Hormone oder Neurotransmitter.

Die Acetessigsäure zerfällt leicht zu Aceton und Kohlendioxid:

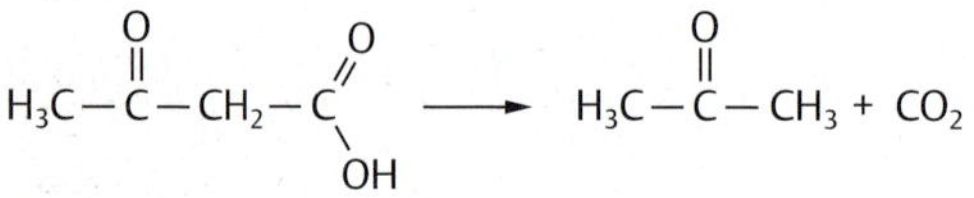

$$H_3C-\overset{O}{\overset{\|}{C}}-CH_2-\overset{O}{\overset{\|}{C}} \longrightarrow H_3C-\overset{O}{\overset{\|}{C}}-CH_3 + CO_2$$

3.9.3   „Anorganische" Säuren

Phosphorsäure

Die Phosphorsäure (H_3PO_4) ist eine dreiprotonige Säure, d.h., sie kann 3 Protonen abgeben und besitzt somit 3 pK$_S$-Werte. Die 3 OH-Gruppen können je eine Esterbindung mit einer Carboxylgruppe (COOH) eingehen. Es entstehen Mono-, Di- und Triester:

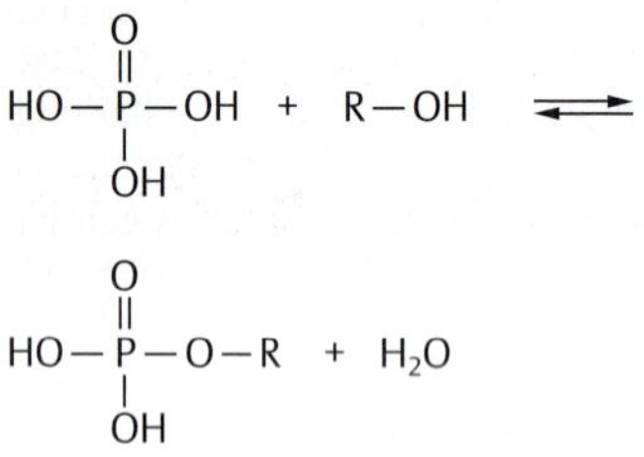

$$HO-\underset{OH}{\overset{O}{\overset{\|}{P}}}-OH + R-OH \rightleftharpoons$$

$$HO-\underset{OH}{\overset{O}{\overset{\|}{P}}}-O-R + H_2O$$

Mit sich selbst bildet die Phosphorsäure Anhydridbindungen aus (POOH-Gruppe + POOH-Gruppe → POH–O–POH–):

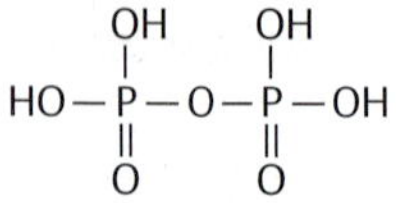

$$HO-\underset{O}{\overset{OH}{P}}-O-\underset{O}{\overset{OH}{P}}-OH$$

$H_4P_2O_7$, Diphosphorsäure (Pyrophosphorsäure)

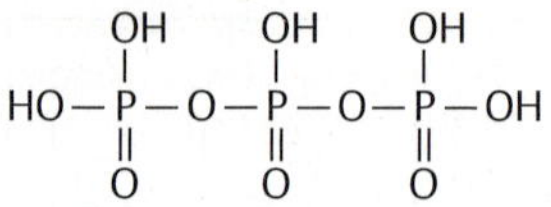

$$HO-\underset{O}{\overset{OH}{P}}-O-\underset{O}{\overset{OH}{P}}-O-\underset{O}{\overset{OH}{P}}-OH$$

$H_5P_3O_{10}$, Triphosphorsäure

Viele wichtige biochemische Verbindungen mit Phosphorsäure verestert:
- *PAPS* (3′-Phosphoadenosin- 5′-phosphosulfat)
- *cAMP* (zyklisches-Adenosinmonophosphat)
- *ATP* (Adenosintriphosphat)
- *ADP* (Adenosindiphosphat)

Die Phosphorsäureanhydridbindung ist sehr energiereich (40 kJ/mol). Bei der Hydrolyse wird diese Energie frei.

Schwefelsäure

Die Schwefelsäure (H_2SO_4) ist eine zweiprotonige Säure mit 2 pK$_S$-Werten. Sie bildet mit Alkoholen Mono- und Diester aus:

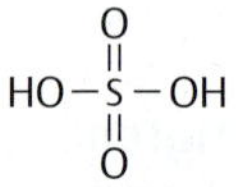

$$HO-\underset{O}{\overset{O}{S}}-OH$$

Schwefelsäure

$$HO-\underset{O}{\overset{O}{S}}-O-R \qquad R^1-O-\underset{O}{\overset{O}{S}}-O-R^2$$

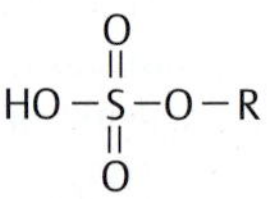

Monoester 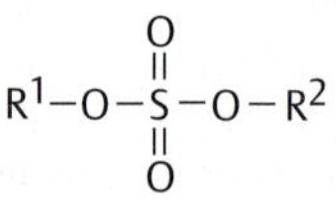   Diester

Weitere wichtige Derivate sind:
- *Anhydride mit Phosphorsäure* (z.B. PAPS)
- *Sulfonsäuren* (allgemeine Strukturformel: R–SO$_3$–H)
- *Sulfonamide* (allgemeine Strukturformel: R–SO$_2$–NR$_2$)

Kohlensäure

Kohlensäure (H_2CO_3) bildet die Grundstruktur wichtiger biochemischer Verbindungen wie Harnstoff, Guanidin, Carbamoylphosphat etc.

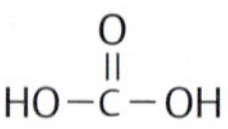

$$HO-\overset{O}{\overset{\|}{C}}-OH$$

Wichtige Guanidinderivate sind die Purinbasen Adenin und Guanin, ein wichtiges Harnstoffderivat ist die Barbitursäure.

Klinischer Bezug

Harnstoff ist bei Säugern das Endprodukt des Aminosäure- und Proteinstoffwechsels. Er wird ausschließlich in den Hepatozyten gebildet. Dabei wird das -NH$_2$ aus den Aminosäuren über Carbamoylphosphat in den Harnstoffzyklus eingeschleust.

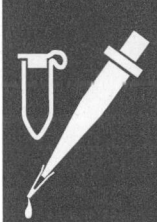

Biochemie

Claudius Diez
Pathik Hagemann
Thomas Kia
Ralf Ludwig

Kohlenhydrate

Im Pflanzen- und Tierreich sind Kohlenhydrate eine weit verbreitete Stoffklasse, die vor allem von Pflanzen durch die *Photosynthesereaktion* gebildet wird. Die Photosynthesereaktion ist auf Lichtenergie angewiesen. Beim Abbau der Kohlenhydrate wird diese Energie dann wieder frei und steht dem Organismus zu Verfügung.

$$6\ CO_2 + 6\ H_2O + Energie \xrightleftharpoons[\text{Atmung}]{\text{Photosynthese}}$$

$$(CH_2O)_6 + 6\ O_2$$

Das Endprodukt der Photosynthese ist *Glucose*, die wie die meisten Kohlenhydrate Wasser (H_2O) und Kohlenstoff (C) im gleichen Verhältnis enthält → $C_n(H_2O)_n$; daher auch der Name Kohlenhydrate. Kohlenhydrate fungieren im Organismus hauptsächlich als *Energieträger*. Daneben sind Kohlenhydrate wichtiger Bestandteil von Enzymen und Proteinen (z. B. Blutgruppenantigene im ABO-System) und Ausgangsstoff zahlreicher Synthesen.
Je nachdem, aus wieviel „Kohlenhydratbausteinen" (Monosacchariden) ein Kohlenhydratmolekül aufgebaut ist, unterscheidet man Mono-, Di- Oligo- und Polysaccharide (Tab. 1.1).

1.1   Monosaccharide

1.1.1   Klassifizierung und Aufbau

Monosaccharide sind die kleinsten Moleküle der Kohlenhydrate. Chemisch strukturell sind die Monosaccharide *Aldehyde* bzw. *Ketone* mehrwertiger Alkohole (Abb. 1.1). Innerhalb der Monosaccharide sind weitere Unterteilungen möglich:

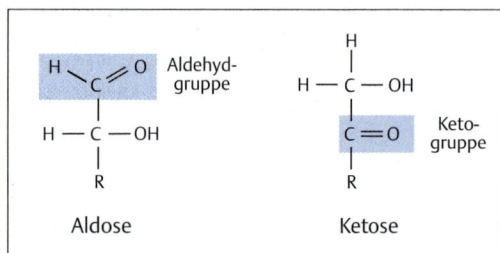

Abb. 1.1 **Aldose** und **Ketose**

Tab. 1.1 **Einteilung der Kohlenhydrate**

Kohlenhydrat	Zahl der Monosaccharidbausteine	Beispiele
Monosaccharid	1	Glucose, Ribose, Glycerinaldehyd
Disaccharid	2	Maltose, Lactose
Oligosaccharide	2 – 15	Bestandteile der Blutgruppenglykoproteine
Polysaccharide	ab 15	
– Homoglykane	gleiche Bausteine	Glykogen
– Heteroglykane	verschiedene Bausteine	fast ausschließlich Bestandteil von Glykoproteinen und Glykolipiden

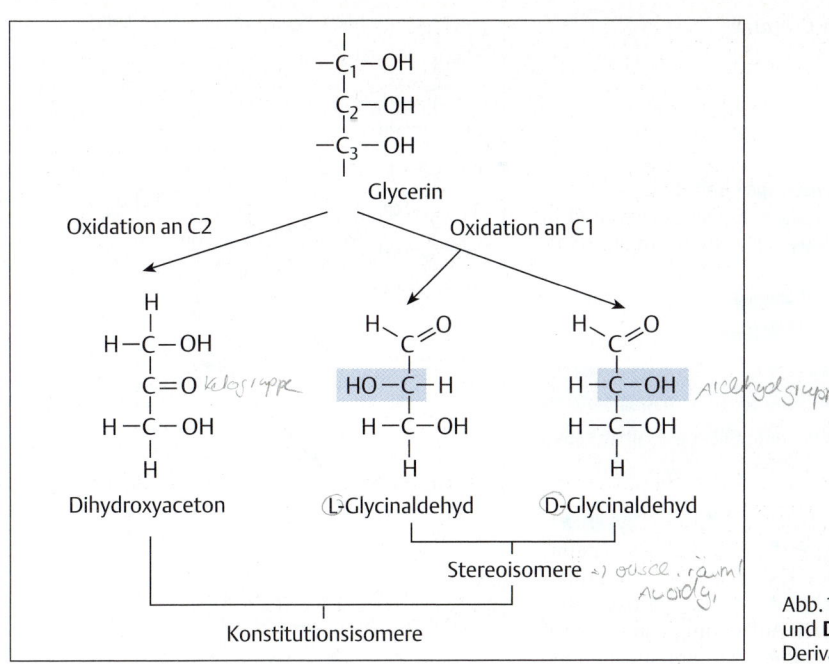

Abb. 1.2 **Glycerinaldehyd** und **Dihydroxyaceton** als Derivate des Glycerins

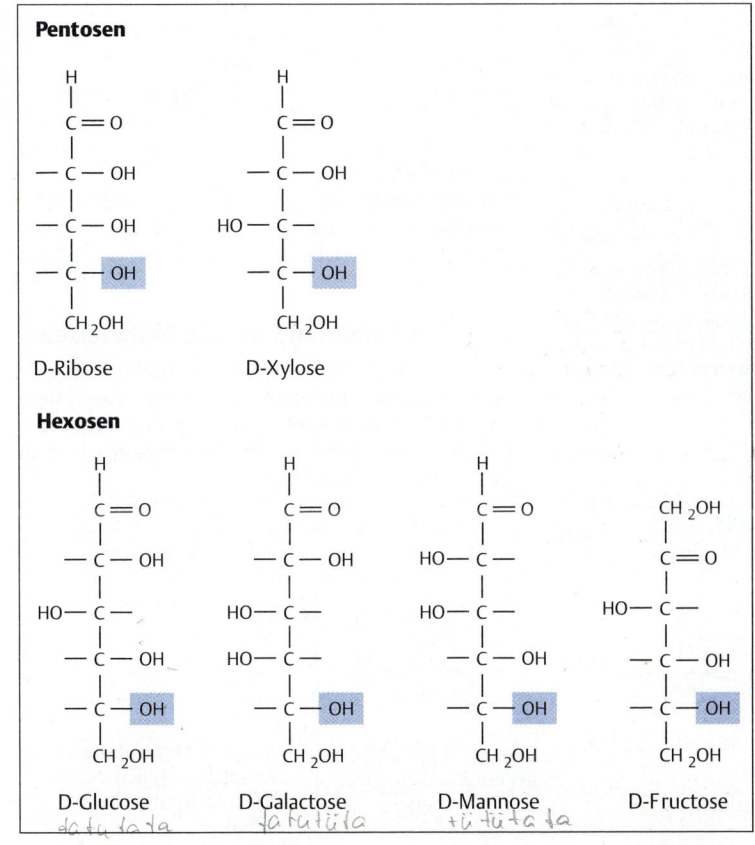

Abb. 1.3 **Wichtige Monosaccharide** in Fischer-Projektion

- Nach der Anzahl der C-Atome
  - Triose (3)
  - Tetrose (4)
  - Pentose (5)
  - Hexose (6)
  - Heptose (7)
- *Nach Art der Carboxylgruppe* (Abb. 1.1)
- *Nach Art des Ringschlusses:* Einige Zucker sind in der Lage, intramolekular eine Ringform auszubilden:
  - 5 Atome im Ring → Furanose
  - 6 Atome im Ring → Pyranose

Merke

Die Ketogruppe vieler biochemisch bedeutsamer Ketosen ist am C2-Atom lokalisiert.

Die beiden einfachsten Monosaccharide (Glycerinaldehyd und Dihydroxyaceton, Abb. 1.2) sind chemische Abkömmlinge des *Glycerins*. Das Glycerinaldehyd ist die kleinste Aldose, das Dihydroxyaceton die kleinste Ketose. Durch Anlagerung von weiteren CH_2O-Gruppen an die beiden Triosen entstehen die längerkettigen Monosaccharide.

D- und L-Zucker, Chiralität: Die Zugehörigkeit eines Kohlenhydrats zu der D- oder L-Reihe wird an der Stellung des am weitesten von der C = O-Gruppe entfernten *Chiralitätszentrums* bestimmt (Abb. 1.2). Liegt die OH-Gruppe dieses Chiralitätszentrums auf der rechten Seite → D-Zucker, auf der linken Seite → L-Zucker. Diese Bestimmung erfolgt in der Fischer-Projektion (Abb. 1.3).

Merke

Alle Zucker, mit Ausnahme des 1,3-Dihydroxyacetons (!), besitzen mindestens ein *Chiralitätszentrum*. Ein Chiralitätszentrum ist ein mit 4 verschiedenen Substituenten besetztes C-Atom. Chirale Stoffe sind in der Lage, linear polarisiertes Licht um einen bestimmten Winkel zu drehen (s. auch Chemie, 2.3.4).

Die in der Natur bedeutsamen Zucker gehören fast ausschließlich der D-Reihe an. Zum Teil ist dies in der Stereospezifität der Enzyme begründet. So

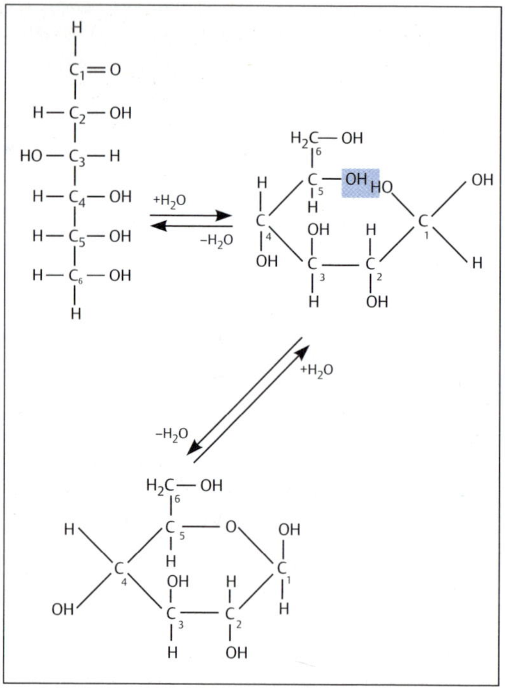

Abb. 1.4 Mechanismus der Ringbildung am Beispiel der Glucose

wird beispielsweise die D-Glucose von speziellen Transportproteinen schnell in die Zelle aufgenommen, während L-Glucose überhaupt nicht an diesen Carrier binden kann.

Epimerisierung: Die spiegelbildliche Anordnung der OH-Gruppen an einem C-Atom wird als Epimerisierung bezeichnet. Epimere können ineinander umgewandelt werden.

1.1.2   Ringbildung und Schreibweisen

Viele der natürlich vorkommenden Monosaccharide bilden aus ihrer offenkettigen Form ein Ringsystem aus. Die Ringbildung bei Glucose erfolgt unter Ausbildung eines *Halbacetals* zwischen dem C1-Atom und C4 oder C5 (Abb. 1.4).

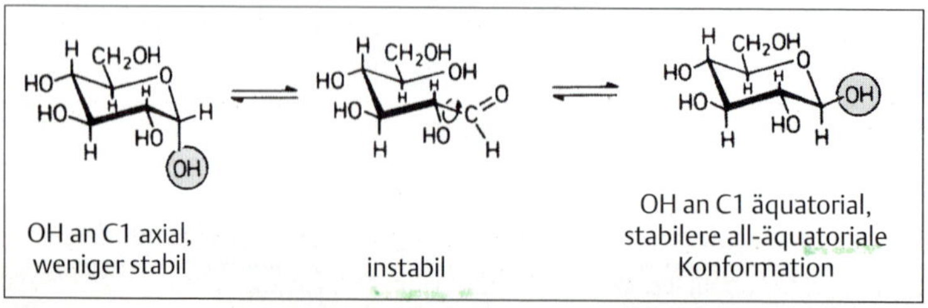

OH an C1 axial, weniger stabil

instabil

OH an C1 äquatorial, stabilere all-äquatoriale Konformation

Abb. 1.5 Mutarotation am Beispiel der Glucose (aus Breitmaier/Jung, Thieme 1995)

Merke

Das C-Atom mit der höchsten Oxidationsstufe an *Aldosen* wird mit C1 nummeriert, das folgende mit C2 usw. Bei *Ketosen* ist das oberste C-Atom in der Fischer-Projektion C1 (C-Atom mit höchster Oxidationsstufe muss in oberer Hälfte liegen).

Mutarotation

Beim Ringschluss können zwei verschiedene Ringe gebildet werden, da die Aldehydgruppe an C1 frei drehbar ist.

- *α-Zucker*: Die OH-Gruppe an C1 zeigt nach unten.
- *β-Zucker*: Die OH-Gruppe zeigt nach oben.

Die α- und β-Zucker werden als *Anomere* bezeichnet. Anomere unterscheiden sich lediglich durch ihre optischen Eigenschaften; α-Glucose z.B. dreht das polarisierte Licht stärker als β-Glucose. Beobachtet man die optischen Eigenschaften einer Lösung mit α-Glucose oder β-Glucose über einen längeren Zeitraum, ändern sich die optischen Eigenschaften beider Lösungen. Sowohl die Lösung der α- als auch der β-Glucose drehen das Licht um denselben Winkel (etwa Mittelwert aus den beiden Extremwerten). Dieses Phänomen wird durch die *Mutarotation* anomerer Zucker in wässrigen Lösungen erklärt: In einer Lösung stellt sich ein chemisches Gleichgewicht zwischen α- und β-Form ein, da die beiden Formen über die offenkettige Form ineinander übergehen können (Abb. 1.5).

Sessel- und Wannenform

Der Ring kann entweder die *Sessel-* oder *Wannenform* annehmen (s. Chemie 2.3.4).

1.1.3 Reaktionen

Phosphorsäureester: Monosaccharide sind Ausgangspunkte vieler wichtiger biochemischer Reaktionen (Abb. 1.6).
Vor allem durch die *Phosphorsäureester-Bildung* (s. Chemie 3.9.3) werden sie der weiteren Verstoffwechslung zugeführt. Weitere Reaktionen der Monosaccharide sind in Tab. 1.2 zusammengefasst.

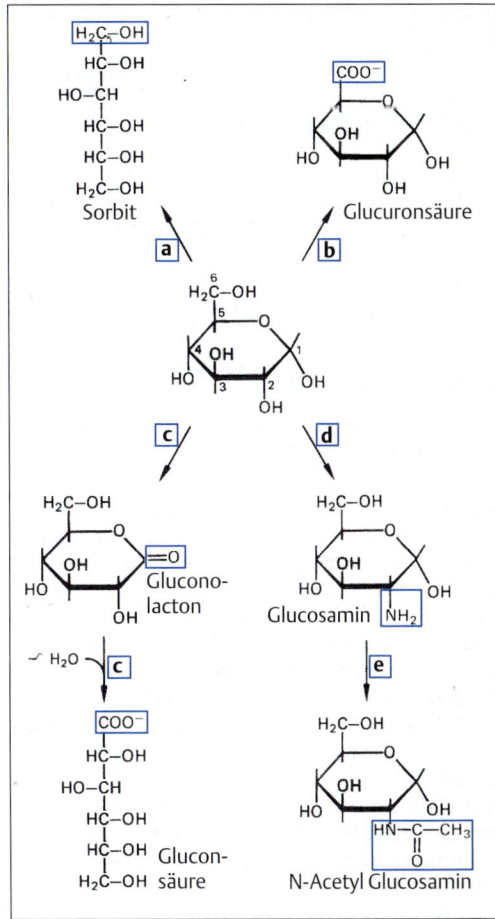

Abb. 1.6 Reaktionsmöglichkeiten der Glucose.
a Durch Reduktion an C1 entsteht Sorbit, **b** durch Oxidation an C6 entsteht Glucuronsäure, **c** durch Oxidation an C1 entsteht zunächst Gluconolacton, welches hydrolytisch zu Gluconsäure gespalten werden kann, **d** Ersatz der Hydroxylgruppe an C2 durch eine Aminogruppe führt zum Glucosamin, **e** Glucosamin kann an der Aminogruppe acetyliert werden, so daß N-Acetylglucosamin entsteht (aus Löffler, G., P. Petrides: Physiologische Chemie. 4. Aufl. Springer, Heidelberg 1990)

Tab. 1.2 **Reaktionen der Monosaccharide** am Beispiel der Glucose

Reaktionstyp	Ergebnis der Reaktion	Funktion, Besonderheiten
Reduktion an C1	Sorbit *Zuckeralkohole*	Verbindet den Glucose- mit dem Fructosestoffwechsel
Oxidation an C6	Glucuronsäure	*Uronsäuren* helfen bei der Ausscheidung lipophiler Substanzen
Oxidation an C1	Gluconolacton → Gluconsäure	es entstehen Carbonsäuren
Substitution der OH-Gruppe an C2 durch eine Aminogruppe	Glucosamin	*Aminozucker* sind Bestandteil vieler Glykoproteine (Kohlenhydratanteil+Protein)

Merke

Oxidation an C1 →Carbonsäure, z. B. Gluconsäure

Oxidation an C6 →Uronsäure, z. B. Glucuronsäure

Neuraminsäuren: Eine weitere wichtige Reaktion ist die Bildung von Neuraminsäuren aus Monosacchariden (Abb. 1.7). Neuraminsäuren kommen häufig als Baustein von Glykolipiden (Zucker + Lipid) und Zellmembranen vor. Sie entstehen durch die Anlagerung von Pyruvat an Mannosamin (Aminozucker von Mannose).

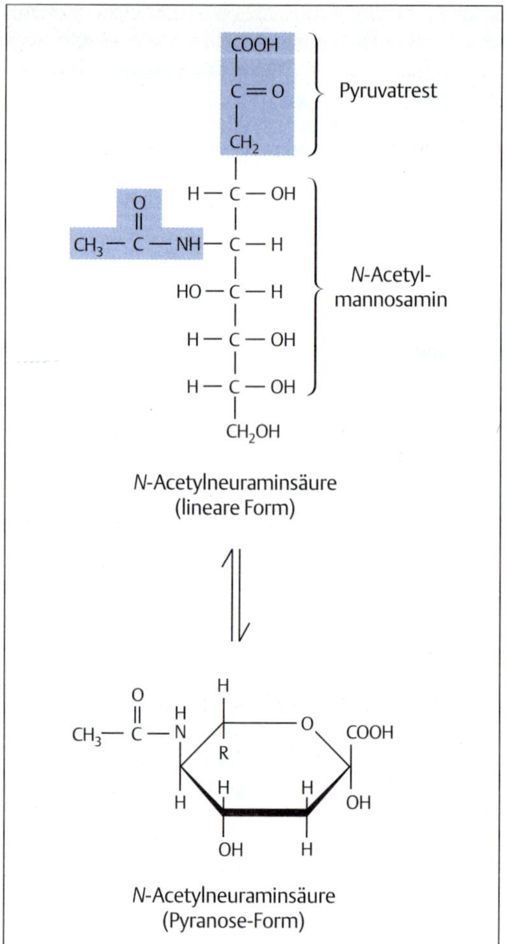

Nachweismethoden

Die chemischen Reaktionen der Monosaccharide können zu deren Nachweis genutzt werden. In der Klinik werden Nachweismethoden für Monosaccharide, z.B. zur Diagnose des Diabetes mellitus (zu hohe Glucosekonzentration im Blut und evtl. osmotische Diurese mit Zuckerausscheidung im Urin) herangezogen. Drei alternative Verfahren sind zur Monosaccharidbestimmung gängig.

1. Reduktionsreaktionen: Monosaccharide können geeignete Oxidationsmittel mit ihrer Aldehydgruppe *reduzieren*. Die erfolgreiche Reduktion der zugegebenen Reagenzien wird durch einen Farbumschlag der Lösung sichtbar. Lösungen nach Fehling oder Trommer sind zu diesem Zweck eingesetzte Chemikalien. Nachteil der Reduktionsreaktionen ist ihre geringe *Spezifität*, da neben den Zuckern auch noch andere organische Substanzen reduzierende Eigenschaften aufweisen.

2. Farbreaktionen: Die Farbreaktionen sind vor allem bei der Schnelldiagnose der Glucosekonzentration in Urin und Blut im Gebrauch (Diabur®, Accu-Chek®): Auf das Nachweisstäbchen wird die zu untersuchende Probe aufgebracht. Das Enzym Glucoseoxidase (auf Teststäbchen) oxidiert Glucose

Abb. 1.7 **Mechanismus der Neuraminsäurebildung**

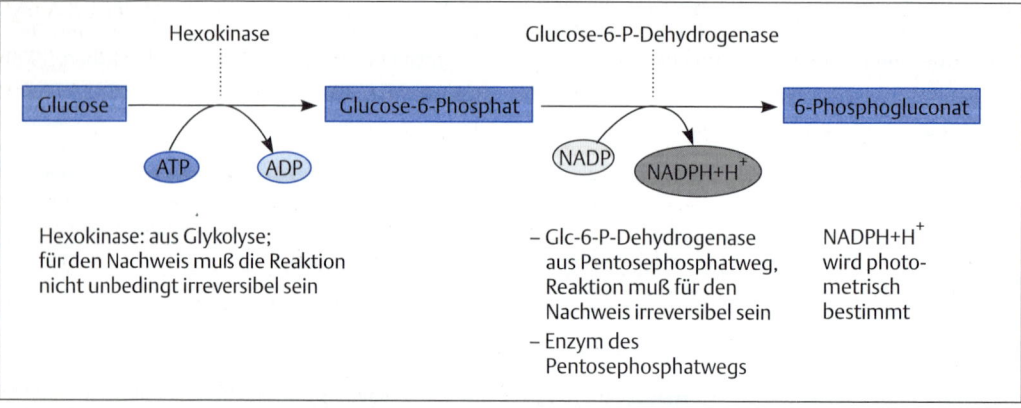

Abb. 1.8 Nachweis der Glucose in einem **optisch-enzymatischen Test**

zu Gluconolacton, wobei H_2O_2 entsteht. H_2O_2 reagiert mit ebenfalls auf dem Teststäbchen vorhandenen Farbstoffen zu einem sichtbaren Farbkomplex. Die Intensität der Farbe ist der Glucosekonzentration proportional.

3. Enzymatische Nachweisverfahren: Neben der unter 2. geschilderten Farbreaktion, die auch in Lösung durchgeführt werden kann, werden andere enzymatische Nachweisverfahren im klinisch-chemischen Labor eingesetzt. Das Nachweisprinzip beruht auf einer enzymatischen Umsetzung des Monosaccharids mit Entstehung einer photometrisch nachweisbaren Substanz (Abb. 1.8).

Zwei Voraussetzungen müssen erfüllt werden, damit der Nachweis korrekt erfolgen kann:

■ NADP (hier Cosubstrat) muss im Überschuss vorhanden sein. Wäre dies nicht der Fall, könnte nur so viel Glucose nachgewiesen werden, wie Cosubstrat vorhanden ist.
■ Die eigentliche Nachweisreaktion (hier die G-6-P-Dehydrogenase-Reaktion) muss irreversibel sein,

da sonst die NADPH/H$^+$-Konzentration nicht proportional zur Glucosekonzentration wäre.

1.1.4   Funktion

Monosaccharide sind vor allem Energieträger, da Sonnenenergie durch die Photosynthesereaktion in ihnen gespeichert ist. Daneben sind Monosaccharide am Aufbau vieler biologisch wichtiger Substanzen beteiligt:

■ Bausteine der *Nukleinsäuren* → Ribose der RNA, Desoxyribose der DNA,
■ Bausteine der Di-, Oligo- und Polysaccharide,
■ Bestandteile der Glykolipide und –proteine (Träger der Blutgruppenantigenität im AB0-System),
■ als aktivierte Zucker (UDP-Glucose) Kopplungspartner für schlecht wasserlösliche Substanzen.

1.1.5   Beispiele für wichtige Monosaccharide

In Tab. 1.3 sind prüfungsrelevante Monosaccharide zusammengefasst.

Tab. 1.3 Prüfungsrelevante Monosaccharide

Zucker	Strukturformel	Anmerkungen
Glycerinaldehyd	$O{=}C{-}H$ $\|$ ${-}C{-}OH$ $\|$ CH_2OH	– kleinstes Monosaccharid – kein Chiralitätszentrum
Ribose	$O{=}C{-}H$ $\|$ ${-}C{-}OH$ $\|$ ${-}C{-}OH$ $\|$ ${-}C{-}OH$ $\|$ CH_2OH	– Bestandteil der RNA
Desoxyribose	$O{=}C{-}H$ $\|$ ${-}C{-}OH$ $\|$ ${-}C{-}$ $\|$ ${-}C{-}OH$ $\|$ CH_2OH	– Bestandteil der DNA
Glucose	$O{=}C{-}H$ $\|$ ${-}C{-}OH$ $\|$ $HO{-}C{-}$ $\|$ ${-}C{-}OH$ $\|$ ${-}C{-}OH$ $\|$ CH_2OH	– wichtiger Energielieferant – Glucose und Galactose sind die Bestandteile von Lactose (Milchzucker)

Biochemie

Tab. 1.3 **Prüfungsrelevante Monosaccharide** (Fortsetzung)

Zucker	Strukturformel	Anmerkungen
Fructose	CH_2OH $\|$ $C=O$ $\|$ $HO-C-$ $\|$ $-C-OH$ $\|$ $-C-OH$ $\|$ CH_2OH	– Fructose und Glucose sind die Bestandteile von „Tafelzucker" (Saccharose) – Fructose ist eine Ketose
Mannose	$O{=}C{\diagdown}H$ $\|$ $HO-C-$ $\|$ $HO-C-$ $\|$ $-C-OH$ $\|$ $-C-OH$ $\|$ CH_2OH	– häufig in Glykoproteinen enthalten
Galactose	$O{=}C{\diagdown}H$ $\|$ $-C-OH$ $\|$ $HO-C-$ $\|$ $HO-C-$ $\|$ $-C-OH$ $\|$ CH_2OH	– Galactose und Glucose sind die Bestandteile von Lactose (Milchzucker)
N-Acetyl-neuraminsäure	$COOH$ $\|$ $C=O$ $\|$ CH_2 $\|$ $-C-OH$ $H_3C-\overset{O}{\overset{\|\|}{C}}-NH-C-$ $\|$ $HO-C-$ $\|$ $-C-OH$ $\|$ $-C-OH$ $\|$ CH_2OH	– häufig in Glykoproteinen enthalten

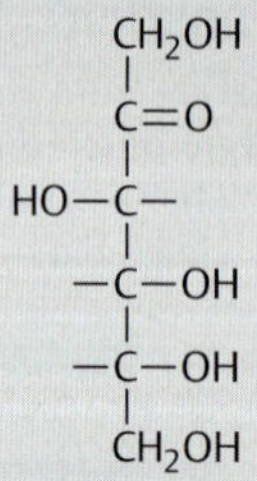

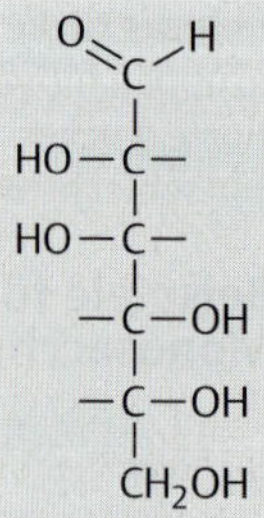

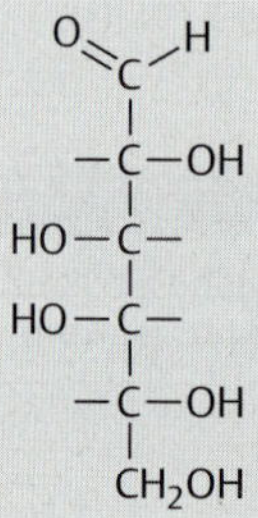

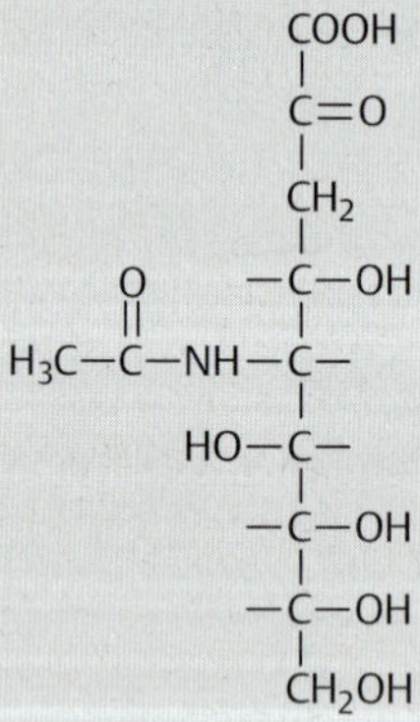

1.2 Disaccharide

1.2.1 Klassifizierung und Aufbau

Glykosidische Bindung: Disaccharide sind aus zwei miteinander verbundenen Monosacchariden aufgebaut. Die Verknüpfung erfolgt durch eine *glykosidische Bindung* unter Wasserabspaltung zwischen der OH-Gruppe an C1 und einer weiteren OH-Gruppe des anderen Monosaccharids (Abb. **1.9**). Abhängig von der Stellung der OH-Gruppe des ersten Monoosaccharids (α- bzw. β-Stellung) können zwei verschiedene Glykoside entstehen:

- 1. Zucker ist α-konfiguriert → α-glykosidische Bindung
- 1. Zucker ist β-konfiguriert → β-glykosidische Bindung

Nomenklatur: Die vollständige Nomenklatur der Disaccharide (Tab. **1.4**) beinhaltet zusätzlich die *Namen* der beiden verknüpften Zucker und *welche*

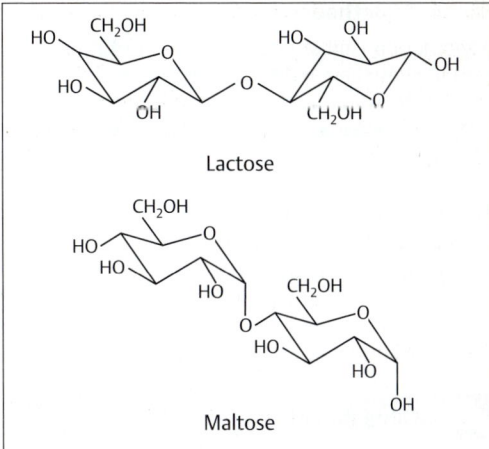

Abb. **1.10** Disaccharide in **Sesselform**

C-Atome miteinander verbunden wurden. Lactose (β-Gal-1,4-Glc) ist z. B. ein Disaccharid aus Galactose und Glucose, bei dem C1 der Galactose mit C4 der Glucose β-glykosidisch verknüpft ist.

Leider legt das IMPP bei den Prüfungen Wert auf die didaktisch ungünstige Darstellung der Disaccharide in Sesselformschreibweise (Abb. **1.10**).

> **! Merke**
>
> Die Glykosidbindung kann auch zwischen der OH-Gruppe eines Zuckers und der einer anderen Substanz ausgebildet werden.

1.2.2 Reaktionen

Die **Bildung** der Disaccharide erfolgt wie oben beschrieben aus zwei Monosacchariden durch Kondensation (Wasserabspaltung).

Der **Abbau** der Disaccharide kann durch *Säure-* oder aber durch *enzymkatalysierte Hydrolyse* (Spaltung unter Wasseranlagerung) erfolgen. Die Enzyme werden nach dem Disaccharid benannt, das sie abbauen (Lactase spaltet Lactose, Maltase spaltet Maltose, usw.). Diese Enzyme sind beim Menschen in der Dünndarmschleimhaut lokalisiert.

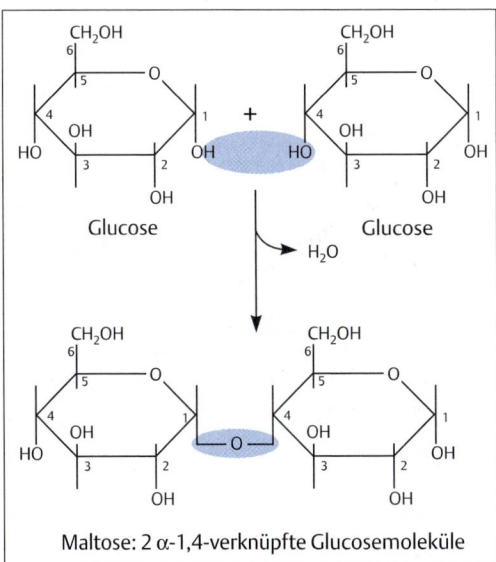

Maltose: 2 α-1,4-verknüpfte Glucosemoleküle

Abb. **1.9** Verknüpfung von zwei Monosacchariden zu einem **Disaccharid (glykosidische Bindung)**

Tab. **1.4 Biochemisch wichtige Disaccharide**

Disaccharid	Bindungsart	Funktion, Besonderheiten
Maltose	α-Glc-1,4-Glc	Bestandteil von Stärke, Strukturisomer der Saccharose
Isomaltose	α-Glc-1,6-Glc	
Saccharose	α-Glc-1,2-β-Fru	Rohrzucker
Lactose	β-Gal-1,4-Glc	Milchzucker, Bestandteil von Milch

Biochemie

Nachweismethoden

Disaccharide (mit Ausnahme der 1,1-verknüpften) weisen dieselben *reduzierenden Eigenschaften* auf wie die Monosaccharide. Daneben können Disaccharide nach *Spaltung in ihre Monosaccharidbausteine* nachgewiesen werden.

1.2.3   Funktion

Die meisten Disaccharide sind Abbauprodukte der längerkettigen Polysaccharide und werden weiter zu Monosacchariden abgebaut. Eine Ausnahme stellt die Lactose dar, die den Hauptzuckerbestandteil in der Milch ausmacht.

Klinischer Bezug

Digitalis, ein natürlich vorkommendes Glykosid (Fingerhut), findet Anwendung bei der Therapie der **Herzinsuffizienz** (unzureichende Pumpleistung des Herzens). Digitalis besteht aus einem Zuckeranteil, der mit einer steroidartigen Struktur glykosidisch verbunden ist. Digitalis wirkt über eine Steigerung der Kontraktionskraft des Herzens durch Hemmung der Na-K-ATPase. Leider beschränkt sich die Wirkung nicht nur auf das Herz, was zu der geringen therapeutischen Breite führt (schon eine leichte Überdosierung führt zu Nebenwirkungen).

1.2.4   Beispiele prüfungsrelevanter Disaccharide

Saccharose ist der aus Zuckerrohr oder Zuckerrüben hergestellte Tafelzucker. Saccharose besteht aus je einem Molekül Glucose und Fructose. Lactose (β-1,4 glykosidische Bindung zwischen Galactose und Glucose) ist der Milchzucker. Maltose, 2 α-1,4 verknüpfte Glucosemoleküle kommen in Malz vor.

Klinischer Bezug

Bei Völkern, die im Erwachsenenalter kaum oder wenig Milch konsumieren, fehlt aufgrund eines genetischen Defekts das Enzym **Lactase**. Lactase ist im Darm für die Spaltung von Lactose in Galactose und Glucose verantwortlich. Fehlt das Enzym, kommt es aufgrund der osmotischen Wirkung von nicht resorbierbarer Lactose zu einem Flüssigkeitseinstrom in den Darm. Die betroffenen Patienten leiden unter starken Blähungen, Bauchkrämpfen und wässrigen Durchfällen. Je nachdem, wie ausgeprägt der Mangel an Lactase ist, gibt es für jeden Patienten eine bestimmte Menge Lactose, die er konsumieren kann. Bei gering ausgeprägten Formen kann der **Lactasemangel** durch den Konsum von Joghurt (enthält Lactase) korrigiert werden. Bei schwererem Mangel stehen orale Lactasepräparate zur Substitution zur Verfügung.

1.3   Oligo- und Polysaccharide

1.3.1   Klassifizierung und Aufbau

Oligo- und Polysaccharide bestehen aus einer Vielzahl glykosidisch miteinander verknüpfter Monosaccharide. Sie unterscheiden sich lediglich durch die Anzahl der verbundenen Monosaccharide (ab 10–15 Monosaccharidbausteinen spricht man von Polysacchariden).

Oligosaccharide

Die Oligosaccharide kommen beim Menschen fast ausschließlich als Bestandteile anderer Moleküle vor (Ganglioside und Glykoproteine). Oligosaccharidbestandteile der Blutgruppenantigene des AB0-Systems finden sich in Spuren in Urin und Muttermilch.

Polysaccharide

Polysaccharide unterscheiden sich hinsichtlich der Vielzahl der in ihnen enthaltenen Monosaccharidbausteine:

■ *Homoglykane* bestehen aus einer Monosaccharidkette, die aus immer demselben Monosaccharidbaustein aufgebaut ist (homo: gleich).
■ *Heteroglykane* enthalten in ihrer Kette unterschiedliche Monosaccharide (hetero: verschieden).

Merke

Polysaccharide, Nukleinsäuren, Proteine und Lipide zählen zu den *Biopolymeren*. Biopolymere werden aus vielen einzelnen Bausteinen (*Biomonomere* → Monosaccharide, Aminosäuren, etc.) unter Wasserabspaltung im Organismus gebildet. Biopolymere sind die für Aufbau und Funktion der Zelle wichtigen organischen Moleküle.

Homoglykane

Homoglykane sind eine weit verbreitete Stoffklasse in der Natur und fungieren als Energiespeicher oder Stützsubstanz der Pflanzen und Insekten. Wichtige Homoglykane sind in Tab. 1.**5** zusammengefasst (Abb. 1.**11**).

Heteroglykane

Heteroglykane sind fast immer mit einem Nicht-Kohlenhydrat-Anteil verknüpft. Zu diesen Verbindungen zählen: Glykoproteine, Proteoglykane, Peptidoglykane und Glykolipide.
1. Glykoproteine: Ein relativ kleiner Kohlenhydratanteil ist an ein Protein gebunden. Aus diesem Grund bestimmt der Proteinanteil auch die biologische Aktivität des Moleküls.

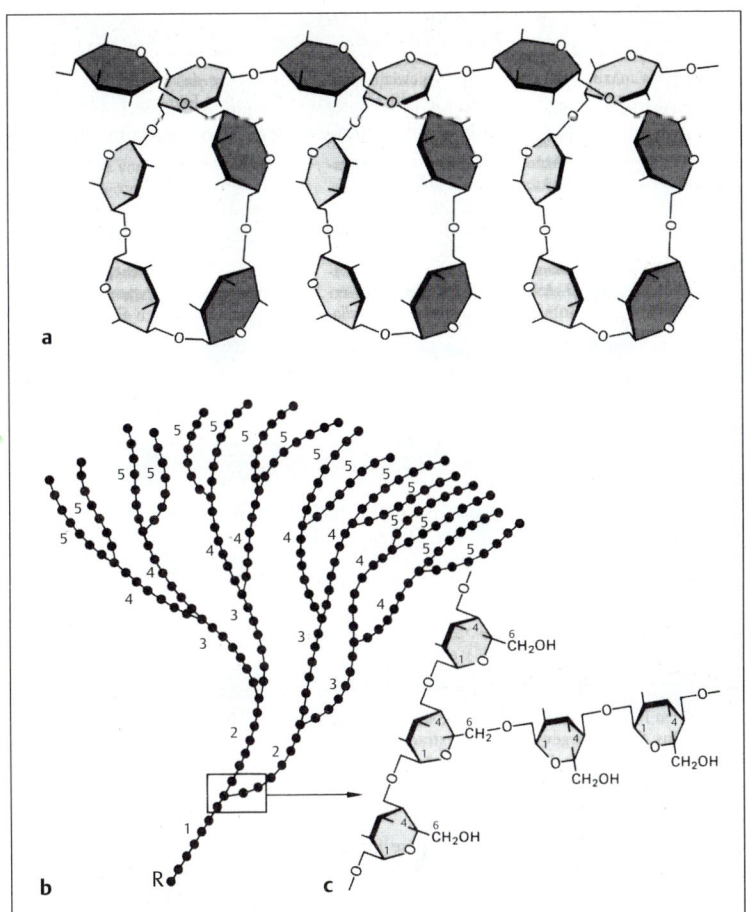

Abb. 1.**11 Struktur einiger Homoglykane. a** Amylose, **b** Glykogen, **c** Ausschnitt des Amylopectin- und Glykogen-moleküls mit einer Verzweigungsstelle (aus Löffler, G., P. Petrides: Physiologische Chemie. 4. Aufl. Springer, Heidelberg 1990)

Tab. 1.**5 Wichtige Homoglykane**

Homoglykan	Monomere Einheit	Verknüpfung	Funktion, Besonderheiten
Glykogen	Glucose	α-1,4 und α-1,6	tierisches Reservekohlenhydrat Glykogenstoffwechsel
Stärke	Besteht aus Amylose und Amylopectin		pflanzliches Reservekohlenhydrat
Amylose	Glucose	α-1,4	Bestandteil der Stärke (20 %) Schraubenförmige Windung des linearen Moleküls
Amylopectin	Glucose	α-1,4 und α-1,6	Bestandteil der Stärke (80 %) enthält Verzweigungen
Cellulose	Glucose	β-1,4	Bau- und Grundsubstanz vieler Pflanzen die β-1,4-glykosidische Bindung kann vom menschlichen Organismuns nicht gespalten werden → *Ballaststoff*
Dextran	Glucose	α-1,3, α-1,4 und α-1,6	Blutersatzmittel (Plasmaexpander); wird bei hohen Blutverlusten infundiert
Inulin	Fructose	β-glykosidisch	Bestimmung der GFR (s. Physiologie)

Biochemie

Merke

Neben Monosaccharidbausteinen sind Derivate der Monosaccharide (Neuraminsäuren, Aminozucker, etc.) Bestandteile der Kohlenhydratkomponente an Glykoproteinen. Beispiele für Glykoproteine sind die Immunglobuline, viele Peptidhormone und das Fibrinogen.

2. Proteoglykane: Im Gegensatz zu den Glykoproteinen ist bei den Proteoglykanen der Kohlenhydratanteil größer als der Proteinanteil. Die Kohlenhydratkomponente setzt sich oft aus einer repetitiven Sequenz bestimmter Disaccharide zusammen. Diese Disaccharideinheiten werden als *Glykosaminoglykane* (saure Mukopolysaccharide) bezeichnet (Tab. 1.6).

 Merke

Der Name *Glykosaminoglykane* leitet sich vom chemischen Aufbau dieser Disaccharideinheiten her: Glykosaminoglykane bestehen aus einem Hexosamin (Hexose mit Aminogruppe) und einer stickstofffreien Glucuronsäure. Häufig liegen die Glykosaminoglykane sulfatiert vor. Die Sulfatreste und Uronsäuren tragen zum sauren, anionischen Charakter der Glykosaminoglykane bei.

3. Peptidoglykane: Ihrem Namen entsprechend sind Peptidoglykane aus einem Peptid- und einem Zuckeranteil aufgebaut. *Murein,* Bestandteil der bakteriellen Zellwand, ist ein wichtiger Vertreter der Peptidoglykane.

 Klinischer Bezug

Lysozym, ein in menschlichen Sekreten vorhandenes Enzym, ist in der Lage, Muraminsäureketten zu spalten. Dadurch wird die Bakterienzellwand zerstört.

Tab. 1.6 **Glykosaminoglykane** als Baustein für Proteoglykane

Proteoglykan-Baustein	Repetetiver Kohlenhydratanteil	Vorkommen	Funktion, Besonderheit
Hyaluronsäure	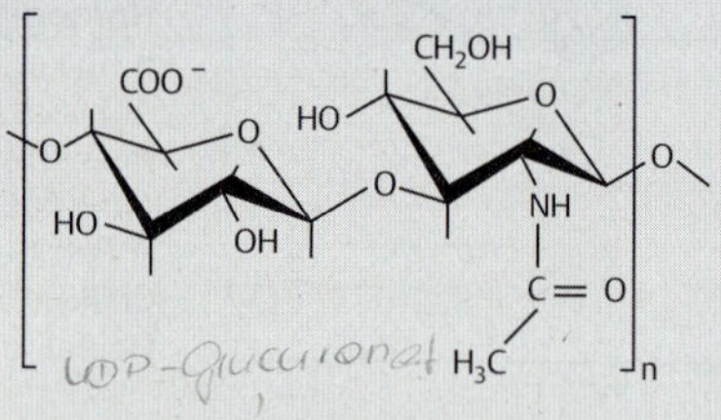 [β-Glucuronat (1→3)-β-GlcNAc(1→4)-]ₙ	– Bindegewebe – Synovialflüssigkeit – Haut – Knorpel – Glaskörper (Auge)	– Hyaluronsäure zeichnet sich durch ein hohes Wasserbindungsvermögen aus – Mangel begünstigt Erythrozytenaggregation
Chondroitinsulfat	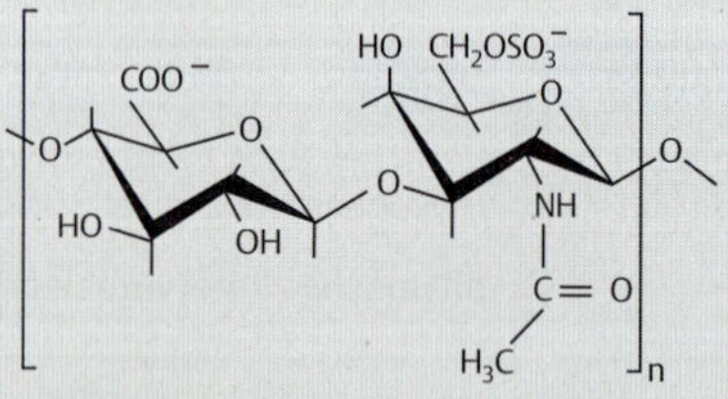 [β-Glucuronat (1→3)-β-GalNAc-4-sulfat (1→4)-]ₙ	– Knorpelgewebe (40% des Trockengewichts)	– mechanische Stützfunktion
Dermatansulfat	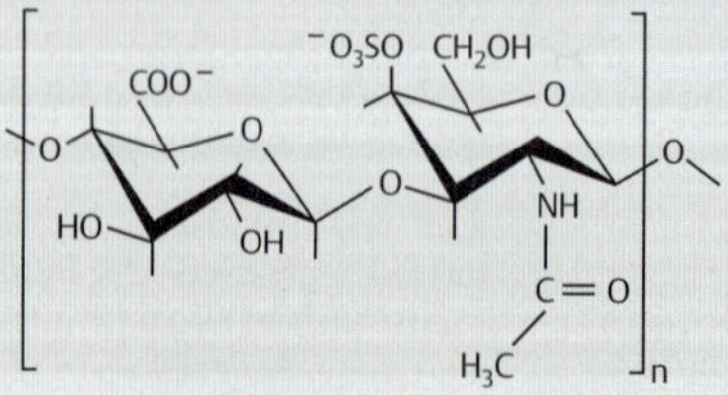 [α-Iduronat (1→3)-β-GalNAc-4-sulfat (1→4)-]ₙ	– Haut – Bindegewebe – Herzklappen	– Bindung an Kollagenfibrillen
Keratansulfat		– Cornea – Knorpel	– mechanische Stützfunktion

Antibiotika, z.B. **Penicillin** oder **Cephalosporine**, hemmen ein bakterielles Enzym, das Murein aufbaut. Auch hier resultiert die Abtötung der Bakterien durch einen Angriff auf die Bakterienzellwand.

4. Glykolipide: Glykolipide bestehen aus einem Lipid- und einem Zuckerbestandteil. Glykolipide befinden sich hauptsächlich in Zellmembranen. Typische Vertreter aus dieser Gruppe sind die Ganglioside (Ceramid und Zuckeranteil, s.a. 3.2).

1.3.2 Reaktionen

Die Reaktionen der Oligo- und Polisaccharide entsprechen denen der Disaccharide: Bildung durch Kondensation, Abbau durch Hydrolyse. Die *enzymatische Hydrolyse* der längerkettigen Zucker wird durch andere Enzyme katalysiert als die der Disaccharide. Vor allem Stärke und Glykogen werden durch *Amylasen* in Disaccharideinheiten gespalten. Amylasen werden von der Mundspeicheldrüse und dem exokrinen Pankreas gebildet.

Nachweismethoden

Oligo- und Polysaccharide können nach Aufspaltung in ihre Monosaccharidbausteine nachgewiesen werden. Für Stärke existiert der qualitative Nachweis mittels Jodlösung. Jod lagert sich in die Windungen des Stärkemoleküls ein, wobei eine Braunfärbung resultiert.

1.3.3 Funktion

Oligo- und Polisaccharide erfüllen im Organismus 4 wesentliche Aufgaben (zu speziellen Funktionen s. Tab 1.4 und Tab. 1.5):

1. *Engergiespeicher:* Pflanzliche *Stärke* und *Glykogen* (tierisch) sind schnell verfügbare Energiereserven, da sie schnell in einzelne Glucosemoleküle aufgespalten werden können. Beim Menschen bestehen 10% des Leber- und 1% des Muskelgewichts aus Glykogen. Der Glykogenvorrat in der Leber, der *absolut* geringer ist als der des Muskels, steht dem gesamten Organismus zur Verfügung. Das im Muskel gespeicherte Glykogen hingegen dient dem Eigenbedarf der Muskulatur (keine Glucose-6-Phosphatase im Muskel).

2. *Membranbestandteile:* Einige Zucker sind innerhalb biologischer Membranen an Proteine oder Lipide gebunden.

3. *Bestandteil der Interzellularsubstanz:* Als Bestandteil von Hyaluronsäure, Dermatansulfat und Keratansulfat beeinflussen Polysaccharide die biologischen Eigenschaften der Interzellularsubstanz.

4. *Biologische Erkennung:* An Membranproteine gebunden bestimmen die Kohlenhydratkomponenten die Zugehörigkeit eines Individuums im AB0-System. Signalisieren die Erythrozyten eines Menschen mit Blutgruppe A, dass sie zum A-System gehören (A-Antigen auf der Oberfläche), werden sie vor einem Abbau durch Immunzellen geschützt.

 Klinischer Bezug

Heparin, ein Glykosaminoglykan, wird therapeutisch zur **Gerinnungshemmung** eingesetzt, wie beispielsweise nach großen Operationen oder Traumen, um einer Lungenembolie (Verschluss der Lungengefäße → Zusammenbruch des Gasaustauschs) vorzubeugen. Mechanismus: Heparin bindet an Antithrombin III, das die Gerinnungskaskade an einigen Punkten hemmt (s. Kap. 16.4).

Biochemie

Aminosäuren, Peptide und Proteine

Aminosäuren sind nicht nur die *Grundbausteine der Peptide und Proteine*, sondern sie erfüllen im Organismus eine Reihe weiterer bedeutender Aufgaben. Als biogene Amine tragen sie beispielsweise zur Stoffwechselregulation bei oder können zur Energiegewinnung herangezogen werden.

2.1.1   Klassifizierung

Nicht alle Aminosäuren werden in Proteine eingebaut. Man unterscheidet *proteinogene* von *nicht -proteinogenen Aminosäuren*. Die nicht -proteinogenen Aminosäuren werden, wie es der Name andeutet, nicht in Proteine eingebaut. Einige sind jedoch wichtige Bestandteile eines geregelt ablaufenden Stoffwechsels. So besitzen z.B. *Ornithin* und *Citrullin* ihren festen Platz in Harnstoffzyklus;

γ-*Aminobuttersäure* ist ein wichtiger Neurotransmitter.
Von den 20 proteinogenen Aminosäuren sind 8 für den menschlichen Organismus *essenziell*, d.h., dass sie nicht selbst synthetisiert werden können und mit der Nahrung aufgenommen werden müssen. Alle 20 proteinogenen Aminosäuren sind nach folgendem, einheitlichen Muster aufgebaut (Abb. 2.1). Jede proteinogene Aminosäure enthält eine *Amino-* und eine *Carboxylgruppe*, die in typischer Weise an ein C-Atom binden, und einen die Aminosäuren *unterscheidenden Rest*. Diese, z.T. sehr unterschiedlich aufgebauten Reste, bestimmen die physikochemischen Eigenschaften der jeweiligen Aminosäure.

> ![!] **Merke**
>
> Alle 20 proteinogenen Aminosäuren sind L-α-*Aminosäuren*, die sich nur durch ihren jeweils verschiedenen Rest strukturell und funktionell voneinander unterscheiden (Abb. 2.2).

2.1.2   Eigenschaften

Die Eigenschaften einer Aminosäure sind von ihrem Rest abhängig. Die chemische Vielfalt der Reste nutzt man z.B. zur Auftrennung eines Aminosäurengemisches.

Ampholytische Eigenschaften der Aminosäuren, Zwitterion, isoelektrischer Punkt

Als **Ampholyt** bezeichnet man einen Stoff, der sowohl basische als auch saure Eigenschaften in sich vereint. Da jede Aminosäure saure und basische Gruppen enthält, trifft die Definition für Aminosäuren zu.

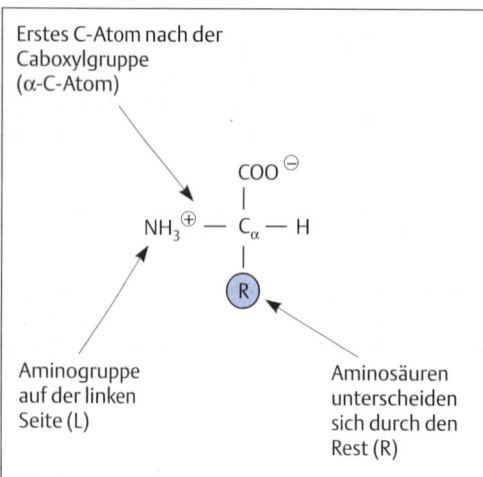

Erstes C-Atom nach der Caboxylgruppe (α-C-Atom)

$$NH_3^{\oplus} - C_\alpha - H$$
$$\overset{|}{COO^{\ominus}}$$
R

Aminogruppe auf der linken Seite (L)

Aminosäuren unterscheiden sich durch den Rest (R)

Abb. 2.1 Allgemeine Form einer **L-α-Aminosäure**

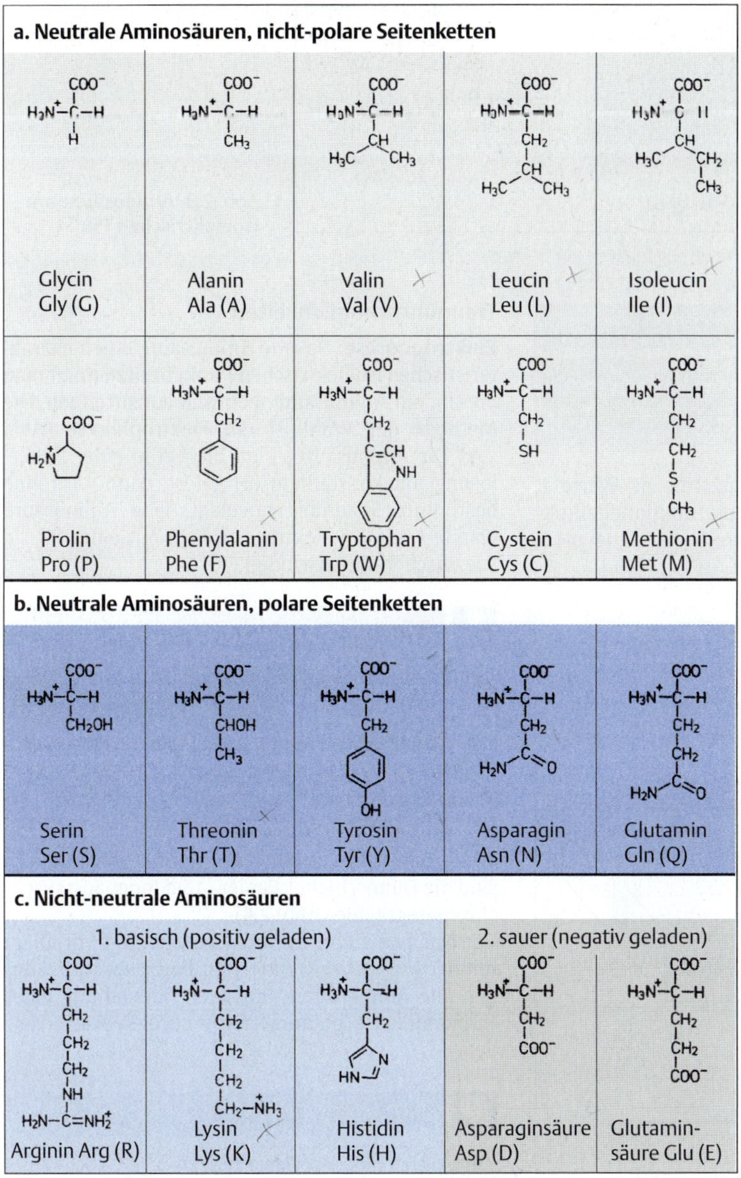

a. Neutrale Aminosäuren, nicht-polare Seitenketten

Glycin Gly (G)	Alanin Ala (A)	Valin Val (V)	Leucin Leu (L)	Isoleucin Ile (I)

Prolin Pro (P)	Phenylalanin Phe (F)	Tryptophan Trp (W)	Cystein Cys (C)	Methionin Met (M)

b. Neutrale Aminosäuren, polare Seitenketten

Serin Ser (S)	Threonin Thr (T)	Tyrosin Tyr (Y)	Asparagin Asn (N)	Glutamin Gln (Q)

c. Nicht-neutrale Aminosäuren

1. basisch (positiv geladen)			2. sauer (negativ geladen)	
Arginin Arg (R)	Lysin Lys (K)	Histidin His (H)	Asparaginsäure Asp (D)	Glutaminsäure Glu (E)

Abb. 2.2 **Die 20 proteinogenen Aminosäuren** (aus Passarge, Thieme 1994)

> ⚠️ **Merke**
>
> Unter physiologischen Bedingungen (pH 7,4) ist die eigentlich basische Aminogruppe protoniert, d. h. sauer und positiv geladen. Die Carboxylgruppe hat hingegen ihr Proton abgegeben; folglich ist sie basisch und negativ geladen.

Isoelektrischer Punkt: Für jede Aminosäure existiert ein bestimmter pH, an dem sich ihre intramolekularen Ladungen ausgleichen; die Aminosäure liegt nach außen hin in scheinbar ungeladener Form vor. Dieser pH wird als *isoelektrischer Punkt* (*I.P.*) bezeichnet (Abb. 2.**3**).

Die Aminosäure ist am I.P. ein *Zwitterion*, da sie sowohl positive als auch negative Ladungen trägt. Durch Addition der beiden *funktionellen* pK-Werte und anschließendes Teilen durch 2 bestimmt man rechnerisch den I.P.

Biochemie

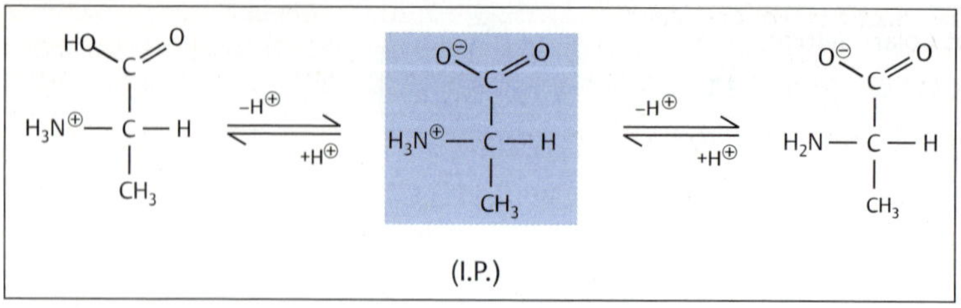

Abb. 2.3 Aminosäure am isoelektrischen Punkt

(I.P.)

 Merke

Die beiden *funktionellen pK-Werte* sind diejenigen, die von allen pK-Werten einer Aminosäure am nächsten liegen.

Beispiel: Eine Aminosäure besitzt die pK-Werte 2, 4 und 9. 2 und 4 sind die beiden funktionellen pK-Werte. Der I.P. dieser Aminosäure liegt also bei pH 3.

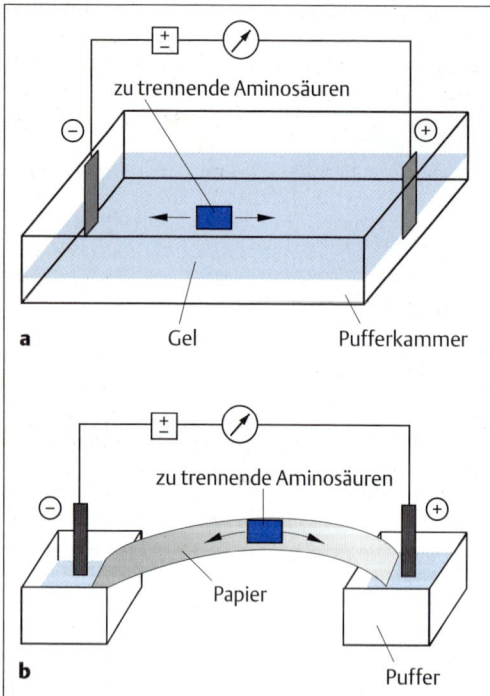

a Gel   Pufferkammer

b Papier   Puffer

Abb. 2.4 a Gelelektrophorese: Die Wanderung ist abhängig von der angelegten Spannung, der Dichte des Materials, der Größe der Moleküle und dem Umgebungs-pH; **b Papierelektrophorese** (schematische Darstellung). Neben Aminosäuren können auch Proteine mit der Elektrophorese getrennt werden.

Trennungsmöglichkeiten

Elektrophorese: Da jede Aminosäure einen charakteristischen isoelektrischen Punkt besitzt, nutzt man diesen, ein Aminosäurengemisch aufzutrennen. Die Methode der Wahl ist die Elektrophorese (Abb. 2.**4**). Die Aminosäuren sind hierbei in einer Pufferlösung mit konstantem pH gelöst, dann wird eine bestimmte Spannung angelegt. Jede Aminosäure wandert nun im elektrischen Feld mit einer für sie spezifischen Geschwindigkeit.

 Merke

Die **Wanderungsgeschwindigkeit** ist von der *Größe der Aminosäure*, der angelegten *Spannung*, *Dichte* des Trägermaterials und dem eingestellten *pH* abhängig. Eine Aminosäure wandert *nicht* im elektrischen Feld, wenn der umgebende pH ihrem isoelektrischen Punkt entspricht.

Weitere mögliche Trennverfahren für Aminosäuren sind die Dünnschicht-, Papier-, und Ionenaustauschchromatographie (Abb. 2.**4**).
Der **Nachweis von Aminosäuren** erfolgt vor allem mit der *Ninhydrinreaktion*. Mit dieser Reaktion können alle Aminosäuren durch die Entstehung eines Farbkomplexes photometrisch nachgewiesen werden.

Klinischer Bezug

Umgekehrt können Aminosäuren aber auch zum **Nachweis bestimmter Bakterien** dienen. Aus dem Wachstum einer Bakterienkultur auf einem Medium, das nur bestimmte Aminosäuren enthält, kann auf die Spezies geschlossen werden. Der bei jedem Neugeborenen als PKU-Screening (s. AS- Stoffwechsel 8.5) angewandte **Guthrie-Test** beruht auf einem ähnlichen Prinzip. Ein mit Patientenblut getränktes Filterpapier wird auf eine Bakterienkultur gegeben, die auf Phenylalanin als essenziellen Bestandteil angewiesen ist. Wachsen die Bakterien nach Zugabe des Bluts, so besteht eine (diätetisch behandelbare) PKU bei dem Säugling.

Puffereigenschaften

Aminosäuren können (wie oben besprochen) sowohl Protonen aufnehmen als auch abgeben und besitzen

Tab. 2.1 Bedeutung und Funktion wichtiger biogener Amine

Biogenes Amin	Ursprüngliche Aminosäure	Funktion
Histamin	Histidin	– Entzündungsmediator (Gefäßerweiterung, Gefäßpermeabilität steigt) – Neurotransmitter – positiv inotrope Herzwirkung – Bronchokonstriktion bei Typ-I-Allergie
Serotonin (5-Hydroxytryptamin)	5-Hydroxytryptophan	– Neurotransmitter – regt die Darmmotilität an – wird teilweise von Darmkarzinomen gebildet
γ-Aminobuttersäure (GABA)	Glutaminsäure	– inhibitorischer Neurotransmitter (*Tetanustoxin* hemmt GABA)
Etholamin	Serin	– Bestandteil von einigen Phospholipiden (Membranaufbau)
Dopamin, Noradrenalin und Adrenalin	Tyrosin, über Zwischenstufen	– Vorstufe der Catelcholamine (Zwischenstufe ist L-Dopa)
β-Alanin	Aspargarinsäure	– als Bestandteil der Pantothensäure (Vitamin B_2) Baustein des Coenzym A

deswegen *Puffereigenschaften*. Aufgrund ihrer relativ niedrigen Konzentration im Blut tragen die Aminosäuren jedoch kaum zur Homöostase des pH-Werts bei.

2.1.3 Reaktionen

Decarboxylierungsreaktionen

L-Aminosäure-Decarboxylasen und das Coenzym Pyridoxalphosphat spalten die Carboxylgruppe der Aminosäuren ab. Dabei entsteht neben CO_2 das *biogene Amin* der jeweiligen Aminosäure (Abb. 2.5). Biogene Amine erfüllen beispielsweise als Neurotransmitter, Hormone oder Mediatorstoffe wichtige Funktionen, die in Tab. 2.1 aufgeführt sind.

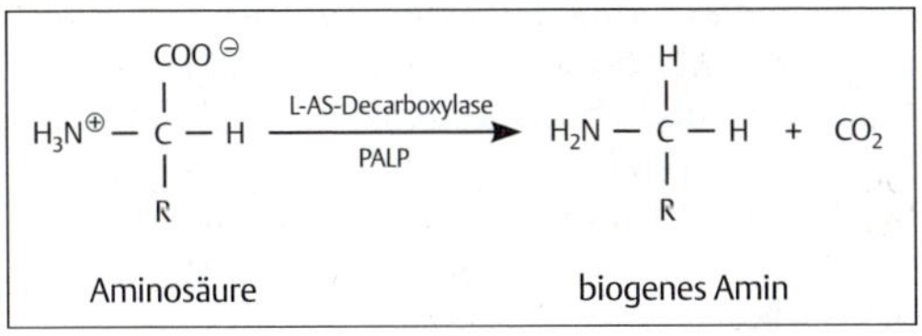

Abb. 2.5 Decarboxylierung einer Aminosäure

Transaminierungsreaktionen

Der Körper ist in der Lage, die nicht essenziellen Aminosäuren selbst zu synthetisieren. Die *Transaminierungsreaktion* (Abb. 2.6) ist ein wichtiger Schritt der Synthese. Transaminierungen finden vor allem in der Leber statt. *Edukte* der Transaminierung sind eine Aminosäure und eine Ketosäure, *Produkte* je eine neue Amino- und Ketosäure. Transaminasen katalysieren mit Pyridoxalphosphat (Wirkform des Vitamin B_6) die Reaktion, in deren Verlauf eine *Schiff-Base* (Azomethin) gebildet wird. Die Schiff-Base bildet sich zwischen dem *primären Amin* der Aminosäure und der *Carbonylgruppe* des Pyridoxalphosphats aus.

Klinischer Bezug

Bei einer **Leberzellschädigung** (z. B. durch Hepatitisviren oder Alkoholabusus) gelangen die in den Hepatozyten der Leber lokalisierten Transaminasen, Glutamat-Oxalacetat-Transaminase (GOT = Aspartat-Amino-Transferase, ASAT) und Glutamat-Pyruvat-Transaminase (GPT = Alanin-Amino-Transferase, ALAT]), ins Blutplasma und können dort bestimmt werden.

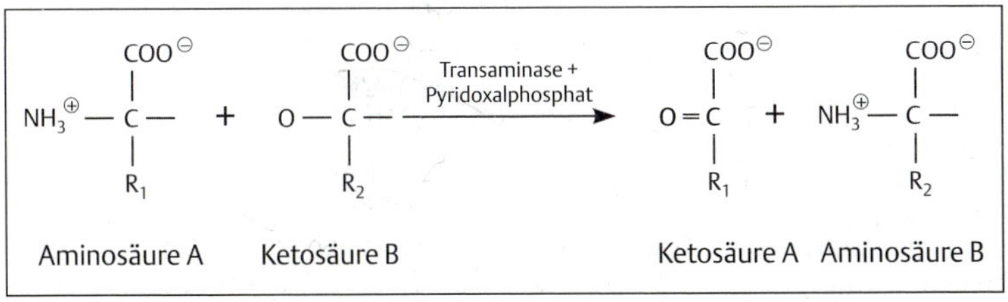

Abb. 2.6 Prinzip der Transaminierungsreaktion

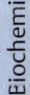

Eiochemie

Tab. 2.2 Decarboxylierung, Transaminierung und **oxidative Desaminierung** von Aminosäuren

Name der Reaktion	Reaktionsablauf	Enzym (Coenzym)	Funktion, Besonderheiten
Decarboxylierung	AS → biogenes Amin+CO_2	Decarboxylase (PALP)	Botenstoffe, Neurotransmitter
Transaminierung	AS_1 + $Ketosäure_2$ → $Ketosäure_1$ + AS_2	Transaminase (PALP)	Synthese nichtessentieller AS
oxidative Desaminierung	AS → Ketosäure + Ammoniak	Dehydrogenase (NAD^+)	Harnstoffzyklus

Merke

Viele Stoffwechselwege sind von *Pyridoxalphosphat* (PALP) abhängig, z. B. *Decarboxylierungen, Transaminierungen* und die δ-*Aminolävulinsäuresynthetase-Reaktion* (Hb-Synthese).

Oxidative Desaminierung

Analog zur Transaminierung entsteht durch *oxidative Desaminierung* aus einer Aminosäure die entsprechende α-Ketosäure. *Dehydrogenasen* (z. B. Glutamatdehydrogenase), meist mit NAD^+ als Coenzym, katalysieren die oxidative Desaminierung. Vor allem in der Leber ist die oxidative Desaminierung wichtig, da das entstehende Ammoniak im Harnstoffzyklus entgiftet werden kann.
Tab. 2.**2** gibt eine Übersicht über die 3 wichtigen Reaktionen der Aminosäuren.

Weitere Reaktionen

Cystein kann *Disulfidbrücken* ausbilden. Bei Reaktionen mit Kohlenhydraten werden *N-* oder *O-glykosidische Bindungen* geknüpft.

2.1.4   Funktion

Wie bereits erwähnt, erfüllen Aminosäuren eine Reihe wichtiger Funktionen im Organismus. Hier sei nur kurz die Vielfalt der Funktionen der Aminosäuren angedeutet, da die einzelnen Funktionen in entsprechenden Kapiteln ausführlich behandelt werden.
- *Energielieferanten:* Über den Abbau zu Zwischenprodukten des Citratzyklus können sie entweder komplett zur ATP-Gewinnung „verbrannt", oder in Ketonkörper (*ketogene AS*) oder Glucose (*glukogene AS*) umgewandelt werden.
- *Grundbausteine der Peptide und Proteine:* Näheres hierzu unter 2.2.
- *Kommunikation:* Als Bestandteile einiger Hormone, Neurotransmitter oder biogener Amine steuern Aminosäuren Stoffwechselwege im Organismus.
- *Purin- und Pyrimidinsynthese:* Einige Aminosäuren sind Donatoren von C_1-Fragmenten, die durch

Folsäure während der Purin- bzw. Pyrimidinsynthese übertragen werden.

2.2   Peptide

2.2.1   Klassifizierung und Aufbau

Peptide bestehen aus einer Verkettung von Aminosäuren. Je nach Anzahl der Aminosäuren eines Peptids spricht man von einem *Di-, Tri-, Oligo-* oder *Polypeptid* (Tab. 2.**3**).
Da der Natur 20 Aminosäuren zur Verfügung stehen, die sie in beliebiger Anzahl und Reihenfolge miteinander kombinieren kann, gibt es eine schier unendliche Zahl von Peptiden. Gemeinsam ist jedoch allen die Peptidbindung. Einige medizinisch bedeutsame Peptide sind in Tab. 2.**4** aufgeführt. Auf den Aufbau und die Nomenklatur der Peptide wird im Folgenden noch detailliert eingegangen.

2.2.2   Die Peptidbindung

Bei der Synthese eines Peptids verbinden sich die Aminosäuren immer nach demselben Schema: Zwei Aminosäuren werden durch eine *Peptidbindung* miteinander verbunden (Abb. 2.**7**). Der durch *Kondensation* entstandene Stoff ist ein Dipeptid. Die typische Peptidbindung erfolgt über die Carboxylgruppe (COOH) der einen Aminosäure mit der α-Aminogruppe (NH_2) der anderen Aminosäure. Unter

Tab. 2.3 Nomenklatur der Peptide

Anzahl der Aminosäuren	Benennung des Peptids
2	Dipeptid
3	Tripeptid
< 10	Oligopeptid
10 – 100	Polypeptid
>100	Protein

Tab. 2.4 Wirkungen und Funktionen wichtiger Peptide

Peptid	Wirkung, Funktion
Cyclosporin A	Das aus Pilzen gewonnene Polypeptid wirkt immunsuppressiv, indem es die CD4 +- und CD8 +-Lymphozyten (durch Hemmung der Biosynthese und Sekretion von Interleukinen) in ihrer Aktivität einschränkt. Therapeutische Anwendung findet es bei Transplantationspatienten
Penicilline	Die ebenfalls von Pilzen synthetisierten, antibiotisch wirkenden Penicilline werden zur Infektionsbehandlung eingesetzt
Glutathion	s. Text
Hypophysenhinterlappen-Hormone	ADH (Vasopressin, antidiuretisches Hormon) und Oxytocin sind wichtige Hormone
Insulin und Glucagon	Die den Blutzucker regulierenden Peptide nehmen eine Schlüsselstellung im Kohlenhydratstoffwechsel ein

Wasserabspaltung entsteht die für die Peptidbindung charakteristische Gruppe CONH (Abb. 2.7). An Dipeptiden (wie an allen anderen Peptiden auch) unterscheidet man ein *N-* und ein *C-terminales Ende*. Das N-terminale Ende entsteht an der Aminosäure, deren Carboxylgruppe in die Peptidbindung eingeht, deren Aminogruppe also noch frei ist, und umgekehrt. Beim Zeichnen der Strukturformel ist darauf zu achten, dass das N-terminale Ende immer links liegen muss. An einem Dipeptid können sich durch weitere Kondensationsreaktionen am C- oder N-terminalen Ende weitere Aminosäuren anheften.
Nomenklatur: Viele der entstehenden Peptide besitzen Eigennamen; allgemeine Nomenklaturregelungen sind dennoch gültig (Abb. 2.7).

 Merke

Beginnend am N-terminalen Ende wird jede Aminosäure eines Peptids mit der Endung *-yl* versehen, nur die letzte Aminosäure behält ihre eigene Endung.

Besonderheiten: Durch Messungen stellte sich heraus, dass der *Abstand* zwischen dem C-Atom und dem N-Atom in der Peptidbindung größer ist als bei einer Doppelbindung. Andererseits ist der Abstand im Vergleich zu einer Einfachbindung zwischen diesen Atomen geringer. Dies wird durch das Vorliegen einer *partiellen Doppelbindung* erklärt. Der Sauerstoff als elektronegativstes Element in dieser Bindung zieht

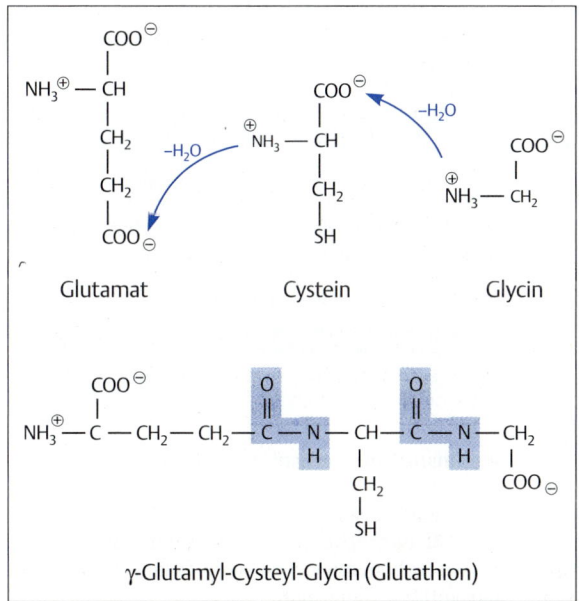

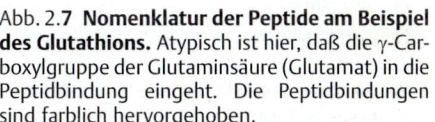

Abb. 2.7 Nomenklatur der Peptide am Beispiel des Glutathions. Atypisch ist hier, daß die γ-Carboxylgruppe der Glutaminsäure (Glutamat) in die Peptidbindung eingeht. Die Peptidbindungen sind farblich hervorgehoben.

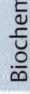

ein Elektronenpaar aus der C = O-Doppelbindung. Darauf wird das freie Elektronenpaar des Stickstoffs in die C – N-Bindung „gezogen", da sonst das C-Atom nicht mehr vierwertig wäre. Folge ist, dass der Sauerstoff leicht negativ und der Stickstoff leicht positiv geladen ist. Durch die positive Ladung ist der Stickstoff nicht mehr so gut in der Lage, Protonen aufzunehmen, seine *Basizität* wird also *geringer*.

 Merke

> Die Verschiebung von Bindungselektronen, wie z. B. in der Peptidbindung, bezeichnet man als *Mesomerie* (Abb. 2.**8**).

Durch die *Mesomerie* und die intramolekulare Anordnung der Atome in der Peptidbindung in einer Ebene ist die Peptidbindung nicht mehr frei drehbar, sondern *planar* angeordnet. Bei der räumlichen Anordnung von Peptiden und Proteinen (s. 2.3.1) spielt dies eine wichtige Rolle.

2.2.3 Reaktionen

Kondensation: Wie oben erwähnt, entstehen Peptide durch Kondensation. Allerdings liegt das Gleichgewicht dieser Kondensationsreaktion auf seiten der Aminosäuren. Spontanes Entstehen von Peptiden kommt so gut wie nie vor, sondern ihre Synthese erfolgt im Organismus an den Ribosomen oder speziellen Enzymkomplexen.
Hydrolyse: Unter dem Einfluss von starken Säuren und Basen erfolgt die Hydrolyse der Peptide in ihre einzelnen Aminosäuren.
Enzymatische Aufspaltung: *Peptidasen* (Enzyme, die die Peptidbindung spalten) spielen bei der Verdauung eine wesentliche Rolle.

2.2.4 Funktion

Peptide besitzen schon allein aufgrund ihrer großen Anzahl eine große Fülle an Funktionen. Tab. 2.**4** gibt dazu einen Überblick.

Glutathion

Das *extrariibosomal* gebildete Glutathion ist ein Tripeptid aus Glutamat, Cystein und Glycin. Dabei weist die erste Peptidbindung eine Besonderheit auf: statt der α-*Carboxylgruppe* geht die γ-*Carboxylgruppe* in die Peptidbindung ein (s. Abb. 2.**7**).

 Merke

> Das Tripeptid Glutathion besitzt eine *atypische Peptidbindung*.

Drei wichtige Funktionen des Glutathions werden hier näher erläutert:

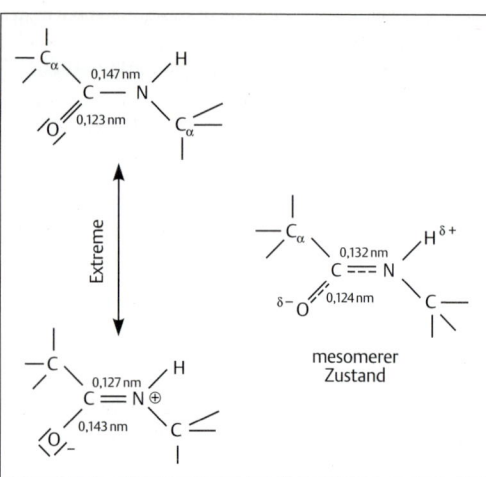

Abb. 2.8 Mesomerie in der Peptidbindung. Meist liegt die Peptidbindung zwischen den beiden Extremen (aus Löffler, G., P. Petrides: Physiologische Chemie. 4. Aufl. Springer, Heidelberg 1990)

Erythrozytenstoffwechsel: Da 2 Moleküle Glutathion mit ihren Thiolgruppen unter Elektronenaufnahme ein Disulfid bilden können, dienen sie als Redoxsysteme im Organismus. Wohl am bedeutendsten ist der *Oxidationsschutz* erythrozytärer Enzyme. Das verbrauchte (oxidierte) Glutathion wird mithilfe der *NADPH/H+-abhängigen* Glutathionreduktase „recycelt". Das benötigte NADPH/H+ gewinnen die Erythrozyten aus dem Pentosephosphatweg. Aufgrund der Wichtigkeit des Glutathions für den Erythrozyten wird es im Erythrozyten selbst unter ATP-Verbrauch gebildet. Dies ist kein Widerspruch zur Kernlosigkeit des Erythrozyten, da es, wie oben erwähnt, extrariibosomal gebildet wird.

 Klinischer Bezug

> Einige Menschen, vor allem im Süden Italiens und Teilen Afrikas, weisen einen x-chromosomal-rezessiv vererblichen Defekt der **Glucose-6-phosphat-Dehydrogenase**, Schlüsselenzym des Pentosephosphatwegs, auf. Der totale Mangel des Enzyms ist selten; bei Zufuhr von bestimmten, oxidierenden Stoffen (*Sulfonamide*, *Fava-Bohnen* oder *Primaquin*) kommt es bei Merkmalsträgern zu hämolytischen Krisen, da die reduzierende Kapazität der Erythrozyten durch den Enzymmangel überschritten wird.

Fremdstoffmetabolismus: In der Leber dient Glutathion zur Koppelung und somit Ausscheidung von Fremdsubstanzen (Phase II der Elimination).
Leukotriensynthese: Die bei entzündlichen Prozessen gebildeten Leukotriene benötigen zu ihrer Biosynthese Glutathion.

2.3 Proteine

Ohne Proteine wäre Leben nicht denkbar. Aufgrund ihrer Vielgestaltigkeit übernehmen Proteine zahlreiche Aufgaben im Organismus. Bewegung in Form muskulärer Kontraktionen sind ohne *Aktin* und *Myosin* nicht möglich, Sehnen werden durch *Kollagen* belastbar, Sauerstoff wird durch *Hämoglobin* transportiert, und *Enzyme* ermöglichen wichtige Stoffwechselwege.

2.3.1 Klassifizierung und Aufbau

Proteine bestehen aus Aminosäuren, die miteinander durch Peptidbindungen verbunden sind. Je nach räumlicher Anordnung kann man verschiedene Proteinstrukturen unterscheiden.

Räumliche Anordnung von Proteinen

Primärstruktur: Besteht eine Aminosäuresequenz aus mehr als 100 Aminosäuren, so bezeichnet man sie als Protein. Diese reine Aneinanderreihung von Aminosäuren (*Sequenz*) stellt die Primärstruktur eines Proteins dar.

Sekundärstruktur: Zwischen den Aminosäuren in der Sequenz bestehen physikochemische Wechselwirkungen, sodass sich in einem dynamischen Prozess die endgültige räumliche Struktur ausbildet. Zunächst bilden sich H-Brücken zwischen den C = O- und N – H-Gruppen der Peptidbindungen aus. Je nach Sequenz entsteht entweder eine *α-Helix* oder eine *Faltblattstruktur*. Befindet sich *Prolin* in der Sequenz, so kann sich in dieser Region keine α-Helix ausbilden.

Tertiärstruktur: Die Tertiärstruktur ist die *vorläufig* endgültige räumliche Anordnung einer Aminosäuresequenz. *Disulfidbrücken*, *Ionenanziehungskräfte*, *Wasserstoffbrücken* und vor allem *lipophile Wechselwirkungen* zwischen den einzelnen Resten sind für die Ausbildung der Tertiärstruktur verantwortlich (Abb. 2.**9**). Da Proteine (vor allem Enzyme) keine starren Gebilde sind, besteht die Tertiärstruktur nur unter bestimmten Voraussetzungen. Ändern sich diese, z. B. durch Bindung eines Liganden an sein Rezeptorprotein, so kann Letzteres seine räumliche Struktur ändern.

Verschiedene Proteine können gegensätzliche Tertiärstrukturen ausbilden. Die Proteinbestandteile des Plasmas sind *globulär* angeordnet. Strukturproteine dagegen *fibrillär*. Die unterschiedlichen, von der *Primärsequenz festgelegten* Proteinstrukturen ermöglichen den Proteinen die Ausübung unterschiedlicher Funktionen.

Im wässrigen Milieu des Körpers ragen aufgrund lipophiler Wechselbeziehungen die fettlöslichen (lipophilen) Anteile eines Proteins zur Mitte, die wasserlöslichen (hydrophilen) nach außen. Somit werden zwei Dinge erreicht. Einmal wird das Protein wasserlöslich, zudem wird im Inneren des Proteins ein praktisch wasserfreier Raum geschaffen, in dem Reaktionen ohne (evtl. störende) Einflüsse des Wassers ablaufen können.

Quartärstruktur: Bilden mehrere Proteine eine funktionelle Einheit, wie die des Hämoglobins, so bezeichnet man diese Einheit als Quartärstruktur (Abb. 2.**10**).

Zusammengesetzte Proteine

Enthalten Proteine neben dem „eigentlichen" Proteinanteil noch weitere Bestandteile, so gehen diese mit in die Nomenklatur ein. *Glykoproteine* enthalten Kohlenhydrate, *Metalloproteine* Metalle und *Lipoproteine* Lipide.

Proteindenaturierung

Wichtige Faktoren, die die Proteinkonformation bestimmen, sind die oben erwähnten lipophilen Wechselbeziehungen, die im wässrigen Milieu auftreten.

Biochemie

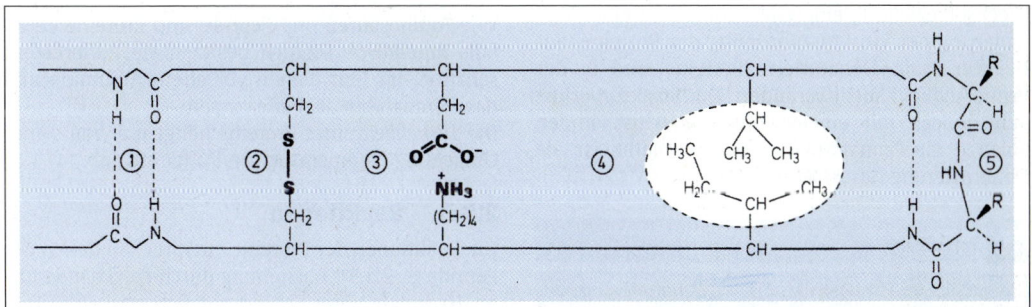

Abb. 2.**9** Bindungen zwischen verschiedenen Abschnitten einer Peptidkette zur Ausbildung der **Tertiärstruktur**. **1** Wasserstoffbrückenbindung zwischen Peptidgruppen, **2** Disulfidbrücken zwischen Cys-Resten, **3** Ionenbindung zwischen Asp- und Lys-Seitenketten, **4** hydrophobe Wechselwirkung zwischen einem Valin- und einem Isoleucinrest (hell ausgespart: Raum, aus dem Wasser verdrängt wird), **5** Haarnadel- oder Umkehrschleife

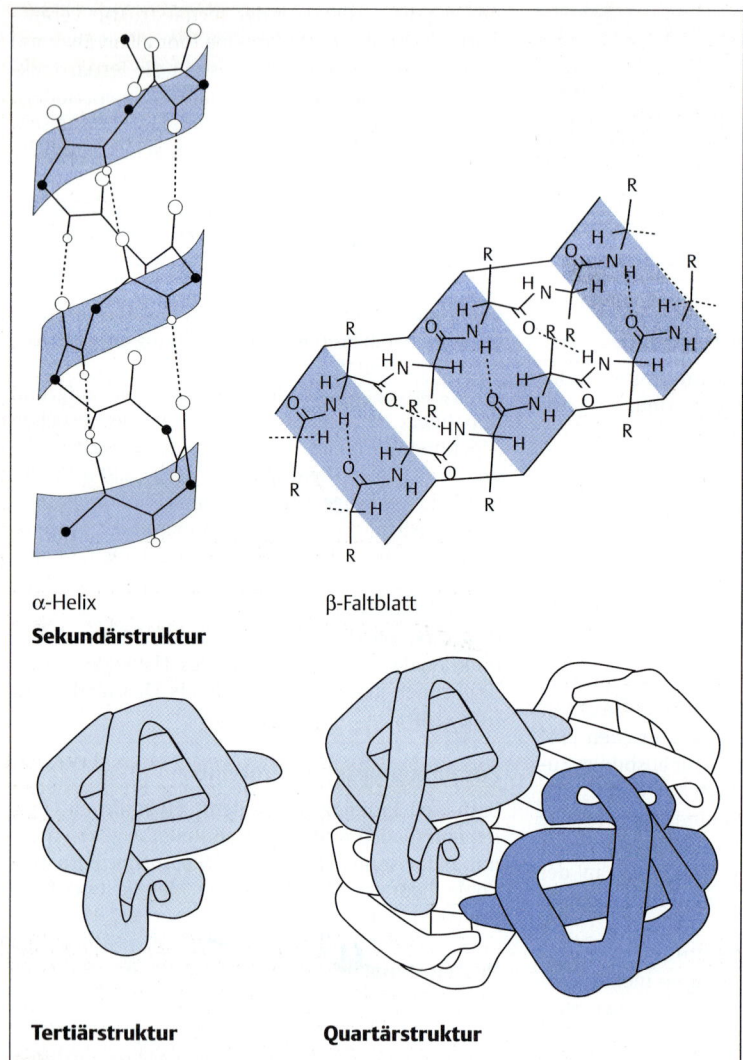

α-Helix   β-Faltblatt
Sekundärstruktur

Tertiärstruktur   Quartärstruktur

Abb. 2.**10** Die verschiedenen
Proteinkonformationen

Chemische oder physikalische Einflüsse, die in diese Wechselbeziehung eingreifen, führen zu einer Veränderung der Strukturanordnung der Proteine, zur *Denaturierung*. Denaturierte Proteine sind in der Primärsequenz nicht verändert. Der Strukturverlust geht jedoch mit einem Funktionsverlust einher. Solange die Primärstuktur erhalten bleibt, ist die Denaturierung *reversibel*.

> ❗ **Merke**
>
> Bei erhaltener Primärstruktur ist die *Denaturierung* von Proteinen reversibel. Wird die Ursache einer reversiblen Denaturierung behoben, bildet sich die Tertiärstruktur wieder aus (Renaturierung). Denaturierend wirken: Alkohol, organische Lösungsmittel, Harnstoff, aber auch pH- und Temperaturänderungen.

2.3.2 Eigenschaften

Wie Aminosäuren und Peptide sind Proteine ebenfalls *Ampholyte*. Folglich besitzen sie Puffereigenschaften. Im Blut dienen vor allem Albumine und das Hämoglobin als Puffersystem.
Die *Löslichkeit* eines Proteins hängt u.a. von seiner Umgebung (Temperatur, pH, Puffer etc.) ab.

2.3.3 Reaktionen

Die Reaktionen der Proteine entsprechen denen der Peptide (s. 2.2.3): Entstehung durch *Polykondensation*, *Hydrolyse* unter Einwirkung von starken Säuren oder Laugen sowie enzymatische Aufspaltung durch *Proteasen*.

2.3.4 Funktion

Die Vielzahl der Funktionen wird in entsprechenden Kapiteln behandelt. Hier soll nur ein Überblick über ausgewählte Proteinfunktionen gegeben werden (Tab. 2.5). Die in Tab. 2.6 aufgeführten Werte beziehen sich auf gesunde Erwachsene. Bei Säuglingen und im Krankheitsfall fällt die Zusammensetzung der Serumproteine unterschiedlich aus.

2.3.5 Serumproteine

Verteilung und Zusammensetzung der im Serum vorkommenden Proteine lassen Rückschlüsse auf verschiedene Krankheiten zu. Bei der Auftrennung der Serumproteine durch *Elektrophorese* (s. u.) unterscheidet man insgesamt 5 Fraktionen (Tab. 2.6 und Abb. 2.11).

2.3.6 Möglichkeiten zur Auftrennung von Proteinen

Elektrophorese

In der Klinik wird die Elektrophorese eingesetzt, um die Serumproteine aufzutrennen. Das Prinzip gleicht der elektrophoretischen Auftrennung von Aminosäuren, nur sind hier Proteine (die wie Aminosäuren einen isoelektrischen Punkt besitzen) im Puffer gelöst (Abb. 2.11).

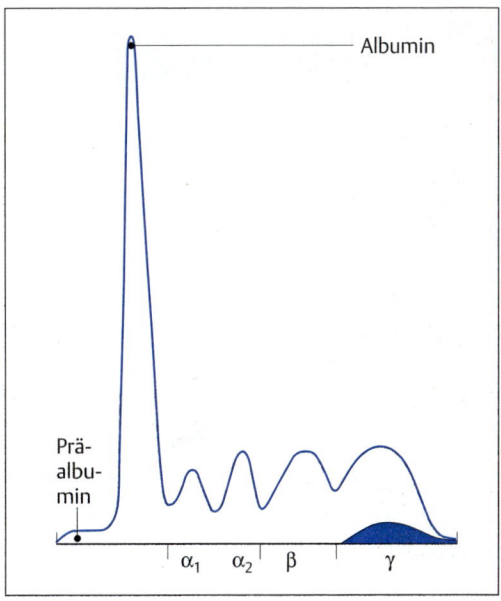

Abb. 2.11 **Serumelektrophorese** (aus Keller, Thieme 1991)

Isoelektrische Fokussierung

Die isoelektrische Fokussierung ermöglicht eine noch größere Trennschärfe als die Elektrophorese. Bei der isoelektrischen Fokussierung wird eine Elek-

Tab. 2.5 **Funktion ausgewählter Proteine**

Funktion	Beteiligte Proteine	Kapitel
Immunsystem	Die in der Leber synthetisierten *Komplementfaktoren* sind essentiell für die Chemotaxis, Opsonierung und Lyse von Erregern. Die verschiedenen Klassen der *Immunglobuline* vermitteln die spezifische, humorale Abwehr	17
Gerinnung	Die Blutgerinnung ist zu einem großen Teil von den *Proteasen* der Gerinnugskaskade abhängig. Zum einen, um das Fibrinnetz herzustellen, zum anderen, um die Blutstillung zu fördern	18
Bewegung	*Aktin*, *Myosin* und *Tropomyosin* bilden die Grundlage der muskulären Kontraktion	Physiologie 6 und 13
Energiehaushalt	Bei Energiemangel können sowohl endogene als auch exogene Proteine in ihre Aminosäurebestandteile zerlegt und „verbrannt" werden. Der *ATP-Synthetase-Komplex* der Mitochondrienmembran ermöglicht die Synthese von ATP aus ADP	Physiologie 8, Biochemie 8 und 9
Transport innerhalb des Körpers	Viele lipophile Substanzen werden an *Albumin* gebunden und so zu ihrem Bestimmungsort transportiert. Auch viele Pharmaka, z. B. Digitoxin, binden mit großer Affinität an Albumin	16
Transport zwischen Zelle und Extrazellulärraum	Die *Membranproteine* informieren die Zelle mittels *Rezeptorproteinen* über ihre Aufgaben	11
Stoffwechsel	Jeder Stoffwechselweg im menschlichen Organismus ist auf *katalytische Enzyme* angewiesen	9

Biochemie

Tab. 2.6 Fraktionen der Serumelektrophorese und deren Hauptbestandteile

Fraktion	Prozentualer Anteil	Konzentration in g/l	Hauptbestandteile	Hauptfunktion
Albumin	**60%**–68%	35–50	Albumin	Transport von lipophilen Substanzen
α$_1$-Globuline	1,3%–**4%**	1,3–3,9	α$_1$-Antitrypsin	Proteaseninhibitor; gehört zu den Akut-Phase-Proteinen
			HDL	Bedeutend für den Fettstoffwechsel
α$_2$-Globuline	4,2%–**8%**	5,4–11,2	Antithrombin III	Inaktiviert Thrombin; in Verbindung mit Heparin um ein Vielfaches wirksamer (Antikoagulanzientherapie mittels Low-dose-Heparinisierung)
			Haptoglobin	Bindet freies Hämoglobin
β-Globuline	7%–**12%**	6–12,5	LDL	bedeutend für den Fettstoffwechsel
			CRP (c-reaktives-Protein)	gehört zu den Akut-Phase-Proteien
			Transferrin	für den Eisentransport unentbehrlich
γ-Globuline	12%–**16%**	6–15	alle Klassen der Immunglobuline	spezifische Immunabwehr

trophorese durch eine Lösung mit zur Kathode hin steigendem pH durchgeführt. Die Proteine wandern nun entsprechend ihrer Ladung, Größe, etc., bis sie an ihrem I.P. liegenbleiben. Diffundiert ein Protein von seinem I.P. weg, so ändert sich seine Ladung (anderer Umgebungs-pH), und das Protein wird wieder zu seinem I.P. gezogen.

Gelfiltration

Das zu trennende Proteingemisch wird auf eine Gel-Säule aufgetragen. Das Gel besteht meist aus Dextranen oder Polyacrylamiden, die im Wasser gequollen sind. Die gequollenen Gele bilden nun unterschiedlich große Hohlräume, in denen sich die kleinen Proteine des Gemischs „verfangen". Folglich gelangen die großen Partikel früher am Ende der Säule an und können hier aufgefangen werden. Damit sich die Bestandteile des Proteingemischs in Richtung Säulenende bewegen, wird ein Lösungsmittel (meist Wasser) zugegeben.

Western-Blot

Der Western-Blot ist die wohl eleganteste Methode, bestimmte Proteine nachzuweisen. Zunächst werden die Proteine durch die Elektrophorese getrennt. Dann wird Nitrozellulosepapier auf das Gel gelegt. Das Papier nimmt die Proteine vom Gel auf; eine Kopie des Bandenmusters ist nun auf dem Papier fixiert. Mithilfe monoklonaler Antikörper können dann entsprechende Proteine identifiziert werden.

 Klinischer Bezug

Wurden mittels ELISA (enzyme-linked immunosorbent assay) **HIV-Antikörper** im Serum eines Patienten nachgewiesen, wird der Western-Blot oder PCR zur Bestätigung durchgeführt. Gereinigte HIV-Viren werden vor der Western-Blot-Analyse in Untereinheiten aufgespalten. Dieses Material wird dann geblottet und der Nitrozellulosestreifen mit Patientenserum inkubiert. Enthält das Serum Antikörper gegen Bestandteile des HIV- Virus, so reagieren diese mit den Viruspartikeln auf dem Papier.

Allerdings ist die Beurteilung eines solchen Blots nicht einfach. Auch gibt es verschiedene Ansichten darüber, wann ein Befund als positiv zu bewerten ist. Die Bezeichnung Western-Blot geht auf den Namen „Southern" zurück. Southern führte den Blot mit DNA (anstelle von Antikörpern benutzte er Gensonden) durch und benannte diese Methode *Southern-Blot*. Bald blottete man auch RNA (der Einfachheit halber *Northern-Blot* genannt) und schließlich auch Proteine. Die eigene Kreativität ist immer noch gefragt, um den Eastern-Blot zu entwickeln!

2.3.7   Strukturaufklärung

Die Auftrennung von Proteinen dient gleichzeitig ihrem Nachweis. Neben dem Nachweis von Proteinen sind auch Kenntnisse über ihre Struktur von Proteinen von medizinischer Bedeutung. So wurde vor kurzem geklärt, dass Rhinoviren (verantwortlich für Erkältungskrankheiten) an ein häufiges Oberflächenmolekül (ICAM-1) vieler Zellen binden kön-

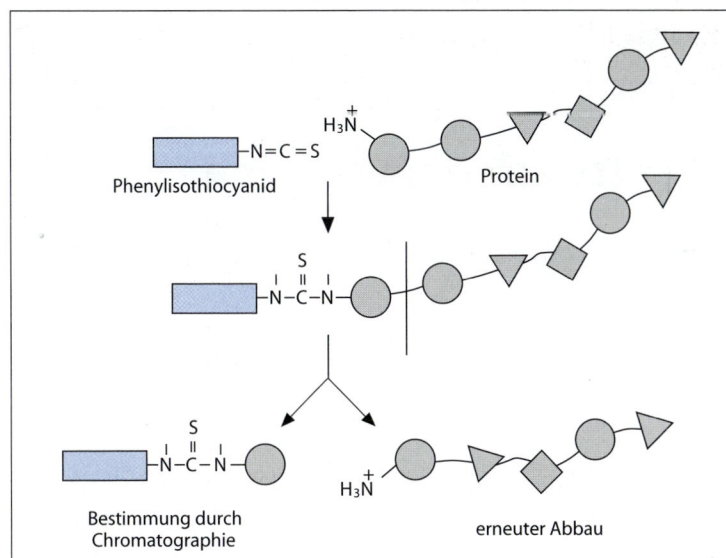

Abb. 2.12 Edman-Abbau.
Zunächst reagiert Phenyl-isothiocyanid mit der Aminogruppe der N-termi-nalen Aminosäure. Unter sauren Bedingungen wird durch Hydrolyse die Amino-säure abgespalten. Das übri-ge Peptid bleibt intakt und kann weiter sequenziert werden. Die abgespaltenen Aminosäuren können dann mittels Chromatographie identifiziert werden

nen. Durch Stukturanalysen von ICAM-1 und Rhino-viren konnte geklärt werden, dass die Viren an eine nicht funktionell entscheidende Stelle binden. Somit kann durch die Kenntnis der Struktur von ICAM-1 ggf. ein Medikament entwickelt werden, das die Bindung der Rhinoviren an ICAM-1 und folglich Er-kältungskrankheiten verhindert.

Proteinsequenzierung

Die Bestimmung der Sequenz eines Proteins ist vom Prinzip her unkompliziert: Am N-terminalen Ende wird eine Aminosäure nach der anderen entfernt. Die abgetrennten Aminosäuren können dann identi-fiziert werden (z.B. durch Chromatographie). Dieses auch noch heute angewendete Verfahren wurde von P. Edman entwickelt (Abb. 2.**12**). Durch die Entwick-lung von Geräten zur automatischen Aminosäurese-quenzierung konnte die Sequenz vieler Proteine auf-geklärt werden.

Aufklärung der dreidimensionalen Struktur von Proteinen durch Röntgenkristallographie

Die Sequenz eines Proteins lässt jedoch noch keinen Schluss über seine räumliche Struktur zu. Um die dreidimensionale Struktur eines Proteins zu klären, muss es zunächst kristallisiert werden. Dies ge-schieht durch Aussalzen der Proteine. Die Kristalli-sierung von Proteinen ist jedoch eine hohe Kunst! Hat man das Protein in kristalliner Form vorliegen, richtet man einen Röntgenstahl auf das Protein. Die Elektronen im Protein brechen den Röntgen-strahl. Die gebrochenen Röntgenstrahlen werden mit einem Film registriert. Mit dem Brechungsmu-ster kann nun die Struktur des Proteins bestimmt werden.

Chemie der Fettsäuren und Lipide

Lipide sind eine in der Natur weit verbreitete Stoffklasse. Sie lösen sich gut in organischen Lösungsmitteln (Benzol, Ether). Strukturell weisen die *hydrophoben* Lipide eine große Inhomogenität auf.

> **! Merke**
>
> Eine Substanz ist *hydrophob* („wasserfürchtend") und *lipophil* („fettliebend"), wenn sie sich schlecht in wässrigen, aber gut in organischen Lösungsmitteln löst. Eine Substanz ist *hydrophil* und *lipophob*, wenn das Lösungsverhalten genau gegenteilig ist.

Die **Einteilung** der Lipide wird unterschiedlich gehandhabt. Um einen Überblick über die verschiedenen Stoffgruppen der Lipide zu erhalten, ist folgende Einteilung hilfreich (Tab. 3.**1**):

- Fettsäuren (s. 3.1)
- Glycerinderivate (s. 3.2)
- Sphingolipide (s. 3.3)
- Isoprenderivate (s. 3.4)

Lipide sind eine äußerst interessante Stoffgruppe. Die Funktion der Fette (Triglyceride) im Fettgewebe stellt nur einen kleinen Teil der Lipidfunktionen dar. Lipide sind der Grundbaustein aller biologischen Membranen, der Ausgangsstoff für viele Hormone (Steroidhormone) und Botenstoffe (Arachidonsäurekaskade).

3.1   Fettsäuren

3.1.1   Klassifizierung und Struktur

Alle Fettsäuren sind aus einer langkettigen *Kohlenwasserstoffkette* aufgebaut, an die eine *Carboxylgruppe* (COOH), gebunden ist (Abb. 3.**1**). Je nach Beschaffenheit der Kohlenwasserstoffkette werden geradzahlige, ungeradzahlige, gesättigte und ungesättigte Fettsäuren unterschieden (Tab. 3.**2**).

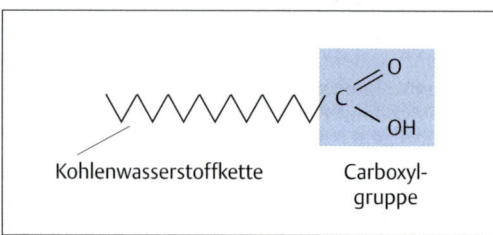

Kohlenwasserstoffkette   Carboxylgruppe

Abb. 3.**1** **Struktur der Fettsäuren**

Tab. 3.**1** **Klassifizierung der Lipide**

Lipidklasse	Lipid	Bekannter Vertreter
Fettsäuren	– Klassifizierung anhand von Kettenlänge und Anzahl der Doppelbindungen	
Glycerinderivate	– einfache Lipide – komplexe Lipide	– Triglyceride (Fette) – Lecithin (Phosphatidylcholin)
Sphingosinderivate	– Ceramid – Sphingomyeline – Glyco-(sphingo)-lipide	– einfachster Stoff der Gruppe – Ceramid + Phosphorylcholinrest – Ceramid + glykosidisch gebundener Zucker
Isoprenderivate	– Steroide – Terpene	– Cholesterol (Cholesterin) – β-Carotin und Vitamin A

Tab. 3.2 Klassifizierung der Fettsäuren

Fettsäure	Aufbau der Kohlenwasserstoffkette
geradzahlig	Anzahl der C-Atome geradzahlig
ungeradzahlig	Anzahl der C-Atome ungeradzahlig
gesättigt	keine Doppelbindungen in der Kette
ungesättigt	eine (einfach ungesättigt) oder mehrere (mehrfach ungesättigt) Doppelbindungen in der Kette

Vom *ernährungsphysiologischen* Standpunkt aus werden die Fettsäuren in *essenzielle* und *nicht-essenzielle* eingeteilt. Essenzielle Fettsäuren müssen vom menschlichen Organismus aufgenommen werden, da er sie nicht selbst synthetisieren kann. Essenzielle Fettsäuren sind mehrfach ungesättigt. Beispiele sind Linol- und Linolensäure. Vor allem pflanzliche Öle sind reich an essenziellen Fettsäuren, die besonders für die Prostaglandinbiosynthese benötigt werden.

3.1.2 Eigenschaften

Die physikalisch-chemischen Eigenschaften einer Fettsäure werden von der gut wasserlöslichen *Carboxylgruppe* und der lipophilen *Kohlenwasserstoffkette* bestimmt. Länge und chemischer Aufbau der Kohlenwasserstoffkette beeinflussen Löslichkeit und Schmelzpunkt einer bestimmten Fettsäure. Die *Löslichkeit* im wässrigen Milieu nimmt mit zunehmender Kettenlänge und steigendem Sättigungsgrad ab. Der *Schmelzpunkt* einer Fettsäure liegt höher, wenn die Fettsäure

- geradzahlig,
- gesättigt,
- cis-konfiguriert oder
- unverzweigt ist.

Langkettige Fettsäuren ordnen sich in wässrigen Lösungsmitteln nach einem bestimmten Muster an (Mizellen). Näheres zur Mizellenbildung s. 3.2.3.

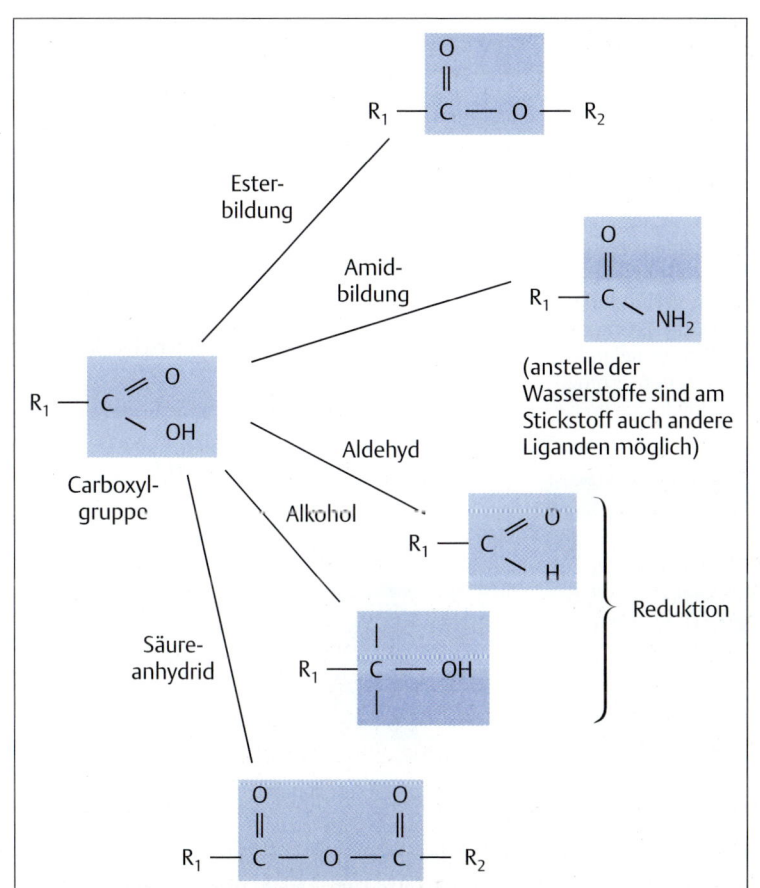

Abb. 3.**2 Reaktionen der Carboxylgruppe von Fettsäuren**

Biochemie

3.1.3   Reaktionen

Chemische Reaktionen an Fettsäuren können an zwei verschiedenen Stellen stattfinden:
- an der Kohlenwasserstoffkette und
- an der Carboxylgruppe.

Reaktionen der Kohlenwasserstoffkette

Ungesättigte Fettsäuren unterliegen an der Luft und im Organismus der *Autoxidation*. Bei diesem Vorgang werden aus den Fettsäuren sog. *freie Radikale*. Freie Radikale besitzen ein freies Elektronenpaar und sind sehr reaktiv. Die im Organismus gebildeten freien Radikale können sowohl die Erbsubstanz (DNA), als auch wichtige Proteine angreifen und zerstören.

Klinischer Bezug

Antioxidanzien schützen vor den Folgen der Radikalbildung. Antioxidanzien im menschlichen Körper sind z. B. Vitamin E (in Membranen) und Vitamin C (in der wässrigen Phase).

Reaktionen der Carboxylgruppe

Die Carboxylgruppe der Fettsäuren reagiert hauptsächlich zu Estern, Amiden, Säureanhydriden, Aldehyden und Alkoholen (Abb. 3.**2**).

3.1.4   Funktion

Fettsäuren können im Organismus durch die β-Oxidation zu Acetyl-CoA abgebaut werden, das im Endeffekt der ATP-Synthese dient. Eine wichtige Funktion der Fettsäuren ist somit die *Energieversorgung* des Organismus. Ferner sind die Fettsäuren Grundbaustein von wichtigen organischen Verbindungen. Zu diesen zählen die *Phospholipide*, die Bestandteil der biologischen Membranen sind, *Prostaglandine*, die die Kommunikation zwischen Zellen ermöglichen, und die *Sphingo-* und *Glycerolipide*, die im Gehirn vorhanden sind.

Merke

Die *Membranfluidität* (Bewegungen innerhalb der Membran) wird durch die Zusammensetzung der an ihrem Aufbau beteiligten Phospholipide beeinflusst. Sind kurzkettige, ungesättigte Fettsäuren Bestandteil der Phospholipide, erhöht sich die Membranfluidität.

3.1.5   Beispiele

Struktur prüfungsrelevanter Fettsäuren s. Chemie 2.6.

3.2   Glycerinderivate (Acylglycerine)

3.2.1   Klassifizierung und Struktur

Sämtliche Glycerinderivate stammen von dem dreiwertigen Alkohol *Glycerin* ab. *Einfache* Glycerinderivate bestehen aus 3 mit Glycerin veresterten Fettsäuren (Triglyceride), *komplexe* Glycerinderivate enthalten neben 2 Fettsäuren noch einen weiteren mit dem Glycerin veresterten Bestandteil. Mono- und Diacylglycerine treten beim enzymatischen Ab- und Aufbau der Triacylglycerine auf.

3.2.2   Einfache Glycerinderivate

Struktur

Fette (Triglyceride, Triacylglycerole) sind aus 3 mit Glycerin veresterten Fettsäuren aufgebaut (Glycerintriester). Die an der Verbindung beteiligten Fettsäuren können in ihrem chemischen Aufbau variieren; ist ein hoher Anteil an mehrfach ungesättigten Fettsäuren mit Glycerin verestert, ist die Verbindung bei Raumtemperatur flüssig (*Öle*) (Abb. 3.**3**).

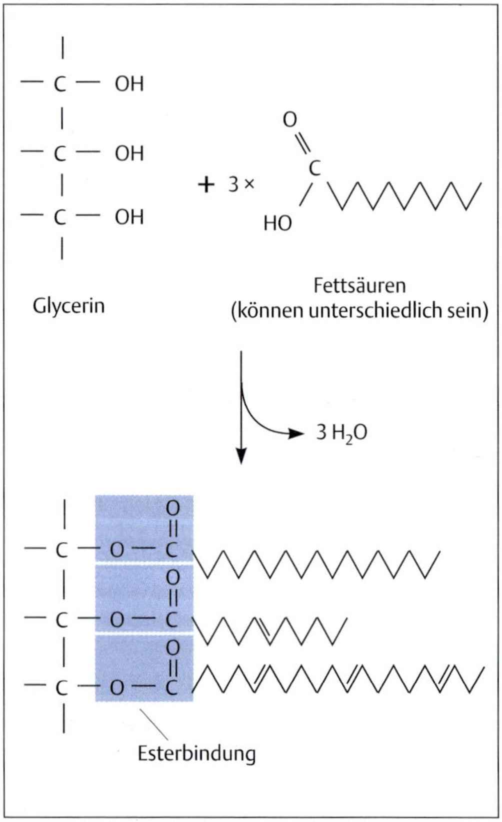

Abb. 3.**3** **Fette** (Triglyceride, Triacylglycerole)

Merke

Wachse (einfache Lipide) bestehen aus einem ein-
wertigen Alkohol, der mit einer langkettigen Fettsäure
verestert ist.

Reaktionen

Die liphophilen Triglyceride werden im Organismus
durch *Lipasen* hydrolytisch gespalten. Ihre Synthese
(Muskel, Fettgewebe, Leber) erfolgt unter Wasserabspaltung an Glycerinphosphat.
Außerhalb des Organismus ist die *Verseifungsreakti-
on* der Triglyceride von Bedeutung. Unter leichtem
Erhitzen und in Gegenwart von Säuren oder Basen
entstehen aus dem Triglycerid Glycerin (Glycerol)
und die Salze der Fettsäuren.
Die Salze der Fettsäuren senken in Wasser die Oberflächenspannung und können sich zu Mizellen anordnen, da sie je eine polare und unpolare Gruppe
aufweisen. Darauf beruht die Wirkung von Seifen
(daher der Name der Reaktion!): Seifen erniedrigen
die Oberflächenspannung von Wasser und erleichtern somit das Benetzen (Befeuchten) von Oberflächen.

Funktion

Die lipophilen Triglyceride werden vor allem im
Fettgewebe gespeichert. Fettgewebe ist u.a. ein
großer Energiespeicher und dient dem Organismus
als Kälteisolation, Baufett, mechanisches Polster,
etc. (s. auch Anatomie).

3.2.3 Komplexe Glycerinderivate

Aufbau

 Merke

Komplexe Lipide (allgemein) sind Fettsäureester des
Glycerins oder Sphingosins, an die eine weitere organische Verbindung gebunden ist.

Phosphoglyceride: Einfachster Vertreter der Phosphoglyceride ist die *Phosphatidsäure*, bei der eine
Fettsäure durch einen Phosphatrest ausgetauscht
wurde. Im Organismus kommt sie nur in Spuren
vor, obwohl sie ein häufiges Zwischenprodukt der
Synthese der anderen Phosphoglyceride ist. Die
weiteren Phosphoglyceride enthalten eine weitere
organische Verbindung, die als Ester an den Phosphorsäurerest gebunden ist. Chemisch liegen Phos-
phorsäurediester vor, da der Phosphorsäurerest 2
Esterbindungen aufweist.

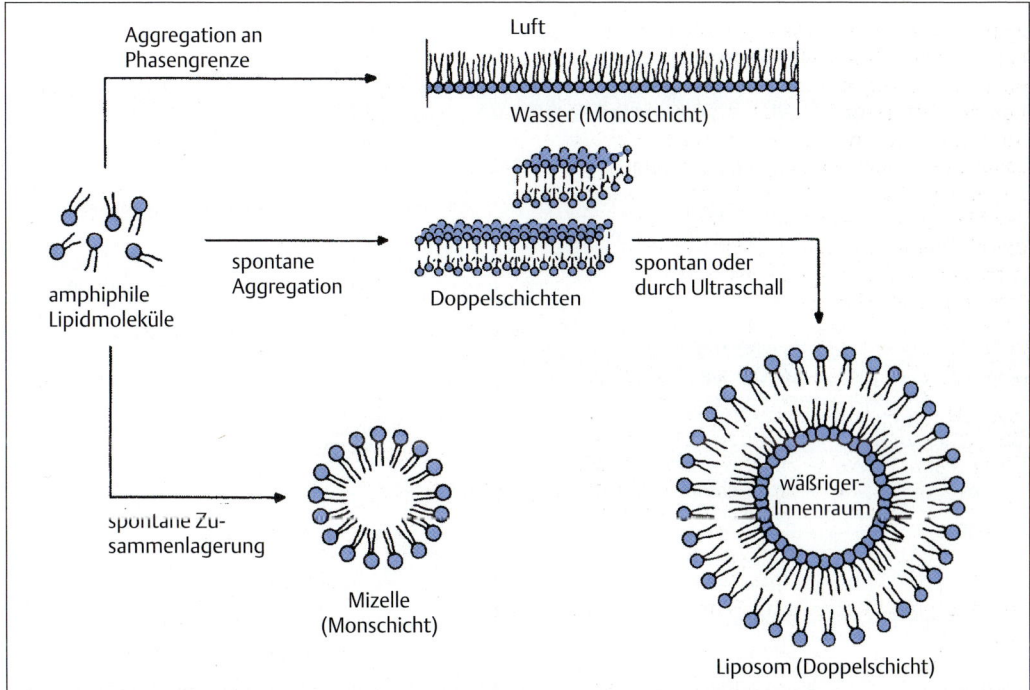

Abb. 3.**4** Möglichkeiten der **Zusammenlagerung von Phospholipiden in wässriger Phase** (aus Breitmaier/Jung, Thieme 1995)

Tab. 3.3 Zusammenlagerung amphiphiler Stoffe

Art der Zusammenlagerung	Folge, Besonderheiten
Aggregation an Phasengrenze	– Senkung der Oberflächenspannung in Wasser
Lipiddoppelschicht	– Membranaufbau
Mizelle	– Größe zwischen 1 und 10 nm
Liposom	– Umschließt einen Teil der wässrigen Phase

Biologische Membranen bestehen zu einem großen Teil aus *Lecithin*, das Cholin als Ester am Phosphatrest gebunden hat. Bei den *Kephalinen* ist Etholamin oder die Aminosäure Serin am Phosphatrest verestert (Phosphatidyletholamin bzw. -serin). An der Auslösung von Second-messenger-Prozessen ist ein Abkömmling (PIP$_2$) des *Phosphatidylinositol* beteiligt. Am Phosphoinositol ist der zyklische Alkohol Inositol als Ester gebunden.

Weitere Phosphoglyceride sind das in Mitochondrienmembranen in hohen Konzentrationen vorkommende *Cardiolipin* und die *Plasmalogene*.

 Klinischer Bezug

Einige **Schlangengifte** enthalten Enzyme, um die zweite Fettsäure der Phosphogylcerine abzuspalten. Die entstehenden Lysophosphoglyceride wirken in geringsten Konzentrationen hämolytisch.

Die prüfungsrelevanten Phosphoglyceride sind am Ende dieses Abschnitts in Abb. 3.**5** und Tab. 3.**4** aufgeführt.

Eigenschaften

Phosphoglyceride enthalten einen polaren, wasserlöslichen und einen unpolaren, fettlöslichen Anteil. Solche *amphiphilen* Verbindungen (amphiphil: „beides liebend") ordnen sich in wässrigen Lösungen nach einem bestimmten Muster an (Abb. 3.**4**).

Senkung der Oberflächenspannung: In Wasser *senken sie die Oberflächenspannung*, da die fettlöslichen Anteile aus dem Wasser hinausragen und somit keine Wasserstoffbrücken zwischen benachbarten Wassermolekülen mehr ausgebildet werden können. Legt man eine Rasierklinge vorsichtig auf Wasser, verhindert die Oberflächenspannung das Absinken. Sobald Spülmittel zugegeben wird, sinkt die Rasierklinge, da die Oberflächenspannung abgenommen hat.

Mizellenbildung: Ab einem bestimmten Konzentrationsverhältnis zwischen wässriger Phase und

Tab. 3.4 Phospholipide des Glycerins

Phosphoglycerid	Chemischer Aufbau (Glycerin+...)	Funktion, Besonderheiten
Glycerophosphatide (Phosphatidsäure)	– 2 Fettsäuren – Phosphorsäurerest	– bildet Liposomen, Mizellen, etc. in wässriger Lösung aus
Lecithin (Phosphatidylcholin)	– 2 Fettsäuren – Phosphorsäurediester mit Cholin	– häufiger Bestandteil biologischer Membranen – quartäres N-Atom – Chiralitätszentrum (C2 des Glycerins)
Plasmalogene	– an C1 ist ein Fettsäurealdehyd als Enolether gebunden – an C2 eine ungesättigte Fettsäure – an C3 Phosphorsäurediester mit Cholin	–
platelet activating factor (PAF)	– an C1 veresterte Fettsäure – an C2 verestete Methylgruppe – an C3 Phosphorsäurediester mit Cholin	– löst die Thrombozytenaggregation aus
Kephaline	– 2 Fettsäuren – Phosphorsäurediester mit Serin oder Ethanolamin	–
Inositphosphatide	– 2 Fettsäuren – Phosphorsäurediester mit Inosit	– Ausgangsstoff für Second messenger (IP$_3$) – Bestandteil der Plasmamembran
Cardiolipide	– an C1 und C3 ist je ein Glycerinmolekül mit je 2 Fettsäuren als Phosphorsäurediester gebunden	– häufiger Bestandteil der Mitochondrienmembran

amphiphilen Stoffen *bilden sich Mizellen*. Bei Mizellen, kugeligen Gebilden, ragen die fettlöslichen Anteile nach innen, die wasserlöslichen nach außen. **Lipiddoppelschichten:** Besonders Phosphoglyceride (z.B. Lecithin) und Spingolipide bilden *Lipid-doppelschichten* aus. Lipiddoppelschichten sind der Grundbaustein der biologischen Membranen. An der äußeren und inneren Oberfläche befinden sich die wasserlöslichen Anteile, in dem Zwischenraum die fettlöslichen.

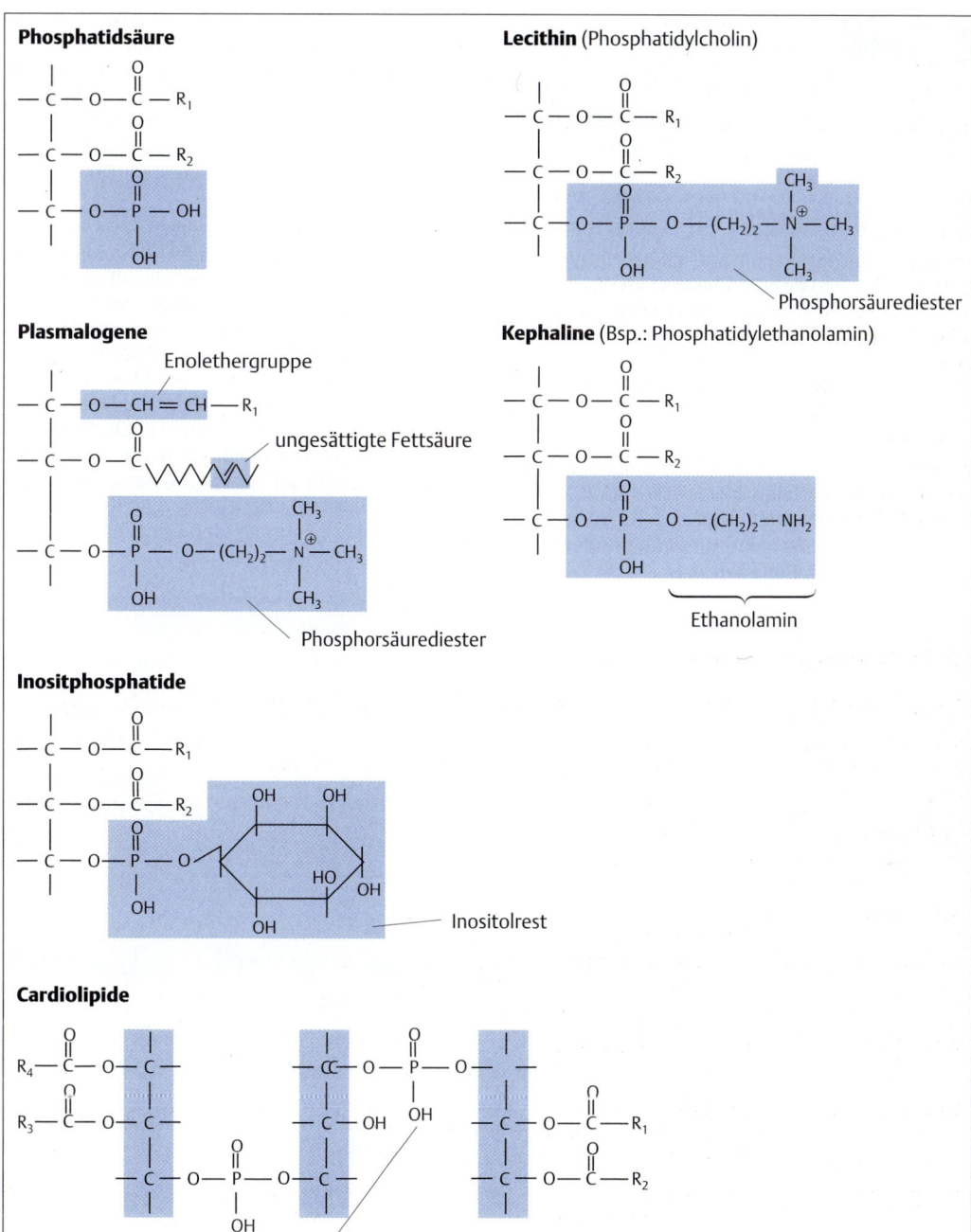

Abb. 3.**5** Strukturformeln einiger **Phosphoglyceride**

Biochemie

Liposome: Ultraschallwellen, z.T. auch spontan, fördern die Zusammenlagerung zu *Liposomen*. Liposome sind aus einer Lipiddoppelschicht aufgebaut, die in ihrem Inneren einen Teil der wässrigen Phase umschließt. Liposomen können die Resorption schlecht aufnehmbarer Pharmaka verbessern.

Merke

Sphingolipide, Seifen der Fettsäuren, Mono- und Diacylglyceride sind wie die Phosphoglyceride *amphiphile Verbindungen* (Tab. 3.**3**).

Klinischer Bezug

Narkosemittel, meist liphophile Moleküle, lagern sich in Membranen ein und bewirken dort eine Verdichtung der Membran. Diese Verdichtung ist ein Hindernis für die Konformationsänderung der Na-Kanäle, die wiederum Voraussetzung für das Zustandekommen eines Aktionspotenzials ist.

Funktion

Wie oben bereits erwähnt, sind Phosphoglyceride hauptsächlich Bausteine biologischer Membranen. Einige Phosphoglyceride sind als Ausgangsstoffe für Second messenger und die Blutgerinnung von Bedeutung (Abb. 3.**5** und Tab. 3.**4**).

3.3   Sphingosinderivate

Die Glycerinderivate enthalten als „Grundgerüst" das Glycerin, die Sphingosinderivate den Aminodi-Alkohol *Sphingosin*. Ist die Aminogruppe des Sphingosins mit einer Fettsäure als Säureamid verknüpft, entsteht *Ceramid*, das einfachste der Sphingolipide (Tab. 3.**5**).

Merke

Eine *Säureamidbindung* (R – CO – NHR) nicht mit einer Peptidbindung verwechseln! Eine Peptidbindung tritt definitionsgemäß nur zwischen 2 Aminosäuren auf.

Sphingomyeline: Unter dem Begriff Sphingomyeline werden alle Verbindungen zusammengefasst, die einen an Ceramid gebundenen Phosphorylcholinrest enthalten (Abb. 3.**6**). Die Namensgebung rührt daher, dass sich die Sphingomyeline hauptsächlich in den Myelinscheiden des Nervengewebes befinden. Einige Sphingomyeline sind Bestandteil der Plasmamembran.

Glykosphingolipide: Verbindungen zwischen Ceramid und einem Kohlenhydrat sind Glykosphingolipide. Handelt es sich bei dem Kohlenhydratanteil um ein Monosaccharid (z. B. Galactose), so ist der betreffende Stoff ein *Cerebrosid*. Cerebroside lassen sich im zentralen Nervensystem in hohen Konzentrationen nachweisen. Zum Teil liegen die Monosaccharide sulfatiert vor → *Sulfatide*. Bei den *Gangliosiden* handelt es sich schließlich um Ceramid mit komplex aufgebauten Oligosacchariden. Auch die Ganglioside werden vor allem im Nervengewebe gefunden (in der grauen Substanz des Gehirns). Ein (für das Physikum wichtiger) Baustein der Ganglioside ist die N-Acetylneuraminsäure (NANA).

Klinischer Bezug

Störungen des Sphingomyelinstoffwechsels sind meist angeboren und führen zu einer Ansammlung des betroffenen Lipids in Organen. Die häufigste Form dieser Defekte ist der **Morbus Gaucher**, bei dem sich die Ganglioside in der grauen Substanz des Gehirns und anderen Organen ablagern, was eine Degeneration der Neurone zur Folge hat. Leider ist zurzeit keine kausale Therapie möglich.

Tab. 3.5 Sphingolipide

Sphingolipid	Einzelne Stoffgruppen	Chemischer Aufbau
Ceramid	–	Sphingosin + Fettsäure
Sphingomyeline	–	Ceramid + Phosphorylcholinrest (Ester)
Glykosphingolipide	Cerebroside Sulfatide Ganglioside	Ceramid + Monosaccharid Ceramid + sulfatiertes Monosaccharid Ceramid + Oligosaccharid

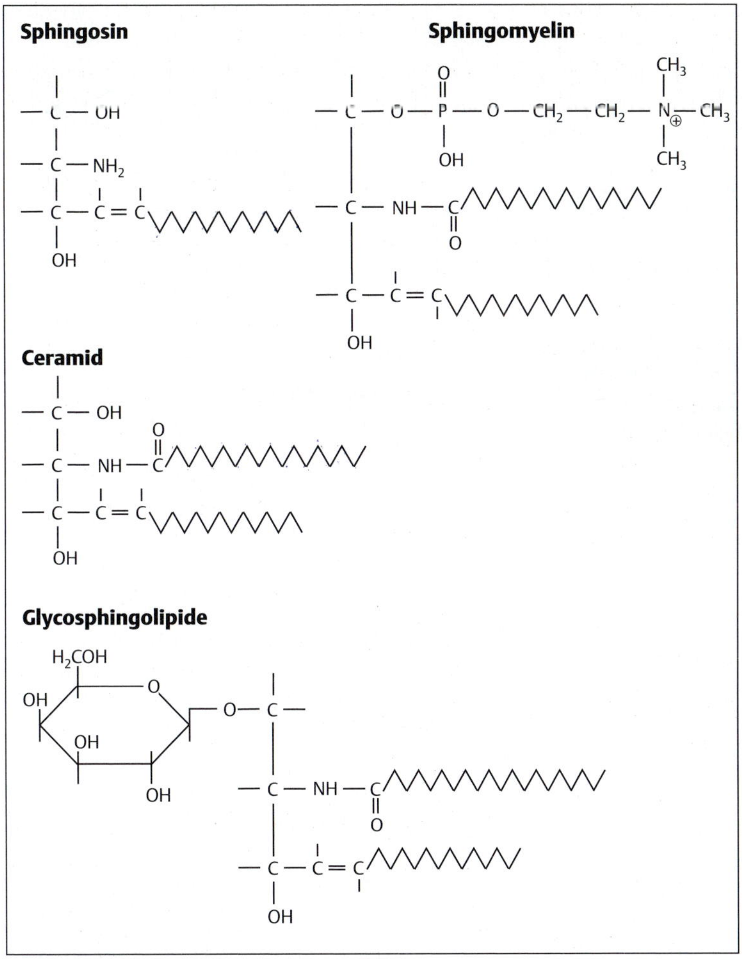

Sphingosin

$$-\overset{|}{\underset{|}{C}}-OH$$

$$-\overset{|}{\underset{|}{C}}-NH_2$$

$$-\overset{|}{\underset{\underset{OH}{|}}{C}}-\overset{|}{C}=\overset{|}{C}\text{\Large wwwwwww}$$

Sphingomyelin

$$-\overset{|}{\underset{|}{C}}-O-\overset{\overset{O}{\|}}{\underset{\underset{OH}{|}}{P}}-O-CH_2-CH_2-\overset{\overset{CH_3}{|}}{\underset{\underset{CH_3}{|}}{N_\oplus}}-CH_3$$

$$-\overset{|}{\underset{|}{C}}-NH-\overset{\underset{\|}{C}}{\underset{O}{}}\text{\Large wwwwwww}$$

$$-\overset{|}{\underset{\underset{OH}{|}}{C}}-\overset{|}{C}=\overset{|}{C}\text{\Large wwwwww}$$

Ceramid

$$-\overset{|}{\underset{|}{C}}-OH$$

$$-\overset{|}{\underset{|}{C}}-NH-\overset{\overset{O}{\|}}{C}\text{\Large wwwwwww}$$

$$-\overset{|}{\underset{\underset{OH}{|}}{C}}-\overset{|}{C}=\overset{|}{C}\text{\Large wwwwww}$$

Glycosphingolipide

Abb. 3.**6** **Sphingolipide**

3.4 Isoprenderivate: Terpene und Steroide

Von Isopren (Abb. 3.**7**) leiten sich zwei weitere Lipid-gruppen ab:

■ *Terpene*, die durch Polymerisation mehrerer Iso-preneinheiten entstehen (Di-, Triterpen usw.),

$$\begin{array}{l} CH_2 \\ \| \\ C-CH_3 \\ | \\ CH \\ \| \\ CH_2 \end{array} \quad \longleftrightarrow \quad \diagup\!\!\!\diagdown$$

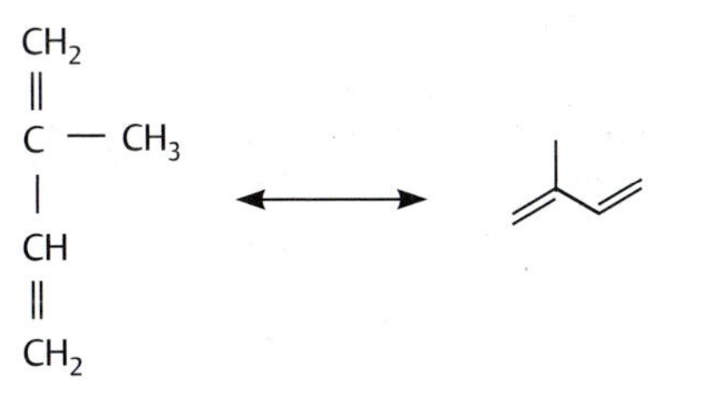

Abb. 3.**7** **Isopren**, Baustein der Terpene und Steroide

■ *Steroide*, die durch Zyklisierung des Triterpens Squalen entstehen.

> **! Merke**
>
> Die Bildung von Makromolekülen aus kleinen organischen Bausteinen durch chemische Reaktionen wird als *Polymerisation* bezeichnet.

3.4.1 Terpene

In der Natur spielen Terpene eine wichtige Rolle. Einige fungieren als Pheromone bei Insekten. Insekten benutzen Pheromone (Duftstoffe), um sich untereinander zu verständigen. Für den menschlichen Organismus sind vor allem die fettlöslichen Vitamine A, E und K als Terpene bedeutsam (s. Kap. 5). Auch das β-Carotin, Vorstufe des Vitamin A, wird zu den Terpenen gerechnet. Vitamin A und β-Carotin wurden zuerst in Karotten entdeckt, daher auch die Bezeichnung *Carotinoide*.

Biochemie

3.4.2   Steroide

Der menschliche Organismus ist in der Lage, aus Squalen durch Zyklisierung Cholesterin herzustellen. Das gebildete Cholesterin enthält das *Steroidgrundgerüst*, von dem sich alle anderen Steriode ableiten (Abb. 3.**8**).

Die Steroide dienen im Organismus vor allem als Hormone und spielen bei der Ausscheidungsfunktion (Gallensäuren) eine wichtige Rolle. Steroidhormone sind Vitamin-D-Hormon, Cortisol, Sexualhormone und das Aldosteron.

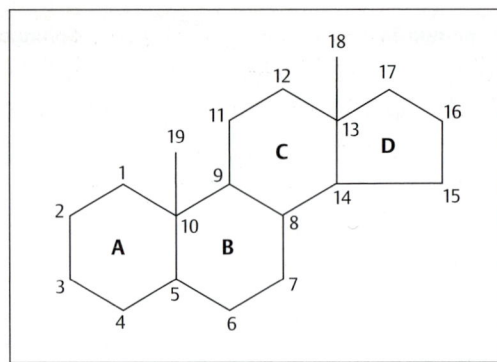

Abb. 3.**8   Steroidgrundgerüst**

 Merke

Vitamin D leitet sich vom Steroidgerüst ab, enthält es aber nicht in seiner Strukturformel.

Nukleotide, Nukleinsäuren, Chromatin

Allgemeine Grundlagen

Nukleinsäuren werden als Schlüsselmoleküle des Lebens bezeichnet, da sie die *Träger der genetischen Information* sind. Insbesondere sind sie am Prozess des Eiweißaufbaus direkt beteiligt, was ihre Bedeutung zusätzlich unterstreicht. Nukleinsäuren sind Polynukleotide (Makromoleküle, die sich aus vielen einzelnen Nukleotiden zusammensetzen), die in Bezug auf den enthaltenen Zucker, als *Desoxyribonukleinsäuren* (DNA) oder *Ribonukleinsäuren* (RNA) bezeichnet werden (s. Abb. 4.1).

4.1   Nukleotide

4.1.1   Struktur

Nukleotide sind die Bausteine, aus denen Nukleinsäuren gebildet werden. Sie bestehen jeweils aus einer *Base*, einem *Zuckermolekül* und einem Phosphatrest. Als Zuckermoleküle werden zwei unterschiedliche Pentosen benutzt: die *Ribose* als Zuckerbaustein aller Ribonukleinsäuren (RNA) und die *Desoxyribose*, die in den Desoxyribonukleinsäuren (DNA) vorkommt (Abb. 4.1).

Die in den Nukleotiden vorkommenden Basen sind von den Heterozyklen Purin bzw. Pyrimidin (zykli-

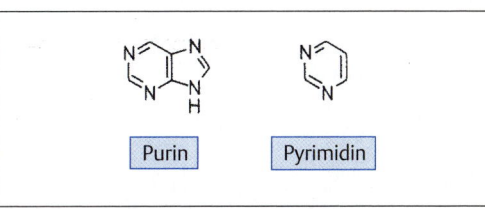

Abb. 4.2 Grundgerüst der **Nukleinbasen**

sche Verbindungen, die mehrere Stickstoffatome enthalten und schwach basisch reagieren) abgeleitet (Abb. 4.2).

Die einzelnen Purin- bzw. Pyrimidinbasen, die für den Nukleotidaufbau wichtig sind, sind in Abb. 4.3 dargestellt

 Merke

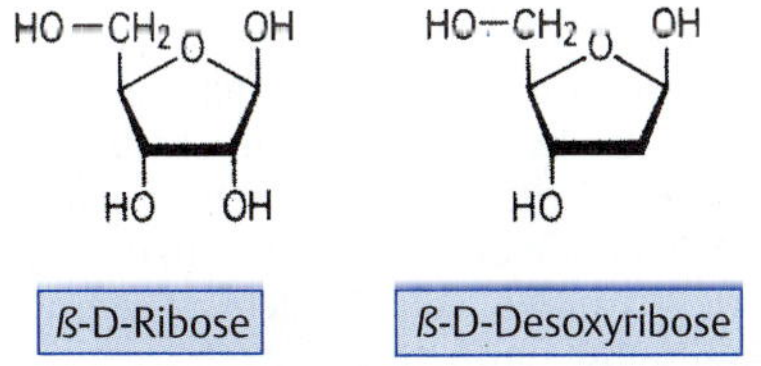

Thymin kommt ausschließlich in der DNA, Uracil nur in RNA-Molekülen vor.

Neben den abgebildeten Basen bzw. Nukleosiden kommen auch noch sog. *seltene Basen* in Nukleinsäuren vor, wie z.B. Methylcytosin, Pseudouridin und N-2-Dimethylguanosin. Über die Funktion dieser seltenen Basen ist bisher nichts Genaues bekannt. **Nukleoside** sind Verbindungen, die sich aus einer Base und einem Zuckermolekül zusammensetzen. Ist die beteiligte Base ein Pyrimidin-Abkömmling, so werden die entsprechenden Nukleoside mit der Endsilbe -idin bezeichnet, im Falle eines Purin-Nukleosids mit -osin. Die Bindung zwischen Zucker und Base wird zwischen C-1' des Zuckers und N-1 bei Pyrimidinbasen bzw. N-9 bei Purinbasen unter Wasserabspaltung gebildet. Es handelt sich um eine sog. *N-glykosidische Bindung*. Sobald ein Nukleosid am C-5' des Zuckers mit Phosphorsäure verestert wird, spricht man von einem **Nukleotid.**

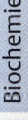

HO—CH₂ OH   HO—CH₂ OH

HO   OH   HO

ß-D-Ribose   ß-D-Desoxyribose

Abb. 4.1 Struktur der **Nukleinzucker**

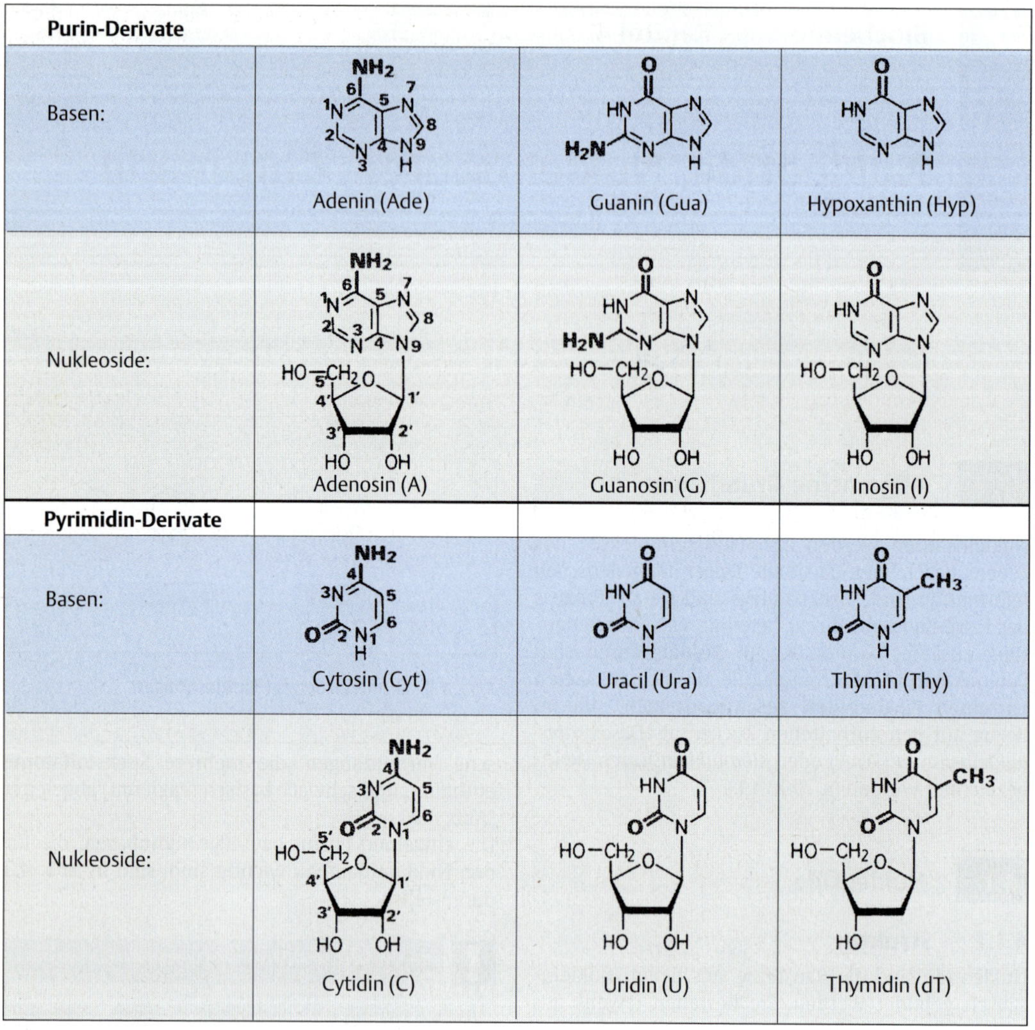

Purin-Derivate

Basen:	Adenin (Ade)	Guanin (Gua)	Hypoxanthin (Hyp)
Nukleoside:	Adenosin (A)	Guanosin (G)	Inosin (I)

Pyrimidin-Derivate

Basen:	Cytosin (Cyt)	Uracil (Ura)	Thymin (Thy)
Nukleoside:	Cytidin (C)	Uridin (U)	Thymidin (dT)

Abb. 4.**3 Nukleinbasen** und **Nukleoside**

 Merke

Nukleoside sind N-glykosidische Verbindungen eines Zuckermoleküls mit einer Purin- oder Pyrimidinbase.

Nukleotide sind Phosphorsäureester der Nukleoside. Ist am Nukleosid nur 1 Phosphatrest gebunden, spricht man von einem Nukleosidmonophosphat, bei 2 oder 3 gebundenen Phosphatresten entsprechend von Nukleosiddi- bzw. triphosphaten (Abb. 4.**4**).
Am dargestellten AMP kann man verschiedene Bindungstypen erkennen: Adenin und Ribose sind über eine **N-glykosidische Bindung** verknüpft, der *Phosphatrest ist als Ester an der Ribose gebunden.* Um deutlich zu machen, dass bei der Esterbindung

das C-5' des Zuckers beteiligt ist, wird die Substanz auch als 5'-AMP bezeichnet.
Weitere Phosphatreste werden durch Anhydrid-bindungen (energiereich) an bereits vorhandene Phosphatreste gebunden. Beim *Aufbau eines Nukleotids* verlaufen die Bildung einer N-glykosidischen Bindung zwischen Zucker und Base, die Esterbildung zwischen Zucker und Phosphorsäure und die Bildung von Anhydriden durch Anlagerung weiterer Phosphatreste unter Wasserabspaltung. Es handelt sich also um *Kondensationsreaktionen*. Entsprechend können Nukleotide durch *Hydrolyse* in ihre Bestandteile zerlegt werden. Alle Nukleotide werden vom Menschen selbst synthetisiert.

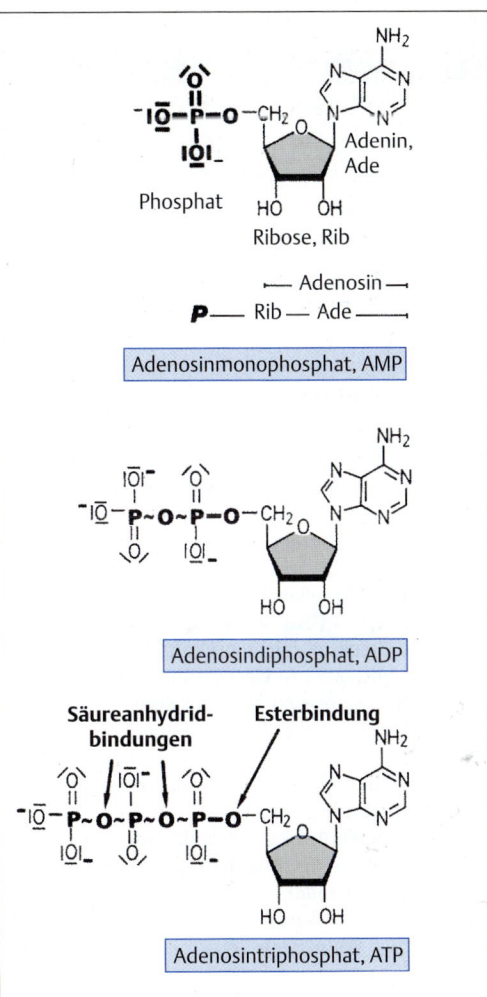

Abb. 4.**4** Nukleotidstruktur am Beispiel der **Adenosinphosphate**

4.1.2   Reaktionen

Eine der wichtigsten Aufgaben der Nukleotide ist es, als *Substrate der Nukleinsäuresynthese* zu dienen. Hierfür müssen die Nukleotide als Nukleosidtriphosphate vorliegen. Daneben haben einige Trinukleotide große Bedeutung als *Gruppen übertragende Coenzyme* (Tab. 4.**1**).

ATP hat dabei eine herausragende Stellung, indem es bei vielen Phosphorylierungsreaktionen als *Phosphatgruppendonator* fungiert. Bei anderen Reaktionen dient ATP als *Energielieferant*, der durch Spaltung einer Säureanhydridbindung in ADP und anorganisches Phosphat Energie freisetzt, die mithilfe eines Enzyms endergonische (energieverbrauchende) Reaktionen ermöglichen kann. Auch *Transportvorgänge*

gegen einen Gradienten können durch ATP-Spaltung angetrieben werden, wie z. B. der Na/K-Transport durch die Na/K-ATPase. Thermodynamisch besonders ungünstige Reaktionen können dadurch angetrieben werden, dass aus ATP zunächst Pyrophosphat abgespalten und anschließend durch ubiquitär vorkommende Pyrophosphatasen in zwei Phosphatreste aufgespalten wird. Dabei wird sowohl bei der Abspaltung von Pyrophosphat als auch bei dessen Aufspaltung Energie freigesetzt, die dann für eine entsprechende Reaktion verwendet werden kann.

> **! Merke**
>
> Ähnliche Aufgaben können neben ATP auch UTP, GTP und CTP übernehmen, wobei jedes dieser als Coenzym agierenden Nukleosidtriphosphate in bestimmten Stoffwechselbereichen zum Einsatz kommt.

ATP und GTP sind daneben Substrate für die Bildung zweier *Second messenger*, nämlich *cAMP und cGMP*.

> **! Merke**
>
> cAMP ist einer der wichtigsten Second messenger, der als intrazellulärer Signalstoff Informationen von nicht membrangängigen Hormonen weitergibt.

Adenylatcyclase

$P \sim P$ +

Adenosin- 3',5'- monophosphat
Cyclo - AMP

Abb. 4.**5** Synthese und Struktur von **cAMP**

Biochemie

Tab. 4.**1 Nukleosidtriphosphate als Coenzyme** in bestimmten Stoffwechselbereichen

Coenzym	Stoffwechselbereich	Beispiel
ATP	ubiquitär, v.a. im Energiestoffwechsel	Muskelkontraktion
UTP	Bildung von UDP-Glucose, Glykogenstoffwechsel, Glucuronsäure-stoffwechsel, Galaktosestoffwechsel	Bildung von UDP-Glucuronsäure für Konjugationsreaktionen
CTP	Phospholipidstoffwechsel	Lecithinsynthese
GTP	Proteinbiosynthese, Gluconeogenese	Bildung des Initiationskomplexes bei der Translation

cGMP hat ähnliche Bedeutung, ist jedoch weit weniger verbreitet. Das in Abb. 4.**5** dargestellte cAMP entsteht durch Abspaltung von Pyrrophosphat aus ATP, wobei der übrig gebliebene Phosphatrest an C-3' des Zuckers nochmals verestert wird, sodass ein sog. *intramolekularer Diester* entsteht. Das beteiligte Enzym ist die *Adenylatcyclase*.

4.2   Nukleinsäuren

4.2.1   Klassifizierung

Wie bereits erwähnt können Nukleinsäuren in Abhängigkeit des eingebauten Zuckers in DNA und RNA eingeteilt werden. Tab. 4.**2** zeigt eine weitergehende Einteilung der Nukleinsäuren sowie deren grobe molekulare Struktur, Lokalisation und Funktion.

4.2.2   Struktur

Nukleinsäuren sind *Polynukleotide*, wobei die einzelnen Nukleoside durch Phosphorsäure verbunden sind. Dabei bildet die Phosphorsäure zwischen dem C-3' der einen Pentose und C-5' des nächsten Zuckers 3' – 5'-*Phosphodiesterbindungen* aus, sodass sich eine *repetitive Sequenz von Zucker mit gebundener Base und Phosphorsäure* ergibt. In Abb. 4.**6** ist ein Ausschnitt eines DNA-Strangs dargestellt, der diese repetitive Struktur leicht erkennen lässt. Man erkennt am untersten Nukleotid eine freie OH-Gruppe am C-3' der Desoxyribose. Dieses Ende der DNA wird entsprechend als *3'-Ende* bezeichnet. Am obersten Nukleotid ist an C-5' des Zuckers ein Phosphatrest als abschließende Gruppe gebunden. Entsprechend heißt dieses Ende *5'-Ende*.

Als Makromoleküle besitzen Nukleinsäuren, ähnlich wie Proteine, eine *Primärstruktur* (Nukleotidsequenz), eine *Sekundärstruktur* (Ergebnis der Paarung komplementärer Basen) und eine *Tertiärstruktur* (vollständige Raumstruktur).

Tab. 4.**2** Einteilung der **eukaryontischen Nukleinsäuren**

Bezeichnung	Struktur	Lokalisation	Funktion
DNA	Doppelhelix	Zellkern, Mitochondrien	Träger der genetischen Funktion
hnRNA (heterogene nukleäre RNA)	Einzelstrang	Zellkern	Vorstufe der mRNA
mRNA (Messenger RNA)	Einzelstrang	Zellkern, Zytosol	Transport der kopierten DNA-Information für den Aufbau eines Proteins vom Zellkern ins Zytosol
tRNA (Transfer RNA)	Einzelstrang	Zytosol	Erkennung des Codons auf der mRNA durch eine eigene Erkennungsregion (Anticodon) und Übertragung der entsprechenden AS am Ribosom
rRNA (ribosomale RNA)	Einzelstrang	Ribosomen	Strukturbaustein der Ribosomen
snRNA (small nuclear RNA)	Einzelstrang	Zellkern	Beteiligung beim Entfernen von Intronsequenzen aus der hnRNA

Abb. 4.**6** Teilsequenz eines **DNA-Strangs**

DNA-Struktur

Die DNA liegt üblicherweise als *Doppelstrang* vor, wobei zwei Einzelstränge über Wasserstoffbrückenbindungen der Basen miteinander verknüpft sind. Dabei stehen die Basen nach innen, während die repetitive Sequenz aus Desoxyribose und negativ geladenem Phosphat nach außen steht und das Rückgrat der DNA bildet.

> ❗ **Merke**
>
> Das Ausbilden von Wasserstoffbrückenbindungen zwischen den Basen erfolgt nicht willkürlich, sondern nach der Gesetzmäßigkeit der *komplementären Basenpaarung*. Diese besagt, dass Wasserstoffbrücken nur zwischen bestimmten, sog. komplementären Basen, ausgebildet werden können.

Dabei wird ein Basenpaar jeweils zwischen einer Purin- und einer Pyrimidinbase ausgebildet: zwischen Adenin und Thymin mit 2 Wasserstoffbrückenbindungen, zwischen Cytosin und Guanin mit 3 Wasserstoffbrückenbindungen (Abb.4.7).

Aus der Tatsache, dass sich eine Base nur mit der ihr komplementären Base paaren kann, ergibt sich, dass ein DNA-Strang nur mit einem komplementären Strang einen Doppelstrang ausbilden kann.

> ❗ **Merke**
>
> Ein DNA-Strang legt die vollständige Basensequenz des anderen Stranges fest. Die Doppelhelix enthält folglich die Basen Adenin und Thymin sowie Cytosin und Guanin, jeweils im Verhältnis 1 :1.

Die beiden Einzelstränge eines DNA-Doppelstrangs liegen *antiparallel* zueinander, d.h., dass der eine Strang von 3' nach 5' läuft, der andere entgegengesetzt von 5' nach 3'. Der DNA-Doppelstrang verdrillt sich schraubenförmig zu einer *plectonemischen* (zwei um eine gemeinsame Achse gewundenen Stränge),

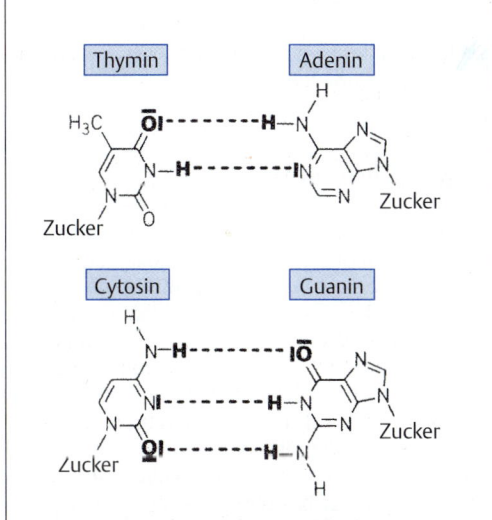

Abb. 4.**7** Komplementäre **Basenpaarung**

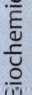

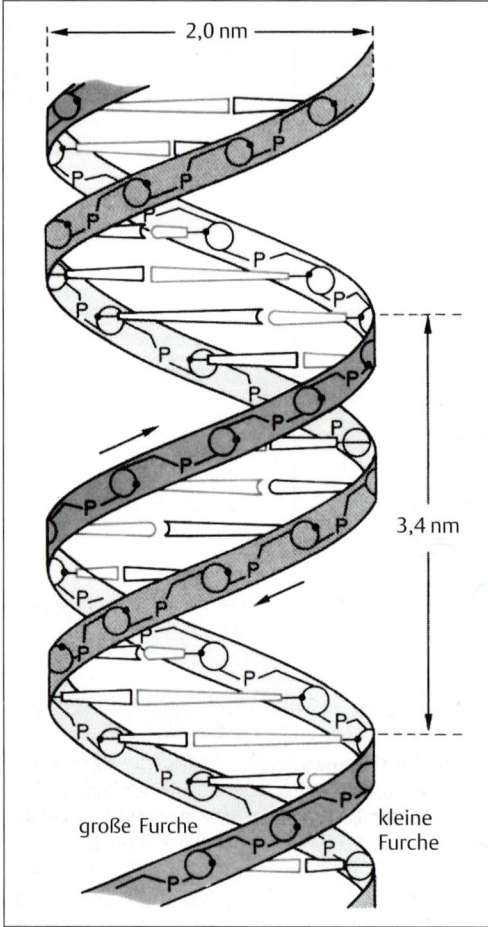

Abb. 4.**8** Struktur der **Doppelhelix**

rechtsgängigen Doppelhelix, die 10 Basenpaare pro Windung enthält (Abb. 4.**8**). Diese Grundform der DNA, auch *B-DNA* genannt, wurde von Watson und Crick entschlüsselt, wofür diese den Nobelpreis erhielten. Neben der B-DNA gibt es eine ebenfalls rechtsgängige A-DNA mit 11 Basenpaaren pro Windung. Im Gegensatz dazu liegt bei der Z-DNA eine Linkswindung vor. Innerhalb der B-DNA können Abschnitte mit Z-Konformation vorliegen. Die biologische Bedeutung dieser unterschiedlichen Formen ist noch nicht ausreichend geklärt.

Die DNA-Doppelhelix kann sich mithilfe von *Topoisomerasen* nochmals zu einer *Superhelix* verdrillen. Für diesen Prozess muss einer der beiden DNA-Stränge gespalten, um den anderen herumgeführt und wieder geschlossen werden. Topoisomerasen vom Typ 1 öffnen dabei kurzzeitig einen DNA-Strang, Topoisomerasen vom Typ 2 beide DNA-Stränge. Die Topoisomerase 2 der Bakterien wird als DNA-*Gyrase* bezeichnet.

RNA-Struktur

Grundsätzlich ist die RNA ähnlich aufgebaut wie die DNA. Unterschiede liegen einerseits darin, dass *anstelle von Thymin die Base Uracil* vorkommt und andererseits als Zucker *Ribose anstatt Desoxyribose*. Außerdem liegt die *RNA als Einzelstrang* vor. Die unterschiedlichen Klassen von RNA wurden bereits kurz in Tab. 4.**1** erwähnt. Eine genauere Darstellung, insbesondere im Hinblick auf die Funktion der Nukleinsäuren erfolgt in Kap. 7.

4.2.3   Reaktionen

Formal wird eine Nukleinsäure durch Polykondensation vieler Nukleotide gebildet. Die einzelnen Nukleotide müssen dazu in Form von Nukleosidtriphosphaten vorliegen. Während die einzelnen Nukleotide eines Strangs durch kovalente Bindungen untereinander sehr stabil verbunden sind, besitzt die Verknüpfung zweier komplementärer Doppelstränge über Wasserstoffbrückenbindungen nur geringe Bindungsstärke. Dadurch ist es möglich, durch vorsichtiges Erhitzen einen Doppelstrang aufzutrennen, ohne dabei die Nukleotidsequenz zu zerstören. Unter geeigneten Bedingungen lassen sich derart *denaturierte DNA-Moleküle* wieder miteinander verbinden, also *renaturieren*.

> **❗ Merke**
>
> Das Zusammenlagern zweier Nukleinsäuren bzw. Nukleinsäurenabschnitte zu einem Doppelstrang bezeichnet man als *Hybridisierung*.

Voraussetzung dafür ist das Vorhandensein komplementärer Sequenzen. Hybridisierung ist sowohl zwischen DNA-DNA, DNA-RNA als auch RNA-RNA möglich. Die Technik der künstlichen Hybridisierung spielt im Rahmen gentechnologischer Vorgehensweisen eine große Rolle.

4.3   Chromatin

Der Begriff Chromatin bezeichnet die Gesamtheit der Nukleinsäuren und Proteinen im Zellkern, also auch die Chromosomen (Abb. 4.**9**). Während der Mitose kondensiert das Chromatin zu sichtbaren Chromosomen. Ein Chromosom wiederum besteht aus einem Molekül DNA, welches mit *Histonen* (basische Proteine, die an der DNA binden) und Nicht-Histon-Proteinen assoziiert ist. Das Verhältnis zwischen DNA und Protein beträgt ca. 1 : 1. Histone sind kleine Proteine, die sich wegen ihres hohen Gehalts an Lysin und Arginin basisch verhalten. Es existieren 5 Histonklassen, die mit H1, H2 A, H2 B, H3 und H4 bezeichnet werden. Jeweils 8 Histonmoleküle kön-

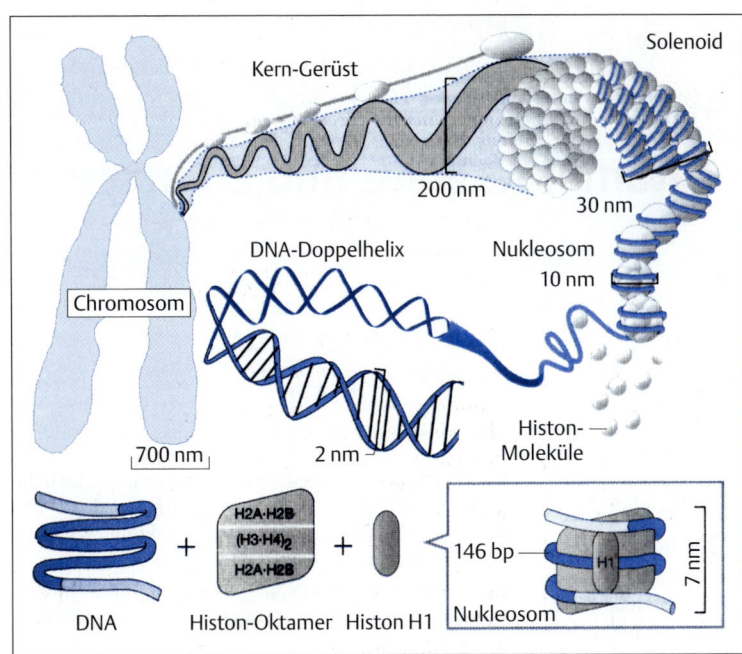

Abb. 4.9 Struktur des **Chromatins**

nen zu einem sog. Histon-Oktamer assoziieren, der von der DNA $1^3/_4$-mal umschlungen wird.

Einen solchen Bereich nennt man Nukleosom *oder Core-Partikel.* Die gesamte DNA weist eine ganz erhebliche Anzahl dieser Nukleosomen auf. Der DNA-Bereich zwischen zwei Nukleosomen wird als *Linker* bezeichnet. Auch hier kann ein Histon vom Typ H1 binden, wodurch eine enge Zusammenlagerung von Nukleosomen unter Ausbildung sehr kompakter Bereiche, den sog. *Solenoiden* möglich wird.

Histone ermöglichen also die dichte Packung der DNA im Zellkern. Darüber hinaus wirken sie auch als Funktionsregulatoren, da das Ablesen bestimmter DNA-Bereiche (Transkription) nur an histonfreier DNA möglich ist. Durch Modifizierung von Aminosäuren der Histone wie z. B. Acetylierung oder Phosphorylierung, können diese unter Umständen nicht mehr an der DNA binden und lösen sich. Dadurch werden DNA-Bereiche frei für die Transkription.

Die Gruppe der Nicht-Histon-Proteine setzt sich aus sehr unterschiedlichen Proteinen zusammen. Sie enthalten u. a. Enzyme der Replikation, der Transkription (Kap. 7), Regulationsfaktoren, Gerüstproteine, Steroidhormon-Rezeptorkomplexe und viele mehr.

Vitamine, Vitaminderivate und Coenzyme

5.1   Allgemeines

Vitamine sind niedermolekulare Verbindungen, die für Wachstum, Erhaltung und Fortpflanzung des Menschen notwendig sind. Sie sind essenzielle Nährstoffe, d. h., sie können vom Körper selbst nicht synthetisiert werden und müssen daher mit der Nahrung zugeführt werden. Im Falle des Retinols (Vitamin A) und der Calciferole (Vitamin D) besitzt der Organismus die Fähigkeit, Vitamine aus ihren Vorstufen, den *Provitaminen*, in ausreichender Menge zu synthetisieren. Ein Mangel an Vitaminen führt zu **Hypovitaminosen**, die in schweren Formen (*Avitaminosen*) den Tod des Organismus bedingen, wogegen ein Überangebot selten zu **Hypervitaminosen** führt. Vitamine werden für die Synthese von Coenzymen (aktive Form vieler Vitamine) benötigt oder sind als solche direkt am Stoffwechsel beteiligt; so werden z.B. für das NAD die Nicotinsäure, für das FAD das Riboflavin, für das Coenzym A die Pantothensäure usw. benötigt, Biotin dagegen wird als solches verwendet. Jedes Vitamin hat demnach seinen eigenen Wirkungsbereich und ist nicht durch ein anderes Vitamin ersetzbar. Dennoch ergänzen sich die einzelnen Vitamine in ihrer Wirkung und sind miteinander für den ungestörten Ablauf der intermediären Stoffwechselprozesse nötig, d. h. führt man ein Vitamin im Überschuss zu, kann es zu einem relativen Mangel anderer Vitamine kommen (s. Vitamin-B-Komplex 5.3).

Grundsätzlich unterteilt man Vitamine in fettlösliche und wasserlösliche Vitamine. Nachfolgend werden die Struktur, die biochemische Wirkung, wichtige Mangelerscheinungen der einzelnen Vitamine und gute Vitaminquellen besprochen. Zusammenfassend gibt die Tab. 5.1 prüfungsrelevante Fakten wieder.

Cobalamin (Vit. B$_{12}$)

Tab. 5.1 Struktur und Funktion wichtiger Vitamine

Vita-min	Name (Bedarf)	Struktur	Wirksame Form / Coenzym	Funktion
Fettlösliche Vitamine				
A	Retinol / Retinal (1 mg)	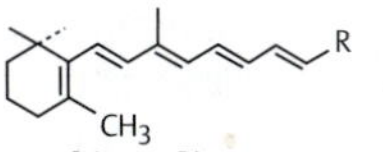 Retinol: R = ··· CH$_2$OH (Vitamin-A-Alkohol) Retinal: R = ··· CHO (Vitamin-A-Aldehyd) Retinsäure: R = ··· COOH (Vitamin-A-Säure) β-Ionon-Ring	Retinal Retinsäure	Sehvorgang, Entwicklung und Differenzierung von Zellen
D	Calciferol (5 µg)	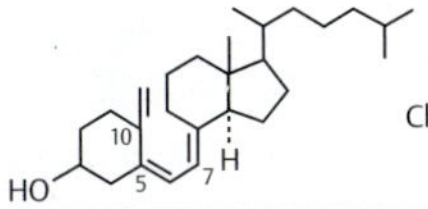 Cholecalciferol (D$_2$)	1,25-Dihydroxy-Calciferol	Ca^{2+}-und Phosphathaushalt
E	Tocopherol (10 mg)	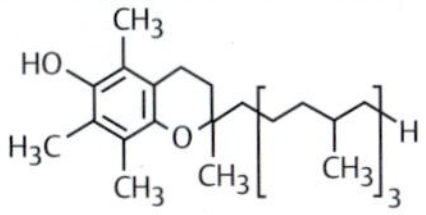 α-Tocopherol	Tocopherol	Antioxidans, schützt mehrfach ungesättigte FS
K	Phyllochinon* (0,08 mg)	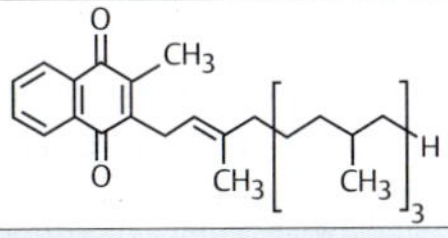	Dihydrochinon	γ-Caboxylierung v. Gerinnungsfaktoren II, VII, IX, X, Protein C und Protein S
Wasserlösliche Vitamine				
B$_1$	Thiamin (1,5 mg)	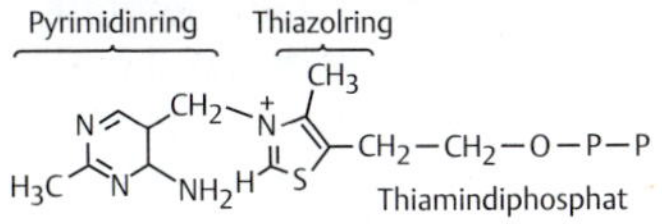 Pyrimidinring Thiazolring Thiamindiphosphat	Thiamin-pyrophosphat (TPP)	Decarboxylierung (Pyruvat-Dehydrogenase-Reaktion; α-Ketoglutarat-Dehydrogenase-Reaktion), Transketolase-Reaktion
B$_2$	Riboflavin (1,8 mg)	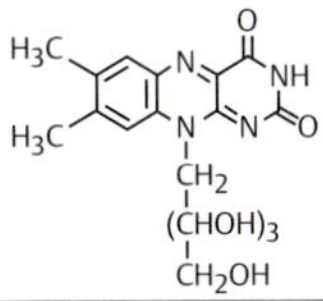	FAD, FMN	H$^+$-(Elektronen)-Transfer (z.B. Komplex I der Atmungskette
	Nicotinsäureamid (Nicotinamid) (15 mg)	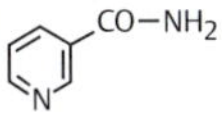	NAD, NADP	H$^+$-Übertragung
	Pantothensäure* (7 mg)	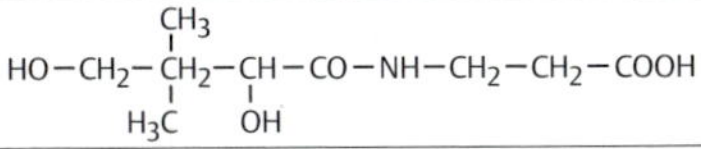 HO−CH$_2$−CH$_2$−CH−CO−NH−CH$_2$−CH$_2$−COOH (CH$_3$, OH)	Coenzym A	Acylgruppen-Transfer, z.B. Acyl-CoA-β-Oxidation, Acetyl-CoA-Abbau im Citratzyklus
	Folsäureamid (Nicotinamid)* (15 mg)	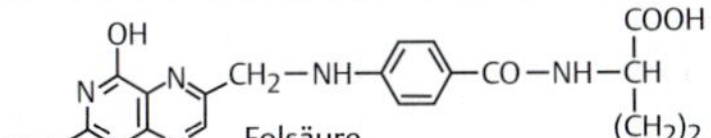 Folsäure (Pteroylglutaminsäure)	Tetrahydro-folsäure (TH$_4$)	C$_1$-Transfer, z.B. C$_2$, C$_8$ von Purinen; CH$_3$ von Thymin; N-Formyl-Methionin-t-RNA-Synthese; Homocystein → Methionin; Äthanolamin → Cholin;
	Biotin (0,1 mg)	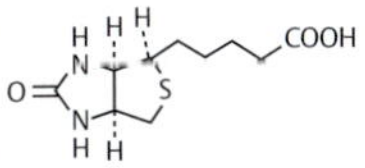	enzym-gebundenes Biotin	Carboxylierung, z.B. Pyruvat-Carboxylase; Acetyl-CoA-Carboxylase, Propionyl-CoA-Carboxylase
B$_6$	Pyridoxin* (2 mg)	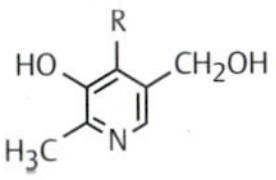 Pyridoxol (R= −CH$_2$OH) Pyridoxal (R= −CHO) Pyridoxamin (R= −CH$_2$−NH$_2$)	Pyridoxal-phosphat (PALP)	Decarboxylierung von AS (Synthese der biogenen Amine; Transaminierung von AS (GOT, GTP); Porphyrinsynthese; Sphingosinsynthese; H$_2$O-Abspaltung aus Serin und Threonin
B$_{12}$	Cobalamin* (1 µg)	siehe nebenstehende Strukturformel	5-Desoxy-adenosyl-Cobalamin	Umlagerungsreaktionen, z.B. Methylmalonyl-CoA → Succinyl-CoA; Regenerierung von TH$_4$
C	Ascorbinsäure (60 mg)	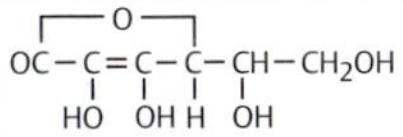 OC−C=C−C−CH−CH$_2$OH (HO OH H OH)	Ascorbinsäure	Redoxreaktionen, z.B. Dopamin → Noradrenalin Tryptophan → 5-Hydroxytryptophan; Kollagensynthese; Gallensäuresynthese; TH$_4$-Synthese

*gewisse Produktion in menschlichen Darmbakterien

Biochemie

5.2   Fettlösliche Vitamine

Fettlösliche Vitamine sind vorwiegend in fetthaltigen Nahrungsmitteln wie in Ölfrüchten, naturbelassenen Ölen, Nüssen, Getreidekeimen, Butter, Lebertran, Speck, Sahne, naturbelassener Milch usw. enthalten.

 Merke

Fettlösliche Vitamine sind A, E, D, K (Merke: EDeKA). Chemisch gesehen gehören sie zu den Isoprenoiden (Isopren als Baustein) und werden unter Mitwirkung eines physiologischen Emulgators (z.B. Gallensäuren) aus dem Darm resorbiert.

5.2.1   Vitamin A (Retinol)

Struktur und Synthese

Retinol ist aus 4 Isopren-Einheiten aufgebaut, steht also den Carotinoiden, die aus 8 Isopren-Einheiten aufgebaut sind und wenigstens einen β-Iononring aufweisen, nahe. Die Carotinoide sind ausschließlich pflanzlichen Ursprungs und im Tier- und Pflanzenreich weit verbreitet. Zu den Carotinoiden gehören u.a. das α-, β- und γ-Carotin, die als Pflanzenfarb-

stoffe (das Tiefgelb in Möhren!) im Organismus in Vitamin A umgewandelt werden können und deshalb wichtige *Provitamine* darstellen: Durch die in der Leber und im Dünndarm lokalisierte β-*Carotin-15,15'-Dioxygenase* wird β-Carotin oxidativ an der zentralen Doppelbindung in zwei Moleküle Retinal gespalten. Das Retinal trägt eine Aldehydgruppe und kann weiter durch die Alkoholdehydrogenase reversibel zu Retinol oxidiert werden.

 Merke

β-Carotin besitzt zwei β-Iononringe und wird in zwei Moleküle Retinal gespalten. α- und γ-Carotin besitzen nur einen β-Iononring und liefern nur ein Retinalmolekül.

Vorkommen

Vitamin A wird entweder in Form seines Provitamins (Carotin) oder in Form seiner Fettsäureester (Retinylester) aufgenommen.

■ Das *Carotin* kommt vorwiegend in Pflanzen vor, z.B. tiefgelbes Gemüse (Möhren, Steckrüben etc.), tiefgelbe Früchte (Melonen, Pfirsiche, Mirabellen, Mango, Aprikosen u.a.), um nur einige wichtige pflanzliche Quellen zu nennen.

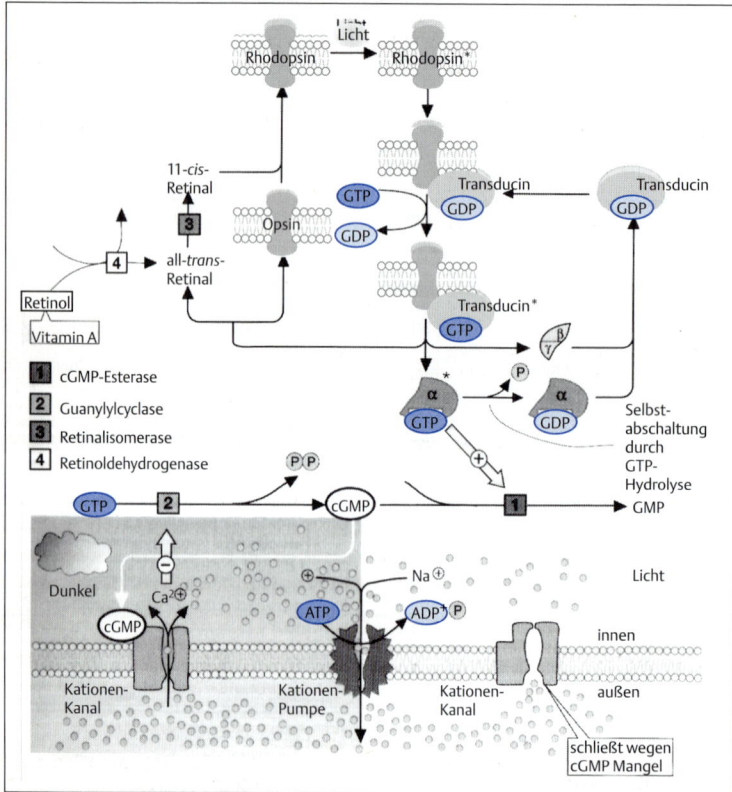

Abb. 5.**1** Signalkaskade bei der **Reizübertragung in Stäbchen** (aus Koolman/Röhm, Thieme 1994)

■ Der *Retinylester* ist die Vitamin-A-Speicherform der Tiere (auch des Menschen) und wird demnach durch den Verzehr tierischer Produkte aufgenommen (Innereien, Fisch, Milch, tierische Öle u.a.).

Funktion

Sehprozess: Beim Sehprozess nimmt das Retinal (Vitamin-A-Aldehyd) eine Schlüsselposition ein. Das innere, dem einfallenden Licht zugewandte Segment der Stäbchen enthält den Zellkern und zur Energieversorgung die Mitochondrien, während das äußere Segment scheibchenförmige Vesikel (*discs*) enthält, deren Membranprotein aus dem roten Sehpigment *Rhodopsin* besteht.

 Merke

Das Rhodopsin besteht aus dem Glykoprotein Opsin, das mit 11-cis-Retinal unter Ausbildung einer Schiff-Base an die Aminogruppe eines Lysinrestes des Opsins kovalent gebunden ist (s. Abb. 5.**2**).

Bei Lichteinfall (Photonen) stereoisomerisiert das instabile 11-cis-Retinal des Rhodopsins zum stabilen all-trans-Retinal, wodurch Rhodopsin abgelöst und zu photoaktivem Rhodopsin (R*) aktiviert wird. Das R* bindet an das *Transducin,* ein oligomeres Membranprotein, das zu den G-Proteinen gehört, aus **3** Untereinheiten (α, β, γ) besteht und mit GTP oder GDP zu einem Komplex verbunden ist. Die Bindung des Rhodopsins an das Transducin löst den Austausch eines an Transducin gebundenen GDP-Moleküls mit GTP aus, wodurch Transducin aktiviert (*) wird und in eine aktive α*- und eine $\beta\gamma$-Untereinheit zerfällt. Die aktivierte α-Untereinheit (*) aktiviert wiederum eine Phosphodiesterase, die intrazelluläres cGMP zu GMP abbaut → cGMP- Spiegel ↓. cGMP ist ein *Second messenger* (s. 14.1.3), dessen Konzentrationsveränderung in den Stäbchen der Retina folgende Rolle spielt (Abb. 5.**1**):

■ Bei *Dunkelheit* hält cGMP die Kationen-Kanäle der Zellmembran der Sinneszellen geöffnet, wodurch Na^+ und Ca^{2+} aufgrund des Konzentrationsgradienten in die Zelle einströmen. Als Folge dieser Wirkung schütten die Sinneszellen ständig inhibitorische Neurotransmitter an ihren Synapsen aus und hemmen postsynaptische Neurone, d.h. es entsteht kein Aktionspotenzial.

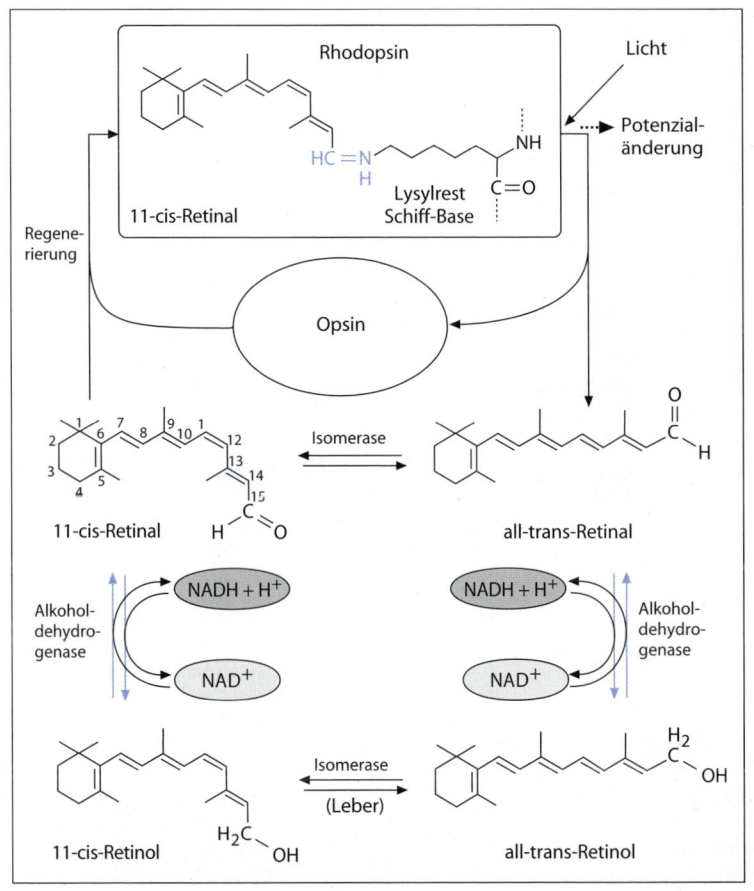

Abb. 5.**2 Regeneration des Rhodopsins**

■ Bei *Lichteinfall* bewirkt die Transducin-induzierte Aktivierung der Phosphodiesterase, wie schon oben erwähnt, ein Absinken der intrazellulären cGMP-Konzentration, was zu einer Schließung der Kationenkanäle (Na^+ und Ca^{2+}) in den Stäbchen führt. Da ständig Na^+ und Ca^{2+} aus der Zelle herausgepumpt werden, kommt es zu einer *Hyperpolarisation* der Zellen (Zellinneres relativ zur Außenseite negativ). Die Neurotransmitterausschüttung wird unterbrochen, wodurch die postsynaptischen Neurone desinhibiert, d.h. erregt werden. Dadurch werden Nervenimpulse via N. opticus an das ZNS weitergegeben, was zur Sinneswahrnehmung führt.

Nach der oben beschriebenen Signalkaskade kommt es zur **Regeneration des Rhodopsins**. Hierbei gibt es zwei Möglichkeiten (Abb. 5.**2**):

■ Das aktivierte Rhodopsin (R*) zerfällt in Opsin und all-trans-Retinal. Eine Retinal-Isomerase wandelt *in der Netzhaut* all-trans-Retinal in 11-cis-Retinal um, wodurch letzteres mit Opsin zu Rhodopsin regeneriert wird.

■ Das all-trans-Retinal kann durch die Alkoholdehydrogenase zu all-trans-Retinol reduziert und in die Zirkulation abgegeben werden. *In der Leber* wird es zu 11-cis-Retinol isomerisiert, welches zu 11-cis-Retinal oxidiert wird und der Rhodopsinbildung zur Verfügung steht.

Embryogenese: Vitamin A spielt in Form von Retinsäure bei der Entwicklung der verschiedenen Gewebe und Organe eine bedeutende Rolle.

Klinischer Bezug

Hypovitaminosen: Mangelerscheinungen werden zunächst als Störung beim Dämmerungssehen erkannt, also als Störung der Dunkeladaptation bis hin zur Nachtblindheit (Hemeralopie). Weiter kommt es zu Veränderungen der Schleimhäute (Eintrocknen, Verhornung, Bronchitis etc.) und zu Wachstumsstörungen.

Hypervitaminosen: Eine überhöhte Zufuhr von Vitamin A wird meistens durch hohe Dosen von Vitamin-A-Präparaten verursacht. Sie bedingt Störungen des Knochenstoffwechsels sowie Haut- und Schleimhautsymptome.

5.2.2   Vitamin D (Calciferol)

Zu den wichtigsten Vertretern der Vitamin-D-Familie gehört das Vitamin D_2 (Ergocalciferol) und Vitamin D_3 (Cholecalciferol bzw. Calciol).

■ *Vitamin D_2* wird unter der Einwirkung von UV-Strahlung in der Haut aus dem Provitamin Ergosterol synthetisiert, das nur in Pflanzen vorkommt. Die aktive Form des Vitamin D_2 ist das 1,25-Dihydroxyergocalciferol.

■ *Vitamin D_3* kann bei Tieren (und beim Menschen) aus dem Provitamin 7-Dehydrocholesterin, das

sich von Cholesterin ableitet, synthetisiert werden. Seine biologisch aktive Form ist das 1,25-Dihydroxycholecalciferol (Calcitriol).

Viele Autoren bezeichnen die Vitamin-D-Familie als Prohormone und ihre aktive Form als Hormone, da sie nach Herkunft und Wirkungsmechanismus den Steroidhormonen nahestehen. Aus diesem Grund wird die biochemische und physiologische Wirkung des Vitamin D in Kap. 14 behandelt (s. 14.6.2).

5.2.3   Vitamin E (Tocopherol)

Struktur

Die bedeutendste in der Natur vorkommende Verbindung mit Vitamin-E-Aktivität ist das α-Tocopherol. Es enthält einen Chromanring und eine Isoprenoid-Seitenkette. Für die Vitaminwirkung sind die OH-Gruppe und die Methylgruppen am Ring verantwortlich.

Vorkommen

Vitamin E wird ausschließlich in Pflanzen synthetisiert. Besonders gute Vitamin-E-Quellen sind pflanzliche Öle (Weizenkeimöl, Sonnenblumenöl und Olivenöl).

Funktion

Vitamin E ist als Bestandteil aller Membranen tierischer Zellen ein essenzielles Antioxidans, das mehrfach ungesättigte Fettsäuren (Linolsäure, Arachidonsäure u.a.) in Membranlipiden, Lipoproteinen und Depotfetten vor einer Zerstörung durch freie Radikale und oxidationsfreudige Stoffe schützt.

Merke

Vitamin E schützt als *Redoxsystem* empfindliche Stoffe vor Oxidation, indem es selbst oxidiert wird. Vitamin C (Ascorbinsäure) kann Vitamin E wieder regenerieren.

Klinischer Bezug

Hypovitaminosen aufgrund eines Vitamin-E-Mangels sind oft gepaart mit einer hämolytischen Anämie, die auf einer erhöhten Fragilität der Erythrozytenmembran beruht. Daneben zeigen sich ebenfalls eine erhöhte Anfälligkeit gegen Muskelschädigung und frühere Erschöpfung bei Ausdauerversuchen.

Körperliche Bewegung hat einen Anstieg freier Radikale im Skelettmuskel zur Folge, daher ist auf eine ausreichende Zufuhr von Antioxidantien zu achten. Da es für Vitamin E im Körper keinen Speicher gibt, supplementieren viele Sportler zur Membranprotektion Vitamin E. Um den Effekt zu verstärken, ist die Anwendung mit Vitamin C am sinnvollsten. Interessanterweise wird das Vitamin E aus natürlichen Pflanzenölen (RRR-α-Tocopherol) am besten resorbiert.

5.2.4   Vitamin K (Phyllo- und Menachinon)

Struktur

Vitamin-K-Derivate besitzen einen Naphtochinon-Kern (2-Methyl-1,4-Naphtochinon). Je nach dem Substituenten (Isoprenoid-Seitenketten) am C_3 unterscheidet man zwischen den zwei in der Natur vorkommenden Vitaminen K_1 und K_2:

- *Vitamin K_1* (Phyllochinon) wird von Pflanzen synthetisiert und besitzt eine Phytyl-Seitenkette (20 C-Atome).
- *Vitamin K_2* (Menachinon) wird von in Tierdärmen existierenden Bakterien gebildet und besitzt eine Difarnesyl-Seitenkette aus 7 Isopreneineinheiten (35 C-Atome).

Vorkommen

Phyllochinon ist in den Chloroplasten der Grünpflanzen als normaler Bestandteil des Photosyntheseapparats enthalten und z. T. in Früchten. Folgende Lebensmittel sind reich an Phyllochinon: Blumenkohl, Rosenkohl, Sauerkraut, Spinat, Weizenkeime, Sonnenblumenöl u. a. Folgende tierische Produkte sind Vitamin-K-reich: Hühner- und Rinderleber, Hühnerei, Speisequark u. a.

Funktion

Vitamin K ist ein Cofaktor einer Carboxylase und dient durch γ-Carboxylierung der posttranslationalen Modifizierung wichtiger Proteine mit Glutamyl-Seitenketten. Dabei werden in die Glutaminsäurereste zusätzlich Carboxylgruppen eingeführt und dadurch Gerinnungsfaktoren (-proteine) und Regulationsproteine des Knochenstoffwechsels in ihre wirksame Form überführt.

- *Blutgerinnung:* Vitamin K wird durch die Vitamin-K-Reduktase unter $NADH/H^+$ – bzw. $NADPH/H^+$ - Verbrauch zu Hydrochinon (Vitamin-KH_2) reduziert. *Vitamin-KH_2* ist der eigentliche Cofaktor für die Carboxylase, die CO_2 in Glutaminsäure-Reste der *Gerinnungsfaktoren II, VII, IX, X, Protein C und Protein S* einführt. Sie können dann durch ihre Carboxyl-Glutamatreste in Gegenwart von Ca^{2+} an Phospholipidmembranen gebunden werden und ihre biochemische Aktivität im Gerinnungssystem entfalten (Abb. 5.**3**). Der komplexe Ablauf der Blutgerinnung wird im Kapitel 16.4.2 besprochen. Das bei der γ Carboxylierung entstandene Vitamin-K-2,3-Epoxid wird in zwei Schritten zu hydroxyliertem Vitamin K (Vitamin KH_2) reduziert und steht für den Ablauf der Gerinnungsfaktorsynthese zur Verfügung (s. Abb. 5.**3**).
- *Osteocalzinsynthese:* Entsprechend der Synthese der Blutgerinnungsfaktoren dient Vitamin K zur Osteocalzinsynthese. Osteocalzin ist ein Protein, das in den Osteoblasten gebildet wird und bei der Mineralisierung des Knochens mitwirkt.

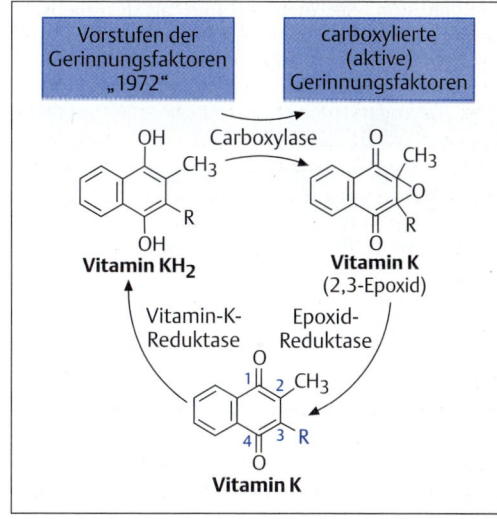

Abb. 5.**3** Der **Vitamin-K-Zyklus** zeigt die Umwandlungsformen des Vitamin K bei der γ-Carboxylierung der Vorstufen der Gerinnungsfaktoren

 Klinischer Bezug

Hypovitaminosen sind beim Mensch sehr unwahrscheinlich, da Vitamin K in Lebensmitteln reichlich vorhanden ist und von den Bakterien im Darm synthetisiert wird. Ein **Vitamin-K-Mangel** kann allerdings durch eine orale *Antibiotika-Therapie* entstehen, da es dabei zur Schädigung der Vitamin K produzierenden Bakterien im Darm kommt. Gleichzeitig muss eine Vitamin-K-Mangelernährung bestehen. *(Fett-)Resorptionsstörungen* führen durch mangelnde Aufnahme von Vitamin K ebenfalls zu einem Mangel. Folge: Verlängerung der Blutgerinnungszeit, da die oben genannten Gerinnungsfaktoren in verminderter Konzentration vorliegen.

5.3   Wasserlösliche Vitamine

Die wasserlöslichen Vitamine sind in den Lebensmitteln enthalten, die stark wasserhaltig sind, also vorwiegend in rohem Gemüse und rohem Obst. Die wasserlöslichen Vitamine werden in den Vitamin-B-Komplex und das Vitamin C (Ascorbinsäure) unterteilt. Ersterer besteht aus acht Vitaminen und nimmt wegen seiner zentralen Rolle für die Stoffwechselvorgänge eine Sonderstellung ein. Im Gegensatz zu den Hauptnährstoffen, die dem Organismus als Bausteine und Speicherstoffe dienen, erfüllen Stoffwechselprodukte der B-Vitamine katalytische Funktionen. Sie werden im Organismus in Enzyme eingebaut, die für den normalen Ablauf des Kohlenhydrat-, Fett- und Aminosäurenstoffwechsel unent-

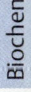

Biochemie

behrlich sind. Sie dienen somit als *prosthetische Gruppen oder Coenzyme* und werden in diesem Kapitel ausführlich besprochen.

Merke

Die B-Vitamine enthalten alle, mit Ausnahme der aliphatischen Pantothensäure, heterozyklische Ringsysteme (Tab. 5.2).

5.3.1   Vitamin B₁ (Thiamin)

Struktur

Thiamin besteht aus zwei heterozyklischen Ringen, einem Thiazol- und einem Pyrimidinring, die über eine CH_2-Gruppe verbunden sind. Nach der Resorption im Darm wird es in der Leber in die aktive Form *Thiaminpyrophosphat (TPP)* umgewandelt.

Vorkommen

Thiamin kommt in den Randschichten aller Getreidearten vor (Vollkornprodukte), in Hülsenfrüchten (Linsen, Bohnen, Erbsen) und in Kartoffeln. In tierischen Produkten ist Thiamin in Innereien und Muskelfleisch reichlich vorhanden.

Funktion

Thiaminpyrophosphat kann wegen der leichten Abspaltbarkeit des H-Atoms Additionsreaktionen eingehen und dient als Coenzym folgender Reaktionen im Intermediärstoffwechsel (Tab. 5.3):
- Decarboxylierungsreaktionen
- Transketolasereaktionen

Klinischer Bezug

Hypovitaminosen: Die Anwesenheit von Thiaminasen, die das Vitamin zerstören (in rohem Fisch, Kaffee u.a.), verringert die Verfügbarkeit des Vitamins aus der Nahrung. Auch der Ausmahlungsgrad des Mehls (bei „Weißmehl") verringert den Vitamingehalt (Vollkornprodukte sind vitaminreicher), wobei Symptome wie Müdigkeit, Gewichtsverlust, Herzinsuffizienz und Verwirrungszustände die Folge sind. Ein Mangel (Avitaminose) führt zur **Beriberi-Krankheit,** deren Symptome neurologische Störungen und eine Muskelatrophie sind.

Tab. 5.2 **Vitamine mit heterozyklischen Ringsystemen**

Vitamin-B-Komplex	Heterozyklische Ringsysteme
Vitamin B₁	Thiazol- und Pyrimidinring
Vitamin B₂	Isoalloxazin-System
Nicotinamid, -säure	Pyridinring
Folsäure	Pterin-System
Biotin	Thiophanring
Vitamin B₆	Pyridinring
Vitamin B₁₂	

5.3.2   Vitamin B₂ (Riboflavin)

Struktur

Riboflavin besteht aus einem Isoalloxazinring, der den chemisch aktiven Teil des Flavins ausmacht, und einem C-5-Ribityl-Rest (Abb. 5.**4**). Die mit der Nahrung aufgenommenen Flavoproteine werden im Intestinaltrakt zu Riboflavin gespalten, welches in der Darmmukosa zu **Flavinmononucleotid (FMN)** phosphoryliert und in dieser Form resorbiert wird. Aus FMN und Adenosinmonophosphat entsteht **Flavinadenindinucleotid (FAD)**.

Merke

Riboflavin ist der Baustein der beiden Coenzyme FMN und FAD.

Vorkommen

Riboflavin ist in Hefe, Getreidekeimlingen, Vollkorn und in den tierischen Produkten Leber und Käse reichlich vorhanden.

Funktion

Riboflavin ist – in Form von FMN oder FAD – Coenzym vieler Enzyme bei **Oxidations- und Reduktionsreaktionen** wie
- Elektronentransport,
- Fettsäuresynthese und –oxidation,
- Aminosäureoxidation

Tab. 5.3 **Thiaminpyrophosphatabhängige Enzymreaktionen** (s. auch Kap. 8 und 9)

Enzym	Reaktion	s. Kap.
Pyruvatdehydrogenase	Pyruvat → Acetyl-CoA + CO_2	8.2.2
α-Ketoglutarat-Dehydrogenase	α-Ketoglutarat → Succinyl-CoA + CO_2	8.7
Transketolase	Xylulose-5-P + Ribose-5-P → Sedoheptulose-7-P + Glycerinaldehyd-3-P	8.2.5

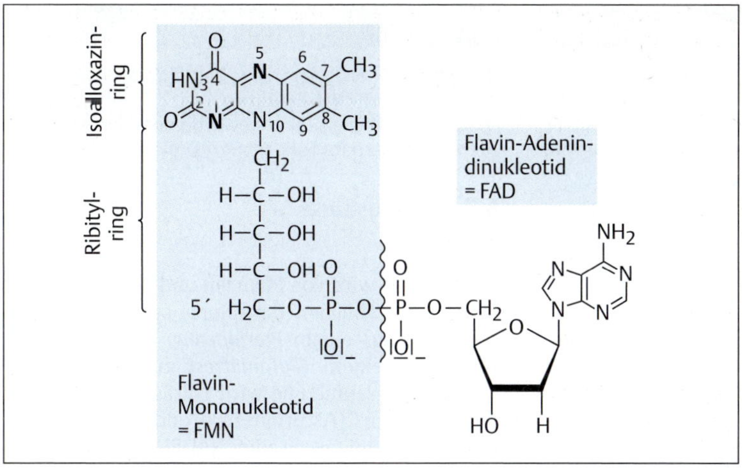

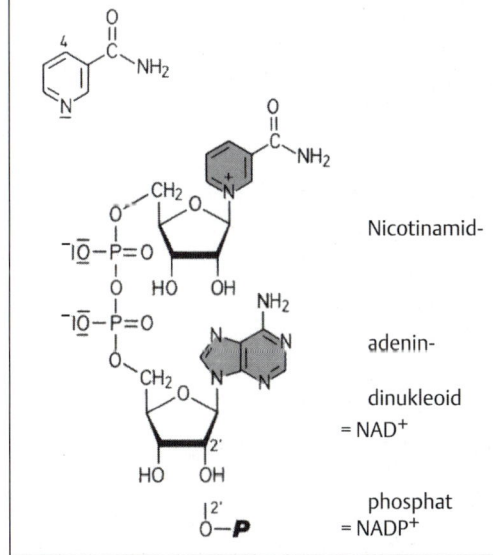

Abb. 5.4 **FMN** (links) und **FAD** (rechts)

- Monoaminosäureoxidation,
- Xanthinoxidation,
- Glutathionreduktion.

 Klinischer Bezug

Hypovitaminosen werden vorwiegend durch Alkoholabusus und einseitige Kost (Dosennahrung, Auszugsmehl u. a.) verursacht mit folgenden Symptomen: **Schleimhautschäden** (Lippen und Mund), **seborrhoides Gesicht** und **Störungen des Auges.**

5.3.3 Nicotinamid, Nicotinsäure

Struktur

Nicotinsäure und ihr Säureamid, das Nicotinamid, sind Pyridinderivate und können im Stoffwechsel ineinander umgewandelt werden. Nicotinamid ist Vorstufe der Wasserstoff übertragenden Coenzyme (korrekter: Cosubstrate) NAD$^+$ und NADP$^+$ (Abb. 5.5).

 Merke

Der Organismus kann – unter Beteiligung von Vitamin B$_6$ – Nicotinamid bzw. Nicotinsäure aus der essenziellen Aminosäure Tryptophan synthetisieren, den Gesamtbedarf des Körpers allerdings nur zu 40–50 % decken.

Vorkommen

Gute Nicotinamidquellen sind Weizen (Vollkorn), geröstete Kaffeebohnen und tierische Produkte (Fleisch, Innereien).

Funktion

Die Funktion der beiden Coenzyme NAD$^+$ und NADP$^+$ besteht darin, H$^-$ aufzunehmen und abzugeben, wobei die reduzierte Form (NADH/H$^+$ bzw. NADPH/H$^+$) oder die oxidierte Form (NAD$^+$ bzw. NADP$^+$) entsteht. Sie sind für viele metabolische Stoffwechselwege von Bedeutung, u. a. in

- der anaeroben Glykolyse (NAD$^+$),
- dem Citratzyklus (NAD$^+$),
- der Fettsäureoxidation (NAD$^+$),
- der Fettsäuresynthese (NADP$^+$),
- der Cholesterinsynthese (NADP$^+$),
- im Pentosephosphatweg (NADP$^+$),
- in der Gluconeogenese (NAD$^+$ und NADP$^+$).

Abb. 5.5 **Nicotinamid** als Vorstufe für NAD$^+$ und NADP$^+$

Biochemie

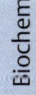

Klinischer Bezug

Hypovitaminosen: Leichter Nicotinamidmangel führt zu uncharakteristischen Symptomen wie körperliche Schwäche und Appetitverlust. Erst später kommt es zur klassischen **Pellagra-„DDD"**: Dermatitis, Diarrhö, Demenz.

5.3.4   Pantothensäure

Struktur

Pantothensäure ist ein Dipeptid, das von Pflanzen und Bakterien aus β-**Alanin und Pantoinsäure** synthetisiert wird, und dient zum Aufbau des Coenzym A (Abb. 5.**6**) sowie des Multienzymkomplexes der Fettsäuresynthese.

 Merke

Die aktive Form der Pantothensäure ist das Coenzym A, das zusätzlich aus einem Cysteamin (abgeleitet aus Cystein) und einem Adenosinrest (abgeleitet aus ATP) besteht. Für die Reaktionsfähigkeit ist die **HS-Gruppe** des Cysteaminanteils verantwortlich, das unter Ausbildung eines **Thioesters** (energiereiche Verbindung) universelle Bedeutung für den Stoffwechsel hat.

Vorkommen

Pantothensäure ist in vielen pflanzlichen und tierischen Lebensmitteln enthalten: Gemüse, Eigelb, Milch und Innereien.

Funktion

Der bedeutendste Ester des Coenzym A im Intermediärstoffwechsel ist die aktivierte Essigsäure **Acetyl-CoA**, die als Sammelbecken des Stoffwechsels aus verschiedenen Quellen stammt und viele verschiedene Wege gehen kann (s. Kap. 8.7).

 Klinischer Bezug

Nach mehrmonatiger Mangelernährung kommt es zum **Burning-feet-Syndrom** mit Taubheitsgefühl und Kribbeln in den Zehen sowie brennenden, stechenden Schmerzen im Fuß.

5.3.5   Folsäure

Struktur

Die Folsäure wird von Pflanzen und Bakterien (auch in der menschlichen Darmflora) synthetisiert und setzt sich aus einem *Pteridinring, p-Aminobenzoesäure* und einem *Glutamatrest* zusammen. Nach der Nahrungsaufnahme wird Folsäure in der Leber durch Vitamin C (Ascorbinsäure) und in Anwesenheit einer Folatreduktase in einer NADPH/H+-abhängigen zweistufigen Reaktion zu der wirksamen Form *Tetrahydrofolsäure (TH$_4$)* reduziert (Abb. 5.**7**).

Vorkommen

Gute Folsäurequellen sind Spinat, Salat, Spargel, Vollkorngetreide und Leber.

Funktion

Ein-Kohlenstoff-Bruchstücke (C-1-Einheiten), die aus verschiedenen Stoffwechselreaktionen stammen, werden an TH$_4$ gebunden und auf geeignete Akzeptoren übertragen. Dabei werden die C-1-Einheiten folgender Übertragungsreaktionen an das **N$_5$**- und/oder **N$_{10}$**-Atom des TH$_4$-Moleküls gebunden:

■ *Methylgruppentransfer* (N$_5$):
  – Methylierung von Homocystein zu Methionin
  – Methylierung von Äthanolamin zu Cholin
■ *Hydroxymethylgruppentransfer* (N$_5$, N$_{10}$):
  – reversible Umwandlung von Glycin zu Serin
  – Thyminsynthese
■ *Formiminogruppentransfer* (N$_5$, N$_{10}$):
  – Histidinstoffwechsel

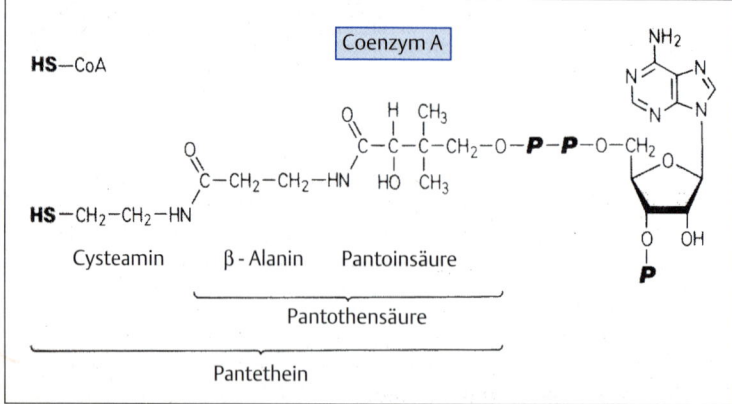

Abb. 5.6 Pantothensäure als Bestandteil von Coenzym A

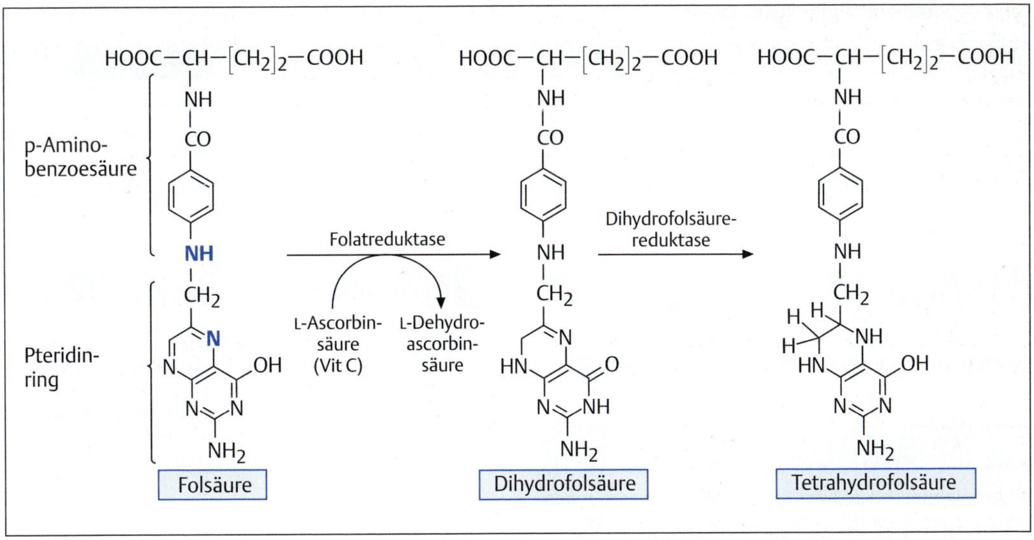

Abb 5.7 Die **Tetrahydrofolsäure-Synthese** aus Folsäure: Als Zwischenprodukt entsteht Dihydrofolsäure (DHF), die durch die DHF-Reduktase zu TH₄ reduziert wird

■ *Formylgruppentransfer* (N_{10}):
– liefert C_2 und C_8 für die Purinsynthese
– Synthese der N-Formyl-methionin-t-RNA für die Protein-Biosynthese

Zusammenspiel zwischen Folsäure und Vitamin B₁₂

Zur Regeneration von Methyl-TH₄ (z.B. bei der Homocystein-Methyltransferase-Reaktion) zu aktivem TH₄ wird Vitamin B₁₂ als Cofaktor benötigt. Ein Vitamin-B₁₂-Mangel kann demnach zu einem TH₄-Defizit führen.

✏️ Klinischer Bezug

Hypovitaminosen können durch denaturierte Nahrung (z.B. Dosennahrung, Fast-Food), Resorptionsstörungen bei Darmerkrankungen, erhöhtem Bedarf während der Schwangerschaft und durch die Einnahme der „Pille" oder durch Folsäureantagonisten verursacht werden. Da TH₄ entscheidend für die Purin- und Pyrimidinsynthese ist, werden bereits bei einem leichten Mangel Wachstum und Vermehrung von Zellen mit hoher Teilungsrate gestört, z.B. Blut bildende Zellen des Knochenmarks, mit der Folge einer **Anämie** und einer **Schwächung des Immunsystems**.

Folsäureantagonisten (Methotrexat, MTX) werden zur zytostatischen Therapie (Tumortherapie; Tumorzellen haben eine hohe Teilungsrate) oder zur Immunsuppression bei Transplantationen oder Autoimmunkrankheiten eingesetzt. Sie verdrängen die Dihydrofolsäure vom Enzym Dihydrofolatreduktase kompetitiv und hemmen zudem das Enzym selbst.

Die durch Folsäuremangel verursachte Anämie ist gekennzeichnet durch anormal große Erythrozyten (Megalozyten) und ihrer Vorläuferzellen (Megaloblasten) → megaloblastische (makrozytäre) Anämie.

5.3.6 Biotin

Struktur

Biotin ist als Amid ein Derivat des Harnstoffs und besitzt einen substituierten Thiophanring.

Vorkommen

Für das Physikum sei gemerkt: Biotin wird von der Darmflora (Colonbakterien) in ausreichender Menge für die Versorgung des Menschen synthetisiert. Da es jedoch hauptsächlich im proximalen Dünndarm resorbiert wird, ist die Versorgung durch Biotin produzierende Colonbakterien fraglich! In der Nahrung kommt es in Vollkorngetreide, Hefeprodukten, Nüssen und Innereien ausreichend vor.

Funktion

Biotin dient als prosthetische Gruppe von vielen Carboxylasen. Es ist durch eine *Säureamidbindung* zwischen der Carboxylgruppe des Biotins und der ε-NH₂-Gruppe eines Lysinrests der Carboxylase an das Enzym gebunden. CO_2 (bzw. HCO_3^-) – als Endprodukt des Stoffwechsels – wird unter ATP-Verbrauch an das N^1 des Biotins gebunden und wieder in den Intermediärstoffwechsel eingebracht. Die Tab. 5.4 gibt prüfungsrelevante, biotinabhängige Carboxylierungen wieder.

Biochemie

Tab. 5.4 Biotinabhängige Reaktionen

Enzym	Reaktion	Stoffwechselweg
Pyruvatcarboxylase	Pyruvat$+CO_2 \leftrightarrow$ Oxalacetat	Gluconeogenese
Acetyl-CoA-Carboxylase	Acetyl-CoA$+CO_2 \leftrightarrow$ Malonyl-CoA	Fettsäuresynthese
Propionyl-CoA-Carboxylase	Propionyl-CoA$+CO_2 \leftrightarrow$ Methylmalonyl-CoA	Fettsäureabbau

 Merke

Neben den vielen biotinabhängigen Carboxylase-reaktionen ist die Purinsynthese *biotinunabhängig.*

 Klinischer Bezug

Hypovitaminosen können u. a. durch das im *rohen* Hühnereiweiß vorkommende Glykoprotein **Avidin**, das spezifisch biotinabhängige Enzyme hemmt, entstehen: starke Schuppung, Depressionen, Schläfrigkeit, Muskelschmerz, Parästhesien und Alopezie (Haarausfall) sind Biotinmangelsymptome.

5.3.7 Vitamin B$_6$ (Pyridoxin)

Struktur

Vitamin B$_6$ ist ein Sammelbegriff für die folgenden substituierten Pyridine: der Alkohol *Pyridoxol,* der Aldehyd *Peridoxal,* das Amid *Peridoxymin.*

Vorkommen

Besonders gute Vitamin-B$_6$-Quellen sind Vollkornprodukte, Nüsse, verschiedene Gemüse und Leber.

Funktion

Vitamin B$_6$ wird im Organismus von einer ATP-abhängigen Pyridoxalkinase zum aktiven **Pyridoxalphosphat (PALP)** phosphoryliert und ist als Coenzym an mehr als 100 enzymatischen Reaktionen im Körper beteiligt:

- *Decarboxylierungen von Aminosäuren:* Synthese der biogenen Amine,
- *Transaminierungen von Aminosäuren:* Synthese von GOT und GPT,
- *H$_2$O-Abspaltung aus Aminosäuren:* Serin- und Threonin-Dehydrotasen u. a.,
- Sphingosin-Synthese,
- *Porphyrin-Synthese:* Glycin + Succinyl-CoA – δ-Aminolävulinsäure,
- Stimulierung der *humoralen und zellulären* Immunabwehr,
- *Steroidhormonwirkung:* Modulierung der Steroidhormonrezeptoren.

 Klinischer Bezug

Hypovitaminosen treten in der Regel im Rahmen eines **kombinierten Mangels der B-Vitamine** auf. Häufige Ursachen sind Resorptionsstörungen, die „Pille" und Alkoholismus. Es entstehen folgende Symptome: Dermatitis, Wachstumsstörungen, hypochrome Anämie, Entmyelinisierung der Nerven u. a.

5.3.8 Vitamin B$_{12}$ (Cobalamin, Extrinsic Factor)

Struktur

Cobalamin wird ausschließlich von Mikroorganismen synthetisiert und besteht aus einem Corrinringsystem mit vier reduzierten Pyrrolringen, die kovalent an ein zentrales Cobaltatom gebunden sind.

Vorkommen

Da Mikroorganismen die einzigen Lebewesen sind, die Cobalamin synthetisieren, ist der Mensch auf tierische Produkte angewiesen: Innereien, Eier, unbehandelte Milch u. a. (Achtung: Veganer!).

Resorption und Transport

Resorption: Das aus der Nahrung aufgenommene Cobalamin wird zunächst an R-Proteine (*Cobalophilin*) gebunden, die im Speichel, Magensaft und Galle vorkommen. Im Duodenum werden die R-Proteine von Proteasen des Pankreas abgebaut. Cobalamin wird nun durch ein von den Belegzellen des Magens produziertes speziesspezifisches Glykoprotein (den *Intrinsic factor*) als wasserlöslicher Komplex gebunden. Dadurch ist Cobalamin als Cobalamin-Intrinsic-factor-Komplex vor der Zerstörung durch Darmbakterien und Enzyme geschützt und kann sich im *distalen (unteren) Ileum* an Rezeptoren der Mukosazellen binden und resorbiert werden (Abb. 5.**8**).

Klinischer Bezug

Vitamin-B_{12}-Mangel ist meist durch eine Resorptionsstörung durch einen **Mangel an Intrinsic factor** bedingt. Ursache ist eine Schleimhautatrophie des Magens oder der Zustand nach Magenresektion im Fundusbereich (Entfernung des Bildungsortes). Bei Ileumresektion (Entfernung der Resorptionsortes) und Entzündungen im distalen Ileum ist die Resorption selbst gestört. Chronische Pankreaserkrankungen können durch einen Mangel an Proteasen mit einer fehlenden Freisetzung von Cobalamin aus der Bindung mit R-Proteinen zu einem Mangel führen.

Transport: Nach der Resorption wird es im Blut an das in der Leber synthtisierte Transportprotein **Transcobalamin** I, II oder III (β-Globulinfraktion) gebunden und in die Leber und die peripheren Körperzellen transportiert.

Merke

Cobalamin wird zu ca. 60 % in der Leber und zu ca. 30 % in der Muskulatur gespeichert (insgesamt 3–5 mg). Da der tägliche Mindestbedarf ca. 2–3 µg beträgt, sind die Depots erst nach 2–5 Jahren erschöpft.

Funktion

Cobalamin ist an der Hämatopoese, an der Neubildung epithelialer Gewebe und an der Synthese des Myelins in Nerven beteiligt. Folgende wichtigste Cobalamin-Coenzyme führen intramolekulare Umlagerungen durch:

5-Desoxyadenosyl-Cobalamin (in Mitochondrien) ist an Umlagerungen von Alkylresten beim Abbau ungeradzahliger und verzweigter Fettsäuren beteiligt, z. B.

Methylmalonyl-CoA ⟷ Succinyl-CoA

Methyl-Cobalamin (im Cytosol) regeneriert Methyl-TH_4 zu aktivem TH_4 (aktivierte Folsäure) (s. Abb. 5.**8**). Es dient somit u. a. der Umwandlung von Homocystein zu Methionin (s. a. 5.3.5).

Merke

Die Wirkung von Vitamin B_{12} ist aufs engste mit der Funktion der Folsäure verknüpft.

Klinischer Bezug

Bei einem **Cobalaminmangel** kommt es durch die beeinträchtigte Regenerierung von TH_4 zu einer Störung der RNA- und DNA-Synthese, da C_1-Fragmente nicht transportiert werden können (Ausfall der Purin- und Pyrimidinsynthese). Dadurch entstehen die Symptome der **perniziösen Anämie**. Achtung: Vitamin B_{12}-Mangelanämie darf nicht mit Folsäure therapiert werden, da neurologische Symptome, die auf einem direkten Mangel an Vitamin B_{12} beruhen und schwer zu diagnostizieren sind, ungehindert fortschreiten (Achtung vor folsäurehaltigen Multivitaminpräparaten!).

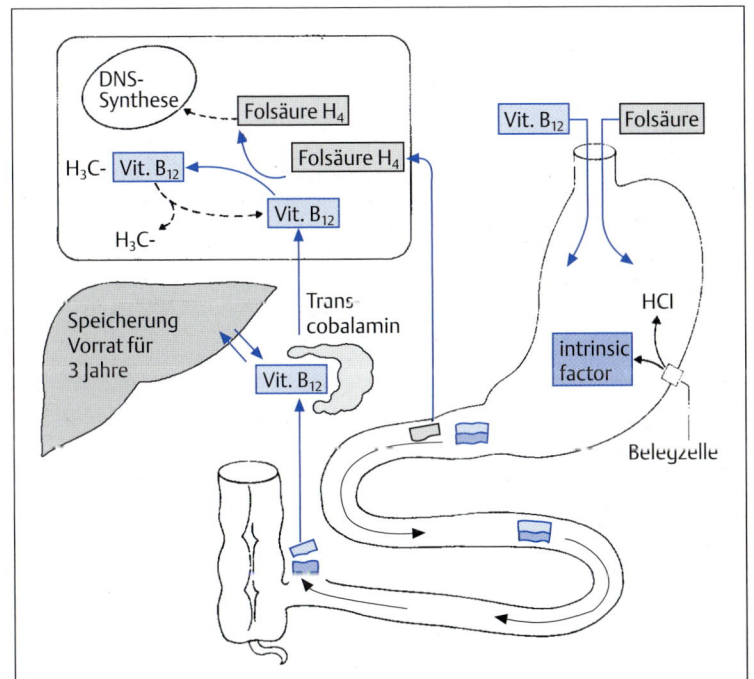

Abb. 5.**8** **Vitamin B_{12}- und Folsäurestoffwechsel** (aus Lüllmann/ Mohr/Ziegler, Thieme 1994)

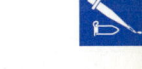

5.3.9   Vitamin C (Ascorbinsäure)

Struktur

Ascorbinsäure gehört mit seiner Endiol-Lacton-Struktur zu den Kohlenhydraten und kann als Redoxsystem reversibel in Dehydroascorbinsäure übergehen.

Vorkommen

Nur der Mensch und alle Primaten, Meerschweinchen, Regenbogenforellen und bestimmte Vogelarten sind von der Vitaminzufuhr mit der Nahrung abhängig. Alle anderen Tiere und Pflanzen können Vitamin C aus D-Glucose synthetisieren (Zwischenstufe: D-Glucuronsäure → L-Gluconsäure → Gluconolacton). Dem Menschen und bestimmten Tieren *fehlt* das Enzym *L-Gluconolactonoxidase*, das L-Gluconolacton zu 2-Ketogluconolacton oxidiert, aus dem spontan L-Ascorbinsäure entsteht. Wichtige Vitaminquellen sind frische Früchte (Zitrusfrüchte) und Gemüse (Paprika, Broccoli u. a.). Durch Kochen, Konservieren, Trocknen, Lagern von Lebensmitteln und Kontakt mit Schwermetallen (insbesondere Kupfer) kann es durch Oxidation zu Verlust an Vitamin C kommen.

Funktion

Im Organismus dient Ascorbinsäure bei verschiedenen Reaktionen als Redoxpartner:
- *Hydroxylierungsreaktionen:*
  - Kollagensynthese (Prolin- und Lysinreste werden zu Hydroxyprolin und Hydroxylysin hydroxyliert),
  - Serotoninsynthese (Tryptophan-5-Hydroxytryptophan),
  - Neurotransmittersynthese (Dopamin – Noradrenalin),
  - Tetrahydrofolsäuresynthese,
  - Umwandlung von Cholesterin zu Gallensäuren,
  - Steroidhormonsynthese in der NN (Steroidhydroxylasereaktion),
  - Abbau von zyklischen Aminosäuren (Phenylalanin, Tyrosin u. a.),
- *Carnitinsynthese* aus Lysin und Methionin,
- *Reduktion von Methämoglobin* zu Hämoglobin,
- *Schutz anderer Vitamine* (Thiamin, Riboflavin, Folsäure, Pantothensäure, Vitamin A und E) vor Oxidation,
- *Eisenstoffwechsel:* Begünstigung der Resorption von Eisen,
- *Schutz gegen Toxine.*

 Klinischer Bezug

Hypovitaminosen werden meist durch folgende Faktoren verursacht: Falsche Lagerung, Behandlung und Zubereitung von Lebensmitteln, Resorptionsstörungen (Magen-Darm-Krankheiten), Schwangerschaft, Infektionen, Rauchen und Stress verschiedener Art. Symptome: Abgeschlagenheit, Müdigkeit, Infektanfälligkeit usw. Massiver Vitamin-C-Mangel führt zu **Skorbut:** Haut-, Zahnfleisch- und Knochenblutungen, Zahnausfall, Knochen- und Gelenkveränderungen.

Grundlagen der Thermodynamik und Kinetik

6.1 Grundbegriffe der Energetik

6.1.1 Definitionen und Hauptsätze der Thermodynamik

Endergone Reaktionen laufen freiwillig ab. **Exergone Reaktionen** laufen nicht freiwillig ab. **Endotherm** heißt nur, dass während einer Reaktion Wärme zugeführt werden muss. **Exotherm** bedeutet, dass während einer Reaktion Wärme frei wird.

Die Begriffspaare endergon/exergon und endotherm/exotherm werden in der Thermodynamik durch unterschiedliche physikalische Größen beschrieben. Um über den Reaktionsablauf eine Aussage machen zu können ist u.a. der Begriff der freien Reaktionsenthalpie ΔG nötig. Wärmeenergie wird u.a. durch den Begriff Reaktionsenthalpie ΔH genauer beschrieben.

Es existieren **3 Hauptsätze der Thermodynamik**, deren Kenntnis für das Verständnis energetischer Vorgänge wirklich wichtig ist (s.a. GK Physik).

Erster Hauptsatz

In einem System ist die Summe aller Energieformen konstant. Energie kann nicht verlorengehen bzw. aus dem Nichts entstehen. Für die Chemie ist eine leicht abgeänderte Fassung zum Verständnis besser. Da die meisten Reaktionen in geschlossenen Systemen stattfinden, kann der Erste Hauptsatz wie folgt umformuliert werden: Die Änderung der Inneren Energie eines System kann sowohl durch Arbeit als auch durch Wärme erfolgen.

> ❗ **Merke**
>
> Arbeit und Wärme sind die zwei möglichen Formen der Energieübertragung.

Es gilt für ein geschlossenes System:

$$\Delta U = \Delta Q + \Delta W \text{ bzw.}$$
$$\Delta U = \Delta Q - p \cdot \Delta V$$

Werden einem System Wärme und Arbeit entnommen, so erhalten beide ein negatives Vorzeichen; bei Zufuhr ist es umgekehrt. Die Arbeit bei chemischen Reaktionen ist meistens Volumenarbeit (W = p · V), d.h. bei vielen Reaktionen entsteht ein Gas, das gegen den Atmosphärendruck entweicht. Im System selbst werden so isobare Bedingungen geschaffen. Unter isobaren Bedingungen heißt die Reaktionswärme Reaktionsenthalpie H. Obige Gleichungen lauten nun umgeformt:

$$\Delta H = \Delta U + p \cdot \Delta V \text{ bzw.}$$
$$\Delta H = \Delta U + \Delta nRT$$

In der Thermodynamik werden stets nur Änderungen von Zustandsgrößen erfasst, daher immer Δ-Ausdrücke verwenden.

Zweiter Hauptsatz

Bei freiwillig ablaufenden Vorgängen (syn. spontanen Vorgängen) vergrößert sich die Entropie S. Die Entropie S ist eine Zustandsfunktion, die nur vom Anfangs- und Endzustand abhängt, nicht aber vom Weg dazwischen.

Dritter Hauptsatz

Die Entropie einer ideal kristallisierten Substanz ist am absoluten Nullpunkt gleich Null. Anschaulicher formuliert: Es ist nicht möglich, eine Substanz bis zum absoluten Nullpunkt abzukühlen.

NICHT

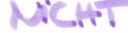

Der Zusammenhang zwischen Entropieänderungen ΔS, Enthalpieänderungen ΔH und der freien Reaktionsenthalpie ΔG ist unter 6.1.5 beschrieben.

6.1.2   Gibb's freie Energie (= freie Reaktionsenthalpie) ΔG

Definition

ΔG ist ein Maß für die maximal geleistete Arbeit bei reversibel isotherm und isobar geführten Prozessen in geschlossenen Systemen.
In dieser recht trockenen und unanschaulichen Definition werden einige Begriffe verwendet, die einer näheren Erläuterung bedürfen.

Was sind Systeme?

Wird eine beliebige Menge Materie (u.a. Erde, Mensch, chemische Reaktionsgefäß) von gedachten bzw. real existierenden Grenzen umgeben, so verstehen wir darunter ein System. Systeme haben eine Umgebung von der sie eben durch die erwähnten Grenzen unterscheiden lassen. Die nachfolgende Tabelle gibt einen Überblick über die verschiedenen Arten von Systemen:

Isobare, isotherme und isochore Vorgänge

- *Isobar* = Reaktion läuft bei konstantem Druck ab
- *Isotherm* = Reaktion läuft bei konstanter Temperatur ab
- *Isochor* = Reaktion läuft bei konstantem Volumen ab

Arbeit und Energie, Innere Energie

Siehe Physik 2.4

Zustandsgrößen eines Systems

Zustandsgrößen beschreiben den momentanen Zustand eines Systems. Zustandsgrößen sind:
- Volumen
- Druck
- Temperatur
- Innere Energie
- Entropie
- Enthalpie
- Freie Enthalpie

Jede Zustandsgröße kann durch andere Zustandsgrößen ausgedrückt werden. Solche mathematischen

Zusammenhänge heißen *Zustandsgleichungen*. Die Druck-Volumen-Temperatur-Beziehung eines idealen Gases ist ein Beispiel für eine Zustandsgleichung. (Mehr Informationen s.auch GK-Physik.)

6.1.3   Reaktionsenthalphie H

Unter 6.1.1 wurde der Zusammenhang zwischen ΔU, ΔW und ΔH beschrieben. Die Reaktionsenthalpie ΔH kann positive und negative Werte annehmen. Gilt ΔH < 0 so ist die Reaktion exotherm. Ist ΔH > 0, so spricht man von einer endothermen Reaktion. Die Einheit der Reaktionsenthalpie ist kJ/mol.

 Merke

Der ΔH-Wert lässt keine Aussagen über den freiwilligen Ablauf der Reaktion zu.

Neben dem allgemeinen Begriff Reaktionsenthalpie existieren für Sonderfälle u.a. folgende Namen: Solvatationsenthalpie, Schmelzenthalpie, Verdampfungsenthalpie, Mischungsenthalpie, Bildungsenthalpie, Standardbildungsenthalpie.
Bildungsenthalpie ΔH$_f$: Wird ein Produkt aus den Elementen gebildet, erhält der dazu gehörende ΔH-Wert den Namen Bildungsenthalpie.
Standardbildungsenthalpie ΔH$_f^0$: Findet die Bildung von 1 Mol des Produkts aus den Elementen unter Standardbedingungen statt, erhält der dazu gehörende ΔH-Wert den Namen Standardbildungsenthalpie ΔH$_f^0$. F bedeutet in diesem Zusammenhang *formation (engl.)* = Bildung. Für ein Element im Standardzustand ist die Standardbildungsenthalpie stets Null.

Satz von Hess

Die Reaktionsenthalpie ist unabhängig vom Reaktionsweg.

6.1.4   Reaktionsentropie ΔS

Für das Verständnis des Zweiten Hauptsatzes der Thermodynamik ist der Begriff der Entropie von zentraler Bedeutung. Die Entropie S (Maßeinheit: J/K · mol) stellt eine Zustandsfunktion dar, die bei gegebenen Zustand einen definierten Wert hat. Dass heißt als Zustandsfunktion ist sie nur von Anfangs- und Endzustand abhängig. In vielen Lehr-

Tab. 6.1 Arten von Systemen und ihre Eigenschaften

Art des Systems	Charakter
abgeschlossenes, isoliertes System	kein Energie- und Materieaustausch mit der Umgebung möglich
geschlossenes System	kein Materieaustausch, aber Energieaustausch möglich
offenes System	sowohl Materie- als auch Energieaustausch möglich

büchern wird die Entropie anschaulich als ein Maß für die „Unordnung" eines Systems beschrieben, also sie erklärt den Ordnungsgrad der am System beteiligte Materie. Man stelle sich dazu einmal das Kinderzimmer eines spielenden Kindes vor. Überall liegen Puppen, Autos, Bücher, Kleider usw. herum. Ständig werden neue Spielsachen aus den Schränken geholt und nicht weggeräumt. Ein aus thermodynamischer Sicht völlig normaler Vorgang, denn in der Natur laufen nur solche Prozesse freiwillig ab, bei denen sich die „Unordnung" vergrößert (Entropiezunahme). Räumt die ordnungsliebende Mutter alle Spielsachen wieder weg, verringert sich die Entropie, ein hohes Maß an Ordnung ist hergestellt. Spontan würde dieser Vorgang nie ablaufen. Man sollte aber immer berücksichtigen, dass die Entropie eine Wahrscheinlichkeitsgröße ist uns somit auch immer nur einen wahrscheinlichen Zustand beschreibt, der *meistens* in Richtung „Unordnung" geht.
Absolute Standardentropie S^0: Die Entropie einer Substanz unter Standardbedingungen wird als absolute Standardentropie S^0 bezeichnet. Diese Entropie ist nicht Null. Die absolute Entropie einer Verbindung entspricht nicht der Entropieänderung bei der Bildung dieser Verbindung aus den Elementen.

6.1.5 Gibbs-Helmholtz-Gleichung

Die Gibbs-Helmholtz-Gleichung stellt den mathematischen Zusammenhang zwischen ΔG, ΔH und ΔS bei isobaren, isothermen und reversiblen Reaktionen in einem geschlossenen System dar:

$$\Delta G = \Delta H - T \cdot \Delta S$$

ΔG ist die Triebkraft einer chemischen Reaktion bestimmende Größe. Folgende Fälle sind wichtig:
- $\Delta G < 0$: Reaktion läuft spontan (freiwillig),
- $\Delta G > 0$: Reaktion läuft nicht freiwillig ab,
- $\Delta G = 0$: Reaktion befindet sich im Gleichgewicht.

Chemische Reaktionen unterliegen folgenden Gesetzmäßigkeiten:
- Erreichen eines Maximums an Unordnung,
- Erreichen eines Energieminimums.

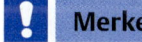

> **! Merke**
>
> Nie ΔH oder ΔS isoliert betrachten. Bei ΔG-Bestimmung stets beide Werte berücksichtigen.

ΔG-Werte beziehen sich immer auf die jeweilig vorhandenen Reaktionsbedingungen. In einer menschlichen Zelle herrschen z.B. andere Konzentrationen der Reaktanden vor als dies oftmals in einem In-vitro-System möglich ist. Daher hat man den Begriff der freien Standardreaktionsenthalpie ΔG^0 eingeführt. In Tabellen sind diese Werte für eine Vielzahl

an chemischen Reaktionen unter Standardbedingungen aufgeführt. Sie erlauben jedoch immer nur eine Aussage, wenn die Reaktion auch tatsächlich unter diesen definierten Bedingungen erfolgt. Vor allem in der Biochemie ist das jedoch selten der Fall, da völlig andere Konzentrationen und pH-Werte vorliegen.

6.1.6 Änderung von Gibb's freier Energie bei Konzentrationsänderungen

Konzentrationsänderungen haben einen großen Einfluss auf ΔG bzw. ΔG^0. Für eine Gleichgewichtsreaktion

$$aA + eE \rightleftharpoons xX + zZ$$

Unter Berücksichtigung des Massenwirkungsgesetzes gilt:

$$\Delta G = \Delta G^0 + RT \ln K =$$
$$\Delta G^0 + RT \ln \frac{c^x[X] \cdot c^z[Z]}{c^a[A] \cdot c^e[E]}$$

Im Gleichgewichtszustand wird die Änderung der freien Enthalpie ΔG gleich Null, sodass sich folgender umgeformter Term ergibt:

$$\Delta G^0 = -RT \cdot \ln K$$

Ist somit für eine Reaktion die Gleichgewichtskonstante K bekannt, kann man bei definierter Temperatur den dazugehörigen ΔG^0-Wert berechnen.

Freie Standardbildungsenthalpie unter physiologisch-chemischen Standardbedingungen

Unter physiologisch-chemischen (zellulären) Bedingungen ist der ΔG^0-Wert verschieden von den bisher besprochenen Werten. Der Biochemiker versteht unter Standardbedingungen:
- Anfangskonzentration der Reaktanden: 1 mol/l,
- pH=7,
- Temperatur 25 °C.

Der ΔG^0-Wert erhält einen besonderen Index zur Kennzeichnung: $\Delta G^{0'}$.
Ein biochemisch wichtiges Beispiel ist die Verbrennung von Glucose:

$$C_6H_{12}O_6 + 6O_2 \rightarrow 6CO_2 + 6H_2O$$
$$\Delta H = -2840 kJ/mol$$

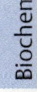

6.1.7 Gibb's freie Energie und die Elektromotorische Kraft EMK

Die elektrische Arbeit W_{el}, die in einer galvanischen Zelle verrichtet wird, lässt sich mittels folgender Formel berechnen:

$$W_{el} = -n \cdot F \cdot \Delta E$$

Dabei ist n die Anzahl der übertragenen Elektronen, F die Faraday-Konstante und ΔE die Potenzialdifferenz zwischen den Elektroden. Da in einer galvanischen Zelle die verrichtete elektrische Arbeit gleich der Änderung der freien Enthalpie ist, lässt sich obige Gleichung auch so schreiben:

$$\Delta G = -n \cdot F \cdot \Delta E$$

Findet die Reaktion unter Standardbedingungen statt, kann anstelle von G auch G^0 verwendet werden. In diesem Fall muss aber auch die Änderung des Normalpotenzials ΔE^0 anstelle von ΔE verwendet werden.

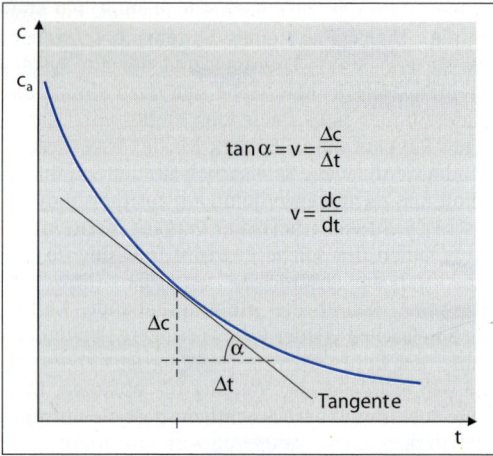

Abb. 6.1 Graphische Darstellung der **Reaktionsgeschwindigkeit**

immer wichtig, worauf sich der Differenzialquotient bezieht.

> **! Merke**
>
> *Minuszeichen* vor dem Differenzialqouotienten bei Bezug auf *Edukte*. *Pluszeichen* vor dem Differenzialquotienten bei Bezug auf *Produkte*.

Graphisch lässt sich die Reaktionsgeschwindigkeit wie in Abb. 6.1 gezeigt darstellen:

6.2   Grundbegriffe der Kinetik

6.2.1   Reaktionsgeschwindigkeit

Definition

Unter Reaktionsgeschwindigkeit versteht man die zeitliche Änderung der Konzentration eines Edukts oder Produkts im Verlauf einer Reaktion.

Mathematischer Hintergrund

Für eine gegebene Reaktion:

$$xA + yB + zC \rightarrow aX + bY + cZ$$

lässt sich die Reaktionsgeschwindigkeit mittels folgender Differenzialquotienten ausdrücken:

$$v = -\frac{1}{x}\frac{d[A]}{dt} = -\frac{1}{y}\frac{d[B]}{dt} = -\frac{1}{z}\frac{d[C]}{dt}$$

Alle 3 Terme sind geeignet, die Reaktionsgeschwindigkeit auszudrücken und beziehen sich auf die Edukte. Andererseits kann die Reaktionsgeschwindigkeit auch von der Produktseite aus beschrieben werden:

$$v = \frac{1}{a}\frac{d[X]}{dt} = \frac{1}{b}\frac{d[Y]}{dt} = \frac{1}{c}\frac{d[Z]}{dt}$$

Wichtig ist das Vorzeichen vor den entsprechenden Differenzialquotienten, denn einmal wird eine Produktzunahme beschrieben (ohne Minus) bzw. einmal eine Eduktabnahme (mit Minus). Es ist deshalb

6.2.2   Reaktionsordnung

Definition

Die Reaktionsordnung ist die Summe der Exponenten in einem Geschwindigkeitsgesetz.

Was ist ein Geschwindigkeitsgesetz?

Für jede chemische Reaktion kann man einen mathematischen Ausdruck finden, der die Abhängigkeit der Reaktionsgeschwindigkeit von der Konzentration (!) und nicht Konzentration pro Zeit beschreibt. Geschwindigkeitsgesetze haben ganz allgemein die Form:

$$v = k \cdot [A]^a \cdot [B]^b \cdot [...]^{...}$$

Dabei ist k ein Proportionalitätsfaktor, der experimentell ermittelt werden muss. Er ist temperatur- und substanzabhängig. Die Konstante k heißt auch Geschwindigkeitskonstante. Für jede beliebige chemische Reaktion müssen die Exponenten a, b usw. der beteiligten Reaktanden experimentell ermittelt werden. Die Summe dieser Exponenten wird Reaktionsordnung genannt. Nicht jeder in einer Reaktionsgleichung erscheinende Stoff muss auch in dem Geschwindigkeitsgesetz aufgeführt werden. Theoretisch erscheinen nämlich nur diejenigen Reaktanden im Geschwindigkeitsgesetz, die auch am geschwindigkeitsbestimmenden Schritt beteiligt sind. Unter dem geschwindigkeitsbestimmenden Schritt ist diejenige Teilreaktion einer Folge von Einzelreaktionen (parallel oder aufeinanderfolgend) zu verstehen, der am langsamsten abläuft. Gründe für eine langsame Teilreaktion können z. B. im sterischen Aufbau der Reaktanden liegen.

Bekannte Reaktionsordnungen

Nullte Ordnung: Reaktionen nullter Ordnung (syn. pseudonullter Ordnung) treten dann auf, wenn die Reaktionsgeschwindigkeit *unabhängig* von der jeweiligen Konzentration der Reaktanden ist. Viele enzymkatalysierten Reaktionen folgen dieser Kinetik, denn Enzyme können pro Zeiteinheit nur eine bestimmte Menge Substrat umsetzen. In Relation zum Enzym liegen die Substrate in einem sehr großen Überschuss vor. Reaktionen nullter Ordnung werden durch die nachfolgende Gleichung beschrieben:

$$v = k$$

Erste Ordnung: Findet z. B. eine Zersetzung eines Edukts in seine Produkte statt ($A \rightarrow$ Produkte), kann man folgendes Geschwindigkeitsgesetz aufstellen:

$$v = k \cdot [A]$$

Die Reaktionsgeschwindigkeit ist nur von der Konzentration des Stoffs A abhängig. Die Reaktionsordnung ist 1, da die Summe der Exponenten 1 ist. Da nur eine Teilchensorte am geschwindigkeitsbestimmenden Schritt beteiligt ist, kann man auch von einer unimolekularen Reaktion sprechen.

Zweite Ordnung: Reaktionen vom Typ $A + B \rightarrow$ Produkte werden beschrieben durch:

$$v = k \cdot [A]^1 \cdot [B]^1$$

Die Reaktionsordnung ist 2, denn die Summe der Exponenten beträgt 2. Da 2 Moleküle am geschwindigkeitsbestimmenden Schritt beteiligt sind, spricht man auch von einer bimolekularen Reaktion.

Auch folgender Reaktionsverlauf ist denkbar: $2A \rightarrow$ Produkte. Das Geschwindigkeitsgesetz lautet:

$$v = k \cdot [A]^2$$

Auch diese Reaktion ist eine bimolekulare Reaktion und hat die Reaktionsordnung 2.

Pseudoerste Ordnung: Bei bestimmten Reaktionen zweiter Ordnung ist ein Reaktand in einem so großen Überschuss vorrätig (z. B. Verseifung eines Esters im Alkalischen), dass die Reaktion nach der Kinetik einer Reaktion erster Ordnung abläuft. Die Konzentration des stark überschüssigen Reaktanden und die theoretisch gültige Geschwindigkeitskonstante werden zu einer neuen Konstante k′ zusammengefasst. Das Geschwindigkeitsgesetz lautet:

$$v = k' \cdot [A]$$

Dritte Ordnung: Reaktionen dritter Ordnung verlaufen nach dem Muster $A+B+C \rightarrow$ Produkte. Da 3 Moleküle am geschwindigkeitsbestimmenden Schritt beteiligt sind, ist die Reaktion trimolekular und hat die Reaktionsordnung 3. Das Geschwindigkeitsgesetz lautet u. a.:

$$v = k \cdot [A] \cdot [B] \cdot [C] \ \textbf{oder}$$

$$v = k \cdot [A]^3 \ \textbf{oder} \ v = k \cdot [A] \cdot [B]^2$$

6.2.3 Geschwindigkeitsbestimmender Teilschritt

Selten verlaufen Reaktionen in einem Reaktionsschritt, meistens werden verschiedene Zwischenstufen gebildet bevor das Reaktionsprodukt entstehen kann. Die Reaktionsgeschwindigkeiten, mit der diese Zwischenstufen gebildet werden sind unterschiedlich. Folglich wird die Reaktionsgeschwindigkeit der Gesamtreaktion von der langsamsten „Teilgeschwindigkeit" der Reaktion bestimmt. Die Reaktion mit der langsamsten „Teilgeschwindigkeit" heißt geschwindigkeitsbestimmender Schritt (s. oben). Aus der stöchiometrischen Gleichung kann man *nie* unmittelbar auf die Kinetik der Reaktion schließen, sondern man muss immer den genauen Reaktionsmechanismus kennen. Durch kinetische Messungen können die Teilgeschwindigkeiten zugänglich gemacht werden.

6.2.4 Energieprofil

Den energetischen Verlauf einer Reaktion kann man in dem Energieprofil einer chemischen Reaktion ablesen. Zur Interpretation eines solchen Profils sind folgende Begriffe wichtig:

Übergangszustand (ÜZ): Der ÜZ ist eine energiereiche Zwischenstufe während eines Reaktionsverlaufs. Eine Reaktion kann auch mehrere Zwischenstufen haben. Im Energieprofil selbst sind ÜZ an den „Sattelpunkten" zu erkennen. Manchmal wird der ÜZ auch aktivierter Komplex genannt.

Aktivierungenergie ΔG^*: Diese auch manchmal mit E_a bezeichnete Energie oder auch freie Aktivierungsenthalpie genannte Energieform ist diejenige Ener-

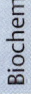

Biochemie

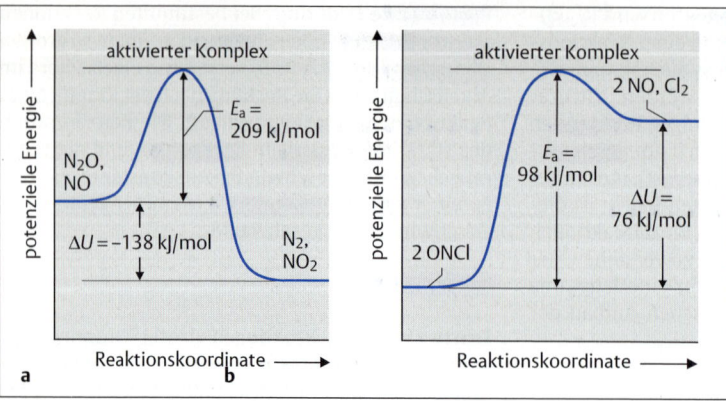

Abb. 6.2 Energieprofile für **einstufige Reaktionen ohne Zwischenstufen; a** exotherme Reaktion, **b** endotherme Reaktion (aus Mortimer, Thieme 1996)

gie, die aufgebracht werden muss, um einen Übergangszustand zu erreichen.

Zwischenstufe Z: Zwischenstufen sind die Plateaus zwischen zwei Übergangszuständen, d. h., Zwischenstufen treten nur bei Reaktionen auf, die mindestens zwei Übergangszustände haben.

Einstufige exotherme und endotherme Reaktionen

Bei exothermen Reaktionen wird Wärme frei, d. h. an die Umgebung abgegeben. Im Energieprofil liegt das Energieniveau der Produkte niedriger als das Energieniveau der Edukte. Bei endothermen Reaktionen muss Wärmeenergie zugeführt werden, das Energieniveau der Produkte liegt höher als das Niveau der Edukte. Dargestellt sind in Abb. 6.2 die Energieprofile für einstufige Reaktionen ohne Zwischenstufen.

Zweistufige Reaktion

Dargestellt ist in Abb. 6.3 eine zweistufige Reaktion, bei der der erste Schritt geschwindigkeitsbestimmend ist (höhere Aktivierungsenergie).

6.2.5 Parallelreaktionen

Ein Edukt muss nicht unbedingt immer die gleiche Reaktion eingehen, sondern kann mit unterschiedlichen Substanzen auch unterschiedliche Produkte bilden. Während dieser Reaktionen werden unterschiedliche Übergangszustände durchlaufen, also auch unterschiedliche Aktivierungsenergien benötigt.

> **! Merke**
>
> Es läuft immer diejenige Reaktion mit der geringsten Aktivierungsenergie bevorzugt ab.

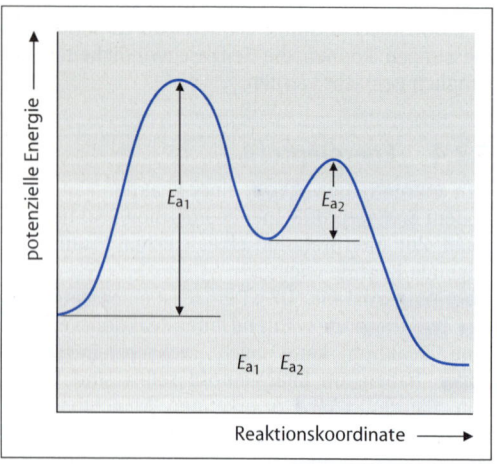

Abb. 6.3 Energieprofil für eine **zweistufige exotherme Reaktion**

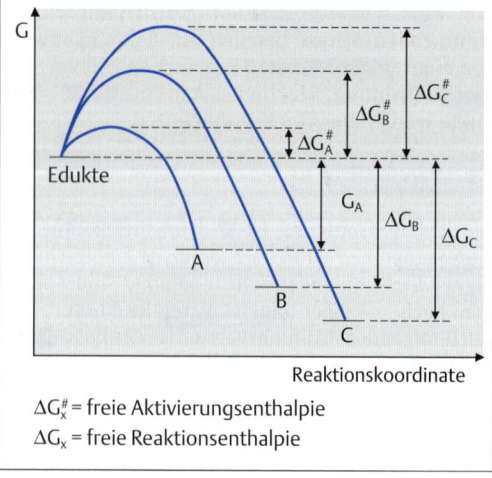

$\Delta G_x^{\#}$ = freie Aktivierungsenthalpie
ΔG_x = freie Reaktionsenthalpie

Abb. 6.4 **Parallelreaktionen**

6.2.6 Katalyse

Definition

Ein Katalysator ist ein Stoff, der die Aktivierungsenergie einer Reaktion senkt und damit die Geschwindigkeit der Gleichgewichtseinstellung erhöht. Er wird im Idealfall nicht verbraucht und beeinflusst die Lage des Gleichgewichts nicht.

Wirkungsweise eines Katalysators

Katalysatoren senken die Aktivierungsenergie einer Reaktion, indem sie mit dem Substrat einen energetisch günstigeren Komplex bilden, d.h. nicht das Maximum des „unkatalysierten" ÜZ wird erreicht, sondern der neue ÜZ hat eine viel geringere Aktivierungsenergie. Von diesem Punkt aus kann die Reaktion nun weiterverlaufen, denn der Katalysator muss ja wieder abgespalten werden. Katalysierte Reaktionen verlaufen daher immer über mindestens eine Zwischenstufe. Auf den molekularen Mechanismus kann an dieser Stelle allerdings nicht eingegangen werden.

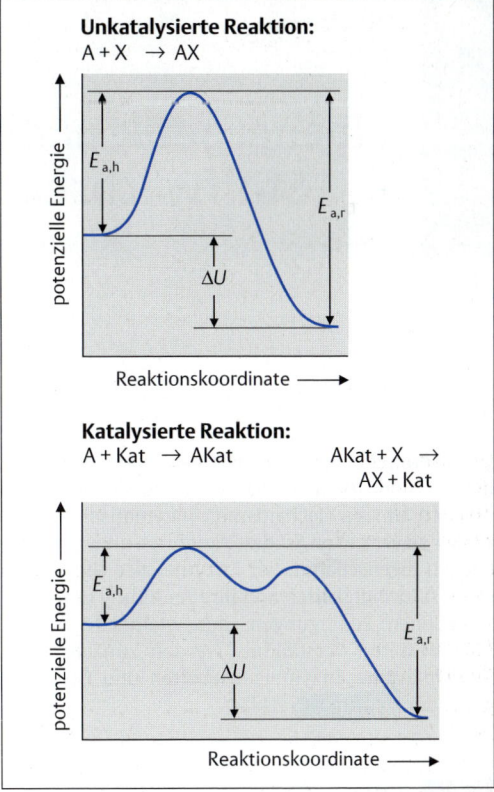

Abb. 6.**5 Energieprofil einer Reaktion ohne und mit Katalysator**

Bioenergetik und Prinzipien der Stoffwechselregulation

Die chemischen Stoffwechselreaktionen des Organismus sind nur unter der Wirkung von Enzymen möglich. Um die Mechanismen enzymatischer Reaktionen zu verstehen, ist die Erkenntnis über die kinetischen Eigenschaften der Enzyme, also die Reaktionsgeschwindigkeiten und ihre Änderung unter verschiedenen Bedingungen, der wichtigste Ansatz. Zum besseren Verständnis werden zunächst prüfungsrelevante Enzymeigenschaften und Grundbegriffe der Biokatalyse erklärt.

7.1   Grundlagen

7.1.1   Enzyme

Funktion als Katalysatoren

Viele biochemische Reaktionen sind unter physiologischen Bedingungen reaktionsträge. Sie verlaufen langsam und müssen katalysiert werden. Enzyme sind *Katalysatoren* biologischer Reaktionen, d.h. sie erhöhen die Reaktionsgeschwindigkeit einer chemi-

schen Reaktion. Die katalytische Wirkung eines Enzyms läuft im Inneren einer Enzymtasche ab – im **aktiven Zentrum**. Das aktive Zentrum verändert die intramolekulare Reaktionsbedingung, sodass eine Reaktion beschleunigt wird.

 Merke

Enzyme erniedrigen die Aktivierungsenergie und *beschleunigen* dadurch eine chemische Reaktion.

Fast alle Enzyme sind Proteine (Ausnahme: katalytisch aktive RNA-Moleküle – Ribozyme). Enzyme werden in 6 Klassen eingeteilt (Tab. 7.1).
Eine enzymkatalysierte Reaktion läuft nach dem folgenden Prinzip:
Ein Enzym E geht mit seinem Substrat S eine Bindung ein. Es entsteht ein *Enzym-Substrat-Komplex*. Anschließend zerfällt der Enzym-Substrat-Komplex in das freie Enzym und das Reaktionsprodukt P. Das Enzym verändert sich bei dieser Reaktion nicht und kann den gleichen Prozess

Tab. 7.1 Internationale Klassifizierung von Enzymen nach IUB

Klasse	Reaktionstyp	wichtige Unterklassen
I Oxidoreduktasen	Oxidation und Reduktion	Dehydrogenasen, Oxidasen
II Transferasen	übertragen funktionelle Gruppen eines Moleküls auf ein zweites	Aminotransferasen, Phosphotransferasen (Hexokinase)
III Hydrolasen	spalten hydrolytisch Ester-, Ether-, Peptid-, Glykosid-, Säureanhydrid-, C–C-, P–N-Bindungen	Esterasen, Peptidasen
IV Lyasen	Addieren funktionelle Gruppen an C=C–Bindungen oder bilden C=C–Bindungen durch Entfernen von Gruppen	C–C-Lyasen
V Isomerasen	Bildung von Isomeren, Umlagerung innerhalb von Molekülen	Epimerasen, cis-trans-Isomerasen
VI Ligasen	binden zwei Substrate unter ATP-Spaltung	C–C-Ligasen

sofort mit dem nächsten Substratmolekül wiederholen.

$$S + E \rightleftharpoons ES \rightleftharpoons E + P$$

Klassifizierung

Klinischer Bezug

Die Klassifizierung der Enzyme nach IUB dient dem Verständnis biochemischer Vorgänge. In der Klinik werden Enzyme sinnvollerweise folgendermaßen unterteilt:

Plasmaspezifische Enzyme: Diese Enzyme üben ihre Stoffwechselfunktion im Serum aus (z. B. Gerinnungsfaktoren, Lipoprotein-Lipase u. a.).

Zellenzyme: Diese Enzyme üben ihre Stoffwechselfunktion in der Zelle, zum Teil ganz speziell in bestimmten Zellorganellen aus (z. B. Glutamatdehydrogenase in den Mitochondrien, Lactatdehydrogenase im Zytoplasma, Glutamyltranspeptidase in der Zellmembran).

Sekretenzyme: Diese Enzyme werden in den exkretorischen Drüsen synthetisiert und üben ihre Stoffwechselfunktion in Sekreten aus (z. B. Verdauungsenzyme: Amylase, Lipase, Trypsin).

Diese Unterscheidung ist sinnvoll, da z. B. der Konzentrationsunterschied der Zellenzyme zwischen Zelle und Serum enorm groß ist ($10^6 : 1$) und durch eine Schädigung von Organzellen (z. B. bei einem Herzinfarkt) Zellenzyme in den extrazellulären Raum gelangen. Erhöhte Enzymaktivität der Zellenzyme im Serum vereinfacht die klinische Diagnostik.

7.1.2 Cofaktoren

Einige Enzyme nutzen als aktives Zentrum einen bestimmten Teil *ihrer* Proteinstruktur, andere benötigen für ihre Aktivität zusätzlich chemische Komponenten (Cofaktoren). Diese können *anorganische Ionen* (Fe^{2+}, Mg^{2+}, Zn^{2+}, Cu^{2+} u. a.) oder *organische Moleküle* (*Coenzyme*, z. B. Vitaminderivate) sein. Coenzyme sind nicht fest an den Proteinanteil des Enzyms gebunden, d. h., die Abspaltung ist reversibel. Sie liefern oder nehmen die für die chemische Reaktion notwendigen Atome oder Moleküle auf und verändern sich bei einer enzymatischen Reaktion, weshalb sie auch als *Cosubstrat* bezeichnet werden. Ist eine chemische Komponente kovalent an den Proteinanteil des Enzyms gebunden, spricht man von einer *prosthetischen Gruppe*. Die Abspaltung führt zur Denaturierung des Enzyms. Das inaktive Enzym (*Apoenzym*) wird durch die Bindung eines Cofaktors in das aktive Enzym umgewandelt (*Holoenzym*).

Tab. 7.2 **Enzyme, die durch Spurenelemente aktiviert werden** (I) und **Metalloenzyme** (eine Auswahl)

	Co	Cu	Fe	Mg	Mn	Se	Zn
Enzyme (I)							
Arginase				+	+		
Dipeptidasen				+			
Glucokinase	+			+	+		+
Metalloenzyme							
Alkohol-, Malat-, Lactat- und Glutamatdehydrogenase							+
Alk. Phosphatase							+
Carboxypeptidase							+
Cytochrom-c-Oxidase		+					
Cytochrom P 450			+				
DNA-/ RNA-Polymerase							+
Iodthyronin-5-Deiodase						+	
Katalase-Peroxidase		+	+				
Glutathionperoxidase						+	
Oxidasen		+					
Superoxiddismutase		+					+

Biochemie

Fragen zum Thema anorganische Ionen bzw. Spurenelemente und deren Vorkommen in Enzymen sind
beliebt beim IMPP. Die Tab. 7.**2** zeigt Enzyme, die
durch Spurenelemente aktiviert werden und die in
ihrem Molekül Metallionen für ihre katalytische
Funktion beinhalten, sog. Metalloenzyme.

7.1.3   Enzymspezifität

Enzyme haben die Fähigkeit, aus einer Vielzahl der
im Stoffwechsel anfallenden Substanzen ihr spezielles Substrat auszuwählen und nur mit diesem in
Reaktion zu gehen → **Substratspezifität**. Außerdem
katalysieren Enzyme meist nur eine bestimmte Reaktion → **Wirkungsspezifität**. Viele Enzyme greifen
nur eine Form von Molekülen mit Chiralität oder
cis-trans-Isomerie an → **Stereospezifität**. Einige Enzyme sind relativ unspezifisch, da eine ganze Gruppe
ähnlich strukturierter Substrate umgesetzt werden
kann → **Gruppenspezifität**.

Klinischer Bezug

In der Klinik spielen die oben genannten Enzymspezi-
fitäten keine Rolle. Viel wichtiger ist es, hohe (pathologische) Enzymaktivitäten bzw. -konzentrationen im
Serum einem bestimmten Organ zuzuordnen, z. B.:
Bei einer Zerstörung der Erythrozyten **(Hämolyse)**
treten die in den Erythrozyten enthaltenen Enzyme
aus. Folgende Enzyme zeigen eine erhöhte Serumkon-
zentration:
Lactatdehydrogenase (LDH$_1$ und LDH$_2$ s. u.),
Glutamat-Oxalacetat-Transferase (GOT bzw. ASAT),
Glutamat-Pyruvat-Transferase (GPT bzw. ALAT),
saure Phosphatase (SP).

7.1.4   Isoenzyme

Isoenzyme besitzen die gleiche Substrat- und Wirkungsspezifität, unterscheiden sich jedoch in der
Substrataffinität und im chemischen Aufbau. Sie
sind durch die Duplikation von Genen und anschließende Mutation entstanden. Aufgrund der physikalisch-chemischen Unterschiede ihrer Primärstruktur
lassen sie sich trennen und somit nachweisen. Dafür
werden elektrophoretische, chromatografische und
immunologische Verfahren verwendet, sowie der
Einsatz von Inhibitoren u. a. Isoenzymbestimmungen
erweitern die diagnostischen Möglichkeiten bei
vielen Krankheiten und gewinnen daher zunehmend
an Bedeutung (s. Klinischer Bezug). Fast alle Enzyme
lassen sich in Isoenzyme auftrennen.
Beispiel: Die Lactatdehydrogenase (LDH) ist ein zytoplasmatisches Enzym, das die reversible Reaktion
Pyruvat-Lactat katalysiert. Die LDH besitzt 5 verschiedene Isoenzyme. Sie bestehen aus 4 Untereinheiten mit 2 verschiedenen monomeren Typen
(H und M) und weisen unterschiedliche Organver-
teilung auf:

- LDH$_1$: (HHHH)   Herzmuskel, Erythrozyten,
  Niere,
- LDH$_2$: (HHHM)   Erythrozyten, Niere, Herz, Lunge,
- LDH$_3$: (HHMM)   Lymphatisches System, Lunge,
  Thrombozyten,
- LDH$_4$: (HMMM)   geringe Mengen in verschiede-
  nen Organen,
- LDH$_5$: (MMMM)   Skelettmuskel, Leber.

Klinischer Bezug

Für die klinische Diagnostik kann die Isoenzymbestim-
mung sehr hilfreich sein. LDH$_1$ und LDH$_2$ sind im Herzmuskel, im Erythrozyten und in der Niere zu finden.
Beim **Myokardinfarkt,** bei **hämolytischen Krankheiten** oder bei einem **Niereninfarkt** steigen beide
Enzyme stark an. Eine **Schädigung der Skelettmuskulatur** (Trauma) oder eine **Muskeldystrophie** bedingt
einen LDH$_5$-Anstieg.

7.1.5   Messung der Enzymaktivität

Siehe auch Physik, Kap. 7.
Nachfolgend einige Einheiten, die zur Messung der
Enzymaktivität eingeführt wurden:
Eine Enzymeinheit (U = Unit): Diejenige Enzym-
menge, die in **1** Minute die Umwandlung von
1 µmol Substrat katalysiert (Einheit: µmol/min):

$$1\,U = \frac{1\,\mu mol\ Substratumsatz}{Zeiteinheit}$$

Katalytische Einheit (kat = Katal): Diejenige En-
zymmenge, die in einer Sekunde die Umwandlung
von 1 Mol Substrat katalysiert (Einheit: mol/s):

$$1\,Katal = \frac{1\ mol\ Substratumsatz}{Zeiteinheit}$$

**Wechselzahl („turn over number", molare Aktivi-
tät):** Gibt an, wieviel mol Substrat von einem Enzym-
molekül pro Zeiteinheit umgesetzt werden können
(Einheit: s^{-1}):

$$W = \frac{mol\ Substratumsatz}{mol\ Enzym \times Zeiteinheit}$$

7.2 Enzymkinetik

Wie schon oben angedeutet, ist die Enzymkinetik, also die Lehre von Reaktionsgeschwindigkeiten und ihrer Änderung unter verschiedenen Bedingungen, die Grundlage zum Verständnis der enzymatischen Reaktionsmechanismen. Die Geschwindigkeit einer enzymkatalysierten Reaktion wird durch die folgenden Faktoren beeinflusst:

- Enzymkonzentration,
- Substratkonzentration,
- allosterische Regulation,
- Enzymhemmung,
- Temperatur und pH-Wert.

7.2.1 Enzymkonzentration

Die Reaktionsgeschwindigkeit ist bei Substratüberschuss der Enzymkonzentration proportional.

7.2.2 Substratkonzentration

Im Organismus ist die Konzentration von Zellenzymen begrenzt, die des Substrats dagegen kann sehr stark schwanken. Geht man also von einer konstanten Menge Enzym aus, ist bei sehr niedriger Substratkonzentration [S] die Wahrscheinlichkeit, dass die Substratmoleküle mit ihren Enzymen zusammentreffen, geringer als bei höherer Konzentration. Demnach liegt bei niedriger Substratkonzentration der größte Teil eines Enzyms in der ungebundenen Form E vor. Die Geschwindigkeit ist dann proportional zur Substratkonzentration, weil mit zunehmender Substratkonzentration die Wahrscheinlichkeit eines Zusammentreffens der Substratmoleküle mit dem Enzym ebenfalls erhöht wird, und damit auch die Konzentration des Produkts.

 Merke

Zu Beginn einer enzymatischen Reaktion ist die Geschwindigkeit proportional zur Substratkonzentration.

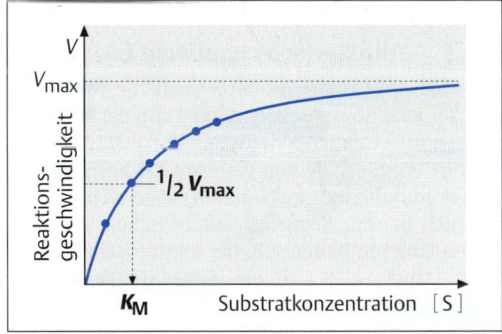

Abb. 7.1 Abhängigkeit der **Reaktionsgeschwindigkeit** von der Substratkonzentration (hyperbole V-S-Kinetik)

Eine Steigerung der Substratkonzentration führt zur **Substratsättigung**, d.h. alle Enzymmoleküle liegen in gebundener Form im Enzym-Substrat-Komplex vor (die Enzyme sind mit ihrem Substrat gesättigt). Eine weitere Erhöhung der Substratkonzentration hat keinen Einfluss auf die Reaktionsgeschwindigkeit. Die Reaktionsgeschwindigkeit hat ihren maximalen Wert V_{max} erreicht (Abb. 7.1).

 Merke

Eine Erhöhung der Reaktionsgeschwindigkeit lässt sich bei Substratsättigung nur durch Erhöhung der Enzymkonzentration erreichen.

Die Abhängigkeit der Reaktionsgeschwindigkeit von der Substratkonzentration wird durch die Michaelis-Menten-Gleichung beschrieben.

Michaelis-Menten-Gleichung

$$v = \frac{V_{max} \times [S]}{K_m + [S]}$$

v = Reaktionsgeschwindigkeit, V = Maximalgeschwindigkeit bei Substratsättigung, K_m = Michaelis-Konstante

- K_m entspricht der *Substratkonzentration* [S], bei der die *halbmaximale Geschwindigkeit* $^1/_2\, V_{max}$ einer enzymatischen Reaktion erreicht wird (s. Abb. 7.1). Dabei ist die Hälfte des vorhandenen Enzyms im Enzym-Substrat-Komplex eingebunden – K_m gibt eine Substratkonzentration an und ist von der Enzymkonzentration unabhängig. Mathematisch sieht das folgendermaßen aus: Setzt man in die Michaelis-Menten-Gleichung für v die halbmaximale Geschwindigkeit, also $^1/_2\, V_{max}$ ein, erhält man:

$$\frac{V_{max}}{2} = \frac{V_{max} \times [S]}{K_m + [S]}$$

Division durch V_{max} führt zu

$$\frac{1}{2} = \frac{[S]}{K_m + [S]}$$

nach K_m aufgelöst, erhält man

$$K_m = [S]$$

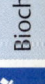

Biochemie

wenn $v = {}^1\!/_2\,V_{max}$ (Einheit: mol/l).

- K_m ist ein Maß für die *Affinität* eines Enzyms für sein Substrat:
- Je kleiner K_m, desto weniger Substrat ist zur Sättigung des Enzyms nötig – hohe Affinität des Enzyms zum Substrat.
- Je größer K_m, desto mehr Substrat ist zur Sättigung des Enzyms nötig – geringe Affinität des Enzyms zum Substrat.
- K_m kann von Enzym zu Enzym und sogar für verschiedene Substrate desselben Enzyms variieren – Isoenzyme besitzen wegen ihrer unterschiedlichen Substrataffinität verschiedene K_m-Werte.
- K_m ändert sich mit dem pH-Wert und der Temperatur.
- K_m steigt bei einer kompetitiven Hemmung (s. unten).

Lineweaver-Burk-Gleichung

Da die genaue graphische Bestimmung der kinetischen Parameter K_m und V_{max} aus der Michaelis-Menten-Grafik wegen der nur schwer zu bestimmenden Asymptote V_{max} nicht möglich ist, wird hierfür die Lineweaver-Burk-Gleichung benutzt. Sie entsteht durch die Kehrwertbildung der Michaelis-Menten-Gleichung:

$$\frac{1}{V} = \frac{K_m}{V_{max}} \times \frac{1}{[S]} + \frac{1}{V_{max}}$$

Die Lineweaver-Burk-Gleichung liefert somit eine Gerade ($y = mx + b$), womit V_{max} und K_m exakt bestimmt werden können (Abb. 7.2):

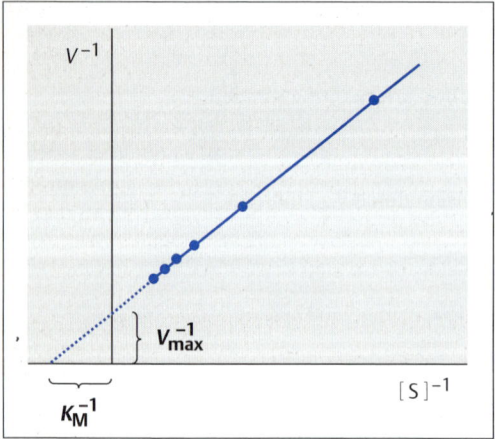

Abb. 7.2 Bestimmung von V_{max} und K_m aus dem **Lineweaver-Burk-Diagramm**

- $\dfrac{1}{V_{max}}$ ist der Schnittpunkt der Geraden mit der Ordinate (y-Achse).

- $\dfrac{K_m}{V_{max}}$ ist die Steigung der Geraden.

- $-\dfrac{1}{K_m}$ ist der Schnittpunkt der Abszisse (x-Achse).

Eadie-Hofstee-Diagramm

Aus der Umformung der Michaelis-Menten-Gleichung lässt sich das Eadie-Hofstee-Diagramm herleiten (Abb. 7.3). V_{max} und K_m lassen sich graphisch bestimmen:

- V_{max} ist der Schnittpunkt der Geraden mit der Ordinate,
- $-K_m$ ist die Steigung.

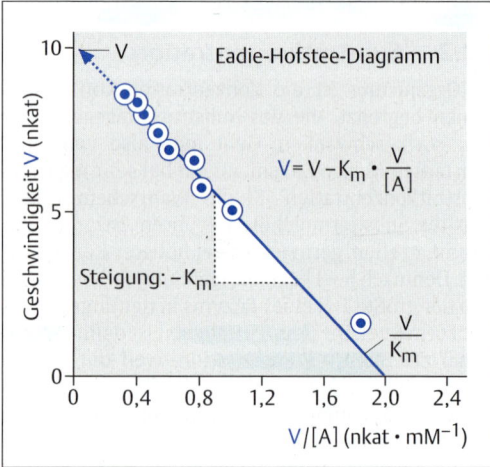

Abb. 7.3 Eadie-Hofstee-Diagramm

 Klinischer Bezug

Enzymkinetische Daten werden heute mit PCs rechnerisch schneller und objektiver ausgewertet.

7.2.3   Allosterisch regulierte Enzyme

Die Michaelis-Menten-Kinetik stellt die Abhängigkeit der Reaktionsgeschwindigkeit von der Substratkonzentration durch eine Hyperbel dar (s. Abb. 7.1). Dies ist ein Idealfall, von dem sowohl bei Substrat- und Produkthemmung (s. unten) abgewichen wird, als auch bei der *Kooperativität* zwischen verschiedenen Untereinheiten z. B. bei allosterischen Enzymen. Dabei zeigt sich ein *sigmoider Verlauf der Sättigungskurve* (s. Abb. 7.4), d. h., bei niedriger Substratkonzentration und bei Sättigung sind die Abweichungen von der Michaelis-Menten-Kinetik am stärksten. Dieses Verhalten zeigen z. B. die regu-

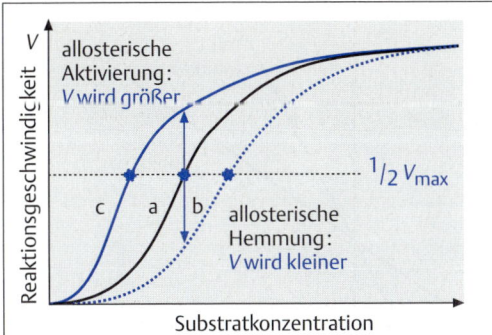

Abb. 7.4 Sigmoide v/S-Kinetik für allosterische Enzyme. Der sigmoide Verlauf spiegelt die kooperative Wechselwirkung zwischen den Enzymuntereinheiten wider. **a** Sigmoide Aktivitätskurve ohne allosterische Effektoren, **b** Erhöhung von $K_{0,5}$ durch einen allosterischen Inhibitor, **c** Erniedrigung von $K_{0,5}$ durch einen allosterischen Aktivator

latorischen, allosterischen Schlüsselenzyme im Stoffwechsel.

Allosterische Enzyme bestehen aus mehreren regulatorischen Untereinheiten und besitzen neben einem aktiven Zentrum auch ein oder mehrere Bindungsstellen für Liganden → *allosterische Zentren.* Bindet ein Ligand an das allosterische Zentrum, ändert sich die Konformation des aktiven Zentrums, wobei die Affinität des Enzyms zum Substrat und/oder die Reaktionsgeschwindigkeit sowohl gesteigert (allosterische Aktivatoren) als auch gesenkt (allosterische Inhibitoren) werden kann:

- *V-Typ:* Die Reaktionsgeschwindigkeit (V_{max}) wird größer oder kleiner.
- *K-Typ:* $K_{0,5}$* wird größer oder kleiner, d.h., allosterische Liganden ändern die für das Erreichen von $^{1}/_{2}V_{max}$ nötige Bindungsaffinität des Enzyms zum Substrat.

Beispiele für eine allosterische Beziehung zwischen Protein (Enzym) und Ligand:

- *Isocitratdehydrogenase:* ADP erhöht, ATP und NADH erniedrigen die Aktivität des Enzyms (s. Citratzyklus, Kap. 8.7).
- *Phosphofruktokinase:* ADP erhöht, ATP und NADH erniedrigen die Aktivität des Enzyms (s. Glykolyse, 8.2.1).
- *Pyruvatcarboxylase:* Acetyl CoA aktiviert das Enzym (s. Gluconeogenese, 9.1.2).

* $K_{0,5}$ bezeichnet die Substratkonzentration, bei der die Geschwindigkeit einer allosterischen Reaktion die Hälfte ihres Maximalwertes besitzt. Fälschlicherweise wird seht oft – leider auch vom IMPP – bei allosterisch regulierten Enzymen von K_m gesprochen. K_m bezieht sich auf die hyperbole Michaelis-Menten-Kinetik und nicht auf die sigmoidale allosterische Kinetik.

- 2,3 Bisphosphoglycerat verringert die O_2-Sättigung von Hämoglobin → die Freisetzung von O_2 kann bei Hypoxie erleichtert werden.

 Merke

Bei der allosterischen Regulation binden Liganden an ein eigenes allosterisches Zentrum des Enzyms, nicht an das aktive Zentrum → Liganden müssen keinerlei Ähnlichkeit mit dem Substrat des Enzyms besitzen.

Die allosterische Regulation hat besondere Bedeutung bei der Rückkopplungshemmung von enzymkatalysierten Reaktionen, s. unter Hemmung durch Produktüberschuss.

7.2.4 Enzymhemmung
Kompetitive Hemmung

Bei der reversiblen kompetitiven Hemmung konkurriert ein Hemmstoff mit dem Substrat um das aktive Zentrum des Enzyms. Hemmstoff und Substrat besitzen häufig eine ähnliche Struktur. Das Ausmaß der Hemmung hängt vom Konzentrationsverhältnis zwischen Substrat und Hemmstoff ab. Liegt der Hemmstoff in sehr hoher Konzentration vor, kann er das Substrat vollständig aus dem aktiven Zentrum verdrängen → das Ausmaß der Hemmung wird maximal. V_{max} wird nicht verändert. Da eine Erhöhung der Substratkonzentration notwendig ist, um vermehrt Enzym-Substrat-Komplexe zu bilden, erhöht sich ebenfalls K_m (Abb. 7.**5**).

 Klinischer Bezug

Das im indianischen Pfeilgift Curare enthaltene Tobucurarin ist ein kompetitiver Blocker der Acetylcholin-Rezeptoren an der motorischen Endplatte. Es konkurriert mit Acetylcholin und verhindert so **willkürliche Muskelkontraktionen,** was durch Atemstillstand zum Tod führt.

Nichtkompetitive Hemmung

Bei der reversiblen nichtkompetitiven Hemmung bindet ein Hemmstoff außerhalb des aktiven Zentrums und inaktiviert es. Der Hemmstoff senkt die Konzentration des aktiven Enzyms und somit auch die Reaktionsgeschwindigkeit (V_{max}). K_m verändert sich nicht (Abb. 7.**6**).

Hemmung durch Substratüberschuss

Bei Substratüberschuss können Enzym-Substrat-Substrat-Komplexe gebildet werden, wodurch das aktive Zentrum eines Enzyms blockiert wird. Die Reaktionsgeschwindigkeit nimmt ab, was an der typischen Glockenform im Lineweaver-Burk-Diagramm zu erkennen ist (Abb. 7.**7**).

Biochemie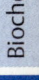

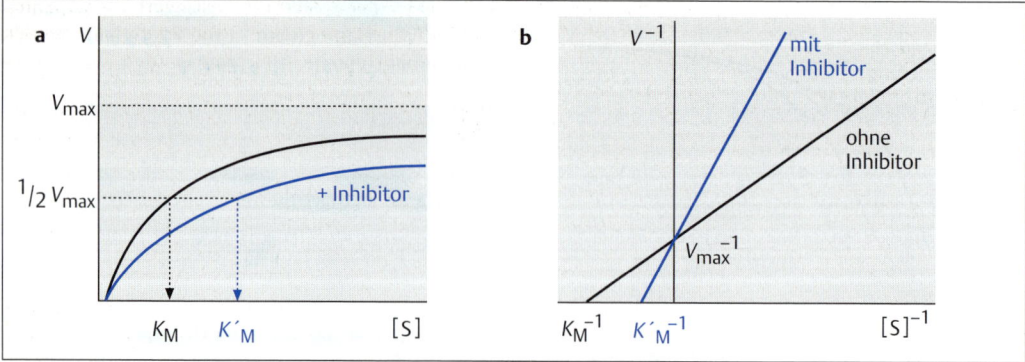

Abb. 7.**5 Kompetitive Hemmung. a** Michaelis-Menten-Kinetik, **b** Lineweaver-Burk-Diagramm

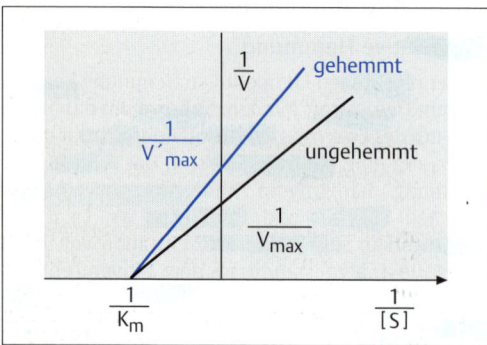

Abb. 7.**6 Nichtkompetitive Hemmung,** Lineweaver-Burk-Diagramm

Abb. 7.**7 Hemmung durch Substratüberschuss.** Die Geschwindigkeit auf der Ordinate nimmt nach oben hin ab

Hemmung durch Produktüberschuss

Häuft sich bei einer Reaktion das Produkt an, hemmt es reversibel über eine negative Rückkopplung das Enzym. Dabei gibt es zwei Möglichkeiten:

- *Isosterische kompetitive Hemmung:* Produkt und Substrat konkurrieren um das aktive Zentrum des Enzyms.
- *Allosterische Hemmung:* Das Produkt lagert sich an das allosterische Zentrum des Enzyms und hemmt es durch die Veränderung der Konformation des aktiven Zentrums (z. B. Hexokinase-Reaktion).

7.2.5   Temperatur

Die Reaktionsgeschwindigkeit einer enzymkatalysierten Reaktion steigt in der Regel je 10 °C Temperaturanstieg mit einem Faktor von 1,5–3. Es gibt jedoch eine optimale Temperatur, oberhalb derer infolge Hitzedenaturierung der Enzymproteine die Reaktionsgeschwindigkeit wieder abnimmt.

7.2.6   Der pH-Wert

Die meisten Enzyme besitzen ein pH-Optimum, bei der die Aktivität am höchsten ist. Das pH-Optimum der meisten Enzyme liegt im physiologischen Bereich, dennoch können pH-Optima in extremen Bereichen liegen, z. B. pH 1–2 für Pepsin im Magen, pH 3–5 für lysosomale Enzyme oder pH > 7 für die alkalische Phosphatase.

7.3   Regulation der Aktivität von Enzymen durch reversible Modifikation

Die Aktivität vieler regulatorischer Enzyme des Stoffwechsels (Schlüsselenzyme) wird durch Modifizierung des Enzymmoleküls reguliert. Dabei können Stoffwechselmetabolite oder Cofaktoren durch die Bindung an das Enzym dessen Aktivität beeinflussen. Im Stoffwechsel kommen zwei Klassen von regulatorischen Enzymen vor, die durch reversible Modifikation kontrolliert werden → **allosterische Enzyme** und **Interkonversions-Enzyme**.

Tab. 7.3 **Enzymaktivitätsänderung durch Phosphorylierung** (↑=Aktivierung durch Phosphorylierung, ↓=Aktivierung durch Dephosphorylierung). Die rechte Spalte gibt die Kapitel an, wo die entsprechenden Reaktionen erklärt werden

	Enzym	Aktivitätsänderung durch Phosphorylierung	Kap.
Kohlenhydratstoffwechsel	Glykogenphosphorylase	↑	9.1.3
	Phosphorylasekinase	↑	9.1.3
	Glykogensynthase	↓	9.1.3
	Pyruvatdehydrogenase	↓	8.2.2
	Pyruvatkinase	↓	8.2.1
Lipidstoffwechsel	Acetyl-CoA-Carboxylase	↓	9.2.2
	Glycerin-3-Phosphat-Acyltransferase	↓	9.2.3
	hormonsensitive Lipase	↑	cAMP - Protein kinase 9.2.4
	β-HMG-CoA-Reduktase	↓	1.7.2

7.3.1 Allosterische Enzyme

Eine Möglichkeit der reversiblen Aktivitätsregulation wurde bereits unter 7.2.3 besprochen, wobei ein allosterischer Ligand durch eine reversible *nichtkovalente* Bindung an das Enzym die Enzymaktivität beeinflusst.

7.3.2 Interkonversions-Enzyme

Bei der Interkonversion wird durch Einführung oder Entfernung einer *kovalent* gebundenen Gruppe (Phosphat, AMP, UMP, ADP-Ribose, Methylgruppen etc.) eine Aktivitätsänderung erreicht. Diese Gruppen werden normalerweise durch die Wirkung anderer Enzyme an das regulatorische Enzym gekoppelt. Während durch die allosterische Aktivierung eine stufenlose Regulation der Reaktionsgeschwindigkeit möglich ist, dient die Interkonversion dem plötzlichen „an- und abschalten" von Enzymen.
Eine wichtige Interkonversions-Reaktion ist die Phosphorylierung von Enzymen. Fragen hierzu sind beim IMPP sehr beliebt! Tab. 7.3 zeigt die wichtigsten interkonvertierbaren Enzyme, die durch Phosphorylierung aktiviert oder inaktiviert werden.

 Merke

Folgende Herleitung vereinfacht das Verständnis der Interkonversionsenzyme: Ist der Blutglucosespiegel zu niedrig, reagiert die Leber durch die Mobilisierung der Glykogenspeicher. Die Glykogenolyse wird durch Phosphorylierung aktiviert → Glucose wird freigesetzt. Gleichzeitig müssen alle Prozesse in der Leber und im Fettgewebe gedrosselt werden, die Glucose verstoffwechseln können, um der Erhöhung des Blutzuckerspiegels nicht entgegenzuwirken. Daher werden Schlüsselenzyme der Glykolyse, Glykogensynthese, Fettsäuresynthese, Triglyceridsynthese ebenfalls durch Phosphorylierung gehemmt (= *Enzymkaskade*).

7.4

7.4 Regulation der Aktivität von Enzymen durch irreversible Modifikation

In 7.3 wurde die Regulation der Enzymaktivität durch reversible Mechanismen erklärt. Im Unterschied dazu können inaktive Enzymvorstufen – man bezeichnet sie auch als *Zymogen* bzw. *Proenzym* – durch *limitierte Proteolyse* gespalten und irreversibel aktiviert werden. Die limitierte Proteolyse bewirkt eine Konformationsänderung, die das aktive Zentrum des Enzyms zugänglich macht. Auf diese Weise kann sehr schnell das aktive Enzym bereitgestellt werden. Die Abschaltung einer solchen Reaktion ist allerdings nur dadurch möglich, dass das Enzym durch proteolytischen Abbau inaktiviert wird. Es kann dann nicht mehr weiterverwendet werden. Die limitierte Proteolyse tritt auch bei vielen Hormonen auf. Klassische Beispiele für die Bildung eines aktiven Enzyms bzw. Hormons aus einer Vorstufe sind in Tab. 7.4 dargestellt.

Tab. 7.4 Beispiele für die **Bildung von aktiven Enzymen bzw. Hormonen** aus inaktiven Vorstufen

	Inaktive Vorstufe	Aktive Form
Enzyme	Chymotrypsinogen	Chymotrypsin
	Trypsinogen	Trypsin
	Plasminogen	Plasmin
	Prothrombin	Thrombin
	Prorenin	Renin
Hormone	Proinsulin	Insulin
	Angiotensinogen	Angiotensin

Biochemie

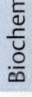

7.5 Induktion oder Repression der Enzymsynthese

Die Regulation der Enzymaktivität kann durch Steigerung (**Induktion**) oder Hemmung (**Repression**) der Enzymsynthese erfolgen. Im Gegensatz zu der Umwandlung von Enzymvorstufen durch limitierte Proteolyse (s. oben), die sehr schnell erfolgen kann, benötigt die Enzyminduktion einige Stunden, um wirksam zu werden. Dabei wird der Apparat der Proteinbiosynthese angekurbelt. Der Angriffsort ist der Zellkern, wo die Transkription von DNA in Gang gesetzt wird. Durch die Transkription wird mRNA gebildet, die dann im Zytoplasma an den Ribosomen die Synthese des entsprechenden Enzyms auslöst. Einzelheiten hierzu werden in Kapitel 9 besprochen. Folgende Substanzen induzieren die Biosynthese von Enzymen:

- bestimmte Metabolite, wie Substrate der induzierten Enzyme, wirken als Induktor,
- Hormone (s. Kap. 14),
- Fremdstoffe bzw. Arzneimittel induzieren Enzyme (Monooxygenasen), die die Fremdstoffe bzw. Arzneimittel metabolisieren (s. Kap. 17.5).

Die Regulation in umgekehrter Richtung ist durch Repression möglich. Beispielsweise reprimiert das Endprodukt der Cholesterinbiosynthese, das Cholesterin, die Synthese der mRNA, die das Schlüsselenzym des Synthesewegs codiert.

Limitierte Proteolyse und Protein-Protein-Interaktionen s. Kap. 10.3.

Kataboler Stoffwechsel und Energiegewinnung

8.1   Energiereiche Verbindungen

Allgemeine Grundlagen

Die Energie, die im Organismus für eine Vielzahl von endergonischen Vorgängen (Reaktionen, die nur unter Zufuhr von Energie ablaufen) benötigt wird, gewinnen Zellen aus der Verbrennung (Oxidation) von energiereichen Molekülen. Für den menschlichen Organismus spielen hierfür Kohlenhydrate, Fettsäuren und Aminosäuren als „Brennmaterial" die entscheidende Rolle. Die Verbrennungsvorgänge, die sich dabei intrazellulär (in vivo) abspielen, weisen große Ähnlichkeit zur Verbrennung in vitro (im Reagenzglas) auf.

Verbrennung in vitro

Glucose → CO_2 + H_2O + Wärmeenergie
Fettsäuren → CO_2 + H_2O + Wärmeenergie
Aminosäuren → CO_2 + H_2O + NO_2 + Wärmeenergie
Die Verbrennungsprodukte der genannten Verbindungen sind also im Wesentlichen CO_2 und H_2O, im Falle der Aminosäuren entsteht zusätzlich NO_2. Dabei wird die gesamte Energie, die im Verlauf der Verbrennung freigesetzt wird, in Form von Wärmeenergie an die Umgebung abgegeben. Bei der Verbrennung derselben Materialien in vivo entstehen grundsätzlich dieselben Verbrennungsprodukte, nur im Falle der Aminosäuren ist die Verbrennung der Stickstoffkomponente zu NO_2 nicht möglich; es entsteht Ammoniak als primäres Abbauprodukt, das anschließend vor allem als Harnstoff ausgeschieden wird.

Verbrennung in vivo

Glucose → CO_2 + H_2O + Wärmeenergie + ATP
Fettsäuren → CO_2 + H_2O + Wärmeenergie + ATP
Aminosäuren → CO_2 + H_2O + Harnstoff + Wärmeenergie + ATP

❗ Merke

Der entscheidende Unterschied zwischen In-vitro- und In-vivo-Verbrennung liegt darin, dass bei der Verbrennung in lebenden Organismen die freigesetzte Energie nur teilweise in Form von Wärmeenergie abgegeben und die restliche Energie zum Aufbau der energiereichen Verbindung ATP genutzt wird.

Die Nutzung von Verbrennungsenergie (Oxidationsenergie) zum Aufbau von energiereichen Verbindungen, insbesondere ATP, stellt dabei eine herausragende Leistung lebender Organismen dar. Der Vorteil dieser ATP-Bildung gegenüber der ausschließlichen Energiefreisetzung in Form von Wärmeenergie liegt darin, dass einerseits wertvolle Energie chemisch fixiert wird und andererseits durch ATP ganz gezielt für exergonische Vorgänge (Reaktionen in deren Verlauf Energie freigesetzt wird) zur Verfügung gestellt werden kann. Wärmeenergie hingegen wird schnell an die Umgebung abgegeben und kann nicht gezielt für bestimmte Reaktionen angeboten werden. Die Stoffwechselmechanismen, die im Rahmen der Substratverbrennung in der Lage sind, ATP aus freigesetzter Oxidationsenergie zu erzeugen, sind die Substratkettenphosphorylierung und die Elektronentransportphosphorylierung der Atmungskette.
Die Strategie des Energiestoffwechsels besteht nun darin, Kohlenhydrate und Fettsäuren möglichst schnell über individuelle Abbauwege so umzuwandeln, dass ein Produkt entsteht, welches durch die zentralen, energieliefernden Stoffwechselwege Citratzyklus und Atmungskette unter ATP-Bildung verbrannt werden kann.

❗ Merke

Das „Sammelmolekül", das als Brennmaterial für Citratzyklus und anschließende Atmungskette fungiert, ist *Acetyl-CoA und stellt damit eine „Stoffwechselschleuse" auf dem Weg zum Citratzyklus dar.*

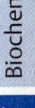

Biochemie

Bei den Aminosäuren können nur die ketoplastischen Aminosäuren direkt in Acetyl-CoA umgewandelt werden, glukoplastische Aminosäuren werden im Wesentlichen direkt in ein Zwischenprodukt des Citratzyklus abgebaut.

8.2   Kohlenhydratabbau

Der komplette Abbau eines Kohlenhydratmoleküls bis zur Stufe von CO_2 und H_2O durchläuft 4 Stoffwechselwege:
1. Abbau eines Kohlenhydratmoleküls zu Pyruvat durch die *Glykolyse*,
2. Umwandlung von Pyruvat in Acetyl-CoA mithilfe der *Pyruvatdehydrogenase*,
3. Abbau von Acetyl-CoA zu CO_2 im *Citratzyklus*,
4. Verbrennung der beim Kohlenhydratabbau freigesetzten Wasserstoffatome zu H_2O im Rahmen der *Atmungskette*.
Für diesen katabolen (abbauenden) Stoffwechsel der Kohlenhydrate ist Glucose das wichtigste Monosaccharid.

8.2.1   Glykolyse
Die Glykolyse ist ein Energie liefernder, zytosolischer Abbauweg der Glucose bis zur Stufe von Pyruvat bzw. Lactat, der sowohl aerob (d.h. unter Verwendung von Sauerstoff) als auch anaerob ablaufen kann (Abb. 8.1).

Ablauf

Reaktionsschritte (s. Abb. 8.1):
1. Die Glykolyse beginnt mit der Phosphorylierung von Glucose zu Glucose-6-phosphat durch die *Hexokinase*, unter Bildung eines Phosphoesters am C-6 der Glucose. Neben der Hexokinase findet sich vor allem in der Leber ein weiteres Enzym, das Glucose in **Glucose-6-phosphat** umwandeln kann, die *Glucokinase*. Beide Enzyme benötigen ATP als Phosphatdonator und arbeiten irreversibel. Die Unterschiede der beiden Enzyme sind in Tab. 8.1 dargestellt:

 Merke

Für die Leber ist das Vorhandensein der Glucokinase vor allem deshalb von Bedeutung, weil damit die Glykolyseaktivität, vermittelt über Insulin, dem aktuellen Glucoseangebot der Pfortader angepasst werden kann: Erhöhtes Kohlenhydratangebot im Pfortaderblut beschleunigt die Glucokinasereaktion.

Da das Reaktionsprodukt dieser Reaktion, Glucose-6-phosphat, auch für andere Stoffwechselwege der Glucose bedeutsam ist, zählt man die Hexokinase- bzw. Glucokinasereaktion nicht zu den typisch gly-

Tab. 8.1: Unterschiede zwischen **Hexokinase und Glucokinase**

Hexokinase	Glucokinase
niedrige Spezifität für Glucose	hohe Spezifität für Glucose
hohe Affinität ($K_m\downarrow$)	niedrige Affinität ($K_m\uparrow$)
kommt in allen Zellen vor	vor allem in der Leber
allosterische Hemmung durch Glucose-6-phosphat	keine Hemmung durch Glucose-6-phosphat
	insulininduzierte Synthese

kolytischen Reaktionen, obwohl sie Bestandteil der Glykolyse ist. Die Funktion dieser Reaktion liegt primär darin, dass Glucose-6-phosphat im Gegensatz zur freien Glucose nicht mehr in der Lage ist, die Zellmembran zu durchdringen und damit die Zelle wieder zu verlassen.
2. Der nächste Schritt der Glykolyse besteht in einer Isomerisierung von Glucose-6-phosphat zu **Fructose-6-phosphat** mittels einer *Phosphohexoseisomerase*.
3. Durch die *Phosphofructokinase*, das Schrittmacherenzym der Glykolyse, wird Fructose-6-phosphat erneut durch einen Phosphatrest aus ATP phosphoryliert, wobei unter Bildung eines Phosphoesters an C-1 **Fructose-1,6-bisphosphat** entsteht. Auch diese zweite Kinase-Reaktion innerhalb der Glykolyse ist stark exergonisch und damit irreversibel. Sie stellt gleichzeitig die wichtigste Regulationsstelle der Glykolyse dar.
4. Eine anschließende Aldolspaltung durch die *Aldolase A (Fructose-1,6-bisphosphat-Aldolase)* spaltet die zweifach phosphorylierte Hexose in 2 einfach phosphorylierte Triosen: **Dihydroxyacetonphosphat** und **3-Phosphoglycerinaldehyd** (Glyceral-3-phosphat, Glycerinaldehyd-3-phosphat).
5. Diese beiden Triosen sind Isomere und können durch die *Phosphotrioseisomerase (Triosephosphatisomerase)* ineinander umgewandelt werden. Das Gleichgewicht dieser Reaktion liegt zwar weit auf der Seite des Dihydroxyacetonphosphat, da aber für den weiteren Verlauf der Glykolyse 3-Phosphoglycerinaldehyd benötigt wird, kommt es letztendlich zur Umwandlung des gebildeten Dihydroxyacetonphosphat in ein zweites Molekül 3-Phosphoglycerinaldehyd.
Die bisher betrachteten Schritte der Glykolyse stellen *die erste Phase des Zuckerabbaus* dar: Umwandlung eines C-6 Körpers (Glucose) in 2 einfach phosphorylierte C-3 Körper (Dihydroxyacetonphosphat und 3-Phosphoglycerinaldehyd). Dabei werden 2 ATP in

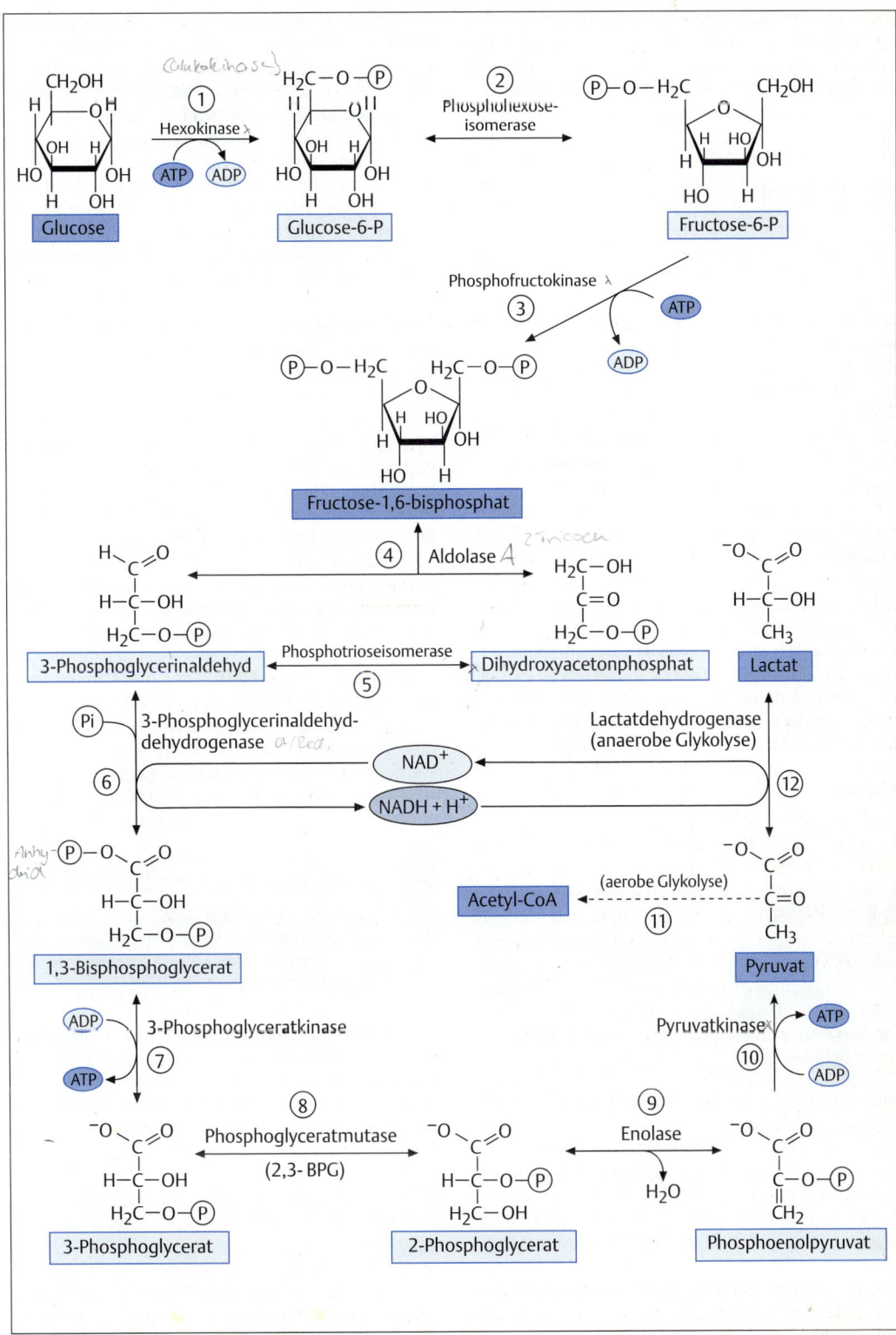

Abb. 8.1 **Glykolyse**

2 irreversiblen Reaktionen investiert und letztendlich 2 Moleküle 3-Phosphoglycerinaldehyd für die *zweite Phase der Glykolyse*, nämlich die Umwandlung von 3-Phosphoglycerinaldehyd in Pyruvat, gewonnen.

6. + 7. Die beiden nächsten Schritte der Glykolyse gehören funktionell eng zusammen: Mithilfe *der 3-Phosphoglycerinaldehyd-Dehydrogenase* wird 3-Phosphoglycerinaldehyd unter Aufnahme eines anorganischen Phosphatrestes in **1,3-Bisphosphoglycerat** umgewandelt, wobei der aufgenommene Phosphatrest energiereich als *Anhydrid* gebunden wird. Anschließend folgt die Übertragung dieses Phosphatrestes auf ADP, so dass ATP und **3-Phosphoglycerat** entstehen. Das beteiligte Enzym ist die *3-Phosphoglyceratkinase.*

Bei dieser bedeutsamsten Reaktionsfolge der Glykolyse taucht die Frage auf, woher die Energie stammt, um ein anorganisches Phosphatmolekül so energiereich zu binden, dass in der Folge durch Abspaltung eine Übertragung auf ADP unter Bildung von ATP möglich wird. Die Antwort findet man bei näherer Betrachtung der Reaktionsmechanismen:

Nach der Bindung von 3-Phosphoglycerinaldehyd-Dehydrogenase an das Substrat (3-Phosphoglycerinaldehyd) kommt es zu einer Oxidation, bei der die Aldehydgruppe des 3-Phosphoglycerinaldehyd auf die Stufe einer Carbonsäure oxidiert wird, wobei die abgespaltenen Wasserstoffe auf NAD$^+$ übertragen werden, sodass ebenfalls NADH + H$^+$ entsteht.

Da Oxidationsprozesse Energie freisetzen, ist es möglich, mithilfe dieser Oxidationsenergie einen freien Phosphatrest in eine energiereiche Anhydridbindung zu überführen; es entsteht 1,3-Bisphosphoglycerat. Nun kann der eben gebildete, energiereiche Phosphoanhydrid gespalten werden, wobei genügend Energie freigesetzt wird, um ATP zu erzeugen. 1,3-Bisphosphoglycerat geht bei dieser Reaktion in 3-Phosphoglycerat über.

Merke

Ein Prozess, bei dem Oxidationsenergie nicht als Wärme freigesetzt, sondern als Energiequelle für den Aufbau einer energiereichen Verbindung genutzt wird, mit der Möglichkeit durch Spaltung dieser Verbindung ATP zu erzeugen, nennt man *Substratkettenphosphorylierung.*

Um den Phosphatrest im 3-Phosphoglycerat ebenfalls zur ATP-Bildung nutzen zu können, wird im weiteren Verlauf der Glykolyse durch intramolekulare Umwandlungen das Gruppenübertragungspotenzial der Phosphatgruppe verändert.

8. Dabei findet zuerst, unter Bildung von **2-Phosphoglycerat**, ein intramolekularer Transfer des Phosphoesters von C-3 auf C-2 statt. Das beteiligte Enzym, die *Phosphoglyceratmutase*, benötigt dabei als Cofaktor 2,3-Bisphosphoglycerat, welches in geringen Mengen in allen Zellen aus 1,3-Bisphosphoglycerat gebildet werden kann.

9. Durch Wasserabspaltung entsteht anschließend, mithilfe einer *Enolase*, **Phosphoenolpyruvat**. In diesem Molekül ist der Phosphatrest energiereich als Enolester gebunden, er besitzt nun ein hohes *Gruppenübertragungspotenzial.*

10. Die Abspaltung dieses Phosphatrestes durch die *Pyruvatkinase* stellt genügend Energie zur Verfügung, um den Phosphatrest unter Bildung von ATP auf ADP zu übertragen. Bei dieser stark exergonischen Reaktion wird zusätzlich Energie in Form von Wärmeenergie abgegeben. Als Reaktionsprodukt der Pyruvatkinase-Reaktion entsteht **Pyruvat**.

Das weitere Schicksal des Pyruvats ist abhängig von der aktuellen Sauerstoffversorgung einer Zelle:

11. Stehen einer Zelle genügend Sauerstoffmoleküle zur Verfügung, kann das in der Glykolyse anfallende NADH + H$^+$ letztendlich durch die Atmungskette zu NAD$^+$ regeneriert werden, welches für die Glykolyse essenziell ist. Dabei entstehen an der Atmungskette pro NADH + H$^+$ drei ATP.

In dieser Stoffwechselsituation wird das in der Glykolyse gebildete Pyruvat ins Mitochondrium transportiert und dort über die Pyruvatdehydrogenase zum **Acetyl-CoA**, weiter in Richtung Citratzyklus, abgebaut, was als **aerobe Glykolyse** bezeichnet wird.

8. Besteht in einer Zelle jedoch ein aktueller Sauerstoffmangel, so ist die Regeneration des für die Glykolyse notwendigen NAD$^+$ über die Atmungskette nicht möglich. In dieser Situation wird Pyruvat durch die *Lactatdehydrogenase* zu Lactat reduziert, wobei die Wasserstoffatome des NADH + H$^+$ verbraucht werden und damit NAD$^+$ für die Glykolyse regeneriert wird. Dasselbe gilt für Zellen, die keine Mitochondrien besitzen (vor allem Erythrozyten).

Merke

Das einzige Ziel der Lactatbildung innerhalb der sog. *anaeroben Glykolyse* liegt in der Regeneration von NAD$^+$, um den weiteren Ablauf der Glykolyse in Sauerstoffmangelsituationen zu ermöglichen.

Die **Lactatbildung** stellt eine *Sackgasse im Stoffwechsel* dar; um es weiter zu verwenden, muss Lactat erst wieder in Pyruvat umgewandelt werden. Dies geschieht entweder im selben Gewebe zu Zeiten besserer Sauerstoffversorgung oder in anderen Geweben wie z. B. Leber oder Herzmuskel.

Klinischer Bezug

Bei starken körperlichen Arbeiten kann es zur vermehrten Lactatbildung und damit Übersäuerung der beanspruchten Muskelgruppen kommen. Der sog. **Muskelkater**, der sich in Folge einstellt, wird zum Teil auf diese lokale Azidose zurückgeführt, großteils jedoch durch Einrisse von Muskelfibrillen erklärt.

Neben einer ständigen Zufuhr von NAD+ benötigt die Glykolyse ebenfalls die Zufuhr von anorganischen Phosphatmolekülen und ADP für einen reibungslosen Ablauf. Die meisten Reaktionen der Glykolyse sind grundsätzlich reversibel. Drei Reaktionen, nämlich die Hexokinase- bzw. Glucokinasereaktion, die Phosphofructokinase- und die Pyruvatkinasereaktion sind jedoch irreversibel, da sie zu stark exergonisch verlaufen. Bei der „Umkehr" der Glykolyse, der Gluconeogenese, müssen diese irreversiblen Reaktionen durch andere Enzyme, bzw. Umgehungsschritte, umgangen werden (s. 9.1.2).

Energieausbeute

Für die Berechnung der Energieausbeute innerhalb der Glykolyse ist es wichtig zu beachten, dass pro Mol Glucose im Rahmen der Glykolyse 2 Mol 3-Phosphoglycerinaldehyd entstehen. Daraus ergibt sich, dass in der ersten Phase der Glykolyse 2 ATP investiert werden, in der zweiten Glykolysephase pro C-3-Körper (3-Phosphoglycerinaldehyd) auch wieder 2 ATP gebildet werden. Für 2 C-3-Körper, die aus einer Glucose entstehen, werden also in der zweiten Phase 4 ATP gebildet. Das macht einen Nettogewinn von 2 ATP bei **anaerober Glykolyse**.
Unter aeroben Bedingungen müssen zusätzlich noch 6 ATP dazugerechnet werden, die sich aus der Verbrennung von 2 NADH + H+ an der Atmungskette ergeben. Die **aerobe Glykolyse liefert also 8 ATP**. Für die Berechnung der Energiebilanz der aeroben Glykolyse wird von einigen Autoren der komplette Abbau der Glucose zu H_2O und CO_2 zugrunde gelegt, wobei Werte zwischen 36 und 38 ATP pro Glucose berechnet werden.

Bedeutung

Die wesentliche Funktion der Glykolyse liegt in der *Energiegewinnung* durch Bildung von ATP. Die Glykolyse stellt dabei in Zellen mit Mitochondrien und ausreichender Sauerstoffversorgung die *erste Phase im Abbau der Kohlenhydrate zu CO_2 und H_2O* dar.

Merke

Da die Glykolyse der einzig nennenswerte ATP liefernde Stoffwechselweg ist, der im Zytosol lokalisiert ist, hat er unter dem Aspekt der Energiegewinnung elementare Bedeutung für Zellen, die keine Mitochondrien besitzen, wie z. B. die Erythrozyten.

Klinischer Bezug

Mithilfe von ATP, das aus der anaeroben Glykolyse stammt, halten Erythrozyten den NA+/K+-Gradienten an der Zellmembran aufrecht. Erbliche Enzymdefekte, die die Glykolyse betreffen, wie z. B. der Pyruvatkinasemangel, können daher über Elektrolytverschiebungen und dadurch ausgelöste osmotische Reaktionen zu **hämolytischen Anämien** führen.

Regulation

An der Regulation der Glykolyse sind mehrere Enzyme beteiligt, deren Aktivität durch bestimmte Signalmoleküle modifiziert werden kann. Dabei ist eine Tendenz zu erkennen, dass Moleküle wie ADP und AMP, die eine niedrige Energieladung der Zelle signalisieren, die Glykolyse und damit die ATP-Produktion aktivieren. Moleküle wie ATP, Citrat und NADH hingegen signalisieren eine hohe Energieladung und hemmen meist die Glykolyse.
In Tab. 8.2 sind die wichtigen Regulationsstellen und Signalmoleküle aufgezeigt, wobei unter dem Begriff *Induktor* solche Effektoren gemeint sind, die die Synthese des betreffenden Enzyms steigern können:
Unter den genannten Enzymen hat für die Regulation der Glykolyse die Phosphofructokinase die größte Bedeutung. Alle für die Phosphofructokinase und Pyruvatkinase genannten Aktivatoren und Inhibitoren vermitteln ihre Wirkung über allosterische Effekte (s. Kap. 1).
In der Leber kommt dem Molekül *Fructose-2,6-bisphosphat* eine Schlüsselrolle bei der Glykolyseregulation zu: Fructose-2,6-bisphosphat ist hier ein starker allosterischer Aktivator der Phosphofructokinase. Es wird durch die *Fructose-6-phosphat 2 kinase* gebildet und durch eine *Fructose-2,6-bisphosphatase* zu Fructose-6-phosphat abgebaut (Abb. 8.2).

Tab. 8.2 Regulation der Glykolyse

Enzym	Aktivator	Induktor	Inhibitor
Hexokinase	Kohlenhydrate↑		Kohlenhydrate↓, Glucose-6-P
Glucokinase	Kohlenhydrate↑	Insulin	Kohlenhydrate↓
Phosphofructokinase	Kohlenhydrate↑, Fructose-6-P, AMP, ADP, Fructose-2,6-P_2 (in der Leber)	Insulin	Kohlenhydrate↓, ATP, Citrat, NADH, Fettsäuren, Alanin, H+
Pyruvatkinase	Kohlenhydrate↑, Fructose-1,6-P_2	Insulin	Kohlenhydrate↓, ATP, Citrat, Fettsäuren

Biochemie

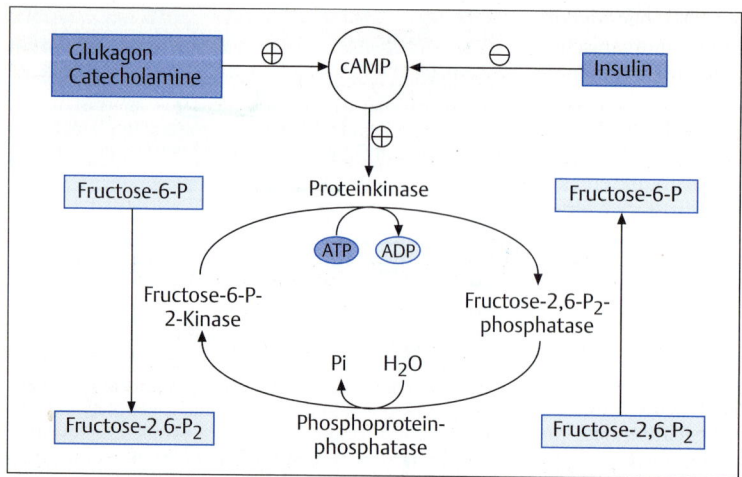

Abb. 8.2 Hormonelle Regulation der **hepatischen Glykolyse**

Bei diesen beiden Enzymen handelt es sich in Wirklichkeit um ein einziges Enzym, das in phosphoryliertem Zustand als Fructose-2,6-bisphosphatase fungiert, in dephosphoryliertem Zustand hingegen als Fructose-6-phosphat-2-kinase vorliegt.

Vermittelt über cAMP werden dabei sowohl eine Proteinkinase, als auch eine Phosphoproteinphosphatase benutzt, um die beiden Enzymformen ineinander umwandeln zu können. Die Anwesenheit von cAMP aktiviert dabei eine Proteinkinase, die ihrerseits Fructose-6-phosphat-2-kinase phosphoryliert und damit in Fructose-2,6-bisphosphatase umwandelt. Es kommt zum Abbau des Glykolyseaktivators Fructose-2,6-bisphosphat und damit zum Stillstand der Glykolyse in der Leber.

Sinkt die cAMP-Konzentration ab, kommt es über eine Aktivierung der Phosphoproteinphosphatase zur Dephosphorylierung von Fructose-2,6-bisphosphatase, es entsteht Fructose-6-phosphat-2-kinase, welches die Glykolyse indirekt aktiviert.

 Merke

Hormone wie Glukagon und die Katecholamine hemmen vermittelt über cAMP-Bildung die hepatische Glykolyse. Insulin hingegen fördert die Glykolyse in der Leber durch Hemmung der cAMP-Bildung.

Besonderheiten der Glykolyse

Glykolyse in den Erythrozyten: Da die Erythrozyten keine Mitochondrien und damit auch keine Atmungskette besitzen, läuft die Glykolyse hier immer anaerob, d.h. bis zum Lactat ab, welches anschließend ans Blut abgegeben wird. Die Glykolyse stellt für die Erythrozyten die einzig nennenswerte Möglichkeit zur ATP-Gewinnung dar; durch ihre Aktivität werden vor allem ATP zur Glutathionsynthese und NADH für die Reduktion des Methämoglobins bereitgestellt.

Eine weitere Besonderheit des Erythrozyten ist die vermehrte Synthese von 2,3-Bisphosphoglycerat durch eine Bisphosphoglyceratmutase. 2,3-Bisphosphoglycerat dient einerseits als Cofaktor für die Phosphoglyceratmutase der Glykolyse und andererseits als allosterischer Effektor des Hämoglobins, der die Sauerstoffaffinität senkt (Rechtsverschiebung der Sauerstoffbindungskurve). Dabei wirkt 2,3-Bisphosphoglycerat über eine Stabilisierung des sauerstofffreien Hämoglobins.

 Merke

Im Erythrozyten werden beim Glucoseabbau zum Lactat weniger als die theoretisch möglichen 2 ATP pro Glucose gewonnen, da einerseits vermehrt 1,3-Bisphosphoglycerat aus der Glykolyse abgezogen wird, um 2,3-Bisphosphoglycerat herzustellen, andererseits fließt vermehrt Glucose durch den Pentosephosphatweg, um das für die Glutathionreduktion notwendige NADPH zu produzieren.

Unter den Bedingungen einer Höhenadaption sinkt die ATP-Ausbeute des Erythrozyten noch weiter ab, da in dieser Situation die 2,3-Bisphosphoglycerat-Synthese deutlich gesteigert wird.

Glykolyse in der Muskulatur: Grundsätzlich sind Muskelzellen zum oxidativen Abbau von Glucose befähigt. Ob dabei vermehrt aerob oder anaerob gearbeitet wird, ist von der aktuellen Sauerstoffversorgung abhängig. Das vor allem in Situationen starker körperlicher Beanspruchung durch anaerobe Glykolyse gebildete Lactat wird großenteils ans Blut abgegeben und zur Leber transportiert, wo es als Substrat der Gluconeogenese genutzt wird, um Glucose aufzubauen (s. 9.1.2). Die gebildete Glucose wird dann von der Leber ans Blut abgegeben und erneut von Muskelzellen aufgenommen. Dieser Kreislauf von Glucose und Lactat zwischen Muskelzellen

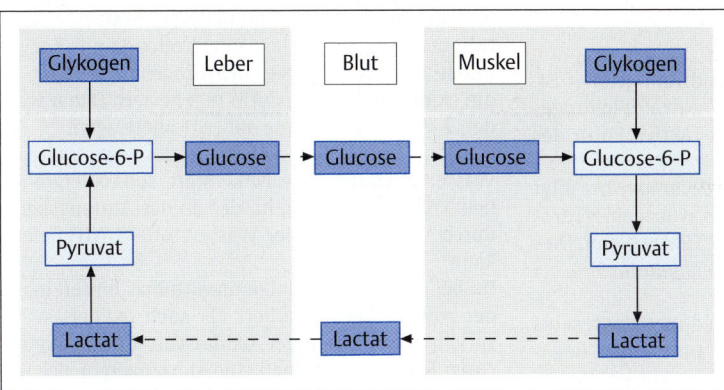

Abb. 8.**3 Cori-Zyklus**

und der Leber wird als *Cori-Zyklus* bezeichnet (Abb. 8.**3**).

Die unterschiedlichen Muskelfasertypen weisen zusätzliche Besonderheiten auf:

Weiße Muskelfasern, deren Funktion vor allem in schnellen Kontraktionen ohne Dauerleistung besteht, decken ihren Energiebedarf bevorzugt über den Abbau gespeicherten Glykogens und anschließende anaerobe Glykolyse.

 Klinischer Bezug

Sportler, die vor allem **kurzzeitige Höchstleistungen** erbringen (z. B. 100-Meter-Sprinter), trainieren insbesondere die Fähigkeit der weißen Muskelfasern, um auch unter anaeroben Bedingungen für kurze Zeit extreme Arbeit zu verrichten. Dabei werden neben einer gesteigerten Glucoseutilisation auch größere Mengen **Kreatinphosphat** verwertet.

Rote Muskelfasern decken den Energiebedarf für ihre Dauerleistungen überwiegend durch Verbrennung von Fettsäuren.

 Klinischer Bezug

Marathonläufer müssen ihre sportliche Leistung über einen relativ langen Zeitraum erbringen. Durch spezifische Trainingsformen bewirken diese Sportler die vermehrte Bildung von Mitochondrien in roten Muskelfasern und verbessern damit die Fähigkeit dieser Zellen, Fettsäuren über β-Oxidation verbrennen zu können.

Der **Herzmuskel** schließlich bevorzugt als Brennmaterial *vor* Glucose Fettsäuren sowie Ketonkörper und Lactat, die zu einer leichten lokalen Azidose führen und somit eine erwünschte Nebenwirkung auslösen, nämlich eine Rechtsverschiebung der Sauerstoffbindungskurve, die eine verbesserte Sauerstoffversorgung des Herzmuskels mit sich bringt.

 Klinischer Bezug

Die Chancen einer erfolgreichen **kardiopulmonalen Reanimation** sind unter azidotischen Bedingungen günstiger als unter alkalischen Stoffwechselbedingungen. Dies wird damit begründet, dass die Sauerstoffbindungskurve durch eine Alkalose eine Linksverschiebung erfährt, was bedeutet, dass der Sauerstoff schlechter an das Gewebe abgegeben werden kann. Unter azidotischen Bedingungen hingegen wird die Sauerstoffbindungskurve nach rechts verschoben, was die Abgabe von Sauerstoff an die Gewebe verbessert und im Rahmen einer Reanimation durchaus erwünscht ist.

8.2.2 Pyruvatdehydrogenase

Die Umwandlung des aus der Glykolyse stammenden Pyruvats in Acetyl-CoA stellt die zweite Phase im aeroben Kohlenhydratabbau dar (Abb. 8.**4**). Die Bedeutung dieser Reaktionsfolge liegt darin, durch die Bildung von *Acetyl-CoA* Kohlenhydratabbauprodukte in den *Citratzyklus* einschleusen zu können. Die Pyruvatdehydrogenase ist ein Multienzymkomplex, der im Mitochondrium lokalisiert ist und aus 3 Enzymen sowie 5 Cofaktoren besteht (Tab. 8.**3**).

Tab. 8.**3** Komponenten der **Pyruvatdehydrogenase**

Enzym	Cofaktor
Pyruvatdecarboxylase	Thiaminpyrophosphat
Dihydrolipoyl-Transacetylase	α-Liponsäure
Dihydrolipoyl-Dehydrogenase	Coenzym A
	FAD NAD+

Biochemie

Ablauf

Reaktionsschritte (s. Abb. 8.**4**):

1. Nachdem Pyruvat ins Mitochondrium gelangt ist, bindet es an einem Cofaktor der Pyruvatdehydrogenase, dem Thiaminpyrophosphat (aktive Form des Vitamin B_1).

2. Unter der Wirkung der *Pyruvatdecarboxylase* folgt die Decarboxylierung des Pyruvats, wobei ein Hydroxyethylrest („aktives Acetaldehyd") übrig bleibt. Dies ist *die erste Stelle im aeroben Kohlenhydratabbau, bei der CO_2 entsteht.*

3. Im weiteren Verlauf wird der Hydroxyethylrest bis zur Stufe eines Acetylrests oxidiert und unter Regeneration von Thiaminpyrophosphat auf enzymgebundene Liponsäure (Liponamid-Enzym) übertragen. Die Liponsäure nimmt ebenfalls den bei der Oxidation abgespaltenen Wasserstoff auf. Es entsteht S-Acetylhydroliponamid. Die durch die Oxidation freigesetzte Energie steckt großenteils in der gebildeten Thioesterbindung zwischen Acetylrest und Liponsäure.

4. Mithilfe der *Dihydrolipoyl-Transacetylase* (Dihydrolipoyl-Acetyltransferase) wird nun der Acetylrest auf CoA übertragen, wobei einerseits das vollständig reduzierte Dihydroliponamid-Enzym und andererseits das gewünschte Endprodukt, Acetyl-CoA entsteht. Die Energie für die Bildung einer energiereichen Thioesterbindung im Acetyl-CoA stammt dabei aus der Spaltung der Thioesterbindung zwischen Acetylrest und Liponsäure.

5. Während Acetyl-CoA nun in den Citratzyklus eintreten kann, wird das Dihydroliponamid-Enzym durch die *Dihydrolipoyl-Dehydrogenase* wieder in die oxidierte Ausgangsform regeneriert. Dabei werden 2 Wasserstoffatome auf FAD übertragen.

6. Vom gebildeten $FADH_2$ findet ein weiterer Wasserstofftransfer zu NAD^+ statt, sodass letztendlich $NADH + H^+$ entsteht, das an der Atmungskette durch Verbrennung der Wasserstoffe 3 ATP liefern kann.

Da bei der Reaktionsfolge unmittelbar hintereinander sowohl decarboxyliert als auch oxidiert wird, spricht man von einer **oxidativen Decarboxylierung**. Solche Reaktionen sind stark exergonisch, da durch beide Teilprozesse, Oxidation und Decarboxylierung, Energie freigesetzt wird. Oxidative Decarboxylierungen sind folglich unter Normalbedingungen irreversibel.

> **❗ Merke**
>
> Die *Pyruvatdehydrogenase* stellt eine Einbahnstraße zwischen den Kohlenhydraten und den Fettsäuren dar. Acetyl-CoA als Produkt des Kohlenhydratabbaus kann in Fettsäuren umgewandelt werden. Das beim Fettsäureabbau ebenfalls entstehende Acetyl-CoA kann umgekehrt jedoch nicht zu Kohlenhydraten aufgebaut werden, da die Bildung von Pyruvat aus Acetyl-CoA für tierische Organismen thermodynamisch unmöglich ist.

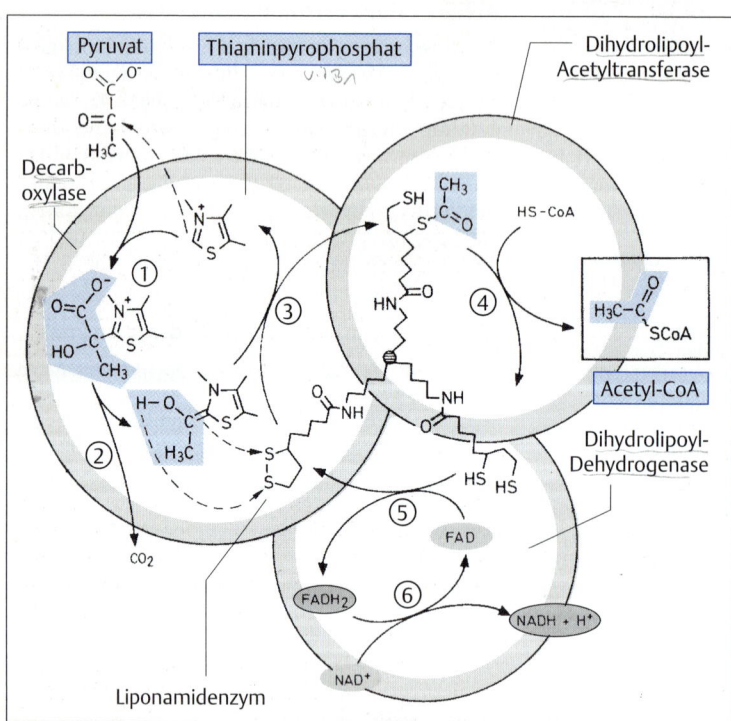

Abb. 8.**4** Mechanismen der **Pyruvatdehydrogenase**

Regulation

Der Pyruvatdehydrogenase-Komplex kann durch Interkonversion sowohl in eine aktive als auch eine inaktive Form umgewandelt werden. Phosphoryliert liegt der Komplex dabei in der inaktiven Form vor, ohne Phosphatrest ist die Pyruvatdehydrogenase aktiv. Tab. 8.4 zeigt die verschiedenen Effektoren, die die aktive bzw. inaktive Form induzieren:

8.2.3 Stoffwechsel der Galactose

Galactose fällt im Organismus einerseits durch Abbau von Lactose (Milchzucker) aus Nahrungsmitteln an *(exogene Galactose)*, andererseits durch Synthese aus Glucose *(endogene Galactose)*. Der menschliche Organismus benötigt Galactose vor allem zur Synthese einiger Glykoproteine und während der Laktationsphase zur Bildung von Milchzucker in den Milchdrüsen. Steht dem Organismus mehr Galactose zur Verfügung, als er momentan benötigt, wird die Galactose so umgewandelt, dass sie in Form von UDP-Glucose in Glykogenmoleküle eingebaut wird oder durch direkte Umwandlung in Glucose-1-phosphat dem Glucosestoffwechsel zur Verfügung gestellt wird.

Tab. 8.4 Aktivatoren und Inhibitoren der **Pyruvatdehydrogenase**

Aktivatoren	Inhibitoren
Insulin	NADH
NAD$^+$	Acetyl-CoA
CoA-SH	ATP
Pyruvat	
ADP	

Ablauf

Galactose wird durch eine *Galaktokinase* an C1 phosphoryliert, wobei **Galactose-1-phosphat** entsteht. Die anschließende Reaktion mit UDP-Glucose besteht aus einem Austausch der Reste und wird durch die *Galactose-1-phosphat-Uridyltransferase* katalysiert.

Die gebildete **UDP-Galactose** kann nun entweder in die Lactosesynthese eingehen, oder durch die *UDP-Galactose-4-Epimerase* in UDP-Glucose epimerisiert werden. Anschließend ist der Einbau der gebildeten aktiven Glucose durch die *Glykogensynthase* in **Glykogen** möglich.

Da die Epimerisierung von UDP-Galactose zu UDP-Glucose reversibel ist, kann auf dieser Stufe der Glucose-Pool angezapft werden, um bei Bedarf UDP-Galactose zu erzeugen.

Klinischer Bezug

Bei der sog. **kongenitalen Galactosämie** kommt es infolge verminderter Aktivität der Galactose-1-phosphat-Uridyltransferase zu Störungen im Galactosestoffwechsel, in deren Verlauf sich Galactose und Galactose-1-phosphat im Blut anstauen und über die Nieren ausgeschieden werden. Da Galactose-1-phosphat mehrere Enzyme des Glucosestoffwechsels hemmt, kommt es zu schwerwiegenden Störungen innerhalb der Glucose-Verstoffwechselung. Die klinischen Symptome bestehen aus Übelkeit, Erbrechen, Apathie und Leberschädigung bis hin zur Leberzirrhose sowie Nierenschäden.

8.2.4 Stoffwechsel der Fructose

Fructose (Fruchtzucker) erhält der Organismus vorwiegend durch Abbau von Saccharose (Rohrzucker) aus der Nahrung. Der größte Teil der resorbierten Fructose gelangt dann über die Pfortader zur Leber, wo sie verstoffwechselt wird (Abb. 8.6). Der Fructoseabbau zielt hauptsächlich darauf ab, Abbauprodukte zu erzeugen, die zur ATP-Synthese in die Glykolyse eingeschleust werden können. Da Fructose insulinunabhängig in Körperzellen aufgenommen werden kann, wird dieser Zucker als sog. *Diabetikerzucker* verwendet.

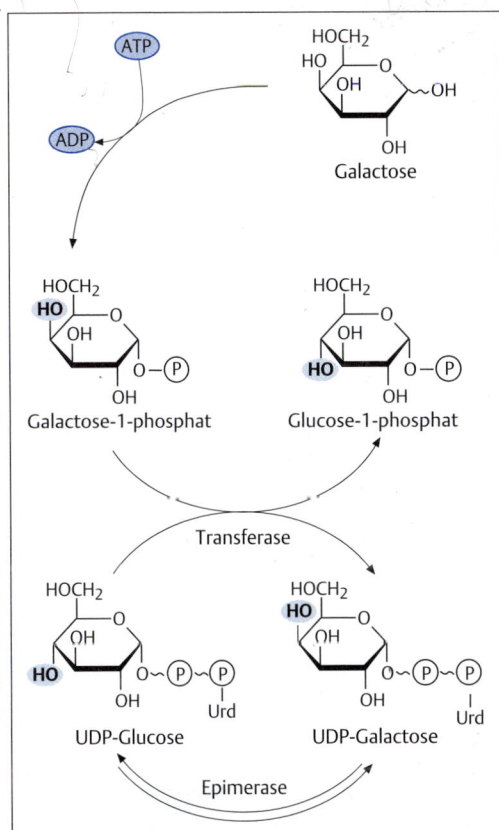

Abb. 8.5 Stoffwechsel der **Galactose**

Biochemie

Ablauf

Reaktionsschritte (s. Abb. 8.**6**):

1. Die Umwandlung von Fructose in **Fructose-1-phosphat** durch die *Fructokinase* findet praktisch ausschließlich in der **Leber** statt, da das Enzym fast nur in Leberzellen vorkommt (kleine Mengen dieses Enzyms finden sich auch in Niere und Dünndarmmukosazellen). Da in der Leber kaum Hexokinase vorhanden ist, die grundsätzlich in der Lage wäre, Fructose in Fructose-6-phosphat umzuwandeln, wird in Leberzellen durch die ausreichend vorhandenen Fructokinase praktisch ausschließlich Fructose-1-phosphat gebildet.

2. Im *Fettgewebe* fehlt die Fructokinase, sodass die wenigen Fructosemoleküle, die sich nach dem Durchfluss des Pfortaderbluts durch die Leber noch im Blut befinden, hier über die Hexokinase in **Fructose-6-phosphat** und anschließend weiter im Rahmen der Glykolyse verstoffwechselt werden.

3. Fructose-1-phosphat aus der Fructokinase-Reaktion wird durch die *Aldolase B (Fructose-1-phosphat-aldolase)* aufgespalten. Im Unterschied zur Glykolyse entsteht hierbei neben **Dihydroxyacetonphosphat Glycerinaldehyd** und nicht 3-Phosphoglycerinaldehyd.

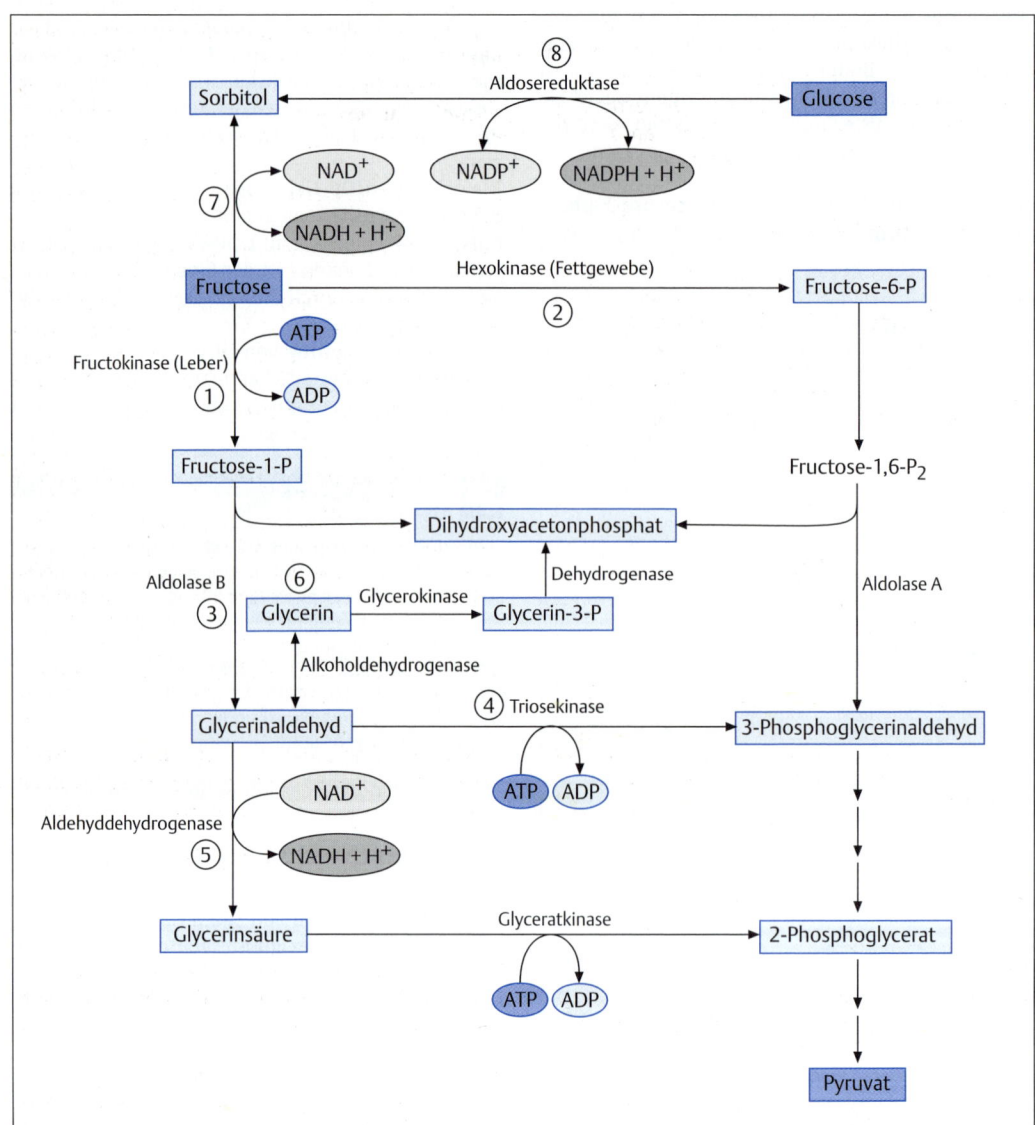

Abb. 8.**6** Stoffwechsel der **Fructose**

4.–6. Drei Möglichkeiten stehen der Zelle anschließend zur Verfügung, um Glycerinaldehyd in die Glykolyse einzuschleusen: Direkte Phosphorylierung zu **3-Phosphoglycerinaldehyd** (4), Oxidation zur Glycerinsäure und anschließende Phosphorylierung zu **2-Phosphoglycerat** (5) oder Umwandlung in Dihydroxyacetonphosphat durch Reduktion zu **Glycerin**, gefolgt von einer Phosphorylierung zu **Glycerin-3-phosphat** und anschließende Oxidation (6).

7. + 8. Fructose kann auch aus Glucose synthetisiert werden. Hierzu wird Glucose zunächst durch die *Aldosereduktase* NADPH-abhängig zu **Sorbitol** reduziert (8) und danach mit der *Sorbitoldehydrogenase* zu Fructose oxidiert (7). Diese beiden Reaktionen sind reversibel, sodass auch umgekehrt Fructose in Glucose umgewandelt werden kann. Unter normalen Bedingungen liegt das Gleichgewicht dieser Reaktionen auf der Seite der Fructose. Die Verwertung von Fructose ist durch die begrenzte Menge an Fructokinase und Sorbitoldehydrogenase limitiert.

Klinischer Bezug

Bei der **heriditären Fructoseintoleranz** kommt es infolge fehlender Aldolase B in der Leber zu einem Anstau von Fructose-1-phosphat, was sowohl den Glykogenabbau über die Glykogenphosphorylase als auch die Gluconeogenese auf Stufe der Fructose-1,6-bisphosphatase hemmt. Es entstehen hypoglykämische Zustände, vor allem nach obsthaltiger Nahrung.

8.2.5 Pentosephosphatweg

Der Pentosephosphatweg stellt einen Sekundärweg des oxidativen Kohlenhydratabbaus dar.

Merke

Die wesentlichen Funktionen des Pentosephosphatwegs liegen zum einen in der *Bereitstellung von NADPH* als Reduktionsmittel für bestimmte Synthesen und zum anderen in der *Bildung von Ribose-5-phosphat*, einer Pentose, die zur Purin- und Pyrimidinsynthese benötigt wird.

Die wichtigsten reduktiv verlaufenden Synthesen, die *NADPH + H+ als Reduktionsmittel* brauchen, sind:
- Fettsäuresynthese
- Cholesterinsynthese
- Steroidsynthese
- Hydroxylierung von Arzneimitteln
- Reduktion von verbrauchtem Glutathion (Glutathiondisulfid)

Liegt in einer Zelle mit aktivem Pentosephosphatweg kein aktueller Bedarf an Ribose-5-phosphat vor, dann werden die im oxidativen Teil des Pentosephosphatwegs gebildeten Pentosen zu solchen Produkten

weiter verstoffwechselt, die dann in die Glykolyse eingeschleust werden können (Abb. 8.7).

Ablauf

Reaktionsschritte (Abb. 8.7):
1. Die Reaktionsfolge beginnt mit der Oxidation von Glucose-6-phosphat zu **6-Phosphogluconolacton** durch die *Glucose-6-phosphat-dehydrogenase*. Dabei fungiert NADP+ als Coenzym, das in NADPH + H+ umgewandelt wird.
2. Die anschließende Hydrolyse des entstandenen inneren Esters geschieht mithilfe der *Gluconolactonase*; es entsteht **Gluconsäure-6-phosphat**.
3. + 4. Die sekundäre Alkoholgruppe am C-3 dieses Moleküls wird nun in der zweiten Oxidation des Pentosephosphatwegs durch die *Gluconsäure-6-phosphat-Dehydrogenase* zu einer Ketogruppe oxidiert. Dabei entsteht erneut NADPH + H+ und **3-Keto-6-phosphogluconsäure**, welches instabil ist und in der Folge einer spontanen Decarboxylierung der Säuregruppe an C-1 unterliegt. Das Ergebnis dieser CO_2-Abspaltung ist eine phosphorylierte Pentose, **Ribulose-5-phosphat**.

Die bis dahin beschriebenen Schritte werden auch als *oxidative Phase des Pentosephosphatwegs* bezeichnet; das eingetretene Glucose-6-phosphat wurde zweimal oxidiert, wobei 2 NADPH + H+ gebildet werden und eine phosphorylierte Pentose entsteht. (Die *formale* Energieausbeute des Pentosephosphatwegs beträgt 12 Mol NADPH pro Mol Glucose).

Klinischer Bezug

Patienten mit **Favismus** weisen einen Mangel an Glucose-6-phosphat-Dehydrogenase auf und zeigen innerhalb der Erythrozyten eine nur mangelhafte Regeneration von verbrauchtem Glutathion. Der Oxidationsschutz der Erythrozyten ist dadurch erheblich beeinträchtigt. Der Kontakt mit Oxidationsgiften, wie z.B. Favabohnen, kann schwere hämolytische Anämien auslösen.

5. Mithilfe einer *Isomerase* kann nun Ribulose-5-phosphat zu **Ribose-5-phosphat** umgesetzt werden, welches bei Bedarf zur Purin- und Pyrimidinsynthese abgezogen wird.

Läuft in einer Zelle der oxidative Teil des Pentosephosphatwegs ab, ohne jedoch Ribose-5-phosphat zu benötigen, so wird die Zelle aus mehreren anfallenden Ribulose-5-phosphat-Molekülen 2 Moleküle Fructose-6-phosphat und ein Molekül 3-Phosphoglycerinaldehyd bilden, die in die Glykolyse eingeschleust werden können.

6. Aus einem Pool von 3 Ribulose-5-phosphat werden dafür 2 dieser Moleküle zu **Xylulose-5-phosphat** epimerisiert, das dritte Molekül Ribulose-5-phosphat wird zu Ribose-5-phosphat isomerisiert (Reaktion 5).

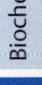

Biochemie

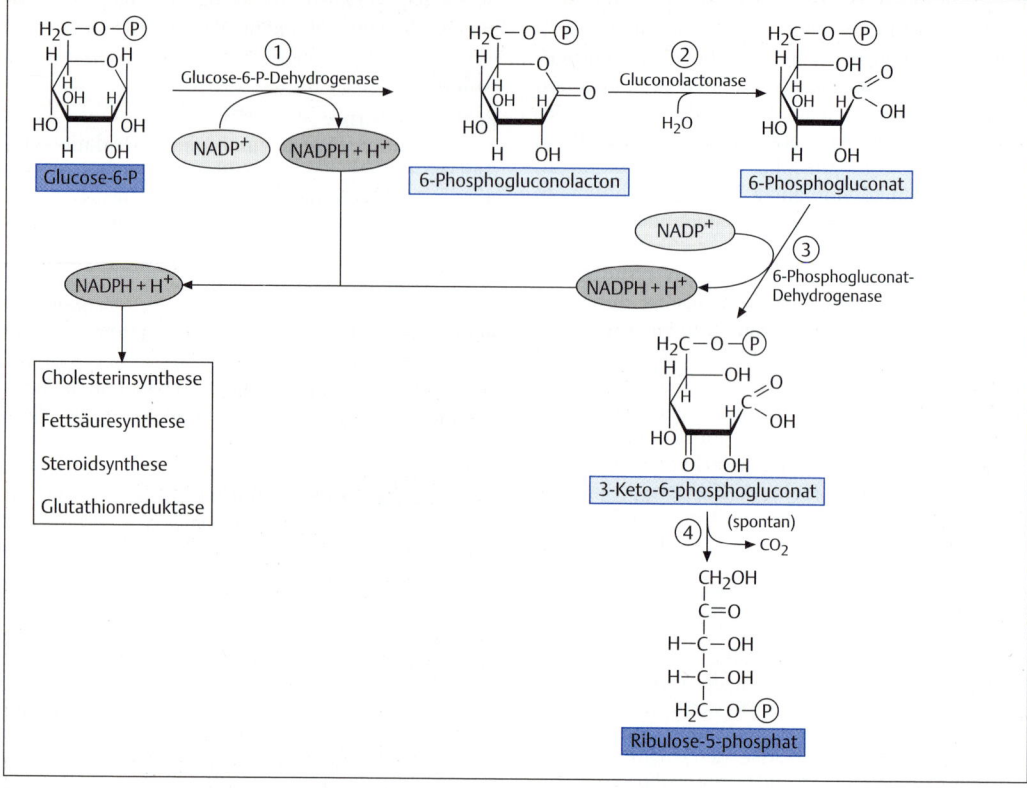

Abb. 8.7 **Pentosephosphatweg**

Diese 3 Moleküle reagieren nun mehrmals unter Austausch von C2- und C3- Bruchstücken miteinander. Dabei sind jeweils 2 Enzyme beteiligt: Eine *thiaminabhängige Transketolase*, die C2-Körper abspaltet und auf einen anderen Zucker überträgt und eine *Transaldolase*, die C3-Körper überträgt.

7. Der Transfer von Kohlenstoffatomen beginnt durch die Reaktion von Xylulose-5-phosphat und Ribose-5-phosphat durch Katalyse der *Transketolase*, wobei ein C2-Körper verschoben wird und eine Triose, nämlich **3-Phosphoglycerinaldehyd**, und ein C7-Zucker, die **Sedoheptulose-7-phosphat**, entstehen.

8. Durch die *Transaldolase* reagieren diese Zucker unter Austausch eines C-3- Körpers nochmals miteinander, wobei **Erythrose-4-phosphat** und **Fructose-6-phosphat** entstehen. Letzteres kann in die Glykolyse eintreten.

9. Erythrose-4-phosphat, eine Tetrose, reagiert weiter mit dem zweiten Ribulose-5-phosphat und der *Transketolase* zu **3-Phosphoglycerinaldehyd** und **Fructose-6-phosphat**. Beide Zucker können anschließend in die Glykolyse eingeschleust werden. Da diese nichtoxidativen Schritte des Pentosephosphatwegs reversibel sind, bilden Gewebe mit geringem Bedarf an NADPH Ribose-5-phosphat vor allem

mithilfe der Transketolase und Transaldolase unter Umgehung der oxidativen Schritte des Pentosephosphatwegs.

Lokalisation

Der Pentosephosphatweg ist vollständig im Zytosol lokalisiert, und zwar bevorzugt in Geweben mit hohem NADPH-Bedarf wie Leber, Nebenniere, Fettgewebe, Erythrozyten, laktierende Mamma und Schilddrüse.

Regulation

Die Kontrollstellen für den Pentosephosphatweg sind die Glucose-6-phosphat-Dehydrogenase sowie die Gluconsäure-6-phosphat-Dehydrogenase.

- *Aktivatoren:* NADP+, Insulin sowie ein hoher Kohlenhydratspiegel.
- *Inhibitoren:* NADPH, Acetyl-CoA sowie ein hoher Fettsäurespiegel.

Abb. 8.**7 Pentosephosphatweg** (Fortsetzung)

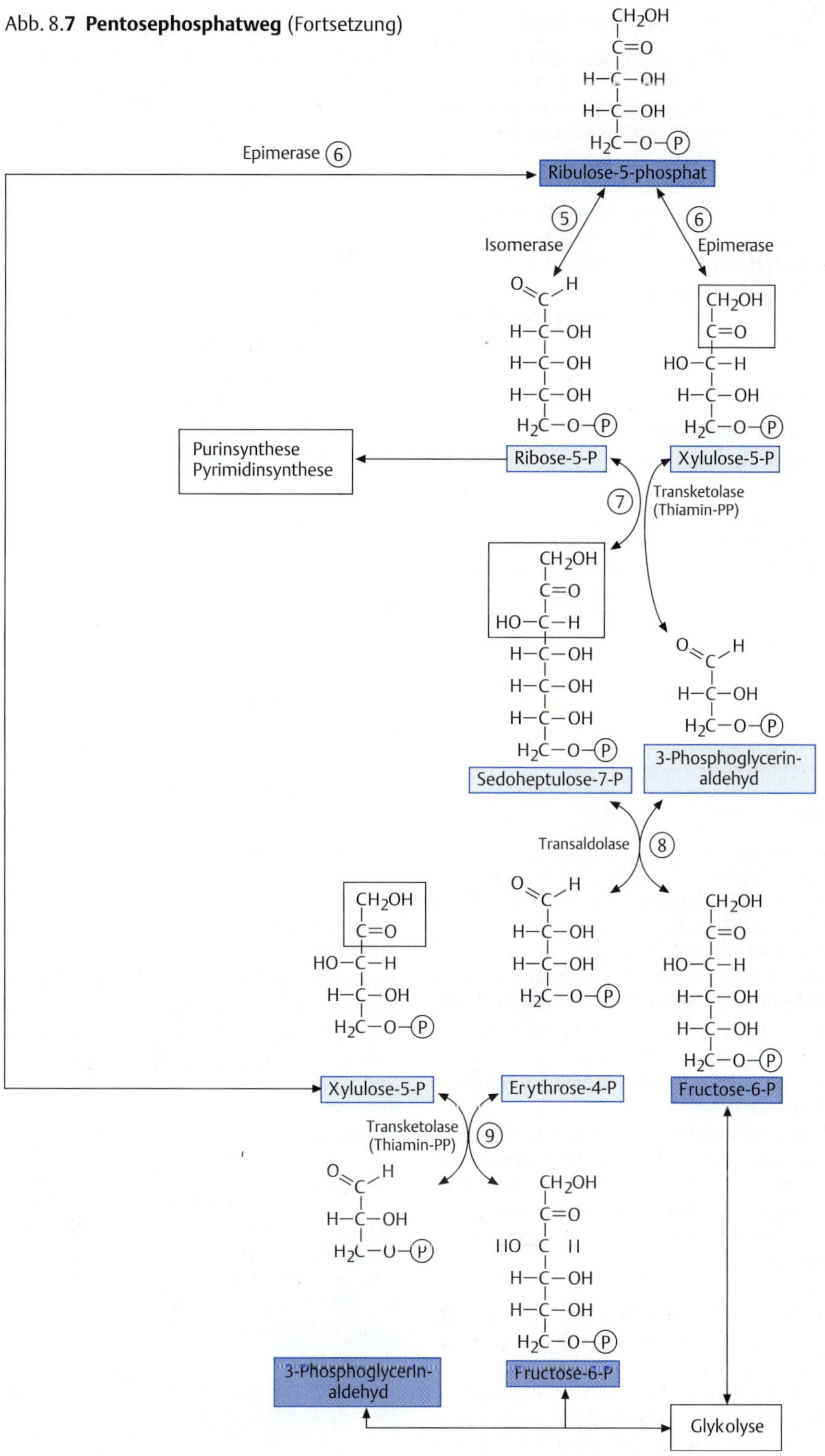

CH_2OH
$C=O$
$H-C-OH$
$H-C-OH$
H_2C-O-P
Ribulose-5-phosphat

Epimerase ⑥

⑤ Isomerase

⑥ Epimerase

$O=C-H$
$H-C-OH$
$H-C-OH$
$H-C-OH$
H_2C-O-P

CH_2OH
$C=O$
$HO-C-H$
$H-C-OH$
H_2C-O-P

Ribose-5-P

Xylulose-5-P

Purinsynthese
Pyrimidinsynthese

Transketolase
(Thiamin-PP)

⑦

CH_2OH
$C=O$
$HO-C-H$
$H-C-OH$
$H-C-OH$
$H-C-OH$
H_2C-O-P
Sedoheptulose-7-P

$O=C-H$
$H-C-OH$
H_2C-O-P
3-Phosphoglycerin-aldehyd

Transaldolase ⑧

CH_2OH
$C=O$
$HO-C-H$
$H-C-OH$
H_2C-O-P

$O=C-H$
$H-C-OH$
$H-C-OH$
H_2C-O-P

CH_2OH
$C=O$
$HO-C-H$
$H-C-OH$
$H-C-OH$
H_2C-O-P
Fructose-6-P

Xylulose-5-P

Erythrose-4-P

Transketolase
(Thiamin-PP) ⑨

$O=C-H$
$H-C-OH$
H_2C-O-P

CH_2OH
$C=O$
$HO-C-H$
$H-C-OH$
$H-C-OH$
H_2C-O-P

3-Phosphoglycerin-aldehyd

Fructose-6-P

Glykolyse

Biochemie

8.2.6   Verzweigungsstellen im Kohlenhydratstoffwechsel

Wir haben bisher im Rahmen der verschiedenen Stoffwechselwege mehrfach Glucose-6-phosphat und Pyruvat als Drehscheiben im Kohlenhydratstoffwechsel kennengelernt. UDP-Glucose und Fructose-6-phosphat sind ebenfalls kleine Verzweigungsstellen. Dabei kann UDP-Glucose neben dem bereits bekannten Aufbau von Glykogen in UDP-Galactose epimerisiert oder NAD$^+$-abhängig zu UDP-Glucuronsäure oxidiert werden. Letzteres ist vor allem für Konjugationsreaktionen wichtig. Fructose-6-phosphat ist Ausgangssubstanz für die Bildung der Aminozucker.

8.3   Triacylglycerin- und Fettsäurenabbau

Triacylglycerinabbau siehe Kap. 9.2.4
Fettsäuren gehören neben den Kohlenhydraten zu den bedeutsamsten Brennmaterialien des sog. Energiestoffwechsels. Der vollständige Abbau von Fettsäuren zu CO_2 und H_2O unter Bildung von ATP verläuft ähnlich wie der Kohlenhydratabbau: In einer ersten Phase werden durch die sog. *β-Oxidation* Fettsäuren in Acetyl-CoA-Einheiten zerlegt, welche anschließend durch Citratzyklus und Atmungskette weiter verstoffwechselt werden.

Merke

Fettsäurenabbau und Kohlenhydratabbau verfolgen dieselbe Strategie, indem sie die Ausgangssubstrate möglichst schnell in Acetyl-CoA umwandeln und anschließend in das Zentrum des Energiestoffwechsels, Citratzyklus und Atmungskette, einschleusen. Der Katabolismus der beiden Substanzklassen unterscheidet sich im Wesentlichen durch unterschiedliche Stoffwechselwege zum Acetyl-CoA.

Im Stoffwechsel der Fettsäuren spielt **Coenzym A** eine überragende Rolle.
Mithilfe einer Thioalkoholgruppe kann CoA mit Fettsäuren reagieren, wobei energiereiche Thioesterbindungen gebildet werden. Dadurch wird eine Fettsäure aktiviert, was jedoch 2 ATP verbraucht. Die beiden wichtigsten Beispiele hierfür sind:
- Essigsäure + CoA → Acetyl-CoA bzw. aktivierte Essigsäure
- Fettsäure + CoA → Acyl-CoA bzw. aktivierte Fettsäure

8.3.1   β-Oxidation

Unter β-Oxidation versteht man den oxidativen Abbau von aktivierten Fettsäuren (Acyl-CoA) zu Acetyl-CoA-Einheiten, die anschließend durch Citratzyklus und Atmungskette weiter oxidiert werden können. Geradzahlige Fettsäuren werden dabei komplett in Acetyl-CoA-Einheiten zerlegt, beim Abbau ungeradzahliger Fettsäuren entsteht beim letzten Durchlauf neben Acetyl-CoA auch ein Molekül Propionyl-CoA.

Lokalisierung

Das *Multienzymsystem* der β-Oxidation ist im *Matrixraum der Mitochondrien* lokalisiert. Mit Ausnahme von Nervenzellen können alle Zellen, die Mitochondrien besitzen, β-Oxidation ablaufen lassen, wobei insbesondere Muskel- und Leberzellen eine hohe Kapazität für die β-Oxidation von Fettsäuren aufweisen. Nervenzellen können keine β-Oxidation betreiben, da Fettsäuren nicht die Blut-Hirn-Schranke passieren können und somit für Nervenzellen nicht als Brennmaterial infrage kommen.

Aktivierung der Fettsäure

Um eine Fettsäure im Rahmen der β-Oxidation abbauen zu können, muss sie zuerst „aktiviert" werden, d. h. in eine *energiereiche Acyl-CoA-Verbindung* überführt werden. Diese Umwandlung geschieht durch eine *Thiokinase*, die auf der zytosolischen Seite der äußeren Mitochondrienmembran lokalisiert ist.
Wie in Abb. 8.8 zu erkennen ist, verläuft die Fettsäureaktivierung über 2 Schritte: Zuerst wird unter Abspaltung von Pyrophosphat aus ATP ein *Acyl-Adenylat* zwischen der Fettsäure und dem übrig gebliebenen AMP gebildet. Die für den Aufbau der dabei entstandenen energiereichen Anhydridbindung notwendige Energie stammt aus der Abspaltung von Pyrophosphat und der direkt anschließenden Aufspaltung des Pyrophosphats in 2 Orthophosphate durch ubiquitär vorkommende Pyrophosphatasen. Das anschließende Abspalten von AMP liefert genügend Energie, um mit CoA einen energiereichen Thioester zu bilden; es entsteht das gewünschte **Acyl-CoA**. Die Energiebilanz dieser Reaktion beträgt –2 ATP, da aus dem beteiligten ATP 2 Phosphatreste abgespalten werden.

Merke

Thermodynamisch ungünstige Reaktionen können dadurch ermöglicht werden, dass aus ATP zuerst Pyrophosphat abgespalten und anschließend durch Pyrophosphatasen weiter zu 2 Orthophosphatresten aufgespalten wird. Die Energiebilanz einer solchen Reaktion beträgt minus 2 ATP.

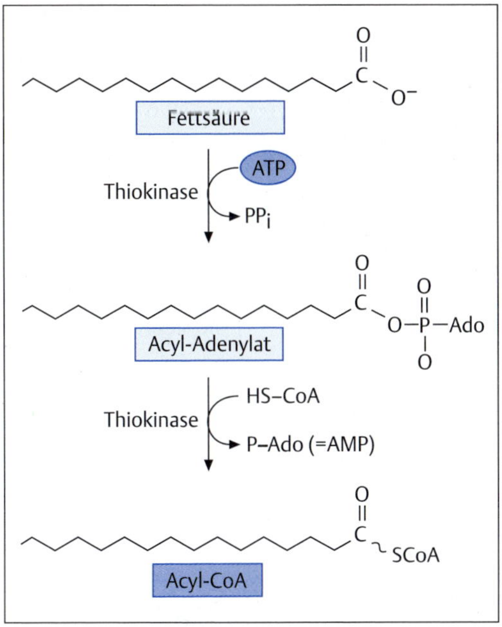

Abb. 8.**8** Aktivierung der **Fettsäuren**

Acyl-CoA-Transport ins Mitochondrium

Das im Zytosol gebildete Acyl-CoA muss nun für den weiteren Abbau durch β-Oxidation ins Mitochondrium transportiert werden. Dabei stellt die innere Mitochondrienmembran eine Barriere für Acyl-CoA-Verbindungen dar, die mithilfe eines Carriers überwunden wird. Hierfür wird durch eine *Carnitinacyltransferase 1*, die an der äußeren Seite der inneren Mitochondrienmembran lokalisiert ist, der Acylrest aus Acyl-CoA unter Bildung einer Esterbindung auf Carnitin übertragen, wobei **Acyl-Carnitin** entsteht. Über einen spezifischen Carrier kann nun Acyl-Carnitin im Austausch gegen freies Carnitin in den Matrixraum des Mitochondriums transportiert werden, was einem Antiport entspricht.

Die Triebkraft für den Acyl-Carnitin-Transport ins Mitochondrium besteht in einer Art „Sogwirkung" der β-Oxidation.

An der Innenseite der inneren Mitochondrienmembran wird der Acylrest durch die Carnitinacyltransferase 2 wieder auf ein freies CoA übertragen, wobei Acyl-CoA entsteht. Diese Resynthese von Acyl-CoA läuft ohne ATP-Beteiligung ab, was nur deshalb möglich ist, weil die Bindungsenergien zwischen Acyl-Carnitin und Acyl-CoA annähernd gleich sind. Carnitin, eine Substanz die neben einer Carboxylgruppe auch eine quartäre Ammoniumgruppe enthält, ist außerdem in der Lage, die zur Fettsäureaktivierung benötigte Thiokinase zu aktivieren.

Malonyl-CoA, welches im Rahmen der Fettsäuresynthese gebildet wird, hemmt die Carnitinacyltransferase 1, dadurch wird verhindert, dass in Situationen des hohen Nährstoffangebotes, in denen Fettsäuresynthese abläuft, gleichzeitig ein Fettsäureabbau stattfinden kann.

Klinischer Bezug

Der Umfang, in dem Fettsäureoxidation durch β-Oxidation innerhalb des Mitochondriums möglich ist, hängt im Wesentlichen von der zur Verfügung stehenden Carnitinmenge ab. Da der Herzmuskel seinen Energiebedarf überwiegend durch Fettsäureverbrennung deckt, ist hier eine ausreichende Carnitinkonzentration besonders bedeutsam. Ein **Carnitinmangel** kann zu früher Ermüdbarkeit sowie zu Myopathien, insbesondere Kardiomyopathien führen.

Ablauf

Das primäre Ziel der β-Oxidation liegt darin, Acetyl-CoA so aus der Acyl-CoA-Verbindung abzuspalten, dass ein möglichst wiederverwertbarer Rest in Form eines neuen Acyl-CoA übrig bleibt, das dann erneut durch β-Oxidation weiter abgebaut werden kann. Dieses Ziel wird durch den Einbau einer Ketogruppe am β-Kohlenstoffatom der aktivierten Fettsäuren und anschließende Abspaltung von Acetyl-CoA, unter Bildung einer neuen, um 2 C-Atome kürzeren Acyl-CoA-Verbindung, realisiert.

Reaktionsschritte (s. Abb. 8.**9**):

1. Acyl-CoA wird zunächst durch die *Acyl-CoA-Dehydrogenase* unter Wasserstoffabspaltung oxidiert, sodass zwischen α- und β-C-Atom der Fettsäuren eine Doppelbindung in trans-Stellung entsteht. Hierbei werden Wasserstoffe auf FAD übertragen, sodass $FADH_2$ und α-β-ungesättigtes **trans-Enoyl-CoA** entstehen.

2. In der Folge kommt es durch die *Enoyl-CoA-Hydratase* zu einer Addition von H_2O an die Doppelbindung und es entsteht **L-β-Hydroxyacyl-CoA**. Bei dieser Reaktion wird am β-Kohlenstoffatom ein sekundärer Alkohol gebildet.

3. Die sekundäre Alkoholgruppe wird nun mithilfe *der L-β-Hydroxyacyl-CoA-Dehydrogenase* durch Wasserstoffabspaltung zu einer Ketogruppe oxidiert. Dabei werden Wasserstoffatome auf NAD^+ übertragen; es entsteht $NADH + H^+$ und **β-Ketoacyl-CoA**.

4. Durch den Einbau einer Ketogruppe am β-Kohlenstoff der aktivierten Fettsäuren ist die Bindungsenergie zwischen α- und β-Kohlenstoffatom der Fettsäuren stark erhöht, sodass in der Folge eine thiolytische Spaltung durch die *β-Ketothiolase* möglich wird. Hierbei wird die bei der Abspaltung von Acetyl-CoA freigesetzte Bindungsenergie genutzt, um freies CoA in einer energiereichen Thioesterbindung am β-Kohlenstoffatom der Fettsäuren zu binden, und es entsteht ein neues, um 2 C-Atome kürzeres **Acyl-CoA**, welches erneut durch β-Oxidation weiter abgebaut werden kann.

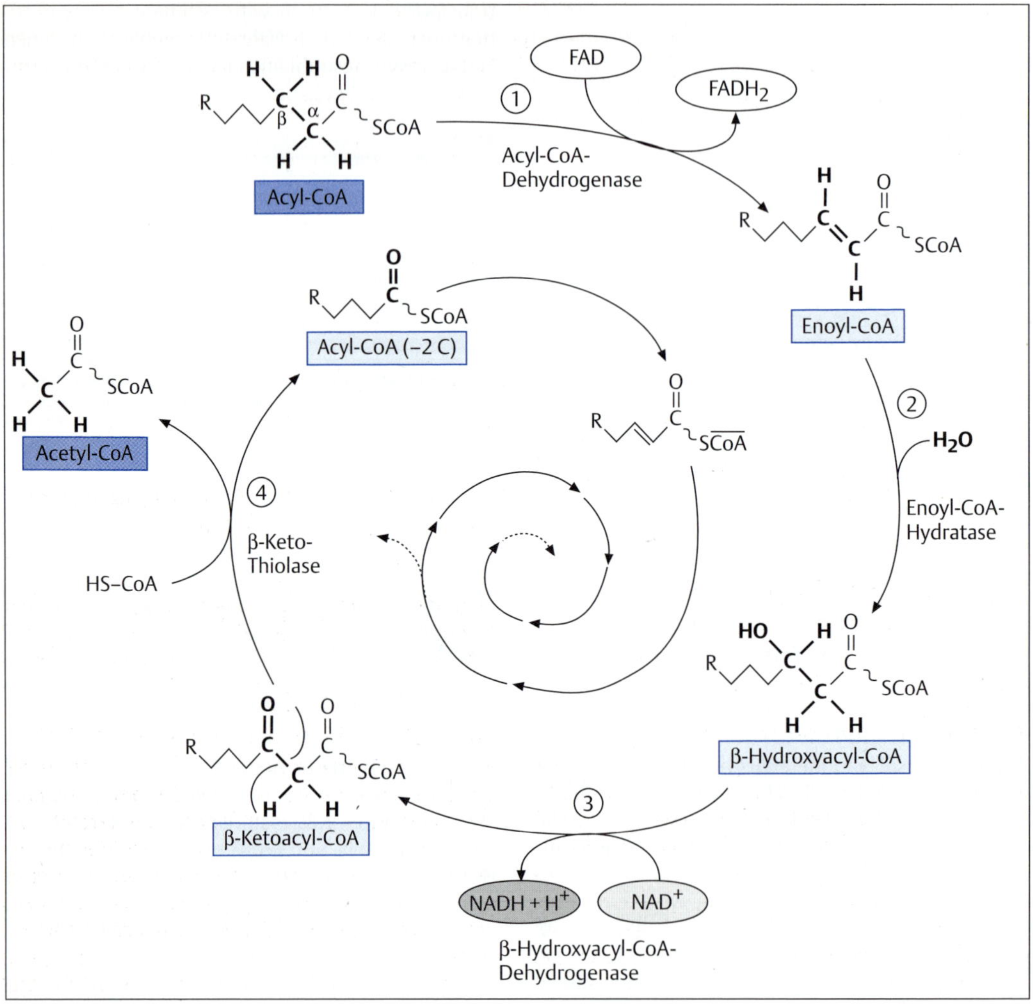

Abb. 8.9 β-Oxidation

Da bei dieser Reaktionsfolge zweimal oxidiert wird und jeweils das β-Kohlenstoffatom der Fettsäuren beteiligt ist, heißt der gesamte Prozess **β-Oxidation**. Geradzahlige Fettsäuren werden hierbei komplett in Acetyl-CoA-Einheiten zerlegt.

> **! Merke**
>
> Die β-Oxidation verläuft nur unter aeroben Bedingungen, da die anfallenden reduzierten Coenzyme FADH₂ und NADH₂ über die Atmungskette wieder in die oxidierten Ausgangsformen FAD und NAD⁺ regeneriert werden müssen, um einen kontinuierlichen Ablauf der β-Oxidation zu gewährleisten.

Energiebilanz

Im Rahmen der β-Oxidation kommt es nicht direkt zu einer ATP-Bildung. Pro Umlauf innerhalb der β-Oxidation werden jedoch 1 $FADH_2$, 1 NADH + H⁺ sowie 1 Acetyl-CoA, beim letzten Durchlauf einer geradzahligen Fettsäure sogar *2 Acetyl-CoA*, gebildet. In Zusammenarbeit mit dem Citratzyklus und der Atmungskette entsteht dann, durch Verbrennung dieser Produkte, massiv ATP, nämlich *3 ATP pro gebildetem NADH 2 ATP pro gebildetem FADH₂ und jeweils 12 ATP pro Acetyl-CoA.*

Abbau von ungeradzahligen Fettsäuren

Beim Abbau ungeradzahliger Fettsäuren entsteht im letzten Durchlauf der β-Oxidation neben Acetyl-CoA eine aktivierte Fettsäure mit 3 C-Atomen, Propionyl-CoA. Dieses Molekül kann im Rahmen der β-Oxidati-

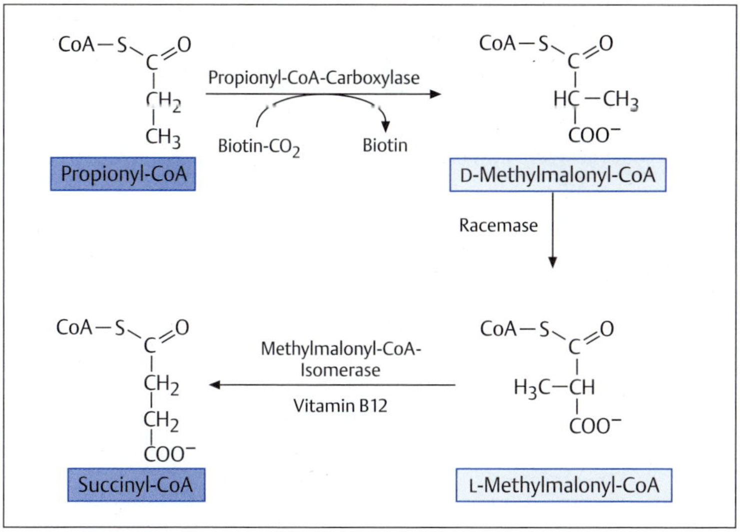

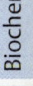

Abb. 8.**10** Abbau von **Propionyl-CoA**

on nicht mehr weiter abgebaut werden und wird in der Folge in Succinyl-CoA umgewandelt, um dann in den Citratzyklus eingeschleust zu werden.

Unter Beteiligung von Biotin (Vitamin H) wird Propionyl-CoA durch die *Propionyl-CoA-Carboxylase* ATP-abhängig zu **D-Methylmalonyl-CoA** carboxyliert. Mittels einer *Racemase* erfolgt die Isomerisierung zu **L-Methylmalonyl-CoA**, welches anschließend, unter Beteiligung von Cobalamin (Vitamin B$_{12}$), durch eine *Isomerase* in **Succinyl-CoA** umgewandelt wird (Abb. 8.**10**).

Abbau von ungesättigten Fettsäuren

Der Abbau ungesättigter Fettsäuren verläuft solange identisch wie die β-Oxidation gesättigter Fettsäuren, bis entweder eine α-β- oder eine β-γ-Doppelbindung in der Fettsäuren auftaucht. Diese Doppelbindungen liegen, im Gegensatz zu den im Rahmen der β-Oxidation gebildeten trans-Doppelbindungen, praktisch immer in einer cis-Konfiguration vor.

Im Falle der **α-β-ungesättigten Fettsäuren** wird dann, ähnlich wie in der normalen β-Oxidation, über eine *Hydratase* H$_2$O angelagert, wobei diesmal allerdings *D-β-Hydroxyacyl-CoA* entsteht. Für die weiteren Reaktionen der β-Oxidation muss dieses Molekül nun durch eine *Epimerase* in die benötigte L-Form umgewandelt werden.

Bei den **β-γ-ungesättigten Fettsäuren** wird die cis-konfigurierte Doppelbindung durch eine *Isomerase* in eine α-β ungesättigte Doppelbindung in die trans-Form umgewandelt und reagiert anschließend im Rahmen der konventionellen β-Oxidation weiter. Aus energetischer Sicht ist der Abbau ungesättigter Fettsäuren eher ungünstig, da hierbei das während der β-Oxidation durch den Einbau einer Doppelbindung entstehende FADH$_2$ nicht gebildet wird.

8.4 Ketonkörpersynthese und -abbau

Ursachen und Bedeutung gesteigerter Ketonkörperbildung (Abb. 8.11)

Bei langfristiger Nahrungskarenz übernimmt insbesondere die Leber die lebensnotwendige Aufgabe, den Blutzuckerspiegel auf einem Mindestmaß aufrecht zu erhalten. Die dafür notwendige Gluconeogenese erfordert eine beträchtliche Menge ATP. Aus diesem Grund ist es notwendig, die Leber ausreichend mit energiereichen Brennmaterialien zu versorgen. In einem solchen Hungerstoffwechsel kommt es, ausgelöst durch den sinkenden Insulinspiegel, zu einer massiven Lipolyse, wobei ein beträchtlicher Anteil der freigesetzten Fettsäuren der Leber als Brennmaterial angeboten wird. Die bevorzugte Versorgung der Leber mit Fettsäuren schafft in diesem Organ eine ganz typische Stoffwechselsituation. Wegen des massiven Angebots an Fettsäuren läuft die β-Oxidation in den Lebermitochondrien auf vollen Touren. Das dabei anfallende FADH$_2$ und NADH + H$^+$ liefert die gebundenen Wasserstoffatome zur Atmungskette, wo sie unter massiver Bildung von ATP verbrannt werden, sodass die *Energieladung der Leberzelle im Hungerstoffwechsel sehr gut ist*. Diese hohe ATP-Konzentration ermöglicht einerseits die notwendige Gluconeogenese, andererseits wird dadurch der Citratzyklus der Lebermitochondrien gehemmt. Gleichzeitig wird vermehrt Oxalacetat aus dem Citratzyklus entfernt und zur Gluconeogenese ins Zytosol transportiert.

In dieser Situation ist es in der Leber nur noch in geringem Umfang möglich, das aus der β-Oxidation anfallende Acetyl-CoA über den Citratzyklus zu ver-

Biochemie

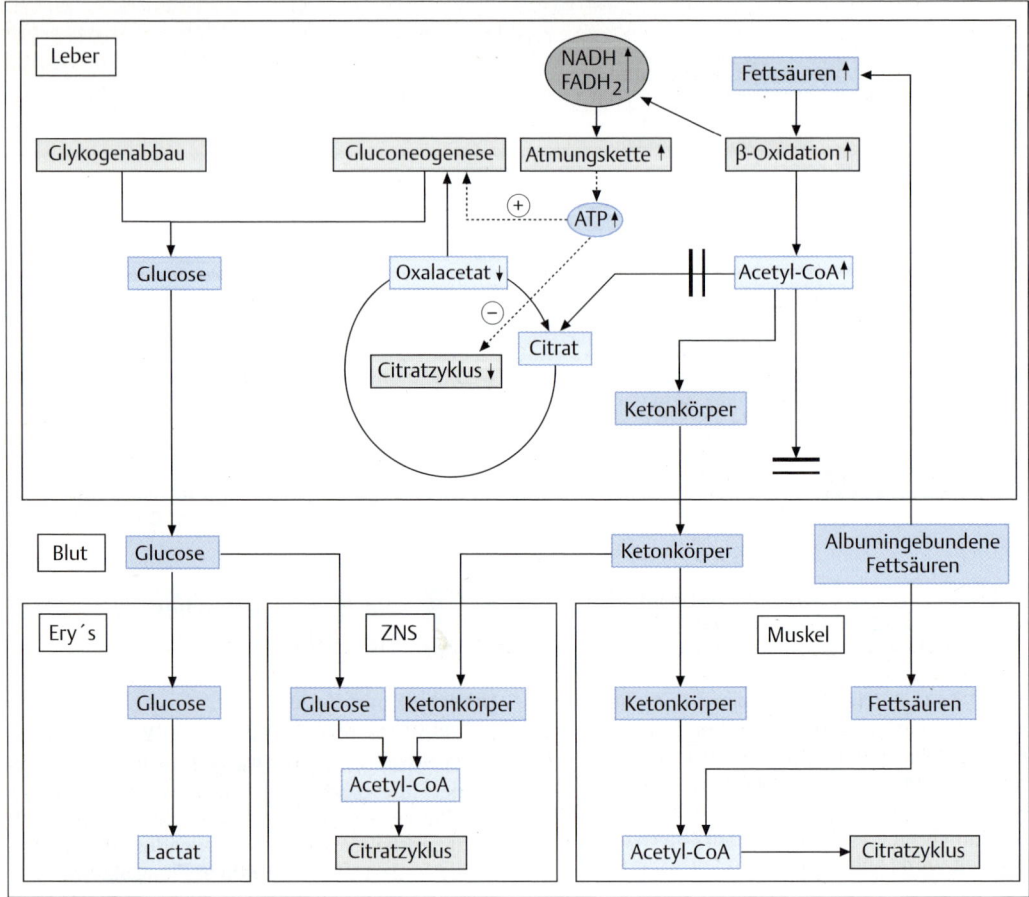

Abb. 8.11 Ursachen der Ketogenese

brennen. Das nicht membrangängige Acetyl-CoA staut sich an und wird im Rahmen der *Ketonkörper-synthese (Lynen-Zyklus)* in die transportfähigen Ketonkörper umgewandelt, um sie anschließend ans Blut abzugeben und bestimmten Geweben als Brennmaterial anzubieten. Viele Gewebe, bei starkem Hunger insbesondere das ZNS, sind in der Lage, Ketonkörper aufzunehmen, in Acetyl-CoA-Einheiten zu zerlegen und anschließend im Citratzyklus zu verbrennen (s. Abb. 8.11).

Die Bildung der Ketonkörper stellt also praktisch die Lösung eines Transportproblems dar, indem in der Leber nicht membrangängiges, überschüssiges Acetyl-CoA in transportfähige Substanzen, die Ketonkörper, umgewandelt wird, die anschließend zu extrahepatischen Geweben transportiert werden. Bei lang andauerndem Hunger dienen die Ketonkörper dem ZNS neben Glucose als lebensnotwendiges Brennmaterial.

Synthese

Reaktionsschritte (Abb.8.12):
1. In einer *Umkehr der Thiolase-Reaktion* (β-Oxidation) wird aus 2 Acetyl-CoA **Acetoacetyl-CoA** gebildet.
2. Mithilfe der *β-HMG-CoA-Synthase* und einem weiteren Molekül Acetyl-CoA entsteht **β-Hydroxy β-Methyl-Glutaryl-CoA (β-HMG-CoA).** Bis zu diesem Schritt verläuft die Ketonkörpersynthese identisch mit der Cholesterinsynthese, welche allerdings im Zytosol lokalisiert ist.
3. Der nächste Schritt, die Abspaltung von Acetyl-CoA durch *die β-HMG-CoA-Lyase* unter Bildung des ersten Ketonkörpers, **Acetoacetat,** ist typisch für die Ketonkörpersynthese.
4. Acetoacetat kann anschließend entweder durch die *β-Hydroxybutyrat-Dehydrogenase* zum **β-Hydroxybutyrat** reduziert werden, oder spontan zu **Aceton** decarboxylieren.
Aceton kann nicht verstoffwechselt werden und wird entweder über die Lunge oder über die Nieren

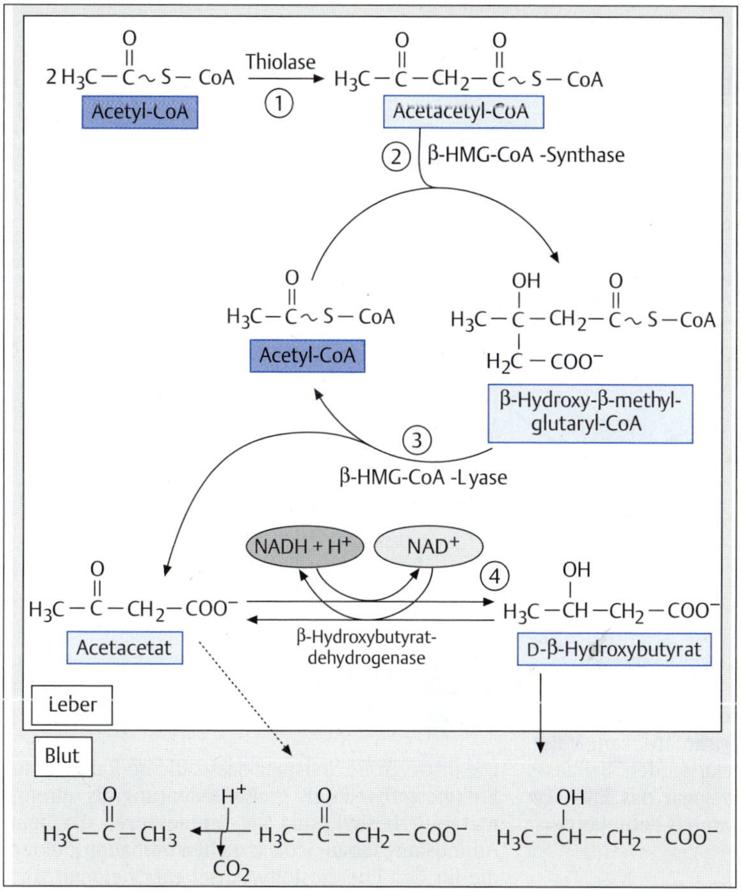

$$2\,H_3C-\overset{\displaystyle O}{\overset{\|}{C}}\!\sim\! S-CoA \xrightarrow[\text{①}]{\text{Thiolase}} H_3C-\overset{\displaystyle O}{\overset{\|}{C}}-CH_2-\overset{\displaystyle O}{\overset{\|}{C}}\!\sim\! S-CoA$$

Acetyl-CoA   **Acetacetyl-CoA**

② β-HMG-CoA -Synthase

$$H_3C-\overset{\displaystyle O}{\overset{\|}{C}}\!\sim\! S-CoA \qquad H_3C-\overset{\displaystyle OH}{\overset{|}{C}}-CH_2-\overset{\displaystyle O}{\overset{\|}{C}}\!\sim\! S-CoA$$

Acetyl-CoA

$$H_2C-COO^-$$

β-Hydroxy-β-methyl-glutaryl-CoA

③ β-HMG-CoA -Lyase

NADH + H⁺   NAD⁺

④

$$H_3C-\overset{\displaystyle O}{\overset{\|}{C}}-CH_2-COO^- \qquad H_3C-\overset{\displaystyle OH}{\overset{|}{C}H}-CH_2-COO^-$$

β-Hydroxybutyrat-dehydrogenase

Acetacetat   **D-β-Hydroxybutyrat**

Leber

Blut

$$H_3C-\overset{\displaystyle O}{\overset{\|}{C}}-CH_3 \xleftarrow{\;\;H^+\;\;} H_3C-\overset{\displaystyle O}{\overset{\|}{C}}-CH_2-COO^- \qquad H_3C-\overset{\displaystyle OH}{\overset{|}{C}H}-CH_2-COO^-$$

CO_2

Abb. 8.**12 Ketogenese**

ausgeschieden (typischer Geruch nach Nagellack-Entferner [Aceton] in der Atemluft).

Acetoacetat und β-Hydroxybutyrat sind die Salze der Acetessigsäure bzw. der β-Hydroxybuttersäure. Im Rahmen der Ketonkörpersynthese entstehen streng genommen zunächst diese beiden Säuren, die jedoch sofort in H⁺ und Acetoacetat bzw. β-Hydroxybutyrat dissoziieren, da beide Substanzen schwache Säuren sind. Beim Ausschleusen der Ketonkörper ins Blut werden die zugehörigen H⁺ mit ins Blut transportiert, sodass bei erhöhter Ketonkörperkonzentration eine Ketoazidose erzeugt werden kann.

Die Synthese der Ketonkörper aus Acetyl-CoA-Einheiten wird auch als **Lynen-Zyklus** bezeichnet.

Lokalisation

Die Ketonkörpersynthese findet ausschließlich in *Lebermitochondrien* statt. Darüber hinaus liefern einige ketoplastische Aminosäuren bei ihrem Abbau im Zytosol direkt Acetoacetat. Die Bildung von Ketonkörpern aus dem Aminosäureabbau zählt allerdings nicht zur klassischen Ketonkörpersynthese im Rahmen des Lynen-Zyklus.

 Klinischer Bezug

Insbesondere beim Typ-1-Diabetes mellitus kommt es ebenfalls zu einer starken Ketonkörperbildung. Da Ketonkörper schwache Säuren darstellen, kann es in solchen Stoffwechselsituationen zur Ausbildung einer Ketoazidose kommen. Gemeinsam mit dem beim Typ-1-Diabetes mellitus typischen Wasserverlust kann sich daraus ein **ketoazidotisches Koma** entwickeln.

Ketonkörperabbau

Ketonkörper sind Substanzen, die neben den Aminosäuren, Kohlenhydraten und Fettsäuren als *Brennmaterial für die oxidative Energiegewinnung* dienen können. Auch bei dieser Substanzklasse findet sich das Prinzip, eine energiereiche Verbindung zunächst in **Acetyl-CoA** umzuwandeln und anschließend über Citratzyklus und Atmungskette unter ATP-Gewinn zu CO_2 und H_2O abzubauen. Die näheren Umstände, unter denen Ketonkörper gebildet werden, sind in Kap. 8.4 genauer aufgeführt.

An dieser Stelle beschränken wir uns auf den Abbau der funktionell wichtigen Ketonkörper, β-Hydroxy-

Biochemie

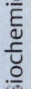

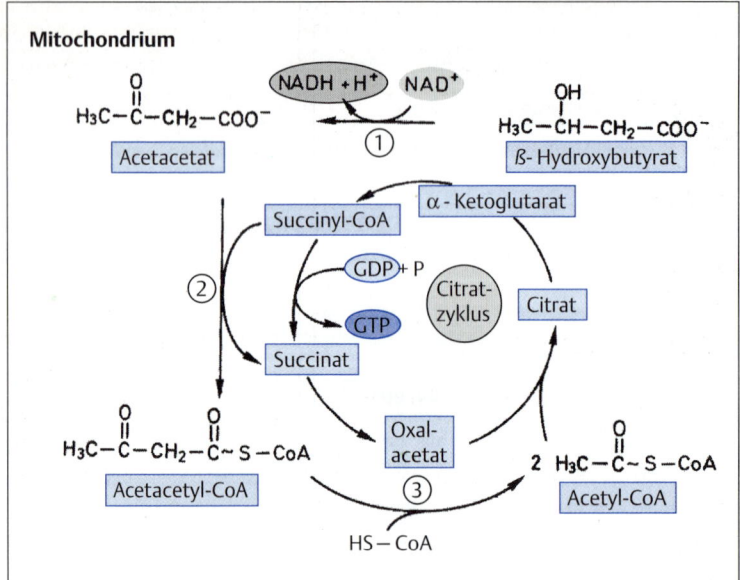

Abb. 8.**13 Ketonkörper-abbau**

butyrat und Acetoacetat (Abb. 8.**13**). Die meisten extrahepatischen Gewebe sind in der Lage, Ketonkörper zu verwerten. Insbesondere der Energiebedarf von Niere und quergestreifter Muskulatur kann vollständig über Ketonkörper gedeckt werden. Bei ausreichender Konzentration kann sogar das ZNS bis zu 70 % seines Energiebedarfes durch Ketonkörperverbrennung decken.

Ablauf (s. Abb. 8.13)

β-Hydroxybutyrat wird NAD-abhängig durch die β-*Hydroxybutyrat-Dehydrogenase* zu Acetoacetat oxidiert, wobei $NADH + H^+$ gebildet wird (1). Acetoacetat kann über 2 Wege zu Acetyl-CoA gelangen, die sich durch unterschiedliche Bildung von Acetoacetyl-CoA unterscheiden. Die bevorzugte Umwandlung von Acetoacetat zu Acetoacetyl-CoA ist die Kopplung dieser Reaktion mit einem Reaktionsschritt aus dem Citratzyklus, die Umwandlung von Succinyl-CoA in Succinat (2). Normalerweise wird bei dieser Reaktion durch CoA-Abspaltung ausreichend Energie frei, um GTP aufzubauen. In diesem Fall wird jedoch mithilfe einer Transferase CoA von Succinyl-CoA auf Acetoacetat übertragen. Ein energetisch ungünstigerer Weg ist der direkte Einbau von freiem CoA in Acetoacetat durch die Acetoacetyl-CoA-Synthetase. Dabei wird aus ATP zunächst Pyrophosphat abgespalten und anschließend aufgespalten, d.h., die Reaktion hat einen Energieverbrauch von minus 2 ATP. Acetoacetyl-CoA wird thiolytisch gespalten, wobei genügend Energie frei wird, um CoA als Thioester einzubauen; es entstehen 2 Moleküle Acetyl-CoA (3).

8.5 Protein- und Aminosäurenabbau

Die dritte große Substanzklasse, die im Rahmen des Energiestoffwechsels große Bedeutung als „Brennmaterial" besitzt, sind die Aminosäuren. Da beim Aminosäureabbau jedoch neben Abbauprodukten, die für den Energiestoffwechsel entscheidend sind, auch andere Produkte entstehen, die von großer Bedeutung für den gesamten Stoffwechsel sind, werden wir in diesem Abschnitt auch den Stoffwechsel der einzelnen Aminosäuren und deren Abbauprodukte näher beleuchten.

Grundsätzlich gilt für den Abbau von Aminosäuren ähnliches wie für den Abbau von Fettsäuren und Kohlenhydraten: Die Verbrennung von Aminosäuren liefert neben den Endprodukten CO_2 und H_2O auch Wärmeenergie und ATP. Die Aminogruppe der Aminosäuren kann jedoch in menschlichen Zellen nicht oxidiert werden. Sie fällt in Form von NH_3 bzw. NH_4^+ an, welches toxisch ist und entgiftet werden muss (vor allem durch Harnstoffbildung).

 Merke

Unter physiologischen Bedingungen ist der Anteil der Aminosäurenverbrennung an der gesamten oxidativen Energiebereitstellung gering. In *Hungerphasen* jedoch liefern Aminosäuren einen wichtigen Beitrag zur Energiegewinnung, insbesondere durch die Bereitstellung von Substraten für die Gluconeogenese aus dem Abbau glucoplastischer Aminosäuren.

8.5.1 Proteinabbau

Siehe Kapitel 9.3

8.5.2 Transaminierung, Desaminierung und Decarboxylierung

Für den Abbau von Aminosäuren spielen insbesondere Transaminierungen, Decarboxylierungen und Desaminierungsreaktionen eine besondere Rolle. Im Rahmen der sog. Desaminierungen wird dabei die Aminogruppe einer Aminosäure als Ammoniak bzw. als Ammoniumion freigesetzt. Dies ist von besonderer Bedeutung, da Ammoniak toxisch ist und aus diesem Grund entgiftet und ausgeschieden werden muss. Aminosäuredecarboxylierungen führen zur Gruppe der biogenen Amine, eine Substanzklasse die unter anderem für die Bereitstellung von Neurotransmittern und Coenzymen bedeutsam ist. Detailliertere Informationen s. 2.1.3

8.5.3 Wege des Kohlenstoffs

Betrachtet man den Beitrag, den Aminosäuren zum Energiestoffwechsel leisten, so kann man im Wesentlichen 2 Strategien erkennen:
Einerseits gibt es Aminosäuren, die direkt bis zur Stufe von Acetyl-CoA abgebaut werden *(ketoplastisch)* und damit direkt Brennstoffmaterial für den Citratzyklus bereitstellen können, andererseits können viele Aminosäuren in ein Zwischenprodukt des Citratzyklus oder in Pyruvat abgebaut werden *(glucoplastisch)*, was dazu führt, dass die „Trägersubstanzen" des Citratzyklus aufgefüllt und Substrate für Gluconeogenese bereitgestellt werden.
Sowohl beim Abbau einer Aminosäure in Richtung Acetyl-CoA als auch beim Abbau in Richtung Zwischenprodukte des Citratzyklus ist es notwendig, die Aminogruppe von Aminosäuren zu entfernen. Die wichtigsten Reaktionsmechanismen, die hierfür

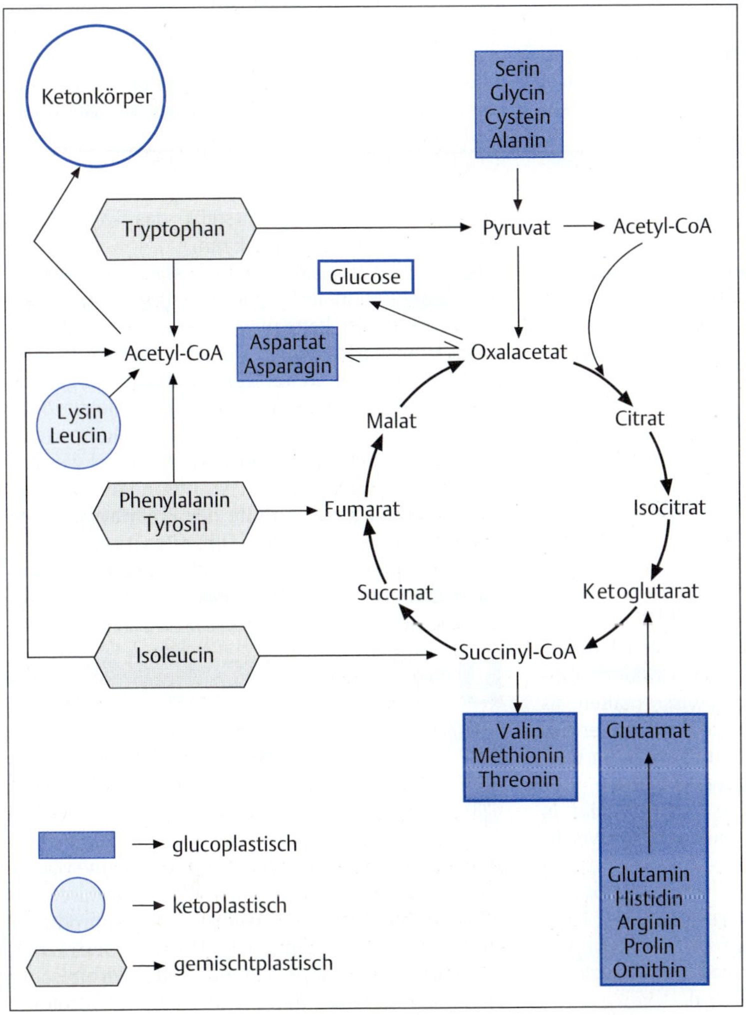

Abb. 8.**14 Aminosäureab-bauprodukte** im Überblick

zur Verfügung stehen, sind *Transaminierungen, oxidative Desaminierungen* und *eliminierende Desaminierungen*. Dabei fällt bei den oxidativen und eliminierenden Desaminierungen jeweils freies Ammoniak (NH_3) an (s. 2.1.3).

Ketoplastisch sind alle Aminosäuren, die bei ihrem Abbau Acetyl-CoA oder Acetoacetat bilden. Die Bezeichnung ketoplastisch kommt daher, dass Acetyl-CoA in Ketonkörper umgewandelt werden kann, Acetoacetat ist bereits ein solcher Ketonkörper. Ketonkörper wiederum können weiter in Richtung Acetyl-CoA abgebaut werden, um anschließend als Brennstoff für den Citratzyklus zu dienen (Bedeutung vor allem im Hungerstoffwechsel). Weder Acetyl-CoA noch Acetoacetat sind jedoch für die Umwandlung in Glucose geeignet, was sie grundlegend von den glucoplastischen Aminosäuren unterscheidet.

Glucoplastisch sind alle Aminosäuren, die bei ihrem Abbau ein Zwischenprodukt des Citratzyklus oder Pyruvat bilden. Da jeder Metabolit des Citratzyklus, wie auch Pyruvat, in Oxalacetat umgewandelt werden kann, und dieses wiederum eine hervorragende Ausgangssubstanz zur Gluconeogenese darstellt, ist es also möglich, das Kohlenstoffskelett der glucoplastischen Aminosäuren in Glucose umzuwandeln. Das ist insbesondere während Hungerphasen für den Organismus interessant, da er dann aus glucoplastischen Aminosäuren über Gluconeogenese neue Glucose aufbauen kann.

Neben den rein keto- oder glucoplastischen Aminosäuren gibt es noch **gemischtplastische Aminosäuren**. Sie werden in ihrem Abbau so aufgespalten, dass sowohl ein glucoplastisches als auch ein ketoplastisches Produkt anfällt.

Abbau einzelner Aminosäuren

In der Folge werden alle wichtigen Aminosäuren und ihr jeweiliger Abbau besprochen. Dabei liegen die Schwerpunkte auf den prüfungsrelevanten Aspekten des Aminosäurenabbaus, ohne jedoch alle Einzelreaktionen im Detail zu besprechen.

α-Ketoglutarat bildende Aminosäuren

Hierzu zählen die Aminosäuren *Glutamat, Glutamin, Histidin, Arginin, Prolin* und *Ornithin*. Glutamat fungiert innerhalb dieser Gruppe gewissermaßen als „Schleuse", da alle anderen Aminosäuren dieser Abbaufamilie zunächst in Glutamat umgewandelt werden, bevor dieses zu α-Ketoglutarat reagiert.

Glutamat: Für die *Umwandlung von Glutamat in α-Ketoglutarat* stehen 2 Mechanismen zur Verfügung:

Transaminierung, wobei als beteiligte α-Ketosäure sowohl Oxalacetat als auch Pyruvat dienen kann und die oxidative Desaminierung über die Glutamatdehydrogenase, bei der Ammoniak anfällt, welches dem Harnstoffzyklus zugeführt wird.

α-*Ketoglutarat* ist ein wichtiger Metabolit des Citratzyklus und darüber hinaus ein universeller Aminogruppenakzeptor für Transaminierungsreaktionen. Da durch die Umwandlung von Glutamat in α-Ketoglutarat der Citratzyklus aufgefüllt wird, bezeichnet man diese Reaktion als **anaplerotisch** (auffüllend). Pyridoxalphosphatabhängige *Decarboxylierung von Glutamat* erzeugt die γ-*Aminobuttersäure*, einen wichtigen Neurotransmitter im ZNS.

Glutamin: Wie bereits gesehen, kann Glutamin einerseits aus Glutamat und freiem Ammoniak durch die *Glutaminsynthetase* gebildet werden, welches der extrahepatischen Ammoniakentgiftung dient, andererseits kann über die *Glutaminase* Glutamin auch zu Glutamat abgebaut werden, was im Rahmen des Aminosäurenabbaus die größere Bedeutung besitzt. Des weiteren fungiert Glutamin bei vielen Reaktionen als *Aminogruppendonator*, wobei jeweils die Aminogruppe des Säureamids übertragen wird.

Arginin, Ornithin und Prolin: Wie bereits beim Harnstoffzyklus gesehen kann *Arginin* durch die Arginase unter Harnstoffabspaltung in Ornithin überführt werden. Daneben hat Arginin als *Donator der Guanidinogruppe bei der Kreatinsynthese* große Bedeutung.

Ornithin wird weiter zum Glutamat abgebaut, wobei durch Transaminierung ein Zwischenstoff, das Glutaminsäuresemialdehyd entsteht, das weiter zum Glutamat oxidiert werden kann.

Prolin, eine Aminosäure, die vor allem zum Aufbau von Kollagen und als Synthesevorstufe für Hydroxyprolin wichtig ist, kann über eine Zwischenstufe (Pyrolincarboxylat) ebenfalls in das Glutaminsäuresemialdehyd und weiter zum Glutamat umgewandelt werden. Da hierbei alle beteiligten Reaktionen reversibel sind, kann Prolin durch Umkehr dieser Reaktionen auch aus Glutamat synthetisiert werden. Das für die Kollagensynthese besonders wichtige *Hydroxyprolin* kann mithilfe der Prolinhydroxylase aus Prolin erzeugt werden. Diese Reaktion benötigt *Ascorbinsäure als Aktivator* und α-Ketoglutarat als Cofaktor, der im Verlauf der Reaktion in Succinat umgewandelt wird.

Merke

Diese Bildung von Hydroxyprolin kann erst nach Einbau von Prolin in das Prokollagen geschehen. Ein direkter *Einbau von Hydroxyprolin* am Ribosom ist nicht möglich, da es keine t-RNA für Hydroxyprolin gibt.

Histidin: Der Histidinabbau beginnt mit einer Desaminierung unter Bildung von Urocaninsäure und führt weiter, über verschiedene Zwischenprodukte, zum N-Formiminoglutamat. Durch Übertragung der Formiminogruppe auf die Tetrahydrofolsäure entstehen *Glutamat* und Formiminotetrahydrofolat, welches zu *Formyl-TH₄* desaminiert wird und anschließend als C-1 Donator dient (s. 5.3.5). Besonders bedeutsam für den Organismus ist die Decarboxylierung des Histidins zum biogenen Amin, *Histamin*.

Fumarat bildende Aminosäuren

Phenylalanin: Die essenzielle Aminosäure Phenylalanin (Abb. 8.**15**) kann durch Hydroxylierung des Benzolrings in para-Stellung zu Tyrosin umgewandelt werden (1). Das dabei beteiligte Enzym, die *Phenylalaninhydroxylase*, ist eine *mischfunktionelle Oxygenase* und benötigt den Wasserstoffdonator Tetrahydrobiopterin als Cofaktor, der nach Abspaltung von Wasserstoff in Dihydrobiopterin übergeht. Mithilfe einer NADPH-abhängigen Reduktase wird dann Tetrahydrobiopterin wieder regeneriert (2).

Das gebildete Tyrosin wird durch Transaminierung in p-Hydroxyphenylpyruvat (3) und weiter durch Hydroxylierung zu *Homogentisinsäure* umgewandelt (4).

Durch Einlagerung von O_2 mittels der *Homogentisinsäureoxidase* (eine Dioxygenase) wird der Benzolring gespalten und es entsteht Maleylacetessigsäure (5), das durch eine glutathionabhängige cis-trans-Isomerisierung zu Fumarylacetessigsäure weiter reagiert. Die Aufspaltung dieses Moleküls liefert dann als *glucoplastisches Endprodukt Fumarat* sowie *Acetoacetat* als *ketoplastische Komponente* (6). Es handelt sich also um gemischtplastische Aminosäuren.

Klinischer Bezug

Bei der **Phenylketonurie** kommt es wegen eines Mangels an Phenylalaninhydroxylase zum alternativen Abbau von Phenylalanin, wobei sowohl Phenylpyruvat als auch Phenylacetat entsteht und über die Nieren ausgeschieden wird. Diese beiden Abbauprodukte sind vermutlich toxisch und stören insbesondere die Myelinbildung der Oligodendrozyten, was schwere geistige Retardierung zur Folge hat. In dieser Situation wird die Aminosäure Tyrosin essenziell.

Bei der **Alkaptonurie** liegt ein Defekt der Homogentisinsäureoxidase vor, was dazu führt, dass Homogentisinsäure als Abbauprodukt des Tyrosins ausgeschieden wird. Da diese Substanz mit Luftsauerstoff unter Bildung eines schwarzfarbenen Pigmentstoffes oxidiert wird, wurde die Erkrankung als „Schwarzharn" bezeichnet.

Tyrosin ist als Ausgangssubstrat für wichtige Synthesen bedeutsam. Für die *Biosynthese der Catecholamine* wird Tyrosin zunächst durch die Tyrosinhydroxylase (Phenyloxidase oder Tyrosinase) in *L-Dopa* umgewandelt (7). Die anschließende Decarboxylierung von L-Dopa führt zu einem wichtigen Neurotransmitter, dem *Dopamin* (8). Mithilfe der Dopaminhydroxylase wird unter Einbau einer Hydroxylgruppe *Noradrenalin* aus Dopamin gebildet (9), welches schließlich durch Methylierung der Aminogruppe in *Adrenalin* umgewandelt werden kann (10). Bei dieser durch eine N-Methyltransferase katalysierten Reaktion fungiert S-Adenosylmethionin als Methylgruppendonator.

In den *Melanozyten* kann L-Dopa auf einem anderen Weg, über Dopachinon zu *Melanin*, einem Hautpigment, verstoffwechselt werden (11). Daneben ist Tyrosin Ausgangssubstanz für die Synthese der *Schilddrüsenhormone* (12) (s. Kap. 14).

Klinischer Bezug

Beim **Albinismus** fehlt in den Melanozyten die Tyrosinhydroxylase, was dazu führt, dass der Hautpigmentstoff Melanin nicht gebildet wird. Die Haut der Patienten ist weiß und sehr sonnenempfindlich. Neoplastische Hautveränderungen treten bei diesen Patienten gehäuft auf.

Oxalacetat bildende Aminosäuren

Asparagin und Aspartat: Mithilfe der *Asparaginase* kann Asparagin in Aspartat umgewandelt werden, das durch Transaminierung mittels GOT zum Oxalacetat weiter reagieren kann. Weitere wichtige Stoffwechselbeziehungen des Aspartats sind in Tab. 8.**5** dargestellt.

Tab. 8.**5** Wichtige Stoffwechselbeziehungen des **Aspartats**

Reaktion	Produkt	Bedeutung
Transaminierung	Oxalacetat	Citratzyklus / Gluconeogenese
Amidbildung	Asparagin	Asparaginsynthese
Kondensation mit Citrullin	Argininosuccinat	Harnstoffzyklus
Decarboxylierung	β-Alanin	Bestandteil von CoA
Kondensation mit Carbamylphosphat	Dihydroorotsäure	Pyrimidinsynthese

Biochemie

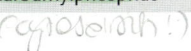

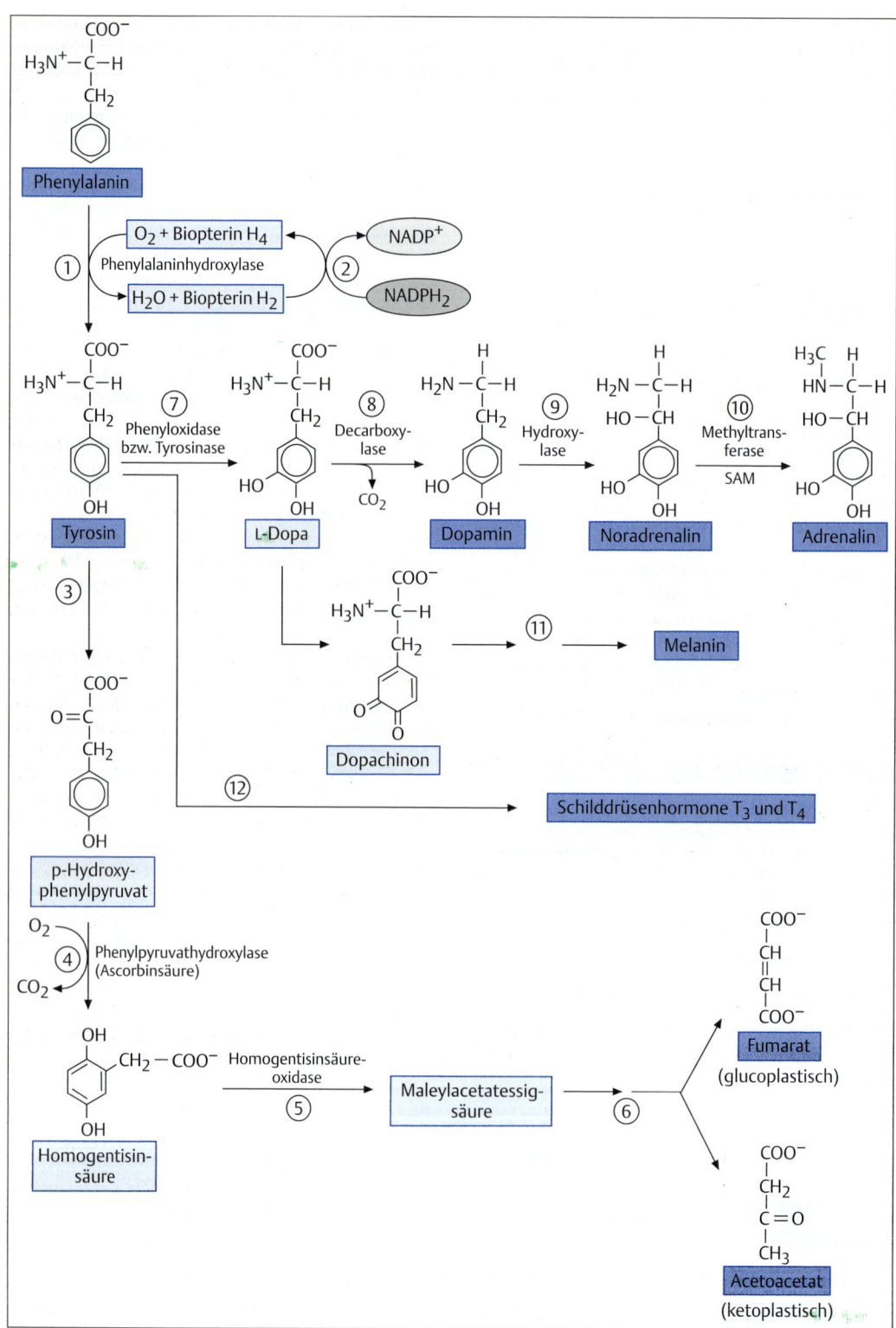

Abb. 8.15 Stoffwechsel von **Phenylalanin** und **Tyrosin**

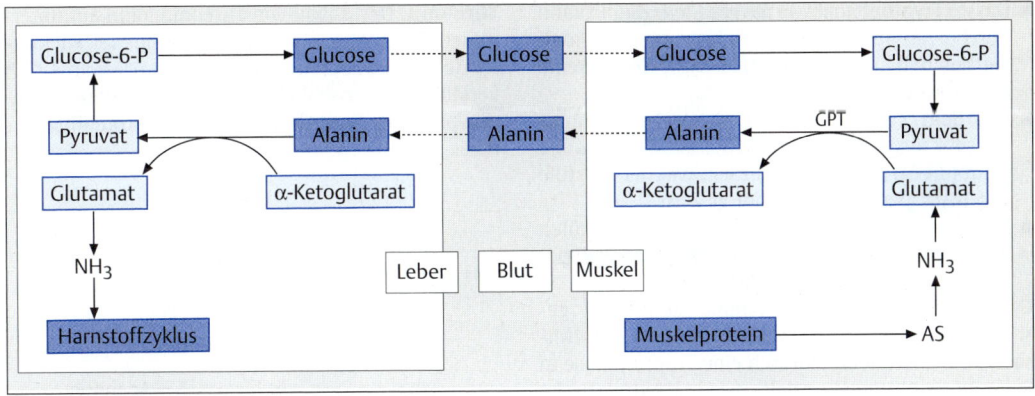

Abb. 8.**16 Glucose-Alanin-Zyklus**

Pyruvat bildende Aminosäuren

Alanin: Durch reversible Transaminierung wird Alanin in Pyruvat umgewandelt. Alanin, das auch beim Tryptophanabbau entsteht, ist die *wichtigste glucoplastische Aminosäure für die Gluconeogenese.* Dies ist dadurch begründet, dass Alanin zum Transport von Aminogruppen aus dem Muskel in die Leber benutzt wird. Im Rahmen dieses sog. **Glucose-Alanin-Zyklus** (Abb. 8.**16**) kommt es im Muskel bei starker Beanspruchung zu einer Proteolyse mit vermehrter Freisetzung von Ammoniak. Dieses wird dann auf Pyruvat, das aus der Glykolyse stammt, unter Bildung von Alanin übertragen. Alanin wandert nun zur Leber, wo unter NH_3-Abspaltung wieder Pyruvat entsteht und durch die Gluconeogenese zu Glucose aufgebaut wird, um erneut in Richtung Muskulatur zu wandern. Das in der Leber freigesetzte NH_3 wird in die Harnstoffsynthese eingeschleust.

Serin und Glycin: *Serin* kann entweder durch eliminierende Desaminierung direkt in Pyruvat abgebaut werden, oder durch reversible Abspaltung einer Hydroxymethylgruppe, die von Tetrahydrofolat aufgenommen wird, in Glycin umgewandelt werden. Serin dient darüber hinaus als *Synthesevorstufe für Purinbasen, Phospholipide und Cystein.*
Der Abbau von *Glycin* zum Pyruvat geschieht im Wesentlichen durch primäre Umwandlung in Serin und anschließende eliminierende Desaminierung. Wichtige Stoffwechselbeziehungen des Glycins sind in Tab. 8.**6** zusammengefasst.

Tryptophan: Der Abbau der gemischtplastischen Aminosäure Tryptophan verläuft in 4 Phasen: Zunächst wird der Pyrolring oxidativ geöffnet. Es folgt die Abspaltung der Alaninseitenkette und anschließend erneute oxidative Öffnung eines Benzolrings unter Bildung von Acroleyl-β-aminofumarat, welches schließlich zu 2 Acetyl-CoA abgebaut wird. Im Stoffwechsel des Tryptophans sind 4 Aspekte besonders wichtig:

- Hydroxylierung des Tryptophans zu 5-Hydroxytryptophan und anschließende Decarboxylierung führt zu *Serotonin.*

Tab. 8.**6** Wichtige Stoffwechselbeziehungen des **Glycins**

Reaktion	Produkt	Bedeutung
Einbau einer Hydroxymethylgruppe aus TH_4	Serin	Serinsynthese, Glycinabbau
Kondensation mit Succinyl-CoA	δ -Aminolaevulinsäure	Porphyrinsynthese
Kondensation mit einer Guanidinogruppe aus Arginin	Guanidinoacetat	Kreatinsynthese
Ausbildung von Peptidbindungen mit Glutamat und Cystein	Glutathion	Oxidationsschutz
Kondensation mit Phosphoribosylamin	Glycinamid-ribosyl-5-phosphat	Purinsynthese
Konjugation mit Gallensäuren	Glykocholsäure	Steigerung der Wasserlöslichkeit
Oxidation	Glyoxylat	Bildung von Formyl-TH_4

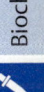

- Das im Tryptophanabbau *abgespaltene Alanin* kann durch Transaminierung in *Pyruvat* umgewandelt werden und bildet die *glucoplastische Komponente* dieser Aminosäure.
- Aus dem Zwischenprodukt Acroleyl-β-aminofumarat kann *Nikotinsäure bzw. Nikotinsäureamid* (**Vitamin B₂**) hergestellt werden, was als Vorstufe von NAD⁺ bzw. NADP⁺ benötigt wird.
- Der Tryptophanabbau mündet in 2 Molekülen *Acetyl-CoA*; dies macht die *ketoplastische Komponente* dieser Aminosäuren aus.

Cystein: Der Abbau des Cysteins zu Pyruvat geschieht vor allem durch Oxidation zur Cysteinsulfinsäure, die anschließend durch eine Transaminase in Sulfopyruvat umgewandelt wird. Hydrolytische Abspaltung der Sulfitgruppe führt schließlich zum *Pyruvat.* Das freigesetzte Sulfit wird zu *Sulfat* oxidiert und anschließend entweder ausgeschieden oder in *Phosphoadenosinphosphosulfat (PAPS)* umgewandelt, welches als *Sulfatgruppendonor* bei verschiedenen Synthesen wie z. B. Cerebrosidsynthese oder der Synthese einiger Mucopolysaccharide wie Heparin sowie Konjugationsreaktionen beteiligt ist. Die Decarboxylierung von Cystein führt zum *Cysteamin*, das durch anschließende Oxidation in *Taurin* umgewandelt wird. Taurin besitzt große Bedeutung für die Konjugation von Gallensäuren in der Leber.

Eine Besonderheit stellt ein Derivat des Cysteins, das Selenocystein, dar. Selenocystein findet sich in 2 Enzymen als modifizierte Form des Cysteins, nämlich in der Glutathion-Peroxidase sowie in der Thyroxindeiodase. Da es keine t-RNA für Selenocystein gibt, findet der Einbau von Selen ans Cystein erst nach Einbau des Cysteins in eine Protein statt.

Succinyl-CoA bildende Aminosäuren

Methionin: Zunächst reagiert Methionin mit ATP unter Abspaltung aller 3 Phosphatreste und Fixierung des Adenosylrests am Schwefel des Methionins zu *S-Adenosylmethionin* (Abb. 8.**17**). Dieses auch als „aktiviertes" Methionin bezeichnete Molekül ist ein wichtiger *Methylgruppendonor.* Tab. 8.**7** zeigt einige wichtige Methylierungen, bei denen S-Adenosylmethionin als Methylgruppendonor fungiert.

Nach Abspaltung der aktivierten Methylgruppe aus S-Adenosylmethionin wird der Adenosylrest ebenfalls abgespalten, sodass *Homocystein* entsteht, welches entweder weiter abgebaut oder zu Methionin regeneriert wird. Für die *Regeneration des Methionins* wird eine Methylgruppe, die aus *Methyl-TH₄* stammt, unter Beteiligung von *Cobalamin (Vitamin B₁₂)* angelagert. Der weitere Abbau von Homocystein geschieht mithilfe der Cystathionsynthase unter Kondensation mit Serin zu *Cystathion*, das anschließend durch die Cystathionase in *Cystein* und *Homoserin* aufgespalten wird. Homoserin wird dann in mehreren Schritten über Propionyl-CoA zu *Succinyl-CoA* abgebaut.

Threonin: Der Abbau von Threonin kann auf unterschiedlichen Wegen stattfinden, wobei der wichtigste Abbauweg über Propionyl-CoA zum Succinyl-CoA verläuft. Im menschlichen Organismus dient Threonin praktisch nur als Baustein zur Proteinbiosynthese.

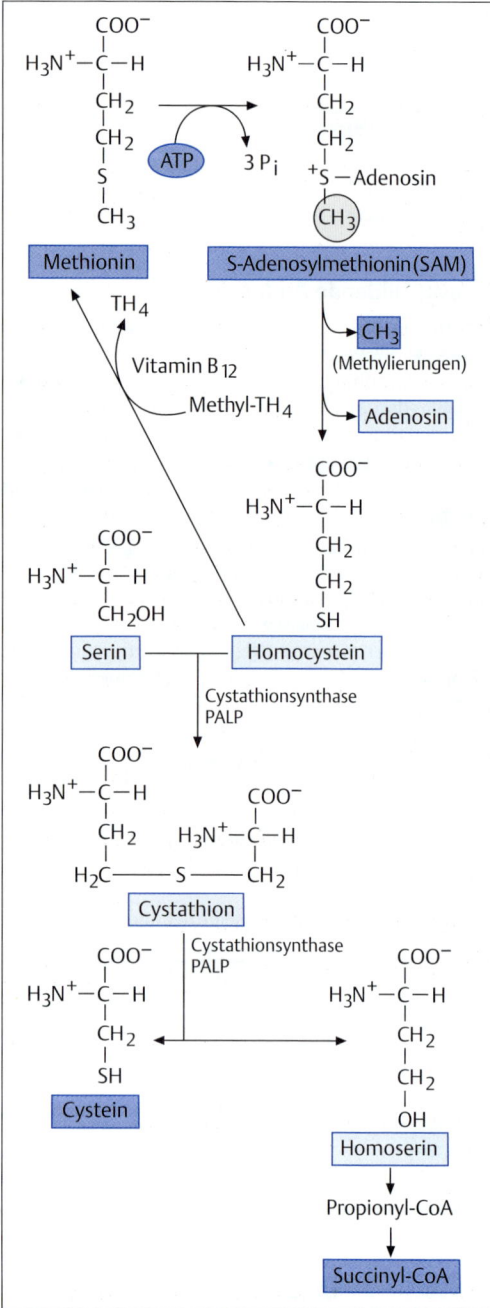

Abb. 8.**17** Stoffwechsel des **Methionins**

Tab. 8.**7** **S-Adenosylmethionin** als Methylgruppendonator

Edukt	Methyliertes Produkt	Bedeutung
Noradrenalin	Adrenalin	Hormon
Guanidinoacetat	Kreatin	Vorstufe von Kreatinphosphat
Ethanolamin	Cholin	Membranaufbau und anderes
Adrenalin	3-Methoxyadrenalin	Abbau von Adrenalin

Abbau verzweigtkettiger Aminosäuren

Valin, Isoleucin und Leucin: Die verzweigtkettigen Aminosäuren Valin, Isoleucin und Leucin werden sehr ähnlich abgebaut, weshalb sie hier gemeinsam dargestellt werden. Im Gegensatz zu den übrigen Aminosäuren werden die verzweigtkettigen Aminosäuren vorwiegend in extrahepatischen Geweben abgebaut.

Das Abbauprinzip besteht darin, zunächst durch *Transaminierung* die Aminosäuren in eine entsprechende α-Ketosäure umzuwandeln, die anschließend durch *oxidative Decarboxylierung unter Einbau von CoA* weiter reagiert. Im Anschluss an eine *FAD-abhängige β-Oxidation* kommen für jede Aminosäure noch einige *individuelle Reaktionen* hinzu, bis die Endabbauprodukte erreicht werden. Dabei wird Valin in Succinyl-CoA abgebaut. Die gemischtplastische Aminosäure Isoleucin wird zu Succinyl-CoA und Acetyl-CoA abgebaut und die rein ketoplastische Aminosäure Leucin schließlich zu Acetyl-CoA.

Klinischer Bezug

Bei der **Ahornsirup-Krankheit** liegt ein Mangel an den beim Abbau der verzweigtkettigen Aminosäuren beteiligten oxidativen Decarboxylasen vor, der sich durch Anreicherung der vorher gebildeten α-Ketosäuren im Blut auszeichnet. Der Urin riecht nach Ahornsirup, es kommt zu Azidose, Zyanose und ZNS-Schädigung.

Acetyl-CoA bildende Aminosäuren

Lysin: Lysin ist neben Leucin die zweite *rein ketoplastische* Aminosäure. Der Abbau von Lysin liefert *2 Acetyl-CoA*, wobei der komplexe Abbauweg hier nicht dargestellt werden soll. Das im Kollagen vorkommende Hydroxylysin wird, in Analogie zum Hydroxyprolin, ebenfalls erst an bereits im Eiweißverband eingebauten Lysinmolekülen durch Hydroxylierung gebildet.

8.5.4   Wege des Stickstoffs

Wie bereits erwähnt ist das vor allem durch Desaminierungsreaktionen anfallende Ammoniak eine toxische Substanz, die hauptsächlich aus dem Aminosäurestoffwechsel, aber auch aus dem Abbau von

Nukleinsäuren sowie über den enterohepatischen Kreislauf anfällt. Seine Toxizität basiert unter anderem darauf, dass NH_3 eine Base ist und somit den pH verändern kann. Daraus ergibt sich die Notwendigkeit, diesen Stoff zu entgiften und auszuscheiden. Der menschliche Organismus hat hierfür 2 große Strategien entwickelt.

- **Die Strategie der Leber**, welche das Organ mit dem umfangreichsten Aminosäurenstoffwechsel ist und somit auch die höchste Menge an Ammoniak produziert, besteht darin, giftiges Ammoniak in die nicht toxische Verbindung Harnstoff umzuwandeln, die anschließend über die Nieren ausgeschieden werden kann.
- **Extrahepatische Gewebe** verfügen nicht über diesen Entgiftungsmechanismus und verfolgen eine andere Strategie: Sie übertragen Ammoniak unter Bildung von Glutamin auf die Aminosäure Glutamat, was einer „Entgiftung" des NH_3 gleichkommt. Glutamin wird dann entweder zur Niere transportiert, um dort wieder Ammoniak abzuspalten und in Form von NH_4^+ ausgeschieden zu werden, oder dient in der Leber als Stickstoffdonator der Harnstoffsynthese.

Klinischer Bezug

Im Rahmen schwerer Erkrankungen der Leber kann es zu einem Ausfall der hepatischen Ammoniakentgiftung kommen. In der Folge steigt die Ammoniakkonzentration im Blut, wobei es zu einem **hepatischen Koma** kommen kann.

Harnstoffzyklus

Die Möglichkeit, Ammoniak durch den Harnstoffzyklus zu entgiften, besteht ausschließlich in Leberzellen. Der Zyklus ist innerhalb der Hepatozyten über 2 Kompartimente, Mitochondrium und Zytosol, verteilt (Abb. 8.**18**).

Ablauf

Reaktionsschritte (s. Abb. 8.**18**):
1. Der Harnstoffzyklus beginnt intramitochondrial mit der Bildung von **Carbamylphosphat** aus CO_2 und NH_3 unter Verbrauch von 2 ATP. Das beteiligte Enzym, die *Carbamylphosphatsynthetase*, ist die Re-

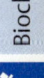

Biochemie

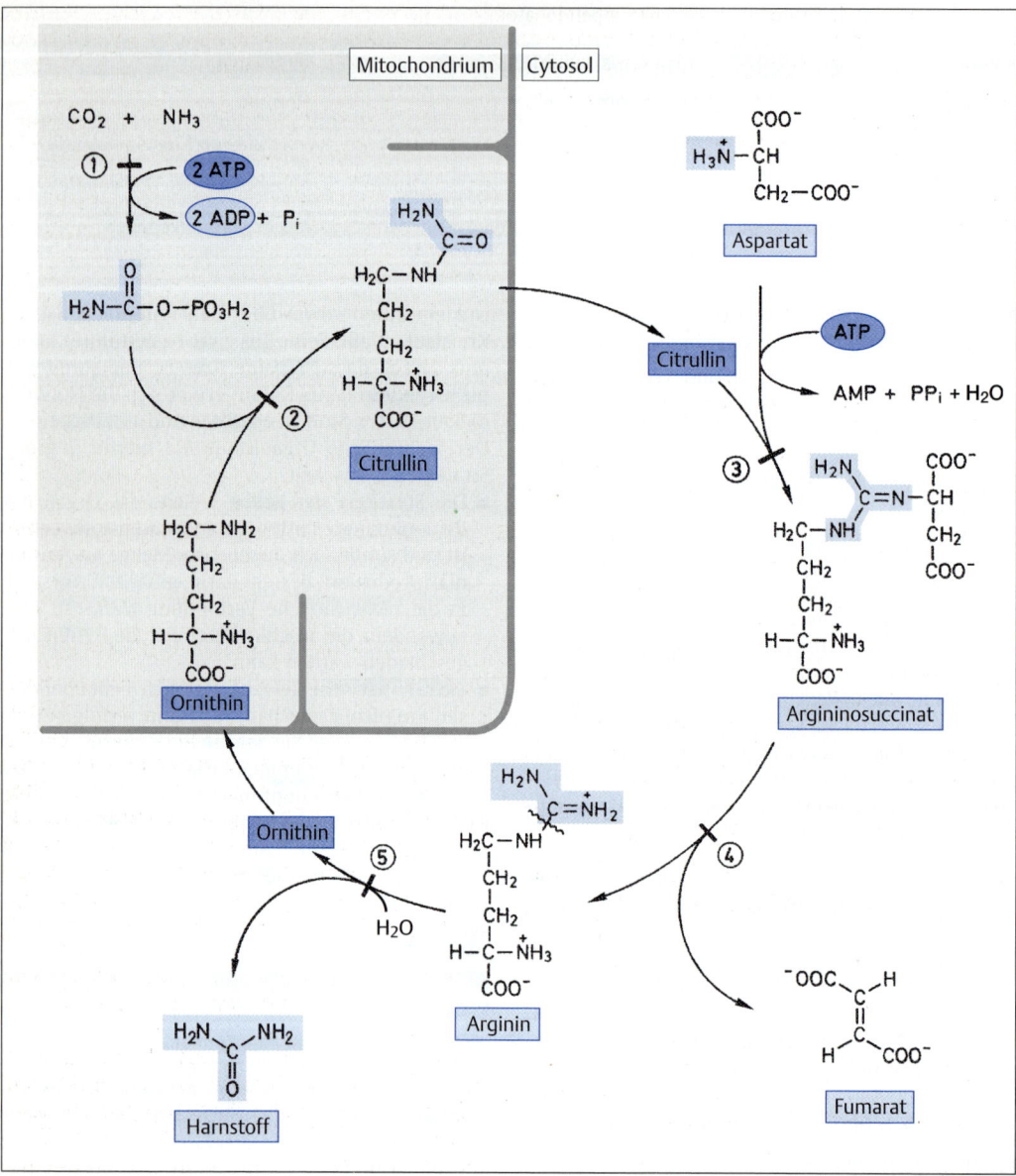

Abb. 8.18 Harnstoffzyklus

gulationsstelle des Zyklus und wird durch N-Acetyl-Glutamat allosterisch aktiviert.

Neben diesem mitochondrialen Enzym gibt es auch eine zytosolische Carbamylphosphatsynthetase, die im Rahmen der Pyrimidinbiosynthese ebenfalls Carbamylphosphat erzeugt. Dieses zytosolische Enzym benutzt jedoch kein freies Ammoniak als Stickstoffquelle, sondern Glutamin.

2. Im weiteren Verlauf des Harnstoffzyklus wird der gemischte Anhydrid Carbamylphosphat gespalten, wobei der Carbamylrest auf die nichtproteinogene Aminosäure Ornithin übertragen wird und **Citrullin**, eine ebenfalls nichtproteinogene Aminosäure, entsteht. Dieser Reaktionsschritt wird durch die *Ornithin-Transcarbamylase* katalysiert.

3. Das gebildete Citrullin verlässt nun das Mitochondrium und wird im Zytosol, durch Anlagerung von Aspartat, unter Wasserabspaltung in **Argininosuccinat** umgewandelt. Diese thermodynamisch ungünstige Kondensation wird dadurch angetrieben,

dass aus dem Coenzym ATP in einem ersten Schritt mithilfe der *Argininsuccinatsynthetase* Pyrrophosphat abgespalten wird, welches anschließend durch eine Pyrophosphatase in 2 energiereich gebundene anorganische Phosphatreste aufgespalten wird.
Sowohl die Abspaltung von Pyrrophosphat als auch dessen Aufspaltung liefern also die Energie für die Argininsuccinatsynthese.
Der Energieverbrauch dieser Reaktion beträgt minus 2 ATP, da aus ATP 2 energiereich gebundene Phosphatreste abgespalten wurden.
4. Durch die *Argininsuccinase (Argininsuccinat-Lyase)* wird nun das gebildete Argininsuccinat in **Arginin** und **Fumarat** aufgespalten.
5. Unter Wassereinlagerung kann dann Arginin durch die *Arginase* so aufgespalten werden, dass einerseits das gewünschte Endprodukt **Harnstoff** entsteht und andererseits das für den Harnstoffzyklus benötigte **Ornithin** *regeneriert* wird und zurück ins Mitochondrium wandert.
Das für den Harnstoffzyklus notwendige Aspartat kann aus dem „Abfallprodukt" Fumarat ebenfalls regeneriert werden. Dafür wird Fumarat über die Fumarase und Malatdehydrogenase, 2 Enzyme des Citratzyklus, zunächst in Malat und dann weiter zur α-Ketosäure Oxalacetat umgewandelt. Mithilfe der GOT kann Oxalacetat dann zu Aspartat transaminiert werden und steht dem Harnstoffzyklus erneut zur Verfügung.

Merke

Der Harnstoffzyklus ist über die Substanzen Fumarat und Aspartat eng mit dem Citratzyklus verknüpft.

Harnstoff, der strukturell als Diamid der Kohlensäure aufzufassen ist, besitzt die angenehmen Eigenschaften, nicht toxisch zu sein und gut durch Membranen permeieren zu können. Außerdem ist er als wasserlösliches Molekül geeignet, über die Nieren ausgeschieden zu werden. Die beiden im Harnstoff vorkommenden Stickstoffgruppen stammen zum einen aus freiem Ammoniak und zum anderen aus der Aminosäure Aspartat.

Energiebilanz

Die Energiebilanz des gesamten Zyklus beträgt minus 4 ATP, wobei 2 ATP für die Carbamylsynthetasereaktion und 2 ATP im Rahmen der Argininsuccinatsynthese verbraucht werden.

Lokalisation

Der *komplette Harnstoffzyklus ist nur in Hepatozyten* angelegt und dort über Mitochondrium und Zytosol verteilt. *Nieren und Fibroblasten der Haut enthalten alle zytosolischen Enzyme des Harnstoffzyklus* und können somit, wenn sie von der Leber mit Citrullin

versorgt werden, ebenfalls Harnstoff bilden. Darüber hinaus besitzen *viele Gewebe nur Arginase*, die Harnstoff aus Arginin abspalten kann.

Merke

Die Harnstoffbildung geschieht in vielen Geweben, eine *Entgiftung von Ammoniak* über den Harnstoffzyklus ist jedoch *nur in der Leber* möglich, da hierzu der erste Schritt des Zyklus, die Fixierung des freien Ammoniaks in ein Zwischenprodukt des Harnstoffzyklus, notwendig ist.

Klinischer Bezug

Bei *Enzymdefekten im Harnstoffzyklus* kommt es grundsätzlich zum Anstau der Vorläufersubstanzen sowie im Rahmen einer gestörten Ammoniakentgiftung zu erhöhten Ammoniakkonzentrationen im Blut. Klinisch zeigt sich das Bild einer **Hyperammonämie** mit Eiweißunverträglichkeit, Übelkeit und Krampfanfällen bis hin zum Koma hepaticum.

Extrahepatische Ammoniakentgiftung

Die Glutaminbildung aus NH_3 und Glutamat durch die *Glutaminsynthetase* ist der bedeutendste extrahepatische Mechanismus zur Ammoniakentgiftung (Abb. 8.**19**). NH_3 wird dabei als Säureamid im gebildeten **Glutamin** fixiert und damit entgiftet. **Glutamin** kann nun ans Blut abgegeben werden und insbesondere in der *Niere* über die dort vorkommende *Glutaminase* wieder in NH_3 und **Glutamat** zerlegt werden. In der Niere wird das freigesetzte Ammoniak in die Nierentubuli sezerniert, wo es mit H^+ zu NH_4^+ reagiert und als solches ausgeschieden wird. Eine *geringe Glutaminase-Aktivität findet sich auch in Hepatozyten;* hier wird das freigesetzte NH_3 zur Harnstoffsynthese verwendet.
Neben seiner Eigenschaft, Ammoniak in „getarnter" Form durchs Blut zur Niere transportieren zu können, *fungiert Glutamin zusätzlich als Stickstoffdonator* in allen Geweben. Hierzu wird mithilfe von *Glutaminamidotransferasen* der Amidgruppenstickstoff des Glutamins abgespalten und direkt, im Rahmen einer stickstoffabhängigen Synthese, in ein Zwischenprodukt eingebaut. Es entsteht hierbei also kein freies Ammoniak. Diese beiden wichtigen Funktionen des Glutamins machen es verständlich, dass Glutamin die Aminosäuren mit der höchsten Konzentration im Blut ist.
Die Ammoniakentgiftung durch Bildung von Glutamat aus NH_3 und α-Ketoglutarat spielt in extrahepatischen Geweben eine eher untergeordnete Rolle. Hierfür wird durch die reversibel arbeitenden *Glutamatdehydrogenase* das Prinzip der oxidativen Desaminierung umgedreht. Man vermutet, dass diese Reaktion bei erhöhten Ammoniakkonzentrationen un-

Biochemie

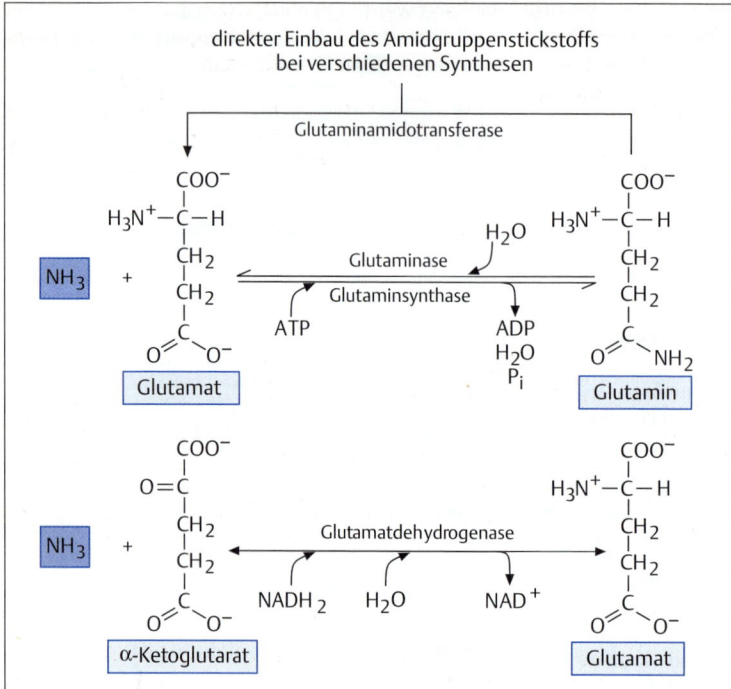

Abb. 8.19 Extrahepatische Ammoniakentgiftung

erwünscht stark abläuft, wodurch die Konzentration von α-Ketoglutarat, einem Metabolit des Citratzyklus, erniedrigt wird. Dies beeinträchtigt insbesondere die Energiegewinnung über den Citratzyklus. Dieser Zusammenhang würde teilweise die Beobachtung erklären, dass NH_3 auch intrazellulär toxisch wirkt.

8.6   Ethanolabbau

Abbau durch Alkoholdehydrogenase

Der Hauptweg des Ethanolabbaus in der Leber erfolgt über die NAD-abhängige Alkoholdehydrogenase, wobei Ethanol im Zytosol zu Acetaldehyd oxidiert wird. Das Enzym trägt als katalytisches Zentrum das Spurenelement Zink. Der durch die Alkoholdehydrogenase gebildete und toxische Acetaldehyd wird in den Mitichondrien durch die Aldehyddehydrogenase zu Acetat weiter oxidiert (Abb. 8.**20**). Acetat kann anschließend durch die Thiokinase zu Acetyl-CoA aktiviert werden und entweder im Citratzyklus zu CO_2 und H_2O oxidiert oder zu Fettsäuren verstoffwechselt werden („Bierbauch"). Ein genetischer Mangel an einem Isoenzym der Aldehyddehydrogenase (Klasse-II-Isoenzym) bei Orientalen führt durch eine Anhäufung von Acetaldehyd zum *Flushing-Syndrom* nach Alkoholkonsum.

Abbau durch Monooxygenase

Ca. 5 % des Ethanols werden über das Cytochrom-P_{450}-abhängige Enzymsystem der Monooxygenasen unter NADPH- und O_2-Verbrauch zunächst im endoplasmatischem Retikulum zu Acetaldehyd und dann zu Acetat oxidiert (Abb. 8.**20**).

🩹 Klinischer Bezug

Alkoholische Getränke werden in der Regel innerhalb 1 h im Magen und Darm resorbiert. Die Resorption erfolgt im nüchternen Zustand früher, bei starker Magen-Darm-Füllung später. Kohlensäurehaltige Getränke werden wesentlich schneller resorbiert, da die freigesetzten CO_2-Bläschen die Mucosa mechanisch reizen und CO_2 die Durchblutung der Schleimhaut fördert. Eine Resorption über die Lunge und Haut (Alkoholumschläge bei Säuglingen) ist möglich. Als hydrophile Substanz erfolgt die Verteilung im Körperwasser sehr rasch. Daher gilt der Blutalkoholspiegel als representativ für die Konzentration im ZNS, dem wesentlichen Wirkungsort. Der Ethanolabbau ist unabhängig von der Konzentration und beträgt 0,1 g/kg/h beim Mann bzw. 0,085 g/kg/h bei der Frau. Stündlich verringert sich die Blutalkoholkonzentration (BAK) um ca. 0,15‰. 2–3 % des Ethanols werden über die Lunge, und 1–2 % über die Niere ausgeschieden.

Ethanol hemmt die Aktivität von Neuronen im ZNS und besitzt somit sowohl dämpfende als auch erregende Wirkung. Bei chronischem Genuss führt Ethanol zu

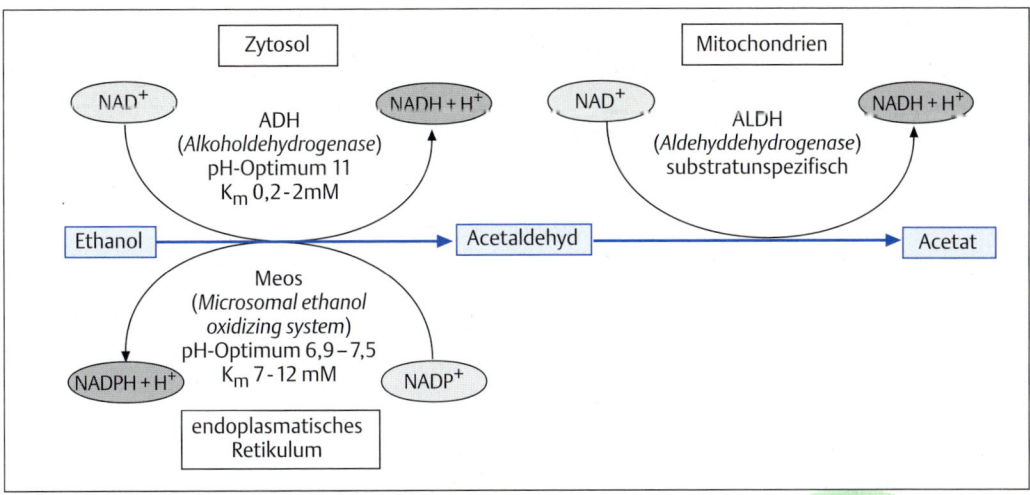

Abb. 8.20 Wege des Ethanolabbaus. Die Michaelis-Konstante der Monooxidase liegt erheblich höher als die der Alkoholdehydrogenase und kommt damit erst zum Einsatz, wenn der Blutalkoholspiegel 0,5‰ ist (nach Biesalski, Thieme 1995)

einer Desintergration der physiologischen Erregungsabläufe im ZNS, bis betroffene Strukturen auch irreversibel geschädigt werden. Ebenso werden auch andere Organe, insb. Leber und Pankreas geschädigt (Fettleber bis Leberzirrhose). Die Folgeerscheinungen eines hohen, chronischen Alkoholkonsums sind:
– *Periphere Polyneuropathien* (Vitamin-B-Komplex Mangel, Spurenelementenmangel die im Laufe der Zeit zu Kribbelparästhesien, Taubheitsgefühl, Störung der Schmerz- und Temperaturempfindung führen),
– *Delirium tremens* mit Sinnestäuschung, Verkennung von Zeit und Ort, Schlaflosigkeit, epileptische Anfälle bei Abstinenz z. B. post operativ
– *Wernecke-Korsakow-Syndrom* (mangelnde Orientierungsfähigkeit, schwerste Störungen des Kurzzeitgedächtnisses und Demenz als Folge der Hirnatrophie, Augenmuskelstörung mit Nystagmus).
– *Kardiovaskuläre Erkrankungen:* Herzrhythmusstörungen, koronare Herzerkrankung, erhöhtes Herzinfarktrisiko
– *Krebserkrankungen* insb. Mundhöhle, Gastrointestinaltrakt, Leber und Pankreas

 Merke

Alkoholismus ist eine anerkannte Erkrankung und bedarf einer intensiven Psychotherapie.

8.7 Citratzyklus

Nachdem wir in den vorangegangenen Abschnitten gesehen haben, dass die verschiedenen Substrate des aeroben Energiestoffwechsels, Kohlenhydrate, Fettsäuren, ketoplastische Aminosäuren und Ketonkörper auf unterschiedlichen Wegen zu Acetyl-CoA abgebaut werden, befassen wir uns nun mit dem weiteren Schicksal von Acetyl-CoA. (Zum Mechanismus der Pyruvatdehydrogenase s. 8.2.2.)

 Merke

Der Abbau von Acetyl-CoA zu CO_2 und H_2O durch Citratzyklus und Atmungskette wird auch als *gemeinsame Endstrecke der Substratoxidation* bezeichnet, weil der Abbau von Acetyl-CoA die letzte Phase des Substratabbaus darstellt.

Lokalisation

Der Citratzyklus ist im *Matrixraum der Mitochondrien* lokalisiert und über das beteiligte Enzym Succinatdehydrogenase direkt mit der Atmungskette und damit mit der inneren Mitochondrienmembran verbunden.

Ablauf

Reaktionsschritte (s. Abb. 8.21):
1. Der Zyklus beginnt mit dem Einbau des Acetylrests aus Acetyl-CoA in die C-4 Ketosäure Oxalacetat durch die *Citratsynthase*. Die notwendige Energie für den Einbau des Acetylrests stammt aus der Abspaltung von CoA. Es entsteht **Citrat**, eine Tricarbonsäure mit tertiärer Alkoholgruppe und 6 C-Atomen.

Biochemie

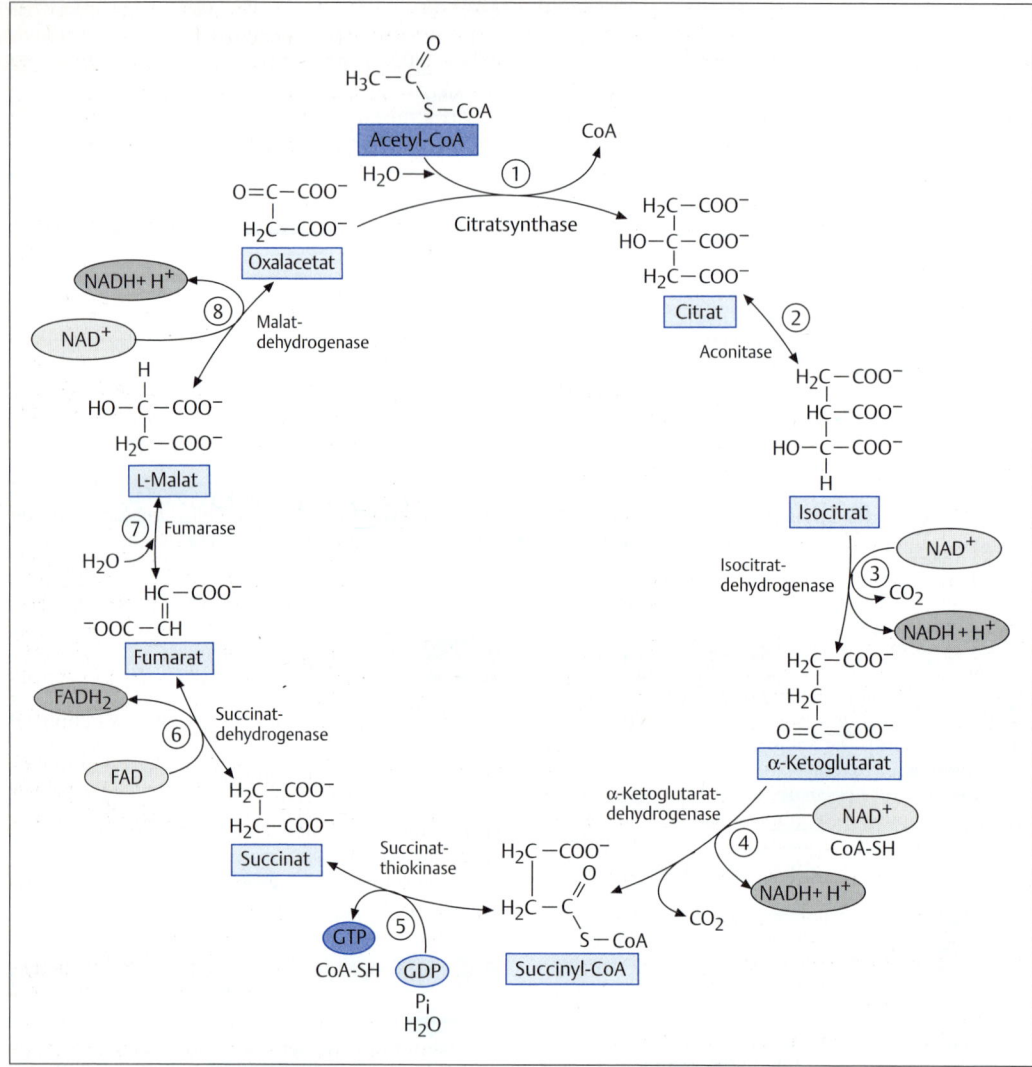

Abb. 8.**21** Reaktionen des **Citratzyklus**

2. Im nächsten Reaktionsschritt wird Citrat über die *Aconitase* zu **Isocitrat** isomerisiert, wobei die tertiäre Hydroxylgruppe in eine sekundäre umgewandelt wird. Der Enzymname stammt von einem intermediär gebildetem Molekül, dem cis-Aconitat.
Diese Reaktion macht die *Bedeutung von Oxidationsreaktionen für die Energiegewinnung* deutlich: Um die Hauptaufgabe des Citratzyklus erfüllen zu können (nämlich den Acetylrest so abzubauen, dass dabei Energie freigesetzt wird, die zur ATP-Synthese verwendet werden kann) laufen Oxidationsreaktionen ab, die Energie freisetzen.
Im Citrat findet sich jedoch keine Stelle im Molekül, an der oxidiert werden könnte (tertiäre Alkohole

können nicht oxidiert werden). Durch Umwandlung der tertiären in eine sekundäre Alkoholgruppe im Isocitrat gewinnt der Organismus also die Möglichkeit, anschließend oxidieren zu können und damit Energie zur ATP-Synthese zu erhalten. Dies geschieht tatsächlich im nächsten Reaktionsschritt.
3. Durch die *Isocitratdehydrogenase* wird die sekundäre Alkoholgruppe im Isocitrat zu einer Ketogruppe oxidiert, wobei die abgespaltenen Wasserstoffe auf NAD$^+$ übertragen werden und NADH + H$^+$ entsteht. Zusätzlich wird eine Carboxylgruppe decarboxyliert, sodass ebenfalls CO_2 abgespalten wird und eine C5 Ketocarbonsäure, **α-Ketoglutarat**, entsteht. Die durch diese *oxidative Decarboxylierung* freigesetzte Energie

steckt teilweise im gebildeten NADH + H+, welches durch Verbrennung der Wasserstoffe an der Atmungskette immerhin 3 ATP liefern wird.

Nachdem im ersten Schritt des Citratzyklus 2 Kohlenstoffatome durch den Acetylrest in den Kreislauf aufgenommen wurden, hat nun bereits ein Kohlenstoffatom in Form von CO_2 den Kreislauf wieder verlassen. Neben einer rein NAD^+-abhängigen Isocitratdehydrogenase, die nur im Mitochondrium vorkommt, findet sich noch eine zweite Isocitratdehydrogenase, die neben NAD^+ auch $NADP^+$ als Coenzym akzeptiert und sowohl im Mitochondrium als auch im Zytosol lokalisiert ist.

4. Das gebildete α-Ketoglutarat wird nun erneut oxidativ decarboxyliert, wobei CO_2 abgespalten wird und NADH + H+ und **Succinyl-CoA** entstehen. Nun hat also formal auch der zweite Kohlenstoff den Kreislauf wieder in Form von CO_2 verlassen.

Die Reaktion läuft an einem Multienzymkomplex ab, der *a-Ketoglutarat-Dehydrogenase*, die große Ähnlichkeit zur Pyruvatdehydrogenase aufweist. Auch dieser Multienzymkomplex besteht aus 3 Enzymen, einer *Decarboxylase*, einer *Transferase* und einer *Liponamiddehydrogenase*, die dieselben *Cofaktoren* benötigen wie die Pyruvatdehydrogenase, nämlich *Thiaminpyrophosphat, α-Liponsäure, CoA, FAD und NAD+*.

Im Gegensatz zur Pyruvatdehydrogenase erfolgt jedoch keine Regulation durch Interkonversion. Im Reaktionsverlauf wird zunächst α-Ketoglutarat decarboxyliert, und es entsteht ein intermediärer Aldehyd, der anschließend auf die Stufe einer Carbonsäure oxidiert wird, ohne als solche erkennbar zu sein, da mit CoA an dieser Stelle sofort ein Thioester aufgebaut wird.

Die bei der oxidativen Decarboxylierung freigesetzte Energie wird einerseits genutzt, um NADH + H+ zu bilden, andererseits kann freies CoA in eine energiereiche Thioesterbindung überführt werden.

5. Die Abspaltung des energiereich gebundenen CoA durch die *Succinatthiokinase*, unter Bildung von **Succinat**, setzt dann genügend Energie frei, um anorganisches Phosphat an GDP anzulagern und GTP zu bilden, was ohne weiteren Energiebedarf in ATP umgewandelt werden kann.

Beim Abbau von α-Ketoglutarat in Succinat wird also mithilfe der freigesetzten Oxidationsenergie zunächst eine energiereiche Bindung aufgebaut (Thioester im Succinyl-CoA), die durch anschließende Aufspaltung genügend Energie liefert, um anorganisches Phosphat zu GTP bzw. ATP aufzubauen, was als *Substratkettenphosphorylierung* bezeichnet wird.

Die restlichen Reaktionen des Citratzyklus verlaufen unter dem Aspekt, die Ausgangssubstanz *Oxalacetat zu regenerieren*. Dazu muss am Succinat lediglich eine Ketogruppe eingebaut werden. Der Weg, auf dem dies geschieht, ist formal identisch mit dem Einbau einer Ketogruppe während der β-Oxidation:

- Eine erste (FAD-abhängige) Oxidation erzeugt eine Doppelbindung.
- Nach Wasseranlagerung an die Doppelbindung entsteht ein sekundärer Alkohol.
- Durch eine zweite (NAD^+-abhängige) Oxidation wird der zuvor gebildete sekundäre Alkohol zu einer Ketogruppe oxidiert.

6. Im Citratzyklus wird dabei Succinat durch die FAD-abhängige *Succinatdehydrogenase* dehydriert, und es entsteht **Fumarat** und FADH$_2$. Dieses Enzym ist identisch mit Komplex 2 der Atmungskette und fest an der inneren Mitochondrienmembran verankert.

7. und 8. Das gebildete **Fumarat** wird durch Wasseranlagerung mithilfe der *Fumarase* in L-Malat umgewandelt (7) und anschließend durch die NAD^+-abhängige *Malatdehydrogenase* unter NADH + H+-Bildung in **Oxalacetat** überführt (8).

> ### ! Merke
>
> In der *Reaktionsfolge von Oxalacetat bis Succinat* werden 2 C-Atome durch den Acetylrest in den Citratzyklus aufgenommen. Durch zweimalige oxidative Decarboxylierung werden 2 Kohlenstoffatome als CO_2 aus dem Kreislauf entfernt. Dabei entstehen 2 NADH + H+. Während einer Substratkettenphosphorylierung entsteht zusätzlich ein GTP.

Bei der *Regeneration von Oxalacetat aus Succinat* muss für die Bildung einer Ketogruppe noch zweimal oxidiert werden, wobei ein FADH$_2$ und ein NADH + H+ gewonnen werden.

Funktionen

Die primäre Funktion des Citratzyklus liegt im Aufbau von ATP in enger Kooperation mit der Atmungskette, durch oxidativen Abbau von Acetyl-CoA. Citratzyklus und Atmungskette stellen dabei die gemeinsame Endabbaustrecke für den katabolen Stoffwechsel von Kohlenhydraten, Fettsäuren, ketoplastischen Aminosäuren und Ketonkörpern dar. Neben dieser *katabolen Funktion* übernimmt der Citratzyklus aber auch *anabole Funktionen*, indem er *Substrate für verschiedene Synthesen bereitstellt*.

Energieausbeute

Die direkte Energieausbeute des Citratzyklus ist mit einem einzigen gebildeten ATP bzw. GTP aus der Substratkettenphosphorylierung niedrig. Die freigesetzten Reduktionsäquivalente, die in drei NADH + H+ und einem FADH$_2$ gebunden wurden, können jedoch durch Verbrennung der Wasserstoffe an der Atmungskette sehr viel ATP aufbauen, nämlich 3 ATP pro NADH + H+ und 2 ATP pro FADH$_2$. Addiert man diese Beträge zusammen, so kommt man auf *12 ATP pro Acetyl-CoA,* das durch *Citratzyklus* und *Atmungskette* abgebaut wird.

Biochemie

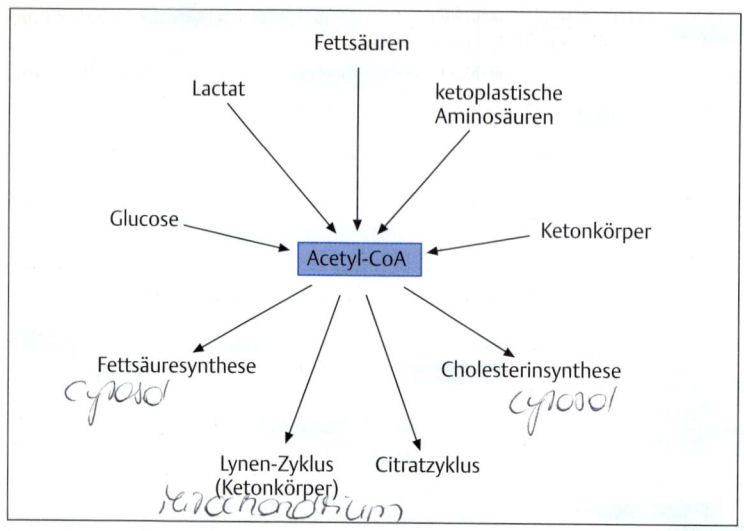

Abb. 8.**22 Acetyl-CoA als Sammelbecken des Stoffwechsels**

Die Rolle des Acetyl-CoA

Acetyl-CoA nimmt eine zentrale Position im Stoffwechsel ein (Abb. 8.**22**).

 Merke

Für den katabolen Stoffwechsel von Kohlenhydraten, Fettsäuren, ketoplastischen Aminosäuren, Ketonkörpern und Lactat stellt Acetyl-CoA quasi eine Schleuse dar, da es ein Abbauprodukt aller genannten Substanzen ist und weiter zum endgültigem Abbau in Richtung Citratzyklus und Atmungskette fließt.

Daneben kann Acetyl-CoA auch zur *Ketonkörpersynthese (Lynen-Zyklus)* im Mitochondrium genutzt werden. Schleust man Acetyl-CoA ins Zytosol aus, so dient es als Ausgangssubstrat für *Fettsäuresynthese* und *Cholesterinsynthese.*

Regulation

Die Regulation des Citratzyklus geschieht durch Regulation der Enzymaktivität. Tab. 8.**8** zeigt die wichtigsten Aktivatoren und Inhibitoren. Dabei zeigt sich erneut die Strategie, durch Signalmoleküle, die eine

gute Energieladung der Zelle widerspiegeln (ATP, NADH), Stoffwechselwege zu hemmen, deren Aufgabe in der ATP-Bildung liegt. Effektoren, die eine schlechte Energieladung signalisieren (ADP), aktivieren hingegen solche Stoffwechselwege. Die Hemmung der Succinatdehydrogenase durch Oxalacetat ist als negatives Feedback, die Aktivierung desselben Enzyms durch Succinat als Feed-forward-Aktivierung zu verstehen.

Citratzyklus als Drehscheibe des Stoffwechsels

In Abb. 8.**23** sieht man die zentrale Stellung des Citratzyklus im gesamten Stoffwechsel. Neben seiner integrierenden Funktion im Rahmen des katabolen Energiestoffwechsels, den wir bereits besprochen haben, sind auch die *anabolen Aspekte* des Kreislaufs zu sehen.

Mit dem Ausschleusen von Citrat in das Zytosol kann Acetyl-CoA für die Fettsäuresynthese und Cholesterinsynthese bereitgestellt werden. α-Ketoglutarat kann zur Bildung von Glutamat genutzt werden, Succinyl-CoA ist Ausgangssubstrat für die Porphyrinsynthese und Oxalacetat kann einerseits in Aspartat umgewandelt werden oder als Substrat der Gluconeogenese dienen. Reaktionen die zur Bildung eines Metaboliten des Citratzyklus führen, wie z.B. die Bildung von Oxalacetat aus Pyruvat, nennt man *anaplerotisch*, d.h. auffüllend.

Tab. 8.**8 Regulation des Citratzyklus**

Enzym	Aktivator	Inhibitor
Citratsynthase		ATP, NADH, Acyl-CoA
Isocitrat-dehydrogenase	ADP	ATP, NADH
Succinat-dehydrogenase	Succinat, Fumarat	Oxalacetat

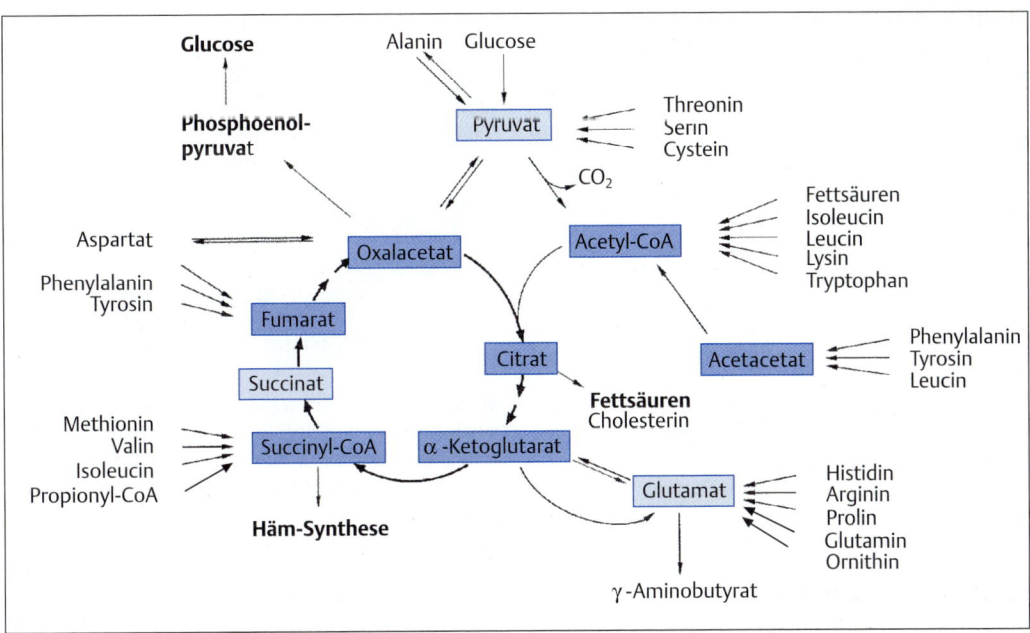

Abb. 8.**23 Citratzyklus als Drehscheibe des Stoffwechsels**

8.8   Atmungskette und oxidative Phosphorylierung

$$2H_2 + O_2 \rightarrow 2\ H_2O$$
$$\delta G = -238\ \text{kJ pro Mol}$$

Wir haben bisher den Abbau von energiereichen Molekülen über Acetyl-CoA und anschließenden Abbau im Citratzyklus zu CO_2 abgehandelt. Dabei werden an mehreren Stellen durch Dehydrogenasen Wasserstoffatome abgespalten und von entsprechenden Coenzymen (FAD und NAD⁺) aufgenommen, die dadurch in die reduzierte Form übergehen (FADH₂ und NADH).

! Merke

Die Verbrennung der an reduzierten Coenzymen gebundenen Wasserstoffe mithilfe von Sauerstoff zu H_2O und die Nutzung der dabei frei gesetzten Energie zur ATP-Synthese ist die herausragende Leistung der Atmungskette.

Die Bildung von ATP über die Atmungskette wird auch als **oxidative Phosphorylierung** bezeichnet, weil dabei *einerseits Wasserstoff zu Wasser oxidiert* und andererseits *ADP zu ATP phosphoryliert* wird.
Die Reaktion, die diesem Prozess zugrunde liegt, ist die Verbrennung von Wasserstoff durch Sauerstoff. Sie wird als *Knallgasreaktion* bezeichnet.

Man sieht, dass bei dieser Reaktion tatsächlich sehr viel Energie freigesetzt wird und die Bezeichnung Knallgasreaktion zu Recht besteht. Die Verbrennung des an die reduzierten Coenzyme gebundenen Wasserstoffs mit O_2 zu Wasser liefert geringfügig weniger Energie als die Verbrennung freien Wasserstoffs und ist damit streng genommen nicht identisch mit der Knallgasreaktion. (Aus didaktischen Gründen wird in der Folge trotzdem der Begriff Knallgasreaktion genutzt, um das wesentliche Charakteristikum der Atmungskette darzustellen.)
Würde die aus der Knallgasreaktion stammende Energie auf einen Schlag freigesetzt, so käme das einer Mikroexplosion gleich, die die zellulären Strukturen zerstören würden.

! Merke

Die wesentlichen Aufgaben der Atmungskette bestehen darin, einerseits die Knallgasreaktion zu entschärfen, d.h. die Energie aus der Wasserstoffverbrennung nicht auf einen Schlag freizusetzen, sondern in mehreren Teilschritten zur Verfügung zu stellen, und andererseits die frei gesetzte Energie zur ATP-Synthese zu nutzen.

Biochemie

Elektrochemische Grundlagen

Abgabe von Elektronen bzw. von Wasserstoff bezeichnet man als **Oxidation**, Aufnahme von Elektronen oder Wasserstoff als **Reduktion**.

Gibt eine Verbindung Elektronen ab, wirkt sie als Reduktionsmittel und geht in die oxidierte Form über. Nimmt dieses oxidierte Molekül umgekehrt Elektronen auf, wirkt es als Oxidationsmittel und geht dabei in die reduzierte Form über.

Oxidierte und reduzierte Formen einer Verbindung bilden gemeinsam ein sog. **Redoxsystem** aus, bei dem die beiden unterschiedlichen Formen durch Elektronenaufnahme bzw. Abgabe ineinander umgewandelt werden können.

Dabei zeichnet sich die reduzierte Form (Elektronendonator) durch eine bestimmte Leichtigkeit, mit der Elektronen abgegeben werden (Elektronendruck), die oxidierte Form (Elektronenakzeptor) durch ein bestimmtes Bestreben, Elektronen aufzunehmen (Elektronenaffinität), aus. Stehen nun 2 Redoxsysteme miteinander in Verbindung, dann werden Elektronen von dem System mit dem größeren Elektronendruck zu dem System mit der höheren Elektronenaffinität fließen. In diesem Elektronenfluss (Stromfluss) steckt Energie.

Die Stärke des Elektronenflusses hängt u. a. davon ab, wie leicht die Elektronen vom Donator abgegeben werden und mit welcher Stärke der Elektronenakzeptor Elektronen an sich zieht. Verbindet man ein beliebiges Redoxsystem mit dem Redoxsystem des Wasserstoffs, $H_2 \leftrightarrow 2\ H^+ + 2\ e^-$, der sog. Normalwasserstoffelektrode, so können entweder Elektronen zur Normalwasserstoffelektrode hinfließen oder zum anderen Redoxsystem wegfließen. Aus der Stärke des Elektronenflusses kann man das sog. Normalpotenzial (**Redoxpotenzial**) eines Redoxsystems bestimmen.

Fließen dabei von einem Redoxsystem Elektronen zur Normalwasserstoffelektrode hin, dann erhält das Normalpotenzial dieses Redoxsystems ein negatives Vorzeichen, im umgekehrten Fall ein positives.

Merke

Ein *Redoxpotenzial* bzw. *Normalpotenzial* charakterisiert ein Redoxsystem dahingehend, mit welcher Kraft es Elektronen entweder aufnehmen oder abgeben kann. Stehen 2 Redoxsysteme miteinander in Verbindung, dann fließen Elektronen von dem System mit dem negativeren Redoxpotenzial zum System mit positiverem Redoxpotenzial. Im Elektronenfluss steckt dabei Energie. Die Stärke des Elektronenflusses hängt u. a. von der Potenzialdifferenz der beiden beteiligten Redoxsysteme ab.

Wie wir bald sehen werden, fließen auch durch die Atmungskette Elektronen. Die einzelnen Enzymkomponenten der Atmungskette stellen dabei Redoxsy-

steme dar, die jeweils Elektronen aufnehmen oder abgeben können. Da jedes Redoxsystem ein bestimmtes Redoxpotenzial besitzt, ist die Richtung des Elektronenflusses durch die Atmungskette vorgegeben, nämlich jeweils von Komponenten mit negativerem zu solchen mit positiverem Redoxpotenzial.

Merke

In der Atmungskette sind die einzelnen Redoxsysteme anhand ihres Redoxpotenzials so angeordnet, dass am Anfang das System mit dem negativsten Potenzial, am Ende das System mit dem positivsten Potenzial steht.

Werden nun Elektronen an ein solches Multiredoxsystem abgegeben, so folgen sie dem natürlichem Potenzialgefälle und fließen über die Stufenfolge der einzelnen Redoxsysteme zu dem System mit dem positivsten Potenzial, man erhält eine *Elektronentransportkette*. In einer Elektronentransportkette kann Elektronenübertragung auch in Form von Wasserstoffübertragung stattfinden. Trotzdem handelt es sich um Elektronenübertragung, die diesmal allerdings in Verbindung mit Protonen (H^+) stattfindet. Bei Wasserstoffübertragungen kommt es zu einem Zwei-Elektronen-Übergang, ansonsten typischerweise zu Ein-Elektronen-Übertragungen.

Transport der Reduktionsäquivalente zur inneren Mitochondrienmembran

Bevor wir uns den Vorgängen der Atmungskette zuwenden, soll an dieser Stelle die Herkunft und der Transport der reduzierten Coenzyme $FADH_2$ und $NADH + H^+$ zur Atmungskette betrachtet werden (s. Tab. 8.9).

Tab. 8.9 Herkunft von $FADH_2$ und $NADH+H^+$

NADH+H$^+$		FADH$_2$
β-Oxidation Pyruvatdehydrogenase	Citratzyklus ox. Desaminierungen Glykolyse	β-Oxidation Citratzyklus

Da die Atmungskette in der *inneren Mitochondrienmembran* lokalisiert ist, die für NADH jedoch nicht permeabel ist, kann das durch die Glykolyse anfallende NADH nicht ohne weiteres ins Mitochondrium gelangen. Mithilfe von Transportsystemen wird diese Membranbarriere überwunden.

Das Prinzip dieser Transportvorgänge liegt darin, im Zytosol den Wasserstoff von NADH + H$^+$ auf ein Substrat zu übertragen, die entstandene reduzierte Verbindung ins Mitochondrium zu schleusen und dort wieder zu dehydrieren, wobei die transportierten Wasserstoffe freigesetzt und auf ein Coenzym übertragen werden, um anschließend zur Atmungskette zu gelangen. Unter den möglichen Transportsystemen bevorzugt die Zelle den sog. Malat-Shuttle, da hier auch im Mitochondrium wieder NADH + H$^+$ entsteht. Bei diesem wichtigsten Transportsystem wird im Zytosol Oxalacetat durch Aufnahme der Wasserstoffe aus NADH + H$^+$ in Malat umgewandelt, welches anschließend im Austausch gegen α-Ketoglutarat ins Mitochondrium transportiert wird. Im Matrixraum des Mitochondriums wird Malat im Rahmen des Citratzyklus wieder in Oxalacetat umgewandelt, wobei auch wieder NADH + H$^+$ entsteht, das nun ohne Probleme zur Atmungskette gelangen kann.

Die beiden anderen Transportsysteme, bei denen im Zytosol durch Wasserstoffübertragung von NADH + H$^+$ Glycerinaldehyd-3-Phosphat bzw. Succinat gebildet werden und anschließend ins Mitochondrium transportiert werden, haben den Nachteil, dass intramitochondrial nur FADH$_2$ statt NADH + H$^+$ erzeugt werden kann, was an der Atmungskette 1 ATP weniger liefert als NADH + H$^+$.

8.8.1 Aufbau der Atmungskette

Bevor wir uns mit dem funktionellen Ablauf der Atmungskette beschäftigen, werden die Einzelkomponenten der Atmungskette im Hinblick auf ihre Funktion und ihren Aufbau kurz vorgestellt.

Am Elektronentransport der Atmungskette sind *4 Enzymkomplexe* beteiligt, die fest in der inneren Mitochondrienmembran eingebaut sind. Zur Verknüpfung dieser Komplexe 1–4 gibt es innerhalb der Atmungskette noch 2 Komponenten, die zwischen den Komplexen zirkulieren können, Ubichinon und Cytochrom c. **Cytochrome** sind Hämoproteine, die in Elektronentransportketten Elektronen übertragen können und hämgebundenes Eisen besitzen. Sie sind ausschließlich an Ein-Elektronen-Übertragungen beteiligt. Die ebenfalls in der Atmungskette vorkommenden **Flavoproteine** sind Enzymproteine, die als prosthetische Gruppe Flavin-Nukleotide wie FAD oder FMN enthalten. Sie können Wasserstoff sowohl von reduzierten Coenzymen als auch direkt von Substraten aufnehmen.

Einzelkomponenten der Atmungskette

Komplex 1 (NADH-Ubichinon-Reduktase):
- katalysiert die Wasserstoffübertragung von NADH auf Ubichinon
- enthält als prosthetische Gruppen FMN sowie 16–18 Nicht-Häm-Eisengruppen, die in Form von Eisen-Schwefel-Komplexen angeordnet sind.

Komplex 2 (Succinat-Ubichinon-Reduktase):
- katalysiert die Wasserstoffübertragung von Succinat auf Ubichinon
- enthält als prosthetische Gruppen FAD und 8 Nicht-Häm-Eisen in Form von Eisen-Schwefel-Komplexen

- enthält die Succinatdehydrogenase, die am Citratzyklus beteiligt ist

Ubichinon (Coenzym Q):
- beweglicher Wasserstoffüberträger von Komplex 1 bzw. 2 auf Komplex 3
- mitochondriales Lipid mit großer Ähnlichkeit zu den Vitaminen E und K

Komplex 3 (Ubichinon-Cytochrom-c-Reduktase):
- katalysiert die Elektronenübertragung von Ubichinon auf Cytochrom c
- enthält als prosthetische Gruppen 2 Cytochrom b, 1 Cytochrom c$_1$ sowie 2 Nicht-Häm-Eisen in Form von Eisen-Schwefel-Komplexen

Cytochrom c:
- beweglicher Elektronentransporter zwischen Komplex 3 und 4
- enthält das gleiche Porphyrinsystem wie Hämoglobin, wobei jedoch alle 6 Koordinationsstellen des zentralen Eisenatoms besetzt sind

Komplex 4 (Cytochromoxidase):
- katalysiert die Elektronenübertragung von Cytochrom c auf Sauerstoff
- enthält als prosthetische Gruppen Cytochrom a, Cytochrom a$_3$ und 2 Atome Kupfer, die am Elektronentransport beteiligt sind

Komplex 5 (ATP-Synthase, mitochondriale ATPase bzw. F$_0$/F$_1$-ATPase):
- ist nicht mehr am Elektronentransport beteiligt, sondern katalysiert die Bildung von ATP am sog. F$_1$-Bereich des Komplexes
- der F$_0$-Bereich ist ein integrales Membranprotein, der als Protonenkanal für Protonen dient, die aus dem Christaeraum in den Matrixraum fließen

8.8.2 Arbeitsweise der Atmungskette

Um die Vorgänge an der Atmungskette zu verstehen, betrachten wir uns zunächst den Weg, den die Wasserstoffe bzw. Elektronen der reduzierten Coenzyme durch die Atmungskette zurücklegen, um anschließend die Entschärfung der Knallgasreaktion und den Mechanismus der ATP-Bildung zu erläutern.

Der Weg durch die Atmungskette

NADH überträgt an **Komplex 1** ein Hydridion (H$^-$), wobei ein Proton (H$^+$) aus dem Lösungsmittel quasi mitgezogen wird, sodass es formal zu einer Übertragung von 2 Wasserstoffatomen auf das FMN des Komplex 1 kommt. FMN wird dadurch zu FMNH$_2$ reduziert und NADH zu NAD$^+$ oxidiert.

FMNH$_2$ überträgt nun die beiden aufgenommenen Wasserstoffe auf Ubichinon, wodurch es zur Regeneration von FMN und Bildung von Ubihydrochinon kommt. Ubichinon kann, unabhängig von Komplex 1, ebenfalls Wasserstoffe von FADH$_2$ aus dem **Komplex 2** aufnehmen.

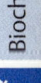

Biochemie

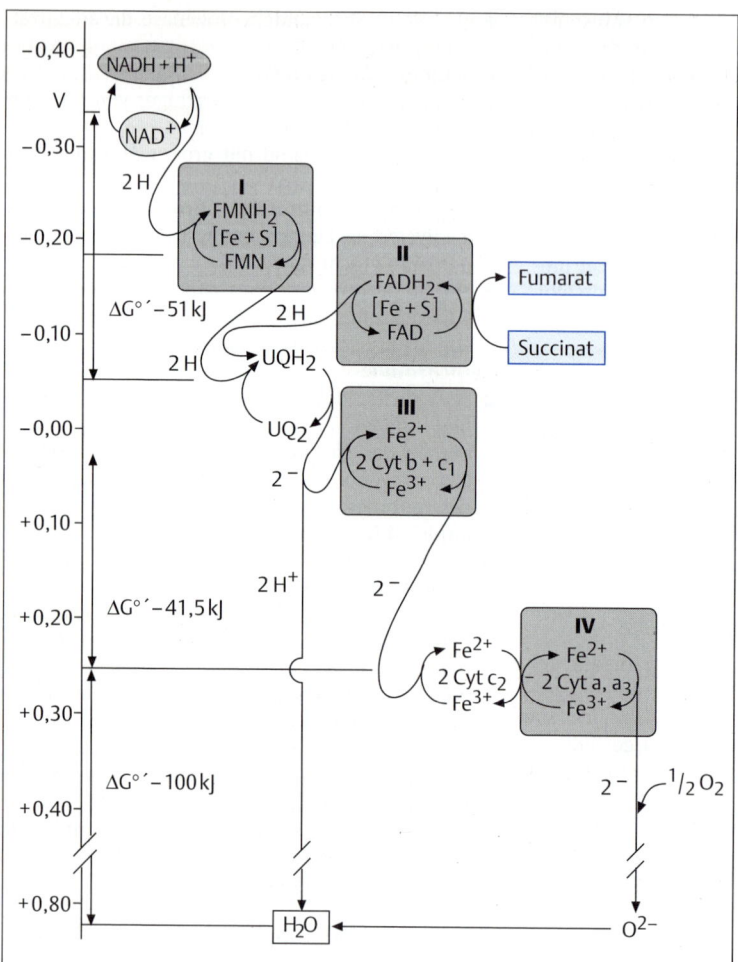

Abb. 8.**24** Wasserstoff bzw. Elektronenfluss durch die **Atmungskette**

! **Merke**

Die Wasserstoffe des $FADH_2$ aus Komplex 2 können nicht auf das FMN-System des Komplexes 1 übertragen werden, da dieser ein *negativeres Redoxpotenzial* besitzt als das FAD-System des Komplexes 2.

Mithilfe eines *Elektronen übertragenden Flavoproteins (ETF)* kann auch das in der β-Oxidation anfallende $FADH_2$ Wasserstoffe auf Ubichinon übertragen. Ubihydrochinon wandert dann zum **Komplex 3**, wo es zur Aufspaltung der beiden Wasserstoffe in 2 H^+ und 2 e^- kommt. Die beiden Protonen werden in den Interchristaeraum des Mitochondriums transportiert, die beiden Elektronen fließen nacheinander durch den unteren Teil der Atmungskette zum Sauerstoff.

Fe^{3+} des Komplex 3 nimmt dabei zunächst eines der beiden Elektronen auf und wird dadurch zu Fe^{2+} reduziert, welches das aufgenommene Elektron weiter auf ein Fe^{3+} im Cytochrom c überträgt. Dabei entsteht in Komplex 3 wieder die oxidierte Ausgangsform mit Fe^{3+}, die dann bereit ist, das zweite Elektron aufzunehmen.

Reduziertes *Cytochrom c* wandert zu **Komplex 4**, *der sog. Cytochromoxidase*, wo es das aufgenommene Elektron wieder abgibt und dadurch Fe^{3+} zu Fe^{2+} reduziert. Beim Elektronenfluss durch Komplex 3, über Cytochrom c in Komplex 4 wird jeweils ein beteiligtes Fe^{3+} zu Fe^{2+} reduziert. Die Tatsache, dass der Elektronenfluss trotzdem gerichtet auf Komplex 4 zuläuft, erklärt sich dadurch, dass die Fe^{3+} in den beteiligten Strukturen jeweils anders eingebaut vorliegen und dementsprechend unterschiedliche Redoxpotenziale besitzen.

Komplex 4 sammelt 4 nacheinander eintreffende Elektronen und überträgt sie geschlossen auf Sauerstoff, wobei 2 O^{2-} entstehen ($O_2 + 4\ e^- \rightarrow 2\ O^{2-}$), die

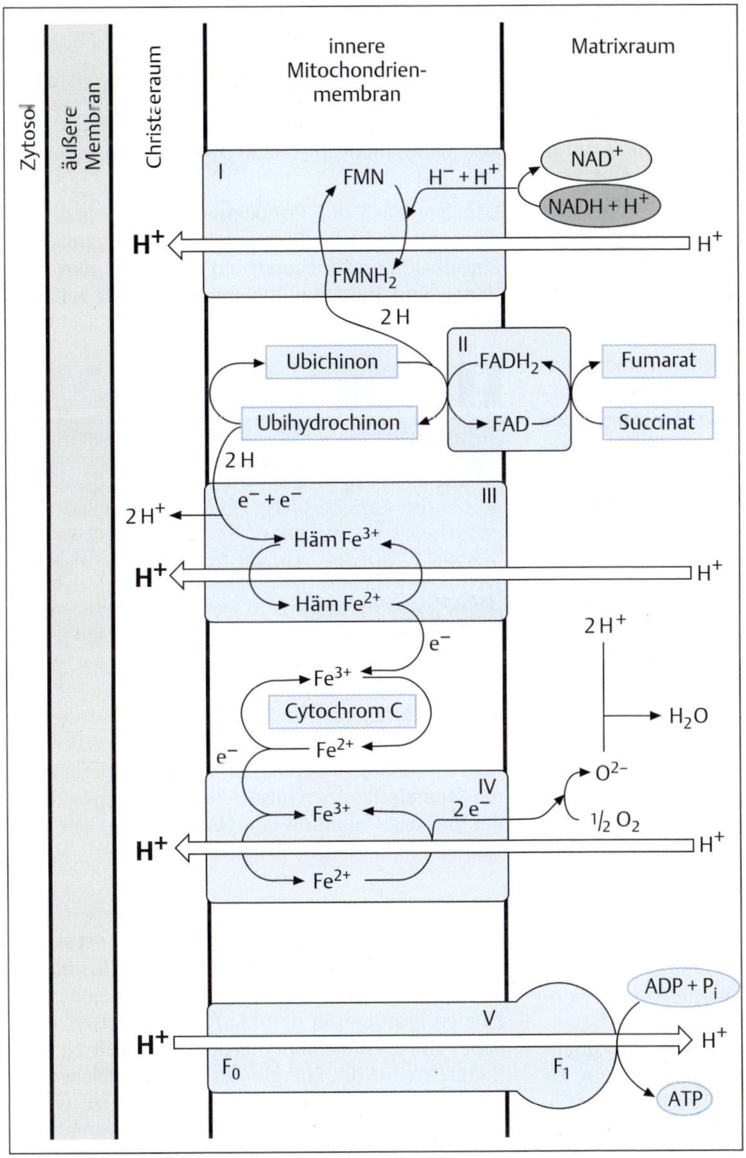

Abb. 8.**25 Oxidative Phosphorylierung** an der Atmungskette

nun mit den ausgeschleusten H^+ Wasser bildet (formal müssen also 2×2 Reduktionsäquivalente durch die Atmungskette fließen). Wie man in Abb. 8.24 sehen kann, sind die Redoxsysteme der Atmungskette in ihrer Aufeinanderfolge entsprechend der jeweiligen Redoxpotenziale angeordnet, das beim Komplex 1 am negativsten und bei Komplex 4 am positivsten ist. Dadurch erklärt sich, warum die Wasserstoffe bzw. Elektronen unter normalen Bedingungen immer in Richtung Komplex 4 fließen.

Entschärfung der Knallgasreaktion

Betrachtet man die hohe Potenzialdifferenz zwischen $NADH/NAD^+$ ($E'_o = -0,32$ V) und $1/2\ O_2/O^{2-}$ ($E'_o = +0,81$ V), versteht man, dass die direkte Verbrennung der coenzymgebundenen Wasserstoffe mit O_2 schlagartig viel Energie freisetzen würde.

> **!   Merke**
>
> Die Entschärfung der Knallgasreaktion wird nun dadurch erreicht, dass der coenzymgebundene Wasserstoff nicht direkt mit O_2 reagiert, sondern zuerst durch die Enzymsysteme der Atmungskette dirigiert wird.

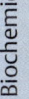

Biochemie

Dabei wird bei jedem Übergang in ein neues Redox-system der Atmungskette etwas Energie freigesetzt. Außerdem steckt in dem Wasserstoff bzw. Elektronenfluss durch die Atmungskette Energie. Diese „Flussenergie" wird an 3 Stellen der Elektronentransportkette angezapft, um Protonenpumpen anzutreiben, die Protonen aus dem Matrixraum durch die innere Mitochondrienmembran in den Interchristae-Raum pumpen und dadurch einerseits die *Energie der durchfließenden Elektronen* erniedrigen und andererseits einen *Protonengradienten aufbauen*. Diese 3 Stellen sind der Komplex 1, 3 und 4.

Erreichen die auf diese Art und Weise in der Atmungskette mehrfach energetisch „erniedrigten" Elektronen schließlich Sauerstoff und bilden anschließend mit H+ Wasser, so beträgt der freigesetzte Energiebetrag nur ein Bruchteil der zugrunde liegenden Knallgasreaktion. Es wurde also ein Teil der Durchflussenergie abgezogen, um einen Protonengradienten aufzubauen, in dem ebenfalls Energie steckt. Eine kleine Analogie mag das Gesagte verdeutlichen:

Wenn man einen gefüllten 10-l-Wassereimer aus 5 m Höhe ausleert, so wird das Wasser mit der entsprechenden kinetischen Energie am Boden aufklatschen und spritzen. Die kinetische Energie wird auf einen Schlag freigesetzt. Verhindert man dies, indem man das Wasser durch ein Rohr fließen lässt und an 3 Stellen ein Schaufelrad einbaut, das, angetrieben von dem durchfließenden Wasser, Strom erzeugt, so wird auch die kinetische Energie des Wassers erniedrigt, und es wird nur leicht plätschernd am Boden ankommen.

Bildung von ATP

Durch den Aufbau eines Protonengradienten zwischen Matrixraum und Interchristae-Raum wird also die Energie des Elektronenflusses zum Sauerstoff erniedrigt, wobei in dem aufgebauten Gradienten neben einem chemischen Potenzial (wenig H+ innen, viel H+ außen) auch ein elektrisches Potenzial (positive Ladungen innen hoch, außen niedrig) steckt. Die in diesem elektrochemischen Potenzial gespeicherte Energie wird an Komplex 5 zur ATP-Synthese genutzt (Abb. 8.**24**). Dabei fließen Protonen, entlang des elektrochemischen Gradienten, durch einen Protonenkanal, den F_0-Bereich von Komplex 5, zurück in den Matrixraum. Die dabei freiwerdende Energie eines sich ausgleichenden Gradienten wird im F_1-Bereich zur ATP-Synthese genutzt. Der genaue Mechanismus dieser Kopplung zwischen Protonenfluss und ATP-Synthese ist noch nicht bekannt.

Merke

Die Oxidation von coenzymgebundenen Wasserstoffen zu Wasser und die Phosphorylierung von ADP zu ATP sind also über einen Protonengradienten an der inneren Mitochondrienmembran gekoppelt.

Daneben wird der Protonengradient ebenfalls für den notwendigen Transport von anorganischem Phosphat ins Mitochondrium sowie für den Austausch von mitochondrialem ATP gegen zytosolisches ADP genutzt.

Merke

NADH liefert bei seiner Wasserstoffoxidation 3 ATP, $FADH_2$ nur 2 ATP, da sein Redoxpotenzial positiver ist als das des Komplexes 1. $FADH_2$ ist dementsprechend nicht in der Lage, die Protonenpumpe in Komplex 1 anzutreiben. Der Anteil des Protonengradienten, der von Komplex 1 geliefert wird, reicht aus, um 1 ATP zu bilden. Die Kopplung eines Elektronenflusses mit der Phosphorylierung von ADP über einen Protonengradienten wird auch als **chemiosmotische Koppelung** bezeichnet.

Als Maß für die stattfindende Energiekonservierung wurde der **P/O-Quotient** eingeführt, der das Verhältnis zwischen gebildetem ATP und dabei verbrauchten Sauerstoffatomen (also gebildeten H_2O) bezeichnet. Bei der Oxidation von NADH beträgt der P/O-Quotient 3, bei $FADH_2$-Oxidation 2.

Thermogenese

Im braunen Fettgewebe von Säuglingen findet sich an der Atmungskette ein spezielles Protein, *Thermogenin*, das als „Leerlauftunnel" für Protonen dient. Hier können Protonen in den Matrixraum fließen, ohne dabei an ADP-Phosphorylierung gekoppelt zu sein. Dadurch wird die Energie des sich ausgleichenden Gradienten in Form von Wärme freigesetzt, was ja auch die wesentliche Aufgabe dieses Gewebes darstellt. Es handelt sich hierbei also um eine *physiologische Entkopplung*.

Regulation

Der beim Elektronenfluss durch die Atmungskette aufgebaute Protonengradient muss sich ausgleichen, damit weiterhin Elektronen durch die Atmungskette fließen können. Dies geschieht jedoch nur, wenn gleichzeitig ADP zu ATP phosphoryliert werden kann.

Merke

Die Aktivität der Atmungskette ist also vom *Angebot an ADP* und damit von der aktuellen Energieladung der Zelle abhängig.

Tab. 8.**10** **Hemmstoffe** der mitochondrialen ATP-Bildung

Hemmtyp	Substanz	Wirkort/Mechanismus
Hemmstoffe der Elektronentransportkette	Rotenon, Barbiturate	blockieren Komplex 1
	Antimycin A	blockiert Komplex 3
	HCN, CO, H_2S	blockieren Komplex 4
Hemmstoffe der oxidativen Phosphorylierung	Oligomycin	hemmt die ATP-Synthase
	Arsenat	verhindert ATP-Bildung
Hemmstoffe der ADP/ATP-Translokase	Atractylosid	hemmt den ADP/ATP-Austausch
Atmungsketten-Entkoppler	spez. Phenylhydrazone, Dinitrophenol	transportieren H^+ durch die innere Mitochondrienmembran

Die Aufnahme von ADP ins Mitochondrium ist dabei mit der Abgabe von ATP ans Zytosol über einen Antiport verknüpft, der durch *die ADP-ATP-Translokase* katalysiert wird. Das bei schlechter Energieladung vermehrt vorliegende ADP kurbelt also die Atmungskette an, währen der Mangel an ADP in energetisch guten Stoffwechselsituationen zur Hemmung der Atmungskette führt.

Hemmstoffe der mitochondrialen ATP-Bildung

Hemmstoffe der mitochondrialen ATP-Bildung werden aufgrund ihres Angriffsortes in verschiedene Gruppen unterteilt:

- *Hemmstoffe der Elektronentransportkette* blockieren den Elektronenfluss durch die Atmungskette, wodurch sowohl der Elektronentransport als auch die Phosphorylierung gehemmt werden. Der P/O-Quotient bleibt dabei unverändert.
- *Hemmstoffe der oxidativen Phosphorylierung* hemmen die ATP-Synthese an Komplex 5.
- *Hemmstoffe der ADP-ATP-Translokase* hemmen den ADP/ATP-Antiport.
- *Atmungsketten-Entkoppler* entkoppeln den Elektronenfluss von der ATP-Synthese, indem sie den Protonengradienten ausgleichen, ohne dabei ATP zu bilden. Dabei sinkt der P/O-Quotient und es wird Wärme freigesetzt (s. Tab. 8.**10**).

8.8.3 Zusammenfassung der aeroben Energiegewinnung

Wir haben nun den kompletten aeroben Abbauweg der Kohlenhydrate, Fettsäuren, Ketonkörper und Aminosäuren betrachtet. Dabei wurde ein durchgehendes Konzept verfolgt, diese energiereichen Moleküle zunächst in Acetyl-CoA umzuwandeln und anschließend über Citratzyklus und Atmungskette vollständig abzubauen (Abb. 8.**26**). Als Endprodukte dieses Abbaus werden CO_2 (in der Pyruvat-

dehydrogenase und im Citratzyklus) und H_2O (an der Atmungskette) gebildet, im Falle der Aminosäuren wird zusätzlich NH_3 freigesetzt.

Die Energie aus dem Abbau dieser Moleküle wird dabei teilweise genutzt, um ATP aufzubauen. ATP entsteht einerseits beim Abbau der Kohlenstoffgerüste durch sog. Substratkettenphosphorylierung (Glykolyse und Citratzyklus), andererseits durch Verbrennung von Wasserstoff an der Atmungskette. Diese Wasserstoffatome, die durch reduzierte Coenzyme zur Atmungskette transportiert werden, stammen aus dehydrierenden Oxidationsreaktionen im Verlauf des Substratabbaus (Glykolyse, Pyruvatdehydrogenase, β-Oxidation, oxidative Desaminierungen, Abbau von β-Hydroxybutyrat und Citratzyklus). Die ATP-Bildung an der Atmungskette spielt dabei die quantitativ bedeutendste Rolle. Tab. 8.**11** fasst den ATP-Gewinn beim Abbau von Kohlenhydraten und Fettsäuren zusammen.

Die Energieausbeute der aeroben Glykolyse wird von einigen Autoren auch mit 36 ATP angegeben. Die Unterschiede kommen dadurch zustande, dass die im Rahmen der Glykolyse im Zytosol gebildeten 2 NADH + H^+ zur Atmungskette ins Mitochondrium transportiert werden müssen. Geht man davon aus, dass diese beiden NADH + H^+ auch als solche ins Mitochondrium eingeschleust werden, kommt man auf eine Gesamtbilanz von 38 ATP pro Glucose. Falls die beiden zytosolisch gebildeten NADH + H^+ beim Transport ins Mitochondrium jedoch in $FADH_2$ „umgewandelt" werden, muss die Gesamtbilanz 36 ATP pro Glucose lauten.

Bis auf die Glykolyse sind alle großen energieliefernden Stoffwechselwege im Mitochondrium lokalisiert (Mitochondrien als Kraftwerk der Zelle). Das Vorhandensein eines ATP-liefernden Stoffwechselwegs im Zytosol (Glykolyse) ist von entscheidender Wichtigkeit für solche Zellen, die keine Mitochondrien besitzen, wie z.B. die Erythrozyten.

Biochemie

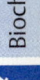

Tab. 8.11 Energiebilanz des Glucose- und Palmitinsäureabbaus unter der Annahme, dass pro NADH + H⁺ 3 ATP und pro $FADH_2$ 2 ATP an der Atmungskette gebildet werden

Glucose (6-C-Atome)	Bilanz	ATP gesamt	Palmitinsäure (16-C-Atome)	Bilanz	ATP gesamt
Glykolyse	2 ATP 2 NADH+H⁺ 2 Pyruvat	8 ATP	Aktivierung mit CoA	– 2 ATP	– 2 ATP
Pyruvatde-hydrogenase	2 NADH+H⁺ 2 Acetyl-CoA	6 ATP	β-Oxidation	7 NADH+H⁺ 7 $FADH_2$ 8 Acetyl-CoA	35 ATP
Citratzyklus	6 NADH+H⁺ 2 $FADH_2$ 2 GTP	24 ATP	Citratzyklus	24 NADH+H⁺ 8 $FADH_2$ 8 GTP	96 ATP
		38 ATP			129 ATP

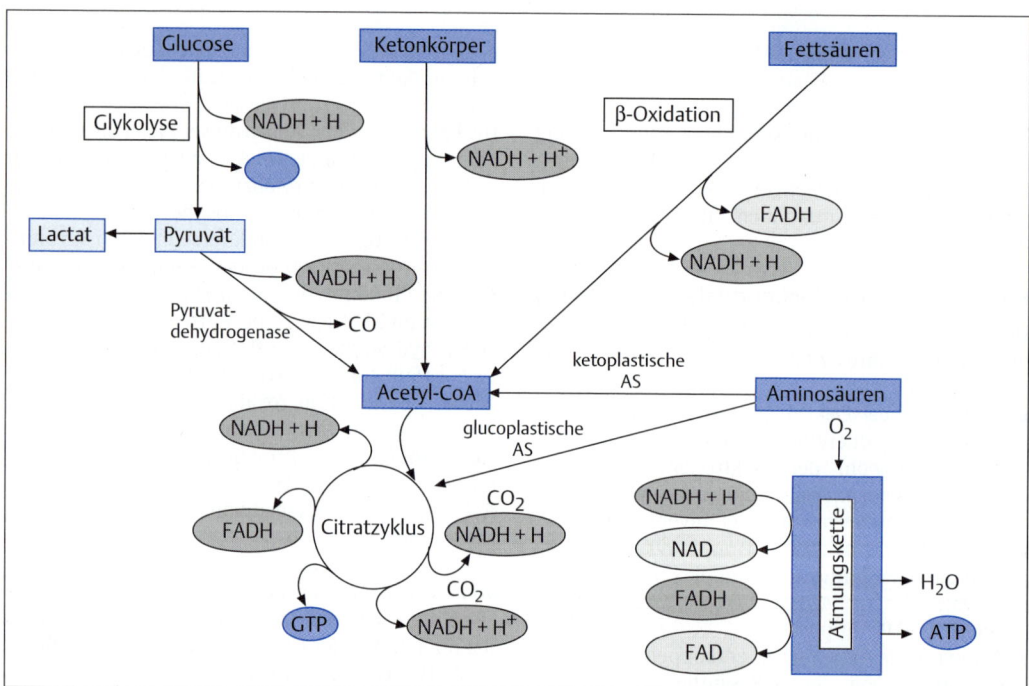

Abb. 8.26 Aerobe Energiegewinnung im Überblick

8.8.4 Anpassung des Energiestoffwechsels an kurzzeitige und Dauerleistungen

Beim Übergang eines Ruhezustands in eine Arbeitssituation muss der Stoffwechsel auf einen höheren Substratverbrauch zum Zwecke einer gesteigerten Energiebereitstellung umgestellt werden.

Unmittelbar nach Beginn einer Arbeitsleistung wird die Energiebereitstellung im Wesentlichen anaerob aus Kreatinphosphat bzw. durch anaerobe Glykolyse gedeckt.

Nachdem Atmung und Kreislauf sich der Arbeitsleistung angepasst haben liefert der oxidative Abbau von Glucose den Löwenanteil der notwendigen Energie. Die hierbei verbrauchte Glucose stammt zunächst vor allem aus dem muskulären und hepatischen Glykogenabbau, im weiteren Verlauf auch aus Gluconeogenese (Cori-Zyklus).

Bei längerer Dauer einer Arbeitsleistung wird zunehmend Stoffwechselenergie durch Verbrennung von Fettsäuren, die durch Lipolyse im Fettgewebe bereitgestellt werden, gedeckt.

Diese Anpassungsprozesse werden einerseits durch Adrenalin und andererseits durch ein absinkendes Insulin geregelt. Adrenalin wird bei Arbeitsleistungen ausgeschüttet und fördert Glykogenolyse und Lipolyse.

Insulin hemmt die Lipolyse im Fettgewebe, deshalb wird am Anfang einer Arbeitsleistung Glucose als hauptsächlicher Energielieferant genutzt. Erst nachdem der Blutzuckerspiegel im Rahmen einer anhaltenden Leistung und damit eines erhöhten muskulären Glucoseverbrauchs absinkt, wird auch die Insulinkonzentration entscheidend absinken und damit den Weg für die Lipolyse im Fettgewebe freimachen.

8.9 Pathobiochemie

Unter pathobiochemischen Aspekten sind im Rahmen des Energiestoffwechsels vor allem *Enzymschäden* von Bedeutung. Dabei ist grundsätzlich davon auszugehen, dass sich bei einem Enzymmangel die Substanzen vor dem gestörten Enzym anstauen und entweder ausgeschieden werden oder einer alternativen Verstoffwechselung unterliegen, wobei es häufig zur Bildung toxischer Verbindungen, wie z.B. bei der Phenylketonurie, kommt. Die einzelnen Beispiele von wichtigen Enzymschäden sind jeweils im entsprechenden Abschnitt erwähnt worden.

Biochemie

Bildung und Verwertung von Energiespeichern

9.1   Kohlenhydrate

9.1.1   Verwertung von Glucose

Nährstoffe, wie z.B. Glucose, werden dem Organismus meist unregelmäßig und in unterschiedlichen Mengen zugeführt. Dabei kann man eine *Resorptionsphase* mit entsprechendem Angebotsstoffwechsel von einer *Postresorptionsphase*, die bis hin zum echten Hunger führen kann, unterscheiden.

Die *Resorptionsphase* beginnt mit der Nahrungsaufnahme und hält zwischen 2–5 h an. Sie ist durch erhöhte Plasmakonzentrationen an Kohlenhydraten, Aminosäuren und Fetten sowie einem hohen Insulinspiegel gekennzeichnet. Die *Postresorptionsphase* setzt ein, wenn die Plasmaspiegel der genannten Substanzen absinken. Typisch ist dabei eine niedrige Insulinkonzentration im Plasma, bei gleichzeitig hohem Glukagonspiegel.

Resorptionsphase

Die Stoffwechselvorgänge in der Resorptionsphase sind durch die regulative Wirkung des Insulins, das bei hoher Glucose- und Aminosäurenkonzentration ins Blut ausgeschüttet wird, entscheidend geprägt.

Merke

In dieser anabolen Phase wird der Energiebedarf des Organismus vor allem durch *aeroben* Abbau von Glucose gedeckt.

Im **Muskel** wird dabei neben dem aeroben Abbau der Glucose zur ATP-Synthese auch *Glykogen* aufgebaut.

Im **Fettgewebe** dient Glucose neben ihrer Funktion als *Brennmaterial für die Energiegewinnung* auch als *Substrat für den Aufbau neuer Fettsäure*, indem das aus dem Kohlenhydratabbau stammende Acetyl-CoA zur Fettsäuresynthese verwendet wird.

In der **Leber** wird aufgenommene Glucose teilweise zu *Glykogen* aufgebaut und andererseits bis zum Acetyl-CoA abgebaut. Dabei sind sowohl die *Glykolyse* als auch der *Pentosephosphatweg* aktiv. Ein Teil des gebildeten Acetyl-CoA wird zur ATP-Synthese weiter abgebaut, der Rest dient als Substrat der *Fettsäuresynthese*, die in der Bildung von *Triglyceriden* mündet. Überschüssige Aminosäuren werden in der Leber desaminiert und anschließend entweder in den Citratzyklus eingeschleust (glucoplastische Aminosäuren) oder in Fettsäuren bzw. Fette umgewandelt (ketoplastische Aminosäuren).

In vielen *anderen Geweben*, insbesondere in der Muskulatur werden *Aminosäuren zum Proteinaufbau* verwendet. Die im Plasma angebotenen *Fette* werden überwiegend zur *Speicherung ins Fettgewebe* aufgenommen.

Postresorptionsphase

In der Postresorptionsphase besteht eine der wichtigsten Aufgaben des Organismus darin, einen *Mindestblutzuckerspiegel* aufrechtzuerhalten, da Erythrozyten, ZNS und Nebennierenmark unbedingt auf Glucose als Brennstoff angewiesen sind.

Dies ist im Wesentlichen die Aufgabe der Leber, die in dieser Phase Glucose ans Blut abgibt. Diese Glucose stammt einerseits aus dem *hepatischen Glykogenabbau* und andererseits aus der *Gluconeogenese*. Beide Stoffwechselwege werden durch Glukagon, welches bei erniedrigtem Blutzuckerspiegel ausgeschüttet wird, stimuliert.

Da die Leber vor allem für die Gluconeogenese viel ATP benötigt, wird sie ganz bevorzugt mit Fettsäuren, die aus der Lipolyse im Fettgewebe stammen, als Brennmaterial versorgt. Der Abbau von Fettsäuren durch β-Oxidation, Citratzyklus und Atmungskette liefert schnell hohe Konzentrationen von ATP, sodass die Leber in Postresorptionsphasen eine sehr gute Energieladung besitzt.

Überschüssig gebildetes Acetyl-CoA, das nicht mehr durch den Citratzyklus geschleust werden kann, wird

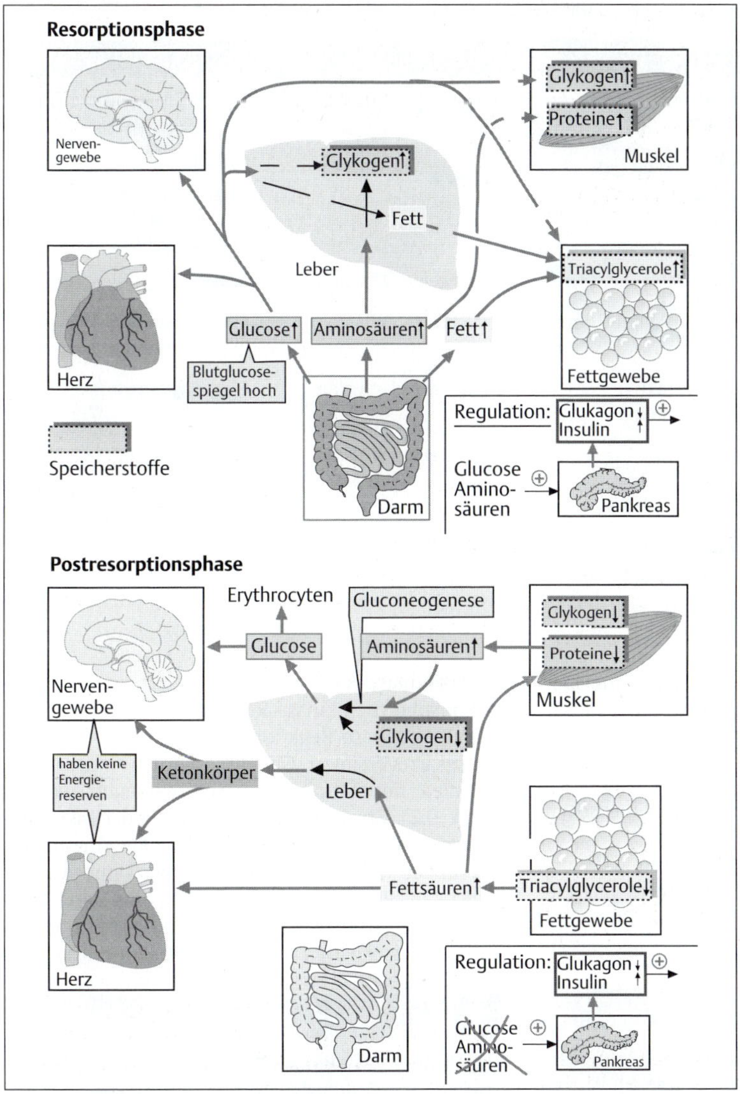

Resorptionsphase

Nerven-
gewebe

Glykogen↑

Proteine↑

Muskel

Glykogen↑

Fett

Leber

Triacylglycerole↑

Herz

Glucose↑ Aminosäuren↑ Fett↑

Blutglucose-
spiegel hoch

Fettgewebe

Speicherstoffe

Regulation: Glukagon↓ ⊕
Insulin

Glucose ⊕
Amino-
säuren

Pankreas

Darm

Postresorptionsphase

Erythrocyten Gluconeogenese

Glykogen↓

Glucose Aminosäuren↑

Proteine↓

Nerven-
gewebe

Muskel

Glykogen↓

haben keine
Energie-
reserven

Ketonkörper

Leber

Fettsäuren↑ Triacylglycerole↓

Fettgewebe

Herz

Regulation: Glukagon↓ ⊕
Insulin↑

Glucose ⊕
Amino-
säuren

Darm

Pankreas

Abb. 9.**1 Substratfluss** und
-verwertung nach Nahrungsaufnahme und bei Nah-
rungskarenz (nach Koolman/
Röhm, Thieme 1994)

in *Ketonkörper* umgewandelt und insbesondere dem *ZNS und Herzmuskel als Brennstoff* angeboten, wobei alle anderen Gewebe, mit Ausnahme der Leber und mitochondrienlosen Zellen (vor allem Erythrozyten), ebenfalls Ketonkörper verstoffwechseln können.

  Merke

Die für die *Gluconeogenese* notwendigen glucoplasti-schen Aminosäuren werden durch *Proteinabbau*, vor allem in der Muskulatur, und anschließenden Trans-port, hauptsächlich in Form von Alanin, zur Leber be-reitgestellt. Der Muskel deckt zu diesem Zeitpunkt sei-nen *eigenen Energiebedarf* entweder durch Abbau von Glykogen oder die Verbrennung von Fettsäuren bzw. Ketonkörpern.

Glucosetransport an verschiedenen Geweben

Die im Rahmen dieser Vorgänge notwendige Aufnah-me von Glucose in verschiedene Zelltypen weist ge-webespezifische Unterschiede auf. Während für Le-berzellen, Erythrozyten, Nervenzellen und Zellen des lymphatischen Gewebes ein Carrier-vermittelter Glucosetransport besteht (GLUT = Glucosetranspor-ter), der nicht reguliert wird und dementsprechend auch kein Transportmaximum aufweist, enthält die Plasmamembran von Muskel- und Fettzellen ein spe-zifisches Transportsystem in Form eines Transport-proteins für Glucose (Glut 4), welches durch Insulin stark aktiviert wird. Diese Art von Glucosetransport wird auch als *erleichterte Diffusion* bezeichnet. Im Gegensatz dazu stellt die Glucoseaufnahme an Tu-bulusepithelien der Niere bzw. der intestinalen Mu-

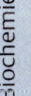

Biochemie

Tab. 9.1 **Glucosetransportsysteme** an unterschiedlichen Geweben

Glucose-Transportsystem	Vorkommen	Mechanismus	Besonderheiten
GLUT 1	Erythrocyten, viele Gewebe	erleichterte Diffusion	basale Glucoseversorgung
GLUT 2	Leber, β-Zellen des Pankreas	erleichterte Diffusion	hepatische Glucoseaufnahme, Teil des glucostatischen Mechanismus
GLUT 3	viele Gewebe, v.a. ZNS	erleichterte Diffusion	basale Glucoseversorgung
GLUT 4	Skelettmuskel, Fettgewebe	erleichterte Diffusion	insulinabhängiger Einbau in Zellmembranen
GLUT 5	Intestinaltrakt, Spermatozoen	erleichterte Diffusion	Fructosetransport
GLUT 7	Leber	erleichterte Diffusion	Glucosetransport im Rahmen der Gluconeogenese
sekundär aktiver Na$^+$-Symport	Mukosazellen, Tubulusepithelien der Niere	sekundär aktiver Symport	

kosazellen einen *sekundär-aktiven Glucosetransport* dar, der an einen Na$^+$-Gradienten gekoppelt ist.

9.1.2   Gluconeogenese

Unter Gluconeogenese versteht man die Glucosesynthese aus kohlenhydratfreien Vorstufen.
Einige Gewebe, vor allem Erythrozyten, ZNS und Nebennierenmark, sind hinsichtlich ihres Energiestoffwechsels unbedingt auf Glucose als Brennstoff angewiesen.

 Merke

In Situationen des Kohlenhydratmangels (Hungerstoffwechsel) kann durch Gluconeogenese die Versorgung der obligaten Glucoseverbraucher mit Glucose über längere Phasen gewährleistet werden.

Ablauf

Die Gluconeogenese stellt, bis auf drei irreversible Schritte, die exakte Umkehr der Glykolyse dar. Zu den *irreversiblen Reaktionen* der Glykolyse gehören:

- Hexokinase-Reaktion
- Phosphofructokinase-Reaktion
- Pyruvatkinase-Reaktion

Diese irreversiblen Glykolyseschritte müssen im Rahmen der Gluconeogenese umgangen werden (Abb. 9.**2**). Zwei der drei irreversiblen Reaktionen werden dabei einfach durch andere Enzyme umgedreht. Die **Hexokinase-Reaktion** wird mithilfe der Glucose-6-Phosphatase umgangen, die den Phosphatrest aus Glucose-6-phosphat abspaltet und damit das *Ausschleusen von Glucose ins Blut* ermöglicht.

 Merke

Nur solche Gewebe besitzen die Glucose-6-Phosphatase, in deren Aufgabenbereich die Abgabe von Glucose ans Blut enthalten ist. Dies sind vor allem Leber und Nieren.

Die **Phosphofructokinase-Reaktion** wird durch die *Fructose-1,6-Bisphosphatase* umgangen, wobei Fructose-1,6-bisphosphat in Fructose-6-phosphat umgewandelt wird.
Die dritte irreversible Glykolysereaktion, die Umwandlung von Phosphoenolpyruvat in Pyruvat durch die **Pyruvatkinase** verläuft so stark exergonisch, dass eine direkte Umkehr dieser Reaktion nicht möglich ist. Die Gluconeogenese muss an dieser Stelle einen Umweg gehen, um die thermodynamische Hürde beim Aufbau von Phosphoenolpyruvat zu überwinden. Hierzu wird Pyruvat zunächst durch die *Pyruvatcarboxylase* in *Oxalacetat* umgewandelt. Als CO$_2$-Donator ist bei dieser Reaktion Carboxy-Biotin be-

Als Material für Gluconeogenese werden in diesen Stoffwechselsituationen glucoplastische Aminosäuren und Glycerin genutzt. Die Gluconeogenese spielt auch in Situationen starker, körperlicher Anstrengung eine wichtige Rolle, und zwar im Rahmen des **Cori-Zyklus**. Dabei wird aus der Muskulatur stammendes Lactat in der Leber durch Gluconeogenese zu Glucose aufgebaut und anschließend wieder zum Muskel transportiert.

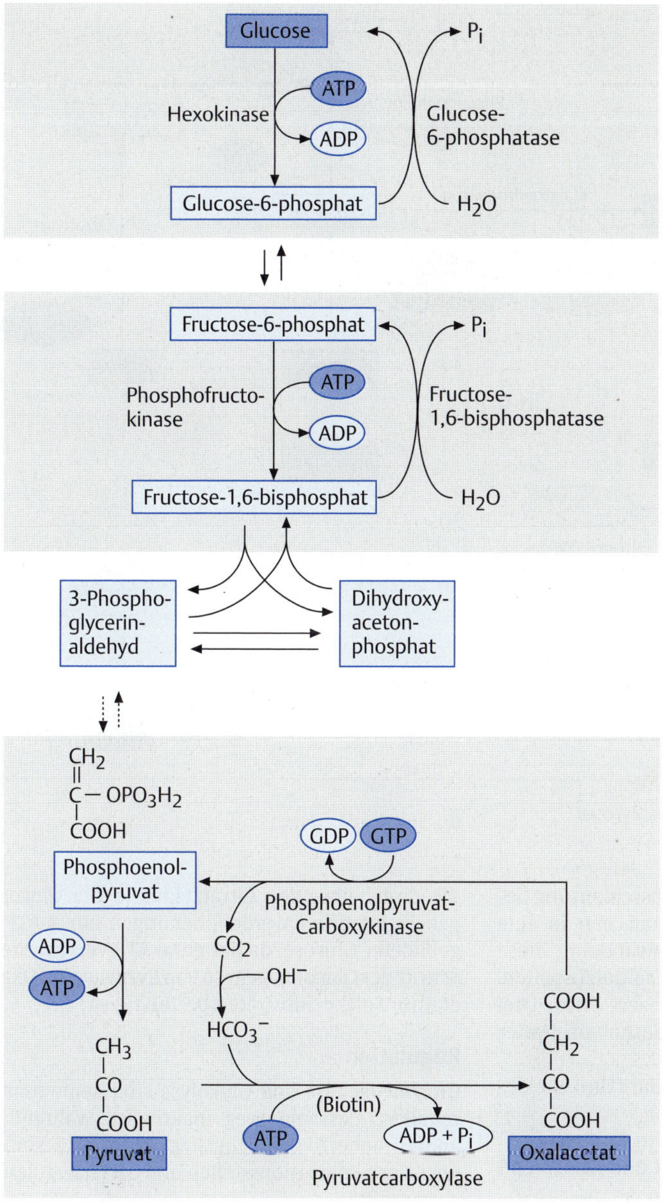

Glucose

ATP

ADP

Hexokinase

Glucose-6-phosphatase

P_i

H_2O

Glucose-6-phosphat

Fructose-6-phosphat

ATP

ADP

Phosphofructo-kinase

Fructose-1,6-bisphosphatase

P_i

H_2O

Fructose-1,6-bisphosphat

3-Phospho-glycerin-aldehyd

Dihydroxy-aceton-phosphat

CH_2
$\|$
$C - OPO_3H_2$
$|$
$COOH$

GDP GTP

Phosphoenol-pyruvat

Phosphoenolpyruvat-Carboxykinase

ADP

ATP

CO_2

OH^-

HCO_3^-

$COOH$
$|$
CH_2
$|$
CO
$|$
$COOH$

CH_3
$|$
CO
$|$
$COOH$

Pyruvat

(Biotin)

ATP

ADP + P_i

Oxalacetat

Pyruvatcarboxylase

Abb. 9.2 Umgehungsreaktionen der **Gluconeogenese**

teiligt. Die anschließende Bildung von Phosphoenolpyruvat aus Oxalacetat durch die *Phosphoenolpyruvat-Carboxykinase*, benötigt sehr viel Energie. Dafür wird ein beteiligtes GTP gespalten und die gerade eingebaute Carboxylgruppe wieder decarboxyliert. Sowohl die GTP-Spaltung, als auch die Decarboxylierung liefern also die Energie zur Phosphoenolpyruvat-Synthese.
Diese beiden Teilschritte zur Bildung von Phosphoenolpyruvat liegen in unterschiedlichen Komparti-

menten. Während die Pyruvatcarboxylase nur im Mitochondrium vorliegt, ist die Phosphoenolpyruvat-Carboxykinase hauptsächlich im Zytosol lokalisiert. Ein Isoenzym der Phosphoenolpyruvat-Carboxykinase kommt auch im Mitochondrium vor.
Das in der Pyruvatcarboxylase-Reaktion gebildete Oxalacetat muss also ins Zytosol transportiert werden. Hierfür sind besondere Transportmechanismen notwendig, da die *innere Mitochondrienmembran für Oxalacetat nicht durchlässig ist.* Das Prinzip der in

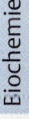

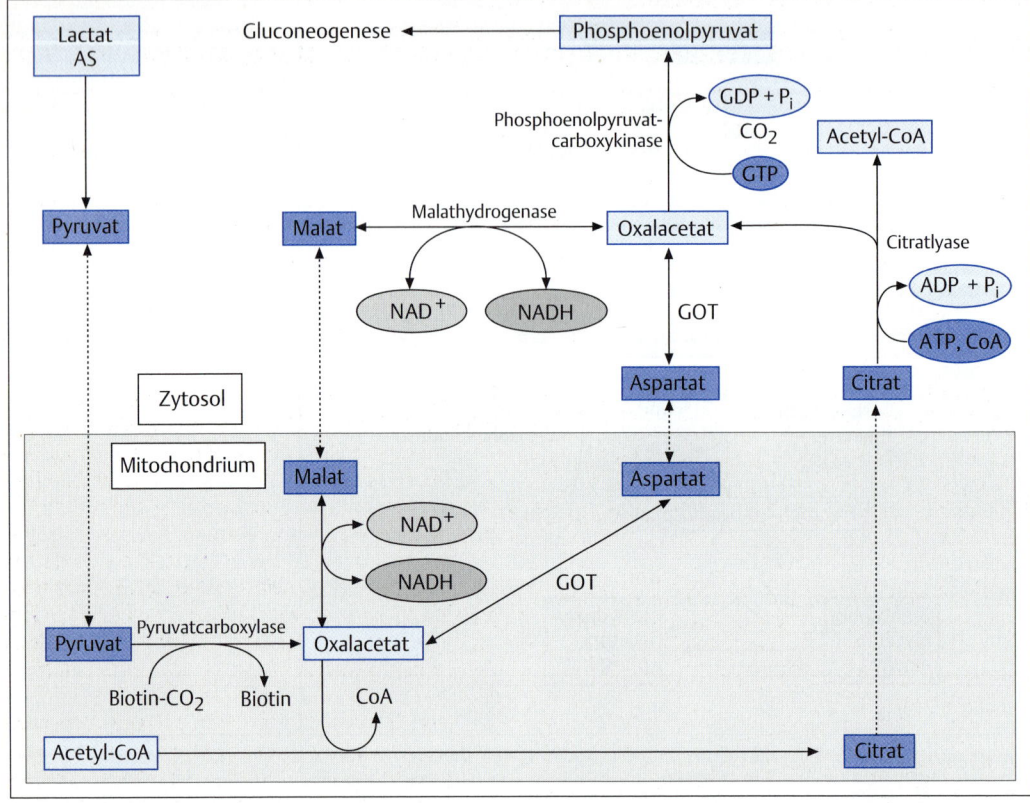

Abb. 9.**3** Transport von **Oxalacetat** ins Zytosol

Abb. 9.**3** dargestellten Oxalacetat-Ausschleusung besteht darin, im Mitochondrium Oxalacetat in eine membrangängige Substanz umzuwandeln, diese ins Zytosol zu schleusen und dort so aufzuspalten, dass Oxalacetat wieder resynthetisiert wird. Drei Umwandlungsmöglichkeiten sind hierfür von großer Bedeutung:

- Reduktion von Oxalacetat zu Malat (Umkehr des letzten Schrittes des Citratzyklus).
- Transaminierung von Oxalacetat in Aspartat.
- Bildung von Citrat aus Oxalacetat und Acetyl-CoA (nur geringe Bedeutung).

Energiebilanz

Folgende Teilschritte der Gluconeogenese kosten jeweils 1 ATP:

- Pyruvat → Oxalacetat: –1 ATP
- Oxalacetat → Phosphoenolpyruvat: –1 GTP (ATP)
- 3-Phosphoglycerat → 1,3-Bisphosphoglycerat: –1 ATP

Das macht –3 ATP pro gebildeter Triose, also *–6 ATP pro Molekül Glucose*. Diese Bilanz gilt allerdings nur für solche Substrate der Gluconeogenese, die über Pyruvat in die Gluconeogenese eintreten. Substrate, die direkt über den Citratzyklus in die Gluconeogenese integriert werden, benötigen nur 4 ATP pro gebildeter Glucose, da der erste ATP verbrauchende Schritt der Gluconeogenese von Pyruvat zum Oxalacetat für solche Substrate überflüssig ist.

Regulation

Gluconeogenese und Glykolyse sind gemeinsam so reguliert, dass ein Weg inaktiv ist, während der andere hohe Aktivität besitzt. In Tab. 9.**2** sind die wichtigen Regulationsstellen und deren Regulatoren dargestellt.

Lokalisation

Gluconeogenese kann nur in den Geweben mit den notwendigen Umgehungsenzymen stattfinden. Das sind die Leber und die Nieren. Die *Darmmukosazellen* enthalten zwar Glucose-6-Phosphatase, sind jedoch nicht an der klassischen Gluconeogenese beteiligt. Sie benötigen die Fähigkeit, Glucose-6-phosphat zu dephosphorylieren und anschließend an die Pfortader abzugeben, weil sie in der Resorptionsstrecke der Kohlenhydrate, zwischen Darmlumen und Pfortader, liegen.

Tab. 9.2 Regulation der Gluconeogenese

Enzym	Induktor	Aktivator	Inhibitor
Glucose-6-Phosphatase	Glucocorticoide, Catecholamine, Glukagon		
Fructose-1,6-Bisphosphatase	Glucocorticoide, Catecholamine, Glukagon		Fructose-2,6-P_2, AMP
Pyruvatcarboxylase	Glucocorticoide, Catecholamine, Glukagon	Acetyl-CoA	ADP
Phosphoenolpyruvat-Carboxykinase	Glucocorticoide, Catecholamine, Glukagon		

Merke

Die *Muskulatur* ist nicht zur Gluconeogenese befähigt, da ihr das letzte Umgehungsenzym, die Glucose-6-Phosphatase, fehlt.

Innerhalb der Zelle ist die Gluconeogenese über *Mitochondrium, Zytosol* und *endoplasmatisches Retikulum* (Glucose-6-Phosphatase) verteilt.

Beziehung der Gluconeogenese zu verschiedenen Substraten

In Abb. 9.**4** ist die zentrale Stellung des Citratzyklus bei der Umwandlung von glucoplastischen Aminosäuren in Oxalacetat, welches als wichtigstes Substrat der Gluconeogenese dient, zu erkennen. Neben glucoplastischen Aminosäuren können auch Lactat und Glycerin aus dem Fettabbau als Substrat zum Glucoseaufbau verwendet werden.

9.1.3 Glykogenstoffwechsel

Tierische Organismen schützen sich vor „Brennstoffmangel", indem sie überschüssige Glucose in Form von Glykogen speichern. Zur Glykogenbildung sind fast alle Zellen des Organismus befähigt, in größerem Umfang wird Glykogen jedoch nur in der Leber und im Muskel gespeichert. Dabei können bis zu 10 % des Gesamtgewichts der Leber in Form von Glykogen vorliegen, in der Muskulatur sind es maximal 1 %. Aufgrund der größeren Muskelmasse im Verhältnis zur Leber stellt die Muskulatur jedoch den größten Glykogenspeicher dar.

Merke

Hinsichtlich ihrer funktionellen Bedeutung unterscheiden sich *Leberglykogen* und *Muskelglykogen* beträchtlich. Während die Leber Glykogen speichert, um es bei Bedarf schnell abzubauen und die daraus freigesetzte Glucose ans Blut abzugeben, speichert die Muskulatur Glykogen nur für den Eigenbedarf.

Glykogen besteht aus Glucosemolekülen, die überwiegend 1,4-glykosidisch verknüpft sind. An den Verzweigungsstellen des Glykogens gibt es zusätzlich 1,6-glykosidische Bindungen. Das Vorhandensein von Seitenketten im Glykogen bringt dem Organismus vor allem zwei Vorteile: Eine erhöhte Synthese- und Abbaugeschwindigkeit, die sich daraus ergibt, dass an allen Seitenketten parallel synthetisiert oder abgebaut werden kann, und eine geringfügig niedrigere osmotische Aktivität im Verhältnis zu einem hypothetischen unverzweigten Glykogenmolekül.

Im Vergleich mit dem zweiten für den Menschen wichtigen Energiespeicher, den Fetten, ist der Glykogenspeicher zwar sehr klein, dafür aber wesentlich schneller verfügbar. Während bei absoluter Nahrungskarenz die Entleerung der Fettspeicher u. U. mehrere Monate dauert, ist das Leberglykogen nach maximal 36 h praktisch vollständig abgebaut. Nur ein kleiner Rest des Speichers bleibt bestehen, da Glykogen niemals vollständig abgebaut wird.

Glykogensynthese (Abb. 9.5)

Das aus der Hexokinase-Reaktion (1) stammende **Glucose-6-phosphat** wird durch die *Phosphoglucomutase* zu **Glucose-1-phosphat** isomerisiert (2). Da Glucosemoleküle für den Einbau in größere Strukturen aktiviert vorliegen müssen, wird Glucose-1-phosphat nun in **UDP-Glucose** (aktivierte Glucose) umgewandelt. Dafür wird mithilfe der *UDP-Glucose-Phosphorylase* aus UTP Pyrophosphat abgespalten und das dabei entstehende UMP mit seinem Phosphatrest an den Phosphatrest des Glucose-1-phosphat gebunden, wobei ein energiereiches Anhydrid entsteht (3). Die Energie hierfür stammt aus der Abspaltung und anschließenden Aufspaltung von Pyrophosphat.

Für den erstmaligen Aufbau von Glykogen wird ein *Startermolekül (Primer)* benötigt. Dieser Primer entsteht dadurch, dass an ein spezifisches Protein, *Glykogenin*, durch eine *Glykogen-Initiator-Synthase* einige Glucosemoleküle gebunden werden (4). An das dabei gebildete **Primer-Glykogen** können nun wei-

Biochemie

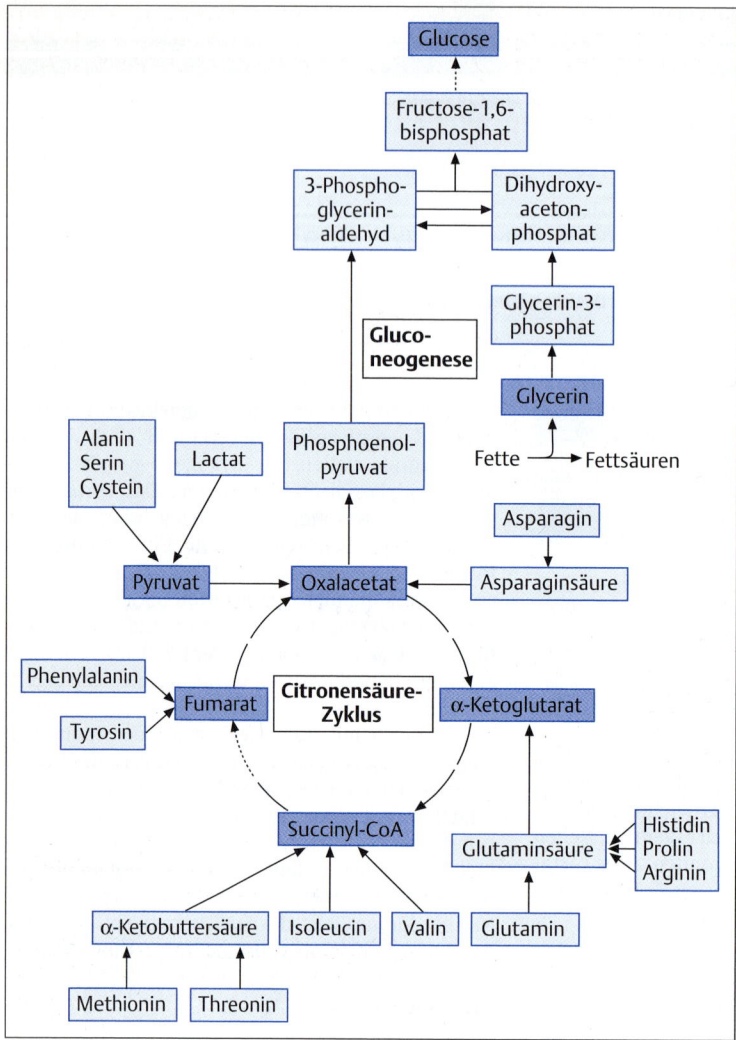

Abb. 9.**4 Substrate der Gluconeogenese**

tere Glucosemoleküle aus UDP-Glucose in α-1,4-gly-
kosische Bindungen eingebaut werden. Das hierbei
beteiligte Enzym ist die *Glykogensynthase* (5).
Die für den Einbau von Glucose in das anwachsende
Glykogen erforderliche Energie wird durch Abspaltung von UDP aus der aktivierten Glucose bereitgestellt. Von dem entstandenem unverzweigten 1,4-
glykosidischen Glykogen werden schließlich einige
kurze Kettenstücke abgespalten und durch 1,6-glyko-
sidische Bindungen an Hauptketten verknüpft. Durch
diese Aktion der *Amylo-1,4 → 1,6-Transglykosidase
(Branching-Enzym)* entsteht das fertige Glykogen
(6). Die Glykogensynthese im Muskel ist dadurch limitiert, dass für die Aufnahme von Glucose aus
dem Blut eine Sättigungskinetik besteht. In der Leber
gibt es eine solche Begrenzung nicht, hier wird die
Glykogensynthese durch Insulin stark erhöht.

Glykogenabbau (Abb. 9.**5**)

Von den Kettenenden beginnend werden 1,4-glyko-
sidisch gebundene Glucosemoleküle phosphoryly-
tisch, d.h. unter Einlagerung von anorganischem
Phosphat durch die *Phosphorylase* abgespalten (7).
Dabei wird Glucose-1-phosphat freigesetzt, das
über die *Glucomutase* weiter zu Glucose-6-phosphat
reagiert (2). Das weitere Schicksal des Glucose-6-
phosphat ist gewebespezifisch:
In der *Leber* wird über die *Glucose-6-Phosphatase* der
Phosphatrest abgespalten und die entstehende freie
Glucose ans Blut abgegeben (8).
Im *Muskel* wandert Glucose-6-phosphat zum weite-
ren Abbau in die Glykolyse (9).
Die wenigen Glucosemoleküle im Glykogen, die über
1,6-glykosidische Bindungen gebunden sind, müssen

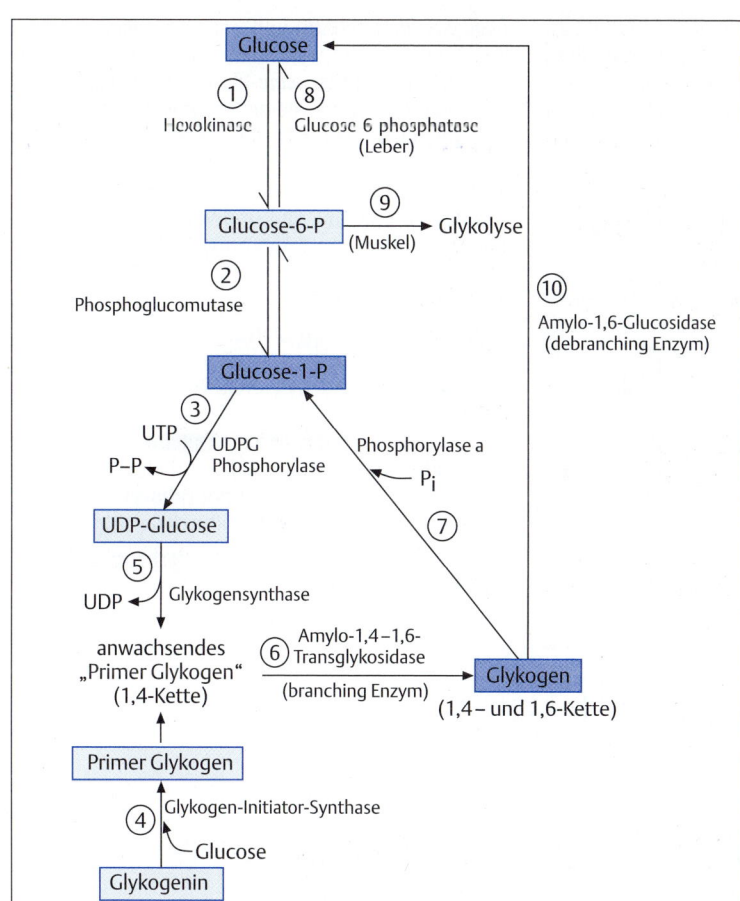

Abb. 9.**5 Glykogenstoffwechsel**

durch ein spezielles Enzym, die *Amylo-1,6-Glucosidase (Debranching-Enzym)* abgespalten werden, wobei direkt freie Glucose abgespalten wird (10). Im Muskel ist die Arbeitsweise dieses Enzyms energetisch ungünstig, da hier nun Glucose unter ATP-Verbrauch zu Glucose-6-phosphat umgewandelt werden muss, um anschließend in die Glykolyse eintreten zu können. Eine Besonderheit im Glykogenabbau besteht darin, dass die Phosphorylase Glykogen nur bis 4 Glucosereste vor einer Verzweigungsstelle abbauen kann. Mithilfe einer Transferase werden dann die 3 Glucosemoleküle vor dem Zucker, der die 1,6-glykosidische Verzweigungsstelle bildet, abgespalten und auf eine andere Kette übertragen. Neuere Untersuchungen haben gezeigt, dass die beteiligte Transferase identisch mit dem debranching Enzym ist. Das freigelegte 1,6-glykosidisch gebundene Glucosemolekül kann jetzt durch das Debranching-Enzym entfernt werden.

 Klinischer Bezug

Bei der **Von-Gierke-Krankheit (Glykogenose Typ 1)** besteht ein Mangel an Glucose-6-Phosphatase, was dazu führt, dass die Abgabe von Glucose ans Blut durch die Leber stark reduziert ist. Der Enzymdefekt beeinträchtigt neben dem Glykogenabbau auch die Gluconeogenese. Die Folgen sind ein sehr niedriger Nüchternblutzuckerspiegel und verstärkte Glykogenspeicherung in der Leber. Die therapeutischen Möglichkeiten beschränken sich im Wesentlichen auf diätetische Maßnahmen: Die Patienten sollen viele kleine Mahlzeiten zu sich nehmen, um den Blutzuckerspiegel über Nahrungsglucose auf einem tolerablem Niveau zu halten. Die **Forbe-Krankheit (Glykogenose Typ 3)** weist einen Mangel an Amylo-1,6-Glukosidase in Leber und Muskel auf, was über den gestörten Abbau von Glykogen an seinen Verzweigungsstellen zu einer Ablagerung von hochverzweigten Glykogenmolekülen in den entsprechenden Organen führt. Bei der **Mc-Ardler-Krankheit (Glykogenose Typ 4)** liegt ein Mangel der Phorphorylase a vor; dies führt zu einer gestörten Verwertung des Glykogens insbesondere bei Arbeitsleistungen des Organismus und geht mit Muskelschwäche und Leberhyperthrophie einher.

Vergleicht man Synthese und Abbau des Glykogens, sieht man, dass zwar einige Schritte durch dieselben Enzyme katalysiert werden, der Einbau von Glucose-1-phosphat ins Glykogen bzw. der Abbau zu Glucose-1-phosphat jedoch auf unterschiedlichen Wegen stattfindet.

 Merke

Synthese und Abbau einer Substanz verlaufen mindestens an einer Stelle auf getrennten Wegen. Die dabei benutzten unterschiedlichen Enzyme sind häufig die Regulationsstellen dieser Stoffwechselwege.

Regulation

Die **Regulationsstellen** für Synthese und Abbau des Glykogens sind die *Glykogensynthase und die Phosphorylase*. Beide Enzyme können durch *Interkonversion* (Aktivierung bzw. Deaktivierung eines Enzyms durch Anlagerung oder Abspaltung eines Phosphatrests) reguliert werden. Dabei liegt die *Synthase*

phosphoryliert inaktiv und *ohne Phosphatrest aktiv* vor. Bei der *Phosphorylase* sind die Verhältnisse umgedreht, d.h., sie ist *ohne Phosphatrest inaktiv* und *phosphoryliert aktiv*. Beide Enzyme werden durch *Proteinkinasen* reguliert, die ihrerseits vom cAMP-System gesteuert werden. Die dabei ablaufenden kaskadenartigen Vorgänge unterliegen der Kontrolle des Hormonsystems und sind vor allem für Muskulatur und Leber von Bedeutung.

Regulationsablauf:

1. Adrenalin oder Glukagon bindet an Zellrezeptoren und aktiviert die *Adenylylcyclase*.
2. Die aktivierte Adenylylcyclase bildet intrazellulär cAMP.
3. cAMP aktiviert allosterisch Proteinkinasen, die in inaktivem Zustand in der Zelle vorliegen.
4. Aktivierte Proteinkinasen phosphorylieren einerseits die *Glykogensynthase*, wodurch diese *inaktiviert* wird, und andererseits eine *Phosphorylase-Kinase*, die dadurch *aktiviert* wird.

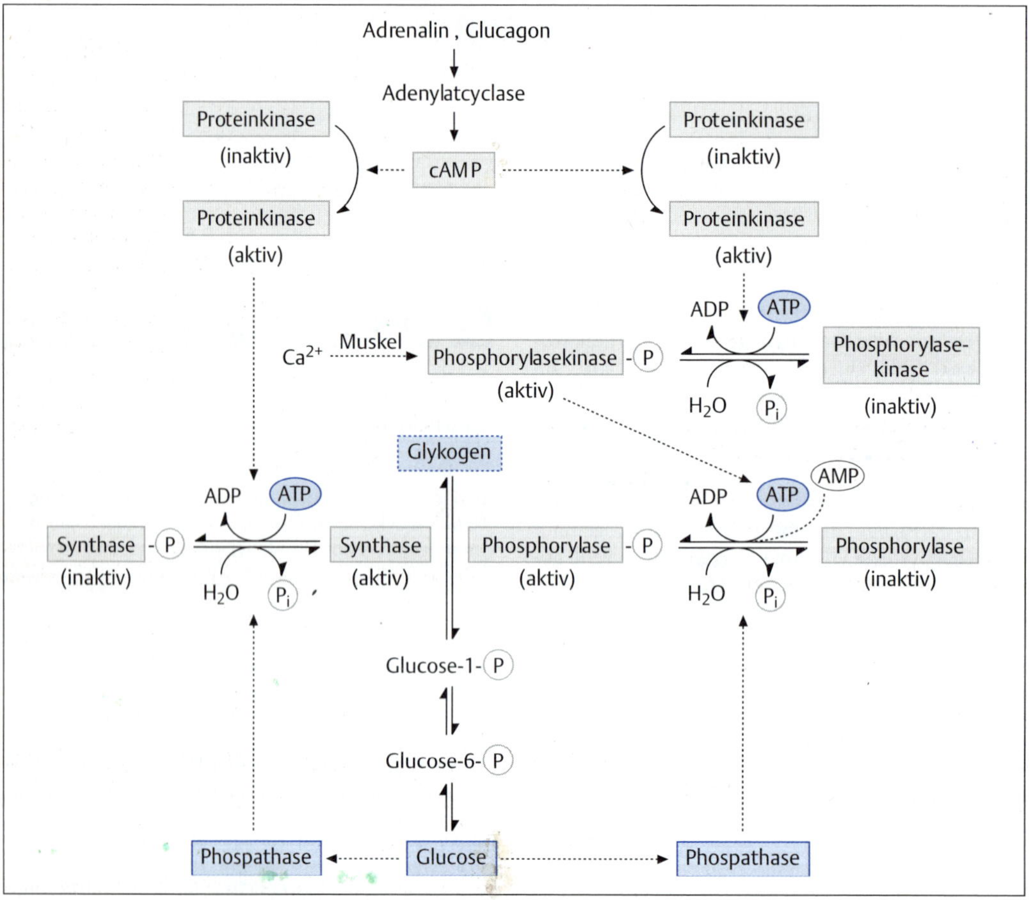

Abb. 9.6 Regulation des Glykogenstoffwechsels

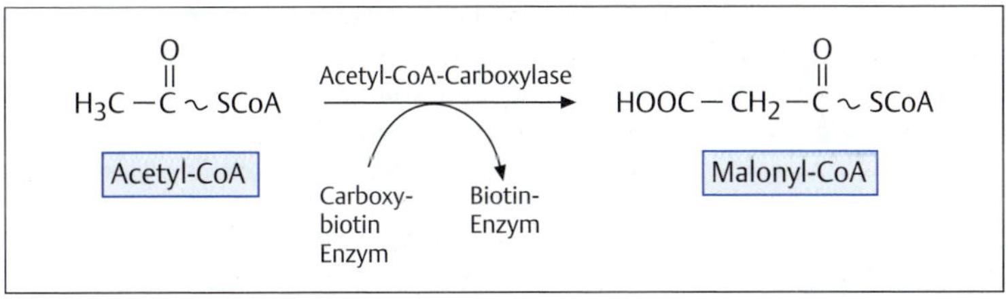

Abb. 9.**7 Bildung von Malonyl-CoA**

5. Die aktivierte Phosphorylase-Kinase phosphoryliert schließlich die *Phosphorylase*, wodurch diese aktiviert wird und Glykogen abbaut.

Die Glykogenphosphorylase kann auch unabhängig von der oben beschriebenen Aktivierungskaskade allosterisch durch AMP in die aktive Form überführt werden. ATP und Glucose-6-phosphat stabilisieren hingegen die inaktive Form der Glykogenphosphorylase.

Im Muskel kann die Phosphorylase-Kinase direkt durch Ca²⁺ aktiviert werden. Dadurch sind Glykogenabbau und Muskelkontraktion über einen Ca²⁺-Anstieg im Zytosol miteinander verknüpft. Gleichzeitig wird die Synthase und damit die Glykogensynthese durch Ca²⁺ gehemmt.

Einer der Vorteile dieses Regulationsmechanismus besteht darin, dass ein Signalgeber (Hormon) genügt, um intrazellulär eine Phosphorylierungskaskade auszulösen, die einerseits die Glykogensynthese abschaltet und andererseits den Glykogenabbau anschaltet. Um dieses System auf Glykogensynthese einzustellen, wird (vermittelt über absinkendes cAMP) die Phosphoproteinphosphatase 1 aktiviert, die sowohl die Glykogensynthase als auch die Phosphorylase dephosphoryliert und damit die Synthese von Glykogen auslöst.

> **! Merke**
>
> Synthese und Abbau des Glykogens werden gemeinsam reguliert.

9.2 Lipide

9.2.1 Verwertung von Lipoproteinen und Fettsäuren

Bildung, Fluss und Verwertung von Lipoproteinene s. 16.**6**

In tierischen Organismen spielen neben dem *Glykogen* als Energiespeicher die *Fette* als Speicherform für *Fettsäuren* eine große Rolle. Der Organismus hat dabei einerseits die Möglichkeit, über die Nahrung zugeführte Fette direkt zum Fettgewebe zu transportieren und dort zu speichern. Andererseits können aber auch überschüssige Kohlenhydrate in Fett-

säuren umgewandelt und anschließend zu speicherbaren Triglyceriden aufgebaut werden. Bei diesem Prozess werden Kohlenhydrate zunächst durch Glykolyse und Pyruvatdehydrogenase bis zur Stufe des Acetyl-CoA abgebaut. Acetyl-CoA wird dann als Substrat zur Fettsäuresynthese (De-novo-Synthese) verwendet. Die Neusynthese von Fettsäuren findet an einem *Multienzymkomplex*, der *Fettsäuresynthase*, die im Zytosol lokalisiert ist, statt. Dabei können Kettenlängen zwischen 16–18 C-Atomen erreicht werden.

9.2.2 Fettsäuresynthese

Bildung von Malonyl-CoA

Acetyl-CoA muss für den Fettsäureaufbau in Malonyl-CoA umgewandelt werden (Abb. 9.7). Dies geschieht mithilfe der *Acetyl-CoA-Carboxylase*, die im Zytosol lokalisiert ist und Carboxy-Biotin als Cofaktor benötigt. Acetyl-CoA wird dabei zu Malonyl-CoA carboxyliert. Wie wir später noch genauer sehen werden, wird die hier eingebaute Carboxylgruppe bei einer Kondensation im Rahmen der Fettsäuresynthese wieder abgespalten, was an einer entscheidenden Stelle der Synthese Energie bereitstellt.

Malonyl-CoA wirkt im Weiteren als Hemmer der Carnitinacyltransferase 1, die für den Transport von Fettsäuren ins Mitochondrium mitverantwortlich ist. Dadurch ist gewährleistet, dass zum Zeitpunkt der Fettsäuresynthese keine β-Oxidation ablaufen kann.

Ablauf

Die Fettsäuresynthase ist ein Multienzymkomplex mit einem Acyl-Carrier-Protein als Trägermolekül. Am Acyl-Carrier-Protein findet sich eine Sulfhydrylgruppe, die als zentrale SH-Gruppe bezeichnet wird. Eine weitere funktionell wichtige Sulfhydrylgruppe, die periphere SH-Gruppe, sitzt in der Peripherie des Fettsäuresynthase-Komplexes an einem Cysteinrest.

> **! Merke**
>
> Alle Komponenten, die zur Fettsäuresynthase transportiert werden, können ausschließlich an der *zentralen SH-Gruppe* aufgenommen werden.

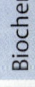

Biochemie

Reaktionsschritte (Abb. 9.**8**):

1. Die eigentliche Fettsäuresynthese beginnt damit, dass das „Startermolekül" **Acetyl-CoA** auf die zentrale SH-Gruppe unter Abspaltung von CoA übertragen wird.

2. Im nächsten Schritt wird der aufgenommene Acetylrest auf die periphere SH-Gruppe verschoben. Dadurch ist die zentrale SH-Gruppe wieder frei und bereit, die nächste Komponente aufzunehmen.

3. Nun wird ein **Malonyl-CoA** auf die zentrale SH-Gruppe übertragen, sodass sich folgende Situation ergibt: In der Peripherie sitzt ein als Thioester gebundener Acetyl-Rest, im Zentrum ein ebenfalls als Thioester gebundener Malonyl-Rest.

4. Da für die Synthese einer langkettigen Fettsäure eine Kettenverlängerung notwendig ist, wird nun der peripher gebundene Rest, also der Acetyl-Rest, auf die zentrale Komponente, unter Bildung einer neuen Kohlenstoff-Kohlenstoff-Bindung, übertra-

gen. Um die dafür notwendige Energie bereitzustellen, wird aus dem Malonyl-Rest CO_2 abgespalten. Bei dieser Kondensation kommt es zu einer *Kettenverlängerung um 2 C-Atome*.

5. Der entstandene Acetacetyl-Rest weist am β-C-Atom eine Ketogruppe auf, die nun entfernt werden muss. Im Rahmen der β-Oxidation hatten wir bereits gesehen, wie eine Ketogruppe eingebaut wird. Die Entfernung einer Ketogruppe während der Fettsäuresynthese stellt sozusagen die Umkehr dieses Prozesses dar. Zunächst wird in einer *NADPH-abhängigen Reduktion* die Ketogruppe zu einem sekundären Alkohol reduziert.

6. Durch *Wasserabspaltung* entsteht eine α-β-ungesättigte Verbindung.

7. Das entstandene ungesättigte Reaktionsprodukt wird nun in einer *zweiten NADPH-abhängigen Reduktion* gesättigt. Damit ist der erste Umlauf durch die Fettsäuresynthase beendet.

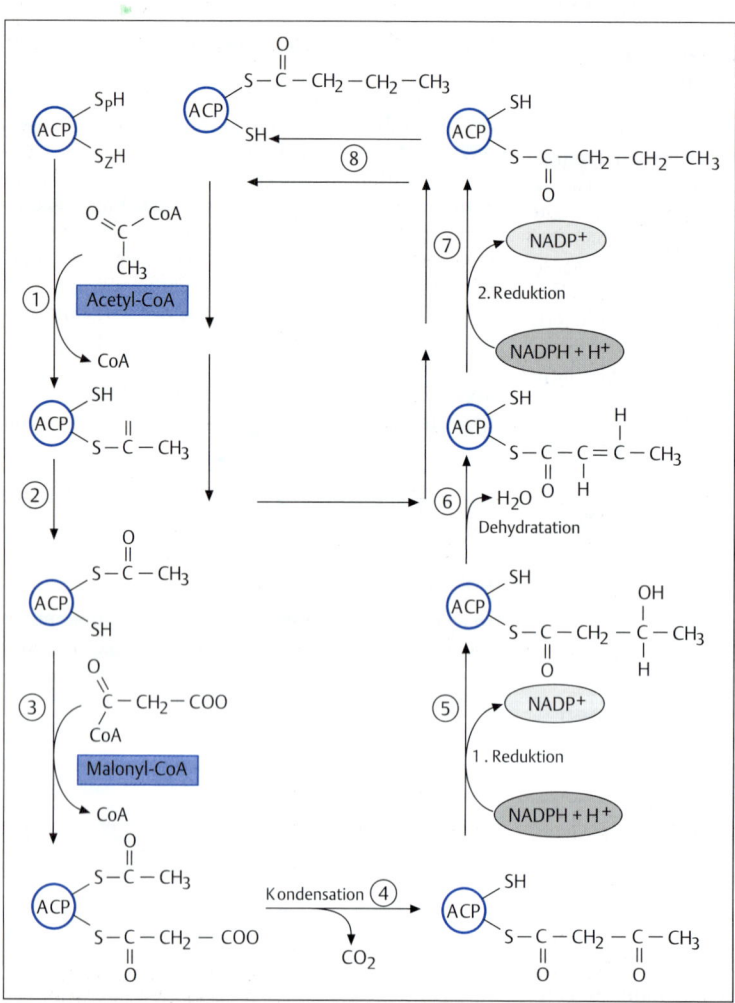

Abb. 9.**8 Fettsäuresynthese** am Fettsäuresynthase-Komplex

8. Die gebildete Carbonsäure wird nun in die Peripherie verschoben, damit das nächste Malonyl-CoA wieder über die zentrale SH-Gruppe gebunden werden kann, wodurch der zweite Durchlauf beginnt. Diese Vorgänge wiederholen sich so oft, bis die gewünschte Kettenlänge erreicht ist und die gebildete Fettsäure sich vom Fettsäuresynthase-Komplex löst.

Pro Umlauf werden 3 C-Atome in Form von Malonyl-CoA in den Kreislauf aufgenommen. Die eigentliche Kettenverlängerung geschieht jedoch nur um 2 C-Atome, da aus dem Malonyl-Rest CO_2 abgespalten wird. Zur Synthese ungeradzahliger Fettsäuren wird als Startermolekül anstelle von Acetyl-CoA Propionyl-CoA verwendet.

Lokalisation

Die Fettsäuresynthase befindet sich im Zytosol fast aller Zellen, insbesondere in Leber und Fettgewebe.

Transport von Acetyl-CoA aus dem Mitochondrium ins Zytosol

Das für die Fettsäuresynthese benötigte Acetyl-CoA stammt aus der Pyruvatdehydrogenase, die im Mitochondrium lokalisiert ist. Da Acetyl-CoA nicht membrangängig ist, wird es für die Fettsäuresynthese durch ein Shuttle-System ins Zytosol geschleust (Abb. 9.9).

Um Acetyl-CoA ins Zytosol zu schleusen, wird intramitochondrial aus Oxalacetat und Acetyl-CoA Citrat gebildet, das ins Zytosol wandert und dort durch die *Citratlyase* wieder in die Ausgangsmoleküle gespalten wird. Während Acetyl-CoA nun zur Fettsäuresynthese genutzt wird, unterliegt Oxalacetat einer Reduktion durch die NADH-abhängige *Malatdehydrogenase 2*. Das gebildete Malat wird dann durch die *Malatdehydrogenase 1* oxidativ decarboxyliert und es entsteht Pyruvat sowie *NADPH*, das für die Fettsäuresynthese benötigt wird. Pyruvat fließt dann zurück ins Mitochondrium, wo es durch die Pyruvat-Carboxylase wieder zu Oxalacetat aufgebaut wird. Dieser Ausschleusungskreislauf wird auch als

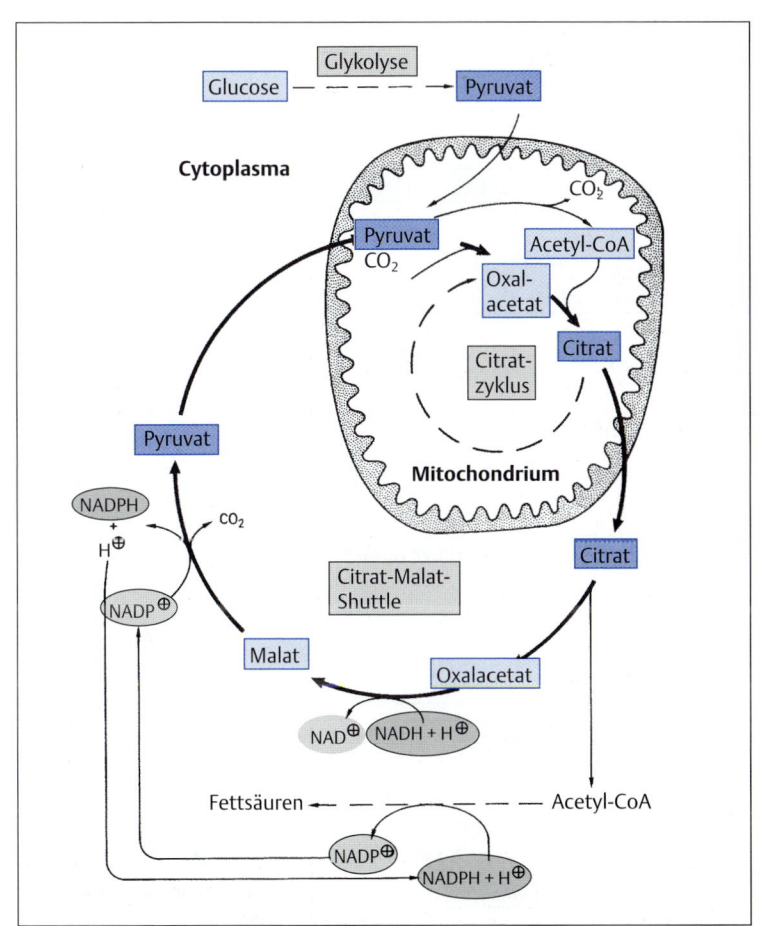

Abb. 9.**9** **Transport von Acetyl-CoA ins Zytosol**

Citrat-Pyruvat-Shuttle bezeichnet. Dabei wird für jedes Acetyl-CoA, das aus dem Mitochondrium transportiert wird, 1 ATP verbraucht (Citratlyase-Reaktion) und 1 NADH indirekt in 1 NADPH umgewandelt.

 Merke

Ungefähr 60% des zur Fettsäuresynthese benötigten NADPH stammt aus dem Pentosephosphatweg, der Rest wird überwiegend durch den Citrat-Pyruvat-Shuttle geliefert.

Regulation

Regulationsstelle der Fettsäuresynthese ist die *Acetyl-CoA-Carboxylase.* Sie wird *durch Acyl-CoA gehemmt,* was einerseits als negatives Feedback und andererseits als Signal eines Hungerstoffwechsels gewertet werden kann (im Hungerstoffwechsel werden Fettsäuren zytosolisch zu Acyl-CoA aktiviert und anschließend zur β-Oxidation ins Mitochondrium transportiert). Citrat, ATP und NADPH aktivieren das Enzym. Insulin wirkt als starker Induktor für die Acetyl-CoA-Carboxylase, cAMP wirkt hingegen als Repressor.

Die Fettsäuresynthese läuft ab, wenn genügend Energie und Kohlenhydrate vorhanden sind. Bei schlechter Energieladung, im Hunger und bei Diabetes mellitus ist die Fettsäuresynthese hingegen gehemmt.

Synthese ungesättigter Fettsäuren

Mithilfe von spezifischen mischfunktionellen Oxygenasen, den sog. *Acyl-CoA-Desaturasen,* kann in aktivierte Fettsäuren eine Doppelbindung eingeführt werden, jedoch grundsätzlich nur zwischen C-Atom 1 und 9 der Fettsäure. Diese Cytochrom-b_5-abhängigen Enzyme sind vor allem in den Mikrosomen der Hepatozyten lokalisiert. Normalerweise kann hier *nur eine Doppelbindung* eingeführt werden. In Ausnahmefällen ist unter Einschaltung einer zusätzlichen Kettenverlängerung auch der Einbau einer zweiten Doppelbindung möglich, wie z.B. bei der Umwandlung von Linolsäure in Arachidonsäure.

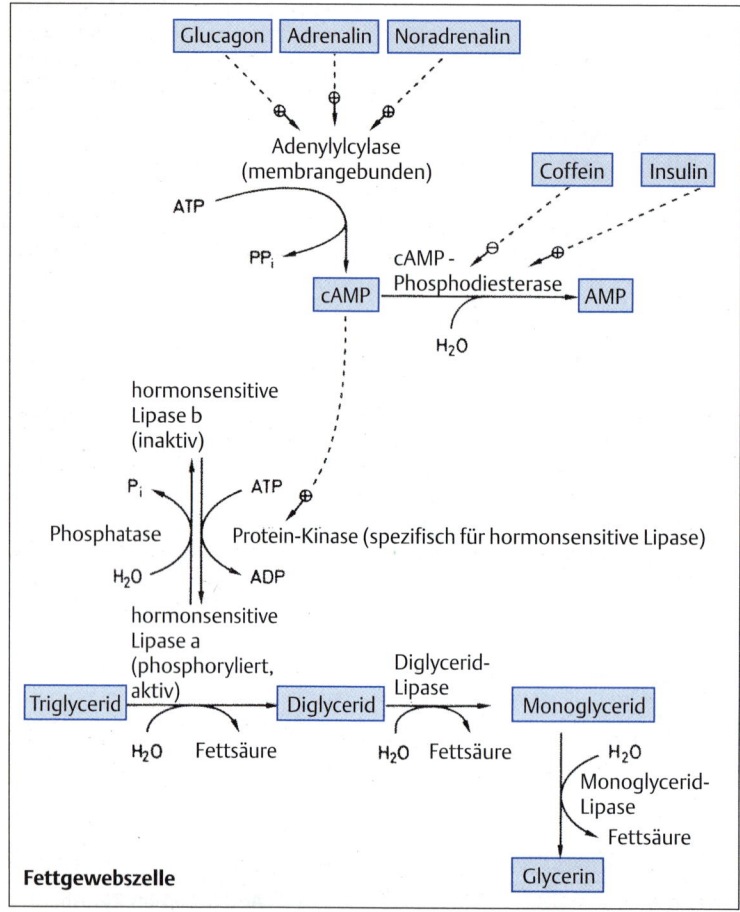

Abb. 9.10 Regulation der Lipolyse im Fettgewebe

Merke

Der Einbau einer Doppelbindung in eine bereits ungesättigte Fettsäure kann nur zwischen Carboxylgruppe und einer bereits bestehenden Doppelbindung stattfinden.

9.2.3 Triglyceridsynthese

Triglyceride (TG) sind die Speicherform der Fettsäuren. Sie bestehen aus einem Molekül Glycerin, das an allen drei OH-Gruppen mit einer Fettsäure verestert ist. Für die Triglyceridsynthese müssen sowohl die Fettsäure als auch das Glycerin unter ATP-Verbrauch aktiviert werden. Fettsäuren werden durch die Thiokinase zu *Acyl-CoA* aktiviert, Glycerin wird in *Glycerin-3-phosphat (α-Glycerophosphat)* umgewandelt. Für die Bildung von Glycerin-3-phosphat gibt es dabei zwei Stoffwechselwege.

Leber, Niere, Herzmuskel und Darmmukosa bilden Glycerin-3-phosphat hauptsächlich durch direkte Phosphorylierung des Glycerins mithilfe der *Glycerinkinase.*

Im *Fettgewebe* und der *Muskulatur* hingegen wird die Reduktion von Dihydroxyacetonphosphat durch die *Glycerin-3-phosphat-Dehydrogenase* zur Bildung von Glycerin-3-phosphat bevorzugt.

Mithilfe einer Glycerin-3-phosphat-Acyltransferase werden dann die beiden freien OH-Gruppen mit Fettsäure aus Acyl-CoA verestert, und es entsteht die *Phosphatidsäure*. Durch eine Phosphatase wird nun der Phosphatrest entfernt. Eine weitere Acyltransferase verestert dann die dritte OH-Gruppe mit dem dritten Acyl-Rest, und es entsteht das fertige *Triglycerid*.

9.2.4 Triglyceridabbau

Die Spaltung von Triglyceriden in *freie Fettsäure* und *Glycerin (Lipolyse)* wird durch *hormonsensitive Lipasen* katalysiert und ist im Zytosol lokalisiert. Dabei werden durch Triglycerid-, Diglycerid- und Monoglyceridlipasen schrittweise die drei veresterten Fettsäuren hydrolytisch abgespalten. Die freigesetzten Fettsäuren werden zur Energiegewinnung durch die β-Oxidation genutzt. Glycerin kann durch Umwandlung in Dihydroxyacetonphosphat dem Kohlenhydratstoffwechsel zugeführt werden.

Regulation

Der Triglyceridabbau wird *hormonell unter Vermittlung von cAMP* reguliert (Abb. 9.**10**). Dabei bewirkt cAMP die Aktivierung einer Proteinkinase, die ihrerseits inaktiv vorliegende Triglyceridlipasen durch Phosphorylierung in die aktive Form interkonvertiert, wodurch die Lipolyse beginnt.

Hormone wie *ACTH, TSH, Glukagon* und die *Catecholamine* fördern die Lipolyse. *Insulin* hingegen wirkt als starker Inhibitor der Lipolyse, indem es einerseits über Aktivierung der Phosphodiesterase den cAMP-

Abbau fördert und andererseits durch Hemmung der Adenylcyclase die cAMP-Bildung hemmt. Neben Insulin wird auch dem *Prostaglandin E1* eine geringe, die Lipolyse hemmende Wirkung zugesprochen.

9.3 Proteine

Aminosäuren bilden keinen eigentlichen Energiespeicher. Trotzdem kann man Proteine als „Energiespeicher" auffassen, da sie, insbesondere bei längerem Hunger, zu freien Aminosäuren abgebaut werden können. Glucoplastische Aminosäuren dienen dann als Substrate der Gluconeogenese, ketoplastische Aminosäuren werden über Acetoacetat in Acetyl-CoA umgewandelt und anschließend verbrannt. Dabei spielt insbesondere das Muskelprotein eine wichtige Rolle.

Klinischer Bezug

Eine unzureichende Zufuhr biologisch hochwertiger Eiweiße bei gleichzeitig ausreichender Kohlenhydratzufuhr (z. B. bei ausschließlicher Ernährung durch Reis, Mais oder Hirse) führt zum Krankheitsbild **Kwashiokor**, das durch Eiweißmangelödeme, Hypoproteinämie sowie eine Lebervergrößerung gekennzeichnet ist.

Der Abbau von Proteinen (Proteolyse) findet entweder intrazellulär in Lysosomen bzw. Proteasomen oder extrazellulär statt, vermittelt durch Proteinasen und Peptidasen. Die proteolytischen Enzyme werden dabei nach ihrem Angriffspunkt innerhalb des abzubauenden Proteins unterteilt.

Merke

Endopeptidasen bzw. -proteinasen spalten Peptidbindungen im Inneren des Proteins; *Exopeptidasen* bzw. -proteinasen spalten Peptidbindungen an den Enden eines Proteins.

Die Spezifität der einzelnen Proteasen hängt in aller Regel von den in der Umgebung der zu spaltenden Peptidbindung eingebauten Aminosäuren ab.

Klinischer Bezug

Bei Vorliegen bestimmter Gendefekte können lysosomale Enzyme ausfallen, was zu einer Speicherung bestimmter Substanzen, die jetzt nicht mehr abgebaut werden können, führt. Zu den dadurch ausgelösten **lysosomalen Speicherkrankheiten** gehören unter anderem die **Sphingolipidosen**, bei denen eine Ablagerung von Sphingolipiden im ZNS zu körperlichen und geistigen Symptomen führt.

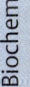

Biochemie

Sowohl im Zytosol als auch im Zellkern finden sich aus Proteinpartikeln aufgebaute proteolytische Systeme, die sog. **Proteasomen**. Ihre Aufgabe ist es, Proteine mit veränderter Raumstruktur abzubauen. An Proteasomen können allerdings nur Proteine abgebaut werden, die zuvor durch Anlagerung eines kleinen Proteins, dem sog. Ubiquitin, markiert wurden (Ubiquitinierung).

9.4   Regulation der Energiespeicherbildung und -verwertung

Die Regulation der verschiedenen Stoffwechselwege des Energiestoffwechsels wurde in den entsprechenden Abschnitten jeweils direkt beschrieben.

9.5   Pathobiochemie

9.5.1   Diabetes mellitus Typ 1

Beim Typ-1-Diabetes liegt aufgrund einer Schädigung des Pankreas ein *absoluter Insulinmangel* vor. Die pathobiochemischen Veränderungen, die damit einhergehen, lassen sich als massive „Fehlinterpretation" des niedrigen Insulinspiegels verstehen. Physiologischerweise signalisiert ein niedriger Insulinspiegel einen niedrigen Blutzuckerspiegel (BZ), worauf der gesunde Organismus mit vermehrter Glucoseneubildung und Abbau von Fetten reagiert. Beim Diabetes mellitus „interpretieren" die Gewebe, vor allem Leber und Fettgewebe, den niedrigen Insulinspiegel als physiologisches Signal für einen niedrigen BZ. Sie sind nicht in der Lage zu erkennen, dass diesmal der niedrige Insulinspiegel Ausdruck der gestörten Pankreasfunktion ist. Folglich laufen solche Stoffwechselwege ab, die auch in Hungerstoffwechselsituationen genutzt werden, um einen niedrigen BZ aufzufüllen, nämlich Gluconeogenese aus freigesetzten glucoplastischen Aminosäuren und Glykogenolyse. Tatsächlich wird durch die Abgabe von Leberglucose ans Blut jedoch eine aufgrund von *Glucoseresorptionsstörung* (Insulinmangel) bereits bestehende *Hyperglykämie* noch verstärkt.

Merke

Bei Überschreiten der sog. *Nierenschwelle* (180 mg Glucose/100 ml Blut) kommt es zur Ausscheidung von Glucose durch den Harn (Glucosurie), die von einer osmotischen Diurese gefolgt ist.

Die durch die osmotische Diurese bedingten Wasserverluste wirken sich körperweit aus, wobei insbesondere die *Dehydratation von Nervenzellen* gefährlich ist. Da Insulin normalerweise die Fette in ihren Depots zurückhält, kommt es beim Diabetes mellitus zur *Lipolyse* und anschließenden *Ketonkörperbildung* in der Leber. Die daraus resultierende Ketonämie produziert eine *metabolische Azidose*, die sich in Richtung *diabetisches Koma* auswirken kann. Neben diesen schnell auftretenden pathologischen Veränderungen gibt es beim Diabetes mellitus gefürchtete *Langzeitkomplikationen*, wie z.B. Mikro- und Makroangiopathien, Veränderungen der Retina oder Polyneuropathien.

Die kausalen Zusammenhänge, die zur Entwicklung eines Diabetes mellitus Typ 1 führen, sind bis heute noch nicht eindeutig geklärt. Eine Virusgenese wird diskutiert. Therapeutisch ist eine regelmäßige Insulinsubstitution obligat.

9.5.2   Diabetes mellitus Typ 2

Beim Typ-2-Diabetes besteht meist eine *herabgesetzte Insulinwirkung* aufgrund von Insulinrezeptordefekten oder verminderter Insulinsekretion. Da bei diesem Typ noch körpereigenes Insulin produziert wird, ist er nicht insulinpflichtig. Typ-2-Diabetes tritt überwiegend bei *älteren, fettleibigen Menschen* auf. Überernährung mit Adipositas sind bei diesem Typ wahrscheinlich die entscheidenden Manifestationsfaktoren.

Pathophysiologisch wird sowohl aufgrund der Fettgewebsvermehrung, und damit Vermehrung der Insulinrezeptoren, als auch durch das gesteigerte Nahrungsangebot eine gesteigerte Insulinausschüttung proviziert. Hohe Insulinspiegel vermindern jedoch die Insulinrezeptorzahl im Sinne einer Down-Regulation und damit auch die Insulinwirkung. Dies erfordert eine weitere Steigerung der Insulinsekretion. Ist die Kapazität der B-Zellen erschöpft, manifestiert sich der Typ-2-Diabetes.

Therapeutisch steht eine Gewichtsreduktion im Vordergrund. Medikamentös kommen vor allem Substanzen zum Einsatz, die die verbliebene Insulinproduktion bzw. Insulinsekretion steigern.

Speicherung, Übertragung und Expression genetischer Information

10.1 Nukleotide

Zu den Nukleotiden gehören *Purin- und Pyrimidinnukleotide*, die als energiereiche Verbindungen in allen Zellen viele Stoffwechselvorgänge antreiben. Sie sind Bestandteile von Coenzym A und der Cofaktoren NAD, FAD, S-Adenosylmethionin. Als aktive Stoffwechsel-Zwischenprodukte wie „aktivierte Zucker" (z. B. UDP-Glucose) stehen sie in einem funktionellen Zusammenhang mit der Synthese von Glykogen, Glykoproteinen und Glykolipiden sowie Phospholipiden. Als Ausgangssubstanz für die DNA und die RNA sind sie Träger der genetischen Information. Einige Nukleotide, wie cAMP und cGMP, sind auch zelluläre Botenstoffe (*Second Messenger*).

10.1.1 Nukleotidsynthese

Es gibt zwei Arten der Nukleotidsynthese:

- *De-novo-Synthese*, bei der aus verschiedenen metabolischen Vorstufen ein Nukleotid aufgebaut wird. Abb. 10.1 zeigt schematisch alle Substrate, die für die Purinnukleotid- bzw. Pyrimidinnukleotidsynthese benötigt werden.
- *Salvage-Pathway* (Recyclingweg), bei dem die Purinbasen, die beim Abbau der DNA bzw. RNA anfallen, für die Purinnukleotidsynthese wiederverwertet werden (s. 10.1.2 Purinabbau).

De-novo-Purinsynthese

Die Synthese der beiden Purinnukleotide Adenosinmonophosphat (**AMP,** Adenylat) und Guanosinmonophosphat (**GMP,** Gyanylat) erfolgt über die schrittweise Anlagerung von Molekülgruppen an Ribose-5-Phosphat (Abb. 10.2):

1: Ribose-5-Phosphat wird durch die Ribosephosphat-Pyrophosphokinase mit ATP als Pyrophosphat-Donator in Phosphoribosylpyrophosphat (PRPP, 5-Phosphat-Ribosyl-1-Pyrophosphat) umgewandelt.

2: An C_1 von PRPP wird eine von Glutamin abgegebene Aminogruppe mit Hilfe der Wirkung der Glutamin-PRPP-Transferase gebunden und in 5- Phosphoribosylamin umgewandelt.

3: Durch Kondensation mit Glycin unter ATP-Verbrauch entsteht Glycinamin-Ribonukleotid. Enzym: Glycinamid-Ribonukleotid-Synthetase.

4: Durch Anlagerung folgender Atome entsteht das erste Zwischenprodukt mit einem vollständigen Purinringsystem, das **Inositolmonophosphat** (**IMP**):

1. Die Aminogruppe des Glycins wird von N_{10}-Formyltetrahydrofolsäure formyliert.
2. Glutamin steuert in einer ATP-abhängigen Reaktion ein N-Atom bei. Anschließend kommt es zum Ringschluss des Fünfrings (Imidazolring).
3. Eine Caboxylgruppe wird (Biotin-unabhängig) an den Imidazolring eingeführt.
4. Aspartat gibt ebenfalls seine Aminogruppe an den Imidazolring ab. Diese Reaktion ist ATP-abhängig.
5. Das letzte C-Atom wird von der N_{10}-Tetrahydrofolsäure geliefert, wodurch der zweite Ringschluss (Sechsring) erfolgt.

5: Die Ketogruppe am C_6 des IMP wird in einer zweistufigen, GTP-abhängigen Reaktion durch eine Aminogruppe aus Aspartat ersetzt. Es entsteht AMP.

6: IMP wird am C_2-Atom durch NAD^+ oxidiert. Dieser Reaktion schließt sich die Addition einer Aminogruppe von Glutamin an, wodurch **GMP** entsteht. Dabei wird ATP in AMP und PP gespalten.

! Merke

IMP ist die gemeinsame Vorstufe für AMP und GMP. Die Aminosäurensubstrate Glutamin (GMP), Glycin und Asparaginsäure (AMP) und das Cosubstrat Tetrahydrofolsäure sind an der Purinnukleotidsynthese beteiligt.

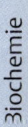

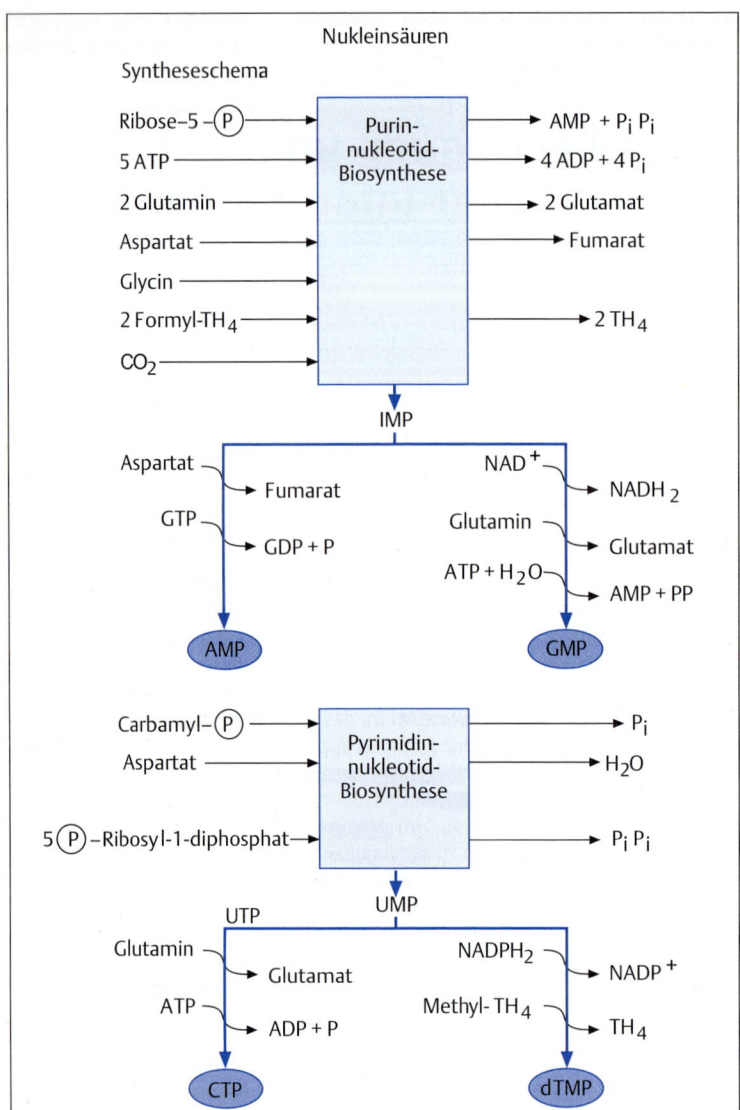

Abb. 10.**1 Substrate der Purinnukleotid- und Pyrimidinnukleotidsynthese** (*De-novo-Synthese*)

Regulation der Purinnukleotidsynthese

Die De-novo-Purinnukleotidsynthese wird durch 3 kooperative Rückkopplungsmechanismen (Feedback-Hemmung) kontrolliert:

1. Mechanismus: Die Endprodukte IMP, AMP und GMP hemmen allosterisch die Reaktion 1 und 2 (s. Abb. 10.**2**).

2. Mechanismus: GMP-Überschuss hemmt die Reaktion 6, ohne die AMP-Synthese zu beeinflussen. Dagegen führt ein Überschuss an AMP zur Hemmung der Reaktion 5, ohne die GMP-Synthese zu beeinflussen.

3. Mechanismus: GTP wird für die Umwandlung von IMP in AMP benötigt, wogegen ATP für die Synthese von GMP aus IMP nötig ist. Dieses Wechsel-spiel – GTP für die AMP-Synthese und ATP für die GMP-Synthese – bedingt eine ausgeglichene Synthese beider Nukleotide.

De-novo-Pyrimidinsynthese

Bei der Synthese der Pyrimidinnukleotide Uridin-monophosphat (**UMP**, Uridylat), Thymidinmonophosphat (**TMP**, Thymidylat) und Cytidinmonophosphat (**CMP**, Cytidylat) wird im Gegensatz zu der Purinnukleotidsynthese zuerst der Pyrimidinring gebildet, der dann mit Ribose-5-Phosphat gekoppelt wird (Abb. 10.**3**).

Syntheseweg bis zur Stufe des UMP: Bis zu der Stufe des UMP folgt die CMP- und TMP- Synthese einem gemeinsamen Syntheseweg:

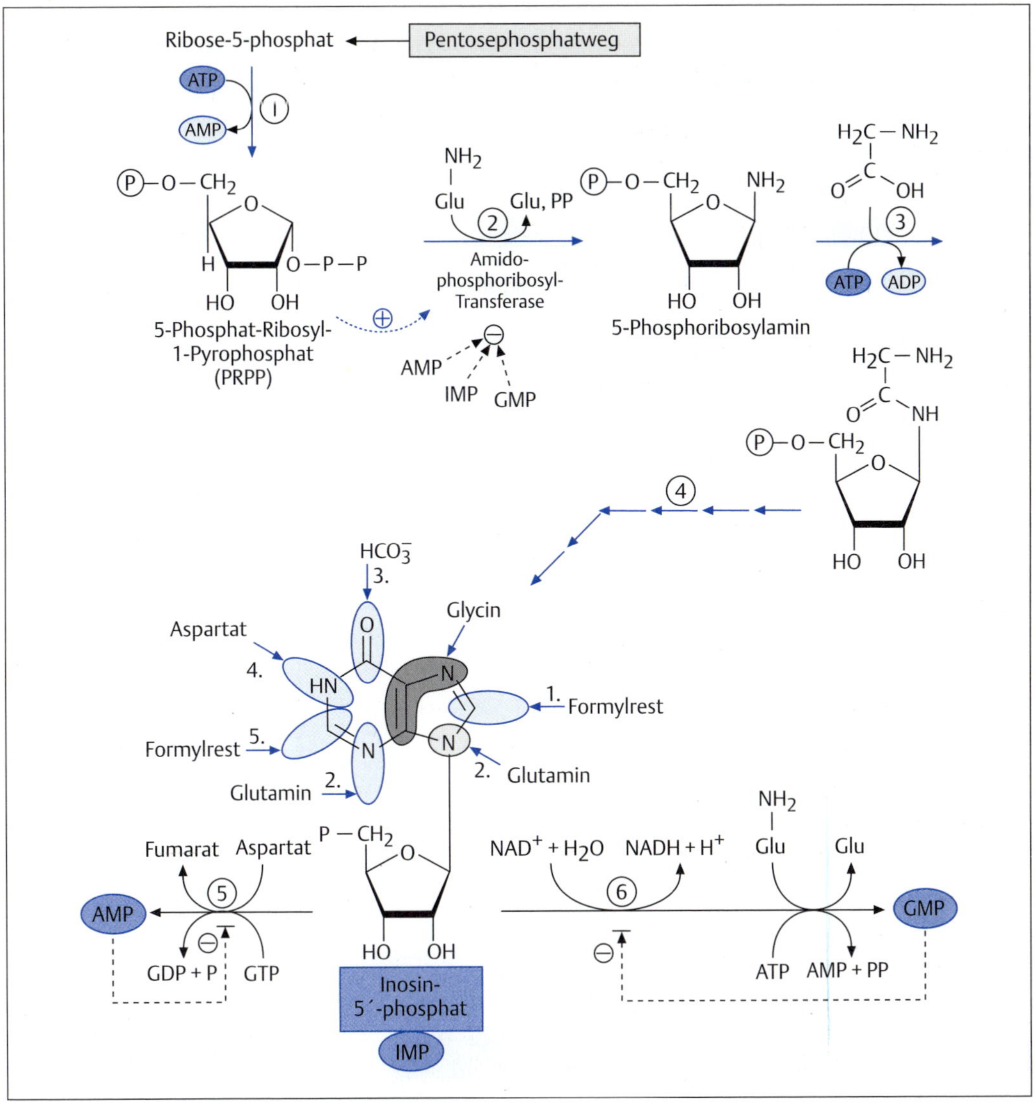

Abb. 10.**2 Purinnukleotidsynthese** und Regulation (gestrichelt)

1: Glutamin reagiert mit CO_2 (in Form von HCO_3^-) durch die Carbamylphosphat-Synthetase II* zu **Carbamylphosphat.** Diese Reaktion benötigt 2 ATP.
2: Aspartat kondensiert mit Carbamylphosphat unter Katalyse der Aspartat-Transcarbamoylase zu Carbamylaspartat. Im Gegensatz zur Purinsynthese, wo Aspartat nur N-Lieferant ist, wird hier das Kohlenstoffgerüst von Aspartat eingebaut.
3: Durch Wasserabspaltung aus Carbamylaspartat durch die Dihydroorotase schließt sich der Pyrimidinring unter Bildung von **Dihydroorotsäure**.
4: Dihydroorotsäure wird durch NAD+ zu dem Pyrimidinderivat **Orotsäure** oxidiert (dehydriert). Enzym: Dihydroorotsäure-Dehydrogenase.

5: Orotsäure reagiert mit Phosphoribosylpyrophosphat (PRPP) unter Pyrophosphat-Abspaltung (PP) zu **Oritidin**-5-Phosphat. Enzym: Phosphorybosyl-Transferase

*Der Organismus besitzt 2 verschiedene Carbamylphosphat-Synthetasen (I und II). Die Carbamylphosphat-Synthetase I kommt nur in den Mitochondrien der Hepatozyten vor und stellt Carbamylphosphat für die Harnstoffsynthese bereit. Stickstoff-Quelle ist freies Ammoniak (NH_3), das entgiftet wird (Kap. 8.4). Die Carbamylphosphat-Synthetase II ist im Zytosol aller Gewebszellen lokalisiert und dient der Pyrimidinsynthese. N-Quelle ist hier Glutamin (s. oben).

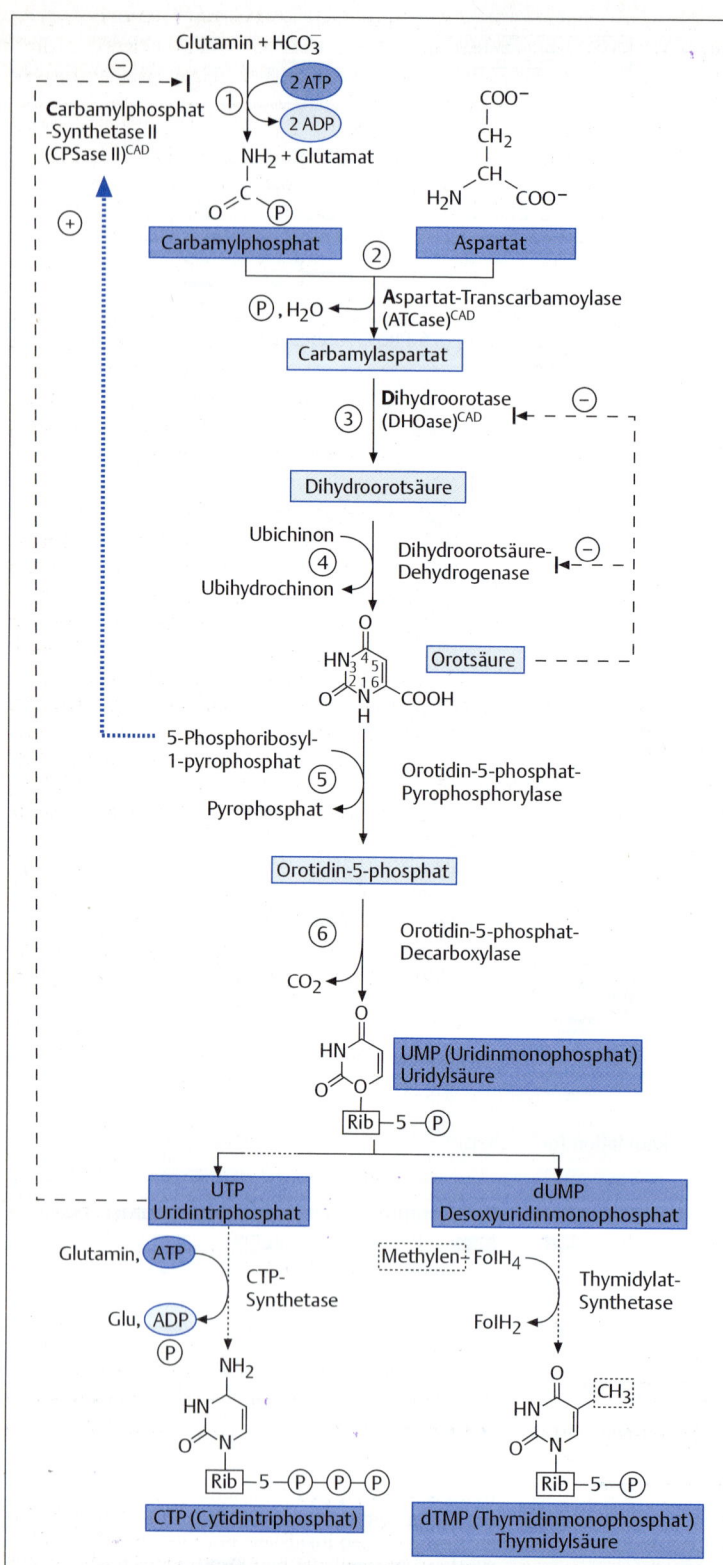

Abb. 10.3 Pyrimidin-synthese und Regulation (gestrichelt) Carbamylphosphat-Synthetase II ①, Aspartat-Transcarbamoylase ② und Dihydroorotase ③ sind Bestandteile eines einzigen multikatalytischen Proteins (*CAD*-Protein, siehe Text); ⊖ allosterische Hemmung; ⊕ allosterische Aktivierung

6: Durch Decarboxylierung des Oritidin-5-Phosphates entsteht **Uridinmonophosphat** (**UMP**). Enzym: Oritidin-5-Phosphat-Decarboxylase.

CMP-Synthese aus der Vorstufe UMP: CMP kann in der De-novo-Synthese nur in seiner Triphosphatform Cytidintriphosphat (CTP) aus UTP synthetisiert werden: UMP wird in einer 2 ATP-abhängigen Reaktion zunächst zum Di- und dann zum Triphosphat UTP phosphoryliert. Eine Aminogruppe aus Glutamin wird an das C_4-Atom des UTP gebunden, wobei CTP entsteht.

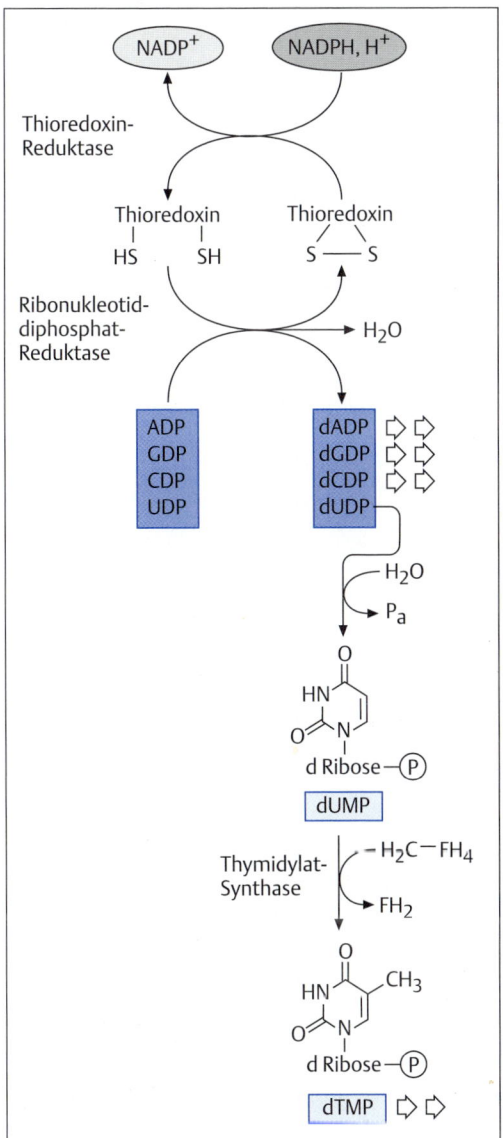

Abb. 10.4 Bausteine der DNA, also **Desoxyribonukleotide**, werden durch die Reduktion der entsprechenden Ribonukleotide geliefert

TMP-Synthese aus der Vorstufe UMP: Thymidylat kann nur über das Desoxyribonukleotid dUMP synthetisiert werden. Die Thymidylatsynthetase katalysiert die Übertragung einer C_1-Einheit von Tetrahydrofolsäure (s. 5.3.5) auf dUMP, wobei dTMP entsteht. Zur Desoxynukleotidsynthese s. unten.

Regulation der Pyrimidinnukleotidsynthese: In Eukaryonten werden die ersten drei Schritte der De-novo- Pyrimidinsynthese von einem multikatalytischen Enzym, dem *CAD*-Protein (Carbamylphosphat-Synthetase II, Aspartat-Transcarbamoylase, Dihydroorotase; nach Buddecke: Enzymkomplex A), katalysiert. Dieses besitzt für jede Reaktion ein aktives Zentrum. Die Dihydroorotase-Aktivität wird durch Orotsäure, die Carbamylphosphat-Synthetase-II-Aktivität durch UTP allosterisch gehemmt (Zwischen- bzw. Endprodukthemmung).

Desoxyribonukleotidsynthese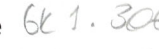

Die Reduktion der Ribonukleotide durch eine mehrstufige Redoxreihe zu Desoxyribonukleotid erfolgt auf der Diphosphatstufe der Ribonukleotide und ist für die Synthese der DNA relevant. Dabei werden Wasserstoff-Atome von NADPH/H+ durch die Thioredoxin-Reduktase, ein Flavoprotein mit FAD als prosthetischer Gruppe, auf Thioredoxin übertragen, wo sie durch Reduktion eine Disulfidbrücke spalten. Die SH-Gruppen des Thioredoxins liefern die Elektronen für die Reduktion der Ribonukleotid- Diphosphate durch die Ribonukleotid-Reduktase (Abb. 10.4).

> ### Klinischer Bezug
>
> Pyrimidin-Analoge wie das **5-Fluoruracil** (in der Klinik auch als 5-FU bekannt) hat zur Thymidilatsynthase (Abb. 14.4) eine ca. 4000-mal höhere Affinität als die von dUMP, was zu einer Störung der DNA-Synthese führt. 5-FU findet seine Anwendung im Rahmen der Chemotherapie bei kolorektalen Karzinomen.

10.1.2 Nukleotidabbau

Mononukleotide, die beim intrazellulären Abbau von RNA anfallen (DNA wird dagegen erst nach dem physiologischen Zelltod abgebaut), werden entweder wiederverwendet oder abgebaut.

Purinabbau (Salvage-Pathway)

Purinbasen werden bis zu ca. 90% durch Verknüpfung mit PRPP wieder zu Mononukleotiden aufgebaut. Die nicht wiederverwendeten Purinbasen werden im Organismus zu Harnsäure (Urat) abgebaut und zu 30% über den Darm und zu 70% über die Niere ausgeschieden (Abb. 10.5):

- *AMP-Abbau:* AMP wird hydrolytisch durch eine Nukleotidase zu dem Nukleosid Adenosin (Adenin + Ribose) abgebaut, das durch Desaminierung

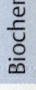

Inosin liefert. Inosin wird zu der Purinbase Hypoxanthin und Ribose hydrolysiert. Hypoxanthin
wird von der Xanthinoxidase, einem Flavoenzym,
das ein Molybdänatom und vier Eisen-Schwefel-
Zentren in seiner prosthetischen Gruppe enthält,
via Xanthin zu Harnsäure oxidiert. Im Rahmen
dieser Reaktion entsteht zellgiftiges H_2O_2, das durch
Peroxidasen und Katalasen entgiftet wird.
- *GMP-Abbau:* GMP wird zu Guanosin hydrolysiert,
von dem freies Guanin abgespalten wird. Durch

die Desaminierung von Guanin entsteht Xanthin,
das von der Xanthinoxidase zu Harnsäure umgesetzt wird.

> **❗ Merke**
>
> Beim Menschen ist die Harnsäure (Urat) Endprodukt
> des Purinabbaus, wogegen viele Säugetiere sie bis
> Allantoin oder Allantoinsäure abbauen können.

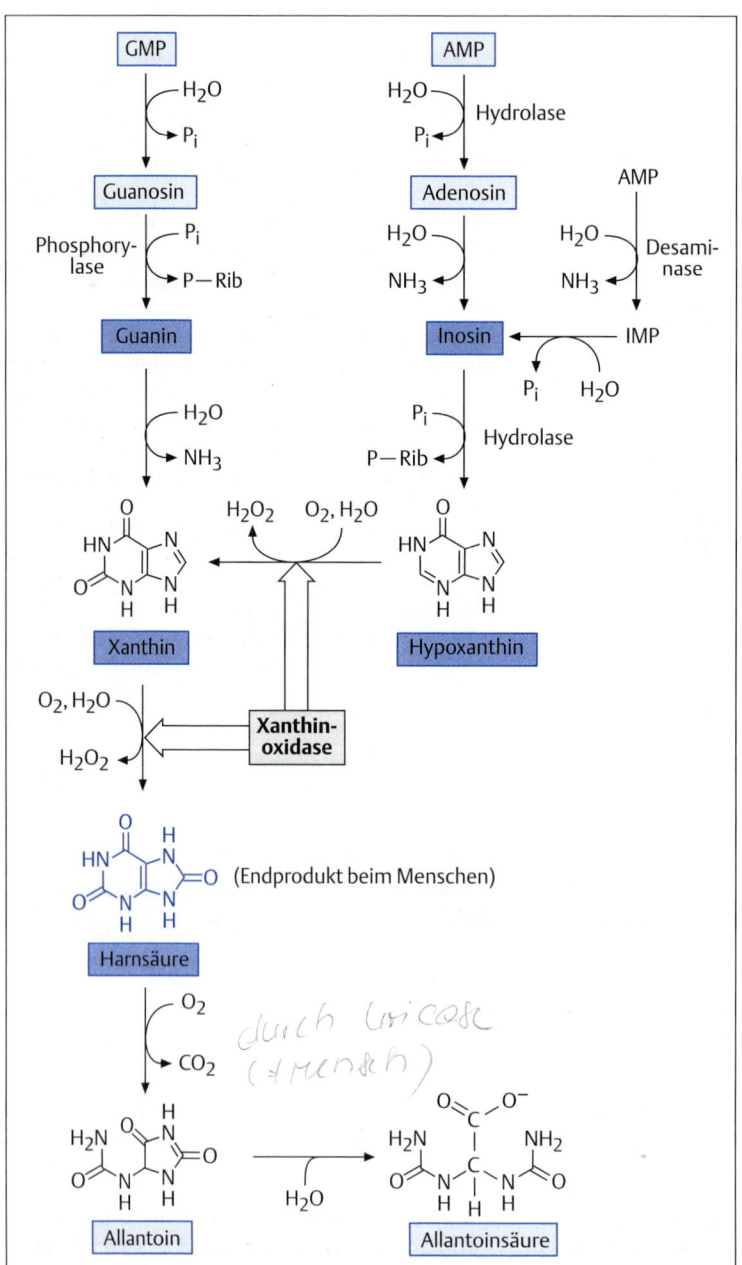

Abb. 10.**5 Abbau der Purinnukleotide**

Klinischer Bezug

Harnsäure ist im Blut sehr schlecht löslich und kann bei Überangebot (**Hyperurikämie**) in Form von Harnsäurekristallen im Körper ausfallen und zu einem **Gichtanfall** führen: Stark schmerzhafte Entzündung des Großzehengrundgelenks mit Hautrötung, Überwärmung und Schwellung sind die klassischen Symptome eines akuten Gichtanfalls. Eine therapeutische Möglichkeit ist die Anwendung eines Urikostatikums, das den Xanthinoxidase-abhängigen Abbau von Xanthin und Hypoxanthin hemmt, z. B. Allopurinol.

Pyrimidinabbau

Pyrimidinbasen werden im Gegensatz zu den Purinbasen, die im menschlichen Organismus nur bis zur Harnsäure abgebaut werden, in kleine Fragmente zerlegt, die wieder in den Stoffwechsel eingeschleust oder ausgeschieden werden:

- *UMP-Abbau:* UMP wird hydrolytisch zu Uridin abgebaut, von dem freies Uracil abgespalten wird. Der Pyrimidinring des Uracils wird reduziert und hydrolytisch gespalten. Unter weiterer Abspaltung von CO_2 und NH_3 entsteht *ß-Alanin*, das beim weiteren Abbau zu Acetyl-CoA CO_2 und NH_3 liefert.
- *CMP-Abbau:* Beim CMP-Abbau anfallendes Cytosin wird durch Desaminierung in Uracil umgewandelt, das wie oben beschrieben zu *ß-Alanin* abgebaut wird.
- *dTMP-Abbau:* Der Abbau von dTMP entspricht dem des UMP, wobei das Endprodukt *ß-Aminoisobutyrat* entsteht.

10.2 Nukleinsäuren

10.2.1 DNA-Replikation

Allgemeines

Voraussetzung jeder Zellteilung ist die identische Reduplikation (= *Replikation*) der Chromosomen im Kern der Elternzelle. Die Chromosomenverdopplung spielt sowohl beim Wachstum des Organismus als auch bei der Neubildung von Zellen im ausdifferenzierten Organismus eine wichtige Rolle, z. B.
1. in allen Organen, deren Zellen einem hohen Verschleiß unterliegen (*Wechselgewebe:* Zellen der Epidermis oder des Magen-Darm-Kanals),
2. bei Zellen, die auf ein bestimmtes Signal hin hohe Teilungsraten erreichen (*immunkompetente Zellen*),
3. bei Zellen, die kontinuierlich nachgebildet werden müssen ($200 \cdot 10^9$ *Erys* pro Tag), oder
4. im pathologischen Fall bei *Tumorwachstum*.
Die Chromosomenverdopplung findet in der **S-Phase** des Zellzyklus statt, wo Histone, Nichthistonproteine und DNA synthetisiert werden. Histone und Nichthistonproteine gelangen nach ihrer zytoplasmati-

schen Synthese in den Zellkern und assoziieren sich mit der neusynthetisierten DNA zu Chromatin (s. 4.3). Im folgenden Abschnitt wird auf die Synthese der Nukleinsäure DNA eingegangen.

Semikonservative Replikation

Im Prozess der DNA-Replikation dient jeder der beiden Einzelstränge der DNA-Doppelhelix als Matrix zur Synthese eines neuen Stranges → *semikonservative Replikation.* Sie beginnt bei Eukaryonten an vielen Stellen im Chromatin → *Replikons,* bei Prokaryonten dagegen an einer festgelegten Stelle.

 Merke

Die *Syntheserichtung* verläuft nur von *5' nach 3'* (Ableserichtung: von 3' nach 5'). Als Voraussetzung müssen ausreichende Mengen Nukleotide (Vorläufer der DNA) als energiereiche Desoxynukleosidtriphosphate (dATP, dGTP, dCTP, dTTP) und Mg^{2+} als Cofaktor zur Verfügung stehen.

DNA-Replikation bei Prokaryonten (Abb. 10.**6**)

Die Replikation kann in 3 Phasen unterteilt werden: Initiation, Elongation und Termination, die sich durch die Art der stattfindenden Reaktionen und die dazu benötigten Enzyme unterscheiden.

- **Initiation:** In der Initiationsphase wird die DNA-Doppelhelix für die Synthese der neuen DNA vorbereitet, indem eine *Replikationsgabel* entsteht: Die Elternstränge werden entspiralisiert, und die aufgetrennten Stränge für die nachfolgende Phase (Elongation) bereitgestellt.
  1. Die beiden komplementären DNA-Stränge der Doppelhelix können nur als Matrizen dienen,

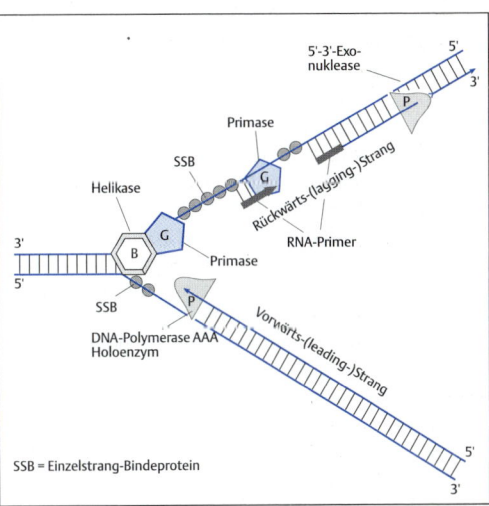

Abb. 10.**6** Schema der **DNA-Replikation bei Prokaryonten** (aus Knippers, Thieme 1995)

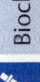 Biochemie

wenn sie durch *Helikasen* unter ATP-Verbrauch voneinander getrennt werden.

2. Die Strangauftrennung durch die Helikase erzeugt Spannungen in der helikalen DNA-Struktur, die durch die *Topoisomerase II (*bei Bakterien Gyrase genannt) beseitigt werden.

3. *Einzelstrangbindende Proteine* (SSB-Protein = *single strand binding protein*) stabilisieren und spreizen die getrennten DNA-Stränge für die weiteren Schritte.

4. Da die DNA-Polymerasen (s.unten) nur an 3'-OH-Enden von bereits bestehenden Anfangsmolekülen Desoxynukleotide anheften können, werden RNA-Stücke als Primer (Startstücke) in 5'→ 3' -Syntheserichtung durch die *Primase (DNA-abhängige RNA-Polymerase*)* synthetisiert → es entstehen RNA-DNA-Hybride.

■ **Elongation:** Wie oben schon erwähnt, erfolgt die Syntheserichtung des DNA-Strangs immer von 5' nach 3'. Da die beiden DNA-Stränge antiparallel laufen, erfolgt die Synthese an einem Strang kontinuierlich (Leitstrang) und am anderen Strang diskontinuierlich (Folgestrang):

– *Synthese am Leitstrang:* Nach der Primersynthese werden komplementäre Desoxynucleosidtriphosphate durch die *DNA-Polymerase III* unter Pyrophosphatabspaltung an den Primer gefügt. Die DNA-Synthese schreitet am Leitstrang Richtung Replikationsgabel kontinuierlich fort.

– *Synthese am Folgestrang:* Da die DNA-Polymerase III Nukleotide nur in 5'→3'-Richtung verknüpfen kann, und eine kontinuierliche Synthese in 3'→5'-Richtung verlaufen *müsste*, werden am Folgestrang nach der Synthese des Primers, von der *DNA-Polymerase III* immer nur kurze DNA-Stücke (*Okazaki-Fragmente*) synthetisiert, die von hinten nach vorne, d. h. von der Replikationsgabel weg (in 5'→3'-Syntheserichtung) wachsen (s. Abb. 10.**6**). Jedes Okazaki- Fragment benötigt seinen eigenen Primer, der von der Primase (s.oben) aufgebaut werden muss. Die RNA-Primer werden dann von der *Polymerase I* oder von der *RNase H* (Ribonuklease) entfernt und entstehende Lücken durch komplementäre Nukleotide durch dasselbe Enzym gefüllt. Schließlich verknüpft die *DNA-Ligase* aneinanderfolgende Okazaki-Fragmente, indem es die Bildung einer Phosphodiesterbindung zwischen einer 3'-OH-Gruppe am Ende des einen DNA-Stranges eines Okazaki-Fragments und einem 5'-Phosphatrest am Ende eines anderen Stranges katalysiert. Der Phosphatrest wird je nach Species mittels NAD⁺ oder ATP aktiviert, damit die erforderliche chemische Energie zur Verfügung steht.

* DNA(x)-abhängige RNA(y)-Polymerase:
  x-abhängig → x gibt an, was abgelesen wird;
  y-Polymerase → y gibt an, was synthetisiert wird.

■ **Termination:** Wie man aus der Abb. 10.**6** entnehmen kann, läuft die Replikation bidirektional (durch die Entspiralisierung entstehen zwei Replikationsgabeln). Die Prokaryonten-Replikation läuft so lange ab, bis beide Replikationsgabeln aufeinandertreffen (Replikationsende).

> **❗ Merke**
>
> Beim Replizieren der DNA durch die Polymerase III können spontane Fehler auftreten. Die Polymerase I und III besitzen eine Korrektur-Reparatur-Funktion, d. h. sie schneiden falsche Nukleotide aus (→ *Exonuklease-Aktivität*) und ersetzen diese durch richtige Nukleotide (in 5'→3'-Richtung).

DNA-Replikation bei Eukaryonten

Im wesentlichen gilt das Replikationsmodell der Prokaryonten (Abb. 10.**6**) auch für Eukaryonten. Wichtige Unterschiede sind in der Tab. 10.**1** dargestellt.

Tab. 10.1 Unterschiedliche Enzyme in der Prokaryonten- und Eukaryonten-Replikation

Enzyme	Hauptfunktion
Polymerase α	Primer-Synthese mit nachfolgender Verlängerung kurzer DNA-Stücke
RP-A-Protein	Entspricht dem Einzelstrang-bindenden Protein (SSB-Protein)
Polymerase δ	DNA-Synthese wie bakt. Polymerase III, Reparatur
Polymerase ε	DNA-Synthese wie bakt. Polymerase III, Reparatur
Polymerase β	DNA-Reparatur
Polymerase γ	mitochondriale DNA-Replikation

Hemmstoffe der Replikation

Hemmstoffe der Replikation finden in der Klinik therapeutische Bedeutung. Dabei sind zwei Angriffspunkte in der Replikation denkbar: an der DNA selbst, z.B. durch Intercalation (Hemmstoff setzt sich zwischen Basenpaare) und an dem Enzymsystem der Replikation. In der Tab. 10.**2** sind wichtige Hemmstoffe zusammengestellt.

10.2.2   DNA-Schädigung und -Reparatur

Die DNA kann durch Einwirkung von Chemikalien und Strahlung (UV- und Röntgenstrahlung) verändert werden. Zum Schutz besitzt jede Zelle Reparaturenzyme, die DNA-Defekte reparieren können. Als Voraussetzung muss ein DNA-Strang als intakte Matrize für die Reparatur des defekten Stranges zur Verfügung stehen. Nachfolgend werden schädliche Einflüsse und Reparatur-Systeme besprochen.

Tab. 10.**2 Hemmstoffe der Replikation**

Hemmstoff	Reaktion	Verwendung
Hydroxyharnstoff	hemmt die Ribonucleid-Reduktase	Tumor-Behandlung
Mitomycin	bindet kovalent an DNA	Tumor-Behandlung
Cytosinarabinosid	Pyrimidinanaloge Substanz, besitzt Arabinose statt Ribose → Hemmung der Polymerase	Tumor-Behandlung
Actinomycin	intercaliert bei C – G	Tumor-Behandlung, Antibiotikum
Nocobiocin*	Gyrase-Hemmer	Antibiotikum

*Hemmstoff bei Prokaryonten

Ursachen der DNA-Schäden

- *UV-induzierte Schäden:* Unter Einwirkung von UV-Strahlen kommt es zur Bildung kovalenter Bindungen zwischen benachbarten Pyrimidinbasen (Thymindimere, Cytosindimere oder gemischtes Dimer). H-Brücken mit den gegenüberliegenden Purinbasen heben sich auf. Bei der nächsten Replikation kommt es zum Einbau falscher Basen.
- *Chemikalieninduzierte Schäden:* Chemische Substanzen, die mit der DNA reagieren und sie dadurch verändern, sind Mutagene, z.B.:
  – Alkylierende Verbindungen können Methyl- oder Ethylgruppen auf Nukleotidbasen übertragen.

Dabei wird die Base so verändert, dass sie mit einer falschen Base Wasserstoffbrücken bildet (z.B. Nitrosamine).
– Polyzyklische Kohlenwasserstoffe werden in den Leberzellen in Mutagene überführt, die dann die Basen in den DNA-Bausteinen verändern (z.B. Benzpyren, Aflatoxin).
- *Strahleninduzierte Schäden:* Elektromagnetische Strahlung (Röntgen- und γ-Strahlung) und korpuskuläre Strahlen (α- und β-Strahlen) geben beim Eindringen in die Zellen Energie ab und können dadurch DNA-Strangbrüche (Doppelstrang- oder Einzelstrangbruch), kovalente Verbindungen gegenüberliegender Basen, Zerstörung oder Strukturveränderungen von DNA-Basen und von Desoxyriboseresten verursachen.

Klinischer Bezug

Die im **Zigarettenrauch** vorkommenden Nitrosamine und Benzpyren, die durch aktives und passives Rauchen inhaliert werden, sind Mutagene, die in der DNA Mutationen induzieren und dadurch Krebs auslösen können. Die durch **Schimmelpilze** (*Aspergillus*-Arten) synthetisierten Aflatoxine kommen in verunreinigten Lebensmitteln vor und können Leberkarzinome verursachen (Aflatoxin B$_1$).
Xeroderma pigmentosum ist ein autosomal-rezessiv vererbtes Leiden, das auf verschiedenen Defekten in der Reparatur UV-Licht-induzierter DNA-Schäden beruht. Die gewöhnliche Sonnenbelichtung führt deshalb schon im Kindesalter zu multiplen Hauttumoren (z.B. Plattenepithelkarzinomen).

DNA-Reparatursysteme

Zur Abwehr der DNA-Schäden stehen folgende Reparatursysteme zur Verfügung:
- *Exzisionsreparatur:* Hierbei können einzelne abnorme Basen oder, bei größeren DNA-Schäden (Pyrimidindimere), Nukleotide herausgeschnitten (Exzision) und ersetzt werden. Abb. 10.7 zeigt am Beispiel des Thymindimers die DNA-Reparatur mit den für die Reparatur notwendigen Enzymen.

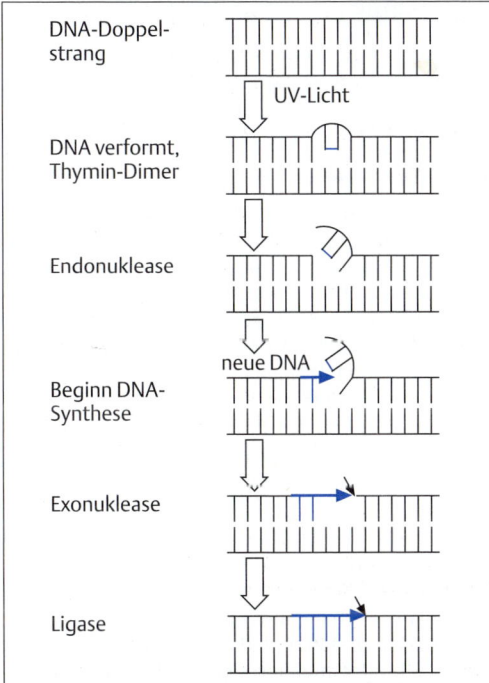

Abb. 10.**7 DNA-Reparatur** durch Exzision

Biochemie

- *Photoreparatur:* Unter der Einwirkung von UV-Licht (340–400 nm) kann das Enzym *Photolyase* DNA-Schäden beheben.

10.2.3 Proteinbiosynthese

Grundlagen

Zum besseren Verständnis werden hier Grundlagen der Proteinbiosynthese zusammengefasst, die im Biologie-Kapitel bereits ausführlich besprochen wurden. In den Proteinen der Lebewesen treten in der Regel 20 verschiedene Aminosäuren in einer spezifischen Sequenz auf. Die spezifische Aminosäurensequenz eines Proteins kann nur in der Basensequenz der DNA verschlüsselt vorliegen, da die übrigen DNA-Bausteine (Phosphat- und Desoxyriboserest) in regelmäßigem Wechsel aufeinander folgen. Die Basensequenz wirkt quasi wie ein Code, der jeder Aminosäure ihren Platz in der Polypeptidkette zuweist. In der DNA kommen nur vier Basen (Adenin, Guanin, Cytosin, Thymin) vor, die 20 Aminosäuren codieren müssen. Bei der Kombination von drei Basen ergeben sich $4^3 = 64$ Möglichkeiten zur Bestimmung jeder der 20 Aminosäuren. Demnach ist ein bestimmtes Trinukleotid-**Triplett** einer bestimmten Aminosäure zugeordnet.

Die Proteinbiosynthese erfolgt an den Ribosomen. Da die Erbanlagen aber im Zellkern in der DNA codiert sind, muss ein Botenstoff die Information vom Zellkern ins Zytoplasma übertragen. Diese Funktion wird von einer besonderen RNA übernommen, die als **Messenger-RNA** (Boten-RNA) bezeichnet wird. Die Umschreibung der Basensequenz der DNA in die komplementäre Basensequenz der RNA wird als **Transkription** bezeichnet. Die Übersetzung der in der Basenabfolge der mRNA liegenden genetischen Informationen in eine Folge von Aminosäuren, die nach ihrer Verknüpfung ein bestimmtes Protein bilden, heißt **Translation**. Die Basen-Tripletts der DNA, die die Aminosäuren codieren, nennt man **Codogene**. Dem Codogen entspricht nach der Transkription ein komplementäres Basen-Triplett **Codon** auf der mRNA. Die Gesamtheit aller Codons ist der **genetische Code** (s. Biologie 2.1.3). Die Codons auf der mRNA werden von einer spezifischen tRNA (Transfer-RNA) wiederum durch das Prinzip der Basenpaarung erkannt: Ein bestimmtes Triplett an der tRNA → **Anticodon** paart sich mit einem komplementären Codon der mRNA. Dabei ist von ausschlaggebender Bedeutung, dass ein tRNA-Molekül mit einen bestimmten Anticodon nur eine bestimmte Aminosäure transportiert → *jede Aminosäure hat ihre spezifische tRNA.*

10.2.4 Transkription

Definition

Die Basensequenz der DNA wird in eine komplementäre Basensequenz der RNA übertragen. Dieser Vorgang wird als Transkription bezeichnet. Funktionell unterscheidet man 4 Typen von RNA: mRNA (messenger-RNA), tRNA (Transfer-RNA), rRNA (ribosomale RNA) und snRNA (small nuclear RNA).

Substrate und Enzyme der RNA-Synthese

Für die Transkription müssen genügend RNA-Vorläufer angeboten werden: die Ribonucleosidtriphosphate ATP, GTP, CTP und UTP sowie Mg^{2+} als Cofaktor. An die Stelle der DNA-Base Thymin wird *Uracil,* anstelle des DNA-spezifischen Zuckers Desoxyribose wird *Ribose* eingebaut.

Der Vorgang der Transkription wird in der eukaryontischen Zelle durch drei verschiedene *DNA-abhängige RNA-Polymerasen* katalysiert, die aus zwei großen und ca. 10 kleinen Untereinheiten bestehen:

- *RNA-Polymerase I:* Transkription der Gene für 3 verschiedene rRNAs (s.unten), die in den Ribosomen vorliegen.
- *RNA-Polymerase II:* Transkription der Gene für die Synthese der mRNA.
- *RNA-Polymerase III:* Transkription der Gene für die Synthese der tRNAs, 5-S-rRNAs und einige kleine, spezielle RNA-Moleküle (snRNA).

> **❗ Merke**
>
> α-*Amanitin* (Gift des Knollenblätterpilzes) hemmt die Polymerase II bei niedrigen (mRNA↓), die Polymerase III bei hohen Konzentrationen (tRNA↓) und die Polymerase I gar nicht.

mRNA-Synthese

Initiation: Für die Initiation sind sog. Transkription-Aktivatorproteine (TF, Transkriptionsfaktoren) notwendig. Diese bilden mit der RNA-Polymerase II einen *oligomeren Initiations-Komplex,* da die RNA-Polymerase II nicht in der Lage ist, an die DNA zu binden. Der Komplex bindet an spezifische Sequenzen am 5'-Ende der DNA-*Promotoren,* die als Startstelle die Transkription regulieren. Die Transkription beginnt somit am 3'-Ende des Promotors. Eine Promotorregion kann verschiedenartig aufgebaut sein:

- *TATA-Box:* Adenin- und Thyminreiche Promotorsequenzen mit typischer Folge „TATAAA";
- *CCAAT und GC-Boxen:* CCAAT- bzw. GC-reiche Promotorsequenzen;
- *Inr-Element:* Pyrimidinreiche Promotorsequenzen.

Elongation: Nach der Initiation wird der DNA-Strang enzymatisch gespalten und entspiralisiert. Die Polymerase II bindet an den codogenen Strang, wandert darauf und verknüpft zur DNA-Sequenz komplementäre Nucleosidtriphosphate unter Pyrophosphatspaltung zum primären Transkriptionsprodukt *Prä-mRNA (hnRNA)*. Die Prä-mRNA wird in 5'-3'-Richtung aufgebaut, während der codogene Strang in 3'-5'-Richtung abgelesen wird.

Termination: Die RNA-Synthese läuft solange ab, bis die RNA-Polymerase II auf eine Stopsignalsequenz am codogenen Strang stößt, die ihre Abdissoziation auslöst.

Processing: Aus der nicht funktionsfähigen hnRNA entsteht *im Zellkern* durch Umwandlung (Processing) die fertige mRNA, dabei sind folgende chemische Modifikationen notwendig:

- Anhängen einer *Cap-Struktur* (7-Methylguanosin-Rest) durch Kondensation eines Moleküls GTP mit der Triphosphatgruppe an das 5'-Ende der hnRNA und anschließender Methylierung am N_7 des

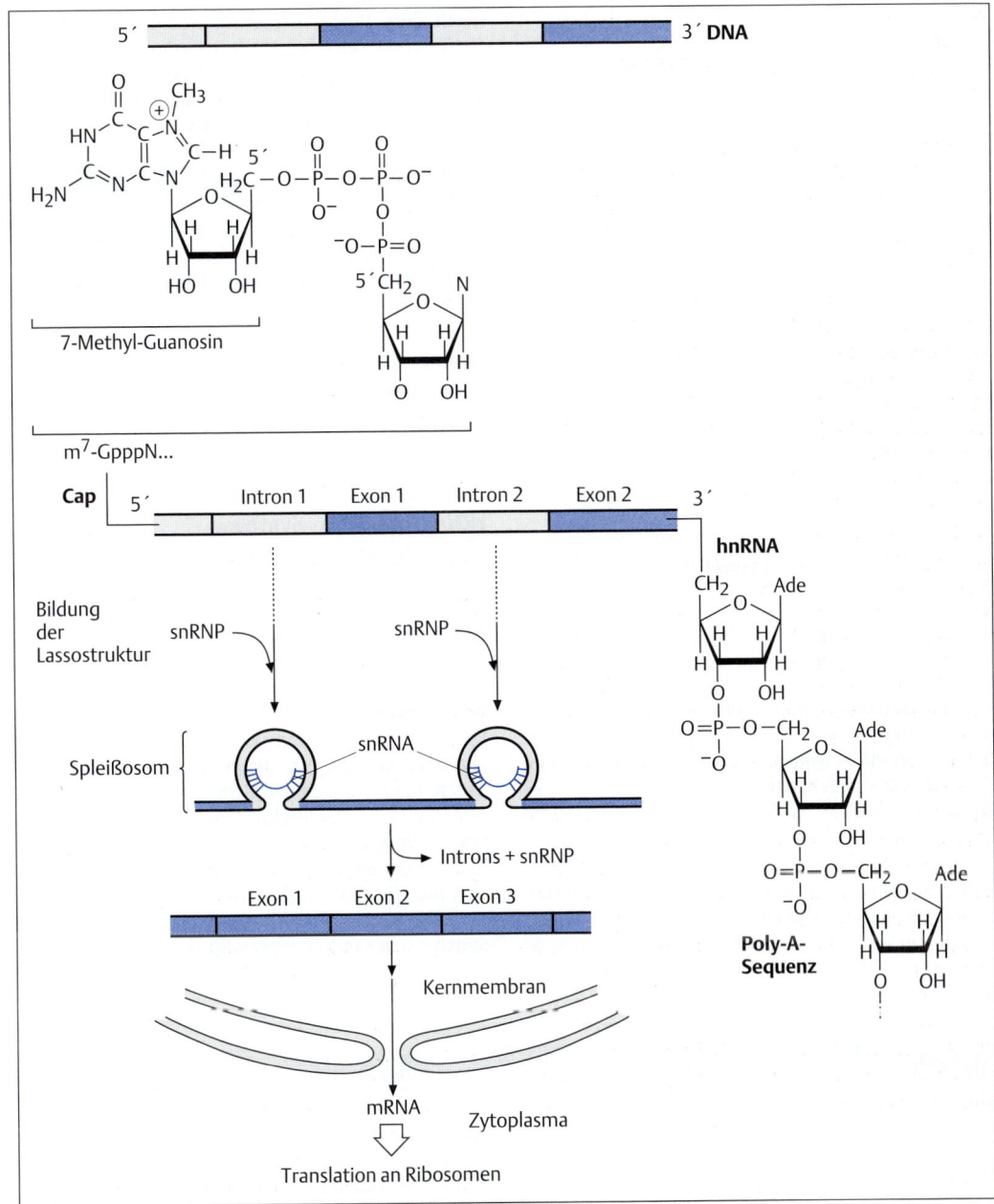

Abb. 10.**8** **5'- und 3'-Modifizierung von mRNA und Splicing** (Übersicht)

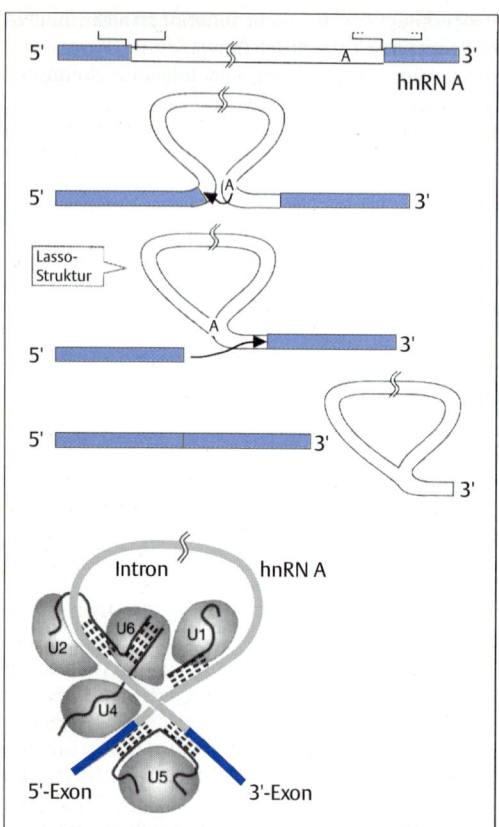

Abb. 10.9 Ausbildung der **Lassostruktur**; unten: **Splei-ßosom** (aus Koolman/Röhm, Thieme 1994)

Guanins (s. Abb. 10.8). Sie dient der Bindung der mRNA an das Ribosom zur Einleitung der Translation (s. Biologie, Kap. 2) und als Schutz vor enzymatischem Abbau.

■ Eine *Poly-AMP-Sequenz* (100–200 Basen) wird an das 3'-Ende angehängt.
■ *Splicing:* hnRNA enthält sowohl Aminosäuren codierende Sequenzen→*Exons,* als auch nicht-codierende, intervenierende Sequenzen → *Introns.* Introns werden aus der hnRNA herausgeschnitten und die übrig gebliebenen Exons zusammengefügt. Dieser Vorgang wird durch 5 verschiedene

Ribonukleo-Protein-Komplexe → *snRNP* kataly-siert. snRNPs bestehen aus mehreren Proteinen und je einem nukleären RNA-Molekül → *snRNA* (= small nuclear RNA) (Abb. 10.9). snRNP und hnRNA bilden Komplexe → *Spleißosomen,* in denen snRNA Basenpaarungen miteinander und mit der hnRNA eingehen und so die Exonenden zusammenhalten, damit die enzymatische Spaltung der Introns durch *Endonukleasen* und das Zusammenfügen durch *Ligasen* korrekt erfolgt.
Nach dem Processing wird die reife mRNA vom Zellkern ins Zytoplasma transportiert, wo die Translation stattfindet. Dabei codiert *bei Eukaryonten* ein mRNA-Molekül nur für eine einzelne Polypeptidkette → *monocistronische mRNA.*

> **! Merke**
>
> Die eukaryonte mRNA ist monocistronisch. Sie entsteht durch Splicing aus hnRNA (*Exons* werden *exprimiert*) und durch Modifikation ihrer Enden (5'-Ende: Cap-Struktur; 3'-Ende: Poly-AMP-Sequenz).

Hemmstoffe der Transkription

Die Transkription kann u. a. durch Antibiotika oder Zytostatika (Tumor-Therapie) gehemmt werden. Tab. 10.3 fasst prüfungsrelevante Transkriptionshemmer zusammen.

rRNA- und tRNA- Synthese

Fragen zur rRNA- und tRNA-Synthese werden selten gestellt. Sie verläuft nach demselben Prinzip wie die mRNA-Synthese. Im Zellkern werden von dem Gen für rRNA und tRNA große Vorstufen transkribiert (prä-rRNA bzw. prä-tRNA), die noch im Kern dem Processing unterworfen werden:
rRNA-Processing: Die prä-rRNA besitzt eine Gen-Spacer-Gen Anordnung, wobei die Spacer nicht transkribiert werden. Aus der 45 S* prä-rRNA werden durch Endonukleasen die rRNA-Typen 28 S, 18 S und 5,8 S herausgeschnitten. Die 5 S-rRNA wird von einer anderen Chromosomen-Region transkribiert. Die verschiedenen rRNA-Typen verbinden sich mit ribosomalen Proteinen und RNA-Proteinen zum Ribonukleo-Protein-Partikel und dienen der **Synthese der eukaryonten 80-S-Ribosomen:**

Tab. 10.3 **Hemmstoffe der Transkription** (RAMA)

Hemmstoff	Reaktion	Verwendung
Rifampicin	hemmt bakt. RNA-Polymerase	Tuberkulose-Behandlung
Actinomycin	intercaliert bei C – G	Tumor-Behandlung
Mitomycin	bindet an DNA, RNA-Polymerase kann die DNA nicht ablesen	Tumor-Behandlung
α-Amanitin	hemmt Polymerase II u. III	

Jedes eukaryontische Ribosom besteht aus einer großen und einer kleinen Untereinheit:

- Die *große Untereinheit* (60 S) enthält 5,8 S-, 5 S-. 28 S-rRNA und ca. 50 Proteine, sowie zwei Bindungsstellen für die tRNA:
  - A-Stelle (Akzeptor-Stelle)
  - P-Stelle (Peptidyl-Stelle)
- Die *kleine Untereinheit* (40 S) enthält 18-S-rRNA und ca. 33 Proteine.

Die Ribosomen verbinden sich im Zytoplasma mit der mRNA zum *Polysom* (Polyribosomen) und dienen der Proteinbiosynthese. (Bei den Prokaryonten besteht die kleine Untereinheit [30 S] aus 16-S-rRNA und 21 Proteinen und die große Untereinheit [50 S] aus 23-S-, 5-S-rRNA und 34 Proteinen.)

tRNA-Processing:

- Beseitigung überzähliger Nukleotide am 5'-Ende (Endonuklease → RNase P) und am 3'-Ende (Exonuclease → RNase D),
- Introns werden herausgeschnitten,
- tRNA-Nukleotidtransferase fügt das Trinukleotid CCA an das 3'-Ende → Akzeptorstelle für die Aminosäure,
- Modifizierung einiger Basen durch Methylierung, Desaminierung oder Reduktion.

Das tRNA-Molekül ergibt eine Kleeblattstruktur mit 4 doppelsträngigen Bereichen und 3 einsträngigen Schleifen (Abb. 10.**10**). Im Zentrum der 2. Schleife liegt das *Anticodon,* welches in der Lage ist, durch komplementäre Basenpaarung bestimmte mRNA-Codons (Trinukleotid bzw. Triplett) zu erkennen. Gleichzeitig trägt sie am 3'-Ende (CCA'3) durch eine Esterbindung diejenige Aminosäure, die nach

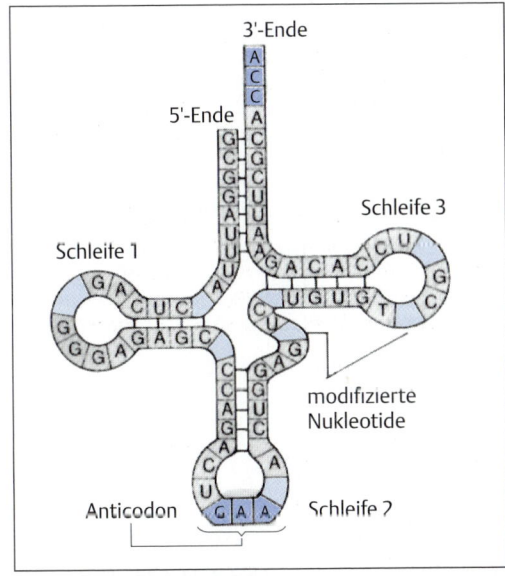

Abb. 10.**10 Transfer-RNA** (tRNA) (aus Passarge, Thieme 1995)

dem genetischen Code dem entsprechenden mRNA-Codon zugeordnet ist.

* S = Sedimentationsgeschwindigkeit bei der Ultrazentrifugation: Große S-Werte stehen für ein großes, kleine für ein kleines Molekül. Die S-Werte sind *nicht* additiv.

10.2.5 Translation

Definition

Die Übersetzung der in der Nukleotid-Basensequenz der mRNA-verschlüsselten Information in eine Sequenz von Aminosäuren einer Proteinkette wird Translation bezeichnet und läuft am rauhen endoplasmatischen Retikulum oder im Zytosol ab.

Die fünf Phasen der Translation

Die nachfolgende Darstellung bezieht sich einfachheitshalber auf die prokaryontische Translation. Sie unterscheidet sich hauptsächlich durch ihre Komponenten von der eukaryontischen Translation. Tab. 10.**4** zeigt wesentliche Unterschiede.

Phase 1 : Aktivierung der Aminosäuren im Zytosol: In dieser Phase wird tRNA mit einer Aminosäure beladen. ATP, Aminosäure und tRNA lagern sich an die Mg^{2+}-abhängige *Aminoacyl-tRNA-Synthetase* an, wobei zunächst unter ATP-Spaltung (in Pyrophosphat) Aminoacyl-AMP entsteht, das enzymgebunden mit der 3'-OH-Gruppe am CCA-Ende der tRNA zum Aminoacyl-Ester *Aminoacyl-tRNA* reagiert. Für jede der 20 Aminosäuren und die dazugehörigen tRNAs gibt es eine spezifische Synthetase. Die Synthetasen werden aufgrund unterschiedlicher Primär- und Tertiärstruktur sowie aufgrund unterschiedlicher Reaktionsmechanismen in 2 Klassen unterteilt:

- *Synthetase I:* Die Aminoacylgruppe des Aminoacyl-AMPs wird erst an die OH-Gruppe am C_2 der Ribose gebunden und wandert dann durch eine Umsteuerungsreaktion zur OH-Gruppe am C_3.
- *Synthetase II:* Die Aminoacylgruppe wird direkt auf die OH-Gruppe am C_3 der Ribose übertragen.

Phase 2 : Initiation: In der Initiationsphase wird der Initiationskomplex gebildet, wobei mehrere Proteine → *Initiationsfaktoren* (IF1, IF2, IF3), Mg^{2+} und *GTP* notwendig sind. IF halten die einzelnen Reaktionspartner zusammen und sind für die Bildung eines Initiationskomplexes unentbehrlich (Abb. 10.**11**):

1. Zunächst reagiert der Faktor *IF3* mit der 30 S-Untereinheit und verhindert eine vorzeitige Anlagerung der 50- S-Untereinheit.

2. Die 30 S-Untereinheit des Ribosoms besitzt eine 16 S-rRNA, welche durch Basenpaarung an ein Startsignal der mRNA bindet *(Shine-Dalgarno-Sequenz der mRNA).* Die Shine-Dalgarno-Sequenz lenkt das Start-Codon der mRNA (Triplett AUG) zu der P-Position der 30 S-Untereinheit und fixiert die mRNA.

3. Anschließend bindet GTP an *IF2,* das zu der Familie der G-Proteine gehört. Im GTP-gebundenen *aktiven*

Biochemie

Zustand wird die Anlagerung des tRNA-Startmoleküls katalysiert. Dieses tRNA-Startmolekül trägt immer die *N-Formyl-Methioningruppe* (fMet-tRNA) an das Start-Codon der mRNA.

4. Als nächster Schritt verlässt IF3 den Komplex aus fMet-tRNA, mRNA und 30-S-Untereinheit. Damit

kann die Anlagerung der 50-S-Untereinheit erfolgen. Im Rahmen dieser Reaktion wird GTP zu GDP und P gespalten und IF2 freigesetzt. Die 50-S-Untereinheit vereinigt sich mit der gebundenen 30-S-Untereinheit zum 70-S-Initiationskomplex, welches das Startmolekül fMet-tRNA enthält.

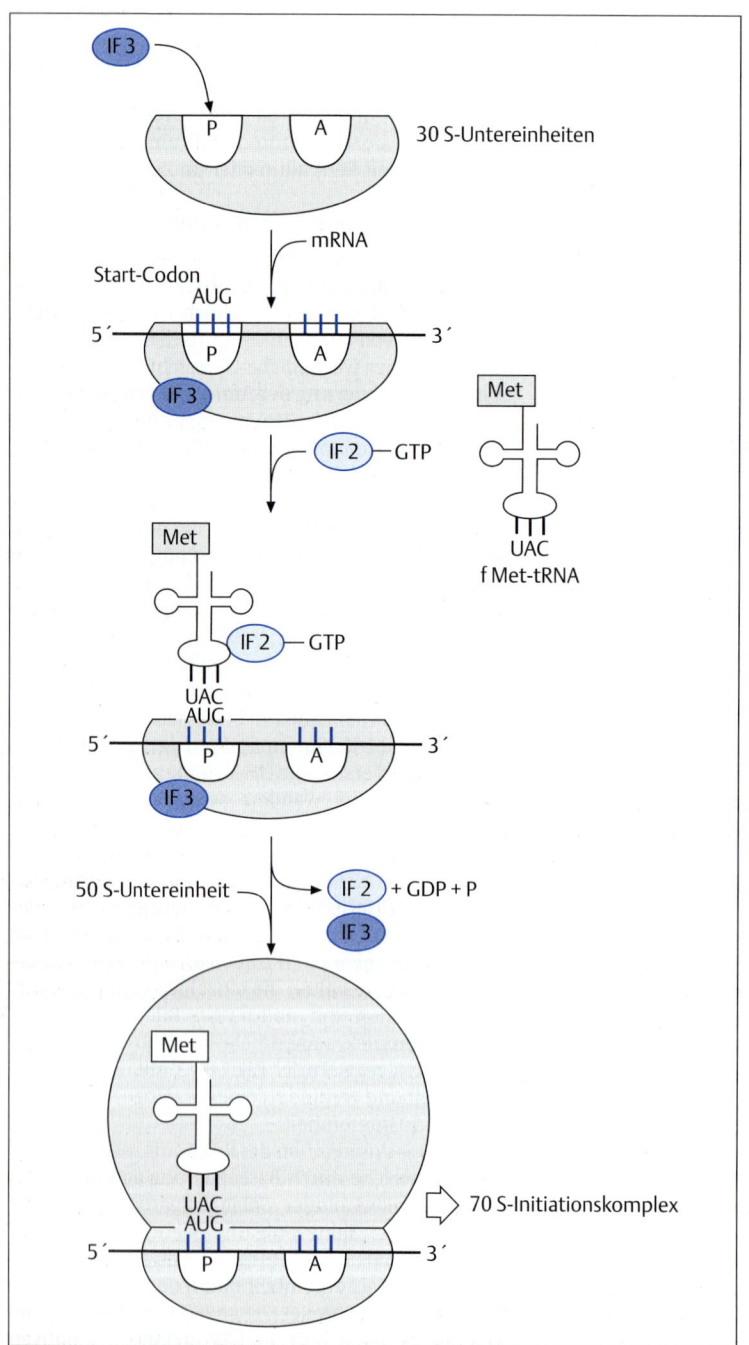

Abb. 10.11 Bildung des Initiationskomplexes bei Prokaryonten

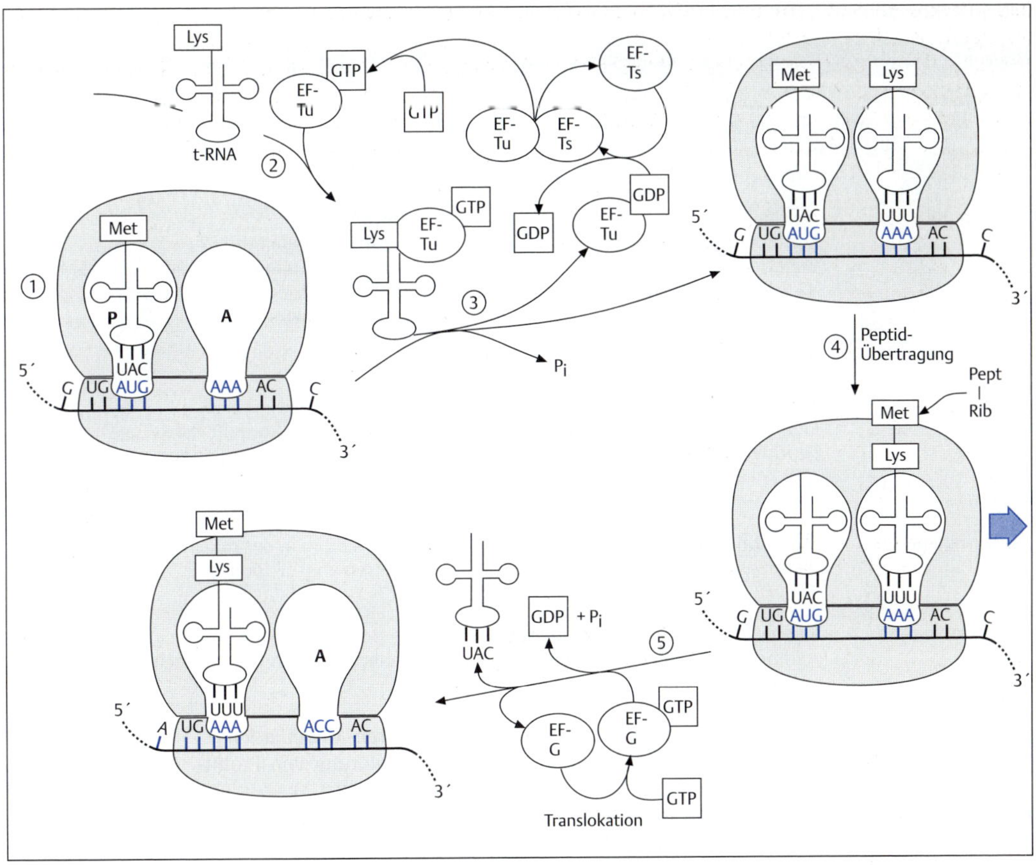

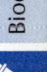

Abb. 10.**12 Elongation** (Verlängerung) der Peptidkette bei Prokaryonten

Phase 3 : Elongation: In der Elongationsphase werden in Gegenwart von Elongationsfaktoren (EF) schrittweise Aminosäuren miteinander verknüpft, wodurch eine Polypeptidkette entsteht (Abb. 10.**12**):
1. Zu Beginn der Elongation sitzt das Startmolekül fMet-tRNA in der P-Stelle des Ribosoms (70-S- Initiationskomplex).
2. Eine Aminoacyl-tRNA, deren Anticodon zum Triplett der A-Stelle passt, wird mit einem Elongationsfaktor *EF-Tu* zu einem Komplex verknüpft, der ein GTP-Molekül enthält. Durch den Komplex gelangt die Aminoacyl-tRNA zur A-Bindungsstelle des Ribosoms.
3. Der EF-Tu-GTP-Aminoacyl-tRNA-Komplex wird an die A-Stelle des 70 S-Initiationskomplexes gebunden, wodurch GTP zu GDP hydrolysiert wird, und als EF-Tu-GDP-Komplex abfällt. Der *EF-Ts* regeneriert EF-Tu durch Austausch von GDP mit GTP.
4. Die Methionin-Startgruppe wird durch die nukleophile Wirkung der Aminosäure an der A-Stelle von ihrer tRNA verdrängt und unter Bildung einer Peptidbindung durch die *Peptidyltransferase* und katalytische *rRNA-Ribozyme* auf die A-Stelle übertra-

gen. In der A-Stelle sitzt nun ein Dipeptidyl-tRNA, in der P-Stelle eine entladene tRNA.
5. Translokation: Das Ribosom bewegt sich durch den GTP-abhängigen *EFG* (auch *Translokase* genannt) um ein Triplett auf das 3'-Ende der mRNA zu. Die Dipeptidyl-tRNA wird von der A-Stelle in die P-Stelle verschoben und gleichzeitig die entladene tRNA von der P-Stelle ins Zytosol verdrängt. Die A-Stelle ist frei und kann die nächste beladene tRNA binden usw.
Phase 4 : Termination: Die Elongation schreitet solange fort, bis eines der 3 *Stop-Tripletts* auf der mRNA (UAG, UAA oder UGA) das Ende signalisiert. Die Stop-Tripletts codieren keine Aminosäure → *Unsinn-Tripletts,* d. h. es gibt in der Zelle keine tRNA, deren Anticodon komplementär zum Stop-Triplett ist. Die ribosomale Peptidyltransferase trennt in Gegenwart sog. *Terminationsfaktoren* (RF1 und RF2, releas factors) hydrolytisch die Peptidkette von der Peptidyl-tRNA, wodurch tRNA entladen und aus der P Stelle freigesetzt wird. Das Ribosom dissoziiert in beide Untereinheiten (30 S und 50 S).
Phase 5 : Prozessierung: Die Polypeptidkette wird nach der Termination durch irreversible chemische

Biochemie

Tab. 10.4 **Komponenten der Translation** bei Prokaryonten und Eukaryonten

Phase	Komponenten bei Eukaryonten	Komponenten bei Prokaryonten
1. AS-Aktivierung	20 AS u. Aminoacyl-tRNA-Synthetasen 20 oder mehr tRNA-Typen ATP Mg^{2+}	
2. Initiation	mRNA Methionin-tRNA Initiations-Codon in der mRNA (AUG) 40 S- u. 60 S-Untereinheit des Ribosoms Initiationsfaktoren (IF: 1 A, 2, 3, 6, CBPI u. a.) GTP Mg^{2+}	mRNA Formylmethionin-tRNA Initiations-Codon in der mRNA (AUG) 30 S- u. 50 S-Untereinheit des Ribosoms Initiationsfaktoren (IF: 1, 2, 3) GTP Mg^{2+}
3. Elongation	80 S-Initiationskomplex Elongationsfaktoren (EF: 1 α, 1 βg, 2) Peptidyltransferase u. Ribozyme GTP Mg^{2+}	70 S-Initiationskomplex Elongationsfaktoren (EF: Tu, Ts, G) Peptidyltransferase u. Ribozyme GTP Mg^{2+}
4. Termination	Stop-Codon in der mRNA Freisetzungsfaktor (RF) ATP	Stop-Codon in der mRNA Freisetzungsfaktoren (RF: 1, 2, 3) ATP
5. Prozessierung	Signalsequenzen für limitierte Proteolyse Addition v. Phosphat-, Methyl-, Carboxyl-, Kohlenhydrat- oder prosthetischen Gruppen	

Modifikation in ihre biologisch aktive Form umgewandelt → *posttranslationale Modifikation.* Nachfolgend einige prüfungsrelevante Beispiele:

■ *Limitierte Proteolyse:* Viele Peptidhormone (Kap. 14) und Sekretproteine werden als inaktive Vorstufen synthetisiert und besitzen eine Signalsequenz (Präsequenz), die im Zytoplasma mit einem Signal-Erkennungs-Partikel (SRP) an einen SRP-Rezeptor des endoplasmatischen Retikulums (ER) bindet und durch die Membran geschoben wird. Im ER werden die Vorstufen proteolytisch zu ihrer aktiven Form gespalten (z. B. Insulin-Synthese Kap. 14) oder durch Anknüpfen einer Kohlenhydratgruppe (Glykosylierung) aktiviert. Siehe dazu Tab. 3.**3**.

■ *Aminosäuren-Modifikation:*
  – Hydroxylierung von Prolin- und Lysinresten in Kollagen (s. 8.5.3);
  – Carboxylierung eines Glutamatrestes der Vitamin-K-abhängigen Gerinnungsfaktoren.
■ *Addition prosthetischer Gruppen:*
  – Biotin als Cofaktor der Acetyl-CoA-Carboxylase (s. Kap. 9.2.2);
  – die Häm-Gruppe des Cytochrom c.
■ *Disulfid-Brückenbildung:* (s. Insulinsynthese)

Hemmstoffe der Translation

Prüfungsrelevante Hemmstoffe und ihre Angriffspunkte sind in der Tab. 10.**5** zusammengefasst.

Tab. 10.**5 Hemmstoffe der Translation**

Hemmstoffe	Reaktion	Verwendung
Cycloheximid	hemmt die Peptidyltransferase der großen Ribosomen-Untereinheit (60 S)	Tumor-Therapie
Chloramphenicol*	hemmt die Peptidyltransferase der großen Ribosomen-Untereinheit (50 S)	Antibiotikum
Streptomycin*	bindet an die ribosomale 30 S-Untereinheit → Fehlablesung der mRNA	Antibiotikum
Tetracyclin*	bindet an die ribosomale 30 S-Untereinheit → Hemmung der Anlagerung v. Aminoacyl-tRNA	Antibiotikum
Erythromycin*	bindet an die ribosomale 50 S-Untereinheit → Hemmung der Bildung des 70 S-Ribosoms	Antibiotikum
Puromycin*	strukturanalog zu tRNA → Kettenabbruch	Antibiotikum

*Hemmen die bakterielle Translation

10.2.6 Regulation der Genexpression

Die Genexpression bei Eukaryonten wird durch spezifische DNA-Promotor-Sequenzen in der Initiationsphase der Transkription (s.oben) reguliert. Als **regulierende Promotorsequenzen** kommen Folgende vor:

- *TATA-Box:* Adenin- und Thyminreiche Sequenzen besitzen die Bindungsstellen für verschiedene TF (z. B. TFIID),
- *CAAAT- und GC-Boxen:* CCAAT- bzw. GC-reiche Sequenzen,
- *Int-Element:* Pyrimidinreiche Promotorsequenzen.

Zusätzlich gibt es regulatorische Sequenzen, die oberhalb, unterhalb des Gens oder innerhalb der Introns liegen können → *Enhancer.* Sie werden u. a. durch einen Steroidhormon-Rezeptor-Komplex aktiviert und steigern die Aktivität der Promotoren, wodurch die Transkription aktiviert wird.

Mit diesen Regulationssequenzen reagieren verschiedene Aktivatorproteine → *Transkriptionsfaktoren (TF)* und *Transkriptionsaktivatoren,* die mehrere *Bindungsstellen* bzw. Domänen besitzen:

1. für spezifische Protein-Protein-Wechselwirkungen,
2. DNA-bindende Domänen und
3. Bindungsorte für regulatorische Moleküle (z. B. Hormone oder Medikamente).

Sie werden wegen ihrer charakteristischen Struktur in verschiedene Gruppen eingeteilt (Zinkfinger, Helix-turn-Helix, Leucin-Reißverschluss, Helix-loop-Helix). Die Erläuterung der verschiedenen Gruppen würde den Rahmen dieses Buches sprengen, deshalb wird hier nur kurz auf einen Transkriptionsfaktor mit Zinkfinger-Struktur eingegangen:

Das Aktivatorprotein *Sp1* wird wegen seiner Ähnlichkeit mit Fingern und seines Zinkgehalts als Zinkfinger bezeichnet. Es besitzt eine DNA-bindende Domäne, mit der es an die GC-Box bindet, und eine Aktivierungsdomäne. Nach Bindung an die DNA wird die glutaminreiche Aktivierungsdomäne durch eine spezifische Proteinkinase phosphoryliert, wodurch die Initiation gefördert wird.

> **Merke**
>
> Die Regulation der Genexpression erfolgt durch die spezifische Wechselwirkung von Transkriptionsfaktoren mit DNA-Elementen in Promotor- und Enhancer-Bereichen.

10.2.7 DNA- und RNA-Viren

Struktur von Viren

Da Prüfungsfragen zur Virus-Familie *Retroviridae,* zu denen u. a. das *human immune deficiency virus* (HIV) gehört, immer beliebter werden, wurde dieser Virus-Familie ein extra Abschnitt gewidmet. Zunächst kurz zusammenfassend einige Grundlagen zur Klassifizierung von Viren.

Die **Einteilung** von Viren geschieht anhand folgender morphologischer und biochemischer Kriterien:

- *Genom:* DNA oder RNA,
- *Konfiguration der Nukleinsäure:* einsträngig oder doppelsträngig,
- *Kapsidsymmetrie:* kubisch, helikal oder komplex,
- *Hülle:* ist vorhanden oder fehlt,
- *Molekulargewicht* der Nukleinsäure.

Onkogene und Tumorviren

Siehe 10.5.1

Retroviren

Zu den RNA-Viren gehören die Retroviren, deren Genom aus zwei einsträngigen RNA-Stücken besteht, die wie die eukaryontische mRNA am 5'-Ende eine Cap-Struktur und am 3'-Ende einen poly-AMP-Schwanz tragen. Sie kommen sowohl im Tierreich als auch beim Menschen vor. Zur Familie der Retroviren gehören zwei menschenpathogene Stämme:

- das *HIV (human immune deficiency virus),* das weltweit 20 Millionen Menschen infiziert hat und für die Entstehung von AIDS (acquired immune deficiency syndrome) verantwortlich ist.
- *HTLV (human Tell leukemia virus),* das Onkogene besitzt und eine maligne Transformation der Blut bildenden Zellen bewirkt (Leukämie).

Übertragung: Retroviren können durch Infektion (z. B. Kontakt mit Blut) und durch Vererbung über die Keimbahn weitergegeben werden.

Vermehrungsweg: Infiziert ein Retrovirus eine Zelle, wird von der RNA mittels einer im Virus mitgelieferten *RNA-abhängigen DNA-Polymerase* eine DNA-Kopie hergestellt. Diese Reaktion stellt eine Rückwärtstranskription dar, weshalb die virale Polymerase auch als *reverse Transkriptase* bezeichnet wird. Die reverse Transkriptase benutzt somit zur DNA-Synthese die Virus-RNA als Matrize (Primer). DNA-Bausteine lagern sich komplementär an den RNA-Strang und werden zu einem einsträngigen DNA-Strang verknüpft (DNA-RNA-Hybrid). Die reverse Transkriptase besitzt eine Untereinheit mit Ribonuklease-H-Funktion (Rnase H), welche den RNA Anteil des DNA-RNA-Hybrids hydrolysiert. Im nächsten Schritt wird die einsträngige DNA zum Doppelstrang vervollständigt und gelangt in den Zellkern, wo sie mit Hilfe der viruseigenen *Integrase* (Endonuklease) in das Genom der Wirtszelle eingebaut wird. Die integrierte Virus-DNA verhält sich wie ein zelluläres Gen: Sie wird von Zellgeneration zu Zellgeneration weitergegeben und von zelleigenen RNA-Polymerasen zu mRNA transkribiert. Die mRNA-Moleküle dienen zur Herstellung von Virusproteinen oder als Genom für Nachkommen-Viren. Dabei werden die RNA-Moleküle von Strukturproteinen eingepackt und können

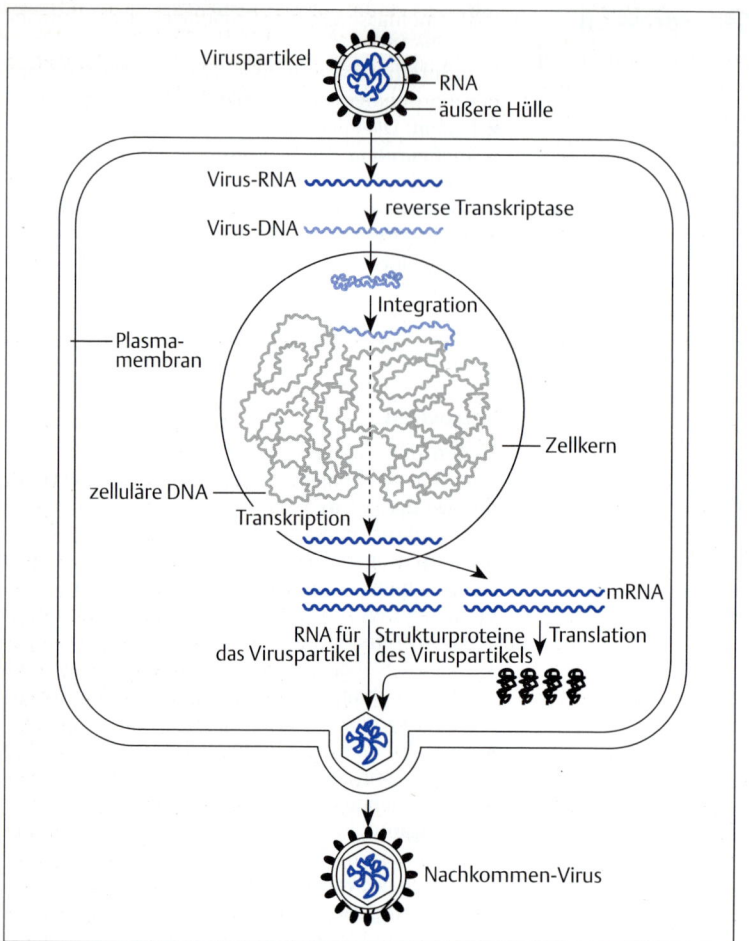

Abb. 10.**13 Infektionsweg
von Retroviren**
(aus Knippers, Thieme 1995)

durch „Knospung" die Zelle verlassen (Abb. 10.**13**). In vitro wird die reverse Transkriptase zur Synthese von komplementärer DNA (cDNA) benutzt.

10.2.8   Abbau

DNA-Abbau

Die DNA wird durch **Nukleasen** oder durch DNA- spezifische **DNasen** abgebaut. Beide Enzyme sind Phosphodiesterasen. Es gibt zwei große Klassen von Nukleasen:

Exonukleasen spalten Nukleotide vom Ende der DNA-Kette ab. Dabei sind einige spezifisch für den Abbau eines Stranges der doppelsträngigen DNA in 5'→3'-, andere in 3'→5'-Richtung.

Endonukleasen spalten die DNA in der Mitte der Kette, wodurch sie in kleine Bruchstücke zerlegt wird.

Zum weiteren Abbau der Nukleotide s. 10.1.2.

RNA-Abbau

Die RNA wird wie die DNA durch verschiedene Nukleasen **(RNase)** mit 5'→3'- oder 3'→5'-Aktivität abgebaut (lysosomale RNase, zytosolische RNase, snRNase u. a.).

10.3   Faltung und Modifikation von Proteinen

Nachdem aus der genetischen Information auf der DNA eine Aminosäuresequenz entstanden ist, hat die Proteinbiosynthese noch ein ganzes Stück Weg vor sich: Aus der Primärstruktur des entstandenen Proteins bildet sich die endgültige Struktur, ggf. finden Modifikationen statt (z.B. Glykosylierung). Ferner müssen die fertigen Proteine an ihren bestimmten Platz innerhalb oder außerhalb der Zelle transportiert werden.

10.3.1 Adressierung von Proteinen I

In einer eukaryonten Zelle gibt es prinzipiell zwei verschiedene Proteine:

- im Zytosol vorhandene Proteine, und
- in/an Membranen gebundene Proteine (lysosomale Proteine und Plasmamembranproteine) und Sekretproteine.

Zytosolische Proteine werden im Zytosol an freien Ribosomen synthetisiert; mit Membranen assoziierte Proteine oder Sekretproteine dagegen an Ribosomen am endoplasmatischen Retikulum (ER). Wie gelangt die mRNA eines zytosolischen Proteins an ein zytosolisches Ribosom und die eines membranassoziierten an das Ribosom am ER?

Bereits in den 70er-Jahren wurde vermutet, dass mRNA eine **Signalsequenz** enthält, die den Ort der Proteinsynthese bestimmt. Wegweisend war der Vergleich der Aminosäuresequenz einer in vitro hergestellten Immunglobulinkette mit der in vivo vorkommenden Immunglobulinkette. Die in vitro synthetisierte Kette enthielt ca. 20 zusätzliche Aminosäuren. Der Beweis, dass Signalsequenzen Proteine zu bestimmten Kompartimenten steuern können wurde durch folgendes Experiment erbracht: Die Signalsequenz von β-Lactamase (ein sezerniertes Protein) wurde mit der Globulin (zytosolisches Protein) kodierenden mRNA verbunden. Diese Hybrid-RNA wurde zu einem In-vitro-Proteinsynthese-System gegeben. Das aus dem Hybrid entstehende Globulin wurde am ER synthetisiert und sezerniert (Abb. 10.**14**). Im Einzelnen läuft die **Adressierung von Proteinen zum ER** wie folgt ab:

1. Die mRNA bindet an Ribosomen und die Signalsequenz wird translatiert. Wenn die Signalsequenz komplett ist, wird die weitere Translation angehalten.
2. An die Signalsequenz binden im Zytosol vorhandene Signalerkennungspartikel (SRP: signal recognition particle).
3. Der an die Signalsequenz gebundene SRP bindet an einen Rezeptor auf dem ER.
4. Die Translation läuft weiter; das entstehende Protein gelangt über Öffnungen in das ER.

10.3.2 Proteinfaltung

Zwischen der Proteinfaltung in vitro (von Primärstruktur zur Tertiär-/Quatärstruktur, s. 2.3) und in vivo gibt es einige Unterschiede. Ein bedeutender Unterschied ist die wesentlich schnellere Proteinfaltung in vivo. Katalytische Enzyme sorgen für eine schnelle und geregelte Proteinfaltung. Drei dieser Proteine werden im folgenden näher erläutert: Chaperone, Protein-Disulfid-Isomerase und die Pepdidyl-Prolyl-Isomerasen.

Chaperone

Während der Proteinbiosynthese gelangt nicht ein Protein nach dem anderen in das ER, sondern es befinden sich Proteine in hoher Konzentration im Lumen des ER. Die hohe Konzentration an ungefalteten Proteinen im ER hätte zur Folge, dass die Proteine sich wahllos aneinander binden – im wahrsten Sinne verknäulen. Eine weitere Möglichkeit einer zunächst falschen Anordnung ist dadurch gegeben, dass das Protein nicht als Ganzes in das Lumen des ER gelangt, sondern Stück für Stück. Dieses Durcheinander wird durch Chaperone verhindert: Chaperone sind langsame ATPasen und binden ungefaltete Peptidsequenzen. Ist die Peptidsequenz gefaltet, wird ATP gespalten, die gefaltete Sequenz freigesetzt und ein neues ungefaltetes Pepdidstück gebunden bis es gefaltet ist. Chaperone bewirken durch die Verzögerung der Proteinfaltung eine regelrechte Faltung der Proteine; die Anordnung der Proteine bleibt jedoch weiter durch die Sequenz der Aminosäuren bestimmt.

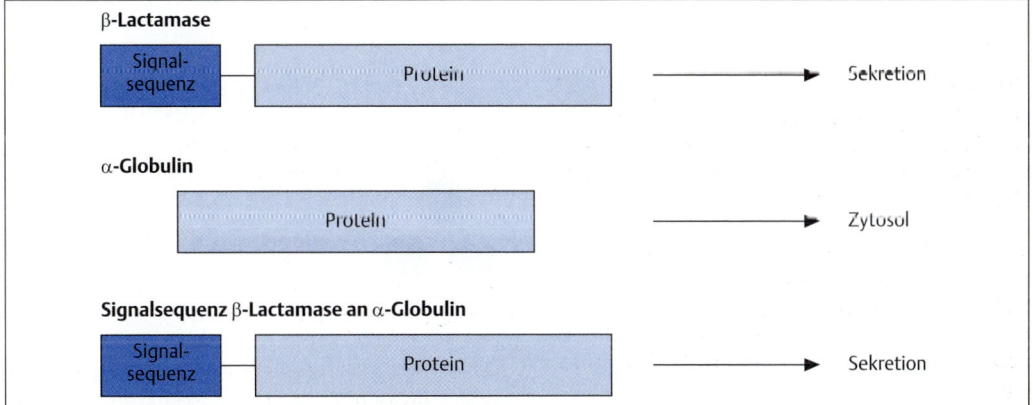

Abb. 10.**14 Adressierung von Proteinen** mittels Signalsequenz

Klinischer Bezug

Chaperone gehören zur Familie der **Hitzeschockproteine** (HSP; heat shock proteins). Hitzeschockproteine sind in fast allen zellulären Kompartimenten vorhanden. Kommt es zu einer Noxe, die potenziell Proteine denaturieren kann, werden vermehrt Hitzeschockproteine synthetisiert, um eine korrekte Rückfaltung der Proteine zu ermöglichen. Im endoplasmatischen Retikulum ist das Chaperon BiP (binding protein) jedoch für die Faltung neu synthetisierter Proteine verantwortlich.

 Merke

Chaperone ermöglichen die *korrekte Faltung* von Proteinen. Durch Chaperone wird die durch die Aminosäuresequenz festgelegte Struktur jedoch nicht beeinflusst.

Protein-Disulfid-Isomerase

Die Protein-Disulfid-Isomerase (PDI) beschleunigt die Bildung von Disulfidbrücken um das 6000fache. Das Enzym bindet recht unspezifisch an viele Proteine. Die PDI verschiebt Disulfidbrücken innerhalb des Proteins und „wählt" die thermodynamisch stabilste Bindung aus.

Peptidyl-Prolyl-Isomerasen

Peptidyl-Prolyl-Isomerasen katalysieren die Faltung von Proteinen, indem sie die Isomerisierung von Proteinen beschleunigen. Das Enzym ist in der Lage, die partielle Doppelbindung zwischen dem Stickstoff und Kohlenstoff in der Peptidbindung zu verzerren und somit die Faltung der Proteine zu ermöglichen.

10.3.2 Proteinglykosylierung

Während Proteine, die von freien Ribosomen synthetisiert werden, kaum Zucker enthalten, werden Proteine, die am rER synthetisiert werden, im ER und Golgi-Apparat glykosyliert (posttranslationale Modifizierung).

Noch während der Proteinbiosynthese wird den Proteinen im ER ein bestimmtes Zuckermolekül an die NH_2-Gruppe eines Aspartats angehängt. Man bezeichnet diese Art der Glykosylierung deswegen N-glykosidische Verknüpfung (Abb. 10.**15**). Im weiteren Verlauf wird dieses Molekül weiter modifiziert. Die Modifikationen hängen von der Struktur des Proteins ab.

 Merke

Proteine werden im ER mit ein und demselben Zucker enzymatisch glykosyliert. Dieser Zucker besteht aus N-Acetyl-glucosamin, Glucose und Mannose (Abb. 10.**15**).

Vom ER gelangen die Proteine in den Golgi-Apparat (s.unten) und werden dort weiter glykosyliert. Im Golgi-Apparat werden die N-glykosidisch verknüpften Zuckerketten weiter modifiziert und neue Zucker an OH-Gruppen von Serin geknüpft (O-glykosidische Verknüpfung).

 Klinischer Bezug

Neben der eben beschriebenen enzymatischen Glykosylierung, können Proteine auch **nicht enzymatisch glykosyliert** werden. Ein häufig nicht enzymatisch glykosyliertes Protein ist Hämoglobin. Die im Blut vorhandene Glucose bindet sich nicht enzymatisch an Hämoglobin. Normalerweise beträgt der Anteil des glykosylierten Hämoglobins (HbA$_1$) weniger als 6%. Steigt der Blutzuckergehalt dauerhaft (schlecht eingestellter Diabetes), so nimmt der Anteil des HbA$_1$ zu. Mit der Bestimmung des glykosylierten HbA$_{1c}$ bei Diabetikern kann man feststellen, wie gut der Blutzucker in den letzten 3 Monaten eingestellt war.

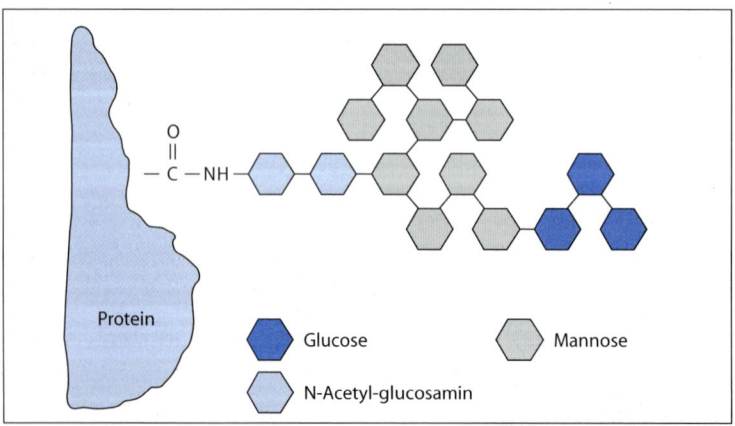

Abb. 10.15 Glykosyliertes Protein im ER

10.3.2 Adressierung von Proteinen II

Ist ein Protein komplett synthetisiert, gefaltet und glykosyliert, gelangt es aus dem ER zum Golgi-Apparat. Dies geschieht automatisch über Vesikel, die vom ER abgeschnürt werden und mit dem Golgi-Apparat (cis-Seite) verschmelzen. Über diesen Weg verlassen auch Proteine des ER (z. B. Chaperone) dieses. Allerdings besitzen die Enzyme des ER alle ein gemeinsames Signal (KDEL; Lys-Asp-Glu-Leu), für welches im Golgi-Apparat Rezeptoren vorhanden sind. Bindet ein Protein mit der **KDEL-Sequenz** an seinen Rezeptor, wird es über Vesikel zurück in das ER gebracht. Entfernt man die KDEL-Sequenz von Chaperonen, so verlassen sie über den Golgi-Apparat die Zelle. Umgekehrt bleiben Proteine im ER, wenn man ihnen diese Sequenz anfügt.

Merke

Proteine können vom Golgi-Apparat zurück an das endoplasmatische Retikulum transportiert werden.

Transport in Lysosomen

Im Golgi-Apparat befinden sich alle nicht zytosolischen Proteine. Doch wie gelangen die verschiedenen Proteine an ihren Ort (lysosomale Enzyme in Lysosomen, Lipasen, Proteasen aus der Zelle)? Am besten erforscht ist die Adressierung lysosomaler Enzyme zu den Lysosomen: Bei allen lysosomalen Enzymen findet sich Mannose-6-phosphat (M6P) an den N-glykosidisch verknüpften Zuckern. An der trans-Seite des Golgi-Apparats sind membrangebundene Rezeptoren für Mannose-6-phosphat vorhanden. Sind lysosomale Enzyme an diesen Rezeptoren gebunden, verlassen Vesikel mit den lysosomalen Enzymen den Golgi-Apparat und bilden Lysosomen. Der Rezeptor verlässt die Lysosomen über Vesikel und gelangt wieder zum Golgi-Apparat.

Transport zur Zelloberfläche

Alle anderen Proteine im Golgi-Apparat gelangen an die Zelloberfläche. Haben diese Proteine eine Affinität zur Zellmembran, werden sie dort verankert. Andernfalls gelangen sie aus der Zelle. Die Verbindung von Proteinen mit der Zellmembran kann auf 5 verschiedenen Wegen erfolgen:
- als einfache, transmembranäre α-Helix
- als multiple, transmembranäre α-Helix,
- an Fettsäuren gebunden,
- in nicht-kovalenter Bindung,
- an einen spezifischen Rezeptor gebunden.

Ein bekannter spezifischer Rezeptor ist der sog. **GPI-Anker**. Glykosylphosphatidylinositol (GPI) ist Bestandteil der Plasmamembrna und kann Proteine am N-terminalen Ende binden.

Zum vertiefenden Lesen bietet sich das Internet an: Unter www.ncbi.nlm.nih.gov/PubMed/ auf den Link „book shelf" klicken und dann das gewünschte Thema, z. B. „golgi" eingeben. Viel Spaß!

10.4 Proteolyse

Ein fertig synthetisiertes Protein hat in vivo eine bestimmte Halbwertszeit. Das heißt, im Laufe der Zeit werden die Proteine abgebaut. Prinzipiell gibt es zwei Wege, Proteine abzubauen: In Lysosomen oder im Zytosol durch bestimmte Proteine (Proteasen). Der Vollständigkeit halber noch erwähnt ist die limitierte Proteolyse, wie sie z. B. bei der Aktivierung der Blutgerinnungs- und Komplementkaskade beobachtet wird.

10.4.1 Lysosomale Proteolyse

Die in Lysosomen enthaltenen Proteine werden unter der Bezeichnung Kathepsine zusammengefasst. Kathepsine sind Proteine mit proteolytischer Aktivität. Das pH-Optimun dieser Enzyme liegt im sauren pH-Bereich. Falls ein Lysosom in der Zelle platzen sollte, können die Enzyme somit die Zelle nicht zerstören, da der pH der Zelle wesentlich höher ist. Der saure pH-Wert innerhalb des Lysosoms wird durch einen ATP-abhängigen H^+-Transport in das Lysosom aufrecht erhalten. Die Membranproteine der Lysosomen sind besonders stark glykosyliert, was sie wahrscheinlich vor einer Proteolyse durch die eigenen Enzyme schützt. Im Einzelnen sind in Lysosomen folgende Enzyme vorhanden:
- Proteasen,
- Lipasen,
- Nukleasen,
- Glykosidasen,
- Phosphatasen,
- Sulfatasen,
- Phospholipasen.

Es gibt 2 Wege, auf denen Material den Lysosomen zum Abbau zugeführt werden kann:
- Durch Endozytose werden Stoffe aufgenommen und können mit Lysosomen verschmolzen werden. Dieser Weg findet vor allem in antigenpräsentierenden Zellen statt. In diesen Zellen werden fremde Antigene aufgenommen, in den Lysosomen abgebaut, und die entstehenden Fragmente gelangen in das endoplasmatische Retikulum. Dort binden die Fragmente an MHC-II-Moleküle, gelangen an die Zelloberfläche und werden T-Helferzellen präsentiert.
- Zum Abbau bestimmte Organellen werden von der Membran des endoplasmatischen Retikulums umschlossen und bilden ein Vesikel. Diese Vesikel können mit Lysosomen verschmelzen. Auf diesem Weg werden nicht mehr benötigte Organellen abgebaut.

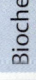

10.4.2   Zytosolische Proteolyse

Im Zytosol sind Proteasomen für den Abbau von Proteinen verantwortlich. Proteasomen sind zylindrische Proteine, die Proteine erkennen, die mit Ubiquitin verbunden sind und diese dann in ihren Zylinder aufnehmen. Das Innere des Zylinders der Proteasomen besitzt eine proteolytische Aktivität.

 Merke

Ubiquitin ist ein kleines Protein, das Proteinen angefügt wird, wenn sie durch Proteasomen abgebaut werden sollen.

Ein Teil der Fragmente, die durch den Abbau von Proteinen in Proteasomen entstehen, gelangen in das endoplasmatische Retikulum, wo sie an MHC-I-Proteine binden. An MHC-I gebundene Peptide werden an die Zelloberfläche gebracht. Falls fremde Peptide (maligne Zelle, virusinfizierte Zelle) an MHC-I gebunden sind, werden diese Zellen von T-Lymphozyten erkannt und zur Apoptose gebracht (s. auch Kap. 15).

10.5   Tumorbiochemie

10.5.1   Kanzerogenese

Bösartige Tumoren können durch verschiedene Faktoren induziert werden:
Chemische Karzinogenese: Heute sind eine Vielzahl von Chemikalien bekannt, die zur Tumorentstehung bei Mensch und Tier führen. Wichtige Krebs erzeugende Noxen sind nachfolgend zusammengefasst:
- *Nitrosamine:* Sie werden mit der Nahrung aufgenommen und spielen bei der Entstehung von gastrointestinalen Tumoren eine große Rolle.
- *Mykotoxine:* Hierzu gehören die Aflatoxine aus Schimmelpilzen; sie sind an der Entstehung von Leberzellkarzinomen beteiligt (p53-Mutation).
- *Polyzyklische aromatische Kohlenwasserstoffe* (z.B. Benzpyren): Sie kommen in Teer-, Rußinhaltsstoffen sowie im Zigarettenrauch vor und induzieren in zahlreichen Organen Tumoren.
- *Aromatische Amine:* Diese kommen in Farbstoffen vor und rufen Harnblasenkrebse hervor.
- *Halogenierte Kohlenwasserstoffe* (z.B. Vinylchlorid): Bekannt aus der PVC-Industrie und verantwortlich für Angiosarkome der Leber und Glioblastome.

Physikalische Karzinogenese: Hierzu zählen
- *Ionisierende Strahlen:* Röntgenstrahlen oder radioaktive Strahlen können in einer Latenzzeit von 5–15 Jahren Hautkrebs, Leukämien bzw. Schilddrüsenkarzinome auslösen.

- *Ultraviolette Strahlen:* UB-B-Strahlen führen in der basalen Epidermiszelle zur Ausbildung von Thymindimeren. Fallen die Reparatursysteme aus, kann Hautkrebs entstehen.

Humankarzinogenese: Selbstverständlich sind auch individuelle Faktoren für die Tumorentstehung verantwortlich: Erbfaktoren, endokrine Faktoren, Lebensalter und Ernährungsfaktoren.

Proto-Onkogene, Onkogene

Die DNA normaler Zellen besitzt Tumor erzeugende Gene, die inaktiv als **Proto-Onkogene** vorliegen und aus Introns und Exons bestehen. Ihre physiologischen Genprodukte sind Wachstumsfaktoren, Wachstumsfaktor- und Hormonrezeptoren oder DNA bindende Proteine (Transkriptionsfaktoren), die für die Transkription wichtig sind. Werden diese zellulären Proto-Onkogene in **Onkogene** (c-Onkogene, Onkos = Tumor) umgewandelt, kommt es zur *malignen Transformation*, wobei die Zelle die durch Onkogene codierten Proteine im Überschuss produziert. Proto-Onkogene können sich auf molekularer Ebene gesehen auf verschiedene Weise zu Onkogene umwandeln:
Punktmutation: Der Austausch einer Aminosäure z.B. in der Position 12,13 oder 61 des Ras-Onkogens (s.unten) kann ein Kolonkarzinom auslösen.
Translokation: Promyelotyten-Leukämie oder das Burkit-Lymphom können durch Translokation eines aktivierten Proto-Onkogens zu einem Onkogen entstehen.
Genamplifikation: Hierbei können Dutzende von Genkopien, die als mehrfache Sequenzwiederholungen im Chromosom liegen, hergestellt werden. Die Folge kann eine verstärkte Expression eines c-Onkogens sein.
Infekt mit DNA- oder RNA-Tumorviren: Für die *maligne Transformation* durch Tumorviren gibt es verschiedene Mechanismen:
- *Tumorviren ohne Onkogene:* Die Nukleinsäure von RNA-Tumorviren besitzt eine Steuersequenz mit Promotor-/Enhancer-Funktion (LTR-Sequenz). Werden durch einen Virusinfekt LTR-Sequenzen in das Wirtsgenom eingebaut, können zelluläre Proto-Onkogene zu einer erhöhten Exprimierung angeregt werden.
- *Tumorviren mit Onkogenen (v-Onkogene):* Manche RNA-Viren besitzen, bedingt durch Mutationen, Onkogene, die mit dem viralen Genom durch Rückwärtstranskription (RNA zu DNA durch reverse Transkriptase) in die DNA der Wirtszelle eingebaut und unter dem Einfluss der LTR-Sequenz exprimiert werden. Interessanterweise zeigen viele v-Onkogene eine Sequenzhomologie zu den eukaryotischen Wachstums regulierenden Genen. Daher wird heute angenommen, dass retrovirale Onkogene aus eukaryotischen Genen stammen.

■ *Tumorviren mit Anti-Suppressorgen:* Das zelluläre Genom kann Anti-Onkogen-Proteine exprimieren, die die Aktivität der Proto-Onkogene hemmen. Anti-Suppressorgene von DNA-Tumorviren können nach Einbau in die Wirtszelle Proteine exprimieren, die Anti-Onkogene hemmen.

Die **Genprodukte der Onkogene** lassen sich in verschiedene funktionelle Gruppen unterteilen (häufig gestellte Frage!):

■ *Wachstumsfaktoren:* Sie regen die DNA-Replikation und Zellteilung durch Bindung an Rezeptoren der Zelloberfläche an. Der bekannteste Vertreter dieser Gruppe ist das Produkt des Gens *v-sis* oder *c-Sis.* Das Genprodukt des *v-sis*-Gens entspricht der β-Kette des Wachsumsfaktors PDGF (*platelet derived factor*). Das Simian Sarkoma Virus (daher die Bezeichnung *v-sis*) kann beim Affen und bei der Katze einen bösartigen Weichteiltumor – das Sarkom – auslösen.

■ *Proteinkinasen:* Sie phosphorylieren unter ATP-Verbrauch OH-Gruppen in den Seitenketten der Aminosäuren Tyrosin (Tyrosinkinase), Threonin (Threoninkinase) oder Serin (Serinkinase). So gehört zu dieser Gruppe das *Abl-Gen*, dessen Genprodukt eine Tyrosinkinase ist, die eine wichtige Funktion bei der Regulation der Proliferation von Lymphozyten hat. Das Onkogen *Abl* wurde zuerst bei der Untersuchung des Abelson-Virus identifiziert, das bei Mäusen Leukämie verursacht.

■ *GTP bindende Proteine:* Sie sind auf der Innenseite der Plasmamembran lokalisiert und sind an der Signalübertragung ins Zellinnere beteiligt (Kap. 14).

Die wichtigsten Vertreter dieser Gruppe sind *Ras-Proteine,* die ursprünglich bei der Analyse von Ratten-Sarkom-Viren entdeckt wurden. Reagieren *Ras-Proteine* durch ein Proliferationssignal mit GTP, entsteht die aktive Form GTP/Ras. Das aktive GTP/Ras induziert die Zellteilung und -vermehrung. Für die Deaktivierung besitzen die *Ras-Proteine* die Funktion einer GTPase. Die *Ras*-eigene GTPase-Aktivität wird durch ein besonderes Protein GAP (*GTPase activating protein*) um das Hundertfache gesteigert. Ist das *Ras-Protein* durch Mutationen geschädigt, kann gebundenes GTP nur zögerlich gespalen werden – auch nicht in Anwesenheit von GAP. Als Folge ist das Signal für Proliferation immer angeschaltet, was zu einer unregulierten Zellteilung und -vermehrung führt. *Ras*-Gen-Mutationen findet man häufig beim Kolon-, Schilddrüsen- und Pankreaskarzinom.

■ *Proteine des Zellkerns:* Transkriptionsfaktoren bzw. DNA-bindende Proteine, die für die Aktivierung von Genen verantwortlich sind.

 Merke

Proto-Onkogene sind *keine* Krebs erzeugenden Gene. Erst eine Umwandlung in Onkogene kann zu einer malignen Transformation führen.

Therapie von Tumorerkrankungen s. 10.2.4; Apoptose s. Biologie 1.16.1.

Zellstrukturen und interzelluläre Matrix

11.1 Eukaryontische Zellen

Viele eukaryontische Zellen sind in Geweben und Organen organisiert. Um den vielfältigen Anforderungen des Gesamtorganismus an die einzelne Zelle gerecht zu werden, ist eine *Kompartimentierung* innerhalb der Zelle notwendig, damit Stoffwechselwege voneinander getrennt ablaufen können. Die verschiedenen Stoffwechselwege oder -schritte in einer Zelle sind auf die einzelnen *Zellorganellen* verteilt.

Am Beispiel der Biosynthese exportabler Proteine soll dieser Sachverhalt verdeutlicht werden: An der Umsetzung der auf DNA-Ebene gespeicherten Erbinformation zum funktionsfähigen Protein sind *Kern, Ribosomen, endoplasmatisches Retikulum, Golgi-Apparat* und *Vesikel* mit einer jeweils unterschiedlichen Funktion beteiligt.

- *mRNA-Bildung*: Im *Zellkern* erfolgt die Bildung von mRNA durch *Transkription* und anschließende *Modifikation*. Die reife mRNA verlässt den Zellkern.

- *Translation*: Nach Bindung der mRNA an ein *Ribosom* wird zunächst ein Signalpeptid, das den Ribosom-mRNA-Komplex an das rauhe endoplasmatische Retikulum (rER) bindet, *translatiert*. Die Bindung zwischen rER und Ribosom-mRNA-Komplex kommt zustande, weil sich auf rER Rezeptoren für Signalpeptide befinden.
- *Modifikation und Transport*: Im *rER* werden die Proteine *modifiziert*, wobei die Signalsequenz abgespalten wird und Phosphorylierungen stattfinden.
- *Weitere Modifikation und Verpackung*: Vom rER gelangen die Proteine in den *Golgi-Apparat*. Hier erfolgen weitere *posttranslationale Proteinmodifikationen* und die *Verpackung* der ausgereiften Proteine in Vesikel.

Hier folgt nur eine kurze tabellarische Zusammenfassung der Zellorganellen (Tab. 11.**1**), da diese ausführlich in Kap. 1 der Biologie besprochen werden. Zu Stofftransport s.a. Kap. 10.3 und Biologie Kap. 1.1.2

Tab. 11.**1 Zellorganellen** und ihre Funktion

Organelle	Funktion – Besonderheit	Leitenzyme
Mitochondrien	– Synthese von ATP	– Einige Atmungsketten- und Citratzyklusenzyme (Cytochromoxidase, Succinatdehydrogenase) – DNA- und RNA-Polymerasen
Ribosomen	– Translation in der Proteinbiosynthese	
rauhes ER	– Transport von Exportproteinen innerhalb der Zelle – Teil der Gluconeogenese	– Glucose-6-Phosphatase (Gluconeogenese)
glattes ER	– Phase I Reaktion der Biotransformation	– Cytochrom P_{450}
Golgi-Apparat	– Verpackung von Exportproteinen – posttranslationale Proteinmodifikation	– Galactosyltransferase
Lysosomen	– Auto- und Heterophagie	– lysosomale Enzyme (z. B. saure Phosphatasen)

Klinischer Bezug

Die **Schwere von Zellschädigungen**, z.B. bei Herzinfarkten oder Hepatitiden, kann durch Bestimmung von normalerweise nicht oder nur gering ausgeprägten Enzymaktivitäten im Plasma nachgewiesen werden, da bei Zellschäden vermehrt Enzyme der betroffenen Zellen in das Plasma abgegeben werden. Werden neben zytoplasmatischen Enzymaktivitäten noch mitochondriale nachgewiesen, so ist der entstandene Schaden größer.

Eine isolierte Betrachtung der einzelnen Organellen ist erst durch Auftrennung der Zelle möglich. Die **Auftrennug von Zellbestandteilen** erfolgt im Wesentlichen durch 2 Arbeitsschritte:

- *Homogenisation* der Zelle in einer leicht hypotonen Lösung oder durch schonendes Rühren mit anschließender
- *Zentrifugation* der homogenisierten Bestandteile. Eine recht präzise Auftrennung erhält man durch Zentrifugation in einem Dichtegradienten.

11.2 Prokaryontische Zellen

Siehe Biologie 1.1.1.

11.3 Membranen

11.3.1 Membrankomponenten, -bildung und -aufbau

Membranen tierischer Zellen sind nach einem einheitlichen Prinzip aufgebaut: Jede Membran enthält in wechselnden Anteilen polare *Lipide* und *Proteine*, die sich aufgrund hydrophober Wechselwirkungen zu einer *Lipiddoppelschicht* zusammenlagern (s. Biologie 1.4).

 Klinischer Bezug

Unter Einwirkung von Ultraschallwellen auf ein Gemisch von polaren Lipiden in einer wässrigen Lösung bilden sich spontan **Liposomen**. Liposomen sind kleine, einen Teil der wässrigen Phase umschließende Lipiddoppelschichten. Mithilfe von Liposomen können schlecht resorbierbare Pharmaka besser aufgenommen werden.

Glycerinphosphatide, *Sphingophosphatide*, *Sphingoglykolipide* und *Cholesterin* stellen den Hauptteil der Membranlipide dar (Abb. 11.**1**). Die nach außen gerichteten zellulären Proteine sind zu einem großen Teil *Glykoproteine*.
Durch die hydrophoben Wechselwirkungen bedingt, lagern sich die lipophilen Anteile der Membrankomponenten nach innen, die hydrophilen nach außen.

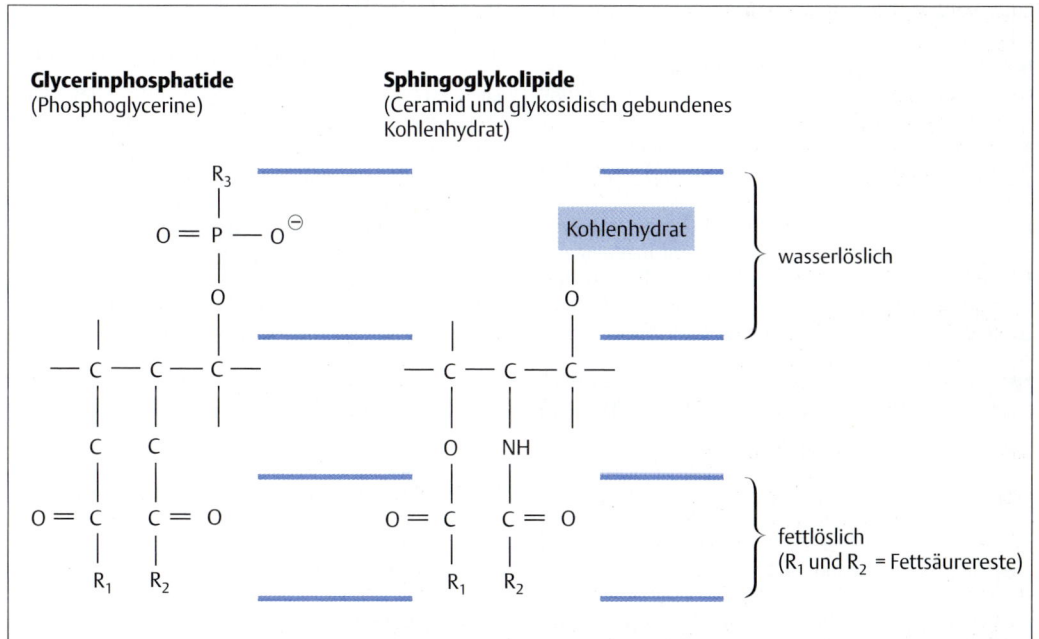

Abb. 11.**1** Ausgewählte **Lipidbestandteile biologischer Membranen**

Die Membranproteine sind innerhalb einer Membran *asymmetrisch* angeordnet. Transmembranäre Anteile der Proteine sind aufgrund besserer Löslichkeit besonders reich an lipophilen Aminosäuern (*Leucin, Valin*). Einmal gebildete biologische Membranen stellen ein ständig in Bewegung befindliches Gebilde dar, da die einzelnen Membrankomponenten durch hydrophobe Wechselwirkungen und *nicht* durch kovalente Bindungen zusammengehalten werden.

 Merke

Membrankomponenten sind durch nicht kovalente *Bindungen* miteinander verbunden.

Die Bewegung innerhalb der Membran (*Fluidität*) ist besonders hoch, wenn wenig Cholesterin und viele kurzkettige Fettsäuren in ihr enthalten sind. Die transmembranären Proteine können sich innerhalb der Membran nur lateral bewegen.

11.3.2   Membranfunktionen

Die *Grundfunktion* aller Membranen ist rein physikalisch. Sie stellen eine Struktur dar, die *zwei Kompartimente voneinander trennt*. Im Fall der Zellen trennen Membranen Intra- und Extrazellulärraum voneinander und ermöglichen innerhalb der Zelle die Bildung von verschiedenen Kompartimenten in Form von Organellen. Die *Membranproteine* erfüllen eine weitere Reihe mannigfaltiger Funktionen, wie z.B.:

- *Zellidentität* über MHC- und Blutgruppenantigene,
- *Informationsaustausch* über membranständige Hormonrezeptoren und
- *Transportprozesse* (aktiv und passiv), die die Zelle mit benötigten Stoffen (z.B. Glucose) versorgen und Abfallstoffe ausscheiden.

Einige Bestandteile von Zellmembranen sind *Ausgangsstoffe für die Synthese von Second messengern*. Beispiele hierfür sind die Synthese von IP$_3$ aus PIP$_2$ (Phosphatidylinositol-4,5-bisphosphat) und die Synthese von Prostaglandinen aus Linolensäure.

 Klinischer Bezug

Membranen können allerdings nur ihre Funktionen erfüllen, wenn alle Membranbestandteile intakt sind. Kommt es z.B. zu einem Defekt eines Rezeptors auf der Membran, fällt diese Funktion folglich aus. Ein Rezeptordefekt ist hier exemplarisch dargestellt: Der Transport von Fetten im Blut wird durch die Assoziation von Fetten mit Proteinen (Apolipoproteine) gewährleistet. Apolipoproteine sind neben dem Transport der im Blut unlöslichen Fette noch für deren genauen Verteilung im Körper zuständig. Zellen, die Fette aufnehmen exprimieren an ihrer Oberfläche

Apolipoproteine. Ist dieser Rezeptor nicht vorhanden oder defekt, können Fette nicht oder nur vermindert vom Gewebe aufgenommen werden. Es resultiert eine **Hyperlipidämie**. Der LDL-Rezeptor (**Apolipoprotein-B/E-Rezeptor**) ist häufig von Mutationen betroffen und für die familiären (da vererblich) Hyperlipidämien verantwortlich. Bei der homozygoten Form können wegen der fehlenden Cholesterinaufnahme Cholesterinspiegel von 600–1000 mg/dl (normal 120–200 mg/dl) im Blut gemessen werden. Bereits in früher Kindheit können hier tödliche Herzinfarkte auftreten!

 Klinischer Bezug

Ein weiterer Defekt eines Membranproteins kann zur Bildung von Nierensteinen führen. Bei der **Cystinurie** werden aufgrund eines defekten Transportproteins für Cystin, Lysin, Arginin und Ornithin in Niere und Dünndarm diese Aminosäuren nicht resorbiert. Da die Löslichkeit von Cystin gering ist, bilden sich bei diesen Patienten häufig Nierensteine.

11.4   **bis 11.10 Bestandteile der Zelle**

Siehe Biologie Kap. 1 (Allgemeine Zellbiologie, Zellteilung und Zelltod)

11.11   **Extrazelluläre Matrix**

11.11.1   Strukturprinzip und Vorkommen

Die extrazelluläre Matrix umgibt die Zellen eines Organismus, und sie besteht aus Wasser und Interzellularsubstanz. Ohne Interzellularsubstanz (von Zellen gebildete und sezernierte Stoffe) wäre die für den Organismus lebensnotwendige Organisation einzelner Zellen in Geweben und Organen undenkbar. Die mikroskopische Gliederung der Leber in Portalfelder ist nur ein Beispiel. *Kollagen, Elastin, Proteoglykane* und *Hyaluronat* sind die organischen Hauptkomponenten der Interzellularsubstanz.

11.11.2   Synthese und Funktion

Kollagen
Die in Wasser unlöslichen Typen (etwa 10) des Kollagens sind Hauptbestandteil des Binde- und Stützgewebes und machen etwa 1/3 des Gesamtkörperproteins aus. Die Kollagene sind auf entsprechende Bindegewebsarten verteilt und bestimmen so deren Eigenschaften (Tab. 11.**2**).
Die **Kollagenbiosynthese**, hier für die Typen I–III beschrieben, findet in mehreren Schritten intra- und extrazellulär statt. Produkt der *intrazellulären* Synthesephase im Fibroblasten ist das Prokollagen,

Tab. 11.2 **Wichtige Kollagentypen**

Kollagentyp	Vorkommen	Quartärstruktur
Typ I	– Sehnen – Knochen – Haut	– fibrillär
Typ II	– Knorpel – Nucleus pulposus	– fibrillär
Typ III	– Haut – Blutgefäße	– fibrillär
Typ IV	– Basalmembran	– nichtfibrilläres Netzwerk

eine Tripelhelix aus hydroxylierten und glykolysierten α-Peptidketten. Nach Sekretion in den *Extrazellulärraum* lagern sich die einzelnen Prokollagenmoleküle aneinander und bilden kovalente Quervernetzungen untereinander aus (Abb. 11.2). Die Schritte im einzelnen:

Intrazelluläre Phase: Bestandteile einer zunächst synthetisierten *a-Kette* sind hauptsächlich Glycin, Prolin und Lysin. Nach Abspaltung eines Signalpeptids, ähnlich wie bei der Insulinbildung, entsteht Prokollagen. An seinem N- und C-terminalen Ende enthält *Prokollagen* Proteinbestandteile (Register- und Telopeptide), die unter Ausbildung von Disulfidbrücken jeweils 3 Prokollagenmoleküle zu einer *Tripelhelix* verdrillt werden. An der Tripelhelix findet unter Beteiligung von Ascorbinsäure, Sauerstoff, Eisen und α-Ketoglutarat die *Hydroxylierung* von Prolin zu Hydroxyprolin und Lysin zu Hydroxylysin statt. Anschließend erfolgt die *glykosidische Bindung* von Glucose- und Galactoseresten an das Prokollagen.

 Merke

Die *Ausbildung der Tripelhelix* im Prokollagenmolekül ist nur möglich, da jede 3. Aminosäure Glycin ist. Als kleinste Aminosäure ermöglicht Glycin die Ausbildung von Wasserstoffbrückenbindungen zwischen Amino- und Ketogruppen anderer Ketten, da der Bindung keine raumfordernden Seitenketten im Wege stehen.

Extrazelluläre Phase: Nach erfolgter Sekretion des Prokollagens in den Extrazellulärraum spalten Proteasen die Register- und Telopeptide ab. Ionenanziehungskräfte und hydrophobe Wechselwirkungen bedingen die *Anlagerung* mehrerer Prokollagenmoleküle aneinander (Mikrofibrille) oder an bereits bestehende Mikrofibrillen. Unter Ausbildung kovalenter Bindungen *stabilisiert* sich die Kollagenmikrofibrille. Von besonderer Bedeutung ist dabei die oxidative Desaminierung von ε-Aminogruppen.

Aus den entstandenen Mikrofibrillen bilden sich durch Aneinanderlagerung die endgültigen Kollagenfibrillen.

 Klinischer Bezug

Defekte in der Kollagensynthese haben für die betroffenen Patienten weit reichende Folgen: Bei der **Osteogenesis imperfecta** kommt es aufgrund unterschiedlicher Mutationen zur Bildung eines defekten Kollagens. Durch das defekte Kollagen kann Knochen nicht richtig aufgebaut werden. Klinisch fällt vor allem eine erhöhte Knochenbrüchigkeit auf. Je nach Defekt können blaue Skleren, Hördefekte und/oder Störungen der Zahnentwicklung auftreten. Eine kausale Therapie ist leider nicht bekannt. Deswegen muss sich die Behandlung auf eine chirurgische Versorgung der Knochenbrüche stützen.

Elastin, Hyaluronsäure und Proteoglykane

Elastin, das u. a. in Aorta, Ligamenta flava, Pulmonalarterien und Ohrknorpel vorkommt, bildet, wie das Kollagen, erst extrazellulär seine endgültige Struktur aus. Für die Ausbildung der endgültigen Elastinmoleküle sind hydrophobe Wechselwirkungen und das Enzym *Lysyloxidase* verantwortlich. Die Lysyloxidase ermöglicht die kovalente Quervernetzung des Elastins durch Desaminierung von Lysylresten; die Bindung wird als *Desmosin-* bzw. *Isodesminverbindung* bezeichnet.

Hyaluronsäure und **Proteoglykane** sind weitere Bestandteile der Interzellularsubstanz. Beide zeichnen sich durch ein hohes Wasserbindungsvermögen aus (Struktur s. Kap. 1).

11.11.3 Abbau der Interzellularsubstanz

Verantwortlich für den Abbau der Interzellularsubstanz sind *proteolytische Enzyme* (z. B. Kollagenasen, Elastase, Hyaluronidase, Hydrolasen). Die Ausscheidung bestimmter Aminosäuren (Prolin- und Hydroxyprolin) im Urin erlaubt daher Rückschlüsse auf den Kollagenumsatz.

 Klinischer Bezug

Bei **Knochenerkrankungen, Wachstum, Akromegalie** und nach der **Schwangerschaft** ist der Kollagenumsatz und somit auch die Ausscheidung von Prolin und Hydroxyprolin im Urin, gesteigert.

Makrophagen und Granulozyten enthalten große Mengen von Enzymen, die die Interzellularsubstanz abbauen. Das in der Leber synthetisierte Serumprotein α_1-Antitrypsin hemmt vor allem die Elastase und verhindert somit einen unkontrollierten Abbau der Interzellularsubstanz.

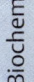

Biochemie

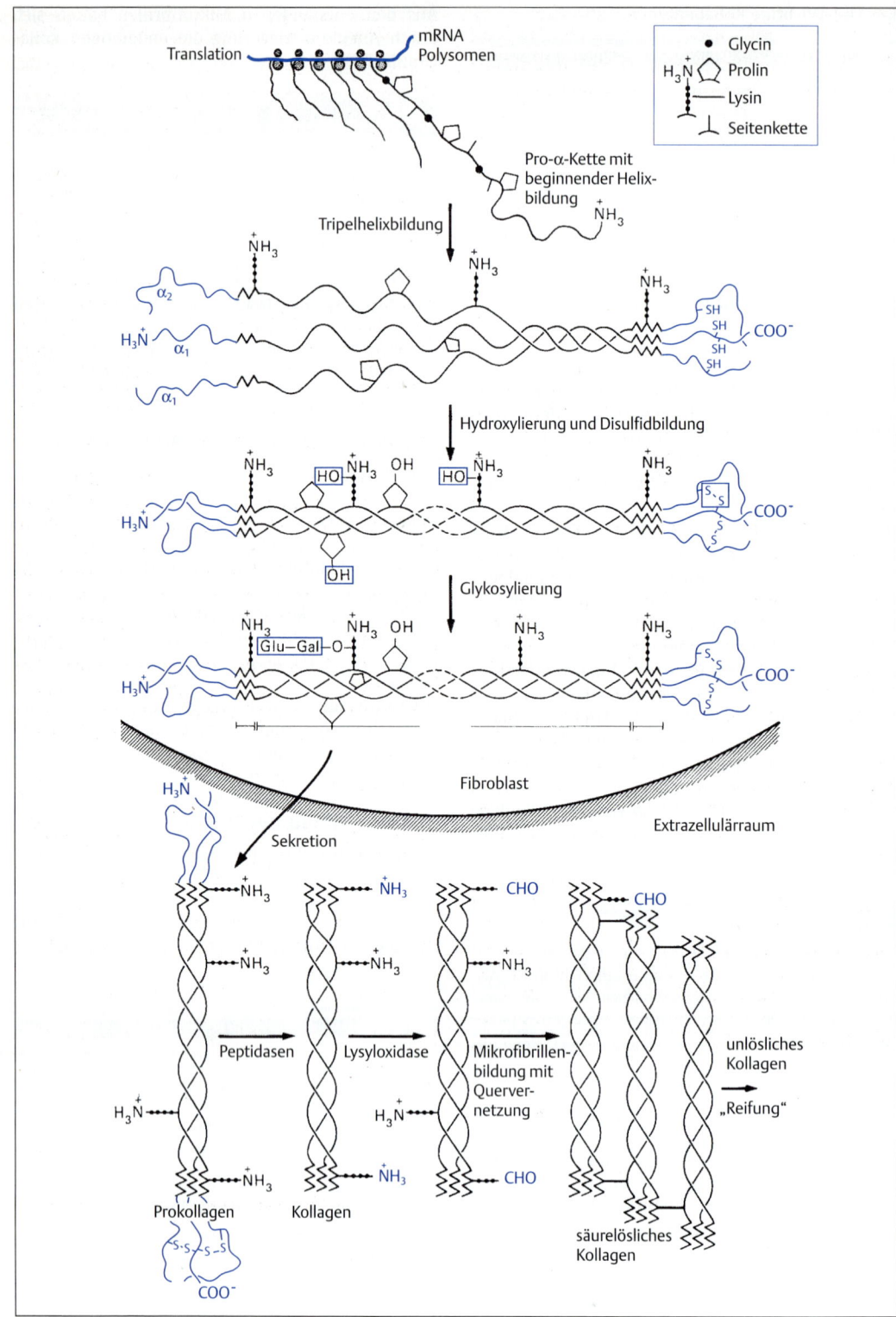

Abb. 11.**2 Kollagenbiosynthese** (aus Löffler, G., P. Petrides: Physiologische Chemie. 4. Aufl. Springer, Heidelberg 1990)

Klinischer Bezug

Bei einem genetisch bedingten α_1-**Antitrypsinmangel** entfalten die proteolytischen Enzyme ihre ungehemmte Aktivität. Vor allem in der Leber (Ausbildung einer Zirrhose) und der Lunge (chronisch obstruktive Erkrankungen) manifestiert sich der α_1-Antitrypsinmangel. Deswegen sollte bei jeder diagnostizierten Leberzirrhose nicht nur ein Alkoholabusus, sondern auch ein α_1-Antitrypsinmangel in die differenzialdiagnostischen Überlegungen mit aufgenommen werden.

11.11.4 Pathobiochemie der extrazellulären Matrix

Defekte der extrazellulären Matrix können weit reichende Folgen haben, wie in zwei Beispielen dargestellt. Bei der **Sklerodermie** handelt es sich um eine chronische Systemerkrankung des Bindegewebes. Über eine ödematös-entzündliche Phase kommt es zu einer Sklerose des Bindegewebes. Die Erkrankung kann sich bei der *zirkumskripten Sklerodermie* auf wenige Stellen an der Haut beschränken, oder als *progressiv systemische Sklerodermie* durch die Sklerosierung innerer Organe letztendlich zum Tod der betroffenen Patienten führen. Die Ursache für die Sklerosierung des Bindegewebes ist bisher nicht bekannt. Vermutet wird, dass es sich um eine Störung des Kollagenstoffwechsels handelt. Anderseits gibt es Hinweise auf eine Durchblutungsstörung, da die Sklerodermie oft mit einer Verengung von Gefäßen an den Akren (Hände und Füße) einhergeht. Das Vorkommen von Autoantikörpern bei der Sklerodermie schließt eine autoimmunologische Ursache nicht aus. Therapeutisch werden deswegen immunsuppressive und durchblutungsfördernde Medikamente eingesetzt.

Wichtig ist auch eine krankengymnastische Behandlung, um Einsteifungen der Gelenke zu verhindern (bedingt durch Sklerose der Haut). Bei lokalisierten Formen (zirkumskripte Sklerodermie) bietet sich auch eine Therapie mit UV-A Bestrahlung in Verbindung mit einem Photosensibilisator an, da UV-A ein Kollagen abbauendes Enzym in der Haut induziert (Kollagenase).

Klinischer Bezug

Ein großer Teil der **Hautalterung** (Faltenbildung) ist hautsächlich durch UV-A bedingt. Wie oben erwähnt, induziert UV-A-Licht eine Kollagenase in der Haut, welche Kollagen abbaut. Die Wirkung von UV-A kann eindrucksvoll bei Menschen beobachtet werden, die beruflich viel in der Sonne waren: Die Haut von Seefahrern und Landwirten ist oft stark mit Falten durchzogen. Diese Wirkung von UV-A ist letztendlich nur von kosmetischem Interesse. Medizinisch bedeutsam ist die Induktion von Hauttumoren durch UV-A. Gesichert ist der Zusammenhang zwischen UV-A und der Entstehung von **spinozellulären Karzinomen** und **Basaliomen**. Mittlerweile gibt es auch Hinweise, dass UV-A auch an der Entstehung von **Melanomen** beteiligt ist. Aus diesem Grund sollte jede unnötige Belastung mit UV-A-Licht gemieden werden (regelmäßiger Besuch von Solarien, extensives Sonnenbaden ohne Lichtschutzcreme).

Das **Marfan-Syndrom** ist durch eine Kollagenreifungsstörung bedingt. Es ist selten und wird autosomal-dominant vererbt. Bei dem Marfan-Syndrom hat die Änderung eines einzigen Gens eine Fülle von Folgen. Am auffälligsten ist der schlanke Hochwuchs der Patienten. Ferner gehören schlanke, überstreckbare Finger- und Fußgelenke, Muskelhypotonie und Subluxation der Linse zu sichtbaren Merkmalen des Marfan-Syndroms. Nicht sichtbar, aber umso folgenschwerer, sind Mitralklappenprolaps, Aortenaneurysma und Aorteninsuffizienz, die alle aufgrund der Bindegewebsschwäche resultieren.

Merke

Hat ein Gen verschiedene Wirkungen, spricht man von **Pleiotropie**.

11.12 Zellzyklus

Siehe Biologie 1.4 (Zellzyklus und Mitose)

11.13 Apoptose

Siehe Biologie 1.16.1

11.14 Pathobiochemie

Siehe bei den einzelnen Zellstrukturen.

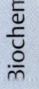
Biochemie

Säure-Basen-Haushalt, Wasser- und Elektrolythaushalt, Spurenelemente

12.1 Säure-Basen-Haushalt

Siehe Physiologie Kap. 5.10 und Kap. 9.

12.2 Wasser- und Elektrolyt-Haushalt

Siehe Physiologie 9.1.

12.3 Spurenelemente

Zu einer ausgewogenen Ernährung gehört neben Nährstoffen und Vitaminen auch eine ausreichende Versorgung mit **Spurenelementen**. Zu den wichtigen, essenziellen Spurenelementen zählen: Eisen, Kupfer, Zink, Jod und Selen.

12.3.1 Eisen

Im menschlichen Körper sind 2,5 g (Frauen) bis 3,5 g (Männer) Eisen vorhanden (Tab. 12.**1**). Von mit der Nahrung aufgenommenen Eisen wird unter normalen Umständen nur ein kleiner Teil (6–12 %) resorbiert. Bei Eisenmangel kann diese Quote auf über 25 % gesteigert werden.

Merke

Fe(II) wird wesentlich besser resorbiert als Fe(III). Die Aufnahme von Fe(II) geschieht durch aktiven Transport.

Das von den Darmmukosazellen resorbierte Eisen wird an Ferritin gespeichert. Ferritin ist eine rasch mobilisierbare Eisenreserve. Ferritin kommt hauptsächlich in Darm, Milz, Leber, Knochenmark, Blut und Muskeln vor. Im Blut wird Eisen an Transferrin gebunden transportiert (Abb. 12.**1**).

Klinischer Bezug

Kenntnisse über die Eisenresorption helfen bei der Diagnose von Anämien (Blutarmut): Besteht ein Eisenmangel, steht nicht genug Eisen zur Synthese von Erythrozyten zur Verfügung. Ein Eisenmangel äußert sich in einer Erniedrigung des Eisens und des Ferritins. Transferrin ist dagegen vermehrt im Blut nachweisbar, da der Körper versucht, alles Eisen zu binden.

12.3.2 Kupfer

Insgesamt sind 100 mg Kupfer im menschlichen Körper vorhanden. Kupfer wird vom Magen und proximalen Dünndarm aktiv resorbiert. Das aufgenommene Kupfer wird an das Blut abgegeben und dort an Albumin gebunden über die Pfortader zur Leber transportiert. In der Leber wird das Kupfer an neu synthetisierte Superoxiddismutasen und an Coeruplasmin gebunden. Jedoch nur 20 % des Kupfers gelangt an Coeruplasmin gebunden in das Blut. Die übrigen 80 % werden über die Galle ausgeschieden. Kupfer ist (s. oben) Bestandteil von Superoxiddismutasen. Während des Stoffwechsels entstehen immer geringe Mengen von sog. freien Radikalen, z.B. bei der Oxidation von Fe(II) im Hämoglobin entstehen Superoxidanionen (O_2 und ein Elektron), welche hochreaktive Substanzen darstellen. Superoxiddismutasen katalysieren die Reaktion von zwei Superoxidanionen zu O_2 und H_2O_2 und entfernen so die hochreaktiven Superoxidanionen.

Tab. 12.**1** Verteilung des Eisens im menschlichen Körper

Kompartiment	Menge (%)
Hämoglobin	60–70
Myoglobin und andere eisenhaltige Enzyme	10–12
Speichereisen (Ferritin, Hämosiderin)	16–29

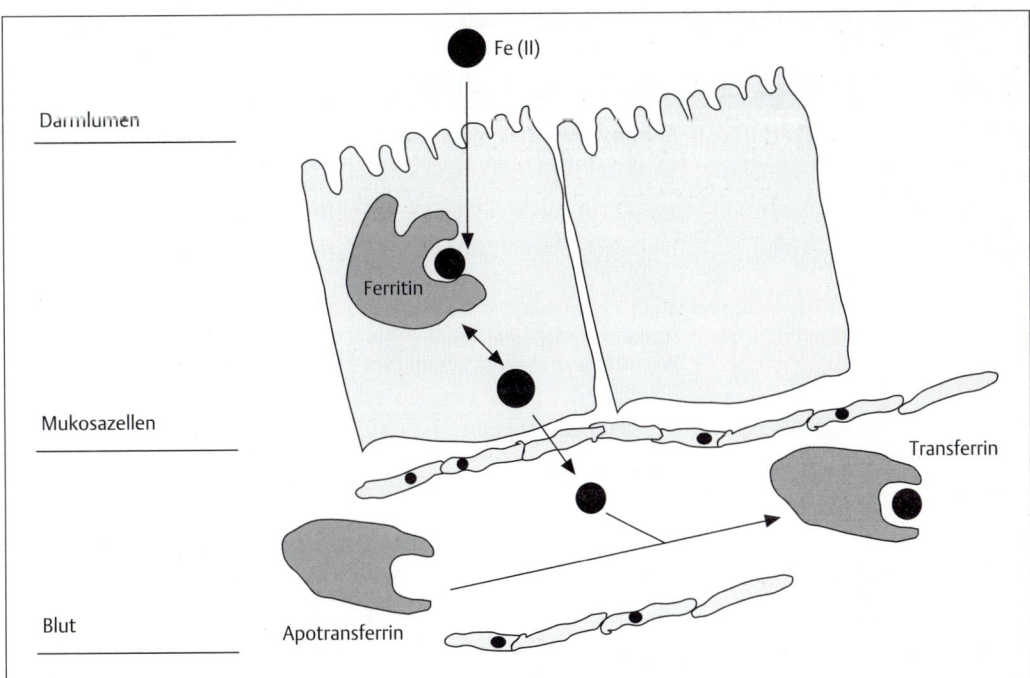

Abb. 12.**1 Eisenresorption und Transport**

Klinischer Bezug

Störungen im Kupferstoffwechsel können weit reichende Folgen haben: Bei dem autosomal-rezessiv vererblichen **Morbus Wilson** (hepatolentikuläre Degeneration) ist zu weinig Coeruplasmin vorhanden. Somit kann das Kupfer nicht ausreichend von der Leber in das Blut abgegeben werden. Der steigende Kupfergehalt schädigt die Leber. Da Kupfer nicht an Coeruplasmin gebunden wird, wird es im Blut an Albumin gebunden. An Albumin gebundenes Kupfer ist jedoch nicht fest gebunden; somit kommt es zu einer Kupferüberladung der Organe (vor allem des ZNS). Klinisch kommt es neben der Leberschädigung zu neurologischen und psychatrischen Symptomen. Ferner kann eine hämolytische Anämie auftreten. Am Rand der Cornea findet sich oft ein gold-brauner Ring (Kayser-Fleischer-Korealring), der durch Kupferablagerungen entsteht. Die Therapie des Morbus Wilson besteht in der möglichst frühzeitigen Reduktion des Kupfers. Dies wird zum einen durch eine kupferarme Diät und zum anderen durch D-Penicillamin erreicht. D-Penicillamin bindet Kupfer und fördert dessen renale Ausscheidung.

12.3.3 Zink

Zink wird wie die anderen Spurenelemente mit der Nahrung aufgenommen. Im Blut wird es an Proteine, vor allem IgG, Transferrin und α_2-Globuline, gebunden transportiert. Zink ist wichtiger Bestandteil von Proteinen, die die Genexpression kontrollieren (sog. Zinkfinger).

12.3.4 Iod

Iod spielt eine Schlüsselrolle bei der Synthese der Schilddrüsenhormone (s. 14.3.2).

12.3.5 Selen

Selen ist neben Vitamin E und C ein wichtiger „Radikalenfänger". Wie bereits erwahnt (s.oben) entstehen durch den Stoffwechsel ständig hoch reaktive freie Radikale. Diese freien Radikle können z. B. durch Glutathion abgefangen werden. Zwei Moleküle Gluthathion reagieren mit einem freien Radikal zu oxidiertem Glutathion. Diese Reaktion wird durch das Enzym Gluthathion-Peroxidase katalysiert. Und hier kommt das Selen ins Spiel: Das aktive Zentrum der Gluthathion-Peroxidase enthält Selen.

Die Folgen eines Mangels bzw. einer Überdosierung von den vorgestellten Spurenelementen ist in Tab. 12.**2** zusammengefasst.

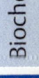

Tab. 12.**2 Mangelerscheinungen und Toxizität von Spurenelementen.** Die Angaben in der Spalte „Bedarf" beziehen sich auf Erwachsene.

Spurenelement	Bedarf pro Tag	Folgen eines Mangels	Toxizität
Eisen	10–15 mg	Anämie (mikrozytär, hypochrom)	Bronzediabetes (Diabetes und Hyperpigmentation der Haut), Leberzirrhose, Kardiomyopahtie, Hodenatrophie
Kupfer	1,5–3 mg	Leukopenie, Anämie, Ödeme	Hepatitis, Kayser-Fleischer-Ring (Auge), hämolytische Anämie, geistige Retardierung
Zink	15 mg	Haarausfall, Hypogonadismus, Wachstumsverzögerung, Immunschwäche	Anämie, Übelkeit, Erbrechen, Lungenfibrose
Iod	0,18–0,2 mg	Hypothyreose, Struma	thyreotoxische Krise
Selen	20–100 µg	(Kardio)myopathie	Haarausfall, Leberzirrhose

Bewegung

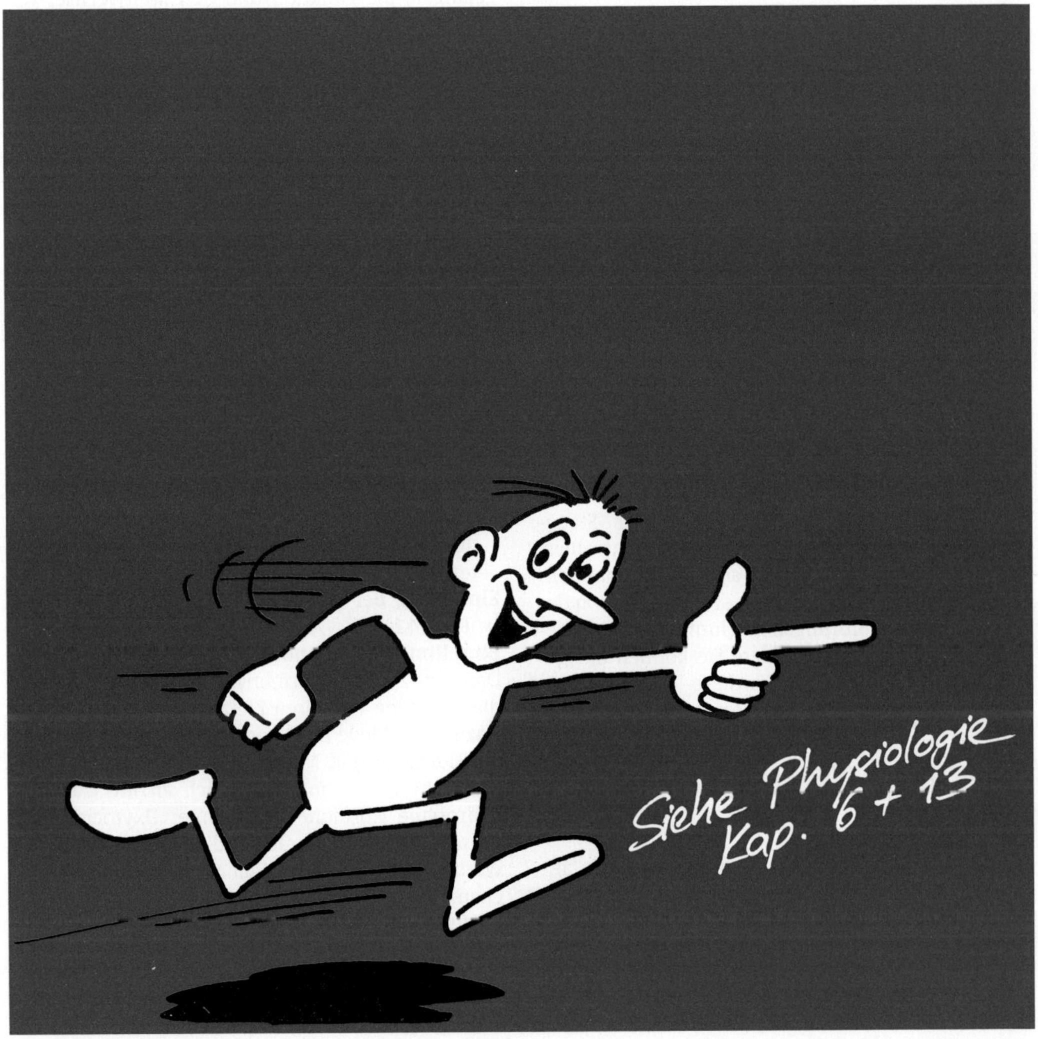

Hormone und Zytokine

14.1 Grundlagen

14.1.1 Aufbau des Hormonsystems und Grundlagen der hormonalen Kommunikation

Neben dem Nervensystem verfügt der Körper über das Hormonsystem, das als Koordinationssystem die Stoffwechselvorgänge der Zellen, Gewebe und Organe kontrolliert. Während das Nervensystem Neurotransmitter freisetzt, die durch den synaptischen Spalt diffundieren (10–40 nm), um eine Reaktion auszulösen, produzieren spezifische Zellen des Hormonsystems *Hormone*, die ins Blut ausgeschüttet werden und längere Strecken zurücklegen können, bis sie ihre Zielzelle erreichen. Hormone sind chemisch sehr unterschiedliche Verbindungen. An der Zielzelle entfalten sie ihre Wirkung durch Bindung an ein Rezeptorprotein, das entweder auf der Außenseite der Zellmembran sitzt oder sich im Zytosol befindet. Einige hormonproduzierende Zellen sind in ein hierarchisch gegliedertes hormonales Steuerungssystem eingebaut, von dem sie kontrolliert und gesteuert werden, andere sind davon unabhängig. Abb. 14.1 zeigt schematisch die Organisation des Hormonsystems. Störungen im Hormonhaushalt bedingen schwere Erkrankungen. Sie können auf gesteigerte und verminderte Synthese- oder Abbaurate, auf Transport- oder Rezeptordefekte zurückgeführt werden.

14.1.2 Hormone

Definition

Hormone sind körpereigene Wirkstoffe (Regulationsstoffe oder Nachrichtenträger), die
entweder von spezifischen Geweben, sog. endokrinen Zellen (kanallose Drüsen), oder von Einzelzellen in verschiedenen Organen (dispergierte endokrine Zellen) produziert werden,

ins Blut abgegeben werden und meistens durch ein spezifisches Transportsystem zu ihrem Wirkungsort gelangen, die Funktion und den Stoffwechsel verschiedener Zielzellen oder Zielorgane beeinflussen.

Klassifizierung

Einteilung der Hormone nach der chemischen Struktur:
- *Hydrophile Hormone:* Peptide, Glykoproteine und Tyrosinderivate – außer Schilddrüsenhormone – können die Plasmamembran nicht passieren. Sie binden an zellmembranständige Rezeptoren (s. 14.1.3.).
- *Hydrophobe Hormone:* Steroidhormone und Schilddrüsenhormone können aufgrund ihrer Fettlöslichkeit durch die Zellmembran diffundieren und an intrazelluläre Rezeptoren binden (s. 14.1.3).
- *Arachidonsäurederivate:* Eicosanoidhormone, die aus mehrfach ungesättigten C_{20}-Fettsäuren bestehen, gehören zu den hydrophoben Hormonen, werden jedoch nicht von endokrinen Zellen produziert, sondern von vielen verschiedenen Zellarten. Sie gehören zu den *Mediatorstoffen* (s. unten).

Einteilung der Hormone nach dem Bildungsort (s. Tab. 14.1).

Einteilung der Hormone nach dem Angriffsort: Damit es zu einer Hormonwirkung kommt, müssen die Hormone von ihren Zielzellen erkannt werden. Dazu besitzt jede Zelle hochmolekulare Rezeptoren, die Hormone und Neurotransmitter erkennen. Hydrophobe Hormone binden sich an intrazelluläre, hydrophile Hormone (Ausnahme: Oxytocin, Vasopressin) an zellmembranständige Rezeptoren. Diese werden in 14.1.3 unter Signalübertragung besprochen.

Einteilung der Hormone nach ihrer Sekretionsweise:
- *Endokrine Hormone:* Diese erreichen ihre Erfolgsorgane über den Blutweg

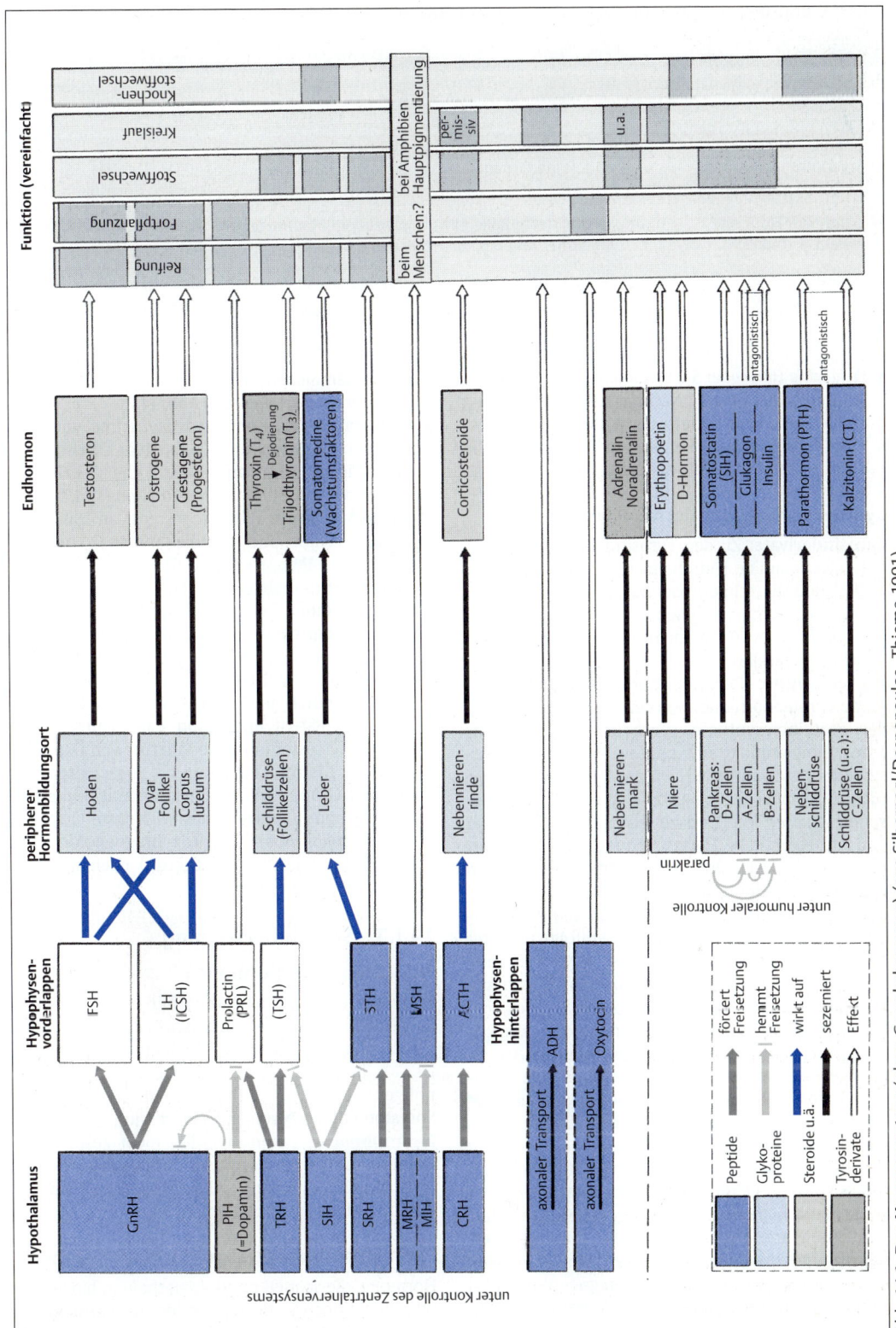

Abb. 14.1 **Das Hormonsystem** (ohne Gewebshormone) (aus Silbernagl/Despopoulos, Thieme 1991)

Biochemie

Tab. 14.1 Klassifizierung der Hormone nach dem Bildungsort

Hormone	Produktion	Wirkung auf	Beispiel
Neurosekretorische Hormone	Hypothalamus	HVL	Liberine, Releasing-Hormone
Glanduläre Hormone 1. adenotrope Hormone 2. peripher wirkende Hormone	HVL/ Plazenta, endokrine Organe	endokrine Organe Zielorgan	ACTH, TSH, LH, FSH Insulin, Cortisol
Aglanduläre Hormone (Gewebshormone)	spezialisierte Zellen im Intestinaltrakt	physiologische Prozesse	Gastrin, Sekretin, GIP, VIP, GLP
Mediatorstoffe	Blutplasma, Organe	physiologische Prozesse	Kinine, Histamin, AN II, Leukotrien, Serotonin, PG

- *Parakrine Hormone:* Sie erreichen ihre Erfolgszellen durch Diffusion zu Nachbarzellen und können somit über kurze Entfernung wirken.
- *Autokrine Hormone:* Hier wirken Hormone auf die Bildungszelle selbst zurück.

Syntheseprinzip der Hormonklassen

Tyrosinderivate: Zu den Tyrosinderivaten gehören die Catecholamine (Adrenalin und Noradrenalin, s. 14.2.3) und die Schilddrüsenhormone (T_3 und T_4, s. 14.3.2). Das Syntheseprinzip der Tyrosinderivate ist aus didaktischen Gründen in den entsprechenden Abschnitten erklärt.

Peptidderivate: Peptidhormone und Proteinhormone (Proteohormone) werden nach dem Prinzip der Proteinbiosynthese synthetisiert, wobei das Translationsprodukt eine größere Proteinkette darstellt als das eigentliche Hormon → *Hormonvorstufe.* Diese Hormonvorstufe besitzt eine am Anfang gelegene Signalsequenz (*Präsequenz*), eine *Prosequenz* und die eigentliche *Hormon*sequenz → *Präprohormon.* Die Signalsequenz sorgt dafür, dass das Peptid in das rauhe endoplasmatische Retikulum (rER) eingeschleust wird. Durch Abspaltung der Signalsequenz entsteht das Prohormon und infolge weiterer Modifikation (limitierte Proteolyse, Glykosylierung → Glykoprotein, usw.) das funktionsfähige Hormon.

Steroidhormone: Steroidhormone leiten sich von Cholesterin ab, das in der Leber und in den endokrinen Drüsen über mehrere Zwischenstufen aus Acetyl-CoA gebildet wird. Cholesterin wird in den Mitochondrien durch Abspaltung der Seitenkette in Pregnenolon umgewandelt. Die weiteren Schritte laufen im endoplasmatischen Reticulum des Cytosols ab: Durch Oxidation der OH-Gruppe an C_3 entsteht *Progesteron*, von dem sich alle Steroidhormone ableiten. An Progesteron finden mehrere Hydroxylierungen statt (Einfügung von OH-Gruppen), die durch *Cytochrom-P_{450}-Enzyme* katalysiert werden. Ein Parallelweg führt durch Hydroxylierung von Pregnenolon an C_{17} zum 17-Hydroxypregnenolon. Von beiden Seiten her (Progesteron und 17-Hydroxypregnenolon) kön-

nen die männlichen und die weiblichen Sexualhormone synthetisiert werden (Abb. 14.2).

- *Glucocorticoide:* Durch Hydroxylierung von Progesteron an C_{17}, C_{21} und C_{11} entsteht *Cortisol* (Hydrocortison). Wird am Cortisol die OH-Gruppe an C_{11} oxidiert, entsteht das *Cortison* (s.14.2.4).
- *Mineralcorticoide:* Wird Progesteron an C_{21}, C_{11} und C_{18} hydroxyliert und anschließend an C_{18} oxidiert, erhält man *Aldosteron* (s. 14.5).
- *Androgene und Östrogene:* Für die Synthese der Sexualhormone Testosteron und Östrogen wird 17-Hydroxyprogesteron oder 17-Hydroxypregnenolon benötigt. Die Seitenkette von 17-Hydroxyprogesteron wird an C_{17} oxidativ abgespalten (Androstendiol) und anschließend an C_{17} reduziert. Es entsteht *Testosteron*, das wichtigste Androgen. Testosteron ist die Vorstufe von *Östrogen.* Wird die Methyl-Gruppe an C_{19} abgespalten und die Keto-Gruppe an C_3 reduziert (Besitz einer Hydroxylgruppe), entsteht das wichtigste Östrogen *17β-Östradiol*. Aus 17-Hydroxypregnenolon kann (via Androstendion und Östron) ebenfalls 17β-Östradiol gebildet werden.

14.1.3 Signalübertragung

Freisetzung von Hormonen

Hydrophile Hormone werden in den Drüsenzellen in Vesikeln gespeichert und bei Bedarf durch Exozytose ausgeschüttet. An der Sekretionssteuerung ist Ca^{2+} beteiligt. Um zur Zielzelle zu gelangen, benötigen sie keinen Carrier (Ausnahme: Calcitonin, Somatomedine, Oxytocin, Vasopressin).

Hydrophobe Hormone werden nicht gespeichert, sondern nach ihrer Synthese direkt ausgeschüttet (Ausnahme: Thyroxin). Als Transportsystem im Blut benötigen sie spezielle Carrier.

Plasmamembranständige Hormonrezeptoren

Hormone, die schnell physiologische und biochemische Reaktionen auslösen, binden an plasmamembranständige (ektozelluläre) Rezeptoren:

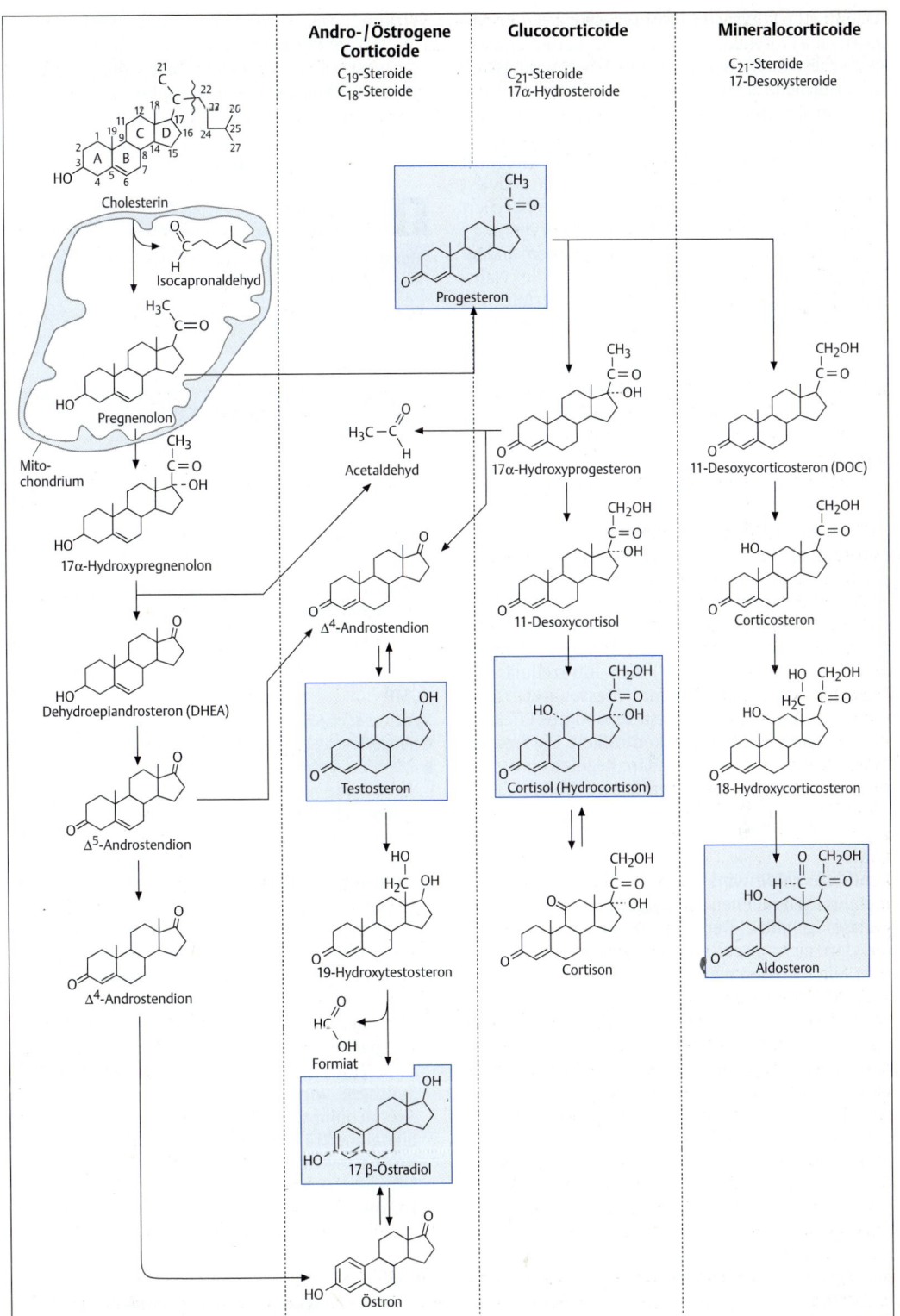

Abb. 14.**2 Biosynthese von Steroidhormonen** (nach Keller, Thieme 1991)

Biochemie

Rezeptortyp I (Tyrosinkinaserezeptor): Der Rezeptor ist eine Proteinkinase, die aus 2 α-Ketten und 2 β-Ketten besteht. Die α-Ketten stellen die Bindungsstelle für Hormone dar und liegen auf der extrazellulären Seite der Membran. Die 2 β-Ketten ragen durch die Zellmembran auf der Zytoplasmaseite heraus und besitzen eine Tyrosinkinase-Domäne, die durch die Bindung eines Hormons an die α-Ketten aktiviert wird. Die aktivierte Tyrosinkinase phosphoryliert Tyrosinreste der β-Kette (Autophosphorylierung). Die phosphorylierten Tyrosinreste können andere Proteine im Cytosol phosphorylieren, die wahrscheinlich eine Kaskade von Phosphorylierungen in Gang setzen und die Zellfunktion beeinflussen. *Insulin* und verschiedene *Wachstumsfaktoren* vermitteln ihre Wirkung über solche Tyrosinkinasen.

Rezeptortyp II (ligandengesteuerte Ionenkanäle): Dieser Rezeptortyp besteht aus mehreren Untereinheiten. Bindet sich ein Hormon an den Rezeptor, öffnet sich der Ionenkanal (Na+-, K+-, Ca2+-, Cl⁻- oder HCO₃⁻-Ionen) und beeinflusst die Zellfunktion, z. B. Acetylcholinrezeptor.

Rezeptortyp III: Durch Koppelung des Hormons an den Rezeptor ändert er seine Konformation, wodurch benachbarte *G-Proteine* aktiviert werden, die auf ein primäres Effektorsystem (Ionenkanal oder Membranenzym [Adenylylcyclase, Phospholipasen, cGMP-spezifische Phosphodiesterase]) wirken. Dadurch erhöht (seltener erniedrigt) sich intrazellulär die Konzentration eines Second Messengers (Ca2+, cAMP, cGMP, DAG, IP₃), der ein sekundäres Effektorsystem (eine Proteinkinase) kontrolliert. Die Proteinkinase phosphoryliert sekundäre Regulatorproteine, die Regulationsprozesse beeinflussen (Abb. 14.**3**).

Second Messenger

cAMP

Synthese: *cAMP* wird aus ATP unter Wirkung der membrangebundenen Adenylylcyclase (= Adenylatcyclase) gebildet. Der Hormon-Rezeptor-Komplex aktiviert nicht direkt die Adenylylcyclase, sondern über ein GTP-abhängiges Signalkopplungsprotein, das *G-Protein* (Guanylnukleotid bindendes Protein), das an der zytoplasmatischen Seite der Membran sitzt. Der aktivierte Rezeptor stimuliert das G-Protein, das wiederum die Aktivität der Adenylylcyclase beeinflusst. Die Membran der Zielzelle besitzt sowohl einen Rezeptor mit einem stimulierenden G-Protein (G_s) als auch einen Rezeptor mit einem inhibitorischen G-Protein (G_i). Dadurch kann die Adenylylcyclase je nach Bedarf „an-" bzw. „ausgeschaltet" werden. Das G-Protein besteht aus 3 Untereinheiten α_s (α_i), β und γ , wobei die α-Untereinheit an GDP gebunden ist. Durch den Hormon-Rezeptor-Komplex wird GDP durch GTP ersetzt und die β- und γ-Untereinheit abgespalten. Es entsteht α_sGTP (α_iGTP), das die Adenylylcyclase aktiviert (hemmt) (s. Abb. 14.**3**).

Wirkung: Der Second Messenger cAMP aktiviert eine *Proteinkinase A*, die ihrerseits über eine Aktivierungskaskade zu einem biochemischen Effekt führt, z. B. Phosphorylierung von Enzymen, wodurch manche aktiviert, andere inaktiviert werden.

Abbau: cAMP wird durch eine Phosphodiesterase hydrolytisch zu 5 '-AMP gespalten.

Hormone, die *cAMP* als Second Messenger benutzen, sind **Adrenalin** (β), **ACTH, ADH, CRH,** Calcitonin, Dopamin, **Glucagon, FSH,** HCG, **LH,** MSH, **Noradrenalin,** PTH, PGE₂, PGI₂, Serotonin (S₂), TSH, Somatostatin.

cGMP

Synthese: cGMP kann durch mehrere Isoenzyme der Guanylylcyclase hergestellt werden.

- *Membrangebundene Guanylatcyclase:* Eines dieser Isoenzyme wird durch den atrialen natriuretischen Faktor (ANF) aktiviert, dessen Rezeptoren in glatten Muskelzellen und auf den Zellen der Sammelrohre der Niere vorkommen.

- *Lösliche Guanylatcyclase:* Ein zweites Isoenzym der Guanylylcyclase liegt intrazellulär in vielen Zellen als lösliches dimeres Enzym vor und wird durch den EDRF (endothelium derived relaxing factor) aktiviert, der dem *Stickstoffmonooxid (NO)* entspricht. NO wird in vielen Geweben (z. B. Gefäßendothelzellen) aus Arginin durch eine Ca2+-abhängige mischfunktionelle Oxidase (*NO-Synthase*) unter NADPH/H⁺-Verbrauch synthetisiert. Die NO-Synthese wird durch Histamin, Serotonin und Acetylcholin stimuliert und stellt einen wichtigen Signalübertrager (Botenstoff) für die Aktivierung der Guanylylcyclase dar. NO wirkt (via cGMP↑) relaxierend auf Gefäßmuskelzellen.

Wirkung: Während für das cAMP (s.oben) nur ein intrazelluläres Bindungsprotein, die Proteinkinase A, bekannt ist, sind für cGMP eine große Zahl von Liganden bekannt:

- *cGMP-abhängige Proteikinase (Proteinkinase G):* In den glatten Muskulatur führt die Aktivierung der Proteinkinase G zu einer Relaxation, in Throm-

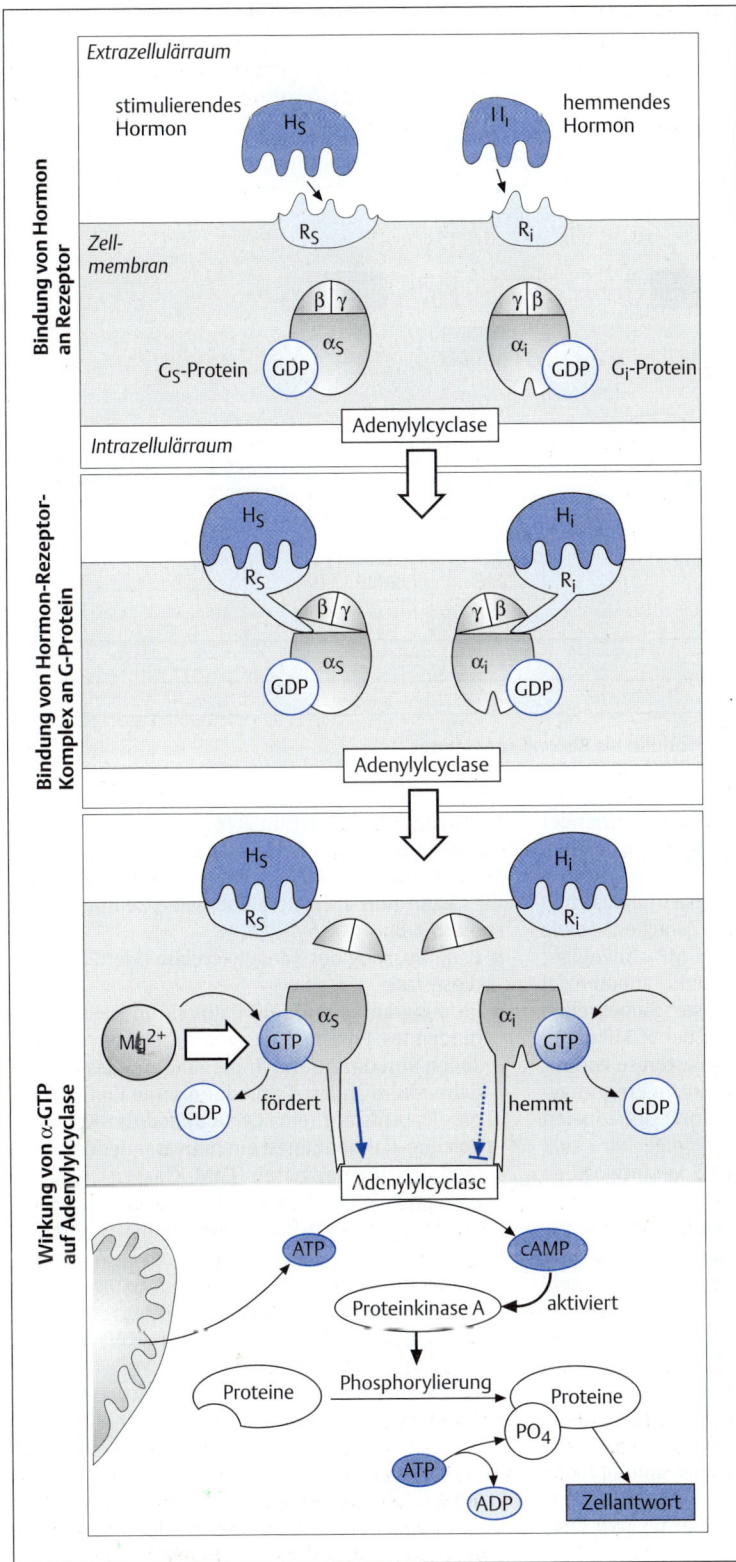

Abb. 14.**3 cAMP als Second Messenger** (nach Silbernagl/Despopoulos, Thieme 1991)

Biochemie

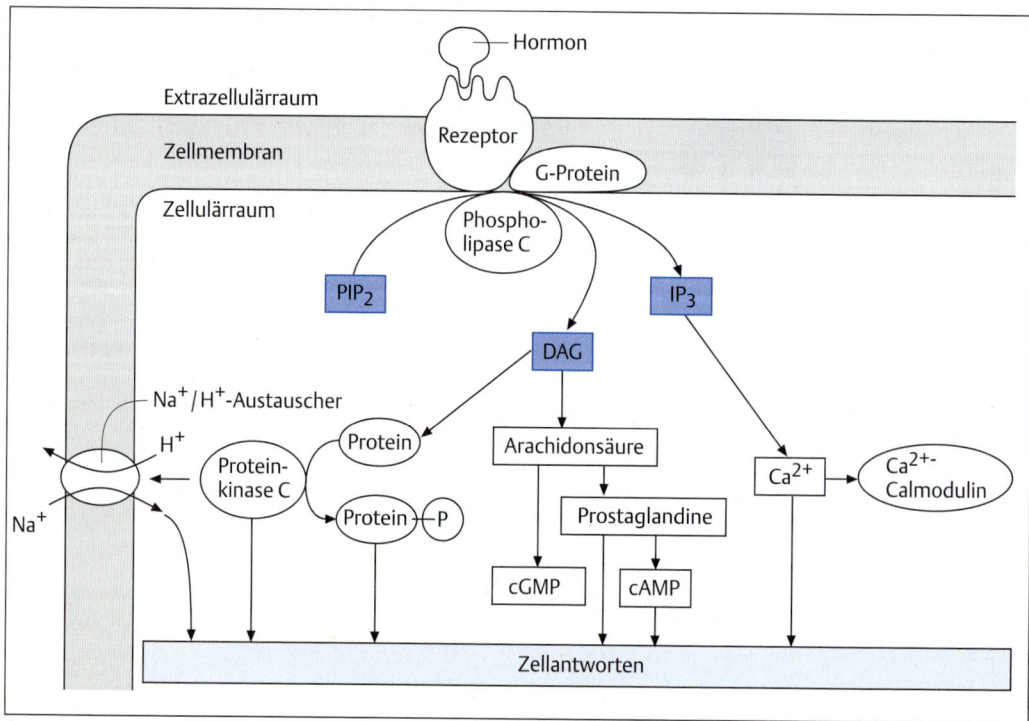

Abb. 14.4 IP$_3$, DAG und Calcium-Calmodulin als Second Messenger

bozyten zeigt sich ein aggregationshemmender Effekt. Der Wirkmechanismus entspricht dem des cAMP, s.oben.

- **cGMP-abhängige Ionenkanäle:** Diese finden sich in Photorezeptoren (Stäbchen und Zäpfchen) sowie im olfaktorischen Epithel. Ein cGMP-abhängiger Na-Kanal ist für das niedrige Membranpotenzial im unstimulierten Zustand dieser Sinneszellen verantwortlich. Erst durch Abbau der cGMP durch eine cGMP-spezifische Phosphodiesterase kommt es zur Hyperpolarisation und damit zur Erregungsleitung dieser Zellen (s. auch dort). Im renalen Sammelrohr ist der cGMP-abhängige Na-Kanal für die Natriurese durch das ANF verantwortlich (s. 14.5.3).
- **cGMP-bindende Phosphodiesterasen:** Die Hauptfunktion liegt in der Hydrolysierung des cGMP (aber auch cAMP) wodurch der Abbau dieser Second Messenger reguliert wird.

IP$_3$, DAG und Calcium-Calmodulin

IP$_3$ (Inositoltrisphosphat) und DAG (Diacylglycerol) entstehen aus einem Phospholipid der Plasmamembran, dem Phosphatidylinositol-4,5-bisphosphat (PIP$_2$). Durch den Hormon-Rezeptor-Komplex wird ein G-Protein (Gp) aktiviert, das eine membrangebundene Phospholipase C aktiviert. Phospholipase C katalysiert die Hydrolyse von PIP$_2$ zu IP$_3$ und DAG (Abb. 14.4).

Wirkung: IP$_3$ entleert im Zytoplasma Ca^{2+}-Speicher (endoplasmatisches Retikulum bzw. sarkoplasmatisches Retikulum im Herz oder im Skelettmuskel). Ca^{2+} kann nun als dritter Bote viele Zellfunktionen steuern z.B.:

- Beeinflussung der Adenylylcyclase oder Phosphodiesterase,
- Bindung an *Calmodulin*: Calmodulin ist ein Ca^{2+}-bindendes Protein, das in nahezu allen Körperzellen vorkommt. Durch die Bindung des Ca^{2+} an Calmodulin ändert Calmodulin seine Konformation. Es entsteht ein Ca^{2+}/Calmodulin-Komplex. Calcium-Calmodulin ist ein Aktivator der Ca^{2+}-Calmodulin-Proteinkinasen (CaM-Kinasen). CaM-Kinasen regulieren die Kontraktion der glatten Muskulatur (→ Myosin-leichte-Kettenkinase), Proteinbiosynthese (→ CaM-Kinase III), viele Stoffwechselreaktionen, wie z.B. Fettsäure-, Glycogen-, Cholesterinsynthese (→ Ca-Kinase II),
- Bindung an *Troponinkomplex*: Die entscheidende Wirkung des Troponins, das aus 3 verschiedenen Untereinheiten (C, I und T) besteht, liegt in der Aktivierung des Skelet- und Herzmuskulatur. Dabei fungiert die Untereinheit Troponin C als Ligand für die freigesetzten Ca^{2+} (daher auch die Bezeichnung C). Troponin C besitzt eine Strukturähnlichkeit zu Calmodulin und kann nach Aktivierung durch Ca^{2+} über das sog. *Troponin-Tropomyosin-*

System den Kontraktionsvorgang der quergestreiften Muskulatur auslösen (s. Physiologie).
DAG aktiviert eine *Proteinkinase C*, die Serin- und Threoninreste anderer Proteine phosphoryliert und dadurch ihre Aktivität beeinflusst.
Der **Abbau** von IP_3 erfolgt durch Dephosphorylierung zu Inositol, DAG wird zu CDP-DAG (unter CTP-Verbrauch) umgewandelt. Inositol und CDP-DAG werden zu Phosphatidylinositol (Vorstufe von PIP_2) resynthetisiert.

Klinischer Bezug

Lithium (Li^+) kann die Dephosphorylierung von IP_3 hemmen, was bei der Behandlung von **manisch-depressiven Erkrankungen** genutzt wird.

Hormone, die IP_3, DAG u./o. Calcium-Calmodulin als Second Messenger benutzen, sind Adrenalin (α_1), AN II, TRH, Gastrin, Acetylcholin, GnRH, Serotonin (S_1) und Thromboxane.

Intrazelluläre Hormonrezeptoren

Hydrophobe Hormone entfalten ihre Wirkung langsam. Sie passieren die Zellmembran und beeinflussen die Genexpression. Im Zytoplasma verbinden sie sich mit einem spezifischen zytoplasmatischen Rezeptor. Der aktivierte Hormon-Rezeptor-Komplex ändert seine Konformation, wandert in den Zellkern und heftet sich dort an spezifische DNA-Stellen (Akzeptorprotein), wodurch die Proteinbiosynthese aktiviert wird (Transkriptionsverstärkung). In der Folge zerfällt der Hormon-Rezeptor-Akzeptor-Komplex und die chemisch veränderten (inaktivierten)

Einzelkomponenten werden z. T. aus der Zelle ausgeschleust.
Hormone, die über *intrazellulären Rezeptoren* wirken, sind T_3, T_4, Calcitriol, 1,25-Dihydroxycalciferol, Testosteron, Östrogene, Progesteron, Corticosteroide.

Inaktivierung der Hormone

Peptid- und Proteohormone werden durch *Proteolyse* (durch Exo- und Endopeptidasen) zu Aminosäuren abgebaut, die dem Stoffwechsel wieder zur Verfügung stehen. Einige Peptid- und Proteohormone können nach der Bindung an ihren Rezeptor durch Endozytose in die Zelle geschleust werden und intrazellulär in den *Lysosomem* abgebaut werden. **Hydrophobe Hormone** werden in der Leber durch *Konjugation* an Glucuronsäure oder Sulfat wasserlöslich und können über die Niere ausgeschieden werden. **Tyrosinderivate** werden durch *Methylierung* oder *oxidative Desaminierung* inaktiviert (s. Aminosäurenabbau, 8.5.3).

14.1.4 Neurohormonale Koppelung

Der Hypothalamus koordiniert das endokrine System, indem er aktivierende Hormone (Liberine bzw. Releasing-Hormone) oder hemmende Hormone (Statine bzw. Inhibiting-Hormone) synthetisiert und sezerniert. Er wird durch hormonelle Kontrolle (s. unten) und Informationen aus dem ZNS beeinflusst.
Neurosekretion: Im Hypothalamus befinden sich verschiedene Kernregionen (neurosekretorische Neurone), die in der Lage sind, Hormone zu synthetisieren. In diesen Neuronen werden die Hormone im endoplasmatischen Retikulum (ER) synthetisiert und im Golgi-Apparat in Vesikeln verpackt. Diese

Tab. 14.2 Eigenschaften der Hormongruppen

	Hydrophile Hormone		Hydrophobe Hormone	
	Peptidhormone	Thyrosinderivate	Steroidhormone	Schilddrüsenhormone
Biosynthese	Proteinbiosynthese	enzymatisch aus Tyrosin	Cholesterin-abkömmling	enzymatisch aus Tyrosin+Jod
Sekretion	Exozytose		Diffusion	
Transport	kein Carrier*		Carrier	
Rezeptoren	membranständige		intrazellulär	
Wirkung	Second messenger		Proteinbiosynthese	
Wirkungsbeginn	Sekunden bis Minuten	Sekunden	Stunden bis Tage	
Wirkungsdauer	Minuten bis Stunden	Sekunden bis Minuten	Stunden bis Tage	mehrere Tage
Abbau	Proteolyse, Spaltung von S–S-Brücken	MAO, COMT	Glucuronidierung und Sulfatierung	

^{1} außer aglanduläre Hormone und Mediatorstoffe, * Ausnahme: Oxytocin, Vasopressin (ADH)

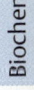

Biochemie

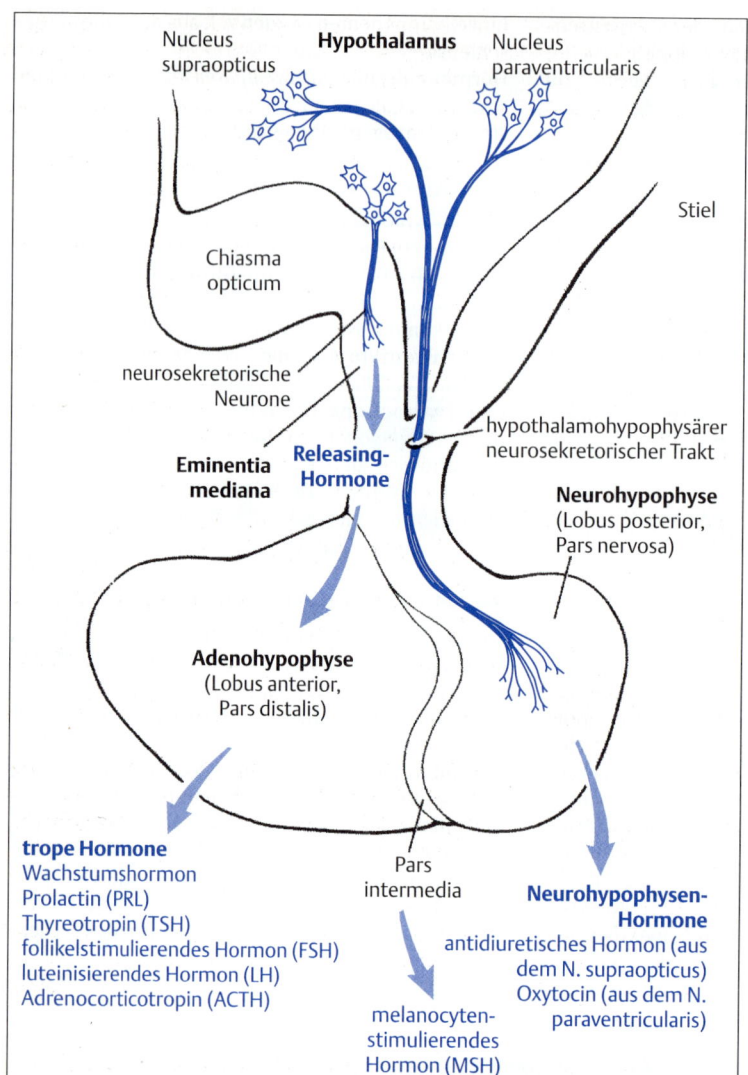

Nucleus supraopticus

Hypothalamus

Nucleus paraventricularis

Stiel

Chiasma opticum

neurosekretorische Neurone

Eminentia mediana

Releasing-Hormone

hypothalamohypophysärer neurosekretorischer Trakt

Neurohypophyse (Lobus posterior, Pars nervosa)

Adenohypophyse (Lobus anterior, Pars distalis)

trope Hormone
Wachstumshormon
Prolactin (PRL)
Thyreotropin (TSH)
follikelstimulierendes Hormon (FSH)
luteinisierendes Hormon (LH)
Adrenocorticotropin (ACTH)

Pars intermedia

Neurohypophysen-Hormone
antidiuretisches Hormon (aus dem N. supraopticus)
Oxytocin (aus dem N. paraventricularis)

melanocyten-stimulierendes Hormon (MSH)

Abb. 14.**5 Hypothalamus-Hypophysen-System** (nach Eckert, Thieme 1993)

Vesikel wandern in den Axonen zum Nervenende → *axoplasmatischer Transport.* Oxytocin und ADH gelangen so bis in den Hypophysenhinterlappen (HHL). Releasing-Hormone und Inhibiting-Hormone gelangen zur Eminentia mediana des Hypothalamus und über ein Pfortadersystem zum Hypophysenvorderlappen (HVL) (Abb. 14.**5**).

Hormonelle Regelkreise: Releasing-Hormone regen den HVL zur Ausschüttung von glandotropen Hormonen an (adrenotrope Hormone), diese wiederum stimulieren periphere Hormondrüsen zur Bildung und Sekretion ihres Hormons. Das *Endhormon* wirkt auf seine Zielzellen im Organismus oder über *negative Rückkopplung (Feedback)* auf den HVL oder auf den Hypothalamus, was zur Abnahme der Endhormonausschüttung führt. Nimmt die Endhormon-

konzentration ab, verringert sich der hemmende Effekt auf die Releasing-Hormon-Freisetzung usw.

14.2   Stoffwechselregulation

14.2.1   Insulin

Die Glucosekonzentration im Blut schwankt normalerweise innerhalb einer engen Grenze von 70–110 mg/dl (3,89–6,1 mmol/l). Glucose ist ein Nährstoff und als Energielieferant für das ZNS und die Erythrozyten essenziell. Bestehen aber über längere Zeit zu hohe Blutkonzentrationen (= Hyperglykämie), kann Glucose auch schädigende Wirkung haben. Daher muss der Organismus über Hormone verfügen, die einem erhöhten Blutglucosespiegel entgegenwirken. Insulin reguliert die Glucosekonzentration im Blut – mit reaktiv erhöhten Werten nach der Nahrungsaufnahme – , indem es alle Stoffwechselmechanismen stimuliert, die zur Senkung des Blutglucosespiegels führen. Es gewährleistet somit, dass der normale Nüchternblutzucker von 70–110 mg/dl nicht überschritten wird. Der Tagesbedarf an Insulin beträgt 30–40 Insulineinheiten (eine Insulineinheit = 45 µg kristallisiertes Insulin). Neben dem Kohlenhydratstoffwechsel beeinflusst Insulin auch andere metabolische Vorgänge, z.B. den intrazellulären Bedarf an Aminosäuren und Fettsäuren von fast allen Körperzellen (hauptsächlich Muskel- und Fettzellen). Dass Insulin essenziell für Wachstum, Reifung und Homöostase des Organismus ist, soll der nachfolgende Abschnitt zeigen.

 Klinischer Bezug

Ein chronischer Insulinmangel – **Diabetes mellitus** – bewirkt längerfristig überhöhte Blutglucosekonzentrationen, die den Organismus schädigen. Dabei werden vermehrt insulinunabhängige Stoffwechselwege der Glucose genutzt (z.B. die Umwandlung der Glucose in Sorbit und die anschließende Oxidation von Sorbit in Fructose durch die insulinunabhängigen Enzyme Aldolasereduktase bzw. Sorbitdehydrogenase). Die anfallenden Zwischen- und Endprodukte werden für die diabetischen Spätkomplikationen verantwortlich gemacht: Sorbit und Fructose werden in die Augenlinse eingelagert, führen zu Quellung und Trübung der Linse und anschließend zur Erblindung. Die Bildung von Mucopolysacchariden und die Einlagerung von Glykoproteinen in die Basalmembran von Gefäßen werden als Ursache der *Makro- und Mikroangiopathien* sowie der Neuropathien angesehen. Symptome: u.a. Erblindung, Nierenfunktionsstörungen, arteriosklerotische Veränderungen, Funktionsausfall sensibler, aber auch vegetativer Nerven.

Synthese und Speicherung

Synthese: Insulin ist ein Polypeptidhormon aus 51 Aminosäuren, das in den B-Zellen der Langerhans-Inseln im Pankreas produziert wird. Im Zellkern der B-Zellen wird eine mRNA synthetisiert, die eine Aminosäuresequenz codiert, die größer ist als die des Insulins → *Präproinsulin*. Dieses primäre Translationsprodukt des Insulingens beinhaltet ein Signalpeptid, die B-Sequenz, die C-Sequenz und die A-Sequenz. Das Signalpeptid schleust die Peptidkette in das rauhe endoplasmatische Retikulum. Durch die proteolytische Abspaltung der Signalsequenz und die Ausbildung von 3 Disulfidbrücken entsteht das *Proinsulin*. Im Golgi-Apparat wird durch weitere proteolytische Spaltung das C-Peptid abgespalten → *Insulin* (Abb. 14.**6**). Das C-Peptid wird nicht weiter abgebaut, sondern mit dem Insulin in Vesikeln gespeichert. Es ist beim Stoffwechselgesunden im Plasma nachweisbar. Das C-Peptid besitzt eine 4fach längere Halbwertszeit als das Insulin und ist ein Maß für die Funktion der B-Zellen des Pankreas. Stimuli der Biosynthese s. Tab. 14.**3**.

 Merke

Präproinsulin (107 AS) → Signalsequenz + B-Peptid + C-Peptid + A-Peptid

Proinsulin (81 AS) → B-Peptid + C-Peptid + A-Peptid

Insulin (51 AS) → B-Peptid + A-Peptid

Speicherung: Der Insulingehalt des Pankreas liegt bei 150–250 Insulineinheiten. Es wird in Form von Zink-Insulin-Komplexen in Vesikeln der B-Zellen gespeichert.

Sekretion

Basale Insulinsekretion: Die basale Insulinsekretion dient der Glucoseversorgung der Zellen zwischen den Mahlzeiten und während des Ruhestoffwechsels.

Mahlzeitenabhängige Insulinausschüttung: Sie ist für die Verwertung und Speicherung der Glucose aus der Nahrung notwendig.
- *Direkte Stimulation:* s. Tab. 14.**3**.
- *Sekretionsfördernde Effekte:*
  - Enterohormone (Gastrin, GIP u.a.): Bei gleicher BZ-Konzentration lösen die über den Verdauung-

Tab. 14.**3** Biosynthese und Sekretion von Insulin

| Biosynthese von Insulin | | Sekretion von Insulin | | |
Stimulation	Förderung	Stimulation	Förderung	Hemmung
Glucose	Glukagon	Kohlenhydrate (Glucose, Fructose, Ribose u.a.)	Enterohormone: GLP 1 *, GIP*, Cholecystokinin, Gastrin	Somatostatin, Pankreostatin, α-Rezeptoragonist (Adrenalin)
	Wachstumsfaktoren	Aminosäuren, Fettsäuren, Ketonkörper		

*GLP 1: Glukagon-ähnliches Peptid, GIP: gastric inhibitory peptide bzw. glucose dependent-insulin releasing peptide

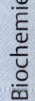

Biochemie

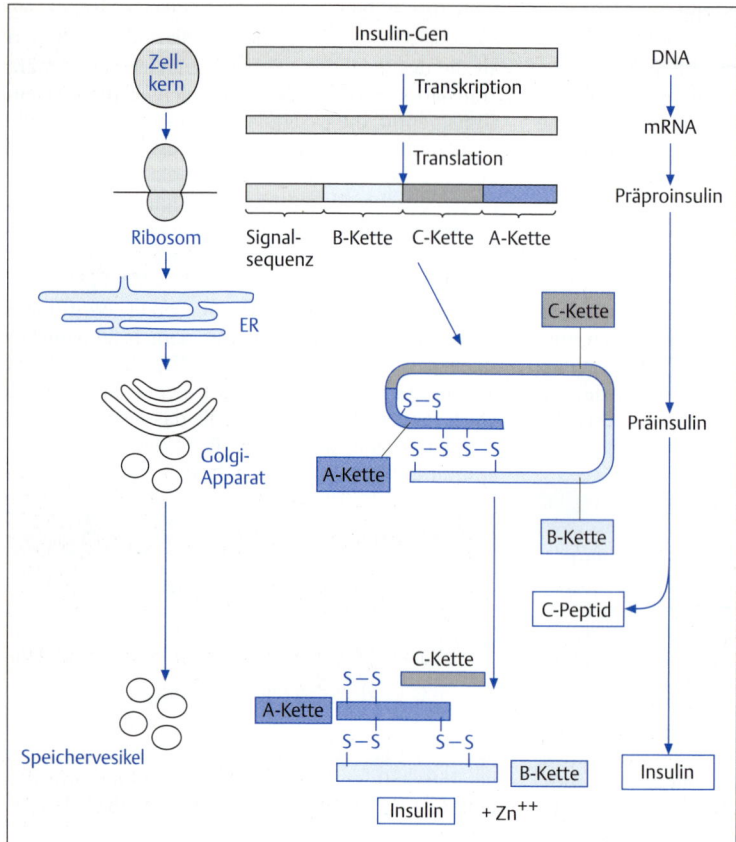

Insulin-Gen

Zell-kern

Transkription

DNA

mRNA

Translation

Präproinsulin

Ribosom

Signal-sequenz B-Kette C-Kette A-Kette

C-Kette

ER

S–S

Präinsulin

S–S S–S

Golgi-Apparat

A-Kette

B-Kette

C-Peptid

C-Kette

S–S

A-Kette

Speichervesikel

S–S S–S

B-Kette

Insulin

Insulin + Zn^{++}

Abb. 14.**6 Insulinsynthese**

strakt aufgenommenen Kohlenhydrate eine deutlichere Sekretionssteigerung aus als die in die Blutbahn infundierten Kohlenhydrate. Grund: Durch die Nahrungsaufnahme werden im Magen-Darm-Trakt Enterohormone gebildet, die an der Regulation der Insulinausschüttung beteiligt sind (s. Tab. 14.**3**).
– Autonomes Nervensystem: Die Aktivierung des Parasympathikus (z.B. nach der Nahrungsaufnahme) und eine selektive Stimulierung der sympathischen β-Rezeptoren verstärken die Insulinfreisetzung.

Mechanismus der Insulinsekretion: Bei hoher BZ-Konzentration wird Glucose durch einen Carrier-vermittelten Transport (Glucosetransportprotein *Glut-2*) in die B-Zelle transportiert. Durch Verstoffwechselung der Glucose wird ATP gebildet, das einen ATP-abhängigen K$^+$-Kanal hemmt und dadurch die Membran depolarisiert. Die Depolarisierung führt zur Öffnung von ladungsabhängigen Ca^{2+}-Kanälen. Extrazelluläres Ca^{2+} strömt in die Zelle und bewirkt die Fusion der Speichervesikel mit der Zellmembran. An der Verbindungsstelle entsteht eine Öffnung, durch die das Insulin in den perikapillären Raum entleert werden kann → Exozytose.

Klinischer Bezug

Patienten mit einem diätetisch nicht beherrschbaren Diabetes mellitus Typ II (nach WHO: NIDDM, non insulin dependent diabetes mellitus) werden mit **Antidiabetika** (Blutzucker senkenden Medikamenten) behandelt. Zu den Antidiabetika gehören u.a. Sulfonylharnstoffe. Der am häufigsten eingesetzte und am stärksten Blutzucker senkende Sulfonylharnstoff ist das Glibenclamid (Euglucon). Es fördert die Insulinfreisetzung aus den B-Zellen der Langerhans-Inseln → betazytotroper Effekt. Der betazytotrope Effekt beruht vermutlich auf einer Hemmung der ATP-abhängigen K$^+$-Kanäle.

Wirkung und Inaktivierung

Insulin wirkt nur auf Organe, die einen insulin-spezifischen, membranständigen (ektozellulären) Rezeptor vom Typ I besitzen (s. 14.1.3) → insulin-abhängige Organe. Zu den wichtigsten insulinabhängigen Organen zählen Muskel, Leber und Fettgewebe. Insulinunabhängige Organe sind ZNS, Erythrozyten, Niere, lymphatisches Gewebe und Intestinaltrakt.

Tab. 14.**4** Metabolischer Insulineffekt

| | Kohlenhydratstoffwechsel | | | |
	Glykolyse	Glykogensynthese	Pentosephosphatweg	Gluconeogenese
Leber	↑	↑	↑	↓
Muskel	↑	↑	–	–
Fettzelle	↑	↑	↑	–

| | Fettsäurestoffwechsel | | | | Proteinstoffwechsel Proteinsynthese |
	Lipidsynthese	β-Oxidation	Ketonkörper	Lipolyse	
Leber	↑	↓	↓	–	↑
Muskel	–	–	–	–	↑
Fettzelle	↑	–	–	↓	–

 Merke

Die *Leber* nimmt bezüglich der Insulinabhängigkeit eine Sonderstellung ein: Der Leberstoffwechsel ist insulinabhängig, aber nicht die Glucoseaufnahme in die Hepatozyten (kein Membraneffekt), wie es bei Muskelzellen und Fettzellen der Fall ist.

Wirkung auf den Stoffwechsel: Insulin fördert den anabolen Stoffwechsel (Aufbaustoffwechsel) und hemmt den katabolen Stoffwechsel (Abbaustoffwechsel), indem es durch eine Erniedrigung des zellulären cAMP-Spiegels spezifische Enzyme der verschiedenen Stoffwechselwege induziert (Tab. 14.**4**).
Wirkung auf die Zellmembran: Glucose kann die Zellmembran von Muskel- und Fettzellen (nicht Leber) nur in Anwesenheit von Insulin passieren. Insulin stimuliert den Einbau von Glucosetransportproteinen in die Zellmembran. Neben Glucose können auch andere Monosaccharide, die an C1–C3 über die gleiche Konfiguration wie Glucose verfügen, verstärkt aufgenommen werden (außer Fructose).
- Insulin aktiviert *Lipoproteinlipasen*, die Fettsäuren in das Fettgewebe einschleusen und für die Triglyceridsynthese zur Verfügung stellen.
- Insulin begünstigt die *Aufnahme von Aminosäuren, K⁺, Mg²⁺ und Phosphat* in die Zelle. Der Mechanismus ist unbekannt.

 Klinischer Bezug

Bei der Insulintherapie besteht die Gefahr der **Hypokaliämie**, wodurch es zu Herzrhythmusstörungen kommen kann.

Inaktivierung: Insulin wird durch Spaltung der Disulfidbrücken inaktiviert.

14.2.2 Glukagon

Glukagon ist ein Gegenspieler des Insulins. Bei Abfall der Glucosekonzentration gewährleistet es die Versorgung der Zellen mit Glucose, indem es den Blutglucosespiegel auf verschiedene Weisen wieder stabilisiert (s. unten).

Synthese und Speicherung

Synthese: Glukagon ist ein 29 Aminosäuren langes Polypeptidhormon. Es wird in den A-Zellen der Langerhans-Inseln im Pankreas gebildet. Es wird wie Insulin durch proteolytische Spaltung aus höher molekularen Vorstufen synthetisiert → Präproglukagon → Proglukagon → Glukagon.
Speicherung: Ähnlich wie Insulin wird Glukagon in Vesikeln gespeichert.

Tab. 14.**5** Stimmulation und Hemmung der Glukagonsekretion

Stimulation	Hemmung
proteinreiche Mahlzeit (AS↑)	Somatostatin
Hypoglykämie (körperliche Arbeit, „Prüfungs"-Streß)	Hyperglykämie
Sympathikusaktivierung (β-Rezeptoren)	Insulin
Erniedrigung der Fettsäurekonzentration	Serotonin
Wachstumshormon Somatotropin (STH)	Glucose

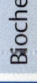

Biochemie

Sekretion

Im Gegensatz zu Insulin zeigt der Plasmaspiegel von Glukagon einen gleichmäßigen Tagesverlauf.

Mechanismus: Glukagon wird wie Insulin über Exozytose ausgeschüttet (s. Mechanismus der Insulinsekretion 14.2.1).

Sekretionsreize: s. Tab. 14.**5**.

Wirkung und Inaktivierung

Wirkung durch Induktion oder Repression: Glukagon fördert durch Induktion die Neusynthese von Enzymen, die zum Insulin entgegengesetzt wirken. Zum anderen unterdrückt Glukagon die Synthese von Enzymen, die insulinsynergistisch wirken.

Wirkung durch Interkonversion: Durch ATP-abhängige Phosphorylierung von Enzymen bzw. Dephosphorylierung durch Phosphatasen werden diese aktiviert bzw. inaktiviert.

Leber: Glukagon stimuliert an den Hepatozyten die Adenylylcyclase → cAMP ↑. Durch einen hohen cAMP-Spiegel werden spezifische Enzyme des Glucosestoffwechsels aktiviert:

- *Glykogenstoffwechsel:* Die Glykogenphosphorylase (Phosphorylase b) wird durch Phosphorylierung aktiviert → Phosphorylase a, wodurch die Glykogensynthese gehemmt wird (s. 9.1.3).
- *Gluconeogenese:* Ein hoher cAMP-Spiegel führt zu Stimulierung der Proteinkinase A, die durch Phosphorylierung zu einer Aktivierung der Fruktose-2,6-bisphosphatase führt → Fructose-2,6-bisphosphat-Konzentration ↓. Fructose-2,6-bisphosphat ist ein allosterischer Aktivator der Phosphofructokinase. Ein Konzentrationsabfall führt zu einer Hemmung der Glykolyse und Stimulierung der Gluconeogenese (Tab. 14.**6**).

Fettgewebe: Durch Aktivierung der Adenylylcyclase und den dadurch hohen cAMP-Spiegel wird die Proteinkinase A aktiviert, die Acetyl-CoA-Carboxylase durch Interkonversion inaktiviert – Hemmung der Fettsäuresynthese.

- *Lipolyse:* cAMP aktiviert die hormonsensitive Lipase des Fettgewebes, wodurch die Plasmafettsäurekonzentration zunimmt. Die freien Fettsäuren werden im Plasma an Albumin gebunden und zur Leber transportiert, wo sie durch β-Oxidation verstoffwechselt werden (Tab. 14.**6**).

 Klinischer Bezug

Über **Aminosäuren-Infusionen** kann man den Proteinaufbau fördern. Dies würde jedoch die Insulinsekretion stimulieren → Hypoglykämie. Da Aminosäuren aber auch die Glukagonsekretion fördern, wird eine Hypoglykämie vermieden. Die Aminosäuren werden durch die glukagonabhängige Stimulation der Gluconeogenese zu Energie (Glucose-ATP) umgewandelt und stehen dem Proteinaufbau nicht mehr zur Verfügung. Um den Verbrauch der Aminosäuren zu vermeiden, muss gleichzeitig Glucose infundiert werden.

Inaktivierung: Glukagon wird durch die Spaltung der N-terminalen Aminosäuren Histidin und Serin inaktiviert.

14.2.3 Adrenalin und Noradrenalin

In Alarmsituationen muss der Körper auf Gefahren reagieren. Die basale Plasmakonzentration von Adrenalin und Noradrenalin beträgt ca. 10^{-10} mol/l. Wird der Organismus durch Sinnesreize alarmiert, setzt das Nebennierenmark soviel Adrenalin frei, dass seine Konzentration innerhalb von Sekunden bis zum 1000fachen des Normalwerts ansteigen kann. Adrenalin und Noradrenalin stellen dem Körper in Alarmsituationen Energie zur Verfügung, indem sie gespeicherte chemische Energie (Glykogen, Triglyceride) mobilisieren. Außerdem ist Noradrenalin der Neurotransmitter der meisten postganglionären sympathischen Nervenendigungen.

Synthese und Speicherung

Struktur und Synthese: Adrenalin und Noradrenalin sind hydrophile Hormone und gehören zu den Catecholaminen, einer Untergruppe der *biogenen Amine.* Alle Catecholamine besitzen die Grundstruktur des Phenylethylamins.

Adrenalin und Noradrenalin werden in den chromaffinen Zellen des Nebennierenmarks, in Ganglienzellen des Sympathikus und im Hypothalamus gebildet. Die Biosynthese des Adrenalins und Noradrenalins beginnt beim Tyrosin und verläuft enzymatisch über folgende Schritte (Abb. 14.**7**):

1. Tyrosin wird durch die Tyrosinhydroxylase (Schlüsselenzym) zu Dihydroxyphenylalanin (*DOPA*) hydroxyliert.

Tab. 14.**6** Metabolische Glukagoneffekte

	Glykogenolyse	Gluconeogenese	Lipolyse	β-Oxidation	Proteolyse
Leber	↑	↑	–	↑	↑
Fettgewebe	–	–	↑	–	–
Effekt	Glucose ↑	Glucose ↑ Aminosäuren ↓ Lactat ↓	Fettsäuren ↑	Ketonkörper ↑	Aminosäuren für die Gluconeogenese

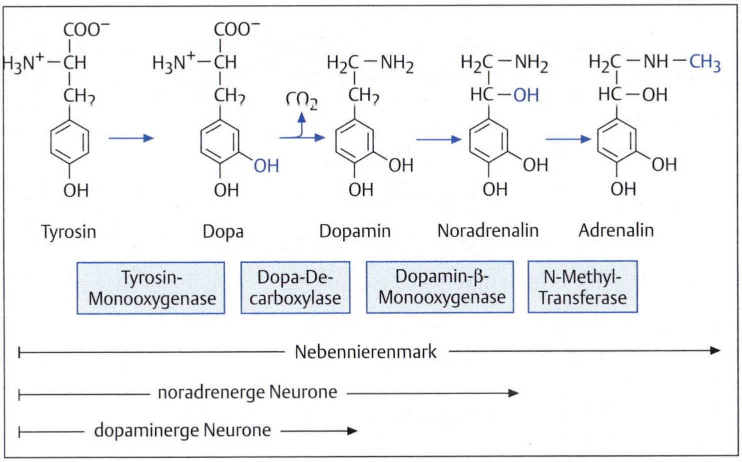

Abb. 14.**7 Synthese der Catecholamine**

2. Durch Decarboxylierung von DOPA entsteht Dihydroxyphenylethylamin → *Dopamin*.

3. Dopamin wird durch β-Hydroxylierung zu *Noradrenalin*.

4. Noradrenalin wird durch Methylierung der primären Aminogruppe in *Adrenalin* umgewandelt. Die Methylgruppe stammt von S-Adenosylmethionin.

Speicherung: Catecholamine werden in den synaptischen Nervenendigungen und in den chromaffinen Zellen des Nebennierenmarks in Vesikeln gespeichert.

Sekretion, Wirkung und Inaktivierung

Sekretion: Die Sekretion von Catecholaminen erfolgt über Exozytose.

Catecholaminrezeptoren: Die Zielzellen besitzen für Adrenalin und Noradrenalin funktionell unterschiedliche membranständige (ektozelluläre) Rezeptoren vom Typ III, die in α- und β-Rezeptoren unterteilt werden. Dadurch bewirken diese Hormone unterschiedliche Effekte bei verschiedenen Organsystemen.

- α-*Rezeptoren:* α-Rezeptoren* werden in die Unterklassen α_1 und α_2 unterteilt.
  - α_1-Rezeptoren führen durch Aktivierung von Phospholipase C zur Bildung der Second Messenger IP_3 und DAG-Erhöhung der intrazellulären Ca^{2+}-Konzentration (s. 14.1.3).
  - α_2-Rezeptoren senken den cAMP-Spiegel durch Hemmung der Adenylylcyclase über das inhibitorische G-Protein (s. 14.1.3). Adrenalin und Noradrenalin wirken auf beide Klassen von α-Rezeptoren vergleichbar gut. Die Verteilung der α-Rezeptoren ist von Organ zu Organ unterschiedlich. Noradrenalin kann über α_2-Rezeptoren seine eigene Ausschüttung hemmen.

- β-*Rezeptoren:* β-Rezeptoren* lösen in den Zielzellen über das stimulierende G-Protein eine Aktivierung der Adenylylcyclase und damit einen Anstieg der intrazellulären cAMP-Konzentration aus. Sie werden in die Unterklassen β_1 und β_2 unterteilt. Adrenalin und Noradrenalin wirken auf β_1-Rezeptoren gleich gut. Dagegen reagieren β_2-Rezeptoren auf Adrenalin viel empfindlicher als auf Noradrenalin.

> ### ❗ Merke
>
> *Noradrenalin* entfaltet seine Wirkung hauptsächlich über α- und in geringerem Maße über β-Rezeptoren. *Adrenalin* dagegen aktiviert alle Rezeptortypen gleichermaßen. Da die α- und β-Rezeptoren im Organismus unterschiedlich verteilt sind, können Noradrenalin und Adrenalin unterschiedliche Effekte auslösen. Zum Beispiel Gefäßsystem: Dominieren die α-Rezeptoren, so hat Adrenalin eine vasokonstriktorische Wirkung; überwiegen die β_2-Rezeptoren, so wirkt es vasodilatatorisch.

Wirkung: s. Tab. 14.7.

Inaktivierung: Wichtiger physiologischer Mechanismus für die Beendigung der Wirkung von Noradrenalin ist die aktive Wiederaufnahme in präsynaptische Nervenendigungen. Das aufgenommene Noradrenalin wird teilweise wieder in Vesikeln gespeichert.

Adrenalin und Noradrenalin können auch enzymatisch inaktiviert werden. Sie werden durch die

---

* Ergänzend sei erwähnt, dass es 3 verschiedene α_1-Rezeptoren (α_{1A}, α_{1B} und α_{1D}) und α_2-Rezeptoren (α_{2A}, α_{2B} und α_{2C}) gibt. Ferner wurde im Darm und Fettgewebe ein dritter β-Rezeptor (β_3) entdeckt, der ebenfalls an G_s gekoppelt ist. Weil bislang klinisch nicht relevant, werden diese hier nicht besprochen.

Biochemie

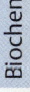

Tab. 14.7 Noradrenalin- und Adrenalineffekte

	R	Mechanismus | *Effekt*
Skelettmuskel*	β_2	– cAMP → PK ↑ → Glykogenphosphorylase ↑ → *Glykogenolyse* ↑ → *Glc* ↑ → *Glykolyse* ↑ → *Lactat* ↑ – *Glucoseaufnahme* ↑
Leber	β_2	– cAMP ↑ → PK ↑ → Glykogenphosphorylase ↑ → *Glykogenolyse* ↑ – cAMP ↑ → PK ↑ → Acetyl-CoA-Carboxylase ↓ → *FS-Synthese* ↓ → *β-Oxidation* ↑ – cAMP ↑ → PK ↑ → Fructose 2-6-bisphosphatase ↑ → *Gluconeogenese* ↑
Fettzellen	β_2	– cAMP ↑ → hormonsensitive Lipase ↑ → *FS* ↑ → *Ketonkörper im Serum* ↑
Herz	β_1	– cAMP ↑ → $[Ca^{2+}]_i$ ↑ → *pos. chronotrop, inotrop und dromotrop*
Bronchien **Intestinaltrakt** **Gefäße**	$\alpha/$ β_2	α_1 : IP_3 ↑ → $[Ca^{2+}]_i$ ↑ → *Kontraktion* α_2 : inhibitorisches G-Protein ↑ → cAMP↓ → PK↓ → *β-Effekt*↓ β_2: cAMP ↑ → PK ↑ → $[Ca^{++}]_i$↓ durch Ca^{2+}-Transport Aktivierung → *Erschlaffung der glatten Muskulatur*
Pankreas	α_2 β_2	*Hemmung der Insulinsekretion* *Stimulierung der Insulinsekretion (gering)*
Niere	β_1	*Reninsekretion* ↑
Auge	α_1 β_2	*Kontraktion des M. dilator pupillae → Mydriasis* *Erschlaffung des M. ciliaris → Fernakkomodation*
Harnblase	β_2 α	*M. detrusor erschlafft* *Sphinkterkontraktion*

* trifft nur auf Adrenalin zu; PK=Proteinkinase, R=Rezeptor

mitochondriale Monoaminooxidase (MAO) oxidativ desaminiert und durch die Catechol-O-Methyltransferase (COMT) O-methyliert. Endprodukt ist die Vanillinmandelsäure.

 Klinischer Bezug

Das **Phäochromozytom** zeigt ein typisches Überfunktionssyndrom des Nebennierenmarks. Dabei handelt es sich in der Regel um einen gutartigen Tumor des Nebennierenmarks, der sowohl Adrenalin als auch Noradrenalin produziert. Die vermehrte Catecholaminausschüttung durch den Tumor führt zu *Hypertonie* und *Blutdruckkrisen*. Die glykogenolytische Wirkung des Adrenalins kann zu einem erhöhten Blutzuckerspiegel – *diabetische Stoffwechsellage* – führen. Weiteres Symptom ist u. a. eine *Erhöhung der freien Fettsäuren* im Blut. Zur Diagnostik des Phäochromozytoms wird heute routinemäßig die Vanillinmandelsäure-Ausschüttung im 24-h-Urin bestimmt, die von 1–7 mg/15 h auf 20 mg/15 h ansteigen kann. Die operative Entfernung des Tumors führt fast immer zur völligen Heilung.

14.2.4 Glucocorticoide

Die Glucocorticoide sind nicht nur, wie der Name vermuten lässt, an der Regulation des Kohlenhydratstoffwechsels beteiligt, sondern beeinflussen auch den Fett- und Proteinstoffwechsel. In der Klinik haben sie durch ihre entzündungshemmende und immunsuppressive Wirkung große therapeutische Bedeutung erlangt. Außerdem nehmen sie bei der Stressreaktion eine zentrale Rolle ein (s. 14.2.5).

Synthese, Sekretion und Transport

Synthese und Sekretion: Glucocorticoide werden hauptsächlich in der Zona fasciculata der Nebennierenrinde produziert. Da sie nicht auf Vorrat synthetisiert und gespeichert werden können, entspricht ihre Sekretionsrate der Syntheserate. Die Biosynthese der Glucocorticoide wird über den hypothalamisch-hypophysären Regelkreis durch ACTH (adrenocorticotropes Hormon) kontrolliert. Die ACTH-Produktion unterliegt wiederum dem im Hypothalamus gebildeten CRH (Corticotropin-Releasing-Hormon bzw. Corticoliberin; s. 14.2.5).
Transport: Im Plasma sind Glucocorticoide an Transkortin oder Albumin gebunden und in gebundener Form inaktiv.

Wirkung und Inaktivierung

Glucocorticoide sind *hydrophobe* Hormone. Sie passieren die Zellmembran und verbinden sich im Zytoplasma mit einem spezifischen zytoplasmatischen Rezeptor. Der Rezeptor ist in nicht-aktiver Form an die sog. *Heatshock-Proteine* HSP70 und 90 gebunden und zeigt den typischen Aufbau von einer DNA-Bindungsregion mit Zingfingerarchitektur (s. 13.2.6). Durch die Hormon-Rezeptor-Bindung löst sich der Rezeptor von diesen Proteinen. Der aktivierte Hormon-Rezeptor-Komplex wandert in den Zellkern und heftet sich dort an spezifische DNA-Stellen, wodurch die Proteinbiosynthese aktiviert wird → *Transkriptionsverstärkung*. Sein Effekt setzt daher erst nach längerer Zeit (Stunden) ein. Außerdem sind Glucocorticoide in der Lage, die Wirkung anderer Hormone zu verstärken → *permissiver Effekt*. Das Wirkungsspektrum der Glucocorticoide ist vielfältig:

Wirkung auf den Stoffwechsel:

■ *Anhebung des Blutzuckerspiegels:* Glucocorticoide induzieren in der Leber die Synthese der Phosphoenolpyruvat-Carboxykinase, wodurch die Gluconeogenese stimuliert wird (insulinantagonistisch). Sie hemmen die Glucoseverwertung im Stoffwechsel durch Verminderung der Insulinempfindlichkeit → Erhöhung der Glucosekonzentration im Blut und Steigerung der Glykogensynthese. Dadurch kann auch mehr Substrat für die Gluconeogenese aus peripheren Geweben bereit gestellt werden.

■ *Anregung der Lipolyse im Fettgewebe:* Die lipolytische Wirkung von Catecholaminen und ACTH wird durch Glucocorticoide gesteigert → Hyperlipidämie und Umverteilung von Fettgewebe aus der Peripherie hin zu Stamm, Nacken und Gesicht (Stammfettsucht).

■ *Steigerung des extrahepatischen Proteinabbaus:* Die Proteolyse in Muskel, Haut und Knochen wird durch Aminotransferasen stimuliert, wodurch die Konzentration freier Aminosäuren im Blut ansteigt (Histidin, Phenylalanin, Tyrosin). Die freien Aminosäuren werden in der hepatischen Gluconeogenese verstoffwechselt. Stimulierung der Harnstoffsynthese und eine negative Stickstoffbilanz ist die Folge.

Hemmung entzündlicher Reaktionen: Glucocorticoide führen zur Hemmung der Prostaglandin- und Leukotrienbiosynthese infolge Hemmung der Phospholipase A_2. Außerdem blockieren sie die Freisetzung und den Effekt der Lymphokine (z.B. Interleukin 1 und 2) sowie Zytokine (z.B. γ-Interferon).

Unterdrückung von Immunreaktionen: Glucocorticoide führen zu einer Abnahme des lymphatischen Gewebes (Atrophie von Thymusgewebe und Lymphknoten). Sie senken die Anzahl der eosinophilen und basophilen Granulozyten und der Lymphozyten. Mechanismus s. oben.

■ *Verminderte zelluläre Immunabwehr* durch Abnahme der T-Lymphozyten- und Makrophagenaktivität.

■ *Verminderte humorale Immunabwehr* durch abgeschwächte Antikörperaktivität.

Hämatologischer Effekt: Die Erythropoese wird begünstigt → Erhöhung der Zahl der Erythrozyten und Thrombozyten.

Wirkung auf den Elektrolythaushalt:

■ *Beeinflussung der Nierenfunktion:* Die glomeruläre Filtrationsrate (GFR), die Ca^{2+}-Ausscheidung und die Ammoniakproduktion im proximalen Tubulus werden gesteigert. Die Wasserpermeabilität im distalen Tubulus wird vermindert. Außerdem be-

Tab. 14.8 Zusammenfassung der Glucocorticoid-Wirkung und pathophysiologische Wirkung der Glucocorticoide beim Cushing-Syndrom u.a. bei Glucocorticoid-Therapie (s. Klinischer Bezug)

	Effekt	Klinischer Bezug
Stoffwechsel	insulinantagonistisch: Gluconeogenese ↑ Lipolyse ↑ Proteolyse ↑ Harnstoffzyklus ↑	Hyperglykämie (Steroiddiabetes) Hyperlipidämie neg. Stickstoffbilanz → Muskelschwäche durch Muskelatrophie
Entzündung	Lymphokinfreisetzung ↓ Phospholipase A_2 ↓	Entzündungshemmung (antiphlogistisch)
Immunsystem	Eosinopenie Basopenie Lymphozytopenie	antiallergisch und immunsuppressiv
Hämatologie	Erys ↑ Thrombos ↑	Thromboseneigung
Elektrolyte	mineralocorticoide Wirkung Vit.-D-antagonistisch	Hypertonieneigung Osteoporose
Kreislauf	Sensibilisierung von Adrenozeptoren	pos. inotroper Effekt und Hypertonieneigung

Biochemie

sitzen Glucocorticoide geringe mineralkortikoide Wirkung → Na-Retention ↑ → Volumen ↑ (s. n).

- ■ *Vitamin-D-Antagonismus:* Glucocorticoide hemmen die Ca^{2+}-Aufnahme im Darm und steigern die Ca^{2+}-Ausscheidung in der Niere → $[Ca^{2+}]_e$ ↓.

Herz-Kreislauf-Effekt: Glucocorticoide erhöhen die Empfindlichkeit von Adrenozeptoren gegenüber Catecholaminen und stimulieren die Synthese der Catecholamine im Nebennierenmark durch Enzyminduktion. Durch die mineralkortikoide Wirkung nimmt das Plasmavolumen zu, was in Schock- und Stresssituationen kreislaufunterstützend wirkt.

Klinischer Bezug

Ein länger anhaltender, erhöhter Plasmacortisolspiegel erzeugt ein klassisches, als **Cushing-Syndrom (= Hypercortisolismus)** bezeichnetes Krankheitsbild mit typisch verändertem Aussehen der Patienten: Vollmondgesicht, Stammfettsucht, Büffelnacken, dünne Haut mit Striae rubrae. Das Syndrom ist in den meisten Fällen die Folge einer andauernden Gabe von Medikamenten mit glukokortikoider Wirkung (*exogenes Cushing-Syndrom*) oder seltener die Folge einer endogen Cortisolüberproduktion (*endogenes Cushing-Syndrom*). Das endogene Cushing-Syndrom wird in eine ACTH- abhängige und -unabhängige Form unterteilt (ACTH stimuliert die Glucocorticoid-Synthese in der Nebennierenrinde [s. 14.2.5]): Die häufigste Ursache des endogenen *ACTH-abhängigen Cushing-Syndroms* sind Mikroadenome (kleine Tumoren) im Hypophysenvorderlappen, die im Überschuss ACTH sezernieren (= *Morbus Cushing* im engeren Sinne). Auch Tumoren nicht endokriner Gewebe können die ACTH-Quelle sein. Man spricht dann von *ektoper paraneoplastischer ACTH-Sekretion*, die am häufigsten bei kleinzelligen Bronchialkarzinomen vorkommt. *ACTH-unabhängige* Formen des Cushing-Syndroms werden durch Cortisol produzierende Tumoren der Nebennierenrinde verursacht. In Tab. 14.**8** sind pathologische Wirkungen des Cortisols aufgelistet.

Inaktivierung: Glucocorticoide werden in der Leber durch Hydrierung und durch Kopplung an Glucuronsäure und Sulfat inaktiviert. Anschließend werden sie mit der Galle oder dem Harn ausgeschieden.

14.2.5 Corticotropin (Adrenocorticotropes Hormon, ACTH)

Synthese und Speicherung

Synthese: ACTH ist ein Proteohormon aus 39 Aminosäuren, das in den basophilen Zellen des Hypophysenvorderlappens synthetisiert wird.

ACTH entsteht durch Proteolyse aus einem höher molekularen Vorläuferpeptid, dem Proopiomelanocortin (POMC). Aus POMC können durch proteolytische Spaltung auch andere Hormone entstehen: die Peptide α-, β- und γ-Melanotropin (MSH), β- und γ-Lipotropin (LPH), sowie β-Endorphin und

Methionin-Enkephalin, welches aus β-Endorphin entstehen kann.

Speicherung: ACTH wird in den basophilen Zellen des Hypophysenvorderlappens in Vesikeln gespeichert.

Sekretion

Die Sekretion von ACTH wird durch im Zwischenhirn (Hypothalamus) gebildetes Corticoliberin (CRH) und Vasopressin (ADH) sowie Catecholamine aus dem Nebennierenmark stimuliert. Außerdem unterliegt die ACTH-Sekretion einem zirkadianen Rhythmus (Tag-Nacht-Rhythmus), der wahrscheinlich CRH-abhängig ist, s. u.

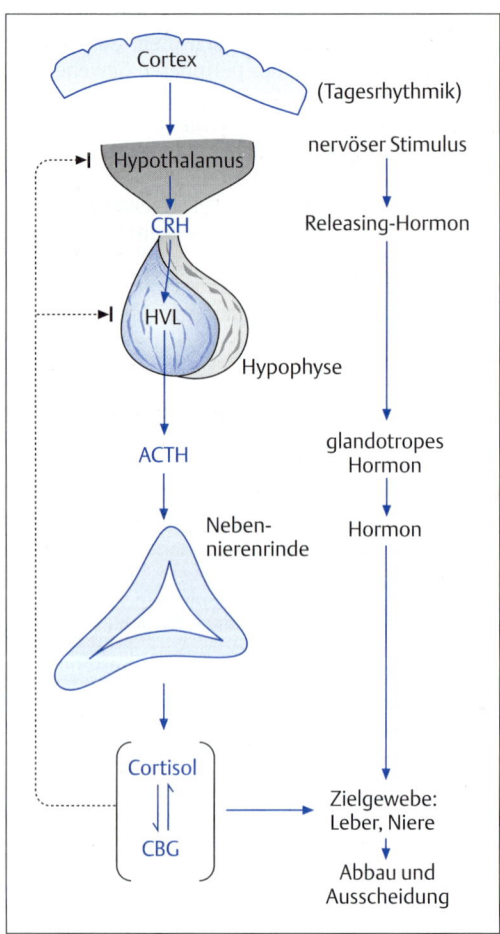

Abb. 14.8 CRH-ACTH-Glucocorticoid-Regelkreis (aus Keller, Thieme 1991)

Wirkung

Nebennierenrinde:

- ACTH stimuliert in der Zona fasciculata die *Synthese der Glucocorticoide*. Es bindet an einen spezifischen membranständigen (ektozellulären) Rezeptor Typ III (s. 14.1.3), wodurch die Adenylylcyclase stimuliert wird (cAMP ↑). cAMP aktiviert die Proteinkinase A, die eine Cholesterinhydrolase phosphoryliert und damit aktiviert. Dadurch wird Cholesterin für die Glucocorticoidsynthese (s. 14.2.4) bereitgestellt. Für die Glucocorticoidsynthese sind Hydroxylierungsreaktionen notwendig, die NADPH$_2$ benötigen. Ein hoher cAMP-Spiegel bewirkt in der Nebennierenrinde eine vermehrte NADPH$_2$-Bildung (Pentosephosphatweg ↑).
- In geringem Maße stimuliert ACTH die *Synthese von Aldosteron* in der Zona glomerulosa und der Sexualhormone in der Zona reticularis.

Extraadrenale Organe:

- ACTH stimuliert durch die *Aktivierung der Adenylylcyclase* in den Fettzellen die Lipolyse.
- ACTH erhöht die *Melaninsynthese* in den Melanozyten → Hautpigmentierung ↑.

Regelkreis Corticoliberin (CRH) – Corticotropin (ACTH) – Glucocorticoid

Corticoliberin (Corticotropin-Releasing-Hormon, CRH) ist ein Polypeptid aus 41 Aminosäuren, das die Sekretion des Corticotropins reguliert. Es wird hauptsächlich im Nucleus paraventricularis des Hypothalamus synthetisiert. CRH gelangt über die Portalgefäße zum Hypophysenvorderlappen, wo es das cAMP-System der basophilen Zellen aktiviert (s. 14.1.3). Durch Aktivierung der cAMP-abhängigen Proteinkinase A wird die Sekretion von ACTH stimuliert. ACTH gelangt über den Blutkreislauf zur Nebennierenrinde und stimuliert die Biosynthese und Sekretion der Glucocorticoide (Cortison, Cortisol u.a.) in der Nebennierenrinde. Glucocorticoide hemmen wiederum über negative Rückkopplung die ACTH- und CRH-Sekretion im Hypophysenvorderlappen bzw. im Hypothalamus. Die CRH-Sekretion unterliegt endogenen tageszeitlichen Rhythmen (zirkadianer Rhythmus). Sie ist morgens höher als abends, was für den morgendlichen Plasmacortisolanstieg verantwortlich ist. Impulse aus dem limbischen System (Informationen über Emotionen, Schmerz, Stress usw.) stimulieren ebenfalls die CRH-Sekretion (Abb. 14.**8**).

14.3.1 Wachstumshormon, Somatotropin (somatotropes Hormon STH, „growth hormone", GH

Struktur und Synthese

STH ist ein einkettiges Peptidhormon aus 191 AS und zwei Disulfidbrücken. Es wird in den eosinophilen Zellen des Hypophysenvorderlappens gebildet. Die AS-Sequenz des STH ist in besonders hohem Maße artspezifisch. Deshalb können Präparate aus tierischen Hypophysen (Rind, Schwein) beim Menschen therapeutisch nicht verwendet werden.

Regulation der Sekretion

Bei Erwachsenen liegt die Basalsekretion von STH unter 5 ng/l. Die STH-Sekretion wird durch zwei hypothalamische Peptidhormone reguliert. Das Releasinghormon *Somatoliberin* fördert die STH-Sekretion, und das Releasing-inhibiting-Hormon *Somatostatin* hemmt die STH-Sekretion (Abb. 14.**9**):

Somatoliberin (GHRH): Unter bestimmten Lebensumständen kann die STH-Sekretion via Somatoliberin bis auf das 10fache gesteigert werden, z.B. durch körperliche und psychische Anstrengung und durch Hunger (Hypoglykämie). In der Nacht (Schlafstadien 3 und 4) erhöht sich der STH-Spiegel durch schlafinduzierte Ausschüttung von Somatoliberin (kein zirkardianer Rhythmus wie z.B. bei ACTH). Über andere Zentren (Nucleus arcuatus) wirkt auch u.a. Dopamin stimulierend auf die Somatoliberinsekretion (Abb. 14.**10**).

Somatostatin (SIH): SIH ist ein zyklisches Peptidhormon mit 14 Aminosäuren (laut IMPP: Tetradekapeptid). Es wird u.a. im Hypothalamus, in den D-Zellen der Pankreasinseln und in den Drüsenzellen des Magen-Darm-Trakts produziert. Die vielseitigen Wirkungen von SIH sind in Abb. 14.**10** dargestellt.

Wirkung

STH steuert das Körperwachstum und einen Teil seiner Stoffwechselwirkung nicht selbst, sondern über Wachstumsfaktoren aus der Leber, die **Somatomedine (IGF)**. Dabei stimuliert STH in der Leber die Bildung und Sekretion von Somatomedinen. Somatomedine werden auch als insulinähnliche Wachstumsfaktoren (insulin-like grow factors, IGF 1 und IGF 2) bezeichnet, weil sie eine Affinität zu Insulinrezeptoren besitzen und eine teilweise insulinähnliche Wirkung haben. Wichtigstes Somatomedin ist das Somatomedin C (IGF 1).

Wachstumswirkung: IGF fördert die Zellteilung in der Epiphysenfuge (Knochen-Knorpel-Wachstumszone), wodurch die Epiphysenfugendicke und das Längenwachstum zunimmt.

Biochemie

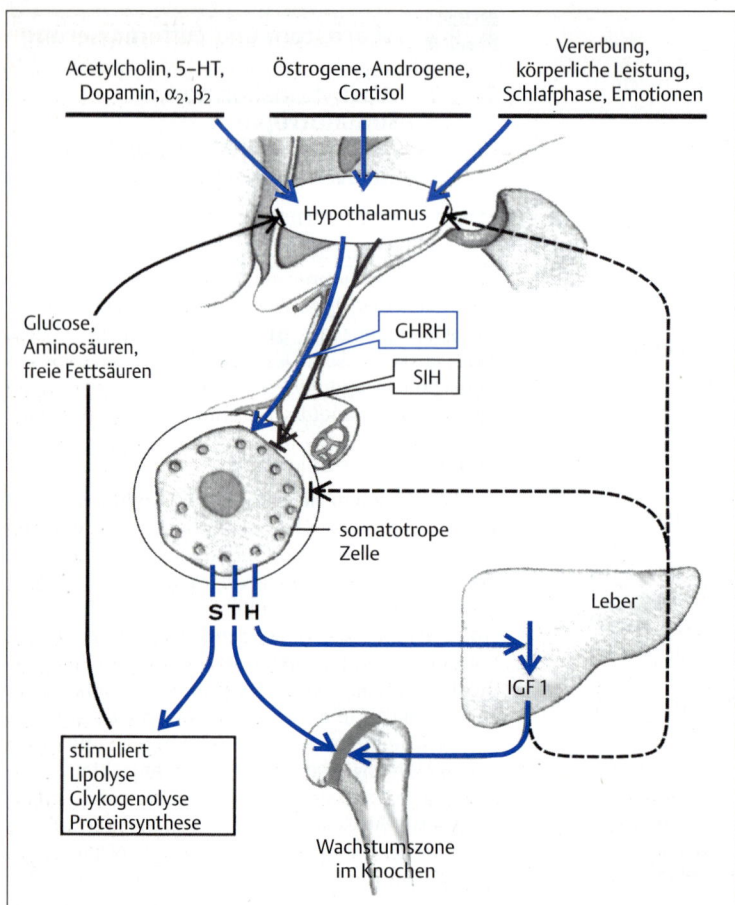

Acetylcholin, 5–HT, Dopamin, α_2, β_2

Östrogene, Androgene, Cortisol

Vererbung, körperliche Leistung, Schlafphase, Emotionen

Hypothalamus

Glucose, Aminosäuren, freie Fettsäuren

GHRH

SIH

somatotrope Zelle

S T H

Leber

IGF 1

stimuliert Lipolyse Glykogenolyse Proteinsynthese

Wachstumszone im Knochen

Abb. 14.9 Funktion und Regulation des Wachstumshormons **Somatotropin (STH).** Dargestellt ist die multiple Regulation von STH durch externe und interne Reize sowie eine Rückkopplung über Aminosäuren und Glucose. Wahrscheinlich entfaltet Somatomedin C (IGF 1) auch eine negative Feedback-Wirkung auf die STH-Sekretion (aus Klinke/ Silbernagl, Thieme 1994)

Stoffwechselwirkung:

- *Proteinanabole Wirkung:* Die Proteinbiosynthese wird stimuliert. Dies wird durch eine erhöhte Aminosäure- und Glucoseaufnahme in die Muskelzellen begünstigt.
- *Fettstoffwechsel:* Am Fettgewebe hat STH lipolytische Wirkung (FS ↑) und hemmt die Lipidsynthese.
- *Kohlenhydratstoffwechsel:* STH wirkt diabetogen, d.h., es erhöht den Glucosespiegel im Plasma, indem es die Gluconeogenese fördert und die Glucoseutilisation hemmt. Außerdem wird der Glucosespiegel durch die Stimulation der Glukagonsekretion erhöht.

! Merke

Proteinstoffwechsel → insulinsynergistisch → Proteinbiosynthese ↑

Fettstoffwechsel → insulinantagonistisch → Lipolyse ↑ → [FS] ↑

Kohlenhydratstoffwechsel → insulinantagonistisch → Gluconeogenese ↑ → [Glc] ↑

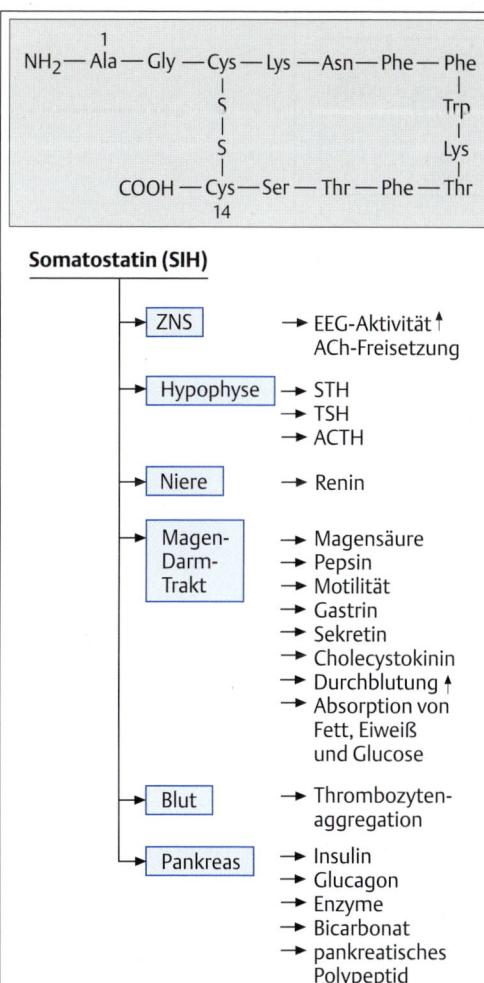

Somatostatin (SIH)

Abb. 14.**10** Hormone oder Funktionen, die durch **Somatostatin (SIH)** gehemmt werden

 Klinischer Bezug

Eine gesteigerte STH-Synthese, z. B. durch ein Hypophysen-Adenom, führt bis zum Ende der Pubertät zum proportionierten **Riesenwuchs**. Nach Abschluss der Pubertät führt eine STH-Überproduktion nicht mehr zu einem Längenwachstum, da die Epiphysenfugen bereits geschlossen sind. Statt dessen kommt es zu einem Wachstum der noch nicht verknöcherten Skelettbereiche, den Akren (verlängerte Hände, Füße, Kinn und Nase) sowie zu einem Wachstum der Weichteile des Gesichts (lange Zunge, wulstige Lippen und vergrößerte Ohrmuscheln). Dieses Krankheitsbild bezeichnet man als **Akromegalie**. Therapiert wird die Akromegalie durch transsphenoidale Adenomentfernung oder medikamentös durch synthetisches Somatostatin.

Bei einer Verminderung der STH-Synthese, z. B. durch Tumoren der Nachbarorgane, Missbildungen, Geburtstraumen (Steißlagen) oder vererbte Defekte kommt es zum **Zwergwuchs**. Bei diesen Patienten sind die Körperproportionen erhalten, entsprechen aber nicht dem Alter. Therapiert werden diese Patienten wegen der Artspezifität des STH mit humanem STH.

14.3.2 Schilddrüsenhormone

Struktur

Die beiden Schilddrüsenhormone Thyroxin (Tetrajodthyronin, T_4) und Trijodthyronin (T_3) sind Ether, die die Aminosäure Thyrosin und eine Phenolgruppe beinhalten. T_4 besitzt 4 Jod-Atome und T_3 3 Jod-Atome an den Phenolringen (Abb. 14.**11**).

Synthese, Speicherung und Sekretion

Zur Sicherstellung der Synthese von T_3 und T_4 sollte die Nahrung täglich 180–200 µg Jod enthalten.
Schritte der Synthese bis zur Sekretion von T_3 und T_4 sind:

1. *Jodidaufnahme in die Follikelzelle:* Da die Jodidkonzentration in den Follikelzellen 100-mal höher ist als im Blut, nehmen die Follikelzellen Jod in Form von Jodid (J^-) gegen ein Konzentrationsgefälle durch einen aktiven (ATP-abhängigen) Transport aus dem Blut auf → *Jodfalle.*
2. *Jodid-Oxidierung:* Durch eine Jodidperoxidase wird Jodid zu molekularem Jod (J_2) oxidiert. Jod wird an das Innere der Schilddrüsenfollikel abgegeben.
3. *Jodierung von Thyrosylresten:* Im Follikelraum wird J_2 an Thyrosinreste des Thyreoglobulins (TG) gebunden, dabei wird der Phenolrest des Thyrosinrests jodiert. Es entsteht entweder Monojodthyrosin (MJT) oder Dijodthyrosin (DJT). Thyreoglobulin ist ein Glykoprotein, das in den Follikelzellen synthetisiert wird und in Vesikeln verpackt durch Exozytose an das Kolloid im Inneren der Schilddrüsenfollikel abgegeben wird.
4. *Bildung von Tetrajod- bzw. Trijodthyroninresten:* MJT und DJT kondensieren zu Trijodthyronin. DJT und DJT kondensieren zu Tetrajodthyronin (L-Thyroxin). Thyreoglobulin enthält nun T_3- und T_4-Reste und ist in Vesikeln gespeichert → Speicherform der Schilddrüsenhormone.
5. *Endozytose von Thyreoglobulin:* Durch die Aktivierung durch TSH (Thyreotropin) werden die Vesikel wieder von den Follikelzellen durch Endozytose aufgenommen.
6. *Lysosomale Thyreoglobulinspaltung:* In den Follikelzellen wird durch lysosomale Proteasen Thyreoglobulin proteolytisch abgebaut, wodurch T_3 und T_4 freiwerden und ins Blut abgegeben werden. Die Zellen der Schilddrüse sezernieren weniger T_3 als T_4.

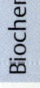 Biochemie

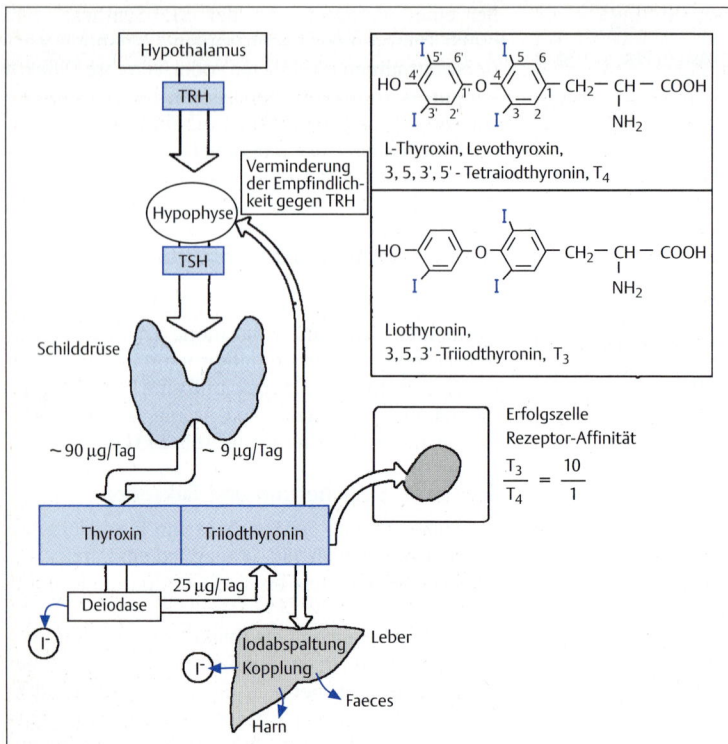

Abb. 14.**11 Schilddrüsen-hormone** und Regulation der Schilddrüsenfunktion (aus Lüllmann/Mohr/Ziegler, Thieme 1994)

Transport und Konversion von T₄ zu T₃

Transport: Über 90 % der zirkulierenden Schilddrüsenhormone sind proteingebunden vor allem an Thyroxin bindendes Globulin (TBG), aber auch an Albumin und Präalbumin. Proteingebundene Schilddrüsenhormone sind inaktiv.

 Merke

Biologisch aktiv ist nur der freie Anteil an T₃ und T₄.

Konversion von T₄ zu T₃: In der Körperperipherie wird T₄ durch die *selenabhängige Dejodase* zu dem aktivierten T₃ dejodiert (Tab. 14.9). So entstehen 80 % des T₃-Körperpools in den Zellen der Erfolgsorgane

(Leber, Niere u. a.). Ein Teil des intrazellulär gebildeten T₃ bindet an Hormonrezeptoren im Zellkern und beeinflusst die Zellfunktion (s. u.), das übrige T₃ wird in den Blutkreislauf abgegeben. Da T₃ besser in die Zellen eindringen kann, ist es stärker wirksam als T₄ (Abb 14.**11**).

Wirkung und Inaktivierung

Wirkung: T₃ und T₄ sind hydrophob und können durch die Zellmembran der Zielzellen diffundieren. Nach Dejodierung von T₄ zu T₃ bindet sich T₃ im Zellkern der Zielzelle mit spezifischen Thyroxinrezeptoren, die an die DNA gebunden sind. Diese *nukleäre T₃-Rezeptorproteine* regulieren die Zu- und Abnahme der Expression verschiedener Gene und gehören

Tab. 14.**9 Eigenschaften von T3 und T4**

Eigenschaften	T₃	T₄
Produktion/Tag	35 µg incl. Konversion	100 µg
Transport	hauptsächlich Albumin	TBG > Präalbumin > Albumin
Blutkonzentration	1 µg/l	35–80 µg/l
Halbwertszeit	1 Tag	7 Tage
rel. biologische Wirksamkeit	10	1

Tab. 14.**10** Effekte der Schilddrüsenhormone

Wirkung	Effekt
Grundumsatz	Steigerung des Grundumsatzes durch Aktivierung der Na^+-K^+-ATPase und H^+-Kanäle (Termogenin im Braunen Fettgewebe) → Wärmeproduktion ↑ und O_2-Verbrauch ↑
Wachstum u. Entwicklung	Stimulation der Synthese von Wachstumshormonen (STH) Reifung und Entwicklung des Nervensystems
Stoffwechsel	Stimulation des Kohlenhydrat- und Fettstoffwechsels pos. Stickstoffbilanz durch vermehrten Proteinaufbau*
Herz	Permissiver Effekt: 1. Durch vermehrten Einbau von β-Rezeptor-Proteinen in die Zellmembran werden die Zellen für Catecholamine sensibler. 2. Stimulation der Adenylylcyclase und G-Protein (Tachykardie)

* *Stickstoffbilanz:* Differenz zwischen aufgenommenem Protein-Stickstoff und dem abgegebenen Harnstoff-Stickstoff → bei pos. Stickstoffbilanz wird mehr Stickstoff aufgenommen als ausgeschieden, bei neg. Stickstoffbilanz mehr ausgeschieden als aufgenommen

somit zu den hormonempfindlichen Transkriptionsfaktoren. T_3-Rezeptoren* besitzt C- und N-terminale Domänen mit Cysteinresten, die an ein Zinkatom binden (Zinkfinger). Durch ihre Fähigkeit zur Modifikation der Protobiosynthese besitzen die Schilddrüsenhormone eine vielseitige Wirkung (Tab. 14.**10**).

 Klinischer Bezug

Bei einer Schilddrüsenüberfunktion (**Hyperthyreose**) ist das Angebot an T_4 und T_3 erhöht. Dies führt zu einem komplexen Krankheitsbild: Der Grundumsatz, die Körpertemperatur, die Herzfrequenz und damit das Herzzeitvolumen sind erhöht. Die Patienten leiden unter Gewichtsabnahme (Lipolyse ↑), Unruhe, Konzentrationsschwäche, Schlafstörungen, Schwitzen, haben einen feinschlägigen Tremor und z.T. Augensymptome (Exophthalmus).

Liegt ein Unterangebot an T_4 und T_3 durch eine Schilddrüsenfunktionsstörung vor, spricht man von primärer Hypothyreose (angeborene und erworbene), bei einem Ausfall übergeordneter Regulationszentren (s.unten) von **sekundärer Hyperthyreose**. Die **angeborene Hypothyreose** ist meistens durch eine mangelhafte Entwicklung (Hypoplasie, Aplasie) der Schilddrüse bedingt, die bereits während der Schwangerschaft beim Feten zu Wachstumsverzögerung, Skelettanomalien und teilweise schweren Intelligenzdefekten (**Kretinismus**) führt. Produziert die Mutter ausreichend Schilddrüsenhormone, kann der Schilddrüsenhormonbedarf des Feten durch die Mutter gedeckt werden; es treten keine deutlichen Symptome der Hypothyreose auf. Nach der Geburt ist eine normale und geistige

Entwicklung nur durch Schilddrüsenhormonsubstitution möglich.

Die **erworbene Hypothyreose** (meistens Frauen zwischen dem 40. und 60. Lebensjahr) wird in der Mehrzahl der Fälle durch Entzündungen mit Verlust von funktionsfähigem Schilddrüsengewebe hervorgerufen (Hashimoto-Thyreoiditis). Darüber hinaus kann sie iatrogen durch Kropfoperationen, Radiojodbehandlung oder Medikamente bedingt sein. Ein wichtiges Symptom ist das **Myxödem**, das durch Verquellung interstitieller Mucopolysaccharide (Hyaluronatablagerungen) in der Haut zu Ödemen – vor allem im Gesicht und prätibial – führt. Der Grund liegt an einer verminderten Expression des Hyaluronidase-Gens durch T_3-Mangel, was zu einer Bindegewebsstoffwechselstörung führt. Die Patienten sind oft kälteempfindlich, antriebsarm, müde und zeigen einen geistigen Leistungsabfall.

Inaktivierung: T_3 und T_4 können in der Leber dejodiert und nach Koppelung an Glucuronsäure oder Sulfat über die Niere oder Galle ausgeschieden werden.

Thyreoliberin (Thyreotropin-Releasing-Hormon, TRH)

Synthese: TRH ist ein Tripeptid (Pyroglutamyl-Histidyl-Prolinamid), das im Hypothalamus gebildet wird. Es entsteht durch posttranslationale Prozessierung eines höher molekularen Prohormons (Syntheseprinzip s. 14.1.2).

Wirkung: TRH bindet an spezifische Membranrezeptoren der basophilen Hypophysenvorderlappenzellen und stimuliert die TSH-Sekretion (via IP_3, s. 14.1.3). Außerdem fördert TRH die Prolactinfreisetzung.

Thyrotropin (TSH)

Synthese und Sekretion: TSH ist ein Glykoprotein, das in den basophilen Zellen des Hypophysenvorderlappens synthetisiert wird. Die TSH-Ausschüttung

* T_3-Rezeptoren tragen Bezeichnungen wie TRα1, TRβ1, TRβ2 und cErbA. Eine besondere Variante ist c-ErbA, da es ein Splice-Produkt des TRα1-Gens ist und ein Protoonkogen darstellt. Das c-ErbA-Protein wurde zuerst bei der Analyse des Vogel-Erythroblastosis-Virus entdeckt, ein RNA-Tumorvirus, das beim Huhn Leukämie auslösen kann.

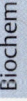 Biochemie

Tab. 14.**11** Blutspiegel, Syntheseort und Einteilung der wichtigsten **Androgene, Östrogene und Gestagene**

	Blutspiegel (µg/l)		Syntheseort	Einteilung
	m	w*		
Androgene Testosteron	6	0,3	Testes, Ovar, NNR	virilisierende Hormone
Östrogene Östradiol Östron	0,02 0,1	0,1 – 0,5 0,1 – 0,7	Ovar, Plazenta**, Testes, NNR	feminisierende Hormone
Gestagene Progesteron	0,3	2-12	Ovar, Plazenta, NNR	Schwangerschaftsschutzhormone

*zyklusabhängige Schwankungen bei nichtschwangeren Frauen
** In der Plazenta ist keine de novo-Synthese möglich. Die Mutter muß bestimmte Vorstufen mit Steroidnatur der Plazenta bereitstellen.

und Synthese wird durch im Hypothalamus gebildete Peptide reguliert, wobei TRH stimulierend und Somatostatin hemmend wirkt. Weiterhin wird seine Synthese durch hohe T_3-Konzentrationen, die Sekretion durch hohe T_4-Konzentrationen gehemmt. Bei oraler Zufuhr ist TSH wegen seiner Proteinstruktur, die bei der Resorption abgebaut wird, wirkungslos.
Wirkung: TSH bewirkt über eine Stimulierung der Adenylylcyclase (cAMP ↑) der Schilddrüsenzelle die Synthese von T_3 und T_4. Außerdem fördert TSH die Jodidaufnahme in die Schilddrüsenzelle.

 Klinischer Bezug

Unter dem Einfluss von Östrogenen, z.B. durch die Einnahme der „Pille" oder während der Schwangerschaft, wird TBG von der Leber vermehrt produziert. Durch Konzentrationsveränderung von TBG kann die Synthese der Schilddrüsenhormone indirekt beeinflusst werden. Nimmt die TBG-Konzentration ab, führt das zu einem *relativen* Anstieg von freiem, biologisch aktivem T_3 und T_4. Hohe T_3- und T_4-Konzentrationen können über negatives Feedback die TSH-Freisetzung hemmen. Bei Abfall von T_3 und T_4 ist es genau umgekehrt (Abb. 14.**9**).

14.3.3 Sexualhormone (Androgene, Östrogene, Gestagene)

Androgene, Östrogene und Gestagene sind steroidale Sexualhormone. Syntheseprinzip, Signalübertragung und Inaktivierung der Steroidhormone wurden bereits in Abschn. 14.1.2 und 14.1.3 ausführlich erklärt. Nachfolgend werden kurz die Grundlagen der Steroidhormone, die Biosynthese und der molekulare Unterschied der Androgene, Östrogene und Gestagene zusammengefasst.

Allgemeines

Steroidhormone sind lipophil und werden in Blut mit speziellen Transportproteinen zur Zielzelle transportiert. Aufgrund ihrer Lipophilie können sie die Zell-

membran ihrer Zielzelle passieren und beeinflussen die Proteinbiosynthese (sie besitzen zytoplasmatische Rezeptoren). Die verschiedenen Sexualhormone kommen sowohl bei der Frau als auch beim Mann vor, allerdings in unterschiedlichen Konzentrationen (Tab. 14.**11**). Bei der Biosynthese des wirksamsten Gestagens, des Progesterons, ist Cholesterin eine Vorstufe. Progesteron wiederum ist sowohl Vorstufe von Androgenen (Testosteron) als auch von Östrogenen (Östradiol, Östron). Östrogen kann auch aus Testosteron gebildet werden.
Sexualhormone werden in der Leber durch Sulfatierung und Glucoronidierung inaktiviert und über die Galle oder Niere ausgeschieden. Testosteron und Östron werden hauptsächlich als 17-Ketosteroide, Progesteron als Pregnandiol mit dem Harn ausgeschieden.

Regulation der Synthese und Freisetzung durch Gonadotropine (FSH, LH)

Die Hormonbildung in den Gonaden wird sowohl beim weiblichen als auch beim männlichen Geschlecht von den Hypophysenvorderlappenhormonen FSH (Follitropin, follikelstimulierendes Hormon) und LH (Lutropin, luteinisierendes Hormon) gesteuert. FSH und LH sind beide Glykoproteine und in ihren Untereinheiten identisch mit TSH (Thyreotropin). Ihre Sekretion wird vom hypothalamischen Releasing-Hormon Gonadoliberin (GnRH, s. u.) reguliert. Beim Mann produziert der Hypophysenvorderlappen relativ konstant FSH und LH, während die Sekretion bei der Frau zyklusabhängig ist (s.unten).

Wirkung von FSH und LH beim Mann

Für FSH besitzen die Sertoli-Zellen, für LH die Leydig-Zwischenzellen entsprechende spezifische Rezeptoren, die durch Aktivierung des Adenylylcyclase-Systems (cAMP ↑) ihre Wirkung entfalten.
FSH wirkt auf die Sertoli-Zellen in den Tubuli seminiferi und stimuliert die Spermatogenese. Zusätzlich fördert FSH (und auch Testosteron) in den Sertoli-

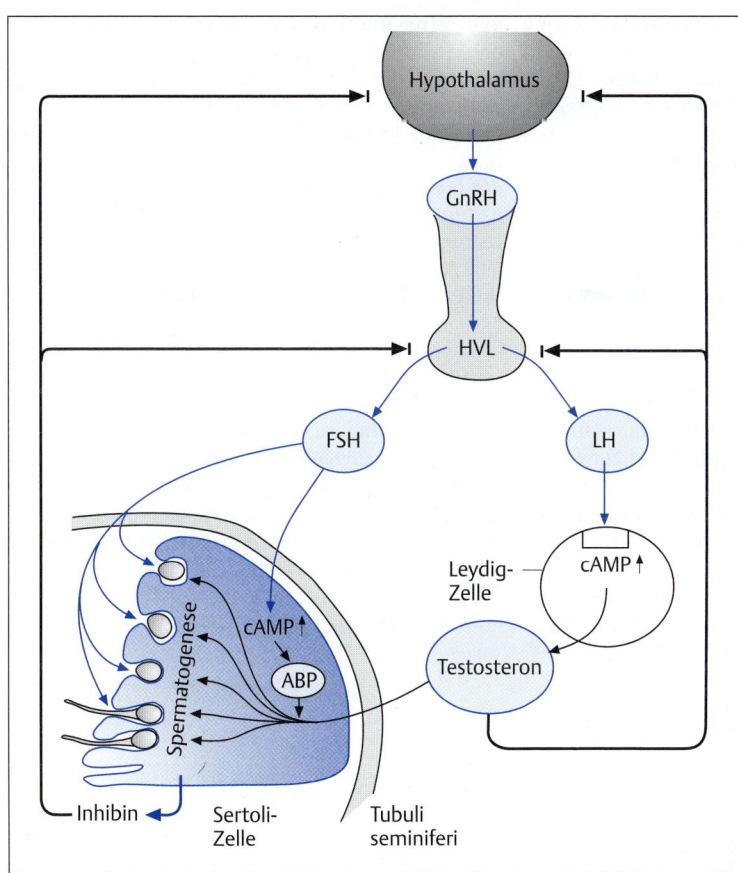

Abb. 14.**12 Regulation der Testosteronsynthese**

Zellen die Produktion eines Androgenbindungsproteins (ABP). Durch ABP kommen die Keimzellen in ihren verschiedenen Entwicklungsstadien intensiv mit Testosteron in Berührung, wodurch die Spermatogenese unterstützt wird. Zur Regulation der FSH-Freisetzung produzieren die Sertoli-Zellen *Inhibin* (Abb. 14.**12**).

LH stimuliert die Testosteronausschüttung aus den Leydig-Zwischenzellen. Ein hoher Testosteron-Spiegel bewirkt eine negative Rückkopplung, vermutlich auf den Hypothalamus und auf die Hypophyse (Abb. 14.**12**).

> **! Merke**
>
> **L** wirkt auf **L** → **L**H wirkt auf **L**eydig-Zwischenzellen (Testosteron ↑)
>
> **FS** wirkt auf **FS** → **FS**H wirkt auf die **F**unktion der **S**ertoli-Zellen (Spermatogenese, ABP, Inhibin)

Wirkung von FSH und LH bei der Frau

Die Regulation der Hormonausschüttung bei der Frau nach der Pubertät ist vom Menstruationszyklus abhängig. Der Menstruationszyklus dauert 28 Tage (± 7 Tage) und unterteilt sich in folgende Phasen: *Follikelphase (Proliferationsphase), Ovulationsphase* und *Lutealphase (Sekretionsphase)*. Die Bezeichnung in der Klammer bezieht sich auf die Vorgänge im Uterus, die vor der Klammer auf das Ovar. Die Mitte dieser 28-tägigen Zeitspanne stellt das Ereignis der Ovulation (Eisprung) dar (Abb. 14.**13**).

Follikelphase (Proliferationsphase): Diese Phase beginnt nach dem Ende der Blutung und dauert bis zur Ovulation.

- *Ovar:* Unter dem Einfluss von FSH reifen die Follikel heran. LH stimuliert die Synthese von Androgenen. Androgene sind die Vorstufen der Östrogene. Die Umwandlung von Androgenen in Östrogene nennt man Aromatisierung, das hierfür verantwortliche Enzym *Aromatase.* Die Aromatase-Synthese wird durch FSH induziert. Die vermehrte *Freisetzung von Östrogenen* ist die Folge der Zusammenarbeit zwischen FSH und LH. Die Östrogenkonzentration steigt konstant an und unterdrückt durch negative Rückkopplung zusammen mit dem in den Granulosazellen gebildeten *Inhibin* die FSH-Sekretion. Im Gegensatz dazu stimuliert Östrogen die LH-Sekretion in der Hypophyse über positive Rückkopplung. Der LH-Spiegel steigt deutlich an.

- *Uterus:* Unter dem Einfluss von Östrogen wächst das Endometrium (*Proliferation des Schleimhautephithels*). Die Drüsen im Endometrium wachsen zu länglichen Schläuchen, zwischen ihnen entwickeln sich aus Arteriolen große *Spiralarterien*.

Ovulationsphase: Die Reife und Bereitschaft des Follikels zur Ovulation wird durch seine vermehrte Östrogensynthese signalisiert. Die dadurch verstärkte LH-Sekretion (via positive Rückkopplung) führt zur Ovulation. Proteolytische Hormone werden stimuliert, es kommt zu *Follikelruptur* und zur *Freisetzung der Eizelle (Oozyte)*. Mit der Freisetzung der Eizelle wird auch die Zona pellucida und eine Corona radiata ausgestoßen. Der Rest entwickelt sich zum Gelbkörper *(Corpus luteum)*.

Lutealphase (Sekretionsphase): Nach der Ovulation bestimmt der Gelbkörper durch seine Progesteron-

und Östrogensynthese den Zyklus. Die Lutealfunktion wird durch LH aufrechterhalten, jedoch ist der Zeitraum der Lutealphase durch die *kombinierte Wirkung von Progesteron und Östrogen* gekennzeichnet. Beide hemmen über Hypothalamus und Hypophyse (nur Progesteron) die LH-Sekretion. Sinkt der LH-Spiegel, geht der Gelbkörper zugrunde. Der dadurch verursachte Abfall von Progesteron und Östrogen verringert die Hemmung auf das hypothalamohypophysäre System, wodurch die FSH-Synthese wieder in Gang gesetzt wird. Die Lebensdauer des Gelbkörpers kann durch LH und menschliches Choriongonadotropin (HCG), einem Schwangerschaftshormon, verlängert werden (s. n). Im Uterus bereitet Progesteron das Endometrium durch Zunahme der Durchblutung, Wachstum der Drüsen und Sekretion von glykogenhaltigem Schleim auf die Einnistung (Nidation) der befruchteten Eizelle vor. Sinkt die Progesteron- und Östrogenkonzentration, reagieren die Endometriumgefäße mit Vasokonstriktion und es kommt zur Ischämie. Es kommt zur Abstoßung der Uterusschleimhaut, also zur Menstruationsblutung (Menstruationsphase).

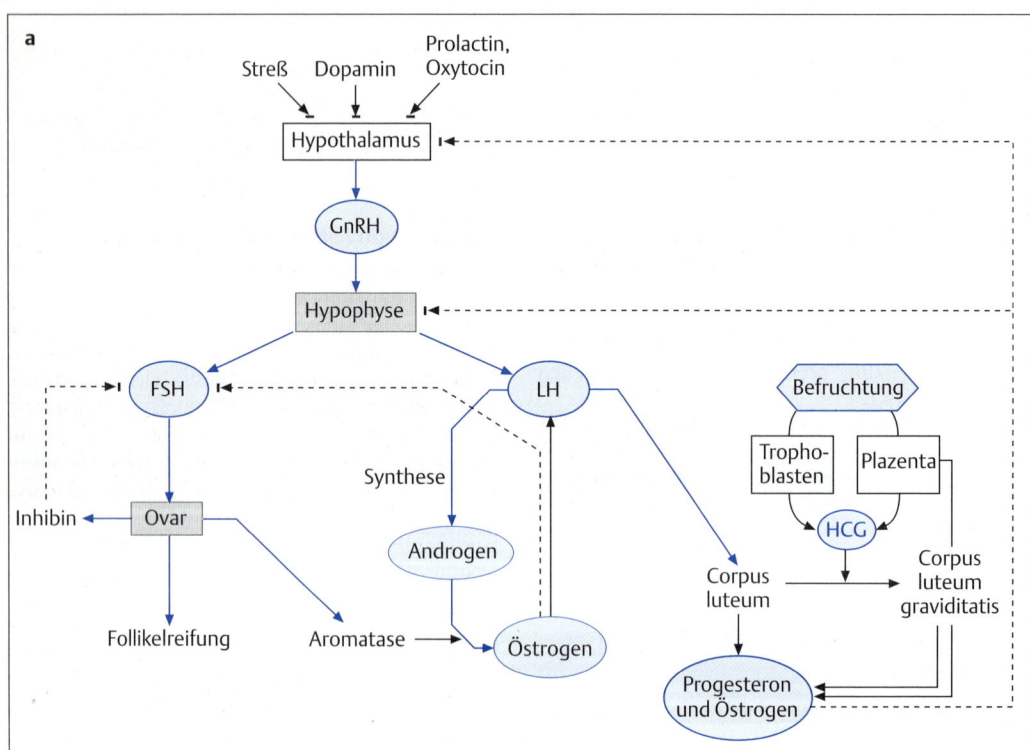

Abb. 14.13a und **b Hormonelle Regulation zwischen Hypothalamus, Hypophyse und Ovar.** Dargestellt sind auch die Plasmakonzentrationen der Hormone, die Ovarfunktion, die Änderungen des Uterus und die basale Körpertemperatur. Zusätzlich sind schwangerschaftsabhängige Veränderungen dargestellt. ▶

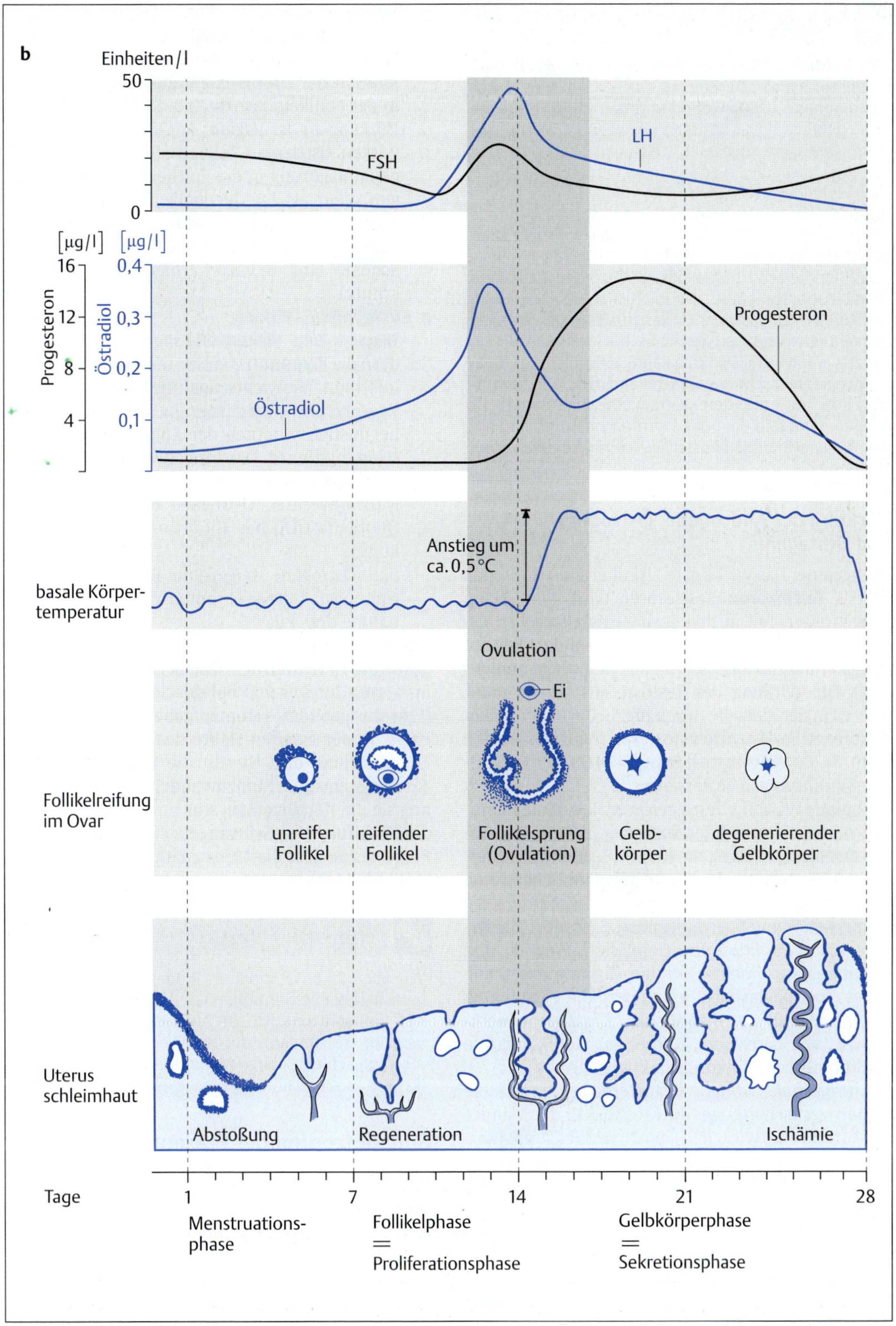

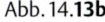

b

Einheiten / l

50

FSH

LH

0

[µg/l] [µg/l]

16 0,4

Progesteron

12 0,3

Östradiol

8 0,2

Progesteron

4 0,1

Östradiol

Anstieg um
ca. 0,5 °C

basale Körper-
temperatur

Ovulation

Ei

Follikelreifung
im Ovar

unreifer   reifender   Follikelsprung   Gelb-   degenerierender
Follikel   Follikel   (Ovulation)   körper   Gelbkörper

Uterus
schleimhaut

Abstoßung   Regeneration   Ischämie

Tage

1   7   14   21   28

Menstruations-   Follikelphase   Gelbkörperphase
phase   =   =
                   Proliferationsphase   Sekretionsphase

Abb. 14.**13b**

Biochemie

Klinischer Bezug

Die **Antibaby-Pille** ist ein Östrogen-Gestagen-Kombinationspräparat. Zu Beginn des Zyklus wird durch Östrogen die FSH-Sekretion und damit die Follikelreifung gehemmt. Erst während der zweiten Zyklusphase wird Gestagen zugesetzt. Östrogen und Gestagen bremsen dann die LH-Freisetzung, wodurch die Ovulation verhindert wird. Die Antibaby-Pille ist eine sichere und derzeit die am häufigsten angewandte Methode der Empfängnisverhütung, sie ist allerdings mit einer Reihe von Nebenwirkungen belastet.

Die **Pille danach** ist ebenfalls ein Östrogen-Gestagen-Kombinationspräparat, das in Ausnahmefällen innerhalb der ersten 48 h nach ungeschütztem Geschlechtsverkehr oder Versagen mechanischer Methoden eingesetzt werden kann. Dadurch kann die Einnistung (Nidation) eines befruchteten Eies mit einem hohen Prozentsatz (99,5 %) verhindert werden. Die Pille danach ist wegen der durch die hohe Hormondosierung bedingten Nebenwirkungen *ausschließlich für Notfälle* vorgesehen.

Wirkung der Androgene, Östrogene und Gestagene

Androgene: Das wichtigste zirkulierende Androgen ist das **Testosteron**. Testosteron wird beim Mann zum größten Teil in den *Leydig-Zwischenzellen des Hodens* und weniger in der *NNR* gebildet. Bei der Frau stammt das Testosteron aus dem *Ovar* und der NNR. Die Wirkung des Testosterons setzt voraus, dass es in der Zielzelle durch die 5α-Testosteron-Reduktase zu 5α-Dehydrotestosteron reduziert werden kann. **5α-Dehydrotestosteron (5-DHT)** ist die zelluläre Wirkform von Testosteron.

- *Genitale Wirkung:* Testosteron wirkt auf die männliche Geschlechtsdifferenzierung (falls in der Embryonalentwicklung die Keimdrüsen nicht ausreichend Testosteron bilden, so bei männlichen Feten ein weibliches Genital). Testosteron fördert die Spermato- und Spermiogenese. Es fördert Wachstum und Funktion von Genitalien, Prostata und Samenblase (wichtig für die Zusammensetzung des Spermaplasmas). Es steuert die Ausbildung der sekundären männlichen Geschlechtsmerkmale, wie Bartwuchs, Körperbau, Kehlkopfgröße (Stimmbruch), Talkdrüsenaktivität (Akne) etc.
- *Extragenitale Wirkung:* Testosteron besitzt anabole Stoffwechselwirkung (die Muskulatur der Männer ist stärker entwickelt) → positive Stickstoffbilanz. Außerdem begünstigt es die Mineralisierung des Skeletts und die Erythropoese (Hämatokrit des Mannes ist im Vergleich zur Frau höher).

Östrogene: Es existieren über 20 wirksame Östrogene, von denen **Östradiol** und **Östron** die wichtigsten Vertreter sind. Östradiol ist stärker wirksam als Östron. Sie werden in den *Granulosa-* und *Thekazellen des Ovars*, in der *Plazenta*, in der NNR und in den *Leydig-Zwischenzellen des Hodens* gebildet.

- *Genitale Wachstumswirkung:* Östrogene fördern das Wachstum von Vagina, Uterus, Ovar und Tube.
  - *Wirkung auf den Uterus:* Es stimuliert die Proliferation der Uterusschleimhaut (Endometrium) in der Follikelphase (s. Abb. 14.**13**).
  - *Wirkung an der Vagina:* Am Vaginalepithel bewirken Östrogene Zellvermehrung und Glykogeneinlagerung in die Epithelzellen. Das Glykogen dient als Energiequelle für die vermehrte Milchsäureproduktion durch die Döderlein-Bakterien. Dadurch wird der pH-Wert in der Scheide auf 3,5–5,5 erniedrigt (Infektionsschutz).
- *Extragenitale Wirkung:*
  - *Wasser- und Elektrolythaushalt:* Östrogene fördern die Retention von Na^+ und H_2O im Extrazellulärraum (Gewichtszunahme).
  - *Knochen:* Die Mineralisierung des Knochens wird begünstigt, wodurch der Epiphysenschluss beschleunigt wird. Das Längenwachstum wird dadurch gebremst.
  - *Fettstoffwechsel:* Östrogene erhöhen HDL/LDL-Quotient (HDL hat antiarthrosklerotische Wirkung).
  - *Blut:* Östrogene steigern die Produktion der Gerinnungsfaktoren (Thrombosegefahr bei der Einnahme der „Pille").

Gestagene: Das wirksamste Gestagen ist das **Progesteron**. Es wird in der *NNR*, bei der Frau zusätzlich im *Corpus luteum* und bei der Schwangeren in der *Plazenta*, gebildet. Hauptaufgabe des Progesterons ist es, in der zweiten Hälfte des Monatszyklus am Endometrium des Uterus die Poliferationsphase zur Sekretionsphase umzuwandeln. Außerdem erhöhen sie die Körpertemperatur um 0,5 °C und dienen der Erhaltung der Schwangerschaft (ein Abfall des Progesterons löst die Menstruation aus; s. oben bei Monatszyklus).

Klinischer Bezug

Wie oben schon erwähnt, ist Progesteron das Schwangerschaftsschutzhormon. Die **Abtreibungspille** RU 486 (Mifepriston) ist ein Antiprogesteron. RU 486 wird im Frühstadium der Schwangerschaft (bis zum 49. Tag nach der letzten Mens) zum medikamentösen Schwangerschaftsabbruch eingesetzt.

Gonadotropine der Plazenta

Allgemeines:

Wird bei der Ovulation das freigesetzte Ei von einer Samenzelle befruchtet, entwickelt sich aus der Zygote die Blastozyste. Die äußere Zellschicht der Blastozyste wird von den Trophoblasten umschlossen. Die Trophoblasten wiederum sind für die Produktion von einigen Hormonen während der Schwangerschaft verantwortlich. Jedes dieser Hormone besitzt eine Ähnlichkeit mit Hormonen in der Hypophyse oder im Hypothalamus:

- humanes Choriongonadotropin (HCG)
- humanes Choriosomatotropin (HCS, HPL, placentares Lactogen)

Struktur

HCG ist ein Glykoprotein aus α- und β-Untereinheiten, wobei die α-Untereinheit Strukturähnlichkeiten mit LH aufweist und die β-Untereinheiten CG-spezifisch sind.

HCS ist ein Polypeptid aus 191 Aminosäuren und zeigt eine Ähnlichkeit zu STH.

Wirkung:

In den ersten 12 Schwangerschaftswochen wird HCG in großer Menge ausgeschüttet und übernimmt die Funktion des LH. Es hält die Gelbkörperfunktion aufrecht (Progesteron- und Östrogen-Synthese). Beide Hormone verhindern die Menstruation und fördern die Umwandlung des Endometriums in die Dezidua, wodurch das Embryo ernährt wird. Ab der 12. Schwangerschaftswoche kommt es zu einem drastischen Abfall der HCG-Konzentration, der Gelbkörper bildet sich zurück, die Plazenta übernimmt die Hormonsynthese und gewährleistet die Entwicklung des Embryos zum Säugling (Abb. 14.**14**). Bis zum Ende der Schwangerschaft bleibt die HCG-Konzentration konstant. HCS dient vermutlich der Stimulation des fetalen Wachstums.

Klinischer Bezug

Schwangerschaftstest. Bereits 7 Tage nach der Befruchtung der Eizelle ist das schwangerschaftsspezifische Hormon HCG im Serum nachweisbar. Sein früher Anstieg ist die Basis für den Schwangerschaftsnachweis (Abb. 14.**14**). Im Urin ist HCG 8–12 Tage nach dem Ausbleiben einer regulär erwarteten Menstruation mittels Streifentest nachweisbar (also etwa 36 Tage nach der letzten Menstruation).

Gonadoliberine des Hypothalamus (Gonadotropin-Releasing-Hormon, GnRH)

Struktur und Sekretion

Struktur: GnRH ist ein Peptidhormon aus 10 Aminosäuren und wird im Hypothalamus synthetisiert.

Sekretion: GnRH wird stoßweise von hypothalamischen Neuronen abgegeben. Ihre Neurone (Zeitgeber) liegen in der präoptischen Region sowie im Nucleus arcuatus, von wo ihre Axone zur Eminentia mediana ziehen. Die GnRH-Sekretion ist durch Impulse des Großhirns, des Zwischenhirns und des limbischen Systems (Stress) beeinflussbar. So führt z. B. eine Erhöhung der zentralen Dopaminsekretion zu einer Hemmung der für die normale Gonadenfunktion essenziellen pulsativen GnRH-Ausschüttung. Außerdem beeinflussen Androgene, Östrogene und Gestagene die Aktivität der Neurone (s. oben).

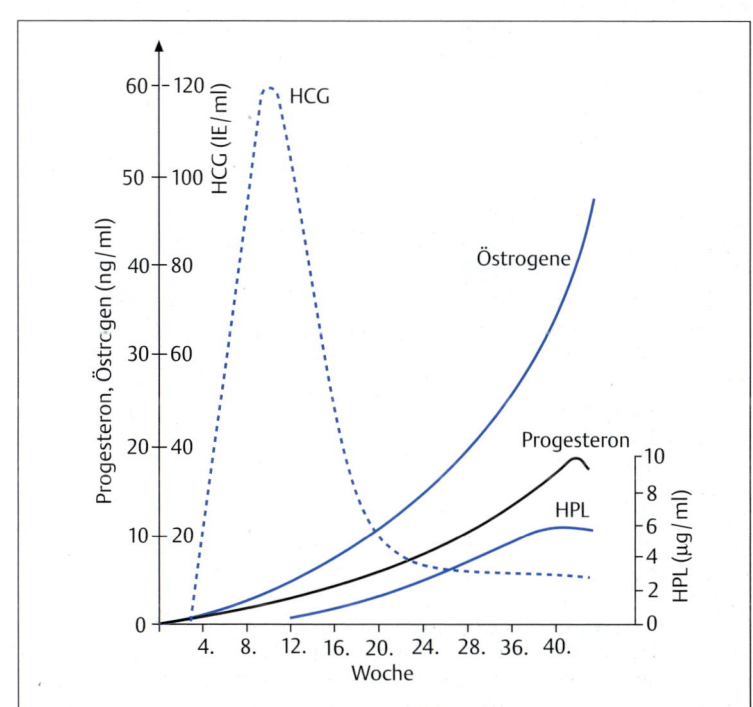

Abb. 14.**14** Verlauf der **HCG-, Östrogen- und Progesteronkonzentrationen im Serum während der Schwangerschaft.** Human placental lactogen (HPL, syn. Choriosomatotropin) wird, wie die obengenannten Hormone, ebenfalls von der Plazenta synthetisiert und regt ähnlich wie Prolactin (s .unten) Wachstum und Milchproduktion der Milchdrüse an.

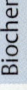

Biochemie

14.3.4 Prolactin (PRL)

Struktur und Synthese

Prolactin (PRL) ist ein Peptidhormon aus 198 Amino-säuren und wird in den azidophilen Zellen des Hypo-physenvorderlappens synthetisiert.

Sekretion und Wirkung

Sekretion: PRL steht vorwiegend unter inhibitori-scher Kontrolle durch das im Hypothalamus gebilde-te PRL-Inhibiting-Hormon (PIH), das mit Dopamin identisch ist. Der Saugreiz an der Mamille führt re-flektorisch zur Hemmung der PIH-Sekretion und stimuliert die Freisetzung der Prolactin-Releasing-Hormon (PRH). Zu den PRH gehört u. a. das Thyreo-tropin-Releasing-Hormon (TRH). Die PRL-Konzent-ration in Serum unterscheidet sich bei Mann und nichtschwangerer Frau kaum. Erst während der Schwangerschaft kommt es zu einem Konzentrati-onsanstieg auf das 20fache.
Wirkung: PRL fördert das Wachstum der weiblichen Brust in Pubertät und Schwangerschaft. Außerdem regt es die Milchproduktion der laktierenden Mam-ma an.

 Klinischer Bezug

Bei den Naturvölkern und den sog. Buschleuten ge-bären die Frauen nur etwa alle 3 Jahre ein Kind. Grund: Die Frauen stillen ihr Kind ganz nach deren Be-darf, d. h. vor allem auch nachts, die Säuglinge liegen dann neben der Mutter und haben ungehinderten Zugang zur Brust. Dadurch schüttet der Organismus über Tag und Nacht gleichmäßig PRL aus. Ein hoher PRL-Spiegel hemmt die GnRH-Sekretion → Ovarial-insuffizienz: Schwangerschaftsverhütung auf ganz natürliche Weise.

14.3.5 Oxytocin

Synthese und Speicherung

Oxytocin wird in den neurosekretorischen Zellen der Nuclei supraopticus und paraventricularis im Hypothalamus synthetisiert. Sein Synthesemecha-nismus und seine Speicherung entspricht der des ADH (s. 14.5.4). Im Gegensatz zu ADH besteht das Vorläuferpeptid aus Oxytocin und Neurophysin I (Abb. 14.**15**).

Sekretion und Wirkung

Sekretion:
- Während des *Geburtsvorgangs* wird durch nervale Impulse aus dem Uterus die Oxytocinsekretion stimuliert.
- In der *Laktationsphase* wird durch taktile Reize beim Saugen an der Brustwarze reflektorisch die Oxytocinsekretion stimuliert.

Wirkung: Oxytocin stimuliert die Kontraktion der Milchgänge in der Brustdrüse und fördert dadurch die Milchejektion, aber nicht die Milchproduktion. Während des Geburtsvorgangs löst Oxytocin eine Kontraktion der Uterusmuskulatur aus und fördert den Geburtsakt.

14.4 Regulation von Verdauung und Resorption

Die gastrointestinalen Funktionen sind im Kap. 7 der Physiologie ausführlich besprochen. Zusammen-fassend stellt Tab. 14.**12** Bildungsorte und Haupt-wirkungen der wichtigsten gastrointestinalen Hor-mone dar.

14.5 Elektrolyt- und Wasserhaushalt

Siehe auch Physiologie 10.2

14.5.1 Aldosteron

Synthese und Sekretion

Das Mineralocorticoid Aldosteron wird in der Zona glomerulosa der Nebennierenrinde gebildet und ge-hört zu den Steroidhormonen. Die Synthese geht von Cholesterin aus (Syntheseprinzip s. 14.1.2).

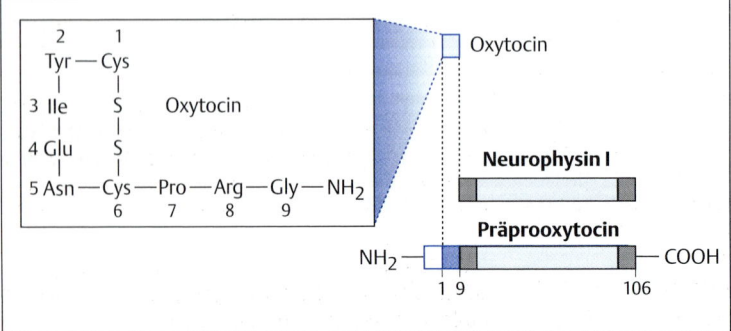

Abb. 14.**15** Struktur von **Oxytocin** und sein Präpro-hormon

Tab. 14.**12.** Bildungsorte und Hauptwirkungen der wichtigsten **gastrointestinalen Peptidhormone**

Hormone	Bildungsort (Zelltyp)	Wirkung
Gastrin	Magen (G-Zellen)	HCL-Sekretion ↑ Magenmotilität ↑
Cholecystokinin (CCK)	Dünndarm (I-Zellen)	Sekretion der Pankreasenzyme ↑ Gallenblasenkontraktion Magensaftsekretion ↓ Pepsinogensekretion ↑ Verzögerung der Magenentleerung
Sekretin	Dünndarm (S-Zellen)	HCL-Sekretion ↓ Verzögerung der Magenenleerung Wasser- und HCO_3^--Sekretion des exokrinen Pankreas ↑
Somatostatin	D-Zellen (Pankreas)	Gastrin- und Pepsinogensekretion ↓ Stimulation der Mukusproduktion VIP- und Neurotensinsekretion ↓
Vasoaktives intestinales Polypeptid (VIP)	Dünndarm (D1-Zellen)	Wasser- und HLC-Sekretion des Magens ↓ Stimulation des exokrinen Pankreas Durchblutung des Darms ↑ Wasser- und Elektrolytsekretion im Darm ↑
Neurotensin	Dünndarm (N-Zellen)	Sekretion im Magen und Magenentleerung ↓
Motilin	Dünndarm (MO-Zellen)	Magenmotorik und Pepsinogensekretion ↑
Gastroinhibitorisches Peptid (GIP*)	Dünndarm (K-Zellen)	Insulinfreisetzung nach oraler Glucosezufuhr ↑ Magensaftsekretion und Magenmotilität ↓
Glucagonähnliches Peptid (GLP-1)	Dünn- und Dickdarm (L-Zellen)	Insulinfreisetzung nach oraler Glucosezufuhr ↑
Enteroglucagon	Dünn- und Dickdarm (A- und L-Zellen)	Magensekretion ↓ Magen-Darm-Motilität ↓
Guanylin	Diverse Zellen	Chlorid- und Flüssigkeitssekretion im Darm ↑

* GIP wird auch als glucoseabhängiges insulinotropes Peptid (*glucose dependent insulinotropic peptid*) bezeichnet

Stimulation:

- Hyperkaliämie und Hyponatriämie wirken direkt stimulierend auf die Synthese und Sekretion von Aldosteron.
- Bei Blutdruckabfall oder Verminderung des Blutvolumens wird die Aldosteronsekretion durch das Renin-Angiotensin-System reguliert (s. 14.5.2).
- Die ACTH-Ausschüttung durch die Hypophyse führt vorübergehend zu einer Sekretionssteigerung von Aldosteron. Dieser Effekt lässt jedoch nach mehrfacher Stimulierung durch ACTH nach, was darauf hinweist, dass ACTH nur eine relativ geringe Bedeutung für die Aldosteronausschüttung hat. Auch nach Hypophysektomie bleibt eine basale Aldosteronsekretion erhalten.

Hemmung: Durch einen Anstieg des Blutvolumens und dadurch bedingte Dehnung der Herzvorhöfe wird vermehrt das atriale natriuretische Hormon (Atriopeptin, ANH) gebildet. ANH hemmt die Synthese von Aldosteron in der Nebennierenrinde.

Wirkung und Inaktivierung

Wirkung: Aldosteron ist ein hydrophobes Hormon und passiert die Zellmembran. Im Zytoplasma verbindet es sich mit einem spezifischen zytoplasmatischen Rezeptor. Der aktivierte Aldosteron-Rezeptor-Komplex wandert in den Zellkern und heftet sich dort an spezifische DNA-Stellen, wodurch die Proteinbiosynthese aktiviert wird. So bewirkt der aktivierte Aldosteron-Hormon-Komplex in den distalen Nierentubulizellen eine vermehrte Synthese der Proteine einer Na^+-K^+-ATPase, wodurch die Na^+-Resorption und die K^+- und H^+-Ausscheidung stimuliert werden. An den Epithelien des Verdauungstraktes, den Speichel- und Schweißdrüsen ist die Wirkung von Aldosteron entsprechend. Aldosteron erniedrigt den Natrium-Kalium-Quotienten des Speichels und des Schweißes.

Inaktivierung: Aldosteron wird in der Leber an Glucuronsäure oder Sulfat gekoppelt und über die Galle und den Urin ausgeschieden.

Biochemie

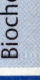

14.5.2 Renin-Angiotensin-System

Bildungsort der Bestandteile des Renin-Angiotensin-Systems

Renin ist eine Protease, die hauptsächlich in den juxtaglomerulären Zellen (JG-Zellen) der Niere synthetisiert und freigesetzt wird. Die Vorstufe des Renins ist das inaktive Prorenin, das durch Abspaltung der Prosequenz im Golgi-System der juxtaglomerulären Zellen zum aktiven Renin umgewandelt wird. Ein geringer Teil des Renin wird auch in anderen Organen produziert, z. B. Herz, Gehirn, Nebenniere, Plazenta u. a. In diesen Geweben liegt Renin überwiegend in Form von inaktivem Prorenin vor und kann im Blutkreislauf nicht aktiviert werden. Seine Funktion ist unbekannt.

 Merke

Renin ist ein proteolytisches Enzym, kein Hormon.

Angiotensinogen ist ein Glykoprotein aus der Gruppe der α_2-Globuline. Es wird vorwiegend in der Leber, aber auch in anderen Geweben synthetisiert. Angiotensinogen ist das Reninsubstrat, s. unten.
Angiotensin I ist ein Dekapeptid (10 AS), das im Plasma aus Angiotensinogen abgespalten wird. Es ist das Substrat des Angiotensin-Converting-Enzyms, s. unten.
Angiotensin-Converting-Enzym (ACE) wird in den Membranen der Blutgefäße besonders der Lungenkapillaren synthetisiert. Es ist zinkhaltig und spaltet zwei Aminosäuren (His-Leu) von Angiotensin I ab, wodurch Angiotensin II entsteht, s. u. ACE ist mit dem Enzym Kininase II identisch und vermittelt auch den Abbau des vasodilatatorisch-wirkenden Bradykinins (s. 14.7.3).
Angiotensin II ist ein Oktapeptid (8 AS), das im Plasma durch Peptidspaltung aus Angiotensin I entsteht. Es ist der Hauptwirkstoff des Renin-Angiotensin-Systems. Die Halbwertszeit von Angiotensin II im Plasma beträgt 1 min. Durch Einwirkung von Aminopeptidase entsteht aus Angiotensin II *Angiotensin III*, das von Peptidasen zu inaktive Peptiden gespalten wird. Angiotensin III hat eine entsprechende Wirkung wie Angiotensin II, ist aber weniger potent.

Die Renin-Angiotensin-Kaskade

Renin spaltet im Plasma Angiotensin I von Angiotensinogen ab. Angiotensin I wird durch ACE in Angiotensin II umgewandelt. Angiotensin II bindet an seine in zahlreichen Geweben vorliegenden Rezeptoren und besitzt ein umfangreiches Wirkungsspektrum (Abb. 14.**16**).
Aktivierung der Kaskade:
- *Intrarenale Pressorezeptoren* in der Wand des Vas afferens der Nierenglomeruli können bei akuter Senkung des Plasmavolumens oder des Blutdrucks die Reninsekretion stimulieren. Ein Abfall des Blutdrucks im Vas afferens kann z. B. durch eine hochgradige Stenose einer Nierenarterie oder der Aorta bedingt sein.
- *Bei Hyponatriämie* setzen Macula-densa-Zellen in der Niere vermutlich Adenosin frei, das die juxtaglomerulären Zellen (JG-Zellen) zur Reninsekretion stimuliert.
- β-*adrenerge Stimulation:* Eine gesteigerte Reninfreisetzung erfolgt bei Stimulierung renaler β_1-Rezeptoren an den JG-Zellen (z. B. durch Catecholamine oder einen sympathischen Reiz).
- *Humorale Faktoren:* Prostaglandine und Histamin stimulieren das RAS.

Hemmung der Kaskade: Die Reninfreisetzung aus den JG-Zellen wird durch Drucksteigerung in den Vasa afferentia der Niere und durch humorale Faktoren wie z. B. K^+, ADH (antidiuretisches Hormon), atriales natriuretisches Hormon (Atriopeptin, ANF), Angiotensin II und Kinine gehemmt. Auch das *autonome Nervensystem* hemmt die Reninsekretion durch Stimulation der afferenten vagalen Fasern.
Anmerkung: In letzter Zeit sind lokale, organbezogene ACE-unabhängige Synthesemöglichkeiten von Angiotensin II entdeckt worden. So kann Angiotensin II auch über eine chymothrypsinartige Serinprotease, die *Chymase*, im Herzen aus Angiotensin I synthetisiert werden. Weitere Angiotensin-II-bildende Enzyme sind Cathepsin G, Tonin und Gewebe-Plasminogen-Aktivator (t-PA).

Wirkung

Der Haupteffektor des RAS ist das **Angiotensin II**. Die Wirkung von Angiotensin II wird über zwei Zellmembranrezeptoren vermittelt:
- *AT$_1$-Rezeptor:* Angiotensin II beeinflusst über ein *AT$_1$-Rezeptor* gekoppeltes G-Protein die Funktion verschiedener Organe, die in der Abb. 14.**16** dargestellt sind. Eine wichtige Funktion des Angiotensin II ist die *Regulation des Blutdrucks:* Fällt der Blutdruck unter einen bestimmten Schwellenwert, wird in den JG-Zellen der Niere Renin ausgeschüttet, das die Angiotensin-II-Konzentration im Plasma erhöht. Angiotensin II wirkt über *Aktivierung einer Phospholipase C* zu einer Hydrolyse von PIP_2 zu IP_3 und DAG (s. Abb. 14.**4**). IP_3 führt durch eine Erhöhung der Ca^{2+}-Konzentration in den glatten Muskelzellen zu einer Vasokonstriktion. Außerdem wird durch die Wirkung von Angiotensin II Aldosteron freigesetzt, das eine verstärkte Na^+-Rückresorption im distalen Tubulus der Niere bewirkt, womit – osmotisch bedingt – auch eine H_2O-Rückresorption verbunden ist. Beide Effekte (Vasokonstriktion durch Angiotensin II und Na^+- und H_2O-Resorption durch Aldosteron) erhöhen bzw. normalisieren den Blutdruck. DAG vermittelt

über eine Aktivierung der *Proteinkinase C* die Expression von Proto-Onkogenen, die zu einer Proliferation der glatten Muskelzellen führt und somit die Entstehung eines Bluthochdrucks mit verantwortet.

Neben den oben beschriebenen Effekten ist der AT$_1$-Rezeptor für eine Hemmung der Adenylylcyclase (s.14.1.3) und Stimulation der Phospholipase A$_2$ (s.14.7.4) verantwortlich.

- *AT$_2$-Rezeptor:* Diese wurden in der Nebenniere, dem Uterus und im ZNS nachgewiesen. Die Funktion ist unbekannt.

Klinischer Bezug

Die medikamentöse Hemmung des Enzyms ACE mit **ACE-Hemmern** (z. B. Captopril, Enalapril) findet seine Anwendung in der Therapie der chronischen Herzinsuffizienz, arteriellen Hypertonie und nach Myokardinfarkt. ACE-Hemmer führen zu einer Abnahme des vasokonstriktorischen Angiotensin II, Abnahme der Aldosteron-sekretion und Wirkungsverlängerung des vasodilatierenden Bradykinins. Außerdem führen ACE-Hemmer zu einer Rückbildung der Myokard- und Gefäßhypertrophie.

Angiotensin-II-Rezeptorantagonisten (z. B. Losartan) verdrängen Angiotensin II von den AT$_1$-Rezeptoren und werden ebenfalls zur Bekämpfung der arteriellen Hypertonie und chronischen Herzinsuffizienz eingesetzt. Im Gegensatz zu ACE-Hemmern beeinflussen Angiotensin-II-Antagonisten den Bradykininstoffwechsel nicht.

14.5.3 Atrialer natriuretischer Faktor (ANF, Atriopeptin)

Synthese und Sekretion

Synthese: ANF ist ein Peptidhormon (28 AS), das aus zwei Ketten besteht. Beide Ketten sind über eine Disulfidbrücke miteinander verbunden. ANF wird in myoendokrinen Zellen des linken und rechten Vorhofs synthetisiert.

Aus einem Vorläufermolekül (151 AS) entsteht durch enzymatische Abspaltung von 25 AS das Prohormon. Das aus 126 Aminosäuren bestehende Prohormon ist die Speicherform von ANF. Aus dieser Speicherform wird ANF abgespalten.

Sekretion: Die Sekretion von ANF wird sowohl direkt nerval als auch durch Dehnung der Vorhöfe, insbesondere des rechten Vorhofs ausgelöst.

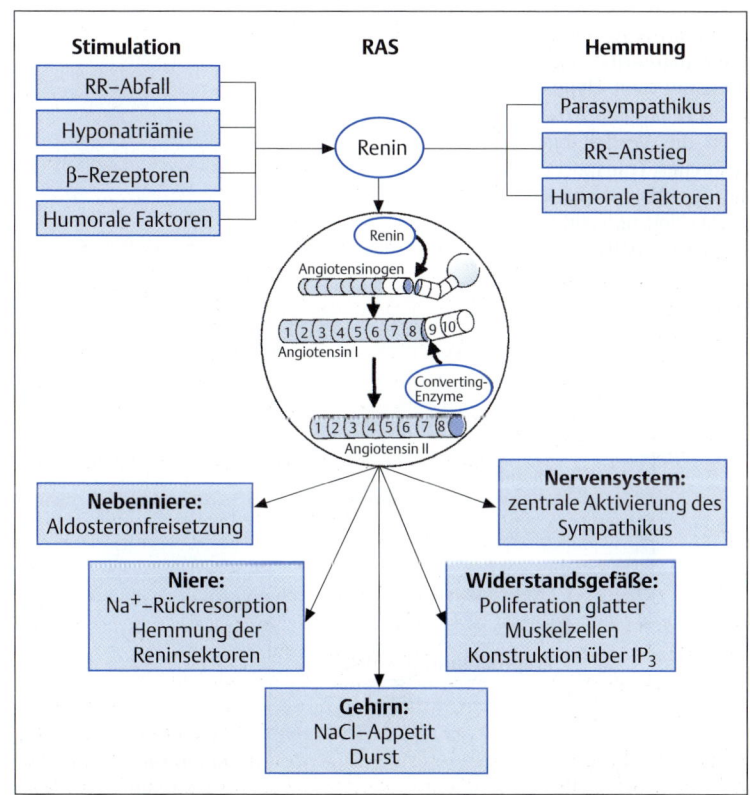

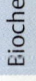

Abb. 14.**16** Zusammenfassung des **Renin-Angiotensin-Systems (RAS)**

Biochemie

Wirkung

ANF ist der Gegenspieler zum Renin-Angiotensin-System und aktiviert die membrangebundene Guanylatcyclase. Dies führt in den Zielgeweben unter Erhöhung des cGMP-Spiegels zu folgenden Effekten:

- *Niere:*
  - ANF steigert die glomeruläre Filtrationsrate und bremst die Na^+-Resorption $\rightarrow$ Diurese und Natriurese $\uparrow$.
  - Es fördert die Nierendurchblutung.
  - Es hemmt die Reninfreisetzung.
- *Glatte Muskulatur:*
  - ANF hemmt die vasokonstriktorische Wirkung von Angiotensin II. Darüber hinaus dilatiert es direkt die Gefäße.
- *Nebennierenrinde:*
  - ANF hemmt die Synthese von Aldosteron durch Hemmung der Reninfreisetzung.

14.5.4 Adiuretin (ADH, antidiuretisches Hormon, Vasopressin)

Synthese und Speicherung

Synthese: Im Hypothalamus befinden sich zwei Kerngebiete, in denen die Nervenzellen sehr große Perikarya (Somazellen) besitzen. Zu diesen magnozellulären Kerngebieten gehören der Nucleus supraopticus und Nucleus paraventricularis, in denen sich neurosekretorische Zellen befinden, die ADH-Vorläuferproteine synthetisieren und in Vesikel verpacken. Von beiden Kernen ziehen markarme Nervenfasern durch den Hypophysenstiel zum Hypophysenhinterlappen (HHL) (Abb. 14.**17**). In den Axonen dieser Nervenfasern werden die Vesikel bis zum Axonende transportiert (axonaler Transport). ADH-Vorläuferproteine bestehen aus ADH, Neurophysin II und anderen Peptiden. Das Neurophysin II hat die Funktion eines Carrierproteins. ADH wird im Soma, im Axon und in der Synapse durch Enzyme in den Vesikeln aus den ADH-Vorläuferproteinen abgespalten (s. Abb. 14.**17**).

Speicherung: Nach dem axonalen Transport wird ADH in der Axonendigung, also im HHL, in Vesikeln gespeichert.

Sekretion

Mechanismus: Die Freisetzung des ADH erfolgt durch neuronale Erregung: Aktionspotenziale der supraoptischen oder paraventrikulären Neurone bewirken durch Depolarisierung der Axonendigungen die Exozytose von ADH aus den Vesikeln in die Blutbahn.

Stimulation: Die Sekretion wird stimuliert durch
- den Anstieg der Plasmaosmolalität,
- die Abnahme des extrazellulären Volumens
- (Hypovolämie),
- Einflüsse aus dem ZNS (Stress, Schmerz, u. a.).

Wirkung und Abbau

Wirkung: Die Zielzellen besitzen für ADH funktionell unterschiedliche membranständige (ektozelluläre) Rezeptoren vom Typ III, die in V_1- und V_2-Rezeptoren unterteilt werden (V nach dem zweiten Namen von ADH, Vasopressin). Zum Wirkungsspektrum von ADH (Tab. 14.**13**).

Abbau: ADH wird in der Leber abgebaut und zum Teil mit dem Urin ausgeschieden.

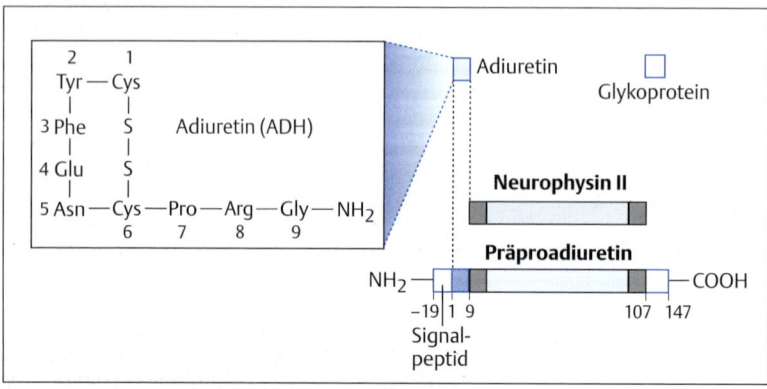

Abb. 14.**17** Struktur von **Adiuretin** und sein Präprohormon

Tab. 14.13 Wirkung von ADH

Mechanismus	V_1-Rezeptor IP_3 als Second messenger	V_2-Rezeptor cAMP als Second messenger
Effekt	– Kontraktion der Gefäßmuskulatur	– Wasserpermeabilität im dist. Tubulus u. Sammelrohr ↑ → Konzentrierung des Urins – Permeabilität für Harnstoff im Sammelrohr ↑ → Konzentrierung des Urins – Hemmung der Reninsekretion – Stimulation der Synthese von Gerinnungsfaktoren

 Klinischer Bezug

Der verstärkte Harndrang nach **Alkoholkonsum** beruht auf der Hemmung der ADH-Sekretion durch Ethanol mit folgender Diurese.

Bei einem Mangel an ADH spricht man von **zentralem Diabetes insipidus**. Dadurch ist die ADH-abhängige Harnkonzentrierung in den distalen Nierentubuli nicht möglich. Es kommt zu einer vermehrten Ausscheidung eines verdünnten Urins (Polyurie) bei gleichzeitigem Unvermögen zur Harnkonzentrierung (Asthenurie). Die Patienten haben zwanghaften Durst mit Polydipsie. Der zentrale Diabetes insipidus ist in 2/3 der Fälle durch Tumoren der Hypophyse, Traumen oder neurochirurgische Operationen bedingt. In 1/3 der Fälle finden sich Antikörper gegen ADH-produzierenden Zellen oder genetische (dominant vererbt) Ursachen. Beim **renalen Diabetes insipidus** liegt ein fehlendes Ansprechen des distalen Tubulus auf ADH durch einen Defekt des ADH-Rezeptors vor. Diese sehr seltene Erkrankung wird X-chromosomal-rezessiv vererbt oder durch eine Nierenerkrankung (z. B. medikamentös) erworben.

14.6   Calcium- und Phosphatstoffwechsel

14.6.1   Parathyrin (PTH, Parathormon) und Calcitonin

Calcitonin und Parathyrin regeln zusammen mit dem D-Hormon (s. 14.6.2) den Calcium(Ca^{2+})- und den Phosphat(HPO_4^{2-})-Haushalt des Organismus. Der Haushalt beider Ionen (Ca^2 + und HPO_4^{2-}) ist eng miteinander verknüpft, da Calciumphosphate die Hauptmineralbestandteile der Knochen sind. Außerdem beeinflussen beide Ionen sich gegenseitig. So führt ein Anstieg der Phosphatkonzentration im Plasma infolge Überschreitung des Löslichkeitsproduktes für Calciumphosphat (d.h. vermehrte Ablagerung von Calciumphosphat) zu einem Abfall der Ca^{2+}-Konzentration.

Struktur und Synthese

Parathyrin: Das in der Nebenschilddrüse (Epithelkörperchen oder Glandulae parathyreoideae) gebildete Parathyrin ist ein Polypeptid aus 84 Aminosäuren. Die Biosynthese erfolgt wie bei vielen Peptidhormonen über ein größeres Vorläufermolekül → *Präpro-PTH*. Dieses primäre Translationsprodukt ist ein Signalpeptid, dass die Peptidkette in das rauhe endoplasmatische Retikulum einschleust. Durch die proteolytische Abspaltung der Signalsequenz entsteht das *Pro-PTH*. Im Golgi-Apparat wird durch weitere proteolytische Spaltung eines N-terminalen Hexapeptids aus meist basischen Aminosäuren *PTH* gebildet. Seine biologische Aktivität ist zwischen den Aminosäuren 1–34 lokalisiert

Calcitonin: Calcitonin wird in den parafollikulären C-Zellen der Schilddrüse und von endokrinen Zellen u. a. im Verdauungstrakt gebildet. Das Hormon ist ein Polypeptid aus 32 Aminosäuren.

Wirkung

Parathyrin: Die Ausschüttung von Parathyrin wird durch die Ca^{2+}-Konzentration in Plasma gesteuert. Die Zellmembran der Epithelkörperchen besitzen einen Ca^{2+}-Rezeptor, der über G-Proteine mit der intrazellulären Signalübertragung verknüpft ist. Sinkt die Ca^{2+}-Konzentration im Plasma, so kommt es zu einer vermehrten Sekretion. Funktion von Parathyrin ist es, die Ca^{2+}-Konzentration im Plasma wieder zu erhöhen (Abb. 14.18). An den Zielzellen (Knochen, Niere und Darm) wirkt Parathyrin über einen Membranrezeptor, der an ein heterotrimeres G-Protein gekoppelt ist und folgende Kaskade in Gang setzt: Adenylatcyclase↑ → cAMP ↑ → intrazelluläres Ca^{2+} ↑ → Proteinkinase ↑ → Phosphorylierung intrazellulärer Proteine → Aktivierung intrazellulärer Enzyme und Signalproteine:

- *Knochen:* Durch Aktivierung der Osteoklasten können Kollagenasen und lysosomale Hydrolasen die Knochenmatrix abbauen → Ca^{2+}, HPO_4^{2-} und Hydroxyprolin werden freigesetzt.
- *Niere:* An den Nierentubuli wird die Ca^{2+}-Resorption erhöht. Außerdem hemmt Parathyrin die Phosphatresorption (Phosphatreabsorption). Ein

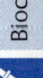

Biochemie

Abfall der Phosphatkonzentration ist für die Ca^{2+}-Freisetzung aus dem Knochen notwendig, da so verhindert wird, dass Calciumphosphat im Gewebe ausfällt.

- *Darm:* Im Darm wird die Ca^{2+}-Resorption indirekt gesteigert, indem Parathyrin in der Niere die Synthese von D-Hormon aus Vitamin D fördert. Das D-Hormon stimuliert die Ca^{2+}-Aufnahme aus dem Darm (s. 14.6.2).

Calcitonin: Die Sekretion von Calcitonin wird durch den Anstieg der Ca^{2+}-Konzentration im Plasma angeregt. Die Hauptwirkung des Calcitonins ist sowohl die Hemmung des Knochenabbaus als auch die Senkung der Plasmakonzentration von Ca^{2+}. Calcitonin entfaltet seine Wirkung über zwei Rezeptorsubtypen. Je nach Subtyp wird über G-Proteine das Adenylatcyclasesystem oder die Phospholipase C aktiviert.

- *Knochen:* Calcitonin hemmt die Osteoklastenaktivität und bewirkt dadurch eine verminderte Osteolyse und den vermehrten Einbau von Ca^2 + in den Knochen → Mineralisierung des Knochens.
- *Niere:* In der Niere hemmt Calcitonin wahrscheinlich die tubuläre Ca^{2+}-Rückresorption (antagonistisch zum PTH) und die Phosphatrückresorption (synergistisch zum PTH).

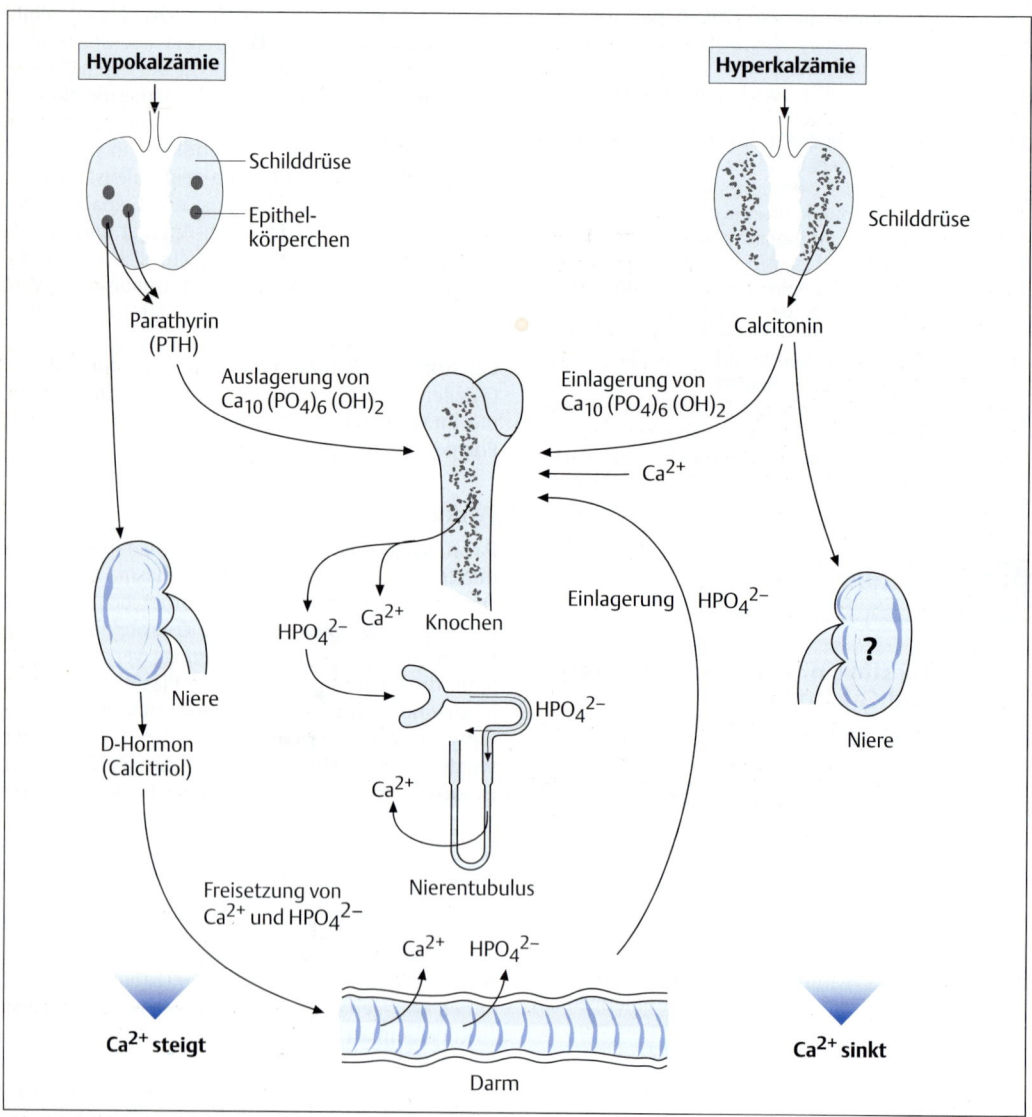

Abb. 14.18 Einfluss des **Parathyrins**, des **Calcitonins** und des **D-Hormons** auf den Calcium-Phosphat-Haushalt

■ *Intestinaltrakt:* Calcitonin hemmt die Magen- und Pankreassekretion sowie die intestinale Motilität. Bremst Calcitonin die Verdauungsvorgänge wird die Ca²⁺-Resorption verlangsamt.

 Merke

Parathyrin → Ca²⁺ ↑, HPO₄²⁻ ↓

Calcitonin → Ca²⁺ ↓, HPO₄²⁻ ↓

 Klinischer Bezug

Die häufigste Ursache einer unzureichenden Produktion von Parathyrin ist die Zerstörung der Epithelkörperchen bei **Thyreoidektomie** (Entfernung der gesamten Schilddrüse, z. B. bei Schilddrüsenkarzinomen).

14.6.2 Calciferol (D-Hormon, Vitamin D)

Struktur und Synthese

Struktur: Das D-Hormon ist lipophil, leitet sich von Cholesterin ab und enthält ein konjugiertes Trien-System. Die mit der Nahrung aufgenommenen, aber auch körpereigenen D-Vitamine sind Prohormone, also Vorstufen des D-Hormons. Zu den Prohormonen gehören u. a. Cholecalciferol (Calciol) und 25-Hydroxycholecalciferol (Calcidiol) (Abb. 14.**19**).

Synthese: Die Synthese des D-Hormons erfolgt durch die Gemeinschaftsarbeit von Haut, Leber und Niere. Die Vorstufe des D-Hormons ist das 7-Dehydrocholesterol (Prävitamin D₃), das in der Leber aus Cholesterin synthetisiert wird. Aus 7-Dehydrocholesterol entsteht durch Spaltung eines Kohlenwasserstoffrings Cholecalciferol (Calciol, Vitamin D₃). Diese Ringspaltung erfolgt in der Haut unter Einwirkung von ultraviolettem Licht, z. B. Sonnenbestrahlung. Cholecalciferol wird in der Leber zum 25-Hydroxycholicalciferol (Calcidiol) hydroxyliert und gelangt in die Niere. In der Niere erfolgt unter dem Einfluss von Parathyrin (PTH) die Aktivierung von 1 α-Hydroxylase, das 25-Hydroxycholicalciferol (Calcidiol) in Position C₁ hydroxyliert. Dadurch entsteht das physiologisch wirksame 1, 25-Dihydroxycholecalciferol (D-Hormon, Calcitriol) (s. Abb. 14.**19**).

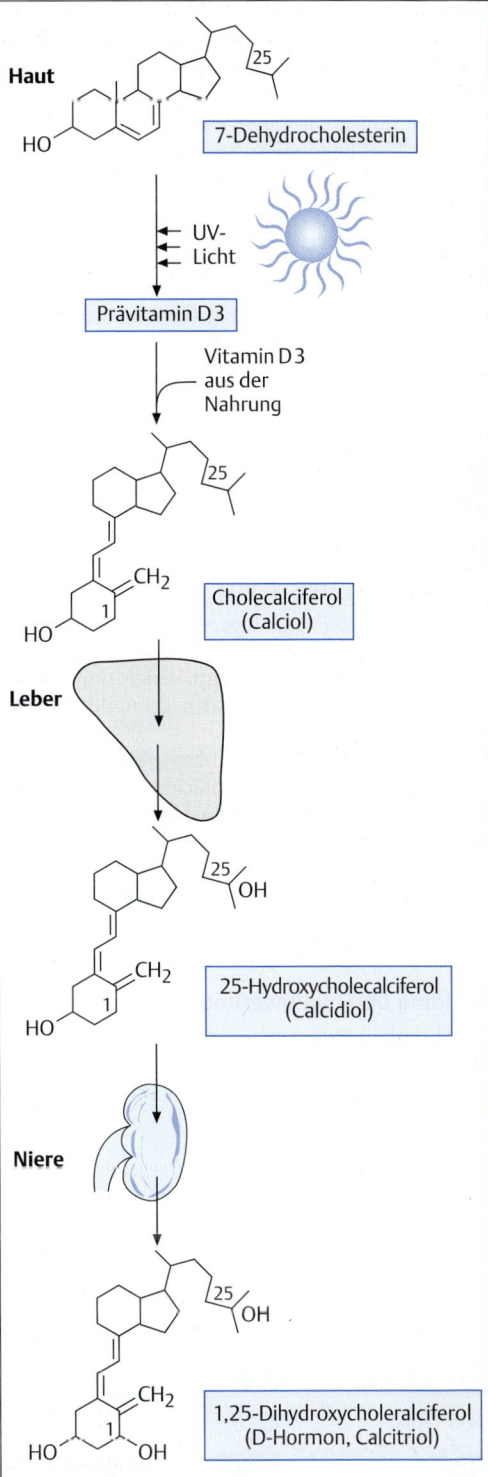

Abb. 14.19 Synthese des D-Hormons (1,25-Dihydroxycholecalciferol, Calcitriol)

Wirkung

Als lipophile Substanz kann das D-Hormon durch die Plasmamembran diffundieren und an intrazelluläre Calcitriolrezeptoren binden, die im Kern lokalisiert sind und zur Familie der Steroidrezeptoren gehören. *Darm:* 1,25-Dihydroxycholecalciferol entfaltet seine Hauptwirkung auf den Epithelzellen des Darms, wo es die Synthese eines Ca^{2+}-bindenden Proteins induziert und dadurch die enterale Ca^{2+}-Resorption fördert. Außerdem wird auf noch nicht völlig geklärte Weise die intestinale Phosphatresorption stimuliert, wodurch die Mineralisierung des Knochens gefördert wird (s. Abb. 14.**18**).

- *Niere:* 1,25-Dihydroxycholecalciferol stimuliert die renale Ca^{2+}-Resorption.

14.7   Gewebehormone, Mediatoren

14.7.1   Histamin

Synthese und Freisetzung

Synthese: Histamin, das biogene Amin des Histidins, ist ein Gewebshormon. Es wird in basophilen Granulozyten und in Mastzellen synthetisiert und in Form basophiler Granula an Heparin gebunden gespeichert.
Freisetzung: Mastzellen und basophile Granulozyten besitzen an ihrer Oberfläche IgE-Rezeptoren. IgE bindet mit seinem Fc-Stück an diese Rezeptoren. Setzt sich ein Antigen oder ein Histaminliberator (z. B. Bienengift, Penicillin, Röntgenkontrastmittel usw.) an zwei benachbarte IgE-Moleküle, führt dies zur Freisetzung der Granula, wodurch u. a. Histamin ausgeschüttet wird (Abb. 14.**20**).

Wirkung und Inaktivierung

Die Histaminwirkungen werden über verschiedene Membranrezeptoren vermittelt (H_1- und H_2-Rezeptoren), die in Tab. 14.**14** dargestellt sind.

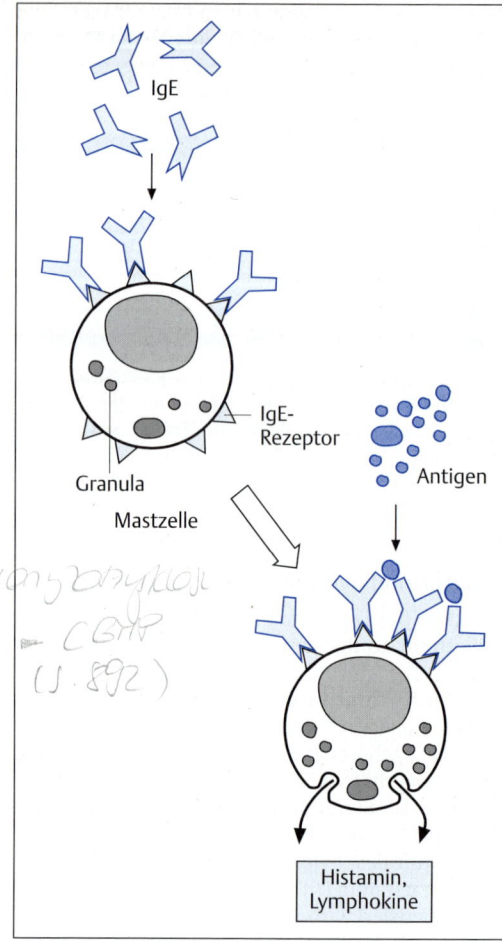

Abb. 14.**20 Freisetzung von Histamin**

🩹 Klinischer Bezug

Histamin dient als Mediator entzündlicher bzw. allergischer Prozesse. So können z. B. Pollen, Hausstaub, Tierhaare usw. ein **allergisches Asthma bronchiale** auslösen. Dabei kommt es durch Aktivierung der H_1-Rezeptoren zu einer Konstriktion der Bronchialmuskulatur und einer Erhöhung des Atemwiderstands (Atemnot).

Tab. 14.**14 Histaminwirkung** an H_1- und H_2-Rezeptoren

	H_1-Rezeptor	H_2-Rezeptor
Mechanismus	IP_3	cAMP
Effekt	Kontraktion der glatten Muskulatur (Bronchospasmus) Permeabiltätserhöhung von Kapillaren Vasodilatation der Gefäßmuskulatur	Steigerung der Magensaftsekretion pos. chronotrope und inotrope Wirkung Vasodilatation der Gefäßmuskulatur

Inaktivierung: Die Inaktivierung bzw. Eliminierung von Histamin kann durch oxidativen Abbau zu Imidazolacetat erfolgen.

14.7.2 Serotonin (5-Hydroxytryptamin, 5-HT)

Synthese

Serotonin ist ein Gewebshormon, das u.a. in den enterochromaffinen Zellen des Darmepithels, im Nervensystem des Plexus myentericus und im ZNS synthetisiert wird. Es ist das biogene Amin von 5-Hydroxytryptophan. Thrombozyten können Serotonin nicht synthetisieren, vermögen es jedoch aufzunehmen und zu speichern.

Wirkung und Inaktivierung

Wirkung: Serotonin entfaltet seine Wirkung über 6 verschiedene Serotoninrezeptoren (5-HT$_1$- bis 5-HT$_6$-Rezeptor).

- *Herz-Kreislauf-System:* Serotonin kann z.T. gegensätzliche Wirkungen auslösen. An der Gefäßmuskulatur wirkt es direkt vasokonstriktorisch und indirekt vasodilatorisch (u.a. via ZNS).
- *ZNS:* Im Gehirn dient es als Neurotransmitter und wirkt antidepressiv, antriebssteigernd, angstlösend etc.
- *Magen-Darm-Trakt:* Es steigert die Darmmotilität und die enterale Flüssigkeitsresorption.

Inaktivierung: Serotonin wird durch die Monoaminoxidase (MAO) zu 5-Hydroxyindolacetaldehyd, das wiederum zum Ausscheidungsprodukt 5-Hydroxyindolessigsäure oxidiert wird, abgebaut.

14.7.3 Plasma-Kinine (Bradykinin, Kallidin)

Synthese

Kinine sind biologisch aktive Peptide. Sie werden im Blutplasma aus einem α_2-Globulin, dem Kininogen durch die Proteinase Kallikrein abgespalten. Im Plasma entsteht hauptsächlich Bradykinin (9 AS), im Gewebe Kallidin (10 AS).

Wirkung und Inaktivierung

Wirkung: Kinine haben im Blut eine Halbwertszeit von weniger als 1 min., wirken vasodilatatorisch und führen zum Blutdruckabfall. Sie stimulieren die Phospholipase A$_2$, wodurch die Bildung von Prostaglandinen und Thromboxan A$_2$ in Gang gesetzt wird (s. 14.7.4). Sie kontrahieren die glatte Muskulatur von Bronchien, Darm und Uterus. Bradykinin entfaltet seine Wirkung u.a. über die Freisetzung von endothelialem Stickstoffmonoxid (NO).

Inaktivierung: Der Abbau der Kinine erfolgt innerhalb weniger Sekunden durch im Plasma und im Gewebe vorkommende Kininasen, z.B. ACE.

14.7.4 Prostaglandine (PG), Prostacycline, Thromboxane

Synthese

Prostaglandine, Prostacycline, Thromboxane und Leukotriene (s. 14.7.5) zählen zu den Eicosanoiden. Sie gehören zu den Mediatorstoffen und werden aus ungesättigten C$_{20}$-Fettsäuren, vor allem aus der Arachidonsäure, synthetisiert. Sie kann den *Cyclooxygenaseweg* oder den *Lipoxygenaseweg* gehen. Der Cyclooxygenaseweg führt zu den Prostaglandinen, Prostacyclinen und Thromboxanen (Abb. 14.**21**). Der Lipoxygenaseweg führt zu den Leukotrienen und wird unter 14.7.5 besprochen. Da nur freie Arachidonsäure als Substrat für die Cyclooxygenase bzw. Lipoxygenase dient, wird die Arachidonsäure durch die Phospholipase A$_2$ aus Membranphospholipiden freigesetzt.

Prostaglandine und Prostacycline (PG I$_2$): Sie werden in fast allen Geweben synthetisiert. Durch die Cyclooxygenase wird ein Endoperoxid (auch PGH$_2$ genannt) gebildet und gleichzeitig der Fünfring geschlossen. PGH$_2$ ist die Vorstufe weiterer Prostaglandine, Prostacycline und Thromboxane. Öffnung der O$_2$-Brücke von PGH$_2$ führt zum PGE$_2$ oder Prostacyclin (PG I$_2$); bei gleichzeitiger Reduktion entsteht PGF$_{2\alpha}$.

Thromboxane: Die Thromboxansynthese findet in Thrombozyten statt. Durch die Thromboxansynthetase wird PGH$_2$ in Thromboxan A$_2$ umgewandelt, von dem sich weitere Thromboxane ableiten.

Tab. 14.**15** Wirkung einiger wichtiger **Prostaglandine**

Prostaglandine	Wirkung
PGI$_2$	Vasodilatation, Thrombozytenaggregation ↓, Magensäuresekretion ↓, Temperaturanstieg (Fieber), Schmerzempfindlichkeit ↑
PGE$_2$	Vasodilatation, Bronchodilatation, Magensäuresekretion ↓, STH ↑, ACTH ↑, PRL ↑, Erytropoetin ↑, Schmerzempfindlichkeit ↑, Temperaturanstieg (Fieber)
PGF$_{2\alpha}$	Vasokonstriktion, Bronchokonstriktion, Uteruskontraktion, STH ↑, ACTH ↑, PRL ↑

Biochemie

Wirkung

Prostaglandine: Verschiedene Prostaglandine können verschiedene Effekte aufweisen. So wirken Typ-E-Prostaglandine häufig gegensätzlich zu Typ-F-Prostaglandinen. Sie können ihre Wirkung sowohl durch Beeinflussung des cAMP-Systems, als auch über Beeinflussung des cGMP-Systems vermitteln.

In Tab. 14.**15** sind die Wirkungen einiger wichtiger Prostaglandine aufgeführt.

Thromboxane: Bei der Blutgerinnung induzieren Thromboxane die Kontraktion der Blutgefäße und die Thrombozytenaggregation. Sie haben gegensätzliche Wirkung zu Prostacyclin.

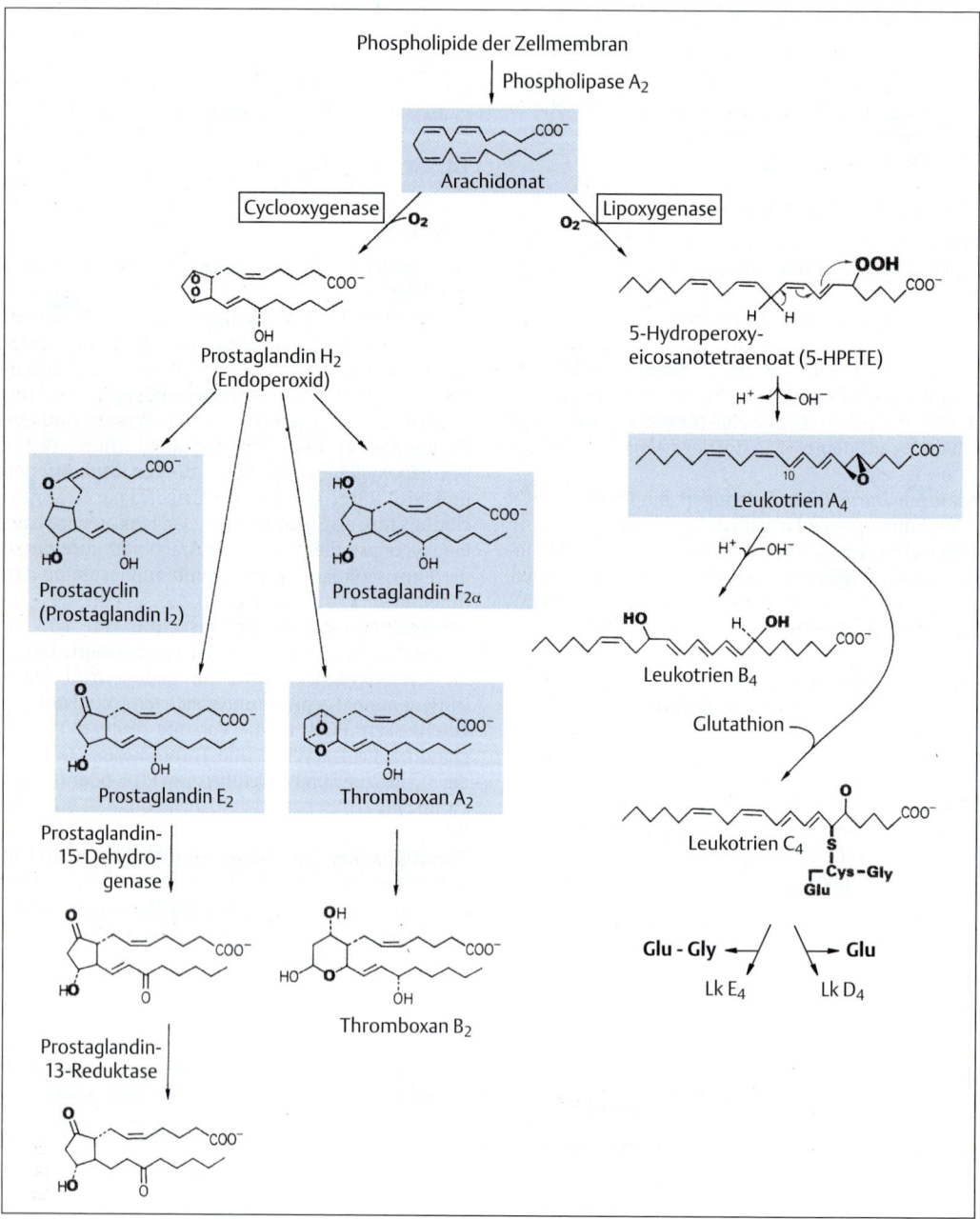

Abb. 14.21 Biosynthese und Stoffwechsel der Eicosanoide. Dargestellt ist ebenfalls die Inaktivierung der Prostaglandine durch die Prostaglandin-15-Dehydrogenase (nach Karlson/Doenecke/Koolman, Thieme 1994)

Klinischer Bezug

Prostaglandinsynthese-Hemmer sind **periphere Analgetika**, sie haben 3 Wirkqualitäten bei unterschiedlicher Ausprägung: analgetisch (schmerzstillend), antipyretisch (fiebersenkend) und antiphlogistisch (entzündungshemmend).

Grundsätzlich unterscheidet man die antipyretischen von den antiphlogistischen Analgetika. Die bekanntesten antiphlogistischen Analgetika (syn. **nichtsteroidalen Antirheumatika**, NSAR) sind Ibuprofen und Diclofenac. Zu den weltweit bekanntesten **antiphyretischen Analgetika** gehören Acetylsalicylsäure (Asperin) und Paracetamol (ben-u-ron). Die Wirkung der peripheren Analgetika beruht auf einer Hemmung der Cyclooxygenase und einer konsekutiv verminderten Synthese der Prostaglandine. Der Nachteil ist allerdings, dass das Substrat Arachidonsäure durch die Hemmung der Cyclooxygenase vermehrt für den Lipoxygenase-Weg zur Verfügung steht, wobei vermehrt Leukotriene synthetisiert werden. Leukotriene können durch ihre stark bronchokonstriktorische Wirkung bei entsprechend veranlagten Patienten Asthmaanfälle auslösen (*Analgetika-Asthma*).

Die häufigsten unerwünschten Effekte der peripheren Analgetika sind **gastrointestinale Nebenwirkungen** (Diarrhö, Gastritis, Magenulkus, Magenperforation und Blutungen). Dies beruht auf einer Hemmung der Cyclooxygenase-1 (COX-1) in der Magenschleimhaut (Hemmung der magenprotektiven Prostaglandine). Die schmerz- und entzündungsabhängigen Effekte werden dagegen über einen weiteren Subtyp der Cyclooxygenase vermittelt, die *COX-2*. Seit jüngster Zeit sind spezifische **COX-2-Hemmer** auf dem Markt, die eine deutlich geringere gastrointestinalen Toxizität aufweisen. Warten wir die Langzeitergebnisse ab!

14.7.5 Leukotriene

Synthese

Leukotriene werden in Leukozyten, Phagozyten (Makrophagen) und Mastzellen synthetisiert. Wie schon in 14.7.4 erwähnt, werden Leukotriene über den Lipoxygenase-Weg aus Arachidonsäure synthetisiert (Abb. 14.**21**). Die Synthese beginnt mit dem Einbau von molekularem O_2 durch die Cytochrom-P_{450}-abhängige Lipoxygenase. Über die Zwischenstufe 5-HPETE entsteht Leukotrien A_4, von dem verschiedene Leukotriene ausgehen. Durch Addition von OH^- und H^+ entsteht Leukotrien B_4. Wird am C_6 des Leukotrien A_4 Glutathion in Thioesterbindung angelagert, entsteht Leukotrien C_4. Durch Abspaltung der Aminosäuren an Gluthation entsteht Leukotrien D_4 (Abspaltung von Glu) und Leukotrien E_4 (Abspaltung von Glu-Gly).

Wirkung

Leukotrien B4 (LKB$_4$): LKB$_4$ ist ein Mediatorstoff bei Entzündungsreaktionen. Makrophagen sezernieren es und locken dadurch Leukozyten an (chemotaktische Wirkung). Außerdem wirkt LKB$_4$ vasokonstriktorisch und erhöht die Gefäßpermeabilität (Ödembildung bei Entzündungen).

LKC$_4$, LKD$_4$, LKE$_4$: Diese von Gewebsmastzellen und Leukozyten synthetisierten Leukotriene zählen zu den *slow reacting substances of anaphylaxis* und verursachen bei allergischen Reaktionen Bronchokonstriktion (LKC$_4$, ist stärker wirksam als Histamin) und entzündliche Reaktionen. Sie sind an der Entstehung von Astmaanfällen beteiligt.

14.8 Zytokine

Siehe 15.5.5

14.9 Pathobiochemie

Siehe bei den einzelnen Hormonen.

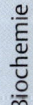

Biochemie

Immunsystem und zelluläre Identität

Mikroorganismen (Bakterien, Viren, Pilze, Parasiten) und *entartete Zellen* bedrohen ständig die Integrität des menschlichen Organismus. Das intakte Immunsystem ist ein mit anderen Organen und Geweben eng verflochtenes *Netzwerk* von physikalisch-chemischen Barrieren, löslichen Substanzen und miteinander kommunizierenden Zellen. Somit verhindert es in den meisten Fällen Infektionskrankheiten und das Wachstum von bösartigen Tumoren.
Die **didaktische Gliederung** des Immunsystems erfolgt nach zwei Gesichtspunkten: Man unterscheidet zwischen *zellulärer* und *humoraler*, sowie *spezifischer* und *unspezifischer* Immunität (Tab. 15.1). Funktionell bilden die einzelnen Komponenten des Immunsystems jedoch eine Einheit.

Merke

In der Immunologie bedeutet *Spezifität*, dass die Immunantwort auf genau eine Noxe zugeschnitten ist. Die unspezifische Immunität ist bereits bei Geburt vorhanden (*angeboren*), die spezifische wird erst im Laufe des Lebens *erworben*.
Die *zelluläre* Immunität wird durch bestimmte Zellen, die *humorale* durch Plasmabestandteile gewährleistet.

Drei Begriffe sind in der Immunologie von zentraler Bedeutung:
Antigen: Ein Antigen ist körperfremdes Material. Meistens handelt es sich hierbei um Proteine. Unter Umständen können aber auch Polysaccharide oder komplexe Lipide ein Antigen sein. Beispiele für Antigene sind bakterielle Membranbestandteile, Viren, Zellen eines anderen Menschen usw.
Antikörper: Antikörper, von körpereigenen B-Lymphozyten synthetisiert, binden spezifisch an Antigene und leiten dadurch deren Elimination durch das Immunsystem ein.
Antigenpräsentation: Bestimmte Abwehrzellen nehmen Antigene auf (Phagozytose) und bringen Teile davon wieder an ihre Oberfläche. Diese an der Oberfläche angebotenen Antigenfragmente werden von anderen Immunzellen erkannt. Nach Erkennung „suchen" diese dann nach weiteren solchen Antigenen im Körper.

Merke

Anti*körper* sind von Plasmazellen produzierte, im Plasma befindliche Glykoproteine. Anti*gene* sind als fremd erkannte Moleküle oder Zellen. Physiologischerweise produziert der *Körper* Anti*körper* gegen eingedrungenes Antigen.

15.1   Zellen des Immunsystems

Die Mehrzahl immunkompetenter Zellen stammt von einer *hämopoetischen Stammzelle* ab. Aus dieser Stammzelle geht sowohl die *lymphatische* als auch die *myelotische* Zelllinie hervor (s. Histologie Abb. 3.4).

Tab. 15.1 Didaktische Gliederung des Immunsystems

Immunsystem	zelluläre Abwehr	humorale Abwehr
spezifisch (erworben)	T-Lymphozyten	Antikörper der B-Lymphozyten
unspezifisch (angeboren)	Monozyten, Makrophagen Granulozyten NK-Zellen	Komplement-System Akut-Phase-Proteine (z. B. CRP) Zytokine (Interferon, Interleukine)

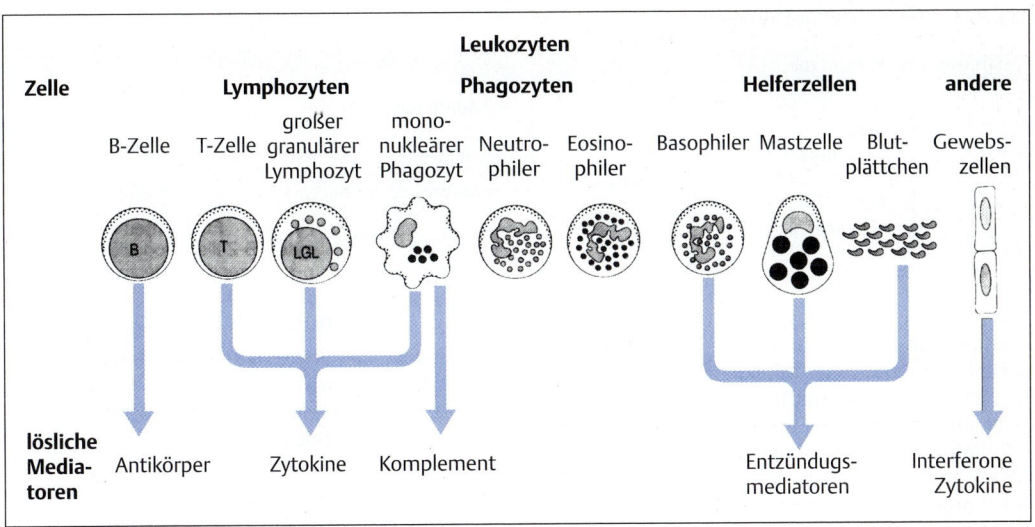

Abb. 15.**1** **Zellen des Immunsystems** (aus Roitt/Brostoff/Male, Thieme 1995)

Neben diesen „klassischen" Immunzellen sind *Epithelzellen*, *Thrombozyten* und die heterogene Gruppe der *antigenpräsentierenden Zellen* (APC: *antigen presenting cells*) wichtige Zellen des Immunsystems (Abb. 15.**1**).

15.1.1 Lymphozyten

Heute werden die drei Lymphozytensubtypen (*T-Lymphozyten*, *B-Lymphozyten*, *NK-Zellen*) anhand von Funktion und *Oberflächenmarkern* unterschieden. Oberflächenmarker sind auf der Zellmembran von Lymphozyten und anderen Leukozyten vorhandene (exprimierte) Proteine. Mithilfe von monoklonalen Antikörpern (s. u.) können die auf einer Zelle vorhandenen Marker erkannt und somit der Zelle zugeordnet werden. Alle bis heute bekannten Oberflächenmarker sind im CD-System zusammengefasst (CD: *cluster of differentiation*) (Tab. 15.**2** und Tab. 15.**4**). Ein CD-Marker muss nicht immer auf einer Zelle exprimiert sein. Einige der CD-Marker lassen sich nur bei bestimmten Funktionszuständen der Lympho-

zyten nachweisen, andere verschwinden im Laufe der Zellreifung. Aus diesem Grund dienen einige CD-Marker auch dazu, den Aktivierungsgrad von Lymphozyten zu bestimmen.

 Merke

Als *Leukozyten* werden alle weißen Blutkörperchen bezeichnet. *Lymphozyten* stellen nur eine Population innerhalb der Leukozyten dar.

T-Lymphozyten

T-Lymphozyten, die Teil der spezifischen zellulären Immunantwort sind, unterscheiden sich von den anderen Lymphozyten durch Exprimierung des **T-Zell-Rezeptors** (TCR: T-cell-receptor) auf ihrer Oberfläche. Zwei Subtypen des TCR sind bis heute bekannt: TCR-1 und TCR-2.

■ *TCR-1+-Zellen* befinden sich hauptsächlich in Schleimhautepithelien, wo sie ihre Schutzfunktion ausüben.

Tab. 15.**2** Ausgewählte **CD-Marker**

CD-Marker	Funktion	Lokalisation	Kapitel
CD3	Bestandteil des T-Zell-Rezeptors	ausschließlich T-Lymphozyten	17.3.3
CD4	MHC-Typ-II-Rezeptor	Teil der T-Lymphozyten Monozyten	17.5.1
CD8	MHC-Typ-I-Rezeptor	Teil der T-Lymphozyten	17.5.1
CD54	ICAM-1 (interzelluläres Adhäsionsmolekül)	Monozyten Lymphozyten Granulozyten, Thrombozyten, u. a.	17.5.2

Tab. 15.**3** **T-Lymphozyten-Subtypen**

Subtypen und Synonyme			wesentliche Funktion
TCR-1 $^+$		TH$_1$	Schleimhautschutz
	CD4 $^+$ (T-Helferzelle, T$_H$)		Verstärkung der zellulären Immunantwort
TCR-2 $^+$		TH$_2$	Förderung der Antikörperproduktion (humoral)
	CD8 $^+$ (T-Killerzelle, T$_C$)		Abtötung von Zellen

- *TCR-2$^+$-Zellen,* die hauptsächlich im Blut zirkulieren, lassen sich anhand der CD-Marker und ihrer Funktion weiter unterscheiden: *CD4 $^+$-Zellen* verstärken und steuern die Immunantwort. *CD8$^+$-Zellen* sind in der Lage, körpereigene und -fremde Zellen abzutöten. Die beiden Subtypen (TH$_1$ und TH$_2$) der CD4$^+$-Zellen sind erst vor kurzem bekanntgeworden (Tab. 15.**3**).

Die Existenz von *T-Suppressorzellen* ist noch nicht gesichert. T-Suppressorzellen sollen die Immunantwort begrenzen und beenden können.

Merke

CD4$^+$-Zellen *unterstützen* die Immunantwort, CD8$^+$-Zellen *töten* andere Zellen ab.

B-Lymphozyten

Die die spezifische humorale Immunantwort vermittelnden B-Lymphozyten tragen an ihrer Oberfläche *Immunglobuline* (s.unten), wodurch sie sich von allen anderen Lymphozytentypen unterscheiden. Die Hauptaufgabe der B-Lymphozyten besteht in der Antikörperproduktion.

Natürliche Killerzellen (NK-Zellen)

NK-Zellen machen 15% der zirkulierenden Lymphozyten aus. Sie tragen jedoch weder TCR noch Immunglobuline auf ihrer Zelloberfläche. Auch ist kein CD-Marker gefunden worden, der ausschließlich auf NK-Zellen vorkommt. Die Identifizierung der NK-Zellen erfolgt deswegen mit einer Kombination mehrerer CD-Marker. Ihre Funktion besteht vor allem im Abtöten von Tumorzellen und virusinfizierten Zellen.

15.1.2   Mononukleäre Phagozyten

Phagozytose und *Antigenpräsentation* sind die Domäne der mononukleären Phagozyten. *Monozyten* im Blut und *Makrophagen* in den verschiedenen Organen sind hauptsächlich phagozytierende Zellen, können aber auch Antigene präsentieren. *Langerhans-Zellen* in der Haut, *B-Lymphozyten, interdigitierende* und dentritische *Retikulumzellen* präsentieren anderen Zellen prozessierte (partiell abgebaute) Antigene.

Merke

B-Lymphozyten, deren Hauptaufgabe die Antikörperproduktion ist, sind auch in der Lage, anderen Zellen Antigen zu präsentieren.

In Verbindung mit Endothel- und Bindegewebszellen bilden die phagozytierenden Zellen das **retikuloendotheliale System** (RES, MPS: mononuclear phagocyte system, Abb. 15.**2**). Im Blut zirkulierende Monozyten wandern aus dem Blut in das umgebende Gewebe aus. Dort differenzieren sie sich zu langlebigen, gewebsständigen Makrophagen.

Merke

Gewebsständig bedeutet, dass die Makrophagen einem Organ zugeordnet sind. Innerhalb dieses Organs sind sie durchaus beweglich und reagieren vornehmlich auf chemotaktische Reize.

Die Fähigkeit der Makrophagen zur Abtötung fremder Zellen und Material beruht auf zwei Gegebenheiten:

Tab. 15.**4** Übersicht über die verschiedenen **Lymphozyten**

Lymphozytentyp	Hauptaufgaben	Charakteristikum
T-Lymphozyten	Modulieren der Immunantwort (T$_H$-Zelle) Abtötung von Zellen (T$_C$-Zelle)	CD4 $^+$ CD8 $^+$
B-Lymphozyten	Antikörperproduktion	Immunglobuline auf Zelloberfläche
NK-Zelle	unspezifische Tötung virusinfizierter und neoplastischer Zellen	–

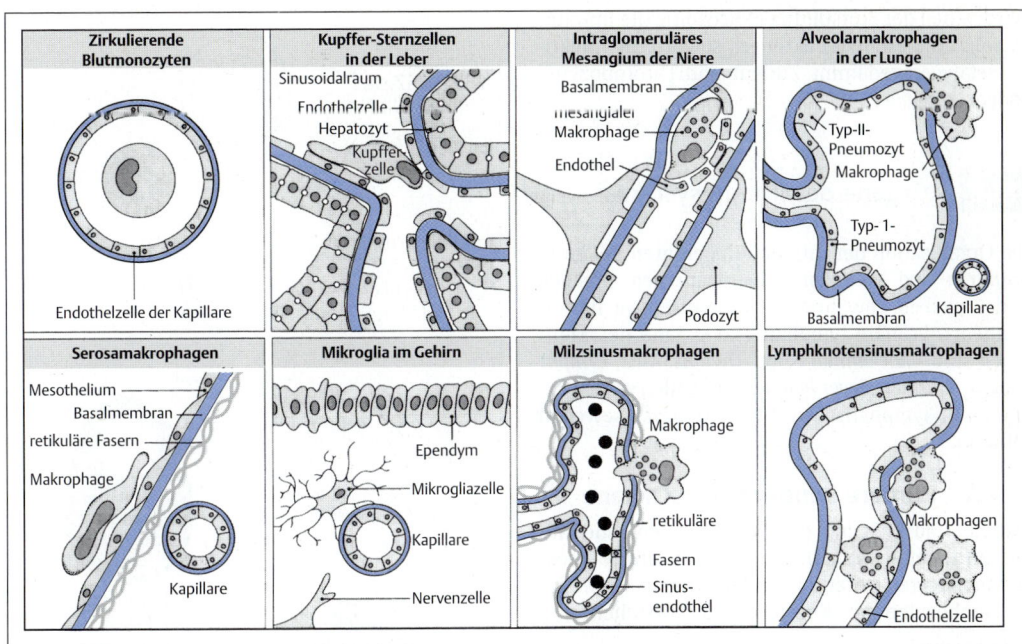

Abb. 15.**2 Zellen des RES** (aus Roitt/Brostoff/Male, Thieme 1995)

1. Durch *Phagozytose* (Aufnahme extrazellulären Materials in eine Zelle) nehmen Makrophagen z. B. ein Bakterium in ihr Zytoplasma auf. Makrophagen besitzen auf ihrer Oberfläche Rezeptoren, die zum einen Bakterienbestandteile, zum anderen mit Antikörpern verbundene Bakterien erkennen. Nach Bindung dieser Rezeptoren erfolgt die Phagozytose.
2. Im Zytoplasma des Makrophagen wird das phagozytierte Bakterium mit *Lysosomen* verschmolzen. Diese Lysosomen enthalten Stoffe (u. a. lysosomale Enzyme), die das Bakterium abtöten.

15.1.3 Polymorphkernige Granulozyten und Thrombozyten

Granulozyten
Die kurzlebigen (2–3 Tage) Granulozyten zeichnen sich durch die Vielgestaltigkeit (polymorph) des Zellkerns aus. Etwa 60–70 % der Leukozyten im Blut sind Granulozyten, die sich aber auch außerhalb des Gefäßsystems aufhalten. Sie verlassen die Gefäße mittels *Diapedese* und bewegen sich entweder ungezielt, nach fremdem Material suchend, durch das Gewebe oder steuern zielgenau auf einen Entzündungsherd zu. Morphologisch und funktionell unterscheidet man *neutrophile*, *eosinophile* und *basophile* Granulozyten.
Neutrophile Granulozyten stellen mit 90 % den Großteil der Granulozyten dar. Neutrophile reagieren stark auf chemotaktische Reize und sind zur Ab-

tötung fremder Zellen durch *Phagozytose* befähigt. Die Phagozytoseaktivität der Neutrophilen, die nicht durch große Spezifität gekennzeichnet ist, ist ein wichtiger Faktor der *akuten Entzündungsreaktion*.
Eosinophile Granulozyten, die auch phagozytosefähig sind, vermitteln Immunität gegen größere, nicht phagozytierbare, Parasiten. Eosinophile enthalten Granula mit z. T. antimikrobiell wirksamen Substanzen, die auf einen entsprechenden Stimulus hin freigesetzt werden können.
Basophile Granulozyten und **Mastzellen** dienen physiologischerweise auch der Abtötung von großen Parasiten. Heutzutage sind sie vor allem wegen ihrer Mitbeteiligung an der Pathogenese allergischer Reaktionen klinisch bedeutsam.

 Merke

Die Granula der basophilen Granulozyten und Mastzellen enthalten *Histamin* und *Heparin*.

Thrombozyten

Thrombozyten, primär an der Blutstillung beteiligt, enthalten Stoffe, die das Komplementsystem (s. unten) aktivieren und die Gefäßpermeabilität steigern. Komplement ist u. a. ein wichtiger chemotaktischer Faktor. Blutstillung und Immunabwehr sind somit durch die Thrombozyten sinnvoll miteinander verbunden. Verletzungen erleichtern potenziellen Krankheitserregern das Eindringen in den Körper.

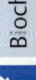

Biochemie

Wird neben der Blutstillung gleichzeitig die Immunabwehr an diesem Ort aktiviert, so wird die Infekti-
onsgefahr eingedämmt. Zudem sind Thrombozyten
phagozytosefähig.

15.2   Organe des Immunsystems

Die Organisation der immunkompetenten Zellen in
primären und *sekundären lymphatischen Organen*
und Geweben gewährleistet eine effektive Immunantwort. Primäre lymphatische Organe des Menschen sind *Knochenmark* und *Thymus. Milz, Lymphknoten, Tonsillen, Peyer Plaques* etc. zählen zu den sekundären lymphatischen Organen bzw. Geweben
(Abb. 15.**3**).

15.2.1   Primäre lymphatische Organe

Reifung und *Prägung* der Lymphozyten sind auf
die primären lymphatischen Organe angewiesen.
T-Lymphozyten reifen im Thymus heran, während
B-Lymphozyten im Knochenmark entstehen und
reifen.

Thymus

Schon während der intrauterinen Entwicklung
wandern T-Stammzellen, chemotaktischen Reizen
folgend, in den Thymus ein. Für die weitere Reifung
der T-Lymphozyten ist eine Reihe unterschiedlicher
Zellen notwendig: *Epithelzellen* versorgen die T-Lymphozyten mit Nährstoffen, *Makrophagen* und andere

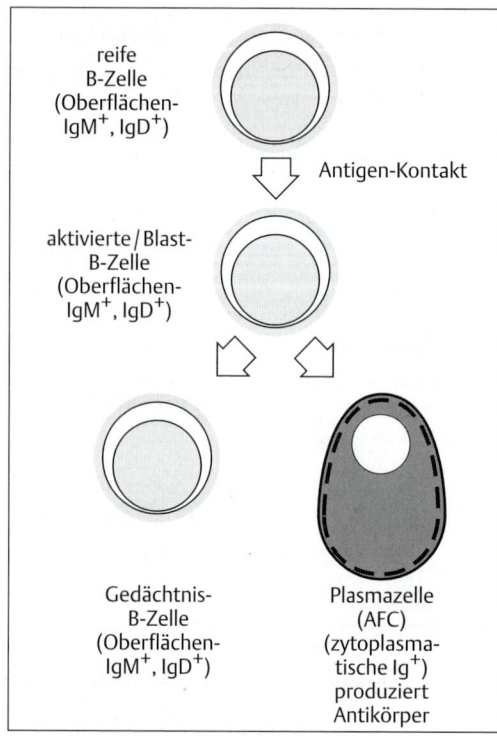

Abb. 15.**4 B-Zell-Reifung**

antigenpräsentierende Zellen „sortieren" autoreak-
tive T-Lymphozyten aus (autoreaktiv: gegen den
eigenen Körper gerichtet). Die fertig ausgereiften
T-Lymphozyten verlassen den Thymus über das Gefäßsystem.
Mit Beginn der Pubertät *involviert* der Thymus. Das
ursprüngliche Gewebe wird nach und nach durch
Fettzellen ersetzt. Hohe Spiegel an Corticosteroiden
(Schwangerschaft, Stress) beschleunigen die Involution des Thymus. Eine sehr geringe T-Zell-Reifung
bleibt wahrscheinlich über das gesamte Leben bestehen.

Knochenmark

Vögel besitzen ein spezielles Organ für die B-Zell-Reifung: die *Bursa fabricii* (daher auch der Name B-Lymphozyt). Der Mensch und andere Säugetiere sind
dagegen auf das *Knochenmark* (*bone marrow*) als
Reifungsort für die B-Lymphozyten angewiesen.
Ein Großteil der heranreifenden B-Lymphozyten
(etwa 75 %) stirbt bereits im Knochenmark ab und
wird von Makrophagen phagozytiert. Grund hierfür
ist wahrscheinlich *Autoreaktivität* der zugrunde gegangenen B-Lymphozyten.
Die weitere B-Zellreifung im Blut ist von einem Antigenkontakt abhängig. Der reife B-Lymphozyt trägt
auf seiner Oberfläche Immunglobuline (s.unten),

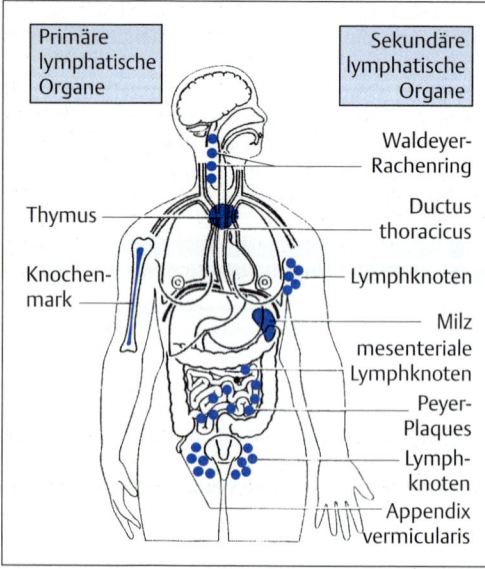

Abb. 15.**3 Lymphatische Organe und Gewebe** (aus Keller,
Thieme 1994)

die ein spezifisches Antigen erkennen. Nach Bindung eines Antigens an ein solches Immunglobulin differenziert sich der B-Lymphozyt zu einer Plasmazelle oder einer Gedächtniszelle aus (Abb. 15.**4**).

15.2.2 Sekundäre lymphatische Organe und Gewebe

Nach erfolgter Zellreifung in den primären lymphatischen Organen wandern die Lymphozyten in sekundäre lymphatische Gewebe und Organe ein. Organe des sekundären lymphatischen Gewebes sind *Milz* und *Lymphknoten*. Viele der reifen Lymphozyten siedeln sich auch in Schleimhäuten an, wo sIgA (sekretorisches IgA, s.unten) als Produkt der Lymphozyten diese schützt.

Milz

Nur die *weiße Pulpa* der Milz enthält immunkompetente Zellen in größeren Mengen. Die weiße Pulpa, meist um eine *Zentralarterie* gelegen, ist schichtförmig aufgebaut. Das um die Zentralarterie gelegene Gewebe wird als *periarterielle Scheide* (PALS, *periarteriolar lymphoid sheath*, Tab. 15.**5**) bezeichnet (s.a. Histologie 3.4).

Je nachdem, ob ein Antigenkontakt innerhalb eines Milzfollikels stattgefunden hat, wird dieser als *primärer* (kein Antigenkontakt) oder sekundärer *Follikel* (Keimzentrum, erfolgter Antigenkontakt) bezeichnet.

 Klinischer Bezug

Bei geplanter operativer Entfernung der Milz sollten zuvor einige Impfungen erfolgen, damit die lymphatischen Zellen in der Milz Kontakt zu Antigenen erhalten und diese anderen immunkompetenten Zellen „vorstellen" können. Wichtig ist u. a. die Impfung gegen die eine Lungenentzündung verursachenden Pneumokokken.

Lymphknoten

Ähnlich der Milz lassen sich innerhalb eines Lymphknotens mehrere Schichten mit dort bevorzugt vorkommenden Zellen unterscheiden (Tab. 15.**6** und Histologie 3.4).

Tab. 15.**5** Zellverteilung innerhalb periarterieller Scheiden

Zone innerhalb der PALS	Vorkommende Zellen
Marginalzone	Makrophagen und andere APC
T-Zell-Zone	T-Lymphozyten
Milzfollikel	B-Zellen Makrophagen und andere APC

Tab. 15.**6** Zellverteilung innerhalb eines Lymphknotens

Zone innerhalb des Lymphknotens	Vorkommende Zellen
Cortex	B-Lymphozyten
Paracortex	T-Lymphozyten APC
Mark	Makrophagen B- und T-Lymphozyten
subkapsulärer Sinus	Makrophagen

Lymphatisches System der Schleimhäute

Ansammlungen lymphatischen Gewebes entlang infektionsgefährdeter Schleimhäute (Respirations-, Gastrointestinal- und Urogenitaltrakt) werden als *mucosa-associated lymphoid tissue* (MALT, GALT: *gut associated lmphoid tissue*) zusammengefasst. Tonsillen und Peyer Plaques sind u. a. Bestandteile dieses Systems. Hauptaufgabe der vor allem in Lamina propria und Submucosa vorhandenen Lymphozytenaggregate ist die Produktion von sekretorischem IgA (s.unten).

Neben diesen organisierten Zellansammlungen befinden sich viele Lymphozyten frei in der Lamina propria und im Schleimhautepithel. Aufgabe ist auch hier die Sekretion von IgA.

15.2.3 Lymphozytenzirkulation

Die begrenzte Anzahl der für ein Antigen spezifischen Lymphozyten macht es notwendig, dass Lymphozyten ständig im gesamten Organismus zirkulieren. Nach erfolgter Zellreifung wandern die Lymphozyten von den primären zu den sekundären lymphatischen Organen. Von einem sekundären lymphatischen Organ wandern sie dann via Blut, Lymphe und Gewebe zu anderen lymphatischen Organen (Abb. 15.**5**).

Aus dem Blutkreislauf wandern Lymphozyten über spezialisierte Gefäße (dies sind die postkapillären Venolen) in das umliegende Gewebe aus. Auffällig an diesem Endothel ist seine Höhe im Vergleich zu normalem Endothelgewebe, sodass diese Gefäße als *high endothelial venules* (HEV) bezeichnet werden.

 Klinischer Bezug

Nach Stimulation durch Mediatorstoffe kann aus jedem Endothelgewebe ein spezialisiertes Endothel (HEV) werden. Bei chronisch entzündlichen Prozessen ist eine solche Umdifferenzierung des Endothels elektronenmikroskopisch nachweisbar.

Im ZNS, wo Tight Junctions zwischen den Endothelzellen ausgebildet sind, gelangen die Lymphozyten

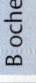

Biochemie

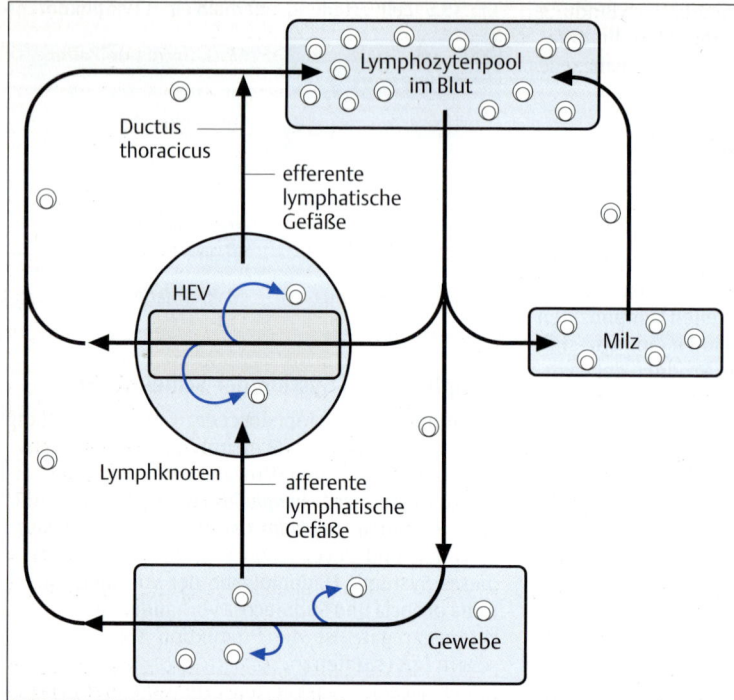

Abb. 15.**5 Lymphozyten-zirkulation** (HEV: high endothelial venules) (aus Roitt/Brostoff/Male, Thieme 1995)

durch das *Zytoplasma* der Endothelien aus den Blutgefäßen (**Emperipolesis**).

15.3 Antigenerkennende Moleküle der spezifischen Immunantwort

Folgende Moleküle sind in der Lage, Antigen zu erkennen bzw. zu binden:
- *Antikörper,*
- *T-Zell-Rezeptor,*
- *Haupthistokompatibilitätskomplex* (MHC, major histocompatibility complex).

Ohne diese drei Molekülklassen wäre eine spezifische Antigenerkennung nicht möglich.

15.3.1 Immunglobuline (Ig)

Immunglobuline, entweder *membrangebunden* auf B-Lymphozyten oder von Plasmazellen sezernierte *lösliche Antikörper,* sind in der Lage, Antigene spezifisch zu erkennen.

Immunglobuline vermitteln den *humoralen* Teil der *spezifischen* Immunantwort. Die Fähigkeit, Immunglobuline zu produzieren, wird ab Beginn der Fetalperiode *erworben.* Ab dem 6. Lebensmonat produziert der Säugling in ausreichenden Mengen Immunglobuline. Bis zu 6 Monaten (Maximum 1,5 Jahre) unterstützen die plazentagängigen IgG der

Mutter die humorale, spezifische Immunität des Säuglings.

Klinischer Bezug

Gestillte Säuglinge erhalten über in der **Muttermilch** vorhandene IgA weiteren Schutz vor Infektionen. Diese Immunglobulinklasse ist für den infektionsanfälligen Magen-Darm-Trakt der Säuglinge von besonderer Bedeutung.

Der **Aufbau** aller Antikörperklassen folgt einem einheitlichen Prinzip. Jeder Antikörper ist aus *schweren* und *leichten* Proteinketten in Verbindung mit einem *Kohlenhydratanteil* aufgebaut (Glykoprotein). Obwohl alle Antikörper Antigene erkennen, üben sie recht unterschiedliche Funktionen aus.

Immunglobulin G (IgG)

IgG ist mit etwa 70 % an der Gesamtzahl der Immunglobuline vertreten, die hauptsächlich in der γ-Fraktion der Serumelektrophorese vorhanden sind.

Aufbau: IgG besteht aus einem Molekül, das aus *je 2 gleichen* schweren (H-Ketten, *heavy-chain*) und leichten Ketten (L-Ketten, *light-chain*), die über *nicht kovalente Bindungen* und *Disulfidbrücken* miteinander verbunden sind. Funktionell lassen sich 2 durch das proteolytische Enzym *Papain* trennbare Anteile an IgG unterscheiden: Ein F_C- und ein F_{AB}-Teil.

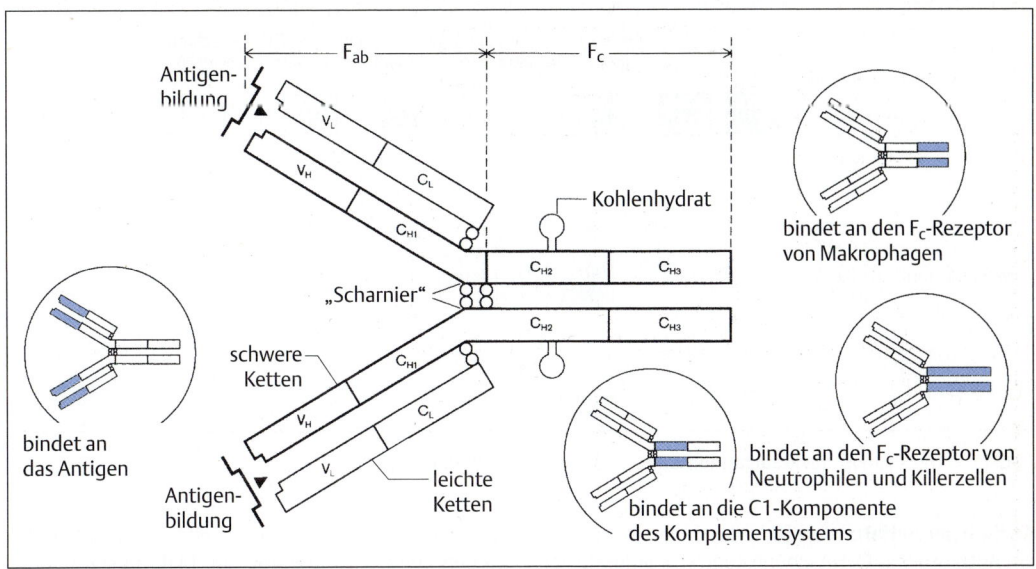

Abb. 15.**6 Grundstruktur eines Immunglobulinmoleküls** am Beispiel von IgG (aus Klinke/Silbernagl, Thieme 1994)

■ Der leicht kristallisierende **F$_C$-Teil** am *C-terminalen Ende* (leitet sich vom englischen „cristalline" ab). Der F$_C$-Teil ist für die Fixierung von Komplement und Bindung an phagozytosefähige Zellen verantwortlich. Diese Funktionen des F$_C$-Teils erfolgen erst nach erfolgter Antigenbindung, da sich durch diese eine Konformitätsänderung des Immunglobulins ergibt.

■ Der antigenbindende **F$_{AB}$-Teil** befindet sich am *N-terminalen Ende* und dient der Erkennung von Antigen („ab": **a**ntigen **b**inding).

Leichte und schwere Ketten bestehen aus verschiedenen Aminosäureabschnitten (*Domänen*). In jeder Kette gibt es *variable* (V$_L$: variable Domäne der leichten Kette, V$_H$: variable Domäne der schweren Kette) und konstante *Domänen* (Abb. 15.**6**). *Untertypen* der Immunglobulinketten werden mit kleinen griechischen Buchstaben gekennzeichnet: λ und κ für die leichten und μ, δ, γ, ε und α für die schweren Ketten.

> **! Merke**
>
> Jede Immunglobulinklasse ist immer aus einer κ- oder λ-Leichtkette aufgebaut. Die schwere Kette ist dagegen von Klasse zu Klasse verschieden: γ-Ketten für IgG, α-Ketten für IgA usw.

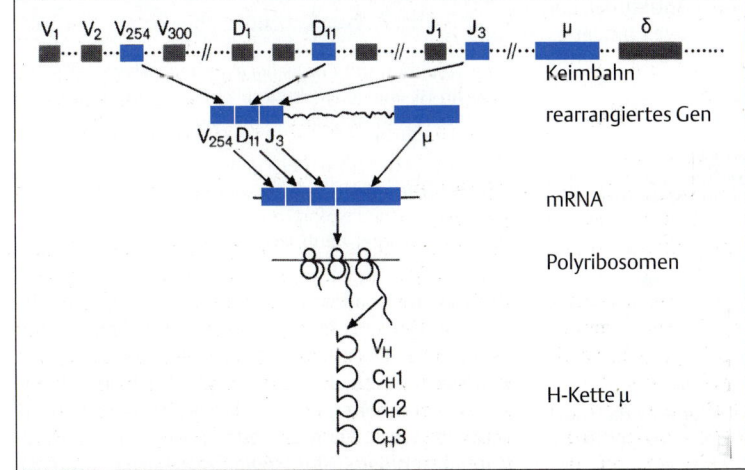

Abb. 15.**7 Entstehung der Antikörpervielfalt** (aus Kayser, Thieme 1993)

Biochemie

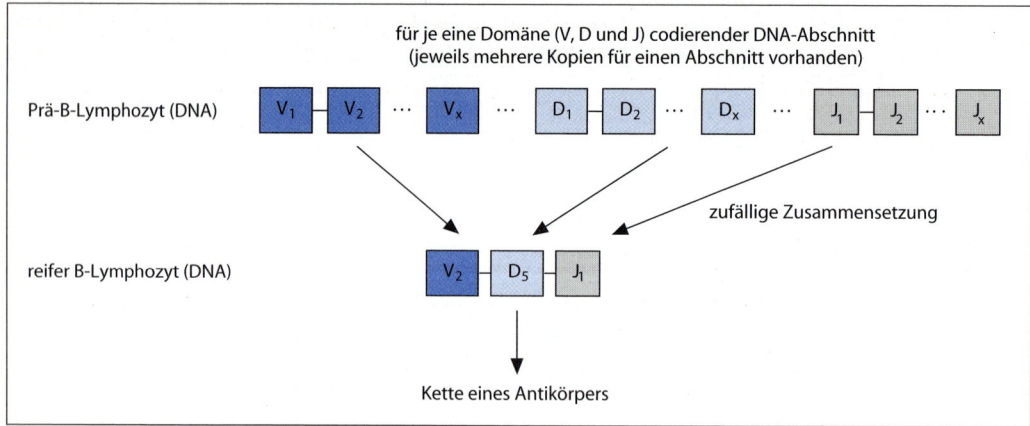

für je eine Domäne (V, D und J) codierender DNA-Abschnitt
(jeweils mehrere Kopien für einen Abschnitt vorhanden)

Prä-B-Lymphozyt (DNA) V_1 V_2 ··· V_x ··· D_1 D_2 ··· D_x ··· J_1 J_2 ··· J_x

zufällige Zusammensetzung

reifer B-Lymphozyt (DNA) V_2 D_5 J_1

Kette eines Antikörpers

Abb. 15.8 Das **Prinzip des Rearrangements** im Zuge der B-Zell-Reifung

Antikörpervielfalt: Wäre für jedes mögliche Antigen ein Antikörper auf DNA-Ebene kodiert, so müsste der DNA-Gehalt um ein Vielfaches größer sein, als er es ist. Drei Methoden haben sich im Laufe der Evolution durchgesetzt, um aus begrenzter DNA-Menge elegant die benötigte Antikörpervielfalt zu erhalten (Abb. 15.7):
■ Die Gene für je eine Domäne liegen in verschiedenen Varianten vor.
■ Die Genregionen für Antikörper sind einer hohen Mutationsrate unterworfen.
■ Durch Rekombination der verschiedenen Domänen wird weitere Vielfalt ermöglicht.
Ein Beispiel soll dies verdeutlichen: Wie bereits oben erwähnt besteht eine Antikörperkette aus unterschiedlichen Abschnitten, sog. Domänen. Jeder Domäne kann ein Abschnitt auf der DNA zugeordnet werden. Jedoch existiert für eine Domäne nicht ein Gen, sondern mehrere Varianten! Durch eine „Mischung" (Rearrangement) entstehen zahlreiche Kombinationsmöglichkeiten (Abb. 15.8).
Funktion von IgG: Wie die übrigen Antikörper übt IgG zwei Funktionen aus. Mit dem F_{AB}-Teil bindet es

an Antigen, der F_C-Teil vermittelt sog. Effektorfunktionen, wie z.B. Bindung an Makrophagen oder Komplement. Die *reversible* Bildung eines Antigen-Antikörper-Komplexes kann durch Wasserstoffbrücken, elektrostatische Wechselwirkungen und van-der-Waals-Kräfte zustande kommen. Wie alle Reaktionen folgt die Ausbildung des Antigen-Antikörper-Komplexes dem *Massenwirkungsgesetz* (MWG, Abb. 15.9).
Die mithilfe des MWG ermittelte Konstante für ein Antigen-Antikörper-Paar beschreibt die *Affinität* des Antikörpers zum Antigen: Ist K groß, ist es die Affinität ebenfalls.
Eine Antikörperbindung von IgG an Antigen zieht folgende biologische Konsequenzen nach sich:
■ Toxinneutralisation,
■ Opsonierung,
■ Vernetzung der Antigene mit Antikörpern, wobei diese funktionsunfähig werden,
■ Komplementaktivierung (klassischer Weg).

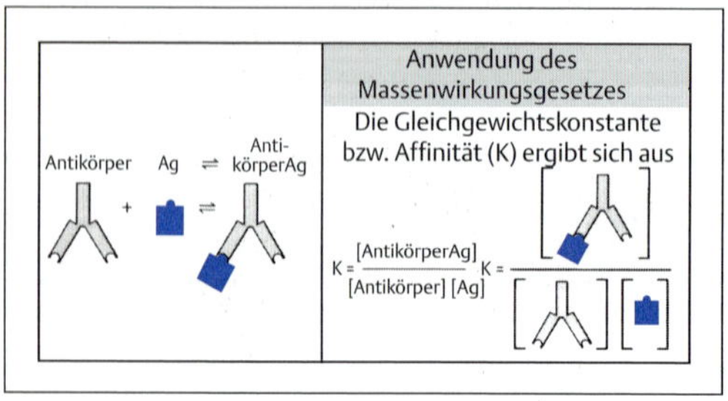

Klinischer Bezug

Eine Infektion mit *Corynebacterium diphtheriae* (**Diphtherie**) ist eine lebensbedrohliche Infektionskrankheit des oberen Respirationstrakts. Ein von den Bakterien produziertes Toxin kann zu Atemnot führen. Behandlung mit Antiserum (IgG gegen das Toxin wird aus Pferdeserum oder immunisierten Blutspendern gewonnen) erfolgt sofort bei Verdacht auf Diphtherie. Diese Antikörper neutralisieren dann das Toxin.

Die **Synthese** aller sezernierten Immunglobuline, wie z.B. des IgG, folgt einem einheitlichen Prinzip (Abb. 15.**10**): Die mRNA einer schweren oder leichten Kette verbindet sich im Zytosol mit den beiden Ribosomuntereinheiten (1), wobei die *Leitsequenz* transkribiert wird. An diese bindet sich ein *Signalerkennungsprotein* (SRP, *signal recognition protein*),

Anwendung des Massenwirkungsgesetzes
Die Gleichgewichtskonstante bzw. Affinität (K) ergibt sich aus

Antikörper Ag ⇌ Antikörper·Ag

$K = \dfrac{[\text{AntikörperAg}]}{[\text{Antikörper}][\text{Ag}]}$

Abb. 15.9 Die **Ausbildung des Antigen-Antikörper-Komplexes** erfolgt nach dem Massenwirkungsgesetz (aus Roitt/Brostoff/Male, Thieme 1995)

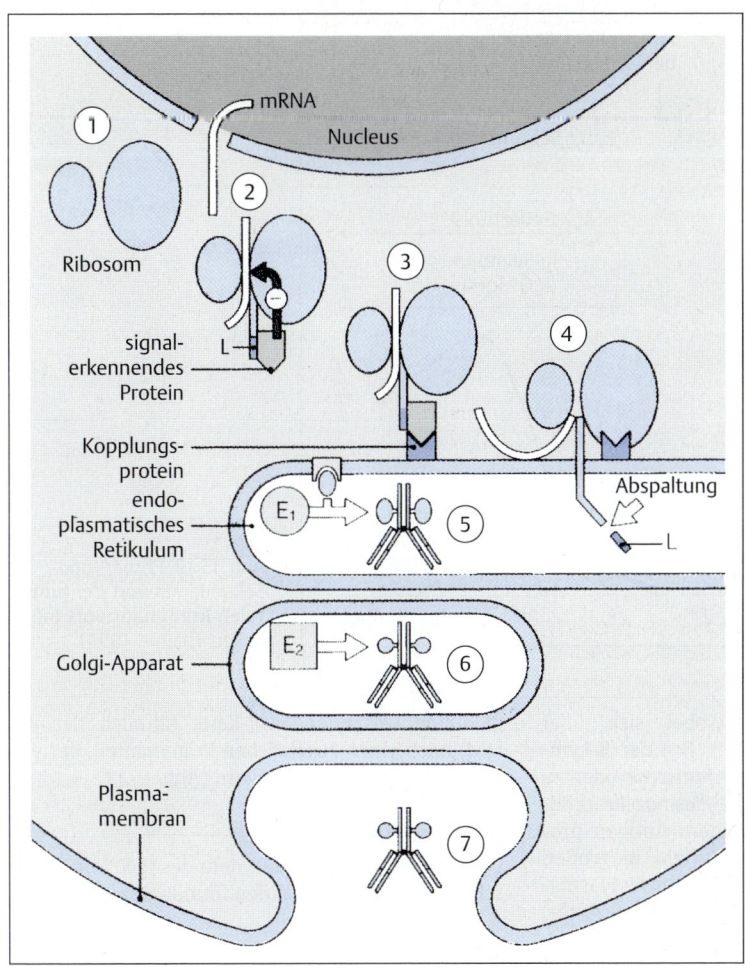

Abb. 15.**10** Der **Weg sezer-
nierter Immunglobuline**
durch die Zelle (aus Roitt/
Brostoff/Male, Thieme 1995)

das die weitere Transkription bis zur Andockung an
ein *Kopplungsprotein* am rauhen endoplasmatischen
Retikulum inhibiert (2 und 3). Nach erfolgter Transkription wird die Leitsequenz abgespalten (4) und
die Kette verbindet sich mit den übrigen Ketten
des Immunglobulins (5). Enzyme fügen im Verlauf
der weiteren Proteinmodifikation Kohlenhydrat-
seitenketten an das Immunglobulin (5 und 6).
Schließlich erfolgt die Exozytose des fertigen Immunglobulins (7).

Immunglobulin M (IgM)

Aufbau: IgM ist ein *Pentamer* aus 5 Immunglobulinmolekülen (Abb. 15.**11**). Die Immunglobulinmoleküle
sind über ein zusätzliches Peptid (*J-Kette*; J: *joining*)
und *Disulfidbrücken* miteinander verbunden.
Funktion: IgM, als membranständiger Antikörper
auf reifen B-Lymphozyten, ist Rezeptor für Antigene.
Ist ein Antigen an ein membranständiges IgM gebunden, wird es von der Zelle internalisiert (durch

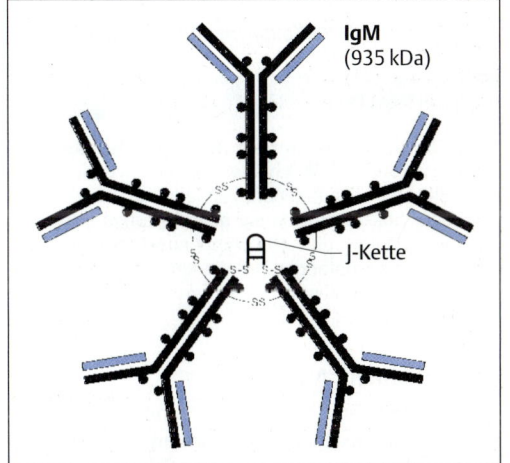

Abb. 15.**11 Struktur des IgM** (aus Koolman/Röhm,
Thieme 1994)

Biochemie

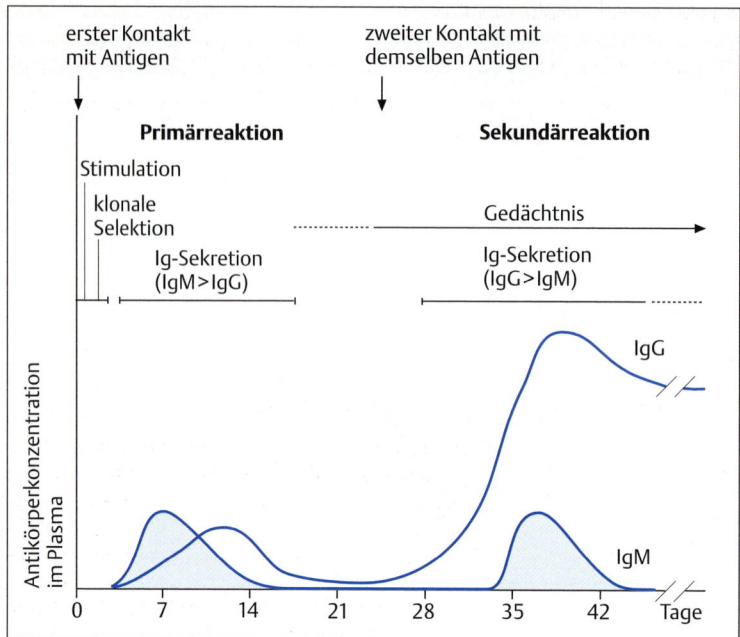

Abb. 15.**12** Primär- und Sekundärantwort der **humoralen Immunantwort** (aus Keller, Thieme 1994)

Phagozytose aufgenommen), wobei sich über Second-messenger-Prozesse (Ca^{2+}, IP$_3$) der B-Lymphozyt entweder zu einer *Gedächtniszelle* oder zu einer antikörperproduzierenden *Plasmazelle* differenziert. Bei Erstkontakt mit einem Antigen produziert die Plasmazelle zunächst IgM in großen Mengen. Nach 2 – 3 Tagen geht die *gleiche* Plasmazelle dazu über, IgG (mit *gleicher* Antigenspezifität) zu sezernieren (*Primärantwort*). Dringt dasselbe Antigen erneut in den Organismus ein, so produzieren die Gedächtniszellen sofort IgG (*Sekundärantwort, Sofortwirkung*, Abb. 15.**12**).

IgM zeichnet sich durch eine hohe *Agglutinationsfähigkeit* und starke *Komplementaktivierung* aus.

 Klinischer Bezug

Die Hämagglutination bei **Transfusionszwischenfällen** beruht auf Wechselwirkungen zwischen IgM und Blutgruppenantigenen. Aus diesem Grund sollte vor jeder Bluttransfusion ein *bedside-testing* erfolgen. Hierbei erfolgt die Blutgruppenbestimmung von Spender und Empfänger und die Kontrolle einer möglichen Kreuzreaktivität zwischen Empfänger- und Spenderblut.

Immunglobulin A (IgA)

IgA, ein Dimer aus 2 Immunglobulinmolekülen, existiert in 2 unterschiedlichen Formen. Im Serum befindet sich nur wenig IgA (IgA1). *Sekretorisches IgA* (sIgA, IgA2) befindet sich in vielen Sekreten des Körpers. sIgA enthält neben der die beiden Immun-

globuline verbindenden J-Kette (ähnlich der des IgM) noch einen zusätzlichen Proteinanteil, der von den *Epithelzellen* gebildet wird (Abb. 15.**13**).

Immunglobulin E (IgE)

Der **Aufbau** des IgE ähnelt dem des IgG. Der Unterschied zwischen den beiden Immunglobulinen liegt

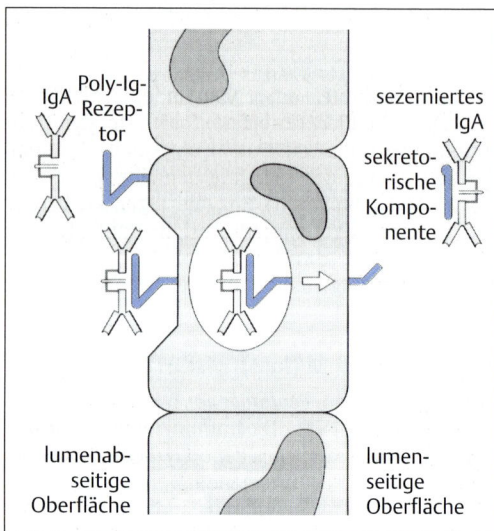

Abb. 15.**13 Transport des IgA** über ein Schleimhautepithel (sIgA) (aus Roit/Brostoff/Male, Thieme 1995)

Tab. 15.7 Übersicht über die verschiedenen Immunglobulin-Klassen.

	IgG	IgM	IgA	IgE	IgD
Subtypen	IgG1 – IgG4	–	sIgA, IgA	–	–
plazentagängig	+	–	–	–	–
in Muttermilch	–	–	+	–	–
Komplementaktivierung	+	+	–	–	–
antitoxisch	+	–	–	–	–
Rezeptor auf B-Lymphozyten	–	+	–	–	+

in den unterschiedlich schweren Ketten. IgE besteht aus zwei ε-Ketten, IgG aus γ-Ketten.
Funktion: Physiologischerweise dient IgE der Immunität gegenüber den von der Größe her nicht phagozytierbaren Parasiten. Leider spielt es auch bei der Pathogenese der allergischen Reaktion vom Soforttyp eine entscheidende Rolle (s. 15.6).

Immunglobulin D (IgD)

Wie oben schon erwähnt, ist das aus je zwei leichten und schweren Ketten bestehende IgD auf Zellmembranen der B-Lymphozyten enthalten und dient dort als *Antigenrezeptor* (Tab. 15.**7**).

Übersicht

Tab. 15.**7** gibt eine zusammenfassende Übersicht über die Immunglobuline.

 Klinischer Bezug

Immunglobuline werden zur **passiven Immunisierung** (Impfung) verabreicht. Der Vorteil der passiven Immunisierung liegt im sofortigen Wirkungseintritt. Immunglobuline können somit auch noch nach Exposition (Infektion mit einem Krankheitserreger) wirkungsvoll eingesetzt werden. Die zur passiven Impfung eingesetzten Immunglobuline stammen aus dem Plasma zuvor immunisierter Blutspender oder immunisierter Tiere. Ferner können einige Immunglobuline gentechnisch hergestellt werden. Bedingt durch die biologische Halbwertszeit der Immunglobuline hält die so vermittelte Immunität nicht lange an.

 Merke

Von längerer Dauer, z. T. sogar lebenslang, ist die durch *aktive Immunisierung* (Impfung) vermittelte Immunität. Abgeschwächte (attenuierte) Erreger oder Immunität vermittelnde Bestandteile ahmen eine Infektion mit dem Erreger nach. Im Körper sind nach erfolgter aktiver Impfung Gedächtniszellen vorhanden, die den Erreger bei einer natürlichen Infektion frühzeitig eliminieren.

Monoklonale Antikörper

Monoklonale Antikörper werden von einem künstlich hergestellten unsterblichen Zellklon synthetisiert. Sie können nur ein bestimmtes Antigen spezifisch erkennen. In Diagnostik und Forschung finden monoklonale Antikörper einen breiten Einsatz. Mithilfe von markierten Antikörpern (Enzyme, radioaktiv, fluoreszierende Farbstoffe) können sowohl Bakterien identifiziert als auch Tumoren klassifiziert werden.
Die **Herstellung** monoklonaler Antikörper geschieht durch Fusion einer den gewünschten Antikörper synthetisierenden Plasmazelle mit einem immortalisierten, nicht antikörperbildenden B-Lymphozyten. Die Zellen, die durch Teilungen dieser Art entstehen, werden als Zellklon bezeichnet.

 Merke

Monoklonale Antikörper, Produkte einer immortalisierten Plasmazelle, sind für ein Antigen spezifisch (homogene, monospezifische Antikörper).

15.3.2 Haupthistokompatibilitätskomplex

Der Haupthistokompatibilitätskomplex (MHC, *major histocompatibility complex*) besteht aus Proteinen, die sich an der Oberfläche von Zellen befinden. Die beiden Klassen des MHC (MHC I und MHC II) sind auf verschiedenen Zellen vorhanden und dienen hauptsächlich der Erkennung „selbst" oder „fremd". T-Lymphozyten erkennen Antigene nur in Verbindung mit dem MHC. CD4 +-Lymphozyten binden an den auf *B-Lymphozyten* und *Makrophagen* vorhandenen *MHC II*, CD8 +-Lymphozyten an den von allen *kernhaltigen Zellen* exprimierten *MHC I*.

 Merke

MHC I ist auf allen kernhaltigen Zellen (also nicht auf Erythrozyten) vorhanden, während *MHC II* nur auf B-Lymphozyten und Makrophagen zu finden ist. MHC-Proteine sind *Glykoproteine*.

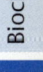

Biochemie

Sowohl MHC I als auch MHC II zeichnen sich durch große strukturelle Unterschiede zwischen einzelnen Individuen einer Spezies aus. Der große Vorteil dieses *MHC-Polymorphismus* wird durch folgende Überlegung deutlich: Trügen alle Individuen einer Spezies denselben MHC auf ihrer Zelloberfläche, wäre ein schlecht mit diesem MHC bindendes Pathogen eine Bedrohung für die Existenz der gesamten Spezies, da T-Lymphozyten Antigene nur in Verbindung mit MHC erkennen können. Die Ureinwohner Amerikas waren aufgrund ihrer relativ hohen MHC-Homogenität sehr empfänglich gegenüber den Krankheitserregern aus der „Alten Welt".

Merke

Menschliche MHC-Proteine, die erstmals aus menschlichen Lymphozyten gewonnen wurden, werden auch noch unter der Bezeichnung HLA (*human leucocyte associated antigen*) geführt.

Klinischer Bezug

MHC-Proteine sind neben ihrer physiologischen Funktion vor allem in der **Transplantationsmedizin** von Bedeutung. Die Zellen der Transplantate tragen MHC-Antigene auf ihrer Oberfläche. Stammt das Transplantat nicht vom Empfänger oder einer genetisch identischen Person, sondern von einem anderen Individuum derselben Spezies (Allotransplantat), kommt es zu einer T-Zell-vermittelten *Transplantatsabstoßung*, da die MHC-Moleküle des Spenderorgans als fremd erkannt werden. Um die Abstoßungsreaktion zu vermeiden, werden immunsuppressive Pharmaka (*Cortison* und *Cyclosporin*) eingesetzt.
Bei allotransplantiertem Knochenmark kann eine Immunreaktion der gespendeten Zellen *gegen den Empfänger* auftreten, da dieser wegen der Grundkrankheit exzessiv immunsuppressiv behandelt wurde. (Graft-versus-host-Disease)

15.3.3 T-Zell-Rezeptor

Die auf den T-Lymphozyten exprimierten T-Zell-Rezeptoren (s.o.) sind auf der Zelloberfläche immer mit *CD3* assoziiert. CD3 ist ein Komplex aus mehreren Polypeptiden, die keine Varianz zwischen den einzelnen T-Zellen aufweisen. Aufgabe des CD3-Komplexes ist die *Signaltransduktion* (Einleitung der nach Antigenkontakt notwendigen Schritte, z.B. Abtötung der Zielzelle) nach erfolgter Antigenbindung an den TCR. Antigen bindet nur in Verbindung mit MHC an den TCR. Der TCR erkennt andere Stellen desselben Antigens als der gegen dieses Antigen gebildete Antikörper, da Antigen am MHC verändert vorliegt.
Die Fähigkeit des TCR, eine große Vielfalt an Antigen zu erkennen, ist, wie bei den Antikörpern, in *Rekombination* verschiedener, in mehreren verschiedenen Kopien vorliegenden Genabschnitten begründet.

15.4   Unspezifische Immunabwehr

Die Komponenten der *bei der Geburt ausgebildeten* unspezifischen Immunabwehr gewährleisten eine Auseinandersetzung mit dem Mikroorganismus noch bevor er in den Körper eingedrungen ist. Sollte dies einem Mikroorganismus doch gelungen sein oder handelt es sich um eine entartete Zelle, so setzen sich dort weitere Komponenten der unspezifischen Immunabwehr mit dem Pathogen auseinander und aktivieren gleichzeitig das spezifische Immunsystem. *Physikalisch-chemische* Abwehrmechanismen, *Zellen* und *lösliche Plasmabestandteile* bilden die Grundlage der unspezifischen Immunabwehr:
- *Physikalisch-chemische Mechanismen:*
  - Lysozym,
  - saures Milieu der Haut, des Magens und der Vagina,
  - Schleimproduktion und dessen Abtransport durch Zilienbewegungen,
  - Haut und Schleimhäute.
- *Plasmabestandteile:*
  - Komplementsystem,
  - Akut-Phase-Proteine,
  - Interferone.
- *Zellen:*
  - Granulozyten,
  - Makrophagen.

Merke

Das unspezifische Immunsystem ist die *erste, sofort verfügbare Barriere*, die Pathogene zu überwinden haben. Gleichzeitig erfolgt eine Aktivierung der spezifischen Immunantwort.

15.4.1   Physikalisch-chemische Barrieren

Die Mehrzahl der pathogenen Mikroorganismen muss zur Vermehrung zunächst in den Wirtsorganismus eindringen. Der menschliche Organismus verfügt über eine Reihe von Mechanismen, um dies zu verhindern:
- Schleim und Flimmerhärchen in den Luftwegen,
- Magensäure,
- Haut,
- Lysozym in den meisten Sekreten,
- Talgdrüsensekrete,
- kommensale Keime in Darm und Vagina,
- Spermin in der Samenflüssigkeit.

Haut und *Schleimhäute* können bereits das Eindringen pathogener Mikroorganismen effektiv verhindern.
Die auf der Haut symbiontisch lebenden Bakterien (z.B. Staphylococcus epidermidis) sorgen mit ihrem Stoffwechsel für einen für viele Bakterien ungünstigen *sauren pH der Haut*. pH-sensible Bakterien wer-

den im Magen durch die dort vorhandene *Salzsäure* abgetötet. Die im Darm lebenden Bakterien verhindern, dass sich dort pathogene Keime ansiedeln.

Klinischer Bezug

Durch eine Antibiotikatherapie kann die physiologische Darmflora geschädigt werden. Dadurch kann es zu einer ungehemmten Vermehrung von Clostridium difficile kommen. Es resultiert eine lebensbedrohliche Erkrankung, die als **pseudomembranöse Kolitis** bezeichnet wird.

Lysozym, Bestandteil der meisten Körpersekrete, ist in der Lage, die Bakterienzellwand zu zerstören. Sollte dennoch ein Mikroorganismus diese vielfältigen Barrieren überwunden haben, so muss er sich mit den beiden weiteren Komponenten der unspezifischen Immunabwehr, Plasmabestandteilen und phagozytosefähigen Zellen, auseinandersetzen.

15.4.2 Plasmaproteine der unspezifischen Immunabwehr

Das Komplementsystem

Das Komplementsystem besteht aus hauptsächlich in der Leber synthetisierten *Serumproteinen* (Glykoproteine). Die Komponenten des Komplementsystems werden mit dem Buchstaben „C" und einer Nummer gekennzeichnet. Leider erfolgt die Nummerierung der Komplementproteine in Reihenfolge ihrer Entdeckung und nicht entsprechend der jeweiligen Aktivierungsstufen. Die einzelnen Bestandteile des Komplementsystems werden durch *partielle Proteolyse* aktiviert. Analog zum Gerinnungssystem dient dies der Amplifikation der Antwort, da eine aktivierte Komplementkomponente mehrere der folgenden

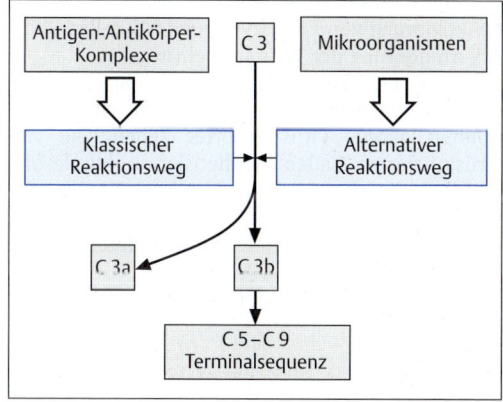

Abb. 15.14 Alternative und klassische Aktivierung von Komplement. Aus C3 wird C3a (die größere Komponente) und C3b (die kleinere Komponente) (aus Roitt/Brostoff/Male, Thieme 1995)

Komponenten umsetzt. Komplement erfüllt drei wesentliche **Aufgaben** im Organismus:

- Aktivierung und chemotaktischer Reiz für Leukozyten und Makrophagen,
- Opsonierung von Mikroorganismen,
- Bildung von Poren in die Zellmembran von Mikroorganismen (MAK, membrane attack complex).

Oberflächen von *Mikroorganismen* (alternativer Weg) und *Antigen-Antikörper-Komplexe* (klassischer Weg) sind in der Lage, Komplement zu aktivieren. Entscheidender Schritt der Komplementaktivierung ist die Proteolyse von C3 durch eine der C3-Konvertasen (Abb. 15.**14**).

Alternative Komplementaktivierung

Der alternative Weg der Komplementaktivierung ist im Vergleich zum klassischen Weg wesentlich *schneller* verfügbar. C3 unterliegt im Plasma immer einer geringen Proteolyse. Bindet das aktive Spaltprodukt von C3 an körpereigene Oberflächen, so wird es durch dort vorhandene Enzyme inaktiviert. Auf Bakterienoberflächen entfällt die Inaktivierung, und es kommt zur Ausbildung einer *C3-Konvertase*, durch die die Komplementkaskade initiiert wird.

Klassische Komplementaktivierung

Die Antigen-Antikörper-Komplex-abhängige Komplementaktivierung wurde vor dem alternativen Weg entdeckt; deswegen die Bezeichnung „klassisch". Die Aktivierung des klassischen Weges erfolgt über eine Bindung von *C1* an einen Antigen-Antikörper-Komplex. IgG und IgM besitzen an ihrem F_c-Teil eine Komplementbindungsstelle (s.oben), die jedoch erst nach erfolgter Bildung an Antigen frei wird (Konformationsänderung des F_c-Teils nach Antigenbindung). Nach Bindung an den Antigen-Antikörper-Komplex werden durch C1 Ca^{2+}-abhängig weitere Komplementproteine gespalten, sodass eine *C3-Konvertase* entsteht. Im Plasma spontan entstehende C3-Konvertasen des klassischen Weges sind, wenn nicht an einen Antigen-Antikörper-Komplex gebunden, instabil und zerfallen sofort.

Die Aktivierung des klassischen Komplementsystems erfolgt während einer Immunantwort wesentlich später als die des alternativen Wegs, da der klassische Weg frühestens nach erfolgter Immunglobulinsynthese aktiviert werden kann.

Folgen der Komplementaktivierung

Bildung von Poren

Durch Aneinanderlagerung verschiedener Komplementfaktoren in fremde Zellmembranen bildet Komplement einen Kanal innerhalb der Membran (*MAC, membrane attack complex*). Ionen und Wasser können sich durch einen solchen Kanal entsprechend dem Diffusionsgefälle verteilen. Aufgrund der *Ionen-*

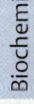

Biochemie

verteilung zwischen intra- und extrazellulärem Raum füllt sich die Zelle immer mehr mit Wasser aus dem Extrazellulärraum und zerplatzt schließlich.

Opsonierung

Befinden sich aktivierte Komplementfaktoren auf der Oberfläche von Mikroorganismen, so werden diese besonders gut phagozytiert. *Rezeptoren* (CR, complement receptor) für einzelne Komplementbestandteile auf Makrophagen, Neutrophilen und Monozyten vermitteln die gesteigerte Phagozytose gegenüber den mit Komplementfaktoren beladenen Mikroorganismen.

Komplementrezeptoren befinden sich auch auf *Erythrozyten* und *Thrombozyten*. Erythrozyten und Thrombozyten transportieren gebundene Mikroorganismen zu Zellen des MPS.

Komplement als Anaphylatoxin

Anaphylatoxine sind Stoffe, die Entzündungsreaktionen, gekennzeichnet durch *Dolor* (Schmerz), *Rubor* (Röte) und *Tumor* (Schwellung), unterstützen. Aktivierte Komplementbestandteile, vor allem C3a und C5a, erhöhen die *Gefäßpermeabilität*, fördern die *Mastzelldegranulation*, sind *chemotaktisch* wirksam und induzieren eine Kontraktion der *glatten Muskulatur*.

Merke

Chemotaktische Stoffe werden an Entzündungsherden freigesetzt und diffundieren in das umgebende Gewebe ab. Zellen des Immunsystems erkennen schon geringste Konzentrationen chemotaktischer Stoffe und folgen dem Konzentrationsgefälle. Neben ihrer Bedeutung in der Immunologie spielen chemotaktische Stoffe noch eine wichtige Rolle in der Embryonalentwicklung.

Schließlich sind einige Komplementbestandteile in der Lage, rezeptorvermittelt Leukozyten zu aktivieren.

Klinischer Bezug

Defekte des Faktors C3 (autosomal-rezessiv vererblich) führen bei Betroffenen zu **erhöhter Infektionsanfälligkeit** gegenüber pyrogenen (fiebererzeugenden) Bakterien. Defekte anderer Faktoren sind bekannt und bieten ein breites Spektrum an klinischen Erscheinungen.

Akut-Phase-Proteine

Schon 6–12h nach Beginn einer Entzündungsreaktion werden in der Leber die sog. Akut-Phase-Proteine gebildet. Botenstoffe des Immunsystems (Interleukine, s.unten) induzieren die Synthese dieser Pro-

teine. Bedeutend ist vor allem das *C-reaktive-Protein* (CRP), dessen Konzentration im Serum bei Entzündungsreaktionen um bis zu das 100fache ansteigen kann. CRP ist in der Lage, an Polysaccharidketten der Bakterienoberfläche (C-Substanz) zu binden. Gebundenes CRP wirkt opsonierend und kann das Komplementsystem aktivieren. Neben CRP sind *Fibrinogen* und *a_1-Antitrypsin* weitere Akut-Phase-Proteine.

Die Synthese der Akut-Phase-Proteine geht mit verminderter Produktion von Albumin und Transferrin einher. Die Veränderungen der Plasmaproteinzusammensetzung während der Entzündungsphase kann mit der Plasmagelelektrophorese verfolgt werden (s. Kap. 2.3.6).

Klinischer Bezug

Die **CRP-Bestimmung im Blut** wird in der Klinik zur genauen Verlaufskontrolle entzündlicher Prozesse benutzt. Steigt z.B. nach Operationen der CRP-Wert über ein gewisses Maß, so muss dies unter dem Aspekt einer postoperativen Infektion weiter abgeklärt werden.

Merke

CRP und Fibrinogen werden auch als *positive* Akut-Phase-Proteine bezeichnet, da sie vermehrt synthetisiert werden. Albumin und Transferrin sind folglich *negative* Akut-Phase-Proteine.

Interferone

Die von virusinfizierten Zellen und aktivierten T-Lymphozyten synthetisierten Interferone zeichnen sich durch *antivirale* Eigenschaften aus. Die antivirale Eigenschaften der *speziesspezifischen* Interferone wird wesentlich durch
■ erhöhte MHC-Expression,
■ Aktivierung von Phagozyten und NK-Zellen und
■ Verhinderung der Virusvermehrung
gewährleistet. Erhöhte MHC-Expression und Aktivierung phagozytierender Zellen erleichtern das Abtöten bereits virusinfizierter Zellen. Die von virusinfizierten Zellen synthetisierten Interferone schützen virusfreie Zellen vor Virusinfektion und -vermehrung. Der Infektionsschutz wird durch Induktion bestimmter Proteine durch Interferon in der noch nicht infizierten Zelle vermittelt, u. a. durch Stimulation antiviraler, mit mRNA interferierender Proteine.

Übersicht

In Tab. 15.8 sind die wichtigsten Komponenten der unspezifischen humoralen Immunantwort zusammengefasst.

Tab. 15.8 Die unspezifische humorale Immunität

Komponente	Herkunft	Funktion	Besonderheiten
Komplementsystem	Leber (Großteil) Makrophagen	Anaphylatoxin Opsonierung Porenbildung (MAC)	alternativer und klassischer Weg
Akut-Phase-Proteine	Leber	Opsonierung (durch CRP)	klinisch-chemischer Entzündungsparameter
Interferone	Lymphozyten virusinfizierte Zellen	Schutz noch nicht infizierter Zellen	interferiert mit mRNA

15.4.3 Zelluläre Bestandteile der unspezifischen Immunabwehr

Makrophagen und *Granulozyten* (Mikrophagen), die die zelluläre Komponente der unspezifischen Immunabwehr darstellen, sind schon im Abschnitt „Zellen des Immunsystems" näher vorgestellt worden. Unspezifische Erkennung von eingedrungenen Mikroorganismen ermöglicht diesen Zellen die *schnelle* Phagozytose. Daneben stellen Makrophagen durch ihre Fähigkeit, Antigen präsentieren zu können, eine wichtige Verbindung zur spezifischen Immunität dar.

15.5 Zusammenspiel der einzelnen Komponenten des Immunsystems

Die Komponenten des Immunsystems sind nur als Ganzes gegen die Vielzahl der Noxen effektiv wirksam. Das Zusammenspiel der einzelnen Bestandteile wird durch Botenstoffe des Immunsystems (*Interleukine*), kurzfristige Zellkontakte, *Adhäsionsmoleküle*

und durch das ZNS nebst Mediatoren (z. B. Histamin) gesteuert.

15.5.1 Antigenpräsentation

Antigenpräsentation, hauptsächlich von Zellen des *unspezifischen Immunsystems* ausgeführt, ist für die *spezifische Immunantwort* von entscheidender Bedeutung (Abb. 15.15). Relevante Schritte der Antigenpräsentation sind:

1. *Phagozytose* des Antigens durch Zellen des RES oder einen B-Lymphozyten,
2. teilweise *Aufspaltung* des Antigens durch Verschmelzung mit Lyososomen (Antigenprozessierung),
3. *Bindung* der prozessierten Antigene an *MHC II* innerhalb der Zelle,
4. *Expression* von MHC II und prozessiertem Antigen auf der Zelloberfläche.

Die an MHC II gebundenen Antigene werden von den T_H-Zellen (CD4$^+$) erkannt. T_H-Zellen, sobald sie ein prozessiertes Antigen erkannt haben, aktivieren Makrophagen oder B-Lymphozyten (Abb. 15.16).
Die übrigen kernhaltigen Zellen des menschlichen Organismus exprimieren MHC-I-Moleküle auf ihrer Oberfläche. An MHC I sind eigene Antigene gebunden. Fremde Antigene innerhalb einer Zelle, die bei *Tumorzellen* und *virusinfizierten Zellen* u. U. vorhanden sind, werden wie eigene Antigene behandelt und in Verbindung mit MHC I an der Zelloberfläche exprimiert. CD8$^+$-Lymphozyten (T-Killerzellen, T_C), die ein Antigen zusammen mit MHC I erkannt haben, töten diese Zelle ab (Tab. 15.9).

 Merke

Als *Antigene* wirksam sind Mikroorganismen, entartete und körperfremde Zellen, größere Eiweiß- und Kohlenhydratmoleküle. *Haptene*, niedermolekulare chemische Substanzen, sind nur immunogen, wenn sie an Protein gebunden sind. Metalle, wie z. B. Nickel, lösen erst an Albumin gebunden bei bestimmten Menschen Allergien aus und sind ein Beispiel für Haptene.

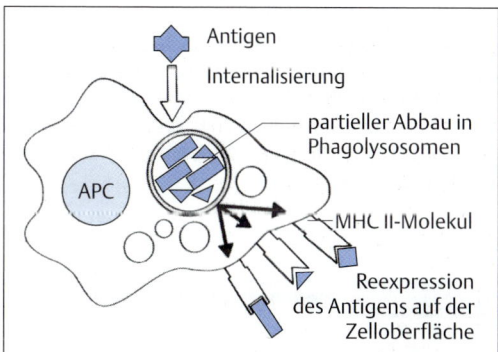

Abb. 15.**15 Antigenpräsentation** in Verbindung mit MHC II durch antigenpräsentierende Zellen (APC) (aus Roitt/Brostoff/Male, Thieme 1995)

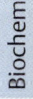

Biochemie

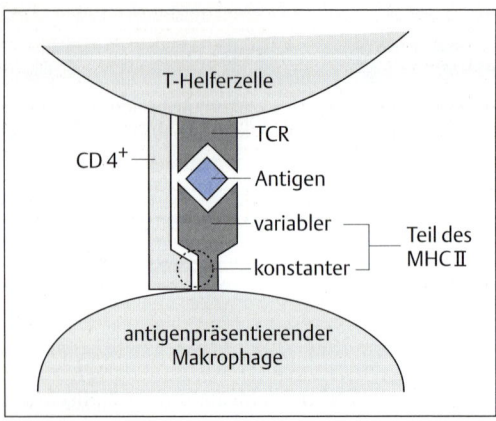

Abb. 15.**16** Antigenerkennung der **CD4⁺-Lymphozyten** in Verbindung mit MHC II

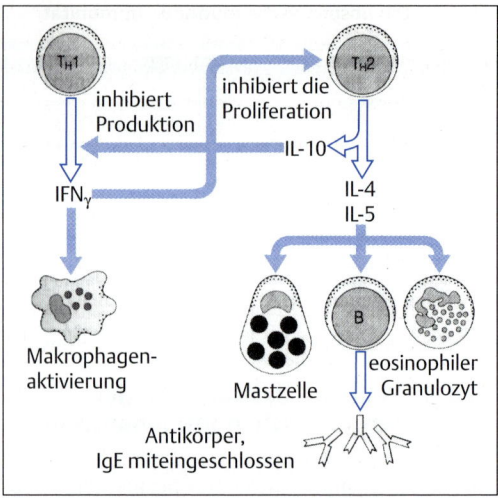

Abb. 15.**17** Die beiden Subtypen der **T-Helferzellen** aktivieren unterschiedliche Zellen und inhibieren gleichzeitig den anderen Subtyp. IL-4 und IL-5 sind Reifungsfaktoren für B-Zellen, IL-10 hemmt generell die Interleukinbildung, IFN$_\gamma$ (Interferon γ) ist neben seiner Funktion als Interleukin noch zur Makrophagenaktivierung befähigt (IL: Interleukin) (aus Roitt/Brostoff/Male, Thieme 1995)

15.5.2 T-Helferzellen und Interaktionen

Nach erfolgter *spezifischer* Bindung zwischen TCR der T-Helferzelle (CD4 ⁺) und an MHC II gebundenes Antigen der antigenpräsentierenden Zelle kommt es zur *Aktivierung* der T-Helferzelle. Die Aktivierung der T-Helferzelle beinhaltet mehrere Zellteilungen dieser Zelle und Differenzierung zu einer aktiven oder Gedächtniszelle.

 Merke

Bindung einer spezifischen Immunzelle an ein präsentiertes Antigen, wie oben beschrieben, wird als *klonale Selektion* bezeichnet. Der genau auf dieses Antigen zugeschnittene Zellklon wird ausgewählt. *Klonale Expansion* bezeichnet die Vermehrung des selektierten Zellklons.

Neben TCR und dem an MHC gebundenen Antigen sind **Adhäsionsmoleküle** nötig, um den Kontakt zwischen T-Lymphozyt und Zielzelle zu vermitteln. Adhäsionsmoleküle, die auf zahlreichen Zellen vorhanden sind, vermitteln engen Kontakt der miteinander verbundenen Zellen und fungieren, nach erfolgter Bindung, als Rezeptoren. Bekannte Adhäsionsmoleküle sind ICAM-1 (*intercellular adhesion molecule*) und LFA (*leucocyte functional antigen*).

Während der Bindung zwischen T-Helferzelle und antigenpräsentierender Zelle, wie bei vielen anderen immunologisch bedeutsamen Zellkontakten, erfolgt über **Interleukine** (s. u.) ein reger *Informationsaustausch* der Zellen untereinander. Die Wirkungen der sezernierten Interleukine können *autokrine*, *parakrine* und/oder *systemische* Wirkungen entfalten.
Ist die T-Helferzelle durch diese vielfältigen Interaktionen aktiviert worden, so beginnt sie, Effektorzellen des Immunsystems über Interleukinproduktion zu mobilisieren (Abb. 15.**17**).

15.5.3 T-Killerzellen und zellvermittelte Zytotoxitiät

Neben der Phagozytose gibt es noch die Möglichkeit, fremde Zellen durch *zytotoxische Stoffe* abzutöten. Nach erfolgter Bindung einer zytotoxischen Zelle an ihre Zielzelle werden von der zytotoxischen Zelle Stoffe sezerniert, die in der Lage sind, die Zielzelle abzutöten.

Tab. 15.**9 MHC-Moleküle** als Schlüssel der Antigenerkennung

MHC-Molekül	Vorkommen	Bindungspartner
MHC I	alle kernhaltigen Zellen	T-Lymphozyten (CD8 ⁺)
MHC II	Makrophagen Monozyten B-Lymphozyten	T-Lymphozyten (CD4 ⁺)

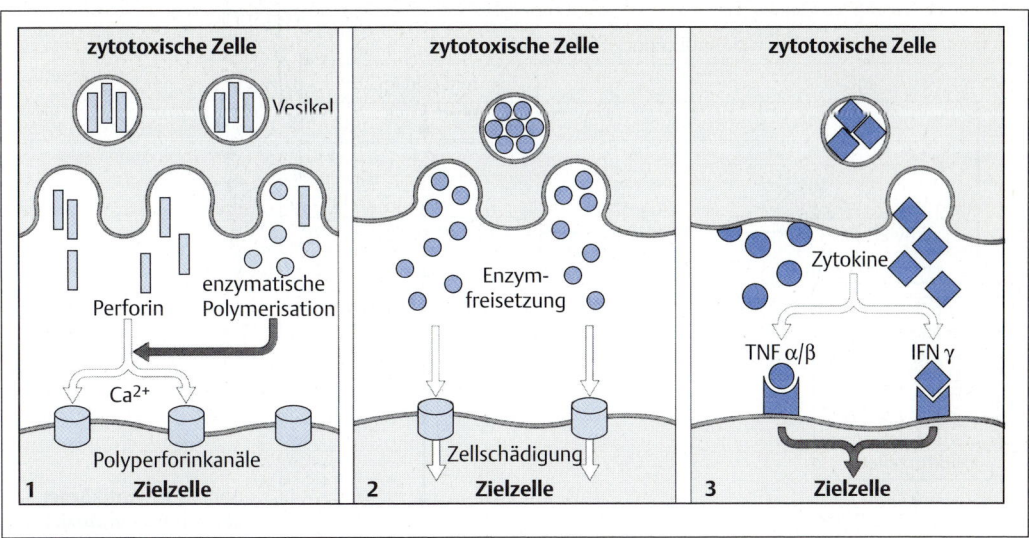

Abb. 15.**18 Mechanismen zellvermittelter Zytotoxizität** (aus Roitt/Brostoff/Male, Thieme 1995)

Insgesamt weisen 3 Zellpopulationen zytotoxische Eigenschaften auf:

- *T-Killerzellen* binden an Antigene, die auf MHC I dargeboten werden.
- *NK-Zellen* sind in der Lage, Oberflächen neoplastisch transformierter Zellen zu erkennen.
- *K-Zellen* binden an den F_C-Teil von an Zielzellen gebundenen Antikörpern.

Die oben genannten Zellen verfügen im Wesentlichen über drei **Abtötungsmechanismen** (Abb. 15.**18**). In allen drei Fällen werden nach erfolgter Bindung an die Zielzelle Vesikel freigesetzt. Das Molekül *Perforin* bildet Ca^{2+}-abhängig transmembranäre, porenförmige Läsionen in die Zellwand der Zielzelle. Durch diese Kanäle werden in einem weiteren Schritt sezernierte *lysosomale Enzyme* in die Zielzelle transportiert. Die Abtötung der Zielzelle durch *Zytokine* benötigt mehr Zeit.

15.5.4 Die Rolle der Antikörper

Antikörper befinden sich entweder auf reifen *B-Lymphozyten* und *Mastzellen* oder liegen frei im *Plasma* vor. Membranäres IgM und IgD der B-Lymphozyten erfüllen Rezeptoraufgaben (s. 15.3.1, IgM). Das auf Mastzellen gebundene IgE löst nach erfolgter Kreuzvernetzung (*crosslinking*) zweier IgE-Moleküle die Mastzelldegranulation aus (s. 15.6.1, Allergie Typ I). Frei im Plasma befindliche Antikörper binden spezifisch an ihr entsprechendes Antigen. Die Bindung des Antikörpers an sein Antigen *markiert* vor allem letzteres für andere Effektoren (z. B. Makrophagen) des Immunsystems (Abb. 15.**19**).

Makrophagen erkennen mit Antikörpern (und Komplement) beladene Antigene wesentlich besser (Op-

sonierung). Die Phagozytose und Abtötung dieser Antigene erfolgt somit viel schneller. Ferner ist der *klassische Weg* der *Komplementaktivierung* auf gebildete Antigen-Antikörper-Komplexe angewiesen. Unter Umständen genügt die Bindung des Antikörpers an das Antigen, wenn wichtige Oberflächenproteine des Antigens besetzt werden.

 Klinischer Bezug

Das **Influenza-Virus** benötigt zur Adsorption an Epithelzellen des Respirationstrakts sein Oberflächenprotein Hämagglutinin. Existieren bereits Antikörper gegen Hämagglutinin, so kann sich das Virus nicht vermehren, da mit Antikörpern beladenes Hämagglutinin nicht mehr an seinen eigentlichen Rezeptor auf den Epithelien binden kann.

Allerdings haben einige Mikroorganismen im Laufe der Evolution Strategien entwickelt, um der Abtötung im Wirt zu entgehen. Staphylococcus aureus, ein gramnegatives Bakterium, ist z. B. in der Lage, IgG-Moleküle am F_C-Teil zu binden. So gebundene Immunglobuline können Makrophagen nicht erkennen, und das Bakterium entgeht der Phagozytose.

15.5.5 Zytokine: Die Botenstoffe des Immunsystems

Zytokine (*Interferone, Interleukine, Wachstumsfaktoren*) werden von verschiedenen Zellen des Immunsystems synthetisiert. Im Organismus dienen sie zur Regulation und Steuerung der Immunantwort. Viele der Zytokine wirken nach Verbindung zweier immunkompetenter Zellen auto- und/oder parakrin

Biochemie

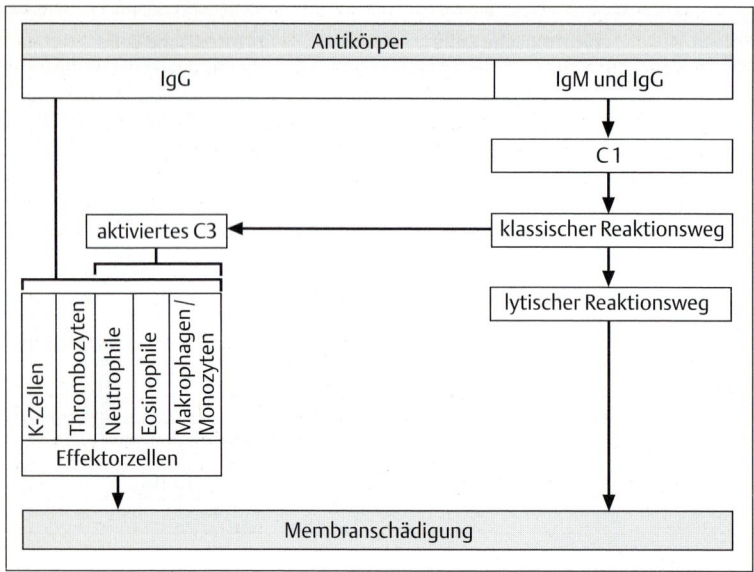

Abb. 15.19 Antikörper vermitteln Zytotoxizität (aus Roitt/Brostoff/Male, Thieme 1995)

und modulieren die weitere Ausreifung der verbundenen Zellen. **Systemische Wirkungen** entfalten vor allem IL-1, IL-2, IL-6 und die zahlreichen Wachstumsfaktoren.

■ *Fieber* wird durch *pyrogene* Substanzen hervorgerufen: Mikroorganismen werden zu den *exogenen*, von Leukozyten freigesetzte Stoffe zu den *endogenen Pyrogenen* gerechnet. Beide gemeinsam induzieren in Makrophagen die Synthese pyrogener Zytokine (IL-1, TNF und IL-6), die im Hypothalamus über eine Induktion der Prostaglandinsynthese den Sollwert der Körpertemperatur hochregelt.

■ Nach erfolgter Bindung an Rezeptoren der Hepatozyten bewirkt IL-6 die *Akut-Phase-Proteinbiosynthese*.

■ Wachstumsfaktoren und verschiedene Interleukine regulieren im Blut bildenden Knochenmark die *Leuko-, Lympho- Erythro-* und *Thrombopoese*.

In Tab. 15.**10** sind einige Zytokine aufgelistet.

15.6   Immunpathophysiologie

Die Bedeutung eines voll funktionsfähigen Immunsystems für das Leben darf auf keinen Fall unterschätzt werden. Immundefekte, z.B. eine Infektion mit dem HIV-Virus, verdeutlichen bereits durch Ausfall einer einzigen Komponente die Notwendigkeit eines intakten Immunsystems für die Aufrechterhaltung der Individualintegrität. Immundefekte kommen in drei verschiedenen Manifestationsformen vor:

■ *Allergie:* Gegen harmlose Antigene wird eine äußerst massive Immunantwort mobilisiert. Nach auslösendem Faktor der Hypersensitivität und den dabei beteiligten Komponenten des Immunsystems werden vier Formen der Allergien (Typ I bis IV) unterschieden.

Tab. 15.10 Prüfungsrelevante Zytokine

Zytokin	Bildungsort	Zielzellen	Funktion/Besonderheit
Interleukin 1 (IL 1)	Makrophagen B-Lymphozyten	Lymphozyten Makrophagen Hepatozyten	*lokal* wirkt IL 1 chemotaktisch; *systemisch* induziert es Fieber und die Synthese von Akut-Phase-Proteinen
Interleukin 2 (IL 2)	T-Lymphozyten	T-Lymphozyten	T-Lymphozyten Proliferation und Wachstum
Tumornekrosefaktor α (TNF α, Kachexin)	Makrophagen	Makrophagen Hepatozyten	chemotaktisch, Adhäsionsmoleküle↑, Synthese der Akut-Phase-Proteine in der Leber

- *Immunschwäche:* Einzelne Komponenten des Immunsystems sind defizient. Es wird zwischen *angeborenen* und *erworbenen* Immunschwächen unterschieden.
- *Autoimmunität:* Das Immunsystem kann nicht mehr zwischen „selbst" und „fremd" unterscheiden, wobei körpereigene Zellen vom Immunsystem angegriffen und zerstört werden.

15.6.1 Allergien

Die insgesamt 4 Typen der allergischen Reaktionen sind in Abb. 15.20 zusammengefasst.

Typ I: Allergie vom Soforttyp

Nach **Erstkontakt** mit einem *Allergen* (ein allergische Reaktionen verursachendes Antigen) präsentieren Makrophagen das prozessierte Allergen den T-Helferzellen. Diese stimulieren B-Lymphozyten zur Produktion von *IgE*. Im Plasma ist die Halbwertszeit des IgE gering, da es mit seinem F_c -Teil an Rezeptoren von Mastzellen und basophilen Granulozyten gebunden vorliegt.

Bei **erneutem Kontakt** mit demselben Allergen bindet dieses an entsprechende IgE-Antikörper, die bereits an Mastzellen gebunden sind. Werden zwei benachbart gebundene IgE-Moleküle durch das Allergen miteinander verknüpft (Kreuzvernetzung, *crosslinking*), werden die in den Mastzellen vorhan-

denen Mediatorstoffe in Sekundenschnelle freigesetzt. Von diesen Mediatoren ist **Histamin** von herausragender Bedeutung. Histamin ist vasodilatorisch aktiv, erhöht die Gefäßpermeabilität und wirkt konstriktorisch auf die glatte Muskulatur. Allergien vom Soforttyp weisen ein breites Spektrum an klinischen Erscheinungsbildern auf, das von recht harmlosen (*Heuschnupfen*) bis hin zu lebensbedrohenden Erkrankungen (z.B. *anaphylaktischer Schock*) reicht.

 Klinischer Bezug

Der **anaphylaktische Schock** ist durch eine massive Reaktion vom Soforttyp gekennzeichnet. Die dadurch verbundene Vasodilatation und Gefäßpermeabilitätssteigerung lässt den Großteil des zirkulierenden Blutvolumens in den Kapazitätsgefäßen bzw. im Gewebe versacken. Werden nicht sofort Adrenalin und Cortison in hoher Dosierung verabreicht, kommt es zum Tod durch Kreislaufversagen.

Einige Medikamente, z.B. Morphin oder Curare, lösen an den Mastzellen direkt eine Mediatorfreisetzung aus (*pseudoallergische Reaktion*).

Typ II: Antikörperabhängige Zellzerstörung

Gegen Zellen oder Gewebsstrukturen gerichtete Antikörper der Klassen *IgM* und *IgG* sind für die Pathogenese der Typ-II-Reaktion verantwortlich. Die

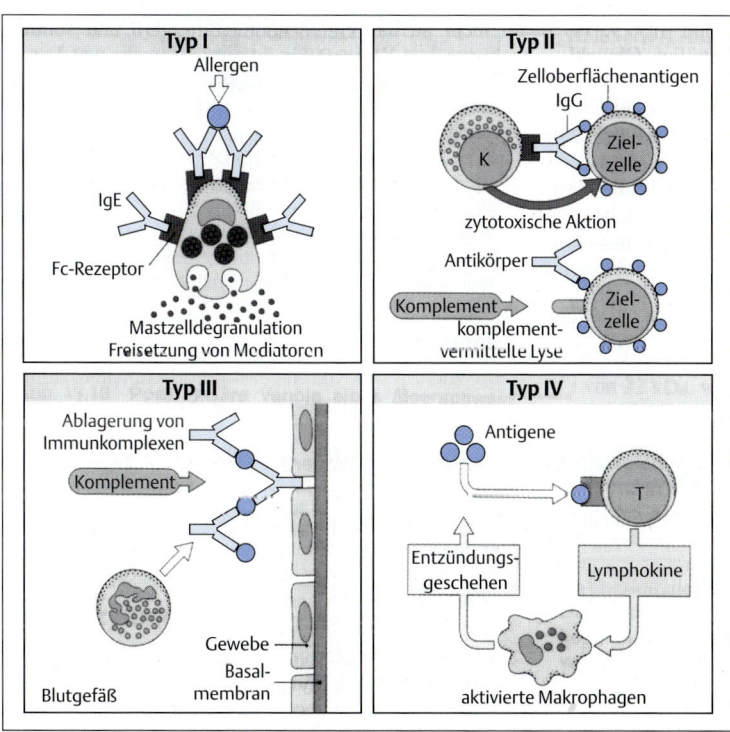

Abb. 15.**20 Allergische Reaktionen: Typ I:** Kreuzvernetzung der auf Mastzellen gebundenen IgE-Moleküle führt zur Mastzelldegranulation. **Typ II:** Antikörpervermittelt werden Zellen oder Oberflächen zytotoxischen Substanzen ausgesetzt. **Typ III:** Antigen-Antikörper-Komplexe lagern sich ab. **Typ IV:** Zellvermittelte Zytotoxizität (aus Roitt/ Brostoff/Male, Thieme 1995)

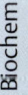

Biochemie

Tab. 15.**11 Allergische Reaktionen** in der Übersicht

Allergische Reaktion	Pathomechanismus	Klinisches Beispiel
Typ I	Histaminfreisetzung nach Kreuzvernetzung zweier IgE-Moleküle	Heuschnupfen Anaphylaktischer Schock
Typ II	Agglutination des Allergens mit IgG oder IgM	Transfusionszwischenfall
Typ III	Ablagerung von Immunkomplexen mit Aktivierung des Immunsystems	akute Glomerulonephritis
Typ IV	T-Killerzellen	Transplantatabstoßung

Antikörper können gegen eigene (s. 15.6.3) oder fremde Antigene gerichtet sein.

ABO-Inkompatibilitätsreaktionen sind Paradebeispiele für Typ-II-Allergien. Werden Erythrozyten transfundiert, gegen die Antikörper (meist IgM) vorhanden sind, erfolgt eine *Agglutination* mit Ablagerung in Gefäßen und die *klassische Komplementaktivierung* mit nachfolgender Zelllyse. Der *Morbus haemolyticus neonatorum* beruht auch auf einer Typ-II-Reaktion. Kennzeichnend für den Morbus haemolyticus neonatorum ist eine antikörpervermittelte Lyse der Erythrozyten des zweiten Rh-positiven Fetus einer Rh-negativen Mutter. (Bei der zweiten Schwangerschaft mit einem Rh-positiven Feten hat die Mutter bereits Antikörper gegen den Rhesusfaktor gebildet, da bei der Geburt Blut des Kindes in ihren Kreislauf gelangt ist.)

Typ III: Ablagerung von Antigen-Antikörper-Komplexen

Ähnlich wie bei Typ II werden bei Typ III der allergischen Reaktion *Antigen-Antikörper-Komplexe* gebildet, die aus unterschiedlichen Gründen nicht vollständig beseitigt werden können. Die Bildung dieser Komplexe findet im Plasma statt. Bereits nach kurzer Zirkulation lagern sich die gebildeten Immunkomplexe am Endothel der Blutgefäße ab. Dort aktivieren die Immunkomplexe, wie es ihrer eigentlichen Aufgabe entspricht, Effektormechanismen des Immunsystems. Die Folge ist eine von Komplement und zytotoxischen Zellen ausgeführte Zerstörung des umliegenden Gewebes.

 Klinischer Bezug

Klassisches Beispiel einer Typ-III-Reaktion ist die **akute Glomerulonephritis**. Nach einer meist unbehandelten Mandelentzündung durch Streptococcus pyogenes können sich 2–3 Wochen nach Abklingen der Infektion Immunkomplexe in den Glomeruli ablagern. Die Entzündungsreaktion in der Niere führt zur Protein- und Hämaturie.

Typ IV: Zellvermittelte Überempfindlichkeitsreaktion

Die zellvermittelte Typ-IV-Reaktion ist frühestens nach 12h klinisch nachweisbar. *Reaktive T-Lymphozyten* sind die wichtigsten Effektorzellen der **verzögerten Hypersensitivität**. *Kontaktallergien* und *Tuberkulinreaktion* sind Typ-IV-Reaktionen.

Kontaktallergien werden oft durch als Haptene wirksame *Metalle* (Chrom und Nickel in Modeschmuck) ausgelöst. Die Metalle dringen zu einem geringen Teil in die Haut ein, wo sie an Proteine gebunden als vollwirksames Allergen fungieren. Nach erfolgter Antigenpräsentation wandern reaktive T-Lymphozyten in den Hautbezirk ein und verursachen die typischen *Ekzeme* der Kontaktallergien. Nach ähnlichem Muster läuft die Tuberkulinreaktion ab.

 Klinischer Bezug

Bei Verdacht auf eine Infektion mit Mycobacterium tuberculosis wird u.a. der **Tine-Test** durchgeführt. Dem Patienten wird intrakutan Tuberkulin (Antigen der Tuberkelbakterien) gespritzt. Die nach 12, 36 und 48 Stunden erfolgende Reaktion zeigt an, ob der Patient gegen das gegebene Antigen bereits eine Immunantwort mobilisiert hat. Ein positives Testergebnis kann demnach durch Impfung, eine bereits ausgeheilte oder eine akute Tuberkulose ausgelöst werden.

Übersicht

Die wichtigsten Fakten der 4 allergischen Reaktionen sind in Tab. 15.**11** zusammengefasst.

15.6.2 Immunschwäche

Eine Immunschwäche ist durch *vollständiges Fehlen* oder *partiellen Funktionsausfall* einer oder mehrerer Komponenten des Immunsystems gekennzeichnet. **Angeborene** Immundefekte werden durch *Gendefekte* oder teratogene *Substanzen* verursacht. **Erworbene** Immundefekte können Folge einer *Krankheit*, *Medikamentation*, intensiven *Bestrahlung* oder *Mangelernährung* sein.

Angeborene Immundefekte

Für fast jede Komponente des Immunsystems ist ein kongenitaler (angeborener) Defekt bekannt. Von klinischer Relevanz sind vor allem Komplement-, B- und T-Zell-Defekte.

- Das *Di-George-Syndrom* (fehlende Thymus- und Schilddrüsenentwicklung) ist ein **Defekt des T-Zell-Systems**. Im Blut dieser Patienten lässt sich eine *Lymphopenie* nachweisen. Folge des T-Zell-Mangels sind rezidivierende Pilz- und Virusinfektionen.
- Bei der *Bruton-Agammaglobulinämie* handelt es sich um einen genetischen **Defekt der B-Lymphozyten**. Die betroffenen Patienten leiden wegen des Antikörpermangels unter rezidivierenden Infektionen durch pyrogene Keime. Kongenitale Immundefekte, die beide spezifischen Systeme betreffen, sind bekannt und stellen schwere Krankheitsbilder dar.

Merke

Agammaglobulinämie bezeichnet ein Krankheitsbild, bei dem Antikörper (in der Serumelektrophorese in der Gammaglobulinfraktion vorhanden) weitestgehend fehlen.

Defekte des **Komplementsystems** sind für fast jede Komponente bekannt. Die Schwere des Krankheitsbilds hängt von der betroffenen Komponente ab. So ist ein Mangel an C3 wesentlich schwerwiegender als ein Mangel der Komponente C9.

Erworbene Immundefekte

Viele Ursachen können zu einem Immundefekt führen. In den Entwicklungsländern ist *Proteinmangelernährung* häufige Ursache des Antikörpermangels. *Neoplastische Erkrankungen* des lymphatischen Systems gehen auch mit einer Immundefizienz einher. *Iatrogen* kann ein Immundefekt durch Zytostatika, immunsuppressive Medikamente oder intensive Bestrahlung mit ionisierenden Strahlen ausgelöst werden.

Der wohl bekannteste erworbene Immundefekt ist das über das *HIV-Virus* (*human immunodeficiency virus*) übertragene erworbene Immuninsuffizienzsyndrom (**AIDS**, *acquired immunodeficiency syndrome*). Auf der Oberfläche des HIV befindet sich ein Rezeptor für das *CD4-Oberflächenmolekül*. Nach erfolgter Rezeptorbindung wird das Virus in die Zelle aufgenommen und beginnt innerhalb der Wirtszelle mit seinem Replikationszyklus. Die betroffenen Zellen, die Mehrzahl sind die T-Helferzellen (CD4 +), sind in ihrer eigenen Funktion eingeschränkt und sterben ab.

Klinischer Bezug

Fällt die Zahl der T-Helferzellen unter einen bestimmten Wert, ist das Immunsystem nicht mehr in der Lage, sich gegen gewöhnliche Keime zur Wehr zu setzen. Candida albicans, Pneumocystis carinii und Infektionen mit Viren aus der Herpes-Gruppe sind häufige Erreger dieser **opportunistischen Infektionen**. Diese Erreger kommen ubiquitär vor und sind oft auch bei Gesunden, deren Immunsystem eine unkontrollierte Vermehrung der Erreger verhindert, nachweisbar.

15.6.3 Autoimmunität

Die Fähigkeit des Immunsystems, die Vielzahl an verschiedenen Antigenen zu erkennen, beruht zu einem großen Teil auf einem zufälligen Zusammenstellen der verschiedenen Genabschnitte (s. 15.3.1). Antigen erkennende Moleküle, die gegen eigene Antigene gerichtet sind, werden „aussortiert". Unterschiedliche Mechanismen führen unter Umständen zu einer unvollständigen Depletion (Abbau) und Aktivierung der autoreaktiven Zelle. Über den **Entstehungsmechanismus** von Autoimmunerkrankungen herrscht noch Unklarheit. Zwei mögliche Ursachen sind recht wahrscheinlich:

- *Kreuzreaktivität* zwischen fremdem und körpereigenem Antigen. Sind fremdes und körpereigenes Antigen strukturell ähnlich und wird gegen das Antigen eine spezifische Immunantwort mobilisiert, werden auch die dem fremden Antigen ähnlichen körpereigenen Antigene angegriffen.
- Fehlende *Zerstörung autoreaktiver Zellen* in den primären lymphatischen Organen.

Das breite Spektrum der Autoimmunkrankheiten kann grob in *organspezifische* und *nicht organspezifische* unterteilt werden.

Organspezifische Autoimmunerkrankungen

Zu *organspezifischen* Autoimmunkrankheiten zählen u. a. der Morbus Basedow, die perniziöse Anämie, Myasthenia gravis und Diabetes mellitus Typ I. Die Patienten mit **Morbus Basedow** produzieren Antikörper gegen den TSH-Rezeptor (TSH: thyroidea stimulating hormone, stimuliert die Synthese von T3 und T4 in der Schilddrüse, s. Kap. 14). Die Antikörper wirken auf den TSH-Rezeptor wie TSH. Es resultiert eine Überproduktion von T3 und T4. Die *Merseburger-Trias* (Struma, Exophthalmus und Tachykardie) stellt das klinische Erscheinungsbild des Morbus Basedow dar.

Die **perniziöse Anämie** (Vitamin-B_{12}-Mangel) beruht in einigen Fällen auf einer Antikörperbildung gegen den von Belegzellen produzierten Intrinsic factor (IF). Vitamin B_{12} kann aus dem Dünndarm nur resorbiert werden, wenn es an IF gebunden ist. Konkurrieren Antikörper und Vitamin B_{12} um die

Biochemie

Bindung an IF, liegt Vitamin B_{12} z.T. in nichtresorbierbarer Form vor. Je mehr Antikörper vorhanden sind, desto weniger Vitamin B_{12} kann gebunden und resorbiert werden. Resultat ist eine makrozytäre, hyperchrome Anämie.

Myasthenia gravis ist durch eine progrediente Muskelschwäche der Patienten gekennzeichnet. Verantwortlich hierfür sind Antikörper, die gegen den Acetylcholinrezeptor gerichtet sind und dort keine Depolarisation auslösen. Das weiter in konstanter Menge ausgeschüttete Acetylcholin kann nicht mehr an seine Rezeptoren binden und eine Kontraktion auslösen.

 Klinischer Bezug

Das Behandlungskonzept der **Myasthenia gravis** beinhaltet meist zwei Komponenten. Zum einen wird durch Gabe entsprechender Medikamente (Agonisten am nikotinischen Acetylcholinrezeptor, Hemmer des Acetylcholinabbaus) die Konzentration von Acetylcholin im synaptischen Spalt erhöht. Zum anderen wird versucht, die Immunreaktion mit immunsuppressiven Pharmaka einzudämmen.

Der **Diabetes mellitus Typ I** (juveniler Diabetes) ist durch eine selektive Zerstörung der B-Zellen des endokrinen Pankreas gekennzeichnet. Aus dem bis heute nicht kausal therapierbaren juvenilen Diabetes resultiert Insulinpflichtigkeit.

Nicht organspezifische Autoimmunerkrankungen

Der **systemische Lupus erythematodes** (SLE) ist die organunspezifischste Autoimmunerkrankung. Es werden Autoantikörper gegen die DNA körpereigener Zellen produziert. Der Krankheitsverlauf richtet sich nach dem Ausmaß des Organbefalls. Verschiedene Therapiekonzepte werden erprobt, vor allem immunsuppressive.

Blut

16.1 Erythropoiese und Erythrozyten

16.1.1 Sauerstoffaufnahme und -versorgung

Siehe Physiologie 2.2, 5.7.1

16.1.2 CO_2-Transport

Siehe Physiologie 5.7.2

16.1.3 Hämoglobin

Struktur

Der rote Farbstoff der Erythrozyten ist das Hämoglobin. Es besteht aus *vier Peptidketten* (Globin α, β, γ, δ), von denen je zwei identisch sind. Jede Peptidkette enthält als prosthetische Gruppe ein *Häm-Molekül*, das ein zentrales Fe^{2+}-Atom besitzt. Vier Koordinationsstellen des Fe^{2+} sind durch vier Pyrrolstickstoffatome (blau) des Häms besetzt. Die 5. Stelle wird von einem Histidinrest der Peptidkette besetzt (Verbindung zwischen Häm und Globin). Die 6. Koordinationsstelle ist im Oxyhämoglobin von O_2 und im Desoxyhämoglobin nicht besetzt. Die verschiedenen Hämoglobine des Menschen zeigt die Tab. 16.1.

Hämoglobinsynthese

Die Hämsynthese findet im Zytoplasma und in den Mitochondrien von Proerythroblasten und Erythroblasten statt. Die Peptidketten (Globine) werden an die Ribosomen der oben genannten Erythrozyten-vorstufen und in den Retikulozyten synthetisiert. Jede der Peptidketten wird durch ein Gen codiert. Die α-Gene und die β-ähnlichen Gene (β, γ, δ) liegen auf verschiedenen Chromosomen. Die Synthese erfolgt nach dem Prinzip der Proteinbiosynthese.

Reaktionsschritte der Hämsynthese: Nachfolgend wird die Synthese des Nichtproteinanteils des Hämoglobins, des Porphyrinmoleküls *Häm*, dargestellt (Abb. 16.**1**):

1: Glycin und Succinyl-CoA reagieren unter Bildung von α-Amino-β-adipinsäure, die dann spontan zu δ-**Aminolävulinsäure** (δ ALS) decarboxyliert. *Enzym:* Pyridoxalphosphat-abhängige δ-Aminolävulinsäuresynthase

2: Jeweils zwei δ-Aminolävulinsäure-Moleküle kondensieren zu Porphobilinogen. *Enzym:* δ-Aminolävulinsäure-Dehydratase

3: Vier Moleküle **Porphobilinogen** reagieren unter NH_3-Abspaltung durch die Uroporphyrinogen-I-Synthetase zu Hydroxymethylbilan, von dem aus zwei verschiedene Wege möglich sind:
Hydroxymethylbilan reagiert *nicht enzymatisch* zu **Uroporphyrinogen I**, das Acetat- und Propionatreste an den Pyrrolringen symmetrisch trägt (AP-AP-AP-AP) oder

4: Es reagiert *enzymatisch* unter der Wirkung der Uroporphyrinogen III Cosynthase zu **Uroporphyrinogen III**, das am Ring vier Acetat und Propionat vertauscht trägt und dadurch ein asymmetrisches Molekül ist (AP-AP-AP-PA).

5: Decarboxylierung von Uroporphyrinogen III führt zu **Koproporphyrinogen III**, das wieder ins Mitochondrium gelangt. *Enzym:* Uroporphyrinogendecarboxylase

6: Duch Decarboxylierung und Dehydrierung entsteht **Protoporphyrinogen**. *Enzym:* Koproporphyrinogenoxidase

7: Protoporphyrinogen dehydriert zu **Protoporphyrin**. *Enzym:* Protoporphyrinogenoxidase

8: Die mitochondriale Ferrochelatase baut Fe^{2+} in Protoporphyrin ein, wodurch **Häm** entsteht.

Tab. 16.**1** **Aufbau der normalen menschlichen Hämoglobine** (Hb)

Hb-Typen	Peptidketten	Anteil	Funktion
HbA$_1$	α$_2$β$_2$	98 %	adultus Hb
HbA$_2$	α$_2$δ$_2$	2 %	adultes Hb
HbF	α$_2$γ$_2$	100 %	fetales Hb

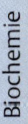

Biochemie

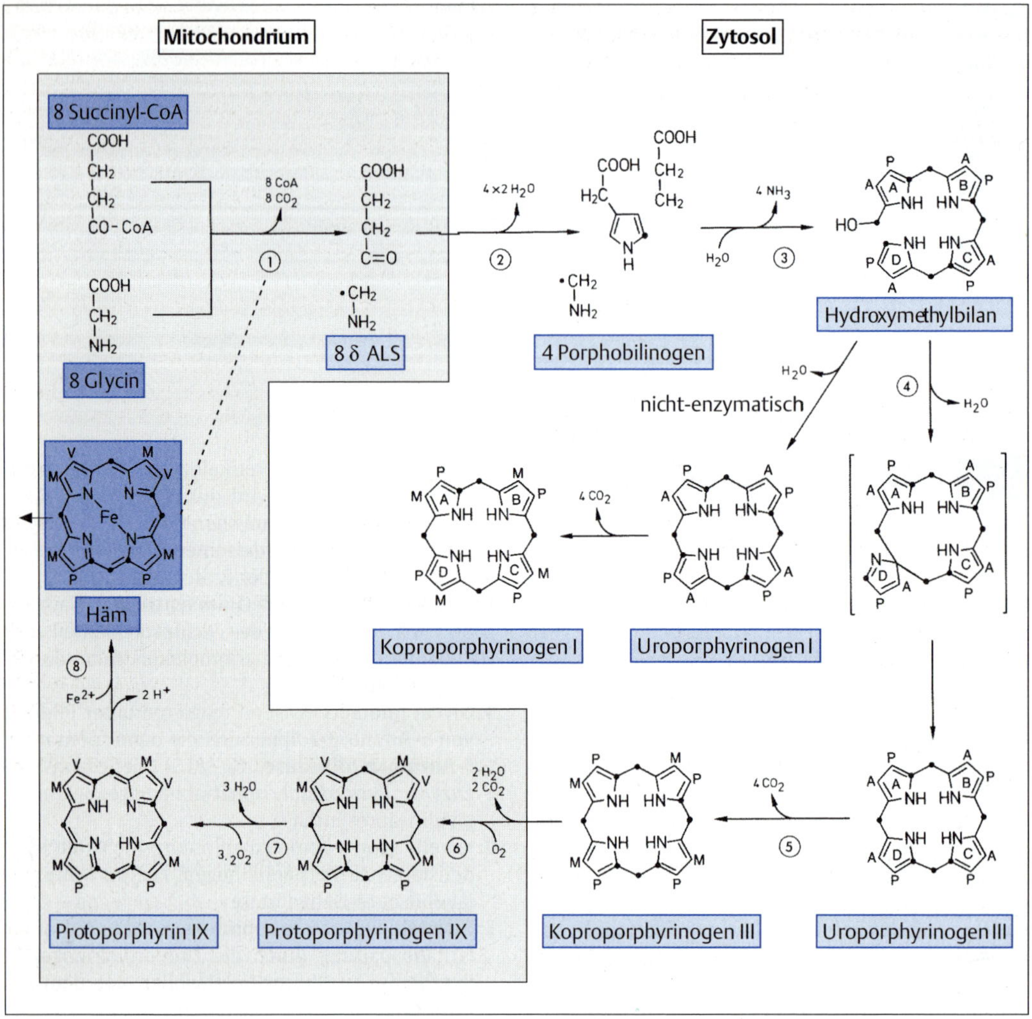

Abb. 16.1 Hämsynthese (aus Siegenthaler, Thieme 1994)

Zum Einbau in das Protein Globin muss das Häm wieder ins Cytosol gebracht werden.

Klinischer Bezug

Eine **Eisenmangelanämie** wird durch eine verminderte Eisenzufuhr, eine Eisenresorptions- oder transportstörung oder einen erhöhten Eisenverbrauch verursacht. Als Folge ist der Hämoglobingehalt der Erythrozyten erniedrigt, weil es durch einen Eisenmangel zu einer verminderten Hämoglobinsynthese kommt.

Regulation der Hämoglobinsynthese

Die Schrittmacherreaktion der Hämoglobinsynthese ist die δ-Aminolävulinsäure-Synthetase-Reaktion (1). Freies Häm hemmt die Synthese (→ *Repression*) und die Aktivität (→ *allosterisch*) des Enzyms.

Eigenschaften und Funktion des Hämoglobins

Transport von O_2 im Blut: Hämoglobin besitzt vier Globine mit je einem Häm, das O_2 binden kann (→ vier O_2-Bindungsstellen). Die O_2-Bindungskurve von Hämoglobin verläuft sigmoid (s. Physiologie 5.7.1), was darauf hinweist, dass die Affinität von Hämoglobin zur Bindung des ersten O_2-Moleküls geringer ist als die des zweiten, dritten und vierten O_2-Moleküls (steil ansteigender Abschnitt der sigmoiden Kurve). Man spricht von *positiver Kooperativität*, da die Bindung eines O_2-Moleküls die Affinität für die Anlagerung weiterer O_2-Moleküle erhöht. Dies ist wahrscheinlich dadurch bedingt, dass die Bindung eines Liganden (O_2) eine Konformationsänderung an den Peptidketten bewirkt, die die Anlagerung weiterer O_2-Moleküle erleichtert. Hämoglobin gehört somit zu den allosterischen Proteinen. Die

O_2- Bindungskurve kann durch folgende Faktoren beeinflusst werden, wobei eine Linksverschiebung → Affinitätszunahme und eine Rechtsverschiebung → Affinitätsabnahme für O_2 bedeutet (s. Physiologie 5.7.1):

- *Rechtsverschiebung:*
  - pH↓
  - $[CO_2]$↑
  - $[2,3\text{-BPG}]$↑
  - Temperatur↑
- *Linksverschiebung* steht entsprechend im umgekehrten Verhältnis zur Rechtsverschiebung.

Merke

Die Bindung des O_2 an Hämoglobin ist eine *Oxigenierung* (keine Oxidation!). Die Wertigkeit des Eisenatoms (Fe^{2+}) ändert sich bei diesem Prozess nicht.

Transport von CO_2 im Blut: Das im Stoffwechsel anfallende Endprodukt CO_2 wird zur Lunge und Niere transportiert und ausgeschieden. Das schlecht lösliche CO_2 wird dabei zum grössten Teil durch eine im Erythrozyten häufig vorhandene *Carboanhydrase* zum gut löslichen Hydrogencarbonat (HCO_3^-) hydratisiert:

$$CO_2 + H_2O \leftrightarrow HCO_3^- + H^+$$

HCO_3^- wird dann durch einen carriervermittelten Austausch gegen Cl^- aus dem Erythrozyten ins Plasma abgegeben (Hamburger-Shift) und gelangt durch den Blutstrom zur Lunge, wo es durch eine plasmatische Carboanhydrase wieder in CO_2 umgewandelt und abgeatmet wird. Zum kleineren Teil wird CO_2 als Carbamat von der α-NH_3-Gruppe am aminoterminalen Ende jeder der vier Peptidketten des Hämoglobins (R) gebunden, wobei *Carbaminohämoglobin* entsteht:

$$CO_2 + R-NH_2 \leftrightarrow R-NH-COO^- + H^+$$

Transport von H^+ im Blut: Die beiden Reaktionsgleichungen zeigen, dass bei der CO_2-Eliminierung im Gewebe die H^+-Konzentration zunimmt (pH↓). Diese H^+-Ionen werden u. a. durch Hämoglobin abgepuffert (s. Physiologie 5.7), indem sie an Histidin- oder Sulfhydrylgruppen der Proteinketten des Hämoglobins gebunden werden. Dadurch ist Hämoglobin ein wichtiges Puffersystem des Organismus.

Glykosylierte Hämoglobine (HbA₁): Ein geringer Anteil der von den Erythrozyten aufgenommene Glucose bindet an den N-terminalen Enden der Aminogruppen der β-Ketten der Globine. Bei dieser *nicht-enzymatischen Reaktion* entstehen glycosylierte Hämoglobine, die aus den Unterfraktionen a, b und c bestehen. Sie werden auch als HbA$_{1a}$, HbA$_{1b}$ und HbA$_{1c}$ bezeichnet. Dabei stellt HbA$_{1c}$ mit 70% des HbA$_1$, die wesentliche Fraktion dar. Der Anteil des HbA$_1$ am Gesamt-Hb hängt von der langfristig vorherrschenden Blutzuckerkonzentration ab. Bei guter Stoffwechsellage beträgt der HbA$_{1c}$-Anteil < 5–8% am Gesamt-Hb. Bei schlecht eingestellten oder im Hinblick auf die vorgeschriebene Diät undisziplinierten Diabetikern werden daher Werte von über 10% HbA$_{1c}$ gemessen. Da HbA$_{1c}$ nur in Erythrozyten vorhanden ist, lässt sich die Stoffwechsellage eines Patienten für die Dauer der Erythrozytenlebenszeit (120 Tage) laborchemisch bestimmen. In der Klinik spiegeln erhöhte HbA$_{1c}$-Werte eine schlechte Stoffwechsellage der letzten 4–8 Wochen wider.

Inaktive Formen des Hämoglobins

Carboxyhämoglobin: Kohlenmonoxid (CO) kann reversibel an das Hämeisen binden, wobei das Carboxyhämoglobin entsteht (Hb-CO). Die Affinität des Hämoglobins für CO ist 300 mal größer als für O_2. Es verdrängt O_2 aus der Bindung zum Fe^{2+} im Hämoglobinmolekül (→ Hypoxie, hellrote Hautfarbe s. u.). Im Gegensatz zum reduzierten Hämoglobin kann Hb-CO keine sauren Valenzen (H^+) abtransportieren. Im Falle einer CO-Intoxikation bedingt u. a. der Verlust der Puffereigenschaft eine metabolische Azidose.

Klinischer Bezug

Faustregel zu **CO-Intoxikation**: hellrote Hautfarbe → schwere CO-Intoxikation; fleckige Zyanose → leichte CO-Vergiftung. Optimale Therapie erfolgt durch Überdruckbeatmung mit 100% O_2.

Methämoglobin: Das zweiwertige Eisen im Hämoglobin kann durch Oxidationsmittel zum dreiwertigen Eisen (Fe^{3+}) oxidiert werden, wobei Methämoglobin (Hämiglobin) entsteht. Methämoglobin (MetHb) kann die wichtigste Funktion des Hämoglobins, die reversible Bindung von O_2, nicht mehr erfüllen und steht daher zum O_2-Transport nicht zur Verfügung. Unter Normalbedingungen wird im Erythrozyten das Hämeisen ständig durch nicht-enzymatische Oxidation in Methämoglobin (1%) überführt, es wird aber durch die NADH/H^+- bzw. NADPH/H^+-*Methämoglobinreduktase* zu Hämoglobin reduziert. Bei der Methämoglobinbildung entsteht ein Superoxidradikal (O_2^-*), das durch die im Erythrozyten vorhandene *Superoxiddismutase* inaktiviert wird:

$$O_2^-* + O_2^-* + 2H^+ \leftrightarrow O_2 + H_2O_2$$

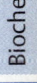

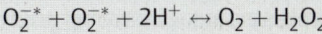

Biochemie

Bei dieser Reaktion entsteht das intrazelluläre Zellgift Wasserstoffperoxid (H_2O_2), das durch die *Katalase* bzw. *Peroxidase* zu H_2O und O_2 umgesetzt wird.

Merke

Zum *Schutz der Erythrozyten vor Oxidation* dienen folgende Enzyme: Methämoglobinreduktase, Superoxiddismutase, Katalase (Peroxidase) sowie Glutathionreduktase.

Klinischer Bezug

Die in stickstoffhaltigen Düngemitteln und im Trinkwasser vorkommenden Nitrate können nach oraler Aufnahme aus der Nahrung im Magen zu Nitriten reduziert werden, was besonders bei Säuglingen zu einer vermehrten MetHb-Bildung führt. Zyanose → Tachykardie → Bewusstseinsstörung sind Symptome der **MetHb-Vergiftung**. Weitere MetHb-bildende Substanzen sind: Sulfonamide, Primaquin, Nitrobenzol, Anilin, Salpetersäure u.a. Zur Therapie werden Redoxfarbstoffe (Toluidinblau, Methylenblau) eingesetzt, die MetHb (Fe^{3+}) zu Hb (Fe^{2+}) reduzieren. Bei vitaler Bedrohung (60–80 % MetHb) ist eine Austauschtransfusion notwendig.
Bei der **familiären Methämoglobinämie** ist die Aktivität der MetHb-Reduktase stark erniedrigt. Der MetHb-Spiegel in Erythrozyten steigt auf 20–30 % und bewirkt durch eine O_2-Mangelversorgung des Gewebes einen kompensatorischen Anstieg der Erythrozytenzahl (Polyzythämie).

Hämoglobinopathien

Unter diesem Begriff werden erbliche Defekte der Globinsynthese zusammengefasst. Dabei kann durch eine Punktmutation im Strukturgen in einer der Hämoglobinketten ein Aminosäurenaustausch eintreten, oder es werden als Folge der Mutation bestimmte Ketten in unzureichender Menge oder überhaupt nicht gebildet, z.B.:

Sichelzellanämie (HbS): Bei der Sichelzellanämie, einer autosomal rezessiv vererbten Krankheit, wird in Position 6 der β-Kette Valin anstelle von Glutamat eingebaut. HbS besitzt im O_2-freien (reduzierten) Zustand eine geringere Löslichkeit als das normale Hb, da es zwei negative Ladungen weniger besitzt (s. Valin). Es kann innerhalb der Erythrozyten als halbfestes Gel ausfallen (Sichelform). Ausserdem wandert HbS bei der Elektrophorese langsamer zur Anode als Hb (→ Nachweis über Blutproben). Die homozygote Form hat einen schweren Verlauf. Dagegen können heterozygote Träger durch Mehrproduktion von Hb ohne β-Ketten (HbA₂, HbF), den Defekt kompensieren (ohne klin. Symptomatik). Man findet Heterozygote häufig in Zentralafrika (40 % der Schwarzen), sie sind gleichzeitig resistent gegen Malaria.

Hämoglobinabbau

Die Lebensdauer der Erythrozyten beträgt ca. 120 Tage. Pro Stunde werden im Organismus 100–200 Millionen „gealterte" Erythrozyten abgebaut. Folgende Organe sind am Abbau beteiligt (Abb.16.2):
Retikuloendotheliale Zellen (retikuloendotheliales System, RES) von Leber, Milz und Knochenmark
Hepatozyten der Leber
Die Abbauprodukte werden dann über die Galle und den Darm ausgeschieden.

Zirkulierende, „gealterte" Erythrozyten werden durch Zellen des RES (hauptsächlich in der Milz) phagozytiert und in Phagosomen denaturiert. Zum Teil können Erythrozyten auch intravasal lysieren. Das dabei freiwerdende Hämoglobin wird an ein Plasmaprotein, das Haptoglobin, gebunden und nach Phagozytose (durch Makrophagen) zu Häm und Globin abgebaut. Das Globin wird zu Aminosäuren abgebaut, die im Stoffwechsel weiter verwertet werden. Das Häm wird an *Hämopexin* gebunden und von Makrophagen des RES per Endozytose aufgenommen. Im RES wird Häm von einer Häm-Oxygenase mit Hilfe von O_2 und NADPH/H^+ zu Fe^{2+}, CO und *Biliverdin* gespalten (Ringöffnung). Durch die Biliverdinreduktase wird Biliverdin unter NADPH/H^+-Verbrauch zu *Bilirubin* reduziert (hydriert), das ins Blut gelangt. Das schlecht wasserlösliche Bilirubin ist im Blut wegen seiner Lipidlöslichkeit toxisch (Gefahr einer Fettembolie) und wird daher an Albumin gebunden und zur Leber transportiert. Der Bilirubin-Albumin-Komplex wird auch als *indirektes Bilirubin** bezeichnet. An der Leber wird Bilirubin (ohne Albumin) durch einen carriervermittelten Transport in die Hepatozyten aufgenommen, wo es mit aktiver Glucuronsäure (UDP-Glucuronsäure) durch die UDP-Glucuronyl-Transferase zweifach konjugiert (Esterbindung) wird. Dabei entsteht wasserlösliches *Bilirubindiglucuronid (direktes Bilirubin**)* → Gallenfarbstoff, das durch einen aktiven Transportprozess in die Gallenkanälchen der Leber abgegeben wird. Dieser Transportprozess ist der geschwindigkeitsbestimmende Schritt des hepatischen Bilirubinstoffwechsels, da er gegen ein Konzentrationsgefälle erfolgt.

Merke

Indirektes Bilirubin ist als *nicht konjugiertes Bilirubin* an Albumin gebunden. *Direktes Bilirubin* ist als *konjugiertes Bilirubin* an Glucuronsäure gebunden.

Über die Galle gelangt Bilirubindiglucuronid in den Darm und wird teilweise durch bakterielle β-Glucuronidasen zu Bilirubin und Glucuronsäure gespalten. Bilirubin wird im Darm zu farblosem *Urobilinogen* und *Stercobilinogen* reduziert. Diese Abbauprodukte werden zum größten Teil nach Oxidation zu den

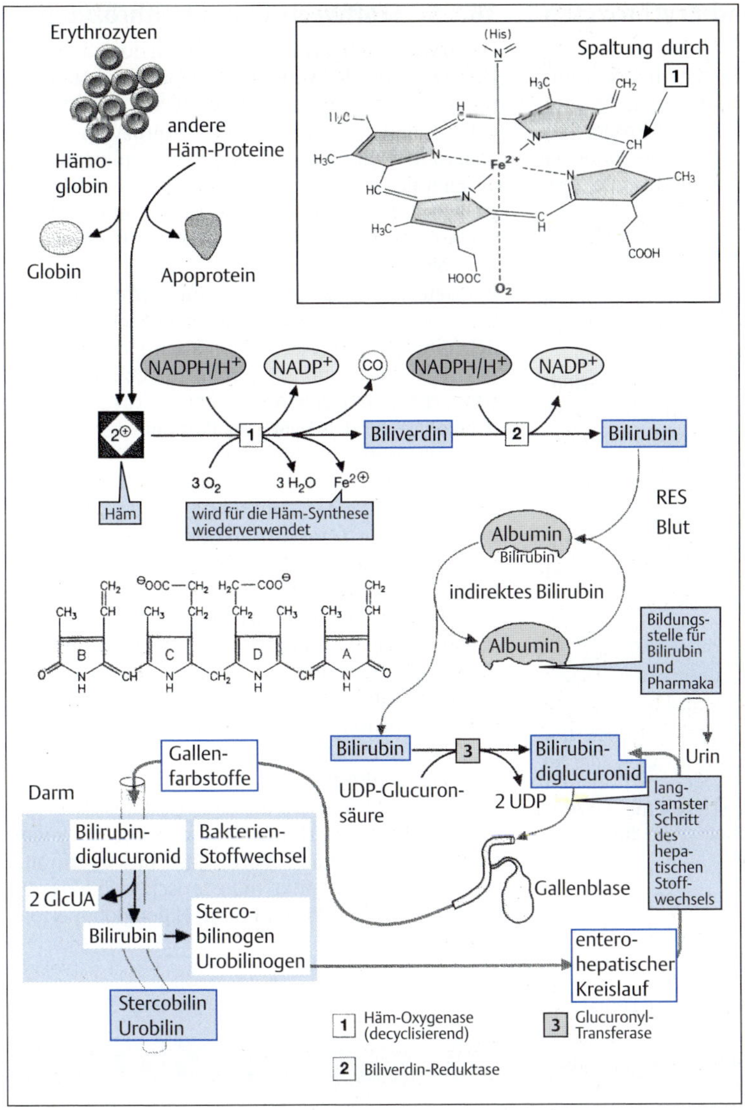

Abb. 16.2 **Abbau von Hämoglobin** (nach Koolman/Röhm, Thieme 1994)

farbigen Verbindungen *Urobilin* und *Stercobilin* mit den Fäzes ausgeschieden (braune Farbe des Stuhls) oder zum kleineren Teil wieder resorbiert und zur Leber transportiert (→ enterohepatischer Kreislauf); ein kleiner Teil wird renal ausgeschieden.

 Merke

Neben Hämoglobin werden Hämgruppen auch von anderen Hämoproteinen geliefert und nach demselben Prinzip abgebaut, z.B. Myoglobin, Cytochrome, Katalase, Peroxidase.

Klinischer Bezug

Die Gelbfärbung von Haut und Schleimhäuten durch Ablagerung von Bilirubin im Gewebe wird als **Ikterus (Gelbsucht)** bezeichnet. Neugeborene weisen bereits am 3. Tag nach der Geburt einen Ikterus auf. Man spricht von einem *physiologischen Neugeborenenikterus*, da es sich nur um eine vorübergehende verminderte Aktivität der UDP-Glucoronyl-Transferase sowie eine verkürzte Lebensdauer fetaler Erythrozyten handelt, die den Ikterus bedingen. Indirektes Bilirubin häuft sich im Serum an und kann nicht durch Kopplung mit Glucuronsäure in ausscheidungsfähigen Gallenfarbstoff umgewandelt werden.

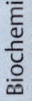

Biochemie

16.1.4 Erythropoiese und Erythrozyten-abbau

Erythrozyten werden im roten Knochenmark (Fetus: Milz und Leber) nach Stimulation durch Erythropoetin aus zellkernhaltigen Vorstufen (Proerythroblast → Erythroblast → Retikulozyt) gebildet. Fe, Vitamin B_6, Vitamin B_{12} und Folsäure sind u. a. dazu notwendig.

Erythropoetin (EPO)

Synthese: Erythropoetin ist ein Glykoprotein, das in der Niere und in der Leber synthetisiert wird (Fetus: Leber; postnatal: ca. 90 % Niere).
Funktion: Erythropoetin gehört zu den *colony stimulating factors* (CSF). CSF sind Wachstumsfaktoren, die die Regeneration und Ausdifferenzierung von Blutzellen kontrollieren. Erythropoetin ist der wichtigste Wachstumsfaktor für die Umwandlung von Erythrozyten-Vorläuferzellen zu Erythrozyten im Knochenmark. Es wird bei ungenügender Sauerstoffversorgung vermehrt gebildet, wodurch die Zahl der Retikulozyten (junge Erys) im Blut steigt.

 Klinischer Bezug

Im Verlauf einer chronischen Niereninsuffizienz kann sich eine **renale Anämie** durch fehlende Erythropoetinsynthese entwickeln. Klinisch imponiert eine *cafe au lait-Farbe* der Haut (anämische Blässe mit Ablagerungen von Urochromen). Therapeutisch kommt gentechnologisch hergestelltes Erythropoetin zum Einsatz.

Erythrozytenabbau

Hierzu s. o. Hämoglobinabbau.

16.1.5 Stoffwechsel der Erythrozyten

Der Erythrozyt hat während seiner Reifung die Fähigkeit zur DNA-, RNA-, Protein-, Lipid- und Hämsynthese verloren. Um die Aufgabe als O_2- und CO_2-Träger erfüllen zu können, sind Erythrozyten auf die anaerobe Glykolyse und den Pentosephosphatweg als Energiequelle angewiesen. Die benötigte Glucose gelangt durch erleichterte Diffusion über eine spezifische Glucose-Permease* in den Erythrozyten (insulinunabhängig).

Auf den Ablauf der Glykolyse im Erythrozyten und den Pentosephosphatweg wurde in Kap. 8 ausführlich eingegangen. Nachfolgend wird die Funktion von ATP, NADH und 2,3-Bisphosphoglycerat dargestellt, die durch den Abbau der Glucose zu Lactat (Glykolyse) und NADPH im Rahmen des Pentosephosphatwegs entstehen.

- **ATP** dient
- der Erhaltung der Zellstruktur,
- dem aktiven Transport an der Zellmembran (z. B. Na^+-K^+-ATPase),
- der Glutathionsynthese: Glutathion schützt in reduzierter Form die SH-Gruppen von Enzymen, von Hämoglobin und von der Membran der Erythrozyten gegen Oxidationsprozesse (s. 2.2.4).

NADH gewährleistet den O_2-Transport durch Fe^{2+}-Hämoglobin, indem es Fe^{3+}-Methämoglobin in funktionsfähiges Fe^{2+}-Hämoglobin überführt (s. u.).
2,3-Bisphosphoglycerat (2,3-BPG) tritt mit den Lysin- und Histidinresten der β-Gruppe des Hämoglobins in Wechselwirkung, wodurch dessen Raumstruktur so verändert wird, dass die O_2-Affinität des Hämoglobins sinkt (allosterischer Effekt). Die Bindung von 2,3-BPG und O_2 an Hämoglobin erfolgt

Tab. 16.**2** Eigenschaften und Funktion der Leukozyten

Leukozyten (Anteil [%] und Anzahl)	Funktion
Granulozyten Neutrophile (60 %) 700 – 7600	phagozytosefähig, Opsonierung, Diapedese, Chemotaxis Synthese von mikrobiozid wirkenden Substanzen (Lysozym, Lactoferrin, Wasserstoffperoxid, O_2-Radikale)
Eosinophile (2 %) 0 – 400	Abwehr von Larvenstadien bei parasitären Infektionen Modulator bei Allergiereaktionen
Basophile (<1 %) 0 – 400	histamin- und heparinhaltige Granula histaminabhängige Allergiesymptome setzt chemotaktische Lockstoffe für Eosinophile frei
Monozyten (6 %) 70 – 900	RES-Vorläuferzellen, z. B. Kupffer-Sternzellen (Leber), Alveolarmakrophagen, Langerhans-Zellen (Haut), Mikrogliazellen (Gehirn)
Lymphozyten (31 %) 1100 – 3300	immunkompetente Zellen B- u. T-Lymphozyten humorale u. zelluläre Immunität

an unterschiedlichen Bindungsstellen. Bei unzureichender O_2-Versorgung (Hypoxie) oder bei der Höhenadaptation steigt die 2,3-BPG-Konzentration und ermöglicht eine leichtere O_2-Abgabe an die Peripherie. Die O_2-Beladung in der Lunge wird dadurch nicht beeinträchtigt, da das 2,3-BPG dabei verdrängt wird.

NADPH dient als Coenzym zur Regeneration des Glutathions durch die Glutathionreduktase.

Merke

Reife Erythrozyten besitzen keinen Zellkern, keine Mitochondrien und kein endoplasmatisches Retikulum → an diese Strukturelemente gebundene Stoffwechselleistungen fehlen. Der im Zytoplasma lokalisierte anaerobe glykolytische Abbau der Glucose zu Lactat ist die einzige ATP-Quelle.

16.1.6 Leukozyten

Als Leukozyten bezeichnet man die Gesamtheit der weißen (nicht-hämoglobinhaltigen) Blutzellen. Man unterscheidet drei Hauptgruppen: Granulozyten, Lymphozyten und die Monozyten. Im Kapitel 15 wurden diese Hauptgruppen gründlich besprochen. Tab. 16.**2** gibt wichtige Eigenschaften und Funktionen der einzelnen Gruppen wieder.

16.2 Pathobiochemie

Siehe bei den einzelnen Funktionen

16.3 Lymphozyten

Siehe Kap. 15.

16.4 Blutstillung, Blutgerinnung, Fibrinolyse

Defekte der Gefäßwand müssen schnell abgedichtet werden, um Blutverluste zu vermeiden und die Zirkulation zu erhalten. An der Blutstillung (*Hämostase*) sind beteiligt (s. Abb. 16.**3**):

- Thrombozyten,
- Gerinnungssystem,
- Plasma- und Gewebsfaktoren,
- Gefäßwand.

Die Blutgerinnung führt andererseits zur Bildung von Blutgerinnseln (Thromben), die vom Blutstrom mitgerissen werden und an anderer Stelle Gefäße verstopfen können. Zur Erhaltung der Durchblutung müssen diese Blutgerinnsel wieder aufgelöst werden. Dazu ist die *Fibrinolyse* notwendig.

16.4.1 Thrombozyten

Thrombozyten (sog. Blutblättchen) sind kernlose, scheibenförmige Blutbestandteile, die aus den Megakaryozyten im Knochenmark gebildet werden und eine Lebensdauer von 7–10 d besitzen. Wird durch eine Verletzung das Endothel (innere Gefäßauskleidung) zerstört, kommt das Blut mit den unter dem Endothel liegenden Matrixproteinen (*Kollagen, Fibronectin, Laminin*) in Berührung. Die Thrombozyten besitzen spezifische Membranrezeptoren für die verschiedenen Matrixproteine:

- *Lamininrezeptor* besteht aus dem Glykoprotein IIa (GP IIa),
- *Fibronektinrezeptor* besteht aus GP Ic und GP IIa,
- *Kollagenrezeptor* besteht aus GPIa/GPIIa, GP VI.
- Aufgrund der starken Turbulenzen in den Arteriolen und der Mikrozirkulation reicht häufig die Wechselwirkung mit den o.g. Rezeptoren nicht aus, das Leck abzudichten. Entscheidend für die Adhäsion ist der **von-Willebrand-Faktor (vWF)** und der Thrombozytenmembranrezeptor **GP Ib/IX** (s.u.). Dabei verkleben Thrombozyten die Läsion in 2–4 min (→ *physiologische Blutungszeit*). Die Blutstillung wird durch vasokostriktorische Substanzen aus den Thrombozyten (Serotonin, Katecholamine, Thromboxan A_2) unterstützt. Folgende Vorgänge leiten den Ablauf der Blutgerinnung und Blutungsstillung ein:

Adhäsion: Thrombozyten (TZ) heften sich mit Hilfe des *von-Willebrand-Faktor (vWF)*, an die Kollagenfasern. Für den Vorgang der Adhäsion besitzt die TZ-Membran als Rezeptor den Glykoprotein-Komplex *GP Ib/IX*. vWF ist ein Glykoprotein, das von den Endothelzellen synthetisiert und sowohl in der subendothelialen Matrix als auch in den TZ gespeichert wird. Im Plasma zirkulier der vWF im Komplex mit dem Blutgerinnungsfaktor VIII.

Amöboide Beweglichkeit: Die Anheftung (Adhäsion) der Thrombozyten an das Kollagen aktiviert die TZ. Sie werden zu kugeligen Gebilden mit langen Fortsätzen (Pseudopodien), wodurch die TZ miteinander in einen engen, verzahnten Kontakt treten können, die *Aggregation*. Die Pseudopodienbildung wird begleitet von der Sekretion der in TZ-Granula gespeicherten Stoffe. Diese Granula werden in α-Granula und elektronendichte Granula unterteilt, deren Inhalt verschiedene Signalmoleküle aufweist (Tab. 16.**3**). Die Signalmoleküle fördern die oben genannten Prozesse (adhäsionsfördernd, aggregationsfördernd u. a.).

Aggregation: Die Aggregation der TZ wird zunächst durch ADP stimuliert (*reversible Aggregation*). Durch die Freisetzung von Serotonin, Katecholaminen, Thromboxan A_2 geht die Aggregation in einen irreversiblen Zustand über. Thrombin und Fibrinogen fördern die Aggregation. Fibrinogen seinerseits bindet an den Fibrinogenrezeptor *GPIIb/IIIa* der TZ und

Biochemie

Tab. 16.3 Einige **Signalmoleküle der Thrombozytengranula** und deren Funktion

Granula	Funktion
elektronendichte Granula	
ADP	TZ-Aktivierung und Aktivierung der Aggregation
Ca^{2+}	Cofaktor für TZ- Aktivierung und Blutgerinnung
Serotonin	unterstützt durch Vasokonstriktion die Blutstillung
α-**Granula**	
Fibrinogen	Fibrinvorstufe
Faktoren V u. VIII	dienen der Thrombinbildung
Willebrand-Faktor	Plättchenadhäsion an Kollagen
Plättchenfaktor 3 (TF 3)	Phospholipid → aktiviert Intrinsic System
Plättchenfaktor 4	inaktiviert Heparin
PDGF (platelet-derived grow factor)	Vasokonstriktor (s. Serotonin) Mitogen für glatte Muskelzellen → Wundheilung
Fibronectin	Glykoprotein → dient der Zellhaftung

vernetzt die TZ miteinander. Es entsteht ein **Thrombozytenthrombus** (weißer Thrombus), der kleine Endotheldefekte abdichtet. Der entstandene Thrombozytenthrombus ist kein stabiles Gebilde und kann leicht weggeschwemmt werden. Damit es nicht zu einer erneuten Blutung kommt, setzt gleichzeitig die eigentliche **Blutgerinnung** ein.

16.4.2 Blutgerinnung

Die physiologische Aufgabe des Gerinnungsvorgangs besteht in der Aktivierung des Prothrombins zu Thrombin, welches dann das lösliche Protein Fibrinogen in ein unlösliches Fibringerinnsel umwandelt. Das Fibringerinnsel dichtet mit den Thrombozyten Gefäßverletzungen ab. Die Aktivierung des Prothrombins zu Thrombin kann durch zwei Mechanismen in Gang gesetzt werden (Abb. 16.**3**):
- intrinsisches (endogenes) System,
- extrinsisches (exogenes) System.

An beiden Systemen sind verschiedene Faktoren beteiligt, die mit römischen Zahlen bezeichnet werden, wobei die aktiven Formen der einzelnen Faktoren durch Hinzufügen eines „a" gekennzeichnet sind. Außerdem findet in beiden Systemen eine Kaskade von Proteinspaltungen statt. Dabei werden inaktive Enzymvorstufen (Proenzyme) durch limitierte Proteolyse in aktive Proteinasen umgewandelt, die ihrerseits andere Proteine angreifen. Tab. 16.**4** fasst die Gerinnungsfaktoren und ihre Eigenschaften zusammen.

 Merke

Die Synthese der **Gerinnungsfaktoren II, VII, IX, X** (Merke: 1972) ist *Vitamin-K-abhängig*. Vitamin K führt nach der Translation (posttranslational) CO_2 in Glutaminsäurereste der Peptidketten der o. g. Gerinnungsfaktoren ein. Sie können dann durch ihre Carboxylglutamatreste in Gegenwart von Ca^{2+} an Phospholipidmembranen gebunden werden und ihre biochemische Aktivität im Gerinnungssystem entfalten.

Intrinsisches System

Bei kleinen Endotheldefekten wird neben den Thrombozyten (s. o.) das intrinsische System aktiviert. Die Reaktion wird eingeleitet durch die Aktivierung des Faktors XII (Hagemann-Faktor). Dies erfolgt durch den Kontakt an negativ geladenen Oberflächen wie Kollagen oder Elastin. Auch Phospholipide aus der TZ-Membran können das intrinsische System aktivieren. Außerdem sind bei der Aktivierung des Faktors XII noch andere Proteine (Kininogen und Kallikrein) beteiligt. In der Folge wird der Faktor XI und anschließend IX proteolytisch aktiviert. IXa aktiviert VIII (→ VIIIa) und bildet mit TF 3 (P-Lip, Phospholipid), Ca^{2+}, Faktor VIIIa einen Enzymkomplex, der den Faktor X aktiviert. Xa bildet nach Aktivierung von Faktor V (→ Va) mit Va, Ca^{2+} und Phospholipid einen Komplex, der als Prothrombinaktivator bezeichnet wird und die Fibrinbildung einleitet (Abb. 16.**3**).

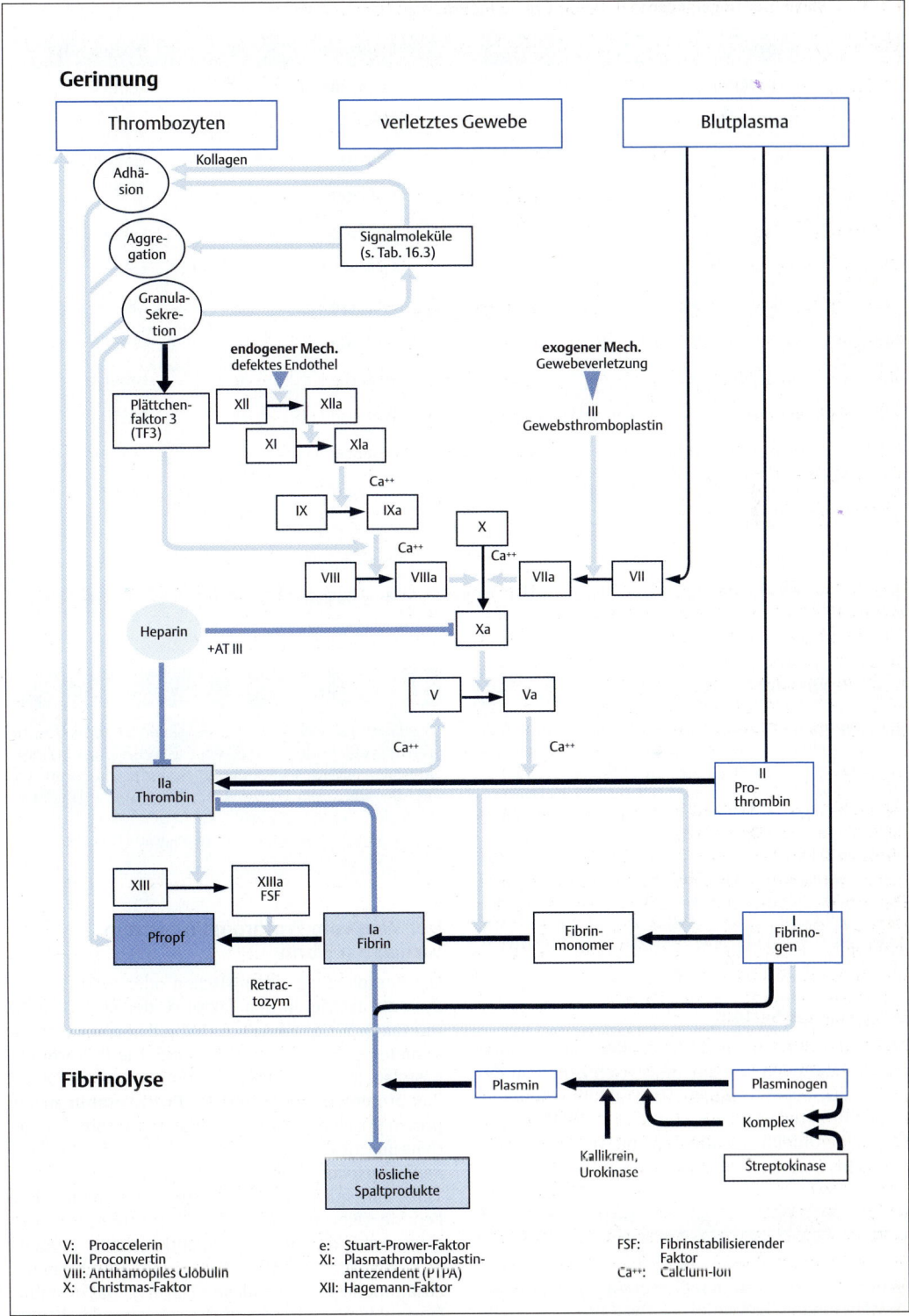

Abb. 16.3 Schema der Blutgerinnung. Aktivierte Gerinnungsfaktoren werden durch ein a hinter der Ziffer gekennzeichnet. Im unteren Teil ist die Fibrinolyse dargestellt

Tab. 16.**4 Blutgerinnungsfaktoren** und ihre Eigenschaften

Faktor	Name	Funktion	Vit-K	Bildungsort
I	Fibrinogen	Faserprotein		Leber
II	Prothrombin	Protease	+	Leber
III	Thromboplastin	Protease		Gewebszellen
IV	Ca²⁺	Cofaktor		
V	Proaccelerin	Protease		Leber
VII	Proconvertin	Protease	+	Leber
VIII	antihämophiler Faktor A (im Komplex mit vWF)	Protease		Milz, RES
IX	antihämophiler Faktor B (Christmas-Faktor)	Protease	+	Leber
X	Stuart-Power-Faktor	Protease	+	Leber
XI	Plasmathromboplastinantecedent	Protease		RES?
XII	Hagemann-Faktor	Protease		RES?
XIII	fibrinstabilisierender Faktor	Transferase		Leber
PKK	Präkallikrein	Protease		?
Kin	Kininogen	Protease		?
PF3	Plättchen-Faktor 3	Phospholipid		

Klinischer Bezug

Die Gerinnungsfunktion des intrinsischen Systems wird mit der **partiellen Thromboplastinzeit (PTT)** gemessen. Wenn die Synthese einer der Faktoren XII, XI, IX oder VIII gestört ist, verlängert sich die PTT. **Bei Hämophilie A**, einer X-chromosomal rezessiven Krankheit, liegt z.B. ein Mangel an Faktor VIII vor. Bei der **Hämophilie B** fehlt der Faktor IX (Christmas-Faktor). Beide Leiden verursachen eine Blutgerinnungsstörung → *Koagulopathie* des intrinsischen Systems mit Gelenk- und Weichteilblutungen. Der PTT-Test erfasst ebenfalls die Faktoren X, V, II und I, aber nicht die des extrinsischen Systems. Normal: < 40s.

Extrinsisches System

Eine Gewebsverletzung führt zum Kontakt des Blutes mit Bestandteilen der zertrümmerten Zellen, in denen sich Gewebethromboplastin (Faktor III) befindet. Faktor III aktiviert den Faktor VII (→ VIIa) proteolytisch, der mit Phospholipiden und Ca²⁺ einen Komplex bildet, welcher den Faktor X aktiviert (s.o.).

Klinischer Bezug

Die Gerinnungsfunktion des extrinsischen Systems wird durch die **Thromboplastinzeit (TPZ, Quick-Test)** bestimmt. Der Quick-Test erfasst sowohl den Faktor VII des extrinsischen Systems als auch die Faktoren X, V, II und I. Normal: > 70%, bzw. 20s.

Merke

Die Gerinnungskaskade des exogenen Systems (Faktoren III, VII) endet mit einen Ca²⁺-VIIa-Phospholipid-Komplex, die des endogenen Systems (Faktoren XII, XI, IX, VIII) mit einem Ca²⁺-VIIIa-IXa-Phospholipid-Komplex. Beide Komplexe können den Faktor X aktivieren. Faktor X ist somit die gemeinsame Endstrecke beider Systeme.

Der Weg vom Prothrombin bis zum vernetzten Fibrin

Die Komplexe des intrinsischen oder extrinsischen Systems aktivieren den Faktor X, der als Faktor Xa mit Faktor V, Ca²⁺ und Phospholipiden einen Enzymkomplex bildet → *Prothrombinase*. Die Prothrombinase spaltet proteolytisch (limitierte Proteolyse) das proteolytische Proenzym **Prothrombin** in ein proteolytisch aktives Enzym, das **Thrombin**. Die Aktivierung des Prothrombins zu Thrombin wird *Koagulationsphase* genannt (Abb. 16.**3**):
Thrombin spaltet aus Fibrinogen niedermolekulare Peptide (Fibrinpeptide) ab. Übrig bleiben Fibrinmonomere, die sich über nichtkovalente Bindung (z.B. Wasserstoffbrücken) zu einem Fibrinpolymer zusammenlagern („lösliches Fibrin"). Das instabile Fibrinpolymer wird durch die Wirkung des **Faktor XIII**, der durch Thrombin aktiviert wird, zu einem stabilen Fibrinnetz („unlösliches Fibrin") stabilisiert.

Dabei katalysiert Faktor XIIIa die Bildung von kovalenten Bindungen zwischen den γ-Carboxylgruppen von Glutamat eines Fibrinmonomers und den ε-Amino-Gruppen von Lysinresten eines anderen Fibrinmonomers (→ Polymerisation von löslichem Fibrin unter Bildung von Peptidbindungen). Das vernetzte Fibrin bildet eine Art Filz, der unter der Wirkung von **Fibronectin** (Tab. 16.**3**) zusammen mit Thrombozyten und Erythrozyten den endgültigen Thrombus darstellt → *roter Thrombus*. Wie schon in dem Abschnitt Thrombozyten erwähnt, können Thrombozyten durch die Anheftung (Adhäsion) an das Kollagen Pseudopodien (Fortsätze) ausbilden, die durch ihr kontraktiles Aktin-Myosin-System den Thrombus zusammenziehen → *Retraktion*. Dadurch nähern sich die Wundränder aneinander stark an, was entscheidend zum Wundverschluss beiträgt. Anschließend setzt die Wundheilung ein, wobei Bindegewebe in den roten Thrombus hineinwächst (*Organisation*), und der Defekt unter *Vernarbung* ausheilt (s. Kollagenbildung, 11.11.2).

Hemmstoffe der Blutgerinnung in vivo

Die Blutgerinnung wird durch verschiedene **Proteaseinhibitoren** aus dem Plasma reguliert. Diese gehören zu den α-Globulinen und können die an der Blutgerinnung beteiligten proteolytischen Enzyme hemmen. Nachfolgend einige prüfungsrelevante Beispiele:

Antithrombin III blockiert das aktive Zentrum des Thrombins, indem es mit Serinresten des Thrombins reagiert. Die inhibitorische Wirkung des Antithrombin III erfordert **Heparin** als Cofaktor, das lokal aus Mastzellen oder basophilen Granulozyten freigesetzt wird. Der **Heparin-Antithrombin III-Komplex** hemmt nicht nur Thrombin, sondern auch die Gerinnungsenzyme *IXa, Xa, XIa* und *XIIa*. Zusätzlich bindet Heparin auch an Faktor *IXa* und *Xa* und hemmt so die Umwandlung von Prothrombin in Thrombin.

 Klinischer Bezug

Heparin ist ein Mucopolysaccharid aus sulfatiertem D-Glucosamin und D-Glucuronsäure und wird aus Schweinedarm und Rinderlunge gewonnen. Therapeutisch wird es als Gerinnungshemmer (Antikoagulans) u. a. postoperativ zur Thromboseprophylaxe oder bei thromboembolischen Erkrankungen eingesetzt. Die Dosissteuerung erfolgt über die PTT-Bestimmung 6 Std. nach Therapiebeginn, dann 1–2 x täglich. Die therapeutische Dosis liegt bei 1,5–2,5fache Verlängerung (norm < 40 Sek., therapeutische Dosis ca. 60 Sek.).

$α_2$**-Makroglobulin** wirkt ähnlich wie das Antithrombin III, benötigt allerdings Heparin *nicht* als Cofaktor.
A_1**-Antitrypsin:** s. $α_2$-Makroglobulin.
Protein C und Protein S: Protein C ist eine Endopeptidase, die in ihrer aktiven Form (Ca) mit Protein S einen Komplex bildet und die Faktoren *Va* und *VIIIa* zerstört. Protein C wird durch Thrombin und Thrombomodulin, einem Thrombinrezeptor der Endothelzellen, aktiviert (Thrombin-Thrombomodulin-Komplex). Die Synthese beider Proteine ist Vitamin-K-abhängig.

 Klinischer Bezug

Cumarinderivate werden als Gift zur Vernichtung von Ratten und Mäusen eingesetzt. In der Klinik finden sie Anwendung zur Bekämpfung von tiefen **Venenthrombosen** sowie bei **Vorhofflimmern** und **mechanischen Herzklappen** zur Prävention systemischer Embolien. *Phenprocoumon (Marcumar®)* als Standard-Cumarinderivat hemmt die Synthese der Vitamin-K-abhängigen Gerinnungsfaktoren (1972, Protein C und S), indem es die Vitamin-K-Epoxidreduktase (s. Kap. 5) kompetitiv hemmt. Das Zeitintervall von Therapiebeginn bis Wirkungseintritt beträgt 2–4 Tage, da im Plasma noch intakte Vitamin-K-abhängige Gerinnungsfaktoren entsprechend ihrer Halbwertszeit zur Verfügung stehen und die Gerinnung aufrecht erhalten. Die Therapiekontrolle erfolgt über die Bestimmung des *Quick-Wertes* oder INR (*international normalized ratio*). Eine gefürchtete Nebenwirkung ist die Cumarin-Nekrose: Cumarine verursachen zu Therapiebeginn initial eine erhöhte Gerinnungsneigung, da die Gerinnungsfaktoren eine längere Halbwertszeit aufweisen als die Gerinnungsinhibitoren (Protein C und S). Diese zunächst bevorzugte Synthesehemmung von Protein S und C führt zu einer Hyperkoagulabilität, deren Folgen Kapillarthrombosen sind. Mit Beginn der Synthesehemmung der Gerinnungsfaktoren kommt es zur Einblutung in das emboliegeschädigte Gewebe, woraus eine hämorrhagische Infarzierung entsteht → Nekrose. Prädilektionsstellen sind weibliche Brust, Hüfte, Gesäß und Oberschenkel. Zur Vermeidung der Nekrosen erfolgt in der Initialphase der Therapie eine simultane Heparingabe. Eine weitere gefürchtete Nebenwirkung sind ZNS-Blutungen.

Hemmung der Blutgerinnung in vitro

Calciumantagonisten: Ca^{2+} ist ein wichtiger Cofaktor für den Ablauf der Blutgerinnung. Folgende Calciumantagonisten hemmen die Blutgerinnung in vitro (bei Blutproben):
- EDTA
- Citrat
- Oxalat

Heparin: s. o.

16.4.3 Fibrinolyse

Im Organismus entstehen durch die Blutgerinnung Fibringerinnsel, die Gefäße an anderer Stelle verstopfen können. Durch Fibrinolyse wird das Endprodukt der Blutgerinnung, das Fibrin, in zwei Schritten abgebaut (Abb. 16.**3** unten):
1. *Aktivierung von Plasminogen zu Plasmin*: Plasminogen ist eine inaktive Protease und wird durch

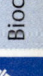

Biochemie

limitierte Proteolyse zu Plasmin aktiviert. Die physiologische Plasminaktivierung erfolgt durch zwei Systeme:

– *Urokinase (zirkulierendes System):* Wird von den Epithelzellen der Niere gebildet und in die ableitenden Harnwege abgegeben (Auflösung von Gerinnsel).
– *Gewebsständiges System:* Hierzu gehört der *tissue plasminogen activator* (**tPA**) und der Faktor XIIa (Hagemann-Faktor), der aus Präkallikrein das *Kallikrein* freisetzt, welches Plasminogen in Plasmin überführt.

2. *Hydrolytische Spaltung des Fibrins:* Plasmin ist eine Serinprotease, die die Faktoren V, VIII, Fibrinogen und Fibrin hydrolytisch spaltet. Spaltprodukte, die bei diesem Prozess entstehen, hemmen zusätzlich die Thrombinbildung und die Polymerisation von Fibrinmonomeren.

 Klinischer Bezug

Beim **kardiogenen Schock nach Myokardinfarkt** gilt die *Lysetherapie* angesichts der schlechten Prognosen als Ultima ratio. Dazu stehen verschiedene Thrombolytika für die Fibrinolyse zur Verfügung, z. B. die *Streptokinase*, die aus Streptokokkenstämmen gewonnen wird und mit Plasminogen einen Aktivatorkomplex bildet, der Plasminogen zu Plasmin aktiviert (indirekte Aktivierung) oder *rtPA (Alteplase)*, das gentechnisch hergestellt wird.

Hemmung der Fibrinolyse

Die Fibrinolyse wird durch unterschiedliche Inhibitoren kontrolliert:

Physiologische Inhibitoren

- *α_2-Antiplasmin:* Neutralisiert frei zirkulierendes Plasmin.
- *PAI 1* und *PAI 2:* Die Plasminogenaktivator-Inhibitoren 1 und 2 hemmen die Plasminogenaktivatoren tPA und Urokinase.

Exogene Inhibitoren

- *ε-Aminocapronsäure:* Blockiert die Plasminbildung durch Hemmung der Plasminogenaktivatoren.

16.5   Pathobiochemie

Siehe klinische Bezüge.

16.6   Blutplasma

Plasma besteht zu 90 % aus Wasser und zu 10 % aus gelösten Substanzen. Zu den gelösten Substanzen gehören hochmolekulare Proteine, ungeladene Stoffe (Kohlenhydrate, Harnstoff u. a.) und Ionen. Plasma erhält man, indem man aus ungerinnbar gemachtem Blut (z. B. mit EDTA) die zellulären Elemente (Erys, Leukos, Thrombos) abzentrifugiert. Lässt man das Blut erst gerinnen, bleibt Blutserum übrig. Blutserum ist somit fibrinogenfreies Plasma:

> **Blutplasma = Serum + Fibrinogen**

Die Funktion der Plasmabestandteile wurde bereits in vorherigen Kapiteln besprochen. In diesem Kapitel werden Plasmaenzyme sowie die Biochemie und Physiologie der Lipoproteine besprochen. Zunächst gibt Tab. 16.**5** eine Übersicht über die Zusammensetzung des Blutplasmas.

Plasmaenzyme

Die Konzentration der Plasmaenzyme ist physiologischen Schwankungen unterworfen, wie z. B. Geschlecht, Alter, Tagesrhythmus, Muskeltätigkeit und Schwangerschaft. Ihre Konzentrationsveränderung spielt für die klinische Diagnostik eine wichtige Rolle. Dabei ist es von Interesse, die im Plasma vorkommenden Enzyme bestimmten Organen zuzuordnen. Daher werden sie in zwei Gruppen unterteilt:

Sekretionsenzyme: Sie werden von einem Organ synthetisiert und anschließend sezerniert, um über den Blutweg ihren eigentlichen Wirkungsort zu erreichen. Sekretionsenzyme sind unter physiologischen Bedingungen im Plasma nachweisbar, z. B.

- (Pseudo-)Cholinesterase: Leberenzym
- α-Amylase: Pankreasenzym
- Lipoproteinlipase: Pankreasenzym
- Enzyme der Blutgerinnung
- LCAT s. u.

Zellenzyme: Sie kommen im Zytoplasma, in den Mitochondrien, Mikrosomen, Lysosomen und im Zellkern der Zellen des Organismus vor und sollten unter physiologischen Bedingungen, wenn überhaupt, nur in sehr geringer Konzentration nachweisbar sein.

Lipoproteine

Die in Wasser unlöslichen Lipide, wie Cholesterin, Cholesterinester, Triglyceride und Phospholipide, werden im Blutplasma in Form von Lipid-Protein-Komplexen transportiert. Hierbei verbinden sich die Trägerproteine (*Apolipoproteine*) mit den Lipiden zu verschiedenen Klassen. Dabei entstehen Lipoproteinpartikel mit hydrophoben Lipiden im Zentrum und den hydrophilen Seitenketten von Aminosäuren der Proteine auf der Oberfläche. Diese Lipoproteinkomplexe können entweder aufgrund von Dichteunterschieden oder aufgrund verschiedener Wanderungsgeschwindigkeiten im elektrischen Feld in folgende Fraktionen unterteilt werden:

- *Chylomikronen*
- *Prä-β-Lipoproteine* (VLDL, very low density lipoproteins)

Tab. 16.**5** Zusammensetzung des Blutplasmas

Bestandteile	Menge	
Elektrolyte		
Natrium	135 – 150	mmol/l
Kalium	3,5 – 5,0	mmol/l
Calcium	2,15 – 2,75	mmol/l
Magnesium	0,66 – 0,91	mmol/l
Chlorid	98 – 112	mmol/l
Phosphat	0,77 – 1,55	mmol/l
Eisen	80 – 160	µg/ 100 ml
Kupfer	70 – 155	µg/ 100 ml
Proteine	**6 – 8**	**g/ 100 ml**
Stickstoffhaltige Nichtproteine		
Harnstoff	10 – 50	mg/ 100 ml
Harnsäure	2,5 – 7,0	mg/ 100 ml
Kreatinin	0,5 – 1,5	mg/ 100 ml
Kreatin	0,2 – 0,7	mg/ 100 ml
Aminosäuren	40 – 60	mg/ 100 ml
Kohlenhydrate		
Glucose	60 – 110	mg/ 100 ml
Galaktose	< 4,3	mg/ 100 ml
Fructose	< 10	mg/ 100 ml
Lactat	6 – 20	mg/ 100 ml
Lipide		
Gesamtlipide	400 – 1000	mg/ 100 ml
Triglyceride	bis 180	mg/ 100 ml
Cholesterin	200+Alter	mg/ 100 ml
HDL-Cholesterin	> 40	mg/ 100 ml
LDL-Cholesterin	< 150	mg/ 100 ml
Phospholipide	160 – 250	mg/ 100 ml
freie Fettsäuren	< 30	mg/ 100 ml

- β-*Lipoproteine* (LDL, low density lipoprotein)
- α-*Lipoproteine* (HDL, high density lipoprotein)

Die verschiedenen Lipoproteine besitzen verschiedene Funktionen, die von ihrem Syntheseort, der Zusammensetzung ihres Lipidanteils und dem Gehalt an Apolipoproteinen abhängig ist (Abb. 16.**4**).

Chylomikronen:
Lipide aus der Nahrung werden durch Lipasen im Darm in Diglyceride, Monoglyceride und freie Fettsäuren gespalten. Die Produkte der Lipidspaltung diffundieren in die intestinalen Mucosazellen des Dünndarms, wo sie wieder zu Triglyceriden umgewandelt und mit Cholesterin aus der Nahrung und Apolipoproteinen (*Apo CII, E, B48*) zu Chylomikronen zusammengelagert werden (im glatten endoplasmatischen Retikulum). Diese werden durch Exozytose aus den Mucosazellen des Darms in die intestinalen Lymphgänge abgegeben und treten über die V. subclavia in den Blutstrom ein (Trübung des Plasmas nach fettreicher Mahlzeit). Das *Apo CII* der Chylomikronen aktiviert die Lipoproteinlipase der Kapillaren des Herzens, der Skelettmuskeln, des Fettgewebes und der Milchdrüsengewebe, wodurch ein Teil ihrer Triglyceride in freie Fettsäuren gespalten wird und die Versorgung dieser Gewebe mit Brennstoff (Albumingebundene Fettsäuren) ermöglicht. Die Chylomikronenreste (*remnants*) enthalten noch sehr wenig Triglyceride, jedoch noch Cholesterin, *Apo E* und *Apo B48*. Sie erreichen die Leber, wo sie durch spezifische Rezeptoren (Endozytose) aufgenommen werden. In den Lysosomen der Leber werden die Remnants abgebaut. Das abgebaute Cholesterin wird in Form von Cholesterinestern in der Leber gespeichert, die Triglyceride mit spezifischen Apolipoproteinen zu Lipoproteinen sehr geringer Dichte (VLDL) verpackt (Abb. 16.**5**).

VLDL:
Die aus der Nahrung aufgenommenen Fettsäuren werden an Albumin gebunden oder über „remnants" zur Leber transportiert und anschließend aufgenommen. In der Leber werden sie oxidiert, um Energie oder Vorstufen für die Ketonkörpersynthese zu liefern. Beinhaltet die Nahrung mehr Fettsäuren als benötigt, werden sie in der Leber zu *Triglyceriden* umgewandelt und mit etwas *Cholesterin, Cholesterinester, Apo B100, Apo C (CI, CII, CIII)* und *Apo E* zu VLDL verpackt. Auch ein Überangebot an Glucose kann in der Leber via Triglyceriden in VLDL verpackt werden. VLDL wird ins Plasma abgegeben und zum Fettgewebe transportiert. Durch Apo CII des VLDL wird die Lipoproteinlipase im Kapillarendothel aktiviert, wodurch Fettsäuren aus den Triglyceriden freigesetzt werden. Die freien Fettsäuren werden, wie die freien Fettsäuren aus den Chylomikronen, an Albumin gebunden und zu den entsprechenden Organen (s. o.) transportiert, wo sie entweder als Brennstoff dienen (Skelettmuskel) oder in Form von Triglyceriden gespeichert werden (Adipozyten). Durch Abgabe von Fettsäuren entstehen *VLDL-Reste*, die Cholesterin an Prä-HDL (s. u.) abgeben und in *IDL* (intermediate density lipoproteins) und anschließend in *Lipoproteine geringer Dichte (LDL)* übergehen (Abb. 16.**5**).

Biochemie

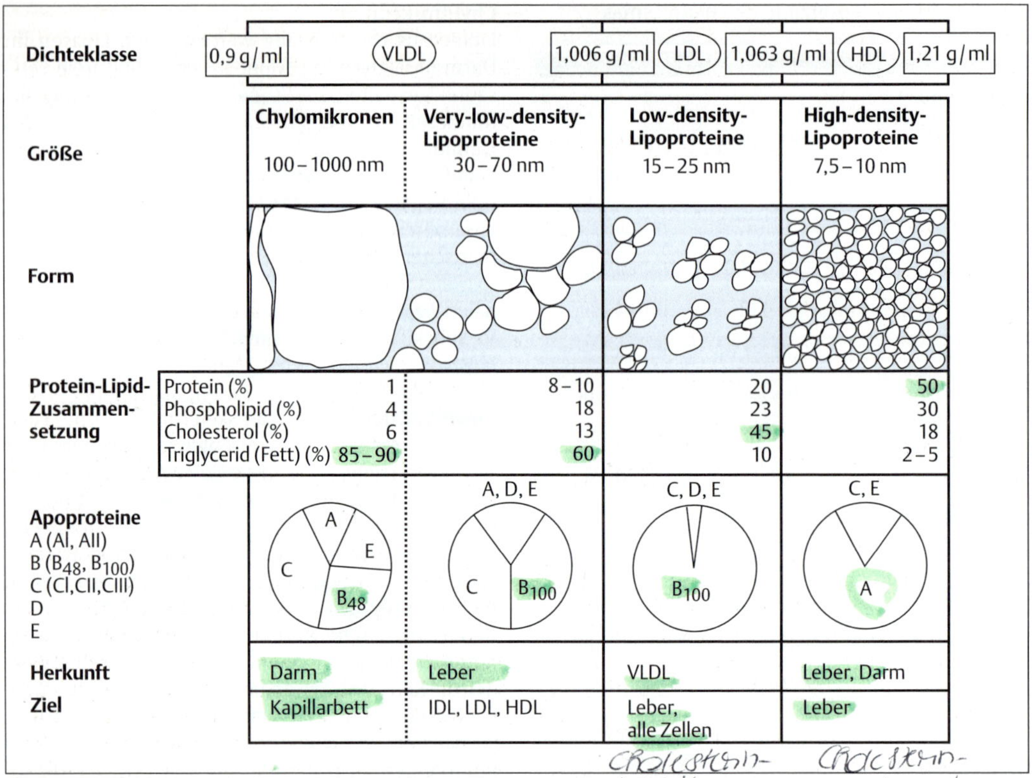

Dichteklasse	0,9 g/ml	VLDL	1,006 g/ml	LDL	1,063 g/ml	HDL	1,21 g/ml

	Chylomikronen	Very-low-density-Lipoproteine	Low-density-Lipoproteine	High-density-Lipoproteine
Größe	100 – 1000 nm	30 – 70 nm	15 – 25 nm	7,5 – 10 nm
Form				
Protein-Lipid-Zusammensetzung	Protein (%) 1 Phospholipid (%) 4 Cholesterol (%) 6 Triglycerid (Fett) (%) 85 – 90	8 – 10 18 13 60	20 23 45 10	50 30 18 2 – 5
Apoproteine A (AI, AII) B (B$_{48}$, B$_{100}$) C (CI, CII, CIII) D E	A, C, E, B$_{48}$	A, D, E C, B$_{100}$	C, D, E B$_{100}$	C, E A
Herkunft	Darm	Leber	VLDL	Leber, Darm
Ziel	Kapillarbett	IDL, LDL, HDL	Leber, alle Zellen	Leber

Abb. 16.**4 Eigenschaften der Lipoproteine** (nach Karlson/Doenecke/Koolman, Thieme 1994)

Cholesterin-Verteilung   Cholesterin-ansammlung

LDL:

LDL enthalten unter den verschiedenen Lipoproteinen den höchsten Cholesterinanteil (*Cholesterin, Cholesterinester*) und das Hauptapolipoprotein *Apo B100*. LDL werden in alle Zellen aufgenommen, die Cholesterin benötigen (Abb. 16.**5**). Dazu benötigt die Empfängerzelle spezifische Apo B100-erkennende **LDL-Rezeptoren** (integrale Membranproteine), die die Endozytose einleiten. LDL und LDL-Rezeptor gelangen zusammen in die Zelle (Endosom), wo sie mit Lysosomen verschmelzen. Lysosomale Enzyme spalten die Esterbindungen, das entstehende Cholesterin und die Fettsäuren werden ins Zytosol abgegeben. Das Apo B100 wird zu Aminosäuren abgebaut. Der LDL-Rezeptor entgeht jedoch dem Abbau und dient der weiteren LDL-Aufnahme. Cholesterin dient dem Membranaufbau, der Steroidsynthese (endokrine Zellen) oder kann durch **ACAT** (Acyl-CoA-Cholesterinacyl-Transferase) erneut verestert werden (Speicherung). Cholesterinüberschuss in der Zelle hemmt die Eigensynthese von Cholesterin (HMG-CoA-Reduktase↓) und von LDL-Rezeptoren.

Klinischer Bezug

Neben den oben genannten Reaktionen kann LDL in der Leber mit dem Apolipoprotein a eine Verbindung eingehen. Dieses veränderte LDL wird als **Lipoprotein a (Lp-a)** bezeichnet. Lp-a ist demnach ein Glykoprotein und besitzt das Apo A und Apo B100 als Apolipoproteine. Es hat eine hohe Strukturänlichkeit zum Plasminogen und konkurriert um den Plasminogenrezeptor an Endothelzellen. Bei Endothelverletzungen vermag Lp-a die geschädigten Zellstrukturen zu stabilisieren, abzudichten und zur Reparatur mit Cholesterin zu versorgen. Enthält das Blut zuviel Lp-a, hat das schlimme Folgen: Die Bildung atherosklerotischer Plaques wird begünstigt. Ein Lp-a Anstieg > 25 mg/dl gilt als Arterioskleroserisiko (1/3 der Bevölkerung in Deutschland). Bei Endothelverletzungen benötigt das geschädigte Zellgewebe als Hauptbaustoffe Kollagen und Elastin, die *nur* unter Vitamin-C-Mitwirkung synthetisiert werden können (s. 5.3.9). Stehen Vitamin C, Prolin und Lysin für den Reparaturprozess aber nicht ausreichend zur Verfügung, nutzt der Körper vermehrt Lp-a, das er selbst herstellen kann: Möglicherweise ist das einer der Effekte in der Vorbeugung der Arteriosklerose durch Vitamin C.

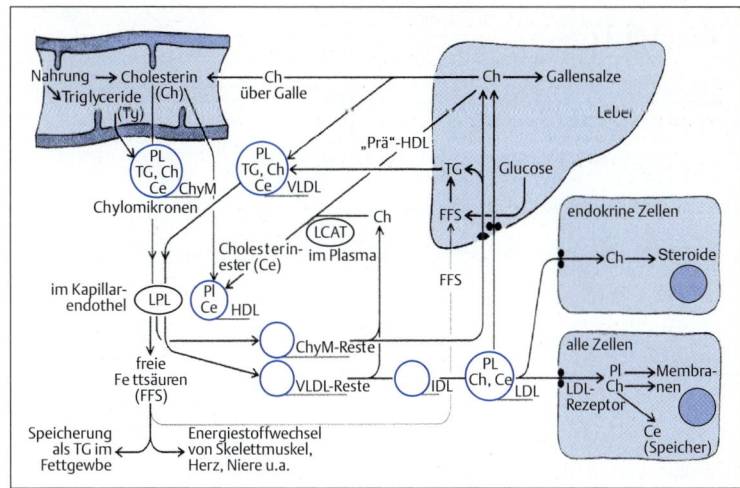

Abb. 16.**5 Funktion der Lipoproteine** (aus Klinke/Silbernagl, Thieme 1994)

HDL:

HDL ist ein Lipoprotein hoher Dichte und besitzt den höchsten Apoproteingehalt unter den Lipoproteinen. Es wird über verschiedene Wege synthetisiert:

- von den Mucosazellen des Darms,
- indirekt als Nebenprodukt der Weiterverarbeitung von Chylomikronen und VLDL und
- in einer Vorläuferform (Prä-HDL) von der Leber.

In der Leber werden in Form von kleinen Proteinpartikeln Prä-HDL-Moleküle synthetisiert, die wenig Cholesterin und Cholesterinester beinhalten. An die Oberfläche des Prä-HDL ist das Enzym **LCAT** (Lecithin-Cholesterin-Acyl-Transferase), das in der Leber synthetisiert und sezerniert wird, gebunden. Diese Bindung kommt durch den hohen Anteil an Apolipoprotein A1 in den HDL-Partikeln zustande. LCAT wird durch Apolipoprotein A1 aktiviert und katalysiert folgende Reaktion:

Cholesterin + Phosphatidylcholin ↔ Cholesterinester + Lysophosphatidylcholin.

Hierdurch nimmt der Gehalt von Cholesterinestern in den HDL-Partikeln zu, gleichzeitig verringert sich ihr Gehalt an Lysophosphatidylcholin (ein Phosphoglycerid), das aus den HDL-Partikeln abdiffundieren kann. Die Cholesterinester wandern in den apolaren Kern der HDL-Partikel, wodurch auf der HDL-Oberfläche Platz entsteht, um extrahepatisches Cholesterin vermehrt aufnehmen zu können. Dabei entsteht zunächst HDL$_3$. Unter dem Einfluss des LCAT wird auch aus den Chylomikronen- und VLDL-Resten das Cholesterin in die HDL-Partikel eingebaut. Es entsteht HDL$_2$ und HDL$_1$. Die Hauptfunktion des HDL besteht somit darin, extrahepatisches Cholesterin in die Leber zu transportieren, dem Hauptausscheidungsort des Cholesterins → *reverser Cholesterintransport*.

 ### Klinischer Bezug

In Industrieländern ist Herzversagen durch Verschluss der Koronararterien (**Atherosklerose**) eine der häufigsten Todesursachen. Atherosklerose entsteht unter anderem durch die Anlagerung von Cholesterin in den Blutgefäßen (atherosklerotische Plaques) und steht in Zusammenhang mit einer erhöhten LDL-Konzentration. HDL dagegen wirkt wahrscheinlich wegen seiner Funktion – Cholesterintransport von der Peripherie zur Leber – kardioprotektiv. Von besonderer Bedeutung ist hierbei das HDL$_1$, da es LDL in den extrahepatischen Geweben vom LDL-Rezeptor verdrangen kann.

Biochemie

Leber

Die Leber ist das zentrale Stoffwechselorgan des Organismus, da sie zwischen den Resorptionsort der Nährstoffe (Darm) und die Organe des Nährstoffverbrauchs (z. B. Muskel, Fettgewebe) geschaltet ist. Sie nimmt die im Verdauungstrakt resorbierten Stoffe auf, baut sie ab oder gibt sie nach Speicherung oder Metabolisierung an den Kreislauf ab. Dadurch wird der Organismus kontinuierlich mit Aminosäuren, Proteinen, Kohlenhydraten und Lipiden versorgt. Neben den Stoffwechselreaktionen, die sowohl in der Leber als auch in extrahepatischen Organen ablaufen, leistet die Leber leberspezifische Stoffwechselreaktionen. Dazu gehört u. a. die Bildung der Galle. Schließlich kann die Leber exogene Fremdstoffe und endogen gebildete, für den Organismus toxisch wirkende Substanzen entgiften. Die im Dienste der Energieversorgung des Gesamtorganismus stehenden Stoffwechselprozesse wurden bereits besprochen. Sie werden in diesem Kapitel zusammengefasst, wobei prüfungsrelevante Fakten berücksichtigt werden. Leberspezifische Aufgaben werden ausführlich besprochen.

17.1 Energiestoffwechsel und Serviceleistungen

Die Arbeit der Leber kann man in 2 Phasen unterteilen:

Resorptionsphase

In der Resorptionsphase (Mahlzeit + 2 h) erreichen Nahrungsbestandteile über das Pfortaderblut die Leber. Dabei werden in der Leber folgende Prozesse katalysiert:

- *Glykogensynthese:* Glucose wird zu Glykogen polymerisiert und so gespeichert.
- *Triglycerid-Neusynthese:* Bei Kohlenhydratüberschuss wird Glucose und Lactat zu Triglyceriden umgewandelt, die mit einem Proteinanteil als

VLDL ins Blut abgegeben werden, um im Fettgewebe gespeichert zu werden.
- *Triglycerid-Resynthese:* Nahrungstriglyceride werden in Form von Chylomikronenresten zur Leber transportiert, die dort nach Spaltung zu Fettsäuren und Glycerin verstoffwechselt oder wieder zu Triglyceriden verestert werden.
- *Proteinsynthese:* Aminosäuren werden zum größten Teil für die Synthese von Proteinen verwendet, die als Plasmaproteine oder Sekretionsprodukte ans Blut abgegeben werden, z. B.: Albumin, Präalbumin, Gerinnungsenzyme, Haptoglobin, Transferrin, Fibrinogen, LCAT, Pseudocholinesterase, Protease-Inhibitoren, Proteine für Lipoproteinsynthese (Prä-HDL, VLDL), Angiotensinogen u. a.
- *Harnstoffbildung:* Nahrungsaminosäuren werden zu CO_2 oxidiert und der dabei freiwerdende Aminosäurenstickstoff zu Harnstoff umgewandelt.
- *Deckung des Energiebedarfs:* Zur eigenen Energieversorgung werden v. a. Glucose zu CO_2 und H_2O oxidiert.

Postresorptionsphase

In der Postresorptionsphase (zwischen den Mahlzeiten) werden in der Leber folgende Prozesse katalysiert:

- *Glykogenolyse:* Lebereigenes Glykogen wird nach Stimulation durch Adrenalin oder Glukagon zu Glucose abgebaut, das für das ZNS, die Erythrozyten und das Nierenmark das Hauptsubstrat ist.
- *Gluconeogenese:* Die im Stoffwechsel anfallenden Nichtkohlenhydrate (Lactat, glucogene Aminosäuren, Glycerin) werden zu Glucose umgewandelt.
- *Harnstoffbildung:* Bei der Gluconeogenese der Aminosäuren zu Glucose entsteht Stickstoff (in Form von Ammoniak), das in der Leber zu Harnstoff umgewandelt und über die Niere ausgeschieden wird.
- *Ketonkörpersynthese:* Im Rahmen sehr stark ablaufender β-Oxidation werden die anfallenden Acetyl-

CoA-Moleküle anschließend in Ketonkörper umgewandelt, die 1. als Energiesubstrate für das ZNS, die Muskeln, das Herz und die Nierenrinde dienen und 2. Energie für die Gluconeogenese liefern.

■ *Deckung des Energiebedarfs:* Die eigene Energieversorgung erfolgt nicht wie in der Resorptionsphase durch die Oxidation von Glucose, sondern v. a. durch den Abbau der Fettsäuren (β- Oxidation).

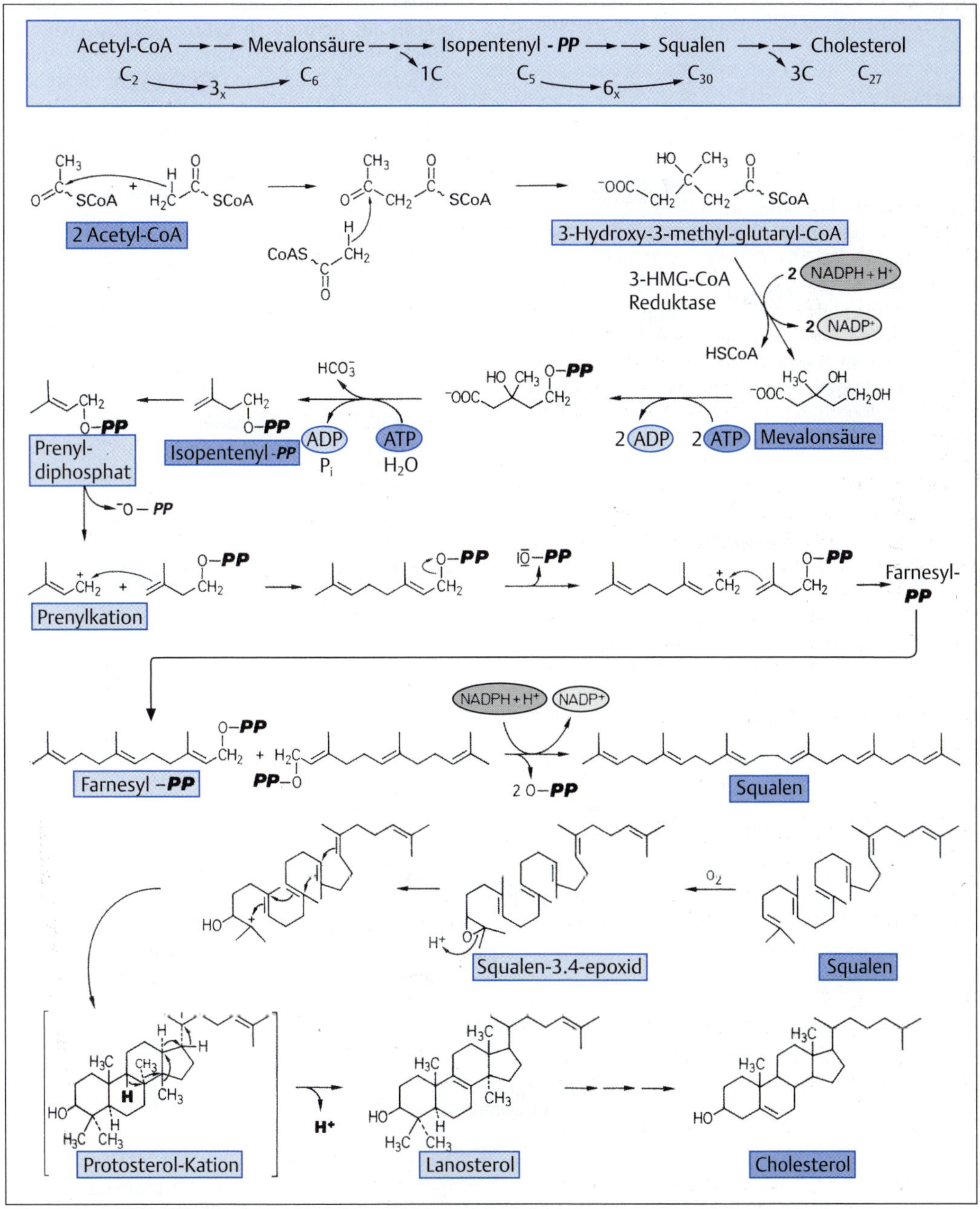

Abb. 17.1 **Cholesterinsynthese**

17.2   Cholesterin (Cholesterol)

Beim Erwachsenen wird über 90 % des Cholesterins in der Leber und in den Kryptenzellen des Dünndarms synthetisiert. Bei Neugeborenen besitzt zusätzlich das ZNS eine sehr hohe Cholesterinsyntheseaktivität, da Cholesterin für die Synthese des Myelins und der peripheren Nerven essenziell ist. Außerdem ist Cholesterin Bestandteil vieler Membranen und Muttersubstanz der Gallensäure und der Steroidhormone.

Synthese

Die Cholesterinsynthese kann in 4 Abschnitte eingeteilt werden (Abb. 17.**1**):
1. *Mevalonsäuresynthese:* Aus drei Molekülen Acetyl-CoA, das via Citrat ins Cytosol gelangt, wird zunächst β-**Hydroxy-β-Methyl-Glutaryl-CoA** (β-HMG-CoA) aufgebaut. Dieser Metabolit ist auch Vorstufe von Ketonkörpern, jedoch wird für die Cholesterinsynthese nur der extramitochondriale β-HMG-CoA-Pool herangezogen. Aus β-HMG-CoA entsteht durch Reduktion mit 2 NADPH/H$^+$ **Mevalonsäure.** Enzym: β-HMG-CoA-Reduktase (Schlüsselenzym).
2. *Synthese des aktiven Isoprens:* Unter Verbrauch von 2 ATP entsteht Mevalonsäure-5-Diphosphat. Durch Decarboxylierung und Wasserabspaltung entsteht unter ATP-Verbrauch Isopentenyl-Diphosphat → **aktives Isopren.** Enzyme: Mevalonatkinasen und Decarboxylase.

3. *Synthese des Squalens:* Aus Isopentenyl-Diphosphat entsteht durch Isomerisierung Dimethylalkyl-Diphosphat. Beide C_5-Moleküle kondensieren zu *Geranyldiphosphat*, das mit einem weiteren Molekül Isopentenyldiphosphat zu **Farnesyldiphosphat** kondensiert. Zwei Moleküle Farnesyldiphosphat liefern durch Kopf-zu-Kopf-Kondensation **Squalen.**
4. *Umwandlung zum Cholesterin:* Das C_{30}-Molekül Squalen zyklisiert unter O_2-Verbrauch zu **Lanosterol**, aus dem durch Cytochrom P_{450}-Enzyme drei Methylgruppen oxidativ abgespalten werden, wodurch das Endprodukt **Cholesterin** entsteht.

Lokalisation und Regulation der Cholesterinsynthese

Die Cholesterinsynthese ist im endoplasmatischen Retikulum lokalisiert und stellt einen energieaufwendigen Vorgang dar. Daher ist es für den Organismus ein Vorteil, Cholesterin über die Nahrung aufzunehmen. Das Nahrungscholesterin reguliert (Aufnahme über LDL und remnants) die endogene Cholesterinsynthese im Sinne eines Feedback-Mechanismus: Das Enzym *β-HMG-CoA-Reduktase* ist das Schlüsselenzym und wird durch Cholesterin, seine Derivate (z. B. Gallensäure) und Mevalonsäure allosterisch gehemmt. Außerdem unterliegt die β-HMG-CoA-Reduktase einer hormonellen Kontrolle: **Insulin** bewirkt eine Dephosphorylierung der β-HMG-CoA-Reduktase, wodurch das Enzym aktiviert wird, und die Cholesterinsynthese begünstigt wird. **Glukagon** phosphoryliert die β-HMG-CoA-Reduktase und inaktiviert sie dadurch.

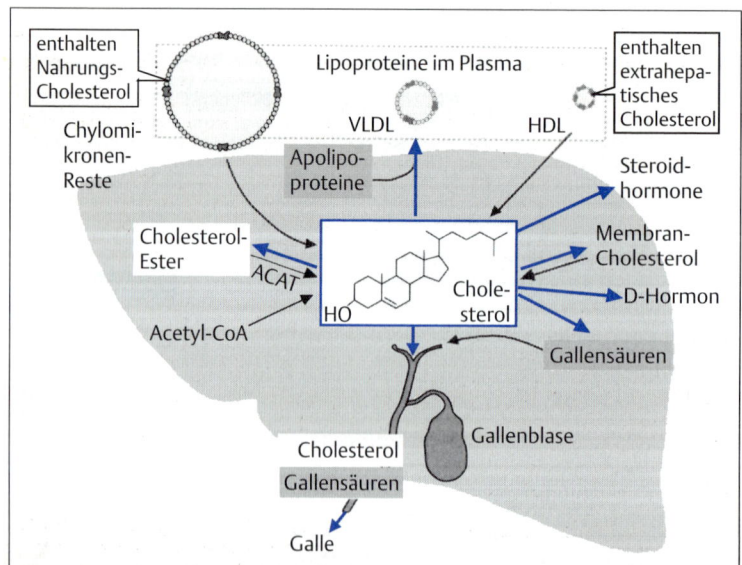

Abb. 17.**2 Stoffwechsel des Cholesterins** (aus Koolman/Röhm, Thieme 1994)

Klinischer Bezug

Ein **erhöhter Cholesterinspiegel** im Blut ist nicht nur durch eine erhöhte Cholesterinzufuhr bedingt. Er ist das Resultat vieler Stoffwechselreaktionen und bis auf wenige Ausnahmen (z. B. genetisch bedingte Defekte) von der Art und Menge anderer Nahrungsbestandteile und von Stress-Situationen abhängig. Eine Senkung des Nahrungscholesterins steigert kompensatorisch die endogene Cholesterinsynthese und kann den Serumcholesterinspiegel nur mäßig senken (Ausnahme: „Cholesterin-sensitive Personen").

Stoffwechsel des Cholesterins

Die Leber erhält Cholesterin aus folgenden Quellen: Aus der Nahrung (über Chylomikronenreste: remnants), der Eigensynthese im Körper und aus Lipoproteinen im Plasma, die Cholesterin oder Cholesterinester aus der Peripherie (z. B. Zellmembranabbau) zur Leber transportieren (HDL). Die Wege des Cholesterins sind in Abb. 17.**2** dargestellt.

17.3 Gallenflüssigkeit und Gallensäuren (Gallensalze)

17.3.1 Gallensäuren

Gallensäuren sind Bestandteile der Galle, halten dort das Cholesterin in Lösung und werden zur Lipidresorption bzw. Resorption von hydrophoben Substanzen (durch Mizellenbildung) im Darm benötigt (z. B. Resorption von fettlöslichen Vitaminen).

Synthese

Gallensäuren entstehen durch den Abbau von Cholesterin im endoplasmatischen Retikulum der Leberzellen (Abb. 17.**3**). Dabei werden am Cholesterin folgende Veränderungen vorgenommen:

■ Einführung von OH-Gruppen,

■ Reduktion (Hydrierung) der Doppelbindung am Ring B,
■ Epimerisierung der OH-Gruppe an C_3,
■ Verkürzung der Seitenkette um drei C-Atome.

Als Metabolite des Cholesterinabbaus entstehen die primären Gallensäuren *Cholsäure* und *Chenodesoxycholsäure* (s. Abb. 17.**3**) (**1**), die intrazellulär als CoA-Verbindungen vorliegen und vor dem Verlassen der Leber unter CoA-Abspaltung mit den Aminosäuren *Taurin* oder *Glycin* konjugiert werden (**2**). Auch eine Sulfatierung, Glucoronidierung und Glucosidierung ist in der Leber möglich. Durch die Konjugation wird die Löslichkeit der Gallensäuren verbessert, die als Mizellen in die Galle gelangen (**3**). Die mit der Galle sezernierten primären Gallensäuren werden im Darm mittels bakterieller Enzyme von ihrer Peptidbindung abgespalten (**4**) und anschließend durch Dehydroxylierung in sekundäre Gallensäuren umgewandelt (**5**). So entstehen aus Cholsäure die *Desoxycholsäure* und aus Chenodesoxycholsäure die *Lithocholsäure*. Etwa 90 % der sezernierten Gallensäuren können im Dünndarm zum größten Teil aktiv rückresorbiert werden (**6**) und im Blut, an Albumin gebunden, zur Leber transportiert werden → *enterohepatischer Kreislauf.*

 Klinischer Bezug

Das unlösliche Cholesterin wird in der Galle durch die Gallensäuren (oder Lecithine) in Lösung gehalten. Durch eine Verminderung der enterohepatischen Zirkulation oder Produktion an Gallensäuren kann es in der Galle zur Kristallisation von Cholesterin und damit zur Bildung von **Gallensteinen** kommen (meistens ernährungsbedingt).

17.3.2 Gallenflüssigkeit

Die Synthese der Gallenflüssigkeit ist eine spezifische, exkretorische (ausscheidende) *Funktion der Leber* (Abb. 17.**4**). Die Galle ist eine wässrige Lösung und besteht aus Gallensäuren, Cholesterin, Fettsäuren,

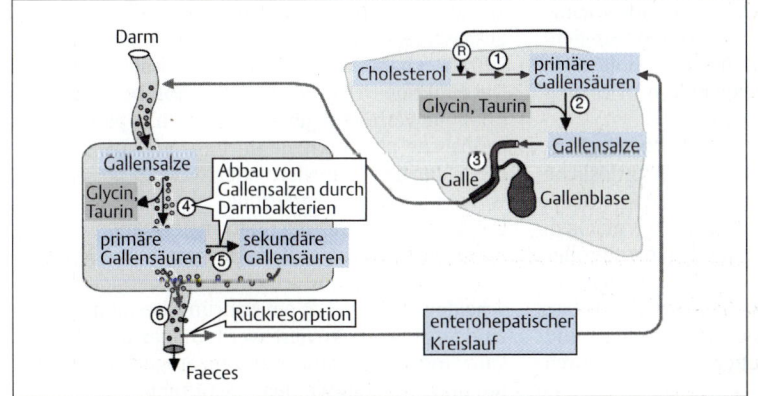

Abb. 17.**3 Stoffwechsel der Gallensäure** (aus Koolman/ Röhm, Thieme 1994)

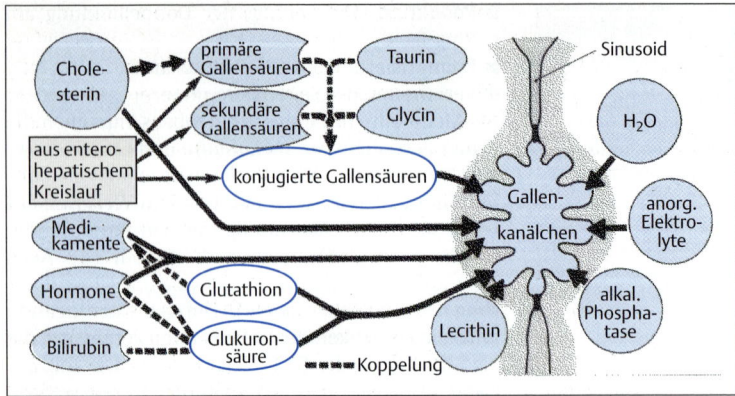

Abb. 17.4 Ausscheidungsfunktion der Leber (aus Silbernagl/Despopoulos, Thieme 1991)

Phospholipiden (Lezithin), Bilirubin (Gallenfarbstoff), anorganischen Elektrolyten und Wasser. Einige Stoffe, wie Medikamente oder Hormone, werden in der Leber inaktiviert und abgebaut und mit der Galle ausgeschieden. Schlecht wasserlösliche Stoffe werden im Blut an Albumin gebunden und zur Leber transportiert. Die Leber nimmt diese Stoffe (von Albumin getrennt) auf und konjugiert sie im endoplasmatischen Retikulum der Hepatozyten mit Glutathion oder Glucuronsäure, wodurch sie wasserlöslich und aktiv (ATP-abhängige Transporter) in die Gallenductuli ausgeschieden werden. Die Konzentration und die Zusammensetzung der Galle wird durch die Gallenductuli modifiziert (u. a. hormonell: VIP, Sekretin). Schließlich wird die in der Leber gebildete Galle in der Gallenblase gesammelt, wo ein Teil des Wassers und der anorganischen Elektrolyte rückresorbiert wird → *Konzentrierung der Lebergalle*. Die Funktion der Galle und ihre Steuerung u. a. durch Hormone (z. B. Cholecystokinin, Sekretin) ist in der Physiologie (Kap. 7) abgehandelt.

Funktion der Gallenflüssigkeit

■ *Bildung wasserlöslicher Komplexe (Choleinsäuren):* Fettlösliche Verbindungen (Fettsäuren, Cholesterin, Steroide, Vitamine etc.) bilden mit Gallensäuren wasserlösliche Komplexe, was eine wichtige Voraussetzung für deren Resorption aus dem Darmkanal ist. Außerdem werden das Cholesterin und die Fettsäuren in der Gallenblase in Lösung gehalten (s. Klinischer Bezug oben).

■ *Emulgatoren:* Gallensäuren setzen die Oberflächenspannung des Wassers herab, wodurch fettlösliche Verbindungen im Darm emulgieren und ihre Oberfläche für Verdauungsenzyme zugänglich machen.

■ *Choleretische Wirkung:* Steigt durch den enterohepatischen Kreislauf die Plasmakonzentration der Gallensäuren, akkumulieren diese in der Leber, hemmen die Gallensäurensynthese (s. oben) und regen gleichzeitig die Sekretion von Galle durch die Leber an.

■ *Vehikelfunktion:* Medikamente, Gifte, Schwermetalle und nicht verwertbare endogene Substanzen werden über die Gallenflüssigkeit ausgeschieden.

■ *Hormonaktivierung:* Gallensäuren aktivieren die Pankreaslipase und die Cholinesterase, wodurch der enzymatische Abbau der Nahrungslipide gefördert wird.

17.4 Biotransformation

17.4.1 Prinzipien und Bedeutung

Der Organismus ist sehr häufig mit Fremdstoffen, lipophilen Verbindungen, konfrontiert, die nicht als Energieträger oder Baustoffe verwendet werden können. Derartige Verbindungen können körpereigene (endogen entstandene) Stoffe (Steroidhormone, Bilirubin etc.) oder Fremdstoffe (Pharmaka, Konservierungsmittel, Pestizide etc.) sein. Fremdstoffe durchdringen aufgrund ihrer Lipidlöslichkeit sehr leicht die Zellmembran und werden deshalb rasch in den Organismus aufgenommen, wo sie sich in lipophilen Geweben (ZNS, Fettgewebe) verteilen. Viele dieser Fremdstoffe sind – besonders in hohen Konzentrationen – für den Organismus giftig und kanzerogen. Über die Niere können sie nur gering ausgeschieden werden, weil sie nach glomerulärer Filtration nahezu komplett rückresorbiert werden.

Die Funktion der **Biotransformation** besteht darin, lipophile Verbindungen enzymatisch in polare, wasserlösliche, nichttoxische Substanzen umzuwandeln, die leicht über die Niere oder Galle ausgeschieden werden können → *Entgiftung*.

Die Enzymsysteme der Biotransformation können wegen ihrer geringen Substratspezifität nicht zwischen nützlichen und schädlichen Reaktionen unterscheiden. So kann z. B. ein Nahrungsbestandteil auch zum Schadstoff aktiviert werden oder primär nicht kanzerogene Substanzen zu kanzerogenen Metaboliten umgewandelt werden –> *Giftung*.

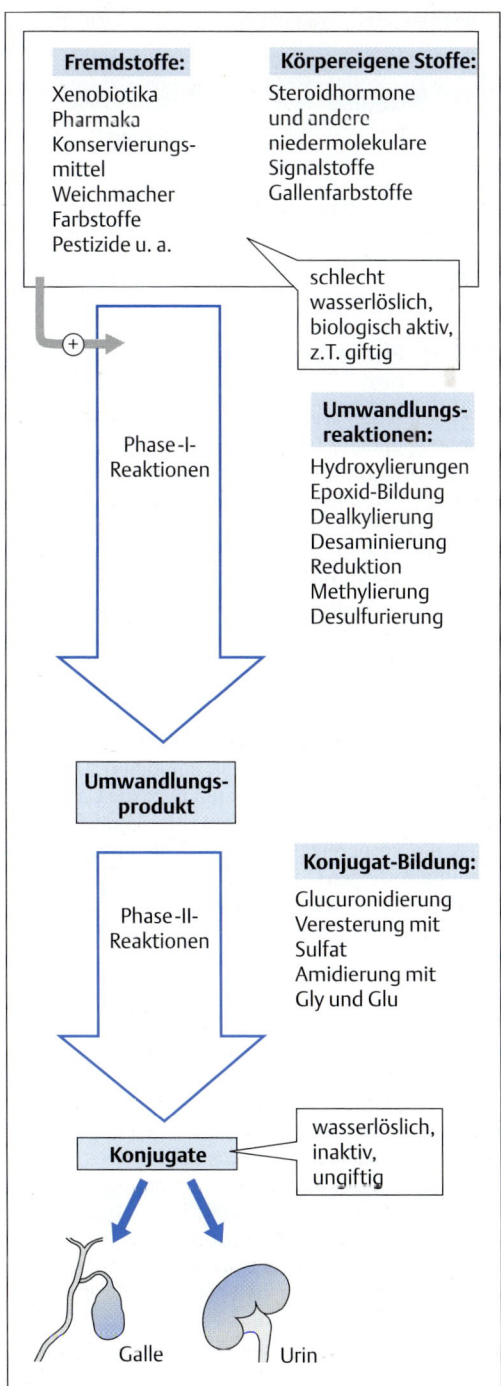

Fremdstoffe:

Xenobiotika
Pharmaka
Konservierungs-
mittel
Weichmacher
Farbstoffe
Pestizide u. a.

Körpereigene Stoffe:

Steroidhormone
und andere
niedermolekulare
Signalstoffe
Gallenfarbstoffe

schlecht
wasserlöslich,
biologisch aktiv,
z.T. giftig

Phase-I-
Reaktionen

**Umwandlungs-
reaktionen:**

Hydroxylierungen
Epoxid-Bildung
Dealkylierung
Desaminierung
Reduktion
Methylierung
Desulfurierung

**Umwandlungs-
produkt**

Phase-II-
Reaktionen

Konjugat-Bildung:

Glucuronidierung
Veresterung mit
Sulfat
Amidierung mit
Gly und Glu

Konjugate

wasserlöslich,
inaktiv,
ungiftig

Galle   Urin

Abb. 17.**5 Prinzip der Biotransformation** (nach Koolman, Thieme 1994)

Lokalisation: Die wichtigsten Biotransformations-
enzyme sind im *glatten endoplasmatischen Retikulum*
vor allem der Leber, aber auch in anderen Organen
(Niere, Lunge etc.) lokalisiert und an lipidhaltige
Membranen gebunden (membrangebundene Enzyme).

Phasen: Die Biotransformation wird in 2 Phasen unterteilt. In *Phase I* entsteht aus dem Ausgangsstoff
durch Oxidation, Reduktion oder Hydrolyse ein
Metabolit mit polarer funktioneller Gruppe (z.B.
OH-Gruppe). Diese polare funktionelle Gruppe ermöglicht die *Phase II*, wobei Glucuronsäure, Schwefelsäure, Carbonsäure, Aminosäure oder Glutathion
an den Metabolit gebunden und wasserlöslich –
ausscheidungsfähig – wird (Konjugationsreaktion)
(Abb. 17.**5**). Besitzt ein Fremdstoff bereits eine polare
funktionelle Gruppe, kann die Konjugationsreaktion
auch primär erfolgen.

17.4.2 Phase-I-Reaktionstypen

In der Phase I der Biotransformation werden durch
Oxidation, Reduktion oder Hydrolyse funktionelle
Gruppen (-OH, $-NH_2$, -SH, -COOH) in unpolare, lipophile Verbindungen eingeführt, wodurch Substanzen
entstehen, die für die Phase-II-Reaktion konjugati-
onsfähig werden. Nachfolgend sind die IMPP-rele-
vanten Phase-I-Reaktionen dargestellt.

Oxidation

Eine wichtige Rolle bei der Oxidation von unpolaren,
lipophilen Verbindungen spielen die Monooxygenasen. Es gibt verschiedene Klassen von Monooxygenasen. Am zahlreichsten sind die Monooxygenie-
rungsreaktionen mit einem Hämprotein, dem Cytochrom P_{450}. Dabei wirken mehrere Komponenten
zusammen:

- *Cytochrom P_{450}:* Cytochrom P_{450} ist ein Redoxsystem
  für Monooxygenasen und kommt im glatten endoplasmatischen Retikulum vor. Es enthält Häm B
  (Häm B des Blutfarbstoffs) als prosthetische Gruppe mit Eisen in dreiwertiger Form (Fe^{3+}). Kohlenmonoxid (CO) kann Cytochrom P_{450} hemmen.
- *Flavoprotein* (syn. NADPH-Cytochrom-P_{450}-Reduk-
  tase).
- *Wasserstoffdonator*, z.B. NADPH + H$^+$ oder Ascorbinsäure (Vitamin C).

Cytochrom P_{450} hydroxyliert (bzw. oxidiert) ein Substrat (RH) unter Verbrauch eines Sauerstoffmoleküls
(O_2) zu R-OH. Das andere Sauerstoffatom wird mithilfe eines Wasserstoffdonators zu H_2O reduziert,
wobei die von dem Wasserstoffdonator gelieferten
Reduktionsäquivalente (2 e$^-$ und 2 H$^+$) von einem
Flavoprotein an Cytochrom P_{450} weitergegeben werden.

Biochemie

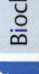

Tab. 17.1 **Reaktionen, die durch Cytochrom P₄₅₀ katalysiert werden.** Das Umwandlungsprodukt hat eine höhere Polarität als das Substrat und kann weiterverarbeitet werden

Reaktionen	Lipophile Verbindung → Umwandlungsprodukt	Beispiel
Hydroxylierung	$R - CH_3 \xrightarrow{\text{(O)}} R - CH_2OH$	Barbiturate
N-Desalkylierung	$R - NH - CH_3 \xrightarrow{\text{(O)}} (R - NH - CH_2OH) \longrightarrow R - NH_2 + HCHO$	Methadon
O-Desalkylierung	$R - CO - CH_3 \xrightarrow{\text{(O)}} (R - CO - CH_2OH) \longrightarrow R - COH + HCHO$	Codein

$$RH + O_2 + NADPH + H^+$$
$$\rightarrow R - OH + H_2O + NADP^+$$

Monooxygenasen können die unterschiedlichsten Substrate umsetzen. Allen gemeinsam ist, dass dabei *immer* Sauerstoff übertragen wird (Tab. 17.1). Wegen der doppelten Funktion – Oxidation des Substrats und Reduktion von Sauerstoff – werden die Monooxygenasen auch als mischfunktionelle Monooxygenasen bezeichnet.

Reduktion

■ *Ketone* und *Aldehyde* werden zu sekundären und primären Alkoholen,
■ *Nitrogruppen (-NO₂)* zu den entsprechenden Aminen und
■ *Disulfide* zu Thiolen umgewandelt, z.B. Reduktion einer Nitrogruppe an Chloramphenicol.

Hydrolyse

Ester (z.B. Acetylcholin) und Amide (z.B. Amid-Lokalanästhetika) werden von gewebsständigen und frei im Plasma vorkommenden Esterasen und Hydrolasen hydrolysiert.

17.4.3 Phase-II(Konjugations)-Reaktionen

Wie oben schon erwähnt, muss der Organismus hydrophobe apolare Verbindungen in polare Substanzen überführen, um sie ausscheidungsfähig zu machen. Als Vorbedingung muss die apolare Substanz mindestens eine polare funktionelle Gruppe (z.B. OH-Gruppe) besitzen, damit sie mit einer polaren Gruppe eines körpereigenen Stoffes konjugiert werden kann → *Konjugationsreaktion*. Ist dies nicht der Fall, wird in der Phase I der Biotransformation dem Ausgangsstoff eine polare funktionelle Gruppe eingeführt (s. 17.4.2) und er dadurch für die Phase II zur Weiterverarbeitung vorbereitet. In der Phase II wird dann das entstandene Umwandlungsprodukt mit einem körpereigenen Stoff konjugiert. Das Konjugat ist wasserlöslich und kann über die Galle oder Niere ausgeschieden werden. Als Voraussetzung muss die körpereigene Substanz als energiereiche Bindung vorliegen (Tab. 17.2). Entstehen in der Phase I Carbonsäuren, werden sie durch ATP und Acetyl-CoA aktiviert und mit Glycin konjugiert.

Tab. 17.2 **Konjugationssubstanzen**, ihre aktivierte Form, für die Konjugation verantwortliche Enzyme und Beispiele einiger Verbindungen, die durch die Konjugationssubstanz ausscheidungsfähig gemacht werden

Konjugationssubstanz	Aktive Form	Transferasen	Beispiel
Glucuronsäure	UDP-Glucuronsäure	Glucuronyltransferase	Steroidhormone Bilirubin
Sulfat	3'-Phosphoadenosin-5'-phosphat (PAPS)	Sulfotransferase	Phenole, Östrogene
Methylgruppe	S-Adenosylmethionin	Transmethylase	Nicotinamid
Acetylgruppe	Acetyl-CoA	Transacetylase	aromatische und aliphatische Amine
freie SH-Gruppe des Gluthations (Mercaptosäurebildung)	Acetyl-CoA-abhängig	verschiedene	Brombenzol
Glycin, Taurin	CoA- und ATP-abhängig	verschiedene	Gallensäuren

Klinischer Bezug

Fremdstoffe bzw. Pharmaka (z.B. Morphin, Acetyl-salicylsäure [Aspirin®]) lösen bei **Neugeborenen** sehr häufig **toxische Erscheinungen** aus. Der Grund dafür ist, dass die enzymatische Inaktivierung von Fremd-stoffen bzw. Pharmaka mit geringerer Geschwindig-keit als beim Erwachsenen erfolgt. So ist z.B. die Aktivität der Glucuronyltransferase noch nicht voll ausgereift. Außerdem ist die Blut-Hirn-Schranke durch-lässiger als beim Erwachsenen. Daher erfordert die Dosierung von Pharmaka im Säuglingsalter große Vorsicht!

17.4.4   Induktion der Biotransformation

Enzyme der Biotransformation – besonders vom Monooxygenasen-Typ – können durch Pharmaka vermehrt werden → *Enzyminduktion*. Folge der Enzyminduktion ist ein beschleunigter Abbau der induzierten Substanz, aber auch anderer Pharmaka bzw. körpereigener Wirkstoffe.

Klinischer Bezug

Chronische Zufuhr von **Barbituraten** stimuliert die Aktivität des Cytochrom-P_{450}-Systems, wodurch Bili-rubin und/oder Herzglykoside beschleunigt abgebaut werden.

17.5   Endokrine Funktion

Bildung von Somatomedinen und Angiotensinogen sowie Inaktivierung bzw. Abbau von Hormonen in der Leber sind in Kap. 14 besprochen.

Biochemie

Magen-Darm-Trakt

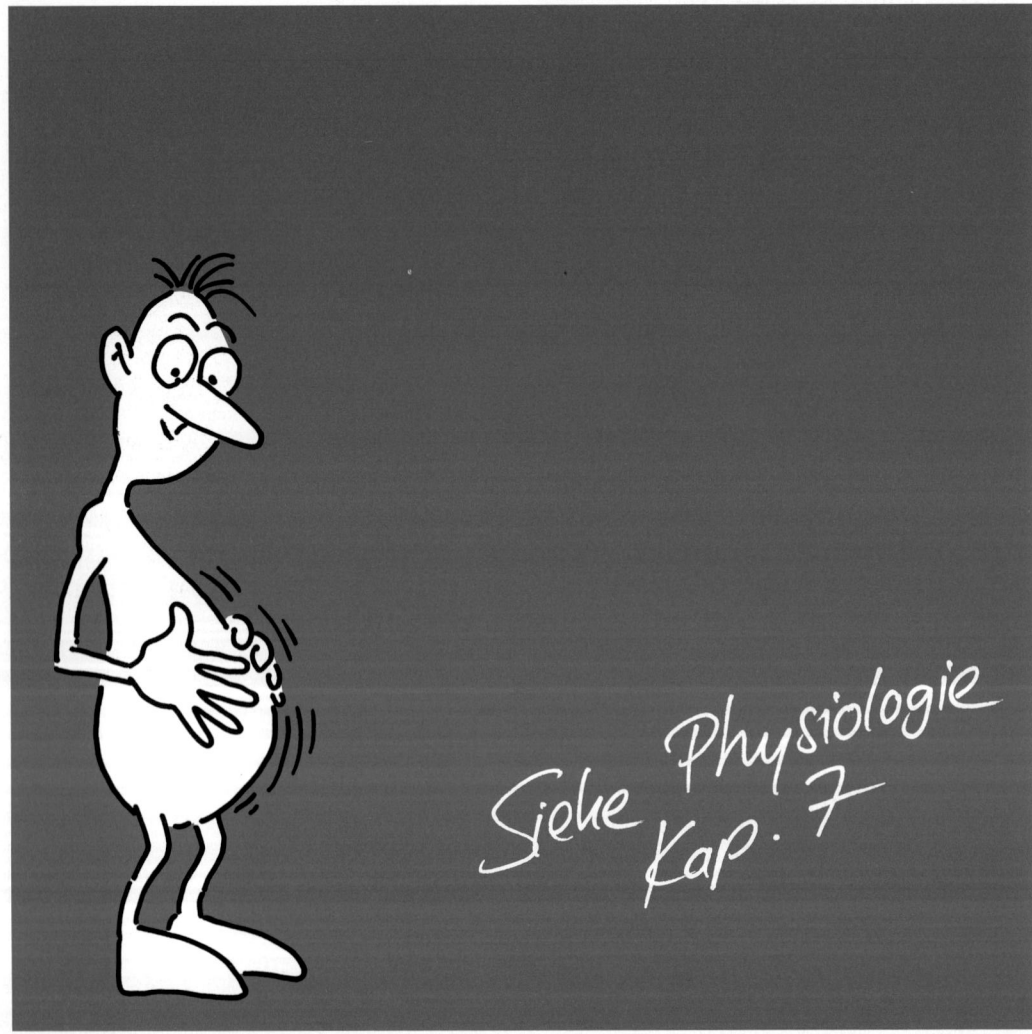

Siehe Physiologie Kap. 7

Fettgewebe

19.1 Energiestoffwechsel und Serviceleistungen

Das Fettgewebe ist das größte Speicherorgan. Die Arbeit des Fettgewebes wird wie die der Leber in zwei Phasen unterteilt:

Resorptionsphase

In der Resorptionsphase (Mahlzeit + 2 h) katalysiert das Fettgewebe folgende Prozesse:
- *Triglycerid-Neusynthese:* Nahrungs-Glucose wird im Fettgewebe insulinabhängig aufgenommen, abgebaut und zu Triglyceriden umgewandelt, die aber im Gegensatz zur Leber im Fettgewebe als Speicherstoff verbleiben (Insulin ↑).
- *Triglycerid-Resynthese:* Die Leber bildet aus Glucose Triglyceride, die in Form von VLDL zum Fettgewebe transportiert werden und noch außerhalb der Zellen durch endotheliale Lipoproteinlipasen in Glycerin und Fettsäuren gespalten werden. Nur die Fettsäuren werden in die Zellen des Fettgewebes aufgenommen und mit Glycerol, das aus Glucose (Dihydroxyacetonphosphat in der Glykolyse) bereitgestellt wird, wieder zu Triglyceriden verestert und gespeichert (im Zytosol). Nahrungs-Triglyceride dagegen werden durch Chylomikronen im Blut transportiert und genauso wie Triglyceride in VLDL durch die LPL gespalten (s.oben).
- *Deckung des Energiebedarfs:* Die Deckung des eigenen Energiebedarfs wird überwiegend durch die Glucoseoxidation über die Glykolyse und den Pentosephosphatweg erreicht.

Postresorptionsphase

Zwischen den Mahlzeiten katalysiert das Fettgewebe folgende Prozesse:
- *Lipolyse:* Triglyceride werden hydrolytisch zu Fettsäuren und Glycerin gespalten (hormonsensitive Lipase ↑). Glycerin wird an den Kreislauf abgegeben und in der Gluconeogenese wiederverwertet. Die schlecht wasserlöslichen Fettsäuren werden im Blut an Albumin gebunden und zum Muskel, zum Herz, zur Nierenrinde und zur Leber transportiert, wo sie durch die β-Oxidation Energie liefern.

 Merke

Folgende Hormone aktivieren die hormonsensitive Lipase (via cAMP): Adrenalin, Noradrenalin, ACTH (Cortisol), STH, TSH, MSH, ADH und Glukagon.

- *Deckung des Energiebedarfs:* Zwischen den Mahlzeiten dient die β-Oxidation der eigenen Energieversorgung.

19.2 Endokrine Funktion

Siehe Physiologie 8.1.2

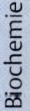

Niere

Die Niere ist für die Ausscheidung vieler Endprodukte und für die Retention (Zurückhaltung) von Substraten, Zwischenprodukten sowie des Endprodukts Bicarbonat zuständig. An der Retention und Sekretion der verschiedenen Substrate und Produkte sind aktive, energieabhängige Transportmechanismen beteiligt, die spezifisch innerhalb eines Nephrons lokalisiert sind. Aus diesem Grund weisen die Nierenrinde (proximale und distale Tubuli) und das Nierenmark unterschiedliche Stoffwechselleistungen auf. Die Mechanismen der Transportprozesse im Nephron sind in Kap. 9 der Physiologie beschrieben. Abb. 20.1 fasst die Eigenschaften (pH, Volumen, Osmolalität etc.) und die Bestandteile des durch die verschiedenen Transportprozesse entstandenen Harns zusammen. Nachfolgend wird auf die Deckung des Energiebedarfs der verschiedenen Abschnitte des Nephrons eingegangen.

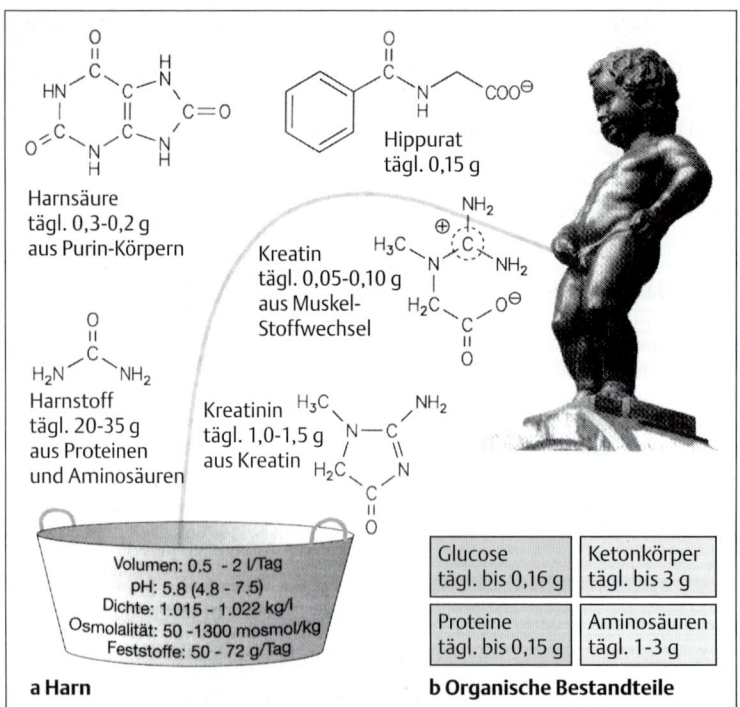

Abb. 20.1 Organische und anorganische **Bestandteile des Harns** (aus Koolman/Röhm, Thieme 1994)

20.1 Energiestoffwechsel

Nierenrinde

Proximale Tubuli: Die proximalen Tubuli decken ihren Energiebedarf durch folgende Prozesse:

- β-*Oxidation von Fettsäuren,*
- *Oxidation von Ketonkörpern.*
- *Gluconeogenese:*
  - Oxidation von Lactat zu Glucose.
  - Bei azidotischen Situationen (Hunger, Diabetes mellitus) steigt der Bedarf an NH_3 zur Neutralisation, sodass die Oxidation von Aminosäuren erhöht ist (Aminosäuren werden primär zu Glucose umgewandelt – NH_3 wird frei). Glutamin und Alanin sind Hauptsubstrate.

Distale Tubuli: Die Deckung des Energiebedarfs erfolgt hier durch die Oxidation von Glucose.

Nierenmark

Das Nierenmark deckt seinen Energiebedarf durch die anaerobe Glykolyse.

 Merke

Im *Rindenbereich* findet die vollständige Oxidation von Glucose bis CO_2 und H_2O sowie Gluconeogenese (besonders bei Acidose) statt und im *Markbereich* die anaerobe Glykolyse.

20.2 Endokrine Funktionen

Siehe 14.5.2, 14.6.2, 16.1.4 und Physiologie 9.2.8

20.3 Harnbildung, Rückresorption und Ausscheidung

Siehe Physiologie 9.2.

Biochemie

Muskulatur

Zu Aufbau und Funktion der Muskulatur s. Physiologie Kap. 13.

21.1 Energiestoffwechsel

Die wichtigste Aufgabe des Muskels ist es, chemische Energie in mechanische Arbeit umzuwandeln. Als Energiequelle dient **ATP**. Der Muskel muss leistungsfähige Stoffwechselwege besitzen, die bei Muskeltätigkeit schnell ATP nachliefern (Abb. 21.**1**).

Anaerobe Glykolyse

Die Muskeln als Gesamtheit sind der größte Glykogenspeicher des Körpers. Glykogen wird im ruhenden Muskel insulinabhängig synthetisiert und macht 2 % der Muskelmasse aus. Adrenalin und Ca^{2+} dagegen stimulieren die Glykogenolyse mit Hilfe der Adenylylcyclase. Glykogen wird bis Glucose-6-phosphat abgebaut, das unter anaeroben Bedingungen bis Pyruvat verstoffwechselt wird. Pyruvat wird entweder durch eine Transaminierung mit Aminogruppen aus dem Proteinstoffwechsel des Muskels in Alanin überführt und an das Blut abgegeben (Alaninzyklus) oder

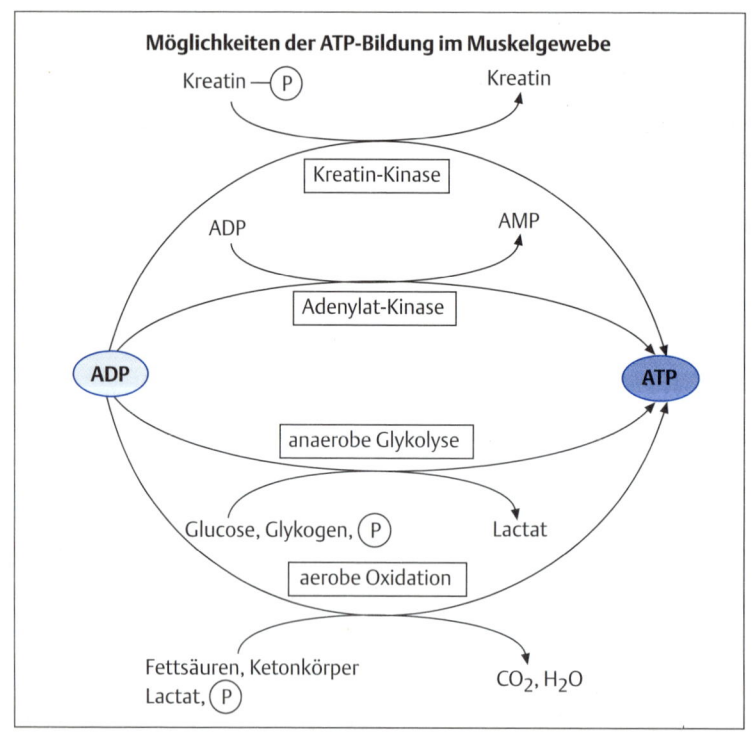

Möglichkeiten der ATP-Bildung im Muskelgewebe

Kreatin — (P)   Kreatin

Kreatin-Kinase

ADP   AMP

Adenylat-Kinase

ADP   ATP

anaerobe Glykolyse

Glucose, Glykogen, (P)   Lactat

aerobe Oxidation

Fettsäuren, Ketonkörper
Lactat, (P) CO_2, H_2O

Abb. 21.**1 ATP-Bildung im Muskelgewebe** (nach Buddecke, E.: Grundriss der Biochemie, 9. Aufl. deGruyter, Berlin 1994)

zu Lactat reduziert, das ebenfalls an das Blut abgegeben (Cori-Zyklus) wird. Beide Endprodukte werden in der Leber zur Glucosesynthese verwendet (Gluconeogenese).

Merke

Dem Muskelgewebe fehlt die Fähigkeit zur Gluconeogenese.

Oxidative Phosphorylierung

Unter aeroben Bedingungen wird Glucose-6-phosphat aus der Glykogenolyse (s.oben) durch die
- Glykolyse,
- Pyruvatdehydrogenase,
- Citratzyklus und
- Atmungskette

vollständig zu CO_2 und H_2O oxidiert. Weitere wichtige Energiequellen sind Fettsäuren und Ketonkörper.

Kreatinkinase-Reaktion

Kreatin wird in der Leber (aus den Aminosäuren Glycin, Arginin oder Methionin) synthetisiert, an das Blut abgegeben und in der ruhenden Muskulatur durch die Kreatinkinase unter ATP-Verbrauch in **Kreatinphosphat** umgewandelt. Kreatinphosphat ist ein muskeltypischer Energiespeicher, dessen Vorrat nur für wenige Sekunden reicht. Bei Muskelarbeit kann Kreatinphosphat mit Hilfe der Kreatinkinase ADP zu ATP phosphorylieren. Dadurch wird in der Muskelzelle bei Kontraktionsarbeit auf Kosten des Kreatinphosphats ein nahezu konstanter ATP-Spiegel aufrechterhalten. Da diese Reaktion reversibel ist, kann Kreatin in der Erholungsphase rasch zu Kreatinphosphat regeneriert werden. Sowohl Hin- als auch Rückreaktion stehen miteinander im Gleichgewicht. Beim Abbau des Kreatins (nicht enzymatisch) im Muskel entsteht unter H_2O-Abspaltung der Heterozyklus *Kreatinin*, der mit dem Harn ausgeschieden wird (s. Abb. 21.**1**).

Adenylatkinase-Reaktion

Das bei der Muskelkontraktion anfallende ADP kann durch die Adenylatkinase (Myokinase) zu ATP und AMP umgewandelt werden.

Merke

Skelettmuskeln decken ihren Energiebedarf durch Abbau von Glucose (anaerobe Bedingung), Lactat (aerobe Bedingung), Glykogen, Fettsäuren und Ketonkörper. *Herzmuskelfasern* besitzen einen vollständig aeroben Stoffwechsel. *Glatte Muskulatur* deckt den Energiehaushalt bevorzugt durch den Abbau von Glucose und Fettsäuren.

21.2 Kontraktion, Relaxation

Siehe Physiologie 13.1.1

21.3 Endokrine Funktionen

Siehe 14.5.3 und Physiologie 3.4.3

Biochemie

Bindegewebe

Das Bindegewebe ist ubiquitär, in allen Organen des Körpers verteilt und besteht aus Zellen und Interzellulärsubstanz. Es hat 1. **mechanische Funktionen** als Gerüst- bzw. Stützwerk und bei der Kraftübertragung (Knochen, Sehnen, Knorpel etc.) und 2. **biochemische Funktion** als Diffusionsbarriere und als Wasser und Mineralien bindende Struktur. Zur Energieversorgung des Organismus trägt es nicht bei. Seinen eigenen Energiebedarf deckt es mit Glucose, die anaerob (Lactat) und aerob (CO_2) abgebaut wird. Die Interzellulärsubstanz des Bindegewebes besteht hauptsächlich aus Proteinen (*Kollagen, Elastin, Laminin, Fibronectin, Kreatin*) und sehr kohlenhydratreichen *Proteoglykanen*. Die Bestandteile des Bindegewebes haben unterschiedliche mechanische und rheologische (Fließ-)Eigenschaften, wodurch es möglich wird, aus den quasi sehr ähnlichen Molekülen verschiedene Bindegewebstypen aufzubauen, die verschiedene Funktionen haben (Tab. 22.**1**). Die Synthese der Faserproteine und Proteoglykane wurde bereits besprochen (s. Kap 11).

Weitere Information zum Bindegewebe s. Histologie.

Tab. 22.**1** Biochemische Funktion und makromolekularer Aufbau verschiedener **Bindegewebe** (aus Karlson/Gerok/Groß, Pathobiochemie, Thieme 1982)

Gewebetyp	mechanische Eigenschaften	Protein	Kohlenhydrat*
Knochen	Belastbarkeit durch Gewicht** (Druckfestigkeit, Formstabilität)	Kollagen Typ I	*Chondroitinsulfat*, Hyaluronsäure, Keratansulfat
Rippenknorpel	Druckfestigkeit, geringe Reibung, gute Elastizität	Kollagen Typ II	*Chondroitinsulfat*, (Keratansulfat)
Sehnen	hohe Zugfestigkeit, geringe Elastizität (Dehnbarkeit)	Kollagen Typ I	Dermatansulfat, Chondroitinsulfat
große Blutgefäße	hohe Dehnbarkeit und hohe Reißfestigkeit	Elastin, Kollagen Typ III und Typ I	*Chondroitinsulfat*, Hyaluronsäure, Dermatansulfat, Heparansulfat, (Heparin***)
Gelenkflüssigkeit	Schmierung, Stoßdämpfung	Kollagen Typ II	Hyaluronsäure
Haut	Festigkeit bei mäßiger Dehnbarkeit und Verformbarkeit	Kollagen Typ I (80 %), Typ III, Kreatin	*Dermatansulfat*, Hyaluronsäure
Basalmembran	gute Verformbarkeit, Trennfunktion, selektiv permeabel	Kollagen Typ IV, Typ V, Laminin, Fibronectin	Heparansulfat (?)
Cornea	durchscheinend, fest	Kollagen Typ I, Typ II	*Keratansulfat*, Chondroitin, (Chondroitinsulfat)

* Hauptkomponente (50 % und mehr) *kursiv* gedruckt, Komponenten unter 10 % in Klammern
** wird durch Einlagerung von Ca-Salz (Hydroxylapatit) erreicht
*** typisches Polysaccharid der Mastzellen

Nervensystem

Das Nervensystem, insbesondere das ZNS, ist das am höchsten spezialisierte, nicht regenerierbare Gewebe und dient der Aufnahme, Verarbeitung, Speicherung sowie der Wiedergabe von Informationen → *Signalverarbeitung*. Gemeinsam mit dem Hormonsystem steuert es die Funktion des gesamten Organismus.

23.1 Energiestoffwechsel

Das Nervensystem deckt seinen Energiebedarf bei normaler Stoffwechsellage ausschließlich durch **Glucose** und **O_2**. Glucose wird vollständig zu CO_2 und H_2O oxidiert (respiratorischer Quotient = 1). Der spezifische O_2-Verbrauch des Nervengewebes ist größer als derjenige des ruhenden Skelettmuskels. Die Speicherung von Glucose in Form von Glykogen ist minimal ($< 0,2\%$). Nur bei langfristigem Hunger (Fasten) oder bei pathologischen Stoffwechselsituationen (Diabetes mellitus), dienen **Ketonkörper** als Energiequelle. Fettsäuren können im Nervensystem *nicht* zur Ener-

gieerzeugung genutzt werden, da sie im Blut, an Albumin gebunden, transportiert werden und dadurch die Blut-Hirn-Schranke nicht passieren können. Aminosäuren können zwar durch spezielle Transportsysteme die Blut-Hirn-Schranke passieren (Ausnahme: Glutamat, Aspartat, Glycin), jedoch *nicht* zur ATP-Gewinnung herangezogen werden, da das Nervensystem nicht die Fähigkeit zur Gluconeogenese besitzt (Abb. 23.**1**).

23.2 Liquor cerebrospinalis

Zu Stofftransport und Bedeutung der Blut-Hirn-Schranke s. Anatomie Kap. 9.9

23.3 Myelin, Erregungsleitung und -übertragung

Siehe Physiologie Kap. 12.

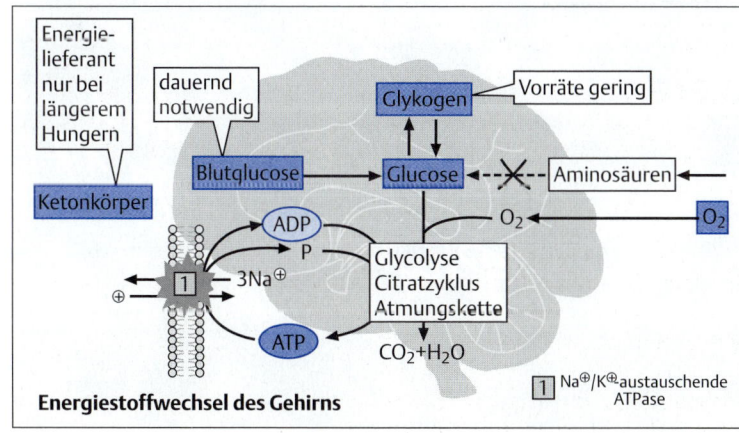

Energiestoffwechsel des Gehirns

Abb. 23.**1 Energiestoffwechsel des Gehirns**
(aus Koolman/Röhm, Thieme 1994)

Biochemie

Auge

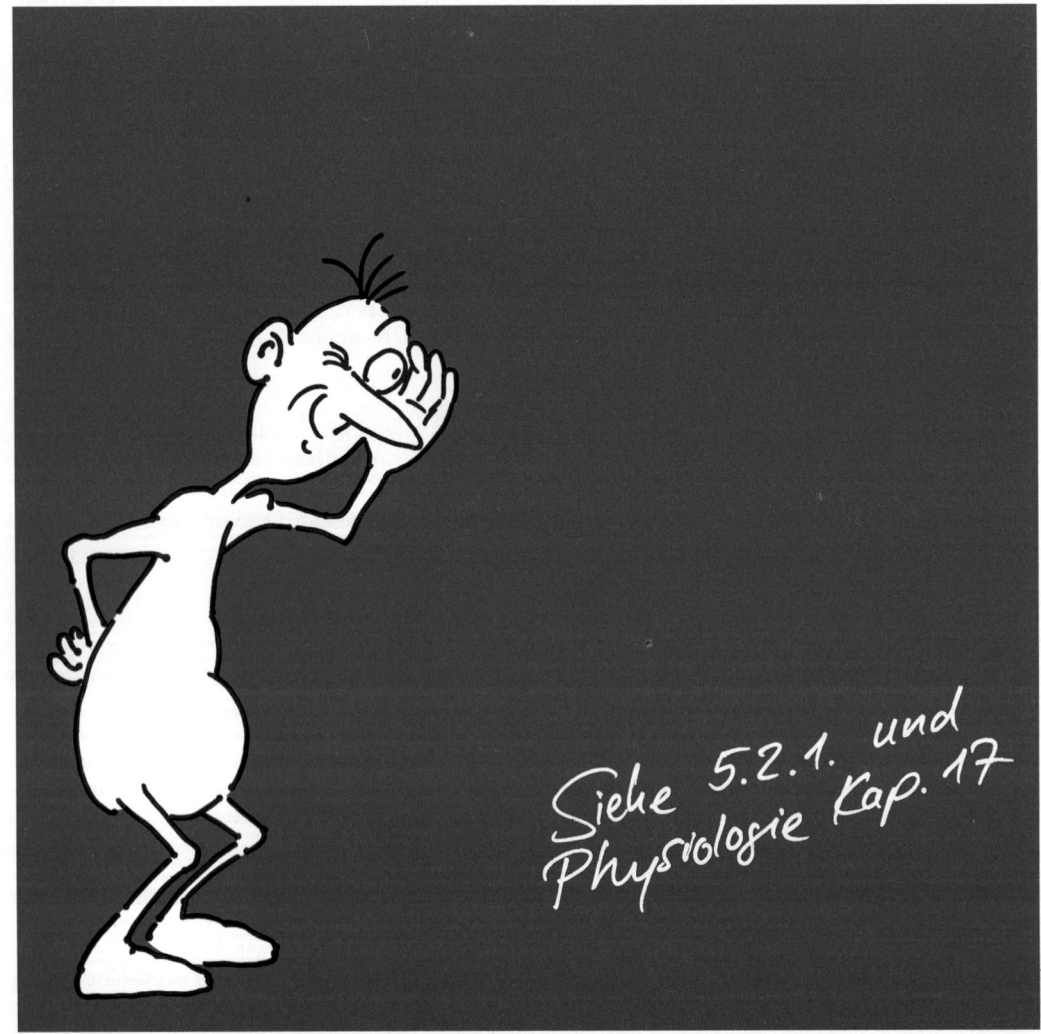

Siehe 5.2.1. und Physiologie Kap. 17

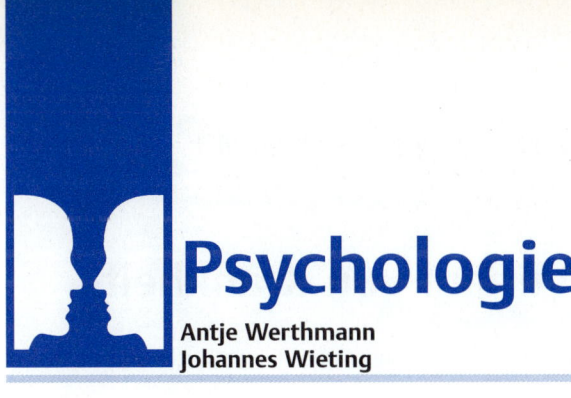

Psychologie

Antje Werthmann
Johannes Wieting

Entstehung und Verlauf von Krankheit

In diesem Kapitel sollen Aspekte dargestellt werden, die das Verhalten des einzelnen bezüglich Krankheitsvermeidung und im konkreten Krankheitsfall beeinflussen.

1.1 Bezugssysteme von Gesundheit und Krankheit

1.1.1 Begriffserklärung

Gesundheit und Krankheit als Definition der WHO:

Gesundheit ist ein Zustand vollkommenen körperlichen, geistigen und sozialen Wohlbefindens und nicht allein das Fehlen von Krankheit und Gebrechen (WHO, zit. n. Becker, 1982, S. 2).
Dieses erweiterte Verständnis von Gesundheit lässt sich psychologisch wie folgt bestimmen:

- individuell persönliches Wohlbefinden,
- Handlungsfähigkeit,
- störungsfreie Lebensprozesse.

Merke

Gesundheitsverhalten bezeichnet alle Aktionen, die dazu beitragen, die Gesundheit zu erhalten und zu stärken. Unter Krankheitsverhalten versteht man die Auseinandersetzung mit der Krankheit (Wahrnehmung, Hilfe suchen, Bewältigung).

Die Sozialgesetzgebung fordert eine Diagnosefindung nach dem Stand des medizinischen Wissens und den Regeln der ärztlichen Heilkunst. Dabei beschreibt Krankheit einen Zustand der ärztliche Behandlung erfordert.
Der Mensch empfindet Krankheit als Abweichung von seinem Normalbefinden, sieht Gesundheit als „normal" und Krankheit als „unnormal". Der Arzt muss sich schließlich festlegen auf ein „gesund" oder „krank" (**dichotomes Modell**).

Neben dieser Gliederung in zwei Extreme, können Gesundheit und Krankheit unter Berücksichtigung von biologischen, psychischen und sozialen Gegebenheiten, auch als ein fliesender Zustand zwischen diesen Extremen beschrieben werden (**Modell eines Kontinuums**). Diese Differenzierung ist nicht einfach, was man an dem Beispiel eines Behinderten erkennt, der sich selbst als „gesund" empfindet, die Umwelt ihn aber als Kranken behandelt.
Die Diagnosefindung des Arztes berücksichtigt die Beschwerden des Patienten und die erhobenen Befunde. Ärzte untersuchen damit, ob eine Abweichung von biologischen, verhaltensmäßigen und sozialen Normen vorhanden ist und versuchen eine Diagnose zuzuordnen. Ist dies möglich, gilt der Mensch als krank.
Die Lehre der Krankheitsursache bezeichnet man als **Ätiologie,** die **Pathogenese** ist die Gesamtheit der an Entstehung und Entwicklung einer Krankheit beteiligten Faktoren.
Mit **Risikofaktoren** werden Merkmale beschrieben, die eine besondere Gesundheitsgefährdung darstellen. Dem entgegen zeigen **Protektive Faktoren** bei zunehmender Belastung ihre positive Wirkung oder können das Auftreten einer Krankheit verhindern.
Die **Vulnerabilität** ist eine innere Schwäche, die bei Anwesenheit von Risikofaktoren die Wahrscheinlichkeit negativer Wirkungen erhöht. Unter **Resilienz** wird die psychische und physische Stärke verstanden, die es Menschen ermöglicht, Lebenskrisen, wie schwere Krankheiten ohne langfristige Beeinträchtigungen zu meistern.
- Mit **Chronifizierung** beschreibt man Krankheitsprozesse, die sich über das übliche Maß hinaus verlängert haben.
Den Rückfall in eine gerade überstandene Krankheit nennt man **Rezidiv**.
Als **Rehabilitation** bezeichnet man die Wiedereingliederung eines Kranken, körperlich oder geistig Behinderten in das berufliche und gesellschaftliche Leben (s. 3.1.4).

1.1.2 Die betroffene Person

Subjektives Befinden und Erleben

Mit der traditionellen, von Aristoteles stammenden Unterscheidung der 5 Sinne nach Sinnesorganen, können komplexe Wahrnehmungen nicht beschrieben werden.

Die **Körperwahrnehmung** nach dem Physiologen Sherington (1906) orientiert sich an Lage- und Wirkungsrichtung der sensiblen Körperelemente. Dabei unterscheidet er *Interozeptoren* (Organempfindungen), *Propriozeptoren* (Gelenkstellung, Muskeldehnung, vestibuläre Bewegungsinformationen) und *Exterozeptoren* (Informationen über die Umwelt). Diese unterteilt er in *Kontaktrezeptoren* (Tast-, Geschmacks-, Druck-, Berührungs-, Temperatur- und Schmerzsinn) und *Distanzrezeptoren* (Gesichts-, Gehör- und Geruchssinn). Wahrnehmung beschreibt meist die Tätigkeit von Exterozeptoren, also von Kontakt- und Distanzrezeptoren.

Bei der persönlichen **Symptomwahrnehmung** spielen das *Wohlbefinden*, das *Handlungsvermögen* und die speziellen *Beschwerden* eine wichtige Rolle.

Die Angaben über körperliche Beschwerden und Schmerzen sind abhängig von Alter und Geschlecht, wobei ein älterer Mensch mehr körperliche Beschwerden beschreibt als ein Jugendlicher und Frauen mehr über körperliche Beschwerden klagen als Männer. Verhaltensweisen im Krankheitsfall sind individuell sehr verschieden (s. 2.1.3 und 2.6.1). Beschreibt man den Wandel der Gesellschaft unter Bezug der Morbidität und Mortalität mit Blick auf die subjektiven Gesundheit und die gesundheitsbezogenen Lebensqualität, stellt man fest, dass die Mortalität durch Infektionskrankheiten gesunken und damit die Lebenserwartung gestiegen ist. Mit diesem Anstieg stieg auch die Zahl der chronischen Erkrankungen.

Der **SF36-Fragebogen** erfasst 8 Dimensionen von Gesundheit:
- körperliche (physikalische) Funktionsfähigkeit,
- Rollenverhalten wegen körperlicher Funktionsbeeinträchtigung,
- Schmerzen,
- allgemeiner Gesundheitszustand,
- Vitalität und körperliche Energie,
- soziale Funktionsfähigkeit,
- seelische (psychische) Funktionsfähigkeit,
- Rollenverhalten wegen seelischer Funktionsbeeinträchtigung.

Dieser Selbstbeurteilungsbogen enthält Angaben zu den unterschiedlichsten Lebensbereichen. Die Zufriedenheit mit der Wohn- und Arbeitssituation, der finanziellen Lage, der familiären Situation, der Gesundheit und dem Leben insgesamt werden abgefragt. Es gibt einen Fragenkomplex zu Krankheiten, zur Inanspruchnahme medizinischer Leistungen und zu Schmerzen.

1.1.3 Die Medizin als Wissens- und Handlungssystem

Siehe auch 2.2 und 2.3.

Konvergenz und Divergenz von subjektivem Befinden und medizinischen Befund

Es ist sehr wichtig zwischen subjektiven Befinden und medizinischen Befund zu unterscheiden. Dabei können zwei Grundtypen, nämlich der „**normale Kranke**" mit subjektiven Beschwerden und einem objektiven Befund, sowie der „**normale Gesunde**" ohne Beschwerden und Befund unterschieden werden.

Da sich das subjektive Befinden oft vom objektiv erhobenen Befund unterscheidet, können zwei weitere diese Diskrepanz beschreibende Typen definiert werden. Zum einen der „**gesunde Kranke**" ohne subjektive Beschwerden, aber mit medizinischem Befund (z. B. Erstmanifestation eines Diabetes oder Bluthochdruck). Zum anderen der „**kranke Gesunde**" mit subjektiven Beschwerden ohne einen medizinischen Befund. Zu diesen zählen Personen, die davon überzeugt sind an einer Krankheit zu leiden, aber keinerlei Symptome bei einer Untersuchung liefern.

 Klinischer Bezug

Hypochondrie ist die Angst, an einer (eingebildeten) Krankheit zu leiden oder zu erkranken und tritt z. B. in Form der Phobie, an Krebs erkrankt zu sein, besonders quälend und anfallsartig auf.

1.1.4 Die Gesellschaft

Die Lebensgeschichte und Lebenssituation des Gesunden bzw. Kranken muss auch im Zusammenhang mit der kulturellen und gesellschaftlichen Situation betrachtet werden.

Erfüllung bzw. Abweichung von sozialen Normen

Die Bewertung von Krankheitssymptomen und Krankheitsverhalten ist kulturell unterschiedlich und wird in der Kindheit durch Erziehung vermittelt und verinnerlicht. Dadurch entstehen **soziale Normen**, die Verhaltenserwartungen im Umgang mit Gesundheit und Krankheit widerspiegeln (**health and sickness**).

Nach Parsons finden sich in der modernen Industriegesellschaft folgende normative Verhaltenserwartungen an einen Kranken (**Rolle des Kranken**):
- er will wieder gesund werden,
- er unternimmt alles ihm dazu Mögliche,
- er nimmt kompetente Hilfe in Anspruch (Arztbesuch),
- er kooperiert mit dem Arzt.

Psychologie

Je nach Schwere, Dauer und Natur der Erkrankung entschuldigt die Gesellschaft seine soziale Normabweichung und Minderleistung, da Krankheit als etwas *Unerwünschtes* anerkannt ist. Der Kranke wird für seine Krankheit *nicht verantwortlich* gemacht und von seinen Alltagsverpflichtungen entbunden (z. B. Bescheinigung der Arbeitsunfähigkeit durch den Arzt).

Die in der Gesellschaft zunehmende Wertschätzung der Gesundheit hat, neben der Verhaltenserwartung an einen Kranken, auch eine Verhaltenserwartung an den Gesunden zur Folge (**Rolle des Gesunden**). Abweichungen von den Rollennormen werden mit positiver oder negativer Verstärkung sanktioniert (s. 1.4.2 und 1.4.8).

Rechtliche Regelung des Gesundheits- und Sozialsystems

Im Krankheitsfall muss der Kranke dem Arbeitgeber und der Krankenkasse eine zeitlich begrenzte **Arbeitsunfähigkeitsbescheinigung** (Krankschreibung) des Arztes vorlegen. Damit gewährleistet der Kranke die Lohnfortzahlung seines normalen Bruttogehaltes vom Arbeitgeber während der ersten 6 Wochen seiner Krankschreibung. Erst danach zahlt die GKV (gesetzliche **Krankenversicherung**) Krankengeld in Höhe von derzeit 70 % des Arbeitsentgelts. Ist der Kranke privat versichert, kann er eine Krankengeldversicherung abschließen, um eine Art Lohnfortzahlung im Krankheitsfall zu erhalten.

Um seiner Krankenrolle gerecht zu werden, muss er auch hier Normen erfüllen und z. B. die entsprechenden Fristen zur Vorlage einer Krankmeldung beim Arbeitgeber und der GKV einhalten.

Die Leistungen der GKV umfassen insbesondere die Verhütung, Früherkennung und Behandlung von Krankheiten.

Als weitere Stufe der Arbeitsunfähigkeit beschreibt die **Erwerbsunfähigkeit** (EU) den Zustand, auf nicht absehbare Zeit eine Erwerbstätigkeit nicht regelmäßig ausüben zu können und somit nur geringe Einkünfte zu erzielen. Die **Berufsunfähigkeit** ist gegeben, wenn die Erwerbsfähigkeit des Betroffenen um mehr als die Hälfte gesunken ist.

Im Mittelpunkt der gesetzliche **Rentenversicherung** (GRV) stehen Rentenleistungen, und zwar Altersrenten, Renten wegen verminderter Erwerbsfähigkeit und Hinterbliebenenrenten. Zu den Aufgaben der Rentenversicherung zählt aber auch, die Erwerbsfähigkeit der Versicherten zu erhalten, zu verbessern und wiederherzustellen, sowie Maßnahmen zu fördern, die dazu dienen, die gesundheitlichen Verhältnisse der versicherten Bevölkerung zu verbessern. Dazu werden medizinische, berufsfördernde, ergänzende und sonstige rehabilitative Leistungen gewährt. Einem zentralen Grundsatz der GRV zufolge haben Leistungen zur Rehabilitation Vorrang

vor Rentenleistungen, um eine vorzeitige Berentung zu verhindern.

Mit der Einführung der gesetzlichen **Pflegeversicherung** wurde 1994 ein neuer Zweig der Sozialversicherung geschaffen. Damit soll das finanzielle Risiko von Pflegebedürftigkeit abgesichert werden. Als Abgrenzungskriterien zur GKV werden Verhaltenseinschränkungen des täglichen Lebens genannt, sofern sie auf Krankheitsprozesse zurückgeführt werden können und eine gewisse Dauer und Intensität erreichen. Zu den Leistungen der Pflegeversicherung gehören Pflegegeld und Pflegesachleistungen, Hilfsmittel, stationäre pflegebedingte Kosten bis zu einer festgesetzten Obergrenze, Pflegekurse.

1.2 Gesundheits- und Krankheitsmodelle

Anhand sog. Modelle, die jedoch nicht den Anspruch erheben, allein gültig zu sein, wird Krankheit aus unterschiedlichen Perspektiven betrachtet. Diese Erklärungsmodelle verstehen sich als Versuch, Krankheit im Allgemeinen und Krankheit bezüglich Ursachen und Therapie im Speziellen zu erfassen.

1.2.1 Verhaltensmodell

In diesem Modell wird Krankheit durch **Fehlverhalten** begründet, dass klassisch oder/und operant konditioniert oder durch Imitation *erlernt* wurde. Dabei werden die Auswirkungen (z. B. Lungenkrebs durch starkes Rauchen) oder das Verhalten selbst (Alkoholabusus) als Krankheit betrachtet. Therapeutische Maßnahmen benutzen ebenfalls die lerntheoretischen Techniken (s.a. 1.4.2) zur Änderung der Verhaltensstörung.

1.2.2 Biopsychologisches Modell

Dieses Modell beruht auf der ausschließlich objektiven Sichtweise von Krankheit. **Körperliche Funktionsstörungen** können mittels biochemischer oder physikalischer Untersuchungsmethoden bestätigt werden. Die Ursache der Funktionsstörung ist organisch und kann durch unterschiedliche Einwirkungen auf den Körper begründet sein: bakterielle oder virale Schädigungen, physikalische (Hitze, Strahlen) oder chemische (Säure, Gase) Ursachen, psychische Einwirkungen, soziale Einflüsse. Als Therapie eignen sich gemäß diesem Modell nur Maßnahmen, die die pathologischen Prozesse nachweislich rückgängig machen oder aufhalten können.

Stress

Es gibt keine einheitliche Definition für den Begriff Stress. Nach einer verbreiteten Definition von Selye ist Stress die unspezifische körperliche Reaktion auf Anforderungen, die eine Anpassung des Organismus erfordern und somit seine adaptiven Leistungen beanspruchen. Einer anderen Definition zufolge werden mit Stress die Folgen aller belastenden Bedingungen bezeichnet, die mit somatisch-psychischen Anpassungsvorgängen verbunden sind.

Stressreaktionen: Auf Stressreize reagiert der Körper mit unspezifischen physiologischen Belastungs- und Anpassungsreaktionen (Allgemeines Adaptionssyndrom nach Selye). Diese bilden zusammen ein charakteristisches Syndrom, das in 3 zeitlich aufeinander folgenden Phasen verläuft (Tab. 1.**1**).

1. *Alarmreaktion:* Sie ist die Antwort des Körpers auf eine Störung seines inneren Gleichgewichts durch die Konfrontation mit Bedingungen, an die er nicht angepasst ist. Sie gliedert sich in die Phasen des Schocks und Gegenschocks:

- **a)** Schock: Er folgt unmittelbar auf den Stressreiz und ist durch einen Abfall zahlreicher Funktionen gekennzeichnet. Blutdruckabfall mit kompensatorischer Tachykardie, Arteriolenverengung und Zunahme der Blutviskosität stehen dabei im Vordergrund. Diese Reaktionsweise soll im Falle schwerer Verletzungen mit Blutverlusten die Funktion der lebenswichtigen Organe (z. B. Gehirn, Herz) verlängern.
- **b)** Gegenschock: Er löst die kurze Schockphase ab und mobilisiert die Abwehrfunktionen des Körpers ("Notfallreaktion", *fight or flight*) für eine aktive Auseinandersetzung mit dem Stressor. Daran sind in erster Linie vegetative und endokrine Funktionen beteiligt (Abb. 1.**1**).

Diese physiologischen Reaktionen haben zur Folge:
- eine Erhöhung des Aktivierungsniveaus (Wachheit, zentrale Erregung: EEG-Arousal),
- eine erhöhte Energiebereitstellung (Förderung von Glykolyse, Lipolyse und Gluconeogenese),
- eine Erhöhung der Schmerzschwelle und -toleranz.

Wie stark die Schmerzschwelle unter starkem Stress angehoben werden kann, zeigen Berichte von Kriegsverletzten, die kilometerweit mit ihren Schusswunden vor dem Feind geflüchtet sind und ihre Verletzung erst dann spürten, als sie in Sicherheit waren.

2. *Resistenzphase:* Wenn die Stresssituation längere Zeit andauert, entwickelt der Körper einen Wider-

stand dagegen – er passt sich durch Umstellung seines inneren Gleichgewichts an diese Belastung an. Vor allem durch eine dauerhaft vermehrte Ausschüttung von Cortisol werden katabole Stoffwechselvorgänge begünstigt (z. B. Eiweißabbau). Diese Umstellungen bringen mit sich, dass der Organismus zwar einen höheren Widerstand gegen den ursprünglichen Stressor aufgebaut hat, dafür aber eine Verringerung seiner Adaptationsfähigkeit gegenüber anderen Belastungen erfährt.

3. *Erschöpfungsphase:* Dauert die Belastung zu lange an, kann der Körper den Widerstand nicht mehr aufrechterhalten oder seine Adaptationsressourcen sind aufgebraucht, sodass er durch Infektionskrankheiten oder Störungen des Herz-Kreislauf-Systems ernsthafte Schädigungen erleidet, die sogar zum Tod, z. B. durch Herzversagen, führen können.

 Klinischer Bezug

Unter Stressbelastung nimmt die **Infektanfälligkeit** zu: die Antikörpersynthese durch den cortisolinduzierten Proteinverbrauch ist verringert. Die Produktion von Interleukin 2, einem für die Vermittlung der Immunantwort wichtigen Zytokin, wird gehemmt, und die Anzahl der Mono- und Lymphozyten im Blut sinkt. Das Cortisol verstärkt aber auch den gefäßverengenden Effekt des Noradrenalins, was zusammen mit den übrigen sympathikotonen Effekten, wie der Steigerung von Blutdruck und Herzfrequenz, das **Herz-Kreislauf-System** belastet und dieses schädigen kann. Außerdem hat Cortisol einen Einfluss auf den **Magen-Darm-Trakt** – es setzt die Schutzfunktion der Schleimhaut herab und begünstigt so die Entstehung peptischer Ulzera.

Tab. 1.1 Allgemeines **Adaptionssyndrom**

Zeitliche Abfolge	Bezeichnung
Phase 1	Alarmreaktion
a)	Schock
b)	Gegenschock
Phase 2	Widerstand (Resistenz)
Phase 3	Erschöpfung

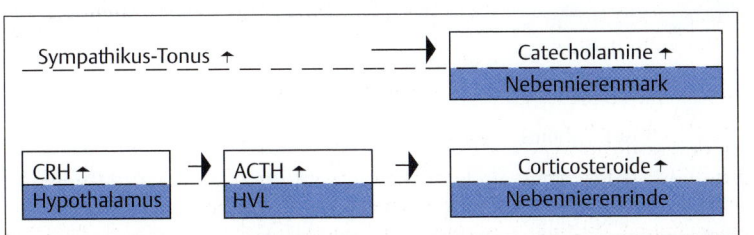

Abb. 1.1 Vegetative und endokrine **Notfallreaktion**

Stressoren: Faktoren, die eine Stressreaktion auslösen, werden als Stressoren bezeichnet. Sie können in folgende Gruppen klassifiziert werden:

- *Physische Stressoren:* z.B. Lärm, Kälte, Hitze, Schmerz, Traumata, Infektionen, Operationen, sensorische Überflutung bzw. Deprivation; Einschränkung elementarer Bedürfnisse: Entzug von Wasser, Nahrung, Einschränkung der Bewegungsfreiheit etc.,
- *Psychosoziale Stressoren:*
  - Lebensereignisse („life-events"): Tod oder Erkrankung eines Angehörigen oder Freundes, Trennung, Umzug, Kündigung, hoher Lottogewinn etc.,
  - ärmliche Lebensverhältnisse, Diskriminierung,
  - Prüfungs- und Wettkampfsituationen,
  - Erfolglosigkeit, Gefühl der mangelnden Kontrolle etc.

Wie stark sich ein Stressreiz auf einen Organismus auswirkt, hängt zum einen von seiner Intensität und Dauer ab, zum anderen, auf welche Weise er von der Person bewertet und verarbeitet wird.

> **Merke**
>
> Menschen, die einen starken sozialen Rückhalt haben (z.B. in der Familie, bei guten Freunden oder in einer Selbsthilfegruppe) werden besser mit Belastungssituationen fertig als Menschen ohne diese Unterstützung des *sozialen Netzwerks.*

Kognitive Stresstheorie nach Lazarus: Ob und wie intensiv eine Situation als stresshaft erlebt wird und welche Reaktionen sie demnach auslöst, hängt wesentlich von der **individuellen Bewertung** durch die betreffende Person ab, die in zwei Schritten verläuft:

- *Ersteinschätzung* (primäre Bewertung): Zunächst wird die Lage nach drei Kategorien bewertet: wie relevant, angenehm-positiv und wie stresshaft sie ist. Die Stresshaftigkeit wird danach bewertet, inwieweit der Stressor eine Bedrohung, einen Schaden bzw. Verlust oder eine Herausforderung darstellt.

- *Zweiteinschätzung* (sekundäre Bewertung): Dann wird geprüft, ob man über die notwendigen Mittel (im Verhaltensrepertoire) verfügt, dem Stressor in angemessener Weise zu begegnen.

Coping: Hierunter versteht man die einem Individuum subjektiv zur Verfügung stehenden Bewältigungsmöglichkeiten, die es in einer belastenden Lage anwenden kann. Ein Beispiel für zwei Umgangsstile gegenüber bedrohlichen Reizen bildet das Gegensatzpaar Repression – Sensitization:

- *Repression* bezeichnet die Tendenz, bedrohliche Reize (z.B. Schmerzen) generell unterzubewerten und abzutun (Beispiel: „Das ist doch alles halb so schlimm!").
- *Sensitization* meint das überaufmerksame Erkennen schon kleinster Hinweisreize für eine mögliche Bedrohung und das Einleiten entsprechender Maßnahmen, wie z.B. die Meidung von Belastungssituationen.

Bewältigungsmöglichkeiten können sich grundsätzlich auf die Bewältigung des Problems selbst beziehen (z.B. verstärktes Lernen für eine bevorstehende Prüfung) oder auf die Bewältigung der mit der Bewertung des Problems einhergehenden Emotionen (z.B. verstärkter Alkoholkonsum zur Dämpfung der Prüfungsangst).

Eustress und Distress. Den negativen, belastenden und die Gesundheit gefährdenden Stress bezeichnet man als Distress. Hingegen steht Eustress für den milden, ja anregenden und die Leistung stimulierenden Stress, der für ein gesundes Aktivationsniveau sorgt und damit sogar die Gesundheit von Psyche und Körper fördert (z.B. die durch einen gesunden Ehrgeiz motivierte Herausforderung in Schule, Beruf und Hobby).

Aktivation und Bewusstseinszustände

Die Aktivation stellt einen unspezifischen, psychophysischen und reversiblen Anspannungs- und Anregungszustand des Körpers dar. Sie korreliert mit dem Bewusstseinsgrad und beschreibt dementsprechend ein Kontinuum, das von Tiefschlaf (niedrige Aktivation) bis zu höchster Erregung (starke Aktivation) reicht und im ZNS v.a. durch die Aktivität des aufsteigenden retikulären aktivierenden Systems

Tab. 1.2 Darstellung der **Aktivationsstadien** im EEG

Aktivationsniveau	EEG-Rhythmus	Frequenz (Hz)
Wachzustand:		
– *erregt, angespannt*	β-Rhythmus	14–30
– *entspannt*	α-Rhythmus	8–13
tiefe Entspannung/ Einschlafphase	θ-Rhythmus	4–7
Tiefschlaf	δ-Rhythmus	0,5–3,5

(ARAS) kontrolliert wird. Die Höhe des Aktivationsniveaus hängt ab von der vorhandenen Hintergrundaktivität sowie von der Art und Intensität innerer und äußerer Stimuli, die diese aktuell modifizieren.

Indikatoren der Aktivierung: Erhöhung der vegetativen (sympathischen) Aktivität:

- Herzfrequenz und Blutdruck steigen,
- der Hautwiderstand sinkt,
- die Adrenalinfreisetzung ist erhöht.
- die Muskelaktivität ist erhöht (EMG).

Hirnelektrische Aktivität (EEG): Mit steigender Aktivierung erfolgt eine zunehmende Desynchronisation der Wellen, wobei die Frequenz zu-, und die Amplitude abnimmt. Zur Zuordnung von EEG-Rhythmen und jeweiligem Aktivationsniveau s. Tab. 1.**2**.

Es treten aber auch paradoxe Phänomene auf: Es kann z. B. vorkommen, dass bei reger geistiger Aktivität, die eigentlich durch β-Rhythmus gekennzeichnet ist, auch eingestreute θ-Aktivitäten zu finden sind (Frequenz < 7), obwohl θ-Wellen für die Einschlafphase typisch sind. Dies geschieht umso häufiger, je komplexer und schwieriger die zu lösende Aufgabe ist (s. Physiologie 20.1.4).

Merke

Die Frequenzbereiche, die als α-, β- usw. Rhythmus bezeichnet werden, treten nie in reiner Form, sondern stets gemischt auf, wobei die eine oder andere Frequenz überwiegt.

Reaktionsmuster:

- *Stimulusspezifität:* Das Reaktionsmuster der einzelnen physiologischen Funktionen hängt überzufällig häufig mit der Art des auslösenden Stimulus bzw. der auslösenden Situation zusammen. Dieser Zusammenhang wird mit dem Begriff *Stimulusspezifität* gekennzeichnet.
- *Individualspezifität:* Im Gegensatz zum Begriff Stimulusspezifität bezeichnet der Begriff *Individualspezifität* den Sachverhalt, dass Personen auf völlig unterschiedliche Reizsituationen oft ein für sie typisches Reaktionsmuster zeigen. Beispiel: Jemand reagiert sowohl bei einer Wettkampfsituation, in einem öffentlichen Auftritt oder beim Lösen einer schwierigen Aufgabe immer am stärksten mit der Erhöhung seiner Herzfrequenz, während andere Parameter wie Blutdruck und Hautwiderstand weniger stark verändert werden im Vergleich zu anderen Probanden.
- *Orientierungsreaktion:* Wird ein neuer, unerwarteter Reiz wahrgenommen oder fällt ein gewohnter Reiz plötzlich weg, führt das zu einer unspezifischen Reaktion des Körpers im Sinne einer Aktivierung. Dabei stehen im Vordergrund:
  - Erniedrigung sensorischer Reizschwellen,
  - Verkürzung der Reaktionszeiten,
  - Desynchronisation im EEG,

  - sympathikotone Effekte wie die Steigerung der Herzfrequenz (nach deren anfänglichem, kurzzeitigem Abfall), des systolischen Blutdrucks, der Atmung und der Hautleitfähigkeit, die Erweiterung der Pupillen und die periphere Vasokonstriktion.

Wahrgenommene Reize werden mit bestehenden und im Langzeitgedächtnis gespeicherten Modellen verglichen. Je geringer die Übereinstimmung ausfällt, desto ausgeprägter wird die *Orientierungsreaktion* sein. Hierunter versteht man generell die gesteigerte Bereitschaft eines Organismus, sich auf eine neuartige Situation einzustellen.

Formen der Reaktionsabschwächung:

- *Habituation:* Je öfter der gleiche Reiz wiederholt wird, desto schwächer wird die Reaktion auf ihn ausfallen. Diesen Vorgang nennt man Habituation. Der Organismus gewöhnt sich an immer wiederkehrende Stimuli (z. B. an den Lärm immer wieder am Schlafzimmer vorbeifahrender Autos). Da eine Aktivierung auf schon bekannte und harmlose Reize den Körper nur unnötige Kraftreserven kosten würde, ist der biologische Sinn dieses einfachen Lernvorgangs in einer Schonung der begrenzten Ressourcen zu sehen, die für wirklich relevante und bedrohliche Situationen zur Verfügung stehen sollen.
- *Adaptation:* Sie ist die Verminderung der Reaktionsintensität auf einen kontinuierlich dargebotenen Reiz. Maßgeblich dafür ist die Erhöhung der Reizschwellen für sensorische Inputs. Beispiel: Der permanente taktile Reiz, den die Kleidung auf der Haut ausübt, wird sehr bald nach dem Anziehen nicht mehr wahrgenommen.
- *Extinktion:* Sie ist eine Form des Verlernens. Beispiel: Hat ein Organismus einmal gelernt, eine bestimmte Reaktion (z. B. sich setzen) immer dann zu zeigen, wenn ein bestimmter Signalreiz erscheint (z. B. der Ausruf „Sitz!"), weil er in der Vergangenheit für dieses Verhalten belohnt wurde, wird die Häufigkeit der Reaktion auf den Signalreiz in Zukunft abnehmen, wenn er dafür überhaupt nicht mehr belohnt wird.

Schlaf: Der Schlaf ist ein Zustand der relativen motorischen Ruhe, der zirkadian auftritt und zeitlich etwa ein Drittel des menschlichen Lebens ausmacht. Während des Schlafs kommt es zu zahlreichen Körperfunktionsänderungen, wie z. B. zur Verminderung der Herzschlagfrequenz, Körpertemperaturschwankungen und Ausschüttung von Hormonen in zirkadianen Schwankungen. Fast alle Lebewesen zeigen periodische Veränderungen von biologischen Funktionen. Man spricht vom *zirkadianen Rhythmus* oder von der biologischen Uhr, die sich nur in gewissen Grenzen an Zeitgeber der Umgebung, z. B. den Tag-Nacht-Rhythmus anpassen lässt. Der natürliche Rhythmus – meist kürzer oder länger als 24 s – wird auch dann aufrechterhalten, wenn äußere

Hinweisreize auf die Tag-/Nachtperiodik fehlen. Eine Störung dieser Rhythmik, z.B. durch Nacht- und Schichtarbeit oder lange Flugreisen führt zu Befindensbeeinträchtigung, funktionellen und schließlich psychosomatischen Organ schädigenden Störungen.

Schlafphasen siehe Physiologie 20.2.1.

Aufmerksamkeit: Die gezielte Lenkung und Fokussierung der bewussten Wahrnehmung auf äußere oder innere Reize wird als Aufmerksamkeit bezeichnet. Die **selektive Aufmerksamkeit** bezeichnet den Prozess, dass aus einer gleichzeitigen Präsentation von verschiedenen Informationen, die der gleichen Sinnesmodalität angehören, selektiv nur die gewünschte Information wahrgenommen wird ("Cocktail-Party-Effekt"). Beispiel: Aus dem Stimmengewirr vieler Leute können gezielt nur die gewünschten Stimmen herausgehört werden bzw. das, was sie sagen.

Vigilanz: Vigilanz (lat. vigilantia: Wachheit) ist die psychische Bereitschaft, Veränderungen der Umwelt wahrzunehmen, als solche zu erkennen und sie entsprechend zu beantworten, d.h., auf Signale, die in nicht festgelegten Abständen folgen, zu reagieren. Die Krankenschwester, die den EKG-Monitor eines Patienten überwacht und bei Erscheinen eines bestimmten Signals, das etwa das Auftreten von Extrasystolen kennzeichnet, sofort den Stationsarzt rufen soll, hat demnach eine Vigilanzleistung zu erbringen.

Beeinflussung der Vigilanzleistung: Da die Schwankungen der Vigilanzleistung objektiv und relativ genau gemessen werden können (z.B. durch den Anteil an Fehlreaktionen oder ausbleibenden richtigen Reaktionen auf bestimmte Signale), konnte auch der Einfluss zahlreicher Faktoren auf die Vigilanz bestimmt werden:

Die Vigilanzleistung sinkt mit

- der Dauer der Aufgabe (deswegen sind Pausen wichtig),
- zu niedriger oder zu hoher Aufgabenschwierigkeit,
- dem Ausmaß des Schlafentzugs der Person,
- der empfundenen Unbehaglichkeit der Situation (harter Stuhl usw.),
- zu niedriger oder zu starker Aktivation.

Aktivation und Leistung

Im **Yerkes-Dodson-Gesetz** wird der Zusammenhang zwischen dem Aktivationsgrad und der Leistung dargestellt. Dieser Zusammenhang entspricht im Graphen (Abb. 1.2) einem umgedrehten U, d.h. von einem niedrigen Erregungsniveau ausgehend, wird mit zunehmender Aktivation auch die Leistung steigen, bis sie im mittleren Aktivationsbereich ihr Maximum erreicht und bei noch stärkerer Aktivation wieder abfällt.

Das *Leistungsoptimum*, das sich also *bei mittlerem Aktivierungsgrad* einstellt, ist zusätzlich von der Schwierigkeit und Komplexität der Aufgabe abhängig.

 Merke

Für *schwierige Aufgaben* liegt das Leistungsoptimum im niedrigeren Aktivationsbereich (Kurve ist nach links verschoben), für *einfache Aufgaben* liegt es im höheren Aktivationsbereich (Kurve ist nach rechts verschoben).

So ist es nicht verwunderlich, dass im Zustand hochgepeitschter Emotionen (z.B. bei starker Verärgerung) bei Menschen kaum komplexe bzw. durchdachte Lösungsansätze beobachtet werden.

Rolle des limbischen Systems bei Lern- und Gedächtnisprozessen: Zum limbischen System gehören folgende Gehirnstrukturen: *Hypothalamus, Septum und Corpus amygdaloideum* steuern emotionale Prozesse, während der *Hippocampus* das Behalten neuer Informationen ermöglicht. Menschen, deren beide Gyri Hippocampi beschädigt sind, können neue Informationen (Namen, Nummern usw.) nicht dauerhaft abspeichern. Alte, im Langzeitgedächtnis schon verankerte Informationen sind davon aber nicht betroffen und können problemlos abgerufen werden.

Nozizeption und Schmerz

Siehe auch Physiologie Kap. 16.6.1.

Schmerz ist eine subjektive Empfindung und zugleich ein Gefühl. Er umfasst sensorische, emotionale, kognitive u.a. Komponenten und kann durch die psychische Wahrnehmung realer oder vorgestellter Verletzungen entstehen.

Nozizeption kann nicht mit Schmerz gleichgesetzt werden. Nozizeption beinhaltet zwar auf physiologischer Ebene die Weiterleitung und Verarbeitung schädigender Reize oder Noxen (mechanischer, thermischer, chemischer u.a. Natur), die von speziellen Sensoren (Nozizeptoren) registriert werden. Aber nicht jede überschwellige Reizung von Nozizeptoren

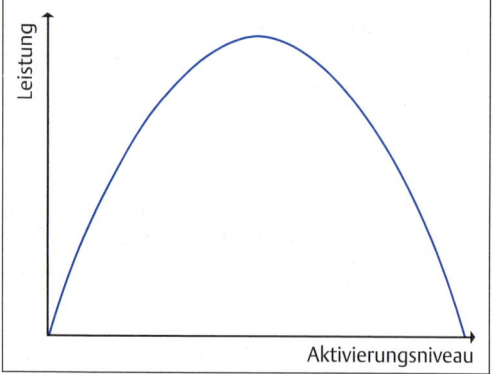

Abb. 1.2 **Yerkes-Dodson-Gesetz**

muss zwangsläufig zur bewussten Empfindung „Schmerz" führen, noch muss jedem Schmerz eine Noxe zugrunde liegen.

Die sensorische Komponente des Schmerzerlebnisses gibt diskriminative Hinweise über dessen Lokalisation, Dauer, Intensität und Qualität. Der affektive Anteil ist im Gegensatz zu allen anderen Sinnesmodalitäten (wie Geruch oder Gehör) immer negativ, aversiv: Schmerz lässt den Menschen leiden. Dies kann auch als eine Schutzfunktion des Körpers aufgefasst werden. Der Schmerz fungiert hierbei als Warnsignal für bestehende Verletzungen und treibt somit das Individuum an, etwas gegen den organischen Schaden zu unternehmen.

Schmerzmessung (Algesimetrie): Versuche, die Intensität von Schmerzen zu quantifizieren, sind problematisch, da das Erleben des Schmerzes immer auch durch affektive und kognitive Prozesse begleitet wird, die die subjektive Wahrnehmung der Schmerzintensität in unterschiedlichem Maße beeinflussen können. Aber auch der aktuelle Wachheitsgrad, die Erwartungshaltung und die Stimmungslage des Individuums spielen hierbei eine entscheidende Rolle.

 Merke

Es gibt keine monotone Beziehung zwischen der Größe einer Verletzung und der empfundenen Schmerzintensität.

Es gibt die **subjektiven Methoden,** bei denen der Proband z. B. angeben soll, ob er einen applizierten Schmerzreiz für stärker oder schwächer als einen definierten Bezugsreiz hält und er die Bestrahlung seiner Stirn mit Infrarotlicht immer dann abbrechen kann, wenn er den schmerzhaften Hitzereiz nicht mehr aushält. Daneben gibt es auch Methoden, die die **Veränderungen physiologischer Parameter** als Antwort des Körpers auf den Schmerz messen (z. B. Herzfrequenz, Hautwiderstand etc.). Eine besonders „elegante" Methode der Schmerzmessung liegt in der Darstellung evozierter Potenziale (EP) aus dem EEG (Abb. 1.3).

Das erste EP tritt bei elektrischer Reizung der Haut an der Fingerbeere auf, wenn die Reizung als wahrnehmbar, aber nicht schmerzhaft angegeben wird. Das zweite EP ist bei Reizen zu beobachten, die deutlich schmerzhaft sind. Auffallend sind hierbei vor allem die starke Negativierung (Ausschlag nach oben) und die Veränderungen in den späten Anteilen des EP.

Schmerzwahrnehmung und Schmerzverhalten: Die Art und Weise, wie ein Individuum auf Schmerzreize reagiert, scheint in den frühesten Entwicklungsstufen durch Auseinandersetzung mit der Umwelt erlernt zu werden. Hunde, die in Tierversuchen isoliert und von Schmerzreizen ferngehalten wur-

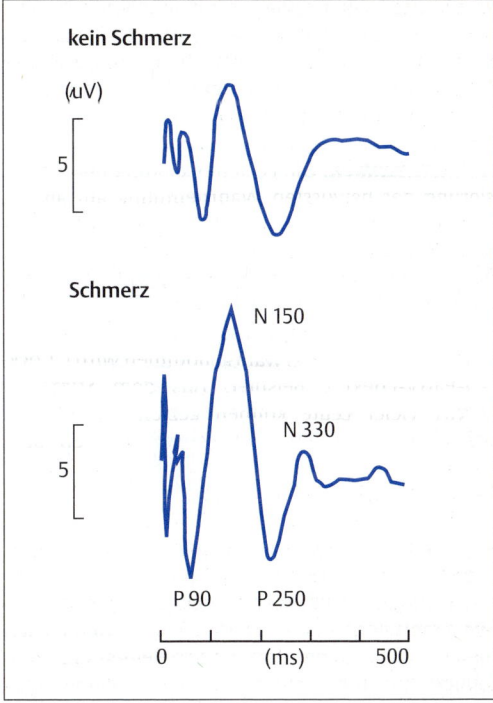

Abb. 1.**3 Evozierte Potenziale** in der Schmerzbestimmung (aus Janzen, Thieme 1981)

den, schnüffelten später wiederholt in Flammen, ohne die typischen Schreck- und Furchtreaktionen zu zeigen. Im Folgenden seien noch einige andere Faktoren genannt, die dazu beitragen, dass Menschen Schmerzen unterschiedlich erleben und auf sie reagieren:

Herkunft und Kultur: Angehörige bestimmter Indianerstämme und fernöstliche Fakire können Schmerzen in erstaunlichem Maße ertragen.

Attribution: Auch die Art und Weise, welche Ursachen man den Schmerzen zuschreibt, kann sich auf das Schmerzerleben auswirken. Beispiel: Kopfschmerzen, die von einer Person als wetterbedingt abgetan werden, können von einer anderen sofort mit dem bedrohlichen Gedanken „Gehirntumor" belegt werden und somit emotionale Krisen auslösen. Eine wichtige Rolle spielt dabei, welche Erfahrungen man mit gleichen oder ähnlichen Schmerzen in der Vergangenheit gemacht hat.

Depression: Menschen, die an Depressionen leiden, klagen häufig auch über Schmerzzustände, besonders in Gelenken und Muskeln. Diese Schmerzen sind oft durch eine unphysiologische Kopf- und Körperhaltung, die der betrübten Stimmung entspricht, verursacht: herunterhängende Schultern, vornübergebeugte, gekrümmte Haltung, angestrengter Gesichtsausdruck usw. Daraus resultieren schmerzhafte Verspannungen und Fehlbelastungen.

Psychologie

Angstvolle Anspannung kann ebenfalls zu schmerzhaften Verspannungen führen. Darüber hinaus kann die ängstliche Erwartung einer Verletzung zu einer Sensibilisierung im Sinne einer Erniedrigung der Schmerzschwelle führen und somit zu einer empfindlicheren Reaktion. Deshalb ist das Anwenden von Entspannungsübungen eine wertvolle Hilfe, den Teufelskreis Angst – Anspannung – Schmerz zu durchbrechen.

 Klinischer Bezug

Viele **Diabetespatienten** haben eine eingeschränkte Schmerzempfindung (Symptom der diabetischen Polyneuropathie). Sogar schwerwiegende Ereignisse wie etwa ein Herzinfarkt werden kaum wahrgenommen. Deshalb sind fehlende Schmerzangaben von Diabetikern bei bestimmten Krankheitsbildern stets besonders zu bewerten bzw. zu hinterfragen.

Schmerzkontrolle: Der Mensch ist nicht in der Lage, in seinem Bewusstsein mehr als 100 bit/s gleichzeitig zu verarbeiten. Diese begrenzte Informationsverarbeitungsrate liefert einen Grund, warum ins Bewusstsein aufgenommene Schmerzwahrnehmungen die übrige sinnvolle Hirnarbeit empfindlich stören können. Es ist unter Schmerzen wesentlich schwieriger, sich auf eine Aufgabe zu konzentrieren. Andererseits bietet sich die Möglichkeit, diesen Vorgang in umgekehrter Richtung – nämlich zur Unterdrückung der Schmerzwahrnehmung – zu nutzen. Es ist eine bekannte Beobachtung, dass man durch starke Ablenkung (sensorischer, emotionaler und kognitiver Natur) – zumindest zeitweise – seine Schmerzen „vergessen" kann. Ebenso kann ein zweiter, nicht so unangenehmer Schmerz einen starken Schmerz überdecken. Als es noch keine Narkose- und Schmerzmittel gab, wurde dieser Umstand in der Zahnheilkunde genutzt: Damit die Zahnextraktion nicht so weh tat, hielt der Patient seinen Finger kurz in eine Flamme.

Ein anderes Prinzip der Schmerzhemmung ist die Wirkung körpereigener Endorphine, die Schmerz hemmende Systeme im ZNS aktivieren. Ihre Produktion steigt unter starkem Stress, hohen körperlichen Belastungen (z. B. Marathonlauf) und – bei Menschen, die darauf ansprechen – bei Gabe von Placebo.

Schmerz in der Arzt-Patienten-Beziehung: Schmerzen sind einer der häufigsten Gründe, warum Menschen einen Arzt aufsuchen. Intensiv wahrgenommene Schmerzen können beim Patienten Gefühle der Unstimmigkeit mit sich selbst, des Angegriffenseins, des Hasses und der Wut auf den eigenen, schmerzenden Körper hervorrufen und – im Sinne einer Abwehr – zu einer Belastung der Arzt-Patient-Beziehung führen. Etwa dann, wenn der Patient seine Wut und Verzweiflung in Aggression gegen den

Arzt selbst oder gegen die Medizin schlechthin umwandelt. Der Arzt ist deshalb gehalten, solche Angriffe gegen sich selbst nicht persönlich zu nehmen, sondern als einen Befreiungsversuch der noch gesunden Anteile des Patienten zu erkennen.

1.2.3   Psychodynamisches Modell

Der Konflikt zwischen der Spannung durch Triebimpulse und der durch soziale Normen eingeschränkten Bedürfnisbefriedigung führt zur Störung der seelischen und körperlichen Homöostase. Die Symptombildung entsteht in Folge nicht optimaler Kompromisse des Ich, das keine Einigung zwischen Über-Ich und Es erzielt. Die Integration von Triebimpulsen muss jeder Mensch erlernen, um den Konflikt zwischen Bedürfnisanspruch und normativen Befriedigungsmöglichkeiten zu lösen. Ist dieser Lernvorgang in wichtigen Phasen der körperlichen und seelischen Entwicklung gestört, sucht sich der Mensch Ersatzbefriedigung oder verdrängt seine ursprünglichen Impulse, was zu Gesundheitsstörungen führt. Die Therapie besteht in diesem Modell in der Bewusstmachung verdrängter Konflikte und der Aufarbeitung derselben.

1.2.4   Sozialpsychologisches Modell

Im **Health-Belief-Modell** werden Aspekte zusammengefasst, von denen die Bereitschaft zur Durchführung präventiver Maßnahmen abhängt (s. 2.6.1).

1.2.5   Soziologisches Modell

Als Krankheitsursachen werden in diesem Modell **belastende Sozialverhältnisse** (z. B. Arbeitslosigkeit) oder die Folgen eines aufreibenden Lebensstils (Stress) betrachtet. Aus soziologischer Perspektive wird der Inhaber einer sozialen Rolle in der eigenen Beurteilung oder in der Fremdbeurteilung als „krank" bezeichnet, wenn er die an ihn gestellten Rollenanforderungen aufgrund somatischer Veränderungen nicht erwartungsgemäß erfüllen kann.

1.3   Methodische Grundlagen

Die medizinische Psychologie und Soziologie bedient sich diverser Forschungs- und Beobachtungsinstrumentarien, die in diesem Kapitel vorgestellt werden sollen.

1.3.1   Hypothesenbildung

Die wissenschaftliche Forschung hat mit der **Theoriebildung** das Ziel, Prinzipien zu entwickeln, die systematisch beobachtbare Phänomene erklären können. In Theorien werden meist Behauptungen über Ursache-Wirkung-Beziehungen aufgestellt. Dagegen postuliert die **Konstruktbildung** nicht direkt beobachtbare Phänomene aufgrund von beobachtbaren Parametern und theoretischen Überlegungen. **Hypothesen** sind in allgemeinster Form Vermutungen über Ereignisse bzw. vorläufige Antworten auf wissenschaftliche Fragen. Eine Hypothese soll als Grundlage einer Untersuchung dienen. In Hypothesen werden Vermutungen über einen bestimmten Zusammenhang zwischen zwei oder mehreren Variablen formuliert. Hypothesen legen demnach die Relation zwischen Variablen fest. Im deduktiven Verfahren wird das Besondere und Einzelne vom Allgemeinen abgeleitet, während im induktiven Verfahren der Hypothesenbildung das Allgemeingültige aus dem Einzelnen abgeleitet wird.

Hypothesenformen

- *Existenzhypothesen* behaupten das Auftreten und die Existenz von Ereignissen und Sachverhalten.
- *Universelle Hypothesen* sind Aussagen mit hohem Allgemeinheitsanspruch, die für alle Individuen immer und überall Geltung beanspruchen. Dadurch können sie relativ leicht widerlegt werden. Unbeschränkte universelle Hypothesen sind Allaussagen und gelten ohne Zeit- und Raumbeschränkung.

Es wird gelegentlich zwischen deterministischen und probabilistischen Hypothesen unterschieden.

- *Deterministische Hypothesen* behaupten, dass ein Sachverhalt oder Ereignis mit Sicherheit eintreten muss, wenn bestimmte Bedingungen vorliegen.
- Beispiel: Die Einnahme von 1 g Zyankali führt bei allen Menschen immer und überall mit Sicherheit zum Tod.
- *Probabilistische Hypothesen* behaupten, dass ein Sachverhalt oder Ereignis mit einer gewissen Wahrscheinlichkeit eintritt, wenn bestimmte Bedingungen vorliegen.
- Beispiel: Im Durchschnitt haben Mädchen mehr Angst als Jungen.
- Als *Nullhypothese* bezeichnet man die im Rahmen eines Hypothesentests zu testende Annahme über die Grundgesamtheit. In der Nullhypothese wird behauptet, dass kein bzw. nur ein zufälliger Zusammenhang zwischen den Merkmalen besteht. Die Nullhypothese legt fest, welche empirischen Ergebnisse man erwartet, wenn der vermutete statistische Zusammenhang nicht vorliegt.
- Die *Alternativhypothese* bezeichnet das Gegenteil der Nullhypothese. Sie beschreibt in der Regel die eigentlich interessierende Annahme, die so genannte Arbeitshypothese. In ihr wird festgelegt, welche empirischen Ergebnisse man erwartet, wenn der vermutete statistische Zusammenhang zutrifft.

Sinn der Hypothesenbildung ist es, Überprüfungen an der Realität vorzunehmen, d. h. die Behauptungen an der Wirklichkeit zu überprüfen. Damit dies möglich ist, müssen sich wissenschaftliche Hypothesen auf Variablen beziehen, die in irgendeiner Weise öffentlich beobachtbar sind, d. h. sich auf Variablen zurückführen lassen, die mehreren Forschern zugänglich und nachvollziehbar sind. Hypothesen müssen sich beliebig oft empirsch überprüfen lassen (Replizierbarkeit).

Prinzip der Falsifikation

Eine Hypothese muss so formuliert werden, dass sie prinzipiell durch emprirische Beobachtungen widerlegt (falsifiziert) werden kann, d. h. sie muss zwei empirisch messbare Sachverhalte zueinander in Beziehung setzen. Universelle Hypothesen sind im strengen Sinne nur falsifizierbar, hierfür genügt ein klares Gegenbeispiel. Sie sind nicht verifizierbar, weil der Geltungsbereich nicht erschöpfend getestet werden kann. Es ist unmöglich, zur gleichen Zeit alle Fälle, auf die sich die Hypothese bezieht, zu überprüfen.

1.3.2 Operationalisierung

Durch die Operationalisierung wird eine Arbeitsbasis für das Experiment hergestellt. Vor dem Start des Versuchs muss zuerst festgelegt werden, was überhaupt untersucht werden soll, bzw. durch welche empirisch messbaren Variablen (z. B. Blutdrucksenkung) der Forschungsgegenstand (z. B. Wirkung von Betablockern) eindeutig erfasst werden kann. Weiterhin werden Hypothesen in ihrer Aussage eindeutig definiert, wissenschaftliche Begriffe unmissverständlich festgelegt und Beobachtungsverfahren angegeben. Durch die Operationalisierung werden die Versuchsergebnisse generalisierbar.

Zur Messung von Konstrukten ist die Definition der Variablen notwendig. Die *Variablen* sind diejenigen Größen, die in irgendeiner Form und in unterschiedlicher Ausprägung auf das Experiment einwirken, indem sie entweder durch den Versuchsleiter vorgegeben oder gemessen werden bzw. anderweitig den Versuch beeinflussen. Der Ausprägungsgrad eines Merkmals kann diskrete (endliche) oder kontinuierliche Werte (mit beliebig vielen Zwischenstufen) annehmen.

- *Unabhängige Variable (UV):* Sie wird durch den Versuchsleiter willkürlich eingesetzt und systematisch abgewandelt (= Ursache).
- *Abhängige Variable (AV):* Sie beschreibt den Effekt, der in Abhängigkeit von der UV registriert wird (= Folge, z. B. Verhaltensänderungen).
- *Intervenierende Variablen (IV):* Sie ist eine Störgröße des Experiments, die auf die abhängige Variable ebenfalls einwirkt, jedoch schwer kontrolliert werden kann. Intervenierende Variablen können auch biologisch bedingt sein (z. B. tagesperiodische Einflüsse oder natürliche Leistungsschwankungen) und werden dann als biologisches Rauschen bezeichnet.

Psychologie

Klinischer Bezug

Intelligenz ist ein Konstrukt, es besteht dafür eine rein operationale Definition: Intelligenz ist, was der Intelligenztest misst. Es existieren zahlreiche Konzepte zum Konstrukt Intelligenz. Vielen davon ist gemeinsam, dass sie in der Intelligenz eine Persönlichkeitseigenschaft bzw. die Befähigung sehen, Probleme durch Denkprozesse, also durch die Bildung von Einsichten, zu lösen. (Siehe auch 1.4.3)

Skalierung und Indexbildung

Es ist ein grundlegendes Ziel wissenschaftlicher Forschung in der medizinischen Psychologie, quantitative Unterschiede im Verhalten und Erleben von Personen festzustellen. Daher müssen Messverfahren zur Erfassung von Beobachtungsergebnissen wie z.B. Persönlichkeitsmerkmale, Motive, Einstellungen und Leistungen geschaffen werden. Zur Erfassung dieser Beobachtungsmerkmale werden so genannte Skalen verwendet, sie bilden eine Annahme über die Struktur der Beobachtung. Eine Beschreibung der Skalenbildung findet sich in 1.3.3.

In der Indexbildung können dann weitere Variable erfasst werden, deren Werte sich aus der Rechenoperation mit mehreren anderen Variablen ergeben.

1.3.3   Untersuchungskriterien

Nach Lienert ist ein Test ein wissenschaftlich begründetes Verfahren, das unter standardisierten Bedingungen und routinemäßig durchgeführt wird. Psychologische Tests dienen der Untersuchung und empirischen Überprüfung eines oder mehrerer Persönlichkeitsmerkmale bzw. von Eigenschaften, die voneinander abgrenzbar sind. Ziel einer **Testkonstruktion** ist es, eine quantitative Aussage über den relativen Ausprägungsgrad eines Merkmals machen zu können; die absolute Ausprägung kann dabei häufig nicht erfasst werden. **Items** sind einzelne Aussagen bzw. Bestandteile eines Tests oder Fragebogens. Zunächst werden in einer Vorstudie zum Test an einer kleineren Stichprobe die Items überprüft und eine **Itemselektion** betrieben. Dadurch werden uneindeutige, sprachlich unverständliche und zu komplizierte Items herausgefiltert. Der Vortest dient auch der Überprüfung der **Bedeutungsäquivalenz**, d.h., ob ein Item vom Probanden so verstanden wird, wie es vom Forscher gemeint ist.

Mittels der **Skalenbildung** kann quantitativ der Ausprägungsgrad von Beobachtungsergebnissen fassbar gemacht werden. Im Groben werden hier zweierlei Beurteilungsskalen verwendet.

Absolute Beurteilungsskalen: Informieren über den absoluten Ausprägungsgrad eines Merkmals. Die individuelle Merkmalsausprägung wird mit einem gestuften Satz von Kategorien oder Zahlenwerten verglichen. In *Schätzskalen* (Rating-Skala) kann die Quantifizierung der Ausprägung von Variablen anhand von Zahlensträngen oder durch verbale Einordnung vorgenommen werden (Beispiel.: Die Befindlichkeit kann von 1 – sehr schlecht – bis 10 – fantastisch– variieren). *Summenwertskalen* (kumulative Punktwertskalen) werden durch die Aufaddierung einer Reihe von Beobachtungseinheiten erstellt; sie liefern ein umfassenderes Bild über Merkmalszusammenhänge.

Die **Likert-Technik** ist eine Technik der summierten Einschätzung und bedient sich der numerischen Schätzskalen, z.B. zur Erfassung der Lebensqualität. Die von Likert entwickelte Technik zur Selbsteinschätzung ist in Rating (Einschätzungs-) Skalen eingeteilt und gilt für positiv formulierte Statements. Die Skala lässt z.B. folgende Meinungsäußerungen zu: – ich stimme vollkommen zu „4" – ich stimme zu „3"– ich habe keine Meinung „2" – ich stimme nicht zu „1" – Ich stimme überhaupt nicht zu „0". Wichtig bei der Beantwortung der Statements ist, dass der Befragte intuitiv reagiert.

Relative Beurteilungsskalen: Sie setzen verschiedene Ergebnisse in Bezug zueinander. Der *Paarvergleich* beschreibt die Entscheidung zwischen zwei Alternativen (z.B. an welcher Stelle ist der Schmerz stärker, links oder rechts?). *Rangreihenvergleiche* stellen eine Hierarchie bezüglich Beobachtungsergebnissen und Merkmalsausprägungen auf; problematisch ist es, wenn man nicht eine gleichbleibende Sorgfalt zur Beurteilung der gesamten Merkmalsreihe aufbringen kann. Im *soziometrischen Wahlverfahren* wird ein Gesamtbild von Beziehungssträngen erstellt, das aus unabhängigen Einzelbeobachtungen und -beurteilungen entsteht (Fragebeispiel.: „Mit wem aus Ihrer Arbeitsgruppe wären Sie gerne auf einer einsamen Insel?"). Mittels dieses Verfahrens kann man Binnenstrukturen in Gruppen herausfinden, die aus deren Interaktion entstehen, und in einem Soziogramm graphisch darstellen.

Eine weitere Form der „Skalierung" stellt die **visuelle Analogskala** dar, die z.B. zur Schmerzmessung verwendet wird. Zu dieser unskalierten Merkmalserfassung wird eine 10 cm lange Linie eingesetzt, deren Anfang und Ende definiert ist mit „kein Schmerz bzw. stärkster Schmerz". Der Patient wird aufgefordert die aktuelle Schmerzstärke mit einem Kreuz zu markieren; anschließend wird die Strecke von Anfangspunkt bis zu dem Kreuz ausgemessen.

Skalenniveau

Je nach Charakter und Niveau der abhängigen Variablen, kann diese durch verschiedene Skalentypen erfasst werden.

Nominalskala (Kategorialskala)**:** Sie ist das niedrigste Skalenniveau und nimmt nur eine bewertungslose Klassifizierung (nach Gleichheit oder Unterschiedlichkeit) vor. Eine Reihenfolge für die Anordnung ist ebenfalls nicht festgelegt. Beispiel: Qualitative Merkmale wie Geschlecht, Diagnose, Blutgruppe, Familienstand.

Ordinalskala: Sie wird auch als Rangskala bezeichnet. Hier können Einteilungen in größer – kleiner oder besser – schlechter vorgenommen werden; über Abstände zwischen den Merkmalswerten wird keine Aussage getroffen (A > B oder A < B). Beispiel.: Schmerzintensität, Schulnoten, soziale Schichtzugehörigkeit, Ernährungszustand.

Intervallskala: Die Abstände der Skalenelemente sind gleich groß, d.h., es können Differenzen gebildet werden, die Reihenfolge der Skalenwerte ist unabänderlich, ein Nullpunkt kann willkürlich ausgemacht werden (C = A – B). Beispiel.: Temperatur in °C, Intelligenzquotient, elektrische Spannung.

Verhältnisskala oder **Rationalskala:** Auf diesem höchsten Skalenniveau existiert ein absoluter Nullpunkt; damit besteht die Möglichkeit, die Merkmalsausprägungen zueinander ins Verhältnis zu setzen (C = A : B). Beispiel.: Gewicht, Länge, Reaktionszeiten, Temperatur in K.

> **Merke**
>
> Die Einordnung von Merkmalsausprägungen aus einem höheren Skalentyp in einen Typ mit niedrigerem Niveau ist erlaubt. Verboten ist dagegen die Aufstufung von Merkmalswerten in ein höheres Skalenniveau (z.B. kann die Geschlechtszugehörigkeit nicht auf einer Ordinalskala abgebildet werden).

Die klassische Testtheorie kennt bestimmte **Gütekriterien**:

Die **Objektivität** bringt zum Ausdruck, inwieweit die Messung von der Person, die sie durchführt, unabhängig ist. Sie beschreibt also die *Unabhängigkeit* des Testergebnisses vom Beobachter. Realisieren kann man Objektivität durch standardisierte Testverfahren (*Durchführungsobjektivität*) und einheitlich festgelegte Auswertung der Testergebnisse (*Auswertungsobjektivität*: z.B. durch Schablonen, Tabellen, genaues und sofortiges Aufzeichnen der Beobachtung) ohne subjektive Interpretationsmöglichkeit (*Interpretationsobjektivität*) durch den Beobachter.

Die **Reliabilität** ist definiert als die *Genauigkeit* bzw. *Zuverlässigkeit*, mit der ein Test das misst, was er misst. Überprüft wird die Genauigkeit gewöhnlich mit einem *Paralleltest* (Durchführung eines ähnlichen Tests, der gleiche Anforderungen stellt, mit denselben Probanden) oder mit einem *Retest* (Testwiederholung nach einem bestimmten Zeitabstand mit der gleichen Stichprobe). Eine weitere Möglichkeit der Reliabilitätskontrolle bietet die *Testhalbierung*, dabei werden die Ergebnisse aus zwei gleich schwierigen Testteilen miteinander verglichen. Die Testergebnisse werden zueinander ins Verhältnis gesetzt und ergeben das Ausmaß der Zuverlässigkeit des Tests. Schließlich besteht noch die Möglichkeit, die innere Konsistenz des Tests (seine Homogenität) zu berechnen. Diese ergibt ähnliche Werte wie der Vergleich der Testhälften.

Die **Validität** charakterisiert die Gültigkeit des Test, d.h., ob der Test auch das Merkmal misst, für dessen Erfassung er entwickelt wurde. *Inhaltsvalidität* liegt vor, wenn ein spezifisches Verhalten in einer Untersuchungssituation repräsentativ ist für ein Verhalten außerhalb des Tests. Bei *Konstruktvalidität* können aus den im Test gezeigten Verhaltensweisen Rückschlüsse auf ein Konstrukt gezogen werden, das nicht direkt beobachtet werden kann (z.B. Intelligenz). In der Überprüfung der *Kriteriumsvalidität* (= Übereinstimmungsvalidität) werden Testergebnisse mit Untersuchungsergebnissen (Kriterien) verglichen, die sich bereits als gültig erwiesen haben. Die *Vorhersagevalidität* gibt an, wie sicher das Testergebnis auf ein zukünftiges Verhalten schließen lässt. Man vergleicht das Testresultat mit später erzielten Leistungen.

In der Hierarchie der Gütekriterien steht die Validität mit der Reliabilität an höchster Stelle, gefolgt von der Objektivität. In Worten ausgrückt bedeutet dies: Ein Test kann nicht reliabler sein als er objektiv ist und auch nicht valider als er reliabel oder objektiv ist. Vice versa besitzt ein Test mit einer hohen Validität auch eine hohe Reliabilität und eine hohe Objektivität.

> **Merke**
>
> Die Objektivität ist die notwendige Voraussetzung der Reliabilität, die Reliabilität wiederum die notwendige Voraussetzung der Validität.

In jedem Test und vor allem in jedem Experiment können durch innere oder äußere Faktoren, die nicht Bestandteil der Untersuchung sind, unkontrollierte Einflüsse auf das Ergebnis auftreten. Die Verzerrung der Messergebnisse kommt entweder durch systematische oder durch zufällige Fehler zustande.

Messfehler und deren Kontrolle

Systematische Fehler betreffen alle Einzelwerte und verschieben die Ergebnisse systematisch in eine Richtung. Eine Vergrößerung der Untersuchungsgruppe oder häufigere Messungen können den Fehler nicht eliminieren. Man benutzt zur Ausschaltung oder Minimierung der systematischen Fehler diverse **Kontrollmethoden**. Es wird eine *Experimentalgruppe* und eine *Kontrollgruppe* geschaffen, die nachfolgenden Kriterien unterstellt sind:

- *Randomisierung:* Die zur Verfügung stehenden Versuchspersonen werden zufällig auf die beiden Gruppen verteilt; die Zuordnung kann z.B. mittels Zufallsgenerator vorgenommen werden.

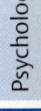

Psychologie

- *Parallelisierung:* Die Kontrollgruppe stellt gewissermaßen den Testzwilling dar; beide Gruppen sind also bezüglich des für die Untersuchung relevanten Merkmals homogen.
- *Ausbalancierung:* Die Aufgaben des Experiments werden von kleinen Untergruppen in unterschiedlicher Reihenfolge bearbeitet, um Reihenfolgeeffekte auszuschließen.
- Ein systematischer Fehler ist vielfach durch die Vorinformation von Proband oder Untersucher bedingt. Die Elimination dieses Störfaktors gelingt durch Blind- oder Doppelblindversuche.
- *Blindversuch:* Das Ziel des Experiments ist der Versuchsperson unbekannt. Sie kann daher nicht bewusst ihr Verhalten auf ein gewünschtes Ergebnis ausrichten. Bei der Testung neuer Pharmaka werden z. B. Plazebobehandlungen durchgeführt. Hier sind die Patienten über das Forschungsvorhaben aufgeklärt, aber nicht darüber informiert, ob sie ein Verum oder ein Plazebo erhalten.
- *Doppelblindversuch:* In diesem Fall wird der Versuchsperson und dem Versuchsleiter die Information über Ziel und Zweck des Experiments vorenthalten.

Bei den **Zufallsfehlern** werden einzelne Werte unsystematisch auf irgendeine Weise beeinflusst und streuen um den wahren Wert. Zufallsfehler kann man in den Griff bekommen, indem eine große Gruppe am Test bzw. Experiment teilnimmt, d. h. möglichst viele Werte gemessen werden, sodass sich die Abweichungen gegenseitig aufheben (neutralisieren). Mittels statistischer Verfahren kann die Größe der zufälligen Fehler abgeschätzt und relativiert werden.

Bei der **Selbstbeobachtung** (z. B. auch bei der Ausfüllung eines Anamnesefragebogens) können sich verschiedene **Antworttendenzen** als Fehler einschleichen. Im Falle der Selbstbeurteilung sind Beobachter und zu beobachtende Person identisch. Diese Fehler können im Vergleich mit anderen Informationsquellen häufig aufgedeckt werden.

- *Symptomtoleranz:* Abhängig von Geschlecht, von sozialer Schichtzugehörigkeit oder Kulturkreis wird z. B. Schmerz verschiedenartig empfunden. So geben Untersuchungen zufolge Frauen einem Arzt gegenüber wesentlich eher Beschwerden zu als Männer.
- *Simulation und Dissimulation:* Je nach den Konsequenzen, die daraus entstehen, besteht bei manchen Patienten die Gefahr, dass sie Symptome bewusst vortäuschen (sekundärer Krankheitsgewinn) oder unterdrücken (aus Angst vor negativen Auswirkungen).
- *Mangelnde Mitteilungsfähigkeit und -bereitschaft:* Sprachbarrieren aufgrund unterschiedlicher Nationalität oder Schichtzugehörigkeit sowie die Unfähigkeit kleiner Kinder, ihre Beschwerden auszudrücken, sind Phänomene, welche die Verstän-

digung zwischen Arzt und Patient erschweren können. Ebenso können z. B. tabuisierte Inhalte die Bereitschaft herabsetzen, evtl. an sich selbst beobachtete Vorgänge auch einzugestehen.

- *Reaktion im Sinne der sozialen Erwünschtheit:* Erlernte Normen und Verhaltensweisen prägen die Probanden so sehr, dass sie meist danach streben, so zu reagieren, wie es sozial anerkannt ist.
- *Ja-sage-Tendenz:* Versuchspersonen neigen eher dazu, die Antwort „ja" auf eine Frage zu geben, als mit „nein" zu antworten.
- *Zentrale Tendenz:* Bevorzugung mittlerer Skalenstufen.
- *Absichtliche Verfälschung:* Es werden unehrliche Antworten gegeben.

1.3.4   Untersuchungsplanung

Neben den psychologischen Tests stellen die **Experimente** eine weitere kontrollierte Beobachtungsmethode dar, um wissenschaftliche Erkenntnisse zu gewinnen. Dabei werden Hypothesen aufgestellt, die entweder verifiziert oder falsifiziert werden sollen. Nach allgemeiner wissenschaftlicher Übereinkunft sind die **Hauptkriterien** von Experimenten, dass sie *wiederholbar, variierbar* und *willkürlich induzierbar* sein müssen, um als solche anerkannt zu werden. Das Ziel eines Experiments ist es, ein Verhalten oder Geschehen willkürlich herbeizuführen, um dieses zu beobachten und kausale Zusammenhänge der Variablen herstellen zu können. Beim **Quasi-Experiment** sind die experimentellen Gruppen bereits natürlicherweise vorhanden. Die Kontrolle von Störgrößen gestaltet sich schwierig, da keine Randomisierung vorgenommen werden kann. Da man nicht alle intervenierenden Variablen kennt, die einen potenziellen Einfluss haben könnten, ist die Kausalaussage mit einer größeren Unsicherheit belastet.

 Klinischer Bezug

Als ein großes **Quasi-Experiment** in der deutschen Geschichte kann die deutsche Teilung in BRD und DDR verstanden werden. Hier gibt es interessante Forschungsergebnisse über den Vergleich der Allergieprävalenz in diesen beiden deutschen Staaten (Studie von Erika von Mutius).

Die psychologische Forschung kennt neben dem psychologischen Test und dem Experiment noch die **Feldstudie**. Ein Feld ist definiert als das natürliche Milieu oder der soziale Lebensspielraum, in dem sich das Forschungsobjekt aufhält und bewegt. In der Felduntersuchung können Erkenntnisse über das Verhalten eines Individuums oder einer Gruppe gewonnen werden, ohne artifiziell die soziale und materielle Umwelt zu beeinflussen. Durch die unbemerkte Beobachtung werden Veränderungen erfasst, die sich situativ und natürlicherweise (nicht reaktiv) ergeben.

Stichprobengewinnung

Bei einer **Stichprobe** wird aus einer Grundgesamtheit eine Auswahl von Elementen getroffen, die ein oder mehrere gleiche Merkmale besitzen. Ziel und Zweck der Stichprobe ist es, unter geringem zeitlichem und finanziellem Aufwand allgemeingültige Aussagen über die Grundgesamtheit machen zu können. Zur Gewinnung der Stichprobe können zwei Methoden herangezogen werden:

In der **Zufallsstichprobe** besteht für die Elemente der Grundgesamtheit Chancengleichheit hinsichtlich der Aufnahme in die Stichprobe (z. B. jedes k-te Element oder per Zufallszahlengenerator) → *einfache Zufallsauswahl*. Bei einer großen Grundgesamtheit werden zunächst definierte Teilmengen (z. B. nach Alter) gebildet, aus denen die Elemente dann ausgewählt werden → *geschichtete/stratifizierte Zufallsauswahl*; dadurch erreicht man eine Steigerung der Repräsentativität. In manchen Fällen trifft man auch eine Klumpenstichprobe, indem eine schon bestehende Gruppierung (ein Klumpen) ausgewählt und untersucht wird (z. B. Stadtteile; Krankenhäuser).

Bei der **Quota-Stichprobe oder Quotenauswahl** werden dem Untersucher, der seine Stichprobe auswählen soll, *Quoten* (z. B. alle Studentinnen mit einer Körpergröße kleiner als 1,70 m) vorgegeben, innerhalb der er *völlig frei* entscheiden kann, wen er in die Stichprobe aufnimmt. Diese erwünschte Freiheit ist gleichzeitig ein Problem für die Objektivität.

Bei jeder Stichprobe treten auch *Fehler* auf, vor allem durch diejenigen, die nicht an der Stichprobe teilhaben wollen. In der Zufallsauswahl bilden diese Verweigerer quasi eine abgesonderte Untergruppe und verzerren so das Ergebnis. Dagegen werden im Quotenverfahren die Verweigerer nicht registriert, und es wird bis zur Erfüllung der Quote nach Versuchspersonen gesucht. Stichprobenfehler können die Ergebnisse der Untersuchung sowohl systematisch als auch zufällig beeinflussen.

Stichprobenarten

Die **Totalerhebung** = Zensus (z. B. Volkszählung) ist zwar nur durch hohen zeitlichen und finanziellen Aufwand zu betreiben, bietet aber die größte Zuverlässigkeit, da sie die gesamte Grundgesamtheit erfasst und das Generalisierungproblem zunichte macht. Die Volkszählung liefert als Totalerhebung ein umfassendes Bild von der Struktur der Bevölkerung in demographischer und sozialer Hinsicht. Volkszählungen bieten die Möglichkeit, die Population nach allen politischen Gliederungen (z. B. nach Bundesland, Landkreis, Stadtbezirk) aufzuschlüsseln und statistisch zu erfassen. Die gewonnenen Daten werden für ökonomische, politische und soziale Planungen verwendet. Im Jahre 1987 wurde die bisher letzte Volkszählung durchgeführt, die von langen politischen Streitgesprächen begleitet wurde, z. B. über die Problematik des Datenschutzes.

Der **Mikrozensus** bezeichnet die repräsentative vierteljährliche Erhebung von 1 % aller bundesdeutschen Haushalte (wird durchgeführt seit 1957). Die Statistik erfasst neben den Standarddaten (z. B. Beruf, Kinderanzahl) in unterschiedlichen zeitlichen Abständen auch Zusatzdaten (z. B. zu Krankheiten, zur Ausbildung).

Die **Kohortenanalyse** bezeichnet die Beobachtung einer Bevölkerungsgruppe über einen längeren Zeitraum (evtl. über das ganze Leben hinweg), wobei die Gruppenmitglieder ein gemeinsames Merkmal besitzen (z. B. gleicher Geburtsjahrgang → Geburtskohorte). Innerhalb der Kohorte oder im Vergleich mit anderen Kohorten können Entwicklungsprozesse analysiert und Erscheinungen des sozialen Wandels erkannt werden.

Die **Einzelfallstudie** rückt eine individuelle Untersuchungseinheit (z. B. Patient, Organisationsstruktur, Kultur) in den Blickpunkt, um ein Merkmal intensiv und qualitativ zu erfassen. Dieses Verfahren wird z. B. bei der Erforschung seltener Krankheiten herangezogen.

Bei einer **Querschnittanalyse** handelt es sich um die Untersuchung einer Stichprobe zu einem einzigen Zeitpunkt. Es wird eine größere Anzahl von Individuen aus *unterschiedlichen Altersgruppen* zu einem *konkreten Zeitpunkt* mit demselben Messinstrument auf das gleiche Merkmal hin untersucht. Vorteil dieser Untersuchungsmethode ist, dass sehr schnell auf die altersabhängige Entwicklung eines Merkmals geschlossen werden kann und sich die Stichprobe nicht durch Versuchspersonenschwund verkleinert. Als nachteilig stellt sich heraus, dass die intraindividuelle Variation (z. B. entwicklungsbedingt) nicht berücksichtigt wird und eine Mixtur aus Alters- und Generationseffekten entsteht (z. B. generationsspezifische Lebensereignisse und Einstellungen).

Die **Längsschnittanalyse** untersucht zu *verschiedenen Zeitpunkten* ein und *dieselbe Stichprobe*. Bei diesem Verfahren wird die Entwicklung des Individuums verfolgt, und es können frühere und spätere Erlebens- und Verhaltensweisen zueinander in Beziehung gesetzt werden. Die prospektive Form richtet den Blick eher auf die Zukunft, während die retrospektive Form die Vergangenheit analysiert. Beim sog. *Panel-Verfahren* wird das Merkmal der Meinungsänderung und der gesellschaftlichen Trends im Längsschnitt untersucht. Vor allem die prospektive Untersuchung weist das Problem des Stichprobenschwunds auf, sei es durch Tod oder zukünftige Teilnahmeverweigerung der Versuchspersonen. Weitere Nachteile bestehen in der Konstellationsänderung der Forschergruppe oder im Auftreten von Testungs-

Psychologie

effekten (z.B. Übung durch wiederholte Befragung, nachlassende Motivation). Außerdem kann eine Konfundierung (Vermischung) von Alters- und Erhebungszeitpunkteffekten auftreten. Die Längsschnittuntersuchung ist trotz dieser Nachteile ein unentbehrlicher Ansatz; vor allem im Zusammenhang mit pathologischen Fragestellungen.

Eine **Evaluationsstudie** dient nach Abschluss eines Projektes quasi der Erfolgskontrolle zur Sicherung der Übertragbarkeit und Verallgemeinerungsfähigkeit der Ergebnisse.

1.3.5   Methoden der Datengewinnung

Individualdaten werden durch Untersuchungen an Individuen gewonnen und beziehen sich ausschließlich auf Individuen. **Aggregatdaten** ermittelt man zwar ebenfalls mithilfe von Individuen, zieht dann aber Rückschlüsse auf das Kollektiv durch die Bildung von Durchschnittswerten (z.B. durchschnittliche Rezeptkosten deutscher Arbeiter: 24,20 €, dagegen ausländischer Arbeiter: 19,80 €). Im Falle von **Globaldaten** sind die Informationen über das Individuum unwichtig, da die Daten ein Kollektiv kennzeichnen.

Die **Beobachtung** bietet als selektive, geschulte *Wahrnehmung* die Möglichkeit, planmäßig nach einem bestimmten Sachverhalt zu suchen und zu erkennen, ob dieser auch tatsächlich vorliegt (Beispiel.: Hat der Patient schweißige oder zittrige Hände?). Man unterscheidet die *unsystematische Untersuchung*, die zufällig und unkontrolliert geschieht, von der *systematischen Beobachtung*, die zielorientiert (nach festgelegten Regeln) abläuft und eine höhere Zuverlässigkeit besitzt. Die *Einschätzung des Ausprägungsgrads* eines Merkmals oder eines Sachverhalts wird nicht unmittelbar wahrgenommen, sondern vollzieht sich als Denkprozess unter Einbeziehung der beobachtenden Phänomene und wird als **Beurteilung** bezeichnet. Die beiden Begriffe werden oft nicht so genau getrennt und als eine Einheit angesehen.

Zu den Formen der systematischen Beobachtung zählt die **teilnehmende Beobachtung**, die als ein Vorgang definiert ist, bei dem die beobachtende Person selbst an dem Prozess Anteil hat, dem sie ihre Aufmerksamkeit schenkt. In der **Selbstbeobachtung** bzw. **Selbstbeurteilung** geben die Probanden Auskünfte über das eigene Erleben und Verhalten (z.B.: „Heute fühle ich mich besonders unwohl"). Es gibt Denkinhalte und Reaktionsweisen, die letztlich nur der Selbstbeobachtung zugänglich sind (z.B. Gefühle). Allerdings mangelt es dieser Introspektion an Objektivität, und sie lässt nur schwerlich einen intersubjektiven Vergleich zwischen mehreren Individuen zu. So genannte *standardisierte Selbstbeobachtung* wird in Persönlichkeitstests oder Anamnesefragebögen zum Selbstausfüllen angewendet.

Bei der **Fremdbeobachtung** bzw. **Fremdbeurteilung** ist der Beobachter nicht deckungsgleich mit der beobachtenden Person und beteiligt sich nicht am aktuellen sozialen Geschehen. Als ein Problem wird bei dieser Beobachtungsweise angesehen, dass sie nur indirekt vollzogen werden kann.

Interviews und Befragung

Interviews weisen in den meisten Fällen eine ziel- und zweckgerichtete Thematik auf und dienen der Datengewinnung. Die Kommunikation der Interviewpartner läuft eher asymmetrisch ab, da eine Person die Fragen stellt und die andere die Antworten liefert. Eine **Befragung** ist quasi ein Interview in schriftlicher Form. In der Arzt-Patient-Beziehung dienen Interviews der Informationsgewinnung (z.B. zu Krankheitssymptomen, Schmerzauftritt), der Interaktion (Aufbau einer Vertrauensbeziehung) und der Integration (Einbeziehung der Informationen in ein Gesamtbild und dadurch Möglichkeit einer Therapieerstellung). Das sog. qualitative Interview oder hermeneutische (= erklärendes, auslegendes) Verfahren dient der Klärung der Frage, wo das Problem überhaupt liegt (z.B. warum der Patient den Arzt konsultiert).

Abhängig davon, welche Funktion im Vordergrund steht, werden unterschiedliche Gesprächsstile vom Interviewleiter angewandt:

Direktiver Stil: Ein Interviewpartner (z.B. der Arzt) übernimmt die Führung des Interviews und lenkt den Inhalt und den Verlauf des Gespräches durch zielgerichtete (meist geschlossene) Fragen und Bewertung der Antworten.

Non-direktiver Stil: Unter Verwendung eher offener Fragen gibt der Interviewer dem Befragten die Gelegenheit, subjektive Eindrücke und Empfindungen in persönlicher Gewichtung ins Gespräch einfließen zu lassen.

Um eine gewisse Unabhängigkeit der Antworten vom Interviewer und dessen Befragungstechnik zu erhalten, gibt es Bemühungen, Interviews zu strukturieren und zu standardisieren. Die Anwendung eines bestimmten Standardisierungsgrades ist also ebenfalls abhängig von den Interviewfunktionen und -zielen:

- *Freies Interview:* Es ist die unsystematischste Befragungsmöglichkeit; das Thema ist die einzige Vorgabe (keine Einengung, aber auch keine Unterstützung; Beispiel.: Forschungsgespräch). Der Vorteil des freien Interviews liegt im großen Selbstbestimmungsgrad der interviewten Person.
- *Halbstandardisiertes (teilstrukturiertes) Interview:* Ein Leitfaden erleichtert die Gesprächsorientierung und trägt dazu bei, dass bestimmte relevante oder routinemäßige Fragen nicht vergessen werden. Die Reihenfolge, Formulierung und Gewichtung kann durch den Interviewer modifiziert werden.

- **Standardisiertes (vollstrukturiertes) Interview:** Es besteht eine strenge Reihenfolge und ein spezieller Wortlaut der Fragen. Der Kommunikationsprozess wird dadurch sehr eingeschränkt und ist häufig ein unflexibles Abfragen von Fakten. Vorteil dieser Interviewform ist die gute statistische Auswertungsmöglichkeit.

In Interviews besteht die Möglichkeit, verschiedene Frageformen anzuwenden, je nach den Aufgaben, die das Gespräch erfüllen soll:

- **Offene Fragen:** Z. B.: „Wie fingen die Beschwerden denn an?" Dem Patienten wird dadurch die Chance eingeräumt, seine Situation subjektiv und weitreichend zu schildern, er kann die Richtung und den Inhalt seiner Antwort mitbestimmen. Nachteilig ist der hohe Zeitaufwand, der zur Erhaltung relevanter Informationen notwendig sein kann.
- **Geschlossene Fragen:** Z. B.: „Haben Sie jetzt Schmerzen?", „Wann traten die Beschwerden das erstemal auf?" Hierbei wird die Antwort schon in eine gewünschte Richtung gelenkt. Diese Frageform bietet vor allem bei der Anamnese, also beim Abfragen gewisser Fakten, ihre Vorteile. Spezielle Formen geschlossener Fragen sind:
  - *Dichotome Fragen:* Hier bestehen nur zwei Antwortalternativen (z. B.: ja/nein).
  - *Katalogfragen (multiple-choice):* Es werden mehrere Antwortmöglichkeiten angeboten. (z. B.: Sind die Schmerzen leicht, erträglich, zermürbend, nicht auszuhalten?).

Tab. 1.**3** gibt eine kurze Übersicht über die Vor- und Nachteile der Interviewformen und ihrer Eigenarten.

Tab. 1.**3** Vor- und Nachteile diverser **Interviewformen**

Interviewform	Vorteile	Nachteile
direktiv, standardisiert mit geschlossenen Fragen	rasch, gezielt, objektiv, statistisch gut erfaßbar	einengend
non-direktiv, wenig standardisiert mit offenen Fragen	subjektiv, breite Streuung, motivierend	großer zeitl. Aufwand, Ergebnisse weniger vergleichbar

Testverfahren

Abhängig von Ziel und Zweck des Tests kennt man in der Psychologie verschiedene Testarten:
Leistungstest: Z. B. Intelligenztest (HAWIE = Hamburg-Wechsler-Intelligenztest für Erwachsene), Reaktionstests, Konzentrations-Leistungstests.
Persönlichkeitstest:
- Hier kennt man die *psychometrischen Tests*, die den relativen Ausprägungsgrad bestimmter Persönlichkeitsmerkmale messen und sich durch hohe Objektivität auszeichnen; z. B. FPI: Freiburger-Per-

sönlichkeits-Inventar; MMPI: Minnesota Multiphasic Personality Inventory.
- *Projektive Tests*: In diesem Entfaltungsverfahren kann der Proband seine Gefühle, Gedanken und Assoziationen durch Testmaterial zum Ausdruck bringen. Solche Tests sind weniger objektiv. Ihr Vorteil liegt in der Registrierung der momentanen Befindlichkeit. Es besteht dabei die Möglichkeit, auch unbewusste Merkmale zu erfassen. Im Rorschach-Test assoziiert der Proband in unstrukturierte symmetrische Tintenkleckse seine eigenen Vorstellungen und Empfindungen.

Erfassung psychophysiologischer Prozesse

Die physiologische Psychologie ist ein Teilgebiet der Psychologie. In ihr werden die Zusammenhänge zwischen Verhalten (und Erleben) und physiologischen Funktionen untersucht. Dabei werden sowohl auf somatischer als auch auf psychischer Ebene Messgrößen erfasst und zueinander in Beziehung gesetzt. Im Folgenden werden die für die psychophysiologische Arbeit wichtigsten Parameter genannt. Wird die Beeinflussbarkeit dieser Parameter durch die Psyche nicht berücksichtigt, kann der reine, objektive Messwert – etwa im Rahmen einer Routineuntersuchung – zu falschen Schlussfolgerungen führen. Beispiel: Ein hoher Blutdruckwert muss nicht zwangsläufig Zeichen einer Erkrankung des Herz-Kreislauf-Systems sein. Schon die bloße Aufregung des Patienten und seine Erwartungsangst können diesen Parameter oft erheblich ansteigen lassen (z. B. Weißkitteleffekt).
Kardiovaskuläre Aktivität:
- *Herzfrequenz:* Sie ist ein zuverlässiger Indikator für psychische Belastung und Aktivierung. Schon geringfügige psychische Erregung (besonders Angst) führt durch eine Reduktion des parasympathischen Tonus zu einer Steigerung der Herzfrequenz. Bei noch höherer Belastung, vor allem kombiniert mit körperlicher Belastung, wird die Frequenz durch zusätzlichen Einfluss des Sympathikus noch weiter erhöht.
- *Blutdruck*: Der systolische Blutdruck steigt ebenfalls bei Erregung (vor allem bei Ärger und Wut) und vor Beginn einer Aktion. Die Druckerhöhung tritt dabei schon auf, wenn der Proband sich die Aktion nur vorstellt und kann bei der tatsächlichen Ausführung noch weiter steigen. Der diastolische Blutdruck ist in der Regel weniger bedeutsam, bei Ärger steigt er jedoch auch an.

Respiratorische Aktivität: Auch die Erhöhung der Atemfrequenz kann auf eine allgemeine Erhöhung der Reaktionsbereitschaft hinweisen. In der Psychophysiologie spielt ihre Messung aber nur eine untergeordnete Rolle.
Elektrodermale Aktivität (EDA): Die elektrische Leitfähigkeit der Haut, die bei der EDA gemessen wird, steigt besonders bei Darbietung sensorischer

Psychologie

Reize und bei vegetativer Erregung. Neben anderen Prozessen ist dafür die Aktivierung der Schweißdrüsen der Haut durch den Sympathikus verantwortlich, was zu einer Befeuchtung der Epidermis führt und ihre elektrische Leitfähigkeit erhöht. Die EDA ist einer der am häufigsten verwendeten Parameter und ist durch ihren Einsatz in sog. Lügendetektoren durch die amerikanische Justiz auch der breiten Öffentlichkeit ein Begriff geworden. Nichtsdestotrotz besteht eine Reihe von methodischen Problemen, die ihre Aussagekraft schmälern. In Deutschland ist ihr Einsatz als Beweismittel zurzeit noch nicht zugelassen.

Elektrische Muskelaktivität: Im Oberflächen-Elektromyogramm (EMG) wird die Aktivierung eines Muskels registriert. Besonders der M. frontalis und die Muskeln des Unterarms werden hierzu benutzt. Das EMG gilt als direktes Maß für psychische Anspannung, allerdings ist es schwierig, es artefaktfrei zu erfassen.

Hirnelektrische Aktivität: Erfassbar sind die Spontanaktivität (EEG), die evozierten Potenziale (EP) und die kontingente negative Variation (KNV). *Spontanaktivität (EEG):* Mithilfe der von der Schädeloberfläche abgeleiteten Frequenz und Amplitude der Hirnpotenziale lassen sich Aktivationsgrade vom Tiefschlaf bis zu höchsten Erregungszuständen differenzieren. *Evozierte Potenziale:* Sie werden aus dem EEG per Mittelungsverfahren errechnet und haben als Korrelate sensorischer Reizungen eine hohe Verhaltensspezifität. *Kontingente negative Variation:* Sie ist ebenfalls aus dem EEG herausgefiltert. Es handelt sich hierbei um eine bis zu 6 s lange Negativierung, die immer dann auftritt, wenn auf einen ankündigenden Signalreiz hin eine motorische Reaktion erfolgen soll. Sie geht der motorischen Aktivität voraus und kann als Ausdruck für kortikale Vorbereitungsprozesse aufgefasst werden. Sie ist umso ausgeprägter, je bedeutsamer die Reaktion für die Person ist.

Hormonale Aktivität: Besonders im Rahmen der Stressforschung hat sich die Bestimmung von Katecholaminen (Adrenalin, Noradrenalin) und Corticosteroiden (vor allem Cortisol) in Blut und Urin als eine wichtige Untersuchung herausgestellt.

Die einzelnen physiologischen Funktionen korrelieren nicht immer hoch mit der zu untersuchenden psychischen Reaktion. Daher sollten zur Indikatorfunktion stets mehrere Parameter gleichzeitig gemessen werden, um so zu sichereren Ergebnissen zu kommen. Mit sog. *Polyphysiographen* (= Vielfachschreibern) können simultan z.B. EEG, EKG, EDA, Atmung und EMG über einen Zeitraum kontinuierlich registriert werden. Dabei ist das physiologische *Reaktionsmuster* von Bedeutung.

 Merke

Die Bestimmung physiologischer Parameter lässt zwar Schlüsse auf allgemeine Erregungs- und Aktivierungsprozesse zu, sie kann jedoch keine exakte Differenzierung, z. B. zwischen verschiedenen Emotionen, leisten.

1.3.6 Datenauswertung und -interpretation

Quantitative Auswertungsverfahren

Die quantitative Testauswertung hat die Voraussetzung, dass die erhobenen Daten in Form von Zahlen vorliegen. Die **univariate Analyse** versucht einen Messwert in Bezug zu bereits vorhandenen Standardwerten zu setzen.

Um die individuelle Ausprägungen eines Merkmals überhaupt einordnen zu können, ist eine Testnormierung als Grundlage notwendig. Die Normierung dient der Umwandlung der Rohwerte eines Tests (z. B. Anzahl der richtig gelösten Aufgaben) in Standardwerte. Die **Äquivalenznorm** vergleicht das individuelle Ergebnis eines Probanden mit den Werten einer Eichstichprobe, deren Ergebnisse als Durchschnittswerte gelten. **Variabilitätsnormen** beziehen individuelle Testwerte auf den Mittelwert und seine Streuung. In **Standardnormen** wird vorausgesetzt, dass die Rohwerte normal verteilt sind (Gauß-Verteilung), d.h. mit symmetrischer Streuung (Standardabweichung s) um den Mittelwert m. Aus der Standardabweichung und dem Reliabilitätskoeffizienten kann der Standardmessfehler ermittelt werden; je genauer der Test misst, desto geringer ist der Standardmessfehler.

 Merke

Bei der Gauß-Verteilung liegen ca. 68 % der Testergebnisse innerhalb der einfachen Standardabweichung um den Mittelwert (+1 s; –1 s); innerhalb der doppelten Standardabweichung (+2 s; –2 s) befinden sich schon ca. 95 % der Werte.

Prozentrangnormen geben an, wieviel Prozent der Teilnehmer ein gleich gutes oder ein schlechteres Ergebnis erzielt hat als der Proband; ein Prozentrang von > 50 weist darauf hin, dass der Prüfling eine überdurchschnittliche Leistung bzw. einen überdurchschnittlichen Testwert erbracht hat. Um einen Prozentrangwert aufzustellen, benötigt man die Kenntnis der *Häufigkeitsverteilung* der Probandenergebnisse.

Merke

Bei der Erstellung von Prozentrangnormen ist keine Normalverteilung der Rohwerte nötig. Die Transformation der Rohwerte auf Prozentrangwerte beeinflusst *nicht* die Reliabilität bzw. Validität des Tests. Der Prozentrangwert macht auch keine Aussagen über den Schwierigkeitsgrad des Tests.

Die **bivariate Analyse** untersucht mittels der **Korrelation** den Zusammenhang diverser Variablen. Das Ausmaß, in dem zwei Variablen in ihrer Ausprägung zusammenhängen, wird durch den Korrelationskoeffizienten r angegeben. Dieser Koeffizient kann Werte von -1 bis +1 annehmen. Bei einem positiven Wert verhalten sich die Merkmalsausprägungen direkt proportional zueinander; d.h., ist die eine Variable stark ausgeprägt, zieht das nach sich, dass die andere Variable ebenfalls deutlich ausgeprägt ist. Negative Werte lassen auf eine indirekte Proportionalität schließen; d.h., ein hoher Wert der einen Variablen geht einher mit einem niedrigen Wert der anderen. Wenn kein linearer *Zusammenhang* besteht, nimmt der Korrelationskoeffizient einen *Wert von Null* an. Das Quadrat des Korrelationskoeffizienten (= Determinationskoeffizient) ermöglicht eine einfache Interpretation der Korrelationskoeffizienten. Er drückt aus, welcher Varianzanteil einer Variablen durch den Varianzanteil einer anderen Variablen erklärt wird. Beispiel.: r = 0,8, somit r² = 0,64, also 64%, d.h., die Variable A erklärt 64% der Variablen B. Die beiden Variablen hängen zwar zusammen, d.h., sie variieren miteinander. Diese Tatsache bedeutet aber nicht, dass eine Variable die Ursache der anderen sein muss, es besteht also nicht zwingend eine Kausalität.

Die Kreuztabellierung dient der tabellarischen Darstellung der gemeinsamen bivariaten Häufigkeitsverteilung zweier Variablen. Kreuztabellen eignen sich für die Analyse kategorialer Variablen.

 Merke

Korrelation bedeutet Zusammenhang, aber nicht Kausalität.

Multivariate Analysen werden zur Untersuchung des statistischen Zusammenhangs von zwei oder mehr Variablen herangezogen. Die **Regressionsanalyse** ist ein sehr allgemeines statistisches Verfahren, um die Werte einer Zielvariablen mithilfe mehrerer unabhängiger Variablen vorherzusagen; es werden dabei die Beziehungen von mehr als zwei Merkmalen zueinander untersucht.

Qualitative Auswertungsverfahren

Die **Soziometrie** nach Moreno kann mit Hilfe des soziometrischen Wahlverfahrens ein Gesamtbild von Beziehungssträngen erstellten, das aus unabhängigen Einzelbeobachtungen und -beurteilungen entsteht (Fragebeispiel.: „Mit wem aus Ihrer Arbeitsgruppe wären Sie gerne auf einer einsamen Insel?"). Mittels dieses Verfahrens kann man Binnenstrukturen in Gruppen herausfinden, die aus deren Interaktion entstehen. Das Soziogramm, am Beispiel der Abb. 1.4 zeigt die graphischen Darstellung der Beziehungen der Gruppenmitglieder untereinander.
In der Interaktionsprozess-Analyse nach Bales wird das Verhalten von Personen in **Gruppendiskussionen** untersucht. Dieses Kategoriensystem analysiert die verbalen und nonverbalen Interaktionen sowie die offenen und verborgenen Beziehungen zwischen

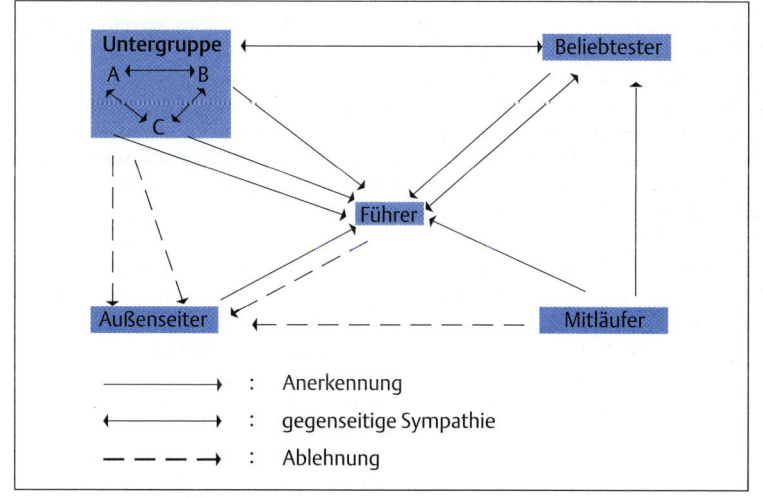

Abb. 1.4 **Soziogramm**

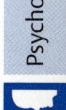

Gruppenmitgliedern. Die Gruppendikussionen dienen der Generierung von Hypothesen.

Die **Dokumentenanalyse** dient der Sichtung und Bewertung von sämtlichen gegenständlichen Zeugnissen wie Archivmaterialien, Krankenakten, Tonband- und Videoaufzeichnungen.

Bei der **Inhaltsanalyse** erfolgt die Auswertung von Texten nach bestimmten vorher festgelegten Merkmalen. Dabei vollzieht sich schrittweise Interpretation entlang des Textes (Sequenzanalyse) und /oder eine inhaltliche Deutung (Einordnung) des Gesamtwerkes (Hermeneutik). Diese hat das Ziel des Text in seiner Gesamtheit zu verstehen.

Als ein weiteres qualitatives Auswertungsverfahren bedient man sich des **Tiefeninterviews**, zur Beurteilung des psychischen Zustands und Analyse der Lebenssituation des Interviewpartners.

1.3.7   Ergebnisbewertung

Um die Ergebnisse von wissenschaftlichen Methoden (z.B. Experimente, Tests, Fallstudien) angemessen bewerten zu können, z.B. zur Erstellung von Therapieempfehlungen, fordert man ihre **Replizierbarkeit**, d. h,. sie müssen sich beliebig oft überprüfen lassen. Weiterhin sollte das Prinzip der **Generalisierbarkeit** gelten, d.h., aus den Ergebnissen sollten allgemein gültige Erkenntnisse gewonnen werden. Eine **Kreuzvalididierung** der Ergebnisse ist unerlässlich, also eine Gegenkontrolle durch unabhängige Merkmale mit neuem Datenmaterial.

Die praktische Anwendung der Ergebnisse aus wissenschaftlichen Studien und Experimenten kann zu zahlreichen Problemen führen, die in der Testsituation so nicht relevant gewesen sind. So muss hier z.B. nach der **Effizienz (Kosten-Nutzen-Bilanz)** eines neuen Therapieansatzes gegenüber einem lange bewährten Therapieansatz gefragt werden. Des Weiteren können in der praktischen Anwendung zahlreiche **ethische Probleme** auftreten, die ja auch aktuell sehr stark in der Diskussion stehen, wie am Beispiel der Stammzellenforschung oder Pränataldiagnostik ersichtlich wird. Die **Werturteilsproblematik** stellt ein weiteres Anwendungsproblem dar, so muss z.B. eine anstehende Chemotherapie, die wissenschaftlich begründet und erprobt ist, individuell mit dem Patienten im Hinblick auf seine Krankheitssituation und verbleibenden Lebensqualität betrachtet werden.

Zur evidenzbasierten Medizin s. 2.6.4.

1.4   Theoretische Grundlagen

1.4.1   Biologische Grundlagen

Siehe Physiologie 12.4.7 und 20.2.3.

1.4.2   Lernen

Unter Lernen versteht man die Änderung des Verhaltens oder der Verhaltensmöglichkeiten aufgrund von Erfahrung.

Der landläufige Gebrauch des Begriffs „Lernen" für „*Wissenserwerb*" ist für die (experimentelle) Lernpsychologie nicht ausreichend, da Änderungen des Wissensstands nur durch beobachtbare Verhaltensänderungen nachweisbar sind. Lernen wird auch abgegrenzt von *Verhaltensmodifikationen*, die einerseits auf angeborenen Verhaltenstendenzen und strukturellen Veränderungen des Gehirns (Reifung, Alterungsprozesse, Demenz), andererseits auf vorübergehenden Einflüssen wie etwa durch Alkohol, Drogen oder Müdigkeit beruhen.

 Klinischer Bezug

Die **Legasthenie** ist ein Beispiel für eine spezifische und umschriebene Lernstörung. Dabei steht eine Lese- und Rechtschreibschwäche im Vordergrund (Auslassen, Verwechseln und Verdrehen von Buchstaben und Wörtern). Sonstige Schul- und Intelligenzleistungen sind nicht betroffen.

Klassische Konditionierung

Die klassische Konditionierung ist eine Verhaltensänderung durch Koppelung angeborener Reaktionsweisen mit bestimmten Stimuli (Reizen).

Der Organismus verfügt über eine Vielzahl programmierter Reaktionen (s.a. Physiologie 15.4.2). **Reflexe** sind automatische Antworten des Körpers auf bestimmte Reize. Beispiel: Legt ein Kind seine Hand auf die heiße Herdplatte, wird es sie automatisch wegziehen ohne darüber nachzudenken. Diese angeborenen Reaktionen zeichnen sich dadurch aus, dass sie nur durch bestimmte Stimuli ausgelöst werden. Die Reize, die naturgegeben eine bestimmte Reaktion hervorrufen, nennt man **unkonditionierte** oder **unbedingte Stimuli (US)**, denn sie benötigen keine zusätzlichen Bedingungen (Konditionen), um die Reaktion auszulösen. Dementsprechend ist die programmierte Reaktion, die auf den gleichen natürlichen US immer gleich abläuft, eine **unkonditionierte** bzw. **unbedingte Reaktion (UR)**.

Ausbildung bedingter Reaktionen: Wird im klassischen **Konditionierungsexperiment** nach *Pawlow* einem Hund Futter gegeben, so kann über eine Messvorrichtung gemessen werden, dass seine Speichelproduktion steigt. Da dies unter verschiedenen Bedingungen reproduzierbar ist, lässt sich folgern:

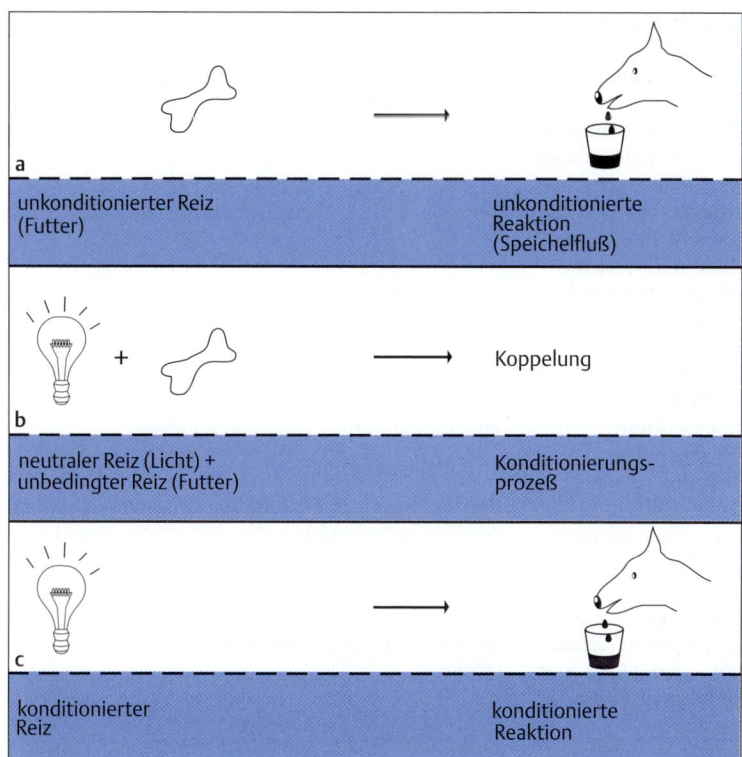

Abb. 1.5 Ausbildung einer **bedingten (=konditionierten) Reaktion: a** Der unbedingte Reiz (Futter) löst die physiologische, unkonditionierte Reaktion (Speichelfluß) aus. **b** Wird ein neutraler Stimulus (Lichtreiz) wiederholt kurz vor der Futtergabe verabreicht, wird er zum konditionierten Stimulus, der nun auch alleine die Speichelsekretion (konditionierte Reaktion) auszulösen vermag (**c**).

das Futter ist ein unbedingter Stimulus, der zu einer unbedingten Reaktion, der Speichelabsonderung, führt. Nachdem aber einige Male, kurz vor der Fütterung, ein Glockenton ertönt, beginnt der Hund nicht erst bei Futtergabe, sondern schon nach Ertönen des Glockentons mit der vermehrten Speichelsekretion. Der Hund hat sein Verhalten also geändert. Der *Lernprozess:* ein **neutraler Stimulus (NS)**, nämlich der Glockenton (oder z. B. ein Lichtreiz), der isoliert keinen Speichelreflex hervorruft, wird, indem er einige Male kurz vor dem US stattfindet, mit dem US gekoppelt und ist so in der Lage, selbst die Reaktion auszulösen und heißt deswegen **konditionierter** bzw. **bedingter Stimulus (CS)**. Die Speichelabsonderung auf den CS hin ist nun eine **konditionierte** bzw. **bedingte Reaktion (CR)** (Abb. 1.5). Die Kopplung des NS mit dem US gelingt am besten, wenn der NS kurz vor dem US angeboten wird.

 Merke

Die klassische Konditionierung beruht auf einer *Reizsubstitution:* der US wird mit dem CS gekoppelt und kann dann durch ihn ersetzt werden. Der CS ruft dann die gleiche oder eine ähnliche Reaktion wie der US hervor.

Konditionierung zweiter Ordnung: Wird ein NS (z. B. Tonsignal) mit einem US (z. B. Futter) gekoppelt, wird der NS zu einem CS. Koppelt man diesen CS mit einem neuen NS (z. B. Lichtsignal), so wird der neue NS zu einem CS zweiter Ordnung, der denselben Reflex auslösen kann.

Reizgeneralisation: Stimuli, die dem CS physikalisch ähnlich sind, können ebenfalls eine CR auslösen. Je

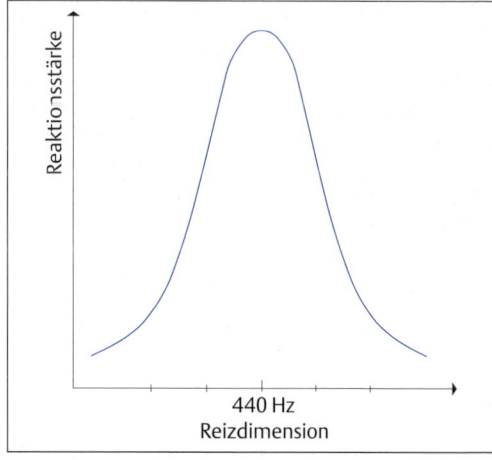

Abb. 1.6 **Reizgeneralisation**

ähnlicher sie ihm sind, desto stärker ihr Einfluss. Beispiel: ein konditionierte Reiz hat die Tonhöhe von 440 Hz. Wie in Abb. 1.**6** ersichtlich, findet eine Reaktion auch bei anderen Tonhöhen statt.

Reizdiskriminierung: Die CR soll nur auf einen ganz bestimmten CS stattfinden und nicht auf ähnliche Stimuli. Um das zu erreichen, wird eine Kontrastierung vorgenommen: Es wird immer nur der bestimmte, erwünschte Reiz (z.B. 440-Hz-Ton) mit Futter gekoppelt, während die Töne mit benachbarten Tonhöhen ohne das Futter dargeboten werden. Dadurch lernt das Versuchstier die Töne zu unterscheiden und zeigt nur auf den richtigen Ton die richtige Reaktion.

Konditionierung vegetativer Funktionen: Körperfunktionen, die vom ZNS sonst nicht zu kontrollieren sind, lassen sich konditionieren. Beispiel: Durch Auflegen einer Kältekompresse (US) an einer beliebigen Körperstelle verengen sich die Blutgefäße der Haut (UR). Wird die Kälteapplikation mit einem bestimmten Geräusch (NS) gekoppelt, wird dieses Geräusch als CS auch ohne den US eine – wenn auch nicht so starke – Blutgefäßverengung (CR) bewirken. Auch die Tatsache, dass eine einmalig verzehrte, verdorbene Speise künftig beim bloßen Gedanken oder Anblick eine erneute Übelkeit hervorrufen wird, ist auf Konditionierung zurückzuführen.

Konditionierung von Emotionen: In einem Experiment von *Watson* wurde ein kleiner Junge beim Spiel mit einer Ratte von einem lauten Geräusch erschreckt. Nach einigen Wiederholungen dieses Vorganges bekam der Junge schon beim Anblick der Ratte Angst, obwohl ihr Verhalten friedlich war und auch kein lautes Geräusch mehr zu hören war. Mit diesem Experiment konnte gezeigt werden, dass Emotionen wie etwa Angst konditioniert werden können und dass somit auch Phobien „erlernbar" sind.

Extinktion: Wird der CS über längere Zeit ohne den US präsentiert, fällt die CR zunehmend schwächer aus, bis sie überhaupt nicht mehr stattfindet. Dieser Prozess wird als Löschung bezeichnet (Abb. 1.**7**).

Spontane Erholung: Bietet man den CS über einen längeren Zeitraum nicht mehr an, stellt sich bei dessen erneutem Auftreten die schon fast gelöschte CR wieder ein, wenn auch in etwas abgeschwächter Form (Abb. 1.**7**).

Lernen am Erfolg

Unter Lernen am Erfolg versteht man die Verhaltensänderung durch die Verknüpfung von Verhalten mit seinen Konsequenzen (Synonyme: operantes Konditionieren, instrumentelles Lernen).

Die Grundlage dafür stellt das von *Thorndike* formulierte **Gesetz des Effekts** dar: Die Wahrscheinlichkeit, dass eine bestimmte Verhaltensweise wiederholt wird, steigt, wenn diese Verhaltensweise eine positive, belohnende Konsequenz nach sich zieht.

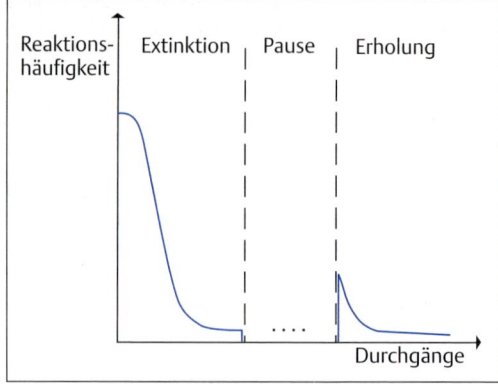

Abb. 1.**7 Extinktion, spontane Erholung**

Verstärkung: Als Verstärkung wird die Erhöhung der Wahrscheinlichkeit des Auftretens einer Reaktion bezeichnet. Sie wird erreicht, indem man einen positiven, belohnenden Reiz hinzufügt oder einen aversiven, bestrafenden Reiz weglässt. Demzufolge spricht man von **positiver** und von **negativer Verstärkung**.

> **! Merke**
>
> *Positive Verstärkung*: Eine Verhaltensweise wird häufiger ausgeführt, wenn ihr eine positive Konsequenz folgt.
>
> *Negative Verstärkung*: Eine Verhaltensweise wird häufiger ausgeführt, wenn eine negative Konsequenz entfernt wird.

Beispiele:
- *Positive Verstärkung:* Wird ein Baby, sobald es lächelt (erwünschtes Verhalten), in den Arm genommen (Hinzufügen einer positiven Konsequenz), so resultiert als positive Verstärkung, dass das Baby häufiger lächelt.
- *Negative Verstärkung:* Der Kieferorthopäde verspricht einem Kind, dass die Tragezeit der Zahnspange, die ihm Schmerzen bereitet (negative Konsequenz), 2 Monate früher als geplant beendet wird (Wegfall der negativen Konsequenz), wenn das Kind die Zahnspange häufiger trägt (erwünschtes Verhalten). Das Kind wird daraufhin – negativ verstärkt – seine Zahnspange häufiger tragen als bisher.

Verstärker:
- *Primäre Verstärker:* Auf ein bestimmtes Verhalten folgende Reize, die dazu führen, dass ein Individuum dieses Verhalten unter ähnlichen Bedingungen häufiger zeigt als zuvor, werden primäre Verstärker genannt. Aufgrund dieser operationalen Definition ist nur die Wirkung eines Reizes auf den

Lernprozess entscheidend und nicht etwa seine Eigenschaften. Zudem beeinflusst die Motivation des Lernenden die Verstärkerwirkung eines Stimulus.

Beispiel: Die Gabe von Futter als Verstärker weist nach Nahrungsentzug eine größere Verstärkerwirkung auf als nach einer Mahlzeit. Wird im Gesetz des Effekts (s. o.) die „belohnende Konsequenz" durch den Terminus „Verstärker" ersetzt, erhält man Skinners **Gesetz der operanten Konditionierung**: Die Wahrscheinlichkeit, dass eine bestimmte Verhaltensweise wiederholt wird, steigt, wenn dieser Verhaltensweise eine Verstärkung folgt.

- *Sekundäre Verstärker:* Wird ein neutraler Stimulus (NS), der isoliert keine Verstärkerwirkung besitzt, zusammen mit einem primären Verstärker (z. B. Futter) verwendet, wird der NS zu einem konditionierten bzw. sekundären Verstärker, der isoliert dargeboten ebenfalls verstärkende Wirkung zeigt. Dieser Effekt wird rückgängig gemacht, wenn der sekundäre Verstärker über einen längeren Zeitraum isoliert verwendet wird. Beispiel: Geld – ein neutraler Reiz (Papierschein, Münze) – wirkt verstärkend, wenn es im Zusammenhang mit primären Verstärkern gebraucht wird (Erwerb von Nahrung, Wohnraum usw.).
- *Extinktion* (Löschung): Wird ein operant konditioniertes Verhalten nicht mehr verstärkt, so nimmt seine Auftretenshäufigkeit immer weiter ab bis dieses gar nicht mehr auftritt. Die Verbindung zwischen einer Verhaltensweise und ihrer belohnenden Konsequenz wird somit gelöscht.

Verstärkungspläne: Prinzipiell können erwünschte Handlungsweisen kontinuierlich oder intermittierend verstärkt werden:

- *Kontinuierliche Verstärkung:* Auf jede richtige Reaktion folgt immer eine Belohnung . Dies ist die schnellste Art, konditioniertes Verhalten aufzubauen; hört die Verstärkung aber auf, wird so verstärktes Verhalten auch am schnellsten wieder gelöscht.
- *Intermittierende Verstärkung:* Nicht jede korrekte Reaktion wird verstärkt.
- *Quotenverstärkung:* Beispiel: Nur jede 10. richtige Reaktion wird verstärkt.
- *Intervallverstärkung:* Beispiel: Es wird immer nur jede erste korrekte Reaktion nach einem Zeitintervall von 1 min verstärkt.

Die Quoten oder Intervalle können *fix* (immer gleich groß) oder *variabel* gestaltet werden.

Wird etwa das Hebeldrücken einer Ratte nach dem 1., 3., 9., 10., 15. etc. Mal verstärkt, so handelt es sich hierbei um eine variable Quotenverstärkung.

Erwünschtes Verhalten wird bei intermittierender Verstärkung zwar langsamer aufgebaut als bei kontinuierlicher Verstärkung, dafür ist es vor allem bei der variablen intermittierenden Verstärkung wesentlich stabiler und länger resistent gegen Extinktion. Im täglichen Leben kommt intermittierende Verstärkung häufig vor und ist wohl mitunter ein Grund, warum viele menschliche Verhaltensweisen so löschungsresistent sind.

Bestrafung: Auch die Bestrafung ist operational definiert: Sie unterdrückt bzw. schwächt ein Verhalten. Bestrafung kann erfolgen, indem

- *aversive Reize* hinzugefügt (z. B. Schmerz) oder
- *belohnende Reize* beseitigt werden (z. B. Fernsehverbot).

> ❗ **Merke**
>
> Bestrafung darf nicht mit negativer Verstärkung verwechselt werden. Bestrafung unterdrückt ein Verhalten, negative Verstärkung macht ein Verhalten wahrscheinlicher.

Beispiele:

- *Bestrafung*: Wenn eine Ratte einen Hebel betätigt und als Strafe einen Elektroschock erhält, wird sie den Hebel seltener betätigen als zuvor.
- *Negative Verstärkung*: Wenn die Ratte permanent Elektroschocks bekommt und diese nur dann aufhören, wenn sie den Hebel drückt, so wird sie den Hebel öfter als zuvor betätigen.

Wirksamkeit von Bestrafung: Tierexperimentellen Untersuchungen zufolge unterdrückt Bestrafung unerwünschtes Verhalten so lange, wie sie aufrechterhalten wird. Hört die Strafe auf, setzen auch wieder die unerwünschten Handlungen ein (Abb.1.8). Ein Beispiel dafür liefert ein Experiment, in dem Tauben für das Picken von Körnern auf einer Glasscheibe mit Elektroschocks bestraft wurden.

Die Ergebnisse können damit erklärt werden, dass das unerwünschte Verhalten (hier das Picken auf der Scheibe) positiv verstärkt ist (Darbietung von Körnern), also ein Anreiz besteht, es zu tun. Die Strafe kann die bestehende Verbindung der Verhaltens-

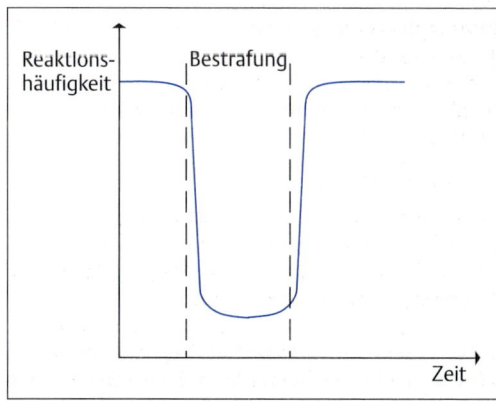

Abb. 1.8 Effekt von **Bestrafung**

Psychologie

weise mit dem belohnenden Stimulus nicht aufheben. Sie kann sie nur „überdecken", solange sie stattfindet und solange sie den Anreiz der Belohnung überwiegt. Sobald die Bestrafung aufhört, kommt die alte Verstärkerkontingenz zum Ausdruck und das unerwünschte Verhalten findet wieder statt.

Für die *Erziehung* folgt daraus, dass inadäquates Verhalten am besten dauerhaft beseitigt werden kann, indem es nicht mehr verstärkt wird (Extinktion) und statt dessen eine alternative Handlung verstärkt wird, um an die Stelle des Fehlverhaltens zu treten.

Verhaltensformung (*Shaping*): Die Annäherung an das gewünschte Zielverhalten wird schrittweise verstärkt. Beispiel: Eine Taube soll darauf konditioniert werden, an eine Taste zu picken, wenn diese grün aufleuchtet.

Zunächst wird die Taube belohnt, wenn sie in die Nähe der Taste kommt. Dann wird sie nur noch belohnt, wenn sie gegen die Taste pickt. Wenn sie das häufig genug tut, wird sie nur dann belohnt, wenn sie während des grünen Lichtsignals pickt. Ist die Verhaltensformung abgeschlossen, wird die Taube bei Aufleuchten des grünen Lichtes zur bezeichneten Taste gehen und auf diese picken.

Vermeidungslernen: Dass viele Menschen unbegründete und lähmende Ängste (z. B. Hundephobie) hartnäckig über lange Zeit aufrechterhalten, wird lerntheoretisch damit erklärt, dass sie die Konfrontation mit den Angst auslösenden Situationen meiden und durch diese Vermeidung eine Abnahme ihrer Angst erfahren (= negative Verstärkung). Diese Meidung trägt als negative Verstärkung zu einer Verfestigung ihrer „Angst vor der Angst" und damit der Phobie selbst bei.

Lernen am Modell

Lernen am Modell bezeichnet die Aneignung neuer Verhaltensweisen oder Änderung schon bestehender Verhaltensmuster durch die Beobachtung des Verhaltens anderer Individuen (Synonyme: Beobachtungslernen, soziales Lernen).

Effekte des Modelllernens:

■ *Imitative Effekte:* Der Beobachter kann neue Verhaltensweisen, die in seinem Verhaltensrepertoire noch nicht vorkommen, oft schon nach einmaliger Beobachtung eines Modells nachahmen. Beispiel: Im *klassischen Experiment von Bandura* wurde einer Gruppe von Kindern ein Film gezeigt, in dem eine Person auf eine Puppe einschlägt. Nach dem Film bekamen die Kinder Gelegenheit, mit einer ähnlichen Puppe zu spielen. Dabei benutzten die Kinder auf Anhieb die gleichen „Schlagtechniken", die sie zuvor im Film gesehen hatten und die sie vorher noch nicht kannten. Es gelingt jedoch oft nicht, motorisch sehr komplexe Aktionen ohne weiteres korrekt zu reproduzieren. Durch das reine Betrachten eines Aufschlags beim Tennis etwa be-

herrscht man diese Technik leider noch nicht perfekt. Soziale Verhaltensmuster hingegen können wesentlich leichter nachgeahmt werden.

■ *Hemmende und enthemmende Effekte:* Von Hemmung spricht man, wenn jemand eine ihm geläufige Verhaltensweise aufgrund von Modelllernen seltener ausübt als zuvor. *Enthemmung:* Die Beobachtung eines Modells führt dazu, dass die Verhaltensweisen, die zuvor beim Beobachter gehemmt oder nur eingeschränkt ausgeführt wurden, nun häufiger auftreten.

■ *Emotionsauslösende Effekte:* Wird ein Betrachter Zeuge, wie eine Person auf einen bestimmten Reiz emotional reagiert, so wird seine eigene emotionale Reaktion auf den gleichen Reiz beeinflusst sein. Beispiel: Sieht ein Kind, dass seine Mutter beim Anblick eines Hundes in panische Angst verfällt (Hundephobie), kann es selbst diese Furcht vor Hunden übernehmen. Somit könnte im Beobachtungslernen ein Entstehungsgrund für Phobien im Allgemeinen gesehen werden.

Erklärungsmodelle

Instinkttheorien postulieren, dass es eine artspezifische, angeborene Disposition zur Nachahmung fremden Verhaltens gebe.

Verstärkungstheorien:

■ *Direkte Verstärkung:* Eine Verhaltensweise wird übernommen, wenn der Betrachter für ihre Nachahmung belohnt wird. Da das Imitationsverhalten oft belohnt wird, wird die Nachahmung als solche zu einer häufigen Handlung.

■ *Stellvertretende Verstärkung:* Der Beobachter sieht, ob das Modell für sein Verhalten bekräftigt oder bestraft wird. Erfolgreiche Verhaltensweisen werden eher übernommen als erfolglose.

Kognitiv-soziale Lerntheorie von Bandura: Hier wird zwischen der Aneignung und der Ausführung eines Verhaltens unterschieden. In der *Aneignungsphase* legt der Beobachter das Gesehene in Form von kognitiven Schemata nieder: Diese können entweder bildlich (ähnlich einer Videosequenz) oder verbal sein. Bei der *Ausführung* werden diese

Tab. 1.4 Die **Nachahmung** fördernde Faktoren

Eigenschaften des Beobachters	Eigenschaften des Modells
Zuneigung zum Modell	reale Existenz der Modellperson
Minderwertigkeitsgefühl	hohes Sozialprestige
Kindesalter	gleiche Werthaltungen wie der Beobachter
mäßige emotionale Erregung	

„begrifflichen Vermittler" dann wieder in Verhalten umgesetzt. Ob und wie häufig angeeignetes Verhalten dann tatsächlich ausgeführt wird, hängt u.a. von dessen potenziellem Verstärkerwert ab, ist also durch motivationale Faktoren bedingt (Tab. 1.**4**).

 Merke

Weder direkte noch indirekte Verstärkungen sind für das Lernen (= Aneignen) von beobachtetem Verhalten notwendig. Sie beeinflussen lediglich die Ausführung.

In der **Sozialisation zum Arzt** spielt das soziale Lernen für die Anpassung an die verschiedenen Rollenerwartungen eine herausragende Rolle. Im hierarchisch organisierten Medizinsystem (Chefarzt, Oberarzt usw.) werden Verhaltensweisen erfolgreicher Kollegen besonders leicht übernommen. Es besteht allerdings auch die Gefahr, dass selbst weniger positive Handlungsweisen unreflektiert nachgeahmt werden können.

Lernen durch Eigensteuerung

Kognitive Lernmodelle: Sie beruhen auf der Überlegung, dass Lernen durch Veränderungen der kognitiven Struktur zustande kommt. Das Individuum entwickelt *Einsichten,* wie bestimmte Stimuli, Verhaltensweisen und Konsequenzen zusammenhängen. Daraus entwickeln sich Einschätzungen, ob für ein geplantes Verhalten die Voraussetzungen vorhanden sind und welche Konsequenzen folgen könnten.

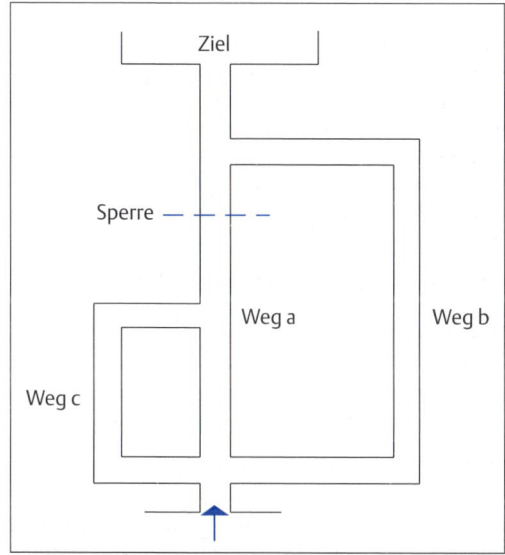

Abb. 1.**9** Labyrinthexperiment zum Nachweis **kognitiver Landkarten** bei Ratten

Die kognitive Theorie *Tolmans* geht davon aus, dass Umweltstimuli, die man wahrnimmt, von vorneherein strukturiert und zu Gestalten, sog. „kognitiven Landkarten" aufgebaut werden. Diese Kenntnisse über die Struktur der Umwelt können genutzt werden, um das Verhalten an veränderte Umstände besser anzupassen. Ein Beispiel dafür liefert folgendes Experiment: Ratten wurden in einen Käfig gesetzt, in dem drei verschieden lange Wege zur Futterstelle führen. Nachdem die Ratten alle drei Wege kennen gelernt hatten, benutzten sie immer den kürzesten. Dann wurden die Ratten aus dem Käfig entfernt, und die gemeinsame Endstrecke von Weg a und Weg c gesperrt. Nachdem die Ratten wieder in den Käfig zurückgesetzt wurden, liefen sie wie gewohnt den Weg a bis zur Absperrung. Als sie dort nicht mehr weiterkamen, versuchten sie es nicht mit dem zweitkürzesten Weg c, sondern benutzten gleich den längsten, weil sie aufgrund ihrer kognitiven Landkarte des Labyrinths genau wussten, dass dieser der einzig offene Weg sein würde (Abb. 1.**9**).

 Merke

Kennzeichnend für Lösungen durch Einsicht ist, dass sie leicht wiederholbar sind und auf neue, strukturell ähnliche Situationen übertragbar sind.

Eigensteuerung: Dies bedeutet, dass der Mensch in der Lage ist, sein eigenes Verhalten zu steuern. Nach *Kanfer* spielen im Prozess der Selbstregulation **drei Phasen** eine Rolle:
- *Selbstbeobachtung:* Momentan ablaufendes Verhalten wird unterbrochen und analysiert.
- *Selbstbewertung:* Die analysierten Handlungen werden mit gesetzten Handlungszielen verglichen.
- *Selbstverstärkung:* Ist keine Übereinstimmung zwischen Ist-Verhalten und Soll-Verhalten vorhanden, resultiert daraus *Unzufriedenheit* und *Selbstkritik,* die das Individuum motivieren können, sein abweichendes Verhalten zu korrigieren.

Verhaltensgleichung SORKC: Die Verhaltensformel nach Kanfer stellt ein Modell dar, mit dem (problematisches) Verhalten systematisch analysiert werden kann. Gegenstand der Analyse sind die 5 Variablen S, O, R, K und C, die das Verhalten selbst sowie die Bedingungen davor und danach beschreiben (Tab. 1.**5**):

Beispiel: Ein kleines Mädchen mit Zahnschmerzen (O) wird von seiner Mutter zum Zahnarzt geführt (S). Das Mädchen fängt darauf an zu weinen und zu schreien (R), da es weiß, dass die Mutter bei diesem Verhalten immer nachgegeben hat (K). Diesmal hat es wieder Erfolg: Die Mutter führt das Mädchen aus dem Wartezimmer wieder nach Hause (C).

Psychologie

Tab. 1.5 **Verhaltensgleichung**

Variable	Beschreibung
S (Stimulus)	situationelle Faktoren u. Reize
O (Organismus)	biologischer Zustand (z. B. Müdigkeit)
R (Reaktion)	Verhalten, physiologische und emotionale Reaktionen
K (Kontingenz)	Beziehung zwischen Verhalten und Konsequenzen, z. B. Verstärkerpläne
C (Konsequenz)	Bekräftigung oder Bestrafung

Kognitive Umstrukturierung: Hier wird die *Ursache für psychische Störungen in kognitiven Elementen* wie *Gedanken, Einstellungen* sowie *Gefühlen* gesehen. Dementsprechend wird das Ziel gesetzt, diese dysfunktionalen kognitiven Strukturen zu verändern. Ein Beispiel dafür ist die **Rational-emotive-Therapie (RET)** nach *Ellis*: Psychische Probleme werden durch irrationale Vorstellungen hervorgerufen (z. B. „Ich muss immer perfekt sein"). In der RET werden solche irrationalen Denkmuster aufgespürt, dem Klienten bewusst gemacht, in ihrer Gültigkeit widerlegt und durch neue, rationale Auffassungen ersetzt.

Systematische Desensibilisierung: Ziel ist eine schrittweise Annäherung an gefürchtete Situationen, die letztlich angstfrei erlebt werden sollen.
Grundlage: Dieses Verfahren basiert auf dem Prinzip der *reziproken Hemmung.* Das heißt, wenn die Angstreaktion auf einen Angst auslösenden Stimulus unterdrückt wird und statt dessen eine angstinkompatible Reaktion ausgeführt wird, wird die Verknüpfung zwischen dem betreffenden Stimulus und der Angstreaktion gelöst.
Ausführung: Zunächst soll der Patient muskuläre Entspannungstechniken trainieren, da Entspannung ein mit der Angst inkompatibler Zustand ist. Bei Entspannung kann der Patient nicht gleichzeitig Angst empfinden. Dann soll der Patient eine Liste mit Angst auslösenden Situationen erstellen und diese nach der Stärke ihrer Angsterzeugung ordnen. Die gefürchtetste Situation kommt dabei ans Ende. Nachdem der Patient sich entspannt hat, soll er sich nun die Situation vorstellen, die er am wenigsten bedrohlich findet. Die Konfrontation mit der Angst auslösenden Situation erfolgt dabei jedoch nicht nur in der Vorstellung, sondern auch in der Realität. Erlebt er dabei trotzdem Angst, soll er die Vorstellung abbrechen und sich wieder entspannen, um sich danach wieder mit der Vorstellung auseinanderzusetzen. Diese Prozedur wird so lange wiederholt, bis die Vorstellung keine Angst mehr hervorruft. Die Therapie ist erfolgreich beendet, wenn auch die letzte Stufe in der Angsthierarchie angstfrei erlebt wird.

 Merke

Die systematische Desensibilisierung beruht auf Gegenkonditionierung: Eine belastende Reaktion (Angst) auf einen Stimulus wird durch eine nicht belastende Reaktion (Entspannung) ersetzt.

Überflutungstherapie („flooding"): Ziel bei diesem Verfahren ist es *irrationale Ängste (Phobien)* zu löschen, indem der Patient sich entweder in seiner Vorstellung oder in der Realität seiner Angst möglichst intensiv und lange aussetzt. Dabei ist für den Behandlungserfolg entscheidend, dass dem Patienten keine Fluchtmöglichkeit aus der Angst auslösenden Situation gelassen wird.
■ *Grundlage:* Extreme Angstzustände können nicht über längere Zeit aufrechterhalten werden. Nach Minuten bis Stunden hat die Angst ein Plateau erreicht und sinkt dann wieder ab.
Beispiel: Ein Mensch, der panische Angst vor großen, weiten Plätzen mit vielen Menschen hat (Agoraphobie), wird vom Therapeuten aufgefordert, in ein großes, volles Fußballstadion zu gehen. Wenn er es dort so lange aushält, bis er spürt, dass seine panische Angst und Erregung wieder abgesunken sind, er seine Angst also bewältigt hat, wird seine Phobie reduziert.

Biofeedback: Bei diesem Verfahren werden mithilfe von Messgeräten **psychophysische Reaktionen** gemessen (EKG, EMG, EEG) und dem Patienten bewusst gemacht. **Ziel** ist, dass der Patient durch ein Training die Fähigkeit erlangt, diese Vorgänge in seinem Körper willentlich zu steuern und zu kontrollieren. Dadurch können eine Reihe von funktionellen Beschwerden (z. B. „Herzjagen", Spannungskopfschmerz etc.) günstig beeinflusst werden.
Grundlage ist das Prinzip des *operanten Konditionierens:* Gelingt es dem Patienten, einen physiologischen Parameter (z. B. Herzfrequenz) in die gewünschte Richtung zu verändern, liefern die Messapparate die Bestätigung, dass dies gelungen ist. Diese positive Rückmeldung hat die Funktion eines positiven Verstärkers in einem Lernprozess (s. a. 2.4.3).

Therapeutenverhalten aus lernpsychologischer Sicht:
■ *Verbale Konditionierung:* Der Therapeut ist in der Lage, das verbale Verhalten des Klienten zu steuern, indem er mit Worten oder durch seine Mimik und Gestik selektiv bestimmte Äußerungen des Patienten bekräftigt.
Beispiel: Ein Patient, der während der Anamnese ausschweifend über seine Lebensgeschichte erzählt, wird nur dann vom Arzt mit einem Kopfnicken und einem „Ach, ja" bekräftigt, wenn er etwas über seine Beschwerden erwähnt. In der Folge konzentriert der Patient dann seine Ausführungen auf sein Leiden.

Im Rahmen eines psychotherapeutischen Gesprächs kann der Therapeut auf diese Weise die *Introspektivität* des Patienten *unterstützen* und so wertvolle Informationen gewinnen.

■ *Modelllernen:* Ärzte haben aufgrund ihres hohen sozialen Status eine Vorbildfunktion. Ihre therapeutischen Anweisungen an den Patienten können Glaubwürdigkeit einbüßen, wenn sie dem (für den Patienten) sichtbaren Verhalten des Arztes widersprechen.
Beispiel: Ein Arzt fordert einen Patienten auf, mit dem Alkoholkonsum aufzuhören, da sonst seine Leber nicht mehr zu retten sei. Gleichzeitig hat der Arzt auf seinem Schreibtisch – für den Patienten deutlich sichtbar – mehrere Spirituosenflaschen stehen.

Lernpsychologische Modelle von Krankheitsverhalten: Lernprozesse können das Krankheitsverhalten entscheidend beeinflussen. Hat ein Patient z. B. die wiederholte Erfahrung gemacht, dass Ärzte seine Krankheitssymptome nur dann „ernst nehmen", wenn er diese sehr dramatisch schildert, so kann das zur Folge haben, dass er in Zukunft dazu neigen wird, Bagatellsymptome überzubewerten und übertrieben darzustellen.

1.4.3 Kognition

Gedächtnisformen

Eine Information wird in mehreren Teilprozessen verarbeitet, ehe sie als überdauernde und dem Bewusstsein verfügbare „Gedächtnisspur" abgelegt wird. Diese Verarbeitungsschritte werden zu sog. **Speichersystemen** zusammengefasst, die sich nach *Speicherkapazität*, *Zeitspanne der Speicherung* und nach der *Art des Gedächtnisinhalts* unterscheiden:
Ultrakurzzeitgedächtnis (UKZ) oder **sensorisches Register:** Sinneswahrnehmungen werden für ca. 0,5 s (visuell) bis 2 s (auditiv) als Eindrücke festgehalten. Die meisten Reize werden hier schon herausgefiltert und gelangen nicht ins Bewusstsein.
Kurzzeitgedächtnis (KZ): Hier können maximal 7 ± 2 Bedeutungseinheiten (Buchstaben, Zahlen, Wörter usw.) für maximal 20 s gespeichert werden. Wird ihnen keine Aufmerksamkeit geschenkt oder kommen weitere Informationen hinzu, werden die vorherigen gelöscht. Die begrenzte Speicherkapazität lässt sich fast beliebig erweitern, indem Informationen zu Gruppen zusammengefasst werden (*chunking*): z. B. lassen sich die 16 Zahlen: 198 419 881 992 199 6 viel besser behalten, wenn man sie als Austragungsjahre von 4 olympischen Spielen erkennt.
Langzeitgedächtnis (LZ): Bei praktisch unbegrenzter Kapazität können Inhalte bei intakter Funktion lebenslang erinnert werden. Es enthält unser gesamtes Wissen, das in Form von Netzwerken assoziativ miteinander verknüpft vorliegt. Diese Organisationsstruktur erklärt, warum wir Informationen in Sekundenbruchteilen aus dem LZ abrufen können. Wird neues Material ins LZ aufgenommen, muss es also so geformt (enkodiert) werden, dass es sich in das bestehende Netzwerk einpasst. Das hat zwei Konsequenzen: Zum einen entsprechen unsere Erinnerungen nicht einer „1:1"-Abbildung der Realität, sondern nur deren Abstraktionen, zum anderen gilt, dass neue Informationen umso leichter gespeichert und wieder gefunden werden können, je stärker sie auf bereits bestehende Gedächtnisinhalte bezogen und mit ihnen verknüpft werden können. Im Rahmen des LZ kennt man den sog. *semantischen Speicher*, in dem wie in einem Lexikon Bedeutungen und Wissensinhalte abgelegt sind. Demgegenüber sind im *episodischen Speicher* die an die eigene Person gebundenen Ereignisse in ihrem zeitlichen Zusammenhang gespeichert.

Faktoren, die das Gedächtnis beeinflussen

Aufmerksamkeit: Nur diejenigen Reize, die ins Bewusstsein gelangen, können eingeprägt und später wiedererkannt werden. Gezielte Aufmerksamkeit muss auf Reize gerichtet werden, damit diese aus dem UKZ ins KZ übernommen und dort so lange aufrechterhalten werden, bis sie von dort in adäquater Form ins LZ abgelegt werden können.
Ankerbegriffe: Bestimmte Eigenschaften einer Information (z. B. der Anfangsbuchstabe eines Wortes) können als Anker verwendet werden, an den die Speicherung und der spätere Abruf dieser Information gekoppelt und somit erleichtert wird.
Bezugssysteme: Neue Informationen können leichter gespeichert werden, wenn sie in eine sinnvolle Beziehung zueinander oder in Beziehung zu schon gespeicherten Inhalten gebracht werden können. Die Wortsammlung „Haus, Tiger, Fön, Fluss" kann beispielsweise in Form einer kleinen Geschichte gespeichert werden. Je ausgefallener und ungewöhnlicher solche Geschichten sind, desto größer ist der Lerneffekt.
Emotionen: Emotional neutrale Erfahrungen werden schneller vergessen als negative Erfahrungen. Emotional positiv belegte Erfahrungen werden dagegen am längsten behalten. Die Kongruenztheorie besagt, dass in trauriger Stimmung eher traurige Inhalte erinnert werden und in heiterem Zustand eher heitere und lustvolle Erinnerungen überwiegen.
Transfer: Er beschreibt den Effekt der Übertragung bereits erlernter Vorgänge auf eine andere Aufgabe:
■ *Positiver Transfer:* Neues wird leichter erlernt, wenn der Lernende Ähnlichkeiten und Gesetzmäßigkeiten erkennt, mit denen er Verbindungen zu schon Bekanntem herstellen kann.
■ *Negativer Transfer:* Neues wird langsamer erlernt, wenn es in Widerspruch zu bestehendem Wissen steht.

Psychologie

Interferenz:

■ *Proaktive Hemmung:* Vorher Gelerntes hemmt das Behalten und Abrufen von neu Gelerntem.

■ *Retroaktive Hemmung:* Neu Gelerntes stört das Reproduzieren von früher Gelerntem. Der günstigste Lerneffekt ergibt sich, wenn zwischen Einprägen und Abrufen eines Lernmaterials keine neuen Informationen aufgenommen werden, wenn also z. B. geschlafen wird.

Verdrängung: Nach psychoanalytischer Theorie können emotional stark belastende, peinliche oder Angst auslösende Erinnerungen ins Unbewusste verdrängt werden. Nur unter besonderen Bedingungen, wie etwa im Rahmen einer psychoanalytischen Therapie oder unter Hypnose, können diese dem Bewusstsein wieder zugänglich gemacht werden.

Zeigarnik-Effekt: Nicht abgeschlossene Handlungen können besser im Gedächtnis behalten werden als abgeschlossene Handlungen. Erklärung: Nicht vollendete Handlungen hinterlassen eine Bedürfnisspannung, die zum Abschließen der Tätigkeit drängt. Diese Spannung führt auch zu einer festeren Verankerung im Gedächtnis. *Beispiel:* Ein Kellner vergisst eine Bestellung meist erst dann, wenn er sie ausgeführt hat, die Handlung also abgeschlossen ist.

Dynamik von Gedächtnisprozessen

Gedächtnisinhalte sind nicht statisch, sondern unterliegen dynamischen Prozessen, in deren Folge sie *verzerrt* werden können. So werden z. B. beim Speichern von Sätzen oder Texten vorrangig deren Bedeutungen gemerkt, während Strukturmerkmale und andere Details schlechter behalten werden. Beim Erinnern werden diese fehlenden Elemente dann einfach mithilfe der Fantasie ersetzt. Auch werden viele negative autobiographische Erfahrungen mit der Zeit in ihrer emotionalen Bedeutung so modifiziert, dass sich ein Eindruck von der „guten, alten Zeit" herausbildet.

Vergessen beschreibt die vorübergehende oder dauerhafte Unfähigkeit, Gelerntes zu erinnern. Mögliche Ursachen:

■ *Zerfall von Gedächtnisspuren*, der autonom und zeitlich fortschreitend zu irreversiblen Informationsverlusten führt,

■ *nicht optimale Suchprozesse*, aufgrund derer noch existierende Erinnerungen nicht mehr abgerufen werden können.

 Klinischer Bezug

Amnesie ist eine traumatisch oder durch krankhafte Prozesse bedingte Gedächtnisstörung oder Erinnerungslücke. Man unterscheidet nach dem zeitlichen Bezug zwei Formen: *retrograde Amnesie*: Ereignisse, die *vor* einem traumatischen Ereignis (z. B. Schädel-Hirn-Trauma) liegen, werden nicht mehr erinnert. *Anterograde Amnesie*: Informationen können in einem Zeitraum *nach* dem traumatischen Ereignis nicht memoriert werden.

Intelligenz

Es besteht eine rein operationale Definition: Intelligenz ist, was der Intelligenztest misst. Darüber hinaus existieren zahlreiche Konzepte zum Konstrukt Intelligenz. Vielen davon ist gemeinsam, dass sie in der Intelligenz eine Persönlichkeitseigenschaft bzw. die Befähigung sehen, Probleme durch Denkprozesse, also durch die Bildung von Einsichten zu lösen.

Das erreichbare Intelligenz-Niveau hängt von genetischen Faktoren und Umweltfaktoren ab. Dennoch entsteht Intelligenz nicht allein aus Anlage- oder Umweltfaktoren, sondern erst durch die Interaktion des Organismus mit der Umwelt.

Intelligenzquotienten (s. u.) eineiiger Zwillinge korrelieren sehr hoch bis 0,9, – die von Geschwistern mit 0,55–0,70 (gleiche Umgebung vorausgesetzt).

Intelligenz als mehrfaktorielle Persönlichkeitseigenschaft:

■ *Zweifaktorentheorie nach Spearman:* Intelligenz besteht aus einem allgemeinen Faktor (g-Faktor oder Generalfaktor) und weniger bedeutsamen Spezialfähigkeiten (s-Faktoren), die voneinander unabhängig sind. Jeder Intelligenzleistung liegen der g-Faktor und ein oder mehrere entsprechende s-Faktoren zugrunde.

■ *Multiple Faktorentheorie nach Thurstone:* Es existiert *kein* allgemeiner Intelligenzfaktor, sondern 7 unabhängige Primärfaktoren oder -fähigkeiten:
  – Sprachverständnis
  – Wortflüssigkeit
  – logisches Denken
  – räumliches Vorstellungsvermögen
  – Merkfähigkeit
  – Rechenfähigkeit
  – Wahrnehmungsgeschwindigkeit

Der **Intelligenzquotient (IQ)** ist das Maß zur Bestimmung der intellektuellen Leistungsfähigkeit eines Individuums. Es existieren zwei verschiedene Formen: der klassische IQ und der Abweichungs-IQ.

Klassischer IQ (Stern, 1911): Er berechnet sich nach der Formel:

$$IQ = 100 \cdot \frac{\text{Intelligenzalter}}{\text{Lebensalter}}$$

Jeder Altersstufe sind Aufgaben mit einem bestimmten Schwierigkeitsgrad zugeordnet. Das **Intelligenzalter** ergibt sich aus dem Vermögen, die Aufgabenschwierigkeit einer Altersstufe zu bewältigen. Löst ein Kind die Aufgaben, die seinem Lebensalter zugeordnet sind, so hat es einen IQ = 100, denn sein Intelligenzalter ist gleich seinem Lebensalter. Schafft z. B. ein 8-Jähriger die Aufgabenstärke für 10-Jährige, so hat er einen im Vergleich zu seinen Altersgenossen überdurchschnittlichen einen IQ von 125.

! Merke

Der klassische IQ setzt voraus, dass die Intelligenz kontinuierlich mit dem Lebensalter wächst, was aber nicht der Fall ist. Er ist deswegen für die Intelligenzmessung Erwachsener nicht geeignet, denn er führt schon ab dem 15. Lebensjahr zu Fehleinschätzungen.

Abweichungs-IQ: Er beruht auf der Transformation von Test-Rohwerten in Standardwerte. Auf diese Weise lässt sich die relative Position der Intelligenzleistung eines Individuums in der Leistungsverteilung seiner Bezugsgruppe bestimmen. Zunächst wird ein Intelligenztest normiert, d. h. anhand der Testergebnisse einer bestimmten Normgruppe (Altersgruppe) geeicht. Es werden hierzu der Mittelwert und die Standardabweichung der Normgruppenergebnisse ermittelt und auf einer Standardskala (z. B. der IQ-Skala) dargestellt. Der Mittelwert des HAWIE (Hamburg-Wechsler-Intelligenztest für Erwachsene – er besteht aus einem Handlungsteil und einem Verbalteil) beträgt auf der IQ-Skala 100 und die Standardabweichung 15. Wird nun die Intelligenz eines Individuums mit diesem Test gemessen, so werden seine Rohpunkte (Anzahl der richtig gelösten Aufgaben) wegen der besseren Vergleichbarkeit mit anderen Tests auf die Ergebnisse seiner Bezugs-

gruppe bezogen und so in Standardwerte umgerechnet, hier also in IQ-Werte. Ergibt sich z. B., dass er einen IQ von 115 hat, so heißt das, dass sein Testergebnis gleich oder besser ist als das von 84,1 % der Testergebnisse seiner Bezugsgruppe. Das Ergebnis kann genauso gut auch in andere Standardskalen überführt werden.

🩹 Klinischer Bezug

Geistige Behinderung: überdauernde und allgemeine Lernstörung. Sie wird in mehrere Schweregrade eingeteilt, die von leichter geistiger Behinderung (IQ 50–70) bis hin zur sehr schwerer geistiger Behinderung (IQ < 20) reichen. In diesem Bereich ist die Quantifizierung mittels IQ aber nicht mehr sinnvoll. Während die erste Gruppe noch eine berufliche und soziale Anpassung erbringen und damit weitgehend selbstständig für sich sorgen kann, ist die letztgenannte Gruppe völlig, über das gesamte Leben hinweg – auch in elementarsten Bereichen der Selbstversorgung – auf Hilfe und Aufsicht angewiesen.

1.4.4 Emotion

Neurobiophysiologische Grundlagen

Mit Emotionen bezeichnet man komplexe psychophysiologische Vorgänge, die das gefühlsmäßige Erleben und Verhalten sowie die dabei auftretenden kognitiven und physiologischen Veränderungen umfassen.

Nach *Wundt* kann man **drei grundlegende Charakteristika** unterscheiden, mit deren Hilfe sich Emotionen umfassend darstellen lassen:

■ *Lust – Unlust:* zeigt, wie angenehm oder unangenehm eine Emotion empfunden wird.
■ *Spannung – Lösung:* Stärke eines Handlungsimpulses, der von einer Emotion erzeugt wird. *Bei-*

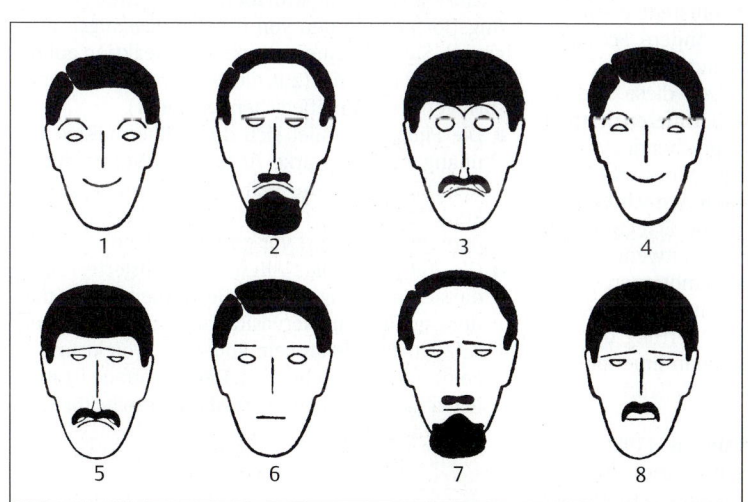

Abb. 1.**10** Beispiele von **Ausdruckswirkungen** des Gesichts aus den Versuchen von E. Kühnel: 1) das Gesicht, das am häufigsten als „offenherzig" bezeichnet wurde; 2) „verschlossen 3) „unintelligent" 4) „heiter" 5) „böse" 6) „schön", „gut", „intelligent", „sympathisch"; 7) „traurig" (aus Hertl, Thieme 1993)

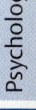

Psychologie

spiel: Zufriedenheit hat ein geringes Maß an Spannung und damit wenig Handlungsimpulse.

■ *Erregung – Beruhigung*: Der **Affekt** stellt einen kurzdauernden, abgegrenzten Gefühlszustand dar, der mit hohem Handlungsbedarf (Spannung) und hoher Erregung einhergeht. Die **Stimmung** (z. B. Ängstlichkeit, Übermut, „gute Laune") ist hingegen eine diffuse und länger anhaltende Gesamtbefindlichkeit, die dem gesamten Wahrnehmen und Erleben eine emotionale Färbung zugrunde legt. *Beispiel*: „Bei guter Laune sieht die ganze Welt in Ordnung aus."

Ausdruck von Emotionen: Gefühlszustände können in der Stimme, in der Körperhaltung und in bestimmen Gesten Ausdruck finden. Es ist aber vor allem der **Gesichtsausdruck,** in dem sich Gefühlszustände spiegeln und damit der Umwelt vermittelt werden können.
Interkulturellen Untersuchungen zufolge gibt es 6 Emotionen, die überall auf der Welt – trotz unterschiedlicher Verhaltens- und Ausdrucksnormen – mimisch immer auf die gleiche Weise ausgedrückt werden: *Freude, Trauer, Angst, Wut, Ekel* und *Überraschung*.
Aber auch die **Form des Gesichts** selbst und einzelner Gesichtsteile beeinflusst den Eindruck, den man vermittelt (Abb. 1.**10**).

Emotionstheorien: Nach der **Differenzierungstheorie von Bridges** verfügt das Neugeborene zunächst nur über eine einzige Emotion: allgemeine Erregung. Aus ihr differenzieren sich im Laufe der Zeit die übrigen Emotionen, deren Differenzierungsgrad zunimmt. *Beispiel*: Aus Missbehagen entwickelt sich über Zorn und Wut der Trotz.
Nach der **James-Lange-Theorie der Emotionen** (1890) erzeugt ein bedrohlicher Reiz (z. B. der Anblick einer Schlange) beim Menschen unmittelbar spezielle physiologische Veränderungen (z. B. Anstieg der Herzfrequenz). Erst durch die Wahrnehmung dieser körperlichen Reaktionen entsteht dann die entsprechende Emotion (Angst). Andere *Beispiele*: Man ist traurig, weil man weint und froh, weil man lacht. Ein wichtiger Einwand gegen diese Theorie bemängelt, dass der Vielfalt und Differenziertheit des Gefühlserlebens keine entsprechende Vielfalt körperlicher Reaktionsmuster gegenübersteht.
In der **Zweifaktorentheorie nach Schachter und Singer** (1962) gelten physiologische Erregung und kognitive Bewertungsprozesse als notwendige Bedingungen für das Entstehen von Emotionen. Dabei wird eine diffuse Erregung (etwa nach einer Adrenalin-Injektion) erst durch die Bewertung des situativen Kontextes zu einer speziellen Emotion wie Freude oder Ärger. Empirische Befunde stützen diese Theorie nur teilweise.

Diskrepanztheorie nach Leventhal (1980): Im Prozess der emotionalen Bewertung einer Situation entwickeln sich einerseits spontane emotionale Reaktionsimpulse, andererseits Reaktionen, die willkürlich erzeugt werden. Je größer die Diskrepanz zwischen ihnen ist, desto intensiver ist das resultierende Gefühl. Demnach nimmt z. B. die Intensität der Emotion Trauer zu, wenn man den spontanen traurigen Gesichtsausdruck willkürlich unterdrückt und beispielsweise „künstlich" lächelt.

Angst und Furcht

Angst ist die unangenehme emotionale Reaktion, die auf die Wahrnehmung bedrohlicher Reize entsteht. Die Angstreaktion auf eine unmittelbare Bedrohung ist gekennzeichnet durch sympathische Aktivierung, die die Bereitschaft des Körpers zu Flucht oder Angriff steigert (Steigerung der Herzfrequenz, des Blutdrucks, der Vigilanz und der Muskeldurchblutung). Ist die Gefahr abgewendet, normalisieren sich die Körperfunktionen wieder. Besteht aber weiterhin eine Gefahr oder ist ein Kampfverhalten nicht möglich, so reagiert der Organismus mit Rückzug. Dieser Zustand zeichnet sich durch eine Erhöhung der Cortisolproduktion in der Nebennierenrinde aus. Die dadurch induzierten Stoffwechselveränderungen (z. B. erhöhter Proteinkatabolismus) sorgen für eine gesteigerte Energiebereitstellung.

Ängstlichkeit und Angstzustand: Unter *Ängstlichkeit* (*trait anxiety*) versteht man eine relativ stabile Persönlichkeitseigenschaft, d. h. die Neigung, eine Reihe von Reizen als bedrohlich zu empfinden und ihr Auftreten mit einer Erhöhung des aktuellen *Angstzustand* (*state anxiety*) zu beantworten.

 Klinischer Bezug

Eine Reihe von körperlichen Beschwerden können **Indikatoren für Angst** sein: Einschlafstörungen, Schwindelgefühle, Magen-Darm-Beschwerden etc.

Pathologische Angstformen: Die pathologischen Angstformen werden von der sog. *Realangst* abgegrenzt. Sie stellt eine angemessene Reaktion auf objektive Gefahren dar (z. B. die Angst vor einem heranspringenden, zähnefletschenden Hund).

■ Die *Phobie* zeichnet sich durch übermäßige und unangemessen starke Angst- und Vermeidungsreaktionen aus, die sich nur auf ganz spezielle, konkrete Objekte oder Situationen beziehen (z. B. *Agoraphobie*: Angst vor großen Plätzen).
■ Die *frei flottierende Angst* (generalisierte Angst), die sich als unangenehmes Beengtheits- und Spannungsgefühl mit Nervosität äußert, ist im Gegensatz zur Phobie an kein konkretes Objekt und an keine Situation gebunden. Der Betroffene ist nicht in der Lage, eine konkret fassbare Ursache für seine Angst anzugeben.

Andere, nicht pathologische Formen der Angst:

- *Todesangst:* Die Angst vor dem Sterben scheint einem allen Lebewesen innewohnenden Selbsterhaltungstrieb zu entspringen. Beim Menschen ist das Ausmaß der Todesangst von zahlreichen Faktoren abhängig. Zwei gegensätzliche *Beispiele:* Lebenszufriedenheit im hohen Alter („Ich habe mein Leben gut gelebt und kann nun in Frieden gehen") kann die Angst vor dem Tod reduzieren. Hingegen erhöht die Erwartung qualvoller Schmerzen beim Sterben die Angst.
- *Angst vor medizinischen Eingriffen:* Medizinische Eingriffe (Operationen) werden oft als eine Bedrohung der eigenen körperlichen Integrität erlebt. Hinzu kommt noch die Angst vor postoperativen Schmerzen und vor dem ohnmächtigen Ausgeliefertsein während der Vollnarkose.
- *Trennungsangst:* Sie spielt eine besondere Rolle bei Kleinkindern ab dem 6.–8. Lebensmonat. Ab diesem Zeitpunkt kann das Kind Fremde von Freunden (vor allem die Mutter) unterscheiden und reagiert mit Angst, wenn es von der Mutter verlassen wird bzw. wenn sich unbekannte Personen nähern (*Fremdeln*).

> **❗ Merke**
>
> Sehr niedrige oder sehr hohe präoperative Angst geht mit mehr emotionalen Schwierigkeiten nach der Operation einher als ein mittleres Maß an präoperativer Angst.

Aggression

Unter **Aggression** versteht man ein Verhalten, das mit dem Ziel ausgeführt wird, einen Organismus oder Organismusersatz zu schädigen. **Aggressivität** bezeichnet die überdauernde Disposition eines Individuums, aggressives Verhalten zu zeigen. Die Ausprägung der Persönlichkeitseigenschaft Aggressivität kann in mehrdimensionalen Persönlichkeitsfragebögen wie FPI oder MMPI, aber auch in zahlreichen, nur diese Eigenschaft messenden Tests bestimmt werden.

Aggressionstheorien:

- *Aggression als angeborener Trieb:*
  - *bei Freud:* In seinem dualistischen Triebkonzept wirkt der Todestrieb dem Lebenstrieb (Eros) entgegen und äußert sich im Verlangen nach Auflösung, Trennung und Desintegration. Der Lebenstrieb lenkt diese selbstzerstörerische Energie des Todestriebs nach außen und richtet sie gegen die Umwelt, wodurch Aggression entsteht.
  - *bei Lorenz:* Aggression ist ein angeborener Trieb bzw. Instinkt bei Tier und Mensch. Er dient vor allem der Arterhaltung, indem z.B. durch Rivalenkämpfe nur die stärksten und fähigsten Tiere für eine selektierte Nachkommenschaft sorgen.
- *Aggression als erlerntes Verhalten:* Aggressionsverhalten wird durch Konditionierung und Modelllernen erworben (s. 1.4.2).
- *Frustrations-Aggressionshypothese:* Jeder Aggression geht eine Frustration voraus, wobei die Frustration das Motiv für die Aggression darstellt. Unter *Frustration* versteht man die Störung eines zielgerichteten Verhaltens oder der Befriedigung eines Bedürfnisses. Die Aggression richtet sich dann hauptsächlich gegen den Verursacher der Frustration. Ist das nicht möglich oder mit zu negativen Konsequenzen verbunden (weil es sich z.B. um den Vorgesetzten handelt), kann die Aggression gegen Ersatzpersonen oder -objekte gerichtet werden (Verschiebung). Dieses Modell der Aggressionsentstehung wurde von *Berkowitz* dahingehend modifiziert, dass eine Frustration zunächst einmal *Wut* bzw. *Ärger* als psychischen Erregungszustand hervorruft. Erst wenn zusätzlich aggressive Hinweisreize vorliegen (z.B. Waffen, mit Gewalt verbundene Namen usw.), kommt es zur eigentlichen Aggression.

Reaktionsmöglichkeiten auf Frustration: Außer *Aggression* können auf Frustrationen auch andere typische Reaktionsweisen folgen (Tab. 1.**6**).

Die individuelle Frustrationsreaktion hängt u.a. davon ab, wie intensiv das Bedürfnis war, dessen Befriedigung unterbunden wurde, ob eine Möglichkeit besteht, die frustrierende Situation zu vermeiden und wie hoch die Frustrationstoleranz des Individuums ist.

Tab. 1.6 Frustrationsfolgen

Reaktion	Beschreibung
Regression	Reagieren mit Verhaltensweisen, die für eine frühere Entwicklungsstufe typisch sind (s. 3.2.2 *Regression*).
Fixierung	Aufzeigen eines ganz starren, eingeengten Reaktionsmusters.
Depression	Ein komplexer emotionaler und motivationaler Zustand, der durch Traurigkeit und Hoffnungslosigkeit bestimmt ist (s. 3.3.6).
Problemlösungsverhalten	Das konstruktive und überdachte Vorgehen bei einem Problem.

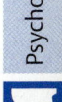

Psychologie

Scham

Scham ist eine genuin menschliche Emotion. Das gefühlsmäßige Erleben entspricht dabei einer Unlustreaktion, zu der auch vegetative Reaktionen wie das Erröten des Gesichts oder die Erhöhung der Herzfrequenz hinzutreten können. Die spezifischen, Scham auslösenden Situationen und das Schamverhalten sind weitgehend erlernt und unterliegen kulturellen Normen und Werthaltungen.

Erzeugung von Schamgefühlen:

■ *Scham als Minderwertigkeitsgefühl:* Werden bestimmte persönliche oder soziale Erwartungen nicht erfüllt oder gemeistert, kann das zu einem Erleben des eigenen Würde- und Wertverlusts führen. *Beispiel*: Hält man ein Versprechen einer Person gegenüber nicht ein, kann man u. U. dieser Person „nicht mehr in die Augen schauen" – als Ausdruck der Scham.

■ *Scham durch Verletzung der Intimsphäre:* Die Intimsphäre bezeichnet einen vom Individuum besonders abgeschirmten und geschützten Bereich des persönlichen Lebens. Gegenstände der Intimsphäre können physischer Natur (vor allem die Bereiche der Körperöffnungen wie Genitalien, Anus, aber auch Mund und Ohren) oder psychischer Natur sein (z. B. das Ansprechen des Geschlechtslebens in der Anamnese).

■ *Scham als Reaktionsbildung:* Aus psychoanalytischer Sicht kann Scham als unbewusste Abwehr des Drangs, sich zu zeigen, verstanden werden.

 Merke

Das Eindringen in die Intimsphäre wird als Verletzung und Bedrohung der eigenen Integrität erlebt und erzeugt Schamgefühle.

Ärztliche Untersuchung und Scham: Sowohl die körperliche Untersuchung (rektale Austastung, gynäkologische Untersuchungen usw.) als auch die Anamnese (z. B. das Ansprechen von Inkontinenz, Sexualstörungen, Einnahme von Genussmitteln usw.) sparen die Intimsphäre des Patienten nicht aus und können somit Unlustgefühle und Widerstände bei ihm erzeugen. Dies kann zur Folge haben, dass dem Arzt z. B. wichtige Informationen verschwiegen werden (z. B. Alkoholkonsum), was u. U. die Diagnosefindung erschweren kann. Der Arzt kann dem entgegenwirken, indem er behutsam und mit viel Rücksicht auf die Gefühle des Patienten reagiert und so eine hilfreiche Vertrauensbasis schafft.

Trauer und Reaktion von Sterbenden.

Siehe 2.5.8.

Hilflosigkeit und Resignation, Depression

Depression: Die Depression ist durch ein Übermaß an trauriger Gestimmtheit und ein Defizit an positiven Emotionen sowie durch eine negative Erwartungshaltung bezüglich der Zukunft gekennzeichnet. Sie ist oft mit Ängsten verbunden. Ein weiteres Merkmal ist der Zustand der Gefühlsleere und der psychischen Erstarrung. *Konzentrationsschwierigkeiten, Appetitlosigkeit* und *Schlafstörungen* sind typische Beschwerden, die im Rahmen einer Depression auftreten können. Der so zustande gekommene Leidensdruck kann zusammen mit dem Gefühl der *Auswegs- und Hoffnungslosigkeit* zu **Suizidabsichten** führen, die oft als letzter Ausweg gesehen werden.

 Klinischer Bezug

Larvierte Depression: Die Betroffenen sind nicht in der Lage, ihre depressive Stimmungslage verbal auszudrücken. Stattdessen benennen sie Symptome wie Kopfschmerzen, Schlaflosigkeit und Appetitmangel, aber auch gynäkologische Beschwerden.

Erlernte Hilflosigkeit: Diese äußert sich in einem Zustand motivationaler und emotionaler Defizite sowie in Verhaltensdefiziten. Nach *Seligman* entsteht dieser Zustand dann, wenn ein Organismus die wiederholte Erfahrung macht, dass er unabhängig von seinem Verhalten bestraft oder belohnt wird, dass also *keine* Kontingenz (Zusammenhang) zwischen der Art seines Verhaltens und der folgenden Konsequenzen besteht.

Beispiel: Ein in einem Käfig eingeschlossenes Versuchstier macht in einem Experiment die wiederholte Erfahrung, dass es durch keine Verhaltensweise einem aversiven Reiz (Elektroschock) entkommen oder diesen beenden kann. Es kann also die eingetretene negative Konsequenz nicht kontrollieren. Wird dem Tier in einer nachfolgenden Phase die Möglichkeit gegeben, durch eine einfach zu erlernende Reaktion (Überspringen einer niedrigen Hürde) dem Elektroschock zu entkommen, nimmt es sie trotzdem nicht wahr, sondern wartet passiv und niedergeschlagen ab, bis der Elektroschock wieder abgeschaltet wird. Auch beim Menschen kann Hilflosigkeit erlernt werden und eine Ursache für die Entstehung einer Depression sein.

Konzept der Selbstaufgabe: Nach *Schmale* und *Engel* kann die subjektive Wahrnehmung eines realen oder antizipierten Verlusts zu einer **Resignationsreaktion** der Person führen. Sie ist durch starke Gefühle der Hoffnungslosigkeit oder Hilflosigkeit gekennzeichnet, gepaart mit einem negativen Zukunftsbild. Dieser Zustand erhöht die Krankheitsanfälligkeit des Körpers.

1.4.5   Motivation

Ein Motiv bildet den Beweggrund für ein Verhalten. In unterschiedlichen wissenschaftlichen Ansätzen werden Aussagen über Grundlagen und Ablauf dieses Prozesses gemacht.

Ethologischer Ansatz der Motivationsanalyse

Die **Ethologie** ist die Wissenschaft, die Ablauf und Funktion angeborener, artspezifischer Verhaltensweisen erforscht.

Instinkt: Nach *Lorenz* ist eine Instinkthandlung genetisch vorbestimmt (vererbt) und im Bewegungsablauf genau festgelegt. Im Laufe der Entwicklung eines Organismus kann sie jedoch durch Lernprozesse in der Intensität ihres Ablaufs modifiziert und angepasst werden.

Damit eine **Instinkthandlung** zustande kommt, müssen drei Faktoren gegeben sein:

- Eine *triebspezifische Energie*, die sich automatisch anstaut und den inneren Antrieb für eine Instinkthandlung darstellt.
- *Schlüsselreize* in der Umwelt, d.h. spezielle Hinweisreize, deren Wahrnehmung eine Instinkthandlung auslösen kann. Manchmal müssen schwache Schlüsselreize zusammen auftreten und sich in ihrer Wirkung addieren (*Reizsummenphänomen*).
- Ein *angeborener, automatischer Auslösemechanismus* (AAM). Er löst bei genügend hoher Triebenergie und bei Darbietung des Schlüsselreizes die Instinkthandlung (= *Endhandlung*) aus.

Appetenzverhalten: Die innere Unruhe aufgrund des Triebstaus sowie der Lustgewinn, den ein Organismus bei vorhergehenden Instinkthandlungen erfahren hat (in Form der Spannungsreduktion), lässt ihn aktiv nach den auslösenden Schlüsselreizen suchen, um die Instinkthandlung erneut auszulösen. (Abb. 1.**11**)

Beispiel: Ist einer brütenden Graugans ein Ei aus dem Nest gerollt, wird sie sich zum Nestrand begeben (Appetenzverhalten), das Ei erblicken (Schlüsselreiz) und es mit artspezifischen, einförmigen Bewegungen zurück ins Nest rollen (Endhandlung).

Merke

Attrappen, die eine Ähnlichkeit mit dem ursprünglichen Schlüsselreiz haben (z. B. in Form, Farbe oder Größe), können auch Endhandlungen auslösen (Abb 1.**12**). Durch die übersteigerte Darstellung einzelner Elemente können Attrappen sogar eine stärkere Wirkung als die natürlichen Schlüsselreize entfalten (sog. übernormale oder Superattrappen).

Andere Formen des Instinktverhaltens: Man unterscheidet **zwei Typen von Instinkthandlungen,** die nicht nach dem üblichen Schema aus Appetenz, Schlüsselreiz und Endhandlung zustande kommen:

- *Leerlaufhandlung:* Wird die Triebspannung zu groß, kann eine Endhandlung auch ohne die Darbietung angemessener Schlüsselreize erfolgen (z. B. wenn Hunde zu ihrem Geschlechtsakt gehörende Bewegungen am Bein des Herrchens ausführen)
- *Übersprungshandlung:* Befindet sich ein Organismus im Konflikt zwischen mehreren antagonistischen Trieben, so wird eine für die aktuelle Situation völlig irrelevante und unangemessene Handlung ausgelöst (z. B. wenn ein kämpfender Hahn, der zwischen Angriff und Flucht steht, plötzlich anfängt, Körner auf dem Boden zu picken).

Instinktverhalten beim Menschen: Die Bedeutung von Instinkten ist beim Menschen umstritten.

- **Saugverhalten:** Ein Neugeborenes, das Hunger hat (Trieb), führt Pendelbewegungen des Kopfes aus (Appetenzverhalten). Ertastet es dann die Brustwarze der Mutter oder einen Flaschensauger (Schlüsselreiz), werden bei ihm rhythmische Saugbewegungen (Endhandlung) ausgelöst.

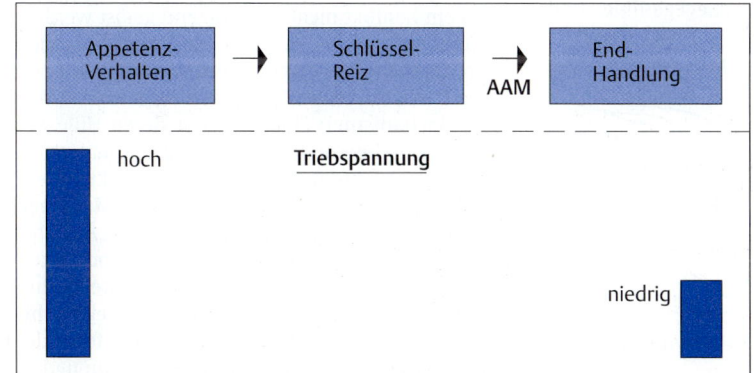

Abb. 1.**11** Zustandekommen einer **Instinkthandlung** und Änderung der **Triebspannung**

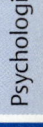

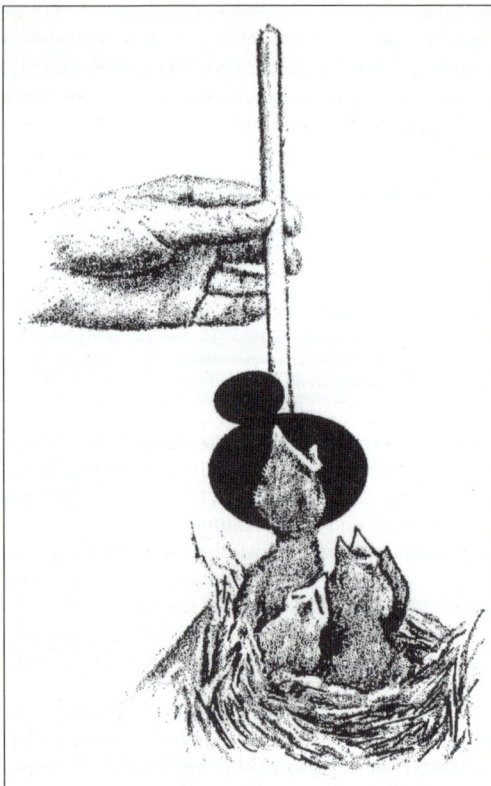

Abb. 1.**12** Die Wahrnehmung der **Mutterattrappe** löst bei jungen Drosseln instinktive Sperr-bewegungen des Schnabels aus (aus Hertl, Thieme 1993)

- Das angeborene **Antwortlächeln** des Säuglings, das um den 3. Lebensmonat auftritt, wird durch den Anblick eines Gesichts oder einer Attrappe ausgelöst, auf die schwarze Punkte (Augen) aufgemalt sind.
- Beim Erwachsenen ruft der Anblick der für Kleinkinder typischen Kopf- und Gesichtsform (**Kindchen-Schema**, Abb. 1.**13**) mit rundlichem, großem Kopf, großer Stirn sowie kleinem Mund und kleiner Nase Schutz- und Pflegegefühle und -verhalten hervor.

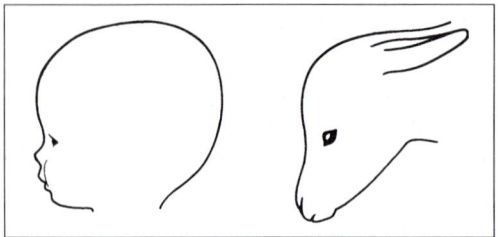

Abb. 1.**13 Kindchenschema** bei Mensch und Tier (aus Hertl, Thieme 1993)

Psychoanalytischer Ansatz der Motivationsanalyse

Es empfiehlt sich zum besseren Verständnis der Psychodynamik der intrapsychischen Instanzen zunächst den Abschnitt „Psychoanalytische Persönlichkeitsmodelle" (1.4.6) zu lesen.

Trieb und Verhalten: Nach *Freud* ist das Verhalten triebbestimmt. *Triebe* sind die Antriebsfedern für das Verhalten und liefern die Energie für seine Ausführung. Sie entstehen im Organismus als körperliche Bedürfnisse und äußern sich psychisch als Wünsche oder Verlangen. Die durch sie in Gang gesetzten Handlungen bewirken eine Reduktion der Triebspannung, was als *lustvoll* erlebt wird. Unmittelbare und unkontrollierte Triebbefriedigung kann dem Organismus auch *Schaden* bescheren, etwa dann, wenn sie zu einer Kollision mit der Umwelt führt.

Beispiel: Um seine Hungergefühlen zu stillen, entwendet ein Mann die Mahlzeit eines anderen. Diese Verletzung von moralischen, sozialen und juristischen Normen (Diebstahl, Raubüberfall) könnte negative Konsequenzen (z. B. Gefängnis) für den Täter nach sich ziehen. Um sich vor solchen negativen Folgen zu schützen, werden soziale und ideelle Werte und Normen internalisiert (**Über-Ich**). Der zentrale Kern der Persönlichkeit (**Ich**) hat die Aufgabe, alle emotionalen Impulse, Wünsche und Triebhandlungen (die dem **Es** entspringen) so zu steuern, dass weder die internalisierten Normen noch die Bedingungen der Umwelt verletzt werden. Das **Ich** nimmt zwischen dem Individuum und der Realität sowie zwischen dem **Es** und **Über-Ich** eine Vermittlerposition ein und sorgt so für eine Integration der Triebimpulse.

Konflikt und Abwehr: *Intrapsychische, unbewusste Konflikte* können entstehen, wenn:
- gegensätzliche Triebe zueinander in Widerspruch treten (z. B. Selbsterhaltungs- und Todestrieb).
- Triebimpulse in Widerspruch zu Bedingungen der Realität treten.
- Triebimpulse in Widerspruch zu verinnerlichten Normwerten treten.

Kann ein Konflikt nicht befriedigend gelöst werden, entsteht unbewusst Angst, die so intensiv werden kann, dass sie die psychische Integrität bedrohen kann. Deshalb verwendet das *Ich* **unbewusste Abwehrmechanismen** (Tab. 1.**7**), mit deren Hilfe der innerpsychische Konflikt zwar nicht optimal gelöst wird, die gefährdende Angst aber wirkungsvoll vom Bewusstsein ferngehalten wird. Alle Menschen benutzen mehr oder weniger bestimmte Abwehrmechanismen, deren reine Anwendung noch keine Indikation zu einer Psychotherapie darstellt. Ihre übermäßige Anwendung jedoch kann so viel psychische Energie binden, dass diese nicht mehr für andere psychische Arbeit eingesetzt werden kann und es

Tab. 1.7 **Abwehrmechanismen**

Abwehrmechanismus	Beschreibung
Verdrängung	Von innen kommende Impulse werden unbewusst gemacht. Verdrängung ist der häufigste Abwehrmechanismus und ist mit Vergessen gleichzusetzen.
Verleugnung	Das Nicht-wahrhaben-Wollen eines gegebenen äußeren Sachverhalts. Beispiel: Verleugnung von Triebinpulsen wie Homosexualität und Verleugnung von tödlichen Krankheiten in der Anfangsphase.
Verschiebung	Unerlaubte Triebwünsche werden von einem Objekt auf ein anderes verschoben, z.B: Der Stationsarzt ärgert sich über den Chef und schimpft auf den Famulanten.
Projektion	Eigene Triebimpulse werden anderen Personen unterstellt. Z.B: „Die anderen sind aggressiv zu mir, ich wehre mich ja nur."
Rationalisierung	Dem eigenen Verhalten werden zwar plausible, aber nicht wahrheitsgemäße Beweggründe unterstellt. Z.B: Die Unterstellung, dass man Dinge, die man nicht kriegen kann, sowieso nicht haben möchte, da sie z.B schlecht seien (sog. „Saure-Trauben-Reaktion").
Isolierung	Die Verbindung zwischen einer Vorstellung und dem dazugehörigen Affekt wird gelöst. Z.B: Man erinnert sich an ein traumatisches Erlebnis, bleibt aber emotional unberührt.
Identifikation mit dem Aggressor	Um die eigene Angst abzuwenden, setzt man sich mit dem Aggressor gleich. Z. B: Wenn ein Kind im Spiel den gefürchteten Lehrer darstellt.
Regression	Das Zurückfallen des Verhaltens in eine frühere Entwicklungsstufe. Z.B: Bekommt ein 6-jähriges Kind ein Geschwisterchen und damit relativ weniger elterliche Zuwendung, fängt es an einzunässen und am Daumen zu lutschen.
Reaktionsbildung	Ein abgelehnter Triebimpuls wird ins Gegenteil verkehrt. Z.B: Ein Arzt verhält sich einem ihm besonders unsympathischen Patienten gegenüber betont freundlich.
Konversion	Umwandlung ungelöster psychischer Konflikte in körperliche Krankheitssymptome (z. B. in Form von Herzbeschwerden).
Kompensation	Besonders starkes Engagement in bestimmten Lebensbereichen, das durch ein bestimmtes Minderwertigkeitsgefühl hervorgerufen wird.
Sublimierung	Unerwünschte Triebziele werden in sozial höherwertige Ziele überführt. Z.B: Agressive Impulse werden in wertvolle Leistungen, wie z. B. Kunst, umgesetzt.

so zu neurotischen Symptomen kommt, die dann sehr wohl behandlungsbedürftig sein können.

Psychosoziale Abwehr: Innerpsychische Konflikte können auch auf zwischenmenschlicher Ebene wirksam werden, indem z.B. Eltern ihre eigenen unterdrückten Triebimpulse dem Kind zuschreiben.
Beispiel: Ein Elternteil bestraft sein Kind verbal für dessen aggressive Verhaltensweisen („Du bist böse"), belohnt und fördert die Aggression jedoch auf nonverbaler Ebene („Double-bind-Situation"). Auf diese Weise können innere Konflikte auf das Kind übertragen und auf dessen Kosten ausgetragen werden.

Psychobiologischer Ansatz der Motivationsanalyse

Die Grundlage dieses Ansatzes bildet das **Homöostase-Prinzip:** Der Organismus strebt einen Zustand an, in dem sich die innerorganismischen physiologischen Vorgänge (z. B. Elektrolythaushalt, Stoffwechsel, Hormone usw.) in einem Gleichgewicht befinden. Aktuelle physiologische Zustandsgrößen werden permanent mit Standardwerten verglichen. Bei Feststellung einer Abweichung ist das Individuum motiviert, das Ungleichgewicht zu beseitigen.
Beispiel: Über spezielle Rezeptoren wird ein Anstieg des osmotischen Drucks im Blut festgestellt. Das so entstehende Durstgefühl motiviert das Individuum,

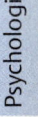

Psychologie

Wasser zu beschaffen und zu trinken. Mit Beseitigung des Wasserdefizits ist auch das Durstgefühl behoben.

- **Homöostatische Motive:** Hunger, Durst, Schlaf, Ausscheidung, usw. dienen der Aufrechterhaltung der Homöostase und entstehen aus innerorganismischen Mangel- und Ungleichgewichtssituationen.
- **Primäre und sekundäre Motive:**
  - *Primäre Motive* sind angeboren und dienen dem eigenen Überleben und der Arterhaltung. Sie entsprechen weitgehend den homöostatischen Motiven (z.B. Essen, Trinken, Schlafen).
  - *Sekundäre Triebe* (z.B. Besitz, Geld, Macht, Geltung, Leistungsmotivation, Modeverhalten) werden durch Lernprozesse erworben, z.B. durch Kopplung ursprünglich neutraler Reize mit primären Trieben.

Merke

Sexualität ist zwar ein primäres (weil angeborenes und Art erhaltendes), aber kein homöostatisches Motiv. Sexualhandlungen tragen nicht zur Aufrechterhaltung eines körperlichen Gleichgewichts bei – sie stören es zeitweilig sogar durch eine Reihe von Erregungsprozessen.

Konfliktmodell nach Lewin: Nach Lewin entsteht ein intrapsychischer Konflikt dann, wenn in einer Entscheidungssituation mehrere, vergleichbar starke Motivationskräfte von entgegengesetzter Richtung auf die Person einwirken. Nach der Art dieser Kräfte werden drei Grundformen von Konfliktsituationen unterschieden (Tab. 1.8). Die Begriffe *Appetenz* bzw. *Aversion* werden hierbei im Sinne von *Annäherung* bzw. *Vermeidung* gebraucht.

Handlungstheoretischer Ansatz

Eine **Handlung** unterscheidet sich vom reinen Verhalten dadurch, dass ihr eine Intention, also die be-

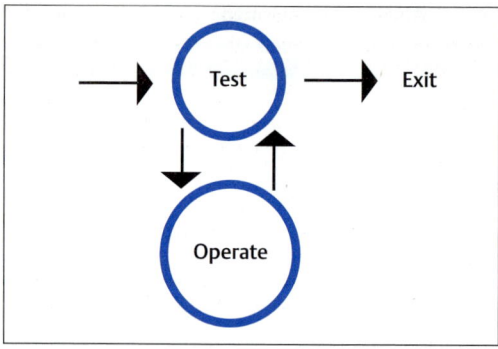

Abb. 1.14 TOTE-Modell zur Regelkreissteuerung von Handlungen

wusste Absicht, ein Ziel zu erreichen, zugrunde liegt. Voraussetzung für ein zielgerichtetes Verhalten ist es aber, eine Vorstellung über potenzielle Folgen der eigenen Handlung zu haben (**Erwartung**). Ein Regelkreismodell, wie Handlungen gesteuert werden, ist das **TOTE-Modell** (*Test-Operate-Test-Exit*) nach Miller, Galanter und Pribram (Abb. 1.14). Ergibt sich in einer Prüfung (Test), dass eine Situation von einem intendierten, erwarteten Soll-Zustand abweicht, wird eine Handlung aktiviert (Operate), um diese Abweichung zu beheben. Erweist sich in einer anschließenden Prüfung (Test) die Korrektur als gelungen, kann die Handlung beendet werden (Exit).

Merke

Im handlungstheoretischen Ansatz stellt die Diskrepanz zwischen einem erwarteten und dem tatsächlich vorhandenen Zustand die motivierende Grundlage des Verhaltens dar.

Kausalattribution: Unter Kausalattribution versteht man die Zuschreibung von Ursachen zu bestimmten Ereignissen.

Tab. 1.8 **Konflikttypen** nach Lewin

Konflikttyp	Beschreibung
Appetenz-Appetenz-Konflikt	Entscheidung zwischen zwei ähnlich attraktiven Alternativen (z. B. Vanille- oder Erdbeereis). Der Konflikt ist instabil, da jede Annäherung an eine der beiden Möglichkeiten ihren Aufforderungscharakter verstärkt und so eine rasche Entscheidung herbeiführt.
Aversions-Aversions-Konflikt	Entscheidung zwischen zwei ähnlich abstoßenden Alternativen (z. B. zwischen zwei schlechten Lehrbüchern). Der Konflikt ist stabil, da jede Annäherung an eine der beiden Wahlmöglichkeiten die Tendenz zum Zurückweichen erhöht.
Appetenz-Aversions-Konflikt	Die Entscheidung für ein Ziel hat sowohl positive als auch negative Konsequenzen. Beispiel: Die Entscheidung für ein Medizinstudium. (Positiv: Erfüllung des Berufswunsches, negativ: die vielen Strapazen.)

Es werden u.a. folgende **2 Hauptdimensionen** der Zuschreibung unterschieden:

- **1. Ort:**
  - *Internal*: Den Grund für etwas sieht die Person in sich selbst (z.B. „Ich bin durch das Physikum gefallen, weil ich zuwenig gelernt habe!").
  - *External*: Die Ursache wird in der Umwelt gesehen (z.B. „Ich bin durchgefallen, weil mein Antwortbogen verwechselt wurde!").
- **2. Stabilität:**
  - *Stabil*: Die Ursache wird als gegeben und nicht beeinflussbar gesehen (z.B. „Ich habe keine Begabung!").
  - *Variabel (instabil):* Die Ursache ist veränderlich (z.B. „Ich habe zu wenig gelernt!").

Die Aussage: „Ich bin im Physikum durchgefallen, weil ich vorher zu wenig geschlafen habe!" ist ein *Beispiel* für eine *internale, instabile* Kausalattribution. Die Art der Attribution wirkt sich sowohl auf emotionaler als auch auf motivierender Ebene aus. *Beispiel*: Schreibt man seinen Prüfungserfolg der eigenen Leistung zu und nicht einem glücklichen Zufall, resultiert daraus ein gesteigertes Selbstvertrauen und die Motivation, auch in anderen Situationen Leistung zu erbringen. Attribuiert man umgekehrt einen Misserfolg auf stabile und internale Faktoren („Ich bin durchgefallen, weil ich zu dumm für ein Studium bin!"), dann führt dies zu Selbstwertminderung und Demotivation. Solche Attributionsprozesse können bei der Entstehung oder Aufrechterhaltung einer Depression von Bedeutung sein.

Kognitive Dissonanz: Dieses Konzept von *Festinger* geht davon aus, dass Kognitionen (Gedanken, Meinungen, Werthaltungen usw.), die zueinander in Beziehung stehen, in Widerspruch geraten können, z.B. durch wissentlich schädigendes Verhalten. *Beispiel*: „Ich trinke!" und „Trinken schädigt die Leber!" sind zwei Kognitionen, die dissonant sind, sich also gegenseitig widersprechen, denn aus der Kognition „Trinken schädigt die Leber!" folgt eigentlich, dass man *nicht* trinken sollte. Kognitive Dissonanz ist ein unangenehmer Zustand und motiviert die Person, die Dissonanz zu beseitigen. Dies kann zum einen geschehen, indem *dissonante Kognitionen subtrahiert,* also *verdrängt* oder *verleugnet* werden (z.B. wird die gesundheitsschädliche Wirkung des Alkohols bestritten oder verdrängt). Zum anderen können *neue, konsonante Kognitionen addiert* werden (z.B. „Alkohol ist gut für die Verdauung!"). Ist die Einwilligung in ein Dissonanz erzeugendes Verhalten erzwungen, ist die kognitive Dissonanz umso größer, je höher der angewendete Zwang ist. Willigt man aufgrund einer Belohnung ein, wird die Dissonanz mit höherer Belohnung auch immer größer.

> **! Merke**
>
> Zur Beseitigung von kognitiver Dissonanz werden leichter Einstellungen als Verhaltensweisen geändert.

Spezifische Emotionen und Motivationen

Menschlichem Verhalten und Erleben liegen stets spezifische Emotionen und Motivationen zugrunde. Dennoch sind es meist nicht einzelne Motive, sondern ein komplexes Zusammenspiel von Motiven, aus denen bestimmte Handlungen und Verhaltensweisen hervorgehen.

Hunger und Durst

Siehe Physiologie 7.1.3.

Sexualität

Sexualität drückt sich im *Sexualverhalten* aus; ihr Zustandekommen wird von der *Sexualmotivation* bestimmt. Sie wird als ein komplexes psychophysisches Erleben aufgefasst, das weit mehr als nur den Geschlechtsakt umfasst.

Sexueller Reaktionszyklus: Sexuelle Stimulation, die visuell, taktil oder auch durch bloße Vorstellungen zustande kommen kann, führt zu einer typischen Reaktion des Körpers, die sich nach *Masters und Johnson* in **4 Phasen** unterteilen lässt: **Erregungs-, Plateau-, Orgasmus- und Rückbildungsphase** (s. Abb 1.**15**).

Als **Indikatoren sexueller Erregung** gelten allgemeine physiologische Parameter (Herz-Kreislauf-System, Atmung) und spezifische, an die Geschlechtsorgane gebundene Veränderungen. In der *Erregungsphase* nimmt die Intensität sexueller Erregung zu (Erhöhung von Herzfrequenz und Blutdruck, Erektion des Penis, Lubrikation der Vagina etc.) und erreicht ihr Maximum in der *Orgasmusphase* (Ejakulation beim Mann, rhythmische Kontraktion der orgastischen Manschette bei der Frau etc.), in der intensivste Lustempfindungen erlebt werden. Nach dem Orgasmus fallen sämtliche physiologischen Parameter mehr oder weniger rasch wieder auf die Ausgangswerte zurück (*Rückbildungsphase*).

Geschlechtsunterschiede: Beim Mann folgt auf den Orgasmus eine Minuten bis Stunden dauernde Refraktärphase, in der die sexuelle Erregbarkeit deutlich herabgesetzt ist. Die sexuelle Erregbarkeit der Frau bleibt auch nach dem Orgasmus erhalten, sodass sie die Möglichkeit zu multiplen Orgasmen hat.

Sexualmotivation: Freud, Lorenz und andere postulierten einen angeborenen **Sexualtrieb**, dessen Triebenergie sich so lange aufstaut, bis sie durch Sexualhandlungen abgeführt und somit reduziert wird. Dem steht allerdings u.a. die experimentell gesicherte Erkenntnis entgegen, dass die Frau auch nach dem Orgasmus sexuell ansprechbar bleibt

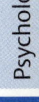

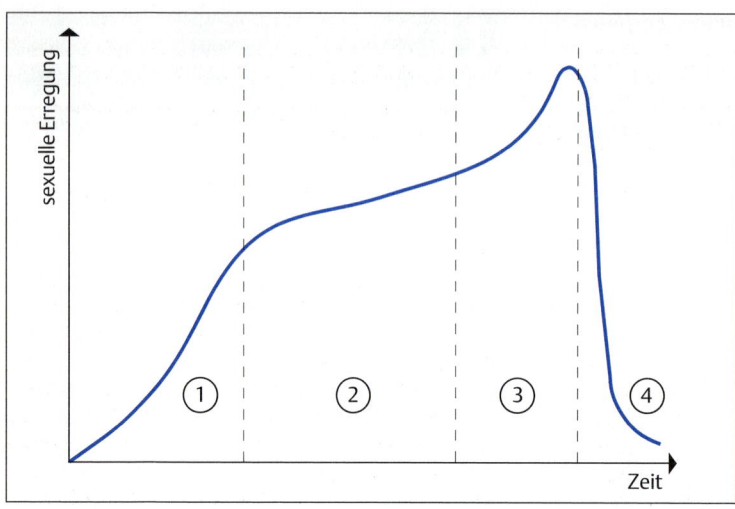

Abb. 1.**15 Sexueller Reaktionszyklus** nach Masters und Johnson: **1** Erregungsphase, **2** Plateauphase, **3** Orgasmusphase, **4** Rückbildungsphase

und ihre sexuelle Erregbarkeit sogar noch zunehmen kann. Ein neueres Konzept geht folglich davon aus, dass *nicht* – wie bei den Triebreduktionstheorien – die Tendenz vorhanden ist, eine kumulierte, unangenehme Erregung zu reduzieren, sondern im Gegenteil, Erregung zu suchen, sie zu induzieren. Das geschieht z. B. mittels gezielter Suche nach sexuell stimulierenden Reizen. Demnach besteht die sexuelle Motivation also im Wunsch, sexuelle Erregung und Lust zu erfahren.

Hormonelle Einflüsse: Beim Mann spielen für die Libido (= sexuelles Verlangen) vor allem die *Androgene* eine wichtige Rolle. Ihr Mangel äußert sich nicht nur in der Verminderung der sexuellen Erregbarkeit, sondern auch in der beeinträchtigten Fähigkeit zu sexuellen Phantasien und Vorstellungen. Auch bei der Frau sind die in der Nebennierenrinde produzierten Androgene die die Libido am stärksten steigernden hormonellen Faktoren. Während das Östrogen schwächer als die Androgene wirkt, haben die Gestagene sogar einen hemmenden Einfluss. Dies erklärt auch die Tatsache, dass die sexuelle Funktionsfähigkeit und Libido der Frau auch nach der Menopause kaum beeinträchtigt ist.

Sexualverhalten und Emotionalität. Je höher eine Gattung phylogenetisch entwickelt ist, desto weniger ist ihr Sexualverhalten durch angeborene Verhaltenstendenzen und Instinkte bestimmt. Dementsprechend sind beim Menschen die Formen des Sexualverhaltens vorwiegend durch **Lernprozesse** erworben. Neben kulturellen und sozialen Normen spielen dabei vor allem eigene Erfahrungen eine Rolle. Das erklärt die große interindividuelle und interkulturelle Variationsbreite sexuellen Verhaltens beim Menschen – im Gegensatz zum starren, instinktgebundenen und durch spezielle Schlüsselreize immer in der gleichen Form ausgelösten Paarungsverhalten phylogenetisch weniger entwickelter Tiere. Hinzu kommt, dass der Mensch – im Gegensatz zu Tieren – eine langfristige Paarbildung eingehen kann (Ehe). Deswegen spielt für die menschliche Sexualität auch die emotionale Verbundenheit, die Liebe und die gegenseitige Zuneigung in der Paarbeziehung eine wichtige Rolle.

Sexualität im Alter: Da die sexuelle Funktionsfähigkeit im Alter nur wenig abnimmt, ist die deutliche Verringerung der Sexualität im Alter erheblich durch soziale Normvorstellungen bedingt („Das gehört sich nicht!"). Menschen mit einer höheren Koitusfrequenz in jüngeren Jahren weisen insgesamt auch eine verlängerte sexuelle Aktivität im Alter auf.

Sexuelle Funktionsstörungen: In den meisten Fällen sind für einen gestörten, defizitären Verlauf des sexuellen Reaktionszyklus **psychische Ursachen** verantwortlich. Neben *neurotischen Konflikten*, die in der Person des Partners begründet liegen, oder *Partnerkonflikten,* sind überwiegend eine übersteigerte *Erwartungshaltung* oder *Versagensängste* verantwortlich zu machen.

Symptome: Sowohl beim Mann, als auch bei der Frau können Hemmungen der Libido oder gar sexuelle Aversion vorkommen. Weitere Störungen in der Erregungs- und Orgasmusphase sind in Tab. 1.**9** zusammengefasst.

Sexualdeviationen: Obwohl eine eindeutige Definition fehlt, spricht man von deviantem oder abweichendem Sexualverhalten, wenn sexuelle Befriedigung nur unter ganz bestimmten, abnormen Bedingungen erlangt werden kann und sonst ausbleibt. Die Organfunktionen sind in der Regel nicht gestört. *Beispiele:*

■ *Exhibitionismus:* Erregung und Befriedigung durch Entblößen der eigenen Geschlechtsteile vor anderen Personen.

Tab. 1.9 Sexuelle Funktionsstörungen

	Erregungsphase	Orgasmusphase
Frau	*Vaginismus* (Scheidenkrampf) *Dyspareunie* (Schmerzen beim Verkehr)	*Anorgasmie* (Nichterreichen des Orgasmus) *Dyspareunie*
Mann	*Erektionsstörungen*	*Ejaculatio praecox* (zu früher Samenerguss) *Ejaculatio retardata* (zu später Samenerguss)

- *Fetischismus:* Befriedigung nur unter Einbeziehung bestimmter Gegenstände, die dem anderen Geschlecht gehören (z. B. Unterwäsche).
- *Pädophilie:* Befriedigung an Kindern beiderlei Geschlechts.
- *Sadismus, Masochismus:* Befriedigung durch Unterwerfung, Demütigung und Schmerzzufügen dem Partner gegenüber (Sadismus) oder sich selbst gegenüber durch den Partner (Masochismus).
- *Sodomie:* Das Triebziel stellen lebende oder tote Tiere dar.
- *Homosexualität:* Sie bezeichnet die sexuelle Orientierung zum eigenen Geschlecht hin und kommt bei Frauen und Männern vor. Man unterscheidet die *„echte"* oder *Neigungshomosexualität*, deren Ursachen unbekannt sind, und die *Hemmungshomosexualität*. Die Letztere entsteht dadurch, dass im Laufe der Entwicklung Hemmungen gegenüber dem anderen Geschlecht zu einer Abwendung von diesem und zur Zuwendung zum eigenen Geschlecht führen. Die *Bewertung* der Homosexualität hinsichtlich ihrer Normalität kann sowohl zwischen verschiedenen Kulturen als auch zwischen verschiedenen Subkulturen eines Kulturkreises variieren. Eine negative Bewertung kann verschiedene Ursachen haben, wie z. B.: allgemeine Abneigung gegenüber Minderheiten, eigene Vorstellungen über eine normale Sexualität und damit verbundene Ablehnung einer Sexualität, die nicht der Reproduktion dient und Abwehr eigener homosexueller Triebimpulse.

Sucht

Unter Abhängigkeit und Sucht versteht man das zwanghafte Bedürfnis und Angewiesensein auf eine bestimmte Substanz. Dabei wird zwischen psychischer und körperlicher Abhängigkeit unterschieden. Sucht auslösend sind zahlreiche unterschiedliche Drogen. Der Alkohol und der Tabak sind an erster Stelle zu nennen. Jährlich erkranken in Deutschland 60 von 100000 Einwohnern an einem Bronchialkarzinom, wovon 80 – 90 Prozent als alleinige Ursache auf das Rauchen zurückzuführen sind. Viele Menschen werden aufgrund des Rauchens Opfer von Herz- Kreislauferkrankungen wie Herzinfarkten oder Raucherbeinen. 6,8 Mio. sind Nikotinabhängig, gefolgt von der Alkoholabhängigkeit mit 2,5–3 Mio.

Betroffenen in Deutschland. Die Zahl der Medikamentenabhängigen (mit dem häufigsten Auftreten zwischen dem 40. und 50. Lebensjahr) liegt bei ca. 1 Mio., dazu zählen Psychopharmaka wie Barbiturate, Beruhigungsmittel und starke Schmerzmittel. Die bekanntesten illegalen Drogen sind Haschisch bzw. Marihuana, Crack, Kokain, Morphium, Heroin und diverse synthetisch hergestellte Drogen (Designer-Drogen). Dem Betäubungsmittelgesetz (BtmG) zufolge ist der Erwerb, der Besitz, der Handel, die Herstellung nur unter sehr strengen Bedingungen erlaubt (Ärzte und Apotheker). Legal sind sie vor allem für den medizinischen Einsatz sowie für Forschungszwecke. Die Zahl der Drogenabhängigen liegt ungefähr bei 150000, mit dem größten Anteil bei 14 bis 30 jährige Konsumenten. Hierzu zählen Opiate (Heroin, Methadon, Opium), Kokain, Cannabis/Marihuana, Halluzinogene (z. B. LSD), Amphetamine (z. B. Speed), organische Lösungsmittel (Schnüffelsucht) und moderne Designerdrogen (z. B. Ecstasy). Allerdings besteht bei Abhängigkeit eine hohe Dunkelziffern, so dass die tatsächlichen Zahlen höher liegen dürften. Unter den Alkohol- und Drogenabhängigen finden sich mehr Männer, wohingegen Frauen häufiger von Medikamentenabhängigkeit betroffen sind. Insgesamt leiden 5-7 % der Bevölkerung unter einer Abhängigkeit. Die Ursachen von Sucht sind vielfältiger Natur und entstehen aus der Wechselwirkung folgender Faktoren:

- Individuum (z. B. mit seiner Disposition, Vulnerabilität, Lebensgeschichte),
- dem Suchtmittel (z. B. Griffnähe, Verfügbarkeit, Wirkungsweise der Suchtmittel) und
- der Umwelt/Milieu (z. B. soziokulturelle Bedeutung des Suchtmittels, Konsumgewohnheiten in der Gesellschaft bzw. in sozialen Bezugsgruppen).

Es ist also eine Kombination verschiedener Risikofaktoren, die die Entstehung einer Abhängigkeit wahrscheinlich machen. Die Lebenserwartung von Abhängigen ist wesentlich niedriger, so ist sie z. B. bei Alkoholkranken im Vergleich zur Gesamtbevölkerung um ca. 15 % reduziert. Den angenehmen Wirkungen wie Glücksgefühl, Euphorie, Abbau von Hemmungen, Halluzinationen und Leistungssteigerung folgen gravierende Nebenwirkungen sowie vegetative Symptome:

- Schlafstörungen,
- Organschädigungen,

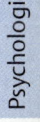

Psychologie

Tab. 1.10 Körperbau- und Temperamentstypen nach Kretschmer

	Leptosomer	Pykniker	Athletiker
Körperbautyp	lang und schmal, flacher Brustkorb, lange, schmale Glieder, typ. Winkelgesicht	Neigung zu Fettleibigkeit, kurzer, massiver Hals, relativ kurze Gliedmaßen	ausgeprägte Muskulatur, breite Schultern, starke und große Hände und Füße
Temperamentstyp	**schizothym** zielstrebig, oft in sich gekehrt und kontaktscheu; das wahre Ich wird häufig unter einer Maske verborgen	**zyklothym** lebhaft, impulsiv, humorvoll, natürlich und gesellig; rascher Stimmungswechsel	**viskös** ruhig und bedächtig, schwerfällig im Denken, unerschütterlich
Krankheitsneigung	Schizophrenie	Manisch-depressive Erkrankung	Epilepsie

- Infektionen (z. B. HIV und Hepatitis),
- Vergiftungserscheinungen und
- soziales Abgleiten.

Die Therapie erfolgt schrittweise über Motivation, körperlichen Entzug, Entwöhnung und Nachbetreuung und basiert auf guter Zusammenarbeit der zuständigen Stellen wie Hausarzt, Psychiater, Klinik, Sozialarbeiter und Selbsthilfegruppe. Dabei wird nur in einem Drittel aller Fälle eine anhaltende Abstinenz erreicht.

1.4.6 Persönlichkeit und Verhaltensstile

Persönlichkeit: Es existieren zahlreiche Persönlichkeitsdefinitionen. Ein gemeinsames Merkmal vieler klassischer Begriffsbestimmungen ist die Betonung, dass das Konstrukt Persönlichkeit nicht mit dem jeweiligen Verhalten in einer bestimmten Situation gleichzusetzen ist, sondern – nach *Herrmann* (1976) – „ein bei jedem Menschen einzigartiges, relativ überdauerndes und stabiles Verhaltenskorrelat" darstellt. Entsprechend definiert *Guilford* (1964) die Persönlichkeit eines Individuums als seine „einzigartige Struktur von Persönlichkeitszügen", wobei er unter Persönlichkeitszügen sowohl körperliche Eigenarten als auch Temperament, Interessen, Bedürfnisse und Einstellungen versteht.

Diese und ähnliche Definitionsversuche machen deutlich, dass Eigenschaften der Persönlichkeit überdauernd und stabil das Verhalten beeinflussen und vorhersagbar machen = **Dispositionismus**.

Im Widerspruch dazu wird im **Situationismus** die These aufgestellt, dass Verhalten in unterschiedlichen Situationen *nicht stabil*, sondern von den aktuellen situativen Einflüssen bestimmt sei. Beide Extrempositionen haben im sog. **Interaktionismus** eine Integration erfahren, der besagt, dass menschliches Verhalten sowohl durch zeitlich stabile Persönlichkeitseigenschaften als auch durch jeweilige Umgebungsfaktoren bestimmt wird.

Die **Persönlichkeitspsychologie** (= Differenzielle Psychologie) sieht ihre Aufgabe darin, inter- und intraindividuelle Differenzen im Verhalten und Erleben von Menschen und ihre Bedingungen zu erforschen. Im sog. *nomothetischen* Ansatz werden viele Menschen bezüglich ihrer Merkmale untersucht, um zu überprüfen, ob gesetzmäßige Unterschiede auftreten. Im Gegensatz dazu wird das Individuum mit der sog. *idiographischen* Methode anhand von ausführlichen Einzelfallanalysen in seiner Einzigartigkeit aufgezeigt: gültige Voraussage für die Einzelperson, aber geringe Allgemeingültigkeit.

Typologien

Hierbei werden Personen qualitativ verschiedenen Kategorien zugeordnet – je nachdem, welche typische Eigenschaftskombination sie aufweisen. Eine der bekanntesten Typologien ist die **Konstitutionstypologie nach Kretschmer (1921)**; sie gilt jedoch nur in begrenztem Maße. Ausgehend von Untersuchungen an psychiatrischen Patienten, unterschied Kretschmer drei Körperbautypen (Leptosomer, Pykniker und Athletiker) und ordnete ihnen drei Temperamentstypen zu (schizothymer, zyklothymer und visköser Typ). Demnach weist jemand mit einem bestimmten Körperbautyp zwangsläufig einen bestimmten, dazugehörigen Temperamentstyp auf (Abb. 1.16 und Tab. 1.10). Spätere empirische Untersuchungen konnten Kretschmers Zuordnungen nicht bestätigen.

 Merke

Typologien erlauben eine einfache Kategorisierung von Menschen – anhand weniger Merkmale. Ihre Nachteile: Sie berücksichtigen nicht die Existenz von Mischtypen (die meisten Menschen sind Mischtypen!) und werden durch die Einfachheit ihres Zuordnungsschemas der komplexen Persönlichkeitsstruktur nicht gerecht. Des Weiteren konnten sie im Wesentlichen empirisch nicht bestätigt werden und sollten darum *nicht* für psychodiagnostische Einzelentscheidungen verwendet werden.

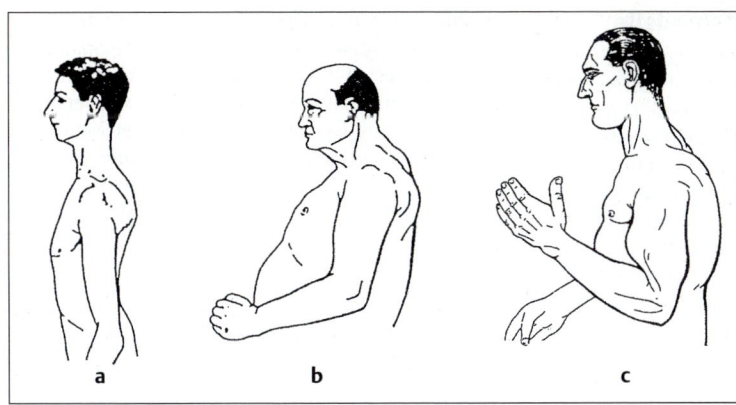

Abb. 1.16 Körperbautypen nach Kretschmer: **a** Leptosomer, **b** Pyniker, **c** Athletiker (aus Ernst Kretschmer, Körperbau und Charakter, 26. Aufl., Springer, Heidelberg 1977)

Psychoanalytische Persönlichkeitsmodelle

Mit dem Begriff der Psychoanalyse ist nicht nur die von Freud begründete Therapiemethode, sondern auch eine Methode des Erkenntnisgewinns und eine umfassende psychologische Theorie bezeichnet. Das „Theoriegebäude" Psychoanalyse beinhaltet wiederum Aussagen über die Entwicklung des Menschen, über Emotion und Motivation sowie eine psychoanalytische Krankheitslehre. *Freuds* Modellvorstellungen über den Aufbau der Persönlichkeit sind als *topographisches* und *strukturelles Persönlichkeitsmodell* bekannt:

Topographisches Modell

Es existieren **drei Ebenen des Bewusstseins:** das Bewusste, das Vorbewusste und das Unbewusste.
- *Das Bewusste:* das was subjektiv klar erlebt wird,
- *das Vorbewusste:* (Gedächtnis-) Inhalte, die man durch Anstrengung jederzeit ins Bewusstsein holen kann,
- *das Unbewusste:* alle Vorstellungen, Gedanken und Wünsche, die nur durch die Anwendung spezieller Techniken im Rahmen einer psychoanalytischen Therapie, ins Bewusstsein geholt werden können; sie äußern sich oft verschlüsselt, z.B. in Form von Träumen oder sog. Fehlleistungen wie Versprechern.

Strukturmodell

Es existieren **drei Persönlichkeitsinstanzen,** die bestimmte Funktionen erfüllen: das **Es**, das **Ich** und das **Über-Ich**:
- Das *Es* beinhaltet Triebe (Sexual- und Todestrieb) und Alles, vom Ich ins Unbewusste verdrängte (früher bewusst gewesene!): Verlangen, Wünsche und Erinnerungen – alle Anteile des Es sind unbewusst. Das Es erfüllt die Aufgabe, angestaute Triebenergien abzuführen und so für das biologische Gleichgewicht zu sorgen. Dabei folgt es dem *Lustprinzip*: Triebwünsche werden unmittel-

bar und ohne Rücksicht auf Bedingungen der Realität, auf äußere und internalisierte Normen und Wertvorstellungen befriedigt.
- *Ich:* Durch den Kontakt mit der Außenwelt, über die Sinnesorgane, entwickelt sich aus Anteilen des Es' das Ich. Kognitive Funktionen, Gedächtnis, Wahrnehmung und Motorik stehen unter der Kontrolle des Ich, das zum größten Teil *bewusst* ist. Außerdem vermittelt es in den ständigen Konflikten des Es mit den Gegebenheiten der Realität oder den verinnerlichten Normen des Über-Ich. Dabei sorgt es für einen zeitlichen Aufschub oder eine kompromisshafte Form der Triebbefriedigung, wobei es rational vorgeht. Man sagt deshalb, das Ich handle nach dem *Realitätsprinzip*.
- *Über-Ich:* Es entsteht später als das Ich – ebenfalls aus dem Es (ca. 3.Lebensjahr), durch Verinnerlichung von Vorbildern und Geboten. Es besteht aus zwei Anteilen: dem *Gewissen*, das die internalisierten Normen und Gesetze enthält und bei deren Nichtbefolgung eine strafende Funktion hat, und dem *Ich-Ideal*, das internalisierte Vorbilder enthält, bei deren Erreichen es Lob und Selbstzufriedenheit erzeugt, bei deren Nichterreichen jedoch Scham und Minderwertigkeitsgefühle.

Psychodynamik: Aus dem Lustprinzip des Es, das irrational handelt, ergeben sich ständige Konflikte mit Anteilen des Ich und des Über-Ich. Diese Konflikte erzeugen sog. *neurotische Angst*, derer sich das Ich, oft nur mithilfe spezieller, unbewusster *Abwehrmechanismen* erwehren kann.

Charakterologie: Übermäßige oder nicht ausreichende Befriedigung in einer der psychosexuellen Entwicklungsphasen führt zur Fixierung auf diese Phase: die für sie typischen Konflikte und Befriedigungsformen bleiben (unbewusst) erhalten und erzeugen beim Erwachsenen einen bestimmten Charaktertyp.

Psychologie

Statistische Persönlichkeitsmodelle

Eine Möglichkeit, grundlegende Beschreibungsdimensionen der Persönlichkeit zu definieren, liegt in der Anwendung der **Faktorenanalyse**. Unter diesen Begriff werden eine Reihe von mathematischen Verfahren gezählt, anhand derer es gelingt, eine große Anzahl durch Fragebogen-Erhebungen gemessene Variablen (z. B. Verhaltensweisen, Einstellungen usw.), auf wenige Faktoren (= Persönlichkeitsdimensionen) zu reduzieren. Zusammenhängende Variablen (*Interkorrelation*) werden dabei zu übergeordneten Gruppen zusammengefasst, die unabhängig voneinander sein können. Auf diese Weise lässt sich die Persönlichkeit mit wenigen Faktoren bzw. Dimensionen sehr übersichtlich beschreiben – Kausalzusammenhänge werden damit jedoch nicht aufgeklärt.

 Merke

Welche Persönlichkeitsfaktoren letztlich ermittelt werden, hängt von der angewendeten faktorenanalytischen Methode ab und von der Auswahl der Fragebogen-Items, mit denen die Einzelvariablen erfasst werden. Die Faktorenanalyse ist also vor allem eine Methode zur Datenreduktion.

Eysenck verwendet in seiner Persönlichkeitstheorie 4 grundlegende Persönlichkeitsdimensionen:
- Extraversion/Introversion,
- emotionale Labilität (= Neurotizismus)/emotionale Stabilität,
- Psychotizismus/Realismus.
- Intelligenz

Diese Dimensionen beschreiben jede für sich ein Kontinuum mit zwei Polen, ihre Ausprägung kann bei allen Menschen mit speziellen standardisierten Tests gemessen werden (z. B. MPI: Maudsley Personality Inventory oder EPI: Eysenck Personality Inventory). Menschen mit Extremwerten in der Extraversionsskala werden als Extravertierte bezeichnet, Menschen mit entsprechend geringen Werten (anderer Extrempol) als Introvertierte. Auch der Neurotizismus lässt sich als bipolare Typendimension darstellen: Extremwerte in der einen Richtung weisen auf eine hohe emotionale Labilität hin, in der anderen Richtung auf eine hohe emotionale Stabilität (Abb. 1.17).

 Merke

Die Persönlichkeitsdimensionen sind voneinander unabhängig, d. h. Extravertierte bzw. Introvertierte können emotional labil oder stabil sein.

Nach Eysenck zeichnen sich hohe Ausprägungen in den jeweiligen Persönlichkeitsdimensionen durch folgende Eigenschaften aus:
- *Extraversion:* nach außen gewandt, gesellig und kontaktfreudig; größerer Reizhunger: Bedarf nach Stimulation; ständige Veränderungen werden als behaglich empfunden; schlechtere Konditionierbarkeit, dadurch schlechtere Sozialisation; geringere Zuverlässigkeit und Sorglosigkeit; die Aktivations-Leistungskurve (Yerkes-Dodson-Gesetz) ist nach rechts verschoben.
- *Introversion:* nach innen gerichtet, wenig kontaktfreudig und selten spontan handelnd; reizarme Situationen werden leichter ertragen, Aufregungen werden vermieden; bessere Konditionierbarkeit wegen des höheren kortikalen Erregungsniveaus, deswegen bessere Sozialisation; angepasstes und normorientiertes Verhalten.

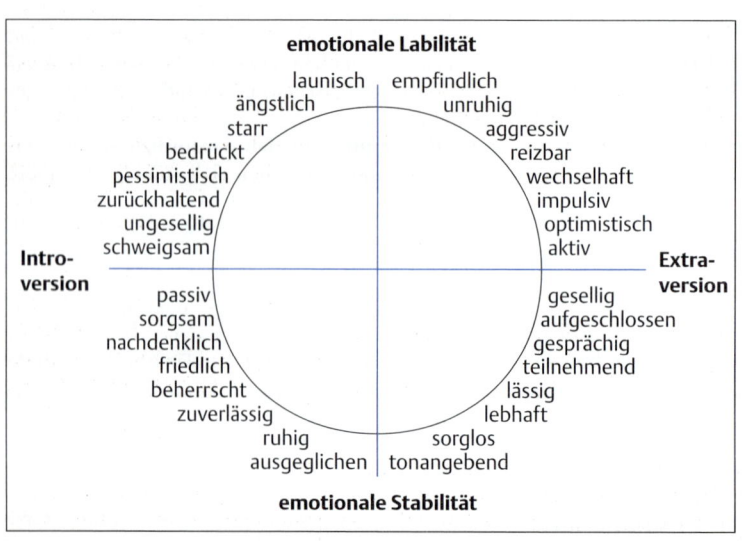

Abb. 1.17 Extraversion/Introversion und **emotionale Stabilität/Labilität** als Persönlichkeitsdimensionen nach Eysenck

- *Emotionale Labilität* (hoher Neurotizismuswert): Neigung, auf psychisch belastende Situationen neurotische Störungen auszubilden; häufige Symptome wie Reizbarkeit, Launenhaftigkeit und Schlafstörungen.
- *Psychotizismus:* Dieser 3. Faktor unterscheidet zwischen Normalen und Psychotikern hinsichtlich verschiedener Merkmale. Menschen mit hohen Werten auf der Psychotizismusskala weisen vermehrt realitätsferne Ansprüche auf sowie emotionale Kälte und geringe Hilfsbereitschaft und Empathie.

 Merke

Die beschriebenen Persönlichkeitsfaktoren sind als *angeborene Verhaltensdispositionen* zu verstehen. Ihr jeweiliger Ausprägungsgrad sagt etwas über die Wahrscheinlichkeit aus, dass bestimmte Verhaltensweisen oder Symptome auftreten.

Intraindividuelle Verhaltensdifferenzen

Menschen unterscheiden sich in ihren Verhaltensmustern voneinander u. a. deswegen, weil sie von Faktoren wie Geschlecht, Schichtzugehörigkeit, unterschiedliche Erfahrungen und Umwelteinflüsse beeinflusst werden (= *interindividuelle Differenzen*). Aber auch ein und derselbe Mensch kann aufgrund rhythmischer biologischer Schwankungen in vergleichbaren Situationen unterschiedlich reagieren (= *intraindividuelle Differenzen*).

Alle biologischen Vorgänge sind einem endogenen und einem an Außenfaktoren (z. B. Licht) orientierten Tagesrhythmus unterworfen (**zirkadianer Rhythmus**). Am augenfälligsten wird dies am Schlaf-Wach-Rhythmus. Besondere Wendepunkte, an denen die Leistungsbereitschaft des Organismus jeweils einen Tiefpunkt erreicht, sind um 3 und um 15 Uhr. Besonders betroffen von diesen Schwankungen sind kognitive Funktionen, vor allem die Vigilanzleistung. Für Schichtarbeiter, die häufig zwischen Tages- und Nachtdiensten wechseln müssen, stellen die häufigen Rhythmuswechsel eine Belastung dar. Vielfältige Beschwerden können daraus resultieren (Schlafstörungen, verringerte Leistungsfähigkeit, erhöhte Krankheitsanfälligkeit usw.). Der **Menstruationszyklus**, der durchschnittlich 28 Tage dauert, ist oft mit somatischen und psychischen Beschwerden verbunden, die ebenfalls zyklisch jeweils einige Tage vor der Menstruation auftreten und bis zu ihrem Beginn andauern (*prämenstruelles Syndrom*). Sie umfassen Kopfschmerzen, Verdauungsprobleme, Hitzewallungen, depressive Verstimmungen u. a. Symptome. Die genaue Ätiologie ist nicht bekannt. Statistischen Untersuchungen zufolge unterliegen einige Parameter auch jahreszeitlichen **Schwankungen**. So ist z. B. die *Mortalität* regelmäßig in den Wintermonaten am höchsten. Viele Menschen klagen außerdem gehäuft im Winter über Depressionen. Die geringere Lichtstärke (wegen häufiger und starker Bewölkung) im Winter wird als eine eventuelle (Mit-)Ursache für diese „*Winterdepressionen*" diskutiert.

Interindividuelle Verhaltensdifferenzen

Geschlechtsunterschiede: Untersuchungen zufolge bestehen geschlechtsspezifische Unterschiede in einigen Persönlichkeitseigenschaften. Diese Unterschiede unterliegen oft einer erheblichen Streuung und sind in der Regel nicht sehr ausgeprägt. Frauen haben z. B. Vorteile in sprachlichen und feinmotorischen Fähigkeiten, Männer im Bereich des räumlichen Vorstellungsvermögens und der Rechenfertigkeit sowie bei grobmotorischen Leistungen. Außerdem weisen Männer höhere Werte bezüglich Aggressivität und Extraversion auf, Frauen hingegen bezüglich Neurotizismus und Ängstlichkeit. Es ist allerdings unklar, wie groß der Einfluss kulturabhängiger Vorstellungen, Erwartungen und Erziehungspraktiken auf diese unterschiedliche Eigenschaftsausprägung ist und wie bedeutsam die genetische Determination ist.

Verhaltensstile: Unterschiedliche Wahrnehmungs-, Attributions- und Bewältigungsstile sind oft Grundlage für systematische Verhaltensdifferenzen.

- *Attribution:* s. 1.2.2,
- *Bewältigungsstile:* s. 1.2.2,
- *Typ-A-Typ-B-Verhalten:* Es konnte ein Zusammenhang zwischen einem spezifischen Verhaltensmuster (Typ-A-Verhalten) und einem erhöhten Risiko für Herz-Kreislauf-Erkrankungen festgestellt werden. Das Typ-A-Verhalten zeichnet sich (im Gegensatz zum Typ-B-Verhalten) durch Ehrgeiz, Ungeduld und Aggressivität aus. Darüber hinaus fallen noch die erhöhte Tendenz zu Feindseligkeit, Ärger und Irritierbarkeit auf sowie eine Erhöhung des Muskeltonus und eine Beschleunigung der Bewegungen und der Sprechweise.

Wahrnehmungsstil: Die Art der Informationsaufnahme und -verarbeitung kann die Motivation und das Verhalten beeinflussen. Ein bekanntes Beispiel für einen Wahrnehmungsstil ist die **Feldabhängigkeit** (*Witkin* 1962): Sie bezeichnet das Maß, in dem die *Wahrnehmung* eines Individuums vom *Kontext* abhängt. Sie kann z. B. anhand der Fähigkeit gemessen werden, einfache geometrische Figuren, die in komplexere Figuren eingebettet sind, wiederzuerkennen. Gute Ergebnisse in solchen Tests lassen auf ein hohes Maß an Feldunabhängigkeit schließen. Dieses Konstrukt wird aber nicht nur auf die Wahrnehmung bezogen, sondern auch auf die allgemeine Differenzierungsfähigkeit – auch im Sinne einer Unterscheidung von inneren psychischen Prozessen: Feldunabhängige sind in ihrer Urteilsbildung weni-

Psychologie

ger von Gefühlen beeinflusst und drücken sich im Allgemeinen klarer und differenzierter als Feldabhängige aus. Des Weiteren lassen sie sich weniger von ihrer sozialen Umwelt beeinflussen und richten sich stärker nach eigenen Entschlüssen und Plänen.

Selbstkonzept: Das System der Einstellungen zur eigenen Person bezeichnet man als Selbstkonzept. Dieses Konzept ist nicht angeboren, sondern von anderen vermittelt. Es stellt eine Reflektion des eigenen Wesens in gesellschaftlicher Bewertung dar. Folgende Faktoren spielen bei der Entwicklung eine Rolle:

- das Sollbild der Moral (Erziehung),
- das Fremdbild (von Mitmenschen über uns geäußert),
- das Idealbild (das individuell angestrebte Ideal).

Zur Gesundheit gehört ein realistisches und positives Selbstbild. Allmähliche oder plötzliche grobe Abweichungen des Selbstbilds zur tatsächlichen Situation gehören zur Symptomatik psychischer Fehlentwicklung, die psychotherapeutischer Behandlung bedarf.

1.4.7 Entwicklung und primäre Sozialisation (Kindheit)

Sozialisation ist der lebenslange Lernprozess, in dem das Individuum gesellschaftliche und kulturelle Inhalte wie Normen, Werte, Einstellungen, Verhaltensmuster, Fertigkeiten und Motive erwirbt und sich so in seine soziale Umgebung integrieren kann.

Man unterscheidet nach dem zeitlichen Bezug und nach der Umgebung **zwei Phasen der Sozialisation:**

- *Primäre Sozialisation:* Sie beschränkt sich auf die ersten Lebensjahre. Die Persönlichkeitsentwicklung des Kindes erfolgt dabei hauptsächlich in Auseinandersetzung mit seiner Kernfamilie. Hier werden grundlegende soziale Fähigkeiten und Inhalte erworben (z. B. emotionale Bindungsfähigkeit, Geschlechtsidentität).
- *Sekundäre Sozialisation:* Sie erstreckt sich über das gesamte Leben und schließt die über die Kernfamilie hinausgehende Umgebung ein: Kindergarten, Schule, Vereine, Berufsausbildung, Freundeskreis usw. (sog. „Sozialisationsagenturen").

Merke

Ein wesentlicher Bestandteil des Sozialisationsprozesses ist die Übernahme sozialer Rollen.

Retroaktive Sozialisation: Sozialisation wird nicht als ein unidirektionaler Prozess verstanden, in dem ausschließlich das Individuum von seiner Umwelt lernt. Das Individuum stellt gerade durch seine Entwicklung neue Anforderungen an seine Umgebung und beeinflusst so deren Sozialisation, z. B. wenn der Heranwachsende seine Eltern mit abweichenden Ansichten oder Verhaltensweisen konfrontiert und

sie u. U. zum Überdenken ihrer eigenen Position bezüglich Taschengeld, sexuellen Verhaltensnormen oder gar politischen Einstellungen bringt. Gerade in einer Zeit des rasanten technischen Fortschritts vermitteln Kinder ihren Eltern oft schulisches und außerschulisches Wissen (Computer, Technik etc.).

Es gibt keine einheitliche und klar festgelegte Definition. Die neuere **Entwicklungspsychologie** gebraucht einen weiten, also umfassenden Entwicklungsbegriff, der alle relativ überdauernden Veränderungen (in der Ontogenese) umfasst, die über die Zeit entstehen und einen Bezug zum Lebensalter aufweisen.

Entwicklungspsychologische Methoden und Modelle

Entwicklung bezieht sich auf somatische und psychische Veränderungen. Zur Beschreibung des vielfältigen Entwicklungsgeschehens werden folgende **Konzepte** gebraucht:

- *Wachstum:* Alle quantitativen Veränderungen (z. B. Größen- und Gewichtszunahme, Kenntniszuwachs); Darstellung in sog. Wachstumskurven.
- *Reifung:* Genetisch determinierte und damit spontan auftretende Entwicklungsvorgänge; sie beziehen sich auf den körperlichen Bereich und ermöglichen Veränderungen, die durch Lernprozesse zustande kommen (z. B. Ausreifung des ZNS und Ausbildung motorischer Fähigkeiten wie das Laufenlernen).
- *Lernen:* Verhaltensänderungen aufgrund von Erfahrung bzw. Übung.
- *Erziehung:* Die intentionale Einflussnahme auf die Persönlichkeitsentwicklung des zu Erziehenden, wobei der Erzieher die von ihm als wertvoll und wünschenswert angesehenen Erfahrungs- und Verhaltensmuster vermittelt.

Merke

Menschliche Entwicklung ergibt sich aus dem Zusammenspiel von Reifungs- und Lernprozessen.

Untersuchungsmethoden: Um zu *erkennen*, wie sich bestimmte Merkmale mit der Zeit verändert haben, werden sowohl *Querschnitts-* als auch *Längsschnittuntersuchungen* durchgeführt. Will man aber bestimmte Veränderungen *erklären*, muss man in einem *Experiment* systematisch den Einfluss verschiedener Faktoren untersuchen. Um etwa das Verhältnis zu bestimmen, in dem sich Anlage- und Umwelteinflüsse auf die Entwicklung auswirken, können im Tierexperiment gezielt Umgebung und Erbanlage variiert und das entsprechende Ergebnis ausgewertet werden. Eine weitere wichtige Untersuchungsstrategie zum Anlage-Umwelt-Problem ist die *Zwillingsforschung.* Da das Genom eineiiger

Zwillinge zu 100% übereinstimmt, lassen sich Entwicklungsunterschiede auf Umgebungsfaktoren (Erziehung, Schule usw.) zurückführen.

Psychosexuelle Entwicklung nach Freud: Freud wird in der Entwicklungspsychologie nur in Teilaspekten akzeptiert. Seinem **psychoanalytischen Entwicklungsmodell** zufolge durchläuft der Mensch im Rahmen seiner psychosexuellen Entwicklung 5 aufeinander folgende Phasen (die orale, anale, phallische, Latenz- und genitale Phase; s.u). Die Lustempfindungen, die das Kind erlebt, sind an 3 Körperregionen (erogene Zonen) gebunden: Mund, Anus und Genitale. Die Entwicklung verläuft entlang dieser 3 Körperzonen, sodass in einer bestimmten Zeitspanne immer nur eine erogene Zone dominiert und die entscheidende Rolle für die Triebbefriedigung spielt. Mit der Zeit wechseln die erogenen Zonen und geben der betreffenden Phase ihren Namen (z.B. Anus: anale Phase). Da sich die Art der Triebbefriedigung von Phase zu Phase unterscheidet, ergeben sich für jedes Stadium spezifische Konflikte, die dann entstehen, wenn die Befriedigung gestört wird. Durch mangelnde oder übermäßige Befriedigung bleibt das Kind im entsprechenden Stadium „stecken", d.h., die Triebenergie bleibt an die dazugehörige Körperregion gebunden (Fixierung). Folge: Das Kind tätigt auch über eine bestimmte (normale) Altersgrenze hinaus Verhaltensweisen, die für die nicht überwundene Phase typisch sind und die darauf folgenden Entwicklungsstadien können sich nicht voll entfalten.

Merke

Für die normale Entwicklung ist sowohl ein zu geringes als auch übersteigertes Maß an Befriedigung schädlich.

Um die reife und voll entwickelte Persönlichkeit zu erlangen, müssen alle Phasen vollständig durchlaufen und ihre dazugehörigen Konflikte befriedigend gelöst werden. Ist dies nicht der Fall, ergeben sich daraus Folgen für die erwachsene Persönlichkeit: Je nachdem, in welcher Phase eine Fixierung stattgefunden hat, werden der für diese Phase typische Konflikt und die typischen Befriedigungswünsche unbewusst weiter schwelen und einen spezifischen Charaktertyp hervorbringen (z.B. Fixierung in der analen Phase: analer Charakter).

Psychosexuelle Entwicklungsphasen:

- *Orale Phase* (1. Lebensjahr; erogene Zone: Mund): Befriedigung wird durch Saugen, Lutschen und Kauen erlangt, in der Regel im Zusammenhang mit der Nahrungsaufnahme. Frustration entsteht z.B. durch zu frühes Abstillen.
  Oraler Charakter: große Erwartungshaltung gegenüber der Umwelt, Passivität und Unselbstständigkeit; häufige mundbezogene Aktivitäten wie Daumenlutschen, Nägelkauen und ständiges Essen.

- *Anale Phase* (2.–3. Lebensjahr; erogene Zone: Anus): Zunächst wird die Ausscheidung, später die Zurückhaltung von Kot lustvoll erlebt. Das Kind erfährt dabei die Macht, etwas von sich zu geben bzw. es bei sich zu behalten. Der zentrale Konflikt in dieser Phase liegt zwischen dem aufkeimenden Willen und der Autonomiebestrebung des Kindes und der elterlichen Autorität. Frustrationen entstehen durch eine zu frühe und zu strenge Reinlichkeitserziehung.
  Analer Charakter: Pedanterie, übertriebene Ordnungsliebe, Geiz, Zwanghaftigkeit.

- *Phallische (= ödipale) Phase* (3.–6. Lebensjahr; erogene Zone: Genitalien): In dieser Zeit wird das eigene Genitale entdeckt. Dabei wird nur das männliche Glied als solches erkannt. Mädchen stellen dieses bei sich als fehlend fest und fühlen sich dadurch Jungen gegenüber benachteiligt (*Penisneid*). Dieses Konzept ist aber sehr umstritten. Als Ursache für den „Penisneid" wird verstärkt auf unterschiedliche Sozialisationsbedingungen für Jungen und Mädchen verwiesen, besonders auf die häufige soziale Benachteiligung der Frau. Als *Ödipuskonflikt* bezeichnet man den Konflikt, der durch die Ausrichtung sexueller Wünsche auf den gegengeschlechtlichen Elternteil entsteht. Der Junge, der die Mutter begehrt, sieht dabei seinen Vater als Rivalen an. Aus Angst, vom Vater bestraft zu werden (*Kastrationsangst*), wehrt er seine Triebimpulse ab, indem er sich mit ihm identifiziert (Identifikation mit dem Aggressor). Dieser Vorgang ist gleichzeitig essenziell für die Übernahme der Geschlechtsrolle und die Ausbildung des Über-Ich.
  Phallischer Charakter: übermäßige sexuelle Neugier und Schaulust, übertrieben männlichkeitsbetontes Verhalten, Risikobereitschaft und Ehrgeiz; Tendenz, Rivalenkämpfe auszutragen, Drang nach Beherrschung von Objekten und Menschen.

- *Latenzphase* (6.–11. Lebensjahr): Es kommt zu einer Triebberuhigung; das Interesse richtet sich auf geistige Inhalte, wie sie auch in der Schule vorkommen.

- *Genitale Phase* (ab 12 Jahren): Entwicklungsstufe der reifen Sexualität, die von frühkindlichen Lustobjekten losgelöst ist. Entwicklung zu einer eigenständigen und bindungsfähigen Persönlichkeit.

Ethologische Ansätze zur Mutter-Kind-Bindung: Die körperliche und geistige Entwicklung des Neugeborenen hängt entscheidend von der Bindung zu seinen Eltern, besonders zur Mutter, ab. Dabei spielen angeborene Reaktionen eine wichtige Rolle. *Beispiel*: Das Kindchenschema erweckt bei der Mutter das Bedürfnis, den Säugling zu pflegen und zu beschützen. Andererseits bekräftigt der Säugling die Zuwendung der Mutter durch das angeborene

Psychologie

Antwortlächeln. Auf diese Weise wird der Aufbau einer sozialen Beziehung gefördert.

Kognitive Entwicklung: Eine bedeutsame Rolle spielt der Schweizer Psychologe Piaget. Nach Piaget vollzieht sich die kognitive Entwicklung – beginnend mit der Geburt – in mehreren **Phasen,** die in einer festen Reihenfolge durchlebt werden.

■ *Sensomotorische Phase (*1. und 2. Lebensjahr): Das Kind erkennt den Zusammenhang zwischen seinen Sinneswahrnehmungen und seiner Motorik. Es beginnt gezielt die Umgebung mit seinen Bewegungen zu beeinflussen.

■ *Phase des vorbegrifflich-symbolischen Denkens* (2.–4. Jahr): Das Kind fängt an zu begreifen, dass die Existenz äußerer Gegenstände unabhängig von der eigenen Aufmerksamkeit ist (Objektpermanenz), d.h., dass ein Gegenstand, der aus dem Blickfeld verschwindet, deswegen nicht aufgehört hat zu existieren. Diese kognitive Leistung beinhaltet die Fähigkeit zur inneren, symbolischen Repräsentation von Objekten.

■ *Phase des anschaulichen Denkens* (4.–7. Jahr): Das Denken ist stark anschauungsgebunden, wobei nicht mehrere Aspekte gleichzeitig erfasst werden können. *Beispiel*: Wird die Flüssigkeit aus einem Gefäß in ein höheres, aber schmaleres Gefäß geschüttet, wird das Kind behaupten, die Menge an Flüssigkeit sei angestiegen, weil der Pegel ja nun höher liege. Obwohl es Unterscheidungen in *größer* und *kleiner* treffen kann, hat es noch nicht die Erkenntnis der *Mengeninvarianz* erlangt. Ein weiteres Kennzeichen ist der sog. *Egozentrismus:* Das Kind setzt voraus, dass andere Menschen die gleichen Kenntnisse haben wie es selbst, was dazu führt, dass seine Erzählungen oft schwer verständlich oder schwer nachzuvollziehen sind.

■ *Phase des konkreten Denkens* (7.–11. Jahr): Es entwickelt sich die Fähigkeit, logische Operationen durchzuführen und ihre Reversibilität zu erkennen; auch das Erkennen von Einzelelementen als Teile einer Gesamtmenge kommt hinzu.

■ *Phase des formalen Denkens* (ab 12 Jahren): Die Fähigkeit, in abstrakten Begriffen zu denken und systematisch Kategorien zu bilden, prägt sich aus. Es werden mehrere infrage kommende Antwortmöglichkeiten für eine Fragestellung nebeneinandergestellt und abgewogen.

Lebensabschnitte

Im Gegensatz zur früheren Entwicklungspsychologie, die sich hauptsächlich auf den Zeitraum von der Geburt bis zum Jugendalter konzentrierte, fasst man Entwicklung heute als einen lebenslangen Prozess auf, der auch noch im Erwachsenen- und Greisenalter stattfindet und erst mit dem Tod endet (*lifespandevelopment*).

Familienplanung und Kinderwunsch: Ein wichtiges Ziel bezüglich der Familienplanung ist, Anzahl und Zeitpunkt von Geburten zu kontrollieren. Dennoch – und trotz Verhütungsmöglichkeiten – ist nur jede 20. Schwangerschaft bewusst geplant (Erhebungszeitraum: 80er-Jahre).

Einen wesentlichen Einfluss auf den Schwangerschaftsverlauf und auf die spätere Entwicklung des Kindes hat das Maß, in dem das Kind von der Mutter erwünscht ist.

 Klinischer Bezug

Mütter, die ihr Kind emotional ablehnen, weisen eine erhöhte Rate an **Schwangerschaftskomplikationen** und **Frühgeburten** auf. Die Kinder sind gegenüber erwünschten Kindern in ihrer Entwicklung beeinträchtigt.

Schwangerschaftserleben: Sowohl die emotionale Einstellung als auch die kognitiven Vorstellungen der (werdenden) Mutter vollziehen im Laufe der Schwangerschaft eine Wandlung. Nach *anfänglicher Verunsicherung* und *emotionaler Ambivalenz* nimmt der Wunsch, das Kind auszutragen, kontinuierlich zu. Zunächst hat die Mutter nur eine vage Vorstellung von ihrem Kind, aber mit dessen ersten Bewegungen (ca. 20. Schwangerschaftswoche) nimmt sie seine konkrete Anwesenheit wahr. Sie stellt sich nun immer häufiger reale nachgeburtliche Situationen vor, in denen sie das Kind pflegt und versorgt (*Antizipationsphase*, ab 30. Woche). Unmittelbar nach der Geburt tritt eine ca. 1 Monat während Phase der Freude und *Euphorie* auf, die von einer Zeit der *Gewöhnung* und Einstellung an die neue Lebenssituation abgelöst wird, bis diese schließlich als völlig normal empfunden wird.

In vielen Fällen kann aber – im Gegensatz zu dem oben genannten Konzept – unmittelbar nach der Geburt eine *nachgeburtliche Depression* auftreten.

Geburt, d.h. das Ausstoßen der Schwangerschaftsfrucht, ist ein einschneidendes Ereignis im Leben der Mutter. Sie umfasst tief greifende körperliche und psychische Anpassungsvorgänge, die das Gelingen der Geburt und die weitere psychische und körperliche Entwicklung des Kindes beeinflussen. Die termingerechte Geburt lässt sich rechnerisch ermitteln und findet durchschnittlich 38 Wochen nach der Konzeption bzw. 40 Wochen nach der letzten Menstruation statt.

Psychologische Geburtsvorbereitung. Ein bekanntes Verfahren, mit dem eine *Schmerzreduzierung bei der Geburt* erreicht werden soll, ist das von *Read* entwickelte Verfahren: Vorausgesetzt, dass sich die Schwangere durch falsche Vorstellungen und unbegründete Ängste zu sehr verkrampft, was zur Erschwerung und erhöhten Schmerzhaftigkeit des Geburtsvorgangs führt, wird die Angst durch Aufklärung und Einübung von Entspannungsübungen abgebaut und auf diese Weise der Teufelskreis aus Angst, Verkrampfung und Schmerz durchbrochen.

Klinischer Bezug

Risikogeburt: Geburt, die mit einem erhöhten Risiko für Mutter und/oder Kind einhergeht. Beispiele für Risikofaktoren: Frühgeburt, Übertragung, Fehlgeburten in der Anamnese, mütterlicher Diabetes mellitus, Alter der Mutter (<20 und >40 Jahre), Querlage des Kindes, Inkompatibilität mit dem mütterlichen Rhesus-Faktor u. a.

Neugeborenes: Die Geburt ist für das Neugeborene ein dramatisches Ereignis: plötzlicher Übergang aus dem vertrauten, warmen und behüteten Milieu der Gebärmutter in eine fremde, kalte, geräuschvolle und helle Umgebung. Um dieses schockartige Ereignis zu mildern, werden bei der sog. *sanften Geburt* angepasste Verhältnisse geboten: Neben der Stille und dem gedämpften Licht im Kreißsaal hat das Neugeborene unmittelbar nach der Geburt Kontakt mit der Mutter. Der intensive (Haut-)Kontakt, der dabei entsteht (sog. Frühkontakt), hat einen positiven Einfluss auf die Mutter-Kind-Beziehung. Auch anschließend sollten Mutter und Kind räumlich nicht getrennt sein. Im Rahmen des sog. *Rooming-in* kann das Kind ständig in der unmittelbaren Nähe der Mutter sein. Das *Stillen* befriedigt nicht nur das Kontaktbedürfnis des Kindes, sondern fördert auch seine gesundheitliche Entwicklung.

Säuglingsalter und frühe Kindheit. Obwohl oft als „physiologische Frühgeburt" bezeichnet, ist das reife Neugeborene mit angeborenen sensorischen Fähigkeiten und einem Verhaltensrepertoire ausgestattet, mit dessen Hilfe die für das Überleben wichtigsten Bedürfnisse befriedigt werden können: Es kann schlucken und saugen (Nahrungsaufnahme) und es kann sein Befinden und seine Bedürfnisse durch Lächeln oder Schreien mitteilen. Auf diese Weise kann es mit seiner Umwelt kommunizieren und soziale Beziehungen zu Pflegepersonen (in der Regel Eltern) ausbilden. Im 2. Lebenshalbjahr bildet das Kind durch liebevolle Zuwendung der Eltern das **Urvertrauen** aus (*Erikson*, 1973). Das Urvertrauen bezeichnet den grundsätzlichen Glauben an die Zuverlässigkeit und Stabilität seiner Umgebung und ist die Voraussetzung dafür, dass das Kind zukünftig feste, emotionale Bindungen eingehen kann.

Fremdeln: Ab dem 8. Lebensmonat kann der Säugling vertraute Personen (vor allem die Mutter) von fremden, nicht vertrauten Personen unterscheiden. Beim Anblick eines Fremden – besonders, wenn dieser versucht, ihm nahezukommen – reagiert er mit einer ausgeprägten Angstreaktion: Versteifen des Körpers und Schreien. Diese Acht-Monats-Angst erreicht ihren Höhepunkt um den 10.–12. Monat und nimmt dann allmählich wieder ab.

Reifung und Lernen: Erst auf der Grundlage von Reifungsprozessen des ZNS werden viele Lernvorgänge möglich, wie etwa die Ausbildung der willkür-

Tab. 1.11 Motorische Entwicklung

Lebensmonat	Motorische Leistung
1	Kopf anheben
4.–5.	sich zur Seite drehen
6.	„Sphinxstellung" (Aufstützen auf die Arme im Liegen)
7.	Sitzen mit Unterstützung
8.	selbständiges Aufsetzen
9.–10.	Stehen
11.–13.	erste Schritte gehen

lichen Kontrolle über die *Ausscheidungsfunktionen* im 2. Lebensjahr. Deshalb ist der Versuch vieler Eltern, das Kind schon zu einem früherem Zeitpunkt zur Reinlichkeit zu disziplinieren, zum Scheitern verurteilt und erzeugt nur Frustrationen bei Eltern und Kind. Auch das *Gehen* kann erst aufgrund neuromuskulärer Reifung erlernt werden (ca. 11.–13. Monat). Die motorische Entwicklung verläuft dabei von kranial nach kaudal (Tab. 1.11).

Zwischen dem 11. und 14. Monat spricht das Kind in der Regel auch sein erstes Wort; mit 2 Jahren kann es schon ganze Sätze bilden, wobei Mädchen meist eine frühere Sprachentwicklung zeigen als Jungen.

 Merke

Kinder, die einen großen Bewegungsfreiraum haben und vermehrt zu motorischer Betätigung angeregt werden (Roller, Dreirad, Ballspiele usw.), weisen eine verbesserte motorische Entwicklung auf, als Kinder ohne diese Möglichkeiten.

Trotzphase. Im 2.–3. Lebensjahr tritt eine häufig als Trotzalter bezeichnete Phase auf. In dieser Zeit entdeckt das Kind sein *Ich* – es wird sich seiner eigenen Bestrebungen und Wünsche bewusst und nimmt die Möglichkeit wahr, seinen Willen gegen den Willen der Eltern zu richten. Diese ersten **Autonomietendenzen** des Kindes führen oft zu Konflikten mit der Umwelt, vor allem mit den Erziehenden (z.B. bezüglich Reinlichkeitserziehung oder Bewegungsfreiheit). Wird der Wille des Kindes in dieser Phase missachtet und abgelehnt, erlebt es dies als eine starke Frustration und beantwortet sie mit typischen, heftigen, emotionalen (Trotz-)Reaktionen wie Weinen, Schreien, sich auf den Boden werfen usw. Das Kind überwindet die Trotzphase, indem es lernt, seine Bedürfnisse und Wünsche mit den Forderungen der Umwelt in Einklang zu bringen und durch Entwicklung einer höheren Frustrationstoleranz.

Psychologie

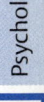

Schulalter. In den meisten Ländern werden Kinder im Alter von 5 (z. B. in England) bis 7 Jahren (z. B. in der Schweiz) eingeschult. Der Ausdruck „Schulreife" wird heute als nicht mehr ausreichend angesehen (*Schenk-Danzinger*), da er sich nur auf reifungsbedingte psychophysische Voraussetzungen als Einschulungskriterien bezieht. Da Entwicklung aber nicht ausschließlich als Reifung, sondern als komplexes Zusammenspiel von Umwelt, Reifungs- und Lernprozessen verstanden wird, spricht man heute von objektiver **Schulfähigkeit** und subjektiver **Schulbereitschaft** des Kindes.

■ *Schulfähigkeit:* Sie bezieht sich auf die kognitiven Fähigkeiten, die sich mit speziellen Tests ermitteln lassen (z. B. der MST: *Münchner Schulreifetest*).

■ *Schulbereitschaft:* Sie ist dann gegeben, wenn das Kind seine Lernmöglichkeiten im vorschulischen Bereich ausgeschöpft hat und nach neuen Wissensinhalten drängt, und wenn es sich von seinen Eltern schon so weit gelöst hat, dass es sich auch in einer Gruppe von Gleichaltrigen – fern der Familie – integrieren und wohlfühlen kann.

Leistungsmotivation: In der schulischen Ausbildung steht die Anforderung nach Leistung im Vordergrund. Während zunächst die Hoffnung auf Belohnung durch Eltern und Lehrer (Anerkennung, Liebesgewinn, Wertschätzung usw.) ausschlaggebend ist, entwickelt sich der Wunsch, Leistung, zu erbringen, zu einer inneren, von der Umwelt weniger abhängigen Motivationsform. Der Gegenstand selbst und der Erfolg werden zu eigenständigen Werten: das Interesse an Büchern, Wissensinhalten usw. sowie Stolz und Steigerung des Selbstwerts beim Erzielen guter Noten.

1.4.8   Entwicklung und Sozialisation im Lebenslauf und sekundäre Sozialisation

Geschlechtsidentität und Geschlechtsrolle. Das biologische Geschlecht lässt sich nach 3 Aspekten bestimmen:

■ Geschlechtschromosomen (genetisches Geschlecht),
■ Gonaden (gonadales Geschlecht),

Tab 1.12 Geschlechtsstereotype (Beispiele)

Mädchen	Junge
gefühlsbetontes Verhalten	Gefühlsbeherrschung („Jungen weinen nicht")
Passivität und Fügsamkeit	Eigenständigkeit, Aktivität und Durchsetzungsvermögen
musische und soziale Interessen	wissenschaftlich-technische Interessen und Betätigung

■ äußere Genitalorgane und sekundäre Geschlechtsmerkmale (genitales Geschlecht).

Für die Eintragung des Geschlechts in das Geburtenbuch ist nicht das genetische, sondern das *praktikable* Geschlecht entscheidend, das weitgehend von der Ausprägung der äußeren Genitalorgane bestimmt wird.

 Klinischer Bezug

Genitales und genetisches Geschlecht müssen nicht immer übereinstimmen (Intersexualität): Bei der **testikulären Feminisierung** z. B. ist das für den Androgenrezeptor codierende Gen mutiert, sodass das vorhandene Testosteron seine Wirkung an den Zielzellen nicht entfalten kann. Folge: ein weiblicher Phänotyp trotz männlichen Genotyps (46 XY).

Für die **psychosexuelle Identität** kommt es darauf an, sich zu einem Geschlecht zugehörig zu erleben. Wenn das Individuum sein biologisches Geschlecht dabei nicht akzeptiert, spricht man von *Transsexualität*. Die eigene geschlechtliche Identifizierung ist eng mit der Übernahme der entsprechenden Geschlechtsrolle verbunden. Sie beinhaltet die geschlechtstypischen Verhaltens- und Erlebensmuster, wie sie gesellschaftlich akzeptiert und erwartet werden (Geschlechtsstereotype, Tab. 1.12).

Ausbildung der Geschlechtsidentität: Es existieren mehrere Modelle, die den Erwerb der Geschlechtsidentität zu erklären versuchen:

■ *Psychoanalytisches Modell:* Identifizierung des Sohnes mit dem Vater (bzw. der Tochter mit der Mutter) in der phallischen Phase (dazu s. o. *Psychosexuelle Entwicklung nach Freud*).

■ *Soziales Lernen:* Dieser Ansatz betont die Rolle der Verstärkung, die durch Eltern oder Gleichaltrige erfolgen kann, wenn das Kind sich konform zu seiner Geschlechtsrolle verhält. Das heißt, ein Knabe erhält Zuwendung, Lob und andere Formen der Bestätigung, wenn er entsprechende männliche Verhaltensweisen zeigt (z.B mit Autos spielen) und wird bestraft, wenn er z. B. mit Puppen spielt.

■ *Kognitives Modell:* Es sind kognitive Leistungen des Kindes, die in wechselseitiger Auseinandersetzung mit der Umwelt die Geschlechtsidentität gestalten. Schon ab 2 Jahren kann das Kind zwischen männlich und weiblich unterscheiden. In der Folge erkennt es sich zu einem Geschlecht zugehörig und ist motiviert, möglichst viel über das eigene Geschlecht zu erfahren und diese Geschlechtsrollencharakteristika in seinem eigenen Erleben und Verhalten umzusetzen.

Prosoziales Handeln: Formen prosozialen Handelns sind Hilfe, Trost, Unterstützung und Fürsorge gegenüber Menschen, die in Not sind. Wichtige Voraussetzung für prosoziales Handeln ist neben der Internalisierung von gesellschaftlichen Werten (*Moral-*

entwicklung) auch die Fähigkeit, die Bedürfnisse anderer einfühlend zu erkennen → sich also emotional in die Lage anderer versetzen zu können (Perspektivenwechsel).

Antizipatorische Sozialisation: Manche Rollen werden, noch bevor sie übernommen werden können, im Voraus geübt und kennengelernt. Ein Beispiel dafür sind Betriebspraktika, in denen sich Schulkinder mit den Umständen und Anforderungen ihrer späteren voraussichtlichen Berufsrolle bekannt machen und sich mental auf sie vorbereiten können. Auch im Spiel mit Puppen können Mädchen und Jungen Aspekte späterer Rollen (z. B. Elternrolle) üben.

Schichtspezifische Sozialisation

Trotz individueller Unterschiede lässt sich feststellen, dass in den einzelnen sozialen Schichten **unterschiedliche Erziehungsstile** bevorzugt werden:

- *Erziehungsstil der Unterschicht:* Gehorsam und Befolgung von Regeln werden verlangt, wobei Verbote kaum begründet werden. Die Bestrafung richtet sich nach den Folgen eines Verhaltens, weniger nach dessen Absicht. Häufige Bestrafungsformen: körperliche Bestrafung, Hausarrest (*positionale Kontrollstrategie*).
- *Erziehungsstil der Mittelschicht:* Es werden die kindliche Autonomie und Leistungsorientierung gefördert. Verbote werden in der Regel begründet. Bestrafung (in Form von Liebesentzug und Erzeugung von Schuldgefühlen: *personale Kontrollstrategie*) richtet sich nicht nur nach den Folgen, sondern auch nach der Absicht einer Handlung.

Schichtspezifischer Sprachcode: Auf *Bernstein* zurückgehende Untersuchungen zeigen einen Zusammenhang zwischen sozioökonomischer Schichtzugehörigkeit und der Form des Sprachgebrauchs. Bernstein unterschied den mittelschichtstypischen *elaborierten Code* und den unterschichtsspezifischen *restringierten Code* (Tab. 1.**13**).

Die Art des ausgeübten Berufs ist einer der bestimmenden Faktoren für den sozioökonomischen Status. So verwundert nicht, dass der Beruf, der wiederum von der Bildung abhängt, einen erheblichen Einfluss auf die Sozialisation hat: Entgegennehmen von Be-

fehlen und „blindes Gehorchen müssen", bei Versagen Bestrafung usw. Solche Verhaltensmuster am Arbeitsplatz übertragen sich oft auch auf den privaten Umgang.

Soziale Fehlentwicklung

Zahlreiche Lebensbedingungen und -ereignisse wirken im Kindes- und Jugendalter als eine besondere Belastung und können zu Entwicklungsstörungen führen. *Beispiele:*

- soziale Isolation (z. B. Ausgrenzung durch Mitschüler),
- soziale Dichte (enger Wohnraum mit vielen Bewohnern),
- Diskontinuität von Lebensplänen (z. B. Jugendarbeitslosigkeit).

Wenn der Heranwachsende für diese und andere *Belastungsfaktoren* keine befriedigenden Bewältigungsmöglichkeiten zur Verfügung hat, können diese Frustrationen – je nach Disposition – zu *aggressiven Tendenzen* führen (Delinquenz, Jugendbanden bis hin zu Suizid). Dies ist besonders dann der Fall, wenn keine ausreichende sozioemotive Unterstützung durch das soziale Netzwerk erfahren wird (Verständnis, Aussprache und Hilfestellung durch Familie, Freunde etc.). Viele Jugendliche versuchen den Problemen zu entkommen, indem sie ihre Stimmungslage mit Genussmitteln zeitweilig verbessern. Dabei spielt in erster Linie der Gebrauch von Tabak und Alkohol als legalen Drogen eine Rolle. Aus Neugier und durch Gruppendruck werden nicht selten auch illegale Drogen (z. B. Haschisch) ausprobiert. Insgesamt ist dadurch die Gefahr einer Sucht- bzw. Abhängigkeitsentwicklung gegeben.

Jugendalter: In der zweiten Lebensdekade findet der Übergang vom Kind zum Erwachsenen statt. Mit der Ausbildung der Geschlechtsreife in der Pubertät gehen einschneidende körperliche, psychische und soziale Veränderungen einher. Während dieser Umbruchphase befindet sich der Jugendliche oft in einer Zwischenposition: nicht mehr Kind und noch nicht Erwachsener. Ein großes Problem dieser Periode ist daher die **Selbstfindung**. Entsprechend sieht *Erikson* eine wichtige Aufgabe des Jugendalters in der Ausbildung der *Identität*, also im Ziel, trotz des verun-

Tab. 1.13 Schichtspezifische Sprachcodes

Unterschicht (restringierter Code)	Mittelschicht (elaborierter Code)
eingeschränkter Wortschatz	reicher Wortschatz
einfache, unfertige Sätze	komplexe und grammatisch korrekte Satzbildung
knappe Anweisungen, kurze Fragen und Befehle	differenzierte Verbalisierung eigener Gefühle und Handlungsabsichten
häufiger Gebrauch von Redensarten und stereotypen Floskeln	

Psychologie

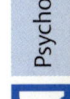

sichernden Rollenwechsels ein klares Selbstbild zu erlangen. Weitere Entwicklungsaufgaben sind das *Akzeptieren des eigenen, veränderten Aussehens*, *Identifizierung mit der Geschlechtsrolle* und eine *emotionale Ablösung von der Familie* als Voraussetzung dafür, einen eigenständigen und eigenverantwortlichen Lebensweg gehen zu können.

Pubertät: Zeit von den ersten Anzeichen der Ausprägung sekundärer Geschlechtsmerkmale bis zum Eintritt der Geschlechtsreife. Trotz beträchtlicher interindividueller Variation setzt sie bei Mädchen (10.–15. Lebensjahr) durchschnittlich 2 Jahre früher ein als bei Jungen (12.–17. Lebensjahr). Kennzeichnend für die Pubertät sind ein enormer Wachstumsschub (bei Jungen besonders auch eine Zunahme der Muskelmasse), die Ausbildung sekundärer Geschlechtsmerkmale (Behaarungstyp, Stimmbruch, Brustentwicklung usw.) und der Fortpflanzungsfähigkeit (Ausreifung der primären Geschlechtsorgane). Gleichzeitig findet eine zunehmende emotionale Ablösung von den Eltern statt, neue und reifere Beziehungen zu Gleichaltrigen werden aufgenommen. Es treten gehäuft Konflikte mit den Eltern über abweichende Vorstellungen bezüglich des Freizeitverhaltens (z. B. Ausgehen, Musikhören usw.) und anderer Bereiche wie Kleidung, Umgangsformen und Schulleistungen auf.

 Klinischer Bezug

Die sexuelle Reifung kann – besonders durch hormonelle Störungen – zu früh einsetzen. Beginnt sie vor dem 8. (Mädchen) bzw. vor dem 9. Lebensjahr (Jungen), spricht man von einer **Pubertas praecox.** Die zu frühe Entwicklung sekundärer Geschlechtsmerkmale (z. B. Brustentwicklung bei Mädchen) kann sich negativ auf die Psyche auswirken, denn oft wird dadurch die Integration in die (sich normal entwickelnde) Gruppe der Altersgenossen erschwert. Körperliche Folge der Pubertas praecox ist die geringere Körpergröße, die erreicht werden kann, weil der Wachstumsprozess durch die zu frühe Verknöcherung der Epiphysenfugen vorzeitig beendet wird.

Verlängerte Übergangszeit vom Kind zum Erwachsenen: An die Stelle der Kinderarbeit, die im 19. Jahrhundert noch üblich war, ist heute eine relativ lange Schul- und Berufsausbildung getreten. Die körperliche und kognitive Leistungsfähigkeit des Jugendlichen kommt in vielen Punkten an die des Erwachsenen heran. Da dieses Potenzial in der Schule nicht erschöpfend gefordert wird, werden überschüssige Energien und der Betätigungsdrang oft in sportliche Aktivitäten gesteckt oder – unter entsprechenden Umständen – in Verbindung mit Jugendbanden in kriminelle Unternehmungen.

Kind und Krankheit

Psychischer Hospitalismus: Längere stationäre Aufenthalte von Kindern können ihre weitere Entwicklung drastisch beeinträchtigen. Langfristige (mehrmonatige) Trennung von der Mutter, Mangel an emotionaler Zuwendung und sensorische Deprivation spielen hierbei eine ursächliche Rolle. Folgen können sein:

- Psychische Funktionsstörungen wie Apathie, motorische Verlangsamung und Kontaktverweigerung,
- Appetit- und Gewichtsabnahme bis hin zur Auszehrung (Marasmus).

 Merke

Zwischen dem 6. Lebensmonat und dem 4. Lebensjahr ist die Gefährdung durch Hospitalisierungsschäden am größten.

Um dem Hospitalisierungssyndrom vorzubeugen, versuchen Kinderkrankenhäuser, den stationären Aufenthalt soweit wie möglich zu verkürzen und den Müttern unbeschränkte Besuchszeit oder Übernachtung im Krankenhaus selbst (sog. *rooming-in*) zu ermöglichen.

Angst vor ärztlichen Eingriffen: Lernprozesse spielen in der Ausbildung von Ängsten vor medizinischen Eingriffen eine wichtige Rolle: Wurde z. B. einem Kind ein Zahn gezogen, wird die Kopplung zwischen diesem Eingriff und den dabei erfahrenen Schmerzen (klassische Konditionierung) dazu führen, dass das Kind zukünftig Angst vor dem Zähneziehen hat. Wird diese Angst entsprechend generalisiert, wird es sich auch vor Zahnärzten und Ärzten allgemein fürchten. Diese Ängste können durch Modelllernen abgebaut werden, z. B. durch Betrachten eines Films, in dem Kinder gezeigt werden, die den Zahnarztbesuch gut bewältigen.

Kindliche Vorstellungen von Krankheit und Tod hängen wesentlich von der kognitiven Entwicklungsstufe ab, die das Kind erreicht hat; auch werden sie vom soziokulturellen Umfeld und durch die Art der Erziehung beeinflusst.

Das misshandelte Kind

Misshandlung bezeichnet eine Beeinträchtigung des Kindes, die *psychisch* oder *physisch* sein kann. Formen der Misshandlung sind die *Gewaltanwendung* und die *Unterlassung*, bei der das Kind vernachlässigt, nicht ausreichend gepflegt, ernährt und beaufsichtigt wird. Je nach Art und Ausmaß der Misshandlung weisen betroffene Kinder Verhaltensstörungen (aggressives Verhalten), emotionale Störungen (Depression bis hin zum Suizid) und erhöhte Suchtneigung (Alkohol, Drogen) auf. Viele Kinder haben aus Angst vor Bestrafung oder vor dem Verlust der Familie

Angst, von ihrer Misshandlung zu berichten. Häufiges Auftreten von Hämatomen, Verbrennungen, Schürfungen etc. können dem (Haus-)Arzt auffallen; eine Einschaltung des Jugendamts ist in solchen Fällen oft angebracht, was in entsprechend schweren Fällen letztlich dazu führen kann, dass den Eltern das Sorgerecht für ihr Kind entzogen wird.

Erwachsenenalter

Die wichtigsten Lebensbereiche des Erwachsenenalters sind die Familie und der Beruf. Als Entwicklungsziele für das frühe Erwachsenenalter (23–30 Jahre) nennt *Havighurst* (1948) die Heirat, Geburt von Kindern, Arbeit bzw. Beruf und das Finden eines **Lebensstils**; für das mittlere Erwachsenenalter (31–50 Jahre) Haushalt führen, Kinder aufziehen und die berufliche Karriere.

Arbeit und Beruf: Arbeit hat eine zentrale Bedeutung für die Entwicklung der Persönlichkeit. Durch die berufsspezifischen Anforderungen lernt das Individuum seine *Möglichkeiten und Grenzen* kennen; es wird gefordert, sich an die Arbeitsbedingungen anzupassen und *soziale Interaktionen* zu gestalten. Die Bewältigung dieser zahlreichen Aufgaben geht mit einer Entwicklung und einem Wachstum von Fähigkeiten und Kompetenzen einher. Daraus und aus dem Gefühl, etwas geleistet zu haben, steigen das *Selbstwertgefühl* und die *Selbstzufriedenheit*.

Arbeitslosigkeit: Gerade die Langzeitarbeitslosigkeit stellt eine Belastung für die Person dar. Es entwickeln sich Gefühle der *Abhängigkeit, Nutzlosigkeit*, eines *verminderten Selbstwerts* und der *Unzufriedenheit*, die durch die ökonomischen Einschränkungen und gesellschaftliche Ausgrenzung noch verstärkt werden. Langzeitarbeitslosigkeit hat für die Befindlichkeit schlimmere Folgen als eine Arbeitsunzufriedenheit.

 Merke

Die Krankheitsanfälligkeit und Suizidrate sind bei Langzeitarbeitslosen signifikant erhöht.

Familie: Die **Paarbeziehung** bietet beträchtliche Entwicklungsmöglichkeiten, erfordert aber auch Anpassungsleistungen: Die Beziehung zum Partner setzt Opfer- und Kompromissbereitschaft des Einzelnen voraus und die Fähigkeit, eigene Bedürfnisse zugunsten des anderen zurückzustellen.

Elternschaft: Die Geburt von Kindern stellt für den (jungen) Erwachsenen den Übergang in einen neuen Lebensabschnitt dar: Aus der Paar-Diade wird eine *Eltern-Kind-Triade*. Dies bedeutet nicht nur eine Herausforderung für den individuellen Lebensplan (Umgestaltung des Alltagslebens, z.B. Aufgabe des Berufs der Mutter, Ausrichtung auf den Lebensrhythmus des Kindes: Füttern, Pflegen, usw.), sondern

auch für die Partnerschaft: Die Zweier-Beziehung ist nicht mehr die Ausschließliche, sondern nur noch eine von mehreren Beziehungskonstellationen (Mutter-Kind, Vater-Kind, Vater-Mutter), was zu emotionalen Krisen in der Partnerschaft führen kann.

 Merke

Wie erfolgreich die durch die Elternschaft bedingten Belastungen bewältigt werden können, hängt von den Persönlichkeitseigenschaften, der Qualität der Paarbeziehung, den sozioökonomischen Verhältnissen und dem sozialen Umfeld ab.

Scheidung: Die Scheidung bezeichnet die Auflösung der Familie. Die eigentliche, juristische *Scheidung* ist dabei nur ein formeller Teil eines umfassenderen *Ablösungsprozesses*, der nach *Kaslow* schon vorher als *emotionale Scheidung* begonnen hat und schließlich in die psychische *Scheidung* mündet, in der sich die (Ex-)Partner an die neuen, veränderten Lebensbedingungen anpassen. Zahlreiche Untersuchungen zeigen, dass sich die psychischen Folgen einer Scheidung bei Erwachsenen oft als Stimmungslabilität und Depressionen manifestieren und mit einer erhöhten Krankheitsanfälligkeit einhergehen. Bei Kindern geschiedener Eltern treten gehäuft Verhaltensstörungen und eine Verschlechterung der Schulleistung auf; langfristig weisen sie selbst eine höhere Scheidungsrate auf.

Partnerverlust: Der Tod des Ehepartners ist ein emotional besonders belastendes Ereignis. Wie gut es überwunden wird und wie ausgeprägt die Trauerreaktion ausfällt, hängt neben der Qualität der Partnerschaftsbeziehung auch von Alter und Geschlecht ab.

 Merke

Männer kommen im Allgemeinen emotional schlechter mit der Verwitwung zurecht als Frauen. Bei beiden Geschlechtern sinkt mit dem Alter das Ausmaß negativer Reaktionen auf den Partnerverlust.

Altern: Altern ist der unidirektionale und irreversible biologische Prozess, der mit der Geburt eines Organismus beginnt und mit dessen Tod endet. Nach anfänglichem Leistungszuwachs (Wachstum) sinken Funktions- und Adaptationsfähigkeit bis zum Lebensende permanent ab.

Das **Alter** bezeichnet die letzte Lebensphase eines Organismus. Ihr Beginn wird (für den Menschen) mit dem 65. bzw. 70. Lebensjahr angesetzt.

Somatische Altersfolgen: Neben einer *allgemeinen Verlangsamung* von Stoffwechsel- und Ausscheidungsfunktionen zeigen sich *körperliche Alterserscheinungen* z.B. an *Haut* (Atrophie und sog. Altersflecken), *Muskeln* (Abnahme der Muskelmasse), *Kno-*

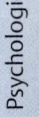

chen (Osteoporose), *Sinnesorganen* (Presbyopie, Presbyakusis), *ZNS* (Abnahme von Neurotransmitterverfügbarkeit und Reaktionsgeschwindigkeit), *Immunsystem* (erhöhte Infektanfälligkeit) und *Herz-Kreislauf* (Atherosklerose, Hypertonie).

Aufgrund der sinkenden Leistungsfähigkeit und der Zunahme an Krankheiten (Multimorbidität) stellen Gesundheit, Krankheit und Ernährung wichtige Inhalte in Gesprächen, Gedanken und Handlungen des täglichen Lebens alter Menschen dar.

Das **Klimakterium** (Wechseljahre) bezeichnet die Übergangsphase der Frau von der Geschlechtsreife zum Alter, in die, um das 50. Lebensjahr, die Menopause fällt (letzte Menstruation). Ursache ist eine ovarielle Insuffizienz, die mit einem drastischen Rückgang der Östrogen- bzw. Gestagenbildung einhergeht. Neuere Forschungsarbeiten beschäftigen sich auch mit den Wechseljahren des Mannes („Climacterium virile").

 Klinischer Bezug

Menopausensyndrom: Im Rahmen des Klimakteriums ergeben sich, aufgrund des Östrogenmangels und des reaktiven FSH-Anstiegs, gesundheitliche Beeinträchtigungen wie Hitzewallungen, Schweißausbrüche, Schlafstörungen etc. Langfristig nimmt wegen des Östrogenmangels auch die Knochendichte ab (Osteoporose), weshalb es gehäuft zu Frakturen kommen kann. Depressionen können in dieser Phase auch durch das subjektive Gefühl des Attraktivitätsverlusts (und damit durch eine Minderung des Selbstwertgefühls) verursacht werden.

Kognitive Altersveränderungen: Die sog. **Defizithypothese** postuliert einen allgemeinen Abfall von Intelligenz bzw. kognitiver Leistungsfähigkeit im Alter. Neueren Untersuchungen zufolge trifft diese Hypothese aber nur bedingt zu. Nach *Catell* (1963) und *Horn* (1978) lassen sich **zwei Intelligenzdimensionen** unterscheiden, die im Alter eine unterschiedliche Veränderung erfahren:

- *fluide Intelligenz:* schlussfolgernde und begriffsbildende Leistungen sowie solche, die Flexibilität und rasche Umstellung erfordern,
- *kristalline Intelligenz:* allgemeines Fakten- und Erfahrungswissen, Sprachverständnis und -gewandtheit.

 Merke

Während die *fluide Intelligenz* im frühen Erwachsenenalter ihren Höhepunkt erreicht und danach permanent absinkt, bleibt die *kristalline Intelligenz* erhalten und kann mit dem Alter sogar zunehmen. Geistige Tätigkeit hat einen großen Einfluss auf die Intelligenzleistung im Alter.

 Klinischer Bezug

Demenz: Gemäß der WHO versteht man darunter die Schädigung höherer kortikaler Funktionen (Gedächtnis, Denken, Auffassung, Sprache, Urteils- und Orientierungsvermögen), die zu einer Beeinträchtigung in den persönlichen Aktivitäten des Alltags führt. Das Auftreten demenzieller Erkrankungen korreliert mit dem Alter: Während die Gruppe der 65- bis 69-Jährigen nur zu ca. 3 % von der Altersdemenz betroffen ist, weisen die über 90-Jährigen eine Rate von über 30 % auf. Demenzen sind keine physiologischen Altersveränderungen, sondern krankhafte Prozesse.

Rollenwechsel im Alter: Ein einschneidendes Lebensereignis ist die *Pensionierung*. Sie bedeutet den Ausstieg aus der Berufsrolle. Durch die Entbindung von den alltäglichen Pflichten, Aufgabe der gewohnten Lebensrhythmus, aber auch durch die Veränderung des sozioökonomischen Status (geringeres Einkommen) können Gefühle entstehen, weniger nützlich und „weniger wert" zu sein und nicht mehr gebraucht zu werden. Diese *emotionale Krise* lässt sich besser bewältigen, wenn schon frühzeitig vor der Pensionierung konkrete Pläne und Vorhaben für das Rentenalter gemacht werden und dieses somit eine klare Zukunftsperspektive gewinnt. Der Ausstieg wird so zum Umstieg.

Isolation und Vereinsamung. Durch Verwitwung und durch das Sterben von gleichaltrigen Bezugspersonen entsteht im Alter – besonders bei Kinderlosigkeit – ein objektiver Mangel an sozialen Kontakten (*Isolation*). Aber auch bei ausreichenden sozialen Kontakten kann das subjektive Gefühl der *Vereinsamung* auftreten, etwa dann, wenn durch Eintönigkeit und Einförmigkeit des Tagesablaufs Langeweile entsteht (z. B. in Altenheimen).

 Merke

Isolation und Vereinsamung können das Wohlbefinden und die Lebenszufriedenheit im Alter beeinträchtigen und zu einer Verringerung der körperlichen Funktionsfähigkeit führen.

Theorien des erfolgreichen Alterns: Die *Desengagement-Theorie* besagt, dass im Alter die allgemeine Aktivität, die Anzahl der wahrgenommenen Rollen und das Ausmaß sozialer Kontakte abnehmen. Dieser allmähliche Rückzug aus dem aktiven Leben ist sowohl vom Individuum als auch von der Gesellschaft gewollt und soll beide zufrieden stellen.

Die *Aktivitätstheorie* stellt dem entgegen, dass der ältere Mensch nur dann zufrieden sein kann, wenn er aktiv bleibt und das Gefühl hat, gebraucht zu werden.

1.4.9 Soziodemographische Determinanten des Lebenslaufs

Demographische Grundbegriffe, Daten und Methoden

Die **Demographie** (= Bevölkerungswissenschaft) beschreibt den Bevölkerungsstand und erforscht die bedingenden Faktoren und die Konsequenzen der Bevölkerungsentwicklung. Die Demographie ist auch für die Medizin von Bedeutung, weil die Veränderungen der Bevölkerungsstruktur die Rahmenbedingungen für einen Wandel der sozialmedizinischen Bedürfnisse und des Krankheitsspektrums bilden. Die **Bevölkerung** ist definiert als die Gesamteinwohnerzahl eines konkreten geographischen Gebietes, d.h. alle Personen mit ständigem Wohnsitz in diesem Bereich, an einem festgelegten Stichtag.

Der **Bevölkerungsaufbau** wird sehr deutlich durch das Merkmal der Alterszusammensetzung charakterisiert. In sog. *Alterspyramiden* wird sowohl *Altersstruktur* als auch *Geschlechtsstruktur* graphisch dargestellt. Die Bevölkerungsentwicklung findet demnach direkten Niederschlag in der Form der Alterspyramide.

Grundformen der Alterspyramiden

Gleichschenkliges Dreieck: Diese Form verkörpert eine wachsende Bevölkerung (z.B. in Entwicklungsländern) mit hoher Säuglings- und Kindersterblichkeit und überdurchschnittlich hoher Rate an Todesfällen in allen Altersgruppen (auch bei Erwachsenen). Die mittlere Lebenserwartung ist relativ gering.

Glockenform: Sie bezeichnet eine stagnierende Bevölkerung, d.h. Geburten- und Sterberate liegen etwa auf gleicher Höhe.

Urnen- oder Pilzform: Sie erklärt eine schrumpfende Bevölkerung (z.B. Bundesrepublik Deutschland). Die Basis der Pyramide nimmt mit sinkender Geburtenrate ab, die Sterberate geht zurück, der „breite Bauch" der Alterspyramide verschiebt sich im Laufe der Zeit nach oben (= Überalterung).

Folgende Informationen kann die Alterspyramide zusätzlich liefern: Besteht ein Frauen oder ein Männerüberschuss, wie verhalten sich dann die Sexualproportionen? Wie hoch ist die Anzahl der Frauen bzw. Männer in den einzelnen Jahrgängen oder auch im erwerbsfähigen Alter? Ebenso sind die Zusammenhänge zwischen der Bevölkerungsstruktur und ökonomisch-gesellschaftlichen Entwicklungsphasen erkennbar (z.B. Geburtenausfälle in Zeiten wirtschaftlicher Not) oder auch umfangreiche unnatürliche Sterbefälle (z.B. durch Krieg). Unter Betrachtung der Pyramidenbasis können Aussagen über die Entwicklungstendenzen der gesamten Bevölkerung gemacht werden: breite Basis → wachsende Population; schmale Basis → abnehmende Bevölkerung.

 Merke

Aus Alterspyramiden lassen sich weder der Geburten- oder Sterbeüberschuss pro Jahr noch die altersspezifische Sterbewahrscheinlichkeit oder die vermutliche Lebenserwartung eines Neugeborenen entnehmen. Bevölkerungspyramiden leisten keine Aussage über die Nettoreproduktionsziffer oder die Migrationsverluste bzw. -gewinne.

Altersaufbau der Bundesrepublik Deutschland

Abb. 1.**18** zeigt die urnenförmige Alterspyramide der Bundesrepublik Deutschland. Im Jahre 1988 betrug die Bevölkerungszahl in den alten Bundesländern 61,715 Mio., die der neuen Bundesländer 16,675 Mio.. Die Gesamtbevölkerung der heutigen Bundesrepublik Deutschland liegt demnach bei etwa 78,39 Mio., wobei eine exakte Zahl nur durch erneute Volkszählung ermittelbar ist (letzte Volkszählung am 25.5.1987).

Der Frauenüberschuss bei den über 65-Jährigen ist durch den 2. Weltkrieg bedingt; deutlich erkennbar sind auch die Einschnitte der kriegsbedingten Geburtenausfälle der Jahrgänge der 70- bis 80-Jährigen und der 45- bis 50-Jährigen. Ein Männerüberschuss ist ab den Altersjahrgängen der unter 50-Jährigen zu verzeichnen.

 Merke

Auf 100 Mädchengeburten kommen etwa 106 Jungengeburten.

Die Stufe der Altersklassen zwischen 20 und 30 Jahren ist am stärksten besetzt. Erklärung hierfür ist der durch die Wirtschaftswunderjahre bedingte Babyboom in den 60er Jahren. Zwischen 1960 und 1970 wurden im Jahr zwischen 800000 und 900000 Kinder geboren, in den Jahren 1983–1985 wurden nur noch ca. 580000 jährliche Geburten registriert.

Die Bevölkerung wird nach folgenden Kriterien differenziert:

- *biologisch*: Alter, Geschlecht,
- *rechtlich*: Nationalität, Familienstand,
- *sozioökonomisch*: berufliche Stellung, Einkommen.

In früheren Jahren war die Zahl der Verheirateten ein direktes Maß für die Aussage über die Geburtenzahlen, dies hat sich jedoch gewandelt. Im Jahre 1988 stammten 11% der Geburten aus nichtehelichen Lebensgemeinschaften. Das Heiratsverhalten wird zunehmend von der Fertilität entkoppelt und kann somit nicht mehr als Frühindikator für die Geburtenanzahl gelten.

Bevölkerungsbewegung

Die **natürliche Bevölkerungsbewegung** ist das Ergebnis der natürlichen demographischen Prozesse

Psychologie

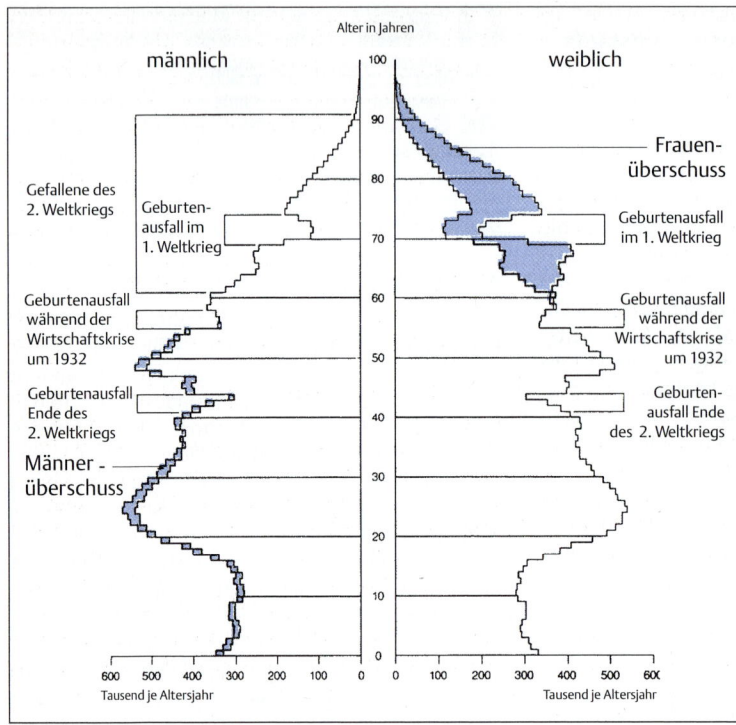

Abb. 1.**18 Altersaufbau der Bevölkerung der Bundesrepublik Deutschland** (aus Rosemeier, Medizinische Psychologie und Soziologie, 4. Aufl., Enke, Stuttgart 1991)

und wird durch die *Geburten-* bzw. *Sterbeziffern* verdeutlicht. Die Geburtenrate steht unter dem Einfluss von Heiratshäufigkeit, ehelicher Fruchtbarkeit und Generationenabstand, während die Sterblichkeit abhängig ist vom medizinisch-technischen Fortschritt, den gesundheitlichen Präventivmaßnahmen und der Unfallhäufigkeit.

 Merke

Zu- oder Abwanderungsbewegungen werden bei den natürlichen Bevölkerungsbewegungen nicht berücksichtigt.

Der besseren Erfassung und statistischen Auswertung der Bevölkerung dienen – neben den absoluten Zahlenwerten – folgende verschiedene Ziffern:
Die **allgemeine (rohe) Geburtenziffer** bezieht die Zahl der Geborenen im Jahre x auf 1000 der mittleren Gesamtbevölkerung; im Jahre 1976 betrug diese Zahl 9,5 Geburten auf 1000 Einwohner. Altersspezifische Geburtenziffern nehmen als Bezugsgruppe Frauen eines bestimmten Alters.
Die allgemeine (rohe) Sterbeziffern *(Mortalität)* wird aus dem Verhältnis der Zahl der Sterbefälle im Jahre x zu 1000 der mittleren Gesamtbevölkerung erstellt. Die altersspezifischen Sterbeziffern setzen die Anzahl der Gestorbenen eines bestimmten

Lebensalters in Beziehung zu den Lebenden dieses Alters im Jahre x.
Die **Säuglingssterblichkeit** ist für die Beurteilung des medizinischen Standards von Bedeutung. Hierbei wird die Anzahl der im ersten Lebensjahr verstorbenen Kinder zu 1000 lebend geborenen Säuglingen in Beziehung gesetzt.
Die **Reproduktionsziffern** geben Aufschluss darüber, inwieweit eine Generation ihren Bestand erhält und weiterführt. Mittels dieser Reproduktionsraten können längerfristige Wachstumsverhältnisse gut charakterisiert werden.

■ Die *Bruttoreproduktionsziffer* ist die Zahl der lebend geborenen Mädchen bezogen auf die Zahl der Frauen im fruchtbaren Alter.

■ Die *Nettoreproduktionsziffer (NRZ)* berücksichtigt zusätzlich die Tatsache, dass nicht jede Frau die gebärfähige Zeit (15 – 45 Jahre) überlebt und nicht jedes lebend geborene Mädchen seinerseits wieder ins gebärfähige Alter kommt. Derzeit beträgt die NRZ in der Bundesrepublik 0,63; das bedeutet zum einen, dass nicht jede Frau in ihrem Leben eine Mädchengeburt hat und nicht jedes Mädchen das gebärfähige Alter erreicht und zum anderen, dass ein Defizit an Geburten, die zur Erhaltung des Bevölkerungsstands beitragen, von etwa einem Drittel besteht. Bei einem NRZ-Wert von 1,0 reproduziert sich eine Bevölkerung innerhalb einer Frauengeneration komplett.

Die allgemeine weibliche **Fertilitätsziffer** gibt das Verhältnis der Anzahl der geborenen Kinder eines Jahres zu der Anzahl der Frauen zwischen 15 und 45 Jahren (gebärfähiges Alter) wieder.

Die Kombination der Sterbe- und Geburtenzahlen gibt Aufschluss über die natürliche demographische Lage der Bevölkerung. **Geburtenüberschuss** entsteht, wenn die Zahl der Geburten die Zahl der Sterbefälle übersteigt. Im umgekehrten Fall spricht man von **Geburtendefizit** oder **Sterbeüberschuss**.

Die Berechnung der **Lebenserwartung** ist mittels sog. Sterbetafeln möglich; darin sind alle Sterbefälle nach Geschlecht, Todesursache und Sterbealter statistisch aufgearbeitet. Die *mittlere Lebenserwartung* ist ein Maß für die Lebensdauer, die ein Neugeborenes durchschnittlich nach den Sterbetafeln erwarten kann. Die Zahl gibt darüber Auskunft, wie lange ein Bevölkerungsmitglied im Schnitt leben würde, wenn es lebenslang in den konstanten Sterbeverhältnissen steht, die für einen großen Bevölkerungsteil erstellt worden sind. In der mittleren Lebenserwartung werden also die altersspezifischen Sterbeverhältnisse aufsummiert.

Sie liegt in der Bundesrepublik Deutschland für neugeborene Jungen bei ca. 71,5 Jahren und für neugeborene Mädchen bei ca. 78,1 Jahren. Zu Beginn des 20. Jahrhunderts lag die mittlere Lebenserwartung noch deutlich niedriger, nämlich bei 44,8 Jahren für männliche und bei 48,3 Jahren für weibliche Neugeborene. Gründe für diese enorme Steigerung sind die Verbesserung der hygienischen Bedingungen, der medizinischen Versorgung und der Arbeitsbedingungen sowie die Steigerung des Gesundheitsbewusstseins.

Wanderungen (Migration)

Die **räumliche Mobilität**, also die Häufigkeit des Wohnortwechsels kann sich sehr nachhaltig und einseitig auf die Bevölkerungsstruktur eines betroffenen Gebiets auswirken; zu erwähnen sind z.B. Flüchtlings- und Asylantenströme.

In der Demographie spricht man von **Binnenwanderung**, wenn der Wohnortwechsel innerhalb einer bestimmten Region erfolgt. **Außenwanderung** bezeichnet dagegen die Wanderung von einem Gebiet in ein anderes. *Wanderungssaldo* ergibt sich aus der Differenz aller regionenspezifischen Zu- oder Abwanderungen; das *Wanderungsvolumen* ist die Summe aller Wanderungen. Der durch die Wanderung bedingte Wechsel des sozialen Umfelds, z.B. der Bezugsgruppe, hat nicht zwangsläufig eine Veränderung des sozialen Status zur Folge. Bleibt er erhalten, spricht man von **horizontaler Mobilität**; Wanderung verbunden mit sozialem Ab- oder Aufstieg wird als **vertikale Mobilität** bezeichnet. Die **Mobilitätsziffer** bezieht die Zahl der Wohnortwechsel (eines Jahres) auf 1000 der Gesamtanzahl der Einwohner dieses Gebiets (= mittlere Bevölkerung). Hieraus werden Aussagen über die Wanderungsintensität und Wanderungsquote einer Bevölkerung getroffen; auch können *spezifische Mobilitätsziffern* erstellt werden, z.B. nach Alter, Bildung, Beruf und Geschlecht.

Die **Ursachen** für Wanderungsbewegungen sind weit gestreut: *Ökonomische Interessen* (z.B. Arbeitsplatz- oder Berufswechsel, Qualität der Infrastruktur und Marktlage), *soziale Ungleichheiten* und *kulturelle Konflikte* (z.B. Ghettobildung) sind ebenso denkbar wie *ökologische Ereignisse* (z.B. Gebietsverschmutzung) und *politische Krisensituationen* (z.B. Vertreibung, Flucht). Wanderungen erscheinen in vielen Fällen als *Problem lösendes Sozialverhalten*, getrieben von der Hoffnung auf eine Besserung der wohnortabhängigen Konfliktsituation. Als weiterer Auslöser von Wanderungen kann die *Disparität der Lebensbereiche* gesehen werden, die in Gebieten mit Menschen unterschiedlichster Lebenserwartung und Ansprüchen auftritt. Personen, z.B. soziale Aufsteiger, die sich in einer Umgebung nicht mehr wohl und passend fühlen, reagieren mit Abwanderung.

Die **statistische Änderungsrate** beinhaltet sowohl die *natürliche Bevölkerungsbewegung als auch die Wanderungsbewegungen*.

Erwerbstätigkeit

In einer ökonomischen Gesellschaft, z.B. in der Bundesrepublik Deutschland, lässt sich die Gesamtstruktur der Bevölkerung treffend durch das Kriterium der Erwerbstätigkeit charakterisieren. Folgende Begriffe werden in der Statistik unterschieden:

Erwerbspersonen sind alle Bevölkerungsmitglieder (ständiger Wohnsitz in der Bundesrepublik Deutschland) zwischen 16 Jahren (mittleres Berufseintrittsalter) und 65 Jahren (mittleres Berufsaustrittsalter). Als **erwerbsfähig** werden die Personen bezeichnet, die sich im Erwerbsalter befinden und sowohl körperlich als auch geistig in der Lage sind, regelmäßig eine Tätigkeit auszuführen (= gesellschaftliches *Arbeitspotenzial*). Der deutliche Anstieg des Erwerbspotenzials in den letzten Jahren ist auf den Eintritt der geburtenstarken Jahrgänge ins Erwerbsalter zurückzuführen und darauf, dass eine geringere Anzahl an Erwerbstätigen aus dem Berufleben ausgeschieden ist. Durch den Übergang der geburtenschwachen Jahrgänge ins Erwerbsalter wird ein Rückgang des Arbeitskräftepotenzials (= Lehrstellenüberangebot) zu verzeichnen sein, der evtl. durch zugewanderte ausländische Erwerbstätige aufgefangen werden kann.

Erwerbstätige sind Personen, die über ein steuerpflichtiges Einkommen verfügen, das sie aus einem festen Arbeitsverhältnis, einer freiberuflichen oder selbstständigen Tätigkeit oder aus familiärer finanzieller Unterstützung beziehen.

Psychologie

Erwerbslose sind Personen ohne Erwerbstätigkeit, jedoch um Wiederaufnahme einer Tätigkeit bemüht.
Arbeitslose sind Personen ohne Erwerbstätigkeit – ohne Berücksichtigung, ob eine Wiederaufnahme angestrebt wird oder nicht.
Erwerbsquote: Die **allgemeine Erwerbsquote** bezeichnet den prozentualen Anteil der erwerbstätigen Bevölkerung an der Gesamtbevölkerung eines Landes (*Beispiel:* Im Jahre 1982 waren bei einer Gesamtbevölkerungszahl von 61,66 Mio. etwa 28,34 Mio. Bundesbürger erwerbstätig, was einer Erwerbsquote von 46 % entspricht).
Die **geschlechtsspezifischen Erwerbsquoten** berücksichtigen den Männer- bzw. Frauenanteil in der Gesamtanzahl der Erwerbstätigen: 38,5 % Frauen (ca. 1/3) und 61,5 % Männer (ca. 2/3).
Die **altersspezifischen Erwerbsquoten** beziehen sich jeweils auf die Erwerbstätigen eines Alters.
Die **Arbeitslosenquote** teilt die Anzahl der registrierten Arbeitslosen durch die Summe der Erwerbstätigen und der Arbeitslosen. Im Oktober 1995 lag die Arbeitslosenquote der Bundesrepublik Deutschland bei 9,2 %, was etwa 3,5 Mio. Arbeitslosen entspricht.

Exkurs: Definition der Wirtschaftssektoren nach Fourastie
Nach der Theorie von *Fourastie* verschiebt sich der Schwerpunkt der Beschäftigten im Laufe der industriellen Entwicklung vom primären über den sekundären zum tertiären Sektor. Je größer die Technisierung eines Wirtschaftssektors, desto geringer ist der Personalbedarf.
- *Primärer Sektor:* z. B. Land- und Forstwirtschaft, Bergbau,
- *Sekundärer Sektor:* industrielle Produktion und Handwerk,
- *Tertiärer Sektor:* Dienstleistungsbetriebe (z. B. Sozialarbeit) und Handel (z. B. Verkauf).

Wichtige demographische Methoden.

Die Demographie bedient sich diverser Erhebungsmethoden, um die Bevölkerung statistisch zu erfassen und Maßzahlen berechnen zu können.
Volkszählung = *Zensus:* Sie liefert als Totalerhebung ein umfassendes Bild von der Struktur der Bevölkerung in demographischer und sozialer Hinsicht. Volkszählungen bieten die Möglichkeit, die Population nach allen politischen Gliederungen (z. B. nach Bundesland, Landkreis, Stadtbezirk) aufzuschlüsseln und statistisch zu erfassen. Die gewonnenen Daten werden für ökonomische, politische und soziale Planungen verwendet. Im Jahre 1987 wurde in der Bundesrepublik Deutschland die bisher letzte Volkszählung durchgeführt, die von langen politischen Streitgesprächen z. B. über die Problematik des Datenschutzes begleitet wurde.

Mikrozensus: Dieser bezeichnet die repräsentative vierteljährliche Erhebung von 1 % aller bundesdeutschen Haushalte, die seit 1957 durchgeführt wird (= Querschnittsuntersuchung). Die Statistik erfasst neben den Standarddaten (z. B. Beruf, Kinderanzahl) in unterschiedlichen zeitlichen Abständen auch Zusatzdaten (z. B. Krankheiten, Ausbildung).
Mit der Gliederung nach Altersgruppen kann deren spezifische Situation zu einem bestimmten Zeitpunkt beschrieben werden. Zur Erfassung von Lebensläufen und Entwicklungstendenzen werden Längsschnittstudien durchgeführt.
Kohortenanalyse: Ist die Beobachtung einer Bevölkerungsgruppe über einen längeren Zeitraum, evtl. über das ganze Leben hinweg, wobei die Gruppenmitglieder ein gemeinsames Merkmal besitzen (z. B. gleicher Geburtsjahrgang – Geburtskohorte). Innerhalb der Kohorte oder im Vergleich mit anderen Kohorten können Entwicklungsprozesse analysiert und Erscheinungen des sozialen Wandels erkannt werden.

Dynamik der Bevölkerungsentwicklung

Die Bevölkerungsentwicklung unterliegt dem Einfluss sozioökonomischer Faktoren (z. B. wirtschaftliche Entwicklung, Produktivität) und politischer und demographischer Faktoren, die sich in Geburten- und Sterbeziffern niederschlagen.
Generative Struktur: Gemäß der generativen Struktur einer Gesellschaft sind die Geburten- und Sterbeziffern von der sozialen und ökonomischen Entwicklung einer Bevölkerung abhängig. Die sozioökonomische Lage beeinflusst u. a. Fruchtbarkeit, Zahl der Eheschließungen, Sterblichkeit und Migrationsverhalten der Population. Das Schema des demographischen Übergangs stellt den Wandel von einer Agrar- zu einer Industriegesellschaft dar und somit auch die Bevölkerungsentwicklung. Die Gesetzmäßigkeiten dieses Wandels werden als **Theorie der demographischen Transformation** bezeichnet.
Phasen des demographischen Übergangs. Die einzelnen Phasen sind in unterschiedlicher Ausprägung als Folge der Modernisierung und Industrialisierung in nahezu jeder Gesellschaft zu finden, die diesen sozioökonomischen Wandel vollzieht. Sie sind in Abb. 1.**19** am Beispiel der Bundesrepublik Deutschland dargestellt.
1. Vorindustrielle oder prätransformative Phase: Sie beschreibt die Situation von ca. 1750 – 1850 in Deutschland. *Hohe Geburtenziffern* gingen einher mit *hohen Sterbeziffern* (vor allem große Kinder- und Säuglingssterblichkeit) und führten zu einem großen Bevölkerungsumsatz, wohingegen die *Zuwachsrate der Bevölkerung* gering war. Das Heiratsverhalten war durch das Prinzip der „Bauernstelle" geregelt, d. h. heiraten durfte nur, wer eine Familie ernähren konnte. Die Familien waren überwiegend

kinderreich, da nur durch Kinder die Versorgung der Eltern in Krankheit und Alter garantiert war. Zudem waren sie als billige Arbeitskräfte und auch als Erben für das Fortbestehen des elterlichen Betriebs von Bedeutung. Im Altersaufbau waren Kinder unter 15 Jahren mit 30–35 % und Menschen über 65 Jahren mit nur 4–5 % verzeichnet.

2. Frühindustrieller Prozess oder frühtransformative Phase: Die beginnende Industrialisierung zwischen 1800 und 1880 führte durch verbesserte Lebensbedingungen (z. B. Trinkwasserversorgung, Hygiene, Gesundheitswesen) zu einer rapiden *Abnahme der Sterbeziffer* (insbesondere der Säuglingssterblichkeit). In dieser Phase nimmt die Heiratshäufigkeit zu, die sozialen Rücksicherungsaufgaben der Kinder sind noch erhalten, d.h., die *Geburtenrate bleibt etwa gleich hoch* bzw. steigt leicht an: *Die Zuwachsrate erhöht sich* und damit *öffnet sich die Bevölkerungsschere* (starkes Bevölkerungswachstum). Im Jahre 1816 betrug die Einwohnerzahl Deutschlands 23,5 Mio., 1865 dagegen schon 38 Mio..

3. Übergangsperiode, Umschwungphase oder mitteltransformative Phase: Ab 1880 war besonders in den städtischen Gebieten erstmals ein *Geburtenrückgang* zu verzeichnen. Unter Bismarck wurden im Jahre 1883 die Krankenversicherung und 1889 die Alters- und Sozialversicherung eingeführt. Somit war eine gesicherte Alters- und Krankenversorgung nicht mehr von der Anzahl der Kinder abhängig, was zu einem deutlichen Geburtenrückgang führte. Die *Sterbeziffer sank weiter ab*; es resultierte ein *abgeschwächtes Bevölkerungswachstum*.

4. Postindustrielle oder posttransformative Phase: Mit der fortgeschrittenen Industrialisierung stabilisiert sich Sterbe- und Geburtenziffer auf einem niedrigeren Niveau. Die Bevölkerung der entwickelten Industriegesellschaften befand sich im *Nullwachstum*, d. h. sie stagnierte.

Es zeigt sich, dass das generative Verhalten der Bevölkerung von den materiellen Bedingungen, den Aufgaben der Kinder, dem Einfluss von Krankheiten und Seuchen und den medizinisch möglichen und tatsächlich nutzbaren Verhütungsmethoden (z.B. Pille) abhängt. Während in den früheren Phasen Heiratsalter und -häufigkeit, und religiöse Vorschriften die Hauptfaktoren für das Fertilitätsverhalten darstellten, spielt in den späten Phasen eher der individuelle Lebensplan (Wandel der Geschlechterrolle → berufstätige Frauen) und die Vorstellung vom Leben der Kinder eine Rolle.

Die *elterliche Erziehungsfunktion* befindet sich im Wandel. Das Kind wird zum Mittelpunkt der Familie, es ist nicht mehr Mitarbeiter und Altersversicherung. Das Interesse der Eltern widmet sich der Erziehung und Ausbildung des Kindes in verstärktem Maße. Um den Ansprüchen des Kindes an Zeit, Geld und psychischer Zuwendung gerecht zu werden, geht der Trend zur Ein- bis Zwei-Kind-Familie.

Demographische Situation der Erdbevölkerung

Bei einer geschätzten jährlichen Zuwachsrate von 1,7 % ist mit einer **Verdopplung der Weltbevölkerung** in weniger als 30 Jahren zu rechnen. Im Jahre 2000 beträgt der Anteil der Bevölkerung der sog. dritten Welt 80 % der Weltpopulation. Es ist umstritten, ob die Entwicklungsländer einen ähnlichen demographischen Übergang erfahren wie die heutigen Industrieländer, da dort durch Hilfsprogramme zwar die Sterberate gesenkt wird, die Geburtenrate aber aufgrund ökonomischer und gesellschaftlicher Faktoren konstant bleibt oder sogar noch ansteigt. Die demographische Entwicklung der Dritte-Welt-Länder zeigt jedoch deutliche Unterschiede. So zeichnet sich in China bei einer sinkenden Sterberate auch ein Geburtenrückgang ab (bedingt durch be-

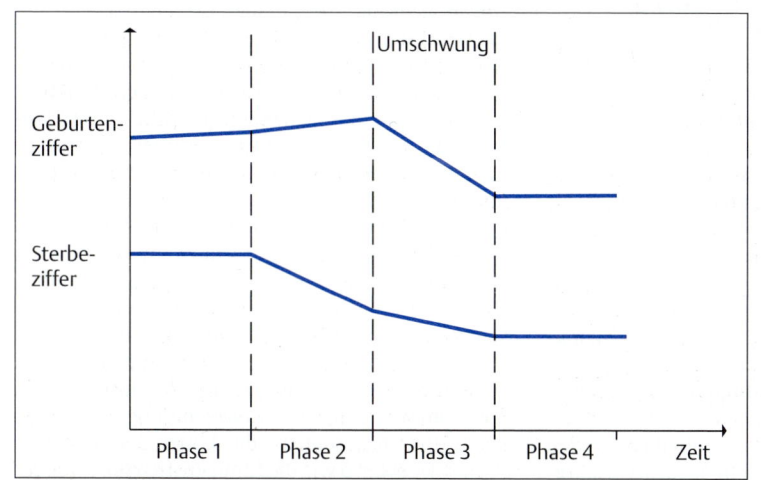

Abb. 1.**19 Schema des demographischen Übergangs**

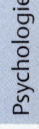

völkerungspolitische Maßnahmen; s. u.); momentan ist China noch das bevölkerungsreichste Land mit 1,26 Mrd. Einwohner (Volkszählung 2001). Im Kontrast dazu steht Schwarzafrika und der indische Subkontinent (inklusive Bangladesch). Hier befinden sich die Sterberate und vor allem die Geburtenrate auf einem hohen Niveau. Die jährliche Wachstumsrate liegt bei 2,5 % – trotz wachsender Bemühungen um Familienplanung. Im Jahre 2000 wies Indien eine Bevölkerungszahl von 1 Mrd. auf.

Mit dem Bevölkerungswachstum geht die *Verelendung* der Population einher. Armut führt zu einem *Anstieg der Kinderzahl*, da die Kinder als Arbeiter und zur Versorgung im Alter herangezogen werden. Armut verschlechtert das *Bildungsniveau* und die *Qualifikationschancen* der Bevölkerung, was zu einer geringen Produktivität führt. Armutsbedingt steigen Unter- und Mangelernährung der Population an. Die Versorgung einer großen Bevölkerungszahl beansprucht den Hauptanteil der Wirtschaftsmittel, d. h., es können keine Gewinn bringenden Investitionen gemacht werden, somit ist kein Wirtschaftswachstum möglich.

Global gesehen bringt die Bevölkerungsexplosion die ökologische Lage ins Ungleichgewicht, bedingt durch Übernutzung (z. B. Überweidung, Überforstung, Trinkwasserverknappung) und Überlastung (z. B. Abfall, Luftverschmutzung) des Ökosystems.

Die Überbevölkerung in den Entwicklungsländern und das Wohlstandsgefälle zwischen Nord und Süd führen zu **Migrationsbewegungen** (z. B. Flüchtlingsströme) und einem gesteigerten Zuwanderungsdruck auf die **Industrieländer**. Die Entwicklungsländer sehen sich aufgrund des abnehmenden Arbeitskräftebedarfs in der Landwirtschaft auch zunehmend einer **Verstädterungstendenz** ausgesetzt; in den Industrieländern ist dieser Vorgang dagegen schon weitgehend abgeschlossen.

Folgen demographischer Entwicklung für die medizinische Versorgung

Wandel des Krankheitsspektrums: Mit dem Übergang von der Agrar- zur Industriegesellschaft und den einhergehenden Fortschritten in der medizinischen Versorgung der Bevölkerung (z. B. bessere Hygienebedingungen, Trinkwasserversorgung, Impfungen) konnten die Infektionskrankheiten als Haupttodesursache der Zeit vor Beginn dieses Jahrhunderts drastisch eingeschränkt werden. Ende des 20. Jahrhundert starben die Einwohner der Industrieländer in 32 % der Fälle an Herz- und Kreislauferkrankungen und zu 17 % an bösartigen Neubildungen, dagegen nur 10 % an Infektionskrankheiten. Mit steigendem Lebensalter nimmt die Wahrscheinlichkeit zu, an chronisch degenerativen Erkrankungen zu sterben (die zu früheren Zeiten nicht greifen konnten, da die Menschen nicht in das dafür re-

levante Alter kamen). In den Entwicklungsländern herrschen ähnliche Verhältnisse wie in den Industrienationen Ende des 19. Jahrhunderts. Hier gelten die Infektionskrankheiten mit 44 % als Todesursache Nummer eins, während die Herz- und Kreislauferkrankungen nur zu 15 % und die malignen Neoplasien zu 5 % die Todesursache darstellen.

Soziodemographische Differenzierung der Morbidität und Mortalität: Die **Morbidität**, d. h. die Krankheitshäufigkeit in der Bevölkerung wird durch die Begriffe der Inzidenz und der Prävalenz charakterisiert.

■ Die *Inzidenz* beschreibt die Häufigkeit des *Neu-Auftretens* einer Krankheit in einem konkreten Zeitraum → die Inzidenzrate ist das Verhältnis der Anzahl der Neuerkrankten zur Zahl der exponierten Personen in einem bestimmten Zeitraum.

■ Die *Prävalenz* gibt den tatsächlichen Bestand einer Krankheit (d. h. die Häufigkeit) zu einem bestimmten Zeitpunkt (oder Zeitperiode) an → die Prävalenzrate wird aus dem Verhältnis der Zahl der erkrankten und der Anzahl der untersuchten Personen gebildet. Über die durchschnittliche Krankheitsdauer wird keine Aussage gemacht.

Ursachen für die **Zunahme der Prävalenz** einer Erkrankung: Anstieg der Bevölkerungszahl in der vorrangig betroffenen Altersgruppe, geringe Nutzung spezifischer Präventivmaßnahmen (z. B. Impfmüdigkeit), schlechtere Behandlungsergebnisse.

Mit dem Alter erfährt die Morbidität einen zunächst langsamen, später aber verstärkten Zuwachs. Bei Frauen ist die Krankheitshäufigkeit größer (bei den unter 15-Jährigen haben Knaben eine höhere Morbidität als Mädchen); jedoch zeigen die Männer in allen Altersstufen eine höhere Sterblichkeit.

Als Maß für die an einer bestimmten Krankheit gestorbenen Personen wird die **Letalität** eingeführt. Die Letalitätsziffer ist also eine auf eine bestimmte Krankheit bezogene Mortalitätsziffer.

Veränderungen der Familienstruktur und des Familienzyklus: Die Familie als Grundstruktur der menschlichen Existenz hat im Laufe der demographischen Entwicklung einen Wandel erfahren. Die ursprünglichen familiären Funktionen – Reproduktion, Befriedigung emotionaler, wirtschaftlicher und biologischer Bedürfnisse der Nachkommen, Organisation des Alltags und der Freizeitgestaltung, Spannungsausgleich, primäre Sozialisation und Versorgung der Alten und Kranken – befinden sich im Umbruch. Der Trend geht in Richtung der Ein- bis Zwei-Kind-Familien, in denen häufig beide Elternteile berufstätig sind. Die ehemaligen Aufgaben der Kernfamilie (bestehend aus gegengeschlechtlichen Partnern und ihren direkten Nachkommen) werden zunehmend durch außerfamiliäre Institutionen übernommen (z. B. die Altersversorgung). Der Familienzyklus, insbesondere die Dauer der einzelnen Phasen ist ebenso wie die Familienstruktur Veränderungen ausgesetzt. In traditioneller Weise gliedert sich der **familiäre Zyklus** in folgende 4 Phasen:

- **1.** Aufbau der Familie (Partnersuche, Hausstandsgründung) und generative Phase → Reproduktionszeit,
- **2.** Erziehung und fortgesetzte generative Phase,
- **3.** Ablösung der Kinder und Zerfall der Kernfamilie,
- **4.** Altersphase der Eltern → Postreproduktionsphase.

Zwischen 1890 und 1990 änderte sich der Familienzyklus besonders für verheiratete Frauen. Die Ausbildungsdauer hat sich verlängert und der Prozentsatz erwerbstätiger Frauen hat sich enorm gesteigert. Viele Frauen sehen sich daher in der Reproduktionsphase einer Doppelbelastung von Beruf und Familie ausgesetzt. Gleichzeitig hat mit dem Anstieg der Lebenserwartung die Postreproduktionsphase eine Verlängerung erfahren.

Demographisches Altern in der Industriegesellschaft: Durch die sinkende Geburtenrate und den Rückgang der Sterblichkeit im Alter (Steigerung der Lebenserwartung) schiebt sich der „Bauch" der Alterspyramide immer weiter nach oben; es folgt eine Überalterung der Gesellschaft. Das Krankheitspanorama wird sich so verschieben, dass in Zukunft die Morbidität der chronisch-degenerativen Krankheiten einen großen Zuwachs erfährt. Aus der vorher besprochenen Veränderung der Familienstruktur ergibt sich, dass die Pflege und Versorgung der alten Menschen innerhalb der Familien nicht mehr gewährleistet ist. Es müssen daher in den Krankenhäusern Kapazitäten für die Altenversorgung sowie Pflege- und Altenheime geschaffen werden. Ein weiteres Problem stellt die soziale Isolation der alten Menschen dar, wenn diese nicht mehr in die Aktivitäten und die Lebensgestaltung ihrer Ursprungsfamilie integriert werden (können). Die demographische Überalterung wird zukünftig zu großen Schwierigkeiten in der finanziellen Versorgung (Rentenfinanzierung) der alten Menschen führen, da eine sinkende Anzahl Erwerbstätiger einer steigenden Anzahl nicht mehr Erwerbstätiger gegenüber steht.

Bevölkerungspolitische Maßnahmen

Bevölkerungspolitik umfasst alle zielgerichteten Bestrebungen, auf die Entwicklung der Bevölkerung Einfluss zu nehmen.

Malthus-Gesetz der Bevölkerungsentwicklung: Bereits im 18. Jahrhundert sah *Malthus* eine Bevölkerungsvermehrung voraus, der die zur Verfügung stehende Nahrungsmittelmenge nicht gewachsen sein sollte.

 Merke

Während die Bevölkerung in exponentieller Reihe (1, 2, 4, 16 …) wächst, nehmen die Versorgungsmittel (z. B. Nahrung) nur in arithmetischer Reihe (1, 2, 3, 4…) gemäß der Malthus-Bevölkerungstheorie, zu.

Als Grund für das stete Bevölkerungswachstum sah Malthus den gleichbleibenden, biologisch begründeten Geschlechtstrieb. Eine Begrenzung der Bevölkerungszahl könne nur durch *präventive Hemmnisse* wie gezielte Enthaltsamkeit, späte Heirat oder *repressive Hemmnisse* wie z. B. Krankheiten, Hungersnöte oder Krieg erreicht werden. Mit Ausbleiben solcher hemmenden Faktoren führe die Bevölkerungsentwicklung zu einer Katastrophe.

Staatliche Maßnahmen zur Beeinflussung des Bevölkerungswachstums: Zunächst wurde die Regulierung der Reproduktion und der Familienplanung (z. B. durch kontrazeptive Aktionen) als effektivste Maßnahme angesehen. Ein beeindruckendes Beispiel ist die Volksrepublik China, in der die Ein-Kind-Familie unter Strafandrohung politisch oktroyiert wurde. Mittlerweile schiebt sich die Beeinflussung der sozioökonomischen Faktoren in der Bevölkerungspolitik immer mehr in den Vordergrund. Wie bereits erwähnt, besteht ein enger Zusammenhang zwischen Bildungs- und Qualifikationsniveau und Armut bzw. Verelendung einer Population. Mit der Verbesserung der Bildungs- und der Berufssituation der Frau strebt diese eher nach Verwirklichung im Berufsleben. Das traditionelle Bild der Frau als Mutter hat erheblich an Stellenwert verloren, daher sinkt die Geburtenzahl. Je größer der Wohlstand einer Gesellschaft und die staatliche Absicherung, desto stärker ist ein Geburtenrückgang zu verzeichnen. Solange Kinder in einer Gesellschaft als Versicherung für Alter und Krankheit angesehen werden, wird auch die Fertilität der Bevölkerung hoch bleiben.

1.4.10 Sozialstrukturelle Determinaten des Lebenslaufs

Erfassung sozialer Schichten

In der **Soziologie** wird der Versuch unternommen, die Gesellschaft anhand bestimmter Kriterien und Maßzahlen zu differenzieren. Das Handeln des Menschen, d. h. seine Lebensführung, steht unter dem Einfluss seiner Lebensumstände und seiner sozialen Lage. In der medizinischen Soziologie werden dabei besonders die Auswirkungen von schichtabhängigen Lebensbedingungen auf Gesundheits- und Krankheitsverhalten sowie auf gesundheitliche Versorgung und Krankheitsrisiken beleuchtet.

Soziale Schichtung, soziale Differenzierung: Die **soziale Schicht** ist die Zusammenfassung von Personen gleichrangiger oder ähnlicher sozialer Position

Psychologie

auf der Grundlage von Statusmerkmalen (z. B. Einkommen, Bildung, Prestige u. a.). Anhand dieser Kriterien unterscheidet man Bildungsschichten, Einkommensschichten, Berufsschichten u. a. Die soziale Schichtung ist folglich als *vertikale Gliederung* der Gesellschaft zu verstehen, die durch multiple Faktoren und Merkmale bestimmt ist und sich vielfältig auf Lebenschancen und Lebensbedingungen auswirkt.

Die **Einordnung** von Gesellschaftsmitgliedern in bestimmte soziale Schichten gelingt durch die *Differenzierung* in unterschiedliche, hierarchisch gegliederte Lebens- und Arbeitsbedingungen. In der modernen Industrie- und Leistungsgesellschaft ergibt sich eine soziale Ungleichheit und eine funktionelle Differenzierung, die sich an den *Berufspositionen* (Arbeiter, Angestellte, Beamte und Selbstständige) sowie an *Einkommen* und *Vermögen* orientiert. Als weitere wichtige Schichtungskriterien gelten die Statusindikatoren *Ausbildung, Prestige* und *Einfluss.* Letzteres zeigt sich z. B. im beruflichen Dispositionsspielraum, d. h. inwieweit ein Arbeitnehmer seine Arbeitszeit flexibel einteilen und Arbeitsschritte selbstständig ausführen kann.

Merke

Der Familienstand ist kein Statusindikator.

Statusindikatoren als wichtige Schichtungskriterien.

Folgende Erläuterungen beziehen sich auf eine moderne leistungsorientierte Industriegesellschaft (*Beispiel*: Bundesrepublik Deutschland):

Beruf: Der Beruf ist ein wesentliches Ziel gesellschaftlicher Sozialisationsprozesse. Man unterscheidet im Berufsleben zwischen *Selbstständigen, Angestellten, Beamten* und *Arbeitern.* Selbstständige und Freiberufler haben den größten Dispositionsspielraum. Zunehmender technischer Fortschritt führt zur Berufsdifferenzierung, zum Expertentum und zur Professionalisierung bestimmter Berufszweige.

Professionalisierung:
- kollegiale Eigenkontrolle durch eine berufspolitische Organisation,
- Ausbildungswege und -abschlüsse sind standardisiert und kontrolliert → Expertenwissen,
- hohes Sozialprestige und gesellschaftliches Mandat,
- Kontrolle über den Arbeitsinhalt anderer Berufsgruppen (z. B. Pflegepersonal),
- berufliche Autonomie (Freiberuflichkeit).

Einkommen: In den letzten Jahrzehnten ist das Pro-Kopf-Einkommen merklich angestiegen. Dabei liegen die Frauen bei vergleichbarer Arbeitszeit und Leistung noch immer hinter den Männern zurück. Die Gesamteinkommenssumme ist so verteilt,

dass auf das obere, einkommensstärkste Fünftel der Bevölkerung etwa 45 % des Gesamteinkommens, und auf das untere, einkommensschwächste Fünftel nur 5 % des Gesamteinkommens fallen. Höhere Einkommensgruppen rekrutieren sich aus Selbstständigen und höheren Beamten; finanziell schlechter gestellt sind oftmals Behinderte, Ausländer, kinderreiche Familien und Rentner.

Bildung: Seit der Bildungsexpansion in den 70er Jahren ist das Bildungsniveau deutlich angestiegen; die „Bildungskampagne" hat das Ziel, Chancengleichheit bezüglich Bildung für jede Schicht zu bieten. Vor allem das weibliche Geschlecht profitierte von dieser Reform, so findet man an den weiterführenden Schulen über 50 % Mädchen. An Hochschulen sind bisher nur ca. 40 % aller Studenten weiblichen Geschlechts. Trotz dieser Expansion bleiben soziale Ungleichheiten erhalten, da Beamten- und Angestelltenkinder ihre Bildungschancen oftmals weiter ausbauen können als Kinder aus Arbeiterfamilien. Bildungsstatus, Einkommensverhältnisse und berufliche Position der Eltern sind wichtige Kriterien für die Bildungschancen der Kinder.

Beispiel: Schulbesuch der Altersjahrgänge der 13- bis 14-Jährigen 1997 in der Bundesrepublik: Die Kinder von Beamten sind an den Gymnasien vergleichsweise am stärksten vertreten, gefolgt von den Kindern der Angestellten, der Selbstständigen und der Arbeiter. Es zeigte sich, dass prozentual mehr Mädchen (aus allen Sozialschichten) das Gymnasium besuchten, während an den Hauptschulen mehr Jungen zu finden waren.

Prestige: Das soziale Ansehen ist größtenteils vom Beruf abhängig. Unter die Berufe mit dem höchsten Prestige fallen Ärzte, Richter, Professoren, Bankdirektoren; sozial weniger angesehen sind dagegen Landarbeiter, Müllwerker, Fabrikarbeiter. Bei der Masse an neuen Berufen (Berufsdifferenzierung) wird die Einordnung in eine konkrete Gruppe mit gleichem Berufsprestige immer schwieriger. Mit der sozialen Differenzierung sind Unterschiede in Wertvorstellungen, Verhaltensweisen und Einstellungen verbunden (Tab. **1.14**)

Tab. 1.14 Schichtbedingte Einstellungen, Wertvorstellungen, Verhaltensweisen

Schicht	Merkmale
Oberschicht	tendenziell konservative Einstellung, d. h. Bewahrung des Erreichten
Mittelschicht	Aufstiegs- und Zukunftsorientierung, Pünktlichkeit, Strebsamkeit, Korrektheit
Unterschicht	Aufwertung des Einfachen, Gegenwartsorientierung

Konstruktion von Schichtindizes

Zur Dokumentation von Ähnlichkeiten bzw. Unterschieden werden **Indizes** konstruiert, mithilfe derer es ermöglicht wird, Gruppen je nach Vorhandensein und Ausprägungsgrad der Statusmerkmale in höhere bzw. tiefere Schichten einzuordnen. Die **Schichtindizes** sollen Gemeinsamkeiten in Lebenslage und Lebensführung verdeutlichen.

Sozialer Status bezeichnet die soziale Position innerhalb der Schichten, die sich aus der Bewertung des Sozialprestiges durch die Gesellschaft ergibt. In den modernen Industrieländern richtet sich das Augenmerk besonders auf die **Statusmerkmale** *Bildung, Beruf, Einkommen, Lebensstandard* und *Prestige*; wohingegen in früheren Zeiten noch die Merkmale Herkunft, Geschlecht und Religion eine Rolle spielten. Unter **Statussymbolen** versteht man die äußeren Zeichen, die Hinweis auf einen bestimmten Status geben (z. B. Besitz angesehener Gegenstände, Ehrentitel, Rangabzeichen, Sitzordnung, Kleidung).

In der **Statuszuweisung** ergibt sich der Unterschied zwischen dem zugeschriebenen und dem erworbenen Status. Der **zugeschriebene Status** wird durch *Herkunft* und Vererbung festgelegt. Der **erworbene Status** bezieht sich auf die soziale Position (z. B. im Beruf), die durch eigenes Zutun, also durch *Leistung* (z. B. Ausbildung), erlangt wurde.

Zur Erfassung sozialer Schichten und zur Messung des Sozialstatus einzelner Personen können verschiedene **Forschungsansätze** herangezogen werden:

- *Konstruktion multipler Indizes:* Es werden hierbei objektive Indikatoren gewählt, die Auskunft über den Sozialstatus geben sollen. Neben den üblichen Statusmerkmalen Einkommen, Beruf und Bildung finden sich hier noch weitere Kriterien, z. B. literarisches Niveau, Theaterbesuche, Selbstbestimmungsgrad am Arbeitsplatz. Der Produktionsmittelbesitz eignet sich heutzutage nur schlecht als Statusmerkmal (Stichwort: Dienstleistungsbetriebe). Die Indikatoren werden mittels einer Punktwertskala addiert. Je nach Höhe der Punktzahl, die einzelne Personen erreichen, kann eine Einordnung in soziale Schichten vorgenommen werden. Eine Schwierigkeit liegt in der Zusammenstellung der multiplen Indizes, d. h. in der Auswahl der Faktoren und damit zwangsläufig der Beeinflussung durch den Forscher sowie in der Gewichtung der einzelnen Indikatoren zueinander.
- *Soziale Selbsteinschätzung (SSE): Gesellschaftsmitglieder werden gebeten, ihre Vorstellung über den Schichtaufbau darzulegen und eine subjektive Einordnung ihrer Schichtzugehörigkeit vorzunehmen. In diesem Verfahren kann ein starker Trend zur Mitte registriert werden.*

- *Erforschung des Verhaltens:* Anhand des Heiratsverhaltens, der Freundeswahl oder der Berufswahl können Rückschlüsse auf die Schichteinordnung gezogen werden. Es gibt einige statusspezifische Verhaltensweisen (z. B. Fernreisen, Tennis- und Skiurlaub), die aber zunehmend von den Mitgliedern niedrigerer Schichten nachgeahmt werden.

> **!** **Merke**
>
> 60–75 % der Töchter aus Arbeiterfamilien bleiben durch Heirat in ihrer ursprünglichen Schicht. *Heiratsbedingte Aufstiege* in der sozialen Schichtung kommen etwas häufiger vor (4–10 %), als *Schichtabstiege* (weniger als 4 %).

Problematisch bei der Erfassung sozialer Schichten ist die Bestimmung von **Schichtungsgrenzen**. Innerhalb der Mittelschichten bestehen fließende Übergänge; die extremen Pole zwischen Unter- und Oberschicht lassen sich jedoch genau definieren und verhindern somit die vollständige Schichtverschmelzung zur nivellierten Mittelstandsgesellschaft. Schichtgrenzen sollten immer dort gezogen werden, wo Einschnitte im Statusaufbau erkennbar sind.

Heterogenität und Mehrdimensionalität

Die Einschätzung und Einordnung von Personen ist ein mehrdimensionales Problem und gestaltet sich angesichts der heterogenen Indikatoren zuweilen schwierig. Bei isolierter Betrachtung des Einkommens würde z. B. ein erwerbsloser Arzt einer niedrigeren Schicht zugeordnet werden als ein Arbeiter mit einem festen Monatslohn. Wird dagegen das Berufsprestige als Kriterium angesehen, gehört der Arzt zu der höheren Schicht.

Statuskristallisation und **Statuskonsistenz** beschreiben die Stimmigkeit einzelner Indikatoren, wenn sie sich auf gleichem Rang befinden (z. B. hohe Bildung, angesehener Beruf, gutes Einkommen). Somit kann eine klare Einstufung in eine soziale Schicht vorgenommen werden.

Bei der **Statusinkonsistenz** passen die einzelnen Kriterien in ihrer Ausprägung und der sozialen Rangstufe nicht zueinander, d. h. sie liegen auf verschiedenen Ebenen (z. B. Arzt als Taxifahrer, Maurer mit Abitur oder Hochschulabschluss) Die Erwerbstätigkeit (s. a. 1.4.9) als Schichtindikator muss demnach relativ gesehen werden und darf als vertikales Gliederungsprinzip nicht überbewertet werden. In der Bundesrepublik Deutschland sind nach Schätzungen ca. 25 % der Schichtangehörigen statusinkonsistent. Ist ein Zusammenhang zwischen Statuslage der Eltern und erwachsener Kinder erkennbar, spricht man von **Statuskontinuität**. Die Ursachen der Statuskontinuität sind in den Sozialisationsprozes-

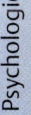

sen zu suchen, in denen die Eltern ihren Kindern Maßstäbe hinsichtlich Leistung, Interessen und Wertvorstellungen mit auf den Lebensweg geben.

Systematische Ansätze zur Analyse sozialer Differenzierung

Grundlage der verschiedenen Ansätze ist in jedem Fall die **soziale Ungleichheit**, die erst eine Einordnung in „höher und niedriger" möglich macht.

Strukturfunktionaler Ansatz: Die gesellschaftliche Arbeitsteilung und die Komplexität der Bedürfnisse erfordern die unterschiedliche Bewertung gewisser Positionen und somit die **funktionale Differenzierung**. Es resultiert eine soziale Ungleichheit in Bezug auf Güterverteilung, Ressourcen und Belohnung, da nicht alle Gesellschaftsmitglieder gleich qualifiziert sind. In der modernen Gesellschaft herrscht die Ansicht, dass für das gesellschaftliche Bestehen das Vorhandensein bestimmter Positionen besonders wichtig sei. Solche *Schlüsselstellungen* erfordern ausgeprägte Fähigkeiten und setzen häufig eine längere Ausbildungsdauer voraus (Qualifikation); die Stellungen werden mit gewissen Anreizen belohnt, um sie mit geeigneten Personen zu besetzen. Die *Höhe der Belohnung* und das *Maß an Prestige* geben laut dieser Theorie Auskunft über die Wichtigkeit der Position im Sozialsystem. Der strukturfunktionale Ansatz hat jedoch Einschränkungen. Das Leistungsprinzip wird z. B. durch die Vererbung von Positionen umgangen, die damit dem freien Wettbewerb nicht mehr zur Verfügung stehen. Auch entsprechen die finanziellen Belohnungen z. B. von Sport- und Showstars nicht der Wichtigkeit ihrer sozialen Position in der Gesellschaft.

Der Zustand mangelhaft geregelter Sozialsysteme wird als **Anomie** bezeichnet. Gesellschaftliche Normen und Wertvorstellungen erleiden einen Bedeutungs- und Geltungsverlust. Ergebnis dieser Verluste sind Verunsicherung, Orientierungslosigkeit und mangelnde Solidarität.

Klassentheorie nach Marx: Nach Meinung von *Karl Marx* (1867) teilt sich die kapitalistische Gesellschaft in zwei Klassen auf – entsprechend ihrem Verhältnis zu den Produktionsmitteln: die *Bourgeoisie*, die im Besitz der Produktionsmittel ist und daher die wirtschaftliche Macht hat und die abhängige Klasse der *Proletarier*, die keinen Besitz hat, und deswegen ihre Arbeitskraft verkaufen muss. In dieser Gesellschaftsphilosophie stehen sich die beiden Hauptklassen unversöhnlich gegenüber; laut Marx würde sich die Mittelschicht im Laufe der Technisierung auflösen.

 Merke

Die Verfügung über die Produktionsmittel einer Gesellschaft und über die ökonomische Lage ist in der marxistischen Klassentheorie das alleinige grundlegende Statusmerkmal für die Einordnung von Gesellschaftsmitgliedern in eine soziale Schicht (bzw. hier Klasse).

Die tatsächliche Entwicklung läuft der Zweiklassen-Theorie von Marx entgegen. Es bildete sich ein neuer Mittelstand heraus, der sich aus Angestellten und Beamten rekrutiert. Die allgemeine Ausrichtung auf die Mitte wird durch den Sozialstaat einerseits (z. B. Sozialhilfe, Rentenversicherung) und die progressive Besteuerung andererseits unterstützt.

Klassentheorie nach Max Weber. *Max Weber* (1960) formte die Klassentheorie im Hinblick auf die sozioökonomische Lage differenzierter und mehrdimensionaler aus. Weber definiert eine Klasse als Gruppe, die gleiche Lebenschancen aufgrund derselben Stellung zum Markt innehat. In dieser Theorie finden sich die Begriffe der Besitz-, Erwerbs- und Versorgungsklassen:

- **Besitzklassen** unterscheiden zwischen Besitz und Nichtbesitz.
- In den **Erwerbsklassen** ergeben sich Unterschiede in der sozialen Lebenslage durch die Erwerbsmöglichkeiten des einzelnen.
- Die **Versorgungsklasse** ist bezüglich ihres Lebensunterhalts von Transferleistungen des Staats abhängig (z. B. Rentenbezieher, Sozialhilfeempfänger).

Der von Weber geformte Begriff **Stand** bezeichnet eine geschlossene soziale Schicht in gleicher Bewusstseinslage (z. B. spezifisches Verhalten, Heiratskreise, Freizeitmuster); entscheidendes Statusmerkmal ist die Herkunft; sozialer Aufstieg ist hier nur ausnahmsweise möglich.

Schichtung und Mobilität

Soziale Schichtung der Bundesrepublik Deutschland: Die Schichtungsstruktur der Gesellschaft der Bundesrepublik Deutschland basiert auf ungleicher Verteilung von Einkommen, Vermögen und Ausbildungsstand (soziale **Ungleichheit**).

In Abb. 1.**20** wird das Modell der sozialen Schichtung der Bundesrepublik Deutschland nach *Bolte* gezeigt. Das Modell weist eine *Zwiebelform* (keine Pyramidenform!) auf. Der Oberschicht sind etwa 2 % zuzuordnen (z. B. Großunternehmer, Bankiers), in der oberen Mitte finden sich ca. 5 % (z. B. Ärzte, Rechtsanwälte, höhere Beamte, leitende Angestellte), dagegen in der mittleren Mitte 14 % (z. B. Lehrer, mittlere Beamte). Die mitgliederstärksten Schichten der unteren Mitte mit 30 % (z. B. Kleinhändler, hochqualifizierte Arbeiter) und der obersten Unterschicht mit 28 % haben zusammen einen Anteil von fast 60 %

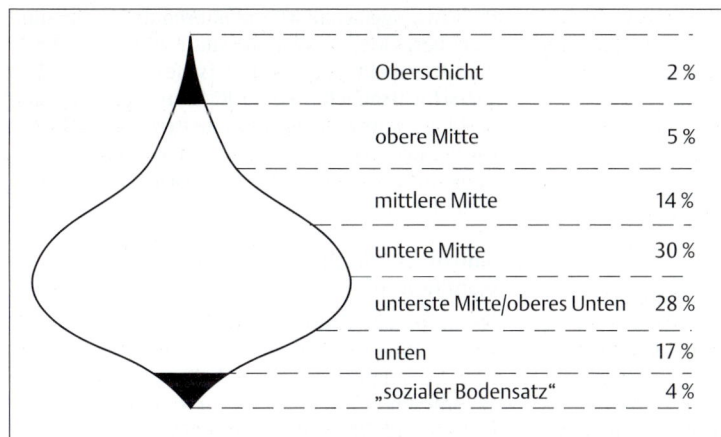

Oberschicht	2 %
obere Mitte	5 %
mittlere Mitte	14 %
untere Mitte	30 %
unterste Mitte/oberes Unten	28 %
unten	17 %
„sozialer Bodensatz"	4 %

Abb. 1.**20 Bolte-Modell** der sozialen Schichtung in der Bundesrepublik Deutschland

der Gesamtbevölkerung. Auf den Rest der Unterschicht entfallen 17 % (z. B. Straßenarbeiter, Landarbeiter) und auf die Gruppe der sozial Verachteten 4 % (z. B. Handlanger, Sozialhilfeempfänger). Nur an den beiden extremen Polen der Oberschicht bzw. des sozialen „Bodens" kann ein bestimmter gesellschaftlicher Status fixiert werden. Dazwischen können jeweils nur Zonen angegeben werden, innerhalb derer eine bestimmte Statuskonstellation zu suchen ist. Eine eindeutige Abgrenzung sozialer Schichten ist aufgrund der fließenden Übergänge nicht möglich. Die schon erwähnte *Statusinkonsistenz* findet sich vor allem in der Mittelschicht. Seit den 50er Jahren zeigt sich tendenziell eine stärkere Besetzung der mittleren und oberen Statusgruppen. Insgesamt gilt der Schichtungsaufbau der Bundesrepublik als recht stabil. Zukünftig wird der Anteil von zugewanderten Ausländern im Schichtungsaufbau berücksichtigt werden müssen. Der größere Anteil findet sich wohl eher im unteren Drittel, jedoch sind auch in den anderen Schichten ausländische Mitbürger einzuordnen (z. B. Ärzte).

Aus diesem Modell lassen sich keine Informationen zum sozialen Wandel der Gesellschaft gewinnen. Unter **sozialem Wandel** versteht man die qualitative Veränderung in der Struktur und Entwicklungsstufe einer Gesellschaft.

Man erhält auch keine Informationen, in welchem Ausmaß sich die Schichten aus den unterschiedlichen Einkommensgruppen zusammensetzen.

Sozialer Auf- und Abstieg

Die soziale Mobilität ist definiert als die Bewegung von Personen oder Gruppen zwischen verschiedenen Positionen im sozialen Gefüge. Sie umfasst z. B. den Berufswechsel, den Wohnortwechsel und die Veränderung der Einkommensverhältnisse.

Horizontale Mobilität: Bewegung mit Erhaltung des sozialen Status , d. h. keine Änderung des sozialen Rangs und Ansehens (z. B. Arbeitsplatzwechsel mit Einnahme der gleichen Position).

Vertikale Mobilität: Bewegung mit Veränderung des sozialen Status: sozialer Aufstieg (z. B. durch Weiterbildung) bzw. sozialer Abstieg (z. B. durch Arbeitsplatzverlust).

Intergenerationenmobilität: Sie bezeichnet den Positionswechsel (z. B. in Hinblick auf den Beruf) im zeitlichen Abstand von mindestens zwei Generationen. *Beispiel*: Eine Arbeitertochter studiert an der Hochschule und übt daraufhin einen akademischen Beruf aus. In den Berufskreisen der Angestellten und Facharbeiter besteht eine höhere Intergenerationenmobilität als in den eher geschlossenen Berufen der Selbstständigen.

Intragenerationenmobilität: Eine Person durchläuft einen sozialen Auf- bzw. Abstieg. *Beispiel*: Ein Studienrat übernimmt die Direktorenstelle an einer anderen Schule (sozialer Aufstieg).

 Merke

50 % der Kinder aus Familien der oberen Mittelschicht behalten ihren Status bei. 25 % der Söhne ungelernter Arbeiter erreichen einen höheren beruflichen Status als ihre Väter.

Soziale Mobilität gewährt eine bessere Anpassung an die Innovationserfordernisse der modernen Industriegesellschaft; die Möglichkeit des sozialen Aufstiegs bietet den Anreiz zur Entfaltung persönlicher Fähigkeiten. Die Gefahr liegt in der Enttäuschung und daraus resultierenden Lebenskrisen der Absteiger und Erfolglosen. Primär gewachsene Sozialbeziehungen können zerstört und die soziale Ungleichheit verstärkt werden.

Psychologie

Auswirkungen auf Krankheit

In diesem Abschnitt werden die Auswirkungen der sozialen Ungleichheit und der unterschiedlichen Lebensverhältnisse auf Krankheitsrisiken und Krankheitswirkungen dargestellt sowie die Wirkung von Krankheit auf die Schichtzugehörigkeit.

Aus diesen Zusammenhängen resultiert für den Arzt, dass die Erhebung der sozialen Anamnese (z. B. Beruf, Lebensverhältnisse) wichtig ist, um eine angemessene Therapie planen zu können.

Krankheit wird als ein Zustand betrachtet, der sich aus multiplen Faktoren zusammensetzt. Dabei spielt die lebensgeschichtlich erworbene Disposition (z. B. biologische Faktoren wie Vererbung) ebenso eine Rolle wie die situativen Belastungen (z. B. Arbeitssituation bezüglich Stress, Unfallgefährdung, u. a.), denen der Mensch ausgesetzt ist. Letztere werden entscheidend von den Statusindikatoren Bildung und Beruf und somit von der Schichtzugehörigkeit beeinflusst. Angehörige der Unterschicht und der unteren Mittelschicht sehen sich einer beruflichen Statusbedrohung ausgesetzt. Unter der „Statusbedrohung" versteht man die Gefährdung durch sozialen Abstieg, Arbeitslosigkeit, Armut und Stress.

Gesundheitsverhalten: Die Möglichkeiten der sekundären Prävention werden von Arbeitern weniger in Anspruch genommen als von Angestellten. Ebenso nutzen sozial niedrigere Gruppen in geringerem Maße das Vorsorgeprogramm für Kinder und Schwangere.

Krankheitsverhalten: Bei Mitgliedern der Arbeiterschicht besteht häufig eine größere Symptomtoleranz; Krankheiten werden eher „verschleppt"; der Arzt wird meist erst in einem fortgeschrittenen Krankheitsstadium aufgesucht, wodurch auch die Heilungschancen sinken, d. h. die Mortalität steigt.

Arbeitsunfähigkeit **und Frühinvalidität:** Diese ist unter Arbeitern weiter verbreitet als in der Schicht der Angestellten.

Berufskrankheiten: Sie werden durch chemische Stoffe (z. B. Dämpfe, Staub), physikalische Einwirkungen (z. B. Strahlen, Lärm), Infektionserreger oder durch körperliche Degeneration ausgelöst. Diese gesundheitlichen Risiken betreffen verstärkt die Arbeiter in den industriellen Betrieben aufgrund der dort vorherrschenden Arbeitsbedingungen. Unter Berufskrankheiten fallen z. B. Silikose, Asthma, Asbestose.

Arbeitsbelastung: Arbeitszeitregelung (z. B. Schichtarbeit) und Arbeitsklima (z. B. Akkordarbeit) können vermehrt zu Magen-Darm-Erkrankungen und zu psychischen Störungen führen.

Soziale Umstände: In den unteren Schichten herrschen in vielen Fällen schlechtere Wohnverhältnisse und zuweilen mangelhafte Hygienebedingungen.

In den sozial niedrigeren Schichten besteht außerdem eine höhere Säuglingssterblichkeit bei vermehr-ten Schwangerschaftsrisikofaktoren der Frauen und ein höheres Mortalitätsrisiko unter Arbeitern gegenüber Angestellten. Allgemein ist festzustellen, dass Oberschichtsangehörige zu 85 % an seelischen und zu 4 % an körperlichen Krankheiten leiden. In der Unterschicht liegt der Anteil der körperlichen Erkrankungen bei 59 % und der seelischen Krankheiten bei 32 %.

Schichtspezifische Verteilung spezieller Krankheiten

Psychiatrische Krankheiten: Mitglieder der Unterschicht leiden 9-mal häufiger an Schizophrenie; zur Erklärung dieses Sachverhaltes gibt es mehrere Hypothesen

- *Stress-and-Strain-Hypothese:* Unterprivilegierung und soziale Isolation (z. B. Kontaktarmut) können zu Schizophrenie führen.
- *Milieuhypothese* (soziale Kausalitätshypothese): Ungünstige sozioökonomische Bedingungen, d. h. eine große soziale Distanz zum ärztlichen Berufsstand sind für die höhere Morbidität verantwortlich.
- *Drift-Hypothese* (Selektionshypothese): Schizophrenie lässt Angehörige höherer sozialer Schichten in die Unterschicht absteigen, z. B. durch Arbeitsplatzverlust.
- *Non-Starter-Hypothese:* Das Versagen in Schule und Beruf verhindert das Erreichen eines höheren Status (Prädisposition für schizophrene Zustände).

Suchtkrankheiten kumulieren in zwei bestimmten Sozialgruppen: bei ungelernten Arbeitern sowie bei Selbstständigen, Unternehmern und Freiberuflern.

Schichtspezifische Bewältigungsmuster in Krisensituationen

Der Umgang mit Krankheit ist Ausdruck der spezifischen Verhaltens- und Einstellungsmuster der Sozialschichten.

Angehörige der **Mittelschicht** verhalten sich **aktiv.** Der Blick ist auf die Zukunft gerichtet und auf Ziele, die es zu erreichen gilt. Aus dieser *Zukunftsorientierung* resultiert der verantwortungsvolle Umgang mit dem eigenen Körper, da dieser die Basis für *Leistungsfähigkeit* bildet: Nutzung von Vorsorgemaßnahmen, Pflege und „Fithalten" des Körpers.

Unterschichtsangehörige legen eine **reaktive Einstellung** an den Tag. Solange der Körper funktioniert, wird er nicht wahrgenommen. Die Sorge um die Gesundheit steht im Hintergrund und tritt erst dann ins Bewusstsein, wenn die Arbeitskraft eingeschränkt ist. Der unterschichtsspezifische Handlungsstil bezieht sich auf die *Beseitigung* und *nicht* auf die *Vermeidung von Störungen.* Die *Gegenwartsorientierung* lässt Präventivmaßnahmen als unnötig erscheinen.

Soziale Mobilität und Krankheitsrisiko

Die soziale Mobilität, die von den Schichtangehörigen Umstellung, Anpassung und Flexibilität fordert, wirkt sich als Stressfaktor aus. In einer Studie über japanische Einwanderer in den USA fand man heraus, dass sich der Verlust des sozialen Rückhalts (= *social support*) in bedeutender Weise auf das Erkrankungsrisiko für Herzkrankheiten auswirkt. Bei dieser Studie wurden Japaner beobachtet, die in traditioneller Weise ihren Lebensstil in ihrem Heimatland beibehalten haben und solche, die nach Kalifornien ausgewandert sind. Die statistische Aufarbeitung zeigte, dass die ausgewanderten Japaner, die sich zudem dem amerikanischen Lebensstil angepasst hatten, die größere Koronarmorbidität und -mortalität aufwiesen. Diese Unterschiede in Erkrankungsrate und Sterblichkeit ließen sich nicht allein auf die westlichen Ernährungsgewohnheiten zurückführen. Die soziale Unterstützung und die Einbindung in ein Familien- und Freundesleben können die Sterberate verringern. Ein sehr starker sozialer Rückhalt mit engen Bezugspersonen kann sich jedoch bei Verlust dieser innigen Beziehung auch negativ auswirken.

Psychologie

Ärztliches Handeln

2.1 Arzt-Patienten-Beziehung

2.1.1 Professionalisierung des Arztberufs

Gesundheitsberufe gelten als Dienstleistungsberufe, bei denen eine persönlich-interaktive Dienstleistung vollbracht wird. Der Kunde – in diesem Fall der Patient – ist persönlich anwesend und die Leistung wird meist vom Anbieter (z. B. Arzt) persönlich erbracht. Die Erzielung von optimalen Ergebnissen setzt hier eine enge Kooperation aller Beteiligten voraus.

Der Beruf Arzt ist als akademischer Expertenberuf eine **Profession** und ein freier Beruf. Die Professionalisierung des Arztberufs ist durch diverse Merkmale gekennzeichnet. So werden vom Arzt fachliche Entscheidungen eigenverantwortlich getroffen. Die ärztliche Tätigkeit setzt eine Lizenz voraus und beruht auf *spezialisiertem Wissen*, das an der Hochschule im Rahmen einer formalisierten Ausbildung erworben wurde und systematisch weiterentwickelt wird. (**Approbation**). Die Ärzteschaft hat weitgehend ein Monopol auf ihre ärztlichen Leistungen, vom Staat wurde dazu ein gesellschaftliches Mandat erteilt. Die Professionalisierung wird durch die *wissenschaftliche Autonomie*, die *Selbstkontrolle des eigenen Arbeitsinhalts* und die Kontrolle über den Arbeitsinhalt anderer Berufe bestärkt.

Gegenwärtig gibt es Entprofessionalisierungstendenzen des ärztlichen Berufs, z. B. im Rahmen der Fremdkontrolle des Arbeitsinhalts durch die Krankenkassen mittels des Vergütungssystems der ärztlichen Leistungen.

Die Ärzteschaft wird von **berufspolitischen Organisationen** repräsentiert, betreibt normative Eigenkontrolle (Berufsgerichte) und entzieht sich überwiegend der sozialen Kontrolle durch Nichtexperten. Jeder approbierte Arzt muss sich als Pflichtmitglied in der zuständigen Ärztekammer anmelden. Diese standespolitischen Organisationen sind als **Landes-**

ärztekammern Körperschaften des öffentlichen Rechts und haben die Aufgabe, Berufsordnungen zu erlassen. Die **Berufsordnung** regelt die Berufsausübung der Ärzte, sie beinhaltet Bestimmungen über das Verhalten des Arztes gegenüber Patienten und anderen Ärzten und benennt die Pflichten der Ärzte, wie z. B. Schweigepflicht, Mitwirkung am Bereitschaftsdienst, Fortbildungspflicht, Dokumentationspflicht.

Die Berufsvertretung hat weiterhin die Aufgaben, ärztliche Berufsausübung zu überwachen, ärztliche Fortbildung zu fördern, Weiterbildungsordnungen aufzustellen, Prüfung und Anerkennung von Gebietsärzten (Facharztprüfungen) vorzunehmen und Versorgungseinrichtungen zu schaffen.

Grundsätzlich besteht in der Bundesrepublik Niederlassungsfreiheit. Allerdings besteht für die Tätigkeit als Kassenarzt eine Zugangsregulation durch die gesetzlichen Krankenkassen. Nach dem Gesundheitsstrukturgesetz werden Bedarfszahlen für definierte Regionen errechnet, bei erfülltem Bedarf kann eine Praxisneugründung nicht stattfinden. Es besteht dann lediglich die Möglichkeit der Übernahme einer bereits existierenden Praxis.

Der klassische Arztberuf wird überwiegend in der ambulanten bzw. stationären Patientenversorgung ausgeübt. Die ambulante Versorgung ist durch unterschiedliche Organisationsformen gewährleistet. In der *Einzelpraxis* betreibt der Arzt als Inhaber in „freier Berufsausübung" mit eigenem wirtschaftlichem Risiko eine Praxis. In der *Gemeinschaftspraxis* erfolgt eine gemeinschaftliche Abrechnung mit den Leistungsträgern, der Verdienst wird nach vertraglicher Übereinkunft aufgeteilt. Diese Art der gemeinsamen Berufsausübung stellt hohe Ansprüche an Kollegialität, persönlichen Freiraum und Diensteinteilung. Die *Praxisgemeinschaft* ist dagegen ein Zusammenschluss von Einzelpraxen; bei getrennter Betriebsführung werden manche Einrichtungen gemeinsam genutzt (Labor, Großgeräte, evtl. Personal), die Abrechnung erfolgt individuell.

Die stationäre Patientenversorgung vollzieht sich in Akutkrankenhäusern und Sonderkrankenhäusern (z. B. Heil- und Pflegeanstalten). Im stationären Bereich arbeiten die meisten Ärzte als angestellte Ärzte. Allerdings gibt es in manchen Bereichen die Option des Belegarztsystems, in dem niedergelassene Ärzte über Betten in einer stationären Einrichtung verfügen. In den operativen Fächern geht der Trend zum ambulanten Operieren, also die Verlagerung von ambulant durchführbaren Operationen aus den Krankenhäusern in die Kassenarztpraxis, dadurch erhofft man sich eine deutliche Kostenreduktion für die Krankenkassen.

2.1.2   Arztrolle

Ärztliches Handeln ist mehr und mehr von organisatorischen (z. B. arbeitsteilige Organisation eines Krankenhauses) und ökonomischen (z.B: EBM Einheitliche Bewertungsmaßstäbe, DRG Diagnosis Related Groups) Determinanten geprägt. Für den Arzt von heute gelten die Spielregeln des Wettbewerbs und der Ökonomie, wobei die Gefahr besteht, dass die Medizin immer mehr zugunsten neuer Spielregeln eines Verteilungskampfs in den Hintergrund tritt. Der Arzt in eigener niedergelassener Praxis mutiert immer mehr zum Unternehmer, der in erster Linie seinen Wirtschaftsbetrieb am Laufen halten muss. Von den Krankenkassen wird das Wirtschaftlichkeitsgebot vertreten, d. h. sämtliche Leistungen müssen wirtschaftlich und zweckmäßig sein, sie dürfen das Maß des Notwendigen nicht überschreiten. Das Vergütungssystem wirkt sich also zunehmend auf das diagnostische Handeln aus.

Nach der normativen Beschreibung des amerikanischen Soziologen Parson weist die Arztrolle fünf formelle **Rollenmerkmale** auf:

- *Affektive Neutralität:* Der Arzt soll seine eigenen Emotionen, persönliche Zuneigungen und Abneigungen gegenüber dem Patienten zurückstellen und unabhängig davon handeln.
- *Universale Hilfsbereitschaft (Universalismus):* Ärztliches Handeln soll allen Patienten in gleicher Weise und uneingeschränkt zur Verfügung stehen, ungeachtet von Position, Intellekt und Gesinnung.
- *Funktionale Spezifität:* Der Zweck ärztlicher Tätigkeit beschränkt sich auf das Erkennen und Beseitigen von Krankheiten.
- *Uneigennützige Einstellung* (Altruismus, Kollektivorientierung)**:** Der Arzt darf sich nicht von Eigeninteressen leiten lassen und den Patienten ausnutzen, sondern soll sich an gesellschaftlichen Verhaltenserwartungen orientieren.
- *Technische und fachliche Kompetenz:* Vom Arzt wird optimale Hilfe gefordert unter Einsatz seines gesamten Wissens. Hierunter fällt auch die Selbstbeschränkung des Gebietsarztes auf seine Zuständigkeit.

An dieser Beschreibung der Arztrolle wurde schon vielfach Kritik geübt, vor allem weil sie Persönlichkeit, Motivation und Tätigkeitsbereich des einzelnen Arztes zu wenig beachtet. So ist beispielsweise die oben genannte funktionale Spezifität nicht immer einzuhalten, da z. B. Hausärzte häufig als Vertrauensperson in Krisensituationen herangezogen werden.

Die **Motivation zum Arztberuf** ist vielschichtig und kann im Laufe der Studien- und Berufsjahre wechseln. In einer Umfrage hatten Studienanfänger folgende Motive für die Wahl des Arztberufs: allgemeines Interesse am Menschen, Wunsch Hilfe zu leisten, Idealismus, humanitäre Aspekte, naturwissenschaftliche Betätigung, Prestigeinteresse, Selbständigkeit, finanzielle Sicherheit, familiärer Hintergrund (Mutter oder Vater Arzt).

Durch den Prozess der **beruflichen Sozialisation** wird der angehende Arzt in seine Professionsgruppe eingegliedert und lernt dadurch die geltenden Normen und Wertvorstellungen zu verinnerlichen. In dieser Phase wird der Jungmediziner in seinen Verhaltensweisen als Arzt geprägt und lernt quasi am Modell berufsspezifische Haltungen und Einstellungsmuster. Im hierarchisch organisierten Medizinersystem (Chefarzt, Oberarzt etc.) werden Verhaltensweisen von erfolgreichen Kollegen besonders leicht übernommen. So notwendig und wichtig das auch ist, sollte an die Gefahr gedacht werden, dass auch weniger gute Handlungsweisen unreflektiert nachgeahmt werden. Als Sozialisationseffekte treten Veränderungen im kognitiven, affektiven, motorischen und sozialen Persönlichkeitsbereich auf. Im Prozess der Sozialisation geht der Idealismus des Interesses am kranken Menschen zu gunsten wissenschaftlicher Interessen an Therapie und Diagnose weitgehend verloren.

Die **ärztliche Ethik** wird in Anlehnung an den Hippokratischen Eid im Genfer Ärztegelöbnis aufgegriffen, das vom Weltärztebund eingeführt wurde. Hier wird gefordert, dass die Würde des Menschen zu beachten sei und ärztliches Handeln dem Wohle des Menschen, der Erhaltung des Lebens und dem Abwenden von Schaden diene.

Der Arztberuf bringt unweigerlich **ethische Entscheidungskonflikte** mit sich, der Arzt ist nicht selten gefordert, in problematischen Situation zwischen dem medizinisch-technisch Möglichen und dem ethisch Vertretbaren zu entscheiden. Einige wenige problematischen Situationen sollen hier genannt werden: Schwangerschaftsabbruch, Frühgeburt, pränatale Diagnostik, Intensivbehandlung, psychiatrische Zwangsmaßnahmen, Reanimation, Aufklärung von Sterbenden, Therapieabbruch, etc. Neben den ethischen Entscheidungskonflikten sehen sich Ärzte in ihrem Beruf noch weiteren vielfältigen **psychischen Belastungen** ausgesetzt. Zuweilen geht die Arbeitsbelastung mit einer permanenten psychischen und physischen Überforderung einher. Der

Psychologie

Patient als unmittelbare Kontaktperson richtet besonders viele Verhaltenserwartungen an den Arzt. Erwartet der Patient dabei mehr Hilfe vom Arzt als dieser zu geben vermag, so kann der Arzt ein sog. *Helfersyndrom* zeigen; d.h., der Arzt wird seine tatsächliche Hilfe gegenüber dem Patienten besonders herausstellen, um seine eigentliche Hilflosigkeit zu verbergen. Nicht selten befinden sich Ärzte in **Rollenkonflikten**. So stehen nach wie vor viele Frauen als Ärztin und Mutter im *Interrollenkonflikt* und scheitern häufig daran, ihren Rollen in unterschiedlichen sozialen Systemen gerecht zu werden. Ebenso häufig treten *Intrarollenkonflikte* im ärztlichen Beruf auf, wenn die unterschiedlichen Erwartungen der Sektoren einer Rolle nicht miteinander vereinbar sind, wie bei ärztlichen Kollegen an der Universität, die als Stationsarzt, in der Lehre und in der Forschung gefordert werden. Insbesondere auf Intensivstationen und in der Onkologie sehen sich Ärzte hohen psychischen Belastungen ausgesetzt. Hier sollte durch Supervision und Balint-Gruppen den Ärzten die Möglichkeit gegeben werden, eigene pychische Ressourcen zu stärken und belastende Situationen zu benennen und zu verarbeiten. In zunehmenden Maße findet sich auch bei Ärzten das sog. *Burnout-Syndrom*, einem Symptomenkomplex aus Resignation, Reizbarkeit und Übermüdung, Verzweiflung und Apathie, der übergehen kann in innerliche Distanzierung, Zynismus und Rigidität. Das Burnout-Syndrom ist vor allem auch auf die hohen psychischen und physischen Belastungen des Arztberufs zurückzuführen.

2.1.3   Krankenrolle

Im Krankheitsfall ist es dem Individuum meist nicht mehr möglich, seine sozialen Rollen in gefordertem Maße zu erfüllen. Es bedarf zusätzlich der Rücksichtnahme und Schonung, es übernimmt die *Krankenrolle*. Die Einsicht in das Kranksein durch das soziale Umfeld und die kranke Person ist ein wichtiges Kriterium für die anerkannte Zuschreibung der Krankenrolle, die besondere Rollenmerkmale aufweist.

Auch für die Krankenrolle hat der amerikanische Soziologe Parson ein Modell erarbeitet:

- Befreiung des Kranken von seinen Rollenverpflichtungen;
- dem Kranken wird keine Verantwortung für seinen Zustand auferlegt;
- Verpflichtung des Kranken zur Bemühung um Wiederherstellung seiner Gesundheit;
- Forderung an den Kranken, kompetente, fachliche Hilfe aufzusuchen und Kooperationsbereitschaft zu zeigen.

Ähnlich wie die Parson-Arztrolle sind diese Merkmale der Krankenrolle idealtypisch und betreffen mehr die vorübergehenden Krankheiten.

Die Beschreibung von Eigenschaften der Krankenrolle (insbesondere bezüglich psychisch Kranker und Behinderter) birgt die Gefahren der Stigmatisierung, Etikettierung zu Hilfsbedürftigen und Sanktionierung. Krankheitsbedingtes, normabweichendes Verhalten kann zu Isolation und mangelndem Vertrauen von seiten „gesunder" Mitbürger führen.

Im Rahmen medizinischer Untersuchungen, der daraus folgenden Diagnose und dem Beginn professioneller therapeutischer Maßnahmen vollzieht sich der Übergang von der Rolle des Kranken zur Rolle des Patienten.

(s.a. Stadien des Hilfesuchens, 2.6.1)

Nachdem sich der Patient in ärztliche Behandlung begeben hat, wird ihm die Patientenrolle zuteil, die Beckmann in 5 verschiedene Typen aufteilt.

Der **ängstlich Abhängige** sucht in seiner Hilflosigkeit einen unermüdlichen Betreuer und bedarf angemessener Zuneigung, jedoch keiner Verwöhnung. **Übergesunde** wollen ihre Krankheit ständig verdrängen und sich nicht schwach fühlen. **Organkranke** verlangen vom Arzt, dass dieser sich allein auf körperliche Symptome beschränkt. Die **misstrauisch abweisenden Patienten** begeben sich nur widerwillig in die Behandlung von Ärzten und betreiben lieber Selbsttherapie. Hier sollte der Arzt versuchen, Vorwürfe zu unterlassen, um die Kooperationsbereitschaft des Kranken zu gewinnen. Als **unmündige Patienten** werden meist Menschen bezeichnet, die stets vom Arzt die Lösung ihrer (oft auch nicht krankheitsbedingten) Probleme verlangen.

Der Begriff **Coping**, *„Krankheitsverarbeitung"*, bezeichnet das Bemühen, krankheitsbedingte Belastungen psychisch (emotional oder kognitiv) oder aktiv zu bewältigen bzw. zu verarbeiten.

Am Beginn des Bewältigungsvorgangs steht das veränderte Befinden. Schmerz, Angst und Spannung will der Patient nicht wahrhaben und verfällt in ein gewisses Schockgefühl. Darauf folgen emotionale Reaktionen wie Zorn, Depression, Schuldgefühle, Feindseligkeit und Trauer. Haben sich diese Affekte gelegt, versuchen viele Patienten, sich der Situation anzupassen und diese kognitiv (Situationsanalyse, rationale Entscheidungen) oder aktiv („Flucht nach vorn") in den Griff zu bekommen.

Anpassungsfördernde Prozesse sind Informationssuche, Verbalisierung belastender Emotionen, „Vergleich nach unten", Compliance, Sinngebung, Neudefinition (Entdeckung guter Seiten), Inanspruchnahme sozialer Unterstützung, Akzeptanz der neuen Realität.

Anpassungshemmend an die Situation wirken dagegen Abwehrmechanismen (Verleugnung, Projektion, Ungeschehen machen wollen etc.), chronische Angst und Depression, Noncompliance und soziale Isolation.

Ziel des Bewältigungsvorgangs ist die subjektive Entlastung des Patienten.

Aus einer Krankheit bzw. einem Krankheitsverhalten können sich auch Vorteile und Begünstigungen ergeben, der sog. Krankheitsgewinn.

Im **primären Krankheitsgewinn** zieht der Patient einen inneren (unbewussten) Vorteil aus der Erkrankung selbst; Scheinlösung zur Entlastung in einem neurotischen Konflikt durch Symptombildung („Flucht in die Krankheit").

Beim **sekundären Krankheitsgewinn** ergeben sich nachträglich äußere Vorteile aus der bereits vorhandenen Krankheit, z.B. erhöhte Aufmerksamkeit, liebevolle Zuwendung, Rücksichtnahme, Entlastung von Alltagspflichten, etc. Je nach den Konsequenzen, die daraus entstehen, besteht bei manchen Patienten die Gefahr der *Aggravation*, d.h. der Übertreibung von Krankheitserscheinungen, der *Simulation*, also dem bewussten Vortäuschen von Symptomen, oder der *Dissimulation*, was der Unterdrückung von Krankheitserscheinungen entspricht, z.B. aus Angst vor negativen Auswirkungen. Die Problematik der Aggravation und Simulation müssen z.B. bei der Gutachtenerstellung für Rentenbegehren berücksichtigt werden.

Es gibt zudem zahlreiche wirtschaftliche, rechtliche und familiäre Einflüsse auf die Krankenrolle.

Krankheitstheorien bzw. Krankheitsmodelle

Krankheit kann aus unterschiedlichen Perspektiven betrachtet werden, die jedoch nicht den Anspruch erheben, allein gültig zu sein. Diese Erklärungsmodelle verstehen sich mehr als Versuch, Krankheit und Kranksein bezüglich Ursachen und Therapie zu erfassen.

Im **biomedizinischen Modell** wird Krankheit als *„körperlichen Funktionsstörung"* betrachtet, die mittels biochemischer oder physikalischer Untersuchungsmethoden bestätigt werden können. Die Ursache der Funktionsstörung ist organisch und kann durch unterschiedliche Einwirkungen auf den Körper begründet sein: bakterielle oder virale Schädigungen, physikalische (Hitze, Strahlen) oder chemische (Säuren, Gase) Ursachen, psychische Einwirkungen, soziale Einflüsse. Als Therapie eignen sich gemäß diesem Modell jedoch nur Maßnahmen, welche die pathologischen Prozesse nachweislich rückgängig machen oder aufhalten können. Nachteilig an diesem Modell ist die ausschließlich objektive Sichtweise von Krankheit.

Das **psychoanalytische Modell** versteht Krankheit als *Konflikt* zwischen der Spannung durch *Triebimpulse* und der durch *soziale Normen*. Die eingeschränkte Bedürfnisbefriedigung führt zur Störung der seelischen und körperlichen Homöostase. Die *Symptombildung* entsteht infolge nicht optimaler Kompromisse des Ich, das keine Einigung zwischen Über-Ich und Es erzielt. Die Integration von Triebimpulsen muss jeder Mensch erlernen, um den Kon-flikt zwischen Bedürfnisanspruch und normativen Befriedigungsmöglichkeiten zu lösen. Ist dieser Lernvorgang in wichtigen Phasen der körperlichen und seelischen Entwicklung gestört, sucht sich der Mensch Ersatzbefriedigung oder verdrängt seine ursprünglichen Impulse, was zu Gesundheitsstörungen führt.

Im **verhaltenstheoretischen Modell** wird Krankheit durch *Fehlverhalten* begründet, das klassisch oder/und operant konditioniert oder durch Imitation *erlernt* wurde. Dabei werden die Auswirkungen (z.B. Lungenkrebs durch starkes Rauchen) oder das Verhalten selbst (Alkoholabusus) als Krankheit betrachtet. Therapeutische Maßnahmen benutzen ebenfalls die lerntheoretischen Techniken zur Änderung der Verhaltensstörung.

Als Krankheitsursachen werden im **soziologischen Modell** *belastende Sozialverhältnisse* (z.B. Arbeitslosigkeit) oder die Folgen eines aufreibenden Lebensstils (Stress) betrachtet. Aus soziologischer Perspektive wird der Inhaber einer sozialen Rolle in der eigenen Beurteilung oder in der Fremdbeurteilung als „krank" bezeichnet, wenn er die an ihn gestellten Rollenanforderungen aufgrund somatischer Veränderungen nicht erwartungsgemäß erfüllen kann.

2.1.4 Kommunikation und Interaktion

Kommunikation ist die Informationsübertragung zwischen Individuen unter Verwendung verbaler und nonverbaler Ausdrucksmittel. Es werden neben sachlichen Informationen, komplexe soziale Mitteilungen ausgetauscht und Wechselbeziehungen definiert. Die Kommunikation dient zudem der Orientierung in zwischenmenschlichen Prozessen und der Kooperation.

Formen der Kommunikation

Die **verbale Kommunikation** benutzt das Medium der Sprache, das sich aus zwei großen Bereichen zusammensetzt: dem *linguistischen* Anteil, der aus Vokabular und Grammatik besteht und dem *paralinguistischen* Bereich, nämlich Stimmlage und Stimmumfang, Sprechrhythmus und Sprechtempo, Lautstärke und Tonfall. Verbale Kommunikationsakte werden vom Sender bewusst gesteuert und dienen der Verständigung über Sachverhalte. Die Informationsvermittlung gestaltet sich schwierig, wenn *Sender* und *Empfänger* nicht die gleichen **Sprachcodes** benutzen. Die verbale Kommunikation kann auch durch den unilateralen Einsatz von Dialekten oder Fachsprachen (z.B. auch medizinische Terminologie) ebenfalls erschwert werden.

Die **nonverbale Kommunikation** meint die meist *unbewusste Informationsvermittlung* unter Einsatz aller sensorischen Kanäle. Der visuelle Kanal nimmt Gestik, Mimik und Körperhaltung (also die Körpersprache) des Kommunikationspartners wahr. Zu-

Psychologie

wendung wird häufig taktil, d.h. durch Körperkontakt vermittelt. Auch gustatorische und olfaktorische Kommunikation (*Beispiel* aus der Werbung: „Axe: der Duft, der Frauen provoziert") ist möglich. Auf nonverbaler Ebene werden besonders *emotionale Vorgänge* und *Beziehungsaspekte* deutlich, da diese kognitiv nur geringradig kontrolliert bzw. zensiert werden und eher spontan sind. Frauen sind sensibler für den Ausdruck und den Empfang unsprachlicher Signale.

> **Merke**
>
> Die nonverbale Verständigung ist transkulturell wirksam („Jeder lacht in der gleichen Sprache!").

Verbales und nonverbales Kommunikationsverhalten kann sich gegenseitig ergänzen, aber auch – im Falle der Nichtübereinstimmung der Informationsinhalte – in Konkurrenz zueinander stehen. Kommunikation kann sich im **persönlichen Kontakt** abspielen oder **medial** – unter Zuhilfenahme unterschiedlichster Medien – vonstatten gehen. In der multimedialen Gesellschaft gewinnt gerade diese Kommunikationsform zunehmend an Bedeutung. Weiterhin wird noch zwischen **direkter** und **indirekter Kommunikation** sowie **schriftlicher** und **mündlicher Kommunikation** unterschieden.

Strukturen der Kommunikation

Jede Kommunikation hat einen **Inhalts- und Beziehungsaspekt:** Der Inhaltsaspekt betrifft den Informationsgehalt der Mitteilung, während der Beziehungsaspekt angibt, wie diese zu interpretieren ist. Beide Ebenen beeinflussen sich gegenseitig. Die Beziehung wird mithilfe der „Kommunikation über die Kommunikation" definiert, der sog. *Metakommunikation* (*Beispiel*: „Du lässt mich ja nie ausreden!"). Die **Perspektiven der Gesprächspartner** sind stets *unterschiedlich* und bestimmen wechselseitig den Kommunikationsablauf. Die Beiträge des Gegenübers werden eingeordnet und lösen die nächste Reaktion aus. Der **Verlauf der Kommunikation** kann *symmetrisch* oder *asymmetrisch* sein. Im ersten Fall sollen Unterschiede soweit wie möglich reduziert werden, d.h. jeder Teilnehmer bewegt sich auf gleicher Ebene. In der komplementären oder asymmetrischen Beziehung ergänzen sich die Positionen der Gesprächspartner gerade durch ihre Ungleichheit (z.B. Arzt – Patient, Lehrer – Schüler). **Kommunikationsnetze** beschreiben die räumlichen Verhältnisse, d.h. die äußere Beziehung der Kommunikationsteilnehmer zueinander und werden je nach Indikation der Kommunikation gewählt. Beim *Stern* konzentriert sich alles auf diejenige Person, welche die Kommunikation leitet (z.B. beim Beratungsgespräch oder in der Edukation, so steht der Dozent im Hörsaal vor den Sitzreihen der Studenten und richtet seine Informationen an alle). *Kreisgespräche* beziehen jeden gleichermaßen mit ein, was eine größere Zufriedenheit bei den Beteiligten bewirkt (z.B. im Visitengespräch). Wichtige Inhalte erreichen aber langsamer alle Gesprächsteilnehmer als beim Stern.

Kommunikationsnormen beeinflussen die Kommunikation, indem sie z.B. festlegen, wer wann mit wem sprechen darf (*Beispiel*: Kinder müssen still sein, wenn Erwachsene sich unterhalten).

Es besteht die **Unmöglichkeit der Nichtkommunikation** (auch Schweigen und Nichthandeln hat Mitteilungscharakter, z.B. den, dass man seine Ruhe haben will).

> **Merke**
>
> Man kann nicht *nicht* kommunizieren

Die **Art der Gesprächsführung** richtet sich nach Gesprächspartner, Situation und Ziel des Gesprächs. Man unterscheidet im Wesentlichen zwei Formen:

- **Direktives oder arztzentriertes Gespräch:** Diese Art von Gespräch wird durch einen Gesprächspartner gelenkt, mit dem Ziel der Informationsvermittlung oder der Entlastung von Angst. Geprägt von Ermunterung, Beratung, Ratschlägen, Trost, Bagatellisierung, Ignorierung von Informationen. Fragen und Bedürfnisse des Patienten werden in Überlegungen und Entscheidungen des Arztes kaum einbezogen. (*Beispiel*: Patient: „Welche Prognose können Sie mir geben, Herr Doktor?" Antwort des Arztes: „Nehmen Sie nur brav Ihre Tabletten, dann regelt sich alles von allein.")
- **Nichtdirektives oder patientenzentriertes Gespräch (nach Rogers):** Erlaubt dem Patienten, Inhalt und Verlauf des Gespräches verantwortlich mitzubestimmen. Dieser Gesprächsstil zeichnet sich durch Zurückhaltung im Erteilen von Ratschlägen und verständnisvolles Zuhören aus. Neben der *positiven Wertschätzung* (innere Anteilnahme) und der *Echtheit* (Selbstkongruenz) steht die *Empathie* (einfühlendes Verständnis) des Arztes im Vordergrund, um dem Gesprächspartner positive Erfahrungen mit sich selbst zu vermitteln. Dem Patienten wird ermöglicht, durch die *Transparenz* der Gesprächsinhalte selbst adäquate Lösungen für seine Probleme zu erarbeiten und zu reifen emotionalen Einstellungen zu gelangen. Diese Gesprächsform findet in der Psychotherapie breite Anwendung, da der Therapeut Einblick in die Persönlichkeit des Patienten und in sein aktuelles Wohlbefinden erhält.

Die Kommunikation zwischen den Gesprächspartnern, insbesondere zwischen Arzt und Patient wird durch das Phänomen der Übertragung und Gegenübertragung beeinflusst. Aus frühkindlichen emotionalen Beziehungen stammende Erwartungen werden in der Interaktion mit dem Arzt auf diesen projiziert. Dieser Vorgang der **Übertragung** kann die Arzt-Patienten-Beziehung in ihrer Qualität erheblich beeinflussen und zu gegenseitigem Unverständnis führen; *Beispiel*: Der Patient sieht den Arzt unbewusst als autoritären Vater oder überfürsorgliche Mutter und fühlt sich deshalb ebenso bevormundet wie in seiner Kindheit. Daraus entstehende Vorurteile, Ängste oder Widerstände können sich nachteilig auf den Therapieeffekt auswirken. Entsprechend reagiert der Arzt in der Gegenübertragung auf Persönlichkeitseigenschaften des Patienten oder dessen Übertragungsverhalten. Die **Gegenübertragung** spiegelt Erfahrungen des Arztes wider, die er in seiner Entwicklung durchgemacht hat.

Organisatorisch-institutionelle Rahmenbedingungen

Im Einzelgespräch bzw. in der **Einzeltherapie** hält der Arzt mit dem Patienten alleine Sitzungen ab, die Kommunikation findet alleinig zwischen Arzt und Patient statt. Im psychotherapeutischen Einzelgespräch ist die Dauer vom Problem des Patienten, den Kosten der Therapie und der Ausrichtung des Therapeuten abhängig. Im Gruppengespräch bzw. der **Gruppentherapie** werden Gruppen von Personen mit gleichen oder ähnlichen Problemen zusammengebracht, um sie über ihre Krankheit aufzuklären, zu ermutigen und gegenseitige emotionale Unterstützung zu ermöglichen. In der **Familientherapie** arbeiten die Therapeuten mit allen Familienmitgliedern gemeinsam problematische Verhaltensweisen und Interaktionen heraus und unterstützen die ganze Familie beim Änderungsprozess. Eine **Paartherapie** sollte angewendet werden, wenn eine langfristige Beziehung unbefriedigend oder konfliktreich ist. Die Teilnehmer der Paartherapie konzentrieren sich mit dem Therapeuten auf die Struktur und Kommuniaktionsmuster ihrer Beziehung.

Zur akuten Krisenintervention ist häufig eine stationäre Versorgung notwendig, gewissermaßen ein „Herausnehmen" aus der konfliktreichen Beziehung. Im weiteren Verlauf ist in vielen Fällen jedoch eine ambulante Therapie, mit z.B. einer Therapiesitzung pro Woche anzustreben, so weit die häusliche Situation stabil ist und der Patient in seinem privaten Umfeld seinen alltäglichen Verpflichtungen nachkommen kann.

Soziokultureller Rahmen der Kommunikation

Nach der soziolinguistischen Theorie von Bernstein besteht ein Zusammenhang zwischen der sozioökonomischen Schichtzugehörigkeit und der Form des Sprachgebrauchs. Bernstein unterscheidet den mittelschichttypischen **elaborierten Sprachcode** und den unterschichtsspezifischen **restringierten Sprachcode**. In Tabelle 1.**14**, 1.4.11 wurden die Merkmale dieser Sprachcodes bereits gegenübergestellt. Im Umgang mit dem Patienten ist es für den Arzt von großer Bedeutung die schichtspezifische Verwendung der Sprache zu beachten, um die Verständigung zwischen Arzt und Patient zu verbessern. Die soziale Umgebung hat einen entscheidenden Einfluss auf den Spracherwerb von Kindern. Innerhalb einer Kultur können der Sprachgebrauch und Sprachstil erheblich variieren. In der Jugendsprache werden z.B. auch andere Wörter verwendet als in der allgemeinen „erwachsenen" Umgangssprache bzw. gleiche Wörter können unterschiedliche Bedeutungen haben. Neben der **Alltagssprache** existieren meist noch **Fachsprachen**, die nur von einer ausgewählten sozialen Gruppe verwendet und verstanden wird. Im Falle der Ärzteschaft müssen die Medizinstudenten im Laufe ihrer medizinischen Sozialisation spezifische Fachbegriffe erlernen, deren Verwendung im Laufe der Zeit zur Selbstverständlichkeit wird. Der unilaterale Einsatz der Fachsprache kann zur **Sprachbarriere** zwischen Arzt und Patient werden. Die Kommunikation mit fremdsprachigen Kranken gewinnt mit zunehmendem Anteil dieser Bevölkerungsgruppe an Bedeutung. Die Sprachbarriere betrifft die gesamte Arzt-Patienten-Interaktion, häufig kann keine adäquate Anamnese erhoben werden, dadurch ist eine Diagnosestellung bereits eingeschränkt. Des Weiteren gestaltet sich die Informationsvermittlung über Diagnose und Therapie sehr schwierig, auch die verbale emotionale Unterstützung ist stark beeinträchtigt. Der fremdsprachige Patient findet sich in der Rolle des unmündigen Patienten wider, uninformiert und sprachlich isoliert. Zur Abhilfe dieser nicht akzeptablen Situation sollten sich Arzt und Patient um einen Dolmetscher bemühen.

2.1.5 Besonderheiten der Kommunikation und Kooperation

Formen von Kooperation bei Kranken und Ärzten

Die Kommunikation und Kooperation zwischen Arzt und Patient können in unterschiedlichen Formen gestaltet werden.

Im **autokratischen Stil** wird der Patient nicht in die Entscheidungsfindung eingebunden, er ist passiv und steht uneingeschränkt unter ärztlicher Führung; dies ist z.B. in Notfallsituationen oder bei Bewusstlosen sinnvoll. Der **demokratische Stil** gewährt dem Patienten aktive Mitbestimmung und ermöglicht ihm, Vorschläge und eigene Sichtweisen zu äußern; Entscheidungen fallen unter ärztlicher Führung. Die **partnerschaftliche Arbeitsteilung** setzt

Psychologie

beim (chronisch) Kranken ein großes Wissen über seine Krankheit und die eigene Person voraus, um die Therapie weitgehend selbständig durchführen zu können (z. B. juveniler Diabetes).

Die Kommunikations- und Kooperationsbereitschaft des Patienten ist von seiner **Compliance** geprägt, also dem Ausmaß der Befolgung ärztlicher Anweisungen. **Negative Einwirkungen** auf die Compliance haben unverständliche Informationsvermittlung, Komplexität der Therapie, mehrfache Änderung des Therapieplans, Langzeitverordnungen, unangenehme Nebenwirkungen, unbequeme Konsequenzen für den Lebensstil und fehlende Unterstützung im soziokulturellen Umfeld des Patienten. Beispiele für Non-Compliance sind Terminversäumung, eigenmächtige Therapieänderung, Unterdosierung, Beibehaltung eines riskanten Lebensstils. Die *Art der Informationsvermittlung* übernimmt in den Bedingungen für die Compliance eine Schlüsselrolle. Die Informationsweitergabe sollte sowohl mündlich (kurze Sätze, konkrete Ratschläge) mit Wiederholung der wichtigsten Fakten als auch schriftlich geschehen. In manchen Fällen ist es zudem sinnvoll, mit Schautafeln oder Videos zu arbeiten. Die **Verbesserung der Compliance** kann durch gewissenhafte Aufklärung über Diagnose und Therapiemaßnahmen und durch die gemeinsame Erarbeitung eines Therapieplans erreicht werden. Verhaltenstheoretisch erwies sich die *Verstärkung* als besonders wirksam. Positiv auf die Compliance wirkt sich insbesondere die Überzeugung von der Krankheitsanfälligkeit und das Wissen über die Ernsthaftigkeit der Erkrankung aus. Die Qualität der Arzt-Patienten-Beziehung, also die Zufriedenheit des Patienten mit dem Arzt, beeinflusst die Compliance maßgeblich.

Zur Sicherung und Verbesserung der **patientenorientierten** gesundheitlichen Versorgung bedarf es transparente Regelungen und Absprachen zwischen den verschiedenen Einrichtungen des Gesundheitssystems und der unterschiedlichen Berufsgruppen. Der Arzt nimmt in der Koordination der Leistungen, die durch die GKV erbracht werden, eine Schlüsselrolle ein. Die Kooperation der Ärzte untereinander muss zum Wohle des Patienten aus Zeit- und Kostengründen verbessert werden; hierunter fallen z. B. rasche Kommunikation, Austausch von Unterlagen etc.

Besondere kommunikative Anforderungen

Während ihres gesamtes Berufslebens müssen sich Ärzte immer wieder schwierigen Situationen mit besonderen kommunikativen Anforderungen stellen, hierunter fallen z. B. die Mitteilung von ungünstigen Diagnosen, der Umgang mit Schwerkranken und die Begleitung von Sterbenden und ihren Angehörigen. Gerade weil die Mehrzahl der Menschen im Krankenhaus stirbt, ist es nötig, dass Ärzte auch mit dem psychologischen Aspekt des Sterbens ver-

traut sind. Koch und Schmeling haben einen Ausbildungskurs entwickelt, der die Kommunikation zwischen Schwer- und Todkranken verbessern soll. In diesem Kurs werden folgende Lernziele vermittelt:

- kritischer Umgang mit Tod und schwerer Krankheit auf gesellschaftlicher, institutioneller und persönlicher Ebene;
- Entscheidung, mit welchem Patienten wie offen kommuniziert werden kann, bzw. wie weit der Patient über seinen Zustand aufgeklärt werden will;
- Anwendung einer angemessenen Form der Kommunikation, Umgang mit Abwehrmechanismen, Gefühlen des Patienten, unrealistischen Hoffnungen etc.;
- Umgang mit der eigenen psychischen Belastung;
- Auseinandersetzung mit den eigenen Grenzen der persönlichen Qualifizierung.

Eine weitere besondere Anforderung ist die Kommunikation mit Kindern in Arztpraxis und Krankenhaus. Kinder erfordern ein besonderes Einfühlungsvermögen und viel Geduld. Bei Kleinkindern sollt die Kontaktaufnahme mit dem Kind zunächst über die Eltern vorgenommen werden. Um die Kinder in schwierigen Situationen zu führen ist es wichtig, Vertrauen aufzubauen. Kinder wollen einen ehrlichen Umgang, es ist daher notwendig, medizinische Maßnahmen und Untersuchungsgänge zu erklären, um so die Angst vor dem Geschehen zu nehmen.

Störungen der Kommunikation und Kooperation

Eine nicht zu unterschätzende Kommunikationsstörung kann aus *organisatorischen Gründen* bei den Visiten am Krankenbett, bzw. bei der Konsultationen eines niedergelassenen Arztes entstehen. Durch den enormen Zeitdruck seitens des Arztes ist es dem Patienten häufig nicht möglich, seine Probleme und Sorgen adäquat zu äußern ("Fünf-Minuten-Medizin"). Die Gebührenordnung der Ärzte unterstreicht häufig diesen Missstand, da sie einen längeren Zeitaufwand für den Patienten nicht ausreichend honoriert.

Als weitere Kommunikationsstörung sei hier die *Verzerrung* von Informationen benannt, die mit wachsender Anzahl von *zwischengeschalteten Informationsträgern* zunimmt (Stichwort: Flüsterpost). Je größer die *soziale Distanz* der Kommunikationspartner ist, desto mehr fallen die unterschiedlichen Sprachcodes ins Gewicht. Die Verständigung untereinander wird stark von der *Sympathie* bzw. *Antipathie*, die man füreinander hegt, geprägt. Die *räumliche Anordnung* kann zur *Kommunikationsbarriere* werden, z. B. ist bei der Visite am Krankenbett der Patient gewöhnlich "der Unterlegene" (Arzt steht am Fußende des Bettes, in welchem der Patient liegt). Ein erheblicher Störfaktor in der Kommunikation zwischen Arzt und Patient kann auch hier der Zeitdruck bei der Visite darstellen, der z. B. dazu führen kann, dass der Patient nur knappe unbefriedigende Informationen erhält.

Ein wichtige Kommunikationsstörung ist die *paradoxe Kommunikation,* dadurch gekennzeichnet, dass sich Beziehungs- und Inhaltsaspekt widersprechen (z. B. „Sei spontan!" .Der Inhalt dieser Aussage ist die Aufforderung zur Spontaneität, gerade die kann aber nicht auf einen Befehl hin vollzogen werden). Wenn sich der Kommunikationspartner aus dieser Situation nicht befreien kann, befindet er sich in einer *Beziehungsfalle.* Bei wiederholtem Vorkommen spricht man von *Doppelbindungssituation.*

> ### ! Merke
>
> Folgende Elemente kennzeichnen nach *Bateson* die Zwangslage der Doppelbindungssituation: Diese Situation tritt wiederholt auf; es werden gleichzeitig zwei sich widersprechende Forderungen (verbal und nonverbal) gestellt; einer der Kommunikationspartner ist das Opfer und kann sich nicht entziehen (Eltern-Kind-Beziehung).

In der Kommunikation können verschiedene Fehlerquellen und Beurteilungsfehler auftreten, siehe hierzu 2.2.1.

Das Kommunikationsverhalten des Arztes hat Konsequenzen für das Verhalten des Patienten. So beeinflussen Zuwendung oder Abwendung, verbale Bekräftigung oder Unmutsäußerung die Kommunikationsbereitschaft des Patienten. Wenn z. B. der Arzt sich nur dann auf den Patienten konzentriert, wenn dieser somatische Beschwerden äußert, auf die Mitteilung von psychischen Beschwerden jedoch in keiner Weise eingeht, wird der Patient in Zukunft nur noch somatische Symptome berichten.

2.2 Untersuchung und Gespräch

2.2.1 Erstkontakt

Die Rollenerwartungen an den Arzt sind sehr vielseitig und lassen sich in verschiedene Teilbereiche gliedern. Die ärztliche Tätigkeit ist abhängig von *normativen Verhaltenserwartungen* (z. B. geprägt von den internationalen Richtlinien zur ärztlichen Ethik: Genfer Ärztegelöbnis) sowie von *institutionellen* (Krankenhaushierarchie) und *versicherungsrechtlichen Anforderungen.* Auf diese Weise üben Ärztekammern, Krankenversicherungen, Berufsgenossenschaften, Gesundheitsämter etc. eine gewisse Kontrollfunktion über ärztliches Handeln aus.

Patientenperspektive

Der Patient als unmittelbare Kontaktperson hat besonders viele Verhaltenserwartungen an den Arzt, unter anderem erwartet er auch Vorerfahrungen und Vorkenntnisse. Die Erwartungen an den Arztbesuch sind auch von den eigenen Krankheits- und Kontrollüberzeugungen des Patienten abhängig. Bei den Kontrollüberzeugungen unterscheidet man:

- internale Kontrollüberzeugung: bedeutet die Annahme, dass auftretende Ereignisse durch eigenes Handeln kontrollierbar sind.
- Sozial-externale Kontrollüberzeugung: fremdes Handeln ist bei der Ereigniskontrolle entscheidend
- Fatalistisch-externale Kontrollüberzeugung: Auftreten ist unabhängig von eigenem oder fremden Handeln und damit nicht kontrollierbar.

Bei vielen Patienten ist die Einstellung weit verbreitet, dass es für jedes medizinische Problem ein Medikament bzw. eine direkte Lösung geben müsse. Erwartet der Patient mehr Hilfe vom Arzt, als dieser zu geben vermag, so kann der Arzt ein sog. *Helfersyndrom* zeigen (s. 2.1.2). Dabei besteht die Gefahr, dass der Arzt die Sorge des Patienten, ob er denn wirklich in guten Händen ist, mit mehr Technik und mehr Arznei bzw. mehr Überweisungen zum Spezialisten beschwichtigt. So halten beide die „Drehtür-Medizin" in Bewegung, die immer neue Ausschlussuntersuchungen und immer neue Nebenbefunde produziert, das eigentliche Problem aber nicht lösen kann.

Arztperspektive

Im Erstkontakt nimmt der Arzt eine bewusste wie auch unbewusste Beurteilung des Patienten vor. Er kann dabei sog. **Beobachtungs- und Beurteilungsfehlern** erliegen.

- *Halo-Effekt* (engl. „halo" = Hof): Die Gesamtbeurteilung wird durch den ersten, zumeist unkontrollierten Eindruck beeinflusst. (*Beispiel*: Der gut durchtrainierte Körper des Patienten kann über seinen Krankheitszustand hinwegtäuschen.) Die Wahrnehmung später beobachteter Merkmale wird durch frühere Anschauungen geprägt, man wünscht sich sozusagen ein passendes Gesamtbild (Schwarzweiß-Malerei); es besteht außerdem die Gefahr, mit einer gewissen Erwartungshaltung an eine Person heranzutreten.
- *Logischer Fehler:* Mit der Überzeugung, dass bestimmte Eigenschaften eine Einheit bilden, wird ein unüberprüfter Zusammenhang zwischen diesen Merkmalen hergestellt. (*Beispiel*: Brillenträger sind Streber, oder pünktliche Patienten sind auch compliant.) Diese Fehleinschätzung geschieht bewusster als der Halo-Effekt.
- *Kontrastfehler:* Zwischen 2 Probanden oder zwischen sich und der Versuchsperson stellt der Beobachter einen Gegensatz fest, der die Beurteilung

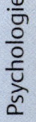

beeinflusst. (z. B. könnte in einer Prüfungssituation ein Prüfling besonders schlecht beurteilt werden, weil der vorherige Proband überdurchschnittlich gut war; weiteres *Beispiel*: Ein niedergelassener Arzt bagatellisiert die Beschwerden seiner Patienten, da er zuvor einige Jahre auf einer Intensivstation gearbeitet hat.)

■ *Projektion*: Einer der Abwehrmechanismen. Dabei werden persönliche Wünsche, Vorstellungen, Eigenschaften und situative Bedingungen (z. B. beruflicher Stress und Überlastung) dem Gegenüber zugeschrieben und unterstellt.

■ *Milde-Effekt*: Besonders bei Personen, die der Beobachter als sympathisch empfindet, tendiert er zu einer milden und damit eher positiven Beurteilung. Der Beurteiler will evtl. negative Auswirkungen seiner Beobachtungsergebnisse auf die beobachtete Person vermeiden (Gefälligkeitsnoten).

■ *Fehler der zentralen Tendenz*: Die beurteilende Person ordnet eher mittlere Ausprägungsgrade zu als Extremwerte, da sie annimmt, krasse Fehler in der Beurteilung vermeiden zu können.

■ *Reihenfolge-Effekt*: Der erste (Primacy-Effekt) und der letzte Eindruck (Recency-Effekt) sind maßgebend für das Gesamtergebnis.

■ *Rosenthal-Effekt*: Versuche des engl. Psychologen Rosenthal zeigten, dass sich Einstellungen und Erwartungen des Beobachters den Versuchspersonen gegenüber stark auswirken können und somit das Beobachtungsergebnis beeinflussen. In einer Klasse erzielten diejenigen Schüler bessere Ergebnisse, die dem Lehrer als besonders intelligent angepriesen wurden, obwohl sie gleiche Intelligenzquotienten aufwiesen wie andere Schüler. Im Sinne einer *self-fulfilling-prophecy* bewirkte die positive Einstellung und damit die bessere Interaktion zwischen Lehrer und Schüler die Verbesserung der Leistungen (z. B. kann auch Optimismus seitens eines Arztes den Patienten dahingehend beeinflussen, dass dieser eher von seiner Heilung überzeugt ist und somit der Krankheitsverlauf positiv beeinflusst wird). Mit der Erwartung eines bestimmten Verhaltens nimmt häufig die Wahrscheinlichkeit zu, dass dieses Verhalten auch tatsächlich eintritt. (*Beispiel*: „Pass auf, du fällst vom Stuhl!" Die Mutter sprach's und im nächsten Moment saß Klein-Philipp auf dem Boden.)

■ *Hawthorne-Effekt*: Bei Experimenten mit Arbeiterinnen in der Elektroindustrie zeigte sich, dass schon das alleinige Wissen um die Teilnahme an einem Experiment und das Erahnen der Untersuchungshypothese die Versuchsergebnisse prägen kann. Die Frauen fielen durch besonderen Leistungseinsatz auf, da sie sich selbst als gute Versuchspersonen einschätzten und sich so verhielten, wie scheinbar von ihnen verlangt wurde.

Neben den Beobachtungsfehlern, können auch gewisse **Stereotypien** den Umgang des Arztes mit dem Patienten prägen.

Stereotypie ist die Bezeichnung für relativ starre, zeitlich konstante, vorgefasste und extreme Einstellung zu Personen oder Gruppierungen. *Vorurteile* (= emotional gefärbte Stereotypien) sind sehr pauschal und werden meist nicht überprüft. Neue, vom Stereotyp abweichende Erfahrungen werden häufig negiert.

Autostereotype beziehen sich auf die eigene Gruppe, **Heterostereotype** dagegen auf fremde Gemeinschaften oder Individuen. Je größer die soziale Distanz und (damit verbunden) je geringer die Kommunikationsmöglichkeit zu den stereotypisierten Personen ist, desto leichter und konstanter entstehen Vorurteile. Positive Eigenschaften werden in der Fremdbeurteilung eher übersehen, in der Selbstbeurteilung besonders beachtet. Die Ausformung von Stereotypen gelingt durch den Einsatz von Projektion, Identifikation und Generalisierung.

Identifikation: Einordnung in eine positiv bewertete Gruppe (*Beispiel*: Die Deutschen sind fleißig und zuverlässig) und Abgrenzung zu anderen Gruppen.

Projektion: Schlechter bewertete Eigenschaften werden übertragen (*Beispiel*: Die Italiener sind faul).

Generalisierung: Ausbreitung von Pauschalurteilen und Kategorisierung. Die Vereinfachung und Generalisierung von Merkmalen erleichtert scheinbar den Umgang und die Einschätzung großer Bevölkerungsanteile.

2.2.2   Exploration und Anamnese

Im medizinischen Alltag lassen sich verschiedene Formen des ärztlichen Gesprächs finden:

■ *Anamnese*: allgemeine Krankengeschichte. Nach Gross gilt die Anamnese in der Medizin als wichtigste Informationsquelle. Bis zu 70 % der Diagnosen können aufgrund der Anamnesedaten erhoben werden.

■ *Exploration*: gezielte Fragen zur Bestätigung einer Verdachtsdiagnose.

■ *Aufklärungsgespräch*: Information über Befund, Diagnose, Therapie.

■ *Beratungsgespräch*: gemeinsame Erarbeitung der weiteren Vorgehensweise.

Das ärztliche Gespräch dient der **gegenseitigen Informationsgewinnung**. Der Arzt möchte vom Patienten Daten und Fakten erfahren, um seine Diagnose sichern zu können. Der Patient hingegen erwartet Informationen hinsichtlich seiner Befunde, Ursachen, Prognose, Differenzialdiagnose, etc. Durch die Errichtung eines **Arbeitsbündnisses** wird die Notwendigkeit gemeinsamer Bemühungen zum Ausdruck gebracht. Wird im ärztlichen Gespräch zudem eine **Vertrauensbasis** geschaffen, ist der Patient eher gewillt, auch persönliche und intime Informationen preiszugeben. Einen großen Anteil hat die **Aufklärung**, **Beratung**, **Edukation** und **Therapieplanung** im ärztlichen Gespräch. Der Arzt sollte auf die persönlichen Anliegen und Probleme des Patienten eingehen, die sich für ihn und sein Umfeld aus der Diagnose und der anschließenden Therapie ergeben. Ein wichtiger Beitrag zum Abbau von Ängsten und zur Verbesserung der Zusammenarbeit ist die emotionale Unterstützung des Patienten, d. h. seine **Entlastung**.

Die Anamnese hat also diagnostische und therapeutische Funktionen.

Formen der Anamnese

Um ein möglichst genaues Bild des Patienten und seiner Erkrankung zu entwerfen, bedient sich der Arzt der Eigen-, Fremd-, Sozial-, Krankheits-, Entwicklungs- und Medikamentenanamnese. Allerdings geht aus den Untersuchungen von Mohr hervor, das schon große Inkonsistenzen bei der Beantwortung „harter" medizinischer Daten bestehen. Bei orientierenden und allgemeingültigen Fragen ist die Wiederholungsreliabilität (Zuverlässigkeit) recht hoch, die Wiederholungsreliabilität zur Familien- und Medikamentenanamnese ist jedoch gänzlich unzulänglich.

Mit der Exploration und Anamnese einhergehend finden immer Verhaltensbeobachtungen statt. Im Feld der Medizin werden in spezifischen Situationen sehr genaue Beobachtungen und Registrierungen vorgenommen (z. B. Erstgespräch zur Psychotherapieplanung). Der Gegenstandskatalog fordert hier eine kurze Erwähnung des sog. SORKC-Modells. Das bereits unter 1.4.2 vorgestellte **SORKC-Modell** dient zur Orientierung bei einer *Verhaltensanalyse*.

Struktur der Anamnese

Die **Art der Gesprächsführung** richtet sich nach Gesprächspartner, Situation und Ziel des Gespräches. Man unterscheidet im wesentlichen zwei Formen: *direktives oder arztzentriertes Gespräch* bzw. *nondirektives oder patientenzentriertes Gespräch* (s. 2.1.4, Strukturen der Kommunikation).

Durch die **Art der Fragestellung** ergeben sich unterschiedliche Einblicke in die Situation des Patienten. In *offenen Fragen* (können nicht mit ja oder nein beantwortet werden) schafft der Arzt die Möglichkeit für den Patienten, ausführlicher aus eigener Sichtweise über sich selbst zu berichten (*Beispiel:* „Was bedrückt sie, wie macht sich das bemerkbar?"); diese prägen das patientenzentrierte Gespräch. *Geschlossene Fragen* (ja/nein-Antwort) können nur Teilbereiche abfragen („Fühlen sie sich wohl?"), sind typisch für den arztzentrierten Gesprächsstil. *Zusammenfassungen und Konkretisierungsfragen* haben die Funktion der Verständnisüberprüfung, der Vertiefung und Reflexion. Die Anpassung der Sprech-

weise des Arztes an den Patienten trägt entscheidend dazu bei, dass schichtbedingte Verständigungsbarrieren abgebaut werden können und die Informationsvermittlung gelingt.

Die **verbale** (Bejahung, Kritik) und **nonverbale** (Ton, Mimik, Gestik) **Einwirkung** des Arztes beeinflusst das Kommunikationsverhalten des Patienten, der dies im Sinne der operanten Konditionierung als Belohnung oder Bestrafung erleben kann und sich zukünftig dementsprechend verhält. Indem der Arzt auf die Körpersprache des Patienten eingeht, kann er einfühlsamer mit diesem umgehen, weil er dadurch auch unbewusste Informationen aufnimmt. Ebenso sendet der Arzt körperliche Signale (Unsicherheit und Verkrampfung bzw. Souveränität und Offenheit) aus, auf die er achten sollte, da er auf diese Weise auch auf den Patienten einwirkt.

2.2.3 Körperliche Untersuchung

Bei der körperlichen Untersuchung sind die psychosozialen Aspekte aus der **Patientenperspektive** zu beachten. Die körperliche Untersuchung soll in einem geschlossenen Raum stattfinden. Der Arzt soll sich so viel Zeit reservieren, dass er die Untersuchung wenn möglich ohne Unterbrechung durchführen kann. Zur Förderung der Kooperation durch den Patienten sollte der Arzt bei der Untersuchung sein Vorgehen erklären und ihm rechtzeitig mitteilen, wenn bestimmte Untersuchungsteile unangenehm oder schmerzhaft sein können. Weiterhin sollte der Arzt auf Fragen des Patienten während der Untersuchung kurz eingehen und dies ggf. nachher noch vertiefen. Nach Abschluss der Untersuchung sollte sich der Patient wieder anziehen dürfen, um aus der Abhängigkeitsbeziehung wieder in die Arbeitsbeziehung zurückzufinden.

Sowohl die körperliche Untersuchung (gynäkologische Untersuchungen, rektale Palpation usw.) als auch die Anamnese (z. B. das Ansprechen von Inkontinenz, Sexualstörungen, Einnahme von Genussmitteln usw.) sparen die Intimsphäre des Patienten nicht aus und können somit Scham, Unlustgefühle und Widerstände bei ihm erzeugen. Die Intimsphäre bezeichnet einen vom Individuum besonders abgeschirmten und geschützten Bereich des persönlichen Lebens. Gegenstände der Intimsphäre können physischer Natur (v. a. die Bereiche der Körperöffnungen wie Genitalien, Anus, aber auch Mund und Ohren) oder psychischer Natur sein (z. B. das Ansprechen des Geschlechtslebens in der Anamnese). Interkulturelle Unterschiede und Tabubereiche erschweren zusätzlich die körperliche Untersuchung, müssen aber so weit möglich respektiert werden, um die Intimsphäre dieser Patienten zu schützen.

Psychologie

Merke

Ein Eindringen in die Intimsphäre wird als Verletzung und Bedrohung der eigenen Integrität erlebt und erzeugt Schamgefühle.

Die Angst vor der körperlichen Untersuchung und speziellen Eingriffen ist ein wichtiger psychosozialer Aspekt, dem der Arzt durch Einfühlungsvermögen, Verständnis und Geduld entgegenwirken sollte. Um eine gute und informative körperliche Untersuchung durchführen zu können und gleichzeitig die Intimität des Patienten zu wahren, muss der Arzt behutsam und mit viel Rücksicht auf die Gefühle des Patienten reagieren und eine hilfreiche Vertrauensbasis schaffen.

Auch aus **ärztlicher Perspektive** sind einige psychosoziale Aspekte zu beachten. Mit affektiver Neutralität sollte der Arzt seine eigenen Emotionen, persönliche Zuneigungen und Abneigungen gegenüber dem Patienten zurückstellen, aversive Gefühle kontrollieren und unabhängig davon handeln.

Der ärztliche Eingriff bei der körperlichen Untersuchung sowie weiteren diagnostischen und therapeutischen Maßnahmen ist nur unter bestimmten Voraussetzungen nicht strafbar. Die Rechtmäßigkeit des ärztlichen Eingriffs ist nur dann gegeben, wenn zuvor eine Aufklärung des Patienten erfolgte, dieser die Einwilligung erteilt, eine Indikation für den Eingriff besteht, eine sachgerechte Ausführung vollzogen wird und der Eingriff nicht gegen die guten Sitten verstößt.

Merke

Jeder ärztliche Eingriff ist nur dann nach geltendem Recht keine *Körperverletzung*, wenn ein Rechtfertigungsgrund besteht. Weder diagnostische Maßnahmen (z.B. Blutentnahmen), noch Impfungen, noch operative Eingriffe sind allein durch die Heilabsicht des Arztes gerechtfertigt.

2.3   Urteilsbildung und Entscheidung

2.3.1   Art der diagnostischen Entscheidung

Die Diagnostik beschreibt einen Vorgang, bei dem zunächst die Merkmale eines konkreten gesundheitlichen Zustands beschrieben werden, anschließend mit einem ideellen, verallgemeinernden Modell von Krankheit verglichen werden und schließlich einer Krankheitsbezeichnung zugeordnet werden. Eine genaue Diagnostik stellt die Voraussetzung für gezielte Interventionen dar.

Die **Indikationsdiagnostik** fordert den Einsatz diagnostischer Instrumentarien streng nach Indikation, da ein falscher diagnostischer Ehrgeiz zum einen zur erheblichen Belastung des Patienten führen kann, zum anderen ökonomische Erwägungen hinter dieser Forderung stehen. Allerdings sieht sich eine reine Indikationsdiagnostik einigen Problemen gegenüber: z.B. dem Bedürfnis nach Rechtssicherheit bei Arzt und Patient; Druck des Patienten nach Ausschöpfung aller diagnostischen Möglichkeiten.

Die **Ergebnisdiagnostik** spiegelt sich in der Befundabfassung wieder. Die durch unterschiedliche diagnostische Verfahren erhobenen Befunde führen in ihrer Zusammenschau zur Diagnose. Für alle an der Diagnostik beteiligten Ärzte ist die korrekte Befundabfassung eine oberste Priorität. Häufig können Diagnosen erst im Laufe eines diagnostischen Prozesses erhoben werden. In der **Prozessdiagnostik** muss sich der Arzt von den Befunden und Teildiagnosen leiten lassen, um weitere diagnostische Maßnahmen anzuschließen und so ein Mosaiksteinchen zum nächsten zu fügen.

Die ärztliche Diagnose ist zum einen eine biomedizinisch orientierte Aussage, erfüllt aber auch wichtige soziale Funktionen. Die Diagnose kann zum *labeling* („Ettiketierung") führen und je nach Art der Erkrankung auch starke Probleme in psychosozialer Hinsicht aufwerfen. Dabei kein das *label* „organisch" krank den Patienten entlasten, während „geisteskrank" eine schwere Stigmatisierung mit sich bringen kann.

Begutachtung

Begutachtungen sind Interessenabwägungen zwischen den Problemen (Diagnosen) der Betroffenen und den gesetzlich geregelten Leistungsansprüchen. Gutachter sind kompetenz- und rechtsgebunden, aber nicht weisungsgebunden. Gutachten sind immer subjektive Ermessensentscheidungen des Gutachters. Der Ablauf einer Begutachtung gliedert sich in:

- Festlegung der Fragestellung,
- Krankheitsanamnese,
- Sozialanamnese,
- Befunderhebung,
- Diagnose,
- Entscheidung.

2.3.2   Grundlagen der Entscheidung

Als Grundlage für diagnostische Entscheidungen werden **Klassifikationssysteme** herangezogen. Ziel der Klassifikation ist die Identifizierung eines spezifischen Krankheitsfalls. Zur Klassifizierung können verschiedene Merkmale herangezogen werden:

- Symptomatologie,
- Pathogenese,
- Ätiologie,

- Topographie,
- Morphologie,
- Funktionsstörungen,
- therapeutische Prinzipien.

Die Klassifikation von Krankheiten ist ein dynamischer Prozess und daher immer wieder Änderungen unterzogen; Klassifikationen müssen regelmäßig überarbeitet werden, um mit den neuen Erkenntnissen und den sich verändernden Ansichten auf klinischem Gebiet Schritt zu halten. Die derzeitig gültige Klassifikation der Krankheiten wird auf Empfehlung der WHO nach dem Klassifikationssystem „**ICD10**" (= Internationale statistische Klassifikation der Krankheiten und gesundheitsbezogenen Probleme) und **DSM-IV** (Diagnostisches und Statistisches Manual Psychischer Störungen) vorgenommen. Das DMS-IV benutzt mehrere Arten diagnostischer Informationen; jede Art der Information wird dabei durch eine andere „Achse" definiert, daher wird das DMS-IV auch als *multiaxiales System* bezeichnet. Die mit diesem Klassifikationssystem gestellten Diagnosen sollen informativer sein als frühere Versionen.

Multiaxiales System bei Kindern und Jugendlichen:

- Achse I: floride klinische Symptome: z.B. Autismus, Lernstörungen, Aufmerksamkeits- und Hyperaktivitätsstörung, Essstörungen, Angststörungen;
- Achse II: lang andauernde Probleme: geistige Behinderung, Persönlichkeitsstörungen;
- Achse III: relevante allgemeinmedizinische Beschwerden: z. B: chronische Erkrankungen wie Diabetes mellitus;
- Achse IV: psychosoziale, umweltbedingte Probleme: z.B. Schulprobleme, Erziehungsprobleme;
- Achse V: Globalbeurteilung des Funktionsniveaus (psychisch, sozial, beruflich).

2.3.3 Urteilsqualität und Qualitätskontrolle

Als Informationsbasis für ärztliche Entscheidungen gewinnen die sog. **Leitlinien** zunehmend an Bedeutung.

Leitlinien werden nicht um ihrer selbst willen erstellt, sie sollen vielmehr eine Empfehlung der effektivsten und effizientesten medizinischen Maßnahmen für definierte Indikationen abgeben und die größtmögliche Akzeptanz erreichen, um letztlich eine messbare Verbesserung der Gesundheitsversorgung zu bewirken. Es wird diskutiert, dass Leitlinien die ärztliche Entscheidungsfreiheit einengen oder im Zweifelsfall keine Entscheidungshilfe bieten, weil sie „leer", veraltet, praxisfern oder unverständlich sind. Patienten könnten möglicherweise Leitlinien ablehnen, wenn ihre persönlichen Präferenzen durch die Leitlinien ausgeschlossen werden oder ausgesprochenen Empfehlungen für Patienten im

plausibel sind. Für die Solidargemeinschaft sind Leitlinien wertlos, wenn sie ohne Effekt auf die Gesundheitsversorgung bleiben oder mehr Ressourcen binden als freisetzen.

Die **Evaluationsforschung** stellt Kriterien zur Erfolgsmessung auf. Gesundheit müsste gewissermaßen ökonomisch erfasst werden können, um den Kosten den Zuwachs an Gesundheit gegenüberstellen zu können. Harte Kriterien für die Gesundheit sind mittlere Lebenserwartung und Mortalitätsrate. In der Evaluationsforschung wird zwischen *Strukturevaluation*, d.h. Analyse der strukturellen Bedingungen (ambulante versus stationäre Versorgung, Struktur Rettungssystem, Qualifikation des Personals), *Prozessevaluation*, d.h. Ablaufanalyse, und *Ergebnisevaluation*, d.h. Bewertung des Erfolgs bzw. des Wirkungsgrades unterschieden.

Um eine **Qualitätskontrolle** der eigenen Arbeit überhaupt durchführen zu könne, ist eine genaue Verlaufsdokumentation zwingend notwendig. Die Sicherung der Qualität ärztlicher Arbeit gehört zu den wichtigsten Regulierungsproblemen in der medizinischen Versorgung. Die Qualitätssicherung hat drei unterschiedliche Bezugsebenen, nämlich die Strukturqualität, die Prozessqualität und die Ergebnisqualität. Auf diese Aspekte wird in 2.6.4 noch näher eingegangen.

Die Qualität ärztlichen Handelns lässt sich vor allem dann gut erfassen, wenn das Problem genau umrissen ist. Bei komplexeren Gesundheitsproblemen im Falle von chronischen Erkrankungen gestaltet sich die Qualitätskontrolle schon reichlich schwieriger. Eine Möglichkeit der Qualitätssicherung in komplexen und nicht standardisierten Zusammenhängen bieten z.B. die sog. **Qualitätszirkel**, ein Zusammenschluss von Ärzten, die interkollegial die eigene Arbeit beurteilen. (siehe auch 2.6.4 Qualitätsmanagment)

2.3.4 Entscheidungskonflikte

Der berufliche Alltag von Ärzten ist voll von Entscheidungskonflikten, die Lösung dieser Konflikt ist einer der wichtigsten professionellen Leistungen des ärztlichen Berufes. Im freien Beruf des Arztes müssen Entscheidungen eigenverantwortlich getroffen und vertreten werden. Entscheidungskonflikte für den Patienten können vor allem dann entstehen, wenn ein fachlicher Dissenz zwischen den behandelnden Ärzten herrscht. Da dem Patienten das notwendige Fachwissen meist fehlt, muss er sich auf funktionale und positionale Autorität des behandelnden Arztes verlassen. Um innerhalb einer Fachrichtung (z.B. in einer Klinik) zumindest einen bestmöglichen Konsens für den Patienten zu schaffen, sollten die behandelnden Ärzte eine kollegiale Entscheidungsfindung anstreben. Wie die Entscheidungen in einer Gruppe getroffen werden, ist unter anderem vom **Führungs-**

Psychologie

stil abhängig. Die Gruppenarbeit kann mittels verschiedener Führungsstile gelenkt werden. Der *autokratische Stil* (direktive Führungsstil) sieht den Führer (z. B. Chefarzt) als einzige Kompetenz, der jegliche Aktivität vorgibt und allein das Sagen hat. Zur Erreichung wichtiger Ziele und Erfüllung bedeutender Aufgaben ist dieser Stil in vielen Fällen am effektivsten (z. B. delegiert der Operationsleiter seine Mitarbeiter, da er den Gesamtüberblick hat). Im *demokratischen Führungsstil* (partizipativer Stil) werden Entschlüsse gemeinsam gefasst, hier sind die Mitglieder gleichberechtigt. Bei diesem Stil herrscht guter Gruppengeist und große Zufriedenheit vor, was sich positiv auf die Arbeitsqualität auswirkt. Der Führer hat nur beratende und unterstützende Funktion. Keinen Einfluss auf die Gruppenarbeit nimmt der Führer im *Laissez-faire-Stil* – er lässt die Gruppenmitglieder gewähren; gemeinsame Arbeiten werden häufig schlecht ausgeführt, da sich keiner verantwortlich dafür fühlt.

Ethische Probleme gelten als eine wesentliche Quelle beruflicher Entscheidungskonflikte. In jedem Fall sollten ärztliche Entscheidungen in der Verpflichtung gegenüber dem individuellen und allgemeinen Wohl getroffen werden. Durch die Selbstverpflichtung und äußeren Rollenzuschreibung übernimmt der Arzt ethische Handlungsrichtlinien. Im Pflichtenkatalog finden sich Lebensbewahrungspflicht, Fürsorgepflicht, Schweigepflicht, Informations- und Aufklärungspflicht, Sorgfaltspflicht, Dokumentationspflicht, Bereitschaftspflicht, Weiterbildungspflicht. Zuweilen kommt es in Entscheidungssituationen zur Pflichtenkollision, dies erfordert eine sorgfältige Interessen- und Güterabwägung. Bei Unlösbarkeit spricht man von ethischen Dilemma.

2.3.5   Entscheidungsfehler

Im Gegensatz zu unsystematischen Tendenzen (z. B. zufällige Aufmerksamkeitsschwankungen), die nur schwer erkannt werden und sich daher jeglicher Kontrolle entziehen, können die systematischen Erscheinungen leichter festgestellt und daher kontrolliert oder sogar vermieden werden. Ausführliche Schulungen der Beobachter, Selbstreflexion und die Überprüfung von Beobachtungsergebnissen im Vergleich mit anderen oder nochmaliges Hinsehen ermöglichen es, fehlerhafte Beurteilungstendenzen zu umgehen oder auszumerzen.

Zu den systematischen Beobachtungsfehlern siehe auch 2.2.1

2.4   Interventionsformen

2.4.1   Ärztliche Beratung

Erklärung zur Ätiologie und Pathogenese

Die Aufgabe der Ätiologie ist die Suche nach Bedingungsfaktoren. *Was beeinflusst einen Zustand?*

Die Aufgabe der Pathogenese ist die Beschreibung des Wechselspiels einzelner *Bedingungsfaktoren* und der daraus entstandenen Entwicklung. *Wie kam es dazu?*

Das Wissen der Ätiologie und Pathogenese ist für die Behandlung unverzichtbare Vorraussetzung.

Am Beispiel der Cholera lässt sich der Zusammenhang gut beschreiben.

- Die *Ätiologie* beschreibt, warum der Patient an Cholera erkrankt ist und findet als *Störungsbedingung* das Cholera-Virus.
- Die *Pathogenese* beschreibt das *Störungsgeschehen*: Das Cholera-Virus zerstört die Darmflora, verbunden mit exzessiver Ausscheidung mit Elektrolytverlust und anschließender Exsikkose (Austrocknung des Körpers).

Der Arzt nutzt beide Erkenntnisse, um die geeignete Therapie zu finden und bekämpft somit das Cholera-Virus, seine Ausbreitung und den aufgetretenen Elektrolytverlust.

Im Falle der Cholera war die Pathogenese mit den Symptomen bereits bekannt – lange vor der Entdeckung des Virus. Auch in der Psychologie wurde von Therapieformen (Gesprächstherapie und Psychoanalyse) auf pathogene Bedingungsfaktoren geschlossen und erst daraufhin wurden Erklärungsmodelle entwickelt.

Diagnose und Behandlung

Siehe 2.2 und 2.3

Gesundheitsberatung

Neben der traditionellen Beratung von Patienten wurde seit Einführung der Gesundheits-Check-Ups das Gespräch mit Nichtpatienten über eine gesunde Lebensführung notwendig. Diese neue Form der Förderung von Gesundheit und Wohlbefinden findet nicht nur in der individuellen Beratung von Nichtpatienten, sondern auch in der breiten Öffentlichkeit durch Bildung, Aufklärung und Meinungsbildung in Medien statt.

Am Beispiel der neuen Empfehlungen der American Diabetes Association, zum Umgang mit Diabetes, wird dem Arzt erstmals ermöglicht, Prioritäten bei den diätetischen Empfehlungen in der Therapie von Diabetikern zu setzen. Es gibt daher keine starren Diätvorschriften seitens der ADA; es soll vielmehr das individuelle Krankheitsbild des Patienten berücksichtigt werden.

Klinischer Bezug

Diabetes-Richtlinien der ADA:
Faktoren, die die Erkrankung wesentlich beeinflussen sind Körpergewicht, Blutdruck, Fettstoffwechselstörungen, sonstige Komplikationen sowie Präferenzen beim Essen.
Ein genereller Verzicht auf zuckerhaltige Speisen ist nicht mehr notwendig, solange der Blutzucker gut eingestellt ist und regelmäßige Blutzuckermessungen durchgeführt werden. Trotzdem sollte der Diabetiker (wie auch der Nichtdiabetiker) reichlich Vollkornprodukte, frisches Obst und Gemüse verzehren, um ausreichend mit Ballaststoffen, Vitaminen und Mineralstoffen versorgt zu werden.

Im Folgenden sind weitere Empfehlungen der ADA zusammengefasst:
- Normalisierung des Körpergewichts,
- regelmäßige sportliche Betätigung,
- Reduktion der Zufuhr von Cholesterin und gesättigten Fettsäuren,
- Reduktion des Alkoholkonsums,
- Reduktion des Eiweißanteiles der Nahrung auf max. 20%.

Entscheidungsstufen des Hilfesuchens

Siehe 2.6.1, Health-Belief-Modell.

2.4.2 Patientenschulung

Patientenaufklärung, -information, -beratung und -training

Bei der **Patientenberatung** steht die Begleitung, Aufklärung und Motivation des Patienten zu gesundheitsförderndem Verhalten im Vordergrund. Sie erfolgt in Form von persönlichen Gesprächen durch den Arzt.
Unter dem Begriff **Patientenschulung** werden Maßnahmen verstanden, die den Patienten befähigen sollen, mit seiner Erkrankung ein selbstbestimmtes Leben zu führen (**Empowerment**). Der Schulungsprozess soll dabei weitestgehend von den Motiven, dem Kenntnisstand und den Zielen der Patienten geleitet werden.
An der Patientenschulung sind verschiedene Berufsgruppen beteiligt, die gemeinsam mit den Patienten in strukturierter und bedarfsangepasster Form krankheits- und therapierelevantes Wissen erarbeiten und vermitteln. Ziel aller Maßnahmen ist die Erhöhung der *Compliance* und somit die Verbesserung der *Lebensqualität*, günstigere *Krankheitsprognosen*, *Entlastung von Bezugspersonen*, *Änderung von Einstellung und Verhalten* sowie eine *Kostenreduktion* im Bereich des Gesundheitswesens.
Patientenberatung und Patientenschulung können somit als aufeinander aufbauende oder als nebeneinander existierende Modelle gesehen werden.

 Klinischer Bezug

Die **Patientenschulung** wird u. a. für Patienten nach einem Herzinfarkt, Asthmatiker, Diabetiker und adipöse Patienten angeboten.

2.4.3 Psychotherapie

Durch die gesetzlichen Krankenkassen gedeckte Therapien sind:
- psychoanalytische Therapieverfahren,
- verhaltenstherapeutische und kognitive Therapieverfahren,
- Paar- und Familientherapien,
- Entspannungsverfahren (z. B. autogenes Training).

Weitere Therapieverfahren, die nicht durch die gesetzlichen Kassen finanziert werden, sind:
- Gesprächspsychotherapie (nach Rogers),
- Gestalttherapie,
- Psychodrama,
- Transaktionsanalyse,
- Bioenergetik,
- Tanz- und Kunsttherapie,
- Musiktherapie,
- Individualtherapie,
- katathymes Bilderleben,
- Daseinsanalyse,
- Hypnose,
- konzentrative Bewegungstherapie,
- Sexualtherapie,
- Biofeedback.

Psychoanalyse

Aus der klassischen Psychoanalyse sind tiefenpsychologische (*psychodynamische*) Verfahren zur Lösung unbewusster Konflikte und Nachreifung (Ambivalenz/Bindungsfähigkeit) entstanden, die Übertragung, Gegenübertragung und Bearbeitung von Widerständen zur Problembewältigung anwenden.
Als **Methode** (s. a. 1.4.5) wurde sie von *Sigmund Freud* zur Erkundung unbewusster seelischer Vorgänge entwickelt – Vorgänge, die sich individuell als Wünsche, Tagträume und Träume, Charakter und Symptom manifestieren. So entstand sukzessiv die psychoanalytische Lehre vom psychischen Werden des Menschen, von der Entstehung psychischer Strukturen, vom Wesen der menschlichen Seele, dem psychischen Konflikt. Indem psychische Entwicklung als mehr oder minder geglücktes Zusammenspiel innerer und äußerer Faktoren verstanden wurde, entwickelte die Psychoanalyse von ihrem Beginn an auch eine Lehre von den Strukturen und Prozessen in Familie, Gruppe und Gesellschaft.
Psychoanalyse ist also eine psychologische Theorie, nicht nur von Entstehung und Auswirkungen psychischer Erkrankungen, sondern auch vom „normalen" Seelenleben. Daraus und aus einem tradierten Erfahrungsschatz des Umgehens mit dem therapeuti-

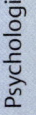

Psychologie

schen Prozessgeschehens – einer Lehre von der Technik der Psychoanalyse – erschließt sich die Anwendung der Psychoanalyse als Behandlungsmethode und als Erkenntnisinstrument.

Psychoanalyse als **Therapie** gründet auf der Erfahrung, dass viele unserer Gefühle und Verhaltensweisen von Faktoren beeinflusst sind, die unserem bewussten Denken nicht zugänglich sind. Diese unbewussten Kräfte führen manchmal zu einem leidvollen Befinden, das weder durch Rat und Hilfe von Freunden oder der Familie, noch durch ein Selbststudium von Fachliteratur, noch durch entschlossene Willensanstrengung zu verändern ist. Manchmal äußern sich diese inneren Konflikte in Form deutlicher Symptome, wie verschiedenen Angstzuständen, Depressionen, Zwangshandlungen oder Zwangsgedanken, Selbstbeschädigung oder Suchtverhalten. Weit häufiger jedoch sind die Beschwerden weniger deutlich umschrieben; sie äußern sich in allgemeiner Lust- und Antriebslosigkeit, chronischer Unzufriedenheit, Unruhe und Ziellosigkeit, sexuellen Schwierigkeiten und wiederholten unglücklichen Beziehungen, sowohl zu Menschen als auch zur Arbeit.

Psychoanalytische Behandlung führt zu einem Erkennen dieser unbewussten Faktoren, die das Fühlen und Handeln beeinflussen; sie eröffnet die Möglichkeit, die Entwicklung und Veränderung dieser Gefühle im Verlauf des Lebens zu verstehen und hilft Veränderungen einzuleiten, die einen befriedigenden Umgang mit der Wirklichkeit erlauben.

Die Analyse ist eine sehr private und intime Zusammenarbeit zwischen Analytiker und Patient, die die inneren Vorgänge nicht nur intellektuell erfasst, sondern in der gemeinsamen Auseinandersetzung emotional erfahrbar werden lässt. Üblicherweise erscheint der Patient wöchentlich etwa 4- bis 5-mal zur psychoanalytischen Behandlung und bemüht sich, alles an- und auszusprechen, was ihm „in den Sinn kommt". Dieses *analytische setting* erlaubt die Wiederentfaltung der verborgenen inneren Welt in einer Art und Weise, wie es mittels keiner anderen Methode möglich ist.

Der Analytiker hilft dem Patienten in der analytischen Beziehung zu klären, Schwierigkeiten bei der Erforschung zu überwinden, Ausdruck und Sprache zu finden. Über die Jahre, die eine Psychoanalyse üblicherweise in Anspruch nimmt, kann es so gelingen, alte, hinderliche und quälende Muster des Erlebens und Verhaltens in Phantasien, Träumen und im Alltagsleben zu entdecken. Mithilfe neuer Erfahrungen inner- und außerhalb der Analyse kann dann eine tiefe und bleibende Veränderung der eigenen Gefühle, des eigenen Verhaltens und der Beziehungen erarbeitet werden.

Verhaltenstherapie (kognitiv-behaviorale Methoden)

Die ist ein Verfahren zur Lösung erlernter Verhaltens-, Erlebens- und Denkschemata (z.B. Angst vor der Angst), durch Desensibilisierung, Konditionierung und Exposition.

Der Begriff *Verhaltenstherapie* wurde von *Eysenck* eingeführt und bezeichnet die Gesamtheit aller therapeutischer Verfahren, die auf eine Veränderung des gegenwärtigen Verhaltens abzielen. Im Gegensatz zur Psychoanalyse wird die Aufdeckung von unbewussten seelischen Konflikten eindeutig nicht zum Ziel erklärt. Die Verhaltenstherapie ist ein Anwendungsbereich der Verhaltensforschung, deren Grundsätze auch als Lerntheorien (klassische und operante Konditionierung) bekannt geworden sind. Im Mittelpunkt der Behandlung mittels Verhaltenstherapie steht dabei die Modifikation des Verhaltens durch Prozesse wie Neulernen, Umlernen und Verlernen.

Bestimmten Symptomen psychisch bedingter Störungen können dabei bestimmte Therapieverfahren zugeordnet werden. So werden z.B. Phobien (unbeherrschbare Angstzustände in Bezug auf Situationen oder Objekte) in der Regel durch systematische Desensibilisierung behandelt.

Die isolierte Darstellung verhaltenstherapeutischer Verfahren sollte nicht dazu verleiten, eine einzelne Methode schon als umfassende Therapie zu verstehen; eine Psychotherapie ist eine überaus komplexe Behandlung, die weit mehr erfordert, als das Anwenden einzelner Verfahren.

Paar- und Familientherapie (systemische Methoden)

Dies sind Verfahren zur Lösung und Aufdeckung von Beziehungskonflikten und Systemänderungen durch Gesprächstherapie.

Biofeedback

(Bio= das Leben, Feedback= die Rückkopplung). Biofeedback beschreibt die Rückmeldung eines oder mehrerer biologischer Signale.

Biofeedback-Therapie ist eine computerunterstützte oder auch apparativgestützte Verhaltenstherapie, die den Patienten lehrt, die Körperfunktionen willentlich zu beeinflussen; sie stellt somit eine Alternative zur medikamentösen Therapie dar. Von Sensoren gemessene Werte bezüglich Muskelspannung, Hautwiderstand und Herzfrequenz werden grafisch umgewandelt, unterstützt durch Tonsignale und wechselnde Lichtzeichen. Der Patient sieht und hört, er erlebt, was gerade in seinem Inneren vorgeht. Gemeinsam mit dem Therapeuten entwickelt er Mechanismen, mit deren Hilfe er gezielt Einfluss auf die jeweiligen Körperfunktionen nehmen kann, er sieht die Folgen oder sogar Erfolge unmittelbar vor sich.

So lernt er beispielsweise die Mechanismen zu kontrollieren, die zu einer Migräneattacke führen können oder auch den Spannungszustand seiner Muskeln zu beeinflussen, um beispielsweise mittels Beckenbodenmuskulatur eine Inkontinenz zu vermeiden.

Hypnose

Während im normalen Bewusstseinszustand immer verschiedene Reize gleichzeitig wahrgenommen werden, ist in Hypnose oder Trance die gesamte Aufmerksamkeit auf eine bestimmte Sache gerichtet → die restliche Umgebung rückt aus dem Blickfeld. Etwas „wie in Trance" zu tun, ist ein alltäglicher Zustand, der z.B. beim Joggen, beim Lesen eines spannenden Buches oder bei einer konzentrierten Arbeit erlebt werden kann. Bei der medizinischen oder psychotherapeutischen Anwendung wird diese Fähigkeit zur „Alltagstrance" sehr stark und so gezielt gefördert, dass sie zur Lösung körperlicher und/oder seelischer Probleme eingesetzt werden kann. Dabei haben die verschiedenen Formen der sog. modernen, klinischen Hypnose eine besondere Eigenschaft: Der Gang in eine Trance und aus ihr heraus ist ein vollkommen freiwilliger Vorgang, bei dem der Wille, etwas zu tun oder nicht zu tun, in keiner Weise beeinflusst werden kann. Je nach Tiefe eines Trancezustands kann sich eine Form von Automatismus entwickeln, mithilfe dessen Aufgaben richtig und ohne Anstrengung bewältigt werden können; auch können Fähigkeiten entdeckt und erprobt werden. Trancezustände lassen sich in vielen Gebieten der Medizin, Zahnmedizin und Psychotherapie sinnvoll einsetzen:

- *Medizin*: Hilfe bei chronischer Erkrankung durch angenehmere Durchführung von Untersuchungen (z.B. Magen-Darm-Spiegelung), zur Narkosevorbereitung, zur Schmerzreduktion z.B. bei kleineren Operationen;
- *Zahnmedizin*: Abbau von Ängsten, schmerzarme oder sogar schmerzfreie Behandlung;
- *Psychotherapie*: direkte Behandlung vieler Symptome neurotischer Natur (z.B. Ängste und Phobien, Depressionen, posttraumatische Störungen) und psychosomatischer Natur (z.B. Reizdarm, Bluthochdruck, Neurodermitis, Allergien, Kopfschmerzen, Migräne, chronische Schmerzen, aber auch als begleitende Hilfe bei Krebserkrankungen), Behandlung von Verhaltensstörungen wie z.B. Ess- und Schlafstörungen oder Rauchen, kausale Behandlung über Altersregression (um Symtomursachen zu finden und zu verändern), Zukunftsprogression (um andere Möglichkeiten eines Lebens ohne Symptome zu erkunden), Erleichterung und Effektivierung anderer Therapien wie z.B. Verhaltenstherapien.

2.5 Besondere medizinische Situationen

2.5.1 Intensivmedizin

Der Patient auf der Intensivstation

Die psychische Situation von Intensivpatienten wurde bereits in den 60er Jahren durch die Definition *des ICU-Syndroms* (**intensic care unit-syndrom**) beschrieben. Diese vorübergehende organische Psychose ist nicht nur durch den Entzug hoch dosierter Pharmaka zu erklären, sondern auch durch die spezifische Intensivbehandlungssituation. So bedeutet die Verletzung des Körperbilds durch die buchstäbliche „Durchlässigkeit" der Haut (Wunden, künstliche Körperöffnungen, Infusionen, Katheter) eine massive Gefährdung der Ich-Grenzen. Im Normalfall dient die Haut der natürlichen und stabilen Abgrenzung des Selbst zur Umwelt. In der Intensivbehandlungsphase werden diese Grenzen auf eine harte Probe gestellt. Intensivstationspatienten unterscheiden sich von Patienten allgemeiner Stationen durch vermehrte Hoffnungslosigkeit, Depression und Angst. Der Intensivpatient ist zahlreichen körperlichen und psychischen Belastungen ausgesetzt, die im Rahmen der Behandlung notwendig sind. Die psychische Integrität des Patienten leidet vor allem unter der künstlichen Beatmung, der Aufhebung des Tag-Nacht-Rhythmus, der Lärmbelastung sowie psychischer Belastung aufgrund von Bewegungsarmut und Monotonie.

Die Häufung dieser belastenden Faktoren steigert die Anfälligkeit für eine *posttraumatischen Belastungsstörung* (**PTBS**).

Betreuungserfordernisse:
- Einbeziehung von Angehörigen,
- patientenzentrierte Gesprächsführung durch das Behandlungsteam,
- Supervision im Behandlungsteam, z.B. durch Aufarbeitung emotionaler Belastungen in Balint-Gruppen,
- Kooperation mit psychosozialen Diensten,
- Kommunikations- und Informationsproblem bei Bewusstseinsveränderungen (Schlaganfall) und beatmeten Patienten,
- Debriefing für Behandlungsteam und Angehörige.

Belastungen beim ärztlichen und pflegerischen Personal

Das Pflegepersonal, als Berufsgruppe mit personenbezogenen Dienstleistungen, hat ein besonders hohes Risiko an einem **Burn-out-Syndrom** zu erkranken. Dafür typisch sind Zustände *emotionaler Erschöpfung*, eine Abnahme der *Leistungsbereitschaft*, *Depersonalisierung, Zynismus* und ein von *Gleichgültigkeit und Teilnahmslosigkeit* geprägtes Verhalten. In diesen Berufsgruppen ist dementsprechend ein

Psychologie

erhöhter Krankenstand und eine vermehrte Fluktuation des Personals zu verzeichnen.

Wissenschaftliche Untersuchungen unterstreichen die Effizienz notfallpsychologischer Maßnahmen in der Verhinderung von psychopathologischen Reaktionen. Die Heilung von Schwerstverletzten ist dank ausgezeichneter medizinischer Methoden, selbst bei aussichtslosen Fällen, oft möglich. Die Notfallpsychologie verfolgt parallel dazu das Ziel, durch rechtzeitige Diagnose- und Indikationsstellung psychische Wunden zu behandeln und einer Chronifizierung vorzubeugen.

2.5.2   Notfallmedizin

Die Ausnahmesituation *Notfall* geht für den Beteiligten mit der Erwartung einer *Gefahr für Leben und Gesundheit* und einer *Überforderung seiner Fähigkeiten zur Problemlösung* einher.

Solche **Notfallsituationen** sind im Allgemeinen:

- *traumatisches Ereignis:* Das Opfer gerät in eine akute Krisensituation, die auch zu einem Suizid führen kann.
- *Unfall:* Die Opfer benötigen in ihrem psychosozialen Schockzustand (s.o.) besondere Unterstützung.
- *Eskalation von Gewalt:* Eine Deeskalation muss unverzüglich eingeleitet werden (z.B. nach häuslichem Streit).

Neben den unmittelbaren Opfern benötigt auch das Feuerwehr-, Rettungsdienst- und Polizeipersonal nach extrem belastenden Notfallsituationen psychosoziale Unterstützung .

Es gibt für Notfallsituationen 6 typische **Erscheinungsbilder akuter Dekompensation**:

- Bewusstseinsstörung (z.B. bei Schädel-Hirn-Traumata, Herz-Kreislauf-Störungen, Drogenmissbrauch usw.),
- Verzweiflung und suizidales Verhalten,
- gewalttätige Auseinandersetzungen (z.B. Paar- und Familienkrisen, Misshandlungen und Missbrauch),
- Verlust des Realitätsbezugs durch Desorientierung und Realitätsverlust, verbunden mit erheblicher Unruhe und Erregung,
- Angst und Panik (verschiedene psychiatrische Störungen),
- Rausch und Entzug, verbunden mit Selbst- und Fremdgefährdung.

Die Behandlung dieser Dekompensation erfordert in der speziellen Notfallsituation kurzes, überlegtes Handeln zum Schutze des Betroffenen, sie unterscheidet sich aber durch die präklinische Situation von den klassischen Methoden einer Psychotherapie.

Psychosoziale Krise

Die psychosoziale Krise beschreibt den Verlust des seelischen Gleichgewichts und wird grundsätzlich vom Notfall unterschieden. Allerdings kann sich aus einer psychosozialen Krise ein Notfall entwickeln (z.B. *Suizidversuch, Gewalttätigkeit oder Herzanfall*) und umgekehrt kann, z.B. durch einen Verkehrsunfall, eine akute lebensbedrohliche Situation entstehen, die zu einer psychosozialen Krise führt. Die Person erfährt Ereignisse und Lebensumstände, die sie persönlich nicht bewältigen kann und sie somit akut überfordern.

Psychosoziale Krisen sind:

- *traumatische Krise:* z.B. schweres Krankheitsereignis, Tod von Angehörigen oder Freunden, Missbrauch; Phasen: Schockphase, Reaktionsphase, Neuorientierung oder Scheitern, Lebenserfahrung oder Chronifizierung
- *Entwicklungskrise:* durch soziale Lebensveränderungen; Phasen s. oben.

Suizid

Oftmals sieht der Betroffene den Suizid als vermeintlich einzigen Ausweg aus eine psychosozialen Krise. In Deutschland finden jährlich durchschnittlich etwa 17. 000 Selbsttötungen statt; der *Suizidversuch* erfolgt in einer 7 bis 10fach höheren Anzahl. Der Tötungsversuch unterscheidet sich in der Wahl der Mittel, denn Suizidversuche mittels Einnahme von Schlaftabletten oder dem Aufschneiden der Pulsadern lassen Rettungsmöglichkeiten offen und sind somit meist als „Hilferuf" zu verstehen.

- Suizid als *Schlaf, Pause* oder *Zäsur:* unerträgliche Zustände, ohne Ausweg, führen zum Suizid.
- Suizid als *Appell* oder *Hilferuf*: Die Rettungsmöglichkeit wird eingeplant und Hilfe durch Dritte erhofft.
- Suizid als *Selbstzerstörung.*

2.5.3   Transplantationsmedizin

Durch den hohen technischen Standard in der Transplantationsmedizin haben sich Überlebenszeiten und Altergrenzen erweitert. Verbindliche Vorbedingung für eine *„nicht Lebendspende"* ist der Hirntod des Verstorbenen bzw. der Tod des Organismus mit Atemstillstand und Herz-Kreislaufstillstand.

Die zentrale Sammelstelle für medizinische Daten von Organsuchenden ist *Eurotransplant* in Leiden/Niederlande. Generell herrscht ein Mangel an Organspenden – im Gegensatz zu einer erhöhten Nachfrage. Die Warteliste der Organempfänger ist sehr lang und berücksichtigt sozioemotionale Gesichtspunkte nicht.

Transplantationsformen

Die weit am häufigsten durchgeführten Transplantationen sind Nierentransplantationen. Wegen erheblich größerer medizinischer Probleme erfolgen Herztransplantationen in kleinerem Umfang.

Herz- und Lungentransplantationen im Ganzen werden heute schon bei Kindern durchgeführt und bieten den Patienten auch emotional eine besondere Dimension.

Daneben finden auch Leber- und Pankreastransplantationen zunehmend Anwendung. Zur Behandlung maligner Blut- und Lymphdrüsenerkrankungen kann Knochenmark transplantiert werden. Dabei wird vorzugsweise kompatibles körpereigenes Gewebe, Knochenmark eines Geschwisters als *Lebendspende* verwendet.

Bei nicht durchbluteten Organen wie Gehörknöchelchen und Augenhornhaut werden häufig gute Erfolge erzielt; sie werden zu tausenden pro Jahr in Deutschland verpflanzt.

Grenzsituationen ärztlichen Handelns werden z.Z. schon praktiziert, dazu zählen:

- Organspende von nicht lebensfähigen Neonaten
- Verwendung fetalen Hirngewebes abgetriebener Feten und dessen Implantation bei Parkinson-Patienten

Psychosoziale Situation

Die körperliche Ausgangslage und die Dauer der Erkrankung sind entscheidend für das Erleben einer Transplantation. Folgende Reaktionen sind möglich:

- Hoffnung,
- Zufriedenheit,
- Neuorientierung,
- Angst (z.B. vor Abstoßungsreaktionen),
- Enttäuschung (z.B. durch Realitäten),
- Unruhe,
- Trauer.

Dem Organempfänger wird ein *anonymes Organ* transplantiert; diese Anonymität erleichtert dem Patienten eine Abgrenzung, ermöglicht aber auch Phantasien oder Mutmaßungen. Es kommt zu Gefühlen der Dankbarkeit, möglicherweise aber auch zu Schuldgefühlen gegenüber dem Organspender.

Für den Organempfänger sind – neben den medizinischen Problemen der Transplantation – folgende soziale Veränderungen vordergründig: *Lebensverlängerung*, gesteigerte *körperliche Leistungsfähigkeit*, *Wiedereingliederung in Arbeitsprozesse* nach erfolgter Rehabilitation; aber auch psychologische Probleme wie *Antriebslosigkeit* und *Depression*.

Die Motivation des Patienten zu seiner Krankheitsverarbeitung ist eine wichtige Aufgabe.

Psychosoziale Aspekte der Angehörigenbetreuung

Hat der Verstorbene zu Lebzeiten keine Stellungnahme bezüglich einer Spende seiner Organe getroffen und ist eine Organspende möglich, geraten die nächsten Angehörigen auch bezüglich dieses Themas in eine existenziell belastende Situation nach seinem Tod. Dabei stehen Schock, Trauer, Ambivalenz und Überforderung im Vordergrund.

Die Entscheidung für oder gegen eine Organexploration geschieht immer unter Zeitdruck:

- Hilfestellung durch erfahrene Seelsorger und Psychologen,
- ungestörte Abschiednahme,
- die Ablehnung der Organspende muss gebilligt werden.

Gegensätzlich dazu kommt es für den Organempfänger und seine Angehörigen zu einer Hilfestellung und einer Befreiung von Leid, Belastung, Schmerzen und Ängsten.

Psychoneuroimmunologie

Durch klassische Konditionierung lässt sich auch die Immunfunktion konditionieren. Die Psychoneuroimmunologie beschreibt die Interaktion zwischen ZNS, endokrinem System, Immunsystem und dabei ablaufenden psychischen und emotionalen Prozessen.

2.5.4 Onkologie

Die bei der Krebserkrankung am häufigsten beobachteten psychischen Reaktionen sind **Angst** und **Depressionen**. Der Umstand, dass der Patient sich fremder Hilfe vollständig anvertrauen muss, verstärkt die Angst. Typisch für den an Krebs erkrankten Patienten ist die Gleichsetzung der Diagnose mit einer nicht kurativen Erkrankung und dem unvermeidlichen Tod. Die Angst bezieht sich primär auf:

- tatsächliche Diagnosen,
- Verlust des Status von Gesundheit, verbunden mit sozialer Ausgrenzung,
- Schmerzen,
- Nebenwirkungen der Therapie,
- Operationen,
- Zukunft (Damokles-Syndrom),
- rezidivierende Karzinome,
- Sterben und Tod.

Im Krankheitsverlauf kommen Ängste durch Wartezeiten, Einleitung von Therapiemaßnahmen und durch das Auftreten von Rezidiven und Metastasierungen zustande. Auch neu aufgetretene Symptomatiken führen zu Verknüpfungen mit der Krebserkrankung. Der Übergang von Angst zu depressiven Störungen ist ein fließender Prozess. Depressionen beeinflussen erheblich die Lebensqualität und wirken immunsupprimierend auf den Krankheitsverlauf.

Das Auftreten psychischer Störungen wird durch das Vorhandensein bestimmter Risikofaktoren noch erhöht:

- jüngeres Alter,
- nicht krankheitsbezogene soziale Belastungen (z.B. Arbeitslosigkeit),
- fehlende soziale Unterstützung,
- Sucht,
- bekannte psychische Erkrankungen,

- Einnahme von Psychopharmaka,
- Befunderhebung eines Rezidivs bzw. Metastasierung,
- schlechte Prognosen und körperliche Beeinträchtigungen.

Phasen der Adaptation an die Krankheit

- *Initialantwort*: Verleugnung oder Verzweiflung,
- *Dysphorie:* Angst, Depression, Anorexie, Schlaflosigkeit, Handlungsunfähigkeit und Konzentrationsschwäche,
- *Anpassung:* Akzeptierung, Reflektion über mögliche Optionen, Optimismus und Rückkehr zur normalen Aktivität.

Neben den klassischen medizinischen Versorgungen (z.B. Schmerztherapie und Behandlung der Nebenwirkungen) kommen folgende therapeutischen Interventionsformen zur Anwendung. Patienten werden motiviert sich über Ihre Krankheit und den Sinn ihres Zustands zu informieren und soziale Unterstützung zu suchen. Dabei setzen sich die Patienten mit Ihrer Krankheit auseinander und informieren sich z.B. über alternative Behandlungsmethoden. In den verschiedenen Krankheitsphasen werden bekannte Formen der Angstbewältigung wie Abwehr, Verleugnung, etc. beobachtet.

Die Intervention zielt immer auf eine Verbesserung der Lebensqualität des Patienten. Dazu zählt die Unterstützung mit mündlichen und schriftlichen Informationen (u.a. prä- und postoperative Aufklärung), das Angebot der psychotherapeutischen Intervention zur Stärkung des seelischen Wohlbefindens (z.B. Imaginationstraining zur Schmerzbekämpfung).

Imaginationstraining, Selbsthypnose: Durch Phantasieübungen bzw. Tagtraumtechniken werden Schmerzen verändert (z.B. den Schmerz als eine rote Kugel wahrzunehmen und seine Form zu verändern) bzw. sich durch angenehme Phantasien vom Schmerz abzulenken.

Psychosoziale Faktoren der Krebsentstehung

Bis heute ist es nicht geklärt, ob psychosoziale Faktoren an dem multifaktoriellen Entstehen von Krebs beteiligt sind. Soweit psychosoziale Faktoren eine Rolle spielen, handelt es sich um das Zusammenspiel von Immunsystem, Psyche, Nervensystem und Hormonsystem. Daraus ist die *Psychoneuroimmunologie* (s. Transplantationsmedizin) entstanden.

Im Rahmen der Chemotherapie und damit verbundener antizipatorischer Übelkeit lässt sich bei Wiederholung von Therapiezyklen auch eine antizipatorische Immunsuppression beobachten, welche klassisch konditioniert ist.

2.5.5   Humangenetische Beratung

Im Rahmen der genetischen Beratung werden die Eigenanamnese und die Familienanamnese beider Partner in Form eines Stammbaums bis zu den Großeltern erhoben. Es ist daher hilfreich, wenn sich die Ratsuchenden vor der genetischen Beratung über evtl. vorliegende Erkrankungen, früh verstorbene Familienmitglieder und Totgeborene informieren. Krankenunterlagen und Fotografien von erkrankten Verwandten können oft zur Klärung der Diagnose beitragen.

Eine genetische Beratung ist indiziert, wenn ein erhöhtes Risiko für das Auftreten einer genetisch bedingten Krankheit vorliegt oder befürchtet wird.

Es ist möglich, innerhalb von 24 h nach der Fruchtwasserentnahme folgende chromosomale Erkrankungen zu erfassen:

- Trisomie 21 (Down-Syndrom), auch in Form von Translokationstrisomien,
- Trisomie 13 (Pätau-Syndrom), auch in Form von Translokationstrisomien,
- Trisomie 18 (Edwards-Syndrom),
- Triploidie (dreifacher Chromosomensatz mit 69 Chromosomen),
- gonosomale Aberrationen (insbesondere Ullrich-Turner-Syndrom, Triple-X-Syndrom, YY-Syndrom).

Andere Chromosomenanomalien können nur durch Langzeitkultivierung (8–12 Tage) der Fruchtwasserzellen und weiteren diagnostischen Verfahren erfasst werden.

Risikofaktoren, die bereits vor der Schwangerschaft bekannt sind:

- ein oder beide Partner leiden an einer Krankheit, für die eine genetische Ursache vermutet wird,
- gesunde Paare aus „unauffälligen" Familien, die ein oder mehrere Kinder mit Erbleiden geboren haben,
- in der Verwandtschaft eines oder beider Partner ist eine möglicherweise genetische Krankheit aufgetreten,
- ein oder beide Partner sind als Überträger eines genetischen Defektes identifiziert,
- Verwandtenehe (z.B. Cousin und Cousine),
- Zugehörigkeit zu einer bestimmten ethnischen Gruppe, bei der eine bestimmte genetische Erkrankung häufiger auftritt,
- vor der Schwangerschaft ist eine Strahlenbehandlung oder die Einnahme mutagener Medikamente (Chemotherapie) erfolgt,
- mütterliche Erkrankungen, die zu einer intrauterinen Entwicklungsstörung führen können,
- habituelle Aborte,
- erhöhtes Alter der Mutter oder des Vaters,
- Fertilitätsstörungen, für die eine genetische Ursache vermutet wird.

Risikofaktoren, die erst während der Schwangerschaft erkannt werden:

- abnormer Ultraschallbefund,
- erhöhtes Alphafetoprotein im mütterlichen Serum,
- auffällige Befunde des Triple-Tests, der Nuchal translucency und des Ersttrimesterscreenings,
- Polyhydramnie,
- Oligohydramnie,
- mütterliche Erkrankungen, die erst während der Schwangerschaft auftreten,
- mütterliche Expositionen mit teratogenen/mutagenen Noxen während der Schwangerschaft.

Künftige Eltern sollten bei monogen erblichen Erkrankungen wie *Mukoviszidose*, *Hämophilie*, *Thalassämie* u. a. bereits vor der Schwangerschaft untersucht werden, da die erforderlichen molekulargenetischen DNA-Untersuchungen u.U. mehrere Wochen dauern.

Nach den Richtlinien zur zytogenetischen Diagnostik der Fachverbände ist eine humangenetische Beratung vor invasiver Praenataldiagnostik obligatorisch. Bei habitueller Abortneigung werden zur Klärung der Ursache, neben genetisch bedingten Gründen, auch gynäkologische Erkrankungen, hormonelle, autoimmune, immunologische und andrologische Auffälligkeiten sowie Infektionen, psychische Störungen und Umwelteinflüsse berücksichtigt. Die Befunde der histopathologischen Gutachten und, wenn vorhanden, einer Chromosomendiagnostik aus Abortmaterial sind für die Beratung hilfreich.

2.5.6 Reproduktionsmedizin

In-vitro-Fertilisierung (IVF) und Embryo-Transfer (ET)

Seit 1978 besteht mithilfe der In-vitro-Fertilisierung und des anschließenden Embryo-Transfers eine therapeutische Möglichkeit, einem kinderlosen Ehepaar auch bei verschlossenen Eileitern der Frau zu einem eigenen Kind zu verhelfen. Bei Kinderlosigkeit, verursacht durch Erkrankungen des Ehemanns, sind mit der Befruchtung außerhalb des Körpers unter bestimmten Voraussetzungen sehr gute Erfolge zu erwarten. Grundsätzlich versteht man unter In-vitro-Fertilisierung oder extrakorporaler Befruchtung die *Vereinigung von Ei- und Samenzelle* (= Fertilisierung) *außerhalb des Mutterleibs*. Dazu wird aus dem Eierstock die Eizelle entnommen und diese anschließend im Reagenzschälchen (= in vitro) mit dem Samen des Mannes zusammengebracht. Der danach entstandene Embryo wird 1 – 3 Tage später in die Gebärmutter eingebracht (= Embryo-Transfer).

Infertilität verursacht keine körperlichen Schmerzen, ist nicht lebensbedrohlich und bezeichnet den unerfüllten Wunsch nach einem Kind. Für die Betroffenen ist dies jedoch eine sehr einschneidende Erfahrung mit Auswirkungen auf die körperliche und seelische Integrität, ihre Identität und ihre soziale Beziehung (*subjektives Leiden*).

Formen des Leidens:

- Infertilität als *Kränkung* und *Verletzung* → Ärger, Wut, Frustration, aggressiv forderndes Verhalten, Isolation, Schuldgefühle, Scham, Verlust von Selbstvertrauen;
- Infertilität als *Verlust* → verlorene Hoffnung, Trauer, Depression, Hoffnungslosigkeit, soziale Anerkennung als Eltern geht verloren; im Rahmen der Depression kommt es zu Antriebslosigkeit, pessimistischer Grundstimmung, Schlaflosigkeit und Libidomangel;
- Infertilität als *Bedrohung* → Ängste vor Beziehungsverlust, soziale Herabsetzung, Stigmatisierung, Entwicklung diffuser Angststörungen;
- Infertilität als *Bestrafung* → „die Frage nach dem Warum", Abhängigkeit zur eigenen Lebensgeschichte/Vergangenem (Schwangerschaftsabbruch), unerfüllte Erwartungen der Eltern; es kommt im kognitiven Bereich zu Einengung und Fixierung, depressiven und ängstlichen Stimmungen.

Linda Hammer Burns spricht von der *boundary ambiguity* (*Ambiguitätstoleranz*) und bezeichnet damit eine Unsicherheit oder Zweideutigkeit von Grenzen, die sie auf drei Ebenen ansiedelt:

- •Das Fantasiekind wird zu einem psychologisch präsenten, aber physisch abwesenden Mitglied der partnerschaftlichen Gemeinschaft.
- •Ein oder beide Partner werden zu Randfiguren, indem die Loyalität und Verbundenheit zu den Ursprungsfamilien durch das fehlende Kind ein Übergewicht bekommen.
- •Es kommt zu einer biologisch-genetischen Zweideutigkeit durch die Einbeziehung von Keimzelldonatoren.

Die psychologischen Hilfen

Eine Lösung der oben beschriebenen Problematik scheint darin zu liegen, durch immer perfektere reproduktionsmedizinische Maßnahmen, den von Infertilität betroffenen Paaren zu einem Kind zu verhelfen. Die komplexen psychosozialen Zusammenhänge lassen jedoch keine rein biologische Problemlösung zu.

Psychologische Hilfe dient u. a. der Problemklärung, der Förderung eigener Ressourcen, dem Abbau von Hemmungen und Blockaden, sowie der Stressbewältigung. Hier kann eine patientenzentrierte Kommunikation die Grundlage der psychologischen Hilfe bieten (Workshops über Kommunikation und Arzt-Patienten-Beziehung sowie eine Teamsupervision).

Psychologie

Mehrlingsschwangerschaft

Die Übertragung mehrerer Embryonen erhöht nachweislich die Schwangerschaftsrate. Auch wenn in Deutschland nur maximal 3 Embryonen übertragen werden dürfen, ergibt sich daraus eine erhöhte Rate von Mehrlingsschwangerschaften mit entsprechenden Belastungen und Risiken für die werdende Mutter und ihre Leibesfrucht. So ist z. B. die perinatale Sterblichkeit eines Zwillings 4- bis 5-mal höher als die eines einzelnen Neugeborenen. Nach In-vitro-Fertilisation werden in etwa 16–18 % Zwillinge geboren, bei 3–5 % kommen Drillinge zur Welt.

2.5.7   Sexualmedizin

Siehe 1.4.5 sowie Physiologie Kap. 11

2.5.8   Tod und Sterben, Trauer

Trauer ist eine unlustbetonte Emotion, die – abhängig von der Intensität – Ausdruck in körperlichen Erscheinungen wie z. B. Weinen finden kann. Oft entsteht Trauer als Reaktion auf einen realen oder antizipierten Verlust (z. B. einer nahe stehenden Person, von Besitz oder Prestige).

Nach *Parkes* tritt auf den **Verlust einer nahe stehenden Person** (z. B. Ehepartner, Kind usw.) eine *schockartige Notfallreaktion* auf, die folgendermaßen abläuft:

- Anfangs tritt eine Alarmphase mit erhöhter Spannung und Aufmerksamkeit auf.
- Die Gedanken werden daraufhin zunehmend an die verlorene Person gebunden.
- Dies führt dazu, dass das Interesse an der Beschäftigung mit sich selbst abnimmt.
- Schließlich sucht man Zuflucht in einer ruhelosen Aktivität.

Durch die Trauerarbeit kann der Verlust emotional verarbeitet werden. **Formen sozialer Unterstützung** können dabei eine wesentliche Hilfestellung für die betroffene Person bedeuten. Bei Freunden, Angehörigen oder auch in einer Selbsthilfegruppe kann der eigene Schmerz ausgedrückt und vermittelt werden. Neben der Anteilnahme bringt oft schon das geduldige Zuhören einer vertrauten Person Erleichterung.

Reaktion von Sterbenden

Kübler-Ross beschrieb mehrere Stadien der Gemütsverfassung, die ein Sterbender in der Auseinandersetzung mit seinem baldigen Tod durchläuft:

- *Nicht-wahrhaben-Wollen*: Der Patient weiß, dass er bald sterben wird, will es aber nicht wahrhaben. Er verleugnet seine Krankheit und gibt sich unbesorgt.
- *Zorn*: Der Patient begehrt gegen sein Schicksal auf und reagiert mit Wut auf seine Umwelt und Mitmenschen.

- *Verhandeln*: In dieser Phase versucht der Kranke, den Tod möglichst hinauszuschieben und hofft immer noch auf ein rettendes Wunder.
- *Depression*: Phase des Abschiednehmens und Trauerns.
- *Zustimmung*: Der nahende Tod wird in ruhiger Erwartung hingenommen.

2.6   Patient und Gesundheitssystem

2.6.1   Stadien des Hilfesuchens

 Merke

Das *Gesundheitsverhalten* bezeichnet alle Aktionen, die dazu beitragen, die Gesundheit zu erhalten und zu stärken. Unter *Krankheitsverhalten* versteht man die Auseinandersetzung mit der Krankheit (Wahrnehmung, Hilfe suchen, Bewältigung).

Die Verhaltensweisen im Krankheitsfall sind individuell sehr verschieden und abhängig von persönlichen (Alter, Geschlecht) und sozialen (Beruf, Sozialstatus) Bedingungen. Die Reaktionen auf Krankheitssymptome sind insbesondere dadurch geprägt, welche Ursachen ihnen zugeschrieben werden.

Die **Laienätiologie** umfasst alle Vorstellungen von Nichtprofessionellen über das Zustandekommen und die Therapie von Krankheiten. Darunter fallen z. B. Auffassungen aus familiären Überlieferungen, Meinungen des sozialen Umfelds und Halbwahrheiten aus den Medien. Diese Laienhilfe kann ärztliche Hilfe sowohl ergänzen als auch mit ihr konkurrieren. Mangelndes körperliches Wohlbefinden wird in über 50 % der Fälle nicht von Ärzten versorgt.

Für die konkrete **Reaktion auf Krankheiten** gibt es nach *Mechanic* mehrere Bedingungen. Zunächst müssen die *Symptome* auffällig sein und wahrgenommen werden (Symptomaufmerksamkeit). Als kurzfristiger scheinbarer Eigenschutz werden Warnzeichen verdrängt (z. B. der Knoten in der Brust). Je nach *Frequenz und Dauer* werden die Krankheitszeichen als mehr oder weniger störend empfunden. Entscheidend ist auch die *Toleranzschwelle des Betroffenen*, die Beeinflussung des Lebensstils, Einschränkung der Bedürfnisbefriedigung, Behinderung familiärer und beruflicher Aktivitäten. Verzögertes Hilfesuchen wird begünstigt durch schlechte Vorerfahrungen mit Ärzten, Erfolge durch die Laienbehandlung und psychische Aspekte, z. B. Angst vor der Diagnose.

Health-Belief-Modell

Das Health-Belief-Modell dient der Erklärung und Vorhersage individuellen Gesundheitsverhaltens.

Hier werden Aspekte zusammengefasst, von denen die Bereitschaft zur Durchführung präventiver Maßnahmen bzw. zur Inanspruchnahme von medizinischer Einrichtungen abhängt (s.a. unten, Stadien des Hilfesuchens). Die Krankheit muss als *bedrohlich wahrgenommen* werden (= Einschätzung der eigenen Anfälligkeit) und das Individuum sich *persönlich gefährdet* fühlen (subjektives Erkrankungsrisiko). *Vorbeugungsmaßnahmen* bzw. therapeutische Maßnahmen müssen *als wirksam anerkannt* werden (Glauben an Effektivität und Nutzen präventiver Maßnahmen) und leicht zu erfüllen sein (mögliche Barrieren: Kosten, Zeit, Verzicht auf Lustgefühle). Der *objektive Schweregrad der Erkrankung hat den geringsten Einfluss* auf die Inanspruchnahme medizinischer Vorsorgeeinrichtungen.

Prävention wird als überflüssig angesehen, wenn damit nur das Wissen um die Krankheit verbunden ist, jedoch keine besseren Heilungschancen daraus entstehen.

Klinischer Bezug

Die Teilnahmerate an den sog. Krebsfrüherkennungsmaßnahmen ist relativ gering – bei Männern ca. 20 %, bei Frauen ca. 40 %.

Stadien des Hilfesuchens

Stadium 1: Wahrnehmung der Symptome und Beeinträchtigungen (Verletzungen, Störungen, Schmerzen, Funktionseinschränkungen) sowie deren Bewertung.
Stadium 2: Einsicht „Ich bin krank!", Selbstdiagnose, Selbstbehandlung und Hilfesuchen beim Laiensystem, das alle nichtprofessionellen (Familie, Bekannte) Beratungen umfasst; Entscheidung für oder gegen weitere Behandlung.
Stadium 3: Kontaktaufnahme mit dem professionellen medizinischen System, entweder aus eigenem Antrieb heraus oder durch das Laienzuweisungssystem („Du musst mal zum Arzt!").
Stadium 4: Übergang von der Rolle des Kranken zur Rolle des Patienten. Diagnosestellung und Behandlung durch den Arzt, wobei der Therapieerfolg mit der Compliance des Patienten und der Güte der Arzt-Patienten-Beziehung korreliert. Einsetzen von Bewältigungsstrategien (*coping*).
Stadium 5: Je nach Krankheitszustand und Genesung. Nach vollständiger Wiederherstellung der Gesundheit kann die soziale Rolle wieder übernommen werden, die Patientenrolle wird abgelegt. Zuweilen ist dies nur nach Rehabilitationsmaßnahmen möglich. Bei chronischen Krankheiten wird der Patient zum Langzeitkranken und ist dadurch in seinem sozialen Verhalten sehr eingeschränkt. In diese Phase fällt bei schwerstkranken und sterbenden Patienten die Auseinandersetzung mit dem Tod.

In den Stadien 4 und 5 durchläuft der Kranke die sog. **Patientenkarriere**, die je nach Krankheit ambulante Arztbesuche, Krankenhausaufenthalte und Genesung bzw. Invalidität umfasst.
Das Krankheitsverhalten ist stark von der **Haltung des Patienten gegenüber dem Arzt** abhängig.
- **Arztaverse Haltung:** Eine solche zeigen vornehmlich die Mitglieder sozial niedrigerer Schichten. Diese Einstellung liegt in negativen Vorerfahrungen und schichtbedingten Kommunikationsschwierigkeiten (unterschiedliche Sprach- und Denkstile von Arzt und Patient) begründet. Krankheitszeichen werden aus Angst vor negativen Auswirkungen (z. B. Arbeitsplatzverlust) verdrängt.
- **Arztaffine Haltung:** Die mehr zukunftsorientierten Mittelschichtangehörigen suchen häufiger den Arzt auf, da sie an Informationen über ihre Krankheit interessiert sind, um diese bewältigen zu können.

Nachdem sich der Patient in ärztliche Behandlung begeben hat, wird ihm die **Patientenrolle** zuteil, die *Beckmann* in 5 verschiedene Typen aufteilt (s. 2.1.3, Krankenrolle).
Aus empirischen Studien lassen sich zahlreiche **Determinanten für die Inanspruchnahme** von Ärzten wie folgt zusammenfassen: Der Gesundheitszustand (Erkrankungsdauer, globale Gesundheitseinschätzung, Bedrohlichkeit der Beschwerden) ist der wichtigste Prädiktor für die Inanspruchnahme medizinischer Versorgung. Frauen nehmen Bahandlungsangebote häufiger in Anspruch als Männer. Alte Menschen (über 64 Jahre) gehen häufiger zum Arzt als andere Altersgruppen. Ein höheres Behandlungsangebot (Höhe der Arztdichte) korreliert mit einer höheren Inanspruchnahme. Kostenbeteiligung der Kranken reduziert die Konsultationsfrequenz. Von Bedeutung ist also vor allem die Struktur des Gesundheitsversorgungssystems, der Zugang zu medizinischen Einrichtungen, die Kosten und der Leistungskatalog der entsprechenden Krankenkasse. Im Sozialgesetzbuch V werden den GKV-Mitgliedern die Bedingungen zur Inanspruchnahme von Ärzten vorgegeben. Zunächst sollte die Konsultierung eines Primärarztes erfolgen (Allgemeinmediziner, Pädiater, Gynäkologe), der dann bei Notwendigkeit die Überweisung zum Facharzt oder die Einweisung ins Krankenhaus vornimmt. Der bundesausschuss Ärzte-Krankenkassen gibt den Leistungskatalog vor, welche Leistungen von der GKV übernommen wird. Zusätzliche Leistungsangebote in der ambulanten Versorgung müssen nach dem IGEL-Katalog (individuelle Gesundheitsleistungen) selbst bezahlt werden.
Kulturelle und soziodemographische Herkunft des Betroffenen beeinflussen ebenfalls sein Krankheitsverhalten. Randgruppen und Außenseiter der Gesellschaft sind zumeist durch geringeres Gesundheitsbewusstsein und unangemessenes Krankheits-

Psychologie

verhalten besonders gefährdet. Ein Begründung für diese Haltung könnte die mangelnde Zukunftsorientierung sein. Aus Untersuchungen der Krankenkassen ergab sich, dass vergleichsweise weniger Arbeiter Früherkennungsmaßnahmen (z. B. Krebsvorsorge) nutzen als Angestellte. Auch die Schwangerenvorsorge wird weit häufiger von deutschen Frauen in Anspruch genommen als von den in Deutschland lebenden Ausländerinnen.

Inanspruchnahme von komplementärer und alternativer Heilkunde

Nach einer Meinungsumfrage des Allensbacher Instituts ist den Deutschen insgesamt seit Mitte der 90ger Jahre Gesundheit wichtiger geworden. Das Gesundheitsbewusstsein der Befragten nimmt zu, je älter sie sind und je häufiger sie selbst oder Nahestehende bereits krank waren.

Vielen Patienten ist die Behandlung zu stark auf die Schulmedizin ausgerichtet, den Ärzten wird vorgehalten, dass sie die Möglichkeiten alternativer Heilverfahren zu wenig nutzen. Die Alternativmedizin (z. B. Akupunktur, Bioresonanz, Ayuverda, Traditionelle chinesische Medizin TCM) und Naturheilverfahren gelten als schonendere Behandlung mit weniger Nebenwirkungen. Mangelhafte Erfolge der Schulmedizin und Frustrationen über die bisherige Behandlung motivieren insbesondere chronisch Kranke, sich alternativen Methoden zuzuwenden. Die Motivation zur Inanspruchnahme alternativer Heilmethoden kann auch weltanschaulich bedingt sein.

Der Großteil der Patienten ist davon überzeugt, dass sich die Ansätze aus Schulmedizin und Alternativmedizin ergänzen können.

Der Arzt sollte sich bewusst machen, dass die allermeisten Beschwerden und Befindlichkeitsstörungen im sogenannten Laiensystem selbstbehandelt werden. Der Kranke meist bereits mit einer gewissen Selbstdiagnose und nach Ausprobieren verschiedener Behandlungsmöglichkeiten zum Arzt. Dies sollte in der Anamnese einfühlsam erfragt werden, um dies in Diagnose und Therapie zu berücksichtigen.

2.6.2   Bedarf und Nachfrage

Die **bedarfsgerechte Versorgung** der Bevölkerung mit Arztleistungen ist ein bedeutsames gesundheitspolitisches Problem, sie ist das Ergebnis einer Balance zwischen Ärztebedarf und Ärzteangebot. Es besteht die Gefahr der Über-, Unter- und Fehlversorgung. Eine Überversorgung besteht dann, wenn der allgemeine bedarfsgerechte Versorgungsgrad um 10 % überschritten ist. So lässt die Zunahme der Bypass-Operationen vermuten, dass hier eine Überversorgung im kardiochirurgischen Bereich in manchen Regionen vorliegen könnte. Besteht dagegen eine Unterversorgung, kann evtl. die Nachfrage in medi-

zinischer Versorgung nicht befriedigt werden, so dass bestimmte Bevölkerungsgruppen erst sehr spät oder überhaupt nicht zum Arzt gehen können, was andererseits in weit fortgeschrittenen Erkrankungen wieder hohe Kosten produzieren kann.

 Merke

Die Kassenärztlichen Vereinigungen haben einen Bedarfsplan auf Länderebene aufzustellen und ordnen bei Bestehen einer Überversorgung Zulassungsbeschränkungen an.

Die Steuerungselemente im Gesundheitssystem sind eine Einschränkung der Niederlassungsfreiheit, eine Begrenzung der Ausbildungskapazität und ein Ende der Zulassung mit dem 68. Lebensjahr.

Trotz bedarfsgerechter Versorgung kann es zur **Diskrepanz zwischen Bedarf und Nachfrage** kommen. Wie bereits oben erwähnt ist die Inanspruchnahme von Ärzten zwar vom Ärzteangebot abhängig, die Patientengruppe der indolenten *under-utilizer* (Unter-Beansprucher) werden allerdings trotz ausreichendem Angebot die Konsultation des Arztes verzögern oder sogar vermeiden. Die eher hypochondrisch veranlagte Gruppe der *over-utilizer* (Über-Beansprucher) werden dagegen gehäuft angstvoll ihre Beschwerden registrieren und medizinische Versorgungsleistungen in Anspruch nehmen, obwohl keine objektivierbare Erkrankung vorliegt.

Die Interaktion zwischen dem Angebot der Gesundheitsdienste und der Nachfrage nach diesen Diensten ist im Begriff der **Medikalisierung** zusammengefasst. Die Medikalisierung ist ein zentrales Problem in der Gesundheitsversorgung und findet ihren Ausdruck z. B. in der Vermarktung der biotechnischen Angebote, im Sinne eines sich selbsterhaltenden Prozesses. Neue medizintechnische Angebote bieten neue diagnostische und therapeutische Möglichkeiten, die einerseits dem Patienten dienen sollen, andererseits die Kosten der Gesundheitsversorgung in immense Höhen treiben.

Die Nachfrage des Patienten nach ärztlichem Handeln kann auch gesteigert sein, falls eine **iatrogene Fixierung** vorliegt. In der iatrogenen Fixierung verstärkt der Arzt durch beiläufige unbedachte Äußerungen oder gerichtetes Augenmerk auf Untersuchungsbefunde die Aufmerksamkeit des Patienten auf bestimmte Symptome. Der Patient klammert sich noch an Beschwerden und Befunde, selbst wenn diese negativ bestätigt wurden. In Folge einer einseitig somatisch orientierten Arzt-Patienten-Beziehung kann es durch iatrogene Fixierung zur *Chronifizierung funktioneller Beschwerden* kommen. Nicht wenige Patienten begeben sich dadurch auf eine Reise durch die unterschiedlichsten Arztpraxen von Spezialist zu Spezialist, um vermeintliche Beschwerden und Befunde bestätigt zu bekommen.

Die Angst des Arztes vor einem Fehlurteil (z. B. die Diagnostizierung Kranker als gesund) kann auch die Nachfrage der Patienten und des Arztes nach einem weiteren Spezialisten beeinflussen. Eine der **ärztlichen Entscheidungsregeln** ist es, dass All-Urteile (etwas ist „immer" so oder „nie" so) in der Medizin nur selten gefällt werden. Der Fehler erster Art – als Fehler mit den schwer wiegenderen Folgen – sollte möglichst vermieden werden (z. B. das Nichterkennen der Bösartigkeit eines Karzinoms durch den Radiologen). Aber auch der Fehler zweiter Art kann nicht unbeachtlich sein (z. B. einen gutartigen Tumor als maligne zu beurteilen, da dies auch Risiken birgt, z. B. die Notwendigkeit einer Narkose bei Tumorexzision). Der Arzt kann seine Entscheidungen „nur" nach bestem Wissen und Gewissen treffen, aber nie mit absoluter Sicherheit, was die Tendenz einer größeren Nachfrage nach Spezialisten unterstützt, die sich jedoch dem gleichen Problem gegenübersehen.

2.6.3 Patientenkarriere im Versorgungssystem

Derzeit wird eine europaweite Studien mit dem Ziel durchgeführt, zu untersuchen, wie die Besonderheiten unterschiedlicher Gesundheitssysteme die hausärztliche Versorgung in unterschiedlichen europäischen Ländern beeinflussen (Belgien, Deutschland, England, Niederlande, Schweiz und Spanien). Die gewonnenen Informationen sollen es ermöglichen, Leitlinien zur Verbesserung der Qualität der Primärversorgung für Förderungspolitik und Aus-, Weiter- und Fortbildung zu etablieren. Nach bislang vorliegenden Forschungsergebnissen korrelieren gute Kommunikationsfähigkeit, angemessene Konsultationsdauer und Vertrautheit mit der (Lebens-) Geschichte des Patienten positiv mit erfolgreicher Patienten-Arzt-Interaktion. Neben diesen arztbezogenen Faktoren spielen vermutlich strukturelle, d. h., mit dem Gesundheitssystem verknüpfte Bedingungen eine Rolle. So kann z. B. ein an medizinischer Intervention orientiertes Abrechnungssystem das Gespräch mit dem Patienten hemmen oder gar verhindern. Auch wird es für den Hausarzt im Allgemeinen schwieriger sein, die Geschichte des Patienten zu kennen, wenn der direkte Zugang in die gebietsärztliche Versorgung auch ohne Überweisung durch einen Hausarzt möglich ist und die Patienten beim Hausarzt geführt werden.

Als strukturelle Besonderheiten des deutschen Gesundheitssystems finden sich: Recht auf freie Arztwahl, freier Beruf des Arztes, umfangreiches Rehabilitations- und Kurangebot, gesetzliche Pflichtversicherungen, Recht der Versicherten auf Sachleistungen, indirekte Honorierung der Vertragsärzte über die Kassenärztliche Vereinigung. Das Gesundheitssystem der BRD gliedert sich in einen **ambulanten**

und stationären Versorgungsbereich. Die *niedergelassenen Ärzte* regeln als Kleinunternehmer weitgehend den *ambulanten* Bereich, dabei nehmen Allgemeinmediziner, Gynäkologen und Pädiater die **Primärarztfunktion** wahr. Im Bedarfsfall erfolgt die Überweisung an Spezialärzte oder die Einweisung ins Krankenhaus. Der Großteil des Einkommens wird durch die Versorgung von GKV-Patienten erwirtschaftet. Aufgrund des medizinischen Fortschritts erfolgte eine weitreichende Spezialisierung der Ärzte und anderen Gesundheitsberufe. Die ganzheitliche Betrachtung des Patienten geht dabei weitgehend verloren, die arbeitsteilige Organisation der medizinischen Behandlung erfordert eine enge Kooperation und Regelungen zum Informationsaustausch.

Im Falle von chronisch Kranken tritt häufig die **Schnittstellenproblematik** in den Vordergrund. Schnittstellenprobleme sind die z. B. verzögerte Überweisung, unnötige Mehrfachuntersuchungen, Frustration durch weiderholte anamnestische Befragung, unzureichende Informationsweitergabe. Verzögerte Arztbriefe nach Krankenhausentlassungen machen die Weiterbetreuung des Patienten durch den Primärarzt oft sehr schwierig, da dieser kein genaues Bild davon hat was z. B. im Krankenhaus an diagnostischen und therapeutischen Maßnahmen gelaufen ist (z. B. Umstellung der Medikamente). Es besteht die Gefahr, dass sich aufgrund der mangelnden Kooperation der behandelnden Ärzte der Gesundheitszustand des Patienten wieder verschlechtern könnte.

2.6.4 Qualitätsmanagement im Gesundheitswesen

Mit Inkrafttreten des Gesundheitsstrukturgesetzes vom 1.1.1993 wurde die Qualitätssicherung als unverzichtbarer Bestandteil der ärztlichen Versorgung rechtsbindend festgelegt. (9. Abschnitt SGB, §§ 135–139). Qualität bezeichnet allgemein das Erreichte, im Verhältnis zum Machbaren bezogen auf das Gewünschte. Qualität bezieht sich auf Effektivität, Relevanz, Adäquanz, Angemessenheit und Effizienz.

Als Grundlage für die Qualitätssicherung der ärztlichen Berufsausübung wurde auf dem 96. Deutschen Ärztetag im Mai 1993 das Konzept des Amerikaners Avedis Donabedian übernommen. Mit internationaler Anerkennung unterscheidet dieses Konzept die Begriffe der Struktur- Prozess- und Ergebnisqualität.

■ **Strukturqualität:** Sie entspricht der Qualität von Aufbau- und Ablauforganisation sowie der eingesetzten Produktivfaktoren, hierunter fallen medizinische Einrichtungen, Personal, technische Ausstattung, medizinischer Sachbedarf, Medikamente. Dabei wird angenommen, dass qualifi-

Psychologie

ziertes Personal, hochwertige technische Ausstattung und gute Organisation positiv mit guten medizinischen Ergebnissen korrelieren.

- **Prozessqualität:** Sie bezieht sich auf die Qualität des Behandlungsprozesses. Hierbei wird vorausgesetzt, dass Umfang und Ablauf der diagnostischen und therapeutischen Maßnahmen den allgemein anerkannten Erfahrungen der ärztlichen Berufspraxis und den Regeln der medizinischen Wissenschaft entsprechen. Es herrscht dabei die Annahme vor, dass ein qualitativ hochwertiger Behandlungsprozess zu einem guten Behandlungsergebnis führt.
- **Ergebnisqualität:** Sie dient als primärer Beurteilungsmaßstab für eine medizinische Leistung, d. h. als Qualität des Behandlungsergebnisses. Der Gesundheitszustand und Zufriedenheitszustand des Patienten stehen dabei im Vordergrund. Es besteht dabei allerdings die Schwierigkeit, Veränderungen im Gesundheitszustand des Patienten exakt und operational zu definieren und somit auch messen zu können.

Grundprinzipien evidenzbasierter Medizin (EBM)

Evidenz-basierte Medizin ist „eine Methode zur Verbesserung des Gesundheitswesens". Entsprechend der **Definition von David Sackett**, Oxford, ist *„EbM der gewissenhafte, ausdrückliche und vernünftige Gebrauch der gegenwärtig besten externen, wissenschaftlichen Evidenz für Entscheidungen in der medizinischen Versorgung individueller Patienten".*

Die Praxis der EBM bedeutet die Integration individueller klinischer Expertise mit der bestmöglichen externen Evidenz systematischer Forschung. **Individuelle klinische Expertise** meint das Können und die Urteilskraft, die Ärzte durch ihre Erfahrung und die Praxis erwerben. Zuwachs an Expertise spiegelt sich wider in treffsicheren Diagnosen und in mitdenkender und mitfühlender Identifikation und Berücksichtigung der besonderen Situation, Präferenz und Rechte von Patienten bei der klinischen Entscheidungsfindung im Zuge ihrer Behandlung. **Beste verfügbare externe Evidenz** bedeutet die klinisch relevante Forschung, zum einen medizinische Grundlagenforschung, aber insbesondere patientenorientierte Forschung zur Genauigkeit diagnostischer Verfahren, zur Aussagekraft prognostischer Faktoren und zur Wirksamkeit und Sicherheit therapeutischer, rehabilitativer und präventiver Medizin. Externe klinische Evidenz führt zur Neubewertung bisher akzeptierter klinischer Tests und therapeutischer Verfahren und ersetzt sie durch solche, die wirksamer, genauer, effektiver und sicherer sind. Ohne klinische Erfahrung riskiert die ärztliche Praxis durch den bloßen Rückgriff auf die Evidenz unterdrückt zu werden, da selbst exzellente Forschungsergebnisse für den individuellen Patienten nicht an-

wendbar oder unpassend sein können. Andererseits kann ohne das Einbeziehen aktueller externer Evidenz die ärztliche Praxis zum Nachteil des Patienten leicht veraltetem Wissen folgen.

Methoden der Qualitätssicherung

Man unterscheidet zwischen externer und interner Qualitätskontrolle. Die externe Qualitätskontrolle umfasst den Datenvergleich einer fachspezifischen Abteilung mit der Gesamtheit aller Abteilungen der selben Fachgruppe (z. B. Neonatalstatistik der Ärztekammer Nordrhein zur Erfassung der Qualität der Frühgeborenen-Versorgung). Die interne Qualitätskontrolle kann sich in unterschiedlichen Einrichtungen abspielen. Hierzu gehört z. B. die interne Supervision der Mitarbeiter oder sog. Qualitätszirkel. **Qualitätszirkel** sind eine Methode, wie in komplexen und nicht standardisierbaren Zusammenhängen Qualität gesichert werden kann. Hier schließen sich freiwillig mehrere Ärzte einer Fachrichtung oder auch interdisziplinär zusammen, um interkollegial die eigene Arbeit zu beurteilen. Die Qualitätssicherung vollzieht sich in zwei Ebenen. Zum einen am konkreten Fall und zum anderen im Sinne eines exemplarischen Lernens. Die Arbeit in den Qualitätszirkeln hat folgende Grundstruktur:

- Themenfestlegung durch die Gruppe je nach Problemlage,
- Erarbeitung von klinischen Standards,
- Konsensbildung,
- Offenlegung des eigenen Handelns,
- Feststellung der Abweichung vom Standard,
- Diskussion und Begründung der Abweichung,
- Aufdecken von Qualitätsmängeln,
- Maßnahmen zur Behebung von Qualitätsmängeln.

Als bedeutender Beurteilungsparameter für die **Güte des Qualitätsmagaments** im Gesundheitswesen kann die *Patientenzufriedenheit* und *gesundheitsbezogene Lebensqualität* des Patienten herangezogen werden.

Aus psychologischer Perspektive besteht weitgehend Einigkeit darin, dass unter Lebensqualität ein komplexes Konzept verstanden wird, dass physische, psychische und soziale Komponenten sowie die Funktionsfähigkeit im Alltag und Beruf umfasst. Vermischungen mit anderen Konzepten wie soziale Unterstützung, Krankheitsbewältigung oder Kontrollüberzeugungen, für die es separate Messinstrumente gibt, sollten vermieden werden. Zudem muss eindeutig zwischen Lebensqualität (häufig erfasst durch das Ausmaß an Einschränkungen in verschiedenen Lebensbereichen) und Therapiezufriedenheit (stark abhängig vom individuellen Referenzbereich) unterschieden werden. Die gesundheitsbezogene Lebensqualität kann global (krankheitsübergreifend) oder krankheitsspezifisch (Einschränkungen und Belastungen durch eine spezifische Erkrankung und ihre Therapie) erfasst werden.

In den vereinigten Staaten existieren inzwischen Modelle, die versuchen, die gemessene Lebensqualität zur erwartenden verbleibenden Lebenserwartung in Beziehung zu setzen. Das so entstandene Konstrukt *quality adjusted life year* **(QALY)** wird dann beispielsweise mit den unterschiedlichen Kosten zweier Therapiealternativen hochgerechnet. Mit der Einbeziehung der Kosten einer Therapie wird der individuelle Begriff der Lebensqualität in einen gesellschaftspolitischen Kontext gestellt. De Begriff QALY soll nicht nur Ärzten die Entscheidung zu einer bestimmten Therapie erleichtern, sondern auch Gesundheitspolitikern die Frage, für welche Therapie Geld ausgegeben werden soll.

Das Qualitätsmanagement im Gesundheitswesen sieht sich drei großen Trends gegenüber: Rationalisierung, Patientenorientierung und Versorgungsforschung. Qualitätsmanagement ist laut Professor Schrappe (Leiter der zentralen Dienstleistungseinrichtung für Qualitätsmanagement und Leiter des Institutes für Qualitätsmanagement im Gesundheitswesen des Klinikums der Universität zu Köln) definiert als Qualitätssicherung plus Qualitätsverbesserung sowie Managementorientierung und Lernen der Organisation. Die Krankenhäuser stehen zunehmend im Qualitätswettbewerb und sind dem Kostendruck und organisatorischen Wandel im Gesundheitswesen ausgesetzt. Qualitätsmanagement wird folgende Gebiete umfassen:

- Ablauforganisation,
- Beschwerdemanagement,
- Risk Management,
- Qualität der Leistungserbringung,
- Struktur der Leistungserbringung,
- Leitlinien-Konferenz,
- Lehre und Ausbildung,
- wissenschaftliche Evaluation.

Laut Schrappe ist „das Krankenhaus vom Reparaturbetrieb auf dem Weg zum umfassenden Dienstleister für den Kunden".

Psychologie

Förderung und Erhaltung von Gesundheit

3.1 Prävention

3.1.1 Präventionsbegriff

Die Forderung nach Vorrangigkeit der Prävention gegenüber der Heilung ist uralt. In jüngerer Zeit wird wieder verstärkt der Präventionsgedanke betont; eine Umorientierung angesichts kaum noch finanzierbarer Kosten für Heil- und Rehabilitationsmaßnahmen und höchst gesundheitsschädlichen Gewohnheiten in den meisten hochentwickelten Ländern ist dringend notwendig. Außerdem sollte aus humanitärer Sicht ohnehin alles getan werden, um vermeidbare Störungen und Krankheiten auch tatsächlich zu vermeiden. Gesundheit ist unser persönliches Kapital und ein hoher gesellschaftlicher Wert.

Im Gesundheitswesen unterscheidet man 3 Formen der Vorbeugung, die entweder Krankheit verhindern oder schwerwiegendere Folgen vermeiden helfen.

- **Primäre Prävention:** Sie umfasst alle Maßnahmen, die *Risikofaktoren verringern* und dadurch *Krankheiten verhindern* sollen. Die Bemühungen sind dabei teilweise sehr unspezifisch (z.B. allgemeine Verbesserung hygienischer Bedingungen) zielen aber z.Z. auch sehr spezifisch auf individuelles Verhalten ab (Umstellung der Ernährungsgewohnheiten, Meidung des Nikotinkonsum). Diese Art der Vorbeugung wird bei Einzelpersonen ebenso wie in Institutionen durchgeführt. Ziel der primären Prävention ist es, die Inzidenzrate bzw. die Rate des Neuauftretens von gesundheitsrelevanten Problemen zu senken.
- **Sekundäre Prävention:** Darunter fallen *Früherkennungsmaßnahmen* und *Vorsorgeuntersuchungen*, die zur rechtzeitigen Diagnose einer Erkrankung beitragen, um schlimmere Folgen beginnender oder bestehender Erkrankungen und deren Chronifizierung zu vermeiden. Die sekundäre Prävention richtet sich auf die Senkung der Prävalenzrate.

 Klinischer Bezug

Krankenversicherte ab einem Alter von 35 Jahren haben Anspruch auf eine alle 2 Jahre durchzuführende **Gesundheitsuntersuchung** zur Früherkennung von Krankheiten.

- **Tertiäre Prävention:** Wird häufig mit *Rehabilitation* oder *Rezidivprophylaxe* gleichgesetzt. Durch Nachbehandlungen soll möglichen Folgeschäden vorgebeugt und die Eingliederung in ein weitgehend normales Leben bewerkstelligt werden.

Präventives Verhalten wird stark von individuellen und soziokulturellen Einstellungen bestimmt. Wird Krankheit als Schicksal betrachtet, so erübrigen sich Vorbeugungsmaßnahmen. Ist dagegen das Individuum bzw. die Gesellschaft von der *objektiven und subjektiven Kontrollierbarkeit* der Gesundheit überzeugt, wird auch größerer Wert auf Prävention gelegt.

Kinder können in der *Gesundheitserziehung* schon sehr früh zu vorbeugendem Verhalten erzogen werden. Dabei werden lernpsychologische Konzepte verwendet, z.B. imitieren Kinder ihre Eltern im Zähneputzen. Bei besonders ängstlichen Menschen können Angst erzeugende Informationen, die sie durch die Prävention erhalten, zu *paradoxem Verhalten* führen, d.h., anstatt Gesundheitsrisiken einzuschränken, werden diese durch die Aktivierung von Abwehrmechanismen noch verstärkt gezeigt.

3.1.2 Primäre Prävention

Begriffsbestimmung

Der Gegenstandskatalog fordert an dieser Stelle eine Begriffsbestimmung von 3 Begriffen: Die **Salutogenese** bezeichnet die wissenschaftliche Beschäftigung mit der Entstehung und Erhaltung von Gesundheit und beschäftigt sich im Fach z.B. mit dem Krankenstand in Betrieben. Mit **Resilienz** wird in der psychologischen Forschung die psychische und physische Stärke bezeichnet, die es Menschen ermöglicht, Lebenskrisen wie schwere Krankheiten ohne langfristige Beeinträchtigungen zu meistern. Resilienz ist eine Fähigkeit, die jeder Mensch lernen kann. Je früher er sie erwirbt, desto besser, am leichtesten in den ersten 10 Lebensjahren. Doch auch Erwachsene sind zu jedem Zeitpunkt ihres Lebens grundsätzlich in der Lage, ihre Widerstandsfähigkeit zu schulen. **Protektion** umfasst alle Maßnahmen, um uns oder andere vor schädlichen Einflüssen jeglicher Art zu schützen.

Soziale Normen

Das allgemeine Präventionsverhalten ist abhängig von den gültigen sozialen Normen. Mit dem Begriff soziale Norm werden regelmäßige, gleichförmige Verhaltenserwartungen bezeichnet, die sich an allgemeinen Wertvorstellungen orientieren. Sie gelten in definierten sozialen Einheiten, unterliegen dem soziokulturellen Wandel und werden als Vorschriften aufgefasst, die *Verhalten kontrollierbar, vorhersagbar* und *bewertbar* machen. Den Interaktionspartnern ist es durch Normen möglich, Erwartungen und Wertungen über die Reaktionen der Bezugspersonen zu bilden. Normen dienen also prinzipiell der Steuerung von Interaktionsverhalten und haben folglich einen antizipatorischen Charakter, d. h. das Verhalten des Interaktionspartners wird vorweggenommen, da es erkannt und eingeschätzt werden kann. Während die gesundheitsbewusste Ernährung als soziale Norm einer ökologisch orientierten Bevölkerungsgruppe gilt, kann im Gegensatz dazu der Drogenkonsum als soziale Norm der Peergroup gelten. Gerade die Adoleszens ist eine schwierige Phase, da hier die Peergroup eine sehr bedeutende Rolle spielt.

 Merke

Die sog. **Peergroup** ist eine Sonderform der Bezugsgruppe, die meist aus Gleichaltrigen mit ähnlichem sozialem Umfeld (gleiche Interessen) besteht und in der Entwicklung familienähnliche Aufgaben übernimmt, d. h. die Mitglieder sind gewissermaßen abhängig voneinander und wirken gegenseitig auf die Persönlichkeitsbildung ein.

Überall dort, wo Normen als Verhaltensmaßstab vorhanden sind, wird normabweichendes Verhalten offensichtlich und kann dementsprechend beantwortet werden.
Die **positive Sanktionierung** greift bei konformem Verhalten und besteht in lerntheoretischer Sicht aus *positiver* (z. B. Lob, Anerkennung) bzw. *negativer* (z. B. Entzug eines aversiven Reizes) *Verstärkung*. Sie ist wesentlich seltener als die **negative Sanktionierung**, welche bei nonkonformem Verhalten ihre Anwendung (z. B. Tadel, Strafe, Gruppenausschluss) findet. Man unterscheidet weiterhin die **formellen**

Sanktionen, die von übergeordneten Stellen im voraus festgelegt werden, von den **informellen Sanktionen**, die unmittelbare Reaktionen der Personen darstellen, die die Normabweichung betrifft. Zusammenfassend sind Sanktionen **Mittel der sozialen Kontrolle**, um die Einhaltung der Normen weitestgehend zu gewährleisten.

 Merke

Der Normbegriff setzt sich aus drei Aspekten zusammen: Der *Verhaltensregelmäßigkeit*, der *Verhaltensforderung* und der *Verhaltensbewertung*.

Lebensweise und Lebensstil

Lebensweise und Lebensstil haben einen großen Zusammenhang zu Gesundheit und Krankheit und sind nicht selten wichtige Vermittler von Krankheitsursachen. Die Lebensweise ist von äußeren Begebenheiten bestimmt und nur bedingt beeinflussbar. Sie ist geprägt von informellen Normen, Bildung und Arbeitstätigkeit, die ihrerseits die Verteilung der Konsummittel bestimmt. Der Lebensstil umfasst als konkrete individuelle Ausdrucksform einer Persönlichkeit das persönliche Verhalten eines Menschen zu sich und seiner Umwelt. Das **gesundheitsbezogene Konzept des Lebensstils** beinhaltet das *Verhalten gegen sich selbst* (Körperhygiene, Zahnpflege, Rauchen, Ernährungsverhalten), *Nutzung von Präventivangeboten, Verhalten im Krankheitsfall, Verhalten im Straßenverkehr, Gewaltbereitschaft, Einhaltung von Arbeitsschutznormen*. Der Lebensstil spiegelt die ideellen Konstruktionen eines Menschen zum Wert der Gesundheit wider und kann maßgeblich bei der Entstehung von chronisch-degenerativen Erkrankungen beteiligt sein.

Modelle gesundheitsrelevanten Verhaltens

Health-Belief-Modell: Das Health-Belief-Modell (s. 2.6.1) dient der Erklärung und Vorhersage individuellen Gesundheitsverhaltens.
Modell des geplanten Verhaltens: Ähnlich wie dem Health-Belief-Modell liegt auch diesem Modell eine kognitive Orientierung zugrunde, die hier in wesentlichen Aspekten auf Kosten-Nutzen-Überlegungen zurückgeführt werden. Die Verhaltensausführung folgt dem Nutzen-Maximierungsprinzip, bei dem zwischen positiven und negativen Folgen eines Verhaltens abgewogen wird.
Modell der Selbstwirksamkeit bzw. der Kompetenzerwartung: In diesem Modell werden Selbstwirksamkeitsannahmen getroffen. Diese Annahmen des Individuums beziehen sich auf die Überzeugung, dass man zur Durchführung gesundheitsrelevanten Handelns in der Lage ist. Die Annahmen über die eigene Kompetenz resultieren unter anderem aus

Lernerfahrungen und Selbstbeobachtung eigenen Handelns.

Modell des sozialen Vergleichsprozesses: Die Einstellung zu einem Verhalten ist im Wesentlichen durch Annahmen über die Ergebnisse geprägt, die mit einem Verhalten erreicht werden sollen. Überwiegt die Annahme positiver Ergebnisse, so ist mit einer positiven Einstellung zu einem Verhalten zu rechnen. Die subjektiv repräsentierten Normen sind hauptsächlich durch den sozialen Druck geprägt, ein bestimmtes Verhalten zu unterlassen bzw. auszuführen.

3.1.3   Sekundäre Prävention

Risikofaktoren und Schutzfaktoren

Epidemiologische Untersuchungen haben es ermöglicht, für viele Krankheiten **Risikofaktoren** zu identifizieren, die das relative Risiko für eine Krankheit erhöhen (z. B. Hypertonie als Risikofaktor für den Apoplex). Das **relative Risiko** beschreibt, wie das Vorliegen eines Risikofaktors das Risiko, an einer bestimmten Krankheit zu erkranken, erhöht – gegenüber der Wahrscheinlichkeit, bei Abwesenheit des bestimmten Risikofaktors die Krankheit zu bekommen.

Für Risikofaktoren wird gefordert, dass eine hinreichende Evidenz oder auch Beweise vorliegen, dass ein Merkmal nicht nur Indikator eines spezifischen Risikos ist, sondern die beobachteten Einzelfälle (zumindest ein Teil von ihnen) dadurch erklärt werden. Durch die epidemiologischen Studien konnten auch **Schutzfaktoren** herausgefunden werden, die das relative Risiko einer Erkrankung vermindern können (z. B. gesundheitsbewusste ballaststoffreiche Ernährung als Prävention für Kolonkarzinom).

Risikofaktoren sind meist schon **pathologische Einzelbefunde**, deren Erkennung des Patienten in eine adäquate ärztliche Versorgung bringen sollen. Bei der Betrachtung von Risikofaktoren muss immer das gruppenbezogene und das individuelle Risiko berücksichtigt werden. In einer Gruppe von Patienten die einem Risikofaktor exponiert sind, ist das Risiko einer Erkrankung erhöht, allerdings kann dabei keine Angabe über die individuelle Wahrscheinlichkeit gemacht werden, ob ein Risikofaktor zu einer bestimmten Erkrankung führt. Am Beispiel des Mammakarzinoms gilt das Vorhandensein des BRCA1-Gens als Risikofaktor, an Brustkrebs zu erkranken, allerdings muss eine Person nicht zwingend am Mammakarzinom erkranken, nur weil sie das BRCA1-Gen besitzt.

Zur Erfassung von Risiko- und Schutzfaktoren ist die **allgemeine Epidemiologie** unersetzlich. Sie ermittelt und beschreibt gesundheitlich relevante Eigenschaften einer Bevölkerung (Verteilung, Häufigkeit, Ausprägung einer Erkrankung) und analysiert den ursächlichen Wandel solcher Eigenschaften (analytische Epidemiologie). Weiterhin erarbeitet die interventionelle Epidemiologie Empfehlungen für Gesundheitsvorsorge und Gesundheitsversorgung. Die Epidemiologie bedient sich vor allem zweier Studientypen. In der retrospektiven Studie können bei Vorliegen einer konkret definierten Wirkung Ursachen einer Erkrankung benannt werden. In prospektiven Studien hingegen können nur Wahrscheinlichkeitsaussagen über Ursachen einer Erkrankung gemacht werden, diese werden üblicherweise als Risiko interpretiert. Die Bewertung eines Risikos als Gefahr übersteigt jedoch oft die Möglichkeiten der Epidemiologie.

Neben der Verringerung von Risikofaktoren und dem Aufbau von protektiven Faktoren ist eine weitere Aufgabe der sekundären Prävention, Vor- bzw. Frühstadien von Erkrankungen in Vorsorgeuntersuchungen zu erkennen und zu intervenieren. Die Maßnahmen der Prävention können generell nur greifen, wenn von der entsprechenden Risikogruppe eine Motivation zur Prävention besteht. Häufig besteht eine **Diskrepanz zwischen Wissen, Einstellung und Verhalten**. Die alleinige Information über das risikohafte Verhalten genügt nicht, vielmehr müssen Handlungsanweisungen und verhaltensändernde Maßnahmen (z. B: Trainings- und Beratungsprogrammen) vorgegeben werden. Die Effizienz präventiver Maßnahmen kann durch motivierende Faktoren (z. B. versicherungsrechtliche Vorteile, finanzielle Anreize) verbessert werden.

Einstellung

Unter dem Begriff *Einstellungen* versteht man Tendenzen des Individuums gegenüber Situationen, Objekten und Personen, die seine Wahrnehmungen, Kommunikation und Handlungen formen. Eine Einstellung wird durch drei Komponenten bestimmt. Der **kognitive Aspekt** befasst sich mit Wissen, Überzeugung und Glauben, der **affektive Aspekt** umschreibt die Gefühle hinsichtlich der Einstellungssituation. Die Tendenz für eine spezifische Reaktion in einer bestimmten Lage wird als **Verhaltenskomponente** bezeichnet. Die Kenntnis über Einstellungen von Personen und Gruppen ermöglicht eine Einschätzung eben dieser in wichtigen Sachverhalten.

Zur Änderung der Einstellung bedarf es der Modifikation mindestens einer der obigen Konstitutionen. In Tab. 3.**1** werden am Beispiel des Risikofaktors Rauchen die Elemente von Einstellung und die Bedingungen zur Einstellungsänderung erläutert.

Einstellungsänderungen erfolgen nur, wenn eine *mittlere Dissonanz* zwischen dem neuen Verhalten und dem zu ändernden Verhalten besteht. Die Person oder Gruppe, die eine Änderung hervorrufen will, muss glaubwürdig sein und evtl. als Vorbild für die neue Einstellung dienen. Ähnelt die neue Einstellung

Tab. 3.1 Einstellungsänderung am Beispiel Rauchen

Einstellungskomponente	Änderungsbedingung
kognitives Element: Raucher sind stark und unabhängig	Informationsvermittlung über die Gefahren des Rauchens
affektives Element: positive Gefühle (Rauchen schafft Entspannung und ein Zugehörigkeitsgefühl)	Sublimierung der positiven Erfahrungen durch „gesunde" Alternativen
Verhaltenskomponente: das Rauchen selbst	Einrichtung von Nichtraucherzonen; Belohnung bei Verzicht

der alten weitgehend, besteht kein Grund zur Veränderung. Eine große Dissonanz der Einstellungen bewirkt, dass eine Änderung als zu aufwendig und unrealistisch beurteilt wird. Zu starke Beeinflussung kann zur Reaktanz führen, wenn sie als Bevormundung empfunden wird. Der Drang nach Entscheidungsfreiheit bewirkt, dass aus Trotz die alten Auffassungen und Annahmen beibehalten werden. **Kognitive Dissonanz:** s. 1.4.5, Kausalattribution.

  Merke

Zur Beseitigung von kognitiver Dissonanz werden eher Einstellungen als Verhaltensweisen geändert.

3.1.4 Tertiäre Prävention/Rehabilitation

Durch die vielfach veränderten Lebensgewohnheiten und nicht zuletzt durch die Fortschritte der Medizin haben die chronischen Erkrankungen zugenommen. Behinderung und chronische Erkrankungen allgemein können zur funktionalen Einschränkung und sozialer Beeinträchtigung führen. Chronische Erkrankungen erfordern eine langfristige Anpassung des Indiviuums an einen dauerhaft veränderten Zustand.

Die Weltgesundheitsorganisation schließt in ihrer Definition von Behinderung die Begriffe *impairment*, *disability* und *handicap* ein. Es ist Aufgabe des Arztes zunächst die Feststellung eines Schadens (**impairment**) vorzunehmen, d. h. den Verlust oder die Beeinträchtigung von normalerweise vorhandenen psychischen oder physischen Funktionen zu beschreiben. Daraus ergibt sich ein Schadensmuster an funktionellen Einschränkungen (**disability**), die von Alter, Beruf und Lebensform des Betroffenen abhängig sind. Aus dem Organschaden und den daraus folgenden funktionellen Einschränkungen resultieren dann Beeinträchtigungen im sozialen Umfeld (**handicap**). Die WHO fordert, dass *impairment*, *disability* und *handicap* im Rehabilitationskonzept berücksichtigt werden.

Die Rehabilitation ist eine Aufgabe der Solidargemeinschaft, um jedem Menschen, je nach Fähigkeiten, einen angemessenen Platz in der Gesellschaft zu verschaffen. Die wichtigsten **Aufgaben der Rehabilitation** sind die *Erhaltung sozialer Kompetenzen*, die *Verringerung der Abhängigkeit von anderen*, somit auch *Förderung der Selbstständigkeit*, und die *Bewältigung von Verlusten geistiger und körperlicher Fähigkeiten*. Die Rehabilitation besteht zu einem großem Anteil aus eigenverantwortlicher Mitarbeit im Erlernen von adäquaten Bewältigungsstrategien, Abstellen von Risikoverhalten und ggf. Änderung des Lebensstils.

In der **personalen Krankheitsbewältigung** (Coping s. 2.1.3) kommen vielfältige Auseinandersetzungs- und Bewältigungsstrategien zum Einsatz: Durch den Anpassungsmechanismus stellt sich der unheilbar Kranke auf die neue Realität ein.

Während der Copingprozess ein wichtiger Schritt zur Krankheitsbewältigung darstellt, impliziert die sog. Krankenkarriere hingegen einen stufenweise ablaufenden Prozess, in absteigender Richtung mit zunehmender Einschränkung der individuellen und gesellschaftlichen Entscheidungskompetenzen, häufig verbunden mit Einbußen an Einkommen und Ansehen. Die Karriere des chronisch Kranken ist regressiv. Abhängig von der Art der Erkrankung, dem zu erwartenden Verlauf und dem jeweiligen Krankheitsstadium ist der Kranke bestimmten Rollenkonzepten unterworfen, die seinen Handlungsspielraum bestimmen.

Die **interpersonelle Bewältigung** einer chronischen Erkrankung betrifft Partnerschaft und Familie des Erkrankten. Um dem chronisch Kranken einen sozialen Rückhalt zu bieten, muss Partnerschaft und Familie intakt sein, andererseits können diese Institutionen an der chronischen Erkrankung eines Mitglieds zerbrechen. Psychosoziale Einflüsse können den Krankheitsverlauf und die Mortalität einer Erkrankung wesentlich beeinflussen. So wurde z. B. festgestellt, dass Patienten, die sich einer Herzoperation unterziehen mussten, eine höhere Überlebenschance hatten, wenn sie auf einen guten sozialen Rückhalt zurückgreifen konnten. In einer Untersuchung zu sozialer Mobilität und Krankheitsrisiko fand man heraus, dass sich der Verlust des sozialen Rückhalts (= *social support*) in bedeutender Weise auf das Erkrankungsrisiko für Herzkrankheiten auswirkt. Bei dieser Studie wurden Japaner beobachtet, die in traditioneller Weise ihren Lebensstil in ihrem Heimatland beibehalten haben, und solche, die nach Kalifornien ausgewandert sind. Die statistische Aufarbeitung zeigte, dass die ausgewanderten Japaner, die sich zudem dem amerikanischen Lebensstil angepasst hatten, die größere Koronarmorbidität und -mortalität aufwiesen. Diese Unterschiede in Erkrankungsrate und Sterblichkeit ließen sich nicht allein auf die westlichen Ernährungsgewohnheiten zurück-

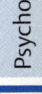

Psychologie

führen. Die soziale Unterstützung und die Einbindung in ein Familien- und Freundesleben können die Sterberate verringern. Ein sehr starker sozialer Rückhalt mit engen Bezugspersonen kann sich jedoch bei Verlust dieser innigen Beziehung auch negativ auswirken.

Menschen mit **chronischen Erkrankungen** sehen sich zahlreichen sozialen Folgen ausgesetzt. So kann die Erkrankung zur *Stigmatisierung* führen und eine soziale Isolation bewirken. Durch den krankheitsbedingten Verlust des Arbeitsplatzes besteht die Gefahr des *sozialen Abstiegs* in eine niedrigere soziale Schicht (Abwärtsmobilität).

3.1.5   Formen psychosozialer Hilfen

Die notwendigen Rehabilitationsmaßnahmen richten sich nach dem Krankheitsverlauf – akute oder chronische Erkrankungen – und werden von unterschiedlichen Institutionen, d. h. ambulanten oder stationären Einrichtungen angeboten. Während in einer Akutklinik in der Regel immobile Patienten mit einem akuten Krankheitszustand behandelt werden, sind in der Reha-Klinik meist „mobile" Patienten mit einem chronischen Krankheitszustand oder einer Behinderung anzutreffen. Hier werden die Patienten über die Organerkrankung hinaus behandelt, d. h. es werden berufliche, soziale und psychische Situation des Patienten betrachtet, Funktions- und Verhaltenstraining eingeleitet und die Erhaltung oder Wiederherstellung einer möglichst weitgehenden Selbstständigkeit angestrebt.

Das Verfahren der **Krisenintervention** bietet eine Möglichkeit, in die krisenhafte Zuspitzung von Situationen im Leben des Patienten einzugreifen, die ohne fremde Hilfe kaum noch bewältigt werden können. Die Krisenintervention ist gekennzeichnet durch:

- sofortiges Eingreifen um Kurzschlussreaktionen zu verhindern,
- aktives Handeln des Therapeuten einschließlich Konfrontation mit zentralen Konflikten,
- Stützung des Patienten,
- Behandlungsfocus auf die Gegenwart,
- Einbeziehung des sozialen Milieus,
- evtl. Einsatz von Psychopharmaka.

Die **psychosoziale Unterstützung** (*social support*) durch Familie und soziales Umfeld hat große Bedeutung für die Bewältigung von Krankheiten. Aus diesem Grunde sind seit den 70er Jahren zahlreiche **Selbsthilfegruppen** entstanden, die den Patienten die Möglichkeit geben, Erfahrungen und Informationen (über Krankheitsfolgen, Behandlungsmethoden usw.) bei gleicher Erkrankung auszutauschen. Man unterscheidet zwischen **Gruppen zur Primärversorgung** (z. B. für MS-Kranke), **Rehabilitationsgruppen** (z. B. nach Brustamputation) und Gruppen mit dem Ziel der **Verhaltensänderung** (z. B. Anonyme Alkoholiker).

3.1.6   Sozialberatung

Präventive Maßnahmen müssen auch Institutionen, Gemeinden und den Staat miteinbeziehen, und dürfen sich nicht nur an Einzelpersonen richten. Im „Stanford-Heart-Disease-Project" zeigte sich, dass Aufklärungskampagnen, Verbreitung von Gesundheitswissen und Informationen zur Verhaltensänderung das Krankheitsrisiko wesentlich vermindern können. Besonders der Schule kommt in der Vermittlung von Wissen zu gesundheitsrelevantem Verhalten eine Schlüsselrolle zu. Die Kinder können ihr erlerntes Wissen in die Familien tragen und dadurch zu Mulitplikatoren werden.

3.2   Maßnahmen

3.2.1   Gesundheitserziehung und Gesundheitsförderung

Definition von Gesundheit der Weltgesundheitsorganisation (WHO) siehe 1.1

In der ebenfalls von den WHO-Staaten 1986 verabschiedeten Ottawa-Charta zur Gesundheitsförderung, werden als **Grundlagen für Gesundheit:** *„Frieden, ausreichende und ausgewogene Ernährung, sauberes Trinkwasser, angemessene Wohnbedingungen, das Recht auf Bildung und der Zugang dazu, intakte Ökosysteme, die verantwortliche Verwendung von Naturressourcen, sinnvolle Arbeit, sicheres Einkommen, soziale Gerechtigkeit und Chancengleichheit"* genannt. Diese Grundlagen stellen die sog. **Verhältnisebene** der Gesundheitsförderung dar: Gesundheitsförderung ist die Förderung, der für sie unabdingbaren *ökologischen und gesellschaftspolitischen Voraussetzungen*, der „Verhältnisse". Jede/r Einzelne soll befähigt werden, zur Verbesserung und zum Erhalt eben dieser Grundlagen beizutragen. Neben der Verhältnisebene gesundheitsfördernder Lebensbedingungen hat Gesundheit auch eine individuelle Ebene → die sog. **Verhaltensebene**. Das persönliche Verhalten wird durch *kulturelle und soziale Faktoren* mitbestimmt und äußert sich als persönliche Lebensweise, z. B. im Hinblick auf Ernährungsgewohnheiten, Freizeitverhalten und in der Gestaltung zwischenmenschlicher Beziehungen, aber auch im Umgang mit Süchten wie z. B. Rauchen oder Trinken. Beide Ebenen müssen im Rahmen einer wirksamen, sinnvollen Gesundheitsförderung berücksichtigt werden.

Die Aufgabe der Gesundheitsförderung besteht darin, Menschen zu unterstützen, sich gesundheitsrelevanter Verhaltensweisen bewusst zu werden und ihre Ursprünge und Grundlagen zu erkennen. Ferner geht es darum, selbstbestimmt gesundheitsbewusste Entscheidungen treffen zu können, Verantwortung für die eigene Gesundheit zu übernehmen und sich aktiv an der Gestaltung einer gesundheitsförderlichen Umwelt zu beteiligen. Inhaltlich bestimmen sich die Aufgaben aus den traditionellen Gebieten wie Ernährung, Sexualität, Arbeitsbedingungen, Hygienemaßnahmen, Prävention von Erkrankungen, Suchtverhalten und erweitern sich um Aspekte, die Anliegen der Umwelterziehung und der politischen Bildung sind. Für diesen Überschneidungsbereich wird auch der Begriff *ökologische Bildung* verwendet.

Verantwortliche Organisationen, Zielgruppen und Verfahrensweisen (auch: Neue Medien)

- Management und Koordination für Gesundheitsaufgaben und Gesundheitsförderung:
  - Krankenkassen, Rentenversicherung,
  - kommunaler Bereich: Gemeinden, Landkreise,
  - Gesundheitspolitik in Ländern und im Bund,
  - Modellprojekte,
  - Gesundheitshäuser, Gesundheitszentren,
  - Selbsthilfe-Kontaktstellen und -Organisationen,
  - Patientenberatungsstellen,
- Rehabilitationskliniken,
- personzentrierte Gesundheitsförderung:
  - Gesundheitstrainings (inklusive Krankheitsbewältigung) für verschiedene Zielgruppen,
- betriebliche Gesundheitsförderung,
- Aus-, Fort- und Weiterbildung in Gesundheitspsychologie:
  - Psychologen und Psychologinnen,
  - Berufe im Gesundheitswesen, in Pädagogik, Sonderpädagogik, Sozialpädagogik und Sozialarbeit,
- person- und familienzentrierte Gesundheitsförderung in Beratungsstellen:
  - Erziehungs- und Familienberatung,
  - Selbsthilfe-Kontaktstellen,
- Beratung durch Medien:
  - Gesundheitsberatung durch Call-Center und Online-Beratung,
- Öffentlichkeits- und Medienarbeit:
  - Beratung der Medien,
  - Wissenschaftsjournalismus.

Gesundheitsförderung in Organisationen (Schulen, Betriebe)

Nach dem Arbeitssicherheitsgesetz von 1973 werden Vorbeugung und Prävention im Betrieb den Sicherheitsfachkräften und den Betriebsärzten zugewiesen.
Gesundheitsförderung wird in Unternehmen zunehmend praktiziert, um den Krankenstand niedrig zu halten und die Produktivität zu steigern.
In Deutschland wird der Begriff der betrieblichen Gesundheitsförderung oft weiter gefasst als in den USA, wo vielfach individuumsbezogene Präventionsmaßnahmen wie Rückenschulen, Stressmanagement und Raucherentwöhnungsprogramme für Beschäftigte angeboten werden.

Organisation des Arbeitsschutzes

An der Organisation des Arbeitsschutzes sind Unternehmer, staatliche und öffentlich rechtliche Institutionen beteiligt.

Betrieblich:
- Zur Durchführung des medizinischen Arbeitsschutzes hat der Unternehmer mit Zustimmung des Betriebsrats Fachkräfte und Betriebsärzte zu bestellen, deren Aufgabenbereich sehr umfangreich ist. Es reicht von der Auswahl der Arbeitsmittel bis zur zeitlichen Arbeitsorganisation.
- In allen Betrieben, in denen Betriebsärzte oder Fachkräfte für Arbeitssicherheit zu bestellen sind, ist ein Arbeitsschutzausschuss einzurichten, dem der Unternehmer, zwei Betriebsratsmitglieder, die Betriebsärzte, die Fachkräfte für Arbeitssicherheit und die Sicherheitsbeauftragten angehören.

Staatlich:
- Der technische Arbeitsschutz fällt in den Kompetenzbereich der Gewerbeaufsichtsämter. Sie beraten und kontrollieren den Unternehmer bei der Umsetzung der staatlichen Rechtsvorschriften.

Öffentlich rechtlich:
- Der öffentlich-rechtliche Arbeitsschutz liegt in der Verantwortung der gewerblichen und der landwirtschaftlichen Berufsgenossenschaften sowie der Eigenunfallversicherungen. Die Berufsgenossenschaften haben auf die Vermeidung von Arbeitsunfällen und Berufskrankheiten hinzuwirken. Die Berufsgenossenschaften beraten den Unternehmer und bilden Fachkräfte zur Gesundheit am Arbeitsplatz aus.

Gesundheitsbildung in Schulen

Die Schüler sollen
- die Bedeutung der natürlichen, ökonomischen, kulturellen und sozialen Lebensbedingungen für die Gesundheit, deren vielfältige Einflussfaktoren und ihr komplexes Zusammenspiel erkennen,
- Verhaltensalternativen und Möglichkeiten zur Verbesserung der Lebensbedingungen erkennen, entwickeln und erproben,
- die Verflechtung von gesellschaftlichen, ökologischen Faktoren im Hinblick auf individuelle Krankheitsbilder erkennen und, wo das möglich ist, Lösungskonzepte entwickeln und umsetzen,
- Kenntnisse und Einsichten über eine gesunde Lebensführung gewinnen und für Belange individuellen Wohlbefindens sensibel werden,
- konkrete Erfahrungen mit Gesundheit erhaltenden Verhaltensweisen machen und so für ihre Urteils- und Entscheidungsfähigkeit in Gesundheitsfragen eine tragfähige Grundlage finden,
- Selbstwertgefühl entwickeln und ihr physisches wie psychisches Selbstbewusstsein stärken,

Psychologie

- fähig werden, mit persönlicher Krankheit umzugehen,
- für die Situation Kranker oder Behinderter sensibel werden und sich ihnen gegenüber angemessen verhalten,
- die Ursachen von Ausgrenzungen kranker und behinderter Menschen erkennen und persönliche Verhaltensweisen zur Integration entwickeln.

Gesundheitsförderung in der Kommune

Auf der Ebene der Kommunen erfolgt die Gesundheitsförderung mithilfe von Kooperation von kommunalen Organisationen, insbesondere von koordinierenden Einrichtungen des Öffentlichen Gesundheitsdienstes und von kommunalen Gesundheitskonferenzen. Beispielhafte Koordinationsarbeit wird in „gesunden Städten" geleistet. Städte und Landkreise sollten zusammen mit den örtlichen Krankenkassen jeweils eine kommunale Koordinationsstelle für das Handlungsfeld der Gesundheitsförderung vereinbaren (z.B. im Gesundheitsamt, bei einer Selbsthilfekontaktstelle, in einem Gesundheitszentrum, bei einer regional bedeutsamen Krankenkasse, in einer Klinik, bei einem etablierten interdisziplinären Netzwerk von Praxen verschiedener Gesundheitsberufe).

„Gesunde-Städte"-Projekt der WHO. Städte, Kreise oder Stadtbezirke können u.a. in Deutschland dem Gesunde-Städte-Projekt unter der Einhaltung von 9 Grundvoraussetzungen beitreten (Gesunde-Städte-Netzwerk BRD in Hamburg).

Entwicklungsbedarf präventiver Maßnahmen im Gesundheitswesen

- Mehr Management und Koordination für Gesundheitsaufgaben und Gesundheitsförderung:
  - Selbsthilfe-Kontaktstellen und –Organisationen,
  - Patientenberatungsstellen,
  - Krankenkassen.
- mehr Aus-, Fort- und Weiterbildung inklusive Supervision:
  - für Gesundheitsberufe (insbesondere Pflegeberufe),
  - für Erziehungsberufe (insbesondere Erzieher, Lehrer),
  - für ehrenamtlich Tätige (Telefonseelsorge, Hospizgruppen),
- mehr Systemberatungen für gesundheitsförderliche Organisationsentwicklungen:
  - betriebliche Gesundheitsförderung,
  - Organisationen im Gesundheits-, Bildungs- und Sozialwesen,
- mehr Gesundheitsförderung für Familien:
  - Beratungsstellen,
  - Gesundheitshäuser,
  - Rehabilitationskliniken für Kinder,
  - Hospize,

- mehr praxisbezogene gesundheitswissenschaftliche Forschung:
  - modellhafte Forschungsprojekte, Begleitforschung,
- mehr Öffentlichkeitsarbeit für Gesundheitsförderung:
  - Mitarbeit in Medien (Zeitschriften, Fernsehen, Internet, Call Center),
  - Medienbüro für seelische Gesundheit und Gesundheitsförderung,
- mehr Gesundheitsberatung/-coaching für Einzelpersonen.

3.2.2 Verhaltensänderung

Siehe auch 1.2.1

Verhaltenstherapeutische Ansätze

Sie sind entwickelt worden und von vielen Organisationen, insbesondere von Sozialversicherungsträgern in der Praxis erprobt; ihre Effektivität wurde von psychologischen Forschungsinstituten durch wissenschaftliche Evaluationsstudien nachgewiesen. Gesundheitspsychologisch fundierte und wissenschaftlich evaluierte Gesundheitsförderungsprogramme gibt es für die Bereiche der *Stressbewältigung*, der standardmäßigen Gesundheitserziehung in Rehabilitationskliniken, der *Förderung sozialer Kompetenzen*, der Verhaltenstrainings zur Verminderung von Risikofaktoren (*Raucherentwöhnung, Gewichtsreduzierung, Rückenschulungen*), der Schmerzbewältigung sowie zur Bewältigung chronischer Erkrankungen (*Herz-Kreislauf-Erkrankungen, Krebs, Diabetes mellitus, Asthma, Neurodermitis, Rheuma, Tinnitus*).

Gruppentherapie und Einfluss gruppendynamischer Prozesse

In der Gruppenpsychologie stehen die einzelnen Gruppenmitglieder im Mittelpunkt. Der Therapeut nimmt organisierenden Einfluss auf die Gruppe. Er ist bestrebt, die Gruppendynamik zu erhalten und den einzelnen Gruppenmitgliedern bei ihrer Rollenfindung zu helfen, bleibt aber abstinent bei jedweden Entscheidungen seiner Gruppenteilnehmer. Die Gruppe wird als sozialer Mikrokosmos analysiert, in dem Interaktionsmuster diagnostiziert und in Rollenspielen geändert werden können, die für das Individuum charakteristisch und bedeutsam sind. Dazu sollen in diesem Fortbildungsseminar die Prinzipien der Gruppendynamik praktisch erarbeitet werden. Die Teilnehmer liefern im Selbsterfahrungsprozess das Material für die Diskussion der Faktoren, die die Veränderungsgrundlage in therapeutischen und ähnlichen Gruppen darstellen. Anhand einer Auswahl gruppendynamischer Übungen übernehmen die Teilnehmer abschnittsweise die Leitung der Gruppe. Dadurch wird Gelegenheit sein, Gruppenleiterverhalten zu üben und hierzu Rückmeldung zu erhalten. Neben der Arbeit am Leiterverhalten und der Einübung in die gruppendynamische Praxis werden Ansätze für die therapeutischen Interventionsmöglichkeiten anhand der in der Gruppe sich ergebenden Situation diskutiert.

Rolle der Ärzteschaft, Kooperation mit anderen Gesundheitsberufen

Individuelle Gesundheitsberatung: Dies bedeutet Information und Motivation des Einzelnen zur gesunden Lebensweise. Dem Arzt und den anderen Heilberufen kommt dabei insbesondere auch die Aufgabe zu, die Eigenverantwortung des Einzelnen zu fördern, und zwar mit folgenden Handlungsstrategien:

- den Patienten über die Faktoren informieren, welche den Gesundheits- bzw. Krankheitszustand beeinflussen.
- Er berät und motiviert Patienten und Nichtpatienten bei der Definition des individuellen Gesundheitsverständnisses und unterstützt ihn bei der Bewahrung bzw. Verbesserung der Gesundheit (**Fähigkeit zur Selbsthilfe**).

Gruppenarbeit mit Risikopersonen oder Kranken: Dies bedeutet Planung, Anleitung, Supervision der Arbeit in Gruppen gleichbetroffener Risikogruppen und Patienten, Unterstützung von Selbsthilfegruppen. Für immer mehr chronisch Kranke ist die Teilnahme an gesunheitsbezogenen Selbsthilfegruppen ein Weg, um das Leben mit der Krankheit so gut wie möglich bewältigen zu können. Für den Arzt und die anderen Heilberufe bieten sich hier vielfache Möglichkeiten zur Kooperation an, und zwar bei Information und Beratung, organisatorischer Hilfe und Unterstützung bei der Öffentlichkeitsarbeit.

Mitwirkung an öffentlichen Gesundheitsprogrammen: Dieser Komplex umfasst die Gesundheitsprogramme außerhalb des individuellen Arbeitsbereichs des Arztes und der anderen Heilberufe. Ziel dieser Stufe ist die anwaltschaftliche Vertretung der gesundheitlichen Belange der Bürger und des Gemeinwohls durch Ärzte und anderen Heilberufe und die konzeptionelle Beteiligung und Teilnahme an Gesundheitsförderungs-Programmen in der Öffentlichkeit (z.B. in Krankenhäusern, Kindergärten, Schulen, Betrieben, Vereinen, Kommunen, in der Bundes-, Landes- und Kommunalpolitik).

Auch der Auftritt in **neuen Medien** ist zu beachten. Dazu zählen folgende Punkte:

- **Telemedizin:** Verantwortungsbereiche für einen bestimmten Patienten sind zunehmend spezialisiert und aufgesplittert. Darum ist eine organisatorische Vernetzung aller Akteure im Gesundheitswesen geradezu zwingend notwendig. Eine solche Vernetzung sollte Kosten einsparen und die Qualität verbessern, etwa durch Vermeiden von Doppeluntersuchungen oder durch vollständige vertikale und horizontale (d.h. zeitliche und räumliche) Übermittlung aller relevanten klinischen Daten des Patienten. Internet-Intranet-Protokolle sind eine geeignete technische Plattform für den Austausch klinischer und administrativer Daten.

- **Zugang zu Information für Mediziner:** Literaturdatenbanken wie Medline, Fakten- und Volltextdatenbanken wie OMIM oder PDQ und klinische Leitlinien oder sogar Expertensysteme stehen über das Internet in zunehmendem Umfang zur Verfügung.

- **Zugang zu Information für Patienten:** Das Internet eröffnet neue Perspektiven für Gesundheitsförderung und Präventivmedizin sowie Evidenzbasierte Medizin, wirft aber auch eine ganze Reihe von Fragen auf, von denen ethische Probleme und das Qualitätsproblem die am häufigsten zitierten sind.

3.2.3 Rehabilitation, Soziotherapie, Selbsthilfe und Pflege

Rehabilitationskonzepte und Reha-Einrichtungen

Ziel der Rehabilitation ist die Förderung der Teilhabe am Leben in der Gesellschaft (§ 1 SGB IX). Rehabilitation heißt Reintegration in soziale Bezüge („Reinklusion") (WHO 1980). Rehabilitation bezieht sich auf einen weiten sozialen und funktionellen Behinderungsbegriff (§ 2 SGB IX), der von einem Defizit-Modell zu einem positiven Konzept der gesellschaftlichen Teilhabe weiterentwickelt wurde (ICF → International Classification of Functioning, Disability and Health der WHO).

Rehabilitation hat also primär einen sozialen Auftrag. Medizinische und berufliche Rehabilitation sind eigentlich Spezialfälle. Auch Kontextfaktoren (Umweltfaktoren, personenbezogene Faktoren) sind zu berücksichtigen („Behindert ist man nicht, behindert wird man"). Historisch gelten allerdings soziale Reha-Leistungen als „ergänzende" Leistungen.

Sozialversicherte haben einen Rechtsanspruch auf Rehabilitationsleistungen, aber Reha-Leistungen sind (wie alle Sozialleistungen) Antragsleistungen. Es ist weltweit einmalig, dass nach deutschem Sozialrecht Personen, denen eine Behinderung droht, jenen rechtlich gleichgestellt sind, die behindert sind. Es gehört zur Pflicht der Ärzte, den Versicherten zu ihrem Recht zu verhelfen. Dies kann z.B. durch einen Hinweis unten auf der Arbeitsunfähigkeitsbescheinigung geschehen (es gibt sogar eine Meldepflicht des Arztes, die allerdings nur in Abstimmung mit dem Versicherten erfüllt werden kann).

In den Bereichen **Vorsorge** und **medizinische Rehabilitation** gilt es grundsätzlich zu unterscheiden zwischen

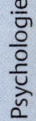

- medizinischen Vorsorgeleistungen,
- medizinischen Reha-Leistungen,
- Anschlussheilbehandlungen und
- Frührehabilitation.

Medizinische Vorsorgeleistungen werden vor allem von der GKV finanziert. Sie dienen dem Zweck, Gefährdungen oder Schwächungen der Gesundheit entgegenzuwirken und Pflegebedürftigkeit zu vermeiden. Zu ihnen zählen die klassischen Bäderkuren, bei denen die Behandlungs- und Unterbringungskosten je nach gesundheitlicher Schwächung ganz oder teilweise übernommen werden. Stationäre Vorsorgemaßnahmen sind Reha-Leistungen rechtlich gleichgestellt.

Medizinische Reha-Leistungen können ambulant oder stationär durchgeführt werden. Die GKV ist laut SGB§V für Maßnahmen zuständig, die einer drohenden Behinderung oder Pflegebedürftigkeit vorbeugen oder eine bereits eingetretene Behinderung oder Pflegebedürftigkeit beseitigen, bessern oder daran hindern, sich zu verschlimmern. Von der GRV getragene medizinische Rehabilitation erfolgt vornehmlich stationär und dient dazu, eine Beeinträchtigung der Erwerbstätigkeit der Versicherten zu vermeiden. Darüber hinaus hat die GRV einen Versorgungsauftrag für präventive und berufsfördernde Leistungen. Die GUV ist zuständig, wenn gesundheitliche und funktionelle Einschränkungen infolge eines Arbeits- oder Wegeunfalls auftreten. Dies gilt nicht nur für die medizinische Rehabilitation, sondern auch für Maßnahmen der beruflichen und sozialen Rehabilitation.

Anschlussheilbehandlungen (AHB) sind im Gesetz nicht explizit als spezielle Form der medizinischen Rehabilitation definiert. Sie schließen sich vielmehr unmittelbar an eine Akutbehandlung an und schlagen damit eine Brücke zwischen Kuration und Rehabilitation. Sie werden vorwiegend in Reha-Kliniken mit entsprechender fachlicher Spezialisierung durchgeführt. Es hat sich gezeigt, dass frühzeitig einsetzende rehabilitative Maßnahmen den Reha-Erfolg deutlich erhöhen; dies ist insbesondere bei speziellen Indikationsbereichen der Fall, wie z. B. nach einem Herzinfarkt oder Schlaganfall.

Frührehabilitation wird von Akutkrankenhäusern angeboten. Als Bestandteil der allgemeinen Krankenhausleistungen werden Maßnahmen der Frührehabilitation über die Krankenhauspflegesätze finanziert. Frührehabilitation kann die Qualität und Effektivität der Behandlung deutlich steigern, weil die kurativen und rehabilitativen medizinisch-therapeutischen Maßnahmen unmittelbar aufeinander abgestimmt sind und zeitlich eng zusammenhängen. Deshalb wurden in letzter Zeit neue innovative Modelle unter Schlagwörtern wie „Kassen-AHB" oder „Infarkt-Reha" diskutiert. Sie sollen die noch bestehenden verwaltungstechnischen Hürden überspringen, die der als notwendig erachteten stärkeren Ver-

flechtung der einzelnen Behandlungsformen im Wege stehen.

Stationäre und ambulante Rehabilitationsmaßnahmen

Nach dem SGB§V sind *Vorsorge- oder Rehabilitationseinrichtungen* Institutionen, die der stationären Behandlung der Patienten dienen, in denen besonders geschultes Personal unter ständiger ärztlicher Verantwortung eingesetzt wird und in denen die Patienten untergebracht und verpflegt werden können. Die stationäre Behandlung muss einem ärztlichen Behandlungsplan folgen:

- eine Schwächung der Gesundheit beseitigen, die in absehbarer Zeit voraussichtlich zu einer Krankheit führen würde,
- einer Gefährdung der gesundheitlichen Entwicklung eines Kindes entgegenwirken.

Im Rahmen der Rehabilitation dient die Behandlung dazu,

- eine Krankheit zu heilen,
- ihre Verschlimmerung zu verhüten,
- Krankheitsbeschwerden zu lindern,
- im Anschluss an Krankenhausbehandlung den dabei erzielten Behandlungserfolg zu sichern oder zu festigen,
- einer drohenden Behinderung oder Pflegebedürftigkeit vorzubeugen, sie nach Eintritt zu beseitigen, zu bessern oder eine Verschlimmerung zu verhüten.

Die **Struktur- und Planungsverantwortung** für die Bereitstellung der erforderlichen Kapazitäten und für die Leistungsinhalte im gesamten Bereich der medizinischen Rehabilitation liegt im Wesentlichen bei den Krankenkassen.

Die Vorsorge- und Rehabilitationseinrichtungen lassen sich nach dem Träger unterscheiden in

- öffentliche Vorsorge- und Reha-Einrichtungen, die vor allem von den Sozialversicherungsträgern unterhalten werden,
- freigemeinnützige Vorsorge- und Reha-Einrichtungen, die von der kirchlichen und freien Wohlfahrtspflege, von Stiftungen oder Vereinen getragen werden,
- private Vorsorge- und Reha-Einrichtungen, die als gewerbliche Unternehmen eine Konzession nach der Gewerbeordnung benötigen.

Soziotherapie

Diese Therapieform ist ein zentraler Baustein einer integrierten Komplexleistung im Rahmen einer medizinischen Behandlung/Rehabilitation. Soziotherapie ist begleitende Unterstützung und Handlungsanleitung von chronisch-psychisch Kranken zur Überwindung von krankheitsbedingten Grundstörungen, die zu Beeinträchtigungen im Umgang mit der sozialen Umwelt führen. Mit Beziehungsherstellung zum Therapeuten, Motivierung und psychischer Mobilisierung zur Überwindung sozialer Ängste soll die Integration in das soziale Umfeld hergestellt werden, angefangen mit der Fähigkeit zur Teilnahme an lebenspraktischem Training zur Inanspruchnahme der verordneten medizinischen Maßnahmen bis hin zur Arbeitsaufnahme auf dem allgemeinen Arbeitsmarkt. Soziotherapie übernimmt eine Brückenfunktion zwischen ärztlichem Behandlungsprogramm und Angeboten außerhalb der Leistungspflicht der Krankenkassen, indem sie darauf abzielt, dem Patienten die Nutzung solcher Angebote zu erschließen.

Durch Soziotherapie soll die Informationsvernetzung zwischen unterschiedlichen Leistungserbringern und die Koordination der verordneten Leistungen im Einzelfall optimiert und dadurch eine effizientere Nutzung der vorhandenen Ressourcen erreicht werden

Selbsthilfegruppen und -einrichtungen

„Selbsthilfegruppen sind freiwillige, meist lose Zusammenschlüsse von Menschen, deren Aktivitäten sich auf die gemeinsame Bewältigung von Krankheiten, psychischen oder sozialen Problemen richten, von denen sie – entweder selber oder als Angehörige – betroffen sind." (Definition der Deutschen Arbeitsgemeinschaft Selbsthilfegruppen). Die Unterstützung von Selbsthilfegruppen ist ein wichtiges Arbeitsgebiet für die psychosoziale Versorgung und ebenso für die psychologische Gesundheitsförderung.

Die große Vielfalt von Selbsthilfegruppen lässt sich unterteilen in:

- anonyme Gruppen, die ihren Ursprung in der weit verbreiteten Selbsthilfebewegung der Anonymen Alkoholiker (AA) haben, vorwiegend einen angemessenen Umgang mit Suchtneigungen anzielen und ihr Wirken am Programm der „12 Schritte" und „Traditionen" orientieren,
- Selbsthilfeorganisationen als Vereine für *chronisch erkrankte/behinderte Menschen* mit Zielen, *individuelle Krankheitsbewältigung* zu erleichtern, Versorgungsmöglichkeiten des Gesundheitswesens effektiv zu nutzen und die Interessen der Betroffenen in der Gesellschaft zu vertreten,
- spontane Selbsthilfegruppen, die von Betroffenen vor Ort initiiert werden und den Austausch persönlicher Erfahrungen pflegen, um physische, psychische oder soziale Belastungen seelisch besser zu bewältigen.

Pflegeversicherung und Pflegeeinrichtungen (ambulante, stationäre Pflege, Hospiz)

Sozialstation: Eine Sozialstation hat die Aufgabe, eine ganzheitliche pflegerische Versorgung zu gewährleisten. Diese Versorgung sollte auf den Betrof-fenen und seine speziellen Bedürfnisse ausgerichtet sein. Die Sozialstation übernimmt z.B. die Einrichtung eines Zimmers in der Wohnung des Betroffenen als Krankenzimmer, wozu, je nach Bedarf, ein Krankenbett, ein Nachtstuhl eine Bettschüssel etc. gehören. Außerdem werden Maßnahmen der Hygiene durchgeführt. Dazu gehört auch die Entsorgung von gebrauchten Einmalartikel wie Spritzen und Kanülen. Das Besorgen und das Darreichen von Medikamenten ist ebenfalls Bestandteil der Aufgaben der Sozialstation.

Die Krankenwohnung: Die Krankenwohnung ist eine Form der Pflege, die es auf ähnliche Weise durch sog. Gemeindepflegehäuser schon einmal gegeben hat. Heute werden solche Einrichtungen in Norwegen, Schweden und Großbritannien genutzt. In der Bundesrepublik Deutschland befindet sich dieses System erst im Aufbau. Dabei bieten Krankenwohnungen den Betroffenen die Möglichkeit, die erneute zeitweilige Einweisung in eine stationäre Klinik zu vermeiden. Eine Krankenwohnung ist rollstuhlfreundlich eingerichtet, d.h. dass z.B. keine Türschwellen zu überwinden sind und behindertengerechte sanitäre Einrichtung vorhanden ist. Im Krankenzimmer ist das Bett so platziert, dass es von beiden Seiten zu erreichen ist. Es gibt Einbett-, Zeitbett- und Dreibettzimmer. Daneben existiert ein gemeinsamer Bereiche zum Wohnen und Essen zur Aufrechterhaltung und Förderung sozialer Beziehungen.

Pflegedienst: Häuslicher Pflegedienst wird von verschiedenen Organisationen und privaten Anbietern angeboten. Angehörige oder Patienten, denen eine Pflege zu Hause möglich ist oder die dort gepflegt werden müssen, können einen privaten Pflegedienst verpflichten. Die medizinische Beaufsichtigung bleibt in den Händen des Hausarztes.

Tagesklinik: Bei der Tagesklinik handelt es sich um eine Idee aus Großbritannien, die schon in verschiedenen Städten umgesetzt wurde. Die Tagesklinik ist eine halbstationäre Einrichtung, die ebenso wie eine stationäre Rehabilitationsklinik ein komplettes Team zur Verfügung hat. Deshalb können hier alle therapeutischen Anwendungen unter optimalen Bedingungen durchgeführt werden. Optimal ist ebenfalls, dass der Betroffene die Nacht zu Hause verbringt. Die Tagesklinik ist meistens zu bestimmten Uhrzeiten geöffnet. So wird die ambulante Rehabilitation auf ideale Weise ergänzt und bietet ein größtmögliches Maß an Unabhängigkeit. Das ist allerdings nur dann möglich, wenn ein dauernder Austausch zwischen Hausarzt, Sozialstation, Gemeindeschwestern und Angehörigen stattfindet.

Voraussetzung für die Behandlung in einer Tagesklinik ist die Transportfähigkeit des Betroffenen. Außerdem sollte der Betroffene schon über eine gewisse Selbständigkeit in den Aktivitäten des täglichen Lebens verfügen. Notwendig ist ebenfalls eine Transportmöglichkeit mit speziellen Fahrzeugen, die normalerweise durch entsprechende Fahrdienste gedeckt ist.

Pflegeheim: Das Pflegeheim ist eine Einrichtung der professionellen stationären Langzeitpflege. Die ärztliche Betreuung in einem Pflegeheim erfolgt in der Regel durch niedergelassene Ärzte.

Hospitz: Diese ursprünglich als Sterbeklinik konzipierten Krankenhäuser zielten auf eine angemessene stationäre Betreuung Schwerstkranker und Sterbender ab. So wird heute der Begriff als eine Bezeichnung für eine interdisziplinäre Einrichtung mit Ärzten, Psychologen, ausgebildetem Pflegepersonal, Sozialarbeitern und Laien zur unterstützenden häuslichen Sterbebegleitung verstanden.

Pflegeversicherung: Wird ein Mensch pflegebedürftig, fängt ihn das Sicherungssystem der gesetzlichen Pflegeversicherung auf. Der Umfang der von der Pflegekasse gewährten Leistungen richtet sich nach der Einstufung in Schweregrade der Pflegebedürftigkeit. Dafür trifft der medizinische Dienst nach Antragsstellung des Versicherten bei seiner Pflegekasse die erforderlichen medizinischen Feststellungen.

Die **Pflegebedürftigkeit** ist nach dem Pflegeversicherungsgesetz in 3 sog. **Pflegestufen** eingeteilt,

- Pflegestufe 1: erheblich Pflegebedürftige,
- Pflegestufe 2: Schwerpflegebedürftige,
- Pflegestufe 3: Schwerstpflegebedürftige.

Entscheidend für die Zuordnung in die Pflegestufen sind Umfang und Häufigkeit der benötigten Hilfen bei Körperpflege, Ernährung oder Mobilität. Zusätzlich muss bei allen Pflegestufen ein mehrfacher Hilfebedarf in der hauswirtschaftlichen Versorgung pro Woche vorliegen. Pflegebedürftige der Pflegestufe 1 brauchen mindestens einmal täglich Hilfe bei Körperpflege, Ernährung oder Mobilität (in mindestens 1 von den 3 Bereichen der Grundpflege; Beispiele: Pflegebedürftigkeit). Pflegebedürftige der Pflegestufe 2 haben mindestens dreimal täglich zu verschiedenen Tageszeiten Hilfebedarf in der Grundpflege. Pflegebedürftige der Pflegestufe 3 benötigen die Hilfe in der Grundpflege täglich rund um die Uhr, auch regelmäßig nachts. Zusätzlich muss die Pflegeperson für die erforderlichen Leistungen der Grundpflege und der hauswirtschaftlichen Versorgung wöchentlich im Tagesdurchschnitt

- in der **Pflegestufe 1** mindestens **90 min. Hilfe** bieten; hierbei müssen auf die **Grundpflege mehr als 45 min.** entfallen,
- in der **Pflegestufe 2** mindestens **3 h**; hierbei müssen auf die Grundpflege mindestens 2 h entfallen,
- in der **Pflegestufe 3** mindestens **5 h**; hierbei müssen auf die Grundpflege mindestens 4 h entfallen (s. Tab. 3.**2**).

Tab. 3.**2 Pflegestufeneinteilung**

Pflege-stufe	Pflege-geld	Sach-leistungen	stationär
I	210 €	384 €	1023 €
II	410 €	921 €	1279 €
III	665 €	1432 €	1432 €
Härtefall		1918 €	1688 €

Abbildungsquellen

Baltzer, J., H. Mickan: Gynäkologie. 5. Aufl. Thieme, Stuttgart 1994

Bargmann, W.: Histologie und mikroskopische Anatomie des Menschen. 7. Aufl. Thieme, Stuttgart 1977

Becker, W., H. H. Naumann, C. R. Pfaltz: Hals-Nasen-Ohren-Heilkunde. 4. Aufl. Thieme, Stuttgart 1989

Beske, F.: Lehrbuch für Krankenpflegeberufe. 6. Aufl. Thieme, Stuttgart 1990

Beyermann, K.: Chemie für Mediziner. 7. Aufl. Thieme, Stuttgart 1993

Biesalski, H.-K., P. Fürst, H. Kasper, R. Kluthe, W. Pölert, Chr. Puchstein, H. B. Stähelin: Ernährungsmedizin. Thieme, Stuttgart 1995; 2. Aufl. 1998

Breitmaier, E., G. Jung: Organische Chemie I. 3. Aufl. Thieme, Stuttgart 1994; 4. Aufl. 2001

Bücker, J.: Anatomie und Physiologie. 24. Aufl. Thieme, Stuttgart 1992

Buddecke, E.: Grundriß der Biochemie. 9. Aufl. de-Gruyter, Berlin 1994

Cotta, H., W. Heipertz, A. Hüter-Becker, G. Rompe: Krankengymnastik, Bd. 1. 3. Aufl. Thieme, Stuttgart 1990

Dahmer, J.: Anamnese und Befund. 7. Aufl. Thieme, Stuttgart 1994; 8. Aufl. 2002

Delank, H.-W.: Neurologie. 9. Aufl. Thieme, Stuttgart 2001

Duus, P.: Neurologisch-topische Diagnostik. 7. Aufl. Thieme, Stuttgart 2001

Eckert, R.: Tierphysiologie. 4. Aufl. Thieme, Stuttgart 2002

Faller, A., M. Schünke: Der Körper des Menschen. 12. Aufl. Thieme 1995; 13. Aufl. 1999

Feneis, H.: Anatomisches Bildwörterbuch. 8. Aufl. Thieme, Stuttgart 1998

Frick, H., H. Leonhardt, D. Starck: Allgemeine Anatomie. Spezielle Anatomie I und Spezielle Anatomie II. 4. Aufl. Thieme, Stuttgart 1992

Goody, R. S.: Proteine. Spektrum Akademischer Verlag, Heidelberg 1995

Gottschalk, W.: Allgemeine Genetik. 4. Aufl. Thieme, Stuttgart 1994

Hafner, L., P. Hoff: Materialien für den Sekundarbereich II Biologie, Genetik. Schroedel, Hannover 1988

Hellenthal, W.: Physik und ihre Anwendung in der Praxis für Pharmazeuten, Mediziner und Biologen. 4. Aufl. Thieme, Stuttgart 1988

Hertl, M.: Der Gesichtsausdruck des Kranken. Thieme, Stuttgart 1993

Hirsch-Kauffmann, M., M. Schweiger: Biologie für Mediziner und Naturwissenschaftler. 4. Aufl. Thieme, Stuttgart 2000

Hollwich, F.: Augenheilkunde. 11. Aufl. Thieme, Stuttgart 1988

Irion, R.: Alles in einem Buch. Bon-med, Lorch 1993

Janzen, R.: Schmerzanalyse als Wegweiser zur Diagnose. 4. Aufl. Thieme, Stuttgart 1981

Jocham, D., K. Miller: Praxis der Urologie. Thieme, Stuttgart 1994

Kahle, W., H. Leonhardt, W. Platzer: Taschenatlas der Anatomie. 7. Aufl. Thieme, Stuttgart 1999/2001

Kaiser, R., A. Pfleiderer: Lehrbuch der Gynäkologie. 16. Aufl. Thieme, Stuttgart 1989

Kanski, J. J.: Lehrbuch der klinischen Ophthalmologie. 2. Aufl. Thieme, Stuttgart 1996

Karlson, P., D. Doenecke, J. Koolman: Kurzes Lehrbuch der Biochemie. 14. Aufl. Thieme, Stuttgart 1994

Karlson, P., W. Gerok, W. Groß: Pathobiochemie. 2. Aufl. Thieme, Stuttgart 1982

Keidel, W.-D.: Kurzgefaßtes Lehrbuch der Physiologie. 6. Aufl. Thieme, Stuttgart 1985

Keller, H.: Klinisch-chemische Labordiagnostik für die Praxis. 2. Aufl. Thieme, Stuttgart 1991

Keller, R.: Immunologie und Immunpathologie. 4. Aufl. Thieme, Stuttgart 1994

Kern, G., J. Baltzer, H. Mickan: Gynäkologie. 4. Aufl. Thieme, Stuttgart 1985

Klinge, R.: Das Elektrokardiogramm. Thieme, Stuttgart 1992

Klinke, R., S. Silbernagl. Lehrbuch der Physiologie. 2. Aufl., Thieme, Stuttgart 1994; 3. Aufl. 2001

Knippers, R.: Molekulare Genetik. 5. Aufl. Thieme, Stuttgart 1990; 6. Aufl. 1995

Koolman, J., K.-H. Röhm: Taschenatlas der Biochemie. 2. Aufl. Thieme, Stuttgart 1998

Körber, K.: Zahnärztliche Prothetik. 4. Aufl. Thieme, Stuttgart 1993

Kühnel, W.: Taschenatlas der Zytologie, Histologie und mikroskopischen Anatomie. 10. Aufl. Thieme, Stuttgart 2002

Kunze, K.: Lehrbuch der Neurologie. Thieme, Stuttgart 1992

Lange, S.: Radiologische Diagnostik der Thoraxerkrankungen. 2. Aufl. Thieme, Stuttgart 1996

Langman, J.: Medizinische Embryologie. 8. Aufl. Thieme, Stuttgart 1989; 9. Aufl. 1998.

Lehnhardt, E.: HNO-Heilkunde für Zahnmediziner. 2. Aufl. Thieme, Stuttgart 1992

Leistner, E., S.-W. Breckle. Pharmazeutische Biologie I. 4. Aufl. Thieme, Stuttgart 1992

Leonhardt, H.: Histologie, Zytologie und Mikroanatomie des Menschen. 8. Aufl. Thieme, Stuttgart 1990

Linß, W., K.-J. Halbhuber: Histologie und mikroskopische Anatomie. 17. Aufl. Thieme, Stuttgart 1991

Löffler, G., P. E. Petrides: Physiologische Chemie. 4. Aufl. Springer, Heidelberg 1988 (1. korr. Nachdruck 1990)

Lüllmann, H., K. Mohr. A. Ziegler: Taschenatlas der Pharmakologie. 2. Aufl. Thieme, Stuttgart 1994; 3. Aufl. 2001

Martius, G., M. Breckwoldt, A. Pfleiderer: Lehrbuch der Gynäkologie und Geburtshilfe. 2. Aufl. Thieme, Stuttgart 1996;

Müller, O.: Grundlagen der Biochemie in drei Bänden. Thieme, Stuttgart 1977, 1978, 1982

Mumenthaler, M., H. Schliack: Läsionen peripherer Nerven. 6. Aufl. Thieme, Stuttgart 1993

Netter, F. H.: Farbatlanten der Medizin. Bd. 5. Thieme, Stuttgart 1987

Neuerburg-Heusler, D., M. Hennerici: Gefäßdiagnostik mit Ultraschall. 2. Aufl. Thieme, Stuttgart 1995.

Passarge, E.: Taschenatlas der Genetik. Thieme, Stuttgart 1994

Pfleiderer, A., M. Breckwoldt, G. Martius: Gynäkologie und Geburtshilfe. 4. Aufl. Thieme, Stuttgart 2001

Platzer, W.: Atlas der topographischen Anatomie. Thieme, Stuttgart 1982

Rauber / Kopsch: Anatomie des Menschen. Hrsg.: H. Leonhardt, B. Tillmann, G. Töndury, K. Zilles. 2. Aufl. Thieme, Stuttgart 1997.

Reifferscheid, M., S. Weller: Chirurgie. 8. Aufl. Thieme, Stuttgart 1989

Richter, G.: Stoffwechselphysiologie der Pflanzen. 5. Aufl. Thieme, Stuttgart 1988; 6. Aufl. 1997

Roitt, I. M., J. Brostoff, D. K. Male: Kurzes Lehrbuch der Immunologie. 3. Aufl. Thieme, Stuttgart 1995

Schlegel, H. G.: Allgemeine Mikrobiologie. 7. Aufl. Thieme, Stuttgart 1992

Schmidt, R. F., G. Thews: Physiologie des Menschen. 26. Aufl. Springer, Heidelberg 1995

Schröder, U. G.: Physik für MTA. Thieme, Stuttgart 1984

Schwegler, J. S.: Der Mensch - Anatomie und Physiologie, 2. Aufl. Thieme, Stuttgart 1998

Siegenthaler, W., W. Kaufmann, H. Hornborstel, H. D. Waller: Lehrbuch der Inneren Medizin. 3. Aufl. Thieme, Stuttgart 1994

Silbernagl, S., A. Despopoulos: Taschenatlas der Physiologie. 4. Aufl. Thieme, Stuttgart 1991; 5. Aufl. 2001

Stephan, K. E.: Phyiologie für MTA. 2. Aufl. Thieme, Stuttgart 1984

Töndury, G.: Angewandte und topographische Anatomie. 5. Aufl. Thieme, Stuttgart 1981

Vogel, G., H. Angermann: Taschenatlas der Biologie. 5. Aufl. Thieme, Stuttgart 1990

Wehner, R., W. Gehring: Zoologie. 22. Aufl. Thieme, Stuttgart 1990; 23. Aufl. 1995

Der MEDI-LEARN-Lernplaner Physikum

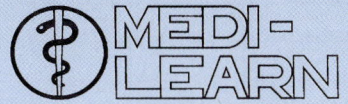

Medizinische Repetitorien
Bahnhofstr. 26 b 35037 Marburg
Tel. 06421-681668 www.medi-learn.net

Der Plan geht von gleichverteilten mittleren Vorkenntnissen in allen Fächern aus. Der Plan erstreckt sich auf insgesamt 72 Tage, davon 50 Lerntage plus 20 freie Tage. Beachten Sie, dass eine ausreichende Anzahl freier Tage für eine effektive Examensvorbereitung notwendig ist.

Zum Ablauf empfehlen wir Ihnen, in den ersten 44 Lerntagen jeweils morgens die Fächer aus einem Kurzlehrbuch zu lernen. Um Ihnen das Auffinden der Themen im Physikum EXAKT zu erleichtern, sind jeweils die Kapitelnummern angegeben. An den Nachmittagen können dann die Fragen zu den Themen des Vormittags gekreuzt werden. Wir empfehlen Ihnen, jeweils die Fragen um einen Tag zeitversetzt zu bearbeiten. In die Spalte „Erg%" können Sie die persönlichen Ergebnisse bei der Beantwortung der Fragen eintragen; daran sehen Sie, welche Themengebiete nochmals wiederholt oder vertieft werden sollten.

Nach 25 Lerntagen ist jeweils ca. eine Stunde abends zur Wiederholung des Stoffes vorgesehen. Für die letzten 6 Lerntage empfehlen wir, jeweils die 6 neuesten Examina durchzukreuzen. Beim Kreuzen ist es nicht erforderlich, alle Kommentare zu lernen. Wenn Ihnen die richtige Antwort der Frage klar ist, müssen Sie den Kommentar zur Frage nicht lesen.

Pro Lerntag sind insgesamt 6 bis 7 Lernstunden vorgesehen. Wir empfehlen, nach jeweils einer Stunde Lernzeit eine kurze Pause einzulegen.

- Vormittags: ca. 3 Stunden aus einem Kurzlehrbuch lernen
- Nachmittags: ca. 3 Stunden Fragen kreuzen, jeweils zum Thema des Vortages
- Abends: ca. 1 Stunde wiederholen (nach dem 25. Lerntag).

Sollte die Ihnen zur Verfügung stehende Zeit von diesem Lernplan abweichen, können Sie sich einen individuellen Lernplan unter **www.medi-planer.de** berechnen lassen.

Tag	Lernthema	Erg %	Wiederholung
	Physik		
1	1 Grundbegriffe des Messens		
	2 Mechanik		
	3 Struktur der Materie		
	4 Wärmelehre		
2	5 Elektrizitätslehre		
	6 Schwingungen und Wellen		
	7 Optik		
	8 Ionisierende Strahlung		

Tag	Lernthema	Erg %	Wiederholung
	Physiologie		
3	1 Allgemeine und Zellphysiologie, Zellerregung		
	2 Blut und Immunsystem		
4	2 Blut und Immunsystem		
	3 Herz		
5	4 Blutkreislauf		
	5 Atmung		
	Freier Tag		
	Freier Tag		
6 *13.1.*	5 Atmung		
	6 Arbeits- und Leistungsphysiologie		
7 *14.1.*	7 Ernährung, Verdauungstrakt, Leber		
	8 Energie- und Wärmehaushalt		
	9 Wasser- und Elektrolythaushalt, Nierenfunktion		
8 *15.1.*	9 Wasser- und Elektrolythaushalt, Nierenfunktion		
	10 Hormonale Regulation		
9 *16.1.*	10 Hormonale Regulation		
	11 Sexualentwicklung und Reproduktionsphysiologie		
	12 Funktionsprinzipien des Nervensystems		
	13 Muskulatur		
10 *17.1. / 18.1.*	13 Muskulatur		
	14 Vegetatives Nervensystem		
	15 Motorik		
	16 Somatoviszerale Sensorik		
19.1.	Freier Tag		
	Freier Tag		
11 *20.1.*	17 Visuelles System		
	18 Auditorisches System		
	19 Chemische Sinne		
	20 Integrative Leistungen des ZNS		
	Chemie		
12 *24.1. / 25.1.*	1 Grundlagen der Chemie		
	2 Aufbau und Eigenschaften der Materie		
	3 Stoffumwandlungen		

Tag	Lernthema	Erg %	Wiederholung
	Biochemie		
13 *26.1./ 27.1.*	1 Kohlenhydrate		
	2 Aminosäuren, Peptide, Proteine		
14 *28.1.*	3 Fettsäuren und Lipide		
	4 Nucleotide, Nucleinsäuren, Chromatin		
	5 Vitamine, Vitaminderivate, Coenzyme		
15 *29.1. 30.1.*	6 Grundlagen der Thermodynamik und Kinetik		
	7 Enzyme und Enzymregulation		
1.2.	Freier Tag		
	Freier Tag		
16 *2.2.*	7 Ernährung, Verdauung, Resorption		
	8 Abbau der Kohlenhydrate		
17 *3.2.*	8 Abbau der Fettsäuren und Ketonkörper		
	8 Abbau der Proteine und Aminosäuren		
	8 Citratcylus und Atmungskette		
18 *4.2. 5.2.*	8 Citratcylus und Atmungskette		
	9 Glykogenstoffwechsel, Gluconeogenese		
	9 Biosynthese der Fettsäuren, Lipogenese, Ketogenese		
	12 Mineral- und Elektrolythaushalt		
19 *6.2.*	12 Mineral- und Elektrolythaushalt		
	11 Subzelluläre Strukturen		
	10 Genetische Informationen, Molekularbiologie		
20 *07.2.*	10 Genetische Informationen, Molekularbiologie		
	14 Hormone		
f.2	Freier Tag		
	Freier Tag		
21 *8.2.*	14 Hormone		
22 *10.2.*	14 Hormone		
	15 Immunchemie		
	16 Blut		
23 *11.2. 12.2.*	17 Leber		
	19 Fettgewebe		
	20 Niere, Harn		
	21 Muskelgewebe, Bewegung		
	22 Binde- und Stützgewebe		
	23 Nervensystem		

Tag	Lernthema	Erg %	Wiederholung
	Biologie		
24 _16.2._	1 Allgemeine Zellbiologie, Zellteilung und Zelltod		
	2 Genetik		
25 _17.2._	2 Genetik		
	3 Grundlagen der Mikrobiologie und Ökologie		
	Freier Tag		
	Freier Tag		
	Anatomie und Histologie		
26 _18.2._	Allgemeine Embryologie _(15)_		Physik
27 _19.2. (17)_	2 Allgemeine Anatomie, Gewebelehre und Histogenese _(66)_		Physio.
28 _20.2._	2 Allgemeine Anatomie, Gewebelehre und Histogenese		Physio.
29	2 Allgemeine Anatomie, Gewebelehre und Histogenese		Physio.
30 _21.2._	3 Obere Extremität _(25)_		Physio.
_22.2._	Freier Tag		
	Freier Tag		
31 _23.2._	4 Untere Extremität _(21)_		Physio.
32 _24.2._	5 Kopf und Hals _(40)_		Chemie
33 _25.2._	5 Kopf und Hals		Biochem.
	6 Leibeswand _(17)_		
34 _26.2._	6 Leibeswand		Biochem.
	7 Brusteingeweide _(76)_		
35 _27.2._	7 Brusteingeweide		Biochem.
	8 Bauch- und Beckeneingeweide _(30)_		
_28.2._	Freier Tag		
	Freier Tag		
36 _29.2._	8 Bauch- und Beckeneingeweide		Biochem.
37 _30.2._	8 Bauch- und Beckeneingeweide		Biochem.
	9 Zentralnervensystem _(36)_		
38 _31.2._	9 Zentralnervensystem		Biochem.
39	9 Zentralnervensystem		Biochem.
40 _1.3._	10 Sehorgan		Biologie
	11 Hör- und Gleichgewichtsorgan		
	3 (Histologie) Haut und Hautanhangsgebilde		
	Freier Tag		
	Freier Tag		

Tag	Lernthema	Erg %	Wiederholung
	Psych/Soz		
41	1 Bezugssysteme von Gesundheit und Krankheit		Anatom.
	1 Gesundheits- u. Krankheitsmodelle		
42	1 Methodische Grundlagen		Anatom.
43	1 Theoretische Grundlagen		Anatom.
	2 Arzt-Patient-Beziehung		
44	2 Untersuchung und Gespräch		Anatom.
	2 Urteilsbildung und Entscheidung		
	2 Interventionsformen		
	2 Besondere medizin. Situationen		
	2 Patient und Gesundheitssystem		
	3 Förderung und Erhaltung von Gesundheit		
	Physik - Examen:		
45	Frühjahr 00		
	Herbst 00		
	Frühjahr 01		
	Herbst 01		
	Physiologie - Examen:		
	Frühjahr 00		
	Herbst 00		
	Frühjahr 01		
	Herbst 01		
	Freier Tag		
	Freier Tag		
	Chemie - Examen:		
46	Frühjahr 00		
	Herbst 00		
	Frühjahr 01		
	Herbst 01		
	Biochemie - Examen:		
	Frühjahr 00		
	Herbst 00		
	Frühjahr 01		
	Herbst 01		

Tag	Lernthema	Erg %	Wiederholung
	Biologie - Examen:		
47	Frühjahr 00		
	Herbst 00		
	Frühjahr 01		
	Herbst 01		
	Anatomie - Examen:		
	Frühjahr 00		
	Herbst 00		
	Frühjahr 01		
48	Herbst 01		
	Psych/Soz - Examen:		
	Frühjahr 00		
	Herbst 00		
	Frühjahr 01		
	Herbst 01		
	Examen 3/2002		
49	Physik		
	Physiologie		
	Chemie		
	Biochemie		
	Biologie		
	Anatomie		
	Psych/Soz		
	Examen 8/2002		
50	Physik		
	Physiologie		
	Chemie		
	Biochemie		
	Biologie		
	Anatomie		
	Psych/Soz		
	Freier Tag		
	Freier Tag		
	1. Examenstag		
	2. Examenstag		

Sachverzeichnis

Makrosphärozytose 460
Malabsorption 547
Malat 829
Malat-Shuttle 833
Malatdehydrogenase 829
Malatdehydrogenase 2 851
Maldescensus testis 578
Maldigestion 547
Maligne Transformation 876
Malleolarkanal 238
Malleolengabel 221
Malleolus
– lateralis 217
– medialis 217
Malleus 240, 396, 399
Malonyl-CoA 811, 849
Malpighi-Körperchen 105, 124, 562
MALT (mucosaassoziiertes lymphatisches Gewebe) 102, 186, 933
Malthus-Gesetz 1041
Maltose 736
Mamille 111
Mamma 111
– ektope 112
Mammakarzinom 292
Mandeln 105
Mandibula 240, 244
Manschette, pneumatische 492
Mantelzellen 91
Mantelzone 348
Manubrium
– mallei 397, 399
– sterni 288
MAO 902
Marfan-Syndrom 30, 77, 883
Marginalzone 348
Margo pupillaris 390
Markpyramiden 328
Markscheiden 91
Maschinengeräusch 502
Maßeinheit 404
Massenkonzentration 450
Massenwirkungsgesetz (MWG) 521, 710
Massenzahl 685
Mastdarm 317, 323
Mastoiditis 398
Mastzellen 75, 118, 931, 945
Matrix, extrazelluläre 880
Matrixraum 13, 836
Maxilla 240, 244
Maximales diastolisches Potenzial (MDP) 466
Maximum, isotonisches 479
Mc-Ardle-Krankheit 847
MCH (Mean corpuscular Hemoglobin; mittlerer korpuskulärer Hämoglobingehalt) 459
MCHC (Mean cellular Hemoglobin Conzentration; mittlere korpuskuläre Hämoglobinkonzentration) 459
MCV (Mean cellular Volume; mittleres korpuskuläres Volumen der Erythrozyten) 459
MDP (maximales diastolisches Potenzial) 466
Meatus
– acusticus
– – externus 144, 241, 396
– – internus 244, 248, 269, 401
– nasi 256
Mechanische
– Arbeit des Herzmuskels 475

– Ventrikelsystole 470
Mechanorezeptoren 490, 519
Meckel-Divertikel 317
Meckel-Knorpel 240
Medianebene 170
Mediastinum 314
– inferius 314
– superius 314
Medioklavikularlinie 312
Medulla
– oblongata 175, 349, 356, 490-491, 493, 505, 518, 523
– ovarii 319
– spinalis 138, 175, 349-350
Medulläre Periode 184, 518
Megakaryoblasten 102, 184
Megakaryozyten 102, 183-184
Megaloblastische Periode 184
Megalozyten 461
Mehrdimensionalität 1043
Mehrlingsschwangerschaft 1068
Mehrventilation 519
Meibom-Drüsen 144, 394
Meiose 16, 20, 22, 55
Meissner-Plexus 115
Meissner-Tastkörperchen 148, 637
Mekonium 582
Melanin 819
Melanom 147, 883
Melanozyten 147, 819
Melatonin 63
Membran, Funktion 880
Membrana
– atlanto-occipitalis
– – anterior 283
– – posterior 283
– branchialis 241
– bronchopericardiaca 310
– buccopharyngealis 164, 241
– fibroelastica laryngis 263
– intercostalis
– – externa 290
– – interna 290
– interossea
– – antebrachii 193
– – cruris 221
– iridopupillaris 386
– limitans gliae externa 353, 371
– obturatoria 215
– oronasalis 242
– quadrangularis 264
– stapedis 399
– suprapleuralis 290
– tectoria 284, 401
– thyrohyoidea 254, 263
  tympani 144, 241, 397
– vastoadductoria 224, 237
Membranae pleuroperitoneales 287
Membranen, biologische 879
Membranfluidität 880
Membranfluss 11
Membrangebundene Guanylatcyclase 892
Membranpotenzial 454
Menachinon 773
Menarche 574
Mendel-Gesetz 32, 463
Ménière-Syndrom 629
Meningen 140, 379
Meningoenzephalozele 350
Meningomyelozele 350
Meningozele 350
Menisci articulares 172
Meniskus

– lateralis 219
– medialis 219
Menopause 128, 585
Menstruation 130
Menstruationsphase 912
Menstruationszyklus 130
Merkel-Körperchen 636
Merkel-Tastscheiben 148
Merkel-Zellen 147
Mesencephalon 349, 357
Mesenchym 74, 78, 163
Mesenterium 316, 322
– dorsale commune 316
– urogenitale 318
– ventrale 316
Mesoappendix 322
Mesocaecum 322
Mesocolon
– sigmoideum 323
– transversum 316, 323
Mesoderm 163
– extraembryonales 161
– intermediäres 163
– intraembryonales 163
– paraaxiales 163
– parietales 163
– viszerales 163
Mesogastrium
– dorsale 316
– ventrale 316
Mesoglia 91
Mesomerie 746
Mesonephros 318
Mesopharynx 261
Mesosalpinx 331
Mesotympanon 397
Mesovar 331
Messenger-RNA 864
Messfehler 405
– Kontrollmethoden 995
Messvorgang 405
Metabolische
– Alkalose 525
– Azidose 525, 532
– Glukagoneffekte 900
– Kompensation 524
Metabolisches System 523
Metabolischer Insulineffekt 899
Metachromasie 95
Metalloenzym 790
Metalloprotein 747
Metamerie 169
Metamyelozyten 102, 184
Metanephros 318
Metaphase 19-20
Metaplasie 67, 170
Metathalamus 365
Metazentrisch 29
Metencephalon 349
Methämoglobinbildung 515, 953
Methionin 822
Methodische Grundlagen 992
Methotrexat 20
Methylgruppendonator 822
Methylgruppentransfer 776
Mevalonsäuresynthese 968
MHC (Major Histocompatibility Complex) 939
MHC I 876, 939, 945
MHC II 939, 943-944
Michaelis-Menten-Gleichung 791
Michaelis-Raute 287
Migration 1037
Mikrodeletion 29

- Plasmafluss (RPF) 562
Renaturierung 748
Renin 491, 493, 496, 918
Renin-Angiotensin-System 491, 493, 568, 918
Renshaw-Zellen 627
Rentenversicherung 986
Repetitive Erregungsmuster 468
Replikation s. DNA-Replikation
Replikon 26, 861
Repolarisation 455, 466-467, 470, 482
Reposition 194
Repression 796
Reproduktion 152
Reproduktionsmedizin 1067
Reproduktionsphysiologie 573
Reproduktionsziffern 1036
RES (retikuloendotheliale System) 930
Reservestreckapparat 237
Reservevolumen
- exspiratorisches 504
- inspiratorisches 504
Residualkapazität, funktionelle 504-505, 510
Residualvolumen 504
Resilienz 984
Resonanz 436
Resorption 67, 545, 564
Resorptionsmechanismen 120
Resorptionsphase 840
Respiratorische
- Alkalose 523, 525
- Arrhythmie 474
- Azidose 523
- Schwankungen 480
Respiratorischer Quotient (RQ) 510, 527-528, 549
Respiratorisches
- Epithel, 106
- System 524
Restriktions-Fragment-Längen-Polymorphismus 45
Restriktionsendonuklease 44
RET (Rational-emotive-Therapie) 1008
Rete
- articulare
- - cubiti 207
- - genus 233
- venosum dorsale
- - manus 208
- - pedis 238
Retikularkörperchen 49
Retikuloendotheliale System (RES) 930
Retikulozyten 184
Retikulozytose 460
Retikulum, sarkoplasmatisches (SR) 482, 604
Retikulumzellen 74, 930
Retina 389, 391, 656
Retinaculum 174
- extensorum 198
- - inferius 225, 238
- - superius 225, 238
- flexorum 190, 198, 225, 237
- patellae 224
- - laterale 220
- - mediale 220
- peronaeum
- - inferius 225, 238
- - superius 225, 238

Retinal 770
Retinal-Isomerase 772
Retinol 770
Retinopathie 652
Retinylester 770
Retraktionskraft 505-506
Retroaktive
- Hemmung 1010
- Sozialisation 1026
Retroperitonealraum 316
Retroviren 871
Re-Uptake 616
Reverse Transkriptase 45, 59, 871
Rezeptives Feld 599, 653
Rezeptor 635
α-Rezeptor 480, 499, 901
α_1-Rezeptor 495-496
β-Rezeptor 482, 530, 901
β_1-Rezeptor 480
β_2-Rezeptor 496, 499
Rezeptorpotenzial 598
Rezeptortyp I 892
Rezeptortyp II 892
Rezeptortyp III 892
Rezessiv 30
Rezidiv 984
RFLP (Restriktions-Fragment-Längen-Polymorphismus) 45
RGT-Regel 551
Rhesus-Faktor 463
Rhesus-Inkompatibilität 160, 464
Rhesusantigene 464
Rhinencephalon 368
Rhinoviren 750
Rhodopsin 652, 771
Rhombencephalon 349, 356
Rhythmus, zirkadianer 63, 676
Riboflavin 774
Ribonuklease 862
Ribonukleinsäure (RNA) 761
Ribonukleo-Protein-Komplexe 866
Ribonukleotid-Reduktase 859
Ribose-5-phosphat 807, 856
Ribosephosphat-Pyrophosphokinase 855
Ribosom 8
- eukaryontisches 867
Ribozym 788
Ribulose-5-phosphat 807
Riechbahn 376
Riechepithelzellen 666
Riechhirn 368, 370
Riechplakoden 241
Rima
- glottidis 263
- oris 257
- pudendi 333
Rindenfelder
- primäre 371
- sekundäre 372
Ringknorpel 240, 263
Ringschluss 730
Rinne-Versuch 660
Riolan-Anastomose 323, 338
Rippe 287
Rippenbogen 289
Rippenknorpel 289
Risikofaktoren 984
RNA (Ribonukleinsäure) 766, 864, 871-872
- Struktur 766
RNA-Abbau 872
RNA-abhängige DNA-Polymerase 871

RNA-Polymerase 17
RNA-Polymerase II 864
RNA-Synthese 864
RNase H 862
RNA-Viren 871
Robertson-Translokation 42
- balancierte 42
- unbalancierte 43
Rolle des Kranken 985
Röntgenkristallographie 751
Röntgenstrahlung 445
Rosenmüller-Lymphknoten 235
Rot-Grün-Blindheit 38
Rotatorenmanschette 191, 195, 210
Rötelnembryopathie 502
RQ (respiratorischer Quotient) 510, 527-528, 549
RR-Blutdruckmessung (Riva-Rocci-Blutdruckmessung) 492
R-R-Intervall 474
rRNA-Processing 866
Rücken 281
Rückenmark 138, 175, 349-350
Rückenmuskulatur, autochthone 285
Rückgekoppelte Atemreize 518
Rückkopplung, negative 490
Rückreaktion, MWG 710
Rückwärtshemmung 597
Ruffini-Körperchen 636
Ruhe-Atemfrequenz 504
Ruhedehnungskurve 479, 507, 602
Ruhemembranpotenzial 454, 465
Ruheumsatz 526, 551
Rundes Fenster 398, 400
R-Vektor 473
Ryanodinrezeptoren 604
R-Zacke 470, 474

S

Saccharose 736, 805
Sacculi-Typ 13
Sacculus 146, 395, 400, 402
Saccus
- endolymphaticus 400
- lacrimalis 394
S-Adenosylmethionin 819, 822
Sägezahn-EKG 474
Sagittalachse 169
Sagittalebene 170
Sakkaden 628, 651
Sakralisation 283
Sakralwirbel 283
Saltatorische Fortleitung 589
Salvage-Pathway 855, 859
Salze 718
Salzmangel 558
Salzsäureproduktion 539
Salzüberschuss 559
Samenblase 135, 336, 578
Samenkanälchen 318
Samenleiter 135, 294, 319, 335
Samenstrang 294, 335
Sammelrohr 562, 565
Sarkolemm 86, 603
Sarkomer 86, 602
Sarkoplasmatisch 10
Sarkoplasmatisches Retikulum (SR) 482, 604
Satellitenzellen 91
Sattelgelenk 194
Sättigung 646